Diagnose und Therapie in der Praxis

Nach der amerikanischen Ausgabe von
Marcus A. Krupp, Milton J. Chatton,
Sheldon Margen et al.
übersetzt, bearbeitet und ergänzt
unter der wissenschaftlichen Leitung von

K. Huhnstock und W. Kutscha

Mit 25 Abbildungen

Springer-Verlag
Berlin Heidelberg New York 1972

Titel der amerikanischen Originalausgabe:
Current Diagnosis and Treatment 1971

Herausgeber der deutschen Ausgabe

Karl-Heinz Huhnstock, Prof. Dr., Leitender Arzt der Inneren Abteilung, Südwestdeutsches Rehabilitationskrankenhaus Karlsbad-Langensteinbach. Vormals Oberarzt der I. Medizinischen Klinik, Fakultät für klinische Medizin Mannheim der Universität Heidelberg

Werner Kutscha, Prof. Dr., Vorsteher der Abteilung für Pathophysiologie an der I. Medizinischen Klinik, Fakultät für klinische Medizin Mannheim der Universität Heidelberg

ISBN 3-540-05567-3 Springer-Verlag Berlin Heidelberg New York
ISBN 0-387-05567-3 Springer-Verlag New York Heidelberg Berlin

 Library of Congress Catalog Card Number 79-179595
Satz und Druck: Druckerei Georg Appl, 8853 Wemding.
Bindearbeiten: Universitätsdruckerei H. Stürtz AG, 8700 Würzburg.

Vorwort zur deutschen Ausgabe

„Current Diagnosis and Treatment", herausgegeben von M. A. KRUPP, M. J. CHATTON und S. MARGEN, hat in den USA und Kanada zunehmende Verbreitung gefunden. Das Buch ist als Nachschlagewerk für den praktischen Arzt sowie für den Medizinstudenten konzipiert und entsprechend übersichtlich und straff gegliedert, wobei über die innere Medizin hinaus alle für die Praxis wesentlichen Fachgebiete mitbehandelt sind, einschließlich eines Anhangs über die biochemischen Blutkonstituenten, Laborwerte u. a.

Zahlreiche Neuauflagen seit 1962 (der ersten Auflage) haben das Buch stets auf den neuesten Stand diagnostischer und therapeutischer Kenntnisse gebracht und zu spanischen, italienischen, rumänischen und asiatischen Editionen geführt.

Es erschien daher sinnvoll, das bewährte Buch auch ins Deutsche zu übersetzen. Ähnlich, wie aus Gründen der Koordination die amerikanischen Autoren überwiegend an der Stanford University School of Medicine (Palo Alto) bzw. der University of California School of Medicine (San Francisco) arbeiten, wurden für die deutsche Übersetzung weitgehend Fachkollegen in Kliniken der Fakultät für klinische Medizin Mannheim der Universität Heidelberg gewonnen.

Es zeigte sich, daß lediglich eine getreue Übersetzung aus dem Amerikanischen nicht sinnvoll war, sondern daß vielfach – insbes. hinsichtlich der Therapie – eine Angleichung an die deutschen Verhältnisse erfolgen mußte. Die Übersetzer und Herausgeber haben daher versucht, bei aller Beachtung des amerikanischen Originaltextes, die notwendigen Anpassungen vorzunehmen, um somit durch Anmerkungen und Ergänzungen, durch Einfügen deutschsprachlicher Literatur, durch den Anhang eines Medikamentenregisters (auf das Vorwort zu diesem Register sei ausdrücklich hingewiesen) das Buch für den deutschsprachigen Benutzer noch informativer zu gestalten. Wir hoffen, daß trotzdem der Reiz eines Vergleichs mit den häufig anderen – und uns gelegentlich erstaunenden – didaktischen, diagnostischen und therapeutischen Methoden in den USA erhalten geblieben ist.

Da der Übersetzung die neueste (10.) Auflage von 1971 des Originaltextes zugrunde liegt, haben Verlag und Herausgeber insbes. den übersetzenden Kollegen dafür zu danken, daß sie die teilweise umfangreiche und auch mühevolle Arbeit der Übersetzung und Angleichung in so kurzer Zeit geleistet haben.

Den Herausgebern ist es ein aufrichtiges Bedürfnis, den Damen und Herren des Springer-Verlages sowie ihren eigenen Mitarbeitern für vielschichtige Hilfe herzlich zu danken.

Wir dürfen die Leser bitten, im Interesse einer ständigen Verbesserung des Werkes Anregungen, Hinweise und Kritik zu äußern.

Karlsbad/Mannheim im April 1972 K. HUHNSTOCK W. KUTSCHA

Inhaltsverzeichnis

---

* In Klammer: Bearbeiter der deutschen Fassung

Autoren der amerikanischen Originalausgabe

J. Ralph Audy, MD, PhD, Director, G. W. Hooper Foundation; Chairman, Department of International Health, University of California School of Medicine, San Francisco

Ralph C. Benson, MD, Professor of Obstetrics and Gynecology and Chairman, Department of Obstetrics and Gynecology, University of Oregon Medical School, Hospitals and Clinics, Portland

Henry B. Bruyn, MD, Clinical Professor of Pediatrics and Medicine, University of California School of Medicine, San Francisco; Director of Student Health, University of California, Berkeley

John V. Carbone, MD, Professor of Medicine, University of California School of Medicine, San Francisco

Milton J. Chatton, MD, Clinical Associate Professor of Medicine, Stanford University School of Medicine, Palo Alto; Senior Attending Physician, Santa Clara Valley Medical Center, San Jose; Research Associate, Palo Alto Medical Research Foundation

Joseph G. Chusid, MD, Associate Clinical Professor of Neurology, College of Physicians and Surgeons, Columbia University, New York City; Director of Department of Neurology, St. Vincent's Hospital and Medical Center, New York City; Associate Attending Neurologist, Columbia-Presbyterian Medical Center, New York City

Wayne W. Deatsch, MD, Associate Clinical Professor of Otorhinolaryngology, University of California School of Medicine, San Francisco

Robert H. Dreisbach, MD, Professor of Pharmacology, Stanford University School of Medicine, Palo Alto

Frederick L. Dunn, MD, DTM and H, Professor, Department of International Health and G. W. Hooper Foundation, University of California School of Medicine, San Francisco

Harry K. Elkins, MD, Director, Santa Clara County Alcoholic Rehabilitation Clinic, San Jose

Ephraim P. Engleman, MD, FACP, Clinical Professor of Medicine; Head, Rheumatic Disease Group, Department of Medicine, University of California School of Medicine, San Francisco

John M. Erskine, MD, Assistant Clinical Professor of Surgery, University of California School of Medicine, San Francisco; Associate in Surgery, Stanford University School of Medicine, Palo Alto

Joseph E. Giansiracusa, MD, Clinical Assistant Professor of Medicine, Stanford University School of Medicine, Palo Alto; Associate Clinical Professor of Medicine, University of California School of Medicine, San Francisco; Senior Attending Physician, Santa Clara Valley Medical Center, San Jose

Robert S. Goldsmith, MD, DTM and H, Assistant Professor of Tropical Medicine and Epidemiology, University of California School of Medicine, San Francisco

Carlyn Halde, PhD, Associate Professor, Department of Microbiology, University of California School of Medicine, San Francisco

Gerald G. Hirschberg, MD, Associate Clinical Professor of Physical Medicine and Rehabilitation, University of California School of Medicine, San Francisco; Chief of the Physical Medicine and Rehabilitation Service, Contra Costa County Hospital, Martinez

Ernest Jawetz, PhD, MD, Professor of Microbiology and Chairman, Department of Microbiology; Professor of Medicine, Lecturer in Pediatrics, University of California School of Medicine, San Francisco

Floyd H. Jergesen, MD, Clinical Professor of Orthopedic Surgery, University of California School of Medicine, San Francisco

Felix O. Kolb, MD, Clinical Professor of Medicine, Research Physician and Associate Director, Metabolic Research Unit, University of California School of Medicine, San Francisco; Chairman, Division of Endocrinology and Metabolism, Mount Zion Hospital, San Francisco

Margaret S. Kosek, MD, Research Associate, Palo Alto Medical Research Foundation, Palo Alto

Marcus A. Krupp, MD, Clinical Professor of Medicine, Stanford University School of Medicine, Palo Alto; Director of Research, Palo Alto Medical Research Foundation

Sidney Levin, MD, Associate Clinical Professor of Medicine, University of California School of Medicine, San Francisco; Chief of Medicine, Mount Zion Hospital and Medical Center, San Francisco

Leon Lewis, MD, FACP, Rehabilitation Center, Contra Costa County Medical Services, Martinez, California

Arthur P. Long, MD, DrPH, Clinical Professor, Preventive Medicine and Environmental Health, University of Iowa College of Medicine, retired

R. Morton Manson, MD, Director, Clinical Services, Santa Clara Valley Medical Center, San Jose; Clinical Assistant Professor of Medicine, Stanford University School of Medicine, Palo Alto

Sheldon Margen, MD, Chairman and Professor of Human Nutrition, Department of Nutritional Science, University of California, Berkeley

Frederick H. Meyers, MD, Professor of Pharmacology, University of California School of Medicine, San Francisco

Rees B. Rees, Jr., MD, Clinical Professor of Dermatology and Radiology, University of California School of Medicine, San Francisco

Sydney E. Salmon, MD, Assistant Professor of Medicine, Department of Medicine, and Research Associate, Cancer Research Institute, University of California School of Medicine, San Francisco

Sol Silverman, Jr., DDS, Professor of Oral Biology (Chairman of the Division), University of California School of Dentistry, San Francisco

Maurice Sokolow, MD, Professor of Medicine, University of California School of Medicine, San Francisco

Daniel Vaughan, MD, Associate Clinical Professor of Ophthalmology, University of California School of Medicine, San Francisco

Ralph O. Wallerstein, MD, Clinical Professor of Medicine, University of California School of Medicine, San Francisco

John L. Wilson, MD, Professor of Surgery and Acting Dean, School of Medicine, Stanford University, Palo Alto

John H. Windesheim, MD, Assistant Clinical Professor of Medicine, University of California School of Medicine, San Francisco

Übersetzer und Bearbeiter der deutschen Ausgabe

Ingrid Afssar, Dr., Augenklinik, Fakultät für klinische Medizin Mannheim der Universität Heidelberg

W. Ewald, Dr., I. Medizinische Klinik, Fakultät für klinische Medizin Mannheim der Universität Heidelberg

R. Gensch, cand. med., Mannheim, Augusta-Anlage 30

H. Grehn, Dr., Institut für Hygiene und Medizinische Mikrobiologie, Fakultät für klinische Medizin Mannheim der Universität Heidelberg

M. Grehn, Dr., Institut für Hygiene und Medizinische Mikrobiologie, Fakultät für klinische Medizin Mannheim der Universität Heidelberg

K.-F. Hamann, Dr., I. Medizinische Klinik, Fakultät für klinische Medizin Mannheim der Universität Heidelberg

E. Holm, Privatdozent Dr., I. Medizinische Klinik, Fakultät für klinische Medizin Mannheim der Universität Heidelberg

W. F. König, Privatdozent Dr., Hals-Nasen-Ohren-Klinik, Fakultät für klinische Medizin Mannheim der Universität Heidelberg

H. Regula, Dr., I. Medizinische Klinik, Fakultät für klinische Medizin Mannheim der Universität Heidelberg

H. Robbers, Dr., Facharzt für Innere Krankheiten, Diabetesberatung, Sigmaringen

G. Rudnitzki, Dr., Sozialpsychiatrische Abteilung, Südwestdeutsches Rehabilitationskrankenhaus, Karlsbad-Langensteinbach

H.-J. Schaumann, Dr., I. Medizinische Klinik, Fakultät für klinische Medizin Mannheim der Universität Heidelberg

W. Schmidt, Prof. Dr., Direktor der Hautklinik, Fakultät für klinische Medizin Mannheim der Universität Heidelberg

A. Schwarzbeck, Dr., I. Medizinische Klinik, Fakultät für klinische Medizin Mannheim der Universität Heidelberg

W.-D. Twittenhoff, Dr., I. Medizinische Klinik, Fakultät für klinische Medizin Mannheim der Universität Heidelberg

H. Weidinger, Privatdozent Dr., Frauenklinik, Fakultät für klinische Medizin Mannheim der Universität Heidelberg

O. Wieser, Prim. Dr., Allgemeines öffentliches Krankenhaus des Landes Kärnten in Klagenfurt, Abteilung für Lungenerkrankungen, Klagenfurt

F. Willig, Privatdozent Dr., I. Medizinische Klinik, Fakultät für klinische Medizin Mannheim der Universität Heidelberg

G. Winkler, Privatdozent Dr., Sektion für Endokrinologie, Zentrum für Innere Medizin, Universität Ulm

W. Wundt, Prof. Dr., Direktor des Institutes für Hygiene und Medizinische Mikrobiologie, Fakultät für klinische Medizin Mannheim der Universität Heidelberg

1. ALLGEMEINSYMPTOME

Fieber

Die Körpertemperatur zeigt bereits normalerweise individuelle Schwankungen sowie Veränderungen aufgrund physiologischer Faktoren. Körperliche Anstrengung, Verdauung, plötzlicher Anstieg der Umgebungstemperatur sowie Aufregung (z. B. ein medizinisches Examen) können eine vorübergehende Temperaturerhöhung bewirken. Nach der Ovulation während des Menstruationscyclus und im ersten Trimester der Schwangerschaft bestehen ebenfalls physiologisch geringfügige Temperaturerhöhungen. Die normalen Tagesschwankungen können 1° C betragen mit einem Minimum am frühen Morgen und einem Maximum am späten Nachmittag.

Sorgfältige Messungen mit einem zuverlässigen Thermometer, für 3–5 min eingelegt, vermeiden Irrtümer in der klinischen Interpretation. Die orale Temperatur-Messung kann unzuverlässig bei „Mundatmern" sein bzw. bei Patienten, die unkooperativ, bewußtseinseingeschränkt oder im Schock sind. In den USA sind längere Fieberzustände unbekannter Ursache am häufigsten auf Infektionskrankheiten zurückzuführen; ungefähr 20 % auf Neoplasien; ca. 15 % auf Kollagenosen; der Rest hat verschiedene Ursachen.

Die durchschnittliche normale Körpertemperatur beträgt oral 37° C (mit einer Schwankungsbreite von 36,0–37,4° C). Die normale rectale oder vaginale Temperatur liegt 0,5° C höher als die orale Temperatur, die normale axilläre 0,5° C niedriger. Die Temperaturkurve kann von prognostischem Wert und gleichzeitig eine Hilfe für die Therapiebeurteilung sein, besonders wenn sie im Zusammenhang mit anderen klinischen Befunden gesehen wird.

Diagnostische Überlegungen

Die im folgenden gegebene Zusammenstellung zeigt das Ausmaß der klinischen Störungen, die Fieber hervorrufen können. Die meisten fieberhaften Erkrankungen sind relativ leicht zu diagnostizieren. In gewissen Fällen jedoch bleibt die Ursache des Fiebers unklar („Fieber unbekannter Ursache"). In diesen Fällen mißt man die rectale oder vaginale Temperatur. Kürzlich wurde festgestellt, daß Temperaturmessungen im Tympanum zuverlässiger sind als Rectalmessungen, aber gegenwärtig stehen entsprechende Thermometer noch nicht allgemein zur Verfügung.

Zur Klärung des Fiebers können umfangreiche Laboruntersuchungen notwendig werden: Untersuchungen und Kulturen von Körperflüssigkeiten, Exsudaten und Ausscheidungen; serologische Bestimmungen, Hautteste, Biopsien und toxikologische Bestimmungen. Neben der Röntgenkontrolle des Thorax und konventionellen Untersuchungen des Gastrointestinaltrakts und der ableitenden Harnwege können weitergehende Untersuchungen wie Leberszintigraphie, Lymphangiographie, Angiocardiographie und Coeliacographie wichtige Hinweise geben. Wenn klinische, labortechnische und radiologische Befunde einen intraabdominalen Prozeß vermuten lassen, ist ggf. eine Probelaparotomie erforderlich.

Die Verwendung eines sogenannten therapeutischen Tests zur Fieberdiagnostik ist nur gerechtfertigt, wenn eine spezifische Erkrankung vermutet wird (z. B. Antimalaria-Mittel zur Diagnose einer Malaria). Die vorschnelle Anwendung von Breitspektrum-Antibiotica oder polypragmatische Maßnahmen (z. B. gleichzeitige Verabreichung mehrerer Antibiotica, von Corticosteroiden, Antipyretica, Analgetica) können eine gezielte Diagnose und Therapie ernsthaft beeinflussen und sogar gefährlich sein. Obwohl Fieber auch psychogenen Ursprungs sein kann, so sollte eine derartige Diagnose doch mit äußerster Zurückhaltung gestellt werden und sich nicht nur auf positive psychiatrische Kriterien, sondern auch auf den sorgfältigen Ausschluß aller Möglichkeiten einer Organerkrankung stützen.

Klinische Einteilungen von Fieberursachen (mit Beispielen)

1. Infektionen: Infektionen mit Viren, Rickettsien, Bakterien, Pilzen und Parasiten sind die häufigsten Fieberursachen. Wir unterscheiden a) generalisierte Infektionen ohne lokale Zeichen (z. B. Septikämie), b) generalisierte Infektionen mit lokalen Zeichen (z. B. Pharyngitis, Fieber bei Scharlach), c) lokalisierte Infektionen (z. B. Pyelonephritis).

2. Erkrankungen mit unbestimmter Ätiologie: a) Kollagenosen (z. B. generalisierter Lupus erythematodes, Polyarteriitis nodosa, Dermatomyositis, rheumatoide Arthritis, rheumatisches Fieber), b) Mischkrankheiten (z. B. Sarkoidose, Amyloidose).

3. Erkrankungen des ZNS: Cerebrovasculäre Insulte, Kopfverletzungen, Hirn- und Rückenmarkstumoren, degenerative Erkrankungen des ZNS (z. B. multiple Sklerose), Verletzungen des Rückenmarks.

4. Maligne Neoplasien: Primäre Neoplasmen (z. B. der Schilddrüse, der Lunge, der Leber, des Pankreas, des Urogenitaltrakts), sekundäre Neoplasmen, Carcinoidsyndrom.

5. Hämatologische Erkrankungen: Lymphogranulomatose, Leukämien, Plasmocytome, perniziöse Anämie, hämolytische Anämien, hämorrhagische Erkrankungen (z. B. Hämophilie).

6. Cardiovasculäre Erkrankungen: Myocardinfarkt, Thromboembolien, bakterielle Endokarditis, dekompensierte Herzinsuffizienz, paroxysmale Tachycardien.

7. Endokrine Erkrankungen: Hyperthyreose, Phäochromocytom.

8. Erkrankungen aufgrund äußerer, physikalischer Ursachen: Hitzschlag, Strahlenkrankheit, Trauma (z. B. Operationen), Unfallverletzungen.

9. Erkrankungen aufgrund chemischer Substanzen: Arzneimittel- und anaphylaktische Reaktionen, Serumkrankheit, Vergiftungen durch Chemikalien, pyrogene Reaktionen nach intravenösen Injektionen.

10. Störungen des Wasser- und Elektrohaushalts: Dehydratation, Acidose.

11. Psychogenes Fieber.

12. Artifizielles oder „falsches" Fieber.

Behandlung

A. Beseitigung der spezifischen Fieberursache: Das Hauptproblem ist das Auffinden und Beseitigen der Fieberursache. Symptomatische Maßnahmen, die lediglich das Fieber senken, sind nur bei hohen und anhaltenden Fieberzuständen indiziert.

B. Fieberreduktion durch unspezifische Maßnahmen: Wenn die Körpertemperatur – insbesondere über einen längeren Zeitraum – über 40° C ansteigt, sollten folgende Maßnahmen ergriffen werden:

1. *Verstärkte Flüssigkeitszufuhr* (oral oder parenteral).

2. *Alkoholumschläge* (die kühlende Wirkung entsteht durch Verdunstung).

3. *Warme oder lauwarme Bäder* (die eine periphere Vasodilatation bewirken).

4. *Kalte Packungen* (die Hautabkühlung und subjektive Erleichterung hervorrufen, jedoch erschwerte Wärmeabgabe).

5. *Eisbeutel* (lokal erleichternd, z. B. bei Kopfschmerzen).

6. *Antipyretica:* diese Medikamente sind wirkungsvoll und haben gleichzeitig einen analgetischen Effekt. Sie können jedoch das klinische Bild verschleiern und unerwünschte Nebenwirkungen hervorrufen wie Schweißausbruch, Nausea, Erbrechen und gelegentliche Hauteffloreszenzen und hämatologische Störungen. Derartige Medikamente sollten daher bei infektiösen Fieberzuständen nur mit Zurückhaltung verwendet werden und bei enteralem Fieber (z. B. Typhus) am besten gar nicht. Am meisten verwendet wird Acetylsalicylsäure (0,3–0,6 g 4stündlich, je nach Bedarf). Andere Antipyretica s. unten den Abschnitt über Schmerz.

7. *Behandlung hyperpyretischer Zustände* (über 41,1° C) s. Kapitel Hitzschlag.

BENZINGER, M.: Tympanic thermometry in surgery and aesthesia. JAMA **209**, 1207 (1969).

HEGGLIN, R.: Differentialdiagnose Innerer Krankheiten, 11. Aufl., S. 145–206. Stuttgart: Thieme, 1969.

KUHN, D., HUHNSTOCK, K.: Differentialdiagnose chronisch rezidivierender Fieberzustände, Therapiewoche 17, 12 (1967).

Schock

(Kreislaufversagen oder Kollaps)

Der „Schock" ist ein komplexes und nur teilweise aufgeklärtes Syndrom, welches sich einer präzisen Definition entzieht. Aus praktischen Gründen kann man den Schock als eine Zirkulationsstörung ansehen, die zu einer mangelhaften Durchblutung oder kritischen Verminderung der Durchblutung lebenswichtiger Gewebe mit zahlreichen Folgezuständen führt. Der Begriff Schock soll im allgemeinen die folgenden Symptome charakterisieren:

Arterielle Hypotonie, Blässe, kalte und feuchte Haut, Kollaps der oberflächlichen Extremitätenvenen, schneller und schwacher Puls, Lufthunger, Durst, Oligurie und das allmähliche Fortschreiten in Richtung einer sogenannten „irreversiblen" Phase. Zahlreiche pathophysiologische Mechanismen sind an der Entstehung des Schocks beteiligt, so z. B. Herabsetzung des effektiven Blutvolumens, des Schlagvolumens, Veränderungen des peripheren Gefäßtonus, Zunahme der Capillarpermeabilität, Abnahme der Urinmenge, Acidose, Lactat-Erhöhung sowie andere Veränderungen der physikochemischen Zusammensetzung des Blutes. Wir wissen noch wenig über die konkreten Mechanismen, welche zum „irreversiblen" Schock führen. Die Prognose eines Schocks ungünstig beeinflussende Faktoren sind: Koma, Acidose ($pH < 7{,}30$), Sepsis, Anurie, Herz- oder Lebererkrankungen sowie hohes Alter (über 70 Jahre).

Im sogenannten „Wärmeschock" findet sich ein normales Blutvolumen, jedoch eine Vermehrung der Kreislaufkapazität durch massive Gefäßdilatation, verursacht durch Endotoxine gramnegativer Bakterien, emotionalen Streß, Trauma und gewisse Pharmaka.

Der Schock ist klinisch kein einheitlicher Begriff. Da sehr verschiedene ätiologische Faktoren und zahlreiche pathophysiologische Mechanismen zur arteriellen Hypotonie führen können und eine erhebliche Unsicherheit in der Definition des Schock-Begriffs besteht, muß man sich ernstlich fragen, ob ein derartig umfassender Begriff mit verschiedenen diagnostischen und therapeutischen Bedeutungen überhaupt sinnvoll ist.

Einteilung

Eine, wenn auch artifizielle Einteilung der Schocksyndrome könnte man nach ätiologischen und pathopysiologischen Ursachen vornehmen:

A. Neurogener Schock (psychogener Schock; Ohnmacht, Synkope): Diese Schockform ist im allgemeinen vasovagal und durch neurogene oder psychogene Faktoren hervorgerufen (z. B. Rückenmarksverletzungen, Schmerz, Trauma, Angst, unangenehme Anblicke, Töne oder Gerüche, vasodilatierende Pharmaka). Debilität, Asthenie, emotionale Unausgeglichenheit, langes Stehen, starke Hitze, Alkohol, Hypotensiva und Störungen des autonomen Nervensystems geben eine Disposition für den neurogenen Schock. Die plötzliche autonome Übererregbarkeit führt zur Vasodilatation oder Hemmung der Arteriolenkonstriktion und schnellem Absakken des Blutes in die Peripherie und das Splanchnicusgebiet. Nach einer Phase ängstlicher Unruhe und Zeichen der Adrenalinausschüttung (Tachykardie, Tremor, Blässe) folgt eine plötzliche reflektorische Vagusstimulierung mit vermindertem Schlagvolumen des Herzens, Hypotonie und cerebraler Mangeldurchblutung. Wenn keine Rückenmarksverletzung vorliegt, erholt sich der Patient im allgemeinen sofort durch liegende Position oder sonstige einfache Behandlungsmaßnahmen (z. B. Riechsalz, physikalische Reize), obwohl andererseits noch weitere Beobachtung notwendig ist, um einen Rückfall und eventuelles Fortschreiten zu vermeiden. Eventuell ist Ephedrinhydrochloricum, 25 bis 50 mg per os, erforderlich. Bei Verletzungen des Rückenmarks werden vasopressorische Medikamente und andere Maßnahmen gegen den Schock notwendig (im übrigen s. Kapitel 17 hinsichtlich der verschiedenen Typen einer Synkope). Falls der Zustand persistiert, müssen andere und schwerwiegendere Schockursachen in Erwägung gezogen werden.

B. Hypovolämischer Schock (oligämischer, hämorrhagischer, traumatischer oder chirurgischer Schock): Bei dieser Schockform besteht eine echte Verminderung des Blutvolumens infolge Blut- oder Plasmaverlust. Eine kompensatorische Vasoconstriction schränkt das Gefäßbett ein und vermag vorübergehend den Blutdruck aufrecht zu erhalten. Falls jedoch nicht sofort Flüssigkeit ersetzt wird, tritt Hypotonie ein, und die Gewebe werden zunehmend anoxämischer. Da der Gefäßraum der kleinste der Flüssigkeitskompartimente des Körpers ist, kann selbst ein geringer, aber plötzlicher Verlust des zirkulierenden Volumens zu einem schweren und eventuell irreversiblen Schaden lebenswichtiger Zentren führen. Der schnelle Verlust von 50% des Blutvolumens ist im allgemeinen tödlich.

Der hypovolämische Schock kann folgende Ursachen haben:

1. Blutverlust durch Hämorrhagie infolge äußerer oder innerer Verletzungen,
2. Blutverlust durch nicht traumatische innere Blutung (z. B. blutendes Ulcus, Varizenblutung),
3. Blut- und Plasmaverlust bei ausgedehnten Frakturen und Trümmerverletzung (Crush-Syndrom),
4. Plasmaverlust und Hämolyse der Erythrocyten bei ausgedehnten Verbrennungen,
5. Plasmaverlust in Körperhöhlen (z. B. Peritonitis),
6. Plasmaverlust bei nephrotischem Syndrom,
7. Dehydratation mit Elektrolytstörungen.

Debilität, Mangelernährung, Senilität, Hypotensiva (z. B. Coronardilatatoren), Lokalanästhetica, Narkose und Nebennierenrindeninsuffizienz disponieren zum hypovolämischen Schock.

Die klassischen Zeichen der Blässe, Kälte, Cyanose, Schweißausbruch, Tachykardie und Hypotonie können plötzlich auftreten und häufig bereits ein voll ausgeprägtes Schockbild darstellen. Da der fortgeschrittene Schockzustand häufig auch intensivster Therapie gegenüber refraktär ist, so ist die Früherkennung entscheidend.

C. Infektionsschock (septischer, endotoxischer oder exotoxischer Schock): Der periphere Gefäßkollaps nach Toxämie durch schwere Infektion ist gekennzeichnet durch eine initiale Vasoconstriction, der eine Vasodilatation mit Absacken des Blutes in die Venen folgt. Häufig kommt es zu einer direkten toxischen Wirkung auf das Herz und die Nebennierenrinden. Die Mortalitätsrate ist hoch (40–80%). Der septische Schock wird meistens hervorgerufen durch Infektionen mit gramnegativen Organismen (Esch. coli, Klebsiellen, Proteus, Pseudomonas, Meningokokken), weniger häufig durch Pneumokokken, Staphylokokken und Clostridien. Der septische Schock tritt besonders häufig bei sehr jungen und sehr alten Menschen auf. Prädisponierende Faktoren sind Diabetes mellitus, Hämoblastosen, urogenitale, hepatobiliäre und intestinale Erkrankungen, Corticosteroid-, Bestrahlung- oder immunsuppressive Therapie. Unmittelbar auslösende Faktoren können urogenitale oder biliäre Eingriffe sein. Eine unzureichende Antibioticabehandlung kann das Bild des septischen Schocks verschleiern.

Ein septischer Schock sollte immer dann vermutet werden, wenn bei einem Patienten Schüttelfrost zusammen mit Hypotonie auftritt. Anfangs ist die Haut warm und der Puls kräftig, eventuell besteht eine Hyperventilation mit respiratorischer Alkalose, Sensorium und Harnausscheidung sind zunächst häufig normal, da die klassischen Schockzeichen sich erst später manifestieren. Die Symptome der auslösenden Infektion sind nicht immer eindeutig vorhanden.

Bei gramnegativer Sepsis folgt der anfangs bestehenden Leukopenie häufig eine Leukocytose. Der Erregernachweis sollte angestrebt werden (z. B. aus dem Blut, dem Urin oder dem Genitaltrakt).

D. Cardiogener Schock: Ein Schock aufgrund einer Kreislaufinsuffizienz in Verbindung mit einem verminderten Herzschlagvolumen kann auftreten bei Herzinfarkt, schwerer Tachykardie, Arrhythmie, Lungenembolie, Herztamponade, terminalem Herzversagen oder als Komplikation anderer schwerer Schockformen. Der Schock beim Herzinfarkt oder anderen schweren Herzerkrankungen hat eine hohe Mortalitätsrate.

E. Metabolischer Schock: Stoffwechselstörungen mit ausgeprägten Veränderungen des Flüssigkeits- und Elektrolythaushalts (z. B. diabetische Acidose, Nebennierenrindeninsuffizienz, Urämie) disponieren oder führen zum Schock.

F. Allergischer Schock: s. weiter unten unter anaphylaktischen Reaktionen.

Behandlung

Es ist von vitaler Bedeutung, die spezifischen Ursachen, zusätzliche Faktoren (z. B. Alter, Vorbefunde, Komplikationen), sowie Ausmaß und Dauer des Schocks zu erkennen. Schnelle, gezielte und entschlossene Maßnahmen sind notwendig: Die Verhinderung oder Früherkennung des Schocks ist einfacher und wesentlich wirksamer, als die Behandlung des ausgeprägten Schockzustandes.

A. Allgemeine Maßnahmen:

1. Lagerung: Falls keine Kopfverletzung vorliegt, soll der Patient in der „Schockhaltung" gelagert werden (in Kopftieflage). Einige Kliniker meinen, daß die einfache Beinhochlagerung empfehlenswerter ist, da sie die cerebrale Durchblutung weniger beeinflußt.

2. Luftwege: Die Luftwege müssen offen gehalten werden, d. h. die Zunge soll hinausgezogen werden, Entfernen von Zahnprothesen und Reinigung der Nase und des Mundes von Blut, Schleim und Fremdkörpern. Eine ausreichende Beatmung muß notfalls durch Mund-zu-Mundatmung erfolgen. Im Falle einer Dyspnoe oder Cyanose soll durch Nasenkatheter oder Maske Sauerstoff zugeführt werden (8–10 l/min).

3. Temperatur: Der Patient muß warm gehalten, Auskühlung sollte vermieden werden und ebenso zu starke äußere Wärmezufuhr, welche die Peripherie weiter dilatieren würde.

4. Analgetica: Besonders schwere Schmerzzustände sollten durch geeignete Erstmaßnahmen und Analgetica behandelt werden. Man gibt Morphium hydrochloricum (10 bis 30 mg subcutan) gegen die Schmerzen, sollte dabei aber berücksichtigen, daß bei Schock-Patienten die subcutane Resorption schlecht ist. Bei schweren Schmerzzuständen ist es vorteilhaft, 10–15 mg Morphin i. v. zu geben.

Cave: Morphin darf nicht gegeben werden bei bewußtlosen Patienten, Patienten mit Kopfverletzungen, respiratorischer Insuffizienz oder beim Fehlen von Schmerzen.

Eine Überdosierung mit Morphin ist zu vermeiden, nach Möglichkeit sollten Barbiturate und Salicylate zur Sedierung und Schmerzbekämpfung eingesetzt werden.

5. Angstbeseitigung sollte durch beruhigende Worte erreicht werden.

6. Laboruntersuchungen: Hämoglobin, Erythrocytenzahl und Hämatokrit sind neben Bestimmungen der Serum-Elektrolyte, pH, P_{O_2} und P_{CO_2} unersetzlich. Bestimmungen des Blutvolumens – wenn von einem Erfahrenen durchgeführt – können nützlich sein.

7. Harnausscheidung: Es sollte ein Dauerkatheter gelegt und eine Urinausscheidung über 50 ml/Std erreicht werden. Eine Urinausscheidung unter 20 ml/Std ist ein Hinweis auf eine ungenügende Nierendurchblutung und kann – wenn dieselbe nicht korregiert wird – zur Tubulusnekrose führen.

8. Zentraler Venendruck: Der zentrale Venendruck muß bei allen Schock-Patienten laufend gemessen werden. Die Bestimmung des zentralen Venendrucks ist eine einfache und relativ zuverlässige Methode zur Beurteilung eines ausreichenden Kreislauf- und Herzminutenvolumens. Ein Katheter wird percutan (oder durch Venaesectio) durch die Cubital- oder die äußere Jugularvene vor oder in den re. Vorhof geschoben und an ein Manometer angeschlossen. Die Normalwerte liegen zwischen 5–8 cm H_2O. (Anmerkung des Übers.: Ggf. Legen eines Subclavia-Katheters). Ein erniedrigter zentraler Venendruck ist Hinweis auf eine Hypovolämie und bedarf der Flüssigkeitszufuhr, während ein hoher zentraler Venendruck (über 15–17 cm H_2O) ein erniedrigtes Schlagvolumen oder eine Hypervolämie anzeigt. Bei Versagen des li. Ventrikels infolge Myokardinfarkt oder neurogenem Schock kann der zentrale Venendruck normal sein. Ein Anstieg des zentralen Venendrucks während einer richtig und vorsichtig durchgeführten intravenösen Flüssigkeitszufuhr dient als Indikator der gebesserten Hypovolämie und Herzleistung.

9. Parenterale Flüssigkeits-Therapie: Ein adäquates Blutvolumen muß erreicht und aufrechterhalten werden! Der Flüssigkeitsbedarf kann aus der Anamnese, dem allgemeinen Krankheitsbild, vitalen Symptomen, Hämoglobin – und Hämatokrit-Wert vermutet werden, obwohl diese Befunde keine unbedingt zuverlässigen Hinweise für den notwendigen Flüssigkeitsersatz sind. Unter normalen klinischen Bedingungen kann die Bestimmung des effektiven Blutvolumens schwierig und von vielen Einflüssen abhängig sein. Es gibt keine einfache Technik oder Faustregel, um den Flüssigkeitsbedarf exakt zu beurteilen. Die ständige Messung des zentralen Venendrucks (normal 5–8 cm H_2O) sowie Bestimmungen des Kreislaufvolumens sind für die Beurteilung des Schocks und eines gezielten Flüssigkeitsersatzes nützlich. Das Ansprechen auf die Therapie gibt einen wertvollen Hinweis. Die Entscheidung darüber, welche Art des Flüssigkeitsersatzes für den individuellen Patienten am geeignetsten ist, ist davon abhängig, welche Art des Flüssigkeitsverlustes vorliegt (Gesamt-Blut, Plasma, Wasser und Elektrolyte), welche Ersatzlösungen und Laboreinrichtungen zur Verfügung stehen und in geringerem Umfang auch von der Höhe der Kosten. Vollblut ist im allgemeinen der wirkungsvollste Flüssigkeitsersatz, besonders bei Hämatokritwerten unter 35%. Andere, sofort zur Verfügung stehende parenterale Ersatzlösungen sollten ad hoc bis zum Vorliegen der Laborwerte bzw. bis zur Beschaffung von Blutkonserven verabreicht werden. Falls der zentrale Venendruck erniedrigt ist und der Hämatokrit über 35% liegt, sollte das Blutvolumen mit Plasma oder Plasmaexpandern aufgefüllt werden.

a) *Kochsalz- oder Glucoselösung:* Während der Vorbereitung für Plasmaexpander, Plasma, Serum-Albumin bzw. Vollblut sollten sofort 500–2000 ml physiologischer Kochsalz- oder Ringerlösung schnell intravenös injiziert werden. Plasmaexpander, Plasma, Serum-Albumin oder Vollblut führen durch ihre kolloidosmotische Druckwirkung zu einer anhaltenderen Zunahme des Blutvolumens als Glucose oder Elektrolytlösung. Physiologische Kochsalzlösung ist bei Herzinsuffizienz nur mit Vorsicht zu verwenden.

b) *Vollblut*: Vollblut ist gelegentlich in der Behandlung schwerer oder refraktärer Schockzustände – sogar bei offensichtlich normalem Hämatokritwert – aufgrund der irreführenden Hämokonzentration wertvoll.

Bei *drohendem Schock* sollten sofort 250 bis 500 ml Vollblut infundiert werden bei genauer klinischer Nachkontrolle und Bestimmungen des Hämatokrits und des Blutvolumens, um Aussagen über einen eventuellen weiteren Plasmabedarf zu ermöglichen.

Bei beginnendem oder fortgeschrittenem Schock sollen 500 ml bis zu insgesamt 2 l oder mehr gegeben werden in Abhängigkeit von einer eventuell anhaltenden Hämorrhagie, vom klinischen Verlauf sowie den Hämatokrit- und Blutvolumenwerten. Wird eine Kreislaufüberfüllung befürchtet, so muß der zentrale Venendruck vor und nach jeder Bluttransfusion bestimmt werden. Persistenz des Schocks ist ein prognostisch schlechtes Zeichen.

c) *Plasma oder Serum-Albumin:* Jede der verschiedenen handelsüblichen Plasmalösungen kann verwendet werden. Plasma ist im allgemeinen leicht erhältlich, kann schnell für die Verabreichung vorbereitet werden und erfordert keine Blutgruppenbestimmung. Die Menge des zu verabreichenden Plasmas hängt von der Schocktiefe und dem Ansprechen auf die Behandlung und damit sowohl von klinischen als auch labortechnischen Faktoren ab.

d) *Dextrane:* Dextrane sind ein relativ wirkungsvoller „Plasmaersatz" für die Notfallbehandlung des Schocks, können aber nicht die Therapie mit Vollblut (oder seinen Derivaten) ersetzen. Diese wasserlöslichen, biosynthetischen Polysaccharide haben ein hohes Molekulargewicht, hohen onkotischen Druck und die notwendige Viscosität, haben sich jedoch nicht als ebenso wirkungsvoll wie Plasma erwiesen, und ihre Verwendung ist nicht immer ungefährlich. Ihr Vorteil ist die schnelle Verfügbarkeit, die gute Verträglichkeit mit anderen Präparaten bei intravenösen Infusionen und die fehlende Gefährdung durch eine Serumhepatitis.

aa) Dextran 70 (Macrodex®), ein Dextran mit mittlerem Melokulargewicht, steht als 6%ige Lösung in isotoner Kochsalzlösung für die intravenöse Verabreichung zur Verfügung. Es sollten 500–1000 ml mit einer Geschwindigkeit von 20–40 ml/min als Plasmavolumenexpander verabreicht werden.

bb) Dextran 40 (Rheomacrodex®), ein Dextran mit niedrigerem Molekulargewicht, steht als 10%ige Lösung entweder als isotone Kochsalz- oder 5%ige Dextrose-Lösung zur intravenösen Verabreichung zur Verfügung. Es verringert die Blutviscosität und scheint die Mikrozirkulation zu verbessern. Der schnellen initialen Infusion von etwa 100–150 ml innerhalb der 1. Std folgt eine langsamere Gabe von etwa 10–15 ml/kg/24 Std (nach Möglichkeit weniger als 1 l tgl.).

Dextrane sollten mit Vorsicht verabreicht werden bei Patienten mit Herzerkrankungen, Niereninsuffizienz oder ausgeprägter Dehydratation, um ein Lungenödem, eine dekompensierte Herzinsuffizienz oder ein Nierenversagen zu vermeiden. Auf anaphylaktische Reaktionen sollte geachtet werden; Verlängerungen der Blutungszeit wurden berichtet; Vorsicht ist bei thrombocytopenischen Patienten geboten. Vor der Dextran-Therapie sollte Blut zur Blutgruppenbestimmung und zur Kreuzprobe entnommen werden, da Dextran diese Untersuchungen störend beeinflussen kann.

10. Vasopressorische Substanzen: Wegen ihrer bemerkenswerten Eigenschaft, den Blutdruck anzuheben, wurden einige der adrenergischen Substanzen (sympathomimetische Amine) auf breiter empirischer Basis in weitem Umfang für die Behandlung der verschiedenen Schockarten verwendet. Wir wissen jetzt, daß es in vielen Fällen zweifelhaft ist, ob die durch die vasopressorischen Substanzen hervorgerufene Blutdrucksteigerung für die zugrundeliegende Störung günstig ist. Es gibt genügend Hinweise, daß der unkluge Gebrauch dieser Substanzen nachteilig sein kann, so daß ihre routinemäßige Anwendung bei allen Schockformen daher bedauerlich ist. Die sogenannten „reinen“ alpha-adrenergischen Receptorstimulatoren (z. B. Phenylephrin) führen zu einem Blutdruckanstieg infolge Vasoconstriction. Sie haben jedoch wenig oder gar keine direkte inotrope Wirkung auf das Herz; sie verringern das Herzschlagvolumen und die viscerale Durchblutung; sie erhöhen den zentralen Venendruck. Auf der anderen Seite führen die reinen beta-adrenergischen Substanzen (z. B. Isoproterenol) zu keinem wesentlichen Blutdruckanstieg, sondern verstärken die Kontraktilität des Herzens, das Schlagvolumen, die viscerale Durchblutung und setzen den zentralen Venendruck herab. Die meisten anderen sympathomimetischen Präparate haben sowohl alpha- als auch beta-mimetische Wirkungen, die nicht nur von Präparat zu Präparat, sondern auch innerhalb verschiedener Dosierungen unterschiedlich sind und von der Beeinflussung durch andere Pharmaka und vom Gesamtzustand des Patienten abhängen. Obgleich die alpha- und beta-mimetischen Wirkungen der verschiedenen Adrenergica nicht immer präzise bestimmt werden können, so lassen sich doch gewisse bekannte pharmakologische Wirkungen der allgemein zugängigen Präparate für eine gezielte Schocktherapie verwenden.

Vasopressorische Medikamente sind am wirkungsvollsten im hypotensiven Schock ohne Abnahme des Blutvolumens (z. B. Lumbalanästhesie oder schwere Intoxikation), wobei sie gleichzeitig zumindest von vorübergehendem Wert auch bei schweren Schockzuständen aus anderen Ursachen sind. Sie können aufgrund ihrer cardiotonen Wirkung beim Schock im Rahmen eines Myokardinfarktes verwendet werden oder zur Steigerung der Förderleistung des Herzens bei anderen Schockformen. Man kann sie als eine unterstützende Intervallbehandlung kennzeichnen zum Schutz lebenswichtiger Organgebiete bis zur Wiederherstellung des Flüssigkeitsgleichgewichts und bis zum Einsetzen anderer schockbekämpfender Maßnahmen oder dem Beginn der eigenen kompensatorischen Mechanismen des Patienten.

Nachteile der Vasopressiva sind: Herzarrhythmie, periphere Vasoconstriction, verstärkter Gewebsstoffwechsel, die Unsicherheit über die Durchblutung lebenswichtiger Organe und möglicherweise anderer unbekannter schädigender Einflüsse. Die sorgfältige Überwachung des Patienten hinsichtlich vitaler Zeichen, Bewußtseinslage, Hautfarbe, Temperatur, zentralem Venendruck und Harnausscheidung ist erforderlich. Bei Verwendung von Vasopressoren mit cardiotoner Wirkung (insbesondere mit beta-adrenergischer Wirkung) ist ständige Herzüberwachung anzuraten.

In der Tat liegen experimentelle Befunde darüber vor, daß es beim fortgeschrittenen Schock physiologischer ist, vasodilatierende Pharmaka zu verwenden (z. B. Chlorpromazin) oder Hydrocortison, um eine maximale Durchblutung lebenswichtiger Organe zu gewährleisten, statt lediglich den Blutdruck aufrecht zu erhalten. Die günstigen Wirkungen der Corticosteroide beziehen sich auch auf die verbesserte Herzleistung und – im Falle des septischen Schocks – die geringere Empfindlichkeit gegenüber Endotoxin (s. u.). Die Verwendung der adrenergisch-blockierenden Vasodilatatoren steht jedoch noch in der Erprobung, und sie sollten mit Vorbehalt herangezogen werden.

Die hauptsächlichsten vasopressorischen Medikamente in der Schocktherapie sind folgende:

1. Levarterenolbitartrat (Noradrenalin) ist eine gemischte alpha- und beta-mimetische Substanz, ein starker Vasopressor und gleichzeitig kardiotonisch inotrop wirkend. Man gibt 4–16 mg (4–16 ml der 0,2%igen Lösung) in 1 l Glucose intravenös. Eine paravenöse Injektion ist wegen der Gefahr einer Gewebsnekrose und Gangrän zu vermeiden. Die ständige Überwachung unter regelmäßiger Blutdruckkontrolle ist unbedingt erforderlich. Bei Konzentrationen über 4 mg/l ist ein Polyäthylen-Katheter erforderlich.

2. (Ergänzung d. Übers.: Angiotensin, ein Polypeptid mit rasch eintretender starker pressorischer Wirkung ohne die Gefahr der Gewebsschädigung. Man beginnt mit 2 mg in 500–1000 ml Infusionslösung, gegebenenfalls Steigerung auf 3–5 mg je nach Blutdruckverhalten).

3. Metaraminolbitartrat ist eine sowohl alpha- als auch beta-mimetische Substanz mit kardiotoner und vasopressorischer Wirkung. Man gibt 2–10 mg i. m. oder 0,5–5 mg vorsichtig i. v. oder 5–100 mg als langsame i. v.-Infusion in 250–500 ml 5%iger Glucose. (Anm. d. Übers.: Vorteil des Metaraminol ist die Möglichkeit auch subcutaner und intramuskulärer Anwendung, d. h. dann, wenn keine Infusionsmöglichkeit besteht und im Notfall bei kollabierten Venen).

4. Phenylephrinhydrochlorid ist ein Vasopressor ohne nennenswerte kardiotone Wirkung. Man gibt 0,25–1 mg i. v. oder 5 mg i. m. oder eine langsame intravenöse Infusion von 100–150 mg/l in 5%iger Glucose.

5. Isoproterenol, ein beta-adrenergischer Stimulator, vermehrt die Förderleistung des Herzens aufgrund seiner Wirkung auf die Herzkontraktion und führt gleichzeitig zur peripheren Vasodilatation. Man gibt 1–2 mg in 500 ml 5%iger Glucose i. v. Beim Vorliegen von Arrhythmien ist seine Verwendung kontraindiziert, wenn die Pulsfrequenz über 120/min beträgt.

11. Diuretica: Die vorsichtige und frühzeitige Verabreichung von Mannitol, einem inertem Polyalkohol, als 10–20%iger Lösung in 500–1000 ml physiologischer Kochsalzlösung wurde für ausgewählte Patienten, bei denen eine Oligurie vorliegt oder erwartet wird, im Anschluß an eine Behandlung mit gefäßaktiven Stoffen empfohlen. Ebenso wurde hierfür Furosemid, 20 mg i. v., vorgeschlagen. Urinausscheidung und zentraler Venendruck müssen sorgfältig überwacht werden. Die Wirksamkeit dieser Substanz beim Schock wird noch erforscht, aber man vermutet, daß die akute Tubulusnekrose durch Beseitigung der Oligurie verhindert werden kann.

B. Spezifische Maßnahmen:

1. Hämorrhagie und Anämie: Obgleich als Notmaßnahme bei einer durch Schock komplizierten Blutung im allgemeinen zunächst Plasma verabreicht wird, muß die Anämie durch Vollblut beseitigt werden, um eine Hypoxie zu vermeiden. Es ist die Blutung und nicht der Blutdruck, der eine Behandlung erfordert. Die Menge des zuzuführenden Vollbluts richtet sich nach der klinischen Situation, dem Hämatokrit und – wenn möglich – den Bestimmungen des Blutvolumens.

2. Anoxie (oder Hypoxie): Die Verabreichung von Sauerstoff ist indiziert bei Hypoxie infolge einer Herzinsuffizienz und bei Pneumonie. Jedoch ist der Patient im drohenden Schock ängstlich-gespannt und Sauer-

stoffmaske bzw. -Zelt können etvl. diesen Zustand verstärken.
Der Wert der Sauerstoffüberdruck-Therapie ist noch nicht endgültig zu beurteilen.

3. Dehydratation: Bei Dehydratation sollen 500–2000 ml einer physiologischen Kochsalz- bzw. 5%ige Glucoselösung je nach Bedarf infundiert werden. Sobald der Patient schlucken kann, erfolgt perorale Flüssigkeitszufuhr.

4. Säure-Basen-Gleichgewicht: Störungen des Elektrolyt- und Säure-Basen-Gleichgewichts müssen korrigiert werden. Beim Nachweis einer Acidose mit einem pH des arteriellen Blutes unter 7,35 wird initial Natriumbicarbonat 40–100 mäq. i. v. verabreicht und die weitere Therapie von regelmäßigen arteriellen pH-Bestimmungen abhängig gemacht.

5. Nebennierenrindenversagen: Die Behandlung mit Nebennierenrindensteroiden hat sich bei schockähnlichen Zuständen unter Notfallssituationen als wirkungsvoll erwiesen. Obgleich die Steroidbehandlung besonders beim Schock in der Addison-Krise spezifisch ist, kann sie auch von spektakulärem Erfolg bei gewissen akuten allergischen Notfällen, im septischen Schock und bei schweren Intoxikationen sein. Man gibt Hydrocortison-Präparate, 100–300 mg als 5%ige Lösung in isotoner Kochsalzlösung schnell i. v. Nachfolgende Dosierungen von jeweils 50 mg richten sich nach den Erfordernissen. Mengen von 500–1000 mg tgl. über 3–5 Tage können notwendig sein.

6. Herzerkrankungen: Digitalis ist nur indiziert bei Patienten mit zuvor bestehender oder sich entwickelnder Herzinsuffizienz, bei erhöhtem zentralen Venendruck, bei auf Digitalis ansprechenden Arrhythmien und – noch umstritten – beim Myocardinfarkt. Digitalis ist sinnlos bei Schock aufgrund anderer Ursachen. Parenterale Flüssigkeitszufuhr kann zur Flüssigkeitsauffüllung notwendig sein, muß jedoch vorsichtig verwendet werden (insbesondere Nahaltige Lösungen).
Gelegentlich ist eine Phlebotomie notwendig.

Die Anwendung vasopressorischer Substanzen ist beim Myokardinfarkt umstritten. Bei klinischen Hinweisen auf einen Schock (nicht dagegen auf eine nur leichte Hypotonie) ist nach Ansicht vieler Ärzte die Mortalität signifikant zu senken, indem man den Blutdruck auf systolische Werte von etwa 85 mmHg (nicht über 100 mgHg) einstellt. Die ständige Herzüberwachung durch entsprechende Geräte ist anzustreben (insbesondere bei Verwendung von betamimetischen adrenergischen Präparaten).

7. Infektion: Bei Hinweis auf das Vorliegen einer Infektion sollten sofort entsprechende Maßnahmen ergriffen werden. Die Früherkennung des drohenden Schocks ist ebenso wichtig wie die initialen bakteriologischen Untersuchungen vor und während der Therapie. Bei Schockanzeichen sollte eine vorbeugende Behandlung mit Breitbandantibiotica so lange erfolgen, bis bakteriologische Untersuchungen den Erregernachweis erbracht haben. „Prophylaktische“ Antibioticagaben sind jedoch von zweifelhaftem Wert und können sogar schaden, außer in Fällen mit hohem Infektionsrisiko (z. B. ausgedehnten Verbrennungen).

a) Antibiotische Therapie: Jedes der nachfolgenden Präparate kann in Abhängigkeit vom Ergebnis des Erregernachweises und der Resistenztestung gegeben werden: Kanamycin, 2× tgl. 0,5 g i. m.; Streptomycin, 1 g/die i. m., Chloramphenicol, 2–4 × 1 g/die i. m., ferner Penicillin (Dosierungen von 24–40 Mill. E i. v. wurden verwendet), Colistin, Ampicillin oder Cephalotin in geeigneter Dosierung.

b) Spezielle unterstützende Maßnahmen: Zusätzlich zu den allgemeinen Maßnahmen in der Behandlung der verschiedenen Schockformen können bestimmte Maßnahmen von besonderem Wert bei septischem Schock sein:

1. Wenn der initiale zentrale Venendruck erhöht ist oder der Schockzustand nach Normalisierung des zentralen Venendrucks anhält, sollte Isoproterenol gegeben werden (2,5 mg in 5%iger Dextrose, 0,5–1 ml/min). Wenn nach 15 min der Schockzustand noch anhält oder die Harnausscheidung unter 30 ml/Std beträgt oder der zentrale Venendruck noch erhöht ist, dann sollte die Infusionsgeschwindigkeit verdoppelt werden. Der Herzrhythmus und andere vitale Funktionen müssen hierbei überwacht werden.

2. Bei peripherem Kreislaufversagen (niedriger zentraler Venendruck und niedriger Blutdruck nach offensichtlich ausreichendem Flüssigkeitsersatz) soll Hydrocortison gegeben werden, 500 mg 6-stdl. i. v. (Anm. d. Übers.: Es wurde hier bewußt der Dosierungsvorschlag des Originals beibehalten).

3. Bei Thrombosen sollte die Heparinisierung in Erwägung gezogen werden.

C. Beurteilung des Therapieerfolges: Ständige Beobachtung des Patienten ist unabdingbar. Pulsfrequenz, Atmung, Rectaltemperatur und Blutdruck sollten sofort und alle 15–30 min oder noch öfter überprüft werden, bis die periphere Zirkulation definitiv verbessert ist.

1. Schnelle Besserung: Wenn das klinische Erscheinungsbild und die vitalen Zeichen sich schnell normalisieren, so sollte man den Patienten dennoch weiterhin genau beobachten, jedoch ohne weitere Antischockbehandlung. Die vitalen Zeichen sollten halbstündlich überprüft werden. Bei Verdacht auf Persistenz des Schocks muß Hämatokrit-Bestimmung erfolgen, wobei man sich bewußt sein sollte, daß im allgemeinen eine Hämokonzentration den Blutdruck- und Pulsveränderungen vorangeht. Nachdem man potentielle oder bereits vorhandene Schockursachen beseitigt hat, kann man sich abwartend verhalten, bis sichergestellt ist, daß die akute Gefährdung vorüber ist.

2. Verzögerte Besserung: Wenn die vitalen Zeichen selbst für eine nur kurze Zeit nach Einsetzen der initialen Maßnahmen noch pathologisch verändert sind, oder sich gar eine Zunahme des peripheren Kreislaufversagens manifestiert, dann ist eine weitere intensive Schockbehandlung baldmöglichst fortzuführen. Hierbei sollten Hämoglobin, Erythrocytenzahl, Hämatokrit, zentraler Venendruck, Blutvolumen und Urinausscheidung so oft wie nötig überprüft werden, um das Behandlungsergebnis zu objektivieren.

BUCHBORN, E., SCHULZ, E., ZACH, J.: Indikation und Kontraindikation zur Bluttransfusion in der Innere Medizin. Internist **10**, 60 (1969).

BURRI, C.: Arterieller Blutdruck, Puls, „Schockindex" und zentraler Venendruck bei 30 hypovolämischen Patienten. Langenbecks Arch. Klin. Chir. **320**, 1 (1968).

EDER, H. H., GURLAND, H. J., RENNER, E.: Die Schockniere. Internist **3**, 531 (1962).

HALHUBER, M. J., KIRCHMAIR, H.: Kardiologische Notfallbehandlung in der Praxis. Internist **11**, 64 (1970).

–, – „Notfälle in der innere Medizin." München: Urban-Schwarzenberg, 8. Auflage 1970.

HOSSLI, G., BURRI, C.: Manometrie im Schock: Zentraler Venendruck. Klin. Med. (Wien) **22**, 307 (1967).

LASCH, H. G., RIECKER, G.: Intensivtherapie beim Schock. Internist **10**, 234 (1969).

ROTH, E., LAX L. C., MALONEY, jr. J. V.: Veränderungen der extracellulären Flüssigkeit und des Blutvolumens im hämorrhagischen Schock. Z. ges. exp. Med. **137**, 346 (1968).

SCHULZE, E., REX, H.: Moderne Aspekte der Schockbehandlung. Z. ärztl. Fortbildung (Jena) **62**, 745 (1968).

TILSNER, V., SCHERF, M.: Früherfassung von bedrohlichen Kreislaufsituationen durch die Intensivüberwachung. Dtsch. med. Wschr. **92**, 1971 (1967).

Schmerz

Die Reaktion gegenüber dem Schmerz, einer Funktion der höheren Zentren, ist außerordentlich variabel und durch viele Faktoren beeinflußt. Es ist notwendig, nach Möglichkeit die primäre Ätiologie (z. B. Infektion, Toxine) und die Pathogenese (z. B. Entzündung, Ulcerierung, Zerrung, Anoxie, Spasmen) des Schmerzes abzuklären.

Eine Schmerzbekämpfung wird erreicht durch Beseitigung der primären Ursache (z. B. Behandlung der Infektion), Neutralisierung von Schmerzreizen (z. B. Antacida gegen die Hyperacidität des peptischen Ulcus) oder – wenn kausale Behandlung nicht möglich ist – durch Dämpfung des Schmerzes selbst (z. B. palliative Narkoticagaben beim terminalen Carcinom).

Die Gefährdung durch Verabreichung von Analgetica vor der Stellung einer Diagnose kann nicht genug betont werden (z. B. beim akuten Abdominalschmerz). Analgetica, insbesondere Narkotica, können die Symptome einer schweren akuten oder chronischen Erkrankung maskieren.

Der Schmerz kann unspezifisch mit Medikamenten, physikalischen Maßnahmen (z. B. Wärme, Kälte, Ruhigstellung) oder durch chirurgischen Eingriff (z. B. Nervenresektion, Chordotomie) behandelt werden. Narkotica sollten so lange vermieden werden, wie nichtnarkotische Medikamente in adäquater Dosierung sich als wirksam erweisen. Wenn Narkotica erforderlich sind, sollten die am wenigsten zur Sucht führenden Präparate (z. B. Codein) an erster Stelle verwendet werden. Man sollte die geringste wirksame Dosis an Narkotica verschreiben und sie baldmöglichst absetzen.

Da psychische oder emotionale Faktoren die Schmerzschwelle erheblich beeinflussen, ist es wichtig, die „Placebo"-Wirkung aller therapeutischen Maßnahmen der Schmerzbehandlung zu berücksichtigen. Pharmakologisch inaktive Präparate können bei der Beseitigung der Schmerzen sowohl bei organischen als auch bei funktionellen Störungen von erstaunlicher Wirksamkeit sein.

Nichtnarkotische Analgetica

A. Salicylate: Die Salicylate wirken antipyretisch, analgetisch, antirheumatisch und urikosurisch. Sie wirken erleichternd bei Myalgien, Neuralgien, Arthralgien, Kopfschmerzen und Dysmenorrhoe. Nebenwirkungen sind gewöhnlich gering und bestehen in Schwindel und Dyspepsie; größere Mengen können jedoch Ohrensausen, Schwerhörigkeit, Sehstörungen, Übelkeit, Erbrechen, Diarrhoe, Schweißausbruch, Kopfschmerz und Delier hervorrufen. Bei empfindlicheren Patienten können die Salicylate zu Urticaria und akutem Larynxödem führen.

1. *Acetylsalicylsäure:* Die normale Dosierung beträgt 0,5 g 3–5× tgl., nach Bedarf (0,25 g 2–3 stdl. soll wirksamer sein und weniger Nebenwirkungen haben).

Acetylsalicylsäure (A.) kann gastrointestinale Reizung und Blutung hervorrufen. Diese Nebenwirkungen können durch Einnehmen des Mittels nach den Mahlzeiten oder in Verbindung mit einem Antacidum verringert werden. Das Entstehen von peptischen Ulcera wurde der A. angelastet, aber über diesen Punkt bestehen noch unterschiedliche Ansichten. Gepufferte Herstellungen von A. enthalten im allgemeinen nur kleine Mengen eines Antacidum, und die Häufigkeit von Nebenwirkungen und die erreichten Blutspiegel unterscheiden sich nicht wesentlich von der normalen A. Die dünndarmlöslichen Präparate wirken langsamer, verhindern aber die Magenreizung und sind auch nützlich bei denjenigen Patienten, die gegenüber dem analgetischen Wert von „normaler A." skeptisch sind. Die Auflösung und Resorption einiger dünndarmlöslicher Präparate ist ungleichmäßig.

2. *Acetylsalicylsäure-Mischungen:* (In USA als APC bekannt). Sie enthalten Acetylsalicylsäure, Phenacetin und Coffein. Man gibt 1–2 Tbl. alle 3–4 Std nach Bedarf. Ein eindeutiger Vorteil dieser Kombination gegenüber gewöhnlicher Acetylsalicylsäure wurde nicht bewiesen. Die bei chronischem Gebrauch derartiger Kombinationspräparate eingenommenen Phenacetin-Mengen können einen schweren Nierenschaden hervorrufen.

B. Phenacetin: Bei Salicylatunverträglichkeit kann man 0,3 g Phenacetin alle 3–4 Std verabreichen; im allgemeinen ist diese Substanz jedoch toxischer. Längerer oder exzessiver Gebrauch ist abzuraten.

C. Colchicin: Die „analgetischen" Eigenschaften des Colchicin sind vermutlich auf seine antiphlogistische Wirkung zurückzuführen. Es wird klinisch fast ausschließlich bei der Gicht-Arthritis verwendet, soll aber auch bei der Sarkoidarthritis wirken.

D. Phenylbutazon und sein Parahydroxy-Analog *Oxyphenbutazon* haben eine starke „analgetische" Wirkung bei schmerzhaften Erkrankungen in Verbindung mit entzündlichen Vorgängen. Obwohl sie bei einer Reihe von akuten rheumatischen Störungen nützlich sind, liegt ihre stärkste Wirkung in der Therapie der akuten Gicht-Arthritis und der aktiven rheumatoiden Spondylitis. Wegen ihrer relativ hohen Toxicität sollten sie Patienten vorbehalten sein, die auf Salicylate oder andere einfache therapeutische Maßnahmen nicht ansprechen. Sie sollten vorsichtig innerhalb des empfohlenen Dosierungsbereichs gegeben werden, meist 300–600 mg/die oder weniger in mehreren Einzeldosen. Die Hinweise des Herstellers sollten sorgfältig beachtet werden. Bei Therapieversagen nach einer 1wöchigen Versuchsperiode sollte die Behandlung abgebrochen werden. Toxische Nebenwirkungen sind Hautausschläge, Überempfindlichkeitsreaktionen vom Typ der Serumkrankheit, Übelkeit, Erbrechen, Stomatitis, peptische Ulcera, Natriumretention, Blutbildveränderungen und Senkung der Prothrombinzeit (wenn die Medikamente zusammen mit Anticoagulantien vom Cumarin-Typ genommen werden). Als Vorsichtsmaßnahme werden 2× wöchentlich Blutkontrollen für den 1. Monat, wöchentlich für den 2. Monat und später monatliche Kontrollen empfohlen. Im allgemeinen sollten die Medikamente nicht über längere Zeiträume verwendet werden. Die Patienten müssen stets auf das Auftreten von Toxicitätszeichen hin beobachtet werden.

E. Indometacin: Dieser relativ neuen analgetischen und antiphlogistischen Substanz wird eine gute Wirkung bei rheumatischen Erkrankungen nachgesagt, obgleich ihre eventuellen Vorteile gegenüber Acetylsalicylsäure noch umstritten sind. Indometacin scheint am wirkungsvollsten bei der ancylosierenden Spondylitis und bei der Osteoarthritis des Hüftgelenks zu sein. Die übliche Dosierung beträgt 25 mg, 2–4× tgl., mit Steigerung der Dosis bei guter Verträglichkeit bis auf 200 mg tgl. Mögliche Nebenwirkungen sind Kopfschmerzen, Schwindel, Verwirrtheitsgefühl, Ohrensausen, psychiatrische Störungen (bis zu Depression und Psychose), Exanthem, Stomatitis, Anorexie, Dyspepsie, Nausea, Erbrechen, peptische Ulcera, Magen-Darm-Blutungen und Diarrhoe. Hämatologische oder hepatotoxische Nebenwirkungen sind relativ selten. Wegen dieser Nebenwirkung und Toxicität müssen Patienten unter dieser Behandlung sorgfältig beobachtet werden. Indometacin sollte nicht „routinemäßig" als ein mildes Analgeticum (z. B. anstatt Acetylsalicylsäure) benutzt werden.

(Anmerkung d. Übers.: Auf die im Original gegebene Darstellung von Dextropropoxyphene – Darvon® – und Pentazocine – Talwin® – wurde verzichtet).

Narkotische Analgetica

Die narkotisch wirkenden Analgetica verändern die Schmerzempfindung aufgrund ihrer Wirkungen auf das ZNS. Ihre Verwendung ist indiziert bei Schmerzzuständen, die zu intensiv sind, um mit nichtnarkotischen Medikamenten beherrscht zu werden bzw. bei einem Schmerztyp, der nicht durch Salicylate gebessert wird (z. B. viscerale Schmerzzustände).

Die Narkotica wirken in geringer Dosierung leicht sedativ, größere Mengen rufen Schlaf, Stupor und Atemdepressionen hervor. Sie sind suchterzeugend und sollten mit Vorsicht und unter Beachtung der Vorschriften über das Verschreiben von Betäubungsmitteln gegeben werden. Außer Codein sollten sie bei chronischen Krankheiten keine Verwendung finden außer ggf. zur Behandlung sonst unbeeinflußbarer Schmerzzustände bei finalen Erkrankungen. Sucht und Entziehung werden in Kapitel 18 besprochen.

Die spezifische Behandlung bei einer Intoxikation mit diesen Drogen wird in Kapitel 29 behandelt.

Zur Beachtung: Man verwende stets das schwächste Narkoticum, das den Schmerz beseitigt, d. h. Codein ist dem Pethidin vorzuziehen und Pethidin dem Morphin.

A. Morphin: Dieses Präparat ist das wertvollste der potenten Narkotica für den allgemeinen klinischen Gebrauch. Es verursacht Dämpfung des ZNS, die zu einer starken Analgesie führt in Verbindung mit Sedierung, Euphorie, Hypnose, ferner selektiver zentraler Atemdepression, Verringerung oder völliger Unterdrückung des Hustenreflexes. Es verstärkt den intracraniellen Druck und verursacht Spasmen der biliären und der ureteralen glatten Muskulatur. Morphin ist verwendbar für die Erleichterung eines akuten oder länger dauernden schweren Schmerzes, insbesondere, wenn der Schmerz durch Erkrankungen von weniger als 10–14 Tagen Dauer entsteht. Die Substanz ist wertvoll in der Behandlung der schweren cardialen Dyspnoe (z. B. Lungenödem oder Asthma cardiale beim Linksherzversagen). Es ist eine allgemein verwendete und wertvolle praeoperative Medikation. Morphin ist kontraindiziert bei Morphinüberempfindlichkeit, bei Asthma bronchiale, bei Abdominalschmerz unklarer Genese mit evtl. chirurgischem Eingriff, Leberinsuffizienz, Hypothyreose, Morphinismus, Kopfverletzung, Morbus Addison und bei Gefährdung durch Erbrechen. Nebenreaktionen umfassen evtl. unerwünschte hypnotische Zustände, Atemdepression, Nausea, Erbrechen, schwere Obstipation und allergische Reaktionen (Urticaria, Pruritus und Anaphylaxie). Die Suchttendenz ist groß.

1. Morphin: 8–15 mg oral oder subcutan. In Fällen von schwerstem Schmerz, besonders Schmerz in Verbindung mit drohendem neurogenem Schock (z. B. Pankreatitis) kann es langsam (5–10 mg) i. v. in 5 ml physiologischer Kochsalzlösung gegeben werden. Durch Erhöhung der Dosis über 10 mg wird vermutlich nur eine Verlängerung der Wirkung erreicht.

2. Morphin-Zusätze: Belladonna-Alkaloide wie Atropinum sulfuricum (0,2 bis 0,5 mg), Scopolaminum hydrobromicum (0,2–1,0 mg), gleichzeitig mit Morphin verabreicht, mögen einige Nebenwirkungen des Morphins verringern. Tranquilizer vom Phenothiazin-Typ können die analgetische Wirkung hemmen.

B. Morphin-Verwandte: Es stehen eine Reihe von Substanzen zur Verfügung, die dem Morphin äquivalent sind, jedoch keine Vorteile bieten. Der Anspruch geringerer Nebenwirkungen sollte mit Skepsis beurteilt werden.

Die folgenden subcutanen Dosierungen entsprechen 10 mg Morphin: Hydromorphon, 2 mg; Levorphanol, 2 mg.

C. Methadon: 5–10 mg subcutan führt zu einer Analgesie, die der des Morphin entspricht. Oral gegeben ist es nur halb so wirksam. Der Wirkungsbeginn ist langsamer, jedoch länger. Es hat starke suchterzeugende Eigenschaften. Die einzige Gelegenheit bei der Methadon vorzuziehen ist, ist die *klinische* Behandlung der Sucht; Entzugserscheinungen werden gebessert, wenn zunächst Methadon substituiert wird für Heroin oder ein anderes vom Süchtigen genommenes Opiat.

D. Oxycodon (Dihydroxycodeinnonhydrochlorid): Dieses Narkoticum, im allgemeinen in einer Dosierung von 5–10 mg verabreicht, findet sich in Kombinationspräparaten mit analgetischer und hustenstillender Wirkung. Es wird häufig falsch verwendet, da der Name eine Ähnlichkeit mit Codein vortäuscht. Es ist wirkungsvoller und stärker suchterzeugend als Codein, die Entzugssymptome entsprechen denen des Morphin.

E. Codein: Codein ist pharmakologisch ähnlich dem Morphin, jedoch weniger wirksam. Es dämpft den Hustenreflex und vermindert die Darmmotilität (verstopfend wirkend). Man sollte es zur Erleichterung mäßig starker Schmerzzustände dem Morphin vorziehen, da es weniger zur Gewöhnung führt und geringere Nebenwirkungen zeigt. (Urticaria, Nausea, Erbrechen, Pruritus, Dermatitis, anaphylaktische Reaktionen).

1. Codeinphosphat 20–75 mg oral oder subcutan, alle 3–4 Std nach Bedarf. Wenn 75 mg wirkungslos sind, sollte auf stärkere Narkotica übergegangen werden, da höhere Dosierungen von Codein zunehmend stärkere Nebenwirkungen ohne gesteigerte Analgesie zeigen.

2. Codein wird häufig in Kombination mit Acetylsalicylsäure oder anderen analgetischen Mischpräparaten verwendet, um eine zusätzliche analgetische Wirkung zu erreichen. In solchen Mischpräparaten ist meistens das Codein die eigentliche aktive Substanz.

ECKENHOFF, J. E.: „Symposium on pain its clinical management." Med. Clin. N. Amer. **52**, 1–228 (1968).

FINNESON, B. E.: „Diagnosis and management of pain syndroms". Saunders, 2. Aufl. 1969.

LENDLE, L.: Pharmakologie der Schmerzbekämpfungsmittel. Verh. dtsch. Ges. inn. Med. **72**, 66 (1967).

SCHMID, E.: Die Anwendung der Psychopharmaka in der Inneren Medizin. Internist **8**, 322 (1967).

Allergische Erkrankungen

Allergische Erkrankungen können sich als generalisierte Allgemeinreaktionen oder als Lokalreaktionen in jedem Körperorgan manifestieren. Diese Reaktionen können akut, subakut oder chronisch verlaufen und können durch eine praktisch unendliche Vielfalt von Stoffen (Antigene) ausgelöst werden. Viele der noch ungeklärten oder sogenannten idiopathischen Erkrankungen sind möglicherweise allergischen Ursprungs.

Allergische Reaktionen bei sonst nichtallergischen („normalen") Personen

Die Entwicklung der Sensibilisierung durch den Kontakt mit einem Antigen ist bei diesen Personen mehr oder weniger offensichtlich. Diese Reaktionen treten bei einem hohen Prozentsatz von „normalen" Personen ohne hereditäre Disposition auf. Die Diagnose kann durch geeignete Hauttestung oder therapeutischen Versuch (Cave!) leicht gesichert werden. Beispiele sind die Serumkrankheit, Medikamentenüberempfindlichkeit, Dermatitis venenata, Tuberkulinsensibilisierung.

Allergische Erkrankungen

Diese „natürlichen oder spontanen" Allergien treten in etwa 10% der Bevölkerung auf, häufig mit einer Familienanamnese der gleichen oder ähnlichen Störung. Die Häufigkeit der Allergien scheint zuzunehmen. Die antigene Ätiologie bleibt viel häufiger ungeklärt, als in den Fällen der „normalen" Allergien. Die Bestimmung der Allergene ist meist sehr viel schwieriger, da Anamnese, Hautteste oder Ausschluß-Diäten nicht völlig verläßlich sind. Eine Eosinophilie ist charakteristisch für Allergien, jedoch nicht pathognomonisch. Die allergischen Erkrankungen umfassen Heufieber (allergische Rhinitis), Ekzem, Urticaria, angioneurotisches Ödem, allergische Purpura, allergische Migräne, allergisches Asthma und anaphylaktische Reaktionen.

Anaphylaktische Reaktion (anaphylaktischer Schock)

Anaphylaktische Reaktionen sind die sofortigen schockähnlichen und häufig deletären Zustände, die innerhalb von Minuten nach der Verabreichung von Fremdserum oder Pharmaka auftreten. Obgleich sich gelegentlich in der Anamnese kein Hinweis auf eine vorangegangene Exposition gegenüber der Fremdsubstanz findet, stellen diese akuten Reaktionen ohne Zweifel eine induzierte Überempfindlichkeitsreaktion dar. Anaphylaktische Reaktionen können nach der Injektion von Serum, Penicillin und anderen Antibiotica auftreten sowie bei praktisch jeder wiederholten parenteralen Verabreichung diagnostischer und therapeutischer Substanzen. Eine Anaphylaxie wird selten nach oraler Nahrungseinnahme und oraler Medikamentenzufuhr eintreten. *Merke:* Allein schon aus diesem Grund sollten sensibilisierende Pharmaka nicht unterscheidungslos oral, lokal bzw. parenteral gegeben werden.

Die Medikamente zur Notfallsbehandlung sollten immer dort bereitstehen, wo Injektionen verabreicht werden.

Man kann drei Anaphylaxie-Syndrome unterscheiden, die sich auf die hervorstechendsten klinischen Zeichen gründen: 1. Larynxödem, 2. Bronchospasmus und 3. Gefäßkollaps.

Die Symptome der Anaphylaxie umfassen Angstgefühl, Parästhesien, generalisierte Urticaria oder Ödeme, Erstickungsgefühl, Cyanose; ziehende Atmung, Husten, Inkontinenz, Schock, Fieber, Pupillenerweiterung, Bewußtseinsverlust und Krämpfe; der Tod kann innerhalb von 5–10 min eintreten.

A. Notfallbehandlung:

1. Noradrenalinlösung, 1 ml der 1:1000 Lösung (1 mg) i. m., nach 5–20 min wiederholt, später nach Bedarf. Wenn der Patient nicht sofort anspricht, gibt man 0,1–0,4 ml der 1:1000 Lösung in 10 ml physiologischer Kochsalzlösung *langsam* i. v.

2. Lagerung in Schockposition, Warmhaltung.

3. Freihaltung der Luftwege, ggf. ist eine Nottracheotomie erforderlich.

4. Diphenhydramin hydrochlorid, wässrig, 5–20 mg i. v., im Anschluß an Noradrenalin soweit erforderlich.

5. Hydrocortison (100–250 mg) oder Prednisolon (50–100 mg) in Aqua. dest. oder physiologischer Kochsalzlösung i. v. innerhalb von 30 sec im Anschluß an Noradrenalin, oder Diphenhydramin bei zeitlich andauernden Reaktionen.

6. Sauerstoffüberdrucktherapie (s. Kapitel 7).

7. Theophyllin-Injektion 240–480 mg in 10–20 ml physiologischer Kochsalzlösung *langsam* i. v.

8. Vasopressoren: Bei ausgeprägter Hypotonie sind eventuell Vasopressoren (z. B. Noradrenalin, 4 mg in 1 l Glucose) mittels Infusion erforderlich.

B. Vorbeugung:

1. Vorsichtsmaßnahmen: Man sei sich der Gefahr bewußt! Potentiell gefährliche Medikamente sollten nur bei eindeutiger Indikation gegeben werden. Man soll Patienten mit einer Anamnese von Heuschnupfen, Asthma oder anderen allergischen Störungen nur wenn notwendig Medikamente geben. Nach Möglichkeit sollte man durch Fragen feststellen, ob der Pat. kürzlich das jetzt zu verabreichende Präparat bereits erhalten hat. Wenn eine Anamnese allergischer Reaktion bei vorangehender Verabreichung vorliegt, *dann sollte das Präparat weder oral noch durch Injektion gegeben werden.* Kratz- oder Konjunktivaltests mit verdünnten Lösungen der Testsubstanz und intradermale Tests sind unzuverlässig und nicht ungefährlich.

Penicillin ist eine der häufigeren Ursachen der Anaphylaxie. Das Unterlassen der Verwendung von Penicillin ist die einzig sichere Methode, Penicillin-Allergien zu vermeiden. Halbsynthetische Penicilline und verwandte Substanzen zeigen in unterschiedlichem Ausmaß Kreuz-Allergie mit natürlichen Penicillinen.

Der indirekte Basophilen-Degranulationstest und Penicilloylpolylysin-Conjugat, als ein intradermaler Hauttest verwendet, sind nicht so zuverlässig zur Bestimmung einer Penicillinallergie wie die Anamnese des Patienten hinsichtlich früherer Reaktionen. Eine unauffällige Anamnese oder ein negativer Hauttest garantieren keine Sicherheit, so wie umgekehrt eine Allergie-Anamnese oder ein positiver Hauttest nicht notwendig eine Intoleranz bedingen. Wenn Penicillin als lebensrettende Maßnahme einem Patienten mit gesichertem Verdacht auf Penicillin-Allergie gegeben werden muß, dann muß 1. der Patient unter ständiger Überwachung stehen, 2. sollte der geringe Vorteil der halbsynthetischen Penicilline genutzt werden, 3. müssen Vorbereitungen für die Notfallsbehandlung einer anaphylaktischen Reaktion getroffen werden.

Patienten, bei denen eine bekannte Überempfindlichkeit gegenüber Insektenstichen vorliegt, sollten Gebiete meiden, in denen solche Insekten vermutet werden. Schutzkleidung (Handschuhe, Netze) sind evtl. notwendig. Sensibilisierte Patienten sollten immer ein „Erste-Hilfe-Besteck" bei sich tragen, das eine Spritze Noradrenalin (1:1000), Ephedrinhydrochlorid (50 mg Tbl.), ein Antihistaminicum und eine Staubinde enthält. Sie sollten damit umgehen können.

2. Prophylaktische Verabreichung von Antihistaminica (an ausgewählte Patienten): Eine geringere Häufigkeit und Schwere anaphylaktischer Reaktionen wurde unter der Verwendung von Antihistaminica berichtet. Die Antihistaminica garantieren jedoch keine Sicherheit gegenüber einer Anaphylaxie bei bestimmten überempfindlichen Menschen.

3. Corticotropin und Corticosteroide: Es wurde die vorsichtige Verabreichung von Corticotropin und Corticosteroiden bei überempfindlichen Patienten vor der Verabreichung von sensibilisierenden Medikamenten empfohlen, jedoch ist die klinische Erfahrung hierüber gering und schwer zu beurteilen.

4. Desensibilisierung: s. Anhangs-Kapitel.

„Serumkrankheit"

Die „Serumkrankheit" ist eine generalisierte allergische Reaktion, die innerhalb von 1 bis 3 Wochen nach der Injektion von Fremdserum (z. B. Tetanus- oder Diphtherie-Antitoxin) und eher noch häufiger bei vielen oft verschriebenen Medikamenten auftritt. Sie ist charakterisiert durch Unwohlsein, Fieber, Urticaria, fleckigen oder generalisierten Ausschlag, Lymphadenopathie, Muskelschmerzen, Nausea, Erbrechen und Abdominalschmerz. Sie verläuft im allgemeinen leicht bei einer Dauer von 2–3 Tagen. Sehr selten treten ernstzunehmende neurologische Komplikationen auf. Bei bereits sensibilisierten Individuen kann die Reaktion schwer oder sogar tödlich sein, wobei der Symptombeginn unmittelbar auf die Injektion oder nach einer Latenzperiode von einigen Stunden bis Tagen einsetzt (Anaphylaxie).

A. Vorbeugung:

1. Diagnose: Die Erkennung einer individuellen Überempfindlichkeit stützt sich auf die Vorgeschichte einer allergischen Diathese oder frühere Medikamenten- bzw. Serumreaktionen und erfordert eine spezielle Austestung der Überempfindlichkeit und sorgfältige Vorsichtsmaßnahmen bei der Verabreichung des Immunserums.

2. *Testung der Serum-Überempfindlichkeit:* s. Anhangs-Kapitel.

3. *Desensibilisierung:* Bei Hinweis auf Überempfindlichkeit durch konjunktivale oder intradermale Tests ist es obligat, daß der Patient mit ansteigenden Dosierungen des zu verwendenden Serums desensibilisiert wird. (s. Anhangs-Kapitel)

B. Behandlung:

1. *Leichte Reaktionen:* Antihistaminica oder Salicylate nach Bedarf.

2. *Mäßig schwere oder verlängerte Reaktionen:* Antihistaminica, Noradrenalin, Ephedrin oder Corticosteroide können erforderlich sein.

3. *Schwere Reaktionen:* s. oben unter anaphylaktischen Reaktionen.

Medikamente bei allergischen Erkrankungen

Viele Manifestationen allergischer Reaktionen gehen auf die Freisetzung von Histamin zurück. Die Behandlung von Allergien besteht daher in der Verabreichung von Medikamenten, welche 1. die Histaminwirkung verhindern (Antihistaminica), 2. die Histaminwirkung aufheben (Noradrenalin, Ephedrin und ähnliche Sympathomimetica) oder 3. die allergische Entzündungsreaktion unterdrücken (Corticosteroide).

A. Antihistaminica: Die Antihistaminica verhindern nicht die durch die Antigen-Antikörperreaktion entstehende Histaminfreisetzung, aber sie verhindern bis zu einem gewissen Grad die Histaminwirkung auf die Gefäße, die Bronchiolen und andere Endorgane. Die Antihistaminica sind am wirkungsvollsten bei Urticaria, angioneurotischem Ödem, Heufieber und Serumkrankheit. Ihre Wirksamkeit ist weniger zuverlässig vorauszusagen bei der vasomotorischen Rhinitis und Kontaktdermatitis und ist am geringsten bei der allergischen Dermatitis. Die hauptsächlichste Nebenwirkung besteht in einer Sedierung vom Typ der Tranquilizer. Diese Wirkung kann nützlich sein, wird aber oft vom Patienten als unangenehm empfunden. Alle Patienten, die Antihistaminica einnehmen, sollte vor dem Führen von Kraftfahrzeugen oder Flugzeugen gewarnt werden. Andere Nebenwirkungen sind Schwächegefühl, Schwindel, verschiedene gastrointestinale Beschwerden, atropinähnliche Wirkungen (Mundtrockenheit oder Sehstörungen) und Photodermatose. Höhere Dosierungen verursachen Erregung, d. h. Schlaflosigkeit und Zittrigkeit, die in Verwirrung und Konvulsionen übergehen.

Die Antihistaminica sollten nicht lokal verwendet werden, da sie sensibilisieren und lokal unwirksam sind. Die Wahl des jeweiligen Präparates muß durch Versuche ausgetestet werden und hängt davon ab, ob eine Sedierung erwünscht ist oder nicht.

Einige häufig verwendete Antihistaminica und ihre übliche Dosierung sind im folgenden angegeben:

1. Geringe Sedierung: Isothipendyl, 4× tgl. 4 mg; Phenindenamin, 4× tgl. 10 bis 25 mg; Mebhydrolin, 4× tgl. 50 mg.

2. Sedierung oft vorherrschend: Promethazin, 4× tgl. 25 mg (nach dem Essen); Tripelennamin, 4× tgl. 50 mg; Diphenhydramin 4× tgl. 25–50 mg; – länger wirkend in Retardform z. B. Dimethpyrinden 2× tgl. 2,5 mg.

B. Sympathomimetica: Die Wirkung der Sympathomimetica ist der des Histamins entgegengesetzt. Die Antihistaminica können weitere Histaminwirkungen verhindern; die Sympathomimetica wirken den bereits bestehenden Histaminwirkungen entgegen. Daher ist in Notfallssituationen das Noradrenalin das Mittel der Wahl (s. oben anaphylaktische Reaktionen). In chronischen Fällen ist Ephedrin sinnvoll oder ergänzend zur Wirkung von Antihistaminica. (Hinsichtlich der Dosierung und weiterer Einzelheiten über Ephedrin und Epinephrin s. Kapitel Bronchialasthma).

C. Entzündungshemmende Steroide: Bei einigen akuten allergischen Reaktionen (z. B. in USA bei der Dermatitis durch Gifteichen), bei Medikamenten und Serumreaktionen und bei chronischen Allergien, deren Schweregrad die Verwendung einer Substanz mit starken und vielfältigen Wirkungen rechtfertigen, sind Corticosteroide außerordentlich wirksam. (Hinsichtlich der Dosierungen und weiterer Einzelheiten über diese Medikamente s. Asthma bronchiale und die Diskussionen in den Kapiteln 4 und 19).

BANDMANN, H. J., DOHM, W.: Die Epikutantestung. München: Bergmann 1967.

FRUHMANN, G.: Cortisonderivate bei allergischen Krankheiten. Internist **8**, 111 (1967).

GRONEMEYER, W., FUCHS, E.: Der inhalative Antigen-Pneumometrie-Test als Standardmethode in der Diagnose allergischer Krankheiten. Int. Arch. Allergy **14**, 217–240 (1959).

HANSEN, K., WERNER M.: Lehrbuch der klinischen Allergie. Stuttgart: Thieme 1967.

KIMMIG, J.: Hautmanifestation bei Arzneimittelallergie. Internist **3**, 687 (1962).

STAUB, F.: Schäden und Krankheiten nach Behandlung mit Antibiotika. Internist **3**, 431 (1962).

WERNER, M., RUPPERT, V.: Praktische Allergiediagnostik. Stuttgart: Thieme 1968.

2. WASSER- UND ELEKTROLYT-STÖRUNGEN

Die Körperflüssigkeiten besitzen normalerweise eine spezifische chemische Zusammensetzung und sind in relativ konstanten Volumina über die Flüssigkeitsräume verteilt. Krankheiten erzeugen unabhängig oder als Begleiterscheinungen Störungen in Menge, Verteilung und Konzentration von gelösten Stoffen in den Körperflüssigkeiten. Die korrekte Diagnose und Therapie der Wasser- und Elektrolytstörungen hat das Verständnis der chemischen Gesetze und physiologischen Vorgänge, die Volumen, Verteilung und Zusammensetzung regulieren, zur Voraussetzung. Darüber hinaus müssen die pharmakologischen Wirkungen der Bestandteile der Körperflüssigkeiten in Rechnung gezogen werden.

Grundsätzliche Überlegungen

Volumen und Verteilung des Körperwassers

Das Volumen an Körperwasser innerhalb eines Individuums wird sehr genau konstant gehalten; Aufnahme (Nahrung, Trinkmenge, Wasserbildung durch Verbrennung) und Ausscheidung (respiratorische Wasserverdunstung, Schweißverdunstung, Urin) halten sich die Waage. Der Wassergehalt eines Körpers verhält sich umgekehrt proportional zu seinem Fettgehalt. Da Fettzellen nur wenig Wasser enthalten, fettarmes Gewebe dagegen reich an Wasser ist, ergibt sich, daß das Verhältnis von Wassergehalt zu Körpergewicht bei fettleibigen Individuen kleiner ist als bei mageren. Außerdem bestehen Geschlechtsunterschiede, da nach Abschluß der Kindheit das Verhältnis von Fettgewebe zu fettarmem Gewebe bei Frauen gewöhnlich höher ist. Im Alter neigt der Mensch im allgemeinen mehr zum Fettansatz. Bei der durchschnittlich gut ernährten Bevölkerung der USA schwankt der Gesamtwassergehalt wie aus Tabelle 2–1 ersichtlich. Die Verteilung des Wassers innerhalb der einzelnen Räume des Körpers hängt von Verteilung und Zusammensetzung an gelösten Stoffen ab. Die Fähigkeit von Membranen und Zellen, die Bewegung von gelösten Teilchen in und aus Capillaren, Interstitium und Zellen zu verhindern, hat eine Verteilungsraumtrennung für gelöste Stoffe zur Folge; die Verteilung von Wasser erfolgt durch Osmose, es wird 1. gleiche osmolare Konzentration an gelösten Stoffen und 2. gleicher Wassergehalt in den Verteilungsräumen eingehalten. Zwar existieren Unterschiede in der Zusammensetzung an gelösten Stoffen in den verschiedenen Verteilungsräumen, die Osmolarität (Anzahl osmotisch wirksamer Teilchen pro Einheit Flüssigkeit) ist jedoch gleich auf beiden Seiten einer Membran, die zwei Flüssigkeitsräume voneinander trennt (Tabelle 2–1).

Tabelle 2–1. *Ganzkörperwasser (in % des Körpergewichts, bezogen auf Alter und Geschlecht.*[a]

Alter	männlich	weiblich
10–18	59 %	57 %
18–40	61 %	51 %
40–60	55 %	47 %
Über 60	52 %	46 %

[a] Modifiziert und abgedruckt mit freundlicher Genehmigung aus: EDELMAN and LIEBMAN: Anatomy of body water and electrolytes. Amer. J. Med. 27, 256 (1959)

Die Konzentration gelöster Stoffe wird ausgedrückt in osmol/l. Dieser Ausdruck weist auf das Verhältnis zwischen molarer Konzentration und osmotischer Wirksamkeit einer gelösten Substanz hin. Die Osmolarität einer Substanz in Lösung wird berechnet durch Multiplikation der molaren Konzentration mit der Zahl der durch Ionisierung entstehenden Teilchen. Glucose in Lösung ergibt so 1 Teilchen/Molekül, Natrium-Chlorid-Lösung (für alle praktischen Belange) dissoziiert völlig in Natrium- und Chlorid-Ionen, entsprechend 2 Teilchen/Molekül. 1 Mol Glucose in Lösung entspricht also 1 osmol, 1 Mol NaCl dagegen 2 osmol. Bei Elektrolytkonzentrationen ist jedoch die Millieinheit (mOsm/l) gebräuchlicher. Osmol bezogen auf ein kg Wasser wird osmolal genannt, Osmol bezogen auf Liter Flüssigkeit osmolar. Die normale Osmolarität der Körperflüssigkeiten beträgt 285–293 mOsm/l. Bei allen Situationen veränderter Osmolarität besteht die Störung gleichmäßig in allen Verteilungsräumen und der Überschuß oder Mangel an gelösten Stoffen oder Wasser muß auf der Basis des Ganzkörperwassers berechnet werden.

Elektrolyte

Im medizinischen Bereich werden Elektrolytkonzentrationen in Milliäquivalenten pro Liter Körperflüssigkeit gemessen. Salze in Lösungen dissoziieren in Ionen mit positiven (Kationen) und negativen (Anionen) Ladungen. Die Anzahl der positiven und negativen Ladungen ist gleich, d. h. einem zweiwertigen Kation (++) stehen zwei einwertige (−) Anionen oder zweiwertiges Anion (−−) gegenüber.

Ein mol (Molekulargewicht in g) einer Substanz stellt das Molekulargewicht dieser Substanz ausgedrückt in Gramm dar. Ein mol einer Substanz enthält $6{,}023 \times 10^{23}$ Moleküle dieser Substanz. Wenn die Substanz in ionisierter Form bestehen kann, wird ihre Fähigkeit mit Substanzen entgegengesetzter Ladung Verbindungen einzugehen durch ihre Valenz bestimmt, d. h. der Anzahl von Ladungen pro Atom bzw. Molekül. Ein mol eines einwertigen Ions wird als 1 Äquivalent definiert. Ein mol eines zweiwertigen Ions bindet also 2 Äquivalente oder, anders ausgedrückt, 1 Äquivalent eines zweiwertigen Ions wird von einem halben mol der Substanz gebildet. Die Bezeichnung Äquivalent ist deshalb ein Ausdruck der Konzentration bezogen auf die elektrische Ladung. Der Gehalt an Ionen in Körperflüssigkeiten ist relativ gering und wird deshalb besser in 0,001 Äquivalenten bzw. Milliäquivalenten/l ausgedrückt. Die Dissoziation komplexer Ionen wie Phosphat-Ionen und Proteine ändert sich mit dem pH-Wert, was die Definition einer spezifischen Valenz ausschließt. (Bei normalem Plasma pH von 7,4 existiert Phosphat als Puffergemisch aus H_2PO_4 und HPO_4-Ionen mit einer effektiven Valenz von 1,8.) (Tabelle 2–2).

Tabelle 2–2. *Molekular- und Milliäquivalentgewichte*

	Valenz	Molekular-Gewichte (g)	Milliäquivalentgewichte (mg)
Kationen			
Na^+	1	23	23
K^+	1	39	39
Ca^{++}	2	40	20
Mg^{++}	2	24	12
Anionen			
Cl^-	1	35,5	35,5
HCO_3^-	1	61	61
H_2PO_4 }	{1}	31	
HPO_4 }	{2}		
$SO_4^=$	2	96	48

Verteilungsräume des Körperwassers

Grundsätzlich lassen sich Extracellulärraum, der Plasma und Interstitium einschließt, und Intracellulärraum als Verteilungsräume voneinander abgrenzen. Körperflüssigkeiten sind auch in festem Bindegewebe, Knochen und transcellulären Räumen (Darmlumen, Liquor cerebrospinalis, Augenkammerwasser) enthalten, diese sind jedoch von relativ geringer

Bedeutung und spielen normalerweise keine Rolle bei den klinisch wichtigen Störungen des Flüssigkeitshaushaltes.

Die gedankliche Vereinfachung, die Körperflüssigkeit in Intracellulär- und Extracellulärraum zu trennen, wird gerechtfertigt von der Tatsache, daß Na-Salze die Masse der osmotisch wirksamen Teilchen des Extracellulärraums darstellen, während im Intracellulärraum Kaliumsalze den größten Teil an osmotischer Wirkung ausmachen. Darüber hinaus können alle anderen in den Körperflüssigkeiten gelösten Stoffe entweder als frei zwischen Intra- und Extracellulärraum austauschbar (wie z. B. Harnstoff) oder als osmotisch unwirksam (z. B. intracelluläres Magnesium, das größtenteils proteingebunden ist) angesehen werden (Tabelle 2–3), d. h. sie bilden keinen osmotischen Gradienten, da ihre Konzentration in beiden Verteilungsräumen gleich ist. Die Zusammensetzung der Körperflüssigkeiten in den einzelnen Verteilungsräumen ist unterschiedlich. Besonderheiten der Elektrolytkonzentration der einzelnen Kompartimente sind in Tabelle 2–4 dargestellt.

Tabelle 2–3. *Verteilung des Körperwassers bei einem durchschnittlichen, jungen Erwachsenen männlichen Geschlechts.*[a]

	ml/kg* Körpergewicht	% des Gesamtkörperwassers
Gesamt-Extracellulärflüssigkeit	270	45
Plasma	45	7,5
Interstitielle Flüssigkeit	120	20
Bindegewebe und Knochen	90	15
Transcelluläre Flüssigkeit (Liquor, Kammerwasser usw.)	15	2,5
Gesamte intracelluläre Flüssigkeit	330	55
Gesamtkörperwasser	600	100

[a] Modifiziert nach EDELMAN and LIEBMAN: Anatomy of water and electrolytes. J. Med. **27**, 256 (1959)

$\frac{*\ \text{ml/kg}}{10} = \%$, d. h. 45 ml/kg = 4,5% Körpergewicht

Tabelle 2–4. *Konzentration von Kationen und Anionen in Plasma, interstitieller Flüssigkeit (ISF) und intracellulärer Flüssigkeit (ICF)*

	Plasma, mval/l Durchschnitt	Plasma, mval/l Bereich	ISF, mval/l[a] im Durchschnitt	ICF, mval/l im Durchschnitt
Na^+	140	138–145	144	10
K^+	4	3,5–4,5	4	150
Ca^{++}	5	4,8–5,65	5	
Mg^{++}	2	1,8–2,3	2	38
Gesamt:	151		*	198
Cl^-	103	97–105	117	3
HCO_3	27	26–30	30	10
$Protein^-$	16	14–18		65
HPO_4	2	1,2–2,3	2,3	100
SO_4	1		1,1	20
Unbekannte Anionen	2		2,3	
Gesamt:	151		*	198

[a] Die Konzentrationen wurden erhalten durch Umrechnung der Plasmakonzentrationen auf mval/l Serumwasser und unter Anwendung eines Donnan-Faktors von 0,95 für Kationen und 1,05 für Anionen

Interstitielle Flüssigkeit steht zur Analyse nicht zur Verfügung, weshalb man sich klinisch mit der Bestimmung von Plasma- oder Serumbestandteilen begnügt, die ausreichend genug informieren, um Wasser- und Elektrolytstörungen im Hinblick auf ihre klinische Bedeutung zu erfassen.

Physiologie von Wasser und Elektrolyten und Behandlung abnormer Zustände

Unter Einbeziehung der oben erwähnten grundsätzlichen Überlegungen ist es nützlich, die Rolle der Körperflüssigkeiten bei der Erhaltung der Homöostase als Ausdruck drei eng miteinander verknüpfter Faktoren zu betrachten: Volumen, Konzentration und pharmakologische Wirkung. Die nachfolgende Diskussion wird folgende Themen behandeln:

Wasservolumen

1. Extracellulärflüssigkeit: Plasma, interstitielle Flüssigkeit, transcelluläre Flüssigkeit (Liquor cerebrospinalis, Darminhalt, Augenkammerwasser usw.).
2. Intracelluläre Flüssigkeit.

Konzentration

1. Osmolarität: Gesamtmenge an gelösten Teilchen.
2. Konzentration einzelner Elektrolyte.

Pharmakologische Wirksamkeit

1. Wasserstoffionenkonzentration (pH).
2. Konzentration von Elektrolyten mit ausgeprägter pharmakologischer Wirkung.

Wassergehalt

„Volumen" und „Wasser" sind im Verlauf der folgenden Abhandlung als Synonyma zu verstehen. Das Volumen des Körperwassers wird durch Bilanzierung zwischen Aufnahme und Ausscheidung konstant gehalten. Wasser an sich, in Nahrungsmitteln und als Produkt der Verbrennung wird über Nieren, Haut und Lungen ausgeschieden. Für Konstanthaltung von Volumen und Verteilung wichtiger Elektrolyte sind die Kationen Natrium im Extracellulärraum (ECR) und Kalium und Magnesium im Intracellulärraum (ICR) und die Anionen Chlorid und Bicarbonat für die Extracellulärflüssigkeit (ECF), Phosphate und Proteine für die Intracellulärflüssigkeit (ICF). Mangel oder Überschuß an Wasser erzeugt gleichsinnige Volumenveränderungen in beiden (ECR und ICR) Verteilungsräumen. Mangel oder Überschuß an Natrium (mit begleitendem Anion) bewirkt Zu- oder Abnahme des Extracellulärvolumens (ECV), mit Wasserverschiebung aus dem ECR bei Natrium-Verlust und in den ECR hinein bei Natrium-Zufuhr.

Volumenveränderungen werden von entsprechenden selbsttätigen oder Rückkupplungsmechanismen des Körpers beantwortet. Grundsätzliche Regelmechanismen sind ADH für Wasser, Aldosteron und andere Corticosteroide für Natrium (und Kalium) und Gefäßreaktionen, die die glomeruläre Filtrationsrate für Wasser und Natrium beeinflussen.

Der erwachsene Mensch benötigt durchschnittlich 800–1300 ml Wasser/die, um seinen obligaten Wasserbedarf zu decken. Bei normaler Diät braucht der Mensch ca. 500 ml Wasser zur renalen Ausscheidung gelöster Stoffe in maximal konzentriertem Urin, plus einer zusätzlichen Menge Flüssigkeit als Ersatz für den Wasserverlust über Haut und Atemwege. Flüssigkeitsverluste schließen meist Elektrolytverluste ein. Schweiß, Darmsäfte, Urin und Wundsekrete enthalten erhebliche Mengen an Elektrolyten. Zur Beurteilung des Wasser- und Elektrolytverlustes müssen Krankheitsverlauf, Gewichtsveränderungen, klinisches Zustandsbild sowie genaue Bestimmung der Plasma-Konzentration von Elektrolyten, Osmolarität, Proteingehalt und pH in Rechnung gesetzt werden. Kontrolle der Nierenfunktion ist notwendig, bevor Korrektur und Erhaltungsbedarf bestimmt und verordnet werden können. Abb. 2–1 zeigt den unterschiedlichen Bedarf an Flüssigkeit zur Ausscheidung unterschiedlicher Mengen von gelösten Teilchen. Die Kapazität der Niere, konzentrierten oder verdünnten Urin auszuscheiden, limitiert den Wasserbedarf.

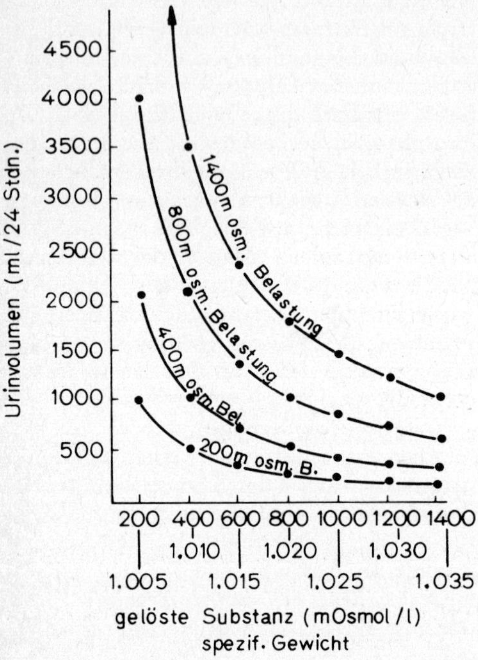

Abb. 2–1. Gesamtausscheidung an gelöster Substanz und Urinvolumen bei gegebenem spezifischem Gewicht. (Nachgezeichnet und gedruckt mit freundlicher Erlaubnis von JOHN H. BLAND: Clinical Recognition and Management of Disturbances of Body Fluids, Saunders, 1956)

1. Wasserverlust

Wasserverlust erzeugt einen Volumenmangel im Intra- und Extracellulärraum und geht mit einem Anstieg gelöster Substanzen in diesen beiden Flüssigkeitsräumen einher. Im Blut ist der Flüssigkeitsverlust ablesbar an der gesteigerten Plasmaosmolarität, hervorgerufen durch Elektrolyt- und Proteinerhöhung. Mit Absinken des Blutvolumens wird der renale Blutstrom vermindert und die Ausscheidung an Harnstoff sinkt ab, was einen Harnstoffanstieg in den Körperflüssigkeiten zur Folge hat. Die ADH-Sekretion wird stimuliert, wodurch ein weiterer Wasserverlust über die Niere verhindert wird.

Die Wasserverarmung entsteht durch verminderte Aufnahme oder ungewöhnliche Verluste. Verminderte Aufnahme kommt vor bei bewußtlosen Patienten, die vermindert fähig, oder ganz unfähig sind, Flüssigkeit zu schlukken, z. B. wegen Oesophagus- oder Pylorusstenose oder wenn der Patient unangemessene Korrektur- und Erhaltungsmengen bekommt. Fieber oder heiße Umgebungstemperatur steigern die Verluste über Lungen und Haut.

Die Niere kann jedoch kein Wasser zurückhalten bei inadäquater ADH-Sekretion oder Unempfindlichkeit der Niere gegenüber ADH, bei osmotischer Diurese bei Diabetes mellitus, bei durch Nierenerkrankungen verminderter Tubulusfunktion und bei Einschränkung der Wasserrückresorption als sekundäre Folge der Kaliumverarmung, der Hypercalcämie und nach Beseitigung obstruktiver Harnwegserkrankungen oder als Folge intensiver Therapie mit Diuretica.

Der Flüssigkeitsmangel ist charakteristischerweise gekennzeichnet von Durst, geröteter Haut, dehydriertem Aussehen, zähen Schleimmembranen, Tachykardie und Oligurie. Eine Zunahme der Wasserverarmung hat Halluzinationen und Delirium, Hyperpnoe und Koma zur Folge.

Behandlung

Flüssigkeit kann mit oder auch ohne Elektrolytzusatz verabreicht werden. Wird Wasser alleine benötigt, soll 2,5–5%ige Glucoselösung intravenös appliziert werden, wobei durch die Verbrennung der Glucose weiteres Wasser entsteht. Bei normaler Nierenfunktion stellen 2–3000 ml Wasser/die (1500 ml/m² Körperoberfläche) eine ausreichende Menge zur Deckung des Bedarfs dar. Wenn der Wassermangel mit erhöhtem Serumnatriumgehalt und erhöhter Serumosmolarität einhergeht, kann der zusätzlich benötigte Wasserbedarf unter Bezugnahme auf die normale Serumosmolarität für das gesamte Flüssigkeitsvolumen berechnet werden. Der Intracelluläre Wasserbedarf ist an der ECF ablesbar, mit der ein osmotischer Ausgleich besteht; deshalb muß sich jede Korrektur von Osmolaritätsschwankungen auf das gesamte Flüssigkeitsvolumen des Körpers beziehen. Der Wasserbedarf wird zusätzlich durch Fieber gesteigert, da der Verlust über Haut und Lungen ansteigt.

2. Überwässerung

Ein Zuviel an Flüssigkeit (Hyperhydratation, Verdünnungssyndrom) bedeutet Vergrößerung des Flüssigkeitsraumes und sinkende Konzentration (Verdünnung) der Plasmaelektrolyte und des Plasmaeiweißes: also verminderte Plasmaosmolarität. Ähnliche Verdünnungsphänomene entstehen intracellulär. Im Normalfall wird als Folge dessen die ADH-Sekretion herabgesetzt, was der Niere die Möglichkeit gibt, überflüssige Flüssigkeit auszuscheiden. Überwässerung entsteht, wenn die Flüssigkeitsaufnahme die Ausscheidungskapazität übersteigt, häufig nach zu großer Flüssigkeitszufuhr bei parenteraler Ernährung, jedoch auch bei verminderter Ausscheidungskapazität als Folge akuter oder chronischer Niereninsuffizienz, renaler Funktionseinschränkungen bei Herzinsuffizienz (verminderte GRF und gesteigerte Wasserrückresorption), bei Lebererkrankungen mit Ascites, bei vermehrter Zufuhr von ADH oder Bildung ADH-ähnlicher Substanzen durch Tumoren, oder aber auch durch die verschiedensten Endokrinopathien. Die Überwässerung (besonders bei starker Ausprägung und raschem Eintritt) erzeugt das Syndrom der sogen. Wasserintoxikation, das sich in Kopfschmerzen, Nausea, Erbrechen, abdominalen Krämpfen, Schwäche, Stupor, Koma und Krämpfen charakteristischerweise äußert.

Behandlung

Die hauptsächliche Therapie besteht in Restriktion der Wasserzufuhr. Besteht außerdem echter Natriummangel, so sollen Elektrolytlösungen verabreicht werden. Bei Bestehen einer schweren Wasserintoxikation ist die Zufuhr hypertoner Salzlösungen sinnvoll, um die Wasserverschiebung überschüssiger ICF in den ECR zu fördern, d. h. die Osmolarität anzuheben und das ICV zu verkleinern.

Konzentration

Die Gesamtkonzentration an gelösten Stoffen (Osmolarität) ist anscheinend im intracellulären und extracellulären Wasser gleich. Im ICR spielt die Proteinkonzentration eine wichtigere Rolle für die Osmolarität als im Plasma. Der Eiweißgehalt der ICF ist gering und seine osmotische Wirkung deshalb vernachlässigbar klein. Die gebräuchlichste und beste Methode zur Messung der Osmolarität stellt die Bestimmung der Anzahl an gelösten Teilchen durch Messung der Gefrierpunktserniedrigung dar. Ein indirektes, aber gebräuchliches Maß stellt die Serum-Natrium-Konzentration dar, wobei Hyperglykämie und Erhöhung des Harnstoffspiegels, die einen deutlichen Anstieg der Osmolarität hervorrufen, keine Rolle spielen; ebenso eine Lipämie oder Hyperproteinämie, die eine zusätzliche (nicht wässrige) Vergrößerung des Plasmavolumens bewirken. Bei den letztgenannten Situationen ergibt die Serumnatriumbestimmung niedrige Werte, die unter Einbeziehung der Konzentrationen der übrigen Serumbestandteile interpretiert werden müssen, d. h. mehr bezogen auf Plasma oder Serumwasser als auf die Blutprobe selbst.

1. Hypernatriämie

Erhöhte Natriumkonzentration in der Extracellulärflüssigkeit und Hyperosmolarität entsteht durch Wasserverlust ohne entsprechenden Natriumverlust (reines Wasserdefizit) oder durch exzessive Natriumzufuhr bei unzureichender Wasserzufuhr. Eine Hypernatriämie kann auch als Folge inadäquater Regulation der Osmolarität auftreten, wie das gelegentlich bei intracraniellen Tumoren vorkommt.

Hypernatriämie ist jedoch nicht gleichbedeutend mit erhöhtem Gesamtgehalt des Körperwassers an Natrium. Das erhöhte Gesamtnatrium ist gewöhnlich Folge von Herzinsuffizienz, Lebercirrhose oder Nephropathien. Der Natriumgehalt der ECF ist bei diesen Erkrankungen sogar meist normal, was als Ausdruck der Flüssigkeitsvolumenzunahme des Körpers verstanden wird.

Behandlung

Die Behandlung richtet sich nach der Abschätzung der Signifikanz von Plasmanatriumveränderungen. Klinischer Verlauf, Untersuchung und Laborwerte dienen als Grundlage für die Therapie. Eine Hypernatriämie als Folge von Wassermangel wird durch Wieder-

Tabelle 2–5. *Beziehung zwischen Serum-Natrium und Ganzkörpernatrium bei verschiedenen klinischen Situationen*

Serium Natrium	Ganzkörper Natrium	Klinisches Bild	Wasser- u. Elektrolyt-Therapie
niedrig (Hyponatriämie)	erhöht	Ödematöse Zustände (d. h. Nephrose Cirrhose, Herzkrankheiten). Kann auch nach schweren Verbrennungen oder in der direkten postoperativen Phase auftreten.	Keine Therapie vor Anhebung des Serum-Natrium notwendig.
< 130 mval/l	normal	Patienten mit niedriger Natrium-Zufuhr und Wasserretention als Antwort auf Trauma oder chirurg. Eingriffe, besonders bei iatrogener Überwässerung (Verdünnungssyndrom, Wasservergiftung). Kann auch bei Pat. mit Lebercirrhose auftreten, besonders nach Ascitespunktion	Leicht: Beschränkung der Wasserzufuhr Schwer: Hypertone (3–5%) NaCl-Lösungen können notwendig sein.
	niedrig	Addison'sche Krankheit; Salzverlust-Syndrom; gastrointestinale Flüssigkeits- und Elektrolytverluste; starkes Schwitzen bei freier Wasserzufuhr; manchmal bei langer Anwendung von Saluretica oder salzfreier Diät.	Isotonische Kochsalzlösung
normal	erhöht	Nieren-, Herz- und Lebererkrankungen; Tumoren mit Beteiligung der Pleura- und Peritonealhöhle. Ursache ist die renale Retention von Wasser und Salz in gleichen osmotischen Verhältnissen	
135–145 mval/l	niedrig	Im Vorstadium schneller Salzverarmung durch gastrointestinale Verluste, hält die Niere die Osmolarität der Körperflüssigkeiten konstant durch Ausscheidung verdünnten Urins. Eine ähnl. Sit. entsteht bei d. diabet. Acidose.	
erhöht (Hypernatriämie)	erhöht	Überschüssige Zufuhr von Natriumsalzen	
> 150 mval/l	normal	Einfache Dehydratation durch Wasserverlust; Diabetes insipidus (angeboren od. erworben, i. d. polyurischen Phase des akuten Nierenversagens oder nach Schädel-Hirn-Traumen).	Wasserperoral oder Dextrose in Wasser intravenös. Elektrolytkontrolle.
	niedrig	Langanhaltendes Schwitzen ohne Wasserzufuhr	Hypotone NaCl-Lösung

auffüllen des Defizits behandelt (siehe oben). Wurde die Hypernatriämie durch Zufuhr exzessiver Natriumsalzmengen hervorgerufen, ist die Verminderung der Natriumzufuhr als Behandlung ausreichend. Um die Ausscheidung überschüssigen Natriums zu steigern, können diuretische Medikamente (Saluretica) benutzt werden. Wenn Diuretica so eingesetzt werden, muß jedoch auf ausreichenden Flüssigkeitsersatz geachtet werden.

2. Hyponatriämie

Eine Verminderung des Natriumgehaltes in der ECF kann entweder die Folge eines Natriumverlustes oder Folge von Verdünnung durch Wasserretention sein. Natriumverlust kommt vor bei Nebennierenrindeninsuffizienz, exzessiver Diuretica-Therapie, ungewöhnlichen Verlusten an Verdauungssäften, bei Niereninsuffizienz und ungewöhnlichem Schweißverlust. Wenn ein Flüssigkeitsdefizit mit ungenügendem Natriumersatz wieder aufgefüllt wird, hat das ebenfalls eine Hyponatriämie zur Folge. Wasserretention tritt auf bei therapeutischer Anwendung von ADH, bei Sekretion antidiuretischer Substanzen durch verschiedene Arten von Lungentumoren, bei schwerer chronischer Herzinsuffizienz, bei Lebercirrhose mit Ascites und beim nephrotischen Syndrom. Alle diese Zustände verursachen ein Verdünnungssyndrom, das durch Hyponatriämie (Verdünnungshyponatriämie) und gewöhnlich normalen oder sogar erhöhten Gesamtnatriumgehalt des Körpers gekennzeichnet ist.

Behandlung

Natriummangel kann durch Zufuhr von Kochsalzlösung mit oder ohne Natriumbicarbonat ausgeglichen werden. Zum Ersatz leichter Mangelzustände wird 0,9% NaCl (155 mval Natrium und Clorid/l) oder Ringerlösung mit oder ohne Lactatzusatz benutzt; zum Ausgleich schwerer Störungen kann 3% NaCl (513 mval/l) oder 5% NaCl (855 mval/l) bedenkenlos verabreicht werden. Bei speziellen Fragestellungen sollten jedoch umfassendere Werke über Wasser- und Elektrolytstoffwechsel zu Rate gezogen werden.

Die Hyponatriämie als Verdünnungsfolge bei Wasserretention wird mit Einschränkung der Flüssigkeitszufuhr adäquat behandelt. Da bei Zuständen mit Verdünnungshyponatriämie das Gesamtkörpernatrium normal oder sogar erhöht ist, sollte kein Natrium zusätzlich zugeführt werden.

Der Anteil anderer Elektrolyte an der ECF hat nur geringe osmotische Wirkung.

Pharmakologische Wirkung von Flüssigkeiten und Elektrolyten

Wasserstoffionenkonzentration

Die Wasserstoffionenkonzentration (H^+) der Körperflüssigkeiten wird genau konstant gehalten bei einer ICK von 10^{-7} mol (pH 7,0) und einer ECK von 4×10^{-8} mol (pH 7,4). Trotz ständigem Anfall oder Verlust von H^+-Ionen werden diese Konzentrationen durch sogenannte Puffersubstanzen, die H^+-Ionen entfernen oder zugeben, fast immer konstant gehalten. Die Kapazität der Puffer ist jedoch beschränkt, die Regulation wird deshalb von anderen Mechanismen, hauptsächlich Lungen und Nieren unterstützt. Die wichtigsten Puffersubstanzen des Körpers sind Proteine, oxydiertes und reduziertes Hämoglobin, primäre und sekundäre Phosphate sowie einige intracelluläre Phosphorsäure-Ester und das Kohlensäure-Bicarbonat-System.

Ein Großteil aufgenommener Nahrung wird zur Energiegewinnung völlig unter Freisetzung von Wasser, CO_2 und Harnstoff verarbeitet. Stoffwechselendprodukte, wie Sulfate und Phosphate, sind stark saure Anionen die durch Kationen wie Natrium „neutralisiert" werden müssen. Bei der Verbrennung von Fetten und Kohlenhydraten entstehen ebenfalls starke Säuren wie Acetessigsäure und Milchsäure als Zwischenprodukte des intermediären Stoffwechsels. Puffer setzen H-Ionen frei oder binden sie, endgültig ausgeschieden werden H^+ über die Nieren als Säuren oder als Ammoniumionen oder über die Lungen als CO_2 und H_2O, was gleichbedeutend mit Kohlensäure ist. Die Funktionen von Lunge und Nieren können dargestellt werden als

$$\frac{[H^+]\,[HCO_3^-] \rightleftarrows P_{CO_2}\ \text{Lunge}}{[HCO_3^-]\quad \text{Niere}}$$

Die respiratorische Regulation des CO_2 Partialdruckes in den Alveolen der Lunge und damit auch im arteriellen Blut bestimmt den H_2CO_3-Gehalt der Körperflüssigkeiten:

$$CO_2 + H_2O \rightleftarrows H_2CO_3$$

Die Abatmung von CO_2 über die Lungen bedeutet also im Endeffekt Verlust von Kohlensäure. Die Niere ist verantwortlich für den Gehalt kohlensaurer Salze in den Körperflüssigkeiten, die zusammen mit Kohlensäure

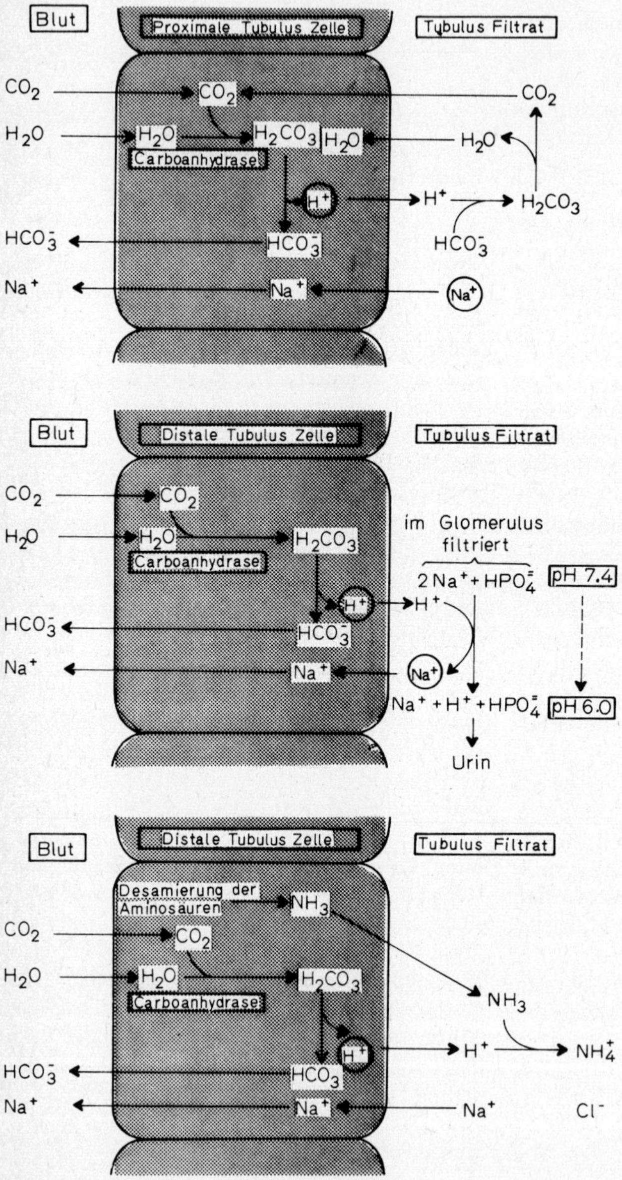

Abb. 2–2. *Oben*: Freisetzung von H^+ im proximalen Tubulus. *Mitte*: Sekretion von H^+ im distalen Tubulus. *Unten*: Produktion von Ammoniumionen im distalen Tubulus.

eines der Puffersysteme zur pH-Regelung darstellen.

Die Tubuluszellen der Niere erzeugen aus CO_2 und Wasser Kohlensäure nach der folgenden Gleichung:

$$CO_2 + H_2O \xrightleftharpoons{\text{Carboanhydrase}} H_2CO_3$$

Diese Kohlensäure dient als Ursprung für H^+, die gegen Natrium$^+$ in den tubulären Harn ausgetauscht werden können, so daß H^+ ausgeschieden werden, Natrium$^+$ aber rückresorbiert werden. Dieser Austauschmechanismus betrifft die Anionen schwacher Säuren: H^+ werden durch die Tubuluszellen in den Harn ausgeschieden und Natrium wird dafür aufgenommen. Die H^+ bilden in Gegenwart von HCO_3 im Tubulusharn H_2CO_3, die zu H_2O und CO_2 zerfällt und so wiederum aufgenommen wird. Durch einen ähnlichen Mechanismus wird ein H^+ auch gegen ein Natrium$^+$ aus $Na_2HPO_4 \rightarrow NaH_2PO_4$ ausgetauscht werden (s. Abb. 2–2).

Obgleich der pH des Urins nicht unter 4,5 absinken kann, können zusätzliche H^+ durch Verbindung mit NH_3 (das gewöhnlich aus Glutamin in der Tubuluszelle gebildet wird) ausgeschieden werden. NH_3 diffundiert aus der Tubuluszelle in den Urin im Tubulus, wo er sich mit H^+ zu NH_4^+ verbindet wodurch besonders die Ausscheidung von Anionen starker Säuren ohne Steigerung der Wasserstoffionenkonzentration ermöglicht wird (kein Sinken des pH). Die Austauschvorgänge in den Nierentubuli beinhalten aktive Transportmechanismen, die es ermöglichen, einen Gradienten der Wasserstoffionenkonzentration von extracellulär von 4×10^{-8} mol (pH 7,4) gegenüber einer Wasserstoffionenkonzentration im Tubulusharn von 32×10 mol (pH 4,5) zu erhalten, was eine Steigerung der H^+-Konzentration um das 800fache bedeutet (s. Abb. 2–2).

Klinische Erscheinungsformen veränderter H^+-Konzentration

Der klinische Terminus Acidose meint ein Sinken des pH in der ECF (Anstieg der H^+ Konzentration); der Begriff Alkalose bedeutet Anstieg des pH (also Sinken der H^+ Konzentration) in der ECF. Die Veränderungen der H^+ Konzentration sind häufig Folge respiratorischer oder metabolischer Störungen.

1. Respiratorische Acidose

Die resp. Acidose tritt im Gefolge von Ventilationsstörungen auf, was zu CO_2 Retention und damit zur Erhöhung des PCO_2 in Alveolen und arteriellem Blut führt (Hyperkapnie). Unzureichende Ventilation während Narkose, Dämpfung des Atemzentrums durch zentralnervöse Erkrankungen oder Drogen, Schwäche oder Lähmung der Atemmuskulatur führen zur Anhäufung von CO_2. Anatomische Strukturveränderungen der Lunge (Emphysem) oder der Lungenzirkulation sowie Abnormitäten der Thoraxform (Kyphoskoliose) können den alveolär-capillären Gasaustausch, die alveoläre Verteilung und damit die Abatmung von CO_2 beeinträchtigen. Zusammen mit eingeschränkter CO_2-Elimination kann verminderter O_2-Austausch mit erniedrigtem alveolärem und arteriellem PO_2 (Hypoxie) auftreten. Bei CO_2-Retention und daraus entstehendem Anstieg des H_2CO_3 Gehalts ermöglicht die kompensatorische Reabsorption von HCO_3^- durch die Niere den Puffersubstanzen eine Verminderung der H^+ Konzentration. Dieser Schutzmechanismus kommt jedoch nur langsam in Gang und steht deshalb nur bei chronischen Störungen zur Verfügung.

Die Gefährlichkeit der akuten Hyperkapnie kann kaum überschätzt werden; die Pufferkapazität ist stark eingeschränkt und die renalen Mechanismen kommen nur langsam in Gang. Aus diesem Grund kann ein Anstieg des PCO_2 rasch zum Anstieg der H^+ Konzentration (Sinken des pH) bis auf Werte führen, die mit dem Leben nicht mehr vereinbar sind. Respiratorische Insuffizienz, die plötzlichen

Anstieg des PO_2 erzeugt, geht gewöhnlich mit entsprechendem Abfall des PO_2 einher, was die lebensbedrohliche Situation noch verstärkt. So wird augenscheinlich, daß Perioden der Hypoventilation eine schwere und oft tödliche Komplikation in der postoperativen Phase, bei Thoraxchirurgie, bei schweren Erkrankungen oder Schock mit tiefer Bewußtlosigkeit, bei Schädel-Hirn-Traumen oder bei Herzinsuffizienz, Arrhythmien oder Herzinfarkt darstellen.

Behandlung

Die Behandlung ist in erster Linie auf eine Verbesserung der Ventilation mit mechanischen Hilfsmitteln, Bronchodilatatoren, Verbesserung der Herzsituation und Gegenmitteln gegen Narkosemittel und Medikamente, die das Atemzentrum beeinträchtigen, ausgerichtet. Oft sind Tracheotomie oder Intubation notwendig. Genaue Bestimmung des PCO_2, PO_2 und pH des arteriellen Blutes sind notwendig. Das Atemzentrum wird durch hohen PCO_2 weitgehend unansprechbar gemacht, und seine Erholung geht nur sehr langsam vonstatten. Bei bestehender Hyperkapnie kann die Beseitigung der Hypoxie durch Sauerstofftherapie den Patienten des einzigen noch verbleibenden Stimulus für das Atemzentrum berauben, und es wird so eine noch schwerere Hypoventilation mit nachfolgender CO_2-Narkose und Tod hervorgerufen. Künstliche Beatmung muß solange durchgeführt werden, bis das Atemzentrum wieder auf normale CO_2 Konzentration anspricht.

2. Respiratorische Alkalose

Die resp. Alkalose ist das Ergebnis von Hyperventilation, die erniedrigten PCO_2 und erhöhten pH-Wert der ECF erzeugt. Furcht ist eine der häufigsten Ursachen hierfür. Die Hyperventilation während Narkose oder durch unkorrekt durchgeführte künstliche Beatmung kommt häufiger vor als gewöhnlich angenommen wird. Der renale Ausgleich durch Ausscheidung von HCO_3-Ionen erfolgt zu langsam um effektiv zu sein und der pH-Anstieg kann Werte erreichen, bei denen Taubheitsgefühle, Tetanie und gesteigerte neuromuskuläre Erregbarkeit auftreten.

Behandlung

Die Behandlung der spontanen Hyperventilation besteht in Abbau der Ängste durch entsprechende Medikamente oder Psychotherapie. Die Tetanie ist leicht zu beeinflussen durch Wiedereinatmen ausgeatmeter Luft, wodurch der CO_2 Gehalt des Blutes ansteigt und der pH-Wert absinkt. Die Einstellung von Beatmungsgeräten sollte sich stets nach der Bestimmung des PCO_2 und pH im arteriellen Blut richten.

3. Metabolische Acidose

Die metabolische Acidose kommt vor während des Hungerns, beim schlecht eingestellten Diabetes mellitus mit Ketose, bei Elektrolyt- und Wasserverlust (einschließl. Bicarbonatverlust) als Folge von Durchfall oder Darmfisteln, und bei Niereninsuffizienz oder tubulären Defekten, die mit adäquaten H^+ Verlust einhergehen. Kationenverluste (Natrium, Kalium, Calcium) und Retention von organischen Säuren entstehen beim Hungern und beim unkontrollierten Diabetes mellitus. Bei Niereninsuffizienz werden Phosphate und Sulphate retiniert und Kationen (besonders Natrium) gehen verloren, aufgrund der eingeschränkten H^+ Sekretion, die als Austauschmechanismus für Kationen im Tubulus dient. Eine seltene Ursache für die metabolische Acidose ist die Einnahme saurer Salze, wie z. B. NH_4Cl, Mandelsäure oder Vorstufen von Säuren wie Metylalkohol; diese rufen besonders häufig eine Acidose bei schon bestehender Niereninsuffizienz hervor. Die respiratorische Kompensation der metabolischen Acidose durch Hyperventilation reduziert den CO_2-Gehalt und damit die Menge an H_2CO_3 in der ECF.

Behandlung

Die Behandlung zielt in erster Linie auf eine Beseitigung der metabolischen Störungen (z. B. Insulingabe zur Korrektur der diabetischen Stoffwechsellage) und auf Ersatz von Verlusten an Flüssigkeit, Natrium, Kalium, HCO_3 und anderer Elektrolyte. Der Anionenersatz sollte Bicarbonat oder Lactat-

Ionen einschließen (große Bicarbonatmengen werden jedoch nur bei besonders gefährlichen Situationen benötigt). Die oben beschriebene Ersatzlösung ist in den meisten Fällen ausreichend; Ringer-Lactat-Lösung kann bei größerem Natriumbedarf gegeben werden. Eine Mischung aus gleichen Teilen 0,9% NaCl und 1/6 molarer Natrium-Lactat oder Bicarbonatlösung enthält einen noch größeren Anteil an HCO_3. Gleichzeitig bestehende Niereninsuffizienz erfordert vorsichtigen Ersatz der Wasser- und Elektrolytdefizite und genau kontrollierte Zufuhr zur Erhaltung der normalen Konzentrationen im ECR an Wasser, Natrium, Kalium, Calcium, Chlorid und Bicarbonat. Erhöhtes Serumphosphat kann gesenkt werden durch orale Gabe von Aluminiumhydroxyd, das im Darm mit der Phosphatabsorption interferiert. Bei Niereninsuffizienz kann der erhöhte extracelluläre Kaliumspiegel entweder durch orale Aufnahme von Ionenaustauschern, die Kalium, das mit der Nahrung aufgenommen oder in dem Darm sezerniert wird, binden und so die Aufnahme verhindern (s. Hyperkaliämie), oder durch Hämo- oder Peritonealdialyse gesenkt werden.

Milchsäureacidose

Eine seltene aber schwere Form der Acidose entsteht durch große Mengen anfallender Milchsäure. Voraussetzung hierfür ist eine schwere Gewebsanoxie, die zu anaerobem Glucosestoffwechsel mit Milchsäureproduktion führt (Schock). Diese Form der Acidose entwickelt sich schnell und ist gewöhnlich sehr ausgeprägt und nur schwer mit Natriumbicarbonat zu beeinflussen. Die Plasmamilchsäurespiegel können auf Werte bis 8 mMol/l ansteigen. Eine Milchsäureacidose muß angenommen werden bei anoxischen Zuständen, Hypovolämie oder Endotoxinschock, schwerer pulmonaler Insuffizienz, Herzinsuffizienz, schwerer Leberinsuffizienz, nicht ketonischer diabetischer Acidose, nach Phenformintherapie und im Gefolge von Vergiftungen mit Paraldehyd oder Salicylaten. Die Diagnose wird gesichert durch Bestimmung des aktuellen Lactatspiegels bei erkennbarer Acidose oder durch den Hinweis auf eine große Menge eines nicht identifizierten Anions (d. h. nicht Chlorid, HCO_3, HCO_4 oder Ketonkörper). Die Behandlung ist oft vergeblich. Primäre und verstärkende Ursachen müssen konsequent behandelt werden, Natriumbicarbonat wird in großen Mengen verabreicht.

4. Metabolische Alkalose

Die metabolische Alkalose entsteht durch Verlust von Magensaft, der reich an HCl ist oder durch exzessive Aufnahme von Natriumbicarbonat und kommt außerdem vor zusammen mit einem Kaliummangel, der charakteristischerweise mit einer gesteigerten Ausscheidung von H^+ im Urin einhergeht. Alle diese Ursachen bewirken eine renale Einsparung von Bicarbonationen, was zu einem erhöhten Bicarbonatspiegel in der ECF führt. Die respiratorische Kompensation durch Hypoventilation erhöht den CO_2-Gehalt und damit den H_2CO_3-Anteil des Bicarbonatpuffersystems.

Behandlung

Alkalosen metabolischen Ursprungs erfordern adäquate Zufuhr von Wasser, Kalium und Natrium. Das zugeführte Anion sollte ausschließlich Chlorid sein, um den HCO_3 Überschuß zu ersetzen; Lactat oder Bicarbonatlösungen dürfen erst dann gegeben werden, wenn normale Blut-pH-Werte und Bicarbonatspiegel wieder erreicht sind.

Kalium

Kalium ist eines der wichtigsten intracellulären Kationen, es spielt dort eine dem Natrium in der ECF entsprechende Rolle. Die physiologischen Wirkungen von Kalium hängen in erster Linie von der Konzentration dieses Kations in der ECF ab, obgleich auch die intracelluläre Konzentration von einiger Bedeutung sein kann. Kalium spielt eine wichtige Rolle bei der Muskelkontraktion, bei der Reizleitung in Nerven, bei Enzymwirkungen und in der Funktion der Zellmembranen. Die Erregbarkeit des Herzmuskels, Reizüberleitung und Herzrhythmus werden von Schwankungen des Kaliumspiegels in der ECF stark beeinflußt. Sowohl Anstieg als auch Abfall der Kaliumkonzentration beeinträchtigen die Erregbarkeit und Überleitungsgeschwindigkeit. Über die Norm erhöhte Konzentrationen bewirken eine deutliche Verminderung der Reizleitungsgeschwindigkeit mit diastolischem Herzstillstand; bei sehr niedrigen Konzentrationen erfolgt der Stillstand in der Systole. Die Wirkungen anormaler Kaliumkonzentrationen in ECF auf das Membranpotential der Herzmuskelzelle und auf die Depolarisation und Repolarisation lassen sich im EKG ablesen.

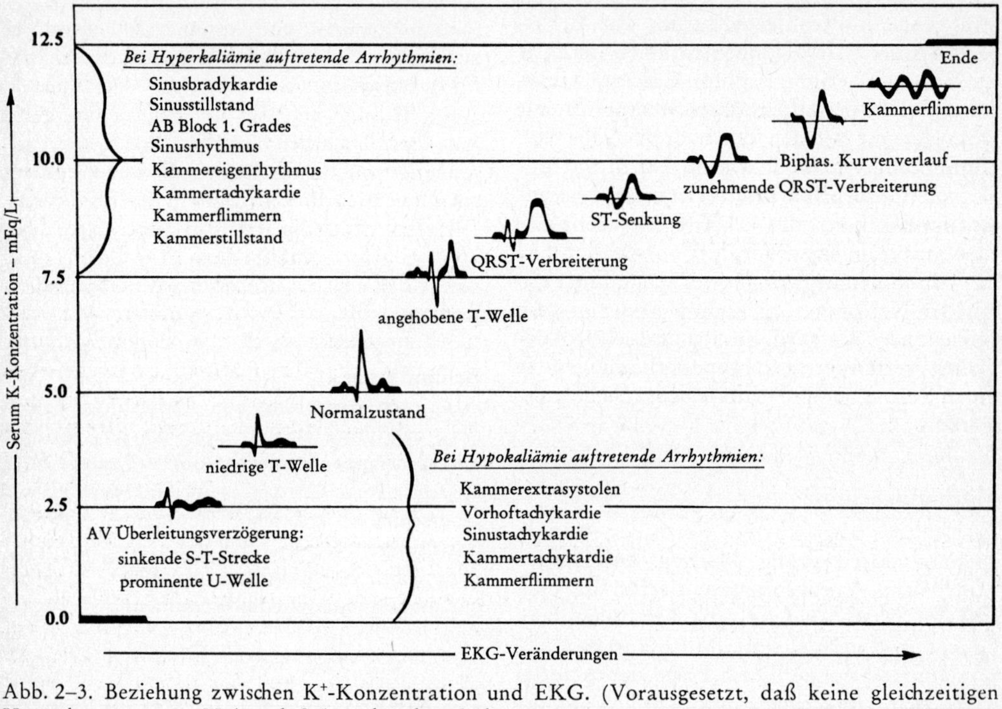

Abb. 2–3. Beziehung zwischen K^+-Konzentration und EKG. (Vorausgesetzt, daß keine gleichzeitigen Veränderungen von Na^+ und Ca^+ vorhanden sind)

Membranpotential und Erregbarkeit quergestreifter und glatter Muskulatur werden durch die Konzentrationen von Kalium, Calcium und Magnesium stark beeinflußt, wobei H^+ und Natrium ebenfalls von Bedeutung sind.

Die elektromechanische Koppelung steht ebenfalls unter dem Einfluß dieser Ionen. In beiden Extremfällen abnormaler Kaliumkonzentration in der ECF ist die Kontraktilität der Muskulatur eingeschränkt und schlaffe Lähmungen treten auf. Die Kaliumkonzentration der ECF wird zwischen 3, 5 und 5 mval genau konstant gehalten. Die Ausscheidung der täglich mit der Nahrung aufgenommenen 35–100 mval Kalium erfolgt beim normalen Erwachsenen vorwiegend über die Niere. Es besteht Grund zu der Annahme, daß das Kalium des Glomerulumfiltrats im proximalen Tubulus rückresorbiert und im distalen Tubulus durch aktive Sekretion wieder in die Tubulusflüssigkeit abgegeben wird.

1. Hyperkaliämie

Gründe für eine gesteigerte extracelluläre Kaliumkonzentration sind: Die Unfähigkeit der Niere, aufgenommenes Kalium wieder auszuscheiden (akutes und chronisches Nierenversagen, schwere Oligurie als Folge von Flüssigkeitsmangel oder Trauma), ungewöhnliche Freisetzung intracellulären Kaliums bei

Verbrennungen und Verletzungen mit ausgeprägten Gewebszerstörungen oder schweren Infektionen sowie überschüssige Zufuhr von Kaliumsalzen.

Bei der metabolischen Acidose ist das extracelluläre Kalium erhöht, da Kalium aus dem Zellinnern austritt. Die erhöhte Kaliumkonzentration beeinträchtigt die normale neuromuskuläre Funktion und ruft Schwäche und Lähmungen hervor; geblähtes Abdomen und Diarrhoe können auftreten. Mit steigender extracellulärer Kaliumkonzentration zeigt das EKG verlangsamte Reizleitung mit zeltförmigen T-Wellen, großer Amplitude, Vorhofstillstand, verbreitertem QRS-Komplex, biphasischen QRS-T-Komplex und schließl. Kammerflimmern und Herzstillstand (s. Abb. 2–3).

Behandlung
Die Therapie besteht in der Verminderung der Kaliumzufuhr und oraler oder rectaler Verabreichung von Ionenaustauscherharzen.* Kayexalate, ein natriumhaltiges Sulfonsäure-Polystyren-Harz, wird in Einzeldosen bis zu einer Gesamtmenge von 40–80 g pro Tag gegeben und führt gewöhnlich zum Erfolg. In Notfällen kann Insulin verabreicht werden, um Kalium zusammen mit Glykogen in der Leber zu binden; Calcium kann intravenös als antagonistisch wirkendes Ion gespritzt werden. Als Notfallmaßnahme kann auch Natriumbicarbonat bei schweren Hyperkaliämien intravenös gegeben werden; der so erzeugte pH-Anstieg bewirkt ein Einströmen von Kalium in das Zellinnere. Bei Bestehen einer ausgeprägten Niereninsuffizienz kann die Behandlung mit der künstlichen Niere oder Peritonealdialyse nötig werden.

2. Hypokaliämie

Ein Kaliummangel kann, muß aber nicht mit einer extracellulären Kaliumkonzentration einhergehen; wenn jedoch eine Hypokaliämie besteht, ist die Verminderung des Gesamtkaliums meistens ausgeprägt. Ausnahmen von dieser Regel stellen die Hypokaliämie der Alkalose und der Insulinzufuhr dar. Gründe für einen Kaliummangel sind reduzierte Aufnahme bei Hunger oder Verschluß des oberen Intestinaltrakts, schlechte Absorption bei Steatorrhoe, beschleunigte Darmpassage, regionale Enteritis, Verluste über den Intestinaltrakt durch Erbrechen, Diarrhoe und Saugdrainage, Verluste über die Niere bei angeborenen Tubulusdefekten, bei gesteigerter Diurese durch Diabetes und Saluretica, Begleiterscheinung der metabolischen Alkalose, Folge exzessiver Behandlung mit Salzlösungen, die wenig oder kein Kalium enthalten, Verlust interstitieller Flüssigkeit nach Verbrennungen oder Erfrierungen. Kaliumverluste treten ebenfalls auf bei Überdosierung von Nebennierenrindenhormonen und bei Anfällen familiärer periodischer Paralyse durch intracelluläre Kaliumverschiebung. Niedrige Kaliumkonzentrationen in der ECF führen zur Beeinträchtigung der neuromuskulären Funktionsfähigkeit mit ausgeprägter Schwäche der Skeletmuskulatur, was verminderte Atemarbeit zur Folge hat, und Schwäche der glatten Muskulatur, was einen Ileus hervorrufen kann. Das EKG zeigt verminderte Amplitude und Verbreiterung der T-Wellen, prominente U-Wellen, gesenkte ST-Strecken, A-V-Block und schließlich Herzstillstand. Metabolische Alkalose mit erhöhtem Plasma-pH und Bicarbonatkonzentrationen entwickeln sich als Ergebnis des Kaliummangels, der von renaler Ausscheidung der H^+ und Reabsorption von Bicarbonat und von Natrium- und H^+-Bewegungen aus dem ECR in die Zellen begleitet wird, wenn Kalium verlorengeht. Dabei tritt ebenfalls eine Störung der Wasserrückresorption auf, die Polyurie und Hyposthenurie zur Folge hat; sie wird nur langsam im Zuge der Behandlung gebessert.

Behandlung
Die Behandlung erfordert oralen oder parenteralen Kaliumersatz. Wegen der Toxizität des Kaliums darf die Zufuhr nur vorsichtig erfolgen, damit Hyperkaliämien vermieden werden. Darüber hinaus ist die Feststellung einer ausreichenden Nierenfunktion immer von Bedeutung, wenn Kalium zugeführt wird, da der wichtigste Ausscheidungsweg über die Niere führt. Kaliumchlorid in einer

---

* In Deutschland sind solche Harze unter den Namen Resonium-A®, Ca-Serdolit®, Al-Serdolit® im Handel (Anmerk. d. Übers.).

Gesamttagesmenge von 1–3 mval pro kg Körpergewicht kann parenteral in Glucose oder Salzlösungen (oder beides zusammen) mit einer Geschwindigkeit, bei der keine Hyperkaliämie auftreten kann, verabreicht werden. Nur in Ausnahmefällen, bei denen entweder der Kaliumspiegel extrem niedrig oder die Herzmuskel- oder Atemmuskelaktivität schwer beeinträchtigt sind, können 10–20 mval Kalium in einer Stunde oder schneller verabreicht werden. Chlorid wird stets zum Ausgleich der Hypochlorämie benötigt, die bei der hypokaliämischen Alkalose auftritt.

Calcium

Calcium macht etwa 20% des Körpergewichts aus, jedoch liegt nur etwa 1% des im Körper enthaltenen Calciums in gelöster Form vor. Im Plasma ist Calcium enthalten als nicht diffundierender Protein-Komplex (33%), als diffundierender, aber nicht dissoziierter Komplex mit Anionen wie Zitrat, Bicarbonat und Phosphat (12%) und als Calcium-Ion (55%). Die normale Plasma- (oder Serum-)Calcium-Konzentration beträgt 4,5–5,5 mval/l (9–11 mg/100 ml). Der Knochen steht der Körperflüssigkeit als Calcium-Reservoir zur Verfügung. Die Ausscheidung erfolgt über die Niere. Calcium wirkt als notwendiges Ion in vielen Enzymen. Es ist wichtiger Bestandteil der Mucoproteine und Mucopolysaccharide, Calcium ist notwendig für die Blutgerinnung. Zusammen mit anderen Kationen hat Calcium besondere Wirkungen auf das Membranpotential der Zellen und deren Permeabilität, was sich am deutlichsten an seiner Wirkung auf die neuromuskuläre Übertragung darstellt. Es spielt außerdem eine zentrale Rolle bei der Muskelkontraktion, wobei es auf dem Sarkolemm freigesetzt wird, um in die ATP-ADP-Reaktion einzugreifen. Während der Erschlaffung der Muskelfaser wird Calcium aktiv ins Sarkolemm und ins sarkoplasmat. Reticulum zurücktransportiert. Die Reizleitung in den Nerven reagiert empfindlich auf die Calcium-Konzentration der interstitiellen Flüssigkeit. Die Erregbarkeit wird durch hohe Calciumkonzentrationen herabgesetzt, durch niedrige gesteigert. Zeichen erhöhter Calciumkonzentration sind Dämpfung des Bewußtseins und Stupor sowie Schlaffheit und Schwäche der Muskulatur. Niedrige Calciumkonzentration steigert die Erregbarkeit und ruft so Übererregbarkeit der Muskulatur, Tetanie und Krämpfe hervor. Der Herzmuskel beantwortet erhöhte Calciumkonzentration mit gesteigerter Kontraktilität, ventrikulären Extrasystolen und Kammereigenrhythmus. Diese Wirkungen werden durch Digitalis noch verstärkt. Bei schwerer Calciumvergiftung kann systolischer Herzstillstand auftreten. Niedrige Calciumkonzentrationen rufen verminderte Kontraktilität des Herzens, Verlängerung der QT-Zeit durch Dehnung der S-T-Strecke im EKG hervor.

1. Hypercalcämie

Die Hypercalcämie (H.) kommt vor bei Hyperparathyreoidismus, bei Knochenmetastasen, bei Produktion eines Parathyreoidea-ähnlichen Hormons einzelner Tumoren (Ovar, Niere, Lunge), bei Sarkoidose, Plasmocytom und als Folge von Vitamin-D-Überdosierung. Die H. an sich beeinträchtigt die neuromuskuläre Übertragung und verursacht dadurch allgemeine Schwäche, erzeugt eine Polyurie, Durst, Anorexie, Erbrechen und Obstipation.

Behandlung
Die Behandlung besteht in Beeinflussung der Primärerkrankung. Bei Bestehen einer erhöhten Calciumkonzentration in der ECF mit Vergiftungssymptomen sollte anorg. Phosphat intravenös oder peroral zugeführt werden. Natrium-Sulfat kann ebenfalls i. v. appliziert werden, auch Natrium EDTA intravenös ist sinnvoll. Schwankungen der Calciumkonzentration können jedoch auch vorübergehend auftreten. Erhöhte Calcium-Spiegel sind als Folge von Sarkoidose oder Neoplasmen mit Steroiden wie Prednison gut zu beeinflussen.

2. Hypocalcämie

Eine Hypocalcämie kann ihre Ursache in Hypoparathyreoidismus (idiopathisch oder postoperativ), in chronischer Niereninsuffizienz, Rachitis, Osteomalacie oder Malabsorptionssyndromen haben.

Die Hypocalcämie beeinflußt die neuromuskuläre Erregbarkeit, so daß muskuläre Krämpfe und Tetanie, Zuckungen, Stridor und Dyspnoe, Doppeltsehen, abdominelle Krämpfe und Harndrang die Folge sind. Persönlichkeitsveränderungen kommen ebenfalls vor. Beim chronischen Hypoparathyreoidismus und Pseudohypoparathyreoidismus kann eine Katarakt auftreten, Verkalkung der Basalganglien des Gehirns sind nicht selten. Geistige Zurückgebliebenheit und vermindertes Wachstum sind Zeichen dieser Erkrankung im Kindesalter.

Behandlung

Diese richtet sich nach der Grundkrankheit. Die Behandlung des Hypoparathyreoidismus mit Vitamin D und Calcium wurde in Kapitel 19 ausführlich besprochen. Bei der Tetanie als Folge der Hypoc. können 1–2 g Calciumgluconat i. v. verabreicht werden. Eine kontinuierliche Infusion kann notwendig sein, um den Plasma-Calcium-Spiegel zu erhalten. Orale Medikation mit den Chlorid-, Gluconat-, Laevulinat- oder Carbonatsalzen ist gewöhnlich ausreichend zur Therapie leichter Symptomatik oder latenter Tetanie.

Magnesium

Ungefähr 50% des gesamten Magnesiums im Körper ist als unlösliches Salz im Knochen gespeichert. Nur 5% liegt als extracelluläres Kation vor; die verbleibenden 45% sind als Kation in den Zellen enthalten. Die normale Plasmakonzentration beträgt 1,5–2,5 mval/l, davon ist 1/3 proteingebunden, 2/3 liegen als freies Kation vor.

Magnesium ist als wichtiger Bestandteil prosthetischer Gruppen oder Aktivatoren an der Funktion vieler Enzyme beteiligt und als solcher besonders wichtig für die Übertragung energiereicher Phosphatgruppen bei ATP verbrauchenden Reaktionen oder Reaktionen, die andere Nucleotid-Triphosphate als Koenzym benötigen.

Die physiologischen Effekte des Magnesiums auf das Nervensystem sind denen des Calciums vergleichbar. Erhöhte Magnesiumkonzentrationen in der interstitiellen Flüssigkeit führen zur Sedierung und beeinträchtigen die Funktionen des zentralen und peripheren Nervensystems. Niedrige Konzentrationen verursachen gesteigerte Erregbarkeit, Desorientiertheit und Krämpfe. Magnesium wirkt direkt auf die neuromuskuläre Übertragung. Erhöhte Spiegel wirken blockierend durch verminderte Acetylcholinfreisetzung, durch Herabsetzung der Acetylcholinwirkung auf die Depolarisation und vermindern so die Erregbarkeit der Muskelzelle. Calciumionen wirken hier antagonistisch. Niedrige Magnesiumspiegel steigern die neuromuskuläre Erregbarkeit und die Kontraktilität teilweise durch vermehrte Acetylcholinfreisetzung. Tetanie und Krämpfe sind die Folge. Die Herzmuskulatur kann ebenfalls durch steile Anstiege der Magnesiumkonzentration in der Größenordnung von 10–15 mval/l beeinflußt werden. Die Überleitungszeit ist verlängert mit Zunahme der P-R-Strecke und Verbreiterung der QRS-Anteile im EKG. Bei weiterem Anstieg der Magnesiumkonzentration tritt Herzstillstand in der Diastole ein.

Erhöhte Magnesiumkonzentrationen bewirken Gefäßerweiterung und Blutdruckabfall sowohl durch Blockade sympathischer Ganglien als auch durch direkte Wirkung auf die glatte Muskulatur.

1. Hypermagnesiämie

Ein Magnesiumüberschuß ist fast immer Resultat einer Niereninsuffizienz: Der Unfähigkeit auszuscheiden, was durch Nahrung oder Infusion zugeführt wurde. Gelegentlich wird bei der Anwendung von Magnesiumsulfat als Abführmittel, besonders bei eingeschränkter Nierenfunktion, genug Magnesium aufgenommen, um toxische Symptome zu erzeugen. Zeichen der Hypermagn. sind Muskelschwäche, Blutdruckabfall, Müdigkeit und Verwirrtheit. Das EKG zeigt vergrößertes P-R-Intervall, verbreiterten QRS-Komplex und angehobene T-Wellen. Der Tod tritt gewöhnlich ein durch Lähmung der Atemmuskulatur.

Behandlung

Die Behandlung zielt auf Besserung der Niereninsuffizienz. Calcium wirkt antagonistisch zu Magnesium und kann deshalb vorübergehende Besserung bei intravenöser Anwendung erzeugen. Hämo- oder Peritonealdialysen können ebenfalls zur Anwendung kommen.

2. Hypomagnesiämie

Magnesiummangel kommt vor bei chronischem Alkoholismus zusammen mit Delirium tremens, Hunger, Diarrhoe, Malabsorption, lang anhaltender gastrointestinaler Sekretabsaugung und Hypoparathyreoidismus. Der Magnesiummangel wird charakterisiert von neuromuskulärer und zentralnervöser Übererregbarkeit mit athetotischen Bewegungen, schnellenden, grob- und feinschlägigen Zitterbewegungen, positivem Babinskireflex, Nystagmus, Tachykardie, Hypertonie und Vasomotorenstörungen.

Behandlung

Die Behandlung besteht in der parenteralen Zufuhr magnesiumhaltiger Lösungen (in Chlorid- oder Sulfatform). Während der anfänglichen Periode des schweren Mangels werden 10–40 mval/Tag, später 10 mval/Tag als Erhaltungsdosis verabreicht.

Diagnosestellung und Behandlung der Wasser-, Elektrolyt- und Säure-Basenstörungen

Die Diagnose und Behandlung der Wasser- und Elektrolytstörungen stützen sich auf die Beurteilung des klinischen Zustandes des Patienten. Dazu gehören genaue Anamnese, Kenntnis der gegenwärtigen Krankheit und der Komplikationen, physikalische Untersuchung und Laborbefunde, die über verändertes Volumen, Osmolarität, Verteilung und pathologische Zustände Aufschluß geben. Obwohl die genaue Kenntnis des physiologischen Wasser- und Elektrolytstoffwechsels und der Nierenfunktion für Planung und Durchführung der Therapie unerläßlich sind, ist ihre praktische Durchführung bei weitem nicht exakt. Der behandelnde Arzt sollte dies stets bedenken und dankbar die Eigenmechanismen des Patienten zur Erhaltung der physiologischen Gleichgewichte ausnutzen. Bei ausreichender Nierenfunktion ist der Spielraum zwischen oberer und unterer Normgrenze für Wasser und Elektrolyte groß und eine Balance stellt sich leicht ein. Bei Niereninsuffizienz, einigen Endokrinopathien (die Wasser- und Elektrolytstoffwechsel beeinflussen), im Schock, bei Herzinsuffizienz, Leberinsuffizienz, schwerem gastrointestinalem Flüssigkeitsverlust, pulmonaler Insuffizienz und einigen selteneren Erkrankungen ist der Patient seines normalen Regulativsvermögens beraubt, und es ist nun Sache des Arztes, Verluste quantitativ genau zu ersetzen und die Therapie exakt zu kontrollieren. Einige grundsätzliche Behandlungsprinzipien sollen hier geschildert werden, zur Lösung schwieriger Probleme muß ausführlichere Literatur herangezogen werden.

Erhaltungsbedarf

Ein Großteil der Patienten, denen Wasser- und Elektrolyte zugeführt werden müssen, können ihren Erhaltungsbedarf nicht oral decken, sind jedoch sonst als weitgehend normal anzusehen. Aus der Tabelle 2–6 ist ersichtlich, daß die Toleranzgrenzen für Wasser und Elektrolyte der Therapie einen weiteren Spielraum lassen, vorausgesetzt, daß die Nieren ausreichend normal arbeiten, um die endgültige Regulation von Volumen und Konzentration durchführen zu können.

Tabelle 2–6. *Täglicher Erhaltungsbedarf bei Patienten, die Flüssigkeiten per os bekommen*

	pro m² Körperoberfläche	Erwachsener Patient (60–100 kg)
Glucose	60–75 gm	100–200 gm
Na^+	50–70 mval/l	80–120 mval/l
K^+	50–70 mval/l	80–120 mval/l
Wasser	1500 ml	2500 ml

Ein erwachsener Patient von durchschnittlichem Körpergewicht, dessen gesamte Flüssigkeitszufuhr parenteral erfolgt, müßte 2500–3000 ml 5- oder10%ige Dextroselösung mit 0,2% Kochsalz (34 mval Na und Cl/l) erhalten. Zu jedem Liter Flüssigkeit können noch 30 mval KCl zugesetzt werden. Bei einem Volumen von 3 l würde die gesamte

Chloridzufuhr 192 mval betragen, was ohne weiteres toleriert werden kann. Wenn die parenterale Ernährung nur für 2 oder 3 Tage notwendig ist, kann der KCl-Anteil auch weggelassen werden. Nach 3 Tagen kaliumfreier Infusionsbehandlung wird der Kaliumverlust deutlich und Ersatz ist erforderlich. Andere handelsübliche Infusionslösungen enthalten Elektrolytgemische, die auf den Erhaltungsbedarf des durchschnittlichen Erwachsenen zugeschnitten sind: z. B. enthält jeder Liter einer solchen Lösung 50 g Glucose, 40 mval Natrium, 35 mval Kalium, 40 mval Chlor, 20 mval HCO_3 und 15 mval PO_4. Zufuhr von 2500–3000 ml dieser Lösung entspricht dem in Tabelle 2–6 geforderten Bedarf. In Situationen, in denen Erhaltungsbedarf oder zusätzlicher Ersatz von Wasser und Elektrolyten per Infusion zugeführt werden müssen, sollte die Tagesmenge kontinuierlich über 24 Std verteilt werden, um eine bestmögliche Ausnutzung zu gewährleisten. Intermittierende Zufuhr großer Infusionsmengen verursacht reaktive Ausscheidung über die Nieren und beraubt diese der Möglichkeit zur exakten Regulation. Die kontinuierliche Infusion ist besonders wünschenswert, wenn die Flüssigkeitsverluste groß sind und das Gesamtvolumen der tägl. Infusionsmenge entsprechend hoch ist. Durch die moderne Technik der kontinuierlichen Infusion bedeutet die 24 Std andauernde Zufuhr für den Patienten nur wenig Unbequemlichkeit und Härte.

Mangelzustände

Zum Erhaltungsbedarf müssen zusätzlich Wasser und entsprechende Elektrolytmengen als Ersatz früherer Verluste und zum Ausgleich gegenwärtiger Verluste hinzugeführt werden. Die Wasser- und Elektrolytmengen richten sich jeweils nach der Größe des Verlustes der einzelnen Substanzen; die Wahl des Anions wird bestimmt durch den Säure-Basen-Haushalt.

Der Grad der Flüssigkeitsverarmung läßt sich abschätzen an Hand der Krankheitsgeschichte, der Größe des plötzlichen Gewichtsverlusts und, bei der ärztlichen Untersuchung, am Elastizitätsverlust von Haut und Subcutangewebe, Auftreten von zähem Schleim, Tachykardie und Blutdruckverlust, Abgeschlagenheit und Müdigkeit. Wenn die Dehydratation zunimmt, verursacht die Abnahme des Plasmavolumens weiteren Blutdruckabfall und schließlich Schock. Die Hämokonzentration steigt mit zunehmendem Verlust an Plasmawasser; die Elektrolytkonzentrationen weichen je nach den vorangegangenen Verlusten von der Norm ab; der Harnstoffanstieg spiegelt die sinkende glomeruläre Filtrationsrate wider, die ihre Ursache im verminderten Plasmadurchfluß aufgrund des niedrigen Blutvolumens hat.

Das extracelluläre Flüssigkeitsvolumen und zirkulierendes Blutvolumen spiegeln Flüssigkeitsverschiebungen wider, wie sie nach Verbrennungen, Darmverschluß, Peritonitis, venösen Stauungen und seltener beim Lymphödem vorkommen.

Die Behandlung besteht im Ersatz von Flüssigkeit und Elektrolyten, in Abhängigkeit von der Serumosmolarität (Natrium-Konzentration), pH-Wert und Serum-Kalium-Konzentration. Bei Hyperosmolarität (Hypernatriämie) werden elektrolytfreie oder hypotone Lösungen verwendet; wenn die Serum-Natrium-Konzentration normal ist, können isotonische Lösungen als Infusion verwendet werden. Wenn eine Hypoosmolarität als Folge von Natriumverlust auftritt, sind hypertone (3–5%) Kochsalzlösungen oder Natriumbicarbonatlösungen erforderlich. Zusätzlich zum Flüssigkeitsverlust muß der Erhaltungsbedarf hinzugerechnet werden, was erfordert, daß ein bestimmtes Verhältnis von Volumen, Elektrolytkonzentration und Zufuhrgeschwindigkeit eingehalten wird, damit der Normalzustand wieder erreicht wird.

Es sollte Ziel der Behandlung sein, Verluste nach 48–72 Std völlig auszugleichen. Zirkulation, Diffusion, Konzentrationsausgleich und renale Regelmechanismen sind zeitabhängige Vorgänge und benötigen deshalb bis zur völligen Normalisierung die erwähnte Zeitspanne. Generell gilt die Regel, am ersten Behandlungstag die Hälfte des angenommenen Verlustes und den üblichen Erhaltungsbedarf hinzuzuführen, jeweils 1/4 des Verlusts werden an den beiden folgenden Tagen zugeführt; damit wird innerhalb von

72 Std ein vollständiger Ersatz erreicht. Darüber hinaus müssen natürlich die laufenden Verluste ständig ersetzt werden.

Häufig auftretende Situationen mit großem Flüssigkeitsverlust werden später aufgeführt. Andere, weniger häufige Störungen sollen hier nicht besprochen werden. Zur Therapieanleitung hierfür wird auf ausführlichere Literatur hingewiesen.

1. Diabetische Acidose (Ketose)

Sie ist charakterisiert durch signifikante Verluste an Wasser, Natrium und Kalium zusammen mit Anhäufung von Ketonkörpern und Abfall von Bicarbonat und pH in der ECF. Die Therapie wurde in Kapitel 19 besprochen.

2. Gastrointestinale Erkrankungen

Diese gehen oft mit großen Verlusten von Wasser, Natrium und Kalium einher. Verluste an Chlorid oder Bicarbonat hängen ab vom Ort der Stenose oder Erkrankung, d. h. bei Pylorusstenose entsteht ein Chloridmangel; bei Verlust von Dünndarmsekret ein Bicarbonatmangel (s. Tabelle 2–7). Nach Anlegen einer Drainage sollten die gesammelten Sekrete analysiert und gemessen werden, um Volumen- und Elektrolytverluste zu bestimmen und ausreichend zu ersetzen.

3. Verbrennungen

Traumatische Ödeme führen zur Sequestration von Flüssigkeit im Gewebe um die verbrannten Stellen, mit nachfolgendem Abfall des zirkulierenden Plasmavolumens und Kreislaufkollaps. Die Therapie wird in Kapitel 28 beschrieben.

4. Peritonitis

Entzündungen in der Bauchhöhle können dort zur Ansammlung erheblicher Flüssigkeitsmengen führen. Schnelles Wiederauffüllen der verlorenen Plasma- und Gewebsflüssigkeit ist unbedingt erforderlich.

5. Ascites

Die Kombination von Lebererkrankungen mit Ascites und die Konsequenzen für die Therapie mit Diuretica können komplexe

Tabelle 2–7. *Volumen und Elektrolytgehalt gastrointestinaler Flüssigkeitsverluste*[a]

	Na^+ (mEq/liter)	K^+ (mEq/liter)	Cl^- (mEq/liter)	HCO_3 (mEq/liter)	Volumen (ml)
Magensaft, hoher Säuregehalt	20 (10–30)	10 (5–40)	120 (80–150)	0	1000–9000
Magensaft, niedriger Säuregehalt	80 (70–140)	15 (5–40)	90 (40–120)	5–25	1000–2500
Pankreassaft	140 (115–180)	5 (3–8)	75 (55–95)	80 (60–110)	500–1000
Galle	148 (130–160)	5 (3–12)	100 (90–120)	35 (30–40)	300–1000
Dünndarmsekret	110 (80–150)	5 (2–8)	105 (60–125)	30 (20–40)	1000–3000
Sekret des unteren Ileum und Coecum	80 (40–135)	8 (5–30)	45 (20–90)	30 (20–40)	1000–3000
Durchfall-Stühle	120 (20–160)	25 (10–40)	90 (30–120)	45 (30–50)	500–17000

[a] Durchschnittswerte / 24 Stunden in Klammern

Störungen der Flüssigkeitsverteilung und des Elektrolythaushalts bewirken (s. Kapitel 11).

Zusammenfassung

Die folgenden Ausführungen fassen die Wasser- und Elektrolyt-Therapie zusammen. Aufgeführt werden diejenigen Faktoren, die für die Beurteilung des Zustandes eines Patienten wichtig sind und die über die Dringlichkeit der Therapie und die zuzuführenden Flüssigkeitsmengen entscheiden. Diese Zusammenfassung soll als Hilfsmittel zur Festlegung des Therapieplans dienen, wobei keine der notwendigen Voraussetzungen für die Behandlung vernachlässigt werden sollten.

Problematik

1. Einfacher Erhaltungsbedarf.
2. Ausgleich von Verlusten und Erhaltungsbedarf.
3. Ersatz von laufenden und früheren Verlusten und Erhaltungsbedarf.
4. Ausgleich laufender Verluste und Erhaltungsbedarf.

Situationen: Akut oder chronisch

A. Akut:

1. Respiratorische PCO_2 und pH oft übersehen. H^+ Konzentration kann sich schnell bis auf lebensbedrohliche Werte verändern. Therapie sofort und adäquat durchführen.
2. Acidose durch organische Ionen (Milchsäure und Ketonkörper), Anionen. Normalerweise gilt, $Cl^- + CO_2 + 12 = Na^+$ in mval/l oder $Cl^- + 1/2\ CO_2 + 25 = Na^+$ in mval/l.
3. Überschuß oder Mangel an Plasmakalium.
4. Hyper- oder Hypoosmolarität, oft iatrogen.
5. Ungeheure gastrointestinale Verluste, Addisonsche Krisen.
6. Akutes Nierenversagen.

B. Chronisch:

1. Niereninsuffizienz.
2. Pulmonale Insuffizienz.
3. Chronische Erkrankungen des Magen-Darm-Trakts (Darm, Leber).
4. Endokrine Störungen, besonders Myxödem.

Für die Therapie bestimmende Faktoren

Geschlecht: Frauen haben gewöhnlich höheren Fettanteil im Gewebe und haben deshalb niedrigeren Wassergehalt (pro kg) als Männer.
Körpergröße: Adipös oder mager; höherer Fettanteil bedeutet geringeren Anteil von Ganzkörperwasser pro kg Körpergewicht.
Nieren und Lungenfunktion.
Grund des abnormen Zustandes, d. h.: Schock, gastrointestinale Stenose, Sequestration von Flüssigkeit in sog. „dritte Räume", Diabetes oder andere endokrine Störungen, Fehl- oder Unterernährung als Medikamenteneffekt oder durch therapeutischen Irrtum.

Meßgrößen

Gewicht.
Einfuhr, Ausfuhr, Bestimmungen vorangegangener Verluste.
Serumelektrolyte, Osmolarität, Harnstoff und Kreatinin, Eiweiß und Glucose.

PCO_2, pH, PO_2 im arteriellen Blut wenn nötig. Spezifisches Gewicht, Osmolarität und Volumen des Urins. Die Tabellen 2–8, 2–9, 2–10 und 2–11 veranschaulichen den weiten Spielraum, der dem Therapeuten zur Verfügung steht, um den normalen Elektrolyt- und Wassergehalt bei der Vielzahl der klinischen Probleme wiederherzustellen. Das gute Verständnis der oben erwähnten physiologischen Vorgänge ermöglicht es dem Arzt, die Therapie rationell und sorgfältig zu planen. Bei Störungen der Nieren- und Lungenfunktion wird die Problematik selbst für den erfahrensten Kliniker schwierig und gefährlich.

Tabelle 2–8. *Beispiele für Lösungen zur intravenösen Infusion*

	Elektrolytgehalt in mval/l								Glucose (g/l)
	Na^+	K^+	Ca^{++}	Mg^{++}	NH_4^+	Cl^-	HCO_3^- Äquiv.[a]	$PO_4^{=}$	
5 % Glucose in Wasser									50
10% Glucose in Wasser									100
physiol. Kochsalzlösung (0,9%)	155					155			
Kochsalzlösung (5%)	855					855			
Ringerlösung	147	4	4			155			
Ringer-Lactat (Hartmann'sche)	130	4	3			109	28		
DArrow'sche Lösung (KNL)	121	35				103	53		
Kaliumchlorid 0,2% in 5% Dextrose		27				27			50
0,3% in 5% Dextrose		40				40			50
Modifizierte „Duodenal"-Lösung mit 10% Dextrose	80	36	5	3		64	60		100
Magen-Lösung mit 10% Dextrose	63	17			70	150			100
Ammonium-Chlorid-Lösung, 0,9%					170	170			
Natrium-Lactat $^1/_6$ molar	167						167		
Natriumbicarbonat, $^1/_6$ mol.	167						167		
Beispiele von Lösungen für den Erhaltungsbedarf:									
Kinder-Elektrolytlös. „No. 48" mit 5% Dextr.	25	20		3		22	23	3	50
Erhaltungsbedarf an Elektrolyten „Nr. 75" mit 5% Dextrose	40	35				40	20	15	50
Laevulose u. Dextrose m. Elektrolyten (Butlers II)	58	25		6		51	13	25	100
5% Dextrose in 0,2% NaCl	34					34			50
10% Dextrose in 0,45% NaCl	77					77			100

[a] HCO_3^- Äquivalente können Lactat, Acetat, Gluconat oder Citrat oder Kombinationen dieser sein. Eine große Zahl verschiedener Elektrolytlösungen sind im Handel erhältlich.

Allgemeine Literatur

Allgemeines

BLACK, D. A. K.: Symptoms and signs in disorders of body fluid. J. chronic. Dis. **11**, 340–347 (1960).

BLAND, J. H.: Clinical Metabolism of Body Water and Electrolytes. Saunders 1963.

PITTS, R. F.: Physiology of the Kidney and Body Fluids, 2nd ed. Year Book, 1968.

ROBINSON, J. R.: Metabolism of intracellular water. Physiol Rev. **40**, 112–149 (1960).

SUNDERMAN, F. W., SUNDERMAN, F. W., Jr.: Clinical Pathology of the Serum Elektrolytes. Thomas 1966.

WINDHAZER, E. E.: Kidney, water, and electrolytes. Ann. Rev. Physiol. **31**, 117–172 (1969).

Tabelle 2–9. *Beispiele von Elektrolyt-Konzentraten*

	Ampullen-Inhalt	Elektrolytinhalt in mval in einer Ampulle Na⁺	K⁺	Ca⁺⁺	Mg⁺⁺	NH₄⁺	Cl⁻	HCO₃⁻	Lactat	PO₄⁼
Kaliumchlorid[a]	10 ml		20				20			
KMC[a]	10 ml		25	10	10		45			
Kaliumphosphat[a]	20 ml		40							40
Calciumgluconat 10%	10 ml			4.5					4,5 (Gluconat)	
Natriumbicarbonat 7,5%[b]	50 ml	45						45		
Natriumlactat, molar[b]	40 ml	40							40	
Ammoniumchlorid[a]	30 ml					120	120			
Magnesiumsulfat, 50%	–				8[c]					

Beachte: Der Arzt sollte sich immer davon überzegen, daß sich die vom Hersteller angegebene Substanzmenge i. den Ampullen befindet.

[a] Auf 1 l oder mehr verdünnen
[b] Wie vom Hersteller angegeben verdünnen
[c] 8 mval/ml

Tabelle 2–10. *Beispiele oraler Elektrolytzubereitungen*

Zubereitung	Vorliegendes als	Elektrolytgehalt[a] Na⁺	K⁺	NH₄⁺	Ca⁺	Cl⁻	HCO₃⁻
NaCl	Salz	17				17	
$NaHCO_3$	Salz	12					12
KCl	Salz		14			14	
K-Triplex®	Elixir		15 mval/ 5 ml				
K-Gluconat (Kaon®)	Elixir		7 mval/ 5 ml				
Ca-Gluconat	Salz				4,5		
NH_4Cl (säuerndes Salz)	Salz			19[b]		19	
Kayexalate® (Ionenaustauscher Harz)	Salz	1[c]	[c]				

[a] mval/g wenn nicht anders angegeben
[b] NH_4^+ wird im Körper mval in H^+ ungesetzt
[c] 1 g entzieht dem Patienten 1 mval K^+ und führt ihm 3 mval Na^+ zu; entspricht Resonium-A® (deutsches Präparat) (Anm. d. Übers.)

Tabelle 2–11. *Umrechnungstabelle für therapeutisch verwendete Salze*[a]

Salz	g	mval Kationen für die angegebene Menge
I.V. od.oral		
NaCl	9	155
NaCl	5,8	100
NaCl	1	17
$NaHCO_3$	8,4	100
Na lactat	11,2	100
KCl	1,8	25
K acetat	2,5	25
{ K_2HPO_4	1,84	25
{ KH_2PO_4	0,4	
$CaCl_2$	0,5	10
Ca gluconat	2	10
$MgCl_2$	0,5	10
Oral		
K citrat	3	25
K tartrat	5	27

[a] Reproduziert mit freundlicher Erlaubnis aus: Krupp, Sweet, Jawetz and Biglieri: Physician's Handbook, 16th ed., Lange, 1970

Flüssigkeitsvolumen

Clift, G. V., et al.: Syndrome of inappropriate vasopressin secretion. Arch. intern. Med. **118**, 453–460 (1966).

Earley, L. E., Daugharty, T. M.: Sodium metabolism. New Engl. J. Med. **281**, 72–86 (1969).

Githers, J. H.: Hypernatremic dehydration. Clin. Pediat. **2**, 453–462 (1963).

Goldberg, M.: Hyponatremia and the inappropriate secretion of antidiuretic hormone. Amer. J. Med. **35**, 293–298 (1963).

Kleeman, C. R., Fichman, M. P.: The clinical physiology of water metabolism. New Engl. J. Med. **277**, 1300–1307 (1967).

Leaf, A.: The clinical and physiologic significance of the serum sodium concentration. New Engl. J. Med. **267**, 24–30, 77–83 (1962).

Maffly, R. H., Edelman, I. S.: The role of sodium potassium and water in the hypo-osmotic states of heart failure. Progr. Cardiovas Dis. **4**, 88–104 (1961).

Warhol, R. M., Eichenholz, A., Mulhausen, R. O.: Osmolality. Arch. intern. Med. **116**, 743–749 (1965).

Welt, L. G.: Hypo- and hypernatremia. Ann. intern. Med. **56**, 161–164 (1962).

Wasserstoffionen

Albert, M. S., Dell, R. B., Winters, R. B.: Quantitative displacement of acid-base equilibrium in metabolic acidosis. Ann. intern. Med. **66**, 312–322 (1967).

Blumentals, A. S. (editor): Symposium on acid-base balance. Arch. intern. Med. **116**, 647–742 (1965).

Diarrhea and acid-base disturbances. Leading article. Lancet **1966** I, 1305–1306.

Elkinton, J. R.: Hydrogen ion turnover in health and disease. Ann. intern. Med. **57**, 660–684 (1962).

Kassirer, J. P., Schwartz, W. B.: The response of normal man to selective depletion of hydrochloric acid. Correction of metabolic alkalosis in man without repair of potassium deficiency. Amer. J. Med. **40**, 10–26 (1966).

Manfredi, F.: Effects of hypocapnia and hypercapnia on intracellular acid-base equilibrium in man. J. Lab. clin. Med. **69**, 304–312 (1967).

Schwartz, W. B., Waters, W. C.: Lactate versus bicarbonate. Editorial. Amer. J. Med. **32**, 831–834 (1962).

Statement of acid-base terminology. Ann. intern. Med. **63**, 885–890 (1965); Anesthesiology **27**, 7–12 (1966); Ann. N. Y. Acad. Sci. **133**, 251–258 (1966).

Steinmetz, P. R.: Excretion of acid by the kidney-functional organization and cellular aspects of acidification. New Engl. J. Med. **278**, 1102–1109 (1968).

Tranquada, R. E., Grant, W. J., Peterson, C. R.: Lactic acidosis. Arch. intern. Med. **117**, 192–202 (1966).

van Ypersele de Strihou, C., Brasseur, L., McConinck, J.: The „carbon-dioxide response curve" for chronic hypercapnia in man. New Engl. J. Med. **275**, 117–122 (1966).

Kalium

Bellet, S.: The cardiotoxic effects of hyperpotassemia and its treatment. Postgrad. med. J. **25**, 602–609 (1959).

Kassirer, J. P., et al.: The critical role of chloride in the correction of hypokalemic alkalosis in man. Amer. J. Med. **38**, 172–189 (1965).

Leaf, A., Santos, R. F.: Physiologic mechanisms in potassium deficiency. New Engl. J. Med. **264**, 335–341 (1961).

Papper, S., Whang, R.: Hyperkalemia and Hypokalemia. Disease-A-Month. Year Book, June 1964.

Surawicz, B.: Electrolytes and the electrocardiogram. Amer. J. Cardiol **12**, 656–662 (1963).

Weatherall, M.: Ions and the actions of digitalis. Brit. Heart J. **28**, 497–504 (1966).

Calcium

GOLDSMITH, R. S., INGBAR, S. H.: Inorganic phosphate treatment of hypercalcemia of diverse etiologies. New Engl. J. Med. **274**, 1–7, 284 (1966).

HEBERT, L. A., et al.: Studies of the mechanism by which phosphate infusion lowers serum calcium concentration. J. clin. Invest. **45**, 1886–1894 (1966).

HOWARD, J. E., THOMAS, W. C.: Clinical disorders of calcium homeostasis. Medicine **42**, 25–45 (1963).

Magnesium

MACINTYRE, I.: Magnesium metabolism. Advances Int. Med. **13**, 143–154 (1967).

WACKER, W. E. C., PARISI, A. F.: Magnesium metabolism. New Engl. J. Med. **278**, 772–776 (1968).

3. DIÄT

Eine Diät muß folgende lebensnotwendigen Bestandteile enthalten: 1. Kalorien für den Betriebsstoffwechsel (hauptsächlich aus Kohlehydraten stammend), 2. Eiweiß für Wachstum, Gewebeersatz und den Betriebsstoffwechsel, 3. Kohlehydrate für den Betriebsstoffwechsel und zur Verhütung einer Acidose, 4. Fett für essentielle Fettsäuren und den Betriebsstoffwechsel, 5. Mineralsalze und Vitamine zur Aufrechterhaltung einer optimalen Gewebefunktion und des Elektrolytgleichgewichts und 6. Wasser für die Aufnahme, den Transport und die Ausscheidung von Nahrungsmitteln und ihren Abbauprodukten. Diese Forderungen können normalerweise erfüllt werden, wenn man sich an die Grundnahrungsmittel hält, die im folgenden angegeben werden. Dabei müssen die einzelnen Bestandteile der Diät den Bedürfnissen des einzelnen angepaßt werden. Persönliche Eßgewohnheiten, rassische und religiöse Vorschriften, Preis und Verfügbarkeit der Nahrung müssen bei der Planung einer jeden Diät berücksichtigt werden.

Grundnahrungsmittel für eine ausgewogene Diät

A. Milch*: Vollmilch oder Magermilch, Erwachsene 2 Tassen (480 g), Kinder 4 Tassen (960 g).

B. Gemüse: Zwei oder mehr Mahlzeiten.

1. Stärkehaltiges Gemüse (z. B. Kartoffeln) oder zusätzlich Cerealien, eine halbe Tasse (100 g).

2. Gekochtes Gemüse, gelbes bevorzugt, eine halbe Tasse (100 g).

3. Rohes Gemüse (Salat oder Saft), eine halbe bis eine ganze Tasse (100–200 g).

C. Früchte: Zwei oder mehr Mahlzeiten

1. Roh (häufig Citrusfrüchte oder Tomaten), eine halbe Tasse (100 g).

2. Sonstiges (farbige und ungesüßte Früchte bevorzugt), eine halbe Tasse (100 g).

D. Eier*: Drei bis fünf pro Woche

E. Fleisch, Käse, Hülsenfrüchte*, Fisch: Eine oder mehr Mahlzeiten von einem der folgenden:

1. Fleisch mit niedrigem Fettgehalt, eine Mahlzeit (90–120 g).

2. Normales Fleisch, eine Mahlzeit (90 bis 120 g).

3. Scheibletten oder amerikanischer Käse, 30 g.

4. Schichtkäse, eine halbe Tasse.

5. Gekochte Bohnen (reife), eine halbe Tasse (100 g).

F. Cerealien oder Brot: Vollkorn oder angereicherte Cerealien oder Brot, zwei oder mehr Portionen (eine Portion = eine halbe Tasse oder 100 g gekochte Cerealien oder 1–2 Scheiben Brot, 25 g/Scheibe).

G. Fette und Öle: Butter oder anderes Fett, zwei oder mehr Eßlöffel täglich. Soll der Anteil der essentiellen Fettsäuren (hochungesättigte) gesteigert werden, kann einer der folgenden Stoffe in die Diät aufgenommen werden:

1. Baumwollöl, Sojabohnenöl, Sonnenblumenöl.

2. Nüsse (Walnüsse bevorzugt).

3. Spezialmargarine (mit hohem Anteil an essentiellen Fettsäuren).

Bei der Zubereitung der Speisen achte man darauf, daß die Mahlzeiten vom Anblick, Geschmack und Geruch her ansprechend sind und bei richtiger Temperatur serviert werden. Die beste Diät ist zwecklos, wenn sie vom Patienten nicht gegessen wird.

Modifizierungen der Grunddiät

A. Erhöhung: Die gesamte Diät oder ein Teil müssen vergrößert werden, wenn grö-

---

* Nahrungsmittel mit hohem Eiweißgehalt

ßere Aktivität oder gesteigerter Stoffwechsel kompensiert werden sollen, wie beispielsweise bei Thyreotoxikose, Gewebeverletzungen oder Fieber.

B. Verminderung: Bei Obesitas sollte die Diät weniger Kalorien enthalten, die aus Kohlehydraten oder Fett stammen.

C. Einschränkungen: Einige Krankheiten erfordern besondere Einschränkungen oder Änderungen eines oder mehrerer Bestandteile der Grunddiät.

D. Zusammensetzung der Speisen und Häufigkeit der Mahlzeiten: Gegebenenfalls kann eine Änderung erforderlich sein, z. B. bei gastrointestinalen Störungen.

E. Eßgewohnheiten: Die Bedeutung eines gut geplanten Mahlzeitenschemas, in dem die essentiellen Grundnahrungsstoffe enthalten sind, muß gegenüber allen Patienten betont werden. Ungeeignete Eßgewohnheiten dürften bei vielen Krankheiten ein zusätzlicher Faktor sein. Patienten, die auf eine korrigierende Diät gesetzt sind, darf nicht erlaubt werden, falsche Eßgewohnheiten wiederaufzunehmen, die die ursprünglichen Probleme hervorriefen. Das gilt beispielsweise für fettleibige Patienten.

Grundformen der Diät

Die folgenden Diäten bauen auf den Grundnahrungsmitteln auf (s. oben), die den Kern einer ausgewogenen Diät bilden. Bei den verschiedenen Diäten sind Kohlehydratgehalt der Nahrungsmittel, Eiweißkonzentration und Eiweißtyp sowie der Fettgehalt (hochungesättigte Fette eingeschlossen) angegeben. Diese Nahrungsmittel sind in den folgenden Tabellen analysiert.

Breidiäten

Nach einem regelmäßigen Plan werden reizarme, säurepuffernde Mahlzeiten gegeben, die gesteigert werden.

Zusammensetzung:

Stufe I: 90 g (90 ml) zur Hälfte Milch, zur Hälfte Sahne, stündlich von 7.00 bis 19.00 Uhr.

Stufe II: Stufe I plus drei Mahlzeiten aufbereiteter Cerealien (90-g-Mahlzeit), dazu dreimal pro Tag ein weichgekochtes Ei.

Stufe III: Stufe II plus Cremesuppen und pürriertes Gemüse.

Stufe IV: 90 g (90 ml) Milch und Sahne stündlich, dazu regelmäßige kleine Speisen aus magerem Fleisch, Kartoffeln, pürriertem Gemüse, aufbereiteten Cerealien und Brot, Eierrahm, Pudding, Sahne und Butter.

Beschränkungen für: Fleischextrakte, Kleie, rohes Gemüse und rohe Früchte, Tee, Kaffee, Gewürze, Alkohol und kohlensäurehaltige Getränke.

Wenn die hochkalorischen Bestandteile und der Butterfettgehalt der oben angegebenen Diät kontraindiziert sind, benutzt man fettfreies Milchpulver, eine halbe bis eine ganze Tasse Wasser an Stelle von Milch und Sahne für eine 90-g-Mahlzeit; oder man kombiniert diese Mischung mit der gleichen Menge homogenisierter Milch. Bei Stufe III und IV kann man gekochtes, gebackenes oder gebratenes Hühnchen oder Fisch an Stelle von Ei benutzen, allerdings auf eines pro Tag reduziert.

Modifizierte Meulengrachtsche Diät

Man verwendet 5–6 Mahlzeiten milder, nichtreizender Nahrung (siehe Anleitungen unter Schonkost).

7.00 Uhr Milder Fruchtsaft oder geriebene Früchte. Gekochte, aufbereitete Cerealien, Milch, weißes Toastbrot, Butter, Gelee und Tee.

10.00 Uhr Eierrahm oder einfaches Gelatinedessert mit Sahne.

12.00 Uhr Zartes Fleisch, geröstete Rinderpastete, passiertes mageres Fleisch; gekochtes, gebackenes oder gebratenes Hühnchen oder Fisch. Aufbereitete, stärkehaltige Nahrungsmittel wie gebackene Kartoffeln (ohne Schale) oder gedünsteter Reis. Mild gekochte oder geriebene Früchte, einfache, knusprige Kekse (Pfeilwurzelmehl). Tee, Melba-Toast, Butter oder Margarine.

15.00 Uhr Sago- oder Reispudding, Milch (warm oder kalt).

17.00 Uhr Milde, durchgeseihte Cremesuppen, zartes Fleisch (siehe 12.00 Uhr) oder Eier, Schichtkäse. Pürriertes Gemüse. Getoastetes Weißbrot oder Sodacrackers, Butter, Gelee. Einfaches Speiseeis oder weiches, gekochtes Obst, Tee.

20.00 Uhr Warme Milch, Melbatoast oder

gekochte, aufbereitete Cerealien mit Milch. Knusprig getoastetes Weißbrot, Zwieback mit Butter.

Schonkost
Es handelt sich um eine normale Diät, die so geändert wird, daß sie schonend, reizarm und milde im Geschmack ist. Sie kann auch als Diät mit niedrigem Gehalt an Ballaststoffen benutzt werden (man verwendet pürriertes, gekochtes Gemüse und Obst).

Zusammensetzung: Magere Fleischsorten, Fisch, Geflügel, Eier, Schichtkäse, Milch, Buttermilch, Kartoffeln, pürriertes oder unzerkleinert gekochtes Gemüse und Obst, verdünnter Orangensaft, reife Bananen, aufbereitete Cerealien und Brot, Eierrahm, Pudding, einfaches Speiseeis, Gelatinedesserts, Sahne, Butter, Margarine, Salatöl, Salz und Zucker; Kaffee und Tee in bescheidenen Mengen.

Die Mahlzeiten sollten nicht zu groß sein; kleine, häufige Mahlzeiten sind zu bevorzugen. Stets gibt man eine Mahlzeit vor dem Schlafengehen.

Einschränkungen für: Gebratenes, rohes Gemüse und Obst (beachte Ausnahmen!), alle blähenden Gemüsesorten oder solche mit starken Säften, Früchte mit Samen oder Haut, Kleie, Vollkorncerealien oder Brot, stark gewürzte Speisen, kohlensäurehaltige Getränke und Alkohol.

Diabetikerdiät (s. Tabelle 3–7)

Zusammensetzung: Eine ausgewogene, abgemessene Diät, aufgeteilt in drei Hauptmahlzeiten und 3 Zwischenmahlzeiten.

Einschränkungen für: Zucker oder exzessive Mengen von Stärke oder anderen Nahrungsmitteln mit hohem Kohlehydratgehalt.

Blähfreie Diät mit niedrigem Fettgehalt

Zusammensetzung: Mageres Fleisch, Fisch, Geflügel, Magermilch oder Buttermilch, Schichtkäse, Cerealien, Brot, Gemüse und Obst bis auf die unten aufgeführten, Gelatinedesserts, Brauselimonade, Pudding ohne Sahne, Süßigkeiten und Gelees.

Einschränkungen für: Schweinefleisch, Schinken, Speck, Würste, kalten Aufschnitt, alle fetten Fleischsorten, Bratensoßen, alle Sorten Käse bis auf Schichtkäse, Sahne, Butter, Margarine, Mayonnaise, Öl, Nüsse, Schokolade, Torten und Gebäck und alles Gebratene. Gleichfalls sollte man blähende Nahrungsmittel einschränken wie alle Kohlsorten, Zwiebeln, Rüben, Gurken, Rettiche, Paprikaschoten, getrocknete Erbsen, Bohnen und andere Hülsenfrüchte, Melonen, rohe Äpfel und alle stark gewürzten Nahrungsmittel.

Diät mit hohem Eiweißgehalt, hohem Kohlehydratgehalt und niedrigem Fettgehalt

Zusammensetzung: Eine Diät mit niedrigem Fettgehalt und Betonung auf großen Mahlzeiten von magerem Fleisch, Fisch und Geflügel, Magermilch (fettarme Trockenmilch in einer halben bis einer Tasse Wasser kann verwendet werden) oder Buttermilch, Schichtkäse, Cerealien, Brot, Fruchtsäfte, Zucker und Gelee. Man fügt fettarme Trockenmilch anderen Speisen hinzu (z. B. passiertem Fleisch, Cerealien, fettfreien Suppen). Die Höhe des Eiweißgehalts, der in der Diät gewünscht wird, sollte der Arzt festsetzen.

Einschränkungen: Dieselben wie für die Diät mit niedrigem Fettgehalt und die blähfreie Diät.

Diät mit niedrigem Gehalt an Ballaststoffen
Es handelt sich um eine Diät, die ein Minimum an Ballaststoffen enthält. Da der Hauptballaststoff für den Menschen die Cellulose ist, enthält die Diät wenig Früchte, Gemüse und unbearbeitete Cerealien. In vielen Diätplänen sind Milch und Milchprodukte ebenfalls eingeschränkt, es ist aber nicht bewiesen, daß jene einen wesentlichen Anteil an den Faeces nehmen.

Zusammensetzung: Eier, Fleisch oder Fisch, aufbereitete Cerealien, Sahne, Butter, Milch und Käse.

Einschränkungen für: Gemüse, Früchte, Vollkorncerealien.

Diät mit hohem Gehalt an Ballaststoffen

Zusammensetzung: Normale Diät mit einem Maximum an volumenreichen Stoffen. Alle Grundnahrungsmittel mit zusätzlichen Gaben von ungemahlenen Cerealien und

Vollkornbrot, Gemüse, Obst und eine entsprechende Menge Flüssigkeit.

Einschränkungen: Keine.

Diät, die den Cholesterinspiegel senkt

Zusammensetzung: Eine Diät mit hohem Anteil an hochungesättigten Fettsäuren pflanzlichen Ursprungs. Fettes Fleisch muß gemieden werden.

Einschränkungen für: Eier, Fleisch und Butter.

Diät mit hohem Gehalt an Kalorien, Eiweiß und Vitaminen

Es handelt sich um eine normale Diät mit zusätzlichen Nahrungsmitteln, die viel Eiweiß und alle Vitamine enthalten. Mehr als 100–125 g Eiweiß/Tag gelten allgemein als reichlich.

Zusammensetzung: Alle Grundnahrungsmittel mit erhöhten Mengen Fleisch, Fisch, Geflügel, Leber, Eier, Milch, Käse, Vollkorncerealien, Mohrrüben, grünes Gemüse, Citrusfrüchte, Butter oder Margarine.

Einschränkungen: Keine.

Diät bei Hypertriglyceridämie

In den meisten Fällen mit erhöhtem Triglyceridspiegel liegt die Ursache in einer gesteigerten Aufnahme von Kohlehydraten, besonders von einfachen Zuckern. Die Behandlung zielt auf eine Erhöhung des Fettanteils in der Diät. Da viele Patienten mit Hypertriglyceridämie auch noch eine Hypercholesterinämie haben, sollte das Fett einen hohen Anteil an hochungesättigten Fettsäuren haben. Die Diät, die den Cholesterinspiegel senkt (s. Tabelle 3–6) ist eine ausreichende Anfangsdiät bei Hypertriglyceridämie, die durch Kohlehydrate bedingt ist.

Diät mit niedrigem Kaloriengehalt (s. Tabelle 3–8)

Es handelt sich um eine volumenreiche Diät, die einen angemessenen Anteil Eiweiß enthält, deren Kaloriengehalt jedoch niedriger liegt als der tägliche Bedarf des Patienten.

Man muß dem Patienten helfen, seine gegenwärtigen Eßgewohnheiten zu überprüfen, z. B. wenn das Frühstück weggelassen oder ein nicht ausreichendes Frühstück eingenommen wird, was dazu führt, daß kalorienreiche Speisen „genascht" werden, denen wertvolle Nahrungsstoffe fehlen. (Ein ausgiebiges Nachtmahl zielt darauf, den Frühstücksappetit zu mindern). Das Verlangen nach kalorienreicher Nahrung kann gemäßigt werden, indem man die richtigen Grundnahrungsmittel in einem geregelten Tagesschema der Essensaufnahme angibt.

Diät mit niedrigem Eiweißgehalt

Es handelt sich um eine normale Diät mit eiweißhaltigen Nahrungsstoffen, die auf eine minimale, aber ausreichende Menge begrenzt sind. Das Minimum der Eiweißaufnahme für den Erwachsenen liegt bei ca. 0,5 g pro Körpergewicht und Tag. Der Arzt soll die Eiweißaufnahme in Gramm Eiweiß pro Tag angeben.

Diät mit niedrigem Glutengehalt

Diätformen mit niedrigem Gehalt an Gluten, dem Haupteiweiß des Weizens und bestimmter anderer gängiger Cerealien, können bei der Behandlung von manchen Malabsorptionssyndromen (z. B. der nichttropischen Sprue) von Nutzen sein. Die Diät soll gut ausgewogen sein und muß alle Nahrungsmittel, die Gluten enthalten, vermeiden (Weizen, Hafer, Roggen, Gerste). Viele dieser Cerealien sind in Nahrungsmittel aufgenommen. Daher soll der Patient angeleitet werden, die Aufschriften auf den Packungen zu lesen. Die Kohlehydrate stammen hauptsächlich aus Zuckern, Reis und Mais.

Diät zur Eliminierung bestimmter Nahrungsstoffe

Eine normale Diät enthält keine Nahrungsstoffe, die verdächtig sind, allergische Reaktionen hervorzurufen. Solche Reaktionen werden am ehesten von Weizen, Eiern und Milch hervorgerufen; weniger häufig durch Citrusfrüchte, Nüsse, Schokolade und Fisch. Andere Nahrungsmittel dürften selten irgendwelche Reaktionen erzeugen.

Stärker spezifizierte Diäten sind von Allergieforschern erarbeitet worden und werden sowohl diagnostisch als auch therapeutisch eingesetzt. Für diese Diäten ziehe man Allergiefachbücher zu Rate (s. Literatur).

Diät mit niedrigem Puringehalt
Eine Diät mit niedrigem Nucleoproteingehalt war früher weitverbreitet bei der Behandlung der Gicht; in den meisten Fällen ist das von fraglichem Wert.

Einschränkungen: Folgende Nahrungsmittel sind strikt verboten: Leber, Niere, Brieschen, Sardinen, Sardellen, Hirn, Vollkornprodukte, Bratensoße, Suppen, Fleischextrakte, Spargel, Bohnen, Blumenkohl, Erbsen, Linsen und Pilze.

Begrenzte Mengen anderen Fleisches, Fisch und Geflügel könnten erlaubt werden.

Zusammensetzung: Alle anderen Nahrungsmittel sind erlaubt. Das meiste Eiweiß sollte aus Eiern und Molkereiprodukten stammen.

Diät mit niedrigem Natriumgehalt (s. Tabelle 3–5)
Der Grad der Natriumeinschränkung ist unterschiedlich. Im allgemeinen gilt: Je niedriger der Natriumgehalt, desto weniger schmackhaft ist die Diät; daher folgen die Patienten einer natriumarmen Diät (200 bis 500 mg/Tag) gewöhnlich nicht.

Nahrungen dürfen nicht mit Salz oder irgendeiner der Salzsorten mit Kräuter- oder Rauchgeschmack zubereitet werden. Man soll verzichten auf Rindfleisch, alles gepökelte Fleisch, Speck, Schinken, Würstchen, Gabelfleisch, Sardellen, Sardinen, gesalzenen Fisch, Nahrungsmittelkonserven mit Salzzusatz, Oliven und Mixed Pickles, alle Soßen einschließlich Chilisoße, Worcestershire, Sojasoße, Ketchup, Senf, Salatsoßen, Büchsensuppen, Bouillon (als Würfel oder aus der Büchse), Suppen, gesalzene Nüsse, Kartoffelchips, andere gesalzene Chips, gesalzene oder ungesalzene Sodacrackers, alle Naschkekse, Sauerkraut, Backpulver und Soda zum Backen. Die meisten Fertiggerichte enthalten einen Salzzusatz (man vergleiche die Aufschrift). Man meide die Nahrungsmittel mit hohem Natriumgehalt, die auf Seite 51 aufgeführt sind. Auch der Natriumgehalt von Medikamenten, die der Patient vielleicht einnimmt (z. B. Natriumsalicylat oder Natriumbicarbonat) muß berücksichtigt werden.

Die essentiellen Nahrungsstoffe der obigen Liste dürfen nur in begrenzten Mengen verabreicht werden. An Stelle von Salz empfehlen sich folgende Geschmackszusätze: alle getrockneten oder frischen Kräuter, Zitrone, Essig, Tomaten.

Diät mit hohem Calciumgehalt
Man versteht darunter eine Diät, die mehr als ein Gramm Calcium pro Tag zuführt.

Zusammensetzung: Kräftige Zufuhr von Nahrungsmitteln mit hohem Calciumgehalt. Das meiste Calcium einer Diät in den Vereinigten Staaten von Amerika stammt aus Milch und Milchprodukten. Nahrungsmittel mit hohem Calciumgehalt sind daher: Milch, Käse, Eiskrem, Mandeln, Bohnen (besonders weiße Bohnen, gewöhnliche Bohnen und Sojabohnen) und einige Kohlsorten.
Calciumgluconat oder -lactat, ein bis zwei Gramm pro Tag, kann man zusätzlich zur Diät geben, besonders bei Menschen mit einer Allergie auf Milcheiweiß.

Diät mit niedrigem Calciumgehalt
Eine Diät mit niedrigem Calciumgehalt (100 bis 200 mg Calcium pro Tag) ist für die Behandlung von Störungen des Calciumstoffwechsels (z. B. Hyperparathyreoidismus, Nierensteine aus Calcium) vorgesehen oder als Testdiät, um die Calciumausscheidung im Urin zu bestimmen. Alle Molkereiprodukte und Calcium enthaltenden Medikamente müssen gemieden werden (Butter ausgenommen). Die Diät mit kleinen Calciummengen setzt sich zusammen aus: Eigelb, Vollkorncerealien, Haferspeisen, Hülsenfrüchten, Bohnen, Linsen, Nüssen, Schokolade, Feigen, Kohl, Rübenblättern, Blumenkohl und Spargel.

Diät mit niedrigem Oxalatgehalt
Gewöhnlich wird sie beim Versuch (meist ohne Erfolg), die Bildung von Oxalatnierensteinen zu beeinflussen, mit der calciumarmen Diät kombiniert. Man muß Nahrungsmittel mit hohem Calciumgehalt meiden (s. oben) sowie Rhabarber, rote Beete, Mangold, Endivien, Spinat, Kakao, Tee, getrocknete Feigen, Kartoffeln, Bohnen, Pflaumen und Erdbeeren.

Standardisierte Diät mit 250 g Kohlehydraten
Diese Diät ist zur Berechnung der Kohlehydrattoleranz bei Patienten (bekannte Diabetiker ausgenommen) bestimmt, die sich

Glucosetoleranztesten unterziehen sollen. Die Diät muß ungefähr 250 g Kohlehydrate pro Tag enthalten, und zwar drei bis vier Tage lang vor dem Glucosetoleranztest. Der Patient wird aufgefordert, mindestens drei Riegel Süßigkeiten zusätzlich zur regulären Diät zu essen. Abnorme Blutglucosewerte können aus vorheriger unstandardisierter Kohlehydrataufnahme stammen.

Disaccharidunverträglichkeit
Wenn gastrointestinale Störungen von einer Disaccharidunverträglichkeit herrühren, muß das störende Disaccharid eliminiert oder dessen Aufnahme einschneidend gekürzt werden. Gewöhnlich ist das störende Disaccharid Lactose, die nur in der Milch gefunden wird, so daß die wirksame Behandlung in der Eliminierung von Milchprodukten besteht. Seltene Unverträglichkeiten von Rohrzucker und Invertzucker (in Früchten enthalten) sind berichtet worden.

Kohlehydratgehalt von Nahrungsmitteln

Grobe Näherungswerte
Die folgenden Näherungswerte sind in den meisten Fällen ausreichend, um den Kohlehydratgehalt der Nahrung zu berechnen. Eine „mittlere Portion" entspricht ungefähr einer halben Tasse von gekochtem oder einer vollen Tasse von rohem Gemüse oder Obst.

Tabelle 3–1. *Kohlehydratgehalt von Nahrungsmitteln*

Durchschnittliche Portion	KH-Menge	Gesamtkalorien
Gemüse	4– 8 g	25
Obst	12–15 g	50
Schnittbrot, Kartoffeln, Mais, Bohnen, Cerealien	15–20 g	75

Genauere Näherungswerte
Wenn genauere Berechnungen nötig sind, kann man den Kohlehydratgehalt der Nahrung aus folgender Aufstellung bestimmen.

Nahrung mit 3 %/0 Gemüse: Eine Portion einer halben Tasse (100 g) enthält 2 g Eiweiß, 3 g Kohlehydrate und 20 Kalorien.

Spargel	Spinat
Spargelkohl	Rübenblätter
Rosenkohl	Salate (alle Arten)
Kohl	Pilze
Blumenkohl	Abelmoschus esculentes (Malvenart)
Sellerie	Petersilie
Gurke	Paprika
Auberginen	Radieschen
Blätter von:	Rhabarber
Rote Bete	Sauerkraut
Mangold	junge Erbsen
Löwenzahn	Sommerkürbis
Grünkohl	Tomaten
Senfkörner	Brunnenkresse

Nahrung mit 7 %/0 Gemüse: Eine Portion einer halben Tasse (100 g) enthält 2 g Eiweiß, 7 g Kohlehydrate und 36 Kalorien.

Rote Bete	Kürbis
Karotten	Gelbe Kohlrüben
Artischocken	Rüben
Grüne Erbsen	Winterkürbis
Zwiebeln	

Nahrung mit 20 %/0 Gemüse und Cerealien: Eine Portion einer halben Tasse (100 g) enthält zwei Gramm Eiweiß, 20 g Kohlehydrate und 88 Kalorien.

Gekochte Bohnen	Mais
Gekochter Grieß	Pastinaken
Gekochte Makkaroni	Kartoffeln
Gekochte Nudeln	Wasserkastanien
Gekochter Reis	Süße Kartoffel oder Jamswurzel
Gekochte Spaghetti	(eine viertel Tasse)

Nahrung mit 10–15 %/0 Obst: Eine Portion einer halben Tasse (100 g) enthält 10 g Kohlehydrate und 40 Kalorien, bevorzugt sind frische ungesüßte, gekochte oder gefrorene Früchte (bis auf die, die in der „Nahrung mit 20% Obst" aufgeführt sind).

Äpfel	Melonen (alle Arten)
Aprikosen	Orangen
Beeren (alle Arten)	Pfirsiche
Pampelmusen	Birnen
Zitronen	Ananas
Limonen	Mandarinen

Nahrung mit 20 %/0 Obst: Eine Portion einer halben Tasse (100 g) enthält 20 g Kohlehydrate und 80 Kalorien. Einbezogen sind gesüßtes Büchsenobst und die folgenden getrockneten oder frischen Früchte:

Bananen	getrocknete Früchte,
Feigen (frische)	eine viertel Tasse
	(ungekochte Birnen,
Weintrauben	Aprikosen, Pfirsiche
Pflaumen	und Datteln).

Liste mit Angaben des Stärkegehalts von Nahrungsmitteln: Die folgenden Portionen enthalten 2 g Eiweiß, 15 g Kohlehydrate und 68 Kalorien.

1 Scheibe (25 g) Brot (alle Arten bis auf Kuchenbrötchen)
eine halbe Tasse (100 g) gekochte Cerealien
3/4 Tasse (15–20 g) trockene Cerealien (als Flakes oder Puffmais)
ein kleines Brötchen oder eine kleine Kuchenrolle (5 cm im Durchmesser)
2 Graham-Kekse
3 Stück Salzgebäck (5 cm im Quadrat).

Tabelle 3–2. *Eiweißgehalt von Nahrungsmitteln*

	Portion	Eiweiß (g)	Fett (g)	KH (g)	Kalorien pro Portion
Fettarmes Fleisch [a]	30 g gekocht	7	2	–	45
Normales Fleisch [b]	30 g gekocht	7	5	–	65
Fettreiches Fleisch [c]	30 g gekocht	7	5–15	–	65–145
Schichtkäse	1/4 Tasse (60 g)	7	2	2	50
Gekochte Bohnen (reife)	1/2 Tasse (100 g)	7	–	21	110
Nüsse (Walnüsse)	1/3 Tasse (30 g)	5	21	5	230
Vollmilch	1 Tasse (240 g)	9	10	12	165
Magermilch (fettarm) oder Buttermilch	1 Tasse (240 g)	9	–	13	90

[a] Geflügel, Fisch, Schellfisch, Leber, Herz, Bries.
[b] alles andere magere Fleisch und magerer Aufschnitt.
[c] Schwein, Schinken, Speck, fettes Fleisch, Würstchen, Frühstücksfleisch.

Tabelle 3–3. *Vitaminquellen der Nahrung*

	Natürliche Quellen	empfohlener Tagesbedarf (Erwachsene)
Vitamin A	Milch, Butter, Leberöle, Carotinvorstufen: Mohrrüben, süße Kartoffeln, Aprikosen, Spinat, grünes Blattgemüse	5000–8000 IU
Thiamin (B_1)	Vollkornbrot und Vollkorncerealien mit Vitaminanreicherung, Leber, Eigelb, Hefe, Fleisch, Bohnen	1.2–1.6 mg
Riboflavin (B_2)	Milch, Fleisch, Leber, Eier, Hefe, Vollkornbrot und Vollkorncerealien mit Vitaminanreicherung	1.2–1.8 mg
Niacinäquivalente	Vollkornbrot und Vollkorncerealien mit Vitaminanreicherung, Leber, Fleisch, Kleie, Hefe	15–20 mg Äquivalente
Ascorbinsäure (C)	Citrusfrüchte, Tomaten, Petersilie, Paprika, Radieschen, grünes Blattgemüse (roh)	70–100 mg
Vitamin D	Butter, Fisch, Leberöle, Leber, Eigelb, angereicherte Margarine und Milch	400 IU

Tabelle 3–4. *Mineralien in der Nahrung*

	Natürliche Quellen	Empfohlener Tagesbedarf für Erwachsene
Calcium [a]	Milch und Milchprodukte, grünes Blattgemüse (1 g Ca/Viertelliter Milch)	0.8 g für Erwachsene; 1.5–2 g für schwangere und stillende Frauen
Eisen [a]	Leber, Eigelb, Niere, Rindfleisch	12–15 mg für Kinder und menstruierende Frauen, für Männer und Kleinkinder weniger.
Kupfer [b]	Leber, Eigelb, Kleie, Haferspeisen	1–2 mg
Jod [b]	Jodiertes Salz; auf jodhaltigem Boden angebautes Gemüse.	0.12–0.3 mg
Natrium [b]	Kochsalz, Milch, Eier, Gemüse	2–5 g
Phosphor [b]	Milch, Leber, Eigelb, Cerealien, Nüsse, Bohnen.	1–1.5 g; 2.5–3 g während der Schwangerschaft
Kalium [b]	Alles Obst und Gemüse, Weinstein	1–4 g

[a] meist nicht ausreichend vorhanden.
[b] meist ausreichend vorhanden.

Tabelle 3–5. *Diäten mit Natriumeinschränkung (die auf Seite 51 aufgeführten natriumreichen Nahrungsmittel sind zu vermeiden)*

	ungefähr 500 mg Natrium		Na (mg)	ungefähr 1000 mg Natrium		Na (mg)
	1400 Kalorien	2200 Kalorien		1400 Kalorien	2200 Kalorien	
„salzfreies“, fettarmes Fleisch [a]	120 g	120 g	96	120 g	120 g	96
„salzfreies“ normales Fleisch [b]	120 g	120 g	96	120 g	120 g	96
Eier	1	1	70	1	1	70
Normale Milch [c]						240
Voll-	. . .	1 Tasse	120	. . .	2 Tassen	240
Mager-	1 Tasse	. . .	120	2 Tassen	. . .	
Butter	2 Teel.	4 Teel.	. . .	2 Teel.[e]	2 Teel.	
	(unges.)	(unges.)	. . .	normale	(normale)	98
Öl oder unges.	1 Eßl.	2 Eßl.	. . .	1 Eßl.	2 Eßl.	. . .
Salatsoße	2 Portionen	3 Portionen	(10)	2 Portionen[e]	2 Portionen	360
Brot oder	von einem	von einem	oder	(normal)	(normal)	
Cerealien	(ungesalzen)	(ungesalzen)	(15)	. . .	1 Portion (ungesalzen)	5
Gemüse	1 Portion	1 Portion	5	1 Portion	1 Portion	5
(ungesalzen)	1 Portion	1 Portion	7	1 Portion	1 Portion	7
20%[d]	nach Wunsch	nach Wunsch	10	nach Wunsch	nach Wunsch	10
7%						
3%[d]						

	ungefähr 500 mg Natrium 1400 Kalorien	2200 Kalorien	Na (mg)	ungefähr 1000 mg Natrium 1400 Kalorien	2200 Kalorien	Na (mg)
Nüsse (ungesalzen)	...	1/3 Tasse	...	...	1/3 Tasse	...
Früchte	2 Tassen	2 Tassen	16	2 Tassen	2 Tassen	16
10%	...	1 Tasse	8	...	1 Tasse	8
20%						
Marmelade oder Gelee	1 Eßl.	2 Eßl.	...	1 Eßl.	2 Eßl.	...
Insgesamt:						
Eiweiß	81 g	88 g		90 g	97 g	
Fett	59 g	115 g		49 g	105 g	
Kohlehydrate	130 g	204 g		142 g	216 g	
Natrium	434 mg	443 g		998 mg	1011 mg	

[a] Geflügel, Fisch, Schellfisch, Leber, Herz und Bries.
[b] Alle anderen Fleischsorten.
[c] Um den Natriumgehalt zu verringern, verwende man natriumarme Milch.
[d] Man reduziere das natriumreiche Gemüse (mehr als 25 mg/100 g) auf drei Mahlzeiten wöchentlich.
[e] Man verwende normales Bort und normale Butter, um das Natrium anzuheben und konstant zu halten.

Tabelle 3–6. *Diät, die den Cholesterinspiegel senkt, mit reichlich essentiellen, ungesättigten Fettsäuren (bes. beim Typ II u. III der Hyperlipoproteinämie)*

	1600 Kalorien (80 g Eiweiß)	2000 Kalorien (100 g Eiweiß)	2500 Kalorien (120 g Eiweiß)
Magermilch	3 Tassen (720 ml)	4 Tassen (960 ml)	2 Tassen (480 ml)
Vollmilch	...	...	2 Tassen (480 ml)
Mageres Fleisch (2mal tägl.)[a]	90 g	90 g	120 g
Normales Fleisch (1mal tägl.)[b]	90 g	90 g	120 g
Ei oder man eliminiert oder	...	1 (50 g)	1 (50 g)
Speck ersetzt Nüsse und mageres Fleisch	...	...	2 Streifen (10 g)
Margarine mit essentiellen Fettsäuren	2 Teel. (10 g)	2 Teel. (10 g)	2 Teel. (10 g)
Öl (50% Linolsäure) oder Salatsoße	2 Eßl. (30 g)	3 Eßl. (45 g)	3 Eßl. (45 g)
Nüsse (Walnüsse)	25 g	45 g	50 g
Stärkehaltige Nahrungsmittel [e]	2 Portionen	2 Portionen	2 Portionen
3% Gemüse [d]	nach Wunsch	nach Wunsch	nach Wunsch
7% Gemüse [d]	100 g	100 g	100 g
20% Gemüse [d]	100 g	100 g	100 g
10% Obst [e]	4 Portionen	5 Portionen	5 Portionen

[a] Geflügel, Fisch, Schellfisch, Leber, Herz, Bries. Man kann normales Fleisch oder Schichtkäse einmal am Tag ersetzen.
[b] Alles andere magere Fleisch und magerer Aufschnitt.
[d] s. S. 47.
[e] s. S. 47.

Kaloriengehalt von Getränken

Bei den folgenden Getränken geben die Zahlen in den Klammern den Kaloriengehalt pro 30 g Getränk an.
schwarzer Kaffee (1)
Tee (0)
Ginger Ale (12)
andere kohlensäurehaltige Getränke (15)
Bier und Ale (12–20)
herber Wein (20–25)
süßer Wein (40)
Spirituosen (75–80)

Der Kaloriengehalt von Bier, Wein und Spirituosen stammt hauptsächlich aus dem Alkohol.

Natriumgehalt der Nahrung (ohne Salzzusätze)

Nahrungsmittel mit sehr niedrigem Natriumgehalt (Spuren)

Kaffee	natürliche Kräuter
Zucker	Öl
Gelatine in Körnerform	Matze
	ungesalzene Butter
Gelees	Tee

Frische Nahrungsmittel, die weniger als 5 mg Natrium/100 g-Portion enthalten

Spargel	Abelmoschus escul
Mais*	Erbsen*
Gurken	Paprika
getrocknete Bohnen	Limabohnen*
Auberginen	Kartoffeln
grüne Bohnen	Kürbis
die meisten Früchte	Tomaten
ungesalzene Nüsse	Wachsbohnen
(2 mg/100 g)	gelbe Rüben

Cerealien enthalten ungefähr 4–6 mg Natrium/100 g Trockengewicht. Folgende Nahrungsmittel liefern, wenn sie gekocht oder ohne Salzzusatz zubereitet worden sind, ungefähr 1 mg Natrium pro Portion (Beachte: Aufschrift lesen! Denn manche Schnellkochgerichte enthalten einen Natriumzusatz): Haferspeisen, Weizenspeisen, Mehl, Maisspeisen, Grieß, Reis, Puffreis, Weizenschrot und kandierter Puffreis.

* Eingefrorene Limabohnen, Mais und Erbsen enthalten viel mehr Natrium als frische.

Nahrungsmittel mit 5–25 mg Natrium/100 g-Portion (oder gesondert angegeben)

Spargelkohl	getrocknete Erbsen
ungesalzenes Brot (7 mg/25 g-Scheibe)	trockener Schichtkäse
	Zwiebeln
Rosenkohl	Pastinaken
Kohl	Radieschen
Blumenkohl	Süßkartoffeln
Gurken	Rübenblätter

Nahrungsmittel mit hohem Natriumgehalt (Werte/100 g-Portion oder gesondert angegeben)

Artischocken (40 mg)	Schellfisch (75–400 mg)
Bete (40 mg)	
Beteblätter (130 mg)	Fleisch (ungesalzen):
Handelsbrot (180 mg/25 g)	Fisch (Meeresfisch bis auf Schellfisch eingeschlossen), Rind, Schwein, Kalb, Hühnchen, Truthahn (70–90 mg)
Karotten (50 mg)	
Sellerie (100 mg)	
Mangold (100 mg)	
1 mittelgroßes Ei (70 mg)	weiße Rüben (40 mg)
Grünkohl (80 mg)	Spinat (50 mg)
Würstchen (sehr hoher Natriumgehalt)	

Natriumgehalt von Getränken

Bier (20 mg/240 g)	Ginger Ale (20 mg/240 g)
Coca-Cola (5 mg/240 g)	natriumarme Milch (5 mg/100 ml)
Kaffee und Tee (praktisch kein Natrium)	Voll- od. Magermilch (50 mg/100 ml).
Buttermilch (130 mg/100 ml)	

Kaliumgehalt von Nahrungsmitteln

Alle Nahrungsmittel sind in ihrem natürlichen Zustand gute Kaliumquellen, wie z. B. alle rohen und gekochten Früchte, wenn sie mit ihren Säften gegessen werden. Besonders reich an Kalium (300 mg oder mehr pro 100 g-Portion) sind folgende: Aprikosen, Bananen, Mirabellen und alle getrockneten Früchte.

Fast alle Gemüsesorten enthalten 300 mg Kalium pro 100 g-Portion, aber richtiges Kochen und Verwendung der Gemüsesäfte sind nötig, wenn das Kalium erhalten bleiben soll. Karoffeln, getrocknete Erbsen und Bohnen enthalten besonders viel Kalium.

Alle Fleischsorten, Huhn und Fisch (ausgenommen Schellfisch) liefern ungefähr 300 mg Kalium pro 100 g-Portion.

Milch enthält 150 mg/100 ml bzw. über 300 mg/Tasse.

Nüsse enthalten ungefähr 600 mg/100 g (eine Tasse faßt 100–150 g Nüsse).

Andere Nahrungsmittel mit viel Kalium sind Tee, Kaffee, Kakao, Schokolade, Sirup, Kleie, Weizenkeime und Brauhefe (getrocknet).

Weinstein (Kaliumbitartrat) enthält 1,45 g pro Eßlöffel. Man kann es in einem Glas Orangensaft servieren.

Ist es nötig, eine kaliumarme Diät zu verordnen, müssen kaliumreiche Nahrungsmittel gemieden oder in viel Wasser gekocht werden, wobei die Flüssigkeit anschließend verworfen wird.

Verschiedene Mineralien

Essentielle Spurenelemente (Chrom, Kobalt, Kupfer, Mangan, Molybdän, Zink und Zirkon) waren Gegenstand neuerer Untersuchungen. Danach ist es erwiesen, daß der Mangel an bestimmten Spurenelementen zu klinisch bedeutsamen Stoffwechselstörungen führen kann.

Sondenernährung

Sondenernährung wird dann benutzt, wenn der Patient die Nahrung peroral nicht aufnehmen kann oder will. Es ist eine bequeme Methode, die Nahrung durch einen kleinen Polyäthylenschlauch, der intranasal eingeführt wird, zuzuführen. Viele Nahrungsmischungen können so gegeben werden; die einzige Voraussetzung ist, daß die Nahrung flüssig oder als feinverteilte Suspension zur Verfügung steht.

Eiweißhydrolysate reizen häufig. Enthalten die Rezepte Eier, besteht die Gefahr, daß sich das Lumen von schmalen Schläuchen verschließt. Hervorragende Rezepte kann man zubereiten, wenn man Milch (gelegentlich treten Klümpchen im Schlauch auf), Calciumcaseinat, natriumarme Milch, passiertes Fleisch, Lactose, Saccharose oder Glucose benutzt. Fette wie Salatöl könnten hinzugesetzt werden, wenn sie in Polysorbat 80 oder ähnlichen Stoffen emulgiert werden. Vitamine und Mineralien werden wie oben angegeben hinzugefügt.

Zu den Problemen, die bei der Sondenernährung auftreten, gehören das Wachstum von Bakterien auf diesem ausgezeichneten Nährboden und die Präcipitation von Eiweißstoffen im Schlauch mit anschließendem Verstopfen. Obwohl weite Schläuche einer Verstopfung vorzubeugen scheinen, bereiten sie doch dem Patienten ein starkes Unbehagen. Eine der besten Methoden für die Sondenernährung ist es, abgemessenes Volumen einer Tagesration alle Stunden mit einer Spritze in den Schlauch einzuspritzen. Mit ein wenig Wasser spült man den Schlauch nach. Dieses Vorgehen erscheint befriedigender als ein Dauertropf, obwohl in manchen Fällen die Dauertropftechnik ebenfalls brauchbar sein könnte.

Cave: 1. Man beginnt mit stärker aufgelösten Stoffen und läßt sie langsam einlaufen. 2. Die beste „Einlaufgeschwindigkeit“ liegt gewöhnlich bei 3 l/24 Stunden. 3. Man gibt niemals mehr als 200 ml auf einmal. 4. Wenn Nahrungsmittel schnell gegeben werden müssen, erwärmt man sie auf Körpertemperatur. 5. Wenn der Verdacht einer Magenblähung besteht, saugt man mit einem Magenschlauch ab. 6. Komatöse Patienten behandelt man mit besonderer Sorgfalt, um einer Aspiration vorzubeugen.

Beispiele für Sondenernährungsrezepte:

1. Calciumarme Diät mit hohem Eiweißgehalt: Sie liefert 3000 Kalorien/3 Liter (1 Cal/ml) und enthält 133 g Eiweiß.

Passiertes Büchsenfleisch für Babys	400 g (4 Büchsen)
Tomatensaft	1900 ml
Birnensaft	90 ml
Sojamilch	200 g
Lactose oder Saccharose	315 g ($1^1/_3$ Tassen)
Wasser	ad 3000 ml

Tabelle 3–7. *Diabetiker-Diät. Berechnete Mengen von Eiweiß, Fett und Kohlehydraten*

Empfohlenes	Mahlzeitenschema	1600 Kalorien	2000 Kalorien	2500 Kalorien
7.00–8.00	10% Obst	1 Portion	1 Portion	1 Portion
	stärkehaltige Nahrungsmittel	1 Portion	1 Portion	1 Portion
	Ei	...	1	1
	Speck	...	...	2 Streifen
	Margarine mit essentiellen Fettsäuren, Öl [a]	1 Teelöffel von einem	1 Teelöffel von einem	1 Teelöffel von beidem ...
	Magermilch	1/2 Tasse	1/2 Tasse	
	Vollmilch	...	...	1/2 Tasse
	Tee oder Kaffee	nach Wunsch	nach Wunsch	nach Wunsch
10.00		1/2 Tasse Magermilch	1 Tasse Magermilch	1/2 Tasse Magermilch, 1/2 Tasse Obst 10%
12.00–13.00	klare Brühe (fettfrei)	nach Wunsch	nach Wunsch	nach Wunsch
	mageres Fleisch	90 g	90 g	120 g
	stärkehaltige Nahrungsmittel	1 Portion	1 Portion	2 Portionen
	3% Gemüse	nach Wunsch	nach Wunsch	nach Wunsch
	Margarine mit essent. Fettsäuren	1 Teelöffel	1 Teelöffel	1 Teelöffel
	Öl oder Salatsoße	1 Eßlöffel	1 Eßlöffel	1 Eßlöffel
	10% Obst	1 Portion	1 Portion	1 Portion
	Milch	...	1/2 Tasse Magermilch	1 Tasse Vollmilch
	Tee oder Kaffee	nach Wunsch	nach Wunsch	nach Wunsch
15.00–16.00		1/4 Tasse Nüsse 1 Tasse Magermilch	1/3 Tasse Nüsse 1 Tasse Magermilch	1/4 Tasse Nüsse 1 Tasse Magermilch
18.00–19.00	normales Fleisch	90 g	90 g	120 g
	Gemüse: 20%	1 Portion	1 Portion	1 Portion
	7%	1 Portion	1 Portion	1 Portion
	3%	nach Wunsch	nach Wunsch	nach Wunsch
	Margarine mit essent. Fettsäuren	1 Teelöffel, wenn am Vormittag nicht verwendet	1 Teelöffel, wenn am Vormittag nicht verwendet	1 Teelöffel, wenn am Vormittag nicht verwendet
	Öl oder Salatsoße	2 oder 3 Teelöffel	1 1/2 Eßlöffel	1 1/2 Eßlöffel
	10% Obst	1 Portion	1 Portion	1 Portion
	Tee oder Kaffee	nach Wunsch	nach Wunsch	nach Wunsch
21.00–22.00		die restlichen Nüsse, eine Tasse Magermilch 1 Portion 10% Obst	die restlichen Nüsse 1 Tasse Magermilch 1 Portion 10% Obst	1/2 Tasse Magermilch und 1/2 Tasse Vollmilch, 1/4 Tasse Nüsse 1 Portion 10% Obst

[a] Essentielle Fettsäuren (hochungesättigte Fette).
[b] Man kann 3 Teelöffel geben, wenn zum Frühstück nichts gegeben worden ist.

Tabelle 3–8. *Kalorienarme Diät*

	800 Kalorien (75 mg Eiweiß)	1000 Kalorien[a] (85 g Eiweiß)	1200 Kalorien[a] (88 g Eiweiß)	1500 Kalorien[a] (92 g Eiweiß)
flüssige Mager- oder Buttermilch[b]	3 Tassen	4 Tassen	4 Tassen	4 Tassen
Ei	1[c]	1[c]	1	1
äußerst mageres Fleisch: Huhn; Fisch, Schichtkäse. Leber einmal wöchentlich	180 g	180 g	180 g	180 g
Butter, Margarine, Salatöl	–	–	1$^1/_2$ Teelöffel	5 Teelöffel
stärkehaltige Nahrungsmittel (s. S. 48)	vgl. Anmerkung[c]	vgl. Anmerkung[c]	1 Portion	zwei Portionen
20% Gemüse (s. S. 47)	–	–	1 Portion	zwei Portionen
7% Gemüse (s. S. 47)	$^1/_2$ Tasse	$^1/_2$ Tasse	$^1/_2$ Tasse	$^1/_2$ Tasse
3% Gemüse (s. S. 47)	nach Wunsch	nach Wunsch	nach Wunsch	nach Wunsch
10–15% Obst (s. S. 47)	1$^1/_2$ Tassen	2 Tassen	2 Tassen	2 Tassen

[a] Man verwende um 20.00 Uhr eine Mahlzeit mit 1 Tasse Magermilch und $^1/_2$ Tasse 10–15% Obst von der erlaubten Diät.
[b] Für 2 Tassen Magermilch kann man 60 g fettarmes (mageres) Fleisch ersetzen.
[c] Man ersetze (dreimal wöchentlich) eine halbe Tasse gekochter Cerealien für ein Ei beim Frühstück.

Tabelle 3–9. *Kaloriengehalt von Imbißnahrung*[a]

	Menge oder durchschnittl. Portion	Kalorien
„Gerade ein Häppchen"		
Hamburger mit Brötchen	1 Stück (ca. 8 cm)	500
Erdnußbutter	2 Teelöffel	370
Käse	45 g	400
Schinken	45 g	350
Getränke		
kohlensäurehaltige Getränke, Soda usw.	1 Glas (180 g)	80
Cola-Getränke	1 Glas (360 g)	150
Club Soda	1 Glas (240 g)	5
Schokoladenmilch	1 Glas (300 g, 1$^3/_4$ Tassen)	450
Ginger Ale	1 Glas (180 g)	60
Tee oder Kaffee (einfach)	1 Tasse	0
Tee oder Kaffee mit zwei Eßlöffeln Sahne und 2 Teelöffeln Zucker	1 Tasse	90
Alkoholische Getränke		
1 Ale	1 Glas (240 g)	130
1 Bier	1 Glas (240 g)	110
1 High Ball (mit Ginger Ale-Ladies style)	1 Glas (240 g)	140
1 Manhattan	Durchschnitt	175
1 Martini	Durchschnitt	160
1 Old Fashioned	Durchschnitt	150
1 Sherry	1 Glas (60 g)	60
Scotch, Bourbon, Roggenschnaps	1 Becher (30 g)	80

	Menge oder durchschnittl. Portion	Kalorien
Früchte		
Apfel	1 (ca. 8 cm)	90
Banane	1 (ca. 16 cm)	100
Trauben	30 mittlerer Größe	75
Orange	1 (ca. 6 cm)	80
Birne	1	100
Gesalzene Nüsse		
Mandeln	10	130
Kaschubohnen	10	60
Erdnüsse	10	60
Pecannüsse	10 halbe	150
Süßigkeiten		
Schokoladenriegel		
einfache	1 Riegel (ca. 40 g)	190
mit Nüssen	1 Riegel	275
Riegel mit Schokoladenüberzug	1 Riegel	250
Schokoladenkrem, Bonbon, Kakaokrem	1 Stück, 2,5 cm	90
Karamellen, einfache	1 Stück, 2 cm-Würfel	35
Karamellen mit Schokolade-Nuß	1 Stück	60
Desserts		
Obsttorte: Früchte-Apfel u.s.w.	1/6 Torte, 1 durchschn. Port.	560
Eierrahm	1/6 Torte, 1 durchschn. Port.	360
Zitronenbaiser	1/6 Torte, 1 durchschn. Port.	470
Kürbistorte mit Schlagsahne	1/6 Torte, 1 durchschn. Port.	460
Kuchen: eine Schicht Zuckerguß – 2 Schichten Kuchen	1 durchschnittliche Portion	345
Früchte – eine dünne Scheibe (2 cm)	1 Stück	125
Süßspeisen		
Eiskrem		
einfach Vanille	1 Portion (ca. 200 ml)	200
Schokolade und andere Geschmacksorten	2/3 Tasse (ca. 200 ml)	230
Milchsorbett	2/3 Tasse (ca. 200 ml)	250
Fruchteis, ein wenig Schokolade-Nuß mit Sahne	1 durchschnittliche Portion	400
Eiskremsoda, Schokolade	1 Glas (300 g)	270
Mitternächtliche Imbisse für „Eisschrankplünderer“		
kalte Kartoffel	1/2 mittlere Menge	65
Hühnerkeule	1 mittlerer Größe	88
ein Glas Milch	1 Glas (210 g)	140
ein kleines Stück Braten	ca. 1,5, 5, 8 cm	130
ein Stück Käse	ca. 1,5, 5, 8 cm	120
übriggebliebene Bohnen	1/2 Tasse	105
Gebäck mit Sahnefüllung	ca. 10 cm im Durchmesser	450
Schokoladenkeks mit Nüssen	ca. 2, 4,5, 5,5 cm	300

[a] Nachgedruckt mit Erlaubnis der Smith, Kline & French Laboratories

2. Preiswertes Rezept mit hohem Eiweißgehalt: Es liefert 3000 Kalorien/ 3 Liter (1 Kal/l) und enthält 120 g Eiweiß.

Homogenisierte Milch 7 Eßlöffel
Milch-Sahne-Mischung 1:1 6 Stück
Eier 600 ml
Dextrose, Lactose, Saccharose 2200 ml

Allgemeine Literatur

BROWN, H. B., FARRAND, M., PAGE, I. H.: Design of practical fatcontrolled diets. JAMA, **196**, 205–213 (1966).

DAVIDSON, S., PASSMORE, R.: Human Nutrition and Dietetics, 3rd ed. Williams and Wilkins, 1966.

Food and Nutritional Board, National Academy of Sciences-National Research Council: Recommended Dietary Allowances, 6th ed. Publication 1146, Washington DC, 1964.

GOODHART, R. S., WOHL, M. G.: Manual of Clinical Nutrition, Lea and Febiger, 1964.

Institute of Home Economics, Agricultural Research Service: Nutritive Value of Foods. US Government Printing Office, 1960.

KEYS, A. et. al.: Coronary heart disease among Minnesota business and professional men followed 15 years. Circulation **28**, 381–395 (1963).

KRAUSE, M. V.: Food Nutrition and Diet Therapy, 4th ed. Saunders, 1966.

LEVERTON, R. M., ODELL, G. V.: Nutritive Value of Cooked Meat. Oklahoma Agricultural Experimantal Station MP 49, 1958.

National Research Council: Sodium Restricted Diets, Publication 325, 1954.

OHLSON, M. A.: Handbook of Experimental and Therapeutics Diets. Burgess, 1962.

ROWE, A. H.: Elimination Diets and the Patient's Allergies: A Handbook of Allergy. Lea & Febiger, 1941.

–, ROWE, A. H. Jr.: Bronchial Asthma-Its Diagnosis and Treatment. Thomas, 1963.

TURNER, D.: Handbook of Diet Therapy. Univ. of Chicago Press, 1965.

WATT, B. K., MERRILL, A. L.: Composition of Foods-Raw, Processed, Prepared. US Dept. of Agriculture Handbook No. 8, 1950.

WOHL, M. G., GOODHART, R. S.: Modern Nutrition in Health and Disease, 4th ed. Lea & Febiger, 1968.

Year Book of Agriculture: Food: US Dept. of Agriculture, 1959.

4. HAUT UND HAUTANHANGSGEBILDE

Diagnose von Hauterkrankungen

Bei jedem hautkranken Patienten ist eine eingehende Krankengeschichte zu erheben. Die Bedeutung konstitutioneller Faktoren für die Entwicklung oder Verschlimmerung von Hautkrankheiten (z. B. innerliche Krankheiten, Gemütseinflüsse, Diätfehler) darf nicht vernachlässigt werden. Die gesamte Körperoberfläche ist bei gutem – möglichst natürlichem – Licht zu untersuchen.

Behandlungsplan

Viele lokale Mittel stehen für die Behandlung von Hautkrankheiten zur Verfügung. Im allgemeinen ist es besser, mit wenigen Heilmitteln und Behandlungsmethoden gründlich vertraut zu sein, als vielerlei auszuprobieren.

Bei Aufstellung des Therapieplans ist es notwendig, die individuelle Beschaffenheit der Patientenhaut zu berücksichtigen. Trockene Haut erfordert meistens geschmeidig und weich machende Mittel, feuchte oder fettige Haut dagegen in der Regel fettfreie austrocknende Mittel.

Die Behandlung beginnt man mit milden und einfachen Anwendungsformen. Im allgemeinen werden akut entzündete Veränderungen am besten mit lindernden, nicht reizenden Mitteln, chronisch verdickte Hauterscheinungen mit stimulierenden oder keratolytischen Präparaten behandelt. Man verwende zunächst nur eine kleine Menge an einer umschriebenen Stelle und beobachte die Hautverträglichkeit während mehrerer Stunden.

Man soll Verordnungen nicht auswechseln, bevor ein Mittel nicht ausreichend Zeit hatte, seine Wirksamkeit zu zeigen. Jedoch muß man es sofort absetzen, wenn sich eine unerwünschte Überempfindlichkeitsreaktion der Haut zeigt.

Der Patient soll sorgfältig über die Anwendungsweise der Medikamente belehrt werden.

Im Zweifelsfalle sollte man lieber zu schwach als zu stark behandeln.

Hinweis: Die Ziffern von Rezeptbeispielen im Text beziehen sich auf die Tabellen 4–1 bis 4–6 am Ende des Beitrags.

Allgemeine Leitsätze zur Wahl der lokalen Maßnahmen bei verschiedenen Stadien der Hautkrankheiten

Hinweis: Die Behandlungsweise im Einzelfall hängt ab von der Eigenart der Dermatose, dem Ausmaß der Veränderungen, der allgemeinen Beschaffenheit der Patientenhaut, der vorausgegangenen Behandlung und von Arzneimittelallergien sowie von anderen Faktoren.

A. Akute Erkrankungen: (Kurzfristiges Auftreten, Rötung, Brennen, Schwellung, Juckreiz, Blasenbildung, Nässen). Man bevorzuge feuchte Anwendungen (Tabelle 4–1), z. B. feuchte Verbände bei umschriebenen Erkrankungen der Extremitäten, kühlende feuchte Umschläge bei Herden an Kopf, Nacken, Stamm oder Extremitäten oder Bäder bei generalisiertem Befall (s. unten bei Pruritus).

B. Subakute Erkrankungen: (Mittlere Krankheitsdauer, abklingende Erscheinungen und Veränderungen von geringerer Krankheitsschwere). Feuchte Anwendungen wie vorstehend beschrieben, Schüttelmixturen (Tabelle 4–3) oder beides.

C. Chronische Erkrankungen: (Längere Krankheitsdauer, gleichbleibender Zustand, derbe Beschaffenheit, Borken, Fissuren, Schuppen). Feuchte Anwendungen oder Schüttelmixturen (oder beides) wie oben beschrieben, oder eine der folgenden Möglichkeiten: Emulsionen (Tabelle 4–3), hydrophile Salben (Tabelle 4–4), Pasten mit hohem

Pudergehalt (Tabelle 4–4), Cremes nach Art der Cold Cream und Stearatcremes (Vanishing-Cremes) (Tabelle 4–4) oder Fettsalben (Tabelle 4–5).

Verhütung von Komplikationen

Die häufigsten Komplikationen von Hautkrankheiten sind Pyodermien, lokale oder systemische Ausbreitung einer Infektion, Hautentzündungen durch überstarke Behandlung, medikamentöse Überempfindlichkeitsreaktionen und kosmetische Beeinträchtigungen.

A. Pyodermien: Infizierte, entzündete oder erodierte Hautstellen sind besonders empfänglich für Eiterkokken, die durch Kratzen, Reiben oder Drücken in die Haut gelangen. Die Patienten sind zu belehren, sich häufig die Hände zu waschen und alle Manipulationen an infizierten Hautstellen zu unterlassen. Die verordneten Mittel sind in verschlossenen Behältern aufzubewahren und mit sterilen Spateln aufzutragen. Diese sind nach Gebrauch wegzuwerfen. Krusten dürfen nur vom Arzt entfernt werden. Wird eine behaarte Stelle infiziert, dann sollte sie besonders sorgfältig gereinigt und rasiert werden.

B. Lokale oder systemische Ausbreitung der Infektion: Fast jede Hautinfektion kann lokal oder auf hämatogenem bzw. lymphogenem Wege um sich greifen. In den meisten Fällen stellt eine solche Komplikation eine weit größere Bedrohung für Leben und Gesundheit dar, als die ihr zu Grunde liegende Hautinfektion. Besonders ernst ist das Übergreifen staphylogener Gesichtsinfektionen auf den Sinus cavernosus. Lymphangitis, Lymphadenitis, Septicämie, Nierenabscesse, Blaseninfektionen und Glomerulonephritis können sich als Folge einer primären Hautinfektion entwickeln. Deshalb sind intensive lokale und allgemeine Maßnahmen zur rechtzeitigen Bekämpfung besonders wichtig. Die innerliche oder parenterale Verabfolgung von Antibiotica ist im allgemeinen den schweren Hautinfektionen oder beim Auftreten von Allgemeinerscheinungen vorbehalten. Ihre Auswahl sollte sich nach den Ergebnissen bakteriologischer Untersuchungen richten.

C. Hautentzündungen durch überstarke Behandlung: Hierzu kommt es nicht, wenn Arzt und Patient wissen, daß jede Unterbehandlung besser ist als eine Überbehandlung und wenn der Patient die übertrieben reichliche oder zu lange Anwendung von lokalen Maßnahmen unterläßt.

D. Exfoliierende Dermatitis: Diese Komplikation läßt sich nicht immer vermeiden, aber sie kann dadurch vermindert werden, daß vor Anwendung einer medikamentösen Behandlung eine sorgfältige Anamnese erhoben wird. Bei Allergikern soll man mit einer kleinen Menge vorbehandeln, um eine Überempfindlichkeit festzustellen. Arzneimittel, die zur oralen oder parenteralen Anwendung bestimmt sind (z. B. Sulfonamide, Antibiotica oder Antihistamine), sollten nicht lokal angewendet werden. Sulfacetamidnatrium und die Tetracycline scheinen bei äußerlicher Anwendung unbedenklich zu sein.

E. Kosmetische Beeinträchtigungen: Kosmetische Schädigungen im Zusammenhang mit Hautkrankheiten lassen sich durch frühzeitige sorgfältige Behandlung und durch geeignete operative Eingriffe vermeiden. Jede Selbstbehandlung von Hautveränderungen, besonders im Gesicht und an sichtbaren Hautstellen, hat zu unterbleiben.

Pruritus

(Juckreiz)

„Pruritus ist ein unangenehmes Gefühl, welches das Bedürfnis zum Kratzen hervorruft" (HAFFENREFFER). Er stellt das am häufigsten vorkommende Symptom in der Dermatologie dar und umfaßt lokalisierte und generalisierte juckende, stechende, kitzelnde und brennende Empfindungen. Juckreiz läßt sich weitaus weniger gut ertragen als Schmerzen.

Jucken ist eine modifizierte Form von Schmerzen und wird übermittelt durch langsame sensible Nerven.

Vorübergehender leichter Pruritus kann physiologisch vorkommen. Er kann als Symptom spezifischer dermatologischer Veränderungen auftreten, aber auch idiopathisch sein oder vor oder während einer ernsten innerlichen Erkrankung bestehen, z. B. Lymphome und andere Neoplasmen, Leber- oder Gallenerkrankungen, Diabetes mellitus, Nephritis, Arzneimittelunverträglichkeit oder -mißbrauch. Vielleicht hat als allerhäufigste

Ursache für einen generalisierten Pruritus eine übermäßige Trockenheit der Haut zu gelten, wie sie vorkommen kann bei Grenzfällen von Ichthyosis, bei seniler Degeneration mit zusätzlichen Seifenreizungen und bei vermindertem Feuchtigkeitsgehalt infolge zu heißer oder zu kalter Witterungseinflüsse. Andere Ursachen sind Druck und Reibung, chemische Reizstoffe (unter Einschluß von Medikamenten), Nahrungsmittel und andere Allergene sowie emotionelle Einflüsse.

Behandlung

A. Allgemeine Maßnahmen: Leichte Kost. Vermeidung von fetten und stark gewürzten Speisen. Probekost oder Ausschaltdiät ist angebracht bei Verdacht auf Nahrungsmittelallergie (vgl. Kapitel 3). Wenn der Pruritus auf Gemütseinflüsse zurückgeführt wird, ist entsprechende Behandlung angezeigt. Äußerliche Reizungen, z. B. durch grobe Kleidungsstücke oder berufliche Kontaktstoffe sollten ferngehalten werden. Seifen und Waschmittel dürfen von Personen mit trockener oder irritierter Haut nicht gebraucht werden. Stärkehaltige Bäder sind erlaubt. Die Fingernägel sollten kurz und sauber gehalten werden. Wenn möglich, hat das Kratzen zu unterbleiben. Überflüssige Medikamente soll man absetzen, da sie ihrerseits oftmals zu Juckreiz führen.

B. Spezifische Maßnahmen: Spezifische Ursachen sind, sofern es möglich ist, zu beseitigen oder zu behandeln.

C. Lokale Maßnahmen:

1. Schüttelmixturen, Emulsionen und Salben, denen Analgetica oder Antipruriginosa beigegeben sind, vermögen den Juckreiz zu lindern (Tabelle 4–1).

2. Bei zu trockener Haut wirken erweichende Mittel, z. B. Cold Cream (Rp. Nr. 30) lindernd. Ein ausgezeichnetes Mittel für trokkene Haut sind feuchte Anwendungen, etwa in Form eines Bades, mit anschließender Einfettung, wodurch die feuchte Beschaffenheit der Haut länger erhalten bleibt.

3. Bei zu feuchter Haut führen austrocknende Mittel zur Linderung, z. B. feuchte Verbände und Umschläge (Rp. Nr. 1–5 und 7), Schüttelmixturen (Rp. Nr. 13–15) und Puder (Rp. Nr. 8–11), besonders bei akuten Prozessen.

4. Wannenbäder. Generalisierter Pruritus läßt sich oftmals durch lauwarme Bäder (15 min, 2–3mal täglich) gut beeinflussen. Nach dem Bad sollte die Haut trocken getupft und nicht gerieben werden. (Vorsicht: Übermäßige Austrocknung der Haut durch zu langes Baden oder durch anschließenden Aufenthalt in Zugluft ist zu vermeiden). Empfehlenswerte Badezubereitungen sind: 1. Stärke- und Sodabad. 1–3 Tassen Stärke und 1 Tasse Natriumbicarbonat auf eine Badewanne voll lauwarmen Wassers. Die Sodabeigabe kann auch entfallen. 2. Teerbad. Man rechnet 50–100 ml Steinkohlenteerlösung auf ein warmes Wannenbad. Auf eine evtl. Überempfindlichkeit gegen Teer ist zu achten. 3. Ölbad. 5–25 ml Badeöl auf ein warmes Wannenbad. (Ergänzung des Übersetzers: In Deutschland bevorzugt man fertige Badezusätze, z. B. Balneum Hermal® [auch mit Teer-Zusatz], Ichtho®-Bad, Töpfer's Hautbad, Töpfer's Teer-Kleiebad, Balnacid®, Lignopix® u. a.).

D. Wirkungsweise von lokalen Corticosteroid-Cremes oder -Salben: Durch Auftragen von Corticosteroidpräparaten auf umschriebene Herde von Psoriasis, Lichen planus und Ekzem in jeder Nacht und Abdecken mit einer dünnen Kunststoff-Folie können etwa 1–2% des Wirkstoffs resorbiert werden. Die Nebenwirkungen erstrecken sich auf Miliaria, Pyodermien, Hitzschlag, Nebennierenrindenatrophie, lokale Hautatrophie, übelriechende Ausdünstungen, Pilzinfektionen und urticarielle Exantheme.

E. Verabfolgung von juckreizlindernden Mitteln:

1. Antihistaminica und Antiserotonine können bei Pruritus allergischen oder unbekannten Ursprungs versucht werden.

2. Adrenalin-Injektionen (0,25–1 ml einer 1‰igen Lösung) in 4std. Abständen können in akuten Fällen, denen eine Allergie zugrunde liegt (z. B. Urticaria), von Nutzen sein.

3. Phenyläthylbarbitursäure, 15–30 mg 2–4mal täglich, kann eine erwünschte Sedierung bei übererregten oder verwirrten Patienten bewirken. Barbiturate führen allerdings selbst gelegentlich zur Dermatitis.

4. ACTH oder Corticosteroide (s. Kapitel 19).

Prognose

Die Entfernung äußerer Faktoren oder reizender Wirkstoffe vermag oft zur völligen Beseitigung des Juckreizes zu führen. Hängt der Juckreiz mit einer bestimmten Hauterkrankung zusammen, dann kann er sich zurückbilden, sobald die Erkrankung selbst unter Kontrolle gebracht ist. Idiopathischer Pruritus und Juckreiz, der mit ernsten inneren Krankheiten zusammenhängt, pflegt nicht selten auf keine Art von Therapie anzusprechen.

Allgemeine Dermatosen

Kontakt-Dermatitis

(Dermatitis venenata)

Diagnostische Merkmale

- Rötung und Schwellung, oft gefolgt von Bläschen und Blasen, an Kontaktstellen mit verdächtigen Einwirkungen
- Später Nässen, Krustenbildung und Superinfektion
- In Vorgeschichte oftmals vorangegangene Reaktionen auf verdächtige Kontaktstoffe
- Epicutantests mit den Wirkstoffen ergeben in der Regel positive Reaktionen im Sinne der Allergie

Allgemeine Betrachtungen

Bei der Kontaktdermatitis handelt es sich um eine akute oder chronische Hautentzündung, welche durch direkten Hautkontakt mit Chemikalien oder anderen Reizstoffen (z. B. Giftefeu) ausgelöst wird. Die Erscheinungen finden sich am häufigsten an unbedeckten Körperstellen. Vier Fünftel dieser Krankheitszustände lassen sich auf übermäßige oder zusätzliche Einwirkungen von primären oder allgemeinen Reizstoffen (z. B. Seifen, Waschmittel, organische Lösungsmittel) zurückführen. In anderen Fällen handelt es sich um eine echte Kontaktallergie oder Idiosynkrasie. Die allerhäufigsten Allergien bei dermatologischen Heilmitteln richten sich gegen antibakterielle Mittel, Antihistaminica und Anaesthetica.

Klinische Befunde

A. Symptome: Jucken, Brennen und Stechen sind oft außerordentlich stark und finden sich an den exponierten Körperstellen oder in ungewöhnlicher asymmetrischer Verteilung. Die sichtbaren Erscheinungen bestehen aus geröteten Flecken, Knötchen und Bläschen. Die befallenen Gebiete sind oft heiß und angeschwollen, und sie können mit Nässen, Krustenbildung und Superinfektion einhergehen. Die Anordnung der Veränderungen läßt sich zuweilen für die Diagnose verwerten (z. B. typische streifenförmige Anordnung der Bläschen an den Extremitäten sowie Rötung und Schwellung der Genitalien bei Gift-Eichen-Dermatitis). Die Lokalisation läßt oft die Ursache vermuten: Kopfbefall verweist auf Haarfärbemittel, Haarfestiger, Shampoos oder Haarwasser, Gesichtsbefall auf Cremes, Seifen, Rasiermittel, Nakkenbefall auf Schmucksachen, Fingernagelpolitur usw.

B. Laborbefunde: Die Epicutantests können von Nutzen sein, aber sie haben ihre Grenzen. Im Falle einer positiven Reaktion muß ein Kontrolltest bei einer anderen Person vorgenommen werden, um eine primäre Reizwirkung auszuschließen. Die Vornahme von Lichttests kann notwendig werden, wenn Verdacht auf lokale Lichtempfindlichkeit besteht. Dabei setzt man die getestete Hautstelle 48 Std später einer Sonnenbestrahlung aus.

Differentialdiagnose

Eine asymmetrische Anordnung und anamnestische Hinweise auf einen vorausgegangenen Kontakt erleichtern die Unterscheidung einer Kontaktdermatitis von anderen Hautkrankheiten. Die Erscheinungen können durch primäre Reizwirkungen von Chemikalien oder durch allergische Sensibilisierung gegen Kontaktstoffe hervorgerufen werden. Zu den häufigsten Sensibilisatoren gehören Gifteiche und Giftefeu, Gummi-Antioxydantien und -beschleuniger, Nickel- und Chromsalze, Formalin und halogenierte Antiseptica. Die Abgrenzung kann schwierig sein, wenn die befallene Hautstelle mit der bevorzugten Lokalisation anderer Hautkrankheiten übereinstimmt, z. B. Scabies, Mykid, endogenes Ekzem und andere Ekzemformen.

Vorbeugung

Den auslösenden Stoffen darf die Haut nicht wieder ausgesetzt werden. Der Gebrauch von Seifen und Waschmitteln ist zu unterlassen. Kosmetika sollten nicht mehr verwendet werden. Das Tragen von Schutzhandschuhen ist zu empfehlen. Darunter muß ein Baumwollhandschuh getragen werden. Schutzcremes sind nahezu wertlos. Es kann notwendig werden, den Beruf oder bestimmte Verrichtungen aufzugeben, wenn es auf andere Weise nicht gelingt, den beruflichen Kontakt zu vermeiden.

Pflanzliche Reizstoffe (besonders von der Species Rhus, z. B. Giftefeu) in der Nähe von Wohnungen oder an häufig besuchten Plätzen sollten von Hand oder auf chemischem Wege ausgerottet werden.

Unverzügliche und gründliche Beseitigung reizender Substanzen durch ausgiebiges Waschen und Verwendung von Lösungsmitteln oder anderen chemischen Wirkstoffen kann wirksam sein, wenn sie kurz nach der Exposition erfolgt. Nach Kontakt mit dem Rhus-Toxin muß die gründliche Waschung bereits wenige Minuten später mit Wasser und Seife durchgeführt sein, wenn sie noch von Wert sein soll.

Die meisten der durchgeführten gründlichen Untersuchungen haben ergeben, daß die Injektion oder Einnahme von Rhus-Antigen keinen praktischen Wert besitzt.

Behandlung

A. Allgemeine Maßnahmen: Man verordne 35 mg Prednison sofort, dann 30, 25, 20, 15, 10 und 5 mg an den folgenden Tagen. Stattdessen können auch 60 mg Triamcinolon als Einzelgabe intraglutäal injiziert werden (s. Kapitel 19).

B. Lokale Maßnahmen: Es muß je nach Stadium und Zustand der Dermatitis behandelt werden (vgl. Seite 57).

1. Akute nässende Dermatitis: Nicht mit Wasser und Seife bearbeiten. Lindernde feuchte Umschläge (Tabelle 4–1) anwenden. Wenn die Erkrankung zur Generalisierung neigt, wende man jucklindernde Stärke- und Sodabäder an, wie bei der Behandlung des Pruritus beschrieben. Schüttelmixturen (Rp. Nr. 13–15) können an Stelle von feuchten Umschlägen oder im Wechsel mit ihnen zur Anwendung kommen, besonders bei Befall intertriginöser Bezirke oder bei geringgradigem Nässen. Wenn die Extremitäten betroffen sind, können sie feucht verbunden werden. Hydrocortison und seine Abkömmlinge haben sich in Form von Lotions, Creme oder Salbe bei sehr sparsamer Anwendung 2–4mal täglich als sehr wirksam erwiesen. Corticosteroid-Sprays wirken wohl am besten. (Nicht in die Augen bringen).

2. Subakute Dermatitis: Man verwende Schüttelmixturen.

3. Chronische Dermatitis (trocken und lichenifiziert): Zur Behandlung verwendet man wasseraufnahmefähige fettige Salben oder Cremes. Teere sind in diesem Krankheitsstadium offensichtlich besonders wirksam.

Prognose

Die Kontaktdermatitis besitzt eine Neigung zur Selbstheilung, sofern die erneute Exposition unterbleibt. Eine spontane Desensibilisierung kann vorkommen. Eine zunehmende Hautempfindlichkeit gegenüber gewerblichen Reizstoffen kann einen Berufswechsel notwendig machen.

AGRUP, G., et al.: Value of history and testing in suspected contact dermatitis. Arch. Dermat. **101**, 212–215 (1970).

EPSTEIN, E.: Shoe contact dermatitis, JAMA **209**, 1487–1492 (1969).

Erythema nodosum

Diagnostische Merkmale

- Schmerzhafte rote Knoten auf der Vorderseite der unteren Extremitäten
- Keine Ulcerationen
- Langsame Rückbildung im Laufe mehrerer Wochen, an das Aussehen von Quetschungen erinnernd
- In einem Teil der Fälle besteht Zusammenhang mit Infektionen oder Arzneimittelüberempfindlichkeit (z. B. Jodide, Bromide, Sulfonamide)

Allgemeine Betrachtungen

Beim Erythema nodosum handelt es sich um einen Symptomenkomplex, der gekennzeichnet ist durch druckempfindliche, gerötete

Knoten, vorwiegend an den Streckseiten der unteren Extremitäten. Die Dauer beträgt meistens ungefähr 6 Wochen, und es kann zu Rückfällen kommen. Die Erkrankung kann bei verschiedenen Infektionen auftreten (primäre Coccidioidomykose, primäre Tuberkulose, Streptokokkeninfektionen, Gelenkrheumatismus oder Syphilis) oder sie kann auf Arzneimittelüberempfindlichkeit zurückgeführt werden (ganz besonders bei Sulfathiazol). Die Veränderungen können aber auch auftreten bei Leukämie, Sarkoidose und Colitis ulcerosa.

Klinische Befunde

A. Symptome: Die geschwollenen Stellen sind ausgesprochen druckschmerzhaft. In der Regel gehen ihnen Fieber, allgemeines Krankheitsgefühl und Gelenkschmerzen voraus. Die Knoten finden sich fast immer auf den Streckseiten der Unterschenkel, aber sie können in seltenen Fällen auch an Armen, Stamm und Gesicht auftreten. Sie werden 1–10 cm im Durchmesser groß und haben zunächst eine Farbe zwischen blaßrosa und rot. Im Laufe der Abheilung werden die verschiedensten Farbnuancen, wie bei Quetschungen beobachtet. Gelegentlich zeigen die Knoten Fluktuation, aber sie schmelzen nicht ein.

B. Laborbefunde: Histologisch weist das Vorkommen von atrophischen Fetteinlagerungen im Corium auf ein Erythema nodosum hin. Bei Lungenaufnahmen werden recht häufig Hilusdrüsenveränderungen gefunden.

Differentialdiagnose

Syphilitische Gummata und Sporotrichose treten einseitig auf. Das Erythema induratum befällt die Beugeseiten und neigt zu Ulcerationen. Die Vasculitis nodosa entsteht üblicherweise an den Waden und geht mit einer Phlebitis einher. Das Erythema multiforme besitzt eine generalisierte Ausbreitung. Im vorgeschrittenen Stadium hat das Erythema nodosum Ähnlichkeit mit Hautquetschungen.

Behandlung

A. Allgemeine Maßnahmen: Spezifische Ursachen wie Infektionen und exogene Toxine muß man eliminieren oder behandeln. Zur Einhaltung der notwendigen Ruhe ist klinische Einweisung zu empfehlen. Fokalinfektionen sollten behandelt werden, obwohl der Krankheitsablauf nicht beeinflußt zu werden scheint. Für die Behandlung der Knoten selbst kann man Tetracyclin verordnen, und zwar viermal täglich 250 mg über mehrere Tage. Auch Corticosteroide kommen in Betracht, sofern sie nicht kontraindiziert sind. Tuberkulose muß ausgeschlossen worden sein.

B. Lokale Behandlung: Eine lokale Behandlung ist nicht unbedingt notwendig. Falls die Knoten Beschwerden verursachen, behandele man sie nach den Grundsätzen der Ekzemtherapie.

Prognose

Die Erscheinungen bilden sich im allgemeinen nach Ablauf von etwa 6 Wochen zurück, aber sie können rezidivieren. Die Prognose hängt zum Teil vom primären Leiden ab.

Fine, R. M., Meltzer, H. D.: Chronic erythema nodosum. Arch. Dermat. 100, 33–38 (1969).

Erythema multiforme

Diagnostische Merkmale

- Plötzliches Auftreten von symmetrischen geröteten Herden mit anamnestischen Angaben über Rezidivneigung
- Die Erscheinungen können makulös, papulös, urticariell, bullös oder hämorrhagisch sein
- Scheibenförmige Herde mit hellem Zentrum und konzentrischen erythematösen Ringen kommen vor
- Meistens Befall der Streckseiten, aber auch an Handflächen, Fußsohlen oder Schleimhäuten vorkommend
- In der Vorgeschichte oft Zusammenhang mit Herpes simplex, allgemeinen Infektionen, inneren Krankheiten oder Arzneimittelempfindlichkeit

Allgemeine Betrachtungen

Beim Erythema multiforme handelt es sich um eine akut entzündliche, vielgestaltige Hautkrankheit mit mannigfachen oder nicht feststellbaren Ursachen. Es kann als primäre Hautkrankheit auftreten oder aber auch als Hautmanifestation einer allgemeinen Infektion, einer malignen oder chronischen Erkrankung innerer Organe (einschl. chron. Colitis ulcerosa, Rheumatoid, Lupus erythematodes und Dermatomyositis) oder als Reaktion auf eingenommene Medikamente oder Seruminjektionen. Langzeit-Sulfonamide lösen besonders leicht ein Erythema multiforme aus. Herpes simplex-Virus und Wurmbefall (Ascariden) wurden ebenfalls angeschuldigt. Die Erkrankung tritt vorwiegend im Frühjahr und im Herbst auf und bevorzugt junge Menschen.

Klinische Befunde

A. Symptome: Der Beginn ist akut, oft von brennenden Empfindungen begleitet. Eine Beteiligung der Mund-, Augen- und Genitalschleimhaut kommt vor. Die Veränderungen können verhältnismäßig wenig Beschwerden verursachen, aber sie können auch mit Kopfschmerzen, Kreuzschmerzen, allgemeinem Krankheitsgefühl und leichtem bis mäßigem Fieber einhergehen. Hauptmerkmal ist das symmetrische Auftreten von gruppierten oder isoliert stehenden, violettfarbenen ödematösen Papeln, Flecken oder Knoten, die einen Durchmesser von 0,5–1 cm und eine kuppelartig gewölbte Oberfläche besitzen. Die Herde vergrößern sich und werden purpurfarben. Der Ausdruck „multiform“ bedeutet, daß die Veränderungen in vielerlei Varietäten auftreten können. Außer den beschriebenen Formen können auch vesiculöse, bullöse, pustulöse, urticarielle und hämorrhagische Erscheinungen vorkommen. Die Blasen können einem Pemphigus ähneln, aber sie sind gewöhnlich von einem roten Hof umgeben. Eine recht charakteristische Veränderung ist das Erythema iris (Herpes iris), das sogen. Ochsenauge, welche aus einer geröteten Papel mit zentraler Aufhellung besteht. Die Herde befinden sich meistens auf den Streckseiten, aber sie können auch anderswo auftreten, z. B. auf Handflächen und Fußsohlen. Aphthenartige Schleimhautgeschwüre sind häufig. Eine seltene Form, das Erythema perstans, kann Monate oder Jahre andauern.

B. Laborbefunde: Es gibt keine charakteristischen Laboratoriumsbefunde. Das histologische Bild ist eindrucksvoll, aber nicht pathognomonisch.

Differentialdiagnose

Sekundäre Lues, Urticaria, Arzneimittelexantheme und Epidermolysis acuta toxica (Lyell-Syndrom) müssen ausgeschlossen werden. Die bullöse Form des Erythema multiforme ist von der Dermatitis herpetiformis, dem Pemphigus und dem bullösen Pemphigoid abzugrenzen. Beim Erythema multiforme finden sich in der Regel auch Allgemeinbeschwerden einschl. Fieber.

Komplikationen

Das Erythema multiforme kann durch die Mitbeteiligung innerer Organe (Pneumonie, Myokarditis, Nephritis usw.) kompliziert sein.

Vorbeugung

Bei Patienten mit Erythema multiforme in der Vorgeschichte sollten alle unnötigen Medikationen unterbleiben.

Behandlung

A. Allgemeine Maßnahmen: Bettruhe und gute Krankenpflege bei Vorhandensein von Fieber.

B. Spezifische Maßnahmen: Alle ursächlichen Faktoren, wie chron. Allgemeininfektionen (z. B. Tuberkulose), Fokalinfektionen und sensibilisierende Medikamente ausschließen. Tetracyclin, 4mal täglich 250 mg über mehrere Tage, ist oft wirksam. Corticosteroide können, wie beim Erythema nodosum, versucht werden. Sulfapyridin, viermal täglich 0,5 g, kann man anschließend geben, wenn die anderen Mittel versagt haben.

C. Lokale Maßnahmen: Man behandelt je nach Stadium und Erscheinungsform nach den Regeln der Ekzemtherapie. Bei akuten Formen bevorzugt man einfache feuchte Verbände und Umschläge oder Schüttelmixturen. Hinsichtlich der Veränderungen an der Mundschleimhaut wird auf den Abschnitt über aphthöse Ulcerationen im Kapitel 11 verwiesen. Subakute Hauterscheinungen behandelt man mit Schüttelmixturen.

Prognose

Die Erkrankung dauert im allgemeinen 2–6 Wochen und kann rezidivieren. Das Stevens-Johnson-Syndrom, eine Variante dieser Krankheit mit zusätzlicher Beteiligung innerer Organe, kann sehr schwer oder sogar tödlich verlaufen. Die Prognose hängt teilweise von der zugrundeliegenden Erkrankung ab.

BIANCHINE, J. R., et al.: Drugs as etiologic factors in the Stevens-Johnson syndrome. Amer. J. Med. **44**, 390–405 (1968).

Pemphigus

Diagnostische Merkmale

- Rezidivierendes Auftreten von Blasen auf normaler Haut
- Beginn oft in Form von Scheimhautblasen, -erosionen und -ulcerationen
- Nikolskisches Phänomen (Oberflächliche Hautabhebung nach Druck oder Trauma) häufig auslösbar
- Nachweis der Acantholyse (Tzanck-Test) ist diagnostisch bedeutsam

Allgemeine Betrachtungen

Beim Pemphigus handelt es sich um eine recht seltene Hauterkrankung von unbekannter Ätiologie, die innerhalb von 2 Monaten bis 5 Jahren immer letal endet, sofern sie unbehandelt bleibt. Die Blasen entwickeln sich spontan und sind relativ symptomlos, aber die Komplikationen der Krankheit führen zu erheblicher Toxicität und Entkräftung. Erstaunlicherweise besteht ein Mangel an innerlichen und labormäßigen pathologischen Befunden. An den inneren Organen lassen sich durch Biopsie keine Primärläsionen feststellen. Die Erkrankung befällt fast ausschließlich Erwachsene und wird bei Juden anscheinend etwas häufiger gefunden. Neuerdings wurde das Vorhandensein von Autoantikörpern nachgewiesen.

Klinische Befunde

A. Symptome: Der Pemphigus ist gekennzeichnet durch die schleichende Entwicklung von Blasen. Diese können zuerst an den Schleimhäuten auftreten und führen dann rasch zu Erosionen. Schon bald kann sich eine Toxikämie und ein mäuseartiger Geruch entwickeln. Durch Reiben mit dem Daumen an der Oberfläche einer unbetroffenen Hautstelle läßt sich oft die Epidermis leicht ablösen (Nikolskisches Phänomen).

B. Laborbefunde: In Abstrichen vom Blasengrund kann man bei Giemsa-Färbung (Tzanck-Test) die Zerreißung der epidermalen intercellulären Brücken erkennen. Dieser Befund wird als Acantholyse bezeichnet. Es kann eine Leukocytose und Eosinophilie bestehen. In fortgeschrittenen Fällen können erniedrigte Serumproteinwerte und Verschiebungen der Serumelektrolyte nachgewiesen werden. Die Blutsenkung pflegt beschleunigt zu sein, und es kann eine Anämie auftreten.

Differentialdiagnose

Eine Acantholyse wird bei anderen bullösen Eruptionen, wie Erythema multiforme, Arzneimittelexanthemen, Kontaktdermatitis, bullöser Impetigo oder auch bei Dermatitis herpetiformis und bullösem Pemphigoid nicht gefunden. Alle diese Krankheiten besitzen deutliche klinische Merkmale, welche eine Unterscheidung von Pemphigus ermöglichen.

Komplikationen

Sekundärinfektionen kommen häufig vor und führen oft zu extremer Entkräftung. Terminal kommt es zu Schock, Septicämie, Störungen des Elektrolytengleichgewichts, Kachexie, Toxicämie und Pneumonie.

Behandlung

A. Allgemeine Maßnahmen: Klinische Einweisung zwecks Bettruhe und bei vorliegender Indikation Antibiotica, Bluttransfusionen und i. v. Ernährung. Anästhesierende Pastillen vor den Mahlzeiten können die Schmerzen bei oralen Läsionen verringern.

B. Spezifische Maßnahmen: Die Behandlung muß mit Corticosteroiden in hoher Initialdosis, z. B. 120–150 mg oder noch mehr Prednison (oder einem äquivalenten Präparat), begonnen werden, um innerhalb von 3 oder 4 Tagen die Blasenbildung zu unterdrücken. Man behält die Corticosteroide per os bei und reduziert die Dosis so rasch wie möglich bis zu einer täglichen Erhaltungsdosis, die gerade noch ausreicht, um lokale oder allgemeine Erscheinungen unter Kontrolle zu halten. Tetracyclin, viermal täglich 250 mg, vermag die Wirkung von Prednison noch zu verbessern.

C. Lokale Maßnahmen: Haut- und Schleimhautherde sollten in gleicher Weise behandelt werden, wie es bei allen anderen vesiculösen, bullösen und ulcerösen Hauterkrankungen der verschiedensten Genese üblich ist. Superinfektionen erfordern eine geeignete antibiotische Lokalbehandlung.

Prognose

Der Pemphigus führte früher unweigerlich zum Tode, aber er läßt sich heute in vielen Fällen auf unbestimmte Zeit beherrschen. Die Steroidbehandlung kann eine vollständige und dauerhafte Rückbildung herbeiführen. In derartigen Fällen ist es möglich, die Erhaltungstherapie abzusetzen. Die Hälfte aller vorkommenden Todesfälle muß man heute auf die Nebenwirkungen der Steroidtherapie zurückführen.

Lever, W. F., Goldberg, H. S.: Treatment of pemphigus vulgaris with methotrexate. Arch. Dermat. 100, 70–78 (1969).

Atopische Dermatitis

(Endogenes Ekzem)

Diagnostische Merkmale

- Mit Juckreiz einhergehende, vesiculöse, papulöse, exsudative oder lichenifizierte Hautveränderungen von Gesicht, Nacken, oberer Brustpartie, Handgelenksgegend, Händen, Kniekehlen und Ellenbeugen
- Allergische Krankheiten in der persönlichen oder Familienanamnese (z. B. Asthma, allerg. Rhinitis, endogenes Ekzem)
- Rückfallneigung. Remission im Alter von 2 Jahren bis zum Schulalter und darüber

Allgemeine Betrachtungen

Das endogene Ekzem ist eine chronische oberflächliche Hautentzündung, die auf eine erbliche Prädisposition zurückgeführt wird. Diese Personen reagieren oft auf Allergene, besonders auf Wolle und tierische Epidermis. Es handelt sich um die Symptomen-Trias Heufieber-Asthma-Ekzem. Die Erkrankung beginnt gewöhnlich in der frühen Kindheit, verschwindet im Alter von 2–3 Jahren, rezidiviert im Schulalter und neigt von da ab zum ständig wiederkehrenden Auftreten. In der Regel findet man allergische Krankheiten in der eigenen Anamnese oder bei Familienangehörigen. Erhöhte Beachtung fand neuerdings der Nachweis eines an die Haut gebundenen hohen Arterenolspiegels.

Klinische Befunde

A. Symptome: Der Juckreiz kann extrem stark und langdauernd sein. Er führt oft zu seelischen Störungen, woraus einige irrtümlicherweise auf ursächliche Zusammenhänge geschlossen haben. Die Ausbreitung der Hauterscheinungen ist charakteristisch. Befallen sind Gesicht, Nacken und Oberkörper („Kapuzensitz"), ferner Ellenbeugen und Kniekehlen. Eine Abortivform kann nur die Hände befallen. In solchen Fällen ist die Allergie-Anamnese besonders wichtig. Bei kleinen Kindern beginnt das Leiden meistens an den Wangen und zeigt oft Bläschenbildung und Nässen. In späteren Jahren ist die befallene Haut trocken, lederartig und lichenifiziert, obwohl intraepidermale Bläschen gelegentlich noch histologisch nachgewiesen werden können. Erwachsene haben im allgemeinen trockene, lederartig verdickte, hyperpigmentierte oder hypopigmentierte Hauterscheinungen an den typischen Lokalisationen.

B. Laborbefunde: Die Ergebnisse von intracutanen und Scratch-Tests sind enttäuschend. Eosinophilie kann vorhanden sein. Das Auftreten eines anämischen Hofes nach i. c. Acetylcholin-Injektion kann zur Diagnose atypischer Fälle beitragen.

Differentialdiagnose

Auszuschließen ist das seborrhoische Ekzem (häufiges Betroffensein von behaartem Kopf und Gesicht, fettig-schuppige Beschaffenheit und rasches Ansprechen auf Behandlung), Kontaktdermatitis und Lichen chronicus simplex (mehr umschriebene Herde von geringerer Ausbreitung).

Komplikationen

Kaposi's varicelliforme Eruption, welche sich bei Superinfektion der erkrankten Haut durch Herpes simplex-Virus (Eczema herpeticatum) oder Vaccinevirus entwickelt, kann sehr ernst verlaufen. Die Patienten sollten vor Kontakt mit diesen Viren möglichst geschützt werden.

Behandlung

A. Allgemeine Maßnahmen: ACTH oder die Corticosteroide können eine eindrucksvolle Besserung bei schweren oder sich rasch verschlechternden Krankheitsformen hervorrufen. Die i. m. Injektion von Triamcinolon-Acetonid-Suspension zu 40 mg in dreiwöchigen Abständen vermag die Erkrankung unter Kontrolle zu halten (Vorsicht!).

B. Spezifische Maßnahmen: Die Vermeidung extremer Temperaturen kann die Neigung zu cutanvasculären und Schweißreaktionen herabsetzen.

Die Kost sollte vernünftig und ausgeglichen sein. Es gibt keinen Beweis für die Annahme, daß Beschränkungen in der Normalkost von Wert sein könnten, besonders nicht bei Erwachsenen. Probekost oder Ausschaltdiät kann zur Ausschließung einer Nahrungsmittelallergie bei bestimmten Krankheitsfällen von Nutzen sein, wenn eine urticarielle Komponente vorhanden ist. Aufzeichnungen über ihre Nahrungsmittel können chronisch Kranke anlegen, um eine möglicherweise vorliegende Nahrungsmittelallergie festzustellen. Berichte über ungünstige Nahrungsmitteleinwirkungen liegen vor über Weizen, Milch, Eier, Schweinefleisch, Fisch, Schellfisch, Tomaten, Erdbeeren und Schokolade.

Desensibilisierungsversuche mit verschiedenen Allergenen mit langsam ansteigenden Injektionen pflegen zu enttäuschen und können zu schweren akuten Ausbrüchen führen.

Ein Versuch zur Erkennung und Behandlung seelischer Störungen sollte unternommen werden. Der praktische Wert für die Hauterkrankung selbst ist allerdings gering.

C. Lokalbehandlung: Alle unnötigen lokalen Hautreizungen sind zu vermeiden, etwa durch übermäßiges Baden oder durch die Einwirkung irritierender Medikamente, Chemikalien, Fette und Seifen. Seifenfreie Reinigungsmittel sind nicht empfehlenswert. Hautinfektionen, besonders wenn sie mit Exsudatbildung einhergehen, müssen sofort in geeigneter Weise behandelt werden (s. Kapitel 19). Corticosteroide als Lotio, Creme oder Salbe können bei zweimal täglicher sparsamer Anwendung von sehr guter Wirkung sein. Röntgen- oder Grenzstrahl-Bestrahlungen (durch einen Facharzt) lassen sich in vielen Fällen nutzbringend, wenn auch nur mit vorübergehendem Erfolg, einsetzen.

Die Behandlung richtet sich nach dem klinischen Zustand und Stadium der Hautveränderungen:

1. Für akute nässende Erscheinungen verwendet man die in Tabelle 4–1 genannten Anwendungen in Form von lindernden oder adstringierenden feuchten Verbänden, Bädern oder Umschlägen für die Dauer von 30 min, 3 oder 4mal täglich. Schüttelmixturen (Rp. 13 und 14) bevorzugt man bei Nacht oder wenn feuchte Anwendungen nicht wünschenswert sind. Bei Befall der Extremitäten kann man über Nacht Schutzverbände anlegen.

2. Subakute oder in Abheilung begriffene Formen sollten mit Schüttelmixturen behandelt werden, denen man milde antipruriginöse oder milde anregende Wirkstoffe beifügen kann. Schüttelmixturen sind außerdem bei ausgedehntem Flächenbefall angezeigt. Salben mit schwachem Teergehalt (Tabelle 4–5) lassen sich ebenfalls verwenden.

3. Chronische, trockene und lichenifizierte Veränderungen behandelt man am besten mit Salben, Cremes und Pasten (Tabelle 4–4), die je nach vorhandener Indikation ölige, keratolytische, antipruriginöse und milde keratoplastische Wirkstoffe enthalten. Die lokale Anwendung von Corticosteroiden und Teerpräparaten ist bei chronischen Fällen am meisten verbreitet. Wirksame Corticosteroide sind Fluocinolon-Acetonid und Triamcinolon-Acetonid als Creme, Salbe, Lotion und Spray. Steinkohlenteer verwendet man als 2–5%ige Salben, Cremes und Pasten. Jodchlorhydroxychinolin (Vioform®), 3%, oder Dichlorhydroxychinaldin (Sterosan®) als Salbe oder Creme verwendet man an behaarten Stellen oder wenn eine Teer-Überempfindlichkeit besteht.

Prognose

Die Erkrankung nimmt einen chronischen Verlauf; sie hat oft die Neigung, sich zurückzubilden und zu rezidivieren.

Zirkulationsgestörtes oder Stauungsekzem

Diagnostische Merkmale

- Juckende, gerötete, nässende und angeschwollene Ekzemherde mit Ulcusbildung an den Unterschenkeln
- Ältere Menschen mit früheren oder vorhandenen Varicen, Traumen oder Thrombophlebitiden
- Atrophische, pigmentierte Haut mit Narben von früheren Ulcerationen

Allgemeine Betrachtungen

Unterschenkelekzeme kommen bei älteren Menschen, besonders bei Männern häufig vor. Die meisten Krankheitsfälle müssen auf eine gestörte Blutzirkulation zurückgeführt werden bei varicösen Venen und anderen Gefäßleiden, aber ihren Anfang nehmen oder verschlimmert werden kann die Erkrankung durch die geringfügigsten Verletzungen, durch übermäßige Einwirkung von Seife, durch Medikamente, Kälte, trockene Hautbeschaffenheit und sogar Unterernährung. Nach einer Verletzung oder medikamentösen Reaktion kann sich aus einer kleinen Ekzemstelle eine generalisierte, juckende Bläscheneruption entwickeln (Autoallergisierung, „Phänomen der toxischen Hautabsorption"). Diese Reaktion kann auch spontan zustandekommen. Es wird angenommen, daß es sich um eine für Epidermiszellen spezifische Reaktion mit wärmeunbeständigem, komplementabhängigem Gamma-Globulin handelt.

Das postphlebitische Syndrom kann in jedem Lebensalter zu Stauungsekzem und Ulcerationen führen.

Klinische Befunde

Starker Juckreiz ist das einzige Symptom. Gerötete, nässende und angeschwollene Ekzemherde bestehen auf der Beugeseite oder den seitlichen Anteilen eines oder beider Unterschenkel, oft oberhalb der Fußknöchel. Die inmitten der Ekzemherde gelegenen Ulcerationen sind rundlich und scharf begrenzt. Sie besitzen einen schmutzig-grauen Geschwürsgrund und ein verdicktes Randgebiet. Beträchtliche Ödeme können vorhanden sein. Eine Variante bildet das ischämische Hypertensionsulcus, welches erstaunlich schmerzhaft sein kann.

Differentialdiagnose

Abzugrenzen sind Geschwürsbildungen aus anderen Ursachen, z. B. bei Sichelzellenanämie, Hypertension, Erythema induratum sowie syphilitischen Ulcerationen des tertiären Stadiums. Das Stauungsekzem selbst muß unterschieden werden von der Kontaktdermatitis (z. B. nach Unverträglichkeit von Medikamenten oder durch Strumpffarben).

Behandlung

A. Allgemeine Maßnahmen und Vorbeugung: Wichtig sind gesunde Lebensführung (vernünftige Kost, Ruhe und Schlaf) und gute Hautpflege. Zu langes Sitzen, Stehen und Umhergehen, sowie zu enge Strumpfhalter sind zu vermeiden. Besonders gut sitzende Schuhe und Strümpfe sollten getragen, alle traumatischen Einwirkungen vermieden werden.

B. Spezifische Maßnahmen: Man muß die zugrundeliegende Krankheit behandeln, z. B. varicöse Venen, operierbare arterielle Verschlußkrankheiten, Thrombophlebitis, Herzinsuffizienz und Hypertension. Eine eingetretene Autoallergisierung kann innerlich und äußerlich mit Corticosteroiden behandelt werden.

C. Lokale Maßnahmen: Akute nässende Entzündungen behandelt man mit kühlen feuchten Verbänden (Tabelle 4–1). Sensibilisierende oder irritierende äußere Medikamente soll man vermeiden. Superinfizierte Ekzeme oder Ulcerationen werden lokal mit antibiotischem Puder (z. B. Aureomycin®-Wundpuder oder Terramycin®-Puder) behandelt. Die örtliche Anwendung von Kombinationspräparaten zwischen Corticosteroiden und Antibiotica ist mehr bei chronischen Prozessen angebracht.

Das Bepinseln indolenter Ulcerationen mit Castellani'scher Lösung, 1%iger wäßriger Gentianaviolett-Lösung oder 10%iger Argentum nitricum-Lösung kann die Abheilungsvorgänge beschleunigen.

Druckverbände mit Schaumgummipolsterung und das Tragen von Kompressionsstrümpfen kann sich für die Heilung von indolenten Stauungsgeschwüren und hartnäckigen Stauungsekzemen sehr nutzbringend auswirken.

Prognose

Die Prognose hängt zu einem großen Teil von der Verbesserung der Blutzirkulation in den Beinen (z. B. durch Beseitigung der Varicen) und von einer zweckmäßigen Behandlung ab. Es besteht eine große Neigung zur chronischen Entwicklung und zu Rückfällen.

HUSAIN, S. L.: Oral zinc sulfate in leg ulcers. Lancet **1969 I,** 1069–1071.

Lichen chronicus simplex

(Neurodermitis circumscripta)

Diagnostische Merkmale

- Mit chronischem Juckreiz einhergehende pigmentierte und lichenifizierte Hautveränderungen
- Verstärkte Hautfurchenbildung im Bereich von verdickten, scharf begrenzten, schuppenden Herden
- Prädilektionsstellen sind Nacken, Handgelenksbeugen, Streckseiten der Unterarme, Innenseiten der Oberschenkel, Genitalien sowie die Bezirke unterhalb der Kniekehlen und vor den Ellenbogen

Allgemeine Betrachtungen

Unter Lichen simplex chronicus verstehen wir einen hartnäckigen, üblicherweise eine bestimmte Lokalisation einhaltenden Herd, der einen Durchmesser von mehreren cm erreicht. Am häufigsten findet man ihn an Nacken, Handgelenksbeugen und Fußknöcheln. Ein ständiger Wechsel zwischen Kratzen und Jukken ist ein besonderes Kennzeichen. Die Erkrankung kann sich auf normaler Haut entwickeln, aber sie tritt auch als Komplikation im Anschluß an eine Kontaktdermatitis oder an andere Hautentzündungen auf. In den USA ist sie besonders häufig bei Personen orientalischer Herkunft, aber angeblich soll sie in den betreffenden Ursprungsländern nur selten vorkommen. Am häufigsten werden Frauen im Alter von mehr als 40 Jahren betroffen. Unter 5 Menschen besitzt nur einer die Eigenschaft, im Anschluß an chronische Manipulationen oder Kratzeffekte eine Lichenifizierung der Haut zu bekommen.

Klinische Befunde

Intermittierendes Jucken veranlaßt den Patienten zu ausgiebigem Kratzen. Trockene, lederartige, hypertrophische, lichenifizierte Herde entwickeln sich an Nacken, Handgelenksbeugen, Perineum, Oberschenkeln oder sonstwo. Die Stellen sind dauerhaft lokalisiert und rechtwinklig. Die Begrenzung ist scharf. Die Linienzeichnung der verdickten und pigmentierten Herde ist vertieft. Durch sie werden die erkrankten Stellen in rechtwinklige Bezirke unterteilt.

Differentialdiagnose

Man muß abgrenzen gegenüber anderen herdförmig auftretenden Hauterkrankungen wie Psoriasis, Lichen planus, seborrh. Ekzem und nummulärem Ekzem.

Behandlung

Die Krankheitsherde sollten vor äußeren Reizen geschützt werden. Der Patient sollte alle körperlichen und seelischen Belastungen nach Möglichkeit vermeiden. Die lokale Anwendung von Corticosteroiden wirkt ausgesprochen günstig. Die Injektion von Triamcinolon-Acetonid-Suspension in den Krankheitsherd kann gelegentlich zur Abheilung führen. Wirksam sind auch Kunststoff-Folienverbände mit 0,1%iger Triamcinolon-Acetonid-Creme oder 0,025% Fluocinolon-Creme über Nacht. Röntgen- oder Grenzstrahlen können ebenfalls zur Anwendung kommen, wenn es sich um einen technisch erfahrenen Experten handelt.

Prognose

Die Erkrankung neigt zum chronischen Verlauf. Sie heilt an einer Stelle ab, um an einer anderen wieder aufzutreten. Der Juckreiz kann so stark sein, daß er zu Schlafstörungen führt.

Arzneimittelexantheme

(Dermatitis medicamentosa)

Diagnostische Merkmale

- In der Regel plötzliches Auftreten eines ausgedehnten, symmetrischen, geröteten Exanthems

- Andere entzündliche Hauterkrankungen können vorgetäuscht werden
- Allgemeinbeschwerden wie Krankheitsgefühl, Gelenkschmerzen, Kopfschmerzen und Fieber können vorhanden sein

Allgemeine Betrachtungen

Unter Arzneimittelexanthem versteht man eine akute oder chronische entzündliche Hautreaktion infolge Einwirkung von Medikamenten. Fast jedes Arzneimittel, ob eingenommen, injiziert, inhaliert oder resorbiert, kann eine Hautreaktion auslösen. Hautentzündungen nach äußerlicher Anwendung von Medikamenten (Kontaktdermatitis) sind in diesen Krankheitsbegriff nicht eingeschlossen. Das Exanthem pflegt nach erneuter Exposition gegenüber dem gleichen oder einem chemisch verwandten Medikament zu rezidivieren, aber gleichartige Reaktionen können auch im Anschluß an die Verabfolgung von nicht verwandten Arzneimitteln auftreten, und das gleiche Medikament kann verschiedenartige Reaktionsformen bei verschiedenen Menschen auslösen. Spätere nochmalige Zufuhr des verdächtigten Medikaments kann gefährliche Folgen haben.

Klinische Befunde

A. Symptome: Der Beginn erfolgt im allgemeinen unerwartet mit deutlichem Erythem und oft mit starkem Juckreiz. Aber das Auftreten kann sich auch verzögern (Penicillin, Serum). Fieber und andere Allgemeinerscheinungen können vorhanden sein. Das Exanthem bevorzugt fast immer eine symmetrische Anordnung. Unter solchen Umständen muß der Arzt ein bestimmtes Medikament (oder eines unter mehreren) verdächtigen und durch Erhebung einer genauen Anamnese zu ermitteln versuchen, ob ein solches genommen wurde oder nicht.

Die Arzneimittelexantheme lassen sich etwa folgendermaßen einteilen: 1. Erythematös (Wismut, arsenhaltige Mittel, Barbiturate, Sulfonamide, Antihistamine, Atropin); 2. ekzematoid oder lichenoid (Gold, Chininverbindungen); 3. acneiform oder pyodermisch (ACTH, Corticosteroide, Jod- und Bromverbindungen); 4. urticariell (Penicillin, Antibiotica, Sera); 5. bullös (Jodverbindungen); 6. fix (Phenolphthalein, Barbiturate); 7. exfoliierend (Arsenverbindungen, Gold); 8. nodös (Sulfathiazol, Salicylate). Auch Lichtsensibilisierungen kommen vor (Phenothiazin, Chlorothiazid, Dimethylchortetracyclin, Griseofulvin).

B. Laborbefunde: Im Blutbild finden sich zuweilen Leukopenie, Agranulocytose oder eine aplastische Anämie.

Differentialdiagnose

Von anderen Exanthemen unterscheidbar durch die Anamnese und durch das Abklingen nach Absetzen des Medikaments. Das Abklingen erfolgt zuweilen erst verzögert.

Komplikationen

Blutbildveränderungen können vorkommen.

Vorbeugung

Personen, die an einem Arzneimittelexanthem gelitten hatten, sollten analoge Mittel von bekannter chemischer Zusammensetzung ebenso meiden wie die Überträger von Infektionskrankheiten.

Behandlung

A. Allgemeine Maßnahmen: Man behandelt Allgemeinerscheinungen, wie es die Art ihres Auftretens (z. B. Anämie, Ikterus, Purpura) erfordert. Antihistamine können bei urticariellen und angioneurotischen Erscheinungen von guter Wirkung sein, aber als Notfallmaßnahme sollte man 0,5–1 ml Adrenalin 1 : 1000 i. v. oder i. m. injizieren. Corticosteroide (s. Kapitel 19) kann man bei akuten und schweren Krankheitsfällen anwenden.

B. Spezifische Maßnahmen: Möglichst sämtliche Medikamente absetzen und zur Beschleunigung ihrer Ausscheidung aus dem Körper für erhöhte Flüssigkeitszufuhr sorgen. Dimercaprol (BAL) sollte man bei Krankheitsfällen versuchen, die auf Schwermetalle (z. B. Arsen, Quecksilber, Gold) – siehe Kapitel 29 – zurückgeführt werden. Kochsalzzufuhr – 5–10 g täglich per os – vermag die Ausscheidung von Brom- und Jodverbindungen in Fällen zu beschleunigen, die nach diesen Mitteln entstanden waren (s. Kapitel 29).

C. Lokale Maßnahmen: Die verschiedenartigen Erscheinungsformen eines Arzneimittelexanthems behandelt man nach den Grundsätzen, die für die Erkrankungen gelten, welche durch das Exanthem nachgeahmt wurden. Auf die Neigung zu Sensibilisierungen muß man achten.

Prognose

Arzneimittelexantheme klingen im allgemeinen rasch nach dem Absetzen des betreffenden Präparates und durch geeignete Behandlungsmaßnahmen ab. Wenn es zu einer schweren allgemeinen Ausbreitung kommt, besonders durch Arsenverbindungen, kann es zu einem letalen Ausgang führen.

JELINEK, J. E.: Cutaneous side effects of oral contraceptives. Arch. Dermat. **101**, 181–186 (1970).

REES, R. B.: Cutaneous drug reactions. Texas Medicine **66**, 92–93 (1970).

WEARY, P. E., et al.: Eruptions from ampicillin in patients with infectious mononucleosis. Arch. Dermat. **101**, 86–91 (1970).

Exfoliierende Dermatitis

(Erythrodermie)

Diagnostische Merkmale

- Schuppenbildung und Rötung im Bereiche ausgedehnter Hautbezirke
- Juckreiz, allgemeines Krankheitsgefühl, Fieber, Gewichtsverlust
- Auftreten als Primärerkrankung ist ebenso möglich wie die Entstehung als Folge toxischer Wirkstoffe (durch äußeren Kontakt, perorale Aufnahme oder parenterale Zufuhr)

Allgemeine Betrachtungen

Die Erythrodermie, eine Hautkrankheit, bei der weite Gebiete der Haut gerötet und von Schuppenlamellen, die leicht abblättern, bedeckt sind, kann durch Leukämie, Lymphom oder andere maligne innere Erkrankungen hervorgerufen werden. Sie kann auch als Teilerscheinung des klinischen Bildes eines Arzneimittelexanthems oder einer Kontaktdermatitis entstehen und sie kann schließlich – in den meisten Fällen – idiopathisch bedingt sein.

Sonderformen einer Ichthyosis können einer Erythrodermie ähnlich sehen.

Klinische Befunde

A. Symptome: Die Krankheitssymptome bestehen aus Juckreiz, Schwäche, allgemeinem Krankheitsgefühl, Fieber und Gewichtsverlust. Die Exfoliation kann generalisiert auftreten oder die gesamte Hautoberfläche umfassen. Zuweilen kommt es zum Verlust von Haaren und Nägeln. Eine generalisierte Lymphadenopathie kann Teilerscheinung eines Lymphoms oder einer Leukämie sein, sie kann aber auch mit dem klinischen Bilde der Hauterkrankung selbst zusammenhängen (Dermopathische Lymphadenitis). Schleimhautablösungen kommen ebenfalls vor.

B. Laborbefunde: Blut- und Knochenmarkuntersuchungen sowie die Biopsie von Lymphknoten lassen das Vorliegen einer Leukämie oder eines Lymphoms erkennen. Die Hautbiopsie zeigt, ob eine Mycosis fungoides oder eine bestimmte Dermatose (z. B. Psoriasis oder Lichen planus) vorliegt. Vorhanden sein kann eine Hypoproteinämie als ernstes Symptom und eine Anämie.

Differentialdiagnose

Man muß andere mit Schuppenbildung einhergehende Erkrankungen ausschließen, z. B. Psoriasis, Lichen planus, schweres seborrhoisches Ekzem und Arzneimittelexanthem, aber diese können auch ihrerseits sich zu einer Erythrodermie entwickeln.

Komplikationen

Septicämie, Schwäche durch Eiweißverlust, Pneumonie, Herzschwäche, verschleiertes Fieber, Stoffwechselerhöhung und gestörte Wärmeregulation.

Vorbeugung

Patienten, denen sensibilisierende Medikamente verordnet werden, sollten eindringlich auf die mögliche Entstehung von Hautreaktionen hingewiesen werden. Medikamente sollten so lange ausgesetzt bleiben, bis die Ursache der Hautreaktion feststeht. Eine nachgewiesene Sensibilisierung sollte als absolute Kontraindikation für die weitere Verabfolgung des betreffenden Mittels gelten. Bei der Behandlung von Dermatosen sollte jede Überdosierung unterbleiben.

Behandlung

A. Allgemeine Maßnahmen: Zwecks Einhaltung von Bettruhe ist der Patient klinisch einzuweisen. Er sollte mit Talkum eingepudert und in ein Bettlaken eingeschlagen werden. Der Krankenraum ist gleichbleibend warm, unter Vermeidung von Zugluft, zu halten. Zuweilen sind Blut- oder Plasmatransfusionen erforderlich. Jede unnötige Medikation ist zu vermeiden.

Bei schweren oder fulminant verlaufenden Fällen von Erythrodermie kann die Verabfolgung von Corticosteroiden zu einer eindrucksvollen Besserung führen, aber jede Langzeitbehandlung sollte möglichst vermieden werden (s. Kapitel 19). Wenn eine bakterielle Infektion vorliegt, sollten geeignete Antibiotica gegeben werden; Pyodermien sind eine häufige Komplikation der Erythrodermie.

B. Spezifische Maßnahmen: Nach Möglichkeit alle Medikamente absetzen und ihre Ausscheidung aus dem Körper beschleunigen, z. B. durch vermehrte Flüssigkeitszufuhr. Dimercaprol (BAL) vermag die Schwere und Dauer von Hautreaktionen nach Arsenverbindungen und Gold zu verringern (s. Kapitel 29).

C. Lokale Maßnahmen: Sorgfältige Hautpflege und Vermeidung aller die Haut irritierenden lokalen Anwendungen. Man behandelt die Haut am besten wie bei einer ausgedehnten akuten Dermatitis mit feuchten Verbänden, milden Bädern, Puder (Tabelle 4–2) und Schüttelmixturen (Tabelle 4–3), später mit Zinköl (Tabelle 4–3) und Salben (Tabelle 4–4).

Wenn notwendig, sollte man lokal auch antibakterielle Mittel in Salbenform (z. B. Oxytetracyclin, Chlortetracyclin, Erythromycin oder Polymyxin B) verwenden.

Prognose

Die Prognose ist unterschiedlich. Sie hängt oft von der Prognose der zugrundeliegenden Erkrankung (z. B. Lymphom) ab. Die idiopathische Erythrodermie ist hinsichtlich ihrer Dauer und Rückfallneigung prognostisch nicht erfaßbar.

Dermatitis actinica

(Erythema solare oder Sonnenbrand, Polymorphe Lichtsensibilisierung, Photoallergische Kontaktdermatitis)

Diagnostische Merkmale

- Schmerzhaftes Erythem, Ödem und Bläschenbildung an sonnenexponierten Hautstellen
- Fieber, gastrointestinale Beschwerden, allgemeines Krankheitsgefühl und Erschöpfung können sich einstellen
- Albuminurie, Cylindrurie und Hämaturie können auftreten

Allgemeine Betrachtungen

Die Dermatitis actinica ist eine akute entzündliche Hautreaktion, die als Verbrennungsfolge nach übermäßiger Exposition gegenüber Sonnenstrahlen oder anderen aktinischen Strahlen (Quarzlampe), durch Photosensibilisierung der Haut durch bestimmte Arzneimittel oder bei Idiosynkrasie gegenüber Lichtstrahlen, wie sie bei einigen konstitutionellen Erkrankungen beobachtet wird, auftritt. Eine Kontakt-Photosensibilisierung kann durch Parfüms, Antiseptica oder andere Chemikalien ausgelöst werden.

Klinische Befunde

A. Symptome: Die akute entzündliche Hautreaktion geht einher mit Schmerzen, Fieber, gastrointestinalen Erscheinungen, allgemeinem Krankheitsgefühl und sogar völliger Erschöpfung. Die Krankheitserscheinungen setzen sich zusammen aus Rötung und Ödem, möglicherweise auch Bläschenentwicklung und Nässen an den exponierten Körperstellen. Oft kommt es später zu Abschuppungen und Pigmentverschiebungen.

B. Laborbefunde: Albuminurie, Cylindrurie, Hämaturie und Bluteindickung kommen vor. Urin und Stuhl sollten auf Porphyrine, das Blut auf Protoporphyrine untersucht werden.

Differentialdiagnose

Abgrenzen muß man die Lichtdermatitis von einer Kontaktdermatitis, wie sie nicht selten durch eine der vielen Substanzen ausgelöst wird, die in den Sonnenbräunungslotions und -ölen enthalten sind. Die Empfindlichkeit gegen Lichtstrahlen kann auch Teilerscheinung einer ernsteren Erkrankung sein, z. B. Porphyrie, erythropoetische Protoporphyrie, Lupus erythematodes oder Pellagra. Phenothiazine, Sulfone, Chlorothiazide, Griseofulvin und Antibiotica können die Haut gegen Lichtstrahlen sensibilisieren. Die polymorphen Lichtdermatosen umfassen mehrere deutlich unterscheidbare klinische Syndrome von unbekannter Ätiologie. Die durch Lichtstrahlen bedingte Kontaktdermatitis kann auf Bithionol und Salicylanilide (schwache antiseptische Zusätze in Seifen und Cremes) zurückgeführt werden.

Komplikationen
Häufig wiederholte, langdauernde Lichteinwirkungen können bei hellhäutigen Menschen zur Entwicklung von Ceratomen und Epitheliomen führen. Manche Personen bekommen chronische Lichtschäden auch dann noch, wenn sie sich den photosensibilisierenden oder phototoxischen Substanzen nicht weiterhin ausgesetzt hatten.

Vorbeugung
Menschen mit sehr heller, empfindlicher Haut sollten einen längeren Aufenthalt in praller Sonne oder unter ultravioletter Bestrahlung vermeiden. Eine allmähliche Gewöhnung unter sorgfältig dosierten Bestrahlungsbedingungen kann empfohlen werden. Lichtschutzmittel sollten vor der Sonnenexposition angewendet werden. Am besten bewährte sich 5%ige Paraaminobenzoesäure in 50%igem Äthylalkohol (Rp. Nr. 50).

Die orale Anwendung der Psoralene gilt als umstritten.

Behandlung
A. Allgemeine Maßnahmen: Konstitutionelle Symptome behandelt man durch geeignete unterstützende Maßnahmen. Schmerzen, Fieber, gastrointestinale und andere Beschwerden versucht man zu beeinflussen, sobald sie entstehen. Aspirin® zeigt manchmal eine recht gute Wirkung.

B. Lokale Maßnahmen: Die Behandlung ist die gleiche wie bei jeder akuten Dermatitis. Zuerst verwendet man kühlende und lindernde feuchte Verbände (Tabelle 4–1), dann geht man auf Schüttelmixturen (Tabelle 4–3) über. Die Anwendung von Fettsalben sollte wegen ihres Okklusiveffekts unterbleiben.

Prognose
Die Dermatitis actinica ist im allgemeinen gutartig und klingt von selbst wieder ab, ausgenommen bei schweren Verbrennungen oder wenn es sich um einen zusätzlichen Befund bei ernsten Erkrankungen handelt.

Fisher, D. A., et al.: Polymorphous light eruption and lupus erythematosus. Arch. Dermat. **101**, 458–461 (1970).

Kalivas, J.: A guide to the problem of photosensitivity. JAMA **209**, 1706–1709 (1969).

Lichen planus

Diagnostische Merkmale
- Juckende, rotbläuliche, abgeflachte Papeln mit feinen weißlichen Streifen und symmetrischer Verteilung
- Häufig strichförmige Anordnung nach Kratzeffekten (Köbnersches Phänomen)
- Handgelenksbeugen, Kreuzbeingegend, Penis, untere Extremitäten, Schleimhäute
- Bevorzugtes Auftreten bei sonst gesunden, aber unter emotionellen Spannungen lebenden Personen
- Die Histopathologie ermöglicht die Diagnose

Allgemeine Betrachtungen
Bei Lichen planus handelt es sich um eine chronische, entzündliche Erkrankung, die mit seelischen Spannungen oder Belastungen zusammenhängt. Vor allem kommt diese Hautkrankheit in der 2. Lebenshälfte vor, während sie in der Kindheit selten ist.

Klinische Befunde
Der Juckreiz kann leicht oder schwer sein. Bei den Hautveränderungen handelt es sich um rotbläuliche, abgeflachte, polygonal begrenzte Papeln, die einzeln oder in Gruppen angeordnet sind und vor allem an Handgelenksbeugen, Penis, Lippen, Zunge sowie Wangen- und Vaginalschleimhaut auftreten. Die Papeln

können sich bullös umwandeln oder ulcerieren. Die Erkrankung kann generalisiert vorkommen. Die Schleimhautherde weisen ein spitzenartiges weißes Netzwerk auf, welches oft zu Verwechslungen mit der Leukoplakie führt. Die Papeln haben einen Durchmesser von 1–4 mm und besitzen an der Oberfläche weißliche Streifen (Wickhamsches Phänomen).

Differentialdiagnose

Abzugrenzen sind ähnlich aussehende Veränderungen bei Atebrin- oder Wismut-Überempfindlichkeit und andere papulöse Hauterkrankungen, wie Psoriasis, papulöses Ekzem und Lues II. Lichen planus der Schleimhäute muß unterschieden werden von der Leukoplakie. Bestimmte Entwickler- oder Kopierlösungen können kontaktbedingte Hautveränderungen hervorrufen, die einem Lichen planus sehr ähnlich sehen.

Behandlung

A. Allgemeine Maßnahmen: Die Patienten sind oft reizbar, seelisch verkrampft und nervös. Der Krankheitsausbruch folgt oft einer Gemütsverstimmung. Die Behandlung sollte deshalb auf eine Besserung der seelischen Verfassung abgestellt werden, z. B. mit Phenyläthylbarbitursäure, 2–4 mal täglich 15–30 mg oral für die Dauer eines Monats. Corticosteroide (s. Kapitel 19) können bei schweren Fällen mit herangezogen werden.

B. Lokale Maßnahmen: Teerhaltige Schüttelmixturen (Rp.Nr. 16) sind zu empfehlen. Röntgen- oder Grenzstrahlenbehandlung kann in schweren Fällen – durch einen Spezialisten – erfolgen. Bei lokalisierten Formen sind intrafokale Injektionen von Triamcinolon-Acetonid angebracht. Die Anwendung von Corticosteroid-Creme oder -Salbe kann über Nacht unter einem Kunststoff-Folien-Okklusivverband erfolgen.

Prognose

Der Lichen planus ist gutartig, aber er kann monate- oder jahrelang bestehen und auch rezidivieren. Herde an der Mundschleimhaut neigen zu besonders großer Hartnäckigkeit.

Zaias, N.: The nail in lichen planus. Arch. Dermat. 101, 264–271 (1970).

Psoriasis

Diagnostische Merkmale

- Silberhelle Schuppen auf intensiv roten Herden, besonders an Knien, Ellenbogen und behaartem Kopf
- Getüpfelte Nägel
- Juckreiz nur bei eruptiven Formen und beim Vorkommen in Körperfalten
- Psoriatische Arthropathie kann vorkommen
- Die Histopathologie ist spezifisch

Allgemeine Betrachtungen

Bei der Psoriasis handelt es sich um eine recht häufige, gutartige, akute oder chronische entzündliche Hauterkrankung, welche offensichtlich auf einer erblichen Veranlagung beruht. Vermutlich handelt es sich um eine genetische Störung im Mitosen-Kontrollsystem. Traumatische oder zur Reizung führende Einwirkungen auf die psoriatische Haut können zur Entwicklung von Psoriasisherden an der betr. Stelle führen. Die Psoriasis neigt gelegentlich zu plötzlichen Eruptionen, besonders in Zeiten erhöhter Belastung.

Klinische Befunde

Im allgemeinen bestehen keine Beschwerden. Die eruptive Form der Psoriasis kann jucken, und beim Auftreten in Körperfalten pflegt der Juckreiz stark zu sein (Psoriasis inversa). Die Herde sind intensiv gerötet, scharf begrenzt und von silberhellen Schuppen bedeckt. Ellbogen, Knie und behaarter Kopf sind am häufigsten befallen. Die Nagelveränderungen ähneln einer Onychomykose. Eine feine Tüpfelung der Nägel gilt als pathognomonisch. Die Erkrankung kann mit einer Arthritis einhergehen, die der rheumatoiden Form ähnelt.

Differentialdiagnose

Auf dem behaarten Kopf muß an ein seborrhoisches Ekzem, in den Körperfalten an eine Intertrigo oder eine Candidiasis, an den Nägeln an eine Onychomykose gedacht werden.

Behandlung

A. Allgemeine Maßnahmen: Aufenthalt in warmem Klima scheint eine günstige Wirkung zu haben. Unspezifische innere Mittel besitzen keinen großen Wert, mit Ausnahme von Arsen, welches aber unter Berücksichtigung der Rückfallneigung der Herde und der nach übermäßigem Gebrauch auftretenden Spätfolgen (Ceratome, Epitheliome) nicht ungefährlich ist. Die Fowlersche Lösung (Liqu. Kal. arsenic.) wurde bei Patienten mit subakuten und chronischen Formen zweimal täglich in Dosen von 3–15 Tropfen empfohlen, obwohl Dosishöhe, Anwendungsdauer, Indikationen und sogar die Zweckmäßigkeit der Anwendung noch umstritten sind. Man kann es bei vorliegender Indikation in mehreren Kuren verabfolgen, aber jede einzelne Kur sollte eine Zeitdauer von 2–3 Monaten nicht überschreiten. (Anmerkung des Übersetzers: In Deutschland ist die Arsenbehandlung der Psoriasis ganz aufgegeben worden!) In schweren Fällen ist eine Klinikeinweisung angezeigt, und es sollten Corticosteroide lokal unter Plastikfolienverbänden oder die Behandlungsmethoden nach Goeckermann oder Ingram zur Anwendung kommen. ACTH oder Corticosteroide können bei schnell sich ausbreitenden Fällen notwendig werden. In derartigen Fällen kann man i. m. Injektionen von 40–60 mg Triamcinolon-Acetonid in Abständen von 3 Wochen verabfolgen. (Vorsicht!)

Beruhigende Einwirkungen sind wichtig, da die Patienten wegen der schwierigen Behandlung oft mutlos werden. Man sollte versuchen, diese seelische Belastung zu beeinflussen.

B. Lokale Maßnahmen:

1. Akute Psoriasis: Alle irritierenden oder stimulierenden Medikamente sind zu vermeiden. Man beginnt mit einer Schüttelmixtur (Rp.Nr. 13 u. 14) oder milden Salbe (Tabelle 4–4) mit Zusatz von 5% Liqu. carbon. deterg. Sind die Veränderungen weniger akut geworden, dann bevorzugt man milde keratoplastische Zusätze zu Schüttelmixturen (Tabelle 4–3) oder hydrophilen Salben (Tabelle 4–4).

2. Subakute Psoriasis: Tägliche warme Bäder. Entfernung der Schuppen mit Bürste, Seife und Wasser. Anwendung von Schüttelmixturen (Tabelle 4–3) und hydrophilen Salben (Tabelle 4–4) unter Zusatz von keratoplastischen oder stimulierenden Wirkstoffen in ansteigender Konzentration. Sonnen- oder Höhensonnen-Bestrahlungen in langsam ansteigender Dosierung können verabfolgt werden.

3. Chronische Psoriasis: Lokale Anwendung von 5%iger weißer Präcipitatsalbe, zweimal täglich, oder einmal täglich 0,5%iger Cignolinsalbe (nicht in die Augen bringen!).

Empfehlenswert ist nachstehende kombinierte Teer-Höhensonnenbehandlung (modifiziert nach Goeckermann): 2–5%ige Steinkohlenteersalbe dick auftragen und für 12–24 Std auf der Haut belassen. Entfernung der Salbe mit Erdöl unter Hinterlassung einer leichten Färbung. Anschließend Höhensonnenbestrahlungen in langsam ansteigenden Suberythemdosen je nach Verträglichkeit.

Bei umschriebenen Herden wendet man 0,1%ige Triamcinolon-Acetonid-Creme oder 0,025%ige Fluocinolon-Creme über Nacht in Form von Kunststoff-Folien-Okklusiv-Verbänden an. Betamethason-Valerat als 0,1%ige Salbe ist zuweilen überlegen.

Prognose

Die krankhaften Veränderungen lassen sich oft beseitigen, obwohl die Rezidivneigung bestehen bleibt. Psoriasis ist eine langdauernde und schwer zu behandelnde Erkrankung.

Farber, E. M., Harris, D. R.: Hospital treatment of psoriasis. Arch. Dermat. **101**, 381–389 (1970) (Ingram-Methode).

Sidi, E., Zagula-Mally, Z. W., Hincky, M.: Psoriasis. Thomas 1968.

Pityriasis rosea

Diagnostische Merkmale

- Ovaler, rehbraunfarbener, schuppender Hautausschlag, der den Spaltlinien des Rumpfes zugeordnet ist
- Ein Primärherd entsteht gewöhnlich 1–2 Wochen vor der allgemeinen Eruption
- Juckreiz gelegentlich vorhanden

Allgemeine Betrachtungen

Die Pityriasis rosea ist eine leichte, nicht ansteckende, akut entzündliche Hautkrankheit von unbekannter Ätiologie. Sie verläuft wie ein infektiöses Exanthem, besitzt jedoch einen festgelegten Verlauf (üblicherweise 6 Wochen) und hinterläßt eine dauerhafte „Immunität" (zweitmaliger Befall ist selten). Die Erkrankung tritt vorwiegend im Frühjahr und Herbst auf. Chronische Verlaufsformen kommen nur selten vor. Ausgiebige Sonnenbräune unterdrückt das Exanthem (nur im Bereich der gebräunten Hautbezirke).

Klinische Befunde
Gelegentlich kommt es zu starkem Juckreiz. Die Herde bestehen aus ovalen, rehbraunen fleckförmigen Gebilden von 4–5 mm im Durchmesser. Sie folgen den Spaltlinien der Haut am Stamm. Die Abschilferung der Herde führt zu einer gefältelten Schuppenbildung, die in der Herdmitte beginnt. Die proximalen Anteile der Extremitäten sind mitbefallen. Ein Primärherd ist in der Regel vorhanden.

Differentialdiagnose
Die sekundäre Lues ist abzugrenzen, besonders wenn die Herde sehr zahlreich und kleiner als gewöhnlich sind. Tinea corporis, seborrhoisches Ekzem, Tinea versicolor und Arzneimittelexantheme können eine Pityriasis rosea vortäuschen.

Behandlung
Akute irritierte Herde, die aber ungewöhnlich sind, sollten wie eine akute Dermatitis mit feuchten Verbänden (Tabelle 4–1) oder Schüttelmixturen (Rp.Nr. 13–16) behandelt werden. Sonst kann man zweimal täglich eine 5%ige Liqu.Carbon.deterg.-Stärke-Lotio (Rp.Nr. 14) anwenden. Auch Höhensonnenbestrahlungen kommen in Betracht.

Prognose
Die Pityriasis rosea ist im allgemeinen eine akute selbstheilende Krankheit, die nach etwa 6 Wochen abklingt.

Seborrhoisches Ekzem

Diagnostische Merkmale

- Trockene Schuppen oder trockene gelbliche Verkrustungen mit oder ohne darunter befindlicher Hautrötung
- Behaarter Kopf, mittlere Gesichtspartie, Brustbeingegend, zwischen Schulterblättern, Nabelbereich und Körperfalten

Allgemeine Betrachtungen
Das seborrhoische Ekzem ist eine akute oder chronische papulosquamöse Hautentzündung. Es beruht auf einer erblichen Veranlagung unter Mitwirkung verschiedener Faktoren wie Hormonen, Ernährung, Infektion und Gemütsspannungen. Die Bedeutung des hefeartigen Pityrosporon ist ungeklärt.

Klinische Befunde
Juckreiz kann vorhanden sein, aber er wird nicht in jedem Falle beobachtet. Behaarter Kopf, Gesicht, Brust, Rücken, Nabelgegend und Körperfalten können fettig oder trocken sein, mit trockenen Schuppen oder fettigen gelblichen Schorfen bedeckt. Rötungen, Fissuren und Sekundärinfektionen können auftreten.

Differentialdiagnose
Man muß andere Hautkrankheiten mit der gleichen Lokalisation abgrenzen, z. B. Intertrigo und Mykosen. Außerdem ist die Psoriasis auszuschließen.

Behandlung
A. Allgemeine Maßnahmen: Man sorge für ausgeglichene Kost und schränke jedes Übermaß an Süßigkeiten, Gewürzen, heißen Getränken und Alkohol ein. Regelmäßige Arbeitszeiten, Erholungspausen, Schlaf und körperliche Reinlichkeit sind zu empfehlen. Behandelt werden müssen auch alle verschlimmernd wirkenden Faktoren wie Infektionen, Überarbeitung, Gemütsspannungen, Obstipation und Diätfehler.
B. Lokale Maßnahmen:
1. Akute, subakute oder chronische Ekzemherde: Behandlung wie bei Dermatitis oder Ekzem. Emulsionen mit Zusatz von 0,5% Hydrocortison und 10% Sulfacetamidnatrium sind für alle Erscheinungsformen und Stadien geeignet. Das gleiche gilt für corticosteroidhaltige Cremes, Lotions oder Lösungen (Rp. Nr. 20, 39 und 40).

2. *Seborrhoe des behaarten Kopfes:* Zum Kopfwaschen verwendet man einmal wöchentlich Selsun®-Emulsion (Selendisulfid) oder ein anderes Waschmittel (Ergänzung des Übersetzers: Deutsche Präparate sind u. a. Criniton®, Ichtho-Cadmin®, Sebopona®, Selukos). Einmal täglich erfolgen Einreibungen mit einem geeigneten Kopfwasser (Ergänzung des Übersetzers: z. B. Alpicort®, Capinal, K 5 – Tinktur®, Loscon® usw.).

3. *Seborrhoe unbehaarter Körperstellen:* Anwendung einer leicht anregenden Lotio (Rp.Nr. 16), einer Salbe (Rp.Nr. 35) oder einer hydrophilen Salbe (Tabelle 4–5) mit Zusatz von 3–5% Sulf.praec. Die Schuppenbekämpfung kann durch Zusatz von 1% Salicylsäure noch unterstützt werden.

4. *Seborrhoe intertriginöser Körperstellen:* Fetthaltige Salben vermeiden. Stattdessen verordnet man feuchte Kompressen (Rp.Nr. 1–5 und 7) und verwendet anschließend eine hydrophile Salbe (Tabelle 4–5) mit Zusatz von 5% Hydr.praec.alb.

Prognose

Die Neigung zu Rückfällen bleibt während des ganzen Lebens bestehen. Im Einzelfall pflegt sich die Krankheit über Wochen, Monate oder Jahre hinzuziehen.

Acne vulgaris

Diagnostische Merkmale

- Pickel (Papeln oder Papulopusteln) im Bereich von Gesicht, Rücken und Schultern zur Pubertätszeit
- Cystenbildung, langsame Rückbildung, Vernarbung
- Häufigste aller Hautkrankheiten

Allgemeine Betrachtungen

Die Acne vulgaris ist eine häufige entzündliche Hautkrankheit von unbekannter Ätiologie. Vermutlich ist sie auf eine genetische Disposition und eine Aktivierung der Androgene zurückzuführen. Sie kann sich jederzeit entwickeln, zu Pubertätsbeginn und während der gesamten Zeitdauer einer bestehenden Sexualhormonaktivität. Eunuchen bleiben verschont, aber die Krankheit kann bei praedisponierten Personen durch Androgenzufuhr hervorgerufen werden. Eineiige Zwillinge können in identischer Weise befallen werden.

Die Krankheit kommt bei Männern häufiger vor. Im Gegensatz zur Volksmeinung klingt sie nicht immer spontan ab, sobald die körperliche Entwicklung beendet ist. Bei unterbleibender Behandlung kann sie bis ins 4. und sogar 6. Lebensjahrzehnt bestehen bleiben. Die Hautveränderungen sind die Folgen einer übersteigerten Talgdrüsentätigkeit, einer Talgretention, eines vermehrten Wachstums des Acne-Bacillus (Corynebacterium acnes) innerhalb der am Austreten behinderten Talgmassen, einer Reizung durch Fettsäuren und einer Fremdkörperreaktion durch außerhalb der Follikel befindlichen Talg.

Klinische Befunde

Leichtes Brennen, Schmerzen oder Juckreiz können vorhanden sein. Es finden sich entzündliche Papeln, Papulopusteln, erweiterte Poren, Cysten und Narben. Diese Veränderungen treten hauptsächlich im Gesicht, an Nacken, oberen Brustbezirken, Rücken und Schultergegend auf. Häufig kommen Comedonen vor. Befangenheit und Scham sind bei den Kranken vielfach besonders stark ausgeprägt.

Differentialdiagnose

Abgrenzen muß man acneiforme Erscheinungen durch Brom und Jod, sowie nach Kontakt mit chloriertem Naphthalin und Diphenyl.

Komplikationen

Entwicklung von Talgcysten, erhebliche Narbenentwicklung und psychische Traumen.

Behandlung

A. Allgemeine Maßnahmen:

1. *Belehrung der Patienten:* Der Patient sollte eindringlich belehrt werden über die Art seiner Hautkrankheit, die Möglichkeiten zu ihrer Behandlung und die Notwendigkeit, den Behandlungsplan unbeirrt über längere Zeit beizubehalten. Er sollte ferner darauf hingewiesen werden, daß die Behandlung nicht nur ein befriedigendes kosmetisches Aussehen hervorrufen soll, solange der Prozeß noch aktiv ist, sondern daß auch die Ent-

wicklung bleibender Narben verhindert werden muß.

2. *Diät:* Die Kost soll abwechslungsreich und ausreichend sein. Schokolade, Nüsse (auch Erdnußbutter), fette und gebratene Speisen, Hochseefische, Alkohol, scharfe Gewürze und ein Übermaß an Kohlenhydraten sind zu verbieten. Der Ernährung kommt aber nicht die Bedeutung zu, die man früher vermutete.

3. *Arzneimittel,* insbesondere die brom- oder jodhaltigen, sind nach Möglichkeit fernzuhalten.

4. *Öle oder Fette* sollte man zur Hautpflege nicht verwenden.

5. Faktoren, die eine Acne ungünstig zu beeinflussen pflegen, wie Anämie, Unterernährung, Infektionen oder gastrointestinale Störungen sind entsprechend zu behandeln.

6. Die ungünstigen Auswirkungen von seelischen Beeinträchtigungen müssen in die Betrachtungen einbezogen werden und sind ihrerseits zu behandeln.

7. *Antibiotica:* Täglich 250 mg Tetracyclin per os als Langzeittherapie ist zuweilen anderen Behandlungsmethoden überlegen. Tetracyclin kann eine bleibende Verfärbung der Zähne zur Folge haben.

Gelegentlich erweist es sich als notwendig, verschiedene Antibiotica nacheinander innerlich anzuwenden, damit man eine optimale Wirkung erzielt. Chloramphenicol (Chloromycetin®) sollte man aber innerlich nicht zur Behandlung der Acne verwenden.

B. Lokale Maßnahmen: Gewöhnliche Seife genügt zum Waschen, aber besser noch ist pHisoHex. Fette Reinigungscremes und andere Kosmetika sind zu vermeiden. Der behaarte Kopf wird 1–2 mal wöchentlich gewaschen (Rp.Nr. 48). Comedonen drückt man mit einem Comedonenquetscher aus. Fluktuierende Talgcysten werden mit einem kleinen scharfen Skalpell eröffnet und entleert.

1. *Keratoplastische und keratolytische Mittel:* Über Nacht trägt man eine Schwefel-Zinkschüttelmixtur (Rp.Nr. 18) auf und entfernt sie morgens mit warmem Wasser.

2. *Keratolytische Salben und Pasten:* Zu Beginn schwachprozentige Formen, die man verstärkt, solange sie vertragen werden. Für die Nacht kann man eine hydrophile Salbe mit 2-10% Schwefelzusatz verwenden. Sie wird am nächsten Morgen wieder entfernt (Rp.Nr. 18).

3. *Handelspräparate* gegen Acne stehen in großer Zahl zur Verfügung.*

4. *Dermabrasio:* Eine kosmetische Besserung läßt sich durch Abschleifen inaktiv gewordener Zustandsbilder erreichen, insbesondere bei flachen oberflächlichen Narben. Die Haut wird zunächst mit Chloräthyl vereist und anästhesiert, anschließend mit feinem Sandpapier oder mit motorgetriebenen Spezialbürsten abgeschliffen. Die Methode ist nicht frei von unerwünschten Nebenwirkungen, z. B. Hyperpigmentierungen oder vergrößerten Narben. Eine milde tägliche Schleifung erreicht man auch durch Einmassieren kleiner Partikelchen, die in einer Salbe inkorporiert sind (Brasivil).

5. *Chemische Maßnahmen:* Sorgfältiges Betupfen von Acnenarben mit Phenol.liquefact. oder 25–50%iger Trichloressigsäure kann bei sofortiger Wiederentfernung mit 70%igem Alkohol zu hervorragenden kosmetischen Ergebnissen führen.

6. *Strahlenbehandlung:* Gewöhnliche Sonnenbäder in steigenden Dosen sind vielfach von großem Nutzen. Ultraviolette Bestrahlungen wendet man zusätzlich neben den anderen therapeutischen Maßnahmen an. Unter Verwendung von Suberythemdosen in mehrtägigen Abständen strebt man ein schwaches Erythem mit leichter Schuppung an. Rö-Bestrahlungen (durch einen Facharzt) sollte man den besonders schweren Fällen vorbehalten, die auf andere Behandlungsarten nicht angesprochen haben.

7. *Orale Contraceptiva* besitzen den Ruf, acnekranken jungen Frauen gut zu helfen. Offensichtlich beruht die gute Wirkung auf dem Mestranol-Gehalt. Hyperpigmentierungen (Melanoderm) entwickeln sich gelegentlich als Nebenwirkung. (Occlusivverbände mit Corticosteroidsalben rufen zuweilen eine Acne hervor.)

---

* Anstelle der im Original empfohlenen, hier nicht erhältlichen amerikanischen Fertigpräparate sind in Deutschland u. a. gebräuchlich: Aknecompren®, Aknederm®, Akne-Medice®, Akne-Vausept®, Aknichthol®-Lotio, Fissan®-i-Puder, Mederma®, Neo-Medrate, Sebohermal®, Stepin®, Sulfoderm®-Puder, Wisamt® usw.

Prognose

Eine unbehandelt bleibende Acne vulgaris kann während des gesamten Erwachsenenalters bestehen bleiben und zu erheblichen Narben führen. Die Erkrankung ist chronisch und neigt trotz Behandlung zu Rückfällen.

FULTON, J. E., jr., et al.: Effect of chocolate on acne vulgaris. JAMA **210**, 2071–2074 (1969).

MULLANAX, M. G., KIERLAND, R. R.: Granulomatous rosacea. Arch. Dermat. **101**, 206–211 (1970).

Urticaria und Angioneurotisches Ödem

Diagnostische Merkmale

- Quaddeln mit starkem Juckreiz
- Fieber, allgemeines Krankheitsgefühl und Erbrechen können vorhanden sein

Allgemeine Betrachtungen

Unter Urticaria verstehen wir eine akute oder chronische entzündliche Hautreaktion allergischen Ursprungs. Die meisten akuten Formen beruhen auf der Einnahme von Nahrungsmitteln, gegen die der Patient empfindlich reagiert. Eine chronische Urticaria erfordert die gleiche intensive Allgemeinuntersuchung, wie sie bei langdauerndem ungeklärtem Fieber üblich ist. Häufige Ursachen sind Nahrungsmittel (Schellfisch, Schweinefleisch, Erdbeeren, Weizen, Eier, Milch, Tomaten, Schokolade), Medikamente (Antibiotica, besonders Penicillin, Salicylate, Belladonna, Jodpräparate, Brompräparate, Serum, Impfstoffe, Phenolphthalein, Opiumderivate), Insektenbisse, Parasitenbefall und emotionelle Einflüsse.

Klinische Befunde

A. Symptome: Neben unerträglichem Juckreiz können allgemeines Krankheitsgefühl und leichtes Fieber vorhanden sein. Übelkeit kann durch Reizungen der Magendarmschleimhaut bedingt sein. Die Quaddeln variieren stark hinsichtlich ihrer Größe, Ausdehnung und Anzahl.

B. Laborbefunde: Vorübergehend kann Eosinophilie vorkommen. Bei chronischer Urticaria können sehr eingehende Laboratoriumsuntersuchungen notwendig werden, um okkulte Infektionsherde, Nahrungsmittel- und Arzneimittelallergien und andere möglicherweise beteiligte Ursachen aufzudecken. Abnorme EKG-Befunde wurden in vereinzelten Fällen beschrieben.

Differentialdiagnose

Unterscheidungen sind notwendig gegenüber Kontaktdermatitis, Toxicodendron-Allergien und Dermographismus.

Komplikationen

Kehlkopfschwellungen haben als wichtigste Komplikation zu gelten, besonders bei der angioneurotischen Variante der Urticaria. Das auf das Fehlen von C′ 1^a Esterase-Hemmstoff zurückzuführende hereditäre angioneurotische Ödem nimmt häufig einen ungünstigen Ausgang.

Vorbeugung

Die erneute Einwirkung von sensibilisierenden Nahrungsmitteln oder Medikamenten sowie verschlimmernder physikalischer, innerlicher oder seelischer Faktoren ist möglichst zu vermeiden. Bei penicillinempfindlichen Patienten kann ein erneuter Kontakt mit Penicillin auf zunächst unerkannte Weise zustandekommen, z. B. in Milch und anderen Nahrungsmitteln.

Behandlung

A. Allgemeine Maßnahmen: Sofortige Einleitung von Stuhlentleerungen durch Verabfolgung von Karlsbader Salz zwecks Beseitigung möglicher antigener Substanzen kann in akuten Fällen angebracht sein. Der Stuhl ist auf Wurmbefall zu untersuchen. Im akuten Stadium sollte die Kost einfach sein und häufig verursachende Nahrungsmittel, wie Weizen, Milch, Eier, Schweinefleisch, Fisch, Schellfisch, Tomaten, Erdbeeren und Schokolade nicht enthalten. Genaue Erhebung der Vorgeschichte, Nahrungsmittelaufzeichnungen, Suchkost und Eliminationskost unterstützen die Suche nach möglicherweise vorliegender Nahrungsmittelallergie. Der Patient sollte nicht unter strenger Diät gehalten werden, sofern nicht eine Nahrungsmittelallergie nachgewiesen ist. Unnötige Medikationen sind zu vermeiden. (Verdächtig sind *alle* Medikamente.)

1. Antihistaminica führen oft zu prompter und dauerhafter Behebung.

2. 0,3–1 ml Adrenalin (1 : 1000), subcutan, bei akuten Formen, wenn ein Larynxödem vorliegt oder befürchtet wird, wenn die Urticaria sehr stark ist oder wenn Antihistaminica nicht zur Besserung geführt haben.

3. Eine innerliche Corticosteroidbehandlung (s. Kapitel 19) kann eine erstaunlich rasche Besserung bei schweren und bedrohlichen Formen von angioneurotischem Ödem mit sich bringen. Diese Mittel sollten jedoch nur gegeben werden, wenn der Patient auf andere, mehr konservative Methoden nicht angesprochen hat.

4. Frisches Plasma kann bei akuten Anfällen eines hereditären angioneurotischen Ödems lebensrettend wirken.

B. Lokale Maßnahmen: Lokale antipruriginös wirkende Präparate sind häufig recht wirksam (s. Tabelle 4–2).

Prognose

Die Erkrankung klingt üblicherweise von selbst wieder ab und dauert nur wenige Tage. Die chronische Form kann jahrelang persistieren.

Africk, J., Halprin, K. M.: Infectious mononucleosis presenting as urticaria. JAMA **209**, 1524–1525 (1969).

Urticaria. Lancet **1969 II**, 1344–1345.

Intertrigo

Die Intertrigo wird hervorgerufen durch die macerierende Wirkung von Hitze, Feuchtigkeit und Reibung. Besonders leicht entwickelt sie sich bei korpulenten Menschen und in feuchtem Klima. Unzulängliche Körperhygiene bedeutet einen wichtigen ätiologischen Faktor. Oft findet man ein seborrhoisches Ekzem in der Vorgeschichte. Die Beschwerden bestehen aus Jucken, Stechen und Brennen. Die Körperfalten weisen Fissuren, Rötungen und Macerationen mit oberflächlichen Erosionen auf. Urin- und Blutuntersuchungen decken oft einen Diabetes mellitus, entsprechende Hautuntersuchungen eine Candidiasis auf. Im gefärbten Direktabstrich findet man reichlich Kokken. Intertrigo ist die häufigste Dienstunfähigkeitsursache bei amerikanischen Truppen in den Tropen.

Die Behandlung deckt sich weitgehend mit den Anwendungen bei Tinea cruris (s. dort), doch sollten ausgesprochene Antimycotica keine Verwendung finden. Rückfälle sind häufig.

Miliaria

(Schweißfriesel)

Diagnostische Merkmale

- Brennende oder juckende, oberflächliche, dicht angeordnete kleine Bläschen oder Papeln an bedeckten Körperstellen
- Heißes, feuchtes Wetter
- Gelegentlich Fieber und sogar Hitzschlag

Allgemeine Betrachtungen

Bei der Miliaria handelt es sich um eine akute Hautentzündung, welche sich besonders häufig an den oberen Extremitäten, am Stamm und den intertriginösen Bezirken entwickelt. Heiß-feuchte Einwirkungen stellen die häufigste Ursache dar, aber eine individuelle Empfänglichkeit pflegt mitzuwirken, und es werden vor allem korpulente Menschen befallen. Es kommt zu Verstopfungen der Schweißdrüsenporen und schließlich zum Aufplatzen mit Entwicklung einer irritierenden, stechenden Haut-Reaktion.

Klinische Befunde

Übliche Begleitsymptome sind Brennen und Jucken. In schweren Fällen kann es zu Fieber, Hitzschlag und sogar Todesfällen kommen. Die Efflorescenzen bestehen aus kleinen, oberflächlichen, geröteten, dünnwandigen, einzeln, aber dicht nebeneinanderstehenden Bläschen, Papeln oder Papulovesikeln. Die Veränderungen finden sich am häufigsten an bedeckten Körperstellen.

Differentialdiagnose

Man muß abgrenzen gegenüber ähnlich aussehenden Hauterscheinungen beim Arzneimittelexanthem.

Vorbeugung

Auf optimale Arbeitsbedingungen ist nach Möglichkeit zu achten, z. B. durch Überwachung von Temperatur, Durchlüftung und Feuchtigkeitsgehalt. Übermäßig langes Baden und scharfe Seifen sollte man vermeiden. Vorsichtig durchgeführte Sonnen- oder Ultraviolettbestrahlungen sind zweckmäßig bei Personen, die sich später in ein heißes, feuchtes Klima begeben wollen. Empfindliche Menschen sollten die genannten schädlichen klimatischen Einwirkungen vermeiden.

Behandlung

Eine juckreizlindernde und kühlende spirituöse Flüssigkeit von etwa folgender Zusammensetzung läßt man 2–4mal täglich einreiben:

Rp. Menthol.	1,0
Phenol. liquefact.	2,0
Glycerin.	15,0
Spirit. dilut.	ad 240,0

Andere Mittel, die mit wechselndem Erfolg zur Anwendung kommen können, sind Schüttelmixturen (Rp. Nr. 13 mit 1% Phenolzusatz oder Rp. Nr. 14) sowie juckstillende Puder und sonstige Körperpuder. Sekundärinfektionen (oberflächliche Pyodermien) behandelt man mit Kal.permang.-Verbänden bzw. Kompressen oder mit Bädern (Tabelle 4–1). Hydrophile Salben (Tabelle 4–4) mit Zusatz von 2–5% Hydr. praec. alb. sind ebenfalls oft angebracht. Eine Abhärtung der Haut erreicht man durch 2mal tägliches Einreiben mit 10% Acid. tannic. in 70% Alkohol. Anticholinergica per os können bei schweren Fällen sehr wirksam sein.

Prognose

Die Miliaria ist im allgemeinen eine leichte Krankheit, aber in schweren Fällen (Anhidrosis und Erschöpfungszustände in den Tropen) kann es als Folge von Störungen der wärmeregulierenden Mechanismen zu Todesfällen kommen. Der Prozeß kann auch bis zu einem gewissen Grade irreversibel sein und infolgedessen eine dauernde Entfernung des Betroffenen aus dem feuchtheißen Klima notwendig machen.

Pruritus ani et vulvae

Diagnostische Merkmale

- Juckreiz im Anogenitalbereich, besonders nachts
- Hautveränderungen können fehlen, oder es bestehen entzündliche Erscheinungen jeden Grades bis zur Lichenifikation

Allgemeine Betrachtungen

Die meisten Fälle haben keine eindeutige Ursache, aber viele verschiedene Ursachen sind uns bekannt. Anogenitaler Pruritus kann die gleichen Ursachen haben wie Intertrigo, Lichen simplex chronicus, seborrhoisches Ekzem, Kontaktdermatitis (durch Seifen, Eau de Cologne, Spülungen, Contraceptiva), oder er kann auf reizende Absonderungen, z. B. durch Diarrhoen, Fluor albus, Trichomoniasis oder auf lokalisierte Erkrankungen (Candidiasis, Dermatophytose) zurückgeführt werden. Diabetes mellitus muß ausgeschlossen werden. Psoriasis oder seborrhoisches Ekzem kann vorhanden sein. Unsauberkeit kann ebenfalls die Schuld tragen.

Klinische Befunde

A. **Symptome:** Einziges Symptom ist der Juckreiz, hauptsächlich bei Nacht. Sichtbare Befunde sind im allgemeinen nicht vorhanden, aber es können auch entzündliche Rötungen, Fissurierungen, Macerationen, Lichenifikationen, Excoriationen oder auf Candidiasis oder Epidermophytie verdächtige Erscheinungen auftreten.

B. **Laborbefunde:** Urinuntersuchungen und Blutzuckerbestimmungen können einen Diabetes mellitus aufdecken. Direkte mikroskopische Untersuchungen oder Kulturen aus Hautschuppen können zum Nachweis von Pilzen oder Darmparasiten führen. Auch Stuhluntersuchungen sind zum Nachweis evtl. Darmparasiten wichtig.

Differentialdiagnose

Abzugrenzen sind die verschiedensten Krankheitsursachen wie Candida-Pilze, Parasiten, lokale Reizungen durch Kontakt mit Medikamenten und Reizstoffen sowie andere primäre Hauterkrankungen der Genitalregion wie Psoriasis, Seborrhoe oder Intertrigo.

Vorbeugung

Alle in Betracht kommenden innerlichen oder lokalen Ursachen sind zu behandeln. Der Patient ist über eine sorgfältige Körperhygiene der Anogenitalgegend zu belehren.

Behandlung

(s. auch unter „Pruritus")

A. Allgemeine Maßnahmen: Heiße, scharf gewürzte Nahrungsmittel sowie Medikamente mit Reizwirkung auf die Analschleimhaut sind zu vermeiden. Eine Obstipation ist zu beseitigen. Der Patient soll nach dem Stuhlgang sehr weichen oder angefeuchteten Stoff oder Watte verwenden und sich gründlich reinigen. Frauen sollten die gleichen Maßnahmen nach dem Urinieren durchführen. Belehrt werden muß der Patient auch über die schädliche und juckreizverstärkende Wirkung des Kratzens.

B. Lokale Maßnahmen: Corticosteroid-Cremes (Rp. Nr. 40) oder Vioform®-Hydrocortison-Creme wirken ausgezeichnet. Zweimal tägliche Sitzbäder gibt man bei akut entzündeten und nässenden Erscheinungen. Dazu verwendet man Argt. nitr.-Lösung 1 : 10 000–1 : 200, Kal. permang.-Lösung 1 : 10 000 oder Essigsaure Tonerdlösung 1 : 20. Die Unterwäsche sollte täglich gewechselt werden. Fissurierte oder ulcerierte Stellen bestreicht man mit Castellanischer Lösung.

Bestrahlungen mit Röntgen- oder Grenzstrahlen kommen in Betracht, wenn andere Mittel versagt haben.

Callositas und Clavus

Schwielen und Hühneraugen entstehen an Füßen und Zehen bei falscher Körperbelastung, Fußdeformitäten oder schlecht sitzenden Schuhen. Manche Menschen sind durch hereditäre Belastung für abnorm starke Schwielenbildungen prädisponiert.

Druckempfindlichkeit und ihre Nachwehen sind die einzigen Beschwerden. Die starken Hyperkeratosen entwickeln sich nur an den Druckstellen. Nach ihrem Abschälen wird ein glasig erscheinender Kern sichtbar, der sich dadurch von den Plantarwarzen unterscheidet, welche ihrerseits viele Blutpunkte als Folge durchgeschnittener Capillaren aufweisen. Ein weiches Hühnerauge bildet sich oft am proximalen Ende der Seitenfläche der 4. Zehe als Folge des Drucks, der auf den knöchernen Teil des Interphalangealgelenks der 5. Zehe ausgeübt wird.

Die Behandlung soll eine Beseitigung der Ursachen, die zu Druck und Reibung geführt haben, bewirken. Es muß für gut sitzende Schuhe gesorgt werden, und orthopädische Fehlbildungen sind zu beseitigen. Schwielenbildungen kann man durch sorgfältiges Abhobeln des Callus nach Umschlägen mit warmem Wasser wesentlich bessern, oder auch durch keratolytische Mittel, z. B.

Rp. Acid. salicyl.	4,0
Aceton.	4,0
Collodii	ad 15,0

Da Signa: Über Nacht auf die Schwiele auftragen und mit einem Pflasterstreifen befestigen. Pflaster morgens entfernen und Behandlung wiederholen, bis Clavus oder Callus beseitigt ist.

Eine metatarsale Lederspange, 12,7 mm : 6,3 mm groß, kann man auf der Außenseite des Schuhs unmittelbar an der das Körpergewicht tragenden Stelle der Sohle befestigen. Schuhe mit geriffelten Sohlen sind ebenfalls zweckmäßig.

Frauen, die zur Bildung von Schwielen und Hühneraugen neigen, sollten kein einengendes Schuhwerk tragen.

Es können auch Schuhe mit Schaumgummisohlen verwendet werden, bei denen vom Schuhmacher Einkerbungen in die Innenseiten der Sohlen an den den Schwielenbildungen entsprechenden Stellen geschnitten wurden.

Lupus erythematodes chronicus discoides

Diagnostische Merkmale

- Rote, asymptomatische, umschriebene Herde, besonders im Gesicht, oft in schmetterlingsförmiger Anordnung
- Schuppung, follikuläre Hornzapfen, Atrophie und Teleangiektasien im Bereich der Herde
- Charakteristische Histologie

Allgemeine Betrachtungen

Der Lupus erythematodes weist eine oberflächliche, umschriebene, scheibenförmige Hautentzündung auf, die sich am häufigsten an Hautstellen entwickelt, die der Sonne oder ultravioletter Bestrahlung ausgesetzt sind. Die Ätiologie ist unbekannt. Die disseminierte Form wird in Kapitel 14 besprochen.

Klinische Befunde

A. Symptome: Symptome sind im allgemeinen nicht vorhanden. Die Veränderungen bestehen aus dunkelroten, scharf begrenzten einzelnen oder multiplen Herden, die einen Durchmesser von 5–20 mm besitzen und vorwiegend im Gesicht in Schmetterlingsform an Nase und Wangen auftreten. Es kommt zu Atrophie, Teleangiektasien und verstopften Follikeln. Meistens sind die Veränderungen von trockenen, verhornten, festhaftenden Schuppen bedeckt.

Wo es angebracht erscheint, sollte eine eingehende Allgemeinuntersuchung erfolgen, um den systemischen Lupus erythematodes auszuschließen.

B. Laborbefunde: Bei der chronisch diskoiden Form gibt es im allgemeinen keine signifikanten Laborbefunde. Beim Auftreten einer Leukopenie oder Albuminurie, mit oder ohne Cylindern, muß an die disseminierte oder systematische Form der Krankheit gedacht werden. Die histologischen Veränderungen sind charakteristisch. Der antinucleäre Antikörpertest dürfte am besten geeignet sein, um den systemischen Lupus erythematodes auszuschließen.

Differentialdiagnose

Die Schuppen sind trocken und besitzen einen reißnagelartigen Zapfen. Dadurch lassen sie sich von den Schuppen des seborrhoischen Ekzems unterscheiden. Man muß auch den sklerodermiformen Typ des Basalioms abgrenzen und bei Abwesenheit von Knötchen und Ulcerationen den Lupus vulgaris.

Komplikationen

Es kann zur Disseminierung kommen. Narben können sich entwickeln.

Behandlung

A. Allgemeine Maßnahmen: Chronische Erkrankungsformen muß man behandeln. Sonneneinwirkungen und andere intensive Bestrahlungen sind zu vermeiden. Niemals zur Strahlentherapie greifen! Einen optimalen Allgemeinzustand strebt man durch ausgeglichene Kost und zusätzlich durch Vitamin- und Eisenpräparate an. Für ausreichende Ruhe, bei Fieber Bettruhe muß man sorgen.

B. Medikamentöse Behandlung (nur für die diskoide Form geeignet): Jedes der folgenden Medikamente kann schwere Sehstörungen nach sich ziehen. Bei langfristiger Medikation sollte alle 3 Monate eine augenfachärztliche Untersuchung erfolgen. So lange es möglich ist, sollte man den Lupus erythematodes chronicus discoides als kosmetische Störung betrachten und nur lokal oder mit abdeckenden Mitteln behandeln.

1. Chlorochindiphosphat (Resochin), in der ersten Woche täglich 0,25 g, dann zweimal wöchentlich 0,25 g. Auf Unverträglichkeitserscheinungen achten.

2. Hydroxychlorochinsulfat (Plaquenil, Quensyl), täglich 0,2 g per os, dann zweimal wöchentlich. Kann gelegentlich von Nutzen sein, wenn Atebrin und Resochin nicht vertragen wurden.

3. Das 3-wertige synthetische Antimalariamittel Triquin 1 Tabl. täglich, später zweimal wöchentlich, ist manchmal wirksamer und wird besser vertragen als die vorher genannten.

4. Quinakrinhydrochlorid (Atebrin), 0,1 g täglich oral für 2 Wochen, dann 0,1 g zweimal wöchentlich für 3 Monate oder mehr. Auf Toxicitätszeichen ist zu achten.

C. Lokale Infiltration: 10 mg/ml Triamcinolon acetonid-Suspension wird einmal wöchentlich oder einmal monatlich in die Herde injiziert. Diese Methode sollte vor der innerlichen Behandlung (s. oben) versucht werden.

D. Corticosteroide: Corticosteroid-Cremes, über Nacht aufgetragen und mit einer luftdichten, dünnen, geschmeidigen Plastikfolie bedeckt, kann eine recht gute Wirkung zeigen.

Prognose
Die Erkrankung bleibt lange Zeit bestehen, ist aber nicht lebensbedrohlich, sofern sie nicht in die disseminierte Form übergeht.

Viruskrankheiten der Haut

Herpes simplex

Diagnostische Merkmale

- Rückfällig auftretende kleine, gruppierte Bläschen auf gerötetem Grund, besonders im Mund- und Genitalbereich
- Auftreten erfolgt häufig nach geringen Infektionen, Trauma, Streß oder Sonnenbestrahlungen
- Regionäre Lymphknoten können vergrößert und druckempfindlich sein

Allgemeine Betrachtungen
Der Herpes simplex ist eine akute Viruskrankheit. Die klinischen Erscheinungen, die jahrelang an der gleichen Körperstelle rezidivieren können, werden durch Fieber, Sonnenbrand, Verdauungsstörungen, Erschöpfungszustände, scharfen Wind, Menstruation oder nervöse Übererregbarkeit provoziert.

Eine chronische Virusvermehrung dürfte das Rezidivieren des Herpes simplex besser erklären als eine vorhandene Latenz.

Klinische Befunde
Hauptsächlichste Symptome sind Brennen und Stechen. Neuralgien können den Ausbrüchen vorausgehen oder sie begleiten. Die Veränderungen bestehen aus kleinen gruppierten Bläschen, die an jeder Stelle auftreten können, aber meistens an Lippen, Mund und Genitalien vorkommen. Die regionären Lymphknoten können geschwollen und druckempfindlich sein.

Differentialdiagnose
Eine Abgrenzung muß erfolgen gegenüber anderen Blaseneruptionen, insbesondere Herpes zoster und Impetigo. In der Genitalgegend muß man an Lymphogranuloma inguinale und Ulcus molle denken.

Komplikationen
Pyodermien, Kaposi's varicelliforme Eruption Eczema herpeticatum oder generalisierter Herpes simplex), Encephalitis, Keratitis.

Behandlung
Bei hartnäckigem oder schwerem rezidivierendem Herpes:

A. Allgemeine Maßnahmen: Begünstigende Umstände möglichst fernhalten. Die übliche Pockenimpfung in wöchentlichen Abständen während 6–8 Wochen wurde empfohlen, um Rezidive zu verhindern, aber die Resultate sind nicht eindeutig.

B. Lokale Maßnahmen: Die Veränderungen mehrmals täglich mit einem angefeuchteten Blutstillungsstift betupfen. Zweimal tägliche Anwendung von ameisensaurem Wismutjodid-Puder oder einer Schüttelmixtur (Rp. Nr. 13, 14); zweimal täglich Betupfen mit Kampferspiritus oder Adrenalinlösung 1 : 100. Lokale Corticosteroidpräparate sind kontraindiziert. Die Behandlung der Ceratitis dendritica wird im Kapitel 5 (Augenkrankheiten) besprochen.

Bei Vorhandensein von Zellgewebsentzündung und Lymphadenitis verordnet man kühlende Kompressen. Eine Stomatitis behandelt man nach den in Kapitel 11 beschriebenen Methoden. Röntgen- oder Grenzstrahlen wendet man (durch einen Facharzt) nur in Sonderfällen an.

Prognose
Die Krankheitserscheinungen nehmen 1–2 Wochen in Anspruch. Rezidive sind häufig.

CATALANO, P. M.: Broadening spectrum of herpesvirus hominis (herpes simplex). Arch. Dermat. 101, 364–366 (1970).

NAHMIAS, A. J., et al.: Infection with herpesvirus hominis, types 1 and 2. Prog. Dermat. 4, 7–16 (1969).

Herpes Zoster

(Gürtelrose)

Diagnostische Merkmale

- Schmerzen im Ausbreitungsgebiet eines Nervensegments gefolgt von gruppierten, schmerzhaften Bläscheneruptionen
- Halbseitiger Befall. Hauptsächliches Vorkommen im Gesicht und am Stamm
- Anschwellung der regionären Lymphknoten (inkonstant)

Allgemeine Betrachtungen

Herpes Zoster ist eine virusbedingte, akute, mit Bläschenentwicklung einhergehende Hautentzündung. Es besteht Grund zur Annahme, daß das Virus mit dem Varicellenvirus identisch ist. Die beiden Krankheiten können gleichzeitig vorkommen.

Klinische Befunde

Schmerzen gehen der Eruption um 48 Std oder mehr voraus. Sie können bestehen bleiben und auch an Intensität zunehmen, nachdem die Hautveränderungen abgeheilt sind. Die Herde setzen sich aus gruppierten, prall gefüllten, tiefliegenden Bläschen zusammen und finden sich halbseitig entlang dem Ausbreitungsgebiet eines Nervensegments. Häufigster Sitz sind Stamm oder Gesicht. Die regionären Lymphknoten können druckempfindlich und angeschwollen sein.

Differentialdiagnose

Da Gifteiche und Giftefeu nach einmaliger Berührung eine halbseitige und streifenförmige Dermatitis hervorzurufen vermögen, muß diese Krankheit vom Herpes Zoster unterschieden werden. Außerdem ist der Herpes simplex in ähnlich aussehenden Fällen abzugrenzen, doch ist dieser im allgemeinen weniger schmerzhaft.

Komplikationen

Langdauernde Neuralgien und Anästhesien der befallenen Bezirke nach eingetretener äußerer Abheilung, Paresen des N. facialis oder anderer Nerven und eine Encephalitis können sich einstellen.

Behandlung

A. Allgemeine Maßnahmen: Barbiturate können zur Linderung der durch die Schmerzen ausgelösten nervösen Erregungszustände beitragen. Aspirin oder kombinierte Aspirin-Phenacetin-Coffein-Präparate mit oder ohne Codeinphosphat verordnet man gegen die Schmerzen. Einen ophthalmologischen Consiliarius sollte man bei Supraorbitalbeteiligung zuziehen, um schweren Augenkomplikationen vorzubeugen. Eine einzige intraglutäale Injektion von Triamcinolon-Acetonid-Suspension zu 40–60 mg kann zur prompten Besserung führen.

B. Lokale Maßnahmen: Feuchte Umschläge können erforderlich werden bei akuten und ausgedehnten entzündlichen Prozessen. Calamin-Lotio oder andere Schüttelmixturen haben sich oft gut bewährt. Man trägt die Mixtur reichlich auf und bedeckt sie mit Watte. Keine Fettsalben verwenden.

Röntgenbestrahlungen (durch einen Fachmann) können von Nutzen sein.

C. Neuralgien nach Zoster: Die Infiltration der betroffenen Hautstelle mit Triamcinolon Acetonid-Suspension und Xylocain® ist einen Versuch wert.

Prognose

Die Eruption nimmt 2–3 Wochen in Anspruch und rezidiviert nicht. Die Mitbeteiligung motorischer Nerven kann zu vorübergehenden Lähmungen führen. Neuralgien als Zosterfolge, die sich besonders häufig bei älteren Personen im Supraorbitalbereich entwickeln, sind außerordentlich hartnäckig und sprechen nicht auf Behandlungen an. Augenbeteiligung kann zur Erblindung führen.

Eaglstein, W. H., et al.: The effects of early corticosteroid therapy on the skin eruption and pain of herpes zoster. JAMA **211**, 1681–1683 (1970).

Warzen

Diagnostische Merkmale

- Warzenbildungen an Haut oder Schleimhäuten sind im allgemeinen nicht größer als 0,5 cm im Durchmesser
- Stark verlängerte Inkubationszeit (2–18 Monate)

- Spontane Rückbildungen sind häufig (50%), aber oftmals sprechen Warzen auf keinerlei Behandlung an
- „Rezidive" (Entstehung von frischen Warzen) sind häufig

Allgemeine Betrachtungen

Warzen finden sich in der Regel einzeln oder gruppiert und sind wahrscheinlich auf das gleiche Virus zurückzuführen. Besonders häufig entstehen sie an exponierten Stellen, z. B. an Fingern oder Händen. Die Inkubationszeit beträgt 2–18 Monate. Keine Altersgruppe bleibt verschont, aber am häufigsten werden sie bei Kindern und jungen Erwachsenen festgestellt.

Klinische Befunde

Meistens werden keine Symptome verursacht. Druckschmerzhaft sind Plantarwarzen. Juckreiz kommt bei anogenitalen Warzen vor. Gelegentlich kann eine Warze zu mechanischen Verschlüssen führen, z. B. im Nasenloch oder im Gehörgang.

Warzen variieren stark in Form, Größe und Aussehen. Flache Warzen sieht man am besten bei seitlicher Beleuchtung. Subunguale Warzen pflegen trocken, fissuriert und hyperkeratotisch zu sein. Sie erinnern an Nietnägel oder andere unspezifische Veränderungen. Plantarwarzen können mit Hühneraugen oder Schwielenbildungen verwechselt werden.

Vorbeugung

Berührung mit Warzenträgern sollte man vermeiden. Beim Vorhandensein von planen Warzen darf nicht daran gekratzt werden. Die Verwendung eines Elektrorasierers kann die Weiterverbreitung von Warzen über beim Rasieren entstandene Wunden verhüten.

Behandlung

A. Entfernung: Wenn möglich entferne man die Warzen auf eine der nachstehenden Arten:

1. *Operative Entfernung*: Man injiziert eine kleine Menge eines Lokalanaestheticums unter die Warze und entfernt sie dann mit dem scharfen Löffel oder einer Schere oder durch Abschaben bis zur Basis der Warze mit einem Skalpell. Anschließend betupft man die Stelle mit Trichloressigsäure oder wendet Elektrokaustik an.

2. *Flüssiger Stickstoff* wird mit einem festsitzenden Watteträger aufgetragen, bis sich die Warze weiß färbt. Es kommt zu Nachschmerzen, aber sehr viele Warzen lassen sich auf diese Weise unblutig entfernen.

3. *Keratolytische Mittel.* Es kann eines der folgenden Mittel empfohlen werden:

Rp. Acid salicyl.	4,0
Aethyl. aminobenz. (Anaesthesin)	0,15
Aceton.	
Collod. elast.	aa 15,0

MDS. Abends auf die Warzen auftragen.

Rp. Acid. salicyl.	3,0
Alcohol (40%)	ad 100,0

MDS. Flache Warzen täglich mit Wattestäbchen betupfen

4. *Anogenitale Warzen* werden am besten durch wöchentliches Aufpinseln von 25% Podophyllinspiritus (Vorsicht!) behandelt.

B. Innerliche Behandlung: Es gibt kein spezifisch wirkendes innerliches Mittel. Schwermetalle wie Wismut und Quecksilber wurden nach empirisch gewonnener Erfahrung verwendet. Kleine Kinder sollten jedoch innerlich nicht mit diesen Mitteln behandelt werden.

Prognose

Es besteht eine außerordentlich große Neigung zur Entwicklung frischer Herde. Die Warzen können spontan abheilen, aber auch jeder Behandlung trotzen.

Bakterielle Infektionskrankheiten der Haut

Impetigo contagiosa

Bei der Impetigo handelt es sich um eine durch Staphylokokken oder – weniger häufig – durch Streptokokken hervorgerufene übertragbare und autoinokulierbare Hautinfektion. Das infektiöse Material wird oft durch schmutzige Fingernägel auf die Haut übertragen. Bei Kindern kommt als Infektionsquelle häufig eine eitrige Nasenabsonderung oder ein anderes, davon betroffenes Kind in Betracht.

Einziges Symptom ist Juckreiz. Die Hauterscheinungen bestehen aus Flecken, Bläschen, Pusteln und honigfarbenen Borken, nach deren Entfernung eine frischrote Erosion sichtbar wird. Gesicht und andere exponierte Körperstellen werden am häufigsten befallen.

Die Impetigo muß man abgrenzen gegenüber anderen vesiculösen und pustulösen Erkrankungen, wie Herpes simplex, Varicellen und Kontaktdermatitis.

Die Behandlung ist die gleiche wie bei der Follikulitis. Auf lokale Behandlung mit antibiotischen Mitteln spricht die Erkrankung im allgemeinen gut an. Innerlich behandelt man mit Antibiotica nur, wenn Fieber besteht oder die Abheilung sich verzögert. Eine gelegentlich vorkommende Nephritis kann zum letalen Ausgang führen (besonders bei Kleinkindern).

McMillan, M. R., Hurwitz, M.: Tropical bacterial pyoderma in Vietnam. JAMA **210**, 1734–1736 (1969).

Ecthyma

Unter Ecthyma versteht man eine tiefergreifende Form von Impetigo. Es führt zu Ulcerationen und findet sich bevorzugt an den Beinen und anderen bedeckten Körperstellen, oftmals als Komplikation bei allgemeiner Körperschwäche und Ungezieferbefall.

Impetigo Bockhart

Die Impetigo Bockhart ist eine Staphylokokkenerkrankung der Haut, die zu prallen, druckschmerzhaften Pusteln an den Follikelöffnungen führt. Es handelt sich um eine Sonderform der Follikulitis.

Impetigo neonatorum

Die Impetigo neonatorum ist eine hochgradig kontagiöse zuweilen sehr ernste Impetigoform bei Säuglingen. Sie erfordert eine unverzügliche innerliche Behandlung und eine Abschirmung von anderen Kindern (Isolierung, Fernhalten von Pflegepersonen mit Pyodermien aus Säuglingsstationen usw.). Die Herde sind großblasig, sehr ausgedehnt und gehen mit schweren Allgemeinerscheinungen einher. Todesfälle können vorkommen.

Follikulitis

(Einschließlich Sycosis simplex oder Bartflechte)

Diagnostische Merkmale

- Juckreiz und Brennen an behaarten Stellen
- Pustelbildungen an den Haarfollikeln
- Bei Sykosis Entzündung der umgebenden Haut

Allgemeine Betrachtungen

Die Follikulitis wird durch eine Staphylokokkeninfektion des Haarfollikels hervorgerufen. Wenn die Veränderungen in die Tiefe übergreifen und einen chronischen, schlecht beeinflußbaren Verlauf annehmen, spricht man von Sykosis. Vielfach wird die Sykosis durch Autoinokulation und Rasierwunden übertragen. Die Oberlippe gilt als besonders empfänglich bei Männern, die unter chronischen Absonderungen aus der Nase bei Sinusitis oder Heuschnupfen leiden.

Klinische Befunde

Die Symptome bestehen aus leichtem Brennen und Jucken, und bei Manipulationen am Haar aus Schmerzen. Die Veränderungen selbst setzen sich aus Pustelbildungen am Haarfollikel zusammen. Bei der Sykosis wird auch die umgebende Haut mitbetroffen und kann einem Ekzem, wegen der Rötung und Verkrustung, ähneln.

Differentialdiagnose

Man hat zu unterscheiden gegenüber der Acne vulgaris und Hautinfektionen nach Art der Impetigo.

Komplikationen

Absceßentwicklung.

Vorbeugung

Verursachende oder verschlimmernde Faktoren allgemeiner (z. B. Diabetes mellitus) oder lokaler Art (z. B. mechanische oder chemische Hautreizungen, Absonderungen) sind entsprechend zu behandeln.

Behandlung

A. Spezifische Maßnahmen: Behandlung mit antibakteriellen innerlichen Mitteln kann versucht werden, wenn die Hautinfektion auf lokale Maßnahmen resistent bleibt, wenn sie ein starkes Ausmaß annimmt oder schwer ist und mit Fieber einhergeht, wenn sie zu Komplikationen geführt hat oder wenn gefahrvolle Stellen (Oberlippe, Nase, Augen) befallen wurden.

Lokale antibakterielle Mittel sind von erwiesenem Wert und sollten konsequent zur Anwendung gelangen, bis ein befriedigendes Resultat erreicht wurde. Sie sollten zunächst über Nacht aufgetragen und von einem Verband bedeckt werden; am Tage wendet man feuchte Kompressen an. Nach eingetretener Besserung kann eines der nachstehenden Präparate 2–4mal täglich zur Anwendung kommen: 1. Neomycinsulfat als 1%ige Creme oder Salbe, 4mal täglich. 2. Jodchloroxychinolin (Vioform®) als 3%ige Creme oder Salbe zweimal täglich. 3. Andere antibiotische Salben, allein oder in Kombination 2 bis 4mal täglich. Darunter seien genannt: Polymyxin B in Kombination mit Bacitracin oder Oxytetracyclin, Neomycin, Chloramphenicol und Erythromycin.

Penicillin und Sulfonamide sollten nicht lokal angewendet werden.

B. Lokale Maßnahmen: Man reinigt die Bezirke vorsichtig mit verdünnter Seifenlösung und wendet dann feuchte Verbände oder Kompressen zweimal täglich für die Dauer von 10 min an (Tabelle 4–1). Sobald die Haut erweicht ist, eröffnet man vorsichtig die größeren Pusteln und entfernt nekrotisches Gewebe.

Prognose

Die Follikulitis neigt zu chronischem und therapieresistentem Verlauf. Es können Monate oder sogar Jahre bis zur Abheilung vergehen.

Furunkulose und Karbunkel

Diagnostische Merkmale

- Äußerst schmerzhafte entzündliche Anschwellung eines Haarfollikels mit Entwicklung eines Abscesses
- Primär sind zuweilen prädisponierende, die Abwehrkraft herabsetzende Erkrankungen vorhanden
- Auf Antibiotica nicht ansprechende Stämme von Krankheitskeimen sind für den Anstieg an Krankheitsfällen verantwortlich

Allgemeine Betrachtungen

Unter einem Furunkel versteht man eine tiefsitzende Infektion (Absceß), die den gesamten Haarfollikel und das angrenzende subkutane Gewebe befallen hat. Häufigster Sitz sind behaarte Körperbezirke, die mechanisch reizenden Einwirkungen durch Reibung, Druck oder Feuchtigkeit sowie den zu Verstopfungen führenden Petroleumprodukten besonders ausgesetzt sind. Da die Prozesse autoinokulierbar sind, kommen sie häufig multipel vor. Trotz gründlicher Durchuntersuchung kann im allgemeinen eine prädisponierende Krankheitsursache nicht ermittelt werden. Jedoch kann es vorkommen, daß einzelne Patienten an Diabetes mellitus, Nephritis oder anderen zur Schwächung der Abwehrkraft führenden Erkrankungen leiden.

Beim Karbunkel handelt es sich um mehrere Furunkel, die sich in benachbarten Haarfollikeln entwickelt haben und miteinander zu einem zusammenhängenden, tiefsitzenden Gebilde verschmelzen, aus dem sich multiple Pfropfbildungen abstoßen.

Klinische Befunde

A. Symptome: Starke Druckempfindlichkeit und Schmerzen entstehen durch Druck auf die Nervenendfasern, besonders in Bezirken, deren darunterliegende Strukturen wenig Raum für Anschwellungen bieten. Schmerzen, Fieber und allgemeines Krankheitsgefühl sind bei Karbunkeln stärker vorhanden als bei Furunkeln. Der follikuläre Absceß ist entweder rundlich oder konisch gestaltet. Er vergrößert sich zunehmend, beginnt zu fluktuieren, erweicht und eröffnet sich spontan nach Ablauf von wenigen Tagen bis 1–2 Wochen, um dann einen Pfropf aus nekrotischem Gewebe und Eiter abzustoßen. Der Entzündungszustand läßt zuweilen schon nach, bevor es zur Nekrose kommt.

Ein Karbunkel ist wesentlich größer als ein Furunkel. An Stelle eines einzigen Pfropfes besitzt er zwei oder noch mehr.

B. Laborbefunde: Eine geringfügige Leukocytose kann vorkommen.

Differentialdiagnose

Abzugrenzen sind tiefe mykotische Infektionen, wie Sporotrichose und Blastomykose, ferner andere bakterielle Infektionen, wie Anthrax und Tularämie, sowie die Talgcysten bei Acne.

Komplikationen

Die gefährliche Thrombose des Sinus cavernosus kann im Anschluß an lokale Manipulationen bei Furunkeln auftreten, die sich in der Mitte der Oberlippe oder in der Gegend der Nasolabialfalten befinden. Perinephritische Abscesse, Osteomyelitis und andere hämatogene Staphylokokkeninfektionen können ebenfalls vorkommen.

Behandlung

A. Spezifische Maßnahmen:

1. Dringend zu empfehlen sind antibakterielle Mittel, die man möglichst nach dem Ergebnis kultureller Befunde und Sensibilitätstests auswählt.

2. Bakterielle Superinfektionen mit einem harmlosen Staphylococcus können bei rezidivierenden Furunkulosen versucht werden.

B. Lokale Maßnahmen: Ruhigstellung der betroffenen Körperstelle und Vermeidung aller mechanischer Einwirkungen. Anwendung von feuchter Wärme, um bei größeren Herden eine örtliche Begrenzung herbeizuführen. Incisionen, Epilationen oder chirurgische Ausräumungen kommen erst in Betracht, wenn die Herde dazu reif geworden sind. Nicht tief inzidieren. Antibakterielle Salben unter locker sitzenden Verbänden so lange anwenden, bis die Gebilde völlig entleert und abgeheilt sind.

Prognose

Rezidivierendes Auftreten von zahlreichen Furunkeln kann den Patienten über Monate und Jahre quälen. Die Karbunkulose ist wesentlich schwerer und gefährlicher als die Furunkulose.

Erysipel

Diagnostische Merkmale

- Ödematöser, sich ausbreitender, umschriebener, heißer, erythematöser Hautbezirk mit oder ohne Bläschen- oder Blasenbildung
- Schmerzen, Krankheitsgefühl, Frösteln, Fieber
- Leukocytose, beschleunigte Blutsenkung

Allgemeine Betrachtungen

Beim Erysipel handelt es sich um eine akute Entzündung von Haut und subkutanem Gewebe durch Infektion mit betahämolytischen Streptokokken. Es kommt besonders häufig an den Wangen vor.

Klinische Befunde

A. Symptome: Die Symptome bestehen aus Schmerzen, allgemeinem Krankheitsgefühl, Frösteln und mäßigem Fieber. Zuerst zeigt sich ein leuchtend roter Fleck, sehr oft an einer Fissur des Nasenwinkels. Dieser breitet sich aus und entwickelt sich zu einem scharf begrenzten, gespannten, glänzenden, glatten und sich heiß anfühlenden Hautbezirk. Das Randgebiet dehnt sich von Tag zu Tag weiter aus. Die Haut ist etwas ödematös und hinterläßt bei Fingerdruck eine leichte Delle. Gelegentlich entwickeln sich oberflächliche Bläschen oder Blasen. Im allgemeinen kommt es nicht zu Pustelbildungen oder Gangrän, und die Abheilung erfolgt ohne Hinterlassung von Narben. Die Erkrankung kann von einer kleinen Hautwunde ihren Ausgang nehmen, wenn diese als Eintrittspforte für den Krankheitskeim dient.

B. Laborbefunde: Fast immer besteht Leukocytose und beschleunigte Blutsenkung.

Differentialdiagnose

Zu unterscheiden ist die Zellgewebsentzündung mit ihrer weniger scharfen Begrenzung und der Beteiligung tieferer Gewebsschichten, sowie das Erysipeloid, eine gutartige bacilläre Infektion, die zur Hautrötung an den Fingern oder Handrücken bei Fischern und Fleischern führt.

Komplikationen
Trotz sofortiger Behandlung kann das Erysipel bei erheblicher Ausdehnung und auf innere Organe übergreifender Toxicität insbesondere bei sehr jungen und alten Menschen zum Tode führen.

Behandlung
Man verordnet Bettruhe mit erhöhtem Bettende, wendet warme Packungen an und bekämpft Schmerzen und Fieber mit Aspirin®. Spezifisch bei beta-hämolytischen Streptokokkeninfektionen wirkt Penicillin.

Prognose
Früher galt das Erysipel als sehr lebensbedrohlich, besonders bei sehr jungen und alten Menschen. Mit antibiotischer Behandlung kann die Erkrankung heute im allgemeinen rasch unter Kontrolle gebracht werden. Bei sofortiger und geeigneter Therapie wird man durchaus Rückfälle verhindern können.

Zellgewebsentzündung

Die Zellgewebsentzündung, eine sich diffus ausbreitende Hautinfektion, muß man von ihrer oberflächlichen Form, dem Erysipel, unterscheiden. Beide Erkrankungen sind sich recht ähnlich. Die Zellgewebsentzündung befällt tiefere Gewebsschichten und läßt sich auf verschiedene Krankheitserreger, meistens Kokken, zurückführen. Die betroffene Haut ist heiß und gerötet, aber sie besitzt eine diffusere Begrenzung als das Erysipel. Im allgemeinen entwickelt sich die Zellgewebsentzündung im Anschluß an eine kleine Hautverletzung. Rezidivierendes Auftreten kann zuweilen die Lymphgefäße befallen, so daß eine dauerhafte Schwellung, ein sogenanntes solides Ödem, sich entwickelt.

Im allgemeinen sind antibakterielle innerliche Maßnahmen (Penicillin, Breitband-Antibiotica oder Sulfonamide) von prompter und zufriedenstellender Wirkung.

Erysipeloid

Die durch Erysipelothrix rhusiopathiae hervorgerufene Infektion muß unterschieden werden vom Erysipel und der Zellgewebsentzündung. Es handelt sich um eine im allgemeinen gutartige Infektion, die man vornehmlich bei Fischern und Fleischbearbeitern antrifft. Sie ist durch eine Hautrötung der Finger und Handrücken charakterisiert und breitet sich an mehreren Tagen weiter aus. Die seltene innerliche Mitbeteiligung erkennt man an der Umkehrung des Albumin-Globulinverhältnisses und anderen ernsten Symptomen. Eine Endokarditis kann sich einstellen.

Penicillin vermag in der Regel rasch zur Heilung zu führen. Breitbandantibiotica lassen sich stattdessen ebenfalls anwenden.

Dekubitalgeschwüre

Durch Aufliegen entstandene Druckgeschwüre sind eine Spezialform von Ulcerationen, die sich nach langdauerndem Druck auf Knochenstellen infolge unzureichender Blutversorgung und schlechter Ernährung des Gewebes entwickeln. Am häufigsten ist die Haut über Kreuzbein und Hüfte betroffen, aber man sieht die Druckgeschwüre gelegentlich auch an Hinterkopf, Ohren, Ellbogen, Fersen und Fußknöcheln. Sie treten vor allem bei betagten, gelähmten und geschwächten Patienten auf, die nicht mehr über ein ausreichendes Fettpolster verfügen. Geringgradige Infektionen können hinzutreten.

Gute Krankenpflege, Ernährung und Hautpflege sind wichtige Voraussetzungen für die Vorbeugung. Haut und Bettwäsche müssen sauber und trocken sein. Bettlägerige, gelähmte, moribunde und apathische Patienten, die als Anwärter für die Entwicklung von Dekubitalgeschwüren gelten müssen, sollten häufig anders gelagert werden (mindestens jede Stunde) und es müssen die gefährdeten Stellen auf das Vorhandensein kleiner druckempfindlicher Rötungen untersucht werden. Aufzublasende Gummiringe, Gummikissen und eine Decubitusmatratze sind für die Behandlung frischer Druckstellen, aber auch zur Vorbeugung von nicht zu unterschätzendem Wert.

Frische Ulcerationen sollten lokal mit antibiotischem Puder und gut aufsaugenden Verbänden behandelt werden. Ausgeprägte Formen erfordern chirurgische Beratung und Versorgung. Ein poröses Kissen, welches man unter den Patienten legt, leistet vielfach gute Dienste. Es sollte oft gewaschen werden.

Pilzinfektionen der Haut

Mykotische Infektionen werden traditionsgemäß in zwei Gruppen eingeteilt: oberflächliche und tiefe. Hier sollen nur die oberflächlichen Infektionen besprochen werden: Tinea capitis, Tinea corporis, Tinea inguinalis, Epidermophytie der Füße und Epidermophytid der Hände, ferner Tinea unguium (Onychomykose oder Nagelmykose) und Tinea versicolor. Die Candidiasis gehört zu einer Zwischengruppe, aber sie soll sowohl hier abgehandelt werden wie bei den tiefen Mykosen.

Die Diagnose von Pilzinfektionen stützt sich im allgemeinen auf die Lokalisation und das charakteristische Aussehen der Veränderungen sowie auf folgende Laboratoriumsuntersuchungen: 1. Unmittelbarer Nachweis der Pilze aus Schuppen von verdächtigen Herden nach Aufhellung mit 10%iger Kalilauge. 2. Pilzkulturen. 3. Hauttests, z. B. mit Trichophytin (nicht zuverlässig) bei oberflächlichen Mykosen. 4. Untersuchung mit Wood-Licht (Ultraviolettlampe mit einem Spezialfilter), wobei die Haare durch Fluorescenz grünlich aufleuchten, sofern es sich um Infektionen durch Erreger der Mikrosporumgruppe handelt. Die Lampe ist auch unersetzlich für die Feststellung von Behandlungsfortschritten. Selbst unverdächtige Kopfpilzerkrankungen können durch die Wood-Lampe bei Reihenuntersuchungen von Schulkindern leicht erkannt werden. Haare, die von Trichophyten-Pilzen befallen sind, fluorescieren nicht. 5. Histologische Schnitte nach Färbung mit Perjodsäure nach Hotchkiss-McManus. Die Pilze färben sich rot und lassen sich leicht nachweisen.

Serologische Untersuchungen besitzen für die Diagnose oberflächlicher Pilzinfektionen keinen Wert.

Grundbegriffe der lokalen Behandlung
Akute forschreitende Pilzinfektionen behandelt man zu Beginn wie jede akute Hautentzündung. Es kann notwendig sein, die Entzündung zu behandeln, bevor man lokale Antimykotica anwendet. Die meisten lokal anwendbaren fungiciden Mittel besitzen eine starke Reizwirkung auf die Haut. Man kann deshalb leicht zu kräftig behandeln.

Allgemeine Maßnahmen und Vorbeugung
Die Haut muß trocken gehalten werden, da feuchte Haut das Pilzwachstum begünstigt. Kühles Klima ist vorzuziehen. Körperliche Anstrengungen sollte man einschränken, um übermäßiges Schwitzen zu verhindern. Nach dem Baden oder nach stärkerem Schwitzen soll die Haut sorgfältig abgetrocknet werden. Socken und Kleidungsstücke sind häufig zu wechseln. Sandalen oder zehenfreie Schuhe sollten bevorzugt werden. Feuchte Hautstellen behandelt man mit Talcum oder sonstigem austrocknendem Puder, oder mit feuchten Verbänden (Tabelle 4–1). Sedativa (z. B. Luminal®) führen bei nervösen Menschen zuweilen zu einem Rückgang der Hautsekretion. Man kann die Haut auch mit Sonnenbädern oder ultravioletten Bestrahlungen abhärten.

Griseofulvin
Griseofulvin ist ein Antibioticum, das durch Fermentation mehrerer Penicilliumarten gewonnen wird. Es ist wasserlöslich und thermostabil. Eine chemische Verwandtschaft zu den anderen gebräuchlichen Antibiotica besteht nicht. Ebensowenig kommt eine gekreuzte Empfindlichkeit mit anderen Antibiotica vor. Die Substanz wird in der Keratinschicht abgelagert und stört offenbar das Wachstum der Pilze.

Griseofulvin gelangt oral bei Fadenpilz-Infektionen zur Anwendung. Ganz besonders wirksam ist es bei Pilzerkrankungen des behaarten Kopfes (Herpes tonsurans) und recht wirksam auch beim Vorkommen im Gesicht, am Nacken und Stamm. Weniger groß ist die Wirkung in der Leistengegend, und am geringsten an Händen und Füßen. Nagelinfektionen sprechen ebenfalls schlecht auf Griseofulvintherapie an.

Das Präparat wird in Tablettenform zu

250 mg zur Verfügung gestellt. Die neuerdings bevorzugte mikronisierte Form ist in Tabletten zu 125 mg erhältlich und wird offensichtlich besser resorbiert. Die durchschnittliche Tagesdosis beträgt für Erwachsene 1 g, für Kinder entsprechend weniger. Die Resorption ist angeblich besser nach fettreichen Mahlzeiten. Onychomykosen erfordern oft eine langdauernde Behandlung.

Unverträglichkeitsreaktionen gehen einher mit Kopfschmerzen, Urticaria, Schwindel, Müdigkeit, morbilliformen und hämorrhagischen Exanthemen, Magendarmbeschwerden und Durchfällen. Aber es kann auch zur Photosensibilität und zur Beeinträchtigung der Wirkung von Methylenbisoxycumarin (Dicumarol) kommen. Obwohl zuweilen über schwergradige Nebenwirkungen berichtet wurde, haben hämatologische Untersuchungen und Prüfungen der Nieren- und Leberfunktion gezeigt, daß die Substanz im allgemeinen frei von Nebenerscheinungen ist.

Tinea capitis

(Herpes tonsurans der Kopfhaut)

Diagnostische Merkmale

- Runde, graue, schuppende, „kahle" Stellen auf dem behaarten Kopf
- Üblicherweise bei Kindern vor der Pubertät
- Oft unter Wood-Licht fluorescierend
- Mikroskopische oder kulturelle Untersuchung ermöglicht den Nachweis des Pilzes

Allgemeine Betrachtungen

Die hartnäckige, übertragbare und zuweilen epidemisch auftretende Infektion befällt fast ausschließlich Kinder und heilt in der Pubertätszeit spontan ab. Zwei Pilzgattungen (Microsporum und Trichophyton) können zu Herpes tonsurans-Infektionen auf dem behaarten Kopf führen. Meistens liegt ein Befall mit Microsporum vor. In diesen Fällen zeigen die befallenen Haare unter Wood-Licht eine leuchtende Fluorescenz. Die Gattung Trichophyton führt zuweilen zu besonders hartnäckigen Infektionen, die bis ins Erwachsenenalter bestehen bleiben können.

Klinische Befunde

A. Symptome: Außer leichtem Juckreiz kommen im allgemeinen keine Symptome vor. Die Erkrankung führt zu runden, grauen, schuppigen, scheinbar kahlen Stellen auf dem behaarten Kopf. Die Haare sind abgebrochen, so daß keine wirkliche Kahlheit besteht. Der Herpes tonsurans kann für das bloße Auge nicht sichtbar sein, sondern er läßt sich nur im Wood-Licht erkennen. In diesen Fällen zeigen die befallenen Haare eine leuchtend grüne Fluorescenz, die bis in die Haarfollikel hineinreicht.

B. Laborbefunde: Der mikroskopische oder kulturelle Nachweis der Organismen in den Haaren kann notwendig werden.

Differentialdiagnose

Unterschieden werden muß von anderen Erkrankungen des behaarten Kopfes, wie Pediculosis capitis, Pyodermien, Alopecia areata und Trichotillomanie (Herausreißen eigener Haare).

Vorbeugung

Der Austausch von Kopfbedeckungen sollte vermieden werden. Erkrankte Personen oder Haustiere müssen intensiv behandelt und zur Feststellung der Heilung regelmäßig nachuntersucht werden. Nach dem Haareschneiden sollte der Kopf gewaschen werden.

Komplikationen

Das Cerion Celsi, eine knotige, exsudative Eiterbeule, die zuweilen eine Narbe hinterläßt, ist die einzige Komplikation.

Behandlung

Griseofulvin, unter Bevorzugung der mikrofeinen Herstellungsform, per os täglich oder zweimal täglich 0,25–0,5 g während 2 Wochen vermag die meisten Krankheitsfälle zur Ausheilung zu bringen.

Prognose

Die Tinea capitis kann sehr therapieresistent sein, aber in der Pubertätszeit heilt sie meistens spontan ab. Meistens tritt auch bei unbehandelten Fällen nach 1–2 Jahren eine spontane Abheilung ein.

Tinea corporis oder Tinea circinata

Diagnostische Merkmale

- Juckende, ringförmige, schuppende, zentral abheilende Herde. Kleine Bläschen im peripherwärts fortschreitenden Randgebiet
- Bevorzugung exponierter Hautstellen
- In der Anamnese Berührung mit infizierten Haustieren
- Bestätigung der Diagnose durch mikroskopische oder kulturelle Laboratoriumsuntersuchungen

Allgemeine Betrachtungen

Die Veränderungen finden sich oft an exponierten Körperstellen, z. B. an Gesicht und Armen. Anamnestisch lassen sich nicht selten engere Berührungen mit einer infizierten Katze nachweisen. Alle Arten von Dermatophyten können diese Erkrankung hervorrufen, aber einige von ihnen lassen sich besonders häufig nachweisen.

Klinische Befunde

A. Symptome: Im allgemeinen besteht intensiver Juckreiz. Er ermöglicht es, die Krankheit von anderen ringförmigen Hautveränderungen zu unterscheiden. Die Herde setzen sich aus ringförmig angeordneten kleinen Bläschen zusammen und zeigen eine zentrale Aufhellung. Sie stehen in dichten Gruppen beieinander, haben einen asymmetrischen Sitz und befinden sich vorzugsweise an exponierten Körperstellen.

B. Laborbefunde: Die Hyphen lassen sich gut nachweisen, indem man eine Bläschendecke entnimmt und sie mit einem Tropfen 10%iger Kalilauge mikroskopisch untersucht. Bestätigen kann man die Diagnose durch die Kultur.

Differentialdiagnose

Der Juckreiz unterscheidet die Tinea corporis von anderen zur Ringbildung neigenden Hautveränderungen, z. B. bei Psoriasis, Erythema multiforme und Pityriasis rosea.

Komplikationen

Die möglichen Komplikationen erstrecken sich auf ein Übergreifen der Erkrankung auf die Kopfhaare oder Nägel, wobei eine Abheilung wesentlich schwieriger zu erreichen ist. Außerdem kann es zu einer Dermatitis infolge übermäßig starker Behandlung, zu Pyodermien und einem Mykid kommen.

Vorbeugung

Vermieden werden muß der Kontakt mit infizierten Haustieren und das Austauschen von Kleidungsstücken ohne vorheriges gründliches Waschen.

Behandlung

A. Spezifische Maßnahmen: Griseofulvin mikrofein, täglich oral 0,5 g für Kinder und 1 g für Erwachsene.

B. Lokale Maßnahmen: Keinesfalls zu stark behandeln!

Rp. Acid.salicyl. 0,3
Sulf.praec. 0,9
Hydrophile Salbengrundlage ad 30,0
MDS. zweimal täglich äußerlich anzuwenden.

Salben mit Undecylensäure lassen sich bei weniger chronischen und nicht infiltrierten Herden verwenden.

Die lokale Anwendung von Tonoftal-Lösung (Rp.Nr. 21) ist von guter Wirkung bei Hautpilzerkrankungen mit Ausnahme des Nagelbefalls.

Prognose

Die oberflächliche Trichophytie spricht im allgemeinen gut auf orale Griseofulvin-Therapie oder konservative lokale Maßnahmen an.

Tinea inguinalis

Diagnostische Merkmale

- Starker Juckreiz in intertriginösen Bezirken
- Peripher fortschreitende, scharf begrenzte, im Zentrum sich aufhellende, gerötete fleckförmige Herde mit oder ohne Bläschenentwicklung
- Gelegentlich gleichzeitiges Vorhandensein einer Fußmykose
- Mikroskopische oder kulturelle Laboruntersuchungen bestätigen die Diagnose

Allgemeine Betrachtungen

Die Krankheitserscheinungen der Tinea inguinalis beschränken sich auf Leistengegend und Glutäalfalte und verursachen im allgemeinen weniger Beschwerden als diejenigen der Tinea corporis. Man findet die Krankheit häufig bei Sportsleuten, aber auch bei fettleibigen oder stark schwitzenden Personen. Jeder Dermatophyt vermag eine Tinea inguinalis hervorzurufen, und es kommen recht häufig Übertragungen von einer Epidermophytie der Füße vor. Hartnäckiger Pruritus ani kann gelegentlich auf einer Pilzinfektion beruhen.

Klinische Befunde

A. Symptome: Der Juckreiz ist im allgemeinen stärker als beim seborrhoischen Ekzem oder der Intertrigo. Die Psoriasis inversa kann jedoch mit noch stärkerem Juckreiz einhergehen als die inguinale Form der Tinea. Die Herde setzen sich aus fleckförmigen erythematösen Herden mit scharfer Begrenzung bei abblassendem Zentrum und aktiver peripherer Weiterentwicklung innerhalb intertriginöser Bezirke zusammen. Im Randgebiet kann es zur Bläschenbildung kommen, und gelegentlich kommen auch bläschenförmige Satellitenherde in der Umgebung vor.

B. Laborbefunde: Nach Zusatz von 10%iger Kalilauge lassen sich die Hyphen mikroskopisch nachweisen. Auch eine kulturelle Züchtung ist möglich.

Differentialdiagnose

Zu unterscheiden sind andere Erkrankungen der intertriginösen Bezirke, wie Candidiasis, seborrhoisches Ekzem, Intertrigo und die Psoriasis der großen Körperfalten („Psoriasis inversa").

Behandlung

A. Allgemeine Maßnahmen: 2–3mal täglich sollten die betroffenen Stellen mit Puder behandelt werden, besonders wenn starkes Schwitzen besteht. Die Stellen sollen sauber und trocken gehalten werden, aber übertriebenes Baden ist zu vermeiden. Einer Intertrigo oder Scheuereffekten beugt man durch Vermeidung aller übertriebenen Behandlungsmaßnahmen vor, weil es sonst zu weiteren Infektionen und Komplikationen kommen kann. Rauhe Kleidung sollte keinesfalls getragen werden.

B. Spezifische Maßnahmen: Griseofulvin ist in schweren Fällen indiziert. Man gibt 1 g täglich per os während 1–2 Wochen.

C. Lokale Maßnahmen: Die Behandlung entspricht dem Stadium der Dermatose. Sekundär infizierte und stark entzündete Erscheinungen behandelt man am besten unter Bettruhe mit lindernden und trocken machenden Lösungen, z. B. mit feuchten Kompressen mit Kal.permang. 1 : 10 000 oder Alum.acet.-Lösung 1 : 20 oder auch – bei anogenitalem Befall – mit Sitzbädern.

Fungizide Mittel: Man kann eines der folgenden Mittel verwenden: 1. Schwache Jodlösungen – höchstens als 1%ige Tinktur – zweimal täglich; 2. Carbolfuchsin (Castellani'sche Lösung), in der Verdünnung 1 : 3, einmal täglich; 3. Undecylensäurehaltige Salben, zweimal täglich; 4. Salicyl-Schwefelsalbe – Rp.Nr. 35; 5. Tonoftal-Lösung, Rp.Nr. 21.

Prognose

Die Tinea inguinalis spricht im allgemeinen prompt auf lokale oder allgemeine Behandlnugsmaßnahmen an.

Epidermophytie

(Tinea palmarum et plantarum, Hand- und Fußmykose)

Diagnostische Merkmale

- Jucken, Brennen und Stechen im Bereiche von Interdigitalfalten, Handflächen und Fußsohlen
- Tief sitzende Bläschen im akuten Stadium
- Abschilferungen, Rhagadenbildung und Maceration in subakuten oder chronischen Fällen
- Die mikroskopische oder kulturelle Untersuchung von Hautschuppen kann zum Nachweis des Pilzes führen

Allgemeine Betrachtungen

Die Epidermophytie stellt eine ungewöhnlich häufige akute oder chronische Dermatose dar. Möglicherweise sind die auslösenden Keime an den Füßen der meisten Erwachsenen immer vorhanden. Manche Personen scheinen empfänglicher zu sein als andere. Die meisten Infektionen werden durch die Pilzgattungen Trichophyton und Epidermophyton hervorgerufen.

Klinische Befunde

A. Symptome: Im Vordergrund der Symptome steht der Juckreiz. Aber es können auch Brennen, Stechen und andere Empfindungen im Vordergrund stehen, oder aber Schmerzen durch Sekundärinfektionen mit nachfolgender Zellgewebsentzündung, Lymphangitis und Lymphadenitis. Die Epidermophytie zeigt sich oft in Form einer Rhagadenbildung in den Zehenfalten, möglicherweise mit zusätzlichen Erosionen und feuchten Macerationen. Aber es können auch gruppierte Bläschen auf Fußsohlen oder Handflächen vorkommen, oder auch Nagelveränderungen mit Verfärbungen und Verdickungen der Nagelsubstanz von oft erheblichem Ausmaß. Akute entzündlich gerötete, nässende und mit Blaseneruptionen einhergehende Krankheitsformen kommen in den akuten Stadien zustande.

B. Laborbefunde: Hyphen lassen sich in den Hautschuppen oft nach Zusatz von 10%-iger Kalilauge mikroskopisch nachweisen. Die kulturelle Züchtung ist einfach zu handhaben und oft aufschlußreich, aber der Nachweis der pathogenen Pilze gelingt nicht immer.

Differentialdiagnose

Unterscheidungen sind notwendig gegenüber anderen Hauterkrankungen mit gleicher Lokalisation, z. B. interdigitale Intertrigo, Candidiasis, Psoriasis, Kontaktdermatitis (durch Schuhwerk, Puder, Nagelpolitur), endogenes Ekzem und Scabies.

Vorbeugung

Als wichtigste Prophylaxe ist eine gute Körperhygiene anzusehen. Gummi- oder Holzsandalen sollten in öffentlichen Badeanstalten oder an Badeplätzen getragen werden. Auch für den allgemeinen Gebrauch sollte man zehenfreie Schuhe oder Sandalen vorziehen. Sorgfältiges Abtrocknen der Zehenzwischenräume nach jedem Baden darf nicht unterlassen werden. Die Socken sind häufig zu wechseln. Empfehlenswert ist ferner das Einpudern der Füße (Tabelle 4 - 2) und die Einlage eines Wattebauschs oder Mullstreifens zwischen die Zehen über Nacht.

Behandlung

A. Spezifische Maßnahmen: Griseofulvin hat sich bei der Behandlung der Epidermophytie nicht bewährt und sollte nur in schweren Fällen oder bei Unwirksamkeit lokaler Maßnahmen Verwendung finden.

B. Lokale Maßnahmen: Wichtig ist es, nicht übertrieben stark zu behandeln.

1. Akutes Stadium (dauert 1–10 Tage): Man verabfolgt Umschläge mit essigs. Tonerde (Rp.Nr. 4) für die Dauer von 20 min 2–3 mal täglich. Falls eine Sekundärinfektion vorhanden ist, nimmt man stattdessen eine Kal.permang.-Lösung 1 : 10 000. Falls die Sekundärinfektion sehr schwer ist und mit Komplikationen einhergeht, richtet man sich nach den in der Einleitung dieses Abschnitts gegebenen Richtlinien.

2. Subakutes Stadium: Eines der folgenden Mittel kann empfohlen werden: 1. Zinkundecatsalbe zweimal täglich; 2. Whitfieldsche Salbe, um 1/4 bis ½ verdünnt (Rp.Nr. 33); 3. 5%ige Steinkohlenteerlösung in Zinklotio oder Rp.Nr. 16; 4. 1–2% Steinkohlenteer in Lassarscher Paste.

3. Chronisches Stadium: Man verwende eines der folgenden Mittel: 1. Salicyl-Schwefel-Salbe oder -Creme (Rp.Nr. 35); 2. Whitfieldsche Salbe um ein Viertel bis zur Hälfte verdünnt (Rp.Nr. 33); 3. Undecylensäurehaltige Salbe zweimal täglich; 4. Alkoholische Whitfield-Lösung (Rp.Nr. 46), Carbolfuchsin (Castellanische Lösung); 5. Tonoftal-Lösung, Rp.Nr. 21.

C. Mechanische Maßnahmen: Sorgfältige Entfernung aller abgelösten oder verdickten Gewebsteile nach feuchten Umschlägen oder Bädern.

D. Röntgen- oder Grenzstrahlenbehandlung: Die Strahlenbehandlung kann nützlich sein, wenn andere Mittel versagt haben.

Prognose

Die Epidermophytie spricht im allgemeinen gut auf die Behandlung an, aber es kommt bei dafür empfänglichen Personen leicht zu Rückfällen.

Dermatophytid (Mykid)

(Allergie gegen Pilze)

Diagnostische Merkmale

- Juckende, gruppierte Bläscheneruption an Seitenflächen und Beugeseiten der Finger und Handflächen
- Pilzinfektion an anderer Körperstelle, meistens an den Füßen
- Trichophytin-Hauttest positiv. Keine Pilze in den Herden nachweisbar

Allgemeine Betrachtungen

Beim Mykid handelt es sich um eine Überempfindlichkeitsreaktion gegenüber einem aktiven Pilzherd an irgendeiner Körperstelle, in der Regel an den Füßen. Die Pilze selbst findet man in den primären Veränderungen, aber nicht in den Herden des Mykids. Am häufigsten sind die Hände befallen, aber ein Mykid kann auch an anderen Körperstellen auftreten.

Klinische Befunde

A. Symptome: Juckreiz stellt das einzige Symptom dar. Die Veränderungen bestehen aus gruppierten Bläschen. Man findet sie besonders häufig über den Daumen- und Kleinfingerballen. Sie sind rundlich, bis 15 mm im Durchmesser groß, und können auch an den Seiten- und Beugeflächen der Finger vorkommen. Gelegentlich befallen die Veränderungen auch die Handrücken, oder es kommt zu generalisierter Aussaat.

B. Laborbefunde: Der Trichophytin-Hauttest ist positiv, aber er kann auch aus anderen Gründen positiv ausfallen. Ein negativer Trichophytintest schließt ein Mykid aus. Wiederholte negative mikroskopische Befunde, die aus Krankheitsherden stammen, sind notwendig, bevor die Diagnose eines Mykids begründet erscheint.

Differentialdiagnose

Auszuschließen sind alle Erkrankungen, die zu Bläscheneruptionen an den Händen führen, besonders die Kontaktdermatitis, die Dyshidrose und umschriebene Formen des endogenen Ekzems.

Vorbeugung

Frühzeitige und ausreichende Behandlung aller Pilzinfektionen.

Behandlung

Die allgemeinen Maßnahmen entsprechen den für alle entzündlichen Dermatosen geltenden Richtlinien. Die auftretenden Erscheinungen müssen je nach dem Stadium der Entzündung behandelt werden. Den Primärherd sollte man mit Griseofulvin behandeln oder durch lokale Methoden, wie sie bei der Epidermophytie üblich sind. Eine einmalige intraglutaeale Injektion von 40–60 mg Triamcinolon-Acetonid-Suspension kann zur Eindämmung der Eruptionen führen, bevor der Ausgangsherd unter Kontrolle gebracht ist.

Prognose

Das Mykid kann in plötzlich auftretenden Schüben bestehen, und Rückfälle sind nicht selten, aber es pflegt nach entsprechender Behandlung der an beliebiger Körperstelle vorhandenen Primärinfektion mit abzuheilen.

Tinea unguium

(Onychomykose)

Diagnostische Merkmale

- Glanzlose, brüchige, hypertrophische, bröckelige Nägel
- Mikroskopischer und kultureller Pilznachweis aus Nagelteilchen

Allgemeine Betrachtungen

Bei der Tinea unguium handelt es sich um eine destruktive, durch Trichophyton oder Epidermophyton hervorgerufene Infektion eines oder mehrerer, ganz selten aller Finger- oder Zehennägel. Als häufigste Erreger werden Trichophyton mentagrophytes, Trichophyton rubrum und Epidermophyton floccosum gefunden. Candida albicans führt zur Onychomykosis candidamycetica.

Klinische Befunde

A. Symptome: Im allgemeinen bestehen keine Beschwerden. Die Nägel sind glanzlos, brüchig und verdickt, die Nagelsubstanz ist spröde. Erkrankte Nagelteile können abbrechen.

B. Laborbefunde: Die Sicherung der Diagnose ist unerläßlich. Nagelteilchen sollten mit 10%iger Kalilauge aufgehellt und unter dem Mikroskop auf Hyphen und Sporen untersucht werden. Man kann die Pilze auch züchten, z. B. auf Sabouraud-Nährböden. Außerdem läßt sich der Pilz in histologischen Schnitten mittels der Perjodsäure-Schiff-Reaktion nachweisen.

Differentialdiagnose

Unterscheiden muß man die Nagelmykosen von Nagelveränderungen nach Kontakt mit scharfen Alkalien und bestimmten anderen Chemikalien sowie solchen bei Psoriasis, Lichen planus und Candidiasis.

Behandlung

A. Spezifische Maßnahmen: Griseofulvin in täglichen hohen Dosen für die Dauer von 3–8 Monaten erscheint vielfach notwendig, aber auch dieses führt nicht immer zur Heilung. Candida-Infektionen sprechen spezifisch auf Nystatin oder Amphotericin B an. Thymol, 4%ig in Chloroform gelöst, kann morgens und abends zur Anwendung kommen.

B. Lokale Maßnahmen: Kurzhalten der Nägel mit Sandpapier oder Nagelfeile, erforderlichenfalls bis zum Nagelbett. Operative Entfernung des Nagels ist vielfach nicht zu umgehen.

C. Fungizide Wirkstoffe: zweimal tägliches Auftragen von 1%iger Tanninsäure und 2%iger Salicylsäure in 40%igem Isopropanol oder man verordnet eines der vielen handelsüblichen flüssigen Antimykotica.

Prognose

Die Heilung ist schwierig, auch unter Verwendung des neueren mikrofeinen Griseofulvin in täglichen oralen Dosen von 1–2 g über längere Monate.

ASHTON, H., et al.: Topical antifungal agents. Brit. J. Dermat. **82**, 539–541 (1970).

Tinea versicolor

(Pityriasis versicolor)

Diagnostische Merkmale

- Blasse Flecken, die keine Sonnenbräune annehmen
- An Samt erinnernde, chamoisfarbene Flecken, die beim Kratzen abschilfern
- Verteilung über den Stamm findet sich am häufigsten
- Pilznachweis in den Schuppen bei mikroskopischer Untersuchung

Allgemeine Betrachtungen

Unter Tinea versicolor versteht man eine harmlose oberflächliche Pilzinfektion der Haut durch Malassezia furfur. Die Kranken werden meistens erst dadurch auf die Eruption aufmerksam, daß die Herde nach Sonneneinwirkung nicht bräunen und das entstehende Pseudoleucoderm als Vitiligo mißdeutet wird. Die Krankheit ist nicht leicht übertragbar und bevorzugt Personen, die zu warme Kleidung tragen und übermäßig schwitzen.

Klinische Befunde

A. Symptome: Leichter Juckreiz kann vorkommen. Die Herde bestehen aus samtartig aussehenden, chamoisfarbenen Flecken von 4–5 mm im Durchmesser oder aus großen flächenhaften Bezirken. Schuppen können durch Kratzen mit dem Fingernagel leicht abgelöst werden. Die Veränderungen finden sich an Stamm, Oberarmen, Nacken und Gesicht.

B. Laborbefunde: Große, stumpfe Hyphen und dickwandige Sporen kann man bei schwacher Vergrößerung nachweisen, wenn man die Hautschuppen mit 10%iger Kalilauge aufgehellt hat. Malassezia furfur läßt sich nur schwer kultivieren.

Differentialdiagnose

Abzugrenzen ist die Vitiligo wegen ihrer äußerlichen Ähnlichkeit, und auch das seborrhoische Ekzem, sofern es sich an den gleichen Lokalisationen befindet.

Behandlung und Prognose

Auf sorgsame Hautpflege ist zu achten. Die Tinea versicolor spricht gut auf tägliches Einreiben von Selensulfid-Suspension (Selsun®) an. Rückfälle kommen häufig vor. Zu den neueren lokalen Behandlungsmitteln gehört Tonoftal®-Lösung.

Cutane Candidiasis

Diagnostische Merkmale

- Heftiger Juckreiz an Vulva, Anus oder Körperfalten
- Oberflächlich gelegene, erodierte, fleischfarben gerötete Hautbezirke mit oder ohne vesiculopustulöse Satellitenherde
- Weißliche käsige Abscheidungen an der Oberfläche
- Pilznachweis nach mikroskopischer Untersuchung der Hautschuppen oder Abscheidungen

Allgemeine Betrachtungen

Die cutane Candidiasis ist eine oberflächliche Pilzinfektion, die sich meistens an einer beliebigen Haut- oder Schleimhautstelle des Körpers entwickelt. Bevorzugt tritt sie auf bei Diabetikern, in der Schwangerschaft und bei fettleibigen, stark schwitzenden Menschen. Antibiotica können unterstützend beteiligt sein. Ein Hypoparathyroidismus wird zuweilen durch eine Candidiasis kompliziert.

Klinische Befunde

A. Symptome: Der Juckreiz kann sehr intensiv sein. Brennende Empfindungen werden zuweilen angegeben, besonders im Bereich von Vulva und Anus. Die Veränderungen bilden oberflächlich gelegene, erodierte, fleischrote Bezirke in den Körperfalten, z. B. in der Leistengegend, der Gesäßfalte, unter den Brüsten, an den Mundwinkeln und am Nabel. Die Randgebiete sind an der Oberfläche unterminiert, und es kommen hier auch vesiculopustulöse Satellitenherde vor. Weißliche, käsig aussehende Absonderungen können sich auf den Herden entwickeln, vor allem an der Mund- und Vaginalschleimhaut. Paronychien und interdigitale Erosionen können ebenfalls vorkommen.

B. Laborbefunde: Sporen und kurze Hyphen lassen sich aus Hautschuppen und Absonderungen mikroskopisch gut nachweisen, wenn man das Präparat zuvor mit 10%iger Kalilauge aufhellt. Auch die kulturelle Züchtung gelingt leicht.

Differentialdiagnose

Unterscheidungen sind notwendig gegenüber Intertrigo, seborrhoischem Ekzem und Tinea inguinalis.

Komplikationen

Die Candidiasis kann von Haut oder Schleimhaut aus auf Blase, Lungen und andere innere Organe überspringen.

Behandlung

A. Allgemeine Maßnahmen: Man muß gleichzeitiges Vorhandensein von Diabetes, Fettleibigkeit oder Hyperhidrosis mitbehandeln. Die erkrankten Herde sollten trocken gehalten und möglichst viel der Luft ausgesetzt werden. Die innerliche Behandlung mit Antibiotica sollte man absetzen oder, falls nicht möglich, durch Nystatin in oralen Dosen von dreimal täglich 1,5 Mill. Einheiten ergänzen. (Ergänzung des Übersetzers: Zu empfehlen ist in diesen Fällen auch Mysteclin®, ein Kombinationspräparat in Kapseln von 250 mg Tetracyclin und 50 mg Amphotericin B.)

B. Lokale Maßnahmen:

1. *Nägel und Haut*: Moronal®-Salbe oder Ampho-Moronal®-Creme, 3–4mal täglich anwenden oder statt dessen 1%iges Gentianaviolett bzw. Castellanische Tinktur. Bei Paronychien empfiehlt sich zweimal täglich 4%iges Thymol in Chloroform.

2. *Vulva und Schleimhäute*: 2 Wochen lang über Nacht 1 Moronal®- bzw. Candistatin-Ovulum einführen oder feuchte Schleimhautbezirke 1–2mal täglich mit Nystatin-Puder bestäuben. Amphotericin B (Ampho-Moronal®-Ovula), Gentianaviolett oder Castellanische Lösung kann man ebenfalls dazu verwenden.

Prognose

Die cutane Candidiasis kann zuweilen unbeeinflußbar und langdauernd sein, besonders bei Kindern, bei denen sich gelegentlich subcutane Granulome entwickeln, die jeder Behandlung trotzen.

Barlow, A. J. E., et al.: Chronic paronychia. Brit. J. Dermat. **82**, 448–453 (1970).

Parasitenbefall der Haut

Scabies

Diagnostische Merkmale

- Nächtlicher Juckreiz
- Kleine juckende Bläschen und Pustelchen an den Enden von Stollengängen, besonders an den Seitenflächen der Finger und an den Handballen
- Milben, Eier und schwärzliche Klumpen von Kot sind mikroskopisch nachweisbar

Allgemeine Betrachtungen

Scabies ist eine häufige Hautkrankheit und wird durch Befall mit Sarcoptes scabiei hervorgerufen. Eine ganze Familie kann erkranken. Die Erkrankung tritt generalisiert auf, aber sie läßt im allgemeinen Kopf und Nacken frei, obwohl gerade diese Stellen bei Kleinkindern mitbetroffen sind. Die Milbe ist mit bloßem Auge als weißer Punkt eben noch erkennbar. Die Scabies wird fast immer durch Zusammenschlafen oder anderen engen Kontakt mit befallenen Personen erworben.

Klinische Befunde

A. Symptome: Der Juckreiz tritt fast ausschließlich bei Nacht auf. Die Hautveränderungen bestehen aus mehr oder weniger generalisierten Excoriationen mit kleinen juckenden Bläschen oder Pusteln und Milbengängen an den Seitenflächen der Finger und an den Handballen. Die Gänge erscheinen als kurze, unregelmäßige Striche von 2–3 mm Länge, als wären sie mit einem angespitzten Stift eingezeichnet worden. Charakteristisch ist auch das Auftreten an den Brustwarzen der Frauen und am männlichen Genitale, ferner die Bevorzugung der Glutäen. Im Vordergrunde der Erscheinungen stehen vielfach Pyodermien.

B. Laborbefunde: Das ausgewachsene Milbenweibchen läßt sich durch Herausnahme aus dem Ende eines frischen Milbenganges mittels eines scharfen Skalpells demonstrieren. Die Milbe pflegt dann an der Spitze der Klinge zu kleben. Man kann durch flaches Schneiden auch den gesamten Gang mit Milbe, Eiern und Kot nachweisen. Die Diagnose sollte immer durch den mikroskopischen Nachweis der Milbe, der Eier oder von Kot gesichert werden.

Differentialdiagnose

Man muß die verschiedenen Arten von Pediculosis, aber auch andere mit Juckreiz einhergehende Erkrankungen ausschließen.

Behandlung und Prognose

Außer wenn die Veränderungen durch das Vorhandensein erheblicher Superinfektionen kompliziert sind, sollten immer zunächst die Parasiten beseitigt werden. Bei vorhandenen sekundären Pyodermien sind feuchte Verbände mit Kal. permang.Lösung (1 : 10 000), 2–3mal täglich ½ Std, angezeigt.

Die über 3 Nächte zu erfolgende Einreibung mit Gammahexachlorcyclohexan gilt als Behandlungsmethode der Wahl. In gleicher Weise kann man auch 25% Benzylbenzoat-Spiritus oder das Krotonsäurederivat Euraxil® verwenden.

Sofern sich die Behandlung nicht auf alle Familienmitglieder erstreckt, kommen Rückfälle vor.

Pediculosis

Diagnostische Merkmale

- Juckreiz mit Excoriationen
- Nissen an den Haarschäften; Läuse an Haut oder Kleidung
- Bei Pediculosis pubis gelegentliches Vorkommen von bläulichen Flecken (Maculae coeruleae) an Oberschenkelinnenseiten oder Unterbauch

Allgemeine Betrachtungen

Bei der Pediculosis handelt es sich um eine parasitäre Erkrankung von behaartem Kopf, Stamm oder Schamgegend. Die Erkrankung findet sich besonders häufig bei Personen, die in überfüllten Wohnbezirken unter ungünstigen hygienischen Verhältnissen wohnen. Die Filzlaus kann allerdings von jedem erworben werden, sofern er sich auf einem davon betroffenen Toilettensitz niederläßt. Man unterscheidet drei Arten von Läusen: 1. Pediculosis pubis oder Phthiriasis, verursacht durch den Pediculus pubis (Filzlaus); 2. Pediculosis vestimentorum durch Pediculus humanus oder corporis (Kleiderlaus); 3. Pediculosis capitis durch Pediculus capitis (Kopflaus).

Kopf- und Kleiderlaus sind sich äußerlich ähnlich, etwa 3–4 mm lang. Kopfläuse werden häufig durch gemeinsame Benützung von Hüten oder Kämmen übertragen. Die Kleiderlaus wird nur selten am Körper gefunden, da sich das Insekt nur zur Nahrungsaufnahme auf die Haut begibt und deshalb in den Nähten der Unterwäsche gesucht werden muß.

Wolhynisches Fieber, Rückfallfieber und Typhus können durch Kleiderläuse übertragen werden.

Klinische Befunde

Der Juckreiz kann bei Kleiderlausbefall sehr intensiv sein, das Kratzen an den davon betroffenen Stellen zu tiefen Excoriationen führen. Das klinische Bild zeigt starke Kratzeffekte. Pyodermien können vorhanden sein, und sie können bei jeder der drei Verlausungsarten das Hauptsymptom bilden. Kopfläuse lassen sich auf dem behaarten Kopf nachweisen. Man kann aber auch nach Nissen suchen. Sie haften weidenkätzchenartig in Hautnähe an den Haaren. Am leichtesten findet man sie hinter den Ohren und am Nacken. Kleiderläuse können ihre Nissen an den Lanugohaaren des Körpers ablegen. Filzläuse können auch generalisiert auftreten, besonders, wenn es sich um stark behaarte Personen handelt; die Läuse kann man dann sogar an den Wimpern und Kopfhaaren finden.

Differentialdiagnose

Kopfläuse muß man unterscheiden vom seborrhoischen Ekzem, Kleiderläuse von Scabies und Filzläuse von Pruritus und Eczema anogenitalis.

Behandlung

Es kommen die gleichen Mittel in Betracht wie bei der Behandlung der Scabies.

Prognose

Die Pediculosis spricht prompt auf lokale Behandlung an.

Andere Zoonosen der Haut

Diagnostische Merkmale

- Umschriebene Hautveränderungen mit Juckreiz
- Furunkelartige Erscheinungen, die lebende Arthropoden enthalten
- Druckempfindliche, weiterschreitende gerötete Herde („Larva migrans“)
- Generalisierte Urticaria oder Erythema multiforme

Allgemeine Betrachtungen

Einige Gliederfüßler, z. B. die meisten Stechmücken, kann man leicht identifizieren, solange sie stechen. Bei vielen anderen ist das nicht der Fall, z. B. weil sie zu klein sind, weil es nicht zu einer sofortigen Reaktion kommt oder weil sie zur Schlafenszeit stechen. Es können Stunden vergehen, bevor sich die Reaktionen entwickeln. Andererseits können sich schwere allergische Reaktionen sofort einstellen. Die Patienten pflegen einen Arzt aufzusuchen, wenn es sich um sehr zahlreiche Stellen handelt und sehr intensiver Juckreiz besteht. In schweren Fällen kann es zu Schlafstörungen, Unruhe, Schwächezuständen oder gar zum Kollaps kommen. Zuweilen ist die ganze Körperoberfläche von Stichen bedeckt.

Viele Menschen erleiden schwere Reaktionen nur bei erstmaligem Kontakt mit Arthropoden. Sie ziehen sich ihre juckenden Efflorescenzen auf Reisen zu, oder wenn sie eine neue Wohnung beziehen. An Kleiderläuse, Flöhe, Wanzen und Stechmücken sollte man bei unklaren Hauterscheinungen denken.

Spinnen werden oft zu Unrecht als Urheber von Bißstellen angeschuldigt. Sie befallen den Menschen nur selten, obwohl die braune Spinne (Loxosceles reclusus) schwere nekrotische Reaktionen hervorrufen und die Schwarze Witwe (Latrodectus mactans) erhebliche Allgemeinerscheinungen und sogar den Tod herbeiführen kann.

Neben den Stichen von Arthropoden werden Hauterscheinungen häufig auch durch giftabsondernde Insekten (Wespen, Hornissen, Bienen, Ameisen, Skorpione) oder durch Bisse von Tausendfüßlern hervorgerufen. Ferner gibt es urticarielle Hautentzündungen durch Raupenhaare, blasenbildende Entzündungen und furunkelartige Veränderungen durch fliegende Insektenlarven und Sandflöhe, sowie eine strichförmig verlaufende, weiterschreitende Hauteruption durch die Larva migrans.

Klinische Befunde

Die Diagnose ist zuweilen schwierig, wenn der Patient die Einwirkung nicht bemerkt hat und erst verzögert eine Reaktion verspürt. Häufig findet man die Bisse in Gruppen beieinander, entweder auf unbedeckter Haut (z. B. nach Mückenstichen) oder unter der Kleidung, besonders im Gürtelbereich oder in den großen Beugen (z. B. durch kleine Milben oder Insekten in Betten oder Kleidung). Die Reaktionen sind oft um 1–24 Std oder mehr verzögert. Juckreiz ist fast immer vorhanden und kann unerträglich werden, sobald der Patient begonnen hat, zu kratzen. Sekundärinfektionen, die zuweilen ernste Folgen haben, können durch Kratzen hervorgerufen werden. Häufig kommt es zu allergischen Manifestationen, vor allem zu urticariellen Erscheinungen. Papeln können sich zu Bläschen weiterentwickeln. Erleichtert wird die Diagnose durch die Feststellung etwa vorhandener Arthropoden und durch die Überprüfung der beruflichen Verhältnisse bzw. neu übernommener Tätigkeiten. Hauptsächlich kommen in Betracht:

1. *Wanzen*: Leben in den Ritzen der Betten oder anderer Möbel. Die Stichstellen sind streifenartig oder gruppenförmig angeordnet. Die der Bettwanze nahe verwandte Raub-Wanze pflegt nach neueren Beobachtungen in steigendem Maße auch Menschen anzufallen.

2. *Flöhe*: In Betten und Fußböden. Rattenflöhe können die Beine befallen. Geflügelflöhe haften zuweilen fest an der Haut. Die in Südamerika und Afrika vorkommenden Sandflöhe bohren sich in die Haut ein, schwellen an und verursachen vielfach Sekundärinfektionen.

3. *Zecken*: Üblicherweise erfolgt die Übertragung durch Vorbeistreichen an niedrigem Buschwerk. Ein Befall mit Zeckenlarven kann in großer Zahl erfolgen und erhebliche Beschwerden verursachen. In Afrika und Indien werden sie mit den Trombidien verwechselt. Aufsteigende Lähmungen lassen sich gelegentlich auf Zeckenbisse zurückführen. Die Entfernung der fest in der Haut steckenden Zecke ist sehr wichtig.

4. *Erntemilben*: Es handelt sich um die Larven von Trombidien. Einige Arten, die in umschriebenen Landstrichen und an bestimmten Stellen vorkommen (z. B. Beerenfelder, Waldrändern, Rasenflächen, Geflügelfarmen) befallen den Menschen, und zwar vorzugsweise im Gürtelbereich, an den Fußknöcheln oder in den großen Falten. Sie führen nach einem mehrstündigen Intervall zu intensiv juckenden roten Papeln. Die roten Larven findet man zuweilen in der Mitte der Papeln, sofern diese nicht bereits zerkratzt wurden. Unter den Insekten führen die Erntemilben wohl am häufigsten zu besonders zahlreichen, durch ihren Juckreiz quälenden Läsionen (Trombidiasis).

5. *Vogelmilben*: Sie sind größer als Erntemilben. Befallen werden Hühnerställe, Taubenschläge oder Vogelnester in Dachrinnen. Die Stichstellen findet man in großer Zahl an beliebigen Körperstellen, jedoch werden Geflügelhändler besonders an Händen und Unterarmen betroffen. Klimaanlagen können Vogelmilben ansaugen und zum Befall der Raumbewohner führen.

Ähnliche Veränderungen werden von Milben hervorgerufen, die Mäuse oder Ratten befallen. Bei Vogel- und bei Rattenmilben wird die richtige Diagnose vielfach nicht gestellt. Man denkt an vielerlei andere Krankheiten oder an psychogene Ursachen. Unbeeinflußbare Formen von Acarophobie lassen sich oft auf längeres Unbeachtetlassen oder Fehldiagnosen zurückführen.

6. *Nahrungsmittelmilben*: Sie sind weiß und gerade eben noch sichtbar. Befallen sind vor allem Kopra, Vanilleschoten, Zucker, Stroh und Getreide. Menschen, die mit diesen Produkten umgehen, erkranken besonders an Händen, Unterarmen und zuweilen Füßen. Auf dem Wege über Bettzeug kann es sogar zu einer ausgedehnten Dermatitis kommen.

7. *Raupen mit Quaddeln erzeugenden Haaren*: Die Haare werden von den Kokons in die Luft verweht oder von den Motten selbst verbreitet. Sie führen bei massivem Auftreten zu schweren, häufig saisongebundenen rückfälligen Hautausschlägen, z. B. in einigen amerikanischen Südstaaten.

8. *Tungiasis*: Die Erkrankung wird hervorgerufen durch Tunga penetrans, den Sandfloh. Er kommt in Afrika, Westindien und Südamerika vor. Das Weibchen bohrt sich unter die Haut, saugt sich mit Blut voll und schwillt bis zu einer Größe von 0,5 cm an. Seine Eier stößt es nach außen ab. Ulcerationen, Lymphangitis, Gangrän und Sepsis können sich einstellen, möglicherweise mit Todesfolge. Mit Chloroform oder Äther getränkte Tupfer, die man gegen die Läsionen drückt, pflegen das Insekt abzutöten. Anschließend sollte man den Umgebungsbereich mit insektiziden Mitteln desinfizieren.

Differentialdiagnose

Arthropoden muß man in die Differentialdiagnose von Hauterkrankungen einbeziehen, die eines der erwähnten Symptome aufweisen.

Vorbeugung

Dem Befall mit Ungeziefer beugt man am besten vor, indem man unsaubere Plätze meidet, eine gute Körperpflege betreibt, und wenn angebracht, für die Desinfektion von Kleidung, Bettwäsche und Möbeln sorgt. Läuse, Erntemilben und andere Milben vernichtet man durch DDT, indem man den behaarten Kopf und die Kleidung damit behandelt. Dabei ist es nicht notwendig, die Kleidung auszuziehen. Benzylbenzoat ist ein ausgezeichnetes Milbentötungsmittel. Kleidungsstücke besprüht man mit einem Spray oder taucht sie in Seifenbrühe.

Behandlung

Hinweis: Vermeide jede übermäßig starke Lokalbehandlung.

Lebende Arthropoden sollte man nach Auftragen von Alkohol sorgfältig mit einer Pinzette entfernen. Hitze, z. B. durch eine dicht an die Haut gehaltene brennende Zigarette, führt dazu, daß Zecken und Blutegel sich selbst lösen. Zur Identifizierung hebt man die Tiere in Alkohol auf. Besonders Kinder sollten das Kratzen unterlassen.

Lokal wendet man eine Corticosteroid-Lotion oder -Creme an. Falls diese nicht zur Verfügung steht, verordnet man Euraxil®-Salbe. Sie wirkt nicht nur milbenvernichtend, sondern auch juckstillend. Calamin-Lotion oder kühlende feuchte Kompressen sind immer wohltuend und wirksam. Antibiotica in Creme-, Lotion- oder Puderform sind angezeigt, wenn sich Sekundärinfektionen zu entwickeln beginnen.

Körperliche Anstrengungen und übermäßige Wärme sollte man vermeiden.

Gegen Schmerzen kann man Codein verordnen. Cremes, die lokale Betäubungsmittel enthalten, sind nicht sehr wirksam und können zu Sensibilisierungen führen. Falls man eine anästhesierende Creme verordnen will, sollte man Xylocain® verwenden, da es am wenigsten sensibilisiert.

Hauttumoren

Allgemeine Hinweise

Körperstellen, die chronischen Reizen ausgesetzt sind, z. B. Sonnenstrahlen, Chemikalien, Reibung, sind besonders empfänglich für die Entwicklung von Neoplasmen. Blauäugige und hellhäutige Menschen, die übermäßiger Sonneneinwirkung ausgesetzt sind, gehören zu den bevorzugten Kandidaten für Hautcarcinome, besonders der spinocellulären Carcinome. In den amerikanischen Südweststaaten bildet das Hautcarcinom die häufigste Erkrankung der Haut und übersteigt an Häufigkeit sogar noch die Acne vulgaris.

Einteilung

Die folgende Einteilung ist bewußt vereinfacht worden; fast jeder von embryonalen Zellen ausgehende Tumor der verschiedensten Entwicklungsstadien kann sich an der Haut entwickeln.

A. Maligne Tumoren:

1. Spinocelluläre Carcinome und senile Ceratome treten vor allem an freigetragenen Hautstellen bei blauäugigen und hellhäutigen Menschen auf. Das Spinaliom kann sich sehr rasch entwickeln und im Laufe von 2 Wochen einen Durchmesser von 1 cm erreichen. Es bildet einen kleinen roten, kegelförmigen harten Knoten, der schon bald ulzeriert. Metastasen können frühzeitig auftreten. Ceratoakanthome sind gutartige Geschwülste, die Ähnlichkeit mit einem Spinaliom besitzen.

2. Basocelluläre Carcinome treten meistens ebenfalls an exponierten Hautstellen auf. Sie wachsen langsam und erreichen einen Durchmesser von 1–2 cm erst nach einer Bestandsdauer von etwa 1 Jahr. Sie besitzen ein wachsfarbenes Aussehen und leicht erkennbare Teleangiektasien. Metastasen kommen nahezu niemals vor oder sie sind auf Mischformen mit spinocellulären Tumoren zurückzuführen. (Anmerkung des Übersetzers: Im deutschen Schrifttum werden wegen der fehlenden Metastasierungsneigung die Basaliome nicht als Carcinome, sondern als basocelluläre Epitheliome bezeichnet).

3. Morbus Paget. Die mitunter als ein Carcinom apokriner Schweißdrüsen angesehene Erkrankung beginnt in der Umgebung der Brustwarzen und täuscht ein chronisches Ekzem vor. Es können aber auch andere apokrine Bezirke, wie diejenigen der Genitalien, befallen werden.

B. Praecancerosen: Ceratome und Leukoplakien besitzen eine unzweifelhafte Tendenz zur malignen Entartung. Strahlenbedingte Ceratome treten an exponierten Körperstellen bei hellblonden Personen auf, während die nicht durch Strahlenwirkung hervorgerufenen Ceratome durch Arsenbehandlung oder durch beruflichen Umgang mit Teer in ihrer Entstehung begünstigt werden können. Beim Ceratom sind die Zellen atypisch und gleichen denjenigen, die man beim Spinaliom sieht, aber sie sind gut abgegrenzt durch eine intakte Verbindung zwischen Epidermis und Derma. Die Leukoplakie stellt das Gegenstück zum Ceratom an den Schleimhäuten dar. Man sieht mikroskopisch ähnliche Veränderungen und zusätzlich die Entwicklung eines Stratum granulosum und corneum, die man normalerweise bei Schleimhäuten oder Übergangsepithelien nicht findet. Leukoplakien können sich auf der Grundlage einer individuellen Praedisposition entwickeln oder sie können durch ständige Reize provoziert werden, z. B. durch übermäßige Sonnenbestrahlungen (Unterlippe), zusätzliche andere Krankheiten (z. B. syphilitische Glossitis), Pfeifenrauchen und Kautabak.

C. Benigne Tumoren:

1. Seborrhoische Warzen werden von manchen auf eine naevoide Herkunft zurückgeführt und bestehen aus einer übermäßigen, gutartigen Epidermiswucherung mit pigmentierter weicher oder warzenartiger Oberflächenbeschaffenheit. Sie kommen außerordentlich häufig vor, und zwar sowohl an exponierten als auch an bedeckten Körperstellen. Vielfach werden sie irrtümlicherweise als Melanome oder andere Neoplasmen der Haut aufgefaßt.

2. Morbus Bowen (intraepidermales Stachelzellepitheliom). Die Erkrankung ist verhältnismäßig selten und erinnert in ihrem Aussehen an einen Psoriasisherd. Der Verlauf ist als relativ gutartig zu bezeichnen, aber in etwa 50% der Fälle ist die Erkrankung mit malignen inneren Tumoren der verschiedensten Art vergesellschaftet.

D. Naevi:

1. Naevuszellnaevi sind fast immer gutartig, und fast jedermann weist mindestens einzelne von ihnen an sich auf. In der Regel entwickeln sie sich in der Kindheit und neigen im Alter zur spontanen bindegewebigen Umwandlung.

2. Junctionale Naevi. Sie setzen sich aus Naevuszellen und in der Regel etwas Melanin zusammen und finden sich beiderseits der Reteleiste. Sie sind möglicherweise bereits die Vorläufer eines malignen Melanoms. Wenn ein solcher Naevus an Handflächen, Fußsohlen oder Genitalien lokalisiert ist oder wenn er einer ständigen mechanischen Reizung ausgesetzt ist, sollte immer an die Möglichkeit einer späteren malignen Entartung gedacht werden.

3. Compound-Naevi. Diese aus junctionalen Elementen und im Derma gelegenen Naevuszellen bestehenden Formen können sich ebenfalls zu einem malignen Melanom entwickeln. Dermal gelegene Naevuszellnaevi sind dagegen absolut gutartig.

4. Blaue Naevi (*Naevi coerulei*) sind gutartig, obwohl sie angeblich gelegentlich zu einem malignen Melanom sich umwandeln. Sie sind klein, ein wenig erhaben und von blauschwarzer Farbe.

5. Epitheliale Naevi umfassen mehrere Arten von verrukösen epithelialen Wucherungen, die häufig einen linearen Verlauf zeigen. Mikroskopisch findet man Zellen, wie sie normalerweise in der Epidermis vorkommen. Diese Naevi degenerieren nur selten zu Spinaliomen oder Basaliomen.

6. Epheliden bestehen aus übermäßig vermehrtem Melanin in den Melanocyten der Basalschicht der Epidermis. Epheliden oder Sommersprossen pflegen vorübergehend aufzutreten. Andere umschriebene Hyperpigmentierungen, wie Lentigines oder senile Pigmentflecken sind im allgemeinen größer und bleiben dauernd bestehen.

Klinische Befunde

A. Symptome: Das völlige Freisein von Juckreiz oder anderen Symptomen sollte bei eintretendem Wachstum immer an ein Neoplasma denken lassen. Über erhöhte Empfindlichkeit oder Schmerzen, besonders bei Ulcerationen oder raschem Wachstum, wird zuweilen berichtet.

Hauttumoren bestehen aus kleinen Knoten von verschieden großer Wachstumstendenz. Je rascher das Wachstum ist, umso dringlicher wird eine exakte Diagnose. Jede Änderung im Hauterscheinungsbild sollte dem Arzt Anlaß geben, an praemaligne oder maligne Umwandlungen zu denken. Weißliche Herde an den Schleimhäuten, besonders wenn sie eine rauhe Oberfläche haben, weisen auf eine Leukoplakie hin. Ulcerationen, Verkrustungen oder Blutungen innerhalb der Herde sind auf eintretende Malignität verdächtig.

B. Laborbefunde: Durch histologische Untersuchungen lassen sich die vorstehend genannten Tumorformen wohl immer exakt diagnostizieren. Bei Verdacht auf Vorliegen eines Melanomalignoms sollte der zur Biopsie bestimmte Eingriff immer zur Excision der ganzen Geschwulst und eines ausreichend großen normal beschaffenen Randbezirks führen.

Komplikationen

Das spinocelluläre Carcinom metastasiert besonders leicht in die regionären Lymphknoten und dann in entferntere Regionen. Vernachlässigte Basaliome können zu ausgedehnten lokalen Zerstörungen führen. Selbst der Tod kann bei diesen, eine lokale Malignität besitzenden Tumoren eintreten, wenn ein Einbruch in lebenswichtige Strukturen erfolgt. Melanomalignome breiten sich auf dem gleichen Wege aus, wie Spinaliome, aber häufig kommt es bei ihnen auch zur hämatogenen Metastasierung.

Behandlung

A. Chirurgische Maßnahmen: Benigne und auch maligne Hauttumoren lassen sich mit einer der folgenden Methoden operativ entfernen:

1. *Elektrochirurgie.* Curettage mit der Elektroschlinge und anschließende Elektrokaustik. Entfernung mit dem „elektrischen Messer". Oder Elektrocoagulation.

2. *Operative Entfernung mit dem Skalpell.*

3. *Chemische Ätzbehandlung.* Bei dieser mikroskopisch kontrollierten Methode wird der Herd mit Zinkchlorid bedeckt, unblutig abgelöst und dann histologisch untersucht. Gewebsteile, in denen sich noch maligne Zellen befinden, werden erneut behandelt, bis Tumorfreiheit eingetreten ist. Diese Methode sollte nur in Betracht gezogen werden, wenn andere Behandlungsarten versagt haben.

B. Strahlenbehandlung:

1. Röntgenbestrahlungen sind wirksam bei Spinaliomen und Basaliomen. Melanomalignome reagieren im allgemeinen nur unzureichend.

2. Mit Radium kann man ausgezeichnete Resultate bekommen.

C. Lokale Chemotherapie: Wirkungsvoll ist die Auftragung von 1%igem 5-Fluoruracil in Propylenglykol beim Ceratom über Nacht während eines Monats. Die Augen müssen geschützt werden. Eine komplizierende Dermatitis behandelt man lokal mit einem Corticosteroidpräparat.

Prognose

Hautcarcinome sind mit etwa 2% an sämtlichen in den USA vorkommenden Krebserkrankungen beteiligt. Mit Ausnahme der Melanomalignome mit ihrer besonders ungünstigen Prognose sind alle Erkrankungsfälle heilbar, wenn sie früh genug in Behandlung gelangen. Jedoch wird man selbst bei sorgfältigstem Vorgehen eine Heilungsquote von 100% niemals erreichen können.

Präcancerosen, wie senile, arsenbedingte oder durch berufliche Ursachen veranlaßte Ceratome und Leukoplakien haben eine sehr günstige Prognose, wenn sie frühzeitig behandelt werden. Arsenkeratosen und Leukoplakien wandeln sich zuweilen trotz bester Behandlung in ein Spinaliom um und können dadurch den Tod nach sich ziehen.

Nur etwa einer unter 0,1–1 Million Fällen von Naevuszellnaevus pflegt sich zu einem malignen Melanom weiter zu entwickeln.

Eaglstein, W. H., et al.: Fluorouracil: Mechanism of action in human skin and actinic ceratoses. Arch. Dermat. **101**, 132–139 (1970).

Freeman, R. G., Knox, J. M.: Recent experience with skin cancer. Arch. Dermat. **101**, 403–408 (1970).

Zacarian, S. A.: Cryosurgery of skin cancer. Thomas 1969

Verschiedene Haut-, Haar- und Nagelerkrankungen

Pigmentstörungen

Melanin wird gebildet von den Melanocyten in der Basalschicht der Epidermis. Sein Vorläufer, das Aminosäure-Tyrosin, wird langsam umgewandelt zu Dihydroxyphenylalanin (DOPA) durch Tyrosinase, und es gibt dabei noch viele weitere chemische Entwicklungsstufen bis zur endgültigen Bildung von Melanin. Dieser Vorgang kann durch äußere Einwirkungen begünstigt werden, z. B. durch Sonne, Hitze, Trauma, ionisierende Strahlung, Schwermetalle und Veränderungen im Sauerstoff-Potential. Diese Einflüsse können zur Hyperpigmentation, Hypopigmentation oder zu beidem führen. Lokale Traumen können die Melanocyten vorübergehend oder dauernd zerstören, wobei es zur Hypopigmentation kommt, manchmal mit umgebender Hyperpigmentation, wie beim Ekzem und der Dermatitis. Innerliche Einwirkungen erstrecken sich auf das Melanocytenstimulierende Hormon (MSH) aus der Hypophyse, welches in der Schwangerschaft und in Fällen von unzureichender Hydrocortison-Produktion aus der Nebennierenrinde ansteigt. Melatonin, ein Epiphysenhormon, reguliert die Pigment-Verteilung und Anhäufung.

Bei anderen Pigmentstörungen handelt es sich um Folgen von Einwirkungen durch von außen eindringende Farbstoffe, wie bei der Carotinämie, der Argyrie, bei der Ablagerung anderer Metalle und bei Tätowierungen. Endogene Pigmentstörungen entwickeln sich aus Stoffwechselsubstanzen einschließlich des Hämosiderin (Eisen) aus hämorrhagischen Prozessen, Mercaptan, Homogentisinsäure (Ochronose), Gallenfarbstoffen und Carotin.

Klassifizierung

Pigmentstörungen lassen sich in primäre oder sekundäre und in mit Pigmentvermehrung oder Pigmentverlust einhergehende einteilen.

A. Primäre Pigmentstörungen: Sie sind nävusartig oder angeboren und umfassen Pigmentnaevi, Mongolenflecken, Incontinentia pigmenti, Vitiligo, Albinismus und Piebaldismus. Bei der Vitiligo handelt es sich um einen genetisch festgelegten Pigmentmangel, wobei im Bereich der betroffenen Hautstellen gehemmte Melanocyten vorhanden sind. Partieller oder totaler Albinismus tritt als genetisch festgelegte rezessive Erbanlage auf. Piebaldismus, eine umschriebene Hypomelanose, beruht auf einer autosomen dominanten Erbanlage.

B. Sekundäre Pigmentstörungen: Hyper- oder Hypopigmentationen können auftreten als Folge übermäßiger Sonnen- oder Hitzeeinwirkungen oder im Anschluß an Excoriationen oder unmittelbaren physikalischen Schädigungen. Hyperpigmentierungen sieht man bei der Arsenmelanose oder bei der Addison'schen Krankheit (bei unzureichender hemmender Einwirkung von Hydrocortison auf die in der Hypophyse stattfindende Produktion von MSH). Verschiedene wichtige Störungen sind folgende:

1. *Chloasma* (*Melasma*): Es handelt sich dabei im wesentlichen um eine naevoide Störung, die zu fleckförmigen Hyperpigmentierungen im Gesicht führt. Sie geht oftmals einher mit verstärkt vorhandenen Pigmentierungen an anderen Stellen, z. B. der Achselhöhlen, der Linea alba, der Leistengegend und der Brustwarzenumgebung. Während der Schwangerschaft tritt das Chloasma recht häufig als Folge der stimulierenden Wirkung von MSH auf, aber es neigt nach jeder Schwangerschaft wieder zur Rückbildung. Orale Kontrazeptiva können zur Entstehung eines Chloasma führen.

2. *Die Berlock-Dermatitis* kann durch eine Überempfindlichkeit gegenüber ätherischen Ölen in Parfums hervorgerufen werden.

3. *Das Leukoderma* tritt als sekundäre Hypopigmentation auf bei Endogenem Ekzem, Lichen planus, Psoriasis, Alopecia areata, Lichen simplex chronicus sowie bei inneren Krankheiten, z. B. Myxödem, Thyreotoxikose, Syphilis und Toxikämie. Es kann sich anschließen an lokale Hauttraumen der verschiedensten Art oder es kann zur Gold- oder Arsendermatitis hinzutreten. Antioxidantien in Gummiwaren, z. B. als Monobenzyläther des Hydrochinons, können ein Leukoderm nach Tragen von Gummihandschuhen, von Gummikissen in Büstenhaltern usw. hervorrufen. Dazu kommt es besonders häufig bei Negern.

4. *Epheliden* (Sommersprossen) und *Altersflecken.*

5. *Arzneimittel-Pigmentierungen* werden durch Resochin und Chlorpromazin verursacht.

Differentialdiagnose

Man muß den echten Pigmentmangel unterscheiden von Pseudoachromien, wie sie bei der Tinea versicolor, der Pityriasis alba faciei und dem seborrhoischen Ekzem vorkommen. Manchmal ist es schwierig, die echte Vitiligo abzugrenzen von einem Leukoderm oder sogar von umschriebenem Albinismus.

Komplikationen

Durch Sonnenbestrahlungen begünstigte Ceratome und Epitheliome kommen bei Personen mit Vitiligo und Albinismus besonders leicht zur Entwicklung. Bei Vitiligo besteht eine Neigung zu Juckreiz in den Anogenitalfalten. Schwere seelische Auswirkungen können sich bei Personen einstellen, die an Vitiligo oder anderen Pigmentstörungen leiden, sofern diese ein übermäßiges Ausmaß angenommen haben und es sich um Menschen mit relativ dunkler Hautbeschaffenheit handelt.

Behandlung und Prognose

Bei partiellem oder totalem Albinismus kommt es niemals zum Wiederauftreten des Pigments. Bei Vitiligo beobachtet man es selten, beim Leukoderm kann es sich spontan wieder einstellen. Die einzige wirksame Therapie bei Vitiligo – mit einer Erfolgsquote von etwa 10–15% der Fälle – besteht in der lokalen Anwendung von Methoxypsoralen und der innerlichen Verabfolgung von Trioxypsoralen. Bei lokaler Anwendung sollte man keine stärkere Konzentration verwenden als 1 : 10 000, da sonst sehr schwere phototoxische Wirkungen und Blasen auftreten. Trioxypsoralen verwendet man in einer täglichen Dosis von 10 mg oral am Morgen (2–4 Std vor Sonneneinwirkung) für die Dauer von Wochen oder Monaten. In Kombination mit vorsichtiger Sonnenexposition kann bei Vitiligo eine Repigmentierung eintreten. Leberfunktionsteste sind nicht notwendig.

Umschriebene Epheliden und Altersflecken lassen sich durch sorgfältiges Auftragen von Phenol. liquefact. mittels eines festgedrehten Wattestäbchens beseitigen. Chloasma und andere Arten von Hyperpigmentierungen behandelt man, indem man die Haut vor Sonne schützt und abdeckende Kosmetika, z. B.

Covermark® aufträgt. Parfumhaltige Kosmetika sollten nicht verwendet werden.

Als Bleichmittel werden hauptsächlich verwendet: 5%ige weiße Präcipitatsalbe auf Creme-Basis und Hydrochinon-monobenzyläther in flüssiger Form oder als Creme. Letzteres ist in seinen Resultaten nicht frei von Zufallsbefunden, und es ist deshalb besser, zunächst mit einer stärker verdünnten Zubereitungsform, als sie in den Fertigpräparaten enthalten ist, zu beginnen. Es kann sonst zu unerwarteten Hyper- und Depigmentierungen kommen.

Die Behandlung anderer Pigmentstörungen sollte in der Beseitigung der zugrunde liegenden Faktoren oder in der Vermeidung der auslösenden Ursachen, sofern dies möglich ist, z. B. bei der Carotinämie, bestehen.

FULTON, J. E., et al.: Treatment of vitiligo with topical methoxsalen and blacklite. Arch. Dermat. 100, 224–229 (1969).

Haarausfall
(Alopecie)

Mit Vernarbungen einhergehende Alopecien
Narbige Alopecien können sich entwickeln nach chemischen oder physikalischen Traumen, Lichen planus capillitii, schweren bakteriellen oder mykotischen Infektionen, Herpes zoster, Lupus erythematoides discoides chronicus, Sklerodermie und übermäßiger Röntgenbestrahlung. Die spezifische Ursache läßt sich oft durch Erhebung der Vorgeschichte ermitteln, oder auch durch das Ausmaß des Haarverlusts oder das Auftreten von Hautveränderungen, wie beim Lupus erythematoides und anderen Infektionen. Um den Erythematoides von anderen Krankheiten zu unterscheiden, bedarf es oft einer Biopsie.

Narbige Alopecien sind irreversibel und bleiben dauernd bestehen. Es gibt für sie keine Behandlung.

Ohne Vernarbungen einhergehende Alopecien
Die nichtvernarbenden Alopecien kann man einteilen nach dem Ausmaß ihrer Ausdehnung in Alopecia universalis (generalisierter Haarausfall), Alopecia totalis (vollständiger Haarausfall) und Alopecia areata (kreisförmiger Haarausfall).

Narbenlose Alopecien können im Zusammenhang mit verschiedenen **Allgemeinerkrankungen** auftreten, z. B. mit disseminiertem Lupus erythematoides, Kachexie, Lymphomen, schlecht eingestelltem Diabetes, schwerer Schilddrüsen- oder Hypophysen-Hypofunktion und Dermatomyositis. Die einzige in Betracht kommende Behandlung besteht in rascher und angemessener Beseitigung der zu Grunde liegenden Störung. In derartigen Fällen kann sich wieder Haarwachstum einstellen.

Der **für den Mann typische Haarausfall** stellt die häufigste Alopecieform dar und beruht auf einer genetischen Anlage. Die allerersten Anzeichen entwickeln sich beiderseits neben dem vorderen Schädelanteil. Gleichzeitiges Vorhandensein einer Seborrhöe ist häufig und besteht aus einer auffallend starken fettigen Durchtränkung und Rötung der Kopfhaut, sowie Schuppenbildung. Vorzeitiger Haarverlust bei jungen Männern kann zu schweren neurotischen Störungen führen. Das Ausmaß des Haarverlusts ist verschieden und nicht voraussagbar. Eine Behandlung gibt es nicht, und der Patient sollte deshalb davor gewarnt werden, sein Geld für angepriesene Haarwässer oder Massageapparate auszugeben. Die Seborrhöe selbst behandelt man nach den bei der Besprechung des seborrhoischen Ekzems genannten Methoden.

Die **diffuse idiopathische Alopecie der Frau** scheint an Häufigkeit zuzunehmen. Eine Ursache ist nicht bekannt. Oft erkennt man die Erkrankung erst, wenn etwa 80% der Haare ausgefallen sind. Dabei zeigt sich dann ein diffuser Haarausfall über der gesamten Kopfhaut. Zuweilen wurde eine erhöhte Testosteron-Ausscheidung nachgewiesen. Bei diesen Frauen entwickeln sich häufig neurotische Störungen, deren Ausmaß einer Cancerophobie gleichkommt. Bei gleichzeitigem Vorhandensein einer Seborrhoe sollte diese behandelt werden. Östrogene innerlich und äußerlich kann man versuchen, ebenso niedrig dosierte Corticosteroid-Kuren. Eisenmangel kann vorhanden sein.

Die Ursache der **Alopecia areata** ist unbekannt. Bisher konnten keine pathologischen Veränderungen an der Kopfhaut nachgewiesen werden. Die kahlen Stellen sind vollständig glatt, oder es sind einige wenige Haare stehen geblieben. Schwere Erkrankungsformen kann man durch Injektionen von Triamcinolon acetonid-Suspension in die Herde oder in vorsichtiger Form mit innerlichen Corticosteroiden behandeln. Eine derartige Allgemeinbehandlung sollte nur in Betracht gezogen werden, wenn ernste seelische Störungen vorliegen.

Corticosteroide wendet man innerlich auch zur Behandlung der generalisierten und totalen Alopecie an. Die Alopecia areata klingt im allgemeinen von selbst wieder ab, und es pflegt zum völligen Wiederwachstum der Haare zu kommen. Zuweilen bleiben die kahlen Stellen bestehen, und das gilt üblicherweise auch für die totalen und besonders ausgedehnten Formen.

Ausgedehnte Fälle von Alopecia areata können durch Katarakte kompliziert werden.

Bei der **Trichotillomanie,** der Neigung zum Auszupfen eigener Haare, zeigen die betroffenen Stellen einen unregelmäßigen Haarverlust. Nachwachsende Haare sind immer vorhanden, da sie nicht ausgezupft werden können, bevor sie wieder lang genug sind.

Hochdosierte und langdauernde Einnahme von Vitamin A kann zu Haarverlust und trockener Haut führen.

Wachs, G. N., Tromovitch, T. A.: Treatment of alopecia areata with Dermo-Jet. Cutis **5**, 275–277 (1969).

Hirsutismus

Hirsutismus kann diffus oder umschrieben, erworben oder angeboren auftreten. Bei Frauen kommt die verstärkte Behaarung besonders häufig in der Bartgegend und an der Oberlippe vor, aber sie kann sich auch an der Brust und in der Umgebung der Brustwarzen zeigen. Endokrinologische Untersuchungen sind notwendig, um eine verstärkte Androgenbildung auszuschließen. Zuweilen wird man versuchen müssen, die androgene Nebennierenrindenproduktion durch Hemmung der Hypophysentätigkeit mit kleinen Dosen eines oralen Corticosteroids zu behandeln. Sofern sich der Hirsutismus auf eine übermäßige Androgenproduktion zurückführen läßt, kann die Exstirpation der betr. Drüse zum Verschwinden der überzähligen Haare führen. Mit der manuellen Entfernung unerwünschter Haare geben sich manche Frauen zufrieden. Die dabei erfolgte Schädigung der Haarpapille kann sich hemmend auf das Haarwachstum auswirken.

Dalla Pria, S., et al.: A critical evaluation of the procedures available for the treatment of hirsutism. J. invest. Derm. **52**, 348–352 (1969).

Keloide und hypertrophische Narben

Unter Keloiden versteht man Tumoren aus aktiv wachsendem Bindegewebe, welche sich im Anschluß an Traumen oder andere Irritationen bei prädisponierten Personen entwickeln. Das Trauma kann relativ belanglos sein, wie etwa bei der Akne. Keloide verhalten sich wie Neoplasmen, obwohl sie nicht maligne sind. Spontane fingerförmige Auswüchse können sich aus den zentralen Partien heraus nach außen weiter entwickeln, und die Geschwulstbildung kann sehr umfangreich werden und zur Entstellung führen. Juckende oder brennende Empfindungen können vorhanden sein. Hypertrophische Narben, die im allgemeinen im Anschluß an Operationen oder Unfallverletzungen auftreten, bestehen aus erhabenen und geröteten Verhärtungen. Nach einigen Monaten oder später läßt die Rötung nach, und die Gebilde werden wieder weich und flach. Eine Entfernung sollte man nicht versuchen, sondern abwarten, ob es zur spontanen Rückbildung der Verhärtung kommt.

Die intrafokale Injektion einer Corticosteroid-Suspension ist bei hypertrophischen Narben recht wirksam. Die Keloidbehandlung ist weniger befriedigend. In Betracht kommen operative Excisionen, Röntgenbestrahlungen, Vereisungen mit Kohlensäureschnee oder flüssigem Stickstoff und die Injektion einer Corticosteroid-Suspension.

Rees, R. B.: Keloids. In: Current Therapy. Saunders 1970, S. 566–567.

Nagelerkrankungen

Nagelveränderungen sind niemals pathognomonisch für eine bestimmte Allgemein- oder Hauterkrankung. Alle bei allgemeinen Erkrankungen vorkommenden Nagelveränderungen können auch ohne eine gleichzeitig vorhandene innere Erkrankung auftreten.

Nagelwachstumsstörungen können nicht grundsätzlich auf Funktionsstörungen der Schilddrüse, Hypovitaminose, Ernährungsstörungen oder ausgedehnte allergische Reaktionen zurückgeführt werden.

Klassifizierung

Nagelerkrankungen lassen sich einteilen in 1. lokale, 2. kongenitale oder genetisch bedingte und 3. solche, die im Zusammenhang mit inneren oder generalisierten Hautkrankheiten auftreten.

A. Lokale Nagelerkrankungen:

1. Onycholysis, eine distal einsetzende Abhebung der Nägel, vor allem an den Fingern, ist eine Folge übermäßigen Umgangs mit Wasser, Seifen, Detergentien, Alkalien und industriellen keratolytischen Substanzen. Ein Hypothyreoidismus kann dabei beteiligt sein.

2. Nageldistorsionen entstehen als Folge einer chronischen Entzündung der Nagelmatrix unterhalb des Eponychiums.

3. Verfärbungen und Verdickungen des Nagels, begleitet von moderigem Geruch, werden bei Pilzbefall festgestellt.

4. Unebenheiten und andere Veränderungen können durch Warzen, Naevi und sonstige auf die Nagelmatrix einen Druck ausübende, an Wachstum zunehmende Gebilde verursacht werden.

5. Allergische Reaktionen gegenüber Formaldehyd und Harzen in Unterkleidung und Polituren an Nagelbett oder Matrix führen zu hämorrhagischen Streifen in der Nagelplatte, zu Anhäufungen von Hornmassen unter dem freien Nagelrand und zur starken Erweichung des Nagelbetts.

6. Beau'sche Linien (Querfurchen) können auf fehlerhafte Maniküre zurückgeführt werden.

B. Kongenitale und genetisch bedingte Nagelerkrankungen:

1. Eine einzige Längsfurche des Nagels kann als genetischer oder traumatischer Defekt der Nagelmatrix unterhalb der Eponychialfalte zur Entwicklung gelangen.

2. Nagelatrophien können kongenital vorkommen.

3. Hippokratische Nägel (Trommelschlegelfinger) kommen ebenfalls kongenital vor.

4. Löffelnägel sieht man öfters bei anämischen Kranken.

5. Tüpfelnägel sind charakteristisch für Psoriasis.

6. Nagelveränderungen treten auch im Zusammenhang mit Alopecia areata, Lichen planus und Morbus Darier auf.

Differentialdiagnose

Wichtig ist es, die kongenitalen und genetischen Veränderungen von denjenigen Zustandsbildern zu unterscheiden, die durch Traumen oder Umwelteinflüsse hervorgerufen werden. Nagelerkrankungen durch Fadenpilze lassen sich oft nur schwer von Candida-bedingten Nagelinfektionen unterscheiden. Die mikroskopische Untersuchung von Nagelteilchen, die mit 10%iger Kalilauge aufgehellt wurden oder die Anlegung einer Kultur kann die richtige Diagnose erleichtern. Fadenpilzinfektionen der Nägel gleichen häufig den Veränderungen, die man bei Psoriasis und Lichen planus zu sehen bekommt. In derartigen Fällen muß der übrige Körper sorgfältig nach entsprechenden Veränderungen abgesucht werden.

Komplikationen

Bei Onychodystrophien kommt es gelegentlich zu sekundären bakteriellen Infektionen, unter Umständen gefolgt von beträchtlichen Schmerzen und Arbeitsunfähigkeit, möglicherweise sogar von weiteren ernsten Folgezuständen, sofern Blutzirkulation oder Innervation gestört sind. Zehennagelerkrankungen können zum eingewachsenen Nagel führen, der oft durch bakterielle Infektionen und gelegentlich durch überschießendes Granulationsgewebe kompliziert wird. Unzulängliche Nagelpflege und nicht passende Schuhe können zur Entwicklung dieser Komplikationen beitragen. Auch Zellgewebsentzündungen können hinzukommen.

Behandlung und Prognose

Die Behandlung besteht im allgemeinen aus sorgfältiger Wundtoilette und Nagelpflege, vor allem aber in der Vermeidung aller irritierender Einwirkungen, wie Seifen, Detergentien, Alkalien, Bleichungsmittel, Lösungsmittel usw. Antimykotische Maßnahmen sind angezeigt bei Onychomykosen, antibakterielle Maßnahmen bei bakteriell bedingten Komplikationen. Wenn die Nagelveränderungen mit bestimmten Krankheiten zusammenhängen, z. B. Psoriasis und Lichen planus, muß sich die Behandlung nach diesen Gesichtspunkten richten. Nagelveränderungen bilden sich allerdings nur sehr langsam zurück. Kongenitale oder genetisch bedingte Nagelveränderungen lassen sich gewöhnlich nicht beeinflussen. Longitudinale Furchenbildungen im Anschluß an zeitweilig auftretende Einwirkungen auf die Nagelmatrix, etwa bei Warzen, Synovialcysten usw., können durch die Beseitigung dieser Veränderungen zur Ausheilung gebracht werden.

Tabelle 4–1. *Wäßrige Lösungen: Für Bäder und feuchte Verbände*

Indikationen: Akute, gerötete, geschwollene, juckende, infizierte, nässende oder vesiculöse Hauterscheinungen.

Anwendungsformen: Die Lösungen müssen in kühlem Zustand zur Anwendung kommen (warm nur bei Infektionen).

1. Hand- und Fußbäder (2–5 l), zweimal täglich $^1/_4$ Std.
2. Feuchte Verbände, bei umschriebenen Veränderungen. Dazu nimmt man von Flüssigkeit völlig durchfeuchtete Frottierhandtücher.

a) Offene Verbände (Kompressen) bei sehr akuten Prozessen und wenn eine besonders ausgeprägte reinigende und kühlende Wirkung angestrebt wird. Häufiges Erneuern, z. B. 2–3mal täglich $^1/_2$ Std. ist notwendig.

b) Feuchte Dunstverbände sollten nicht verwendet werden.

Wirkstoff	*Wirkung*[a]	*Bereich der verwendeten Konzentrationen*	*Häufigste Anwendungsform*	*Zubereitung der Lösungen*
Klares Leitungswasser	[a]	–	–	–
Rp. 1 Natriumchlorid	[a]	6 : 1000 – 15 : 1000 (0,6–1,5%)	0,9%	2 Eßlöffel auf 1 l Wasser
Rp. 2 Natrium-bicarbonat	juckreizlindernd	1 : 50 – 1 : 20 (2–5%)	3%	8 Eßlöffel auf 1 l Wasser
Rp. 3 Magnesium sulfuric.	juckreizlindernd	1 : 50 – 1 : 25 (2–4%)	3%	8 Eßlöffel auf 1 l Wasser
Rp. 4 Liqu. Alum. acet.	adstringierend	1 : 200 – 1 : 10 (0,5–10%)	5%	50 ml Burow'sche Lösung auf 1 l Wasser
Rp. 5 Argent. nitr.	adstringierend antiseptisch	1 : 10 000 – 1 : 200 (0,01–0,5%)	1 : 400 (0,25%)	10 ml einer 25%igen Argt. nitr.-Lösung oder 2,5 g Argt.nitr. auf 1 l Wasser
Rp. 6 Neomycin	antibakteriell	0,1%	0,1%	0,1%ig als feuchte Umschläge bei exsudativen Pyodermien
Rp. 7 Kalium permangan.	juckreizlindernd oxydierend antiseptisch adstringierend	1 : 10 000 – 1 : 400 (0,01–0,25%)	1 : 10 000 (0,01%)	0,3 g auf 3 l Wasser oder 0,1 g auf 1 l Wasser

[a] Alle diese Lösungen haben auch eine austrocknende, lindernde und reinigende Wirkung

Tabelle 4–2. *Puder*

Name	Verordnungsform	Gebrauchsanweisung und Hinweise
Rp. 8 Absorbierender Gelatine-Puder		Für Beingeschwüre und andere indolente Geschwürsbildungen. Absorbierender hämostatischer Gelatine-Puder. Zweimal täglich anwenden. Daneben kann auch ein antibiotischer Puder Verwendung finden
Rp. 9 Talcum		Zur gewöhnlichen Puderbehandlung
Rp. 10 Antibiotischer Puder zur lokalen Anwendung	Oxytetracyclin (Terramycin®)-, Neomycin-Bacitracin (Nebacetin®)- oder Tetracyclin (Achromycin®)-Puder	Für Pyodermien. Zweimal täglich auftragen
Rp. 11 Nystatin	Rp. Moronal®-Puder 100 000 E/g, 15 g oder Candistatin-Puder 1 Streudose = 10 g	Bei Candidiasis zweimal täglich auftragen

Tabelle 4–3. *Schüttelmixturen und Emulsionen*

Flüssige Mittel, die Medikamente in Lösung oder Suspension enthalten, haben einen weiten Anwendungsbereich bei lokalisierten und generalisierten Hauterkrankungen, weil sie leicht aufzutragen und wieder zu entfernen sind. Sie haben oft eine stark austrocknende Wirkung und sollten nicht zur Anwendung kommen, wenn diese Wirkung unerwünscht ist. Nachstehende Verordnungen haben sich besonders bewährt.

Bezeichnung und Wirkungsart	Verordnungsform	
Rp. 12 Benzylbenzoat	Rp. Benzylii benzoici	25,0[a]
	Spirit.	ad 100,0
Rp. 13 Calamin-Lotio (lindernd, austrocknend)	Rp. Calamin.	8,0[b]
	Zinc. oxyd.	8,0
	Glycerin.	2,0
	Magm. Bentoniti	25,0
	Aqu. Calcar.	ad 100,0
Rp. 14 Zink-Lotio (juckreizlindernd, kühlend, austrocknend)	Rp. Zinc. oxyd.	
	Talc.	āā 20,0[c]
	Glycerin.	15,0
	Aqu. dest.	ad 100,0
Rp. 15 Zinköl (kühlend, austrocknend)	Rp. Zinc. oxyd.	10,0[d]
	Ol. olivar.	
	Aqu. Calcar.	āā ad 120,0
Rp. 16 Steinkohlenteer-Lotio (kühlend, austrocknend, keratoplastisch)	Rp. Liqu. Carbon. deterg.	10,0[e]
	Zinc. oxyd.	
	Talc.	āā 20,0
	Glycerin.	30,0
	Aqu. dest.	ad 100,0

Bezeichnung und Wirkungsart	Verordnungsform		
Rp. 17 Sonnenschutz-Emulsion	Rp. p-aminobenzoesäure		3,0[f]
	Emulsionsgrundlage	ad	30,0
Rp. 18 Acne-Lotio	Rp. Sulf. praec.		
	Zinc. sulf.	āā	3,0[g]
	Natr. biborac.		
	Zinc. oxyd.	āā	5,0
	Aceton.		30,0
	Aqu. camphor.		
	Aqu. rosar.	āā ad	100,0
Rp. 19 Amphotericin B	Rp. Ampho-Moronal®-Lotio		10,0[h]
Rp. 20 Fluocinolon. aceton.	Rp. Jellin®-Lotio		20 ml[i]
Rp. 21 Tolnaftat-Lösung	Rp. Tonoftal®-Lösung		10 ml[k]
Rp. 22 Achselschweiß-Lotio	Rp. Alumin. chlor.		50,0[l]
	Glycerin.		25,0
	Aqu. dest.	ad	200,0

Gebrauchsanweisung und Hinweise

[a] Zur generalisierten Anwendung bei Scabies und Pediculosis.

[b] 3–4mal täglich bzw. bei Bedarf lokal auftragen. Wirkungsvoll bei akuter Dermatitis. Übermäßige Austrocknung durch überlange Anwendung sollte man bei dieser Lotio, ebenso wie bei anderen nichtöligen Lotiones vermeiden. Durch Zugabe von 1% Phenol. liquefact. erhält man einen juckreizlindernden Effekt. (Anm. d. Übers.: Calamin und Bentonit sind in Deutschland nicht eingeführt.)

[c] Zweimal täglich oder bei Bedarf lokal auftragen. Wirksam bei akuter Dermatitis. Ausgezeichnete Grundlagen-Lotio, der man andere Wirkstoffe zusetzen kann.

[d] 3–4mal täglich oder bei Bedarf lokal auftragen. Wirksam bei akuter Dermatitis. Weniger austrocknend als Rp. 13 und 14.

[e] Über Nacht anzuwenden. Hauptsächlich für die subakute Dermatitis bestimmt. Leicht anregende Lotio. Nicht auf behaarte oder infizierte Stellen auftragen.

[f] Lokal auf die Haut auftragen vor jeder Sonnen-Exposition.

[g] Bei Acne über Nacht lokal anwenden.

[h] Mindestens zweimal täglich bei Haut- und Schleimhaut-Candidiasis anwenden.

[i] Zweimal täglich bei ekzematösen Erkrankungen des behaarten Kopfes anwenden. Nicht an Augen- und Genitalschleimhäute bringen.

[k] Zweimal täglich bei pilzbedingten Hautkrankheiten. Unwirksam bei der Onychomykose.

[l] Kleine Mengen morgens in Achselgegend reiben. Wirksames Antihidroticum.

Allgemeine Literatur

1. Amerikanische Werke:

Cipollaro, A. C., Crossland, P.: X-ray and Radium in the Treatment of the Skin. 5. Aufl. Lea & Febiger 1967.

Criep, L. H.: Dermatologic Allergy: Immunology, Diagnosis, Management. Saunders 1967.

Fisher, A. A.: Contact Dermatitis. Lea & Febiger 1967.

Kay, D. M., Tuffanelli, D. L.: Immunofluorescent techniques in clinical diagnosis of cutaneous disease. Ann. intern. Med. **71**, 753–762 (1969).

Lever, W. F.: Histopathology of the Skin. 4. Aufl. Lippincott 1967.

Lewis, G. M., Wheeler, C. E.: Practical Dermatology. Saunders 1967.

Rees, R. B.: Dermatologic advances 1968–1969. Arch. Derm. **101**, 12–20 (1970).

— Management of common skin diseases. Texas Medicine **66**, 94–99 (1970).

— Meetings of the AMA-Section on Dermatology and the American Venereal Disease Association, 14.–16. Juli 1969. Derm. Digest **8**, 9–30 (1969).

Rook, A., Wilkinson, D. S., Ebling, F. J.: Textbook of Dermatology. Davis 1968.

WAISMAN, M. (Editor): Pharmaceutical Therapeutics in Dermatology. Thomas 1968.

ZUBROD, C. G.: The skin and antitumor drugs. Arch. Derm. **96,** 560 (1967).

2. Deutschsprachige Werke:

BODE, H. G., KORTING, G. W.: Haut- und Geschlechtskrankheiten. Ein kurzes Handbuch für Praxis und Studium. 10. Aufl. Stuttgart: Gustav Fischer 1970.

BOHNSTEDT, R. M.: Krankheitssymptome an der Haut in Beziehung zu Störungen anderer Organe. 2. Aufl. Stuttgart: Georg Thieme 1965.

GREITHER, A., TRITSCH, H.: Die Geschwülste der Haut. Stuttgart: Georg Thieme 1957.

KEINING, E., BRAUN-FALCO, O.: Dermatologie und Venerologie. 2. Aufl. München: J. F. Lehmanns 1969.

KORTING, G. W.: Therapie der Hautkrankheiten. 2. Aufl. Stuttgart-New York: F. K. Schattauer 1970.

LUTZ, W. (fortgeführt von SCHUPPLI, R.): Lehrbuch der Haut- und Geschlechtskrankheiten. 3. Aufl. Basel-New York: S. Karger 1963.

SCHÖNFELD, W. (fortgeführt von SCHNEIDER, W.): Lehrbuch der Haut- und Geschlechtskrankheiten. 10. Aufl. Stuttgart: Georg Thieme 1969.

SCHUERMANN, H., GREITHER, A., HORNSTEIN, O.: Krankheiten der Mundschleimhaut und der Lippen. 3. Aufl. München-Berlin-Wien: Urban & Schwarzenberg 1966.

Tabelle 4–4. *Salbengrundlagen*

Indikationen:

1. Trockene Haut.
2. Mechanischer Schutz für darunter gelegene Hautläsionen.
3. Resorption von Absonderungen aus darunter befindlichen Hautläsionen (gilt nur für hydrophile Zubereitungen).
4. Grundlage für der Haut zuzuführende aktive Wirkstoffe.

Kontraindikationen:

1. Akut entzündliche nässende Hauterkrankungen.
2. Behaarte Hautbezirke (außer bei hydrophilen Salben).

Präparate	Verordnungsform	Eigenschaften
Rp. 23 Vaselinum album	–	Verzögert zuweilen das Eindringungsvermögen inkorporierter Medikamente
Rp. 24 hydrophile Vaseline	3% Cholesterin in Vaseline, Cera alba und Stearylalkohol	Begünstigt die Eindringung inkorporierter Medikamente. Wasseraufnehmend (hydrophil)
Rp. 25 Lanolin (wasserhaltig)	–	Gutes Haftungsvermögen an die Haut; stabil; begünstigt die Eindringung. Auf Sensibilisierung achten
Rp. 26 Lanolin. anhydr.		Wasseraufnahmefähig. Begünstigt die Eindringung. Auf Sensibilisierung achten
Rp. 27 Zinkoxydsalbe	20% Zinkoxyd in Paraffin. liquid., Lanolin, Cera alba und Vaselin. album	Mechanische Schutzwirkung; wasseraufnahmefähig. Gibt der Salbe Festigkeit und Haftfähigkeit
Rp. 28 Kakaobutter		Schmilzt bei Körpertemperatur

Cremes

(Wasserhaltig; stärker erweichend und lindernd als Salben).

Präparate	Verordnungsform		Eigenschaften
Rp. 29 Hydrophile Salbe	Rp. Methylparaben	0,025	Begünstigt Eindringungsvermögen; wasseraufnahmefähig; gutes Vehikel für wasserlösliche Medikamente. Die Parabene können die Haut sensibilisieren
	Propylparaben	0,015	
	Stearylalkohol	25,0	
	Vaselin. alb.	25,0	
	Propylenglykol	12,0	
	Polyoxyl-40-stearat	5,0	
	Aqu. dest.	ad 100,0	
Rp. 30 Unguentum leniens	Rp. Spermacet.	12,5	„Coldcream" (Wasser-in-Öl-Emulsion); kühlende und lindernde Wirkung
	Cer. alb.	12,0	
	Ol. amygdal.	56,0	
	Natr. bibor.	0,5	
	Aqu. ros.	5,0	
	Aqu. dest.	14,0	
	Ol. ros.	0,02	
Rp. 31 Emulsionsgrundlage	Rp. Duponal C	1,6	Nicht erhitzend und nicht reizend. Weniger schmutzend als andere Cremes und Salben
	Alkohol. cetyl.	7,0	
	Alkohol. stearyl.	7,0	
	Vasel. alb.	20,0	
	Ol. paraffin.	2,0	
	Butoben.	0,05	
	Aqu. dest.	ad 100,0	

Pasten

(Hoher Puderanteil. Fördern Verdunstung und Kühlwirkung).

Rp. 32 Zinkpaste (Lassar'sche Paste)	Rp. Zinc. oxyd.		Mechanische Schutzwirkung. Verstärkte Haftfähigkeit, aber vermindertes Eindringungsvermögen für Arzneistoffe[a]
	Talc.	āā 25,0	
	Vaselin. alb.	ad 100,0	

[a] Zur Verbesserung der Wasseraufnahmefähigkeit kann man 2% Cholesterin in 5% Acetylalkohol zufügen.

Tabelle 4–5. *Salben: Verschiedene Standardverordnungen*

Allgemeine Bezeichnung	Verschreibungsform		Anwendungsweise und Bemerkungen
Rp. 33 Whitfield'sche Salbe (Salicyl-Benzoesäure-Salbe)	Rp. Acid. salicyl.	3,0	Zur Nacht auftragen. Fungizide Wirkung. Wird häufig um 1/2 bis 1/4 schwächer verordnet. Nicht für akute oder subakute Erkrankungen geeignet.
	Acid. benzoic.	6,0	
	Lanolin.	5,0	
	Vasel. flav.	ad 100,0	
Rp. 34 Essigs. Tonerdsalbe	Rp. Liqu. Alum. acet.	10,0	Bei Bedarf auf die Haut auftragen. Geeignet für abklingende Entzündungen
	Lanolin. anhydr.	20,0	
	Past. Zinc.	ad 60,0	

Allgemeine Bezeichnung	Verschreibungsform	Anwendungsweise und Bemerkungen
Rp. 35 Salicyl-Schwefelsalbe	Rp. Acid. salicyl. 1,0–3,0 Sulf. praec. 1,0–3,0 Vasel. flav. ad 100,0	Bei Bedarf auftragen. Stark fungicid. Nicht für akute oder subakute Prozesse
Rp. 36 Acrisorcin-Creme		In Deutschland nicht erhältlich
Rp. 37 Weiße Präcipitatsalbe	Rp. Hydr. praec. alb. 5,0 Paraffin. liquid. 3,0 Vaselin. flav. ad 100,0	Bei Bedarf auftragen. Für seborrh. Ekzem u. Psoriasis. Auf Mercurialismus und Pigmentverschiebungen achten.
Rp. 38 Gammahexachlorcyclohexan	Rp. Jacutin®-Emulsion oder -Gel	Anwendung nach Verordnung. Wirksames Scabiesmittel
Rp. 39 Hydrocortison-Salbe oder -Creme	Gebräuchlich zu 0,25%, 0,5%, 1% und 2,5% in 5 g-Packungen und mehr	Zweimal täglich dünn einreiben. Auch in Kombination mit Teer, Antibiotica oder Vioform®. Nicht bei Keratitis herpetica verwenden
Rp. 40 Triamcinolon acetonid 0,025–0,1%	Volon® A-Salbe oder -Creme Delphicort®-Salbe oder Creme	Bei Nacht unter Kunststoffolie, bei umschriebenem Ekzem oder Psoriasis
oder Fluocinolon 0,01–0,25%	Jellin®-Salbe oder Creme	Besonders wirksam bei Psoriasis
Betamethason valerat u. a.	Celestan®-V bzw. Betnesol®-V-Salbe oder Creme	

Tabelle 4–6. *Lösungen, Tinkturen und Farbstoffe*

Allgemeine Bezeichnung	Verschreibungsform	Anwendungsweise und Bemerkungen
Rp. 41 Gentianaviolett	1%ige wäßrige Lösung	Antiseptisch und fungizid
Rp. 42 Natrium thiosulfat	10%ige wäßrige Lösung	Fungicid (besonders bei Tinea versicolor)
Rp. 43 Argentum nitricum	1–10%ige wäßrige Lösung	Ätzend und adstringierend, bei Rhagaden und Ulcerationen
Rp. 44 Chrysarobin	4%ig in Chloroform	bei Candida-Paronychien
Rp. 45 Nitromersol	0,5% (Tinktur 1 : 200)	Bakteriostatisch und keimtötend (Anm. d. Übers.: In Deutschland nicht eingeführt)
Rp. 46 Alkoholische Whitfield-Lösung	Rp. Acid. salicyl. 2,0 Acid. benzoic. 4,0 Alcohol. 40% ad 120,0	Örtlich aufzutragen. Wirksames fungizides Mittel.
Rp. 47 Benzoetinktur	unverdünnt	Geeignet für erodierte, fissurierte oder ulcerierte Stellen
Rp. 48 Schmierseifenliniment	65% Seife	Erprobtes Reinigungsmittel
Rp. 49 Antiseborrhoischer Shampoo	Selsun®, Sebopona®, Criniton®, Ichtho-Cadmin® u. a.	
Rp. 50 Lichtschutztinktur	Rp. 5%ige p-aminobenzoesäure in 50%igem Alkohol	Wirksamer als die meisten Lichtschutzcremes

5. DAS AUGE

Allgemeine Symptomatologie

Schmerz

Die beiden schwerwiegendsten Augenerkrankungen, die Schmerzen verursachen, sind die Iritis und das akute Glaukom. Wenn keines von beiden vorliegt, sollte nach einer Hornhaut-Erosion, einem Hornhaut-Fremdkörper oder nach einem subtarsalen Fremdkörper geschaut werden.

Verschleiertes Sehen

Die wichtigsten Ursachen für verschleiertes Sehen sind Refraktionsfehler, Hornhautnarben, Glaskörpertrübungen, Netzhautablösung, Maculadegeneration, Zentralvenenthrombose, Zentralarterienverschluß, Neuritis nervi optici und Opticusatrophie.

Conjunctivale Eiterung

Eine Eiterung wird gewöhnlich durch eine bakterielle oder virusbedingte Conjunctivitis hervorgerufen.

Tabelle 5–1. *Differentialdiagnose allgemeiner Ursachen eines entzündeten Auges*

	Akute Conjunctivitis	Akute Iritis[a]	Akutes Glaukom[b]	Verletzung oder Entzündung der Cornea
Vorkommen	sehr häufig	häufig	selten	häufig
Absonderung	mäßig bis reichlich	keine	keine	wäßrig oder eitrig
Sehen	keine Visusbeeinträchtigung	leicht verschleiert	deutlich verschleiert	meist verschleiert
Schmerzen	keine	mäßige	starke	meist starke
Conjunctivale Rötung	diffus	vorwiegend limbusnahe	diffus	diffus
Cornea	klar	meist klar	hauchig	kann erodiert, verletzt oder ulceriert sein oder zeigt einen Fremdkörper
Pupillengröße	normal	eng	mäßig erweitert	normal
Pupillenreaktion auf Lichteinfall	normal	gering	gering bis keine	normal
Intraocularer Druck	normal	normal	erhöht	normal
Conjunctival-Ausstrich	Erreger	keine Erreger	keine Erreger	Erreger nur bei einem Ulcus corneae

[a] Akute Uveitis anterior
[b] Winkelblock-Glaukom

„Überanstrengung" der Augen
Dies ist ein häufiges Augenleiden, das gewöhnlich ein Unbehagen der Augen bei längerem Lesen oder diffiziler Arbeit darstellt. Es sollten signifikante Refraktionsfehler, frühe Presbyopie, schlechte Beleuchtung oder Muskelgleichgewichtsstörungen (meist Exophorie mit geringer Konvergenz) ausgeschlossen werden.

Photophobie
Bei Lichtscheu sollte man an eine Iritis, Ceratitis, Ulcus corneae oder Albinismus der Augen denken.

„Flecken"
„Flecken vor den Augen" sind Glaskörpertrübungen, die meist keine klinische Bedeutung haben. In besonderen Fällen bedeuten sie den Beginn einer Netzhautablösung oder einer Uveitis posterior.

Kopfschmerzen
Kopfschmerzen treten nur gelegentlich bei Augenerkrankungen auf. Die Ursache ocular bedingter Kopfschmerzen sind meist die gleichen wie für die „Überanstrengung der Augen" (s. oben). Außerdem treten sie bei einem akuten Winkelblock-Glaukom auf.

Doppeltsehen
Doppeltsehen entsteht durch eine Gleichgewichtsstörung der Augenmuskeln oder durch eine Lähmung eines äußeren Augenmuskels als Folge einer Entzündung, Blutung oder Schwellung, sowie Entzündung des III., IV. oder VI. Hirnnerven. Der VI. Hirnnerv ist am meisten betroffen.

Notfälle von seiten der Augen

Akutes Winkelblock-Glaukom

Das akute Glaukom kann nur durch den Verschluß eines zuvor engen vorderen Kammerwinkels ausgelöst werden. Wenn die Pupille spontan weit wird oder durch ein Mydriaticum bzw. ein Cycloplegicum erweitert wird, wird der Kammerwinkel verlegt, und es entsteht ein akuter Glaukomanfall. Aus diesem Grund ist es eine wichtige Vorsichtsmaßnahme, sich zuvor den Kammerwinkel zu betrachten, ehe man diese Mittel verabreicht. Über 1% der Menschen über 35 Jahre haben enge Kammerwinkel; bei vielen von ihnen entsteht jedoch nie ein akutes Glaukom.

Bei nicht behandeltem Auge mit engem Kammerwinkel entsteht ein Winkelblock-Glaukom gewöhnlich spontan. Dieser Vorgang kann durch jedes Mittel forciert werden, das die Pupille erweitert, z. B. durch wahllosen Gebrauch von Mydriatica oder Cycloplegica durch den Patienten oder Arzt. Die ciliarkörperlähmenden Mittel können in Form von Augentropfen oder allgemein verabreicht werden, z. B. durch einen Anästhesisten, der vor einer Cholecystectomie Scopolamin oder Atropin verordnet. Vermehrte Zirkulation von Adrenalin bei Streßzuständen kann ebenfalls die Pupille erweitern und ein akutes Glaukom hervorrufen. Die gleiche Wirkung kann der Aufenthalt in einem dunklen Filmtheater haben.

Patienten mit einem akuten Glaukom begeben sich wegen starker Schmerzen und verschleiertem Sehen sofort in Behandlung. Das Auge ist gerötet, die Hornhaut ist hauchig, die Pupille ist mäßig erweitert und reagiert nicht auf Lichteinfall. Der intraoculare Druck ist erhöht (Tonometrie).

Das akute Glaukom muß von der Conjunctivitis und einer akuten Iritis unterschieden werden.

Eine periphere Iridektomie innerhalb 12 bis 48 Std. nach Beginn der Symptome führt gewöhnlich zu einer dauerhaften Heilung. Ein unbehandeltes, akutes Glaukom hat innerhalb 2 bis 5 Tagen nach Beginn der Symptome eine völlige und dauernde Erblindung zur Folge. Ehe man operativ eingreift, muß der intraoculare Druck durch lokal verabreichte Miotica, allgemein verabreichte osmotische Wirkstoffe und Carboanhydrasehemmer gesenkt werden.

Drei verschiedene osmotische Wirkstoffe (Harnstoff, Glucoselösungen [40%], Glycerin) stehen vor einer Operation bei Winkelblock-Glaukom zur Senkung des intraocularen

Druckes zur Verfügung. Harnstoff und Glucoselösungen werden i. v. verabreicht. Glycerin gewinnt an Popularität, da es oral verabreicht wird. Die Dosierung aller drei osmotisch wirksamer Mittel beträgt etwa 1,5 g/kg.

LEVENE, R.: Das Glaukom: Jahresrückblick. Arch. Ophthal. **81**, 421–440 (1969).

WILLIAMS, D. J., GILLS, J. P., Jr., HALL, G. A.: Ergebnisse von 233 basalen Iridektomien bei Engwinkel-Glaukom. Amer. J. Ophthal. **65**, 548–552 1968).

Fremdkörper

Wenn ein Patient über „etwas in seinem Auge" klagt und eine entsprechende Vorgeschichte angibt, hat er meist einen Fremdkörper im Auge, wenn dieser auch nicht sofort zu sehen ist. Meist können alle Fremdkörper unter schräg auffallender Beleuchtung mit Hilfe einer Taschenlampe und Lupe erkannt werden.

Man notiere die Zeit, den Ort und andere Einzelheiten des Unfalles. Außerdem prüfe man die Sehschärfe bevor die Behandlung begonnen wird, als Vergleichsbasis im Falle von Komplikationen.

Conjunctivaler Fremdkörper

Fremdkörper unter der oberen tarsalen Conjunctiva werden von Schmerzen und durch plötzlich auftretenden Blepharospasmus bei klarer Hornhaut begleitet. Nach Einträufeln eines Lokalanästheticums ektropioniert man das Lid. Dabei soll der Patient nach unten blicken. Hierdurch entfaltet sich das Oberlid, der obere Tarsusrand rückt nach unten. Man faßt dann den Rand des Oberlides an den Wimpern und zieht ihn noch weiter nach unten und etwas vom Augapfel ab. Hierdurch soll der obere Tarsusrand vor den Orbitalrand gebracht werden. Mit einem Glasstab, einem dünnen Bleistift oder einem ähnlichen Gegenstand drückt man von außen den oberen Tarsusrand nach unten, während man gleichzeitig den Lidrand über den Glasstab als Hypomochlion nach oben kippt.

Wenn ein Fremdkörper vorhanden ist, kann er dann leicht entfernt werden, indem man mit einem feuchten Watteträger über die Bindehautoberfläche wischt.

Hornhaut-Fremdkörper

Wenn Verdacht auf einen Hornhaut-Fremdkörper besteht, dieser bei einer Inspektion aber nicht zu erkennen ist, sollte man Fluorescein in den Conjunctivalsack träufeln und die Cornea mit Hilfe einer vergrößernden Vorrichtung und starkem Licht untersuchen. Der Fremdkörper kann dann mit einem sterilen, feuchten Watteträger entfernt werden. Es sollte ein Antibioticum verabreicht werden, z. B. Polymyxin-Bacitracinsalbe. Es ist nicht notwendig das Auge zu verbinden; der Patient muß jedoch nach 24 Std wieder angesehen werden, wegen der Gefahr einer Sekundärinfektion des Kraters. Wenn es nicht möglich ist, den Hornhaut-Fremdkörper auf diese Weise zu entfernen, sollte er von einem Ophthalmologen entfernt werden. Wenn keine Infektion vorhanden ist, wird das Epithel der Cornea den Krater innerhalb von 24 Std ausfüllen. Es muß nachdrücklich betont werden, daß das intakte Hornhaut-Epithel eine wirksame Schranke gegen Infektionen bildet. Wenn das Hornhaut-Epithel einmal verletzt ist, wird die Cornea äußerst anfällig für Infektionen.

Eine frische Entzündung ist durch eine weiße, nekrotische Zone um den Krater und durch einen leichten Wall von grauem Exsudat gekennzeichnet. Diese Patienten sollten sofort zu einem Augenarzt überwiesen werden.

Eine unbehandelte Hornhaut-Infektion kann zu einem gefährlichen Ulcus corneae, zu einer Panophthalmie und zum Verlust des Auges führen.

Intraocularer Fremdkörper

Ein Patient mit einem intraocularen Fremdkörper sollte sofort zum Augenarzt überwiesen werden. Nach einiger Zeit werden die brechenden Medien zunehmend trüber. Ein Fremdkörper, der noch kurz nach der Verletzung zu sehen war, ist nach einigen Stunden nicht mehr zu erkennen. Der Fremdkörper kann oft, wenn es rechtzeitig versucht wird, durch die Eintrittspforte mit Hilfe eines Magneten wieder entfernt werden. Die Prognose bezüglich der Erhaltung der Sehkraft ist allgemein schlecht.

Bronson, N. R. II: Behandlung von intraocularen Fremdkörpern. Amer. J. Path. **66**, 279–283 (1968).

Hornhaut-Erosion

Ein Patient mit einer Hornhautabschürfung klagt über heftige Schmerzen, besonders beim Bewegen des Lides über die Cornea.

Man notiere die Vorgeschichte und Sehschärfe und untersuche die Cornea und Conjunctiva mit Licht und Lupe, zum Ausschluß eines Fremdkörpers. Wenn eine Erosion vermutet, aber nicht erkannt werden kann, träufle man sterile Fluoresceinlösung in den Conjunctivalsack; der Bezirk der Hornhaut-Erosion färbt sich intensiver grün als die umgebende Hornhaut.

Man verabreiche Polymyxin-Bacitracin-Augensalbe und lege einen Verband zur Vermeidung des Lidschlages an. Der Patient sollte zu Hause bleiben, das andere Auge geschlossen halten und am nächsten Tag angesehen werden, um sicher zu gehen, daß die Cornea verheilt ist. Eine rezidivierende Hornhaut-Erosion ist häufig eine Folge von unsauberer Behandlung.

Laibson, P. R.: Cornea und Sklera. Jahresrückblick. Arch. Ophthal. **83**, 637–657 (1970).

Prellverletzungen

Prellverletzungen des Auges und der Umgebung können ein Haematom der Lider („blaues Auge"), eine subconjunctivale Blutung (Hyposphagma), Hornhautödem und Ruptur, eine Blutung in die Vorderkammer (Hyphaema), Abreißen der Iriswurzel (Iridodialyse), Lähmung des M. Sphincter pupillae, Lähmung des Akkomodationsmuskels, eine Katarakt, Subluxation oder Luxation der Linse, Glaskörperblutung, Netzhautblutung und Netzhautödem (am häufigsten im Maculagebiet), Netzhautablösung, Aderhautruptur, Orbitalbodenfraktur und Verletzung des Nervus opticus verursachen. Zahlreiche dieser Verletzungsfolgen treten sofort auf, andere erst nach Tagen oder Wochen. Patienten mit leichten bis schweren Prellverletzungen sollten von einem Augenarzt angesehen werden.

Jede schwere Verletzung, die eine intraoculare Blutung, besonders eine Vorderkammerblutung, (Hyphaema) verursacht, birgt die Gefahr einer Sekundärblutung in sich, die ein schwer zu behandelndes Glaukom mit dauerndem Verlust des Sehvermögens verursachen kann. Jeder Patient mit traumatischem Hyphaema sollte 6 bis 7 Tage Bettruhe einhalten und beide Augen verbunden haben. Eine Sekundärblutung tritt nach dieser Zeit selten auf.

Coles, W. H.: Traumatisches Hyphaema. Eine Analyse von 235 Fällen. South M. J. **61**, 813–816 (1968).
Hoefle, F. B.: Erstbehandlung bei Augenverletzungen. Arch. Ophthal. **54**, 33–36 (1968).
Lerman, S.: „Blowout"-Fraktur der Orbita. Brit. J. Ophthal. **54**, 90–98 (1970).
Paton, D., Goldberg, M. F.: Verletzungen des Auges, der Lider und der Orbita. Diagnose und Behandlung. Saunders 1968.

Ceratitis photoelektrica

Verbrennungen der Cornea durch UV-Strahlen entstehen meist beim Elektroschweißen („Verblitzung") oder durch Sonneneinwirkung beim Skilaufen („Schneeblindheit"). Es gibt keine sofort auftretenden Symptome. Erst 12 Std später klagt der Patient über quälende Schmerzen und heftige Lichtscheu. Nach Einträufeln von sterilem Fluorescein zeigt eine Untersuchung an der Spaltlampe eine diffuse, stippchenförmige Hornhauttrübung.

Die Behandlung besteht aus einer lokalen Steroidtherapie und allgemeinen Verabreichung von Analgetica und Sedativa. Alle Patienten erholen sich innerhalb 24 bis 48 Std ohne Komplikationen.

S. Erläuterungen unter Hornhaut-Erosion, oben.

Ulcus corneae

Das Hornhautgeschwür stellt einen medizinischen Notfall dar. Dem typischen grauen, nekrotischen Ulcus corneae ist ein Trauma vorausgegangen, meist ein Hornhaut-Fremdkörper. Das Auge ist gerötet mit Tränenfluß und conjunctivaler Absonderung. Der Patient klagt über verschwommenes Sehen, Schmerzen und Lichtscheu.

Um Komplikationen vorzubeugen, ist eine sofortige Behandlung notwendig. Ansonsten kann eine Beeinträchtigung des Sehvermögens durch Hornhautnarben oder intraoculare Infektion entstehen.

Ein Hornhautgeschwür kann durch viele Ursachen wie Bakterien, Viren, Pilze und Allergie entstehen. Nur die wichtigsten Erreger sollen hier diskutiert werden.

Pneumokokken-Ulcus (Ulcus serpens corneae)

Die häufigste bakterielle Ursache des Ulcus corneae ist der Diplococcus pneumoniae. Das frische Ulcus ist grau und ziemlich scharf begrenzt.

Wenn Pneumokokken empfindlich auf Sulfonamide und Antibiotica reagieren, ist die lokale Behandlung meist wirksam. Falls keine Behandlung stattfindet, kann die Cornea perforieren. Eine gleichzeitig vorhandene Dacryocystitis sollte ebenfalls behandelt werden.

Pseudomonas-Ulcus

Ein weniger häufiger, dafür aber virulenterer Erreger des Ulcus corneae ist die Pseudomonas aerruginosa. Die Ulceration beginnt charakteristischerweise in einem verletzten Gebiet, breitet sich rasch aus und bewirkt eine schnelle Perforation der Hornhaut und den Verlust des Auges innerhalb 48 Std. Die Pseudomonas aeruginosa bildet gewöhnlich ein kennzeichnendes bläulich-grünes Pigment.

Schnelle Diagnose und energische Therapie mit lokal Polymyxin und allgemein Streptomycin und Sulfonamid sind notwendig, wenn das Auge gerettet werden soll.

Ceratitis herpetica (dendritica)

Eine durch das Herpes simplex Virus bedingte Hornhautulceration ist häufiger als jedes bakteriell verursachte Ulcus. Sie ist meist einseitig und kann jede Altersgruppe beider Geschlechter betreffen. Oft geht ein Infekt der oberen Luftwege mit Fieber und Halsschmerzen voraus.

Meist findet man ein oder mehrere dendritische Ulcerationen (oberflächliche, astartig verzweigte, graue Figuren) auf der Hornhautoberfläche. Diese sind aus klaren Hornhautepithelbläschen zusammengesetzt. Wenn die Bläschen platzen, färbt sich der Bezirk mit Fluorescein grün. Obgleich die dendritische Figur die charakteristischste Form darstellt, kann die Ceratitis herpetica in einer Vielzahl von anderen Formen auftreten.

Die Behandlung besteht in Entfernung des virusenthaltenden Corneaepithels ohne die Bowmannsche-Membran oder das Corneastroma zu verletzen (Abrasio corneae). Dies wird am besten durch einen Augenarzt durchgeführt. Beachte: lokal keine Corticosteroide verabreichen, da diese die Virulenz durch Abschwächung der natürlichen Abwehrreaktion erhöhen. Dies führt zur Hornhautperforation und zum Verlust des Auges.

JUDR (Joduracil-Desoxyribosid) wurde durch Kaufmann als wirksam gegen die Ceratitis herpetica entdeckt. Ursprünglich war es als antineoplastisches Mittel entwickelt worden. Das Medikament wird während des Tages 1-2stündlich verabreicht und während der Nacht 2–3stündlich.

Viele Ophthalmologen bevorzugen noch immer das betroffene Hornhautepithel auf mechanische Weise zu entfernen und legen für einige Tage einen Verband an, bis sich das Epithel regeneriert hat.

Burns, R. P.: Pseudomonas aeruginosa Ceratitis. Amer. J. Ophthal. **67**, 257–262 (1969).

Laibson, P. R.: Cornea und Sklera. Jahresrückblick. Arch. Ophthal. **83**, 637–657 (1970).

Smolin, G., Okumoto, M.: Herpes simplex Ceratitis. Arch. Ophthal. **83**, 746–751 (1970).

Taktikos, A., Aurelian, L.: Experimentelle Untersuchungen über durch Herpes simplex Virus bedingte Erkrankungen des Hornhautstromas. Amer. J. Ophthal. **62**, 1136–1141 (1966).

Chemisch bedingte Conjunctivitis und Ceratitis

Chemische Verätzungen sollten so schnell wie möglich durch Spülung mit Kochsalzlösung oder klarem Wasser behandelt werden. Es sollte keine Säure mit einer Lauge neutralisiert werden oder umgekehrt, da die durch die Reaktion entstehende Wärme weiteren Schaden anrichten kann. Laugenverätzungen bedürfen einer längeren Spülung, da Laugen im Gegensatz zu Säuren durch die Eiweiße des Auges nicht ausgefällt werden. Die Pupille sollte mit 0,2%igem Scopolamin oder mit 1%igem Atropin erweitert werden. Eine Kombination von Corticosteroid- und antibiotischen Tropfen oder Salbe wird sofort verabreicht. Als Komplikationen treten Symblepharon, Hornhautnarben, Tränengangstenose oder Sekundärinfektion auf.

LEVINE, R. A., STAHL, C. J.: Augenverletzungen, die durch Tränengaswaffen bedingt sind. Amer. J. Ophthal. **65**, 497–508 (1968).

SCHULTZ, G., HENKIND, P., GROSS, E. M.: Säureverätzungen der Augen. Amer. J. Ophthal. **66**, 654–657 (1968).

Conjunctivitis gonorrhoica

Die Conjunctivitis gonorrhoica, die Hornhautulcerationen verursachen kann, ist durch starken Eiterfluß gekennzeichnet. Die Diagnose kann durch einen gefärbten Eiterausstrich und eine Kultur bestätigt werden. Sofortige Behandlung mit lokaler und allgemeiner Verabreichung von Penicillin ist erforderlich.

S. Erläuterungen unter Uveitis.

Sympathische Ophthalmie
(Sympathische Uveitis)

Die sympathische Ophthalmie ist eine seltene, schwere, bilaterale, granulomatöse Uveitis. Die Ursache ist nicht bekannt. Die Erkrankung kann jedoch zu jeder Zeit, nach einer Woche oder vielen Jahren, nach einer durchbohrenden Verletzung des Ciliarkörpers auftreten. Als erstes entzündet sich das verletzte Auge, danach das zweite (sympathisierte) Auge. Verschwommenes Sehen, Lichtscheu und Rötung sind Anzeichen dafür.

Die beste Behandlung der sympathischen Ophthalmie ist die Entfernung des verletzten Auges. Jedes schwer verletzte Auge (z. B. mit Skleraruptur und Verletzung des Ciliarkörpers, mit Glaskörperverlust und Netzhautläsion) sollte innerhalb einer Woche nach der Verletzung enukleiert werden. Es sollte jede Anstrengung unternommen werden, die Einwilligung zur Operation seitens des Patienten zu erhalten. In erwiesenen Fällen von sympathischer Ophthalmie kann eine allgemeine Corticosteroidtherapie helfen. Ohne Behandlung führt die Erkrankung allmählich zur beidseitigen Erblindung.

Verletzungen

Lider
Wenn der Lidrand verletzt ist, sollte der Patient einer fachärztlichen Behandlung zugeführt werden, damit keine Kerbenbildung am Lidrand zurückbleibt. Lidverletzungen, die nicht den Lidrand einschließen, können wie jede andere Hautverletzung vernäht werden.

Conjunctiva
Bei oberflächlicher Verletzung der Conjunctiva sind Nähte nicht erforderlich. Um Infektionen zu verhüten, verabreiche man 2 bis 3mal täglich eine Breitbandantibioticumsalbe in das Auge, bis die Verletzung verheilt ist.

Cornea oder Sklera
Untersuchungen und Manipulationen sollten auf ein Minimum beschränkt werden, da der dabei ausgeübte Druck ein Auslaufen des intraocularen Inhaltes zur Folge haben kann. Das Auge sollte leicht verbunden werden und mit einer Metallkapsel, die oben und unten auf dem Orbitalknochen aufliegt, abgedeckt werden. Der Patient sollte ermahnt werden nicht zu pressen, die Augen geschlossen zu halten und sich so ruhig wie möglich zu verhalten. Er ist zur weiteren Behandlung einem Augenarzt zuzuführen.

Tredici, T. J.: Behandlung von Augenerkrankungen in Südost-Asien. Mil. Med. **133**, 355–362 (1968).

Cellulitis der Orbita

Eine orbitale Zellgewebsentzündung macht sich durch einen plötzlichen Fieberbeginn, Protrusio bulbi, Schwellung und Rötung der Lider bemerkbar. Sie ist meist durch Eitererreger verursacht. Um einem Gehirnabsceß vorzubeugen, ist eine sofortige Behandlung mit Antibiotica erforderlich. Das Ansprechen auf Antibiotica ist meist gut.

Howard, G. M.: Die Orbita. Jahresrückblick. Arch. Ophthal. **82**, 851–864 (1969).

Glaskörperblutung

Eine Blutung in den Glaskörper kann eine Netzhautablösung verschleiern. Behandlung durch einen Ophthalmologen ist angezeigt.

Freeman, H. M.: Die Linse und der Glaskörper. Jahresrückblick. Arch. ophthal. **82**, 551–566 (1969).

Allgemeine Augenleiden

Conjunctivitis

Die Bindehautentzündung ist die meist verbreitete Augenerkrankung der westlichen Hemisphere. Sie kann akut oder chronisch verlaufen. Die meisten sind exogen durch bakterielle Infektionen oder Virusinfektionen verursacht, obwohl auch endogen bedingte Entzündungen vorkommen können (z. B. Conjunctivitis phlyktaenulosa, Überempfindlichkeitsreaktion auf zirkulierendes Tuberkuloprotein). Andere Ursachen sind Allergie, chemische Reize und Pilz- oder parasitäre Infektionen. Die Übertragungsart der conjunctivalen Infektionen zum anderen Auge oder auf andere Personen ist der direkte Kontakt, u. a. durch Finger, meist durch Handtücher oder Taschentücher.

Bakterielle Conjunctivitis

Die bei der bakteriellen Conjunctivitis am häufigsten gefundenen Erreger sind der Diplococcus pneumoniae und Staphylococcus aureus. Beide verursachen eine stark eitrige Absonderung. Es bestehen keine Schmerzen oder verschwommenes Sehen. Die Erkrankung heilt, wenn sie nicht behandelt wird, gewöhnlich von selbst und dauert ca. 10 bis 14 Tage. Durch Gaben von 3mal täglich Sulfonamidsalben oder antibiotischen Salben wird die Infektion behoben. Man benutze keine Antibiotica-Corticosteroidkombination.

Virus-Conjunctivitis

Eine der häufigsten Erreger der Virusconjunctivitis ist der Adeno-Virus Typ 3. Meist wird sie von einer Pharyngitis, Fieber, Übelkeit und praeauriculärer Drüsenschwellung begleitet. Lokal sind die Lidbindehäute gerötet, und es besteht eine starke Tränenabsonderung und spärliches Sekret. Kinder sind häufiger betroffen als Erwachsene. Verunreinigte Schwimmbäder sind oft die Quelle des Virus. Es gibt keine spezielle Behandlung, obgleich eine lokale Sulfonamidtherapie einer Sekundärinfektion durch Bakterien vorbeugen kann. Die Erkrankung dauert ca. 10 Tage.

Trachom und Einschlußconjunctivitis

Das Trachom ist außerordentlich verbreitet, namentlich in den östlichen Staaten Europas, aber auch in Italien, Afrika und zum Teil in Amerika. In Ägypten ist es besonders häufig: „ägyptische Augenkrankheit". Es ist eine Art bilateraler Ceratoconjunctivitis, die durch einen der Psittakose und der Lymphogranulomatose ähnlichen Erreger (Chlamydozoon trachomatosis oder besser Pararickettsia trachomatosis Provaszek-Halberstädter) verursacht wird und nur unter schlechten Hygienebedingungen und Überbevölkerung vorkommt. Das Trachom ist durch beidseitige conjunctivale Rötung und Jucken, seröse Absonderung und spärliches Sekret (außer bei Verschlimmerung) gekennzeichnet. Epidemiologische Erwägungen sind für die Diagnose wichtig. Dimethylpyrimidine sind die Mittel der Wahl; die Dosierung für Erwachsene beträgt mehrmals täglich 1 bis 3 Tropfen in beide Augen. Tetracycline 2,0 g/Tag über 3 Wochen sind ebenfalls wirksam. Eine allgemeine Tetracyclinbehandlung sollte mit einer lokalen in Form von Tetracyclin-Augensalbe 4mal täglich in beide Augen verbunden werden. Ohne Behandlung schreitet das Trachom fort und verursacht Hornhautnarben mit leichtem bis schwerem Verlust des Sehvermögens.

Einschlußblenorrhoe

Sie zeichnet sich durch beidseitige, conjunctivale Rötung und reichlich Sekret aus. Es ist eine immer häufiger werdende Ursache von Augenentzündung Neugeborener. Bei Erwachsenen kommt sie seltener vor.

Der Erreger unterscheidet sich bei einem gefärbten Ausstrich von dem des Trachoms. Klinisch ist die Einschlußblenorrhoe leicht vom Trachom durch die reichliche Absonderung und das fast völlige Fehlen von cornealer Beteiligung zu unterscheiden. Sie spricht gut auf 4mal täglich lokal verabreichte Sulfonamidsalben an. Lokal angewendete Tetracyclinbehandlung ist genau so wirksam. Durch Behandlung kann die Erkrankung innerhalb einer Woche behoben werden; anderenfalls kann sie 3 Monate bis 1 Jahr andauern.

Allergische Conjunctivitis

Die allergische Conjunctivitis ist häufig und tritt oft mit Heuschnupfen auf. Sie verursacht beidseits Tränen, Juckreiz, Rötung und spärlich zähes Sekret. Sie verläuft gewöhnlich chronisch und kehrt immer wieder. Lokal angewandte Corticosteroidtherapie ist meist erfolgreich.

Durch Pilze und Parasiten hervorgerufene Conjunctivitis

Durch Pilze und Parasiten hervorgerufene Conjunctivitiden sind in den meisten Teilen der Welt selten. Klinisch besteht bei meist einseitiger Erkrankung starke Schwellung der Lider und der regionären Lymphdrüsen (praeauriculare und auch submaxillare). Ein häufiger vorkommendes Beispiel ist die Trichomykosen-Conjunctivitis, die bei Personen mit engem Kontakt zu Katzen auftritt.

Neugeborenen-Conjunctivitis

Unter Ophthalmia neonatorum versteht man jede Infektion der Conjunctiva bei Neugeborenen. Im allgemeinen sind die auftretenden Formen chemisch (durch Silbernitrat), bakteriell (durch Staphylokkokken, Pneumo- und Gonokokken) und durch Chlamydozoon oculogenitale (Einschlußblenorrhoe) bedingt.

Die Diagnose kann meist gestellt werden, wenn man den Zeitpunkt des Auftretens der Symptome kennt. Die Silbernitrat-Conjunctivitis tritt 24 Std nach der Geburt auf; die bakterielle Conjunctivitis innerhalb 2 bis 5 Tagen; die Einschlußblenorrhoe innerhalb 5 bis 10 Tagen nach der Geburt. Die Diagnose wird durch Kulturen und mikroskopische Untersuchung eines Conjunctival-Ausstriches bestätigt.

Die Silbernitrat-Conjunctivitis bessert sich in wenigen Tagen ohne Behandlung, oder man verabreicht Corticosteroidsalbe, um die Heilung zu beschleunigen, Die bakterielle Conjunctivitis und Einschlußblenorrhoe sprechen gut auf eine Sulfonamid- oder Antibioticatherapie an.

Um einer bakteriellen Conjunctivitis bei Neugeborenen vorzubeugen, ist das Einträufeln einer 1%igen Silbernitratlösung Vorschrift. Noch besser als Argentum nitricum wirkt Penicillin (Tropfen oder Salbe mit 20000 Einh. pro ccm bzw. g während 5 Tagen dreimal täglich lokal appliziert). Doch besteht dabei die Gefahr, daß die Erreger schließlich resistent werden.

Höher konzentrierte Silbernitratlösung verursacht Hornhautnarben. Schon eine 1%ige Argent. nitr. Lösung kann eine Conjunctivitis hervorrufen.

Brown, D. C. et al.: Rezidivierende Herpes simplex Conjunctivitis. Arch. ophthal. **79**, 733–735 (1968). Abhandlung über das Trachom und verwandte Erkrankungen. Amer. J. Ophthal. **63**, 1027–1657 (1967).

Griffin, R. B. Jr.: Augenschäden Neugeborener durch den Gebrauch starker Sibernitratlösungen. California Med. **107**, 178–180 (1967).

Jawetz, E. et al.: Subklinische Infektion durch Chlamydozoon trachomatosis. Amer. J. Ophthal. **63**, 1413–1414 (1967).

KAZDAN, J. J., SCHACHTER, J., OKUMOTO, M.: Einschlußconjunctivitis. Amer. J. Ophthal. **64**, 116–124 (1967).

SEXTON, R. R.: Augenlider, Tränenwegsapparat und Conjunctiva. Jahresrückblick. Arch. ophthal. **83**, 361–377 (1970).

THÝGESON, P., DAWSON, C. R.: Trachom und follikuläre Conjunctivitis bei Kindern. Arch. ophthal. **75**, 3–13 (1968).

Pinguecula

Die Pinguecula (Lidspaltenfleck) ist eine gelbliche, aus hyalinem und elastischem Gewebe bestehende Erhebung beiderseits der Cornea (meist nasal) im Lidspaltenbereich. Diese Erhebungen wachsen selten, sind jedoch häufig entzündet. Eine Behandlung ist nicht erforderlich. Die Pinguecula tritt meist bei Personen über 35 Jahre auf.

Pterygium

Das Pterygium (Flügelfell) besteht aus einer dreieckigen, flügelartigen Schleimhautduplikatur, die sich über den nasalen, selten über den temporalen Limbus auf die Cornea hinüberschiebt. Die Spitze (Kopf) ist gegen die Hornhautmitte gekehrt. Wenn durch Weiterwachsen das Sehvermögen bedroht ist, indem sich der Kopf dem Pupillargebiet nähert, ist eine Excision erforderlich.

Uveitis

Unter Uveitis versteht man jede beliebige Entzündung des Uveatraktes (Iris, Corpus ciliare und Choreoidea). Eine Entzündung vorwiegend der Iris nennt man Uveitis anterior, Iridocyclitis oder Iritis. Eine Entzündung der Choreoidea (meist auch der Retina) nennt man Uveitis posterior oder Chorioretinitis.

Die Uveitis kann entweder exogen oder endogen bedingt sein; die letztere Ursache ist häufiger. Die Erkrankung ist meist einseitig. Die Symptome sind bei beiden Formen gleich; sie unterscheiden sich lediglich in der Intensität. Frühzeitige Diagnose und Behandlung sind zur Verhütung von hinteren Synechien wichtig. Die Uveitis muß von der Conjunctivitis, einem akuten Glaukom und dem Ulcus corneae unterschieden werden.

Nichtherdförmige Uveitis (endogene)

Die meisten Fälle nichtherdförmiger Uveitis beginnen anscheinend spontan. Es besteht jedoch ein ziemlich enger Zusammenhang mit der rheumatischen Arthritis. Sie kommt bei ungefähr 10% aller Patienten mit rheumatischer Arthritis vor. In erster Linie sind Iris und Ciliarkörper betroffen. Es werden aber auch gelegentlich Herde in der Choreoidea gefunden. Eine Verschlimmerung läuft dem rheumatischen Prozeß parallel.

Der Beginn ist akut mit starken Schmerzen, Rötung, Lichtscheu und verschwommenem Sehen. Es besteht eine ciliare Injektion. Mit der Spaltlampe oder Lupe erkennt man feine weiße Praecipitate auf der Hornhautrückfläche. Die Pupille ist eng, und man kann Fibrinkoagel mit korpusculären Elementen in der Vorderkammer finden. Wenn hintere Synechien bestehen, ist die Pupille entrundet, die Lichtreaktion fehlt.

Eine lokal und allgemein angewandte Corticosteroidtherapie bewirkt eine Verkürzung des Verlaufes. Wärmeapplikation lindert die Schmerzen. Die Bildung von hinteren Synechien kann durch 2mal täglich 2 Tropfen 1%iges Atropin in das betroffene Auge verhindert und die Lichtscheu gelindert werden. Rezidive sind häufig, aber die Prognose ist gut.

Herdförmige Uveitis (exogene)

Die herdförmige Uveitis entsteht durch Eindringen pathogener Mikroorganismen, z. B. Mycobacterium tuberculosum oder durch das Toxoplasma gondii. Diese Erreger lassen sich jedoch selten nachweisen. Es können einige oder alle Uveaabschnitte betroffen sein, die Prädilektionsstelle ist jedoch die Choreoidea.

Die herdförmige Uveitis ist heimtückischer als die nichtherdförmige, da sie meist wenig Schmerzen und Rötung verursacht, aber die bleibende Schädigung des Auges relativ schwer ist. Der Beginn ist schleichend und das betroffene Auge ist nur leicht und diffus gerötet. Durch Glaskörpertrübung und Mitbeteiligung der Retina ist das Sehvermögen verschwommener als es in Anbetracht der scheinbaren Harmlosigkeit des Prozesses erwartet wird. Schmerzen sind nur leicht oder gar nicht vorhanden. Die Lichtscheu ist nur gering. Die Pupille kann normal weit oder, wenn hintere Synechien bestehen, enger als normal und entrundet sein. Mit der Spaltlampe oder Lupe sind große, graue Präcipitate auf der Hornhautrückfläche zu erkennen. Die Vorderkammer ist trüb. Häufig sind Irisknötchen und Glaskörpertrübungen vorhanden. Beim Betrachten mit dem Ophthalmoskop erscheinen frische Choreoideaherde gelblich.

Die Behandlung ist meist unbefriedigend, da die auslösende Ursache selten gefunden wird. Die Pupille sollte mit Atropin weitgestellt und die Begleiterkrankungen entsprechend behandelt werden. Die Prognose bezüglich des Sehvermögens ist günstig.

ANDERSON, B. Sr.: Rheumatische Syndrome. Amer. J. Ophthal. **64**, 35–50 (1967).

ARONSON, S. B.: Die Uvea. Jahresrückblick. Arch. ophthal. **81**, 730–748 (1969).

BROCKHURST, R. J., SCHEPENS, C. L.: Uveitis. 4. Periphere Uveitis: Die Komplikationen der Netzhautablösung. Arch. ophthal. **80**, 747–753 (1968).

KILLEN, B. U.: Gicht und Uveitis. Brit. J. Ophthal. 710–712 (1968).

MAUMENCE, A. E.: Klinisches Bild der Uveitis. Ein Versuch einer Studie über intraoculare Entzündungen. Amer. J. Ophthal. **69**, 1–27 (1970).

Hordeolum

Das Gerstenkorn ist ein häufig auftretender Staphylokokkenabsceß, der durch eine lokalisierte Rötung, Schwellung und Druckschmerz an umschriebener Stelle an Oberoder Unterlid gekennzeichnet ist. Ein Hordeolum internum ist ein Absceß der Meibohmschen Drüse, welcher zur Haut oder zur conjunctivalen Seite hin gerichtet ist. Das Hordeolum externum (Entzündung der Mollund Zeis'schen Drüsen) ist kleiner und sitzt am Lidrand.

Das erste Anzeichen ist der Schmerz, dessen Intensität in direktem Zusammenhang zum Ausmaß der Schwellung steht.

Die Behandlung besteht in Wärmeapplikation und Desinfektion des Lidrandes durch sulfonamidhaltige Salben. Durch diese Therapie soll die Abscedierung beschleunigt werden. Eine Stichincision über einem Absceß des Lidrandes ist nur dann notwendig, wenn der spontane Durchbruch auf sich warten läßt, und die Schmerzen einen Eingriff notwendig machen.

Chalazion

Das Hagelkorn ist eine chronisch proliferierende Entzündung der Meibohmschen Drüse und ist durch eine derbe Schwellung am Ober- oder Unterlid gekennzeichnet. Dem Chalazion kann ein Gerstenkorn vorausgegangen sein. Es perforiert zur conjunctivalen Seite hin. Wenn das Chalazion groß genug ist, um Druck auf die Cornea auszuüben, wird das Sehen verzerrt. Die Bindehaut ist im Bereich des Chalazions gerötet und erhaben.

Die Behandlung besteht in einer Ausschälung durch den Augenarzt.

SEXTON, R. R.: Augenlider, Tränenwegsapparat und Conjunctiva. Jahresrückblick. Arch. Ophthal. **83**, 361–377 (1970).

Tumoren

Warzen und Papillome der Lidhaut können gewöhnlich durch einen praktischen Arzt entfernt werden. Das excidierte Gewebe sollte jedoch histologisch auf Malignität untersucht werden.

Blepharitis

Die Blepharitis ist eine meist chronische, beidseitige Entzündung der Lidränder. Sie kann ulcerös (Staphylococcus aureus) oder seborrhoisch sein. Die letztere Form kann durch das Pityrosporum ovale verursacht sein, obgleich diese Beziehung nicht ganz sicher ist. Es liegen gewöhnlich beide Formen vor. Mit der seborrhoischen Blepharitis ist meist immer eine Seborrhoe der Kopfhaut, der Augenbrauen und häufig der Ohren verbunden.

Kennzeichen sind Reizung, Brennen und Jucken. Die Augen sind rot umrändert und man sieht Schuppen oder Krusten zwischen den Wimpern hängen. Bei dem Staphylokokkentyp sind die Schuppen trocken, die Lidränder rot und ulceriert, und die Wimpern neigen zum Ausfall. Bei dem seborrhoischen Typ sind die Schuppen fettig, es fehlen Ulcerationen, und die Lidränder sind weniger gerötet. Bei der meist mehr gemischten Form kommen beide, trockene und fettige Schuppen vor, und die Lidränder sind gerötet und können ulceriert sein.

Sauberkeit der Kopfhaut, der Augenbrauen und Lidränder ist zur erfolgreichen Behandlung erforderlich. Die Schuppen müssen täglich mit einem feuchten Watteträger von den Lidern entfernt werden. Die Behandlung besteht im Touchieren der Lidränder mit 1%iger Argentum-nitricum-Lösung und Nachspülen mit physiologischer Kochsalzlösung, Auftragen desinfizierender Salben oder (bei allergischer Ursache) cortisonhaltiger Augensalben. Die völlige Beseitigung der konstitutionellen Anomalie ist nicht möglich. Bei einer schweren Staphylokokken-Blepharitis ist eine Testung der antibiotischen Empfindlichkeit erforderlich.

Thygeson, P.: Komplikationen der Staphylokokken-Blepharitis. Amer. J. Ophthal. **68**, 446–449 (1969).

Entropium und Ectropium

Ein Entropium (einwärts gedrehtes Lid, meist das Unterlid) tritt gelegentlich bei älteren Personen als Folge von Nachlassen der Elastizität der Lidhaut und spastischer Momente des Musculus orbicularis oculi auf. Wenn die Wimpern auf der Cornea reiben, ist eine operative Behandlung notwendig.

Das Ectropium (auswärts gedrehtes Unterlid) kommt bei älteren Personen häufiger vor. Wenn dadurch starkes Tränenträufeln, Ceratitis durch mangelhaften Lidschluß oder ein kosmetisches Problem entsteht, ist eine operative Behandlung erforderlich.

Dacryocystitis

Unter Dacryocystitis versteht man eine Entzündung des Tränensackes. Sie kann akut oder chronisch verlaufen und tritt meist bei Kindern und Personen über 40 Jahren auf. Sie ist meist einseitig und eine Sekundärerscheinung einer Tränengangstenose.

Dacryocystitis bei Erwachsenen

Die Ursache der Stenose ist meist unbekannt. Es kann jedoch eine Verletzung der Nase vorausgegangen sein. Bei der akuten Dacryocystitis ist meist das infizierende Agens der Staphylococcus aureus oder Streptococcus pyogenes. Bei der chronischen Form findet man den Diplococcus pneumoniae oder gelegentlich den Haemophylus influenza. Gemischte Infektionen treten nicht auf.

Die akute Dacryocystitis ist durch Schmerzen, Schwellung und Rötung im Bereich des Tränensackes gekennzeichnet. Man kann schleimig-eitriges Sekret ausdrücken. Bei der chronischen Dacryocystitis sind Tränenträufeln und Eiterung die wichtigsten Kennzeichen. Auch hierbei können Schleim und Eiter ausgedrückt werden.

Die akute Dacryocystitis spricht gut auf Antibiotica an. Wenn die Stenose nicht operativ entfernt wird, sind Rezidive jedoch häufig. Die chronische Form kann durch den Gebrauch antibiotischer Augentropfen verschleiert werden. Alleinige Heilung kann nur durch Entfernung der Stenose bewirkt werden.

Kindliche Dacrocystitis

Normalerweise öffnet sich der Ductus lacrimalis spontan in den ersten Lebensmonaten. Gelegentlich öffnet sich einer der ableitenden Tränenwege jedoch nicht, und es entsteht sekundär meist eine Pneumokokken-Dacryocystitis. In diesem Fall ist eine kräftige Massage des Tränensackes angezeigt, und es sollten 4 bis 5mal täglich antibiotische oder sulfonamidhaltige Augentropfen in den Conjunctivalsack geträufelt werden. Wenn dies nicht bald zum Erfolg führt, sind Spülung und Sondierung der ableitenden Tränenwege ungeachtet des Alters des Kindes notwendig. In 75% der Fälle ist eine einmalige Sondierung erfolgreich; bei den übrigen Fällen kann durch wiederholtes Sondieren fast immer eine Heilung erreicht werden.

Sexton, R. R.: Augenlider, Tränenwegsapparat und Conjunctiva. Jahresrückblick. Arch. ophthal. **83**, 361–377 (1970).

Glaucoma chronicum
(Weitwinkel-Glaukom)

Diagnostische Merkmale
- Schleichender Beginn bei älteren Jahrgängen
- In den frühen Stadien keine eindrucksvollen Symptome
- Allmählicher, über den Zeitraum von Jahren verlaufender Verlust des peripheren Gesichtsfeldes
- Dauernd leicht erhöhter intraocularer Druck, wie durch tonometrische Reihenuntersuchungen festgestellt wurde
- Merke: es bestehen keine Farbkreise um Lichter, es sei denn, der intraoculare Druck ist stark erhöht

Allgemeine Betrachtungen
Beim Glaucoma chronicum ist der intraoculare Druck durchweg erhöht. Über eine Zeitspanne von Monaten oder Jahren führt dies zur Opticusatrophie und Verlust des Sehvermögens. Die Schwankungsbreite geht von einer geringen peripheren Gesichtsfeldeinschränkung bis zur völligen Erblindung. Die Ursache des zunehmend schlechterwerdenden Kammerwasserabflusses bei Glaucoma chronicum konnte bisher noch nicht vollständig geklärt werden. Diese Erkrankung tritt beiderseits auf und ist erblich bedingt, am wahrscheinlichsten wie ein rezessiv-geschlechtsgebundener Erbgang, der so häufig ist, daß er leicht mit dominanter Vererbung (pseudo-dominant) verwechselt werden kann. Das kindliche Glaukom hat einen rezessiv-geschlechtsgebundenen Erbmodus.

In den USA haben schätzungsweise 2 Millionen Menschen ein Glaukom. Über die Hälfte dieser Fälle sind unbekannt. Ungefähr 90% all dieser Glaukomfälle sind chronische Weitwinkel-Glaukome.

Klinische Befunde
Personen mit Glaucoma chronicum bieten anfangs keine Symptome. Es kann vielleicht eine geringe Papillenexkavation bestehen. Die Gesichtsfelder werden allmählich eingeengt; das zentrale Sehvermögen bleibt bis zum Spätstadium der Erkrankung erhalten.

Um die Diagnose zu stellen, sind folgende drei Untersuchungen wichtig: Tonometrie, ophthalmoskopische Betrachtung des Nervus opticus, zentrale Gesichtsfeldbestimmung, außerdem dauernde augenärztliche Überwachung. Der normale intraoculare Druck beträgt durchschnittlich 17 mm Hg mit einer Streuungsbreite von 10 bis 22 mm Hg. Mit Ausnahme beim akuten Glaukom, ist die Diagnose nie durch nur eine tonometrische Messung zu stellen, da verschiedene Faktoren den Druck beeinflussen können (z. B. tägliche Schwankungen). Vorübergehende intraoculare Druckerhöhung macht noch kein Glaukom aus (aus dem gleichen Grund ist zeitweises Auftreten von erhöhtem Blutdruck noch keine Hochdruckkrankheit).

Vorbeugung
Jede Person über 40 Jahre sollte vom Augenarzt tonometriert werden. Wenn eine familiäre Belastung besteht, ist eine jährliche Überprüfung angezeigt. Mydriatica und Cycloplegica sollten nicht angewandt werden, bevor der Kammerwinkel mit dem Gonioskop untersucht worden ist.

Behandlung
Die meisten Patienten können mit 1–2%igen Miotica, z. B. Pilocarpin 3 bis 4mal täglich, eingestellt werdn. Pilocarpin verstärkt den Kammerwasserabfluß durch den Schlemm'schen Kanal. Carboanhydrasehemmer, z. B. Acetazolamid, vermindern die Kammerwasserproduktion. 0,5%–2%ige Suprarenin®-Augentropfen vermindern die Kammerwasserproduktion und fördern den Abfluß. (Achtung: Suprarenin® ist bei engem Kammerwinkel kontraindiziert.) Die Behandlung muß während des ganzen Lebens erfolgen.

Prognose
Das unbehandelte Glaucoma chronicum, das im Alter von 40–45 Jahren beginnt, kann bis zum 60.–65 Lebensjahr zur vollständigen Erblindung führen. Rechtzeitiges Erkennen und Behandlung erhält in den meisten Fällen das notwendige Sehvermögen während des Lebens.

Drance, S. M.: Die frühen Gesichtsfeldausfälle beim Glaukom. Invest Ophthal. **8**, 84–91.

Fisher, R. F., Carpenter, R. G., Wheeler, C.: Schätzungen über nachweisbare Fälle von Glaucoma chronicum simplex. Brit. J. Ophthal. **54**, 217–228 (1970).

Kronfeld, P. C.: Funktionelle Darstellungen von operativ gesetzten Abflußwegen. Amer. J. Ophthal. **67**, 451–463 (1969).

Lazenby, G. W., Reed, J. W., Grant, W. M.: Kurzzeit-Tests mit Anticholinesterasen bei Weitwinkel-Glaukom. Arch. ophthal. **80**, 443–448 (1968).

Levene, R. Z.: Das Glaukom. Jahresrückblick. Arch. ophthal. **83**, 232–253 (1970).

Norskow, K.: Primäres Glaukom als Erblindungsursache. Acta ophthal. **46**, 853-859 (1968).

Peczon, J. D., Grant, W. M.: Diuretica beim Glaukom. Amer. J. Ophthal. **66**, 680–683 (1968).

Netzhautablösung

Diagnostische Merkmale

- Zunehmend stärker werdendes verschleiertes Sehen auf einem Auge („Ein Vorhang senkte sich über mein eines Auge")
- Keine Schmerzen oder Rötung
- Ophthalmoskopisch sichtbare Ablösung

Allgemeine Betrachtungen

Die Netzhautablösung entsteht gewöhnlich spontan, kann aber auch sekundär durch ein Trauma verursacht werden. Die spontane Netzhautablösung tritt am häufigsten bei Personen über 50 Jahre auf. Prädisponierende Ursachen wie Aphakie und Myopie sind häufig.

Klinische Befunde

Sobald die Retina eingerissen ist, löst sich die Netzhaut von der Aderhaut durch ein Transsudat der chorioidalen Gefäße, das sich mit dem Glaskörper vermischt. Hinzu kommt eine vom Glaskörper ausgehende Zugwirkung durch Glaskörperfäden und Stränge, die mit der Netzhaut verbunden sind. Der temporal obere Quadrant ist die am meisten betroffene Stelle. Der abgelöste Bezirk vergrößert sich schnell und verursacht entsprechend zunehmenden Visusverlust. Das zentrale Sehvermögen bleibt solange erhalten, bis sich die Macula ablöst.

Bei ophthalmoskopischer Untersuchung sieht man die Retina wie eine graue Wolke in den Glaskörper hineinhängen. Es sind immer ein oder mehrere Netzhautrisse vorhanden, die meist halbmondförmig und rot oder orange aussehen und durch einen erfahrenen Untersucher erkannt werden können.

Differentialdiagnose

Ein plötzlich auf einem Auge auftretender, partieller Visusverlust kann auch durch eine Glaskörperblutung oder durch eine Zentralvenen- oder Astthrombose hervorgerufen werden.

Behandlung

Jede Netzhautablösung sollte sofort zu einem Augenarzt geschickt werden. Wenn der Patient eine weite Strecke transportiert werden muß, sollte sein Kopf so gelagert werden, daß der abgelöste Teil der Retina mit Hilfe der Schwerkraft zurückweicht. Z. B. soll ein Patient mit einer temporal oben gelegenen Amotio retinae des rechten Auges flach auf dem Rücken liegen und den Kopf nach rechts gedreht halten. Die Lagerung ist bei einem kurzen Weg nicht so wichtig.

Die Behandlung besteht in Ablassen der subretinalen Flüsssigkeit und Verschließen des Netzhautloches durch Diathermie oder Skleraraffung (oder beidem). Dies bewirkt eine entzündliche Reaktion, welche ein Anhaften der Retina an die Choreoidea bewirkt. Die *Lichtkoagulation* ist in einer bestimmten Anzahl von beginnenden, flachen Ablösungen wertvoll. Hierbei wird ein stark fokusiertes Licht („Brennglas") durch die Pupille auf die Retina geschossen, um eine künstliche Entzündung zwischen Choreoidea und Retina zu erzeugen.

Laserstrahlen (monochromatische Lichtstrahlen größter Leuchtdichte) werden gelegentlich in der gleichen Weise wie Lichtkoagulation angewandt.

Die Hauptanwendung von Lichtkoagulation und Laserstrahlen besteht in der Verhütung von Netzhautablösungen, indem kleine Netzhautrisse abgedichtet werden, ehe es zu einer Ablösung kommt.

Cryochirurgie wird ebenfalls erfolgreich in der Behandlung von Netzhautablösungen angewandt. Eine tiefgekühlte Sonde wird der Sklera aufgelegt, um eine choreoretinale Narbe zu verursachen, ohne die Sklera stark zu schädigen. Diese (im Vergleich zur Diathermie) geringe Skleraläsion macht die Operation weniger riskant und erleichtert eine nochmalige Operation, da die Narbenbildung gering ist. Cryochirurgie wird die Diathermie evtl. völlig verdrängen.

Prognose

Etwa 80% von komplikationslosen Fällen können durch eine einzige Operation geheilt werden; weitere 10% müssen nochmals operiert werden. Der Rest kann nicht geheilt werden. Die Prognose ist schlecht, wenn die Macula abgelöst ist, wenn viele Glaskörperstränge vorhanden sind oder die Ablösung lange besteht. Ohne Behandlung kommt es in ein bis sechs Monaten zur vollständigen Ablösung. Spontane Ablösungen sind letztlich in 20% bis 25% der Fälle beidseitig.

Brockhurst, R. J., Criswick, V. G.: Amotio retinae. Arch. ophthal. **82**, 641–651 (1969).

Kaufmann, T.: Myopie und Amotio retinae. Statistische Untersuchung von 800 Fällen. Ophthalmologica **157**, 249–262 (1969).

L'Esperance, F. A. Jr.: Die Retina und der Nervus opticus. Jahresrückblick. Arch. Ophthal. **83**, 771–794 (1970).

Katarakt

Diagnostische Merkmale

- Über Monate oder Jahre zunehmend verschwommenes Sehen
- Keine Schmerzen oder Rötung
- Linsentrübungen, die mit zunehmender Dichte sichtbar werden

Allgemeine Betrachtungen

Eine Katarakt ist eine Linsentrübung. Katarakte sind meist beidseitig. Sie können congenital oder als Folge eines Traumas entstanden sein oder, was seltener vorkommt, im Rahmen einer Systemerkrankung auftreten. Die senile Katarakt ist die am häufigsten vorkommende Form; die meisten Menschen über 60 Jahre haben verschiedene Grade von Linsentrübungen.

Klinische Befunde

Auch im frühen Stadium kann eine Katarakt bei erweiterter Pupille mit dem Ophthalmoskop, einer Spaltlampe oder mit gewöhnlicher Taschenlampe erkannt werden. Wenn die Katarakt reifer wird, ist die Retina zunehmend schwerer zu erkennen, bis zuletzt der Fundus nicht mehr einzusehen ist. In diesem Stadium erscheint die Pupille weiß und die Katarakt ist reif.

Das Ausmaß des Visusverlustes entspricht der Dichte der Katarakt.

Behandlung

Nur ein geringer Prozentsatz der senilen Katarakte erfordert eine operative Entfernung. Der Grad der Beeinträchtigung des Sehvermögens ist das Hauptkriterium für eine Operation. Andere Gesichtspunkte stellen das Alter, der allgemeine Gesundheitszustand und der Beruf dar. Die Behandlung der senilen Katarakt besteht in der Entfernung der getrübten Linse und anschließender Korrektur der Refraktion durch Stargläser. In zunehmendem Maße treten bei jüngeren Patienten und bei Patienten jeden Alters, bei welchen ein operativer Eingriff auf nur einem Auge erforderlich ist, an die Stelle der schweren Stargläser Kontaktlinsen.

Die *Cryoextraktion* – wozu eine tiefgekühlte Metallsonde benutzt wird – ist zur Zeit die häufigste Art, die zur operativen Kataraktentfernung angewandt wird.

Ursprünglich war die Hauptindikation für die Cryoextraktion luxierte, getrübte Linsen und jede Katarakt, die schwer mit der Kapselpinzette zu fassen war. Die Cryoextraktion erfreut sich zunehmender Beliebtheit. Einige Operateure wenden sie routinemäßig an.

Prognose

Wenn eine Operation indiziert ist, verbessert eine Linsenextraktion die Sehschärfe in 95% der Fälle. Bei den übrigen Fällen bestanden entweder vorher Netzhautschäden, oder es entstanden postoperative Komplikationen wie Glaukom, Haemorrhagien, Netzhautablösung oder Infektion.

Chandler, P. A.: Chirurgie der congenitalen Katarakt. Amer. J. Ophthal. **65**, 663–674 (1968).

Freeman, H. M.: Die Linse und der Glaskörper. Jahresrückblick. Arch. ophthal. **82**, 551–567 (1969).

SWAN, K. C., FLAXEL, J. T.: Limbuswundheilung nach Kataraktextraktion. Arch. ophthal. **81**, 653–660 (1969).

WORTHEN, D. M., BRUBAKER, R. E.: Ergebnisse über Cryoextraktion der Linse. Arch. Ophthal. **79**, 8–9 (1968).

Strabismus

Diagnostische Merkmale

- Vorgeschichte des Schielens
- Darstellung der Abweichung durch Hornhautreflexbildchen und Abdecktest („Cover-Test")
- Verminderte Sehschärfe auf dem Schielauge

Allgemeine Betrachtungen

Ungefähr 5% der Kinder werden mit schon vorhandener oder sich entwickelnder, schlechter Funktion der binocularen Coordination geboren, was als Strabismus bekannt ist. Mit abnehmender Häufigkeit können die Augen nach innen abweichen (Esophorie), nach außen (Exophorie), nach oben (Hyperphorie) oder nach unten (Hypophorie). Die Ursache ist nicht bekannt, aber in fast allen Fällen fehlt die Fusion. Wenn ein Kind mit parallel stehenden Augen geboren wird, jedoch ein ererbtes, schwaches Fusionsvermögen hat, kann sich ein Strabismus entwickeln.

Klinische Befunde

Kinder mit deutlichem Strabismus entwickeln zunächst Doppelbilder. Sie lernen bald das Bild des abweichenden Auges zu unterdrükken, und deshalb kommt es zu einer mangelhaften Entwicklung des Sehvermögens dieses Auges. Dies ist das erste Stadium der Amblyopia ex Anopsia.

Die meisten Fälle von Schielen sind gut zu erkennen. Wenn jedoch der Schielwinkel klein ist, oder es sich um ein intermittierendes Schielen handelt, kann die Diagnose schwierig sein. Die beste Art einen Strabismus festzustellen ist, ein Licht in 30–60 cm Abstand in beide Pupillen zu werfen. Wenn das Hornhautreflexbildchen in der Mitte jeder Pupille zu erkennen ist, kann eine Parallelstellung beider Augen angenommen werden.

Bei einem weiteren Untersuchungstest („Cover-Test") deckt man z. B. das rechte Auge mit einer Blende ab und fordert den Patienten auf mit dem linken Auge genau das Untersuchungslicht zu fixieren. Wenn die Fusionsbreite gering ist, wird durch das Abdekken des rechten Auges der Fusionsvorgang soweit gestört, daß das rechte Auge abweicht. Diesen Vorgang kann man hinter der Blende beobachten. Wenn die Blende entfernt wird, geht das rechte Auge in die Ausgangsstellung zurück. Bei augenfälligem Strabismus bleibt das verdeckte Auge in der abgewichenen Stellung, nachdem die Blende entfernt worden ist. Um eine Parese der äußeren Augenmuskeln auszuschließen, bittet man den Patienten, mit beiden Augen dem Untersuchungslicht nach rechts, links, oben und unten zu folgen. Wenn eine Schielanamnese vorliegt, das Schielen aber nicht festgestellt werden kann, sollte der Patient in 6 Monaten nochmals untersucht werden.

Vorbeugung

Schiel-Amblyopie kann durch routinemäßige Visusuntersuchungen aller Vorschulkinder festgestellt werden. Eine Behandlung durch Dauerverschluß des guten Auges, mittels einer allseits abschließenden Kapsel, ist einfach und erfolgreich.

Die Verhütung von Erblindung durch diese einfachen Diagnostik- und Behandlungsarten ist eines der lohnendsten Ziele in der medizinischen Praxis.

Behandlung

Das Ziel der Schielbehandlung ist 1. gutes Sehvermögen auf jedem Auge, 2. Parallelstellung der Augen aus kosmetischer Sicht und 3. übereinstimmende Funktion beider Augen zu erreichen.

Der beste Zeitpunkt des Behandlungsbeginnes ist das Alter von etwa 6 Monaten. Wenn die Behandlung später erfolgt, bevorzugt das Kind das geradestehende Auge und unterdrückt die Bilder auf dem anderen Auge. Dies führt zu einer Fehlentwicklung des Sehvermögens des abweichenden Auges (Amblyopia ex Anopsia).

Wenn das Kind unter 7 Jahren ist und ein amblyopes Auge hat, kann die Amblyopie durch Abdecken des besseren Auges gebessert werden. Im Alter von 1 Jahr kann das

Okkludieren innerhalb 1 Woche erfolgreich sein. Mit 6 Jahren benötigt man 1 Jahr um das gleiche Ergebnis zu erreichen und u. a. das Sehvermögen auf beiden Augen anzugleichen. Längeres Okkludieren beeinträchtigt das Sehvermögen des besseren Auges nicht.

Eine Operation ist nach Angleichen der Sehkraft angezeigt. Wenn das Sehvermögen auf beiden Augen gleich ist, und die Augen durch eine Operation (oder durch eine Brille, wie im Falle einer akkomodativen Esophorie) leidlich parallel gestellt werden können, helfen Augenübungen (Orthoptik) dem Patienten beide Augen zusammen zu gebrauchen (Fusion).

Prognose

Die Prognose für einen Strabismus, der im 1. bis 4. Lebensjahr beginnt, ist günstiger als für einen Strabismus, der seit Geburt besteht. Für den Strabismus divergens ist die Prognose günstiger als für den Strabismus convergens und günstiger für den latenten als für den manifesten Strabismus.

Burian, H. M.: Pathophysiologie der Amblyopie und ihre Ursache. Amer. J. Ophthal. **67**, 1–12 (1969).

Von Noorden, G. K.: Strabismus. Jahresrückblick. Arch. ophthal. **84**, 103–122 (1970).

Von Noorden, G. K., Maumanee, A. E.: Schiel-Atlas. Mosby, 1967.

Wichtige Behandlungsarten bei Augenentzündungen

Erkennen von pathogenen Erregern

Bevor man das Medikament der Wahl verordnet, muß man den ursächlichen Erreger nachweisen. Ein durch Pneumokokken verursachtes Ulcus corneae spricht z. B. auf eine Behandlung mit Sulfonamid, Penicillin oder irgend einem Breitbandantibioticum an; bei einem durch Pseudomonas aeruginosa verursachten Ulcus corneae ist dies nicht der Fall. Hier ist eine energische Behandlung mit Polymyxin erforderlich. Ein anderes Beispiel ist die durch Staphylokokken bedingte Dacryocystitis, welche – wenn sie nicht auf Penicillin anspricht – wahrscheinlich auf Erythromycin oder Chloramphenicol reagiert.

Die Wahl entscheidender Medikamente

Bei Behandlung von entzündlichen Augenerkrankungen, z. B. der Conjunctivitis, sollte man immer das Medikament anwenden, das am wirksamsten ist, das mit der geringsten Wahrscheinlichkeit Komplikationen verursacht und am billigsten ist. Es ist auch vorzugsweise ein Medikament anzuwenden, das nicht allgemein verabreicht worden ist, z. B. Sulfacetamid oder Bacitracin. Von den verschiedenen antibakteriellen Mitteln kommen die Sulfonamide den o. g. einzelnen Anforderungen am nächsten. Zwei für den ophthalmologischen Gebrauch zuverlässige Sulfonamide sind Sulfisoxazol und Sulfacetamid-Natrium. Die Sulfonamide haben außerdem den Vorteil wenig allergische Reaktionen hervorzurufen und sind wirksam gegen den Trachom-Erreger. Die Sulfonamide sind in Salben- oder Tropfenform erhältlich.

Zwei der wirkungsvollsten Breitbandantibiotica für den ophthalmologischen Gebrauch sind Chloramphenicol und Neomycin. Beide Medikamente sind sowohl gegen gram-positive als auch gram-negative Bakterien wirksam. Allergische Erscheinungen auf Neomycin sind häufig. Andere Antibiotica, die häufig angewandt werden sind Erythromycin, Tetracyclin, Bacitracin und Polymyxin. Die Verbindung Bacitracin-Polymyxin wird häufig in Form von Salbe prophylaktisch nach Entfernung von Hornhautfremdkörpern als Schutz gegen gram-positive und gram-negative Erreger benutzt.

Methoden der Handhabung

Die meisten antiinfektiösen Augenmedikamente werden lokal verabreicht. Eine allgemeine Therapie ist sowohl für alle intraocularen Entzündungen erforderlich, als auch für das Ulcus corneae, die Orbitalphlegmone, die Dacryocystitis und jede schwere äußere Entzündung, die nicht auf eine lokale Behandlung anspricht.

Salben- bzw. Tropfenbehandlung

Salben haben einen größeren therapeutischen Effekt als Tropfen, da die Wirkung länger anhält. Sie verursachen jedoch verschwommenes Sehen. Wenn dies vermieden werden sollte, müssen Tropfen angewandt werden.

Havener, W. H.: Antibiotische Behandlung in der Ophthalmologie. Tr. Penn Acad. Ophthal. **21**, 69–73 (1968).

Leopold, I. H.: Medikamentös bedingte Komplikationen an den Augen. JAMA **205**, 631–633 (1968).

Macri, F. J.: Pharmakologie und Toxikologie von Augenmedikamenten. Jahresrückblick. Arch. ophthal. **82**, 707–719 (1969).

Applikationsarten von Medikamenten bei Augenerkrankungen

Einträufeln von Medikamenten

Man setze den Patienten auf einen Stuhl mit zurückgebeugtem Kopf, geöffneten Augen und nach oben gerichtetem Blick. Das Unterlid wird etwas abgezogen und 1 Tropfen in die untere Übergangsfalte geträufelt. Eine Berührung der Wimpern oder der Bindehaut durch die Pipette soll vermieden werden, damit keine Krankheitserreger in die Lösung gelangen und mit der Pipette auf andere Patienten übertragen werden. Der Patient soll anschließend beim Augenschließen nicht kneifen.

Augensalben streicht man mittels eines Glasstäbchens in den Bindehautsack. Das Unterlid wird etwas vom Bulbus abgezogen. Man legt das Ende des Glasstabes, auf dem eine linsengroße Menge Salbe aufgeladen ist, frontal parallel zum Auge in die untere Übergangsfalte. Dann läßt man den Patienten die Augen schließen und zieht den Glasstab temporalwärts aus der Lidspalte heraus.

Selbstbehandlung

Es werden die gleichen Methoden angewandt wie oben beschrieben, außer daß Tropfen meist besser im Liegen eingeträufelt werden sollten.

Augenverband

Die meisten Augenverbände sollten fest genug angelegt werden, um die Lider sorgfältig geschlossen zu halten. Eine gewöhnliche Mull-Watte-Augenkompresse, die mit Pflasterstreifen von der Stirn zur Wange befestigt wird, ist ausreichend. Wenn mehr Druck erwünscht ist, nimmt man zwei oder drei Kompressen übereinander. Eine schwarze Augenklappe ist schlecht sauber zu halten und wird deshalb nur noch selten in der modernen medizinischen Praxis benutzt.

Warme Umschläge

Auf das betroffene Auge wird zwei- bis viermal pro Tag 10–15 min ein mit warmem Wasser getränktes Handtuch oder Waschlappen gelegt.

Entfernung eines oberflächlichen Hornhautfremdkörpers

Wenn möglich stelle man die Sehschärfe des Patienten fest und verabreiche sterile, lokalanästhesierende Tropfen. Dem sitzenden oder liegenden Patienten sollte ein Assistent mit einer starken Lampe in das betroffene Auge leuchten, so daß die Strahlen schräg auf die Cornea treffen. Mit Hilfe einer Lupe oder Spaltlampe lokalisiert man den Fremdkörper auf der Hornhautoberfläche. Man kann ihn mit einem Watteträger oder mit einer Fremdkörpernadel entfernen, indem man die Lider mit der anderen Hand auseinander hält, um Zwinkern zu verhindern. Eine antibakterielle Salbe wird, nachdem der Fremdkörper entfernt worden ist, verabreicht. Das Auge muß nicht verbunden werden. Der Patient soll jedoch am darauffolgenden Tag angeschaut werden, um sich von der Heilung zu überzeugen.

Vorsichtsmaßnahmen bei der Behandlung von Augenerkrankungen

Gebrauch von Lokalanästhetica

Unkontrollierter Selbstgebrauch von Lokalanästhetica ist gefährlich, weil sich der Patient, ohne es zu bemerken, das anästhesierte Auge verletzen kann.

Erweiterung der Pupille

Cycloplegica und Mydriatica sollten mit Vorsicht angewandt werden. Pupillenerweiterung kann, wenn der Patient einen engen Kammerwinkel hat, einen akuten Glaukomanfall auslösen.

Lokale Corticosteroidtherapie

Wiederholter Gebrauch von Corticosteroiden bringt vier ernste Gefahren mit sich: Ceratitis herpetica (dendritica), Pilzwachstum,

Weitwinkelglaukom und Kataraktbildung. Becker und Goldmann haben berichtet, daß lokal angewandte Corticosteroide eine Kataraktbildung induzieren können. Weiter kann bei der Anwendung von Corticosteroiden bei Ceratitis dendritica eine Hornhautperforation entstehen.

Verabreichung verunreinigter Augenmedikamente

Augentropfen müssen mit ebenso großer Sorgfalt wie bei intravenös zu verabreichenden Flüssigkeiten zubereitet werden. Pantocain®, Procain, Physostigmin und Fluorescein verunreinigen am leichtesten. Am gefährlichsten ist es bei Fluorescein, da diese Lösung häufig mit Pseudomonas aeruginosa verunreinigt ist, einem Erreger, der das Auge rasch zerstört. Sterile Fluoresceinfilterpapierstreifen sind jetzt erhältlich und werden anstelle von Fluoresceinlösungen empfohlen.

Folgende Regeln sollten bei der Handhabung von Augenmedikamenten zum Zwecke diagnostischer Untersuchungen eines unverletzten Auges beachtet werden: 1. man kaufe von der Apotheke nur Lösungen in kleinen Mengen; 2. man versichere sich, daß die Lösung steril hergestellt worden ist, und daß sie ein wirksames antibakterielles Mittel enthält; 3. man sollte die Flasche mit dem Anschaffungsdatum versehen. Der Gebrauch von Augentropfenflaschen aus Plastik wird jedes Jahr beliebter. Lösungen aus diesen Flaschen können gefahrlos bei unverletzten Augen benutzt werden. Ob in Plastik- oder Glasbehältern sollten Augentropfen, nachdem sie angebrochen worden sind, nicht über längere Zeit benutzt werden. Etwa 2 bis 3 Wochen sind eine angemessene Zeit, eine Lösung zu verwenden, ehe man sie wegwerfen sollte.

Wenn das Auge durch einen Unfall oder ein Operationstrauma verletzt worden ist, ist die Verabreichung steriler Medikamente von größter Wichtigkeit.

Übermäßiges Pilzwachstum

Da Antibiotica wie Corticosteroide, wenn sie über eine längere Zeit bei entzündlichen Erkrankungen der Hornhaut verabreicht werden, die Entwicklung einer Sekundärinfektion der Hornhaut durch Pilze begünstigen, sollten Sulfonamide immer dann verabreicht werden, wenn sie für die Behandlung ausreichend sind.

Sensibilisierung

Ein beachtlicher Anteil der in das Auge geträufelten flüssigen Substanz gelangt in den Blutstrom. Dies bewirkt, daß ein in das Auge geträufeltes Antibioticum den Patienten gegen das Mittel sensibilisieren und bei einer späteren allgemeinen Verabreichung eine Überempfindlichkeitsreaktion hervorrufen kann.

Ellis, P. P.: Pharmakologie und Toxikologie. Jahresrückblick. Arch. ophthal. **76**, 117–144 (1966).

Allgemeine Literatur

Adler, F. H.: Physiologie des Auges. 5. Auflage Mosby, 1970.

Allen, J. H.: May's Manual der Augenkrankheiten. 24. Auflage, Williams & Wilkins, 1968.

Aronson, S. B. et al.: Klinische Behandlung der Uveitis. Sloan Symposium über die Uveitis. Mosby, 1968.

Beard, C.: Ptosis. Mosby, 1969.

Becker, B., Burde, R.: Current Concepts in Ophthalmology, Vol. **2**, Mosby, 1969.

Chandler, P. Grant, W. M.: Berichte über das Glaukom. Lea & Febiger, 1965.

Donaldson, D. D.: Stereo-Atlas der äußeren Augenerkrankungen. Vol. **1**. Congenitale Anomalien von Systemerkrankungen. Mosby, 1966.

Duke-Elder, S.: Parson'sche Erkrankung der Augen. 14. Auflage. Little, Brown, 1964.

Ellis, P. P., Smith, D. L.: Handbuch der Therapie und Pharmakologie der Augenkrankheiten. 3. Auflage. Mosby, 1966.

Havener, W. H.: Ophthalmologische Pharmakologie. Mosby, 1966.

Hughes, W. F.: Jahresbuch der Ophthalmologie. 1970.

Keeney, A. H.: Untersuchungen der Augen. Grundlagen und Ausführungen. Mosby, 1970.

Kolker, A. et al.: Diagnose und Therapie des Glaukoms. 3. Auflage, Mosby, 1970.

Lyle, T. K., Cross, A. G., Cook, C. A. G.: May und Worth's Erkrankungen des Auges. 13. Auflage. Davis, 1968.

Martin-Doyle, J. L. C.: Ophthalmologische Befunde. 3. Auflage. Williams & Wilkins, 1967.

NEWELL, F. W.: Augenheilkunde. Grundlagen und Begriffe. 2. Auflage. Mosby, 1969.

SCHEIE, H. G., ALBERT, D. M.: Adlers-Handbuch der Ophthalmologie. 8. Auflage. Saunders, 1969.

TREVOR-ROPER, P. D.: Vortrags-Aufzeichnungen der Ophthalmologie. 3. Auflage. Blackwell, 1968.

VAUGHAN, D., COOK, R., ASBURY, T.: Allgemeine Ophthalmologie. 5. Auflage. Lange, 1968.

VON NOORDEN, G. K., MAUMENEE, A. E.: Schielatlas. Mosby, 1967.

WALSH, F. B., HOYT, W. F.: Klinische Neuro-Ophthalmologie. 3. Auflage, Vol. 3. Williams & Wilkins, 1969.

6. HALS-, NASEN-, OHRENKRANKHEITEN

Erkrankungen des Ohres

Schwerhörigkeit

Einteilung

A. Innenohrschwerhörigkeit (Schallempfindungsschwerhörigkeit): Störungen der neuralen Strukturen im Innenrohr oder der Nervenbahn, die zum Hirnstamm führt.

B. Schalleitungsschwerhörigkeit: Störungen des Schalleitungsapparates des äußeren oder Mittelohres verhindern eine Übertragung der Schallwellen zum Innenohr.

C. Gemischter Typ: Störungen in beiden Teilen, im Schalleitungs- und Schallwahrnehmungsbereich.

D. Funktionelle Schwerhörigkeit: Hörverlust für den keine organische Läsion gefunden werden kann.

Allgemeine Betrachtungen

5 bis 10% aller Menschen haben einen vorübergehenden oder bleibenden Hördefekt, der ausreicht ihr allgemeines Befinden zu stören. Eine Hörstörung kann in jedem Lebensalter auftreten und verursacht Beschwerden, die abhängig sind vom Grad des Hörverlustes, dem Alter in dem sie auftritt (Störungen in der Sprache und Sprachentwicklung) und, ob nur ein oder beide Ohren befallen sind. Die Innenohrschwerhörigkeit kann angeboren sein. Sie kann auf ein Geburtstrauma, mütterliche Röteln, eine Erythroblastose oder auf eine Innenohrmißbildung zurückzuführen sein. Weitere Ursachen sind Hirnverletzungen, Verletzungen des Innenohres und des N. VIII. Bei vasculären Störungen mit Haemorrhagie oder Thrombose des Innenohres, toxischen Substanzen (Streptomycin, Neomycin, Polymyxin, Kanamycin, Chinin, Aspirin®) finden sich ebenfalls Innenohrschädigungen. Bakterielle oder virale Infekte (Mumps etc.) schwere Fiebererkrankungen, Morbus Menière, Tumoren der hinteren Schädelgrube, Multiple Sklerose und Altersschwerhörigkeit sowie Lärmschäden führen ebenfalls zu einer Störung der Innenohrfunktion.

Eine Schalleitungsschwerhörigkeit kann erblich bedingt sein, abhängig von Mißbildungen des äußeren und Mittelohres. Traumen können die Ursache einer Perforation des Trommelfelles oder einer Unterbrechung der Gehörknöchelchenkette sein. Entzündliche Mittelohrerkrankungen können zu einer serösen Otitis media, einer akuten oder chronisch eitrigen Otitis media oder einer Otitis media mit Adhaesivprozessen führen. Die Otosklerose, eine vererbliche Schalleitungsschwerhörigkeit im mittleren Lebensalter beginnend, erzeugt eine Stapesankylose mit spongiöser Knochenwucherung; die Entstehungsursache ist unbekannt.

Klinische Befunde

Dem älteren Patienten wird gewöhnlich ein Hörverlust erst bei bedeutendem Ausmaß bewußt und eine ausführliche Anamnese ist von Wichtigkeit, um die Ätiologie zu finden. Alle Ursachen von Hörstörungen, die oben erwähnt sind, müssen berücksichtigt werden. Besonders das Alter, der Beginn, der Grad des Hörverlustes, das Fortschreiten verbunden mit Ohrenrauschen oder Schwindel, Schädeltraumen, Lärmschäden, ototoxischen Substanzen, verdächtige Infektionen, fieberhafte Erkrankungen sind zu berücksichtigen. Bei Kleinkindern und Jugendlichen können immer eine Sprachentwicklungsstörung, der Mangel an Mitarbeit, eine Konzentrationsschwäche und schlechtes Mitkommen in der Schule als Folge einer Hörstörung auftreten.

Ein vollständiger hals-nasen-ohren-ärztlicher Befund ist bei allen Patienten mit Hörverlust unerläßlich. Sehr wichtig ist die Untersuchung des Gehörganges, des Trommelfells und des Mittelohres ggf. mit der Ohrlupe oder mit dem Mikroskop, um auch geringgradige Veränderungen zu entdecken. Besondere Berücksichtigung verlangen adenoide Vegetationen und Tonsillen, Nasen- und Nasennebenhöhlenaffektionen sowie Störungen anderer Hirnnerven.

Tests von besonderem Wert sind folgende

1. Sprachtest
2. Ohrenticktest
3. Stimmgabeltest: dabei sind die 500 und 1000 Stimmgabel die wichtigsten; diese Tests lassen eine Lateralisation des Stimmgabeltons erkennen und zeigen Störungen der Luftleitung und Knochenleitung an (Unterschiede der Schalleitungs- und Schallempfindungsschwerhörigkeit).
4. Audiometer-Untersuchung (Tonschwellenaudiometrie, Sprachaudiometrie und andere hochspezifische audiometrische Untersuchungen) geben genauen Aufschluß über Grad und Art des Hörverlustes.
5. Prüfungen des peripheren Gleichgewichtsapparates erbringen wertvolle objektive Aufschlüsse über die Innenohrfunktion. Eine fehlende oder wechselnde Reaktion des peripheren Gleichgewichtsapparates ist immer charakteristisch. Die Untersuchung wird ausgeführt, indem man den Gehörgang mit warmem oder kaltem Wasser spült, um einen Nystagmus und Schwindel zu erzeugen. Die Reaktion sollte auf jedem Ohr annähernd gleich sein.

Behandlung

A. Hörverlust bei Kindern:

1. *Innenohrschwerhörigkeit* (Taubheit): Es gibt keine konservative oder chirurgische Behandlung für die meisten Arten von Innenohrschwerhörigkeit. Eine frühe Behandlung von bakteriellen Infektionen des Zentralnervensystems (Meningitis usw.) und die frühzeitige Behandlung von fieberhaften Erkrankungen können die Entstehung einer Innenohrschwerhörigkeit verhindern. Während der Behandlung mit ototoxischen Medikamenten sollte die Hörfunktion regelmäßig geprüft und die Mittel abgesetzt werden, wenn das Hörvermögen beeinträchtigt wird. Sind andere gleichwertige Medikamente vorhanden, sollten ototoxische Substanzen nicht gegeben werden. Die beste Behandlung besteht in Rehabilitation und Erziehung. Eine Hörhilfe ist angezeigt, wenn ein Hörrest vorhanden ist. Mundablesen und Sprachtraining müssen im Erziehungsprogramm vorhanden sein.

2. *Schalleitungsschwerhörigkeit*: Die akute eitrige Otitis media sollte mit einer frühzeitigen Paracentese des Trommelfells zusammen mit Medikamenten behandelt werden. Die akute katarrhalische Otitis media sollte man medikamentös behandeln, aber der Patient muß dabei sorgfältig beobachtet werden, um sicherzustellen, daß die Infektion sich vollständig zurückbildet. Sonst kann zurückbleibende Flüssigkeit zu einer serösen Otitis media („glue ear" – gelatinöser Erguß der Paukenhöhle) und Adhaesivprozessen führen, die eine Schalleitungsschwerhörigkeit verursachen.

Antibiotica in entsprechender Dosierung und Nasentropfen sollten mindestens 7 Tage und oft länger gegeben werden. Dies ist notwendig um schwelende Prozesse zu verhindern, die sonst nach einigen Tagen mit antibiotisch-resistenten Keimen wieder auftreten können. Paracentese und Absaugen können notwendig werden.

Die seröse Otitis media kommt gleichermaßen im Kindes- und Erwachsenenalter vor. Rechtzeitige Behandlung wird gewöhnlich den Hörverlust verhindern bzw. beheben. Die Untersuchung und Behandlung von zusätzlichen Allergien oder Infekten der Nase verbunden mit Erkrankungen des Respirationstraktes bei Mittelohrerkrankungen ist wirkungsvoll. Die Entfernung der die Tubenostien verlegenden adenioden Vegetationen und entzündeten Tonsillen ist oft notwendig. Bei langwierigen oder sich wiederholenden Fällen kann eine erneute Adenotomie oder Paracentese mit Einlegung von Polyaethylenröhrchen in die Paukenhöhle erforderlich sein. Anschließendes Politzern ist erforderlich. Der Verlauf jedes Falles muß durch sorgfältige Hörtests verfolgt werden.

Die Otitis media chronica in der Kindheit sollte man energisch behandeln, indem man versucht, die Krankheit auszuheilen und das Hörvermögen zu erhalten und wiederherzustellen. Viele Fälle erfordern eine Reinigung mit anschließender Instillation von Puder (Chloramphenicol, Borpuder) oder antibiotischen Lösungen. Aufmerksamkeit muß wiederum Nasen- oder Nasennebenhöhlenerkrankungen geschenkt werden, ebenso adenoiden Vegetationen und entzündeten Tonsillen. Andere Fälle machen die Operation des Mittelohres oder des Mastoids oder beides notwendig. Beiderseitige angeborene Anomalien des Gehörgangs und des Mittelohres können chirurgisch korrigiert werden. Dies sollte vor der Ohrmuschelkorrektur geschehen. Zentrale Trommelfellperforationen werden durch Transplantate (Vene, Haut oder Fascien) verschlossen. Randständige Perforationen erfordern tympanoplastische Maßnahmen mit Kontrolle der Hörknöchelchenkette und des Mastoids.

B. Schwerhörigkeit bei Erwachsenen:

1. *Innenohrschwerhörigkeit*: Eine von einem akustischen Trauma herrührende Innenohrschwerhörigkeit kann sich im Verlauf von 6 Monaten bessern. Die beste Behandlung besteht darin, den Patienten dem Lärm nicht mehr auszusetzen, die Ursachen abzustellen und Maßnahmen zu ergreifen um die Ohren zu schützen. Zahlreiche Beobachtungen über Hörverlust bei Rock-Musik sind beschrieben worden. Die Innenohrschwerhörigkeit bei Morbus Menière verbessert sich oft durch die Behandlung und zwischen den Anfällen. Es gibt keine konservative oder chirurgische Behandlung für andere Formen der Innenohrschwerhörigkeit außer den oben erwähnten. Eine sofortige Behandlung bakterieller Infektionen des Zentralnervensystems und hochfieberhafter Erkrankungen sowie die Unterbrechung einer Therapie mit ototoxischen Substanzen ist bei Beginn von Hörstörungen erforderlich. Eine Hörhilfe bei Patienten mit einer Innenohrschwerhörigkeit sollte nur angewandt werden, wenn die Hörtests (für Ton und Sprachgehör) dafür sprechen und wenn der Patient lernt mit dem Gerät umzugehen. Das Lernen vom Mund abzulesen ist von großem Wert für die Rehabilitation des Patienten.

2. *Schalleitungsschwerhörigkeit*: Wichtige Fortschritte sind in der chirurgischen Behandlung von Mittelohrschwerhörigkeit erzielt worden. Früher führte man bei Otosklerose die sog. Fensterungsoperation am horizontalen Bogengang durch. Heute erfolgt der Eingriff direkt am fixierten Stapes (durch den Gehörgang und das Mittelohr). Die hier geübten Techniken sind: indirekte und direkte Mobilisation: Crurotomie; Stapesplastik (Interposition) mit Fußplattenresektion (Ersatz durch Bindegewebe); Stapedektomie (Drahtplastik und Teflonstab). Trommelfellperforationen können durch Venen oder Bindegewebsplastiken verschlossen werden.

Mastoid- und Mittelohroperationen werden bei Eiterungen und Cholesteatomen ausgeführt, um durch Plastiken und Revision der Gehörknöchelchenkette das Gehör zu erhalten oder gar zu verbessern.

Die seröse Otitis media wird beim Erwachsenen in der gleichen Weise wie beim Kind behandelt.

Eine durch den Morbus Menière bedingte Innenohrschwerhörigkeit spricht am besten auf eine schnelle adaequate und langdauernde Behandlung an. Ein wechselnder Hörverlust hat eine günstigere Prognose als ein unerwartet auftretender konstant bleibender. Die Grundlage der Behandlung ist salzarme Kost, Sedierung, Vasodilatatoren (u. a. Nicotinsäure in steigenden Dosen), Kaliumsubstitution und Gaben von Antihistaminica.

Hilger, J.: The aging ear. Postgrad. med. J. **44**, 219–228 (1968).

House, H. P., Linthicum, F. H., Jr., Johnson, E. W.: Current management of hearing loss in children. Amer. J. Dis. Child. **108**, 677–696 (1964).

Jerger, J.: Review of diagnostic audiometry. Ann. Otol. (St. Louis) **77**, 1042–1053 (1968).

Juers, A. L.: Non-organic hearing problems. Laryngoscope (St. Louis) **76**, 1714–1723 (1966).

Landau, G. D.: Diagnosis and treatment of hearing loss. GP. **34**, 128–172 (Dec. 1966).

Lebo, C. P., Oliphant, K. P.: Music as a source of acoustic trauma. Laryngoscope (St. Louis) **78**, 1211–1218 (1968).

Lindsay, J. R., Conner, G. H.: Microsurgery of the ear. S. Clin. N. Amer. **46**, 111–130 (1966).

Erkrankungen des äußeren Ohres

1. Cerumen obturans

Cerumen ist die normale Sekretion vom knorpligen Teil des äußeren Gehörganges und dient der Schutzfunktion. Normalerweise trocknet es aus und wird aus der Tiefe des Gehörganges nach außen transportiert. Durch Trockenheit mit Schuppung der Haut bei Enge und Windung sowie starker Behaarung kann es sich jedoch im Gehörgang ansammeln. Durch den ungeübten Versuch es zu entfernen wird es immer tiefer in den Gehörgang gedrückt. Meist macht es bis zu diesem Zeitpunkt keine Beschwerden, erst wenn der Gehörgang vollständig verschlossen ist kommt es zu einem Völlegefühl, zu Schwerhörigkeit verbunden mit Ohrgeräuschen und Hustenreiz, ausgelöst durch einen Vagusreflex. Otoskopisch zeigt sich eine Ansammlung von gelbem, braunem oder schwarzem Ohrenschmalz, das weich, wachsig oder steinhart sein kann. Wenn das Cerumen fest und noch beweglich ist, kann es mit Hilfe eines Ohrtrichters und einer stumpfen Ringcurette oder einem Watteträger entfernt werden. Wenn dies Schmerzen bereitet, kann der Ohrschmalzpfropf durch eine Spülung mit körperwarmem Wasser ausgespült werden. Man benutzt hierzu eine große Spritze und eine Nierenschale, in der die Spülflüssigkeit aufgefangen wird. Wenn der Ohrenschmalzpfropf sehr hart und fest haftend ist und bei der ersten Spülung nicht entfernt werden kann, so muß man zunächst wiederholt ölige Ohrentropfen, Glycerin oder Wasserstoffsuperoxyd einträufeln und nach 2–3 Tagen erneut spülen.

2. Otitis externa

Differentialdiagnose

Die diffuse ekzematöse Dermatitis, die diffuse infektiöse Dermatitis und das Ohrfurunkel müssen von der Kontaktdermatitis, die durch fremde Gegenstände hervorgerufen wird (z. B. Hörgeräte) unterschieden werden. Außerdem kann auch eine Otitis media mit eitrigem Ausfluß zu einer Entzündung des äußeren Gehörganges führen.

Die Otitis externa wechselt in ihrer Schwere von einer leichten diffusen ekzematösen Dermatitis zu einer Cellulitis bis zu einer Furunkulose des Gehörganges. Sehr häufig ist sie auch auf eine Pilzinfektion des Ohres zurückzuführen. In gewissen Fällen ist nicht eine Infektion der Grund, sondern die Reaktion auf eine Kontaktdermatitis (Hörgeräte) oder eine sehr variable seborrhoische Dermatitis. Bei bakteriellen Infektionen des Gehörganges findet man häufig Staphylokokken und gramnegative Stäbchen. Bei Pilzinfektionen beobachtet man Aspergillus, Mucor und Penicillium. Faktoren, die zu einer Otitis externa führen können, sind Feuchtigkeit im Gehörgang, feuchtes Klima, Schwimmen und Tauchen sowie ein Trauma beim Versuch ein Ohr zu reinigen und letztlich seborrhoische und allergische Dermatitiden.

Klinische Befunde

A. Symptome: Jucken und Schmerzen in dem trockenen und schuppenden äußeren Gehörgang sind die Hauptsymptome. Es kann ein wäßriger oder eitriger Ausfluß mit intermittierender Schwerhörigkeit bestehen. Die Schmerzen können extrem werden, wenn der Gehörgang vollständig durch ödematöse Schwellung der Haut und Zelltrümmer verschlossen ist. Praeauriculäre, postauriculäre und Halslymphknotenschwellung sowie steigende Temperaturen zeigen die wachsende Schwere der Infektion an. Bei der Untersuchung findet man krustige, schuppende, erythematöse, oedematöse und pustulöse Formen. Cerumen fehlt.

B. Laborbefund: Die Leukocytenzahl kann normal oder erhöht sein.

C. Spezialuntersuchungen: Nachdem der Gehörgang gereinigt und das Trommelfell einzusehen ist, kann eine Otitis media ausgeschlossen werden, vor allem wenn man ein normales oder fast normales Hörvermögen findet.

Behandlung

A. Allgemeine Behandlung: Wenn eine Ausbreitung der Infektion unter der Haut des Gehörganges (Lymphadenitis oder Fieber) festzustellen ist, so müssen Antibiotica gegeben werden. Analgetica sind gegen die Schmerzen zu verordnen.

B. Lokale Behandlung: Die Maßnahmen der lokalen Behandlung bestehen darin, den Gehörgang sauber und trocken zu halten und ihn vor einem Trauma zu bewahren. Durch vorsichtige Reinigung sollten Abschilferungen des Epithels aus dem Gehörgang mit dem Watteträger oder gelegentlich durch Spülungen entfernt werden. Die Anwendung von Glycerin, Wasserstoffsuperoxyd oder Boralkoholglycerin-Tropfen, 3 mal täglich verabreicht, helfen sehr oft diese Epithelabschilferungen zu entfernen. Lokal verabreichte antibiotische Ohrentropfen (Neomycin oder Polymycin u. a.) zwei- bis dreimal täglich verabreicht helfen die Infektion unter Kontrolle zu bekommen. Lokale Corticosteroide helfen gegen die wachsende Entzündung, das Oedem und kontrollieren die sehr oft zugrundeliegende Dermatitis. Örtlich können auch viele Antimycotica und antimikrobische Medikamente benutzt werden, aber manche sollten mit Vorsicht gebraucht werden, da die Möglichkeit einer intensiven lokalen Reaktion gegeben ist. Kompressen mit 3%igem Borwasser helfen manchmal sehr gut gegen akute ekzematöse Infektionen wenn andere Maßnahmen nicht helfen. 70%iger Alkohol ist bei einem starken Juckreiz in dem trockenen schuppenden Gehörgang anzuwenden.

Prognose

Trotz intensiver Behandlung rezidiviert die Otitis externa oft.

JENKINS, B. H.: Otitis externa: Prophylaxis and treatment. Eye, Ear, Nose Thr. Monthly **43**, 47–50 (1964).

Erkrankungen des Mittelohres

1. Otitis media acuta

Diagnostische Merkmale

- Ohrenschmerzen, Hörverlust, eitrige Sekretion und Völlegefühl im Ohr
- Im Gefolge oft eine Infektion der oberen Luftwege

Allgemeine Betrachtungen

Die akute Mittelohrentzündung tritt meist im Kleinkindes- und Kindesalter auf, ist aber auch in jedem anderen Alter zu beobachten. Gewöhnlich findet sich eine Eiterung des Mittelohres, die von einer Erkrankung der oberen Luftwege begleitet ist. Betahaemolytische Streptokokken, Staphylokokken, Pneumokokken und Haemophiles influenca sind gewöhnlich die Erreger. Im Gefolge der akuten Entzündung der Mittelohrschleimhaut tritt eine akute Eiterung mit Perforation des Trommelfelles manchmal mit einer Nekrose der Mittelohrmucosa und des Trommelfelles auf.

Klinische Befunde

A. Symptome: Die Hauptsymptome sind Ohrschmerz, Schwerhörigkeit, Fieber, Schüttelfrost und ein Völlegefühl mit Druck auf dem erkrankten Ohr. Das Trommelfell zeigt zunächst eine Gefäßinjektion im Bereich des Hammers und des Anulus fibrosus, dieser folgt eine diffuse Schwellung und Hyperaemie des Trommelfelles mit dem Verlust der normalen Begrenzungen. Das Trommelfell wölbt sich vor, wie der Druck des zurückgehaltenen Sekretes auf das Mittelohr wächst. Das Trommelfell platzt und im Gehörgang findet sich Sekret. Dieser Ausfluß kann pulsieren, Fieber ist normalerweise immer dabei.

B. Laborbefunde: Die Leukocyten sind gewöhnlich erhöht. Durch einen Sekretabstrich mit einer Kultur kann der Krankheitserreger festgestellt werden.

C. Spezialuntersuchungen: Die Hörteste zeigen eine Schalleitungsschwerhörigkeit.

Differentialdiagnose

Die akute Otitis media mit einem vorgewölbten Trommelfell muß von einer blasenbildenden Myringitis unterschieden werden, die gewöhnlich durch die Anwesenheit von mehr als einer Blase im Gehörgang und außerdem durch das Fehlen des Hörverlustes gekennzeichnet ist. Die akute Mittelohrentzündung mit Ausfluß muß ebenfalls von einer akuten Gehörgangsentzündung unterschieden werden. Die Anamnese der vorangehenden Infektion des oberen Atemweges und der Hörverlust sichern die Diagnose der akuten Mittelohrentzündung. Die akute Exacerbation der chronischen Mittelohrentzündung wird durch die Vorgeschichte von rezidivierendem Ohrenlaufen, Hörverlust und durch das Erkennen von Perforation und Narbengewebe am Trommelfell diagnostiziert. An ausstrahlende Otalgien muß gedacht werden (Pharyngitis, Laryngitis, Zahnerkrankungen und Parotiserkrankungen), vorausgesetzt daß keine akute Rötung am Trommelfell und im Gehörgang zu erkennen und kein Fieber vorhanden ist.

Komplikationen
Mastoiditis, Labyrinthitis und Meningitis können als Komplikation auftreten.

Behandlung
A. Allgemeine Behandlung: Bettruhe, Analgetica und Antibiotica. Penicillin oder ein Breitbandantibioticum ist das Mittel der Wahl und sollte für mindestens 6 Tage gegeben werden, um die Möglichkeit eines Reinfektes zu vermindern. Abschwellende Nasentropfen sollen helfen die Funktion der eustachischen Röhre wieder herzustellen.

B. Lokale Behandlung: Ohrentropfen sind von begrenztem Wert, außer in leichtesten Fällen. Lokale Wärme kann die Auflösung beschleunigen. Lokale Kälte kann manchmal die Schmerzen erleichtern. Der entscheidende Aspekt der Behandlung ist jedoch die Parazentese, wenn sich die Infektion nicht von allein schnell auflöst und wenn ein vorgewölbtes Trommelfell darauf hinweist, daß Flüssigkeit im Mittelohr vorhanden ist und unter Druck steht. Die Parazentese sollte so schnell wie möglich durchgeführt werden, wenn ein beständiger Schmerz, Fieber, ein wachsender Hörverlust oder Schwindel vorhanden sind.

Prognose
Die akute Mittelohrentzündung, die mit Antibiotica und Parazentese adaequat behandelt wird, heilt mit seltenen Ausnahmen gut ab. Eine komplizierende Mastoiditis tritt nur bei ungenügender oder gar keiner Behandlung auf. Eine bleibende Schalleitungsschwerhörigkeit mit oder ohne Sekretion kann die Folge einer unvollständigen Heilung der Infektion sein. Es ist dringend notwendig nach einer akuten Mittelohrentzündung die Ohren zu untersuchen und das Hörvermögen zu prüfen, um eine persistierende Schalleitungsschwerhörigkeit mit einer serösen Otitis media oder einem „glue ear“ (gelatinöser Erguß in der Pauke) zu verhindern.

Dysart, B. R.: Progress report: Otitis media and complications. Arch. Otolaryng. **84**, 468–472 (1966).
Feingold, M. et al.: Acute otitis media in children. Amer. J. Dis. Child. **111**, 361–365 (1966).
Hambley, W. M.: External otitis versus otitis media. GP. **34**, 136–138 (Oct. 1966).
Palmer, B. W.: Hemorrhagic bullous myringitis: Recent concepts of etiology and complications. Eye, Ear, Nose, Thr. Monthly. **47**, 562–565 (1968).

2. Otitis media chronica

Bei einer chronischen Entzündung des Mittelohres findet sich fast immer eine Perforation des Trommelfells. Es ist wichtig zwischen der relativ gutartigen Otitis media chronica mesotympanalis und der Otitis media chronica epitympanalis zu unterscheiden. Die erstere ist charakterisiert durch eine zentrale Perforation des Trommelfells und eine Otorrhoe mit Infektion des oberen Atemweges. Die letztere ist oft vergesellschaftet mit einer Mastoiderkrankung, die potentiell meist gefährlicher ist. Hier findet sich eine randständige Perforation im Bereich der Shrapnell'schen Membran mit oft foetider Sekretion und Cholesteatommassen im Bereich der Perforation. Foetider Ausfluß und ein eingeschränktes Hörvermögen sind die häufigsten Symptome.

Die Behandlung des chronischen Tubenkatarrhs sollte darauf ausgerichtet sein, die Funktion der eustachischen Röhre zu verbessern, indem man Infektionen der Nase und der Nasennebenhöhlen ausheilt. Dabei sollten infizierte und hypertrophierte adenoide Vegetationen und Tonsillen sowie Nasenpolypen entfernt werden. Eine Nasenscheidewandverbiegung müßte operiert und eine allergische Rhinitis entsprechend behandelt werden. Ohrentropfen (Boralkoholglycerin oder antibiotische Lösungen) und Puder (Borsäurepuder oder antibiotische Puder) verbunden mit einer häufigen Reinigung des Ohres sind von großem therapeutischem Wert. Gaben von Antibiotica haben nur einen begrenzten Wert. Bei einer dauernden Eiterung, einer Mastoiditis und anderen Komplikationen sollte eine Radikaloperation oder eine modifizierte Radikaloperation durchgeführt werden. In bestimmten Fällen von einer chronischen Mittelohrentzündung, bei denen ein Hörverlust aufgetreten ist, kann wenn das Mittelohr trocken und die Tubenfunktion adaequat ist eine rekonstruktive Mittelohroperation (Tympanoplastik) ausgeführt werden, um das Hörvermögen zu verbessern oder zu erhalten.

DIAMANT, M.: Chronic middle ear discharge. Eye, Ear, Nose, Thr. Monthly **44**, 77–83 (1965).

HILL, F. T.: Comprehensive care in the treatment of chronic suppurative otitis media. Laryngoscope (St. Louis) **71**, 587–595 (1961).

JUERS, A. L., PATTERSON, C. N., FARRIOR, J. B.: Symposium on tympanoplasty. I. Office closure of tympanic perforations–passé. II. Silastic sponge implants in tympanoplasty. III. Tympanoplasty: The anterior atticotympanotomy. Surgery of the posterior tympanic recesses. Laryngoscope (St. Louis) **78**, 756–779 (1968).

MACBETH, R.: Chronically discharging ear. Practitioner **199**, 735–743 (1967).

RUGGLES, R. L., KOCONIS, C. A.: Tympanic perforations: Safe or not? Laryngoscope (St. Louis) **77**, 337–340 (1967).

3. Seröse Otitis media

Die seröse Otitis media kann in jedem Lebensalter auftreten. Sie ist dadurch charakterisiert, daß sich im Mittelohr sterile Flüssigkeit (serös oder mucös) ansammelt. Die dadurch verursachten Symptome sind Hörverlust, Völlegefühl, Klopfen im Ohr und ein unnatürlicher Widerhall der Sprache des Patienten. Sie kann erstens durch eine Verlegung der eustachischen Röhre hervorgerufen werden, die die normale Ventilation des Mittelohres verhindert und in der Folge eine Transudation von seröser Flüssigkeit hervorruft. Zweitens kann nach einer unvollständig ausgeheilten eitrigen Mittelohrentzündung ein Exsudat zurückbleiben. Und drittens kann auch ein allergisches Exsudat im Mittelohr die Ursache sein.

Bei der Untersuchung zeigt sich eine Schallleitungsschwerhörigkeit, ein retrahiertes Trommelfell, oft mit einer charakteristischen trüben Verfärbung. Die Beweglichkeit des Trommelfells ist bei der Untersuchung mit der pneumatischen Lupe eingeschränkt. Hinter dem Trommelfell wird ab und zu auch ein Flüssigkeitsspiegel beobachtet. Das Fehlen von Fieber, Schmerzen und toxischen Symptomen unterscheidet diese seröse Otitis media von der akuten Otitis media. Im Erwachsenenalter ist bei einer peristierenden unilateralen serösen Otitis media ein Tumor im Nasopharynx auszuschließen.

Die örtliche Behandlung besteht in Politzern, Parazentese des Trommelfells mit Aspiration des Mittelohrinhaltes und abschwellenden Nasentropfen, die mehrmals täglich verabreicht werden sollen. Zugrundeliegende Faktoren müssen korrigiert werden, z. B. durch eine Tonsillektomie, Adenotomie, die Kontrolle einer Nasenallergie sowie die Behandlung von nasalen oder Nasennebenhöhlenaffektionen. In resistenten Fällen kann das Einlegen von Polyaethylenkathetern in die Paukenhöhle nach der Parazentese und die lokale oder allgemeine Anwendung von Corticostereoiden helfen.

AMIRI, C. S.: Fluid in the middle ear: Classification of cases. Eye, Ear, Nose Thr. Monthly **47**, 319–320 (1968).

DRAPER, W. L.: Secretory otitis media in children: A study of 540 children. Laryngoscope (St. Louis) **77**, 636–653 (1967).

FEUERSTEIN, S. S.: Surgery of serous otitis media. Laryngoscope (St. Louis) **76**, 686–708 (1966).

OPPENHEIMER, R. P., SIEGEL, J. R.: Treatment of serous otitis in children. GP. **35**, 105–107 (March 1967).

4. Mastoiditis

Die akute Mastoiditis ist eine Komplikation der akuten eitrigen Mittelohrentzündung. Knöcherne Nekrosen im Zellsystem des Warzenfortsatzes mit einem Zerfall bzw. Zerstörung der Knochenstrukturen können in der zweiten bis dritten Woche auftreten. Wenn die eitrige Mastoiditis sich trotz einer antibiotischen Therapie weiter entwickelt, so muß eine Mastoidektomie durchgeführt werden. Seit der Einführung von Chemotherapeutica und Antibiotica wird die akute Mastoiditis selten beobachtet. Die antibiotische Therapie wurde deshalb richtungweisend für die Behandlung der akuten Mittelohrentzündung.

Die chronische Mastoiditis ist eine Komplikation der Otitis media chronica. Wenn diese Krankheit im Kindesalter auftritt, entwickeln sich im Warzenfortsatz keine cellulären Strukturen, der Knochen wird dicht und sklerotisch. Die Infektion ist meist auf die Gegend um das Antrum beschränkt. Wenn die Röntgenuntersuchung einen sklerosierten Warzenfortsatz zeigt, so heißt das nicht, daß eine chronische Infektion vorhanden ist, sondern nur, daß eine Infektion in der Kindheit bestanden hat und das Zellsystem des Warzenfortsatzes nicht normal entwickelt ist. Das Vorhandensein einer Infektion muß durch klinische Befunde erhärtet sein. In manchen Fällen von randständigen Perforationen, vor allem in der Shrapnell'schen Membran entwickelt sich ein Cholesteatom. Das Cholesteatom wird durch Einwachsen von mehrschichtigem Plattenepithel der Haut des äußeren Gehörganges in die Mittelohrräume hervorgerufen. Es bildet sich eine Epitheloidcyste aus. Desquamation und zwiebelartiges Wachstum der Cyste können den benachbarten Knochen und das übrige Gewebe zerstören.

Antibiotica sind von begrenztem Wert bei einer chronischen Mastoiditis, aber sie können sehr nützlich in der Behandlung von Komplikationen sein. Bei manchen Fällen von Otitis media chronica epitympanalis können durch lokale Säuberung des Ohres und durch Instillation von antibiotischem oder Borpuder und entsprechenden Lösungen Besserungen erzielt werden. In anderen Fällen muß die Radikaloperation oder Tympanoplastik ausgeführt werden.

Ronis, B. J., Ronis, M. L., Liebman, E. P.: Acute mastoiditis as seen today. Eye, Ear, Nose Thr. Monthly **47**, 502–507 (1968).

Komplikationen der Mittelohrentzündungen

Folgen der akuten eitrigen Mittelorentzündung und der Mastoiditis

A. Ein im Verlaufe einer akuten Mittelohrentzündung mit Mastoiditis auftretender subperiostaler Absceß ist häufig. Die Mastoidektomie ist angezeigt.

B. Die Facialisparese entwickelt sich in den ersten Stunden oder Tagen nach Beginn einer Otitis media acuta. Verantwortlich hierfür ist ein Ödem des Nerven im knöchernen Facialiskanal. Die Behandlung besteht in Gaben von Antibiotica und evtl. einer Parazentese.

C. Die Meningitis, der epi- und subdurale Absceß und der Hirnabsceß sowie die Thrombose des Sinus sigmoides sind sehr ernsthafte Komplikationen der eitrigen Mittelohrentzündung und Mastoiditis, die durch Gaben von Antibiotica maskiert sein können. Die chirurgische Behandlung dieser Komplikationen ist unbedingt angezeigt.

Folgen der chronischen Mittelohrentzündung

A. Die akute Exacerbation der chronischen Mittelohrentzündung und Mastoiditis können zu einer Meningitis, einem subduralen, epiduralen oder Hirnabsceß führen und auch zu einer Thrombose des Sinus sigmoides. Eine chirurgische Therapie kombiniert mit Gaben von Antibiotica ist erforderlich.

B. Die Facialisparese ist normalerweise die Folge des direkten Druckes durch ein Cholesteatom oder Granulationsgewebe auf den Nerven. Die Radikaloperation und Dekompression des N. facialis ist erforderlich.

Dysart, B. R.: Progress report: otitis media and complications. Arch. Otolaryng. **84**, 468–472 (1966).

Myers, E. N., Ballantine, H. T., Jr.: The management of otogenic brain abscess. Laryngoscope (St. Louis) **75**, 273–288 (1965).

Proctor, C. A.: Intracranial complications of otitic origin. Laryngoscope (St. Louis) **76**, 288–308 (1966).

Erkrankungen des Innenohres

1. Meniére-Syndrom

(Anfallsweise auftretender Labyrinthschwindel)

Diagnostische Merkmale

- Intermittierende Attacken von Drehschwindel, Übelkeit, Erbrechen und mitunter Schweißausbrüche

- Fortschreitende meist einseitige Innenohrschwerhörigkeit mit anhaltendem Ohrensausen

Allgemeine Betrachtungen

Das Menière'sche Syndrom ist charakterisiert durch sich wiederholende Anfälle von Drehschwindel vergesellschaftet mit Schwerhörigkeit und Tinnitus aurium. Es tritt sehr oft bei Männern im Alter zwischen 40 und 60 Jahren auf. Die auslösende Ursache ist nicht bekannt, aber ein endolymphatischer Hydrops mit deutlicher Dilatation des Cochlearganges ist das pathologische Bild. Die Menière'sche Erkrankung kann auch nach einem Schädeltrauma oder einer Mittelohrinfektion auftreten. Die meisten Fälle entwickeln sich ohne sichtbare Störung im Bereich des Nervensystems und des Ohres.

Klinische Befunde

Anfallsweise auftretender heftiger Schwindel ist das Hauptsymptom. Drehen der Umgebung wird oft bemerkt. Übelkeit, Erbrechen und Schweißausbrüche kommen oft zusammen vor. Die Anfälle können von einigen Minuten bis zu mehreren Stunden andauern. Die Häufigkeit der Attacken variiert sehr stark sogar beim gleichen Patienten. Kopfschmerzen, Innenohrschwerhörigkeit, Tinnitus aurium finden sich während und zwischen den Attacken. Der Hörverlust neigt zur Progredienz und ist in 90% der Fälle unilateral. Ein Nystagmus kann während der Schwindelanfälle beobachtet werden. Wechselnde Labyrinthreaktionen werden oft bei kalorischen und Drehprüfungen gesehen. Es besteht eine zunehmende Empfindlichkeit gegen laute Töne. Die audiometrischen Tests zeigen ein positives Rekruitment, eine wachsende Diskrimination und eine Innenohrschwerhörigkeit.

Differentialdiagnose

Der vestibuläre Schwindel ist von dem Schwindel, der durch Tumoren der hinteren Schädelgrube hervorgerufen wird, zu unterscheiden (Stauungspapille, Liquoruntersuchungen und Hirnstammzeichen). Es unterscheiden sich Schwindel und Gedächtnisschwäche von jenen Systemerkrankungen wie hirnstammvasculäre Durchblutungsstörungen und psychiatrischen Krankheitsbildern.

Behandlung

Eine Sedierung ist wichtig; denn viele dieser Patienten haben eine deutliche psychische Überlagerung. Eine salzfreie Diät und Gaben von Ammoniumchlorid sind angezeigt. Diuretica wie Diamox werden ebenfalls benutzt. Nicotinsäure 50 bis 100 mg zwei- bis dreimal täglich i. v. oder 100 mg oral fünf- bis sechsmal tgl. haben sich als zweckmäßig erwiesen. Antihistaminica speziell Benadryl und Dramamine in Dosen von 50 bis 100 mg drei- bis viermal täglich helfen bei manchen Patienten. Auch Atropinsulfat kann eine akute Attacke stoppen. Die operative Zerstörung des Labyrinths oder des Vestibularapparates können in einigen wenigen Fällen notwendig werden, wenn keine medikamentöse Behandlung Erfolg hat.

Prognose

Das Menière-Syndrom ist eine chronische rezidivierende Erkrankung, die über Jahre auftreten kann. Eine Besserung der Schwindelerscheinungen nach der Behandlung ist oft beobachtet worden. Tinnitus und Schwerhörigkeit bleiben davon gewöhnlich unberührt und sind ständig vorhanden. Die langsam fortschreitende Schwerhörigkeit führt meistens nicht zu einer vollständigen Taubheit. Das plötzliche Aufhören der Schwindelanfälle kann von einem kompletten Hörverlust gefolgt sein. Verfahren, die den vestibulären Teil des VIII. Hinnerven zerstören oder unterbrechen, können spätere Schwindelanfälle verhindern.

Leivers, E.: Vertigo. Arch. Otolaryng. **88**, 373–376 (1968).

Lindsay, J. R., Kohut, R. I., Sciarra, P. A.: Ménière's disease: Pathology and manifestations. Ann. Otol. (St. Louis) **76**, 5–22 (1967).

McCabe, B. F.: Clinical aspects of the differential diagnosis of end-organ vertigo. Ann. Otol. (St. Louis) **77**, 193–198 (1968).

Proud, G. O.: Practical testing methods for vestibular disorders: Office tests. Ann. Otol. (St. Louis) **77**, 199–202 (1968).

Simonton, K. M.: Ménière's disease and medical treatment of vertigo. Mayo Clin. Proc. **44**, 81–84 (1969).

Symposium on vertigo. Arch. Otolaryng. **85**, 497–560 (1967).

2. Tinnitus

Dies ist ein Geräusch im Ohr oder im Kopf, das objektiv (muß vom Untersucher gehört werden) oder subjektiv sein kann. Objektive Geräusche sind ungewöhnlich und werden meist durch vasculäre Vibrationen in den Blutgefäßen des Kopfes und des Nackens oder durch rhythmisch schnelle Kontraktionen der Muskeln hervorgerufen. Der Untersuchende kann oft den Ton durch ein Stethoskop hören, das über dem Ohr aufgesetzt ist oder man kann die Bewegung des Trommelfelles und des Gaumens sehen. Subjektive Ohrgeräusche sind gewöhnlich verbunden mit einem Hörverlust oder anderen Störungen des äußeren, Mittel- oder Innenohres. Deshalb ist die Entstehung unbekannt. Es wird vermutet, daß Reizungen von Nervenendigungen der Cochlea durch degenerative, vasculäre oder vasomotorische Erkrankungen hervorgerufen werden. Manche Pat. geben an, daß der Lärm während des ganzen Tages erträglich ist, er aber viel lauter und viel störender in der Nacht wird, wenn der maskierende Effekt der umgebenden Geräusche nicht vorhanden ist. Wenn möglich richtet sich die Behandlung nach den vorliegenden Gründen. Wenn die Ätiologie nicht bestimmt werden kann, so ist Ruhe das einzige, was hilft. Ein Hörgerät während des Tages und ein Kopfkissenhörer während der Nacht kann in einigen Fällen nützen. Sedieren sollte man nur in seltenen Fällen. Schwierige Fälle erfordern eine enge Zusammenarbeit zwischen Otolaryngologen, Internisten, Neurologen und Psychiater.

FOWLER, E. P.: Subjective head noises. (Tinnitus aurium.) Genesis and differential diagnostic significance. A few facts and several speculations. Laryngoscope (St. Louis) **75**, 1610–1618 (1965).

HARPMAN, J. A.: Vascular tinnitus. Arch. Otolaryng. **86**, 53–54 (1967).

3. Akute, nicht eitrige Labyrinthitis

Akute Entzündungen des Innenohres sind oft die Folge von Infektionen des Respirationstraktes und zeigen sich durch intensiven Schwindel, meist verbunden mit Ohrgeräuschen, Gangunsicherheit und Nystagmus. Ein Hörverlust ist selten. Bettruhe in einem abgedunkelten Raum ist angezeigt. Antibiotica sind von geringem Wert, außer wenn eine Infektion des Mittelohres und Warzenfortsatzes vorliegt. Gaben von Antihistaminica können eine Bewegungsdämpfung herbeiführen. Eine Sedierung (Luminal®) ist angezeigt. Die Schwindelattacken können einige Tage dauern, die Rückbildung ist gewöhnlich vollständig.

SHEEHY, J. L.: The dizzy patient. Arch. Otolaryng. **86**, 18–19 (1967).

SMITH, J. L.: Evaluation of the dizzy patient. Eye, Ear, Nose Thr. Monthly **45**, 58–59 (1966).

Symposium on vertigo. Arch. Otolaryng. **85**, 497–560 (1967).

4. Akute eitrige Labyrinthitis
(Diffus-eitrige Labyrinthitis)

Sie ist eine Infektion der intralabyrhintären Struktur. Sie kann die Folge einer akuten Mittelohrentzündung und Mastoiditis oder die akute Exacerbation einer chronischen Mittelohrentzündung sein. Auch eine von Ohrerkrankungen unabhängige Meningitis kommt als Ursache in Betracht. In der Regel führt sie zu einer totalen Zerstörung des Labyrinthes der befallenen Seite mit einer kompletten einseitigen Taubheit. Operation und Gaben von Antibiotica sind unbedingt indiziert.

5. Chronische Labyrinthitis
(Circumscripte Labyrinthitis)

Sie ist die Folge einer Arrosion der knöchernen Labyrinthkapsel (gewöhnlich des horizontalen Bogenganges) durch ein Cholesteatom. Der Pat. hat rezidivierende Schwindelanfälle, die durch einen wachsenden Luftdruck auf den Gehörgang mit einer pneumatischen Ohrlupe oder einem Politzerballon provoziert werden können (positives Fistelsymptom). Die Radikaloperation mit Entfernung des Cholesteatoms ist die Therapie der Wahl.

Erkrankungen der Nase

Entzündungen des Naseneingangs
(Vestibulitis)

Entzündungen des Nasenvorhofs zeigen das Bild einer Dermatitis und können die Folgen einer Reizung durch Nasensekret sein. Fissuren finden sich bei einer chronischen Dermatitis und können durch eine Verletzung bei der Reinigung hervorgerufen werden. Außerdem beobachtet man häufig Furunkel im Nasenvorhofsbereich, die nach Auszupfen von Haaren entstehen können. Die Symptome einer Entzündung sind Schuppung und Nässen bis zur Ödembildung, Hyperaemie, starke Schmerzen und Abscesse. Fissuren sieht man an der Columella, am Nasenboden und am Nasenflügel. Sie können durch sorgfältiges Reinigen bei Schnupfen verhindert werden. Außerdem empfiehlt sich, den Nasenvorhof mit Vaseline oder Borsalbe einzufetten. Auch die Behandlung mit milden antibiotischen Salben mehrmals täglich ist angezeigt. Bei schwereren Infektionen im Nasenvorhofsbereich sollte man Antibiotica, lokale Wärme und antibiotische Salben verordnen.

Septum-Haematom und Septum-Absceß

Das Septum-Haematom ist oft die Folge eines Nasentraumas. Die stark geschwollene Nasenscheidewand behindert die Nasenatmung und verursacht frontales Kopfweh. Septumabscesse sind meist infizierte Septum-Haematome. Auch sie behindern die Nasenatmung, verursachen Kopfweh, Fieber, Schmerzen in der Nase und Spannungsgefühl über dem Nasenrücken. Das Septum-Haematom kann konservativ behandelt werden. Es muß jedoch auf eine mögliche Infektion geachtet werden. Wenn es sich innerhalb kurzer Zeit nicht zurückbildet, sollte mit einer dicken Nadel punktiert werden oder eine Incision mit Drainage erfolgen. Wegen der Möglichkeit einer Infektion sollten gewisse Vorsichtsmaßnahmen beachtet werden. Der Septum-Absceß muß großzügig beiderseits incidiert und drainiert werden. Nekrotische Knorpelstücke sollten entfernt werden. Um einen frühzeitigen Verschluß zu verhindern muß täglich gespreizt werden, wenn keine Drainage eingelegt worden war. Eine Nasentamponade kann notwendig sein, um eine Blutung zu stillen. Antibiotica sind angezeigt. Die Zerstörung des Septumknorpels hat eine Sattelnase zur Folge.

Fearon, B., McKendry, J. B., Parker, J.: Abscess of the nasal septum in children. Arch. Otolaryng. 74, 408–412 (1961).

Allgemeine Erkrankungen der Atemwege
(Gewöhnliche Erkältungen, Grippe, akute Bronchitis, Tracheobronchitis)

Zu dieser Gruppe von Erkrankungen gehören auch die zahlreichen viralen Infektionen des oberen Respirationstraktes. Kinder vom 1. bis 5. Lebensjahr sind am meisten, Erwachsene zwischen dem 25. und 35. Lebensjahr am nächst häufigsten davon befallen. Während der Sommermonate sind diese Infektionen seltener. Die Möglichkeit einer Erkältung durch Abkühlung und Feuchtigkeit ist unter normalen Umständen von geringer ätiologischer Signifikanz.

Bekannte Krankheitserreger, die diese Erkrankung verursachen, sind die Rhinoviren (30 verschiedene serologische Typen), u. a. Adenoviren, Echoviren, Coxsackie-Viren, Influenza-Viren, Parainfluenza-Viren. Diese Menge von Erregern erklärt die Häufigkeit von Erkältungen bei vielen Individuen.

Klinische Befunde

A. Symptome: Der Patient klagt über Abgeschlagenheit, mit meist wenig Fieber und viel Kopfweh. Nasale Beschwerden sind Brennen, behinderte Nasenatmung und Juckreiz. Daneben findet sich ein oft wäßriger Ausfluß und Niesreiz, der von einem kurzdauernden schleimig-eitrigen Ausfluß mit behinderter Nasenatmung gefolgt sein kann. Beschwerden seitens des Rachens sind Trokkenheit, gering- bis mittelgradige Halsschmerzen, Heiserkeit und Rauigkeitsgefühl.

Husten mit spärlichem Auswurf und substernale Schmerzen können ebenfalls dabei sein. Ernsthafte Atembehinderungen können im Kindesalter, bei Jugendlichen und Erwachsenen auftreten, beim Vorliegen einer bronchopulmonalen Erkrankung (Emphysem). Die Nasenschleimhaut ist gerötet und ödematös geschwollen. Der Rachen und die Tonsillen zeigen eine geringgradige entzündliche Rötung ohne Ödem oder Exsudation. Fälle von Pharyngitiden mit beträchtlicher entzündlicher Rötung und Exsudat, bei denen in wiederholten Kulturen beta-haemolytische Streptokokken nachgewiesen wurden, gehören in diese Gruppe. Die Halslymphknoten sind oft leicht bis stark vergrößert. Ein Herpes labialis tritt oft gemeinsam mit solchen Infektionen auf.

B. Laborbefunde: Die weißen Blutkörperchen können leicht erhöht sein, aber in den meisten Fällen ist hierfür eine sekundäre bakterielle Infektion verantwortlich.

Differentialdiagnose

Viele spezifische Infektionskrankheiten verursachen anfangs Beschwerden, die von den allgemeinen Erkrankungen des Respirationstraktes nicht unterschieden werden können. Eine genaue Beobachtung ist notwendig, um diagnostische Irrtümer (Meningokokken-Infektionen, Diphtherie) zu vermeiden. Die Influenza ist durch ihr epidemisches Auftreten und durch ihre serologischen Reaktionen zu erkennen. Exanthematöse Erkrankungen speziell die Masern und Windpocken können in ihrer praeeruptiven Phase allgemeine Erkrankungen des Respirationstraktes vortäuschen. Im Anfang können Pharyngitiden, die durch beta-haemolytische Streptokokken hervorgerufen sind, klinisch von akuten streptokokkenbedingten exsudativen Pharyngitiden nicht unterschieden werden. Kulturen sind erforderlich, um eine genaue Diagnose zu stellen.

Komplikationen

Komplikationen ergeben sich oft aus sekundären bakteriellen Infektionen, die begleitet werden von Verlegung der Luftwege (Nasennebenhöhlenausführungsgänge, Bronchiolen). Hierzu gehören die eitrige Sinusitis, die Otitis media acuta, bakterielle Pneumonien und Tonsillitis.

Behandlung

Eine spezifische Behandlung ist nicht angezeigt. Antibiotica sollten nur benutzt werden, um Sekundärinfektionen bei Pat. mit schlechten pulmonalen und kardialen Bedingungen zu verhindern. Allgemeine Maßnahmen sind Ruhe, reichlich Flüssigkeit um eine Austrocknung zu verhindern und eine leichte, wohl ausgewogene Diät. Aspirin kann gegen Kopfweh, Halsweh, Muskelschmerzen und Fieber verordnet werden. Abschwellende Nasentropfen bringen eine zeitliche Besserung der behinderten Nasenatmung und Rhinorrhoe. Sie sollten in Abständen von 2–3 Std verabfolgt werden. Antihistaminica können die Frühsymptome einer Schleimhautentzündung zurückdrängen. Gegen starken Husten kann Codein verordnet werden. Auch Kopflichtbäder sind zu empfehlen.

JOHNSON, H. E., et al.: Viral infections and the common cold (panel discussion). Dis. Chest. **45**, 46–53 (1964).

KNEELAND, Y., Jr.: Common upper respiratory infection including the common cold. Med. Clin. N. Amer. **43**, 1327–1334 (1959).

Allergische Rhinitis

(Heuschnupfen)

Diagnostische Merkmale

- Wäßriger Schnupfen, Niesen, brennende Augen und Nase
- Blasse livide verfärbte Schleimhäute
- Eosinophilie des Nasensekrets und des Blutes

Allgemeine Betrachtungen

S. Diskussion unter Bronchialasthma.

Klinische Befunde

A. Symptome: Die Hauptsymptome sind eine behinderte Nasenatmung, ein wäßriges Nasensekret, Juckreiz in der Nase, das vorübergehend oft heftige Niesanfälle auslöst. Jucken und Brennen der Conjunctiva, das zu Tränenfluß führt. Die Nasenschleimhaut ist blaß-blau verfärbt und aufgelockert. Polypen können vorhanden sein. Außerdem findet sich eine Conjunctivitis.

B. Laborbefunde: Im Ausstrich des Nasensekrets zeigt sich eine anwachsende Eosinophilie (bei Infektionen dominieren Neutrophile). Im peripheren Blutbild findet sich eine leichte (5–10%ige) oder manchmal starke (30–40%ige) Eosinophilie (auch im beschwerdefreien Intervall). Hautteste dürften eine Hilfe sein die Ursache der Allergie zu erkennen, aber sie können nur im Zusammenhang mit dem klinischen Bild betrachtet werden.

Differentialdiagnose

Eine Anamnese, in der eine Allergie vorkommt, hilft eine allergische Rhinitis von einer normalen Erkältung oder Infektion des oberen Luftweges zu unterscheiden. Heuschnupfen sollte bei Kindern als Grund für wiederholte Erkältungen in Erwägung gezogen werden.

Behandlung

A. Spezifische Maßnahmen: Eine sichere spezifische Behandlung gibt es nicht. Desensibilisierung kann manchmal von Vorteil sein, sie besteht darin, daß man den Pat. das verantwortliche Allergen (Polle) in wachsenden Dosen gibt, um eine Immunität zu erreichen. Um optimale Ergebnisse zu erzielen, sollte die Behandlung 3–6 Monate fortgesetzt werden. Mit der Behandlung wird am besten 3–4 Monate vor der Heuschnupfenzeit begonnen.

B. Allgemeine Maßnahmen: In 60 bis 80% der Fälle helfen Antihistaminica.

Sympathicomimetica (Ephedrin) sind allein oder in Kombination mit Antihistaminica sehr effektvoll.

Wertvoll kann auch eine sedierende Behandlung bei besonders aufgeregten Patienten sein.

Die Corticosteroide sind in einigen Fällen von Heuschnupfen gebräuchlich, die nicht unter Kontrolle gebracht werden können durch eine Desensibilisierung. Es werden Dosen zwischen 20 und 40 mg Prednisolon tgl. oral verabreicht. Zeigt sich eine Besserung, sollten die Gaben von Prednisolon reduziert werden. Die Dosierung sollte langsam reduziert und nicht plötzlich abgesetzt werden. Die Steroidtheraphie sollte man sobald wie möglich wieder absetzen. Die Erhaltung einer allergenfreien Atmosphäre und der Gebrauch von geprüften Beatmungsmasken mit Raumfiltern sind während der Pollensaison oft von Wert. Wenn Staub das gefundene Allergen ist, sollte man ein staubfreies Schlafzimmer wie folgt vorbereiten: man bedecke die Matratzen und das Kopfkissen mit einem luftdichten Plastikmaterial. Man entferne alle Teppiche, Bettvorleger und anderes staubproduzierendes Material, vor allem mit Stoff drapiertes Möbel, die sehr leicht verschmutzen können. Die Möbel sollten möglichst von synthetischem Material hergestellt sein. Auch alle übrigen möglichen Quellen für Allergien im Haus sollten beseitigt werden.

Prognose

Die allergische Rhinitis ist in vielen Fällen ein schwer zu beeinflussendes Leiden, das sich als therapieresistent erweisen kann.

Criep, L. H.: Nasal allergy–an interdiscilinary problem. Eye, Ear, Nose Thr. Monthly **44**, 70–76 (1965).

Taylor, L.: Perennial nasal allergy. Practitioner **197**, 775–779 (1966).

Williams, R. I.: Modern concepts in clinical management of allergy in otolaryngology. Laryngoscope (St. Louis) **76**, 1389–1415 (1966).

Nasennebenhöhleninfektionen

Diagnostische Merkmale: Akut

- Die Vorgeschichte einer akuten Erkrankung oder Infektion der oberen Luftwege, Zahninfektionen oder eine Allergie der Nase
- Schmerzen, Empfindlichkeit, Rötung und Schwellung über der befallenen Nebenhöhle
- Behinderte Nasenatmung und schleimig eitriges Nasensekret
- Trübung der Nasennebenhöhlen bei Röntgenaufnahmen oder Diaphanoskopie
- Fieber, Schüttelfrost, Unwohlsein, Kopfschmerzen
- Zahnweh (Kieferhöhlenentzündung), Auftreten einer Schwellung nahe des inneren Augenwinkels (Ethmoiditis)

Diagnostische Merkmale: Chronisch

- Verstopfte Nase
- Schleimig-eitriges Sekret im Nasenrachenraum
- Verschattung der Nebenhöhlen bei Röntgenaufnahmen oder Diaphanoskopie
- Schmerzen sind nicht immer vorhanden

Allgemeine Betrachtungen

Die akute Nasennebenhöhleninfektion folgt gewöhnlich einer akuten Infektion der oberen Luftwege. Sie kann auftreten nach Schwimmen oder Tauchen, nach Zahnabscessen oder Zahnextraktionen, nach einer Allergie der Nase oder als eine Exacerbation beim Bestehen einer chronischen Nasennebenhöhleninfektion. Eine akute Stirnhöhlenentzündung ist seltener. Die akute Siebbeinentzündung kommt meist im Säuglings- und Kindesalter vor. Die chronisch eitrige Infektion einer Nebenhöhle ist seltener als die Pansinusitis.

Klinische Befunde

A. Symptome:

1. *Die akute Nasennebenhöhlenentzündung*: Die Symptome sind wie bei einer akuten Rhinitis, nur ausgeprägter. Es treten Kopfschmerzen und Schmerzen im Bereich der Wange auf. Man findet eine Schwellung der Nasenschleimhaut mit Behinderung der Nasenatmung und eine schleimig-eitrige Sekretion aus der Nase und dem Nasenrachen. Oft ist auch eine Halsentzündung mit Husten dabei. Das Kopfweh ist typisch, sehr stark während des Tages und abends nachlassend. Die akute Kieferhöhlenentzündung kann Schmerzen im Bereich der Zähne hervorrufen. Eine akute Siebbeinentzündung verursacht Kopfschmerzen zwischen und hinter den Augen, die bei Augenbewegungen stärker werden. Schmerzen im Bereich der Orbita kommen bei der Stirnhöhlenentzündung vor. Fieber und Allgemeinsymptome wechseln mit dem Schweregrad der Infektion.

2. *Die chronische Nasennebenhöhlenentzündung*: Chronische Infektionen der Nebenhöhlen brauchen keine Symptome hervorzurufen. Eine geringe schleimig eitrige Absonderung an der Rachenhinterwand, ein übler Geruch oder ein Husten können die einzigen Symptome sein. Manchmal ist die Nasenatmung behindert.

B. Laborbefunde: Bei einer akuten Sinusitis kann die Leukocytenzahl erhöht sein und in der Kultur eines Nasenabstriches finden sich meist Eitererreger.

C. Weitere Befunde: Die Röntgenaufnahme der Nasennebenhöhlen zeigt eine Verschattung der befallenen Nebenhöhle.

Differentialdiagnose

Die akute Zahninfektion erzeugt in der Regel eine größere Schwellung im Wangenbereich mit einer mehr umschriebenen Schmerzhaftigkeit im Bereich des befallenen Zahnes als eine Kieferhöhlenentzündung. Die umschriebene Schwellung und Schmerzen im medialen Lidwinkel beim Fehlen von schleimig eitrigem Nasensekret unterscheidet eine Infektion der Tränenabflußwege von einer Siebbeinentzündung. Die Röntgenuntersuchung gibt eine endgültige Auskunft über eine Nasennebenhöhlenbeteiligung. Eine einseitige Kieferhöhlenentzündung ohne offensichtliche Ursache weist auf eine Zahnerkrankung oder ein Neoplasma hin.

Komplikationen

Die chronische Nasennebenhöhlenentzündung ist die häufigste Komplikation einer akuten Nasennebenhöhlenentzündung. Abscesse der Orbita können sich bei einer Sinusitis ethmoidalis oder frontalis entwickeln. Weitere Komplikationen einer Sinusitis frontalis können eine Meningitis, ein epiduraler, subduraler oder Hirnabsceß sein. Auch Osteomyelitiden können im Gefolge einer Kieferhöhlen- oder Stirnhöhlenentzündung auftreten.

Behandlung

A. Akute Nebenhöhlenentzündung: Es empfiehlt sich, dem Pat. Bettruhe und Sedativa zu verordnen, Analgetica und eine leichte Diät sind angezeigt. Mehrmals täglich abschwellende Nasentropfen und Gaben von Antibiotica führen häufig zu einer Heilung. Breitbandantibiotica scheinen die beste Wirkung zu erzielen.

Kopflichtbäder und vorsichtiges Absaugen des Nasensekrets können dabei helfen.

Kieferhöhlenspülungen sind nach Abklingen einer akuten Entzündung von großem Wert. Die akute Sinusitis frontalis soll medikamentös und konservativ behandelt werden. Die Eröffnung bzw. Erweiterung des Ausführungsganges einer Nebenhöhle kann manchmal bei akuten rasch fortschreitenden Infektionen angezeigt sein. Die akute Ethmoiditis spricht sehr gut auf medikamentöse Behandlung an; wenn sich jedoch eine äußere fluktuierende Schwellung entwickelt, ist die Operation und Drainage angezeigt.

B. Die chronische Nasennebenhöhlenentzündung: Wenn der Erreger erkannt ist, soll das dementsprechende Antibioticum gegeben werden. Eine Spülbehandlung ist zu empfehlen. Konservative chirurgische Maßnahmen, um einen Abfluß zu erreichen sind von Wert (Entfernung von Polypen, submucöse Septumresektion und endonasale Eingriffe zur Erweiterung der Ausführungsgänge). Wenn konservative Behandlung zu keinem Erfolg führt, ist die radikale Sinuschirurgie bei äußeren Erscheinungen besonders in Betracht zu ziehen.

C. Behandlung der Komplikationen:

1. *Osteomyelitis* und *Abscesse* müssen chirurgisch angegangen werden. Auch bei einer Meningitis sollten chirurgische Maßnahmen angewandt werden, um den Herd zu beseitigen. Zur Unterstützung sind immer Antibiotica zu geben.

2. *Orbitale Fisteln*: Behandele die zugrundeliegende Sinuserkrankung und verschließe den Gang.

3. *Kieferhöhlenmundvorhofsfisteln*: Heile die Kieferhöhleninfektion durch die Radikaloperation der Kieferhöhle nach Caldwell-Luc und verschließe den Fistelgang durch eine Plastik.

4. *Mucocelen* (Mucopyocelen) erfordern chirurgische Maßnahmen.

Prognose

Die akuten Infektionen der Nasennebenhöhlen sprechen gewöhnlich auf eine medikamentöse Behandlung und Spülung an. Chronische Infektionen der Nasennebenhöhlen bedürfen des chirurgischen Eingriffs. Chronische Stirnhöhlenentzündungen rezidivieren häufig.

BRYANT, F. L.: Conservative surgery for chronic maxillary sinusitis. Laryngoscope (St. Louis) 77, 575–583 (1967).

DAVISON, F. W.: Chronic sinus disease: Differential diagnosis. Laryngoscope (St. Louis) **78**, 1738–1745 (1968).

HAYNES, R. E., CRAMBLETT, H. G.: Acute ethmoiditis. Amer. J. Dis. Child. **114**, 261–267 (1967).

MACBETH, R.: Chronic sinusitis. Practitioner **197**, 765–774 (1966).

MCCABE, B. F.: "I've got sinus." GP. **32**, 135–139 (Sept 1965).

MILLS, C. P.: Acute sinusitis. Practitioner **197**, 757–764 (1966).

WASSERMANN, D.: Acute paranasal sinusitis and cavernous sinus thrombosis. Arch. Otolaryng. **86**, 205–209 (1967).

Nasale Tumoren

Gutartige Tumoren

Angiome, Fibrome, Papillome, Chondrome und Osteome sind die häufigsten Typen von gutartigen Neubildungen in der Nase und den Nebenhöhlen. Durch Tumoren in der Nase kommt es zu einer behinderten Nasenatmung und zu einer vermehrten Sekretion, wenn sie größer werden. Bei Angiomen kann es zu schweren Blutungen aus der Nase kommen. Außerdem können Sekundärinfektionen auftreten. Bei Größerwerden des Tumors kommt es zu Druckatrophien, die das umgebende Gewebe zerstören. Der Nasenrücken kann verbreitert und das Auge verdrängt werden. Röntgenuntersuchungen und eine Biopsie sichern die Diagnose.

Die Behandlung besteht in einer vollständigen Entfernung des Tumors, bei Befallensein einer Nebenhöhle mit Anlegung eines großen Fensters zur Nasenhaupthöhle.

Bösartige Tumoren

Viele bösartigen Geschwülste entstehen in den Nebenhöhlen und wachsen in die Nasenhaupthöhle ein. Carcinome und Sarkome werden hier gesehen. Symptome können erst sehr spät auftreten. Allen gemeinsam sind behinderte Nasenatmung, vermehrte Nasensekretion, Nasenbluten, Schmerzen, Schwellungen der entsprechenden Gesichtshälfte und der Nase sowie Doppeltsehen. Die Röntgenaufnahmen zeigen eine Verschattung der befallenen Nebenhöhle und können so eine Infektion vortäuschen. Natürlich können Sekundärinfektionen dabei mitbeteiligt sein. Meist sind jedoch auch schon knochenzerstörende Prozesse auf den Röntgenaufnahmen zu erkennen. Cytologische Ausstriche von Spülflüssigkeit der Kieferhöhle zeigen maligne Zellen. Durch die Biopsie wird die Diagnose gesichert. In der Regel ist die radikale Operation die Therapie der Wahl. In besonderen Fällen kann nach einer Biopsie eine Strahlenbehandlung durchgeführt werden. Gelegentlich erfolgt auch eine kombinierte Behandlung durch chirurgische und radiologische Maßnahmen.

CHOA, G.: Nasopharyngeal carcinoma. Some observations on the clinical features and techniques of examinations. Pacific Med. Surg. **75**, 172–174 (1967).

HOLSTI, L. R., RINNE, R.: Treatment of malignant tumors of paranasal sinues. Acta radiol. **6**, 337–350 (1967).

OLIVER, P.: Cancer of the nose and paranasal sinuses. S. Clin. N. Amer. **47**, 595–600 (1967).

SISSON, G. A., JOHNSON, N. E., AMIRI, C. S.: Cancer of the maxillary sinus. Clinical classification and management. Ann. Otol. (St. Louis) **72**, 1050–1090 (1963).

Nasenbluten
(Epistaxis)

Die Gegend häufigen Nasenblutens sind die Schleimhautgefäße im Bereich des knorpligen Septums (Locus Kiesselbachii) und der vordere Anteil der unteren Muschel. Blutungen treten normalerweise meistens auf nach Traumen der Nase, nach Naseninfektionen (besonders bei kräftigem Schnäuzen) oder bei Austrocknung der Nasenschleimhaut, wenn die Luftfeuchtigkeit gering ist. Kleinere Traumen wie Nasenbohren, können zu Ulcerationen der Septumschleimhaut mit nachfolgender Haemorrhagie führen. Ungefähr 5% aller Blutungen aus der Nase entstehen im hinteren Anteil, wo die Blutungsquelle nicht sicher einsehbar ist. Dies kann zum großen Problem in der Behandlung werden.

Die Diagnose Nasenbluten ist manchmal nicht sicher zu stellen, wenn das Blut in den Pharynx läuft und verschluckt wird. In diesen Fällen ist ein Erbrechen von blutigen, kaffeesatzartigen Massen das erste Anzeichen. Auslösende Ursachen, die zu Nasenbluten führen können, wie z. B. Hochdruck, haemorrhagische Diathese, nasale Tumoren oder Infektionskrankheiten (z. B. Masern, rheumatisches Fieber) müssen in allen Fällen von rezidivierendem starken Nasenbluten ohne ersichtlichen Grund in Betracht gezogen werden.

Behandlung

A. Spezifische Maßnahmen: Die Behandlung der Grundkrankheit ist davon abhängig, ob bei einer ausführlichen Anamnese cardiovasculäre, renale oder Lebererkrankungen sowie Coagulopathien u. a. Systemerkrankungen entdeckt werden. Man muß Bluttransfusionen geben, wenn der Blutverlust sehr groß ist.

B. Lokale Maßnahmen: Man soll den Pat. mit nach vorn gebeugtem Kopf sitzen lassen, um eine Blutaspiration zu vermeiden. Eine gute Beleuchtung (mit dem Spiegel oder der Stirnlampe) ist wichtig, um eine genaue Untersuchung und Behandlung durchzuführen.

1. Das vordere Nasenbluten: Ein Zusammendrücken der Nase für etwa 5 min kann zu einer Blutstillung führen. Außerdem kann man noch einen mit Suprarenin® (Lösung 1 : 1000) getränkten Spitztupfer in das entsprechende Nasenlumen einlegen. Nach der Blutstillung oder wenn der Druck nicht ausreichte um die Blutung zu stillen, sollte man einen Wattebausch mit einem lokalen Anaestheticum (½%iges Pantocain®, 1%iges Tetracain oder 5%iges Cocain) einlegen, um für die Verätzung eine Anaesthesie zu haben. Die blutende Stelle kann mit einer Chromsäureperle (nach Einwirkung mit 10%igem Argentum nitricum neutralisieren) oder mit Trichloressigsäure verätzt werden. Auch eine Elektrocoagulation ist möglich. Die Krustenbildung nach Verätzung verhindert man am besten durch Salben der Nase mit Vaseline. Eine zweite Verätzung kann notwendig werden.

Wenn die Blutungsquelle für eine Verätzung oder Coagulation nicht zugänglich ist oder durch die Verätzung nicht unter Kontrolle zu bringen ist, muß die Nase tamponiert werden.

Nach Anaesthesie und Abschwellen der Schleimhaut wird das Nasenlumen mit Gazestreifen (ca. 2 cm breit) austamponiert. Das Tamponieren der Nase erfolgt in Lagen am Nasenboden oder im oberen Teil der Nasenhöhle beginnend. Die Tamponade soll so lange wie möglich liegenbleiben (ungefähr 5–6 Tage). Gegen Schmerzen verabreicht man Analgetica, um einer Infektion (Otitis media acuta, Sinusitis) vorzubeugen gibt man Antibiotica.

2. *Das hintere Nasenbluten*: Es kann gestillt werden durch eine hintere Nasentamponade. Dadurch werden zwei Dinge erreicht: durch Kompression können Blutungen im Epipharynx und den Choanen gestillt werden. Außerdem verhindert die hintere Nasentamponade, daß bei einer zu festen vorderen Tamponade Gazestreifen in den Rachen gelangen. Die hintere Nasentamponade besteht aus verschiedengroßen Gazepäckchen (Bellocq'sche Tamponade), die an zwei einander gegenüberliegenden Flächen durch jeweils zwei Seidenfäden armiert sind. Das Einlegen der Nasenrachentamponade geschieht auf folgende Weise: man führt zwei weiche Katheter durch beide Nasenlumina in den Pharynx ein und aus dem Mund heraus. Dann werden die zwei oberen Fäden an den jeweiligen Katheterenden befestigt und durch den Mund, den Pharynx mit Hilfe der Katheter aus den Nasenlumina herausgezogen. Gleichzeitig führt man die Gazepackung mit dem Finger in den Epipharynx. Dabei ist darauf zu achten, daß die Uvula nicht nach hinten von der Tamponade eingeklemmet wird. Zur Fixierung der Nasenrachentamponade werden die beiden Fäden über einem Gazepolster am vorderen Nasensteg verknotet. Die beiden anderen Fäden, die aus dem Mund heraushängen, werden seitlich am Gesicht oder an der Ohrmuschel durch ein Pflaster befestigt. Sie werden später dazu benutzt, die Tamponade durch den Rachen und Mund wieder herauszuziehen.

Man sollte die Tamponade nicht länger als vier Tage liegenlassen. Täglich sollte bei dem Pat. eine Ohrinspektion durchgeführt werden, um eine beginnende Otitis zu erkennen und vorzubeugen. Die Blutung kann rezidivieren, wenn die Tamponade entfernt ist oder es kann auch trotz Tamponade weiterbluten. Wenn dies eintritt, muß die Tamponade gewechselt werden. Sollte es trotz dieser Maßnahmen noch bluten, kann bei Vorhandensein eines Septumsporns, hinter dem es blutet, die submucöse Septumresektion ausgeführt werden. Außerdem ist eine permaxilläre Ligatur der A. maxillaris interna zu erwägen, wenn es aus dem hinteren unteren Nasenabschnitt blutet. Auch Methoden zur Unterbindung der A. A. ethmoidales ant. und post. in der Orbita sind angegeben.

Prognose

Die meisten vorderen Nasenbluten können ambulant behandelt werden. Schwierige Fälle, vor allem bei Blutungen aus dem hinteren Nasenabschnitt erfordern einen 2–3-wöchigen Krankenhausaufenthalt. Bei cirrhotischen oder sklerotischen Patienten mit einer Coronarinsuffizienz können starke Blutungen zu schweren Komplikationen führen.

McDevitt, T. J., Goh, A. S., Acquarelli, M. J.: Epistaxis: Management and prevention. Laryngoscope (St. Louis) **77**, 1109–1115 (1967).

Middleton, P.: Surgery for epistaxis. Laryngoscope (St. Louis) **77**, 1011–1015 (1967).

Reading, P.: Epistaxis. Practitioner **197**, 785–792 (1966).

Erkrankung des Rachens

Banale Pharyngitis

Die akute katarrlische Pharyngitis ist eine Entzündung der Rachenschleimhaut, die auch das unter der Schleimhaut befindliche lymphatische Gewebe befällt. Sie ist meist Teil einer Erkrankung der oberen Atemwege. Die häufigsten Ursachen sind virale und bakterielle Infektionen. Selten wird sie hervorgerufen durch Reizung der Schleimhaut beim Einatmen von Gasen oder beim Einnehmen von Flüssigkeiten. Die Pharyngitis findet sich als Symptom bei akuten spezifischen Infektionen (z. B. Masern, Scharlach, Keuchhusten). Die Entzündung kann diffus oder umschrieben (Seitenstrangangina) sein. Eine Austrocknung der Schleimhaut führt zu einer Pharyngitis sicca.

Bei einer akuten Pharyngitis besteht ein Gefühl der Trockenheit und des Wundseins im Schlund. Andere Symptome sind Fieber und Abgeschlagenheit. Die Rachenschleimhaut ist entzündlich gerötet, leicht geschwollen und mit zähem Schleim bedeckt. Die Krankheit dauert meist nur wenige Tage.

Die chronische Pharyngitis zeigt folgende Symptome: Trockenheit im Hals, zähen Schleim und Husten, oft sich wiederholende akute Schübe von mehr oder weniger starkem Halsweh, eine starke Hyperaemie mit einer Schwellung der Schleimhaut, speziell des tonsillären Teiles, mitunter zähem Schleim auch im Hypopharynx.

Die Behandlung der akuten Pharyngitis ist symptomatisch: Ruhe, leichte Diät, Analgetica, Gurgeln und Halsspülungen mit warmen, nicht reizende Flüssigkeiten. Antibiotica können gegeben werden für anfängliche oder komplizierende bakterielle Infektionen. Die chronische Pharyngitis wird behandelt, indem man die dafür verantwortlichen Ursachen, wie Infektionen der Nase, der Nasennebenhöhlen oder der Tonsillen beseitigt. Auch Reizungen durch Alkohol, stark gewürzte Speisen und Tabak sollten vermieden werden. Bei lokalen Behandlungen zur Schleimablösung können Inhalationen und Spülungen mit Salzlösung verordnet werden. Außerdem können Pinselungen mit 2%igem Silbernitrat vorgenommen werden.

Akute Tonsillitis

Sie ist fast immer eine bakterielle Infektion, die am häufigsten vorkommenden Erreger sind Streptokokken. Sie ist eine ansteckende, durch Luft und Speisen übertragbare Infektion, die in jedem Alter auftreten kann. Am häufigsten ist sie aber im Kindesalter. Meistens ist sie bei Kindern mit Infektionen der adenoiden Vegetation verbunden. Der Beginn ist plötzlich mit Halsweh, Fieber, Schnupfen, Kopfweh und Übelkeit, die Tonsillen sind geschwollen und hochrot, auch die Pharynxschleimhaut ist entzündlich gerötet. Auf Druck entleert sich aus den Krypten der Tonsillen eitriges Sekret. Die cervicalen Lymphknoten sind häufig schmerzhaft und geschwollen. Andere Ursachen von Halsweh und Fieber, die von der akuten Tonsillitis zu unterscheiden sind, sind die Pharyngitis simplex, die infektiösen Mononucleosen, die Angina Plaut-Vinzent, die Diphtherie, Agranulocytose und Pilzerkrankungen. Ein Rachenabstrich mit Kultur gibt Aufschluß über die Erreger (Bakterien und Pilzinfektionen). Das Differentialblutbild hilft die Virusinfektionen und Bluterkrankungen voneinander zu unterscheiden. Durch das weiße Blutbild und den heterophilen Antikörpertiter kann die Diagnose einer infektiösen Mononucleose gestellt werden. Komplikationen einer lokalen Ausbreitung sind die chronische Tonsillitis, die akute Rhinitis und Nebenhöhlenentzündung, der Peritonsillarabsceß und Paraphagyngealabsceß sowie der cervicale Lymphknotenabsceß. Als weitere Komplikationen wären noch die Thrombophlebitis der Vena jugularis interna und eine mögliche Sepsis zu nennen. Eine Streptokokkentonsillitis kann eine Nephritis, Osteomyelitis, rheumatisches Fieber und eine Pneumonie im Gefolge haben.

Die Behandlung besteht in Bettruhe, Inhalationen, leichter Diät, Analgetica und Antibiotica. Als lokale Behandlung zur Linderung der Schmerzen ist häufiges Gurgeln mit nichtreizenden Lösungen angezeigt.

Nach 5–7 Tagen tritt gewöhnlich eine Heilung ein. Eine strenge Behandlung kann den Verlauf sehr stark verkürzen und viele Komplikationen verhindern sowie dem Pat. Erleichterung verschaffen.

Elmendorf, D. M. F., Skift, J. V.: Antimicrobials: role in treatment of ear, nose, and throat infections, group A streptococcal disease. N. Y. ed. J. **67**, 252–254 (1967).

Malcomson, K. G.: Tonsillitis: Acute and chronic. Practitioner **199**, 777–784 (1967).

Chronische Tonsillitis

Sie entsteht meist aus einer sich wiederholenden, ungenügend behandelten akuten Infektion. Man findet eine schwache entzündliche Rötung, ein leichtes Ödem, vernarbte Tonsillen und auf Druck kann sich aus den Krypten eitriges Sekret entleeren. Weitere Symptome sind ein Fremdkörpergefühl im Hals mit Hustenreiz, übler Mundgeruch hervorgerufen durch ein Exsudat. Vergrößerte Lymphknoten werden oft beobachtet. Die Größe der Tonsillen ist von geringer Bedeutung bei der Beurteilung einer chronischen Infektion. Die chronische Entzündung schafft die Voraussetzung für sich häufig wiederholende akute Infektionen.

Die Behandlung einer signifikant chronischen Tonsillitis ist die Tonsillektomie. Sich wiederholende akute oder chronische Infektionen von Patienten, bei denen das Operationsrisiko zu hoch ist (wegen des Alters oder wegen schwerer System- und haemorrhagischer Erkrankungen), werden medikamentös, in der gleichen Weise wie dies oben bei akuten Tonsillitiden angeführt ist, behandelt. Eine chronische Infektion kann selten durch eine konservative Behandlung beeinflußt werden.

Tonsillektomie und Adenotomie

Der Wert der Adenotomie und Tonsillektomie, die Indikation für und gegen diese Operation und der beste Zeitpunkt für den Eingriff haben große Kontroversen hervorgerufen. Die meisten Chirurgen stimmen in der Meinung überein, daß die beste Gelegenheit gegeben ist, wenn die Operation einen eindeutigen Vorteil für den Pat. bietet. Es gibt Gründe, bei denen dieser Eingriff absolut contraindiziert ist. Wenn eine strenge Indikation zur chirurgischen Behandlung gegeben ist, soll die Operation trotzdem nicht eher durchgeführt werden bis alle wichtigen Faktoren (medizinische, psychologische und soziale) erwogen worden sind. Während eines akuten Infektes ist die chirurgische Behandlung contraindiziert. Viele Chirurgen bevorzugen eine Operationszeit außerhalb der Spitzenmonate der Poliomyelitis.

A. Die strenge Indikation zur Tonsillektomie und Adenotomie wenn die entzündeten Tonsillen und adenoiden Vegetationen sichere Ursachen der Krankheit sind:

1. wiederholte akute oder chronische Infektionen der Rachen- und Gaumenmandeln.
2. wiederholte akute Ohrinfektionen.
3. persistierende oder sich wiederholende seröse Otitiden.
4. der Peritonsillarabsceß.

B. Zweifelhafte Indikationen: Wenn immer die infizierten oder hyperplastischen Tonsillen die wahrscheinliche Ursache der Krankheit sind und diese unterhalten. (Alle anderen beeinflussenden Faktoren muß man zunächst untersuchen, ablehnen oder behandeln).

1. Schnarchen und Mundatmung.
2. Vergrößerte Mandeln.
3. Schlecht essende, schwache, oft anaemische Kinder.
4. Allergische Rhinitis und Asthma.
5. Systemerkrankungen wie Nephritis, rheumatische oder angeborene Herzfehler, rheumatisches Fieber (von vielen als bedeutsame Erkrankung betrachtet, auch wenn lokale Infektionen fehlen).
6. Wiederholte Entzündung der oberen Atemwege.

C. Bedingte Kontraindikationen: Wenn durch die Operation mehr geschadet als geholfen würde, vorausgesetzt, daß man spezielle Vorsichtsmaßnahmen trifft.

1. Bei Gaumenspalten kann die Sprache durch eine Adenotomie und Tonsillektomie beeinträchtigt werden. Man könnte höchstens adenoide Vegetationen im Bereich des Tubenwinkels entfernen.
2. Systemerkrankungen wie schlecht einstellbarer Diabetes, Tuberkulose, Herzleiden.
3. Intercurrente Infektionen.

D. Absolute Kontraindikationen: Wenn die Operation mehr schadet als nützt:

1. Haemorrhagische Diathesen, z. B. Haemophylie.
2. Fortgeschrittene schwere Systemerkrankung.

Boyle, W. F.: Adenotonsillectomy in children: Modern indications and preparation. Postgrad. med. J. **40**, 489–491 (1966).

Ritter, F. N.: Tonsillectomy and adenoidectomy: Indications and complications. Postgrad. med. J. **41**, 342–347 (1967).

Roy, A. et al.: Tonsillectomy. Arch. Otolaryng. **87**, 167–170 (1968).

Peritonsillarabsceß

Er ist eine Komplikation der Mandelentzündung. Er entsteht wenn die fortschreitende Entzündung sich in der Peritonsillarregion ausbreitet zwischen der Tonsillenkapsel und dem M. constrictor pharyngis. In der Kultur finden sich Misch-Infektionen von Eitererregern (Streptokokken, Staphylokokken und Pneumokokken). Wenn die Entzündung in den peritonsillären Raum durchbricht, steigern sich auf der betroffenen Seite die Halsschmerzen, es kommt zum Verschlucken und zur Kieferklemme. Die einseitige Schwellung bei vorgewölbtem weichen Gaumen und Tonsille kann bis über die Mittellinie reichen und die Uvula verdrängen. Eine Fluktuation entwickelt sich meist nach dem 3. bis 5. Tag.

Eine regelmäßige Beobachtung und Gaben von Antibiotica sind angezeigt. Wenn eine Fluktuation festzustellen ist, muß incidiert und in den folgenden Tagen mehrmals nachgespreizt werden, damit eine Neubildung des Abscesses verhindert wird. Im beschwerdefreien Intervall sollte die Tonsillektomie um erneute Abscesse zu vermeiden, durchgeführt werden.

HORA, J. F.: Deep-neck infections. Arch. Otolaryng 77, 129–136 (1963).

Angina Ludovici (Mundbodenphlegmone)

Es ist eine schwere eitrige Infektion des sublingualen-submandibulären Raumes im Bereich des Mundbodens. Die sich schnell ausbreitende Phlegmone drückt die Zunge gegen den Gaumen, behindert ihre Beweglichkeit und verursacht starke Schmerzen. Es kann zu akuter Luftnot kommen und die Infektion kann sich im medialen Halsdreieck weiter ausbreiten. Eine sofortige Behandlung mit hohen Dosen von Antibiotica und Cortison ist notwendig. Wenn sich ein Absceß entwikkelt, sollte man von außen incidieren und drainieren, wobei eine örtliche Betäubung bei dem Eingriff einer Allgemeinnarkose vorzuziehen ist. Bei der diffusen Ausbreitung der Infektion findet sich selten viel freier Eiter. Die Incision sollte ausgedehnt und tief genug sein. Eine Tracheotomie kann notwendig werden.

Retropharyngealabsceß

Er ist eine eitrige Infektion, die meist im Säuglings- und Kleinkinderalter auftritt. Sie bildet sich zwischen der hinteren Pharynxwand und der Fascia praevertebralis und ist die Folge einer Lymphknoteninfektion, gewöhnlich nach einer Mandelentzündung oder Entzündung der Nasenhaupt- und -nebenhöhlen. Die Symptome sind Schluck- und Atembeschwerden sowie Fieber. Die hintere Pharynxwand ist stark schmerzempfindlich und geschwollen. Die frühzeitige Behandlung mit Antibiotica kann zur Heilung führen. Kommt es aber zu einer Einschmelzung, muß incidiert werden. Der Pat. ist in Kopfhängelage zu lagern bei optimaler Beleuchtung und Vorhandensein eines Absaugegerätes. Eine Narkose sollte wegen der Aspirationsgefahr nur gemacht werden, wenn noch intubiert werden kann. Die Nottracheotomie kann erforderlich werden.

HORA, J. F.: Deep-neck infections. Arch. Otolaryng. 77, 129–136 (1963).

Parapharyngealabsceß

Sie können entstehen als Komplikation einer akuten Tonsillitis, bei Peritonsillarabscessen, Zahninfektionen und einer akuten Pharyngitis. Er ist lokalisiert in dem Bindegewebsraum außerhalb der Schlundmuskulatur tief im Bereich der Halsweichteile und der Gefäßscheide. Von hier aus kann sich die Infektion bis in das thorakale Mediastinum ausbreiten. Die Symptome sind Sepsis, Schwellung der seitlichen Pharynxwand und Kieferklemme. Die Kompression der tiefen Halsgefäße kann zu einer ödematösen diffusen Schwellung im Bereich der befallenen Halsseite führen. Eine frühzeitige Behandlung mit Infusionen und hohen Dosen von Antibiotica ist angezeigt. Intraorale Incisionen und Revisionen des collaren Mediastinums von außen sollten nur vom erfahrenen Kopf-Hals-Chirurgen durchgeführt werden.

Bei Allgemeinnarkosen sollte man wegen einer Verlegung der Atemwege vorsichtig sein. Im Zweifelsfalle ist vor Beginn der Allgemeinnarkose der Luftröhrenschnitt in Lokalanaesthesie auszuführen.

ALEXANDER, D. W., LEONHARD, J. R., TRAIL, M. L.: Vascular complications of deep neck abscesses. A report of four cases. Otolaryngology **78**, 361–370 (1968).

Erkrankungen des Kehlkopfes

Akute Laryngitis

Eine akute Entzündung der Kehlkopfschleimhaut kann bei einer bakteriellen oder viralen Infektion auftreten, sie kann begleitet sein von einer akuten Rhinitis, Pharyngitis und Tracheitis. Häufig findet man eine Laryngitis bei Influenza, Masern oder Diphtherie, mitunter auch bei Einatmen von atemwegreizenden Substanzen. Heiserkeit ist das Hauptsymtpom. Oft wird über Schmerzen und Husten geklagt. Stridoröses Atmen findet sich bei einer ödematösen Schwellung im Bereich des Kehlkopfeinganges. Die Untersuchung des Kehlkopfes zeigt eine entzündliche Rötung, manchmal mit einer ödematösen Schwellung. Beläge von zähem Schleim können vorhanden sein. Die akute Laryngitis kann sich bis in die Bronchien hinein ausbreiten und bei starkem Husten zu einer unbedeutenden Haemoptoe führen. Die Behandlung besteht aus Stimmschonung, Einschränkung des Rauchens, Behandlung der ursächlichen Nasen-, Nasennebenhöhlen- und Halsinfektionen und des Hustens. Inhalationen und Halswickel können eine Erleichterung bringen. Bei bakteriellen Infektionen helfen Antibiotica. Bei zunehmendem Ödem und Dyspnoe sollte neben Antibiotica auch Cortison gegeben werden, um vielleicht eine Tracheotomie umgehen zu können.

ANDREW, J. D., TANDON, O. P., TURK, D. C.: Acute epiglottitis: Challenge of a rarely recognized emergency. Brit. med. J. **1968 III**, 524–526.

SKOWRON, P. N., TURNER, J. A. P., MCNAUGHTON, G. A.: The use of corticosteroid (dexamethasone) in the treatment of acute laryngotracheitis. Canad. med. Ass. J. **94**, 528–531 (1966).

Chronische Laryngitis

Diese Entzündung der Kehlkopfschleimhaut kann durch verschiedene Ursachen hervorgerufen werden, inbegriffen die wiederholte akute Laryngitis. Überbeanspruchung der Stimme, fortwährendes Einatmen von Reizmitteln (Rauchen), chronische Nebenhöhlen- und Halsinfektionen, spezifische Erkrankungen (Syphilis und Tuberkulose, heute selten) und Allergien können eine chronische Laryngitis hervorrufen. Dauernde Heiserkeit ist das Hauptsymptom. Husten, Auswurf von zähem Schleim und ein Trockenheitsgefühl im Hals werden oft angegeben. Bei der Untersuchung findet man chronisch entzündlich gerötete ödematös verdickte Stimmbänder mit teilweise unregelmäßiger Oberfläche, polypöse Veränderungen, Pachydermien und Auflagerung von zähem Schleim. Manchmal sieht man auch Ulcerationen. Röntgenaufnahmen, Rachenabstriche bei Tuberkulose, serologische Tests bei Syphilis und Biopsien sind zur Diagnose erforderlich, insbesondere um ein Carcinom auszuschließen. Die Therapie besteht in der Behandlung der Grundkrankheit. Bei Hals- und Nebenhöhleninfektionen sollte man Antibiotica geben, bei allergischen Erkrankungen könnte desensibilisiert werden. Stimmschonung und Einschränkung des Rauchens sind zu empfehlen.

GABRIEL, C. E., JONES, D. G.: The importance of chronic laryngitis. J. Laryng. **74**, 349–357 (1960).

Tumoren des Kehlkopfes

Diagnostische Merkmale

- Heiserkeit ist das Hauptsymptom
- Verlegung der Atemwege
- Halsweh – stechendes Gefühl im Hals, Schmerz der sich bis zum Ohr hinziehen kann
- Husten oder Haemoptoe
- Dysphagie

Allgemeine Betrachtungen

Tumoren des Kehlkopfes können entweder gutartig oder bösartig sein. Beide zeigen dieselben Symptome und können gemeinsam abgehandelt werden. Die Symptome, die sie hervorrufen hängen ab von ihrer Größe und der Lokalisation des Tumors.

Benigne Kehlkopftumoren können Neubildungen z. B. Papillome oder Fibrome sein. Sie können die Folge einer Allergie oder einer metabolischen Störung sein oder durch äußere und innere Traumen entstehen (Sängerknötchen, Intubationsgranulome). 95% der bösartigen Kehlkopftumoren sind Plattenepithelcarcinome, aber auch Sarkome, Adenocarcinome u. a. kommen vor.

Klinische Befunde

Die Heiserkeit ist das erste und wichtigste Zeichen der Stimbandtumoren. Wenn der Tumor größer wird, kommt es zu Atemnot und Dyspnoe, aber dies findet sich meist erst im schon fortgeschrittenen Stadium. Befindet sich der Tumor an einer anderen Stelle im Kehlkopf (Taschenbänder, Epiglottis, aryepiglottische Falte, Sinus pyriformis) ist die Heiserkeit ein spätes Symptom. Halsschmerzen, Verschlucken und ein zeitweiliger Husten können die einzigen frühzeitigen Symptome sein. Bei der Inspektion des Kehlkopfes findet man dann tumoröse Veränderungen und Ulcerationen. Die unter der Schleimhaut gelegenen Tumoren fallen bei glatter Oberfläche durch Plumpheit und Verdickung der normalen Konturen auf. Durch eine Biopsie wird die Diagnose gesichert.

Differentialdiagnose

Kehlkopftumoren sind zu unterscheiden von der chronischen Laryngitis und spezifischen Entzündungen (Tuberkulose, Syphilis), dem Kontaktulcus, dem Granulom und der Kehlkopflähmung. Laryngeale Symptome, die länger als 2–3 Wochen andauern, müssen untersucht werden. Eine indirekte oder direkte Laryngoskopie ist erforderlich. Röntgenaufnahmen des Thorax, spezifische Untersuchungen auf Tbc oder Syphilis und eine Kehlkopfbiopsie sichern die Diagnose..

Der intralaryngeale Eingriff und die Operation von außen sollten durch den HNO-Arzt ausgeführt werden. Bei kleinen gutartigen Tumoren muß durch eine feingewebliche Untersuchung die Malignität ausgeschlossen werden. Bei Schrei- und Sängerknötchen oder Kontaktulcus, deren Entstehung ein Trauma ist, muß das Grundleiden behandelt werden. Kleine gutartige Tumoren des Stimmbandes, die zur Heiserkeit führen, können in Lokalanaesthesie indirekt oder direkt in Intubationsnarkose entfernt werden. Größere gutartige Tumoren, besonders Papillome, die eine Neigung zu Rezidiven haben, erfordern mitunter eine Laryngofissur mit entsprechender Excision.

Maligne Tumoren können von außen bestrahlt oder operiert werden. Die Bestrahlung von außen eignet sich für oberflächliche Tumoren, die auf ein Stimmband beschränkt sind und nicht auf Muskel oder Knorpel übergegriffen haben. Ausgedehnte Tumoren erfordern eine operative Entfernung (z. B. Laryngektomie) mit radikaler Halsausräumung (en bloc neck dissection).

McCoy, G.: Cancer of the larynx. California Med. **100**, 192–195 (1964).

Shaw, H. J.: Cancer of the larynx. Practitioner **199**, 785–796 (1967).

Work, W. P., Boyle, W. F.: Cancer of the larynx. Laryngoscope (St. Louis) **71**, 830–846 (1961).

Tracheotomie

Vier Indikationen der Tracheotomie sind zu nennen:

1. Eine Verlegung der Atemwege in der Höhe des Kehlkopfes oder höher,
2. Zum Zwecke einer Bronchialtoilette,
3. Zur Durchführung einer Intubationsnarkose, wenn der Pat. nicht oral zu intubieren ist,
4. Zur Ruhigstellung des Kehlkopfes.

Die Ursache einer Verlegung des Atemweges im oder oberhalb des Kehlkopfes kann eine Infektion sein (Laryngotracheobronchitis, Epiglottitis und Diphtherie), Tumoren, Ödeme (allergische infektiöse, nach Strahlenbehandlung), Traumen und Fremdkörper. Die Verlegung des oberen Atemweges führt zu einer suprasternalen, intracostalen und epigastrischen Einziehung mit allen Anzeichen des Sauerstoffmangels, schließlich einer Unruhe, beschleunigtem Puls und zuletzt einer Cyanose. Störungen, die eine normale Sphincterfunktion des Kehlkopfes hemmen, ermöglichen die Aspiration von pharyngealem Sekret und verhindern einen wirksamen Hustenstoß. Die Ursachen dieses Geschehens können einmal Vergiftungen, cerebrale Durchblutungsstörungen, postoperative Schockzustände, Poliomyelitis und organische Erkrankungen des Zentralnervensystems mit Bewußtlosigkeit sein. Bei Operationen vor allem im Kopf-Halsbereich gibt es Situationen, in denen eine nasale oder orale Intubation nicht durchgeführt werden kann, dann wird die Tracheotomie notwendig.

Zwei Arten von Tracheotomie sind zu unterscheiden: Die *Nottracheotomie* und die *vorausgeplante Tracheotomie*. Die Nottracheotomie muß sofort durchgeführt werden, auch wenn geeignetes Instrumentarium und Assistenten fehlen. Unter diesen Umständen ist die Koniotomie, auch Krikothyreotomie genannt, ein sicheres Verfahren, das sofort durchgeführt werden kann. Mit Hilfe einer Schere oder eines Messers wird die Haut senkrecht über der Membrana krikothyreoidea durchtrennt (an dieser Stelle liegt der Atemweg am nächsten unter der Haut) und eine Incision quer in diese Membran gemacht. Dann wird der Einschnitt gespreizt mit Hilfe eines Messergriffs oder eines anderen Dilatators. Dabei ist es wichtig immer in der Mittellinie zu bleiben und sobald wie möglich eine obere oder untere Tracheotomie durchzuführen. Hat man ein Laryngoskop und einen endotrachealen Tubus oder ein Bronchoskop zur Hand, können diese eingeführt und ggf. der Patient beatmet werden. Danach ist eine korrekte Traechotomie auszuführen. Die vorausgeplante Tracheotomie wird in Lokalanaesthesie oder Narkose durchgeführt, vorausgesetzt, daß der Pat. ausreichend Luft bekommt. Die exakte operative Technik kann variieren. Man kann einen senkrechten Hautschnitt in der Mittellinie oder einen Querschnitt anlegen. Der Schilddrüsenisthmus ist entweder stumpfabzupräparieren oder scharf zu durchtrennen; die Prinzipien sind in jedem Fall die gleichen:

1. eine Verletzung des Ringknorpels ist auf jeden Fall zu vermeiden,
2. man muß sich in der Mittellinie halten, um die Halsweichteile nicht zu verletzen,
3. der Operationsschnitt ist nicht zu fest zu verschließen, um ein Hautemphysem zu vermeiden.

Postoperativ soll die Atemluft angefeuchtet werden, um die Sekretion in Gang zu bringen und um die Bildung von Borken und Krusten zu verhindern, das Innenstück ist öfter zu reinigen (alle 2–4 Std), eine starke Sedierung des Pat. ist zu vermeiden und eine ständige Überwachung während der ersten 24–48 Std erforderlich. Dies ist vor allem bei kleinen Kindern unbedingt notwendig. Eine aufblasbare Manschette um die Kanüle ist bei einer assistierten Atmung notwendig. Doch sollte die Manschette nicht länger als unbedingt erforderlich aufgeblasen sein, um Ulcerationen, spätere Granulome oder gar Trachealstenosen zu verhindern.

Beatrous, W. P.: Tracheostomy (tracheotomy). Its expanded indications and its present status. Based on an analysis of 1,000 consecutive operations and a review of the recent literature. Laryngoscope (St. Louis) **78**, 3–55 (1968).

Christensen, K. T., Duvall, A. J.: III: Tracheal stenosis from the cuffed tracheotomy tube. Arch. Otolaryng. **87**, 279–284 (1968).

Pratt, L. W.: Complications of tracheotomy. Eye, Ear, Nose Thr. Monthly **48**, 119–127 (1969).

Taillens, J.-P.: Modern indications for tracheotomy in cases of acute and chronic asphyxia. Advanc. Oto-Rhino-Laryng. **15**, 1–31 (1968).

Fremdkörper in Luft- und Speiseweg

Fremdkörper können in den Larynx, die Trachea, die Bronchien oder in den Oesophagus gelangen, vor allem wenn man beim Essen plötzlich erschreckt wird, kann es zur Fremdkörperaspiration kommen. Auch ein Gegenstand, den man im Mund hält, kann plötzlich verschluckt werden. Bei 80% der Fälle von aspirierten oder verschluckten Fremdkörpern handelt es sich um Kinder unter 15 Jahren.

Bei Erwachsenen sind die meisten Fremdkörper größere Speisebrocken oder Knochenstücke, die in der Speiseröhre steckenbleiben – als Folge hastigen Essens oder schlechten Kauens.

Speiseröhrenfremdkörper findet man meistens im Bereich des Oesophagusmundes, weniger häufig im mittleren Teil der Speiseröhre und cardianah. Wenn laryngeale Fremdkörper den Atemweg blockieren, kommt es zur Asphyxie. Kleine Fremdkörper, die die Glottis passieren können, findet man selten in der Trachea; sie gelangen meist in den rechten Stammbronchus, weil dieser praktisch die Verlängerung der Trachea darstellt. Fast alle Fremdkörper, die durch den Mund in den Atem- oder Speisetrakt gelangen, müssen auf dem gleichen Wege entfernt werden, sofern sie sich nicht schon im Magen befinden.

Kehlkopf-Fremdkörper

Sie machen Heiserkeit, Stridor, Husten und Engegefühl. Sie können den Atemweg teilweise oder ganz verlegen und verursachen ein stridoröses Atmen oder eine Asphyxie. Sie können eine Entzündung hervorrufen mit Fieber, Schmerzen, Spannungsgefühl und Schwellung. Durch indirekte oder direkte Laryngoskopie können sie mit Hilfe einer Faßzange in Oberflächenanaesthesie oder Narkose entfernt werden. Um ein Abgleiten des Fremdkörpers in die Bronchien oder den Oesophagus zu verhindern kann der Kopf in Hängelage gebracht werden. Ein Broncho- und Oesophagoskop sollte man zur Hand haben, wenn der Fremdkörper in die Bronchien oder Speiseröhre gelangt.

Bronchial-Fremdkörper

Aspirierte Bronchialfremdkörper verursachen zunächst einen starken Hustenreiz, nach diesem folgt eine uncharakteristische Periode, die zwischen einigen Stunden, über Monate und Jahre dauern kann, bis sich eine Verlegung und entzündliche Erscheinungen (Husten, Kurzatmigkeit, Atelektase und Lungenentzündungen) zeigen. Wenn der Fremdkörper sich in einer Position befindet, die einen Ventileffekt hervorruft, dann kann ein Emphysem eines Lungensegmentes oder eine Atelektase auftreten. Wiederholte Hustenanfälle und Lungenentzündungen, besonders einseitige, lassen an einen aspirierten Fremdkörper denken.

Schattengebende Fremdkörper sind leicht zu erkennen. Die Verdachtsdiagnose aspirierter Fremdkörper kann aber auch gestellt werden bei einem nichtschattengebenden Fremdkörper, der eine Atelektase verursacht hat. Organische Fremdkörper verursachen früher eine Entzündung als anorganische Fremdkörper. Differentialdiagnostisch ist es notwendig, zwischen Pneumonie und Bronchiektasen, Lungenabsceß und Tuberkulose zu unterscheiden.

Bronchialfremdkörper werden mit Hilfe eines Bronchoskopes und einer Faßzange entfernt; dies geschieht meist in Narkose. Nicht diagnostizierte Bronchialfremdkörper können zu schweren sich ausbreitenden Lungeninfektionen (Pneumonie, Absceß, Empyem) führen. Bei Kindern kann sich nach einer Bronchoskopie ein Kehlkopfeingangsödem entwickeln, das eine Tracheotomie erforderlich macht.

Speiseröhren-Fremdkörper

Sie können einen Hustenreiz auslösen, vor allem aber entsteht ein Engegefühl, Halsschmerzen in der Höhe des Ringknorpels und die Patienten haben den Eindruck, als wäre etwas im Hals stecken geblieben. Schluckbeschwerden werden angegeben und oft ist es dem Betroffenen unmöglich, flüssige oder feste Speisen zu sich zu nehmen. Manchmal, besonders bei Kindern, kann es Wochen und Monate dauern, bis sich mit einer Infektion auch eine völlige Verlegung des Speiseweges zeigt. Bei einem Speichelsee im Sinus piriformis beiderseits sollte man immer an eine Verlegung des Speiseweges im Bereich der ersten Enge denken. Schattengebende Substanzen stellen sich im Röntgenbild dar. Bei einem großen Fleischbrocken kann röntgenologisch der Verdacht „Fremdkörper“ nicht bestätigt werden. Durch Kontrastdarstellung des oberen Speiseweges kann ein Passagehindernis in der Speiseröhre dargestellt werden. Cardianahe Fremdkörper verursachen oft Schmerzen zwischen den Schulterblättern. Speiseröhrenfremdkörper sollten durch einen geschulten Endoskopisten entfernt werden. Der Versuch einer blinden Entfernung von Speiseröhrenfremdkörpern ist heute abzulehnen. Kommt es bei der Oesophagoskopie und Entfernung eines Fremdkörpers zu einer Perforation, besteht die Gefahr einer Mediastinitis, die in 50% der Fälle zum Tode führt. Auch eine schwere Blutung kann die Folge einer Speiseröhrenperforation sein.

Goff, W. F.: What to do when foreign bodies are inhaled or ingested. Postgrad. Med. **44**, 135–142 (1968).

Kallay, F., Hirschberg, J., Csermely, G.: Treatment of airways with foreign bodies in infants. Arch. Otolaryng. **88**, 303–306 (1968).

Allgemeine Literatur

Coates, G. M., Schenk, H. P., Miller, M.: Otolaryngology. 5 vols Prior 1960.

De Weese, D. D., Saunders, W. H.: Textbook of Otolaryngology. 2nd ed. Mosby 1964.

Reading, P.: Common Diseases of the Ear, Nose and Throat. Little, Brown 1966.

7. KRANKHEITEN DER ATEMWEGE UND DES MEDIASTINUMS

Unspezifische Symptome

Husten

Der Husten ist das häufigste und wichtigste Symptom bei Atemwegserkrankungen. Er wird durch Veränderungen des Respirationstraktes (zwischen Nase und Alveolen) hervorgerufen. Husten wird jedoch auch durch extrapulmonale Erkrankungen wie Herzinsuffizienz, subphrenische Abscesse oder Otitis media ausgelöst. Paroxysmaler Husten spricht für Bronchialobstruktion.

Behandlung: Im Idealfall kann die auslösende Ursache beseitigt werden. Weiterhin müssen Reizstoffe, wie Rauch, Staub, Luftverschmutzung, Allergene und Tabakrauchen gemieden werden. Bei Bronchialspasmen verabfolgt man Broncholytica parenteral, oral oder per inhalationem. Corticosteroide und Antihistaminica (letztere weniger effektiv) vermindern die entzündliche Komponente. Zur Verflüssigung zähen Bronchialsekretes bewährt sich solutio kalii jodati. Bei lästigem Reizhusten verordnet man codeinum phosphoricum 15–30 mg alle 3–4 h.

Atemnot

Verminderte Ventilation (restriktiv oder obstruktiv), ineffektive Atemarbeit oder Diffusionsstörungen führen zu Dyspnoe. Bei Lungenkrankheiten tritt anfänglich seltener Atemnot auf, sie ist für Herzerkrankungen weit eher pathognomonisch. Lediglich der alveolocapiläre Block und die verminderte Atemreserve bedingen eine Dyspnoe (z. B. Bronchitis als Zweiterkrankung bei Lungenemphysem). Auch akute Erkrankungen, wie Pneumonie, Spontanpneumothorax, Bronchialasthma und ausgedehnte Atelektasen und Ergüsse können zu starker Atemnot führen.

Die Orthopnoe findet sich nur gelegentlich bei Lungenkranken (häufiger bei Herzkranken): beim Bronchialasthma kann gelegentlich die Atemnot durch eine sitzende Stellung erleichtert werden.

Auswurf

Die Untersuchung des Sputums ist äußerst wichtig. Schleimiger Auswurf wird bei Tracheobronchitis und Asthma bronchiale gefunden. Gelbes oder grünes Sputum spricht für eine bakterielle Infektion. Fötider Auswurf besteht bei Besiedelung mit Anaerobiern (Lungenabsceß). Beim Lungenödem wird rosafarbenes, schaumiges Sekret abgehustet, rostfarbenes Sputum spricht für eine Pneumonie. Große Auswurfmengen, die sich im Spitzglas mehrschichtig absetzen, sind typisch für Bronchiektasen. Bei Produktion größerer Sputummengen, insbesondere wenn sie bei Änderung der Körperlage (z. B. morgens nach dem Aufstehen) abgehustet werden, sprechen für die Entleerung von Cavitäten oder Hohlräumen in den Bronchialbaum.

Rasselgeräusche

Sie sind ein charakteristisches Zeichen für Bronchialerkrankungen. Diffuse, paroxysmale und vorwiegend trockene Rg bei verlängertem Exspirium findet man beim Bronchialasthma. Akutes Linksversagen führt zu diffusen, feuchten, nichtklingenden, klein- bis mittelblasigen Rg. Man differenziert sie am besten durch Zeichen der Stauung und den Nachweis einer verlängerten Arm-Zungenzeit. Besondere Beachtung verdienen Rg, die konstant an einer bestimmten Stelle zu hören sind („stehende Rg"): sie sprechen für Bronchialcarcinome, entzündliche Stenosen oder corpora aliena.

Thoraxschmerzen

Zu Schmerzen im Bereich des Thorax führen nur solche Prozesse, die parietale Pleura, Brustwand, Knochen- oder Knorpelstrukturen befallen (die viscerale Pleura ist schmerzunempfindlich). Der pleurale Schmerz tritt meist nur einseitig auf. Er wird verstärkt durch Wechsel des intrathorakalen Druckes (tiefes Durchatmen, Husten, Niesen). Zwerchfellreizung erzeugt Schmerzen in der Schulter (zentrale Reizung) oder im Oberbauch (periphere Reizung). Bei Erkrankungen der Brustwand kommt es zu lokalisierten und weniger von Atmung und Husten abhängigen Schmerzen, die oft von Hyperästhesien begleitet werden. Lokalisierte Schmerzen, Schwellung und Hyperästhesie eines oder mehrerer Rippenknorpel können durch eine unspezifische Entzündung hervorgerufen werden (Tietze-Syndrom). Bei Thoraxschmerzen muß differentialdiagnostisch sowohl an Lungen- als auch an Herzerkrankungen gedacht werden. Herzschmerzen werden meist substernal lokalisiert, sie strahlen in Hals, Kinn, linke Schulter, linken Arm oder Oberbauch aus. Die Schmerzen werden oft durch Belastung ausgelöst, sie bessern sich nach Ruhe (cardiale Durchblutungsstörungen). Pericardiale Entzündungen führen zu substernalen oder präcordialen Schmerzen, tiefes Durchatmen verstärkt sie. Oesophagusreizung oder -Spasmen manifestieren sich als tiefsitzende, zentrale und schluckabhängige Beschwerden. Dauernder tiefsitzender Thoraxschmerz spricht m. E. für eine neoplastische Erkrankung.

Zur Aufklärung von Thoraxschmerzen ist immer die Erhebung einer genauen Anamnese erforderlich.

Bluthusten

Blutiger Auswurf findet sich bei Tuberkulose, Bronchialcarcinom, Adenom, Bronchiektasen, Bronchitis und chronischen Lungenabscessen. Letale Lungenblutungen sind relativ selten. Hämorrhagien aus Nase und Pharynx müssen ausgeschlossen werden. Bei Vitien (Mitralstenose) führen Kollateralkreisläufe zwischen bronchialen und pulmonalen Venen zu Hämoptysen. Im Zusammenhang mit Thoraxschmerzen und Schock bei Lungenbluten muß auch an einen Lungeninfarkt gedacht werden.

Cyanose

Erhöhte CO_2-Konzentration im Blut führt zu Cyanose. Zahlreiche Veränderungen können dafür verantwortlich sein: Diffusionsstörungen, Verteilungsstörungen, alveoläre Hypoventilation etc.

Cave: Vermindertes Hämoglobin verhindert die Manifestation einer Cyanose!

Polyglobulie

Als Antwort auf einen chronischen Sauerstoffmangel bei pulmonaler Insuffizienz kann es zu einer Vermehrung der Erythrocyten kommen. Die Differentialdiagnose gegenüber einer Polycythämia vera, die mit normaler Sauerstoffsättigung einhergeht, ist nicht immer leicht. Sie wird im Kapitel über Bluterkrankungen abgehandelt.

Osteoarthropathie hypertrophiante Pneumique

(Pierre Marie Strümpell)

Diese Erkrankung findet sich vereinzelt bei chronischen Lungenerkrankungen. Es kommt zu Trommelschlegelfinger und -Zehen, subperiostalen Proliferationen an langen Röhrenknochen, Arthralgien und Weichteilschwellungen. Nach Heilung der Lungenerkrankung (z. B. Resektion eines Bronchialcarcinoms) können sich diese Veränderungen wieder zurückbilden. Die Ursache ist unbekannt.

Trommelschlegelfinger

Trommelschlegelfinger und -Zehen findet man bei Bronchiektasen, Bronchialcarcinomen und Lungenabscessen, nicht jedoch bei Lungentuberkulosen. Auch extrapulmonale Erkrankungen führen zu diesen Veränderungen: angeborene Vitien, Lebercirrhose und angeborene Anomalie sui generis.

Tabelle 7–1. *Lungenfunktionsteste, die für den Kliniker brauchbar sind* – *s. auch S. 199*

Test	*Symptomatik*	*Normalwerte*
Vitalkapazität (VK) Die VK stellt die Volumendifferenz zwischen tiefster Ein- und Ausatmung dar.	Wiederholt abnormale Werte (mehr oder weniger 20% der Sollkapazität) sind signifikant. Sie sprechen für cardiopulmonale oder respiratorische Erkrankungen.	Männer-VK = (27,63 – [0,1112 x Alter in Jahren]) x Größe in cm. Frauen-VK = (21,78 – [0,101 x Alter in Jahren]) x Größe in cm. (BALDWIN, E. D. F. u. a.: Medicine **27**, 243 (1948)
Sek.-Kapazität (Tiffeneau) Nach max. Inspiration wird der Pat. aufgefordert, die Luft kurz anzuhalten und dann so rasch und tief wie möglich auszuatmen. Gemessen wird dabei die in der 1. sec exspirierte Luftmenge in Litern. Die Umrechnung kann auch in Prozent der VK (rel. sec. Kapazität) angegeben werden.	Der Test erfordert die Mitarbeit des Probanden. Verminderungen sprechen für obstruktive Atemwegserkrankungen.	Normalwert : 75–85% der VK
Atemgrenzwert: Der Atemgrenzwert gibt die max.-mögliche Willkürhyperventilation in l/min an. Prüfg. nur 10–30 sec um Hyperventilationserscheinungen zu vermeiden.	Eine Verminderung spricht ebenfalls für obstruktive Atemwegserkrankungen.	Normalwert: Männer: 86,5–[(0,522 x Alter)] x Körperoberfläche Frauen: 71,3–[(0,474 x Alter)] x Körperoberfläche Befunde, die 30% und mehr unter der Norm liegen, sind als pathol. zu bewerten
Sauerstoffdruck arteriell (PO_2)	Hypoxämie, die klinisch nicht in Erscheinung tritt, kann durch Blutgasanalyse gelegentl. verifiziert werden.	Arterieller O_2-Druck: Normalwert = 90–100 mm Hg

Wenn niedrige Werte erhalten werden, sollten dieselben nach Verabfolg. v. bronchodilatatorisch wirkenden Medikamenten wiederholt werden

CO_2-Druck (PCO_2) Plasma bic (HCO_3^-) pH	Wichtiger Wert bei der Diagnose und Behandlung respiratorischer Acidosen, die bei CO_2-Retention auftreten (vorwiegende Messg. durch Astrup: Klin. Chemie 7 1–15 (1969))	arteriell	und	capillar
		PCO_2		
		40 mm Hg		46 mm Hg
		Plasma		
		HCO_3^-	24mÄ q/l	
		pH 7,40		7,37

Erkrankungen der Bronchien

Bronchitis

Ein führendes Symptom zahlreicher Lungenerkrankungen (Tuberkulose, Bronchiektasen, Emphysem) ist die Infektion und Entzündung der Bronchien. Die klinische Wichtigkeit wird häufig unterschätzt.

A. Akute Bronchitis
Sie ist durch produktiven Husten (mucopurulent bis purulent) und das Fehlen röntgenologischer Erscheinungen gekennzeichnet. Bei der Untersuchung findet man feuchte und trockene, nicht klingende Rasselgeräusche. Die akute Bronchitis ist oft viraler Genese (Grippe, Masern etc.). Sie ist bei sonst gesunden Erwachsenen selten ernst zu nehmen. Bei Kindern jedoch, insbesondere bei Kleinkindern, kann sie über eine Bronchialobstruktion zu lebensbedrohlichen Erscheinungen führen. Neuere Untersuchungen bei Kindern ergaben Parainfluenza-, Adeno- und Rhinoviren. Bei Erwachsenen mit chronischer pulmonaler Insuffizienz (z. B. Emphysem) kann die aufgepfropfte akute Bronchitis zu lebensbedrohlichen Situationen führen.

Sputumkulturen ergeben meist Bakterien der normalen Mundflora. Nur gelegentlich werden spezifisch pathogene Keime, wie Pneumokokken oder β-hämolysierende Streptokokken gefunden. Bei Kindern kann der Hämophylus influenzae eine Bronchitis hervorrufen.

B. Chronische Bronchitis
Sie ist charakterisiert durch eine lange Dauer und das Fehlen der Zeichen einer akuten Infektion der oberen Luftwege. Häufig findet sich eine Kombination mit dem Lungenemphysem. Die Begriffe Emphysem und chronische Bronchitis werden gern (besonders bei älteren Patienten) zu einem Krankheitsbild zusammengefaßt: chronische Emphysembronchitis oder chronisch obstruktive Emphysembronchitis. Sputumkulturen sind ohne größeren Wert, da sie gewöhnlich nur das Bild der normalen Mundflora wiedergeben. Untersuchungen bei Exacerbationen ergaben oft Kombinationen mit Virusbesiedelungen (Rhinovirus und resp. syncytial Virus). Infektionen mit Befall der Bronchioli (Bronchiolitis) führen zu schweren oder sogar lebensbedrohlichen Situationen bei Kindern, gelegentlich auch bei Erwachsenen. Seit längerer Zeit liegen aber keine Beobachtungen mehr vor. Im Laufe der Zeit führt die zunehmende Emphysembronchitis zum Cor pulmonale.

Behandlung

A. Akute Bronchitis: Es sollte Bettruhe eingehalten werden. Rauchen muß untersagt werden. Wichtig ist genügende Flüssigkeitszufuhr, um der Dehydratation vorzubeugen. Bewährt haben sich auch Dampfinhalationen. Gegen den Bronchospasmus kann Ephedrin 25 mg oral oder Isoproterenol-Hydrochlorid (Aludrin®, Alupent®) 1 : 200 mit der Handpumpe oder einem Sprayinhalator (Kompressor, Ultraschall) vernebelt gute Dienste leisten. Die Wirkung von Antihistaminica auf die entzündete Schleimhaut ist unterschiedlich. Bei starkem, quälendem Husten gibt man codeinum phosphor. 15–30 mg je nach Substanz (Paracodin®, Silomat®). Bei Bronchospasmen gibt man je nach Stärke eine bronchospasmolytisch wirkende Substanz (s. Kapitel Asthma). Aspirin® senkt das Fieber und erleichtert dem Patienten die subjektiven Beschwerden. Unter folgenden Voraussetzungen sollten Antibiotica zum Schutz vor einer Sekundärinfektion eingesetzt werden: beeinträchtigte Atmung, Herzinsuffizienz, Schädigung bei anderen Erkrankungen, bei alten Patienten, bei Kindern und Jugendlichen mit schweren Symptomen. Die Anlage einer Sputumkultur ist bei der akuten Bronchitis nicht nötig.

Dosierungshinweise für Antibiotica:
Procain-Penicillin 2 × 600.000 IE täglich Penicillin G Tabletten 4×400.000 IE tgl. (oder 4 × 250 mg), Penicillin V Tbl. (Penicillin-Heyl® oral 200/oral 400, 4×tgl., Tetracyclin 250–500 mg 4×tgl (Bisolvomycin®).

B. Chronische Bronchitis: Man denke immer an die Möglichkeit, daß eine chronische Bronchitis nur das Symptom einer anderen Erkrankung sein kann (Bronchialcarcinom etc). Es müssen alle Quellen chronischer Reize vermieden werden: Rauchen, irritierende und allergieerzeugende Substanzen z. B. am Arbeitsplatz. Gelegentlich ist ein Klimawechsel angezeigt.

Der trockene Reizhusten muß mit codeinum phosphoricum 15–30 mg alle 3–4 Std oder einer vergleichbaren Substanz unterdrückt werden. Durch die adaequate Zufuhr von Flüssigkeit und gesättigte Lösung von Kalium jodatum 10–15 Tropfen 4× täglich kann das Sputum verflüssigt werden. Bronchialspasmen mildert man durch Inhalation von Ephedrinsulfat 8–25 mg 4× täglich oder Isoproterenolhydrochlorid (Aludrin®, Alupent®) 1 : 200 gelöst alle 2–4 Std. Antihistaminica versprechen nur eine geringe Besserung. In schweren kaum beherrschbaren Fällen kann ein Versuch mit Corticosteroiden gemacht werden. Prednison oral wird in einer Anfangsdosierung von 5–10 mg 4× täglich 3–4 Tage lang verabfolgt, anschließend muß es langsam wieder bis zu einer kleinen Erhaltungsdosis abgebaut werden. Noch besser ist es, wenn es ganz abgesetzt werden kann. Viele Autoren lehnen die Behandlung der Bronchitis mit Corticosteroiden ab.

Bei eitrigem Sputum sind Antibiotica angezeigt. Die Mittel der Wahl sind Penicillin oder Breitbandantibiotica (Dosierung siehe Therapie der akuten Bronchitis).

Tritt nach einigen Tagen keine Besserung ein, muß eine Sputumkultur mit Antibiogramm angelegt werden. (Wichtig: vor Anlage der Kultur 3 Tage keine Antibiotica!) Nach Durchführung einer antibiotischen Therapie mit voller Wirkdosis empfehlen viele Autoren zur Verhinderung eines Rückfalls die Langzeittherapie mit halber Dosis. Diese Therapie vermindert wohl Schwere und Dauer, jedoch nicht die Häufigkeit von interkurrenten Atemwegsinfektionen. Dies trifft besonders bei Nachweis von Pneumokokken zu.

Bates, D. V.: Chronic bronchitis and emphysema. New Engl. J. Med. **278**, 546–561, 600–604 (1968).

Bopp, K. Ph., Hertle, F. H.: Chronische Bronchitis. Stuttgart-New York: Schattauer 1968.

Brinkman, G. L., Block, D. L.: The prognosis in chronic bronchitis. JAMA **197**, 1–7 (1966).

Eadie, M. D., Stott, E. J., Grist, N. R.: Virological studies in chronic bronchitis. Brit. med. J. **1966 II**, 671–673.

Filley, G. F.: Emphysema and chronic bronchitis: Clinical manifestations and their physiologic significance. Med. Clin. N. Amer. **51**, 283–292 (1967).

Fletcher, C. M.: Recent clinical and epidemiological studies of chronic bronchitis. Scand. J. Res. Dis. **48**, 285–293 (1967).

Holdaway, D., Romer, A. C., Gardner, P. S.: The diagnosis and management of bronchiolitis. Pediatrics **39**, 924–928 (1967).

Malone, D. N., Gould, J. C., Grant, J. W. B.: A comparative study of ampicillin, tetracycline hydrochloride, and methacycline hydrochloride in acute exacerbations of chronik bronchitis. Lancet **1968 II**, 594–595.

Schmidt, O. P., Günthner, W., Bottke, H.: Das Bronchitische Syndrom. München: Lehmann 1965.

Stuart-Harris, C. H.: Pulmonary hypertension and chronic obstructive bronchitis. Ann. Rev. Resp. Dis. **97**, 9–17 (1968).

Wieser, O., Winterberg, H.: Injektionstherapie chronischer Erkrankungen des Respirationstraktes mit Dexamethason-21-Isonikotinat als Depot. Med. Welt **21**, 1707–1709 (1970).

Winterberg, H., Wieser, O., Darai, G.: Zur klinischen Prüfung von Bisolvonamid beim bronchitischen Syndrom. Ther. Gegenw. **109**, 885–892 (1970).

Asthma bronchiale

Diagnostische Merkmale

- Anfälle von Dyspnoe, Husten, Auswurf von glasigem, zähem Schleim, keuchende Atmung
- Verlängertes Exspirium mit generalisierten trockenen, oft musikalischen Rasselgeräuschen diffus über beiden Lungen
- Eosinophilie in Sputum und Blutausstrich

Allgemeine Betrachtungen

Bei der ätiologischen Bewertung eines allergischen Patienten müssen die familiäre Belastung, Umweltbedingungen, sowie psychogene Stimuli beachtet werden.

50% dieser Patienten haben eine Familienanamnese mit Rhinitis, Asthma, Ekzemen und Urticaria. 75% aller Nachkommen von 2 allergischen Eltern sind selbst allergisch. Aus der Familienanamnese ist jedoch nie der Ort der klinischen Manifestation einer allergischen Reaktion abzulesen.

Die meisten allergischen Erkrankungen des Respirationstraktes werden durch Inhalationsallergene hervorgerufen. Zu den wichtigsten Noxen zählen die Pollen (Lindenblüten, Gräserblüte, Ragweeds, Tierhaare, Hausstaub). Verstärkend wirken psychogene Faktoren (Eltern-Kinder-Probleme, Eheschwierigkeiten) sowie Infektionen und endokrine Störungen. Es wird dadurch das Gleichgewicht des Patienten zwischen bronchopulmonalem Organ und allergischer Umwelt in Unordnung gebracht.

Die Antigen-Antikörperreaktion kommt in Gang und führt zu schnellen, aber reversiblen Veränderungen: Zunahme der Capillar-Permeabilität, der Sekretproduktion, Anstieg der eosinophilen Leukocyten im Blut, Gewebe und Sekreten. Das allergische Asthma beginnt zumeist vor dem 20. Lebensjahr. Es gibt jedoch auch ein Asthma ohne nachweisbare Allergie. Dabei nimmt man eine Überempfindlichkeit auf Bakterien an („Intrinsic-Asthma"). Es fehlen zu dieser Theorie aber überzeugende Beweise. Dieses Asthma beginnt meist in fortgeschrittenem Lebensalter. Manchmal tritt Asthma auch als Begleiterkrankung z. B. bei Arteriitis nodosa oder eosinophilem Lungenfiltrat (Löffler-Syndrom) auf.

Klinische Befunde

A. Symptome: Das Bronchialasthma tritt anfallsartig mit verlängertem, keuchendem Expirium, Husten, Dyspnoe auf. Am Ende jeder Attacke wird wenig glasig-schleimiger Auswurf abgehustet. Oft gehen den pulmonalen Symptomen Erscheinungen von Seite der Nase voraus: Jucken, Schleimhautschwellung und wäßriger Ausfluß („Nasenasthma"). Der Patient mit einem akuten Asthmaanfall bietet ein ganz charakteristisches Bild: er sitzt im Bett, ringt nach Luft, der Thorax ist in Inspirationsstellung fixiert, die Atemhilfsmuskulatur angespannt. Der Patient kann nicht ausatmen. Das Keuchen ist im ganzen Krankenzimmer zu hören, es überdeckt bei der Auskultation alle übrigen pulmonalen Symptome. Zieht sich ein Anfall mit akuten, kaum beherrschbaren bedrohlichen Symptomen lange hin, spricht man von status asthmaticus.

B. Laborbefunde: Das Sputum ist zäh und glasig, es enthält Pfröpfe und Spiralen. Mikroskopisch findet man vermehrt eosinophile Leukocyten. Auch das Differentialblutbild zeigt eine Eosinophilie (Hautteste siehe Kapitel 22).

Während schwerer Anfälle komt es durch das gestörte Perfusions-Ventilationsverhältnis, alveoläre Hypoventilation oder einen funktionellen Rechts-Links-Shunt zu arterieller Hypoxie.

C. Röntgenbefunde: Das Lungenübersichtsbild zeigt meist keine Veränderungen. Während schwerer Anfälle kann ein akutes, reversibles Emphysem vorliegen. Bei langem Krankheitsverlauf kommt es zu einer irreversiblen Lungenblähung. Gelegentlich wurde über flüchtige migrierende Lungeninfiltrate berichtet. Selten kann ein Spontanpneumothorax den Anfall komplizieren.

Differentialdiagnose

Die Unterschiede von Bronchitis, Emphysem und Herzinsuffizienz ist durch das charakteristisch verlängerte Exspirium mit trockenen Rasselgeräuschen leicht möglich.

Komplikationen

Das Bronchialasthma führt im Laufe der Zeit zum chronischen Lungenemphysem und cor pulmonale. Weitere Komplikationen: Atelektasen, Pneumonien, Spontanpneumothorax.

Behandlung

Es müssen zwei Krankheitsphasen unterschieden werden:

1. der akute Anfall
2. das Intervall

Adrenalin ist das Mittel der Wahl, um einen akuten Asthmaanfall zu beherrschen. Glucocorticoide sind lediglich zur Behandlung des status asthmaticus und für den adrenalinresistenten Patienten nötig. Ebenfalls ist ACTH, wenn auch weniger schnell, wirksam.

Cave: Adrenalinderivate dürfen bei Patienten mit Hochdruck, Asthma cardiale und Angina pectoris nur mit besonderer Vorsicht eingesetzt werden!

A. Behandlung des akuten Asthma-Bronchiale-Anfalls: Allergene, soweit sie dem Patienten bekannt sind, müssen gemieden werden. Sedativa unterstützen die psychologische Führung des Patienten. Atemwegsinfekte werden energisch mit wirksamen Antibiotica bekämpft. Sehr wichtig ist die Zufuhr genügender Flüssigkeitsmengen oral oder auch parental, um der drohenden Dehydratation entgegen zu wirken. Von den zahlreichen angebotenen Expectorantien zeichnet sich besonders Jod dadurch aus, daß es tatsächlich in der Lage ist, auch die Sekrete der tieferen Luftwege zu verflüssigen. Man gibt daher kalium jodatum gesättigte Lösung 4× täglich 10–15 Tropfen in Wasser.

1. Leichte Anfälle: Hier ist Adrenalin das Mittel der Wahl.

a) Adrenalin 1:1000 (Suprarenin®) 0,2–0,5 ml subcutan. Bei länger dauernden Anfällen alle 1–2 Std Wiederholung.

b) Adrenalininhalation 1:100 oder Isoproterenol 1:200 in wäßriger Lösung zersteubt mit Vernebler alle 30–60 min 1–2 Inhalationen wenn nötig (*Aludrin-®*, *Alupent-® Dosierinhalator, Adrenalin Medihaler®*).

Cave: Überdosierung bei Selbstbehandlung des Patienten, Todesfälle durch Überdosierung!

c) Wenn ein prolongierter Effekt erwünscht wird, kann eine sertile Adrenalin-Suspension 1:500 ölig 0,2 bis 1,0 ml tief intramuskulär alle 10–14 Std verabfolgt werden.

d) Spricht der Patient auf die erwähnten Maßnahmen nicht an, kann ein Versuch mit einem Aminophyllinderivat (Euphyllin® 0,24 langsam i. v. Aminophyllin 0,24 langsam i. v. oder 2 Amp. in physiolog. Kochsalzlösung im Tropf).

Die Lösung kann auch rectal oder als supp. gegeben werden.

e) Ephedrinsulfat oder Ephedrinhydrochlorid kann zusammen mit Barbituraten verabfolgt werden. Diese Substanzen sind in zahlreichen Asthmaspezialitäten enthalten.

f) Zur Sedierung kann man Phenobarbital 0,1 Gramm (Phenobarbyl) bis maximal 4× tgl 0,03 verabfolgen.

2. Schwerer Asthmaanfall, Adrenalin-empfindlich (s. auch unter 3. status asthmaticus): Verwende Adrenalin, Aminophyllin und Sedativa wie unter 1. Durch Inhalation von 100% O_2 mittels Maske bei einem flow von 6–12 l/min über kurze Zeit wird die Dyspnoe erheblich erleichtert. Noch besser, wenn vorhanden, wirkt eine intermittierend angewandte Überdruckbeatmung mit dem Bird- oder Bennett-Apparat, wobei gleichzeitig bronchodilatatorisch wirksame Medikamente vernebelt werden können. Die Überdruckbeatmung sollte jede Stunde für 15–20 min durchgeführt werden. Führen all diese Maßnahmen nicht zum erhofften Erfolg, muß Kortison oder ACTH, wie weiter unten beschrieben, eingesetzt werden. Sehr wichtig ist zur Verhütung der Dehydratation die Zufuhr bilanzierter Flüssigkeitsmengen.

3. Status asthmaticus: Hier ist die Einweisung in das Krankenhaus unbedingt erforderlich. Der Hausarzt muß jedoch die Behandlung bereits einleiten, um den Transport zu erleichtern: Aminophyllin 0,24–0,48 g langsam i. v., weiters Prednisolon (Solu-Decortin®) 100 mg, Methylprednisolon (Urbason®) 80 mg oder Betamethason (Celestan® solubile) 20 mg i. v. Sobald als möglich sollte O_2 mit Maske oder Nasenschlauch zugeführt werden. Im Krankenhaus wird die Behandlung mit bilanzierter Flüssigkeitszufuhr (600 ml mehr als ausgeschieden wird, wenn kein Fieber besteht, sonst entsprechend mehr. Man richtet sich nach der Körperosmoloarität, deren bester Parameter das Serum-Natrium ist), Aminophyllin, Kortison oder ACTH fortgeführt.

In verzweifelten Fällen können in 24 h bis zu 1.000 mg Prednisolon zugeführt werden. ACTH wird am besten als Synacthen® (pro Trockenampulle 0,25 mg) ev. im Dauertropf verabfolgt. In 4–6 Std soll eine gewisse Erleichterung eintreten, der Anfall in 24–48 Std beendet sein.

Wichtig sind auch Sedativa (Barbitursäurederivate), um dem Patienten die Angst zu mildern. Bestehen Kontraindikationen für eine Steroidtherapie (absolute Kontraindikationen gibt es nur für die Dauertherapie!), infundere man 1 ml Adrenalin 1:1000 in 1000 ml 5% Dextroselösung 60–80 Tropfen/min. Tritt keine Besserung ein, kann eine Vollnarkose lebensrettend sein. In verzweifelten Fällen, wenn aus äußeren Umständen kein Fachanästhesist zugezogen werden kann, ist der Versuch einer rectalen Applikation von Äther pro narcosi 30–90 ml in der gleichen Menge Olivenöl gerechtfertigt. Eine Wiederholung dieser Maßnahme kann nach 12–24 h erfolgen. Gelegentlich kann eine Bronchoskopie und Tracheotomie zur Freihaltung der Atemwege erforderlich werden.

B. Intervall-Therapie: Im Intervall muß intensiv nach der auslösenden Ursache gefahndet werden. Allergene können mittels Haut- oder Inhalationstesten gefunden werden. Anschließend kann ein Versuch der Desensibilisierung durch Zufuhr steigender Allergendosen unternommen werden. Nach Möglichkeit müssen die Allergene gemieden werden. Leider sind viele Patienten polyvalent allergisch. Weiterhin müssen psychische Faktoren ausgeschaltet werden. Soweit als möglich müssen gute häusliche Verhältnisse angestrebt werden. Eine Focussuche muß durchgeführt werden: Zahngranulome, Stirn-Nebenhöhlen, Mittelohr, Gallenblase, Appendix, Adnexe sind zu sanieren, wenn Veränderungen vorliegen. Patienten mit einem „Intrinsic-Asthma" (Bronchitis als Begleitkrankheit) erhalten eine Langzeittherapie mit adaequaten Antibiotica (Antibiogramm anfertigen). Weiterhin kann Ephendrinsulfat mit oder ohne Barbitursäurederivat verordnet werden. Bewährt hat sich folgendes Rezept:

Rp.
Aminophyllin 0,2
Ephedrinhydrochlorid 0,025
(oder Ephedrinsulfat)
Phenobarbital 0,015
D. S.: alle 4 Std eine Kapsel

Zur Verhütung und Behandlung schwerer Anfälle haben sich auch die oben erwähnten Dosier-Tascheninhalatoren mit Aludrin und Alupent bewährt (cave Überdosierung!). Manchen Patienten geben Antihistaminica Erleichterung, generell jedoch hat ihre Anwendung enttäuscht. Nur wenn all diese Maßnahmen nicht zum Erfolg führen, sollte eine Langzeittherapie mit NN-Steroiden erwogen werden. Die empfehlenswerte Dosis liegt zwischen der Beschwerdefreiheit und unerwünschten Nebenwirkungen. Meist reichen 3–4 × täglich 5 mg Prednison aus.

Die vielfach empfohlene Entfernung des glomus caroticum und ihre Wirkung auf das Asthma bronchiale konnte bislang nicht ausreichend gesichert werden.

Prognose

Die meisten Asthmapatienten finden sich gut damit ab, daß eine oft lebenslange Therapie nötig ist. Ungenügende ärztliche Kontrollen sowie unabänderliche Umweltbedingungen begünstigen die Entwicklung der beschriebenen, manchmal lebensbedrohlichen Komplikationen.

Bernett, P.: Chirurgische Möglichkeiten bei der Behandlung des Bronchialasthmas. Fortschr. Med. **40**, 404–406 (1966).

Curran, W. S., et al.: Glomectomy for severe bronchial asthma: A double-blind study. Amer. Rev. Res. Dis. **93**, 84–89 (1966).

Dulfarro, M. J.: Bronchodilators, pulmonary function, and asthma. Ann. intern. Med. **68**, 955–956 (1968).

Freedman, B. J., Meisner, P., Hill, G. B.: A comparison of different bronchodilators in asthma. Thorax **23**, 590–597 (1968).

Johnstone, D. E.: A study of the natural history of bronchial asthma in children. Amer. J. Dis. Child. **115**, 213–216 (1968).

Mannsell, K., Pearson, R. S. B., Livingstone, J. L.: Long-term corticosteroid treatment of asthma. Brit. med. J. **1968 I**, 661–664.

Segal, M. S., Weiss, E. B.: Current concepts in the management of the patient with status asthmaticus. M. Clin. N. Amer. **51**, 373–390 (1967).

Siegal, S.: Current trends in bronchial asthma. N. Y. med. J. **67**, 621–629, 1057–1062 (1967).

Sutter-Vetter, S.: Desensibilisierung bei Asthma. Med. Wschr. **50**, 1684 (1966).

Woitowitz, H. J.: Berufsbedingtes allergisches Asthma bronchiale. Münch. med. Wschr. **112**, 19, 874–879 (1970).

Bronchiektasen

Diagnostische Merkmale

- Chronischer Husten
- Auswurf großer Mengen von purulentem Sputum
- Hämoptysen
- Rasselgeräusche über beiden Unterlappen (oder auch nur einseitig, selten auch an anderer Stelle)
- Die Thoraxübersichtsaufnahme ist meist wenig ergiebig erst die Bronchographie zeigt die Veränderungen

Allgemeine Betrachtungen

Bronchiektasen sind Erweiterungen der mittelgroßen Bronchien mit Zerstörung der elastischen und muskulären Wandelemente. Folgende Veränderungen werden als auslösende Ursache angeschuldigt: alle Lungeninfekte (Pneumonien, Pertussis, Tuberkulose), Bronchialobstruktionen (Fremdkörper, Stenosen, gut- und bösartige Tumoren), Atelektasen, bei Kindern kongenitale Defekte (situs inversus, Lungencysten, fehlende Stirnhöhlen). Da wegen der effektiveren Therapie Infektionen und Obstruktionen nicht mehr so häufig als Ursache in Betracht kommen, werden andere Faktoren angeschuldigt, man spricht von unbekannten endogenen Faktoren. Die Anamnese ergibt jedoch häufig eine in der Jugend abgelaufene Lungenerkrankung. Oft finden sich Sinusitiden, der Zusammenhang ist jedoch nicht ganz klar (Cartagener).

Klinische Befunde

A. Symptome: Das Erscheinungsbild resultiert aus einer gestörten Bronchialfunktion (Verlust von Elastizität und Ciliarfunktion) und der Sekretretention. Die Sputumkultur zeigt die üblichen Pneumonieerreger. Die verzögerte Lösung einer Pneumonie sollte immer an Bronchiektasen denken lassen. Charakteristisch sind chronischer Husten und die Expektoration purulenter Sputummengen. Letzteres setzt sich im Spitzglas in 3 Schichten ab: Sediment, Flüssigkeit und Schaum. Bezeichnend ist die maulvolle Expektoration nach Wechsel der Körperlage (plötzliche Drainage bronchiektatischer Segmente). In 50% der Fälle treten Hämoptysen auf, schwere Blutungen in 10–20%. Sie sind jedoch selten tötlich. Sekundäre Bronchiektasen sind meist auch für Blutungen bei Tuberkulose und Bronchialcarcinomen verantwortlich. Chronische und akute Exacerbationen pulmonaler Infekte führen zu Gewichtsverlust, Schwäche, Nachtschweiß und Fieber. Die wiederholte Zerstörung von Lungengewebe führt zu Fibrose, Lungenemphysem und schließlich zur pulmonalen Insuffizienz.

Als wichtigstes physikalisches Zeichen gelten klein-mittel-großblasige feuchte, meist nicht klingende Rasselgeräusche über den Unterfeldern. Man kann die Rasselgeräusche durch Änderung der Körperlage oder durch Hustenlassen provozieren. Als weitere Zeichen findet man Einziehungen der Brustwand, verminderte Thoraxelastizität und Mediastinalverziehung auf die bevorzugt befallene Seite. Während akuter Infektionsperioden bestehen Zeichen der Pneumonie. In langdauernden, fortgeschrittenen Fällen kommt es zu Abmagerung, Cyanose und Trommelschlegelfingern.

B. Laborbefunde: Diese sind leider meist uncharakteristisch. In fortgeschrittenen Fällen kann sich als Folge der Lungeninsuffizienz eine Polycythämie entwickeln. Zum Ausschluß einer Tuberkulose müssen Sputumausstriche und Tb-Kulturen angelegt werden (besonders wichtig bei Oberlappenbefunden). Manchmal werden Pneumokokken gefunden. Nach häufigen Antibioticaanwendungen kommt es zur Besiedelung der Bronchiektasen mit Pseudomonas und Aerobakter-Stämmen.

C. Röntgenbefunde: Die p. a. Thoraxübersichtsaufnahme ist selten ergiebig. Manchmal finden sich vermehrte Lungenzeichnungen, Infiltrate und multiple Aufhellungen. Die Methode der Wahl ist die Bronchographie. Dabei stellen sich zylindrische, sackförmige oder spindelförmige Erweiterungen mit Verlust der normalen Bronchialverzweigungen dar. Insbesondere bei Voruntersuchungen zur operativen Therapie müssen unbedingt beide Lungen bronchographiert werden, um nicht Veränderungen in anderen Lungenanteilen zu übersehen. Die Untersuchung ist bei akuten Infektionen und Jodüberempfindlichkeit contraindiziert.

D. Bronchoskopie: Meist können Bronchiektasen nicht eingesehen werden, da sie zu weit peripher liegen. Manchmal findet man Verlegungen der großen Bronchien. Die Lokalisation der Bronchiektasen ist oft durch den Nachweis von Eiterabflußstraßen möglich. Die selektive Bronchographie gelingt mit Hilfe der Bronchoskopie leichter. Beide Untersuchungen werden vielfach in einem Arbeitsgangs meist in Vollnarkose durchgeführt.

Differentialdiagnose

Es kommt die chronische Bronchitis, Tuberkulose (die aber ihrerseits zu Bronchiektasen führen kann) und Lungenabsceß in Betracht. Carcinome und Adenome führen ebenfalls zu Hämoptysen.

Komplikationen

Die wiederholten Infektionen der schlecht drainierten Lungensegmente führen zu chronischer Eiterung und Lungeninsuffizienz. Weitere Komplikationen sind schwere oder gar fatal endende Blutungen, progressive Lungeninsuffizienz, chronisches cor pulmonale und die Amyloidose.

Behandlung

A. Allgemeine Maßnahmen: Die wirksamste Behandlung ist die Unterstützung der Drainage erkrankter Lungenabschnitte durch entsprechende Lagerung. Der Patient muß angehalten werden möglichst oft die Haltung anzunehmen, bei der er am meisten Sekret abhusten kann. Diese Lage muß er 2–4× täglich für 10–15 min einnehmen, das erste Mal morgens nach dem Aufstehen, das letzte Mal abends vor dem Zubettgehen. Dickflüssiges Sputum muß mit gesättigter Lösung von kalium jodatum 10–15 Tropfen in Wasser 4× täglich verflüssigt werden. Es gibt auch mucolytische Substanzen wie Acetyl-Cystein, Bisolvon®, die auch auf dem Wege der Inhalation wirksam sind. Am Beginn der Behandlung kann auch eine bronchoskopische Absaugung bronchusstenosierender Sekretmassen oder gar Fremdkörper nötig sein. Dabei finden sich gelegentlich Adenome oder Stenosen, die aufbougiert werden können. Sehr wichtig ist die schnellste Behandlung von Infekten der oberen Luftwege, um absteigende Entzündungen zu verhindern. Viele Bronchiektatiker leiden an chronischen Infekten der oberen Luftwege (postnasale Sekretion). Hier ist dringend Abhilfe zu schaffen. Klimawechsel heilt nicht. Ein warmes, trockenes Klima beugt jedoch wiederholten Infekten der oberen Luftwege vor. Zu vermeiden ist eine neblige, rauchgeschwängerte Atmosphäre. Patienten mit schweren Erkrankungsformen müssen Bettruhe einhalten. Das Bettende kann 10–15 cm höher gestellt werden. Wichtig ist eine gute und gesunde Ernährung, absolutes Rauchverbot. Hin und wieder wird die Anlage eines Tracheostoma nötig, um bei großen Sputummengen Katheteraspirationen durchführen zu können.

B. Spezifische Maßnahmen: Husten, Auswurf und andere Symptome besonders während akuter Verschlechterungen können oft durch antibiotische Behandlung gemildert werden. Diese Besserung ist jedoch passager, so daß Antibiotica am besten nur bei akuten Zuständen eingesetzt werden sollten. Gelegentlich ist auch eine Langzeittherapie mit halber Dosierung angezeigt.

1. Penicillin kann parenteral (besonders bei akuten Pneumonien) oder oral verwendet werden. Man gibt 4× täglich 400000 E Penicillin G.

2. Tetracyclin 4× täglich 250 mg.

3. Andere Antibiotica sollten je nach Ausfall des Antibiogramms eingesetzt werden.

4. Die Inhalation von Antibiotica hat keinen nachweisbaren Effekt.

5. Verabfolgung von mucolytischen Medikamenten (s. o.).

C. Chirurgische Behandlung:

1. Die Resektion ist bei Jugendlichen mit rezidivierenden Symptomen, aber sonst gutem Allgemeinbefinden und bei Ausschluß von Bronchiektasen in anderen Lungenanteilen angezeigt.

2. Die chirurgische Intervention ist bei Patienten bis zum 60. Lebensjahr möglich, wenn die dringende Notwendigkeit besteht, insbesondere bei akuten Blutungen. Die Bronchiektasen müssen einseitig und lokalisiert sein. Die Ergebnisse bei inkompletter Resektion sind schlecht.

Prognose

Der vernünftige Einsatz chirurgischer und konservativer Maßnahmen, insbesondere der antibiotischen Therapie haben die Prognose der Bronchiektasen verbessert.

Borrie, J., Lichter, I.: Surgical treatment of bronchiectasis: A ten-year survey. Brit. med. J. **1965 II**, 908–912.

Bradford, J. K., deCamp, P. T.: Bronchiectasis. Surg. Clin. N. Amer. **46**, 1485–1492 (1966).

Crofton, J.: Prognosis and treatment of bronchiectasis. Brit. med. J. **1966 I**, 721–723, 783–784.

Ferguson, T. B., Burford, T. H.: The changing pattern of pulmonary suppuration: Surgical implications. Dis. Chest **53**, 396–406 (1968).

Langer, Ch.: Zur Klinik der Bronchiektasien. Pneumologie **143**, 169–173 (1970).

Sealey, W. C., Bradham, R. R., Young, W. C., Jr.: The surgical treatment of multisegmental and localized bronchiectasis. Surg. Gynec. Obstet. **123**, 80–90 (1966).
Wurnig, P.: Bronchiektasien. Pneumologie **143**, 176–185 (1970).

Erkrankungen der Lunge

Pneumokokkenpneumonie

Diagnostische Merkmale

- Plötzlicher Beginn mit Fieber, Schüttelfrost, Thoraxschmerzen, Husten mit rostbraunem Auswurf
- Röntgenologisch finden sich Infiltrationen, oft in lobärer Anordnung
- Pneumokokkennachweis im Sputum und oft im Blut
- Leucocytose

Allgemeine Betrachtungen

Die Pneumonie ist eine vorwiegend durch Infektion hervorgerufene Entzündung des Lungenparenchyms. Differentialdiagnostisch muß in Betracht gezogen werden: Lungeninfarkt, Atelektase, Bronchialobstruktion, Herzinsuffizienz, oft Kombinationen der angeführten Erkrankungen. Bei primären bakteriellen Pneumonien werden in 80% Pneumokokken nachgewiesen (Erwachsene Typ I–VIII, Kinder Typ XIV). Diese Keime treten jedoch auch im gesunden Respirationstrakt auf. Die Entwicklung einer Pneumonie scheint daher von einer Störung der normalen Resistenz abhängig zu sein. Zu einer Pneumonie führen Virusinfekte, Unterernährung, Unterkühlung, giftige Gase, Alkoholintoxikation und Aspiration. Letztere wird verursacht durch Verminderungen der cerebralen Funktionen mit Lähmung des Hustenreflexes, der Epiglottisfunktion, später mit Störung der Ciliarfunktion mit Verminderung der Sekretelimination sowie Veränderung der alveolären Phagocytenfunktion.

Die Pneumonitis befällt entweder einen oder mehrere Lungenlappen (Lobärpneumonie), Segmente (Segmentpneumonie) oder ist in einzelnen Infiltrationen angeordnet (Bronchopneumonie).

Klinische Befunde

A. Symptome: Die Pneumonie beginnt meist plötzlich mit Fieber und Schüttelfrost, stechenden Schmerzen im Thorax, die atemabhängig sind, manchmal in Rücken, Schulter oder Abdomen ausstrahlen. Gelegentlich kommt es sogar zu Erbrechen. Es besteht Husten, der Auswurf ist rostbraun. Der Patient macht einen schwerkranken Eindruck. Die Atmung ist tachypnoisch (30–40 pro Minute), oft schnarchend mit Nasenflügelatmen. Meist besteht jedoch keine Orthopnoe. Der Kranke liegt häufig auf der betroffenen Seite und versucht sie auf diese Weise ruhig zu stellen. Gelegentlich tritt auch ein herpes simplex labialis auf. Die Atemexkursionen sind anfänglich auf der erkrankten Seite eingeschränkt, das Atemgeräusch kann abgeschwächt sein, man hört kleinblasige klingende Rasselgeräusche (crepitatio indux). Später findet man die klassischen Zeichen der Manifestation mit Dämpfung, Bronchialatmen und kleinblasigen klingenden Rasselgeräuschen. Bei Beteiligung der Pleura hört man auch ein Pleurareiben (Pleuropneumonie). Gelegentlich bestehen starke adominelle Beschwerden, die Verwechslungen mit einem akuten Abdomen möglich machen. Während der Lösung der Pneumonie ist die crepitatio redux zu hören. Insbesondere durch die antibiotische Therapie sind die klinisch-physikalischen Symptome oft verschleiert, so daß man wiederholte Röntgenuntersuchungen des Thorax durchführen muß.

B. Laborbefunde: In 25% der Fälle wachsen bereits auf den Blutkulturen Pneumokokken. Im peripheren Blutbild besteht meist eine erhebliche Leukocytose (20000 bis 25000/mm³). Bei niedrigen Leukocytenwerten ist die Prognose schlecht. Der Sputumausstrich wird nach Gram gefärbt, Sputumkulturen müssen angelegt werden. Der Ausfall des Antibiogramms ist für die weitere Therapie entscheidend. Viele Plattenepithelien im Ausstrich legen den Verdacht auf starke Vermischung mit Mund- und Nasensekret nahe. Solche Sputumproben sind nur von zweifelhaftem Wert. Ein typisches Sputum der tiefen Atemwege bei der Pneumokokkenpneumonie enthält reichlich Erythrocyten, Leukocyten und Pneumokokken. Wird kein brauchbares Sputum expectoriert, kann durch eine transtracheale Aspiration die Ätiologie noch gelegentlich aufgeklärt werden.

C. Röntgenbefunde: Anfänglich findet man keine oder eine nur angedeutete Trübung der befallenen Lungenanteile. Nach der typischen Manifestation bestehen deutliche Infiltrate oder eine lobäre Verschattung. Flüssigkeitsansammlungen im Sinus phrenicocostalis sprechen für eine pleurale Beteiligung (Pleuropneumonie). Während der Lösung der Pneumonie können sich Aufhellungen darstellen, die Kavernen vortäuschen (Pseudokavernen).

Behandlung

Wie oben bereits erwähnt, sollten vor Beginn der Behandlung unbedingt Blutkulturen, Sputumausstriche, Sputumkulturen und Antibiogramme angelegt werden. Der Therapieplan und die Auswahl der Antibiotica richtet sich nach Ausfall des Antibiogramms. Schwere der Erkrankung, Vorliegen ungünstiger prognostischer Zeichen und Komplikationen.

A. Antibiotische Therapie: Das Mittel der Wahl ist hier das Penicillin G. Anfänglich wird die parenterale Applikation bevorzugt. In leichten Fällen gibt man 600000 E alle 12 Std, bei schweren Fällen bis 10 Mill. E in 24 Std per infusionem. Erst wenn ein Erfolg deutlich wird, kann auf eine orale Therapie mit 400000 E Penicillin G oder V alle 4–6 Std übergegangen werden. Zur Zeit sind noch alle Pneumokokkenstämme penicillinempfindlich. Einzelne Stämme sind jedoch resistent auf Tetracyclin, Erythromycin und Lincomycin. Diese Alternativen zu Penicillin (Versuch bei Patienten mit bekannter Pencillin-Allergie) können bei leichten Fällen insbesondere als orale Therapie eingesetzt werden. In schweren Fällen muß man Cephalotin (8–12,0 g i. m.) oder Cephaloridin (4,0 g i. m. oder i. v.) geben. Sulfonamide werden wegen ihrer langsameren Wirkung gegenüber Pencillin weniger bevorzugt. Trotzdem kann in einzelnen Fällen eine wenn auch nicht optimale Therapie mit Sulfisoxazoldiolamin oder Natriumsulfadiazin 4–6,0 g. i. v. (oder Solu-Supronal®) durchgeführt werden. Die bekannten Vorsichtsmaßnahmen bei einer Sulfonamidtherapie sind zu beachten (s. auch Kapitel 27).

B. Allgemein unterstützende Maßnahmen:

1. Atmung und Sauerstoff: Die Luftwege müssen freigehalten werden. Wenn nötig, muß eine Trachealabsaugung, eine Intubation oder eine Tracheotomie vorgenommen werden. Alle Patienten mit schwerer Pneumonie, Cyanose und deutlicher Dyspnoe benötigen Sauerstoff. Diese Therapie schützt außerdem vor dem Lungenödem. O_2 kann mittels Nasenkatheter, Gummimaske oder Sauerstoffzelt zugeführt werden. Während mit Sauerstoffzelt und Nasenkatheter nur Konzentrationen von 40–50% O_2 erreicht werden, erzielt man mit der Maske 95% O_2. Häufig jedoch werden die Masken wegen Husten und Auswurf schlecht toleriert. Der Sauerstoff muß angefeuchtet zugeführt werden, um die Schleimhäute nicht auszutrocknen.

2. Schock und Lungenödem: Das sind die häufigsten Todesursachen der Pneumonie. Die Herzinsuffizienz muß behandelt werden, häufig ist Digitalisierung nötig. Bezüglich der Schockbehandlung s. Kapitel 1.

3. Toxisches Delirium: Es tritt praktisch bei jeder schweren Pneumonie auf und ist besonders schwierig bei Äthylikern zu beherrschen. Es muß unbedingt unter Kontrolle gebracht werden, um Erschöpfung und Kreislaufversagen zu verhindern. Am besten gibt man Phenothiazin, Haloperidol® mit Akineton®, Distraneurin® (letzteres cave Atemdepression bei Anwendung der Infusionen) oder Paraldehyd 8–12 ml oral, Wiederholung bei Bedarf 4 stündlich, eventuell auch 5 ml i. m., Wiederholung wenn nötig nach 30 min. Um Angst und Unruhe während des Tages zu unterdrücken kann Phenobarbital 15–30 mg alle 4 Std gegeben werden. 0,1 g Phenobarbital verhilft zur nötigen Nachtruhe. Neben der Verabfolgung von Sedativa und Tranquilizern ist es nötig, das Sensorium des Kranken auf jede Veränderung hin zu überprüfen sowie nach den Zeichen eines Meningismus zu suchen, um eine beginnende Pneumokokkenmeningitis nicht zu übersehen.

4. Flüssigkeit: Patienten mit einer Pneumokokkenpneumonie schwitzen profus und verlieren dadurch viel Flüssigkeit und Elektrolyte. Flüssigkeitsbilanz bei einer Mindestharnmenge von 1500 ml und Elektrolytausgleich ist nötig.

5. *Diät*: Der dyspnoische inappetente Patient zieht anfänglich eine flüssige Kostform vor. Mit zunehmender Besserung wird eine normale Nahrungszusammensetzung toleriert. Bei langdauerndem Krankheitsverlauf mit Komplikationen ist eine hochcalorische, vitamin- und eiweißreiche Diät angezeigt.

6. *Husten*: Wenn der Husten Schlaf und Ruhe stört, muß er mit Codeinphosphat unterdrückt werden: 15–20 mg alle 3–4 Std subcutan oder oral. Es kann auch ein Elixier aus Terpinhydrat mit Codein, ein Teelöffel alle 4 Std, verabfolgt werden. In schweren Fällen empfehlen sich auch Silomat® oder Dicodid® i. m. oder Paracodin® oral.

7. *Pleurale Schmerzen*: Bei leichten Schmerzen kann die entsprechende Stelle mit Äthylenchloridspray eine Minute lang besprüht werden. Anschließend kann entlang der Längsachse des Körpers eine Kältezone durch den Schmerzpunkt von ca 2,5 cm gesprüht werden. Weiters kann man 15–30 mg Codeinphosphat verabfolgen. Bei starken Schmerzen kann man eine Serie von Prokainhydrochlorid 0,5–1% Injektionen in und um den Schmerzpunkt spritzen (Novocain®). Bei ganz starken Schmerzen muß auf Opiate übergegangen werden (cave Lähmung des Atemzentrums).

8. *Abdominelle Symptome*: Der Meteorismus entsteht durch Luftschlucken. Diese Aerophagie wird bei Pneumoniepatienten oft zum echten Problem. Man gibt Sauerstoffbeatmung in hohen (90–100%) Konzentrationen, da O_2 vom Darm sehr schnell resorbiert wird. Neostigminmethylsulfat 1:2000 1 ml s. c. (Prostigmin®) und die Einlage eines Darmrohres geben rasch Erleichterung. Der Magendilatation muß mit Einlage einer Magensonde und Absaugung begegnet werden.

9. *Herzinsuffizienz*: Insbesondere bei älteren Patienten oder solchen mit vorbestehenden Herzerkrankungen kann es durch die Pneumonie zu Dekompensationen kommen. Rasche Digitalisierung ist angezeigt.

10. *Arrhythmie*: Extrasystolen verlangen meist keine Therapie. Bei Vorhofflimmern und -flattern ist rasche Digitalisierung angezeigt, da beide zur Insuffizienz führen.

C. Beurteilung der Behandlung: Bei geeigneter Auswahl der Antibiotica muß in spätestens 48 Std eine deutliche Besserung sichtbar werden. Sollte dies nicht der Fall sein, müssen drei Möglichkeiten in Betracht gezogen werden:

1. Schwere Komplikationen in Form von Empyem, Lungenabsceß, Lungengangrän in Verbindung mit Bronchialobstruktion, Endokarditis, Meningitis.

2. Die Pneumonie ist nicht durch Pneumokokken, sondern einen anderen Keim, der auf die verwendeten Antibiotica resistent ist, verursacht.

3. Es kann sich um ein Drogenfieber oder eine Zweiterkrankung handeln.

Ein eventuell vorhandener Pleuraerguß muß sofort punktiert werden, um durch Ausstrich und Kultur das Vorliegen eines Empyems auszuschließen. Ein Empyem müßte drainiert werden, ev. auch geschlossene Spülbehandlung täglich als Versuch.

Komplikationen

Bei der Pneumokokkenpneumonie muß mit folgenden Komplikationen gerechnet werden: steriler Pleuraerguß 4–8%, Empyem 0,5 bis 2%, Endokarditis und Meningitis 0,1–0,3%, Perikarditis 0,1%. Andere Komplikationen wie Pneumokokkenarthritis etc. sind selten. Vereinzelt kann es zu fibröser Organisation der entzündeten Lungenanteile anstatt zur Lösung der Pneumonitis kommen. Es resultiert dann meist Arbeitsunfähigkeit.

Prognose

Die unbehandelte Pneumokokkenpneumonie hat eine Mortalitätsrate von 20–40%, abhängig von folgenden prognostischen Zeichen: Alter über 45 Jahre, Zweiterkrankungen (Herzinsuffizienz, Lebercirrhose etc.), Schwangerschaft, Leukopenie, Bakteriaemie, Proteinurie, Lungenödem und Schock. Mit einer frühzeitigen und ausreichenden Penicillinbehandlung liegt die Mortalität bei 5%. Tatsächlich aber liegt die Mortalität vorwiegend bei den Altersgruppen unter 2 Jahren und über 45 Jahren. Bei unbehandelten, unkomplizierten Fällen tritt die Lösung der Pneumonie durch die Krise (oder auch allmählich) nach 7–10 Tagen ein.

ANDERSON, R., et al.: Lincomycin and penicillin G in the treatment of mild and moderately severe pneumococcal pneumonia. Amer. Rev. Resp. Dis. **97,** 914–918 (1968).

PERCIVAL, A.: Increased incidence of tetracycline-resistant pneumococci in Liverpool in 1968. Lancet **1969 I,** 998–1000.

TURCK, M.: Current therapy of bacterial pneumonias. Med. Clin. N. Amer. **51,** 541–548 (1967).

Andere bakterielle Pneumonien

Zur Zeit ist bei 15% aller bakteriellen Pneumonien damit zu rechnen, daß sie nicht durch Pneumokokken verursacht sind. Die röntgenologischen und physikalischen Symptome sind jedoch ähnlich. Entscheidend für eine effektive Behandlung ist jedoch die Erkennung des Erregers mit Hilfe von Ausstrich, Kultur und die Empfindlichkeitstestung mit dem Antibiogramm.

Klebsiellen-Pneumonie

Die Klebsiella pneumoniae Friedländer kann man bei 5–20% aller Menschen in der normalen Bakterienflora des Respirationstraktes oder des Darmes finden. Die primär durch Klebsiella pneumoniae verursachte Pneumonie tritt vorwiegend bei Alkoholikern und Geschwächten sowie Unterernährten auf. Häufig tritt die Infektion als Superinfekt bei schwerkranken Patienten auf. Der Beginn ist meist plötzlich mit Schüttelfrost, Fieber, Cyanose, Dyspnoe und ausgeprägter Toxizität. Das Sputum ist häufig rot (Johannisbeergelee), mukös, zäh und schwierig abzuhusten. Physikalische Zeichen und Leukocytenzahlen wechseln. Die Erkrankung kann fulminant verlaufen und schnell letal enden. Bei subakuten Verläufen besteht eine Tendenz zu Nekrose und Absceßbildung. Die Diagnose stützt sich auf den Nachweis des plumpen, von einer Kapsel umgebenen gramnegativen Doppelstäbchens im Ausstrich. Es kann mit Pneumokokken in schlecht gefärbten Ausstrichen verwechselt werden. Weiterhin können Klebsiellen in Blut- und Sputumkulturen nachgewiesen werden. Es muß sofort eine intensive Antibioticatherapie eingesetzt werden: Kanamycin 0,5 g alle 6–8 Std (15 mg/kg/24 h), Cephalotin 6–10 g i. v. Um Rückfälle zu vermeiden, muß die Therapie über 2 Wochen fortgesetzt werden. Die Allgemeintherapie entspricht der bei der normalen Pneumonie. Die Mortalitätsrate der unbehandelten Klebsiellenpneumonie liegt bei 80%. Trotz Einsatz einer adaequaten Therapie beträgt sie noch immer 40%.

MANFREDI, F., DALY, W. J., BEHNKE, R. H.: Clinical observations of acute Friedländer pneumonia. Ann. intern. Med. **58,** 642–653 (1963).

Pneumonie durch Haemophilus influenzae

Es handelt sich um eine seltene Form einer primär bakteriellen Pneumonie beim Erwachsenen. Sie wurde bei Herzerkrankungen, chronischen Lungenerkrankungen und Hypogammaglobulinämien gefunden. Die Symptomatik entspricht den anderen bakteriellen Pneumonien. Das Sputum kann blutig sein. Die Deutung der gramgefärbten Ausstriche ist schwierig und kann zu falschen Ergebnissen führen. Die endgültige Diagnose wird durch Kulturen von Blut und Sputum gestellt. Die Therapie wird mit Ampicillin 1–1,5 g oral alle 6 Std oder 150 mg/kg/24 h i. v. durchgeführt. Es kann auch 0,5 g Chloramphenicol alle 6 Std verabfolgt werden. Die Allgemeinmaßnahmen sind dieselben wie bei der Pneumokokkenpneumonie.

JOHNSON, W. D., et al.: Hemophilus influenzae pneumonia in adults. Report of five cases and review of the literature. Amer. Rev. Resp. Dis. **97,** 1112–1117 (1968).

Pneumonie durch Pseudomonas aeruginosa und Proteus

Pneumonien, die durch die genannten Erreger verursacht werden, findet man zunehmend bei geschwächten Personen mit Herz- und Lungenerkrankungen, Alkoholikern, als Superinfektion bei Patienten nach Inhalationstherapie, Trachealabsaugung, Tracheotomie oder antibiotischer Therapie. Häufige und wichtige ätiologische Faktoren sind kontaminierte medizinische Geräte. Oft findet sich ein früh auftretendes Delirium. Häufig sind Übergänge in Nekrose und multiple Lungenabscedierung. Die Mortalitätsrate ist hoch. Man hat noch wenig Erfahrung mit der Behandlung. Das Gentamycin (Refobacin®, Sulmycin®) scheint hier neue Möglichkeiten zu eröffnen: 3 mg/kg/24 h i. m. in 2 Tagesdosen aufgeteilt. Bei Nierenerkrankungen mit Retention harnpflichtiger Substanzen muß die Dosis reduziert werden, um oto- und nephrotoxischen Schäden vorzubeugen.

Fetzer, A. E., et al.: Pathologic features of pseudomonas pneumonia. Amer. Rev. Resp. Dis. **96**, 1121–1130 (1967).

Tillotson, J. R., Lerner, A. M.: Characteristics of pneumonias caused by B proteus. Ann. intern. Med. **68**, 287–294 (1968).

Tillotson, J. R., Lerner, A .M.: Characteristics of nonbacteremic pseudomonas pneumonia. Ann. intern. Med. **68**, 295–307 (1968).

Wieser, O.: Zur Behandlung bronchopulmonaler Infekte mit Gentamycin. Münch. med. Wschr. **112**, 430–432 (1970).

Streptokokkenpneumonie

Die durch hämolytische Streptokokken hervorgerufene Pneumonie begleitet oft Viruserkrankungen des Respirationstraktes, wie bei Influenza oder Masern. Die Kranken sind hochtoxisch und cyanotisch, häufig und frühzeitig tritt ein Pleuraerguß auf, der sich bei einem Drittel der Erkrankten in ein Empyem umwandelt. Die Diagnose stützt sich auf den Nachweis von Streptokokken im Sputumausstrich, in Blut und Sputumkulturen. Die Behandlung der Wahl ist Penicillin G in der oben angegebenen Dosierung (Pneumokokkenpneumonie).

Staphylokokkenpneumonie

Pneumonien durch staphylokokkus aureus treten bei Virusinfektionen der Atemwege (Influenza), geschwächten Personen, postoperativ, hospitalisierten Kindern, besonders nach antibiotischer Therapie auf. Die Krankheit beginnt schleichend mit diskreten Symptomen wie Kopfschmerz und Husten. Später kommt es zu einem plötzlichen Umschlag, der Patient wird schwer krank, es tritt hohes Fieber und Schüttelfrost auf, weiters Husten mit eitrigem, blutdurchsetztem Sputum, Cyanose. Früh erscheint ein Pleuraerguß, ein Empyem oder ein Pneumothorax. Röntgenbefunde mit Pneumothorax oder niveautragenden Cavernen sind immer auf eine Staphylokokkenpneumonie verdächtig. Die Diagnose stützt sich auf den Sputumausstrich mit massenhaft Leukocyten und grampositiven Kokken, wovon ein Teil intracellulär liegt, weiters auf die Blut- und Sputumkultur (staphylokokkus aureus) sowie die Untersuchung ev. vorhandener Pleuraergüsse. Das periphere Blutbild zeigt eine Leukocytose von über 20 000 Zellen/mm^3.

Die Initialtherapie besteht aus einer vollen Cephalosporindosis, einem Penicillase-resistentem Penicillin oder Vancomycin. Folgende Dosierungen werden empfohlen: Cephalotin 8–14 g/24 h, Meticillin 8-16 g/24 h, Vancomycin 2,0 g in 24 h und Nafcillin 6–12,0 g/24 h alle Substanzen i. v. Gibt das Antibiogramm eine Empfindlichkeit auf Penicillin an, gibt man 20–60 Mill. E. in 24 h im Tropf. Ein Empyem muß drainiert werden. Der Spontanpneumothorax muß wie Seite 212 und 213 erwähnt, behandelt werden. Die Prognose ist von der Grundkrankheit und der Sensibilität der Erreger abhängig.

Anaerobier-Pneumonie

Dabei handelt es sich meist um Komplikationen bei chronisch Lungenkranken oder bei abdominellen Infektionen. Leitsymptom sind früh auftretende Pleuraergüsse und Empyeme, die subakut oder chronisch verlaufen. Es finden sich gramnegative pleomorphe Erreger. Die Drainage des Empyem, das meist einen üblen, fauligen Geruch aufweist, muß mit einer hochdosierten Penicillin- oder Tetracyclinbehandlung kombiniert werden.

Tillitson, J. R., Lerner, A. M.: Bacteroides pneumonias: Character of cases with empyema. Ann. intern. Med. **68**, 308–317 (1968).

Winterbauer, R. H., et al.: Recurrent pneumonia. Predisposing illness and clinical patterns in 158 patients. Ann. intern. Med. **70**, 689–699 (1969).

Pneumocystis Carinii-Pneumonie

Diese seltene Erkrankung tritt meist bei Patienten mit abgeschwächter Abwehr, Kindern, bei Leukämien etc. auf. Die Diagnose wird aus Lungenbiopsien gestellt. Die typischen Cysten des Parasiten (pneumocystis carinii) finden sich in Tupfpräparaten, die nach Giemsa gefärbt werden. Das Mittel der Wahl ist Pentamidinisothionat (Lomidine) 4 mg/kg/24 h i. m.

Fischer, R., Becker, H. D., Joist, J. H., Tismer, R.: Pneumocystiscarinii-Pneumonie beim Erwachsenen Dtsch. med. Wschr. **94**, 2135–2140 (1969).

Lillehei, J. P., et al.: Pneumocystis carinii pneumonia. JAMA **206**, 596–600 (1968).

Mischformen bakterieller Pneumonien

(Hypostatische Pneumonie, terminale Pneumonie, Bronchopneumonie)

Diagnostische Merkmale

- Unterschiedlicher Beginn mit Fieber, Husten, Dyspnoe und Auswurf (grüngelbes purulentes Sputum mit Mischflora)
- Oft sind die Symptome durch die Primärerkrankung maskiert
- Leukocytose (fehlt bei alten und geschwächten Patienten)
- Im Thoraxröntgenbild ungleichmäßige Infiltrationen

Allgemeine Betrachtungen

In Kultur und Ausstrich findet sich eine Mischflora. Von keinem Erreger kann behauptet werden, daß er das auslösende Agens ist. Diese Pneumonieform erscheint oft als postoperative Komplikation, bei verschiedenen chronischen Erkrankungen (Herzerkrankungen, Carcinomen, Urämie) oder auch bei akuten Erkrankungen (Masern, Influenza). Häufig findet sich diese Komplikation auch bei Bronchiektasen und Emphysem. Besonders alte Menschen sind anfällig (terminale Pneumonie). Patienten, die mit Immunsuppressiva oder intermittierender Überdruckbeatmung behandelt werden müssen, sind besonders anfällig für Pneumonien, die durch gramnegative Stämme ausgelöst werden. Folgende Zeichen bei geschwächten, chronisch Kranken und alten Personen deuten auf eine Pneumonie:

1. Verschlimmerung des Hustens, Zunahme von Dyspnoe und Cyanose
2. subfebrile, unregelmäßige Temperaturen
3. purulentes Sputum
4. unregelmäßig verteilte basale Infiltrationen im Röntgenbild (eventuell in Verbindung mit schon vorbestandenen pulmonalen Veränderungen – Röntgenverlaufserie kontrollieren)

Klinische Befunde

A. Symptome: Die Krankheit beginnt meist schleichend mit subfebrilen Temperaturen, Husten und Auswurf. Die Dyspnoe nimmt zu, es kommt zur Cyanose. Die physikalischen Zeichen sind oft sehr vieldeutig und nicht abzugrenzen gegen andere chronische pulmonal oder kardial bedingte Erkrankungen. Auf der anderen Seite können alle oben bei der bakteriellen Pneumonie genannten Symptome gefunden werden.

B. Laborbefunde: Bei Auswurf von grünem oder gelbem Sputum sollte an eine komplizierende Pneumonie gedacht werden. Im Ausstrich und in der Kultur des Sputums findet sich eine Mischflora. Prädominierende Bakterienformen sind für die Therapie maßgebend. Bei alten und geschwächten Personen fehlt oft die Leucocytose.

C. Röntgenbefunde: Das p. a. Thoraxübersichtsbild zeigt unregelmäßig verteilte fleckige Infiltrationen in den posterioren und basalen Segmenten. Gelegentlich kommt es auch zu Abscedierungen. Um Verschattungen von vorbestehenden Erkrankungen der Lunge oder (und) des Herzens abzugrenzen, ist eine besonders subtile Diagnostik nötig (Rö-Verlaufserie anfordern).

Differentialdiagnose

In Betracht kommen Tbc, Carcinome, mycotische, bakterielle oder virusbedingte Infektionen (wovon einige wiederum sekundär sein können).

Behandlung

Wenn kein ätiologisches Agens nachgewiesen werden kann, müssen Breitspektrumantibiotica eingesetzt werden: Ampizillin (Binotal®) 1–1,5 g oder Tetracyclin 0,5 g alle 6 Std. Bei Überwiegen von Streptokokken hält man sich an die oben bei der Therapie der Pneumonie angegebenen Richtlinien.

Prognose

Diese ist von der Grundkrankheit und der prädominierenden Bakterienart abhängig.

HAHN, H. H., BEATY, H. N.: Transtracheal aspiration in the evaluation of patients with pneumonia. Ann. intern. Med. 72, 183–187 (1970).

KLEIN, J. O.: Diagnostic lung puncture in the pneumonias of children. Pediatrics 44, 486–492 (1969).

Aspirationspneumonie

Dabei handelt es sich meist um eine besonders schwere Krankheit, meist nach Aspiration von Mageninhalt (bei Störungen des Schluckaktes und Hustenreflexes in Narkose, postoperativ, ZNS-Erkrankungen, Koma etc.). Die ausgedehnten Lungenschädigungen entstehen durch das niedrige pH (unter 2,5) des Magensekretes. Klinisch imponiert das Bild wie eine Mischform aus Lungenödem und Bronchospasmus. Das Röntgenbild erinnert an Veränderungen bei Embolien, Atelektasen, Bronchopneumonie oder Herzinsuffizienz. Die Therapie entspricht der bei gemischtförmigen Pneumonien. Bei schweren Entzündungszeichen sind hohe Cortisondosen indiziert: 200 mg Hydrocortison i. m. eingangs und dann 50 mg alle 6 Std 2 Tage lang, dann 25 mg alle 6 Std über weitere 2 Tage. Die bronchoskopische Absaugung fördert meist nur kleine Mengen der aspirierten Flüssigkeit zu Tage.

HARRIS, M .S.: Aspiration disease in the elderly. Dis. Chest. 47, 487–491 (1965).

LAWIN, P.: Praxis der Intensivbehandlung. Stuttgart: Thieme 1971.

VANDAM, L. D.: Current concepts: Aspiration of gastric contents in the operative period. New Engl. J. Med. 273, 1206–1207 (1965).

Primär atypische Pneumonie

Diagnostische Merkmale

- Langsam zunehmender Husten mit wenig Auswurf und Fieber
- Nur diskrete physikalische Zeichen bei der Untersuchung
- Röntgenologisch Verschattungen
- Leukocytenzahl normal oder niedrig

Allgemeine Betrachtungen

Als auslösendes Agens für das PAP-Syndrom kommen verschiedene Viren, Rikettsien, Chlamydien und Mycoplasmen in Betracht. Es muß differenziert werden von bakteriellen, tuberkulösen und neoplastischen Erkrankungen sowie von Pilzpneumonien. Das auslösende Agens sollte unbedingt bestimmt werden. Häufig finden sich Adenoviren (Typ 4, 7, 14 bei Soldaten), Influenzavirus, Q-Fieber, Coxiella burnetti (Ricketsia burnetti), Chlamydien der Psittakosegruppe, verschiedene Pilze, wie Coccidioiden, Histoplasmen, Cryptokokken, schließlich Mycoplasma pneumoniae. Bei Kontakt mit Katzen, Ziegen oder Schafen kommt es zu Q-Fieber, bei Kontakt mit Vögeln zur Psittakose (Ornithose). Pilzinfektionen entstehen bei Kontamination mit Erde oder Staub, während Virus- und Mycoplasmenerkrankungen durch Tröpfcheninfektion weitergetragen werden. Nur 10–20% der Mycoplasmainfektionen führen zur pulmonalen Manifestation, alle anderen verlaufen asymptomatisch oder führen nur zu Erkrankungen des oberen Respirationstraktes. Die Mycoplasmapneumonie ist jedoch die häufigste Pneumonieform bei sonst gesunden jungen Erwachsenen (Universitätsstudenten!).

Klinische Befunde

A. Symptome: Sowohl bei den spontanen als auch experimentellen Formen finden sich stark divergierende klinische Symptome. Die Zeichen können so banal wie bei einer Erkältung sein, gelegentlich als schwere Formen auftretende Erkrankungen können auch letal enden. Meist entspricht der Beginn einer leichten Erkältung, zieht sich mit trockenem Husten in die Länge. Dann steigt das Fieber, dazu kommen Heiserkeit und Kopf- und Gliederschmerzen, häufig wird über eine extreme Müdigkeit geklagt. Pleurale Ergüsse oder Schmerzen sind dagegen selten. Im Gegensatz zu den röntgenologischen Befunden sind die physikalischen Zeichen bescheiden oder fehlen ganz. Man kann über den befallenen Gebieten abgeschwächtes Atmen oder auch Rasselgeräusche hören.

B. Laborbefunde: Das Sputum ist spärlich, selten blutig tingiert. Im Ausstrich fällt der Mangel an Bakterien auf. In der Kultur findet sich nur die übliche Mundflora. Die Leukocytenzahlen sind normal, leicht oder gar stark vermindert. Erst in späteren Krankheitsstadien kann eine leichte Leukocytose gefunden werden. Die Kälteagglutinine werden ab der 2. Krankheitswoche in ca. 50% der Fälle positiv. Um von Signifikanz sprechen zu können, muß der Titer auf mehr als 1 : 10 während der 2. Krankheitswoche ansteigen. Man kann dann auch gegen Mycoplasmen gerichtete Antikörper nachweisen. Das Mycoplasma pneumoniae (aus Sputumproben) wächst auf speziellen Nährböden.

C. Röntgenbefunde: Anfänglich finden sich parahiläre streifige Infiltrationen, die sich später auf die mittleren und basalen Anteile beider Lungen ausdehnen. Manchmal werden Initialbefunde übersehen, ab der 3. Krankheitswoche sind sie jedoch massiv. Da die Form der Verschattungen stark variiert, ist keine bestimmte Anordnung pathognomonisch.

Komplikationen

Nur in 5% der Fälle entstehen sterile Pleuraergüsse. Manchmal kommt es auch zu Atelektasen, Pneumothorax, Perikarditis, Myokarditis, sekundären bakteriellen Embolien oder hämolytischen Anämien. Als Spätkomplikationen sah man Bronchiektasen.

Behandlung

Die Allgemeinbehandlung entspricht der Pneumokokkenpneumonie. In leichten Fällen der Mycoplasmapneumonie brauchen keine Antibiotica eingesetzt werden. Schwere Fälle erfordern Erythromycin (0,5 g oral alle 6 Std) oder Tetracyclin in der selben Dosierung. Die Mortalität auch unbehandelter Fälle ist niedrig. Das Fieber geht gewöhnlich innerhalb von 10 Tagen zurück, die röntgenologischen Veränderungen sind länger nachweisbar.

Alexander, E. R., et al.: Pneumonia due to Mycoplasma pneumoniae. New Engl. J. Med. **275**, 131–136 (1966).

Krajnak, V.: Atypische, durch Mycoplasma pneumonia verursachte Pneumonie mit Schädigung der Leber. Lék. Obz. **18**, 553–562 (1969).

Lipoidpneumonie

Durch die Aspiration öliger Medikamente (Nasentropfen) kann es zu einer Lipoidpneumonie kommen. Histologisch finden sich neben einer Lungenfibrose Makrophagen, die Öltröpfchen phagocystiert haben. Die Symptomatik variiert stark: Es gibt Formen mit hohem Fieber, Husten mit Auswurf wie bei akuter Pneumonie oder Verlaufsformen mehr chronischer Art mit Nachtschweiß und Gewichtsverlust. Im Röntgenbild fehlen oft alle Symptome, gelegentlich finden sich streifige Veränderungen. Die physikalischen Zeichen sind nicht typisch und variieren stark. Bei akuter Symptomatik findet sich manchmal auch eine Leukocytose. Die gezielte Untersuchung auf ölbeladenen Makrophagen sichert bei entsprechender Anamnese (Verwendung öliger Nasensalben, Nasentropfen, Mineralöl etc.) die Diagnose. Röntgenologisch finden sich, wie oben bereits beschrieben gelegentlich auch peribronchiale, lobäre oder zerstreutherdige Verschattungen. Auch zentrale Aufhellungen wurden beschrieben.

Die Behandlung ist unspezifisch. Die Benutzung von Nasentropfen etc. muß untersagt werden. Bei Befolgung dieser Richtlinien kommt es zu keiner Progression, die Prognose ist gut. Isoliert befallene Lungenanteile können auch reseziert werden.

Hinshaw, H. C., Garland, L. H.: Diseases of the Chest, 3rd ed. Saunders 1969.

Schwindt, W. D., Barbee, R. A., Jones, R. J.: Lipoid pneumonia. Arch. Surg. **95**, 652–657 (1967).

Pneumonien durch spezifische Viren, Rickettsien, Chlamydien

Die wichtigsten spezifischen Virus-, Rickettsien- und Chlamydien-(Betsoniae-)-Infektionen einschließlich Influenza, Q-Fieber, Rocky mountain spotted Fieber, Psittakose (Ornithose) und Typus führen zu Pneumonien. Auch die akuten, virusbedingten Exantheme (Pocken, Varicellen, Röteln, Masern) sind oft von Pneumonien begleitet. Diese Pneumonien sind nicht von primär atypischen Pneumonien durch physikalische und Röntgenuntersuchungen zu trennen. Die Diagnose stützt sich auf die Beobachtung des Krankheitsverlaufes, die extrapulmonalen Zeichen (Exanthem etc.), Exposition (Papagei, Zecken), epidemiologische Informationen und den Anstieg des Antikörpertiters.

Die Behandlung ist symptomatisch. Die antibiotische Behandlung der Chlamydienerkrankungen wird in Kapitel 22 besprochen. Die Rickettsienerkrankungen sind bei den Rickettsiosen abgehandelt.

Literatur s. unter Pneumokokkenpneumonie.

Das eosinophile Lungeninfiltrat

Dieses relativ seltene Krankheitsbild ist durch wandernde, multiple Lungeninfiltrate, eine Eosinophilie bis zu 80% im peripheren Blut und eine variable Symptomatik gekennzeichnet. Man glaubt, daß es sich dabei um eine allergische Reaktion auf verschiedene Noxen handelt (Tbc, Brucellose, Coccidioidomycose, Amöbenruhr, Trichinose, Leberegel, Kollagenosen). Therapie und Prognose hängen von der Primärerkrankung ab. Zusätzliche Cortisontherapie bringt oft die entscheidende Wendung (cave: Abschirmung gegen Erreger der Grundkrankheit unbedingt erforderlich).

Carrington, C. B., et al.: Chronic eosinophilia pneumonia. New Engl. J. Med. **280**, 787–798 (1969).

Ford, R. M.: Transient pulmonary eosinophilia and asthma. A review of 20 cases occurring in 5,702 asthma sufferers. Amer. Rev. Resp. Dis. **93**, 797–803 (1966).

Lungentuberkulose

(Meldepflichtig an das zuständige Gesundheitsamt der Wohngemeinde ist der Verdacht einer Erkrankung, die Erkrankung und der Todesfall. Gesetzlich vorgeschrieben ist weiterhin eine Meldung an den zuständigen Gewerbearzt oder die zuständige Berufsgenossenschaft, wenn der Verdacht besteht, daß die Tuberkulose eine Berufserkrankung sein könnte – Ziffer 37 –).

Diagnostische Merkmale

- Die Beschwerden sind oft gering: Müdigkeit, Abgeschlagenheit, Krankheitsgefühl, Inappetenz, leichter Gewichtsverlust, Husten, Hämoptysen, apikale Rasselgeräusche, abendliche Temperaturerhöhungen, Nachtschweiß
- Oft fehlt eine spezifische Symptomatik
- Positiver Tuberkulin-Hauttest, wichtig ist der Wechsel von bisher negativ auf positiv (Konversion)
- Apikale oder subapikale Infiltrate mit oder ohne Cavernen, Tuberkelbakterien im Sputum, Magennüchternsekret oder im Kehlkopfabstrich

Allgemeine Betrachtungen

Die Lungentuberkulose ist eine spezifische Lungenerkrankung, die durch Infektion mit einem säurefesten Stäbchen, dem mycobacterium tuberculosis, entsteht und durch Knötchenbildung im Gewebe histologisch charakterisiert ist. Die „Primär"-Infektion der Kinder, eine sich meist von selbst konsolidierende Erkrankung, entgeht oft der klinischen Entdeckung. Die fortschreitende, endogene Reinfektionsform wird meist bei jungen Erwachsenen (selten vor der Pubertät) entdeckt. Unterernährung, Alkoholismus, Diabetes, Silikose und eine Langzeittherapie mit Kortison verschlechtern die Prognose.

Klinische Befunde

A. Symptome: Der röntgenologische Befund ist meist weit ausgedehnter, als es die klinische Symptomatik vermuten läßt. Man kann im allgemeinen erwarten, daß eine Tbc aktiv ist, wenn allgemeine und pulmonale Symptome vorhanden sind und entsprechende Röntgenveränderungen zur Darstellung kommen. Das Fehlen von Krankheitserscheinungen schließt jedoch eine Aktivität des Prozesses nicht aus. Besonders bei der kindlichen Primärinfektion fehlen meist jegliche Symptome. Minimalläsionen bei Erwachsenen werden oft bei Röntgenreihenuntersuchungen gefunden.

Sonst finden sich als Symptome Unbehagen, leichte Erschöpfbarkeit, Anorrhexie und Gewichtsverlust. Es werden subfebrile Nachmittags- und Belastungstemperaturen gemessen.

Hohes Fieber findet sich nur bei disseminierten und pneumonischen Formen. Der Husten kann trocken oder produktiv sein. Hämoptysen finden sich in 10–20% der Fälle. Bei Bronchialschleimhauttuberkulosen kommt es zu trockenen Rasselgeräuschen und starkem Husten. Nicht selten wird in der Vorgeschichte über Grippe oder Raucherhusten berichtet. Bei Befall der Pleura kommt es zu atemabhängigen Thoraxschmerzen und Dyspnoe. Gelegentlich finden sich auch irreführende Symptome („Masken der Tuberkulose") wie die einer Cystitis, Epidydimitis, Magenschmerzen, Tenesmen, Osteomyelitis der Wirbelsäule, Meningitis oder Addisonismus. Dann müssen jedoch unbedingt extrapulmonale Tuberkuloseformen ausgeschlossen werden.

Das Fehlen physikalischer Zeichen ist fast ein Leitsymptom der Tuberkulose („bei der Tuberkulose sieht man viel und hört nichts, bei Bronchiektasen hört man viel und sieht nichts!"). Man kann jedoch Rasselgeräusche und Bronchialatmen über den befallenen Lungenanteilen hören. Durch Anhustenlassen werden Rasselgeräusche provoziert. Bei fortgeschrittenen Erkrankungsformen kommt es zu Deformierungen der Brustwand, der Wirbelsäule, Verziehungen der Trachea und Einziehungen der Supraclaviculargruben. Die sogenannten Cavernenzeichen, wie Knacken, amphorisches Atmen, sign de sou etc. sind sehr unsicher. Die Manifestation röntgenologischer Veränderungen in den Unterfeldern spricht eher gegen eine tuberkulöse Ätiologie. Sehr schwierig ist die Klärung der Ätiologie einer Pleuritis exsudativa insbesondere bei jüngeren Personen. Heiserkeit und andere Kehlkopfveränderungen mahnen zu besonderer Vorsicht, sie erfordern eine indirekte Laryngoskopie zum Ausschluß einer Kehlkopftuberkulose.

B. Laborbefunde:

1. Tuberkulin-Haut-Teste: Die verschiedenen Tuberkulinteste beruhen auf der Überempfindlichkeit der Haut auf ein spezifisches bakterielles Protein, das aus Kulturmedien von mycobakterium tuberculosis gewonnen wird. Es kann auf verschiedene Arten verabfolgt werden: bei Kindern (Schul-Reihenuntersuchungen) MORO-Salbe, Pflaster (weniger zu empfehlen).

Bei Erwachsenen wird die intracutane Applikation von gereinigtem Alttuberkulin (GT) in steigenden Konzentrationen empfohlen: man beginnt bei Vorliegen verdächtiger Lungenveränderungen mit der Verdünnung 1 : 100 000, sonst mit 1 : 10 000. Die Einspritzung erfolgt auf der Volarseite des Unterarms (manche Autoren empfehlen auch den intrascapular-Raum am Rücken), distal wird eine Quaddel mit 0,1 reinem Lösungsmittel gesetzt, proximal davon 0,1 ml der gewählten Tuberkulin-Verdünnung. Ablesungen können nach 24 h und Nachkontrollen bis zu 5 Tagen erfolgen. Es soll ein Knötchen, bzw. ein roter Hof von mindestens 5 mm ⌀ nachweisbar werden, um von einer positiven Reaktion sprechen zu können. Kortison und einzelne andere Substanzen können einen negativen Ausfall der Tuberkulinprobe bedingen. In jüngerer Zeit setzen sich industriell gefertigte kleine Stempel durch, deren Spitzen mit Tuberkulin getränkt sind. Sie werden unter leichtem Druck auf die gereinigte Haut aufgedrückt. Der TINE®-Test entspricht ungefähr einer GT-Stärke von 1 : 2500, der TUBERGEN®-Test einer solchen von ca 1 : 10 000. Spätreaktionen bis zu 5 Tagen sind beschrieben worden.

a) Auswertung: positive Tuberkulinreaktion: Ein roter Hof oder ein Knötchen von mindestens 5 mm ⌀ spricht für eine frische oder früher durchgemachte spezifische Infektion. Die Hautteste werden erst 2–8 Wochen nach einer spezifischen Infektion positiv. Man spricht von Tuberkulinkataster und meint damit die Anzahl der positiven Reagenten eines bestimmten Kollektivs. Bei der städtischen Bevölkerung rechnet man bei den Erwachsenen mit einer überwiegenden Mehrzahl von positiven Reagenten, bei Schulkindern nur noch mit ca 10%.*

b) negative Tuberkulinreaktion: Eine negative Tuberkulinreaktion schließt mit großer Wahrscheinlichkeit die tuberkulöse Genese einer Lungenerkrankung aus. Die Anergie ist ein sehr seltenes Ereignis bei massivsten Erkrankungen (Typhobacillose Landouzy) exanthematischen Erkrankungen,

* Falsch positive Reaktionen können als Ergebnis einer Kreuz-Sensibilität auf atypische Mycobakterien auftreten.

ACTH oder Cortisonbehandlung. Es ist auch an das Vorliegen eines M. BOECK zu denken (s. dort). Weiterhin gibt es unwirksame Tuberkulin-Chargen.

c) Tuberkulin-Konversion: Als besonders wichtiges Symptom gilt die Tuberkulin-Konversion von negativ auf positiv. Dies wird man bei besonders exponierten Personen, die öfters getestet werden, entdecken (Ärzte, Schwestern, andere Krankenhausbedienstete mit Patientenkontakt).

2. *Bakteriologische Untersuchungen*: Zu den sicheren Zeichen für das Vorliegen einer Tuberkulose gehört der Nachweis von mycobacterium tuberculosis in Sekreten, Ausscheidungen oder Geweben (Sputum, Eiter, Kehlkopfabstrich, Magennüchternsekret, Urin, Stuhl, Liquor, Gewebe aus excidierten Lymphknoten, etc).

a) Sputum: Das Sputum gilt als positiv, wenn von einem geübten Untersucher Tuberkelbakterien nachgewiesen werden. Vor dem Beginn einer Chemotherapie müssen Kulturen und in seltenen Fällen auch Tierversuche angelegt werden. Tierversuche bedeuten einen erheblichen Kostenmehraufwand, daher beschränke man sich auf derartige Untersuchungen bei Verdacht auf Nierentuberkulose (Urin), Meningitis tb. (Liquor) etc. Auch sollten Resistenzbestimmungen durchgeführt werden, insbesondere dann, wenn bereits früher eine Chemotherapie durchgeführt wurde. Trotzdem muß mit einer Chemotherapie vor Eintreffen der Ergebnisse begonnen werden, da diese bis zu 10 Wochen auf sich warten lassen. Dabei muß man auf die anamnestisch erfragten Tuberkulostatika verzichten. Verwirrung gibt es gelegentlich durch seltene atypisch säurefeste Stäbchen. Durch neuere bakteriologische Methoden sind Unterscheidungen möglich. Bestehen berechtigte Zweifel an der Pathogenität, sollten Tierversuche durchgeführt werden.

b) Magennüchternsekret: Der Direktausstrich ist wegen zahlreich vorkommender apathogener säurefester Stäbchen im Magensaft nicht empfehlenswert. Hier sollten Kultur und Tierversuch angewendet werden. Bei primärer aktiver Tbc werden in 20–30% positive Ergebnisse erzielt.

c) Sputumprovokation: Haben Patienten keinen Auswurf, gelingt es manchmal durch provokatorische Maßnahmen mTb nachzuweisen. Bewährt haben sich die Anwendung von Expektorantien, Conteben, physiolog. Kochsalzinhalationen und direkte oder indirekte Bronchiallavagen mit dem HUZLY-Sauger oder einem Metraskatheter.

3. *Lymphknotenbiopsie*: Sehr sorgfältig muß nach vergrößerten supraclaviculären und präskalenischen Lymphknoten gesucht werden. Durch Excision gelingt eine einfache Diagnostik (Biopsie) der zugrunde liegenden Erkrankung. Excidierte Lymphknotenanteile sollten nicht nur histologisch, sondern auch durch Kultur und Tierversuch auf mTb untersucht werden.

C. Röntgenbefunde: Das Thorax-Röntgenbild deckt die meisten Veränderungen auf. Es ist somit die wichtigste Methode zur Entdeckung einer Lungentuberkulose. Fehler entstehen lediglich, wenn die Veränderungen hinter Rippen, Clavicula, Herz- oder Gefäßstrukturen verborgen liegen. Auch differentialdiagnostische Schwierigkeiten müssen durch andere Untersuchungen gelöst werden. Das übliche Bild der Primärtuberkulose besteht aus Primärkomplex mit peripherem Lungenherd und zugehörigem Hiluslymphom. Beides verkalkt oft. Viele PK sind jedoch röntgenologisch nicht faßbar (nur durch Tuberkulinkonversion gesichert). Möglicherweise handelt es sich um Darm-PK. Sehr große Lymphome sind bei Erwachsenen ungewöhnlich. Röntgenologisch können Primär- und Reinfektionsstadien oft nicht differenziert werden.

Das übliche Bild der Erwachsenentuberkulose besteht in apikalen und subapikalen Infiltraten (RANKE III, Postprimärtuberkulose Reinfektion). Gelegentlich gelingt es mit Aufnahmen in Kreuzhohlstellung Läsionen darzustellen, die sonst nicht erkennbar sind. Cavernen sprechen meist für eine aktive Tuberkulose, oft sind jedoch Schichtaufnahmen zur Verifizierung nötig. Fibrotische Tbc-Formen (Cirrhose) zeigen streifige und strängige scharf begrenzte Veränderungen. Der Arzt soll sich aber nicht zu früh zur Diagnose einer „Inaktivität“ verführen lassen. Solitäre Rundherde, miliare Formen und lobare Infiltrationen (käsige Pneumonie) bereiten diff. diagn. Schwierigkeiten.

Auch die Pleuritis sicca und exsudativa hat

keine röntg. Zeichen, die sie von anderen Formen unterscheiden läßt. Unterfeldtuberkulosen sind selten (3%) ohne Befall der Lungenspitzen. Die Bronchustuberkulose kann zur Obstruktion und damit zu Bronchiekt. führen, welche die entsprechenden Rö.-Befunde (siehe dort) ergeben. Entscheidend für den Verlauf einer Tbc sind Röntgenverlaufserien: Aktivität und Therapie können oft nur durch sie entschieden werden.

Differentialdiagnose

Die Lungentuberkulose kann nahezu jede andere Lungenkrankheit nachahmen. Folgende Erkrankungen müssen in Erwägung gezogen werden: bakterielle und virusbedingte Pneumonie, Lungenabsceß, Mykosen, Bronchialcarcinom, Sarcoidose, Pneumokoniose, atypische, nichttuberkulöse Mykobakterieninfektion (s. unten). Beweisend sind der Nachweis von Tb in Kultur und Tierversuch. Wird ein Carcinom vermutet, muß die histologische Abklärung erzwungen werden, sei es durch Bronchoskopie, Mediastinoskopie, Thorakoskopie, präskalenische Biopsie, transthorakale Nadelbiopsie etc. Man soll bei dringendem Verdacht das Ergebnis von Kultur und Tierversuch (3 Monate Dauer!) nicht abwarten. Ein negativer Tuberkulinhauttest hat ein geringeres Gewicht, erlaubt jedoch m. E. den Ausschluß einer Tuberkulose.

Vorbeugung

A. Isolationsmaßnahmen (gesetzliche Bestimmungen beim zuständigen Gesundheitsamt-Tbc-Fürsorge anfordern): Personen, die mit bekannten Ausscheidern in Kontakt kommen (Pflegepersonal, Ärzte, Familienangehörige) müssen sich durch Gesichtsmasken, Schutzkleidung, und sorgfältige Händedesinfektion (mit für mTb wirksamen Desinfektionsmitteln!) nach jeder Kontamination mit infektiösem Material, dem Patienten oder Wäsche, Kleidung, Gebrauchsgegenständen und Ausscheidungen schützen. Das Pflegepersonal muß Tuberkulin-positiv reagieren oder BCG geimpft werden (siehe Richtlinien der BG für das Gesundheitswesen, Hamburg, Spandauer Damm). Ein bestimmtes Lebensalter zum Eintritt auf eine Infektionsstation ist nötig, Schwangere ab dem 3. Monat müssen versetzt werden etc. Jährliche Thoraxröntgenkontrollen sind erforderlich.

B. Kontrolle von Kontaktpersonen: Wird eine Person mit einer offenen Tbc entdeckt, müssen alle Kontaktpersonen (Familie, Schule, Arbeitskollegen etc.) sofort und nochmals nach 3 Monaten durch Thoraxröntgen und Hauttest überprüft werden. Tuberkulinpositive Personen sollten 2 Jahre lang halbjährlich geröngt werden.

C. BCG-Impfung: Es ist allgemein anerkannt, daß die BCG-Impfung einen gewissen Schutz vor schweren und generalisierten Tuberkuloseformen bietet. Einige Faktoren mindern jedoch ihren Wert. Insbesondere angelsächsische Autoren stehen der BCG-Impfung nicht so positiv gegenüber als die europäischen, siehe daher Haeflinger, E.: Bedeutung und Stand der BCG-Impfung gegen die Tuberkulose. Berlin, Heidelberg, New York: Springer 1966. Als Negativa werden angeführt: in den meisten Ländern der Erde ist das Risiko der Entwicklung einer Tbc unter den tuberkulin-negataven Personen gering, – dem Arzt wird die Möglichkeit der Auswertung einer Tuberkulinkonversion genommen, – in vielen Teilen der Welt ist es schwierig (nicht in Deutschland!), effektive BCG-Vaccine zu erhalten und zu testen. Aus all diesen Gründen werden BCG-Impfungen in angelsächsischen Ländern nur bei exponierten Personen und bei Bevölkerungsgruppen, die röntgenologisch nicht überwacht werden können, empfohlen.

D. Behandlung von Tuberkulin-Reaktoren: (ohne andere Krankheitserscheinungen). Die meisten Fachleute empfehlen eine einjährige INH-Therapie aller Personen, die von einer offen tuberkulösen Person infiziert wurden und Tuberkulin-positiv sind, insbesondere konvertiert sind. Auch alle Kinder, Jugendliche und junge Erwachsene mit einem kräftig positiven Tuberkulin-Hauttest (bei 1:100000 oder 10 mm ⌀ bei 1:10000) sollten prophylaktisch ein Jahr behandelt werden. Die Dosis sollte 5 mg/kg/die INH betragen. Eine Einschränkung der Arbeitstätigkeit ist nicht nötig. Dabei darf aber das Lungenbild keine Veränderungen zeigen. Die Thoraxkontrolle sollte nach 3,9 Monaten und dann jährlich durchgeführt werden.

Behandlung

A. Ruhe: Wenn eine aktive Tuberkulose vorliegt, muß Bettruhe, psychische Entspannung, in einer sorgenfreien, komfortablen Umgebung, sei es zuhause oder noch besser in einem Krankenhaus oder Sanatorium angestrebt werden. (Bei häuslicher Asylierung müssen die einschlägigen Bestimmungen und die Zustimmung des zuständigen Gesundheitsamtes eingehalten werden.) Wenn auch die Chemotherapie die Zeit der absoluten Bettruhe verkürzt hat, ist sie trotzdem nach wie vor eine wichtige Behandlungsmaßnahme. Fehlen Aktivitätszeichen oder haben sie sich zurückgebildet, kann auf eine ambulante Behandlung mit leichter Aktivierung des Patienten übergegangen werden. Die meisten Autoritäten empfehlen eine Hospitalisierung des Patienten für die Zeit der Aktivität des Lungenprozesses. Bei Patienten mit Frühstadien, geringer Symptomatik und guten häuslichen Verhältnissen sind meist 6–8 Wochen Krankenhausbehandlung zur Einleitung eines Therapieprogrammes und zum Ausschluß einer Infektionsgefährdung (Zeit bis zum Eintreffen der Kulturergebnisse!) genügend. Bei Patienten mit fortgeschritteneren Erkrankungen sind je nach Einzelfall Behandlungen über 4–6 Monate oder länger erforderlich, bevor sie in ambulante Weiterbehandlung entlassen werden können. Verlängerter Krankenhausaufenthalt wird nötig bei: 1. ausgedehnten Erkrankungen; 2. mangelhaftem Ansprechen auf die Therapie; 3. schlechten häuslichen Verhältnissen; 4. asozialem Verhalten oder mangelndem Verständnis für die Erkrankung: Alkoholismus etc.; 5. Zweiterkrankungen mit Einfluß auf die Tbc, wie Diabetes mellitus, Silikose etc. Gelegentlich kann auch umgekehrt eine häusliche Behandlung von Vorteil sein, wenn es aus psychischen, wirtschaftlichen oder sozialen Gründen erforderlich erscheint. Es muß jedoch die Sicherheit vor Infektionen der anderen Familienmitglieder, ungestörte Liegezeiten, kontrollierte Einnahme der Medikamente und genügende medizinische Überwachung gewährleistet sein.

B. Chemotherapie: Die Chemotherapie gehört zu den wichtigsten Maßnahmen bei der Behandlung der Lungentuberkulose. Sie ist am wirkungsvollsten, wenn sie in ein wohldurchdachtes Programm von Bettruhe und eventuell nötigen operativen Maßnahmen eingebaut wird. Im allgemeinen ist die Einleitung einer ambulanten Betreuung und die Rückkehr zu körperlicher Aktivität unter Chemotherapie früher möglich.

Die tuberculostatischen Medikamente werden mit Ausnahme der präventiven Therapie in der angeführten Kombination und nie als Monotherapie empfohlen. Die meisten Autoritäten empfehlen die Chemotherapie mindestens 12 Monate länger als Aktivitätszeichen nachweisbar sind, durchzuführen (d.h. stabile Röntgenveränderungen, keine Cavernen, mTb-Kulturen negativ, und das alles bereits 6 Monate lang). Die wichtigsten und effektivsten Medikamente sind zur Zeit INH, SM, PAS, Ethambutol und Rifampicin (I. Ordnung). Prinzipiell soll bei manifesten offenen Tuberkulosen eine Kombinationstherapie von 3, zumindest aber bei geschlossenen Formen von 2 Tuberkulostatica getrieben werden (s. Empfehlungen des Zentralkommitees zur Bekämpfung der Tbc). Bei schwerkranken Patienten empfiehlt sich eine Dreierkombination, bei mehr chronischen Formen eine Zweierkombination. Im allgemeinen sollte mit der Verwendung von Streptomycin gespart werden, einerseits um es für die Zeit evtl. nötiger operativer Maßnahmen noch vor Eintritt einer Resistenzbildung zur Verfügung zu haben, andrerseits um irreversiblen Hörschäden vorzubeugen. Vor Behandlungsbeginn sind unbedingt Resistenzbestimmungen anzulegen, um nach Eintreffen der Ergebnisse nach 4–6 Wochen eventuell die Chemotherapie zu modifizieren.

1. Isonicotinsäurehydrazid (INH): Es ist zur Zeit eines der wirkungsvollsten Medikamente. Die Wirkung schwindet jedoch, besonders wenn es als Monotherapie gegeben wird, mit der Entwicklung der Resistenz. Es sollte zumindest mit einem der anderen angegebenen Medikamente in Kombination gegeben werden (s. unten). INH ist bei jeder Form einer Tuberkulose einschließlich der kindlichen Primärform indiziert. Ebenso wertvoll ist es bei der Behandlung der Miliartuberkulose, der spz. Meningitis sowie der extrapulmonalen Tbc-Formen. Die Nebenwirkungen sind gering und selten, wenn die Dosierung von 10 mg/kg/die eingehalten wird. An Nebenwirkungen sind Exantheme, Fieberreaktionen, Polyneuritiden und selten ZNS-Veränderungen (in Form von Psychosen) beschrieben worden. Es scheint, daß die letztgenannten Erscheinungen durch eine Erschöpfung von Pyridoxin entstehen. Es sollten daher 25–50 mg/die Pyridoxin verabfolgt werden.

2. *Streptomycinsulfat* (*SM*): Die Indikationen zum Einsatz von SM entsprechen denen des INH. Es muß jedoch eingeschränkt werden, daß seine Wirkung bei fortgeschrittenen Tuberkulosen weniger erfolgreich ist. Ebenso wie INH sollte es nie allein, sondern immer in Kombination verabfolgt werden. SM kann Schädigungen des 8. Hirnnerven verursachen (Schwindel, Schwerhörigkeit bis irreversible Taubheit) insbesondere wenn es über längere Zeit täglich gegeben wird (über 30,0 insgesamt steigt das Risiko). Der Gehörschaden wird irreversibel, wenn die Applikation von SM fortgesetzt wird (audiometrische Kontrollen vor, während und nach SM-Therapie sind verpflichtend). Die toxischen Reaktionen von SM können vermindert werden, wenn es nur 2 oder 3× wöchentlich je 1,0 verabfolgt wird (z. B. Mo-Mi-Fr). Diese Verabfolgung ist mit Ausnahme von schweren Tuberkuloseformen sehr gut wirksam. Gelegentlich kann ein generalisiertes Ekzem zum Therapieabbruch zwingen. Oft werden periorale Paraesthesien angegeben, die jedoch vernachlässigt werden können.

3. *Paraaminosalicylsäure* (*PAS*) *und sein Na oder Ca-Salz*: Dieses Medikament hat nur eine geringe tuberkulostatische Wirkung, kann aber in Kombination mit SM und INH Resistenzbildungen verzögern. Häufig finden sich jedoch Magen-Darm-Unverträglichkeiten mit Erbrechen und Diarrhoen. Selten kommt es zu Fieberreaktionen, generalisierten Ekzeme und ganz selten zu Leberschäden. Manchmal gelingt es jedoch über diese Schwierigkeiten mit der Verabfolgung einer anderen PAS-Form hinwegzukommen. Oft genügt es auch für einige Tage die PAS-Medikation auszusetzen und dann langsam einschleichend wieder auf die therapeutische Dosis zu erhöhen. Bei anhaltenden Fieberzacken, Ekzem oder Leberstörungen muß die Droge abgesetzt werden.

4. *Ethambutol* (*EMB*): Es handelt sich dabei um ein neueres Medikament, das jedoch verdient, unter die Tuberkulostatika I. Ordnung eingereiht zu werden. Es gibt nur sehr selten Nebenwirkungen. Über Retrobulbärneuritiden und Farbsinnstörungen wurde berichtet. Wenn es in der angegebenen Dosierung gegeben wird, handelt es sich nur um seltene und reversible Erscheinungen. Bei Auftreten von Visusstörungen muß die Medikation abgebrochen werden. Visuskontrollen vor und monatlich während der EMB-Medikation sind durchzuführen. Die derzeitige Indikation für EMB besteht im Ersatz von PAS, wenn dieses nicht toleriert wird. Die Dosierung sollte in Form einer einmaligen Tagesdosis von 15–25 mg/kg/die eingehalten werden.

5. *Rifampicin (RMP)*: Es ist das neueste Tuberkulostatikum und kann nach bisherigen Erfahrungen ebenfalls in die erste Gruppe der Tuberkulostatika eingereiht werden. An Nebenwirkungen sind neben Exanthemen und Magenbeschwerden Verschlechterungen vorbestehender Leberschädigungen bekannt geworden. Daher sind 4-wöchentliche Kontrollen der Leberwerte erforderlich. Die Dosierung besteht in einer einmaligen Tagesdosis von 10–12 mg/kg/die in Kombination mit anderen Tuberkulostatika (z. B. INH und EMB).

6. *Tuberkulostatika zweiter Ordnung*:

a) Ethionamid (ETH): Es ist sehr gebräuchlich und relativ wenig toxisch. Nebenwirkungen wurden im Bereich von Leber, Magen und ZNS bekannt. Kontraindikationen sind Leberschäden, Psychosen, Epilepsie und Frühgravidität. Kontrollen der Transaminasen sind erforderlich. Bezüglich der tuberkulostatischen Wirkung ist festzuhalten, daß frühere Berichte ermutigend waren, in letzter Zeit scheint es jedoch, daß die Verordnung zurückgeht, insbesondere sollte es aber dann eingesetzt werden, wenn Resistenzen auf die Tuberkulostatika I. Ordnung vorliegen.

b) Cycloserin (CS): Es hat nur eine begrenzte tuberkulostatische Aktivität und wird ebenfalls erst dann eingesetzt, wenn auf die Tuberkulostatika I. Ordnung Resistenzen eingetreten sind, insbesondere dann, wenn thoraxchir. Maßnahmen nötig werden. Die übliche Erwachsenendosis liegt bei 15 mg/kg/

die. Bei hoher Dosierung sollte Pyridoxinhydrochlorid (50 mg/24 h) und Diphenylhydantion (100 mg/24 h) wegen evtl. auftretender Störungen des ZNS zusätzlich verabfolgt werden. Eine initale Fieberzacke ist ohne Bedeutung.

c) Viomycinsulfat (VM): Es handelt sich dabei um eine weniger wirksame, dafür um so toxischer wirkende Substanz. Eine begrenzte Indikation besteht in den Fällen, wo alle og. Medikamente durch Allergene oder Resistenzen nicht mehr eingesetzt werden können. Die übliche Dosierung liegt bei 2–4 g tägl (15 mg/kg/die) oder 2 bis 3× wöchentlich für die Gesamtdauer von 6 Wochen. Die Toxicität betrifft den VIII. Hirnnerven und die Nieren. Es müssen also audiometrische und Nierenfunktionsprüfungen durchgeführt werden. Kontraindikationen sind Niereninsuffizienzen, Hörstörungen und Gravidität. Eine Kombination mit SM, KM und CM muß vermieden werden.

d) Pyrazinamid: Dieses Medikament ruft gelegentlich schwere Leberschäden hervor. Es kann mit INH 1–3 Monate lang bei Auftreten von Allergien oder Resistenzen anderer Tuberkulostatika eingesetzt werden. Weitere Störungen betreffen den Magen-Darmtrakt und die Gelenke. Häufige Kontrollen der Leberwerte sind nötig. Die Medikation muß bei entsprechenden Störungen sofort abgebrochen werden. Die übliche Erwachsenendosis liegt bei 25–40 mg/kg/24 h oder ca 2,0–2,5 g tgl.

Kreuzresistenzen sind nicht bekannt.

e) Capreomycin (CM): Es handelt sich um ein gut verträgliches i. m. anzuwendendes Medikament, das anstatt oder nach SM eingesetzt werden kann. Kreuzresistenz besteht gegenüber VM. Die übliche Tagesdosis beträgt 1,0 g. Mögliche Störungen wurden im Bereich des VIII. HN und der Nieren bekannt, sind aber selten. Kontraindikationen stellen die Gravidität, Hörstörungen und Niereninsuffizienzen dar. Keine Kombination mit SM, VM und KM.

f) Thiosemicarbazon (TSC): Es handelt sich um eines der ältesten Tuberkulostatika. Es wird nur noch selten angewendet. Die übliche Tagesdosis beträgt 150 mg, d. h. 1–2 mg/kg/24 h oral oder auch lokal. Nebenwirkungen betreffen Magen, Leber, blutbildende Organe. Exantheme treten insbesondere bei gleichzeitigem Genuß von Käse und Fisch auf. Kontraindikationen bestehen bei Lebererkrankungen und Diabetes. Transaminasen sollen alle 3 Wochen, Blutbild und Harnstatus alle 12 Wochen kontrolliert werden. Kreuzresistenzen bestehen gegenüber THC, ETH und PTH.

g) Kanamycin (KM): Es handelt sich um ein wenig wirkungsvolles, aber toxisches Präparat. Es soll daher nur bei unbedingter Notwendigkeit eingesetzt werden. Die übliche Dosierung beträgt 10–20 mg i. m., i. v. in der Infusion, am besten wöchentlich 3–4× 1,0 g. An Nebenwirkungen sind Schädigungen des VIII. HN und der Nieren bekannt. Kontraindikationen bestehen bei Niereninsuffizienzen, Hörstörungen, Gravidität. Eine Kombination mit SM, VM und CM muß vermieden werden. Kontrollen umfassen die Audiometrie, Vestibularisprüfungen, Harnstatus, Harnstoff, Kreatinin alle 3–4 Wochen, Blutbildkontrollen.

7. *Corticosteroide*: In Verbindung mit einer garantiert wirkungsvollen Chemotherapie können gute Erfolge erzielt werden. Insbesondere sind sie bei der Pleuritis exsudativa, der Meningitis Tbc und hochexsudativen pulmonalen Tuberkulosen indiziert. Es soll jedoch bei Anwendung über längere Zeiträume die Cushingschwellendosis von z. B. 20 mg Prednison nicht überschritten werden. Kontraindikationen (wie Magenulcera, Diabetes etc.) müssen beachtet werden.

C. Kollapstherapie: (Pneumothorax, Pneumoperitoneum, meist in Verbindung mit temporärer Phrenicusblockade, Pneumolyse, Plomben). Sie wird nur noch relativ selten angewendet. Meist handelt es sich nur noch um relative Indikationen, diese müssen dem Spezialisten in thoraxchirurgischen Zentren überlassen werden. Die reversiblen Kollapsverfahren (Pneumothorax) sollen nicht über 2–3 Jahre (wegen Pleuraverschwartungen etc.) ausgedehnt werden.

D. Große Thoraxchirurgie:

Lungenresektion: Sie gehört zu den wichtigsten und erfolgreichsten Behandlungsmethoden, die in ca 3–4% aller an aktiver Tuberkulose erkrankten Patienten nötig wird.

Als Indikationen gelten unter anderem: 1. lokalisierte Rundherde, insbesondere bei unsicherer Diagnose; 2. Bronchiektasen; 3. Bronchialstenosen; 4. bei nicht entseuchten Restcavernen unter Thorakoplastiken, wenn es die Gegenseite zuläßt; 5. für jede Bakterien ausscheidende lokal begrenzte Form, die nach einer im Minimum 6 Monate konsequent durchgeführten Chemotherapie nicht entseucht ist.

E. Thorakoplastik: Sie ist heute keine Erstbehandlungsmethode mehr. Anwendung bei Resthöhlen nach Resektionsbehandlung, bei beidseitigen Tuberkulosen bei entsprechender Indikation, um die Überdehnung der Restlunge nach Resektionen zu vermeiden, um chronische Empyemhöhlen zu verkleinern. Sie ist eine stark verstümmelnde Operation, die zu Kyphoskoliosen, Thoraxstarre und durch die Verstümmelung zu psychischen Schwierigkeiten insbesondere bei Frauen führen kann. Daher muß die Indikationsstellung streng und vom Spezialisten gut durchdacht werden.

F. Diät: Diese sollte reich an Proteinen und Vitaminen bei entsprechender Kalorienzufuhr sein. Besondere Diätformen (Hermann-Sauerbruch etc.) haben sich nicht durchgesetzt. Das Normalgewicht sollte erreicht werden, darüberhinaus jedoch keine Mastkur durchgeführt werden. Cave insbesondere bei gleichzeitiger Steroidverabfolgung.

G. Klima: Im Gegensatz zu europäischen Autoren glauben die Amerikaner, daß klimatische Einwirkungen wenig Wirkung auf die Heilung der Tuberkulose haben. Wichtig ist jedoch die gute Führung der medikamentösen und allgemein medizinischen Behandlung. Exzessive Sonnenbestrahlung großer Hautbezirke insbesondere bei pulmonalen Formen sollte vermieden werden, ebenso jedoch auch Industriestaub und Rauch.

H. Symptomatische Behandlung: Wichtig ist eine Beruhigung des Patienten. Man muß ihm erklären, daß alle Symptome rückbildungsfähig sind, sobald die Erkrankung unter Kontrolle gebracht ist.

1. Husten: Im allgemeinen sollte der Husten bei Tbc nicht unterdrückt werden, um Sputumretentionen und damit auch Streuungen in andere Lungenanteile zu vermeiden (insbesondere bei Hämoptoe und feuchtem Bronchialbaum). Der Patient sollte zu produktivem Husten ermutigt werden. Er soll unterrichtet werden, wie man produktiv hustet ohne gewaltsame Inspiration. Der eigentliche Hustenstoß sollte ohne Anstrengung erfolgen. Gelegentlich, insbesondere bei trockenem Reizhusten kann es notwendig werden, antitussive Substanzen einzusetzen. Man verabfolgt 8–10 mg Codeinphosphat oral, oder auch eine andere hustenstillende Substanz alle 4–6 Std. Patienten mit großen Cavernen und großen Eitermengen kann durch Wechsel der Körperlage geholfen werden (Drainage-Lage). Bei Sekundärinfektionen muß Penicillin oder bei entsprechendem Antibiogramm ein Breitspektrumantibiotikum eingesetzt werden.

2. Nachtschweiß: Dicke Zudecken sollten vermieden werden. Essigwasserabreibungen und Stabilisierung der Kreislaufverhältnisse wirken meist besser als Salbei-Auszüge etc.

3. Blutung: Die Hauptgefahr der Blutung ist nicht der plötzliche Tod, sondern die Aspiration von mTb-haltigem Blut in andere Lungenanteile und damit die Provokation einer bronchogenen Aussaat. Aus diesem Grunde sollten antitussive Substanzen erst nach einer besonders gewissenhaften Indikationsstellung und dann in niedriger Dosierung eingesetzt werden. Der Husten sollte nur gemildert, z. B. 8–10 mg Codeinphosphat alle 4–6 h, jedoch nicht völlig unterdrückt werden. Cave Morphine! Bei schweren Blutungen besteht Schockgefahr. Es muß eine entsprechende Therapie eingeleitet werden. Für den meist aufgeregten Patienten sind beruhigende Medikamente wichtig, dazu kann Phenobarbitalnatrium 60–100 mg s. c. verabfolgt werden. Bei fortgesetzten schweren Blutungen müssen Hämostyptica eingesetzt werden, manchmal ist ein guter Erfolg mit 1 ml (= 10 I. E.) Vasopressin i. v. in 10 ml phys. Kochsalzlösung zu erzielen. Solange die Blutung anhält, ist strenge Bettruhe einzuhalten, völlige Immobilisierung ist jedoch unklug, gelegentliche Lageänderung fördert nämlich die Expektoration. Der Patient muß über eine geeignete Hustentechnik unterrichtet werden (s. oben). Die besten Hämostyptica sind endgültig weniger effektiv als eine optimale Chemotherapie, welche eine Abheilung der Läsion herbeiführt.

Tabelle 7–2. *Tuberkulostatica I. Ordnung*

Medikament	Erwachsenendosis	Nebenwirkungen	Kontraindikationen	Kreuz-resistenzen
Isonicotinsäure-hydracid (INH)	5–10 mg/kg/24 h	selten periphere Neuritiden, ZNS blutbild. Org.	psych. Störungen Epilepsie Alkoholiker	keine
Streptomycin (SM)	15 mg/kg/24 h	Schädigungen des VIII. HN: vest. und cochl., Nieren	Niereninsuffizienz Hörstörungen Frühgravidität	keine
Paraaminosalicyl-säure (PAS)	200 mg/kg/24 h	Magen-Darmstörungen blutbild. Org. Elektrolytstörungen Allergien	Leberschädigung Ulcera vent. u. duoden. Allergiker	keine
PAS kann bei Unverträglichkeiten oder Kontraindikationen ersetzt werden durch:				
Ethambutol (EMB)	15–25 mg/kg/24 h	Sehstörungen	Visusstörungen	keine
oder durch				
Rifampicin (RMP)	10–12 mg/kg/24 h	Magenunverträglichkeit Exantheme	Leberschädigungen Frühgravidität	keine

Vor Beginn einer tuberkulostatischen Therapie immer Sputum auf mTb, Kultur und Resistenzbestimmung untersuchen. Beginn der Chemotherapie jedoch dann sofort. Bei Ersterkrankungen ohne Vorbehandlung in schweren Fällen Dreierkombinationen, z. B.:
INH + SM + PAS
INH + SM + EMB
INH + SM + RMB
INH + EMB + RMP

I. Erfolg der Behandlung: Innerhalb von 2–3 Wochen muß eine Rückbildung der klinischen Symptome erreicht sein. Röntgenologisch kann meist bereits schon nach 4 Wochen eine gewisse Besserung nachgewiesen werden. Das positive Sputum wird oft nach 3 Monaten (je nach Befund) negativ. Während der ersten Monate nach der Behandlung sollten alle 4 Wochen eine Rö- und Sputumkontrolle sowie die entsprechenden Kontrollen der Blutwerte, Audiometrie, Urin, Vestibularisprüfung, Sehprüfung etc. Transaminasen, Kreatinin, Harnstoff etc. je nach eingesetzten Medikamenten durchgeführt werden. Nach Eintreten der Besserung können die Intervalle von Rö- und Sputumkontrollen verlängert werden. Sind 3 aufeinanderfolgende Sputumkulturen (vorher 1 Woche alle Tuberkulostiatica absetzen!) negativ und ist eine chirurgische Behandlung nicht nötig, kann dem Patienten eine baldige Rückkehr zu normaler Aktivität erlaubt werden. Wird innerhalb von 3 Monaten keine röntgenologische Besserung oder Sputumkonversion erzielt, muß das Therapieschema überprüft werden. Nach den Kriterien der American National Tuberkulose Association Diagnosen Standard ist eine Tbc inaktiv, wenn in den letzten 6 Monaten 1. keine klinischen Symptome; 2. ein unveränderter Röntgenbefund ohne Cavernen; 3. das Sputum (oder Magennüchternsekret, Kehlkopfabstrich) kulturell negativ waren.

Prognose

Bei Einsatz aller modernen chemotherapeutischen und chirurgischen Methoden vor Erreichen eines fortgeschrittenen Erkrankungsstadiums geht die Erkrankung nur selten fatal aus. Die meisten Patienten, auch mit etwas fortgeschrittenen Erscheinungen, können innerhalb von 12 Monaten wieder zu normaler Aktivität zurückgeführt werden. Ist die Tbc 2 Jahre inaktiv (bei entsprechender Behandlung), beträgt die Rückfallquote weniger als 10%. Trotzdem sind lebenslange Kontrollen aller behandelten Tuberkulosekranken (und Personen, bei denen vermutet wird, daß sie eine aktive Tbc hatten) dringend indiziert.

BLAHA, H.: Diagnostische Probleme bei der Tuberkulose. Münch. med. Wschr. **112**, 994–999 (1970).

BOBROWITZ, I. D., ROBINS, D. E.: Ethambutol-isoniazid vs PAS-isoniazid in original treatment of pulmonary tuberculosis. Amer. Rev. Resp. Dis. **96**, 428–438 (1967).

COHEN, A. G.: The Drug Treatment of Tuberculosis. Thomas 1966.

Committee on Revision of Diagnostic Standards, American Thoracic Society: Diagnostic Standards and Classification of Tuberculosis. National Tuberculosis and Respiratory Diseases Association, 1969.

Committee on Therapy, American Thoracic Society: Adrenal corticosteroids and tuberculosis. Amer. Rev. Resp. Dis. **97**, 484–485 (1968).

Committee on Therapy, American Thoracic Society: Ethambutol in the treatment of tuberculosis. Amer. Rev. Resp. Dis. **98**, 320–321 (1968).

Committee on Therapy, American Thoracic Society: Treatment of drug resistant tuberculosis. Amer. Rev. Resp. Dis. **94**, 125–127 (1966).

FOX, W.: Changing concepts of the chemotherapy of pulmonary tuberculosis. Amer. Rev. Resp. Dis. **97**, 767–790 (1968).

HAEFLIGER, E.: Bedeutung und Stand der BCG-Schutzimpfung gegen die Tuberkulose. Berlin-Heidelberg-New York: Springer 1966.

HINSHAW, H. C., GARLAND, L. H.: Diseases of the Chest, 3rd ed. Chap 26–29. Saunders 1969.

LESTER, W.: Tuberculosis: An urban problem. Ann. intern. Med. **68**, 947–948 (1968).

MICHAELIS, P.: Tuberkulintest wie, wann, warum? Dtsch. Ärztebl. **14**, 1063–1066 (1970).

MITCHELL, R. S.: Control of tuberculosis. New Engl. J. Med. **276**, 905–910 (1967).

MYERS, J. A., BEARMAN, J. E., BOTKINS, A. C.: The natural history of tuberculosis in the human body. Dis. Chest **53**, 687–698 (1968).

PFUETZE, K. H., RADNER, D. B. (editors): Clinical Essentials of Diagnosis and Treatment. Thomas 1966.

PYLE, M. M.: A four-year clinical investigation of ethambutol in initial and retreatment cases of tuberculosis: Efficacy ,toxicity, and bacterial resistance. Amer. Rev. Resp. Dis. **93**, 428–441 (1966).

RISKA, N.: Scandinavian symposium concerning BCG vaccination. Scand. J. Resp. Dis. **49**, (Suppl. 65), 11–62 (1968).

STEAD, W. W.: The clinical spectrum of primary tuberculosis in adults: Confusion with reinfection in the pathogenesis of chronic tuberculosis. Ann. intern. Med. **68**, 731–745 (1968).

STEELE, J. D.: The surgical treatment of pulmonary tuberculosis. Ann. Thoracic Surg. **6**, 484–502 (1968).

STRIEDER, J. W., LAFORET, E. G., LYNCH, J. P.: Surgery of pulmonary tuberculosis. New Engl. J. Med. **276**, 960–965 (1967).

UNHOLTZ, K.: Moderne Chemotherapie der Tbc. Münch. med. Wschr. **112**, 1003–1011 (1970).

Lungenkrankheiten durch atypische Mycobakterien

Es gilt als sicher, daß auch andere Mycobakterien als das Mycobakterium tuberculosae (eventuell auch solche die unter normalen Umständen nur saprophytisch sind) chronisch progrediente Lungenerkrankungen erzeugen. So werden Halslymphknotenentzündungen in den USA häufiger durch solche Organismen als durch das Mycobact. Tbc hervorgerufen. Der klinische Verlauf ist sehr ähnlich, lediglich die praeauriculären Lymphknoten werden durch atypische Mycobakterien häufiger befallen. Der Tuberkulinhauttest wird auch hier positiv, wenn auch weniger intensiv. Diese Organismen sind von Tuberkelbakterien mikroskopisch nicht zu unterscheiden, sie können durch ihr kulturelles Verhalten (Pigmentbildung, schnelleres Wachstum, biochemische Teste, neg. Ausfall des Tierversuches) differenziert werden. Die Übertragung von Mensch zu Mensch ist nicht bekannt, daher ist auch eine Isolierung nicht notwendig, gelegentlich wurden jedoch Kombinationsformen mit echtem Mycobacterium tuberculosis gefunden. Da die Behandlung mit Tuberkulostatika wenig erfolgreich ist, müssen meist chirurgische Maßnahmen eingesetzt werden.

GOLDMAN, K. P.: Treatment of mycobacterial infection of the lungs. Thorax **23**, 94–99 (1968).

JOHANSON, W. G., Jr., NICHOLSON, D. P.: Pulmonary disease due to Mycobacterium kansasii. An analysis of some factors affecting prognosis. Amer. Rev. Resp. Dis. **99**, 73–85 (1969).

Lungenabsceß

Diagnostische Merkmale

- Absceßentwicklung 2 Wochen nach Aspiration, Bronchialobstruktion, vorangehende Pneumonie
- Septische Temperaturen, Schweiße, periodisch plötzlich große Auswurfmengen, die purulent foetid oder muffig riechen, gelegentlich Haemopthysen
- Röntgendichte Verschattungen mit Aufhellungen und Flüssigkeitsniveau.

Allgemeine Betrachtungen

Der Lungenabsceß ist eine entzündliche Laesion, die durch Nekrose des Lungengewebes entsteht. 10–14 Tage nach Veränderung der bronchopulmonalen Funktion oder der bronchopulmonalen Struktur durch folgende Möglichkeiten, beginnt die Erkrankung:

1. Aspiration von infiziertem Material (z. B. während Mund-Kiefer-Operationen)
2. Unterdrückung des Hustenreflexes (z. B. im Koma durch Medik.)
3. Durch Bronchialobstruktion (Postoperative Atelektasen, Fremdkörper, Neoplasmen)
4. Pneumonien, bes. bakterielle Formen
5. Ischämie (s. unter Kapitel Lungenembolien)
6. Septicämien (bes. Staphylokokken).

Infektionen mit pyogenen oder anaeroben Bakterien führen unter den oben angeführten Ursachen zu Lungenabscessen. Die häufigste Lokalisation ist das apikale Segment des Unterlappens (VI) oder das posteriore Segment des Oberlappens re (II). Als Komplikationen kommt es gelegentlich zu Pleuritiden und Durchbrüchen der Abscesse in den Pleuraspalt (Cavernenruptur) mit nachfolgender innerer Fistel (Empyem, Pyopneumothorax). Bei inkonsequenter Behandlung kann es auch zu einem chronischen Absceß kommen.

Klinische Befunde

A. Symptome: Der Beginn kann plötzlich oder auch allmählich sein, an Symptomen finden sich Fieber (septisch), Schweiße, Husten, Thoraxschmerzen. Anfänglich ist der Husten oft trocken. Periodisch kommt es zu Schüben von plötzlicher Expektoration großer Mengen übelriechenden Eiters, anschließend erfolgt eine Remission der allgemeinen Symptome, häufig kommt es auch zu Haemoptysen. Bei subpleuraler Lage des Abscesses findet sich Pleuraschmerz. Wird der Absceß chronisch (8–12 Wochen nach Beginn) finden sich Gewichtsverlust, Anaemie und Osteoarthropathie. Die physikalischen Zeichen können minimal sein. Die den Absceß umgebende Pneumonitis kann gelegentlich nachgewiesen werden. Bei Ruptur in den Pleuraspalt finden sich Zeichen des Ergußes.

B. Laborbefunde: Durch die anaerobe Infektion ist das Sputum übelriechend und schmutzig grau bis braun, bei nicht putrider Infektion ist das Sputum grünlich oder gelblich und riecht modrig, doch nicht so stechend wie bei der putriden Infektion. Bei Veränderungen im Bereich der Oberfelder und bei chronischen Abscessen müssen Ausstriche und Kulturen auf Mycobact. Tbc durchgeführt werden. Zur richtigen Wahl der antibiotischen Therapie müssen normale und anaerobe Kulturen sowohl des Sputums als auch des Blutes angelegt werden. Sind letztere pos. spricht dies für eine septische Embolisierung als Quelle des Lungenabscesses.

C. Röntgenbefunde: Anfänglich findet sich eine lokalisierte dichte Verschattung, später bildet sich eine zentrale Aufhellung häufig mit Flüssigkeitsspiegel aus. Oft sind jedoch Schichtaufnahmen zur Darstellung der Cavitäten notwendig. Gelegentlich ergibt die Thoraxübersichtsaufnahme die primäre Ursache des Abscesses (Bronchialcarcinom, Lungeninfarkt). Die Röntgenkontrollen zeigen den Erfolg der Behandlung, erlauben die anatomische Lokalisation, wenn chirurgische Maßnahmen ins Auge gefaßt werden, und geben Auskunft über pleurale Komplikationen. Pleuraergüsse müssen sofort punktiert werden, um ein eventuell bestehendes Empyem aufzuklären und entsprechend zu behandeln.

D. Instrumentelle Examination: 10% aller Lungenabscesse werden durch Bronchialcarcinome verursacht. Deshalb muß die Bronchoskopie routinemäßig durchgeführt werden.

Differentialdiagnose

Es muß die Unterscheidung zu anderen cavernenbildenden Lungenkrankheiten getroffen werden: Tbc, Bronchialcarcinom, Pilzinfekte, Staphylokokkenpneumonien.

Behandlung

Wichtig ist die Drainagebehandlung durch entsprechende Lagerung, anfangs auch Bronchoskopien zur Beförderung des Sekretabflusses.

A. Akuter Lungenabsceß: Es ist eine intensive antibiotische Behandlung zur Verhütung von Zerstörung weiteren Lungengewebes wichtig. Wenn der Patient anspricht, ist eine Langzeittherapie über 1–2 Monate zur Erfolgssicherung nötig. Spricht der Patient nicht an, muß ohne Zeitverlust die chirurgische Intervention angeschlossen werden. Beträgt der Cavernendurchmesser mehr als 6 cm ist die Wand sehr dick und ist das Fieber nach 2 Wochen nicht rückläufig, schwindet die Hoffnung auf eine konservative Ausheilung.

B. Chronischer Absceß: Einzelne Patienten mit chronischem Lungenabsceß können noch durch konservative Behandlung zur Heilung gebracht werden. Meist jedoch muß die antibiotische Therapie zur OP-Vorbereitung eingesetzt werden.

Komplikationen

Schwere Symptome entstehen durch Einbruch einer Caverne, bzw. des Eiters in den Pleuraraum (Empyem): Fieberanstieg, heftiger Pleuraschmerz, Schweißausbrüche, toxischer Allgemeineindruck. Gelegentlich kommt es zu schweren oder gar tödlichen Blutungen. Der metastatische Hirnabsceß ist eine wohlbekannte, jedoch seltene Komplikation. Defektheilungen führen zu Bronchiektasen. Bei langdauernden Eiterungen kann sich eine Amyloidose ausbilden.

Prognose

Sofort einsetzende und intensive antibiotische Therapie haben die Prognose des Lungenabscesses gebessert. Die chronische Form ist relativ selten. Dann aber ist die chirurgische Behandlung erfolgreich.

FERGUSON, T. B., BURFORD, T. H.: The changing pattern of pulmonary suppuration: Surgical implications. Dis. Chest **53**, 396–406 (1968).

FLAVELL, G.: Respiratory tract disease: Lung abscess. Brit. med. J. **1966 I**, 1032–1036.

PERLMAN, L. V., LERNER, E., D'ESOPO, N.: Clinical classification and analysis of 97 cases of lung abscess. Amer. Rev. Resp. Dis. **99**, 390–398 (1969).

WALTER, A. M., HEILMEYER, L.: Antibiotika Fibel. Stuttgart: Thieme 1969.

WEISS, W., FLIPPIN, H. F.: Treatment of nonspecific primary lung abscess. Arch. intern. Med. **120**, 8–11 (1968).

Bronchialcarcinom

Diagnostische Merkmale

- Schleichender Beginn mit Husten, lokalisierte RGS, oft Hämoptysen; gelegentlich jedoch auch asymptomatisch
- Röntgenbild erinnert an ungelöste Pneumonie, Atelektase, Pleuritis mit blutigem Erguß, periphere Rundherde
- Metastasen in anderen Organen sind oft Ursache für Initialsymptom
- Endokrine, biochemische und neuromuskuläre Veränderungen vermitteln oft erst den Verdacht auf das Vorliegen eines Bronchialcarcinoms

Allgemeine Betrachtungen

Die häufigste Form intrathrorakaler Malignome ist das Carcinom, das im Bereich des Bronchialbaumes wächst. Es befällt vorwiegend Männer (8 : 1) jeden Alters, vorwiegend jedoch solche im Krebsalter jenseits des 40. Lj. Die Wertigkeit genetischer Faktoren bei der Ätiologie des Bronchialcarcinoms sind weitgehend unklar. Auffallend ist das seltene Auftreten bei Nichtrauchern. Häufig ist invasives Wachstum in Rippen, Mediastinalstrukturen, Nervenstränge sowie Fernmetastasen in Nebenniere, Niere, Leber, Hirn und Knochen.

Klinische Befunde

A. Symptome: Anhaltender trockener Husten, Hämoptysen, lokalisierte, konstant nachweisbare Rasselgeräusche sind die Hauptsymptome, die durch Bronchialreizung, Errosion und Partialobstruktion hervorgerufen werden. Häufig finden sich auch keine Symptome oder sie werden als Raucherhusten oder chronische Bronchitis bagatellisiert. Lungeninfektionen (Pneumonie, Lungenabsceß), die distal einer Bronchialobstruktion entstehen, maskieren oft durch ihre dominierende Symptomatik das zugrunde liegende Neoplasma. Jede atypisch verlaufende Lungenerkrankung (langdauernd, rezidivierend, ungenügend auf die Therapie ansprechend) muß das Vorliegen eines Bronchialcarcinoms nahelegen. Häufig entstehen die ersten Symptome durch Metastasen: Knochenschmerzen, Thoraxschmerzen durch ossäre oder pleurale Metastasen, neurologische Veränderungen durch Absiedlungen im Gehirn („Keine Craniotomie ohne Thoraxröntgenbild"). Die pulmonalen Symptome werden meistens durch Bronchialobstruktion, Pleurabefall oder mediastinale Invasion verursacht. Solange ein noch kleiner Tumor keine Bronchialobstruktion oder Pleurareizung hervorruft, macht er auch keine Symptome. Erst bei entsprechender Größe kommt es zu physikalischen und röntgenologischen Veränderungen. Diese manifestieren sich in Form einer partiellen oder kompletten Bronchialobstruktion mit peripherer Atelektase und nachfolgender Infektion. Trommelschlegelfinger, nicht eindrückbare Ödeme der Extremitäten, Periostverdickungen (Rö!) können relativ früh auftreten und bilden sich nach Entfernung des Tumors wieder zurück. Charakteristisch für die Ausbreitung eines Tumors ist der Pleuraerguß (oft blutig) und Zeichen des mediastialen Befalls (Perikarderguß, Heiserkeit, trockener, heftiger Husten, Stridor, Dysphagie, Heraustreten von Halsstrukturen durch die Einflußstauung). Das Oberlappenbronchialcarcinom kann zum Pancoast-Syndrom führen mit Horner-Syndrom und Schulter-Arm-Schmerz. Besonderes Augenmerk muß der Entwicklung von Scalenuslymphknoten und Lebertumoren als üblicher Sitz der Metastasen gewidmet werden. Durch eine sorgfältige neurologische Untersuchung müssen Hirnmetastasen ausgeschlossen werden. Gelegentlich werden auch metabolische Veränderungen beobachtet: Myasthenische Symptome wie bei der Myasthenia gravis, periphere Neuritis mit Veränderungen sowohl des sensiblen als auch des motorischen Anteils, Trommelschlegelfinger, Salzverlust-Syndrom der Nieren, Morbus Cushing, Carcinoid-Syndrom (Hyperserotoninämie), auch wenn das Tumorgewebe kein Carcinoid ist, Hypercalcämie auch ohne Knochenmetastasen und Hyponatriämie durch eine exzessive Sekretion von adiuretischem Hormon (ADH). Der Mechanismus dieser Veränderungen ist nur schwer verständlich. Oft verschwinden diese Symptome nach Entfernung des Tumors. Sie sprechen nicht unbedingt für eine schlechte Prognose.

B. Laborbefunde:

1. Sputumcytologie: Bei guten Cytologen kann mit positiven Ergebnissen in 60–70% der Fälle gerechnet werden. Immer müssen mehrere Proben untersucht werden (wichtig ist eine entsprechende Sputumfixation bereits am Krankenbett in Äther-Alkohol oder nach den entsprechenden Angaben des untersuchenden Institutes).

2. Bronchoskopie: In 75% der Fälle ist die endoskopische Diagnose mit Biopsie und Histologie positiv. Wichtig ist die Anwendung aller Biopsiemöglichkeiten: Lavage, Probeexzision, Curettage, transbronchiale Punktion nach SCHIESSLE, Friedel'sche Katheterbiopsie, periphere Lungenbiopsie etc. Damit kann die positive Ausbeute auf über 80% erhöht werden.

3. Präskalenische Biopsie nach DANIELS: Hier finden sich in der präskalenischen Region oft Lymphknotenmetastasen. Diese Methode ist insbesondere bei Befall der Hilus- und Mediastinallymphknoten indiziert.

4. Mediastinoskopie nach CARLENS: Dabei kann besonders das vordere obere Mediastinum exploriert werden. Es handelt sich um eine wertvolle Methode in der Hand des Geübten.

5. Nadelbiopsie: Unter Bildwandlerkontrolle können insbesondere bei peripher liegenden Veränderungen genügend große Biopsien entnommen werden. Gelegentlich kommt es zu Blutungen und Pneumothorax.

6. Thorakoskopie: Bei Pleurabefall kann durch die Inspektion und gezielte Probeexcision aus befallener Pleura häufig die Diagnose gestellt werden.

7. Wenn alle obengenannten Methoden nicht zum Ziel führen oder aus anderen Gründen nicht angewendet werden können, muß eine explorative Thoracotomie durchgeführt werden. Das Risiko ist gering.

C. Röntgenbefunde: Die größte Chance der Frühdiagnose bietet die Lungenaufnahme. Isolierte Rundherde ohne Symptome können nur mit Hilfe dieser Methode entdeckt werden. Bei 30–60% der Rundherde handelt es sich um Carcinome. Sie können sich röntgenologisch auf verschiedene Art und Weise darstellen: Perihiläre Tumoren: (34 bis 36%), segmentäre oder lobäre Attelktasen: (21–23%), Pleuraergüsse (5–15%), und midastinale Lymphknotenvergrößerungen (5 bis 15%). Insbesondere bei Nachsorgeuntersuchungen nach pulmonalen Infektionen muß eine sorgfältige Suche nach unvollständiger Lösung von Pneumonien, Tumoren, hilären oder mediastinalen Lymphknotenvergrößerungen erfolgen. Letztere werden am besten durch einen Breischluck dargestellt. Bei ungenügender Rückbildung der pulmonalen Veränderungen nach Infektionen müssen wöchentliche Thoraxkontrollen erfolgen.

Behandlung

Die einzige Hoffnung besteht in der frühzeitigen Entdeckung und chirurgischen Entfernung des Tumors. Aus diesem Grunde muß die jährliche Thoraxfilmkontrolle bei Männern über 40 Jahren gefordert werden (s. Richtlinien der UICC). Symptome inoperabler Lungentumoren können für eine gewisse Zeit unter Kontrolle gebracht werden. Von Interesse ist eine praeoperative Supervoltbestrahlung, in der Hoffnung den Patienten doch noch in ein operationsfähiges Stadium zu bringen.

Prognose

Das Wichtigste ist die Frühdiagnose. Nur dann kann eine Laesion in einem operablen Stadium angetroffen werden. Zur Zeit erleben jedoch nur 8% aller Patienten das 5. Jahr nach der Diagnosestellung.

Adams, W. E.: Current concepts of surgical management of carcinoma of the lung. Dis. Chest **51**, 233–240 (1967).

Caldwell, W. L., Bagshaw, M. A.: Indications for and results of irradiation of carcinoma of the lung. Cancer **22**, 999–1004 (1968).

Flynn, J. R., Rossi, N. P., Lawton, R. L.: Mediastinoscopy in carcinoma of the lung. Arch. Surg. **94**, 243–246 (1967).

Gobbel, W. G., Sawyers, J. L., Rhea, W. G.: Experience with palliative resection and irradiation therapy for carcinoma of the lung. J. thorac. Surg. **53**, 183–191 (1967).

LeRoux, B. T.: Bronchial carcinoma. Thorax **23**, 136–143 (1968).

Morton, O. L., Itabashi, H. H., Grimes, O. F.: Nonmetastatic neurological complications of bronchogenic carcinoma: The carcinomatous neuromyopathies. J. thorac. Surg. **51**, 14–29 (1966).

Paulson, D. L.: Carcinoma of the Lung. Curr. Prob. Surg. Nov. 1967.

Pearson, F. G.: An evaluation of mediastinoscopy in the management of presumably operable bronchogenic carcinoma. J. thorac. Surg. **55**, 617–625 (1968).

Remington, J.: Smoking, sputum and lung cancer. Brit. med. J. **1968 I**, 732–734.

Rink, H.: Der Lungenkrebs. Stuttgart: Schattauer 1965.

Stenseth, J. H., Clagett, O. T., Woolner, L. B.: Hypertrophic pneumonary osteoarthropathy. Dis. Chest **52**, 62–68 (1967).

Stevens, G. M., et al.: Needle aspiration biopsy of localized pulmonary lesions. California Med. **106**, 92–97 (1966).

Valaitis, J., et al.: Bronchogenic carcinoma in situ in asymptomatic high-risk population of smokers. J. thorac. Surg. **57**, 325–332 (1969).

Watson, W. L.: Lung Cancer. A Study of 5000 Memorial Hospital Cases. Mosby 1968.

Bronchialadenom

Das Bronchialadenom ist mit 5% die häufigste benigne Neubildung des Bronchialbaumes. (Neubildung der Drüsenstrukturen der Bronchialschleimhaut.) Es macht 5–10% aller solitären Rundherde der Lunge aus. Männer und Frauen sind ungefähr gleich häufig betroffen. Das Durchschnittsalter liegt etwas niedriger als das des Bronchialcarcinoms. Es wächst jedoch örtlich auch invasiv. Die meisten Adenome entstehen in den proximalen Bronchien. Der Beginn ist schleichend: Husten und lokalisierte RG erinnern an das Bronchialcarcinom. Der Tumor ist stark vascularisiert, daher kommt es häufig (25–30%) zu Haemoptysen. Da das Bronchialadenom nicht zur Exfoliation neigt, ist auch die Cytologie ineffektiv. Die differentialdiagnostische Klärung erfolgt durch Bronchoskopie (Cave: schwere Blutung bei der Biopsie mit Erstickungsgefahr). Eventuell muß eine explorative Thoracotomie eingesetzt werden.

Differentialdiagnostisch muß unterschieden werden zwischen Fremdkörpern und tuberkulösen Bronchusstenosen.

Behandlung

Gelegentlich können Adenome pendulans (nicht die infiltrierenden) bronchoskopisch entfernt werden. Es kann jedoch zu schweren Blutungen kommen. Meist jedoch ist zur Entfernung der Adenome die Thoracotomie nötig. Die Prognose ist gut. Der Tumor tendiert zu lokalinvasivem Wachstum, 5–10% der Tumoren metastasieren langsam. Der Tod wird meist nicht durch Metastasen verursacht, sondern tritt im Gefolge sekundärer Erscheinungen, wie Bronchiektasen, Pneumonien, Haemorrhagien, chirurgische Komplikationen oder Aspyxien durch Tumorobstruktion ein.

Baldwin, J. N., Grimes, O. F.: Bronchial adenomas. Surg. Gynec. Obstet. **124**, 813–818 (1967).

Batson, J. F., Gale, J. W., Hickey, R. C.: Bronchial adenomata. Arch. Surg. **92**, 623–630 (1966).

Donahue, J. K., Weichert, R. F., Ochsner, J. L.: Bronchial adenoma. Ann. Surg. **167**, 873–885 (1968).

Theisen, H., Grohmann, H., Jahrmärker, H.: Rezidivierender Herzstillstand bei Bronchialadenom. Internist **11**, 152–156 (1970).

Alveolarzellcarcinom

(Bronchiolarcarcinom, pulmonale Adenomatose.)

Es handelt sich um einen relativ seltenen, bösartigen Lungentumor (1–5% aller Lungenkrebse) der langsam wächst und spät metastasiert. Im Gegensatz zum Bronchialcarcinom wächst dieser Tumor häufig beidseitig. Die Lungenstrukturen werden nicht verändert. Neoplastische Zellen befallen Alveolen und Bronchiolen. Die Verteilung zwischen Männern und Frauen ist 1 : 1, die am häufigsten befallene Altersgruppe liegt zwischen dem 50. und 60. Lebensjahr. Die großen Bronchien werden nicht befallen, da dieser Tumor von den Bronchiolen oder Alveolen ausgeht. Die Symptome treten erst spät auf. Das Hauptsymptom ist der Auswurf großer Mengen wäßrigen oder schleimigen Sputums. Es finden sich verschiedene Zeichen des Lungenbefalls: Dyspnoe, Cyanose, Dämpfung, Trommelschlegelfinger, Cor pulmonale. Bei diesem Tumor ist wegen der starken Exfoliation die Sputumcytologie erfolgreich.

Röntgenologisch finden sich beidseitige Infiltrationen, daneben aber müssen Rundherde vorhanden sein, gelegentlich auch Verkalkungen. Differentialdiagnostisch wichtig ist das beidseitige Auftreten, das lange Überleben, das teilweise Fehlen von Symptomen im Gegensatz zum Bronchialcarcinom und -Adenom. Gelegentlich findet sich nur ein solitärer Rundherd mit Verkalkung, der von Tuberkulomen, Granulomen, Metastasen und Pilzinfektionen unterschieden werden muß.

Behandlung

Bei einseitigem Befall ohne Anhalt für Fernmetastasen bietet sich eine chirurgische Behandlung an.

Prognose

Bei entsprechender Behandlung besteht eine Überlebenschance von 6–7 Jahren nach Diagnosestellung. Der massive Befall beider Lungen ist meist die Todesursache, in 50% erscheinen Metastasen.

Hewlett, T. H. et al.: Bronchiolar carcinoma of the lung: Review of 39 patients. J. thorac. Surg. **48**, 614–624 (1964).

Knudson, R. J. et al.: Unusual cancer of the lung. II. Bronchiolar carcinoma of the lung. Dis. Chest **48**, 628–633 (1965).

Kress, M. B., Allan, W. B.: Bronchiolo-alveolar tumors of the lung. Bull. Johns Hopk. Hosp. **112**, 115–133 (1963).

Alveolarproteinose

Die Alveolarproteinose ist eine chronisch-progressive und häufig letal endende Erkrankung unbekannter Aetiologie. (Sie war bis 1958 unbekannt.) Sie ist charakterisiert durch zunehmende Atemnot, Husten, intermittierendes Fieber, röntgenologisch nachweisbare Infiltrationen, pulmonale Insuffizienz vom Typ des alveolären Blocksyndroms. Die Diagnose basiert auf histologischen Kriterien (durch Biopsie oder Autopsie): die Alveolen sind erfüllt von granulomatösem amorphem Material, welches sich in charakteristischer Weise mit saurem, Schiff'schem Reagenz färbt. Die chemische Ähnlichkeit zwischen diesem Material, welches ein Phospholipid(Palmitoyl-Lezithin) zu sein scheint und dem oberflächenaktivem Agens, welches normalerweise vom Alveolarepithel sezerniert wird, legt den Verdacht nahe, daß es sich hier um eine Hypersekretion dieser Substanz handelt. Die Patienten scheinen besonders für Nocardiose und andere Pilzinfektionen anfällig zu sein. RAMIREZ beschrieb eine Methode, bei der er mit einer Heparinlösung via Endobronchialkatheter die befallene Lunge spült. Auf diese Weise könnten große Mengen von Protein entfernt werden, es verschwinden sogar die röntgenologischen Erscheinungen und die pulmonale Insuffizienz. GERARD beschrieb kürzlich einen Fall, den er erfolgreich mit intermittierender Überdruckbeatmung und Inhalation von proteolytischen Fermenten erfolgreich behandelt hat.

GERARD, F. P., SABETY, A. M., LURIE, W.: Pulmonary alveolar proteinosis: Practical management. J. thorac. Surg. **57**, 273–275 (1969).

RAMIREZ, R. J.: Pulmonary alveolar proteinosis. Arch. intern. Med. **119**, 147–156 (1967).

RAMIREZ, R. J., HARLAN, W. R.: Pulmonary alveolar proteinosis. Nature and origin of alveolar lipid. Amer. J. Med. **45**, 502–512 (1969).

VOIGT, H., WIESNER, B.: Beitrag zur alveolären Lungenproteinose. Gesundheitswesen **12**, 552–555 (1969).

Desquamative interstitielle Pneumonie

Dies ist scheinbar eine leichtere Form einer interstitiellen Pneumonie unbekannter Aetiologie. Sie tritt vorwiegend bei Erwachsenen beiderlei Geschlechts auf. Die Hauptsymptome bestehen in langsam zunehmender Atemnot, chronischem Husten, ohne oder mit wenig Sputum. Das charakteristische Röntgenbild zeigt eine milchglasartige Trübung, subcortical im Bereich der Unterlappen. Die Spirometrie ergibt eine Lungenfunktionsstörung im Sinne des alveolocapillären Blockes. Histologisch sind die Alveolen erfüllt von desquamierten Alveolarzellen. Die Grundstruktur der Lunge ist nicht verändert, es finden sich keine Nekrosen. Die Ursache der Erkrankung ist unbekannt. In den meisten Fällen ist mit einer Steroidbehandlung ein Erfolg zu erzielen.

KLOCKE, R. A. et al.: Desquamative interstitial pneumonia. Ann. intern Med. **66**, 498–506 (1967).

LIEBOW, A. A., STEER, A., BILLINGSLEY, J. G.: Desquamative interstitial pneumonia. Amer. J. Med. **39**, 369–404 (1965).

Quarzstaublungenerkrankung (Silikose)

Anzeigepflichtige Berufserkrankung nach Ziffer 34, bei Verbindung mit aktiver Lungentuberkulose nach Ziffer 35 der siebenten Berufskrankheitenverordnung (– 7. BKVO –) vom 20. Juni 1968 (BgBl. I. S. 721).

Diagnostische Merkmale

- Staubexposition mit SiO_2 (z. B. Granit, Sandstein)
- Charakteristischer Rö-Befund: bds. knötchenförmige bis schwielige Verschattung, Fibrose, Hiluslymphknotenbefall (eierschalenförmig)
- Häufige Infektionen des Respirationstraktes
- Wichtig: Tbc ist eine häufige Komplikation

Allgemeine Betrachtungen

Die Pneumokomiosen sind chronisch-fibrotische Lungenerkrankungen, die durch Inhalation anorganischer Stäube entstehen. Freie Kieselsäure (SiO_2) spielt dabei eine große Rolle. Meist besteht eine langdauernde Exposition.

Klinische Befunde

A. Symptome: Klinische Symptome können völlig fehlen oder bestehen lediglich in der leichten Anfälligkeit gegenüber Infektionen des Respirationstraktes: Bronchitis, Pneumonien. Das häufigste Zeichen ist die Dyspnoe, die langsam im Laufe der Jahre progredient ist. Später kommt es zu Husten, anfangs trocken, später produktiv, häufig mit Blutbeimengungen. Oft kommt es zu schweren, gelegentlich fatalen Hämoptoen.

Plysikalisch findet man oft auch bei fortgeschrittenen Stadien keine Veränderungen.

B. Laborbefunde: Das Sputum muß auf säurefeste Stäbchen untersucht werden, damit eine rel. häufige Begleit-Tbc nicht übersehen wird. Zur endgültigen Abklärung kann eine Lungenbiopsie (cave Spontanpneu, Blutung) oder eine Mediastinoskopie nötig werden.

C. Röntgenbefunde: Das Thoraxbild allein ist nicht unbedingt beweisend, legt aber den Verdacht nahe. Die Veränderungen finden sich beidseitig, symmetrisch, vorwiegend in den zentralen Mittelfeldern.

Die kleinen Knötchen sind meist von gleicher Form und Dichte. Als Frühzeichen kommt es zu Hilusvergrößerungen. Später zeigen die Kalkeinlagerungen Eierschalenform. Die Fibrose ist streifig-netzig. Durch Konfluenz der Knötchen kommt es in späteren Stadien zu größeren Verdichtungen – Schwielenbildung. Das Begleitemphysem führt zu vermehrter Strahlentransparenz besonders an den Lungenbasen. In späteren Stadien kann es auch zur „Reinigung" der Lungen von den Knötchen kommen, die sich wegen des starken Emphysems nicht mehr darstellen. Man findet dann nur noch die Schwielen und größere Herde.

Tabelle 7–3. *Pneumokoniosen*

Erkrankung und Vorkommen	auslösende Stäube und Pathologie	klinische Erscheinungen	Röntgenbefunde
Silikose Bergwerk, Bohren Sprengen, Schleifen, Gußputzen, Formen, Sandstrahlen, Silikatosen bei Porzelinnern	freie Kieselsäure (SiO_2, Partikelgröße, kleiner als 3 μ), Kristobalite Tridymite (toxische Isomere, die durch den Einfluß großer Hitze auf Si entstehen) erzeugen Gewebereaktionen in Form von Knötchen, Schwielen, Fibrose, Hiluslymphknotenveränderungen, Emphysem	geforderte Exposition 2–20 J. Dyspnoe, trockener Husten, verschiedene Infekte, bes. TBC pumonalinsuffizienz, cor pulm.	Hiluslymphknotenveränderungen (Eierschalen), Knötchen, Schwielen, Streifen, Emphysem, ass. TBC
Asbestose Bergwerk und Verarbeitung (Weben, Mischen)	Magnesium-Silicat (Partikelgröße 20–200 μ). Asbestosekörperchen (hantelförmig) im Sputum und Gewebeschnitt, erzeugen Bronchiolenobstruktion und distal Atelektasen, Fibrosen, kleinfleckige Veränderungen, Pleuraverkalkungen	Exposition 2–8 Jahre, frühzeitig Husten mit Auswurf und Dyspnoe pulmonale Insuffizienz, Asbestwarzen an der Haut der Extremitäten (eingedrungene Asbestnadeln). Erhöhte Morbiditätsrate für Bronchial-Carcinom möglich, ebenso malign. Mesotheliom	zarte, netzförmige Zeichnung in den Lungen-Unterfeld. Verdickungen der Pleura (milchglasartige Trübungen) Verklebung des sinus phrenicocostalis, Pleuraverkalkungen.

Erkrankung und Vorkommen	auslösende Stäube und Pathologie	klinische Erscheinungen	Röntgenbefunde
Berylliose Beryllium-produktion Erzeugung von fluorescierendem Pulver	Berylliumteilchen. Akut: fleckige Infiltrationen wie Bronchopneumonie chronisch: Granulome an den Alveolar-Septen, Fibrose nicht vordergründig. Zerstör. d. elast. Elemente, Emphysem	akut: nach Wochen bereits Bronchitis, Pneumonie chronisch: 6–18 Monate Dyspnoe, Husten, Gewichtsverlust, Cyanose, Hautläsionen, cor pulmonale	akut: fleckige Infiltrationen chronisch: feine Knötchen (Sandpap.) dann Knoten, netz. Zeichnung, Hilusfr.
Bauxit-Pneumokoniose (Schleiferkrankheit Aluminiumlunge)	möglicherweise auch durch andere toxische Beimengungen (Crystobalit, Tridymit) nicht nur durch Aluminiumstaub hervorgerufen Fibrose, Hiluslymphkn.-erkrankung, Atelektasen	geforderte Exposition sind einige Monate bis zu 2 Jahren. Dyspnoe, ausgeprägt. pulmonale Insuffizienz, rezidivierende Spontanpneumoth.	Befall der hilären und mediastin. Lykn. Zwerchfellauszieh. Fibrose, Emphysem
Anthrakose (selten getrennt von Silikose), Bergwerk, Stadtbewohner	Kohlenstaub. Verursacht schwarze Verfärbung der Lunge, dort manchmal auch Knoten. Befall auch anderer Organe, dort keine Knoten.	fortschreitende Erkrankung (Fibrose, Emphysem) wurde von Waliser Kohlenarbeitern beschrieben. Jedoch kann SiO_2 ein wichtiger Faktor sein	netzartige Zeichnung feine Knötchen Kohlenstaub erzeugt große Verschattung ohne Fibrose
Siderose (Eisenerzverarbeitung, Metallbohrer, Elektroschweißer)	Eisenoxyd, metallisches Eisen erzeugen rote (Oxyde) und schwarze (metallische) Verfärbung der Lunge. Der rote Typ führt zu Fibrose, der schwarze Typ mit Silikose ass.	Symptome entsprechen der Silikose	Abhängig haupts. von der Begleit-Silikose.

Behandlung

Es ist zur Zeit noch keine spezifische Behandlung bekannt (PVA erst im Versuchsstadium). Symptomatische Behandlung ist bei Husten und Atemnot obstruktiver Art angezeigt. Eine Chemotherapie bis ans Lebensende ist bei Kombination mit einer Tbc angezeigt.

Prognose

Die fortschreitende Dyspnoe kann über Jahre bestehen. Die Entwicklung von Komplikationen, insbesondere einer Tbc verschlechtert die Prognose.

Gaensler, E. A., Addington, W. W.: Current concepts: Asbestos or ferruginous bodies. New Engl. J. Med. **280**, 488–491 (1969).

Gaensler, E. A. et al.: Graphite pneumoconiosis of electrotypers. Amer. J. Med. **41**, 864–882 (1966).

Schepers, G. W. H.: Lung disease caused by inorganic and organic dust. Dis. Chest. **44**, 133–140 (1963).

Therdos, P. A.: Lung biopsy in the diagnosis of the pneumonoconioses. Dis. Chest **53**, 271–281 (1968).

Whipple, H. E. (editor): Biological effects of asbestosis. Ann. N. Y. Acad. Sci. **132**, 1–766 (1965).

Andere Pneumokoniosen

Folgende Substanzen verursachen nach Inhalation verschieden starke Grade einer Lungenentzündung, Fibrose, Emphysem. Meist sind die Erscheinungen weniger ausgeprägt als die durch SiO_2 hervorgerufenen: Kohlenstaub (Anthrakose), Bauxit (besteht aus Aluminium und Kieselsäure), Asbest (dehydriertes Calcium-Magnesium-Silicat), Glimmerstaub (Aluminium-Silicat), Talkum (hydriertes Magnesium-Silicat), Graphit (kristallisierter Kohlenstoff und SiO_2) Beryllium und diatomare Erden. Letztere Verursachen Veränderungen ähnlich der Silikose nur dann, wenn sie erhitzt werden (z. B. bei der Erzeugung von Schleifmitteln).

Die Aufklärung einer Staublungenerkrankung hängt mit von der sorgfältigen Erhebung der Berufsanamnese ab. Die Behandlung ist symptomatisch.

Bohlig, H., Jakob, G., Müller, H.: Die Asbestose der Lungen. Stuttgart: Thieme 1960.

Dalquen, P., Hinz, I., Dabbert, A. F.: Pleuraplaques, Asbestose und Asbestexposition, eine epidemiologische Studie aus dem Hamburger Raum. Pneumologie **143**, 23–42 (1970).

Durch organische Stäube verursachte Lungengranulomatosen

Durch Inhalation verschiedener organischer Stäube können akute granulomatöse interstitielle Pneumonien hervorgerufen werden (besonders bei landwirtschaftlichen Arbeitern). Auslösende Ursachen sind feuchtes Heu, Kompost, Bagasse (Zuckerrohrrückstände), Vogelexkrete und Federn, Rotholz-Sägemehl (Sequoiose) und Ahornrinde.

Die Krankheit fängt akut an, 6–8 Std nach Inhalation mit Fieber, Schüttelfrost, Husten, Dyspnoe, trockenen und feuchten Rgs. Die Erkrankung bildet sich meist nach Absetzen der Noxe zurück, wiederholte Exposition führt zu progredientem Emphysem und Lungenfibrose. Der akute Beginn, immunologische Untersuchungen und dramatische Besserung auf NNR-Hormone vermitteln den Eindruck allergischer Mechanismen, wobei vielleicht auch Pilze, die im Staub enthalten sind, eine Rolle spielen.

Hapke, E. J. et al.: Farmer's lung. A clinical, radiographic, functional, and serologic correlation of acute and chronic stages. Thorax **23**, 451–468 (1968).

Nicholson, D. P.: Bagasse worker's lung. Amer. Rev. Resp. Dis. **97**, 546–560 (1968).

Rankin, J. et al.: Pulmonary granulomatoses due to inhaled organic antigens. Med. Clin. N. Amer. **51**, 459–482 (1967).

Silo-Füller-Syndrom

Es handelt sich um eine erst kürzlich erkannte pulmonale landwirtschaftliche Berufserkrankung durch Inhalation stickstoffhaltiger Dämpfe, die aus eben frisch gefüllten Silos entweichen. (Füllung mit Getreide, Luzernklee etc.) Die Initialphase beginnt sofort nach der Exposition mit Husten, Dyspnoe, Mattigkeit. Nach einem symptomfreien Intervall mit höchstens etwas Dyspnoe und Müdigkeit folgt ein Stadium mit Fieber, Schüttelfrost, Krankheitsgefühl, zunehmender Husten und Dyspnoe, Tachykardie, Tachypnoe und diffuse Rgs. Röntgenologisch finden sich beide Lungen von miliaren Herden durchsetzt. Der Tod kann bereits 2–3 Wochen nach der Exposition auftreten oder es kommt innerhalb von 2–3 Monaten zur Besserung.

Zur Behandlung wurde Sauerstoff (einschließlich intermittierender Überdruckbeatmung), Antibiotica, Cortison eingesetzt. Die präventiven Maßnahmen erschöpfen sich im Verbot des Betretens dampfender Silos, gute Belüftung durch offene Türen und maschinelle Ventilation.

Donoghue, F. E., Schmidt, H. W.: Farmer's lung and silo-filler's disease. Med. Clin. N. Amer. **48**, 903–910 (1964).

Idiopathische Lungenhämosiderose

Es handelt sich um eine chronische, zu Rezidiven neigende und oft tödlich endende Erkrankung unbekannter Ursache. Es kommt zu wiederholten Hämoptysen, Husten, Dispnoe, deutlicher hypochromer Anämie mit nen wieder zurückbilden. Das Röntgenbild mie. Vereinzelt fand sich eine Kombination mit einer letalen Glomerulonephritis (Goodpasture-Syndrom). Es wurden auch nephrotische Syndrome beobachtet. Während den Exacerbationen finden sich röntgenologisch knötchenförmige oder netzartige Lungenveränderungen, die sich während der Remissionen wieder zurückbilden. Das Röntgenbild mit der schweren hypochromen Anämie sollte an die Diagnose denken lassen. Das typische Merkmal sind die hämosiderinbeladenen Makrophagen in der Lunge. Eine Therapie ist nicht bekannt.

Ognibene, A. J., Johnson, D. E.: Idiopathic pulmonary hemosiderosis in adults. Arch. Int. Med. 111, 503–509 (1963).

Atelektase

Diagnostische Merkmale

- Akut: Plötzlich auftretende Dyspnoe, Fieber, auch wenn die Ausdehnung der Atelektase gering ist
- Chronisch: Meist asymtomatisch, auch wenn große Lungenteile befallen sind
- Röntgenologisch: homogene, konkav begrenzte Verschattung. (Raummindernder Prozeß.) Mediastinalverziehung auf die befallene Seite. Hier auch Zwerchfellhochstand und Einengung der Intercostalräume

Allgemeine Betrachtungen

Bei der Atelektase handelt es sich um einen Kollaps durch mangelnde Belüftung von Lungensegmenten distal einer totalen Bronchialobstruktion, die durch eine Reihe von Erkrankungen hervorgerufen sein kann. In der Anamnese können sich Sekretretentionen, Fremdkörperaspirationen oder Bronchialinfektionen finden. Die postoperative Atelektase ist ein häufiges Ereignis. (2–5% aller Patienten nach großen Eingriffen). Die Erkrankung beginnt meist 24–27 Std nach der Operation. Die Bronchialobstruktion verhindert den Eintritt von Luft in das distal gelegene Segment, den Lappen oder gar eine ganze Lunge. Es kommt zu kompensatorischen Veränderungen, wobei die angrenzenden Organe den Raum der kollabierten Lunge einzunehmen versuchen:

1. Verziehung des Mediastinums auf die befallene Seite.
2. Höhertreten des Zwerchfells.
3. Überdehnung der gesunden Lunge (kompensatorisches Emphysem).

Die Kompression der Lunge durch andere Ursachen (z. B. Pleuraerguß) ist von weit geringerer physiologischer Signifikanz als die Atelektase durch eine Obstruktion.

Klinische Befunde

A. Symptome: Der Schweregrad der Symptome hängt ab von: Sitz der Obstruktion, der Geschwindigkeit der Entstehung, vom Vorhandensein oder Fehlen einer Infektion im Bereich der Atelektase. Je akuter der Beginn (postoperative Atelektase), um so schwerer ist die Symptomatik. Es kommt zu Dyspnoe, Cyanose, Tachykardie, Thoraxschmerzen und Fieber. Weniger ausgedehnte Atelektasen führen zu wechselnden Symptomen, auch kleine Atelektasen können Symptome machen. Die Erscheinungen entstehen durch die Obstruktion selbst oder durch die Infektion des distalen atelektatischen Lungenanteils. Physikalisch findet sich eine Einschränkung der Thoraxbeweglichkeit auf der befallenen Seite, Einengung der Intercostalräume, Verschiebung des Mediastinums auf die befallene Seite, was durch die Verlagerung der Trachea, der Herzspitze und durch die Dämpfung nachgewiesen werden kann. Des weiteren findet sich ein abgeschwächter bis fehlender Stimmfremitus, ein abgeschwächtes Atemgeräusch und Bronchophonie. Gelegentlich wechseln sich Bronchialatmen und abgeschwächtes Atmen über einer Atelektase ab. Bei chronischen Atelektasen sind diese Erscheinungen modifiziert durch die Rigidität des Mediastinums und Veränderungen der Elastizität der erkrankten Lunge. Auffallend ist häufig eine Tachykardie, die durch die bestehende Temperatur nicht erklärt werden kann.

B. Röntgenbefunde: Das luftleere Segment ist als michglasartige Trübung sichtbar. Der atelektatische Bezirk ist röntgendichter als ein vergleichbarer anderer Lungenanteil, weil er luftleer ist. Das Volumen ist deutlich vermindert, wodurch eine konkave Begrenzung der Verschattung zustande kommt. Das Zwerchfell tritt auf der befallenen Seite höher. Eines der Hauptkriterien ist die Verziehung des Mediastinums auf die befallene Seite. Nicht selten findet sich auf der erkrankten Seite ein Pleuraerguß, der jedoch meist nicht imstande ist, das Medistinum zur Mittellinie zurückzudrängen. Die Ergußlinie verläuft nach abwärts und lateral der Mittellinie anstatt aufwärts und lateral wie bei Ergüssen ohne Atelektase.

C. Instrumentelle Examination: Die Untersuchung der Wahl ist die Bronchoskopie, dabei ist häufig auch eine Behandlung möglich.

Differentialdiagnose

In Betracht kommen: Lobäre Pneumonien (jedoch konvexe Begrenzung der Verschattung), andere pulmonale Infektionen, Lungeninfarkt und Pleuraergüsse.

Komplikationen

Die Folgen ungelöster Obstruktionen mit Atelektase sind Infektion, Destruktion von Lungengewebe, Fibrose und Bronchiektasen.

Behandlung

A. Postoperative Atelektase: Der Patient muß zu forciertem Husten und Hyperventilation angehalten werden. Häufig gelingt es durch bronchodilatatorische Aerosole und intermittierende Überdruckbeatmung (Bennett, Bird) die Atelektase zu lösen. Um Schleimpfröpfe zu verflüssigen gibt man mucolytische Substanzen (Acethylcystein). Die apperative Therapie sollte alle 2–3 Std erfolgen und mindestens über 24 Std fortgesetzt werden, bevor aktivere Maßnahmen ergriffen werden. Die positive Druckbeatmung sollte bei Patienten mit chronischen Lungenkrankheiten prophylaktisch eingesetzt werden, wodurch Atelektasen vermieden werden könnten.

Instrumentelle Maßnahmen: Absaugung des Tracheobronchialbraumes mit einem weichen Katheter, dabei muß jedoch absolut steril vorgegangen werden. (Verwendung von 1× Kathetern etc.) Die Einwegkatheter können blind durch den Nasopharynx oder mit Hilfe eines Laryngoskopes eingeführt werden. Sind diese Maßnahmen ineffektiv oder ist die Atelektase massiv, muß eine bronchoskopische Absaugung erfolgen. Weiterhin müssen Antibiotica verabfolgt werden: G-Penicillin, 600 000 i. E. i. m. 2× tgl. oder Tetracyclin, 250 mg oral 4× tgl.

B. Spontanatelektase: Hier ist sofortige Bronchoskopie zur Aufklärung der Natur der Bronchialobstruktion und Therapiebestimmung durchzuführen.

Prognose

Die Prognose ist meist gut, eine ungelöste Atelektase kann jedoch zum Tode führen, wenn sie massiv ist, oder zu verlängerter Krankheit, wenn es sich um eine segmentale oder lobäre Atelektase handelt. Die Prognose ist entsprechend schlecht, wenn die Ursache ein Carcinom ist.

Thomas, P. A., Lynch, R. E., Merrigan, E. H.: Incidence of contralateral pulmonary atelectasis after thoracotomy: An evaluation of preventive after care. Dis. Chest **51**, 288–292 (1967).

„Schock“-Lunge

Immer häufiger findet man dieses Syndrom in Verbindung mit allgemeinem Schock insbesondere bei Patienten in Intensivpflegestationen. Die klinischen Erscheinungen treten meist 12–24 h nach der hämodynamischen Krise auf. Trotz massiver O_2-Therapie fällt der arterielle pO_2. Röntgenologisch erscheinen progressive multiple Infiltrationen. Die Gründe sind vielgestaltig: Toxine und vasoconstrictorische Substanzen des Schockgeschehens, Mikroembolien, Herzversagen, Infektion, Überwässerung und Sauerstoffvergiftung (prolongierte Sauerstofftherapie mit 100% O_2). Die Prognose ist schlecht.

Bredenberg, C. E. et al.: Respiratory failure in shock. Ann. Surg. **169**, 392 (1969).

Murray, J. F.: Shock lung. California Med. **112**, 43–50 (Feb. 1970).

Chronisches Lungenemphysem

Diagnostische Merkmale

- Schleichender Beginn mit Belastungsdyspnoe (nur im Finalstadium Ruhedyspnoe)
- Verlängertes Expirium mit trockenen Rasselgeräuschen, Husten mit Auswurf, ohne dabei den Bronchialbaum freihusten zu können
- Faßförmiger Thorax, Einsatz der Atemhilfsmuskulatur
- Röntgenologisch überhelle, vermehrt transparente Lungenunterfelder, abgeflachte, tiefstehende Zwerchfelle

Allgemeine Betrachtungen

Das Emphysem ist charakterisiert durch eine diffuse Erweiterung und Blähung der Alveolen, Einriß der Interalveolarsepten mit Beeinträchtigung der Lungenfunktion durch ein vergrößertes Residualvolumen. Häufig findet sich auch eine partielle Obstruktion der kleinen Bronchien.

Ein Emphysem tritt auf:

1. Ohne Anamnese einer chronischen Lungenerkrankung: idiopatisches Emphysem. Die Ursache ist unbekannt, man nimmt einen angeborenen, vererblichen Defekt des elastischen Lungengerüstes an.

2. Sekundär bei chronisch-obstruktiven Lungenerkrankungen, wie Bronchitis und Asthma.

3. In Verbindung mit einer Lungenfibrose (Fibrose, Silikose). Bislang wurde kein schlüssiger Beweis erbracht, daß Glasblasen, das Blasen von Musikinstrumenten oder ähnliche Beschäftigungen zu einem Emphysem führen. Viele Autoren sehen im Zigarettenrauchen eine Ursache.

In einzelnen Familien wurden gehäuft chronisch obstruktive Lungenerkrankungen beobachtet. 1964 wurde erstmals über eine Kombination von einem Mangel von Glykoprotein, α_1-Antitrypsin und obstruktiven Lungenerkrankungen berichtet, wobei ein genetischer Faktor angenommen wurde. Später wurde ein genetischer Defekt unabhängig vom α_1-Antitrypsinmangel beschrieben. Jedenfalls scheinen genetische Faktoren und das Zigarettenrauchen eine wichtige Rolle bei der Entstehung des Lungenemphysems zu spielen.

Das Emphysem ist die häufigste Ursache der chronischen Lungeninsuffizienz und des cor pulmonale chronicum. Es befällt bevorzugt Männer jenseits des 45. Lj. Bei vielen Lungenkrankheiten findet man lokalisierte emphysematöse Pulmonalanteile, so auch bei zentralen Bronchialcarcinomen im Frühstadium. Riesenemphysemblasen können gelegentlich zu Spontanpneumothoraces führen. Sind sie lokalisiert und besteht kein generalisiertes Lungenemphysem, sollten sie excidiert werden.

Der Terminus „Bronchitis“ wird zur Bezeichnung dieses Krankheitsbildes besonders in England benützt. Andere Autoren sprechen von chronisch obstruktiver bronchopulmonaler Erkrankung.

Klinische Befunde

A. Symptome: Die Anamnese ergibt eine langsam zunehmende Atemnot und produktiven Husten. Der Beginn ist schleichend. Selten findet man selbst bei fortgeschrittenen Stadien Ruhedyspnoe und Orthopnoe. Der Husten wird durch interkurrente Infekte des Respirationstraktes verschlechtert. Häufig kommt es zu keuchender Atmung.

Schon geringfügige Infekte der Atemwege, die bei anderen Patienten ohne Veränderungen der Lunge ohne Folgen sind, können zu fatalen Ateminsuffizienzen führen. Müdigkeit, Abgeschlagenheit, Inappetenz, Gewichtsverlust gehören zur Hypoxie. Die zunehmende muskuläre Aktivität, die zur Bewältigung der Atemarbeit nötig ist, führt zur Acidose. Bei schwerer Atemnot kommt es zu Kopfschmerzen, Bewußtseinstrübung, Asterixis (Flapping Tremor), Papillenödem und Miosis. Patienten mit fortgeschrittenem Emphysem zeigen einen in Inspirationsstellung fixierten Thorax (faßförmig). Der anteriorposteriore Durchmesser ist vergrößert. Der Hals erscheint verkürzt, die akzessorischen Atemmuskeln (Sternocleidomastoideus, m. pectoralis, m. scalenus) werden ebenso wie die Abdominalmuskeln und Intercostalmuskeln zu Hilfe genommen. Durch Palpation kann die verminderte Rippenbeweglichkeit nachgewiesen werden, es besteht die Tendenz, den Thorax als Einheit in vertikaler Richtung zu bewegen. Die Dämpfung von Herz und Leber wird durch den hypersonoren

Klopfschall verändert. Die Zwerchfellbeweglichkeit ist vermindert bis aufgehoben. Die Atemgeräusche sind vermindert, die Exspirationsphase verlängert. Weiterhin sind diffuse, musikalische Rasselgeräusche nachweisbar. Steht kein Lungenfunktionslabor zur Verfügung, kann man auch mit vielen einfacheren Methoden in der Sprechstunde während der physikalischen Untersuchung die Bronchialobstruktion nachweisen. Die gesamte Vitalkapazität sollte in 3 sec ausgeblasen werden können, wenn sich der Patient anstrengt. Mit einer Stoppuhr kann man das leicht nachweisen. Kann das Ende erst in 5–6 sec erreicht werden, besteht eine leichte, wenn der Patient mehr als 7 sec braucht, eine schwere obstruktive Ventilationsstörung. Auch der Streichholztest (auch Kerze ausblasen) ist beweisend: der Patient muß in der Lage sein, die Flamme aus 15 cm Entfernung auszublasen, sonst liegt eine Obstruktion vor. Durch das tiefstehende Zwerchfell wird die Leber 2–3 Querfinger unter dem Rippenbogen tastbar. Es besteht eine Lippen- u. Acrocyanose. Das Gesicht ist infolge der Polycytämie und Anoxie gerötet bis rot-violett gefärbt. In Kombinationen mit anderen Manifestationen der pulmonalen Osteoarthropathie finden sich gelegentlich Trommelschlegelfinger und -zehen. Bei Vorliegen einer Rechts-Herzinsuffizienz kommt es zu peripheren Ödemen und oberer Einflußstauung.

B. Röntgenbefunde: Es kommt zu einer vermehrten Strahlendurchlässigkeit, insbesondere der basalen Lungenanteile auf der pa-Aufnahme und auf der seitlichen Aufnahme zeigt sich eine vermehrte Strahlentransparenz retrosternal. Der anterior-posteriore Durchmesser ist vergrößert. Insbesondere bei der Durchleuchtung imponieren die flachen tiefstehenden und wenig beweglichen Zwerchfelle. Ringförmige Aufhellungen sind charakteristisch für Emphysemblasen, sie können gelegentlich eine erhebliche Größe erreichen.

C. Laborbefunde: Solange das Emphysem nicht excessiv ist, kann die Vitalkapazität normal sein. Charakteristisch ist das vergrößerte Residualvolumen, dieses kann jedoch nur in einem Lungenfunktionslabor bestimmt werden (z. B. Helium-Mischmethode), die Bestimmung der Sekundenkapazität wie oben erwähnt, ist jedoch eine einfache Untersuchungsmethode, die für die Obstruktion spricht.

Die ventilatorische Insuffizienz führt zu einer alveolären Hypoxie und einem verminderten PO_2 im Blut. Bleiben diese Veränderungen, steigt der PCO_2 als Ausdruck der Insuffizienz der Lunge, CO_2 abrauchen zu können. Die initiale Acidose kompensiert die Niere durch Retention von Bicarbonat. In späteren Stadien oder bei Fehlen dieses Mechanismus kommt es zur manifesten Acidose mit niedrigen pH-Werten. Die Blutgase können heutzutage in allen Krankenhäusern bestimmt werden. Die Messungen sollten im arteriellen (oder Capillar-) Blut erfolgen. PO_2 unter 50 mm Hg oder PCO_2 über 50 mm Hg sprechen für eine respiratorische Insuffizienz. Wegen der Pufferungssysteme kann das pH trotzdem noch lange im Normbereich bleiben, zu beachten sind jedoch Änderungen von Bicarbonat und Basenexzeß. Häufig steigt auch die Erythrocytenzahl und der Hämatokrit an (sekundäre Polycythaemie). Auffallender Weise findet man jedoch auch bei schwerem Emphysem selten Polycythaemien.

Differentialdiagnose

Wichtig ist die Unterscheidung der Dyspnoe eines chronischen Lungenemphysems von einer Herzinsuffizienz, einer chronischen Bronchitis und einem Asthma bronchiale.

Komplikationen

Rezidivierende akute Bronchitiden führen zu eitrigem Sputum, Fieber, Zunahme von Dyspnoe und Cyanose. Solche Infektionen führen schubweise zu Verschlechterung der Lungenfunktion und sind daher von großer Bedeutung. Unkontrolliert lange Beatmung mit Sauerstoff, insbesondere bei Patienten mit respiratorischer Acidose, rauben dem Kranken den letzten verbliebenen Stimulus zur Atmung, nämlich die Hypoxie. Das Ergebnis ist eine Hypoventilation und eine zunehmende Acidose mit nachfolgendem Koma. Gelegentlich kommt es durch Platzen von Emphysemblasen zu einem Spontanpneumothorax. Zunehmende Herzinsuffizienz verschlechtert die Prognose.

Behandlung

Da die meisten Patienten zusätzlich an einer chronischen Bronchitis mit Begleitbronchospasmus leiden, entspricht die Therapie derjenigen, wie sie oben für die chronische Bronchitis und das chronische Asthma bronchiale dargelegt wurden. Man gibt Bronchodilatatoren, Sputumverflüssiger (Aerosole) oral gesättigte Na-Jodatumlösung. Die Infektionen müssen mit Antibiotica unter Kontrolle gebracht werden. (Wenn kein Antibiogramm angefertigt werden kann, mit Tetracyclin.) Führen die angegebenen Maßnahmen nicht zum Ziel, verbessern gelegentlich Corticoide dramatisch den Verlauf. Bei Langzeitbehandlung müssen sie in kleinsten eben noch wirksamen Dosen verabfolgt werden. Dabei ist eine sorgfältige Indikationsstellung und Kontrolle wegen der vielfältigen Gefahren wichtig, sie sind im Kapitel 19 dargelegt. Häufig ist die Verabfolgung von Sauerstoff notwendig. Wichtig ist jedoch eine vorsichtige Verwendung unter laufender Beobachtung des Patienten wegen möglicher Hypoventilation und Koma durch CO_2 Retention. Nach Möglichkeit sollte bereits zu Beginn PO_2 und PCO_2 sowie das pH bestimmt werden. Einer beginnenden Acidose kann oft allein durch ein Sauerstoff-Luftgemisch begegnet werden. Es können durch Nasenkatheter 1–2 l Sauerstoff pro Minute verabfolgt werden, wenn der Patient laufend überwacht wird. Viel besser ist eine intermittierende Druckbeatmung (Bird-Respirator etc.) weil diese Geräte eine adaequate Ventilation mit Elimination der CO_2 gewährleisten. Dazu soll eine optimale Zwerchfellbeweglichkeit angestrebt werden. Man muß den Patienten zur Stärkung der Bauchmuskulatur und zu einer überkompletten Exspiration anhalten. Folgende Handgriffe gegen eine Überdehnung der Lunge haben sich bewährt: Der Pat. legt seine Handflächen unter den vorderen Rippenbogen und drückt während dem Ende einer Exspiration denselben nach innen und oben. Das ist 10–15 mal 2–3mal tgl. zu wiederholen. Dadurch kann die Dyspnoe des Patienten über Stunden gebessert werden. Weiterhin bietet die Industrie zusätzlich zu den Respiratoren Atemgürtel an, die die Exspiration z. B. durch Aufblasen dieser Atemgürtel verbessern. Bezüglich der Behandlung des chronischen cor pulmonale siehe auch die Diskussion in Kapitel 8.

In letzter Zeit wandte man sich wieder vermehrt der Langzeit-Sauerstofftherapie zu. Es wurden dazu leichte portable Behälter für flüssigen Sauerstoff entwickelt. Es wurde über bessere Leistungen bei chronisch Lungenkranken unter dieser Therapie berichtet. Die Langzeitergebnisse sind nicht sehr eindrucksvoll.

Pulmonale Insuffizienz: Durch die alveoläre Hypoventilation bei chronischen Lungenerkrankungen und auch aus anderen Gründen kommt es nach Ausschöpfung der Kompensationsmöglichkeiten (Puffersysteme etc.) zur schweren respiratorischen Acidose. Es handelt sich dabei um einen Intensiv-Pflegefall.

Die therapeutischen Prinzipien sind folgende:

1. Verbesserung der Ventilation und Zufuhr genügender Sauerstoffmengen zur Versorgung der Organe

2. Korrektur des Elektrolyt- und Wasserhaushaltes

3. Bekämpfung von Infektionen, Bronchospasmen, Herzinsuffizienz und anderer Begleitfaktoren.

Zu 1. Ventilation und Sauerstofftherapie: Die Ventilation muß sofort in Gang gebracht werden. Die Freihaltung der Atemwege ist Voraussetzung. Eventuell muß der Patient intubiert oder tracheotomiert werden. Die Beatmung kann notfalls mit einem Atembeutel oder durch Mund-zu-Mund-(Mund-zu-Nase-)beatmung erfolgen. Bei länger dauernder Beatmung (assistiert) haben sich verschiedene Maschinen bewährt: Bird, Bennet, Harlow-Ventilator etc. Sie können die natürliche Atmung unterstützen oder umgestellt werden auf vollautomatische Beatmung. Bei Benützung dieser druckgesteuerten Maschinen sollte das Ausatmungsvolumen durch ein entsprechendes Respirometer kontrolliert werden. Ist der Atemwiderstand zu groß (über 30 cm H_2O), müssen volumengesteuerte Geräte eingesetzt werden (Engström, Air Shields, Mörch).

Blutgasanalysen müssen vor Beginn und dann stündlich bis zur Besserung des Zustandsbildes kontrolliert werden. Der Sauerstoff kann bei den druckgesteuerten Geräten entweder direkt zum Betrieb des Gerätes mit einem entsprechenden Mischventil oder bei druckluftbetriebenen Geräten im Nebenschluß zugeführt werden. Man sollte sich bemühen, den pO_2 auf 70–80 mm Hg zu halten.

Ist der Patient in der Lage mitzuarbeiten, kann man auch einen Versuch mit der Beatmung über eine Maske machen. Bessert sich der Zustand innerhalb einer Stunde, ist auf die Intubation zu verzichten.

Ist jedoch eine Intubation nötig, kann der Mund- oder Nasentubus mehrere Tage belassen werden, bevor man eine Tracheotomie durchführt. Nach der Tracheotomie sollten nur Trachealtuben mit Manschette verwendet werden, aus denen alle Stunden für einige Minuten die Luft entfernt werden muß, um Schleimhautnekrosen vorzubeugen. Tritt bei einem intubierten Patienten plötzlich Atemnot ein, sollte überhaupt als erstes die Luft aus der Manschette abgelassen werden, bis der Fehler lokalisiert werden kann. Die Reinigung erfolgt durch steriles, vorsichtiges Absaugen stündlich. Besonderes Augenmerk ist der Atemluftbefeuchtung zu widmen, da die Feuchtigkeit in der Lage ist, Sekrete zu verdünnen. Es sollte ein Hauptstrom-System (Aerosolprinzip, besser Ultraschall mit Bakterienfilter) benutzt werden.

Zu 2. Elektrolyte und Wasserhaushalt: Bei schwerer Acidose (pH unter 7,15), die lebensgefährlich ist, muß sofort mit einer i. v. Zufuhr von 88–132 mAequv. Natriumbicarbonatlösung begonnen werden. Die pH-Kontrollen sollten bis zur Normalisierung alle 15 min erfolgen. Bei vielen Patienten mit einer chronischen Atmungsinsuffizienz besteht auch ein Kaliummangel, der mit Kaliumchloridlösung behoben werden muß (Tagesbedarf ca 60 mVal). Auch die Flüssigkeitszufuhr muß korrigiert werden, nur durch entsprechende Zufuhr werden auch die Bronchialsekrete verflüssigt. Man hüte sich jedoch auch vor einer Überwässerung.

Zu 3. Komplikationen: Häufig ist eine Infektion des Respirationstraktes die auslösende Ursache für die Insuffizienz. In kritischen Situationen kann nach Abnahme der Resistenzbestimmungen sofort mit einer Penicillin-(Cephalotin) und Kanamycintherapie begonnen werden. In weniger dringenden Fällen begnügt man sich mit Tetracyclinen oder Ampizillin.

Bronchospasmen, die sich als trockene Rasselgeräusche während des verlängerten Exspiriums manifestieren, sollten so schnell als möglich beseitigt werden. Gut bewährt hat sich eine Infusion von 500 mg Aminophyllin in 500 ml Dextrose 5% i. v. alle 4–6 Std sowie die Inhalation von Isoproterenol (Alupent®, Ipradol®) 1 : 200 verdünnt mit 2 Teilen Wasser über den Respirator (alle 2 Std 15 min lang). Erst wenn diese Maßnahmen ohne Erfolg bleiben, sollte man zu Steroiden oder ACTH greifen (Solu-Decortin®, Urbason®, Celestan®, Betnelan®, Synacthen®).

Die beste Behandlung der chronischen Rechtsherzinsuffizienz ist jedoch eine Besserung der Ventilation und damit die Behebung der Hypoxaemie. Der Patient muß digitalisiert werden, Diuretica können in schweren Fällen eingesetzt werden (Diamox®, Aldactone®, Lasix®).

Prognose

Morbidität und Mortalität hängen vom Grad der Pulmonalinsuffizienz ab, der aproximativ durch Bestimmung der Belastungsdyspnoe und exakt durch eine Lungenfunktionsuntersuchung bestimmt werden kann.

Auerbach, O. et al.: Emphysema and other pulmonary changes in smokers. Postgrad. Med. **40**, 95–100 (1966).

Bates, D. V.: Chronic bronchitis and emphysema. New Engl. J. Med. **278**, 546–551, 600–604 (1968).

Bühlmann, A. A., Rossier, P. H.: Klinische Pathophysiologie der Atmung. Berlin-Heidelberg-New York: Springer 1970.

Burrows, B., Earle, R. H.: Course and prognosis in chronic obstructive lung disease. New Engl. J. Med. **280**, 397–404 (1969).

Committee on Therapy, American Thoracic Society: Current status of surgical treatment of pulmonary emphysema and asthma. Amer. Rev. Resp. Dis. **97**, 486 (1968).

Comroe, J. H., Forster, R. E., Dubois, A. B., Briscoe, W. A., Carlsen, Elizabeth: Die Lunge. Stuttgart: Schattauer 1968.

Ebert, R. V., Pierce, J. A.: Pathogenesis of pulmorary emphysema. Arch. intern. Med. **111**, 34–43 (1966).

Emirgil, C. et al.: A study of the long-term effect of therapy in chronic obstructive pulmonary disease. Amer. J. Med. **47**, 367–377 (1969).

Falk, G. A., Briscoe, W. A.: Alpha$_1$ -antitrypsin deficiency in chronic obstructive pulmonary disease. Ann. intern. Med. **72**, 427–429 (1970).

Filley, G. F.: Emphysema and chronic bronchitis: Clinical manifestations and their physiologic significance. Med. Clin. N. Amer. **51**, 283–292 (1967).

Larson, R. K. et al.: Genetic and environmental determinants of chronic obstructive pulmonary disease. Ann. intern. Med. **72**, 627–632 (1970).

Levine, B. E. et al.: The role of long-term continuous oxygen administration in patients with chronic airway obstruction with hypoxemia. Ann. intern. Med. **66**, 639–650 (1967).

Lopez-Majano, V. et al.: Pulmonary resection in bullous disease. Amer. Rev. Resp. Dis. **99**, 554–564 (1969).

Reid, L.: The Pathology of Emphysema. Year Book 1967.

Rodman, T., Sterling, F. H.: Pulmonary Emphysema and Related Lung Diseases. Mosby 1969.

Tomashefski, J. F., Pratt, P. C.: Pulmonary emphysema: Pathology and pathogenesis. Med. Clin. N. Amer. **51**, 269–282 (1967).

Fettsucht und Hypoventilation

Dieses Syndrom wurde bei extrem adipösen Patienten ohne Herz- u. Lungenerkrankungen beschrieben. Es wird charakterisiert durch Somnolenz, Cyanose, periodisches Atmen, Hypoxie, Hyperkapnie, sekundäre Polycytaemie, rechtsventriculäre Hypertrophie und Herzinsuffizienz. Wegen der Ähnlichkeit zur Beschreibung Dickens des fetten Jungens in „Die Pickwickier" wurde es „Pickwickier-Syndrom" genannt. Gewichtsreduktion bessert die Erscheinungen.

Grant, J. L., Arnold, W. Jr.: Idiopathic hypoventilation. JAMA **194**, 119–122 (1965).

Lyons, H. A., Huang, C. T.: Therapeutic use of progesterone in alveolar hypoventilation associated with obesity. Amer. J. Med. **44**, 881–888 (1968).

Diffusionsstörung

(Pneumonose Brauer, Alveolarcapillarblocksyndrom)

Bei einer Anzahl von Erkrankungen, bei denen der Gasaustausch zwischen Alveolen und Capillaren gestört ist, tritt dieses klinische Syndrom auf. Man spricht auch von einer gestörten Sauerstoffdiffusionskapazität der Lungen. Zu den wichtigsten Ursachen gehören: Miliartbc, Sarkoidose, Berriliose, Asbestose, verschiedene andere Granulomatosen und Lungenfibrosen Carcinom, Sklerodermie und die Mitralstenose. Verschiedene Untersuchungen aus jüngster Zeit vermitteln den Eindruck, daß sowohl die Verminderung der capillaren Strombahn, Verkleinerung der Gasaustauschfläche, Durchblutungs- u. ventilatorische Verteilungsstörungen in der Pathogenese dieses Syndroms wichtiger sind, als die Verdickung der Alveolarwände. Zu den wichtigsten klinischen Symptomen gehören die Hyperventilation, Tachypnoe, Dyspnoe, Cyanose, und basale feuchte RG. Zeichen einer Bronchialobstruktion (z. B. trockene RG) fehlen meist.

Röntgenologisch finden sich streifige und diffuse Infiltrationen auf dem Thoraxübersichtsbild. Die praezise Definition kann nur durch eine subtile Lungenfunktionsprüfung gestellt werden. Es zeigt sich dabei folgendes:

1. gleichförmige Verminderung der Lungenvolumina mit einem normalen Residualluft/Totalkapazitäts-Quotienten
2. relativ gute Vitalkapazität
3. verminderte Diffusionskapazität (D_{CO} vermindert)
4. Anoxaemie
5. normaler oder verhinderter PCO_2

Die Behandlung richtet sich neben einer Bekämpfung der auslösenden Ursachen (z. B. Miliartbc) nach der Verminderung der O_2-Diffusion. Ist diese reversibel, kann mit einer Besserung gerechnet werden. Bei entsprechender Behandlung kann z. B. ein Lungenödem oder eine Miliartbc ausgeheilt werden. Eine diffuse akute Lungensarkoidose und verschiedene Formen unspezifischer Lungengranulomatosen können sich dramatisch auf Cortisonbehandlung bessern. Bei ausgeprägten Fibrosen dagegen ist eine Besserung meist nicht mehr möglich. Bei Sauerstoffnot hat sich die intermittierende Überdruckbehandlung am besten bewährt.

Burrows, B.: Pulmonary diffusion and alveolar-capillary block. Med. Clin. N. Amer. **51**, 427–438 (1967).

Das akute Lungenödem nach exogenen Noxen

Bei völlig Herz- u. Lungengesunden wurden Lungenödeme nach folgenden Drogen beschrieben: Nitrofurantoin, Hydrochlorthiazin, Heroin, weiter nach schnellem Aufstieg in Höhen von über 3000 m (Flugzeug-Druckkabinen, Unfälle) sowie nach Inhalation giftiger Gase.

NICKLAUS, J. M., SNYDER, A. B.: Nitrofurantoin pulmonary reaction. Arch. intern. Med. **121**, 151–155 (1968).

Idiopathische interstitielle Fibrose

(Hamman-Rich-Syndrom)

Diese Erkrankung wurde erstmals von HAMMAN und RICH 1933 beschrieben. In der Zwischenzeit wurden viele Fälle mit ähnlichen path. anat. Zeichen aber verschiedenen klinischen Manifestationen beschrieben. Die wichtigsten klinischen Zeichen sind chronischer Husten, progressive Dyspnoe und röntgenologisch diffuse Lungeninfiltrationen.

Durch die Lungenpunktion bei dyspnoischen Patienten konnten Fälle von interstitiellen Fibrosen bereits aufgeklärt werden, bevor röntgenologische Zeichen in Erscheinung traten. Alle bekannten Ursachen für eine Lungenfibrose müssen ausgeschlossen werden, wie Infektionen, Inhalation oder regelmäßige Expositionen toxischer Substanzen, verschiedene Systemerkrankungen, bevor diese Diagnose gestellt wird. Die Sicherung muß histologisch erfolgen.

Die Prognose ist schlecht. Der Verlauf ist progressiv über Monate oder auch Jahre.

In frühen Stadien scheinen Corticosteroide in einigen Fällen erfolgversprechend. Man gibt 60 mg Prednison täglich und reduziert dann langsam auf eine Erhaltungsdosis von 5–10 mg 3 Monate lang. Ergibt sich innerhalb von 30 Tagen keine Besserung, dann bricht man die Behandlung besser ab.

FORD, W. B. et al.: Interstitial pulmonary fibrosis. J. thorac. Surg. **47**, 799–808 (1964).

WILLIAMS, M. H., Jr., ADLER, J. J., COLP, C.: Pulmonary function studies as an aid in the differential diagnosis of pulmonary hypertension. Amer. J. Med. **47**, 378–383 (1969).

Sarkoidose

Diagnostische Merkmale

- Meist symmetrischer Befall der Hiluslymphknoten, noduläre oder fibröse Infiltration beider Lungen
- Tuberkulinhauttest häufig negativ, kein Nachweis von Mycobacterium Tbc
- Die Biopsie (meist aus Lymphknoten oder Haut) zeigt vorwiegend nicht verkäsende Epitheloidzellgranulome
- Gelegentlich Hyperglobulinaemie und Hypercalcaemie
- Manchmal ist auch die Haut, Knochen, Gelenke, Augen (Uvea) und Speicheldrüsen (Löffgren-Syndrom) befallen

Allgemeine Betrachtungen

Die Sarkoidose ist eine chronische, relativ gutartige nicht verkäsende Granulomatose unbekannter Ätiologie, die praktisch jedes Gewebe des Körpers befallen kann. Da die Lungen am häufigsten befallen werden, ist die Differentialdiagnose zu anderen Lungenkrankheiten am wichtigsten. Extrapulmonale Veränderungen sind seltener und unterschiedlich. Bei Hautbefall kommt es zu atrophischen Narben, ausgestanzte Veränderungen finden sich vorwiegend in den Phalangen von Hand und Fuß (morbus Jüngling). Auch die Anschwellung der Speicheldrüsen soll den Verdacht auf eine Sarkoidose nahelegen. Vielleicht besteht eine familiäre Häufung, eine Ansteckungsgefahr jedoch besteht nicht. Epidemiologische Untersuchungen zeigten gewisse Zusammenhänge mit Umweltbedingungen. Die Verteilung ist weltweit, in den warmen Zonen jedoch am häufigsten. In Amerika bes. im SO der USA. Neger erkranken 17mal häufiger als Kaukasier. Die häufigste Altersgruppe ist die zw. 20 und 40 Jahren.

Klinische Befunde

A. Symptome: Häufig fehlen jegliche pulmonale Symptome trotz röntgenologisch ausgeprägten Erscheinungen. Es finden sich oft leichter Nachtschweiß, geringe Temperaturerhöhungen, etwas Gewichtsverlust. Husten und Dyspnoe treten erst in fortgeschrittenen Stadien auf. Bei akutem Beginn(Löfgren-Syndrom) kann es auch schon zu Beginn zu Atemnot und einem Erythema nodosum im Bereich beider Unterschenkel kommen. Bei Befall der Haut kommt es zu diffusen Infiltrationen insbesondere im Gesicht, an den Ohren, Nase und anderen prominenten Partien. Atrophische Narben folgen der Heilung. Das uveoparotische Fieber (Heerford-Syndrom) ist durch Fieber, schmerzlose Schwellung der Parotis und anderer Speicheldrüsen charakterisiert. Auch die Tränendrüsen können befallen sein, ebenso wie die Augen mit Conjunctivitis, Iritis, Cornea- und Glaskörpertrübung, Befall der Netzhaut. Auch Polyarthritiden können auftreten. Ein Myokardbefall kennzeichnet sich durch Arrythmien, Reizleitungsstörungen und Herzinsuffizienz. Auch Lähmungen der Gesichtsmuskeln (Facialis-Parese), weicher Gaumen, Stimmbänder, und auch periphere Neuritiden können auftreten.

B. Laborbefunde: Blutbild ist uncharakteristisch, nur gelegentlich kommt es zu Leukocytose und einer leichten Eosinophilie (10 bis 15 %), Anaemie und Thrombocytopenie. (Hypersplenismus) Der Haematokrit ist oft erhöht, das Serumglobulin absolut erhöht. Serumcalcium und die alkalische Phosphatase können erhöht sein. Der Tuberkulintest ist meist negativ (ein pos. Tuberkulintest spricht jedoch nicht unbedingt gegen einen Morbus Boeck) auch die verschiedenen Pilzteste sind meist negativ. Bei den meisten Patienten mit Sarkoidose kann man durch intrakutane Verabfolgung von Antigen aus Sarkoidoselymphknoten nach Wochen oder Monaten ein lokales Sarkoidoseknötchen beobachten (Kveimtest). Der Wert dieser Probe ist jedoch begrenzt, insbesondere wegen der mangelnden Spezifität, der Schwierigkeit der Antigenbeschaffung und der langen Laufzeit bis zur Ablesung. Diese muß in Form einer Hautbiopsie mit histologischer Untersuchung des Gewebes erfolgen. Zur Sicherung der Diagnose ist eine Biopsie nötig. Am leichtesten zugängliches Gewebe bieten dazu die Lymphknoten und die Haut. Auch kleine unverdächtig erscheinende Lymphknoten können typische Veränderungen enthalten. Die Lymphknoten des praescalenischen Dreieckes stehen ebenfalls in Verbindung mit den mediastinalen Lymphknoten. Aus diesem Grunde ist die praescalenische Biopsie nach Daniels bis zu 70% positiv. Auch eine Biopsie der Conjunctiva wurde als Routinemethode zur Sarkoidosesicherung empfohlen. Gelingt es nicht mit Hilfe dieser Biopsien zu einem histologischen Ergebnis zu kommen, muß eine Leberblindpunktion nach Mengini eingesetzt werden. Praktisch 100% positive Ergebnisse liefert lediglich die Mediastinoskopie.

C. Röntgenbefunde: Der wichtigste röntgenologische Befund ist die bilaterale Hiluslymphknotenvergrößerung. Gelegentlich findet sich auch eine Verstärkung der parahilären Zeichnung. Knötchen in der Lunge sind meist diffus, klein und erinnern an eine Miliartbc. Meist bilden sich die Hiluslymphknoten zurück, wenn die parenchymatösen Veränderungen auftreten. In fortgeschrittenen Stadien finden sich viele lineare und netzige Verdichtungen (Fibrose) in beiden Lungen. Dazu kommen die charakteristischen wie ausgestanzten Aufhellungen in den kleinen Hand- u. Fußknochen (Morbus Jüngling).

Differentialdiagnose

In Betracht kommen insbesondere die Tuberkulose, Kollagenosen, maligne Lymphome (bes. Morbus Hodgkin), Pneumokoniosen und alle Erkrankungen die mit Hiluslymphknotenvergrößerungen und miliaren Lungenveränderungen einhergehen.

Behandlung

Es gibt keine spezifische Behandlung, bei leichteren Formen kann mit einer Therapie zugewartet werden, wenn engmaschige Röntgenkontrollen eine spontane Rückbildung zeigen. Bleiben die Erscheinungen unverändert, oder zeigen sich gar Zeichen der Progredienz, empfiehlt Wurm eine Cortisonbehandlung unter tuberkulostatischem Schutz. Z. B. 20 mg Prednisolon in 24 Std und INH 10 mg/kg Körpergewicht in 24 Std.

Prognose

Sarkoidose ist eine relativ gutartige Erkrankung. Die Gesamtmortalität beträgt 5%. Die pulmonalen Veränderungen stabilisieren sich oder können sich auch ohne Therapie spontan zurückbilden. Komplikationen schließen ein eine Tuberkulose, Herzerkrankungen (Befall des Herzmuskels direkt oder Cor pulmonale) und pulmonale Insuffizienz bei fortgeschrittenen Erkrankungen.

Deenstra, H., Van Ditmars, M. J.: Sarcoidosis. Dis. Chest **53**, 57–61 (1968).

Hoyle, C., Smyllie, H., Leak, D.: Prolonged treatment of pulmonary sarcoidosis with corticosteroids. Thorax **22**, 519–524 (1967).

Norberg, R.: Studies in sarcoidosis. Acta med. scand. **181**, 497–504 (1967).

Goodpasture-Syndrom
(Haemorrhagisches Lungen-Nieren-Syndrom)

Das simultane Auftreten von Lungenbluten und Glomerulonephritis wurde als klares klinisches und pathologisch-anatomisch definiertes Syndrom erkannt. Es befällt vorwiegend junge Männer, ist progressiv und endet in den meisten der beschriebenen Fälle letal, der Grund dafür waren die pulmonalen oder renalen Veränderungen. Die Ursache ist unbekannt, der Zusammenhang mit einer diffusen Arteriitis wurde diskutiert, ist jedoch unsicher. Das Goodpasture-Syndrom, auch mit GP abgekürzt, ist möglicherweise eine Variante der Glomerulonephritis mit schwerem Verlauf oder stärkerer Streptokokken Hyperergie auf die Lungenalveolen. Pathologisch-anatomisch findet sich eine diffuse pulmonale intraalveoläre Blutung und eine schwere proliferative Glomerulonephritis. Klinische Symptome bestehen in Form von Haemoptysen, Lungeninfiltraten, Anaemie, Hochdruck, Haematurie und Proteinurie. Ein ähnliches klinisches und pathologisch anatomisches Bild sieht man auch bei älteren Menschen beiderlei Geschlechtes, die an einer diffusen Arteriitis oder einer Wegner'schen Granulomatose leiden. Die Gefäßveränderungen beim Goodpasture-Syndrom sind jedoch andersartig, so daß eine getrennte klinische Beschreibung gerechtfertigt erscheint. Die Behandlung bleibt palliativ und entspricht der der Pneumonien bzw. der Glomerulonephritis. Azathothioprin (Imurek) soll bei einem einzelnen Patienten eine ausgezeichnete Wirkung gehabt haben.

Bloom, V. R.: Lung purpura and nephritis (Goodpasture's syndrome) complicated by the nephrotic syndrome. Ann. intern. Med. **63**, 752–759 (1965).

Wegner'sche Granulomatose

Es handelt sich um eine nekrotisierende Granulomatose unbekannter Aetiologie, sie befällt den oberen Respirationstrakt, die Lungen und die Gefäße (Venen u. Arterien). Der renale Befall in Form einer Glomerulonephritis ist meist die Todesursache. Die Geschlechtsverteilung besträgt 1 : 1. Die Erkrankung tritt meist im 4. oder 5. Lebensjahrzehnt bei vorher völlig gesunden Personen auf. Die Ursache könnte in einer Variante einer disseminierten Polyarthritis zu suchen sein. Klinisch findet sich eine schwere Sinusitis, Epistaxis, Haemoptysen, Lungenverdichtungen, progressiver Nierenbefall, blutige Hautlaesionen, Eosinophilie. Die Behandlung mit Steroiden und den verschiedenen chemotherapeutischen Medikamenten brachten keinen Erfolg, ausgenommen ein Fall, der erfolgreich mit Chlorambucil behandelt wurde.

McIlvanie, S. K.: Wegener's granuloma successfully treated with chlorambucil. JAMA **197**, 90–92 (1966).

Lungenembolie

Diagnostische Merkmale

- Charakteristisch für einen großen Pulmonalembolus ist der plötzliche Beginn einer Dyspnoe mit Angstgefühl mit oder ohne substernale Schmerzen. Kurz darauf folgen Zeichen der akuten Rechtsüberlastung und des Kreislaufzusammenbruches
- Charakteristisch für den Lungeninfarkt ist eine weniger starke Atemnot, Pleuraschmerzen, Husten, Hämoptysen und röntgenologische Verschattungen
- Unterschiedlich starke unerklärbare Dyspnoe mit oder ohne röntgenologische Veränderungen können Zeichen rezidivierender Mikroembolien der Lungen sein.
- In der Anamnese findet sich häufig die Angabe einer Thrombophlebitis

Allgemeine Betrachtungen

Die meisten Emboli stammen aus den tiefen Venen der unteren Extremitäten und der Beckenvenen. (Embolien durch Luft, Fett oder Tumorzellen werden hier nicht abgehandelt.) Es werden daher auch gehäuft ältere, bettlägerige oder postoperative Patienten befallen (besonders nach ausgedehnten abdominellen und pelvinen Operationen). Deshalb sollte man bei jedem akuten Ereignis mit pulmonalen und kardialen Symptomen beim genannten Personenkreis an eine Embolie denken, insbesondere auch im frühen Postpartum.

Klinische Befunde

Klinik und Laborbefunde hängen sehr vom Sitz und der Ausdehnung des Verschlusses ab. Bei Lage des Embolus in einer Endarterie können die Befunde minimal sein, oder gar fehlen, beim Verschluß mittelgroßer Pulmonalarterien praedominieren pulmonale und röntgenologische Zeichen. Beim Befall der großen Pulmonalarterie stehen die kardialen Symptome im Vordergrund: obere Einflußstauung, zunehmender Schock, Bewußtlosigkeitssynkopen, Cyanose, EKG-Veränderungen mit Zeichen der akuten Rechtsherzüberlastung und plötzlicher Tod. Übersteht der Patient diese akute Phase, treten in 25% Hämoptysen, Pleuraschmerz und Röntgenveränderungen (letztere erst nach 12–24 h) auf. Der Ausgangspunkt des Embolus ist klinisch häufig nicht zu eruieren.

A. Symptome: Charakteristisch ist der plötzliche Beginn der Symptome. Der Thoraxschmerz (in 75% vorhanden) hat seine Ursache entweder in einer pleuralen Reizung oder in Gefäßspasmen. Er ist unabhängig vom Zustand der Coronarien vor der Erkrankung. Dyspnoe (50%) besteht je nach Ausdehnung und Lage des Embolus und kann bis zum Lungenödem führen. Als charakteristisches Symptom gilt die plötzlich auftretende Atemnot. In 30% kommt es zu heftigem Husten, in 25% zu Hämoptysen. Im Gegensatz zum Herzinfarkt kommt es bei der Lungenembolie weit häufiger zu Anfällen von Bewußtlosigkeit. In den Tagen nach der Embolie kommt es zu Fieberschüben, oft ist dies das einzige Symptom. Schüttelfröste sind jedoch selten. Häufig treten kardiale Zeichen auf: Tachykardie, sichtbare Pulsationen im I. und II. ICR links (selten), Betonung des II. Pulmonaltones, ein lautes systolisches Geräusch, ein protodiastolischer Galopprhythmus, Kreislaufkollaps (Schock) und Cyanose. Die pulmonalen Symptome können flüchtig sein: Rasselgeräusche, Dämpfung, Bronchialatmen, Pleurareiben, Zeichen eines Pleuraergusses.

B. Laborbefunde: In 70% kann eine Leukocytose nachgewiesen werden. In 50% der Fälle findet man eine Hyperbilirubinämie, der Hämatokrit ist erhöht. Ebenfalls erhöht ist die LDH bei normaler SGOT. Letztere Konstellation erleichtert oft die Differentialdiagnose gegenüber dem Herzinfarkt. Besteht ein Erguß, findet sich darin oft eine Eosinophilie.

C. Röntgenbefunde: Die Veränderungen entstehen meist durch die Infarzierung des Lungengewebes. Häufig findet man Erweiterung der A. pulmonalis, hochstehendes Zwerchfell, einen kleinen Pleuraerguß (cytologisch mit einer Eosinophilie) und Lungenverschattungen. Es gibt keine charakteristische Form der Lungenverschattungen. Zu einer Zeit, zu der noch keine röntgenologischen Veränderungen nachweisbar sind, bringt die Lungenszintigraphie mit 131-jodmarkiertem makroaggregiertem Albumin i. v. als Screeningmethode sichere Ergebnisse. Es handelt sich um Aussparungen distal der infarzierten Arterie. (Aussparungen finden sich bei vielen Lungenerkrankungen, diese gehen jedoch auch meist mit röntgenologisch sichtbaren Veränderungen einher. Für eine Embolie charakteristisch werden halbmondförmige Aussparungen, die nach der lateralen Thoraxwand gerichtet sind, angesehen.) Die sicherste Methode ist die selektive Angiokardiographie.

D. EKG-Befunde: In 10–20% der Fälle bilden sich EKG-Veränderungen, die oft flüchtig sind aus. Sie treten besonders bei Patienten auf, die auch andere Symptome zeigen. In den Standardableitungen findet sich ein tiefes S in 1, ein tiefes Q u. ein neg. T in 3. Gelegentlich auch ein hohes P in 2 bei einem Re-Typ. Die Brustwandableitungen zeigen ein neg. T in V1–4, weiters wurden nachgewiesen flüchtige inkomplette Re-Schenkelblöcke, hohe R-Zacken re praecordial,

Verschiebung der Übergangszone nach li (Rotation im Uhrzeigersinn).

Differentialdiagnose
Es ist zu differenzieren vom Herzinfarkt, akuter Pneumonie, Atelektase, Pneumothorax und anderen Herz- und Lungenerkrankungen, die zu Dyspnoe und Thoraxschmerzen führen.

Behandlung
A. Sofortmaßnahmen:
1. Sauerstoff in hoher (100%) Konzentration mit Maske, um die Atmung aufrecht zu erhalten. Diese Maßnahme dient auch zur Überbrückung kardio-repiratorischer Insuffizienzerscheinungen.
2. Heparin: Initialdosis 25 000 Einheiten (Liquemin®), dann alle 6 Std 10 000 E (oder alle 8 Std 15 000 E). Der gute Erfolg scheint durch eine zusätzliche Vasodilatation verursacht zu sein. Cave Kontraindikationen! Später kann diese Therapie mit Cumarinderivaten (Marcumar®, siehe dort) oral fortgesetzt werden.
3. Streptasebehandlung: siehe Kapitel über Blutgerinnung.
4. Bei schweren Schmerzen müssen Alkaloide eingesetzt werden: Morphinsulfat 8–15 mg s. c. oder i. v. Cave bei Schock!
5. Schockbehandlung: Wenn nötig, müssen vasopressorische Substanzen wie Laevaterenol-bitatrat (4 mg/1) oder Metaraminol-bitartrat (15–100 mg in 500 ml 5% Dextroselösung i. v.) eingesetzt werden. Die Tropfenzahl ist so einzustellen, daß ein systolischer Druck von über 90 mg Hg garantiert wird.
6. Durch die moderne Bypass-Technik wurde die Embolektomie erfolgreicher, es wurde bereits über eine größere Anzahl erfolgreicher Fälle berichtet. Die Operation muß bei massiver Embolisierung in bedrohlicher Situation erwogen werden, wenn die operativen Voraussetzungen vorhanden sind. Die endgültige Rolle des chirurgischen Eingriffes und Indikationsstellung sind noch in Diskussion.

B. Nachfolgende Behandlung: Wichtig ist eine sorgfältige Beobachtung in der Folgezeit wegen der Möglichkeit von Sekundärinfektionen. Es müssen sofort Antibiotica eingesetzt werden. Tritt ein Pleuraerguß, der die Atmung beeinträchtigt, auf, muß er abpunktiert werden. Treten trotz adaequater Anticoagulantientherapie Rezidive auf, muß die Ligatur der vena cava, bzw. die Einlage von Filtersystemen in die vena cava erwogen werden.

Prognose
Die Lungenembolie ist eine häufige, plötzliche Todesursache. Bei Auftreten eines akuten cor pulmonale oder eines Kreislaufkollapses (Schock) ist die Prognose schlecht. Mikroembolien treten weit häufiger auf, als sie diagnostiziert werden. Die Mortalität steigt mit jeder Episode der Embolisierung.

Amador, E., Potchen, E.: Serum lactic dehydrogenase activity and radioactive lung scanning in the diagnosis of pulmonary embolism. Ann. intern. Med. **65**, 1247–1255 (1966).

Berger, R. L. et al.: Diagnosis and management of massive pulmonary embolism. S. Clin. N. Amer. **48**, 311–326 (1968).

Crane, C. et al.: The management of major pulmonary embolism. Surg. Gynec. Obstet. **128**, 27–36 (1969).

Davis, W. C., Sasahara, A. A.: Management of pulmonary embolism in the postoperative patient. S. Clin. N. Amer. **48**, 869–876 (1968).

Fleming, H. A., Bailey, S. M.: Massive pulmonary embolism in healthy people. Brit. med. J. **1966 I**, 1322–1326.

Gary, F. D.: Pulmonary Embolism: Natural History and Treatment. Lea & Febiger 1966.

Morawetz, F.: Der Lungeninfarkt. In: Ergebnisse der gesamten Lungen- und Tuberkuloseforschung, Band XVIII. Stuttgart: Thieme 1968.

Sabiston, D. C., Jr., Wolfe, W. G.: Experimental and clinical observations on the natural history of pulmonary embolism. Ann. Surg. **168**, 1–15 (1968).

Secker-Walker, R. H.: Scintillation scanning in diagnosis of pulmonary embolism. Brit. med. J. **1968 I**, 206–208.

Pleuraerkrankungen

Das pathologisch-anatomische Substrat einer Pleuritis sicca ist die Entwicklung eines fibrinösen Belages an der Pleuraoberfläche. Dieser

Belag tritt meist als Folge einer anderen primären Lungenerkrankung auf: Pneumonie, Tuberkulose, Carcinom, Lungeninfarkte sind wohl die häufigste Ursache. Die entzündliche Fibrinauflagerung geht der Entwicklung eines Pleuraergusses voran. Ein Thoraxschmerz ist dann typisch für eine Pleuritis, wenn er in der tiefsten Inspiration am stärksten ist. Der Schmerz fehlt oder ist minimal, wenn der Atem angehalten wird oder wenn die Rippen durch einen Thoraxverband etc. stillgelegt werden. Gelegentlich finden sich auch fortgeleitete Schmerzen in den Schultern, im Nacken, die meist von der diaphragmalen Pleura (Zentraldiaphragma) ausgehen. Gelegentlich finden sich auch Schmerzen im Oberbauch. (Ausgehend von der peripheren diaphragmalen Pleura.) Pathognomonisch ist das atemabhängige Pleurareiben („to and fro", Lederknarren, Crepitieren). Dieses kann auch ohne Pleuraschmerzen auftreten oder vice versa. Die Patienten schonen meist wegen der Schmerzen die erkrankte Pleuraseite, die verminderte Beweglichkeit ist nachzuweisen, meist besteht eine oberflächliche schnarchende Atmung. Der Patient liegt auf der erkrankten Seite, um sie zu schonen. Die übrigen Symptome entsprechen der zugrundeliegenden Erkrankung. Die Behandlung entspricht ebenfalls der Grundkrankheit. An erster Stelle steht die Beseitigung der Schmerzen durch Analgetica. Gelegentlich kann auch ein Dachziegelverband Erleichterung bringen. Man achte jedoch auf gutes Abhusten. Eine Novocainblockade der Intercostalräume kann wohltuend wirken. Mit Rückbildung der Grundkrankheit bessert sich auch die Pleuritis sicca. Gelegentlich bleiben jedoch auch Pleuraschwarten oder Adhäsionen zurück.

Pleuraergüsse

Diagnostische Merkmale

- Bei großen Ergüssen kommt es zu Dyspnoe. Gelegentlich sind kleine Ergüsse auch symptomlos
- Die pleuralen Schmerzen gehen dem Erguß meist voraus. Sie verschwinden in dem Augenblick, in dem sich Flüssigkeit zwischen die Pleurablätter schiebt
- Abgeschwächtes bis aufgehobenes Atmen findet sich bei der physikalischen Untersuchung
- Oft auch Dämpfung, Ägophonie, abgeschwächter Stimmfremitus und Bronchophonie
- Für die übrigen Symptome ist die zugrunde liegende Herz- oder Lungenerkrankung verantwortlich
- Röntgenologisch kann der Nachweis des Ergusses erst bei Erreichen einer bestimmten Größe geführt werden

Allgemeine Betrachtungen

Jede Flüssigkeitsansammlung in der Pleurahöhle (Transudat oder Exsudat) nennt man Pleuraerguß. Da zahlreiche Erkrankungen zu einem Pleuraerguß führen können, sind diagnostische Regeln wie „tuberkulöse Ergüsse sind niemals blutig" wohl von statistischer Signifikanz, nie aber bindend für den Einzelfall. Viele entzündliche kardiovasculäre und neoplastische Erkrankungen führen zu einem Pleuraerguß. Die diagnostischen Bemühungen müssen auf die Grundkrankheit gerichtet sein. Die „idiopathischen" Pleuraergüsse sind häufig tuberkulösen Ursprungs.

Klinische Befunde

A. Symptome: Symptome können fehlen, am Beginn bestehen häufig Thorax- oder Schulterschmerzen, bes. wenn eine trockene Pleuritis vorausgeht. Die Dyspnoe ist oft gering, bei großen oder rasch ansteigenden Ergüssen jedoch auch lebensbedrohlich. Es können Zeichen einer Herzinsuffizienz kombiniert sein, je nach Art der Grundkrankheit kann es zu Fieber, Schweißen, Husten und Auswurf kommen. Physikalisch findet sich eine Einschränkung der Thoraxbeweglichkeit auf der entsprechenden Seite, verminderter oder fehlender Stimmfremitus, Bronchophonie, Dämpfung sowie abgeschwächtes bis aufgehobenes Atemgeräusch über dem Erguß. Am Oberrand des Ergusses hört man Ägophonie. Große Ergüsse führen zu einer Verdrängung des Mediastinums (sichtbar an der Verlagerung der Trachea und des Herzspitzenstoßes). Besteht hinter dem Erguß eine Atelektase, kann es auch zum umgekehrten Phänomen kommen: das Mediastinum wird auf die erkrankte Seite gezogen. Gelegentlich finden sich auch Zeichen wie über einer Infiltration (Dämpfung, Bronchophonie, Bronchialatmen), insbesondere bei großen rasch ansteigenden Ergüssen.

B. Röntgenbefunde: Erst wenn der Pleuraerguß 300 ml überschritten hat, wird er röntgenologisch sichtbar. Als Frühzeichen findet sich ein verstrichener Sinus Phrenicocostalis. Später finden sich dreieckige, homogen dichte Verschattungen, mit einer nach medial konkav gerichteten Begrenzung. Die beiden anderen Begrenzungen des Ergusses werden durch Brustwand und Zwerchfell gebildet. Wie oben beschrieben, kann das Mediastinum durch die Flüssigkeit auf die Gegenseite verdrängt werden (dislocierter Herz- und Trachealluftschatten). Bei Änderung der Körperhaltung kommt es zu einer Verschieblichkeit des Ergusses, da er sich jeweils lageabhängig einstellt. Gelegentlich finden sich auch Ergüsse an atypischen Stellen, z. B. interlobär oder in abgekapselten, begrenzten Bezirken.

C. Pleurapunktion: Der endgültige Beweis eines Ergusses wird erst durch die Punktion geführt. Eine Probepunktion ist auf jeden Fall anzustreben. Man gewinnt das Punktat zur Untersuchung seiner physikalischen Eigenschaften, Eiweißgehalt, spez. Gewicht, infektiöse Agenzien und Cytologie. Die Punktion muß vorsichtig durchgeführt werden um Infektionen und Verletzungen anderer Organe (Pleura visceralis, Herz, Gefäße, Zwerchfell, Nerven etc.) zu vermeiden. An Komplikationen bekannt sind Spontanpneumothorax, Blutungen, Stichkanalmetastasen.

1. Gewinnung des Materials: Man punktiert, wenn möglich an der Stelle der stärksten Dämpfung im Bereich der mittleren Axillarlinie streng senkrecht auf die Thoraxwand am oberen Rand der unteren Rippe eines Intercostalraumes. Um Lufteintritt bei Wechsel der Spritze zu vermeiden, benützt man einen Zweiwegehahn oder eine Rotandaspritze. Streng sterile Kautelen sind notwendig, um eine bakterielle Kontamination zu vermeiden. Das erste Mal soll man nicht mehr als 1000 ml Erguß entfernen, da sonst die Gefahr des Auftretens eines Lungenödems besteht.

2. Untersuchung des Pleuraexsudates (die Proben müssen stets frisch sein): Es wird das spez. Gew. oder noch besser der Eiweißgehalt geprüft. Bei Werten unter 1015 bzw. 3 g% Gesamteiweiß handelt es sich meist um ein Transsudat. Bei Werten darüber um entzündliche Ergüsse. Um eine geeignete Sedimentation zu erreichen, hat es sich als vorteilhaft erwiesen, vorher die Spritze mit Heparin zu benetzen. Vom Sediment müssen durchgeführt werden: bakterielle Ausstriche auf Gramfärbung, ZN-Färbung auf Tuberkelbakterien, Papanikolaou-Färbung auf Zellen. Eine Probe soll zur Zellzählung verwendet werden. Weiterhin müssen Kulturen auf Bakteriennährböden, sowie auf Hohn'schem Agar angelegt werden. Tierversuche sind nur bei sonst nicht abklärbaren Exsudaten anzulegen (Tbc, Pilze, etc.). Folgende Werte sollen noch aus dem Erguß bestimmt werden: Elektrophorese, LDH (häufig hoch bei Neoplasmen), CRP, Fibrinogen, Glucoproteinbestimmung, Aminosäuren, serologische Untersuchung wie ASE, KBR, AK-Neutralisationsteste, Lipide, Alpha-Amylase bei entsprechenden Verdachtsmomenten.

D. Pleurabiopsie (Blindpunktion): Sie ergibt in einigen Fällen noch verwertbare Ergebnisse. Insbesondere in letzter Zeit wurden bessere Nadeln bekannt (Abrams-Nadel). Bei zweifelhafter Diagnose sollte sie unbedingt durchgeführt werden.

E. Thorakoskopie: Diese ist bei jedem sonst nicht einwandfrei abklärbarem Erguß durchzuführen. Man rechnet mit ca. 15% Ergüssen, die sonst nicht abzuklären sind. Durch die Thorakoskopie gelingt es praktisch jeden Erguß aufzuklären, man erspart damit dem Patienten den viel größeren Eingriff der probatorischen Thorakotomie.

Maßnahmen zur Verhütung postpneumonischer und anderer steriler Ergüsse

Die Therapie richtet sich gegen die Grundkrankheit. Eine antibiotische Therapie wird begonnen oder fortgesetzt, (siehe Pneumoniebehandlung) bis der Patient 10–14 Tage afebril ist, oder der Pleuraerguß sich resorbiert hat.

Behandlung

A. Postpneumonische und andere sterile Ergüsse: Man entfernt alle punktierbare Flüssigkeit durch häufige Punktionen, wenn nötig täglich. Auf einmal sollten nicht mehr als 1000 ml entfernt werden. Sollte sich der Erguß nicht zurückbilden, muß er immer wieder nach C untersucht werden, um ein beginnendes Empyem nicht zu übersehen. Bis zur Entfieberung ist Bettruhe notwendig.

B. Tuberkulöse Ergüsse: Eine unkomplizierte Pleuritis exsudativa tuberculosa wird wie eine leichtere Form der Lungentuberkulose behandelt. Es empfehlen sich Zweierkombinationen (z. B. INH + PAS, INH + Ethambutol, INH + Rifampicin, etc.). Weiterhin empfiehlt sich der Zusatz von kleinen Dosen Prednison (20 mg tgl.) möglichst über 3 Monate. Eine Sanatoriumskur ist angezeigt und wird vom zuständigen Versicherungsträger (LVA, BFA, etc.) auch finanziell getragen. Bis zur Exsudatrückbildung ist Bettruhe unbedingt einzuhalten. Die Pleura ist möglichst leer zu punktieren, um durch die Entfernung des Fibrins die Bildung einer Pleuraschwarte zu verhindern. Besteht länger als 2 Wochen hohes Fieber, muß an eine massive haematogene Aussaat gedacht werden. Wichtig ist eine sorgfältige röntgenologische Nachkontrolle durch den Lungenfacharzt mindestens über 5 Jahre, da viele Patienten innerhalb von 5 Jahren an einer sogenannten postpleuritischen Lungentuberkulose erkranken. Anzeige beim Gesundheitsamt ist erforderlich (Verdacht, Erkrankung u. Tod).

Prognose

Die Prognose hängt von der Grundkrankheit ab.

ARRINGTON, C. W. et al.: Management of undiagnosed pleural effusions in positive tuberculin reactors. Amer. Rev. Resp. Dis. **93**, 587–593 (1966).

Committee on Therapy, American Thoracic Society: Therapy of pleural effusion. Amer. Rev. Resp. Dis. **97**, 479–483 (1968).

KUNTZ, E.: Die Pleuraergüsse. München-Berlin-Wien: Urban & Schwarzenberg 1968.

POPPINS, H., KOKKOLA, K.: Diagnosis and differential diagnosis in tuberculous pleurisy. Scand. J. Resp. Dis. **49**, (Suppl. 63), 105–110 (1968).

WIESER, O., MÜLLER, U.: Zur Diagnose und Therapie von Pleuraerkrankungen. Therapiewoche **8**, 318 (1970).

WIESER, O., REGULA, H., MÜLLER, U.: Entzündliche Pleuraergüsse. Therapiewoche **20**, 1162 (1970).

Pleuraempyem

(nicht tuberkulös)

Eine akute Infektion des Pleuraspaltes kann entstehen durch:

1. direkte Streuung einer bakteriellen Pneumonie bes. Pneumokokken-, Streptokokken- u. Staphylokokkenpneumonie).
2. Ruptur eines Lungenabscesses in den Pleuraspalt.
3. Invasion einer subphrenischen Infektion.
4. Traumatische Penetration.

Das Empyem ist heute selten, da eine adaequate und frühe Therapie der Grundkrankheit die Regel ist. Die klinischen Symptome werden oft durch die Grundkrankheit verdeckt. Charakteristisch sind Pleuraschmerz, Fieber, Toxicität nach klinischer Besserung der Grundkrankheit in Verbindung mit physikalischen und röntgenologischen Zeichen des Pleuraergusses. Bei der Pleurapunktion kann ein mehr oder weniger plurulentes Exsudat gewonnen werden. Daraus können pathogene Keime gezüchtet werden. Das Empyem zeigt eine geringe Tendenz zur spontanen Remission (bes. in Verbindung mit Bronchiektasen und Tbc) und neigt zu verlängertem Verlauf bzw. zu Chronizität. Der Schlüssel für eine erfolgreiche konservative Behandlung eines akuten Pleuraempyems liegt bei der frühzeitigen Diagnose. Jede pleurale Flüssigkeitsansammlung im Verlauf einer entzündlichen Lungenerkrankung sollte sofort punktiert werden. Das Probepunktat muß sofort kultiviert werden und ein Antibiogramm angelegt werden. Die Empyemflüssigkeit sollte soweit als möglich abpunktiert werden, anschließend soll die Pleurahöhle mit physiologischer Kochsalzlösung täglich solange gespült werden, bis nur noch klare Flüssigkeit zurückgewonnen werden kann. Anschließend wird wäßriges Penicillin 1 000 000 E und 0,5 g Streptomycin in 10 ml physiologischer NaCl Lösung instilliert und belassen. Wichtig ist die tägliche Aspitationsspülung und Instillation von Antibiotica bis kein Exsudat mehr gewonnen werden kann. Nach Eintreffen von Kultur und Antibiogramm richtet man sich in der Behandlung entsprechend ein. Gleichzeitig mit der intrapleuralen Instillation wird das entsprechend effektive Antibioticum auch parenteral oder oral oder gleichzeitig solange verabfolgt, bis der Patient 10–14 Tage lang afebril ist. (Cave! Verlängerte Verwendung von Streptomycin wegen Schädigung des 8. Hirnnerven, Chloramphenicol wegen Knochenmarksschädigungen.) Ist der Eiter anfänglich zu dickflüssig, um abpunktiert zu werden (Versuch einer Verdünnung mit physiologischer Kochsalzlösung muß durchgeführt werden) oder wenn sich der Zustand des Patienten trotz konsequenter Therapie verschlechtert, muß eine chirurgische Drainage (Bühlau'sche Heberdrainage) durchgeführt werden. Sie wird heute adaequater Weise auch vom Internisten ohne Rippenresektion mit Hilfe eines Einmalbesteckes leicht durchgeführt. Das chronische Empyem entsteht durch inkonsequente Therapie, oder durch eine bronchopleurale Fistel. Bei letzterer Komplikation ist eine Resektionsbehandlung notwendig.

SNIDER, G. L., SOLEH, S. S.: Empyema of the thorax in adults: Review of 105 cases. Dis. Chest **54**, 410–415 (1968).

THOMAS, D. F. et al.: Management of streptococcal empyema. Ann. Thoracic Surg. **2**, 658–664 (1966).

Hydrothorax

Damit wird ein Krankheitsbild bezeichnet, bei dem Flüssigkeit von einem spez. Gew. von weniger als 1015 und einem EW-Gehalt von weniger als 3,0 g/% (Transsudat) im Pleuraraum ist. Als häufigste Ursache kommt die Herzinsuffizienz in Betracht, weniger häufig ist Lymphstauung, Obstruktion der vena cava superior oder der vena azygos. Nicht selten findet man einen Hydrothorax bei Lebercirrhose mit Ascites (6%). Mit Jod-131-Albumin konnte in jüngster Zeit ein Transfer des Ascites vom Peritoneum in den Pleuraraum nachgewiesen werden. Das Transsudat sollte nach den obgenannten Kriterien untersucht werden. Besteht Dyspnoe, muß die Flüssigkeit durch Punktion entfernt werden. Die Prognose entspricht der Grundkrankheit.

Haematothorax

Diesen findet man häufig nach Traumen. Der physikalische Befund entspricht dem des Pleuraergusses. Den Erfahrungen des 2. Weltkrieges zufolge, werden die besten Ergebnisse durch Punktion und Spülungen der Pleurahöhle erreicht. Diese können wiederholt nötig werden. Hält die Blutung an, muß eine Thorakotomie angeschlossen werden. Bes. wichtig ist steriles Vorgehen bei der Punktion, um eine bakterielle Kontamination des Pleuraspaltes zu verhüten. Größere Blutcoagula müssen chirurgisch entfernt werden.

Spontanpneumothorax

Diagnostische Merkmale

- Plötzlicher Beginn mit Thoraxschmerzen, die in Schulter oder Arm der betroffenen Seite ausstrahlen, verbunden mit Dyspnoe
- Tympanitischer Klopfschall, verminderte Thoraxbeweglichkeit, vermindertes bis aufgehobenes Atmen und der Stimmgeräusche, Mediastinalverdrängung auf die Gegenseite
- Das Röntgenbild mit Retraktion der Lunge ergibt die Diagnose

Allgemeine Betrachtungen

Die Ätiologie des Spontanpneumothorax ist bis zu 90% unbekannt, er kann jedoch auch sekundär bei verschiedenen Lungenerkrankungen auftreten. Die idiopathische Form tritt typischerweise bei sonst gesunden jungen Männern ohne nachweisbare Lungenerkrankung auf. Bei der Thorakoskopie werden meist subpleurale Emphysemblasen gefunden. Durch den Eintritt von Luft durch eine Öffnung der Pleura visceralis, kommt es zu einem teilweisen oder völligen Kollaps der entsprechenden Lunge. Meist begrenzt sich der Kollaps durch schnellen Selbstverschluß des Risses. Gelegentlich kommt es jedoch zu einem Ventilmechanismus mit zunehmendem Eintritt von Luft beim inspirieren, die beim exspirieren nicht entweichen kann. Durch den zunehmenden intrapleuralen Druck kommt es zu einem Spannungspneumothorax. Dieser ist äußerst gefährlich durch seine Wirkung auf das kardiorespiratorische System und kann tödlich enden, wenn nicht sofort Abhilfe geschaffen wird.

Klinische Befunde

A. Symptome: Oft sind die Symptome geringfügig (leichte Thoraxschmerzen, trockener Husten) oder werden ganz übersehen. Charakteristisch jedoch ist der plötzliche Beginn mit heftigen Thoraxschmerzen die in Schulter und Arm der betroffenen Seite ausstrahlen. Durch Bewegung und Atem werden diese Schmerzen verstärkt, sie rufen eine Dyspnoe hervor. Beim Spannungspneumothorax kann es zu Cyanose und Schock kommen, der hohe intrapleurale Druck erschwert den venösen Rückfluß zum Herzen. Physikalisch findet man verminderte Thoraxbeweglichkeit, abgeschwächtes bis fehlendes Atemgeräusch und Stimmfremitus auf der betroffenen Seite. Auf der Gegenseite hört man oft abnorm laute und scharfe Atemgeräusche. Der Klopfschall ist auf der betroffenen Seite hypersonor bis tympanitisch. Bei ausgedehntem Pneumothorax kommt es zur Verdrängung des Mediastinums auf der Gegenseite (Verlagerung der Trachea nachweisbar). Über der betroffenen Seite hört man das Sign de sou, bei linksseitigem Pneumothorax ist gelegentlich ein herzsynchrones, rauhes Maschinengeräusch zu hören.

B. Röntgenbefunde: Der Pleuraspalt mit einer deutlichen Begrenzung der retrahierten Lunge ist am besten über der Spitze und auf Aufnahmen in maximaler Exspirationsstellung zu sehen. Schwierigkeiten bestehen bei wenig ausgedehnten Spontanpneumothoraces und bei Bestehen eines massiven Hautemphysems. Der Kollaps kann auf bestimmte Lungenanteile beschränkt bleiben (Pleuraadhäsionen). Die Mediastinalverdrängung erkennt man an der Dislokation des Herzschattens und des Luftraumes in der Trachea (große Luftmengen gehen mit einem Spannungspneumothorax einher). Gelegentlich sieht man etwas Flüssigkeit im Sinus (Blut von einer geplatzten Emphysemblase oder einer abgerissenen Adhaesion. Selten jedoch finden sich größere Flüssigkeitsmengen am Beginn der Erkrankung.

Differentialdiagnose

Der Spontanpneumothorax kann sekundär bei einer erkrankten Pleura auftreten: Tuberkulose, Neoplasma, Absceß, bullöses Emphysem. Meist jedoch entsteht ein Spontanpneumothorax ohne auffindbare Ursachen (Platzen kleiner Emphysemblasen der pleura visceralis). Der Grund für die Ausbildung von solchen Emphysemblasen und deren Ruptur ist unbekannt. 50% aller Fälle betreffen die Altersgruppe von 20–24, 85% davon sind Männer. Ein Spontanpneumothorax kann bei Bewegung oder auch in Ruhe auftreten (wichtig für Begutachtung). Der Thoraxschmerz muß vom Herzinfarkt (insbes. bei Schulter-Armschmerz), Lungeninfarkt und akuter Pleuritis sicca differenziert werden.

Behandlung

A. Sofortmaßnahmen beim Spannungspneumothorax: Wichtig: Troikart oder dicke Nadel mit kurzem Anschliff in den 2. Intercostalraum in der Medioclavicularlinie einlegen (Cave! Lungenverletzung der sich ausdehnenden Lunge). Nach Druckausgleich kann man aus einem geschlitzten Fingerling, der über die liegende Nadel oder dem Troikart gestülpt wird, ein Einwegventil herstellen. Sobald als möglich wird durch den Troikart ein Gummikatheter in den Pleuraspalt eingeführt. Das freie Ende des Katheters wird an eine spezielle feinregulierbare Thoraxabsaugpumpe oder, wenn nicht erreichbar, in eine Wasserflasche (1–2 cm unter der Oberfläche) geleitet. Ist der Schmerz zu stark, kann Morphiumsulfat 8–15 mg i. v. oder i. m. verabfolgt werden. Wenn nötig, muß entsprechende Schockbehandlung eingeleitet werden.

B. Spontanpneumothorax ohne ansteigenden intrathorakalen Druck: Es muß Bettruhe eingehalten werden bis sich die Luft resorbiert hat. Der Pleuraschmerz wird mit Analeptica oder durch einen Stützverband beseitigt. Liegt keine Pneumonie vor und belästigt der Husten den Patienten stark, muß er durch Codeinphosphat 15–60 mg alle 3–4 Std gedämpft werden. Die Luft kann abgesaugt werden (am besten mit einem Pneumothoraxapparat) insbes. dann, wenn Dyspnoe vorliegt oder wenigstens der Pleuraspalt so groß ist, daß sicher ohne Lungenverletzung abgesaugt werden kann. Strömt die Luft nach, muß eine Dauerdrainage wie oben angeführt, angelegt werden. Sauerstoffverabfolgung kann nötig werden. Wenn sich in vereinzelten Fällen die Lunge trotzdem nicht ausdehnt, muß eine Thorakotomie mit Pleuraresektion durchgeführt werden.

Prognose

Sie ist beim idiopathischen Spontanpneumothorax gut. Schlecht ist sie beim sekundären, symptomatischen Pneumothorax wegen der Infektion der Pleurahöhle. Rezidive gibt es in 15–20% meist auf derselben Seite. Der Spannungspneumothorax hat eine gute Prognose, wenn er sofort therapiert werden kann. Allen Patienten, bei denen ein Spontanpneumothorax in der Anamnese bekannt ist, sollte das Fliegen und das Aufsuchen größerer Höhen verboten werden. In 10% der Fälle findet sich ein Haemothorax, bei sekundären Spontanpneumothoraces (Tuberkulose, Absceß, Neoplasma) kommt es zur Ausbildung eines Empyems. Mangelnde Ausdehnung mit Übergang in einen Fibrothorax ist beim idiopathischen Typ selten. Der Spannungspneumothorax ist ein echter Notfall.

FUCHS, H. S.: Idiopathic spontaneous pneumothorax and flying. Aerospace Med. **38**, 1283–1285 (1967).

GEIGER, M., WIESER, O.: Der Spontanpneumothorax in Praxis und Klinik. Prax. Pneumol. **21**, 81–86 (1967).

INOUYE, W. Y., BERGGREN, R. B., JOHNSON J.: Spontaneous pneumothorax: Treatment and mortality. Dis. Chest **51**, 67–73 (1967).

KILLEN, D. A., GOBBEL, W. G., Jr.: Spontaneous Pneumothorax. Little, Brown 1968.

Spontaneous pneumothorax. Editorial. Brit. med. J. **1968 I**, 720–721.

VOGT-MOYKOPF, I., HAIDERER, O.: Current views on the management of spontaneous pneumothorax. Surg. Gynec Obstet. **123**, 313–316 (1966).

Traumatischer Pneumothorax

Beachte: Es handelt sich um einen Notfall.

Offene Brustwunden (Ventilmechanismus) müssen mit jedem erreichbaren Mittel abgedichtet (Verband, Handtuch, Hemd, Plastikfolie etc.) und sobald als möglich chirurgisch verschlossen werden. Ein traumatischer Spontanpneumothorax durch Lungenpunktion oder Verletzung (frakturierte Rippe, Schußverletzung) wird wie ein geschlossener Spontanpneumothorax (s. oben) behandelt. Ein chirurgischer Eingriff wird hier jedoch häufig nötig.

Erkrankungen des Mediastinums

Mediastinaltumoren

Mediastinaltumoren sind häufig klinisch stumm bis sie eine entsprechende Größe erreicht haben. Oft werden sie erst bei Routineuntersuchungen des Thorax durch Bild und Durchleuchtung rein zufällig entdeckt. Röntgenologisch müssen Lage, Dichte und Beweglichkeit beachtet werden. Häufig ist jedoch eine Biopsie die einzige Möglichkeit zur Klärung der Diagnose. Wegen der Nähe zu Herz, großen Gefäßen, Oesophagus, Luftwegen und Nerven kann auch ein gutartiger Tumor potentiell bösartig sein. Die Beschwerden entstehen durch Kompression und Distorsion der umgebenden Organe. Häufig werden die Schmerzen substernal angegeben. Oft gehen sie aus von den unteren Hals-, beziehungsweise den oberen Brustsegmenten, gelegentlich werden Herzschmerzen imitiert, gelegentlich strahlen die Schmerzen in Schulter, Hals, Arm und Rücken aus. Häufig kommt es zu Hustenreiz, daher denkt man oft an Tracheal- oder Bronchialerkrankungen. Zu Dyspnoe kommt es erst bei Obstruktion der Luftwege, dann folgen allerdings häufig Infektionen der peripheren Lungenabschnitte. Die Atmung wird stridorös, im Inspirium findet sich Einziehung des Jugulums. Durch Kompression des thoracalen Anteils des nervus recurrens kommt es zu Heiserkeit. Die Kompression des Oesophagus führt zur Dysphagie. Die Kompression des Herzens oder der großen Gefäße erzeugt hingegen selten Symptome. Durch Verlagerung der Trachea denkt man gelegentlich an ein Aortenaneurysma mit fortgeleiteten Pulsationen. Häufig findet sich eine Einflußstauung mit stark gefüllten Halsvenen, Stokes'schem Kragen und Kollateralvenen an der Thoraxwand. Die Kompression des Hals-Sympathicus führt zum Horner-Syndrom (gleichseitige Myose, Ptose, Enophthalmus). Neben Rö-Bild und Durchleuchtung kann auch die Angiographie zur Diagnostik herangezogen werden. Weiter sollen Lymphknotenbiopsien, palpabler Knoten (Cervical, supraclavicular) oder nicht palpabler Knoten (praeskalenische Biopsie nach Daniels) eingesetzt werden. In zunehmendem Maße findet auch die Mediastinoskopie Eingang in die Diagnostik. Dadurch konnte die Anzahl der nötigen exploratorischen Thoracotomien gesenkt werden. Die Behandlung hängt von der Grundkrankheit ab, die Prognose ist je nach histologischen Kriterien der Veränderungen sehr unterschiedlich.

Tabelle 7–4. *Differentialdiagnose von Mediastinaltumoren*

Veränderung	*Dichte*	*Beweglichkeit bei Durchleuchtung*	*Klinische Befunde*
Anterior: Aneurysma der aorta ascendens	kann Verkalkung zeigen	lebhafte expansive Pulsation oft schwer darzustellen	der pulsierende Tumor kann an der vorderen Brustwand tastbar werden. Erosion der Wirbel kann Rückenschmerzen bedingen. Oft Folge einer Lues (mesaortitis luetica)
Dermoidcyste	Wechsel von dicht. und weniger dichten Schatten. Zähne oder Knochen sind pathognomonisch. Tendenz zur Verkalkung.	Manchmal Wechsel der Schattendichte bei Respiration (kompressibler Inhalt)	Oft klinisch stumm. Manchmal Ruptur in den Bronchialbaum mit Abhusten von Haaren und seborrhoischem Material. Kann mit anderne angeborenen Anomalien kombiniert sein
substernale Struma	In Verbindung mit weichem Gewebe am Hals. Manchmal wolkige Verschattung.	bewegt sich beim Schluckakt. Gewöhnlich Trachealverdrängung.	Der craniale Anteil ist meist am Hals tastbar. Gelegentlich Zeichen von Hypo- oder Hyperthyreose. (Szintigramm).
Cranial: bronchogene Cyste	kann ein Niveau tragen, wenn eine Kommunikation mit dem Bronchialbaum besteht.	Manchmal Vergrößerung beim Schlucken	Kann infiziert werden und imitiert dann einen Lungenabsceß
Mitte: Lymphome (M. Hodgkin, Lymphosarkom M. Boeck etc.)	dichte, rundliche Verschattung, meist bilateral	kann fortgeleitete Pulsationen zeigen, wenn nahe an großen Gefäßen liegend. Meist fixiert.	Im Vordergrund stehen die Symptome der Erkrankung (wie Pel-Ebstein-Fiebertyp, Kachexie, Anämie, Pruritus, Lymphome an palpablen Stellen)
Posterior: Neurofibrom	Nähe der Wirbelsäule	fixiert	oft klinisch bei der Entdeckung stumm. Sonst im Vordergrund radikuläre Schmerzen. Meist *nicht* in Verbindung mit generalisierter Neurofibromatose (v. Recklinghausen). Kann zu einer Kompression der Wirbelsäule führen.

Metastasen gibt es in jedem Teil des Mediastinums. Zu den seltenen Mediastinatumoren gehören Thymusvergrößerung (cranial), Lipome, perikardiale Cysten (anterior), Meningocelen, Aneurysmen der absteigenden Aorta (posterior). Die Thymusvergrößerung findet sich im vorderen Mediastinum oben, sie ist bei Kindern physiologisch, bei Erwachsenen jedoch meist bösartig. Bei der Myasthenia gravis findet sich in 15% eine gutartige Vergrößerung des Thymus.

Boyd, D. P., Midell, A. I.: Mediastinal cysts and tumors: An analysis of 96 cases. S. Clin. N. Amer. **48**, 493–506 (1968).

Burke, W. A., Burford, T. H., Dorfman, R. F.: Hodkin's disease of the mediastinum. Ann. Thoracic Surg. **3**, 287–295 (1967).

Holmes-Sellors, T., Thackery, A. C., Thomson, A. D.: Tumours of the thymus: A review of 88 operational cases. Thorax **22**, 193–220 (1967).

Joseph, W. L., Murray, J. F., Mulder, D. G.: Mediastinal tumors: Problems in diagnosis and treatment. Dis. Chest **50**, 150–160 (1966).

Pneumomediastinum

Diagnostische Merkmale

- Plötzlicher Beginn mit schweren retrosternalen Schmerzen
- Crepitation bei Palpation von Hals und Thorax
- Herzsynchrone knirschende Geräusche
- Die Diagnose wird durch das Röntgenbild gestellt

Allgemeine Betrachtungen

Beim Pneumomediastinum handelt es sich um freie Luft im Mittelfeldraum. Sie kann sekundär eintreten durch Perforation des intrathoracalen Teils des Oesophagus, des Tracheobronchialtraktes oder durch spontane Perforation von Emphysemblasen in den perivasculären interstitiellen Raum der Lunge. Weiterhin kann Luft durch offene Halswunden oder Thoraxwunden mit Hautemphysem in das Mediastinum dringen. Häufig findet sich eine Kombination mit einem Spontanpneumothorax insbesondere mit einem Spannungspneumothorax.

Klinische Befunde

A. Symptome: Die Symptome sind meist minimal, oft dringt die Luft aus dem Mediastinum in die Subcutis des Halses, verbreitet sich dann über den ganzen Körper einschließlich Extremitäten, und dringt ins Retroperitoneum ein. Bei Vorliegen eines Spontanpneumothorax (Spannungspneumothorax) jedoch beginnen die Symptome plötzlich mit schweren retrosternalen Schmerzen, ausstrahlend in den Hals, Schultern und den Anus (retroperitoneale Verteilung). Der Grad der Dispnoe hängt vom Spannungspneumothorax ab. Relativ selten erzeugt ein intramediastinaler Druck eine Kompression von Herz und großen Gefäßen mit deutlicher Dispnoe, Schock und Tod („Air-block"). Haemodynamisch finden sich dieselben Verhältnisse wie bei der Herztamponade. Tritt fortgesetzt Luft in die Subcutis ein, kann es zu grotesken Schwellungen von Hals und Gesicht kommen. Charakteristischer Weise hört man oft herzsynchrone knisternde oder knirschende Geräusche (Hamman'sches Zeichen) die jedoch gelegentlich auch von einem linksseitigen Spontanpneumothorax herrühren können (s. dort).

B. Röntgenbefunde: Diese sind entscheidend: Es finden sich Aufhellungen rund um die Herzkontur u. streifige Veränderungen im oberen Mediastinum. Bei der seitlichen Aufnahme findet sich bei voller Exspiration eine Aufhellung des Retrosternalgebietes und der Subcutis des Halses und der Schulter.

Differentialdiagnose

Der Retrosternalschmerz kann einen Herzinfarkt simulieren.

Behandlung

Eine Behandlung ist meist nicht nötig, es sollte jedoch eine genaue Aufklärung der Ursache angestrebt werden (Pneumothorax, Bronchusruptur, Oesophagusperforation etc.).

Prognose

Meist kommt es zu Spontanremissionen, manchmal führt der intramediastinale Überdruck jedoch zum Tode.

Gray, J. M., Hanson, G. C.: Mediastinal emphysema: Aetiology, diagnosis, and treatment. Thorax **21**, 325–332 (1966).

Akute Mediastinitis

Die akute Entzündung des Mediastinums entsteht häufig durch traumatische Perforation des Oesophagus oder der Trachea (bei instrumentellen Manipulationen oder Fremdkörpern), Spontanperforation des Oesophagus (Carcinom), lymphogene und direkte Infektion von Hals oder Kopf, Retropharyngial- oder Cervicalabsceß. Sie beginnt meist innerhalb von 24 Std nach der Perforation. Es kommt zu Hals- u. substernalen Schmerzen, zunehmender Dysphagie, Fieber, Schüttelfrost, Erschöpfung und Toxizität, sowie zu Zeichen des Pneumomediastinums. Röntgenologische Zeichen können fehlen oder es finden sich eine Mediastinalverbreiterung in Form einer weichen diffusen Verschattung. Es können Mediastinaltumoren oder Abscesse, mit oder ohne Flüssigkeitsspiegel sichtbar werden.

Behandlung
Zuerst sollen hohe Penicillindosen und 1–2 g Streptomycin tgl. eingesetzt werden. Kommt es zu einer Vorwölbung des Jugulums, ist die chirurgische Drainage indiziert.

Prognose
Ohne Behandlung ist die Mortalität hoch. Bei adaequater Behandlung ist die Prognose wesentlich besser.

Chronische Mediastinitis

Ca. 10% aller röntgenologisch festgestellten Mediastinalvergrößerungen sind granulomatöse und fibröse Mediastinitiden. Ursachen dafür sind die Histoplasmose, Tbc, und die Sarkoidose. Klinisch findet sich neben der röntgenologisch nachweisbaren Mediastinalverbreiterung eine obere Einflußstauung, gelegentlich auch eine partielle Oesophagus- und Trachealobstruktion. Die Abklärung erfolgt durch praescalenische Biopsie, Mediastinoskopie oder Mediastinalexploration. Die erwähnten Granulomatosen sprechen auf spezifische Behandlung und Kortison an. Die Obstruktionserscheinungen müssen chirurgisch beseitigt werden.

Schowengerdt, C. G., et al.: Granulomatous and fibrous mediastinitis. A review and analysis of 180 cases. J. thorac. Surg. **57**, 365–379 (1969).

Sauerstofftherapie und assistierte Beatmung

Unter Sauerstofftherapie versteht man die Verabfolgung von Sauerstoff in höherer Konzentration oder unter höherem Druck als er in der umgebenden Atmosphäre vorhanden ist. Es muß also die Seehöhe in die Überlegungen miteinbezogen werden, es muß beachtet werden ob Sauerstoff in Meereshöhe oder in größerer Höhe verabfolgt wird. Vor allem muß man sich zuerst klar werden über die Gründe einer bestehenden Hypoxämie, z. B. respiratorische Veränderung, Herzerkrankung etc. Wenn das respiratorische System in Ordnung ist, ist der Prozentsatz des verabfolgten Sauerstoffes (insbes. bei Herzerkrankungen) nicht kritisch. Bei Erkrankungen des Respirationstraktes jedoch muß darauf besondere Rücksicht genommen werden, insbesondere wenn die physiologische Regulation der Atmung in Mitleidenschaft gezogen ist. Da anfänglich meist die Verhältnisse nicht klar sind, ist es angezeigt bei Veränderungen des respiratorischen Systems nur eine Konzentration von 25–30% Sauerstoff zu geben. Es kann als Regel gelten, daß höhere Sauerstoffkonzentrationen bei Herzerkrankungen als bei Lungenerkrankungen verabfolgt werden sollen. Eine respiratorische Insuffizienz wird dadurch definiert, als es dem respiratorischen System nicht möglich ist, einen entsprechenden Gasaustausch zwischen Blut und Umgebungsluft aufrecht zu halten und so die arteriellen Blutgase innerhalb bestimmter Normgrenzen zu halten. In Ruhe und in Höhe des Meeresspiegels soll ein Minimum von PO_2 von 60 mm Hg bzw. ein Maximum von 80 mm Hg O_2 eingehalten werden.

Gefahren der Sauerstofftherapie
Es muß immer wieder betont werden, daß die Aufrechterhaltung der Atmung bei Ventilationsstörungen wesentlich wichtiger als Sauer-

stoffgabe ist. Lange Zeit wurde angenommen daß hochprozentige Sauerstoffgaben bei schwer hypoxischen Patienten mit erhöhtem PCO_2-Spiegel gefährlich seien, weil sie die Atmung beeinträchtigen. Die Theorie, daß die Hilfsatemregulationen (Glomus caroticum und aortae) bei hohem PO_2 nicht mehr antworten, mag bei einer kleinen Anzahl von Patienten richtig sein.

Größere Gefahren jedoch scheinen 1. von der Kumulation von CO_2 bei gedrosselter Atmung und 2. von Lungenveränderungen durch hochprozentigen Sauerstoff herzurühren. Erfolgt keine mechanisch aktive Beatmung, scheinen hohe O_2 Konzentrationen das alveoläre PCO_2 zu erhöhen und die Lungenepithelien ebenfalls zu schädigen. Ein weiterer Grund besteht vielleicht darin (ist aber nicht überprüft) daß Stickstoff unbedingt in den Alveolen anwesend sein muß, so daß die Alveolenwände nicht kollapieren können, wie das der Fall wäre, wenn nur resorbierbare Gase anwesend wären. Wie es auch sei, klinische Beobachtungen aus jüngster Zeit haben ergeben, daß bei respiratorischen Insuffizienzen nur wenig durch eine Sauerstoffgabe von mehr als 30% gewonnen wird.

Die Verwendung von O_2 bei respiratorischen Veränderungen

Die konventionellen Geräte, mit denen Sauerstoff verabfolgt wird, erlauben keine Kontrolle der Sauerstoffkonzentration, es sei denn, man verwendet häufig oder dauernd ein Sauerstoffmeßgerät. Die angebotenen Tabellen, die ein Verhältnis von O_2-flow und Atemluft angeben, sind ungenau, da sie eine höhere O_2-Konzentration verlangen als nötig, nützlich und sicher ist. Eine kürzlich entwickelte Gesichtsmaske (Ventimaske) kontrolliert die O_2-Konzentration: es werden 100% O_2 mit atmosphärischer Luft auf dem Prinzip des Venturi-Ventils gemischt. Eine weitere Möglichkeit zur günstigen Sauerstoffaplikation bietet das Sauerstoffkopfzelt, welches für einen hohen sauerstoffangereicherten Luftstrom sorgt. Beide Methoden liefern eine Sauerstoffkonzentration von 24–35%. Die Ventimaske wird in 3 Größen und für verschiedene Mischungsverhältnisse geliefert. Eine Form erzeugt die Normalkonzentration von 24%, eine von 28% und eine dritte von 35% O_2-Konzentration. Zur Entscheidung, welche Maske nötig ist, muß die Bestimmung der alveolären PCO_2 Bestimmung der arteriellen Blutgasanalyse und der pH-Wert herangezogen werden. Eine Ausrüstung für diese Bestimmung ist in jedem größeren Krankenhaus vorhanden (ASTRUP).

Zwei Neuentwicklungen sind im Endstadium der Entwicklung und klinischen Erprobung: Das ist der Respirator Oxygen-Kontroller (MR-1), der komprimierte Luft und O_2 bei bekannten Drücken mißt und über jede Konzentration zw. 21 u. 100% O_2-Sauerstoff Auskunft gibt. Die mechanische Entwicklung ist einfacher als eine elektronisch kontrollierte Mischungsüberprüfung. Am besten wird die physiologische Basis für die Verwendung niederer O_2-Konzentrationen durch den Vergleich des alveolären Luftausgleiches illustriert. Eine intermittierende Verabfolgung hoher O_2-Konzentrationen kann die ventilatorische Störung verschlechtern, fortlaufende Verabfolgung hoher O_2-Konzentrationen erhöht den PCO_2 auf gefährliche Spiegel. Auf diese Art und Weise kann eine Atmung auf ein solches Niveau herabgedrückt werden, daß eine forcierte Atmung nötig würde. Aus diesem Grunde muß empfohlen werden, daß entweder die Umgebungsluft mit weniger als 30% O_2 angereichert wird (bestimmt mit dem O_2-Meter), daß eine standardisierte Venturi-Maske oder ein Kopfzelt benutzt wird, oder daß ein neuer O_2-Kontroller benutzt wird. Die beste Art der Patientenüberwachung ist die Bestimmung der alveolären PCO_2. Die kann mit einer relativ einfachen Apparatur durchgeführt werden. Die Gasanalyse kann mit einem modifizierten Haldaner-Analyser oder mit einem Infrarot-CO_2-Analyser durchgeführt werden (URAS). Vollständigere Ausrüstungen erlauben die häufige Bestimmung von pH, PCO_2 u. PO_2 (ASTRUP). Die Hypoxaemie ist für den Patienten gravierender als die respiratorische Acidose. Man weiß, daß ein PO_2 von 90 mm Hg nicht lebensbedrohlich ist. Die wichtigsten toxischen Auswirkungen höherer Werte bestehen in Schläfrigkeit, Reizbarkeit, gestörter Respiration und Schädigungen der Lungen. Aus diesem Grunde ist zur Verhütung von Atemmechanikstörungen die Kontrolle des PCO_2 wichtig. Von Sedativa sollte solange kein Gebrauch gemacht werden, als der Austausch der O_2-angereicherten Luft durch die gestörte Ventilation behindert ist.

Assistierte Beatmung

Typisierung der ventilatorischen Insuffizienz
Eine respiratorische Insuffizienz kann aus verschiedenen Gründen eintreten (Klassifikation nach KAMPELL):

A. Hypoxaemie mit Hyperkapnie: Verursacht durch:

1. Ungenügende Atmung.

a) Ungenügende Inervation oder Muskelkraft.

b) Ungenügende Atemmechanik der Lunge oder des Thorax.

2. Mangelnder Ausgleich von Ventilation und Perfusion, z. B. reduzierte Perfusion einer ventilierten Lunge (zunehmender physiologischer Totraum).

B. Hypoxaemie ohne Hyperkapnie: Kann gehören zu:

1. Ungenügender O_2-Transport.

a) Veränderte Alveolar-Capillarmembran.

b) Eingeschränktes pulmonales Capillarsystem.

2. Mangelnder Ausgleich von Ventilation und Perfusion, z. B. reduzierte Ventilation einer perfundierten (durchbluteten) Lunge (zunehmender Shunt-Effekt).

Indikation für assistierte Beatmung
Die assistierte Beatmung mit Hilfe mechanischer Apparate war ursprünglich für die Behandlung neurologischer oder muskulärer Störungen (Poliomyelitis) oder gestörter pulmonaler oder thoracaler Mechanik (Brustkorbquetschung, extreme Kyphoskoliose) gedacht. Man kann sie aber auch bei vielen anderen Erkrankungen mit Vorteil einsetzen. Sie sollte erst dann in Anwendung gebracht werden, wenn alle konservativen Maßnahmen fehlgeschlagen haben und es deutlich wird, daß ein adaequater arterieller PO_2 nicht mehr aufrecht erhalten werden kann, und der PCO_2 zu hoch bleibt. Dann aber ist es nötig, die gesamte zur Verfügung stehende Technik einzusetzen, einschließlich Tracheostoma kontinuierliche Beatmung und druck- oder volumengesteuerte Geräte. Gelegentlich erweist es sich von Vorteil, gleichzeitig bronchodilatadorische Substanzen auf dem Wege der Überdruckbeatmung zuzuführen. (Bronchospastische Zustände mit pulmonaler Insuffizienz.) Die Gefahren einer gelegentlichen oder intermittierenden Überdruckbeatmung mit Sauerstoff bei Pulmonalinsuffizienz wurde im vorhergehenden Kapitel bereits diskutiert. Man soll nicht allzu großzügig bei der Verwendung der assistierten Atmung sein. Der Schlüssel für eine erfolgreiche Behandlung ist in der Aufrechterhaltung der adaequaten Oxygenierung des Blutes und des Hustenmechanismus zu suchen. Mit Ausnahme der unten im Einzelnen angeführten Probleme ist der Fehlschlag aller konservativen Bemühungen die prinzipielle Indikation für eine assistierte Beatmung. Dabei ist es nicht nötig, die Blutgaswerte auf Normalspiegel zu bringen, sie müssen nur über dem potentiell gefährlichen Niveau liegen. Dazu muß allerdings die Behandlung mit 24–30% Sauerstoff kontinuierlich solange durchgeführt werden, bis die pulmonale Insuffizienz behoben ist.

1. Akute Asphyxie, die durch eine Inhalation toxischer Gase entstand (CO, H_2S), massive Überdosierung von atemdepressiven Substanzen (Suicid), Obstruktion durch Sekrete bei bewußtlosen Patienten, Ertrunkenen.

2. Zentrale Atemdepression durch Gifte: Barbiturate, Opiate, Anaesthetica.

3. Störungen der Atemmuskulatur durch Lähmung tieferer motorischer Zentren oder neuromuskulärer Block durch Gifte (Curare, organische Phosphatinsecticide Potulinustoxin).

4. Atemdepression bei schwerem Schock.

5. Atemdepression bei cerebralen vasculären Prozessen.

6. Atemlähmungen bei Störungen des Atemzentrums, tieferer motorischer Neurone, Muskeln oder des neuromuskulären Apparates durch Infektionen (Poliomyelitis, Neuronitis, Tetanus, Meningitis, Encephalitis).

7. Respiratorische Lähmung bei Demyelonisierung und degenerativen neuromuskulären Erkrankungen (Multiple Sklerose, amyothrophische Lateralsklerose, muskuläre Distrophie, Myasthenia gravis).

8. Ventilationsstörungen bei Thoraxquetschungen oder Kyphoskoliose.

9. Respirationsstörungen bei den verschiedensten akuten oder chronischen Lungenerkrankungen, welche einen adaequaten Gasaustausch unmöglich machen.

Technik der assistierten Beatmung

A. Probleme der Luftwege: Die Freihaltung der Atemwege des bewußtlosen Patienten wird am besten durch Verwendung eines Endotracheal- oder Tracheostomatubus gewährleistet. Die Intubation hat sich für die Beherrschung akuter oder vorübergehender Atemstörungen optimal bewährt (z. B. Barbituratvergiftung, cerebrovasculärer Zwischenfall, Schock). Bei verlängerter assistierter Beatmung (über 3 Tage) oder wenn massenhaft Sekret abgesaugt werden muß, sollte die Tracheotomie durchgeführt werden (z. B.: Schneller Abfall der Vitalkapazität $<$ 50 bis 35% des Sollwertes bei einem bewußtlosen Patienten).

Das Tracheostoma sollte am ersten Trachealring unter dem Cricoid angelegt werden. Am optimalsten ist dann die Beatmung mittels eines Engströms-Respirators. Sekrete müssen unter Einhaltung peinlicher Asepsis aspiriert werden. (Technik der Tracheotomie und Tracheobronchialtoilette: s. S. 264–71 des *Hirschbergreferates*!) Trotz entsprechender Sorgfalt kann es zu Komplikationen in Form von lokalen Infekten, Trachealerosionen und Nekrosen, sowie tödlichen Luftembolien kommen. Bei assistierter Beatmung über längere Zeit darf nur ein Tubus ohne Manschette (bzw. Manschette nicht aufgebläht) Verwendung finden. Ein Tubus mit aufgeblasener Manschette ist lediglich dann von bes. Wert, wenn die Gefahr von Aspirationen besteht oder eine kontrollierte Insuflationsmenge bzw. kontrollierter Druck in der Lunge aufrecht erhalten werden muß.

B. Aufstellung eines Planes für die assistierte Beatmung: Man muß prinzipiell unterscheiden zwischen der Verwendung eines mechanischen Respirators für die Behandlung akuter respiratorischer Zwischenfälle (wenn konservative Maßnahmen fehlschlagen) und einer langdauernden assistierten Beatmung, um das Leben zu erhalten. Für den ersteren Fall (Notfall) kann jedes Gerät Verwendung finden, das einen adaequaten und kontrollierbaren Luftstrom erzeugt. Der Engström-Respirator (volumenkontrolliert) ist am empfehlenswertesten, wegen seines hohen Preises jedoch nicht überall vorhanden. Alternativen dazu sind die vielen mit positivem Druck arbeitenden Respiratoren. Alle diese Geräte können lebensrettend wirken, wenn ihre Mechanik vom Personal gut verstanden und richtig angewendet wird. Die einfachste und am schnellsten anwendbare Methode im akuten Notfall ist die Wiederbelebung mit Mund zu Mundbeatmung oder Mund zu Nasebeatmung (s. Diagramm und Instruktionen im Anhang!). Auch die verschiedenen vom Handel angebotenen mit positivem Druck arbeitenden Reanimationseinheiten können, wenn sie sofort verfügbar sind, für die künstliche Beatmung in der Frühphase einer Asphyxie verwendet werden (Herzstillstand, Erhängen, Elektroschock, O_2-Mangel, Gasvergiftung). Für die Behandlung der Ateminsuffizienz im Sinne obiger Indikationen (oder bei Versagen obiger Maßnahmen) ist der Tankrespirator am effektivsten. Unglücklicherweise ist die Mechanik bei Ärzten und Schwestern nicht sehr beliebt! Bei Verwendung von Atemgerät und Tubus sollte das Atemgas mit gesättigtem Wasserdampf gemischt werden.

Zu unterscheiden ist die Dauerbehandlung neuromuskulär geschädigter Patienten. Bei diesen sollten die Überdruckrespiratoren durch Küraß-Respiratoren (Monaghan, Thomson, Emerson), durch Beatmungsgürtel, die mit Spezialmotoren angetrieben werden (Thomson, Monaghan) und durch Kippbett (Emerson), welches die Atmung durch den Schwerkrafteffekt auf die Bauchorgane anregt, ersetzt werden. Durch diese Maschinen können Menschen mit Lähmungen der Atemmuskulatur ein lebenswertes aktives Dasein führen.

Bendixin, H. H., Hedley-Whyte, J., Laver, M. B.: Impaired oxygenation in surgical patients during general anesthesia with controlled ventilation: A concept of atelectasis. New Engl. J. Med. **269**, 991–996 (1963).

Fletcher, G., Bunker, J. P.: Physiologic basis of prolonged artificial ventilation. Ann. Rev. Med. **17**, 473–482 (1966).

Hedley-Whyte, J., Winter, P. M.: Oxygen therapy. Clin Pharmacol. Therap. **8**, 696–737 (1967).

Hirschberg, G. G., Lewis, L., Thomas, D.: Rehabilitation Manual for the Care of the Disabled and Elderly. Lippincott 1964.
Mushin, W. W., et al.: Automatic Ventilation of the Lungs, 2nd ed. Davis 1969.
Nunn, J. F., Freeman, J.: Problems of oxygenation and oxygen transport during hemorrhage. Anaesthesia **19**, 206–216 (1964).
Rosen, M., Hilliard, E. K.: The use of suction in clinical medicine. Brit. J. Anaesth. **32**, 486–504 (1960).

Aerosol und intermittierende Überdruckbeatmung von Atemstörungen

Der Luftstrom, der bei künstlicher Beatmung unter positivem Druck der Luft direkt in den Tracheobronchialbaum eingebracht wird, muß angefeuchtet werden. Dazu werden viele Aerosole mit Feuchtigkeit, mucolytischen Enzymen, Bronchialdilatatoren und antimikrobiellen Medikamenten empfohlen. Zur Zerstäubung von Wasser und Aerosolen können Sauerstoff, Druckluft, Kompressoren und Ultraschallgeneratoren verwendet werden. Bei Membranpumpen muß darauf geachtet werden, daß keine ölabgedichteten Pumpen verwendet werden (Explosionsgefahr bei Sauerstoffverwendung). Für die Behandlung chronischer Lungeninsuffizienzen, bes. von Emphysem und Bronchialasthma, wird die intermittierende Überdruckbeatmung bevorzugt. Unglücklicherweise werden in diesen Einrichtungen gewöhnlich Sauerstoffkonzentrationen von über 40% verwendet. Einige Modelle jedoch können durch den Anbau von Ventilen nach dem Venturiprinzip zur Sauerstoffmischung oder durch Sauerstoffbehälter mit niedriger O_2-Luftmischung verbessert werden. Die Atemfrequenz soll zwischen 10–20 min unter Druck zwischen 10–20 cm Wassersäule verändert werden können. Bei der Verwendung von Aerosolen ist insbesondere auf den pH-Wert zu achten, da bei einem pH 5 und darunter das Bronchialepithel seine Ciliartätigkeit einstellt. Vor dem Einsatz mucolytischer Enzyme muß der Patient vorsichtig mit einer kleinen Dosis vorgetestet werden (Allergien, Fieberzacken). Meist jedoch werden bronchodilatatorische Medikamente eingesetzt, selten Antibiotica. Patienten mit chronisch obstruktiven Lungenerkrankungen wenden mit Erfolg Geräte für intermittierende Überdruckbeatmung an, die sie selbst bedienen können. Anschließend sollten sie eine Lagerungsdrainage und Atemgymnastik zur Förderung der Zwerchfellfunktion, Brustkorbdehnung und Förderung der akzessorischen Atemhilfsmuskulatur durchführen.

Medikamente und Konzentrationen

Alle Lösungen sollten tgl. frisch zubereitet werden. Auf das pH muß geachtet werden. Die Häufigkeit und die Dauer der Behandlung hängen von der Erkrankung und ihrem Schweregrad ab.

A. Bronchialdilatatoren: Folgende Medikamente werden unverdünnt nur in handbetriebenen Zerstäubern oder Gaspatronenverneblern und nur für einige Inhalationszüge pro Behandlung angewendet. Bei Verwendung von Aerosolapparaten und intermittierender Überdruckbeatmung (15–20 min/Behandlung) müssen sie mit 2 ml oder mehr physiologischer Kochsalzlösung verdünnt werden.

1. Adrenalin 0,5 ml einer 1 : 100 Lösung (od. 4–6 Tropfen des racemischen Adrenalins als Hydrochlorid: Vasonephrin, Mikronephrin.

2. Isoproterenol-Hydrochlorid (Aludrin®) 0,1–0,5 ml 1 : 100, 1 : 200 oder verdünnt mit Wasser 1 : 600 bei Verwendung im intermittierenden Überdruckvernebler.

B. Mucolytische Präparate:

1. Acetylcystein. Es soll mit der gleichen Menge NaCl Lösg. verdünnt werden. Dieses Medikament ist wirkungsvoll und sicher, auch bei excessiver Sekretion, insbesondere unterstützend bei Lagerungsdrainage oder bei Aspiration von Sekreten.

2. Enzyme: Es wurde eine Reihe verschiedener Präparationen entwickelt. Es kommt jedoch immer wieder zu unliebsamen Reaktionen bei der Verwendung von Trypsinen und Pankreasdornase. Sie können daher generell nicht empfohlen werden.

C. Antibiotica: Obwohl der Erfolg inhalierter Antibiotica zweifelhaft ist, werden folgende Präparate empfohlen:

1. Penicillin 50 000–100 000 E pro Sitzung in 1–2 ml Wasser.

2. Streptomycin 0,25–0,5 g in 1–2 ml Wasser.

3. Oxytetracyclin (Terramycin®) 50–100 mg.

Aufgrund szintigraphischer Untersuchungen konnte nachgewiesen werden, daß lediglich 25% der aerosolierten Medikamente die Lunge erreichen, der Rest konnte in der Magenblase nachgewiesen werden.

Allgemeine Literatur

Bopp, K. Ph., Hertle, F. H.: Chronische Bronchitis. Stuttgart: Schattauer 1968.

Bühlmann, A. A., Rossier, P. H.: Klinische Pathophysiologie der Atmung. Berlin-Heidelberg-New York: Springer 1970.

Cheney, F. W., Jr., Butler, J.: The affects of ultrasonically-produced aerosols on airway resistance in man. Anesthesiology **29**, 1099–1106 (1968).

Comroe, J. H.: Physiologie der Atmung. Stuttgart: Schattauer 1968.

Comroe, J. H., Forster, R., Dubois, A. B., Briscoe, W. A., Carlsen, E.: Die Lunge. Stuttgart: Schattauer 1968.

Kirby, W. M. M. (editor): Modern management of respiratory diseases. M. Clin. N. Amer. **51**, 267–572 (1967).

Kuntz, E.: Die Pleuraergüsse. München-Berlin-Wien: Urban & Schwarzenberg 1968.

Lawin, P.: Praxis der Intensivbehandlung. Stuttgart: Thieme 1971.

Levine, E. R.: Inhalation therapy: Aerosols and intermittent positive pressure breathing. Med. Clin. N. Amer. **51**, 307–322 (1967).

Moeschlin, S.: Therapiefibel. Stuttgart: Thieme 1969.

Morton, J. W., Turnbull, K. W.: Reversibility of chronic bronchitis, asthma, and emphysema: Response to bronchodilators quantitated and compared. Dis. Chest **53**, 126–132 (1968).

Public Health Service, US Department of Health, Education, & Welfare: Management of chronic obstructive lung disease. Public Health Service Publication No. 1457, May 1966.

8. HERZ UND GROSSE GEFÄSSE

Die vollständige Diagnose jeder kardio-vasculären Erkrankung beruht auf der Klärung der Ätiologie, der Erkennung struktureller und funktioneller Veränderungen und der Beurteilung der verbleibenden funktionellen Kapazität des Herzens. Hierauf basieren auch Behandlung und Prognosestellung.

Klärung der Ätiologie wird möglich durch Kenntnis des Alters und der Anamnese des Patienten, der spezifischen gegenwärtigen Anomalitäten und geeigneten Laboruntersuchungen wie des Anti-Streptolysin-Titers, der serologischen Untersuchungsergebnisse auf Syphilis, des Protein-gebundenen Jods und des Serum-Enzymgehalts. Anomalitäten der kardialen Struktur und Funktion können durch physikalische elektrokardiographische Untersuchungen erkannt werden. Der Herz-Katheterismus wird benötigt, um ausgedehntere Shunts auszuschließen, den Druck in den Herzkammern, in der Aorta oder Arteria pulmonalis zu messen. Die Farbstoff-Verdünnungskurve ist von Nutzen beim Nachweis verschiedener Rechts-Links- oder Links-Rechts-Shunts. Die biplane Angiographie und die Cine-Angiographie ist von großer Bedeutung bei der Erkennung morphologischer Veränderungen bei kongentialen oder entsprechenden erworbenen Anomalitäten, bei der Bestimmung des Ausmaßes von Klappen-Insuffizienzen, bei der Sichtbarmachung von Herztumoren usw.

Unspezifische Symptome

Häufige Symptome, die bei Herzerkrankungen auftreten können, sind Dyspnoe, Müdigkeit, Thorakalschmerz und Herzklopfen. Da jedoch alle diese Symptome auch durch nichtkardiale Störungen selbst bei Patienten mit bekannter Herzerkrankung bedingt sein können, hängt die exakte Deutung dieser Erscheinungen von systematischer Untersuchung und Diagnostik ab.

Dyspnoe

Die Dyspnoe als Folge von Herz-Erkrankungen ist meist von einer Herzvergrößerung und anderen strukturellen oder funktionellen Veränderungen begleitet. Der häufigste Typ der Dyspnoe als Folge einer Herz-Erkrankung ist die Anstrengungs-Dyspnoe – eine merkliche Kurzatmigkeit bei mäßiger Anstrengung, die in Ruhe zurück geht.

Orthopnoe ist eine Dyspnoe im Liegen, die durch Aufsetzen prompt geringer wird. Sie tritt nur in fortgeschrittenen Stadien der Herzinsuffizienz auf.

Paroxysmale nächtliche Dyspnoe: Plötzliches Erwachen des Patienten mit dem Drang aufzusitzen oder vor dem Bett zu stehen, um eine Atmungserleichterung zu erreichen. Dies kann das erste Symptom eines Linksherzversagens oder einer Mitralstenose sein.

Die nicht kardialen Ursachen einer Anstrengungsdyspnoe bestehen in körperlichem Trainingsmangel, Adipositas, geistiger Einschränkung, fortgeschrittenem Alter, chronischen Lungenerkrankungen, Anämie und Einengung des Nasalraumes. Orthopnoe entsteht bei extremer Fettleibigkeit, ausgeprägtem Ascites jedweder Ursache, abdomineller Spannung als Folge gastro-intestinaler Erkrankungen und ab dem 3. Monat einer Schwangerschaft. Eine paroxysmale nächtliche Dyspnoe kann simuliert werden durch Bronchialasthma oder auch zu Beginn einer andersartigen Luftwegs-Obstruktion.

Angstzustände und kardiale Neurosen

können durch jede Form der Dyspnoe hervorgerufen werden. Jedoch haben solche Patienten oft eine Art Seufzeratmung und klagen über das Gefühl der Unfähigkeit, genügend tief atmen zu können. Die psychogene Dyspnoe wird darüber hinaus von einer akuten respiratorischen Alkalose begleitet, die das Gefühl der Benommenheit oder auch der geistigen Leistungseinschränkung hervorruft. Außerdem bestehen hierbei Parästhesien in den Extremitäten oder um den Mund herum zuweilen auch eine deutliche Tetanie, Zittrigkeit und Angstgefühl.

Müdigkeit: Leichte Müdigkeit, die in Ruhe zurückgeht ist meist bedingt durch ein kleines Minutenvolumen und eine Herzinsuffizienz. Sie ist das Hauptsymptom (mehr als die Dyspnoe) bei kongenitalen Herzfehlern, dem Cor pulmonale oder der Mitralstenose, die durch eine pulmonale Hypertension kompliziert ist. Asthenisch-chronische Erschöpfung und Lethargie, die nicht in Ruhe zurückgeht, ist Folge von psychischen Störungen wie Depressionen, kardialen Neurosen und chronischen Angstzuständen. Sie kann auch eine Komponente des sogenannten Effort-Syndroms (neuro-zirkulatorische Asthenie) sein. Nicht kardiale organische Ursachen einer Müdigkeit sind chronische Infekte, Anämie, endokrine und metabole Störungen, chronische Vergiftungszustände. Die Müdigkeit kann auch habituell bedingt sein oder durch depressiv oder sedativ wirkende Substanzen, maligne oder Kollagen-Erkrankungen, aber auch durch jede Form geistiger Erkrankung.

Thoraxschmerz

Der Thoraxschmerz tritt bei folgenden kardio-vasculären Störungen auf: Angina pectoris (hierbei ist der Schmerz die Folge einer intermittierenden Ischämie des Myokards), Herzinfarkt, Myoperikarditis, Perikarderguß oder Perikard-Tamponade, Aortenaneurysma, Lungenembolie oder Lungeninfarkt.

Der Thoraxschmerz ist eine der häufigsten Klagen auf medizinischem Gebiet. Seine Bedeutung kann dadurch beurteilt werden, daß man sorgfältig Qualität, Lokalisation, Ausstrahlung, Dauer und jene Faktoren ermittelt, die den Schmerz hervorrufen, verschlimmern oder verschwinden lassen. Meist sind häufigere Untersuchungen und Laborteste notwendig. Belastungsuntersuchungen, therapeutische Teste und selektive Coronarangiographien sind manchmal erforderlich. Folgende nicht kardiale Störungen sind oft von Thoraxschmerzen begleitet, die dem Schmerz von Herzerkrankungen ähneln oder sogar gleichen: Arthritis oder Bandscheibenerkrankungen der unteren Hals-Wirbelsäule und oberen Brust-Wirbelsäule (dorsaler oder ventraler Wurzelschmerz); kardiale Neurosen, neuro-zirkulatorische Asthenie und andere emotionelle Störungen; Hiatushernien, akute oder chronische Cholecystitis, akute Pankreatitis, Kardiospasmus, peptische Geschwüre, oesophageale Schmerzen. Störungen, die einen lokal begrenzten Schmerz der Thoraxwand hervorrufen, sind die Kostochondritis, Überanstrengung oder Entzündung der Pektoral- und Interkostal-Muskeln und -Bänder, aber auch das Postmyokardinfarkt-Syndrom, das Schulter-Hand-Syndrom; die Periarthritis der linken Schulter, der Spontan-Pneu, die Pleuritis, Rückenmarkserkrankungen, Mediastinal-Tumoren, Neoplasmen der Rippen der Wirbel, mediastinales Emphysem.

Herzklopfen

Das Bewußtwerden von schnellen, kräftigen oder unregelmäßigen Herzschlägen ist eine der häufigsten Klagen, die auf das Herz bezogen wird. In den meisten Fällen ist das Herzklopfen Folge eines zunehmenden Bewußtwerdens der normalen Herzaktion, und zwar entweder aus Angst vor einer Herzerkrankung oder als Folge länger anhaltender emotioneller Störungen wie bei einer neurocirkulatorischen Asthenie. Zwei Typen der Herzaktion werden beim Herzklopfen meist beschrieben:

1. Die Sinustachykardie als ein kräftiges, schnelles Klopfen, das allmählich oder plötzlich beginnt und verschieden schnell wieder sistiert. Das Auftreten ist oft an Anstrengung oder Aufregung gebunden.

2. Ventrikuläre Extrasystolen mit der Empfindung des Herzaussetzens oder „Herzstolperns". Patienten mit echter paroxysmaler Tachykardie beschreiben ein schnelles, regelmäßiges Herzklopfen oder Gefühl des Flatterns, das plötzlich beginnt und für Minuten oder Stunden anhält, um dann schnell auf-

zuhören. Bei jüngeren Patienten finden sich sonst keine Symptome, wenn die Attacken nicht sehr lange anhalten. Bei älteren Patienten können paroxysmale Arrhythmien eine Angina pectoris hervorrufen, aber auch eine Herzinsuffizienz, Schwindel oder eine Herzsynkope. Paroxysmales Vorhofflimmern wird als ein irreguläres Herzklopfen empfunden, das plötzlich beginnt und wieder aufhört. Chronisches Vorhofflimmern oder -flattern wird oft vom Patienten nicht wahrgenommen, es sei denn, wenn nach Belastung oder Aufregung die Herzfrequenz ansteigt. Ein während der Episode angefertigtes EKG sichert die Diagnose. Jedoch ist in vielen Fällen auch ohne EKG eine Diagnose möglich, wenn man eine allgemein klinische Untersuchung, einen Belastungsversuch oder Carotis-Sinus-Druck-Versuch durchführt und darüber hinaus das allgemein klinische Bild(Alter des Patienten, Amnestizierung von Herz- und anderen Erkrankungen) berücksichtigt.

Symptome der Herzerkrankungen

Verwertbare Informationen über die Ätiologie, Art und Ausdehnung einer Herzerkrankung können oft durch allgemeine physikalische Untersuchungen erhalten werden wie Nachprüfung des Argyll-Robertson-Phänomen, kleine Blutungen, Splenomegalie, diffuse Struma, große Nieren, kongenitale Anomalien oder epigastrische Pulsationen. Nach abnormen Pulsationen der Halsvenen oder im Praekordial-Bereich, Cyanose und Ödemen ist ausgiebig zu suchen. Eine sorgfältige Palpation kann Hinweise auf eine rechts- oder linksseitige Ventrikelhypertrophie, auf ein Schwirren oder abnorme diastolische Bewegungen geben.

Ödeme

Ödeme als Folge einer Herzinsuffizienz erscheinen beim ambulanten Patienten zuerst in der Knöchelgegend und an den unteren Extremitäten, während sie beim bettlägerigen Patienten über dem Os sacrum, dem Gesäß und in der Oberschenkelgegend zu finden sind.

Das bloße Vorhandensein von Ödemen ist selbst bei einem Patienten, der über Dyspnoe klagt, nicht für eine Herzinsuffizienz beweisend. Sichere Ödeme sind oft auch bei Patienten mit Adipositas, mit insuffizienten Unterschenkelvenen oder abgeheilten Thrombophlebitiden feststellbar. Strumpfbänder, einengende Strümpfe, zu enge Gürtel, längeres Sitzen oder Stehen, prämenstruelle Flüssigkeitsretention und das sogenannte „idiopathische Ödem von Frauen“ sind die häufigsten Ursachen von Ödemen. Nephrosen, Nephritiden im Endzustand, Lebercirrhosen mit Ascites, kongenitale oder erworbene Lymphödeme, Hypoproteinämien, schwere Fehlernährung oder Anämien und der Verschluß der unteren Hohlvene könnte Ödeme in den abhängigen Teilen hervorrufen.

Cyanose

Man unterscheidet eine zentrale und periphere Cyanose. Die zentrale Cyanose resultiert aus einer erniedrigten arteriellen Sauerstoffsättigung, die durch intrakardiale Rechts-Links-Shunts, pulmonale arteriovenöse Fisteln, gewisse chronische Lungenerkrankungen oder eine Pneumonie verursacht sein kann. Sichtbar wird die zentrale Cyanose im Gegensatz zur peripheren Cyanose auch an Schleimhäuten, wie der Innenseite der Lippen, der Wangen, auf der Zunge und den Conjunctiven. Die Polycythaemia vera ruft dagegen eine zentrale Cyanose hervor bei normaler Sauerstoffsättigung. Diese Cyanose ist darauf zurückzuführen, daß die größere Anzahl roter Blutkörperchen ein verhältnismäßig größeren Anteil an reduziertem Hämoglobin bedingt. Eine gute Unterscheidungsmöglichkeit zwischen einer zentralen Cyanose, die durch Shunts in Herz und Lunge bedingt ist, von der die auf eine primäre Lungenerkrankung zurückzuführen ist, ist die Verabreichung von 100%igem Sauerstoff. Eine auf einem Shunt beruhende Cyanose wird hierdurch nicht beeinflußt, während eine Cyanose infolge einer parenchymalen Lungenerkrankung unter Applikation von 100%igem Sauerstoff verschwindet.

Die periphere Cyanose tritt bei normaler arterieller Sauerstoffsättigung auf. Sie wird nur an abgekühlten Stellen des Körpers beobachtet, wie an den Fingerspitzen, der Nase, den Ohren und den Wangen. Sie wird durch eine verlangsamte Zirkulation. in der Peripherie hervorgerufen, die eine verstärkte Sauerstoffausschöpfung im Capillarblut ermöglicht. Ein vermindertes Herzminutenvolumen infolge einer Mitralstenose, Pulmonalstenose oder einer Herzinsuffizienz verursacht ebenfalls eine periphere Cyanose. Die häufigsten Ursachen sind jedoch allgemeine nervöse Spannung mit kalten, klammen Händen, besonders bei kalter Umgebung.

Geräusche, Töne und Clicks

Die Auskultation erlaubt die Feststellung struktureller oder funktioneller Anomalitäten durch Feststellung von Veränderungen des 1. oder 2. Herztons, von kardialen Zusatztönen, extrakardialen Tönen, systolischen pulmonalen oder aortalen Austreibungstönen und durch die Analyse von Geräuschen. Hiervon müssen Töne und Tonveränderungen unterschieden werden, die keine pathologische Bedeutung haben: Wie die normale Spaltung des 2. Tones, der mittelsystolische Click, der normale 3. Herzton, kardio-respiratorische Geräusche und akzidentelle Herzgeräusche. Die exakte Deutung von Geräuschen ist schwierig bei ausgeprägter Herzinsuffizienz mit kleinem Herzminutenvolumen und hoher Herzfrequenz. In diesen Fällen kann die Wiederherstellung der kardialen Kompensation oder die Verlangsamung der Herzfrequenz laute Geräusche hervortreten lassen. Man kann die Geräusche nach ihrer Intensität in Grade einteilen: Grad I schwächste Intensität bis VI stärkste Intensität. Erfahrene Untersucher differieren bei der Beurteilung von Geräuschen selten mehr als um einen Grad.

A. Systolische Geräusche: Ein leises, kurzes systolisches Geräusch kann über jeder Klappengegend ohne pathologische Bedeutung sein, wenn keine anderen Anomalitäten bestehen und wenn es mit der Respiration und Körperstellung variiert. Körperliche Anstrengung und Tachykardie verstärken die Intensität jedes Geräusches. Ein derartiges akzidentelles oder funktionelles systolisches Geräusch wird gewöhnlich über der Mitral- oder Pulmonal-Klappengegend festgestellt. Es ist ein Austreibungsgeräusch (Crescendo-Decrescendoform mit Ende vor Systolenschluß) und steht in Zusammenhang mit dem Blutauswurf vom rechten oder linken Ventrikel in die Pulmonalarterie bzw. die Aorta. Es wird besonders gut in liegender Stellung bei Personen mit einem flachen Thorax gehört. Tiefe Inspiration führt zum Verschwinden bzw. zur deutlichen Abschwächung während tiefe Exspiration das Geräusch beträchtlich verstärkt. Je lauter ein systolisches Geräusch, um so mehr besteht die Wahrscheinlichkeit, daß es organischen Ursprungs ist.

Jedes systolische Geräusch ist von einem Schwirren über derjenigen Klappengegend begleitet, deren Erkrankung dafür verantwortlich ist, wenn nicht gleichzeitig eine ausgeprägte Anaemie besteht. Ein holosystolisches Geräusch in der Herzspitzengegend (ein Regurgitationsgeräusch), das mit dem 1. Ton einsetzt oder ihn geradezu ersetzt und bis in die linke Axilla oder linke Infraclaviculargegend hörbar ist, ist organischen Ursprungs, d. h. es ist die Folge einer Deformierung der Mitralklappe oder Dilatation des Mitralklappenringes mit entsprechender Regurgitation. Ein aortales systolisches Geräusch ist vom Typ des Auswurfgeräusches und demnach mittelsystolisch. Es wird bis in die Carotiden oder in die obere Interskapular-Gegend fortgepflanzt, wenn es die Folge einer organischen Erkrankung der Aortenklappe oder einer Dilatation des Aortenklappenringes ist. Dieses Geräusch wird häufig auch gut über der Herzspitze gehört.

B. Diastolische Geräusche: Diastolische Geräusche können durch Dilatation des Herzens entstehen (akute Myokarditis, schwere Anaemie), durch die Dilatation des Aortenringes (ausgeprägte Hypertension), Deformität einer Klappe oder einen intrakardialen Shunt. Wenn man diastolische Geräusche beurteilen will, so muß man seine Aufmerksamkeit ausschließlich auf die Diastole konzentrieren und soweit wie möglich den 1. Herzton und systolische Geräusche subjektiv unterdrücken.

Holldack, K., Wolf, D.: Atlas und kurz gefaßtes Lehrbuch der Phonokardiographie. Stuttgart: Thieme 1966.

Kahler, Rl., Braunwald, E.: The contribution of modern hemodynamic techniques to the diagnosis of acquired heart disease. Med. Clin. N. Amer. **46**, 1519–1554 (1962).

LEATHAM, A. G.: Auscultation of the heart. Lancet **1958 II**, 703–707.

MARSHALL, R. J., SHEPHERD, J. T.: Cardiac Function in Health and Disease. Saunders 1968.

MASON, D. T.: The autonomic nervous system and regluation of cardiovascular performance. Anesthesiology **29**, 670–680 (1968).

MASON, D. T., SEGAL, B. (editors): Symposium on ventricular function: Clinical applications based on new understanding of pathozhysiology. Amer. J. Cardiol. **23**, 485–584 (1969).

MOUNSEY, P.: Praecordial pulsations in health and disease. Postgrad. med. J. **44**, 134–139 (1968).

SUTTON, G. H., LESSON, A.: Second haert sound and pulmonary hypertension. Brit. Heart J. **30**, 743–756 (1968).

Funktionelle und therapeutische Einteilung der Herzerkrankungen

Einteilung nach der funktionellen Kapazität

(4 Grade)

Grad I: Keine Einschränkung der körperlichen Aktivität. Normale körperliche Aktivität verursacht keine Müdigkeit, kein Herzklopfen, keine Dyspnoe oder anginösen Schmerz.

Grad II: Leichte Einschränkung der körperlichen Aktivität. Bei Beschwerdefreiheit in Ruhe führt gewöhnliche körperliche Aktivität zur Müdigkeit, zu Herzklopfen, zu Dyspnoe oder anginösem Schmerz.

Grad III: Erhebliche Einschränkung der körperlichen Aktivität. In Ruhe besteht noch Beschwerdefreiheit. Jedoch ruft bereits leichte körperliche Tätigkeit Müdigkeit, Herzklopfen, Dyspnoe oder anginösen Schmerz hervor.

Grad IV: Es besteht Unfähigkeit, irgendeine physische Aktivität ohne Beschwerden zu entwickeln. Auch während Ruhe bestehen Erscheinungen der Herzinsuffizienz oder des anginösen Syndroms. Bei jeglicher körperlicher Aktivität nehmen die Beschwerden zu.

Einteilung nach therapeutischen Gesichtspunkten

(5 Klassen)

Klasse A: Die körperliche Aktivität braucht nicht eingeschränkt zu werden.

Klasse B: Gewöhnliche körperliche Aktivität muß nicht beschränkt werden, es muß jedoch jegliche schwere Anstrengung vermieden werden.

Klasse C: Es muß bereits gewöhnliche körperliche Aktivität deutlich eingeschränkt werden, körperlich anstrengendere Tätigkeiten sind zu unterlassen.

Klasse D: Normale körperliche Aktivität sollte weitgehend eingeschränkt werden.

Klasse E: Der Patient muß entweder im Bett oder im Stuhl eine Dauer-Ruhelage einhalten.

Kongenitale Herzerkrankungen

Die kongenitalen Erkrankungen betragen 2% aller Herzerkrankungen des Erwachsenen. Die folgende Unterteilung und Angabe der relativen Häufigkeit der Mißbildungen basiert auf Untersuchungen von PAUL WOOD (WOOD, P.: Erkrankungen von Herz und Kreislauf, 3. Ausgabe Lippincott 1968).

Einteilung

A. Ohne Shunt:

1. *Rechtsseitig:* Pulmonalstenose (12%).

2. *Linksseitig:* Koarktation der Aorta (9%); Aortenstenose (3%).

B. Mit Shunt:

1. *Acyanotisch:* Vorhof-Septum-Defekt (20%); offener Ductus arteriosus (13%); Ventrikel-Septum-Defekt (9%).

2. *Cyanotisch: Fallot'sche Tetralogie* (11%); Pulmonalstenose mit umgekehrtem Vorhof-Shunt (3%); Eisenmengersyndrom (3%); Tricuspidalatresie (1,5%).

Die Häufigkeit weiterer kongenitaler Anomalien wird mit 20% eingeschätzt. Hierzu gehören besonders der Mongolismus, das Marfan-Syndrom und chromosomale Anomalitäten wie das Turner-Syndrom.

Die Pathogenese der klinischen Erscheinungen

Kongenitale Herzerkrankungen rufen die entsprechenden klinischen Erscheinungen durch einen oder mehrere der folgenden Mechanismen hervor:

A. Stenose einer Klappe oder eines Gefäßes (s. A oben): Es entwickelt sich eine Hypertrophie des proximalen Ventrikels und gegebenenfalls eine Herzinsuffizienz mit den üblichen Erscheinungen.

B. Links-Rechts-Shunt (s. B 1 oben): Die vom linken Vorhof oder Ventrikel zum rechten Vorhof oder Ventrikel geshuntete Blutmenge steigert die Arbeit des rechten Ventrikels und die Größe des pulmonalen Blutstromes in Abhängigkeit vom Flow im großen Kreislauf. Bei großen Shunts, aber auch bei kleineren Shunts nimmt diese Störung während körperlicher Belastung zu, so daß Dyspnoe und Leistungsschwäche eintreten. Aus unbekannten Gründen verursachen einige dieser Shunts eine pulmonale Hypertonie. Dann tritt eine Umkehr des Shunts ein, indem der ursprüngliche Links-Rechts-Shunt in einen Rechts-Links-Shunt übergeht (Eisenmenger-Syndrom). Es können auch Hämoptysen auftreten.

C. Rechts-Links-Shunt (s. oben B 2): Das vom rechten Vorhof oder Ventrikel in die Aorta, den linken Vorhof oder den linken Ventrikel geshuntete „venöse" Blut führt wegen der Umgehung des Lungenkreislaufes zu einer arteriellen Sauerstoffuntersättigung, die von einem gewissen Ausmaß an klinisch als Cyanose erkennbar ist. Hockstellung kann eine gewisse Erleichterung der Anstrengungsdyspnoe und des Schwächegefühls bringen. Wenn der pulmonale Blutstrom stark absinkt, kann eine Synkope eintreten. Die permanente Sauerstoffuntersättigung des arteriellen Blutes führt zu einer kompensatorischen Polycythaemie. Diese kann ihrerseits in schweren Fällen für cerebrale Thrombosen verantwortlich sein. Gerinnungsstörungen begleiten meist die starken Cyanosen.

Komplizierend zu den spezifisch hämodynamischen Veränderungen können metastatische Hirnabscesse bei Links-Rechts-Shunt auftreten. Bakterielle Endokarditiden können entstehen und zwar besonders beim Ventrikel-Septum-Deffekt, beim offenen Ductus arteriosus und bei der zweizipfligen Aortenklappe. Um die Größe und Art des vorliegenden Defektes exakt erfassen zu können, sind über Röntgenbild und EKG-Untersuchung hinaus Herzkatheter, Farbstoff-Verdünnungs-Kurven und Kineangiokardiographie notwendig.

Differentialdiagnose

A. Auskultatorische Phänomene: Unterstützend wirkt der Hinweis auf ein Geräusch in der Kindheit, kongenitale Anomalien an anderen Körperstellen und das Auffinden von Geräuschen und Schwirren in Gegenden, in denen sie bei rheumatisch bedingten Herzklappenfehlern nicht gefunden werden. Ein Schwirren und ein Geräusch längs des linken Sternalrandes ist häufig Folge einer kongenitalen Herzerkrankung, obwohl auch eine erworbene Aortenstenose die Diagnostik erschweren kann. Leise bis laute mitteldiastolische Geräusche in der Herzspitzengegend treten beim Ventrikel-Septum-Defekt und offenem Ductus arteriosus auf, ohne die anderen Charakteristika einer Mitralstenose. Venöse Geräusche oberhalb der oberen Parasternalgegend können zuweilen schwer unterschieden werden von dem kontinuierlichen Geräusch des offenen Ductus arteriosus oder einer aorto-pulmonalen Kommunikation. Immerhin nehmen die venösen Geräusche in liegender Stellung deutlich ab.

B. Cyanose mit Gerinnungsstörungen: Cyanose, Gerinnungsstörungen und Polycythaemie können auch bei dem chronischen Cor pulmonale als Folge der Lungenerkrankung und bei kongenitalen pulmonalen arteriovenösen Fisteln auftreten. Wenn der Ursprung der Cyanose und der Gerinnungsstörung nicht klar ist, kann die Messung der arteriellen Sauerstoffsättigung nach Inhalation von 100%igem Sauerstoff zur Klärung beitragen, da die arterielle Sauerstoffsättigung nicht ansteigen kann, wenn ein Shunt vorhanden ist.

C. Cyanose ohne Gerinnungsstörung: Die Cyanose ohne Gerinnungsstörung und Polycythaemie ist meist „peripher", und zwar als Folge eines verminderten Herzminutenvolumens oder einer verlangsamten peripheren Strömung. Die arterielle Sauerstoffsättigung ist normal. Wenn eine sorgfältige Untersuchung einer eventuell korrigierbaren kongenitalen Herzanomalie noch diagnostische Fragen offen läßt, sollte bei dem Patienten ein Herzkatheterismus, eine Angiographie oder eine Farbstoffverdünnungskurve durchgeführt werden.

Schad, N., Künzler, R., Onat, T.: Differentialdiagnose kongenitaler Herzfehler. Stuttgart: Thieme 1963.

Reine Pulmonalstenose

Die Stenose der Klappe oder des Infundibulums der Arteria pulmonalis führt zu einem Anstieg des Austreibungswiderstandes, steigert daher den rechtsventrikulären Druck und begrenzt die Menge des pulmonalen Blutstromes. Wenn gleichzeitig kein Shunt besteht, so ist die arterielle Sauerstoffsättigung normal. Die Cyanose bei schwerer Pulmonalstenose ist peripher durch das verkleinerte Herz-Minuten-Volumen bedingt. Blutgerinnungsstörungen oder eine Polycythaemie fehlen, wenn nicht gleichzeitig ein offenes Foramen ovale oder ein Vorhofseptum-Defekt besteht, der einen Blut-Shunt vom rechten zum linken Ventrikel gestattet.

Klinische Befunde

A. Symptome: Leichte Fälle (der Druckgradient zwischen rechtem Ventrikel und Arteria pulmonalis ist kleiner als 50 mm Hg) sind asymptomatisch. Mittelgradige bis schwere Stenosen (der Gradient überschreitet 80 mm Hg) verursachen Anstrengungs-Dyspnoe (ohne Herzinsuffizienz), Ohnmachtsanfälle und Thorakalschmerz. Eine Rechtsinsuffizienz mit Ödemen, gesteigerter Dyspnoe und allgemeinem Schwächegefühl entsteht gegebenenfalls in schweren Fällen.

Man tastet eine verstärkte rechtsventrikuläre Aktion. Im linken 2. oder 3. Intercostalraum parasternal ist ein lautes, rauhes systolisches Geräusch und ein Schwirren feststellbar. Bei der infundibulären Stenose wird das Geräusch meist im 3. und 4. Intercostalraum gehört Der 2. Ton geht bei schweren Fällen meist im Geräusch unter. Die pulmonale Komponente des 2. Tones ist abgeschwächt, verzögert oder fehlt vollständig. Beide Komponenten des 2. Tones sind in leichten Fällen hörbar. In schweren Fällen wird ein praesystolischer Galopp und eine prominente a-Welle im Venenpuls beobachtet.

B. Röntgenologische und fluoroskopische Befunde: Die Herzgröße kann normal sein. In Abhängigkeit vom Schweregrad der Stenose besteht ein prominenter rechter Ventrikel und eine Vorhofs- bzw. eine Herzvergrößerung. Die Pulmonalarterie ist bei der Klappenstenose dilatiert mit schwachen oder fehlenden Pulsationen, sie ist hingegen normal bei der infundibulären Stenose. Die Lungengefäßzeichnung ist normal oder in schweren Fällen vermindert.

C. EKG-Befunde: Zeichen rechtsventrikulärer Hypertrophie und betonte P-Wellen.

D. Spezialuntersuchungen: Der Herzkatheterismus gestattet eine Bestimmung des Druckgradienten zwischen rechtem Ventrikel und Arteria pulmonalis, darüber hinaus auch die Entscheidung zwischen valvulärer und infundibulärer Stenose und besonders im Zusammenhang mit Farbstoffverdünnungskurven die Erfassung eines begleitenden Shunts. Die Angiographie ermöglicht die Beurteilung der Morphologie des Defektes.

Behandlung

Die reine Pulmonalstenose mit ausgeprägter Hypertrophie und einem Druckgradienten über 75 bis 80 mm Hg wird chirurgisch behandelt. Die Mortalität ist niedrig. Die Operationsergebnisse sind meist hervorragend. Alle Veränderungen werden unter direkter Sicht korrigiert. Hypertrophische Veränderungen des Ausflußtraktes werden meist durch Ventrikulotomie angegangen.

Prognose

Patienten mit leichter Stenose haben eine normale Lebenserwartung, wenn keine bakterielle Endokarditis auftritt. Schwere Stenosen verursachen hartnäckige Herzinsuffizienz im 20. oder 30. Lebensjahr. Stenosen mäßigen Grades können in Kindheit und Jugend asymptomatisch bleiben. Kardiale Symptome und Herzinsuffizienz entstehen jedoch häufiger im Erwachsenenalter. Nur 12% dieser Patienten überleben das 50. Lebensjahr. Bei Patienten mit reiner Pulmonalstenose beträgt die Häufigkeit der bakteriellen Endokarditis ca. 1% pro Jahr.

CAMPBELL, M.: Natural history of congenital pulmonary stenosis. Brit. Heart J. **31**, 394 (1969).
Handbuch der inneren Medizin IX/3. Berlin-Göttingen-Heidelberg: Springer 1960.
HOFFMANN, J.: Natural history of congenital outflow obstructions. Ann. Rev. Med. **22**, 15 (1968).
MOLLER, J. H., ADAMS, JR. P.: The natural history of pulmonary valvular stenosis. Serial cardiac catheterzations in 21 children. Amer. J. Cardiol. **16**, 654–664 (1965).
SNELLEN, H. A. et al.: Pulmonic stenosis. Circulation **38** (Suppl. 5), 93–101 (1968).
TANDON, R., NADAS, A. S., GROSS, E.: Results of open-Heart surgery in patiens with pulmonic stenosis and intact ventricular spetum. A report of 108 cases. Circulation **31**, 190–201 (1965).

Pulmonalstenose mit umgekehrtem, interatrialem Shunt

Der erhöhte Druck im rechten Ventrikel führt zur rechtsventrikulären Hypertrophie und zu einer Abnahme der Dehnbarkeit der Ventrikelwand. Der Blutstrom erfolgt daher schneller vom rechten Vorhof durch den Vorhof-Septum-Defekt in den linken Vorhof. Hieraus resultiert eine arterielle Sauerstoffuntersättigung, die so stark sein kann, daß sie zu allen Konsequenzen eines cyanotischen kongenitalen Herzfehlers führt.

Klinische Befunde

A. Symptome: Anstrengungsdyspnoe und Schwächegefühl, Cyanose, erhöhte Gerinnbarkeit des Blutes und Polycythaemie; es besteht ein langes, rauhes Systolikum und ein Schwirren über der Arteria pulmonalis. Die rechtsventrikuläre Aktion nimmt an Intensität zu, ebenso die Pulsation des prominenten Pulmonalbogens.

B. Röntgenbefunde: Leichte bis mäßige Herzvergrößerung, verstärkte pulmonale Gefäßzeichnung, Dilatation der Pulmonalarterie bei valvulärer Pulmonalstenose.

C. EKG-Befunde: Rechtsventrikuläre Hypertrophie und prominente P-Wellen.

D. Spezialuntersuchungen: Herzkatheterismus und Angiokardiographie helfen bei der Unterscheidung von der Fallot'schen Tetralogie.

Behandlung

Die Korrektur der Pulmonalstenose führt zu einem Absinken des rechtsventrikulären Druckes. Der Rechts-Links-Shunt wird wieder zum Links-Rechts-Shunt, wenn der Scheidewand-Defekt nicht wie üblich während der gleichen Operation geschlossen wird.

Prognose

Ohne operative Korrektur wird in seltenen Fällen das Erwachsenenalter erreicht.

Koarktation der Aorta

Der Erwachsenentyp der Koarktation der Aorta besteht in einer lokalen Verengung des Aortenbogens, distal vom Abgang der linken Arteria subclavia in der Gegend des Ligamentum arteriosum. In 25% der Fälle besteht gleichzeitig eine zweizipflige Aortenklappe. Der Blutdruck ist im proximalen Teil der Aorta und ihren Abzweigungen deutlich erhöht. Zwischen der proximal von der Stenose gelegenen Aorta mit hohem Druck und der distal davon weiterführenden Aorta mit entsprechendem Niederdruck entwickeln sich Kollateralen über die Intercostalarterien und Seitenäste der Subclaviaarterien.

Klinische Befunde

A. Symptome: Meist treten keine Symptome auf, bis die Hypertension eine Linksinsuffizienz oder eine cerebrale Blutung hervorruft. Ausgeprägte arterielle Pulsationen werden in der Gegend des Nackens und suprasternal beobachtet. Die Hypertension besteht im Bereich der Armarterien, während der Druck in den Beinarterien normal oder erniedrigt ist. Dieser Unterschied wird bei körperlicher Anstrengung deutlicher, eine Erscheinung, die diagnostisch ausnutzbar ist. Im Vergleich zu den Pulsen der Brachialarterien sind die Pulsationen der Femoralarterien deutlich abgeschwächt. Sichtbare oder tastbare Kollateralarterien finden sich in den Intercostalräumen oder am Scapularrand. Spätsystolische Geräusche über der Herzbasis werden oft über dem Rücken, meist sogar über den Dornfortsätzen besser gehört als unmittelbar praecordial.

B. Röntgenbefunde: Es werden Rippenusuren sichtbar als Folge der vergrößerten kollateralen Intercostalarterien. Darüber hinaus besteht eine Dilatation der linken Arteria subclavia und eine post-stenotische Dilatation der Aorta. Außerdem stellt sich der linke Ventrikel vergrößert dar.

C. EKG-Veränderungen: In leichten Fällen ist das EKG unverändert, sonst treten Zeichen der linksventrikulären Hypertrophie auf.

Behandlung

Die Resektion des verengten Aortenstückes ist im allgemeinen eine schwierigere Operation als die Ligatur des offenen Ductus arteriosus. Die Operationsmortalität liegt zwischen 1–3%. Immerhin sind die Risiken der Erkrankung selbst so hoch, daß die Koarktation bis zum 20. Lebensjahr beseitigt sein sollte. Zwischen dem 20. und 35. Lebensjahr ist die chirurgische Korrektur dann anzuraten, wenn es dem Patienten schlecht geht. Oberhalb des 50. Lebensjahres steigt die Mortalität erheblich an, so daß eine Operation von zweifelhaftem Wert erscheint.

Prognose

Die meisten Patienten mit der Ewachsenen-Form der Koarktation sterben vor dem 40. Lebensjahr an den Komplikationen der Hypertension, an der Ruptur der Aorta, bakterieller Endokarditis oder cerebraler Blutung (kongenitale Aneurysmen). Immerhin haben 25% der Patienten vom kardio-vasculären System her gesehen eine normale Prognose. Die Todesursachen sind hier unabhängig von der Koarktation.

Karnell, J.: Coarctation of the aorta. Circulation **38** (Suppl. 5), 35–44 (1968).

Sellors, T. H., Hobsley, M.: Coarctation of the aorta. Lancet **1**, 1387–1392 (1963).

Vorhofseptumdefekt

Die häufigste Form des Vorhofseptumdefekts ist die Persistenz des Ostium secundum im mittleren Septumbereich. Weniger häufig persistiert das tiefer gelegene Ostium primum. Bei letzterer Anomalie besteht häufig auch eine Mitral- oder Tricuspidalanomalität. In beiden Fällen fließt normal oxygeniertes Blut vom linken Vorhof in den rechten Vorhof. Dadurch steigt das rechtsventrikuläre Auswurfvolumen und das pulmonale Stromvolumen an. Beim sogenannten Primumdefekt führt im gegebenen Falle eine Mitralklappeninsuffizienz zusätzlich zu einer Belastung des linken Ventrikels.

Klinische Befunde

A. Symptome: Die meisten Patienten mit einem kleinen Sekundumdefekt haben keine Symptome. Bei großen Shunts entwickelt sich eine Anstrengsdyspnoe oder eine Herzinsuffizienz. Es werden dann starke rechtsventrikuläre Pulsationen sichtbar und tastbar. Als Folge des größeren Auswurfvolumens durch die Pulmonalklappe ist ein mäßig lautes systolisches Austreibungsgeräusch im 2. und 3. Intercostalraum auskultierbar. In der Herzspitzengegend und in der Gegend des Xiphoids kann besonders in Inspiration ein leises mitteldiastolisches Geräusch als Folge des erhöhten Durchflusses durch die Tricuspidalklappe hörbar werden. Ein Schwirren ist ungewöhnlich. Die Spaltung des 2. Herztones ist auffällig weit. Sie variiert kaum (weniger als 0,02″) mit der Atmung.

B. Röntgenbefunde: Große Pulmonalarterien mit kräftigen Pulsationen. Verstärkte pulmonale Vascularisation, ein vergrößerter rechter Vorhof und Ventrikel bei einem schmalen Aortenknopf.

C. EKG-Veränderungen: Beim Ostium sekundum-Defekt ist eine rechtsventrikuläre Hypertrophie nachweisbar. In den meisten Fällen ist ein inkompletter oder kompletter Rechtsschenkelblock vorhanden. Beim Ostium primum-Defekt besteht meist ein überdrehter Linkstyp.

D. Spezialuntersuchungen: Mit Hilfe eines Herzkatheterismus können die Größe des geshunteten Blutvolumens, die intrakardialen und pulmonalen Drucke und der pulmonale Gefäßwiderstand berechnet werden. Zuweilen gelingt es, den Katheter durch den Defekt in den linken Vorhof zu schieben. Mit Hilfe der Angiokardiographie kann man darüber hinaus den Primumdefekt oder eine Mitralinsuffizienz erfassen.

Behandlung
Kleine Vorhofseptumdefekte werden nicht operiert. Defekte mit einer Shuntgröße, die mehr als das Zwei- bis Dreifache des Stromvolumens im Systemkreislauf betragen mit leichtem oder nicht erhöhtem Pulmonalarterienwiderstand, sollten operiert werden. Das Operationsrisiko ist jetzt so gering, daß Patienten mit einem Verhältnis pulmonales Strömungsvolumen zu Systemkreislaufstromvolumen = 1,5 : 1 operiert werden sollten. Zurückhaltend mit der Operation sollte man bei Patienten sein, die eine pulmonale Hypertonie mit einem Rechts-Links-Shunt haben, da die Gefahr einer Rechtsinsuffizienz besteht.

Prognose
Patienten mit kleinem Shunt haben eine normale Lebenserwartung. Bei größeren Shunts wird meist ein mittleres oder auch höheres Lebensalter erreicht, bevor eine pulmonale Hypertonie oder eine Herzinsuffizienz einsetzt. Die Herzinsuffizienz kann ziemlich plötzlich durch ein Vorhofflimmern oder durch das Ansteigen des pulmonalen Widerstandes herbeigeführt werden. Große Shunts verursachen um das 40. Lebensjahr eine Leistungsschwäche. Ein erhöhter pulmonaler Widerstand auf Grund einer pulmonalen Hypertension entwickelt sich sowohl in der Kindheit als auch im frühen Erwachsenenalter beim Sekundumdefekt selten. Häufiger ist der pulmonale Hochdruck dagegen beim Primumdefekt. Nach dem 40. Lebensjahr kann kann allerdings auch beim Sekundumdefekt eine pulmonale Hypertension entstehen. Die Mortalität einer Operation mit kardialem Bypass liegt unter 1%, wenn der Patient unter 45 Jahre alt ist, keine Herzinsuffizienz besteht und der Pulmonal-Arteriendruck unter 60 mm Hg liegt. Die Operationsmortalität steigt auf 6–10% bei Patienten über 40 Jahren mit Herzinsuffizienz oder bei einem Pulmonalarteriendruck über 60 mm Hg. Bei den meisten Patienten entwickelt sich nach der Operation eine deutliche Verbesserung des Allgemeinzustandes.

Blömer, H.: Auskultation des Herzens und ihre hämodynamischen Grundlagen. München-Berlin-Wien: Urban u. Schwarzenberg 1967.
Cohn, L. Hl., Morrow, A. G., Braunwald, E.: Operative treatment of atrial septal defect: Clinical and haemodynamic assessments in 175 patients. Brit. Heart J. **29**, 725–734 (1967).
Dalen, J. E., Haynes, F. W., Dexter, L.: Life expectancy with atrial septal defect. Influence of complicating pulmonary vascular disease. JAMA **200**, 112 (1967).
Gault, J. H. et al.: Atrial septal defect in patients over the age of 40 years: Clinical and hemodynamic studies and the effects of operation. Circulation **37**, 261–272 (1968).

Offener Ductus arteriosus

In diesem Fall ist der Verschluß des embryonalen Ductus arteriosus unterblieben, so daß ein Shunt zwischen Arteria pulmonalis und Aorta besteht. Meist liegt die Verbindung in der Nähe des Abgangs der linken Arteria subclavia. Während Systole und Diastole fließt ein kontinuierlicher Blutstrom von der Aorta durch den Ductus in die Arteria pulmonalis. Diese arteriovenöse Fistel verlangt eine größere Arbeit vom linken Ventrikel. Bei einigen Patienten führen obliterative Veränderungen an den Pulmonalgefäßen zu einer pulmonalen Hypertension, es entwickelt sich dann ein bidirektionaler Shunt oder ein Rechts-Links-Shunt.

Klinische Befunde

A. Symptome: Bis zum Eintreten einer linksventrikulären Insuffizienz bestehen meist keine Symptome. Das Herz ist normal groß oder leicht vergrößert mit verstärktem Herzspitzenstoß. Die Pulsamplitude ist groß und der diastolische Druck ist niedrig. Ein kontinuierliches, rauhes „Maschinengeräusch" mit dem Gipfel in der späten Systole wird am besten über dem 1. und 2. linken Intercostalraum parasternal gehört. Meist besteht ein Schwirren. Bei einer linksventrikulären Hypertrophie größeren Ausmaßes kann auch eine paradoxe Spaltung des 2. Tones vorhanden sein.

B. Röntgenbefunde: Das Herz ist normal in Größe und Kontur, oder es besteht eine leichte Vergrößerung des linken Ventrikels und linken Vorhofs. Die Pulmonalarterie, die Aorta und der linke Vorhof erscheinen prominent.

C. EKG-Veränderungen: In Abhängigkeit von der Größe des Ductus liegen unauffällige EKG oder Zeichen der Linkshypertrophie vor.

D. Spezialuntersuchungen: Mit Hilfe eines Herzkatheterismus kann der Rechts-Links-Shunt nachgewiesen werden. Der Katheter kann von der Art. pulm. aus durch den Ductus in die Aorta vorgeschoben werden. In Kombination mit einer Angiographie können andere Veränderungen ausgeschlossen werden wie ein in das rechte Herz rupturierter Sinus valsalvae, der ein ähnliches Geräusch hervorrufen kann.

Behandlung

Da die Operationsmortalität unter 1% liegt, wird der Verschluß sowohl bei Kindern als auch bei Erwachsenen durchgeführt. Allerdings steigt die Mortalität mit dem Alter des Patienten an. Aus diesem Grunde ist bei asymptomatischen Patienten doch eine gewisse Zurückhaltung hinsichtlich der Operation geboten. Die subakute bakterielle Endokarditis ist die hauptsächlichste Komplikation dieser Mißbildung. Es besteht keine einheitliche Ansicht, ob man in der Gegenwart einer pulm. Hypertonie den offenen Ductus operativ angehen soll. Die augenblickliche Meinung tendiert zur Ligatur, wenn ein permanenter oder intermittierender Links-Rechts-Shunt vorliegt, d. h. wenn der pulm. Blutstrom vergrößert ist und der Druck in der Art. pulm. unter 100 mg Hg liegt.

Prognose

Große Shunts haben infolge einer früh einsetzenden Herzinsuffizienz eine hohe Mortalität. Patienten mit kleineren Shunts haben eine hohe Lebenserwartung. Die Herzinsuffizienz und die bakterielle Endokarditis sind die häufigste Komplikation. Ein kleiner Prozentsatz der Patienten entwickelt eine pulm. Hypertension und einen umgekehrten Shunt, so daß die unteren Extremitäten, insbesondere die Zehen, im Gegensatz zu den normal gefärbten Fingern, cyanotisch erscheinen. In diesem Stadium besteht allerdings Inoperabilität.

Ventrikelseptumdefekt

Die Mißbildung besteht in einer persistierenden Öffnung im oberen Teil des interventr. Septums auf Grund einer unvollständigen Fusion mit dem Aortenseptum. Hierbei strömt eine gewisse Blutmenge von dem linken Ventrikel mit seinem höheren Druck in das Niederdrucksystem des rechten Ventrikels. In $1/4$ bis $1/3$ der Fälle ist der Shunt nicht groß genug, um das Herz ernsthaft zu belasten. Bei großen Shunts kann eine Belastung sowohl des rechten als auch des linken Ventrikels eintreten.

Klinische Befunde

A. Symptome: Die klinischen Erscheinungen hängen von der Größe des Defekts und vom pulmonalen Gefäßwiderstand ab. Sind pulmonaler Gefäßwiderstand und Defekt klein, so ist der Links-Rechts-Shunt ebenfalls gering. Ist der Defekt groß, so ist auch der Links-Rechts-Shunt zunächst groß. Ein Anstieg des pulmonalen Gefäßwiderstandes vermindert den Links-Rechts-Shunt und ändert das pansystolische Geräusch in ein spindelförmiges Geräusch. Im dritten und vierten Intercostalraum links parasternal wird ein langes, lautes und rauhes systolisches Geräusch und ein Schwirren gefunden. Beides kann der einzige Hinweis auf einen kleinen Defekt sein. Bei großen Shunts ist die rechtsventriculäre Aktion tastbar und ein mittelsystolisches Strömungsgeräusch sowie ein dritter Herzton über der Herzspitzengegend hörbar.

B. Röntgenbefunde: Bei großen Shunts von rechts nach links oder in beide Richtungen sind der linke Vorhof und die Pulmonalarterien bei verstärkter pulmonaler Vascularisation vergrößert.

C. EKG-Veränderungen: Unauffälliges EKG oder Zeichen rechtsseitiger, linksseitiger oder sogar biventriculärer Hypertrophie.

D. Spezialuntersuchungen: Mit Hilfe eines Herzkatheterismus kann eine endgültige Diagnose in den meisten Fällen gestellt werden. Kinder mit einer Herzinsuffizienz sollten besonders intensiv untersucht werden.

Behandlung

Die Symptomatik des Ventrikelseptumdefekts zeigt eine große Variationsbreite: Von unauffälliger kardialer Hämodynamik bis zum Tod in früher Kindheit wegen einer Herzinsuffizienz. Der asymptomatische Shunt muß nicht operiert werden. Am günstigsten sind die Operationsresultate bei großem Links-Rechts-Shunt mit Linkshypertrophie und nur geringer pulmonaler Hypertension. Bei einem Pulmonalarteriendruck über 85 mm Hg und kleinem Links-Rechts-Shunt beträgt die Operationsmortalität ca. 50%. Bei Shuntumkehr ist die Operation kontraindiziert. Wenn eine Operation wegen einer therapieresistenten Herzinsuffizienz in der Kindheit infolge eines großen Links-Rechts-Shunts durchgeführt werden muß, so kann sie in Form einer Verengerung der Pulmonalarterie den Shunt verkleinern und den Patienten bis in das 5.—6. Lebensjahr hinüberretten, in dem dann eine endgültige Korrektur durchgeführt werden kann. Wahrscheinlich erfolgt bei einer Reihe von Ventrikelseptumdefekten (möglicherweise in 30–50% der Fälle) ein Spontanverschluß. Aus diesem Grunde sollte die operative Korrektur bis in die späte Kindheit hinausgezögert werden, wenn nicht eine schwere Leistungseinschränkung besteht oder die Entwicklung einer pulmonalen Hypertonie beobachtet wird.

Prognose

Patienten mit dem typischen Geräusch als einzigem Phänomen haben eine normale Lebenserwartung, es sei denn, es tritt eine bakterielle Endokarditis ein. Bei großen Shunts entwickelt sich relativ früh eine Herzinsuffizienz, so daß ein Überleben des 40. Jahres selten beobachtet wird. Eine Shuntumkehr mit der Entwicklung eines sogenannten Eisenmengersyndroms soll in etwa 25% der Fälle eintreten.

Clarkson, P. M. et al.: Prognosis for patients with ventricular septal defect and severe pulmonary vascular obstructive disease. Circulation **38**, 129–135 (1968).

Gotsman, M. S. et al.: Haemodynamic studies after repair of ventricular septal defect. Brit. Heart J. **31**, 63–71 (1969).

Hallidie-Smith, K. A.: The long-term results of closure of ventricular septal defect with pulmonary vascular disease. Amer. Heart J. **76**, 591-596 (1968).

Hallidie-Smith, K. A. et al.: Effects of surical closure of ventricular septal defects upon pulmonary vascular disease. Brit. Heart J. **31**, 246–260 (1969).

Hoffman, J. I. E.: Medicial history of congenital heart disease: Problems in its assessment with special reference to ventricular septal defect. Circulation **37**, 97–125 (1968).

Lillehei, C. W., Anderson, R. C., Wang, Y.: Clinical and hemodynamic changes after closure of ventricular septal defects. JAMA **205**, 114–118 (1968).

Fallot'sche Tetralogie

Hierunter versteht man eine Pulmonalstenose in Kombination mit einem hochsitzenden Ventrikelseptumdefekt. Hierbei kann ein Teil des rechtsventrikulären Blutes statt in die Arteria pulmonalis in die Aorta gelangen. Das aortale Blut wird auf diese Weise merklich untersättigt. Dadurch kommt es zur Cyanose, Polycythämie und Uhrglasnägeln. Durch körperliche Anstrengung wird die Cyanose verstärkt.

Klinische Befunde

A. Symptome: Die körperliche Entwicklung ist in schweren Fällen deutlich retardiert. Meist besteht Dyspnoe. Durch eine Art Hockstellung können Dyspnoe und Schwächegefühl überwunden werden. Gelegentlich können Synkopen auftreten. Die hervorstechenden Zeichen sind Cyanose, Uhrglasnägel und Trommelschlegelfinger, eine leicht betonte rechtsventrikuläre Aktion und ein fehlender Spitzenstoß. Außerdem besteht ein kurzes, rauhes Systolikum und ein Schwirren entlang des linken Sternalrandes. Das Herz ist nicht vergrößert. Falls die Veränderungen nicht leichterer Art sind, wird ein lauter ungespaltener 2. Ton gehört. Wenn der 2. Ton gespalten ist, so ist die Pulmonalkomponente abgeschwächt.

B. Röntgenbefunde: Die Lungenfelder sind abnorm strahlungsdurchlässig. Die Herzspitze ist abgerundet. Das Pulmonalarteriensegment ist stark konkav (Schuhform des Herzens). In 25% der Fälle besteht ein rechter Aortenbogen.

C. EKG-Veränderungen: Zeichen mäßiger Rechtshypertrophie sind in den meisten Fällen vorhanden. Gelegentlich bestehen prominente P-Wellen.

D. Spezialuntersuchungen: Herzkatheterismus und rechtsventrikuläre Angiokardiographie gestatten die Diagnose. Eine Aortographie wird als Routineuntersuchung bei Patienten empfohlen, bei denen eine radikale Korrektur vorgenommen werden soll. Auf diese Weise kann man symptomarme zusätzliche Defekte erkennen.

Behandlung

Unter extrakorporaler Zirkulation wird eine operative Korrektur vorgenommen. Bei Patienten mit unterentwickelten Pulmonalarterien und bei Patienten mit einem Körpergewicht geringer als 15 kg sollte, wenn eine schwere Sauerstoffuntersättigung besteht, zunächst nur eine Blalock'sche Anastomose angelegt werden. Bei muskulären Verengungen des Infundibulums hat sich Propranolol zur Vermeidung von Synkopen als erfolgreich erwiesen.

Prognose

Die Fallot'sche Tetralogie ist die häufigste Form kongenitaler cyanotischer Herzerkrankungen. Ein Überleben bis ins Erwachsenenalter ist selten. Die schwere Hypoxämie ist die häufigste Todesursache. Als Folge der Polycythämie können Thrombosen auftreten. Die Schwere des Krankheitsbildes hängt von der Ausprägung der pulmonalen Stenose ab. Je ausgeprägter die Stenose, um so kleiner der pulmonale Blutstrom.

Eriksson, B. O., Thoren, C., Zitterquist, P.: Long term treatment with propranolol in selected cases of Fallot's tetralogy. Brit. Heart J. **31**, 37–44 (1969).

Goldman, B. S., Mustard, W. T., Trusler, G. S.: Total correction of tetralogy of Fallot: Review of ten years' experience. Brit. Heart J. **30**, 563–568 (1968).

Kirklin, J. W.: The tetralogy of Fallot. Amer. J. Roentgenol. **102**, 253–266 (1968).

Rees, S., Sonneville, J.: Aortography in Fallot's tetralogy and variants. Brit. Heart J. **31**, 146–153 (1969).

Schad, N., Künzler, R., Onat, T.: Differentialdiagnose kongenitaler Herzfehler. Stuttgart: Thieme 1968.

Eisenmenger-Syndrom

(Pulmonale Hypertension bei Herzinsuffizienz)

Die Mißbildung war ursprünglich als Ventrikelseptumdefekt, Rechtshypertrophie mit reitender Aorta und Cyanose definiert. Jetzt versteht man darunter eine pulmonale Hypertonie, die eine Umkehr eines ursprünglichen Links-Rechts-Shunt verursacht. Der Häufigkeit nach geordnet sind folgende Mißbildungen zu nennen, die dieses Syndrom verursachen: Ventrikelseptumdefekt, offener Ductus arteriosus, Vorhof-Septum-Defekt (selten vor dem 21. Lebensjahr bei Sekundum-Defekten). Die Ursache der pulmonalen Hypertonie ist unbekannt. In den meisten Fällen liegt sie zumindest im Ansatz bereits während der Geburt vor. Der erhöhte pulmonale Gefäßwiderstand führt zur Rechtshypertrophie und einer Shuntumkehr verschiedenen Ausmaßes.

Klinische Befunde

A. Symptome: Es besteht eine Anstrengungsdyspnoe mäßigen bis schweren Grades. Ventrikelseptumdefekt und Vorhofseptumdefekt führen zu einer Cyanose mit Uhrglasnägeln und Polycythämie. Der offene Ductus arteriosus mit pulmonaler Hypertension verursacht eine Cyanose der unteren Extremitäten, besonders der Zehen. Die Pulsationen des rechten Ventrikels und der Arteria pulmonalis sind palbabel. Längs des linken Sternalrandes kann ein systolisches Geräusch gehört werden, meist besteht auch ein pulmonaler Austreibungston.

B. Röntgenbefunde: Besonders fluoroskopisch lassen sich große aktive Pulsationen der zentralen Pulmonalgefäße bei reduzierter peripherer pulmonaler Gefäßstruktur nachweisen.

C. EKG-Veränderungen: Meist wird eine Rechtshypertrophie mit hohen, spitzen P-Wellen beobachtet.

D. Spezialuntersuchungen: Herzkatheterismus, Angiokardiographie und Farbstoff-Verdünnungs-Untersuchungen können die Größe des Shunts erfassen.

Therapie

Beim Eisenmenger-Syndrom ist eine chirurgische Therapie nicht erfolgreich.

Prognose
Die meisten Patienten sterben vor dem 30. Lebensjahr infolge einer Herzinsuffizienz, infolge vasculärer Thrombosen oder einer Endokarditis.

WOOD, P.: The Eisenmenger syndrome. Brit. med. J. **1958 II**, 701–709, 755–762.

Tricuspidalatresie

Die Tricuspidalatresie kann in folgenden Variationen auftreten, 1. als isolierte Mißbildung; 2. zusammen mit einer Pulmonalarterienstenose und einem Vorhofseptumdefekt; 3. zusammen mit einem Ventrikelseptumdefekt oder einem offenen Ductus arteriosus. Das Blut erreicht trotz Atresie der Tricuspidalklappe über die verschiedenen Defekte die Lunge. So fließt z. B. das Blut vom rechten Vorhof in den linken Vorhof und erreicht die Lunge, indem es über einen Ventrikelseptumdefekt in den rechten Ventrikel fließt. Ist jedoch der rechte Ventrikel und die Arteria pulmonalis rudimentär, so kann das Blut von der Aorta über einen offenen Ductus arteriosus in den Pulmonal-Kreislauf gelangen.

Bei der Untersuchung bemerkt man einen starken apikalen Impuls, ein systolisches Geräusch und ein Schwirren entlang des linken Sternalrandes, außerdem Cyanose, Trommelschlegelfinger und Polycythämie. Im EKG findet man einen überdrehten Linkstyp oder Zeichen der Linkshypertrophie.

Angiokardiographie und Herzkatheterismus sind für eine endgültige Diagnose notwendig. Wenn der pulmonale Blutstrom niedrig ist, so ist die Blalock'sche Anastomose (eine Anastomose der Arteria subclavia mit der Arteria pulmonalis) die Therapie der Wahl. Eine Anatomosierung des rechten Vorhofs mit der Arteria pulmonalis hat sich nicht bewährt. Die Prognose ist schlecht. Nur in seltenen Fällen wird das jugendliche Alter überlebt.

Erworbene Herzerkrankungen

Rheumatisches Fieber

Diagnostische Kriterien (modifiziert nach JONES)

A. Kriterien I. Ordnung:
1. Karditis
2. Sydenham Chorea
3. Subcutane Knoten
4. Erythema marginatum
5. Polyarthritis

B. Kriterien II. Ordnung:
1. Fieber
2. Polyarthralgie
3. Verlängerung des P/R-Intervalls
4. Erhöhte BKS und Vermehrung des C-reaktiven Proteins
5. Nachweis eines vorausgegangenen Infektes mit betahämolytischen Streptokokken
6. Rheumatisches Fieber in der Anamnese oder Nachweis einer rheumatischen Klappenerkrankung.

Die Diagnose des rheumatischen Fiebers ist meist gesichert, wenn zwei oder mehr der Kriterien I. Ordnung erfüllt sind. Dessen ungeachtet können Erkrankungen wie eine rheumatoide Arthritis, eine neuro-zirkulatorische Asthenie, eine bakterielle Endokarditis, eine Kollagenose, Serumkrankheit, Penicillinüberempfindlichkeit oder eine chronische Infektionserkrankung die Früherscheinungen des rheumatischen Fiebers hervorrufen.

Allgemeine Betrachtungen
Das rheumatische Fieber ist eine subakute oder chronische Systemerkrankung, die aus unbekannten Gründen entweder selbst sistiert oder zu einer langsam fortschreitenden Klappendeformität führt. Selten ist die Erkrankung akut und fulminant. Das rheumatische Fieber ist die häufigste Ursache von Herzerkrankungen bei Patienten unter 50 Jahren. Hinter der Hypertonie und der atherosklerotischen Coronarerkrankung steht es an dritter Stelle der Herzerkrankungen. Es ist etwas häufiger bei Männern als bei Frauen. Jedoch beobachtet man die Chorea mehr bei

Frauen. Die größte Häufigkeit findet man zwischen dem 5. und 15. Lebensjahr. Das rheumatische Fieber ist selten vor dem 4. und nach dem 50. Lebensjahr.

Dem rheumatischen Fieber geht eine Infektion mit hämolytischen Streptokokken der Gruppe A voraus. Es tritt meist 1–4 Wochen nach einer Angina tonsillaris, einer Nasopharyngitis oder einer Otitis auf.

In der akuten Phase des rheumatischen Fiebers sind das Endokard, das Myokard, das Perikard, das Synovium der Gelenke, die Lungen oder die Pleura betroffen. Die charakteristische Veränderung ist eine perivasculäre granulomatöse Reaktion und Vaskulitis. In 75–80% der Fälle ist die Mitralklappe betroffen, in 30% die Aortenklappe und in weniger als 5% die Tricuspidal- und Pulmonalklappe. Auf der Oberfläche der ödematosen Klappe erscheinen kleine rötliche Granula. Es kann eine vollständige Heilung auftreten oder aber eine progressive Narbenbildung als Folge einer subakuten oder chronischen Entzündung, die sich über Monate oder Jahre hinziehen kann.

Klinische Befunde

A. Kriterien I. Ordnung:

1. Karditis: Das Vorhandensein einer Karditis gestattet die Diagnose des rheumatischen Fiebers, wenn ein rheumatisches Fieber in der Anamnese vorhanden ist oder eine Klappenerkrankung rheumatischen Ursprungs oder wenn eine Streptokokkeninfektion des oberen Respirationstraktes in den letzten vier Wochen durchgemacht wurde. Die Karditis tritt meist bei Kindern oder Jugendlichen auf. Im Erwachsenenalter wird die Karditis am besten durch häufige EKG-Kontrollen entdeckt. Folgende Faktoren erhärten die Diagnose einer Karditis:

a) Perikarditis: Entweder fibrös (mit pleuritischer Beteiligung und Schmerzen im praecordialen, epigastrischen oder im Bereich der linken Schulter; Reibegeräusch, charakteristischen ST-T-Veränderungen im EKG) oder mit Ergüssen jeden Ausmaßes. Die Perikarditis ist seltener bei Erwachsenen. Sie kann auch durch die progressive Zunahme des Herzschattens bei häufigen Röntgenkontrollen diagnostiziert werden.

b) Herzvergrößerung: Sie kann röntgenologisch festgestellt werden. Sie zeigt die Dilatation des geschwächten und entzündeten Myokards an. Meist sind Serienkontrollen notwendig, um die Größenänderung zu erfassen.

c) Rechtsseitige und linksseitige Herzinsuffizienz: Die Rechtsherzinsuffizienz ist häufiger bei Kindern und meist durch eine schmerzhafte Leber gekennzeichnet.

d) Mitral- oder aortalbedingte diastolische Geräusche: Sie zeigen die Dilatation des Klappenrings oder des Myokards mit oder ohne begleitender Valvulitis an. Fehlen die eben genannten Veränderungen, so stützt sich Diagnose der Karditis im Zusammenhang mit dem gesamtklinischen Bild auf folgende weniger spezifische Phänomene:

1. EKG-Veränderungen: Eine Verlängerung des P/R-Intervalls um mehr als 0,04″ über den Normwert des Patienten wird am häufigsten beobachtet. Eine Veränderung der Form der P-Welle oder eine Inversion der T-Wellen ist weniger spezifisch.

2. Änderung der Qualität der Herztöne

3. Ein pansystolisches Geräusch über der Herzspitze, das auch noch in der Axilla hörbar ist und während des Krankheitsverlaufs persistiert oder an Lautstärke zunimmt. Das kurze mitteldiastolische Geräusch nach Carey Coombs muß sorgfältig gesucht werden.

4. Galopprhythmus: Er ist besonders bei Kindern und Jugendlichen schwierig vom physiologischen 3. Herzton zu differenzieren.

5. Eine Sinustachykardie, die unabhängig ist vom Grade des Fiebers, die auch während des Schlafes persistiert und bei leichter körperlicher Anstrengung bereits zunimmt.

6. Arrhythmien, wie ectopische Aktionen und ein wandernder Schrittmacher.

2. Die folgenden zwei Symptome treten meist nur bei schwerer Karditis auf und sind daher von geringem Wert bei der Frühdiagnose. Zuweilen erscheinen sie jedoch vor der Karditis, so daß sie dann ein wichtiger Hinweis auf ein rheumatisches Fieber sein können.

a) Erythema marginatum (Annulare). Es tritt meist mit Knötchen in der Haut zusammen auf. Die Veränderungen beginnen als rasch wachsende Flecken, die schließlich Ringform annehmen oder bei zunehmender Größe ein helles Zentrum erhalten. Sie können leicht erhaben sein und konfluieren. Zuweilen sind sie flüchtig, zuweilen bleiben sie längere Zeit bestehen.

b) Subcutane Knötchen: Sie sind außer bei Kindern selten. Die Knötchen können vereinzelt oder gehäuft auftreten, sie sind gewöhnlich klein (2 cm oder weniger im Durchmesser), fest, nicht schmerzhaft. Sie sind fixiert an Fascien oder Sehnenscheiden über prominenten Knochen wie den Ellbogen, dem Handrücken, den Malleoli, den Wirbeldornfortsätzen oder dem Hinterhaupt. Sie können über Tage oder Wochen bestehen bleiben und sind klinisch kaum zu unterscheiden von den Knötchen bei rheumatoider Arthritis.

3. Sydenhamchorea: Sie kann plötzlich als alleiniges Symptom ohne Zeichen einer Chorea minor auftreten. Sie kann sich aber auch im Verlauf des rheumatischen Fiebers entwickeln. Ca. 50% der Fälle haben andere Zeichen des rheumatischen Fiebers. Häufiger sind Mädchen betroffen. Im jugendlichen Alter ist die Sydenhamchorea seltener. Sie besteht in kontinuierlichen, plötzlichen zwecklosen Bewegungen der Glieder, des Stammes und der Gesichtsmuskeln. Leichtere Formen machen sich als eine fortlaufende Ruhelosigkeit bemerkbar, wobei der Patient versucht, die unkontrollierten Bewegungen in zweckvoll erscheinende überzuführen. Vielerlei Grimassen sind häufig. All diese Bewegungserscheinungen werden durch Erregung verschlimmert. Sie verschwinden während des Schlafes. Diese Episode kann mehrere Wochen bis Monate dauern.

4. Arthritis: Die Arthritis beim rheumatischen Fieber ist als wandernde Polyarthritis mit allmählichem oder plötzlichem Beginn charakterisiert, die hauptsächlich die großen Gelenke betrifft. Die heißen, geröteten Gelenke schwellen an. Die Körpertemperatur steigt progressiv in Abhängigkeit der subzessiven Gelenksentzündung. Im jugendlichen Alter kann zuweilen auch nur ein einzelnes oder auch ein kleines Gelenk betroffen sein. Die akute Arthritis dauert 1—5 Wochen und verschwindet ohne Deformierungen zu hinterlassen. Zur Beachtung: Die Gelenksentzündung kann nur als Kriterium I. Ordnung angesehen werden, wenn ein Erguß oder echte Zeichen einer Entzündung vorhanden sind. Im anderen Fall handelt es sich um Arthralgien, bei denen nur der Schmerz oder eine gewisse Steifigkeit der Gelenke ohne objektive Entzündungszeichen vorhanden sind. Ein promptes Ansprechen der Arthritis auf Salicylate ist charakteristisch für das rheumatische Fieber. Diagnostisch verwertbar ist diese Ansprechbarkeit auf Salicylate nicht.

Hinsichtlich der Arthritis ist die diagnostische Regel für das rheumatische Fieber (ein Kriterium I. und 2 Kriterien II. Ordnung) ein wenig irreführend. Arthritiden und Arthralgien treten bei Kindern und Jugendlichen häufig im Zusammenhang mit Fieber und beschleunigter BKS auf. Eine Streptokokkeninfektion oder ein „rauher Hals“ sind ebenso häufig. Das Zusammentreffen dieser Faktoren führt häufig zu der ungerechtfertigten Diagnose eines rheumatischen Fiebers. Eine sichere Diagnose erfordert den Nachweis einer Karditis oder das Vorhandensein zusätzlicher rheumatischer Manifestationen, wie das Erythema marginatum oder die Chorea.

B. Kriterien II. Ordnung:

Die folgenden, meist nicht spezifischen Erscheinungen unterstützen dann die Diagnose eines rheumatischen Fiebers, wenn sie von anderen mehr spezifischen Manifestationen begleitet sind:

1. Fieber: Es tritt bei Arthritis und Karditis immer auf. In subakuten oder chronischen Phasen kann es relativ gering sein. Es kann kontinuierlich oder intermittierend auftreten. Das Fieber ist nur bedeutsam als Entzündungszeichen. Manche Kinder und jugendliche Erwachsene haben eine Normtemperatur von 37,5–37,8° C. Diese Feststellung ist wichtig, um nicht irrtümlicherweise in jedem Falle von Fieber zu sprechen.

2. Krankheits- und Schwächegefühl, Gewichtsverlust und Anorexie können das einzige sichtbare Zeichen eines schwelenden rheumatischen Prozesses sein. Sie sind jedoch auch die Charakteristika jeder chronischen aktiven Erkrankung.

3. Abdominalschmerz: Er ist nicht selten und von großer Variabilität in der Lokalisation und dem Ausmaß. Er führt gelegentlich zu einer unnötigen Laparatomie. Er kann hervorgerufen werden durch eine Lebervergrößerung, eine sterile rheumatische Peritonitis, durch eine rheumatische Arteriitis oder eine Pleura- bzw. Perikardbeteiligung.

4. *Rekurrierende Epistaxis*: Sie wird von manchen Klinikern für ein Zeichen eines subklinischen rheumatischen Fiebers gehalten.

5. *Der sogenannte Wachstumsschmerz*: Er tritt in Gelenken und periartikulären Geweben oder Muskelansätzen auf. Er kann ein Symptom des rheumatischen Fiebers sein. Laborwerte: Sie unterstützen die Diagnose in dreifacher Weise:

1. Als unspezifischer Nachweis einer entzündlichen Erkrankung: Erhöhung der Blutkörperchensenkungsgeschwindigkeit und des C-reaktiven Proteins sind nahezu immer bei einem aktiven rheumatischen Fieber vorhanden, es sei denn, die Chorea ist das einzige klinische Symptom. Darüber hinaus können eine verschiedengradige Leukocytose und eine normochrome Anämie vorhanden sein. Eine leichte Proteinurie und eine Mikrohaematurie kann auftreten, ohne daß hieraus schon auf eine begleitende Glomerulonephritis geschlossen werden kann.

2. Als Hinweis auf eine vorausgegangene Infektion mit beta-haemolytischen Streptokokken: Ein hoher oder ansteigender Titer des Antistreptolysin-O beweist eine frische Infektion, nicht jedoch ein rheumatisches Fieber. Eine Kultur aus dem Rachenabstrich ist in 50% der Fälle eines aktiven rheumatischen Fiebers positiv für beta-haemolytische Streptokokken.

3. Als verwertbarer Hinweis gegen die Diagnose des rheumatischen Fiebers: Ein niedriger Antistreptolysin-O-Titer (50 Todd-Einheiten), der auch bei wiederholten Kontrollen nicht ansteigt, spricht gegen ein rheumatisches Fieber. Ebenso ist eine normale BKS sehr selten bei einem aktiven rheumatischen Fieber.

Differentialdiagnose

Das rheumatische Fieber kann mit folgenden Erkrankungen verwechselt werden: Rheumatoide Arthritis, Osteomyelitis, traumatische Gelenkerkrankungen, neurozirkulatorische Asthenie oder Herzneurose, bakterielle Endokarditis, Lungentuberkulose, chronische Meningokokkenerkrankung, akute Poliomyelitis, disseminierter Lupus erythematodes, Serumerkrankung, Arzneimittel-Überempfindlichkeit, Leukämie, Sichelzellanämie, inaktive rheumatische Herzerkrankung, kongenitale Herzerkrankung und „chirurgisches Abdomen".

Komplikationen

In schweren Fällen tritt eine Herzinsuffizienz auf. Andere Komplikationen bestehen in kardialen Arrhythmien, Perikarditis mit großem Erguß, rheumatischer Lungenentzündung, Lungenembolie und Lungeninfarkt, latenter Herzinsuffizienz und frühzeitiger oder später Entwicklung einer permanenten Herzklappendeformität.

Die Rezidivprophylaxe

Die Rezidiv-Verhütung besteht in der Vermeidung eines erneuten Infektes mit betahaemolytischen Streptokokken bzw. in der frühzeitigen Therapie einer derartigen Infektion mit Antibioticis.

A. Allgemeine Maßnahmen: Vermeidung eines Kontaktes mit Personen, die eine Erkältung, besonders der oberen Luftwege, haben. Aufenthalt in einem gemäßigten Klima, in dem Streptokokken seltener sind.

B. Spezielle Infektionsverhütung: Es werden zwei Methoden vorgeschlagen:

1. Penicillinprophylaxe: 200 000–250 000 Einheiten täglich vor dem Frühstück peroral verabreichten Penicillins (oder auch Penicillin G) oder monatlich 1 Million Einheiten eines Depot-Penicillins intramuskulär injiziert. Diese Praxis wird besonders bei Kindern geübt, die eine oder mehrere akute Attacken hatten. Sie sollte bis über das Schulalter hin durchgeführt werden. Erwachsene erhalten diese Präventiv-Therapie für die Dauer von 5 Jahren nach dem rheumatischen Fieber. Besonders wichtig ist die Penicillinprophylaxe in den Monaten September und Juni.

2. Sulfonamide: Wenn der Patient eine Penicillin-Überempfindlichkeit hat, sollten Sulfonamide gegeben werden und zwar Sulfadiazin oder Sulfisoxazol 0,5 bis 1 g pro Tag für ein Jahr. Zur Beachtung: Bei Patienten mit längerer Sulfonamidmedikation sollten periodische Kontrollen des Blutbildes und des Urins durchgeführt werden. Bei Auftreten einer Leukopenie muß die weitere Applikation gestoppt werden.

C. Therapie der Streptokokken-bedingten Halsentzündung: Eine sofortige Therapie (innerhalb von 24 Std) einer Streptokokkeninfektion kann in den meisten Fällen ein akutes rheumatisches Fieber verhindern (vgl. auch Kapitel 22).

Behandlung

A. Medikamentöse Therapie:

1. *Salicylate:* Salicylate reduzieren merklich das Fieber, den Gelenkschmerz und die Gelenkschwellung. Es gibt jedoch bis jetzt keine Hinweise, daß hierdurch der Ablauf der Erkrankung selbst beeinflußt wird.

Zur Beachtung: Salicylate müssen solange gegeben werden, wie Schmerz, Schwellung oder Fieber bestehen. Ein vorzeitiges Absetzen führt zum Wiederauftreten der Symptomatik. In diesem Falle sollten Salicylate sofort wieder gegeben werden.

a) Das Natrium-Salicylat gehört zu den meist verbreiteten Medikamenten dieser Gruppe. Die Maximaldosis beträgt 1–2 g alle 2–4 Std peroral, um die Symptomatik verschwinden zu lassen. 4–6 pro Tag genügen bei den meisten Erwachsenen. Allerdings können gelegentlich auch die Maximaldosen nicht ausreichen. Es gibt jedoch keinen Beweis, daß die intravenöse Applikation einen Vorteil gegenüber der oralen hätte. Zu den frühzeitigen Intoxikationserscheinungen gehören Übelkeit und Erbrechen. Man gibt gewöhnlich Antacida, um die Magenreizung zu vermindern. Vorsicht: Natrium-Salicylat oder Natrium-Bicarbonat dürfen nicht bei Patienten mit rheumatischem Fieber verwendet werden, die gleichzeitig eine Herzinsuffizienz haben.

b) Aspirin® kann an der Stelle von Natrium-Salicylat gegeben werden und zwar in derselben Dosis und unter denselben Voraussetzungen.

2. *Penicillin* sollte ebenso in der Behandlung wie in der Verhütung des rheumatischen Fiebers eingesetzt werden. Vergleiche Kapitel 22, die Tabelle über die intensive Penicillin-Therapie.

3. *Corticosteroide:* Sorgfältige Untersuchungen haben gezeigt, daß durch Corticoide sogar in frühzeitig einsetzender, hoher Dosierung nicht sicher die kardiale Schädigung verhindert oder vermindert werden kann. Corticosteroide sind stark wirksame antientzündliche Substanzen, die in der akuten exsudativen Phase des rheumatischen Fiebers gegeben werden sollten. Sie sind hierbei wahrscheinlich wirksamer als Salicylate. Schon eine kurzzeitige Corticosteroidgabe führt zur schnellen Beseitigung der akuten Erscheinungen des rheumatischen Fiebers. Corticoide sind besonders in schweren Fällen indiziert. Auch abnorme EKG-Veränderungen wie ein verlängertes PQ-Intervall und die Blutkörperchensenkungsgeschwindigkeit können innerhalb einer Woche normalisiert werden. Bei der Diagnose des rheumatischen Fiebers wird folgendes Vorgehen empfohlen: Prednison, 5–10 mg oral alle 6 Std für 3 Wochen, dann ein allmählicher Abbau der Dosis über eine Periode von 3 Wochen, dann allmählichem Weglassen der Nachtdosis, anschließend der Abenddosis und schließlich der Tagesdosen. In schweren Fällen sollte die Dosis jedoch bis zur Beherrschung der Symptomatik erhöht werden (vergleiche Diskussion über Gefahren und Vorsichtsmaßnahmen bei der Corticoid-Therapie in Kapitel 19).

B. Allgemeine Maßnahmen: Strenge Bettruhe, bis alle Zeichen der Aktivität des rheumatischen Fiebers verschwunden sind. Folgende Kriterien sind zu beachten: Normalisierung von Temperatur, Blutkörperchensenkungsgeschwindigkeit und Pulsfrequenz, Rückbildung oder Fixation der EKG-Anomalität. Unter diesen Voraussetzungen darf der Patient allmählich aufstehen. Es sind jedoch mehrere Monate Schonung vorzuschreiben, es sei denn, das rheumatische Fieber war sehr bland. Es soll auf eine gute Ernährung geachtet werden.

C. Behandlung der Komplikationen:

1. *Manifeste Herzinsuffizienz:* Therapie wie bei jeder manifesten Herzinsuffizienz mit folgenden Variationen:

a) Natriumarme Diät und Diuretica

b) Digitalis ist in vielen Fällen mit akutem rheumatischem Fieber nicht sinnvoll wie bei einer manifesten Herzinsuffizienz anderer Genese. Es kann sogar die myokardiale Irritabilität erhöhen, d. h. Rhythmusstörungen hervorrufen. Digitalis sollte daher nur mit besonderer Vorsicht appliziert werden.

c) Manche Fälle der manifesten Herzinsuffizienz sind Folge einer akuten Myokarditis. Sie sprechen oft dramatisch auf ACTH oder Corticosteroide an. Wenn derartige natriumretinierende Hormone verabreicht werden müssen, so muß die Kost besonders natriumarm sein (unter 200 mg Natrium pro Tag) oder es sind Diuretica wie Thiazide, zusätzlich zu verabreichen.

2. *Perikarditis*: Sie ist zu behandeln wie jede nicht eitrige Perikarditis. Der rheumatische Erguß ist steril. Antibiotica haben keinen Wert. Grundsätzlich sollte der Schmerz gegebenenfalls durch Opiate gelindert werden. Wenn eine Tamponade droht, muß der Erguß durch Parazentese entleert werden. Das ist jedoch selten notwendig. Ist eine Parazentese unumgänglich, so sollte sie unter Penicillinschutz erfolgen. ACTH und Corticosteroide bzw. Salicylate sollten verabreicht werden, da sie einen besonders günstigen Effekt auf die Resorption des Perikardergusses zu haben scheinen.

Prognose

Die Initialepisoden des rheumatischen Fiebers dauern bei Kinder Monate, bei Erwachsenen Wochen. 20% der Kinder haben Rezidive innerhalb von 5 Jahren. Nach 5 Jahren sind Rezidive, wenn zwischendurch Beschwerdefreiheit bestand, ungewöhnlich. Sie sind selten nach dem 21. Lebensjahr. Die unmittelbare Mortalität beträgt 1–2%. Eine schlechte Prognose besteht, wenn die rheumatische Aktivität bei vergrößertem Herzen, Herzinsuffizienz und Perikarditis andauert. 30% derartiger Kinder sterben innerhalb von 10 Jahren nach der 1. Attacke. Sonst ist die Prognose gut. 80% der Patienten erreichen das Erwachsenenalter und 50% derselben haben nur eine geringe Einschränkung ihrer Lebensfähigkeit. Ungefähr ein Drittel der jungen Patienten haben eine nachweisbare Klappenschädigung nach der ersten Episode. Meist handelt es sich um eine Kombination einer Mistralstenose mit einer Insuffizienz. Nach 10 Jahren haben ²/₃ der überlebenden Patienten nachweisbare Klappenfehler. Bei Erwachsenen bleiben in weniger als 20% der Fälle Herzschädigungen zurück. Sie sind auch im allgemeinen weniger schwer. Hier ist die Mitralinsuffizienz das häufigste Residuum, jedoch auch Aorteninsuffizienzen treten häufiger als im Kindesalter auf. Der Einfluß der Corticosteroide auf die Prognose ist noch nicht sicher. 20% jener Patienten, die eine Chorea hatten, können sogar nach einer längeren Latenzperiode des Wohlbefindens noch eine Klappendeformität entwickeln.

Combined Rheumatic Fever Study Group: A copmarison of short-term intensive prednisone and acetylsaicylic aicid Therapy in the tretment of acute rheumativ fever. New Engl. J. Med. **272,** 63–69 (1965).

Feinstein, A. R., Spagnuolo, M.: The clinical patterns of acute rheumatic fever: A reappraisal. Medicine **41,** 279–305 (1962).

Markowitz, M., Kuttner, A. G.: Rheumatic Fever: Diagnosis, Management and Prevention. Saunders 1965.

Rheumatische Herzerkrankung

(Die inaktive rheumatische Klappenerkrankung)

Die chronische rheumatische Herzerkrankung rührt von einzelnen oder wiederholten Attacken eines rheumatischen Fiebers her, die zu einer Verhärtung oder Deformierung von Klappensegeln, Verwachsungen von Kommissuren oder Verkürzungen und Verwachsungen der Chordae tendineae geführt haben. Es resultiert eine Stenose oder eine Insuffizienz. Oft existieren beide, obwohl meist eines von beiden überwiegt. In 50–60% der Fälle ist die Mitralklappe allein befallen. In 20% sind Veränderungen der Mitralklappe mit denen der Aortenklappen kombiniert. Tricuspidalklappenschädigungen treten nur in Verbindung mit Mitral- oder Aortenfehlern auf und zwar in etwa 20% der Fälle. Die Pulmonalklappe ist selten befallen.

Klinische Befunde

Ein rheumatisches Fieber kann nur in 60% der Fälle in der Anamnese gefunden werden. Das früheste Symptom einer organischen Klappenerkrankung ist ein deutliches Geräusch. Die frühesten hämodynamischen Folgen von Klappenveränderungen sind im Röntgenbild mittels der Fluoroskopie und durch EKG-Untersuchungen festzustellen, da hier sich am ehesten spezifische Vergrößerungen der Herzhöhlen darstellen. Eine sorgfältige physikalische Untersuchung gestattet jedoch ebenfalls eine genaue Diagnose manifester Herzklappenfehler. Die wesentlichsten Zeichen der Fehler größerer Klappen sind zusammengefaßt in der Tabelle 8–1. Die hämodynamischen Veränderungen, die Symptome, zusätzliche Erscheinungen und der Verlauf werden unten besprochen.

Behandlung der asymptomatischen Herzklappenerkrankung

A. Verhütung:

I. Das Rezidiv des akuten rheumatischen Fiebers kann verhütet werden:

1. Durch Vermeidung der Exposition einer Streptokokkeninfektion.
2. Durch kontinuierliche antibiotische Prophylaxe bei ausgewählten Patienten unter 35 und denjenigen, die gesichert hämolytischen Streptokokkeninfektionen ausgesetzt waren.
3. Durch prompte und adäquate Behandlung von Infekten mit hämolytischen Streptokokken.

II. Der Patient sollte auf die Möglichkeit einer bakteriellen Streuung aufmerksam gemacht werden bei Zahnextraktionen, urologischen Maßnahmen, chirurgischem Vorgehen usw.

B. Allgemeine Maßnahmen: Es ist eine Berufsberatung notwendig, die auf die mögliche reduzierte Leistungsfähigkeit im späteren Lebensalter Rücksicht nimmt. Verlaufsuntersuchungen sind durchzuführen, um möglichst früh Störungen der Schilddrüse, Anämien und Arrhythmien zu erfassen. Es ist auf eine allgemeine gesunde Lebensweise zu achten, Fettansatz und übermäßige körperliche Anstrengung zu vermeiden.

1. Mitralstenose

Über 75% aller Patienten mit einer Mitralstenose sind Frauen unter 45 Jahren. Relativ geringgradige Verengungen genügen bereits, um auskultatorische Zeichen hervorzurufen. Wenn die Klappenöffnungsfläche weniger als 1,5 cm^2 beträgt, haben die Patienten bei jeder Art von Herzfrequenzsteigerung Dyspnoe und Leistungsschwäche. Das kurze diastolische Intervall bei der Tachykardie führt zu einer schlechten Ventrikelfüllung. Aus diesem Grunde sinkt das Herzminutenvolumen, das Blut staut sich im Vorhof und im Pulmonalkreislauf. Gegebenenfalls ist eine dauernde pulmonale Stauung nachweisbar. Die liegende Position zum Beispiel im Schlaf führt zu einem weiteren Anstieg des pulmonalen Blutvolumens. Dies führt dann zu Orthopnoe, zu paroxysmalen Dyspnoen oder zum akuten Flüssigkeitsaustritt in die Alveolen und damit schließlich zum akuten Lungenödem. Eine schwere Lungenstauung kann eingeleitet werden durch eine akute Bronchitis oder jede Art Infektion der Luftwege, durch eine subakute bakterielle Endokarditis oder ein akutes rheumatisches Rezidiv. Auf Grund einer langdauernden pulmonalen venösen Hypertension entwickeln sich schließlich Anastomosen zwischen Pulmonal- und Bronchial-Venen in Form von submukösen bronchialen Varicen. Da diese leicht rupturieren, können leichte oder schwere Haemptysen entstehen.

50–80% der Patienten bekommen ein paroxysmales oder chronisches Vorhofflimmern, das ohne Kontrolle zur Dyspnoe oder zum Lungenödem führen kann. 20–30% dieser Patienten haben später größere Embolien in cerebrale, viscerale oder periphere Arterien. Sie haben ihren Ursprung in der Thrombusbildung im linken Vorhof. Bei 40–50% der Patienten treten rechtsventrikuläre Hypertrophie, Dilatation und schließlich Insuffizienz mit den entsprechenden typischen Zeichen auf.

Bei einigen Patienten verengen sich aus unbekannten Gründen die pulmonalen Arteriolen. Der daraus resultierende starke Anstieg des Pulmonalarteriendruckes beschleunigt die Entwicklung der Rechtsinsuffizienz. Diese Patienten haben relativ wenig Dyspnoe, aber eine ausgesprochene Leistungseinschränkung als Folge des deutlich reduzierten Herzminutenvolumens.

Behandlung

Die Valvulotomie der Mitralis bei geschlossenem Herzen ist nur dann zu empfehlen, wenn die Symptomatik nur auf eine mechanische Obstruktion, nicht jedoch auf eine Insuffizienz der Mitralklappe hinweist. Einige

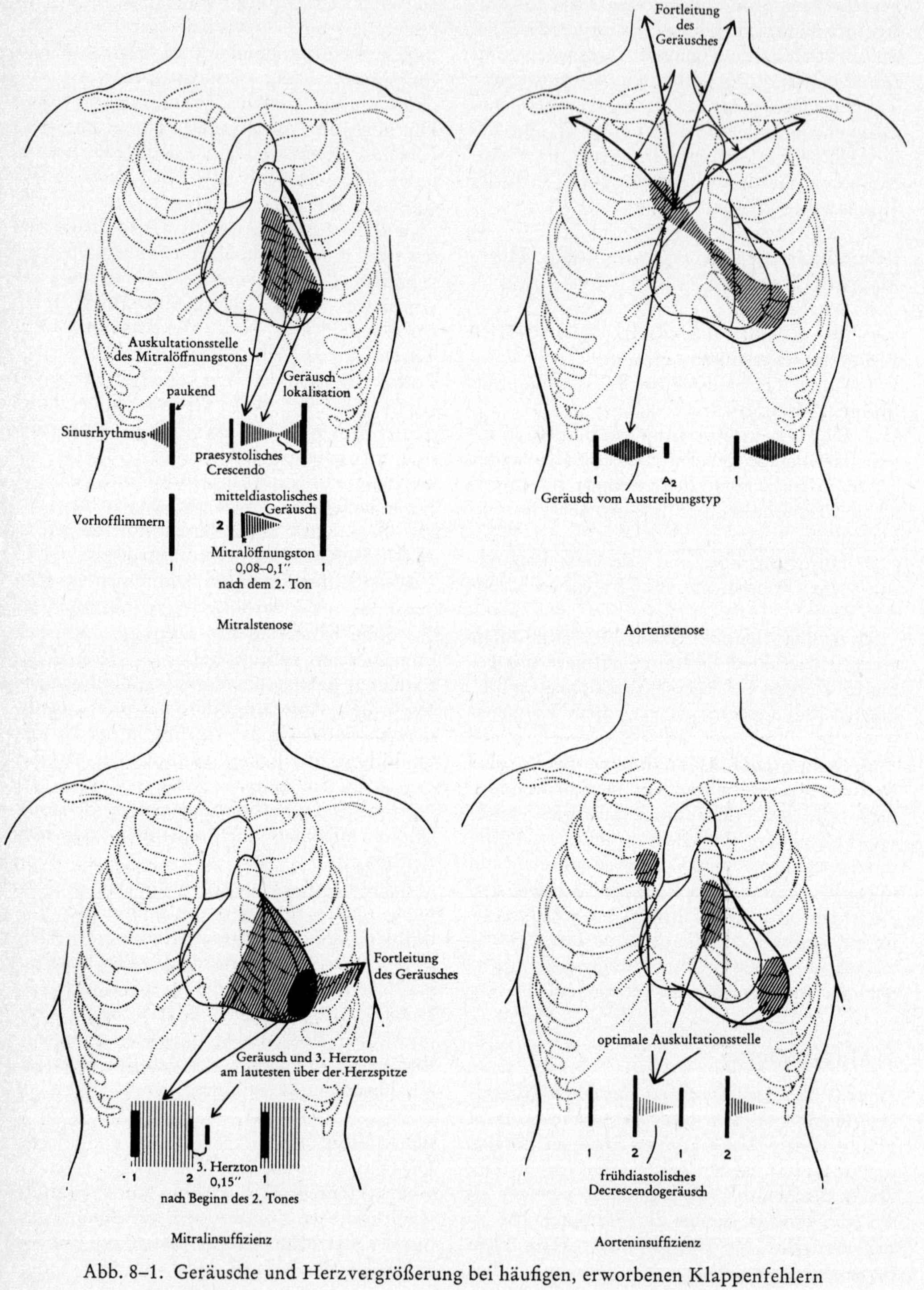

Abb. 8–1. Geräusche und Herzvergrößerung bei häufigen, erworbenen Klappenfehlern

Chirurgen führen wegen der besseren Sichtverhältnisse jede Mitralvalvulotomie mit einem offenen Bypass durch. Eine Embolie im großen Kreislauf ist z. B. eine Indikation für eine offene Operation. Ein Klappenersatz ist notwendig, wenn die Stenose mit einer Insuffizienz kombiniert ist, oder wenn die Mitralklappe so verändert und verkalkt ist, daß eine befriedigende Sprengung nicht mehr möglich ist. Wenn bei einer Mitralstenose kein systolisches Geräusch vorhanden ist, so ist ein mitraler Rückfluß extrem unwahrscheinlich. Besteht jedoch ein lautes holosystolisches Geräusch über der Herzspitze zusammen mit einem akzentuierten, oft relativ frühen 3. Herzton, einem leisen 1. Ton bei fehlendem Mitralöffnungston, so ist ein erheblicher Mitralrückfluß wahrscheinlich, sogar wenn ein kurzes mitteldiastolisches Geräusch über der Herzspitze gehört werden kann. Wenn nicht gleichzeitig eine Hypertonie oder ein Aortenklappenfehler besteht, ist bei Linkshypertrophiezeichen im EKG große Vorsicht mit einer sogenannten geschlossenen Valvulotomie geboten, da unter diesen Umständen die Mitralklappe meist insuffizient ist. Besteht nur ein wenig auffälliges systolisches Geräusch über der Herzspitze, so hängt die Diagnose vom übrigen Untersuchungsbefund ab.

In den schwierigen Fällen können speziellere Untersuchungen, wie die Angiokardiographie, die Farbstoffverdünnungskurve im linken Ventrikel und linken Vorhof oder sogar die Punktion des linken Ventrikels, Klarheit schaffen.

Da der weitere Verlauf einer Mitralstenose sehr variieren kann und die Mortalität dieser Klappenerkrankung ebenso wie die Mitralvalvulotomie 3–5% beträgt und außerdem die Möglichkeit einer Restenosierung besteht, sollte in leichten Fällen mit leichter Anstrengungsdyspnoe und geringer Leistungsschwäche von einem chirurgischen Eingriff abgesehen werden. Die Indikationen für eine Operation sind folgende:

1. Zeichen einer Mitralstenose mit nicht verhärteter Klappe (Öffnungston, paukender 1. Herzton).

2. Unkontrollierbare Lungenödeme.

3. Deutliche Dyspnoe und gelegentlich Lungenödeme.

4. Pulmonale Hypertension mit rechtsventrikulärer Hypertrophie und frühzeitiger manifester Herzinsuffizienz.

5. Embolie im großen und kleinen Kreislauf.

6. Erhöhter pulmonaler Gefäßwiderstand mit deutlicher Dyspnoe und verstärktem Pulmonalanteil des 2. Tones. Diese Patienten stehen unter der Gefahr der Embolie wie der Herzinsuffizienz.

7. Rechtsherzinsuffizienz oder Tricuspidalinsuffizienz (oder beides).

Meier, G., Reindell, H.: Die Stenosierung der Mitralklappe. Studienreihe Boehringer Mannheim 1970.

Neuhaus, A., Paeprer, H.: Gegenwärtiger Stand der Behandlung erworbener Herzfehler. Dtsch. med. J. **18**, 24, 718 (1967).

Reppert, E. H.: Surgical treatment of valvular heart disease. Part. I. Criteria for operability in rheumatic heart disease. Amer. Heart J. **75**, 838–842 (1968).

Starr, A., Herr, R. H., Wood, J. A.: Mitral replacement: of six years' experience. J. thorac. Surg. **54**, 333–358 (1967).

2. Mitralinsuffizienz

Während der Kammersystole sind die Mitralsegel nicht wie üblich verschlossen. Es fließt daher Blut sowohl in den linken Vorhof als auch in die Aorta. Hieraus resultiert eine vergrößerte Arbeitsbelastung des linken Ventrikels. Der linke Vorhof vergrößert sich und eine Leistungsschwäche, die im Verlaufe vieler Jahre nur langsam fortschreitet. Ggf. entsteht eine Linksinsuffizienz, schließlich Orthodyspnoe und paroxysmale Dyspnoen, die bald von den Symptomen einer Rechtsinsuffizienz gefolgt sind.

Wenn die Herzinsuffizienz manifest geworden ist, so bleibt der Therapieerfolg unvollständig und der Patient leistungseingeschränkt. Die Mitralinsuffizienz prädisponiert ebenso wie die Stenose zum Vorhofflimmern. Jedoch ruft diese Arrhythmie keine akute Lungenstauung hervor und nur weniger als 5% haben periphere arterielle Embolien. Die Mitralinsuffizienz neigt besonders zur akuten bakteriellen Endokarditis.

Klinisch ist die Mitralinsuffizienz durch eine holosystolisches Geräusch charakterisiert, das maximal über der Spitze hörbar ist und meist nach der Axillarlinie zu, selten nach der Herzbasis zu, ausstrahlt. Außerdem besteht ein kräftiger Impuls des li. Ventrikels und ein schneller Anstieg des Carotispulses. Oft ist ein deutlicher 3. Herzton vorhanden. Besteht gleichzeitig eine leichte Mitralstenose, so kann ein kurzes mitteldiastolisches Geräusch und ein später Öffnungston feststellbar sein. Klinisch und elektrokardiographisch ist die Linkshypertrophie im allgemeinen mäßig ausgeprägt. Die Vergrößerung des röntgenologischen Herzschattens ist meist auf die beträchtliche Erweiterung des li. Vorhofs zurückzuführen. Die Mitralklappe ist häufig verkalkt, jedoch nicht so häufig wie bei der reinen Mitralstenose. Das Gleiche gilt für die Vergrößerung des Hauptstammes der Pulmonalarterie.

Hämodynamisch fällt bei der schweren rheumatischen Mitralinsuffizienz der deutlich erhöhte li.-seitige Vorhofsdruck auf. Die Druckkurve zeigt eine große d-Welle und einen raschen y-Abfall aufgrund der schnellen Füllung des li. Ventrikels. Die Überlastung des li. Ventrikels führt schließlich zur Linksinsuffizienz mit verkleinertem Herzminutenvolumen.

Embolien im großen Kreislauf und pulmonale Hypertension treten bei der rheumatische Mitralinsuffizienz seltener auf, als bei der Mitralstenose. Das Vorhofflimmern ist dagegen häufiger. Eine dogmatische Differenzierung ist jedoch nicht sinnvoll, da Mitralstenose und Insuffizienz nicht selten kombiniert auftreten und oft schwer zu entscheiden ist, welcher der beiden Fehler im Vordergrund steht. Tritt zur Mitralinsuffizienz eine Aortenstenose oder eine Aorteninsuffizienz, so sind die hämodynamischen Veränderungen oft weniger auffällig, als wenn die Klappen isoliert befallen sind.

Nicht rheumatische Mitralinsuffizienz

Die Mitralinsuffizienz kann andere Ursachen als das rheumatische Fieber haben. Diese haben eine unterschiedliche klinische Symptomatik und einen differenten Verlauf. Wohl die häufigste Ursache ist eine Papillar-Muskel-Dysfunktion oder Nekrose nach einem akuten Herzinfarkt. Mit Ausheilung des Infarktes kann auch die Papillar-Muskel-Dysfunktion zurückgehen. Andere Ursachen sind: die Ruptur der Chordae tendineae, die meist Folge einer bakteriellen Endokarditis ist, jedoch auch spontan oder nach einem Trauma auftreten kann. Eine weitere Ursache kann in einer Bindegewebsstörung liegen ähnlich wie beim Marfan-Syndrom. Meist hört man hier ein ziemlich spätsystolisches, wie ein Schrei imponierendes Geräusch. Man hat es als floppy-valve-Syndrom oder als Syndrom der Flügelschlagklappe bezeichnet; Mitralinsuffizienz als Folge einer bakteriellen Endokarditis mit Perforation eines Segels; kardiale Tumoren, besonders ein Myxom im linken Vorhof; durch einen chirurgischen Eingriff hervorgerufene Mitralinsuffizienz. Die anderen Variationen des Mitralfehlers entwickeln im Gegensatz zur rheumatischen Mitralinsuffizienz frühzeitiger eine Herzinsuffizienz; sie sind häufiger von einem Sinusrhythmus als vom Vorhofflimmern begleitet. Sie treten häufiger bei Männern als bei Frauen auf und führen nur zu einer relativ geringfügigen oder gar keiner Vergrößerung des linken Vorhofes. Sie bedingen keine Calcifikation der Mitralklappe und sind nicht von einer Mitralstenose begleitet. Sie fallen meist bei der Angiographie auf. Zur Unterscheidung im klinischen Bild kann die Tatsache herangezogen werden, daß die nicht rheumatischen Ursachen der Mitralinsuffizienz meist sehr akute Ereignisse darstellen und den Patienten innerhalb von Monaten oder 1–2 Jahren starke Beschwerden machen. Die rheumatisch bedingte Mitralinsuffizienz entwickelt sich dagegen im Lauf mehrerer Jahre.

Behandlung

Wenn die Leistungseinschränkung groß genug ist, um das Operationsrisiko zu rechtfertigen, so werden bei einer Mitralinsuffizienz oder einer Kombination einer Mitralstenose mit einer Insuffizienz mit verdickten fixierten calcifizierten Klappen Klappen-Prothesen eingesetzt. Es gibt inzwischen sehr verschiedene Klappenprothesen. Am häufigsten werden die Starr-Edwards-Klappen verwendet. Zu den späten Komplikationen gehören degenerative Veränderungen in dem Silasticball der Kunstklappe. Neben diesem Klappenersatz gibt es noch verschiedene Formen, die einschließlich von Transplantaten verwendet werden. Es scheint noch zu früh zu entscheiden, welche Ersatzform die günstigste ist. Wenn man von Veränderungen der Klappenprothese selbst absieht, können zu Komplikationen führen: Embolien im großen Kreislauf, hämolytische Anämie und manchmal ein unerklärlicher plötzlicher Tod, besonders bei Aortenklappenersatz.

Brigden, W., Leatham, A.: Mitralincompetence. Brit. Heart J. **15**, 55 (1953).

Brittar, N., Sosa, J. A.: The billowing mitral valve leaflet. Circulation **38**, 763–770 (1968).

Cline, M. J., Williams, H. E.: University of California School of Medicine Medical Staff Conference: Atrial myxoma. California Med. **3**, 200–207 (1969).

Ellis, L. B., Ramirez, A.: The clinical course of patients with severe „rheumatic" mitral insufficiency. Amer. Heart J. **78**, 406–419 (1969).

Hodam, R. et al.: Totally cloth covered prothesis: A review of two years of clinical experience. Circulation **41** (Suppl. 2), 33–39 (1970).

Kouchoukos, N. T. et al.: Heterograft replacement of the mitral valve: Clinical, hemodynamic and pathological features. Circulation **41** (Suppl. 2), 20–29 (1970).

Raphael, M. J., Steiner, R. E., Raferty, E. B.: Acute mitral incompetence Radiology **18**, 126–136 (1967).

Ross, J. Jr., Braunwald, E., Morrow, A. G.: Clinical and hemodynamic observations in pure mitral insufficiency. Amer. J. Cardiol. **2**, 11 (1958).

Wigle, E. D., Auger, P.: Sudden, severe mitral insufficiency. Canad. med. Ass. J. **96**, 1493–1503 (1967).

Prognose

Obwohl frühe und späte embolische Komplikationen zu befürchten sind, so ist die Operationsmortalität doch allmählich gesunken. Das Schicksal der Klappen-Prothesen ist allerdings – über längere Zeit betrachtet – noch ungewiß. Die bisherigen Verlaufsstudien haben eine klinische und haemodynamische Leistungssteigerung der überlebenden Patienten erbracht. Es wurde auch eine Rückbildung der pulmonalen bzw. linksatrialen Hypertension beobachtet. Meist bleiben allerdings einige haemodynamische Anomalitäten bestehen.

Gerbode, F., Kerth, W. J., Puryear, G. H.: The surgery of nonrheumatic acquires insufficiency of the mitral valve. Progr. Cardiovas Dis. **11**, 173–197 (1968).

Goodwin, J. F. (editor): Symposium on cardiac tumors. Amer. J. Cardiol. **11**, 34 (1968).

Harvey, W. P.: Clinical aspects of cardiac tumors. Amer. J. Cardiol. **21**, 328–343 (1968).

Morrow, A. G. et al.: Prosthetic replacement of the mitral valve: Preoperative and postoperative clinical and hemodynamic assessments in 100 patients. Circulation **35**, 962 (1967).

Perloff, J. K., Harvey, W. P.: Auscultatory and phonocardiographie manifestations of pure mitral regurgitation. Progr. Cardiovas Dis. **5**, 172–194 (1962).

Roberts, W. C., Morrow, A. G.: Causes of early postoperative death following cardiac valve replacement: Clinicopathologie correlations in 64 patients studied at studied at necropsy. J. thorac. Surg. **54**, 422–437 (1967).

Sanders, C. A. et al.: Diagnosis and surgical treatment or mitral regurgitation secondary to ruptures chordae tendineae. New Engl. J. Med. **276**, 943 (1967).

Spencer, F. C.: Surgical treatment of valvular heart disease. 7. Prosthetic cardiac valves. Amer. Heart J. **76**, 839–845 (1968).

Steiner, R. E.: Radiological aspects of cardiac tumors. Amer. J. Cardiol. **21**, 344–357 (1968).

Williams, J. F., Jr., Morrow, A. G., Braunwald, E.: The incidence and management of „medical" complications following cardiac operations. Circulation **32**, 608–619 (1965).

Yao, S. T. et al.: Penetrating wounds of the heart: A review of 80 cases. Ann. Surg. **168**, 67–78 (1968).

3. Aortenstenose

Überwiegend sind Männer betroffen (80%). Eine leichte Verengung, aufgerauhte Klappen oder eine Aortendilatation können auch ohne wesentliche haemodynamische Veränderungen das typische Geräusch und ein Schwirren hervorrufen. Bei leichten und mittleren Fällen sind die charakteristischen Zeichen: Ein systolisches Austreibungsgeräusch über der Aorta, fortgeleitet in den Hals und die Herzspitzengegend und ein Austreibungston in der Aortengegend. In schweren Fällen liegt eine tastbare linksventrikuläre Aktion vor, außerdem oft eine umgekehrte Spaltung des zweiten Tones und ein deutlich abgeschwächter zweiter Herzton. Die Thoraxaufnahme zeigt bei der Klappenstenose eine Dilatation der ascendierenden Aorta. Wenn die Klappenöffnungsfläche weniger als 1/5 der Norm beträgt, so wird meist die ventrikuläre Systole verlängert, so daß der Puls ein typisches Plateau zeigt. In diesem Stadium werden Anstrengungsdyspnoe, Leistungsschwäche und Herzklopfen beobachtet. Das Herzzeitvolumen wird schließlich so stark reduziert, daß die Patienten Angina pectoris, erhebliches Schwächegefühl und Schwindel (besonders bei Anstrengungen) oder sogar Synkopen haben. Wenn eine dieser Erscheinungen auftritt, so beträgt die weitere Lebenserwartung selten mehr als drei Jahre. Viele Patienten bekommen einen Herzinfarkt. 30% der Patienten sterben plötzlich. Die Stenose kann in der Klappengegend liegen oder subvalvulär oder supravalvulär. Für den chirurgischen Eingriff ist die Lokalisation der Stenose notwendig.

Um das Ausmaß der Stenose, die Gegenwart einer gleichzeitigen Insuffizienz oder einer Coronarstenose zu erfassen, müssen bei den Patienten praeoperativ meist ausgedehnte Untersuchungen durchgeführt werden, wie Rechts- und Linkskatheterismus, Kontrastmitteldarstellungen der Aorta, der Coronarien und des linken Ventrikels.

Die valvuläre Aortenstenose muß unterschieden werden von der supravalvulären und von der Verengung des Ausflußtraktes des linken Ventrikels im Infundibulum-Bereich (muskuläre Subaortenstenose; idiopathische hypertrophische Subaortenstenose). Die supravalvuläre Stenose ist kongenital und selten. Es liegt wenig chirurgische Erfahrung vor. Die Ergebnisse hängen von den Verhältnissen in der Aorta ascendens ab. Bei der subvalvulären Stenose kann die Obstruktion intermittierend sein, sie kann durch Digitalis oder inotrope Einflüsse verstärkt werden, sie kann gemindert werden durch Beta-Receptorenblocker wie Propranolol, in gewissem Ausmaß auch durch Sedierung. Wenn die Obstruktion des linken Ausflußtraktes erheblich ist und Propranolol keine wesentliche Wirkung zeigt, ist ein chirurgischer Eingriff indiziert. Die Myotomie und die umschriebene Resektion des hypertrophierten Muskels haben befriedigende Erfolge gebracht.

Behandlung

Die Indikationen für die chirurgische Korrektur der Aortenstenose sind:

Zunehmende linksventrikuläre Insuffizienz, Ohnmachtsanfälle als Folge der cerebralen Ischämie, Angina pectoris-Anfälle als Folge des verminderten Herzzeitvolumens (nicht als Folge einer begleitenden Coronararterien-Erkrankung). Liegt gleichzeitig eine Mitralstenose vor, so können in der gleichen Operation beide Fehler korrigiert werden.

Der Klappenfehler muß also ausgeprägt sein, bevor eine chirurgische Intervention erwogen wird. Der Aortenklappen-Ersatz ist heute die Methode der Wahl. Versuche einer Rekonstruktion der Klappen sind meist erfolglos. Sie sind jedoch zuweilen bei schweren kongenitalen Aortenstenosen möglich, wenn z. B. nicht genügend kleine Prothesen verfügbar sind.

Die Verlaufsstudien haben beim Klappen-Ersatz eine frühe Mortalität von 4 bis 20% und eine Spätmoralität von 16–30% (mit einem Durchschnitt von 23% innerhalb von fünf Jahren) erbracht. Gute Resultate wurden bei 85% der überlebenden Patienten beobachtet. Bei den Fällen mit einem klinisch guten Operationserfolg konnten auch entsprechende haemodynamische Verbesserungen nachgewiesen werden.

Braunwald, E. et al.: Idiopathic hypertrophic subaortic stenosis. I. A. description of the disease based upon an analysis of 64 patients. Circulation 30 (Suppl. IV), 3–213 (1964).

Dexter, L., Werko, L. (editors): Evalution of results of cardiac surgery. Circulation **38** (Suppl. 5) (1968).

Hultgren, H. N., Hubis, H., Shumway, N.: Cardiac function following prostetics aortic valve replacement. Amer. Heart J. **77**, 585–598 (1969).

McDonald, A. et al.: Homograft replacement of the aortic valve. Lancet **1968 II**, 469–474.

Morrow, A. F. et al.: Obstruction to left ventricular outflow: Current concepts of management and operative treatment. Ann. intern. Med. **69**, 1255–1285 (1968).

Oakley, C. M., Hallidie-Smith, K. A.: Assessement of site and severity in congenital aortic stenosis. Brit. Heart J. **29**, 367–380 (1967).

Tabelle 8–1. *Differentialdiagnose rheumat. bedingter Herzfehler*

	Mitralstenose	Mitralinsuff.	Aortenstenose	Aorteninsuff.	Tricuspidalstenose	Tricusp.insuff.
Inspektion	Mitralgesicht, diffuse Präcordialpulsation bei Jugendlichen.	Verstärkter Spitzenstoß links der MCL.	Hebender Spitzenstoß. Schwache Carotispulsation.	Blässe. Capillarpuls. Starke Carotispulsation	Riesen-a-Welle des Jugularpulses. Gelblich-cyanot. Hautfarbe.	Große d-Welle des Jugularpulses
Palpation	Mitteldiastol. od. präsystol. Schwirren über der Herzspitze. Kleiner Puls. Bei pulm. Hypertonie rechtsventr. Pulsation linksparasternal im 3.–5. ICR.	Systol. Schwirren über der max. Auskultationsstelle. Puls: normal oder klein oder leicht unterdrückbar.	Hebender, nach links u. leicht nach unten verlagerter Spitzenstoß. Carotispuls: parvus et tardus. Systol. Schwirren in tiefer Exspir. über der Aortenauskultationsstelle.	Hebender nach links u. unten verlagerter Spitzenstoß. Carotispuls: celer et altus (Wasserhammerpuls).	Mitteldiastol. Schwirren links unten parasternal. Präsystol. Leberpulsation (bei Sinusrhythmus).	Rechtsventrikul. Pulsation. Zuweilen cystol. Schwirren links unten parasternal. Systol. Leberpulsation
Perkussion	Dämpfung im 3. ICR links parasternal.	Linksseitige Herzdämpfung verbreitert.	Herzdämpfung leicht nach links u. unter vergrößert.	Deutl. Vergrößerung der Herzdämpfung nach li. u. unten.	---	Verbreiterung der Dämpfung nach li. u. rechts
Herztöne, Rhythmus und Blutdruck	Paukender I. Ton Mitralöffnungston links parasternal oder über der Herzspitze. Oft Vorhofflimmern. Blutdruck normal.	Normale od. abgeschwächter, schlecht vom Geräusch trennbarer I. Ton. III. Herzton. Zuweilen später Öffnungston. Meist Vorhofflimmern. Blutdruck normal.	A_2 normal oder verspätet u. abgeschwächt oder fehlend. Blutdruck normal od. systol. normal aber diastol. erhöht. Zuweilen aortaler Austreibungston.	Töne normal od. lauter A_2. Große Blutdruckamplitude mit diastol. Druck. ≤ 60 mm Hg.	I. Ton meist laut.	Meist Vorhofflimmern.

	Mitralstenose	Mitralinsuff.	Aortenstenose	Aorteninsuff.	Tricuspidalstenose	Tricusp.insuff.
Geräusche Lokalisation Fortleitung	Diastolicum in der Herzspitzengegend. Bei schwerer pulm. Hypertonie zusätzl. links parasternal Graham-Steel-Geräusch.	Systolicum über der Herzspitze fortgeleitet in die li. Axilla u. li. Infrascapulargegend.	Systolicum im 2. ICR rechts parasternal und/oder über der Herzspitze; fortgeleitet in die Karotiden u. zuweilen in die obere Interscapulargegend.	Diastolicum links parasternal im 3.–4. ICR, auch über Aorta u. Herzspitze.	Diastolicum links parasternal 3.–5. ICR.	Systolicum links parasternal 3.–5. ICR
Zeitl. Geräuschbeziehung	Beginn mit dem MÖT mit präsystol. Anschwellen bei Sinusrhythmus. Das Graham-Steel-Ger. beginnt mit dem A_2.	Holosystolisch: Beginn mit dem I. Ton, Ende mit oder nach A_2.	Mittelsystolisch: Beginn nach dem I. Ton, Ende vor dem II. Ton. Mittelsystol. Gipfel.	Beginn unmittelbar nach dem Aortenton, Ende vor dem I. Ton	Wie bei der Mitralstenose	Wie bei der Mitralinsuffizienz
Geräuschcharakter	Niederfrequent, rumpelnd. Präsystol. Crescendo, Graham-Steel: hochfrequent, blasend.	Blasend, hochfrequent, manchmal rauh od. musikalisch.	Rauh	Blasend, hauchend	Wie bei der Mitralstenose	Blasend, etwas rauh oder musikalisch
Optimale Auskultationsbedingungen	Nach körperl. Belastung. Linke Seitenlage. Trichterstethoskop leicht aufgesetzt.	Nach körperl. Bel. Membranstethoskop.	Ruhe, nach vorn geneigt, voll ausgeatmet. Trichterstethoskop leicht aufgesetzt.	Langsame Herzfrequenz, nach vorn geneigt, ausgeatmet, Membranstethoskop.	Verstärkt in Inspiration, liegend, Trichterstethoskop.	Verstärkt in Inspiration

	Mitralstenose	Mitralinsuff.	Aortenstenose	Aorteninsuff.	Tricuspidalstenose	Tricusp.insuff.
Röntgenuntersuchung und Fluoroskopie	Verstrichene Herztaille. Großer li. Vorhof mit Oesophaguseinengung. Bei pulm. Hypertonie großer rechter Ventrikel u. große Art. pulm.	Vergrößerter li. Ventrikel u. Vorhof. Bei nicht extremer Vergrößerung systol. Pulsation des li. Vorhofs.	Konzentr. Hypertrophie des li. Ventrikels. Prominente Aorta ascendens bei schmalem Aortenknopf. Oft Klappenverkalkung.	Mäßige bis starke Hypertrophie des li. Ventrikels. Prominenter Aortenknopf. Starke Aortenpulsation.	Vergrößerter re. Vorhof	Vergrößerter re. Vorhof u. Ventrikel
EKG	Breites P in Standard-Extremitätenabl.; breites negat. od. biphasisches P in V1. Normale Achse. Bei pulm. Hypertonie schmale hohe P, Rechtsabweichung od. Rechtshypertrophiezeichen.	Linksabweichung od. Linkshypertrophiezeichen. Breites, gekerbtes P in den Standardabl.; breites negat. od. biphas. P in V1.	Linkshypertrophiezeichen.	Linkshypertrophiezeichen	Hohes, schmales P. Normale Achse	Rechtsabweichung

4. Aorten-Insuffizienz

Jahrelang kann der einzige Hinweis auf eine Aorten-Insuffizienz auch ein weiches diastolisches Geräusch sein. Es entsteht durch die Regurgitation einer relativ kleinen Blutmenge durch die schlußunfähigen Klappen während der Diastole („auskultatorische" Aorteninsuffizienz). Mit zunehmender Klappen-Deformität regurgitieren größere Blutmengen, der diastolische Blutdruck sinkt, die Pulswelle erhält ihre charakteristische Form und der linke Ventrikel nimmt an Größe zu („dynamische" Aorteninsuffizienz). Viele Patienten bleiben bis zu diesem Stadium asymptomatisch, einige zeigen bereits Anstrengungsdyspnoe. Die Linksinsuffizienz beginnt oft plötzlich mit einem akuten Lungen-Oedem oder wiederholter paroxysmaler nächtlicher Dyspnoe und Orthopnoe, Schwächeanfällen, Müdigkeit, Anstrengungsdyspnoe. Häufig treten dann Angina pectoris-Anfälle oder protrahierte Thoraxschmerzen auf. Die Herzinsuffizienz ist therapie-refraktär und eine der Haupttodesursachen. 10 bis 15% dieser Patienten sterben plötzlich.

Behandlung

Nur selten genügt eine Naht oder Faltung der Aortenklappe. Meist ist eine Total-Prothese notwendig. Das Operationsrisiko und die ungewisse Prognose beschränken die Operationsindikation auf die Schweregrade III oder IV. Der beste Zeitpunkt für den Klappenersatz ist schwierig festzulegen, da viele Patienten fünf bis zehn Jahre mit medikamentöser Unterstützung selbst bei ausgeprägter Insuffizienz und Linkshypertrophie leben können. Die Überlebenszeit mit einer Klappen-Prothese ist nicht bekannt. Embolische Ereignisse sind seltener als bei einem Mitralklappen-Ersatz. Dennoch sollte bei einer künstlichen Klappe eine Anticoagulierung vorgenommen werden. Das Operationsrisiko ist bei der Aorteninsuffizienz geringer als bei der Aortenstenose.

Die Aorteninsuffizienz, die während einer subakuten bakteriellen Endokarditis auftritt, kann zu einer schweren Herzinsuffizienz für Wochen oder Monate führen, selbst wenn die Infektion beherrscht wird. Die Operation ist sogar während der Infektion indiziert, wenn trotz medikamentöser Therapie eine Herzinsuffizienz eintritt. Die Patienten sollten noch mehrere Monate nach der Endokarditis weiter beobachtet werden.

Baratt-Boyes, B. G. et al.: Aortic homograft valve replacement. Circulation **40**, 763 (1969).

Bigelow, J. C. et al.: Multiple valve replacement: Review of five years experience. Circulation **38**, 656–664 (1968).

Braunwald, E. et al.: Idiopathic hypertrophic subaortic stenosis. I. A description of the disease based upon an analysis of 64 patients. Circulation **30** (Suppl. IV), 3–213 (1964).

Campbell, M.: The natural history of congenital aortic stenosis. Brit. Heart J. **30**, 514–526 (1968).

Dexter, L., Werko, L. (editors): Evaluation of results of cardiac surgery.. Circulation **38** (Suppl 5), (1968).

Duvoisin, G. E., McGoon, D. C.: The advantages nad disadvantages of prothetic valves for aortic valve replacement. Progr. Cardiovas Dis. **11**, 294–303 (1969).

Hultgren, H. N., Hubis, H., Shumway, N.: Cardiac function following prostetic aortic valve replacement. Amer. Heart J. **77**, 585–598 (1969).

McDonald, A. et al.: Homograft replacement of the aortic valve. Lancet **1968 II**, 469–474.

Morrow, A. F. et al.: Obstruction to left ventricular outflow: Current concepts of management and operative treatment. Ann. intern. Med. **69**, 1255–1285 (1968).

Oakley, C. M., Hallidie-Smith, K. A.: Assessment of site and severity in congenital aortic stenosis. Brit. Heart J. **29**, 367–380 (1967).

Perloff, J. K.: Clinical recognition of aortic stenosis. The physical signs and differential diagnosis of the various forms of obstruction to left ventricular outflow. Progr. Cardiovas Dis. **10**, 323–352 (1968).

Ross, J., Jr., Braunwald, E.: Aortic stenosis. Circulation **38** (Suppl. 5), 61–67 (1968).

Scheu, H., Rothlin, M., Hegglin, R.: Aortic insufficiency. Circulation **38** (Suppl. 5), 77–92 (1968).

Shein, K. I. et al.: Combined aortic and mitral incompetence: Clinical features and surgical management. Amer. Heart J. **76**, 728–736 (1968).

Sullivan, J. M., Harken, D. E., Gorlin, R.: Control of thromboembolic complications of cardiac-valve replacement. New Engl. J. Med. **279**, 576–579 (1968).

5. Tricuspidalstenose

Sie tritt meist bei Frauen auf und ist gewöhnlich mit einem Mitralklappenfehler kombiniert. Die Tricuspidalstenose behindert den Blutrückfluß zum Herzen. Hieraus resultiert ein venöser Rückstau im großen Kreislauf, entsprechend dem pulmonalen Rückstau bei der Mitralstenose. Es sollte an eine Tricuspidalstenose gedacht werden, wenn eine Rechtsherzinsuffizienz mit Hepatomegalie, Ascites und Oedemen in den abhängigen Teilen im frühen Verlauf einer Mitralklappenerkrankung auftritt. Die Zeichen des Rückstaues sind besonders ausgeprägt, wenn gleichzeitig Vorhofflimmern besteht. Meist besteht eine ausgeprägte Leistungsschwäche. Es entwikkelt sich frühzeitig eine kardiale Cirrhose. Die Patienten zeigen das charakteristische Bild einer peripheren Cyanose mit einem leichten Ikterus. Nur durch sehr sorgfältige Untersuchung kann das typische rumpelnde Diastolicum am linken unteren Sternalrand von dem Geräusch der Mitralstenose unterschieden werden. Besteht ein Sinusrhythmus, so kann bei 50% der Patienten eine praesystolische Leberpulsation festgestellt werden. Bei Vorhofflimmern ist lediglich die verzögerte Entleerung der Jugularvenen während der Diastole zu beobachten. Der vergrößerte rechte Vorhof in der Thorax-Röntgenaufnahme oder im Angiogramm sichern die Diagnose der Tricuspidalklappenerkrankung.

Behandlung

Die kongenitale Tricuspidalstenose wird von einem unterentwickelten rechten Ventrikel begleitet. Sie eignet sich nicht zur Valvultotomie. Die Umleitung des Blutstroms der Vena cava cranialis in dem Kreislauf der rechten Lunge stellt einen erfolgreichen palliativen Eingriff dar.

Die erworbene Tricuspidalstenose ist selten; sie kann durch Valvulotomie unter Sicht angegangen werden. Meist ist jedoch ein Klappenersatz notwendig.

Lillihei, C. W. et al.: Valve replacement for tricuspid stenosis or Insufficiency associates with mitral valvular disease. Circulation **33**, 34 (1966).

Sanders, C. A. et al.: Tricuspid stenosis: A difficult diagnosis in the presence of atrial fibrillation. Circulation **33**, 26 (1966).

6. Tricuspidal-Insuffizienz

Die Tricuspidal-Insuffizienz belastet den rechten Ventrikel ähnlich wie die Mitral-Insuffizienz den linken Ventrikel. Die Symptome und Erscheinungen der organischen Tricuspidalklappen-Erkrankung als Folge einer rheumatischen Herzerkrankung sind ähnlich denen einer Rechtsherz-Insuffizienz irgendwelcher Ursache. Die Klappen-Erkrankung kann in Gegenwart einer Mitral-Klappen-Erkrankung dann vermutet werden, wenn relativ frühzeitig eine Rechts-Insuffizienz einsetzt und ein rauhes systolisches Geräusch am linken unteren Sternalrand auftritt, das abtrennbar ist vom Mitralgeräusch und eine Intensitätszunahme während und kurz nach der Inspiration zeigt.

Behandlung

Der Ersatz der Tricuspidalklappe wird immer häufiger mit guten Ergebnissen durchgeführt. Die Tricuspidal-Insuffizienz als Folge einer schweren Mitralklappen-Erkrankung kann sich zurückbilden, wenn die Mitralklappe ersetzt wird.

Die Prognose der rheumatischen Herzerkrankung

Das rekurrierende rheumatische Fieber kann eine schwere Herzinsuffizienz zu jeder Zeit hervorrufen. Die bakterielle Endokarditis stellt eine beständige Gefahr dar.

A. Mitralstenose: Meist sterben die Patienten mit einer schweren Mitralstenose an therapieresistenter Herzinsuffizienz im 30. oder 40. Lebensjahr nach einer längeren Zeit der Leistungseinschränkung.

B. Mitralinsuffizienz und die Aortenklappen-Erkrankungen: Diese Patienten haben erst im späteren Leben klinische Erscheinungen. Der Tod tritt jedoch wenige Jahre nach den ersten Zeichen einer Herzinsuffizienz ein.

C. Aortenstenose: Drei Jahre nach dem Auftreten von anginösen Beschwerden, Linksherz-Insuffizienz und Synkopen tritt meist der Tod ein.

D. Tricuspidal-Erkrankungen: Sie sind meist mit Mitralklappen-Erkrankungen kombiniert. Die Prognose ist überraschend gut; es sind Überlebenszeiten bis zu 10 Jahren nach dem Eintreten von Ödemen beobachtet worden. Jedoch sind die Patienten deutlich leistungseingeschränkt.

Bakterielle Endokarditis

Diagnostische Merkmale

Subakute Endokarditis

- Patienten mit rheumatischer, atherosklerotischer oder kongenitaler Herzerkrankung
- Kontinuierliches Fieber, Gewichtsverlust, Gelenk- und Muskelschmerzen, Müdigkeit, Anaemie
- Herzgeräusche, Splenomegalie, embolische Ereignisse
- Positive Blutkultur

Akute Endokarditis

- Patienten mit einer akuten Infektion oder einem frischen chirurgischen Eingriff in der Anamnese
- Hohes Fieber, plötzlicher Wechsel oder Neuauftreten von Geräuschen, embolische Ereignisse
- Splenomegalie und toxische Erscheinungen

Allgemeine Betrachtungen

Die subakute bakterielle Endokarditis (SBE) ist eine schleichende bakterielle Infektion des Endokards. Sie wird meist nach einer früheren rheumatischen Herzerkrankung, bei calcifizierten Klappen oder einer kongenitalen Herzmißbildung beobachtet. Die Bakteriaemie entsteht nach einer Infektion des Respirationstraktes, nach einer Zahnbehandlung oder einer Cystoskopie. In vielen Fällen ist die Infektionsquelle unbekannt. Meist liegt eine Infektion mit nicht-haemolytischen Streptokokken (besonders Streptococcus viridans und S. faecalis) vor. Seltener sind Staphylokokken die Ursache. Grundsätzlich kann jedoch jeder Mikroorganismus ursächlich in Betracht gezogen werden.

Die Bakterien siedeln sich im Endokard, besonders im Gebiet der Aortenmitral-Klappe an und vermehren sich. Thrombocyten-Aggregationen und Fibrinausscheidungen entstehen. Es bilden sich unregelmäßige, leicht abbröckelnde Auswüchse, die die Ursache für arterielle Embolien sind. Eine embolische Nephritis oder eine Glomerulonephritis führen manchmal zu seinem Nierenversagen. Die Verschleppung der Bakterien auf dem Blutwege kann zu mykotischen Aneurysmen führen, die jedoch selten rupturieren. Eine aktive rheumatische Karditis kann gleichzeitig bestehen. Die SBE ruft leichte bis mäßige Alterserscheinungen hervor, außerdem cerebrale, renale, splenale und mesenteriale Embolien. Herzinsuffizienz oder eine Kombination dieser Ereignisse. Die Bakteriaemie folgt einem der o. g. Ereignisse innerhalb von Tagen oder Wochen.

Die akute bakterielle Endokarditis (ABE) ist eine rasch fortschreitende Infektion normaler oder veränderter Klappen, die sich im Zusammenhang mit einer schweren Bakteriaemie entwickelt, wie sie bei akuten Infektionserkrankungen, z. B., der Pneumokokkenpneumonie, einer post-abortalen Beckeninfektion oder Abscessen auftreten. Die ABE kann auch als Komplikation der Herzchirurgie, einer transurethralen Prostatektomie oder chirurgischer Eingriffe an infiziertem Gewebe entstehen. Die häufigsten Erreger sind Pneumokokken, haemolytische Staphylokokken, beta-haemolytische Streptokokken und gramnegative koliforme Keime.

Bei der akuten Endokarditis bilden sich große, leicht abbröckelnde Auswüchse an den Klappen. Entsprechend werden Embolien mit metastatischer Absceßbildung und plötzliche Perforationen, Aufbrüche oder Zerstörungen der betroffenen Klappen oder sogar Rupturen der Chordae tendineae beobachtet.

Klinische Befunde

A. Symptome: In jedem Fall besteht Fieber, wenn auch kurze afebrile Perioden auftreten können. Meist bestehen folgende Symptome: Nachtschweiße, Schüttelfröste, Schwächegefühl, Anorexie, Gewichtsverlust, unbestimmte Muskelschmerzen, Arthralgien, Rötung und Schwellung der Gelenke, plötzliche Sehstörungen, Aphasie oder Hemiplegien als Folge cerebraler Embolie, Schmerzen im Bauch-, Brust- oder Flankenbereich als Folge mesenterialer, splenaler, pulmonaler oder renaler Embolien. Außerdem können bestehen: Nasenbluten, rasche Ermüdbarkeit und Zeichen der Herz-Insuffizienz. Bei der ABE ist der Verlauf fulminanter als bei einem toxischen Allgemeinbild. Bei der SBE ist häufig ein rheumatischer oder kongenitaler Herzfehler vorhanden. Es bestehen meist Tachykardie, Splenomegalie, Petechien der Haut und der Schleimhäute, des Augenhintergrundes oder des Nagelbettes als sogenannte Splitter-Haemorrhagien, Uhrglasnägel an Finger und Zehen, Blässe oder eine gelb-braune Verfärbung der Haut, neurologische Erscheinungen aufgrund cerebraler Embolien, kleine, rote Knötchen an Finger- und Zehenballen. Bei der Infektion der Tricuspidal-Pulmonalklappen sind nur uncharakteristische Herzgeräusche vorhanden, während rekurrierende Lungenembolien typisch sind. Bei älteren Personen ist das gesamtklinische Bild oft untypisch.

Die ABE ist eine schwere Infektion, begleitet von Schüttelfrost, hohem Fieber, Prostration und häufigen schweren embolischen Ereignissen. Sie kann sich einer vorausgegangenen ursächlichen Infektion (z. B. Pneumonie, Furunkulose, Beckeninfektion) überlagern oder plötzlich einem chirurgischen Eingriff folgen. Die Herzgeräusche wechseln schnell, die Herzinsuffizienz tritt frühzeitig auf.

Die ABE kann während einer prophylaktischen oder inadäquaten therapeutischen Antibiotica-Applikation erfolgen. In diesen Fällen ist der Beginn der Erkrankung oft verschleiert, bis schließlich ein plötzliches embolisches Ereignis das Auftreten von Petechien, eine unerklärliche Herz-Insuffizienz, der Wechsel von Klappengeräuschen oder eine ansteigende Temperatur den ersten verwertbaren Hinweis geben.

B. Laborbefunde: Bei Verdacht auf eine SBE sollen zwei Blutkulturen täglich über drei bis fünf Tage angesetzt werden. Nach einer zwei- bis siebentägigen Inkubation wächst in 85 bis 95% dieser Kulturen der Erreger, so daß eine spezifische Medikamenten-Testung vorgenommen werden kann. Bei der ABE setzt man zwei bis drei Kulturen während des akuten Krankheitsbeginns an und beginnt dann sofort mit der antibiotischen Therapie. Bei wiederholt negativen Blutkulturen (z. B. bei uraemischen Patienten) sollte eine Knochenmarkskultur angelegt werden.

Die Verabreichung von Antibiotica kann eine Blutkultur für etwa 10 Tage hemmen.

Gewöhnlich sind weiterhin vorhanden:

Eine normochrome Anaemie, eine stark erhöhte Blutkörperchen-Senkungsgeschwindigkeit, eine Leukocytose verschiedenen Ausmaßes, eine Mikrohaematurie und Proteinurie. Die Stickstoffretention kann der erste verwertbare Erkrankungshinweis sein, besonders bei älteren Patienten. Der Rheumafaktor ist in 50 bis 60% der Fälle bei der SBE um mehr als sechs Wochen nachweisbar.

Komplikationen

Sie bestehen in erster Linie bei der ABE und SBE in arteriellen Embolien, die zu Hemiplegien oder Aphasien, Infarzierungen des Darmes, der Niere oder der Milz oder zu einer akuten arteriellen Insuffizienz einer Extremität führen. Herzinsuffizienz, Niereninsuffizienz, Blutungsneigung, Anaemie oder metastatische Abcesse treten besonders bei der ABE auf. Milz-Abscesse können die Ursache für Rückfälle oder ein Versagen der Therapie sein.

Differentialdiagnose

Die SBE muß von verschiedenen sehr ähnlich aussehenden Erkrankungen unterschieden werden. Hemiplegie, therapieresistente Herzinsuffizienz, Anaemie und Blutungsneigung oder Uraemie sind verdächtig auf eine SBE. Wenn ein Patient mit einem dieser Symptome Fieber oder ein Herzgeräusch hat, sollten Blutkulturen angesetzt werden. Folgende Erkrankungen sind zu differenzieren: Lymphome, die thrombocytopenische Purpura, die Leukaemie, das akute rheumatische Fieber, der disseminierte Lupus erytematodes, die Polyarteriitis nodosa, die chronische Meningokokkaemie, die Brucellose, die disseminierte Tuberkulose und schließlich die nicht bakterielle thrombotische Endokarditis oder eine chronische, erschöpfende Erkrankung. Die ABE erscheint wie eine schwere Reaktion des Gesamtorganismus auf eine nachweisliche Infektion. Sie kann erkannt werden an der raschen klinischen Verschlechterung, der Bakteriaemie, Auftreten oder Wechsel von Herzgeräuschen, der Herzinsuffizienz und größeren embolischen Ereignissen, besonders im Zentralnervensystem, die einer Meningitis ähnlich sein können.

Vorbeugung

Zuweilen steht das Auftreten einer Endokarditis in Zusammenhang mit Eingriffen an den Zähnen im Bereich der Ohren, des Pharynx oder des Urogenital-Traktes. Daher sollten Patienten mit bekannten kardialen Anomalien mit folgender Therapie auf derartige Eingriffe vorbereitet werden:

1. 600 000 E. Procain-Penicillin mit 600 000 E. kristallinem Penicillin i. m. eine Stunde vor dem Eingriff. An den folgenden zwei Tagen täglich 600 000 E. Procain-Penicillin i. m..

2. 500 000 E. Penicillin G oder V, vier- bis fünfmal täglich per oral, am Tag des operativen Eingriffs und zwei Tage danach.

3. Bei Penicillin-Überempfindlichkeit oder Patienten, die bereits prophylaktische Penicillingabe wegen eines rheumatischen Fiebers erhalten, ist zu empfehlen: Erythromycin, 250 mg per oral viermal pro Tag, am Tag des chirurgischen Eingriffs und zwei Tage danach.

4. Bei Eingriffen in den Urogenital- oder Gastrointestinal-Trakt ist 1 bis 2 g Streptomycin täglich zu empfehlen zusätzlich zu der Penicillinmenge unter 1.

Behandlung

A. Spezifische Maßnahmen: Der wesentlichste Gesichtspunkt der Behandlung einer bakteriellen Endokarditis ist, eine Antibiotica-Konzentration zu erreichen in der eine Bactericidie gewährleistet ist. Penicillin hat in genügend hohen Konzentrationen eine ausgeprägte bactericide Wirkung gegen sehr viele Bakterien, die eine Endokarditis hervorrufen. Die Verwendung von Penicillin ist meist auch wegen seiner geringen Nebenwirkungen sinnvoll.

Positive Blutkulturen sind wesentlich für die Sicherung der Diagnose und für die Testung der Empfindlichkeit des Erregers gegenüber den verschiedenen Antibiotica. Zwei Blutkulturen sollten täglich drei bis fünf Tage vor Beginn der Therapie angesetzt werden, ausgenommen jene schweren Fälle, in denen die Antibiotica-Therapie sofort nach dem Ansetzen von zwei bis drei Blutkulturen notwendig ist. Merke: Kontrolle der antibakteriellen Therapie! Negative Blutkulturen sind das Erfordernis einer wirkungsvollen Therapie. Während der Therapie sollte das Patientenserum bactericid gegenüber jenen Keimen wirksam sein, die aus dem Blut des Patienten gezüchtet wurden. Das Patientenserum sollte in einer Verdünnung von 1 : 5 oder 1 : 10 eine schnelle bactericide Wirkung gegenüber den nachgewiesenen Keimen in vitro haben.

1. Penicillin ist in den meisten Fällen einer bakteriellen Endokarditis das Medikament der Wahl. Es sollte zunächst bei allen Patienten bis zum Nachweis einer ausreichenden Serum-Bactericidität verwendet werden. Eine orale Medikation sollte nur bei besonders empfindlichen Erregern und entsprechend hoher Dosis vorgenommen werden (etwa das Fünffache der parenteralen Dosis). Die Penicillin-Dosis ist abhängig von der Empfindlichkeit der Keime. Bei einer Empfindlichkeit des Streptococcus viridans auf 0,1 E. pro ml Penicillin (mehr als 80%) sind drei bis fünf Millionen E. täglich für drei bis vier Wochen zu applizieren. Dies geschieht gewöhnlich in einer intramuskulären Injektion von 1,2 Mill. E. Procain-Penicillin dreimal täglich. Benötigen die Streptokokken jedoch 1,0 E. pro ml, so ist Penicillin G zu verwenden und zwar 5–10 Mill. E. täglich für drei bis vier Wochen i. m. oder i. v. Benötigen Streptokokken oder andere Organismen Penicillin-Konzentrationen von mehr als 1,0 E. pro ml, so sind mehr als 10 Mill. E. Penicillin G pro Tag in Form einer intravenösen Dauerinfusion in fünfprozentiger Glucose- oder physiologischer Kochsalzlösung zu verabreichen. Folgende Komplikationen sind jedoch zu berücksichtigen:

a) Jede Million Einheiten Kalium-Penicillin enthält ca. 1,7 mÄq Kalium, wodurch in entsprechenden Situationen an die Möglichkeit einer Kalium-Vergiftung gedacht werden muß.

b) Bei sehr hohen Penicillin-Konzentrationen diffundiert genügend Penicillin in das Zentralnervensystem mit der Möglichkeit der Neurotoxicität.

c) Bei intravensöser Langzeit-Infusion mit Antibiotica ist die Möglichkeit einer Superinfektion gegeben. Aus diesem Grunde muß die Injektionsseite etwa alle 48 Std gewechselt werden und möglichst aseptisch erhalten werden.

Wenn die Bakteriaemie und die Zeichen der bakteriellen Endokarditis weiterhin bestehen, kann die Dosis erhöht werden (500 Mill. E. Penicillin G sind täglich verabreicht worden), bis der Serum-Test und der klinische Erfolg befriedigend ausfallen. Wenn die Blutkulturen negativ sind und der Serum-Test eine ausreichende Dosiswirkung annehmen läßt, ist das Fortbestehen der Symptomatik auf andere ursächliche Faktoren als die aktive Infektion zurückzuführen.

2. *Kombination von Penicillin mit Streptomycin oder Kanamycin*: Eine derartige Kombination steigert die baktericide Wirkung gegenüber vielen Streptokokken, besonders Enterokokken (S-Faecalis). Bei der bakteriellen Endokarditis aufgrund einer Infektion mit Streptococcus viridans kann 0,5 g Streptomycinsulfat 2–3mal täglich für 10 Tage i. m. gegeben werden (zusätzlich zu der oben besprochenen Penicillindosis). Die Gesamtbehandlungszeit kann dann auf 18 bis 22 Tage reduziert werden (gegenüber drei bis vier Wochen). Bei bakterieller Endokarditis infolge einer Infektion mit Enterokokken sind 0,5 g Streptomycin oder 0,5 g Kanamycin über 8–12 Std zu injizieren, während Penicillin G (10–60 Mill. E. pro Tag) oder Ampicillin (8–20 g pro Tag) intravenös über vier bis fünf Wochen zu verabreichen ist. Diese kombinierte Behandlung hat einen besseren Erfolg gegenüber einer Enterokokken-Endokarditis als beim Penicillin allein und stellt eines der besten Beispiele eines antibiotischen Synergismus dar. Andere Medikamenten-Kombinationen können gelegentlich durch den Labortest entdeckt werden. Dies ist besonders bei resistenten Mikroorganismen notwendig. Allerdings ist hier eine strikte Laborkontrolle notwendig.

3. *Cephalotin*: 6–12 g pro Tag sind intravenös verabreicht worden bei Streptokokken- und Staphylokokken-Endokarditiden als Ersatz für Penicillin bei Penicillinüberempfindlichen Patienten. Überempfindlichkeit gegen Cephalotin und verschiedene andere ungünstige Reaktionen können auftreten. Enterokokken sind meist resistent.

4. *Methicillin*: 6–24 g sind i. v. für die Dauer von vier bis sechs Wochen bei bakteriellen Endokarditiden gegeben worden, die durch Penicillinase produzierende Staphylokokken hervorgerufen waren. Entsprechende Substanzen sind Nafcillin 8–16 g i. v. und Oxacillin pro Tag für vier bis sechs Wochen. Vancomycin 2–6 g i. v. pro Tag wurden für 2 bis 4 Wochen bei durch Staphyllokokken hervorgerufener bakterieller Endokarditis gegeben.

5. *Tetracycline, Erythromycin und ähnliche Substanzen* haben hauptsächlich einen bakteriostatischen Effekt. Sie sind nicht die Medikamente der Wahl bei bakterieller Endokarditis. Gibt man sie Patienten mit Fieber unbekannter Ursache, so unterdrücken diese Substanzen temporär die Bakteriaemie und führen zu einer symptomatischen Besserung. Im allgemeinen können sie jedoch die Infektion nicht beseitigen, so daß die Möglichkeit fortschreitender entzündlicher Veränderungen bestehen bleibt und die spezifische Diagnose erschwert wird. Allerdings können Tetracycline die Medikamente der Wahl darstellen bei bakteriellen Endokarditiden, die durch die Bacterioidesgruppe andere Anaerobia oder Rickettsien hervorgerufen sind. Die Dosis ergibt sich aus dem Serum-Test und der persönlichen Toleranz des Patienten.

6. *Kanamycin*: 0,5 g alle 6–12 Std i. m., ist das wesentlichste Medikament bei bakteriellen Endokarditiden, die durch gramnegative Bakterien der Darmflora hervorgerufen sind. Manchmal müssen aufgrund des Labortestes Kombinationen mit anderen Antibiotica vorgenommen werden. Cephalotin, 6–12 g i. v., bietet in diesem Falle eine weitere Therapiemöglichkeit. Polymyxin B und Colistin zeigten klinisch nicht den erwarteten Erfolg bei bakterieller Endokarditis, hervor-

gerufen durch Pseudonomas, trotz starker Empfindlichkeit in vitro.

Nur die chirurgische Entfernung der infizierten Stelle (z. B. Vernähung eines Septum-Defektes, Einsetzen einer Prothese) im kardio-vasculären System konnte eine durch Pseudonomas bedingte Endokarditis beseitigen. Gentamycinsulfat, 3 mg/kg/Tag i. m., kann bei durch resistente g-negative Bakterien bedingter Endokarditis erfolgreich sein. Bei all diesen Substanzen muß eingehend auf deren Nephro-, Neuro- und Oto-Toxicität geachtet werden. Die Dosierung muß entsprechend angepaßt werden, wenn eine Nierenfunktionsstörung vorliegt.

7. Bei Patienten mit dem klinischen Bild einer typischen bakteriellen Endokarditis, aber konstant negativen Blutkulturen kann eine Therapie mit Penicillin G, 20–50 Mill. E. pro Tag i. v. und Streptomycin, 1 g pro Tag i. m. über vier Wochen durchgeführt werden. Verschiedene Symptome sollten unter dieser Therapie zurückgehen. Tritt keine Besserung innerhalb von drei bis fünf Tagen auf, so ist ein therapeutischer Versuch mit anderen Substanzen (s. o.) zu empfehlen.

Verlauf und Rezidive

Am Ende einer Therapie-Periode von 3 bis 6 Wochen sollte jegliche antimikrobielle Therapie abgesetzt werden. Nach 3 Tagen sind tägliche Blutkulturen für 4 Tage und dann eine weitere Blutkultur wöchentlich für vier Wochen unter sorgfältiger Beobachtung des Patienten zu empfehlen. Die meisten bakteriologischen Rezidive treten während dieser Zeit ein. Allerdings sind auch schon Rezidive nach mehreren Monaten beobachtet worden. Embolische Ereignisse und Fieber können während und nach erfolgreicher Therapie auftreten. Sie sind kein Grund für eine Therapie-Änderung. Eine frühzeitige adäquate Therapie bei bakteriologisch gesicherter Endokarditis kann in bis zu 90% der Fälle zur bakteriologischen Heilung führen. Tritt ein bakteriologisches Rezidiv ein, so müssen die Keime erneut nachgewiesen und getestet werden und eine zweite, meist länger dauernde Behandlung mit entsprechend ausgewählten Medikamenten durchgeführt werden.

Trotz bakteriologischer Heilung tritt bei einer größeren Anzahl der so behandelten Patienten innerhalb von fünf bis zehn Jahren eine Herzinsuffizienz auf. Diese mechanisch bedingte Herzinsuffizienz kann z. T. auf die Klappendeformitäten (d. h. Perforation eines Segels, Zerreißen von Chordae tendineae) infolge der bakteriellen Infektion z. T. auf Heilungs- und Schrumpfungsprozesse zurückgeführt werden. Deshalb muß die chirurgische Korrektur im weiteren Verlauf erwogen werden.

B. Allgemeine Maßnahmen: Eine allgemein unterstützende Therapie wie bei jeder schweren Infektion ist notwendig. Eine schwere Anaemie ist durch Transfusionen von Blut oder Erythrocyten-Suspensionen anzugehen. Anticoagulantien (d. h. Heparin oder Cumarinderivate) sind bei der unkomplizierten bakteriellen Endokarditis nicht indiziert. Sie können sogar zu haemorrhagischen Komplikationen führen.

C. Behandlung der Komplikationen:

1. *Infarkte* von Organen im großen Kreislauf sind gewöhnlich auf Embolien zurückzuführen, die von den entzündlichen Auflagerungen im linken Herzen herrühren. Embolien aus dem rechten Herzen führen zum Lungeninfarkt. Die Behandlung ist symptomatisch. Manchmal helfen Anticoagulantien. Bei entsprechendem Sitz der Embolie kann eine Embolektomie versucht werden.

2. *Herzinsuffizienz*: Eine bakterielle Endokarditis von längerer Dauer wird häufig von einer Myokarditis begleitet. Diese führt zusammen mit der zunehmenden Klappen-Deformität zur Herzinsuffizienz. In diesem Falle ist eine Digitalisierung bei natriumarmer Kost empfehlenswert. Bei diesen Patienten sind Natriumsalze des Penicillins nicht sinnvoll. Es sollten Kalium- oder Calcium-Salze bevorzugt werden. Ein frühzeitiger Klappen-Ersatz ist zu erwägen, wenn trotz antibiotischer Therapie eine progressive Herzinsuffizienz besteht. Wegen der schlechten Prognose der progressiven Aorteninsuffizienz, die sich unter einer bakteriellen Endokarditis entwickelt, kann die Einsetzung einer Aortenklappen-Prothese bereits zwei bis 3 Wochen nach einer zufriedenstellenden antimikrobiellen Therapie notwendig sein.

3. Viele Patienten mit einer bakteriellen Endokarditis entwickeln eine Stickstoff-Re-

tention infolge einer embolischen Nephritis oder einer Glomerulonephritis. In diesem Falle ist eine spezielle Anpassung der Medikamentendosis notwendig und evtl. eine spezielle Therapie der Uraemie erforderlich, bis die Nierenfunktion unter der antibiotischen Therapie gebessert wird.

Prognose

Der Ausgang der bakteriellen Endokarditis ist schlecht, wenn die bakterielle Infektion nicht beherrscht werden kann. In einigen Fällen kann die chirurgische Beseitigung einer infizierten arteriovenösen Fistel oder eines offenen Ductus arteriosus hinsichtlich der Beseitigung der Bakteriaemie Bedeutung haben. Ähnliches gilt für Patienten mit konstant-negativen Blutkulturen und langer Therapienotwendigkeit mit hochresistenten Bakterien und Patienten mit einer infizierten Klappenprothese. Wenn die bakteriologische Heilung erreicht ist, hängt die Prognose von der kardio-vasculären Funktionstüchtigkeit ab, die durch Verziehung und Narbenbildung infolge des Heilungsprozesses eingeschränkt sein kann. Nur ca. 50% der Patienten, die nach einer bakteriellen Endokarditis bakteriologisch geheilt sind, sind fünf Jahre nach der Therapie noch beschwerdefrei. Von den Klappenschädigungen hat die Aorteninsuffizienz die schlechteste Prognose. Sie erfordert daher eine baldige chirurgische Korrektur. Von den Embolien haben die cerebralen Embolien die schlechteste Prognose. Cerebrale Embolien und Rupturen mykotischer Aneurysmen können sogar nach bakteriologischer Heilung noch auftreten. Die Nierenfunktionsstörungen sind meist reversibel, wenn die antimikrobielle Therapie früh einsetzt.

BRANIFF, B. A. et al.: Valve replacement in active bacterial endocarditis. New Engl. J. Med. **276**, 1464–1467 (1967).

GREEN, G. R., PETERS, G. A., GERACI, J. E.: Treatment of bacterial endocarditis in patients with penicillin hypersensivity. Ann. intern. Med. **67**, 235–249 (1967).

JAWETZ, E., SONNE, M.: Penicillin-streptomycin treatment of enterococcal endocarditis. New Engl. J. Med. **274**, 710–715 (1966).

LERNER, P. L., WEINSTEIN, L.: Infective endocarditis in the antibiotic era. New Engl. J. Med. **274**, 199–206, 259–265, 323–331, 388–393 (1966).

STASON, W. B. et al.: Cardiac surgery in bacterial endocarditis. Circulation **38**, 514–524 (1968).

Hypertone kardio-vasculäre Erkrankungen

Die Kriterien für die Diagnose der Hypertonie sind willkürlich, da der arterielle Druck mit dem Lebensalter ansteigt und gewisse Variationen von Messung zu Messung zeigt. Meist spricht man von einer Hypertonie, wenn der diastolische Druck beständig 100 mm Hg bei einem über 60jährigen Patienten oder 90 mm Hg bei einem unter 50jährigen Patienten überschreitet. Die Gefäßkomplikationen der Hypertonie deutet man als Folge des angestiegenen arteriellen Druckes. Die Hypertonie, bei der keine Veränderung des Herzens nachweisbar ist, bezeichnet man als hypertone vasculäre Erkrankung. Liegen jedoch gleichzeitig eine Linkshypertrophie, Herzinsuffizienz oder eine Coronararterienerkrankung vor, so spricht man von einer hypertonen kardio-vasculären Erkrankung.

Die Hypertonie ist in jeder Form vor dem 20. Lebensjahr ungewöhnlich. Bei jungen Menschen ist die Hypertonie meist durch eine chronische Glomerulonephritis, eine Nierenarterienstenose, eine Pyelonephritis oder eine Koarktation der Aorta bedingt.

Vorübergehende Erhöhungen des Blutdrucks infolge von Aufregungen, Angst oder Anstrengung und die Erhöhung des systolischen Blutdrucks allein bei älteren Menschen infolge von Elastizitätsverlust der größeren Gefäße gehören nicht zur Hypertoniekrankheit.

Ätiologie und Einteilung

A. Primäre Hypertonie: In ca. 85% der Fälle von hypertoner vasculärer oder kardio-vasculärer Erkrankung kann keine Ursache festgestellt werden. Der Beginn dieser essentiellen Hypertonie liegt meist zwischen dem 25. und 55. Lebensjahr. Die Familien-

Anamnese ist meist verdächtig auf eine Hypertonie (Schlaganfälle, plötzlicher Tod, Herzinsuffizienz). Frauen sind häufiger als Männer betroffen. Die Erhöhung des Drukkes ist im Frühstadium vorübergehend und wird dann allmählich permanent. Sogar in gesicherten Fällen variiert der Blutdruck erheblich, besonders bei Reaktionen auf emotionalen Streß wie Angst, Ärger und Frustration. Der Ruhe-Blutdruck ist niedriger als der, der im Sprechzimmer, in der Klinik oder im Krankenhaus gemessen wird. Es ist ren Stunden Bettruhe gemessen werden. Der Blutdruck, der durch den Patienten zu Hause oder während der täglichen Beschäftigung bestimmt wird, ist meist niedriger als der, der im Sprechzimmer, in der Klinik oder im Krankenhaus gemessen wird. Es ist letztlich noch nicht klar, welche dieser Meßergebnisse bedeutungsvoller für die Prognose sind.

Beachte: Das Gesagte gilt auch für andere Formen der Hypertonie. Die Diagnose der essentiellen Hypertonie kann nur dann als gesichert gelten, wenn wiederholte und sorgfältige Untersuchungen keine spezifische Hypertonieursache erbracht haben.

B. Sekundäre Hypertonie:

1. Renale Hypertonie:

a) Vasculär bedingt: Die Stenosierung einer oder beider Nierenarterien als Folge einer Atherosklerose, einer fibro-muskulären Hyperplasie oder anderer Veränderungen stellt die häufigste Ursache der heilbaren Hypertonie dar. Selbst wenn sie sich in der gleichen Form wie die essentielle Hypertonie darstellt, muß bei folgenden Gesichtspunkten daran gedacht werden:

1. Wenn der Hypertoniebeginn nach dem 50. Lebensjahr erfolgt;

2. wenn Geräusche im Bereich der epigastrischen oder renalen Arterien feststellbar sind;

3. wenn auch anderenorts eine Atherosklerose nachweisbar ist;

4. wenn beim intravenösen Urogramm Veränderungen in der Erscheinungszeit oder in der Konzentration des Kontrastmittels im Bereich der betroffenen Niere auftreten;

5. wenn die Reninkonzentration der einen Nierenvene höher ist als der anderen;

6. bei abnormer renaler Ausscheidung radioaktiver Substanzen;

7. wenn die Atherosklerose oder fibromuskuläre Hyperplasie durch Nierenangiographie nachgewiesen werden kann.

Die funktionelle Veränderung einer betroffenen Niere kann mit Hilfe des Howard-Stany-Tests mit verminderter Natrium-Konzentration und erhöhter Osmolalität im Urin nachgewiesen werden.

b) Parenchymal bedingt: Die chronische Glomerulonephritis und die Pyelonephritis stellen bisher die häufigsten Ursachen der Hypertonie dar. Die einseitige Pyelonephritis ist sehr selten, jedoch ist eine Heilung mit Hilfe eines chirurgischen Eingriffs möglich. Die Cystenniere, die kongenitale oder erworbene Hydronephrose sind seltenere Ursachen. Die akute Glomerulonephritis ist oft von einer Hypertonie begleitet.

2. Endokrin bedingt: Das Phäochromocytom, ein Tumor des Nebennierenmarks oder (seltener) des chromaffinen Gewebes längs der Sympathicuskette ist die Ursache einer dauernden oder intermittierenden Hypertonie infolge einer Freisetzung von Noradrenalin und Adrenalin in das Blut. Die Cushing'sche Erkrankung, der primäre Aldosteronismus, der 17-Hydroxylase-Mangel, die kongenitale Nebennierenhyperplasie mit Virilismus und eine Übertherapie mit Desoxycorticosteron bei Patienten mit Nebenniereninsuffizienz führen regelmäßig zu einer Hypertonie. Ein eosinophiler Tumor der Hypophyse, der zur Akromegalie führt, kann ebenfalls eine Hypertonie verursachen.

3. Durch die Koarktation der Aorta bedingt: Die angeborene Stenose des Aortenbogens führt zur Hypertonie in den oberen Extremitäten und Carotiden. Der Blutdruck in den Beinen ist normal oder niedrig.

4. Durch verschiedene Ursachen bedingt: Eine Hypertonie verschiedenen Ausmaßes tritt bei Toxikosen in der Schwangerschaft auf, bei erhöhtem intracraniellen Druck infolge eines Tumors oder eines Haematoms und in den späten Stadien der Periarteriitis nodosa, des Lupus erythematodes disseminatus und der Sklerodermie.

C. Maligne Hypertonie: Jede Form einer bestehenden Hypertonie kann relativ plötzlich ernste Ausmaße annehmen. Der diastolische Druck steigt hierbei über 130 mm Hg. Dadurch kann eine weitläufige Arteriolennekrose, eine rasch fortschreitende Niereninsuffizienz und ein Papillenoedem entstehen. Das Papillenoedem kann der Nierenfunktionsstörung vorausgehen. Es ist daher ein gut verwertbares klinisches Zeichen. Die Höhe des Blutdrucks allein kann irreführend sein. Die Bezeichnung „maligne“ wird deshalb benutzt, weil die Mortalität ohne Behandlung innerhalb von zwei Jahren 100% erreicht.

Pathogenese

Die essentielle und die renale Hypertonie sind Folgen eines gesteigerten Arteriolenwiderstandes unklarer Genese. Wenn Herzinsuffizienz oder Oedeme fehlen, so ist das Herz-Zeit-Volumen und das Blut-Volumen nicht verändert. Renale Pressor-Substanzen können eine Rolle bei der essentialen und renalen Hypertonie spielen. Allerdings ist dieser Mechanismus beim Menschen noch nicht nachgewiesen.

Beim Phäochromocytom ist die Hypertonie durch verschiedene Faktoren bedingt wie gesteigertes Herz-Zeit-Volumen und erhöhten peripheren Widerstand als Folge einer Adrenalin- und Noradrenalinausschüttung.

Der Mechanismus der Entstehung der Hypertonie durch Glucocorticoide, Aldosteron und Desoxycorticosteron ist nicht bekannt.

Die Hypertonie bei der Koarktation der Aorta wird direkt auf die Stenose zurückgeführt, weil hier der linke Ventrikel sein Blut sozusagen in ein zu kleines System entleert. Es mögen aber auch renale Mechanismen eine Rolle mitspielen.

Pathologie

Durch Verdickung der Intima, Muskelhypertrophie und hyaline Degeneration führt die Hypertonie dazu, daß die anfänglich reversible Arteriolenverengung permanent wirkt. Bei der malignen Hypertonie entsteht rasch eine Arteriolennekrose (besonders im Bereich der Nierengefäße). Diese ist verantwortlich für den akuten Beginn der Nierenfunktionsstörung. Die Hypertonie beschleunigt die Entwicklung der Atherosklerose der Coronar- und Cerebral-Arterien. Häufige Folgen sind: Myokardinfarkt und cerebrale Blutungen oder Thrombosen.

Klinische Befunde

Der Befund in Klinik und Labor hängt hauptsächlich von dem Ausmaß der Gefäßveränderungen in den wesentlichen Organen ab wie Herz, Gehirn, Nieren, Augen und periphere Arterien.

A. Symptome: Eine leichte bis mäßige essentielle Hypertonie geht mehrere Jahre mit einem normalen Gesundheitszustand und Wohlbefinden einher. Unbestimmte Symptome treten für gewöhnlich auf, wenn der Patient weiß, daß er einen erhöhten Blutdruck hat. So sind suboccipitale Schmerzen, die besonders morgens ausgeprägt sind und im Laufe des Tages vergehen, typisch. Es kann jedoch jede Form von Kopfschmerzen auftreten bis zur Migräne. Weitere häufige Beschwerden sind:

Schwindelgefühl, Benommenheit, Völlegefühl im Kopf, leichte Ermüdbarkeit, Energieverlust und Herzklopfen. Diese Symptome lassen sich als eine Angstreaktion auf die Hypertonie deuten und sind zuweilen von psychologischen Störungen begleitet.

Patienten mit einem Phäochromocytom, das vorwiegend Noradrenalin produziert, haben meist eine Dauerhypertension. Intermittierende Freisetzung von Katecholaminen führt zu (minuten- und stundendauernden) Anfällen von Angst, Herzklopfen, profusen Schweißausbrüchen, Blässe, Zittern, Übelkeit und Erbrechen. Der Blutdruck ist während dieses Anfalles deutlich erhöht. Es könnten Angina pectoris oder ein akutes Lungenoedem auftreten. Beim primären Hyperaldosteronismus haben die Patienten Episoden von generalisierter Muskelschwäche oder sogar Lähmung, Paraesthesien, Polyurie und Nykturie. Die kardiale Überlastung führt oft zu paroxysmalen nächtlichen Dyspnoe-Anfällen oder zu Asthma cardiale mit oder ohne den Symptomen einer chronischen Linksinsuffizienz. Auch eine Angina pectoris oder ein Herzinfarkt können auftreten.

Die progressive Nierenschädigung führt zu eindrucksvollen Symptomen. Es können Nykturie oder intermittierende Haematurie auftreten.

Die Erkrankung der peripheren Arterien

führt meist zum intermittierenden Hinken. Stenosen und Verschlüsse der Aorta abdominalis rufen Schmerzen im Gesäß in Ruhe (oder erst während des Laufens) und Impotenz hervor.

Die cerebralen Änderungen führen zu

1. Hemiplegie oder Aphasie infolge einer Thrombose;

2. plötzlicher Blutung mit Todesfolge innerhalb von Stunden oder Tagen. Bei der malignen Hypertonie (gelegentlich auch ohne dieselbe) treten schwere Kopfschmerzen, Verwirrtheitszustände, Koma, Konvulsionen, Sehstörungen, vorübergehende neurologische Zeichen, Übelkeit und Erbrechen (sogenannte hypertensive Encephalopathie). Ihr Entstehungsmechanismus ist nicht bekannt. Cerebrale Oedeme können eine Rolle spielen. Die neurologische Symptomatik ist häufig unter Behandlung reversibel.

B. Befunde: Der physikalische Befund hängt von der Ursache der Hypertonie, ihrer Dauer, ihrem Schweregrad und ihrer Auswirkung auf die wesentlichen Organe ab.

1. Blutdruck: Eine Hypertonie liegt bei Patienten unter 50 Jahren nicht vor, wenn der Blutdruck bei wenigstens drei Messungen nach 20-minutenlanger Ruhe in ruhiger Umgebung 140/90 mm Hg nicht überschreitet. Gelegentliche Messungen (wie sie üblicherweise vorgenommen werden), ergeben oft viel höhere Werte. Sie werden nach entsprechender Ruheperiode normal. In diesem Fall spricht man von vasculärer Hyperreaktivität, nicht aber von Hypertonie.

2. Einteilung der Netzhautveränderngen nach Keith-Wagner (KW) bei der Hypertonie hat eine prognostische Bedeutung und korrigiert gut mit dem klinischen Verlauf.

KW 1 = geringe Arteriolenverengerung

KW 2 = deutlichere Arteriolenverengerung und arteriovenöse Einengungen

KW 3 = flammenförmige oder circuläre Blutungen und flockenartige, sogenannte (Cottonwool) „Baumwoll"-Exsudate

KW 4 = eines der o. g. Zeichen + Papillen-Ödem, d. h. Hervorragen der Papille mit verschleiertem Papillenrand und Ausfüllung der physiologischen Papillenmulde. Definitionsgemäß besteht bei der malignen Hypertonie immer ein Papillenoedem.

3. Herz und Arterien: Ein lauter Aortenanteil des 2. Tones und ein früh-systolischer Austreibungsklick kann vorhanden sein. Vergrößerung des linken Ventrikels mit verstärkter linksventriculärer Aktion sprechen für die ausgebildete Erkrankung. Mit Beginn der Herzinsuffizienz werden basale pulmonale Rasselgeräusche, Galopp-Rhythmus und Pulsus alternans beobachtet. Ein praesystolischer Galopp allein läßt nicht notwendigerweise auf eine Herzinsuffizienz schließen.

4. Pulse: Es sollte ein direkter Vergleich zwischen beiden Carotiden, Radial-, Femoral-, Popliteal- und Pedal-Pulsen durchgeführt werden. Auf das Fehlen oder Vorhandensein von Geräuschen bei größeren Gefäßen einschließlich der abdominellen Aorta und der Arteria iliaca ist zu achten. Der Blutdruck ist an beiden Armen und Beinen zu messen.

5. Gehirn: Neurologische Residuen cerebraler Thrombosen oder Blutungen können vorhanden sein und zwar vom positiven Babinski- oder Hoffmann-Reflex bis zur Frank'schen Hemiplegie oder Hemianopsie.

6. Endokriner Status: Beim Morbus Cushing findet man: Stammfettsucht, Hirsutismus, Akne, blaurote Striae und fein-granulierte Haut. Eine Niere kann durch einen Nebennierentumor verdrängt sein. Bei primären Hyperaldosteronismus beobachtet man schlaffe Lähmungen oder muskuläre Schwäche, abgeschwächte oder fehlende Sehnen-Reflexe, ebenso wie abgeschwächte oder fehlende Vasomotoren-Reflexe.

7. Koarktation der Aorta: Schwache oder im Vergleich zu den Radial-Pulsen verzögert auftretende Femoral-Pulse sind bei Jugendlichen ein wesentlicher Hinweis auf die Koarktation der Aorta. Weitere sichere Zeichen sind: Ein basales, systolisches Geräusch, das bis in die Interscapulargegend fortgeleitet wird, tastbare Collateralarterien an den unteren Rippenrändern und an den Scapularrändern.

8. Nierenarterienstenose: Zuweilen kann ein charakteristisches arterielles Geräusch mit einem Membran-Stethoskop im linken oder rechten Epigastrium oder auch in den Flanken und im Costo-Vertebral-Winkel gehört werden.

9. Nierenparenchym-Erkrankung: Der Patient kann ein urämisches Aussehen und entsprechenden Geruch aufweisen. Cystennieren sind groß und leicht palpabel.

C. Laborbefunde: Bei der Routine-Urinuntersuchung kann ein niedriges fixiertes, spezifisches Gewicht eine fortgeschrittene Nierenparenchym-Erkrankung oder eine hypokaliämische Nephropathie bei primärem Hyperaldosteronismus aufdecken. In beiden Fällen ist der Rest-Stickstoff erhöht und eine Anaemie als Folge der fortgeschrittenen Azotämie vorhanden. Beim Hyperaldosteronismus ist das Serum-Kalium erniedrigt, das Serum-Natrium und CO_2 dagegen erhöht. Das Umgekehrte ist der Fall im urämischen Zustand bei einer primären Nierenerkrankung.

Proteinurie, granulierte Cylinder und gelegentlich eine Mikrohaematurie treten bei der Nephrosklerose auf. Eine Differentialdiagnose gegenüber der chronischen Nephritis ist allerdings hiermit allein nicht möglich.

Eine Bakteriurie weist auf eine Pyelonephritis hin. Die typischen Leukocyten-Cylinder werden allerdings selten gefunden. Die Pyurie kann häufiger fehlen. Es muß eine quantitative Urinkultur angefertigt und in Intervallen wiederholt werden, da die Bakteriurie bei der chronischen Pyelonephritis intermittierend auftreten kann. Die quantitative Bestimmung der Ausscheidung der 17-Hydroxycorticosteroide oder Katecholamine und Vanillyl-Mandelsäure ist notwendig bei Verdacht auf Morbus Cushing bzw. Phäochromocytom. Das Urinaldosteron muß nicht routinemäßig bestimmt werden. Abgesehen von Früh- oder Grenzfällen kann die Diagnose exakt auf Grund der blut-chemischen Untersuchungen gestellt werden.

1. Teste zur Diagnostik des Phäochromocytoms:
Bestimmung der 24-Stunden-Ausscheidung der Katecholamine im Urin (s. Appendix) oder der Vanillyl-Mandelsäure (Normwert: 0,7 bis 6,8 mg/24 Std). Die Bestimmung der Katecholamin-Ausscheidung hat meist die Provokationsteste (Histamin- und Regitin®-Test) verdrängt.

2. Test bei Dauer-Hypertonie infolge eines Phäochromocytoms:
Nach 20-minutenlanger Ruhelage wird der Ausgangs-Blutdruck bestimmt. Er sollte 170/110 mm Hg überschreiten. Phentolamin (Regitin®) 2,5 bis 5 mg werden rasch i. v. – am besten in einem Infusionsschlauch –, nachdem der Blutdruck konstante Werte erreicht hat, injiziert. Innerhalb von 2 bis 5 min sollte der Blutdruck mindestens um 35–25 mm Hg bei einem Phäochromocytom-Patienten abfallen.
Beachte: Sedativa, Antihypertensiva und ein urämischer Zustand können falsch positive Teste bedingen.

3. Provokationstest für Patienten mit normalem Blutdruck: 0,01 bis 0,025 mg Histamin-Base werden in 0,5 ml physiologischer Kochsalzlösung mit einer Tuberkulin-Spritze rasch i. v. injiziert. Die Nadel beläßt man in der Vene, damit Phentolamin injiziert werden kann, um eine exzessive Blutdruck-Steigerung beseitigen zu können. Ein Blutdruck-Anstieg um 60–30 mm Hg oder ein noch höherer Anstieg nach einem Cold-Pressor-Test innerhalb von zwei Minuten weist auf ein Phäochromocytom hin.

D. Röntgenbefunde: Das Thoraxbild zeigt Rippenusuren und den schmalen Aortenknopf bei der Koarktation und darüber hinaus das Ausmaß der Herzvergrößerung. Das intravenöse Pyelogramm gibt Auskunft über die relative Nierengröße, die Geschwindigkeit des Erscheinens und Verschwindens von Kontrastmitteln, Nierenverlagerungen, Obstruktionen, Pyelonephritis und Cystennieren.

E. EKG-Befunde: Das EKG gibt Hinweise über das Ausmaß der linksventriculären Hypertrophie, über Coronar-Arterien-Erkrankungen und Rhythmusstörungen. Beim Hyperaldosteronismus ist das QT-Intervall verlängert.

F. Spezialuntersuchungen: Die praesacrale Luft-Insufflation kann Nebennierentumoren sichtbar machen. Bei Verdacht auf eine Nierenarterienstenose ist neben dem intravenösen Urogramm ein Nierenangiogramm erforderlich (transfemorale Katheter-Einführung und Injektion des Kontrastmittels direkt in die Nierenarterien). Weitere Untersuchungsmöglichkeiten liegen in der

Isotopen-Ausscheidung, isolierten Nierenfunktionsuntersuchungen (z. B. Inulin und PAH-Clearance, Farbstoff- und Elektrolytkonzentrationsbestimmungen).

G. Verlaufsuntersuchungen: Wenn spezielle Ursachen ausgeschlossen sind, sind periodische ophthalmoskopische Untersuchungen, Beurteilungen der Herz- und Nierenfunktion, Thoraxaufnahmen, Urin-Eiweißbestimmungen zur Beurteilung des Verlaufs der Erkrankung notwendig.

Die Behandlung mit hypotensiven Substanzen

Viele Hypertonie-Patienten, besonders Frauen im mittleren Alter, fühlen sich jahrelang ohne Therapie wohl. Aus diesem Grunde sollte man wegen der Nebenwirkungen einer dauernden medikamentösen Therapie die Notwendigkeit der Verwendung von Hypotensiva stets überlegen.

Die Hypertonie kann bei den einzelnen Patienten sehr verschieden sein. Die Therapie sollte sich nach dem Schweregrad der Hypertonie und Vorhandensein von Komplikationen richten. Eine zufriedenstellende Einteilung der Schweregrade, die auf dem Befund des Augenhintergrundes beruht, ist auf Seite 260 wiedergegeben. Andere Faktoren, die die Schwere der Hypertonie beurteilen lassen, sind das EKG, die Größe des Herzens und die Nierenfunktion.

Auf keinen Fall sollten leicht toxisch wirkende Substanzen bei einer leichten Hypertonie eingesetzt werden. Eine leichte bis mäßige Erniedrigung des Blutdrucks über Monate oder Jahre kann die vasculären Komplikationen der Hypertonie verringern oder sogar beseitigen. Medikamenten-Kombinationen sind üblich. Sie sind jedoch oft schwierig zu beurteilen.

In schweren Fällen sollten ganglionäre oder postganglionäre Blocksubstanzen verwendet werden. In den meisten weniger schweren Fällen hat es sich als erfolgreich bewiesen, mit Rauwolfia oder oralen Diuretica oder beiden zu beginnen und dann – falls notwendig – Hydralazin (Nepresol®) oder Methyldopa (z. B. Sembrina®) hinzuzunehmen. Lebensversicherungsuntersuchungen haben gezeigt, daß sogar leichte Blutdruckerhöhungen die Lebenserwartung herabsetzen, besonders, wenn sie durch eine vorzeitige Atherosklerose bedingt sind. Es sind sicherlich noch ausgedehnte klinische Kontrolluntersuchungen notwendig, um entscheiden zu können, ob die Therapie einer leichten Hypertonie (diastolischer Druck unter 105 mm Hg) ohne vasculäre Komplikationen eine Atherosklerose verhindern und die Lebenserwartung verlängern kann. Es ist vorstellbar, daß die Therapie derartige Wirkung hat, wenn man von toxischen Medikamenten-Reaktionen absieht.

A. Indikationen zur hypotensiven Therapie:

1. Sichere Indikationen: Eine hypotensive medikamentöse Therapie ist sicher indiziert bei der malignen Hypertonie und bei der dekompensierten Hypertonie (Herzinsuffizienz, Lungenoedem), wenn ein akuter Herzinfarkt ausgeschlossen ist; bei rasch ansteigendem diastolischen Druck mit Linkshypertrophie und -dilatation; bei der hypertensiven Encephalopathie; bei einer Verschlechterung des Herz- und Augenhintergrund-Befundes (Exsudate und Haemorrhagien), besonders bei jungen Patienten (speziell bei Männern); oder wenn der diastolische Druck dauernd 110 mm Hg übersteigt.

2. Mögliche Indikationen: Eine hypotensive medikamentöse Therapie ist wahrscheinlich indiziert bei wiederholten leichten cerebralen Thrombosen mit neurologischen Residuen und bei hohem diastolischem Druck; bei therapieresistenter Coronarinsuffizienz mit hohem diastolischem Druck; wenn der diastolische Blutdruck zwischen 105 bis 110 mm Hg ohne Komplikationen schwankt; bei schweren therapie-resistenten Hypertonie-Kopfschmerzen (emotionaler Streß ausgeschlossen).

3. Zweifelhafte Indikationen: Eine hypotensive medikamentöse Therapie ist wahrscheinlich nicht indiziert bei leichter, gutartiger essentieller Hypertonie älterer Frauen oder im Frühstadium der labilen Hypertonie Jugendlicher, in dem keine Zeichen vasculärer Komplikationen vorliegen.

B. Antihypertensiva: Eine antihypertensive Therapie sollte bei gesicherter Hypertonie, wenn sie einmal begonnen wurde, weiter fortgesetzt werden.

Tabelle 8–2a. *Antihypertonica*

Chemische Bezeichnung	Handelsname	Dosierung
Chlorisondamin-Chlorid	Ecolid	s. Text
Clonidin	Catapresan Tabl. à 0,075 mg Tabl. à 0,3 mg Amp. à 0,15 mg	3x 1 Tabl. tgl., stationär auch bis 6 Tabl. à 0,3 mg tgl.; Erhaltungsdosis meist 2x 1 Tabl. tgl. 1 Amp. bis 4x tgl. sc. od. i. m., i. v. mit mindestens 10 ml phys. Kochsalzlösung (langsam!)
Cyclazenin	Leron (1 Tabl. 30 mg)	2–3x 1/2 Tabl. tgl., langsam bis auf 2–4x 1 Tabl. tgl. Auch Kombinationsbehandlung empfohlen; z. B. mit Presinol
(Di)hydralazin	Nepresol (Tabl. a 25 mg)	s. Text. Tachykardie u. Minutenvolumensteigerung möglich, daher Vorsicht bei Herzinsuffizienz (ev. Kombin. mit bradykardisierenden Hypotensiva wie Reserpin od. Guanethidin)
Guanethidin	Ismelin (Tabl. à 10 u. 20 mg)	s. Text, tgl. Dosis über 30–60 mg nicht sinnvoll
Guanoxan	Envacar	2x 10 mg tgl.
1-α-Methyldopa	Presinol Sembrina Aldometil	s. Text
Rauwolfia-Gesamtalkaloide	Raupina (2 mg) Raupinetten (1 mg) Rauserpol (2 mg) Rautonia (1 mg) Rautonia forte (2 mg)	Individuell (max. 6 Drag à 2 mg tgl.), Erhaltungsdosis ermitteln
Reserpin	Reserpin-Hameln Reserpin-Saar Sedaraupin Serpasil Rivasin	Individuell! s. Text

1. *Rauwolfia-Substanzen:* Rauwolfia hat eine relativ leichte hypotensive Wirkung. Seine Anwendung ist jedoch auch wegen seines leichten sedativen Effektes und wegen seiner additiven Wirkung in Kombinationen mit ganglionären oder postganglionären Blockern sinnvoll. Als Nebenwirkungen können auftreten: Das Gefühl der verstopften Nase, Hyperacidität, Natrium-Retention und schwere Depression. In diesen Fällen sollte die Substanz abgesetzt werden. Folgende Substanzen kommen in Frage:

a) Reserpin 0,1 bis 0,25 mg 3 × täglich oral zu Beginn und 0,25 mg pro Tag als Erhaltungsdosis. Reserpin kann auch in kritischen Situationen kurzzeitig i. m. gegeben werden. 1–2,5 mg alle 8 bis 12 Std.

b) Rauwolfia (Raupina®) 10 bis 12 mg pro Tag.

2. *Peroral wirksame Diuretica* (Tab. 8–6): Thiazide wie Chlorothiazid reduzieren die Dosis von blockierenden Substanzen um etwa die Hälfte und wirken synergestisch mit anderen Medikamenten wie Rauwolfia. Chlorothiazid (Chlotride®) wird 0,5 bis 1 g pro Tag in verteilten Dosen verabreicht. Es muß hier-

bei auf eine Elektrolytverarmung, besonders bei Patienten, die digitalisiert sind, geachtet werden. Hydrochlorothiazid (Esidrix®) 50 mg ein- bis zweimal pro Tag. Andere orale Diuretica sind wahrscheinlich ebenso effektiv. Eine stärker wirksame Substanz ist die Etacrynsäure (Hydromedin®) oder Furosemid (Lasix®). Hier ist die Möglichkeit der Elektrolytverarmung noch größer als bei den Thiaziden. Zur Vermeidung einer Hypokaliaemie wird von mancher Seite empfohlen, kalium-retinierende Substanzen hinzuzufügen wie Spironolacton (Aldactone®) 25 mg dreimal täglich oder Triamteren (Jatropur®). Bei diesem Vorgehen muß der Serum-Kalium-Spiegel zur Vermeidung einer Hyperkaliaemie häufiger kontrolliert werden. Bei der Verwendung von Thiaziden können Hyperurikämie und Hyperglykämie auftreten. Es können aus diesem Grunde Probenecid (Benemid®) und oral hypoglykämisch wirksame Substanzen notwendig werden.

3. Hydralazin-Hydrochlorid (Nepresol®): Die initiale Dosis beträgt 10 bis 25 mg oral zweimal täglich. Bei allmählicher Steigerung bis auf eine Gesamtdosis von 200 mg pro Tag. Bei alleiniger Verwendung von dieser Substanz sind die Therapieerfolge oft nicht eindrucksvoll. Einige Patienten werden orthostatisch. Da Hydralazin den renalen Blutstrom steigert, kann es sinnvoller Weise in Kombination mit oral wirksamen ganglionären bzw. postganglionären Blockern oder oralen Diuretica verwendet werden.

Tabelle 8–2b. *Antihypertonica. Kombinationspräparate*

Handelsname	Zusammensetzung	Dosierung
Adelphan	0,1 mg Reserpin, 10 mg Dihydralazin	Beginn 2–3x 1 Tabl., Steigerung bis 3x 2–3 Tabl., Reduz. auf Erhaltungsdosis.
Adelphan-Esidrix	Adelphan + 10 mg Hydrochlorothiazid	3x 1 tgl., Reduktion auf Erhaltungsdosis.
Briserin	0,5 mg Dihydroergocristin 0,1 mg Reserpin 5,0 mg Clopamid	Beginn mit 1 Drag. tgl., später 2–3 Drag. tgl. mögl. Zuweilen genügt 1 Drag. jeden 2. Tag.
Darebon	0,25 mg Reserpin 50 mg Hygroton	$^1/_2$–1 Tabl. tgl., in schweren Fällen 3 Tbl. tgl., Übergang auf Erhaltungsdosis 3x $^1/_2$–1 Tbl. wöchentlich.
Diuraupur-Stufen-Dragées	10 mg Hydrochlorothiazid 0,1 mg Reserpin 0,25 mg Rescinnamin 0,01 mg Raupin 0,19 mg Ajmalin 0,6 mg Yohimboasäuremethylester 550 mg Kaliumchlorid	3x 1 Drag. tgl. nach den Mahlzeiten, unter genauer Überwachung vorübergehend 3x 2 Drag. tgl. Erhaltungsdosis 1 Drag. tgl.
Elfanex	0,1 mg Reserpin 10 mg Dihydralazin 10 mg Hydrochlorothiazid 300 mg Kaliumchlorid	3x 1 Drag. tgl., vorübergehend 3x 2 Drag. tgl., Erhaltungsdosis 1–2 Drag. tgl.
Ipharon	12,5 mg Dihydratinophthalazinsulfat, 1 mg Gesamtalkaloide der Rauwolfia serp.	1–2 Drag. tgl., im Verlauf von 4 Tagen 3–4x tgl. 1 Drag.
Modenol	3,3 mg Thiabutazid 0,07 mg Reserpin 0,07 mg Rescinnamin 0,7 mg Raubasin 300 mg Kaliumchlorid	2–3x 1 Drag. tgl., Erhaltungsdosis 1–2 Drag. tgl.

Handelsname	Zusammensetzung	Dosierung
Pacepir	50 mg Radix Rauwolfiae 50 mg Hydroflumethiacid 625 mg Kaliumchlorid	Leichte Fälle: 1 Drag. tgl. Schwere Fälle: langsame Steigerung auf 2–3 Drag. tgl. Erhaltungsdosis 1 Drag. tgl. od. jeden 2. Tag.
Raupentin	1 mg Rauwolfia-Reinalkaloide 100 mg Hexamethoniumbromid 25 mg N-Methylphenylaethylbarbitursäure 1 Nachtdragée: 1 mg Carbaminoylcholinchlorid, 20 mg Phenylaethylbarbitursäure	Morgens und mittags 1 Tagdrag., abends 1 Nachtdragée.
Rauwopur-Dragées	0,1 mg Reserpin 0,25 mg Rescinnamin 0,01 mg Raupin 0,19 mg Ajmalin 0,6 mg Yohimboasäuremethylester	Therapieeinleitung meist mit Diuraupur; dann alternierende Behandlung, meist 2–3x 1 Drag. nach dem Essen.
Rauwosanol	0,15 mg Reserpin 150 mg Theophyllin-Magnesiumacetat	Zu Beginn 3x 2 Drag. tgl. nach den Mahlzeiten, Erhaltungsdosis 3x 1 Drag. tgl.
Repicin	2 mg 3-Benzyl-6-trifluormethyl-7-sulfamoyl-3, 4-dihydro-1, 2, 4-benzothiadiazin-1, 1-dioxyd 0,1 mg Reserpin 200 mg Kaliumchlorid	Beginn mit 2 Tabl. od. Drag. tgl., bei Erfolglosigkeit nach 1 Woche auf 4 Tabl. steigern. Erhaltungsdosis 1–2 Tabl. tgl.
Salipresinol	0,25 g 1-α- Methyldopa 0,01 g Benzthiazid	1–2 Tabl. tgl. (einschleichend), max. 6 Tabl. tgl.
Seda-Repicin	Repicin + 3 mg Methiomeprazin	Individuell, ambulante Höchstdosis: 2 Drag. tgl.
Tadip	125 mg Presinol 0,01 g Benzthiazid	1 Tbl. tgl., langsame Steigerung auf 2–3x 1 Tabl. tgl. Dauertherapie bei 1–2 Tbl. tgl.
Terbolan	0,1 mg Reserpin 15 mg Fursemid	Beginn: 3x 1 Tabl. tgl. Schwere Fälle: Steigerung bis auf 4x 2 Tabl. tgl. möglich. Dauerbeh.: 2x 1 Tabl. tgl. oder weniger.

Toxische Nebeneffekte können bei großen Dosen auftreten. Sie sind jedoch selten in Dosen, die 200 mg nicht überschreiten und in Kombination mit Chlorothiazid oder mit Rauwolfia. Weitere Nebenwirkungen sind: Kopfschmerzen und Herzklopfen mit Tachykardie. Nach hohen Dosen über mehrere Monate kann auch ein Syndrom auftreten, das einer diffusen Kollagen-Krankheit ähnelt.

4. Methyldopa (Sembrina®): Nach einer Initialdosis von 250 mg zwei- bis dreimal täglich peroral kann in Intervallen von zwei bis drei Tagen allmählich bis auf eine tägliche Gesamtdosis (verteilt auf zwei bis vier Einzeldosen) von 0,75 bis 2,5 g gesteigert werden. Der Druck – sowohl im Liegen als auch im Stehen – wird in ca. 2/3 der Fälle mäßiger Hypertonie gesenkt. Ein orthostatischer Effekt kann, besonders bei Patienten mit Reserpin-Therapie in den Vordergrund treten. Eine gleichzeitige Thiazid-Therapie ist empfehlenswert wegen der Potenzierung des hypertensiven Effektes und der Vermeidung einer Flüssigkeitsretention (mit Schläfrigkeit), die als Nebeneffekt beobachtet werden kann. Ebenso wie andere hypotensiv wirkende Substanzen, so sollte auch Methyldopa unter strenger ärztlicher Kontrolle verabreicht werden, bis eine stabile Erhaltungsdosis ermittelt ist. Fieber ist eine seltene, toxische Reaktion.

Ebenso selten kann sich ein pos.Coombs-Test und eine hämolytische Anämie entwikkeln.

5. Ganglionäre und postganglionäre Blokker-Substanzen: Die Anfangsdosen peroral anwendbarer, ganglionärer und postganglionärer Blocker-Substanzen sind:
Hexamethonium 125 mg, Pentoliniumtartrat (Ansolysen®) 10 bis 20 mg. Chlorisondaminchlorid (Ecolid®) 10 bis 20 mg. Mecamylanin (Inversin®) wird in Anfangsdosen von 1 bis 2,5 mg ein- bis zweimal täglich verabreicht. Es kann eine Steigerung um 2,5 mg pro Dosis bis zur Erreichung eines zufriedenstellenden fixen Blutdruckes vorgenommen werden. Die Wirkungen dieser Substanzen können durch Thiazide gesteigert werden.

a) Ganglionäre Blocker-Substanzen: Diese Substanzen werden heutzutage weniger verwendet, da sie auch den Parasympathicus blocken und außerdem durch Guanethidin meist verdrängt worden sind. Pentoliniumtartrat (Ansolysen®), Chlorisondaminchlorid (Ecolid®) und Mecamylanin-Hydrochlorid (Inversin®) können oral oder subcutan verabreicht werden. Die intestinale Resorption ist mit Ausnahme der von Mecamylamin gering und unregelmäßig, so daß auch eine entsprechend unregelmäßige Wirkung auf den Blutdruck besteht.

b) Postganglionäre Blocker-Substanzen: Guanethidin (Ismelin®) wirkt durch Blokkierung des postganglionären adrenergen Neurons. Die Substanz kann in einer einzelnen Tagesdosis gegeben werden. Sie ist wirksam, wird gut toleriert und führt nicht zur Blockade des Parasympathicus. Die Anfangsdosis ist 10 mg peroral. Die Steigerung erfolgt allmählich in wöchentlichen Intervallen. Orthostatische Reaktionen (besonders am Morgen oder nach körperlicher Anstrengung), Diarrhoe, Muskelschmerzen, Impotentia ejaculandi sind die Hauptnebenwirkungen.

c) Grundsätzliches Vorgehen bei der Verwendung von ganglionären oder postganglionären Blockern: 1. Der Patient muß hospitalisiert werden außer bei Verwendung von Guanethidin. 2. Kleine Anfangsdosen werden allmählich in Abhängigkeit von der Reaktion und Toleranz des Patienten gesteigert. 3. Die Blutdrucksenkung sollte in der ersten Woche nur mäßig erfolgen. Die Senkung des Druckes auf Normwerte darf nur dann erfolgen, wenn der Patient nachweislich systolische Drucke um 150 mm Hg ohne hypotensive Erscheinungen toleriert. 4. Die orthostatische Reaktion, die die größte Nebenwirkung darstellt, sollte nicht nur als eine potentionelle Gefahr für den Patienten angesehen werden, sondern auch als eine therapeutische Möglichkeit, die hypotensive Wirkung der Substanz über das Wirkungsmaximum hinaus zu verlängern. Um minimale Nebeneffekte zu haben, wird empfohlen, die Dosen von Ganglien-Blockern durch vorherige Applikation von Reserpin 1–2 mg pro Tag oder Thiazid (s. o.) oder beidem möglichst niedrig zu halten. 5. Gegebenenfalls muß eine Obstipation durch Laxativa behoben werden. Durchfälle (z. B. nach Guanethidin) können durch kleine Dosen von Codein beseitigt werden. 6. Der Patient sollte auf die Auswirkungen einer zusätzlichen Vasodilatation aufmerksam gemacht werden, wie sie durch Hitze, heiße Bäder, Alkohol und in der Ruhe nach körperlicher Belastung auftreten kann.

Die Wirkung der Hypotensiva sollte besonders beim ambulanten Patienten im Stehen kontrolliert werden.

d) Bestimmung der adäquaten Dosis: Eine Therapie von ein bis zwei Wochen ist gewöhnlich notwendig, um diejenige Dosis zu bestimmen, die eine Blutdruckerniedrigung auf etwa 160/100 mm Hg ermöglicht. Dann kann man unter ambulanten Bedingungen die Dosis allmählich weiter steigern, bis die gewünschte Drucksenkung erhalten bleibt. Die Meinung ist geteilt darüber, ob der einzustellende Druck z. Zt. des Wirkungsmaximums 150–160 mm Hg systolisch betragen soll, oder ob er diejenige Höhe haben soll, bei der leichte hypotensive Symptome im Stehen auftreten. Eine Obstipation kann durch perorale Verabreichung von Methonium-Verbindungen vermieden werden, die die Resorption der Medikamente steigern.

Laxativa sollten eine tägliche Darmentleerung gewährleisten.

Obwohl die Bestimmung der Erhaltungsdosis schwierig ist, darf man als befriedigenden Erfolg bezeichnen, wenn der diastolische Blutdruck im Stehen 90–100 mm Hg oder weniger beträgt. Da die Wirksamkeit der Medikamente nicht ohne weiteres durch gelegentliche Messungen im Sprechzimmer festgestellt werden kann, ist folgendes Vorgehen empfehlenswert: 1. Der Blutdruck wird zu Hause gemessen und dem Arzt bei seinen regelmäßigen Besuchen vorgelegt. Der Arzt variiert entsprechend die Dosis. Der Patient wird instruiert, die Dosis zu erniedrigen, wenn der Blutdruck unter 150/90 mm Hg fällt und das Medikament ganz wegzulassen, wenn der Blutdruck unter 130/80 mm Hg im Liegen sinkt. 2. Beobachtung der Kreislauf-Reaktion während einem minutenlangem Stehen. 3. Periodische Krankenhaus-Aufnahme für ein bis zwei Tage, um den Basal-Blutdruck zu erfassen. Dieser Basal-Blutdruck ist oft 50 bis 100 mm Hg geringer als der Blutdruck, wie er im Sprechzimmer gemessen wird. 4. Über den Tag verteilte Druckmessungen ergeben eine repräsentativere Aussage über das Blutdruck-Verhalten des Patienten.

e) Nebenwirkungen und Zwischenfälle bei ganglionären und postganglionären Blocker-Substanzen: 1. Akute Hypotonie-Reaktionen machen sich bemerkbar durch Ohnmacht, Schwäche, Übelkeit und Erbrechen. Der Patient sollte angewiesen werden, sich in derartigen Situationen mit hochgelagerten Füßen hinzulegen. Wenn die Hypotonie-Reaktion nicht sehr ausgeprägt ist, gehen dann die beschriebenen Symptome rasch weg. Besteht die Symptomatik jedoch weiterhin, so muß man druckhebende Medikamente verabreichen wie Phenylephrin, Effortil® oder Novadral® subcutan oder als langsame kontinuierlich intravenöse Infusion von Levarterenolbitartrat (Levophed®) 4 mg/l. In schweren Fällen kann Hypertensin i. v. angewendet werden (verdünnt mit phys. Kochsalzlösung 1–2 Gamma/min). In leichteren Fällen dürfte Akrinor® genügen (2–4 Amp. in 500 ml phys. Kochsalzlösung langsam i. v.). Die Verabreichung muß allerdings vorsichtig geschehen, da manche Patienten stark empfindlich auf Vasopressoren sind. 2. Eine akute oder schleichende Niereninsuffizienz als Folge des herabgesetzten renalen Blutstroms und Filtrationsdrucks kann zum Absetzen der Medikation zwingen. 3. Thrombosen und Nierenversagen sind Zwischenfälle bei älteren Patienten, bei denen schwere und plötzliche Blutdruckabfälle auftreten. 4. Eine natriumarme Diät potenziert die Wirkung der Blockersubstanzen. Wenn man einem Patienten, der eine festgelegte Dosis erhält, eine natriumarme Diät verabreicht, können hypotensive Erscheinungen eintreten. Es ist empfehlenswert, zu Beginn der Therapie den Patienten auf eine Diät mit 2 g Natrium pro Tag einzustellen. 5. Alkohol, Hitze, vasodilatierende Substanzen, körperliche Anstrengung und Salzverarmung potenzieren die Wirkung der ganglionären und postganglionären Blockverbindungen. 6. Da die ganglionären Blocker-Substanzen mit Ausnahme von Guanethidin auch den Parasympathicus blocken, können entsprechende parasympathicolytische Effekte zu Sehstörungen, Verstopfung und Mundtrockenheit führen. Diese Nebeneffekte können durch perorale Neostigmin-Medikation (7,5 bis 15 mg) z. T. behoben werden. Leichte Laxativa sollten in der Bekämpfung der Obstipation eingesetzt werden.

6. Veratrum-Verbindungen: Diese Verbindungen haben keine breite Anwendung gefunden, da die Grenze zwischen therapeutischer und toxischer Wirkung (Übelkeit, Erbrechen und Schwächegefühl) sehr schmal ist. Gereinigte Präparate wie z. B. Proveratrin A und B (Verelba®) werden selten bei hypertensiven Krisen verwendet. Bei der Herzinsuffizienz als Komplikation der akuten Nephritis, bei Krämpfen infolge einer Eklampsie oder bei einem Lungenoedem als Ausdruck einer dekompensierten Hypertonie gibt man Proveratrin in folgender Weise: 1. bei akuter Hypertonie 1,5 bis 1,9 mikrogramm/kg (die Blutdrucksenkung dauert 1–3 Std) oder 1–2 mikrogramm/kg i. m. alle acht Stunden. 2. Bei der chronischen Hypertonie: 0,4–1,5 mg oral drei- bis viermal pro Tag nach den Mahlzeiten. Die Dosis muß sorgfältig einreguliert werden. Zuweilen können

Dosen von 0,5 mg bereits Erbrechen verursachen.

7. Propranolol (Dociton®): Die Herabsetzung des Herzzeitvolumen nach Propranolol durch die Herabsetzung der Herzfrequenz ohne Änderung des Schlagvolumens hat zur Verwendung dieser Substanz bei der Hypertonie geführt. Es kann ein deutlicher Abfall des Blutdrucks eintreten, jedoch sind Diuretica mehr effektiv und sicherer. Gefahr der Manifestierung einer latenten Herzinsuffizienz! (s. aber PRICHARD u. Mitarb.).

C. Akute hypertensive Folgeerscheinungen: Die wichtigsten sind die akute hypertensive Encephalopathie, das akute Lungenödem begleitet von einem erheblichen Blutdruckanstieg bei hypertensiven Patienten mit Linksinsuffizienz, maligner Hypertonie, das akute dissezierende Aneurysma der Aorta bei hohem arteriellem Druck und die akute Hämorrhagie bei erhöhtem Druck. Reserpin 1 bis 2,5 mg i. m. alle 12 bis 8 Std; Hydralazin 8–10 mg i. m. alle 2–4 Std haben sich hiergegen erfolgreich bewährt. Wenn der Serum-Harnstoff unter 70 mg% liegt, kann man durch den Zusatz eines Diureticums wie eines Chlorothiazids oder Hydrochlorothiazids die hypotensive Wirkung potenzieren. Ganglien-Blocker können die Behandlung einleiten. 2–3 Ampullen Clonidin können in 500 ml 5% Glucose-Lösung unter Blutdruckkontrolle langsam infundiert werden.

Vorsicht: Der Patient sollte aufrecht sitzen und der Blutdruck fortlaufend kontrolliert werden. Wenn der Blutdruck unter Kontrolle gebracht ist, ist die Therapie mit Guanethidin oral in Kombination mit Thiaziden oder anderen antihypertensiven Substanzen fortzuführen.

D. Andere Behandlungsmethoden: Chirurgische Eingriffe bestehen in Sympathektomie, Adrenalektomie und Korrektur einer Nierenarterien-Stenose. Es herrscht Übereinstimmung, daß die Sympathektomie nur dann das Leben verlängert, wenn das Frühstadium einer malignen Hypertonie bei guter Nierenfunktion besteht. Die Operation als Therapiemethode ist meist verlassen worden. Die Ergebnisse bei Adrenalektomie sind nicht eindrucksvoll gewesen, wenn auch einige Patienten mit schwerer Hypertonie einen zufriedenstellenden Erfolg gezeigt haben. Eine strenge natriumarme Diät (350 mg Natrium oder weniger pro Tag) ist seit Einführung von Chlorothiazid unnötig geworden. 2 g Natrium können pro Tag gestattet werden. Versuche, die Hypertonie mit psychoanalytischen Methoden anzugehen, waren nicht erfolgreich. Wenn auch die Vermeidung von Emotionen eine zusätzliche Therapie-Notwendigkeit ist. Nervösen Patienten kann Phenobarbital 15–30 mg drei- bis viermal täglich gegeben werden.

Therapie der Komplikationen

Die kardialen, cerebralen und renalen Komplikationen der Hypertonie sind bei der Herzinsuffizienz besprochen. Es sind Angina pectoris, Herzinfarkt, cerebrale Blutung, cerebrale Thrombose und Nierenversagen.

Die Ursache des Kopfschmerzes bei Hypertension ist nicht bekannt. Häufig ist der Schmerz emotionellen Ursprungs, wenn man von der fortgeschrittenen oder malignen Hypertonie absieht. Suggestion und Aufklärung können erfolgreich sein. Hypotensive Substanzen sind besonders beim Kopfschmerz der malignen oder praemalignen Hypertonie erfolgreich.

Prognose

Wenn auch viele Patienten mit einer leichten Blutdruckerhöhung eine normale Lebenserwartung haben, so sterben doch auch viele Patienten 20 Jahre nach Beginn der unbehandelten kardio-vasculären Hypertonie-Krankheit an den Komplikationen. Vor der Ära der Antihypertonica starben 70% der Patienten an Herzinsuffizienz oder Coronararterien-Erkrankung, 15% an cerebraler Blutung und 10% an Urämie. Die Herzinsuffizienz ist heutzutage nicht mehr die übliche Todesursache. Haupttodesursache stellen vielmehr cerebro-vasculäre, coronare und renale Komplikationen auf der Grundlage des atherosklerotischen Prozesses dar. Die Überlebenschance der Patienten mit maligner Hypertonie ist durch die moderne medikamentöse Therapie merklich gestiegen. 50 bis 60% leben heutzutage noch 5 Jahre nach Diagnosestellung, während vor der Ära der medikamentösen Hypertonie-Behandlung nach zwei Jahren nur noch 10% am Leben waren.

Die der Hypertonie zugrundeliegende Ursache ist häufig auch für den Tod verantwortlich (z. B. bei der Cushing'schen Erkrankung, der Periarteriitis nodosa und der terminalen Nephritis).

BRECKENRIDGE, A., DOLLERY, C. T.: Changing pattern of death in hypertension. Brit. Heart J. **31**, 387 (1969).

BRECKENRIDGE, A. et al.: Hypertension in the young. Quart. J. Med. **36**, 549–563 (1967).

CHANNICK, B. J., ADLIN, E. V., MARKS, A. D.: Suppressed plasma renin activity in hypertension. Arch. intern. Med. **123**, 131–140 (1969).

COLE, F. M., YATES, P. O.: Comparative incidence of cerebrovascular lesions in normotensive and hypertensive patients. Neurology **18**, 255–259 (1968).

COTTIER, P., ROBERT, N.: Die Langzeitbehandlung der Hypertonie. Internist **9**, 3, 121 (1968).

DEBAKEY, M. E. et al.: Abnormalities of the sinuses of Valsalva: Experience with 35 patients. J. thorac. Surg. **54**, 312–332 (1967).

DEMING, Q. B.: Blood pressure: Its relation to atherosclerotic disease of the coronaries. Bull. N. Y. Acad. Med. **44**, 968–984 (1968).

DOLLERY, C. T.: Drugs and the regulation of the blood pressure. Chap. 12, pages 301–327. In: Modern Trends in Pharmacology and Therapeutics. W. F. M. (Fulton (editor). Appleton-Century-Crofts 1967.

DUSTAN, H. P. et al.: Arterial pressure responses to discontinuing antihypertensive drugs. Circulation **37**, 370–379 (1968).

FOSTER, J. H. et al.: Renovascular hypertension secondary to atherosclerosis. Amer. J. Med. **46**, 741–750 (1969).

FREIS, E. D.: Hypertensive crisis. JAMA **208**, 338–342 (1969).

FROHLICH, E. D., TARAZI, R. C., DUSTAN, H. P.: Re-examination of the hemodynamics of hypertension. Amer. J. med. Sci. **257**, 9–23 (1969).

FROHLICH, E. D. et al.: A hemodynamic comparison of essential and renovascular hypertension, cardiac output and total peripheral resistance (supine and tilted patients). Circulation **35**, 289–297 (1967).

GEORGE, J. M. et al.: The syndrome of primary aldosteronism. Amer. J. Med. **48**, 343 (1970).

GIFFORD, R. W., Jr.: Hypertensive cardiovascular disease: Effect of antipressor therapy on the course and prognosis. Amer. J. Cardiol. **17**, 656–662 (1966).

GOLDFIEN, A.: Treatment of pheochromocytoma. Mod. Treat. **3**, 1360–1376 (1966).

GROSS, F. (editor): Antihypertensive Therapy: Principles and Practice. Springer 1966.

GUNNELLS, J., Jr. et al.: Peripheral and renal venous plasma renin activity in hypertension. Ann. intern. Med. **71**, 555–575 (1969).

HABER, E.: Pathophysiologic studies of the renin-angiotensin system. New Engl. J. Med. **280**, 148–155 (1969).

HABER, E.: The renin-angiotensin system in curable hypertension. Mod. Conc. cardiov. Dis. **38**, 17–22 (1969).

HEINTZ, R., LOSSE, H.: Arterielle Hypertonie. Stuttgart: Georg Thieme 1969.

HUNT, J. C. et al.: Diagnosis and management of renovascular hypertension. Amer. J. Car. diol. **23**, 434–445 (1969).

JULIUS, S., CONWAY, J.: Hemodynamic studies in patients with borderline blood pressure elevation. Circulation **38**, 282–288 (1968).

KHATRI, I. M., FREIS, E. D.: Hemodynamic changes during sleep in hypertensive patients. Circulation **39**, 785–790 (1969).

LARAGH, J. H. et al.: Oral contraceptives: Renin, aldosterone and high blood pressure. JAMA **201**, 918–922 (1966).

LEISHMAN, A. W. D., SANDLER, G.: Guanethidine and hypertension after five years. Angiology **18**, 705 (1967).

LIDDLE, G. W., SHUTE, A. M.: The evolution of Cushing's syndrome. Advanc. intern. Med. **15**, 41 (1969).

LINDSAY, J., HURST, J. W.: Drug therapy of dissecting aortic aneurysms. Circulation **37**, 216–219 (1968).

LINDSAY, J., Jr., HURST, J. W.: Clinical features and prognosis in dissecting aneurysm of the aorta. Circulation **35**, 880 (1967).

LOCKSLEY, H. B.: Hemorrhagic strokes: Principal causes, natural history, and treatment. Med. Clin. N. Amer. **52**, 1193–1212 (1968).

MOHAMED, S. et al.: The effects of alpha-methyldopa on renal function in hypertensive patients. Amer. Heart J. **76**, 21–28 (1968).

MROCZEK, W. J. et al.: The value of aggressive therapy in the hypertensive patient with azotemia. Circulation **40**, 893–905 (1969).

NICOTERO, J. A. et al.: Prevention of hyperuricemia by allopurinol in hypertensive patients treated with chlorothiazide. New Engl. J. Med. **282**, 133–135 (1970).

NIES, A. S., MELMON, K. L.: Recent concepts in the clinical pharmacology of antihypertensive drugs. California Med. **106**, 388 (1967).

PERLOFF, D. et al.: Renal vascular hypertension: Further experiences. Amer. Heart J. **74**, 614–631 (1967).

PICKERING, G.: Hyperpiesis: High blood pressure without evident cause: Essential hypertension. Brit. med. J. **1965 II**, 959–968.

PRICHARD, B., GILLAM, P.: Amer. J. Cardiol. **18**, 387 (1966).

SHAPIRO, A. P.: Hypertension in renal parenchymal disease. Disease-A-Month, Sept. 1969.

SMITH, W. M. et al.: Co-operative clinical trial of alphamethyldopa. III. Double-blind control comparison of alpha-methyldopa and chlorothiazide, and chlorothiazide and rauwolfia. Ann. intern. Med. **65**, 657–671 (1966).

SOKOLOW, M., PERLOFF, D.: The prognosis of essential hypertension treated conservatively. Circulation **23**, 697–713 (1961).

SOKOLOW, M., PERLOFF, D.: The choice of drugs and the management of essential hypertension. Progr. Cardiovas Dis. **8**, 253–277 (1965).

SOKOLOW, M. et al.: Relationship between level of blood pressure measured casually and by portable recorders and severity of complications in essential hypertension. Circulation **34**, 279–298 (1966).

Arteriosklerotische Herzerkrankung

(Arteriosklerotische Coronarerkrankung; ischämische Herzerkrankung)

Die arteriosklerotische Herzerkrankung oder die verschließende Atherosklerose der Coronararterien ist die häufigste Ursache der kardialen Leistungseinschränkung und des Todes. Man nimmt eine Störung des Fettstoffwechsels als Ursache für eine lokalisierte subintimale Ansammlung von fettigem und fibrösem Gewebe an, die fortschreitend die epikardialen Anteile der Coronararterien und ihrer Hauptäste verschließt.

Die aus prospektiven Studien ermittelten sogenannten Risikofaktoren, die zur Entstehung der ischämischen Herzerkrankung praedisponieren, sind: Genetische Praedispositionen, arterielle Hypertension, Diabetes mellitus, Hypercholesterinämie und Hypertriglyzeridämie und Zigarettenrauchen (mehr als 10 Stück pro Tag). Weitere Faktoren von geringerer Bedeutung sind: Fettleibigkeit und körperliche Inaktivität. Die Männer sind viermal häufiger betroffen als die Frauen. Vor dem 40. Lebensjahr beträgt das Verhältnis sogar 8 : 1, jenseits des 70. Lebensjahres 1 : 1. Der Gipfel der Erkrankungshäufigkeit liegt beim Mann zwischen 60.–70. Lebensjahr. Selbst fortgeschrittene Stadien der atherosklerotischen Coronarveränderungen, zuweilen sogar ein kompletter Verschluß können klinisch weitgehend stumm bleiben und werden erst nach einem plötzlichen Tod aus anderer Ursache entdeckt. Z. Zt. ist die Coronarangiographie die einzige Möglichkeit, die Lokalisation und das Ausmaß einer Veränderung zu bestimmen. Es besteht aber keine Korrelation zwischen den klinischen Symptomen und der Ausdehnung der Erkrankung.

Der pathologische Mechanismus, der den klinischen Erscheinungen der arteriosklerotischen Herzerkrankung zugrunde liegt, kann folgendermaßen beschrieben werden:

Klinischer Befund	zugrundeliegender Mechanismus
1. Angina pectoris	1. vorübergehende lokalisierte Myokardischämie
2. akuter Herzinfarkt	2. arterieller Verschluß
3. Prä-Infarkt, Azotämie	3. länger anhaltende Myokardischämie mit oder ohne Myokardnekrose
4. Herzinsuffizienz, chronische Arrhythmien, Überleitungsstörungen, abnormes EKG	4. allmähliche Fibrose des Myokards oder des Erregungsleitungssystems. Die Veränderung kann auch aus 2. od. 3. hervorgehen
5. plötzlicher Tod	5. jeder der o. g. Mechanismen

1. Angina pectoris

Diagnostische Merkmale

- Drückender oder druckähnlicher Schmerz retrosternal oder links davon, der besonders unter Anstrengung auftritt, in bestimmter Form ausstrahlen kann und in Ruhe zurückgeht
- 70% dieser Patienten haben unter leichter Belastung diagnostisch verwertbare EKG-Veränderungen. Die verbleibenden 30% haben ein normales EKG oder nichtdiagnostisch verwertbare Veränderungen

Allgemeine Betrachtungen

Im Allgemeinen ist die Angina pectoris die Folge einer arteriosklerotischen Herzerkrankung. Nur in seltenen Fällen kann sie auch ohne merkliche Erkrankung der Coronararterien bei einer schweren Aortenstenose oder Aorteninsuffizienz, einer syphilitischen Aortitis, schweren Stoffwechselstörungen bei einer Hyperthyreose oder nach Schilddrüsentherapie, schwerer Anaemie und paroxysmalen Tachykardien auftreten. Der zugrundeliegende Mechanismus ist eine Diskrepanz zwischen dem myokardialen Sauerstoffverbrauch und dem coronaren Sauerstoffangebot. Die drei Faktoren, die zu einer relativen oder absoluten Myokardischämie führen, sind:

1. *Beschränkung der Sauerstoff-Zufuhr durch die Coronararterien*:

a) Alle Gefäßfaktoren wie arteriosklerotische Verengerung, mangelnder Kollateralkreislauf, reflektorische Verengerung bei Erregung, Kälte, gastrointestinale Erkrankungen oder Rauchen. Alle Blutfaktoren wie Anaemie, Hypoxämie und Polycytaemie erhöhte Viscosität).

b) Alle Kreislauffaktoren wie Blutdruckabfall infolge von Arrhythmien, orthostatischer Hypotension, Blutung oder einem Valsalva'schen Preßdruckversuch, schließlich lokale Kreislaufstörungen wie herabgesetzter Füllungsdruck der Coronararterien bei einer Aortenstenose oder Aorteninsuffizienz.

2. *Steigerung des Herzzeitvolumens*: Physiologische Faktoren wie körperliche Anstrengung, Aufregung oder vermehrte Verdauungsarbeit im Gefolge einer schweren Mahlzeit, pathologische Faktoren wie Anaemie, Thyreotoxikose, arterio-venöse Fisteln und Phäochromocytom.

3. *Gesteigerter Sauerstoffverbrauch des Myokards*: Als Folge einer gesteigerten Herzarbeit wie z. B. bei Aortenstenose, der Aorteninsuffizienz und diastolischer Hypertonie; oder gesteigerter Sauerstoffverbrauch bei Thyreotoxikose oder jeder Situation mit erhöhter Katecholamin-Exkretion (Phäochromocytom, starke Erregung und Hypoglykämie).

Beobachtungen bei Patienten mit Anstrengungsangina während eines Herz-Katheterismus haben gezeigt, daß kurz vor dem Angina-pectoris-Anfall und den ischämischen Veränderungen im EKG ein beträchtlicher Anstieg des linksventriculären enddiastolischen Druckes auftritt. Dabei steigt der myokardiale Sauerstoffverbrauch an. Diese Veränderungen zeigen, daß bei der Angina pectoris eine Linksherzinsuffizienz oder eine Herabsetzung der myokardialen Compliance auftreten kann.

Klinische Befunde

A. Anamnese: Die Diagnose der Angina pectoris hängt häufig ganz von der Anamnese ab. Es ist sehr wesentlich, daß der Patient die Symptome selbst beschreibt, ihre Qualität und Lokalisation genau angibt. Die Anamnese sollte – insbesondere folgende Kategorien – umfassen:

1. *Umstände, die den Angina-pectoris-Anfall auslösen bzw. beenden*: Die Angina pectoris tritt meist im Laufen speziell beim Hinaufsteigen oder Hinaufrennen von Treppen auf. Eine Anstrengung, die mit Glottisverschlüssen und Immobilisation des Thorax einhergeht, ruft die Attacke meist besonders schnell hervor. Unabhängig vom Typ der Aktivität tritt die Angina pectoris während der Anstrengung auf und sistiert prompt, wenn der Patient steht oder ruhig sitzt. Der Patient zieht die aufrechte Position meist der liegenden vor. Manche Patienten erhalten durch Aufstoßen Erleichterung. Das Ausmaß der Aktivität, die den Anfall hervorruft, variiert bei jedem Patienten. Es ist jedoch stets geringer nach Mahlzeiten, während Aufregung oder in kaltem Wind. Schwere Mahlzeiten

und starke Erregungen können eine Attacke auch ohne Anstrengung hervorrufen.

2. Charakteristika der Beschwerden: Die Patienten beschreiben den Anfall häufig nicht als „Schmerz“, sondern als Gefühl des Drükkens, Brennens, Pressens, Erstickens, Wundseins oder der Enge. Die Beschwerden werden oft auf eine Verdauungsstörung oder Magenverstimmung geschoben. Man findet nie einen scharf umschriebenen Schmerz, der mit dem Finger gezeigt werden kann. Das Beschwerdebild tritt schnell während der Anstrengung auf und nimmt rasch mit deren Intensität zu, bis der Patient sich wieder ausruht.

3. Lokalisation und Ausstrahlung: Die lokale Verteilung der Beschwerden variiert sehr stark, wiederholt sich jedoch recht typisch beim einzelnen Patienten. In 80 bis 90% der Fälle wird der Schmerz hinter oder leicht links neben dem Sternum angegeben. Zu Beginn ist er meist links oder seltener rechts, strahlt charakteristischerweise in die Mitte aus, wird tief im Thorax empfunden. Obwohl der anginöse Schmerz von C 2 bis Th 10 ausstrahlen kann, reicht er oft bis in die linke Schulter und den linken Oberarm und in die Innenseite des Armes, bis zum 4. und 5. Finger. Eine Ausstrahlung in die rechte Schulter und distal davon ist seltener. Gelegentlich treten die Beschwerden im Unterkiefer, im Nacken, in der Interscapulargegend oder im oberen Teil des linken Gesäßes auf. Die Angina pectoris kann meist ausgeschlossen werden, wenn der Patient nur mit einem Finger auf die Herzspitzengegend als Schmerzort zeigt.

4. Anfallsdauer: Der Angina-pectoris-Anfall hält nur kurze Zeit an und verschwindet ohne Schmerzresiduen. Wenn die Attacke durch Anstrengung ausgelöst ist, hört sie prompt in Ruhe auf. Meist halten die Beschwerden weniger als drei Minuten an, selbst wenn der Patient sie als länger empfindet. Nur die Attacken, die auf schwere Mahlzeiten erfolgen, können oft 15 bis 20 min dauern.

5. Wirkung von Glycerin-Trinitrat: Die Diagnose der Angina pectoris gewinnt an Sicherheit, wenn 1. 0,4 mg Glycerin-Trinitrat (Nitroglycerin) stets die Anfallsdauer verkürzt; 2. Unter dieser Substanz die Belastungstoleranz zunimmt. Allerdings ist diese diagnostische Hilfe weniger verläßlich als eine charakteristische Anamnese.

6. Es sind auch *Erkrankungen ohne unmittelbaren Bezug* zu berücksichtigen, die die Angina pectoris intensivieren können z. B. Cholecystitis, Hiatus-Hernie, Thyreotoxikose, paroxysmale Arrhythmien, orthastatische Hypotension oder Linksherzinsuffizienz.

B. Untersuchungsbefund: Die Untersuchung während einer spontan oder induziert auftretenden Attacke zeigt häufig einen erheblichen Anstieg des systolischen und diastolischen Druckes. Gelegentlich tritt während des Schmerzes ein Galopp-Rhythmus auf. Carotis-Sinus-Massage führt häufig schneller zum Rückgang des Schmerzes als zur Frequenzverlangsamung. Dies scheint ein diagnostisches Hilfsmittel bei atypischer Angina zu sein.

Es ist wesentlich, Hinweise für arteriosklerotische Erkrankungen zu finden, wie Diabetes mellitus (Retinopathie oder Neuropathie), Xanthomatosis (tuberosa, plana oder tendinosa) oder Störungen, die eine Angina intensivieren können, wie die Hypertonie, Thyreotoxikose, die orthostatische Hypotonie, die Aortenstenose und die Mitralstenose. Die kardio-vasculäre Untersuchung ergibt jedoch in 20 bis 40% der Angina-pectoris-Patienten normale Befunde. Schließlich ist auf periphere arterielle Erkrankungen, Kardiomegalie, auffällige Herzgeräusche oder Zeichen einer Herzinsuffizienz zu achten.

C. Laborbefunde: Anämie, Hypercholesterinaemie, Diabetes mellitus, Hypoglykämie, Hyperthyreoidismus und Erkrankungen des oberen Intestinaltraktes sollten als zusätzliche Faktoren ausgeschlossen werden. Eine Thorax-Röntgenaufnahme ist erforderlich, um pulmonale, kardiale und Veränderungen am Skelet auszuschließen.

D. EKG-Befunde: In 25% der Fälle ist das Ruhe-EKG normal. Der Rest umfaßt atrioventriculäre oder intra-ventriculäre Leitungsstörungen, Zeichen der Linkshypertrophie, alte Myokardinfarkte oder unspezifische ST-T-Veränderungen. Ein Belastungs-EKG kann die Diagnose sichern. Es sollte jedoch nur durchgeführt werden, wenn das Ruhe-EKG normal ist, der Patient drei

Wochen kein Digitalis erhalten hat und der Schmerz nicht frisch ist. Diese Vorsichtsmaßregeln sind notwendig, um zu vermeiden, daß ein Patient mit einer akuten oder subakuten Myokardischämie belastet wird. Ein positives Belastungs-EKG besteht darin, daß eine wenigstens 1 mm tiefe horizontale oder absteigende ST-Senkung in einer oder mehreren Ableitungen auftritt. Eine Senkung der S-ST-Verbindung allein („J"), eine T-Wellen-Abflachung oder eine geringere ST-Senkung sind diagnostisch nicht verwertbar. Im Standard-Test treten signifikante EKG-Veränderungen nur bei 50 bis 60% der Patienten mit Angina pectoris auf. Der Prozentsatz wird wesentlich höher, wenn die Untersuchungen während eines spontanen Anfalls oder bei intensiverer Belastung durchgeführt werden.

E. Selektive Coronar-Kine-Angiographie: Mit zunehmender Erfahrung hat sich gezeigt, daß die Angiographie relativ sicher die anatomischen Veränderungen der Coronararterien zeigt. Es gibt jedoch einige Patienten mit sicherer Angina pectoris und normalem Coronarangiogramm. Es schließt also ein normales Angiogramm eine Coronarerkrankung nicht aus.

Die Indikation für diese Untersuchung ist noch nicht fest umrissen, sie wird jedoch zunehmend häufiger gestellt.

Differentialdiagnose

Eine relativ schlecht definierte Gruppe von Störungen hat man als psycho-physiologische vasculäre Reaktionen bezeichnet. Sie gehen gewöhnlich mit dumpfen Thoraxschmerzen einher, die über Stunden oder Tage anhalten können, direkt als Herzschmerz bezeichnet, oft durch Anstrengung verstärkt werden und prompt in Ruhe zurückgehen. Messerstichartige, kurz dauernde Schmerzen in der Herzspitzengegend oder über dem Praecordium treten ebenso häufig auf. Emotionelle Spannungen und Abgespanntheit verstärken den Schmerz. Atemnotartige Beschwerden durch Hyperventilation, Herzklopfen, Müdigkeit und Kopfschmerzen können ebenso vorhanden sein. Über fortwährende Erschöpfung wird häufig geklagt.

Das „vordere Brustwand-Syndrom" ist charakterisiert durch eine scharf lokalisierte Verspannung der Intercostalmuskeln, die auf Druck schmerzhaft sind. Luxation oder Entzündung der Chondrocostalgelenke, die warm, geschwollen und rot sein können (das sogenannte Tietze-Syndrom) können zu diffusen Thoraxschmerzen führen, die durch lokalen Druck reproduzierbar sind. Intercostale Neuritiden (Herpes zoster, Diabetes mellitus usw.) können diagnostisch irreführen.

Eine besondere Empfindlichkeit des Xiphoids und des unteren Sternalrandes kann zu Schmerzen führen, die ebenfalls durch Druck reproduzierbar sind.

Alle diese Schmerzbilder können auch bei einem Angina-pectoris-Kranken auftreten.

Erkrankungen der Hals- und Thoraxwirbelsäule (degenerative Bandscheibenerkrankungen, Streckhaltungen, Arthritiden), die die hinteren Wurzeln alterieren, führen zu plötzlichen scharfen, heftigen Thoraxschmerzen mit Lokalisation und Ausstrahlung, ähnlich dem Angina-pectoris-Schmerz. Sie stehen jedoch in enger Beziehung zu bestimmten Bewegungen des Halses oder der Wirbelsäule, aufrechter Stellung, Streckbewegung usw. Der Schmerz als Folge cervicaler oder thorakaler Bandscheibenerkrankungen strahlt häufiger in die äußere oder dorsale Seite des Armes aus und betrifft mehr den Daumen und den Zeigefinger als den Ring- oder kleinen Finger.

Ein peptisches Geschwür oder chronische Cholecystitis, Kardiospasmus und funktionelle gastrointestinale Erkrankungen werden oft diagnostiziert, da die Patienten häufig Erleichterung des Angina-pectoris-Schmerzes durch Aufstoßen empfinden. Bei diesen Erkrankungen ist jedoch die Symptomatik mehr zur Nahrungsaufnahme als zu körperlichen Anstrengungen bezogen.

Röntgenologische und fluoroskopische Untersuchungen können die Diagnose klären. Der Schmerz verschwindet bei entsprechender Diät und medikamentöser Behandlung. Die Hiatus-Hernie ist durch einen Schmerz im unteren Thorax und oberen Abdominalbereich charakterisiert, der besonders nach schweren Mahlzeiten in gebückter oder liegender Körperstellung auftritt. Der Schmerz verschwindet bei leichter Diät, Antazida und im Laufen.

Degenerative und entzündliche Veränderungen der linken Schulter, Halsrippen und das Scalenus-Antikus-Syndrom sind von der Angina pectoris dadurch zu unterscheiden, daß der Schmerz bei Bewegung des Armes und der Schulter auftritt, daß Paraesthesien im linken Arm vorhanden sind und daß entsprechende Übungen und ein Kopfkissen unter den Schultern Erleichterung bringen.

Eine Mitralstenose oder eine pulmonale Hypertonie infolge einer chronischen Lungenerkrankung können gelegentlich Thoraxschmerzen hervorrufen, die von der Angina pectoris nicht zu unterscheiden sind, selbst wenn man Veränderungen an der ST-Strecke berücksichtigt. Der klinische Befund der Mitralstenose oder der Lungenerkrankung ist jedoch vorhanden, das EKG zeigt eine Rechtsdrehung des QRS-Vektors oder eine Rechtshypertrophie.

Verhütung der ischämischen Herzerkrankung

Patienten mit hohen Risikofaktoren (sie wurden einleitend in diesem Kapitel geschildert) haben, besonders wenn mehrere Faktoren gleichzeitig vorhanden sind und diese Patienten weniger als 50 Jahre alt sind, ein hohes Risiko der klinischen Erkrankung. Immerhin kann eine Beseitigung dieser Risikofaktoren das weitere Fortschreiten der Erkrankung verhindern. Es ist daher eine intensive Prophylaxe zu betreiben. Hypertonie und Diabetes mellitus sind zu behandeln. Das Zigarettenrauchen ist einzuschränken. Das optimale Körpergewicht und die körperliche Ertüchtigung sollten erreicht werden. Die Behandlung der Hyperlipidämien setzt eine Kenntnis der verschiedenen Typen dieser Anomalität voraus. Die Tabelle 8–3a faßt die allgemein anerkannte Typeneinteilung zusammen (FREDRICKSON, D. S.: „Neue Medikamente in der Behandlung der Hyperlipidämie" Hospital Practice 3, 54 bis 57, Juni 1968). Die Behandlung nach FREDRICKSON ist folgende:

Typ I: Reduktion der Fettzufuhr auf 35 g pro Tag.

Typ II: Reduktion der Zufuhr gesättigter Fette und des Cholesterins und die Applikation folgender Medikamente: Cholestyramin Cuemid®) 16–32 g pro Tag in Einzeldosen während der Mahlzeiten. Beta-Sitosterol (Cytellin®), 12 bis 18 g pro Tag in Einzeldosen vor den Mahlzeiten. Clofibrat (Regelan®), 500 mg dreimal täglich. Cholestyramin bindet die Gallensäure und steigert so ihre Exkretion. Beta-Sitosterol verhindert die Adsorption von Cholesterin. Clofibrat verhindert die Synthese von Cholesterin. Nebenwirkungen, wie gastrointestinale Störungen können auftreten. Sorgfältige Verlaufsuntersuchungen durch den Arzt sind zur Vermeidung der Nebenwirkungen notwendig.

Typ III: Reduzierung des Körpergewichtes bei Einschränkungen der Fett- und Cholesterin-Zufuhr, wie bei Typ II. Clofibrat in Form des Atromid-S® bzw. Regelan® bis zu 2 g täglich empfohlen. Hierdurch soll der Cholesterin-Spiegel um 25 bis 50% und der Triglyceridspiegel um 40 bis 80% reduziert werden.

Typ IV: Reduktion des Körpergewichtes mit proteinreicher, fettarmer, kohlehydratarmer Diät, Verabreichung mehrfach ungesättigter Fettsäuren. Clofibrat kann von Wert sein, jedoch ist die Diät wirksamer.

Tpy V: Hier gilt das gleiche wie für Typ IV.

Behandlung

A. Therapie des akuten Anfalls

1. Glycerintrinitrat (Nitroglycerin) ist das Medikament der Wahl. Es wirkt in etwa 1 bis 2 min. Zu Beginn des Anfalls ist eine Tablette von 0,6 mg unter die Zunge zu legen und die langsame Auflösung abzuwarten. Kapseln sind zu zerbeißen. Die austretende Flüssigkeit ist sublingual zur Resorption zu bringen. Die Dosis kann auf 3 Kapseln gesteigert werden, wenn von einer niedrigeren Dosis kein Erfolg gesehen wird. Das Glycerintrinitrat kann entweder bei dem Anfall selbst, oder wenn ein Anfall erwartet wird (siehe unten), gegeben werden. Es kann Kopfschmerzen und Blutdruckabfall verursachen.

2. Amylnitrit: Eine Glascapillare wird über dem Taschentuch zerbrochen und (mit Wirkung innerhalb von 10 sec) inhaliert. Dieses Medikament verursacht meist eine

Tabelle 8–3a. *Die 5 Haupttypen der primären Hyperlipidämie*[a]

Aussehen des Plasmas	Cholesterin-konzentrations-erhöhung	Triglycerid-konzentrations-erhöhung	Ursächlicher Mechanismus	Klinisches Bild	Häufigstes Alter der Feststellung	Auszuschließen sind
			I. Am seltensten, die exogene Hyperlipidämie oder Hyperchylomikronämie			
Sahnige Schicht auf dem abgestandenen Plasma	↑	↑↑↑ Oft 1000 mg/100 ml oder darüber	Genet. Defekt der Lipoproteinlipase-Aktivität	Tomatencremesuppenblut. Weiße Reflexstreifen auf den Netzhautgefäßen. Hepatosplenomegalie. Xanthome. Bauchschmerzen trotz Normdiät	Frühe Kindheit	Pankreatitis, Diabetes
			II. Relativ häufig			
Klar oder nur leicht opalescierend	Meist 300–400 mg% bei genetischem Ursprung; meist über 400 mg% bei sporadischen Fällen	↑ oder normal	Dominant vererblich; sporadisch	Xanthome an Sehnen u. Knochenvorsprüngen. Arcus senilis. Vorzeitige Atherosklerose	Frühe Kindheit (bei schweren Fällen)	Hypothyreose, intrahepatische Obstruktion, nephrotisches Syndrom
			III. Relativ selten			
Trübe, leicht milchig	↑↑ Sehr variabel (von fast normal bis über 1000 mg%)	↑ Sehr variabel (175–1500 mg% beim gleichen Pat.)	Rezessiv vererblich; sporadisch	Xanthome (insbes. gelbe Streifen auf den Handflächen). Abnorme Glucosetoleranz. Hyperurikämie	Erwachsenenalter (über 20 Jahre)	Lebererkrankung, Dysglobulinämie, unkontrollierter Diabetes

Aussehen des Plasmas	Cholesterin-konzentrations-erhöhung	Triglycerid-konzentrations-erhöhung	Ursächlicher Mechanismus	Klinisches Bild	Häufigstes Alter der Feststellung	Auszuschließen sind
			IV. Häufig. Endogene Hyperlipidämie			
Trübe, milchig	↑	↑↑ 200–5000 mg/100 ml	Genetisch bedingt; sporadisch. Exzessive, endogene Glyceridsynthese. Mangelnder Glyceridabbau	Vorzeitige Gefäßerkrankung (bes. Coronarerkrankungen bei Jugendlichen). Abnorme Glucosetoleranz (häufig leichter Diabetes).	Erwachsenenalter	Hyperthyreose, Diabetes, Pankreatitis, Glykogenspeichererkrankung, nephrotisches Syndrom, Schwangerschaft, multiple Myelome
			V. Selten. Gemischte exogene und endogene Hyperlipidämie			
Sahnige Schicht auf dem milchigen Überstand	↑	↑↑	Wahrscheinlich genetisch bedingt	Bauchschmerzen, die manchmal zu chirurg. Eingriffen führen, bei denen man dann höchstens eine milchige Peritonealflüssigkeit findet.	Frühes Erwachsenenalter	Insulinabhängiger Diabetes, Pankreatitis, Alkoholismus

[a] Mit freundl. Erlaubnis aus: FREDRICKSON, D. S.: New drugs in the treatment of hyperlipidemia. Hospital Practice **3**, 54–57 (June 1968)

Tabelle 8–3 b. *Nitro-Präparate*

Chem. Bezeichnung	Handelsname	Dosierung
Amylnitrit	Frenodosa	Im Anfall 1–2 mal nach beil. Gebrauchsanweisung inhalieren. Pro Tag nicht mehr als 20 Inhalationen.
Glycerintrinitrat	Compretten Nitroglycerinum „MBK“	1 Comprette à 0,5 mg mehrmals tgl. (1/2–1–2) perlingual.
	Gilucor „nitro“	1–2 Kaps. à 0,8 mg
	Myoglycerin	1–3 Kapsel à 0,8 mg, bei Bedarf zerbeißen, sublingual.
	Nitrangin	1–3 Kapsel à 0,8 mg, zerbeißen, sublingual.
	Nitrolingual	1–3 Kapsel à 0,8 mg, zerbeißen, sublingual.
	Nitro-Mack-Retard	Kapsel à 2,5 mg in langzeitwirksamer Form, 2 K. tgl. unzerkaut.
	Nitromed	Tabl. à 0,25 mg, perlingual 1–4x tgl.
	Nitrorectal	Supp. à 0,8 mg 2–3x tgl.
	Sustac-Retard mite	Tabl. à 2,6 mg Depotform 2x 1 tgl.
	Sustac-Retard forte	Tabl. à 6,5 mg Depotform 1x tgl.
Pentaerythrityltetranitrat (PETN)	Pentrit	1 Tabl. à 10 mg 2–6x tgl.
	Subicard	3–6 Drag. à 10 mg tgl.
	Dilcoran 80	2x 1/2–1 Tabl. à 80 mg tgl. Langzeitwirkung
Isosorbiddinitrat	Isoket	Tabl. à 5 mg, 3x 1–2 tgl.
	Isoket retard	Tabl. à 20 mg (Depotform), 2x 1 tgl.
Mannitolhexanitrat	Moloid	Tabl. à 0,33 mg. Beginn mit 1 Tabl. tgl. 5 Tage lang, dann 2x 1 tgl.

Rötung des Gesichts, verstärkte Pulsation und manchmal Schwindel u. Kopfschmerzen. Diese Reaktionen können dadurch etwas geringer gehalten werden, wenn die Inhalation von einem größeren Abstand aus erfolgt, oder durch schnelles Vorbeiführen der aufgebrochenen Capillare bzw. des getränkten Tuches an der Nase. Der Patient lernt meist sehr schnell, wie er am besten inhaliert.

3. Lang anhaltend wirksame Nitrate und andere Medikamente haben kaum Erfolg in der Therapie des akuten Anfalls.

4. Anmerkung des Übersetzers: Akute Erfolge sind auch mit sublingualer Applikation von Oxyfedrin beobachtet worden.

5. Alkohol. Ein oder zwei Whisky oder Brandy können als Hausmittel mit gewissem Erfolg verwendet werden.

6. Allgemeine Maßnahmen. Der Patient soll still stehen, sitzen oder liegen, sobald der Schmerz beginnt und sich bis zum Abklingen des Anfalles ruhig verhalten. Meist ist dies sowieso die Reaktion des Patienten. Manche versuchen allerdings, den Anfall sozusagen abzuarbeiten. Hiervor muß gewarnt werden.

Tabelle 8–3 c. *Nitro-Kombinationspräparate*

Handelsname	Zusammensetzung	Dosierung
Adenovasin	0,5 mg Nitroglycerin 0,3 mg Atropin. sulf. 1 mg Adenosin 20 mg Aethylpapaverinhydrochlor. 20 mg Phenylaethylbarbitursäure 70 mg Theophyllin anhydr.	2–3x tgl. 1/2–1 Tabl., perlingual schneller wirksam
Angiolingual	0,6 mg Nitroglycerin 165 mg Comp. aerophor.	1 Tabl. ggf. mehrmals tgl. sublingual
Combinitrol	0,5 mg Glyz. trinitr. 8 mg PETN; 10 mg Mannithexanitr. 20 mg Acid. phenylaethylbarb.	1/2–1 Tabl. 3x tgl., im Anfall 1–2 Tabl. perlingual
Combiphyllin	0,1 g Theophyllin-Aethylendiamin 0,03 g Papaverin hidrochlor. 0,02 g Acid. phenylaethylbarb. 0,008 g PETN; 0,01 g Mannithexanitr. 0,0005 g Glyc. trinitr.	1/2–2 Tabl. mehrmals tgl., Dauerbeh. 3x 1/2 Tabl. tgl.
Detensocompren	0,045 g Theophyllin 0,005 g Erythroltetranitrat 0,03 g Phenylaethylbarbitursäure 0,05 g Rutin	3x tgl. 1/2–1 Comprette
Dilcoralan	0,01 g PETN 0,03 g Convallaria-Trockenextrakt 0,01 g Phenylaethylbarbitursäure	3x 1–2 Drag. tgl.
Dilcoran	0,01 g PETN 0,015 g Phenylaethylbarbitursäure	3x 1–2 Tabl. tgl.
Dilcoran prot.	0,04 g PETN 0,02 g Phenylaethylbarbitursäure	2x 1 Tabl. tgl., Depot- effekt
Gilucor	20 mg Ajmalin 0,05 mg Reserpin. hydrochlor. 5 mg Extr. Belladonnae 8 mg PETN	3x 1 Drag. tgl.
Govil	0,4 mg Nitroglycerin 10 mg PETN 20 mg Nicotinsäure 40 mg Mandelsäurebenzylester 15 mg Phenylaethylbarbitursäure	3x tgl. 1 Drag.
Myocardon	100 mg Euphyllin 20 mg Phenylaethylbarbitursäure 29,7 mg Papaverinhydrochlorid 0,3 mg Atropinmethylnitrat 0,5 mg Nitroglycerin	1–3x tgl. 1/2–2 Tabl.
Nitrodurat	0,02 mg Atropin 0,005 mg Scopolamin 50 mg Menthol. valerian. 0,25 mg Nitroglycerin	Im Anfall 1–3 Kapseln zerbeißen Sonst: 3x 1 Kapsel tgl.
Nitroglin	0,5 mg Nitroglycerin 8 mg Pentaerytrit-tetranitrat 10 mg Mannithexanitrat 10 mg Rutin 57 mg Magnesiumcitrat 3 mg Magnesiumlaevulinat	Im Anfall 1/2–2 Tabl., tgl. Maximaldosis 10 Tabl.

Handelsname	Zusammensetzung	Dosierung
Pentaamplivix	100 mg Amplivix 10 mg PETN	3–4x tgl. 1–2 Tabl.
Pentaneural	0,2 g Meprobamat 0,02 g PETN	4x tgl. 1–2 Drag.
Pentrium	0,02 g PETN 0,005 g Librium	2–3x tgl. 1–2 Tabl.
Stenocardin	5 mg Procainamid 0,6 mg Erythroltetranitrat 5 mg Rutin; 11,3 mg Scillae sicc. 2,5 mg Extr. Val. sicc. 6,8 mg Extr. Crataegi sicc.	2–3x tgl. 1–2 Drag.
Stenopressin	0,2 g Aethyl. nitros. 2 g Belladonnae sicc. 8 g Tinct. Lobeliae 15 g Tinct. Stroph. 0,5 g Ol. Menthae pip. Spir. dilut. ad 100 g	3x tgl. 10–15 Tropfen peroral od. perlingual
Steno-Trommcardin	0,175 g Acid. asparag. als Monokaliumsalz 0,175 g Acid. asparag. als Monomagnesiumsalz 0,01 g PETN 0,02 g Methaqualon	3x 1 Tabl. tgl.
Subikhellin	0,1 g Khellin 0,01 g Pentaerythrittetranitrat	6–8 Drag. tgl. später meist 1–3 Drag. tgl.
Tetrapersantin	5 mg Erythroltetranitrat 25 mg Dipyridamol	Im Anfall 1–2 Tabl. sublingual, Dauerbeh.: 3–4x 1 Tabl. tgl. sublingual

B. Verhütung weiterer Anfälle:

1. Die Angina pectoris kann zusammen mit einer Linksinsuffizienz auftreten oder durch sie verstärkt werden. Die Behandlung der Herzinsuffizienz mit Diureticis oder Digitalis oder beidem bzw. eine generelle Herzinsuffizienztherapie kann in der Behandlung der Angina pectoris wesentlich unterstützend wirken.

2. Prophylaktisch kann vor Beginn der Aktivität Glycerintrinitrat (Nitroglycerin), 0,25–0,8 mg sublingual eingenommen werden. Weitere Nitropräparate s. Tabellen 8–3b und 3c.

3. Lang anhaltend wirksame Nitro-Präparate. (Einzelpräparate siehe Tabelle 8–3b.) Ein überzeugender Beweis, daß diese Präparate lebensverlängernd wirken, ist bisher nicht erbracht worden. Eine Anfallsverhütung ist möglich.

4. Propranolol (Dociton®) 10 bis 40 mg dreimal täglich ist mit gutem Erfolg verabreicht worden, wenn eine Herzinsuffizienz ausgeschlossen war. Die Substanz muß unter den entsprechenden Vorsichtsmaßregeln verabreicht werden, wie sie unten näher besprochen sind. Die Kombination mit lang wirksamen Nitraten hat sich bewährt. Weitere Betablocker Tabelle 8–3d.

5. Anmerkung des Übers.: Als prophylaktische Therapie werden im Anfangsintervall sog. Coronardilatatoren (siehe Medikamententabelle 8–3e) verwendet. Im Tierexperiment ist mit diesen Substanzen eine Kollateralenbindung im Herzmuskel nachgewiesen worden. Am Menschen steht dieser Beweis

noch aus. Allerdings wird über einen Rückgang der Anfallshäufigkeit berichtet. Außerdem werden die auf Tabelle 8–3f angegebenen Coronartherapeutica mit Erfolg verwendet. Besonders hinzuweisen ist in diesem Zusammenhang auf das Oxyfedrin, das als leichter Beta-Receptoren-Stimulator bei jenen Angina-pectoris-Patienten sinnvoll angewendet werden kann, die eine Leistungseinschränkung des Herz-Kreislauf-Systems zeigen und bei denen Beta-Blocker kontraindiziert sind. Diese Substanz hat nicht die stark chronotrope Wirkung des Isoproterenols, so daß im therapeutischen Dosierungsbereich kaum Tachykardien zu befürchten sind. Oxyfedrin scheint im Sinne einer Ökonomisierung der Herzarbeit zu wirken. Durch intravenöse Injektion oder perlinguale Resorption kann es im entsprechenden Fall auch gelingen, den akuten Angina-pectoris-Anfall zu durchbrechen.

Tabelle 8–3 d. *Betablocker*

Chem. Bezeichnung	Handelsname	Dosierung
Alprenolol	Aptin	3–4x 1–2 Tabl. à 50 mg tgl. 1/2–2 Amp. à 10 mg langsam i. v.
Oxprenolol	Trasicor	3x 1–2 Tabl. à 20 mg tgl. 1 Amp. à 2 mg langsam i. v.
Phenoxypropanolamin	Doberol	3x tgl. 1–2 Tabl. à 10 mg ev. 3x 1/2–1 Tabl. à 50 mg tgl.
Pindolol	Visken	3–4x tgl. 1 Tabl. à 5 mg 0,2–0,4 mg langsam i. v. (max. 2 mg tgl.)
Practolol	Eraldin	2x 1 (bis 2x3) Tabl. à 100 mg tgl. 5 mg langsam i. v.
Propranolol	Dociton	3x 20–40 mg tgl. (Tabl. à 10 mg u. 40 mg) 1–2 Amp. à 5 mg langsam i. v.

I. v. Therapie bevorzugt bei tachykarden Herzrhythmusstörungen, stets langsam und am besten unter EKG-Kontrolle

Tabelle 8–3 e. *Coronardilatatoren*

Chem. Bezeichnung	Handelsname	Dosierung
Carbochromen	Intensain	3x tgl. 1 Kapsel à 150 mg.
Dipyridamol	Persantin Persantin forte	3x tgl. 2 Drag. à 25 mg. 3x tgl. 1 Drag. à 75 mg, ev. 1–2 Amp. à 10 mg mehrmals tgl. langsam i. v.
Etafenon	Baxacor	1–2 Drag. à 75 mg 1–3x tgl., 1–2 Amp. à 10 mg 2–3x tgl.
Hexobendin	Reoxyl	3x tgl. 1 Tabl. à 60 mg, 1–2 Amp. à 5 mg i. v. od. i. m.
Lidoflazin	Clinium	3x 1 Tabl. à 60 mg tgl., nach 1 Monat Steigerung auf 3x2 möglich.

Beachte: I.v.-Applikation von Coronardilatatoren stets langsam, nie im Schock, bei Hypotension und frischem Herzinfakt. Gefahr peripherer Vasodilatation!

Tabelle 8–3 f. *Coronartherapeutica mit verschiedenartigem Wirkungsmechanismus*

Chem. Bezeichnung	Handelsname	Wirkung	Dosierung
Oxyfedrin	Ildamen	Betastimulation	3x tgl. 1–2 Tabl. à 8 mg 3x tgl. 15–30 Tropfen (30 Tr. = 10 mg). 3x 1 Kapsel à 16 mg zerbeißen für sublinguale Resorption 1–3x tgl. 1 Amp. à 4 mg in 1/2–1 min i.v.
Prenylamid	Segontin	Beta-Blocker-ähnlich, antiarrhythmisch	2–3 Drag. à 60 mg tgl., dann individuell
Verapamil	Isoptin	Coronardilatat. antiarrhythm., Beta-Blocker-ähnlich	3x tgl. 15–30 Tropfen (30 Tr. = 1 Amp. à 5 mg langsam i.v. 1–3x tgl.

6. Xanthine haben in hohen Dosen (siehe unten) einen gewissen Erfolg gezeigt.

7. Operationen, wie die Vineberg'sche Operation, sind bisher nur bei Patienten mit schweren Angina-pectoris-Anfällen angewendet worden, bei denen eine medikamentöse Therapie versagte. Die Operationsergebnisse sind noch nicht einheitlich. Das Vorgehen ist z. T. wohl noch im experimentellen Stadium.

Es wurden auch Gefäßplastiken mit Venenstücken erfolgreich durchgeführt. Es ist möglich, daß diese Operation die Methode der Wahl wird. Gewisse Verbesserungen der klinischen Gesamtsituation haben auch Versuche mit einer Anastomosierung der Arteria mammaria interna erbracht.

8. Der Versuch, die Schilddrüsentätigkeit bis zum Myxödem mit Hilfe von Thiouracil-Verbindungen oder radioaktivem Jod (siehe Kapitel 19) herabzusetzen, geht von dem Gedanken aus, die Herzarbeit zu vermindern. Gute Resultate sind etwa in der Hälfte der Fälle therapie-resistenter Angina pectoris berichtet worden. Jedoch sollte diese Methode erst nach Versagen der übrigen Therapie nach Ausschluß emotioneller Faktoren angewendet werden.

9. Allgemeinmaßnahmen: Der Patient muß alle Gewohnheiten und Tätigkeiten einschränken, die bei ihm einen Anfall auslösen können. Zusätzliche Störungen (insbesondere eine Anaemie), die zu einer verstärkten kardialen Ischämie führen können, sind zu behandeln. Die meisten Angina-pectoris-Patienten brauchen keine längere Bettruhe, wenn auch Ruhe und Entspannung sinnvoll sind. Auch eine entsprechende geistige Ruhe ist wichtig. Adipöse Patienten sollten durch eine entsprechende Diät und Fetteinschränkung ihr Gewicht auf normale oder sogar subnormale Werte reduzieren. Tabak wird am besten ganz vermieden oder nur in geringen Dosen gestattet, da das Rauchen Tachykardien und Erhöhung des Blutdrucks hervorrufen kann. Besonders das Zigarettenrauchen ist als ein Risikofaktor der coronaren Herzerkrankung nachgewiesen. Gute körperliche Kondition aufgrund eines regelmäßigen Trainingsprogrammes hält man für erfolgreich in der Therapie und in der Prophylaxe, wenn auch ein großer Teil ein psychologischer Effekt sein mag.

10. Sedativa oder Tranquilizer können die Häufigkeit der Attacken reduzieren.

11. Kontrollen einer Hyperlipämie sind erforderlich, wie in A. besprochen.

Prognose

Der Verlauf ist lang mit Variabilität in der Frequenz und der Schwere der Anfälle, die von beschwerdefreien Perioden, aber auch von einem Infarkt unterbrochen sein können. Plötzlicher Todeseintritt ist möglich. Die durchschnittliche Überlebenszeit nach

Beginn der Angina pectoris beträgt 8–10 Jahre. Die Jahres-Mortalität – bezogen auf die Angina pectoris – liegt 5 bis 8% oberhalb der erwarteten. Diabetes mellitus, Hypertonie, Kardiomegalie, Herzinsuffizienz, Herzinfarkt, Arrhythmien und Überleitungsstörungen (wie im EKG ersichtlich) verkürzen die Lebenserwartung. Beginn des Beschwerdebildes vor dem 40. Lebensjahr oder frühzeitige kardial bedingte Todesfälle trüben die Prognose. Die Hälfte der Patienten stirbt plötzlich, 1/3 nach einem Herzinfarkt. Ein Teil des noch verbleibenden Restes stirbt an einer Herzinsuffizienz.

BÖRGER, H.: Ischämische Kardiopathien Chemiewerk Homburg (1969).

HUNNINGHAKE, D. B., TUCKER, D. R., AZARNOFF, D. K: Long-term effects of clofibrate (Atromid-S) on serum lipids in man, Circulation **39**, 675–684 (1969).

JEPSON, E. M. et al.: Treatment of essential hyperlipidaemia. Lancet **1969 II**, 1316–1320.

KUTSCHA, W.: Zur Anwendung von β-Rezeptorenblockern in der Herztherapie. Med. Welt **28**, 1639 (1967).

RISEMAN, J. E. F.: The clinical course of angina pectoris. Amer. J. med. Sci. **252**, 146–158 (1966).

VARNAUSKAS, E. et al.: Hemodynamic effect of physical training in coronary patients. Lancet **1966 II**, 8.

WIENER, L., DWYER, E. M., COS, J. W.: Hemodynamic effects of nitroglycerin propranolol and their combination in coronary heart disease. Circulation **39**, 623–632 (1969).

2. Varianten der Angina pectoris

Liege-Angina (Angina decubitus)

Patienten mit sonst typischer Angina pectoris können gelegentlich Anfälle kurz nach dem Zubettgehen haben, oder sie werden durch einen Anfall geweckt. Sitzen oder Stehen beseitigt den Anfall allmählich. Glycerintrinitat ist nicht so wirkungsvoll wie gewöhnlich. Solche Episoden sind gewöhnlich kurz und selten. Wenn diese Variante der Angina plötzlich auftritt und besonders, wenn der Schmerz nachts auftritt, müssen die Bedingungen gesucht werden, die diesen Schmerz intensivieren. Sind keine besonderen Bedingungen zu finden, so ist der Typ der Liege-Angina verdächtig auf einen drohenden Infarkt. Die Todesrate ist ohne Therapie hoch (s. unten).

Die therapie-resistente Angina (Status anginosus). Nach verschlimmernden Faktoren – insbesondere nach einer Thyreotoxikose oder exzessiven emotionellen Spannung – muß intensiv gesucht werden, da sie noch etwa in 5 bis 10% der Fälle vorhanden sind. Ein hoher Prozentsatz der Patienten mit dem verlängerten anginösen Schmerz entwickelt einen frischen Herzinfarkt oder stirbt plötzlich. Einige Patienten kehren allerdings ebenso plötzlich zu ihrem alten Bild der Angina pectoris zurück oder werden sogar asymptomatisch. Allerdings setzt sich dieser Status anginosus nur selten fort, ohne daß eine Myokardnekrose auftritt.

Ist eine entsprechende Dosis von Glycerintrinatat wirkungslos, so ist wie bei einem Herzinfarkt zu behandeln. Persistiert der Schmerz, nachdem ein Herzinfarkt ausgeschlossen ist, so ist die therapeutische Herbeiführung eines Myxödems mit Thiouracil-Verbindungen oder radioaktivem Jod zu erwägen.

Der anginöse Schmerz als Vorläufer des Herzinfarktes (die Praeinfarkt-Angina)

Die Behandlung wie bei einem Infarkt sollte in folgenden Situationen einsetzen: 1. Plötzlicher Beginn der Angina pectoris; 2. Schnelles Ansteigen hinsichtlich Häufigkeit, Schwere und Dauer; 3. Abrupter Wechsel in Lokalisation oder Ausstrahlung; 4. Schmerz, begleitet von Übelkeit oder Erbrechen; 5. Persistierende oder wiederholte Liege-Angina; 6. Vollständige Refraktärität gegenüber Glycerintrinitat.

Das Wiedererscheinen der Angina nach einem langen asymptomatischen Intervall kann – braucht aber nicht – eine Therapie wie bei einem Herzinfarkt erfordern.

BLANKENHORN, D. H., CHIN, H. F., LOU, F. Y. K.: Ischemic heart discease in young adults. Ann. intern. Med. **69**, 21 (1968).

BRUCE, R. A., HORNSTEIN, T. R.: Exercise stress festing in evaluation of patients with ischemic heart disease. Progr. Cardiovas Dis. **11**, 371–390 (1969).

DAWBER, T. R., THOMAS, H. E., Jr.: Prophylaxis of coronary heart disease, stroke, and peripheral atherosclerosis. Ann. N. Y. Acad. Sci. **149**, 1038–1057 (1968).

DOAN, A. E. et al.: Myocardial ischemia after maximal exercise in healthy men. One year follow-up of physically active men. Amer. J. Cardiol. **17**, 9–19 (1966).

FRICK, M. H. et al.: Hemodynamic effects of nitroglycerin in patients with angina pectoris. Studies by an atrial pacing method. Circulation **37**, 160–169 (1968).

HAVEL, R. J.: Metabolism of lipids in chylomicrons and very lowdensity lipoproteins. Chap 50, pp 499–507. In: Handbook of Physiology. Section 5: Adipose Tissue. RENOLD, A. E., CATHILL, G. F., Jr. (editors.). Williams & Wilkins 1965.

HUNNINGHAKE, D. B., TUCKER, D. R., AZERNOFF, D. L.: Long term effects of clofibrate (Atromid-S) on serum lipids in man. Circulation **39**, 685 (1969).

KASSER, I. S., BRUCE, R. A.: Comparative effects of aging and coronary heart dosease pm sibmaximal and exercise. Circulation **39**, 759 (1969).

KATTUS, A. A., Jr. et al.: Diagnosis, medical and surgical management of coronary insufficiency. Ann. intern. Med. **69**, 115–136 (1968).

KATZ, L. N.: Physical fitness and coronary heart disease: Some basic views. Circulation **35**, 405–415 (1967).

LEE, G. B. et al.: Correlation of vectorcardiogramm and electrocardiogram with coronary arteriogram. Circulation **38**, 189–200 (1968).

LEVY, R. I., FREDRICKSON, D. S.: Diagnosis and management of hyperlipoproteinemia. Amer. J. Cardiol. **22**, 576–583 (1968).

MORRIS, J .N., GARDNER, M. J.: Epidemiology of ischemic heart disease. Amer. J. Med. **46**, 683 (1969).

SELTZER, C. C.: Smoking and coronary heart disease. JAMA **203**, 193–200 (1968).

WEINBLATT, E. et al.: Prognostic factors in angina pectoris: A prospective study. J. chron. Dis. **21**, 231–246 (1968).

WEINER, L., DWYER, E. M., Jr., COX, J. W.: Left ventricular hemodynamics in exercise-induced angina pectoris. Circulation **38**, 240–249 (1968).

Akuter Herzinfarkt

Diagnostische Merkmale

- Plötzliches, aber nicht sofortiges Auftreten, eines Vernichtungsschmerzes im vorderen Thoraxbereich, Hypotonie oder Schock
- Selten schmerzloser Verlauf mit dem Bild einer akuten Herzinsuffizienz, Synkope, cerebrale Thrombose oder eines unerklärlichen Schocks
- Fieber, Leukocytose, Anstieg der Blutkörperchen-Senkungsgeschwindigkeit, Erhöhung der CPK, SGOT und LDH innerhalb von 24–48 Stunden
- EKG: Abnorme Q-Zacken, erhöhte ST-Strecken; später symmetrisch invertierte T-Wellen

Allgemeine Betrachtungen

Der Herzinfarkt ist eine umschriebene Nekrose des Myokards als Folge eines Verschlusses einer Coronararterie durch einen Thrombus oder eine subintimale Blutung im Bereich einer atheromatösen Stenose. Seltener kommt es zu einem kompletten Verschluß durch Proliferation der intimalen Plaques oder durch eine Blutung in einen solchen Plaque. Der Infarkt kann auch ohne vollständigen Verschluß entstehen, wenn der coronare Blutstrom temporär stark vermindert ist wie im postoperativen oder traumatischen Schock, bei gastrointestinaler Blutung oder Blutdruckabfall irgendeiner Ursache oder Dehydratation. Selten sind ein embolischer Verschluß, eine syphilitische Aortitis oder eine akute Vasculitis Ursache des Infarktes.

Lokalisation und Ausdehnung des Infarktes hängen von der anatomischen Gefäßverteilung, dem Sitz des Verschlusses und der Kollateral-Zirkulation ab. Thrombosen treten meist im Ramus descendens anterior der linken Coronararterie auf und führen zu einem Infarkt der Vorderseite des linken Ventrikels. Ein Verschluß der linken Arteria circumflexa verursacht einen Antero-Lateral-Infarkt. Thrombosierung der rechten Coronararterie führt zu einem Infarkt des posterioinferioren Teiles des linken Ventrikels.

Klinische Befunde

A. Symptome:

1. Prämonitorischer Schmerz: Bei über einem Drittel der Patienten gehen das Beschwerdebild der Angina pectoris oder ein plötzlicher atypischer anginöser Anfall oder unklare Beschwerden im Thoraxbereich dem

Herzinfarkt Stunden, Tage oder Wochen voraus.

2. *Infarkt-Schmerz*: Er kann in Ruhe (sogar im Schlaf) oder während körperlicher Betätigung beginnen. Er ist dem anginösen Schmerz in Lokalisation und Ausstrahlung ähnlich, aber intensiver, geht in Ruhe nicht zurück, nimmt rasch oder in Wellenform innerhalb von Minuten oder länger an Intensität zu. Glycerintrinitrat hat keine Wirkung. Der Schmerz kann Stunden anhalten, wenn er nicht durch Narkotica beseitigt wird. Er ist oft unerträglich. Der Patient wird kaltschweißig, fühlt sich schwach und angegriffen, bewegt sich unruhig hin und her und sucht eine erträgliche Stellung. Meist liegt er nicht ruhig. Es werden Schwindel, Synkopen, Dyspnoe, Orthopnoe, Husten, Stöhnen, Übelkeit und Erbrechen und abdominales Völlegefühl beobachtet. All diese Erscheinungen können einzeln oder zusammen auftreten.

3. *Der schmerzlose Infarkt*: In 5 bis 15% der Fälle fehlt der Schmerz, ist sehr gering oder durch anderweitige Komplikationen überschattet, wie ein akutes Lungenödem oder eine sich rasch entwickelnde Herzinsuffizienz, extreme Schwäche, Schock, Synkope oder eine cerebrale Thrombose.

B. Befunde: Der physikalische Befund kann stark variieren. Der Schweregrad des klinischen Bildes muß nicht mit der Ausdehnung und Lokalisation des Infarktes korrelieren.

1. *Schock*: Der Schock kann beschrieben werden als ein Abfall des systolischen Drukkes unter 80 mm Hg (oder etwas darüber bei vorbestehender Hypertonie) mit aschfahlem Gesicht, Benommenheit, kalter, feuchter Haut, peripherer Cyanose, Tachykardie oder Bradykardie und schwachem Puls. Der Schock tritt nur in schweren Fällen auf (etwa in 8 bis 14% der Fälle). Der Schock kann zunächst mehr durch den Schmerz als durch die hämodynamischen Auswirkungen des Infarktes bedingt sein. Wenn das der Fall ist, so bildet er sich innerhalb von 30–60 Minuten nach Beseitigung des Schmerzes und Zufuhr von Sauerstoff zurück.

2. *Kardiale Auswirkungen*: In ernster Situation sind 1. und 2. Herzton schwach, oft auskultatorisch nicht unterscheidbar, so daß hierbei das sogenannte Tick-Tack-Phänomen entsteht. Galopp-Rhythmus, gestaute Halsvenen, basale Rasselgeräusche sind oft vorhanden. Ein akutes Lungenödem oder eine sich rasch entwickelnde Herzinsuffizienz können das Bild beherrschen. In weniger schwierigeren Situationen ist der Untersuchungsbefund normal oder die Intensität der Töne ist nur leicht abgeschwächt und der systolische Blutdruck etwas erniedrigt. In 20 bis 30% der Fälle tritt vom 2. bis 5. Tag ein perikardiales Reiben auf. Es ist oft nur sehr flüchtig.

3. *Fieber*: Fieber fehlt zu Beginn im Gegensatz zur akuten Perikarditis und bei prolongiertem Schock. Innerhalb von 24 Std steigt es gewöhnlich auf 37,8 bis 39,4° C (selten bis über 40° C) und hält für drei bis sieben Tage an (nur selten länger).

C. Laborbefunde: Leukocytosen von 10 bis 20000 Zellen/ml. entwickeln sich gewöhnlich am 2. Tag und verschwinden innerhalb einer Woche. Die Blutkörperchen-Senkungsgeschwindigkeit ist zu Beginn normal, sie steigt am 2. oder 3. Tag an und bleibt eine bis drei Wochen lang erhöht. Die SGOT-Aktivität steigt innerhalb von sechs bis zwölf Stunden an, erreicht einen Gipfel in 24 bis 48 Std und kehrt innerhalb von drei bis fünf Tagen zur Norm zurück. Die LDH kann 5–7 Tage lang erhöht bleiben. Häufigere Bestimmungen können diagnostisch wertvoll sein.

Die Creatin-Phosphokinase (CPK) zeigt gegenüber den anderen Fermentbestimmungen den frühesten Anstieg, normalisiert sich jedoch am schnellsten wieder. Ihre Aktivität nimmt allerdings auch bei Erkrankungen des Skeletmuskels zu.

D. EKG-Befunde: Das Ausmaß der EKG-Veränderungen muß keine Beziehung zum klinischen Schwerebild des Infarktes haben. Typischerweise zeigen die spezifischen Veränderungen des EKG einen geradezu stereotypen Verlauf über mehrere Wochen. Zu Beginn findet sich eine Hebung der ST-Strecke und der T-Welle bei einem abnormen Q. Die ST-Hebung verschwindet allmählich, während die T-Welle symmetrisch terminal negativ wird. Eine sichere Infarktdiagnose kann nur in Gegenwart aller drei Anomalitäten gestellt werden. ST-T-Veränderungen allein sind verdächtig, aber nicht beweisend für einen frischen Infarkt. Die charakteristischen Veränderungen sind bei einem kompletten Linksschenkelblock nicht sichtbar. Das gleiche gilt, wenn ein vorausgegangener Infarkt das EKG stark verändert hat. Jedoch kann auch in diesen Fällen zu Beginn eines Anfalls eine ST-Verlagerung öfter beobachtet werden.

Differentialdiagnose

Bei der akuten Perikarditis geht das Fieber oft dem Schmerz voraus. Dieser Schmerz ist vorwiegend pleuritisch und abhängig von der Atmung und spezifischen Körperstellung. Das Perikardreiben tritt frühzeitig auf. Es ist gewöhnlich lauter und über einem größeren Gebiet hörbar und länger anhaltend als beim Infarkt. Meist ist ein pleuro-perikardiales Reiben ebenfalls nachweisbar. QRS-Veränderungen finden sich hierbei nicht. Bei der T-Inversion treten keine spiegelbildlichen Veränderungen auf. SGOT und LDH sind selten erhöht. Ein dissezierendes Aneurysma verursacht starken Thoraxschmerz, der gleich zu Beginn meist maximal ist. In typischen Fällen breitet er sich über den Thorax und den Rücken im Verlauf einiger Stunden aus. Pulsveränderungen, Veränderungen von Aortengeräuschen, ein linksseitiger Pleuraerguß oder eine kardiale Tamponade können auftreten. Der Blutdruck fällt meist nicht sehr frühzeitig ab. Synkopen oder neuralgische Anomalitäten sind häufig. Die EKG-Veränderungen weisen nicht auf einen Infarkt hin, es sei denn, ein Coronar-Ostium ist in das dissezierende Aneurysma einbezogen.

Eine akute Lungenembolie kann einen Thoraxschmerz verursachen, der vom Herzinfarkt nicht zu unterscheiden ist, ebenso wie die hierbei auftretende Hyptonie, Dyspnoe und die gestauten Halsvenen. Jedoch zeigt das EKG meist eine Rechtsdrehung des QRS-Vektors oder rechtsventriculäre Leistungsstörungen, besonders in der Frühphase. SGOT und LDH sind oft erhöht wie bei einem Herzinfarkt. Wenn die Embolie nicht tödlich endet, führt sie zum Lungeninfarkt, der häufig einen pleuritischen Schmerz, Hämoptysen und einen lokalisierten Lungenbefund verursacht. Bei sorgfältiger Untersuchung wird oft eine Thrombophlebitis an den unteren Extremitäten, in der Leistengegend oder im unteren Abdominalbereich gefunden.

Erkrankungen der cervicalen oder thorakalen Wirbelsäule können einen plötzlichen starken Thoraxschmerz, ähnlich dem beim Herzinfarkt, verursachen. Diese Schmerzen sind jedoch durch orthopädische Maßnahmen zu lindern, und das EKG ist normal.

Eine Hiatus-Hernie kann den Infarktschmerz simulieren. Die T-Wellen können hierbei flach oder zuweilen sogar während des Schmerzanfalles negativ sein. Es tritt jedoch keine Hypotension auf. Außerdem fehlen Fieber, Leukocytose, Anstieg der Blutkörperchen-Senkungsgeschwindigkeit der SGOT oder der LDH.

Auch eine akute Pankreatitis und eine akute Cholecystitis können in diesem Ausmaß einen Infarkt nachahmen. Der anamnestische Hinweis auf gastrointestinale Beschwerden, Gelbsucht, erhöhte Serumamylase und Röntgenbefunde ermöglichen die Differentialdiagnose. Verwertbar ist auch das Fehlen entsprechender EKG-Veränderungen.

Ein Spontan-Pneumothorax, ein mediastinales Emphysem, das Vorstadium eines Herpes zoster und schwere psycho-pathologische kardio-vasculäre Reaktionen müssen diagnostisch ebenfalls vom Herzinfarkt differenziert werden.

Komplikationen

Herzinsuffizienz und Schock können bereits zu Beginn des Infarktes vorhanden sein oder sich unmerklich entwickeln oder abrupt auf eine Arrhythmie oder eine Lungenembolie folgen. Sedierung und allgemeine Schwäche können das Vorhandensein von Dyspnoe und Orthopnoe maskieren. Täglich sollte sorgfältig nach folgenden Erscheinungen gesucht werden:

Gestaute Halsvenen, basale pulmonale Rasselgeräusche, Galopp-Rhythmus, systolisches Geräusch im Sinne einer Mitralinsuffizienz, abnorme kardiale Pulsationen, zunehmende Vergrößerung der Leber und sacrale Oedeme. Thoraxaufnahmen zur Beurteilung einer pulmonalen Stauung sind empfehlenswert.

Ohne Anticoagulantien treten in 10 bis 20% der Fälle im Akut- und Rekonvaleszenzstadium Lungenembolien infolge von

Phlebitiden der unteren Extremitäten oder im Beckenbereich auf.

Arrhythmien sind nach dem Herzinfarkt häufig und man schätzt sie in 40% der Fälle als Todesursache ein. Häufig tritt entweder ein Herzstillstand oder ein Kammerflimmern auf. Der Herzstillstand folgt dem Schock oder der Herzinsuffizienz. Das Kammerflimmern tritt mehr primär auf. Die fortlaufende Beobachtung des Kranken hat viel häufiger ventriculäre Tachykardien, komplette AV-Blöcke und andere, weniger schwerwiegende Rhythmusstörungen entdeckt, als man früher in diesem Stadium vermutet hat. Ventriculäre Extrasystolen gehen oft ernsteren Rhythmusstörungen voraus, die schließlich im Kammerflimmern enden können. Vorhofarrhythmien sind seltener und meist flüchtig, wie z. B. das Vorhofflimmern. Das rechtzeitige Erkennen der Arrhythmien ist wesentlich für die Therapie.

Cerebro-vasculäre Störungen können als Folge des Blutdruckabfalls beim Infarkt auftreten oder als Folge eines Embolus, der von einem wandständigen Thrombus abgelöst wurde. Es ist empfehlenswert, bei allen Patienten mit akuten cerebro-vasculären Störungen ein EKG abzuleiten.

In 5% der Fälle kommt es nach der Erholung von der initialen Attacke zu einem Infarktrezidiv oder zu einer Ausdehnung des Infarktes. Die Herzruptur ist selten. Sie fällt meist in die 1. Woche.

Die Perforation des interventriculären Septums ist sehr selten. Charakteristisch ist für dieses Ereignis das plötzliche Auftreten eines lauten, rauhen, systolischen Geräusches und ein Schwirren über der linken Parasternalgegend, außerdem eine akute Herzinsuffizienz. Dieses Phänomen muß von der Mitralinsuffizienz unterschieden werden, die durch eine Infarzierung oder Dysfunktion des Papillarmuskels entstehen kann. Beide Ereignisse führen zur Herzinsuffizienz und machen einen chirurgischen Eingriff notwendig, wenn der Zustand des Patienten sich in den folgenden Wochen oder Monaten stabilisiert hat und ein Herz-Katheterismus signifikante Veränderungen der Haemodynamik gesichert hat.

Ein ventriculäres Aneurysma und eine periphere arterielle Embolie kann frühzeitig oder Monate nach der Erholung auftreten. Das Bild des ventriculären Aneurysma reicht von der sichtbaren Ausbeulung eines bestimmten Herzbezirks bis zur Kontraktionseinschränkung oder paradoxen Pulsationen einer bestimmten Stelle der Kammerwand, die durch Kine-Angiographie sichtbar gemacht werden kann. Ungefähr 20% der Patienten entwickeln eine Art Aneurysma-Akinesie des linken Ventrikels, wie man sie klinisch durch abnorme paradoxe präcordiale Pulsationen erkennen kann. Die Sichtbarmachung gelingt meist durch die Kinefluoroskopie oder linksventriculäre Angiographie. Einige der Patienten entwickeln eine refraktäre Herzinsuffizienz, die gut auf die chirurgische Entfernung des abnormen Kammerbezirks anspricht.

Das Schulter-Hand-Syndrom ist ein seltenes Beschwerdebild, das durch die längere Immobilisation von Arm und Schultern hervorgerufen wird und möglicherweise eine Dystrophie aufgrund eines sympathischen Reflex-Mechanismus darstellt. Ein anfänglicher Schmerz und eine gewisse Schwäche über der affektierten Schulter ist gefolgt von weiterem Schmerz, Schwellung und Schwächegefühl der Hand mit Übermaß oder Mangel an Schweißproduktion.

Oligurie, Anurie oder seltener eine tubuläre Nekrose können als Schockfolge bestehen bleiben.

Behandlung

A. Unmittelbare Behandlung: Es setzt sich in zunehmendem Maße die Erkenntnis durch, daß die Patienten am besten in einer speziellen coronaren Intensivstation therapiert werden können, die mit fortlaufender Überwachung, Alarm- und Registriereinrichtungen, Herz-Schrittmacher und Wiederbelebungsgeräten ausgerüstet ist und von speziell ausgebildeten Schwestern und Ärzten betreut wird. Es ist heute sicher, daß das Risiko des Kammerflimmerns und der plötzliche Tod in den ersten Stunden nach Einsetzen des Infarktes besonders hoch ist. Es sollte keine Mühe gescheut werden, diese Patienten auf eine derartige Intensivstation (coronary care unit) so schnell wie möglich zu bringen. Einige Städte, wie z. B. Belfast in Irland, haben spezielle Coronar-Ambulanzen eingerichtet, um die Sterblichkeit zu mindern. Es werden auch prophylaktische antiarrhythmische Programme diskutiert.

1. *Ruhe*: Spannung und Angst müssen beseitigt werden. Physische und geistige Ruhe, in möglichst bequemer Stellung sind während der ersten zwei bis drei Wochen wesentlich, um eine Herzruptur zu vermeiden. Innerhalb der ersten Tage darf es dem Patienten nicht gestattet werden, allein zu essen bzw. die persönlichen täglichen Bedürfnisse ohne Hilfe vorzunehmen, es sei denn, daß das Gesamtbild sehr leicht ist ohne Schock und andere Komplikationen. Eine spezielle Pflege ist vonnöten. Eine bettseitige Toiletteneinrichtung verursacht sehr wahrscheinlich weniger Anstrengung als der Gebrauch der Bettschüssel.

Ein ausreichender Schlaf ist für Patienten mit einem Herzinfarkt oder einer Herzinsuffizienz von vitaler Bedeutung. Um diesen Schlaf zu gewährleisten, sollten Sedativa gegeben werden. Bei entsprechender Indikation sind innerhalb der ersten Tage Morphinderivate notwendig.

2. *Schmerzbekämpfung*: Bei starkem Schmerz gibt man Morphin. hydrochlor. 10 bis 15 mg sc. oder langsam i. v.

Wenn der Schmerz innerhalb von 15 min nicht zurückgeht, darf die Dosis wiederholt werden. Weitere Injektionen können subcutan verabfolgt werden, wenn der Patient nicht im Schock und der Schmerzanfall nicht sehr schwer ist. Bei Schock und schwerem Schmerz ist eine intravenöse Applikation notwendig. Vorsicht: Es darf keine zweite Dosis Morphin verabreicht werden, wenn die Atemfrequenz weniger als 12/min beträgt. Morphin kann eine venöse Stauung und eine Verminderung des Herz-Minuten-Volumens verursachen, die beim Aufsitzen des Patienten zur Ohnmacht führen können. Von mancher Seite wird Dihydromorphinon (Dilaudid®) 4 mg sc. oder i. v. oder Meperidin (Demerol®) 50 bis 100 mg i. v. oder i. m. bevorzugt, da diese Substanzen offenbar weniger Übelkeit und Erbrechen verursachen. Aminophyllin 0,5 g i. v. (langsam injiziert, d. h. 1 bis 2 ml/min) kann unterstützend wirken, wenn der Schmerz durch Opiate und Sauerstoff nicht beseitigt wurde (s. unten).

3. *Sauerstoff-Zufuhr* ist meist notwendig als unterstützende Therapie bei Dyspnoe, Cyanose, Lungenoedem, Schock und Thoraxschmerz.

4. *Der Schock* ist eine häufige und ernste Komplikation. Die Mortalität beträgt ca. 80%, besonders wenn der Schock auch nach dem Schmerzrückgang weiter besteht. Die Behandlungsergebnisse sind unbefriedigend. Die besten Therapieergebnisse hat man, wenn der Schock sehr frühzeitig angegangen wird. Da der akute Infarkt meist von einer Leistungsschwäche des Myokards begleitet ist, steigt im Schock der zentral-venöse Druck an. Deshalb wird von manchen Klinikern beim Schock unter Herzinfarkt eine Digitalisierung wie bei der Herzinsuffizienz empfohlen. Bei günstigem Ansprechen steigen das Herzzeitvolumen, der periphere Druck und die coronare Durchströmung an. Einen inotropen Effekt ähnlicher Wirkung hat auch Isoproterenol (Aludrin®). Die Kontrolle des arteriellen und zentralvenösen Drucks ermöglicht eine gute Kontrolle der Wirksamkeit inotroper Medikamente und der Flüssigkeitszufuhr. In manchen Situationen ist auch die Zufuhr vasopressorischer Substanzen wie Levarterenol erfolgreich.

Der Schock kann sich auch aufgrund einer ventriculären Tachykardie oder anderer Arrhythmien entwickeln, deren Beseitigung dann lebensnotwendig ist (s. u.). Venöse und arterielle Infusionen sind meist nicht erfolgreich. Sie können jedoch bei vermindertem Blutvolumen notwendig werden.

5. Über die *Anticoagulantien-Therapie* ist man in leichten Fällen (rascher Schmerzrückgang, nur geringe Zeichen myokardialer Nekrose, kein Schock, keine Herzinsuffizienz) verschiedener Meinung. In allen schweren Fällen eines Herzinfarktes ist es üblich, Anticoagulantien zu verabreichen.

B. Verlauf: Genaue klinische Beobachtung über die weitere Ausdehnung des Infarktes, das Auftreten eines Re-Infarktes, von Komplikationen und die entsprechende Therapie sind wesentlich. Erneuter Schmerz Tage oder Wochen nach Verschwinden des Initialschmerzes ist verdächtig auf eine Ausdehnung der Nekrose. Sicherheit hierüber bringt das EKG und das allgemein klinische Bild. Es erfolgt dieselbe Behandlung wie bei dem

Erstinfarkt. Die Ruheperiode ist erneut zu verlängern. Die verschiedenen prophylaktischen Möglichkeiten, die Ausdehnung der Coronarerkrankung zu vermindern, werden weiter unten diskutiert.

C. Behandlung der Komplikationen:

1. Herzinsuffizienz: Die Herzinsuffizienz nach einem Infarkt ist wie jede andere Herzinsuffizienz zu therapieren. Sauerstoffzufuhr, Einschränkung des Natrium-Verbrauches, Diuretica, vorsichtige Digitalisierung sind die wesentlichen Therapieelemente. Unter Diuretica, Digitalis und natriumarmer Diät ist meist eine Kaliumzufuhr notwendig (z. B. Rekawan®, 1 Dragee täglich). Vorsicht: Die perorale Kaliumzufuhr kann zur Entwicklung von Dünndarmgeschwüren führen. – Der Patient sollte in dieser Situation so vorsichtig wie möglich digitalisiert werden. Eine schnelle Digitalisierung sollte außer in sehr akuten Fällen vermieden werden. Wenn die Herzinsuffizienz relativ leicht ist und sich nur in pulmonalen Rasselgeräuschen und verstärkter Dyspnoe bemerkbar macht, so kann die Einschränkung der Natriumzufuhr und die Applikation von Quecksilber-Diuretica oder Thiaziden ausreichend sein. Manche Kliniker sind mit Digitalis besonders zurückhaltend, weil sie die Komplikation ventriculärer Arrhythmien fürchten. Wenn es jedoch die Herzinsuffizienz erfordert, muß dennoch das Glykosid gegeben werden. Intermittierende Bestimmung des Kalium-Spiegels im Serum ist erforderlich.

2. Arrhythmien: Ventriculäre Extrassystolen sind häufig. Sie weisen auf die verstärkte Irritabilität des geschädigten Myokards hin und können Kammerflimmern verursachen. Lidocain (Xylocain®) 50–100 mg langsam i. v., gefolgt von einer intravenösen Infusion mit einer Geschwindigkeit von höchstens 1–2 mg Xylocain/min, ist die Therapie der Wahl. Andere Möglichkeiten sind: Procainamid (Novocamid®), Chinidinsulfat oder Kaliumsalze, wenn der Verdacht besteht, daß Digitalis die Arrhythmie ausgelöst hat. Eine energische Therapie der ventriculären Arrhythmien kann Kammerflimmern und Herzstillstand verhindern.

Die ventriculäre Tachykardie ist eine Notfall-Situation (s. u.). Das Kammerflimmern sollte durch Alarm auf einer Intensiv-Station angezeigt werden und die Defibrillation möglichst innerhalb von 30 sec erfolgen. In vielen Intensiv-Stationen führen speziell geschulte Schwestern die Defibrillation durch, wenn der Arzt nicht schnell genug erreichbar ist. Lidocain (Xylocain®) ist im Anschluß daran als intravenöse Infusion (1–2 mg/min) zur Verhütung eines Rezidivs zuzuführen.

Vorhofflimmern tritt meist nur vorübergehend auf. Wenn es bestehen bleibt, dem Patienten Beschwerden macht oder eine Herzinsuffizienz auftritt, so ist vorsichtig zu digitalisieren oder eine Kardioversion durchzuführen.

3. Adams-Stokes-Anfälle mit Herzblock: Notfallsituation! Der totale Herzblock tritt etwa bei 6–10% der Herzinfarkte als akute Komplikation auf. Er hat eine hohe Mortalität. Die Anfälle halten selten länger als eine Woche an. Sie können meist durch künstliche Herzstimulation mit einem transvenösen Schrittmacher-Katheter im rechten Ventrikel therapiert werden. Eine Schrittmacherfrequenz von 70–80 min gewährleistet meist ein ausreichendes Herz-Zeit-Volumen und gibt eine befriedigende Gewebsperfusion. Da die Asystolie unversehens auftreten kann, sollte man Elektroden-Katheter prophylaktisch bei allen Patienten anlegen, die einen totalen AV-Block bei Vorderwand-Infarkten, einen AV-Block 2. Grades oder einen AV-Block 3. Grades mit Hinterwand-Infarkt haben. Schwieriger ist die Entscheidung bei dem AV-Block 1. Grades bei Hinterwand-Infarkten. Eine prophylaktische Lidocain-Infusion kann, wenn der AV-Block verschwindet, angelegt werden, um Kammerflimmern zu vermeiden.

Das Kammerflimmern ist die unangenehmste Komplikation, die beim akuten Infarkt mit künstlicher Herzstimulation auftreten kann. Aus diesem Grunde ist es empfehlenswert, Patienten mit einem AV-Block 1. Grades oder mit dem Typ 1 des AV-Block 2. Grades (Wenckebach'sche Periodik) und Hinterwand-Infarkt nicht routinemäßig kardial zu stimulieren. Es sind möglichst Demand-Schrittmacher zu verwenden, deren Impulsaktivität und Impulsabgabe vom QRS-Komplex des gleichzeitig registrierten EKG abhängt. Auf diese Weise kann ein Konkurrieren des natürlichen und künstlichen Schrittmachers vermieden werden.

Die Sinusbradykardie, insbesondere die bei Hinterwandinfarkten, kann in einen AV-Block übergehen und ist daher mit einem vorübergehenden transvenösen Schrittmacher und Atropin (0,5–1 mg langsam i. v.) prophylaktisch zu behandeln. Tritt dennoch ein totaler AV-Block auf, so kann ein externer Schrittmacher angelegt werden.

4. *Thromboembolien* treten häufiger im Verlauf eines Herzinfarktes auf. Anticoagulantien sind rasch einzusetzen. Über die Behandlung der Lungenembolie (s. Diskussion in Kapitel 7).

5. *Oligurie, Anurie, akute Tubulusnekrose* s. Kapitel 16.

6. *Ruptur, Perforation des Kammerseptums, die Mitralinsuffizienz aufgrund einer Papillar-Muskel-Dysfunktion oder -Ruptur und das Ventrikelaneurysma*: Bei persistierender Herzinsuffizienz hat die chirurgische Korrektur des perforierten Septums oder der Mitralinsuffizienz Erfolge gebracht. Die Resektion eines Wandaneurysmas ist nur dann sinnvoll, wenn dieses Aneurysma größer ist und eine Herzinsuffizienz besteht. Bei kleineren asymptomatischen Aneurysmen ist keine Korrektur notwendig. Bei der Herzruptur ist keine Behandlung erfolgreich.

7. *Schulter-Hand-Syndrom*: Den besten Erfolg hat eine frühzeitig einsetzende präventive, physikalische Therapie.

8. *Aktivität in der Rekonvaleszenz*: Es sollte wenigstens eine Ruheperiode von 3 Wochen eingehalten werden. Wenn der Infarkt sehr schwer war, so ist diese Ruheperiode auf 6 Wochen zu verlängern. Für die meisten Patienten gilt daher folgendes Programm: Vollständige Ruhe im 1. Monat, im 2. Monat nach dem Infarkt langsam ansteigende körperliche Aktivität, dann folgt ein weiterer Monat eingeschränkter körperlicher Aktivität bis zur Wiederherstellung der Arbeitsfähigkeit. Das Ausmaß und die Dauer der Ruhe muß individuell verordnet werden. Es hängt ab von dem Schweregrad des Infarktes und von der Reaktion des Patienten.

Der Patient darf ungefähr die ersten 7 bis 10 Tage nach seinem ersten Aufstehen noch nicht außerhalb des Raumes spazieren gehen. Die allmähliche Wiederaufnahme der Aktivität ist äußerst wichtig. Die wiedereinsetzende Bewegung sollte zunächst auf dem gleichen Stockwerk erfolgen, wobei die Bewegungsperioden langsam gesteigert werden können. Diese langsame Steigerung soll ohne Thoraxschmerz, Dyspnoe, Tachykardie oder Schwächegefühl erfolgen. Wenn schließlich zwei Monate nach dem Infarkt auch ein Spazierengehen im Freien möglich ist, so sind doch zunächst für einen weiteren Monat Steigungen und Treppen zu vermeiden.

Prognose

Die durchschnittliche Mortalität während des 1. Monats nach dem Infarkt beträgt 30%. Die meisten Todesfälle ereignen sich innerhalb der ersten zwölf Stunden. Bei leichten Infarkten verschwinden die klinischen Erscheinungen schnell und die Initial-Mortalität liegt unter 5%. Ein klinisch schwerer Herzinfarkt benötigt ca. 6–12 Wochen für eine vollständige Wiederherstellung. Die Mortalität steigt auf 60–90% bei längerem Schock, schwerer frühzeitiger Herzinsuffizienz, Leukocytose über 20000 mit Eosinophilie, Fieber über 40° C, unkontrolliertem Diabetes mellitus, hohem Lebensalter, früheren Infarkten und bei Kombinationen der einzelnen Faktoren. Eine Lungenembolie (ohne Anticoagulantien-Behandlung), persistierende Arrhythmien und Infarktausdehnung steigern die Mortalität um 15–20% im frühen Rekonvaleszenzstadium.

Die weitere Lebenserwartung hängt von der ärztlichen Versorgung und von dem Vorhandensein anderer chronischer Erkrankungen ab. Eine vollständige Wiederherstellung, von der Klinik und vom EKG her gesehen, gestattet meist eine Überlebenszeit von 10 bis 15 Jahren.

Aspenstrom, G. et al.: Collaborative analysis of long-term anticoagulant administration after acute myocardial infarction. Lancet **1970 I,** 203–209.

Austen, W. G. et al.: Surgical treatment of papillary-muscle rupture complicating myocardial infarction. New Engl. J. Med. **278,** 1137–1141 (1968).

Cooley, D. A., Hallman, G. L.: Surgical treatment of left ventricular aneurysm: Experience with excision of postinfarction lesions in 80 patients. Progr. Cardiovas Dis. **2**, 222–228 (1968).

Dewar, H. A., Floyd, M.: Deaths from ischaemic heart disease outside hospital and experience with a mobile resuscitation unit. Brit. Heart J. **31**, 389 (1969).

Early mobilization after myocardial infarction. Lancet **1969 I**, 821.

Ebert, R. V.: Long-term anticoagulant therapy after myocardial infarction. JAMA **207**, 2263–2268 (1969).

Friedberg, C. K., Cohen, H., Donoso, E.: Advanced heart block as a complication of acute myocardial infarction: Role of pacemaker therapy. Progr. Cardiovas Dis. **10**, 466–481 (1968).

Gorlin, R., Taylor, W. J.: Myocardial revascularization with internal mammary artery implantation. JAMA **207**, 907–913 (1969).

Green, G. E. et al.: Anastomosis of the internal mammary artery to the distal left anterior descending coronary artery. Circulation **41**, 79–86 (1970).

Greenwood, W. F., Aldridge, H. E., Wigle, E. D.: The nature of the disorder of function in chronic postinfarction aneurysm of the left ventricle. Canad. med. Ass. J. **92**, 611–614 (1965).

Gunnar, R. M. et al.: Hemodynamic measurements in a coronary care unit. Progr. Cardiovas Dis. **11**, 29–44 (1968).

Hamm, J.: Mechanisms of ventricular arrhythmias associated with myocardial infarction. Amer. J. Cardiol. **24**, 800–814 (1969).

Herman, M. V., Elliott, E. C., Gorlin, R.: electrocardiographic, anatomic, and metabolic study of zonal myocardial ischemia in coronary heart disease. Circulation **35**, 834–846 (1967).

Hort, W.: Herzinfarkt, Grundlagen und Probleme. Berlin-Heidelberg- New York: Springer 1969.

James, N. T.: Pathogenesis of arrhythmias and acute myocardial infarction. Amer. J .Cardiol. **24**, 791–800 (1969).

Killip, T.: Management of the patient with acute myocardial infarction. Clin. N. Amer. **52**, 1061–1075 (1968).

Kimball, J. T., Killip, T.: Aggressive treatment of arrhythmias in acute myocardial infarction: Procedures and results Progr. Cardiovas Dis. **10**, 483–505 (1968).

Lassers, B. W. et al.: Left ventricular failure and acute myocardial infarction. Amer. J. Cardiol. **25**, 511–523 (1970).

Ljungström, B., Johansson, B. W., Sievers, J,: Arterial PO_2, PCO_2, pH and standard bicarbonate in patients with an acute myocardial infarction. Cardiologia **51**, 138–147 (1967).

McGinn, F. S., Gould, L., Lyon, A. F.: The phonocardiogram and apexcardiogram in patients with ventricular aneurysm. Amer. J. Cardiol. **21**, 467–478 (1968).

Morrow, A. G. et al.: Severe mitral regurgitation following acute myocardial infarction and ruptured papillary muscle: Hemodynamic findings and results of operative treatment in four patients. Circulation **37** (Suppl. 2), 124–132 (1968).

Mourdjinis, A. et al.: Clinical diagnosis and prognosis of ventricular aneurysm. Brit. Heart J. **30**, 497–513 (1968).

Perry, L. W., Scott, L. P.: Anomalous left coronary artery from pulmonary artery: Report of 11 cases; review of indications for and results of surgery. Circulation **41**, 1043–1053 (1970).

Sampson, J. J., Hutchinson, J. C.: Heart failure in myocardial infarction. Progr. Cardiovas Dis. **10**, 1–29 (1967).

Schillingford, J. P., Thomas, M.: Cardiovascular and pulmonary changes in patients with myocardial infarction treated in an intensive care and research unit. Amer. J. Cardiol. **20**, 484–493 (1967).

Schimert, G. et al.: Excision of a kinetic left ventricular wall for intractable heart failure. Ann. intern. Med. **70**, 437–446 (1969).

Shelburne, J. C., Rubinstein, D., Gorlan, R.: A reappraisal of papillary muscle dysfunction: Correlated clinical and angiographic study. Amer. J. Med. **46**, 862–872 (1969).

Solomon, H. A., Edwards, A. L., Killip, T.: Prodromata in acute myocardial infarction. Circulation **40**, 463–473 (1969).

Spencer, F. C.: Venous bypass grafts for occlusive disease of the coronary arteries. Amer. Heart J. **79**, 568–572 (1970).

Vineberg, A., Shanks, J.: Selection of patients and operation for revascularization surgery. JAMA **207**, 539–548 (1969).

Young, E., Williams, C.: The frontal plane vectorcardiogram in old inferior myocardial infarction: Criteria for diagnosis and ECG correlation. Circulation **37**, 604–624 (1968).

Zimmermann, H. A.: The dilemma of surgery in the treatment of coronary artery disease. Amer. Heart J. **77**, 577–579 (1969).

Zipes, D. P.: The clinical significance of bradycardic rhythmus with acute myocardial infraction. Amer. J. Cardiol. **24**, 814–826 (1969).

Herzrhythmusstörungen

Das Vorhandensein einer Arrhythmie kann bei folgenden Erscheinungen angenommen werden:

1. Wenn das plötzliche Auftreten und Aufhören von Herzklopfen oder „Herzrasen" angegeben wird.
2. Bei deutlich irregulärer Herzaktion.
3. Wenn die Herzfrequenz unterhalb von 40 oder oberhalb von 140/min liegt.
4. Wenn die Herzfrequenz nicht mit der Atmung oder körperlicher Anstrengung variiert.
5. Wenn eine rasche Herzaktion plötzlich durch einen Carotis-Sinus-Druck verlangsamt wird.
6. Wenn der 1. Herzton deutlich in seiner Intensität variiert.
7. Bei plötzlichem Auftreten von Angina pectoris, Schock, Herzinsuffizienz oder Synkopen.

Die Diagnose einer Arrhythmie besteht in der genauen Feststellung des Ursprungs der Anomalität und der exakten Beurteilung ihrer Bedeutung. Die häufigsten Arrhythmien sind: Sinus-Arrhythmien; wie Sinustachykardie, Sinusbradykardie, Vorhof- und Kammer-Extrasystolen und paroxysmale Vorhofstachykardie.

Sie können sowohl bei normalen als auch bei kranken Herzen auftreten und haben meist keine wesentliche Bedeutung, es sei denn, daß sie zu hämodynamischen Veränderungen führen. Vorhofflimmern und Vorhofflattern treten meist bei Patienten mit arteriosklerotischen und rheumatischen Herzerkrankungen auf, jedoch können auch eine Thyreotoxikose, akute Infektionen oder ein Trauma dieselben auch ohne Herzerkrankungen hervorrufen. Die Kammertachykardie ist eine ernste Rhythmusstörung und tritt meist nur bei fortgeschrittener coronarer Erkrankung auf. Der partielle oder totale Herzblock resultiert ebenfalls aus einer Coronarerkrankung und ist häufig die Folge einer Fibrose des Erregungsleitungssystems. Auch eine Digitalis-Intoxikation ist eine häufigere Ursache vieler Rhythmusstörungen.

Vom physiologischen Standpunkt aus sind Arrhythmien dann von wesentlicher Bedeutung, wenn sie das Herz-Minuten-Volumen reduzieren, den Blutdruck erniedrigen und hieraus eine Verminderung der Durchblutung lebenswichtiger Organe wie Gehirn, Herz und Niere resultiert. Eine schnelle Herzaktion kann eine oder alle der eben genannten pathologischen Veränderungen hervorrufen. In Gegenwart einer Herzerkrankung können außerdem eine akute Herzinsuffizienz bzw. Lungenödem, Angina pectoris oder Herzinfarkt, Synkope oder cerebrale Mangeldurchblutung und schließlich cerebrale Thrombosen auftreten. Manche Patienten mit sonst normalem Herzen können relativ hohe Herzfrequenzen ohne andere Symptome als Herzklopfen oder Gefühl des Herzflatterns ertragen, jedoch führen auch hier länger dauernde Rhythmusstörungsanfälle zu Schwäche, Anstrengungsdyspnoe und Präcordialschmerz. Die Häufigkeit, mit der eine verlangsamte Herzaktion Symptome in Ruhe oder unter Anstrengung hervorruft, hängt von dem Ausgangszustand des Herzens ab und seiner Fähigkeit, das Schlagvolumen zu steigern. Wird die Herzfrequenz abrupt langsamer wie zu Beginn eines totalen AV-Blocks oder eines vorübergehenden Stillstandes, so können eine Synkope oder sogar Krämpfe auftreten.

Wenn möglich, so sind frühere Anfälle, auslösende Faktoren, Symptome der Herzinsuffizienz oder der Angina pectoris zu erfragen. Gesucht werden muß nach einer Herzvergrößerung, auffälligen Geräuschen, Zeichen der Herzinsuffizienz und Hypotonie. Die Herzfrequenz muß exakt ausgezählt werden. Wenn die Aktion regelmäßig erscheint, so ist sie sicherheitshalber mehrfach zu kontrollieren. Bei Irregularität muß das Pulsdefizit bestimmt werden. Sind keine schwere Herzinsuffizienz, Angina pectoris oder ein frischer Infarkt nachzuweisen, so ist die Auswirkung der Atmung und des Atemanhaltens, körperlicher Anstrengung und körperlichen Lagewechsels auf die Herzfrequenz und den Herzrhythmus zu untersuchen. Bei hoher Herzfrequenz kann der rechte und linke Carotis-Sinus 30 Sekunden lang unter Auskultation des Herzens massiert werden. Die Massage muß sofort gestoppt werden, wenn die Herzfrequenz sich ändert. Es ist achtzugeben auf Intensitätsänderungen des 1. Herztones. Die Halsvenen müssen nach abnormen Pulsaktionen abgesucht werden.

Die endgültige Diagnose der Arrhythmie hängt vom EKG ab. Jedoch gestatten Überlegungen aufgrund des Alters des Patienten, der begleitenden Herzerkrankungen und der klinischen Untersuchungen meist die Diagnose vor dem EKG.

ANDERSON, R. et al.: Relation between metabolic acidosis and cardiac dysrhythmias in acute myocardial infraction. Brit. Heart J. **30**, 493–496 (1968).

AYRES, S. N., GRACE, W. J.: Inappropriate ventilation in hypoxemia as causes of cardiac arrhythmias: The control of arrhythmias without antiarrhythmic drugs. Amer. J. Med. **46**, 495–506 (1969).

EPSTEIN, S. E., BRAUNWALD, E.: Beta-adrenergic receptor blocking drugs. Mechanismus of action and clinical applications. New Engl. J. Med. **275**, 1106–1112 (1966).

FRIEDEN, J. et al.: Propranolol treatment of chronic intractable supraventricular arrhythmias. Amer. J. Cardiol. **22**, 711–718 (1968).

McINTOSH, H. D., MORRIS, J. J., Jr.: The management of supraventricular arrhythmias. Med. Ann. D. C. **35**, 525 (1966).

MORRELLI, H. F., MELOM, K. M.: Pharmacologic basis for clinical use of antiarrhythmic drugs. Pharmacol. Physicians **1**, 47 (1967).

PAPP, C.: New look at arrhythmias. Brit. Heart J. **31**, 267–272 (1969).

PICK, A., LANGENDORF, R.: Recent advances in the differential diagnosis of AV junctional arrhthymia. Amer. Heart J. **76**, 553–576 (1968).

SINGER, D. H., LAZZARA, R., HOFFMAN, B. S.: Interrelationships between automaticity and condution in Purkinje fibers. Circulation Res. **21**, 537 (1967).

SOKOLOW, M., PERLOFF, D.: The clinical pharmacology and use of quinidine in heart disease. Progr. Cardiovas. Dis. **3**, 316–331 (1961).

WATANABE, Y., DREYFUSS, L. S.: Newer concepts in the genesis of cardiac arrhythmias. Amer. Heart J. **76**, 114–136 (1968).

Sinusarrhythmie

Die Sinusarrhythmie besteht in einem periodischen Ansteigen der normalen Herzfrequenz mit der Inspiration und einem Abfall mit der Exspiration. Dieses Phänomen ist auf Vagusreflexe mit Auswirkung auf den normalen Herzschrittmacher zurückzuführen. Es verschwindet beim Atemanhalten oder bei einem Herzfrequenzanstieg irgendeiner anderen Ursache. Diese Arrhythmie hat keine besondere Bedeutung außer bei älteren Patienten, die gleichzeitig eine Coronarerkrankung haben.

Sinustachykardie

Bei der Sinustachykardie besteht eine Frequenzerhöhung auf über 100/min. Sie ist die Folge einer raschen Impulsbildung im normalen Herzschrittmacher, die ihrerseits auf Fieber, Anstrengung, Aufregung, Anämie, Schock, Thyreotoxikose oder Medikamentenwirkung zurückzuführen ist. Die Frequenz kann 180/min bei jungen Patienten erreichen. Sie überschreitet jedoch selten 160. Die Aktion ist grundsätzlich rhythmisch, jedoch zeigen häufigere Kontrollen, daß die Frequenz um 5 oder mehr Schläge pro Minute bei Wechsel der Körperposition und beim Atemanhalten variiert. Die Frequenz wird allmählich langsamer, die Tachykardie kann jedoch als Reaktion auf plötzliche emotionale Reize wieder beginnen.

Sinusbradykardie

Bei der Sinusbradykardie liegt die Herzfrequenz unter 60/min aufgrund vagaler Reflexwirkungen auf den normalen Herzschrittmacher. Die Herzfrequenz steigt nach körperlicher Anstrengung oder Applikation von Atropin an. Leichte Sinusbradykardien sind ohne Bedeutung, wenn nicht gleichzeitig eine Herzerkrankung besteht, insbesondere eine coronare Herzerkrankung oder ein akuter Herzinfarkt. Ältere Patienten können bei langsamen Herzaktionen allgemeines Schwächegefühl, Verwirrtheit oder sogar Synkopen haben.

Vorhofsextrasystolie

Vorhofsextrasystolen treten auf, wenn ein ektopischer Herd in den Vorhöfen eine Erregung vor dem Impuls des Sinusknotens abgibt. Die Kammeraktion tritt demzufolge vorzeitig auf. Das Intervall, das auf diese Aktion folgt, ist verlängert, jedoch nicht vollkompensatorisch, d. h. das Intervall ist nur etwas länger als ein normales Intervall zwischen zwei Aktionen. Derartige Extrasystolen können bei jeder Herzfrequenz bei normalen oder erkrankten Herzen auftreten. Sie sind nie eine genügende Basis für die Diagnose einer Herzerkrankung. Beschleunigung der Herzfrequenz aufgrund irgendeiner Ursache unterdrückt meist diese Extrasystolen.

Paroxysmale Vorhofstachykardie

Sie ist die häufigste Form aller paroxysmalen Tachykardien. Sie wird öfter bei jungen Patienten mit normalem Herzen beobachtet. Der Anfall beginnt und endet abrupt und dauert meist mehrere Stunden. Die Herzfrequenz kann 140–240/min betragen (meist 170–200/min). Die Herzaktion ist vollständig regulär. Das heißt die Herzfrequenz variiert nicht um mehr als 1–2/min. Körperliche Anstrengung, Lagewechsel und Atemanhalten sind ohne Effekt. Carotis-Sinus-Massage, Luftanhalten oder induziertes Erbrechen können den Anfall prompt unterbrechen, jedoch auch ohne Wirkung sein. Wenn nicht eine Herzerkrankung wie eine Mitralstenose oder eine coronare Erkrankung zugrunde liegt, haben die Patienten außer dem Gefühl des schnellen Herzschlagens keine Symptome. Bei länger anhaltenden Anfällen mit hoher Herzfrequenz tritt allerdings Dyspnoe oder Engegefühl in der Brust auf. Eine paroxysmale Vorhofstachykardie kann infolge einer Digitalis-Intoxikation auftreten. Sie ist dann oft von einem AV-Block 2. Grades begleitet, bei dem jeder 2. Vorhofsimpuls auf den Ventrikel übergeleitet wird (die sogenannte PAT mit Block).

Die Verhütung der Anfälle

A. Spezifische Maßnahmen: Herausfinden der Ursachen wie emotionaler Stress, Schwäche, Tabak- oder Alkoholabusus.

B. Medikamente:

1. Chinidinsulfat, 0,2–0,6 g drei- bis viermal täglich, kann zur Verhütung häufiger und ernsthafter Anfälle eingesetzt werden. Man beginnt mit kleinen Dosen und steigert allmählich, wenn die Anfälle nicht unterdrückt werden und toxische Effekte nicht auftreten. Hinzuweisen ist auch auf das Chinidinbisulfat, das in Form von Chinidin-Duriles® zur Verfügung steht und wegen langsamer Chinidinfreisetzung länger wirkt.

2. Wenn Chinidin wirkungslos ist oder nicht vertragen wird, so kann eine Volldigitalisierung mit anschließender Erhaltungsdosis die Anfälle unterdrücken oder ihre Häufikeit mindern.

3. Procainamid-Hydrochlorid (Pronestyl® oder Novocamid®) kann in einer Dosis von 250–500 mg dreimal täglich peroral verabreicht werden, wenn Chinidin und Digitalis zu keinem Erfolg geführt haben. Propranolol (Dociton®) 10–30 mg dreimal täglich per os, vor den Mahlzeiten gegeben, kann selbst bei Patienten wirksam sein, die gegenüber Chinidin und Procainamid refraktär waren. Vorsicht ist gegenüber allen Patienten mit Herzinsuffizienz, Herzblock oder Bronchospasmus zu üben. Bei einer Herzinsuffizienz sollte in jedem Falle eine Volldigitalisierung zusätzlich erfolgen.

Entsprechend können andere Beta-Blocker eingesetzt werden (s. die Zusammenstellung dieser Präparate in Tabelle 8–3d, S. 280).

Die Therapie des akuten Anfalls

Ohne gleichzeitige Herzerkrankung ist die Situation meist nicht bedrohlich. Die meisten Anfälle verschwinden spontan. Aus diesem Grund sollte der Arzt keine Medikamente verwenden, die gefährlicher sind als die Erkrankung. Intensive therapeutische Bemühungen den Anfall schnell zu unterbrechen, sollten allerdings gemacht werden; bei mehrtägiger Dauer des Anfalls, bei Herzinsuffizienz, Synkope, Angina pectoris oder wenn diesem Anfall eine bestimmte Herzerkrankung zugrunde liegt.

A. Mechanische Maßnahmen: Man hat viele derartige Methoden versucht, den Anfall zu unterbrechen. Der Patient kann diese selbst häufig lernen. Hierzu gehört der Valsalva'sche Preßdruckversuch (Anhalten der

Atmung bei kontrahierten Thorax und Abdominalmuskeln), Streckung der Arme und des Körpers, Bücken des Kopfes zwischen die Knie.

B. Vagus-Stimulation:

1. Carotis-Sinus-Druck: Bei halbliegenden Patienten wird mit gewisser Vorsicht zunächst der eine Carotis-Sinus für 10 bis 20 sec und dann der andere gedrückt und massiert. Der Druck sollte nicht auf beide Carotiden gleichzeitig ausgeübt werden. Fortlaufende Auskultation des Herzens ist in jedem Fall notwendig, damit der Carotis-Sinus-Druck sofort unterbrochen werden kann, wenn der Anfall aufhört. Durch Carotis-Sinus-Druck läßt sich etwa die Hälfte der Anfälle unterbrechen, besonders wenn der Patient digitalisiert oder sediert ist.

2. Der doppelseitige Augapfel-Druck ist ebenfalls verwendet worden. Er ist jedoch viel weniger wirksam als der Carotis-Sinus-Druck und birgt außerdem die Gefahr einer Retinaschädigung in sich.

3. Das induzierte Erbrechen darf nicht im Falle einer Synkope bei Angina pectoris oder schwerer kardialer Erkrankung angewendet werden.

C. Medikamentöse Therapie: Wenn die mechanischen Maßnahmen versagen, und der Anfall anhält (besonders wenn die o. g. Symptome vorhanden sind), so sollte eine medikamentöse Therapie eingeleitet werden. Es gibt keine Einmütigkeit über die wirksamsten Substanzen; die folgenden versprechen jedoch zufriedenstellende Erfolge: 1. Digitalis oral oder intravenös, wenn in den vorausgegangenen zwei Wochen kein Digitalis verabreicht wurde. 2. Druckerhöhende Substanzen. 3. Procainamidhydrochlorid (z. B. Novocamid®). Eine kontinuierliche Überwachung des EKG oder der Herzfrequenz und des Blutdruckes sind erforderlich. 4. Propranolol (Dociton®), 10–30 mg dreimal täglich vor den Mahlzeiten und zur Nacht oder 1 mg langsam i. v. Auch hier ist eine klinische und elektrokardiographische Kontrolle bis zum Einsetzen des therapeutischen Effektes erforderlich. Dann ist die weitere Substanzzufuhr zu stoppen. Eine zweite Dosis von 1 mg kann i. v. gegeben werden, wenn zwei bis fünf Minuten nach der Gabe des 1. mg kein Erfolg eingetreten ist. Atropin, 0,5 bis 1 mg, kann i. v. gegeben werden, wenn eine extreme Bradykardie eintritt. (Weitere Betablocker s. Tabelle 8–3d). Vorsicht: Betablocker sollten intravenös nur dann gegeben werden, wenn andere Maßnahmen versagt haben, die klinische Situation ernst und das therapeutische Risiko gerechtfertigt ist. 5. Neostigmin (Prostigmin®) 1 mg subcutan. 6. Chinidinsulfat, Chinidinbisulfat (Chinidin-Duriles®). 7. Sirup von Ipecac, 4–8 ml kann verwendet werden, um ein Erbrechen zu provozieren. Bei Versagen ist eine Wiederholung möglich. 8. Methacholinchlorid (Mecholyl®), 10 mg subcutan ist häufig erfolgreich. Wegen der unangenehmen Nebenwirkungen sollte man zurückhaltend sein.

D. Medikamentenstop: Die paroxysmale Vorhofstachykardie (meist mit 2:1-Block) kann die Folge einer Digitalis-Intoxikation sein (entweder Folge einer Dosiserhöhung oder eines exzessiven diuretischen Kaliumverlustes). Die Behandlung besteht darin, daß mit der Gabe von Digitalis und Diureticis gestoppt bzw. dem Patienten Kalium zugeführt wird.

E. Die Kardioversion (s. u.) kann angewendet werden, wenn die klinische Situation ernst genug ist, das Risiko der Anästhesie und des elektrischen Schocks zu erlauben. Da die Möglichkeit besteht, daß eine Digitalis-Intoxikation die Ursache einer atrialen oder nodalen Tachykardie ist (besonders wenn gleichzeitig ein AV-Block besteht), ist der Elektroschock in progressiv steigender Dosis anzuwenden, beginnend mit 25 W sec. Bei ventriculären Extrasystolen ist Lidocain (Xylocain®) 50–100 mg langsam i. v. zu empfehlen und bei Verschwinden der Extrasystolen eine Wiederholung des Schocks vorzunehmen. Bei erneutem Auftreten von Extrasystolen ist mit der Kardioversion zu warten.

Vorhofflimmern

Das Vorhofflimmern ist die häufigste der chronischen Arrhythmieformen. Es tritt oft auf bei rheumatischer Herzerkrankung, besonders der Mitralstenose und bei arteriosklerotischer Herzerkrankung. Es kann paroxysmal bei der Thyreotoxikose auftreten. Infektionen, Traumen, chirurgische Eingriffe, Vergiftungen und Alkohol-Exzesse können Anfälle von Vorhofflimmern auch bei Patienten mit normalen Herzen hervorrufen. Es ist die einzige häufige Rhythmusstörung, bei der die Kammerfrequenz schnell und die Herzaktion unregelmäßig ist. Ein ektopischer Vorhof-Schrittmacher sendet Erregungen mit einer Frequenz von 400–600/min aus. Die Erregungsimpulse laufen durch die Vorhöfe mit verschiedenen Geschwindigkeiten und werden meist im AV-Knoten blockiert. Die Antwort der Kammer ist vollständig unregelmäßig. Die Kammerfrequenz variiert ohne Behandlung zwischen 80–160/min. Aufgrund der verschieden langen systolischen Füllungsperioden variiert auch das Schlagvolumen, so daß nicht alle Kammeraktionen zu einem palpablen peripheren Puls führen. Die Differenz zwischen der Herzfrequenz und der Pulsfrequenz bezeichnet man als „Pulsdefizit". Das Pulsdefizit ist größer, wenn die Kammerfrequenz hoch ist. Durch körperliche Anstrengungen kann die Irregularität zunehmen, wenn die Herzfrequenz langsam ist. Carotis-Sinus-Massage ist praktisch wirkungslos oder führt nur zu geringfügiger Frequenzverlangsamung.

Verhütung des Vorhofflimmerns
(s. paroxysmale Vorhofstachykardie oben).

Behandlung

A. Paroxysmales Vorhofflimmern:

1. Digitalis: Digitalis ist das Medikament der Wahl, besonders wenn die Arrhythmie bei Patienten mit organischen Herzerkrankungen (speziell Mitralstenose) oder mit hochfrequenten Ventrikelaktionen oder mit Erscheinungen der Herzinsuffizienz aufgetreten ist. Besteht Zweifel, ob man Chinidin oder Digitalis geben soll, so sollte man sich für Digitalis entscheiden, da diese Substanz durch eine Überleitungserschwerung die Kammerfrequenz herabsetzt und eine nahezu unmittelbar wirksame Therapie darstellt. Die Therapie mit Chinidin oder mit der elektrischen Kardioversion hat das Ziel, den ektopischen Vorhofrhythmus auszuschalten. Die Therapie ist daher sicherer, wenn man zunächst mit Hilfe von Digitalis die Kammeraktion unter Kontrolle bringt. Es ist voll zu digitalisieren und unter Vermeidung toxischer Erscheinungen eine Kammerfrequenz von 70–80/min einzustellen. Dabei ist es keinesfalls sicher, daß unter Digitalis das paroxysmale Vorhofflimmern in ein fixiertes Flimmern übergeht.

2. Kardioversion: Wenn das paroxysmale Vorhofflimmern bei sonst normalem Herzen mit einer Kammerfrequenz unter 140 und ohne andere Symptome, insbesondere Zeichen einer Herzinsuffizienz auftritt, so kann die Kardioversion sofort versucht werden, um den Sinus-Rhythmus wieder herzustellen. Chinidin wird heutzutage weniger verwendet, um einen Sinus-Rhythmus zu erzwingen.

B. Chronisches Vorhofflimmern: Obwohl die Meinungen sehr variieren, dürfen folgende Richtlinien zur Konversion des Vorhofflimmern aufgestellt werden. Jeder Fall muß individuell betrachtet werden. Ganz allgemein betrachtet, darf eine Konversion dann versucht werden, wenn zu erwarten ist, daß der Patient sich mit einem Sinus-Rhythmus besser fühlen wird als mit einem Vorhofflimmern: 1. Bei Vorhofflimmern, das seit einigen Wochen mit nur geringfügigen Zeichen einer Herzerkrankung besteht. 2. Bei Vorhofflimmern, das von häufigeren embolischen Ereignissen begleitet ist. 3. Bei refraktärer Herzinsuffizienz, die durch Vorhofflimmern hervorgerufen wurde. 4. Bei starkem Herzklopfen als Folge einer ungleichmäßigen Frequenz-Herabsetzung durch Digitalis. Diese Beschwerden treten zuweilen nur unter Anstrengung auf. 5. Bei Vorhofflimmern, das in der ersten Zeit nach erfolgreicher Mitralstenosen-Operation aufgetreten ist.

1. Digitalis: Grundsätzlich ist Digitalis die erste Therapiemaßnahme. Der Sinn der Digitalis-Applikation besteht in der Verlangsamung der Kammeraktionen und Vermeidung einer Herzinsuffizienz. Allerdings muß eine Digitalis-Intoxikation vermieden werden. Die Digitalis-Medikation ist etwa zwei Tage vor der Kardioversion zu stoppen.

2. Elektroschock (Countershock): Der synchronisierte Gleichstrom-Schock von 2,5 msec Dauer und 50–400 W/sec Stärke hat unter allgemeiner Narkose viele Fälle von Vorhofflimmern wieder in einen Sinus-Rhythmus überführt, sogar wenn Chinidin versagt hat bzw. die nötige Chinidindosis nicht vertragen wurde. Der Elektroschock gehört jetzt zur Therapie der Wahl der Beseitigung des chronischen Vorhofflimmerns oder Vorhofflatterns. Der Gleichstrom-Schock sollte bei einer Digitalis-Intoxikation nicht angewendet werden. Dennoch bleiben Rezidive ein Problem. Es werden noch viele Langzeitbeobachtungen notwendig sein.

3. Chinidin: Die Substanz soll den ektopischen Rhythmus unterbrechen, wenn die Kammerfrequenz durch Digitalis kontrolliert ist und der Elektroschock nicht angewendet werden kann. Die Therapie ist nicht ungefährlich und sollte nur in sorgfältig ausgewählten Fällen von einem Arzt durchgeführt werden, der Erfahrung mit der Substanz hat. Die Therapie ist unter häufiger ärztlicher Kontrolle, am besten im Krankenhaus, durchzuführen. Nach erfolgreicher Kardioversion wird Chinidin in der Erhaltungsdosis über längere Zeit weitergegeben. Tox. Nebenwirkungen des Chinidins treten seltener auf, wenn man Chinidin in Retardform verwendet (z. B. Chinidin-Duriles®). *Vorsicht:* s. Seite 333 über die Gefahren der Chinidin-Therapie.

4. Propranolol (Dociton® oder andere Betablocker) 10–40 mg dreimal täglich vor den Mahlzeiten und zur Nacht per os kann die Kammerfrequenz verlangsamen, wenn dies durch Digitalis nicht ausreichend möglich war. Wenn überhaupt, so muß diese Substanz bei einer Herzinsuffizienz bei Herzblock und Bronchospasmen sehr vorsichtig dosiert werden. (Gefahren der Propranolol-Therapie s. Seite 338)

Hurst, J. W. et al.: Management of patients with atrialfibrillation. Amer. J. Med. **37**, 728–741 (1964).

Irons, G. V., Jr., Ginn, W. N., Orgain, E. S.: Use of a beta adrenergic receptor blocking agent (Propranolol) in the treatment of cardiac arrhythmias. Amer. J. Med. **43**, 161–170 (1967).

Kleiger, R., Lown, B.: Cardioversion and digitalis. II. Clinical studies. Circulation **33**, 878–887 (1966).

Lown, B.: Elektrical reversion of cardiac arrhythmias. Brit. Heart J. **29**, 469–489 (1967).

Scott, M. E., Patterson, G. C.: Cardiac output after direct current conversion of atrial fibrillation. Brit. Heart J. **31**, 87–90 (1969).

Sokolow, M., Ball, R. E.: Factors influencing conversion of chronic atrial fibrillation with special reference to serum quinidine concentration. Circulation **14**, 568 (1956).

Vorhofflattern

Das Vorhofflattern ist seltener und tritt meist bei Patienten mit rheumatischen oder coronaren Herzerkrankungen auf oder als Ergebnis der Chinidin-Applikation bei Vorhofflimmern. Die Frequenz der ektopischen Impulse liegt zwischen 250–350 mit einer Überleitung von 2 : 1, 3 : 1 oder 4 : 1 über den AV-Knoten zu den Herzkammern. Entsprechend beträgt die Frequenz der Herzkammern meist die Hälfte (2 : 1 Block) der Vorhoffrequenz, also z. B. 150/min. Eine Carotis-Sinus-Massage kann zu einer plötzlichen Verlangsamung oder sogar zu einem Stillstand führen mit raschem Wiederansteigen der Frequenz bei Sistieren der Massage. Beträgt die Ventrikelfrequenz 75, wie das z. B. bei einem 4 : 1-Block der Fall sein kann, so kann körperliche Anstrengung zu einer plötzlichen Verdopplung der Herzfrequenz, d. h. zu einem 2 : 1-Block führen. Der 1. Herzton variiert in seiner Lautstärke leicht von Schlag zu Schlag.

Vorbeugung

Die Vorbeugungsmaßnahmen sind ähnlich wie bei der Vorhofstachykardie.

Behandlung

A. Paroxysmales Vorhofflattern: Die Behandlung ist ganz ähnlich der der paroxysmalen Vorhofstachykardie nur mit der Ausnahme, daß Digitalis nicht das Medikament der Wahl darstellt. Die Arrhythmie tendiert häufiger zur Fixation als dies bei der Vorhofs- oder Knoten-Tachykardie der Fall ist.

B. Chronisches Vorhofflattern:

1. Digitalis ist wieder das Medikament der Wahl. Es verstärkt die AV-Blockierung und verhindert so die 2 : 1- oder 1 : 1-Überleitung. In etwa der Hälfte der Fälle tritt unter Volldigitalisierung Vorhofflimmern oder der Sinus-Rhythmus ein. Digitalis kann hierbei auf übliche Weise gegeben werden. Die orale Medikation reicht im allgemeinen aus. Die i. v. Applikation ist zu bevorzugen, wenn die Situation kritisch ist und eine Kardioversion nicht möglich ist. Digitalis muß oft in höherer Dosierung gegeben werden als dies bei der Herzinsuffizienz notwendig ist. Wenn eine fixierte 4 : 1-Überleitung durch Digitalis erreicht ist, so kann eine leichte weitere Erhöhung der Dosis das Flattern in ein Flimmern oder in einen Sinus-Rhythmus überführen. Ist das nicht der Fall, so sollte die Kardioversion versucht werden.

2. Propranolol (Dociton®) kann, ebenso wie beim Vorhofflimmern verabreicht werden, damit die Kammerfrequenz herabgesetzt wird, falls dies mit Digitalis nicht möglich ist (siehe Vorhofflimmern, oben).

3. Die Kardioversion wird wie beim Vorhofflimmern durchgeführt (s. o.) Dies scheint die Therapie der Wahl zu werden, da sie einfach und wirkungsvoll ist, ohne daß die toxischen Nebenwirkungen wie bei großen Digitalis- und Chinidin-Dosen zu befürchten sind.

4. Chinidin sollte nicht grundsätzlich in der Behandlung des Vorhofflatterns verwendet werden. Es sei denn, der Patient ist mit einer langsamen Kammeraktion volldigitalisiert. Führt Digitalis nur zu einer 4 : 1-Überleitung oder zum Vorhofflimmern, so kann Chinidin gegeben werden, wenn die Kardioversion nicht möglich ist.

Knotenrhythmus

Der AV-Knoten oder die Vorhof-Knoten-Verbindung oder die Verbindung zwischen dem His'schen Bündel können als Schrittmacher das Herz aktivieren. Gewöhnlich liegt hier eine Frequenz von 40–60/min vor. Dies kann bei normalen Herzen auftreten, jedoch auch bei Myokarditis, coronarer Herzerkrankung oder auch als Ergebnis der Digitalistherapie. Die Frequenz steigt im allgemeinen bei körperlicher Anstrengung an. Die Diagnose wird oft zufällig anläßlich einer EKG-Aufnahme gestellt. Die sorgfältige Beobachtung des Jugularpulses kann sogenannte Cannon'sche-Wellen erkennen lassen. Die Patienten sind meist ohne Symptome. Es muß allerdings in jedem Fall eine Digitalis-Intoxikation in Betracht gezogen werden.

Knotentachykardie

Diese Arrhythmieform ist die Folge einer raschen regelmäßigen Impulsbildung im AV-Knoten mit regelmäßiger Überleitung zu den Kammern. Die Frequenz liegt häufig zwischen 140–240/min. Die Knotentachykardie kann harmlose Ursachen haben, sie kann jedoch auch durch eine schwere Herzerkrankung bedingt sein. Sie tritt häufiger als andere Arrhythmien beim Cor pulmonale auf. Nicht selten ist sie Folge einer Digitalis-Intoxikation, die die Impulsbildung in tieferen Schrittmachern steigert. Aberrante Überleitungen können die Unterscheidung von einer Kammertachykardie erschweren, besonders wenn eine retrograde Überleitung zu den Vorhöfen stattfindet.

Die Therapie erfolgt wie bei der Vorhofstachykardie.

Ventriculäre Extrasystolie

Die ventriculären Extrasystolen sind häufiger als die Vorhofsextrasystolen, jedoch diesen im Mechanismus und in der Manifestation ähnlich. Mit diesen zusammen stellen sie die häufigste Ursache einer Rhythmusstörung bei normaler Herzfrequenz dar. Die ektopische Bildung eines Impulses führt zu einer vorzeitigen Kammerkontraktion. Die Herztöne sind bei dieser Kontraktion hörbar. Die Ventrikelaktion ist von einer längeren Pause gefolgt, da die nächste Ventrikelaktion ausfällt (kompensatorische Pause). Das Intervall zwischen der vorausgegangenen normalen Aktion und der Aktion, die der kompensatorischen Pause folgt, ist genau doppelt so groß wie ein normales Intervall zwischen zwei normalen Aktionen. Einzelne Extrasystolen, die jeweils auf eine normale Aktion folgen, nennt man bigemisch gekoppelte Extrasystolen oder man spricht von einem Bigeminus. Körperliche Anstrengung beseitigt meist Extrasystolen und führt zu einer rhythmischen Herzaktion. Die pathologische Wertigkeit dieser Extrasystolen ist nicht immer leicht anzugeben. Sicher pathologisch ist die Extrasystolie, wenn verschiedene Herde vorliegen, wenn die Extraaktionen in Salvenform erfolgen, bei hoher Kammerfrequenz auftreten, oder wenn sie unter Digitalis-Applikation erscheinen. Eine schwere Herzerkrankung oder Digitalis-Intoxikation sind dann hierfür verantwortlich. In den meisten Fällen kann jedoch keine organische Herzerkrankung als Ursache gefunden werden.

Behandlung

Wenn keine Herzerkrankung gefunden werden kann, die Extrasystolen selten sind und nicht zu Herzbeschwerden führen, ist eine spezifische Therapie nicht notwendig. Sind die Extrasystolen Folge einer Digitalis-Intoxikation, so sind Digitalis und Diuretica für 3 bis 5 Tage oder solange wegzulassen, bis die Arrhythmie verschwindet. Anschließend ist mit entsprechend kleinerer Glykosiddosis fortzufahren. Zuweilen kann jedoch die Extrasystolie bei digitalisierten, herzinsuffizienten Patienten der Ausdruck einer Unterdigitalisierung sein. Wenn die Entscheidung hierüber schwierig ist, so sollte man das Digitalis für einige Tage weglassen und die Herzinsuffizienz mit anderen Methoden angehen (s. Seite 312). Oft verschwinden dann die Extrasystolen in dem Ausmaß wie das Herz rekompensiert.

Kalium-Chlorid, 1–3 g viermal täglich, ist oft erfolgreich bei digitalisinduzierten ventriculären Extrasystolen.

Chinidin oder Procainamid sind oral anzuwenden, wenn die Extrasystolen in Salvenform erfolgen oder mehrere Herde nachweisbar sind. Über die Behandlung von Extrasystolen bei Herzinfarkt (s. Seite 288).

Paroxysmale Kammertachykardie

Hier handelt es sich um eine seltenere Arrhythmieform, die durch eine schnelle ektopische Impulsbildung in den Kammern hervorgerufen wird. Die Frequenz kann um 160–200/min liegen. Diese Arrhythmie dauert meist Stunden, kann aber auch ohne Behandlung über Tage anhalten. Die Aktionen erfolgen meist rhythmisch, wenn auch weniger als bei der Vorhofstachykardie. Der 1. Herzton kann von Schlag zu Schlag leicht variieren. Carotis-Sinus-Massage ist ohne Effekt.

Die paroxysmale ventriculäre Tachykardie tritt häufiger nach einem Herzinfarkt oder bei Digitalis-Intoxikation auf. Praecordial-Schmerz als Folge einer Myokardischämie, Abfall des Blutdrucks und Schock sind häufig.

Vorbeugung

Die Medikamente der Wahl sind Chinidin und Procainamid oder, wenn ventriculäre Extrasystolen während eines akuten Herzinfarktes auftreten, eine konstante Infusion von Lidocain (Xylocain®) in einer Geschwindigkeit von 1–2 mg/min.

Behandlung

A. Im leichten bis mittleren Fall:

1. Die Kardioversion (Counter-Schock) hat, abgesehen von den leichtesten Fällen, die pharmakologische Therapie weitgehend verdrängt.

2. Lidocain (*Xylocain®*); 50–100 mg i. v. hat die Therapie mit Chinidin und Procainamid verdrängt, weil seine Wirkung kürzer anhält und Blutdrucksenkungen seltener beobachtet werden (s. u.). Chinidin, 0,4 g per oral jede 2. Stunde, dreimal, wenn der Tachykardieanfall gut toleriert wird, der Patient nicht im Schock ist und die Kardioversion nicht möglich ist. Besteht der Anfall weiter und treten keine Chinidin-Intoxikationszeichen auf, so kann die Dosis erhöht werden, (0,6 g) oral jede zweite Stunde, dreimal, oder der Elektroschock versucht werden. Ist der Elektroschock nicht möglich und auch die höhere Chinidindosierung nicht erfolgreich, so ist auf Procainamid überzugehen.

3. Procainamidhydrochlorid (Pronestyl®, Novocamid®): 0,5–1,5 g oral alle 4–6 Std kann dann verabreicht werden, wenn Chinidin wirkungslos war oder toxische Symptome aufgetreten sind.

4. Diphenylhydantoin (Dilantin®, Epanutin®), 5 mg/kg Körpergewicht i. v. oder bis 250 mg i. v. haben bei sehr langsamer Injektion erfolgreich ventriculäre Tachykardien beseitigt, besonders wenn sie auf Digitalis zurückzuführen waren. Der Sinus-Rhythmus kann wieder auftreten und digitalisinduzierte ventriculäre Arrhythmien können so nach einem Elektroschock verhütet werden. Die Injektion hat in jedem Fall sehr langsam zu erfolgen. Außerdem muß das EKG und der Blutdruck fortlaufend kontrolliert werden.

B. Im schwereren Fall: (oder wenn andere Medikation versagt hat)

1. Elektroschock (s. o.).

2. Lidocain (*Xylocain®*): 50–100 mg i. v. (langsam, etwa innerhalb 3 min), im Bedarfsfalle ein- oder zweimalige Wiederholung im Abstand von 10–20 min.

3. Procainamid-Hydrochlorid (Pronestyl®, Novocamid®): 0,5–1 g i. m., Wiederholung nach 4 Std. Die intravenöse Injektion ist gefährlich (Blutdrucksenkung!), evtl. können 100 mg langsam i. v. injiziert werden.

4. Chinidin wird in Form des Chinidin-Gluconats (0,8 od. 0,5 g Chinidinbase) i. m. gegeben und alle zwei Stunden zwei- bis dreimal wiederholt. (In Deutschland ist diese Therapie nicht üblich.)

5. Propranolol (*Dociton®*) kann oral gegeben werden: 10–30 mg dreimal täglich vor den Mahlzeiten und zur Nacht. Unter Kontrolle von EKG und Blutdruck ist auch die langsame intravenöse Injektion von 1–8 mg möglich. Hier gelten die gleichen Vorsichtsmaßregeln wie sie bei der Therapie der Vorhofsarrhythmien erwähnt wurden. Propranolol wird bei der ventriculären Tachykardie nur verwendet, wenn die Kardioversion nicht möglich ist. S. Betablocker Tabelle 8–3d.

C. Im schwersten Falle:

1. Elektroschock: Die Depolarisation des gesamten Herzens hat sich selbst im akuten Herzinfarkt sehr erfolgreich bei Patienten erwiesen, die nicht auf Lidocain oder Procainamid ansprachen. Unter Narkose kann mit einem Gleichstromschockgerät, das die Möglichkeit der Synchronisation hat (der Schock wird von der R-Zacke getriggert) eine Entladung von 2,5 msec Dauer und 50 bis 400 W/sec-Stärke gegeben werden.

2.Lidocain (*Xylocain®*) kann in einer Dosis von 1 mg/kg in ein- oder zweiprozentiger Lösung (50–100 mg bei einem Erwachsenen) langsam intravenös mit Erfolg verabreicht werden. Tritt die Arrhythmie erneut auf, so wird eine intravenöse Infusion mit 50 mg/h (1 g verdünnt in einem Liter fünfprozentiger Glucose) gegeben oder die intravenöse Injektion zweimal in 20 min-Abständen wiederholt.

3. Procainamidhydrochlorid (*Pronestyl®, Novocamid®*) kann in einer Dosis von 1 g sehr langsam i. v. (höchstens 100 mg/min) besser jedoch als Infusion gegeben werden. In jedem Falle ist eine fortlaufende Überwachung des EKG und des Blutdrucks notwendig. Die Medikation kann zu einer schweren Hypotonie führen.

4. Chinidin kann i. v. als Chinidin-Gluconat unter fortlaufender Überwachung von EKG und Blutdruck gegeben werden (0,8 g verdünnt mit 50 ml fünfprozentiger Glucose in einer Geschwindigkeit von höchstens 1ml/min). Wenn man Chinidin in sehr schweren Fällen intravenös gibt (besonders wenn im früheren EKG ein totaler AV-Block vorlag), muß der Arzt besonders darauf achten, daß nicht ein Kammerflimmern oder eine Asystolie auftritt. Weiteres siehe im Kapitel Wiederbelebung (diese Therapie ist in Deutschland nicht üblich. Bemerkung des Übersetzers).

5. Propranolol (*Dociton®*) kann in der Weise gegeben werden, wie es bei den schwereren Fällen beschrieben wurde (s. o.).

6. Vasopressorische Substanzen in der Schocksituation. Wenn infolge der ventriculären Tachykardie oder infolge einer entsprechenden intravenösen Medikation ein Schock auftritt, so können drucksteigernde Substanzen angewendet werden, wie dies im

Kapitel 1 unter Schockbehandlung beschrieben ist.

7. *Andere Medikamente*: 1. Magnesiumsulfat, 10 ml einer 20%igen Lösung *langsam* i. v. Es muß jedoch ein Calcium-Salz als Antidot bei einer evtl. Magnesium-Intoxikation bereitgehalten werden. 2. Manchmal ist eine intravenöse Morphin- oder Meperidin-Injektion (Demerol®) erfolgreich.

8. *Digitals* ist bei ventr. Tachykardie im allgemeinen kontraindiziert. Es kann jedoch bei Patienten erfolgreich sein, bei denen eine Herzinsuffizienz besteht und bei denen die o. g. Medikamente erfolglos waren. Es muß jedoch vorsichtig gegeben werden.

9. *Die transitorische transvenöse Herzschrittmacher-Anwendung* kann erfolgreich den ektopischen Rhythmus unterbrechen und ist besonders dann verwendet worden, wenn die Antiarrhythmica versagt haben.

HELFANT, R. H. et al.: The clinical use of DPH (Dilantin) in the treatment and prevention of cardiac arrhythmias. Amer. Heart J. 77, 315 (1969).

HILMI, K. L., REGAN, T. J.: Relative effectiveness of antiarrhythmic drugs in treatment of digitalis induced ventricular tachycardia. Amer. Heart J. 76, 365 (1968).

HORNBAKER, J. H., Jr., HUMPHRIES, J. O., ROSS, R. S.: Permanent pacing in the absence of heart block: An approach to the management of intractable arrhythmias. Circulation **39**, 189–196 (1969).

LAWRIE, D. M. et al.: Ventricular fibrillation complicatin acute myocardial infarction. Lancet **1968, II**, 523–527.

MASSUMI, R. A., TAWAKKOL, A. A., KISTIN, A. D.: Reevaluation of electrocardiographis and bedside criteria for diagnosis of ventricular tachycardia. Circulation **36**, 628–636 (1967).

RAFTERY, E. B. et al.: Incidence and management of ventricular arrhythmias after acute myocardial infarction. Brit. Heart J. **31**, 273–280 (1969).

Kammerflattern und Kammerflimmern

Diese Arrhythmie-Formen stellen ein fortgeschrittenes Stadium der Kammertachykardie dar, in dem die Pulsbildung noch schneller erfolgt und die Überleitung unregelmäßig ist, so daß entsprechend ineffektive Kammerkontraktionen auftreten. Die Diagnose kann nur aus dem EKG gestellt werden. Das Kammer-Flatter-Flimmern endet rasch tödlich, wenn es nicht durch eine Defibrillation unterbrochen wird. Es ist im allgemeinen von einer schweren Myokardschädigung begleitet, kann jedoch durch Epinephrin, Chinidin oder Digitalis ausgelöst werden.

Behandlung

A. Chirurgische und mechanische Maßnahmen: Externe Herzmassage, künstliche Beatmung und elektrische Defibrillation stellen die Therapie der Wahl dar (siehe Appendix). Die fortlaufende Beobachtung des Patienten mit einem akuten Herzinfarkt hat gezeigt, daß etwa die Hälfte der plötzlichen Todesfälle auf ein Kammerflimmern zurückzuführen ist. Die prompte Therapie kann lebensrettend wirken. Die Eröffnung des Thorax mit direkter Herzmassage wird weniger geübt, es sei denn bei Zwischenfällen während kardialer Operationen.

B. Medikamentöse Behandlung: Sie ist im allgemeinen unwirksam. Bei paroxysmalen Episoden kann eine prophylaktische Therapie versucht werden wie sie bei der ventriculären Tachykardie angegeben ist.

Erregungsleitungsstörungen

Sinuatrialer Block

(S-A-Block)

Beim S-A-Block ist der normale Schrittmacher des Herzens unfähig, den Depolarisationsimpuls zu starten. Es resultiert ein regelmäßiges Ausbleiben der Erregung oder seltener eine fixierte 2 : 1-Rhythmusstörung. Dieses Versagen ist offenbar auf einen erhöhten Vagustonus und nur selten auf eine Herzerkrankung zurückzuführen. Körperliche Anstrengung und Atropin beseitigen daher den S-A-Block. Diese Arrhythmie kann daran erkannt werden, daß in dem verlängerten Intervall zwischen den Herzschlägen kein Herzton hörbar ist (im Gegensatz zur ventriculären Extrasystole). Es treten meist keine Symptome auf, wenn die Periode des Stillstands sich nicht über längere Zeit erstreckt. Dann können kurze Ohnmachten und echte Synkopen beobachtet werden. Bei empfindlichen Individuen kann eine Carotis-Sinus-Massage einen S-A-Block auslösen.

Behandlung

In den meisten Fällen ist keine Therapie notwendig. Auslösende Faktoren sollten, wenn möglich, stets eleminiert werden. Folgende Therapie kann versucht werden: 1. Atropinsulfat, 0,6 mg viermal täglich peroral. 2. Ephedrinhydrochlor., 25 mg viermal täglich peroral. In hartnäckigen Fällen kann man 0,5 bis 1 mg Atropin i. v. geben.

Atrioventriculärer Block
(AV-Block)

Der AV-Block besteht in einer Verlängerung der Überleitungszeit für den normalen Impuls vom Vorhof zu den Kammern. Er wird in verschiedene Grade eingeteilt: AV-Block 1. Grades mit verlängerter Überleitungszeit (latenter Herzblock); 2. Grades, inkompletter oder partieller Herzblock; 3. Grades, totaler oder kompletter Herzblock.

Latenter Herzblock: Das PR- oder PQ-Intervall ist über 0,22″ verlängert. Die Vorhofsimpulse erreichen jedoch die Kammern. Sein Vorhandensein kann klinisch vermutet werden, wenn der 1. Herzton bei einem kräftigen Herzspitzenstoß abgeschwächt erscheint. Es kann ein praesystolischer Galopp infolge eines hörbaren Vorhofstones bestehen. Der AV-Block 1. Grades wird häufig bei dem akuten rheumatischen Fieber, bei Coronararterienerkrankungen und bei Behandlung mit Digitalis oder Chinidin beobachtet.

Inkompletter oder partieller Herzblock: Hierbei ist die Überleitung so verzögert, daß einzelne Impulse die Kammer nicht erreichen und entsprechend einzelne Kammerkontraktionen ausfallen. Während dieses Ausbleibens erholen sich die Erregungsleitungsbahnen, so daß eine Erregung wieder übergeleitet wird. Auf diese Weise kann sich ein regelmäßiger oder unregelmäßiger Cyclus ausbilden, so daß ein Rhythmus mit einer 2 : 1 oder 3 : 1 oder anderer Überleitungsform entsteht. Die Diagnose kann durch die Beobachtung gestellt werden, daß die Intervalle zwischen den Herzschlägen, in denen kein Herzton hörbar ist, z. B. doppelt so lang sind wie normal (siehe auch ventriculäre Extrasystolen). Der inkomplette Herzblock tritt häufig bei arteriosklerotischen Herzerkrankungen auf. Auch die Diphtherie kann eine Ursache sein.

Eine Reihe von Autoren unterscheiden diesen inkompletten AV-Block in einen Typ I und II. Beim Typ I (Wenckebach'sche Periodik) liegt eine progressive Verlängerung des AV-Intervalls bis zum Ausbleiben einer Überleitung vor. Beim Typ II fallen einzelne Überleitungen ohne vorherige Verlängerung des AV-Intervalls aus. Bei einem Herzinfarkt bedarf der Typ I meist keiner Behandlung, während der Typ II oft zum totalen AV-Block mit Adams-Stokes'schen Anfällen führt und daher eine Behandlung mit künstlichem Herzschrittmacher benötigt.

Totaler Herzblock: Er tritt meist nur bei älteren Patienten mit einer entsprechenden Fibrosierung des Leitungssystems auf. Er ist weniger häufig die Folge einer coronaren Herzerkrankung. Selten ist er kongenital. Die Überleitung der Vorhofsimpulse auf die Kammern ist vollständig blockiert. Beim Einsetzen eines Kammerrhythmus beträgt die Frequenz meist weniger als 45/min. Körperliche Anstrengung steigert die Frequenz kaum. Der 1. Herzton variiert sehr in seiner Lautstärke. Große Blutdruckamplitude mit wechselnder Höhe des systolischen Druckes und Cannon'sche Venenpulswellen werden beobachtet. Der Patient kann asymptomatisch sein. Es kann aber auch allgemeine Schwäche und Dyspnoe bestehen, besonders wenn die Herzfrequenz unter 40/min sinkt. Während des Übergangs vom partiellen zum totalen Block haben manche Patienten Kammerasystolien die mehrere Sekunden oder Minuten dauern. Entsprechend tritt Bewußtlosigkeit ein. Dauert die Asystolie mehrere Sekunden können

Krämpfe auftreten (Adams-Stokes-Syndrom). Asystolien, die länger als 2–3 min dauern, enden meist tödlich.

Behandlung

A. Die verlängerte Überleitung (AV-Block I. Grades) und der inkomplette Herzblock (AV-Block II. Grades): Ohne Adams-Stokes-Syndrom (s. u.) ist die Behandlung der AV-Überleitungsstörungen selten erfolgreich, wenn man von der Ausschaltung jener Substanzen absieht, die hierfür verantwortlich sein können, oder eine akute Myokarditis entsprechend behandelt. Die Verlängerung des AV-Intervalls selbst benötigt keine Therapie, wenn nicht ein kompletter Herzblock mit einer Kammerfrequenz unter 35/min auftritt. Herzinsuffizienz und Leistungsschwäche können bei niedriger Kammerfrequenz auftreten. Ephedrin oder Isoproterenol (Aludrin®) oder Orciprenalin (Alupent®) sind zu verabreichen, um die Kammerfrequenz zu erhöhen (s. u.).

B. Der totale Herzblock und der Adams-Stokes'sche Anfall: Man muß eine vorbeugende Behandlung bzw. eine Beseitigung der Ursachen versuchen. Das Ziel der Therapie liegt darin, eine Frequenz zu erreichen, die über 40/min liegt. Neue Ergebnisse mit dem künstlichen Herzschrittmacher haben jedoch gezeigt, daß eine Frequenz von 70 weit besser ist.

1. Der künstliche transvenöse oder transventriculäre Herzschrittmacher. Die Implantation myokardialer Elektroden aus Platindraht verbunden mit einer Zink-Cadmium-Batterie, die man subcutan im Abdomen unterbringt, ist weitgehend verdrängt worden von der transvenösen Einführung des Elektrodenkatheters in den re. Ventrikel. Die dramatische Besserung der Herzinsuffizienz, cerebraler Symptome und synkopaler Anfälle hat zu einem möglichst frühzeitigen Satz des künstlichen Schrittmachers bei vielen Patienten geführt. Die kardiale Stimulation mit einem Elektrodenkatheter im rechten Ventrikel der über die Vena cava cranialis eingeführt ist, hat sich als lebensrettend erwiesen, besonders wenn synkopale Attacken gerade eingetreten sind.

Man verwendet heute den künstlichen Herzschrittmacher bereits nach einem Adam-Stokes'schen Anfall und stellt entsprechend höhere Frequenzen ein, wenn bei niederer Aktionsfolge cerebrale oder kardiale Insuffizienzzeichen vorhanden sind.

Wenn ein synkopenverursachender AV-Block nur vorübergehend ist, so wird ein Demand-Schrittmacher verwendet, der nur während der bradykarden Phasen aktiviert wird. Auf diese Weise wird auch die Gefahr des Kammerflimmerns geringer, das dadurch auftreten könnte, daß der künstliche Schrittmacherimpuls in die vulnerable Phase der natürlichen Erregung fällt.

2. Isoproterenol (Aludrin®) kann intravenös als Infusion in einer Dosis von 2–15 mg in 500 ml unter EKG- und Blutdruckkontrollen dem Erfolg entsprechend gegeben werden. Im weniger akuten Fall bzw. zur Vorbeugung kann man eine halbe bis eine Tablette zu 20 mg sublingual geben. Entsprechendes gilt für die Anwendung von Orciprenalin (Alupent®) eine halbe bis 1½ Tabl. zu 20 mg in vier- bis sechsstündlichem Abstand täglich peroral oder im akuteren Falle 2,5 bis 7,5 mg auf 500 ml als intravenöse Infusion, ebenfalls unter EKG- und Blutdruckkontrolle.

3. Ephedrin. hydrochloricum (Ephedrin-„Knoll"®) ½ bis 1 Tablette zu 50 mg zwei bis dreimal täglich.

4. Die intrakardiale Aludrin-Injektion, 1–2 ml bei Herzstillstand.

5. Corticosteroide können die Rückbildung eines totalen AV-Blocks begünstigen, wenn er noch nicht längere Zeit besteht.

Beregovich, J. et al.: Management of acute myocardial infarction complicated by advanced atrioventricular block. Role of artivicial pacing. Amer. J. Cardiol. **23**, 54–65 (1969).

Dienstl, F.: Behandlungsergebnisse mit dem künstlichen Herzschrittmacher. München: Urban und Schwarzenberg 1968.

Friedberg, C. K., Cohen, H., Donoso, D.: Advanced heart block as a complication of acute myocardial infarction. Rale of pacemaker therapy. Progr. Cardiovas Dis. **10**, 466–481 (1968).

Gadboys, H. L., Lukban, S., Litwak, R. S.: Long term followup of patients with cardiac pacemakers. Amer. J. Cardiol. **21**, 55–60 (1968).

Harris, A. et al.: Aetiology of chronic heart block: A clinico-pathological correlation in 65 cases. Brit. Heart J. **31**, 206–218 (1969).

Körner, M.: Der plötzliche Herzstillstand. Berlin-Heidelberg-New York: Springer 1967.
Rosenkranz, K.: Neuere Erkenntnisse bei der Therapie von Herzrhythmusstörungen. Physik. Med. u. Rehab. **11**, 10 (1970).
Wolter, H., Thorspecken, R., Paquet, K.: Schrittmacher-EKG. Mannheim: Boehringer 1968.

Schenkelblock

Der Schenkelblock ist eine reine EKG-Diagnose, die auf der Verbreiterung von QRS über 0,11″ beruht. Er ist auf eine verzögerte Leitung der Erregung im rechten oder linken Schenkel des His'schen Bündels oder im Myokard zurückzuführen. Die Herzfrequenz oder der Herzrhythmus ist davon unabhängig und die häufigste Ursache ist eine coronare Herzerkrankung, jedoch können auch Fibrosen des Leitungssystems und kongenitale Veränderungen eine Rolle spielen. Der Schenkelblock, insbesondere der Rechtsschenkelblock ist gutartig und verkürzt nicht die Lebenserwartung. Der Linksschenkelblock weist auf eine Erkrankung des linken Ventrikels hin und hat eine schlechtere Prognose als der Rechtsschenkelblock. Sind derartige Blöcke Folge einer lokalen Fibrose, so können sie einem AV-Block vorausgehen.

Eine spezifische Behandlung gibt es nicht. Es kann höchstens die zugrundeliegende Erkrankung behandelt werden.

Wolff-Parkinson-White-Syndrom

(Antesystolie)

Das Wolff-Parkinson-White-Syndrom (WPW-Syndrom)ist ein seltenes Phänomen, das durch eine rasche Überleitung der Vorhofserregung auf die Kammer charakterisiert ist. Entsprechend ist das PR bzw. PQ-Intervall kleiner als 0,12 sec. Der ansteigende Schenkel von R ist träge und oft durch eine kleine Welle ausgezeichnet, die man Delta-Welle genannt hat. QRS ist leicht verbreitet. Die Patienten neigen zu paroxysmalen supraventriculären Tachykardien. Meist liegt dem Syndrom keine Herzerkrankung zugrunde.

Herzinsuffizienz

Diagnostische Merkmale

Linksinsuffizienz:

- Anstrengungsdyspnoe und Schwächegefühl, Orthopnoe, anfallsweise nächtliche Dyspnoe

Rechtsinsuffizienz:

- Erhöhter Venendruck, Hepatomegalie, Oedeme in den abhängigen Teilen

Globalinsuffizienz (*Rechts- und Linksinsuffizienz*):

- Kardiomegalie, Galopp-Rhythmus, verlängerte Arm-Zungenzeit

Allgemeine Betrachtungen

Die Herzinsuffizienz ist eine klinische Erscheinung, die sich bei 50 bis 60% aller Patienten mit organischer kardiovasculärer Erkrankung entwickelt. Sie ist durch die Unfähigkeit des Herzens definiert, eine den metabolischen Bedürfnissen des Organismus ausreichende Blutmenge zu fördern. Es kann daher eine Herzinsuffizienz vorhanden sein, wenn das Herz-Zeit-Volumen groß, normal oder niedrig ist. Unabhängig von der absoluten Höhe ist bei der Herzinsuffizienz das Herz-Zeit-Volumen gegenüber den Stoffwechselbedürfnissen zu klein.

Zu Beginn kann eine Rechts- oder Linksinsuffizienz isoliert bestehen. In den meisten Fällen sind beide Ventrikel insuffizient. Die Insuffizienz des rechten Ventrikels als Folge pulmonaler parenchymaler oder vasculärer Erkrankungen wird als „Cor pulmonale" bezeichnet oder als pulmonale Herzerkrankung (s. Seite 322).

Die häufigsten Ursachen der Herzinsuffizienz sind Hypertonie, coronare Atherosklerose und rheumatische Herzerkrankungen. Weniger häufige Ursachen sind chronische Lungenerkrankungen, kongenitale Herzerkrankungen, syphilitische Aorteninsuffizienz, calcifizierende Aortenstenose und bakterielle Endokarditis. Seltenere Ursache der Herzinsuffizienz sind kollagene Erkrankungen, arteriovenöse Fisteln, Myokarditis, Beriberi, Myokard-Tumoren und -Granulome.

In 50% der Fälle sind auslösende Erkrankungen und Faktoren nachweisbar. Zu den häufigsten zählen: Arrhythmien, Atemwegsinfekte, Herzinfarkt, Lungenembolie, rheumatische Karditis, exzessive und rasche parenterale Zufuhr von Flüssigkeiten, Schwangerschaft, Thyreotoxikose, Anaemie und übermäßige Kochsalzzufuhr.

Ätiologie

Die Hauptursachen der Herzinsuffizienz sind folgende:

A. Herzmuskelschwäche oder Herzmuskelentzündung: Coronararterienerkrankungen, Myokarditis.

B. Übermäßige Belastung:

1. *Erhöhter Austreibungswiderstand*: Hypertonie, Stenose der Aorten- und Pulmonalklappen.

2. *Vergrößertes Schlagvolumen*: Mitralinsuffizienz, Tricuspidalinsuffizienz, Aorteninsuffizienz und kongenitale Links-Rechts-Shunts.

3. *Erhöhter Minuten-Volumen-Bedarf des Organismus*: Thyreotoxikose, Anaemie, Schwangerschaft, arteriovenöse Fisteln.

Pathogenese

Die Herzkammern reagieren auf jeden o. g. Mechanismen zunächst mit einer Hypertrophie. Wenn die hierdurch gesteigerte Kontraktionskraft nicht mehr ausreicht, so nimmt der diastolische Füllungsdruck und das Volumen zu, wodurch für eine gewisse Zeit ein normales Herz-Zeit-Volumen gewährleistet wird. Ggf. ist jedoch das Herz-Minuten-Volumen für die Stoffwechselbedürfnisse des Organismus nicht ausreichend, dann liegt eine Herzinsuffizienz vor.

Klinische Befunde

A. Symptome:

1. *Linksinsuffizienz*: Sie ist durch folgende Hauptsymptome charakterisiert: Dyspnoe, Leistungsschwäche und leichte Ermüdbarkeit, Nykturie. Die Anstrengungsdyspnoe wird durch die pulmonale Blutüberfüllung verursacht und ähnelt der Ventilationssteigerung bei körperlicher Anstrengung. Sie ist jedoch von einem Gefühl der Atemnot und Atemlosigkeit begleitet. Bei der Herzinsuffizienz wird der Patient bereits unter einer körperlichen Anstrengung kurzatmig, die normaler Weise keine Schwierigkeiten bereitet. Nimmt die pulmonale Blutüberfüllung zu, so führen immer geringfügigere Anstrengungen zur Dyspnoe, bis schließlich der Patient auch in Ruhe Atemnot hat (Ruhe-Dyspnoe).

Die Orthopnoe ist eine Kurzatmigkeit, die im Liegen auftritt, da hierbei die Lungengefäß-Überfüllung zunimmt. Sie wird durch Aufsitzen vermindert.

Die paroxysmale nächtliche Dyspnoe kann zu jeder Zeit auftreten und ist oft das erste Zeichen der Linksinsuffizienz, die durch schwere Hypertonie, Aortenstenose oder Aorteninsuffizienz oder einen Herzinfarkt bedingt ist. Sie tritt auch bei Patienten mit schwerer Mitralstenose auf. Sie ist eine fortgeschrittenere Form der Orthopnoe. Der Patient erwacht aus dem Schlaf, nach Luft ringend, und empfindet im Sitzen oder Stehen Erleichterung. Häufig besteht Husten. Aus unbekannten Gründen haben die Patienten meist eine keuchende Inspiration und Exspiration, sogen. Asthma kardiale. Die paroxysmalen Husten- und Dyspnoe-Anfälle können wenige Minuten bis mehrere Stunden dauern oder schließlich in ein akutes Lungenoedem übergehen. Der Patient wird dabei blaß oder cyanotisch und bekommt unter starkem Schweißausbruch extremen Lufthunger. Es wird ein schaumiges, weißes oder leicht rosa gefärbtes Sputum ausgehustet. Der Anfall kann eine bis mehrere Stunden dauern oder bei zunehmender Schwäche des linken Ventrikels in Schock übergehen und schließlich im Tode enden.

Diese Formen der Dyspnoe müssen von jenen unterschieden werden, die unter anderen Bedingungen auftreten können. Fortgeschrittenes Alter, Debilität, schlechte körperliche Konstitution, Fettleibigkeit, chronische Lungenerkrankungen und schwere Anaemie können eine Anstrengungsdyspnoe hervorrufen. Extreme Fettleibigkeit (Pickwick-Syndrom), Ascites jeder Ursache, Vergrößerungen des Abdominalraumes durch intestinale Erkrankungen oder Schwangerschaft können auch ohne Herzerkrankung eine Orthopnoe hervorrufen. Das Asthma bronchiale kann im mittleren Lebensalter symptomatisch zuweilen sehr schwer von der paroxysmalen nächtlichen Dyspnoe der Linksinsuffizienz zu unterscheiden sein. Patienten mit einer neuro-zirkulatorischen Asthenie oder Angstzuständen mit psychologisch bedingten kardio-vasculären Reaktionen können manche Form der Dyspnoe zeigen.

Die genaue Bestimmung der Arm-Zungen-Zeit und des Venendruckes ermöglichen eine Differentialdiagnose der Dyspnoe.

Ermüdung und Schwächegefühl unter Anstrengung sind ein frühes Kennzeichen der Herzinsuffizienz. Sie verschwinden rasch in Ruhe. Die starke Ermüdbarkeit ist häufiger als die Dyspnoe ein wesentliches Symptom der Patienten mit Mitralstenose und pulmonaler Hypertonie.

Die Nykturie ist auf eine Ausschwemmung der tagsüber aufgetretenen Oedeme zurückzuführen, die durch die im Liegen verstärkte Nierenperfusion ermöglicht wird. Sie ist der Ausdruck der eingeschränkten Herzarbeit in Ruhe und wird durch tagsüber verabreichte Diuretica oft noch verstärkt.

Fehlt eine Rechtinsuffizienz, so ist nach folgenden Symptomen zu fahnden:

1. Nach den Hauptursachen der Linksinsuffizienz (Hypertonie, Aorten- und Mitralklappenfehler, Herzinfarkt).

2. Nach der Linkshypertrophie. Hierbei ist der Herzspitzenstoß kräftig und hebend, nach links und unten verlagert. Im EKG und in der Thoraxaufnahme finden sich entsprechende Veränderungen.

3. Nach einer verlängerten Arm-Zungen-Zeit. Die weiteren Symptome müssen nicht immer vorhanden sein und sind auch für die Diagnose nicht unbedingt notwendig: Basale pulmonale Rasselgeräusche, die nach Husten nicht verschwinden; Galopp-Rhythmus; oder Pulsus alternans; Akzentuierung des Pulmonalanteils des 2. Tones (betonter „P 2“). Die Thoraxaufnahme zeigt bei der Mitralstenose eine Vergrößerung des linken Vorhofs und eine pulmonale Stauung; bei sicherer Linksinsuffizienz ist auch eine Vergrößerung des linken Ventrikels nachzuweisen.

2. *Die Rechtsinsuffizienz.* Sie entwickelt sich nicht selten nach einer Linksinsuffizienz kurzer Dauer. Mitralstenose, Pulmonalstenose, Tricuspidalinsuffizienz und kongenitale Herzerkrankungen wie das Eisenmenger-Syndrom (bei einem Ventrikel- oder Vorhof-Septum-Defekt) können zu einer reinen Rechtsinsuffizienz führen. Die Tricuspidalstenose führt zu denselben Erscheinungen wie eine Rechtsinsuffizienz. Anorexie, Gedunsensein und Schmerzen im rechten oberen Abdominalbereich bei Anstrengungen sind häufig. Sie sind die Folge einer Stauung im Leber- und Visceralbereich aufgrund des erhöhten Venendrucks. Tagsüber besteht Oligurie, nachtsüber Polyurie. Kopfschmerzen, Schwächegefühl und geistige Störungen können in schweren Fällen vorhanden sein.

Der Venendruck kann grob aus den gestauten Halsvenen während normaler Exspiration geschätzt werden, wenn der Rumpf des Patienten mit dem Bett etwa einen Winkel von 30° bildet. Ein einfaches Wassermanometer gestattet eine häufige Bestimmung des Venendruckes am Bett (als Nullpunkt dient die Grenze zwischen mittlerem u. unterem Drittel des Thoraxdurchmessers). Der normale Venendruck beträgt 6–10 cm Wasser. Einen Hinweis auf eine vorwiegende Rechtshypertrophie erhält man leicht durch Feststellung linksparasternaler oder epigastrischer Pulsationen. Die Leber ist vergrößert, Ascites ist selten hervorragend. Tritt Ascites frühzeitig und in großen Mengen auf, so muß an eine kardiale Tamponade, konstriktive Perikarditis oder eine Tricuspidalstenose gedacht werden. Die Ödeme in den abhängigen Körperteilen werden meist zuerst im linken Unterschenkel bemerkt. Anfänglich verschwinden die Ödeme über Nacht. Häufiger tritt ein rechtsseitiger Pleuraerguß auf. Kalte Extremitäten und Cyanose der Nagelbetten sind Folge der verlangsamten peripheren Blutströmung. Meist besteht eine Sinus-Tachykardie.

Bei reiner Rechtsinsuffizienz findet man im EKG Zeichen der Rechtshypertrophie, bei der Linksinsuffizienz Zeichen der Linkshypertrophie.

Vergrößerungen des rechten Vorhofs und Ventrikels sind bei reiner Rechtsinsuffizienz deutlich. Die Kammervergrößerung ist jedoch schwer zu beurteilen, wenn die Rechtsinsuffizienz Folge einer Linksinsuffizienz ist.

B. Laborbefunde: Rotes und weißes Blutbild, Haemoglobin, Zellvolumen und Blutkörperchen-Senkungsgeschwindigkeit sind bei der unkomplizierten Linksinsuffizienz normal. Beim chronischen Cor pulmonale kann eine Polycytaemie auftreten. Im Urin findet man öfter Eiweiß. Die Reduktion der Nierendurchblutung kann zu einer Erhöhung des Bluthamstoffs führen. Wenn keine primäre Nierenerkrankung besteht, ist das spezifische Gewicht des Urins hoch.

Der Serumgehalt an Natrium, Kalium, CO_2 und Chlorid sind bei unkomplizierter Herzinsuffizienz ohne Diuretica-Anwendung im Normbereich. Spezielle Untersuchungen sollten durchgeführt werden, um ungewöhnlichere Ursachen und Komplikationen der Herzinsuffizienz auszuschließen wie Thyreotoxikose, bakterielle Endokarditis, Syphilis, Kollagenerkrankungen und Phäochromocytom.

Differentialdiagnose

Die Herzinsuffizienz muß von folgenden Erkrankungen unterschieden werden: Neurozirkulatorische Asthenie, akute und chronische Lungenerkrankungen, Bronchialasthma, Lebercirrhose, Lungencarcinom, Nephrosis und Nephritis, Mediastinaltumoren, rezidivierende Lungenembolien, Verschluß der Vena cava und Anämie.

Die Anamnese und der physikalische Befund der organischen kardio-vasculären Erkrankung wie vergrößertes Herz, Galopp-Rhythmus, Pulsus alternans, erhöhter Venendruck bei fehlender venöser Kollateralzirkulation und die verlängerte Kreislaufzeit ermöglichen die Differentialdiagnose **der** Herzinsuffizienz.

Speziell nach korrigierbaren Ursachen der Herzinsuffizienz ist zu suchen: Konstriktive Perikarditis, Mitralstenose, Pulmonalstenose, subakute bakterielle Endokarditis, Thyreotoxikose, periphere arteriovenöse Fistel, Beriberi und rezidivierende Arrhythmien.

Behandlung

Ziel der Therapie ist es, die Kontraktilität des Herzens zu steigern und die abnorme Retention von Natrium und Wasser zu beseitigen. Der Patient trägt einen erheblichen Teil der Mitverantwortung bei der Durchführung der Therapie, da ggf. länger dauernde Einschränkungen in der Diät und der Aktivität notwendig sind.

Nicht-kardiale Ursachen der Herzinsuffizienz müssen ausgeschlossen werden wie Thyreotoxikose, Anämie, Myxödem, Ernährungsstörungen (insbesondere Vitamin B-Mangel), arterio-venöse Fisteln, Polycythaemia vera und die Paget'sche Erkrankung.

Zu erfassen und auszuschließen sind auch auslösende Faktoren wie Infektionen (insbesondere des Respirationstraktes, Lungeninfarkt, Überanstrengung, übermäßige Natriumzufuhr, unregelmäßige Medikamenteneinnahme (insbesondere Digitalis); das Auftreten von Arrhythmien, besonders mit hoher Kammerfrequenz (z. B. Vorhofflimmern); Herzinfarkt und Anämie.

A. Ruhe: Bettruhe oder Aufenthalt im Lehnstuhl setzt die Herzarbeit herab und begünstigt die Natrium-Diurese. Durch Morphinderivate oder Barbiturate herbeigeführter Schlaf ist erholsam für den Patienten, der nachts infolge seiner Dyspnoe oft schlaflos ist. Auch nach erreichter Kompensation sollten die Ruheperioden noch ausgiebig sein und erst allmählich eine steigernde körperliche Aktivität einsetzen. Die meisten Patienten können den neben dem Bett stehenden sogenannten Nachtstuhl ohne größere Anstrengung benutzen als die Bettschüssel.

Die Ruheperiode ist solange wie nötig auszudehnen, damit das Herz seine Reservekräfte regenerieren kann, sie ist jedoch nicht unnötig zu verlängern, damit eine allgemeine Retardierung des Patienten vermieden wird. Die Patienten fühlen sich meist in einem etwas kühlen Raum wohler.

Herzpatienten neigen zu Thrombophlebitiden während der Bettruhe. Es ist daher eine aktive und passive Bewegung der unteren Extremitäten zu gewährleisten und elastische Strümpfe sind zur Thromboseprophylaxe anzuwenden.

B. Diät: Zu Beginn der Therapie gibt man häufige (4–6) kleine Mahlzeiten mit leichten, niederkalorischen, vitaminreichen Speisen ohne viel Ballaststoffe. Das Ausmaß der Natrium-Einschränkung hängt vom Grad der Herzinsuffizienz und von den Kontrollmöglichkeiten ab. Sogar unter der Verwendung von Diuretica ist eine unbegrenzte Natriumzufuhr abzulehnen. Das Ausmaß der früheren Natriumzufuhr schreibt das Ausmaß der Natriumrestriktion vor. Bevor jedoch eine erhebliche Natriumeinschränkung vorgenommen wird, muß geklärt werden, ob die Nie-

Tabelle 8–4. Medikamente zur Behandlung von Herzrhythmusstörungen (Dosierung, Indikationen, Kontraindikationen, Nebenwirkungen, Antidote). (Nach ROSENKRANZ, modifiziert)

Substanz/ Präparat	Anwendungsart	Dosierung	Indikationen	Kontraindikationen	mögliche Nebenwirkungen	Antidote
Ajmalin (Gilurytmal)	intravenös	50 mg (1 Amp./ 10 ml) in 5 Min.	paroxysmale Tachykardie (supra- und ventriculär)	Av-Block, Schenkelblock, Vorhofflattern	Reizleitungsverzögerung, bei Überdosierung Kammerflattern möglich	Natriumlactat (11,2%ige Lösung), 20–80 ml i. v. oder als Infusion
	intravenöse Infusion	1 mg/kg/Stunde in 250 ml 10% Glucose- oder physiol. Kochsalzlösung				
Ajmalinbitartrat (GT 1012/Giulini)	oral	10–20 mg (= 1–2 Tabl.) 3–4 x tägl.	Extrasystolie Rezidivprophylaxe	AV-Block	Übelkeit, Durchfall	nicht erforderlich
Beta-Receptorenblocker (Aptin, Doberol, Dociton, Eraldin, Visken, Trasicor)	oral	unterschiedlich, je nach Präparat (Vorschrift beachten)	Sinustachykardie (hyperkin. Syndr.) supra- und ventrikuläre Tachyarrhythmie	frischer Herzinfarkt, manifeste Herzdekompensation, Asthma bronchiale	Herzinsuffizienz, Blutdrucksenkung, AV-Blockierung, Bronchospasmus	Alupent, i.v., Inhalation
Chinidin (Chinidin. sulfur., Chinidin-Duriles)	oral	0,2–0,6 (= 1–3 Tabl.) 0,25–0,5 (= 1–2 Tabl.) 3–5 x täglich ansteigend	Vorhofflimmern und -flattern (nach Digitalisierung), Rezidivprophylaxe	Av-Block, Kollaps, Digitalisüberdosierung, Allergie	Reizleitungsblockierung, Kollaps, Brechreiz, Durchfall, Ohrensausen, Sehstörungen	Dosis reduzieren, Natriumlactat, Alupent, Hypertensin
Diphenylhydantoin (Zentropil, Phenhydan)	oral	100 mg (= 1 Tabl.) 3 x täglich	Arrhythmien nach Digitalisintoxikation	total. AV-Block	Blutdruckabfall, Bradykardie	wie vor
Verapamil (Isoptin)	intravenös	5–10 mg (= 1–2 Amp.)	supraventrikuläre Tachykardie, Vorhofflimmern und -flattern	kardiogener Schock	Blutdruckabfall, AV-Blockierung	nicht erforderlich, Dosis reduzieren

Substanz/ Präparat	Anwendungsart	Dosierung	Indikationen	Kontraindikationen	mögliche Nebenwirkungen	Antidote
Lidocain (Xylocain)	intravenös	50–100 mg (= 2,5–5 ml 2%)	ventriculäre Tachykardie, andere Arrhythmien, bes. bei frischem Herzinfarkt	AV-Block Schenkelblock, schwere Hepatopathie, Niereninsuffizienz	Unruhe, zentral-Schwindelgefühl, Blutdruckabfall, nervöse Symptome	Zufuhr abbrechen, Alupent, Atropin, Barbiturate
	intravenöse Infusion	500 mg (= ml/ 10%) in 500 ml Glucose- oder NaCl-Lösung 20–40 (–80) Tropfen/Minute				
Procainamid (Novocamid)	oral	0,5–1,0 (= 2–4 Drag.) 3 x täglich	ventriculäre Extrasystolie, ventriculäre Tachykardie	AV-Block Schenkelblock, Kollaps	Blutdruckabfall, Reizleitungsblockierung, Brechreiz	Natriumlactat, Hypertensin
	intravenös (langsam!)	0,2–1,0 (2–10 ml)				
Sparteinsulfat (Depasan)	oral	100 mg (= 1 Tabl.) initial 2–4 x 2 tägl. Dauer 3 x 1 Tabl. täglich	Sinustachykardie, Vorhofflimmern, Rezidivprophylaxe	Schwangerschaft	nur bei Überdosierung: curareähnlicher Effekt auf Skeletmuskulatur, Atemstörungen	Calcium i.v.
	intravenös	100–200 mg (= 1–2 Amp.)				
Orciprenalin (Alupent)	oral	10–40 mg (= 1/2-2 Tabl.) 3 x täglich	Bradykardie, Reizleitungsstörungen, Adams-Stokes'sche Anfälle, Rezidivprophylaxe, Überdosierung von Digitalis und Beta-Receptorenblockern	keine	Unruhe, Schlafstörungen, Tachykardie, Arrhythmie	nicht erforderlich, Dosis reduzieren
	intravenös/ intrakardial	0,5–1 mg (1–2 Amp.)				
	intravenöse Infusion	10–30 mg (= 2–6 Amp. zu 10 ml in 250 ml Infusionslösung)				

Tab. 8–4 a. *Wirkdosen, Resorptionsquoten, Abklingquoten, Persistenzquoten, Wirkungseintritt, Wirkungsdauer und Erhaltungsdosen der einzelnen Herzglykoside.* (Nach SPITZBARTH)

		Digitoxin	β-Acetyl-Digoxin	Acetyl-Digitoxin	Digoxin	Lanatosidgemische (A+B+C)	Lanatosid C	Peruvosid	Proscillaridin A	K-Strophanthin	Scilla maritima	Convallatoxin
Resorptionsquote in % (enteral)		95–100	95–100	80	60	60	40	30–50	25	< 10	~ 10	~ 10
Abklingquote in % (= Wirkungsverlust pro Tag)		7	20	15–20	20	20	20	40	50	40	50	60
Persistenzquote in % (= tägl. Wirkungsrest)		88–93	80	80	80	80	80	60	50	60	50	40
Mittl. Vollwirkdosis (mg) (Vollwirkspiegel)		2,0	2,0	2,0	2,0	2,0	2,0	1,1–1,2	0,7	0,6–0,8	0,7	0,7
Wirkungseintritt (Min.) (Latenzzeit)	oral	120–240	30	120–140	60	120–240	60	60	45–60	—		
	i. v.	30	30	30	10–20	20–40	20	15	—	10–15		
Vollwirkung (Std.)	oral	5		8	4–5	6–8	7	(2–3)	2–3	—		
	i. v.	8		5	6–8	4–5	4–5	(3–4)	—	3–4		
Wirkungsdauer (Tage) (nach Vollwirkdosis)		10–21	6–8	8–10	6–8	6–8	6–8	1–2	1–2	1–2	< 1	
Erhaltungsdosis (mg)	oral	0,1–0,15	0,4	0,25	0,35–0,5	0,35–0,5	0,75–1,0	0,9	0,75–1,25	0,25	2,4–3,5	3,6–7,2
	i. v.	0,1–0,15	0,4	0,20	0,25–0,35	0,25–0,35	0,3–0,4	0,45	—		0,35–0,5	0,2

Tabelle 8–5a. *Digitalispräparate*

Chem. Bezeichnung	Handelsname	Applikation
Acetyldigitoxin	Acylanid	Tabl. 0,2 mg; Amp. 0,2 mg/2 ml
α-Acetyldigoxin	Dioxanin	Tabl. à 0,2 mg
	Lanadigin	Tabl. à 0,2 mg
α- u. β-Acetyldigoxin	Sandolanid	Tabl. à 0,2 mg
β-Acetyldigoxin	Novodigal	Tabl. à 0,2 mg
Digitoxin	Digilong	Tabl. 0,1 mg
	Digimerck	Tabl. 0,1 mg; Amp. 0,25 mg Drag. 0,1 mg (dünndarmlöslich) 30 Tropfen 0,1 mg
	Digitoxin „Didier"	Tabl. 0,1 mg; Supp. 0,25 mg Amp. 0,25 mg/ml
	Digitoxin „Dr. Fresenius"	Tabl. 0,1 mg
	Digitoxin-Hameln	Tabl. 0,1 mg; Drag. 0,1 mg; Drag. 0,05 mg
	Digitoxin-Sandoz	Tabl. 0,1 mg
	Lanatoxin	Drag. 0,1 mg (magensaftresistent)
	Purodigin Bürger	Tabl. 0,1 mg
Digoxin	Digacin	Drag. 0,25 mg; Amp. 0,25 mg/2 ml
	Lanicor	Tabl. 0,25 mg; 45 Tropfen 0,75 mg; Amp. 0,25 mg/ml
β-Methyldigoxin	Lanitop	Tabl. à 0,1 mg; Amp. 2 ml à 0,2 mg
Lanatosid A	Adigal	Drag. 0,2 mg
Lanatosid A, B, C	Pandigal	25 Tropfen 0,4 mg
Lanatosid C	Cedilanid	Drag. 0,25 mg; 30 Tropfen 1 mg; Amp. 0,4 mg/2 ml; Supp. 1 mg
	Celadigal	Drag. 0,25 mg; 30 Tropfen 1 mg
	Ceto-sanol	Drag. 0,25 mg; 30 Tropfen 1 mg
	Lanatosid-Hameln	Tabl. 0,25 mg; 30 Tropfen 1 mg
	Lanimerck	Drag. 0,25 mg; 30 Tropfen 1 mg

renfunktion insoweit in Ordnung ist, daß Natrium retiniert werden kann. Zuweilen können 350 mg Natrium oder weniger das gerade noch tolerabele Maximum der Zufuhr sein, oberhalb dessen bereits Ödeme auftreten. Allerdings ist eine derartig extreme Natriumrestriktion selten notwendig. Vitaminzufuhr ist in jedem Falle indiziert. Fehlernährung und A-Vitaminosen müssen unbedingt vermieden werden, da z. B. die Beri-Beri-Erkrankung die Herzinsuffizienz verstärkt.

Wenn die Natriumeinschränkung verläßlich durchgeführt wird, muß die Flüssigkeitszufuhr nicht wesentlich vermindert werden.

C. Digitalis (s. Tabelle 8–4a u. 5): Digitalis steigert die Kraft und die Geschwindigkeit der Herzkontraktion. Auf die Digitalis-Applikation bei der Herzinsuffizienz folgt ein

Tabelle 8–5b. *Strophanthinpräparate*

Chem. Bezeichnung	Handelsname	Applikation
K-Strophanthin	Kombetin	Amp. 0,125 mg/ml Amp. 0,25 mg/ml Supp. 0,5 mg/ml
	K-Strophanthin-Hameln	Amp. 0,125 mg/ml Amp. 0,25 mg/ml Amp. 0,5 mg/ml
	K-Strophantin „Bonz"	Amp. 0,125 mg/ml Amp. 0,25 mg/ml Amp. 0,5 mg/ml
	K-Strophanthin „Dr. Fresenius"	Amp. 0,125 mg/ml Amp. 0,25 mg/ml
+ 220 mg Cordalin	Cordalin-Strophanthin	Amp. 0,125 mg/2 ml Amp. 0,25 mg/2 ml
+ 2 g Laevulose	Laevokombin	Amp. 0,125 mg/10 ml Amp. 0,25 mg/10 ml
+ 104 mg Theophyllin	Solosin-Strophanthin	Amp. 0,125 mg/3 ml Amp. 0,25 mg/3 ml
+ 250 mg Dihydroxypropyl-theophyllin	Theokombetin	Amp. 0,125 mg/2 ml Amp. 0,25 mg/2 ml
G-Strophanthin	Purostrophan	Amp. 0,25 mg/ml Amp. 0,5 mg/ml
+ 2 g standaris. Bienenhonig	Melostrophan Melostrophan forte	Amp. 0,1 mg/10 ml Amp. 0,2 mg/10 ml
in 20%iger Invertzuckerlös.	Strophantose	Amp. 0,125 mg/10 ml Amp. 0,25 mg/10 ml Amp. 0,5 mg/10 ml

Tabelle 8–5c. *Herzglykoside verschiedener Art*

Chem. Bezeichnung	Handelsname	Applikation
Convallatoxin	Cardiopon	Drag. à 1,2 mg mit Begleitstoffen
	Convacard	1 Drag. oder 10 Tropfen: 1,2 mg mit Begleitstoffen
Peruvosid	Encordin	Drag. à 0,3 mg, 20 Tropfen = 0,3 mg, Amp. 0,3 mg/2 ml
Proscillaridin A	Sandoscill	Drag. à 0,25 mg, Drag. à 0,5 mg, Amp. 0,2 mg/2 ml
	Talusin	Drag. à 0,25 mg, Drag. à 0,5 mg
Reinglykosid aus Scilla maritima	Scillaren	Drag. à 0,8 mg, 20 Tropfen = 0,8 mg, Amp. 0,5 mg/ml

vergrößertes Herzminutenvolumen, Abnahme der Herzgröße und des enddiastolischen Kammerdrucks, Abfall des Drucks im rechten Vorhof und den peripheren Venen. Die Wirkung der einzelnen Glykoside ist qualitativ ähnlich, und die Differenz besteht in der Geschwindigkeit des Wirkungseinsatzes in der Dosierung und in der Ausscheidungsrate. Der Arzt muß mit der schnellen intravenösen und schnellen oralen Sättigung vertraut sein. Die rasche Digitalisierung ist indiziert beim Vorhof-Flattern und -Flimmern mit schneller Kammerfrequenz und beim akuten Lungenödem. Im anderen Fall ist eine langsame Digitalisierung zu empfehlen (s. auch S. 329).

D. Natrium- und Wasserausscheidung:

1. *Thiazid-Diuretica*: Die Natrium-Diurese kann durch oral wirksame Substanzen wie Chlorothiazid oder seiner Analoge gesteigert werden (s. Tabelle 8–6). Je nach Notwendigkeit können die Diuretica täglich oder intermittierend gegeben werden. Eine Kalium-Verarmung ist diätetisch zu vermeiden, da diese z. B. eine Digitalis-Intoxikation begünstigen kann.

2. *Quecksilber-Diuretica*: Die Quecksilber-Diuretica (s. Tabelle 8–6) sind etwas wirksamer als die Thiazide. Man wendet sie im allgemeinen erst dann an, wenn oral wirksame Substanzen versagt haben. Sie wirken dadurch, daß sie die Natrium- und Chlorid-Rückresorption in den renalen Tubuli vermindern. Der klinische Effekt wird etwa 2 Std nach der intramuskulären oder subcutanen Injektion beobachtet. Er erreicht sein Maximum in 10–12 Std. Man sollte zu Anfang kleine Substanzmengen verwenden, da diese häufig bereits zu einer ausreichenden Diurese führen. Die Anwendung erfolgt am besten morgens, damit das Wirkungsmaximum nicht in die Nacht fällt. Große Dosen können zu massiver Diurese mit erheblichem Flüssigkeits- und Elektrolyt-Verlust führen.

Das kann, besonders bei älteren Menschen recht unangenehme Beschwerden hervorrufen. Die Wirkung der Quecksilber-Diuretica kann durch die Zugabe von Chloriden z. B. Ammonium-Chlorid (2 g viermal täglich am Tag vor der Applikation des Diureticums) oder Lysinmonohydrochlorid (5 g viermal täglich) potenziert werden, wenn nicht gleichzeitig eine schwere Lebererkrankung vorliegt. Wendet man Ammoniumchlorid länger als 48 Std an, so bietet dies keinen Vorteil, es steigt im Gegenteil die Gefahr der Acidose. Acetazolamid (Diamox®) 0,25 g ein- oder zweimal tägl. f. 2–3 Tage vor der Applikation des Quecksilberdiureticums führt ebenfalls zu einer Wirkungspotenzierung.

3. *Aldosteron-Antagonisten*: Spironalactone (Aldactone®) führt zu einer Natriumdiurese ohne Kaliumverlust und kann mit einem Thiazid kombiniert werden, um dessen kaliumausschwemmende Wirkung zu neutralisieren. Die Wirkung setzt nach etwa einer Woche ein. Die Reaktion ist verschieden, kann aber sehr eindrucksvoll sein. Die Anfangsdosis beträgt 25 mg viermal tägl. Schläfrigkeit, Hyperkaliämie, Hypovolämie, Hypotonie und thorakale Mißempfindung können als Nebenwirkung auftreten. Einen ähnlichen kaliumsparenden Effekt hat Triamteren (Jatropur®). Günstig sind auch Kombinationen von Aldosteron-Antagonisten mit Thiaziden, Etacrynsäure oder Furosemid (s. u.).

4. *Etacrynsäure* (*Hydromedin*®); 25 bis 100 mg oral und Furosemid (Lasix®) 20 bis 40 mg oral (s. Seite 313) sind neue, sehr effektvolle Diuretica von kurzer Wirkungsdauer. Sie verursachen allerdings häufiger als Thiazide Übelkeit und Diarrhoe. Die starke Diurese kann einen bemerkenswerten Abfall der glomerulären Filtrationsrate und des Kaliums herbeiführen. Diese Medikamente sind daher mit der entsprechenden Vorsicht zu verwenden. Der rasche Wirkungsbeginn (innerhalb von 30 min) empfiehlt die Verwendung dieser Substanzen beim akuten Lungenödem. Andererseits führt ihre ausgeprägte Wirksamkeit leichter zu Zwischenfällen, so daß bei der Herzinsuffizienz im allgemeinen die Thiazide häufiger angewendet werden.

E. Sauerstoff-Therapie: Sie ist besonders dann erfolgreich, wenn eine Atemstörung vorhanden ist.

F. Punktion von Ergüssen: Das Ablassen von Flüssigkeit aus dem Thorax und Bauchraum ist besonders dann notwendig, wenn die Atmung behindert wird. Da die Natriumretention durch Flüssigkeitsansammlungen im Thorax und Bauchraum und den Beinen begünstigt wird, kann nach der Flüssigkeitspunktion die Diurese verstärkt werden.

G. Sympathicomimetica und andere positiv inotrop wirkende Substanzen: Isoproterenol (Aludrin®) und Glucagon haben Verwendung gefunden, wenn Digitalis kontraindiziert ist, besonders in der postoperativen Phase der offenen Herzchirurgie und beim akuten Herzinfarkt.

H. Mechanische Maßnahmen: Venae-sectio (nicht bei Anämie), wechselnde Stauung, Southey-Röhren und Accupunktur können eine gewisse Wirkung haben, wenn die übliche Therapie der Herzinsuffizienz versagt. Die Southey-Röhren und die Accupunktur sind besonders bei schwerer Rechtsinsuffizienz mit hartnäckigen Ödemen in den abhängigen Körperteilen wirksam. Es muß jedoch darauf geachtet werden, daß nicht eine extreme Natriumverarmung bei Hyperkaliämie eintritt.

I. Peritonealdialyse: Die Peritonealdialyse mit hypertonischen Lösungen ist eine wirksame Methode des Flüssigkeitsentzugs. Sie sollte jedoch Patienten mit schwerer Herzinsuffizienz und Niereninsuffizienz vorbehalten sein. Die Besserung kann zuweilen recht dramatisch sein.

Tabelle 8–6. *Diuretica*

Chem. Bezeichnung	Handelsname	Dosierung
Acetazolamid	Diamox	1–2 Tabl. à 250 mg/Tag, 1 Amp. à 500 mg i. v. infundieren
Chlorothiazid	Chlotride	1–2 Tabl. à 0,5 g 1–2x tgl.
Chlorthalidon	Hygroton	1/2–2 Tabl. à 100 mg tgl.
Cyclopenthiazid	Navidrex	1/2–2 Tabl. à 0,5 mg tgl.
Etacrynsäure	Hydromedin	1–3 Tabl. à 50 mg tgl.
Furosemid	Lasix	1/2–3 Tabl. à 40 mg tgl., 1–2 Amp. à 20 mg tgl. i. v.
Hydrochlorothiazid	Esidrix	1–3 Tabl. à 25 mg tgl.,
	Di-Chlotride	1–3 Tabl. à 25 mg tgl.
Hydroflumethacid	Ohngran	1/2–2 Tabl. à 50 mg tgl.
Polythiazid	Drenusil	1/2–2 Tabl. à 2 mg tgl.
Quinethazon	Aquamox	1–2 Tabl. à 50 mg tgl.
Spironolactone	Aldactone	4 Drag. à 50 mg tgl.
Sulfamylamid	Brinaldix	1/2–2 Tabl. à 20 mg tgl.
Thiabutazid	Saltucin	2–3 Tabl. à 5 mg tgl.
Triamteren	Jatropur	1–4 Kapseln à 50 mg tgl.
Trichlormethiazid	Esmarin	1/2–2 Tabl. à 4 mg tgl.

Die Erhaltungsdosen können wesentlich niedriger sein als die angegebenen Dosierungen. Sie hängen von Therapieerfolg u. a. Faktoren ab.

J. Therapeutisches Myxoedem: Die therapeutische Herbeiführung eines Myxoedems durch antithyreoidal wirksame Medikamente kann erfolgreich sein bei der chronischen resistenten Linksinsuffizienz, bei resistenter Angina pectoris, bei unkontrollierter Kammerfrequenz, bei Vorhofflimmern und bei rekurrierenden Kammertachykardien, die mit Chinidin nicht unterdrückbar sind. Diese Behandlung ist in 40% ausgewählter Fälle erfolgreich. Sie bedeutet jedoch eine erhebliche Beeinträchtigung des Patienten und sollte nicht ohne weiteres durchgeführt werden. Die Behandlungsmaßnahmen werden wie bei der Hyperthyreose durchgeführt.

K. Therapiekontrolle der Herzinsuffizienz: Folgende Kontrollen sind bei jeder Visite durchzuführen:

1. Der Status der ursprünglichen Symptome
2. Neue Symptome
3. Das morgendliche Gewicht oder das Gewicht bei der gleichen Bekleidung
4. Das Vorhandensein der Herzinsuffizienzzeichen (Venenstauung und -Pulsationen, pulmonale Rasselgeräusche, Pleuraergüsse, Lebervergrößerung, Ödeme)
5. Untersuchung des Herzens und der Blutgefäße (Herztöne, Galopp-Rhythmus, Reibegeräusche, Herzrhythmus und Spitzenstoß, Herzgröße, periphere Arterienpulsation und Venenstatus).
6. Blutdruck und das Vorhandensein eines Pulsus alternans.

Prognose

Die Herzinsuffizienz wird häufig durch Lungenembolien kompliziert, die die Folge von Venenthrombosen in den unteren Extremitäten sind. Pulmonale Infekte, kardiale Cirrhose und periphere Arterienembolien können auftreten. Im allgemeinen ist die Ansprechbarkeit auf die Therapie der beste Hinweis für die Prognosestellung. Erkennung und Beseitigung auslösender Faktoren verlängert die Lebenserwartung. Das Lebensalter, das Ausmaß der Herzvergrößerung und der Herzschädigung, die Schwere der zugrundeliegenden und begleitenden Erkrankungen müssen bei der Beurteilung berücksichtigt werden. Eine Überlebenszeit von 5 bis 8 Jahren ist häufig. Die Lebenserwartung ist länger bei einer Herzinsuffizienz infolge einer Mitralinsuffizienz oder eines Vorhofflimmerns. Die Lebenserwartung ist kürzer, wenn die Herzinsuffizienz durch eine Mitralstenose, syphilitische Aorteninsuffizienz, calcifizierende Aortenstenose, Myokardinfarkt, chronische Lungenerkrankung und schwere Hypertonie bedingt ist.

Brest, A. N. et al.: Symposium on congestive heart bailure. II. Clinical selection of diuretic drugs in the management of cardiac edema. Amer. J. Cardiol. **22**, 168–176 (1968).

Cairns, K. B. et al.: Clinical and hemodynamic results of peritoneal dialysis for severe cardiac failure. Amer. Heart J. **76**, 227–234 (1968).

Dodge, H. T., Baxley, W. A.: Hemodynamic aspects of heart failure. Amer. J. Cardiol. **22**, 24–34 (1968).

Laragh, J. H.: The proper use of newer diuretics. Ann. intern. Med. **67**, 606 (1967).

Mason, D. T., Braunwald, E.: Symposium on congestive heart failure. II. Digitalis: New facts about an old drug. Amer. J. Cardiol. **22**, 151–161 (1968).

Reindell, H., Keul, J., Doll, E.: Herzinsuffizienz, Pathophysiologie und Klinik. Stuttgart: Thieme 1968.

Stampfer, S. et al.: Hemodynamic effects of diuresis at rest and during intense upright exercise in patients with impaired cardiac function. Circulation **37**, 900–912 (1968).

Walker, W. G.: Indications and contraindications for diuretic therapy. Ann. N. Y. Acad. Sci. **139**, 481–496 (1966).

Spezielle Probleme in der Therapie der Herzinsuffizienz

Akutes Lungenödem

Das akute Lungenödem stellt eine ernste Notfallsituation dar. Die Therapie hängt von der Ursache und der Schwere des Falles ab. So kann z. B. bei einem leichteren Fall Morphin und Bettruhe therapeutisch ausreichen. Bei einem akuten Lungenödem infolge eines Vorhofflimmerns mit schneller Kammer-Frequenz muß Lanatosid C oder Digitoxin i. v. appliziert werden.

Der Patient wird am besten halb aufgerichtet oder in einen Stuhl gesetzt. Diese Position vermindert den venösen Zufluß zum

Herzen. Morphinum hydrochloricum (0,02 g subcutan) mindert die Angst, unterbricht pulmonale Reflexe und macht schläfrig. Die Beseitigung der forcierten Atmung senkt den negativen intrathorakalen Druck und damit den erhöhten venösen Rückfluß zum Herzen.

Sauerstoff ist in hoher Konzentration über eine Maske oder – besonders bei Kindern – über ein Zelt zuzuführen. Mäßige Konzentrationen (40–60%) können im Sauerstoffzelt oder mit dem Nasenkatheter erreicht werden. Die Sauerstoffzufuhr mindert die Hypoxie und die Dyspnoe und setzt die Permeabilität der Lungencapillaren herab.

Eine Überdruckbeatmung kann sehr erfolgreich sein. Substanzen, die die Oberflächenspannung des Bronchialsekretes herabsetzen, können unterstützend wirken.

Der venöse Rückfluß zum Herzen kann akut und wirksam durch Blutdruckmanschetten herabgesetzt werden, die auf einen Druck aufgeblasen werden, der den venösen Rückstrom, nicht jedoch die arterielle Strömung unterbricht. Der Stau wird alle 15 Minuten unterbrochen und an der anderen Extremität fortgesetzt. Bei Rückgang des Lungenödems wird der Stau nur allmählich aufgehoben. Mit Hilfe dieser Methode können etwa 700 ml Blut in die Extremitäten gestaut werden. Ein Aderlaß (300 bis 700 ml) ist der direkteste Weg, den venösen Rückfluß zu reduzieren. Er kann eindrucksvoll zur Vergrößerung des Herz-Minuten-Volumens und zum Absinken des Druckes im rechten Vorhof und in den Venen führen. Bei Anämie ist er kontraindiziert.

Etacrynsäure (Hydromedin®) 50 mg oral oder 25 mg i. v., Furosemid (Lasix®) 20 bis 40 mg i. v. sind durch ihren schnellen diuretischen Effekt erfolgreich. Eine schnelle Digitalisierung ist wichtig. Große Vorsicht ist jedoch geboten, einem bereits digitalisierten Patienten Digitalis i. v. zu verabreichen.

Aminophyllin (0,25 bis 0,5 g langsam i. v.) wirkt unterstützend. Es steigert das Herz-Zeit-Volumen, den renalen Blutstrom, die glomeruläre Filtrationsrate und die Wasser- und Natriumausscheidung. Auch die rectale Anwendung in Form von Suppositorien bietet eine gewisse Hilfe neben der Bequemlichkeit für den Patienten.

Beim akuten rezidivierenden Lungenödem infolge einer schweren Hypertonie kann Reserpin (Sedaraupin®) 1–2,5 mg i. m. alle 8–12 Std (zusätzlich zu anderen Maßnahmen wie sie in der Therapie akuter Hypertonien auf Seite 268 beschrieben sind) wesentlich helfen. Vorsicht ist jedoch geboten wegen der Möglichkeit einer Hypotonie.

Refraktäre Herzinsuffizienz

Wenn die beschriebenen Maßnahmen nicht zum Erfolg führen, so muß die Gesamtsituation unter besonderer Berücksichtigung der folgenden Fragen nochmals überlegt werden:

1. War die Bettruhe ausreichend? War die Natriumzufuhr größer als gestattet? Wurden die Therapiemaßnahmen sorgfältig und exakt ausgeführt? Außerdem muß ein klarer Überblick über die Aktivität, Diät und Medikation des Patienten vorliegen.
2. Waren oder sind unerkannt vorhanden: Lungeninfarkt, Anämie, Hyperthyreose, Vitaminmangel, Herzinfarkt oder Arrhythmien?
3. Haben sich Komplikationen ereignet, wie eine akute rheumatische Myokarditis oder eine subakute bakterielle Endokarditis?
4. Bestehen Elektrolytstörungen als Folge von Diät, Diuretica und Abführmitteln? Elektrolytstörungen können zur Refraktärität gegenüber Quecksilberdiuretica führen, einen Natriummangel herbeiführen und bei Kaliummangel eine Digitalis-Intoxikation begünstigen.

Behandlung in der Rekonvaleszenz

Es muß auf ausreichende Ruhe und die Belastungstoleranz geachtet werden. Auslösende Faktoren und nicht kardiale Ursachen der Herzinsuffizienz sind zu eleminieren.

A. Digitalisierung: Wenn mit einer Digitalis-Therapie begonnen wurde, muß sie meist für das weitere Leben fortgesetzt werden.

B. Natriumarme Diät: Gestattet sind 1,5 g Natrium-Chlorid (60 mg Natrium pro Tag). Der Gehalt des Natriums im Serum und im Urin muß zuweilen kontrolliert werden, um eine Natriumverarmung zu vermeiden. Eine fehlerhafte Natriumzufuhr bei einer schweren Nierenerkrankung kann eine sehr ernst zu nehmende Insuffizienz auslösen. Werden Thiazide verwendet, so kann man dem Patienten wenigstens 2 g Natrium pro Tag in seiner Diät gestatten.

C. Diuretica: Selbst der ausreichend digitalisierte Patient kann bei einer natriumarmen Diät noch Ödeme entwickeln. Dann sind bis zur Verhinderung der Wassereinlagerung Diuretica zu verwenden.

Wegen der oralen Applikationsmöglichkeit werden die Thiazid-Diuretica häufig verwendet. Jedes der auf Tabelle 8–6 aufgeführten Medikamente kann mehrmals pro Woche oder sogar pro Tag verabreicht werden. Wegen der Möglichkeit einer Kaliumverarmung muß bei der Verwendung der Thiazide Kalium entweder in Fruchtsäften oder als Kalium-Chlorid, bis 1 g dreimal täglich zugeführt werden.

Regelmäßige und wiederholte Injektionen von Quecksilber-Diuretica können durchgeführt werden, wenn man die auf S. 312 aufgeführten Vorsichtsmaßnahmen berücksichtigt.

Elektrolytstörungen bei der Herzinsuffizienz

A. Hypochlorämische Alkalose: Sie tritt bei der quecksilberbedingten Diurese auf, wenn die Chlorid-Ausscheidung stärker als die Natriumausscheidung ist. Der Serum-Chlorid-Spiegel sinkt ab. Der Serum-Bicarbonatspiegel steigt an. Der Serumgehalt an Natrium und Kalium kann normal oder erniedrigt sein. Es treten Symptome der Dehydratation auf: Trockene Schleimhäute, Verlust des Gewebsturgors und eine latente oder manifeste Tetanie.

Die Therapie erfolgt mit Ammonium-Chlorid, 4–6 g pro Tag, drei- bis viermal täglich, wiederholt nach einem Intervall von 3–4 Tagen. Im Falle eines Kaliumdefizits müssen auch Kalium-Salze zugeführt werden (s. u.). Bei einer Tetanie sind Calcium-Salze zu verabreichen.

Eine hypokaliämische und hypochlorämische Alkalose können gleichzeitig bestehen.

B. Natrium-Verlust-Syndrom: Wenn Ödeme fehlen, so weisen Schwäche, Oligurie, Schwitzen und Azotämie auf ein Salzverlust-Syndrom hin. Heißes Wetter, Fieber und Erbrechen gehören zu den prädisponierenden Faktoren. Eine Natriumverarmung kann ohne Alkalose oder Acidose auftreten, sie kann aber durch eine Dehydratation und Acidose kompliziert sein. Sie kann bei starker Natriumeinschränkung und Verabreichung von Quecksilber-Diuretica entstehen.

In leichteren Fällen besteht die Therapie nur in stärkerer Natriumzufuhr. Bei schweren Fällen muß eine hypertonische Kochsalzlösung i. v. fundiert werden.

Das gesamte Körpernatrium ist meist erhöht, wenn Ödeme vorhanden sind, selbst wenn eine Hyponatriämie besteht. In solchen Fällen darf Natrium im allgemeinen nicht zugeführt werden.

C. Hypokaliämie: Sie kann durch eine übermäßige Kaliumausscheidung hervorgerufen werden bei der Applikation von Quecksilber-Diuretica, Thiaziden oder anderen wirksamen Diuretica oder Acetazolamid, Zufuhr von Säuren oder Ionenaustauschern, bei Patienten mit einer natriumarmen Diät. Die Hypokaliämie begünstigt eine Digitalis-Intoxikation.

Die Therapie besteht in der Zufuhr von Kalium-Chlorid, 3–6 g per oral täglich, vorausgesetzt, daß die Nierenfunktion in Ordnung ist. *Vorsicht*: Kalium-Salze dürfen bei Acidose und Niereninsuffizienz nicht parenteral gegeben werden.

Herzinsuffizienz mit hohem Minuten-Volumen (High-Output Failure)

Mit der Bezeichnung High-Output-Failure will man ausdrücken, daß trotz vollentwikkelter Herzinsuffizienz das Herz-Minuten-Volumen größer ist als in der Norm, aber für die Bedürfnisse des Organismus nicht ausreicht. Diese Störung tritt charakteristischerweise dann auf, wenn eine Herzerkrankung durch eine Thyreotoxikose kompliziert ist oder durch eine schwere Anämie (Hb $<$ 8 g/100 ml), Schwangerschaft, arteriovenöse Fisteln, Beriberi, gelegentlich auch durch eine Paget'sche Erkrankung, eine chronische Lebererkrankung mit arterieller Sauerstoffuntersättigung.

Das klinische Bild dieser Herzinsuffizienz ist durch eine auffälligere Tachykardie, starke Herzaktion, ausgeprägte Pulsationen, warme Hände und Haut gekennzeichnet. Die Kreislaufzeiten können verkürzt sein oder auch normal, wenn der Venendruck stark erhöht ist. Diese Kombination wird bei der unkomplizierten Herzinsuffizienz nie beobachtet, wenn man von Fieber oder einer der genannten Störungen absieht.

Die Therapie richtet sich sowohl gegen die Herzinsuffizienz als auch gegen die begleitende Erkrankung wie z. B. Anämie und die Thyreotoxikose.

FRIEDBERG, C. K.: Prevention of heart failure. Amer. J. Cardiol. **22**, 190–194 (1968).

GOLDBERG, L. I.: Use of sympathomimetic amines in heart failure. Amer. J. Cardiol. **22**, 177–182 (1968).

HULTGREN, H. H., FLAMM, M. D.: Pulmonary edema. Mod. Conc. cardiov. Dis. **28**, 1–6 (1969).

Erkrankungen des Perikards

Akute Perikarditis

Diagnostische Merkmale

- Pleuritische oder persistierende substernale praecordiale Schmerzen, die in die linke Halsgegend oder den Rücken ausstrahlen
- Perikardreiben
- EKG: Frühzeitig ist eine konkordante ST-Hebung zu beobachten; später treten ganz allgemein symmetrische T-Inversionen auf ohne Q-Zacken oder reziproke Veränderungen in anderen Ableitungen (Ausnahme aVR)

Allgemeine Betrachtungen

Die infektiöse Perikarditis ist der Häufigkeit nach geordnet durch folgende Organismen bedingt: Viren, Mycobacterium tuberculosis, pyogene Bakterie mit Bakteriämie oder Septicämie (Pneumokokken, hämolytische Streptokokken, Staphylococcus aureus, Meningokoccus, Gonokoccus) und Brucellen. Die entzündliche Perikarditis kann bei allen Erkrankungen auftreten, die mit einer akuten Vasculitis einhergehen wie beim Lupus erythematodes disseminatus, beim akuten rheumatischen Fieber und bei der Serum-Krankheit. Durch verschiedene Faktoren ist die Perikarditis bedingt nach Perikardektomie, Herzinfarkt oder Trauma; bei Urämie, metastatischen Tumoren und Lymphomen. Die hämorrhagische Perikarditis ist die Folge eines dissezierenden Aneurysma.

Die akute Perikarditis ist im klassischen Falle eine fibrinöse Perikarditis mit Erguß. Die Perikardhöhle enthält verschieden große Mengen von Bluttransudat, Exsudat oder Eiter. Eine verschiedengradige Myokarditis begleitet die Perikarditis und ist verantwortlich für EKG-Veränderungen wie die ST-T-Hebungen.

Klinische Befunde

A. Symptome: Die akute Virusperikarditis tritt am häufigsten bei Männern im Alter von 20–50 Jahren auf und folgt meist auf eine Virusinfektion des Respirationstraktes. Der Schmerz tritt meist ziemlich plötzlich auf; er ist praecordial oder substernal oder hat pleuritischen Charakter. Er strahlt in die linke Halsseite, in die Schulter, in den Rücken oder in das Epigastrium aus. Er nimmt in aufrechter Körperstellung zu und wird durch Schlucken verstärkt. Tachykardie und Perikardreiben (oft Pleuroperikardreiben) sind vorhanden.

Die Körpertemperatur beträgt 37,8 bis 39,4° C oder mehr bei der infektiösen Perikarditis. Die Temperatur wird durch die zugrundeliegende Erkrankung bestimmt.

B. Laborbefunde: Bei der akuten Virusperikarditis besteht immer eine Leukocytose von 10–20000. Eine Leukopenie kann bei einer Perikarditis mit disseminiertem Lupus erythematodes auftreten. Bei der isolierten Perikarditis muß man daher nach LE-Zellen suchen.

C. Röntgenbefunde: Im Thorax-Röntgenbild kann eine Herzdilatation, eine Pneumonie und ein Pleuraerguß nachweisbar sein.

D. EKG-Befunde: Zu Beginn sieht man in allen Ableitungen nur eine ST-T-Hebung bei normaler Konkavität. Die Rückkehr der ST-Strecke zur Ausgangslinie erfolgt nach ein paar Tagen unter Ausbildung einer T-Inversion. Reziproke Veränderungen in anderen Ableitungen fehlen ausgenommen aVR. Q-Zacken treten nicht auf.

Differentialdiagnose

A. Der akute Herzinfarkt: Die akute Virusperikarditis folgt meist auf eine Infektion des Respirationstraktes, tritt im Alter von 20 bis 50 Jahren auf und bietet den charakteristischen pleuritischen Schmerz. Fieber, Perikardreiben, Leukocytose und erhöhte Blutkörperchen-Senkungsgeschwindigkeit sind zu Beginn häufiger als 24–72 Std später. Die EKG-Veränderungen sind im allgemeinen deutlich. SGOT oder LDH sind selbst bei schwerer Perikarditis selten erhöht.

B. Die akute Pleuritis: Das Perikardreiben kann vom Pleurareiben dadurch unterschieden werden, daß es auch beim Atemanhalten bestehen bleibt, wenn auch zuweilen ein pleuroperikardiales Reiben vorhanden sein kann, das mit der Atmung variiert. Die EKG-Veränderungen erlauben die Diagnose der Perikarditis auch bei fehlendem Reiben.

C. Die Verwechselungsmöglichkeit des Perikardreibens mit kardialen Geräuschen: Das Perikardreiben ist charakterisiert durch seine Wechselhaftigkeit, durch seine fehlende Beziehung zu den Herztönen.

Komplikationen

Der Perikarderguß ist die einzige wesentliche Komplikation. Die Herzdilatation, die die akute Virusperikarditis begleitet, führt selten zur Herzinsuffizienz, kann aber Arrhythmien verursachen.

Behandlung

Es ist die Grundkrankheit zu behandeln. Gegen den Schmerz können Analgetica verabreicht werden. Salicylate und Corticotropin (ACTH) oder Corticosteroide sind bei der rheumatischen Karditis zu empfehlen.

Prognose

Die Prognose der Virusperikarditis ist im allgemeinen sehr gut. Die Erholung erfolgt innerhalb von zwei Wochen bis zu drei Monaten. Rezidive sind selten. Auch Entzündungsfolgen wie Perikardverdickungen oder persistierende EKG-Veränderungen sind nicht häufig zu finden. Die rasche und ausgiebige Anwendung von Antibiotica oder auch einer chirurgischen Therapie betimmt die Prognose der tuberkulösen und purulenten Perikarditis. Der disseminierte Lupus erythematodes zeigt sich, wenn er eine Perikarditis verursacht, meist auch durch andere Organmanifestationen. Bei den übrigen Perikarditiden bestimmt die Grundkrankheit die Prognose.

Perikarderguß

Diagnostische Merkmale

- Die Aspiration von Flüssigkeit aus der Perikardhöhle ist die exakteste diagnostische Methode zum Nachweis eines Perikardergusses
- Thoraxschmerz, Dyspnoe, Schwächegefühl, gestaute Halsvenen, ein großes relativ schwach pulsierendes Herz und ein paradoxer Puls

Allgemeine Betrachtungen

Die häufigsten Ursachen eines Perikardergusses sind: Urämie, Tbc, Canzeromatose, eitrige Perikarditis und entzündliche Erkrankungen. Seltenere Ursachen sind: Die chylöse und die „chronische idiopathische" Perikarditis. Auch das Myxödem kann einen erheblichen Erguß hervorrufen.

Die Geschwindigkeit der Ergußentwicklung bestimmt seine pathophysiologische Bedeutung. Selbst massive Ergüsse rufen bei langsamer Entwicklung kaum Symptome hervor. Plötzliche Blutungen in den Perikardraum oder die schnelle Entwicklung relativ kleiner Ergüsse läßt den intraperikardialen Druck rasch bis zur Herztamponade ansteigen. Hierbei wird dann der venöse Einstrom und die diastolische Füllung des Herzens eingeschränkt. Bei der Tamponade nimmt das Herz-Zeit-Volumen ab. Tachykardie und Anstieg des venösen Druckes setzen als kompensatorische Mechanismen ein. Wird die Tamponade nicht beseitigt, so können Schock und schließlich Tod eintreten.

Klinische Befunde

A. Symptome: Schmerzen fehlen häufig. Sie können jedoch wie bei der akuten Perikarditis in Form eines dumpfen diffusen präcordialen Oppressionsgefühls unter substernalen Beschwerden auftreten. Dyspnoe und Husten zwingen den Patienten zum

Aufsitzen und Vornüberbeugen. Es tritt eine Dysphagie ein. Fieber und andere Symptome hängen von der Grundkrankheit ab (d. h. z. B. Septicämie, Empyem, maligne Erkrankungen).

Das Gebiet der Herzdämpfung ist vergrößert und der Herzspitzenstoß ist nicht palpabel oder verschwindet im Dämpfungsrand. Das Perikardreiben kann trotz seines großen Ergusses bestehen bleiben. Bei der Tamponade sind zu beobachten: Gestaute Halsvenen, paradoxe Pulsation und ein kleiner Arterienpuls. Lebervergrößerung, Ascites und Unterschenkelödeme hängen von Ausmaß und Dauer der Tamponade ab. Die akute Tamponade führt zum klinischen Bild des Schocks.

B. Laborbefunde: Die Ätiologie des Ergusses kann durch seine bakteriologische und cytologische Untersuchung oder eine Perikardbiopsie abgeklärt werden. Hat der Erguß eine infektiöse oder eine entzündliche Ursache, so bestehen Leukocytose und Erhöhung der Blutkörperchen-Senkungsgeschwindigkeit. Die Arm-Zungen-Kreislaufzeit ist selbst bei einem großen Erguß noch normal, wenn keine Tamponade vorliegt. Dieses Ergebnis hilft oft bei der Deutung eines großen Herzschattens im Thoraxbild. Beim Myxödem kann ein Perikarderguß mit verlängerter Kreislaufzeit auch ohne Tamponade vorliegen.

C. Röntgenbefunde: Häufig besteht eine sich rasch vergrößernde Silhouette mit scharfen Rändern, ein akuter rechter kardiophrenischer Winkel, klare Lungenfelder und ein Pleuraerguß. Die kardialen Pulsationen fehlen oder sind nur schwach ausgeprägt. Die intravenöse CO_2-Applikation ermöglicht röntgenologisch die Abschätzung der Distanz zwischen der Vorhofhöhlung und dem Perikard. In ähnlicher Weise gestattet dies auch ein Katheter im rechten Vorhof. Die Angiokardiographie ist eine wesentliche Hilfe in der Diagnose des Perikardergusses.

D. EKG-Befunde: Die T-Wellen sind abgeflacht, biphasisch oder in allen Ableitungen invertiert. Es besteht eine allgemeine Niederspannung.

Differentialdiagnose

Es kann unmöglich sein, die kardiale Dilatation bei der Herzinsuffizienz von einem Perikarderguß zu unterscheiden, wenn gleichzeitig ein Pleuraerguß besteht. Jedoch treten bei der Herzinsuffizienz folgende Erscheinungen selten auf: Rasche Änderung der Herzgröße im Röntgenbild, klare Lungenfelder bei normalen Hilusgefäßen, paradoxe Pulsationen und fluoroskopisch abgesicherte fehlende Herzpulsationen.

Bei einem Patienten mit Herzinsuffizienz soll das Fehlen merklicher Geräusche, Arrhythmien und Hypertonie an die Möglichkeit eines Perikardergusses denken lassen.

Komplikationen

Die Herztamponade ist eine ernst zu nehmende Komplikation. Die rasche Entwicklung von Perikardergüssen oder Blutungen in den Perikardsack behindern den venösen Rückstrom und die Herzfüllung so, daß das Herz-Zeit-Volumen abnimmt und ein irreversibler Schock eintritt.

Die eitrige Perikarditis ist gewöhnlich die Folge anderer Infektionen, kann aber auch zuweilen als Folge einer nicht sterilen Perikardpunktion entstehen.

Behandlung

A. Notfalltherapie (die Perikardpunktion): Indikation zur perikardialen Parazentese ist die Symptomatik der Herztamponade. Wenn der Perikarderguß eine bestimmte Größe erreicht und besonders, wenn er sich schnell entwickelt, kann der Venendruck eine Höhe von 22–24 cm Wasser übersteigen und das Herz-Zeit-Volumen fortlaufend abnehmen. In diesem Falle wird der Patient schwach, blaß und dyspnoisch. Der Puls wird sehr klein, schnell und fadenförmig, d. h. also der Patient kommt in den Schock. Unter diesen Umständen ist das Ablassen des Perikardergusses lebensrettend. Der Erguß muß jedoch langsam abgelassen werden, um eine Herzdilatation und plötzliche reflektorische Änderungen der Herzfrequenz und des Rhythmus zu vermeiden.

1. Punktionsstelle: (Vorsicht: Die Punktion des Herzmuskels muß vermieden werden.) Die Punktion kann im linken 5. oder

6. Intercostalraum etwa 1 cm innerhalb der Herzdämpfung oder 1–2 cm innerhalb des linken röntgenologisch lokalisierten Herzrandes außerhalb der linken Sternallinie vorgenommen werden. Die Nadel wird leicht nach innen und oben geneigt, langsam eingeführt. Ist ein Erguß vorhanden, so findet man ihn meist in einer Tiefe von 3–5 cm, zuweilen von 7–8 cm. Die Punktion kann auch vom Epigastrium aus zwischen dem Processus xiphoides und dem linken Sternalrand durchgeführt werden. Die Nadel wird nach oben in einem Winkel von ca. 30° gegen die Mittellinie gerichtet eingeführt. Das Perikard wird in etwa 3 bis 4 cm Tiefe erreicht.

2. *Punktionsausrüstung*: Nadeln der Nummer 16 oder 18 mit kurzem schrägem Anschliff und passendem Stilett. Nadeln der Nummer 26 oder 27 zur Infiltration der Haut mit Procain. Eine 20–30 ccm-Spritze zum Absaugen der Flüssigkeit. Die Spritze sollte über einen 4 Zoll langen Schlauch mit der Nadel verbunden sein, damit exzessive Bewegungen der Nadel vermieden werden. Eine sterile Elektrode ist mit der Nadel verbunden (Brustwandschaltung eines gut geerdeten EKG-Gerätes, um erkennen zu können, wenn die Nadel ins Myokard eintritt. Eine exakte Erdung des Patienten und des EKG-Gerätes ist notwendig, um ein Kammerflimmern über eine Induktion zu vermeiden).

3. *Technik*: Die Haut wird im Bereich der Punktionsfläche gesäubert und sterilisiert und mit 1–2prozentiger Procainlösung infiltriert. Die Nadel wird ohne Spritze und ohne Stilett langsam durch die Haut geführt. Wenn Flüssigkeit austritt, muß sie langsam zurückgezogen werden. Tritt die Nadel ins Epikard, so zeigt das EKG eine plötzliche Hebung von ST. Die Nadel darf nicht weiter vorgeschoben werden. Mit dieser Technik vermeidet man weitgehend die Gefahr der Herzpunktion.

Wenn die Nadel zurückgezogen ist, genügt ein einfacher Verband als Verschluß der Punktionsstelle.

B. Spezifische Maßnahmen:

1. *Tuberkulöse Perikarditis*: Behandlung der allgemeinen Infektion mit Bettruhe, entsprechender Ernährung, allgemeinen Maßnahmen und intensiver antituberkulöser Chemotherapie. Wenn Fieber und Zeichen des Perikardergusses nicht in kurzer Zeit zurückgehen und noch nach etwa einem Monat bestehen, so muß ein chirurgischer Eingriff in Form einer Dekortikation des Perikards erwogen werden, um eine chronische konstriktive Perikarditis zu vermeiden. Es gehört Erfahrung dazu zu beurteilen, wann die Krankheit trotz medikamentöser Therapie progressiv erscheint und wann die ersten Zeichen der Konstriktion auftreten.

2. *Rheumatische Perikarditis mit Erguß*: Behandlung wie beim rheumatischen Fieber. Die Salicylate begünstigen die Ergußresorption. Eine Parazentese ist meist nicht notwendig, sie muß natürlich bei Gefahr einer Tamponade durchgeführt werden.

3. *Hydroperikard als Folge der Herzinsuffizienz*: Die Therapie der Herzinsuffizienz reicht meist aus.

4. *Haemoperikard als Rupturfolge anliegender Gewebe* (meist posttraumatisch). Bei starker Flüssigkeitsansammlung ist eine Abpunktion erforderlich.

5. *Infektion*: Die Infektion ist mit geeigneten Chemotherapeutica anzugehen und ggf. eine Parazentese durchzuführen. Nach Abpunktion der Flüssigkeit werden 50 000 bis 150 000 E. Penicillin und eine entsprechende Menge Streptomycin oder anderer indizierter Antibiotica in den Perikardraum instilliert. Dies wird bei jeder neuen Punktion wiederholt. Die Chemotherapie ist solange fortzusetzen, wie ein eitriger Erguß nachweisbar ist. Wenn der Erguß gekapselt ist oder der Patient nicht auf die Therapie anspricht, ist eine chirurgische Drainage über eine Perikardiotomie erforderlich.

6. *Die urämische Perikarditis* wird oft klinisch nach dem Beginn einer chronischen Dialyse offenbar. Eine schwere Tamponade erfordert eine Perikardektomie.

Prognose

Die tuberkulöse Perikarditis führt bei den meisten unbehandelten Fällen zum Tode oder zur chronischen konstriktiven Perikarditis bei den Überlebenden. Die Mortalitätsrate ist dagegen bei frühzeitig einsetzender und ausreichender Therapie sehr niedrig. Die Langzeitauswirkung auf die konstriktive Perikarditis ist noch nicht bekannt.

Die akute gutartige Perikarditis endet selten letal. Die rheumatische Perikarditis kann von einer Myokarditis begleitet sein, die dann die unmittelbare Prognose bestimmt. Residuen von klinischer Bedeutung treten bei dieser Perikarderkrankung meist nicht auf.

Die eitrige Perikarditis endet ohne Behandlung meist letal, da sie im allgemeinen von einer Bakteriaemie begleitet ist. Sie reagiert jedoch häufig zufriedenstellend auf Antibiotica.

GOTSMAN, M. S., SCHRITE, V.: A pericardiocentesis electrode needle. Brit. Heart J. **28**, 566–569 (1966).

Chronische constrictive Perikarditis

Diagnostische Merkmale

- Deutlich erhöhter Venendruck
- Leichte bis mäßige Herzvergrößerung und eingeschränkte Herzpulsation
- Paradoxe Pulsation
- Ascites ohne Beziehung zu Knöchelödemen

Allgemeine Betrachtungen

Die Einmauerung des Myokards durch ein adhaerentes dichtes fibröses Perikard kann asymptomatisch bleiben oder die Kammerausdehnung während der Diastole behindern. Tritt diese Behinderung ein, dann ist das Schlagvolumen klein und fixiert. Das Herz-Zeit-Volumen kann dann nur durch Tachykardie vergrößert werden. Der Venendruck steigt wie bei der Herzinsuffizienz an. Zusammen mit einer renalen Retention von Natrium und Wasser entstehen die peripheren Zeichen der Rechts-Herzinsuffizienz.

Klinische Befunde

A. Symptome: Die Hauptsymptome sind langsam zunehmende Dyspnoe, Mattigkeit und Schwächegefühl bei Anstrengung. Zunahme des Abdominalumfangs und der Unterschenkelödeme. Die Untersuchung zeigt deutlich gestaute Halsvenen mit schwachen oder fehlenden systolischen Pulsationen, jedoch auffälliger diastolischer Retraktion, ein mäßig vergrößertes Herz mit relativ bewegungsarmen Praecordium bei Fehlen der Tachykardie. Schwache Herztöne, manchmal ein tastbarer und frühdiastolischer Perikardton, kleine Blutdruckamplitude mit hohem diastolischem Druck, paradoxe Pulsationen, vergrößerte Leber, Ascites und Ödem an beiden Unterschenkeln und dem Scrotum. Häufig besteht Vorhofflimmern.

B. Laborbefunde: Die Arm-Zungen-Zeit ist verlängert. Seltener sind tuberkulöse Infektionen der Lunge oder anderer Organe festzustellen.

C. Röntgenologische und fluoroskopische Befunde: Das Herz ist im allgemeinen mäßig vergrößert. Die Vergrößerung ist nicht typisch für valvuläre oder hypertensive Erkrankungen. Die Herzpulsationen fehlen ganz. Die Lungenfelder sind hell. Perikardiale Verkalkungen sind häufig, müssen aber zur Diagose der constrictiven Perikarditis nicht vorhanden sein.

D. EKG-Befunde: Die T-Wellen sind flach oder invertiert. Es besteht zuweilen eine Niederspannung der QRS-Komplexe. Vorhofflimmern ist häufig.

Differentialdiagnose

Die Halsvenenstauung ohne systolische Pulsation. Die leichte bis mäßige Herzvergrößerung, das Fehlen von Herzgeräuschen und der Hypertonie. Paradoxe Pulsationen und die EKG-Veränderungen erlauben die Differentialdiagnose der chronischen constrictiven Perikarditis von der Tricuspidalstenose, der Herzinsuffizienz, der Lebercirrhose, Mediastinaltumoren, der Nephrose und der Obstruktion der Vena cava.

Komplikationen

Bei tuberkulösem Ursprung kann es zu einer miliaren Ausstreuung oder zu einem akuten Aufflackern der intraperikardialen Infektion kommen.

Infolge der venösen Stase der Inaktivität kann es zu einer Thrombophlebitis der Unterschenkelvenen kommen.

Behandlung

Natriumarme Diät und Diuretica sind wie bei der Herzinsuffizienz zu empfehlen, um Ascites und eine echte Herzinsuffizienz zu vermeiden. Digitalis bringt meist nur wenig Erfolg.

Die chirurgische Beseitigung des constringierenden Perikards normalisiert in einer Reihe von Fällen den Gesundheitszustand. Wenn die Stauungsphänomene chronisch werden oder die Perikarditis fortschreitet, so ist die chirurgische Intervention die einzige Therapiemöglichkeit. In einem großen Londoner Hospital war die Operationsfrühmortalität 4%. 85% überlebten den Eingriff mit Erfolg.

Prognose

Der Verlauf der constrictiven tuberkulösen Perikarditis ist ohne Tuberculostatica und ohne chirurgischen Eingriff meist ungünstig. Viele dieser Patienten entwickeln eine zunehmende Leistungseinschränkung. Es entstehen Ascites und Ödeme. Der Tod erfolgt infolge eines mechanisch bedingten Herzversagens. Einige Patienten zeigen keine Progression über Jahre. Eine spontane Remission ist jedoch selten.

Fitzpatrick, D. P. et al.: Restoration of normal intracardiac pressures after extensive pericardiectomy for constrictive pericarditis. Circulation **25**, 484–492 (1962).

Lindell, S. E. et al.: Haemodynamic changes in chronic constrictive pericarditis during exercise and histamine infusion. Brit. Heart J. **25**, 35 (1963).

Somerville, W.: Constrictive pericarditis. With special reference to the change in natural history brought about by surgical intervention. Circulation **38** (Suppl. 5), 102–111 (1968).

Erkrankungen des Myokards

Chronische oder subakute pulmonale Herzerkrankungen

(Chronisches oder subakutes Cor pulmonale)

Diagnostische Merkmale

- Symptome und übliche Zeichen der chronischen Bronchitis und des Lungenemphysems
- Keine signifikanten Herzgeräusche. Keine Hypertonie
- EKG: Schmale hohe P-Wellen und Rechtsdrehung des QRS-Vektors
- Thoraxbild: Vergrößerter rechter Ventrikel, Pulmonalconus und Pulmonalarterie prominent

Allgemeine Betrachtungen

Das Cor pulmonale ist charakterisiert durch eine rechtsventriculäre Hypertrophie und ggf. eine Rechtsinsuffizienz, die auf eine Lungenparenchym- oder Gefäßerkrankung zurückzuführen sind. Es kann akut, subakut oder in den meisten Fällen chronisch auftreten. Seine klinischen Erscheinungen hängen von der Grunderkrankung und deren Auswirkung auf das Herz ab.

Das chronische Cor pulmonale wird meist durch ein chronisch-obstruktives Lungenemphysem, auch als chronische, asthmoide Bronchitis bezeichnet, verursacht. Weniger häufigere Ursachen sind: Pneumokoniose, Lungenfibrose, Kyphoskoliose, primäre pulmonale Hypertension, wiederholte subklinische Lungenembolien und Capillarverschlüsse durch ein metastasierendes Carcinom. Das Emphysem und die begleitende Fibrose führen zu einer Obliteration der Capillaren und somit zu einer Lungenfunktionsstörung mit daraus resultierender Hypoxie. Kompensatorisch kann eine Polycythaemie und ein vergrößertes Herz-Zeit-Volumen entstehen. Diese führen wiederum zu einem gesteigerten Pulmonalarteriendruck, der eine Rechtshypertrophie oder sogar eine Rechtsinsuffizienz (high-output-failure) verursacht.

Klinische Befunde

A. **Symptome:** Die hervorstechendsten Symptome des Cor pulmonale sind respiratorischer Art: Chronischer Husten, Anstrengungsdyspnoe, keuchende Atmung, auffällige Ermüdbarkeit und Schwäche. Wenn die pulmonale Erkrankung schließlich so weit fortgeschritten ist, daß sie zur Rechtsinsuffizienz führt, werden diese Symptome noch stärker. Hinzu kommen Ödeme in den abhängigen Körperteilen und Schmerzen in dem oberen Abdominalbereich und Verdauungsstörungen. Cyanose, Trommelschlegel-Finger, gestaute Halsvenen, Lungenemphysem, auffällige Pulsationen im epigastrischen Winkel und Lebervergrößerung vervollständigen das Bild. Die Herzgröße ist wegen des Emphysems schlecht zu bestimmen. Eine Klappenerkrankung ist im unkomplizierten Fall nicht nachweisbar. Der Puls ist gut gefüllt, und die Extremitäten fühlen sich warm an, wenn der Patient nicht im Terminalstadium oder im Schock ist.

B. Laborbefunde: Als Folge des Emphysems tritt häufig eine Polycythaemie auf. Die arterielle Sauerstoffsättigung liegt unter 85%. Die arterielle Kohlendioxydspannung ist meist erhöht. Der Venendruck ist bei Rechtsinsuffizienz deutlich erhöht. Die Kreislaufzeiten können normal oder leicht verlängert sein.

C. EKG-Befunde: Deutliche Drehung des QRS-Vektors nach rechts, hohe spitze T-Wellen. Rechtshypertrophiezeichen allein sind selten, wenn man von der primären pulmonalen Hypertonie absieht.

D. Röntgenbefunde: Prominenz oder Vergrößerung des rechten Pulmonalconus und der Pulmonalarterie.

Differentialdiagnose

Im Frühstadium kann das Cor pulmonale nur aus dem EKG und dem Röntgenbild diagnostiziert werden. Treten kardiale Insuffizienzzeichen hinzu, so ist die Differentialdiagnose von der primären Linksinsuffizienz durch Beachtung folgender Faktoren möglich: Häufige Atemerkrankungen in der Anamnese, Fehlen der Orthopnoe, das Ausmaß der Cyanose, die gut gefüllten Pulse und die warmen Extremitäten in der Gegenwart von Ödemen. Das EKG zeigt die Rechtsdrehung, die Kreislaufzeiten sind normal oder nur mäßig verlängert. Ursächliche Faktoren der Linksinsuffizienz sind nicht nachweisbar.

Komplikationen

Interkurrente Infekte des Respirationstraktes verstärken die Dyspnoe, den Husten und die Cyanose und können beim fortgeschrittenen Emphysem ein gefährliches Ausmaß der respiratorischen Acidose hervorrufen. Es können neurologische Zeichen der CO_2-Narkose auftreten: Desorientiertheit, Somnolenz, Koma und gelegentlich sogar Krämpfe.

Behandlung

A. Spezifische Maßnahmen: Infekte des Respirationstraktes sind rechtzeitig und ausreichend mit Antibiotica zu behandeln.

B. Allgemeine Maßnahmen:

1. Intermittierende Überdruckbeatmung, z.B. mit dem Respirator nach Bennett, Emerson und Bird oder ähnlichen Geräten. Die Inspirationsdrucke können hierbei +10 bis +15 cm Wasser betragen. Patienten ohne Spontanatmung werden automatisch mit dem Bird-Respirator beatmet. Mit dieser Methode können bronchial-dilatierende und die Oberflächenspannung herabsetzende Medikamente und Aerosole (s. Kapitel 7) günstiger appliziert werden. Intermittierend und unter entsprechender Kontrolle angewendet, tritt hierbei keine Erniedrigung des Herz-Zeit-Volumens ein.

2. Die intermittierende Überdruckbeatmung ist in Kombination mit Bronchialdilatatoren wohl die effektivste therapeutische Maßnahme. Rein mechanische Maßnahmen sind bei der akuten Atemstörung meist ohne Erfolg und sollten erst bei Versagen der üblichen Therapie eingesetzt werden.

3. Substanzen, die die Erregbarkeit des zentralen Nervensystems herabsetzen, insbesondere Narkotica, Barbiturate, und Hypnotica sind streng kontraindiziert, da sie eine ernst zu nehmende Wirkung auf das Atemzentrum haben.

4. Sonst ist die Herzinsuffizienz in üblicher Weise mit Bettruhe, Natrium-Einschränkung, Diuretica und Digitalis zu behandeln. Digitalis ist wenig wirksam, wenn das Herz-Minuten-Volumen hoch ist.

5. Acetazolamid (Diamox®) kann nach ausreichender Wiederherstellung der Atmung in seiner Dosierung von 250 mg pro Tag zur Kohlensäure-Elimination verwendet werden.

Prognose

Das kompensierte Cor pulmonale hat dieselbe Prognose wie die zugrundeliegende Erkrankung. Vom Eintritt der Herzinsuffizienz an beträgt die durchschnittliche Lebenserwartung 2–5 Jahre. Es sind jedoch wesentlich längere Überlebenszeiten beobachtet worden, besonders wenn ein unkompliziertes Emphysem dem Cor pulmonale zugrunde lag. Linksinsuffizienz infolge einer Coronararterienerkrankung, Hypertonie und Aortenklappenfehler können sich entwickeln und entsprechend die Lebenserwartung merklich verkürzen.

Bernsmeier, A.: Klinik des chronischen Cor pulmonale. Verh. dtsch. Ges. inn. Med. **72**, 509 (1966).

Comroe, J. H., Jr. et al.: Die Lunge. Klinische Physiologie und Lungenfunktionsprüfungen. Stuttgart: Schattauer 1964.

Dexter, L.: Thromboemboli as a cause of cor pulmonale. Bull. N. Y. Acad. Med. **41**, 981–993 (1965).

Gilbert, R., Keigley, J., Auchincloss, J. H.: Mechanisms of chronic carbon dioxide retention in patients with obstructive pulmonary disease. Amer. J. Med. **38**, 217 (1965).

Reindell, H., Doll, E.: Die Röntgendiagnostik des Cor pulmonale. Verh. dtsch. Ges. inn. Med. **72**, 529 (1966).

Sleeper, J. C., Orgain, E. S., McIntosh, H. D.: Primary pulmonary hypertension. Review of clinical features and pathologic physiology with a report of pulmonary hemodynamics derived from repeated catheterization. Circulation 26, 1358–1369 (1962).

Syphilitische kardiovasculäre Erkrankungen

Diagnostische Merkmale

- Röntgenologisch nachweisbare Verkalkungen oder lokalisierte Dilatation der Aorta ascendens
- Aortenklappeninsuffizienz ohne Aortenstenose oder Mitralklappenerkrankungen
- Nachweis der syphilitischen Ätiologie: Infektion in der Anamnese, positive Serumreaktionen, Nachweis anderer Spätmanifestationen der Syphilis

Allgemeine Betrachtungen

Die syphilitische Herzerkrankung kann bestehen in: Einer Aortenklappeninsuffizienz (häufigste Manifestation), Aortendilatation oder Aneurysma oder einer Verengerung der Coronarostien. Sie tritt in 5% der Fälle auf, die eine syphilitische Behandlung durchgemacht haben. Sie ist häufiger bei Männern (3 : 1) und wird gewöhnlich zwischen dem 35. und 55. Lebensjahr diagnostiziert (d. h. 10 bis 20 Jahre nach der Primärinfektion). In 85% der unbehandelten Fälle sind die Serumreaktionen positiv. Die Aorta ascendens, der Aortenbogen und die absteigende Aorta sind häufig befallen. Die Abdominalaorta ist seltener affiziert. In 10% einer unbehandelten syphilitischen Aortitis kommt es zu Aortenklappeninsuffizienz. Eines oder beide der Coronarostien können teilweise verschlossen sein.

Klinische Befunde

A. Aortitis: Ohne Dilatation bestehen meist keine Symptome. Bei einem Patienten unter 40 Jahren ohne Hypertonie und ohne nachweisbare Arteriosklerose ist ein akzentuierter Aortenton mit oder ohne leisem systolischen Aortengeräusch verdächtig auf eine syphilitische Aortitis. Der fluoroskopische Nachweis der Dilatation und verstärkten Pulsation der ascendierenden Aorta (am besten im linken vorderen schrägen Durchmesser gesehen), bei fehlender Elongation, ist ebenfalls verdächtig. Verkalkungen, auf die Aortenwurzel und den Aortenbogen beschränkt, sind ebenfalls diagnostische Hinweise.

B. Aorteninsuffizienz: Das klinische Bild, der Röntgenbefund und das EKG gleichen der rheumatischen Aorteninsuffizienz. In 10% der Fälle treten gleichzeitig sackförmige Aneurysmen auf. Die Aorteninsuffizienz kann für erstaunlich lange Zeit symptomlos bleiben. Wenn jedoch eine Herzinsuffizienz eingetreten ist, folgt bald die Therapierefraktärität und der Tod innerhalb von 2–5 Jahren.

C. Aortenaneurysma: Die Symptome hängen von der Lokalisation und der Größe des Aneurysma ab. Das Aneurysma der ascendierenden Aorta ist durch sichtbare Pulsationen oder Dämpfung im Sternalbereich und dem 1. bis 3. Intercostalraum parasternal gekennzeichnet. Im rechten Arm ist der Blutdruck erniedrigt. Es besteht ein systolisches Geräusch und ein Schwirren im Bereich der Aorta ohne periphere Zeichen der Aortenstenose. Das Aneurysma des Aortenbogens ist charakterisiert durch Husten, Dyspnoe, rekurrierende pulmonale Infektionen (Kompression der Trachea oder des rechten Hauptbronchus), Heiserkeit (Kompression des Nervus recurrens), Ödeme im Gesicht und am Hals, gestaute Halsvenen und prominente Venen im oberen Thoraxbereich. (Kompression der Oesophagus). Das Aneurysma der descendierenden Aorta ist meist asymptomatisch. Von einer gewissen Größe an kann es die Rippen oder die Wirbel arrodieren und Schmerzen, besonders im Liegen, verursachen. Es können auch sichtbare oder palpable Pulsationen am medialen Rand der linken Scapula auftreten.

Röntgenologisch können sackförmige oder diffuse Ausbuchtungen der Aorta thoracica mit gesteigerten Pulsationen sichtbar gemacht werden. Gerinnselbildungen oder periaortale Fibrosen können die Pulsationen abschwächen und einen soliden Tumor vortäuschen. Die transaxillare oder retrograde femorale Aortographie ermöglicht hier die Differentialdiagnose.

D. Verengung der Coronararterienostien: Die Angina pectoris gleicht derjenigen, die durch eine coronare Herzerkrankung anderer Art hervorgerufen wird. Die syphilitische Ursache kann nur durch den Nachweis einer oder anderer Manifestationen, der syphilitischen Aortitis gefunden werden.

Differentialdiagnose

Das klinische Bild kann eine rheumatische oder arteriosklerotische Herzerkrankung nachahmen. Die syphilitischen Aneurysmen sind klinisch von arteriosklerotisch bedingten nicht zu unterscheiden.

Behandlung

A. Spezifische Maßnahmen: Die Behandlung der Syphilis wie in Kapitel 23 ausgeführt.

Mehrere aufeinanderfolgende Penicillin-Kuren werden in Intervallen von 6 Monaten oder einem Jahr empfohlen, besonders wenn die Serumreaktionen positiv sind.

B. Allgemeine Maßnahmen: Während der Penicillin-Behandlung ist Bettruhe zu empfehlen, um eine Herxheimer Reaktion zu vermeiden.

C. Chirurgische Maßnahmen: Die Operation von Aneurysmen ist versucht worden, ist jedoch sehr gefährlich.

Komplikationen

A. Die Aorteninsuffizienz: Es tritt eine Linkshypertrophie ein, die allmählich zur Linksinsuffizienz führt.

B. Das Aortenaneurysma: Rekurrierende pulmonale Infektionen, Bronchiektasen, Atelektasen, Bronchial-Blutungen und Rupturen oder Dissektionen von Aneurysmen können auftreten.

Prognose

A. Aortitis: 10 bis 20% der Patienten entwickeln eine Aorteninsuffizienz oder andere Manifestationen der syphilitischen kardiovasculären Erkrankungen. Bei den übrigen ist die Lebenserwartung nicht eingeschränkt.

B. Aorteninsuffizienz: Wenn die Penicillin-Therapie bei nur angedeuteten Zeichen der Aorteninsuffizienz einsetzt, kann ein Fortschreiten der Klappenveränderungen gebremst oder sogar gestoppt werden. Dies beeinflußt sichtlich die weitere Prognose.

C. Aortenaneurysma: Wenn das Aneurysma eine Größe erreicht hat, daß es Kompressionssymptome verursacht, so beträgt die Lebenserwartung meist nur noch Monate. Bei kleinerem Aneurysma und effektiver Therapie der Syphilis ist die Überlebenschance besser. Der Tod tritt meist durch Ruptur des Aneurysmas ein.

D. Verengung der Coronararterienostien: Diese Komplikation verschlimmert die Herzinsuffizienz als Folge der syphilitischen Aorteninsuffizienz und führt häufig zu einem plötzlichen Tod. Eine operative Korrektur ist erfolgreich durchgeführt worden.

Akute und chronische Myokarditis und die Endomyokarderkrankungen

(Die Kardiomyopathien)

Diagnostische Merkmale

- Persistierende Tachykardie, niedriger systolischer Blutdruck, abgeschwächter 1. Herzton, wechselnde systolische Geräusche, Galopp-Rhythmus, Pulsus alternans, Rechtsherzinsuffizienz
- Fehlen sonstiger ätiologischer Faktoren für eine Herzinsuffizienz

- EKG: Atrioventriculäre oder intraventriculäre Leistungsstörungen, abnorme T-Wellen, QRS-Niedervoltage; uncharakteristisches EKG-Bild

Allgemeine Betrachtungen

Die akute Myokarditis ist eine fokale oder diffuse Entzündung des Myokards, die während oder nach vielen Virus-, Bakterien-, Rickettsen-, Spirochaeten-, Pilz- und Parasiten-Erkrankungen auftreten kann. Milde Formen sind häufig und werden oft nur durch serienmäßige EKG-Untersuchungen festgestellt. Schwere Myokarditiden mit erheblicher Symptomatik treten beim akuten rheumatischen Fieber, bei der Diphtherie, bei Typhus und bei der Chagas'schen Erkrankung (Trypanosoma cruzi) auf. Eine Bakteriämie, Viruspneumonie und Encephalitis, auch eine Trichinose können von einer Myokarditis verschiedenen Ausmaßes begleitet sein.

Der Begriff Endomyokarderkrankung umfaßt eine große Anzahl nicht infektiöser Myokarderkrankungen. Ihre klinischen Zeichen sind ähnlich der der Myokarditis bis auf die Tatsache, daß periphere Embolien und refraktäre Herzinsuffizienzen häufiger sind und der Prozeß chronischer abläuft. Hierzu gehören z. B. die isolierte Myokarditis Fiedler, die isolierte Septumhypertrophie, die subaortale muskuläre Stenose, die subendokardiale Fibroelastose, die idiopathische Herzhypertrophie (kongenital und erworben), die familiäre Kardiomegalie, die idiopathische Myokardinsuffizienz während der Schwangerschaft, Kollagenerkrankungen (die Sklerodermie, der disseminierte Lupus erythematodes, die Polyarteriitis nodosa), die Serumkrankheit und die Amyloidose.

Klinische Befunde

A. Symptome: Leichte Formen der Myokarditis verlaufen asymptomatisch, wobei die zugrundeliegende Erkrankung im Vordergrund steht. Schwere Myokarditisfälle gehen einher mit Schwäche, Synkopen, Schwindelgefühlen, Dyspnoe, Übelkeit, Erbrechen, Thoraxschmerz; es kann sogar Schock und plötzlicher Tod eintreten. Bei den Endomyokarderkrankungen kann der Verlauf akut, subakut oder chronisch sein, die Symptome sind jedoch ähnlich. Die Fiedler'sche Myokarditis, die idiopathische Herzatrophie, die idiopathische Herzinsuffizienz während der Schwangerschaft und andere primäre Myokarderkrankungen sind durch periphere Embolien und Herzinsuffizienz charakterisiert. Es können nichtkardiale Manifestationen der Grundkrankheit feststellbar sein wie beim Carcinoidsyndrom, bei der Friedreich'schen Ataxie und bei den Kollagenosen.

Zu den Symptomen der zugrundeliegenden Erkrankung (z. B. Hämochromatose, Sklerodermie) treten Fieber, Tachykardie, Herzvergrößerung, abgeschwächte Herztöne, wechselnde systolische Geräusche, Arrhythmien, Herzinsuffizienz variablen Ausmaßes (vorwiegend Rechtsinsuffizienz), Hepatomegalie, Galopp-Rhythmus, Pulsus alternans und gestaute Halsvenen; schließlich Zeichen peripherer oder cerebraler Embolien. Die obstruktive Kardiomyopathie präsentiert sich als idiopathische Linksinsuffizienz; sie kann eine Aortenstenose, eine chronisch constrictive Perikarditis, eine Beriberi-Erkrankung usw. simulieren.

B. EKG-Befunde: Partieller bis kompletter atrioventriculärer Block und intraventriculäre Erregungsausbreitungsstörungen; allgemein abgeflachte oder invertierte T-Wellen; Niedervoltage. Bei leichter Myokarditis können nur vorübergehende Abflachungen oder Inversionen der T-Wellen beobachtet werden.

Differentialdiagnose

Die Myokarditis und die Endomyokarderkrankungen variieren in ihrer Symptomatik so stark, daß sie verwechselt werden können mit der Thyreotoxikose, bakterieller Endokarditis, Coronararterienerkrankungen, rheumatischer Herzerkrankung mit Tonabschwächung und atypischen Geräuschen, Perikardtamponade und neoplastischen Erkrankungen des Herzens. Die Sinustachykardie und EKG-Veränderungen geringeren Ausmaßes reichen nicht für die Diagnosestellung.

Behandlung

Es gibt keine spezifische Therapie, abgesehen von der obstruktiven Kardiomyopathie des linken Ventrikels. Die Excision des stenosierenden subaortalen Muskelanteils oder die ventriculäre Septektomie können jetzt mit Hilfe der Herz-Lungen-Maschine durchgeführt werden. Bei den Kollagenosen können Corticosteroide von Erfolg sein. Für die Behandlung der Herzinsuffizienz und der Anämie gelten die bekannten Grundregeln.

Prognose

A. Akute Myokarditis: Bei den häufigeren Formen sind schwere Leistungseinschränkung und Tod selten. Die durchschnittliche Mortalität bei der diphterischen Myokarditis beträgt 25%. Die Todesrate nähert sich allerdings 100%, wenn Schock oder Herzinsuffizienz eintreten; sie beträgt 50–75% beim totalen Herzblock. Die Mortalität ist gleichermaßen hoch bei der Chagas'schen Erkrankung. Die Myokarditis ist die Haupttodesursache beim Typhus. Meist bleiben keine Spätresiduen zurück, das rheumatische Fieber ausgenommen.

B. Primäre Myokarderkrankung oder die Kardiomyopathie: Diese Gruppe von Erkrankungen, meist unbekannter Ursache, entwickelt sich gewöhnlich recht heimtückisch, wenn sie auch gelegentlich akuten Myokarditiden folgen kann. Man hat dieser Gruppe verschiedene Namen gegeben wie z. B. primäre Myokarderkrankung, primäre Kardiopathie, idiopathische kardiale Hypertrophie. Der linke Ventrikel ist gewöhnlich hypertrophiert, wenn auch in manchen Fällen der rechte Ventrikel oder das Septum hypertrophiert sein kann. Meist handelt es sich nicht um obstruktive Erkrankungen. In Einzelfällen ist jedoch eine Obstruktion im Ausflußtrakt des rechten und linken Ventrikels möglich. Eine scharfe Trennung zwischen der primären Kardiomyopathie und der sogenannten obstruktiven idiopathischen hypertrophischen Subaortenstenose gibt es nicht.

Bei den Patienten mit primärer Kardiomyopathie besteht gewöhnlich eine unerklärliche Linkshypertrophie oder eine Linksinsuffizienz, die im Verlaufe von Monaten oder Jahren meist fortschreitet. Embolien, kardiale Arrhythmien und die Zeichen einer obstruktiven oder restriktiven Veränderung des linken Ventrikels sind zu beobachten.

Von den bekannten Kardiomyopathien ist wohl die alkoholische Kardiomyopathie die häufigste. Die Meinungen differieren, ob der Alkohol direkt die Myokardzelle alteriert und so die Kardiomyopathie hervorruft, oder ob der Alkohol über den Mechanismus eines Thiaminmangels im Sinne einer Beriberi-Erkrankung wirkt. Der ersteren Ansicht wird meist widersprochen. Andere generalisierte Erkrankungen, die oft mit einer Kardiomyopathie einhergehen, sind die primäre Amyloidose, die Sklerodermie, die Sarkoidose und die Endokardfibrose in Afrika. Die postpartale Myokarditis und Herzinsuffizienz werden als eine Variante der Kardiomyopathien angesehen. Klarheit besteht hierüber jedoch nicht. Die Glykogenspeicherkrankheit und verschiedene neurologische Erkrankungen können ebenfalls mit einer primären Myokarderkrankung verbunden sein.

Die primäre Myokardiopathie wird oft durch Ausschluß aller bekannten Ursachen einer Herzerkrankung diagnostiziert. Das wird wohl weiterhin der Fall sein, bis neue Erkenntnisse gewonnen sind.

Braunwald, E., Aygen, M. M.: Idopathic myocardial hypertrophy without congestive heart failure or obstruction to blood flow. Amer. J. Med. **35,** 7–9 (1963).

Flamm, M. D., Harrison, D. C., Hancock, E. W.: Muscular subaortic stenosis: Prevention of outflow obstruction with propranolol. Circulation **38,** 846–859 (1968).

Goodwin, J. F.: The non-obstructive cardiomyopathies. Acta cardiol. **21,** 272 (1966).

Goodwin, J. F.: Disorders of the outflow tract of the left ventricle. Brit. med. J. **1967 II,** 461–467.

Gould, L. et al.: Nonobstructive primary myocardial disease: Hemodynamic studies in fourteen cases. Amer. J. Cardiol. **22,** 523–531 (1968).

Morrow, A. G. et al.: Operative treatment in idiopathic hypertrophic subaortic stenosis. Techniques, and the results of preoperative and postoperative clinical and hemodynamic assessments. Circulation **37,** 589–596 (1968).

Nellen, M.: Effects of prompt squatting on the systolic murmur in idiopathic hypertrophic obstructive cardiomyopathy. Brit. med. J. **1967 III,** 140–143.

Sommers, K. et al.: Hemodynamic features of severe endomyocardial fibrosis of the right ventricle, including comparison, with constrictive pericarditis. Brit. Heart J. **30,** 322–333 (1968).

Der Herzpatient und die Chirurgie

Der größere chirurgische Eingriff ist bei Herzpatienten stets gefährlicher als beim Herzgesunden. Wenn Schock, Blutungen, Hypoxie, Thromboembolie oder Atemstörungen bei einem herzkranken Patienten auftreten, so ist die Gefahr einer Coronarokklusion, eines Herzinfarktes, einer Herzinsuffizienz und von Arrhythmien besonders groß. Ernsthaftere Herzerkrankungen, die das Risiko eines chirurgischen Eingriffs erhöhen, sind die rheumatische Herzerkrankung (speziell die Aortenstenose), die coronare Herzerkrankung (etwa zusätzliches Risiko von 5%), die syphilitische kardiovasculäre Erkrankung (besonders wenn die Coronarostien einbezogen sind, was eine begleitende Angina pectoris vermuten läßt). Hypertonie ohne kardiale und renale Beeinträchtigung erhöht im allgemeinen nicht das Operationsrisiko.

Wenn es möglich ist, so sollten chirurgische Eingriffe erheblicher Größe und Dauer bei Patienten mit frischer Herzinsuffizienz bis auf etwa drei Wochen nach entsprechender Besserung der kardialen Situation verschoben werden. Bei Patienten mit einem frischen Herzinfarkt ist eine Operationsverschiebung um drei bis sechs Monate empfehlenswert. Der Patient sollte für die Operation durch Medikamente, Vitaminzufuhr und Diät in die beste kardiale Situation gebracht werden. Eine Anämie ist zu beseitigen. Elektrolytstörungen müssen vor der Operation, besonders beim herzkranken Patienten, korrigiert werden.

Beim Herzpatienten muß die Narkose besonders vorsichtig ohne wesentliches Aufregungsstadium eingeleitet und aufrecht erhalten werden. Es ist für ausreichende Ventilation und Oxygenation zu sorgen.

Eine während der Operation auftretende Hypotonie ist sofort anzugehen. Größere Blutverluste sind zu vermeiden. Die Flüssigkeitszufuhr hat nach dem Ausmaß der kardialen Reserve zu erfolgen.

Die Fortschritte in der Anästhesie und der chirurgischen Technik haben das Operationsrisiko in den letzten Jahren deutlich vermindert. Das Vorhandensein einer Herzerkrankung erhöht andererseits das Operationsrisiko. Notwendige Operationen sollten jedoch nicht unterlassen werden.

Die Herzpatienten und die Schwangerschaft

Die Abwägung folgender Faktoren soll die Einschätzung des Risikos einer Herzinsuffizienz bei der Graviden ermöglichen:

1. Funktioneller Zustand bei der Schwangerschaft.
2. Alter der Patientin.
3. Herzgröße.
4. Strukturelle Alteration des Herzens.
5. Vorhandensein von Arrhythmien.
6. Sozio-ökonomischer Status der Patientin (d. h. ob bereits Kinder zu Hause zu versorgen sind oder ob die Patientin arbeiten muß).
7. Intelligenz und Kooperation der Patientin.
8. Das Vorhandensein von Begleiterkrankungen.

Abschätzung des Risikos einer Herzerkrankung in der Schwangerschaft

A. Leichte oder keine Leistungseinschränkung: Fast alle Patientinnen, die keine oder leichte Symptome bei normaler körperlicher Betätigung haben, können unter entsprechender ärztlicher Überwachung den Geburtstermin abwarten. Treten jedoch ernste Symptome bei der Patientin während körperlicher Betätigung auf, so ist sie zu hospitalisieren, die Herzinsuffizienz zu behandeln und Bettruhe bis zum Termin einzuhalten.

B. Mäßige oder deutliche Leistungseinschränkung: Wenn die Patientin eine reine Mitralstenose hat und sich ein akutes Lungenödem entwickelt oder mäßige bis deutliche Symptome bei körperlicher Aktivität hat, so sollte die Valvulotomie in Betracht gezogen werden. Die Durchführung dieses Eingriffs hat sich bis zum 8. Monat als erfolgreich erwiesen. Besteht bei der Patientin jedoch eine inoperable Alteration, so ist sie zu hospitalisieren, die Herzinsuffizienz zu behandeln und Bettruhe bis zum Geburtstermin einzuhalten.

C. **Schwere Leistungseinschränkung:** Bei allen Patientinnen, die während der ersten drei Schwangerschaftsmonate bereits Beschwerden bei leichter oder sogar bei fehlender körperlichen Aktivität haben und deren Herzfehler inoperabel ist, sollte die Schwangerschaft unterbrochen werden, da die Gefahr einer Herzinsuffizienz und sogar des Todes bei dieser Patientengruppe gegeben ist. Die Tubenligatur ist in Betracht zu ziehen.

Physiologische Herzbelastung durch die Schwangerschaft

Die Herzarbeit steigt um etwa 50% zu Beginn des 3. Monats, wenn das Blutvolumen und das Herz-Zeit-Volumen zunehmen. Die Placenta wirkt wie eine arteriovenöse Fistel. Eine Herzinsuffizienz kann zu jeder Zeit vom Ende des 3. Monats an bis zu 2–3 Wochen vor dem Geburtstermin eintreten; von diesem Zeitpunkt an nimmt die Herzbelastung aus nicht exakt erklärlichen Gründen wieder ab.

Die Natriumzufuhr sollte nach dem 2. Monat eingeschränkt werden.

Entbindung

Z. Zt. herrscht die Meinung vor, daß die vaginale Entbindung stets zu bevorzugen ist, wenn nicht eine gynäkologische Indikation den Kaiserschnitt erfordert. Die Koarktation der Aorta dürfte die einzige kardiale Erkrankung sein, die eine Kontraindikation für die vaginale Entbindung darstellt, da hierbei die Gefahr der Aortenruptur besteht. Die Austreibungsphase sollte so kurz wie möglich gehalten werden, ggf. ist die Zange zu verwenden. Ergonovin maleat (Ergotrat®) sollte nicht verwendet werden, da es zu einer Steigerung der Herzarbeit führt.

Burwell, C. S., Metcalfe, J.: Heart Disease and Pregnancy. Physiology and Management. Little Brown 1958.

Gilchrist, A. R.: Cardiological problems in younger women including those of pregnancy and the puerperium. Brit. med. J. **1963 I**, 209.

Kardiovasculäre Medikamente

Digitalis und digitalis-ähnliche Substanzen

Wirkung von Digitalis und digitalis-ähnlichen Substanzen

Die fundamentale Wirkung der Digitalis-Glykoside liegt in der Steigerung der Kraft und Geschwindigkeit der Herzkontraktion des suffizienten und des insuffizienten Herzens. Liegt keine Herzschwäche vor, so kann die Zunahme der Kontraktilität des Herzens durch die Steigerung der Anstiegsgeschwindigkeit des Ventrikeldrucks nachgewiesen werden, selbst wenn das Herzzeitvolumen nicht zunimmt. Es ist noch nicht vollständig geklärt, wie Digitalis und die Muskelzelle selbst die Kontraktilität steigert. Eine Theorie (Braunwald) erklärt die Wirkung so, daß die Digitalis-Glykoside den Mechanismus der elektromechanischen Kopplung dadurch potenzieren, daß sie im Zusammenhang mit der Freisetzung der Calciumionen aus dem sarkoplastischen Reticulum die intracytoplasmatische Calciumionenkonzentration während der Zellerregung steigern. Elektrophysiologisch gesehen, steigert Digitalis die Automatizität der sekundären Schrittmacher im AV-Knoten im His'schen Bündel und im ganzen Purkinje-System. Digitalis verlangsamt jedoch die Erregungsleitung des Herzens, wodurch andererseits das sogenannte Reentry-Phänomen hervorgerufen wird und die ventriculäre Erregbarkeit zunimmt. Die Verlangsamung der Erregungsleitung durch den AV-Knoten wird therapeutisch nutzbar gemacht beim Vorhofflimmern. Andererseits besteht die Möglichkeit, durch Herzglykoside einen partiellen oder kompletten AV-Block zu erzeugen. Es kann auch eine Knotentachykardie oder eine AV-Dissoziation durch Steigerung der Eigenerregbarkeit der tieferen Schrittmacher hervorgerufen werden. Auf diese Weise entstehen auch ventriculäre Extrasystolen, ventriculäre Tachykardien oder sogar Kammerflimmern.

Bei der dekompensierten Herzinsuffizienz

erhöht Digitalis durch Steigerung der Kontraktilität das Herz-Zeit-Volumen, senkt den Druck im rechten Vorhof, den Venendruck und steigert die Ausscheidung von Natrium und Wasser und korrigiert auf diese Weise einige der haemodynamischen und metabolischen Alterationen bei der Herzinsuffizienz. Der positiv inotrope Effekt von Digitalis setzt glücklicherweise vor den toxischen Manifestationen ein, obwohl die Grenze zwischen therapeutischer Wirkung und Intoxikation oft sehr eng ist. Alle Digitalis-Präparate scheinen in ihrer Wirkung ähnlich zu sein, sowohl hinsichtlich ihres positiv-inotropen Effekts als auch hinsichtlich der Auswirkung auf Erregungsbildung und Erregungsleitung.

Grundsätzliches zur Applikation

A. Digitalissättigung (die Digitalisierung): Digitalis muß zu Anfang in hohen Dosen verabreicht werden, um eine Gewebssättigung und einen therapeutischen Effekt zu erzielen. Später werden, solange die Indikation für die Digitalisapplikation besteht (meist lebenslang), kleinere Dosen verabreicht, die gerade dem metabolisierten und ausgeschiedenen Betrag entsprechen, die sogenannten Erhaltungsdosen.

B. Kriterien einer ausreichenden Digitalisierung: Digitalis wird verabreicht, bis ein therapeutischer Effekt eintritt (d. h. Rückgang der Herzinsuffizienz oder Verlangsamung der Kammerfrequenz beim Vorhofflimmern) oder bis die ersten toxischen Effekte (Anorexie) eintreten.

1. *Herzinsuffizienz mit normalem Rhythmus*: Die Digitalisierung ist ausreichend, wenn

a) die diuretische Wirkung ausreicht und die Ödeme ausgeschwemmt werden.

b) Die Herzgröße abnimmt.

c) Der venöse Druck und die Kreislaufzeiten normalisiert werden.

d) Die Herzfrequenz abnimmt (wenn ihr Anstieg Insuffizienzfolge war).

e) Die Lebervergrößerung zurückgeht.

2. *Beim Vorhofflimmern*: Wenn die Frequenz nach körperlicher Anstrengung unter 80 ist, kann man eine ausreichende Digitalisierung annehmen. Die körperliche Anstrengung besteht in fünfmaligem Aufsitzen bei bettlägerigen Patienten oder in fünf (etwa 30 cm hoch reichenden) Sprüngen bei gehfähigen Patienten.

C. Auswirkungen auf das EKG: Die charakteristischsten Veränderungen, die Digitalis am EKG hervoruft, sind eine muldenförmige ST-Senkung und eine zu dem Kammerkomplex gegensätzliche T-Bewegung. Später nimmt das PR-Intervall zu. Die ST-T-Veränderungen können nicht als Kriterien einer Digitalis-Intoxikation angesehen werden, da sie bereits vor der Sättigung auftreten und zwei bis drei Wochen nach Beendigung der Digitalis-Applikation noch vorhanden sind. Jedoch können diese Veränderungen einen Hinweis geben, ob Digitalis in den letzten zwei bis drei Wochen eingenommen wurde.

D. Toxische Wirkungen von Digitalis: Es gibt keine nichttoxischen Digitalis-Präparate, und die Grenze zwischen therapeutischem und toxischem Spiegel ist sehr schmal.

1. *Leichte Intoxikation:* Appetitlosigkeit, ventriculäre Extrasystolen, Bradykardie.

2. *Mäßige Intoxikation*: Erbrechen, Übelkeit, Kopfschmerzen, Unpäßlichkeit und ventriculäre Extrasystolen.

3. *Schwere Intoxikation*: Durchfälle, Sehstörungen, Verwirrtheit, Desorientierung, Knotentachykardie, AV-Dissoziation, paroxysmale Vorhoftachykardie mit Block, Vorhofflimmern, ventriculäre Tachykardie, SA- oder AV-Block.

4. *Extreme Intoxikation*: Schwerer Abdominalschmerz, hochgradige Überleitungsstörungen und Kammerflimmern. Da viele Arrhythmien mit oder ohne Digitalis-Intoxikation auftreten, ist es für den Arzt oft sehr schwierig zu entscheiden, ob das Medikament die Arrhythmie verursacht hat. Ein hoher Wahrscheinlichkeitsgrad besteht jedoch hinsichtlich multifokaler ventrikulärer Extrasystolen, der Knotentachykardie, der AV-Dissoziation und der paroxysmalen Vorhofstachykardie mit Block. Die ventriculäre Tachykardie ist häufig beim akuten Herzinfarkt, sie kann aber auch Folge einer Digitalis-Intoxikation sein. Wenn die Digitalis-Medikation fortgesetzt wird, obwohl die o. g. Arrhythmien vorhanden sind (die man sich als einen Index der Digitalis-Intoxikation vorstellen kann), so ist die Mortalität sehr hoch.

E. Beziehung des Digitalis zum Kaliumion: Es besteht ein gewisser Antagonismus zwischen Kalium und Digitalis, d. h. die Digitalis-Intoxikation tritt um so leichter in einer Situation auf, in der die Kaliumkonzentration in der Zelle oder im Serum vermindert ist. Dieser Kaliummangel kann durch Diuretica vom Thiazid- oder Quecksilbertyp, jedoch auch durch eine Corticosteroid-Therapie hervorgerufen werden. In dieser Situation muß Kalium zugeführt werden.

F. Behandlung der schweren Digitalis-Intoxikation: Die Applikation von Digitalis und Diuretica ist einzustellen, bis die Manifestationen der Intoxikation sich zurückgebildet haben. Die Herzinsuffizienz ist in dem Fall mit anderen Maßnahmen anzugehen. Kaliumsalze sind peroral zu verabreichen (4–8 g pro Tag in verteilten Einzeldosen) oder in entsprechend dringender Situation auch in einer intravenösen Infusion (jedoch nicht mehr als 20–30 mÄq/Std). In Notfallsituationen kann Kalium jedoch schneller unter EKG-Kontrolle i. v. appliziert werden. Bei hochgradigem AV-Block oder Nierenversagen dürfen Kaliumsalze nicht intravenös gegeben werden. Prämonitorische ventriculäre Arrhythmien können mit Lidocain (Xylocain®), Diphenylhydantoin (Zentropil®), Propranolol (Dociton®) oder Procainamid (Novocamid®) behandelt werden. *Vorsicht*: Mit der Kardioversion sollte man zurückhaltender sein, wenn eine Digitalis-Intoxikation vermutet wird. Es könnten hierdurch digitalis-induzierte Arrhythmien ausgelöst bzw. solche in ernstere Arrhythmieformen wie eine ventriculäre Tachykardie übergeführt werden. Ist sie dennoch nötig, so soll man zunächst mit kleinen Stromstößen beginnen.

Die Unterscheidung zwischen Digitalis-Intoxikation und der nicht ausreichenden Digitalisierung ist zuweilen schwierig. Wenn Unsicherheit besteht, so kann man zunächst das Glykosid und die Diuretica absetzen und die Herzinsuffizienz durch die Einschränkung von Natrium und durch andere die Herzfunktion steigernde Maßnahmen behandeln. Übelkeit, Erbrechen und Arrhythmien, die durch Digitalis bedingt waren, verschwinden dann innerhalb von zwei bis drei Tagen. Vorsicht: Es dürfen keine rasch wirkenden Digitalis-Präparate intravenös gegeben werden, wenn der Patient bereits Digitalis eingenommen hat. Es sei denn, man ist sicher, daß seine Beschwerden nicht auf Digitalis-Medikation zurückzuführen sind.

G. Auswahl der Digitalis-Präparate (s. Tabelle 8–4a): Alle Herzglykoside haben pharmakologisch ähnliche Eigenschaften. Sie differieren in der Dosis, in der Resorption, in der Wirkungsgeschwindigkeit und in der Wirkungsdauer. Digitalisblätter und Digitoxin haben eine längere Latenzperiode bis zum Wirkungsmaximum. Dafür hält ihre Wirkung entsprechend länger an. Digoxin (Lanicor®), Lanatosid C (Cedilanid®) haben einen schnelleren Wirkungsbeginn und eine kürzere Dauer. Acetyldigitoxin (Acylanid®) kann nur oral verabreicht werden und entspricht Digoxin. Gitalin (Gitaligin®) hat Eigenschaften, die zwischen denen des Digitoxins und des Digoxins liegen. Ouabain zeigt seine Wirkung innerhalb weniger Minuten. Es wird jedoch in den USA seltener verwendet, da andere Glykoside sich als wertvoller erwiesen haben.

Indikation zur Digitalis-Applikation

1. Die Herzinsuffizienz (Links-Rechtsinsuffizienz oder kombinierte Insuffizienz) mit Sinusrhythmus oder Vorhofflimmern.
2. Vorhofflimmern oder Vorhofflattern mit schneller Kammerfrequenz.
3. Supraventriculäre, paroxysmale Tachykardie.
4. Vor der Herzchirurgie, besonders der Mitralvalvulotomie bei Patienten mit Sinus-Rhythmus, damit, falls ein paroxysmales Flimmern auftritt, die Kammeraktion nicht zu schnell wird.
5. Zur Prophylaxe paroxysmalen Vorhofflimmerns bei Patienten, bei denen Chinidin versagt hat oder wegen Intoleranz nicht verabreicht werden kann.

Applikationsmöglichkeit von Digitalis

A. Parenterale Applikation:

1. Die Digitalisierung in akuter Situation:

a) beim akuten Lungenödem oder anderer schwerer Herzinsuffizienz. Es ist eine gewisse Vorsicht geboten, wenn man die Volldigitalisierung in einer einzigen intravenösen Injektion vornehmen will. Die Substanz muß sehr langsam und in verteilten Dosen gegeben werden.

b) Bei der Therapie des Vorhofflimmerns, wenn die Kontrolle der Kammeraktion unbedingt notwendig ist.

2. Wenn Digitalis oral nicht verabreicht werden kann, d. h. bei Übelkeit und Erbrechen jeglicher Ursache, im Koma und postoperativ.

B. Orale Applikation: Sie steht im Vordergrund, wenn die parenterale Verabreichung nicht indiziert ist.

Methodik der Digitalisierung

A. Unbehandelte Fälle: (Wenn der Patient in den vorausgegangenen zwei Wochen kein Digitalis erhalten hat).

1. Parenterale Digitalisierung: *Vorsicht*: Die volle Digitalisierung ist intravenös nicht gestattet, wenn nicht absolute Sicherheit besteht, daß innerhalb der letzten zwei Wochen kein Digitalis verabreicht wurde. Die intravenöse Applikation hat stets langsam zu erfolgen.

Das Präparat ist hinsichtlich seiner Wirkungsgeschwindigkeit auszuwählen. Von extremen Notfällen abgesehen, darf die Volldigitalisierungsdosis nicht in einer einzigen Dosis gegeben werden. Allgemein hat sich bewährt, die Hälfte bis $^2/_3$ der durchschnittlichen Digitalisierungsdosis sofort zu verabreichen und den Rest in zwei bis vier Stunden. Man muß jedoch sorgfältig auf die Digitalis-Intoxikationszeichen achten. Wenn die Intitialdosis parenteral gegeben wird, so ist zu empfehlen, auch eine durchschnittliche Erhaltungsdosis peroral zu verabreichen, wenn der Patient in der Lage ist zu schlukken. So kann eine optimale Digitalisierung von Beginn an erreicht werden. Es ist jedoch nicht notwendig, das gleiche Glykosid oral zu geben, das man initial parenteral verabreicht hatte (d. h. man kann z. B. intravenös mit Lanatosid C beginnen und kann mit einem anderen Digitalis-Präparat per oral fortfahren).

Es ist außerordentlich schwer, die Gefahr einer Digitalis-Intoxikation abzuschätzen, da diese auch bei Patienten auftreten kann, die vorher kein Digitalis erhalten haben. Aus diesem Grunde sollte möglichst nie die volle Digitalisdosis in einer einzelnen Injektion verabreicht werden.

Die Digitalisdosierung ist für jeden Patienten individuell zu gestalten.

2. Orale Schnelldigitalisierung (innerhalb 24 Std): Es ist meist unvernünftig zu versuchen, die Volldigitalisierung in einer einzigen oralen Dosis zu verabfolgen, da hierbei meist Übelkeit und Erbrechen auftreten und auf diese Weise es schwierig ist, das Ausmaß der Digitalisierung abzuschätzen. Es sind also mehrere Einzeldosen zu empfehlen. Vor der Verabreichung einer neuen Dosis muß ärztlicherseits ausgeschlossen werden, ob nicht bereits toxische Symptome aufgetreten sind.

3. Langsame Digitalisierung: Besonders wenn der Patient nicht ausreichend kontrollierbar ist, sollte er so langsam digitalisiert werden, daß in 3 täglichen Einzeldosen nach ca. 5–7 Tagen die Sättigung erreicht ist.

B. Anbehandelte Fälle: Ist innerhalb der letzten 2 Wochen ein Digitalispräparat eingenommen worden, so gibt man zunächst $^1/_4$ der notwendigen Dosis und steigert diese dann allmählich unter weiterer Beobachtung.

Erhaltungsdosis

Diese muß individuell ermittelt werden.

Chinidin

Es verlängert die Refraktärzeit der Herzmuskelzelle und verlangsamt die Leitungsgeschwindigkeit in Vorhof und Kammer. Myokardiale Erregbarkeit und Vagotonus werden herabgesetzt. Glatte Muskeln können zur Erschlaffung und so Gefäße zur Dilatation gebracht werden. Chinidin kann oral, intramuskulär oder intravenös verabreicht werden. Die intravenöse Verabreichung sollte nur in Notsituationen und von Ärzten vorgenommen werden, die mit dieser Substanz Erfahrung haben. Chinidin wird bei peroraler Applikation rasch resorbiert. Es erreicht einen Wirkungsgipfel etwa nach zwei Stunden und wird langsam ausgeschieden. Nach 12 Std sind noch etwa 30% des Wirkungsmaximums nachweisbar. Nur 10–20% des peroral verabreichten Chinidins wird über den

Urin ausgeschieden. Der größere Teil wird im Organismus metabolisiert.

Wenn 5 oder 6 Dosen in zwei Stunden Abstand gegeben worden sind, erreicht man mit weiteren Dosen im gleichen Intervall keine merkliche Steigerung des Blutspiegels mehr. Wenn man eine feste Dosis Chinidin viermal täglich gibt, so steigt der Blutspiegel allmählich und erreicht ein Maximum in ca. 48 bis 72 Std. Will man einen höheren Blutspiegel erreichen, so muß die Einzeldosis erhöht oder das Intervall zwischen den Dosen verkürzt werden. Da 12 Std nach einer Chinidin-Gabe noch 30–40% des Wirkungsmaximums vorhanden sind, kann eine feste Dosis wie z. B. 0,4 g alle 2 Std fünfmal über einige Tage gegeben werden, um steigende Chinidin-Konzentrationen im Blut zu erreichen.

Lang wirkende Chinidin-Präparate sind erfolgreich verwendet worden und gestatten in geringeren Dosen den gewünschten Effekt zu erreichen. Man sollte sie vor allem in der Rezidivprophylaxe verwenden und weniger in der Konversion chronischer Arrhythmien.

Indikationen und Kontraindikationen

Unter den Kardiologen herrschen widersprüchliche Meinungen über die Indikationen, Dosierung und Gefahren des Chinidins. Man darf nicht vergessen, daß diejenigen Patienten, die Chinidin erhalten, organische Herzerkrankungen haben. Es können auch unvorhergesehene Zwischenfälle auftreten, wenn Chinidin nicht gegeben wird.

A. Indikationen: Der Elektroschock hat wegen seiner größeren Wirksamkeit und Sicherheit das Chinidin in der Beseitigung atrialer und ventriculärer Arrhythmien etwas verdrängt. Wenn der Elektroschock nicht angewendet werden kann, so sollte man sich daran erinnern, daß Chinidin zur Beseitigung von Vorhofflimmern, Vorhofflattern, von Kammer- und Knoten-Tachykardien benutzt werden kann. Chinidin ist wertvoll in der Prophylaxe rekurrierender paroxysmaler Arrhythmien und in der Unterdrückung frequenter Extrasystolen, besonders nach Herzinfarkt, Operation und in ähnlichen klinischen Situationen.

B. Kontraindikationen: Die Chinidin-Allergie und der totale AV-Block sind eine absolute Kontraindikation. Relative Kontraindikationen sind: der Schenkelblock, die Thyreotoxikose, das akute rheumatische Fieber und die subakute bakterielle Endokarditis.

Präparate und Applikation

1. Chinidinsulfat wird peroral verabreicht. Es sei denn, eine parenterale Applikation ist speziell indiziert.

2. Die intramuskuläre Applikationsart ist dann indiziert, wenn der Patient das Medikament oral nicht nehmen kann und die Situation nicht kritisch ist. In diesem Falle steht Chinidin-Gluconat (0,8 g in 10 ml-Ampullen) zur Verfügung.

3. Die intravenöse Applikationsart ist nur dann zu verwenden, wenn eine entsprechend dringende Situation es erfordert und der Arzt mit der Substanz vertraut ist. Chinidinsulfat, 0,8 g in 10 ml-Ampullen, kann mit 50 bis 100 ml fünfprozentiger Glucose verdünnt werden und dann mit einer Geschwindigkeit von etwa 1 ml/min intravenös injiziert werden.

Toxicität

A. Myokardiale Toxicität: Sie ist die wesentlichste und daher am intensivsten zu beachten. Die früheste Auswirkung sieht man am EKG: Verlängerung der QT-Zeit und von QRS, ventriculäre Extrasystolen oder ventriculäre Tachykardie.

B. Übelkeit, Erbrechen und Diarrhoe können ein Ausmaß annehmen, das zum Absetzen der Medikation zwingt.

C. Cinchonismus: Schwindel und Kopfschmerz können ebenfalls zum Absetzen der Substanz zwingen. Vorsicht: Wenn die QRS-Dauer um mehr als 50% ihres Wertes vor der Behandlung zunimmt oder wenn ventriculäre Extrasystolen oder ventriculäre Tachykardien auftreten, muß Chinidin sofort abgesetzt werden. In seltenen Fällen kann die ventriculäre Tachykardie zum Kammerflimmern und plötzlichen Tod führen.

Bei Patienten, bei denen Vorhofflimmern durch Chinidin beseitigt wurde, kann vorübergehend ein sinuatrialer Block auftreten. Es ist auch ein vorübergehender Knoten-Rhythmus beobachtet worden. Das hat klinisch keine Bedeutung. Es kann auch vorübergehend eine Verlängerung des PR-Intervalls auftreten, wenn Chinidin zu einer Konversion des Vorhofflimmerns geführt hat. Diese Phänomene gehen meist zurück, wenn die Dosis erniedrigt wird.

D. Andere kardiovasculäre Effekte:

1. Bei parenteraler Applikation oder bei großen peroralen Dosen kann eine Hypotonie eintreten. Bei normalen oralen Dosen ist das selten der Fall.

2. Bei der Konversion des Vorhofflimmerns treten in etwa 1% der Fälle Embolien auf. Die Quote ist bei unbehandeltem Vorhofflimmern höher. Um die Entwicklung neuer Thromben beim Vorhofflimmern zu unterbinden, wird empfohlen, ein bis zwei Wochen vor der Konversion Anticoagulantien zu verabreichen, besonders bei Patienten mit einer Embolieanamnese.

E. Idiosynkrasie: Fieber, Purpura, Ausschläge und schwerer Blutdruckabfall können bereits bei einer Testdosis von 0,1 g auftreten.

Überführung in den Sinusrhythmus

Wenn die Kardioversion nicht möglich ist, kann Chinidin verwendet werden. Diese Therapie ist jedoch in der Klinik nach Verabreichung von Chinidin bzw. Chinidin-Duriles® als Testdosis durchzuführen. Anschließend sind für 2 Stunden Blutdruck und Pulsfrequenz zu kontrollieren.

Bei Vorhofflimmern oder -flattern ist vorher zu digitalisieren, da sonst die durch Chinidin hervorgerufene Herabsetzung der AV-Überleitung zu einer Steigerung der Kammerfrequenz führen kann.

Eine Reihe von Klinikern beginnen eine Woche vor der Chinidinapplikation mit einer Anticoagulation. Über ihre Wirksamkeit hinsichtlich der Embolieverhütung bei einsetzendem Sinusrhythmus sind die Meinungen geteilt.

Man beginnt in ausgewählten Fällen mit 0,2–0,4 g alle 6 Stunden für 2–3 Tage. Will man die Rhythmisierung schneller erreichen, so gibt man 5–6 mal 0,4 g alle 2 Stunden am ersten Tage. Der Blutspiegel steigt hierbei auf 6–7 mg%. Wird der Sinusrhythmus nicht erreicht, so kann unter strenger Beobachtung die Dosis weiter gesteigert werden. (Die Einzeldosen sind aber auch dann nicht häufiger zu verabreichen. Kürzester Abstand: 2 Stunden).

In dringenden Fällen beginnt man mit der Steigerung sofort nach der 5. Dosis. Sonst ist es jedoch besser, bis zum nächsten Morgen zu warten und dann mit 0,6 g alle zwei Stunden fortzufahren. Eine Verringerung des Zeitabstandes zwischen den Einzeldosen hat wenig Sinn, da das Wirkungsmaximum nur sehr allmählich erreicht wird. In den meisten Fällen führt das Vorgehen mit 0,6 g alle zwei Stunden, insgesamt fünfmal durchgeführt, zum Umschlagen in den Sinusrhythmus. Geschieht das nicht, so können nur dann höhere Dosen verwendet werden, wenn keine Intoxikationserscheinungen auftreten und Erzwingen des Sinusrhythmus dringend notwendig ist. 80% aller erfolgreichen Konversionen treten mit täglichen Dosen unter 3 g ein. Intox. schon vorher möglich.

Die zunehmende Chinidinwirkung kann grob geschätzt werden aus: Serienbestimmungen des Chinidin-Blutspiegels, Bestimmung der Vorhofflimmerfrequenz, Messung des QT- und QRS-Intervalls. Die Vorhofsflimmerfrequenz wird am besten aus der Ableitung V 1 bestimmt. Sie wird unter der Chinidinwirkung merklich verlangsamt. Wenn eine Frequenz von 200–250/min erreicht ist, so ist der Konversionspunkt meist nahe. Wenn QT und QRS um 25–30% ihres Ausgangswertes zugenommen haben, kann ein wesentlicher Chinidin-Effekt angenommen werden. Chinidineinstellung stets in der Klinik!

Mason, D. T., Spann, J. F., Jr., Zelis, R.: New developments in the understanding of the actions of the digitalis glycosides. Progr. Cardiovas. Dis. **11**, 443 (1969).

Sokolow, M., Perloff, D. B.: The clinical pharmacology and use of quinidine in heart disease. Progr. Cardiovas. Dis. **3**, 316–330 (1961).

Spitzbarth, H.: Grundlagen u. praktische Handhabung der Therapie mit herzwirksamen Glykosiden. Herz/Kreisl. **4**, 187 (1969).

Wallace, A. G. et al.: Electrophysiologic effects of quinidine. Circulation Res. **19**, 960 (1966).

Nitrite und Nitrate

Die Nitrite sind Relaxantien der glatten Muskeln. Es ist erneut die Frage aufgeworfen worden, ob erkrankte Coronararterien durch Nitrite erweitert werden können. Die Beseitigung der Angina pectoris durch Nitrite ist wahrscheinlich auf eine Herabsetzung der Arbeit des Herzmuskels zurückzuführen. Diese Herabsetzung dürfte darauf beruhen, daß kapazitive Gefäße erweitert werden, wodurch es zu einer Blutansammlung in denselben kommt. Aus dieser Blutansammlung in den Venen (Venous pooling) resultiert ein verminderter venöser Rückfluß und daraus wiederum eine Verkleinerung des Herzens und ggf. auch eine Verminderung des Schlagvolumens.

Rasch wirkende Nitropräparate
Rasch wirkende Präparate wie Glycerintrinitrat und Amylnitrit werden im akuten Anfall verwendet oder in der Prophylaxe vor einer körperlichen Anstrengung.

A. Glycerintrinitrat in Kapselform (z. B. Nitrolingual®) (verschiedene Präparate s. Tabelle 8–3b u. 8–3c): Zerbeißen von 1–3 Kapseln und die sublinguale Resorption abwarten. Die Wirkung tritt nach ein bis zwei Minuten auf und hält etwa 15 bis 40 min an.

B. Amylnitrit: Einige Tropfen in ein Tuch und inhalieren. Der Effekt tritt in etwa 10 sec ein und hält fünf bis zehn Minuten an.

Langwirkende Nitropräparate
Der Wirkungsmechanismus ist nicht geklärt. Die Wirkung der Einzeldosis beginnt etwa nach 15 bis 60 min und hält je nach Präparat 4–12 Std an. (Tabelle 8–3b und 8–3c, S. 278).

Xanthine

Untersuchungen mit dem Herzkatheter und Stoffwechselstudien haben gezeigt, daß intravenös verabreichte Xanthine das Herz-Zeit-Volumen, den renalen Blutstrom und die glomeruläre Filtrationsrate und die Ausscheidung von Natrium und Wasser steigern. Sie haben aus diesem Grunde einen Sinn in der Behandlung der Herzinsuffizienz. Unter Verwendung hoher Dosen ist auch eine Erhöhung des coronaren Blutstromes nachgewiesen worden, so daß sie gelegentlich auch in der Therapie der Angina pectoris unterstützend wirken können.

Präparate

A. Oral: Es gibt eine Reihe wirksamer Präparate. Eines davon ist z. B. Aminophyllin (Euphyllin®). Es werden täglich dreimal 1–2 Tabletten zu 0,1 g oder dreimal 15–20 Tropfen oder 1–2 Suppositorien zu 0,6 g verabreicht.

B. Parenteral: Aminophyllin zu 0,24 g langsam i. v. (es wird eine Injektionsdauer bis zu 5 min empfohlen). Nach 2–4 Std kann die Injektion wiederholt werden.

C. Rectal: Suppositorien von Aminophyllin zu 0,36 g dreimal 1–2 Zäpfchen pro Tag.

Diuretica

Diuretica sind Substanzen, die die tubuläre Rückresorption von Natrium vermindern. Sie werden in der Behandlung von Erkrankungen verwendet, die mit Natriumretention und entsprechender Flüssigkeitssammlung (Ödemen) einhergehen. Peroral wirksame Diuretica sind auch in der Behandlung der Hypertonie verwendbar, da die Natriumverarmung die Wirkung hypotensiver Medikamente potenziert.

Thiazid-Diuretica (s. auch S. 313)
Die Substanzen dieser Gruppe haben den großen Vorteil, peroral wirksam zu sein. Der erhebliche Natriumverlust, den sie verursachen, ist jedoch auch von einer Kaliumausscheidung begleitet, die zu entsprechenden Nebenwirkungen führen kann, besonders dann, wenn gleichzeitig Digitalis verabreicht wird. Die Thiazide sind Sulfonamidderivate, haben aber nur einen leichten hemmenden Effekt auf die Carboanhydratase.

Sie können erfolgreich verwendet werden zur Unterstützung hypotensiv wirkender Medikamente, in der Behandlung von Ödemen aufgrund einer Herzinsuffizienz, einer renalen Erkrankung, einer Lebercirrhose oder anderer Natrium-retinierender Erkrankungen. Sie können auch in der Therapie des Diabetes insipidus verwendet werden. Die Thiazide sind kontraindiziert bei der akuten Niereninsuffizienz. Sie müssen in kleinen Dosen und mit besonderer Vorsicht bei Lebercirrhotikern, jedoch auch bei Patienten mit Digitalis-Medikation verabreicht werden.

Die Kaliumverarmung ist grundsätzlich eine toxische Nebenwirkung und tritt meist relativ früh auf, wenn die Diurese erheblich ist. Wenn mit der Kost nicht genügend frisches Obst und Gemüse zugeführt wird, so sollte Kaliumchlorid (z. B. in Form des Rekawan®, 1 Dragee = 1 g Kaliumchlorid) je nach Ausmaß des Kaliummangels drei- bis viermal täglich 1 g zugeführt werden. Eine intermittierende diuretische Therapie oder die gleichzeitige Verwendung kaliumsparender Diuretica kann eine Hypokaliämie verhüten. Bei Patienten mit Digitalis-Medikation muß besonders daran gedacht werden, daß eine Hypokaliämie eine Digitalis-Intoxikation hervorrufen kann.

Andere toxische Nebenwirkungen sind allergische Reaktionen wie juckende Hautausschläge, flüchtige Rötungen und seltener Knochenmarkdepressionen. Schließlich kann es zu gastrointestinalen Störungen, Lichtsensibilisierung, Erhöhung des Serum-Harnsäurespiegels mit Gicht und zur Einschränkung der Glucosetoleranz kommen.

Es herrscht Übereinstimmung, daß die Natriumzufuhr in der Diät in einem vernünftigen Maße konstant gehalten werden darf. Man kann die Natriumzufuhr weiterhin reduzieren, um Diuretica einzusparen. Die heute gebräuchlichsten Thiazide sind in Tabelle 8–6 zusammengestellt. Es gibt bisher kein klinisch genügend begründetes Ergebnis, daß eines dieser Medikamente zu bevorzugen ist. Chlorthalidon (Hygroton®) ist kein Thiazid, sondern ein Sulfonamid, jedoch den anderen in der Tabelle aufgeführten Substanzen wirkungsähnlich. In der Ödembehandlung können, wenn es notwendig ist, große Dosen verwendet werden, jedoch sollte die Dosis rasch abgebaut werden. Wenn die Ödemausschwemmung erreicht ist, sind in der Applikation meist mehrtägige Intervalle einzuhalten.

Etacrynsäure (Hydromedin®) und Furosemid (Lasix®)

Die Etacrynsäure ist ein Derivat der Aryloxyacet-Säure, das ein neues wirksames Diureticum darstellt und die gleichen Indikationen wie die Thiazide hat. Seine Wirkung ist stärker, setzt schneller ein (30 bis 60 min) und führt damit zu einer ausgeprägteren Verarmung an Natrium und Kalium, d. h. auch zur Gefahr einer hyponatriämischen und hypokaliämischen Alkalose. Es ist daher eine intermittierende Therapie empfehlenswert. Im allgemeinen wird mit kleinen Dosen (25–50 mg) begonnen. Besondere Vorsicht ist bei Patienten mit gestörter Nierenfunktion und Digitalis-Medikation geboten. Ähnliche Effekte kann man mit Furosemid erzielen. Es ist ein neuartiges Diureticum, das nicht zum Thiazid- oder Quecksilbertyp der Diuretica gehört. Es kann sowohl peroral als auch intravenös gegeben werden. Es hat den Vorteil, daß es rasch wirkt und den Kohlehydratstoffwechsel nicht beeinflußt. Die initiale Dosis beträgt 20–40 mg per oral.

Vorsicht: Der Patient muß nach Hörstörungen befragt werden. Treten diese auf, so ist die Etacrynsäuregabe zu stoppen.

Quecksilber-Diuretica

Die intramuskulär oder subcutan verabreichbaren Quecksilber-Diuretica waren die Standardmedikamente für viele Jahre. Sie sind etwas wirksamer als die Thiazide und können daher einen größeren Natriumverlust verursachen. Sie bewirken jedoch eine geringere Kaliumdiurese. Es gibt keine therapeutisch zufriedenstellende perorale Medikation. Die Quecksilber-Diuretica werden heute meist nur bei einem sonst schwierig zu therapierenden Patienten verwendet und meist auch dann nur nach fehlgeschlagenen peroralen Therapieversuchen.

Man gibt nicht mehr als 0,5–2 ml der gelösten Präparate einmal täglich: Mersalyl (Salyrgan®) oder Mercurophyllin (Novurit®) oder Merallurid (Katonil®).

Carboanhydratase-Hemmer

Diese Substanzen, Hauptvertreter Acetazolamid (Diamox®), sind Sulfonamidderivate, die die tubuläre Rückresorption von Bicarbonat in der Niere hemmen. Diese Wirkung führt nur zu einer vorübergehenden und relativ geringfügigen Natriumdiurese, jedoch zu einem ständigen Abfall der Bicarbonat-Konzentration im Plasma und einem Anstieg der Plasma-Chlorid-Konzentration. Bei einer zwei- bis dreimaligen Applikation pro Woche sind diese Substanzen manchmal in der Therapie der Herzinsuffizienz mit Cor pulmonale wirksam. Sie können auch die Wirkung von Quecksilberdiuretica potenzieren.

Carboanhydratase-Hemmer können Schwindel, Parästhesien und kleinere allergische Reaktionen hervorrufen.

Zur Erzielung einer Diurese wird Acetazolamid (Diamox®) in Dosen von 250–500 mg zwei- bis dreimal pro Woche gegeben.

Aldosteron-Antagonisten

Spironolactone (Aldactone®) ist ein Antagonist des Aldosterons, jenes Nebennierensteroids, das die tubuläre Rückresorption des Natriums in der Niere kontrolliert. Spironolactone führt daher zu einer Natriumdiurese ohne Kaliumverlust. Es kann mit Thiaziden kombiniert werden, um deren kalium-diuretischen Effekt zu neutralisieren. Die Wirkung setzt etwa nach einer Woche ein. Die Ansprechbarkeit von Patienten mit Herzinsuffizienz und primärem Aldosteronismus ist verschieden. Die Substanz ist als zusätzliches Medikament zu den Diuretica zu verwenden, besonders wenn resistente Ödeme bei der Lebercirrhose und der Nephrose vorliegen. Es ist jedoch auf eine Hyperkaliämie zu achten. Daher sind serienmäßig Serum-Kalium-Bestimmungen und EKG-Registrierungen vorzunehmen. Die Initialdosis beträgt 25 mg viermal täglich. Schwindel, thorakales Druckgefühl, Hyponatriämie, Hyperkaliämie und Hypotonie können auftreten.

Triamteren (Jatropur®)

Wie Spironolactone kann auch Triamteren in Kombination mit Thiaziden verwendet werden, um deren hypokalämische Wirkung zu neutralisieren und den diuretischen Effekt zu verstärken. Die gleiche Kombination ist auch mit Quecksilber-Diuretica möglich. Unter Triamteren-Medikation kann der Harnstoff- und der Kaliumgehalt im Serum ansteigen, so daß entsprechende Kontrollen vorgenommen werden können. Leichte gastrointestinale Nebenwirkungen sind möglich. Es werden täglich zweimal 1–2 Kapseln à 50 mg verabreicht.

Procainamid-Hydrochlorid

Procainamid (Novocamid®, Pronestyl®) unterdrückt ektopische Schrittmacher, verhütet Arrhythmien unter Cyclopropan-Anästhesie mit Adrenalin und ist erfolgreich in der Therapie von Knoten- und Kammerarrhythmien. Mit geringerem Erfolg kann es auch zur Verhütung dieser Arrhythmien verwendet werden. Es hat eine viel geringere Wirkung auf Vorhofs- als auf Kammer-Arrhythmien. Es kann nicht ohne weiteres entschieden werden, ob Procainamid oder Chinidin das Medikament der Wahl in der Therapie ventriculärer Arrhythmien ist.

Dosis und Applikation

A. Peroral wirksame Applikation: Novocamid® steht in Dragees zu 250 mg zur Verfügung. Es können 1–4 Dragees alle 4–6 Std verabreicht werden.

B. Intramuskuläre Applikation: Zehnprozentige Injektionslösung zu 10 ml. Es können 5–10 ml i. m. gegeben werden. Das Wirkungsmaximum tritt innerhalb von 15–16 min ein. Ein nachweisbarer Blutspiegel besteht noch nach 6 Std. Der Blutspiegel ist höher und der Abfall langsamer bei Patienten mit Herz- und Niereninsuffizienz. Bei intramuskulärer Applikation tritt in der gegebenen Dosis selten eine Hypotonie auf.

C. Intravenöse Applikation: Zehnprozentige Injektionslösung zu 10 ml. Es können 2–10 ml intravenös mit einer Höchstgeschwindigkeit von 25–50 mg/min injiziert werden. Besser ist es, wenn die Gesamtdosis der intravenösen Injektion 200–500 mg nicht überschreitet. Dieses Vorgehen ist grundsätzlich nur im dringenden Fall einer ventriculären Tachykardie gestattet. Fortlaufende EKG- und Blutdruckkontrolle sind unbedingt erforderlich.

Toxicität

Die Toxicität des Procainamids ähnelt der des Chinidins (mit Ausnahme des Cinchonismus).

1. Schwere Hypotonie, besonders bei parenteraler Applikation, die auch nach Absetzen der Medikation und entsprechender druckanhebender Therapie schwer anzuge-

hen ist. Aus diesem Grunde sind also häufige Blutdruckkontrollen erforderlich.

2. Verlängerung des QRS-Intervalls.
3. Ventriculäre Arrhythmien.

Adrenergische Beta-Receptorenblockade

(s. auch Tabelle 8–3 d, S. 280)

Noradrenalin, die spezifische Neurotransmitter-Substanz, die von den sympathischen Nervenendigungen freigesetzt wird, entfaltet ihre Wirkung ähnlich wie andere Substanzen und Hormone. Hauptsächlich an bestimmten lokalisierten Stellen, sogenannten Receptoren. Ahlquist entwickelte die Theorie, daß es Alpha- und Beta-Receptoren gäbe, die eine verschiedene Ansprechbarkeit besitzen. Ein sicherer Nachweis der anatomischen oder chemischen Struktur dieser Receptoren steht jedoch noch aus. Adrenergische Receptoren sind charakteristische lokale Gebilde (Zellgruppen?), die auf Adrenalin und verwandte Substanzen ansprechen. Sie können z. Zt. nur aufgrund ihrer pharmakologischen Ansprechbarkeit unterschieden werden. Ahlquist zeigte, daß die von ihm sogenannten, nur funktionell erfaßbaren Beta-Receptoren bei Aktivität zur Herzreizung, Vasodilatation, Erschlaffung der glatten Muskulatur, der Bronchien, des Myometriums und des Darmes führen. Die Aktivierung der Alpha-Receptoren bedingt dagegen Vasoconstriction, Erschlaffung der Intestinalmuskeln und Kontraktion des Dilatatormuskels der Pupillen. Der spezifische Agonist der Alpha-Receptoren ist das Phenylephrin. Sogenannte Alpha-Blocker sind daher Substanzen, die die Wirkung des Phenylephrins spezifisch unterbinden. Der spezifische Agonist der Beta-Receptoren ist das Isoproterenol. Beta-Blocker sind daher Substanzen, die die Wirkung des Isoproterenols, nicht jedoch die des Phenylephrins spezifisch verhindern. Möglicherweise gibt es einen 3. Receptor, der manche Reaktionen, die an Menschen beobachtet wurden, erklären kann.

Es hat sich nun gezeigt, daß gewisse Substanzen, die eine Affinität zu diesen Receptoren haben, bei deren Überaktivität therapeutisch verwendbar sind. Die z. Zt. am meisten verwendete Beta-Blocker-Substanz ist Propranolol (Dociton®), im Ausland als Inderal®. Sie hemmt kompetitiv und weitgehend spezifisch die Wirkung von Isoproterenol und anderen sympathicomimetischen Aminen auf den Beta-Receptor.

Applikation

Propranolol (Dociton®) ist peroral verabreichbar, 10 mg viermal täglich, ansteigend bis auf 180–200 mg täglich, jedoch unter ärztlicher Kontrolle. Bei intravenöser Verabreichung, 1–5 mg mit einer Injektionsgeschwindigkeit von 1 mg/min ist eine sorgfältige EKG-Kontrolle notwendig. *Vorsicht*: Da die Aktivität des Sympathicus wesentlich für die Funktion des linken Ventrikels ist, so können Beta-Blocker besonders beim insuffizienten Herzen zu gefährlichen Zwischenfällen führen. Sie sind daher mit der nötigen Vorsicht zu verwenden bzw. bei sicherer Herzinsuffizienz nicht zu verabreichen. Beta-Blocker verlängern die AV-Überleitungszeit und können einen höhergradigen AV-Block verstärken. Daher ist auch die Gegenwart eines AV-Blocks als Kontraindikation anzusehen. Beta-Blocker können durch Blockierung der Bronchialrelaxation Bronchospasmen hervorrufen, sind daher nur mit großer Vorsicht bei Patienten zu verwenden, die zu Bronchialspasmen neigen. Sie dürfen nicht verwendet werden bei Patienten, die gleichzeitig MAO-Inhibitoren erhalten.

Klinische Verwendung von Propranolol

A. Antiarrhythmische Wirkung: Propranolol wirkt erfolgreich in der Beseitigung mancher Vorhof- und Kammerarrhythmien. Es kann auch Rezidive paroxysmaler Vorhofs- und Kammerarrhythmien verhüten, besonders wenn sie durch Digitalis hervorgerufen sind. Wegen seiner negativ chromotropen Wirkung kann Propranolol die Kammerfrequenz bei Patienten mit Vorhofflimmern erniedrigen, selbst wenn es durch Digitalis nicht möglich war. Die negativinotrope Wirkung muß auch dann beachtet werden, wenn die Herzfrequenz unter Kontrolle steht. Das Medikament ergänzt, ersetzt aber nicht andere rhythmische Substanzen.

B. Wirkung bei Angina pectoris: Propranolol kann die Belastungstoleranz steigern, die Häufigkeit der Anfälle herabsetzen und die ischämischen Belastungs-EKG-Veränderungen beseitigen. Diese Wirkung ist dadurch möglich, daß Propranolol durch Reduktion der Herzarbeit auch den Sauerstoffverbrauch herabsetzt, Extrasystolen vermeidet und die Herzfrequenz auch nach der körperlichen Anstrengung niedriger hält. Von manchen Autoren wird angenommen, daß der günstige Effekt von Propranolol durch ein Kombination mit langwirksamen Nitro-Präparaten verstärkt wird. Die Therapie der Angina pectoris ist jedoch zuweilen widersprüchlich, da vieles Subjektive bei diesem Syndrom mitspielt und so auch mancher Placeboeffekt möglich ist.

C. Therapie der ideopathischen hypertrophischen Subaortenstenose: Propranolol vermindert den Obstruktionsgradienten, der durch endogene und exogene Katecholamine hervorgerufen wird. Das Medikament bringt daher vielen Patienten klinische Besserung und erspart den chirurgischen Eingriff. Aus diesem Grunde sollte eine Operation erst nach einem therapeutischen Versuch mit Propranolol durchgeführt werden.

D. Therapie der Hypertonie: Propranolol hat eine leichte drucksenkende Wirkung. Ergänzung des Übersetzers: Diese drucksenkende Wirkung kommt besonders dann zum Ausdruck, wenn der zu therapierende Hochdruck auf ein hohes Minutenvolumen zurückzuführen ist. Neuerdings wurden sehr hohe Propranolol-Dosen, besonders durch Prichard, in der Therapie verschiedenster Hochdruckformen mit Erfolg eingesetzt. Eine allgemeine Bestätigung des Erfolges und der Ungefährlichkeit dieser Therapie – die Dosis betrug ein Mehrfaches der üblicherweise verwendeten – steht noch aus.

E. Therapie des Phäochromocytoms: Obwohl Alpha-Blocker wie Phentolamin (Regitin®) das Risiko abrupter Blutdruckanstiege vor und während der chirurgischen Behandlung vermindern, verhüten sie doch nicht die Tachykardie, die Katecholamine hervorrufen. Aus diesem Grunde ist bei der Phäochromocytom-Operation Propranolol zusätzlich zu empfehlen.

F. Therapeutische Möglichkeit bei der Fallot'schen Tetralogie: Episoden verstärkter Cyanose oder von Synkopen können die Folge einer verstärkten Kontraktion des Infundibulums des rechten Ventrikels sein, ausgelöst durch sympathische Impulse. Propranolol hat sich hier in einer gewissen Erschlaffung des Infundibulums bewährt und geholfen, die Häufigkeit dieser ernsten Episoden zu mindern.

Abboud, F. M.: Concepts of adrenergic receptors. M. Clint North America **52**, 1009–1016 (1968).

Ahlquist, R. P.: Agents which block adrenergic B-receptors. Ann. Rev. Pharmacol. **8**, 259–272 (1968).

Aronow, W. S., Kaplan, M. A.: Propranolol combined with isosorbide dinitrate versus placebo in angina pectoris. New Engl. J. Med. **280**, 847–859 (1969).

Battock, D. J., Alvarez, H., Chidsey, C. A.: Effects of propranolol and isorbide dinitrate on exercise performance and adrenergic activity in patients with angina pectoris. Circulation **39**, 157–171 (1969).

Bjorntorp, P.: Treatment of angina pectoris with beta-receptor blockage, mode of action. Acta med. scand. **184**, 259–262 (1968).

Bender, F.: Aktuelle Probleme der Beta-Rezeptorenblockade. Stuttgart-New York: Schattauer 1970

Cohen, L. S., Braunwald, E.: Chronic beta adrenergic receptor blockade in the treatment of idiopathic hypertrophic subaortic stenosis. Progr. Cardiovas. Dis. **11**, 211–221 (1968).

Cullhed, I., Parrow, A.: Acute hemodynamic changes following beta-adrenergic blockade in hyperthyroidism. Acta med. scand. **184**, 235–239 (1968).

Dwyer, E. M., Jr., Wiener, L., Cox, J. W.: Effects of beta-adrenergic blockade (propranolol) on left ventricular hemodynamics and the electrocardiogram during exerciseinduced angina pectoris. Circulation **38**, 250–260 (1968).

Epstein, S. E., Braunwald, E.: Inhibition of the adrenergic nervous system in the treatment of angina pectoris. M. Clin. N. Amer. **52**, 1031–1039 (1968).

Epstein, S. E., Braunwald, E.: Beta-adrenergic receptor blockade. Propranolol and related drugs. Ann. intern. Med. **67**, 1333 (1967).

Furgerg, C.: Adrenergic beta-blockade and physical working capacity. Acta med. scand. **182**, 119–127 (1967).

Gibson D., Sowton, E.: The use of beta-adrenergic receptor blocking drugs in dysrhythmias. Progr. Cardiovas. Dis. **12**, 16–39 (1969).

Lewis, C. M., Brink, A. J.: Beta-adrenergic blockade. Hemodynamcis and myocardial energy metabolism in patients with ischemic heart disease. Amer. J. Cardiol. **21**, 846–859 (1968).

Lucchesi, B. R., Whitsitt, L. S.: The pharmacology of beta-adrenergic blocking agents. Progr. Cardiovas. Dis. **11**, 410–430 (1969).

Mason, D. T.: Autonomic nervous system and regulation of cardiovascular performance. Anesthesiology **29**, 724 (1968).

Nicotero, J. A. et al.: Effects of propranolol on the pressor response to noxious stimuli in hypertensive patients. Amer. J. Cardiol. **22**, 657–666 (1968).

Parker, J. O., West, R. O., DiGiorgi, S.: Hemodynamic effects of propranolol in coronary heart disease. Amer. J .Cardiol. **21**, 11–20 (1968).

Russek, H. J.: Propranolol and isosorbide dinitrate synergism in angina pectoris. Amer. J. Med. Sci. **254**, 406–415 (1967).

Somany, P.: Anti-arrhythmic activity of the beta-adrenergic blocking agent, ICI 45763. Amer. Heart J. **77**, 63–72 (1969).

Theilen, E. O., Wilson, W. R.: Beta-adrenergic receptor blocking drugs in the treatment of cardiac arrhythmias. Med. Clin. N. Amer. **52**, 1017–1029 (1968).

Whalen, R. E., Morris, J. J., MacIntosh, H. B.: Hemodynamic effects of beta-adrenergic blockade at controlled ventricular rates. Amer. Heart J. **76**, 775–784 (1968).

Salze zur Ansäuerung
(Chloride)

Chloride allein sind kaum als wirksame Diuretica anzusehen, sie verstärken jedoch die Wirkung von Quecksilber-Diuretica, insbesondere wenn der Patient nach wiederholten Injektionen refraktär geworden ist. Man nimmt an, daß Chloride dadurch wirksam werden, daß sie zu einer Acidose führen und als Anion die Ausscheidung von Natriumionen erleichtern. Ammoniumchlorid, 2 g dreimal täglich, kann 2–4 Tage vor der Injektion eines Diureticums vom Quecksilber-Typ gegeben werden. Dann unterbricht man die Salzzufuhr für einige Tage, um vor der nächsten Injektion in der gleichen Weise zu beginnen. Andere Chloride sind ähnlich wirksam. Wenn also der Patient eine Lebererkrankung hat, bei der die Zufuhr von Ammoniumionen toxisch wirkt, kann man in der gleichen Weise Lysin-Monohydrochlorid geben. Dieses Salz (Darvyl®) existiert in Puderform. Es werden 5 g drei- bis viermal täglich in Wasser gelöst genommen. 1 g Lysin-Monohydrochlorid entspricht etwa 5 mÄq Chlorid.

Führt man Chloride in größeren Dosen über längere Zeit zu, so kann eine hyperchlorämische Acidose mit schwerer Dyspnoe und gastrointestinalen Symptomen entstehen. Besonders wegen dieser Möglichkeit sollten Chloride bei Nierenfunktionsstörungen nicht verwendet werden. Die Zufuhr von Ammoniumsalzen ist bei Lebererkrankungen untersagt.

9. BLUT- UND LYMPHGEFÄSSE

Degenerative und entzündliche Arterienerkrankungen

Die Arteriosklerose ist die häufigste Form degenerativer Arterienerkrankungen. Ihre Häufigkeit nimmt mit dem Alter zu. Wenn auch zuweilen Manifestationen dieser Erkrankungen im 40. Lebensjahr angetroffen werden, so sind doch die Patienten (besonders Männer) meist älter. Erkrankungen, die zu Arteriosklerose prädisponieren, sind:

Die Hyperlipidämie, der Diabetes mellitus und der Bluthochdruck. Die Arteriosklerose tritt häufig als generalisierte Erkrankung auf. Sie wird klinisch meist dann deutlich, wenn sie Arterien eines lebenswichtigen Organs befällt. Der Verlauf der Erkrankung ist durch einen graduellen oder vollständigen Verschluß von Gefäßen charakterisiert. Es können jedoch aneurysmatische Veränderungen arterieller Segmente und schließlich Rupturen auftreten.

Als weniger häufige Formen der degenerativen und entzündlichen Arterienerkrankungen sind anzusehen:

Die cystische Medianekrose der Aorta, die syphilitische Aortitis und Arteriitis, die Arteriitis großer und kleiner Arterien unbekannter Ätiologie, die Thrombangiitis obliterans und die fibromuskuläre Hyperplasie der Visceralarterien.

Erkrankungen der Aorta

Aneurysmen der Aorta thoracica

Die Fortschritte in der antibiotischen Therapie haben die Häufigkeit syphilitischer Aneurysmen vermindert. Die häufigste Ursache thorakaler Aneurysmen stellt daher die Arteriosklerose dar. Sehr schnelle Beschleunigungen, wie sie bei einem Auto- oder Flugzeugunfall auftreten, können erhebliche Zerrungen an der Aorta thoracica hervorrufen, und zwar meist gerade jenseits des Ursprungs der linken Arteria subclavia, und so die Bildung eines Aneurysmas ermöglichen. Die cystische Medianekrose, eine nicht geklärte und relativ seltene Erkrankung, kann zu thorakaler Aneurysmabildung selbst bei jüngeren Menschen führen.

Klinische Befunde

Die Manifestationen hängen von der Position und der Größe des Aneurysmas ab.

A. **Symptome:** Es brauchen keine Symptome zu bestehen. Es können jedoch Schmerzen im Substernal-, im Hals- und im Nackenbereich auftreten bzw. Symptome die Folge eines Druckes auf die Trachea (Dyspnoe, Stridor, Husten), den Oesophagus (Dysphagie) und den Nervus recurrens (Heiserkeit) oder die Vena cava cranialis (Oedeme im Bereich des Halses und der Arme, gestaute Nackenvenen) sein. Es können auch Symptome einer Regurgitation durch die Aortenklappen vorhanden sein.

B. **Laborbefunde:** Beim syphilitischen Aneurysma können die entsprechenden Seroreaktionen positiv sein.

C. **Röntgenbefunde:** Thoraxaufnahmen, Schichtuntersuchungen, Fluoroskopie, Oesophagographie und Angiokardiographie stellen die wesentlichsten diagnostischen Maßnahmen dar.

Differentialdiagnose

Die Differentialdiagnose zwischen einem Aneurysma und einem Mediastinaltumor kann manchmal nur durch die Thorakotomie entschieden werden. Auch dann ist die Diagnose manchmal schwierig, da manche Aneurysmen so mit Thromben angefüllt sind, daß Pulsationen kaum noch wahrgenommen werden.

Behandlung

Die Aneurysmen der thorakalen Aorta nehmen meist an Größe und Symptomatik zu und enden in der Ruptur. Die Resektion des Aneurysmas ist die Therapie der Wahl, und sie sollte durchgeführt werden, wenn der Patient in guter Allgemeinverfassung ist. Kleine asymptomatische Aneurysmen sollen jedoch zunächst beobachtet werden, da das Operationsrisiko relativ groß ist.

Sackförmige Aneurysmen mit schmalem Stiel können oft ohne Verschluß der Aorta excidiert werden. Fusiforme Aortenaneurysmen verlangen jedoch die Resektion und den Ersatz des entsprechenden Aortenstückes. Diese Operation muß meist mit partiellem oder totalem kardialem Bypass durchgeführt werden.

Prognose

Kleinere Aneurysmen können über Jahre unverändert bleiben und brauchen nicht zur Todesursache zu werden. Bei großen Aneurysmen ist die Prognose besonders dann schlecht, wenn sie Symptome machen und von Hypertonie und einer arteriosklerotischen kardiovasculären Erkrankung begleitet sind. Im allgemeinen stirbt 1/3 der Patienten innerhalb von drei Jahren, die Hälfte innerhalb von 5 Jahren und 2/3 innerhalb von 10 Jahren. Jedoch ist die Ruptur nur in 1/3 der Fälle die Todesursache. Sackförmige Aneurysmen distal der linken Arteria subclavia und solche, die mit der Aorta ascendens enden, können jetzt mit einer vertretbaren Mortalitätsrate operiert werden. Die Resektion eines Aneurysma des Aortenbogens hat jedoch noch eine sehr hohe Mortalität.

Bennet, D. E., Cherry, J. K.: The natural history of traumatic aneuryms of the aorta. Surgery **61**, 516–523 (1967).

Björk, V. O., Björk, L.: Surgical treatment of aneurysms of the descending thoracic aorta. J. Cardiovas. Surg. **7**, 50 (1966).

Garret, H. E. et al.: Surgical treatment of aneurysm of the thoraco-abdominal aorta. S. Clin. N. Amer. **46**, 913–918 (1966).

Aneurysma dissecans der Aorta

Diagnostische Merkmale

- Plötzlicher heftiger Thoraxschmerz mit Ausstrahlung in den Rücken, das Abdomen und die Extremitäten
- Schock tritt meist nicht vor den Spätstadien auf
- Zentralvenöse Erscheinungen können auftreten
- Meist besteht eine Hypertonie-Anamnese
- Männer sind häufiger betroffen

Allgemeine Betrachtungen

Die Dissektion hat ihren Beginn in einem Einreißen der Intima, einer atherosklerotischen Aorta ascendens oder weniger häufig der Aorta distal des Bogens. In den meisten Fällen besteht eine Hypertonie, die als ätiologischer Faktor angesehen werden kann. Die Dissektion entsteht aufgrund degenerativer Veränderungen in der Media der Aorta (cystische Medianekrose) mit intramuralen Blutungen. Später erfolgt dann das Einreißen der Intima über diesem Gebiet. Somit kann das Blut in die Aortenwand eindringen (dieses Phänomen beobachtet man verständlicherweise auch häufig bei Patienten mit einem Marfan-Syndrom). Das Blut dringt nun in der Media des Gefäßes weiter und zwar distal der eingerissenen Intima. Es können sich Verzweigungen entwickeln. Die Ruptur nach außen führt zum Tod. Sie kann nach Stunden, Tagen oder Wochen auftreten. Die Ruptur in das Gefäßlumen hinein ermöglicht das Überleben des Patienten. Das Blut fließt dann sozusagen durch eine zweikanalige Aorta.

Klinische Befunde

A. Symptome: Plötzlich einsetzender heftiger anhaltender Schmerz im Thoraxbereich, gelegentlich in den Rücken, das Abdomen oder in die Hüften ausstrahlend und meist an Intensität zunehmend. Schock kann vorhanden sein. Der partielle oder komplette Verschluß jener Arterien, die zum Gehirn oder Rückenmark führen, kann zu zentralvenösen Störungen wie Krämpfen, Hemiplegie oder Paralyse der oberen Extremitäten führen. Die peripheren Pulse und der Blutdruck können abgeschwächt oder seitenungleich sein. Es können Geräusche über den Arterien hörbar sein oder Zeichen eines akuten Verschlusses sichtbar werden. Durch eine Dissektion in der Gegend der Aortenklappen kann eine funktionelle Aorteninsuffizienz mit dem entsprechenden diastolischen Geräusch auftreten. Häufig ist Fieber vorhanden.

B. Laborbefunde: Meist besteht eine Leukocytose. EKG-Veränderungen sind nur dann vorhanden, wenn die Dissektion ein Coronarostium betrifft, die Aortenklappeninsuffizienz zur Herzinsuffizienz führt oder eine Herztamponade infolge einer Perforation in den Perikardraum auftritt.

C. Röntgenbefunde: Die Röntgenaufnahme zeigt die Erweiterung der thorakalen Aorta mit der Tendenz zum Fortschreiten. Die Angiokardiographie kann das doppelte Lumen sichtbar werden lassen. Ggf. sind Perikard und Pleuraachse nachweisbar.

Differentialdiagnose

Das Aneurysma dissecans ist meist sehr schwer von einem Herzinfarkt zu unterscheiden. Hinzu kommt, daß diese Patienten meist auch eine Herzerkrankung mit frischen oder alten EKG-Veränderungen haben.

Behandlung

A. Medikamentös: Die medikamentöse, kontrollierte Senkung des Blutdrucks kann erfolgreich sein, besonders dann, wenn gleichzeitig eine Hypertonie besteht. Zumindest kann man hiermit häufig den Transport ins Krankenhaus ermöglichen und die akute fortschreitende Dissektion in einen relativ stabilen Zustand überführen, der weitere Untersuchungen und evtl. eine Operation ermöglicht. Die medikamentöse Therapie ist auch bei Patienten mit einem relativ stabilen subakuten oder chronischen Aneurysma dissecans indiziert.

Es wird empfohlen, den systolischen Blutdruck auf etwa 100 mm Hg mit Trimetaphan (Arfonad®) zu senken. Die intravenöse Infusion mit dieser Substanz wird für etwa 48 Stunden fortgesetzt; um diese Zeit wird dann Reserpin, 1–2 mg i. m. oder peroral zweimal täglich, und Guanethidin (Ismelin®), 25–50 mg peroral zweimal täglich, gegeben, um den Effekt der relativen Hypotonie zu erhalten. Zuweilen ist auch Propranolol (Dociton®) mit Erfolg verwendet worden. Anschließend ist der Versuch zu machen, den Blutdruck so normal wie möglich zu halten. Meist gelingt das mit Reserpin und Guanethidin. Der Patient ist weiterhin sorgfältig zu beobachten.

Die Thoraxröntgenaufnahme, die peripheren Pulse, Gefäßgeräusche, Herztöne und das Zentralnervensystem müssen häufig kontrolliert werden. Wenn es nicht gelingt, die Situation zu beherrschen, besonders wenn der Blutdruck auf die Medikation nicht anspricht, wenn das Fortschreiten der Dissektion nicht kontrollierbar ist, oder wenn eine Aortenklappeninsuffizienz sich entwickelt, so ist der operative Eingriff zu erwägen.

B. Chirurgisch: Der operative Eingriff kann manchmal das Fortschreiten der Dissektion verhindern, besonders wenn die Dissektion distal von der linken Arteria subclavia begonnen hat und nur die Aorta descendens betrifft. In diesem Fall sind eine Resektion und ein Gefäßersatz möglich. Manchmal verhindert der intraluminäre Durchbruch des dissezierenden Aneurysmas die Aortenruptur. Wenn die Ausrüstung für einen partiellen oder kompletten kardialen Bypass vorhanden ist und wenn das Operationsrisiko nicht sehr hoch ist, sollte der chirurgische Eingriff versucht werden.

Prognose

Ohne Therapie ist die Mortalitätsrate sehr hoch. Bei einem Drittel der Fälle tritt der Tod plötzlich ein. In 50–60% der Fälle erfolgt der Tod nach Tagen oder Wochen, wenn die Therapie nicht prompt und ausreichend einsetzt. Einige Patienten können durch die Operation oder die hypotensive Therapie gerettet werden. Gelegentlich können auch unbehandelte Patienten Monate oder Jahre überleben.

Aneurysmen der Aorta abdominalis

Meist sitzen die Aneurysmen der Aorta abdominalis unterhalb des Ursprungs der Nierenarterien, und oft betreffen sie die Arteriae iliacae communes. Aneurysmen der oberen abdominalen Aorta sind selten. Die meisten Aneurysmen der distalen Aorta sind arteriosklerotischen Ursprungs und fusiform.

Klinische Befunde

A. Symptome: Man kann drei Phasen beobachten:

1. Asymptomatische Phase: Bei einer Routineuntersuchung wird ein pulsierendes Gebilde im mittleren und unteren Abdominalbereich entdeckt. Meist sind Männer über 50 Jahre betroffen. Es ist eine allgemeine Regel, daß die Resektion des Aneurysmas auch in der asymptomatischen Phase zu empfehlen ist, besonders gilt dies für große Aneurysmen. Obwohl auch kleine Aneurysmen (kleiner als 7 cm) ruptieren können, ist man hierbei ggf. mit der Operation zurückhaltender, besonders wenn eine kardiale oder renale Erkrankung besteht oder eine distale periphere obliterierende Gefäßveränderung vorliegt. Wenn jedoch das Aneurysma an Größe zunimmt und Symptome macht, so ist die Operation ernsthaft zu erwägen.

2. Symptomatische Phase: Es können Schmerzen auftreten, von leichten Mißempfindungen im mittleren Abdomen bis zum schweren konstanten oder intermittierenden Schmerz im Abdomen oder Rücken, der mit Narkotica bekämpft werden muß. Ein intermittierender Schmerz kann von einer Vergrößerung oder intramuralen Dissektion begleitet sein. Der Schmerz ist ein prognostisch ungünstiges Zeichen, das meist einen baldigen operativen Eingriff verlangt. Periphere Embolien und Thrombosen, die meist distalere Aneurysmen komplizieren, sind bei abdominellen Veränderungen seltener.

3. Ruptur: Die Ruptur eines Aneurysmas führt fast immer innerhalb weniger Stunden oder Tage zum Tode und ist daher eine Indikation für eine sofortige Operation. Der Schmerz ist meist sehr stark. Da die Dissektion oft in retroperitoneales Gewebe erfolgt, das einen Gewebswiderstand bietet, können Schock und andere Manifestationen eines Blutverlustes zunächst gering sein oder sogar fehlen. Die freie unkontrollierte Blutung führt dagegen zum Tod. Es bildet sich eine zunehmende, pulsierende Masse im Abdomen und im Flankenbereich.

Gelegentlich treten Ekchymosen auf. Etwa die Hälfte solcher Patienten kann durch sofortige Operation gerettet werden.

B. Laborbefunde: Die kardiale und renale Funktion sollte mit Hilfe des EKG, der Urinanalyse und der Serum-Harnstoff-Bestimmung kontrolliert werden.

C. Röntgenbefunde: Kalkeinlagerungen in der Wand des Aneurysmas machen dieses zumeist in anterio-posterioren und lateralen Abdominalaufnahmen sichtbar. Manchmal kann die Position des Aneurysmas in Beziehung zu den Nierenarterien durch ein intravenöses Urogramm sichtbar gemacht werden. Erosionen der Wirbel treten bei Abdominalaneurysmen nicht häufig auf. Die translumbale Aortographie wird selten verwendet. Bei dieser Methode kann nämlich ein Aneurysma rupturieren. Außerdem sieht man hierbei selten das obere Ende des Aneurysmas, da dieses oft durch einen Thrombus ausgefüllt ist. Wenn eine distale Verschlußkrankheit oder eine renovasculäre Hypertonie vermutet wird, so ist ein Aortogramm indiziert, damit man Klarheit über die Ausdehnung der distalen Erkrankung gewinnt.

Behandlung

Die Excision des Aneurysmas und der Ersatz des Defektes ist bei allen Aneurysmen der distalen Aorta indiziert, wenn die Veränderung nicht sehr klein und asymptomatisch ist oder die allgemeine Verfassung des Patienten so schlecht ist, daß das Operationsrisiko größer ist als das Rupturrisiko.

Prognose

Die Mortalität bei ausgewählter Operation beträgt ca. 5%. Nach gelungener Operation überleben 60% die nächsten 5 Jahre und 30% die nächsten 10 Jahre. Von den nicht operierten Patienten überleben 9% fünf Jahre und keiner die nächsten zehn Jahre, obwohl die Ruptur des Aneurysma nicht in allen Fällen die Todesursache ist.

Blum, L.: Ruptured aneurysm of abdominal aorta. N. Y. St. J. Med. **68**, 2061–2066 (1968).
Campbell, G. S.: Physiological and technical factors in the surgical treatment of abdominal aortic aneurysms. Surgery **62**, 789 (1967).
Crawford, E. S. et al.: Aneurysm of the abdominal aorta. S. Clin. N. Amer. **46**, 963–978 (1966).
Haimovici, H.: Abdominal aortic aneurysm. A critical clinical reappraisal. J. Cardiovas Surg. **8**, 181–194 (1967).
Schatz, I. J., Fairbairn, J. F., Juergens, J. I.: Abdominal aortic aneurysms: Reappraisal. Circulation **26**, 200–205 (1962).
Szligyi, D. E. et al.: Contribution of abdominal aortic aneurysmectomy to prolongation of life: 12-year review of 480 cases. Ann. Surg. **164**, 678–699 (1966).

Aneurysmen der Femoral- und Poplitealarterien

Diese Aneurysmen sind seltener. Sie sind meist arteriosklerotischen Ursprungs, multipel und oft bilateral. Sie können auch Folge eines Traumas sein. Es gibt auch syphilitische Aneurysmen. Mycotische Aneurysmen treten nach einer Bakteriaemie oder häufiger nach einem septischen Embolus auf.

Die Diagnose ist meist nicht schwer zu stellen, obwohl die Veränderung in der Poplitealgegend lange unbemerkt sein kann, bis eine Komplikation eintritt. Das Hauptsymptom ist ein festes pulsierendes Gebilde in der Femoral- und Poplitealgegend, über dem häufig ein Geräusch hörbar ist. Die Pulsation kann fehlen, wenn eine Thrombosierung eingetreten ist. Die distale Zirkulation kann beeinträchtigt sein, wenn das Aneurysma thrombosiert ist oder sich von diesem Thrombus stammende Emboli in der Peripherie festgesetzt haben. Mit Hilfe der Arteriographie kann man die Ausdehnung des Aneurysmas und den Zustand der peripheren Gefäße erfassen. Tritt eine Ruptur ein, so kann sie zum Tode führen oder zum Verlust einer Extremität. Eine komplette Thrombose führt in einem Drittel der Fälle von Poplitealaneurysmen zur distalen Gangrän. Durch Druck auf die benachbarten Venen kann eine Thrombophlebitis entstehen. Druck auf die Tibial- und Peronealnerven kann Schmerzen im Unterschenkel hervorrufen.

Die Excision des Aneurysmas mit Ersatz des Defektes ist die Therapie der Wahl, wenn es sich nicht um sehr kleine Aneurysmen oder Patienten in schlechtem Allgemeinzustand handelt. Die Gefahr des Verlustes einer Extremität nach der Resektion ist gering. Durch Manipulationen an den benachbarten Venen kann es postoperativ zu einer Thrombophlebitis kommen.

Arteriosklerotische Verschlußkrankheit

Verschlußkrankheit der Aorta und Iliacalarterie

Der Verschluß beginnt meist vor der Bifurkation der gemeinsamen Iliacalarterien aufgrund arteriosklerotischer Veränderungen in der Intima und der Media. Meist besteht gleichzeitig eine perivasculäre Entzündung und eine Bildung von Kalkplaques in der Media. Die Progression erfolgt meist in proximaler Richtung, so daß erst die Aortenbifurkation und dann die Aorta abdominalis bis zu den Nierengefäßen betroffen wird. Die Stenosierung schreitet bis zum vollständigen thrombotischen Verschluß fort, der oft dicht unterhalb der Nierenarterien beginnt und bis in die distalen Aa. iliacae communes reicht. Obwohl die Arteriosklerose eine generalisierte Erkrankung ist, ist der Verschluß segmental begrenzt, selbst bei Alteration der Aorta-Iliacal-Gefäße besteht oft nur eine minimale Atherosklerose im Bereich der distalen Aa. iliacae externae und femorales. Der lokalisierte Verschluß mit relativ normalen Gefässen oberhalb und unterhalb davon ist die günstigste Situation für einen chirurgischen Eingriff.

Männer zwischen 30 und 60 Jahren sind am häufigsten betroffen. Herz- und Nierenerkrankungen und Hypertonie sind meist gleichzeitig vorhanden.

Klinische Befunde

Die sogenannte Claudicatio intermittens wird fast immer in den Wadenmuskeln, jedoch auch im Bereich der Oberschenkel und der Hüfte beobachtet. Das Phänomen ist meist bilateral und progressiv. Der Patient lernt mit der Zeit, daß der Schmerz nachläßt, wenn er jeweils zu gehen aufhört. Schwierigkeiten hinsichtlich der Erektion sind bei Männern häufig. Kalte Füße machen sich bemerkbar. Ruheschmerz ist selten.

Die Femoralpulse fehlen oder sind abgeschwächt. Die Pulse distal der Femoralis fehlen meist. Die Pulsation der Aorta abdominalis kann tastbar sein. Über der Aorta, über den Iliacal- oder den Femoralarterien können Geräusche hörbar sein. Atrophische Veränderungen der Haut, des Subcutangewebes und der Muskeln, der distalen Extremitäten sind meist minimal oder fehlen.

Die translumbale Aortographie gibt einen Überblick über das Ausmaß des Verschlusses und den Zustand der Gefäße distal davon. Meist ist jedoch das Ausmaß der Verschlußkrankheit, das man unter der Operation feststellt, größer als das, welches die Arteriographie sichtbar macht. Ein Arteriogramm, das nur einen minimalen Verschluß in der Iliacalgegend zeigt, schließt merkliche Verengerungen nicht aus, da größere Plaques oft die Hinterwand der Arterie bedecken, die aber im anterio-posterioren Arteriogramm nicht zu sehen sind. Die Möglichkeit, daß durch diese Untersuchungsmethode Komplikationen ausgelöst werden können, muß gegen den Wert der Information, der hierdurch erhalten wird, abgewogen werden. Meist ist jedoch die Arteriographie indiziert. Anterio-posteriore und laterale Röntgenaufnahmen des Abdomens und manchmal auch der Oberschenkel geben eine gute Information über das Ausmaß der Gefäßverkalkung.

Behandlung

Die chirurgische Therapie ist dann indiziert, wenn der Verschluß die Aktivität bzw. die Arbeit des Patienten beeinträchtigt. Die optimale Therapie besteht hierbei in der Wiederherstellung des Blutstroms durch das verengte oder verschlossene Arteriensegment. Dies kann durch eine arterielle Prothese oder eine Thrombendarteriektomie erreicht werden.

A. Arterielle Prothese: Sie ersetzt oder umgeht das verschlossene Segment. Sie stellt die Therapie der Wahl bei ausgedehnteren Aortoiliacalverschlüssen dar.

B. Thrombendarteriektomie: Sie ist besonders dann erfolgreich, wenn der Verschluß nur ein kurzes Arterienstück betrifft.

C. Sympathektomie: Eine bilaterale lumbale Sympathektomie kann dem direkten arteriellen chirurgischen Eingriff angeschlossen werden.

Prognose

Die Operationsmortalität ist relativ niedrig. Die Operationserfolge sind auch auf lange Sicht gesehen im allgemeinen gut. Subjektiv und objektiv ist eine Besserung zu verzeichnen. In vielen Fällen werden auch die Extremitätenpulse wieder tastbar.

Garett, H. E. et al.: Surgical considerations in the treatment of aorto-iliac occlusive disease. S. Clin. N. Amer. **46**, 949–962 (1966).

Humphries, A. W. et al.: Experiences with aorto-iliac and femoropopliteal endarterectomy. Surgery **63**, 48–58 (1969).

Kouchoukos, N. T. et al.: Operative Therapy for aortoiliac arterial occlusive disease. Arch. Surg. **96**, 628–635 (1968).

Verschlußkrankheit der Femoral- und Poplitealarterien

Am häufigsten sind die Arteria femoralis superficialis und die Arteria poplitea betroffen. Die arteriosklerotischen Veränderungen treten meist zuerst an dem distalen Punkt der A. superficialis femoralis auf, an dem sie unter der Sehne des Musculus adductor magnus in den Poplitealspalt geht. Mit der Zeit können die ganze A. femoralis superficialis und die proximale A. poplitea verschlossen werden. Meist sind jedoch die tiefen Femoralarterien offen und relativ frei von der Erkrankung.

Klinische Befunde

Im allgemeinen sind die Veränderungen in einem Bein stärker als in dem anderen.

A. Symptome: Die Claudicatio intermittens, die oft bei kleinen Anstrengungen wie dem Spazierengehen um einen halben oder ganzen Häuserblock auftritt, ist auf die Wade und den Fuß beschränkt. Wenn auch ein Ruheschmerz auftritt, so ist die arterielle Erkrankung sehr ausgeprägt und die Prognose schlecht. Atrophische Veränderungen am Unterschenkel und am Fuß treten ziemlich spät auf. Hierzu gehört der Verlust von Haaren, die Verdünnung der Haut und des subcutanen Gewebes und die Atrophie der Muskeln. Rötung des Fußes beim Herabhängen und Blaßwerden beim Anheben werden meist beobachtet. Wenn man den Fuß nach dem Anheben wieder herabhängt, so erscheint die Wiederauffüllung der Venen auf dem Fußrücken bis auf 15–20 sec oder mehr verlängert. Der Fuß ist im allgemeinen kühl oder kalt. Sind diese Befunde ausgeprägt, so besteht der Verdacht auf eine okklusive Erkrankung im Bereich der Aortoiliacal- oder Unterschenkelgefäße. Die Pulsationen der Arteria femoralis sind meist gut tastbar, während die Pulse der Arteria poplitea und der Fußarterien nicht nachweisbar sind.

B. Röntgenbefunde: Röntgenaufnahmen der Oberschenkel und Unterschenkel können Verkalkungen der Arteria femoralis superficialis und der Poplitealgefäße zeigen. Im Arteriogramm kann die Lokalisation, das Ausmaß des Verschlusses ebenso wie der Zustand der distalen Gefäße beurteilt werden. Es ist jedoch meist ebenso wichtig, die Einflußbedingungen durch die Aortoiliacalgefäße zu kennen, da ein guter distaler Abfluß keinen vollen Erfolg garantiert, wenn der Zufluß von oben nicht ausreicht. Aus diesem Grund muß oft eine translumbale Aortographie durchgeführt werden.

Behandlung

Ein operativer Eingriff ist indiziert:

1. Wenn die Claudicatio intermittens die Bewegungsfreiheit des Patienten merklich einschränkt.

2. Wenn prägangränöse oder gangränöse Veränderungen am Fuß auftreten und die berechtigte Hoffnung besteht, daß eine Operation erfolgreich ist.

A. Arterielle Prothese: Es kann die Einpflanzung eines Stückes aus der Vena saphena magna vorgenommen werden. Die Verwendung synthetischer Gefäßprothesen hat sich in diesem Gefäßbereich nicht sehr bewährt.

B. Thrombendarteriektomie: Sie kann erfolgreich sein, wenn das verschlossene Segment kurz ist. Wenn die Verschlußkrankheit sich an den Iliacal- und großen Femoralgefäßen sowie an den distalen Femoral- und Poplitealgefäßen abspielt, so ist es wahrscheinlich besser, die Obstruktion vor allem in den größeren proximalen Arterien zu beseitigen, um einen größeren Zustrom zu ermöglichen, als an den kleineren distalen Gefäßen eine Operation vorzunehmen.

C. Sympathektomie: Die lumbale Sympathektomie kann als unterstützende Maßnahme nach dem Einpflanzen einer Prothese oder der Durchführung einer Endarteriektomie vorgenommen werden. Sie stellt die alleinige Maßnahme dar, wenn eine direkte Operation nicht möglich ist. Sie kann einige Tage vor oder zur selben Zeit der direkten Gefäßoperation durchgeführt werden. Der vasodilatatorische Effekt der Sympathektomie kann die Zirkulation im Unterschenkel und im Fuß verbessern, besonders wenn hier eine ausgedehnte Gefäßerkrankung vorliegt.

Prognose

Die Thrombosierung der Gefäßprothese oder des endarteriektomierten Gefäßes kann sofort postoperativ oder nach Monaten oder Jahren im Femoral-Popliteal-Bereich auftreten. Aus diesem Grunde sollte eine Operation bei leichter oder mäßiger Verschlußkrankheit nicht durchgeführt werden. Viele dieser Kranken könnten mehrere Jahre ohne weiteres Fortschreiten der Krankheit leben. Das Versagen der Prothese oder der Endarteriektomie schafft für die Extremitäten meist keine schlechteren Bedingungen als sie vor der Operation waren.

Kappert, A.: Lehrbuch und Atlas der Angiologie. Bern-Stuttgart-Wien: Huber 1969.

Verschlußkrankheit der Arterien des Unterschenkels und des Fußes

Okklusive Veränderungen der Unterschenkel und Füße betreffen die Tibial- und Peritonalarterien, ihre Abzweigungen zu den Muskeln, die Fußgefäße und gelegentlich auch die kleinen Zehengefäße. Die Symptomatik hängt davon ab, ob die Gefäße nur verengt oder verschlossen sind; außerdem von der Plötzlichkeit und dem Ausmaß des Verschlusses und dem Zustand der proximalen und kollateralen Gefäße. Das klinische Bild kann variieren von einer Gefäßinsuffizienz, die zu ihrer Entwicklung Monate oder Jahre benötigt und manchmal zur Atrophie, zum ischämischen Schmerz und schließlich zur Gangrän führt, bis zu der rasch fortschreitenden ausgedehnten Thrombose, die eine akute Ischämie und oft auch eine Gangrän hervorruft.

Klinische Befunde

Obwohl nicht alle möglichen Manifestationen der vasculären Erkrankung im Bereich der Unterschenkel und Füße hier beschrieben werden, gibt es doch gewisse klinische Aspekte, die von allgemeiner Bedeutung für die Diagnosestellung und für den Patienten sind.

A. Symptome:

1. *Claudicatio intermittens*: Sie ist das häufigste Symptom. Eine schmerzhafte Ermüdung während der Anstrengung betrifft meist zuerst die Wadenmuskeln. In schwereren Anfällen kann selbst nach einer kurzen Gehstrecke ein länger dauernder Schmerz evtl. auch mit krampfartigem Charakter auftreten. Seltener sitzt der Schmerz im Fuß. Hält der Schmerz länger als 10 Minuten trotz Ruhe an, so muß man an andere Erkrankungen denken, wie z. B. eine Arthritis. Die sogenannte Gehstrecke, die der Patient bis zum Auftreten des Schmerzes bewältigen kann, ermöglicht eine grobe Abschätzung des Ausmaßes der Kreislaufstörungen: Eine Gehstrecke von zwei Häuserblocks (350 bis 450 Meter) besteht bei einer leichteren, eine Strecke von einem Block bei einem mäßigen und eine Strecke von einem halben Block oder weniger bei einer schweren Durchblutungsstörung.

2. *Ruheschmerz*: Der Ruheschmerz kann Folge einer Infektion oder einer Ischämie sein. Der Infektionsschmerz hat gewöhnlich klopfenden Charakter, während der Ischämieschmerz gleichmäßig nagend erscheint mit gelegentlichen Spasmen und Stichen. Der Ruheschmerz tritt häufig des Nachts im Bett auf, wenn das Herz-Zeit-Volumen kleiner wird. Der Fuß ist hierbei warm. Eine gewisse Schmerzerleichterung kann dadurch erhalten werden, daß die Bettdecke weggeschlagen wird oder der Patient den Fuß nach unten hängen läßt. In sehr fortgeschrittenen Fällen kann der Schmerz dauernd bestehen und so stark sein, daß er kaum durch Narkotica zu beseitigen ist. Die ischämische Neuropathie spielt hier eine wesentliche Rolle. Der Patient erhält erst Ruhe durch Amputation.

3. *Muskelkrämpfe*: Sie bestehen in plötzlichen schmerzhaften Kontraktionen, die einige Minuten andauern und das Gefühl des Wundseins für Minuten oder Tage hinterlassen. Treten sie in einem pulslosen Bein auf, so sind sie meist durch eine arterielle Erkrankung hervorgerufen.

B. Befunde:

1. *Das Fehlen der Arterienpulse:* Es muß sorgfältig nach den Pulsen der Arteria femoralis, poplitea, dorsalis pedis und tibialis posterior gesucht werden. Obwohl die Poplitealpulse vorhanden sein können, fehlen meist die Fußpulse. Allerdings fehlt der Puls der A. dorsalis pedis in 8% kongenital. Der Puls der Tibialis posterior ist jedoch vorhanden, wenn keine arterielle Erkrankung, ausgeprägte Adipositas oder ein Oedem vorliegt. Zuweilen kann die Schwierigkeit bestehen, daß der Untersucher seine eigenen Pulsationen mit denen des Patienten verwechselt. Körperliche Anstrengung oder Nitroglycerin beschleunigen den Patientenpuls und ermöglichen so eine Differenzierung. Allerdings kann bei manchen Patienten mit arterieller Erkrankung der Fußpuls unter Anstrengung verschwinden. Wenn der Poplitealpuls vorhanden ist, so ist ein direkter chirurgischer Eingriff nicht zu empfehlen.

2. *Farbänderungen an den Füßen*: Die Füße sind blaß, Hautreizung führt zur Capillarfüllung und entsprechender Rötung. Die schlechte Blutversorgung führt zur anoxischen Paralyse der Capillaren und kann eine blau-rote Hautfarbe bedingen.

Man hat versucht, die Geschwindigkeit der Wiederkehr der normalen Hautfarbe nach lokalem Druck als einen Hinweis auf die Durchblutungsgüte zu verwerten. Dieser Hinweis ist jedoch sehr ungenau, da die Zirkulation nach Aufhören eines Drucks nicht notwendigerweise die wahren Kreislaufverhältnisse wiedergeben muß.

a) Abblassen beim Anheben der Extremi-

tät: Die Durchblutung ist schlecht, wenn der Fuß nach dem Anheben aus der Horizontalen schnell abblaßt, besonders dann, wenn der Fuß nur leicht angehoben ist.

b) Fußrötungszeit: Wenn ein Bein 1–2 min angehoben war und dann bei liegenden Patienten nach unten hängt, so kehrt die normale Hautfarbe innerhalb weniger Sekunden zurück. Die Kollateralzirkulation ist um so schlechter, je länger es dauert, bis die Zehen wieder gerötet sind. Im allgemeinen ist die arterielle Erkrankung gering und die Kollateralzirkulation einigermaßen ausreichend, wenn die Rötung der Zehen der herabhängenden Extremität innerhalb von 20 sec auftritt. Eine Behandlung mit lumbaler Sympathektomie kann empfohlen werden. Die arterielle Erkrankung ist jedoch ausgeprägt, und die Sympathektomie wird wenig Erfolg bringen, wenn das Auftreten der Rötung mehr als 20 sec (in schweren Fällen 45 bis 60 sec) benötigt.

c) Rubor bei herabhängender Extremität: Eine fleischfarbene Rötung der Zehen und des Fußes bei herabhängender Extremität wird häufig bei einer Verschlußkrankheit in diesem Bereich beobachtet. Diese Verfärbung erreicht jedoch meist erst nach einer Minute Herabhängen ihre volle Intensität. Dieser Rubor gehört zur mäßig bis schweren arteriellen Verschlußkrankheit.

d) Rubor bei Gefäßstase: Wenn eine vollständige Stase in den distalen Gefäßen mit arteriellen und venösen Thrombosen und Extravasaten von Blut auftritt, so verschwindet die Rötung der Zehen und des Fußes auch beim Hochheben der Extremitäten nicht. Meist umgibt eine abgeblaßte Zone die gerötete Hautstelle bei hochgehobener Extremität. Diese Störung ist meist mit starken Schmerzen verbunden und wird bei der Thrombangiitis obliterans häufiger als bei der Atherosklerose beobachtet.

e) Fleckige Cyanose und Blässe zeigt einen schweren Grad der Ischämie an. Sie wird häufig bei der akuten Thrombose oder einer frischen Embolie beobachtet.

3. Venöse Füllungszeit: Wenn die Klappen im System der Vena saphena in Ordnung sind, so ist die venöse Füllung ein guter Hinweis auf die Kollateralzirkulation des Fußes. Wenn die Venen des Fußrückens nach 1-minutenlanger Hochlage des Beines in herabhängender Position sich nach 30 sec zu füllen beginnen, so kann die prägangränöse Extremität wahrscheinlich durch eine Sympathektomie gerettet werden. Nach vollständigem Verschluß einer größeren Arterie kann die venöse Füllungszeit 90 sec betragen.

4. Lokale Gewebsveränderungen: Eine verminderte arterielle Blutströmung führt zum Zugrundegehen des subcutanen Gewebes in den Zehen des Fußes und des Unterschenkels. In diesem Bereich können die Haare ausfallen, die Haut wird glatt und durchscheinend, die Nägel werden verdickt und deformiert. Kleinere Verletzungen führen bereits zu Infektionen. Jedoch auch ohne merkliche Verletzungen können Infektionen an den Nagelecken auftreten. Die Infektion kann ziemlich schmerzlos ablaufen. Es kann sich ein chronisches ischämisches Geschwür ausbilden, das oft an Druckstellen des Fußes lokalisiert ist. Die Infektion kann aber auch zur lokalisierten und zur progressiven Gangrän führen. Lokale Wärme sollte in der Therapie solcher Infektionen nicht verwendet werden.

5. Hauttemperaturuntersuchungen: Hauttemperaturmessungen und plethysmographische Untersuchungen sind von Wert in der Beurteilung des Ausmaßes der Durchblutungsstörung und können in Grenzfällen entscheiden, ob eine lumbale Sympathektomie Erfolg verspricht oder nicht. Ein grob orientierender klinischer Test besteht darin, die Extremität für einige Minuten der Raumtemperatur auszusetzen. Bei gestörter arterieller Zirkulation fühlt sich dann die Extremität kalt an.

6. Schwitzen: Die Schweißproduktion steht unter der Kontrolle des sympathischen Nervensystems. Sie ist daher ein Hinweis auf das Ausmaß der Störung der autonomen Aktivität in der betreffenden Extremität. Wenn ein Patient mit einer Verschlußkrankheit an dem betreffenden Fuß noch schwitzen kann, so ist das ein Hinweis auf eine gewisse sympathische Aktivität, und damit ist die Wahrscheinlichkeit eines Erfolges einer lumbalen Sympathektomie noch gegeben.

C. Röntgenbefunde: Röntgenaufnahmen des Unterschenkels und des Fußes können Gefäßverkalkungen und Knochenveränderungen zeigen. Wenn ein Geschwür nahe bei einem Knochen oder einem Gelenk liegt, kann eine Osteomyelitis sichtbar werden. Wenn der Poplitealpuls kaum tastbar ist, so bringt die Arteriographie kaum zusätzliche Information hinsichtlich der Entscheidung einer chirurgischen Therapie. In Einzelfällen muß jedoch der Zustand der Femoral- und Poplitealarterien auf diese Weise objektiviert werden.

D. Arterielle Erkrankungen bei Diabetikern: Die Arteriosklerose entwickelt sich frühzeitiger und häufiger bei Patienten mit einem Diabetes mellitus, insbesondere wenn diese Erkrankung über Jahre kaum kontrolliert wurde. Es können sowohl die großen als auch die kleinen Gefäße befallen sein. Jedoch ist der Verschluß der kleineren Gefäße häufiger als bei Nichtdiabetikern. Diese kleineren Gefäße sind für einen chirurgischen Eingriff nicht geeignet. Die Betreuung des diabetischen Patienten mit Verschlußerkrankungen am Fuß und am Unterschenkel ist daher schwieriger. Die Widerstandsfähigkeit gegenüber Infekten scheint vermindert zu sein. Die Kontrolle des Diabetes ist bei Infektionen besonders schwierig. Gefühlsstörungen im Bereich der Zehen und des distalen Fußes (als Folge einer diabetischen Neuropathie) begünstigen Verletzungen. Bei diesen Patienten mit neurogenen Geschwüren kann der Schmerz minimal sein und die periphere Zirkulation so weit ausreichen, daß eine Abheilung des Geschwürs einen relativ normalen Verlauf zeigt. Als Sorge bleibt natürlich, besonders aufgrund der Sensibilitätsstörungen die Gefahr der Verletzung und Sekundärinfektion. Sehstörungen aufrund einer diabetischen Retinopathie ermöglichen oft noch leichter Verletzungen.

Geschwüre und Gangrän sind in jedem Falle leicht infizierbar. Sie können auch zu einer allgemeinen Entzündungsreaktion führen.

Behandlung

A. Claudicatio intermittens: Der Patient muß sorgfältig über seine Bewegungsmöglichkeiten instruiert werden: Geringeres Schrittempo, Vermeidung von Treppen und Steigungen, Einlage kurzer Ruhepausen. Es ist jedoch hervorzuheben, daß gerade das Gehtraining der effektivste Weg ist, eine Kollateralzirkulation zu entwickeln. Ein Gehtraining bis zur Schmerzgrenze, gefolgt von einer dreiminütigen Ruhepause, sollte täglich mindestens achtmal erreicht werden.

Die Lumbalsympathektomie ist die chirurgische Therapie der Wahl. Sie hat große Chancen, wenn die Poplitealpulse noch tastbar sind. Sie kann jedoch auch zum Erfolg führen, wenn nur noch der Femoralpuls nachgewiesen werden kann. Eine Indikation für die Operation ist eine Rötungszeit und eine venöse Füllungszeit von 20 sec oder weniger. Wenn die Rötungszeit und venöse Füllungszeit mehr als 30 sec betragen, so ist die Sympathektomie weniger erfolgversprechend. Wenn die Füße noch eine Schweißreaktion zeigen, so ist ein recht gutes Operationsergebnis zu erwarten. Objektivere Hinweise für oder gegen eine Operation erhält man durch plethysmographische Untersuchungen. Die Gehstrecke nimmt erst Wochen oder Monate nach der Sympathektomie zu, da der Kollateralkreislauf für die Muskeln sich nur allmählich entwickelt. Die Verbesserung der Hautdurchblutung ist dagegen oft schon nach Stunden deutlich.

Eine häufige und belästigende Folge der Sympathektomie ist oft am 10. postoperativen Tag eine unerklärte Neuralgie an der Seite des Ober- und Unterschenkels. Der Schmerz kann leicht oder auch schwerer sein und hält meist Tage oder Wochen an. Die Therapie ist symptomatisch. Die Neuralgie verschwindet schließlich in allen Fällen.

B. Kreislaufinsuffizienz der Füße und der Zehen: Die Sympathektomie ist sogar dann indiziert, wenn die Femoralpulse fehlen oder gangränöse Veränderungen im Bereich der Zehen vorhanden sind. Mäßige oder starke Ruheschmerzen zeigen allerdings ein fortgeschritteneres Stadium an, in dem eine Operation nur noch wenig Erfolg verspricht. Im früheren Stadium kann die Operation dagegen durch Entwicklung einer zusätzlichen kollateralen Blutströmung die Beingefäße vor weiteren Verschlüssen bewahren. Vasoaktive Substanzen haben, zumindest allein verabreicht, geringen Wert; abgesehen von den Fällen, bei denen eine abnorme Vasokonstriktion vorliegt. Wie Blutströmungsuntersuchungen gezeigt haben, besteht die Möglichkeit, daß unter vasoaktiver Therapie beim älteren arteriosklerotischen Patienten der Zufluß zur ischämischen Extremität abnimmt. (Anmerkung des Übersetzers: In Deutschland wird eine vasoaktive Therapie im Rahmen der Gesamttherapie durchaus befürwortet. Beispiele entsprechender Medikamente sind Complamin, Cosaldon, Dilatol, Dusodril, Lamuran, Niconacid, Priscol, Ronicol, Vasculat u. a. Grundsätzlich muß hierbei indiv. dosiert werden. Es ist besonders bei iv. oder ia. Applikation auf die Herz-Kreislaufreaktion zu achten, da Blutdrucksenkung und speziell bei geschädigtem Herzen kardiale Überlastungen auftreten können.) Auf eine sorgfältige Fußpflege ist zu achten.

C. Infektionen, Geschwüre und Gangrän der Zehen oder Füße:

1. Frühtherapie akuter Infektionen: Komplette Bettruhe mit leicht gesenktem oder horizontal gelagertem Bein. Eine offene Wunde sollte leicht mit Gaze bedeckt werden. Einschnürende Bandagen sind jedoch nicht zu verwenden. Ist Eiter vorhanden, so ist eine Kultur mit Sensibilitätsprüfung vorzunehmen, droht jedoch ein Fortschreiten der Infektion, so ist eine antibiotische Therapie ohne Abwarten des Kulturergebnisses bzw. der Sensibilitätsprüfung vorzunehmen. Eitrige Taschen sind sorgfältig zu drainieren. Ulcerationen, die mit nekrotischem Gewebe bedeckt sind, können durch feuchte sterile Kochsalzumschläge (drei- bis viermal täglich gewechselt) zur Heilung gebracht werden. Xeroform®, Gaze oder Bacitracin-Neomycin-Öl kann ebenfalls bei der Beseitigung infizierter Krusten helfen.

Nach Diabetes und Anaemie ist zu fahnden und eine entsprechende Therapie einzuleiten.

2. Frühbehandlung der eingetretenen Gangrän: Die Gangrän schreitet meist bis zu der Stelle fort, an der die Zirkulation durch die Entzündung angeregt ausreicht, um einen weiteren Gewebsuntergang zu verhindern. An dieser Stelle grenzt sich zumindest vorübergehend der Prozeß ab. Dieser Vorgang kann durch Maßnahmen beschleunigt werden, die denen ähnlich sind, wie sie im vorausgehenden Abschnitt über die Therapie der akuten Infektion beschrieben sind. Wenn die Haut noch intakt, die Gangrän noch trocken ist, so ist man mit Antibiotica zurückhaltend. Ist jedoch die Infektion vorhanden, die Gangrän feucht, so sind intensiv Antibiotica anzuwenden, um das Fortschreiten der Infektion und eine Septikämie zu verhindern. Wenn die Gangrän nur ein Hautsegment und das darunterliegende oberflächliche Gewebe betrifft, so können eine Sympathektomie und ein Arterienersatz den Prozeß stoppen. Das nekrotische Gewebe kann abgetragen werden und das Geschwür chirurgisch versorgt bzw. in der oben aufgeführten Weise therapiert werden. Wenn trotzdem keine Heilung eintritt und die Amputation notwendig ist, so kann sie aufgrund dieser Maßnahmen doch zuweilen mehr nach distal verlegt werden.

3. Amputation wegen Gangrän:

1. Eine Zehe, die an ihrer Basis gangränös ist, kann manchmal durch das nekrotische Gewebe amputiert und offen gelassen werden. Dieses Vorgehen ist zu empfehlen, wenn eine aktive Infektion und die Gefahr von eitrigen Retentionen besteht.

2. Wenn nur der distale Teil der Zehe gangränös ist und ein ausreichender Versorgungskreislauf für die proximale Zehe besteht, so kann nach guter Demarkation und Entzündungsbeseitigung eine geschlossene Amputation durchgeführt werden.

3. Eine transmetatarsale Operation ist zu erwägen, wenn die Gangrän eine oder mehrere Zehen, jedoch nicht den Fuß, betrifft und wenn die distale Blutversorgung des Fußes für eine Heilung ausreichend erscheint.

4. Eine Amputation unterhalb des Knies ist bei Patienten mit mehr oder weniger gut palpablem Poplitealpuls durchzuführen, wenn eine gute Kollateralzirkulation um das Knie herum nachweisbar ist (worauf ein warmer und gut ernährter Unterschenkel hinweist) und wenn die Gangrän oder Ischämie des Fußes so ausgeprägt ist, daß eine Lokal-Amputation (wie oben ausgeführt) nicht durchführbar ist. Die Erhaltung des Knies und des proximalen Unterschenkelteils ist sehr wichtig für die spätere Prothese und die weitere Beweglichkeit des Patienten. Es sollte therapeutisch alles unternommen werden, die Amputation in dieser Höhe zu ermöglichen.

5. Eine Amputation oberhalb des Knies kann bei sehr fortgeschrittener Gefäßerkrankung mit ausgedehnter Gangrän oder heftigem Ischämieschmerz notwendig werden.

Verschlußkrankheit extrakranieller Arterien

Die Symptome der cerebrovasculären Insuffizienz können von leichter Desorientiertheit bis zur Hemiplegie oder Tod variieren. Meist ist die Stenosierung intrakranieller Gefäße hierfür verantwortlich. In ca. $^1/_3$ der Fälle liegen jedoch extrakranielle Verschlüsse vor.

Die Arteriosklerose ist meist die Ursache der extrakraniellen Arterienverschlüsse. Der Prozeß ist häufig segmental begrenzt. Er betrifft typischerweise die Carotisgabel, die proximalen Teile der Carotis interna und die Vertebralarterie. Seltener sind die intrathorakalen Teile der größeren Aortenabzweigungen betroffen. Entsprechend der Bedeutung der einzelnen Gefäße für die Versorgung des Gehirns entwickelt sich die Ausfallssymptomatik.

Der Verschluß großer Gefäße am Aortenbogen kann auch aufgrund einer syphilit. Aortitis oder einer unspezifischen Arteriitis, besonders bei jungen Frauen, entstehen.

Klinische Befunde

A. Symptome: Häufig besteht keine feste Beziehung zwischen dem klinischen Befund und dem Ausmaß der Lokalisation der Verschlußkrankheit. Daher hat die Arteriographie eine große Bedeutung.

1. Carotiden: Wenn die Insuffizienz primär die Carotiden betrifft, so haben die Symptome meist supratentoriellen Charakter: Schwäche der Extremitäten und des Gesichtes, Anaesthesie, Aphasie, Verwirrungszustände, Erinnerungseinschränkung, Persönlichkeitsveränderungen, Hemiplegie und Koma. Die Pulsation der Carotis interna ist klinisch nicht exakt zu überprüfen. Jedoch weist ein Geräusch über der Carotidenbifurkation auf eine Stenose im Bereich der Carotis interna hin. Läßt sich kein Geräusch nachweisen, so kann das Gefäß normal sein, extrem eng oder verschlossen. Beim Verschluß wird die digitale Kompression der gleichseitigen Carotis communis gut vertragen, während die Kompression des kontralateralen Gefäßes (ein etwas gefährlicher Test) meist rasch zu zentralvenösen Erscheinungen führt.

2. Vertebral- und Basilargefäße: Betrifft die Insuffizienz die Vertebral- und Basilargefäße, so treten subtentorielle Symptome auf wie Schwindel, besonders beim Aufstehen, und ein unsicherer Gang.

3. Augensymptome: Vorübergehende Episoden von Seheinschränkung oder sogar Blindheit (besonders beim Gehen) können auftreten. Ursache hierfür ist ein herabgesetzter intraocularer Arteriendruck auf der Seite des Verschlusses, wie mit Hilfe der Ophthalmodynamometrie festgestellt werden konnte. (Die Verwendung eines Kipptisches ermöglicht exakte Untersuchungen des Auges in liegender und aufrechter Stellung.) Mikroembolie aus Fibrin, Thrombocyten, Thromben oder Teile von arteriosklerotischen Plaques, die sich aus arteriosklerotischen Geschwüren in den Carotiden lösen können, werden in den Retinalarterien im Zusammenhang mit den Sehstörungsperioden gefunden.

4. Große Gefäße: Der Verschluß großer Gefäße, die vom Aortenbogen abzweigen, führt zur Claudicatio intermittens des Armes, zur verminderten oder fehlenden Pulsation in der Carotis communis oder in den Axillargefäßen, zu Blutdruckdifferenzen zwischen den beiden Armen oder zu einem Geräusch in der Supraclaviculargegend.

5. Subclavia-Zapf-Syndrom: Wenn die proximale linke Arteria subclavia oder die Arteria innominata total verschlossen ist, so kann die Blutversorgung des Armes retrograd über die Arteria vertebralis einsetzen. Hieraus resultiert eine Reduktion der Gesamtblutversorgung des Gehirns. Bewegungen des Armes sind dann nicht nur von Claudicatioerscheinungen, sondern auch von Schwindel oder anderen cerebralen Symptomen begleitet.

B. Röntgenbefunde: Die Arteriographie ist die genaueste diagnostische Untersuchungsmethode. Sie besteht meist in einer Serie von Untersuchungen, die alle vier Arterien, die zum Gehirn führen, einschließt. Zuerst wird der Aortenbogen untersucht. Das geschieht meist über einen Katheter, der über die rechte

Arteria axillaris oder brachialis oder über eine Femoralarterie in den Aortenbogen vorgeschoben wird. Diese percutane Methode des Katheterismus (Seldinger-Technik) wird am häufigsten benutzt. Die direkte Injektion durch eine Nadel in die Arteria carotis wird für detailliertere Untersuchungen der Carotis-Bifurkation verwendet. Die Einbeziehung der intrakraniellen Arterien in diese Untersuchung ermöglicht den Ausschluß eines Neoplasmas oder einer okklusiven Erkrankung der Cerebralarterien.

Behandlung

A. Indikationen: Ein operativer Eingriff kann eine bessere Blutversorgung des Gehirns erreichen. Dieser Eingriff kann auch prophylaktisch bedeutsam für weitere Schädigungen des Gehirns sein. Stenosen, die das Lumen um weniger als 50% einengen, sind nicht von Bedeutung und sollten nicht operiert werden. Eine rein prophylaktische Stenosenbeseitigung bei Patienten ohne zentralnervöse Symptome ist daher selten indiziert.

1. Notfallchirurgie: Die Notfallsoperation des akuten Schlaganfalls hat enttäuscht. Folgenschwere postoperative Blutungen in das infarzierte Gebiet sind nicht selten. Meist, besonders aber bei Patienten im Koma ist es günstiger, die arteriellen Untersuchungen und den operativen Eingriff zu verschieben, bis die Situation sich stabilisiert hat und eine gewisse Kollateralzirkulation eingesetzt hat.

2. Selektivchirurgie: Patienten mit intermittierenden Symptomen oder leichten konstanten neurologischen Defekten – oder solche, die sich von einem größeren Insult erholt haben – sind evtl. zu operieren.

3. Operationskontraindikation: Patienten mit Hemiplegie, die keine Zeichen der Rückbildung haben, können in ihrer Gehirndurchblutung durch eine Operation kaum verbessert werden.

Wenn die Arteria carotis interna komplett verschlossen ist und dieser Verschluß seit einigen Stunden besteht, so ist das Gefäß meist auch jenseits des Cervicalsegmentes der Carotis interna verschlossen. Der chirurgische Versuch der Strömungsverbesserung ist dann meist ohne Erfolg.

B. Chirurgische Behandlung: Die Trombendarteriektomie wird meist durchgeführt, um eine Stenose der Carotiden-Bifurkation zu beseitigen, die klinische Bedeutung hat (über 60% Verschluß). Carotisverschlüsse nahe der Aorta werden meist durch eine Umgehungsplastik behandelt.

Der kurzzeitige kompl. Verschluß der Carotis während der Arbeit unmittelbar an der Arterie führt gelegentlich (5 bis 10%) zur temporären oder permanenten Gehirnschädigungen und manchmal zum Tod.

Es fehlt der Beweis, daß eine allgemeine Narkose einen gewissen Schutz vor einer Gehirnschädigung darstellt. Von mancher Seite wird ein Shunt befürwortet, um eine ausreichende Blutströmung durch die Carotis interna während der Endarteriektomie zu erhalten, besonders wenn eine bilaterale Carotisstenose besteht. Von anderer Seite wird eine Hypercarbie während der Verschlußperiode empfohlen. Es müssen jedoch noch verläßliche Kriterien gesucht werden, um entscheiden zu können, welche Patienten einen Interna-Shunt während der Endarteriektomie benötigen.

Prognose

Obwohl man die Operation bei sorgfältig ausgewählten Patienten mit einem akzeptablen Operations- und Komplikationsrisiko durchführen kann, ist eine sichere Lebensverlängerung bisher noch nicht nachgewiesen. Vorübergehende ischämische Anfälle können meist vermieden werden, wenn auch der Patient nicht auf die Dauer vor einem größeren Schlaganfall bewahrt werden kann. Bei ausgeprägten und dauernden zentral-nervösen Veränderungen hat der chirurgische Eingriff meist nur geringe Erfolge.

Egan, R. W., Upson, J. F.: Carotid artery surgery for cerebral vascular insufficiency. Angiology **16**, 698 (1965).

Hohf, R. P.: The clinical evaluation and surgery of internal carotid insufficiency. S. Clin. N. Amer. **47**, 71–89 (1967).

Santschi, D .R. et al.: The subclavian steal syndrome: Clinical and angiographic considerations in 74 cases in adults. J. Thoracic. Cardiovas. Surg. **51**, 103 (1966).

Schwartz, W. S., Ramseyer, J. C., Baker, R. N.: Management of transient cerebral ischemic attacks. California Med. **107**, 471–480 (1967).

Yashon, D. et al.: Long term results of carotid bifurcation endarterectomy. Surg. Gynec. Obstet. **122**, 517–523 (1966).

Nierenarterienstenose

Die Stenose einer Nierenarterie kann eine fortschreitende Hypertonie verursachen, die jedoch durch eine Wiederherstellung der normalen Blutströmung zu der Niere beseitigt werden kann. Der renale Pressormechanismus funktioniert, wenn nur ein Teil der Niere inadäquat durchströmt wird. Die Arteriosklerose ist die häufigste Ursache. Es gibt jedoch auch kongenitale Stenosen der Nierenarterie, besonders bei Kindern und Jugendlichen, die Ursache für eine Hypertonie bilden können. Stenose einer der beiden Nierenarterien kann sich aufgrund einer Verdikkung der Media der Arterie entwickeln (fibro-muskuläre Hyperplasie). Diese Ursache der Hypertonie tritt z. B. bei Patienten im jüngeren oder mittleren Alter (besonders Frauen) auf.

Klinische Befunde

A. Symptome: Die Nierenarterienstenose sollte bei jedem Patienten in Betracht gezogen werden, bei dem die Hypertonie rasch zunimmt, besonders mit Erhöhung des diastolischen Druckes oder bei dem ein Geräusch im Bereich der Nierenarterien hörbar ist. Weitere Verdachtsmomente für eine Stenose der Nierenarterie sind: Eine Hypertonie, die entweder bei alten Patienten oder Jugendlichen, d. h. unter 30 auftritt; eine Hypertonie, die nach Schmerzanfällen im Bereich der Flanke oder des Abdomens auftritt; eine Hypertonie bei Patienten, bei denen ein intravenöses Urogramm einen Größenunterschied der Nieren (mehr als 1 cm) oder eine Differenz in der Ausscheidung des Kontrastmittels gezeigt hat (häufige Aufnahmen innerhalb der ersten 10 min sind notwendig, um derartige Differenzen zu erfassen).

B. Laborbefunde: Verdächtig auf einseitige Nierenarterienstenose sind: Eine einseitige exzessive Reabsorption von Natrium und Wasser mit Anstieg der Inulin- oder Paraaminohippursäure-Konzentration.

C. Röntgenbefunde: Wenn auch Unterschiede im Urogramm zwischen den beiden Nieren wertvolle Hinweise liefern, so schließt ein normales Untersuchungsergebnis eine Nierenarterienerkrankung nicht aus. Eine Aortographie mit der Katheterspitze im Nierenarterienabgang benötigt nur kleine Kontrastmengen, ermöglicht aber eine Darstellung der Stenose. Diese Untersuchung hat den höchsten Informationsgehalt und sollte bei jedem Patienten durchgeführt werden, bei dem die Möglichkeit einer merklichen Nierenstenose besteht.

D. Spezialuntersuchungen: Einen wertvollen Suchtest stellt die differenzierte Radioisotopen-Ausscheidungsmessung der beiden Nieren dar. Allerdings kann mit dieser Methode selten eine Nierenarterienstenose definitiv erfaßt bzw. ausgeschlossen werden.

Behandlung

Die Therapie der Wahl ist bei sorgfältig ausgewählten Patienten die Beseitigung der Stenose. Ist diese Beseitigung nicht möglich, so muß die Nephrektomie erwogen werden, wenn die andere Niere frei von Erkrankungen ist.

Bei der Diagnose und erfolgreicher Operation kann bei vielen Patienten ein normales Verhalten des Blutdruckes erreicht werden. Bei Patienten über 50 oder 60 mit stark ausgeprägten arteriosklerotischen Erscheinungen ist die Operationsmortalität so hoch, daß eine medikamentöse Therapie oder die Nephrektomie eher in Betracht gezogen werden sollte.

Foster, J. H. et al.: Hypertension and fibromuscular dysplasia of the renal arteries. Surgery **65**, 157–181 (1969).

Hunter, J. A. et al.: Problems in management of renovascular hypertension. S. Clin. N. Amer. **47**, 91–107 (1967).

Morris, G. C. et al.: Late results of surgical treatment for renovascular hypertension. Surg. Gynec. Obstet. **122**, 1–7 (1966).

Perloff, D. et al.: Renal vascular hypertension: Further experiences. Amer. Heart J. **74**, 614–631 (1967).

Winter, C. C.: Correctable Renal Hypertension. Lea & Febiger 1964.

Erkrankung der Arteria coeliaca und mesenterica cranialis

Aneurysmen oder Verschlußkrankheiten in den Eingeweideästen der abdominellen Aorta treten gelegentlich auf. Die arterielle Insuffizienz des Intestinaltrakts macht sich meist durch postprandialen Schmerz und Malabsorptionserscheinungen mit Gewichtsverlust bemerkbar. Häufig ist ein Geräusch hörbar. Die Angiographie mit Hilfe eines Katheterismus ermöglicht die Diagnose der Verschlußerkrankung und auch die Entscheidung, ob ein operativer Eingriff – z. B. eine Endarteriektomie oder eine Umgehungsplastik – indiziert ist. Die Thrombose der Arteria mesenterica cranialis führt meist zu einem Darminfarkt (s.: Der akute Verschluß der Mesenterialgefäße in Kapitel 11).

ROB, C.: Surgical diseases of the celiac and mesenteric arteries. Arch. Surg. **93,** 21–32 (1966).

STONEY, R. J. Wylie: Recognition and surgical management of visceral ischemic syndromes. Ann. Surg. **164,** 714–722 (1966).

Akuter Arterienverschluß

Diagnostische Merkmale

- Die Symptomatik hängt von der verschlossenen Arterie ab, von dem betroffenen Organ und dem Ausmaß eines Kollateralkreislaufs
- Der Verschluß einer Extremitätenarterie führt meist zu Schmerz, Sensibilitätsstörungen, Kribbeln, Schwäche- und Kältegefühl. Meist bestehen Blässe, Marmorierung, motorische und sensorische Störungen, Reflexanomalitäten und Kollaps der oberflächlichen Venen. Die Pulsationen der Arterie distal des Verschlusses fehlen
- Akute Verschlüsse in anderen Regionen führen z. B. zu cerebralen Ereignissen, intestinaler Ischämie und Gangrän, zu Nieren- und Milzinfarkten

Differentialdiagnose

Zunächst muß zwischen der arteriellen Embolie und Thrombose unterschieden werden. Bei älteren Patienten mit arteriosklerotischer Gefäßerkrankung und gleichzeitiger Herzerkrankung kann die Unterscheidung sehr schwierig sein. Die akute Thrombophlebitis mit arteriellem Spasmus kann unterschieden werden durch eine normale oder erhöhte Hauttemperatur, durch gestaute Venen oder oedematöse Veränderungen.

1. Arterielle Embolie

Die arterielle Embolie erscheint häufig als Komplikation einer rheumatischen Herzerkrankung, eines Herzinfarktes, einer bakteriellen Endokarditis oder einer Herzinsuffizienz. In ⅔ der Fälle tritt sie bei Vorhofflimmern auf. Bei 10% der Patienten kann eine Embolieursache nicht gefunden werden. Die Differentialdiagnose zwischen Embolie und Thrombose kann hierbei schwierig sein. Gelegentlich kann sich ein arterieller Thrombus lösen und so zu einer Embolie in einem distalen Arteriensegment führen. Ursache derartiger Embolien können Aneurysmen, arteriosklerotische Plaques oder Geschwüre, Entzündungen wie die Thrombangiitis obliterans sein. Ist der Embolus klein, so können die Symptome lokalisiert und vorübergehend auftreten.

Ein Embolus neigt dazu, in Bifurkationen von Arterien hängen zu bleiben. Er erreicht meist die Arterien der unteren Extremitäten, obwohl natürlich auch Embolien der oberen Extremitäten, des Gehirns oder des Intestinaltraktes auftreten können.

Klinische Befunde

Bei einer Extremitätenembolie sind die Initialsymptome meist Schmerz (plötzlich oder allmählich), Taubheitsgefühl, Kältegefühl und Kribbeln. Meist treten die Symptome plötzlich auf. Sie können sich jedoch auch über eine Periode von mehreren Stunden allmählich entwickeln. Distal der Blockierung fehlen die Arterienpulsationen. Weiterhin treten auf: Blässe und Marmorierung, Hypästhesie oder Anästhesie, Schwächegefühl oder Parese der Extremität. Die Oberflächenvenen sind kollabiert. Später können Hautnekrosen, Blasen und schließlich eine Gangrän auftreten.

Behandlung

In den meisten Fällen ist die sofortige Embolektomie die Therapie der Wahl. Sie sollte innerhalb von 12 Stunden durchgeführt werden.

A. Praeoperative Notfallsmaßnahmen:

1. Heparin: Heparin-Natrium, 5000 E. i. v., sind sofort bei Diagnosestellung zu geben, um eine distale Thrombose zu verhindern. Die Wirkung dieser Heparinmenge ist meist vorüber, bis der Patient zur Operation kommt. Wenn eine vier- bis fünfstündige Operationsverzögerung anzunehmen ist, so sind zusätzlich 3000 bis 4000 E. i. m. zu geben.

2. *Sympathicus-Blockade*: Eine Sympathicus-Blockade darf nicht durchgeführt werden, wenn bereits Heparin gegeben wurde. In diesem Falle ist es besser, die Heparintherapie zu intensivieren und die Operation so rasch wie möglich vorzunehmen. Ist jedoch eine längere Operationsverzögerung zu erwarten oder der Patient inoperabel, so muß eine Sympathicus-Blockade vor der Heparintherapie versucht werden.

3. *Protektive Maßnahmen*: Die Extremität ist in leicht nach unten geneigter oder horizontaler Position zu lagern.

Es sind weder Hitze noch Kälte zu applizieren. Die Extremität ist weich zu lagern und vor jeder schädigenden harten Berührung zu schützen.

4. *Vasodilatatoren:* Eupaverin, 60 mg i. v. alle zwei bis drei Stunden oder 30 mg intraarteriell proximal des Verschlußes. Whisky ca. 50 g viermal tägl., Nicotinsäure 50 mg viermal tägl. oder Tolazolin (Priscol®) 12,5 bis 25 mg, drei- bis viermal tägl. können versucht werden, wenn ein chirurgischer Eingriff nicht möglich ist.

5. *Analgetica*: Der Schmerz sollte mit Analgetica bekämpft werden.

6. *Arteriographie*: Die Arteriographie kann vor oder während der Operation durchgeführt werden. Es können mehrere Embolien in einer Extremität vorhanden sein. Die Röntgenuntersuchungen ermöglichen die Lokalisation eines distalen Embolus und die Bestimmung des Ausmaßes der Thrombose.

B. Operation: Sitzt der Verschluß in einer Extremitätenarterie, so wird meist in Lokalanästhesie operiert. Nach Beseitigung des Embolus durch die Arteriotomie muß die proximale und distale Arterie nach weiteren Embolien und sekundären Thrombosen mit einem Spezialkatheter (Fogarty-Katheter mit einem aufblasbaren Ballon an der Spitze) abgesucht werden. Ein Embolus in der Aortengabelung oder in der Arteria iliaca kann oft in Lokalanästhesie durch die Femoralarterien unter Benutzung des gleichen Katheters beseitigt werden.

Prognose

Die arterielle Embolie stellt nicht nur eine Bedrohung für die betroffene Extremität, sondern auch für das Leben des Patienten der. Der operative Eingriff wird von Patienten mit ausgeprägteren Herzerkrankungen schlecht vertragen, so daß die Operationsmortalität recht hoch sein kann.

Die Mortalität nimmt mit der Größe und der besonderen Lokalisation eines Embolus zu. Am gefährlichsten sind Emboli in der Aorta oder in den Iliacalarterien. Es können begleitende cerebrale oder mesenteriale Embolien auftreten, ebenso wie eine fortschreitende Herzinsuffizienz. Embolien bei gleichzeitiger Hypertonie oder arteriosklerotischer Herzerkrankung haben eine schlechtere Prognose als diejenigen, die bei einer rheumatischen Klappenerkrankung jüngerer Patienten auftreten. Die Embolien rezidivieren in 50% der Fälle und in über 50% der Fälle bei gleichzeitigem Vorhofflimmern.

Bei Patienten mit Vorhofflimmern sollte versucht werden, den Sinusrhythmus mit Chinidin oder einer Kardioversion wiederherzustellen. Allerdings gelingt die Wiederherstellung des Sinusrhythmus meist nur bei Patienten mit vorübergehendem oder frisch eingesetztem Vorhofflimmern. Eine Langzeitanticoagulation kann die Gefahr weiterer Embolien herabsetzen. Bei entsprechend ausgewählten Patienten ist die operative Beseitigung der Mitralstenose zu empfehlen. Eine Mitralplastik, in frühen Stadien der Mitralstenose durchgeführt, vermindert die Gefahr späterer embolischer Komplikationen.

2. Akute arterielle Thrombose

Eine akute Thrombose entwickelt sich meist in Arterien, deren Lumen durch atherosklerotische Veränderungen bereits deutlich eingeengt ist. Meist bestehen Einengungen von 90% oder mehr. Das Blut, das durch solch ein verengtes, unregelmäßiges und ulceriertes Lumen fließt, neigt zur Gerinnung und kann zu einem ziemlich plötzlichen vollständigen Verschluß der Stenose führen. Der Thrombus kann dann weiterwachsen. Er endet meist an einer Stelle, an der das Blut etwas schneller durch eine weniger erkrankte Arterie fließt, meist an einem größeren Arterienast. Gelegentlich wird die Thrombose dadurch ausgelöst, daß der Blutstrom eine arteriosklerotische Plaque aufreißt und so das Lumen blockiert. Entzündliche Veränderungen der Arterienwand mit entsprechender Verengung des Lumens wie bei der Thrombangiitis obliterans können ebenso zu einer akuten Thrombose führen. Eine chronische mechanische Reizung der Arterie wie durch eine Halsrippe kann Ursache einer Thrombose sein. Die Thrombusbildung in einer erkrankten Arterie ist zuweilen von einem episodischen Blutdruckabfall, einem akuten Trauma oder einer Herzinsuffizienz begleitet. Eine Polycythaemie begünstigt die Möglichkeit der Thrombusbildung.

Der chronische unvollständige Arterienverschluß fördert meist die Entwicklung eines Kollateralkreislaufes. Wird der Verschluß schließlich vollständig, so nimmt die kollaterale Blutströmung zu. Die betroffene Extremität kann sich während dieser Entwicklung des Kollateralkreislaufes für Stunden oder Tage in einer relativ kritischen Situation befinden. Der Zustand des Gewebes distal von der Blockierung hängt von der Entwicklung eines ausreichenden Kollateralkreislaufes ab. Diese Entwicklung hängt ihrerseits von der Lokalisation und der Größe des arteriellen Thrombus und zusätzlichen Anomalitäten ab wie Schock, Herzinsuffizienz, Anaemie oder Haemokonzentration.

Klinische Befunde

Der lokale Befund an der Extremität ähnelt sehr stark dem bei einer arteriellen Embolie. Folgende differentialdiagnostische Erwägungen sind anzustellen:

1. Bestehen Manifestationen einer arteriellen Verschlußkrankheit in anderen Körpergegenden, besonders an der anderen Extremität, Geräusche, fehlende Pulse, weitere Veränderungen, wie oben beschrieben? Finden sich in der Anamnese Hinweise auf eine Claudicatio intermittens? Derartige Hinweise sind zwar gut verwertbar, aber nicht beweisend für die Diagnose einer Thrombose.

2. Bestehen in der Anamnese oder im Befund Zeichen von flüchtigem Vorhofflimmern oder einem Herzinfarkt? In diesem Falle ist eine Embolie wahrscheinlicher als eine Thrombose.

3. EKG und Serumfermente geben eine zusätzliche Information über die Situation des Herzens und über die Wahrscheinlichkeit einer Embolie.

4. Eine Arteriographie ermöglicht eine exaktere Differentialdiagnose und entsprechende Therapie.

Behandlung

Während bei einer Embolie die Embolektomie zu empfehlen ist, ist bei einer Thrombose aus zwei Gründen ein operatives Vorgehen abzulehnen:

1. Das thrombosierte Arteriensegment kann sehr lang sein, so daß eine entsprechend ausgedehnte und schwierige Operation nötig ist (eine Thrombendarteriektomie oder eine arterielle Plastik). Die Entfernung eines einzigen Embolus in einer sonst normalen oder fast normalen Arterie ist ein vergleichsweise schneller und erfolgreicher Eingriff.

2. Die betroffene Extremität hat bei der Thrombose eine größere Überlebenschance, da sich in der stenosierenden Phase vor der akuten Thrombose meist ein gewisser Kollateralkreislauf entwickelt hat. Bei einer Embolie ist das nicht der Fall, außerdem sitzt der Embolus meist an einer größeren Arteriengabel und verschließt beide Äste. Schließlich ist der begleitende Arterienspasmus meist ausgeprägter.

Die Therapie ist dementsprechend wie in der praeoperativen Phase einer Arterienembolie (siehe oben) unter sorgfältiger Beobachtung über Stunden oder Tage durchzuführen. Besonders muß auf eine ausreichende Zirkulation der distalen Gegenden geachtet werden. Entwickelt sich eine Blutversorgung dieser Gegenden nicht, und droht die Gefahr einer Nekrose, so muß ein chirurgischer Eingriff vorgenommen werden. Dies ist besonders dann der Fall, wenn Röntgenuntersuchungen einen gewissen Erfolg versprechen. Im anderen Fall kann eine Sympathektomie die Extremität retten.

Prognose

Bei der akuten Thrombose der Iliacalarterien oder der oberflächlichen Femoralarterien überlebt die Extremität meist. Die Gangrän ist häufiger, wenn die Arteria poplitea plötzlich verschlossen wird, besonders dann, wenn zwischen dem Verschluß und dem Therapiebeginn eine längere Zeitspanne mit deutlichem Arterienspasmus vergeht. Überlebt die Extremität den Verschluß, so ist eine längere Beobachtungszeit mit entsprechender Behandlung unter den gleichen prognostischen Möglichkeiten notwendig, wie sie im Abschnitt über die Verschlußerkrankungen der Femoral- und Poplitealarterien besprochen ist.

Darling, R. C. et al.: Arterial embolism. Surg Gynec. Obstet. **124**, 106–114 (1967).

Deterling, R. A., Jr.: Acute arterial occlusion. S. Clin. N. Amer. **46**, 587–604 (1966).

Fogarty, T. J.: Catheter technic for arterial embolectomy. J. Cardiovas. Surg. **8**, 22–28 (1967).

Hallman, G. L. et al.: Surgical considerations in arterial embolism. S. Clin. N. Amer. **46**, 1013–1020 (1966).

Wessler, S. et al.: Studies in peripheral arterial occlusive disease. III. Acute arterial occlusion. Circulation **17**, 512–525 (1958).

Thrombangiitis obliterans (TAO)

(Die Bürger'sche oder Winiwarter-Bürger'sche Erkrankung)

Diagnostische Merkmale

- Meist jugendliche, männliche Raucher
- Meist entzündliche Verschlüsse an den distalen Extremitätenarterien mit Kreislaufinsuffizienz-Zeichen der Zehen oder Finger
- Es können auch Thrombosen der oberflächlichen Venen bestehen
- Der Verlauf ist intermittierend, und die Amputation kann notwendig werden, besonders wenn das Rauchen nicht gestoppt wird

Allgemeine Betrachtungen

Die Bürger'sche Erkrankung stellt einen episodischen segmental entzündlichen und thrombotischen Prozeß der Arterien und Venen, besonders der Extremitäten, dar.

Sie wird am häufigsten bei Männern im Alter von 25–35 Jahren beobachtet. Die Symptomatik bezieht sich nur auf den Verschluß. Zunächst bestehen Ischämiezeichen, später Infektion und Nekrose. Der Entzündungsprozeß verläuft intermittierend mit Ruheperioden von Wochen, Monaten oder Jahren.

Die klinische Differentialdiagnose zwischen der Bürger'schen Erkrankung und einer atherosklerotischen kann schwierig oder unmöglich sein. Meist sind die Gefäße der Beine befallen. Am häufigsten entwickelt sich der Prozeß an den Plantar- und Digitalgefäßen und denen des Unterschenkels (besonders an der Arteria tibialis posterior). Ein Verschluß der Femoral-Popliteal-Arterien ist selten. Auch bei den oberen Extremitäten sind meist die distalen Gefäße befallen. In den einzelnen Episoden können verschiedene Arterien-Segmente betroffen werden. In den Ruhezeiten besteht die Möglichkeit einer gewissen Rekanalisation.

Eine oberflächliche Thrombophlebitis migrans ist häufig ein Frühzeichen der Erkrankung.

Die Ursache ist unbekannt, Kollagenveränderungen in den Gefäßen lassen eine Kollagenerkrankung annehmen. Meist handelt es sich um Raucher. Der Therapieerfolg bleibt häufig aus, wenn der Patient nicht aufhört zu rauchen.

Klinische Befunde

Die Symptomatik gleicht der der Arterieninsuffizienz, so daß die Unterscheidung von einer peripheren arteriosklerotischen Erkrankung schwierig sein kann. Wenn auch die beiden Erkrankungen sehr ähnlich sind, so weisen doch folgende Befunde auf eine Bürger'sche Erkrankung hin:

1. Der Patient ist meistens männlichen Geschlechts, Raucher und zwischen 20 und 40 Jahren.

2. Oft sind in der Anamnese oder im Befund schmale rote Stränge als Ausdruck einer oberflächlichen Thrombophlebitis migrans. Meist sind die Saphenaäste betroffen, selten größere Gefäße. Die Biopsie einer derartigen Vene ermöglicht meist die Diagnose der Erkrankung.

3. Das Phänomen der Claudicatio intermittens ist häufig und wird meist in der

Handfläche oder im Fußgewölbe beobachtet. Auch anhaltender Ruheschmerz wird nicht selten angegeben. Er hat bohrenden und ziehenden Charakter, hört oft im Schlaf und während des Essens auf und steht mehr im Vordergrund als bei den Patienten mit atherosklerotischer Erkrankung. Taubheitsgefühl, Sensibilitätsstörungen, prickelnde und brennende Schmerzen können Ausdruck einer ischämischen Neuerkrankung sein.

4. Die Zehen oder die gesamte distale Region des Fußes kann blaß und kalt sein. Es kann auch ein Rubor bestehen, der relativ unabhängig von der Lagerung ist. Die Haut wird bei Anheben der Extremitäten nicht blaß. Beim Herabhängen der Extremität ist der Rubor oft deutlicher als bei den Patienten mit einer atherosklerotischen Erkrankung. Die distalen Gefäßveränderungen sind meist asymmetrisch, so daß z. B. die Zehen nicht in gleichem Ausmaß verändert sind. Im allgemeinen fehlen die Pulsationen der Arteria dorsalis pedis, tibialis posterior, ulnaris oder radialis, oder sie sind verschieden stark ausgeprägt.

5. Es können trophische Veränderungen auftreten. Sie sind oft von Ulcerationen am Nagelrand begleitet.

6. Meist besteht die Erkrankung in beiden Beinen. Sie kann zusätzlich Hände und Unterarme befallen. In der Anamnese können sich Hinweise auf Raynaud'sche Erscheinungen finden.

7. Der Verlauf ist meist intermittierend. Akute und oft sogar dramatische Episoden können sich mit Ruheperioden abwechseln. Wenn die Kollateralgefäße und die Hauptgefäße verschlossen sind, so nimmt die Wahrscheinlichkeit einer Gangrän und Amputation zu. Der Verlauf einer atherosklerotischen Erkrankung ist weniger dramatisch und kontinuierlicher.

Differentialdiagnose

Die verschließende Arteriosklerose tritt im höheren Alter auf. Sie ist oft von Hyperlipidämie und Gefäßverkalkungen begleitet. Dagegen fehlt meist eine Thrombophlebitis.

Die Sklerodermie verursacht charakteristische Hautveränderungen vor den Gefäßbefunden.

Die Raynaud'sche Erkrankung führt zu symmetrischen bilateralen Farbveränderungen, besonders bei jungen Frauen. Die arteriellen Pulsationen sind nicht verändert.

Netzartige livide Hautveränderungen und Acrocyanose werden bei vasospastischen Erkrankungen beobachtet, die die peripheren Pulsationen nicht verändern.

Erfrierungen können zur oberflächlichen Gangrän führen. Die Pulsationen proximal dieser Gangrän sind jedoch nicht verändert. Außerdem besteht eine anamnestisch feststellbare Kälteexposition. Nicht vasculär bedingte trophische Geschwüre können bei der Tabes dorsalis, auch bei der Syringomyelie und anderen Erkrankungen mit Sensibilitätsstörungen auftreten. Bei diesen Erkrankungen sind die arteriellen Pulsationen vorhanden, und es bestehen keine lageabhängigen Farbveränderungen.

Bei neuromuskulären Erkrankungen werden die Verletzungen oft mit denen der Bürger'schen Erkrankung verwechselt. Es bestehen hierbei jedoch Bandscheibenvorfälle, Metatarsalgien und andere mechanische Störungen. Außerdem sind die peripheren Pulsationen normal und keine Zeichen einer Claudicatio intermittens vorhanden.

Behandlung

Die Grundsätze der Therapie sind dieselben wie die der atherosklerotischen Gefäßerkrankung. Die Langzeitprognose ist jedoch bei der Bürger'schen Erkrankung besser. Die Therapie soll daher möglichst konservativ sein und der Gewebsverlust auf ein Minimum eingeschränkt werden.

A. Allgemeine Maßnahmen: Das Rauchen muß aufgegeben werden. Der Arzt muß hierauf dringendst hinweisen. Die Erkrankung ist meist progressiv, wenn dieser Hinweis nicht beachtet wird.

Die Instruktionen über die Fußpflege sind in Kapitel 19 gegeben.

B. Chirurgische Behandlung:

1. Sympathektomie: Die Sympathektomie ist erfolgreich im Ausschluß vasospastischer Veränderungen und unterstützt die Entwicklung des Kollateralkreislaufs in der akuten Phase. Sie hilft auch bei der Rückbildung der Claudicatio intermittens und des Ruheschmerzes leichter bis mäßiger Formen der

Erkrankung. Nach einer Amputation kann die Sympathektomie die Heilung begünstigen.

2. *Arterienersatz*: Wenn der Femoralpuls vorhanden ist, jedoch der Poplitealpuls fehlt, so ist ein Arteriogramm durchzuführen, um die Möglichkeit eines arteriellen Ersatzes beurteilen zu können. Die Indikation zum Arterienersatz ist jedoch bei der Bürger'schen Erkrankung seltener gegeben, da diese meist nicht zu einem kompletten Block in der Ileofemoral-Gegend führt.

3. *Amputation*: Die Indikationen zur Amputation sind denen bei der atherosklerotischen Erkrankung (s. o.) ähnlich. Allerdings soll man bei der Bürger'schen Erkrankung wirklich konservativ vorgehen. Die Ergebnisse der Amputation sind bei den mittleren drei Zehen besser als bei Amputation der großen oder der kleinen Zehe. Die Amputation der ganzen Hand ist selten notwendig. Gelegentlich müssen einzelne Finger entfernt werden.

Besteht jedoch eine Erkrankung der großen und kleinen Gefäße, so haben konservative Maßnahmen nur wenig Erfolg. Der Schmerz kann so stark werden, daß eine Amputation notwendig ist.

Prognose

Die Prognose ist meist nicht schlecht, wenn der Patient mit dem Rauchen aufhört und eine gute Fußpflege durchführt. Nur selten führt die Bürger'sche Erkrankung zum Tode.

Abramson, D. I. et al.: Thromboangiitis obliterans: A true clinical entity. Amer. J. Cardiol. **12**, 107–118 (1963).

Eadie, D. G. A. et al.: Buerger's disease. Brit. J. Surg. **55**, 452–456 (1968).

Goodman, R. M. et al.: Buerger's disease in Israel. Amer. J. Med. **39**, 601–615 (1965).

Schatz, I. J., Fine, G., Eyler, W. R.: Thromboangiitis obliterans. Brit. Heart J. **28**, 84–91 (1966).

Idiopathische Arteriitis von Takayasu

(„Pulslose Erkrankung")

Diese Erkrankung tritt häufig bei jungen Frauen auf. Sie ist eine Polyarteriitis unbekannter Ätiologie und befällt bevorzugt den Aortenbogen und seine Äste. Sie tritt häufiger im Orient auf. Die Symptome hängen von den betroffenen Gefäßen ab. Sie reichen von den Zeichen der cerebro-vasculären Insuffizienz wie Synkopen und Bewußtseinsstörungen bis zur deutlichen Kollateralzirkulation im Nacken, Thorax und in den Schultern. Es können die Arterienpulse an den oberen Extremitäten fehlen, Sehstörungen und ophthalmologische Veränderungen eintreten. Allgemeine Symptome wie beim Lupus erythematodes werden nicht beobachtet.

Die pulslose Erkrankung muß von anderen Erkrankungen des Aortenbogens wie der Syphilis und der Atherosklerose unterschieden werden.

Die Arteriitis führt zu einem progressiven Verschluß der proximalen Carotiden, der Arteria innominata oder der Arteria subclavia und kann ohne einen künstlichen Arterienersatz zur Blindheit und Hemiplegie führen.

Austen, W. G., Shaw, R. S.: Surgical treatment of pulseless (Takayasu's) disease. New Engl. J. Med. **270**, 1228–1231 (1964).

Johnson, C. D., Ziakle, T. J., Smith, L. L.: Occlusive disease of the vessels of the aortic arch: Diagnosis and management. California Med. **108**, 20–24 (1968).

Arteriitis temporalis

Die Arteriitis temporalis tritt bei Männern und Frauen nahezu nur oberhalb des 55. Lebensjahres auf. Die Ätiologie ist unbekannt.

Klinische Befunde

A. Symptome: Wochen oder Monate, bevor lokale Symptome auftreten, kann leichtes Fieber, Anorexie, Krankheitsgefühl, Müdigkeit und Gewichtsverlust bestehen. Die Patienten klagen über heftige klopfende frontale oder occipitale Kopfschmerzen, die eine Zeitlang anhalten. Die ernsteste Krankheitsmanifestation besteht in plötzlichem oder allmählichem Sehverlust in einem oder beiden Augen (50% der Fälle) als Ausdruck des Befallenseins der zentralen Retinaarterie.

Die betroffenen Temporal- oder Occipitalarterien werden zu derben, festen Strängen, die manchmal knotig und meist pulslos sind. Häufig besteht in der gleichen Gegend ein

Erythem. Bei der Untersuchung des Augenhintergrundes finden sich verschiedene Anomalitäten.

B. Laborbefunde: Leichte Anämie, Leukocytose mit Linksverschiebung und eine stark erhöhte Blutkörperchen-Senkungsgeschwindigkeit werden meist gefunden.

Behandlung

Rauchen muß eingestellt werden.

A. Schmerzbekämpfung: Opiate sind wegen der Suchtgefahr in chronischen Fällen kontraindiziert. Die Excision des betroffenen Arteriensegmentes ist zur Schmerzbeseitigung durchgeführt worden. Lokale Injektionen von Procain oder Lidocain (Xylocain®) sind erfolgreich in der Schmerzbekämpfung.

B. Die Corticoidbehandlung: Diese Therapie sollte sofort mit der Diagnosestellung eingeleitet werden. Nur hiermit sind Augenkomplikationen zu verhüten; ebenso können andere Symptome recht gut auf diese Weise unter Kontrolle gebracht werden. Man beginnt mit hohen Dosen (300 mg Cortison täglich bzw. vergleichbare Mengen der neueren Präparate). 200 mg Cortison (oder eines äquivalenten Präparates) sind beizubehalten, bis die Symptome unter Kontrolle gebracht sind. Das geschieht meist nach zwei bis fünf Wochen. Dann ist die Dosis allmählich zu reduzieren. 25–75 mg Cortison (oder eines entsprechenden Präparates) sind jedoch weiter zu verabreichen, bis die Erkrankung ihren normalen Verlauf erreicht hat.

Prognose

Die Arteriitis temporalis ist meist eine gutartige Erkrankung, die einen Verlauf von zwei Monaten bis zwei Jahren hat. Sehstörungen bleiben meist bestehen und sind daher ernst zu nehmende Komplikationen.

Andrews, J. M.: Giant-cell („temporal") arteritis: A disease with variable clinical manifestations. Neurology **16**, 963–971 (1966).

Bevan, A. T., Dunnill, M. S., Harrison, M. J. G.: Clinical and biopsy findings in temporal arteritis. Ann. Rheumat. Dis. **27**, 271–277 (1968).

Birkhaed, N. C., Wagener, H. P., Shick, R. M.: Treatment of temporal arteritis with adrenal corticosteroids: Results in fifty-five cases in which lesion was proved at biopsy. JAMA **163**, 821–827 (1967).

Vasospastische Störungen

Raynaud'sche Erkrankung und Raynaud'sches Phänomen

Diagnostische Merkmale

- Paroxysmale bilaterale symmetrische Blässe und Cyanose der Extremitätenhaut mit anschließendem Rubor
- Auslösende Momente sind: Kälte und Emotionen. Rückgang durch Wärme
- Wenn überhaupt, so bestehen meist nur sehr geringgradige gangränöse Veränderungen
- Die Erkrankung betrifft bevorzugt junge Frauen

Allgemeine Betrachtungen

Die Raynaud'sche Erkrankung ist die primäre oder idiopathische Form der paroxysmalen digitalen Cyanose. Das Raynaud'sche Phänomen ist die sekundäre Form.

Bei der Raynaud'schen Erkrankung antworten die Digitalarterien überschießend auf vasospastische Reize. Die Ursache ist unbekannt. Es scheint eine Anomalität des sympathischen Nervensystems vorzuliegen. Die Erkrankung tritt meist bei Frauen zwischen dem Pubertätsalter und dem 40. Lebensjahr auf. Eine Familienanamnese mit vasospastischen Phänomenen wird häufig beobachtet.

Klinische Befunde

Die Raynaud'sche Erkrankung und das Raynaud'sche Phänomen sind charakterisiert durch intermittierende Attacken von Blässe oder Cyanose – oder Blässe, gefolgt von Cyanose – an den Fingern (selten an den Zehen), die durch Kälte oder Emotionen ausgelöst werden. Zu Beginn der Erkrankung können nur ein bis zwei Fingerspitzen befallen sein. Mit fortschreitender Erkrankung werden die Finger in ihrer Gesamtheit bis zur distalen Handfläche befallen. Der Daumen ist selten betroffen. Mit Nachlassen des Anfalls tritt eine von der Fingerbasis fortschreitende Rötung auf. Hierbei kann zunächst ein intensiver Rubor entstehen mit Klopfen, Parästhesien und leichter Schwellung. Meist hören die Anfälle spontan auf. Sonst gehen sie vorüber bei Betreten eines warmen Raumes, oder wenn die Extremität in warmes Wasser gehalten wird. Zwischen den Anfällen sind keine abnormen Befunde feststellbar. Zur Diagnosestellung sollte ein Anfall durch Kälteexposition der Hand oder des ganzen Körpers ausgelöst werden. Die vasomotorische Störung ist meist von Taubheitsgefühl, Steifigkeit, verminderter Sensibilität und ziehendem Schmerz begleitet. Die Erkrankung kann zur Atrophie der Fingerkuppen führen. An der Fingerspitze können sich gangränöse Geschwüre entwickeln, die bei warmem Wetter ausheilen.

Die Raynaud'sche Erkrankung ist viel seltener als das Raynaud'sche Phänomen und tritt erst zwischen dem 25. und 45. Lebensjahr (auch meist bei Frauen) auf. Sie hat die Neigung zur Progressivität und tritt symmetrisch an den Fingern beider Hände auf (im Gegensatz zum Raynaud'schen Phänomen, das unilateral sein kann und zuweilen nur an ein bis zwei Fingern sichtbar wird). Die Spasmen werden allmählich häufiger und länger. Die Gangrän eines ganzen Fingers ist selten und die peripheren Pulse sind normal.

Differentialdiagnose

Es muß zwischen der Raynaud'schen Erkrankung unterschieden werden und den zahllosen Störungen, die von einem Raynaud'schen Phänomen begleitet sind. Hierzu gehören die Thrombangiitis obliterans, die Atherosclerosis obliterans, das Hals-Rippen-Syndrom (Scalenus-anticus-Syndrom), Kollagenerkrankungen und Störungen, die durch Kälteagglutinine und eine Kryoglobulinämie hervorgerufen werden.

Die Unterscheidung von der Thrombangiitis obliterans fällt meist nicht schwer, da diese eine Erkrankung der Männer ist und das begleitende Raynaud'sche Phänomen meist nur ein bis zwei Finger befällt. Die Abschwächung oder das Fehlen peripherer Pulse schließt eine Raynaud'sche Erkrankung aus. Dieses Zeichen ist auch wesentlich in der Unterscheidung der Raynaud'schen Erkrankung von der Atherosclerosis obliterans. Die Atherosclerosis obliterans tritt meist im höheren Lebensalter auf; das Raynaud'sche Phänomen ist hierbei selten bilateral oder symmetrisch.

Das Raynaud'sche Phänomen bei dem Hals-Rippen-Syndrom ist meist unilateral. Die Kompression des Plexus brachialis beherrscht meist das klinische Bild. Die vielen hier möglichen Untersuchungen und Teste sind daher bei jedem Patienten durchzuführen, der ein unilaterales Raynaud'sches Phänomen aufweist.

Es kann schwierig sein, die Hautverdikkung bei der Raynaud'schen Erkrankung von einem Frühstadium der Sklerodermie mit Raynaud'schem Phänomen zu unterscheiden. Wenn das Raynaud'sche Phänomen bereits seit einigen Jahren besteht, die sklerodermalen Hautveränderungen jedoch minimal bleiben, so ist die Diagnose der Raynaud'schen Erkrankung mehr wahrscheinlich. In späteren Stadien der Sklerodermie wird die Haut des Gesichts, des Nackens und des Thorax befallen, außerdem tritt aufgrund ösophagealer Manifestationen eine Dysphagie auf.

Das Raynaud'sche Phänomen kann zuweilen beim systemischen Lupus erythematodes im Vordergrund stehen.

Kryoglobuline (abnorme Proteine, die bei Kälteexposition zum Ausfallen neigen) verursachen eine Störung, die der Raynaud'schen Erkrankung ähnelt. Diese Eiweißkörper findet man bei ernsteren Systemerkrankungen, so daß die Diagnose meist nicht schwierig ist. In atypischen Fällen eines Raynaud'schen Phänomens ist nach Kryoglobulinen zu suchen.

Bei der Acrocyanose ist die Hautverfärbung der Hand permanent und diffus. Erfrierungen können zu chronischen Veränderungen mit einem Raynaud'schen Phänomen führen. Auch an eine Ergotaminvergiftung muß gedacht werden.

Behandlung

A. Allgemeine Maßnahmen: Der Körper muß warm gehalten werden, und besonders die Hände sind vor Kälte zu schützen. Vor dem Hinausgehen in die Kälte oder vor dem Öffnen des Kühlschrankes sind Handschuhe anzuziehen. Die Hände müssen zu jeder Zeit vor Verletzungen geschützt werden. Die langsam heilenden Wunden sind vor Infektionen zu bewahren. Die rauhe Haut muß eingekremt werden. Das Rauchen ist einzustellen.

B. Vasodilatantien: Hier ist an Ronicol® und Priscol® zu denken. Im allgemeinen haben jedoch diese Medikamente hierbei enttäuscht. Nitroglycerin (0,3 mg sublingual, viermal täglich und 10 Minuten vor einer Kälteexposition kann günstig wirken).

C. Chirurgische Behandlung: Wenn auch die Erfolgsdauer der dorsalen Sympathektomie begrenzt ist, so stellt doch dieser chirurgische Eingriff die effektivste Therapie der Raynaud'schen Erkrankung und des Raynaud'schen Phänomens dar. Zwei bis fünf Jahre nach dem Eingriff kehren die Symptome mit zunehmender sympathischer Aktivität allmählich zurück. Aus diesem Grunde sollte bei leichten Fällen und im Frühstadium nicht operiert werden. Andererseits hat die Sympathektomie bei fortgeschrittenen, schweren Fällen keinen Wert mehr.

Prognose

Die Raynaud'sche Erkrankung verläuft im allgemeinen gutartig. Sie führt zu entsprechenden Beschwerden bei Kälteexposition, die im Verlauf der Jahre meist leicht zunehmen. Nur in wenigen Fällen besteht eine rasche Progression, so daß bereits leichteste Temperaturänderungen zur Symptomatik führen. Hierbei können dann eine Sklerodaktylie und kleine gangränöse Bezirke beobachtet werden. Diese Patienten haben heftige Schmerzen und Bewegungseinschränkung der Finger.

GIFFORD, R. W., Jr.: The clinical significance of Raynaud's phenomenon and Raynaud's disease. Med. Clin. N. Amer. **42**, 963–970 (1958).

KIRTLEY, J. A. et al.: Cervicothoracic sympathectomy in neurovascular abnormalities of the upper extremities. Ann. Surg. **165**, 869–879 (1967).

Livedo reticularis

Es handelt sich um eine vasospastische Störung unbekannter Ätiologie, die zu einer marmorierten Hautverfärbung großer Flächen an den Extremitäten führt. Sie tritt vorwiegend bei jungen Frauen auf und kann Begleiterscheinung einer malignen Erkrankung sein.

Die Patienten klagen über eine dauernde bläuliche Marmorierung der unteren Extremitäten, die zeitweise nur die unteren Anteile betrifft, jedoch auch auf die Oberschenkel, auf die Hände und Arme (meist allerdings weniger ausgeprägt) übergehen kann. Die Verfärbung geht ins Rötliche über bei Exposition in warmes Wasser. Sie verschwindet jedoch spontan nie vollständig. Einige Patienten klagen über Parästhesien, Kälte- oder Taubheitsgefühl in der betroffenen Gegend. Selten werden rezidivierende Ulcerationen an den unteren Extremitäten beobachtet.

Die bläuliche Marmorierung der Extremitäten ist pathognomonisch, die peripheren Pulse sind normal. Die Extremität kann kalt sein und zu verstärkter Schweißbildung neigen.

Diese Störung muß von der Acrocyanose, der Raynaud'schen Erkrankung und organischen Verschlußerkrankung unterschieden werden.

Die Behandlung besteht in der Vermeidung von Kälteexposition und in der Verwendung von Vasodilatantien [z. B. Tolazolin (Priscol®), 25 bis 50 mg viermal täglich in schweren Fällen]. Treten Ulcerationen oder eine Gangrän auf, so sind Bettruhe, Kompressen, Vasodilatantien, gelegentlich eine Sympathektomie notwendig.

Meist ist die Livedo reticularis gutartig. Allerdings können bei einigen Patienten rezidivierende Ulcerationen und sogar eine Gangrän eine Hospitalisierung notwendig machen.

BARKER, N. W., HINES, E. A., MCCRAIG, W.: Livedo reticularis: A peripheral arterial disease. Amer. Heart J. **21**, 592–604 (1941).

Acrocyanose

Die Acrocyanose ist eine vasospastische Störung, die möglicherweise auf einen Reflexverlust der Venulen zurückzuführen ist, der zu einer sekundären Arteriolenkonstriktion führt. Sie kann in jedem Lebensalter auftreten und wird meist bei Frauen beobachtet. Die Haut fühlt sich kalt und feucht an und zeigt eine deutliche cyanotische Verfärbung. Es kann eine gewisse Schwellung vorhanden sein. Schmerz besteht nicht. Die Symptomatik nimmt während der kalten Monate zu, ist nicht paroxysmal, sondern meist dauernd. Spezielle Laboruntersuchungen gibt es nicht.

Die Behandlung besteht darin, daß man

den Patienten über den gutartigen Charakter der Acrocyanose aufklärt und Kälteexposition meidet. Nur selten und in schweren Fällen ist eine Sympathektomie notwendig.

Die Farbveränderungen können das ganze Leben lang anhalten.

GIFFORD, R. W., Jr.: Arteriospastic disorders of extremities. Circulation **27**, 970–975 (1963).

Erythromelalgie

Die Erythromelalgie ist eine paroxysmale bilaterale vasodilatative Störung unbekannter Ätiologie. Die idiopathische (primäre) Erythromelalgie tritt bei sonst gesunden Personen auf. Kinder werden selten, Frauen und Männer in gleicher Weise betroffen. Ein sekundärer Typ wird gelegentlich bei Patienten mit Polycythämia vera, Hypertonie, Gicht und organischen neurologischen Erkrankungen beobachtet. Das Hauptsymptom ist ein bilateraler brennender Schmerz, der Minuten bis Stunden anhält, zunächst an umschriebenen Stellen der Fußsohle oder Handfläche, später – bei fortgeschrittener Erkrankung – an der ganzen Extremität auftritt. Der Anfall tritt bei vasodilatatorischen Reizen auf (z. B. körperliche Aktivität, Wärmeexposition) und somit besonders des Nachts, wenn die Extremitäten unter der Bettdecke warmgehalten werden. Rötung oder Cyanose und Hitzegefühl werden angegeben. Durch Anheben oder Kälteexposition des betreffenden Körperteils kommt es zur Unterbrechung des Anfalls.

Zwischen den einzelnen Anfällen kann kein pathologischer Befund erhoben werden. Bei Anfallsauslösung werden Hitze und Rötung mit dem typischen Schmerz festgestellt. Die Hauttemperatur und die Arterienpulsationen nehmen zu, an den betroffenen Stellen können profuse Schweißausbrüche auftreten.

Die Erythromelalgie muß von der peripheren Neuritis, organischen Verschlußkrankheiten und der Acrocyanose unterschieden werden.

Bei der primären Erythromelalgie kann Aspirin® sehr gut helfen. Der Patient muß Wärmeexpositionen meiden. In schweren Fällen, wenn Medikamente versagen, kann eine Durchtrennung oder Quetschung peripherer Nerven notwendig werden, um den Schmerz zu beseitigen.

Die primäre idiopathische Erythromelalgie ist gutartig. Die Prognose der sekundären Erythomelalgie hängt von der zugrundeliegenden Erkrankung ab.

BABB, R. R. et al.: Erythermalgia. Review of 51 cases. Circulation **29**, 136–141 (1964).

Vasomotorische Störungen im Zusammenhang mit einem Trauma

Reflektorische sympathische Dystrophie

(Kausalgie)

Diagnostische Merkmale

- Brennender Schmerz und Hyperästhesie an einer Extremität, begleitet von Rötung und Kältegefühl
- Atrophie der Haut und Muskeln kann vorhanden sein
- Anamnestisch besteht meist ein Trauma eines peripheren Nerven der betreffenden Extremität

Allgemeine Betrachtungen

Die Kausalgie ist charakterisiert durch einen intensiv brennenden Schmerz und Vasodilatation an einer Extremität. Sie ist eine seltene Erkrankung und durch eine partielle Durchtrennung oder Quetschung eines peripheren Nerven (meist des Nervus medianus) hervorgerufen. Die Verletzung selbst kann trivial sein. Eine Operation an einer Extremität kann der Erkrankung vorausgehen.

Klinische Befunde

A. Symptome: Der Schmerz tritt distal der Verletzungsstelle auf, ist jedoch nicht streng auf den Verlauf des Nerven begrenzt. Er tritt erst nach Tagen oder Wochen auf. Er wird ausgelöst durch leichtes Berühren, Temperaturveränderungen, Bewegungen oder Herabhängen der Extremität. Die Haut wird rot, glatt, ohne Haare und Falten, schuppig, kalt und feucht. Einschränkung der Beweglichkeit und Deformierungen können später auftreten. Das Leben der Patienten wird ganz von der Anstrengung beherrscht, auch das leichteste Trauma der Extremität zu vermeiden.

B. Röntgenbefunde: Meist wird eine Osteoporose beobachtet.

Prophylaxe

Alle unnötigen Traumen peripherer Nerven sind bei chirurgischen Eingriffen an den Extremitäten sorgfältig zu vermeiden. Die Schienung der Extremität für die Zeit während der akuten schmerzvollen Phase kann manchmal die weitere Entwicklung vermeiden.

Behandlung und Prognose

A. Konservative Behandlung: Da die Störung häufig nach einem Jahr oder später verschwindet, kann sich die Behandlung darauf beschränken, die betroffene Fläche kühl zu halten und vor Reizen zu schützen, auch dann, wenn der Patient eine intensivere Therapie verlangt. Es können Analgetica verabreicht werden. Narkotica sind jedoch zu vermeiden.

B. Chirurgische Behandlung: Eine Sympathektomie kann Erleichterung bringen. Durchtrennung des Nerven proximal der betroffenen Stelle führt zwar zur Schmerzfreiheit, jedoch auch zur Denervierung. Eine Reamputation eines schmerzhaften Stumpfes ist meist von dem Wiederauftreten der Symptome in dem neuen Stumpf gefolgt. Die spinothalamische Traktotomie ist eine verzweifelte, nicht immer erfolgreiche Maßnahme. Wenn schwere Störungen und entsprechende psychische Reaktionen im Vordergrund stehen, so haben lokale Maßnahmen und operative Eingriffe keinen Erfolg. In fortgeschrittenen Fällen ist die Prognose für ein nützliches Leben schlecht.

Owens, J. C.: Causalgia. Amer. Surgeon. **23**, 634–643 (1957).

Sudeck'sche Atrophie

Die Sudeck'sche Atrophie ist eine akute Knochenatrophie einer Extremität, die nach einer kleineren Verletzung meist am Knöchel oder Handgelenk auftritt. Es bestehen Symptome einer vasomotorischen Hyperaktivität und ein brennender Schmerz, der durch Bewegung verstärkt wird. Es können Oedeme und lokale Hitzegefühle auftreten. Die Extremität kann schließlich kalt, cyanotisch und abgezehrt erscheinen. Gelenkversteifung ist möglich. Sekundäre Frakturen des atrophischen Knochens können auftreten.

Die Prophylaxe besteht in einer ausreichenden frühzeitigen Bewegung nach Verstauchungen. Die Frühmanifestationen sind physikalisch zu therapieren: Leichte Wärmeanwendung, leichte Massage, vorsichtige Gelenkbewegungen.

Bei schweren und chronischen Formen kann die Sympathektomie Erfolg bringen.

Degenerative und entzündliche Venenerkrankungen

Varicen

Diagnostische Merkmale

- Erweiterte, gewundene oberflächliche Venen an den unteren Extremitäten
- Varicen können asymptomatisch sein oder von Schwächegefühl, schmerzhaften Beschwerden oder echtem Schmerz begleitet sein
- Es können sekundäre Veränderungen der Haut und des subcutanen Gewebes eintreten

Allgemeine Betrachtungen

Die Varicen entwickeln sich vorwiegend an den unteren Extremitäten. Es handelt sich um abnorm dilatierte, elongierte und gewundene Veränderungen der Saphena-Venen und ihrer Äste. Die Gefäße liegen unmittelbar unter der Haut und oberhalb der tiefen Fascien. Sie haben daher keine ausreichende Unterstützung wie die tiefen Venen, die von Muskelgewebe umgeben sind. In vielen Fällen besteht eine entsprechende Erbanlage zur Venenwandschwäche, Venenklappeninsuffizienz und Varicenausbildung. Begünstigende Faktoren sind: Langes Stehen, Schwangerschaft, Fettleibigkeit und vielleicht auch Gewebsalterung.

Eine sekundäre Varicosis kann aufgrund obstruktiver Veränderungen und Klappenschädigungen im tiefen Venensystem nach einer Thrombophlebitis entstehen. Kongenitale oder erworbene arterio-venöse Fisteln können von Varicosis begleitet sein.

Meist sind die große Vena saphena und ihre Äste betroffen, seltener die kurze Vena saphena. Es können eine oder mehrere insuffiziente perforierende Venen am Ober- und Unterschenkel vorhanden sein, so daß Blut nicht nur von oben über die Saphena femoralis-Verbindung in die Varicen fließen kann, sondern auch von dem tiefen Venensystem. Infolge von Klappendefekten fällt der Druck in den oberflächlichen Venen auch während des Laufens nicht wesentlich. Im Verlaufe der Jahre nehmen die Venen an Größe zu, während das umgebende Gewebe und die Haut sekundäre Veränderungen zeigen wie Fibrose, chronisches Oedem und Pigmentation. Auch atrophische Veränderungen können in der Haut entstehen.

Klinische Befunde

A. Symptome: Selbst eine sehr ausgeprägte Varicosis kann ohne subjektive Symptome bestehen, während bereits minimale Varicen diese Beschwerden machen können. Ziehende oder brennende Schmerzen, Müdigkeitsgefühl oder Schmerzen im Unterschenkel, besonders während des Stehens, sind die häufigsten Klagen. Es können kurze Muskelkrämpfe auftreten. Claudicatio intermittens und Kältegefühl in den Füßen gehören nicht zum Bild der Varicosis. Man muß sorgfältig zwischen den Symptomen der arteriosklerotischen und der Venenerkrankung unterscheiden, da die arterielle Verschlußkrankheit im allgemeinen eine Kontraindikation für die operative Behandlung der Varicen darstellt. In der Gegend der veränderten Venen kann aufgrund einer ekzematoiden Dermatitis ein lästiges Hautjucken entstehen.

B. Sichtbare Zeichen: Dilatierte, geschlängelte und verlängerte Venen unter der Haut am Ober- und Unterschenkel sind besonders im Stehen sichtbar. Bei sehr adipösen Patienten sind sie manchmal erst durch Palpation feststellbar. Sekundäre Gewebsveränderungen können selbst bei ausgedehnter Varicosis fehlen. Besteht jedoch die Varicosis längere Zeit, so sieht man eine bräunliche Pigmentation und eine Verdünnung der Haut, besonders oberhalb der Knöchel. Leichte Schwellung kann auftreten. Ausgeprägte Schwellung und Fibrose gehören im allgemeinen zum postphlebitischen Stadium.

C. Trendelenburg-Test: Er dient zur Beurteilung der Klappeninsuffizienz am proximalen Ende der langen Vena saphena und der kommunizierenden Venen zwischen den oberflächlichen und tiefen Gefäßen.

1. Man hebt das Bein bei liegendem Patienten. Die Varicen entleeren sich unmittelbar, wenn keine organische Venenobstruktion besteht.

2. Man staut mit einem Gummischlauch den Oberschenkel und läßt den Patienten aufstehen.

a) Wenn die lange Vena saphena 30 sec lang oder länger leer bleibt und sich dann allmählich im Verlaufe von 1 bis 2 min füllt, so sind die Klappen der Saphena-femoral-Verbindung insuffizient, die Klappen der Venae communicantes dagegen suffizient, so daß das Blut durch sie in der normalen Richtung (von der Oberfläche in die Tiefe) fließt. Erfolgt nach Entfernung des Stauschlauchs eine rasche Füllung der Venen von oben, so besteht eine Insuffizienz der proximalen Klappen. In diesem Fall spricht man von einem positiven Test.

b) Füllen sich die Varicen schnell, so sind die Venae communicantes zwischen dem tiefen und oberflächlichen System durchgängig, und das Blut fließt in die Varicen zurück. Wenn nach Entfernung des Stauschlauchs keine zusätzliche Füllung der Varicen eintritt, so ist der Test negativ. Erfolgt jedoch eine weitere Füllung der Varicen, so sind die Klappen am obersten Ende der langen Vena saphena ebenfalls insuffizients und der Test ist doppelt positiv. Die Lokalisation der defekten Venae perforantes kann durch Wiederholung der Untersuchung mit verschieden hochplaziertem Stauschlauch bestimmt werden.

Differentialdiagnose

Die primäre Varicosis ist von der sekundären durch folgende Symptome zu unterscheiden:

1. Chronische Insuffizienz des tiefen Venensystems
2. Verschluß der Retroperitonealvenen
3. Arterio-venöse Fisteln (angeboren oder erworben) und
4. Kongenitale Venenmißbildung.

Die Venographie ist in diesem Zusammenhang wertvoll.

Komplikationen

In der verdünnten, atrophischen, pigmentierten Haut entwickeln sich Ulcerationen, die zur Chronizität neigen und schmerzhaft sind. Zuweilen kann ein Ulcus in eine Varice penetrieren, so daß es zu einer profusen Blutung mit Fistelbildung kommt.

Die Therapie des Geschwüres besteht in Ruhe bei hochgelagertem Bein und Kochsalzkompressen. Manchmal ist ein Hautersatz notwendig. Muß der Patient ambulant bleiben, so ist der Unterschenkel durch entsprechende Kleidung zu komprimieren. Rezidive sind häufig.

Thrombophlebitiden, die in den Varicen beginnen und sich von hier ausbreiten, sind häufig. Sie werden besonders bei Schwangeren und bei Frauen mit Kontrazeptiva beobachtet (s. nächster Abschnitt).

Behandlung

Da die Varicosis zum Fortschreiten neigt, muß von einem gewissen Krankheitsstand an eine Therapie durchgeführt werden, um progressive Veränderungen und Komplikationen zu vermeiden. Nur der operative Eingriff hat einen länger dauernden Erfolg.

A. Konservative Behandlung:

1. Elastische Strümpfe und intermittierendes Hochlagern der Beine sind das beste Therapeuticum bei älteren und risikoreichen Patienten und auch bei Patienten, die eine Operation verweigern. Das gleiche gilt manchmal auch für Frauen mit leichter bis mäßiger Varicosis, die weitere Kinder haben wollen (da bessere Langzeitergebnisse bei Frauen erhalten werden, die keine Schwangerschaft mehr wünschen). Elastische Strümpfe sind auch dann zu empfehlen, wenn Varicen in der Familienanamnese vorhanden sind und täglich stundenlanges Stehen notwendig ist.

2. Die Injektionsbehandlung der Varicosis mit sklerosierenden Lösungen mit dem Ziel, die Vene zu thrombosieren, sollte für jene kurzen Venensegmente vorbehalten bleiben, die nach einem chirurgischen Eingriff noch vorhanden sind. Die Rezidivquote nach der Injektionstherapie ist hoch. Es können auch Komplikationen auftreten (d. h. z. B. lokale oder systemische Reaktion, paravenöse Injektionen oder tiefe Thrombophlebitiden).

B. Chirurgische Behandlung: Hohe Ligatur der Saphena-femoral-Verbindung mit Stripping der Saphena. Dieser Eingriff ist mit Ligaturen der sekundär varicosierten Venen und Unterbrechung der insuffizienten Venae perforantes zu verbinden. Auch die kurze Vena saphena kann in ihrer Verbindung zur Poplitealvene unterbunden werden. Bei älteren Patienten und solchen mit nur leichten Alterationen kann das Stripping unterlassen werden und lediglich eine Lokalanaesthesie vorgenommen werden. Sobald wie möglich muß der Patient, mit elastischen Binden versorgt, umhergehen.

Stehen und Sitzen sind für ein bis zwei Wochen nach der Operation zu unterlassen. Im Bett sind die Beine hochzulagern.

Prognose

Der Patient muß informiert werden, daß sogar eine ausgedehnte und sorgfältig durchgeführte Operation nicht die Entwicklung zusätzlicher Varicen vermeiden kann und daß ggf. eine erneute Operation (wenn auch meist kleineren Ausmaßes) notwendig werden kann. Treten nach einem operativen Eingriff ausgedehnte Varicen auf, so ist nachzuprüfen, ob der vorgenommene Verschluß vollständig war. Auch nach adäquater Therapie der Varicosis gehen die sekundären Gewebsveränderungen meist nicht zurück.

Burges, C. M.: A practical approach to the treatment of varicose veins. S. Clin. N. Amer. **43**, 1385–1392 (1963).

Gerson, L.: The treatment of varicose veins: A critical study of choice of method. Angiology **13**, 260–264 (1962).

LEV, H. D.: The modern conception of therapy of varicose veins. Angiology **15**, 371–378 (1964).

LOFGREN, K. A.: Vein surgery. JAMA **188**, 17–21 (1964).

Thrombophlebitis der oberflächlichen Venen

Diagnostische Merkmale

- In der Gegend einer sichtbaren Vene sind Haut- und Unterhautgewebe gerötet und schmerzhaft geworden
- Es besteht keine Allgemeinreaktion

Allgemeine Betrachtungen

Die oberflächliche Thrombophlebitis kann spontan auftreten, in der Schwangerschaft oder post partum, besonders bei Frauen mit Varicen oder Thrombangiitis obliterans. Eine oberflächliche Thrombophlebitis kann auch durch ein Trauma wie z. B. durch einen Schlag auf den Schenkel oder durch eine Injektion mit einer die Venenwand reizenden Lösung ausgelöst werden. Tritt sie in Form der Thrombophlebitis migrans oder recurrens auf, so muß an eine Thrombangiitis gedacht werden. Sie kann auch die Manifestation einer malignen Abdominalerkrankung sein wie z. B. eines Pankreascarcinoms. Manchmal stellt sie das früheste Zeichen dar. Die lange Vena saphena ist oft betroffen. Die oberflächliche Thrombophlebitis geht meist nicht mit einer Thrombose der tiefen Venen einher. Lungenembolien treten selten auf.

Der Venenkatheterismus (besonders Armvenen) wird heutzutage häufig durchgeführt. In solchen Fällen ist täglich sorgfältig nach Entzündungszeichen zu suchen. Bei Lokalreaktion der Vene muß der Katheter entfernt werden. Er muß in jedem Falle nach 48–72 Std gezogen werden.

Schwere septische Komplikationen sind möglich.

Klinische Befunde

Der Patient spürt meist einen dumpfen Schmerz in der Gegend der betroffenen Vene. Der Lokalbefund besteht in Induration, Rötung und Empfindlichkeit entlang des Venenablaufs. Der Prozeß kann entzündlich bleiben, kann aber auch einen großen Teil der langen Vena saphena und ihrer Verzweigungen ergreifen. Die Entzündungsreaktionen verschwinden gewöhnlich in ein oder zwei Wochen. Für längere Zeit kann ein fester Strang zurückbleiben. Ein Oedem der Extremität fehlt.

Differentialdiagnose

Der lineare und nur selten zirkuläre Entzündungsbefund und seine Zugehörigkeit zum Verlauf einer oberflächlichen Vene ermöglicht die Differentialdiagnose gegenüber dem Erythema nodosum, Erythema induratum, der Panniculitis und der Fibromyositis.

Behandlung

Wenn der Prozeß gut lokalisiert ist und nicht in der Nähe der Saphena femoralis in Verbindung ist, so genügen lokale Wärmeanwendungen, Bettruhe und Hochlagerung des Beines. Phenylbutazon, 100 mg dreimal täglich für fünf Tage, unterstützt die Entzündungsbekämpfung. Diese Substanz ist jedoch bei Magengeschwüren kontraindiziert.

Wenn der Prozeß sehr ausgedehnt ist oder die Tendenz zur Ausdehnung zeigt oder in der Nähe der Sapheno-femoralen Verbindung abläuft, so ist die Ligatur oder Durchtrennung der Vena saphena indiziert. Der Entzündungsprozeß geht hierbei meist zurück. Die Entfernung des betroffenen Venensegmentes (Stripping) führt allerdings zu einer raschen Genesung.

Eine Anticoagulantientherapie ist nicht indiziert, außer wenn die Erkrankung fortschreitet und das tiefe Venensystem mit einbezogen zu werden droht.

Prognose

Der Verlauf ist meist gutartig und kurz. Die Prognose hängt von den zugrundeliegenden pathologischen Vorgängen ab. Die Phlebitis der Vena saphena dehnt sich zuweilen auf die tiefen Venen aus. Dann besteht die Gefahr einer Lungenembolie.

Thrombophlebitis der tiefen Venen

Diagnostische Merkmale

- Schmerz und Schwellung in der betroffenen Extremität

- Oedem, Dilatation der oberflächlichen Venen, Tachykardie und Fieber
- Empfindlichkeit des Unterschenkels und positives Homan'sches Zeichen
- Es kann eine tiefe Venenthrombose ohne klinische Erscheinungen bestehen

Allgemeine Betrachtungen

Bei der Thrombophlebitis besteht ein partieller oder kompletter Verschluß einer Vene durch einen Thrombus mit sekundärer Entzündungsreaktion der Venenwand. Der Prozeß tritt meist in den tiefen Venen der unteren Extremitäten und im Becken postoperativ oder post partum innerhalb der ersten 14 Tage auf. Er wird auch bei Patienten mit Frakturen oder Traumen und Herzerkrankungen gefunden, besonders wenn längere Bettruhe notwendig ist.

Am häufigsten sind die tiefen Venen des Unterschenkels betroffen. Der thrombotische Prozeß kann aber auch beginnen oder fortschreiten in den Femoral- und Iliacalvenen. Zuweilen liegt der Ursprung in den Beckenvenen oder in der langen Vena saphena. Praedisponierende Faktoren sind: Höheres Lebensalter, maligne Erkrankungen, Schock, Dehydratation, Anaemie, Fettleibigkeit und chronische Infektion. Häufigster ursächlicher Faktor der Thrombophlebitis sind die venöse Stase und Druckveränderungen im Endothel der Venenwand, wenn das Bein z. B. stundenlang auf der Matratze oder einem Operationstisch liegt. Eine Störung des Coagulationsmechanismus kann eine Rolle spielen. Auch andere, meist wenig verstandene Faktoren wie z. B. ein Gewebstrauma können von Bedeutung sein. Schwangerschaft und die Verwendung von Kontrazeptiva führen bei einigen Frauen zu Thromophlebitiden. Derartige Substanzen sind daher bei anamnestischer Thrombose nicht zu verabreichen.

Klinische Befunde

Im Frühstadium kann die Extremität ohne Symptome sein. Nicht selten erleiden Patienten eine Lungenembolie von den Unterschenkeln her, ohne daß entsprechende Symptome in den Extremitäten zu finden sind.

A. Symptome: Die Patienten klagen über dumpfes Ziehen, Hitzegefühl oder Schmerzen im Unterschenkel oder in ausgeprägteren Fällen im ganzen Bein.

B. Lokale Zeichen: Empfindlichkeit und Induration oder Spasmen der Unterschenkelmuskeln, leichte Schwellung (oft nur durch sorgfältige Vergleichsmessungen feststellbar); Schmerz im Unterschenkel, hervorgerufen durch Dorsalflektion des Fußes (Homan'sches Zeichen); leichtes Fieber und Tachykardie. Wenn die Femoral- und Iliacalvenen befallen sind, so kann die Schwellung des Beines beträchtlich sein. Bei ausgeprägter venöser Stase kann die Haut cyanotisch werden oder auch blaß und kalt, wenn ein reflektorischer arterieller Spasmus hinzukommt.

Symmetrische, eindrückbare Oedeme der Unterschenkel und Knöchel sind (besonders wenn gleichzeitig keine Empfindlichkeit besteht) meist Folgen einer Erkrankung des Herzens, der Niere oder der Leber. Thrombophlebitiden können gleichzeitig an beiden Beinen bestehen. Sie führen jedoch nicht zu symmetrischen Veränderungen. Kontusionen mit oder ohne Haematom und Muskelverletzungen können Schwierigkeiten in der Differentialdiagnose bereiten.

Komplikationen

Die Hauptkomplikation der tiefen Thrombophlebitis ist die Lungenembolie.

Es kann eine leichte oder mäßig große Lungenembolie bestehen, ohne daß gleichzeitig pulmonale Symptome oder röntgenologische Veränderungen nachzuweisen sind. Die klinischen Manifestationen der Lungenembolie bestehen in Form des pleuritischen Schmerzes (oft mit vorübergehendem Pleurareiben), einem trockenen Husten (manchmal mit Haemoptyse), in lokalen Rasselgeräuschen, in einem kleinen Pleuraerguß und oft in Veränderungen des röntgenologischen Lungenbildes.

Fieber, erhöhte Puls- und Atemfrequenz sind meist vorhanden. Die Serum-LDH kann erhöht sein.

Die massive Lungenembolie ist begleitet von Schock, Dyspnoe und Cyanose und oft von charakteristischen EKG-Veränderungen im Sinne eines akuten Cor pulmonale. Innerhalb von Minuten oder Stunden kann der Tod eintreten.

Vorbeugung

1. Stärkerer Druck auf Ober- oder Unterschenkel, z. B. bei längerer Operation ist zu vermeiden.

2. Patienten mit anamnestischer Thrombophlebitis oder Varicosis sollten elastische Strümpfe auch während und nach der Operation und vor allem beim Verlassen des Bettes tragen.

3. Die praeoperative, praepartiale Korrektur einer Anaemie, Dehydratation, einer Herzinsuffizienz oder metabolischer Störungen vermindert die Gefahr einer Thrombophlebitis.

4. Postoperative Beinübungen sollten sobald wie möglich durchgeführt und für mehrere Tage fortgesetzt werden. Frühzeitiges Gehen (aber nicht Sitzen oder Stehen) ist sehr wesentlich. Es sollte sobald wie möglich nach einer Operation oder einer akuten Erkrankung damit begonnen werden. Ist jedoch Bettruhe notwendig, so sind aktive oder passive Übungen im Bett zu empfehlen (z. B. aktive oder passive Beugung der Zehen, der Knöchel und Kniegelenke). Die Bettbekleidung darf die Extremitäten nicht einengen. Auf wiederholtes tiefes Atmen ist zu achten.

5. Bei Patienten, die zu Thrombophlebitiden praedisponiert sind, sollten bei Bettruhe die Füße 10 cm hochgelagert sein. Der Kopf sollte, wenn möglich in Horizontallage gehalten werden. Die Knie sollen möglichst nicht mit Hilfe von Kissen in Beugestellung fixiert werden.

6. Bei Patienten mit Frakturen des Ober- oder Unterschenkels kann eine prophylaktische Anticoagulierung erfolgreich sein. Diese Anticoagulierung sollte ein bis zwei Tage nach dem Eintritt der Fraktur begonnen und für mehrere Wochen fortgesetzt werden (siehe unten).

Behandlung der akuten Thrombophlebitis

A. Lokale Maßnahmen: Anhebung der Beine um mehrere cm bei horizontal gelagertem Kopf ist besonders zu Anfang zu empfehlen. Nach 5 bis 10 Tagen, wenn sich ein adhaerenter Thrombus gebildet hat (und die lokalen Symptome zurückgegangen sind) ist Laufen, jedoch nicht Sitzen oder Stehen zu empfehlen. Diese Laufzeit ist täglich zu steigern.

Elastische Bandagen oder Strümpfe von den Zehen bis zum Knie sind baldmöglichst anzulegen und wenigstens 6–12 Monate zu tragen. Bandagen und anfängliche Anticoagulierung helfen bei intermittierender Hochlagerung der Beine, postphlebitische Erscheinungen zu vermeiden. Diese Maßnahmen sind auch dann besonders wichtig, wenn eine Ligatur der Femoralvene oder sogar der Vena cava notwendig war.

B. Medikamentöse Behandlung (Anticoagulantien): Die Anticoagulantientherapie wird in den meisten Fällen mit einer tiefen Thrombophlebitis mit oder ohne Lungenembolie für notwendig gehalten. Das Auftreten von Lungenembolien ist durch diese Therapie signifikant vermindert worden. Das Fortschreiten der Thrombose und chronische sekundäre Veränderungen des betroffenen Beines werden unter dieser Therapie ebenfalls seltener. Die Frage, welches Medikament man verwenden soll, hängt von der Erfahrung des Arztes ab. Auf jeden Fall wirkt Heparin schneller. Es sollte daher wenigstens zu Anfang bevorzugt werden. Später und vor allem, wenn eine längere Anticoagulierung vorgenommen wird, ist auf Dicumarol-Präparate überzugehen.

Die Geschwindigkeit der Symptomenrückbildung ist sehr verschieden. Eine Reihe von Fällen sind weitgehend therapierefraktär. Bei einer venösen Thrombose sollte die Therapie wenigstens 12–14 Tage fortgesetzt werden, bei einer Lungenembolie 21 bis 28 Tage. Bleibt die Symptomatik auch nach dieser Zeit noch bestehen, so muß die Therapie weiter fortgesetzt werden. Bei deutlicher thrombotischer Tendenz ist eine Anticoagulantientherapie für eine Zeit von 6 oder mehr Monaten notwendig. Dies gilt besonders dann, wenn eine Lungenembolie aufgetreten war.

1. Heparin: Vor Therapiebeginn müssen die Gerinnungszeit und die Prothrombinzeit bestimmt werden.

Die notwendige Dosis kann sehr verschieden sein. Zu Beginn sind oft kleinere Dosen notwendig. Während der Therapie muß die Thrombinzeit häufiger bestimmt werden. Eine Thrombinzeit verlängert um das 2–3-fache unmittelbar vor der nächsten Dosis liegt in der therapeutischen Breite. Beträgt sie mehr als das 3fache, so muß die nächste Injektion verschoben oder die Dosis erniedrigt werden. Ist die Thrombinzeit kleiner als das 2fache, so ist eine etwas größere Dosis indiziert. Hat man die individuelle Dosis ermittelt, so genügt eine Bestimmung der Thrombinzeit alle 24 Std. Es gibt verschiedene Applikationsmöglichkeiten.

a) Die intramuskuläre oder tiefsubcutane Injektion. Die Applikation von Natrium-Heparin erfolgt intermittierend alle sechs Stunden. Die Gerinnungszeit sollte alle 24 Std, etwa 1/2 Std vor der nächsten Dosis, bestimmt werden. Für einen Erwachsenen durchschnittlicher Größe sind 6000 bis 8000 E. alle 6 Std eine übliche Dosis zu Anfang. Nach einigen Tagen erniedrigt sich die notwendige Dosis meist auf 4000 bis 6000 E. Von mancher Seite wird eine vierstündliche Injektion etwas kleinerer Dosen oder eine zwölfstündliche Injektion etwas größerer Dosen bevorzugt.

Heparin kann in Depot-Form verwendet werden: z. B. Liquemin®-Depot (40000 E. Heparin pro ml und 20 mg Ephedrinhydrochlorid in wäßriger Lösung). In der Regel genügt eine Injektion von einem ml Liquemin-Depot i. m. oder subcutan für 24 Std. Bewährt hat sich auch die Aufteilung der Tagesdosis in zwei Injektionen von je 20000 E. Liquemin-Depot subcutan. Die Injektion wird mit einer möglichst feinen Nadel i. m. oder s. c. an der Vorderseite des Oberschenkels verabreicht. Von i. m.-Injektionen an Körperstellen, die einem Druck ausgesetzt sind, ist wegen Haematomgefahr abzuraten (Anmerkung des Übers.).

b) Intravenöse Injektion: Es werden intermittierende intravenöse Injektionen von Natrium-Heparin im Vier- oder Sechs-Stunden-Rhythmus vorgenommen (Anmerkung des Übers.: In leichten bis mittelschweren Fällen beträgt die Tagesdosis 40000 bis 50000 E. Liquemin®.) Gelegentlich wird auch eine intravenöse Infusion verwendet. Man beginnt hierbei mit 10000 E./l fünfprozentiger Glucoselösung bei einer Geschwindigkeit von 15 bis 25 Tropfen/min. Die Tropfgeschwindigkeit wird dann in Abhängigkeit von der Gerinnungszeit geregelt, die alle zwei bis drei Stunden zu bestimmen ist. Die Kontrolle ist hierbei schwieriger. Sie ist jedoch oft recht wertvoll, besonders bei Patienten mit extremer Thromboseneigung und bei Patienten, die rasch mit hohen Dosen bei ausgedehnter pulmonaler Embolie anticoaguliert werden müssen (der postembolische Bronchialkonstriktionsreflex scheint durch große Dosen von Heparin blockierbar zu sein, z. B. 15000 E. initial und 80–100000 E. in den ersten 24 Std). Z. Zt. wird Heparin am häufigsten in der ersten Phase der Anticoagulierungstherapie verwendet. Viele Ärzte neigen dazu, später auf Substanzen überzugehen, die die Prothrombinkonzentration herabsetzen. Man gibt Heparin, bis die Krankheitssymptome Rückbildungstendenz zeigen. Daher ist Heparin meist die ersten 7 bis 14 Tage zu verabreichen. Es wird dann abgesetzt, wenn die Prothrombinzeit im therapeutischen Bereich eingestellt ist. Von mancher Seite wird allerdings nur Heparin verwendet.

2. *Prothrombindepressiva:* Substanzen, die den Prothrombinspiegel senken (Tabelle 9–1), sind unterschiedlich im Wirkungsbeginn und in der Wirkungsdauer. Bishydroxycoumarin und Warfarin sind wohl die am häufigsten verwendeten Substanzen. Keines der Präparate hat jedoch so viele Vorteile, daß es gerechtfertigt wäre, auf ein anderes zu wechseln, wenn der Arzt damit Erfahrung hat.

Ein guter therapeutischer Effekt ist erreicht, wenn die Prothrombinaktivität auf wenigstens 30% gefallen ist. Zu bevorzugen ist allerdings eine Aktivität von 10 bis 20% oder eine Prothrombinzeit, die das 2 bis 2½-fache der Kontrollen beträgt. Zu Beginn der Behandlung sollten tägliche Prothrombinaktivitätsbestimmungen durchgeführt werden und die Dosierung entsprechend vorgenommen werden. Bei gut eingestellten Patienten genügen wöchentliche oder manchmal sogar monatliche Bestimmungen der Prothrombinaktivität. Die üblichen Startdosen und die Erhaltungsdosen sind in der Tabelle 9–1 wiedergegeben. Patienten mit Prothrominaktivität, die unter 100 bis 80% liegen, erhalten entsprechend geringere Dosen. Die Wirkung dieser Substanzen kann durch andere Medikamente gestört werden. So wird der anticoagulierende Effekt reduziert durch: Barbiturate, Chloralhydrat, Glutethimid (Doriden®), Meprobamat und Griseofulvin. Potenziert durch Phenylbutazon (Butazolidin®), Diphenylhydantoin (Zentropil®), Salicylate, Sulfisoxazol, Tetracycline, Chloramphenicol, Neomycin, Chinidin und manche andere Substanzen. Es ist daher bei der entsprechenden Medikation entsprechend vorsichtig zu verfahren.

3. Behandlung einer Blutung und Überdosierung: Die grundsätzliche Gefahr einer Anticoagulantientherapie ist eine abnorme Blutung. Die Blutung als Folge einer Heparinapplikation kann rasch beseitigt werden bzw. die Gerinnungszeit normalisiert werden durch die intravenöse Injektion von einprozentigem Protaminsulfat in physiologischer Kochsalzlösung. Man gibt 1/100 der E. Heparin in mg Protaminsulfat.

Bei Verabreichung eines Depotpräparates Heparin kann es notwendig sein, die Applikation von Protaminsulfat zu wiederholen.

Die Blutung einer Überdosierung eines Prothrombindepressivums ist schwieriger unter Kontrolle zu bringen, da der Thrombinspiegel nach Absetzen der Substanz nur langsam ansteigt. Ist die Blutung schwer, so ist die Therapie zu unterbrechen und auch später nicht wieder aufzunehmen. Man gibt in diesem Falle sofort eine Frischbluttransfusion. (Anmerkung des Übersetzers: Als Vitamin K-Präparat kann Konakion® gegeben werden. Bei leichteren Blutungen 5–10 mg peroral oder bei schweren Fällen 1 bis 2 Ampullen zu 10 mg langsam i. v., Tagesdosen von 40 mg sind nicht zu überschreiten.)

C. Chirurgische Maßnahmen:

1. Venenligatur: Die Venenligatur ist dann zu empfehlen, wenn eine Anticoagulantientherapie kontraindiziert ist. Kontraindikationen einer Anticoagulantientherapie bestehen z. B. bei Patienten mit einem peptischen Geschwür, Colitis ulcerosa, Blutdyskrasien, erheblichen Lebererkrankungen und bei Patienten in den ersten zwei bis drei postoperativen Tagen, besonders wenn die Operation sehr ausgedehnt war. Eine Venenligatur ist auch dann indiziert, wenn Zeichen einer Weiterentwicklung des Thrombus bestehen, wenn trotz ausreichender Anticoagulantientherapie Embolien auftreten oder wenn sich eine septische Phlebitis entwickelt hat.

Nach der Ligatur beider gemeinsamer Femoralvenen ist die Möglichkeit einer zweiten, evtl. tödlichen, Lungenembolie sehr gering, wenn der thrombotische Prozeß in den Beinen aufsteigt und nicht in den tiefen Beckenvenen. Die Ligatur der Vena cava inferior verhütet nahezu mit Sicherheit weitere Lungenembolien.

In gewissem Ausmaß besteht die Gefahr der Entwicklung eines chronischen Oedems in dem ligierten Bein. Diese Gefahr kann dadurch gemindert werden, daß ein bis zwei Tage nach der Ligatur eine Anticoagulantientherapie begonnen wird, außerdem elastische Strümpfe getragen und die Beine im Verlauf eines weiteren Jahres intermittierend hochgelegt werden (s. auch nächster Abschnitt).

Tabelle 9–1. *Prothrombindepressiva* (nach Mammen)

Präparat	Initialdosis innerhalb 48 Std. (mg)	Erhaltungsdosis pro Tag (mg)	Wirksamkeit der Initialdosis (Tage)	Optimale Gerinnungswirkung (Std.)	Normalisierung der Gerinnung (Tage)
Marcumar	20–30	3	12	48–72	10–14
Warfarin	75–100	10	10	36–48	5–8
Sintrom	25–50	4–8	8	36–48	8–10
Cumopyran	100–200	25	10	36–48	5–8
Dicumarol	400–500	75	8	36–48	5–7
Tromexan	1800–2400	450	6	18–24	3–5
Phenylindandion	300–400	25–100	5	24–48	2–3
Dipaxin	30–40	2–6	14	48–72	15–20
Indaliton	25–35	2–4	10	36–48	9–10

2. *Femoralvenen-Thrombektomie*: Sie ist dann indiziert, wenn ein massiver venöser Verschluß besteht (Phlegmasia caeruela dolens), der auf Sympathicusblockade, Hochlagerung der Beine, Heparintherapie und Flüssigkeitsentzug nicht angesprochen hat. Dieses Vorgehen ist auch dann zu empfehlen, wenn ein massives Oedem ohne Vasospasmen vorhanden ist (Phlegmasia alba dolens). Wenn der Thrombus nicht adhaerent geworden ist (d. h. weniger als 48 Std seit seiner Entwicklung verstrichen sind), so kann hierdurch bei anschließender Heparinisierung eine normale Funktion des Venensystems wieder hergestellt werden. Auf diese Weise konnten massive Oedeme und Vasospasmen beseitigt werden. Postoperativ kann allerdings eine Rethrombosierung oder eine pulmonale Embolie auftreten.

Prognose

Unter entsprechender Behandlung erreicht der Patient seinen früheren Gesundheitszustand und seine Aktivität innerhalb von 3 bis 6 Wochen wieder. Im allgemeinen ist die Prognose gut, besonders dann, wenn die Gefahr der Lungenembolie vorüber ist. Es ist jedoch für die ersten 2 bis 3 Wochen eine Beobachtung notwendig. Gelegentlich kann die Phlebitis rezidivieren, obwohl eine ausreichende Anticoagulierung durchgeführt wird. In diesen Fällen können auch rekurrierende Lungenembolien auftreten. Zurückbleiben kann eine chronische venöse Insuffizienz mit all ihren Komplikationen.

Estes, J. E.: Thrombophlebitis. Thomas 1964.

Freeark, R. J. et al.: Posttraumatic venous thrombosis. Arch. Surg. **95**, 567–575 (1967).

Hershey, F. B. et al.: Phlebography in diagnosis and management of venous diseases of the legs. Med. Clin. N. Amer. **51**, 161–174 (1967).

Little, J. M. et al.: Venous thromboembolic disease. Brit. J. Surg. **53**, 657–667 (1966).

Mammen, E. F.: Grundlagen der Antikoagulantienbehandlung. Internist **10**, 2 (1969).

Sevitt, S., Gallagher, N.: Venous thrombosis and pulmonary embolism. Brit. J. Surg. **48**, 475–489 (1961).

Smith, G. W.: Iliofemoral venous thrombectomy: Indications, technique and results in forty-five cases. Circulation **37**, 847–853 (1958).

Spitell, J. A., Jr.: Thrombophlebitis and pulmonary embolism. Circulation **27**, 976–980 (1963).

Chronische venöse Insuffizienz

Diagnostische Merkmale

- Meist findet sich in der Anamnese eine Phlebitis oder eine Verletzung des Unterschenkels
- Knöchelödeme sind das früheste Zeichen
- Varicen, Pigmentation, Dermatitis und subcutane Indurationen treten später auf
- Ulcerationen in oder über der Knöchelgegend sind häufig

Allgemeine Betrachtungen

Die chronische venöse Insuffizienz beruht meist auf den Veränderungen nach einer tiefen Thrombophlebitis (das sogenannte postphlebitische Syndrom), sie kann aber auch aufgrund eines neoplastischen Verschlusses der Beckenvenen, kongenital oder bei einer erworbenen arteriovenösen Fistel auftreten.

Wenn die Insuffizienz Folge einer tiefen Thrombophlebitis ist, so sind die Venenklappen durch den thrombotischen Prozeß zerstört worden. Die tiefen Venen sind oft irregulär oder unvollständig verschlossen. Die oberflächlichen Venen können varicös sein und sich von den tiefen Venen auffüllen. Der venöse Druck fällt dann nicht ab, wenn der Patient läuft. Da die Klappen unvollständig vorhanden sind oder fehlen und der chronisch erhöhte venöse Druck nicht abfällt, treten sekundäre Veränderungen in den Venolen, Capillaren, im subcutanen Gewebe, in der Haut und in den oberflächlichen Venen wieder auf. Eine primäre Varicosis ohne Anomalitäten des tiefen Venensystems kann auch aus Veränderungen aufgrund einer chronischen venösen Stase resultieren.

Klinische Befunde

Die chronische venöse Insuffizienz ist charakterisiert durch ein progressives Oedem des Beines (besonders des Unterschenkels) und sekundäre Veränderungen der Haut und des subcutanen Gewebes. Die häufigsten Symptome sind Jucken, Schweregefühl in den Beinen, das im Stehen zunimmt, und Schmerzen, wenn ein Geschwür vorhanden ist. Die Haut ist meist dünn, durchscheinend atrophisch und oft bräunlich verfärbt. Nicht selten ist ein Ekzem vorhanden oder auch eine großflächige oberflächliche Dermatitis. Das subcutane Gewebe ist verdickt und fibrös. Rezidivierende Ulcerationen sind häufig, meist oberhalb der Knöchel, in der medialen oder Vorderseite des Beines. Bei der Heilung bildet sich eine dünne fibrotische Haut, die selbst bei einem leichten Trauma aufbricht. Die Varicen sind meist deutlich und häufig von einer Insuffizienz der perforierten Venen im mittleren und oberen Teil des Unterschenkels begleitet.

Differentialdiagnose

Die Oedeme bei der Herzinsuffizienz sind im allgemeinen bilateral, symmetrisch und können sich auch in der Sacralgegend entwickeln. Andere Zeichen der Herzinsuffizienz ermöglichen die Differentialdiagnose gegenüber der venösen Insuffizienz.

Renale Erkrankungen können ausgedehnte Oedeme hervorrufen. Die Diagnose wird in diesem Falle über Blut- und Urinuntersuchungen möglich sein.

Das Lymphoedem ist ein festes Oedem, das bei Hochheben der Extremität nicht ohne weiteres zurückgeht. Die anderen Zeichen der venösen Insuffizienz (z. B. Varicen, Pigmentation, Geschwüre) fehlen beim Lymphoedem, außerdem besteht anamnestisch meist der Hinweis auf akute Zellulitiden. Das Lipödem tritt gewöhnlich besonders bei Frauen mit erheblicher Adipositas (besonders in der Beckengegend) auf. Es schreitet selten fort und ist nicht von einer Induration, von Geschwüren, Varicen oder Pigmentationen begleitet.

Die erworbene arterio-venöse Fistel geht mit einem Geräusch und einer anamnestisch nachweisbaren Verletzung einher. Arteriographische Untersuchungen geben wertvolle Hinweise.

Geschwüre bei chronischer arterieller Insuffizienz sind viel schmerzhafter als bei venöser Insuffizienz. Sie treten auch meist in der Gegend der Zehen oder des Fußes auf. Außerdem fehlen dann die Fußpulse.

Das Erythema induratum beginnt als ein schmerzhafter Knoten, aus dem sich ein Geschwür entwickelt. Es tritt meist bilateral und symmetrisch auf. Das Geschwür entsteht meist auf der Rückseite des Unterschenkels. Zahlreiche andere Unterschenkelgeschwüre (z. B. nach Trauma, bei der Sichelzellanaemie und bei Pilzinfektionen) können von der venösen Insuffizienz meist durch das Fehlen von Varicen, durch das Fehlen der Kongestion der Haut und chronischer Schwellung unterschieden werden.

Vorbeugung

Irreversible Gewebsveränderungen und begleitende Komplikationen können durch eine adäquate Behandlung der akuten Thrombophlebitis mit Anticoagulantien und energischen Maßnahmen gegen das Oedem verhindert werden.

Zu den Maßnahmen gegen das Oedem gehört die Versorgung der Unterschenkel mit elastischen Binden, intermittierende Perioden der Beinhochlagerung und Hochstellung des Fußendes.

Behandlung

A. Allgemeine Maßnahmen: Bettruhe mit hochgelagerten Beinen, um das chronische Oedem zu vermindern, gehört zu den Grundsätzen in der Therapie der chronischen venösen Insuffizienz. Folgende Maßnahmen sind geeignet, um die Tendenz zum Oedem unter Kontrolle zu halten:

1. Intermittierende Hochlagerung der Beine während des Tages, hochgestelltes Bettfußende.

2. Langes Sitzen oder Stehen ist zu vermeiden.

3. Der lebenslange Gebrauch gut passender plastischer Strümpfe oder Binden vom Fuß bis zum Knie während des Tages oder Abends ist zu empfehlen.

B. Dermatitisbehandlung: Ekzematöse Veränderungen können akut oder chronisch sein. Die Behandlung wird entsprechend variiert.

1. *Akute nässende Dermatitis*:

a) feuchte Kompressen für eine Stunde viermal täglich mit Borsäurelösung, Kaliumpermanganatlösung und Burow'sche Lösung.

b) Nach den Kompressen wird eine 0,5prozentige Hydrocortison-Creme aufgetragen. (In dieser Creme kann Neomycin enthalten sein.)

c) Systematische Antibioticatherapie bei aktiven Infektionen.

2. *Abklingende chronische Dermatitis*:

a) Fortsetzung der Behandlung mit Hydrocortison-Creme für ein bis zwei Wochen bzw. bis keine Besserung mehr eintritt.

b) Zinkoxydsalbe mit Ichthamol (Ichthyol®), dreiprozentig ein- bis zweimal pro Tag. Die Reinigung muß evtl. mit Öl erfolgen.

c) Castellanische Lösung für Zehen und Nägel ein- bis zweimal pro Woche erlaubt die Therapie einer Dermatophytosis und Onychomykosis (Desenix®, Salbe und Puder und Aerosol können ebenfalls benutzt werden).

3. Energische Behandlung des chronischen Oedems, wie in den Abschnitten A und C ausgeführt, mit vollständiger Bettruhe während der akuten Phase.

C. Geschwüre sind am besten mit Kochsalzkompressen (isotonische Lösung) zu behandeln. Manchmal kann ein Geschwür auch ambulant mit einem Schuh aus Unna's Paste behandelt werden, wenn die Schwellung vorher durch Hochlagerung zurückgebracht wurde. Solch ein Schuh muß alle ein bis zwei Wochen gewechselt werden, was in gewisser Hinsicht vom Ausmaß der Drainage des Geschwürs abhängt. Das Geschwür, Sehnen und Knochenvorsprünge müssen adäquat gepolstert werden. Spezielle Salben sind für das Geschwür nicht notwendig. Es kann auch ein Verband mit Viscopaste® (eine Bandage imprägniert mit Gelatine und Zinkoxyd) oder mit Gauztex® (imprägniert mit einer nicht allergisierenden selbsthaftenden Verbindung) gemacht werden.

D. Sekundäre Varicen: Varicen als Folge einer Obstruktion oder von Klappendefekten des tiefen Venensystems können zu unerwünschten Gewebsveränderungen am Unterschenkel führen. Die Varicen sollten gelegentlich beseitigt werden und die insuffizienten Venae perforantes ligiert werden. Die Tendenz zum Oedem bleibt jedoch vorhanden, so daß die o. a. Maßnahmen während des ganzen Lebens durchzuführen sind. Die Varicen können – zusammen mit dem Oedem – durch elastische Strümpfe oder andere nicht operative Maßnahmen behandelt werden. Wenn die Obstruktion im tiefen System ausgeprägt ist, ist es oftmals schwierig, die oberflächlichen Venen zu beseitigen, da sie den größten Teil des Blutes aus dem Unterschenkel zurückführen. In den komplizierten Formen des postphlebitischen Syndroms (und sogar in gewissen Fällen auch in der akuten Phlebitis) kann die Phlebographie wertvoll sein, um die Obstruktion oder die Insuffizienz der tiefen Venen zu beurteilen.

Prognose

Wenn möglich, so ist die primäre Störung zu behandeln, bevor die Erscheinungen der chronischen Veneninsuffizienz auftreten. Ist die chronische Veneninsuffizienz voll ausgebildet, so ist sie meist nicht reversibel und kann zu beträchtlicher Kränklichkeit führen, wenn nicht Maßnahmen eingeleitet werden, das Fortschreiten zu verhindern. Weitere akute Thrombophlebitiden können eintreten.

CRANLEY, J. J. et al.: Chronic venous insufficiency of the lower extremity. Surgery **49**, 48 (1961).

DE TAKATS, G.: Postphlebetic syndrome. JAMA **164**, 1861–1867 (1957).

HAEGER, K.: The treatment of the severe postthrombotic state. A comparison of some surgical and conservative methods. Angiology **19**, 439–449 (1968).

Obstruktion der Vena cava cranialis

Die Obstruktion der oberen Vena cava ist ein seltenes Ereignis und meist auf neoplastische oder entzündliche Prozesse im oberen Mediastinum zurückzuführen. Die häufigsten Ursachen sind:

1. Neoplasmen wie Lymphome, primär-maligne Mediastinaltumoren oder Lungencarcinome.

2. Die chronische fibrotische Mediastinitis entweder unbekannten Ursprungs oder als Folge einer Tuberkulose oder eitrigen Infektion.

3. Die Thrombophlebitis, oft durch Ausdehnung des Prozesses von der Vena axillaris oder subclavia über die innominata in die Vena cava.

4. Aneurysmen des Aortenbogens.

5. Die constrictive Perikarditis.

Klinische Befunde

A. Symptome: Zu Anfang sind die Hautvenen dilatiert und die Augenlider ödematös geschwollen. Später kann eine allgemeine Schwellung des Kopfes und der Arme eintreten. Ist die venöse Stauung ausgeprägt, so kann in dem betroffenen Gebiet eine Cyanose auftreten. Auch cerebrale Symptome sind möglich. Viele Symptome sind möglich. Alle Symptome werden durch Zurückbeugen oder Hinlegen des Patienten verstärkt, so daß die Patienten meist sitzen und eine körperliche Anstrengung vermeiden.

B. Laborbefunde: Der Venendruck im Arm ist erhöht (meist über 20 cm Wasser). Er ist dagegen normal in den Beinen. Eine supraclaviculäre Lymphknotenbiopsie kann notwendig werden.

C. Röntgenbefunde: Thoraxaufnahme und Venogramme können wesentlich zur diagnostischen Abklärung beitragen.

Behandlung

Wenn ein Neoplasma vorliegt, so kann eine Cytostatica- oder Strahlenbehandlung den Druck von der oberen Hohlvene nehmen. Ein chirurgischer Eingriff ist meist nicht indiziert, obwohl er zur Diagnose notwendig sein kann. Liegt eine Tuberkulose vor, so ist eine entsprechende Behandlung einzuleiten. In Fällen mit einer medistinalen Fibrose kann eine Excision des fibrösen Gewebes rund um die großen Gefäße einen normalen Venenfluß wiederherstellen. Liegt eine vollständige Thrombose vor, so kann ein Gefäßersatz versucht werden, obwohl dieser meist wieder thrombosiert.

Prognose

Die Prognose hängt von der Obstruktionsursache ab. Sie ist besonders schlecht, wenn ein Aortenaneurysma oder ein maligner Prozeß zugrunde liegt. Jedoch auch bei der Mediastinitis und primären Thrombophlebitis ist die Mortalität hoch.

FAILOR, H. J., EDWARS, J. E., HODGSON, C. H.: Etiologic factors in obstruction of the superior vena cava: A pathologic study. Proc. Staff Meet Mayo Clin. **33**, 671–678 (1958).

LOWENBERG, E. L. et al.: The superior vena cava syndrome. Dis. Chest **47**, 323–333 (1965).

Erkrankungen der Lymphgefäße

Lymphangitis und Lymphadenitis

Diagnostische Merkmale

- Rote Streifen von der Verletzung oder der Gegend der Cellulitis zu den regionalen Lymphknoten, die meist vergrößert und empfindlich sind
- Schüttelfrost und Fieber sind oft vorhanden

Allgemeine Betrachtungen

Lymphangitis und Lymphadenitis sind meist Zeichen einer bakteriellen Infektion, die häufig durch haemolytische Streptokokken verursacht wird und gewöhnlich von der entzündeten Gegend aufsteigt. Die ursächliche Verletzung kann hierbei sehr klein oder oberflächlich sein. Es kann jedoch auch ein voll ausgebildeter Absceß vorliegen. Das Betroffensein der Lymphgefäße zeigt sich meist durch rote Streifen der Haut, die in Richtung der regionalen Lymphknoten ziehen, die meist vergrößert und tastempfindlich sind. Allgemeine Reaktionen wie Fieber, Schüttelfrost und Krankheitsgefühl können vorhanden sein. Die Infektion kann rasch fortschreiten, oft sogar im Verlaufe von Stunden. Sie kann zu einer Bakteriämie oder Septicämie und sogar zum Tode führen.

Klinische Befunde

A. Symptome: In der Gegend der Entzündung wird meist ein klopfender Schmerz angegeben. Krankheitsgefühl, Anorexie, Schwitzen, Schüttelfröste und Fieber (37,8 bis 40° C) können rasch auftreten. Schmerz oder Mißempfindungen werden in den regionalen Lymphknoten angegeben. Die roten Streifen sind ein sehr sicherer Hinweis; sie sind jedoch zuweilen sehr schwach ausgeprägt und werden leicht übersehen. Die Streifen sind im allgemeinen nicht induriert und druckempfindlich wie die Gegend der Entzündung. Die regionalen Lymphknoten können auf das Zwei- bis Dreifache vergrößert sein und sind meist stark tastempfindlich. Die Pulsfrequenz ist oft hoch.

B. Laborbefunde: Leukocytose mit Linksverschiebung.

Differentialdiagnose

Die Lymphangitis wird zuweilen mit einer oberflächlichen Thrombophlebitis verwechselt. Die Venenthrombose führt nicht zu einer Lymphadenitis. Außerdem ist hierbei meist auch keine Verletzung nachweisbar. Die oberflächliche Thrombophlebitis tritt häufiger als Ergebnis einer intravenösen Therapie auf, besonders wenn Venenkatheter mehr als zwei Tage gelegen haben. Das Katzenkratzfieber ist in Betracht zu ziehen, wenn multiple oberflächliche Kratzspuren an den Extremitäten vorhanden sind und die Lymphknoten, wenn auch oft sehr groß, wenig druckempfindlich sind.

Keine dieser Erkrankungen ist von Allgemeinreaktionen begleitet, die man häufig bei der Lymphadenitis und Lymphangitis beobachtet.

Behandlung

A. Allgemeine Maßnahmen: Ruhe, Schienung und Anhebung der betroffenen Extremität sind ebenso notwendig wie Wärmeanwendung und symptomatische Therapie des lokalen Schmerzes und der Allgemeinreaktion.

B. Spezifische Maßnahmen: Wenn eine Lokalinfektion invasiv wird, sollte immer eine antibiotische Therapie eingeleitet werden. Wenn auch häufiger ein negatives Ergebnis erhalten wird, so ist trotzdem eine Blutkultur anzulegen.

Da es sich meist um Streptokokken handelt, ist Penicillin im allgemeinen das Medikament der Wahl. Hat der Patient eine Penicillinallergie, so kann Erythromycin oder ein anderes Medikament verwendet werden, das g-positive Bakterien angreift.

C. Wundversorgung: Entleerung des Eiters, wenn ein Absceß nachgewiesen ist; die Gegend der Cellulitis darf nicht inzidiert werden.

Prognose

Mit entsprechender Therapie und besonders unter der Verwendung von Antibiotica ist die Infektion meist innerhalb von einigen Tagen unter Kontrolle zu bringen und die Septicämie zu verhüten. Verzögerte oder inadäquate Therapie kann jedoch zu einer Allgemeininfektion und zum Tode führen.

Shick, R. M.: Recurrent lymphangitis and cellulitis of the extremities. Med. Clin. N. Amer. 49, 1089–1098 (1949).

Lymphödem

Diagnostische Merkmale

- Schmerzloses Ödem eines oder beider Unterschenkel, besonders bei jungen Frauen
- Zu Anfang eindrückbares Ödem, das später allmählich fester und nicht mehr eindrückbar wird
- Geschwüre, Varicen und Pigmentationen treten nicht auf
- Es können Episoden einer Lymphangitis und Cellulitis auftreten

Allgemeine Betrachtungen

Der zugrundeliegende Mechanismus des Lymphödems ist eine Störung des Lymphabflusses aus der betroffenen Extremität aufgrund entzündlicher oder nicht entzündlicher Obstruktion der Lymphgefäße oder aufgrund einer Fehlbildung der Lymphgefäße. Die hieraus resultierende Dilatation führt zur Klappeninsuffizienz mit Unterbrechung des normalen Abstromes. Die führt zur progressiven Stase einer proteinreichen Flüssigkeit mit sekundärer Fibrose. Diese Erscheinungen können von akuten oder chronischen Entzündungen überlagert werden, die zur weiteren Stase und Fibrose führen. Der Extremitätenumfang nimmt zu. Haut und Unterhautgewebe erscheinen dick und fibrotisch. Das Fettgewebe nimmt ab.

Behandlung

Es gibt keine zufriedenstellende Behandlung des Lymphödems, jedoch sind folgende Maßnahmen zu versuchen:

1. Durch intermittierende Hochlagerung der Extremität (besonders während der Nacht) kann der Lymphausfluß aus der Extremität gefördert werden. Außerdem ist der konstante Gebrauch von elastischen Bandagen oder sorgfältig angepaßten elastischen

Strümpfen zu empfehlen. Massagen in Richtung Stamm (entweder mit der Hand oder mit Hilfe eines pneumatischen Druckes) können das Ödem sozusagen ausmelken.

2. Durch eine sorgfältige Hygiene und Behandlung jeder Trichophytosis an den Zehen ist eine Sekundärinfektion der Extremität zu vermeiden. Tritt dennoch eine Infektion auf, so ist sie mit ausreichender Ruhe, Hochlagerung der Extremität und Antibiotica zu behandeln.

3. Intermittierende diuretische Therapie.

4. In sehr schweren chronischen Fällen kann die Excision von Hautstreifen und ödematösem subcutanen Gewebe erwogen werden. Die kosmetischen und funktionellen Resultate lassen jedoch zu wünschen übrig, so daß weiterhin elastische Strümpfe notwendig bleiben.

Die Lymphographie ermöglicht eine Lokalisierung der Störung und eine bessere ursächliche Beurteilung (z. B. die Feststellung maligner Prozesse), so daß sie letzten Endes eine Hilfe für die Therapie darstellt.

Battezzati, M., Donini, I., Marsili, E.: The morphologic and physiologic basis for a new classification of lymphoedema. J. Cardiovas. Surg. **8**, 52–61 (1967).

DeRoo, T.: The value of lymphography in lymphedema. Surg. Gynec. Obstet. **124**, 755–765 (1967).

Gough, M. H.: Primary lymphoedema: Clinical and lymphangiographic studies. Brit. J. Surg. **53**, 917–925 (1966).

10. BLUT

Anämien

Diagnose der Anämie
Die Anämie als allgemein klinischer Befund muß näher erläutert werden. Zur Abklärung ihrer Ursache erfordert sie gelegentlich ausführliche Untersuchungen. Die Beantwortung folgender 4 Fragen gestattet meistens die Beurteilung eines anämischen Patienten:

1. besteht ein Eisenmangel,
2. handelt es sich um eine megaloblastische (hyperchrome) Anämie,
3. findet sich eine Hämolyse oder läßt sich
4. eine Knochenmarksinsuffizienz nachweisen?

Einen Eisenmangel sollte man bei allen unklaren Anämien – unabhängig von der Erythrocytenmorphologie – in Erwägung ziehen. Als unerläßlichstes Kriterium gilt die Hämosiderinfärbung des Knochenmarkes, die bei der Eisenmangelanämie nur schwach oder negativ ausfällt. Die anderen Anämieformen zeigen normale oder vermehrte Anfärbung. Die Bestimmung des Serumeisens und der Eisenbindungskapazität helfen diagnostisch weiter. Nur bei der Eisenmangelanämie tritt die Kombination von niedrigem Serumeisen und erhöhter Eisenbindungskapazität auf. Zuerst sollte anamnestisch und dann chemisch bei nicht eindeutigem Untersuchungsergebnis ein Blutverlust (z. B. im Stuhl) ausgeschlossen werden.

Die Mehrzahl der hämolytischen Erkrankungen zeigt, unabhängig vom Typ, im allgemeinen eine Reticulocytose, ein leicht erhöhtes, indirektes Serumbilirubin und vermehrt kernhaltige Erythrocyten im Mark.

Bei einer hypoplastischen Anämie ist das Knochenmark verfettet und enthält wenig kernhaltige Erythrocyten.

In allen Fällen einer ungeklärten normocytären, normochromen Anämie, die sich nicht in die oben angeführten vier Gruppen einordnen lassen, kommen folgende Ursachen in Betracht: Infektionskrankheiten, Azotämie, Malignome, Myxödem und Lebererkrankungen.

Eisenmangelanämie

Diagnostische Merkmale

- Blässe und Müdigkeit
- Hypochromie (Hb_E unter 27), Mikrocytose; Verminderung der Erythrocyten geringer als die des Hämoglobins
- Niedriger Serumeisenspiegel, erhöhte Eisenbindungskapazität
- Hämosiderin im Knochenmark nicht nachweisbar (keine eisenhaltigen Makrophagen, keine Sideroblasten)
- Gewöhnlich okkulter Blutverlust

Allgemeine Betrachtungen
Beim Erwachsenen ist eine Eisenmangelanämie meistens auf einen Blutverlust zurückzuführen. Die häufigsten Ursachen sind: ungewöhnlich starker Blutverlust durch Menstruation oder Blutungen im Magen-Darmtrakt (Hiatushernie, Gastritis, Ulcus pepticum, vorausgegangene Magenoperation, Polypen, Malignome, Hämorrhoiden oder Salicylabusus). Gastrointestinale Blutungen verlaufen meistens chronisch und stumm. Zu den selteneren Ursachen zählen: Hämoglobinurie, pulmonale Hämosiderose, häufiges Blutspenden, falsche Ernährung und habituelles Stärkeessen.

Die normale tägliche Nahrung enthält etwa 12–15 mg Eisen, das sind annähernd

6 mg Eisen auf 1000 cal. Hiervon werden 5–10% resorbiert (0,6–1,5 mg); bei der Eisenmangelanämie steigt die Resorption. Gesunde Personen mit einer Eisenausscheidung von weniger als 1 mg/tgl. haben eine positive Eisenbilanz. Chronischer Blutverlust von nur 2–4 ml Blut tgl. führt zu einer negativen Eisenbilanz und zur Eisenmangelanämie.

Klinische Befunde

A. Symptome: Außer den Symptomen einer Primärerkrankung (wenn überhaupt) können Zeichen einer Anämie vorhanden sein: leichte Ermüdbarkeit, Dyspnoe, Herzklopfen, pektanginöse Beschwerden und Tachykardie. Fahle Blässe, brüchige Haare und Nägel, Mundwinkelrhagaden, Cheilosis sowie Schmerzen hinter dem Brustbein und im Epigastrium durch Schleimhautveränderungen im Ösophagus (Plummer-Vinson-Syndrom) treten später auf.

B. Laborbefunde: Das Hämoglobin kann bis auf Werte von 3 g/100 ml fallen, die Erythrocyten sinken jedoch selten unter Werte von 2,5 Mill./mm^3. Die Erythrocyten sind gewöhnlich hypochrom und mikrocytär (bei annähernd 20% der Erwachsenen finden sich normochrome Normocyten). In ausgeprägten Fällen kommt es zur Anulocytenbildung und Anisocytose. Reticulocyten und Thrombocyten sind je nach Schweregrad normal oder erhöht. Die Zahl der Leukocyten ist normal. Das *Serumeisen* liegt gewöhnlich unter 30 gamma/100 ml (normal 90–150 gamma/100 ml); das *Gesamteisenbindungsvermögen* ist auf 350 bis 500 gamma/100 ml erhöht (normal 250 bis 300 gamma/100 ml). Die prozentuale Sättigung beträgt 10% oder weniger. Beweisführend ist die *Eisenfärbung des Knochenmarkes.* Bei der Eisenmangelanämie kann färbbares Eisen nie nachgewiesen werden. Das Knochenmarkspunktat zeigt vermehrt kernhaltige Erythrocyten. Die Normocyten sind cytoplasmaarm.

Differentialdiagnose

Die Eisenmangelanämie ist die einzige Anämie, bei der im Knochenmark kein Hämosiderin nachgewiesen werden kann. Bei allen anderen Anämien ist Eisen normal oder sogar vermehrt im Knochenmark nachweisbar. Bei der Thalassämia minor (die sich ebenfalls durch eine hypochrome, mikrocytäre Anämie auszeichnet) sind die Erythrocyten für einen bestimmten Schweregrad der Anämie kleiner und anormal geformt. Dabei können die Erythrocytenwerte erhöht und das Hämoglobin auf 9 g/100 ml und weniger vermindert sein. Das Hämosiderin im Knochenmark, das Serumeisen und die Eisenbindungskapazität sind normal.

Die Eisenmangelanämie muß von anderen hypochromen, mikrocytären Anämien abgegrenzt werden:

A. Infektanämie: (s. S. 392). Die Erythrocyten sind normocytär und leicht hypochrom, Serumeisen und Eisenbindungskapazität sind erniedrigt, Hämosiderin ist im Knochenmark nachweisbar.

B. Sideroachrestische Anämie: (s. S. 397).

C. Hämoglobinopathien: Alle Hämoglobinanomalien einschließlich der Thalassaemia sind mikrocytär und hypochrom, z. B. S-Thalassaemie, Hämoglobin-C-Thalassaemie und Hämoglobin - H - Anomalie (s. S. 398). Bei der Hämoglobin-E-Anomalie können die Erythrocyten sehr klein sein. Die Diagnose wird durch die Hämoglobin-Elektrophorese gestellt.

Komplikationen

Bei manchen Patienten entwickelt sich eine schwere Dysphagie. Eine schwere Anämie kann das Auftreten einer Angina pectoris oder eines akuten Herzversagens beschleunigen. Als Hauptbefund bei Malignomen im Magen-Darmbereich wird eine Eisenmangelanämie gefunden.

Behandlung

Die Therapie der Wahl bei dieser Anämieform ist die Eisengabe. Die Behandlung sollte sofort nach Stellung der Diagnose begonnen werden. Transfusionen sind meist überflüssig.

A. Orale Präparate und Dosierung: Die maximale Resorption liegt bei 25 mg/die. Man gibt eines der folgenden Präparate:

1. Ferrosulfat 0,1–0,2 g 3 × tgl. nach den Mahlzeiten oder

2. Eisengluconat 0,2–0,3 g 3 × tgl. nach den Mahlzeiten.

Die orale Eisengabe sollte nach Normalisierung der Hb-Werte für weitere drei Monate fortgesetzt werden, um das Eisendepot aufzufüllen.

Es werden viele andere Eisensalze oder -chelate, die oft mit anderen Metallen oder Vitaminen kombiniert sind, angegeben, jedoch hat sich bei der Eisenmangelanämie das Eisensulfat am besten bewährt.

Das Ausmaß der Magen-Darmreizung sowie der resorbierte Anteil hängen vom Eisengehalt der Salze und der Eisenkomplexverbindung ab.

B. Parenterale Eisengabe: Die Indikationen für eine parenterale Eisengabe sind orale Unverträglichkeit, mangelnde Resorption, Magen-Darmerkrankungen, die die orale Eisengabe ausschließen, ständiger Blutverlust und Ersatz der abgebauten Eisendepots bei Versagen der oralen Eisentherapie.

Bei der parenteralen Eisengabe sollte die Dosis gerade so hoch sein, daß der Mangel ausgeglichen wird. Die Gesamtdosis wird folgendermaßen berechnet: 250 mg für jedes unter dem Normalwert liegende Gramm Hämoglobin (Normalwerte: Männer 14 bis 16 g, Frauen 12–16 g).

Eisendextranlösung zur i. m.-Injektion enthält 5% – komplexgebundenes dreiwertiges Eisen (50 mg/ml) und 200 mg/ml Dextran. Man gebe 50 mg (1 ml) sofort und anschließend 100 bis maximal 200 mg i. m. jeden oder jeden 2. Tag, bis die Gesamtdosis erreicht ist. (Anmerkung des Übersetzers: Eisen-Sorbitol, ein Ferri-Sorbitol-Citratkomplex entsprechend 50 mg Fe^{***}/ml, wird anfangs täglich in einer Dosis von 100 mg, später jeden 2. Tag i. m. verabreicht. Es sollte der Eisendextranlösung vorgezogen werden, da durch letztere bei manchen Tierspecies am Injektionsort Sarkome entstanden sind.) Man injiziere tief mit einer 5 cm langen Nadel in den äußeren oberen Quadranten der Glutäalmuskulatur (möglichst nach der Z-Technik, d. h. man spannt die Haut vor dem Einstich in einer Richtung an. So wird ein Rückfluß der Lösung und eine Verfärbung der Haut vermieden.). Dreiwertiges Eisen kann auch intravenös gegeben werden, am besten in einer Dosierung bis 100 mg/tgl. Dabei sollte aber zunächst mit 0,5 ml (10 mg) vorgetestet werden. Zeigt der Patient keine abnormen Reaktionen, wird die gesamte Dosis in 3–5 min injiziert.

Prognose

Durch eine Eisentherapie sind alle Symptome einer Eisenmangelanämie reversibel, es sei denn, der Blutverlust hält an. Bei Blutverlusten von 500 ml/Woche, die Wochen und Monate anhalten, reicht eine Behandlung mit Eisen nicht aus.

Committee on Iron Deficiency: Iron Deficiency in the United States. JAMA 203, 407–412 (1968).

Kasper, C. K., Whissell, D. Y. E., Wallerstein, R. O.: Clinical aspects of iron deficiency. JAMA 191, 359–363 (1965).

Perniziöse Anämie

Diagnostische Merkmale

- Anorexie, Dyspepsie, glatte rote Zunge (Hunter-Glossitis)
- Dauernde, symmetrische Parästhesien der unteren Extremitäten
- Blässe und leichter Ikterus
- Ovale Makrocyten, Pancytopenie, hypersegmentierte Neutrophile
- Megaloblastisches Knochenmark

Allgemeine Betrachtungen

Die perniziöse Anämie ist eine Vitamin B_{12}-Mangelerkrankung, die auf einer Resorptionsstörung, nicht aber auf einem Ernährungsfehler beruht. Der Intrinsic-Faktor fehlt. Die Erkrankung tritt selten vor dem 35. Lebensjahr auf. Man findet sie häufiger in Skandinavien, England und Irland, selten bei den Orientalen. Die Disposition wird wahrscheinlich als einzelner, dominanter, autosomaler Faktor vererbt. Bei ungefähr 40% der Patienten findet sich im Serum ein gegen den Intrinsic-Faktor gerichteter Autoantikörper vom Immunglobulintyp Gamma-G, bei etwa der doppelten Patientenzahl ein gegen die Magenschleimhautzellen gerichteter Antikörper. Auch in ihrem Magensaft kann ein gegen den Intrinsic-Faktor gerichteter, ausfällbarer Antikörper nachgewiesen werden.

Der Intrinsic-Faktor wird von den Belegzellen der Magenschleimhaut sezerniert. Er ermöglicht die Resorption von Vitamin B_{12} (extrinsic factor), die zum größten Teil im distalen Ileum bei einem pH von 5–7 und in Anwesenheit von Calcium stattfindet. Bei dem Intrinsic-Faktor handelt es sich um ein Mucopolypeptid oder Mucopolysaccharid mit einem Molekulargewicht von 50 000.

Der Gesamtgehalt des menschlichen Körpers an Vitamin B_{12} wird auf 5 mg geschätzt. Der tägliche Verlust beträgt etwa 2,5 µg (zwischen 1 und 3 µg). Klinisch und hämatologisch tritt eine Perniciosa in Erscheinung, wenn das Vitamin B_{12}-Depot unter 10% der Norm sinkt.

Weiterhin kann sich ein Vitamin B_{12}-Mangel bei folgenden Krankheiten entwickeln: nach Gastrektomie, bei Ileitis regionalis, bei intestinalen Mißbildungen, die das Ileum mitbefallen, nach Ileumresektionen oder bei Befall mit einem Fischbandwurm.

Klinische Befunde

A. Symptome: Perniciosa-Kranke tolerieren ihre Erkrankung und bieten wenig Symptome. Leichte Ermüdbarkeit, Dyspnoe, Herzklopfen, Engegefühl und Tachykardie können durch die Anämie bedingt sein. Der Vitamin B_{12}-Mangel führt häufig zu *Glossitis, gastrointestinalen Symptomen* wie häufiges Aufstoßen, Verdauungsstörungen, Anorexie und Diarrhoe. Bei etwa 10% der Patienten treten Symptome von seiten des *Zentralnervensystems* auf. Dabei handelt es sich meistens um Parästhesien im Bereich der unteren Extremitäten wie Prickeln und Taubheitsgefühl, Verlust des Vibrationsempfindens sowie Ataxie und Areflexie. Die sensiblen Symptome treten gewöhnlich vor den motorischen auf.

B. Laborbefunde:

1. Blut: Außer den charakteristischen *Megalocyten* (großen, meist ovalen Erythrocyten) finden sich einige anisocytotische und poikilocytotische Erythrocyten. Die Zahl der Leukocyten liegt meistens unter 5000/mm³. Die Granulocyten, deren Anteil weniger als 50% ausmacht, sind häufig hypersegmentiert. Die Thrombocyten sind auf 40 000–100 000/mm³ vermindert. Die Reticulocytenwerte schwanken von 1–3%.

2. Knochenmark: Das Knochenmark bietet Zeichen der Hyperaktivität und kann leicht aspiriert werden. Die typischen megaloblastischen Anomalien sind bei den reiferen Formen besonders auffällig. *Riesenmetamyelocyten* fallen ins Auge. Die Megakaryocyten sind hypersegmentiert und vermindert; vermehrt ist das Hämosiderin in Form feiner Granula.

3. Übrige Laborbefunde: Die Patienten produzieren auch nach Histamin- oder Betazolgabe *keine freie Salzsäure* und nur sehr wenig Magensaft. Die Serum-LDH ist stark erhöht. Haptoglobin fehlt gewöhnlich. Die *Vitamin B_{12}*-Werte im Serum liegen unter 100 µg/ml (normal 300–400 µg/ml). Die Resorption des kobaltgebundenen Vitamin B_{12} ist stark herabgesetzt. Dies wird durch den *Schilling-Test* (Radio-Vit. B_{12}-Resorptionstest) bewiesen. Dabei gibt man zunächst eine kleine Dosis (0,5 µg) radiokobalt-markiertes Vitamin B_{12} peroral. 2 Std später erfolgt die parenterale Gabe von 1 000 µg unmarkierten Vit. B_{12}. Im 24-Stunden-Urin werden weniger als 5% des radioaktiven Vit. B_{12} ausgeschieden (normal 15–40%). Bei gleichzeitiger Gabe von Intrinsic-Faktor steigt die Ausscheidung auf das Fünffache und mehr. Vit. B_{12}-Resorption kann auch durch szintigraphische Darstellung der Leber nach oraler Gabe von radiokobaltgebundenem Vit. B_{12} gemessen werden. Der Schilling-Test ermöglicht 1. eine perniziöse Anämie von einer megaloblastären Folsäuremangelanämie zu unterscheiden, 2. den Verlauf einer Perniciosa zu überwachen und 3. bei Patienten mit einer Systemerkrankung vor Auftreten einer Anämie eine gestörte Vit. B_{12}-Resorption nachzuweisen. Erniedrigte Werte (herabgesetzte Radioaktivität im Urin) kommen vor bei falschem Urinsammeln, gestörter Nierenfunktion, Diarrhoe und gelegentlich bei Hypothyreose. Durch gleichzeitige Gabe von Intrinsic-Faktor nicht beeinflußbare niedrige Werte findet man beim Malabsorptions-Syndrom und bei Befall mit Diphyllobothrium latum (Fischbandwurm), auch bei symptomfreien Trägern. Bei Patienten, die wiederholt an einer Perniciosa erkranken, muß an das gleichzeitige Vorliegen eines Malabsorptions-Syndroms gedacht werden. Erst nach monatelanger Gabe von Vitamin B_{12} wird ihr Schilling-Test durch den Intrinsic-Faktor gebessert.

Differentialdiagnose

Die perniziöse Anämie muß durch den Vit.-B_{12}-Resorptions-Test von der Folsäuremangelanämie (s. unten) abgegrenzt werden.

Große Erythrocyten findet man nicht ausschließlich bei den megaloblastären Anämien, aber ihre ovale Form sowie die hypersegmentierten Leukocyten und die Knochenmarksmegaloblasten sind charakteristisch.

Junge, kernhaltige Erythrocyten, die bei verschiedenen hämolytischen Anämien auftreten, können an Megaloblasten erinnern, jedoch finden sich keine ovalen Makrocyten und keine hypersegmentierten, polymorphkernige Neutrophilen. Die Reticulocytenwerte liegen unter 3%.

Behandlung

Die Perniciosa wird behandelt mit Vit. B_{12} (Cyanocobalamin) 30 µg i. m. täglich für wenige (4–6) Tage, danach kann die Dosis langsam reduziert werden, bis sich die Blutwerte normalisieren. Anschließend werden 500 µg des protrahiert wirkenden Aquocobalamins einmal monatlich i. m. gegeben. Dem Patienten ist zu erklären, daß er diese Vit. B_{12}-Injektionen für den Rest seines Lebens regelmäßig erhalten muß. Bei Patienten mit totaler Gastrektomie beträgt die Erhaltungsdosis 100 µg Vit. B_{12} einmal monatlich i.m.

Prognose

Die Prognose der unbehandelten perniziösen Anämie ist infaust. Am 4. Tag der parenteralen Vit. B_{12}-Therapie steigen die Reticulocyten und erreichen ihren höchsten Wert zwischen dem 6. und 10. Tag. Das Ausmaß der Reticulocytenkrise hängt von dem Grad der Anämie ab. Bei einem Ausgangswert von 1 Mill. Erythrocyten/mm³ kann ein maximales Ansteigen der Reticulocyten auf 40% erwartet werden. Die Hämoglobinwerte normalisieren sich etwa in 6 Wochen. Die Symptome von seiten des ZNS sind rückbildungsfähig, vorausgesetzt, daß sie nicht zu lange bestanden haben (weniger als 6 Monate), sonst sind sie irreversibel. Die histaminrefraktäre Anacidität besteht weiterhin; der Schilling-Test bleibt pathologisch.

Castle, W. B.: Current concept of pernicious anemia. Amer. J. Med. **48**, 541–548 (1970).

Heinrich, H. C.: Metabolic basis of the diagnosis and therapy in vitamine B_{12} deficiency. Pages 199–249 in: Seminars in hematology, vol. **1**. Grune and Stratton 1964.

Herbert, V.: Megaloblastic anemia. New Engl. J. Med. **268**, 201–203, 368–371 (1963).

Folsäuremangelanämie

Bei der Folsäuremangelanämie finden sich die gleichen hämatologischen Befunde wie bei der Perniciosa, aber die Blutveränderungen treten früher auf, da das Folsäuredepot nur für 1–2 Monate ausreicht.

Gewöhnlich ist die Ursache in einer *Fehlernährung* zu suchen, besonders im Zusammenhang mit Alkoholismus (nahrungsbedingte megaloblastische Anämie). Folsäuremangel kann sich auch im Verlauf einer Sprue und als Komplikation bei gewissen chronischen hämolytischen Anämien (z. B. Sichelzellenanämie) entwickeln. Gelegentlich wird ein Folsäuremangel auch bei Epileptikern beobachtet, die mit Primidon (Mylepsinum®), Diphenylhydantoin (Zentropil®) oder Phenobarbital (Luminal®) behandelt werden, weiterhin bei Patienten, die unter einer Behandlung mit Methotrexat oder Pyrimethamin (Daraprim®) stehen, sowie in der Schwangerschaft, bes. bei Erbrechen, falscher Ernährung, Gestosen und Zwillingen.

Bei der megaloblastären Folsäuremangelanämie fehlen Symptome von seiten des ZNS; freie Salzsäure ist nachweisbar und der Schilling-Test ist normal. Bei der Sprue kann die Vit. B_{12}-Aufnahme jedoch selbst nach Gabe von Intrinsic-Faktor vermindert sein. Die *Folsäurewerte* im Serum liegen unter 3 µg/ml (Normalwerte 7–24 µg/ml), nach Histidingabe steigt im Urin die Forminoglutaminsäure an (*Figlu-Test*).

Die „perniziöse“ oder megaloblastäre Schwangerschaftsanämie beruht auf einem Folsäuremangel, nicht auf einem Mangel an Vit. B_{12}. Falsche Ernährung spielt bei ihrer Entstehung die größte Rolle. Der Bedarf an Folsäure nimmt während der Schwangerschaft zu; ungefähr 20% der Schwangeren haben niedrige Folsäurewerte im Serum. Bei Schwangeren mit Zwillingen, Gestosen oder einer Abruptio placentae steigt die Wahrscheinlichkeit eines Folsäuremangels stärker an; nur bei einem kleinen Prozentsatz der Frauen mit niedrigen Folsäurewerten im Serum werden jedoch megaloblastäre Anämien beobachtet.

Die Diagnose stützt sich auf hypersegmentierte, polymorphkernige Leukocyten im Blut und auf ausgereifte Megaloblasten im Knochenmark. Elliptische Makrocyten werden selten bei anderen Megaloblastenanämien gefunden.

Das mittlere Erythrocytenzellvolumen ist gewöhnlich erhöht, gelegentlich normal und sehr selten erniedrigt. Die Therapie besteht in der oralen Gabe von 5 mg Folsäure täglich bis zur Remission.

Bei megaloblastären Anämien im Kindesalter sowie bei den megaloblastären Anämien, die als Folge einer Fehlernährung oder als Folge einer antiepileptischen Therapie auftreten, sollte Folsäure nur bis zum Eintritt der Remission gegeben werden. Eine Dauertherapie ist nicht erforderlich.

Bei Patienten mit einer Sprue oder einem Malabsorptionssyndrom kann zunächst eine parenterale Folsäuregabe erforderlich sein, die Dauertherapie kann mit oraler Folsäuregabe fortgesetzt werden. Einige dieser Patienten haben gleichzeitig einen Vit. B_{12}- oder Eisenmangel, der entsprechend behandelt werden sollte. Andere erfordern zusätzlich symptomatisch die Gabe von Corticosteroiden.

Foläure-Dosierung (Folsan®, Cytofol®): tgl. 5–20 mg oral oder 15 mg i.m., anfangs tgl. bis zur Normalisierung des Blutbildes, danach entsprechend den oben angegebenen Richtlinien oder dem Blutbild.

Herbert, V.: The Megaloblastic Anemias. Grune and Stratton 1959.

Aplastische Anämie

Diagnostische Merkmale

- Müdigkeit, Blässe, Purpura, Blutungen
- Pancytopenie, leeres Knochenmark
- Anamnestisch eine Röntgenbestrahlung oder Einnahme knochenmarksschädigender Medikamente

Allgemeine Betrachtungen

Die aplastische Anämie kann in jedem Lebensalter auftreten, ihre Häufigkeit beträgt etwa 4 Fälle pro Million. Charakteristisch ist eine *Pancytopenie* oder eine selektive Erythro-, Leuko- oder Thrombocytendepression. Die Ätiologie bleibt in über 50% der Fälle ungeklärt. Sie kann als toxische Reaktion nach Chemikalien oder Medikamenten auftreten, z. B. nach Chloramphenicol, Benzin, Phenylbutazon und Mephenytoin. Haarfärbemittel, Pflanzenspritzmittel, Insecticide, leicht flüchtige Lösungsmittel, hohe Dosen von Cytostatica sowie starke Röntgen- oder Isotopenbestrahlung kommen ebenfalls als Ursache in Betracht. Selten besteht gleichzeitig ein Thymom.

Klinische Befunde

A. Symptome: Als Folge der Anämie können Abgeschlagenheit, Blässe, Müdigkeit und Tachykardie auftreten; bei gleichzeitig bestehender Thrombo- und Leukocytopenie Purpura, Blutungen und Infektionen mit hohem Fieber.

B. Laborbefunde: Die Erythrocyten können unter eine Million/mm³ sinken, gewöhnlich sind sie leicht makrocytär. Die Reticulocyten sind häufig erniedrigt, können aber auch normal oder leicht erhöht sein. Die Leukocyten fallen bis auf Werte unter 2000/mm³ und die Thrombocyten unter 30 000/mm³. Der Ikterusindex ist normalerweise erniedrigt. Das „leere“, verfettete Knochenmark enthält nur sehr wenig Erythrocyten, Leukocyten und Megakaryocyten. Hämosiderin ist nachweisbar.

Mit einer Hämatoxylin-Eosin-Färbung

des fixierten Knochenmarkpunktates läßt sich das charakteristische Bild des aplastischen Markes am besten darstellen.

Differentialdiagnose

Beim Hypersplenismus ist das Mark hyperaktiv und die Milz vergrößert.

Bei einer Myelofibrose sind Leber und Milz vergrößert, die Erythrocyten von wechselnder Größe und Form (Aniso- und Poikilocytose). Im allgemeinen besteht eine Leukocytose. Die Zahl der Thrombocyten kann erniedrigt, normal oder sogar erhöht sein. Auch Riesenthrombocyten treten auf. Das Mark ist eher fibrotisch als verfettet, die Aspiration ist schwierig. In Leber und Milz können extramedulläre Blutbildungsstätten auftreten.

Eine aleukämische Leukämie oder als Seltenheit ein Lymphosarkom können klinisch von einer aplastischen Anämie kaum zu unterscheiden sein, besonders wenn der Knochenmarksausstrich nur wenig Zellen enthält. Die Diagnose muß dann durch Paraffinschnitte des Punktates oder aber durch eine Biopsie gestellt werden.

Komplikationen

Eine langfristige Transfusionsbehandlung kann zur Bildung von Leukoagglutininen und zur Hämosiderose führen. Foudroyante Sekundärinfektionen durch Leukopenie sowie Blutungen durch Thrombopenie treten häufig terminal auf.

Bei manchen Patienten tritt teilweise eine Besserung auf, es besteht dann ein Bild, das an die paroxysmale nächtliche Hämoglobinurie erinnert.

Behandlung

A. Allgemeine Maßnahmen: Der Kontakt mit verdächtigen Noxen sowie die Gabe aller unnötigen Medikamente sollte vermieden werden. Knochenmarksstimulierende Mittel sind bisher nicht bekannt. Folgende Präparate können versucht werden:

1. Fluoxymesteron bis max. 10 mg/tgl., Methandrostenolon, 10 bis max. 40 mg/tgl. oral oder Testosteronönanthat in öliger Lösung 250 mg i.m. 1 bis max. 2mal pro Woche.

2. Prednisolon (oder analoge Corticosteroide) 10–20 mg 4mal täglich.

3. Kobaltchlorid 100–150 mg oral täglich für mindestens 3 Wochen.

4. Liegt ein Thymom vor, sollte die operative Entfernung erwogen werden.

B. Transfusionen: Sie sollten vor allem in Form von Erythrocytenkonzentraten (nicht älter als eine Woche) verabreicht werden. 5 ml Erythrocytenkonzentrat pro Kilogramm Körpergewicht heben die Zahl der Erythrocyten um 10% (z. B. 500 ml heben den Hb-Spiegel eines 50 kg schweren Pat. um 20% oder 3 g/100 ml). Der durchschnittliche Bedarf eines Erwachsenen liegt bei 5 Konserven (2500 ml Vollblut oder 1250 ml Erythrocytenkonzentrat) alle 2 Monate. Hämoglobinwerte von 11–12 g/100/ml nach der Transfusion sind befriedigend.

Bei vielen Patienten ist eine Transfusion erst bei Absinken des Hämoglobinspiegels unter 7 g/100 ml erforderlich. Bei fieberhafter Transfusionsreaktion sollte das Serum auf Leukoagglutinine untersucht werden. Haben sich Leukocytenantikörper gebildet, sollten sämtliche Leukocyten aus allen Transfusionen entfernt werden.

C. Behandlung der Komplikationen:

1. *Infektionen:* Prophylaktisch sollten keine Antibiotica gegeben werden, auch nicht bei ausgeprägter Leukopenie. Bei Auftreten von Infektionen ist eine gezielte antibiotische Behandlung angezeigt. Ist eine bakterielle Differenzierung nicht möglich, müssen Breitbandantibiotica (z. B. Kanamycin 2mal tgl. 0,5 g) und penicillinaseresistente Präparate (z. B. Cloxacillin bis max. 4 g/tgl. oral) verabreicht werden. Die Patienten sollen auf Körperpflege achten und Kontakt mit Infektionen meiden.

2. *Blutungen:* Beim Auftreten von Blutungen auf Grund einer schweren Thrombocytopenie ist ein Versuch mit Prednisolon (oder einem analogen Präparat) 10 bis 20 mg alle acht Stunden oral angezeigt. Die Hämorrhagien lassen auch oft ohne Anstieg der Thrombocyten nach. Akute Blutungen werden manchmal erfolgreich mit thrombocytenreichen Konserven behandelt. Am besten hat sich Frischblut, das nicht älter als 4 Std ist, bewährt. (Dazu

sollte das Blut in silikonisierte Flaschen oder Plastikbehälter abgefüllt werden.)

3. Hämolytische Anämie: Entwickelt sich eine hämolytische Anämie mit vermehrtem Erythrocytenabbau in der Milz, muß eine Splenektomie erwogen werden.

Prognose

Bei schwerer Knochenmarksdepression beträgt die Mortalität über 50%. Blutungen und foudroyante Infektionen sind die häufigsten Todesursachen. Der Verlauf vom Beginn der Anämie bis zum Tode zieht sich gewöhnlich nur über wenige Monate hin. Einige Patienten überleben jedoch mit Transfusionen Jahre. Teil-, ja sogar komplette Spontanremissionen kommen vor.

LEWIS, S. M.: Course and prognosis in aplastic anemia. Brit. med. J. 1965 I, 1027–1030.

Bleianämie

Beim Erwachsenen kann eine Bleivergiftung eine leichte Anämie und Blässe hervorrufen. Keinen Ikterus, keine Splenomegalie. Die Erythrocyten sind normocytär, leicht hypochrom mit *fein-basophiler Tüpfelung;* die Reticulocyten sind leicht erhöht, Leukocyten und Thrombocyten normal. Das Knochenmark ist unauffällig. Cr^{51}-markierte Erythrocyten zeigen eine unterschiedlich verkürzte Überlebenszeit (Halbwertszeit 18–26 Tage). Die *osmotische Resistenz* ist herabgesetzt, die *Koproporphyrinausscheidung im Urin* stark erhöht. Nach Behandlung mit Calcium-EDTA (Calcium-Dinatrium-Äthylendiamintetraacetat) findet sich ein Anstieg der Koproporphyrin- und Bleiausscheidung im Urin auf das 5 bis 10fache.

Als Therapie wird initial 0,5 g Calcium-EDTA in 200 ml Lävulose (Glucose oder phys. Kochsalzlösung) in 2 Std infundiert. Wiederholung in 8–12 Std. Die Gesamtmenge pro Tag soll 20 mg/kg Körpergewicht nicht überschreiten. Die Therapie kann 5 Tage lang nötig sein. Nierenschädigungen sollten jedoch als Kontraindikation beachtet werden.

Blei greift in verschiedene Stufen der Hb-Synthese ein: es hemmt die Hämosynthese und verhindert den Einbau des Eisens in das Protoporphyrin. Weiterhin hemmt es die Hämoglobinsynthese. Als Folge finden sich diese Substanzen vermehrt im Urin: Deltaaminolaevulinsäure, Koproporphyrin und Blei. Protoporphyrin ist vermehrt in den Erythrocyten nachweisbar.

BYERS, R. K.: Lead poisening. Review of the literature and report on 45 cases. Pediatrics **23**, 585–603 (1959).

Anämie bei Hypothyreose

Einige Patienten mit stark herabgesetzter Schilddrüsenfunktion haben eine unterschiedlich schwere Anämie. Ein ähnliches Blutbild kann auch beim Hypopituitarismus gefunden werden. Die Erythrocytenzahl sinkt selten unter 3 Mill/mm³ und das Hb kaum unter 9 g/100 ml, meistens besteht eine Makrocytose und Normochromie. Eisenmangel, der als häufige Komplikation besonders bei Frauen mit einer Menorrhagie auftritt, kann eine hypochrome, mikrocytäre Anämie verursachen. Der Knochenmarkszellgehalt ist vermindert bei gleichzeitiger Zunahme des Fettmarks. Leukocyten und Thrombocyten sind normal, kernhaltige Erythrocyten normoblastisch.

Thyreoideagaben bewirken ein schrittweises Ansteigen des Hb-Spiegels und der Erythrocytenzahl in 3–4 Monaten.

TUDHOPE, J. R.: Anemia in hypothyreodism. Quart. J. Med. **29**, 513 (1960).

Erythroblastophthise

Diese relativ seltene Form der Anämie (seltener als die aplastische Anämie) ist durch eine mäßige bis schwere Anämie, eine sehr niedrige Reticulocytenzahl, das *Fehlen* sämtlicher *erythropoetischer Vorstufen im Blut* sowie *im Knochenmark* und normale Leukocyten- und Thrombocytenwerte charakterisiert. Als kongenitale Krankheit tritt sie in den ersten drei Lebensmonaten in

Form einer schweren Anämie in Erscheinung (*Blackfan-Diamond-Syndrom*). Die Erwachsenenform kann als Folge verschiedener anderer Erkrankungen auftreten. An eine beginnende Leukämie muß immer gedacht und die Granulocyten sorgfältig auf Anomalien überprüft werden. Bei den meisten Patienten mit Nierenversagen tritt selektiv eine Hypoplasie der Erythropoese auf. Bei einigen Fällen findet sich gleichzeitig ein Thymom. Bei Infektionen tritt gelegentlich in geringerem Ausmaß eine aplastische Anämie auf. Eine akute Erythroblastophthise kann sich im Verlauf einer hämolytischen Anämie entwickeln, z. B. bei der hereditären Sphärocytose oder der Sichelzellanämie. Selten kann eine aplastische Krise bei einer Autoimmunkörperbedingten hämolytischen Anämie auftreten. Diese Krankheit kann auch bei einer schweren Eiweißmangelernährung (*Kwashiorkor*) vorkommen. Experimentell läßt sich eine selektive Erythroblastophthise durch Riboflavinmangel (Vit. B_2) auslösen.

Diese Krankheiten zeigen gewöhnlich nicht eine solche Schwere der Erythroblastophthise wie die idiopathische Form und die Formen, die auf einem toxischen Medikamenteneffekt beruhen. Medikamente, die als auslösendes Agens für die Anämie in Frage kommen, sind: Chloramphenicol, Diphenylhydantoin, Sulfathiazol, Benzol und Tuberculostatica. Gewöhnlich verursachen diese Medikamente eine Pancytopenie und eine vollständige Knochenmarksaplasie, gelegentlich aber auch eine selektive Erythroblastophthise.

Subjektiv beherrscht die Anämie das Bild. Die Erythrocytenzahl kann auf 1 Mill./mm³ sinken, ohne daß Erythrocytenanomalien auftreten. Die Reticulocyten sind auf 0,1‰ oder weniger vermindert. Leukocyten und Thrombocyten sind an Zahl und Morphologie normal. Das Serumeisen kann erhöht sein. Das Knochenmark ist leicht zu aspirieren, es zeigt normale Struktur und normale oder erhöhte Eisendepots in den Histiocyten. Die kernhaltigen Erythrocyten sind gewöhnlich normoblastisch und auf weniger als 100 pro 1000 Leukocyten vermindert; Leukocyten, Megakaryocyten und Stromazellen erscheinen unauffällig. Die alkalische Leukocytenphosphatase, eine Chromosomenkultur auf Philadelphia-Chromosomen, eine Röntgenaufnahme des Thorax sowie das Serum-Kreatinin helfen diagnostisch oft weiter. Erythropoetin ist gewöhnlich stark erhöht.

Auslösende Ursachen müssen, sofern bekannt, ausgeschaltet werden. Bei Kindern haben sich Corticosteroide als sehr wirkungsvoll erwiesen, bei Erwachsenen weniger. Prednison 10–20 mg 3 bis 4mal kann versucht werden. Testosteron hilft bei einigen Patienten. Therapieerfolge werden gelegentlich auf Kobalt-, hohe Vit. B und C-Gaben gesehen. Beim Vorliegen eines Thymoms bringt die Thymektomie nicht unbedingt eine Remission.

Finkel, H. E., Kimber, R. J., Damashek W.: Corticosteroid-responsive acquired pure red cell aplasia in adults. Amer. J. Med. **43**, 771 bis 776 (1967).

Tsai, S. Y., Levin W. C.: Chronic erythrocytic hypoplasia in adults. Review of the literature and report of a case. Amer. J. Med. **22**, 322–330 (1957).

Hämolytische Anämien

1. Erworbene hämolytische Anämien

Diagnostische Merkmale

- Müdigkeit, Unpäßlichkeit, Blässe, Ikterus
- Splenomegalie
- Persistierende Anämie und Reticulocytose
- Gewöhnlich positiver Coombstest

Allgemeine Betrachtungen

Das charakteristische Merkmal der durch Autoimmunkörper bedingten hämolytischen Anämie ist der *positive Coombstest.* An der Erythrocytenmembran finden sich bestimmte Plasmaproteine. Dieser „Proteinmantel" wird durch Coombsserum nachgewiesen, das von Tieren, die gegen bestimmte menschliche Plasmaeiweißkörper immunisiert wurden, gewonnen wird.

Bei der Durchführung mit dem gewöhnlichen Breitspektrum-Antiglobulin-Serum zeigt ein positiver Coombstest eine Bindung von Gamma-Globulin mit der Erythrocytenmembran an, ferner Komplementbindungen, Bindungen mit Transferrin, verschiedenen Medikamentenkomplexen, Gamma-Globulin oder möglicherweise anderen Globulinen. Ein nicht spezifischer, positiver direkter Coombstest ohne Hämolyse wird gelegentlich bei verschiedenen Krankheiten gesehen: z. B. bei einer rheumatoiden Arthritis, einer ulcerösen Colitis oder einer Leukämie. Eine genaue Amnese und weitere serologische Untersuchungen führen zur richtigen Diagnose.

Es gibt zwei Typen, bei denen die Erythrocyten eine Proteinhülle tragen: den IgG-Typ (Wärmeautoantikörper, Gamma-Coombs) und den IgM-Typ (Antikomplement-Typ; Nicht-Gamma-Coombs), der häufig mit Kälte-Antikörpern verbunden ist. Ersterer tritt auf beim Lymphom, beim generalisierten Lupus erythematodes und als Reaktion auf bestimmte Medikamente, aber in $^2/_3$ der Fälle kann die spezifische Ursache nicht abgeklärt werden. Beim IgM-Typ besteht eine Bindung von Komplement an der Erythrocytenoberfläche. Die Komplementkonzentration im Patientenserum ist entsprechend niedrig. Diese Antikörper können nach einer Viruspneumonie, bei einem Reticulumzellsarkom und bei bestimmten Medikamenten entstehen. In der Hälfte der Fälle bleibt die auslösende Ursache unklar. Gelegentlich haben die Autoantikörper Rh-Spezifität, z. B. haben einige Patienten mit einer durch Autoimmunkörper bedingten hämolytischen Anämie oder einem positiven Coombs-Test Antikörper gegen ein spezifisches Antigen in ihren eigenen Erythrocyten. Dies trifft bei etwa $^1/_3$ der Fälle zu und schließt gewöhnlich die anti-E-, anti-c und anti-e-Antikörper ein.

Finden sich die Antikörper, wie oben beschrieben, an der Erythrocytenmembran, so spricht man vom direkten Coombstest. In etwa der Hälfte dieser Fälle ist der indirekte Coombstest jedoch auch positiv. Durch ihn werden die im Patientenserum frei zirkulierenden Antikörper nachgewiesen. Bei den durch Autoimmunkörper bedingten hämolytischen Anämien ist der indirekte Coombstest natürlich nur positiv, wenn auch der direkte positiv ist. Der positive indirekte Test zeigt nur ein Übermaß an Antikörpern an.

Eine immunhämolytische Anämie kann unter einer Behandlung mit bestimmten Medikamenten auftreten. Drei verschiedene Mechanismen sind bekannt:

1. Penicillin in hohen Dosen. Es wird an der Erythrocytenmembran fixiert und bewirkt als Hapten die Antikörperbildung. Der Antikörper lagert sich an die Erythrocyten an; als Folge kann eine hämolytische Anämie mit einem positiven Coombstest entstehen.

2. Einige Arzneimittel können Erythrocyten, Leukocyten und Thrombocyten ohne Anlagerung an die Zelloberfläche immunologisch schädigen. Diese Stoffe stimulieren die Antikörperbildung. Das Medikament und sein Antikörper gehen dann eine Verbindung ein, lagern sich an die Erythrocyten und zerstören sie. Die Rolle der Erythrocyten wird als die eines unschuldigen Zuschauers beschrieben. Der Antikörper gehört gewöhnlich zum Anti-Komplement- oder IgM-Typ. Stibophen, Chinidin und Chinin zählen zu den Medikamenten, die eine solche Reaktion auslösen.

3. Ein dritter Mechanismus für die Entstehung eines positiven Coombstestes wurde beim Gebrauch des Antihypertensivums Methyldopa beobachtet. Bei etwa 20% der Patienten, die dieses Medikament einnehmen, entwickelt sich ein positiver Coombstest, aber nur bei 1–3% eine hämolytische Anämie. Das Medikament, obwohl von größter ätiologischer Wichtigkeit, nimmt selbst nicht an der letzten Reaktion teil. Es selbst verursacht einige feine Veränderungen an der Erythrocytenoberfläche, möglicherweise durch Eingreifen in die normale Biosynthese der Membrankomponenten, durch die neue Antigene entstehen.

Ein positiver Coombstest bei Patienten, die erst vor kurzem (innerhalb einiger Wochen) Transfusionen erhalten haben, muß mit großer Vorsicht interpretiert werden. Antikörperbeladene Spenderzellen können bei Patienten mit Antikörperbildung durch frühere Transfusionen Unverträglichkeitsreaktionen auslösen. Die Inkompatibilität führt gelegentlich zu verzögerten (4 bis 14 Tage) Transfusionsreaktionen, die eine immunhämolytische Anämie vortäuschen können.

Hämolyse ohne Antikörper (negativer Coombstest) kann im Laufe einer Urämie, einer Cirrhose, einer diffusen Vasculitis, bei Carcinomen und bei bakteriellen Infektionen entstehen.

Klinische Befunde

A. Symptome: Zeichen der *Anämie* (Schwäche, Blässe, Atemnot, Herzklopfen, Schwindel) oder der *Hämolyse* (Fieber, Ikterus, Spleno- oder Hepatomegalie) können vorhanden sein.

B. Laborbefunde: Die erworbene hämolytische Anämie ist gewöhnlich normocytär und normochrom, es finden sich Sphärocyten. Leuko- und Thrombocyten sind normalerweise erhöht, können aber auch vermindert sein. Die Zahl der Reticulocyten liegt bei 10%, kann jedoch auf 50% und höher ansteigen, gelegentlich kann sie auch vermindert sein. Das Knochenmark zeigt eine deutliche *Hyperplasie des erythropoetischen Systems* sowie reichlich Hämosiderin. Das indirekte Bilirubin kann bis auf Werte von 2 mg% ansteigen. Im Urin finden sich keine Gallenfarbstoffe. *Urobilinogen* ist *im Stuhl* stark erhöht. Haptoglobin ist sehr niedrig oder nicht nachweisbar. Normales Spenderblut wird schnell abgebaut.

Differentialdiagnose

Die Hämoglobinopathien werden durch die Hb-Elektrophorese abgegrenzt. Eine hämolytische Anämie bei einer Lebercirrhose ist leicht zu erkennen. Bei der hereditären Sphärocytose und bei der angeborenen nicht sphärocytären hämolytischen Anämie ist der Coombstest negativ. Die refraktäre Normoblastenanämie mit intramedullärer Hämolyse hat normale Reticulocytenwerte und ein an Sideroblasten reiches Knochenmark. Das Spenderblut hat eine normale Lebensdauer.

Komplikationen

Die hämolytische Anämie kann einen akuten Verlauf nehmen mit Schocksymptomen, Oberbauchschmerzen und körperlicher Erschöpfung; ferner kann eine thrombocytopenische Purpura auftreten.

Behandlung

Die Behandlung hat sich nach der zugrunde liegenden Erkrankung zu richten. Transfusionen sind lediglich eine Palliativmaßnahme, ihre Wirkungsdauer ist oft nur kurz, da die Spenderzellen ebenso rasch abgebaut werden.

A. Medikamentöse Behandlung: Prednisolon (oder analoge Präparate) wird in Dosen von 10–20 mg viermal täglich gegeben, bis sich der Hämoglobinspiegel normalisiert hat oder unerwünschte Nebenwirkungen auftreten. Eine rasche Dosisreduktion auf 20 mg ist möglich, wobei später wöchentlich um 5 mg bis zum Erreichen der niedrigsten Erhaltungsdosis abgebaut wird. Gelegentlich kann die Medikation auch ganz abgesetzt werden. In der Remission sind die Patienten vierwöchentlich zu kontrollieren, da immer die Gefahr eines Rückfalles besteht.

B. Chirurgische Behandlung: Wenn die Corticosteroide versagen oder eine zu hohe Erhaltungsdosis erforderlich ist, sollte eine Splenektomie erwogen werden. Vorher ist jedoch die Erythrocytenüberlebenszeit mit Cr^{51}-markierten Erythrocyten zu bestimmen und eine Milzszintigraphie durchzuführen. Ist die Radioaktivität über der Milz um mehr als das Doppelte erhöht, verglichen mit der Leber, kann eine Splenektomie wahrscheinlich Besserung bringen.

Prognose

Bei der idiopathischen erworbenen hämolytischen Anämie können längere Remissionen spontan, nach einer Splenektomie oder nach einer Corticoidbehandlung auftreten. Einige Fälle enden letal. Die Prognose hängt oft von der Grundkrankheit ab.

Allgood, J. W., Chaplin, H.: Idiopathic acquired autoimmune hemolytic anemia. Amer. J. Med. **43**, 254–273 (1967).

Dacie, J. V.: Autoimmune hemolytic anemia. Brit. med. J. 1970 II, 381–386.

Drugs and the Coombs antiglobulin test. Editorial. New Engl. J. Med. **277**, 157–158 (1967).

2. Hereditäre Sphärocytose

[Kongenitale hämolytische Anämie, Konstitutioneller (familiärer) hämolytischer Ikterus Kugelzellenanämie (Minkowski-Chauffard]

Diagnostische Merkmale

- Unwohlsein, Bauchschmerzen
- Ikterus, Anämie, Splenomegalie
- Sphärocytose, herabgesetzte osmotische Resistenz der Erythrocyten
- Negativer Coombstest

Allgemeine Betrachtungen

Bei der hereditären Sphärocytose ist die Erythrocytenmembran defekt und besitzt eine erhöhte Permeabilität für Natrium. Um ein exzessives Ansteigen des intracellulären Natriums, das zur Wassereinwanderung und anschließendem Platzen der Erythrocyten führen würde, zu verhindern, ist eine erhöhte Stoffwechselleistung der Zellen erforderlich. Die notwendige Energie stammt aus einer gesteigerten Glykolyse. Glucoseentzug, wie er in der Milz vorkommt oder in vitro während der Durchführung der Autohämolyse oder der osmotischen Resistenztests, führt zur Zerstörung der Zellen. Werden Erythrocyten eines Patienten mit hereditärer Sphärocytose einem gesunden Empfänger transfundiert, gehen diese Erythrocyten in der normalen Milz zugrunde. Andererseits besitzt normales Spenderblut bei Patienten mit hereditärer Sphärocytose eine fast normale Überlebenszeit. Die Krankheit wird autosomal-dominant vererbt, verläuft chronisch und kommt bei allen Rassen vor. Bei 25% der Fälle kann keine familiäre Anhäufung nachgewiesen werden. Meistens manifestiert sie sich erstmals in der Neugeborenenperiode. Dabei kann das Bild an eine ABO-Inkompatibilität erinnern. Selten wird die Krankheit erst im hohen Alter entdeckt.

Klinische Befunde

A. Symptome: Es finden sich leichte Ermüdbarkeit sowie ein konstanter mäßiger Ikterus. Die Milz ist fast immer vergrößert und kann zu Völlegefühl und Schmerzen im linken Oberbauch führen. Intermittierend auftretende Milzinfarkte verursachen stärkste Schmerzen. Die Anämie verschlimmert sich bei Infektionskrankheiten, nach Traumen und während der Schwangerschaft.

Sehr selten entwickelt sich eine akute „aplastische Anämie“ mit sehr niedrigen Erythrocytenwerten, die in einigen Fällen mit Fieber, Kopf- und Bauchschmerzen sowie einer Pancytopenie und hypoaktivem Mark kombiniert ist. Gelegentlich fehlen jegliche klinischen Befunde. Die Diagnose wird dann nur durch die zufällige Entdeckung der *Erkrankung in der Verwandtschaft* gestellt. Die entsprechenden Blutuntersuchungen bestätigen dann die familiäre Häufung.

B. Laborbefunde: Die Erythrocytenzahl beträgt ca. 3–4 Mill. Es besteht eine *Mikrocytose* (mittleres Erythrocytenvolumen = MCV = 70–80 n^3; normal 87 ± 5) und eine *Hyperchromie* (mittlere Hämoglobinkonzentration des Einzelerythrocyten = MCHC = 36–40, normal 30–36). Im Ausstrich werden *Sphärocyten* in wechselnder Zahl gesehen. Die Reticulocyten sind meist erhöht, Leukocyten und Thrombocyten sind nur mäßig vermehrt.

Im Knochenmark findet sich eine ausgeprägte *Hyperplasie des erythropoetischen Systems.* Da die Milz bei dieser Erkrankung als Eisendepot dient, ist Hämosiderin im Knochenmark nur in geringeren Mengen nachweisbar.

Indirektes Serumbilirubin und Urobilinogen im Stuhl sind gewöhnlich erhöht, Haptoglobine oft erniedrigt oder nicht nachweisbar. Der Coombstest ist negativ.

Die *osmotische Resistenz der Erythrocyten* ist charakteristisch *herabgesetzt:* bei 5–10% der Zellen tritt eine Hämolyse bereits bei 0,7–0,5% NaCl-Lösung auf (normal 0,46 bis 0,3%). Dieser Test kann jedoch bei einigen Patienten normal sein. Dann wird die gesteigerte Hämolyse mit defibriniertem Blut, das 24 Std bei 37° inkubiert wird, nachgewiesen (Inkubations-Resistenz-Test). Zum Vergleich dient identisch behandeltes Blut gesunder Patienten. Die Autohämolyse defibrinierten Blutes, das unter sterilen Bedingungen 48 Std inkubiert war, ist gewöhnlich stark gesteigert (10–20%, normal unter 5%). Durch Zugabe von 10%iger Glucoselösung vor der Inkubation wird die Autohämolyse verringert.

Die *Erythrocytenüberlebenszeit*, nachweisbar mit Cr^{51}-markierten Erythrocyten, ist stark *verkürzt;* der Erythrocytenabbau findet nachweislich in der Milz statt.

Differentialdiagnose
Sphärocyten in größerer Zahl finden sich bei vielen Patienten mit einer durch Autoimmunkörper bedingten hämolytischen Anämie. Die osmotische Resistenz ist gleichermaßen herabgesetzt und die Autohämolyse ähnlich gesteigert; beide werden aber durch Zugabe von Glucoselösung weniger beeinflußt. Der positive Coombstest, die unauffällige Familienanamnese sowie die sehr kurze Überlebenszeit von Spenderblut vervollständigen die Diagnose. Sonst werden Sphärocyten nur bei der Hämoglobin-C-Krankheit, bei einigen medikamentös bedingten hämolytischen Anämien, bei Alkoholabusus und Verbrennungen gesehen.

Komplikationen
Bei etwa 85% der Erwachsenen und auch schon bei Kindern treten Gallensteine auf (als Zeichen des erhöhten Hämoglobinstoffwechsels). Weiterhin sieht man gelegentlich Ulcera crurum. Im Verlauf fieberhafter Erkrankungen können sich aplastische Krisen mit ausgeprägter Anämie, Leukopenie und Thrombocytopenie bei nur geringem Ikterus entwickeln.

Behandlung
Eine spezifische Therapie dieser Erkrankung ist bisher nicht möglich.

A. Chirurgische Behandlung: Eine Splenektomie ist auch bei nur geringer Anämie und fehlendem Ikterus indiziert, sobald die Diagnose gesichert ist. Präoperativ sind Transfusionen nur selten erforderlich. Die Splenektomie sollte, bei gleichzeitigem Bestehen einer Cholelithiasis, vor der Cholecystektomie durchgeführt werden, es sei denn, beide Operationen können in einer Sitzung vorgenommen werden. In den ersten Lebensjahren sollte jedoch auf die Splenektomie noch verzichtet werden.

B. Behandlung der aplastischen Krise: Eine sofortige und adäquate Transfusion ist erforderlich, um einen kardiovasculären Kollaps zu vermeiden. Antibiotica sind nur bei zusätzlichen Infektionen notwendig.

Prognose
Die Splenektomie bessert die Anämie und den Ikterus. Die abnorme Morphologie sowie die herabgesetzte osmotische Resistenz bleiben bestehen. Nach der Splenektomie haben die Erythrocyten eine annähernd normale Überlebenszeit.

Jacob, H. S.: Abnormality in the physiology of the erythrocyte membrane in hereditary spherocytosis. Amer. J. Med. **41**, 734–743 (1966).

3. Hereditäre Elliptocytose
(Ovalocytenanämie)

Die hereditäre Elliptocytose wird dominant mit verschiedenen klinischen Symptomen vererbt; es bestehen keine Rassenunterschiede. Männer und Frauen werden gleich häufig betroffen. Das bestimmende Gen ist an das gleiche Chromosom wie die Rh-Gruppe gekoppelt. Die Häufigkeit beträgt in Amerika ca. 0,4‰.

25–90% der *Erythrocyten* können *elliptisch* verformt sein. Etwa 12% der betroffenen Patienten haben eine mäßige Anämie, eine tastbare Milz und einen leichten Ikterus. Die Reticulocytenzahl ist erhöht. Es kann eine ausgeprägte Poikilocytose und eine leichte Sphärocytose bestehen. Die *osmotische Resistenz* ist *leicht herabgesetzt* und die *Autohämolyse gesteigert;* beide werden im Test durch Zugabe von Glucoselösung normalisiert.

Eine Splenektomie ist gewöhnlich bei Patienten mit begleitender Hämolyse indiziert.

Meistens verläuft die Krankheit asymptomatisch ohne Anämie und mit normalen Erythrocytenwerten, wobei die Erythrocytenüberlebenszeit oft verkürzt ist. Die Erythrocyten haben bei einigen Patienten eher eine ovale als elliptische Form.

Cutting, H. O. et al.: Autosomal dominant hemolytic anemia characterized by ovalocytosis. Amer. J. Med. **39**, 21–34 (1965).

Geerdink, R. A. et al.: Hereditary spherocytosis and hyperhemolysis. Acta med. scand. **179**, 715–728 (1966).

4. Akute hämolytische Anämie

Diagnostische Merkmale

- Plötzlicher Beginn, Schüttelfrost, Fieber, Übelkeit, Erbrechen, Bauch- oder Rückenschmerzen
- Blässe, leichter Ikterus, Splenomegalie
- Roter oder dunkler Urin

Allgemeine Betrachtungen

Die akute hämolytische Anämie kann bei empfindlichen Menschen durch Medikamente verursacht sein (s. Primaquin-induzierte hämolytische Anämie). Ebenso kann sie durch gewisse Infektionskrankheiten, z. B. Coliinfektionen, Streptokokkensepsis, Infektionen mit Clostridium Welchii sowie durch eine Malaria hervorgerufen werden. Weiterhin kommen einige Carcinomarten, maligne Lymphome und weitere Krankheiten unklarer Genese wie Lupus erythematodes und eine infektöse Mononucleose in Frage. Gewöhnlich wird eine akute hämolytische Anämie auch im Verlauf einer nächtlichen paroxysmalen Hämoglobinurie, einer thrombotisch-thrombocytopenischen Purpura, einer paroxysmalen Kältehämoglobinurie sowie während der Rekonvaleszenz von einer Virus-Pneumonie, die mit einem hohen Kälteagglutinintiter einherging, beobachtet. Manchmal bleibt die Ursache unbekannt.

Klinische Befunde

A. Symptome: Die Krankheit setzt hochakut mit Fieber, Schüttelfrost, Schwäche, Bauchschmerzen, Blässe, Gelbsucht und Tachykardie ein.

B. Laborbefunde: Gewöhnlich ist die Anämie normocytär und normochrom, es können jedoch Sphärocyten, Mikrosphärocyten und kernhaltige Erythrocyten auftreten. Einige Tage nach Beginn der Symptome erreichen Erythrocyten und Hämoglobin die niedrigsten Werte; Leukocyten können auf 50 000 und Thrombocyten auf 1 Million ansteigen. Gelegentlich sind aber beide vermindert. Im methylenblaugefärbten Blutausstrich sieht man kleine tiefblaue, exzentrisch gelegene Kügelchen *(Heinz'sche Innenkörper)*. Die Reticulocyten können stark erhöht sein. Der Coombstest ist gewöhnlich negativ.

Das Knochenmark ist hyperplastisch mit einem Überwiegen kernhaltiger Erythrocyten. Eine Hämoglobinämie tritt für einige Stunden auf, gefolgt von einer Methämalbuminämie, die einige Tage besteht (sichtbar an einer braunen Entfärbung des Serums), und einem mäßig erhöhten indirekten Bilirubinspiegel. Haptoglobin, ein Glykoprotein, das in der Elektrophorese mit der alpha$_2$-Fraktion wandert und normalerweise 50–150 mg/100 ml freien Hämoglobins binden kann, verschwindet aus dem Serum.

Der Urin enthält Hämoglobin und Hämosiderin; Urobilinogen ist erhöht, die Gallenfarbstoffe jedoch nicht. Die Urobilinogenausscheidung im Stuhl steigt ebenfalls an. Bei einer Untersuchung der Erythrocytenenzyme kann ein Glucose-6-phosphatdehydrogenase-Mangel auffallen. Kälteagglutinine lassen sich bei einer Anämie infolge einer atypischen Pneumonie finden. Bei der nächtlichen paroxysmalen Hämoglobinurie werden die Erythrocyten durch leicht angesäuertes Eigenserum hämolysiert (Ham-Test). Die paroxysmale Kältehämoglobinurie wird durch zirkulierende bithermische Kältehämolysine (Donath-Landsteiner-Test) gesichert.

Differentialdiagnose

Der hochakute Beginn einer akuten hämolytischen Anämie mit Fieber kann zunächst eine Infektion vortäuschen. Die Bauchschmerzen lassen an eine chirurgische Erkrankung denken; die schwere Anämie täuscht einen Blutverlust vor. Bei der akuten hämolytischen Anämie ist das Serum durch die Hämolyseprodukte gleichbleibend verfärbt. Rosa Serum zeigt freies Hämoglobin an, braunes Methämalbumin und gelbes Bilirubin.

Komplikationen

Bei raschem Beginn mit ausgeprägter Anämie kann es zum Schock kommen. Akute Tubulusnekrosen als Folge der Ischämie können zum Nierenversagen führen.

Behandlung

Eine akute hämolytische Anämie kann ein Notfall sein. Stationäre Aufnahme ist unumgänglich, ebenso das Absetzen jeglicher Medikation. Die Genese sollte eruiert werden. Spontanremissionen kommen häufig vor.

Auch nicht ernstlich Erkrankte sollten für einige Tage stationär beobachtet werden. Bei einem langsamen Absinken der Reticulocyten und einem Anstieg des Hämoglobins um 1 bis 2 g%/Woche ist nur eine symptomatische Therapie erforderlich.

A. Allgemeine Maßnahmen: Da ein akutes Nierenversagen als mögliche Komplikation eintreten kann, müssen die Elektrolyte und der Harnstoff bestimmt, Flüssigkeitsein- und -ausfuhr sowie die Elektrolytgaben streng kontrolliert werden.

B. Transfusionen: Sie sind nur beim Schock oder einer Anoxie indiziert; Erythrocytenkonzentrate sind vorzuziehen. Selten ist es nötig, den Hämoglobinspiegel mit Hilfe von Transfusionen über 8 g/100 ml zu erhöhen.

C. Corticosteroide: Bleibt die Reticulocytose bestehen und sinkt der Hämoglobinspiegel bei schlechtem Zustand des Patienten, sollte Prednisolon (oder ein analoges Präparat) 10–20 mg viermal täglich gegeben werden. Die Medikation ist bis zum Verschwinden von Hämolysezeichen im Urin und bis zur Normalisierung des Hämoglobinspiegels fortzusetzen. Die Dosis kann zunächst schnell auf 20 mg/die, dann jedoch nur noch um 5 mg/Woche reduziert werden. Eine Splenektomie ist, wenn überhaupt, nur in seltenen Fällen indiziert.

Prognose

Gewöhnlich heilt die akute hämolytische Anämie spontan ab, sei es nach Elimination der Ursache oder weil nur ein Teil der Erythrocyten, normalerweise die älteren, auf das Toxin reagieren. Hämolytische Anämien, die auf ernsteren Grundkrankheiten wie metastasierenden Carcinomen, thrombotisch-thrombocytopenischer Purpura oder Clostridium-Welchii-Infektionen beruhen, enden oft letal.

Wallerstein, R. O., Aggeler, P. M.: Acute hemolytic anemia. Amer. J. Med. 37, 92–104 (1964).

5. Paroxysmale nächtliche Hämoglobinurie
(Marchiafava-Micheli)

Die paroxysmale nächtliche Hämoglobinurie ist eine chronische hämolytische Anämie unterschiedlicher Schwere, die durch eine ziemlich konstante *Hämoglobinämie*, *Hämosiderinurie* sowie rezidivierende *Episoden akuter Hämolyse* mit Schüttelfrost, Fieber, Schmerzen und Hämoglobinurie gekennzeichnet ist.

Zugrunde liegt ein bisher unbekannter intracellulärer Defekt. Die Hämolyse wird einerseits durch die abnormen Zellen hervorgerufen, andererseits durch verschiedene im normalen Serum anwesende Faktoren wie Magnesium, Properdin und komplementähnliche Komponenten.

Die Erkrankung tritt ohne familiäre Häufung meist erst im Erwachsenenalter auf. Leber und Milz können leicht vergrößert sein. Thrombocyten und Leukocyten sind oft erniedrigt, die Reticulocyten erhöht. Das Knochenmark ist gewöhnlich hyperaktiv, kann aber auch hypoplastisch sein. Gelegentlich kann eine aplastische Anämie der klinischen Manifestation dieser Erkrankung vorausgehen.

Das indirekte Serumbilirubin ist erhöht, gleichzeitig besteht oft eine Hämoglobinämie und Methämalbuminämie. Haptoglobin ist nicht nachweisbar. Die LDH ist deutlich erhöht, der Spiegel der Erythrocyten-Acetylcholinesterase ist niedrig. Den eigentlichen Erythrocytendefekt weist man mit dem *Ham-Test* nach, indem man eine Suspension gewachsener Patientenerythrocyten zu einem angesäuerten Serum gibt, das aus gruppengleichem defibriniertem Venenblut gewonnen wurde. Bei positivem Ergebnis tritt Hämolyse ein. Die Hämoglobinelektrophorese und die osmotische Resistenz sind normal, der Coombstest ist negativ.

Komplikationen drohen durch Infektionen, aplastische Krisen und Thrombosen. Nach jahrelanger Hämosiderinurie kann weiterhin ein Eisenmangel entstehen.

Transfusionszwischenfälle treten durch Hämolyse der Patientenerythrocyten durch das Spenderblut (-plasma) auf.

Transfusionen sind indiziert bei schwerer

Anämie oder anderen Komplikationen wie Traumen, Infektionen, Thrombosen oder Ulcera crurum. Die Gabe von einem Liter 6%iger Dextranlösung mit einem möglichst hohen Molekulargewicht (150 000) vor der Transfusion kann eine Hämolyse der Patientenerythrocyten verhindern.

CROSBY, W. H.: Paroxysmal nocturnal hemoglobinuria. Relation of the clinical manifestations to underlying pathogenic mechanisms. Blood **8**, 769–812 (1953).

HARTMAN, R. C., JENKINS, D. E.: The sugarwater test for paroxysmal nocturnal hemoglobinuria. New Engl. J. Med. **275**, 155–157 (1966).

6. Hereditäre, nichtsphärocytäre hämolytische Anämie

Diagnostische Merkmale

- Mäßige Anämie
- Familiäres oder kongenitales Auftreten
- Leichte Splenomegalie
- Kein Sphärocyten, normale osmotische Resistenz
- Reticulocytose

Allgemeine Betrachtungen

Diese heterogene Gruppe hämolytischer Anämien beruht auf Erythrocytendefekten, die zum größten Teil dominant vererbt werden. Der Beginn der Erkrankung liegt im Kindesalter. Bei einigen Patienten ist die zugrunde liegende Ursache unbekannt; andere haben einen schweren Mangel an Glucose-6-phosphatdehydrogenase, der einen Defekt im Pentosephosphatcyclus anzeigt. Qualitative und quantitative Unterschiede können auch im Enzym bestehen. Bei verschiedenen Rassen variiert die Schwere der Erkrankung beträchtlich. Hauptsächlich sind Mittelmeerkaukasier, Juden und Perser befallen.

Anämie und *Ikterus* treten häufig früh auf. Ein Ikterus kann schon bei der Geburt bestehen und eine hämolytische Anämie des Neugeborenen vermuten lassen. Weitere *Familienmitglieder* können den gleichen Defekt aufweisen. Das Auftreten einer hämolytischen Krise wird durch bestimmte Medikamente wie Phenacetin, wenige Sulfonamide, Antimalariamittel, Nitrofurantoin und Naphtalin (Mottenkugeln) beschleunigt.

Tabelle 10–1. *Differentialdiagnose der paroxysmalen Hämoglobinurie*

	Attacken ausgelöst durch	Schmerzlokalisation	Plasmaverfärbung	Anämie	Farbstoff im Urin	spezifische Untersuchungsmethoden
paroxysmale nächtl. Hämoglobinurie	Schlaf	lumbal abdominal Beine Schultergürtel	+	chronisch	Hämoglobin	Ham-Test
Kältehämoglobinurie	Kälte	Abdominelle Krämpfe Rückenschmerzen	+	nur während der Anfälle	Hämoglobin	Donath-Landsteiner; serol. Luesreaktionen
Marschhämoglobinurie	körperliche Arbeit	lumbal	+	–	Hämoglobin	Provokation durch Arbeitsbelastung
Paroxysmale Myoglobinurie	meist durch körperliche Arbeit	Muskulatur	–	–	Myoglobin	spektroskopischer Myoglobinnachweis. (+ Blondheim-Test)

Klinische Befunde

A. Symptome: Gewöhnlich wird die Krankheit im Kindesalter erkannt. Eine schwere Anämie mit den weiteren Zeichen eines leichten Ikterus und einer tastbaren Milz können sich schon in diesem Lebensabschnitt verhängnisvoll auswirken.

B. Laborbefunde: Die Erythrocyten sind normal oder leicht vergrößert. *Howell-Jolly-Körperchen* und *Tüpfelung* stechen besonders nach einer Splenektomie hervor. Auch bei nur leichter Anämie besteht eine ausgeprägte Reticulocytose; Leukocyten und Thrombocyten sind normal. Das Knochenmark zeigt eine ausgeprägte Hyperplasie des erythropoetischen Systems bei normalem Hämosideringehalt.

Während einer akuten hämolytischen Phase sollte besonders nach Heinz'schen Innenkörpern gefahndet werden, die an eine medikamentös bedingte hämolytische Anämie denken lassen. Bei einigen Patienten kann die Autohämolyse stark gesteigert sein und ist durch Glucosegabe nicht zu normalisieren.

Manchmal kann ein hereditärer Enzymdefekt nachgewiesen und somit eine spezifische Diagnose gestellt werden. Nur der Glucose-6-phosphatdehydrogenasemangel ist bereits ausgiebig erforscht.

Andere Formen kongenitaler Enzymdefekte, die sich in einer nichtsphärocytären hämolytischen Anämie manifestieren, sind der Pyruvatkinase-, Glutathionreductase-, 2-3-P-Glyceromutase, ATPase- und Triosephosphatisomerase-Mangel. Diese Anomalitäten sind nur durch relativ aufwendige biochemische Untersuchungen nachzuweisen.

Differentialdiagnose

Bei der hereditären Sphärocytose sind die Erythrocyten klein und rund, die osmotische Resistenz ist herabgesetzt, und es besteht ein ausgeprägter Ikterus.

Der Coombstest fällt bei der erworbenen hämolytischen Anämie positiv aus. Die rezidivierende normoblastäre Anämie hat niedrige Reticulocytenzahlen und eine nicht vergrößerte Milz. Die Diagnose einer Hämoglobinopathie kann durch die Hämoglobinelektrophorese gestellt werden. Beim Neugeborenen ist es unter Umständen sehr schwierig, diese Formen von einer ABO-Inkompatibilität abzugrenzen.

Komplikationen

Cholelithiasis und Cholecystitis können auftreten.

Behandlung

Transfusionen können erforderlich werden. Eine Splenektomie bringt keine Besserung.

VALENTINE, W. N.: Hereditary hemolysis anemias associated with specific erythrocyte enzymopathies. California Med. **108**, 280–294 (1968).

7. Hämolytische Anämien als Folge einer Kombination cellulärer und extracellulärer Störungen

(enzymopenische hämolytische Anämie)

Diese medikamentös bedingte hämolytische Anämie kommt bei Menschen bestimmter Rassen mit genetisch vererbten Stoffwechselstörungen vor. Der wichtigste Defekt ist ein *Glucose-6-phosphatdehydrogenasemangel* der Erythrocyten und in wechselndem Ausmaß auch anderer Zellen. Ferner kann ein Mangel an Katalase und reduziertem Glutathion bestehen. Das Merkmal wird *intermediär geschlechtsgebunden vererbt.* Volle Merkmalsträger sind Männer und homocygote Frauen, Intermediärtypen heterocygote Frauen. Diese Krankheit tritt bei 10–15% amerikanischer Neger und 12% amerikanischer Negerinnen auf.

Liegt keine *Provokation durch Medikamente* vor, sind Erythrocytenzahl, -werte und Morphologie ganz normal, obwohl die *Erythrocytenüberlebenszeit leicht verkürzt* ist. Mehr als 40 Medikamente und andere Substanzen können eine Hämolyse hervorrufen, z. B. Antimalariamittel (Primaquin), Sulfonamide, Salicylazosulfapyridin (Azulfidine®), Sulfamethoxypyridazin (Lederkyn®), Sulfafurazol (Gantrisin®), weiterhin Nitrofuran, Antipyretica, Analgetica, Sulfone, wasserlösliches Vit. K und ungekochte Favabohnen. Der Favismus kommt hauptsächlich im Mittelmeerraum (vor allem in Sardinien) vor. Hämolytische Krisen können bei fehlender Medikamentengabe auch durch eine Hepatitis, andere virale oder bakterielle Infektionen oder eine diabetische Acidose ausgelöst werden. Die oben angeführten Medikamente erhöhen den Sauerstoffverbrauch der Erythrocyten und aktivieren dabei den Pentosephosphatstoffwechsel. Ein Enzymdefekt in diesem Stoffwechsel führt zur Oxydation von TPNH (reduziertes Triphosphopyridinnucleotid), das jetzt NADPH (Dihydronicotinamid-Adeninnucleotidphosphat) genannt wird, einer wichtigen cellulären Energiequelle. Es vermittelt die Oxydation der eiweißgebundenen Sulfhydrilgruppen in der Zellmembran. Wahrscheinlich ist es auch für die irreversible Oxydation von Hämoglobin mit Bildung der Heinz'schen Innenkörper verantwortlich.

Es sind mehrere Labormethoden ausgearbeitet worden, um auffällige Personen herauszufinden:

1. der Glutathionstabilitätstest,
2. ein Färbereduktionstest mit Kresylblau,
3. ein Methämoglobin-Reduktionstest und
4. ein im Handel befindlicher Färbereduktionstropfentest.

Die Behandlung besteht in einem Absetzen der Medikamente oder der toxischen Substanzen. Heilung ist die Regel.

Burka, E. R., Weaver, Z., Marks, P. A.: Clinical spectrum of hemolytic anemia associated with glucose-6-phosphate-dehydrogenase deficiency. Ann. intern. Med. 6, 817–825 (1966).
Carson, P. E., Fisher, H.: G6PD deficiency and related disorders of the pentose phosphate pathway. Amer. J. Med. **41**, 744–761 (1966).
Grimes, H. J.: Laboratory diagnosis of enzyme defects in the red cell. Brit. J. Hemat. **17**, 129–137 (1969).
Necheles, T. F.: Heinz body anemia. New England J. Med. **280**, 203–206 (1969).
Tarlow, A. R. et al.: Primaquine sensitivity. Arch. Int. Med. **109**, 209–234 (1962).

8. Mikroangiopathische hämolytische Anämie

Mit diesem Begriff wird eine Gruppe erworbener hämolytischer Anämien verschiedener Genese beschrieben, die durch Erythrocytenfragmente, Stechapfelformen, Poikilocyten oder Mikrosphärocyten charakterisiert sind. Gewöhnlich liegt gleichzeitig eine Thrombocytopenie vor. Normale Spenderzellen werden schnell zerstört. Diese Erythrocytendeformierung kann unter folgenden Bedingungen auftreten: bei einer thrombotisch-thrombocytopenischen Purpura, bei metastasierenden Carcinomen, nach einer Kardiotomie, durch Medikamententoxicität (vielleicht verbunden mit einem Glucose-6-phosphatdehydrogenasemangel), beim hämolytisch-urämischen Syndrom, während der Kindheit oder Schwangerschaft, bei der postpartalen malignen Nephrosklerose mit Urämie, selten bei einer malignen Hypertonie und einer akuten Nephritis.

Bei einigen dieser Erkrankungen werden kleine Thromben in den Arteriolen und Capillaren, besonders der Niere, gefunden. Die intravasculäre Gerinnung kann gesteigert sein.

Alle diese Anämien mit Ausnahme der medikamentös bedingten Formen haben eine sehr schlechte Prognose.

Brain, M. C. et al.: Microangiopathic hemolytic anemia. New Engl. J. Med. **281**, 833–835 (1969).

9. Anämien mit intramedullärer Hämolyse

(unvollständige Erythropoese)
(Perniciosa, Folsäuremangelanämie und Thalassämie werden später besprochen)

Bei diesen Anämien ist die Zerstörung unreifer kernhaltiger Erythrocyten im Knochenmark ein wichtiger pathologischer Vorgang. Offensichtlich sind die Erythroblasten in irgendeiner Weise defekt und werden von Zellen des RES zerstört. Einige dieser Krankheiten (z. B. Perniciosa) treten gleichzeitig mit einer Megaloblastose auf. Andere (z. B. die refraktäre normoblastische Anämie) zeigen megaloblastenähnliche Erythroblasten.

Diese Erkrankungen sind durch eine Hyperplasie des erythropoetischen Systems ohne Erhöhung der Reticulocyten gekennzeichnet. Versuche mit radioaktiv markiertem Eisen zeigen einen stark *erhöhten Eisenumsatz:* eine erhöhte Aufnahme ins Knochenmark, eine verzögerte Abgabe aus dem Knochenmark und verringerten Einbau in die zirkulierenden Erythrocyten mit sekundärer Speicherung in der Leber. Die Überlebenszeit Cr^{51}-markierter Erythrocyten ist gewöhnlich nur mäßig verkürzt. (Die Erythrocyten im peripheren Blut sind die besten vom kranken Mark produzierten Zellen.)

Beispiele einer Anämie mit intramedullärer Hämolyse

1. Refraktäre normoblastäre Anämie: Diese heterogene Gruppe umfaßt chronische Anämien mäßiger bis schwerer Form. Die Patienten zeigen Symptome einer Anämie sowie eine leichte Splenomegalie ohne weitere körperliche krankhafte Befunde. Die Erythrocyten sind meist normocytär und normochrom, gelegentlich mikrocytär. Leukocyten und Thrombocyten sind leicht erniedrigt. Im Knochenmark besteht eine deutliche *Hyperplasie des erythropoetischen Systems* und eine Erythrophagocytose. Hämosiderin ist im Knochenmark stark erhöht und fällt in Normoblasten und Histiocyten in Form von Granula aus. Einige dieser Patienten reagieren auf Pyridoxin (s. unten).

2. Hereditäre sideroachrestische hypochrome Anämie: Diese oft familiäre Anämie ist meist hypochrom und mikrocytär bei hohem Serumeisenspiegel. Die Eisendepots in Knochenmark, Leber und Milz sind überfüllt. Viele Erythrocyten und Erythroblasten enthalten nicht an Hämoglobin gebundenes Eisen in ihren Mitochondrien (ringförmige Sideroblasten). Gewöhnlich besteht eine Splenomegalie. Einige Patienten reagieren auf Pyridoxin (s. unten).

3. Die Pyridoxin-empfindliche Anämie: Bei den oben genannten Anämieformen kann der Hämoglobinspiegel durch hohe Dosen (50 bis 100 mg tgl.) Pyridoxin gelegentlich normalisiert werden. Mikrocytose und Hypochromie können bestehen bleiben. Weitere Symptome eines Pyridoxinmangels (ZNS und Haut) bestehen nicht. Einige Patienten mit makrocytärer Anämie und megaloblastärem Knochenmark reagieren nicht auf Vitamin B_{12} oder Folsäure.

Dacie, J. V. et al.: Refractory normoblastic anemia. Brit. J. Hemat. **5**, 56–82 (1959).

Symposium on sideroblastic anemia. Brit. J. Hemat. **11**, 41–113 (1965). (See especially D. L. Mollin: Introduction, Sideroblasts, and Sideroblastic Anemia, pp 41–48.)

Hämoglobinopathien

Der menschliche Erythrocyt enthält 200–300 Millionen Hämoglobinmoleküle. Jedes Molekül besteht aus 4 Hämgruppen und einem Globinmolekül. Das Globinmolekül setzt sich aus 2 Paaren von Polypeptidketten zusammen. Das 1. Paar wird als Alpha-Kette, das 2. als Beta-Kette auf der Basis vieler Unterschiede einschließlich der langen Aminosäurensequenzen bezeichnet. Die Teile eines jeden Paares sind identisch. Jede Kette besteht aus 28 Peptiden. Die Produktion der Alpha- und Beta-Ketten wird von 2 verschiedenen nicht gekoppelten Genen kontrolliert.

Normalerweise liegen 3 verschiedene Hämoglobintypen vor; 97% besitzen Hämoglobin A. Die anderen beiden normalen Hämoglobinarten sind in Spuren von 1–3% nachweisbar. Das Hämoglobin A_2 hat eine Alpha-Kette, aber an Stelle der Beta-Kette ein Paar Delta-Polypeptide, die sich in weniger als 10 Aminosäuren von der Beta-Kette unterscheiden. Das fetale Hämoglobin (Hämoglobin F) enthält eine Gamma-Kette an Stelle der Beta-Kette und unterscheidet sich von der letzteren durch Ersatz zahlreicher Aminosäuren. Beta-, Gamma- und Delta-Ketten scheinen das Ergebnis eng gekoppelter Allele zu sein.

Die Hämoglobinopathien schließen die Abnormitäten in den Hämoglobinketten mit ein. Sie beruhen auf dem Wechsel in der DNS-Matrize (eine unterschiedliche Basensequenz an einem Ort bewirkt die Produktion unterschiedlicher Aminosäuren – daher ein falsches Protein). Die Unterschiede zwischen normalem und anomalem Hämoglobin sind relativ gering, zum Beispiel unterscheidet sich das Sichelzelhämoglobin (HbS) in einer einzigen Aminosäure des 4. Peptids der Beta-Kette, d. h. in einer von 300 Aminosäuren des normalen Hämoglobins. Dennoch hat dieser kleine Unterschied weitreichende klinische Folgen, da er die Sichelzellanämie verursacht. Die meisten bekannten Hämoglobinopathien beruhen auf Anomalien der Beta-Kette, Anomalien der Alpha-Kette sind nur wenige bekannt. Bei der Thalassämie ist die Fähigkeit der Erythrocyten, normales Erwachsenenhämoglobin zu synthetisieren, beeinträchtigt. Offensichtlich beruht der Defekt auf einer angeborenen Abnormität des das Ausmaß der Hämoglobinsynthese kontrollierenden Gens (Regulator-Gen). Die Hämoglobinstruktur, d. h. die Aminosäuresequenz des Globinanteils (unter Kontrolle des Struktur-Gens) ist normal.

Das Thalassämie-Gen kann sowohl in die Synthese der Alpha- als auch in die der Beta-Kette des Hämoglobinmoleküls eingreifen. Bei der Alpha-Ketten-Thalassämie findet sich ein Überschuß an Ketten, die sich potentiell mit Alpha-Ketten verbinden können; dieses kann die Basis für ein reines Beta-Ketten-Hämoglobin (HbH = Beta^4) oder ein reines Gamma-Ketten-Hämoglobin (Hb-Bart's = Gamma^4) sein. Liegt ein Gen vor, das die Beta-Ketten beeinflußt, so findet sich ein Überschuß an Alpha-Ketten, die für eine Verbindung mit Delta-Ketten zur Verfügung stehen: es folgt ein Ansteigen des A_2-Hämoglobins oder bei Verbindung mit Gamma-Ketten ein Ansteigen des F-Hämoglobins.

Die Beta-Thalassämie ist allel mit dem Hämoglobin S und C, und sie beeinflussen sich gegenseitig (das HbS oder HbC beträgt 60–80% des Gesamt-Hb). Die Alpha-Thalassämie ist nicht allel mit dem HbS und HbC, und es besteht keine gegenseitige Beeinflussung. (Das HbS oder HbC macht 50% des Gesamt-Hb aus.)

Combined Staff Clinic from Department of Medicine, Columbia University: The thalassaemia syndrome. Amer. J. Med. **36**, 919–935 (1964).

Ranney, H.: Clinically important variants of human hemoglobin. New Engl. J. Med. **282**, 144–152 (1970).

1. Hereditäre Hämoglobinopathien

Eine genetisch bedingte Hb-Anomalie in den Erythrocyten ist charakteristisch für die bevorzugt bei Negern auftretenden erblichen hämolytischen Anämien. Die heterozygoten Merkmalsträger sind gewöhnlich symptomlos, z. B. bei der Sichelzellanlage.

Sie kommt bei 9% der amerikanischen Neger ohne auffällige Anämie vor. Auch die Hämoglobin-C-Anlage tritt bei etwa 3% der amerikanischen Neger ohne Anämie auf. Gewöhnlich finden sich aber Target-Zellen. Die relative Häufigkeit folgender Hämoglobinopathien beträgt bei den Negern: 90‰ bei A/S, 30‰ bei A/C, 10‰ bei A/F, 2‰ bei S/S, 0,66‰ bei S/C, 0,16‰ bei C/C. Bei den homozygoten Merkmalsträgern verursacht die Hämoglobinanomalie gewöhnlich eine Anämie. Als häufigste und schwerste Erkrankung kommt die Sichelzellanämie bei jedem 500. amerikanischen Neger vor. Die homozygote Hämoglobin-C-Krankheit ist eine relativ harmlose Erkrankung, deren Häufigkeit auf 1:6000 geschätzt wird. Doppelt heterozygote Erkrankungen wie z. B. die Kombination von HbS- und HbC-Anomalie kommen in einer Häufigkeit von etwa 1:1500 vor. Weiterhin können die S-Thalassämie und die C-Thalassämie auftreten, die weniger ernst als die Sichelzellanämie zu beurteilen sind. *Target-Zellen* fallen bei allen Formen, besonders bei der HbC-Anlage auf.

Im allgemeinen sind alle homozygoten Krankheitsfälle mit Ausnahme der Sichelzellanämie sowie die doppelt heterozygoten durch eine Splenomegalie gekennzeichnet.

Bei den doppelt heterozygoten Erkrankungen ist bei Vorhandensein eines Thalassämie-Gens das fetale Hb erhöht. Fetales Hb findet sich auch in geringem Ausmaß bei der Sichelzellanämie.

Tabelle 10-2 zeigt einige der häufigeren Hämoglobinopathien.

2. Sichelzellanämie
(Drepanocytose)

Diagnostische Merkmale

- Rezidivierende Fieberattacken, seit früher Kindheit bestehende Schmerzen in Armen, Beinen oder Abdomen, Vorkommen bei Negern
- Anämie, Ikterus, Reticulocytose, pos. Sichelzelltest und Nachweise des abnormen HbS

Tabelle 10–2. *Hämoglobinbefunde bei den Hämoglobinopathien*

Hb-Anomalie	Erythrocyten (mill./mm³)	Hb (g/100%)	Erythrocyten Größe µ³	HbE	Reticulocyten (%)	Targetzellen (%)	Hb (%)	Fetales Hb (%)
Normalwerte (Erw.)	4,6–6,2	12–18	82–92	32–36%	0,5–1,5	–	A 97 A_2 2–3	0–2
A/S	N	N	N	N	N	–	A_2 2–3 S 22–48	0–2
S/S	1,5–4,0	2–11	N	N	5–30	einige	A_2 2–3 S 80–100	0–20
S-Thalassämie	2,0–5,0	6–14	klein	vermind.	4–20	viele	A_2 2–6 S 50–90 A 2–3	1–26
S/C	2,5–5,5	8,1–15,1	N	N	0,2–10	5–85	C 37–67 S 30–60	0–8
SD	2,5–4,0	7–12	N	N	7–13	2–einige	D 23–75 S 25–77	Spuren
S, persist. F	3,5–5,0	11–15	N	N	N	0	S 75 A_2 0–1	25
A/C	N	N	N	N	N	0–40	A 50–70 C 30–50	0–2
C/C	3,1–5,0	7–14,5	N	vermehrt	1–12	20–100	A_2 2–3 C 97–100	0–4
C-Thalassämie	4,6–5,4	4,1–12,7	klein	vermind.	2–7	20–60	A_2 2–6 C 29–93	Spuren–3
A/D	N	N	N	N	N	0	D $<$ 50	0–2
D/D	5,5–7,1	12–13	klein	N	1–1,5	50–80	D 100	0–2
H-Thalassämie	1,6–6,4	8–11	klein	vermind.	2–22	1–30	A 60–85 H 15–40 A_2 0–1	Spuren–4
Thalassämia min.	4,0–7,5	8,3–13,2	klein	vermind.	0,5–9,0	0–10	A 90+ A_2 2–9	0–10
Thalassämia maj.	1,0–4,0	2–8	klein	vermind.	1,5–38	0–50	A 10–30 A_2 2–3	70–90
Heredit. persist. fetales Hb (A/F)	N	N	N	N	N	0	A 70–90 A_2 0–1	10–30

Allgemeine Betrachtungen

Die „Sichelung“ des chemisch abnormen Hb tritt bei niedriger Sauerstoffspannung und besonders bei einem niedrigen pH-Wert auf. Da das HbS in der reduzierten Form weniger löslich ist, steigt die Viscosität des Blutes. Daraus resultiert eine Stase und Verlegung der Strombahn in Capillaren, terminalen Arteriolen und Venen. Örtliche Sichelung, Gefäßverschluß und perivasculäres Ödem sind die Ursachen für Schmerzen und Anschwellen der betroffenen Organe.

Die Sichelzellanämie ist eine besonders bei Negern auftretende erbliche Erkrankung. Das anormale Hb wird als Einzelmerkmal dominant vererbt. Die heterozygoten Träger besitzen sowohl normales als auch S-Hämoglobin in ihren Erythrocyten.

Klinische Befunde

A. Symptome: Meistens wird die Diagnose bereits im Kindesalter gestellt. Gelegentlich entwickelt sich aber auch erst im Erwachsenenalter die entsprechende Symptomatik. Die Patienten neigen zu asthenischem Körperbau mit langen dünnen Beinen. Ein *konstanter Skleralikterus* wechselnden Ausmaßes ist vorhanden. Während der Krise treten, manchmal unter Fieberanstieg, Knochen-, Gelenk- oder Bauchschmerzen auf. Sie dauern einige Stunden oder gar Tage. Ein harter, gespannter Bauch kann für Stunden oder gar Tage bestehen und läßt an eine chirurgische Erkrankung denken. Cerebrale Thrombosen mit Kopfschmerzen, Paralysen und Krämpfen können sich anschließen.

B. Laborbefunde: Die mäßig schwere Anämie (Erythrocyten 1,5–2,5 Mill/mm^3) ist normochrom und normocytär. Im Ausstrich lassen sich *Sichelzellen* finden. Die Reticulocytenwerte liegen zwischen 15 und 20%. Beim Aufbringen eines Tropfens frischer 2%iger Natriummetabisulfitlösung auf einen Bluttropfen nehmen die meisten Erythrocyten innerhalb weniger Minuten Sichelform an. Eine Leukocytose von 20–30 000 ist während der schmerzhaften Krisen nicht ungewöhnlich. Auf 100 Leukocyten entfallen dann 100 kernhaltige Erythrocyten. Der Hämoglobinwert kann selbst im Rahmen einer klinischen Krise normal sein. Das Knochenmark weist eine ausgeprägte *Hyperplasie des erythropoetischen Systems* mit mehr *kernhaltigen Erythrocyten* als Leukocyten auf. Hämosiderin ist nachweisbar. Das indirekte Bilirubin steigt bis auf Werte von 2 mg% an; Plasmahämoglobin kann erhöht sein. Haptoglobin fehlt. Das spezifische Gewicht des Urins liegt ziemlich konstant bei 1010 bei gelegentlicher Hämosiderinurie. Röntgenaufnahmen der Knochen zeigen in verschiedenem Ausmaß eine verdünnte Corticalis, eine diffuse Osteoporose sowie eine verdickte Bälkchenstruktur.

Differentialdiagnose

Die Sichelzellanämie wird von den übrigen Hämoglobinopathien durch die Hämoglobinelektrophorese, den Sichelzelltest und die Bestimmung des fetalen Hb abgegrenzt. Die Hämaturie kann einen Tumor, eine Tbc oder eine Gefäßerkrankung im Urogenitalbereich vortäuschen. Knochen- und Gelenkschmerzen lassen an ein rheumatisches Fieber denken, Bauchschmerzen an eine chirurgische Erkrankung. Das Hören von Darmgeräuschen während einer Sichelzellkrise ist differentialdiagnostisch wertvoll.

Bei Erwachsenen ist die Milz nicht vergrößert. Eine vergrößerte Milz und ein positiver Sichelzelltest bei einem Neger sprechen mit aller Wahrscheinlichkeit für eine doppelt heterozygote Erkrankung (z. B. Sichelthalassämie). Der Sichelzelltest erlaubt keine sichere Differenzierung zwischen einer Sichelzellanämie (homozygote Form) und einer Sichelzellanlage (heterozygote Träger). Bei der Sichelzellanämie ist die Zahl der Erythrocyten stets erniedrigt. Wird bei einem Neger ein erniedrigtes Hb bei normalen Erythrocytenwerten und positivem Sichelzelltest gefunden, so spricht das nicht für eine Sichelzellanämie, sondern für eine Eisenmangelanämie bei Sichelzellanlage.

Ein von der Sichelzellanämie in der Hb.-Elektrophorese nicht zu unterscheidender Befund kann vorkommen bei:

1. Der Sichelzellhämoglobin-D-Erkrankung: das HbD wandert mit der gleichen Geschwindigkeit bei der Elektrophorese wie das Hämoglobin S; durch eine Agargelelektrophorese bei pH 6 ist sie zu unterscheiden. HbA und D wandern hier zusammen und vor dem HbS.
2. Einigen Beispielen der Sichelzellthalassämie: das HbA fehlt manchmal bei der Sichelzellthalassämie, weil seine Bildung durch das Thalassämie-Gen verhindert wird. Durch eine Familienanamnese und -untersuchung kann möglicherweise eine Sichelthalassämie von einer Sichelzellanämie unterschieden werden. Das HbA_2 ist gewöhnlich bei der S-Thalassämie erhöht, bei der SS-Hämoglobinopathie aber normal
3. Der Sichelzellanämie mit persistierendem HbF-Syndrom.

Komplikationen

An Komplikationen treten auf: Ulcera crurum, Knochenbrüche, aseptische Femurkopfnekrosen, Osteomyelitiden (vor allem durch

Salmonellen), Herzvergrößerung (mit auskultatorischen Befunden ähnlich einer Mitralstenose), rezidivierende makroskopische Hämaturie und Cholelithiasis. Nach Infekten werden vermehrt aplastische Krisen gesehen.

Behandlung

Die Therapie ist rein symptomatisch. Sie richtet sich nach Häufigkeit und Schwere der klinischen Manifestationen.

A. Behandlung einer klinischen Krise: Strenge Bettruhe und Analgetica. Lokale Maßnahmen, Kobalt, Sauerstoff, Carboanhydrasehemmer, und Vasodilatatoren wurden bisher mit wenig Erfolg angewandt. Natriumbicarbonat (3,5 mval/kg/h i. v.), Plasmaexpander (Dextran) oder Glucoselösung mit 0,45%iger NaCl-Lösung haben gelegentlich den Zustand gebessert.

B. Behandlung der hämolytischen und aplastischen Krise: Transfusionen sind absolut indiziert bis zu einem Hämoglobinspiegel von 12–14 g%. Ausreichende Flüssigkeitszufuhr ist unerläßlich. Vorhandene Infekte sollten mit einer gezielten antibiotischen Therapie angegangen werden.

C. Behandlung der Komplikationen:

1. *Ulcera crurum:* Die Extremitäten sollten auf einer Schiene ruhig hoch gelagert werden. Das Ulcus ist zu reinigen, und die Nekrosen sind abzutragen. Ausreichende Transfusionstherapie ist bis zu einem Hb von 12–14 g% erforderlich.

2. Cholelithiasis oder orthopädische Komplikationen, die chirurgische Eingriffe erfordern: Präoperativ sollte ebenfalls bis zu einem Hb von 12–14 g% transfundiert werden.

3. *Sichelzellanämie während der Schwangerschaft:* Im 3. Trimenon sollte bis zu einem Hb von 10–12 g% auftransfundiert werden.

4. *Pulmonale Thrombosen und Osteomyelitiden:* Behandlung wie üblich.

Prognose

Viele Patienten sterben bereits im Kindesalter an cerebralen Blutungen oder im Schock. Andere wenige überleben das 50. Lebensjahr. Die Neigung zu fortschreitenden Nierenveränderungen führt meist zur Urämie.

Diggs, L. W.: Sickle cell crisis. Amer. J. Clin. Path. **44**, 1–19 (1965).

3. Sichelzellstigma

(Sichelzellanlage)

Das Sichelzellstigma verläuft meistens symptomlos. Die Blutwerte, die Morphologie und Überlebenszeit der Erythrocyten bleiben normal. Makroskopisch tritt eine Hämaturie in 3–4% der Fälle auf. Das Konzentrationsvermögen der Nieren ist gewöhnlich vermindert. Schwangere mit Sichelzellstigma erkranken häufiger an einer Pyelonephritis. Gelegentlich kommen Milz- und Lungeninfarkte vor. Im Rahmen einer Anoxie, z. B. beim akuten Herzversagen, einer akuten Alkoholintoxikation oder einem Schock beliebiger Genese kann ein tödlicher Infarkt auftreten.

McCornick, W. F.: The pathology of sickle cell trait. Amer. J. med. Sci. **241**, 329–335 (1961).

4. Hämoglobin-S-C-Krankheit

Diagnostische Merkmale

- Rezidivierende Bauch-, Knochen- oder Gelenkschmerzen
- Splenomegalie
- Leichte Anämie
- Positiver Sichelzelltest, viele Targetzellen

Allgemeine Betrachtungen

Vererbungsmodus und Vorkommen der Hämoglobin-S-C-Erkrankung gleichen denen der Sichelzellanämie. Es handelt sich um eine doppelt heterozygote Erkrankung, d. h. der Kranke erhält das S-Gen von einem und das C-Gen vom anderen Elternteil. Bei der amerikanischen Negerbevölkerung beträgt die Häufigkeit etwa 1:1500.

Klinische Befunde

A. Symptome: Das Durchschnittsalter beträgt bei Diagnosestellung 11 Jahre. Zusätzlich zu Bauch-, Knochen-, Gelenk- oder Brustschmerzen können schmerzlose Hämaturie, Glaskörperblutungen und pulmonale Thrombosen auftreten. Der Ikterus ist minimal. Es besteht eine leichte Hepatomegalie, eine Splenomegalie bei $^2/_3$ der Patienten.

Pathologische Herzgeräusche sind ungewöhnlich.

B. Laborbefunde: Hb- und Erythrocytenwerte sind nur bei Komplikationen vermindert. Im Ausstrich finden sich reichlich *Targetzellen* sowie vereinzelt Sichelzellen. Der *Sichelzelltest* ist *positiv,* die Erythrocytenüberlebenszeit leicht verkürzt, die Leuko- und Thrombocyten sind normal. Das Knochenmark zeigt eine *gesteigerte Erythropoese.* Bei der Elektrophorese entspricht die prozentuale Verteilung von HbS dem HbC. HbF ist normal.

Differentialdiagnose

Die Hb-S-C-Krankheit unterscheidet sich von der Sichelzellanämie durch das benignere klinische Bild, die Splenomegalie und die Hämoglobinelektrophorese. Auch die Sichelthalassämie zeigt ein schwereres klinisches Bild, sie wird ebenfalls durch die Hämoglobinelektrophorese abgegrenzt. Andere mit einer Targetzellbildung einhergehende Erkrankungen sind: die Hb-C-Krankheit und das Hb-C-Stigma, die Thalassämie minor sowie eine Gelbsucht auf dem Boden einer Cirrhose oder nach einer Splenektomie.

Komplikationen

Augensymptome (Glaskörperblutungen, Netzhautablösung), Milzinfarkte, makroskopische Hämaturie und pulmonale Thrombosen.

Behandlung

Die Therapie entspricht der der Sichelzellanämie, meistens ist sie jedoch überflüssig.

Prognose

Die Prognose ist weit besser als die der Sichelzellanämie. Manche Patienten werden älter als 70 Jahre.

River, G. L., Robbins, A. B., Schwartz, S. O.: S–C hemoglobin: A clinical study. Blood **18**, 385–416 (1961).

5. S-Thalassämie

Bei dieser Erkrankung treten häufig ein rezidivierender Ikterus, eine Hepato- und Splenomegalie, Fieberzustände sowie Gelenk- und Bauchschmerzen auf. Symptomfreiheit kommt ebenfalls vor.

Die Erythrocyten sind hypochrom und mikrocytär, wechseln in Form und Größe, z. T. haben sie Target- oder Sichelzellform.

Die elektrophoretischen Befunde schwanken. Die meisten Patienten haben eine *Hämoglobin-S-Beta-Thalassämie* mit einem relativ hohen Anteil von HbS, einem erhöhten Anteil von HbA_2 (bis zu 6%) und HbF (bis zu 15%), HbA schwankt zwischen 0 und 40%. Bei der *Hämoglobin-S-Alpha-Thalassämie* überwiegt das HbA gegenüberdem HbS bei normaler oder erniedrigter HbA_2- und HbF-Fraktion. Das klinische Bild verläuft gutartiger. Der Schweregrad der Anämie schwankt von Patient zu Patient und kann sich selbst beim gleichen ständig verändern. Auch normale Hämoglobinwerte kommen vor.

Aksoy, M.: Alpha S-thalassemia. Blood **22**, 757 bis 769 (1963).

6. Hereditäre HbF-Krankheit

Patienten mit dieser Erkrankung besitzen keine klinischen Auffälligkeiten und keine Anämie. Charakteristisch ist während des ganzen Lebens der Nachweis eines großen Anteils *fetalen Hämoglobins* in den Erythrocyten. Dieses Merkmal wird als einzelner Faktor allel mit dem Gen für HbS und HbC vererbt. Die heterozygote Form Hb-A-F kommt bei amerikanischen Negern in einem Verhältnis von 1:1000 vor.

Erythrocyten, Reticulocyten und Ikterusindex sind normal. Das fetale Hämoglobin schwankt zwischen 20 und 40% (Durchschnitt 26%) und ist gleichmäßig auf die Erythrocyten verteilt. HbA_2 ist vermindert.

Patienten mit dieser Erkrankung müssen von den heterozygoten Formen der Hb-S-F- und Hb-C-F-Erkrankung unterschieden werden, die ebenfalls klinisch unauffällig und nicht anämisch sind, sowie von der heterozygoten Form der Thalassämia F, die der Thalassämia minor ähnelt. Bei diesen Erkrankungen liegen die HbF-Werte deutlich höher als bei Patienten mit der Hb-A-F-Anomalie.

Bei der Thalassämia minor und selten bei einer aplastischen Anämie ist das HbF bis auf maximal 20% erhöht.

Conley, C. L. et al.: Hereditary persistance of the fetal hemoglobin. Blood **21**, 261–281 (1963).

7. Thalassämia minor

Diagnostische Merkmale

- Leichte, aber ständige Anämie
- Erythrocytenwerte normal oder erhöht
- Ähnliche Blutbefunde bei einem Elternteil
- Gewöhnlich Zugehörigkeit zur Mittelmeer- oder südchinesischen Rasse

Allgemeine Betrachtungen

Die Thalassämia major (Cooley-Anämie) stellt die homozygote Form der Thalassämie-Gene dar, die Thalassämia minor die heterozygote Form. Wahrscheinlich bedingen die beiden Kettenpaare das Auftreten der Thalassämie. Hierfür sprechen die verschiedenen Abstufungen zwischen Major- und Minorform. Die klassische Form wird autosomal dominant vererbt.

Klinische Befunde

A. Symptome: Die Milz kann leicht vergrößert sein, und die Patienten klagen gelegentlich über Schmerzen im linken Oberbauch. Gewöhnlich ist die Erkrankung symptomlos.

B. Laborbefunde: Die Erythrocyten können über 6 Mill. ansteigen, sie sind klein (MCV = 50–70 n^3), und die mittlere Hämoglobinkonzentration des Erythrocyten (MCHC = 29–31%) ist mäßig vermindert. Sie weisen beträchtliche Form- und Größenschwankungen auf – mehr als die Eisenmangelanämie bei vergleichbarem Hämoglobinspiegel. Hypochrome Makrocyten sind keine Seltenheit. Die Erythrocytenbefunde variieren von Familie zu Familie. So finden sich in der einen Sippe mehr Targetzellen, in der anderen mehr basophil punktierte Erythrocyten. In unkomplizierten Fällen sinkt das Hb nicht unter 9 g%. Die Reticulocyten schwanken von 1–9%. Thrombo- und Leukocyten sind unauffällig.

Das Knochenmark enthält vermehrt kernhaltige Erythrocyten sowie Hämosiderin in normaler Verteilung. Leukocyten und Megakaryocyten sind normal. Patienten mit mediterraner Ahnenreihe haben gewöhnlich ein um das 2–3fache *erhöhtes* HbA_2 (eine langsam wandernde normale Hb-Komponente, die mit der Stärke- oder Agargelelektrophorese nachgewiesen wird). Es ist mit dem HbS allel und stellt eine Anomalie der Beta-Ketten dar. Das fetale Hb kann bei etwa der Hälfte der Patienten auf 6% ansteigen und ist ungleich auf die Erythrocyten verteilt. In einer viel selteneren Form der Beta-Thalassämie können die HbF-Spiegel auf 10–20% ansteigen, die HbA_2-Spiegel sind dann normal. Klinisch gleichen diese Patienten denen mit der Hb-A_2-Variante. Selten ist die Thalassämia minor mit normalen Hb-A_2- und HbF-Komponenten gekoppelt und nicht alle mit dem HbS (beide Merkmale können beim gleichen Kind vorkommen). Sie stellt dann eine Anomalie der Alpha-Kette dar.

Differentialdiagnose

Die Thalassämia minor muß prinzipiell von einer Eisenmangelanämie abgegrenzt werden. Die Anämie ist leicht, und der Hämoglobinwert liegt meist über 9 g%.

Eisenbindungsvermögen, Serumeisen und Hämosiderin im Knochenmark sind normal.

Folgende hypochrome mikrocytäre Anämien mit normalem oder sogar erhöhtem Eisenspiegel sind auszuschließen:

A: gewisse Hämoglobinopathien: Die Diagnose einer Hämoglobin-H-, Hämoglobin-E- oder „Lepore"-Hämoglobinerkrankung wird durch die Hämoglobinelektrophorese gestellt.

B: Sideroachrestische Anämie: Sie wird durch erhöhte Eisenwerte, Sideroblasten, und den biochemischen Nachweis einer gestörten Hämosynthese und eine normale Hämoglobinelektrophorese ausgeschlossen.

Komplikationen

Die Thalassämia minor spricht nicht auf Eisengaben an. Eine unnötige und langfristige parenterale Eisengabe führt zu massiven Eisenablagerungen.

Behandlung

Eine Therapie ist nicht erforderlich, unnütze Eisengaben sind zu vermeiden. Während der Schwangerschaft kann eine Transfusion erforderlich werden, um den Hb-Wert über 9 g% zu halten.

Prognose

Die Patienten mit einer Thalassämia minor haben eine normale Lebenserwartung.

Marks, P. A.: Thalassemia syndromes. New Engl. J. Med. **275**, 1363–1369 (1966).
Nathan, D. G., Gunn, R. B.: Thalassemia. Amer. J. Med. **41**, 815 (1966).

8. Thalassämia major

(Cooley's Anämie, Mittelmeeranämie)

Diagnostische Merkmale

- Schwere Anämie bereits in früher Kindheit
- Hepatosplenomegalie
- Hypochrome mikrocytäre Erythrocyten und Erythroblasten
- Stark erhöhtes fetales Hb

Allgemeine Betrachtungen

Diese erbliche Erkrankung mit gesteigerter Hämolyse beruht auf einem intracorpuskulären Defekt der Hämoglobinsynthese und einer ineffektiven Erythropoese. Bei der homozygoten Form der Thalassämie finden sich zwei inkomplette dominante abnorme Allelen; bei der Thalassämia minor, der heterozygoten Form, liegt nur ein abnormes Allel vor. Die Erkrankung tritt hauptsächlich bei den Mittelmeervölkern auf sowie in einem Bereich, der sich von Nordafrika und Südeuropa über den Irak, Iran, Indonesien bis nach Thailand und Südchina erstreckt. In den einzelnen Völkergruppen beträgt die Häufigkeit bis zu 50% (gewöhnlich um 5%).

Klinische Befunde

A. Symptome: Eine schwere Anämie, eine *Hepatosplenomegalie* und ein *Ikterus* sind gewöhnlich schon in früher Kindheit nachweisbar.

B. Laborbefunde: Eine *schwere mikrocytäre hypochrome Anämie, Targetzellen, bizarr geformte Erythrocyten* (stärkste Mißbildungen einzelner Erythrocyten: Fragmentocyten, Schizocyten; Aniso- und Poikilocytose) mit Polychromasie und basophiler Tüpfelung sowie kernhaltige rote Vorstufen (Paraerythroblasten) prägen das Bild. Reticulocyten sind mäßig erhöht, Thrombocyten und Leukocyten (gelegentlich eine Linksverschiebung) meist normal oder erhöht. Serumbilirubin ist erhöht, Haptoglobine fehlen. Die Hämoglobinelektrophorese ist normal, HbA_2 nicht erhöht, jedoch kann das fetale Hb auf 90% ansteigen. Das Knochenmark zeigt eine erhebliche Hyperplasie des erythropoetischen Systems sowie reichlich färbbares Eisen.

C. Röntgenbefunde: Die Knochenläsionen, besonders im Bereich des Schädels und der langen Röhrenknochen, beruhen auf erweiterten Markräumen mit verdickter radiärer Diploe und einer verdünnten Corticalis (sog. Bürstenschädel).

Differentialdiagnose

Andere Hämoglobinopathien einschließlich wechselnder Kombinationen von HbS und HbC mit Thalassämiesymptomen können ähnliche, jedoch weniger schwere Krankheitsbilder hervorrufen. Die nicht sphärocytäre kongenitale hämolytische Anämie kann an die Thalassämie major erinnern. Die Diagnose wird durch die Hämoglobinelektrophorese, die Bestimmung des fetalen Hb und durch die Familienanamnese gestellt.

Behandlung

Regelmäßige Transfusionen sind oft lebensnotwendig, Folsäure ist nur bei gleichzeitigem Folsäuremangel nützlich. Entwickelt sich eine sekundäre hämolytische Anämie mit vermehrtem Abbau der transfundierten Zellen in der Milz, so kann eine Splenektomie indiziert sein.

Komplikationen

Durch die chronische Anämie kann sich eine kardiopulmonale Symptomatik entwickeln. Durch häufige Transfusionen kommt es nicht selten zum Eisenüberschuß mit myokardialer Hämosiderose und folgender Arrhythmie. Ein therapierefraktäres Herzversagen ist eine häufige Todesursache. Ulcera cruris und Cholelithiasis sind recht häufige Komplikationen. Nur wenige Patienten erreichen das Erwachsenenalter.

Weatherall, D. J.: The Thalassemia Syndromes. Blackwell 1965.

9. Hämoglobin-H-Krankheit

Die Hämoglobin-H-Anomalie ähnelt als mikrocytäre hypochrome Anämie morphologisch der Thalassämie minor. Sie ist eine kongenitale familiäre Hämoglobinopathie. Ein Elternteil besitzt gewöhnlich eine Thalassämia minor mit einem normalen HbA_2-Spiegel; der andere Elternteil scheint normal, ist aber ein stummer Konduktor eines Alpha-Kettendefektes. Die Hämoglobin-H-Krankheit findet sich gehäuft bei den Philippinos, Chinesen und selten auch bei Griechen. *Hämoglobin H* verbindet sich rascher mit Sauerstoff als normales Hämoglobin, gibt ihn jedoch nicht schnell genug frei, so daß es zu einer schnelleren Oxydation als beim normalen roten Blutfarbstoff kommt. Die *Milz* ist *vergrößert,* die Anämie mäßig, und die Reticulocyten sind erhöht. Bei interkurrenten Infekten können akute Exacerbationen auftreten. Das HbH unterscheidet sich vom normalen Hb durch seine erhöhte Wanderungsgeschwindigkeit und durch seine Instabilität. Bringt man HbH-Blut bei Zimmertemperatur für 30 min. mit 2%iger Natriummetabisulfit-Lösung zusammen, bilden sich in den Erythrocyten Niederschläge, die durch Reticulocytenfärbung nachweisbar sind. Das HbH wandert im Gegensatz zum HbJ, dem anderen schnellen Hb, selbst bei einem pH von 6,5 zur Anode. Sein isoelektrischer Punkt liegt bei einem pH von 5,6. Die *osmotische Resistenz* ist *herabgesetzt,* die *Erythrocytenüberlebenszeit* auf eine Halbwertszeit von 12–24 Tagen *verkürzt.* Die Erythropoese im Knochenmark ist ausreichend. Der Anteil des HbH (bestehend aus 4 Beta-Ketten) schwankt bis zu 40%. HbA_2 ist vermindert.

Die Splenektomie kann bei schwerer Anämie Besserung bringen.

WAI KAN, Y., et al.: Globin chain synthesis in the alpha thalassemia syndromes. J. clin. Invest. 47, 2515–2522 (1968).

Hypersplenismus

Diagnostische Merkmale

- Große Milz
- Pancytopenie
- Aktives Knochenmark

Allgemeine Betrachtungen

Als häufigste Form des Hypersplenismus beruht die Stauungsmilz oft auf einer portalen Hypertension durch Cirrhose. Andere Ursachen sind Thrombosen, Stenosen, Atresien, Gefäßmißbildungen der Milzvenen, Druck durch Cysten oder Aneurysmen der Milzarterien.

Die Milz kann ebenso durch spezifische Infiltrate z. B. beim M. Gaucher, beim M. Niemann-Pick, beim M. Abt-Letterer-Siewe, bei einer Tbc oder einer Boeck'schen Sarkoidose vergrößert sein. Eine nicht spezifische Vergrößerung findet sich z. B. bei der rheumatoiden Arthritis (Felty-Syndrom).

Beim Hypersplenismus sind Thrombocyten, Leukocyten und Erythrocten vermindert, da sie in der vergrößerten Milz aufgefangen und zerstört werden.

Klinische Befunde

A. Symptome: Bei einigen Patienten tritt plötzlich eine Hämatemesis auf dem Boden von Ösophagusvaricen auf, andere sind fast beschwerdefrei. Gastrointestinale Blutungen kommen bei 50% der Patienten vor. Gelegentlich wird die *vergrößerte Milz* während einer Routineuntersuchung gefunden. Manche Patienten klagen über ein Völlegefühl, andere zeigen das Bild einer Purpura. Fieber und Schmerzen im linken Oberbauch kommen bei der primär milzbedingten Neutropenie vor.

B. Laborbefunde: Die oft leichte Anämie ist normochrom und normocytär, die Reticulocyten sind erhöht; die *Erythrocytenüberlebenszeit ist verkürzt* und im Szintigramm ein vermehrter Abbau über der Milz nachweisbar. Thrombocyten und Leukocyten, besonders Granulocyten, sind stark vermindert. Es besteht eine Linksverschiebung. Das *Knochenmark* zeigt in wechselndem Ausmaß eine *generalisierte Hyperaktivität.*

Differentialdiagnose

Der Hypersplenismus ist charakterisiert durch ein zellarmes Blut *(Pancytopenie),* ein *„volles" (hyperaktives) Mark und eine große Milz.*

Leukämien werden durch Knochenmarkspunktionen, Lymphknotenbiopsie und das periphere Blutbild ausgeschlossen. Bei der hereditären Sphärocytose finden sich Sphärocyten, eine herabgesetzte osmotische Resitenz sowie normale Thrombo- und Leukocytenwerte. Die Hämoglobinopathien mit Splenomegalie sind durch die Hämoglobinelektrophorese zu unterscheiden. Bereits im frühen Kindesalter tritt die Thalassämia major mit einem charakteristischen Blutbild auf. Die Myelofibrose zeigt im Knochenmarkspunktat eine Fibroblastenproliferation mit Ersatz der normalen Zellelemente. Die idiopathische thrombocytopenische Purpura hat keine Splenomegalie. Die aplastische Anämie besitzt ein Fettmark, jedoch keine Milzvergrößerung.

Komplikationen

Gastrointestinale Blutungen durch Ösophagusvaricen können zum Tode führen. Chronische Beingeschwüre oder foudroyant verlaufende Infektionen sind durch die Granulocytopenie verursacht.

Behandlung

Die Therapie richtet sich nach der Grundkrankheit. Bei leichten hämatologischen Veränderungen ist keine Behandlung erforderlich.

Indikationen zur Splenektomie sind eine Stauungsmilz auf Grund einer Milzvenenanomalie und eine Milzvergrößerung auf dem Boden einer Tuberkulose, Sarkoidose, eines M. Gaucher oder eines Felty-Syndromes mit begleitender thrombopenischer Purpura oder Leukopenie, gefolgt von rezidivierenden Infekten.

Beruht die Stauungsmilz auf einer Lebererkrankung oder einer Veränderung der portalen Venen, sollte die Splenektomie nur in Verbindung mit einer splenocavalen, splenorenalen oder portocavalen Shunt-Operation durchgeführt werden.

Prognose

Die Prognose richtet sich nach der Grundkrankheit. Bei einer Stauungsmilz infolge einer portalen Hypertension richtet sich der Verlauf nach dem Ausmaß der venösen Stenose und des Leberschadens. Tritt keine Hämatemesis auf, ist der Verlauf relativ günstig und eine Splenektomie nicht erforderlich.

Jandle, J. H., Aster, R. H.: Increased splenic pooling and the pathogenesis of hypersplenism. Am. J. Sc. **253**, 383–397 (1967).

Sekundäre Anämien

Unter diesem Begriff werden verschiedene Krankheiten mit begleitender, mäßiger bis schwerer Anämie zusammengefaßt. Gewöhnlich beruht die Anämie auf einer Kombination von verkürzter Erythrocytenüberlebenszeit und inadaequater Kompensation durch das Knochenmark, einer sog. Knochenmarksinsuffizienz. Die Erythrocyten sind meist in Form und Größe normal, die Reticulocyten und Thrombocyten leicht erhöht, die Leukocyten unauffällig. Das Knochenmark ist aktiv, die Erythropoese nicht selten gesteigert. Ein komplizierender Eisen- oder Folsäuremangel sollte rechtzeitig erkannt werden, damit die spezifische Therapie früh einsetzen kann.

Charakteristische Krankheitsbilder einer sekundären Anämie folgen:

1. Anämie bei Cirrhose

Bei einer Lebercirrhose tritt regelmäßig eine wechselnd schwere Anämie auf.

1. Bei Hämorrhoiden, Ösophagusvaricen, bei einer Gastritis oder einem gleichzeitig bestehenden Ulcus pepticum kann es durch Blutverlust zum Eisenmangel kommen.

2. Folsäuremangel mit dem typischen megaloblastären Bild tritt nur bei etwa 5% der Patienten mit einer Anämie auf. Ein leichter Folsäuremangel kann mit sehr empfindlichen Methoden der Folsäurebestimmung im Serum oder dem Figlu-Test (s. S. 384) nachgewiesen werden.

3. Bei der am häufigsten auftretenden mäßig schweren hämolytischen Anämie sind die Erythrocyten dünn, flach, makrocytär und leicht hypochrom. Sie zeigen starke Schwankungen in der Form, jedoch nicht in der Größe. Targetzellen vervollständigen das Bild. Die Reticulocyten sind mäßig erhöht, die Leukocyten normal oder erhöht, die Thrombocyten gewöhnlich erhöht. Besonders Patienten mit Milzvergrößerung haben eine Leuko- und Thrombopenie. Die Halbwertszeit Cr^{51}-markierter Erythrocyten liegt bei

15–25 Tagen. Der Coombstest ist negativ. Das hyperplastische Knochenmark enthält viele Erythroblasten, Plasmazellen sowie vermehrt Megakaryocyten. Im akuten Schub einer chronischen Hepatitis kommen vermehrt fettspeichernde Histiocyten vor.

Die hämolytische Anämie spricht weder auf spezifische Maßnahmen noch auf eine Behandlung mit Corticosteroiden an. Die Therapie richtet sich nach der Grundkrankheit.

4. Eine akute hämolytische Anämie entwickelt sich gelegentlich nach exzessivem Alkoholgenuß. Ikterus, Hyperlipämie, Hypercholesterinämie und Sphärocytose *(Zieve-Syndrom)* vervollständigen das Bild. Bei der Leberbiopsie findet sich eine Fettleber mit nur geringer Fibrose. Nach Alkoholabstinenz kommt es sehr schnell zur Rückbildung der Symptome.

Zieve, L.: Jaundice, hyperlipemia and hemolytic anemia. Ann. intern. Med. **48**, 471 (1958).

2. Tumoranämie

Die Tumoranämie beruht auf einem

1. chronischen Blutverlust mit nachfolgender Eisenmangelanämie,

2. einer Hämolyse, die gewöhnlich gering ist und sich nur durch ^{51}Cr-markierte Erythrocyten nachweisen läßt. Selten tritt ein schwere akute Hämolyse auf (s. akute hämolytische Anämie);

3. einer Verdrängung des aktiven Markes durch Tumorgewebe (Anämie durch sek. Knochenmarksinsuffizienz).

Hyman, G. A., Harvey, J. L.: The pathogenesis of anemia in patients with carcinoma. Amer. J. Med. **19**, 350–356 (1955).

3. Infektanämie

Diese Anämie entwickelt sich nur bei chronischen Infektionen, z. B. bei einem Lungenabszeß, einem Empyem, entzündlichen Unterleibserkrankungen, einer Tbc oder einer Arthritis rheumatica. Bei der meist nur mäßig schweren Anämie fällt das Hb selten unter 9 g%. Normocytäre und gelegentlich leicht hypochrome Erythrocyten, verminderte bis vermehrte Reticulocytenwerte, normale Thrombocyten sowie toxische Granulationen der polymorphkernigen Leukocyten prägen das Bild dieser Anämieform. Das Serumeisen und das Eisenbindungsvermögen sind im Gegensatz zur Eisenmangelanämie vermindert. Die Erythrocytenüberlebenszeit ist bei mangelhafter Steigerung der Erythropoese mäßig verkürzt. Der Knochenmarkszellgehalt kann vermindert, normal oder auch erhöht sein. Das Hämosiderin erscheint verwaschen und diffus. Eine schwere Anämie mit ausgeprägter Hämolyse kann sich im Verlauf einer subakuten bakteriellen Endokarditis, einer Coliinfektion oder einer Infektion mit hämolysierenden Streptokokken oder Clostridium Welchii entwickeln.

Cartwright, G. E., Wintrobe, M. M.: The anemia of infection. XVII. A review. Advanc. intern. Med. **5**, 165–226 (1952).

4. Azotämische Anämie

Im allgemeinen entwickelt sich im Verlaufe eines Nierenversagens, gleich welcher Genese, eine Anämie mit normocytären und normochromen Erythrocyten, die nur wenig von normaler Größe und Form abweichen. Eine Acanthocytose (Bildung von stachelartigen Ausläufern an den Erythrocyten) kommt oft hinzu. Normale, erniedrigte oder leicht erhöhte Reticulocytenzahlen können ebenso wie ein normales oder hypoplastisches Knochenmark bestehen.

Ferrokinetische Messungen zeigen eine verkürzte Erythrocytenüberlebenszeit sowie eine unzureichende erythropoetische Steigerungsfähigkeit. Die Hämolyse ist bei einer stark verkürzten Erythrocytenüberlebenszeit oft recht stark. Bei einem Rest-N-Anstieg über 35 mg%, einer Harnstofferhöhung über 50 mg% oder einem Serum-Kreatinin-Anstieg über 2 mg% ist das Nierenversagen als Ursache für die Anämie anzusehen.

Adamson, J. W., Eschbach, J., Finch, C. A.: The kidney and erythropoisis. Am. J. Med. **44**, 725–734 (1967).

Hämoblastosen

Akute Leukämie

(Akute Myelose, akute Leukose, akute Myeloblastose oder Paramyeloblastenleukämie)

Diagnostische Merkmale

- Schwäche, Unwohlsein, Anorexie, Knochen- und Gelenkschmerzen
- Blässe, Fieber, Petechien, Lymphknotenschwellungen, Splenomegalie
- Leukocytose, unreife abnorme Leukocyten im peripheren Blut und Knochenmark
- Anämie, Thrombocytopenie

Allgemeine Betrachtungen

Die akute Leukämie wird als Erkrankung des blutbildenden Systems durch eine Proliferation abnormer Leukocyten charakterisiert. Sie zählt allgemein zu den neoplastischen Erkrankungen und tritt bei allen Rassen in jedem Alter auf, jedoch bevorzugt in den ersten 5 Lebensjahren.

Klinische Befunde

A. Symptome: Die Patienten klagen über uncharakteristische Beschwerden: Schwäche, Unwohlsein, Anorexie, Fieber und Purpura. Gelenkschmerzen, Lymphknotenschwellungen, Petechien oder starkes Bluten nach Zahnextraction kommen als Frühsymptome vor. Milz- und Lebervergrößerung sowie Lymphknotenschwellungen treten bei der akuten lymphatischen Leukämie fast immer, bei der akuten myeloischen Leukose in weniger als 50% auf. Durch die leukämische Infiltration, die alle Organe befallen kann, ist das Sternum weich und brüchig.

B. Laborbefunde: Eine normochrome, normocytäre Anämie tritt früh auf. Die Thrombocyten liegen oft unter 100 000 mm^3, während die Leukocyten zwischen 10 000 und 100 000 mm^3 schwanken. Zu 30% besteht eine Leukopenie. Im Blutausstrich finden sich unreife abnorme Zellen, die in einem dicken oder überfärbten Ausstrich oft mit Lymphocyten verwechselt werden.

Auer-Körperchen, rötlich-violette stäbchenförmige Cytoplasmaeinschlüsse, in Myelo- und Monoblasten findet man bei etwa 10–20%; sie sind pathognomonisch für die akute Leukämie. Die akute Myelocytenleukämie ist im Gegensatz zur akuten lymphatischen Leukämie peroxydasepositiv.

Selbst bei bestehender Leukopenie zeigt das *Knochenmark* eine *massive Proliferation primitiver, maligner Zellen.* Röntgenologisch können bei fast allen Kindern und bei der Hälfte der Erwachsenen Veränderungen am Skeletsystem nachgewiesen werden: diffuse Osteoporose, Periostanhebungen, Osteolysen und strahlendurchlässige metaphysäre Aufhellungen.

Komplikationen

Schwere gastrointestinale Blutungen, Hirndruckzeichen, Hirnblutungen, und foudroyante Infektionen sind die Haupttodesursachen. Intracerebrale Blutungen treten häufiger bei Patienten mit sehr hoher Leukocytenzahl (über 300 000 mm^3) auf. Bakterielle (Pseudomonas), Pilz- (Candida und Aspergillus) und Virusinfektionen wie eine diffuse Cytomegalie gehören zu den häufigsten Todesursachen.

Differentialdiagnose

Die Kombination von Anämie, Thrombocytopenie und Proliferation primitiver Leukocyten im Knochenmark tritt nur bei der Leukämie auf. Eine Leukocytose ist fakultativ. Von den übrigen Symptomen kommen Petechien bei der idiopathischen thrombocytopenischen Purpura oder der aplastischen Anämie vor, es fehlt jedoch die Lymphknoten-, Leber- oder Milzvergrößerung. Lymphknotenschwellung und eine Splenomegalie finden sich bei der infektiösen Mononucleose, beim Morbus Hodgkin oder beim Lymphosarkom, hierbei sind jedoch gewöhnlich Knochenmark, Erythrocyten und Thrombocyten normal. Eine ausgeprägte Lymphocytose gehört zum Bild des Keuchhustens und der infektiösen Lymphocytose, hierbei sieht man jedoch reife Leukocyten, normale Erythrocyten und Thrombocyten. Maligne Tumoren, z. B. Neuroblastome, Osteosarkome und metastasierende Carcinome können Knochenschmerzen, Anämie und Leukocytose verursachen; bei Knochenmarksinfiltration finden sich leukämieähnliche Symptome.

Behandlung

Die Therapie zielt auf eine symptomatische Erleichterung und eine Remission des Krankheitsverlaufes.

A. Allgemeine Maßnahmen: Nach Diagnosestellung sollten mit dem Patienten oder seiner Familie die Krankheit, ihre Behandlung, Kosten, Prognose sowie die notwendige Nachsorge eingehend besprochen werden. Der Patient muß ein völlig normales Leben führen unter Beibehaltung seiner Tätigkeit oder Teilnahme am Schulunterricht. Krankenhausaufenthalt ist nur für Transfusionen, schwere Komplikationen und das Terminalstadium erforderlich.

Die Therapie beginnt bei jungen Patienten sofort nach Sicherung der Diagnose. Bei älteren Kranken mit nur mäßiger Anämie und Leukopenie ist eine antileukämische Therapie nicht unbedingt indiziert. Antimetaboliten werden von dieser Patientengruppe schlecht toleriert und sind nicht sehr wirkungsvoll. Für sie reichen normalerweise gelegentliche Transfusionen bei einer Anämie sowie Antibiotica bei Infektionen aus. Die orale Flüssigkeitszufuhr muß bei antileukämisch behandelten Patienten gesteigert werden, um das Ausfallen von Harnsäurekristallen in den Nieren zu verhindern.

Zunächst werden Blutbild- und Thrombocytenkontrollen wöchentlich durchgeführt, während der Remission alle 2–3 Wochen.

B. Transfusionen: Das Hämoglobin sollte auf einem Wert von 8–10 g% gehalten werden. Vollblut oder frische bis maximal eine Woche alte Erythrocytenkonzentrate sind ausreichend.

C. Corticosteroide: Unabhängig von der Schwere der Erkrankung zum Zeitpunkt der Diagnosestellung ist bei Kindern und Erwachsenen mit akuter lymphatischer Leukämie sofort mit einer Prednisolon-Behandlung (oder einem analogen Präparat) 10–20 mg 4mal täglich zu beginnen. Diese Dosis wird bis zu einer zufriedenstellenden klinischen und hämatologischen Remission beibehalten und erst anschließend die Tagesdosis um 5 mg pro Woche reduziert.

D. Behandlung mit Antimetaboliten: Zusätzlich zu den Corticosteroiden wird Mercaptopurin (Puri-nethol®) in geteilten Dosen von 2,5 mg/kg, möglichst in Einzeldosen von 25 mg, verabreicht. Die Wirkung dieses Purin-Antagonisten tritt erst nach 3 Wochen oder später auf, selten zeigt sich die Wirkung bereits nach einer Woche. Fallen die Leukocytenwerte nicht innerhalb der ersten zwei Monate, ist diese Medikation wirkungslos. Selbst bei schwerer Leukopenie wird Mercaptopurin weitergegeben, solange maligne Zellen in Knochenmark oder Blut vorhanden sind. Nebenwirkungen treten relativ selten auf, gelegentlich Schleimhautulcerationen oder ein Ikterus. Für eine schnell einsetzende Remission sollte Vincristinsulfat (Vincristin) intravenös einmal pro Woche gegeben werden (die erste Gabe: 0,05 mg/kg; 2.: 0,075 mg/kg; 3.: 0,1 mg/kg; 4.: 0,125 mg/kg; 5. und max. Gabe: 0,15 mg/kg). Nebenwirkungen sind Obstipation und periphere Neuritis. Für eine Dauerbehandlung kann das Präparat nicht verwendet werden.

Einige Kliniker wechseln Mercaptopurin und Methothrexat 1,25–5 mg je nach Gewicht täglich oral oder i. m. in dreimonatigen Perioden. Bei Patienten, besonders Kindern, die auf andere Medikamente nicht ansprechen, können kurze Remissionen mit Cyclophosphamid (Endoxan®) in Dosen von 50–100 mg täglich oral erreicht werden. Dieses Mittel verursacht relativ häufig eine Alopecie.

E. Behandlung der Komplikationen:

1. *Lokale Manifestationen:* Schwere Knochenschmerzen, massive Lymphknotenschwellungen, die Schlucken und Atmen erschweren, sowie eine Beteiligung des ZNS mit Zeichen steigenden Hirndruckes können erfolgreich mit lokaler Bestrahlung behandelt werden. Die intrathekale Methothrexatgabe, 5 mg in 100 ml Liquor in dreitägigen Abständen bis zur Klärung des Liquors, kann die orale oder intramuskuläre Methothrexatgabe gut unterstützen.

2. *Fieber:* Die auslösenden Erreger sind entsprechend der Testung gezielt zu behandeln. Prophylaktisch sollten keine Antibiotica gegeben werden.

3. *Blutungen:* Corticosteroide in oben angegebener Dosierung und Transfusionen mit möglichst thrombocytenreichem Frischblut können erforderlich sein.

4. *Hyperuricämie:* Allopurinol, das die Bildung von Harnsäure hemmt, sollte Patien-

ten mit hohem Harnsäurespiegel und/oder hohen Leukocytenwerten während der Chemotherapie gegeben werden. Auf reichliche Flüssigkeitszufuhr muß geachtet werden. Gewöhnlich wird Allopurinol (Zyloric®) in einer Dosis von 100 mg (bis max. 400 mg) 3–4mal täglich gegeben. Die Dosis von Mercaptopurin ist während der Gabe von Zyloric auf 25–35% der Normaldosis zu verringern.

Prognose
Die durchschnittliche Lebenserwartung für Patienten mit einer unbehandelten akuten Leukämie beträgt 2–6 Monate; bei Behandlung 6–12 Monate. Patienten mit einer akuten lymphatischen Leukämie und Leukocytenwerten unter 10 000 haben unabhängig vom Alter eine bessere Prognose als die mit einer Myeloblastenleukämie. Beim Erwachsenen halten die Remissionen oft nur wenige Monate an, bei Kindern gelegentlich 1 bis mehrere Jahre.

Boggs, D. R., Wintrobe, N. M., Cartwright, G.: The acute leukemias. Medicine **41**, 163–225 (1962).
Damashek, W., et al.: Therapy of acute leukemia. Blood **26**, 220 (1965).
Freireich, E. J., Frei, E.: Recent advances in acute leukemia. Pages 187–202 in: Progress in Hematology, Vol. 4, Grune and Stratton, 1964.
Zuelzer, W. W.: Acute stem cell leukemia. Blood **24**, 477–494 (1964).

Chronisch-myeloische Leukämie

Diagnostische Merkmale
- Schwäche, Abgespanntheit, Fieber, abdominelle Beschwerden
- Schmerzlose Splenomegalie
- Unerklärte Leukocytose, unreife weiße Zellen im peripheren Blut und Knochenmark
- Anämie

Allgemeine Betrachtungen
Charakteristisch für die chronische Leukämie ist die *Proliferation abnormer weißer Zellen,* die in das Blut übertreten und in jedem Organ lokale Symptome verursachen können.

Außer ihrer Unreife zeigen die Leukämiezellen gewisse biochemische Charakteristica. Die leukämischen neutrophilen Zellen enthalten weniger Glykogen und alkalische Phosphatase als normale oder polycytämische Leukocyten, dagegen ist ihr Histamingehalt höher. Viele unreife myeloische Zellen haben das *Philadelphia-Chromosom,* ein abnorm kleines Autosom.

Die chronisch myeloische Leukämie tritt in jedem Alter auf, vorwiegend jedoch im jungen Erwachsenenalter.

Klinische Befunde
A. Symptome: Blässe, Schwäche, Fieber, Purpura, Hautknötchen, brüchiges Sternum sowie retinale Blutungen oder Exsudate bestehen neben durch die Milzvergrößerung verursachten abdominellen Beschwerden. Zahnfleischbluten nach Zahnextraktion, große Ekchymosen oder Muskelblutungen nach Traumen (bevorzugte Manifestation der Thrombasthenie) können Initialsymptome sein. Bei einigen Patienten wird die Diagnose zufällig durch hohe Leukocytenwerte während einer Routineuntersuchung vor dem Auftreten anderer Symptome gestellt.

B. Laborbefunde: Die *Leukocytenwerte* können 500 000 überschreiten, wobei weniger als 5% der Zellen „Blasten" sind. *Nichtsegmentierte Neutrophile, Metamyelocyten* und *Myelocyten* überwiegen. Die Neutrophilen sind in bezug auf die *alkalische Phosphatase negativ; Basophile, Eosinophile* und *Thrombocyten* sind *erhöht.* Nur wenige Normoblasten sind vorhanden. Die Anämie ist mehr oder weniger stark ausgeprägt. Das *Knochenmark* zeigt einen völligen Ersatz des Fettgewebes durch *celluläre Elemente, vor allem* durch *Granulocyten* und nur wenig durch Blasten.

Differentialdiagnose
Bei einer leukämoiden Reaktion auf dem Boden einer Infektion oder eines metastasierenden Carcinoms sind Eosinophile und Basophile eher vermindert als erhöht, die alkalische Leukocytenphosphatase ist stark positiv und das Knochenmark nur mäßig hyperplastisch. Bei einer Myelofibrose finden sich meist eine große Milz, eine mäßige Leukocytose, ein fibrotisches Mark und gewöhnlich phosphatase-positive Granulocyten; das Philadelphia-Chromosom fehlt.

Komplikationen

Kein Organ wird von der leukämischen Infiltration ausgenommen. Die Komplikationen hängen von der Lokalisation der Infiltrate ab, z. B. Drucksymptome oder Blutungen bei einer Infiltration des ZNS. Die Milz kann sehr groß werden und stark schmerzen. Die Hälfte der Patienten stirbt im *finalen Myeloblastenschub*.

Behandlung

A. Allgemeine Maßnahmen: Die Therapie zielt rein palliativ auf die Symptome und eine Besserung der Anämie ab. Die Erstmanifestation und jede Exacerbation sollten sofort behandelt werden. Eine spezifische Behandlung der Anämie ist nicht erforderlich, da sie sich gewöhnlich durch die antileukämische Therapie bessert. Die Blutbildkontrollen erfolgen zunächst wöchentlich, dann ein- bis zweimal monatlich bis zum Erreichen einer zufriedenstellenden Remission. Die Patienten sollen zu einem völlig normalen Leben während dieser Zeit ermutigt werden. Kontrolluntersuchungen sind während der Remission in 1–3monatigen Abständen anzuraten. Der Patient sollte über die Art der Erkrankung, die Notwendigkeit regelmäßiger Untersuchungen und die lebenslange Behandlung aufgeklärt werden.

B. Bestrahlung: Die Röntgen-Bestrahlung kann in Form einer Ganzkörper-Bestrahlung oder einer lokalen Bestrahlung von Leber, Milz und anderen Infiltraten durch einen Röntgenologen über einige Wochen durchgeführt werden. Die Bestrahlung der Milz hat durch noch unbekannte Mechanismen eine gute Wirkung auf das hämatopoetische System. Lokale Megavolttherapie der Milz in Dosen von 50–100 r täglich bis zu einer Gesamtdosis von 600 r ist gewöhnlich für eine klinische, hämatologische Remission ausreichend. Lokale Manifestationen sprechen auf die Bestrahlung sehr gut an. Die Ergebnisse einer Radiophosphortherapie (^{32}P) sind denen einer Ganzkörperbestrahlung vergleichbar; bei lokalen Manifestationen ist es jedoch weniger wirkungsvoll. Es tritt kein Strahlenkater auf. Die ^{32}P-Dosis hängt von der Leukocytose ab. Ein Millicurie entspricht 15 r. Liegen die Leukocytenwerte über 50 000/mm³, beträgt die Anfangsdosis 1–2,5 mc (millicurie) i. v.; zwei Wochen später werden 1–1,5 mc gegeben. Gleiche Dosen werden dann alle zwei Wochen verabreicht, bis die Leukocyten unter 20 000/mm³ sinken. Während der Remission werden die Patienten alle 1–3 Monate kontrolliert. Steigen die Leukocyten über 25 000/mm³, werden erneut zusätzlich 1–1,5 mc gegeben.

C. Chemotherapie: Busulfan (Myleran®), eine alkylierende Substanz, ist das Mittel der Wahl. Die Initialdosis beträgt 2 mg zwei- bis viermal täglich; sie wird solange beibehalten, bis die Leukocyten unter 10 000/mm³ sinken. Normalwerte werden innerhalb von 4–6 Wochen erreicht. Liegen die Leukocyten bei 10 000/mm³, kann das Medikament abgesetzt oder intermittierend gegeben werden. Die Remissionen dauern mehrere Monate bis über ein Jahr. Beim Rezidiv kann erneut mit Busulfan behandelt werden. Bei überschießender Therapie tritt eine generelle Depression der Myelopoese auf, wobei sich vor allem ein irreversible Thrombopenie entwickeln kann. Da eine Thrombocytopenie vor einem auffälligen Absinken des Hb auftreten kann, sollten die Thrombocyten immer mitkontrolliert werden. Bei unter der Norm liegenden Thrombocytenwerten sollte das Medikament abgesetzt werden.

Melphalan (Alkeran®) ist auch recht wirkungsvoll. Mercaptopurin (Puri-nethol®) kommt beim Myeloblastenschub zur Anwendung.

Prognose

Die durchschnittliche Lebenserwartung bei einer chronisch myeloischen Leukämie beträgt 3–4 Jahre. Bei sachgemäßer Therapie ist der Verlauf reich an Remissionen mit monatelangen, symptomfreien Perioden.

Haut, A. et al.: Busulfan in the treatment of the chronic myelocytic leukemia. The effect of long term intermittent therapy. Blood **17**, 19 (1961).

Haut, A., Wintrobe, M. M., Cartwright, G. E.: The clinical management of leukemia. Amer. J. Med. **28**, 777–793 (1960).

Chronische lymphatische Leukämie

(Chronische Lymphadenose)

Diagnostische Merkmale

- Blässe
- Vergrößerung der oberflächlichen Lymphknoten
- Lymphocytose beim Erwachsenen

Allgemeine Betrachtungen

Bei dieser Krankheit findet sich eine zunehmende Akkumulation kleiner alter Lymphocyten, die die Fähigkeit der Teilung verloren haben. Die Lebenszeit dieser metabolisch abnormen Zellen kann beträchtlich verlängert sein, bis zu einigen Jahren, und somit die Gesamtzahl der Lymphocyten ein enormes Ausmaß annehmen. Die aus Lymphknoten stammenden Zellen lagern sich in Lymphknoten, Milz, Blut und Knochenmark zusammen. Der Abfall des Immunglobulinspiegels, den man im Verlauf der Krankheit beobachtet, zeigt den Ersatz normaler, immunologisch kompetenter Zellen durch funktionell wirkungslose Zellen an, die nicht mehr auf Antigenreize reagieren. Diese Lymphocyten haben eine sehr niedrige Mitoserate.

Die Krankheit kann über einige Jahre relativ ruhig verlaufen, symptomfrei mit annähernd stabilen Lymphocytenwerten; sie kann aber auch unter verschiedenen Manifestationen und steigenden Blutwerten fortschreiten.

Die chronisch lymphatische Leukämie tritt kaum vor dem 30. Lebensjahr und sehr selten bei Orientalen auf.

Klinische Befunde

A. Symptome: Wegen des schleichenden Beginns wird die Diagnose häufig während einer Routineuntersuchung gestellt. Schwäche und Zeichen eines gesteigerten Stoffwechsels können vorhanden sein. Oft verursachen *vergrößerte Lymphknoten* Drucksymptome (z. B. Kompression der Trachea mit Atembehinderung). *Leber, Milz* und *Lymphknoten* sind relativ *hart.*

B. Laborbefunde: Zum Zeitpunkt der Diagnose kann der Hb-Spiegel normal sein, eine Anämie entwickelt sich erst bei fortschreitender Erkrankung. Eine *Lymphocytose* tritt gewöhnlich vor dem Anstieg der Gesamtleukocytenzahl auf, die Werte von 100000 bis 500000/mm³ erreichen können. Über 90% der Zellen sind reife Lymphocyten; macerierte und zerquetschte Zellen *(Gumprecht-Schatten)* sind nachweisbar. Es besteht eine *Thrombocytopenie.* Im Frühstadium der Erkrankung ist die Knochenmarksstruktur noch normal; über 30% der Zellen sind bereits Lymphocyten.

Differentialdiagnose

Eine ähnliche Lymphknotenvergrößerung tritt beim Lymphosarkom und bei der infektiösen Mononucleose auf. Die Differenzierung ist gewöhnlich schon durch den Blutausstrich möglich.

Lymphocytenwerte von 50000-100000/mm³ können bei Kindern im Verlaufe eines Keuchhustens oder einer infektiösen Lymphocytose auftreten. Eine lymphatische leukämoide Reaktion mäßigen Ausmaßes (Leukocytenwerte von 20000–30000) kann gelegentlich auf eine Tbc zurückzuführen sein. Eine diffuse Lymphknotenvergrößerung kommt selten auch bei einer Tbc, einer Syphilis, einer Carcinomatose, einem Hyperthyreoidismus, einer Brucellose, einem Erythematodes oder einer Toxoplasmose vor. Beim M. Hodgkin ist die Lymphknotenvergrößerung gewöhnlich asymmetrisch oder überhaupt nur auf einer Seite.

Komplikationen

Bei einem Drittel der Patienten entwickelt sich eine schwere hämolytische Anämie mit häufig positivem Coombstest. 30% der Patienten haben eine Hypogammaglobulinämie und daher eine vermehrte Infektanfälligkeit.

Behandlung

A. Allgemeine Maßnahmen: Mit einer Therapie sollte erst nach Auftreten klinischer Manifestationen oder hämatologischer Komplikationen begonnen werden. Viele ältere Patienten mit dieser Erkrankung bleiben trotz hoher Leukocytenwerte relativ symptomfrei. Alle Patienten mit Zeichen einer Anämie oder Thrombocytopenie müssen behandelt werden.

B. Bestrahlung: Es gilt das gleiche wie für die chronisch-myeloische Leukämie. Eine isolierte Milzbestrahlung führt weniger häufig zu einer Beeinflussung des gesamten lymphatischen Systems.

C. Chemotherapie:

1. Chlorambucil (Leukeran) wird häufig angewandt. Die Dosis beträgt 0,1–0,2 mg/kg einmal täglich. Eine klinische und hämatologische Besserung wird nach 3–4 Wochen sichtbar, das Maximum jedoch erst nach 2–4 Monaten. Fallen die Leukocyten unter 25 000/mm^3, kann die Dosis auf eine Erhaltungsdosis von 2–4 mg täglich reduziert werden. Bei Leukocytenwerten von 5000–10 000/mm^3 sollte die Medikation abgesetzt werden. Nebenwirkungen sind relativ selten. Gelegentlich wird über gastrointestinale Beschwerden geklagt. Bei der sich selten entwickelnden Pancytopenie normalisieren sich nach Absetzen des Medikamentes die Werte gewöhnlich vollkommen.

2. Triaethylenmelamin (TEM) in Einzeldosen von 2,5–5 mg zweimal wöchentlich auf nüchternen Magen mit 1–2 g Natriumbicarbonat ist eine recht wirksame alkylierende Substanz. Initial wird über 3 Tage jeweils 2,5 mg TEM verabreicht, darnach 4 Tage pausiert. Die sich nun anschließende Erhaltungsdosis wird zweimal wöchentlich bis zu einer Gesamtdosis von 40 mg fortgesetzt. Weitere Behandlungscyclen können nach entsprechender Pause erneut begonnen werden. Vorteilhaft ist die einfache Verabreichung, aber die Wirkung ist weniger zuverlässig als bei anderen Mitteln.

3. Cyclophosphamid (Endoxan®): 50–100 mg oral 1–3mal täglich verursacht eine geringere Depression der Thrombocyten und kann angewandt werden, wenn bereits eine Thrombocytopenie durch andere Medikamente besteht.

D. Corticosteroide: Einige Patienten sprechen gut auf relativ geringe Dosen an; initial werden 40 mg Prednison täglich bis zum Auftreten einer Besserung gegeben; die Erhaltungsdosis beträgt 5–20 mg täglich.

E. Behandlung der Komplikationen:

1. Anämie: Die Anämie beruht auf einer gesteigerten Zerstörung der Erythrocyten und einer inadaequaten Knochenmarkskompensation. Da die Anämie häufig nicht durch die antileukämische Therapie beeinflußt wird, sind Transfusionen erforderlich. Prednisolon ist in einer Dosis von 10–20 mg 4mal täglich bis zur Besserung der Anämie indiziert; dann kann die Medikation langsam abgebaut werden. Bei schwerer hämolytischer Anämie und gesteigerter Zerstörung der Erythrocyten in der Milz muß eine Splenektomie erwogen werden. Eine interkurrent durch Blutverlust oder Eisenmangel auftretende Anämie wird durch Eisengabe therapiert.

2. Blutung: Die abnorme Blutungsneigung bei einer chronisch lymphatischen Leukämie wird durch die Thrombocytopenie, die entweder auf dem leukämischen Prozeß oder auf der Therapie basiert, hervorgerufen. Beruht sie auf der Leukämie, bessert sie sich durch adaequate Chemotherapie; beruht sie auf der Cytostaticagabe, muß die knochenmarksschädigende Substanz abgesetzt und eine Corticosteroidtherapie bis zur Erholung des Knochenmarks durchgeführt werden.

3. Infektionen: Sie sollten spezifisch mit Antibiotica behandelt werden, eine rein prophylaktische Gabe ist nicht empfehlenswert. Bei einigen Patienten entwickelt sich eine Hypogammaglobulinämie. Bei Spiegeln von 7 mg/ml oder weniger sollte prophylaktisch Gammaglobulin gegeben werden. Die Initialdosis beträgt 0,6 ml/kg Körpergewicht und wird in geteilten Dosen von 5 ml verabreicht. Als Erhaltungsdosis reicht die Hälfte ein- bis zweimal monatlich.

Prognose

Die durchschnittliche Lebenserwartung bei der chronisch lymphatischen Leukämie beträgt 3–4 Jahre. Die meisten Patienten sprechen gut auf eine Bestrahlung oder Chemotherapie an, lange Remissionen sind die Regel. Bei einigen Patienten, besonders bei den älteren, bleibt die Krankheit über viele Jahre auch ohne Behandlung relativ inaktiv.

Boggs, D. E. et al.: Factors influencing the duration of survival of patients with chronic lymphocytic leukemia. Amer. J. Med. 40, 243–254 (1966).

Zacharski, L. R., Linman, J. W.: Chronic lymphatic leukemia versus chronic lymphosarkoma cell leukemia. Amer. J. Med. 47, 75 bis 81 (1969).

Plasmocytom

(Multiple Myelome, M. Kahler)

Diagnostische Merkmale

- Schwäche, Gewichtsverlust, rezidivierende Pneumonien
- Konstante, schwere Knochenschmerzen, die sich bei Bewegung verstärken
- Anämie, hohe BKS, erhöhtes Serum-Globulin
- Unreife, atypische Plasmazellen im Knochenmark

Allgemeine Betrachtungen

Das Plasmocytom ist eine maligne Erkrankung mit neoplastischer Proliferation der Zellen, die normalerweise für die Synthese der Gamma- und Immunglobuline verantwortlich sind. Die Gruppe der Immunglobuline schließt Gamma-G (früher 7S-gamma, gamma 2 oder gamma-ss) und Gamma-A (früher 1A-gamma oder B2A) ein. Das Gamma-G-Globulin besteht bekanntlich aus zwei Paar Polypeptidketten. Ein Paar, die L-Kette (leichte), hat ein Molekulargewicht von 20 000–25 000 und bestimmt das antigene Verhalten des Globulins; es ist wahrscheinlich identisch mit dem Bence-Jones-Eiweiß. Normalerweise werden durch die Immunelektrophorese zwei bestimmte Antigentypen erfaßt. Typ I (L I, Kappa) ist nahezu doppelt so häufig wie Typ II (L II, Lambda). Beim multiplen Myelom gehört das gesamte abnorme Globulin entweder zu Typ I oder II, nicht zu beiden.

Eine Amyloidose, ob primär oder sekundär, ist wahrscheinlich immer mit einer Plasmazellenneoplasie verbunden. Abnorme Gammaglobulinprodukte, besonders die vom Bence-Jones-Typ (L-Polypeptide), finden sich direkt in diesen („Amyloid"-)Infiltraten.

Die H-Kette (heavy chain) hat ein Molekulargewicht von 50 000–55 000. Ihre spezifischen Untereinheiten entscheiden, ob das Globulin zur Gamma-G-, Gamma-A- oder Gamma-M-(Makroglobulin-)Gruppe gehört.

Abnormes Protein tritt im Blut und häufig auch im Urin auf. Der Typ des produzierten abnormen Proteins variiert von Patient zu Patient; beim einzelnen Patienten bleibt es jedoch gleich und wechselt nur in der Quantität. Die Krankheit tritt im späteren Lebensalter auf, bei Männern doppelt so häufig wie bei Frauen. Alle Rassen sind gleich häufig betroffen.

Klinische Befunde

A. Symptome: Symptome einer Anämie sind anfangs oft die einzige Klage. Konstante *Knochenschmerzen* können vor allem bei Bewegung auftreten, weiterhin *Knochenbrüchigkeit,* besonders der Wirbelsäule, und Spontanfrakturen. Eine Hepatosplenomegalie besteht nur selten. Extramedulläre Plasmazellherde finden sich gelegentlich in der Schleimhaut des Oropharyngealbereiches und des Magens, in der Haut oder im Bereich des Rückenmarkes. *Starker Gewichtsverlust* ist die Regel.

B. Laborbefunde: Die Anämie ist mäßig, normochrom und normocytär. Die ausgeprägte *Geldrollenbildung* stört bei den technischen Untersuchungen (Erythrocytenzählen, Blutausstrich, Blutgruppe und Kreuzprobe). Die *BKS* ist *maximal beschleunigt.* Leukocyten und Thrombocyten sind in Zahl und Morphologie normal. Das Knochenmark zeigt sehr viele *Plasmazellen mit großen Nuclei und Nucleoli.*

Das *Serumglobulin* kann *über 10 g/100 ml* ansteigen. Der *elektrophoretische Befund* wird durch einen hohen *spitzen Gipfel* im Gegensatz zu dem breiten Gamma-Gipfel bei anderen mit einer Hyperglobulinämie einhergehenden Erkrankungen charakterisiert. Der abnorme Globulin-Gipfel kann für das Immunglobulin Gamma-G im alpha$_2$-, beta- oder gamma-Bereich liegen und im beta- bis gamma-Bereich für Gamma-A. Auch Kryoglobuline, in der Kälte ausfallende Serumproteine, lassen sich nachweisen. Der Serum-Calciumspiegel ist oft erhöht, Phosphor und alkalische Phosphate bleiben dagegen normal. Nicht selten finden sich eine Stickstoffretention, eine Proteinurie und Nierencylinder. Bei etwa 40% der Patienten treten im Urin Bence-Jones-Eiweißkörper auf. Die *Knochenläsionen* erscheinen röntgenologisch oft als runde, ausgestanzte, mottenfraßähnliche, osteolytische Bezirke, wobei Knochenneubildung fehlt. Manchmal ist nur eine diffuse Osteoporose nachweisbar. Bei etwa 10% der Patienten sind die

Röntgenbefunde im Frühstadium der Erkrankung unauffällig.

Differentialdiagnose

Pathologische Frakturen und osteolytische Veränderungen finden sich beim Reticulumzellsarkom, beim Lymphosarkom und beim metastasierenden Carcinom, besonders wenn der Primärtumor in der Mamma, Niere, Prostata oder Schilddrüse lokalisiert ist. Diese Veränderungen treten isoliert mit sichtbarer regenerativer Knochenneubildung auf. Ein Lymphosarkom ist besonders schwierig von einem multiplen Myelom abzugrenzen, wenn Knochen- oder Mundhöhlentumoren, Rückenmarkskompression mit Paraplegie oder eine Einwanderung atypischer Zellen ins Knochenmark vorliegen. Die Elektrophorese klärt gewöhnlich die Diagnose.

Ein Hyperparathyreoidismus wird durch niedere Phosphorwerte und eine hohe alkalische Phosphatase abgegrenzt. Bei der Makroglobulinämie Waldenström ähnelt der elektrophoretische Befund dem des multiplen Myeloms, jedoch stehen hier hämorrhagische Erscheinungen im Vordergrund; Knochenläsionen sind selten, und die pathologischen Zellen ähneln eher Lymphocyten als Plasmazellen. Die Diagnose wird durch den Nachweis des „spezifischen" *makroglobulinämischen Proteins* mittels *Ultrazentrifuge* gestellt. Bei einer Lebercirrhose, Carcinomen, Infektionen und allergischen Reaktionen finden sich im Knochenmark bis zu 25% Plasmazellen, sie lagern sich jedoch in Nähe der Histiocyten und Blutgefäße an und bilden keine Zellverbände.

Eine Hyperglobulinämie tritt bei einer Sarkoidose, beim Erythematodes, bei einer Cirrhose, beim Lymphogranuloma venereum und bei der Kala-Azar auf. Meistens ist die Grundkrankheit offensichtlich, die Plasmazellen sind reif und der elektrophoretische Befund zeigt eher einen breiten als einen spitzen Gamma-Gipfel.

Eine monoklonale Spitze in der Serumelektrophorese wird gelegentlich bei Patienten beobachtet, die keine anderen für ein Myelom oder einen M. Waldenström typischen klinischen Symptome oder Laborbefunde aufweisen. Ein Lymphom, ein Carcinom oder eine Leukämie können gleichzeitig bestehen.

Komplikationen

Die Komplikationen schließen eine Paraplegie durch Wirbelsäulentumor, Blutungen durch eine Thrombocytopenie, Störungen im normalen Gerinnungsablauf, rezidivierende Infekte durch gestörte Antikörperbildung, Nierenversagen ohne Hochdruck und eine Hämaturie durch tubuläre Cylinder ein.

Behandlung

A. Allgemeine Maßnahmen: Die rein palliative Behandlung zielt auf die Schmerzbekämpfung und die Verkleinerung der Tumoren ab. Antimetaboliten sind wirkungslos. Für eine gute Urinausscheidung muß gesorgt werden, um die Eiweißausfällung in der Niere zu verhindern. Bewegung ist erwünscht, um die negative Calciumbilanz auszugleichen. Die Patienten sollen sich wegen der Frakturanfälligkeit vor Unfällen hüten. Die Anämie kann häufige Transfusionen erforderlich machen. Mit Analgetica lassen sich die Schmerzen lindern.

B. Bestrahlung: Die Röntgenbestrahlung verringert die Schmerzen und führt zu einer Rückbildung der Tumoren.

C. Alkylierende Substanzen: Melphalan (Alkeran®) als im Augenblick wirksamstes Mittel ähnelt dem Stickstofflost (Senfgas) und kann oral verabreicht werden. Die gebräuchliche Dosis ist 6 mg/tgl. für 2–3 Wochen; die Erhaltungsdosis beträgt 1–4 mg täglich.

D. Cyclophosphamid (Endoxan®): Diese ebenfalls alkylierende Substanz ist manchmal bei der Behandlung des multiplen Myeloms wirksam. Gegeben werden 50–100 mg oral 1–3mal täglich als Erhaltungsdosis. Nebenwirkungen: Übelkeit, Alopecie (20%) und Leukopenie.

E. Behandlung der Komplikationen: Eine Hypercalcämie mit Übelkeit und Erbrechen wird mit Corticosteroiden behandelt. Eine Wirbelfraktur mit Rückenmarkskompression macht eine Laminektomie erforderlich. Bei rezidivierenden Infekten ist die Gabe von Gammaglobulin, 10 ml i. m. alle zwei Wochen, von Nutzen. Bei spezifischen Infektionen werden Antibiotica gegeben.

Prognose

Die durchschnittliche Überlebenszeit beträgt 1½–2 Jahre. Gelegentlich überlebt ein Patient mit offensichtlichen Remissionen mehrere Jahre.

COMBINED STAFF CLINICS: Plasma cell dyscrasias. Amer. J. Med. **44**, 256–269 (1968).

KUNKEL, H. G.: Myeloma proteins and antibodies. Amer. J. Med. **39**, 1–3 (1965).

MC ARTHUR, J. R. et al.: Melphalan and myeloma. Ann. inter. Med. **72**, 665–670 (1970).

OSSERMANN, E. F., TAKATSUKI, K.: Plasma cell myeloma: Gamma globulin synthesis and structure. Medicine **42**, 357–384 (1963).

Makroglobulinämie Waldenström

Die Makroglobulinämie Waldenström weist als chronische neoplastische Erkrankung des Knochenmarks klinisch Ähnlichkeit mit dem multiplen Myelom und der chronisch lymphatischen Leukämie auf. Charakteristisch ist eine *exzessive Produktion von Gamma-M(IgM)-Globulin.* Gewöhnlich tritt die Erkrankung nach dem 50. Lebensjahr auf. Symptome einer Anämie (Schwäche und leichte Ermüdbarkeit), hämorrhagische Phänomene, Petechien und Ekchymosen oder Zeichen eines gesteigerten Stoffwechsels (Fieber und Gewichtsverlust) machen sich zuerst bemerkbar. Einige Patienten haben eine vergrößerte Milz oder eine diffuse Lymphadenopathie. Im Blut findet sich eine mäßige *Pancytopenie,* selten abnorme Lymphocyten, jedoch häufig *Geldrollenbildung.* Das Mark läßt sich schwer aspirieren und macht gelegentlich eine Biopsie erforderlich, um die diffuse Infiltration mit lymphoiden Zellen und Plasmazellen nachzuweisen. Im Markausstrich sieht man ausgefälltes Protein. Das *Gesamtserumglobulin* kann *7 g/100 ml* überschreiten. Die meisten Seren mit einer elektrophoretisch im Gamma-Bereich wandernden Makroglobulinkonzentration über 2 g/100 ml zeigen einen *positiven Sia-(Euglobulin-)Test.* Die scharfe Spitze in der Papierelektrophorese ist von der beim multiplen Myelom nicht zu unterscheiden. Die Differenzierung vom Plasmocytom geschieht 1. durch die Ultrazentrifuge, mit der das *Globulin* in *den S*(Svedberg)*-19-Typ* oder noch größer eingeordnet wird mit einem Molekulargewicht bis zu 1 Million; 2. durch die Immunelektrophorese; 3. durch die Spaltung des Makromoleküls mit Penicillamin ergibt sich ein anderer elektrophoretischer Befund oder 4. durch selektives Ausfällen des Makroglobulins mit Rivanol® (6,9-diamino-2-äthoxyacridinlactat). Etwa 10% der Patienten scheiden mit dem Urin den *Bence-Jones-Eiweißkörper* aus, wobei eine Nierenbeteiligung selten ist. Osteolytische Veränderungen fehlen. Viele Patienten haben ein stark erhöhtes Blutvolumen.

Tabelle 10–3.
Nomenklatur der Human-Immunglobuline

Bisherige und frühere Bezeichnung	Neue Bezeichnung
$7S\gamma$; γ_2; γ_{ss};	γG oder IgG
γ_{1A}; B_2A;	γA oder IgA
$19S\gamma$; γ_{1M}; B_{2M};	γM oder IgM
Typ I oder B-protein	K
Typ II oder A-Protein	L
Typ I oder BL-Kette	K (Kappa)
Typ II oder AL-Kette	λ (Lambda)
H- (heavy) Kette $7S\gamma$	γ (gamma)
H- (heavy) Kette γ_{1A}	α (alpha)
H- (heavy) Kette γ_{1M}	μ (mü)
Fragmente A, C, S, I, II	Fab-Fragmente
Fragmente B, F, III	Fc-Fragmente
1 Bruchstück	Fd-Fragment

Kleinere Mengen Makroglobulin – weniger als 15% des Gesamtglobulins – können bei malignen Lymphomen, Kollagenosen, bei einer Sarkoidose, Cirrhose oder Nephrose nachweisbar sein.

Die durchschnittliche Überlebenszeit beträgt etwa 4 Jahre, es kommen jedoch benignere Verlaufsformen vor.

Die Behandlung erfolgt mit Chlorambucil (Leukeran) 0,1–0,2 mg/kg/tägl. oder Melphalan (Alkeran®), s. oben.

COHEN, R., BOHANNON, R. A., WALLERSTEIN, R. O.: Waldenström's macroglobulinemia. Amer. J. Med. **41**, 278–284 (1966).

Mc Callister, B. D. et al.: Primary macroglobulinemia. Review with a report on 31 cases and notes on the value of continuous chlorambucil therapy. Amer. J. Med. 43, 394–434 (1967).

Kryoglobulinämie

Durch Kälte ausfällbare Serumglobuline können in größerer oder geringerer Menge bei einer Vielzahl von Krankheiten nachgewiesen werden (z. B. bei Kollagenosen, chronischen bakteriellen oder Protozoeninfektionen, Leukämien, Lymphomen und multiplen Myelomen). In einigen Fällen wird jedoch keine Ursache gefunden. Die *Kryoglobuline* ähneln dem normalen Gammaglobulin, abgesehen von ihrer Neigung, bei niederen Temperaturen auszufallen. Ihr Nachweis ist oft ohne Bedeutung. Treten Symptome auf dem Boden einer Kryoglobulinämie auf, so nimmt man an, daß das abnorme Protein bei Abkühlung in kleineren Gefäßen ausfällt und eine erhöhte Viscosität, Stase, Thrombose oder Blutung verursacht.

An klinischen Manifestationen können bei Kälteexposition *Raynaud-artige Symptome* auftreten, weiterhin oronasale Blutungen, Purpura, Petechien, Gefäßconstrictionen und Blutungen im Bereich der retinalen Gefäße, Urticaria, marmorierte Haut, Ulcerationen, Nekrosen und Gangrän, besonders an den abhängigen Partien. Die Kryoglobuline können in signifikanten Konzentrationen (30 mg/100 ml) im Blut nachgewiesen werden.

Die Behandlung besteht im Vermeiden einer Kälteexposition und, wenn möglich, in einer Therapie des Grundleidens. Im allgemeinen ist die Behandlung unbefriedigend.

Spalluto, L. O. et al.: Cryoglobulinemia based upon interaction between a gamma macroglobulin and 7S gamma globulin. Amer. J. Med. 32, 142–147 (1962).

Osteomyelofibrose

(Osteomyelosklerose)

Diagnostische Merkmale

- Schwäche und Müdigkeit
- Splenomegalie
- Anisocytose und Reticulocytose
- Leukocytose
- Zellarmes, fibrotisches (aplastisches) Knochenmark

Allgemeine Betrachtungen

Die Osteomyelofibrose ist eine proliferative neoplastische Erkrankung des mesenchymalen Gewebes und wahrscheinlich verwandt mit anderen myeloproliferativen Erkrankungen (Damashek: myeloproliferative disorder) wie der chronisch myeloischen Leukämie und der Polycytämia vera. Die *fortschreitende Fibrose* betrifft das Knochenmark, das mikroskopisch zellarm oder leer erscheint. In Leber und *Milz* entsteht eine *myeloide Metaplasie.*

Die Erkrankung tritt gewöhnlich jenseits des mittleren Lebensalters auf. In etwa 10% geht eine Polycytämia vera voraus. Gelegentlich besteht gleichzeitig eine Tbc oder ein metastasierendes Carcinom.

Klinische Befunde

A. Symptome: Die Patienten klagen über Müdigkeit, Schwäche, Gewichtsverlust, Knochen- und Bauchschmerzen oder Zeichen einer Anämie. Es besteht fast immer eine stärkergradige Splenomegalie, nicht selten eine Hepatomegalie, die Lymphknoten sind jedoch nie befallen.

B. Laborbefunde: Das Blutbild zeigt eine mehr oder weniger starke Anämie mit Aniso- und Poikilocytose sowie kernhaltige oder getüpfelte Erythrocyten. Es besteht eine leichte Reticulocytose und starke Leukocytose (20 000–50 000) mit einer ausgeprägten Linksverschiebung sowie zahlreichen Basophilen. Die alkalische Leukocytenphosphatase schwankt von stark positiven bis zu fast normalen Werten (10%). Neben einer anfänglichen Thrombocytose finden sich Riesenthrombocyten und Megakaryocytenfragmente. Die Knochenmarkspunktion ist gewöhnlich erfolglos *(punctio sicca),* oder sie ergibt lediglich massenhaft Thrombocyten, Megakaryocytenfragmente, wenige Erythroblasten und Granulocyten. Die Knochenbiopsie zeigt den Ersatz normaler Markräume durch *fibröses Gewebe mit enostaler Osteosklerose,* die Milzpunktion Erythroblasten, Megakaryocyten und junge Granulocyten, ein ähnliches Bild wie ein normaler Knochenmarksausstrich.

Komplikationen

Die sich rasch vergrößernde Milz schmerzt sehr. Es können sich weiterhin Zeichen eines gesteigerten Stoffwechsels mit Fieber, Schweißausbrüchen und Gewichtsverlust entwickeln.

Der sekundäre Hypersplenismus führt zur Thrombocytopenie, Blutungen und einer hämolytischen Anämie mit Zerstörung der Erythrocyten in der Milz. Einige Patienten sterben in einer *akuten „Blastenkrise"*.

Differentialdiagnose

Bei der chronisch myeloischen Leukämie ist die alkalische Leukocytenphosphatase niedrig. Hämolytische Anämien werden durch hohe Reticulocytenwerte, hohe Zellzahlen sowie eine Hyperplasie des erythropoetischen Systems im Knochenmark abgegrenzt. Lymphosarkome oder metastasierende Carcinome mit einem zellarmen oder „leeren" Mark können durch eine Knochenbiopsie ausgeschlossen werden.

Behandlung

Bei nicht schmerzhafter Milzvergrößerung und nur mäßiger Anämie erübrigt sich eine Therapie. Bei einer schweren Anämie ist ein Versuch angezeigt mit

1. Testosteronönanthat (Testoviron® Depot) 250 mg einmal wöchentlich i. m.,
2. Fluoxymesteron (Ultandren®) bis 40 mg täglich oral oder
3. Methandrostenolon (Dianabol®) bis 40 mg täglich oral.

Viele Patienten benötigen häufige Transfusionen. Bei schmerzhafter Milzvergrößerung sollte Busulfan (Myleran®) 2–3 mg täglich gegeben oder eine lokale Röntgenbestrahlung durchgeführt werden. Bei einer hämolytischen Anämie mit Zerstörung der Erythrocyten in der Milz wird Prednisolon in einer Dosierung von 10–20 mg viermal täglich oral verabreicht oder eventuell eine Splenektomie erwogen. Bei einer Blastenkrise kann ein Versuch mit Mercaptopurin (Purinethol®) 2,5 mg/kg/tgl. unternommen werden.

Prognose

Die durchschnittliche Überlebenszeit nach Stellung der Diagnose beträgt 2–3 Jahre. Bei einigen Patienten kann die Krankheit über mehrere Jahre stationär bleiben, sogar ohne Transfusionen. Die häufigsten Todesursachen sind Blutungen, sekundäre Infektionen oder akute Blastenkrisen.

Bouroncle, B. A., Doan, C. A.: Myelofibrosis. Clinical, hematologic and pathologic study of 110 patients. Amer. J. med. Sci. **243**, 697 bis 715 (1962).

Nakai, G. S. et al.: Agnogenic myeloid metaplasia. Ann. intern. Med. **57**, 419–440 (1962).

Morbus Hodgkin

(Lymphogranulomatose, malignes Granulom)

Diagnostische Merkmale

- Feste, schmerzlose, regionale Lymphknotenvergrößerung
- Fieber, Gewichtsverlust, starke Schweißneigung, Juckreiz, Müdigkeit
- Exacerbationen und Remissionen

Allgemeine Betrachtungen

Der Morbus Hodgkin tritt bevorzugt im jungen Erwachsenenalter auf, alle Rassen sind gleich häufig betroffen.

Abnorme Proliferationen von Lymphocyten, Histiocyten, Eosinophilen und *Sternberg'schen Riesenzellen* in einem oder mehreren Lymphknoten charakterisieren das hämatologische Bild. *Beginnend als* ein *regional lokalisierter Prozeß* greift die Erkrankung auf die angrenzenden Lymphknotenstrukturen über. Die Kenntnis über Ausmaß und Ausbreitung der Erkrankung ist bei der Diagnosestellung für die weiteren Maßnahmen und die Prognose von großer Wichtigkeit. Das „Stadium" der Erkrankung ermöglicht eher eine Voraussage über den Krankheitsverlauf als der mikroskopische Lymphknotenbefund.

Klinische Befunde

A. Symptome: Initial beginnt die Erkrankung gewöhnlich mit einer *regionalen, unilateralen Lymphadenopathie* (z. B. mit einem Anschwellen der cervicalen Lymphknoten). Die *festen* – nicht weichen – *Lymphknoten* können von unterschiedlicher Größe und mit ihrer Unterlage verbacken sein; die Haut darüber bleibt jedoch frei verschieblich. Ein früher Befall des Mediastinums verursacht als erstes Zeichen Atembeschwerden. Hepatosplenomegalie und konstitutionelle Beschwerden zählen neben Fieber, Schweißausbrüchen, Müdigkeit, Pruritus zu den später auftretenden Symptomen.

B. Laborbefunde: Die Lymphknotenbiopsie sichert die Diagnose. Im Blutbild besteht eine *absolute Lymphopenie* und gelegentlich eine *Eosinophilie*. Die Anämie zählt zu den Spätbefunden (Stadium IV). Die Patienten sind oft anergisch, z. B. fällt der Tuberkulintest negativ aus.

C. Röntgenbefunde: Osteolytische Veränderungen können nachweisbar sein.

Differentialdiagnose

Der Morbus Hodgkin muß von anderen Erkrankungen mit Befall des lymphatischen Gewebes unterschieden werden, z. B. von einer Tuberkulose, Sarkoidose, infektiösen Mononucleose, Syphilis, Brucellose, Leukämie, einem Erythematodes, einem metastasierenden Carcinom und einer Serumkrankheit. Im Verlauf einer antikonvulsiven Therapie können ähnliche Lymphknotenveränderungen wie beim M. Hodgkin entstehen. Die Diagnose wird durch eine Biopsie, Blutausstrich und serologische Tests gestellt.

Komplikationen

Die hämolytische Anämie wird durch Autoantikörperbildung, der Ikterus durch Lymphogranulomatoseherde in der Leber verursacht. Eine Einflußstauung entsteht durch Verlegung der Vena cava superior. Eine „exsudative Enteropathie“ mit Pleuraerguß und Ascites ist durch die Hypalbuminämie mitbedingt. Ein fast nicht beeinflußbarer Juckreiz quält den Patienten stark. Es kann sich ein schmerzhaftes und weiches Hodgkinsarkom entwickeln, ferner eine Paraplegie durch extradurale Rückenmarkskompression.

Tabelle 10–4. *Stadieneinteilung beim Morbus Hodgkin*

Stadium	Definition
0	Histologisch ist die Erkrankung noch nicht zu sichern.
I	Befall einer einzigen Lymphknotengruppe oder Ausbildung eines einzigen Krankheitsherdes.
II	Befall von zwei oder mehr Lymphknotengruppen ober- oder unterhalb des Zwerchfelles.
III	Befall mehrerer Lymphknotengruppen ober- oder unterhalb des Zwerchfelles einschließlich der Milz.
IV	Organbefall von Knochenmark, Knochen, Lunge, Magen-Darm, Leber, Niere, Haut, ZNS oder anderen Organen einschließlich der Milz.

Alle Stadien werden in Untergruppen ohne (A) oder mit (B) Allgemeinsymptomen unterteilt.

Behandlung

In den Stadien I, II und III wird die Bestrahlung mit dem Ziel der Heilung durchgeführt. Die Chemotherapie ist rein palliativ bei Patienten mit fortgeschrittener Erkrankung, vor allem wenn konstitutionelle Symptome vorliegen. Gelegentlich können beide Methoden kombiniert werden.

A. Chirurgische Therapie: Die chirurgische Totalexstirpation bei isoliertem Befall eines Lymphknotens und somit des Herdes erbrachte vereinzelt bereits eine Heilung. Sie sollte nur im Stadium 0 und I durchgeführt werden. Bei der Unmöglichkeit einer totalen Entfernung sind eine radiologische und/oder cytostatische Therapie vorzuziehen.

B. Bestrahlung: Regional lokalisierte Herde werden einer Großfeld-Megavolt-Bestrahlung mit 3500–4000 r über 4 Wochen unterzogen. Manche Radiologen bestrahlen die befallenen Gebiete im Stadium III mit ähnlichen Dosen. Für eine genaue Stadieneinteilung ist eine Röntgenthoraxaufnahme unerläßlich. Eine Kontrastdarstellung der Vena cava inferior und eine Lymphangiographie sind indiziert, um einen Befall des Retroperitoneums festzustellen. Fast 50% der Patienten, die zunächst in die Stadien I und II eingeteilt werden, fallen nach genauer Röntgendiagnostik in das Stadium III.

C. Cytostatische Therapie: (für Stadium III und IV)

1. Stickstoff-Lost: 0,4 mg/kg werden aufgelöst und innerhalb von 5 min in einer Infusion mit physiologischer Kochsalzlösung infundiert, am besten abends nach einer leichten Mahlzeit. Die sofortigen unerwünschten Nebenwirkungen wie Übelkeit und Erbrechen können durch vorherige Gabe von reichlich Sedativa und Antiemetica vermieden werden. Eine Besserung der Beschwerden und eine Verkleinerung der Lymphknoten kann bereits nach 1–3 Tagen beginnen. Solange keine Knochenmarksdepression auftritt, kann die Medikation alle 2 Monate wiederholt werden.

2. Chlorambucil (Leukeran) kann als Erhaltungstherapie für 3–6 Wochen in schweren Fällen nach einer Stickstoff-Lostbehandlung oder an Stelle einer Stickstoff-Lostbehandlung in leichteren Fällen gegeben werden. Die Dosis beträgt 0,2 mg/kg/tgl. oral p. c. über den Tag verteilt. Eine Besserung tritt erst nach 3–4 Wochen auf, das Maximum nach 2–4 Monaten. Nebenwirkungen sind selten. Wegen der gelegentlich beobachteten Knochenmarksdepression sollten Blutbildkontrollen zunächst wöchentlich, später mindestens einmal im Monat durchgeführt werden.

3. Andere wirksame Medikamente ohne wesentliche Vorteile gegenüber dem Stickstofflost:

a) Triäthylenmelamin (TEM) wird gewöhnlich in einer Dosis von 5 mg oral alle drei Tage morgens nüchtern mit 1–2 g Natriumbicarbonat und 2 Gläsern Wasser verabreicht. Ein Behandlungscyclus soll 40 mg nicht überschreiten.

b) Cyclophosphamid (Endoxan®): 2–3 mg pro kg Körpergewicht i. v. zunächst für 6 Tage, anschließend 50–100 mg oral 1–3mal täglich als Erhaltungsdosis. Der Hauptnachteil dieses Mittels ist die in 20% auftretende vorübergehende Alopecie.

c) Vinblastinsulfat (Velbe®) kann in resistenten Fällen probiert werden. Die Dosis beträgt 0,1–0,15 mg pro kg Körpergewicht i. v. einmal wöchentlich abhängig von den Leukocytenwerten. Unerwünschte Nebenwirkungen sind Übelkeit, periphere Neuropathie und Alopecie.

d) Actinomycin C: am 1. Tag 100 Gamma i. v. und ab dem 2. Tag 200 Gamma i. v. (maximal 400 Gamma i. v.) verursacht keine wesentliche Knochenmarksdepression. Eine Stomatitis, Ösophagitis, Tracheitis oder toxische Neuritiden können als reversible Nebenwirkungen auftreten.

4. Die Kombinationstherapie von Corticosteroiden mit einem oder mehreren Cytostatica in einer Dosierung von 5–20 mg/tgl. oral vermindert die Nebenwirkungen, verzögert eine Resistenzentwicklung und verlängert die Remissionen. Sie ist der alleinigen Corticosteroidmedikation (20–40 mg/tgl.), mit der nur selten Remissionen erzielt werden, überlegen. Gleichzeitig können Kombinationen von Prednison (5–20 mg/tgl.), Chlorambucil (2 mg/tgl.), Vinblastin (0,1 mg/kg einmal pro Woche) und Actinomycin C (200 Gamma tgl. oder jeden 2. Tag) verabreicht werden.

D. Behandlung der Komplikationen:

1. Autoimmunkörper-bedingte hämolytische Anämie s. S. 387.

2. Unbehandelbarer Pruritus und Fieber: Bei Versagen der alkylierenden Substanzen kann ein Versuch mit Colchicin unternommen werden. 3–5 mg in 20 ml physiologischer Kochsalzlösung werden langsam i. v. in 3tägigen Intervallen bis zum Leukocytenabfall injiziert.

Bei Fieber und starken Schmerzen bringt Butazolidin® (600 mg i. m./tgl. oder 200 mg 3–4mal tgl. peroral) oder Indometacin (Amuno® 3–4mal tgl. 50 mg) durch seine antipyretische und analgetische Wirkung sowie gelegentliche Abnahme der Lymphknotenschwellung eine anhaltende Erleichterung.

3. Pleuraerguß: TEM 5 mg gelöst in 5 ml physiologischer Kochsalzlösung kann in die Pleurahöhle instilliert werden. Danach sollte der Patient alle 5 min seine Lage wechseln, um einen maximalen Kontakt des Medikamentes mit der Pleura zu erreichen.

4. Kompressionserscheinungen des Mediastinums oder Rückenmarkes: werden mit 0,4 mg/kg Stickstoff-Lost i. v. 24 Std. nach Röntgentherapie behandelt.

Prognose

Patienten im Stadium I oder II, die eine intensive Bestrahlungstherapie erhalten haben und über 5 Jahre keine neuen Manifestationen aufweisen (va. 50% der so behandelten Patienten), haben mindestens eine 95%ige Heilungschance. Neue Symptome durch Fortschreiten der Erkrankung vom Ausgangspunkt kommen bei den anderen 50% vor, gewöhnlich schon innerhalb von 2 Jahren nach der Ersttherapie. In einigen Zentren laufen Versuche mit einer prophylaktischen Bestrahlung nicht befallener, angrenzender Bezirke, um eine weitere Ausbreitung der Erkrankung rechtzeitig zu verhindern. Im Augenblick liegt die 5-Jahre-Überlebenszeit bei etwa 30%.

Aisenberg, A. C.: Primary management of Hodgkin's disease. New Engl. J. Med. **278**, 93–95 (1968).

Kaplan, H. S.: Role of intensive radiotherapy in the management of Hodgkin's disease. Cancer **19**, 356–367 (1966).

Perry, S. et al.: Hodgkin's disease. Amer. J. Med. **67**, 424–442 (1967).

Lymphosarkom

Das Lymphosarkom kann als maligne Erkrankung des lymphatischen Gewebes in jeglichen lymphoiden Aggregaten auftreten. Erstsymptom ist bei den meisten Patienten eine gewöhnlich schmerzlose, *einseitige Lymphadenopathie* im Nacken. Initialer nasopharyngealer, mediastinaler oder intraabdomineller Befall sind jedoch ebenfalls recht häufig. Haut, Gastrointestinaltrakt, Nervensystem und Knochen zeigen nur gelegentlichen Befall. Unwohlsein, Fieber, Gewichtsverlust und Schwitzen gehören zu den führenden subjektiven Symptomen. Im Verlauf der Erkrankung tritt bei 1/3 der Patienten eine Leber- oder Milzvergrößerung auf. Die Diagnose wird durch eine *Lymphknotenbiopsie* gestellt, die eine Zerstörung der Lymphknotenstruktur und Ersatz durch dicht gepackte *Lymphoblasten oder Lymphocyten* ergibt. Die Erkrankung befällt junge Erwachsene und tritt nur selten bei Kindern auf. Die mittlere Überlebenszeit beträgt beim Erwachsenen 2 Jahre, bei Patienten unter 16 Jahren weniger als ein Jahr. Im Gegensatz zum M. Hodgkin, der zu Beginn zunächst unifokal und durch intensive Bestrahlung gut zu beeinflussen ist, tritt das Lymphsarkom gewöhnlich von Anfang an *multifokal* auf. Obwohl diese Erkrankung strahlensensibel ist, überschreitet man bei der rein palliativen Röntgenbestrahlung selten 2000–2500 r. Eine cytostatische Chemotherapie sollte wie bei der Lymphogranulomatose bei unilokulärem Befall nach der Radiatio, bei multilokulärem Befall allein, evtl. in Kombination verschiedener Cytostatica durchgeführt werden. Corticosteroide wirken auch hier unterstützend.

Kaplan, H. S: Clinical evaluation and radiotherapeutic management of Hodgkin's disease and the malignant lymphomas. New Engl. J. Med. **278**, 892–899 (1968).

Rosenberg, S. A., Diamond, H. D., Craver, L. F.: Lymphosarkoma: The effects of therapy and survival in 1269 patients in a review of 30 years' experience. Medicine **40**, 31–84 (1961).

Reticulosarkom

(Retothelsarkom)

Es ähnelt dem Lymphosarkom in vielen Punkten. Die *Lymphknoten* sind eher *hart*, mit der Unterlage *verbacken, schmerzhaft* und mürbe. Die Diagnose wird durch die Biopsie gestellt. Cytoplasmareiche Zellen überwiegen. Sie sind 3–4mal größer als die malignen Lymphocyten. Oropharynx, Gastrointestinaltrakt und Knochen können befallen sein. Bei der generalisierten Form spricht man von einer *Reticulosarkomatose*. Alter, Häufigkeit und Prognose entsprechen denen des Lymphosarkoms. Die Therapie ist die gleiche wie beim Lymphosarkom und beim M. Hodgkin. Im allgemeinen sind die Patienten jedoch weniger strahlenempfindlich.

Großfolliculäres Lymphoblastom

(Brill-Symmers)

Bei ihm besteht eine schmerzlose Vergrößerung oberflächlicher Lymphknoten. Sie sind weich, diskret und nicht verbacken. Die inguinalen Lymphknoten scheinen relativ häufig mitbefallen. Allgemeinsymptome stechen weniger häufig hervor als bei anderen Lymphknotenerkrankungen. Hepato- und Splenomegalie lassen sich nur selten nachweisen. Nur bei 25% der Fälle findet sich eine wechselnde Anämie. Am häufigsten tritt die Erkrankung im mittleren Lebensalter auf.

Wegen der großen Strahlensensibilität steht die Röntgenbestrahlung im Vordergrund. Kombinierte cytostatische Therapie mit Stickstoff-Lost (und seinen Derivaten), TEM sowie Actinomycin C und Corticosteroiden wirken günstig.

Spontanremissionen kommen vor. Etwa 50% der Patienten überleben 5 Jahre.

Blumenberg, R. M. et al.: Giant follicular lymphoma – a review of 46 cases. Amer. J. Med. **35**, 832–841 (1963).

Rappaport, H., Winter, W. J., Hicks, E. W.: Follicular lymphoma. Cancer **9**, 792–821 (1956).

Mycosis fungoides

Die Mycosis fungoides ist eine fatale, chronische Erkrankung der reticuloendothelialen Zellen der Haut. Sie kann zu einer sekundären Mitbeteiligung der Lymphknoten und inneren Organe führen. Die initialen Veränderungen ähneln denen einer benignen, nicht spezifischen Dermatitis oder Psoriasis. In diesem Stadium zeigt das histologische Bild keinen malignen Prozeß an. Spätere Befunde schließen Infiltrationen, Lichenifikation, Plaque- und Tumorbildung ein.

Die charakteristischen pathologischen Befunde in den späten Stadien der Erkrankung sind *pleomorphe celluläre Infiltrate der Haut* mit fokalen Ansammlungen von mononucleären Zellen mit viel hellem Cytoplasma und kleinen dichten Kernen in der Epidermis. Bilden diese cellulären Ansammlungen Tumoren, so können sie durchbrechen und exulcerieren. In diesem Stadium kann eine histologische Differenzierung vom Reticulumzellsarkom oder vom M. Hodgkin unmöglich werden.

Generalisierter Juckreiz und Lymphknotenbefall manifestieren sich häufig am ganzen Körper. Bei einigen Patienten findet man große mononucleäre Zellen, die an Histiocyten und Reticulumzellen im Blut *(Sézary-Zellen)* erinnern. Das Intervall zwischen den ersten Erscheinungen der anscheinend benignen chronischen Hauteruption und der Diagnosestellung kann mehrere Jahre betragen. Die meisten Patienten sterben in den ersten 3 Jahren nach Sicherung der Diagnose.

Die Behandlung ist palliativ. Sehr gute Ergebnisse werden durch eine Bestrahlung erreicht, am günstigsten mit Elektronen, die durch ein Betatron oder einen Linearbeschleuniger erzeugt werden. Sie haben ein sehr geringes Durchdringungsvermögen und lassen eine Ganzkörperbestrahlung ohne Schädigung der inneren Organe zu. Als Alternative kommt eine Chemotherapie mit Stickstoff-Lost oder analogen Cytostatica in Frage. Die Dosierung entspricht der beim M. Hodgkin.

Block, J. B. et al.: Mycosis fungoides. Amer. J. Med. **34**, 228–235 (1963).

Polycythämia vera
(Morbus Vaquez-Osler)

Diagnostische Merkmale

- Unwohlsein, Müdigkeit, Schwäche
- Rosiges Gesicht, dunkle Schleimhautrötung
- Stark erhöhte Erythrocytenwerte und Anstieg der gesamten Erythrocytenmenge

Allgemeine Betrachtungen

Die Polycythämia vera schließt als myeloproliferative Erkrankung häufig ein oder mehrere geformte Elemente wie Erythrocyten, Leukocyten und Thrombocyten in wechselndem Ausmaß mit ein. Die Symptome beruhen wahrscheinlich auf der *erhöhten Viscosität des Blutes* und dem gesteigerten Stoffwechsel. Die Erkrankung tritt bevorzugt im mittleren Lebensalter und bei Männern auf. Die Erythropoetinproduktion ist stark vermindert.

Klinische Befunde

A. Symptome: Die Patienten klagen über Kopfschmerzen, mangelndes Konzentrationsvermögen, Hörschwäche, Juckreiz besonders nach dem Baden, Schmerzen in Fingern und Zehen und conjunctivale Rötung. Sie fühlen sich in ihrem Allgemeinbefinden beeinträchtigt. Besonders auffällig ist eine *dunkle Röte der Lippen, Fingernägel und Schleimhäute*. Die retinalen Venen sind oft erweitert, geschlängelt und fast schwarz *(Fundus polycythämicus)*. Es bestehen keine Trommelschlegelfinger. Bei der ersten Untersuchung fällt bei etwa der Hälfte der Patienten eine deutlich vergrößerte *tastbare Milz* auf.

B. Laborbefunde: Die Zahl der *Erythrocyten* beträgt *6–10 Mill./mm³; das Hämoglobin liegt über 18%* bei Männern und über 16% bei Frauen. Der *Hämatokrit übersteigt 55%*. Die Leukocyten können bis auf 20 000/mm³ ansteigen bei gleichzeitiger Vermehrung der Basophilen. Die *alkalische Leukocytenphosphatase* ist *erhöht*. Die *Thrombocyten* weisen einen *Anstieg* gelegentlich bis über eine Million auf. Sie können auch normal sein. Einige Patienten mit stark erhöhten Thrombocytenwerten (über 1 Million) und normaler Hb-Konzentration können an einer maskierten Polycythämia vera leiden. In diesen Fällen wird das erhöhte Erythrocytenvolumen durch einen gleichzeitigen Anstieg des Plasmavolumens verschleiert. In anderen Fällen kann das Erythrocytenvolumen durch chronische Gastrointestinalblutungen normal bleiben.

Das *Knochenmark* zeigt eine *Hyperaktivität* sämtlicher Elemente, wobei die Vermehrung der Megakaryocyten besonders auffällt. Die meist leicht verminderte arterielle Sauerstoffsättigung liegt immer über 91%. Die Harnsäure ist häufig auf 5–10 mg/% erhöht. Das *Erythrocytenvolumen* übersteigt die obere Normgrenze von 33 ml/kg.

Differentialdiagnose

Die Polycythämia vera muß besonders von hohen Normalwerten (s. unten) abgegrenzt werden, die stabil bleiben und nicht ansteigen; ferner von einer Streßerythrocytose, einem Zustand mit vermindertem Plasmavolumen, normalem Erythrocytenvolumen und einer schnellen Fluktuation der Blutwerte, wie sie gelegentlich bei übernervösen Patienten vorkommt.

Die oberen Normalwerte betragen

1. für Männer	Hb:	18,0 g/100 ml
	Ery:	6,2 Mill.
	Hämatokrit:	54%
2. für Frauen	Hb:	16,0 g/100 ml
	Ery:	5,4 Mill.
	Hämatokrit:	47%.

Bei einer symptomatischen Polyglobulie (sekundäre Polycythämie) ist die zugrunde liegende pulmonale oder kardiale Erkrankung gewöhnlich offensichtlich, so z. B. bei einer cyanotischen Herzerkrankung oder einer pulmonalen Fibrose. Bei ausgeprägter Fettsucht (Pickwick-Syndrom), die auch zu einer Hypoventilation führen kann, ist die arterielle Sauerstoffsättigung herabgesetzt; Leukocytose und Thrombocytose fehlen. Das Knochenmark zeigt eine Hyperplasie lediglich des erythropoetischen Systems. Beim Emphysem steigen die Hämoglobinwerte selten 1–2 g über den Normalwert an.

Gelegentlich kommt eine strukturelle Hämoglobinanomalie ursächlich für eine feste Sauerstoffbindung in Frage. Nur der Partialdruck des Blutsauerstoffs ist vermindert, und die Dissoziation im Gewebsspiegel liegt unter der Norm. Eine symptomatische Polyglobulie tritt ebenfalls bei renalen Tumoren oder Cysten, einer Pyelonephritis, Harnabflußstörungen, Kleinhirnhämangioblastomen, Uterusfibromen und Hepatomen auf. Einige dieser Erkrankungen verursachen vermutlich eine exzessive Erythropoetinproduktion. Es besteht keine Splenomegalie, Leukocyten und Thrombocyten bleiben unverändert.

Komplikationen

Blutungen, besonders im Magen-Darmkanal, und cerebrale, pulmonale oder tiefe Venenthrombosen treten gehäuft bei einer unkontrollierten Polycythämia vera auf. Langanhaltende Blutungen bei chirurgischen Eingriffen sind keine Seltenheit. Eine sekundäre Gicht besteht bei etwa 10% der Patienten.

Behandlung

A. Radiophosphor ³²P: Die Initialdosis beträgt 3–5 mc i. v. Wird ³²P oral gegeben, muß die Dosis um 25% gesteigert werden. Nach der Behandlung sollte der Patient bis zur Remission alle 3–4 Wochen kontrolliert werden. Der Abfall der Thrombocyten beginnt nach 2 Wochen, die niedrigsten Werte werden nach 3–5 Wochen erreicht. Die Erythrocyten sinken nach 1 Monat, die tiefsten Werte finden sich nach 3–4 Monaten. Ist nach 2 Monaten keine Wirkung feststellbar, werden die Patienten nochmals zusätzlich mit 2–3 mc behandelt. Wenn nötig, kann eine weitere Dosis von 2–3 mc nach 6 Monaten verabreicht werden. Nach Normalisierung der Blutwerte erfolgen die Kontrollen in 2–3monatigen Abständen. Die Remissionen dauern 6–24 Monate, selten länger. Ein Rezidiv wird mit der initialen Wirkdosis behandelt, die 5 mc nicht überschreiten sollte. Wiederholungsbehandlungen mit ^{32}P sind möglichst lange hinauszuschieben, um ihre Wirksamkeit nicht zu verringern und um die Rezidivhäufigkeit niedrig zu halten.

B. Aderlaß: Wöchentlich werden 500 bis 2000 ml Blut abgenommen bis zu einem Hämatokrit von 45%. Ein erneuter Aderlaß von 500 ml erfolgt beim Ansteigen des Hämatokrits um 4–5%. Dies ist durchschnittlich alle 2–3 Monate erforderlich. Zusätzliche Eisengaben sind auch bei alleiniger Aderlaßtherapie nicht notwendig, da verminderte Eisendepots die Blutneubildung bremsen. Eisen- und eiweißreiche Kost sollte vermieden werden (Fleisch, Wurst, Leber, Muscheln, Austern und Gemüse).

C. Chemotherapie: Als Alternative zu einer Bestrahlung werden myelosuppressive Medikamente angewandt. Die Dosis für die initiale Therapie bis zum Auftreten der Wirkung (was 3–5 Monate dauern kann) liegt doppelt so hoch wie die Erhaltungsdosis. Bei einigen Patienten hält die Remission auch ohne Erhaltungstherapie an.

1. *Chlorambucil (Leukeran):* 10–12 mg täglich initial, anschließend 3–4 mg täglich.

2. *Cyclophosphamid (Endoxan®):* 100–150 mg täglich initial, dann 50–75 mg täglich als Erhaltungsdosis.

3. *Melphalan (Alkeran®):* 4–6 mg täglich initial; Erhaltungsdosis 2 mg täglich oder weniger.

D. Behandlung der Komplikationen: Vor chirurgischen Eingriffen sollten sich die Patienten in einer hämatologischen Remission befinden, da Operationen gehäuft durch Blutungen kompliziert sind. Der operative Blutverlust wird durch Vollbluttransfusionen ausgeglichen. 4–6 g Humanfibrinogen beseitigen einen Fibrinogenmangel. Die Behandlung der Gicht entspricht der der primären Arthritis urica.

Prognose

Die durchschnittliche Überlebenszeit gut behandelter Patienten beträgt 13 Jahre. Die Erkrankung wird in 3 Stadien eingeteilt:

1. das über viele Jahre bestehende rosige Stadium, mit hohen Erythrocyten- und Hämoglobinwerten,
2. das Stadium der kompensierten Myelofibrose, das keine Behandlung erfordert und ebenfalls mehrere Jahre andauern kann,
3. das anämische Stadium mit schwerer Myelofibrose, Hyperplasie der Megakaryocyten und sehr großer Milz; es kann wenige Monate bis maximal 2 Jahre dauern. 5% der Patienten sterben an einer akuten Leukämie.

Gardner, F. (editor): Polycythemia. Seminars in Hematology **3**, 175–234 (1966).

Pollycove, M. et al.: Classification and evaluation of patterns of erythropoiesis in polycythemia vera studied by iron kinetics. Blood, **28**, 807–829 (1966).

Treatment of polycythemia. A panel discussion. Blood **32**, 483–500 (1968).

Agranulocytose

Diagnostische Merkmale

- Schüttelfrost, Fieber, Halsentzündungen, körperliche Erschöpfung
- Ulcerationen der Mund- und Rachenschleimhaut
- Granulocytopenie mit relativer Lymphocytose
- BKS-Beschleunigung

Allgemeine Betrachtungen

Eine Agranulocytose kann nach Einnahme bestimmter Medikamente und Chemikalien auftreten, z. B. nach thyreostatischen Medikamenten, Sulfonamiden, Phenothiazin, Phenylbutazon und Aminophenazon. Einige führen zur Bildung zirkulierender Agglutinine gegen Granulocyten, in anderen Fällen ist die Ursache der Agranulocytose unbekannt. Manche Medikamente, z. B. Aminophenazon, führen zu einem akuten Auftreten der Symptome und der Leukopenie, andere, z. B. Thyreostatica und Phenothiazine, bewirken nur langsam, nach wenigen Tagen oder Wochen oder sogar erst bei erneuter Verabreichung, eine Leukopenie.

Klinische Befunde

A. Symptome: Die Erkrankung beginnt oft akut mit Fieber, Schüttelfrost und Schwäche. Dabei finden sich braun-graue Exsudate im Rachen, grün-schwarz belegte Ulcera der Mundschleimhaut, des Respirationstraktes sowie im Rectum- und Vaginalbereich. Eine regionale Adenopathie ist häufig. Maculae und Papeln mit Umwandlung in Blasen treten an der Haut auf. Es besteht keine Leber- und Milzvergrößerung.

B. Laborbefunde: Die *Granulocyten verschwinden* im Blut, die absoluten Mono- und Lymphocytenwerte sind vermindert. Erythrocyten und Thrombocyten bleiben unverändert. Das *Knochenmark* erscheint *hypoplastisch;* man findet nur wenige myeloische Zellen; Erythropoese und Megakaryocyten sind normal. Nach Absetzen des auslösenden Medikamentes erholt sich das Mark innerhalb von 8–10 Tagen; Lymphocyten und Monocyten erscheinen vor den Granulocyten. Während der Knochenmarksregeneration wird zunächst ein vorübergehendes Überwiegen der Lymphocyten festgestellt, darauf folgt eine Phase der primitiven Granulocytenproliferation.

Differentialdiagnose

Die Erkrankung muß von einer aplastischen Anämie (Thrombocytopenie und Anämie) und einer akuten aleukämischen Leukämie (hyperplastisches Mark, Überwiegen maligner Zellen) abgegrenzt werden.

Komplikationen

Die Komplikationen schließen eine Sepsis, Bronchopneumonie, hämorrhagisch-nekrotische Schleimhautveränderungen und einen Leberparenchymschaden mit Ikterus ein.

Behandlung

A. Allgemeine Maßnahmen: Verdächtige Medikamente oder Chemikalien sollten abgesetzt werden. Bakterienkulturen und Antibiogramme müssen aus dem Blut angesetzt werden. Unterstützende Maßnahmen bestehen in einer ausreichenden Mundhygiene, einer adäquaten Flüssigkeitszufuhr und Fiebersenkung. Um eine Infektionsexposition zu verhindern, erfolgt die Isolierung des Patienten.

B. Antibiotica: Penicillin wirkt zuverlässig gegen die am häufigsten auftretenden Keime, die grampositiven Kokken. Besteht Verdacht auf eine bakterielle Infektion, sollten bis zu einem kräftigen Leukocytenanstieg 0,6–1,2 Millionen Einheiten täglich gegeben werden. Prophylaktisch werden weder Penicillin noch andere Antibiotica verabreicht. Breitbandantibiotica sind nur nach entsprechender Kultur und Antibiogramm indiziert.

C. Corticosteroide: Bei toxischen Erscheinungen empfiehlt sich die Gabe von Corticosteroiden.

Prognose

Bei unbehandelten Fällen beträgt die Mortalität etwa 80%. Durch die antibiotische Therapie konnte die Mortalität gesenkt werden. Tritt eine Remission ein, so ist sie meist vollständig. Die Patienten dürfen jedoch das schädigende Agens nie wieder einnehmen.

Pisciotta, A. V.: Studies in agranulocytosis: Patterns of recovery. J. Lab. clin. Med. **63**, 445 (1964).

Pisciotta, A. V. et al.: Agranulocytosis following administration of phenothiazine derivatives. Amer. J. Med. **25**, 210–223 (1958).

Hämorrhagische Diathesen

Diagnose der Gerinnungsstörungen

Beim Studium der Gerinnungsstörung ist die Vorgeschichte von größter Wichtigkeit. Folgende Fragen sind zu beantworten:

1. Wie lange besteht anamnestisch eine Blutungsneigung? Ist die Blutung seit der Kindheit bekannt oder erst seit kurzem? Wie oft trat sie früher auf?

2. Wie kam es zu den Blutungen? Traten sie nach kleinen operativen Eingriffen wie Tonsillektomie oder Zahnextraktion auf oder nach einem Sturz oder beim Sport?

3. Wie lange dauerte die Blutung? Verlängertes Nachbluten ist bedeutungsvoller als eine massive Blutung.

4. Besteht eine familiäre Blutungsanamnese?

5. Wie sieht das Bild der Blutung aus? Eine Purpura weist auf einen Capillarschaden oder eine Thrombocytopathie hin. Für eine Hämophilie ist sie nicht charakteristisch. Gelenkblutungen, Hämatome oder große flächenhafte Blutungen an der Stelle des Traumas deuten auf eine Hämophilie.

Plötzlich auftretende schwere Blutungen an verschiedenen Stellen nach ausgedehnten chirurgischen oder gynäkologischen Eingriffen lassen auf einen erworbenen Fibrinogenmangel schließen. Eine starke uniloculäre Blutung ohne Anamnese einer Purpura oder vorausgegangener Blutungen läßt eher an einen chirurgischen oder anatomischen Defekt als an eine Gerinnungsstörung denken.

GASTON, L. W.: The blood clotting factors. New England J. Med. **270**, 236–242, 290–298 (1964).

RATNOFF, O. D.: The therapy of the hereditary disorders of blood coagulation. Arch. intern. Med. **112**, 92–111 (1963).

Hämophilie

Diagnostische Merkmale

- Meist angeborene und familiäre, lebenslange Blutungsanamnese bei Männern
- Durch kleinere Verletzungen leicht auslösbare verlängerte Blutungen
- Gehäuftes Auftreten von Blutergelenken und Hämatomen
- Verlängerte Gerinnungszeit, normale Blutungszeit

Allgemeine Betrachtungen

Die klassische Hämophilie beruht auf einem Mangel an antihämophilem Globulin (AHG, Faktor VIII), einem für die Thrombokinase-(Thromboplastin-)Bildung wichtigen normalen Plasmabestandteil. Die Erkrankung wird als ein geschlechtsgebundenes recessives Gen durch klinisch symptomlose weibliche Konduktorinnen einem männlichen Nachkommen vererbt. Der Faktor-VIII-Spiegel ist bei der Hälfte der weiblichen Konduktorinnen (30–50%) vermindert. Mehr als 85% der angeborenen Bluter haben eine klassische Hämophilie. Ein Drittel der Fälle tritt sporadisch auf, d. h. eine familiäre Blutungsanamnese besteht nicht.

Klinische Befunde

A. Symptome: Patienten mit einer Hämophilie bluten selten massiv. Charakteristisch ist eine *verzögerte und verlängerte Sickerblutung*, die nach kleinen Traumen oder chirurgischen Eingriffen auftritt. Die Blutung ins Gewebe führt zu schmerzhaften Hämatomen in der Subcutis und Muskulatur. Gelenkdeformierungen bis zur totalen Ankylosierung entstehen durch wiederholte Blutungen in die betroffenen Gelenkspalte. Gastrointestinale Blutungen und Hämaturien werden oft übersehen.

Die Häufigkeit der Blutungsereignisse ist sehr unterschiedlich. Es wechseln Perioden von Spontanblutungen mit symptomfreien Stadien trotz Traumen ab.

Bei leichteren Fällen fehlt gelegentlich eine Blutungsanamnese.

B. Laborbefunde: Bei einer schweren Hämophilie kann die *Gerinnungszeit* zwischen 30 min und einigen Stunden liegen.

Die *partielle Thromboplastinzeit (PTT)* ist beträchtlich verlängert. *Faktor VIII fehlt* im Plasma fast vollständig. Während der klinisch unauffälligen Perioden bleiben diese Labortests pathologisch. Capillarbrüchigkeit, Blutungszeit, Prothrombinzeit, Fibrinogengehalt und Thrombocyten sind normal.

Bei leichten Fällen kann die Gerinnungszeit bei immer verlängerter PTT normal sein. Im Plasma findet sich nur 5–40% Faktor VIII (normal 60–100%).

Differentialdiagnose

Plasmathromboplastin-Mangel (Hämophilie B, Christmas-Disease), der für 2—3% der angeborenen Bluter verantwortlich ist (15% der Hämophilien), hat die gleiche klinische Manifestation und Vererbbarkeit wie die klassische Hämophilie A. Um eine geeignete, spezifische Therapie dieser Mangelerkrankungen durchzuführen, müssen Spezialgerinnungstests vorausgehen.

Bei etwa 1% der Bluter liegt ein Mangel an PTA (Plasma-thromboplastic antecedent, Faktor XI) vor. Es handelt sich um ein autosomal recessiv vererbbares Merkmal, das bei Männern und Frauen auftritt. Diese Erkrankung kommt fast ausschließlich bei der jüdischen Rasse vor. Die Neigung zu Spontanblutungen ist im allgemeinen gering. Nur wenige Patienten bluten sehr leicht, meistens treten Blutungen höchstens nach Verletzungen oder chirurgischen Eingriffen auf. Blutergelenke kommen nicht vor. Die Differenzierung zum Faktor-VIII- und Faktor-IX-Mangel gelingt durch spezielle Gerinnungsuntersuchungen. Als Behandlung kommt die Gabe von gefrorenem Plasma in Frage, eine spezifische Therapie ist nicht bekannt.

Störungen des Prothrombinkomplexes sind charakterisiert durch eine verlängerte Prothrombinzeit und eine normale Gerinnungszeit.

Synonyme der Gerinnungsfaktoren

Faktor Nr.	Name	Synonyme
I	Fibrinogen (DENIS)	
II	Prothrombin (SCHMIDT)	
III	Thromboplastin (NOLF)	Thrombokinase (MORAWITZ) Thrombokinin (LENGGENHAGER)
IV	Calcium	
V	Proaccelerin (OWREN)	Prothrombin-Accelerator (FANTL) Plasma-prothrombin-conversionfactor (PPCF) (STEFFANI) Prothrombinokinase (MILSTONE) Labile factor (QUICK)
VI	Accelerin (OWREN)	Serum accelerator (STEFFANI)
VII	Proconvertin (OWREN)	Prothrombin conversion factor (OWREN) Stable factor (STEFFANI) Serum-prothrombin-conversion-accelerator (SPCA, DE VRIES) Serum accelerator (JACOX) Prothrombin accelerator (MAC MILLAN)
VIII	Antihämophiles Globulin (AHG, PATEK)	Antihämophilic factor (BRINKHOUS) Plasma-thromboplastic factor (RATNOFF) Thromboplastinogen (QUICK)
IX	Christmas Faktor (BIGGS a. MAC FARLANE)	Plasma-thromboplastic component (PTC, AGGELER) Antihämophiles Globulin B (CRAMER)
X	Stuart-Prower-Faktor	Stuart deficiency (GRAHAM)
XI	Plasma-thromboplastic antecedent (PTA) (ROSENTHAL)	
XII	Hagemann-Faktor	Plasma thromboplastic factor (PTFD), (AGGELER)
XIII	Fibrinstabilisierender Faktor	Plasma thromboplastic factor E (PTFE)

Beim Fibrinogenmangel gerinnt das Blut im Reagenzglas nicht, oder aber es bildet sich ein kleines Gerinnsel, das sich zu einem dünnen Rückstand zusammenzieht.

Komplikationen

Rezidivierende *Blutergelenke* führen zu einer Ankylosierung. Hämatome um periphere Nerven können dauerhafte Schäden mit Schmerzen, Anästhesie oder Muskelatrophie verursachen. Blutungen in den Retroperitonealraum enden meist tödlich. Autoimmunantikörper (Anti-AHG) entwickeln sich nach mehreren Transfusionen bei ungefähr 5% der Patienten.

Behandlung

A. Allgemeine Maßnahmen: Die Behandlung beruht auf einem Anheben des AHG-Spiegels im Patientenblut und seiner Aufrechterhaltung bis zur Blutstillung. AHG ist im normal gesammelten Blut äußerst unstabil. Daher sollte Frischblut innerhalb von 6 Std nach Spenderentnahme transfundiert oder das Plasma abgetrennt und auf $-20°$ eingefroren oder lyophilisiert werden. Die Halbwertszeit des AHG beträgt in vivo ungefähr 12 Std.

Die Behandlung richtet sich nach dem klinischen Erfolg. Gerinnungszeit und Prothrombinverbrauch können nicht als Richtlinien während der Therapie benutzt werden. Der Anstieg der pathologischen PTT dient als nützlicher Indikator.

Die Behandlung des Faktor-IX-Mangels wird ähnlich gehandhabt; das Plasma muß nicht frisch sein, da der Faktor IX für lange Zeit unter Blutbankbedingungen stabil ist.

B. Plasma (tiefgefrorenes Plasma 140 E/200 ml): Kurz vor der Infusion wird das Plasma auf 37° Celsius aufgetaut und abgewartet, bis alle festen Bestandteile sich verflüssigen. Um eine maximale Wirkung zu erzielen, wird es in einer Initialdosis von 15–20 ml/kg über ein Zeitspanne von 1–2 Std verabreicht. Daran anschließend erfolgt über die nächsten 3 Tage alle 12 Std die weitere Gabe mit einer halben Dosierung. In einigen Fällen genügen geringere Mengen.

C. AHG-Konzentrat:

1. Antihämophiles Globulin (AHG-Behringwerke), eine aus normalem menschlichen Plasma isolierte Eiweißfraktion, substituiert den mangelnden oder fehlenden Faktor VIII bei Hämophilie-A-Patienten. Dieses lyophil getrocknete farblose Produkt mit 1,2 g Humanglobulin, das der Faktor-VIII-Aktivität von 300 ml Frischblut entspricht, wird in 40 ml Aqua dest. gelöst und langsam unter Verwendung des beigefügten Einmalinfusionsgerätes mit Filtereinsatz infundiert.

2. Hemophil® (Hyland), ebenfalls ein Trockenkonzentrat mit 30 E AHG/ml in 4-, 8-, 10- und 30-ml-Flaschen, wird in einer Dosis von 20–25 E/kg i. v. appliziert.

D. Faktor-IX-Komplex:

1. Coryne (Cutter — in Deutschland durch Medac vertrieben) ist eine stabile lyophilisierte gereinigte Plasmafraktion mit den Gerinnungsfaktoren II, VII und IX sowie X und nur $^1/_{60}$ Plasmaprotein. 1000 Einheiten entsprechen der Aktivität von einem Liter normalem Frischplasma. Es kann in 40 ml mit einem Gesamtgehalt von 1g Protein verabreicht werden. 2 E/kg Körpergewicht bewirken in vivo einen Anstieg von 3% nach 15 min, wobei insgesamt nicht mehr als 10–15 E/kg und eine Wiederholungsgabe erst nach 24 Std gegeben werden sollte. Überdosierungen sind zu vermeiden.

2. Human-PPSB nach Soulier und Steinbach (DRK-Blutspendedienst Baden-Baden). Es enthält die Faktoren II, VII, IX und X sowie pro ml 10 E Heparin. Ein Fläschchen wird nach Auflösen in 10 ml Aqua dest.in 2–5 min injiziert. Die Dosis der Substitutionstherapie richtet sich nach den gerinnungsphysiologischen Tests.

3. ACC 76® (Behringwerke) ist ein lyophil getrocknetes Gemisch aus Faktor VII, IX und X mit einer spezifischen Aktivität von 250–300 ml Frischblut. Meist reicht eine einmalige intravenöse Verabreichung von 1 Fläschchen mit 4000 E aus. Bei schweren Blutungen kann die Gabe nach 2–3 Std wiederholt werden.

Es besteht die Möglichkeit, daß mit all den unter C und D angeführten Präparaten eine Virushepatitis übertragen wird. Hepatitis-

Tabelle 10–5. *Differentialdiagnose einiger Blutungsübel*

	Hämophilie (Faktor VIII) schwer	Hämophilie (Faktor VIII) leicht	idiopathische thrombocytopenische Purpura	v. Willebrand-Jürgens-Syndrom	Thrombasthenie Glanzmann	Mangel an exogenen Faktoren (II, V, VII, X)	Fibrinogen-Mangel (Faktor I)
Klinisches Bild:[a] Petechien	—	—	++++	+	++	Ekchymosen	Ekchymosen
große Hämatome	++++	++	—	—	—	—	—
Blutergelenke	++++	±	—	±	—	—	—
Postoperative Blutung	++++	++++	+	+++	+	++	++++
Beginn in der Kindheit	+	±	—	+	+	±	±
Vererbung	+	+	—	+	+	—	—
Laborbefunde Blutungszeit	N	N	verlängert	verlängert	N oder verlängert	N	N
Gerinnungszeit	verlängert	N	N	N	N	N oder verlängert	kein Gerinnsel
Retraktionszeit	N	N	verlängert	N	verlängert	N	kein Gerinnsel
Prothrombinzeit	N	N	N	N	N	verlängert	verlängert
PTT (Partielle Thromboplastin-Zeit)	vermindert	vermindert	nur anormale Thromboc.	anormal	verlängert nur anormale Thrombocyten	N	N
Thrombocyten	N	N	vermindert	N	anormale Thromboc.	N	N
Rumpel-Leede	N	N	pos.	N oder pos.	N oder pos.	N	N

[a] Häufigkeit ausgedrückt in — bis ++++

viren können nämlich trotz aller Vorsichtsmaßnahmen im Spenderblut enthalten sein.

E. Behandlung der Komplikationen:

1. *Behandlung nach Zahnextraktionen*: Die Patienten werden praeoperativ mit tiefgefrorenem Plasma vorbereitet.

Abhängig von verschiedenen Umständen wird die Zahnhöhle mit einem sterilen resorbierbaren Fibrinschaum (Fibrospum®) oder Gelatine-Tampons (Marbagelan) austamponiert oder nicht, die Ränder genäht und der Extraktionsbereich mit einem vorgefertigten Plastikabdruck stabilisert. Blutungen nach der Extraktion werden mit lokalen Maßnahmen behandelt, einschließlich thrombingetränkter Gazestreifen (Akrithrombin®). Bei schweren Blutungen sollte zusätzlich Plasma oder Frischblut verabreicht werden.

2. *Blutungen nach chirurgischen Eingriffen*: Die Patienten werden mit Infusionen von antihämophilem oder tiefgefrorenem Plasma vor der Operation behandelt. Die Überwachung erstreckt sich neben der Überprüfung des Faktors VIII auch auf die Anwesenheit zirkulierender Antikörper. Die Mortalität nach großen chirurgischen Eingriffen liegt über 30%.

3. *Blutergelenk:* Während der Blutung wird das Gelenk in einer angenehmen Lage ruhiggestellt, wenn möglich, in Eis gepackt oder in einen Schutzverband (Gips) gelegt. Bei starken Schmerzen ist eine Punktion oft nötig.

Nach 3–5 Tagen, wenn Schmerzen und Blutungsfolgen abgeklungen sind, wird gewöhnlich mit leichten Bewegungsübungen der Muskulatur begonnen. Nach Rückgang der Schwellung wird die aktive Gelenkbewegung gefördert. Schweres Tragen ist erst nach Festigung des periarticulären Gewebes, nach Normalisierung der Gelenkbeweglichkeit und nach Stärkung der periarticulären Muskelkraft erlaubt.

Prognose

Spontanblutungen in Gelenke, Blutungen nach kleinen Verletzungen oder überwachten chirurgischen Eingriffen sind selten lebensgefährlich. Schwere Traumen oder Blutungen in lockeres Gewebe, z. B. in den Retroperitonealraum, können trotz frühzeitiger Plasmatherapie tödlich verlaufen. Tödlich endende, unkontrollierbare Blutungen können sich ebenfalls durch das Auftreten von Autoimmunantikörpern (Anti-AHG) nach wiederholten Transfusionen entwickeln.

AGGELER, P. M. et al.: The mild hemophilias. Occult deficiencies of AHF, PTC and PTA frequently responsible for unexpected surgical bleeding. Amer. J. Med. **30**, 89–94 (1961).

BIGGS, R., MAC FARLANE, R. G.: Hemophilia and related conditions. A survey of 148 cases. Brit. J. Haemat. **4**, 1–27 (1958).

DALLMANN, P. R., POOL, J. G.: Treatment of hemophilia with factor VIII concentrates. New Engl. J. Med. **278**, 199–202 (1968).

RATNOFF, O. D.: The biology and pathology of the initial stages of blood coagulation (factor XII and XI deficiencies). Pages 220–245 in: Progress in Hematology, vol: 5. Grune and Stratton, 1966.

Essentielle Thrombopenie (M. maculosus Werlhofii) sowie symptomatische Thrombopenie

Diagnostische Merkmale

- Petechien, Ekchymosen, Epistaxis, Sugillationen und Suffusionen
- Keine auffällige Splenomegalie
- Verminderte Thrombocytenzahl, verlängerte Blutungszeit, mangelhafte Gerinnselverfestigung (maximale Thrombuselastizität deutlich vermindert), normale Gerinnungszeit.

Allgemeine Betrachtungen

Die *Thrombocytopenie* ist das Ergebnis eines vermehrten *Thrombocytenunterganges*. Die Thrombocytenzahl steht in engem Zusammenhang mit dem Ausmaß der Thrombocytenzerstörung. Die normale Thrombocytenüberlebenszeit beträgt 8–10 Tage. Bei der chronischen essentiellen Thrombocytopenie beträgt die Lebensdauer gewöhnlich 1–3 Tage; bei akuten Formen noch weniger. Ein Antithrombocytenfaktor mit den charakteristischen Merkmalen eines Antikörpers kann im Plasma vorhanden sein. Trotz einer sichtbaren Vermehrung der Megakaryocyten im Knochenmark ist die Thrombocytenproduktion gewöhnlich nicht verstärkt. Antikörper können die Megakaryocytenentwicklung beeinträchtigen und zu einer ineffektiven Thrombocytenbildung führen (sog. Immunothrombopenien).

Die Störung kann aber auch allergisch, toxisch oder durch Verdrängung der Hämopoese im Knochenmark bedingt als symptomatische Thrombocytopenie auftreten. Ursächlich kommen dann Virusinfektionen, Medikamente, lymphoproliferative Erkrankungen, eine infektiöse Mononucleose oder andere Erkrankungen in Frage.

Man nimmt dabei an, daß die Milz zerstörte Thrombocyten absondert und so zur Antikörperbildung beiträgt.

Die akute idiopathische Thrombocytopenie tritt zu 85% bei Kindern unter 8 Jahren auf. Sie bessert sich gewöhnlich spontan in 2 Wochen oder spätestens in einigen Monaten. Die chronische Form beginnt, bevorzugt bei Frauen, in jedem Lebensalter. Im Anfangsstadium der Erkrankung kann die akute Form nicht von der chronischen unterschieden werden. Klinische Remissionen und Exacerbationen kommen gehäuft vor, wobei die Thrombocytenzahl immer niedrig bleibt.

Überempfindlichkeit gegenüber Chinin, Chinidin, Chlorothiazid-Derivaten, Phenylbutazon, Sulfonamiden und einigen anderen Medikamenten kann zum Bild der symptomatischen Thrombocytopenie führen. Nach Absetzen der schädigenden Noxe steigt die Thrombocytenzahl innerhalb von Tagen an und erreicht in ein paar Wochen normale Werte.

Klinische Befunde

A. Symptome: Die Erkrankung beginnt plötzlich mit Petechien, Epistaxis, Zahnfleischbluten, gastrointestinalen und vaginalen Blutungen oder Hämaturie. Bei der chronischen Form bestehen anamnestisch Blutergüsse, wiederholt auftretende Petechien besonders an beengten Körperstellen.

Die Milz ist nicht deutlich vergrößert tastbar.

B. Laborbefunde: Die Thrombocytenzahl liegt immer unter 100 000/mm³, gelegentlich sogar unter 10 000. Der *Mangel an Thrombocyten* fällt auch im peripheren Blutausstrich deutlich auf. Die Leukocyten sind unauffällig. Eine eventuell bestehende Anämie beruht sekundär auf dem Blutverlust.

Der Hauptwert der Knochenmarksuntersuchung liegt im Ausschluß einer Leukämie oder aplastischen Anämie. Man sieht die auffällig *vermehrten Knochenmarksmegakaryocyten* mit nur sehr geringer Thrombocytenanlagerung.

Sie haben eine anomale Form mit einzelnen Kernen, schmalem Cytoplasmasaum und vielen Vacuolen.

Die *Blutungszeit ist verlängert,* die Gerinnungszeit normal, die Gerinnselretraktion spärlich und der Prothrombinverbrauch in schweren Fällen vermindert. Die erhöhte Gefäßbrüchigkeit kommt beim Rumpel-Leede zum Ausdruck. Der LE-Test oder die Prothrombinzeit sollten zum Ausschluß eines Erythematodes durchgeführt werden, der sich als Purpura oder Anticoagulantienblutung manifestieren kann.

Differentialdiagnose

Eine Purpura kann erstes Symptom einer akuten Leukämie oder einer Makroglobulinämie sein. Die Diagnose wird durch den Nachweis typischer maligner Zellen im peripheren Blut oder Knochenmark gestellt. Bei einer die aplastische Anämie begleitenden Thrombocytopenie ist das Mark fettreich, die Megakaryocyten sind vermindert oder fehlen ganz. Die thrombotisch-thrombocytopenische Purpura geht mit einer hämolytischen Anämie, einem Ikterus und Symptomen von seiten des ZNS einher.

Eine symptomatische Thrombocytopenie wird ebenfalls in Verbindung mit einer Vielzahl von Erkrankungen gesehen, die eine Splenomegalie und einen Hypersplenismus verursachen: Stauungsmilz, Felty-Syndrom, M. Gaucher, Tuberkulose, Sarkoidose und Myelofibrose. Der Erythematodes kann mit einer Thrombocytopenie mit und ohne Splenomegalie einhergehen. Weitere Erkrankungen müssen vor der Diagnosestellung einer essentiellen Thrombocytopenie ausgeschlossen werden: z. B. eine Septicämie (bes. mit gramnegativen Keimen) und die intravasculäre Gerinnung (die gelegentlich mit mikroangiopathischen Erkrankungen kombiniert ist). Beim Neugeborenen kann die symptomatische Thrombocytopenie ebenfalls durch eine Septicämie, eine kongenitale Syphilis, eine Cytomegalie, einen hämolytischen Neugeborenenikterus, einen kongenitalen Megakaryocytenmangel oder ein angeborenes Riesenhämangiom mitverursacht sein. Beim Aldrich-Syndrom (einer geschlechtsgebundenen, recessiv vererbten Erkrankung) ist die essentielle Thrombocytopenie von einem Ekzem, einer vermehrten Infektanfälligkeit und einem Isoagglutinin-, Immunglobulin- und Lymphocytenmangel begleitet.

Der Skorbut kann eine Purpura sowie starke Haut- und Muskelblutungen hervorrufen; die Gerinnungstests sind alle normal.

Die Schönlein-Henoch'sche Purpura (anaphylaktoide Purpura) geht mit ausgedehnten entzündlichen Reaktionen der Capillaren und kleinen Arteriolen einher. Bauchschmerzen, gastrointestinale Blutungen, Hämaturie, Proteinurie und Polyarthritis sind keine Seltenheit.

Das Willebrand-Jürgens-Syndrom (eine Kombination von konstitutioneller Thrombopathie und Angiohämophilie A und B) ist durch eine verlängerte Blutungszeit und erhöhte Capillarfragilität bei normaler Thrombocytenzahl und Gerinnselretraktion charakterisiert.

Bei der hereditären hämorrhagischen Thrombasthenie (Glanzmann) ist die Thrombocytenzahl normal, die Thrombocytenmorphologie pathologisch und die Gerinnselretraktion gestört.

Bei Patienten mit autoerythrocytärer Sensibilisierung entwickeln sich schmerzhafte, erhabene, purpurrote Flecken, die zur Vergrößerung neigen. Sie sind durch Injektion patienteneigener Erythrocyten unter die Haut reproduzierbar.

Komplikationen

Tödliche cerebrale Blutungen treten in 1–5% auf. Blutungen aus Nase, Gastrointestinaltrakt und Urogenitaltrakt sind nicht selten lebensgefährlich. Der Druck eines Hämatoms auf einen Nerven kann schmerzhaft sein, Anästhesie und Paralyse verursachen. Kinder von Müttern mit essentieller Thrombocytopenie leiden oft an einer flüchtigen Neugeborenenpurpura.

Behandlung

A. Allgemeine Maßnahmen: Die Patienten sollten Traumen, Sport, chirurgische Eingriffe und Zahnextraktionen weitgehendst meiden. Unnötige Medikamente sollten abgesetzt und die Exposition mit potentiellen Toxinen abgestellt werden. Kinder mit leichter Purpura nach Virusinfektionen benötigen keine Therapie; sie sind bis zum Verschwinden der Petechien und bis zur Normalisierung der Thrombocytenzahl zu beobachten.

B. Corticosteroide: Corticosteroide sind berechtigt bei Patienten mit mäßig schwerer Purpura von kurzer Dauer, besonders bei Blutungen aus dem Gastrointestinaltrakt oder Urogenitaltrakt. Corticosteroide sollen ebenfalls bei Komplikationen und einem kontraindizierten chirurgischen Eingriff verabreicht werden. 10–20 mg Prednisolon (oder ein analoges Präparat) viermal täglich sind gewöhnlich erforderlich, um eine Blutung zu beherrschen. Die Dosierung kann nach Normalisierung der Thrombocytenzahl langsam abgebaut werden.

C. Immunosuppressiva: Es werden Medikamente mit geringer Knochenmarkstoxicität bevorzugt: Actinomycin C, Imurel®, Purinethol® und Endoxan®. Die Dosis liegt um 1/2 bis 1/3 niedriger als früher beschrieben (s. S. 409, 420).

D. Splenektomie: Besteht die essentielle Thrombocytopenie länger als ein Jahr, ist die Splenektomie indiziert; ferner bei allen Patienten mit mäßig schwerer Purpura und 2–3 Rezidiven nach Corticosteroidtherapie sowie bei allen Patienten mit schwerer essentieller Thrombocytopenie, die nicht auf Corticosteroide oder Immunosuppressiva ansprechen. Corticoide sollten nur bei schwerer Blutung direkt vor dem chirurgischen Eingriff verabreicht werden. Soll eine Splenektomie bei einem Patienten, der unter Corticoiden steht, durchgeführt werden, so muß bis zu 3 Tagen nach der Operation die volle Dosis weitergegeben werden. Danach kann allmählich abgebaut werden. Die Thrombocytenzahl steigt sofort nach der Splenektomie an und verdoppelt sich oft innerhalb von 24 Std. Maximalwerte werden 1–2 Wochen nach der Operation erreicht. Gelegentlich übersteigen die Thrombocyten 1 Million, ehe sie sich einregulieren. Eine Anticoagulantientherapie ist selbst bei hoher Thrombocytenzahl nicht notwendig. Die Splenektomie wird erst dann als erfolgreich betrachtet, wenn die Thrombocytenzahlen länger als 2 Monate normal bleiben.

Prognose

Spontane und anhaltende Genesung tritt in 75% der kindlichen essentiellen Thrombocytopenien ein und in 25% bei den Erwachsenen. Die Splenektomie führt in 70–90% aller Patienten zur Heilung.

BALDINI, M.: Idiopathic thrombocytopenic purpura. New Engl. J. Med. **274**, 1245–1251, 1301–1306, 1360–1367 (1966).

DOAN, C. A., BOURONCLE, B. A., WISEMAN, B. K.: Idiopathic and secondary thrombocytopenic purpura: Clinical study and evaluation of 381 cases over a period of 28 years. Ann. intern. Med. **53**, 861–876 (1960).

Hereditäre, hämorrhagische Teleangiektasie

(Morbus Osler–Rendu–Weber)

Diagnostische Merkmale

- Teleangiektasien an Gesicht, Mund, Nase und Händen
- Epistaxis oder gastrointestinale Blutungen
- Familiärer Befall

Allgemeine Betrachtungen

Bei dieser vasculären Anomalie sind vor allem die betroffenen Venen erweitert, ihre Wände sind sehr dünn. Die bereits in der Kindheit sichtbaren Läsionen bluten erst im Erwachsenenalter. Die Krankheit weist bei gleicher Geschlechtsverteilung einen dominanten Erbgang auf.

Eine lange Familienanamnese besteht bei 80% der Erkrankten.

Haut- und Schleimhautläsionen verlaufen über Jahre asymptomatisch. Treten gehäuft Nasenbluten oder gar gastrointestinale Blutungen auf, so sollte bei gleichzeitigem Bestehen von Angiomen und/oder Teleangiektasien auf diese Diagnose geschlossen werden.

Klinische Befunde

A. Symptome: Die multiplen, leuchtend roten *Angiektasien* von 1–4 mm Durchmesser blassen auf Glasspateldruck ab. Sie liegen bei 90% der Patienten in Mund- und Nasenschleimhäuten sowie im Gesicht und im Bereich der oberen Extremitäten. Bereits im Kindesalter werden sie bemerkt, bluten aber erst stärker jenseits des 30. Lebensjahres, mit einem Maximum im 6. Lebensjahrzehnt. Nur bei 5% lassen sich arteriovenöse pulmonale Fisteln nachweisen.

Am häufigsten tritt *Epistaxis* auf (man spricht auch vom „hereditären Nasenbluten"), gefolgt von gastrointestinalen Blutungen bei etwa 15% der Patienten. Die schwierige konservative Blutstillung macht gelegentlich einen chirurgischen Eingriff erforderlich. Der Chirurg kann jedoch die Läsion nur in den seltensten Fällen nachweisen.

B. Laborbefunde: Als einziger pathologischer Laborbefund findet sich je nach Blutungsstärke eine sekundäre Eisenmangelanämie. Die üblichen Gerinnungstests, beginnend mit dem Rumpel-Leede'schen Zeichen über die Blutungszeit bis zur Faktorenanalyse, sind normal.

Differentialdiagnose

Petechien behalten auch bei Glasspateldruck ihre purpurne Farbe und kommen selten auf den Lippen oder auf der Zunge vor.

Die Spider naevi pulsieren, und von ihrer zentralen Arteriole gehen kleinste sternförmige Gefäße ab.

Komplikationen

Nur schwere rezidivierende Blutungen verursachen einen chronischen Eisenmangel. Der Blutverlust aus dem Gastrointestinaltrakt übersteigt selten 1000 ml/pro Woche.

Behandlung

Asymptomatische Verletzungen erfordern keine Therapie. Örtlich blutstillende Mittel und lokaler Druck reichen bei oberflächlichen Blutungsherden aus. Mehrmaliges Ätzen der Nasenschleimhaut kann notwendig werden. Eine Eisentherapie ist bei unkontrollierbaren gastrointestinalen Blutungen indiziert und richtet sich nach dem Grad der Anämie. Transfusionen kommen nur bei schwersten Blutungen in Frage.

HALPERN, M., et al.: Hereditary hemorrhagic teleangiectasia. Radiology **90**, 1143–1149 (1968).

Thrombotisch-thrombocytopenische Purpura

(Moschcowitz-Syndrom)

Dieses schwere akute Krankheitsbild mit ungünstiger Prognose manifestiert sich klinisch durch Fieber, Ikterus, Purpura, Schläfrigkeit, flüchtige neurologische Symptome, Thrombopenie, hämolytische Anämie mit typisch fragmentierten Erythrocyten und renale Symptome. Einige Merkmale fehlen anfangs. Der Coombstest bleibt negativ, die Erythrocytenenzyme sind normal, Heinz'sche Innenkörper fehlen. Die vasculäre Läsion ist am *arteriovenösen Zusammenschluß* lokalisiert und befällt fast alle Organe. Subintimale Ablagerung von PAS-positivem Material, hyaline Thromben und Gefäßwandschwäche führen zur Aneurysmabildung.

Das thrombotische Phänomen entsteht als sekundäre Reaktion auf die Gefäßwandläsion.

Eine Behandlung erübrigt sich. Eine Splenektomie bringt ebenfalls keinen Erfolg. Mit hohen Dosen Cortison, 6%igem Dextran und Heparin wurden angeblich vorübergehend Erfolge erzielt.

AMOROSI, E. L., ULTMANN, J. E.: Thrombotic thrombocytopenic purpura: Report of 16 cases and review of the literature. Medicine **45**, 139–159 (1966).

LERNER, R. C., RAPAPORT, S. J., MELITZER, J.: Thrombotic, thrombocytopenic purpura. Serial clotting studies, relation to the generalized Schwartzman reaction, and remission after adrenal steroid and dextran therapy. Ann. intern. Med. **66**, 1180–1190 (1967).

v. Willebrand-Jürgens-Syndrom

(Konstitutionelle Thrombopathie und Angiohämophilie A und B)

Diagnostische Merkmale

- In der Anamnese gehäuftes Nasenbluten, seit der Kindheit und massive Hämatome
- Verlängerte Blutungszeit, normale Thrombocytenzahl

Allgemeine Betrachtungen

Diese relativ häufige Erkrankung ähnelt der Hämophilie in der verlängerten Blutungszeit nach Operationen im Mund und Nasen-Rachenraum sowie nach Traumen. Die Gerinnungszeit ist normal, die Blutungszeit verlängert.

Der hämostatische Defekt beruht auf einer mangelhaften Faktor-VIII- (früher Angiohämophilie A), selten Faktor-IX- (früher Angiohämophilie B) Produktion und auf dem Mangel eines weiteren Plasmafaktors. Dieser bedingt die Thrombocytenadhäsion und somit auch das Verkleben der Gefäßläsion.

Die Erkrankung wird beiden Geschlechtern autosomal dominant vererbt. Eine Familienanamnese besteht in 80% der Fälle.

Klinische Befunde

A. Symptome: Gehäuftes *Nasenbluten* seit der Kindheit, verlängerte Blutung nach kleinen Schnittwunden, starke Menstruationsblutung, verlängerte *Sickerblutung* nach HNO- oder kleinen gynäkologischen Operationen sowie Hämatome bei nur leichtem Anstoßen sind die führenden Klagen. Andere Familienmitglieder schildern die gleiche Symptomatik. Blutungskomplikationen durch Geburten oder größere abdominelle Operationen sind äußerst selten. Ekchymosen treten eher auf als Petechien.

B. Laborbefunde: Diagnostisch beweisend ist die *verlängerte Blutungszeit*. Der Rumpel-Leede kann positiv ausfallen. Nur bei sehr niedrigem Faktor-VIII- (und Faktor-IX-) Spiegel ist die Gerinnungszeit verlängert. Beim Thrombocytenretentionstest nach Hellem-Salzmann tritt kein signifikanter Thrombocytenabfall ein. Hierbei passiert Blut ein Röhrchen mit feinen Glasperlen. Normales Blut zeigt einen Thrombocytenabfall auf 35–55%. Die übrigen Gerinnungstests liegen im Normbereich.

Differentialdiagnose

Das von Willebrand–Jürgens-Syndrom muß von Bluterkrankungen mit qualitativem Thrombocytendefekt abgegrenzt werden.

Der Morbus Glanzmann weist ebenfalls eine verlängerte Blutungszeit, normale Thrombocytenwerte, jedoch eine abnorme Thrombocytenmorphologie auf. Die Blutungen verlaufen schwerer und enden oft tödlich.

Bei der Purpura makroglobulinämica bestehen ebenfalls Ekchymosen und eine verlängerte Blutungszeit. Faktor VIII ist jedoch normal.

Behandlung

Bei schwerer Blutung kann tiefgefrorenes Plasma (15 ml/kg), antihämophiles Globulin (AHG, Behringwerke) oder Human-PPSB verabreicht werden. Leicht zugängliche Blutungen werden lokal durch Druck und thrombingetränkte Gaze (Akrithrombin®, Marbagelan) gestillt. Kompletter Blutersatz ist selten nötig.

Prognose

Die verlängerte Blutung bleibt gewöhnlich begrenzt. Geburten und abdominelle Eingriffe werden selten durch eine exzessive Blutung kompliziert. Tödlicher Ausgang wurde kaum beobachtet. Mit zunehmendem Alter nimmt die Schwere der Erkrankung ab.

BARROW, E. M., GRAHAM, J. B.: Von Willebrand's disease. Progr. Hemat. **4**, 203–221 (1964).

CAEN, J. P.: Congenital bleeding disorders with long bleeding time and normal platelet count. I. Glanzmann's thrombasthenia. Amer. J. Med. **41**, 4–26 (1966).

LARRIEU, M. J. et al.: Congenital bleeding disorders with long bleeding time and normal platelet count. II. Von Willebrand's disease. Amer. J. Med. **45**, 354–372 (1968).

SAHUD, M.: Differential diagnosis of platelet dysfunction. Calif. Med. **112**, 66–76 (1970).

Verbrauchscoagulopathie

(Intravasale Gerinnung, Konsumptions-Coagulopathie)

Diagnostische Merkmale

- Generalisierte Blutungsbereitschaft
- Mangelhafte, spärliche Gerinnselbildung
- Thrombocytopenie
- Verlängerte Prothrombinzeit

Allgemeine Betrachtungen

Diese pathologische Form der Gerinnung unterscheidet sich von der normalen Coagulation in 3 Punkten:

1. in ihrem eher generalisierten als lokalen Charakter,
2. in einer eher verminderten als gesteigerten Gerinnung,
3. in dem ausgeprägten Verbrauch von Gerinnungsfaktoren,

so daß wegen ihrer niedrigen Plasmakonzentration eine diffuse Blutung entsteht.

Sie kommt gelegentlich bei einigen gynäkologischen und nach Lungen-, Hirn- und Prostataoperationen vor. Bei diesen Eingriffen, bei Malignomen (bes. der Prostata), Septicämie, hämolytischen Transfusionsreaktionen sowie beim hämolytisch-urämischen Syndrom des Säuglings können Fibrinablagerungen in kleinen Blutgefäßen zu schweren oder sogar tödlichen Gewebsnekrosen führen. Die glomeruläre Capillarthrombose verursacht eine Rindennekrose oder ein der akuten Tubulusnekrose ähnliches Bild. Bei der Sinusthrombose der Nebenniere resultiert eine hämorrhagische Nebennierennekrose (Waterhouse-Friderichsen-Syndrom). Die hämorrhagische Nekrose der Haut hat eine Purpura fulminans zur Folge. Zum Teil sind diese Krankheitsbilder auch durch ein mangelhaftes Auflösungsvermögen von Fibrin bedingt. Zwischen einem irreversiblen Endotoxinschock und einer disseminierten intravasalen Gerinnung können enge Beziehungen bestehen. Eine unerwartete, profuse oder unkontrollierbare Blutung deutet bei bestimmten chirurgischen oder gynäkologischen Eingriffen auf eine akute Defibrinierung hin, wobei andere Gerinnungsfaktoren mitbetroffen sind. Dieses immer erworbene Syndrom beruht auf der intravasalen Gerinnung.

Klinische Befunde

A. Symptome: Eine diffuse Blutung manifestiert sich bei chirurgischen Eingriffen an verschiedenen Stellen, vor allem an den Nadeleinstichen. So verursachen bereits kleinste Traumen schwerste Blutungen. Daneben bestehen spontane Ekchymosen, Nasenbluten oder gastrointestinale Blutungen. Einer unkontrollierbaren postpartalen Hämorrhagie liegt meist eine intravasale Gerinnung zugrunde.

B. Laborbefunde: Die Kombination einer mangelhaften *spärlichen Gerinnselbildung*, *verminderter Thrombocyten* und einer *verlängerten Prothrombinzeit* deutet auf dieses Krankheitsbild hin. Die Gerinnselbildungszeit ist gewöhnlich normal. Bei einem ausgeprägten *Fibrinogenverbrauch* (Fibrinogen unter 75 mg/ml) bildet sich im Reagenzglas ein so zartes, bröckliges und stark kontrahiertes Gerinnsel, daß es nur mit Mühe sichtbar ist; dadurch kann eine Fibrinolyse vorgetäuscht werden. In diesen Fällen sollte der Inhalt des Reagenzglases immer in eine Petri-Schale oder auf ein Filterpapier geschüttet werden. Ein Gerinnsel weist primär auf einen Fibrinogenverbrauch hin und nicht auf eine Fibrinolyse.

Eine hämolytische Anämie mit Erythrocytenfragmenten (mikroangiopathische hämolytische Anämie) kann zu diesem Krankheitsbild gehören.

Die Thrombocytenzahlen schwanken zwischen 30 000 und 120 000/mm³. Die Prothrombinzeit liegt unter 40%, gelegentlich sogar unter 10%.

Der Fibrinogen-Screening-Test (Fi-Test Hyland) zeigt gewöhnlich Werte unter 100 mg/ml. Das aktivierte *PTT* (normal < 50 sec) ist bis auf 100 sec verlängert. Bei Thrombocytenzahlen unter 70 000 ist auch die Blutungszeit verlängert.

Während der Untersuchung eines auf intravasale Gerinnung verdächtigen Patienten sind selbst Laborbefunde, die auf eine Fibrinolyse hinweisen, von großem Nutzen. Eine akute Fibrinolyse kann als primärer Prozeß zugrunde liegen, meist tritt sie jedoch in Verbindung mit einer intravasalen Gerinnung auf. Die Darstellung der Fibrinabbauprodukte im Plasma oder Serum sowie die Bestimmung der Euglobulinlysezeit dienen als nützliche Testmethoden. Die Fibrinogenspaltprodukte stammen aus dem Abbau von Fibrinogen oder Fibrin durch Plasmin oder andere Enzyme. Diese Abbauprodukte werden durch Thrombin nicht coaguliert. Sie hemmen die Thrombin-Fibrinogen-Reaktion und verursachen somit eine verlängerte Thrombinzeit. Sie inhibieren ferner die Thrombocytenaggregation, die Thromboplastinbildung und die Fibrinpolymerisation. Dadurch ist der Fi-Test schwer zu interpretieren. Die Fibrinabbauprodukte können immunologisch und quantitativ durch einen Erythrocytenhämagglutinationshemmtest nachgewiesen werden. Ein Maßstab für die fibrinolytische Aktivität ist die Euglobulinlysezeit. Bei gesunden Personen dauert die Lyse über 2 Std. Eine auffällig gesteigerte Lyse löst das Gerinnsel in weniger als 60 min auf. Plasminogen, die inaktive Vorstufe des Fibrinolysins (Plasmin), wird bei der Fibrinolyse in Plasmin umgewandelt. Seine Aktivität nimmt daher charakteristischerweise ab.

Die Untersuchung der Einzelfaktoren hilft diagnostisch weiter. Bei der primären Fibrinolyse, beim Fibrinogenmangel (der häufiger auf zu geringer Bildung als auf einem Verbrauch beruht), bei Leberzellnekrosen und nach Heparingabe ist der Faktor-VII-Spiegel nicht vermindert, die Gerinnselbildung und -retraktion jedoch stark pathologisch.

Differentialdiagnose

Die disseminierte intravasale Gerinnung geht wie jede Coagulation mit einer sekundären Fibrinolyse einher. Sie muß von der primären Fibrinolyse, einem selteneren klinischen Phänomen mit völlig differenter Therapie, unterschieden werden. Dieses Syndrom kommt beim disseminierten Carcinom (Prostata), bei Septicämie und bei schweren Lebererkrankungen vor. Eine ähnlich diffuse Blutung, wie sie uns bei der Verbrauchscoagulopathie begegnet, tritt jedoch nicht auf; denn die Thrombocyten und die Faktoren V und VIII sind weniger stark vermindert. Initial bildet sich zwar ein Gerinnsel, dieses löst sich jedoch in weniger als 2 Std wieder vollständig auf. Wie bei der sekundären Fibrinolyse liegt das Fibrinogen niedrig oder fehlt ganz, die Prothrombin- und Thrombinzeit ist deshalb verlängert, Plasminogen vermindert und der Plasminspiegel erhöht.

Bei der Immunocoagulopathie und nach Heparingabe bilden sich in vitro ebenfalls keine Gerinnsel. Die Gerinnung kann in vitro bei der Hämophilie und dem Faktor-XII-Mangel über eine Stunde verlängert sein.

Behandlung

Fibrinogen wird bis zur Normalisierung des Fibrinogen-Spiegels (0,2–0,6 g/100 ml) intravenös verabreicht. 4–6 g Human-Fibrinogen (Behringwerke) heben den Plasmaspiegel um 100–150 mg/100 ml. Nur in schweren Fällen sind 10 g unzureichend.

Bei intrauterinem Fruchttod sollte der Fibrinogenspiegel wöchentlich bestimmt werden. Hämorrhagien können 3–6 Wochen nach dem Absterben des Kindes auftreten. Fällt die Fibrinogenkonzentration unter 150–200 mg/ml ab, so muß der Fet nach vorheriger Fibrinogengabe von 3–4 g entbunden werden.

Fibrinogen ist wegen der Gefahr einer Virushepatitis nur bei strenger Indikationsstellung angezeigt.

Bei anhaltender Blutung und unveränderten pathologischen Tests sollte die intravasale Gerinnung mit Heparin in einer Initialdosierung von 2000 E i. v. unterbrochen werden. Danach kann mit 500–1000 E/h eine Gerinnungszeit von 20–50 min aufrechterhalten werden.

Zur Schockbehandlung sind Vollbluttransfusionen notwendig. Eine ausgeprägte Hypofibrinogenämie kann hiermit nicht behoben werden, da der Plasmafibrinogengehalt nur 200–600 mg/ml beträgt.

Unkontrollierbare postpartale Blutungen erfordern meist eine Uterusexstirpation.

Prognose

Beruht der Fibrinogenmangel auf einer Lebererkrankung oder einem Carcinom, so entspricht die Prognose der der zugrunde liegenden Krankheit. Eine exzessive Blutung während einer Gehirn- oder Lungenoperation oder einer Entbindung kann vollständig und anhaltend durch Fibrinogengabe gestillt werden, wenn Fibrinolysin nicht aktiviert wurde.

ABILDGAARD, C. F.: Recognition and treatment of intravascular coagulation. J. Pediat. **74**, 163–176 (1969).

HAMMOND, O. et al.: Hemolytic-uremic syndrome. Amer. J. Dis. Child. **114**, 440–449 (1967).

ROSNER, F., RITZ, N. D.: The defibrination syndrome. Arch. intern. Med. **117**, 17–24 (1966).

VERSTRAETE, M. et al.: Excessive consumption of blood coagulation components as cause of hemorrhagic diathesis. Amer. J. Med. **38**, 899 (1965).

Störung im exogenen Gerinnungssystem

(Faktor II, V, VII und X; Prothrombinkomplex)

Diagnostische Merkmale

- Ekchymosen, Epistaxis, Spontanblutungen nach leichten Traumen
- Postoperative Wundblutung
- Blutung aus dem Injektionskanal

Allgemeine Betrachtungen

Dieser Erkrankung liegt meist ein primär auslösender Prozeß wie z. B. eine Lebererkrankung oder aber eine Anticoagulantientherapie zugrunde. Gleich, welcher der Faktoren II, V, VII oder X fehlt, die Prothrombinzeit nach Quick ist immer verlängert.

Vitamin-K-Mangel findet sich beim Verschlußikterus, beim Malabsorptions-Syndrom, nach langer Antibioticatherapie, bei hämorrhagischen Neugeborenenerkrankungen oder nach kontinuierlicher therapeutischer oder suicidaler Anticoagulantieneinnahme (Dicumarole, Phenindandionderivate). Das Bild des Vitamin-K-Mangels ist durch eine Verminderung der Faktoren II, X, VII, aber nicht des Faktors V charakterisiert.

Schwere Lebererkrankungen erniedrigen vor allem den Faktor V, weniger stark die Faktoren II, VII, IX und X. Gesteigerter Faktorenverbrauch: s. intravasale Gerinnung.

Klinische Befunde

A. Symptome: Die Blutungsanamnese ist kurz: Ekchymosen oder Epistaxis treten spontan oder nach leichten Traumen auf. Gastrointestinale und postoperative Wundblutung sind nicht selten. Gelenkblutungen kommen nie vor.

B. Laborbefunde: Die *Prothrombinzeit* (Quick) zeigt den Faktorenmangel an. Bei einer Verminderung an Prothrombin, Faktor V, VII und X oder bei einem *Fibrinogenspiegel* unter 125 mg/100 ml ist die Prothrombinzeit verlängert. Bei normalem Quick kann man umgekehrt auf normale Faktoren schließen. Eine *spezifische Faktorenanalyse* deckt dann einen vermuteten kongenitalen Defekt oder die Ursache der verlängerten Prothrombinzeit auf.

Bei dem erworbenen Faktorenmangel liegt die Prothrombinzeit meist unter 40 bis 50%. Chirurgische Blutungen treten bei einem Quick von 50%, Spontanblutungen bei 10–15% auf. Besteht kein gleichzeitiger Thromboplastinmangel, so sind Prothrombinverbrauch, Gerinnungs- und Blutungszeit, Capillarfragilität sowie Gerinnselretraktion normal.

Behandlung

A. Allgemeine Maßnahmen: Bei einer Überdosierung von Coumarin und daraus resultierendem Vitamin-K-Mangel wird die Coumarin-Therapie abgesetzt und gleichzeitig das geeignete Gegenmittel verabreicht. Ein auf einer Lebererkrankung beruhender Faktorenmangel spricht auf Vitamin K nicht an. Wegen der geringen Stabilität des Faktors V in vitro und des raschen Abbaus des Faktors VII in vivo bleibt auch eine Ersatztherapie mit Vollblut oder Plasma unbefriedigend.

B. Vitamin K: Phytomenandion (fettlösliches Vit. K_1, Konakion®) wird bei Überdosierung von Coumarin in einer Dosierung von 5 mg peroral zur Normalisierung der verlängerten Prothrombinzeit gegeben. Bei starker Blutung verkürzt 10 mg Vitamin K in einer Minute gespritzt die Prothrombinzeit in 2 Std und erzeugt einen sicheren therapeutischen Spiegel in 4–6 Std (höchste Einzeldosis 30 mg).

Prognose

Ein Vitamin-K-Mangel und eine Coumarin-Überdosierung sind durch parenterale oder orale Gabe von Vitamin K zu beheben. Die Prognose anderer Mangelzustände hängt von der Grundkrankheit ab.

O'Reilly, R. A., Aggeler, P. M.: Surreptitious ingestion of coumarin anticoagulant drugs. Ann. Intern. Med. **64**, 1034–1041 (1966).

Hemmkörperhämophilie

(zirkulierendes Anticoagulans, Immunocoagulopathie)

Diagnostische Merkmale

- Ekchymosen
- Gastrointestinale Blutung
- Blutergelenke
- Verlängerte Gerinnungszeit

Allgemeine Betrachtungen

Ein zirkulierender Hemmkörper behindert als abnormer Blutbestandteil den Ablauf der normalen Gerinnung. Das „zirkulierende Anticoagulans" beruht wahrscheinlich auf einer immunologischen Antikörperbildung; sie greift in die Thromboplastinbildung ein. Der Großteil ist gegen das AHG gerichtet und tritt bei Patienten mit einer Hämophilie nach gehäuften Transfusionen oder spontan und vorübergehend 8–10 Wochen nach einer Entbindung auf. Andere „zirkulierende Hemmkörper" beeinträchtigen die Thromboplastinwirkung. Sie können mit einem Erythematodes oder ähnlichen Erkrankungen einhergehen. Zirkulierende Hemmkörper können bei beiden Geschlechtern in jedem Alter auftreten.

Klinische Befunde

A. Symptome: Ekchymosen, subcutane oder intramuskuläre Hämatome, Blutergelenke, Hämaturie, gastrointestinale Blutungen und bei Frauen abnorme uterine Blutungen charakterisieren diesen plötzlichen spontanen Blutungstyp.

B. Laborbefunde: Die *Gerinnungszeit* ist auf 30 min bis einige Stunden *verlängert*. Bildet sich ein Gerinnsel, so kontrahiert es sich auch normal. Der *Prothrombinverbrauch* ist *vermindert*. Bei der Hämophilie ist die Prothrombinzeit normal, bei dem „zirkulierenden Anticoagulans" wie z. B. beim Lupus erythematodes kann sie verlängert sein.

Blutungszeit und Thrombocyten sind normal. Der Thromboplastinbildungstest weist eine anormale Plasma-, aber normale Serumphase auf. Die Existenz eines „zirkulierenden Anticoagulans" kann nur durch eine Gerinnungshemmung bewiesen werden. Hierbei inhibiert eine relativ kleine Menge (20–40%) Patientenblut oder -plasma die Gerinnung normalen Blutes oder Plasmas. Bei nur kleinsten Mengen zirkulierender Hemmkörper müssen verfeinerte Methoden zum Inhibitornachweis angewandt werden.

Differentialdiagnose

Eine verlängerte Gerinnungszeit kommt ebenfalls bei der Hämophilie, dem Fibrinogenmangel und bei Anwesenheit von Fibrinolysinen vor. Beim Fibrinogenmangel und bei Anwesenheit von Fibrinolysinen bilden sich überhaupt keine Gerinnsel, oder sie bilden sich normal, lösen sich wieder auf und kontrahieren sich zu einem kleinen Klümpchen. Eine andere Gruppe von Gerinnungsinhibitoren wie abnorme Proteine (Makroglobuline, Paraproteine und Kryoglobuline) verursacht hämorrhagische Symptome (Petechien, Epistaxis, Metrorrhagien).

Behandlung

Die Therapie der hämophilieartigen Blutung, die durch zirkulierende, gegen das AHG gerichtete Hemmkörper verursacht wird, erfordert hohe Dosen von AHG-Konzentrat, um den Inhibitor zu blockieren.

Relativ hohe orale Prednisolongaben (15–20 mg 4mal tgl.) können besonders in Fällen mit Autoantikörperbildung (wie beim Erythematodes) versucht werden.

Prognose

Die Anwesenheit eines „zirkulierenden Anticoagulans" im Blut bei einer Hämophilie ist als eine schwerwiegende Komplikation mit oft tödlichem Ausgang zu betrachten. Postpartal auftretende zirkulierende Hemmkörper verschwinden nach einigen Monaten spontan.

Margolius, A. et al.: Circulating anticoagulants. Medicine **40**, 145–202 (1961).

Bluttransfusionen

Bluttransfusionen benutzt man zum Auffüllen des Blutvolumens nach Blutungen, zur Verbesserung der Sauerstoffkapazität des Blutes bei schwerer chronischer Anämie und/oder zur Beseitigung der Schocksymptomatik bei akuter hämolytischer Anämie. Das Blut- und Erythrocytenvolumen sollte nach schweren Blutungen auf ungefähr 70% der Norm angehoben werden. Die Sauerstoffkapazität des Blutes ist bei einem Hämoglobinspiegel von 50–70% für die Kompensation z. B. der chronischen Anämie ausreichend. Ein Schock kann bei der akuten hämolytischen Anämie oder akuten aplastischen Anämie durch einen gleichmäßigen Hämoglobinspiegel von 40–70% vermieden werden.

Transfusionsmenge

A. Erwachsene: 2 Konserven Vollblut oder Erythrocytenkonzentrat heben beim Erwachsenen den Hämoglobinspiegel um 2 bis 3 g%, die Erythrocyten um 0,8–1 Mill./mm^3 und den Hämatokrit um 8–9%. 10 ml Vollblut/kg oder 5 ml Erythrocytenkonzentrat/kg erzeugen einen Hämoglobinanstieg von 10%.

B. Kinder:

1. über 25 kg: 500 ml Vollblut oder 400 ml Erythrocytenkonzentrat,
2. unter 25 kg: 20 ml Vollblut/kg oder 15 ml Erythrocytenkonzentrat/kg,
3. Frühgeburten: 10 ml/kg Vollblut oder Erythrocytenkonzentrat.

Dosierung

Nur in Notfällen werden 80–100 Tropfen/min oder 500 ml in 1$^1/_2$–2 Std infundiert. Für ein schnelles unbehindertes Einlaufen der Infusion benützt man eine Flügelkanüle oder eine Braunüle. Ein leichter Überdruck darf auf kompressible Plastikflaschen ausgeübt werden.

Serologie
Die Antigene A, B, 0 und D (Rh) müssen bei Spender und Empfänger immer ausgetestet werden. Zur Verträglichkeitstestung von Transfusionen kreuzt man Empfängerserum mit Spendererythrocyten. Um eine maximale Sicherheit zu erreichen, wird vor jeder Transfusion die Verträglichkeit auf drei Arten geprüft:

1. durch Zusatz von physiologischer NaCl-Lösung bei Raumtemperatur,
2. durch Anreicherung mit Albumin bei 37° und
3. durch einen Antiglobulin-Test bei 37°.

Verschiedenes
Das Alter des Blutes spielt (innerhalb des Verfallsdatums) bei der Auffüllung des Volumendefizits oder der Beseitigung der mangelnden Sauerstoffkapazität keine wichtige Rolle. Lediglich bei einem Bedarf an funktionstüchtigen Thrombocyten ist Frischblut erforderlich. Weniger als 4 Tage altes Blut wird zur Austauschtransfusion benötigt. Erythrocytenkonzentrate (Hämatokrit über 70%) werden vor allem bei der chronischen Anämie infundiert, und zwar immer mit einer sehr dicken Nadel. Präcipitate von Thrombocyten, Leukocyten, Fibrinogen oder Fibrin verstopfen gelegentlich den Filter des Infusionsbesteckes und verringern somit die stündliche Infusionsmenge und machen einen Filterwechsel erforderlich.

General principles of blood transfusion. Transfusion **3**, 301–346 (1963).

Transfusionen bei hämorrhagischen Erkrankungen

Für die effektive Behandlung vieler schwerer Gerinnungsstörungen reicht Blutplasma nicht aus, da die notwendige Konzentration an Faktoren nicht vorhanden ist. Die Thrombocytopenie und Thrombasthenie erfordern Frischblut oder thrombocytenreiches Plasma. Bei der essentiellen Thrombocytopenie kann der wirksame Thrombocytenspiegel von 100 000/mm³ oft nicht erreicht werden. Beim Faktor-V- oder -VIII-Mangel muß z. B. frisches Plasma, bei –21° tiefgefrorenes Plasma (höchstens einige Wochen) oder frisch lyophilisiertes Plasma (kühl gelagert) angewandt werden. Jeder andere Faktorenmangel ist mit Blutplasma zu beherrschen. Es kann bei 4° über 21 Tage oder bei – 21° sogar einige Monate gelagert werden.

Aggeler, P. M.: Physiologic basis for transfusion therapy in hemorrhagic disorders. Transfusion **1**, 71–86 (1961).

Hämolytischer Transfusionszwischenfall

Diagnostische Merkmale

- Schüttelfrost und Fieber während der Transfusion
- Thorakale, abdominelle oder lumbale Schmerzen
- Hämoglobinurie und Hämoglobinämie

Allgemeine Betrachtungen
Als Ausdruck einer hämolytischen Transfusionsreaktion findet sich sofort eine deutlich sichtbare Hämoglobinämie. Eine normale Serumfarbe während oder unmittelbar nach einer Transfusion schließt die Hämolyse als Ursache ernsterer Symptome aus.

Bei Transfusionsreaktionen durch eine ABO-Inkompatibilität werden die Spenderzellen unverzüglich im Empfängerkreislauf hämolysiert. Die Hämolyse läuft in den anderen Blutgruppensystemen (z. B. Rh) langsamer ab und dauert oft einige Stunden. Die Zellzerstörung findet im reticuloendothelialen Gewebe statt.

Ernste Transfusionsreaktionen werden durch Schreibfehler, falsches Etikettieren oder falsche Kennzeichnung der Patienten verursacht.

Wenig bekannte Blutgruppenantikörper lösen selten Unverträglichkeitsreaktionen aus. Sie können durch den Coombstest aufgeklärt werden.

Klinische Befunde

A. Symptome: *Schüttelfrost, Fieber* und *Schmerzen* im Rücken, Abdomen, Thorax oder der infundierten Vene treten frühzeitig auf. *Angst, Beklemmung* und Kopfschmerzen folgen häufig etwas später. Beim narkotisierten Patienten weisen multiloculäre Spontanblutungen auf eine Transfusionsreaktion hin.

B. Laborbefunde: Nach der Bluttransfusion ergibt die Blutbildkontrolle nicht den vorausberechneten Hämoglobinanstieg. Im Ausstrich finden sich *Sphärocyten.* Der initialen 1–2stündigen Leukopenie folgt eine leichte Leukocytose. Innerhalb einiger Minuten läßt sich *freies Hämoglobin* ermitteln. Dem Serum gibt *Methämoglobin* eine braune Farbe; es entsteht nach einigen Stunden und kann Tage persistieren. Der *Bilirubinspiegel* ist nach 3–6 Std am stärksten erhöht. Haptoglobin verschwindet aus dem Serum. Nicht selten folgen *Hämoglobinurie* und Oligurie nach.

Nach einer Transfusionsreaktion sollte erneut Patientenblut zur Durchführung des direkten Coombstestes abgenommen werden. Ferner muß es mit dem Transfusionsblut (nicht dem beigegebenen Kreuzblut) durch den indirekten Coombstest ausgetestet werden. Bei positivem indirektem Coombstest in eine genaue Identifizierung des auslösenden Antikörpers durch Auskreuzung des Patientenserums gegen bekannte Testzellen möglich. Auch seltene Antikörper führen zu Transfusionsreaktionen: anti-c, anti-K (Kell), anti-E, anti-Ty^a (Duffy), anti-Le^a (Lewis), anti-Ik^a (Kidd), anti-C und anti-P.

Differentialdiagnose

Leukoagglutinine, die sich nach fünf oder mehr Transfusionen oder nach vorangegangener Gravidität entwickeln können, verursachen während der Transfusion einen heftigen Schüttelfrost und hohes Fieber. Es tritt dann kein Hämatokritabfall, keine Serumverfärbung und keine Agglutination bei Überprüfung der Kreuzprobe auf. Leukoagglutinine lassen sich durch Kreuzung des Empfängerserums mit einigen Spenderleukocyten in vitro nachweisen. Bei allergischen Transfusionsreaktionen fallen die oben angeführten Tests negativ aus. Leukoagglutinine sind nicht nachweisbar.

Komplikationen

Nach schweren Transfusionszwischenfällen sind eine akute Tubulusnekrose und eine Azotämie keine Seltenheit.

Behandlung

Schüttelfrost, Fieber und Hautausschläge nach Transfusionen sind nicht unbedingt als Hämolysefolge zu betrachten. Solange das Empfängerserum klar (hell) bleibt, kann die Transfusion fortgesetzt werden. Nach Sicherung der Diagnose zielt die Therapie auf die Behebung der Schocksymptomatik und die Verhinderung eines möglichen Nierenversagens ab.

A. Schocktherapie: Finden sich im Patientenserum keine Antikörper, so kann mit vorschriftsmäßig gekreuztem Blut erneut transfundiert werden. Läßt sich keine ausreichende Ursache für die Transfusionsreaktion nachweisen, infundiert man Plasmaexpander, z. B. Dextran, jedoch kein Vollblut. Gelegentlich sind zusätzlich drucksteigernde Substanzen indiziert.

B. Therapie des Nierenversagens: Mannit soll als osmotisch wirkendes Diureticum ein Nierenversagen nach einem hämolytischen Transfusionszwischenfall verhindern. Nach einer deutlichen Hämolyse und bei Oligurie sollte eine probatorische Dosis von 12,5 g Mannit (25%ige Lösung in 50 ml) in 3–5 min injiziert werden. Bestehen keine Zeichen einer Kreislaufüberlastung, so darf diese Dosis wiederholt werden. Eine Urinausscheidung von 60 ml/h oder mehr ist als ausreichend anzusehen. Als ungefährlich hat sich auch eine Mannitdauerinfusion erwiesen. Um einem schweren Salzverlust vorzubeugen, wechselt man alternierend eine 5 bis 10%ige Mannitinfusion zu 1000 ml mit 1000 ml physiologischer NaCl-Lösung, die 40 mVal Kalium enthält, ab. Entwickelt sich dennoch eine Oligurie, entspricht die Therapie der des akuten Nierenversagens.

Prognose

Das Ausmaß und die Dauer der Hämolyse sind begrenzt. Eine renale Beteiligung kommt nicht häufig vor. Die Mortalität des hämolytischen Transfusionszwischenfalls beträgt ca. 10%.

Allgemeine Literatur

BIGGS, R., MAC FARLANE, R. G.: Treatment of Hemophilia and Other Coagulation Disorders. Davis, 1966.

CARTWRIGHT, G. E.: Diagnostic Laboratory Hematology, 4th ed. Grune and Stratton, 1967.

DACIE, J. V.: The Hemolytic Anemias. I. Congenital Hemolytic Anemias. II. The Auto-Immune Hemolytic Anemias. III. Secondary and Symptomatic. IV. Drug-Induced, PNH, Hemolytic Disease of the Newborn. Churchill 1960, 1962, 1967.

DE GRUCHY, G. C.: Clinical Hematology in Medical Practice, 2nd ed. Blackwell 1964.

HARRIS, J. W.: The Red Cell. Production, Metabolism, Destruction, Normal and Abnormal. Harvard 1963.

KARNOWSKY, D. C., RAWSON, R. W.: Symposium on medical advances in cancer. M. Clin. North America **50**, 611–912 (1966).

MOLLISON, P. L.: Blood Transfusion in Clinical Medicine, 4th ed. Davis 1967.

RAPAPORT, H.: Tumors of the Hematopoietic System. Armed Forces Institute of Pathology 1966.

WINTROBE, M. M.: Clinical Hematology, 6th ed. Lea and Febiger 1967.

11. GASTROINTESTINALTRAKT UND LEBER

Unspezifische Symptome

Foetor ex ore
(Mundgeruch)

Der Foetor ex ore kann viele Ursachen haben: ungenügende Mundpflege; chronische Nasen- und Nasennebenhöhlenerkrankungen; Caries; Zahnfleischinfektionen, Tonsillitiden; Systemerkrankungen, Fieber und Vergiftungen; chronische pulmonale Erkrankungen (z. B. Lungenabsceß); gastroenterologische Erkrankungen in fast allen Bereichen des Verdauungstraktes; bei subjektiven Klagen über Mundgeruch kommen besonders neuropsychiatrische Störungen in Frage.

Die Behandlung richtet sich nach der Ursache. Sorgfältiges Zähneputzen nach jeder Mahlzeit und Mundspülungen helfen vorübergehend.

Sodbrennen
(Pyrosis)

Mit Sodbrennen ist ein Wechsel in der neuromuskulären Aktivität des Ösophagus verbunden. Es ist oft eine Folge von Diätfehlern oder übermäßigem Alkoholgenuß. Es kann auch ein wichtiges Symptom bei Ösophagusreflux sein. Die Behandlung muß sich nach der Ursache richten. Sodbrennen tritt sehr häufig während der Schwangerschaft auf (42–48%). Die Beschwerden bessern sich während der letzten Schwangerschaftswochen, um kurz nach der Entbindung zu verschwinden.

Antacida helfen oft bei Hyperacidität, obwohl nicht sicher bewiesen ist, daß sie durch Neutralisation der Salzsäure im Magen wirken. Spasmolytica bringen oft Erfolge. Schonkost (s. Kapitel 3) kann verordnet werden.

Übelkeit und Erbrechen

Diese Symptome können einzeln oder gemeinsam auftreten und sehr verschiedene Ursachen haben. Reflektorisch wird das Brechzentrum gereizt. Die Auslösung erfolgt durch Störung des Verdauungstraktes oder anderer innerer Organe. Eine Besserung hängt deshalb von der Behandlung der Ursache ab: Reizungen, Entzündungen oder mechanische Störungen in jedem Bereich des Gastrointestinaltraktes (zwischen Pharynx und Rectum); Störungen, die von Anhangsorganen ausgehen z. B. Cholecystitis; Reizungen der Bogengänge z. B. Seekrankheit; toxische Wirkung von Arzneimitteln z. B. Digitalis. Zentrale Ursachen (Brechzentrum) schließen pharmazeutische Brechmittel ein (Emetin, Apomorphin, Morphin); exogene und endogene Toxine, erhöhten intracraniellen Druck und cerebrale Hypoxie, der eine cerebrale Ischämie oder Blutung zugrunde liegt. Leichte und schwere psychische Veränderungen müssen in Betracht gezogen werden.

Behandlung

A. Akut: Akutes morgendliches Erbrechen nach Diätfehlern oder morgendliches Schwangerschaftserbrechen verlangt wenig oder keine Behandlung. Wenn nötig, besteht die Behandlung in der Verordnung leicht verdaulicher Nahrungsmittel und leichter Sedativa und Spasmolytica.

B. Chronisch: Schwere und lang andauernde Übelkeit und Erbrechen erfordern sorgfältige Behandlung. Spezifische Ursachen bedürfen spezifischer Therapie. Folgende allgemeine Maßnahmen sollen die spezifisch medikamentöse oder chirurgische Therapie ergänzen:

1. Flüssigkeits- und Nahrungszufuhr: Aufrechterhaltung der Calorien- und Flüssigkeitsbilanz bei vorübergehendem Nahrungsentzug. Verabreichung von 5–10% Glucose in physiologischer Kochsalzlösung oder Wasser i. v. Aufbau der Ernährung durch Zufuhr von Trockenkost in kleinen Mengen z. B. Zwieback. Beim Schwangerschaftserbrechen Einnahme der Nahrung am besten vor dem Aufstehen. Danach Übergang zu häufigen, kleinen, einfachen Mahlzeiten mit schmackhaften Speisen. Bald werden auch heiße Getränke (Tee und klare Brühe) und kalte Getränke (Eistee und kohlensäurehaltige Flüssigkeiten) vertragen. Lauwarme Getränke sollen vermieden werden. Den Nahrungswünschen des Patienten sollte möglichst entsprochen werden.

2. *Medizinische Maßnahmen*: Wichtig: Jede unnötige Medikation sollte bei graviden Frauen während der kritischen frühen Phase der Embryonalentwicklung vermieden werden. Leichte Übelkeit und Schwangerschaftserbrechen ohne Progredienz sollten nicht medikamentös behandelt werden. Mögliche teratogene Wirkungen bei vielen Arzneimitteln werden gegenwärtig geprüft.

1. Sedativ-spasmolytische Medikamente.
2. Chlorpromazin (Megaphen®) und Promazin (Protactyl®) sollen bei Bedarf alle 4–6 Std in Dosen von 25–50 mg tief i. m. oder oral in Dosen von 10–50 mg verabreicht werden.
3. Prochlorperazin nach Möglichkeit 5 mg 3–4mal täglich oral; 2mal täglich 25 mg als Suppositorien; oder 5–10 mg tief intraglutäal alle 3–4 Std (nicht über 40 mg/ 24 Std).
4. Triflupromazin (Psyquil®) 5–10 mg i. m.; alle 6–8 Std oder 10 mg per os.
5. Fluphenazin (Lyogen®, Omca®) 1–3 mg i. m. oder 1–3 mg per os.
6. Perphenazin (Decentan®) 2–4 mg 4mal täglich.
7. Trifluoperazin (Jatroneural®) 1–2 mg/ die.

3. *Psychotherapie* kann sinnvoll sein, wenn das Erbrechen offensichtlich psychisch bedingt ist. Milieuwechsel des Patienten ist angezeigt, wenn die Symptome chronisch werden. Hospitalisierung kann nötig werden. Besuche sollten eingeschränkt werden. Zu vermeiden sind psychische Reize, wie ungewöhnliche Gerüche, unangenehm riechende oder schmeckende Medikamente, Brechschalen oder ähnliche Geräte sowie unappetitlich zubereitete oder angerichtete Speisen. Der Patient soll an ein bestimmtes Behandlungsschema gebunden sein und das Gefühl haben, daß gezielte Maßnahmen erfolgen. Es muß versucht werden, die psychischen Ursachen der Übelkeit und des Erbrechens zu finden. Eine aggressive Psychotherapie während der akuten Phase der Krankheit ist zu vermeiden.

Schluckauf

(Singultus)

Der Schluckauf, gewöhnlich eine gutartige, vorübergehende Erscheinung, kann als Symptom vieler Krankheiten auftreten. Es ist wichtig, spezifische Ursachen, wie Neurosen, Störungen des Zentralnervensystems (ZNS), des Herzens, der Atmungsorgane und des Verdauungstraktes sowie Nierenversagen, Infektionskrankheiten und andere Krankheiten auszuschließen.

Behandlung

Zahlreiche Maßnahmen zur Unterbrechung des Schluckreflexes wurden vorgeschlagen, ohne daß eine davon sicheren Erfolg verspricht. Die Symptome können so langandauernd und schwer sein, daß das Leben des Patienten gefährdet ist.

A. Einfache Hausmittel: Diese Maßnahmen sollen den Patienten ablenken; zerstreuende Konversation, Schreck, schmerzhafte oder unangenehme Reize oder offensichtlich zwecklose Maßnahmen, wie Anhalten des Atems, Trinken von Eiswasser oder Einatmung starken Rauches.

B. Medikamentöse Maßnahmen:

1. *Sedierung*: Alle gängigen Sedativa können wirksam sein z. B. Pentobarbital (Nembutal®, Neodorm®, Repocal®) 0,1 g peroral oder barbiturathaltige Suppositorien.

2. *Lokalanästhetica* können an der Nasenschleimhaut oder der Rachenhöhle versucht werden. In therapieresistenten Fällen evtl. Versuch mit Allgemeinnarkose.

3. *Spasmolytica:* Atropinum sulfuricum 0,3–0,6 mg subcutan.

4. *Mit Amylnitrit-Inhalationen* kann gelegentlich ein Effekt erzielt werden.

5. CO_2-*Inhalationen*: Man lasse den Patienten 3–5 min lang in eine Papiertüte ein- und ausatmen oder verabfolge mit einer Narkosemaske ein 10–15%iges CO_2-Gemisch für 3–5 min.

6. *Beruhigungsmittel*: Chlorpromazin (Megaphen®) und Promazin (Protactyl®) bewährten sich bei lang anhaltendem oder unbeeinflußbarem Schluckauf als Mittel der Wahl.

C. Chirurgische Maßnahmen: Verschiedene Eingriffe am N. phrenicus – einschließlich der beidseitigen Phrenicotomie – können in lebensbedrohlichen Extremfällen, wenn alle anderen Maßnahmen versagen, angezeigt sein.

Obstipation

Spezifische Ursachen der Obstipation sind Dick- oder Mastdarmstörungen, Stoffwechselsenkung und Neurosen. Organische Ursachen müssen befürchtet werden, wenn plötzliche, unklare Veränderungen in den Verdauungsgewohnheiten auftreten. Unzureichende Flüssigkeitszufuhr und schlackenarme Diät können obstipierend wirken. Obstipation ist eine häufige Komplikation bei körperlicher Inaktivität oder längerer Bettruhe. Folgende Medikamente können Obstipation verursachen: Belladonnaderivate, Narkotica, Diuretica, Wismutsalze, Calcium, Eisen und Aluminiumhydroxyd oder Aluminiumphosphat-Suspension (Phosphalugel®).

Behandlung

Der Patient sollte darauf hingewiesen werden, daß eine tägliche Darmentleerung für die Gesundheit und das Wohlbefinden nicht unbedingt notwendig ist. Die sog. „Auto-Intoxications" – Theorien sind nicht begründet, und viele Symptome (z. B. Mangel an Spannkraft), die der Obstipation zugeschrieben werden, haben damit nichts zu tun.

A. Wiederherstellung der Darmfunktion: Aufsuchen der Toilette zu regelmäßigen Zeiten nach den Mahlzeiten (vorzugsweise nach dem Frühstück) zur Darmentleerung, auch wenn kein Stuhldrang da ist. Abführmittel und Klistiere sollten bei einfacher Obstipation nicht angewandt werden, weil sie die normale Darmperistaltik beeinträchtigen. Erscheint eine plötzliche Entwöhnung des Patienten nicht ratsam, können zeitweise milde Abführmittel und schwache Klistiere (s. unten) verordnet werden. Abführmittel- und Klistier-„Sucht" trotzen oft allen medizinischen Maßnahmen. Die Behandlung ist besonders schwierig, wenn eine ernste, psychiatrische Störung zugrunde liegt.

B. Diät: Die Diät soll so modifiziert werden, daß sie folgenden Anforderungen genügt:

1. *Adäquate Mengen*: Oft ist die Obstipation nur auf eine zu große Nahrungsmenge zurückzuführen.

2. *Ausgewogene Anteile* verdaulicher und unverdaulicher Speisen (Schlacken): Diese Diät schließt nicht notwendigerweise Rohkost ein. Leichte Nahrung sollte bei der spastischen Obstipation bevorzugt werden.

3. *Gemüsekost:* Liegt keine spezielle Kontraindikation vor (z. B. Intoleranz) sind gedämpfte oder rohe Früchte oder Gemüse angebracht. Das trifft hauptsächlich für die „atonische" Obstipation zu.

4. *Adäquate Getränke*: Der Patient sollte angehalten werden, ausreichende Flüssigkeitsmengen zu sich zu nehmen, damit genügend Wasser für die Passage des Darminhalts zur Verfügung steht. 6–8 Glas Flüssigkeit zusätzlich zum Flüssigkeitsgehalt der Nahrung sind gewöhnlich ausreichend. Ein Glas warmen Wassers 1/2 Std vor dem Frühstück scheint einen milden, abführenden Effekt zu haben.

C. Gymnastik: Angemessene körperliche Bewegung ist wichtig. Bettlägrige Patienten brauchen aktive und passive Bewegung. Ein guter Tonus der externen Bauchmuskulatur ist wichtig. Eine ausgleichende gymnastische Therapie soll bei Patienten mit adipösem Bauch erfolgen.

D. Medikation: Milde Abführmittel können zeitweise verwendet werden. Sie sollten abgesetzt werden, sobald sich die Obstipation bessert. Die Laxantien sollten mit genügenden bzw. größeren Flüssigkeitsmengen eingenommen werden.

1. *Paraffinöl,* 15–30 ml 1–2mal täglich je nach Bedarf. Paraffinöl soll nicht über längere Zeiträume gegeben werden, da es die intestinale Resorption beeinträchtigen kann (Malabsorption der fettlöslichen Vitamine).

Selbst bei oraler Einnahme besteht eine gewisse – wenn auch geringe – Gefahr einer Aspirationspneumonie.

2. *Agar-agar mit Paraffinöl* (Agarol®), $^1/_2$–1 Eßlöffel, 1–2 mal/die, bei Bedarf.

3. *Olivenöl,* 15–30 ml, 1–2mal/die nach Bedarf.

4. *Pflanzliche Mucilaginosa* z. B. Semen Psyllii oder Semen Lini (z. B. Agiolax® 3×1 Kaffeelöffel/die vor den Mahlzeiten mit einem großen Glas Wasser).

5. *Faulbaumrinden-Extrakt* (z. B. Regulin®-Granulat, 1 Eßlöffel vor dem Schlafengehen).

6. *Natriumdioctylsulfosuccinat* (enthalten in Agaroletten® und Laxans Heyden®) ein Oberflächenagens.

7. *Bisacodyl* (Dulcolax®) ein Dickdarm-Kontaktlaxans, 10–15 mg vor dem Schlafengehen.

E. Klistiere: Weil sie die Wiederherstellung eines normalen Darmreflexes beeinträchtigen, sollten Klistiere ausschließlich als Hilfsmittel bei chronischer Obstipation oder bei kompletter Stuhlverhaltung verwendet werden. In seltenen Fällen wird es jedoch nötig sein, Klistiere über einen längeren Zeitraum zu verabfolgen.

1. *Kochsalzklistiere (reizlos)*: Warme physiologische Kochsalzlösung, 500–2000 ml je nach Bedarf.

2. *Warmes Leitungswasser (irritierend)*: 500–1000 ml nach Bedarf.

3. *Seifenklistier (irritierend)*: 75 ml Seifenlösung/l Wasser.

4. *Paraffinöl-Retentions-Klistier*: 180 ml Paraffinöl am Abend in das Rectum instillieren und während der Nacht belassen. Am folgenden Morgen wird das Öl durch ein Seifenklistier entfernt. Dieses Verfahren kann bis zur Normalisierung der Darmfunktion fortgesetzt werden.

Stuhlverhaltung

Verhärteter oder kittähnlicher Stuhl im Rectum oder Colon kann die normale Darmpassage verhindern. Wenn das Hindernis weder manuell noch durch Klistiere oder chirurgisch beseitigt werden kann, kann es zu einem partiellen oder kompletten Darmverschluß kommen. Die Stuhlverhaltung kann organische (schmerzhafte After- und Mastdarmerkrankungen, Tumoren, neurogene Erkrankungen des Dickdarmes) oder funktionelle (Colon-Kontaktlaxantien, Antacida, Kontrastmittel von einer Röntgenuntersuchung, schlackenarme Diät, Hungern, medikamentöse Colonatonie oder lange Bettruhe und Schwäche) Ursachen haben. Der Patient kann anamnestisch eine Obstipation oder – häufiger – eine wäßrige Diarrhoe angeben. Blut oder Schleim können im Stuhl nachweisbar sein. Die klinische Untersuchung kann einen aufgetriebenen Leib, eine palpable Resistenz im Abdomen und festen Stuhl im Rectum ergeben. Der Stuhl muß digital oder mittels Rectoskop entfernt werden. Reinigende Klistiere (vorzugsweise in Knie-Ellenbogenlage) oder Darmspülungen können dann erforderlich sein, wenn das Hindernis in oberen Colonabschnitten sitzt. Tägliche Paraffinöl-Retentions-Klistiere mit anschließender digitaler Ausräumung des Hindernisses und Kochsalzklistiere können notwendig sein.

Flatulenz

(Meteorismus)

Spezifische Ursachen der Flatulenz müssen eliminiert werden. Gastrointestinale Luftansammlung ist zum großen Teil auf Luftschlukken zurückzuführen (Aerophagie). Die Flatulenz kann aber auch diätetische Ursachen haben; funktionelle und organische Erkrankungen des Verdauungssystems können ebenfalls in Frage kommen.

Behandlung

A. Behebung der Aerophagie: Angstzustände sind oft mit tiefem Luftholen und Seufzen sowie dem Schlucken beträchtlicher Luftmengen verbunden. Wenn möglich, sollten die angstauslösenden Symptome behandelt werden.

B. Beseitigung anatomischer Hindernisse: Sie beeinträchtigen manchmal das normale Schlucken oder Atmen. 1. Strukturveränderungen der Nase und des Nasenrachenraumes z. B. Nasenverschluß und Polypen. 2. Zahndefekte.

C. Hygiene und Eßgewohnheiten: Der

Patient muß darauf hingewiesen werden, daß Diätfehler, zu hastiges und unmäßiges Essen, Essen aus affektiven Gründen, Trinken großer Flüssigkeitsmengen während der Mahlzeiten, Einnehmen von Laxantien und Kauen von Kaugummi zu vermeiden sind.

D. Diät: Die Diät sollte aus leichter, proteinreicher, fett- und kohlenhydratarmer Kost bestehen. Blähende und reizende Speisen sollten eingeschränkt werden. Zu vermeiden sind: Die meisten rohen Früchte und Gemüse (insbesondere Kohl, Gurken, Zwiebeln, Pfeffer, Sellerie, Tomaten und Bohnen); Zucker in großen Mengen oder in konzentrierter Form; Gebratenes; Nüsse, Rosinen, Beeren und andere Kernfrüchte; Gewürze; alkoholische und kohlensäurehaltige Getränke.

E. Medikation: Die medikamentöse Therapie ist im allgemeinen unzureichend und manchmal nur von suggestivem Wert.

1. Anticholinergisch-sedative Mittel: Diese Mittel dienen der Verminderung des Speichelflusses (der bei diesen Patienten oft vermehrt ist) und vermindern die Aerophagie.

2. Carminativa: (Kamille, Fenchel, Pfefferminz) sollen eine günstige symptomatische Wirkung haben.

Diarrhoe

Ätiologie

Die Ursachen der Diarrhoe können wie folgt klassifiziert werden:

1. Psychogene Störungen: „Nervöse Diarrhoe".

2. Intestinalerkrankungen: Virusenteritis, Amöbiasis, Schwermetallvergiftungen, Abführmittelgewöhnung, gastrocolische Fisteln, Stuhlverhaltung, Carcinome, Colitis ulcerosa.

3. Malabsorption: Einheimische und tropische Sprue.

4. Pankreaserkrankungen: Pankreasinsuffizienz.

5. Gallengangsstörungen: Choledochoduodenostomie.

6. Reflektorische Reize ausgehend von anderen inneren Organen (von außen her auf den Gastrointestinaltrakt wirkend): z. B. Beckenorgane.

7. Neurologische Erkrankungen: Tabes dorsalis, diabetische Neuropathie.

8. Stoffwechselerkrankungen: Hyperthyreose.

9. Globulindefekte.

10. Unbekannte Ursachen: Reisediarrhoe.

Behandlung

Beseitigung der spezifischen Ursachen wenn irgend möglich.

A. Behandlung der patho-physiologischen Veränderungen, die Folge der Diarrhoe sind. Kontrolle der Hyperperistaltik. Es ist außerdem wichtig, daß folgende sekundäre Symptome behandelt werden.

1. Störung des Flüssigkeitsgleichgewichts (Dehydratation).

2. Störung des Mineralhaushalts z. B. Hypocalcämie, -kaliämie, -natriämie etc.

3. Ernährungsstörungen (z. B. Hypoproteinämie) und andere Malabsorptionssymptome.

4. Psychogene Störungen z. B. Fixierung an den Gastrointestinaltrakt oder Angst vor Sphincterinkontinenz bei langanhaltender Diarrhoe.

B. Diät:

1. Schonkost: Nach Ansicht der meisten Internisten sollte die Nahrungsaufnahme vermieden oder während der ersten 24 Std auf flüssige Kost beschränkt werden (s. Bacillenruhr). Während der akuten Phase der Enteritis sollten oral nur Wasser, leichter Tee, Reis- oder Haferschleim, Fleischbrühe, Brei, Toastbrot oder Zwieback mit Butter und weichgekochte Eier (keine gebackenen) gegeben werden. Diese Kost kann nach Verträglichkeit weiter ergänzt werden.

2. Leichte Kost: (Niemals scharf gewürzt). Folgende Nahrungsmittel sollten in der Rekonvaleszenz verordnet werden: Milchbrei, klare Brühe oder klare Suppen, milde Käsesorten, Fisch, Geflügel, Fleisch (nicht gebraten), Brot, Milchprodukte, Eier und kohlensäurefreie Getränke.

3. Zu vermeiden sind: Gemüse und Früchte (besonders rohe), gebratene Gerichte, Vollkornzubereitungen, Marmelade, Gelee, Eingemachtes, Süßigkeiten, Essigfrüchte, Gurken, Gewürze, Kaffee, kohlensäure- und alkoholhaltige Getränke.

4. *Vitaminsubstitution*: Die Schonkost kann den Vitaminmangel, der durch die Störung der intestinalen Resorption entstanden ist, erhöhen. Patienten mit chronischer Diarrhoe sollten auf jeden Fall so viele Vitamine erhalten wie bei chronischem Vitaminmangel. Die Menge variiert zwischen der 4 und 10fachen Erhaltungsdosis.

C. Antidiarrhoica:

1. *Wismut-Verbindungen*: Relativ schwach wirken Wismutpräparate z. B. Bismut. subgallic.

2. *Pectin-Kaolin-Verbindungen*: Brauchbare kommerzielle Zubereitungen stehen zur Verfügung (z. B. Kaopectate®), 15–30 ml 3mal täglich vor den Mahlzeiten und vor dem Schlafengehen oder – bei Bedarf – nach wäßrigem Stuhlgang.

3. *Diphenoxylat mit Atropin* (Reasec®) 3–4mal täglich 2,5 mg nach Bedarf. Reasec® ist ein wirksames Antidiarrhoicum, muß jedoch bei Patienten mit Lebererkrankungen und bei solchen, die Barbiturate und andere potenzierende Medikamente nehmen, mit Vorsicht verwendet werden.

4. *Opiate* sollen bei chronischen Diarrhoen vermieden werden. Auch bei akuter Diarrhoe, wenn es sich nicht um eine unbeeinflußbare Diarrhoe mit Erbrechen und Koliken handelt, sollte darauf verzichtet werden. Eine akute chirurgische Erkrankung muß ausgeschlossen werden, bevor Opiate eingesetzt werden. Folgende Zubereitungen können verordnet werden:

a) Tinctura opii simplex, 3–4mal täglich 10 Tropfen oder nach wäßrigen Stühlen.

b) Codeinum phosphoricum, 15–65 mg s. c. nach wäßrigem Stuhl je nach Bedarf, oder 2–3mal täglich 20–30 Tropfen der 2%igen Lösung.

5. *Starke Opiate*: Morphin und Dihydromorphinon sollten ausgewählten Patienten, mit schwerer akuter Diarrhoe, die auf keine anderen konservative Maßnahmen mehr ansprechen, vorbehalten werden.

a) Morphinum hydrochloricum, 10 mg s. c. nach wäßrigen Stühlen je nach Bedarf. Dieses Medikament kann Übelkeit und Erbrechen hervorrufen.

b) Dihydromorphinon hydrochlorid (Dilaudid®) kann Morphin ersetzen. Je nach Bedarf 2–3 mg i. m. nach wäßrigen Stühlen.

6. *Krampflösende-sedative Mittel* sind häufig von Nutzen. Die krampflösenden Medikamente, besonders zusammen mit Barbituraten angewendet, bewirken eine leichte Antiperistaltik bei akuten und chronischen Diarrhoen, die mit Angst und Erregung einhergehen. Es kann notwendig sein, die verschiedenen Belladonna-Alkaloide bis nahe an die toxische Dosis einzusetzen, um den gewünschten Effekt zu erzielen.

D. Psychotherapie: Viele Fälle von chronischer Diarrhoe haben psychogene Ursachen. Bei jedem Patienten mit diesen Beschwerden sollte deswegen eine sorgfältige psychische Anamnese erhoben werden.

Conn, H. O., Quintiliani, R.: Severe diarrhea controlled by gamma globulin in a patient with agammaglobulinemia, amyloidosis and thymoma. Ann. Int. Med. **65**, 528–541 (1966).

Eichenwald, H. F., McCracken, G. H., Jr.: Acute diarrheal disease. Med. Clin. N. Amer. **54**, 443–453 (1970).

Turner, A. C.: Traveller's diarrhoea: A survey of symptoms, occurrence, and possible prophylaxis. Brit. med. J. **1967 II**, 653–654.

Psychische gastroenterologische Störungen

Diese Gruppe von Störungen hat viele Namen, z. B. nervöse Verdauungsstörungen, funktionelle Dyspepsie, Pylorospasmus, Colon irritabile, spastische Colitis, funktionelle Colitis, Colica mucosa, intestinale Neurose und Laxantiencolitis. Der Gastrointestinaltrakt kann ganz oder teilweise betroffen sein. Diese Störungen sind durch gastrointestinale Überempfindlichkeit, veränderte Motilität und Sekretion charakterisiert. Sie haben ihren gemeinsamen Ursprung in psychischen Ursachen und/oder abnormen Lebensbedingungen.

Es ist wichtig, eine organische gastrointestinale Erkrankung auszuschließen. Die Anamnese ergibt gewöhnlich „Nervosität", neuropathische Charakterzüge und emotionelle Störungen. Die Lebensgewohnheiten des Patienten sind unregelmäßig und unphysiologisch, z. B. unzweckmäßige Diät und unregelmäßige Mahlzeiten. Typischerweise denken diese Patienten immerzu an die Verdauung; sie benutzen Abführmittel und Klistiere. Es gibt einen sehr variablen Komplex gastrointestinaler Symptome: Übelkeit und Erbrechen, Appetitlosigkeit, Foetor ex ore, Sodbrennen, Flatulenz, Krämpfe, Obstipation oder Diarrhoe. Ein eindeutiger Zusammenhang zwischen diesen Symptomen und emotionellem Streß oder Überbelastung läßt sich fast immer erkennen.

Die Untersuchung ergibt palpatorisch eine generalisierte abdominelle Überempfindlichkeit, besonders im Verlauf des Colon. Die Röntgenuntersuchung zeigt Sphincterspasmen und eine veränderte gastrointestinale Motilität. Andere röntgenologische Anomalien fehlen.

Behandlung

A. Diät: Eine bestimmte Diät für diese Patienten gibt es nicht. Schonkost wird im allgemeinen am besten vertragen. Diese kann jedoch obstipierend und blähend wirken und muß deswegen individuell modifiziert werden.

Erfolgversprechend ist das Vermeiden von Milch und Milchprodukten. Alle Nahrungsmittel sollten gekocht werden.

B. Persönliche Gewohnheiten und Hygiene: Wichtig sind regelmäßige Mahlzeiten, ausreichender Schlaf, körperliche Bewegung und Entspannung. Alkohol und Nicotin sollen eingeschränkt werden.

C. Symptomatische Behandlung: Sedative-spasmolytische Medikation ist bei diesen Störungen besonders wichtig z. B. Kombinationstherapie mit Belladonnaalkaloiden und Barbituraten (z. B. Belladenal® jeweils zu den Mahlzeiten 1 Tablette).

D. Psychotherapie: Diese kann in einfacher Beruhigung oder auch in intensiveren Verfahren bestehen. Nach sorgfältigem Ausschluß einer organischen Erkrankung ist es besonders wichtig, dem Patienten die Sicherkeit der organischen Gesundheit zu vermitteln.

Massive Blutung aus dem oberen Gastrointestinaltrakt

Die massive gastrointestinale Blutung gehört zu den alltäglichen Notfällen. Sie ist durch schnellen Verlust von soviel Blut gekennzeichnet, daß ein hypovolämischer Schock resultiert. Der dazu nötige Blutverlust ist abhängig von der Körpergröße, dem Alter und dem Allgemeinzustand des Patienten. Außerdem spielt die Schnelligkeit der Blutung eine Rolle. Ein plötzlicher Verlust von 20% oder mehr des Blutvolumens (das gesamte Blutvolumen beträgt bekanntlich ungefähr 75 ml/kg Körpergewicht) ruft Hypotonie, Tachykardie und andere Schockzeichen hervor. So muß beispielsweise ein Mann mit 70 kg Körpergewicht, der aufgrund einer gastrointestinalen Blutung einen Schock erleidet, mindestens 1000–1500 ml Blut verloren haben. Sofortige Maßnahmen müssen sein: 1. Schockbekämpfung und 2. Diagnosestellung. Darauf beruht die endgültige Behandlung.

Ungefähr 75% der Fälle rühren von Ulcera des Duodenum oder Magens her. Oesophagusvaricen und Gastritis verursachen je 10% der Fälle. Magentumoren, Hiatushernien, Oesophagitis und verschiedene andere Erkrankungen machen die restlichen 5% aus.

Klinische Befunde

A. Symptome: Meistens ergibt die Anamnese plötzlich auftretendes Schwächegefühl oder Ohnmacht zusammen mit Teerstühlen und/oder Bluterbrechen. Teerstühle haben alle Patienten, Bluterbrechen mehr als 50%. Haematemesis ist besonders häufig bei Oesophagusvaricen (90%), bei Gastritis und Magengeschwüren. Der Patient ist bei größerem Blutverlust blaß und schwach, selbst wenn er noch nicht im Schock sein sollte.

Gewöhnlich fehlt der Schmerz. Je nach der Blutungsursache kann der abdominelle Tastbefund unwesentlich sein oder eine Hepatomegalie, eine Splenomegalie oder eine Resistenz (Tumor) ist nachweisbar. Die Anamnese kann Magengeschwüre, Lebercirrhose oder andere prädisponierende Erkrankungen aufzeigen. Oft aber gibt die Anamnese keinen Aufschluß über die Ursache der Blutung. Ungefähr die Hälfte aller Patienten hat wenigstens eine frühere Blutung gehabt.

Die Ätiologie der Blutung soll möglichst früh ermittelt werden, weil die Entscheidung für eine operative oder konservative Therapie von der Diagnose abhängt. Kritisch ist die Unterscheidung zwischen Oesophagusvaricen und Magengeschwür, weil die Notfalloperation beim Magengeschwür erfolgversprechender ist als bei Varicen. Eine exakte Diagnose ist wertvoll, weil das operative Vorgehen gezielt erfolgen kann.

Angaben über frühere Magengeschwüre, ein chronischer „verdorbener Magen" oder Antacidaeinnahme sprechen für ein Magengeschwür. Alkoholismus oder Gelbsucht in der Anamnese deuten auf eine Lebererkrankung hin. Auch bestehender Ikterus, Hepatosplenomegalie, „Spider" naevi, Foetor hepaticus, Ascites und Encephalopathia hepatica weisen auf eine Lebererkrankung hin.

Die wichtigsten diagnostischen Maßnahmen nach der ersten notwendigen Schockbehandlung sind folgende:

B. Laborbefunde: Kann die Ursache einer massiven intestinalen Blutung nicht ermittelt werden, müssen folgende Laboruntersuchungen durchgeführt werden:

1. *Leberfunktionsprüfungen*: Bilirubin, Transaminasen, Albumin/Globulinquotient, alkalische Phosphatase, Ammoniak, Prothrombinzeit und Bromthaleintest sind wichtig für die Diagnose von Lebererkrankungen (portale Hypertension und Varicen als mögliche Ursachen der Blutung). Ein normaler Bromthaleintest schließt praktisch Lebererkrankung mit Oesophagusvaricen aus. Der Blutammoniakspiegel ist beinahe immer erhöht bei Cirrhosen mit Oesophagusvaricen bereits innerhalb von 1–2 Std nach Blutungsbeginn.

2. *Blutuntersuchungen*: Untersuchungen des Gerinnungssystems (Blutungszeit, Prothrombinkonzentration, Thrombocytenzahl) können sich in ungeklärten Fällen von massiver gastrointestinaler Blutung als diagnostisch wertvoll erweisen.

C. Röntgenbefunde: Die Ursachen von Blutungen im oberen Gastrointestinaltrakt können in ungefähr 75% der Fälle durch Röntgenuntersuchung gefunden werden. Alle Patienten mit Blutungen im oberen Gastrointestinalbereich sollten möglichst früh einer peroralen Kontrastmitteldarstellung unterzogen werden. Die Untersuchung sollte nur bei fortbestehender Blutung oder im Schock zurückgestellt werden. Wenn eine Oesophagusvaricenblutung vermutet wird, kann eine Splenoportographie (mit allem Vorbehalt) in Betracht gezogen werden. Eine Druckmessung sollte dabei angeschlossen werden, um eine portale Hypertension zu erfassen.

Mit Hilfe einer selektiven Angiographie kann eine gastrointestinale Blutung gelegentlich lokalisiert werden.

D. Endoskopie: Werden trotz negativer Röntgenuntersuchung Varicen vermutet, kann die Oesophagoskopie nützlich sein. Die Untersuchung kann vor einer evtl. nötigen Laparatomie auf dem Operationstisch durchgeführt werden. Wenn sowohl Varicen wie auch Magengeschwüre röntgenologisch nachgewiesen wurden, kann die Oesophagoskopie eine Entscheidung über die Blutungsquelle bringen. Auch die Gastroskopie kann sich in den Fällen als dienlich erweisen, in denen Oesophagoskopie und Röntgenuntersuchung die Blutungsquelle nicht nachweisen konnten.

Behandlung

A. Allgemeine Maßnahmen: Der Patient sollte von Anfang an sowohl internistisch wie auch chirurgisch betreut werden. Blut wird sofort für Blutbild, Haematokrit, Blutgruppenbestimmung und Kreuzprobe (für mindestens 3 oder 4 Blutkonserven) abgenommen. Bei der Interpretation des roten Blutbildes und des Haematokritwertes muß man sich darüber im klaren sein, daß nach einem akuten Blutverlust für die Herstellung des Flüssigkeitsgleichgewichts eine Zeitspanne von 24–36 Std nötig ist. In der Zwischenzeit gibt der Haematokritwert nur Hinweise auf das Ausmaß des Blutverlustes. Blutvolumenbestimmungen können bei der Feststellung des akuten Blutverlustes gelegentlich eine Hilfe sein. Mit der Substitutionstherapie sollte sofort durch eine große intravenöse Kanüle oder einen Katheter mit Lactat-Ringer-Lösung oder 5% Glucose in physiologischer Kochsalzlösung begonnen werden. Ist der Schock schwer, gibt man während der Vorbereitung zur Bluttransfusion Dextran (Macrodex®) oder Plasma. Blutdruck, Puls und Atmung werden alle 15–60 min geprüft. Bettruhe und die Registrierung der Flüssigkeitszufuhr, Urinmenge sowie der Temperaturmessungen werden angeordnet. Wenn nötig, leichte Sedierung mit Barbituraten; Vitamin K_1 (Konakion®) wird gegeben, wenn eine Lebererkrankung vermutet wird.

B. Blutersatz: Behandlung des Schocks durch sofortige Bluttransfusion. Haematokrit und Hämoglobinbestimmungen werden bis zur Stabilisierung des Kreislaufs alle paar Stunden vorgenommen. Die Gabe von Plasmaersatz dient der Behebung des Schocks und der Wiederherstellung des effektiven Blutvolumens. Um dies zu erreichen, muß die gewünschte Blutmenge nach Erfahrungswerten festgesetzt werden. Man legt zugrunde, daß das Blutvolumen 75 ml/kg Körpergewicht ausmacht und berechnet das normale Blutvolumen des Patienten. Liegt ein mittlerer Schock vor (z. B. Blutdruck 70–90 mmHg, Pulsfrequenz 110–130/min und klinische Zeichen der Hypovolaemie (wie Ohnmacht, Blässe, kalte und feuchte Haut) ist zur Wiederherstellung eine Transfusion von ca. 25% des normalen Blutvolumens erforderlich. Ist der Schock schwer (Blutdruck unter 70 mm Hg), beträgt die erforderliche Anfangsmenge 40–50% des normalen Blutvolumens. Der Schock muß sofort und vollständig durch schnelle Blutzufuhr unter Kontrolle gebracht werden. Sind Blutdruck und Puls zu relativ normalen Werten zurückgekehrt und haben sich die klinischen Zeichen gebessert, wird die Transfusionsgeschwindigkeit verlangsamt; über die Gesamtmenge der Bluttransfusionen muß der Verlauf entscheiden. Eine unzureichende Schockbeseitigung ist Ausdruck einer fortbestehenden Blutung (s. unten) oder einer ungenügenden Substitution.

C. Medikamentöse Maßnahmen: Hyperchlorhydrie des Magens mit peptischer Verdauung verschlechtert die Situation in vielen Fällen von massiver Blutung im oberen Gastrointestinaltrakt, einschließlich Varicen. Sobald der Schock und die Übelkeit nachlassen, muß mit leichter Ernährung und mit der Ulcustherapie begonnen werden. Eine fortbestehende leichte Blutung stellt keine Kontraindikation für folgende Therapie dar:

1. Diät: Stündliche Nahrungsaufnahme (auch nachts) von 90 ml 50% Milch – 50% Sahne (Sippykost I). Um den Mineralverlust auszugleichen, müssen jedem Viertel Liter Milch-Sahnemischung 3–6 g Kochsalz zugesetzt werden. Diese Diät soll in den nächsten Tagen von pürierter Kost, wenn sie vertragen wird, abgelöst werden. – Die Sippykost wird in Europa sehr kritisch beurteilt.

2. Antacida wie Gelusil®-Lac oder Phosphalugel® werden stündlich mit der Milch-Sahne-Mischung verabfolgt.

3. Die weitere Medikation schließt die Gabe von Anticholinergica und leichten Barbituraten ein, wie unten bei der Besprechung des Ulcus duodeni ausgeführt wird.

4. Einführung einer nasalen Magensonde zur Entfernung von Blut durch Spülungen mit gekühlter Kochsalzlösung, bis die Flüssigkeit klar bleibt. Dann werden durch den Schlauch stündlich Antacida zugeführt. Regelmäßige Aspiration, um festzustellen, ob frisches Blut vorhanden ist.

D. Behandlung blutender Oesophagusvaricen: Wenn Varicen die Ursache der Blutung sind, sind besondere Maßnahmen angezeigt (s. unten in der Besprechung der Lebercirrhose).

E. Indikationen für Notfallsoperation: Außer wenn Oesophagusvaricen Blutungsursache sind, muß eine Operation zur Stillung der Blutung unter folgenden Umständen in Betracht gezogen werden: 1. Wenn der Patient 2 l und mehr Blut erhalten hat, ohne daß der Schock beseitigt ist. 2. Wenn stabile Blutdruck- und Haematokritwerte mit maximal 500 ml Blut/8 Std nicht aufrecht erhalten werden können. 3. Wenn die Blutung mehr als 2–3 Tage andauert. 4. Wenn die Blutung anfänglich zum Stehen kommt, aber massiv wiederauftritt, obwohl der Patient entsprechend medikamentös behandelt wird. 5. Wenn der Patient über 50 Jahre alt ist. Es hat sich nämlich gezeigt, daß die Mortalitätsrate durch Verblutung trotz konservativer Maßnahmen in der älteren Altersgruppe größer ist als bei Patienten unter 40 Jahren. Eine massive Blutung wird von älteren Patienten weniger gut vertragen und ist weniger leicht zum Stehen zu bringen; bei ihnen ist deswegen ein operativer Eingriff häufiger nötig.

F. Lokale Hypothermie des Magens: Magenkühlung mit 50% Äthylalkohol bei 2–4 °C durch einen intragastralen Ballon kann wirksam sein, um eine massive gastroduodenale oder oesophageale Blutung unter Kontrolle zu bringen. Eine Spezialausrüstung ist erforderlich.

Anmerkung: Hypothermie des Magens zum Stillen von Blutungen darf nicht mit „gastric freezing" verwechselt werden, wobei eine Kühlsubstanz bei –15 bis –20° C durch einen Magenballon zirkuliert. „Freezing“ – eine zeitlang als Ulcustherapie propagiert – ist eine gefährliche Methode. In ihrem Gefolge treten ernste Komplikationen auf, z. B. Magenblutung, Nekrosen und Rupturen.

Prognose

Die Gesamtsterblichkeit von ungefähr 14% zeigt den Ernst von Blutungen im oberen Gastrointestinaltrakt auf. Die Mortalitätsrate differiert sehr; sie ist abhängig von der Ätiologie der Blutung und der Komplikation durch andere schwere Systemerkrankungen. Die Gesamtmortalitätsrate bei der chirurgischen Stillung der Blutung ist ebenfalls hoch. Die besten Ergebnisse werden erzielt, wenn die Blutung auf medikamentöse, konservative Therapie anspricht, und die Operation aufgeschoben wird, bis sich der Patient von den Auswirkungen der Blutung erholt hat. Die Mortalitätsrate bei blutenden Duodenalulcera liegt bei 3%, die bei Varicenblutung um 50%.

CONN, H. O., LINDENMUTH, W. W.: Prophylactic portacaval anastomosis in patients with esophageal varices. New Engl. J. med. **279**, 725–731 (1968).

FREY, C. F., REUTER, S. R., BOOKSTEIN, J. J.: Localization of gastrointestinal hemorrhage by selective angiography. Surg. **67**, 548–555 (1970).

HALMAGYI, A. F.: A critical review of 425 patients with upper gastrointestinal hemorrhage. Surg. Gynec. Obstet. **130**, 419–430 (1970).

ORLOFF, M. J.: Emergency portacaval shunt, varix ligation and nonsurgical treatment of bleeding esophageal varices in unselected patients with cirrhosis. Ann. Surg. **166**, 456–478 (1967).

PALMER, E. D.: The vigorous diagnostic approach to upper-gastrointestinal tract hemorrhage. J. Amer. med. Ass. [JAMA] **207**, 1477–1480 (1969).

SEDGEWICK, C. E., VERNON, J. K.: Gastrointestinal bleeding: Diagnosis and management. Surg. Clin. N. Amer. **48**, 523–541 (1968).

ZOLLINGER, R. M., NICK, W. V.: Upper gastrointestinal tract hemorrhage. J. Amer. med. Ass. [JAMA] **212**, 2251–2254 (1970).

Erkrankungen des Mundes

Zahncaries

Es ist bekannt, daß drei Voraussetzungen für die Entstehung einer Caries vorhanden sein müssen: Bakterien, ein Substrat und ein anfälliger Zahn.

Die Diagnose stützt sich auf Röntgenuntersuchung [Strahlendurchlässigkeit von Zahnschmelz (Substantia adamantina) und Zahnbein (Dentin)] und die klinische Beobachtung eines Zahnbereichs, der weich, nekrotisch, verfärbt und oft empfindlich ist. Sowohl die röntgenologische wie die klinische Untersuchung sind für eine sichere Feststellung der Zahncaries notwendig. Zwischen dem Ausmaß der Caries und den Symptomen besteht keine absolute Korrelation. Fehlender Zahnschmerz schließt eine Caries nicht aus.

Vorbeugung und Behandlung

Folgendes Vorgehen hat sich bewährt:

1. Eine wiederherstellende Zahnbehandlung ist die wichtigste Maßnahme zur Beseitigung der Caries. Caries der Milchzähne darf nicht vernachlässigt werden, da Zahnbeininfektion oder vorzeitiger Verlust dieser Zähne die Gesundheit beeinträchtigen können. Die Stellung des bleibenden Gebisses kann außerdem bei Vernachlässigung der Milchzähne beeinflußt werden.

2. Sorgfältige Mundhygiene reduziert die Bakterienflora und die Substrate. Sowohl häufiges Bürsten mit Zahnputzmitteln wie auch der Gebrauch von Mundwasser sind nützlich. Elektrische Zahnbürsten erhöhen die Wirksamkeit beim Reinigen der Zahnoberflächen; ein sicherer Einfluß auf die Verminderung der Carieshäufigkeit hat sich nicht erwiesen. Der Nutzen von Zusatzstoffen zu den Zahnputzmitteln ist zweifelhaft.

3. Die Reduzierung der Kohlenhydrate in der Nahrung (hauptsächlich Rohrzucker) und Süßigkeiten (z. B. Konfitüren, Kuchen, Nahrungsstoffe, die lange an den Zähnen haften bleiben) führt zu einer Verminderung des Substrats. Dadurch sistieren Säureproduktion und Entkalkung.

4. Lokale Anwendung der Fluoride durch einen Zahnarzt kann eine säureresistentere

Zahnstruktur (Fluorapatit anstelle von Hydroxylapatit) bilden helfen. Diese Maßnahme sollte in Betracht gezogen werden, wenn sich eine Caries entwickelt, obwohl der Patient während der Zahnentwicklung fluorreiches Wasser verwendet hat. Wenn das Wasser nicht fluorhaltig ist, werden tägliche orale Fluorzusätze für Kinder bis zu 12 Jahren (während der Zahnentwicklung) empfohlen. (Die Menge der Zusätze ist abhängig von der Konzentration an natürlichem Fluor im Leitungswasser und sollte eine tägliche Aufnahme von 1 mg nicht überschreiten.)

Obwohl Fluorionen vom mütterlichen in den kindlichen Kreislauf übertreten, ist der Nutzen für die Cariesverhütung der ersten Zähne fraglich.

Verfärbte Zähne

Die häufigsten Ursachen verfärbter Zähne sind Nahrungsfarbstoffe, Bakterien, Tabakrauchen und Medikamente. Die Behandlung besteht in der Beseitigung der Ursachen und einer richtigen Zahnpflege. Pulpablutungen (z. B. durch Verletzungen hervorgerufen), können zu einer Ablagerung von Hämosiderin im Zahninnern führen. Der Zahn bleibt hierbei meist steril und symptomfrei, stirbt jedoch ab und verfärbt sich dunkel. Diese Zähne können gebleicht werden, wenn es aus ästhetischen Gründen notwendig erscheint. Gelegentlich sind für die Zahnverfärbung jedoch Veränderungen in der Zahnstruktur verantwortlich. Hierzu zählen: Tetracyclineinnahme, fetale Erythroblastose, angeborene Schmelz- oder Dentindefekte und Fluorose.

Tetracycline

Tetracyclinverfärbungen kommen bei Personen vor, die diese Antibiotica (Tetracyclin, Oxytetracyclin, Chlortetracyclin und Demethylchlortetracyclin) peroral während der Zeit der Zahnentwicklung (frühes Kindesalter und frühe Jugend) eingenommen haben. Da eine ganze Dentinschicht während einiger Tage verkalken kann, kann eine kleine Menge, über eine kurze Zeit eingenommen, den Eindruck erwecken, als ob der gesamte Zahn verfärbt wäre. Die Verfärbung ist graubraun oder gelb-braun. Eine typische gelbe Fluorescenz ist unter ultraviolettem Licht in nicht entkalkten Bezirken erkennbar. Die Tetracyclineinnahme kann fast immer anamnestisch gesichert werden. Die Zähne sind nicht schadhaft. Eine Behandlung (mittels einer Krone) ist nur aus kosmetischen Gründen angezeigt. Auf Grund vorläufiger Berichte sind Bleichversuche erfolgversprechend.

Wegen des Risikos einer Verfärbung sollte der Gebrauch von Tetracyclinen in der Zeit der Zahnentwicklung möglichst vermieden werden.

Witkop, C. J., Jr., Wolf, R. P.: Hypoplasia and intrinsic staining of enamel following tetracycline therapy. J. Amer. med. Ass. [JAMA] **185**, 100–111 (1963).

Fetale Erythroblastose (hämolytischer Ikterus der Neugeborenen)

Zahnverfärbung aufgrund von fetaler Erythroblastose braucht von der Tetracyclinverfärbung nicht zu unterscheiden sein. Die Diagnose wird nach der Anamnese gestellt. Eine Behandlung (mittels einer Krone) ist nur aus kosmetischen Gründen nötig.

Angeborene Defekte

Die *Dentinogenesis imperfecta* ist eine angeborene Erkrankung; sie befällt Milch- und bleibende Zähne, die gräulich-braun erscheinen. Sehr selten ist auch eine Osteogenesis imperfecta vorhanden. Die Diagnose kann mit Hilfe eines typischen Röntgenbildes mit nagelähnlich geformten Zahnwurzeln bei fehlenden Pulpahöhlen oder -kanälen gestellt werden; die Zähne sind gewöhnlich weich und gehen rasch zugrunde; deshalb ist ein Schutz der Zähne durch Kronen unerläßlich.

Die *Amelogenesis imperfecta* ist ebenfalls erblich bedingt; sie zeigt sich durch Defekte im Zahnschmelz und eine gelbbraune Verfärbung. Die Diagnose stützt sich auf die Anamnese und auf den Nachweis der Schmelzdefekte. Eine Behandlung erfolgt hauptsächlich aus kosmetischen Gründen.

Fluorose

Eine Fluorose der Zähne tritt am häufigsten dann auf, wenn der Fluorgehalt des Wassers

2 ppm (1 ppm ist die empfohlene Konzentration) überschreitet. Die Häufigkeit und Stärke der Verfärbung ist proportional der Konzentration im Wasser und der Gesamtmenge, die während der Zahnentwicklung eingenommen wurde. Die Verfärbung kann von kreideweißen bis gelbbraunen Flecken variieren, die oft unregelmäßig erscheinen. Milchzähne sind nicht betroffen, möglicherweise deshalb, weil die im Uterus vorhandene Fluormenge sehr gering ist. Wenn erforderlich, können diese Zähne mit 30% Wasserstoffsuperoxyd (Perhydrol®) gebleicht werden.

Vorzeitiger Zahnverlust

Der Zahnwechsel erfolgt gewöhnlich im Alter zwischen 6 und 12 Jahren. Wenn sich die Zähne lockern oder vor dem 5. Lebensjahr ausfallen (und Verletzungen nicht die Ursache sind) müssen Histiocytose X (Reticuloendotheliose), kindliche Hypophosphatasie und frühzeitige Parodontose in Betracht gezogen werden.

Histiocytose X
Von der Histiocytose X sind nur die späteren Milchzähne betroffen. Gelegentlich ist dies das erste Anzeichen der Erkrankung und die Diagnose wird durch Zahnfleischerosionen und vermehrte Durchlässigkeit für Röntgenstrahlen gestellt. Ein oder mehrere Zähne können erfaßt sein. Sicherung durch Untersuchung einer Biopsieprobe aus dem geschädigten Kiefer.

Die Ausräumung des betroffenen Kieferknochens ist oft die geeignete Behandlung. Bestrahlung kann notwendig sein. Es muß jedoch damit gerechnet werden, daß sie die Entwicklung der bleibenden Zähne beeinträchtigt.

Hypophosphatasie
Hypophosphatasie im Kindesalter ist eine angeborene Stoffwechselstörung. Dabei gehen die früheren Milchzähne selektiv verloren, gewöhnlich vor dem 3. Lebensjahr. Die Wurzeln zeigen nur eine geringe Resorption. Gewöhnlich ist keine andere Affektion vorhanden, obwohl eine Knochenentkalkung auftreten kann. Die Diagnose stützt sich auf den Nachweis einer verminderten alkalischen Serumphosphatase und die Ausscheidung von Phosphoäthanolamin im Urin. Das Leiden heilt spontan. Eine Behandlung ist nicht erforderlich. Die bleibenden Zähne werden nicht betroffen.

Pimstone, B., Eisenberg, E., Silverman, S.: Hypophosphatasia: Genetic and dental studies. Ann. intern. Med. **65**, 722–729 (1966).

Vorzeitige Parodontose
Eine vorzeitige Parodontose ist sowohl durch lockere Zähne wie auch durch entzündetes und ödematöses Zahnfleisch gekennzeichnet. Die Ätiologie ist unbekannt. Sowohl die Milch- wie auch die bleibenden Zähne sind gewöhnlich betroffen. Zahnerhaltende Maßnahmen sollten erfolgen, bevor eine Extraktion erforderlich wird.

Zahnabscesse
(Periapicalabsceß)

Die Zahncaries kennt keine Spontanremissionen; wird sie nicht beseitigt, führt sie zur Pulpainfektion und schließlich zum periapicalen Absceß. Absterben der Pulpa und periapicale Infektion können auch aus physikalischen oder chemischen Traumen resultieren. Die Behandlung besteht in einer Wurzeltherapie (Ausräumung und Füllung des ganzen Kanals) oder der Extraktion.

Im Frühstadium der Pulpainfektion können die Symptome nicht auf den befallenen Zahn lokalisiert werden. Gewöhnlich sind intermittierende, ziehende Schmerzen vorhanden, die durch lokale Temperaturschwankungen intensiviert werden. Im späteren Entzündungsstadium ist der Schmerz äußerst stark und andauernd. Er kann durch Wärme verstärkt und durch Kälte gemildert werden. Nachdem die Infektion den umgebenden Knochen erreicht hat, kommt es zum typischen umschriebenen Druckschmerz und zu der Lockerung des Zahnes. Die Symptome können dann völlig verschwinden und, wenn eine Eröffnung nach außen erfolgt, kann der einzige Befund ein Zahnfleischgeschwür (Parulis) sein. Ist die Drainage unzureichend, bleiben oft Schwellung, Schmerz, Lymphadenopathie und Fieber bestehen. In diesem Stadium sind Antibiotica indiziert, bevor mit der lokalen Therapie begonnen wird. Die Diagnose hängt von den Symptomen ab: Pulpaprüfung (Wärme, Kälte, Elektrizität), Perkussion, Röntgenuntersuchung (braucht nicht die typische periapicale Strahlendurchlässigkeit aufzuzeigen), Lockerung der Zähne, ausgedehnte Caries, Füllungen, Parulis und Schwellung. Es muß darauf geachtet werden, daß Nebenhöhlenentzündung (Sinusitis), Neuralgien und Krankheiten, die die cervicalen Lymphknoten beeinflussen, ausgeschlossen werden.

Wenn irgend möglich, sind Incision und Drainage angezeigt. Bei Bedarf sollen Antibiotica und Analgetica verordnet werden. Wenn die Anamnese keinen Anhaltspunkt für eine Überempfindlichkeit ergibt, ist Penicillin das Antibioticum der Wahl. Antibiotica-Lutschtabletten sollten nicht verwendet werden.

Wenn die Behandlung durch Wurzeltherapie oder Extraktion nicht erfolgt, kann sich der Absceß zu einer Osteomyelitis oder Cellulitis (oder beidem) entwickeln. Er kann sich unter Umständen auch cystisch umwandeln, fortschreiten und langsam – ohne Schmerz zu verursachen – den Knochen zerstören.

Angina Plaut-Vincent

(Nekrotisierende ulcerierende Gingivitis)

Die Angina Plaut-Vincent ist eine akute, entzündliche Erkrankung des Zahnfleisches, wobei Schmerzen, Blutungen, Fieber und Lymphadenopathie vorhanden sein können. Die Ätiologie ist unbekannt, und es ist zweifelhaft, ob diese Krankheit übertragbar ist. Viele Faktoren mögen verantwortlich sein, wie z. B. schlechte Mundpflege, ungenügende Diät und Schlaf, Alkoholismus und verschiedene andere Erkrankungen, wie infektiöse Mononucleose, unspezifische Virusinfektionen, bakterielle Infektionen, Soor des Mundes, Blutdyskrasie und Diabetes mellitus. Der Nachweis von fusiformen Stäbchen und Spirillen ist wertlos, da sie bei ungefähr $^1/_3$ der Patienten mit klinisch normalem Mund vorhanden sind und in einigen Fällen mit Angina Plaut-Vincent fehlen.

Die Maßnahmen hängen vom Nachweis der Grundkrankheit ab. Symptomatische Behandlung mit Antibiotica (systemisch nicht lokal), oxydierenden Mundwassern (3% Wasserstoffsuperoxyd in der gleichen Menge warmen Wassers), Analgetica, Ruhe und geeigneten diätetischen Maßnahmen. Die weitere, evtl. chirurgische Behandlung sollte fachärztlich fortgesetzt werden.

Parodontose

Speisen, Bakterien und Zahnstein, die sich zwischen Zahnfleisch und Zähnen in den sogenannten „Zahntaschen" befinden, können einen entzündlichen Prozeß mit Eiterbildung mit oder ohne Beschwerden oder anderen Symptomen auslösen. Erfolgt keine Behandlung, so lockern sich die befallenen Zähne und fallen möglicherweise aus, weil der alveolare, stützende Knochen resorbiert wird. Erfolgt keine Eröffnung, so kann die Eiteransammlung zu einer akuten Schwellung mit Schmerzen (lateraler Absceß) führen.

Die Diagnose stützt sich auf eine Kombination von Befunden, einschließlich lokalisiertem Schmerz, lockeren Zähnen, Nachweis von Zahntaschen, Erythem, Schwellung oder Eiterung. Die Röntgenuntersuchung kann die Zerstörung des alveolaren Knochens aufzeigen.

Bei periapicalen Abscessen wird die Schwere der Symptome über die Zweckmäßigkeit einer Antibioticaanwendung entscheiden. Lokale Drainage und oxydierende Mundwasser (3% H_2O_2 in einer gleichen Menge warmen Wassers) wird gewöhnlich die akuten Symptome lindern, woran sich die übliche Nachbehandlung anschließt. Curettage oder Gingivektomie (oder beides) (Beseitigung übermäßigen Zahnfleischs) helfen die Bildung von „Zahntaschen" verhüten. In einigen Fällen ist wegen der fortgeschrittenen Schädigung (Knochenverlust) oder der Zahnstellung (3. Molarzahn insbesondere) eine Extraktion angezeigt. In einigen Fällen tritt die Parodontose trotz guter Hygiene und ohne ersichtlichen Grund auf. In diesen Fällen wird der Zerstörungsprozeß des alveolaren Knochens selbst durch intensive Pflege nur wenig aufgehalten.

Stomatitis ulcerosa

Stomatitis ulcerosa ist die generelle Bezeichnung für multiple Ulcerationen auf einer entzündeten Mundschleimhaut. Sie kann Folge von Blutdyskrasie, Erythema multiforme, Lichen ruber planus, akutem Herpes simplex, Pemphigus, Arzneimittelreaktionen und von Allergien sein. Häufig kann kein auslösender Faktor gefunden werden. Eine allgemeine körperliche Untersuchung mit Anamnese ist erforderlich. Zuvor sollte die Behandlung nur palliativ sein.

Kann kein ursächlicher Faktor festgestellt werden, oder sind keine Spontanremissionen der Schädigungen zu erkennen, so ist erfahrungsgemäß eine Dauerbehandlung notwendig. Die Diät sollte aus leichter, gut verträglicher Kost mit Vitaminzusätzen bestehen. Der Genuß von Alkohol und Nikotin muß streng verboten werden. Milde Mundspülungen, vorzugsweise Salzlösung (4mal pro Tag und nach den Malzeiten) fördern die Sauberkeit und lindern Beschwerden. Wenn nötig Analgetica gegen Schmerzen.

Adour, K. K.: Oral manifestations of systemic disease. Med. Clin. N. Amer. **50**, 361–369 (1966).

Stomatitis aphthosa

Ein Ulcus aphthosum ist ein oberflächliches Schleimhautulcus mit flachen, fast ebenen Rändern, die von Erythemata umgeben sind. Das Ulcus kann manchmal von einer Pseudomembran bedeckt sein. Es konnte niemals hinreichend bewiesen werden, daß diese Erkrankung auf ein Virus oder irgendein anderes spezifisches, chemisches, physikalisches oder mikrobiologisches Agens zurückgeführt werden kann. Die Ulcera können in der Einoder Mehrzahl vorkommen. Sie neigen zum Rezidiv. Sie sind oft schmerzhaft. Nüsse, Schokolade und Reizstoffe, wie Citrusfrüchte sollen angeblich die Stomatitis aphthosa auslösen. Die Ausschaltung dieser Substanzen verhindert jedoch nicht das Rezidiv. Streßsituationen verschiedener Art sollen ebenfalls zum Krankheitsausbruch beitragen. Die Diagnose ist selten zu sichern. Sie stützt sich hauptsächlich auf den Ausschluß ähnlicher und einfacher diagnostizierbarer Krankheiten, auf die Angabe eines Rezidivs und eine Inspektion des Ulcus.

Leichte Mundspülungen und Hydrocortison-Antibiotica-Salben sind schmerzstillend und heilungsfördernd. Cortisonderivate in haftender Salbengrundlage (Volon® A Haftsalbe) haben sich besonders bewährt. Sedativa, Analgetica und Vitamine können indirekt helfen. Vaccine und Gammaglobulin zeigten keine signifikante Wirkung. Obwohl ätzende Pharmaca schmerzlindernd sind, weil sie die feinen Nervenendungen zerstören, verursachen sie auch Nekrose und Narbengewebe, die ihrerseits die Heilung verzögern und oft den Boden für chronische Rezidive bereiten. Systemische Anwendung von Antibiotica ist kontraindiziert.

Die systemische Anwendung von Corticosteroiden in hoher Dosierung über eine kurze Zeitspanne kann bei schweren, kräftezehrenden, rezidivierenden Attacken sehr wertvoll sein.

Die Heilung, die gewöhnlich innerhalb von 1–3 Wochen eintritt, kann durch die Behandlung nur wenig beschleunigt werden.

Gelegentlich hat die Stomatitis aphthosa die Form einer Periadenitis, die über Monate unter Zurücklassung von Narben bestehen kann. Diese Form kann mit einem Carcinom verwechselt werden.

Candidiasis
(Soor)

Soor der Mundhöhle ist auf ein überschießendes Wachstum von Candida albicans zurückzuführen. Er ist durch milchig-weiße, quarkähnliche Flecken überall in der Mundhöhle charakterisiert. Die angrenzende Schleimhaut ist gewöhnlich erythematös. Nach Abkratzen der Flecken findet sich gewöhnlich eine wunde, blutende Oberfläche. Die befallenen Stellen schmerzen meistens. Manchmal ist Fieber und eine Lymphadenopathie nachweisbar. Obwohl dieser Pilz in der Mundhöhle von ungefähr $^1/_3$ aller scheinbar gesunden Personen vorkommt, kommt es nur dann zu einer überschießenden Wucherung, wenn das Gleichgewicht der Mundflora gestört ist, z. B.

bei allgemeiner Schwäche, einer akuten Erkrankung oder im Zusammenhang mit einer antiinfektiösen Therapie. Ein Befall weiterer Abschnitte des Magen-Darm-Traktes kann vorkommen.

Die Diagnose stützt sich auf das recht typische klinische Bild und kann durch Pilzkulturen bestätigt werden.

Die Behandlung ist nicht immer erfolgreich. Die Infektion ist gewöhnlich therapieresistent, solange die auslösenden Faktoren nicht beseitigt sind. Der Patient bedarf einer nahrhaften Diät mit Vitaminzusatz und sollte genügend Ruhe haben. Mundspülungen mit physiologischer Kochsalzlösung – alle 2 Std – bringen lokale Erleichterung und beschleunigen die Heilung. Eine spezifische fungistatische Therapie erfolgt mit Nystatin- (Moronal®) Mundspülungen, 500 000 Einheiten 3mal täglich (100 000 Einheiten/ml als Suspension zur Spülung des Mundes). Die Flüssigkeit kann anschließend geschluckt werden. Ovula (100 000 Einheiten) kann man 4mal täglich im Mund zergehen lassen. Pinselung der befallenen Bezirke mit 1% wäßriger Gentiana-Violett-Lösung 3mal täglich.

Unter gewissen Bedingungen, besonders unter Prothesen, kann eine Candidaaffektion als leicht granulärer oder unregelmäßig begrenzter erythematöser Fleck erscheinen. In diesen Fällen kann eine Diagnose durch ein Überwuchern der Candida albicans in der Kultur gestellt werden. Auch eine Biopsie mit Nachweis der in das Epithel eingedrungenen Candidahyphen (PAS-Färbung) kann zur Diagnose führen. Nystatin (Moronal®) Puder, 100 000 Einheiten/g, kann bei 4mal täglicher Anwendung über mehrere Wochen hinweg die Affektion beseitigen.

Chronische Mundwinkelentzündung (angulare Cheilitis, Rhagaden) ist oft ein Symptom der Candidiasis. Die beste Behandlung erfolgt mit Nystatin (Moronal®)-Puder.

Leukoplakien

Leukoplakien der Mundschleimhaut sind gelegentlich Anzeichen eines Carcinoms. Es ist deshalb wichtig, ein malignes Wachstum auszuschließen.

Die häufigsten Ursachen der Leukoplakien sind epitheliale Hyperplasien und Hyperkeratose, gewöhnlich als Ausdruck der Reaktion auf einen Reiz. Affektionen wie weiße, spongiöse Naevi und Lichen planus können mit Leukoplakien verwechselt werden. Letztere haben jedoch keine malignen Tendenzen. Zungenkeratose ist oft ein Symptom bei Syphilis III. Es besteht eine signifikante statistische Korrelation zwischen Zungenkrebs und Syphilisanamnese. In vielen Fällen kann die Ursache nicht ermittelt werden.

Leukoplakien sind gewöhnlich frei von subjektiven Symptomen. Sie werden häufig bei Routineuntersuchungen oder bei Patienten, die ein rauhes Gefühl im Mund haben, entdeckt. Weil zwischen klinischen Symptomen und mikroskopischen Befunden keine zuverlässige Korrelation besteht, kann eine endgültige Diagnose nur durch die mikroskopische Untersuchung gestellt werden. Cytologische Abstriche stellen eine wertvolle diagnostische Ergänzung dar.

Die Behandlung besteht in der Ausschaltung der Reize (z. B. Tabak, schlecht sitzende Gebisse). Wenn sich die Leukoplakie nicht zurückbildet, sollte nach Möglichkeit eine Excision vorgenommen werden. Da jedoch einige Leukoplakien so diffus auftreten, daß eine komplette Excision undurchführbar ist, ist eine sorgfältige klinische Untersuchung mit regelmäßiger Kontrolle wichtig. Die Diagnose muß in regelmäßigen Zeitabschnitten revidiert werden, da eine maligne Entartung immer in Betracht gezogen werden muß. Elektrische Verödung, Vitamin A und proteolytische Enzyme scheinen nicht zu reproduzierbaren Ergebnissen zu führen. Vorläufige Versuche mit kryochirurgischen Methoden scheinen erfolgversprechend zu sein.

Silverman, S., Jr., Rozen, R. D.: Observations on the clinical characteristics and natural history of oral leukoplakia. J. Amer. Dent. Ass. 76, 772–777 (1968).

Sialadenitis

(Speicheldrüsenentzündung)

Die akute Entzündung von Glandula parotis oder submandibularis ist gewöhnlich auf eine Infektion mit Viren oder Bakterien oder seltener, auf einen Gangverschluß zurückzuführen. Die Drüse ist empfindlich und geschwollen. Die Inspektion der Ausführungsgänge kann eine fehlende oder verminderte Exkretion mit Fluktuation der Schwellung zeigen. Diese tritt besonders während der Mahlzeiten auf, was für einen Verschluß spricht. Ein trübes Exkret läßt eine Infektion vermuten. Durch klinische Untersuchung und Röntgendarstellung können Speichelsteine im Gangsystem oder in der Drüse selbst ausgeschlossen werden. Sialographien können die Diagnostik wertvoll ergänzen. Suche nach anorganischem Stop (Stein, Sialolithiasis) oder organischer Stenose im Gangsystem.

Die Entzündung der Mundspeicheldrüsen auf Grund bakterieller, chemischer oder anderer ätiologisch ungeklärter Faktoren kann auch eine Trockenheit im Mund verursachen. Wenn die Trockenheit therapieresistent ist und akute Zeichen fehlen, können allgemeine speicheltreibende Mittel (Sialogoga) oder Lutschpastillen den Speichelfluß anregen.

Tumoren können mit benignen Entzündungen verwechselt werden. In diesen Fällen sollte eine Biopsie (Excision) vorgenommen werden. Damit sollte man jedoch warten, bis alle anderen diagnostischen Maßnahmen (auch ex iuvantibus) ausgeschöpft sind. Neoplasmen entwickeln sich gewöhnlich langsam und sind – zumindest in der ersten Phase – nicht schmerzhaft. Die Lymphknoten stehen mit den Mundspeicheldrüsen in enger Verbindung. Man sollte deswegen alle Erkrankungen in Betracht ziehen, bei denen die Lymphknotenvergrößerung im Vordergrund steht: z. B. Lymphome und metastasierende Neoplasmen. Lymphknotenhyperplasie und die Mikulicz'-Erkrankung können mit Erkrankungen der Mundspeicheldrüsen verwechselt werden.

In der akuten Phase sind Antibiotica, Wärme und Analgetica angezeigt. Gangsteine, die von außen durch Manipulation nicht entfernt werden können, müssen chirurgisch beseitigt werden (nach der akuten Phase). Wenn Entzündungen und Sialolithiasis häufig rezidivieren, muß die Drüsenexstirpation in Betracht gezogen werden. Bestrahlung kann bei der Behandlung der akuten oder rezidivierenden Sialadenitis wirksam sein, wenn andere Therapieversuche versagen.

Glossitis

Eine Entzündung der Zunge (die sich gewöhnlich mit einem teilweisen oder vollständigen Verlust der Papillae filiformes mit einem roten, glatten Aussehen manifestiert) kann Folge einer Anzahl von Erkrankungen, wie Anämie, Unterernährung, Arzneimittelreaktionen, allgemeiner Infektionen und physikalischer oder chemischer Reize sein. Die Behandlung sollte möglichst kausal sein. Eine palliative Therapie kann zur Beseitigung des lästigen Zungenbrennens nötig sein. Viele unklare Fälle müssen auf eine Lingua geographica oder eine Glossitis mediana rhombica (Anomalie: Persistieren des zentralen Zungenhöckers, des sog. Tuberculum impar) zurückgeführt werden.

Im allgemeinen stützt sich die Diagnose auf die Anamnese und Laboruntersuchungen (z. B. Bakterienkulturen). In unklaren Fällen muß eine Diagnose ex iuvantibus versucht werden.

Wenn die Ursache nicht festgestellt werden kann und keine Beschwerden vorhanden sind, ist keine Therapie erforderlich.

Glossodynie

(Chron. Zungenpapillitis)

Schmerzen und Brennen der ganzen Zunge oder isolierter Bezirke können mit oder ohne Glossitis vorkommen. Glossodynie kann Leitsymptom bei hypochromer oder perniziöser Anaemie, Ernährungsstörungen, Diabetes mellitus oder anderen Erkrankungen sein. In Fällen von Diabetes mellitus ist der Glucosetoleranztest oft pathologisch, während eine Glucosurie fehlt. Allergene (z. B. in Zahnputzmitteln) können gelegentlich Zungenschmerz verursachen. Gewisse Speisen können eine Glossodynie auslösen, sind aber nicht die Hauptursache. Zahnprothesen, schlechte Mundpflege und Zahninfektionen haben gewöhnlich keine ätiologische Bedeutung.

Obwohl meistens Frauen nach der Menopause betroffen werden, sind diese Störungen nicht an diese Personengruppe gebunden. In den meisten Fällen kann eine Hauptursache nicht festgestellt werden. Kulturen geben keinen Aufschluß, weil die nachgewiesenen Keime gewöhnlich ubiquitär sind. Nach Ansicht der meisten Kliniker ist die Glossodynie ein funktionelles Leiden.

Erfahrungsgemäß helfen manchmal Antihistaminica, Sedativa, Tranquilizer und Vitamine. Die Injektion von Hydrocortison in öliger Lösung direkt in die Zunge hat sich in schwierigen Fällen gelegentlich bewährt. Injektionen von Lokalanaesthetica und Placebo dienen der Differenzierung von funktionellen und organischen Erkrankungen. Salben und Mundwasser sind erfolglos.

Partielle Mundtrockenheit trägt gelegentlich zu den Symptomen bei. Diese kann durch einfache Lutschbonbons oder Pilocarpin, 1,0 bis 20 mg täglich, auf mehrere Dosen verteilt, angegangen werden. Bei Patientinnen nach der Menopause haben sich manchmal Oestrogengaben bewährt.

Pigmentation der Gingiva

Abnorme Pigmentation der Mundschleimhaut ist meistens eine genetisch bedingte Melaninablagerung im epithelialen Cytoplasma. Sie ist bei farbigen Rassen vorherrschend. Die Färbung reicht von braun bis schwarz und die Affektion kann sich in Form isolierter oder diffuser Flecken zeigen. Nichtgenetische Ursachen sind: Naevi (selten), metallische Arzneimittel (z. B. Wismut, Arsen, Quecksilber oder Blei) und Amalgamteilchen, die zufällig bei der Zahnbehandlung in das Zahnfleisch geraten sind. Pigmentationen finden sich auch in der Menopause, beim Morbus Addison, bei intestinaler Polypose, bei Neurofibromatose und verschiedenen anderen Störungen, die mit generalisierter Pigmentation einhergehen.

Besonders wichtig ist der Ausschluß eines malignen Melanoms (das sich allerdings äußerst selten im Mund findet). Dieses zeichnet sich durch schnelles Wachstum und eine gewisse Erhabenheit gegenüber der anderen Schleimhautoberfläche aus.

Hypertrophie der Mundschleimhaut

Diese beruht im allgemeinen auf einer vermehrten Epithel- und Fibroblasten-Tätigkeit. Erythem, Blutung und Schmerz fehlen gewöhnlich. (Dies steht im Gegensatz zu der akuten oder subakuten Gingivitis, die gewöhnlich durch bakterielle Infektion oder schlechte Mundpflege ausgelöst wird; siehe Angina Plaut-Vincent.) Sie kann angeboren (Fibromatosis gingivae) oder eine Arzneimittelreaktion (gewöhnlich auf Diphenylhydantoin oder eines der anderen Anticonvulsiva) sein. In vielen Fällen kann die Ursache nicht festgestellt werden.

Wenn die Hypertrophie durch Beseitigung des auslösenden Faktors nicht beseitigt werden kann, ist eine Gingivektomie angezeigt. Häufig Rezidive.

Bösartige Geschwülste im Mundbereich

Carcinome der Lippen, der Zunge, des Mundbodens, der Buccalschleimhaut, des Gaumens, des Zahnfleisches und des Schlundes machen 5% aller Neoplasmen aus. Angaben aus verschiedenen Publikationen besagen, daß die durchschnittliche 5-Jahres Überlebensrate für alle Patienten mit bösartigen Geschwülsten im Mundbereich weniger als 30% beträgt. Bei Früherkennung wird jedoch die 5-Jahres Überlebensrate beinahe verdoppelt. (Zur Erklärung: Die Erkennung ist „früh", wenn die Affektionen weniger als 2 cm im Durchmesser betragen und keine Metastasen nachgewiesen werden.) Deshalb ist die Frühdiagnose zusammen mit sachgemäßer Therapie die wirksamste Waffe in der Bekämpfung der bösartigen Geschwülste im Mundbereich. Die Lippen und die Zunge sind am häufigsten Sitz der Neubildungen. Das Plattenepithelcarcinom macht 90% aller bösartigen Geschwülste im Mundbereich aus. Über 90% betreffen Personen über 45; das Durchschnittsalter liegt bei ungefähr 60 Jahren. Das Verhältnis Männer-Frauen ist 2 : 1.

Die Ätiologie des Mundkrebses ist unbekannt. Ein genetischer Faktor ist unwahrscheinlich. Tabak und Alkohol erhöhen sicher das Risiko. Leukoplakie des Mundes ist eine wichtige Präcancerose. Syphilis scheint ein Risikofaktor des Zungenkrebses zu sein.

Im Frühstadium zeigen die Carcinome keine sicheren Symptome, obwohl häufig zuerst über Schmerzen geklagt wird. In diesem Stadium kann der Tumor als kleiner, weißer Fleck (Leukoplakie), als aphten-ähnliches oder traumatisches Geschwür, in Form erythematöser Plaques oder als eine leichte Schwellung in Erscheinung treten. Wegen der Variabilität der Symptome kann sogar die klinische Untersuchung eine Fehldiagnose nicht ausschließen. Die Biopsie ist die einzig zuverlässige Methode. Umgekehrt ist eine sofortige Biopsie aller mehr oder weniger harmlos erscheinenden Affektionen undurchführbar. Die Cytologie ist jedoch eine einfache und zuverlässige Methode zur Differenzierung gutartiger von bösartigen Neoplasmen. Lymphknoten sollten möglichst für eine Biopsie nicht incidiert werden, weil sonst eine Dissemination der Tumorzellen befürchtet werden muß.

Die Behandlung ist operativ oder radiologisch oder kombiniert. Zähne, die im Hauptstrahlengang liegen und alle anderen Zähne mit fortgeschrittener Caries sollten extrahiert werden, um die Gefahr einer Osteomyelitis zu vermindern. Diese Therapie kann je nach Prognose und Lebensalter des Patienten individuell modifiziert werden. Nach der Zahnextraktion muß auch der Alveolarknochen entfernt werden, damit ein primärer Wundverschluß erfolgen kann. Nach einer Woche kann im allgemeinen mit der Bestrahlungsbehandlung begonnen werden.

Antibiotica und zahnärztliche Vorbehandlung senken das Risiko einer postoperativen Infektion. Es sollte versucht werden, die für die Prothesen notwendigen Zähne zu erhalten. Viele bestrahlte Zähne bleiben nämlich relativ lang gesund und funktionstüchtig. Das Periodontium bleibt unter optimalen Bedingungen durch regelmäßige zahnärztliche Behandlung intakt. Werden Zonen behandelt, die direkt der Bestrahlung ausgesetzt waren, muß äußerste Sorgfalt angewendet werden. Antibiotica sollten selektiv gegeben werden. Bei diesen Patienten scheinen häufige Fluorgaben die Zahnentkalkung und die Caries zu mindern.

Geschmacks- und Speichelveränderungen sind im allgemeinen reversibel; wenn nicht, so sind sie auch therapeutisch kaum zu beeinflussen.

Werden die Halslymphknoten von Metastasen befallen, kann eine radikale, chirurgische Entfernung („neck dissection“) angebracht sein.

Shedd, D. P. et al.: Ten year survey of oral cancer in a general hospital. Amer. J. Surg. **114**, 844–852 (1967).

Oesophaguserkrankungen

Kardiospasmus der Speiseröhre

(Achalasie, Megaoesophagus)

Die Achalasie ist eine idiopathische, neurale Störung, die ohne organische Stenose zu einer Erweiterung der Speiseröhre führt. Sie verursacht schwere, intermittierende Schluckbeschwerden. Obwohl das Hauptmanifestationsalter bei Männern im Alter zwischen 20 und 40 Jahren liegt, kann die Achalasie beide Geschlechter in jedem Alter befallen.

Es gibt offenbar 2 Typen von Kardiospasmus. Man kann sie an charakteristischen Unterschieden in der Symptomatik, bei der Röntgenuntersuchung und den pathologischen Befunden bei der Operation erkennen. Die häufigste Form zeigt eine Verengung in den aboralen 5 cm des Oesophagus. Der craniale Teil des Oesophagus ist dilatiert, und seine Muskelschicht ist verdickt. Der Oesophagus kann eine sigmaähnliche Form annehmen. Dieser Typ des Kardiospasmus ist gewöhnlich schmerzlos; der Oesophagus erscheint röntgenologisch nach dem Schlucken von Kontrastmitteln atonisch. Diese Patienten neigen zu pulmonalen Komplikationen (Atelektase, Pneumonie und Fibrose) infolge von wiederholter Aspiration stagnierenden Oesophagusinhaltes.

Die zweite Form des Kardiospasmus ist durch eine Hypertrophie der zirkulären Muskelschichten im unteren Oesophagussegment gekennzeichnet. Der Oesophagus ist nur mäßig dilatiert. Diese Patienten geben retrosternale Schmerzen als erstes oder bleibendes Symptom an. Bei der Durchleuchtung erscheint der Oesophagus hyperton, d. h. die Peristaltik ist gesteigert und gestört.

Die damit verbundene Passagestörung führt sowohl für Flüssigkeit wie auch für feste Nahrung zu Schluckschwierigkeiten (die Nahrung scheint in Höhe des unteren Brustbeines steckenzubleiben). Dieser Zustand verschlimmert sich bei Genuß sehr kalter oder heißer Flüssigkeiten oder von kohlensäurehaltigen Getränken bzw. bei emotionellen Störungen.

Der Schmerz wird im allgemeinen auf das untere Sternum lokalisiert, kann aber substernal nach dem Rücken und zum Hals hin ausstrahlen und kann mit oder ohne Schluckauf eintreten.

Die röntgenologische Untersuchung zeigt ein Hindernis an der Kardia mit Dilatation der Speiseröhre oberhalb der Stenose. Die peristaltischen Bewegungen sind gering und unregelmäßig.

Erhält der Patient mit Achalasie 1–5 mg Methacholin (Mecholyl®) i. m., dann reagiert der Oesophagus mit heftigen tonischen Kontraktionen. Diese Reaktion sieht man bei Normalpersonen oder Patienten mit anderen Oesophaguserkrankungen nicht.

Die Aspiration von regurgitiertem Speisebrei kann eine pulmonale Infektion verursachen. Die erschwerte Nahrungsaufnahme kann zu einer Unterernährung führen.

Die Behandlung besteht in der Verabreichung leichter oder flüssiger Nahrung, bis eine gezielte Behandlung möglich ist. Eine Sprengung der Kardia mit einem Dilatator oder eine Myotomie kann angezeigt sein.

Gillies, M., Nicks, R., Skyring, A.: Clinical, manometric, and pathological studies in diffuse esophageal spasm. Brit. Med. J. **1967 I**, 527–530.

Just-Viera, J. O., Haight, C.: Achalasia and carcinoma of the esophagus. Surg. Gynec. Obstet. **128**, 1081–1095 (1969).

Membranbildungen der Speiseröhre

(„Webs" des Oesophagus)

Angeborene Membranbildungen können an verschiedenen Stellen der Speiseröhre vorkommen; sie rufen eine Verengung und die Symptome einer Obstruktion hervor. Die Membranbildungen können durch Oesophagoskopie oder durch Röntgenuntersuchung nachgewiesen werden. Man kann sie auch bei der Operation beobachten. Obere Membranbildungen der Speiseröhre können zusammen mit einer Anaemie auftreten (Plummer-Vinson-Syndrom). Das Plummer-Vinson-Syndrom ist durch folgende Symptome gekennzeichnet: Dysphagie, Glossitis, Uhrglasnägel, Splenomegalie und hypochrome Anaemie. Die Behandlung besteht in der Abtrennung der Membranbildungen durch Bougieren, Oesophagoskopie oder – gelegentlich – Operation. Besteht eine Eisenmangelanaemie, wird sie durch Eisensubstitution behandelt.

Postlethwait, R. W., Sealy, W. C.: Experiences with the treatment of 59 patients with lower esophageal web. Ann. Surg. **165**, 786–796 (1967).

Seaman, W. B.: The significance of webs in the hypopharynx and upper esophagus. Radiology **89**, 32–38 (1967).

Untere Oesophagusstenose

Eine anatomische Stenose in der unteren Speiseröhre verursacht, wenn das Lumen der Speiseröhre auf 14 mm oder weniger im Durchmesser verringert ist, diskontinuierliche Schluckbeschwerden bei Aufnahme fester Nahrung. Die röntgenologische Untersuchung zeigt eine eindeutige Verengung des distalen Lumens der Speiseröhre. Anatomische Untersuchungen zeigen, daß diese Atypie am gastrooesophagealen Übergang sitzt.

Bei Beschwerden sollte eine chirurgische Beseitigung der Stenose vorgenommen werden.

Oesophageale Cysten

Oesophageale Cysten entstammen entwicklungsgeschichtlich Duplikaturen (Bioesophagie) oder Ausstülpungen des primitiven oberen Darmkanals bzw. Trachealbaumes. Sie können symptomlos sein. Andererseits können sie jedoch Dysphagie, Dyspnoe, Husten, Cyanose oder Thoraxschmerzen verursachen. Sie sind relativ häufig mit säureproduzierender Schleimhaut ausgekleidet. Dadurch kann es zu Ulcerationen kommen. Die Cysten sitzen im Bereich der unteren Hälfte der Speiseröhre zwischen den Muskelschichten der Speiseröhrenwandung. Die Diagnose wird durch Nachweis eines Mediastinaltumors bei der röntgenologischen Untersuchung oder bei der Operation gestellt. Chirurgische Entfernung kann notwendig sein.

GÜLZOW, M., KOELSCH, K., KUNTZEN, H.: Gastroenterologie. Jena: VEB Fischer 1969.

Oesophagusdivertikel

(Zenkersches Divertikel)

Diagnostische Merkmale

- Fortschreitende Dysphagie bei vermehrter Nahrungsaufnahme; Mundgeruch, schlechter Geschmack im Mund
- Erbrechen des ersten Teils einer Mahlzeit (unverdaut oder teilweise verdaut)
- Reizhusten
- Anschwellen des Halses während des Essens
- Erhöhter Speichelfluß
- Schluckauf
- Röntgenologische Bestätigung der Diagnose

Allgemeine Betrachtungen

Die Divertikel werden eingeteilt in: Echte = Pulsionsdivertikel, die an beiden Enden des Oesophagus (meistens im Hypopharynx) auftreten können oder in unechte = Traktionsdivertikel, die im mittleren Drittel der Speiseröhre (in Höhe des linken Hauptbronchus) sitzen und an die Hiluslymphknoten angrenzen. Das Pulsionsdivertikel ist eine Hernienbildung der Schleimhaut an einer muskelschwachen Stelle des Oesophagus (an der Verbindung zwischen Pharynx und Oesophagus oder oberhalb des Zwerchfells). Das Traktionsdivertikel entsteht gewöhnlich infolge eines äußeren Zugs an normaler Oesophagusstruktur bei entzündlichen Adhäsionen. Diese machen keine Beschwerden. Sie sind ein Zufallsbefund bei der Röntgenuntersuchung. Dagegen macht das Pulsionsdivertikel im allgemeinen subjektive Beschwerden, insbesondere da es auch durch eine lokale Oesophagusverletzung (z. B. Laugenverätzung) hervorgerufen sein kann.

Klinische Befunde

A. Symptome: Die Symptome sind abhängig von der Größe des Divertikels, der Menge der dysphagierten Speisen und dem Druck auf das Nachbargewebe. Kleine Divertikel sind gewöhnlich asymptomatisch. Das Hauptsymptom ist Dysphagie infolge von Schleimvermehrung im Rachen. Die erste Portion der Mahlzeit kann gewöhnlich gut geschluckt werden. Die Füllung des Divertikels verursacht jedoch Druckschmerz. Unverdautes Essen wird dann erbrochen. Bei kleinen Divertikeln geschieht dies nur, wenn sich der Patient hinlegt. Anschwellen des Halses nach dem Essen und Schluckauf können auftreten. Übler Mundgeruch und ein schlechter Geschmack im Mund fehlen selten. In der letzten Phase kann es zu Gewichtsverlust kommen.

B. Röntgenbefunde: Der röntgenologische Nachweis eines Divertikels am Übergang von Hypopharynx zu Speiseröhre ist Ausdruck eines Pulsionsdivertikels. Auch andere Divertikel können leicht durch die Röntgenuntersuchung erfaßt werden.

Differentialdiagnose

Dysphagie und Regurgitation zusammen mit einem Divertikel müssen röntgenologisch von Neoplasmen, Strikturen oder Oesophagusspasmen abgetrennt werden.

Behandlung und Prognose

Die chirurgische Entfernung des Divertikels bringt gewöhnlich Heilung. Unbehandelt schreitet die Dysphagie fort und pulmonale Komplikationen (Aspiration!) sowie Mediastinitis müssen befürchtet werden.

Cross, F. S.: Esophageal diverticula and related neuromuscular problems. Ann. Otol. Rhin. Laryng. 77, 914 (1968).

Peptische Oesophagitis

Die peptische Oesophagitis entsteht bei Reflux von Magensaft in die Speiseröhre. Dem Reflux wirken Speichel und die alkalische Sekretion der Oesophagusdrüsen entgegen. Man nimmt an, daß die peptische Oesophagitis auf der Tatsache beruht, daß der saure, peptisch aktive Magensaft den Schutzmechanismus der Speiseröhre durchbricht. Dazu können Faktoren beitragen wie 1. ungewöhnliche anatomische Lokalisation der Kardia (Brachyoesophagus); 2. Magenausgangsstenose mit proximaler Regurgitation; 3. Hiatushernie; und 4. übermäßiges (unstillbares) Erbrechen.

Die Symptome schließen Dysphagie, substernalen Schmerz und hypochrome Anaemie ein. Strikturen und Blutungen sind späte Komplikationen.

Ist die peptische Verdauung der wesentliche Faktor, dann sollte die diätetische und medikamentöse Behandlung derjenigen bei peptischem Ulcus entsprechen. Der Patient sollte in halbliegender Position schlafen, um einen Reflux zu verhindern. Oesophagitis bei kleiner Hiatushernie sollte ähnlich behandelt werden; Oesophagitis bei großer Hiatushernie erfordert jedoch chirurgische Therapie. Peptische Oesophagitis bei Brachyoesophagus oder Striktur erfordert zuzüglich zu der Ulcusdiät oft eine Bougierung. In unbeeinflußbaren Fällen sollte versucht werden, die Magensäure zu vermindern (Bestrahlung des Magens mit Röntgenstrahlen (?), Vagotomie, partielle Magenresektion, Oesophagojejunostomie und Resektion der Strikturen).

Gutartige Striktur des Oesophagus

Die Heilung jeder entzündlichen Läsion der Speiseröhre kann eine narbige Striktur nach sich ziehen. Allgemeine Ursachen sind: Einnahme aggressiver Substanzen, akute Infektionskrankheiten, Fremdkörper- oder Instrumentenverletzungen und peptische Oesophagitis.

Das charakteristische Symptom ist die langsam fortschreitende Dysphagie. Bei Verbrennungen kann der akuten Phase eine Besserung über einige Wochen folgen, bevor die Striktur Beschwerden macht. Die Möglichkeit der Flüssigkeitspassage bleibt am längsten erhalten.

Es können Schmerzen auftreten. Das Gefühl, daß die Speisen im Hals steckenbleiben, ist typisch. Die subjektive Lokalisation an die Stelle der Läsion ist oft überraschend genau. Die röntgenologische Darstellung einer leichten Verengung mit einer oralen Dilatation ist charakteristisch. Oesophagoskopie mit Biopsie kann zur Sicherung in zweifelhaften Fällen erforderlich sein.

Die sorgfältige Dilatation ist gewöhnlich erfolgreich. Sie erfordert jedoch Geschicklichkeit und Erfahrung. Wenn die Symptome nach diesen Maßnahmen nicht verschwinden, ist eine Resektion der Striktur mit Oesophagogastrostomie angezeigt.

Hiatushernie
(Zwerchfellhernie)

Diagnostische Merkmale

- Druckgefühl, schwerer Schmerz, Brennen hinter dem unteren Sternum (die Symptome können einzeln oder kombiniert auftreten)
- Stärkerer Schmerz im Liegen oder bei Erhöhung des abdominellen Druckes; Schmerzerleichterung in aufrechter Stellung
- Husten, Dyspnoe, Herzklopfen und Tachykardie können vorhanden sein
- Röntgenologie und Oesophagoskopie lassen die Hernienbildung erkennen

Allgemeine Betrachtungen

Die Hernienbildung am Zwerchfell kann in 2 Typen eingeteilt werden: 1. Paraoesophageal und 2. bedingt durch einen Brachyoesophagus. Bei der paraoesophagealen Hernie hat die Speiseröhre eine normale Länge und die Hernienbildung erfolgt durch einen großen Hiatus. Beim anderen Typ (durch angeborene oder erworbene Verkürzung der Speiseröhre hervorgerufen) wird ein Teil des Magenfundus durch das Zwerchfell gezogen. Jeder Typ kann symptomlos sein. Die Beschwerden treten gewöhnlich bei älteren oder korpulenten oder bei solchen Personen auf, die plötzlich an Gewicht zunehmen.

Klinische Befunde

A. Symptome: Die Dehnung der Hernie durch Luft oder Speisen erzeugt ein Druckgefühl oder schwere Schmerzen hinter dem unteren Sternum, die zum Hals und zu den Armen ausstrahlen können. Der Schmerz wird durch Erhöhung des abdominellen Druckes beim Husten, Heben, Beugen oder Essen ausgelöst. Er bessert sich beim Aufsetzen oder Aufstoßen. Pulmonale oder kardiale Symptome, wie Tachykardie, Herzklopfen, Husten und Dyspnoe können bei großen Hernien nachweisbar sein. Der Reflux von Mageninhalt in die Speiseröhre kann zu substernalem Schmerz, Husten und Aspiration führen, wenn sich der Patient hinlegt. Peptische Oesophagitis mit Ulceration, Blutung oder Striktur kann die Folge sein.

B. Röntgenbefunde: Röntgenologische Demonstration der Hernie ist gewöhnlich möglich.

C. Spezialuntersuchungen: Die Oesophagoskopie ist eine diagnostische Hilfe, wobei insbesondere die Oesophagitis besser erkannt werden kann. Motilitätsstudien der Speiseröhre zeigen die ausreichende oder fehlende Funktion des Oesophagussphincters auf.

Differentialdiagnose

Der retrosternale Schmerz bei einer Hiatushernie kann in den Hals und in die Arme ausstrahlen und muß von dem Schmerz ischämischer Herzerkrankungen differenziert werden. Die Hiatushernie kann ein asymptomatischer Zufallsbefund sein.

Komplikationen

Blutungen können von Erosionen oder Ulcerationen im Hernienbereich stammen.

Behandlung

Kleine, häufige Mahlzeiten mit leichter, gut verträglicher Kost und leichte sedative Medikation. Antacida gegen das Sodbrennen. Der Patient sollte sich nach dem Essen nicht hinlegen und keine schwere körperliche Arbeit verrichten. Wenn ein Rückfluß erfolgt, sollte der Patient angewiesen werden, das Kopfende seines Bettes um ca. 15–20 cm höher zu stellen.

Chirurgische Korrektur der Hiatushernie sollte bei erheblichen Beschwerden oder wenn die Hernie durch Reflux oder Oesophagitis kompliziert ist, in Betracht gezogen werden. Die chirurgische Behandlung beseitigt häufig nicht alle Symptome.

Prognose

Diätetische Maßnahmen und Gewichtsabnahme führen oft eine Besserung der Symptome herbei. Chirurgische Maßnahmen sind bei Hernien, die auf konservative Behandlung nicht ansprechen, erforderlich.

Menguy, R.: Esophageal hiatel hernia: Panel discussion. Amer. J. Surg. **113**, 91–101 (1967).

Shatz, B., Baue, A. E.: Medical and surgical aspects of hiatus hernia. J. Amer. Med. Ass. **214**, 125–129 (1970).

Wilkens, E. W., Jr., Skinner, D. B.: Surgery of the esophagus. New Engl. J. Med. **278**, 824–828 (1968).

Gutartige Neoplasmen der Speiseröhre

Gutartige Neoplasmen der Speiseröhre kommen selten vor. Lang bestehende, nicht fortschreitende Dysphagie ist das einzige Symptom und muß gegen andere Ursachen der Dysphagie wie Striktur, Divertikel, Kardiospasmus und Hysterie abgegrenzt werden. Oesophagoskopie und röntgenologische Befunde sind oft von diagnostischem Wert. Die Läsion selbst muß bioptisch abgeklärt werden.

Die chirurgische Resektion des Tumors bringt Heilung.

Oesophaguscarcinome

Plattenepithel- oder Adenocarcinome der Speiseröhre befallen gewöhnlich alte Menschen. Das untere und mittlere Drittel der Speiseröhre ist am häufigsten betroffen.

Klinische Befunde

A. **Symptome:** Unklare Beschwerden und Fremdkörpergefühle beim Schlucken können über Monate eindeutig definierten Symptomen vorausgehen. Bei dem klassischen Syndrom beginnt die progressive Dysphagie mit Steckenbleiben von großen Nahrungsmittelteilen, besonders bei schnellem Essen; später können selbst Flüssigkeiten nicht mehr geschluckt werden. Schmerzen und Kloßgefühl können auftreten; sie werden manchmal an derselben Stelle angegeben, an der der Tumor sitzt. Brechreiz, Aufstoßen, Heiserkeit und Husten setzen oft erst ein, wenn die Obstruktion nahezu komplett ist. Gewichtsverlust bis zu extremer Abmagerung findet man häufig.

B. **Röntgenbefunde:** Die Röntgenuntersuchung zeigt eine unregelmäßig begrenzte oder ringförmige Obstruktion.

C. **Spezialuntersuchungen:** Oesophagoskopische Untersuchung und Biopsie oder Lavage mit cytologischer Untersuchung sind zur Erhärtung der Diagnose notwendig.

Differentialdiagnose

Oesophaguscarcinome müssen von Kardiospasmen, diffusen Oesophagusspasmen und Strikturen abgegrenzt werden. Das Röntgenbild kann demjenigen bei Spasmen und Strikturen ähneln; eine endgültige Differenzierung bringt oft erst die Biopsie.

Behandlung und Prognose

Für das Oesophaguscarcinom gibt es keine erfolgversprechende Behandlung. Weiche oder flüssige Nahrung sollte je nach Verträglichkeit verabreicht werden. Eine Ernährungsfistel des Magens kann in ausgewählten Fällen angebracht sein.

Die chirurgische Entfernung ist für die wenigen Patienten vorbehalten, die keine nachweisbaren Metastasen haben. Im übrigen: Intensive Bestrahlungstherapie.

In fortgeschrittenen Fällen kann eine Dilatation vorübergehend lindernd wirken.

NAKAYAMA, K. et al.: Surgical treatment combined with preoperative concentrated irradiation for esophageal cancer. Cancer **20**, 778–788 (1967).

NARDI, G. L., ZUIDEMA, G. D.: Surgical treatment of advanced esophageal carcinoma. Amer. J. Surg. **109**, 583–586 (1965).

PEARSON, J. G.: The value of radiotherapy in the management of esophageal cancer. Amer. J. Roentgenol. **105**, 500–513 (1969).

RAPHAEL, H. A., ELLIS, F. H., Jr., DOCKERY, M. B.: Primary adenocarcinoma of the esophagus: 18 year review and review of the literature. Ann. Surg. **164**, 785–796 (1966).

Erkrankungen des Magens

Akute einfache Gastritis

Die akute Gastritis, wahrscheinlich die häufigste Erkrankung des Magens, ist oft von einer generalisierten Enteritis begleitet. Sie befällt alle Altersgruppen. Ursachen: 1. Chemische Reize, z. B. Alkohol; 2. Bakterielle Infektion oder Toxine, z. B. Nahrungsmittelvergiftung durch Staphylokokken, Scharlach, Pneumonie; 3. Virusinfektionen, z. B. „Virus-Gastroenteritis“, Masern, Hepatitis, Grippe; 4. Allergie, z. B. gegen Schellfisch.

Klinische Befunde

A. **Symptome:** Appetitlosigkeit ist immer vorhanden und kann das einzige Symptom sein. Häufiger sind Völle- und Druckgefühl, Übelkeit u. Erbrechen. Bluterbrechen kommt gelegentlich vor, ist aber meist leicht. Diarrhoen und Koliken (Enteritis), Übelkeit, Schüttelfrost, Kopfschmerzen und Muskelkrämpfe können auftreten. Der Patient ist oft erschöpft und exsiccotisch. Die Palpation läßt eine leichte Magenüberempfindlichkeit erkennen.

B. **Laborbefunde:** Die Leukocytenzahl kann leicht erhöht sein.

C. **Spezialuntersuchungen:** Eine Gastroskopie zeigt ein diffuses Erythem, gelegentlich petechiale Blutungen mit reichlich Schleim.

Behandlung und Prognose

Keine Speisen bis die akuten Symptome, wie Schmerz und Übelkeit, nachgelassen haben. Dann verabreiche man klare Flüssigkeiten und gehe zu einer leichten Schonkost über. Sedativa, Phenothiazinderivate oder Opiate können – wenn nötig – gegeben werden. Die Symptome dauern 1–7 Tage.

Ätzgastritis
(Gastritis corrosiva)

Die Gastritis corrosiva kommt besonders häufig bei Kindern vor, die ätzende Substanzen verschlucken. Außerdem kommen Selbstmordversuche in Frage. Meistens werden starke Säuren (Schwefel- und Salpetersäure), Laugen (Natron- und Kalilauge), Oxalsäure, Jod, Sublimat, Arsen, Silbernitrat und Phenol geschluckt. Die Magenveränderungen reichen von oberflächlichem Ödem und Hyperämie, starken Nekrosen und Abschilferung bis zur Perforation.

Ätzungen der Lippen, der Zunge, des Mundes und Pharynx, Schmerzen und Schluckbeschwerden wegen der Oesophagusläsionen sind gewöhnlich vorhanden. Salpetersäure verursacht eine Braunfärbung; Oxalsäure ruft eine Weißfärbung der Schleimhautmembranen hervor. Als Symptome werden schweres Brennen im Epigastrium, krampfartige Schmerzen, Brechreiz und Erbrechen und Diarrhoe geklagt. Das Erbrochene ist oft blutig. Ausgeprägte, körperliche Schwäche mit schockähnlichem Bild und Durst können auftreten. Die Palpation des Abdomens zeigt Druck- und Schmerzempfindlichkeit im Epigastrium.

Leukocytose und Proteinurie sind nachweisbar. Die röntgenologische Untersuchung kann Strikturen aufzeigen.

Die sofortige Behandlung besteht in der Verabfolgung eines geeigneten Antidots. Bei schweren Verätzungen sollten wegen der Perforationsgefahr Emetica und Magenspülungen vermieden werden. Die Behandlung entspricht der akuten, einfachen Gastritis.

Nach der akuten Phase verordne man dem Patienten eine Ulcusdiät.

Eine Pylorusstenose kann jedoch früh oder spät auftreten. Sie erfordert Magenabsaugung, parenterale Flüssigkeitstherapie und chirurgische Beseitigung.

Der Therapieerfolg ist abhängig von der Menge der ätzenden Substanz, ihrer lokalen und generalisierten Wirkung, und der Schnelligkeit mit der sie entfernt oder neutralisiert wird. Überlebt der Patient die akute Phase, lassen die Oesophagusstrikturen gewöhnlich die Magensymptome in den Hintergrund treten. Immerhin können chronische Gastritis oder Pylorusstenose die Folge sein.

Thompson, C. E., Ashurst, P. M., Butler, T. J.: Survey of haemorrhagic erosive gastritis. Brit. med. J. 1968 **III**, 283–284.

Chronische Gastritis

Diagnostische Merkmale

- Langdauernde, dyspeptische Symptome im Oberbauch
- Mäßige Druckempfindlichkeit des Epigastriums oder Fehlen physikalischer Befunde
- Die Röntgenuntersuchung kann vergröberte Schleimhautfalten aufweisen
- Diagnosestellung durch gastroskopische und bioptische Untersuchung

Allgemeine Betrachtungen

Die chronische Gastritis wird gewöhnlich (auf Grund der gastroskopischen Beobachtung) eingeteilt in 1. chronische Oberflächengastritis mit Hyperämie, Ödemen, Blutungen und Oberflächenerosionen; 2. atrophische Gastritis mit dünner, blasser Schleimhaut, engen Schleimhautfalten und hervortretenden submukösen Gefäßen; und 3. chronische hypertrophische Gastritis mit verdickter, samtartiger Schleimhaut und pflastersteinartiger Mucosa. Die Ätiologie ist unbekannt. Sogar bei den Formen, die von Tumoren, Ulcerationen und Obstruktionen ausgehen oder durch Operationen bedingt sind, korrelieren Ausdehnung und Schwere nur selten mit den auslösenden Faktoren.

Klinische Befunde

A. Symptome: Folgende gastrointestinale Symptome können auftreten: Anorexie, Magendruck- und Völlegefühl, Sodbrennen, Übelkeit und Erbrechen, Unverträglichkeit gegen einzelne Nahrungsmittel, Anämie und schwere Blutung.

Physikalische Befunde fehlen oft oder bestehen lediglich in leichter Überempfindlichkeit des Epigastriums.

B. Laborbefunde: Die Laborwerte können völlig normal sein. Die Magensaftanalyse – obwohl sie keinen diagnostischen Beweis liefert – zeigt häufig Achlorhydrie bei atrophischer Gastritis und Hypersekretion bei chronischer hypertrophischer Gastritis.

C. Röntgenbefunde: Das Röntgenbild kann bei der chronischen, hypertrophischen Gastritis vergröberte Falten und eine gesteigerte Motilität zeigen.

Differentialdiagnose

Da die klinischen und pathologischen Befunde so wenig übereinstimmen, sollte die Diagnose der chronischen Gastritis nur auf Grund anatomischer Befunde (Magenbiopsie, Operation oder Autopsie) gestellt werden. Die Differentialdiagnose schließt andere Oberbaucherkrankungen wie Magengeschwür, Hiatushernie, Oesophagitis und Pankreaserkrankungen ein.

Behandlung und Prognose

Die Behandlung der chronischen Gastritis, mit Ausnahme der Fälle, die mit perniziöser Anämie oder Eisenmangelanämie einhergehen, ist wenig erfolgversprechend. Indessen kann die Schwere der Symptome durch eine Ulcusdiät (Verzicht auf Alkohol!) gemindert werden.

FISHER, J. M. et al.: An immunological study of categories of gastritis. Lancet **1967 I**, 176–179.

Peptisches Ulcus

Ein peptisches Ulcus ist eine akute oder chronische Geschwürsbildung, die den Teil des Verdauungstraktes befällt, der den Magensäften zugänglich ist. Ein peptisches Ulcus tritt nicht ohne Einwirkung von saurem Magensaft auf.

Andere auslösende Faktoren neben der Magensäure sind: Hypersekretion und verminderte Gewebsresistenz.

Ein Magengeschwür kann im Verlauf einer Arzneimitteltherapie auftreten (ACTH, Phenylbutazon, Salicylat, Reserpin und Indometacin). Es kann als Folgeerscheinung schwerer Gewebsverletzungen, wie ausgedehnter Verbrennungen oder intracranieller Operationen auftreten. Es kann Folge von endokrinen Tumoren sein, die Gastrin freisetzen (Zollinger-Ellison-Syndrom).

KIRSNER, J. B.: Peptic ulcer: A review of the recent literature on various clinical aspects. Gastroenterology **54**, 611–641, 945–975 (1968).

1. Ulcus duodeni

Diagnostische Merkmale

- Schmerzen im Oberbauch 45–60 min nach den Mahlzeiten. Linderung durch Nahrungsaufnahme, Antacida oder Erbrechen
- Druckempfindlichkeit im Epigastrium
- Hyperchlorhydrie
- Ulcusnische oder Deformierung des Bulbus duodeni bei der Röntgenuntersuchung

Allgemeine Betrachtungen

Das Ulcus duodeni befällt 10% aller Menschen zu irgendeinem Zeitpunkt des Lebens. Obwohl das Durchschnittsalter der Erstmanifestation 33 Jahre beträgt, kann das Zwölffingerdarmgeschwür in jedem Lebensalter auftreten. Es befällt viermal häufiger Männer als Frauen. Ein Auftreten während der Schwangerschaft ist ungewöhnlich.

Das Ulcus duodeni ist 4–5mal häufiger als das Magengeschwür. Die Ulcuskrankheit ist ein großes Problem der Volksgesundheit.

Ungefähr 95% der Zwölffingerdarmgeschwüre befallen den Bulbus, d. h. die ersten 5 cm des Duodenum. Der Rest tritt zwischen Bulbus und Ampulle auf. Geschwüre unterhalb der Ampulle sind selten. Die Mehrzahl befindet sich im Bereich der kleinen Kurvatur. Die Ulceration differiert zwischen einigen mm bis zu 1–2 cm Durchmesser und penetriert schließlich durch Muscularis und Serosa in das Pankreas. Die Ränder sind scharf begrenzt, aber die umgebende Schleimhaut ist oft entzündet und ödematös. Der Ulcusgrund besteht aus Granulationsgewebe und fibrösem Gewebe.

Klinische Befunde

A. Symptome: Symptome können fehlen, unklar oder atypisch sein. Im typischen Fall wird der Schmerz als nagend, brennend, krampfartig oder als „Sodbrennen" bezeichnet. Er ist gewöhnlich leicht zu mildern. Er wird in das mittlere Epigastrium lokalisiert. Der Schmerz kann unter dem Rippenbogen in den Rücken oder – selten – in die rechte Schulter ausstrahlen. Übelkeit und Erbrechen kleiner Mengen sauren Magensaftes bei fehlender oder geringer Beimengung von Speisen kann vorhanden sein. Der Schmerz setzt gewöhnlich 45–60 min nach der Mahlzeit ein. Er fehlt in der Regel vor dem Frühstück. Er verschlimmert sich im Lauf des Tages. Am stärksten ist er zwischen 12 Uhr Mitternacht und 2 Uhr morgens. Er bessert sich durch Nahrungsaufnahme, Milch, Antacida und nach Erbrechen innerhalb von 5–30 min.

Remissionen sind häufig. Rezidive treten bei Streß, Infektionen oder psychischer Belastung auf.

Die objektiven Symptome beschränken sich gewöhnlich auf eine Überempfindlichkeit im Epigastrium (in 75% der Fälle) und eine epigastrische Abwehrspannung.

B. Laborbefunde: Blutung, hypochrome Anämie und occultes Blut im Stuhl findet man bei chronischen Geschwüren. Die Magensaftanalyse ergibt immer saures pH und meistens eine Hyperchlorhydrie.

C. Röntgenbefunde: Eine Ulcusnische ist in 50–70% der Fälle nachweisbar. Sie kann jedoch durch narbige Verziehung des Bulbus verdeckt sein. Kann kein Geschwür nachgewiesen werden, können folgende Fakten auf eine Ulceration hinweisen: 1. Überempfindlichkeit des Bulbus mit beschleunigter Kontrastmittelpassage; 2. Druckempfindlichkeit des Bulbus; 3. Pylorusspasmus; 4. Magenhyperperistaltik; 5. Hypersekretion; 6. Verbreiterte Schleimhautfalten des Magens.

Differentialdiagnose

Bei typischen Symptomen kann die Diagnose einer peptischen Ulceration relativ sicher gestellt werden. Bei atypischen Symptomen kann das Ulcus duodeni klinisch mit funktionellen gastrointestinalen Erkrankungen, Gastritis, Magencarcinomen und psychogenen gastrointestinalen Störungen verwechselt werden. Die endgültige Diagnose hängt oft vom Röntgenbefund ab.

Komplikationen

A. Therapieresistenz: Die meisten Fälle therapieresistenter Ulcera beruhen wahrscheinlich auf einer unzureichenden medizinischen Diät oder mangelnder Kooperation seitens des Patienten. Die Bezeichnung „therapierefraktär" sollte nur solchen Patienten vorbehalten bleiben, bei denen ein adäquater, kontrollierter Therapieversuch unternommen wurde. Komplikationen müssen immer in Betracht gezogen werden.

B. Blutung: Eine Blutung wird entweder durch Arosion einer Arterie oder einer Vene oder häufiger durch Blutung des Granulationsgewebes verursacht. Die meisten Blutungen entstammen der Bulbushinterwand. Ein plötzlicher Beginn mit Schwächegefühl, Erschöpfung, Schwindel, Durst, kalter, feuchter Haut und dem Abgang von Teerstuhl (oder blutigem Stuhl) mit oder ohne kaffeesatzartigem Erbrechen ist für die akute gastrointestinale Blutung charakteristisch.

Die pathologischen Blutbefunde (Hämoglobin, Erythrocyten und Hämatokrit) hinken mehrere Stunden hinter dem Blutverlust her und können einen falschen Eindruck von der Menge des Blutverlustes geben.

C. Perforation: Die Perforation betrifft bevorzugt Männer zwischen 25 und 40 Jahren. Sie weist die Symptome eines akuten Abdomens auf. Initial ist ein akuter Beginn mit Magenschmerzen typisch. Diese strahlen oft in die Schulter oder in den rechten Unterbauch aus. Sie sind manchmal von Übelkeit und Erbrechen begleitet. Danach läßt der Schmerz für wenige Stunden nach, worauf bretthartе Bauchdeckenspannung, Fieber, Druckempfindlichkeit, fehlende Darmgeräusche, Leukocytose, Tachykardie und Zeichen körperlicher Schwäche folgen. Röntgenologisch bestätigt freie Luft in der Peritonealhöhle die Diagnose.

Die Perforation kann akut, subakut oder chronisch sein.

D. Penetration: Penetration des Ulcus in benachbarte Gewebe ohne Erreichen der freien Bauchhöhle geschieht nicht selten beim Zwölffingerdarmgeschwür und ist einer der wichtigsten Gründe für das Versagen der Behandlung. Die Penetration kommt gewöhnlich bei Ulcera der Hinterwand vor und erfolgt gewöhnlich in das Pankreas. Aber auch

Leber, Gallentrakt oder kleines Netz können in Mitleidenschaft gezogen sein.

Schmerzausstrahlung in den Rücken, Nachtschmerz, unzureichende oder fehlende Besserung nach Nahrungsaufnahme oder Einnahme von Antacida bei einem Patienten mit einer langen Anamnese von Ulcus duodeni weisen gewöhnlich auf eine Penetration hin.

E. Obstruktion: Eine geringgradige Pylorusobstruktion weisen 20–25% der Patienten mit Duodenalulcus auf. Die klinisch bedeutsame Obstruktion ist jedoch viel seltener. Die Obstruktion wird im allgemeinen durch Ödeme und Spasmen bei Nachweis eines frischen Geschwürs ausgelöst. Sie kann aber auch als Folge einer narbigen Kontraktur bei einem abgeheilten Ulcus auftreten.

Magenüberfüllung („Eimermagen") und schließlich reichliches Erbrechen nach den Mahlzeiten – wobei das Erbrochene unverdaute Speisen einer früheren Mahlzeit enthalten kann – läßt eine Obstruktion vermuten. Die Diagnose wird durch den Nachweis von mehr als 50 ml über Nacht im Magen verbliebener unverdauter Nahrung sowie durch röntgenologische Erfassung der Obstruktion, Magendilatation und Hyperperistaltik bestätigt werden. Auf Druck kann ein plätscherndes Geräusch im linken Oberbauch zu hören sein. Gelegentlich kann eine Magenperistaltik zu sehen sein.

Behandlung

Der Sinn und die Wirksamkeit der verschiedenen diätetischen und pharmakologischen Maßnahmen bei der Behandlung des peptischen Geschwürs sind kritisch geprüft worden. Trotz der Schwierigkeiten des Erfolgsnachweises der klassischen Behandlungsmethoden werden vom Arzt für gewöhnlich diese Methoden als notwendig erachtet. Der limitierende Faktor der Therapie aus der Sicht der heutigen Kenntnis ist, daß die Ulcusdiathese bestehen bleibt, selbst wenn ein Ulcus abheilt.

A. Akute Phase:

1. Allgemeine Maßnahmen: Der Patient sollte nach Möglichkeit 2–3 Wochen nicht arbeiten. Sind die häuslichen Verhältnisse unzufriedenstellend oder ist der Patient nicht kooperativ, ist die Unterbringung in einem Krankenhaus ratsam. Muß der Patient weiter arbeiten, sollte er über das medizinische Programm sorgfältig instruiert werden. Für Ruhepausen und ausreichenden Schlaf muß gesorgt werden. Seelische Belastungen sollten vermieden werden; Psychotherapie ist während der akuten Phase jedoch nicht angezeigt.

Alkohol sollte streng verboten werden. Nach Möglichkeit sollte auch auf Rauchen verzichtet werden.

Folgende Medikamente können das Ulcus verschlimmern oder sogar Perforation und Blutung verursachen: ACTH, Corticosteroide, Rauwolfia-Alkaloide, Phenylbutazon und große Dosen von Salicylaten.

2. Diät: Zur Behandlung des peptischen Geschwürs sind zahlreiche Diätformen zusammengestellt worden. Es bestehen ziemlich gegensätzliche Ansichten über den Wert und den Sinn der relativ leichten Diäten, die in der Vergangenheit weitverbreitet waren. Andererseits ist es recht schwierig, den Erfolg der strengen Diätformen zu erfassen. Zur Zeit erscheint es daher sinnvoll, Extreme in der Diät zu vermeiden.

Die wichtigsten Grundsätze der Diät bei einem peptischen Ulcus sind folgende: 1. Nahrhafte Diät; 2. häufige kleine Mahlzeiten; 3. regelmäßiges Essen; 4. Einschränkung von Nahrungsmitteln, die die Magensekretion anregen, insbesondere von Kaffee, Tee, Cola-Getränken, Alkohol und schwarzem Pfeffer; 5. Vermeidung von Nahrungsmitteln, die erfahrungsgemäß bei bestimmten Kranken Symptome hervorrufen (z. B. Fruchtsäfte, kohlensäurehaltige Getränke, gewürzte oder gebratene Speisen).

Häufig ist es in der akuten Phase der Ulcussymptomatik von Nutzen mit stündlichen Nahrungsgaben von 60–120 ml Vollmilch (oder entrahmter Milch mit Milchpulver) zusammen mit einem Antacidum für die ersten 24 Std zu beginnen. Die Milchmenge kann dann erhöht, und es kann auf leichte Nahrung übergegangen werden. Häufig werden nächtliche Mahlzeiten gewünscht; sie sollten so gelegt werden, daß sie die Ruhe des Patienten möglichst wenig stören. Ungefähr eine Woche nach dieser Ernährungsform sollte die Diät unter Berücksichtigung der oben erwähnten diätetischen Grundsätze gelockert werden. Viele Patienten wünschen und erwarten eine abwechslungsreiche leichte Diät, bis sie symptomfrei sind.

Es ist zweifelhaft, ob diätetische Maßnahmen, wenn man von der Ausschaltung der genannten gravierenden Faktoren absieht, eine bedeutende Rolle in der Ulcusverhütung spielen.

3. *Antacida*: Obwohl Antacida gewöhnlich Ulcusschmerzen rasch lindern und deshalb für die Behandlung wertvoll sind, spricht wenig dafür, daß sie beim Ulcus die Heilungs- und die Rückfallsrate beeinflussen. Es stehen viele Antacida zur Verfügung. Unter gewissen Umständen hat jedes der unten aufgeführten Mittel spezielle Vor- und Nachteile.

Vorsicht: Alle Patienten mit Antacida-Therapie sollten auf Diarrhoe, Obstipation, Stuhlverhaltung und auf das „Milch-Alkali-Syndrom" achten.

Um wirksam zu sein, müssen die Antacida häufig eingenommen werden. Während der akuten Phase müssen sie unter Umständen stündlich oder halbstündlich tagsüber und nachts genommen werden. Mit fortschreitender Besserung kann der Patient die Intervalle zwischen den Einnahmen auf 2 Std erhöhen. Die Medikamente sollten regelmäßig genommen werden; unregelmäßige und Therapie „nach Bedarf" ist unwirksam.

a) Aluminiumhydroxyd-Gel – Diese Substanz wird häufig verordnet, weil sie leicht anzuwenden ist und kaum Alkalose verursacht. Sie hat lokale, adsorbierende Wirkung. Sie wirkt jedoch auch obstipierend und beeinträchtigt die Phosphat- und Vitaminresorption. Sie muß in großen Mengen verabreicht werden und ist gelegentlich wirkungslos.

Präparate: Aluminiumhydroxyd-Gel (Aludrox®), Aluminiumhydroxyd-Gel + Magnesiumtrisilikat (Gelusil®) (weniger obstipierend). Man kann mit Vorteil auch folgendes Pulver verordnen:

b) Rp.
Magnes. ust. 15,0–60,0
Calc. carbonic. q. s. ad 120,0
Sig: ½–1 Teelöffel in einem ½ Glas Wasser

Magnesiumoxyd (= Magnesia usta) ist ein abführendes Mittel und Calciumcarbonat verursacht leicht Obstipation. Durch Variation der Magnesiumoxydmenge kann man die abführende oder obstipierende Wirkung der beiden Bestandteile gezielt verstärken. Das Pulver kann alternierend mit Aluminiumhydroxyd-Gel gegeben werden. Obwohl Calciumcarbonat eine ausgezeichnete neutralisierende Wirkung hat, wird hervorgehoben, daß dieser Vorteil durch die Magensaftssekretionsanregung ausgeglichen wird. Nierensteine und Störungen des Calciumstoffwechsels können die Calciumcarbonattherapie komplizieren.

4. *Sedativa*: Sensible und ängstliche Patienten bedürfen gewöhnlich einer Sedierung. Barbiturate werden bevorzugt, allein oder in Kombination mit Spasmolytica. Barbiturate können auch notwendig sein, um den Schlaf sicherzustellen.

5. *Belladonna-Zubereitungen*: Der Gebrauch dieser Mittel sollte beschränkt werden. Die für einen antisekretorischen Effekt notwendige Dosis kann Sehstörungen, Obstipation, Urinretention und Tachykardie hervorrufen. Sie sollten bei hartnäckigen Schmerzen angewandt werden. Kombinationen dieser Mittel mit Sedativa steigern ihren klinischen Effekt. Belladonna-Zubereitungen in richtiger Dosierung sind wahrscheinlich genau so wirksam wie die anderen Anticholinergica und haben den zusätzlichen Vorteil billig zu sein.

a) Tinctura Belladonnae, 0,3–0,6 ml (5–10 Tropfen) in einem ½ Glas Wasser 3mal täglich 20–30 min vor den Mahlzeiten und bei Bedarf vor dem Schlafengehen (0,6 ml der Tinktur entsprechen ungefähr 0,2 mg Atropin). Mit dieser Präparation kann man ziemlich genau den gewünschten spasmolytischen Effekt durch einfache Regulierung der Tropfenzahl erzielen.

b) Belladonnaextrakt, 8–15 mg 20–30 min vor den Mahlzeiten und vor dem Schlafengehen (15 mg entsprechen ungefähr 0,2 mg Atropin).

c) Belladonna mit Phenobarbital (Belladenal®).

6. *Synthetische anticholinergische-spasmolytische Mittel*: Diese Medikamente sollten im allgemeinen 3–4mal täglich gegeben werden; die Dosen sollten so groß sein, daß eine Mundtrockenheit herbeigeführt wird. Sie erzeugen auch Sehstörungen, Tachykardie,

Urinretention und andere atropinähnliche Nebeneffekte durch Hemmung der parasympathischen Aktivität. Diese Anticholinergica sind jedoch quaternäre Amine und verursachen keine ZNS-Nebenwirkungen. Sie sollten bei Patienten mit Glaukom, Harnverhalt und verminderter Peristaltik (Pylorus!) nicht zur Anwendung kommen. Beispiele dieser Medikamente (zusammen mit einer Anfangsdosis, die 4mal täglich gegeben und erhöht werden kann, bis Nebenwirkungen auftreten) sind folgende: Methanthelinbromid (Vagantin®), 50 mg; Oxyphenoniumbromid (Antrenyl®), 5 mg; Propanthelinbromid (Ketaman®), 15 mg.

7. Mageneinfrierung („Gastric freezing") wurde bei der Behandlung des Ulcus und seiner Komplikationen angewendet. Die bisherigen Langzeitbeobachtungen zeigen, daß dieses Vorgehen offensichtlich nicht sehr effektiv ist. Vor der Methode muß gewarnt werden, sie ist mit erheblichen Gefahren und Risiken belastet.

B. Rekonvaleszenz:

1. Nachuntersuchung: Bei subjektiver Beschwerdefreiheit sollte eine Röntgenkontrolle angeschlossen werden, um gegebenenfalls die Abheilung nachzuweisen. Fehlende röntgenologische Besserung eines Ulcus innerhalb von 3–4 Wochen bei sorgfältiger medizinischer Behandlung läßt einen Magentumor vermuten.

2. Aufklärung des Patienten über mögliche Rezidive: Die möglicherweise chronische und rezidivierende Natur der Ulcuskrankheit sollte dem Patienten mitgeteilt werden. Er sollte auf Komplikationen bei nachlässiger oder unsachgemäßer Behandlung aufmerksam gemacht werden. Es sollte betont werden, daß folgende Faktoren für ein Ulcusrezidiv verantwortlich sein können: Ungeeignete Diät und unregelmäßige Eßgewohnheiten, unregelmäßige Lebensgewohnheiten, Alkohol und Rauchen, psychischer Streß und Infektionen – besonders der oberen Atemwege –. Der Patient sollte angehalten werden, die Ulcusdiät wieder aufzunehmen, wenn die Symptome wiederkommen. Außerdem sollten Antacida und andere Ulcus-Medikamente sofort greifbar sein.

3. Ruhe und Erholung: Mit diesen Maßnahmen sollte die psychische und physische Entspannung unterstützt werden.

C. Behandlung der Komplikationen:

1. Blutung:

a) Einleitung von akuten Hilfsmaßnahmen zur Behandlung von Blutung und Schock (s. Kapitel 1). Hospitalisierung des Patienten unter absoluter Bettruhe und Warmhaltung. Ist Sedierung notwendig, gebe man z. B.: Codeinum phosphoricum, 30–65 mg subcutan oder oral; Dihydromorphinon (Dilaudid®) 4 mg s. c., wenn notwendig alle 4–6 Std; oder Phenobarbital, 30–100 mg s. c. oder oral, wenn nötig während der ersten 24–48 Std. Falls notwendig, kann Phenobarbital für mehrere Tage weitergegeben werden. Morphin sollte nach Möglichkeit vermieden werden, weil es Übelkeit hervorrufen und blutdrucksenkend wirken kann.

Blut sollte zugeführt werden, um das Blutvolumen wiederaufzufüllen und Blutdruck und Puls zu normalisieren. Bei schweren Blutungen muß die Transfusionsgeschwindigkeit den physiologischen Notwendigkeiten angepaßt werden. Wenn es angezeigt erscheint, können selbst große Blutmengen gegeben werden. Bei schwerer Blutung (Hämoglobin < 8 g/100 ml oder Erythrocyten $< 2{,}5$ Millionen) bzw. wenn eine sofortige Operation beabsichtigt ist, oder wenn die Symptome des Sauerstoffmangels oder Schocks nicht schnell unter Kontrolle gebracht werden können, muß auf jeden Fall transfundiert werden.

Puls, Atmung und Blutdruck werden alle 30–60 min registriert, weil diese Werte über die Schocksituation informieren. Das Erbrochene und alle Stühle sollen auf Makro- oder Mikrohaemorrhagie untersucht werden. Die Blutgruppe des Patienten soll so bald wie möglich ermittelt werden. Blut für die Kreuzprobe muß aufbewahrt werden. Blut oder Plasma sollten bereit stehen. Stehen Blut oder Plasma nicht zur Verfügung, kann durch physiologische Kochsalzlösung oder Plasmaexpander zeitweise das intravasculäre Volumen aufrecht erhalten werden. Erythrocyten und Haematokrit in regelmäßigen Abständen bestimmen. Man ermittle den Blutharnstoff oder Harnstoffstickstoff als Ausgangswert zum Vergleich mit späteren Werten (Hinweis auf Blut im Magen-Darm-Trakt).

b) Allgemeine Maßnahmen. Dehydratation und Mineraldefizit werden mit physiologischer Kochsalzlösung (1–1,5 l täglich i. v.) und flüssiger Ernährung, sobald sie vertragen wird, ausgeglichen (s. unten). NaCl (3–6 g/l) kann der flüssigen Nahrung zugesetzt werden, um ein NaCl-Defizit zu verhindern.

Die Frage, wielange auf orale Ernährung verzichtet werden soll, ist umstritten. Da der Patient oft an Brechreiz leidet und keinen Appetit hat oder am ersten Tag sogar im Schock ist, sollte Nahrung auf jeden Fall vermieden werden. Ist es dem Patienten übel oder leidet er an Brechreiz, muß die Dehydratation durch parenteral verabreichte Flüssigkeiten substituiert werden. Der Patient darf gegen Durst Eiswürfel lutschen. Hat er Hunger und erbricht nicht, kann vorsichtig mit der Verabreichung leichter Kost begonnen werden. Am besten beginnt man mit einer flüssigen Kost unter Zusatz von Antacidapulvern. Leichte, feste Nahrung kann ergänzt werden, sobald der Patient auf die flüssige Diät innerhalb von 1–2 Wochen offensichtliche klinische Besserung zeigt, und wenn die Stühle innerhalb von 2–3 Tagen kein occultes Blut enthalten. Eine etwas freizügigere Methode (z. B. Meulengracht) erlaubt eine Ernährung mit allen nichtreizenden, calorienreichen Nahrungsmitteln, jedoch in pürierter Form.

c) Reconvaleszenz: Nach der akuten Phase wird eine konservative medikamentöse Behandlung angewendet, wie sie für unkomplizierte Magengeschwüre beschrieben ist.

d) Eine Operation sollte in Betracht gezogen werden, wenn die Blutung andauert und die Kreislaufsituation sich nicht durch 2–4 l Blut stabilisieren läßt. Sobald es der Zustand des Patienten erlaubt, sollte eine Röntgenuntersuchung des Magen-Darm-Traktes gemacht werden, um die Blutungsquelle zu lokalisieren und um die Ursache der Blutung zu identifizieren. Diese Untersuchungen sollten so behutsam wie möglich durchgeführt werden.

2. *Perforation*: Eine akute Perforation stellt einen medizinischen Notfall dar. Sofortiges chirurgisches Eingreifen ist angezeigt. Eine ausgedehntere Operation ist während der akuten Phase wegen des erhöhten Operationsrisikos nicht ratsam. Hat der Patient ACTH oder Corticosteroide bekommen, müssen diese Medikamente abgesetzt werden. Die Behandlung der subakuten oder chronischen Perforation (Penetration) kann medikamentös oder operativ erfolgen. Das Vorgehen hängt von möglichen Komplikationen (z. B. Absceß, Penetration in die Nachbarorgane) oder dem Fortbestehen und der Schwere der Symptome ab.

Die Morbidität und Mortalität hängt von der Menge des ausgetretenen Darminhalts und besonders vom Intervall zwischen Perforation und Operation ab. Das Risiko erhöht sich eindeutig nach einer Zeitspanne von 12–24 Std.

3. *Obstruktion*: Die Obstruktion, die durch Spasmen und Ödeme ausgelöst wird, kann im allgemeinen zunächst durch Magenentlastung und konservative Ulcustherapie zureichend behandelt werden; wird die Obstruktion durch eine Narbenbildung hervorgerufen, so ist eine Operation erforderlich. Es muß daran erinnert werden, daß die Obstruktion auch auf Grund einer primären neoplastischen Erkrankung, hauptsächlich bei Patienten mit keiner oder nur einer kurzen Anamnese, auftreten kann.

a) Medikamentöse Maßnahmen (bei Obstruktionen auf Grund von Spasmen und Ödemen) bestehen in Bettruhe, vorzugsweise im Krankenhaus, kontinuierlicher Magenabsaugung während 48 Std und parenteraler Behandlung mit Elektrolyten und Flüssigkeiten. Nach 48 Std Beginn mit stündlichen Mahlzeiten bestehend aus 30 ml Milch. Alle 12 Std Aspiration des Magensaftes, um den Magenrückstand zu messen. Anticholinergica dürfen nicht verwendet werden, weil sie die Magenentleerung verzögern. Man verabreiche Sedativa oder Tranquilizer. Antacida können wie bei der Behandlung von unkomplizierten Ulcera verabfolgt werden.

b) Chirurgische Maßnahmen (bei Obstruktionen auf Grund von Narbenbildungen) sind erst nach dem Versuch der konservativen Behandlung angezeigt. Verschiedene Verfahren wurden vorgeschlagen. Gegenwärtig wird in den meisten Fällen eine Magenresektion oder eine Antrektomie und Vagotomie vorgenommen.

Prognose

Das Ulcus duodeni neigt zu chronischem Verlauf mit Remissionen und Exacerbationen. Viele Patienten können medikamentös adaequat therapiert werden. Ungefähr 25% entwickeln Komplikationen und 5–10% müssen letzten Endes operiert werden.

Babb, R. R.: Diagnosis of Zollinger-Ellison syndrome: Ulcerogenic tumor of the pancreas. California Med. **113**, 1–3 (July 1970).

Barreras, R. F.: Acid secretion after calcium carbonate in patients with duodenal ulcer. New Engl. J. Med. **282**, 1402–1405 (1970).

Buchman, E. et al.: Unrestricted diet in the treatment of duodenal ulcer. Gastroenterology **56**, 1016–1020 (1969).

Burdette, W. J., Rasmussen, B.: Perforated peptic ucer. Surg. **63**, 576–585 (1968).

Conn, J. H. et al.: Massive hemorrhage from peptic ulcer: Evaluation of methods of surgical control. Ann. Surg. **169**, 784–789 (1969).

Dragstedt, L. R.: Peptic ulcer: An abnormality in gastric secretion. Amer. J. Surg. **117**, 143–156 (1969).

Eiseman, B., Heyman, R. L.: Stress ulcers: A continuing challenge. New Engl. J. Med. **282**, 372–374 (1970).

Fisher, R. D., Ebert, P. A., Zuidema, G. D.: Obstructing peptic ulcer: Results of treatment. Arch. Surg. **94**, 724–727 (1967).

Hinshaw, D. B. et al.: Vagotomy and pyloroplasty for perforated duodenal ulcer: Observations in 180 cases. Amer. J. Surg. **115**, 173–176 (1968).

Piper, D. W.: Antacid and anticholinergic drug therapy of peptic ulcer: Gastroenterology **52**, 1009–1018 (1967).

Pops, M. A.: Duodenal ulcer today. Ann. Int. Med. **67**, 164–182 (1967).

Ruffin, J. N. et al.: A co-operative double-blind evaluation of gastric „freezing" in the treatment of duodenal ulcer. New Engl. J. Med. **281**, 16–19 (1969).

2. Ulcus ventriculi

Diagnostische Merkmale

- Epigastrischer Nüchternschmerz mit Besserung nach Nahrungsaufnahme, Antacida oder nach Erbrechen
- Druckempfindlichkeit des Epigastriums
- Anämie, occultes Blut im Stuhl, freie Magensäure
- Durch Röntgenuntersuchung oder Gastroskopie nachgewiesenes Ulcus

Allgemeine Betrachtungen

Das gutartige Magengeschwür ähnelt in vieler Hinsicht dem Ulcus duodeni. Magensäure ist für seine Entstehung notwendig, jedoch scheint eine herabgesetzte Gewebsresistenz ebenso eine Rolle wie die Hypersekretion zu spielen.

Ungefähr 60% der gutartigen Magengeschwüre finden sich bis zu 6 cm oberhalb des Pylorus. Die Geschwüre sitzen im allgemeinen an der kleinen Kurvatur und meistens an der Hinterwand. Weitere 25% der Ulcera finden sich höher an der kleinen Kurvatur.

Magengeschwüre findet man 2–3mal häufiger bei Männern als bei Frauen, gewöhnlich im Alter über 40 Jahren.

Klinische Befunde

A. Symptome: Es brauchen keine Symptome oder nur unbestimmte und atypische Symptome vorhanden zu sein. Der Magenschmerz wird typischerweise als nagend oder brennend bezeichnet: er strahlt manchmal unter den linken Rippenbogen aus. Schmerzen treten gewöhnlich 45–60 min nach den Mahlzeiten auf, Besserung folgt auf Nahrungsaufnahme, Alkaligabe oder nach Erbrechen. Übelkeit und Erbrechen werden häufig beschrieben. Gewichtsverlust, Obstipation und Müdigkeit sind häufig.

Druckempfindlichkeit im Epigastrium ist gewöhnlich der einzige klinische Befund.

B. Laborbefunde: Wenn eine Blutung vorausgegangen ist, kann eine hypochrome Anämie oder occultes Blut im Stuhl nachweisbar sein. Die Magensaftanalyse zeigt immer freie Salzsäure nach Reiz.

C. Andere Untersuchungen: Die röntgenologische oder gastroskopische Untersuchung bestätigt gewöhnlich das Geschwür.

Differentialdiagnose

Die Symptome des Magengeschwürs, besonders wenn sie atypisch sind, müssen von denjenigen des Reizcolons, der Gastritis und dem funktionellen Magenschmerz unterschieden werden.

Besonders wichtig ist die Differenzierung des gutartigen Magengeschwüres vom Magentumor. Ein Ansprechen auf die klinische Behandlung ist ein Hinweis, daß die Erkrankung gutartig ist. Bösartige Geschwüre können zunächst ansprechen, aber wenn Beschwerden bestehen bleiben, weist das auf Malignität hin.

Komplikationen
Blutung, Perforation und Obstruktion können eintreten (s. Komplikationen des Ulcus duodeni, oben).

Behandlung
Da ungefähr 10% der Magencarcinome von Ulcera ausgehen, sollte die Ulcusbehandlung (wie für das Ulcus duodeni) intensiv sein. Ist nach 3–4 Wochen keine vollständige Heilung eingetreten, sollte dies eine Indikation für einen chirurgischen Eingriff sein. Jedoch kann sogar ein Carcinom auf eine Ulcusbehandlung Besserung zeigen; deshalb bedeutet eine klinische Besserung nicht unbedingt, daß das Ulcus gutartig ist. Wiederholte Kontrolle nach 6 Wochen, 3 Monaten und 6 Monaten nach der scheinbar vollkommenen Heilung ist daher angezeigt. Treten unter intensiver medikamentöser Behandlung Rezidive auf (Perforation, Obstruktion oder massive Blutung) ist eine Operation unerläßlich.

Prognose
Magengeschwüre neigen weniger zu Rezidiven als Zwölffingerdarmgeschwüre.

KUKRAL, J. C.: Gastric ulcer: An appraisal. Surgery **63**, 1024–1936 (1968).

NELSON, S. W.: The discovery of gastric ulcers and the differential diagnosis between benignancy and malignancy. Radiol. Clin. N. Amer. **7**, 5–25 (1969).

3. Ulcus pepticum jejuni

Ein Ulcus pepticum jejuni muß angenommen werden, wenn in der Anamnese eine Ulcusoperation angegeben wird und wenn nach einem monate- oder jahrelangen symptomfreien Intervall wieder Beschwerden auftreten. In 35–75% der Fälle tritt ein Ulcus pepticum jejuni nach einfacher Gastroenterostomie auf; in ungefähr 5% nach subtotaler Gastrektomie oder Vagotomie. Der Schmerz ist brennend und nagend, oft schlimmer als der präoperative Ulcusschmerz und sitzt weiter unten im Epigastrium, sogar unterhalb des Nabels und strahlt oft nach der linken Seite hin aus. Die Schmerzen greifen oft auf ein größeres Gebiet über und können zum Rücken ausstrahlen.

Die zeitliche Abhängigkeit von der Nahrungsaufnahme ist anders (häufig innerhalb einer Stunde) als beim Magenulcus. Besserung nach Antacida, Nahrungsaufnahme und Milch können unvollständig und von kurzer Dauer sein. Im allgemeinen treten Übelkeit und Erbrechen sowie Gewichtsverlust auf. Blutung ist häufig. Gewöhnlich findet man Druckempfindlichkeit im Epigastrium. Eine entzündliche Resistenz kann tastbar sein. Häufig finden sich Anaemie und occultes Blut im Stuhl. Bei der Magensaftanalyse kann freie Salzsäure nachgewiesen werden, obwohl die rasche Entleerung die Untersuchung erschwert. Bei der röntgenologischen Untersuchung ist die Ulcusnische oft schwierig darzustellen. Bei der Gastroskopie kann das Ulcus pepticum jejuni eingesehen werden.

Das Ulcus pepticum jejuni muß von funktionellen, gastrointestinalen Beschwerden abgegrenzt werden, besonders bei Patienten, die von der Möglichkeit eines Ulcusrezidivs nach der Operation wissen. Atypische Symptome müssen von Gastritis und Pankreaserkrankungen differenziert werden.

Komplikationen bestehen in starker Blutung, Perforation, Stenose und gastrocolischer Fistel.

Eine Ulcuskur sollte durchgeführt werden (s. Ulcus duodeni). Ulcera peptica jejuni sind oft therapieresistent. Deshalb ist eine Vagotomie oder eine ausgedehnte Gastrektomie gelegentlich notwendig, um die Säuresekretion des Magens herabzusetzen.

ANDROS, G. et al.: Anastomotic ulcers. Ann. Surg. **165**, 955–966 (1967).

Dumping Syndrom

Das Dumping-Syndrom befällt ca. 10% der Patienten nach Magenresektion. Seine Ursache ist nicht vollständig geklärt. Pathophysiologische Vorstellungen: Die schnelle Hydrolyse der Nahrung, besonders der Kohlenhydrate im Jejunum, verursacht osmotisch einen schnellen Einstrom von Flüssigkeit aus dem umgebenden Plasma und dem extracellulären Gewebe. Daraus resultiert eine Abnahme des Kreislaufvolumens. Diese Veränderung löst einen sympathischen, vasomotorischen Reflex aus, woraus sich die Symptome erklären. Dieser sympathische Reflex kann damit sowohl durch eine Dehnung des Jejunum wie auch durch ein vermindertes Blutvolumen ausgelöst werden.

Folgende Symptome können innerhalb von 20 min nach den Mahlzeiten auftreten: Schweißausbruch, Tachykardie, Blässe, Völlegefühl des Magens, Wärme, Übelkeit, Krämpfe im Abdomen, Schwächegefühl und in schweren Fällen Bewußtlosigkeit, Erbrechen und Diarrhoe. Unspezifische EKG-Veränderungen können registriert werden. Während eines Anfalles ist der Blutzucker bei diesem Typ des Dumping-Syndroms nicht erniedrigt.

Eine Differenzierung dieses Typs von der viel selteneren spontanen Hypoglykämie, die bei einigen Postgastrektomiepatienten vorkommt, ist wichtig. Dieser Typ des Syndroms tritt viel später nach den Mahlzeiten (1–3 Std) auf und wird durch Nahrungsaufnahme gebessert.

Eine Umstellung der Diät auf häufige, kleine, proteinreiche, mäßig fetthaltige und kohlenhydratarme Mahlzeiten verringert gewöhnlich die Schwere der Symptome. Sedierende und anticholinergische Medikamente können wertvoll sein. Phenothiazine sollen angeblich die Symptome bessern; dies wurde jedoch nicht sicher bewiesen.

BUCHWALD, H.: The dumping syndrome and its treatment. A review and presentation of cases. Amer. J. Surg. **116**, 81–88 (1968).

Magencarcinom

Diagnostische Merkmale

- Beschwerden im oberen Gastrointestinaltrakt mit Gewichtsverlust bei Patienten über 40 Jahren
- Tastbare abdominelle Resistenz
- Anämie, occultes Blut im Stuhl, positive Cytologie
- Gastroskopische und röntgenologische Anomalie

Allgemeine Betrachtungen

Das Magencarcinom ist ein häufiger Krebs des Verdauungstraktes. Er tritt bevorzugt bei Männern über 40 Jahren auf. Eine verspätete Diagnosestellung beruht auf dem Fehlen sicherer Frühsymptome und auf der Tatsache, daß sich die Patienten selbst behandeln, anstatt ärztlichen Rat zu suchen. Weitere Verzögerungen sind eine Folge der zunächst nicht gesicherten Diagnose.

Folgende anamnestische Hinweise sollten den Arzt auf die Gefahr eines Magencarcinoms aufmerksam machen:

1. *Gutartige Adenome*: 12–80% sollen erfahrungsgemäß maligne werden.

2. *Atrophische Gastritis oder perniziöse Anämie*: Das Vorkommen von Adenomen und Carcinomen ist deutlich erhöht.

3. *Chronische Gastritis,* insbesondere atrophische Gastritis.

4. *Magengeschwür*: Das Hauptproblem liegt in der Differenzierung zwischen gutartigem und bösartigem Geschwür.

5. *Achlorhydrie*: Ein Säuremangel in jungen Lebensjahren ist bei solchen Patienten häufiger, die später ein Carcinom bekommen.

Carcinome können überall im Magen entstehen. Man unterscheidet 4 Typen (BOREMANN):

Typ I: Polypoides, intraluminales Ca.

Typ II: Nichtinfiltrierendes, ulcerierendes Carcinom.

Typ III: Infiltrierendes, ulcerierendes Carcinom.

Typ IV: Diffuses, infiltrierendes Carcinom (Scirrhus, Linitis plastica).

Diese Einteilung korreliert im allgemeinen besser mit der Prognose als die histologische Graduierung der Malignität; z. B. hat Typ I eine bessere Prognose als Typ II, etc.

Klinische Befunde

A. Symptome: Bei dem Magencarcinom im Frühstadium gibt es keine charakteristischen Symptome oder Symptomenkomplexe. Der Patient kann über Völlegefühl, Übelkeit, Druckgefühl, Aufstoßen und Sodbrennen nach den Mahlzeiten, mit oder ohne Appetitlosigkeit, besonders nach Fleischgenuß, klagen. Diese Symptome zusammen mit Gewichtsverlust und einer Abnahme der Leistungsfähigkeit bei Männern über 40 Jahren können ein Hinweis auf ein Magencarcinom sein. Diarrhoe, Magenblutung und Bluterbrechen können vorkommen.

Spezifische Symptomenkomplexe können zum Teil durch Lokalisation des Tumors bestimmt werden. Ein Syndrom ähnlich dem Ulcus findet man gewöhnlich bei ulcerierenden Läsionen (Typ II und III) und bei Hyperchlorhydrie. Dieselben Symptome können jedoch mit völliger Achlorhydrie einhergehen. Leider kann die symptomatische Besserung nach Antacidagabe die Diagnose verzögern. Erbrechen von Nahrung weist auf eine Pylorusstenose hin. Eine Obstruktion im Kardiabereich verursacht eine fortschreitende Dysphagie und Nahrungsreflux.

Die klinischen Befunde sind im allgemeinen auf Gewichtsverlust und – wenn eine Anämie besteht – auf Blässe beschränkt. In ungefähr 20% der Fälle ist eine abdominelle Resistenz tastbar; das bedeutet nicht unbedingt, daß die Läsion inoperabel ist. Hepatische oder periphere Metastasen können ebenfalls auftreten.

B. Laborbefunde: Ungefähr 65% der Patienten haben eine Achlorhydrie und 25% eine normale oder eine Hypersekretion. Tritt eine Blutung auf, so findet man occultes Blut im Stuhl und eine leichte bis schwere Anämie. Bei Knochenmarksmetastasen kann die Anämie normoblastisch sein.

C. Andere Untersuchungen: Der röntgenologische oder gastroskopische Nachweis ist unerläßlich. Der positive cytologische Nachweis von abgeschilferten malignen Zellen ist von diagnostischem Wert, er ist aber häufig falsch-negativ.

Differentialdiagnose

Die Symptome des Magencarcinoms werden irrtümlich oft für ein gutartiges Magengeschwür, eine chronische Gastritis, ein Reizcolon oder für funktionelle, gastrointestinale Störungen gehalten; röntgenologische und gastroskopische Befunde müssen von denen des gutartigen Magengeschwürs oder Tumors differenziert werden. Im Zweifelsfall ist eine Probelaparatomie indiziert.

Das Magensarkom ist klinisch vom Magencarcinom oft nur durch die histologische Untersuchung zu unterscheiden. Ein Primärsarkom des Magens ist selten. Aber es ist für 10% der malignen Magentumoren bei Personen unter 30 Jahren verantwortlich. Eine tastbare Resistenz kommt häufiger bei sarkomatösen Läsionen als bei Magencarcinomen vor. Das Röntgenbild zeigt charakteristischerweise einen umschriebenen, intramuralen Tumor mit zentralem Krater.

Es ist wichtig, Sarkome von Magenlymphomen zu differenzieren, die besser durch Bestrahlung als durch Resektion behandelt werden. Die Prognose ist abhängig vom histologischen Befund. Sie ist jedoch im allgemeinen besser beim Sarkom als beim Magencarcinom.

Behandlung

Die chirurgische Resektion ist die Methode der Wahl. Bei Metastasen finden sich unter Umständen: eine harte, knotige Leber, ein vergrößerter linksseitiger, supraclaviculärer (Virchowscher) Lymphknoten, Knoten in der Haut, Ascites, röntgenologischer Nachweis von Knochen- oder Lungenmetastasen. Bei fehlendem Metastasennachweis ist eine Laparatomie indiziert. Die Existenz einer abdominellen Resistenz ist keine Kontraindikation zur Laparatomie, da große Läsionen oft vollständig exstirpiert werden können. Bei Pylorusstenose schafft eine Palliativresektion oder eine Gastroenterostomie gelegentlich Erleichterung. Röntgenstrahlentherapie ist wertlos.

Prognose

Die Malignität der Magencarcinome hat eine große Variationsbreite. In vielen Fällen ist die Erkrankung weit vorgeschritten, bevor Symptome auftreten. In einigen günstigen Fällen entwickelt sich der Tumor über Jahre hinweg. Dann ist eine Resektion sogar zu einem späten Zeitpunkt noch erfolgversprechend.

Gilbertsen, V. A.: Results of treatment of stomach cancer. Cancer **23**, 1305–1308 (1969).

Kelsey, J. R.: Cancer of the stomach. Thomas 1967.

McNeer, G., Pack, G. T.: Neoplasms of the stomach. Lippincott 1967.

Prolla, J. C., Kobayashi, S., Kirsner, J. B.: Gastric cancer. Arch. Int. Med. **124**, 238–246 (1969).

Ringerta, N.: The pathology of gastric carcinoma. Nat. Cancer Instet. Monogr. **25**, 275–285 (1967).

Gutartige Tumoren des Magens

Die meisten gutartigen Tumoren verursachen keine Symptome und sind oft so klein, daß sie bei der röntgenologischen Untersuchung übersehen werden. Ihre Bedeutung liegt in dem Problem der Differenzierung von malignen Läsionen, der möglichen malignen Entartung und der Tatsache, daß sie gelegentlich doch Symptome verursachen.

Diese Tumoren können epithelialen (z. B. Adenome, Papillome) oder mesenchymalen Ursprungs sein (z. B. Leiomyome, Fibrome Lipome, Hämangiome). Die Adenome werden angeblich in 12–80% der Fälle bösartig; die mesenchymalen, intramural gelegenen Tumoren werden selten maligne.

Klinische Befunde

A. Symptome: Größere Tumoren können ein unbestimmtes Völlegefühl hervorrufen. Tumoren, die nahe der Kardia oder des Pylorus gelegen sind, können Obstruktionssymptome machen. Bei akuter Blutung: Teerstühle, Ohnmacht, Schweißausbruch, Bluterbrechen. Chronischer Blutverlust verursacht die Symptome einer Anämie (d. h. Müdigkeit, Dyspnoe, Bewußtlosigkeit). Bei großem Tumor kann eine bewegliche, epigastrische Resistenz tastbar sein.

B. Röntgenbefunde: Die Röntgenaufnahme zeigt einen umschriebenen Füllungsdefekt ohne Beeinträchtigung der Peristaltik. Bei größeren Tumoren kann ein kleiner, zentraler Krater sichtbar sein.

Behandlung und Prognose

Wenn Symptome auftreten (besonders Blutungen) ist eine chirurgische Resektion notwendig. Die Möglichkeit einer malignen Entartung der Adenome hat viele Autoren veranlaßt, die chirurgische Entfernung durchzuführen, obwohl auch beobachtet wurde, daß keine maligne Entartung erfolgte.

Beard, E. J. et al.: Non-carcinomatous tumours of the stomach. Brit. J. Surg. **55**, 535–538 (1968).

Darmerkrankungen

Bacillenruhr
(Shigellosis)

Diagnostische Merkmale

- Krämpfe und Diarrhoe, oft mit blutigen und schleimigen Stühlen
- Fieber, allgemeines Krankheitsgefühl, Muskelschmerz, Schwäche
- Eiter im Stuhl; spezifische Bakterien in Stuhlkulturen
- Charakteristische rectoskopische Befunde

Allgemeine Betrachtungen

Die Ruhr ist eine Allgemeinerkrankung; sie kann jedoch oft in milder oder atypischer Form auftreten und bleibt dann unerkannt. Bacillenträger tragen oft zu Wasser- oder Milchepidemien bei. Die Verbreitung durch Insekten ist in Gebieten mit schlechten sanitären Verhältnissen von größter Wichtigkeit.

Die Infektion kann umschrieben sein. Sie verursacht Veränderungen im Colon und im terminalen Ileum. Lymphatische Schleimhauthyperplasie, Ödeme und Hyperämie führen zu kleinen, folliculären Geschwüren, die sich vergrößern und kommunizieren. Oft findet sich eine mesenteriale Lymphadenitis.

Klinische Befunde:

A. Symptome: Oft abrupter Beginn mit Diarrhoen, Krämpfen im unteren Abdomen, Anorexie, Übelkeit, Schüttelfrost, allgemeinem Krankheitsgefühl, Myalgie, Kopfschmerzen und Somnolenz. Die Erkrankung kann variieren von der beinahe asymptomatischen Form mit einigen weichen Stühlen pro Tag, bis zur ganz schweren Form mit häufigen, wäßrigen, blutigen, schleimigen Stühlen, verbunden mit schwerer allgemeiner Intoxikation und Krämpfen. Erschöpfung und Dehydratation nehmen zu. Der Bauch ist mäßig druckschmerzhaft. Das Fieber kann hoch sein, ist aber gewöhnlich 39 °C oder weniger.

B. Laborbefunde: Granulocytose, erhöhter Hämatokrit, blutige, schleimige und eitrige Stühle. Positiver Shigellennachweis im Stuhl (oft schwierig oder unmöglich zu führen). Man findet einen transitorischen Anstieg der Agglutinationstiter, oft mit sehr unspezifischen Kreuzreaktionen.

C. Spezialuntersuchungen: Bei der Rectoskopie findet man frühzeitig eine folliculäre Hyperplasie mit einer Schleimhautschwellung. Die Hyperaemie bewirkt eine umschriebene Haemorrhagie, woraus eine Vergrößerung oder eine Kommunikation der Ulcerationen resultiert.

Differentialdiagnose

Die Bacillenruhr muß von der funktionellen Diarrhoe, von parasitären und Virusinfektionen, von der Colitis ulcerosa und von Salmonellen- oder Staphylokokkeninfektionen differenziert werden.

Komplikationen

Die Komplikationen schließen Perforationen und Peritonitis (selten), proktitische Entzündungen mit Abscessen und eine akute Arthritis (mit Erguß) ein.

Behandlung

A. Notfallsmaßnahmen (für schwere Fälle): Isolierung des Patienten unter Einhaltung aller Vorsichtsmaßregeln gegen weitere Ansteckung. Bekämpfung der Dehydratation und des Mineralverlustes durch Infusionen mit NaCl- und Dextroselösungen unter Kaliumchloridzusatz bei Bedarf. Die Urinausscheidung sollte bei 1000–1500 ml/Tag gehalten werden. Fehlen schwere intestinale Symptome, so daß keine Perforation droht, sollte – um den Flüssigkeitsverlust zu reduzieren und den Schmerz zu lindern – die vorsichtige Anwendung von Narkotica in Betracht gezogen werden. Vorsicht vor Kreislaufschock. Entnahme einer Stuhlprobe für die bakteriologische Untersuchung.

B. Spezifische Maßnahmen: Die Breitspektrumantibiotica sind Mittel der Wahl, da viele Stämme inzwischen gegen Sulfonamide resistent sind. Ein deutlicher, individueller Unterschied besteht im Ansprechen der spezifischen Organismen. Man verordnet ein Tetracyclinpräparat oder, wenn erforderlich, Chloramphenicol (Paraxin®), 0,25–1 g alle 6 Std. Ampicillin (Amblosin®, Binotal®), 20–40 mg/kg Körpergewicht alle 6 Std, 6–16 Tage lang ist ebenfalls wirksam. Stehen Antibiotica nicht zur Verfügung, ist Sulfadiazin das Sulfonamid der Wahl. Man gebe 2–4 g mit gleicher oder doppelter Menge Natrium bicarbonicum, danach 1–2 g alle 4 Std. Ist die Diarrhoe schwer, können größere Dosen Sulfadiazin per os oder parenteral notwendig sein.

Bei sehr schwerer Bacillenruhr (Shiga-Kruse – weniger Flexner-Sonne-Kruse-Ruhr) kann eine Serumbehandlung (zusätzlich zu den Antibiotica oder Sulfonamiden) nützlich sein: 1. Polyvalentes Ruhr-Antitoxin. Zunächst Sensibilitätsprüfung, dann Verabreichung von 30–100 ml, 10fach verdünnt in physiologischer Kochsalzlösung i. v. 3mal täglich, bis die Toxikämie überwunden ist. 2. Shiga-Antitoxin, Verabreichung wie oben in Dosen von 40–80 ml in 500 ml Kochsalzlösung i. v. zweimal täglich.

C. Allgemeine Maßnahmen: Isolierung. Der Patient sollte Bettruhe halten. Alle Körperausscheidungen und die schmutzige Bettwäsche sollten sorgfältig desinfiziert werden. Ist die Diarrhoe schwer und der Patient schwach, so kann es ratsam sein, die Faeces im Liegen auf einer saugfähigen Unterlage abzusetzen. Eine Abführtherapie zu Beginn ist wahrscheinlich nicht ratsam. Wärme kann zur Schmerzlinderung lokal angebracht sein. Ist eine Sedierung erforderlich, kann Phenobarbital, 15–30 mg per os 3–4mal täglich, oder Pentobarbitalnatrium, 0,1–0,13 g nach Bedarf peroral gegeben werden. Bei starken Schmerzen gebe man Codeinphosphat, 15–65 mg peroral oder s. c. je nach Bedarf. Bei hartnäckigem Durchfall und Schmerzen gebe man 15 Tropfen Tinctura opii simplex. Atropinsulfat, 0,3–06 mg peroral oder s. c. wirkt krampflösend.

Eine entsprechende perorale und parenterale Flüssigkeitszufuhr sollte optimal erfolgen. Während der akuten Phase sollte die tägliche Flüssigkeitsaufnahme bei ungefähr 3 l liegen. Ein l oder mehr parenterale Kochsalzlösung kann pro Tag nötig sein, um Flüssigkeits- und Salzverlust bei der profusen Diarrhoe zu ersetzen.

Obwohl Hungerdiäten nicht erwünscht sind, sollte es dem Patienten mit schwerer Bacillenruhr in den ersten 6–8 Wochen nach der akuten Phase nicht erlaubt werden, eine „normale" Diät zu essen. Wenn nötig, verabreiche man eine parenterale Ernährung. Die Ernährung wird aufgebaut mit klarer Brühe, Reisschleim, Tee mit Traubenzucker, Haferschleim in häufigen Abständen. In der späteren Phase setze man stufenweise (soweit es vertragen wird) zu: gekochte Milch, Fruchtsäfte, Zwieback. Man füge langsam steigend (soweit vertragen) zu: Kartoffelbrei, gekochten Reis, gekochtes Huhn, weichgekochte Eier, mageren Fisch, püriertes Rindfleisch, Pudding.

Prognose
Die unkomplizierte Krankheit dauert ungefähr eine Woche. Mit Antibiotica und einer entsprechenden Allgemeintherapie sinkt die Mortalitätsrate, die besonders bei Kindern und alten Leuten beträchtlich sein kann.

Barrett-Connor, E.: Shigellosis in the adult. J. Amer. med. Ass. [JAMA] **198**, 717–720 (1966).

Lebensmittelvergiftung

Das Wort „Lebensmittelvergiftung" bezieht sich gewöhnlich auf die akute Vergiftung, die von schädlichen Agentien oder bakteriellen Enterotoxinen ausgelöst wird. Sie steht im Gegensatz zu intestinalen Störungen, die Folge von Infektionen des Gastrointestinaltraktes mit Mikroorganismen oder einer Einnahme von pflanzlichen, tierischen oder chemischen Giften sind. Die Lebensmittelvergiftung kommt durch unsaubere Zubereitung, Verarbeitung, Lagerung, Verteilung oder Vertrieb der Lebensmittel zustande. Die Nahrungsmittelvergiftung sollte bei allen febrilen, gastrointestinalen Störungen mit akutem Beginn in Betracht gezogen werden. Das gilt besonders, wenn mehr als eine Person in einer Familie, Gruppe oder Gemeinschaft betroffen ist. Die Diagnose wird durch eine sorgfältige Anamnese und durch Laboruntersuchungen gestützt. Proben der suspekten Nahrung, des Erbrochenen und der Faeces werden geprüft. Das Gesundheitsamt muß in Kenntnis gesetzt werden.

Die Behandlung ist symptomatisch und roborierend. Eine Ausnahme macht der Botulismus, für den ein spezifisches Antitoxin indiziert ist. Magenspülung, Nahrungsmittelkarenz, keine Sedierung. Behebung der Flüssigkeits- und Elektrolytstörungen. In der Rekonvaleszenz ist flüssige und Breinahrung indiziert.

Patterson, M.: Symposium on treatment of gastrointestinal infections. Mod. Treat. **3**, 965–1087 (1966).
Taylor, J.: Salmonella food poisoning. Practitioner **195**, 12–17 (1965).

Tabelle 11–1. *Differentialdiagnose der bakteriellen Nahrungsmittelvergiftung*

Organismus	Inkubationszeit	Schweregrad
Clostridium botulinum	12–24 Std.	sehr schwer; oft tödlich
Staphylococcus aureus	1– 6 Std.	kann schwer sein, gewöhnlich Genesung nach 1–4 Tagen
Salmonella enteritidis	5–20 Std.	kann schwer sein; Genesung gewöhnlich nach 1–2 Tagen
Streptococcus faecalis	8–24 Std.	

Ileocolitis Crohn
(Ileitis regionalis, s. terminalis)

Diagnostische Merkmale
- Schleichender Beginn
- Intermittierende Anfälle von Diarrhoe, mäßigem Fieber und Schmerzen im rechten Unterbauch bei jüngeren Erwachsenen
- Fistelbildung oder Resistenz und Druckempfindlichkeit im rechten Unterbauch
- Typische Röntgenzeichen im terminalen Ileum

Allgemeine Betrachtungen
Die Ileocolitis ist eine chronische, entzündliche Erkrankung des Dünndarms; sie verursacht Fieber, Gewichtsverlust und gestörte Darmfunktionen. Sie betrifft im allgemeinen

jüngere Erwachsene und nimmt einen intermittierenden klinischen Verlauf mit leichter bis schwerer Beeinträchtigung des Allgemeinbefindens und häufigen Komplikationen.

Die Ätiologie ist unbekannt. Das terminale Ileum ist der typische primäre Sitz, aber auch das Duodenum und das Colon können einbezogen sein („skip lesions"). Dazwischen können normale Darmabschnitte beobachtet werden. Die Submucosa zeigt eine ausgeprägte Verdickung mit Lymphödem, lymphatischer Hyperplasie und unspezifischen Granulomen. Oft ist die darübergelegene Schleimhaut ulceriert. Eine deutliche Lymphadenitis befällt die mesenterialen Lymphknoten.

Klinische Befunde

A. Symptome: Die Krankheit zeigt einen charakteristischen Verlauf mit Exacerbationen und Remissionen. Kolikartiger oder anhaltender Schmerz findet sich im rechten Unterbauch oder paraumbilical während einzelner Phasen der Erkrankung und wechselt im Schweregrad. Die gewöhnlich auftretenden Durchfälle werden von Perioden mit normaler Darmfunktion oder Obstipation unterbrochen. Die Temperatur ist in der Regel subfebril, selten hochfebril mit Schüttelfrösten. Anorexie, Flatulenz, Abgeschlagenheit und Gewichtsverlust werden beobachtet. Milchprodukte und andere chemisch oder mechanisch reizende Nahrungsstoffe können die Symptome verschlimmern.

Druckempfindlichkeit besonders im rechten Unterbauch mit Zeichen einer Peritonealreizung und einer Resistenz im gleichen Bereich ist gewöhnlich nachweisbar. Die Resistenz ist weich. Der Patient erscheint im allgemeinen chronisch krank.

B. Laborbefunde: Hypochrome (gelegentlich makrocytäre) Anämie, occultes Blut im Stuhl. Im Röntgenbild zeigen sich Schleimhautunregelmäßigkeiten, Ulcerationen, Wandstarre und ein stenosierter Bereich im terminalen Ileum. Bei Befall des Colon kann bei der Rectoskopie eine ödematös, hyperämische Schleimhaut oder gelegentlich auch eine wenig ausgeprägte Ulceration angetroffen werden.

Differentialdiagnose

Die akute Ileocolitis kann eine akute Appendicitis vortäuschen. Ist sie im terminalen Ileum lokalisiert, muß sie von der Darmtuberkulose und von Lymphomen abgegrenzt werden. Die Erkrankung kann durch rectoskopische Untersuchungen von der Colitis ulcerosa differenziert werden. Immerhin kann dies zuweilen wesentliche Schwierigkeiten bereiten.

Komplikationen

Häufig treten periproktitische Fisteln auf. Diese können mit der Harnblase, der Vagina und sogar mit der Hautoberfläche kommunizieren. Gelegentlich wird ein mechanischer Ileus beobachtet. Das damit verbundene Malabsorptionssyndrom kann ein klinisches Bild ähnlich der Sprue verursachen. Da Perforationen sich langsam entwickeln, ist eine generalisierte Peritonitis selten.

Behandlung und Prognose

A. Allgemeine Maßnahmen: Die Diät sollte reichhaltig, hochkalorisch und vitaminreich sein und ausreichende Mengen an Protein enthalten. Rohes Obst und Gemüse muß vermieden werden. Anämie, Dehydration, Diarrhoe und Hypovitaminosen müssen durch eine Substitutionstherapie behoben werden. Sulfonamide können günstig wirken. Man verordnet Sulfisoxazol (Gantrisin®), Phthalylsulfathiazol (Sulfathalidine®) oder Salicylazosulfapyridin (Azulfidine®) in einer Anfangsdosierung von 1–1,5 g, 4–8mal täglich zu den Mahlzeiten. Bei Besserung kann die Dosis auf 3mal 0,5 g täglich reduziert werden. Da Penicilline und Tetracycline gelegentlich eine intestinale Affektion mit Candida oder Enterokokken begünstigen, sollten sie nicht angewendet werden. Bei Patienten mit diffuser Ileocolitis können auch ACTH und Corticosteroide erfolgversprechend sein. Einige Kliniker setzen – wenn keine eitrigen Sekundärinfektionen nachweisbar sind – bei der Ileocolitis Corticosteroide ein. Zweifellos ist eine Langzeittherapie mit Corticosteroiden nicht ohne Risiko.

B. Chirurgische Maßnahmen: Operative Eingriffe können beim Auftreten typischer Komplikationen (z. B. Abscesse, Fisteln, Ileus oder Blutung) notwendig werden. Anastomosierende Operationen mit Ausschaltung von einzelnen Darmbereichen können sich bei ausgedehntem Befall oder beim Auftreten von Komplikationen als unumgänglich erweisen.

CROHN, B. B.: Granulomatous diseases of the small and large bowel: A historical survey. Gastroenterology **52**, 767–772 (1967).
LAW, D. H.: Regional enteritis. Gastroenterology **56**, 1086–1110 (1969).
THAYER, W. R, Jr.: Crohn's disease (Regional enteritis). A look at the last four years. Scand. J. Gastroenterol. **5**, Suppl. 6, 165–185 (1970).
VANDENBROUCKE, J., VANTRAPPEN, G., TYTGAT, G., RUTGEERTS, L., PONETTE, E.: Die Ileocolitis Crohn. Internist **9**, 335–343 (1968).

Dünndarmtumoren

Benigne und maligne Dünndarmtumoren sind selten. Außer Blutung und/oder Ileus können alle Symptome fehlen. Der Ileus ist Folge entweder einer Invagination unter Einbeziehung des Tumors oder einer partiellen oder kompletten Lumenverlegung durch den wachsenden Tumor. Blutung kann Schwäche, Müdigkeit, Lichtempfindlichkeit, Ohnmachtsanfälle, Blässe, Schweißausbrüche, Tachykardie und Teerstühle hervorrufen. Übelkeit, Erbrechen und Bauchschmerzen sind Folge des Ileus. Der Bauch ist empfindlich und aufgetrieben, und Darmgeräusche sind spärlich oder fehlen. Maligne Tumoren verursachen Gewichtsverlust und extraintestinale Symptome (z. B. Schmerzen im rechten Oberbauch durch Spannung der Leberkapsel, Flush beim Carcinoidsyndrom). Das Duodenalcarcinom kann das klinische Bild eines peptischen Ulcus vortäuschen. Eine tastbare Resistenz findet sich selten.

Bei Blutungen treten Melaena und hypochrome Anaemie auf. Im Röntgenbild können der Tumor selbst oder Ileuszeichen nachweisbar sein. Der Nachweis fällt bei fehlendem Ileus schwer.

Benigne Tumoren

Wenn die Tumoren nicht auf Grund typischer Symptome diagnostiziert werden, fallen sie in der Regel als Zufallsbefund bei Operationen oder Obduktionen auf. Die Behandlung besteht in der operativen Beseitigung.

25% aller gutartigen Dünndarmtumoren sind Adenome. Lipome finden sich am häufigsten im Ileum; gewöhnlich führt ein Ileus nach einer Invagination zur Diagnose. Leiomyome verraten sich gewöhnlich durch eine Blutung oder einen Ileus. Angiome verhalten sich bei einer größeren Blutungstendenz im übrigen wie die anderen Dünndarmtumoren.

Maligne Tumoren

Maligne Tumoren und ihre Komplikationen werden in der Regel operativ behandelt.

Am häufigsten ist der Dünndarmtumor ein Adenocarcinom; man findet es besonders im Duodenum und Jejunum. Symptome sind von einer Obstruktion oder Blutung abhängig. Die Prognose ist schlecht. Lymphome manifestieren sich ebenfalls zuerst durch Obstruktion oder Blutung. Perforation oder Spruesyndrom können auftreten. Postoperative Bestrahlung kann gelegentlich sinnvoll sein. Sarkome treten gewöhnlich im mittleren Bereich des Dünndarms auf; sie manifestieren sich durch eine Geschwulst, Obstruktion oder Blutung.

Carcinoidtumoren kommen aus den argentaffinen Zellen des Magen-Darm-Traktes. Vorkommen: 90% in der Appendix, von den übrigen finden sich 3/4 im distalen Dünndarm. Carcinoidtumoren können sich auch im Magen, im Colon, in den Bronchien, im Pankreas und in den Ovarien bilden. Der Tumor kann Serotonin sezernieren. Die systemische Wirkung kann bestehen in: 1. paroxysmalem „Flush" und anderen vasomotorischen Symptomen; 2. Dyspnoe; 3. rezidivierenden abdominellen Schmerzen, Diarrhoe und 4. in Symptomen einer valvulären Rechtsherzinsuffizienz. Die Diagnose wird durch Nachweis von 5-Hydroxyindolessigsäure im Urin gestellt. Der Primärtumor ist im allgemeinen klein und eine Obstruktion ist selten. Metastasen sind gewöhnlich recht groß und überraschend gutartig. Die Behandlung ist symptomatisch und schmerzlindernd. Ist die Metastasierung noch nicht zu weit fortgeschritten, ist eine Operation angezeigt. Eine Behandlung mit Serotonin-Antagonisten ist von wechselndem Erfolg. Wiederholte Verabreichung von ACTH oder Corticosteroiden kann gelegentlich erfolgversprechend sein. Die Heilungschancen sind minimal, jedoch ist eine lange Überlebenszeit nicht ungewöhnlich.

McPeak, C. J.: Malignant tumors of the small intestine. Amer. J. Surg. **114**, 402–411 (1967).
Ostermiller, W., Joergenson, E. J., Weibel, L.: A clinical review of tumors of the small bowel. Amer. J. Surg. **111**, 403–409 (1966).

Entzündung des Meckel' Divertikel

Das Meckel' Divertikel, ein Rest des Ductus omphalomesentericus, kommt bei ungefähr 2% der Menschen, häufiger bei Männern, vor. Es ist eine Ausstülpung des Ileum – ca. 60–90 cm oberhalb der Ileocöcalklappe – manchmal mit Beziehung zum Nabel. Es können verschiedene abdominelle Symptome auftreten. Das Divertikel kann – ähnlich einer Appendicitis – entzündet sein. Eine Obstruktion kann eine Invagination zur Folge haben. 16% weisen heterotope Inseln von Magenschleimhaut auf. Dort kann sich ein „Magengeschwür" entwickeln.

Der ulcusähnliche Schmerz wird paraumbilical oder tiefer lokalisiert und wird durch Einnahme von Antacida oder Nahrungsaufnahme nicht gebessert. Bei einer Ulceration findet man gewöhnlich Blut im Stuhl. Die Laborbefunde können gegen Appendicitis und andere Ursachen einer Obstruktion nicht abgegrenzt werden. Eine massive gastrointestinale Blutung und eine Perforation können auftreten.

Eine Operation bringt Heilung.

Mesenterialgefäßinsuffizienz

1. Mesenterialgefäßischämie

(Angina abdominalis, Morbus Ortner)

Dem Syndrom der Angina abdominalis wird immer mehr Aufmerksamkeit gewidmet. Fortschritte in der angiographischen Technik und in der Gefäßchirurgie haben zu effektiver Diagnostik und therapeutischen Verbesserungen geführt. Die Angina abdominalis kann Folge der Atherosklerose sein und kann einem Gefäßverschluß vorausgehen (s. unten).

Das klassische Bild zeigt lokalisierten oder generalisierten Schmerz nach den Mahlzeiten. Die Intensität der Schmerzen kann von der Nahrungsmenge abhängen. Diese Tatsache kann den Patienten veranlassen, weniger zu essen, woraus eventuell ein Gewichtsverlust resultiert. Auskultatorisch finden sich Gefäßgeräusche. Laboruntersuchungen können auf eine Malabsorption hinweisen. Motilitätsstörungen des Dünndarms bei der Röntgendarstellung. Zur Sicherung der Stenose der abdominellen Arterien ist ein Angiogramm notwendig.

Die operative Revascularisierung ist die Behandlung der Wahl. Symptomatisch helfen manchmal kleine, häufige Mahlzeiten.

Corday, E., Gold, H., Vyden, J. K.: Gastrointestinal vascular syndromes. Hosp. Practice **5**, 57–65 (1970).
Dick, A. P. et al.: An arteriographic study of mesenteric arterial disease. Gut **8**, 206–220 (1967).
Dunbar, J. D., Nelson, S. W.: Nonangiographic manifestations of intestinal vascular disease. Amer. J. Roentgenol. **99**, 127–135 (1967).
Marston, A.: Mesenteric arterial disease. The present position. Gut **8**, 203–205 (1967).

2. Mesenterialer Gefäßverschluß

Diagnostische Merkmale

- Schwere Abdominalschmerzen mit Übelkeit, Miserere und blutiger Diarrhoe
- Ohnmachtsanfall und Kreislaufschock
- Aufgetriebener Leib, Druckempfindlichkeit, Bauchdeckenspannung
- Leukocytose, erhöhter Hämatokrit

Allgemeine Betrachtungen

Der mesenteriale, arterielle oder venöse Verschluß ist eine ernste abdominale Erkrankung. Die Venenthrombose, oft Begleiterscheinung intraabdomineller Erkrankungen oder Operationen, ist die häufigere der beiden. Ein arterieller Verschluß ist gelegentlich embolischer, häufiger aber thrombotischer Art. Beide Arten kommen häufiger beim männlichen Geschlecht und in den höheren Altersgruppen vor.

Die Arteria mesenterica superior oder ihre Zweige sind oft in Mitleidenschaft gezogen. Der befallene Darm wird hyperaemisch, haemorrhagisch und oedematös. Ein Ileus kann die Folge sein. Darauf entwickelt sich eine ischaemische Nekrose.

Klinische Befunde

A. Symptome: Oft abrupt einsetzender, ständiger und schwerer, generalisierter, abdomineller Schmerz. Er kann jedoch weniger intensiv beginnen und sich kolikartig verschlimmern. Brechreiz und Erbrechen kommen vor. Das Erbrochene ist selten blutig, enthält aber häufig Faeces. Blutige Diarrhoen mit deutlichem Kräfteschwund, Schweißausbrüchen und Angstzuständen können vorkommen. Anamnestisch ergeben sich Hinweise auf Bauchoperationen, Entzündungen, Embolien oder Atherosklerose.

Möglicher Nachweis eines Kreislaufschocks. Man findet am Anfang einen aufgetriebenen Leib mit noch vorhandener Peristaltik, die später verschwinden kann. Die peritoneale Reizung äußert sich durch diffuse Druckempfindlichkeit und Bauchdeckenspannung.

B. Laborbefunde: Haemokonzentration, Leukocytose (über 15 000/mm^3 mit Linksverschiebung). Oft Blut im Stuhl.

C. Röntgenbefunde: Die Übersichtsaufnahme zeigt mäßige Luft- und Flüssigkeitsansammlung in Dünn- und Dickdarm.

Differentialdiagnose

Abgrenzung gegen akute Pankreatitis, Ischaemie und Darmperforation. Diese Erkrankungen werden durch die erhöhte Amylase (bei der Pankreatitis) und das charakteristische Röntgenbild (Luftsichel bei Perforation) differenziert.

Behandlung und Prognose

Schockbehandlung. Möglichst früh sollte operiert werden. Gangränöser Darm sollte entfernt und wenn möglich eine End-zu-End-Anastomose angelegt werden. Ist der Infarkt auf eine Embolie oder einen isolierten Thrombus in der oberen Mesenterialarterie zurückzuführen, kann eine Embolektomie oder Thrombektomie versucht werden. Anticoagulatien sind nicht angezeigt.

Die Mortalitätsrate ist während der akuten Erkrankung außerordentlich hoch.

Bergan, J. J. et al.: Intestinal ischemic syndromes. Ann. Surg. **169**, 120–126 (1969).

Kittredge, R. D.: Ischemia of the bowel. Amer. J. Roentgenol. **103**, 400–404 (1968).

Ottinger, L. W., Austen, W. G.: A study of 136 patients with mesenteric infarction. Surg. Gynec. Obstet. **124**, 251–261 (1967).

Stoney, R. J., Wylie, E. S.: Recognition and surgical management of visceral ischemic syndrome. Ann. Surg. **164**, 714–722 (1966).

Invagination

Die Invagination ist eine Einstülpung des Darms in das Lumen des benachbarten Teiles, wobei ein mechanischer Ileus verursacht wird. Diese Erkrankung kommt hauptsächlich bei Säuglingen und Kleinkindern vor, vorzugsweise männlichen Geschlechtes. Sie kann jedoch in jedem Lebensalter auftreten. Meistens findet man die Invagination in der Gegend der Ileocöcalklappe lokalisiert, wobei das Ileum in das Cöcum oder den Dickdarm prolabiert ist. Die Invagination gefährdet die Durchblutung des invaginierten Teiles und verursacht zunächst Hyperämie und Ödeme, danach eine Gangrän. Jede Läsion des Darmes – Meckel' Divertikel, Polypen, submuköse Tumoren, Ulcera – kann eine Invagination hervorrufen. Bei Säuglingen und Kindern fehlen solche Läsionen jedoch meistens.

Klinische Befunde

A. Symptome: Beginn mit kolikartigen, schweren Schmerzen im Abdomen, unterbrochen von kurzfristigen Remissionen. Im fortgeschrittenen Stadium fehlen die schmerzfreien Phasen. Erbrechen fehlt selten, es kann im weiteren Verlauf verschwinden oder persistieren. Diarrhoe meist von Anfang an. Später findet sich in den Stühlen Blut und Schleim. Bei der Palpation findet man in den meisten Fällen eine abdominelle Resistenz; diese variiert von einem kleinen Knötchen bis zu einem walzenförmigen Tumor. Die Resistenz kann sich während des Invaginationsprozesses verschieben. Bei rectaler Untersuchung kann man möglicherweise die Resistenz oder die Invagination palpieren. Im Rectum können Blut und Schleim nachweisbar sein. Dehydratation und Fieber im weiteren Verlauf.

B. Laborbefunde: Im Stuhl kann Blut und Schleim sein. Bei Gangrän: Leukocytose.

C. Röntgenbefunde: Kontrastdarstellungen können die Obstruktion im Colon oder Cöcum (selten im terminalen Ileum) und die obere Begrenzung des prolabierten Teiles zeigen. Eine Leeraufnahme des Abdomens läßt Ileuszeichen erkennen.

Komplikationen
Bei unbehandelter Invagination kann es zu Einklemmung, Gewebsuntergang und Perforationen kommen.

Behandlung
Darmentlastung durch Sondierung oder Enterostomie kann eine Besserung der Invagination herbeiführen. Es sollte nicht länger als 24–36 Std abgewartet werden. Bei Erwachsenen bringt die konservative Druckverminderung gewöhnlich keinen Erfolg. Im Frühstadium und bei einem kleinen Teil der Patienten kann ein Bariumkontrasteinlauf Erfolg versprechen. Ist die Darmentlastung erfolglos oder werden Anzeichen einer Gangrän offensichtlich, muß die Ursache (z. B. Polyp, Meckel' Divertikel, Fremdkörper, Carcinome) unbedingt operativ beseitigt werden.

Prognose
Gute Erfolge durch Barium-Kontrasteinläufe im Frühstadium oder Operation. Spontane Reposition einer Invagination kann vorkommen.

Mechanischer Ileus
(Akute, organische, intestinale Obstruktion)

Diagnostische Merkmale
- Kolikartige Schmerzen im Abdomen, Miserere, Obstipation, gesteigerte Darmgeräusche
- Kreislaufschock, druckempfindlicher, aufgetriebener Leib ohne peritonealen Reiz
- Auskultationszeichen der gesteigerten Peristaltik
- Röntgenologischer Nachweis von Luft oder von Flüssigkeitsspiegeln
- Geringe oder keine Leukocytose

Allgemeine Betrachtungen
Der mechanische Ileus befällt gewöhnlich den Dünndarm, besonders das Ileum. Schwerwiegendere Ursachen sind äußere Hernien und Verwachsungen. Seltener kommen Gallensteine, Neoplasmen, granulomatöse Prozesse, Invagination, Volvulus und innere Hernien als Ursachen in Betracht.

Klinische Befunde
A. Symptome: Je stärker die Obstruktion ist, desto konstanter und diffuser werden die kolikartigen, abdominellen Schmerzen um den Nabel herum. Erbrechen – zunächst reflektorisch mit Schmerzanfällen, später Miserere. Verstärkte Darmgeräusche, Obstipation, Schwäche, Schweißausbruch und Angstzustände kommen oft vor. Der Patient ist unruhig, ändert oft unter Schmerzen seine Lage und befindet sich häufig in einem Schockzustand mit Schweißausbruch, Tachykardie und Dehydratation. Der Ileus kann lokalisiert und generalisiert sein. Die generalisierte Druckempfindlichkeit des Abdomens kann auch fehlen. Zeichen einer Peritonealreizung sind zumeist nicht nachweisbar. Fieber fehlt oder ist niedrig. Eine Hernie kann vorhanden sein.
B. Laborbefunde: Bei Dehydratation kann es zu Bluteindickung kommen. Leukocytose fehlt oder ist minimal. Erbrechen kann den Elektrolythaushalt stören.
C. Röntgenbefunde: Das Röntgenbild zeigt luftgefüllte Darmschlingen, die sich nicht bewegen. Flüssigkeitsspiegel können zu sehen sein.

Differentialdiagnose
Abgrenzung gegen andere abdominelle Erkrankungen, wie Entzündung und Perforation des Darmes oder Nierenstein- und Gallenblasenkoliken. Das Fehlen von Bauchdeckenspannung und Leukocytose unterscheidet die Obstruktion von Entzündungen und Perforation. Sitz, Ausstrahlung und das Fehlen von Miserere kennzeichnen die Koliken. Außerdem müssen Mesenterialgefäßverschlüsse und Organtorsionen (z. B. Ovarialcyste) ausgeschlossen werden. Im Endstadium kann ein akuter mechanischer Ileus von der Peritonitis möglicherweise nicht unterschieden werden.

Komplikationen
Es kann zu ischämischen Veränderungen kommen.

Behandlung

A. Konservative Maßnahmen: Das Flüssigkeitsgleichgewicht muß wiederhergestellt werden und aufrechterhalten bleiben. Durch einen langen Darmschlauch sollte eine Druckverminderung versucht werden. Wenn keine Einklemmung vorhanden ist, sollte man einen Versuch mit konservativer Behandlung (nur Druckverminderung) über 24–36 Std machen; diese hat häufig bei partieller Obstruktion Erfolg. Der Patient muß ununterbrochen überwacht werden; bei den ersten Anzeichen einer Einklemmung, oder wenn nach 24–36 Std keine Besserung eintritt, muß ein chirurgischer Eingriff erfolgen. Es sollte jedoch bei kompletten Dünn- oder Dickdarmobstruktionen keine Sondenbehandlung versucht werden.

Zeigt sich eine Besserung (Aufhören der Schmerzen, verminderte Distension, verminderte Absaugmenge, rectaler Abgang von Gas und Faeces), kann die dauernde Absaugung durch eine intermittierende ersetzt werden (2 Std mit, 2 Std ohne Absaugung). Wenn die orale Flüssigkeitstherapie gut vertragen wird und die Darmfunktion aufrecht erhalten werden kann, kann der Schlauch entfernt werden.

Wird die orale Flüssigkeitstherapie nicht vertragen, muß die Absaugung wieder aufgenommen oder operiert werden.

B. Chirurgische Maßnahmen: Sofortige Operation ist notwendig bei: Versagen der konservativen Therapie, Auftreten von Einklemmungen oder einer Erkrankung, bei der häufig Einklemmungen vorkommen (z. B. Volvulus, Hernien, Invagination bei Erwachsenen oder bei kompletter Obstruktion durch Verwachsungen); vorher müssen Flüssigkeits- und Elektrolythaushalt wiederhergestellt werden. Die Operation besteht in der Beseitigung der Ursache. Jeder gangränöse Darmabschnitt muß reseziert werden.

Prognose

Die Prognose hängt von der Ursache ab; sie wird bei frühzeitiger Beseitigung des Hindernisses deutlich verbessert. Dies kann durch intestinale Sondierung mit Druckverminderung erreicht werden; gewöhnlich ist jedoch eine Operation erforderlich.

Greene, W. W.: Bowel obstruction in the aged: A review of 300 cases. Amer. J. Surg. **118,** 541–545 (1969).

Remenchik, A. P., Talso, P. J.: Medical management of intestinal obstruction. Med. Clin. N. Amer. **48,** 67–74 (1964).

Paralytischer Ileus

(Funktionelle Obstruktion)

Diagnostische Merkmale

- Ununterbrochene Schmerzen im Oberbauch, Erbrechen, Obstipation
- Vorausgegangene Erkrankungen. (Operation, Peritonitis, Schmerzen)
- Geringe Druckempfindlichkeit des Abdomens; verminderte bis fehlende Darmgeräusche
- Röntgenologischer Nachweis von Luft- und Flüssigkeitsspiegeln im Darm

Allgemeine Betrachtungen

Der paralytische Ileus ist eine neurogene Schädigung der Peristaltik. Es ist eine allgemeine Störung, die vielfältige Ursachen haben kann z. B. direkte Reizung des Magen-Darm-Traktes (Chirurgie), peritoneale Reizung (Blutung, durchgebrochene Darmschlingen, Pankreatitis, Peritonitis) und Ischämie. Nierenkoliken, Wirbelfrakturen, Urämie und Coma diabeticum können ebenfalls einen paralytischen Ileus verursachen.

Klinische Befunde

A. Symptome: Leichte bis mäßige Schmerzen im Oberbauch, mehr anhaltend als kolikartig zusammen mit Erbrechen (später Miserere) und Obstipation. Darmgeräusche sind spärlich oder fehlen.

Zeichen einer peritonealen Reizung sind auf die Primärerkrankung zurückzuführen. Darmgeräusche sind vermindert oder fehlen. Nach länger andauerndem Erbrechen kann Dehydratation erfolgen.

B. Laborbefunde: Bei länger anhaltendem Erbrechen können Bluteindickung und Störungen im Elektrolythaushalt auftreten. Leukocytose, Anämie und erhöhte Serumamylase – abhängig von der auslösenden Erkrankung – können vorhanden sein.

C. Röntgenbefunde: Die Röntgenaufnahme zeigt vergrößerte luftgefüllte Darmschlingen des Dünn- und Dickdarms und sogar des Mastdarms. Nachweis von Luft- und Flüssigkeitsspiegeln im aufgetriebenen Darm.

Differentialdiagnose

Die Symptome einer Obstruktion mit fehlenden Darmgeräuschen bei entsprechender Anamnese lassen wenig Zweifel an der Diagnose. Es muß gesichert werden, daß der paralytische Ileus nicht Folge eines mechanischen Ileus ist, bei dem die sofortige Operation lebensrettend sein kann.

Behandlung

Der paralytische Ileus tritt meist postoperativ auf und spricht auf konservative Maßnahmen an. Bei schwerem und länger andauerndem Ileus ist Absaugung und völliger Verzicht auf orale Nahrungsaufnahme notwendig. In diesen Fällen ist die Wiederherstellung des Flüssigkeits- und Elektrolythaushaltes wichtig. Bei Versagen der konservativen Therapie kann eine Operation erforderlich werden, um den Druck im Darm durch eine Enterostomie zu senken.

Prognose

Die Prognose variiert mit der Primärerkrankung. Nach Beseitigung der Ursache kann der paralytische Ileus ohne spezifische Therapie verschwinden.

Catchpole, B. N.: Ileus: Use of sympathetic blocking agents in its treatment. Surg. **66**, 811–820 (1969).

Sprue – Syndrom

(Malabsorptionssyndrom, Tropische Sprue, Nichttropische Sprue, Idiopathische Steatorrhoe, Morbus Gee-Heubner-Herter)

Diagnostische Merkmale

- Massige, helle, schaumige, faulriechende, fettige Stühle
- Gewichtsverlust und Anzeichen eines Mangels verschiedener Vitamine
- Gestörte intestinale Resorption von Kohlenhydraten, Vitaminen, Fett; große Mengen freier Fettsäuren und Kalkseifen im Stuhl
- Hypochrome oder megaloblastische Anämie; typische Röntgenbilder

Allgemeine Betrachtungen

Sprue-Syndrome sind Erkrankungen mit gestörter Dünndarmfunktion, charakterisiert durch gestörte Resorption und eine anomale Dünndarmmotorik. Drei Hauptkrankheiten umfassen die Gruppen: Cöliakie bei Kindern, die tropische Sprue und die nichttropische Sprue. Die Cöliakie und nichttropische Sprue sprechen auf glutenfreie Ernährung an. Das Polypeptid Gliadin ist der krankheitserregende Bestandteil im Gluten (Kleberprotein verschiedener Getreidearten, nicht von Mais und Reis). Bei der tropischen Sprue nützt die glutenfreie Ernährung nichts. Hier handelt es sich offenbar um eine Folsäureresorptionsstörung.

Morphologisch findet sich eine typische Schleimhautatrophie im Dünndarm.

Seltene sekundäre Formen des Spruesyndroms: gastrocolische Fisteln, Obstruktion der intestinalen Lymphgefäße durch Lymphome, Whipple' Erkrankung, ausgedehnte Ileocolitis Crohn und Lambliasis.

Klinische Befunde

A. Tropische Sprue: Das Hauptsymptom ist die Diarrhoe; zu Beginn ist sie explosionsartig und wäßrig; später sind die Stühle nicht mehr so voluminös, sie sind fester und charakteristisch hell, schaumig, faulriechend und fettig. Eine Verschlechterung tritt nach fettreicher Ernährung oder nach Überanstrengung ein. Verdauungsstörungen, Flatulenz, Krämpfe im Oberbauch, oft beträchtlicher Gewichtsverlust, Blässe, Schwäche, Druckempfindlichkeit und Muskelkrämpfe können auftreten. Beschwerdefreie Intervalle ohne oder mit leichten Symptomen kommen vor, besonders beim Verlassen der Tropen.

Durch den Vitaminmangel werden Glossitis, Mundwinkelrhagaden, übermäßige Hautpigmentierung und trockene, rauhe Haut hervorgerufen. Man stellt ein aufgetriebenes und druckempfindliches Abdomen fest. Ödeme treten erst später auf.

Man kann gelegentlich eine hypochrome mikrocytäre Anämie oder eine macrocytäre Anämie mit megaloblastischem Mark feststellen. Das Stuhlfett ist vermehrt. Die Resorption anderer Substanzen ist vermindert; dies geht aus flachen oralen Vitamin A- und Glucosetoleranzkurven hervor. Die intravenöse

Glucosetoleranz ist jedoch normal. Plasmacarotin und -proteine sowie Serumcalcium, -phosphor, -cholesterin und -prothrombin sind erniedrigt. Hypochlorhydrie des Magens. Die Pankreasenzyme sind normal.

Röntgenologischer Nachweis einer rarefizierten Schleimhautstruktur im Dünndarm: Dilatation, Segmentation und unregelmäßige Bariumflockung, Verlust der normalen, gefiederten Mucosa und übermäßige Luftansammlung in den Darmschlingen.

B. Nichttropische Sprue (Cöliakie der Erwachsenen): Diese Erkrankung wird durch unvollständige Resorption von Fett, Protein, Vitaminen, Kohlenhydraten und Wasser charakterisiert. Die Resorption der fettlöslichen Vitamine A, D und K ist gestört. In der Folge kann eine Osteomalacie auftreten. Proteinverlust durch den Darm. Glutenfreie Kost kann zu einer dramatischen Besserung führen.

C. Cöliakie und gluteninduzierte Enteropathie bei Kindern: Beginn meist in früher Kindheit, Manifestation der Symptome jedoch oft erst im Erwachsenenalter. Die Anämie ist gewöhnlich hypochrom und microcytär. Die Komplikationen der gestörten Resorption sind schwerer: Infantilismus, Zwergwuchs, Tetanie, Vitaminmangelerscheinungen (sogar Rachitis) wurden gesehen. Niedriges Plasmacarotin ist oft ein diagnostisches Kriterium. Die Cöliakie spricht auf eine glutenfreie Diät an.

Differentialdiagnose

Es ist nötig, die primären von den sekundären Spruesyndromen zu differenzieren. Die Steatorrhoe ist von Pankreaserkrankungen abzugrenzen. Obwohl die intestinale und mesenteriale Tuberkulose selten ist, kann sie dennoch das Bild einer Sprue vortäuschen.

Behandlung

Ist die bei der Sprue auftretende Anämie hypochrom, wird sie durch Eisenpräparate behandelt. Die makrocytäre Anämie bei der nicht tropischen Sprue spricht gewöhnlich auf Vitamin B_{12}, 15–30 µg i. m., 1–2mal/Woche und nach Remissionen 10–15 µg i. m. alle 1–2 Wochen an; auch Folsäure, 10–15 mg täglich oral oder i. m.

Die Diät sollte calorien- und proteinreich, fettarm und glutenfrei sein. Der Prothrombinmangel wird durch wasserlösliche Vitamin K-Zubereitungen oral – oder bei Bedarf – i. v. oder i. m. behandelt. Bei Hypocalcämie oder Tetanie verordnet man Calciumpräparate 2 g 3mal täglich oral; oder Vitamin D, 5000–20000 Einheiten. Vitaminsubstitution.

Da die Corticosteroide die Resorption von Protein, Fett und anderen Nahrungsstoffen des Magen-Darm-Traktes steigern können, können sie bei gewissen Sprue-Patienten angebracht sein (parenteral!).

Prognose

Bei geeigneter Behandlung gute klinische Prognose.

Booth, C. C.: Pathophysiologie der Dünndarmresorption. Internist. **7**, 197–208 (1966).

Finkelstein, J. D.: Malabsorption. Med. Clin. N. Amer. **52**, 1339–1354 (1968).

Greenberger, N. J., Skillman, T. G.: Medium-chain triglycerides: Physiologic considerations and clinical implications. New Engl. J. Med. **280**, 1045–1058 (1969).

Isselbacher, K. J.: Biochemical aspects of fat absorption. Gastroenterology **50**, 78–82 (1966).

Jeffries, G. H., Weser, E., Sleisinger, M. H.: Malabsorption. Gastroenterology **56**, 777–797 (1969).

Klipstein, F. A.: Tropical sprue. Gastroenterology **54**, 275–293 (1968).

Klipstein, F. A.: Recent advances in tropical malabsorption. Scand. J. Gastroenterol. **5**, Suppl. 6, 93–114 (1970).

Kowlessar, O. D., Philips, L. D.: Celiac disease. Med. Clin. N. Amer. **54**, 647–656 (1970).

Krone, C. L. et al.: Studies on the pathogenesis of malabsorption. Medicine **47**, 89–108 (1968).

Willig, F.: Über verschiedene Formen der durch Enzymmangel bedingten Verdauungsinsuffizienz. Therapiewoche **20**, 2715–2722 (1970).

Disaccharidase-Defekte

Die spezifischen Disaccharidase-Defekte in der Darmschleimhaut sind für das Verständnis der Malabsorption besonders wichtig geworden. Ein Fehlen dieser Enzyme von Geburt an führt zu sauren, durchfälligen Stühlen (Stuhl-pH 4,5–6,0). Im Stuhl findet man große Mengen Milchsäure. Das Kind gedeiht nicht. Beim Erwachsenen kann ein chirurgischer Eingriff, eine Ileocolitis Crohn, eine Colitis ulcerosa oder eine Sprue dem Beginn der Disaccharidintoleranz vorausgehen. Die Diagnose wird durch eine flache Zuckertoleranzkurve nach oraler Belastung mit dem spezifischen Disaccharid und dem Nachweis saurer, durchfälliger Stühle nach oraler Gabe des angeschuldigten Zuckers gesichert.

Bisher wurden Intoleranzen gegen Lactose, Saccharose-Isomaltose und Glucose-Galaktose als angeborene Defekte beschrieben. Sekundäre Disaccharidase-Defekte wurden sowohl bei Kindern wie auch bei Erwachsenen mit Lambliasis, Cöliakie, Colitis ulcerosa, dem Syndrom der inneren Anastomose mit Verkürzung der Darmstrecke, cystischer Fibrose und nach Gastrektomie beschrieben.

Kistler, H., Haemmerli, U. P.: Disaccharid-Malabsorptions-Syndrome als Ausdruck intestinaler Enzymopathien. Internist **7**, 242–250 (1966).

McCracken, R. D.: Adult lactose tolerance. J. Amer. med. Ass. **213**, 2257–2260 (1970).

Peternel, W. W.: Disaccharidase defiency. Med. Clin. N. Amer. **52**, 1355–1366 (1968).

Welsh, T. D. et al.: Human intestinal disaccharidase activity. Arch. Int. Med. **117**, 488–503 (1966).

Intestinale Lipodystrophie
(Morbus Whipple)

Der Morbus Whipple ist ein seltenes Malabsorptionssyndrom unbekannter Ätiologie mit verschiedenen Manifestationen. Histologische Untersuchung der Dünndarmschleimhaut und der mesenterialen und peripheren Lymphknoten zeigt charakteristische, lange, schaumige mononucleare Zellen; diese sind mit cytoplasmatischem („PAS-positivem“ Material gefüllt („periodic acid-Schiff-reaction“)). Elektronenmikroskopische Untersuchungen zeigen Bakterien in Makrophagen. Diese Krankheit befällt meistens Männer mittleren Alters; der Beginn ist schleichend; unbehandelt nimmt sie einen verhängnisvollen Verlauf. Die klinischen Symptome umfassen Schmerzen im Oberbauch, Diarrhoe, Steatorrhoe, Magen-Darm-Blutungen, Fieber, Lymphadenopathie, Polyarthritis, Ödeme und graue bis braune Hautpigmentationen. Gewöhnlich treten Anämie und Hypoproteinämie auf.

Die Breitspektrumantibiotica haben oft einen eindrucksvollen Erfolg. Die Prognose ist durch die Antibiotica deutlich verbessert worden.

Clemett, A. R., Marshak, R. H.: Whipple's disease: Roentgen features and differential diagnosis. Radiol. Clin. N. Amer. **7**, 105–111 (1969).

Fearrington, E. L., Monroe, E. W.: Whipple's disease. Postgrad. Med. **44**, 103–109 (1968).

Pseudomembranöse Enterocolitis
(Postoperative oder postantibiotische Enterocolitis)

Die pseudomembranöse Enterocolitis ist eine nekrotisierende Schädigung des Darms vom Magen bis zum Mastdarm. Sie ist durch eine grau-gelbe, fibrinöse Membran charakterisiert, die lose mit der darunterliegenden Mucosa oder Submucosa verwachsen ist. Das Fibrinnetz enthält Leukocyten und nekrotische Gewebsreste. In der Membran können grampositive Kokken und andere Bakterien nachweisbar sein. Die Ätiologie ist nicht vollständig geklärt. Es gibt Hinweise dafür, daß das Enterotoxin des Staphylococcus aureus haemolyticus als auslösender Faktor wirkt. Therapeutische Unterdrückung anderer intestinaler Bakterien durch Antibiotica führt zu einem Überwuchern der Staphylokokken.

Zwischen dem 2.–12. Tag nach der Operation oder der Antibioticatherapie manifestiert sich diese Krankheit. Im allgemeinen nahm oder nimmt der Patient Antibiotica. Die Anfangssymptome sind gewöhnlich Diarrhoe und Fieber. Die wäßrige Diarrhoe ist stark ausgeprägt. Die Stühle können einen typischen nekrotischen Geruch haben. Die Patienten haben einen aufgetriebenen Leib und/oder erbrechen. Durch Tachykardie, Hypotonie, Schock, Dehydratation, Oligurie, Elektrolyt- und Proteinverlust verschlechtert sich der Zustand des Patienten rapid. Die flüssigen Stühle können 10 l/Tag überschreiten. Die Leukocytenzahl ist erhöht oder normal. Häufig besteht Bluteindickung. Die Stühle können Membranen, Leukocyten und grampositive Kokken enthalten.

Die pseudomembranöse Enterocolitis muß von anderen postoperativen Komplikationen, wie die durch Blutverlust entstehende Peritonitis, Mesenterialgefäßthrombose und Hypovolämie unterschieden werden. Zur Differentialdiagnose ist die Anamnese einer Antibioticatherapie und größerer, operativer Eingriffe wichtig.

Die Antibiotica müssen abgesetzt werden. Werden Staphylokokken nachgewiesen, gibt man Erythromycin, penicillinasefeste, halbsynthetische Penicilline oder Vancomycin, 250–500 mg i. v., oder Cephalotin (1 g i. v.) alle 6 Std bis sich die toxische Gesamtsituation bessert und im Stuhl keine Staphylokokken mehr nachzuweisen sind. Der Wasser- und Elektrolytentzug muß durch Elektrolytlösungen mit Natrium- und Kaliumionen substituiert werden. Der Schock wird mit Blut, Plasma und Corticosteroiden z. B. Hydrocortison (oder einem Äquivalent), 50 mg i. v. alle 6 Std bis zur Stabilisierung des Blutdruckes behandelt. Bei einer auf das Colon beschränkten, therapieresistenten, nichtinfektiösen, pseudomembranösen Colitis ist eine Colektomie zu erwägen.

Die pseudomembranöse Enterocolitis ist eine äußerst schwere Erkrankung. Die Sterblichkeit liegt zwischen 30–90%.

GELFAND, M. D., KRONE, D. L.: Nonstaphylococcal pseudomembranous colitis. Amer. J. Digest. Dis. **14**, 278–281 (1969).

GROLL, A. et al.: Fulminating noninfective pseudomembranous colitis. Gastroenterology **58**, 88–95 (1970).

Appendicitis

Diagnostische Merkmale

- Schmerzen im rechten Unterbauch mit Druckempfindlichkeit
- Zeichen einer peritonealen Reizung
- Anorexie, Übelkeit, Erbrechen, Obstipation
- Subfebrile bis febrile Temperaturen, mäßige Leukocytose

Allgemeine Betrachtungen

Die Appendicitis wird durch Verschluß des Wurmfortsatzes durch einen Stuhlpropf, eine Entzündung, Fremdkörper oder Neoplasmen hervorgerufen. Die Obstruktion löst eine Infektion, Ödeme und häufig einen Infarkt der Wurmfortsatzwand aus. Es entwickelt sich rasch eine intraluminale Spannung mit Neigung zur Nekrose und Perforation. Die Appendicitis tritt in jedem Lebensalter und bei beiden Geschlechtern auf; sie ist jedoch bei männlichen Personen zwischen 10–30 Jahren gehäuft.

Die Appendicitis liefert die Indikation für einen der häufigsten Eingriffe in der Bauchchirurgie. Die Appendicitis äußert sich durch die jedem Arzt bekannten Symptome. Dennoch kann sie so unterschiedliche Manifestationen haben, daß sie bei der Differentialdiagnose aller Fälle von abdomineller Sepsis und Schmerz in Erwägung gezogen werden muß.

Klinische Befunde

A. Symptome: Eine Appendicitis beginnt gewöhnlich mit Schmerzen im Epigastrium oder periumbilical; als Begleiterscheinung 1–2maliges Erbrechen. Nach 2–12 Std lokalisiert sich der Schmerz in den rechten Unterbauch. Bei Bewegung und Husten Verstärkung des Schmerzes. Anorexie, allgemeines Unwohlbefinden und leichtes Fieber treten auf. Gewöhnlich Obstipation, gelegentlich auch Diarrhoe.

Zu Beginn fehlen lokalisierte abdominelle Befunde. Jedoch kann sich innerhalb weniger Stunden eine progrediente Druckempfindlichkeit im rechten Unterbauch entwickeln. Zumeist läßt sich der Schmerz (Husten!) auf den McBurneyschen Punkt lokalisieren. In der Regel findet man eine deutliche Bauchdeckenspannung. Bei der rectalen Untersuchung findet sich ein erheblicher Palpationsschmerz, der stärker als die abdominelle Schmerzhaftigkeit ausgeprägt sein kann. Verminderte oder fehlende Peristaltik. Leichtes bis mäßiges Fieber.

B. Laborbefunde: Mäßige Leukocytose (10000–20000). Die Urinanalyse ist ohne Bedeutung, obschon gelegentlich einzelne Erythrocyten im Sediment nachweisbar sind.

C. Röntgenbefunde: Auf der Aufnahme des Abdomens finden sich keine charakteristischen Veränderungen. Gelegentlich Kotstein in der Appendix.

Faktoren, die Varianten des „klassischen", klinischen Bildes verursachen:

A. Atypische, anatomische Lokalisation der Appendix: Ragt die Appendix in das Becken hinein, so sind die abdominellen Zeichen minimal. Die größte Empfindlichkeit stellt man dann bei rectaler Untersuchung fest. Die Entzündung einer hochliegenden, lateralen Appendix kann maximale Schmerzhaftigkeit in den Flanken hervorrufen. In seltenen Fällen können die Symptome im rechten Ober- oder linken Unterbauch zu finden sein.

B. Lebensalter:

1. Frühes Kindesalter und Kindheit: Im frühen Kindesalter ist die Appendicitis relativ selten. Wenn sie aber auftritt, ist die Diagnosestellung schwierig. Bei Perforation ist eine generalisierte Peritonitis die Folge.

2. Greisenalter: Ältere Patienten haben häufig keine oder geringfügige Symptome. Der abdominelle Befund kann erst bei erfolgter Perforation eindrucksvoll sein. Fieber und Leukocytose können ebenfalls fehlen. Sind die weißen Blutkörperchen nicht vermehrt, kann eine Linksverschiebung im Differentialblutbild die Entzündung beweisen.

3. Adipositas: Bei Adipositas ist die Diagnose oft schwieriger, weil die abdominellen Symptome verzögert auftreten und nicht genau zu lokalisieren sind.

4. Schwangerschaft: Siehe Diskussion in Kapitel 13.

Differentialdiagnose

Am häufigsten wird die akute Gastroenteritis mit der Appendicitis verwechselt. In seltenen Fällen geht sie voraus oder besteht gleichzeitig mit der Appendicitis. Erbrechen und Diarrhoe sind häufiger. Fieber und Leukocyten können ansteigen. Die Lokalisation des Schmerzes und die Druckempfindlichkeit sind gewöhnlich nicht eindeutig. Vermehrte Peristaltik ist charakteristisch. Die Gastroenteritis nimmt häufig einen akuten Verlauf.

Die Symptome der mesenterialen Lymphadenitis sind mit denen der Appendicitis identisch. Gewöhnlich gibt es jedoch einige Anhaltspunkte für die richtige Diagnose. Die mesenteriale Lymphadenitis tritt häufiger bei Kindern oder Jugendlichen auf; eine respiratorische Ansteckung geht im allgemeinen voraus; die Lokalisierung der Druckempfindlichkeit im rechten Unterbauch ist ungenauer und inkonstanter; eine Abwehrspannung fehlt zumeist. Trotz des starken Verdachts auf eine mesenteriale Lymphadenitis ist oft eine exploratorische Appendektomie das kleinere Risiko.

Die Meckel' Diverticulitis kann eine Appendicitis vortäuschen. Die Druckempfindlichkeit wird mehr in die Mitte lokalisiert, ist aber kein zuverlässiges diagnostisches Kriterium. Da bei beiden Erkrankungen ein chirurgischer Eingriff erforderlich ist, ist die Differenzierung nicht problematisch.

Manchmal können auch Ileocolitis Crohn, ein perforiertes Ulcus duodeni, Uretersteinkolik, akute Salpingitis, Mittelschmerz, rupturierte Extrauterinschwangerschaft und stielgedrehte Ovarialcysten mit der Appendicitis verwechselt werden.

Komplikationen

A. Perforation: Die Appendicitis kann spontan abheilen. Da die Perforation selten während der ersten 8 Std erfolgt, ist die diagnostische Überwachung in dieser Periode relativ zuverlässig. Die Zeichen der Perforation sind: Erhöhung der Schmerzhaftigkeit und Druckempfindlichkeit im rechten Unterbauch, gefolgt von einer generalisierten Peritonitis oder einem Absceß. Ileus, Fieber, Unwohlsein und Leukocytose werden deutlicher. Ist bereits eine Perforation mit Absceßbildung oder eine generalisierte Peritonitis eingetreten, kann die Diagnose für den spät zugezogenen Arzt schwierig sein.

B. Die generalisierte Peritonitis ist eine Folgeerscheinung der Perforation.

Die Behandlung der perforierten Appendicitis ist die Laparatomie. Maßnahmen wie bei der akuten Peritonitis.

C. Perityphlitischer Absceß: Der perityphlitische Absceß ist eine der möglichen Komplikationen der unbehandelten Appendicitis. Allgemeines Krankheitsgefühl, Fieber und Leukocytose können minimal bis deutlich sein. Bei der Untersuchung zeigt sich eine Resistenz im rechten Unterbauch oder im Becken. Der Beckenabsceß imponiert als Douglas-Absceß. Gewöhnlich macht sich der Absceß 2–6 Tage nach Beginn bemerkbar. Eine Antibioticatherapie kann sein Auftreten jedoch verzögern. Der Absceß kann gelegentlich das erste und einzige Anzeichen der Appendicitis sein. Er kann besonders bei älteren Patienten mit Cöcumneoplasmen verwechselt werden.

Behandlung des Frühabscesses durch intensive Antibioticatherapie. Auf diese Behandlung wird der Absceß häufig ansprechen. 6–12 Wochen später sollte die Appendektomie vorgenommen werden. Ein umschriebener Absceß im rechten Unterbauch sollte unverzüglich drainiert werden. Ein Douglas-Absceß erfordert Drainage, wenn er sich in das Rectum oder die Vagina vorwölbt und fluktuiert.

D. Pylephlebitis: Die eitrige Thrombophlebitis des Portalsystems mit Leberabscessen ist eine seltene Komplikation. Wenn septische Temperaturen, Schüttelfröste, Hepatomegalie und Gelbsucht auf eine Appendixperforation folgen, sollte diese Komplikation in Betracht gezogen werden. Intensive Antibioticatherapie ist dann neben operativen Maßnahmen indiziert.

E. Andere Komplikationen schließen subphrenische Abscesse und andere septische Metastasen ein. Ein mechanischer Ileus kann durch Verwachsungen verursacht werden.

Behandlung

A. Präoperative Überwachung:

1. Innerhalb der ersten 8–12 Std nach Beginn sind die Symptome der Appendicitis häufig unklar. Unter diesen Umständen ist eine strenge Beobachtung wichtig. Dem Patienten wird Bettruhe verordnet und keine Nahrungsaufnahme gestattet. Anmerkung: Laxativa sollten bei Verdacht auf Appendicitis oder Peritonitis nicht erlaubt werden. Parenterale Flüssigkeitstherapie. Auf Narkotica sollte verzichtet werden. Eine Sedierung mit Barbituraten ist nicht kontraindiziert. Abdominelle und rectale Untersuchung, Leukocytenzählung und Differentialblutbild sollten regelmäßig wiederholt werden. Röntgenologisch sollte eine Abdomenübersichtsaufnahme und eine Thoraxaufnahme angefertigt werden. In den meisten Fällen wird die Diagnose innerhalb 24 Std nach Beginn der ersten Symptome durch Lokalisation der entsprechenden Symptome gesichert.

2. Nasensonde: Eine durch die Nase eingeführte Magensonde wird präoperativ dann eingeführt, wenn ein postoperativer Ileus auf Grund einer begleitenden Peritonitis oder der toxischen Gesamtsituation in Betracht gezogen werden muß. Bei solchen Kranken wird der Magensaft abgesaugt und, wenn nötig, eine Magenspülung vorgenommen. Anschließend wird der Patient mit liegender Sonde in den Operationssaal gebracht.

3. Antibiotica: Bei eindeutiger schwerer Intoxikation und hohem Fieber ist die präoperative Anwendung von Antibiotica ratsam.

B. Chirurgische Behandlung: Bei unkomplizierter Appendicitis wird die Appendektomie sobald wie möglich durchgeführt. Gewöhnlich wird nur eine geringe Vorbereitung erforderlich sein. Die früh und sachgerecht durchgeführte Operation hat eine Mortalität von weniger als 1%. Morbidität und Mortalität leiten sich vor allem aus den Komplikationen (Gangrän, Perforation) her, die bei hinausgeschobener Operation auftreten.

C. Postoperative Versorgung: Bei unkomplizierter Appendicitis ist gewöhnlich eine postoperative Magenabsaugung nicht nötig. Am ersten postoperativen Tag sollte der Patient bereits aufstehen. Die Diät baut auf klaren Flüssigkeiten am 2. postoperativen Tag auf, wobei bis zum 5. postoperativen Tag weichere, feste Speisen folgen sollten. Der Diätaufbau hängt allerdings vom Einsetzen der Peristaltik und der gastrointestinalen Funktion ab. Parenterale Flüssigkeitszufuhr sollte – wenn nötig – vorgenommen werden. Einläufe sind im allgemeinen kontraindiziert. Paraffinöl, Magnesiamilch oder ähnliche milde Laxantien sollten – wenn erforderlich – oral vom 3. Tag an gegeben werden. Antibioticabehandlung ist für 5–7 Tage oder länger dann zu empfehlen, wenn die intraabdominale Flüssigkeit purulent oder foetid war, auch wenn die bakteriologische Kultur positiv oder die Appendix gangränös verändert war. Eine primäre Wundheilung ist die Regel. Der Krankenhausaufenthalt dauert gewöhnlich eine Woche oder weniger. Die normale Tätigkeit kann bei unkomplizierten Fällen nach 2–3 Wochen wieder aufgenommen werden, besonders wenn eine typische Operation im Bereich des McBurney' Punktes durchgeführt wurde.

D. Konservative Notversorgung: Wenn keine operativen Möglichkeiten zur Verfügung stehen, wird wie bei akuter Peritonitis behandelt. Unter einer solchen ärztlichen Führung wird die akute Appendicitis häufig verschwinden und Komplikationen werden nur selten auftreten.

Prognose

Bei exakter Diagnose und frühzeitiger Appendektomie werden Morbidität und Mortalität sehr gering sein. Kann die Diagnose erst verzögert gestellt werden, so kann es zu einer deutlichen Steigerung von Mortalität und Morbidität kommen. Rezidivierende, akute Appendicitiden können – wenn die Operation nicht durchgeführt wird – zur Beobachtung kommen. Eine „chronische Appendicitis" gibt es nicht.

Burgos, W. F., Johnson, D. G.: Appendicitis: A computer study. Postgrad. Med. **44,** 110–117 (1968).

Howie, J. G. R.: Death from appendicitis and appendectomy. Lancet **1966 II,** 1334–1336.

Akute mesenteriale Lymphadenitis

Diagnostische Merkmale

- Dauerschmerz im rechten Unterbauch oder periumbilical beim Kind
- Anorexie, Übelkeit, Erbrechen, Fieber bis 39,4° C
- Druckempfindlichkeit des rechten Unterbauchs ohne oder mit geringer peritonealer Reizung
- Leukocytose im allgemeinen über 15 000
- Anamnestisch: Neigung zur Infektion der oberen Atemwege

Allgemeine Betrachtungen

Die mesenteriale Lymphadenitis ist eine akute, gutartige Entzündung der mesenterialen Lymphknoten; sie verursacht Fieber und abdominelle Schmerzen. Sie ist gewöhnlich eine Kinderkrankheit, die rezidivieren kann. Sie stellt ein großes Problem bei der Abklärung gegen die akute Appendicitis, das Meckel' Divertikel, Niereninfektionen oder Koliken und Infektionen im rechten unteren Lungenlappen bei Kindern dar. Bei letzterer Erkrankung strahlen die Schmerzen in den rechten Unterbauch aus. Nach oder zusammen mit den Erkrankungen treten oft Infektionen der oberen Luftwege auf, wobei eine bakterielle oder virale Ätiologie vermutet wurde. Echte eitrige Lymphadenitis ist selten.

Klinische Befunde

A. Symptome: Akuter Beginn mit Schmerzen im rechten Unterbauch und periumbilical. Von Anfang an haben die Schmerzen eher Dauercharakter. Dazu kommen Übelkeit, Erbrechen und Anorexie. Oft treten Diarrhoen auf. Die Schmerzen sind leicht bis schwer und gewöhnlich im rechten Unterbauch am stärksten. Eine umschriebene Schmerzlokalisation ist in der Regel nicht möglich. Peritonealer Reiz und Tastempfindlichkeit bei rectaler Untersuchung sind minimal oder fehlen. Fieber ist gewöhnlich vorhanden (zwischen 38° und 39° C).

B. Laborbefunde: Es besteht eine Leukocytose mit einer Linksverschiebung.

Behandlung und Prognose

Die Untersuchung muß eine Appendicitis ausschließen. Im allgemeinen vollständige Heilung.

Intestinale Tuberkulose

Die Tuberkulose des Intestinaltraktes tritt vorzugsweise als Sekundärinfektion nach der Lungentuberkulose auf. Nach der Infektion bildet sich eine ulcerierende Läsion im Intestinum, besonders im Ileocöcalbereich unter Einbeziehung der mesenterialen Lymphknoten.

Symptome können auch bei ausgedehnter Erkrankung minimal sein oder fehlen. Sind sie vorhanden, bestehen sie gewöhnlich in Fieber, Anorexie, Flatulenz, aufgetriebenem Leib und Nahrungsmittelunverträglichkeit. Schmerzen und leichte bis schwere Krämpfe treten gewöhnlich nach dem Essen im rechten Unterbauch auf. Es kann eine Obstipation bestehen, doch ist eine leichte bis schwere Diarrhoe charakteristischer.

Die Untersuchung des Abdomens liefert keine typischen Befunde, obwohl eine Druckempfindlichkeit im rechten Unterbauch bestehen kann. Analfisteln sind nicht selten. Gewichtsverlust.

Charakteristische Laborbefunde fehlen. Der Nachweis von Tuberkelbacillen in den Faeces hat kein morphologisches Korrelat.

Die Röntgenuntersuchung zeigt besonders in der Cöcalregion eine unregelmäßige Hypermotilität, ulcerierte Läsionen und unregelmäßige Füllungsdefekte. Lungentuberkulose.

Die Prognose hängt von der Erkrankung der Lunge ab. Die intestinalen Läsionen sprechen gewöhnlich auf Chemotherapie gut an.

ABRAMS, J. S., HOLDEN, W. D.: Tuberculosis of the gastrointestinal tract. Arch. Surg. **89**, 282–293 (1964).

Erkrankungen des Colon und Rectum

Chronische unspezifische Colitis ulcerosa

Diagnostische Merkmale

- Haemorrhagische Diarrhoe mit krampfartigen Beschwerden im Unterbauch
- Abdominelle Druckempfindlichkeit, Gewichtsverlust, Fieber
- Anämie; keine Stuhlerreger
- Typische röntgenologische und rectoskopische Anomalien

Allgemeine Betrachtungen

Die chronische ulcerierende Colitis ist eine entzündliche Erkrankung des Colons von unbekannter Ätiologie. Sie ist charakterisiert durch eine blutige Diarrhoe. Sie neigt zu Remissionen und Exacerbationen. Hauptsächlich ist das Colon descendens befallen. Sie ist vorzugsweise eine Erkrankung von Jugendlichen und jungen Erwachsenen, kann ihren Beginn jedoch in jeder Altersgruppe haben. Der pathologische Prozeß entspricht einer unspezifischen Entzündung des Colons mit vielfachen, unregelmäßigen, oberflächlichen Ulcerationen. Rezidive führen zur Verdikkung der Wand mit Narbengewebe. Epithelproliferationen können zu polypenähnlichen Gebilden führen.

Klinische Befunde

A. Symptome: Die Krankheit kann zwischen leichten Fällen mit relativ wenigen Symptomen und akuten, fulminanten Fällen mit schweren Diarrhoen und Erschöpfungszuständen variieren. Es können bis zu 30 oder 40 mit Blut und Schleim vermischte Stühle auftreten. Anstelle von Diarrhoe kann selten auch eine Obstipation auftreten. Rectale Tenesmen führen zur Stuhlinkontinenz. Im Unterbauch treten gewöhnlich leichte, krampfartige Schmerzen auf. Außerdem findet man Anorexie, dyspeptische Symptome, allgemeines Krankheitsgefühl und Ermüdbarkeit. Die Anamnese ergibt oft eine Nahrungsmittelintoleranz (Milchprodukte, Gewürze). Die Krankheit neigt zu Remissionen und Rezidiven.

Fieber, Gewichtsverlust und toxische Zeichen wechseln mit der Schwere der Krankheit. Die abdominelle Druckempfindlichkeit ist leicht und tritt ohne Zeichen eines peritonealen Reizes auf. Ein aufgetriebener Leib kann bei der fulminanten Form nachweisbar sein. Er ist jedoch nicht typisch. Die rectale Untersuchung ergibt eine periproktitische Reizung, Fissuren, Hämorrhoiden, Fisteln und Abscesse.

B. Laborbefunde: Eine durch Blutverlust bedingte, hypochrome, mikrocytäre Anämie ist gewöhnlich nachweisbar. Bei der akuten Erkrankung kann auch eine Leukocytose auftreten. Die BKS ist erhöht. Die Stühle enthalten Blut, Eiter und Schleim, aber keine pathogenen Bakterien. Es kann eine Hypoproteinämie folgen. Bei der fulminanten Erkrankung findet man Elektrolytstoffwechselstörungen.

C. Röntgenbefunde: Bei der Röntgenuntersuchung kann man die Ausdehnung ermitteln. Es findet sich: Eine unscharfe Begrenzung, Verkürzung und Verengung des Lumens und Verlust der Haustren. Ist die Erkrankung auf Rectum und Sigma beschränkt, kann die Kontrastdarstellung sogar unauffällig sein.

D. Spezialuntersuchungen: Rectoskopische Veränderungen bestehen in über 90% der Fälle und variieren von Schleimhauthyperämie, petechialen Blutungen und granulomatösen Veränderungen bis zur Ulceration und polypoiden Veränderungen.

Differentialdiagnose

Eine Bacillen- und Amöbenruhr ist auszuschließen. Bei rectalen Strikturen muß das Lymphogranuloma inguinale ausgeschlossen werden. Außerdem kommen in Frage: Die Ileocolitis Crohn, intestinale Neoplasmen und Divertikel.

Komplikationen

Die Pericolitis kann sich unter Fieber, erhöhtem Schmerz und Druckempfindlichkeit entwickeln. Manchmal kann sogar eine Resistenz getastet und röntgenologisch eine Striktur nachgewiesen werden. Es kann zu einer freien Perforation kommen.

Perianale Komplikationen wie Hämorrhoiden, Abscesse, Strikturen, Prolapse und rectovaginale oder rectovesicale Fisteln sind möglich.

Mit einer malignen Entartung muß gerechnet werden, da bei Patienten mit Colitis ulcerosa die Häufigkeit von Carcinomen größer ist. Eine ulcerierende Oesophagitis kann ebenfalls auftreten.

Mangelkrankheiten können auftreten. Diese zeigen sich als retardierte körperliche und sexuelle Reife, Vitaminmangelerscheinungen, Fettleber, Lebercirrhose und Osteoporose.

Es kann sich ein Erythema nodosum, ein Pyoderma gangränosum und eine akute Arthritis entwickeln.

Behandlung

Die ulcerative Colitis ist eine chronische Erkrankung („Einmal Colitis, immer Colitis"). Die Behandlung sollte solange fortgesetzt werden, bis der röntgenologische und rectoskopische Nachweis einer deutlichen Besserung erbracht ist.

A. Allgemeine Maßnahmen: Während der akuten Phase der Erkrankung ist Bettruhe notwendig. Dadurch können die intestinalen Krämpfe und die Diarrhoe wesentlich vermindert werden. Die Nahrung sollte leicht sein. Exploration einer Nahrungsmittelüberempfindlichkeit. Während der akuten Phase kann das Vermeiden von Milch, Milchprodukten und Weizen die Diarrhoe vermindern. Diese Nahrungsmittel sollten erst nach Besserung wieder der Nahrung zugesetzt werden.

Die Patienten brauchen Verständnis und Beruhigung. Oft ist eine leichte Sedierung notwendig. Mit der Verordnung antiperistaltischer Mittel sollte man vorsichtig sein, da eine Erweiterung des Colons erfolgen kann. Narkotica sollten (Ausnahme: Starke Diarrhoen) vermieden werden.

B. Medikamentöse Behandlung: Die Pathogenese der Colitis ulcerosa ist unbekannt. Bakterielle, enzymatische und autoaggressive Mechanismen wurden diskutiert. Unabhängig davon haben sich ACTH, Nebennierensteroide und Sulfonamide besonders bewährt.

1. ACTH und Cortisolderivate sind die wirksamsten Mittel. Sie sind unbedingt angezeigt bei der schweren, toxischen Form der Erkrankung. Dem stationären Patienten kann ACTH als Infusion (20–40 Einheiten über 8 Std) oder als Injektion (80–100 Einheiten s. c.) verabfolgt werden. Ist ACTH kontraindiziert, gebe man Hydrocortison (100–300 mg/Tag), Prednison oder Prednisolon (20–80 mg/Tag) oder Derivate. Diese Arzneimittel können parenteral gegeben werden, wenn sich die orale Therapie als unwirksam erweist. Bei Remissionen kann die Dosis reduziert werden oder durch orale Therapie mit Prednison (20–40 mg/Tag) ersetzt werden. Danach stufenweise Reduktion über einen Zeitraum von 1–3 Monaten. Ergänzende Maßnahmen: Diät, Ruhe und Sulfonamide.

Die Langzeitbehandlung der Colitis ulcerosa mit diesen Hormonen führt gelegentlich zu Osteoporose, Psychosen, peptischem Ulcus, Hypokaliämie und Steroiddiabetes. Lokale Steroidtherapie durch Klistiere (z.B. Betnesol®) verringert Risiko und Komplikationen.

2. Chemotherapeutica und Antibiotica: Die Sulfonamide haben keine echte Heilwirkung sind aber dennoch von deutlichem Effekt. Die Sulfonamidtherapie reduziert das Auftreten von Rezidiven und deren Schwere. Obwohl die nicht resorbierbaren Sulfonamide von vielen Klinikern bevorzugt werden, gibt es keine sicheren Daten, die ihre Überlegenheit beweisen. Man verordnet in der Regel: Salicylazosulfapyridin (Azulfidine®), 2–8 g/Tag.

Penicillin, Streptomycin, Chloramphenicol oder andere Antibiotica können in gewissen Fällen angezeigt sein (z. B. Perforation oder Allgemeininfektionen).

C. Chirurgische Maßnahmen: Bringt die medikamentöse Therapie keinen Erfolg, kann eine Operation erforderlich werden. Subtotale oder totale Dickdarmresektion ist die Methode der Wahl. Die Colektomie kann sich auch auf die extracolonischen Manifestationen (z. B. Leberschädigung) günstig auswirken.

Prognose

Die Erkrankung kann sich über viele Jahre hinziehen. Manchmal nimmt sie einen raschen Verlauf. Die Lebenserwartung ist verkürzt.

CHRISTOPHER, N. L., WATSON, D. W., FARBER, E. R.: Relationship of chronic ulcerative esophagitis to ulcerative colitis. Ann. Int. Med. 70, 971–976 (1969).

DEDOMBAL, F. T.: Ulcerative colitis: Definition, historical background, aetiology, diagnosis, natural history and local complications. Postgrad. med. J. **44**, 684–692 (1968).

EADE, M. N.: Liver disease in ulcerative colitis. I. Analysis of operative liver biopsy in 138 consecutive patients having colectomy. Ann. Int. Med. **72**, 475–487 (1970).

EDWARDS, F. C., TRUELOVE, S. C.: The course and prognosis of ulcerative colitis. I. Short-term prognosis. II. Long-term prognosis. III. Complications. IV. Carcinoma of the colon. GUT **4**, 299–315 (1963); **5**, 1–22 (1964).

FINK, S. J., Mais, R. F.: Cell-mediated immune reaction to colon altered by bacteria. GUT **9**, 629–632 (1968).

FOLLEY, J. H.: Ulcerative proctitis. New Engl. J. Med. **282**, 1362–1364 (1970).

GLOTZER, D. J. et al.: Comparative features and course of ulcerative and granulomatous colitis. New Engl. J. Med. **282**, 582–587 (1970).

GOLIGHER, J. C.: Surgical treatment of ulcerative colitis. Brit. med. J. **1968 II**, 671–673.

JALAN, K. N. et al.: Influence of corticosteroid on the results of surgical treatment for ulcerative colitis. New Engl. J. Med. **282**, 588–592 (1970).

KIRSNER, J. B.: Ulcerative colitis 1970 – Recent development. Scand. J. Gastroenterol. **5**, Supp. 6, 63–91 (1970).

KÜHN, H. A., NÄGELE, E.: Colitis ulcerosa. Ergeb. Inn. Med. Kinderheilkunde **25**, 165–267 (1967).

MATTS, S. G. F.: Local treatment of ulcerative colitis with prednisolone-21 -phosphate enemata. Lancet **1960 I**, 517–519.

MISIEWICZ, J. J. et al.: Controlled trial of sulphasalazine [salicylazosulfapyridine; Azulfidine®] in maintenance therapy for ulcerative colitis. Lancet **1965 I**, 185–188.

TRUELOVE, S. C.: Medical management of ulcerative colitis. Brit. med. J. **1968 II**, 539–541, 605–606.

WATKINSON, G.: The medical treatment of ulcerative colitis. Postgrad. med. J. **44**, 696–707 (1968).

WATKINSON, G., THOMPSON, H., GOLIGHER, J. C.: Right-sided or segmental ulcerative colitis. Brit. J. Surg. **47**, 337–351 (1960).

Morbus Hirschsprung

(Megacolon congenitum)

Der Morbus Hirschsprung ist eine angeborene Erkrankung. Sie ist durch eine starke Dilatation des proximalen Colon bei Verlust der peristaltischen Funktion im distalen Sigmoid und Rectum charakterisiert. Pathophysiologisch liegt eine fehlende oder verminderte Innervation zugrunde. Dilatation und Muskelhypertrophie oberhalb des befallenen Abschnitts sind kompensatorisch.

Symptome: Rezidivierende Obstipation, die weniger auf Abführmittel als vielmehr auf Einläufe reagiert. Spärliche Darmgeräusche, aufgetriebenes Abdomen. Das Intervall zwischen den Defäkationen kann 3–4 Wochen und länger sein. Die Stühle sind voluminös und haben einen widerlichen Geruch. Sekundär findet sich Zwerchfellhochstand mit Dyspnoe und Ödemen.

Der aufgetriebene Leib erscheint sehr groß. Kot und luftgefüllte Darmschlingen sind tastbar. Zeichen von Unterernährung können auftreten. Abdominelle Hernien, dünne Bauchwand und Rectumdiastase sind häufig zu finden.

Das Röntgenbild zeigt einen normalen oder verengten Abschnitt im unteren Sigmoid oder Rectum und einen aufgetriebenen, proximalen Dickdarm.

Bei leichten Formen kann die Behandlung in diätetischer Führung bestehen (Vermeidung schlackenreicher Kost). Dazu Stuhlerweichungs- und Gleitmittel. Häufige Klistiere sind notwendig. Gelegentlich sind Parasympathicomimetica von Nutzen.

Wenn eine Operation notwendig ist, muß eine vollständige Darmentleerung vorausgehen. Der Intestinaltrakt muß medikamentös sterilisiert werden. Eine Cöcostomie oder Colostomie ist eine vorläufige Entlastung, die lebensrettend sein kann. Die Operation der Wahl ist eine abdominosacrale Resektion des Rectum und Sigmoid.

In 80% der Fälle erzielt man durch diesen Eingriff ausgezeichnete Resultate.

SOPER, R. T., MILLER, F. E.: Congenital aganglionic megacolon (Hirschsprung's disease). Arch. Surg. **96**, 554–562 (1968).

TOBON, F. et al.: Nonsurgical test for diagnosis of Hirschsprung's disease. New Engl. J. Med. **278**, 188–193 (1968).

Diverticulose und Diverticulitis

Diagnostische Merkmale

- Ältere Personen mit Schmerzen im linken Unterbauch, Obstipation, Fieber
- Druckempfindlichkeit des linken Unterbauchs mit oder ohne tastbare Resistenz
- Leukocytose; möglicherweise Blut im Stuhl
- Röntgenologischer Nachweis von Divertikeln

Allgemeine Betrachtungen

Colondivertikel werden mit fortgeschrittenem Alter häufiger. Sie machen an sich keine Symptome. Irgendwann werden jedoch etwa 20–25% durch eine entsprechende Entzündung kompliziert (Diverticulitis).

Divertikel können von *allen* Schichten des Darmes gebildet sein (sog. echte Divertikel) oder werden nur durch Mucosa und Serosa begrenzt (unechte Divertikel). Wahrscheinlich tritt die Diverticulitis besonders bei der letzten Form auf. Obwohl sie im ganzen Darm auftreten können, finden sie sich besonders häufig im Sigmoid.

Entzündliche Veränderungen bei der Diverticulitis reichen von leichter Infiltration der Divertikelwand bis zu ausgedehnten entzündlichen Veränderungen der Umgebung (sog. Peridiverticulitis) mit Perforation oder Absceßbildung. Die beobachteten Veränderungen sind mit denen bei der Appendicitis vergleichbar.

Klinische Befunde

Diverticulose ohne Diverticulitis ist symptomlos.

A. Symptome: Die Beschwerden reichen von einem intermittierend auftretenden Ziehen im entsprechenden Darmabschnitt (zumeist im linken Unterbauch) bis zu anhaltenden, tagelangen, schweren abdominellen Schmerzen. Erleichterung verschafft eine Entlastung des Darmes bei Abgang von Flatus. Obstipation ist häufig. Aber auch Diarrhoen können auftreten. Blut findet sich in 20% aller Fälle. Auch schwere Hämorrhagien werden beobachtet. Dysurie und Pollakisurie können damit einhergehen. Bei Palpation des linken Unterbauchs und bei rectaler Untersuchung kann eine leichte oder schwere Überempfindlichkeit oder sogar eine Peritonealreizung festgestellt werden. Eine Resistenz im linken Unterbauch findet sich bei der Hälfte der Patienten. Subfebrile Temperaturen wechseln mit hochfebrilen Phasen ab.

B. Laborbefunde: Leukocytose findet sich im entzündlichen Schub.

C. Röntgenbefunde: Der Bariumkontrasteinlauf kann folgende Befunde zeigen: Divertikel, Spasmen, Hypermotilität des befallenen Darmsegments, unregelmäßige Einengung eines längeren Segments mit aufgefiederten Endstrecken und fließendem Übergang in normale Darmabschnitte.

D. Spezialuntersuchungen: Rectoskopie kann folgende Befunde zeigen: Divertikel, Fixationen, Stenose am Übergang zwischen Rectum und Sigma.

Differentialdiagnose

Die röntgenologisch oder rectoskopisch nachgewiesene Stenose muß in der Regel von einem Dickdarmcarcinom differenziert werden. Die röntgenologischen Befunde und der Nachweis von Blut im Stuhl erwecken den Verdacht auf ein Carcinom. Die endgültige

Diagnose kann häufig erst bioptisch oder intraoperativ gestellt werden.

Komplikationen
Seltene Komplikationen sind: Perforation, Peritonitis und kompletter Ileus. Abscedierungen und Fistelbildungen werden beobachtet. Die Fistelöffnung findet sich häufig in der Harnblase, kann jedoch auch in die Bauchhaut und die perianale Region münden.

Behandlung
Die Behandlung ist vorzugsweise konservativ: Leichte Kost, laxierende Maßnahmen: z. B. Paraffinöl und milde Laxantien. Bei akuter Diverticulitis sollten Chemotherapeutica und Antibiotica gegeben werden. Vorzugsweise schwer resorbierbare Sulfonamide und Neomycin. Auch Breitspektrumantibiotica können erforderlich werden.

Operative Eingriffe können bei Komplikationen nötig werden.

Prognose
Der Verlauf ist in der Regel leicht, die Krankheit reagiert gut auf Diät und Antibiotica.

Botsford, T. W., Zollinger, R. M., Jr.: Diverticulitis of the colon. Surg. Gynec. Obstet. **128**, 1209–1214 (1969).

Tagard, R. E.: Diverticular disease of the colon: Clinical aspects. Brit. J. Surg. **56**, 417–423 (1969).

Williams, I.: Diverticular disease of the colon: A 1968 review. Gut **9**, 498–501 (1968).

Colon- und Rectumpolypen
(Intestinale Polyposis)

Adenomatöse Polypen des Colon und Rectum sind weit verbreitete benigne Geschwülste, die mit Ausnahme einer schmerzlosen Darmblutung meistens keine Symptome machen. Sie können einzeln oder multipel auftreten, finden sich besonders häufig in Sigma und Rectum. Es sind Zufallsbefunde in etwa 9% aller Obduktionen. Das Auftreten der Polypen steigt mit dem Alter. Die Diagnose wird durch Rectoskopie und Röntgenuntersuchung des Colon (Doppelkontrastdarstellung) gestellt. Findet sich ein Polyp zufällig bei einer Rectoskopie, so sollte eine gezielte röntgenologische Untersuchung des gesamten Dickdarms angeschlossen werden.

Ob Polypen als Präcancerose zu gelten haben, ist eine offene Frage. Gestielte, adenomatöse Polypen haben wahrscheinlich eine geringere Tendenz zur malignen Entartung. Sie können durch eine einfache Polypektomie entfernt werden. Papilläre Adenome neigen zur malignen Entartung und sollten durch eine lokale Resektion beseitigt werden. Die überwältigende Mehrheit der Dickdarm- und Rectumcarcinome muß als eine de novo Bildung angesehen werden.

Die familiäre intestinale Polypose ist eine seltene Erbkrankheit. Bei ihr finden sich zahllose, adenomatöse Polypen in Colon und Rectum. Häufig entwickeln sich dabei Dickdarmcarcinome, gelegentlich sogar in frühem Lebensalter. Colektomie mit Ileoproktostomie ist die Operation der Wahl. Sie kann von einer spontanen Rückbildung der Polypen im Rectum gefolgt sein. Das Rectum sollte regelmäßig untersucht werden. Verbliebene Polypen werden durch das Rectoskop entfernt. Wenn dies nicht möglich ist, sollte das ganze Rectum excidiert werden.

Culp, C. E.: New studies of the colonic polyp and cancer. Surg. Clin. N. Amer. **47**, 955–960 (1967).

Drexler, J.: Asymptomatic polyps of the rectum and colon. Arch. Int. Med. **121**, 62–66 (1968).

Thomas, K. E. et al.: Natural history of Gardner's syndrome. Amer. J. Surg. **115**, 218–226 (1968).

Colon- und Rectumcarcinom

Diagnostische Merkmale
- Dyspepsie und Darmfunktionsstörungen (Obstipation oder Diarrhoe)
- Blut im Stuhl, ungeklärte Anämie, Gewichtsverlust
- Tastbare Resistenz im Colon oder Rectum
- Rectoskopischer oder röntgenologischer Nachweis von Darmläsionen

Allgemeine Betrachtungen
Das Carcinom ist die einzige häufige, maligne Neubildung des Colon und Rectum. Lymphome, Carcinoide, Melanome, Fibro-

sarkome und andere Typen des Sarkoms kommen vor, sind aber sehr selten. Die Behandlung dieser Erkrankungen ist im wesentlichen die gleiche.

Das Colon- und Rectumcarcinom in den USA hat eine höhere Todesrate als jedes andere Carcinom. Präcancerosen sind: Familiäre multiple Polyposis, chronische Colitis ulcerosa, chronisches Lymphogranuloma inguinale und möglicherweise Adenome. Männer sind im allgemeinen häufiger – im Verhältnis 3 : 2 – betroffen als Frauen. Die höchste Incidenz zeigen Männer über 50 Jahre. Gelegentlich werden jedoch auch jüngere Personen, sogar Kinder, befallen. Die anatomische Verteilung (aufgrund einer Untersuchung von ungefähr 5000 Fällen) ist folgende: 16% in Cöcum und Colon ascendens, 5% im Quercolon, 9% im Colon descendens, 20% im Sigmoid und 50% im Rectum.

Von allen Läsionen des Colon und Rectums kann $^1/_2$–$^2/_3$ durch rectale Untersuchung oder Rectoskopie erfaßt werden.

Klinische Befunde

Fast immer findet sich eine Veränderung der gewohnten Darmfunktion. Dies sollte den Arzt zur Untersuchung des Colons veranlassen. Ein akutes operatives Eingreifen kann bei Perforation oder Invagination erforderlich sein. Endgültige diagnostische Maßnahmen sind in allen Fällen Rectoskopie und röntgenologische Kontrastdarstellung.

A. Carcinome des Colon ascendens: Weil der Darminhalt noch flüssig und das Darmlumen in der rechten Colonhälfte weit ist, treten die Symptome einer Obstruktion seltener als bei linksseitigen Tumoren auf. Anfangs ist Flatulenz oft die einzige Klage. Diese kann zu krampfartigen Schmerzen führen und gelegentlich eine Cholecystitis oder Appendicitis vortäuschen. Sekundäre Anämie mit Schwäche und Gewichtsverlust findet man bei der Hälfte aller Patienten mit einer rechtsseitigen Colonläsion. Die Stühle enthalten gewöhnlich occultes Blut, selten werden massive Blutungen beobachtet. Der Patient hat nicht selten eine Diarrhoe. Das erste Anzeichen kann eine tastbare Resistenz im rechten Unterbauch sein.

B. Carcinome des Colon descendens: Vorherrschend sind obstruktive Symptome, besonders zunehmende Obstipation. Kurze Phasen von Diarrhoe können vorkommen. Gelegentlich ist eine akute Obstruktion des Colon das erste Anzeichen. Manchmal findet sich bei der Defäkation eine Beimengung von etwas hellrotem Blut und in 20% der Fälle ist eine Anämie nachweisbar. Manchmal ist eine Resistenz tastbar. Ungefähr die Hälfte der Patienten gibt Gewichtsverlust an.

Differentialdiagnose

Das Carcinom des Colon muß gegen die Diverticulitis, die gewöhnlich mit Fieber einhergeht und sich röntgenologisch anders darstellt, abgegrenzt werden. Funktionelle Störungen können ebenfalls einen Dickdarmkrebs vortäuschen.

Behandlung

Die Behandlung der Wahl ist eine ausreichende Resektion unter Einbeziehung der regionären Lymphknoten. Bei mechanischer Obstruktion ist zunächst eine Transversostomie oder Cöcostomie notwendig. Auch wenn der Tumor nicht radikal entfernt werden kann, kann eine Palliativresektion eine Besserung der Lokalsymptome herbeiführen.

Colostomie (Anus praeternaturalis)

Am häufigsten wird die sigmoidale Colostomie durchgeführt, zumeist gleichzeitig mit der abdominosacralen Resektion.

Mit der Spülung des Anus praeternaturalis wird eine Woche nach der Operation begonnen. Täglich wird ein mit Gleitmittel versehener Katheter oder ein Darmrohr ca. 15 cm vorsichtig in die Colostomie eingeführt. Ein Einlauf mit 500–1000 ml Wasser wird instilliert. Nachdem der Darm an regelmäßige Einläufe gewöhnt ist, erfolgt die Darmentleerung ungefähr innerhalb einer halben Stunde nach dem Einlauf. Einige Patienten haben auch regelmäßige Entleerungen ohne Einläufe. Ein kleiner Gazestreifen oder ein Einmaltupfer werden über die Wunde gelegt, die durch ein elastisches Band oder einen einfachen Gürtel fixiert ist. Dies ist gewöhnlich tagsüber die einzige Schutzmaßnahme. Ist das Stoma eng, sollte der Patient es über mehrere Monate durch Einführung des Zeigefingers täglich dehnen. Bequem und einfach wird die Pflege durch Anwendung des Colostomie-Kitts.

Bei der Colostomiebehandlung gibt es 3 wichtige Prinzipien: 1. Die regelmäßige Darmentleerung; 2. Vollständige Entleerung nach Einläufen; 3. Einhaltung von Diät, um Diarrhoen zu vermeiden. Der Patient mit Anus praeternaturalis kann ein normales Leben führen.

Strikturen, Prolapse und Hernien sind Spätkomplikationen einer Colostomie. Sie machen eine Operation erforderlich. Hautreizung ist seltener bei Colostomie als bei Ileostomie vorhanden.

Prognose

Über 90% der Patienten mit Carcinomen des Colon und Rectum sind entweder für eine Total- oder Palliativresektion geeignet. Die Operationsmortalität beträgt 3–6%. Die Gesamt-5-Jahres-Überlebensrate nach Resektion beträgt ungefähr 50%. Ist die Läsion auf den Darm beschränkt, ohne lymphogene und haematogene Streuung, beträgt die 5-Jahres-Überlebensrate 60–70%. Lokale Rezidive kommen in 10–15% der Fälle vor. Die Rate der lokalen Rezidive hängt unter anderem von einer sorgfältigen Beseitigung des verdächtigen Gewebes bei der Operation ab. Ungefähr 5% der Patienten entwickeln ein multiloculäres Primärcarcinom des Colon. Die rechtzeitige Entdeckung lokaler Rezidive hängt von der sorgfältigen Nachbehandlung – Rectoskopie und röntgenologisch Colon-Kontrasteinlauf – in den ersten 2 Jahren alle 6 Monate, später jährlich, ab.

Dwight, R. W., Higgins, G. A., Keehn, R. J.: Factors influencing survival after resection in cancer of the colon and rectum. Amer. J. Surg. **117**, 512–522 (1969).

Galante, M., Dunphy, J. E., Fletcher, W. S.: Cancer of the colon. Ann. Surg. **165**, 732–744 (1967).

Scudamore, H. H.: Cancer of the colon and rectum: General aspects, diagnosis, treatment and prognosis. A review. Dis. Colon Rectum **12**, 105–114 (1969).

Erkrankungen des Anus

Hämorrhoiden

Innere Hämorrhoiden sind eine Entartung des arteriell gespeisten corpus cavernosum recti, das submukös proximal des Analrings liegt. Die äußeren Hämorrhoiden kommen aus dem gleichen corpus. Sie liegen distal vom Analring subcutan. Es gibt 3 primäre innere Hämorrhoidalgeflechte: Rechts anterior, rechts posterior und links lateral. Zwischen diesen können 3–5 sekundäre Hämorrhoidalgeflechte auftreten. Portale Hypertension und Schwangerschaft sind wichtige Ursachen der Hämorrhoiden. Dennoch ist in den meisten Fällen die Ätiologie ungeklärt. Überanstrengung bei der Defäkation, Obstipation, sitzende Lebensweise und lokale Infektionen tragen zur Entstehung bei und können die Ursache von Komplikationen sein (z. B. Thrombose). Die Verdachtsdiagnose wird bei folgenden anamnestischen Angaben gestellt: Analprolaps, lokale Schmerzen und Blutung. Die Sicherung erfolgt durch eine proktologische Untersuchung.

Nicht selten verschlimmert ein Colon- oder Rectumcarcinom das Hämorrhoidalleiden oder ruft ähnliche Beschwerden hervor. Polypen können Blutungsursache sein und fälschlicherweise für Hämorrhoiden gehalten werden. Deswegen hat jeder Behandlung eine Rectoskopie vorauszugehen. Wenn sich dabei verdächtige Schleimhautalterationen finden und/oder wenn der Patient über 40 Jahre alt ist, ist ein Colonkontrasteinlauf anzuschließen. Bei Verdacht auf portale Hypertension muß die Leber eingehend untersucht werden. Bei der Schwangerschaft und bei der Geburt entstandene Hämorrhoiden tendieren zum spontanen Verschwinden. Sie sollten konservativ behandelt werden (Ausnahme: Über das Wochenbett hinaus persistierende Hämorrhoiden).

Die Symptome sind in der Regel leicht. Freilich kann sich eine Reihe von lästigen Komplikationen entwickeln, die ein aktives internistisches oder chirurgisches Eingreifen erforderlich machen. Diese Komplikationen umfassen: Juckreiz, Schleimabgang, Analprolaps, der eine manuelle Reposition erforderlich macht, Analfissur, Infektionen, Ulcerationen, Strangulationen und Blutungsanämie. Ein Carcinom entwickelt sich sehr selten auf dem Boden von Hämorrhoiden.

Die konservative Behandlung genügt bei den meisten Fällen mit unkomplizierten Hämorrhoiden. Diese können spontan oder nach entsprechenden diätetischen und medikamentösen Maßnahmen verschwinden. Celluloseearme Kost, Regelung der Stuhlgewohnheiten mit Hilfe von Paraffinöl oder anderen nicht irritierenden Laxantien mit dem Ziel, einen weichen Stuhl zu erreichen. Lokale Schmerzen und Infektionen werden mit warmen Sitzbädern und milden Suppositorien (z. B. Anusol®) 2–3mal täglich behandelt. Benzocain (Anaesthesin®) und ähnliche anale Salbenzubereitungen sollen nach Möglichkeit vermieden werden, um den Patienten nicht gegen diese Substanzen zu sensibilisieren. Prolabierte oder strangulierte Hämorrhoiden sollten manuell, sorgfältig und schonend reponiert werden. Die Analfalte sollte danach mit Heftpflaster zusammengehalten werden. Der Patient sollte in gestreckter Lage mehrere Tage ruhen. Nach Abklingen der lokalen Reaktionen sollte dann die operative Behandlung angeschlossen werden.

Entleerung thrombosierter äußerer Hämorrhoiden: Eine Thrombosierung entsteht durch Ruptur einer Vene, die vom Analring ausgeht, und ein Gerinnsel im subcutanen Gewebe bildet. Der Patient klagt über eine schmerzhafte Anschwellung. Bei der Untersuchung findet sich eine angespannte, schmerzempfindliche, mit Haut bedeckte, bläuliche Geschwulst. Nach 24–48 Std, wenn die Schmerzen nachlassen oder wenn die Symptome ohnehin leicht sind, verordnet man heiße Sitzbäder; bei erheblichen Beschwerden muß man das Gerinnsel beseitigen. In Seitenlage wird nach Bestreichen mit einem Antisepticum mit 1%-igem Procain (Novocain®) oder Lidocain (Xylocain®) eine lokale Anästhesie durchgeführt. Es schließt sich eine ovaläre Hautincision an. Danach wird das Gerinnsel abgesaugt; eine Tamponade wird für 12–24 Std mit Hilfe eines über die Gesäßhälften fixierten Heftpflasterverbandes eingelegt. Danach tägliche Sitzbäder.

May, R.: Die Proktologie in der Praxis in Boekker, W.: Dünndarm–Dickdarm, S. 147, Stuttgart: Thieme 1969.

Kryptitis und Papillitis

Analschmerz und -brennen von kurzer Dauer bei der Defäkation spricht für eine Kryptitis und Papillitis. Bei der digitalen und proktoskopischen Untersuchung zeigen sich hypertrophierte Papillen sowie indurierte und entzündete Vertiefungen. Behandlung: Paraffinöl peroral, Sitzbäder, Analsuppositorien (z. B. Anusol®) nach jeder Defäkation. Bringen diese Maßnahmen keinen Erfolg, muß eine chirurgische Excision der befallenen Krypten und Papillen in Betracht gezogen werden.

Analfissuren

Akute Fissuren sind frische Risse in der Analhaut, die durch Verletzungen bei der Darmentleerung entstehen. Sie gehen gewöhnlich zurück, wenn die Defäkation regulär und weich ist (z. B. durch Paraffinöl). Nützlich kann auch die lokale Applikation eines milden Adstringens wie 1–2%iges Silbernitrat oder 1%ige Gentianaviolettlösung sein.

Chronische Fissuren werden charakterisiert durch: 1. Akuten Schmerz während und nach der Defäkation; 2. Beimengung von hellem, rotem Blut zum Stuhl, gelegentlich auch reichliche Blutungen; 3. Obstipation aus Furcht vor Schmerzen; 4. Spätes Auftreten von Solitärknoten, eine hypertrophierte Papille und Spasmen des Analkanals (gewöhnlich bei digitaler Untersuchung sehr schmerzhaft). Versuch einer Regulierung der Darmentleerungen mit Paraffinöl oder anderen Laxantien (Weichmachern), Sitzbädern und Analsuppositorien (z. B. Anusol®) zweimal täglich. Sind diese Maßnahmen erfolglos, müssen die Fissuren, Solitärknoten oder Papillen und angrenzenden Krypten chirurgisch entfernt werden. Die postoperative Behandlung entspricht den präoperativen Maßnahmen.

Periproktitischer Absceß

Periproktitische Abscesse sollten solange als akute Komplikation einer Analfistel betrachtet werden, bis sich das Gegenteil erweist. Der Absceß sollte ausreichend drainiert werden. Der Patient sollte darauf aufmerksam gemacht werden, daß nach der Drainage eine dauernde Fistel bestehen bleiben kann. Während einer akuten Infektion ist es nicht nur schmerzhaft sondern auch nutzlos, nach der inneren Öffnung einer Fistel zu suchen.

Analfisteln

Ungefähr 95% aller Analfisteln entstehen in einer Analkrypte und sind oft die Folge eines periproktitischen Abscesses. Wenn eine Fistel in das Rectum hineinreicht und die Krypten nicht erkrankt sind, sollte differentialdiagnostisch eine Colitis ulcerosa, ein Morbus Crohn, eine rectale Tuberkulose, ein Lymphogranuloma inguinale, ein Carcinom oder ein Fremdkörper in Betracht gezogen werden.

Aus der äußeren Fistelöffnung entleert sich fortwährend eitriges Sekret. Gewöhnlich findet sich lokaler Juckreiz oder Schmerz, der sich bei der Darmentleerung verschlimmert. Rezidivierende periproktitische Abscesse können sich entwickeln. Die betroffene Krypte kann gelegentlich proktoskopisch lokalisiert werden. Die Fisteln sollen besonders vorsichtig sondiert werden, weil die Sonde leicht aus dem Fistelkanal in das Gewebe eindringen kann. Jedenfalls ist die Demonstration der inneren Öffnung durch Sondierung für die Diagnose unwesentlich.

Die Behandlung erfolgt chirurgisch durch Incision oder Excision unter Vollnarkose. Das operative Vorgehen muß so gewählt werden, daß die Kontinenz des Schließmuskels erhalten bleibt.

Analcondylome

(Condylomata acuminata, Feigwarzen)

Die spitzen Condylome der perianalen Haut und des Analkanals entwickeln sich auf feuchten, macerierten Oberflächen besonders bei eitrigem Sekret. Sie sind keine echten Tumoren, sondern wahrscheinlich durch ein dem Warzenvirus verwandtes Virus hervorgerufen. Man muß sie von den durch die Syphilis hervorgerufenen Condylomata lata unterscheiden. Letztere werden durch die serologischen Syphilisreaktionen oder die Entdekkung von Treponema pallidum bei der Dunkelfelduntersuchung diagnostiziert.

Die Behandlung besteht in der sorgfältigen 2mal täglichen Einpinselung mit 1–2%iger Podophyllinlösung z. B. in Glycerin (Achtung vor Podophyllinreizungen!). Condylome im Analkanal werden durch das Proktoskop behandelt. Elektrokaustische Abtragung unter lokaler Anästhesie ist von Vorteil, wenn zahlreiche Läsionen vorhanden sind. Sauberkeit und der häufige Gebrauch von Talkumpuder sind von wesentlicher Bedeutung.

Condylome neigen zu Rezidiven. Der Patient sollte über mehrere Monate beobachtet und angehalten werden, beim Auftreten neuer Läsionen sofort den Arzt aufzusuchen.

Gutartige anorectale Strikturen

Angeboren

Analkontrakturen oder Stenosen in der Kindheit können durch mangelnde Öffnung der Analmembran während der Fetalentwicklung entstehen. Die Verengung behandelt man durch wiederholte Dilatation, indem man zunehmend größere Hegar-Stifte einführt, bis man in den Anus erst den kleinen und dann den Zeigefinger einführen kann.

Verletzungen

Erworbene Stenosen sind gewöhnlich Folge von Operationen oder Verletzungen. Die häufigsten Ursachen sind zu ausgedehnte Hämorrhoidenoperationen oder nachfolgende Infektionen. Obstipation, zerfetzte Stühle und Schmerzen bei der Defäkation sind die häufigsten Beschwerden. Stenosen prädisponieren für Fissuren, Infektionen und gelegentlich Fisteln.

Die Verhütung von Stenosen nach radikaler Analoperation wird am besten erreicht durch: Lokale Sauberkeit, heiße Sitzbäder und vorsichtige Einführung eines mit Gleitmittel versehenen Fingers, 2mal wöchentlich. Beginn 2–3 Wochen nach der Operation. Bei chronischer, leichter Stenose sollen durch den Patienten täglich graduierte Dilatoren von steigender Größe eingeführt werden. Bei ausgeprägten Stenosen ist eine plastische Operation des Analkanals ratsam.

Entzündung

Lymphogranuloma venereum (Lymphogranuloma inguinale): Diese Infektionskrankheit ist die häufigste Ursache von entzündlichen Strikturen der anorektalen Region. Durch lymphatische Verbreitung des Virus tritt frühzeitig eine akute Proktitis auf, ihr können perirectale Infektionen mit Bildung von Narbengewebe und Strikturen folgen. Der Intracutantest nach FREI und die Komplementbindungsreaktionen sind positiv.

Im Anfangsstadium der Erkrankung können die Tetracycline erfolgreich eingesetzt werden. Ist eine ausgedehnte chronische Sekundärinfektion vorhanden oder haben sich Strikturen gebildet, sind Probeexcisionen vorzunehmen, weil sich bei 4% der Strikturen Carcinome entwickeln.

Lokale Operation der Strikturen ist möglich. Jedoch ist oft eine Colostomie bzw. eine abdominosacrale Resektion erforderlich.

Stuhlinkontinenz

Mütterliche Verletzungen bei der Geburt, anorectale Operationen (besonders Fistulotomie) und neurologische Störungen sind die häufigsten Ursachen der Stuhlinkontinenz. Hat die Inkontinenz operative oder traumatische Ursachen, sollte eine chirurgische Wiederherstellung des Sphincter versucht werden. Die Operation von Geburtsverletzungen mit Stuhlinkontinenz sollte erst 6 Monate nach der Geburt vorgenommen werden.

Plattenepithelcarcinome des Anus

Diese Tumoren sind relativ selten. Sie stellen nur 1–2% aller malignen Neubildungen des Anus und Dickdarms dar. Blutungen, Schmerzen und lokale Tumoren sind die häufigsten Symptome. Da die Erkrankung häufig mit Hämorrhoiden oder anderen Analerkrankungen verwechselt wird, ist die sofortige Biopsie jeder verdächtigen Resistenz oder Ulceration im Analbezirk eine wesentliche diagnostische Vorsichtsmaßnahme. Diese Tumoren neigen dazu, ringförmig zu wachsen, befallen den Sphincter und metastasieren in das Rectum.

Außer bei sehr kleinen Läsionen (die lokal excidiert werden können) besteht die Behandlung in einer abdominosacralen Resektion. Die Bestrahlungstherapie ist inoperablen und sehr hinfälligen Patienten vorbehalten. Metastasierung in die Leistenlymphknoten wird – bei klinischem Nachweis – durch radikale Ausräumung behandelt. Die 5-Jahres-Überlebensquote nach Resektion beträgt 5%.

Erkrankungen der Leber und der Gallenwege

Gelbsucht

(Ikterus)

Klassifizierung des Ikterus

A. Prähepatisch (hämolytisch): Bilirubinüberproduktion z. B. haemolytische Anaemien, Arzneimittelwirkung, Infektionsfolge.

B. Intrahepatisch:

1. Kongenital:

a) Indirekte Hyperbilirubinaemie z. B. konstitutionelle hepatische Dysfunktion, Glucuronyl-Transferase-Mangel.

b) Direkte Hyperbilirubinaemie z. B. Rotor-Syndrom, Dubin-Johnson-Sprinz-Syndrom, benigne intermittierende Cholostase, intermittierender Schwangerschaftsikterus.

2. Erworbene:

a) Cholostatisch

1. Durch Arzneimittel z. B. Chlorpromazin, Methyltestosteron.

2. Durch Infektionen z. B. Virushepatitis.

b) Nichtcholostatisch

1. Durch Arzneimittel z. B. Fluothane, Iproniazid.

2. Durch Infektionen z. B. Viren, Spirochäten.

C. Posthepatisch: Extrahepatischer Verschluß.

1. *Intermittierend* z. B. Chololithiasis.

2. *Komplett* z. B. Pankreaskopfcarcinome.

Manifestationen mit Ikterus

A. Prähepatisch: Hämolyse, Schwäche. Bauch- oder Rückenschmerzen können bei akuter hämolytischer Krise auftreten. Normale Stuhl- und Urinfarbe. Gelbsucht. Eine Milzvergrößerung ist gewöhnlich nachzuweisen. Ausnahme: Sichelzellanämie. Inkonstante Hepatomegalie.

B. Intrahepatisch:

1. *Erworben*: Allgemeines Krankheitsgefühl, Anorexie, subfebrile Temperaturen, Schmerzen im rechten Oberbauch. Dunkler Urin, Ikterus, Amenorrhoe. Vergrößerte, druckempfindliche Leber, Teleangiektasie, „Spider“ naevi, Ascites, Gynäkomastie, spärliche Körperbehaarung, Foetor hepaticus.

2. *Kongenital*: Kann asymptomatisch sein; die intermittierende Cholostase wird oft von Hautjucken (Pruritus), hellgefärbten Stühlen und gelegentlich Krankheitsgefühl begleitet.

C. Posthepatisch: Kolikartige Schmerzen im rechten Oberbauch, Gewichtsverlust (Carcinom), Gelbsucht, dunkler Urin, heller Stuhl. Wechselnde Ausprägung der Gelbsucht und intermittierend gefärbte Stühle sprechen für eine intermittierende Obstruktion durch Steine. Blut im Stuhl läßt auf Malignität schließen. Leberschwellung, tastbare Gallenblase (Courvoisiersches Zeichen). Ascites und Gewichtsverlust weisen auf Malignität hin. Schüttelfrost und Fieber lassen Steine und eine Cholangitis vermuten.

Die Serum-Transaminasen (SGOT, SGPT) haben sich für die Diagnose der Lebererkrankungen als wertvoll erwiesen. Sie haben die unspezifischen Labilitätsproben ersetzt.

Die Leberbiopsie ist eine relativ genaue Methode zur weiteren Abklärung von Leberkrankheiten. Bei der Differenzierung der intrahepatischen von der extrahepatischen Cholostase ist ihr Wert begrenzt (Cave: Komplikationen bei Punktion einer Cholostase-Leber!).

Virushepatitis

(Infektiöse Hepatitis [kurze Inkubationszeit] und homologe Serumhepatitis [lange Inkubationszeit])

Diagnostische Merkmale

- Anorexie, Übelkeit, Erbrechen, Krankheitsgefühl, Symptome wie bei einer Infektion der oberen Atmungsorgane, Abneigung gegen das Rauchen
- Fieber; vergrößerte, empfindliche Leber; Gelbsucht
- Normale bis niedrige weiße Blutkörperchenzahl, abnorme Leberfunktionstests
- Charakteristische Leberbiopsie

Allgemeine Betrachtungen

Die *infektiöse Hepatitis* ist eine Virusinfektion der Leber, die sporadisch oder epidemisch auftreten kann. Die Leberaffektion ist ein Teil einer generalisierten Infektion, beherrscht jedoch das klinische Bild. Diese Erkrankung ist die häufigste Infektion der Leber und ist oft ein hygienisches Hauptproblem bei gemeinsamer Unterbringung einer größeren Anzahl von Menschen z. B. in Kasernen, (psychiatrischen) Krankenhäusern und Lagern. Das Virus ist in den Faeces und im Blut während der prodromalen und der akuten Phase bei Patienten mit ikterischer und anikterischer Verlaufsform vorhanden; gelegentlich scheint es auch asymptomatische Virusträger zu geben. Die Inkubationszeit beträgt 2–6 Wochen.

Die *homologe Serumhepatitis* wird durch Inoculation mit infiziertem Blut oder Blutpräparationen übertragen. Neuere Beobachtungen weisen darauf hin, daß auch ein oraler Infektionsweg in Frage kommt. Das Virus ähnelt dem Virus der infektiösen Hepatitis. Die Inkubationszeit beträgt 6 Wochen bis 6 Monate. Die pathologischen Befunde stimmen mit denen bei der infektiösen Hepatitis überein. Die klinischen Symptome sind also ähnlich. Entscheidend sind die anamnestischen Angaben über eine vorausgegangene Injektions- oder Infusionstherapie. Die

Tabelle 11–2. *Laboruntersuchungen bei hepatocellulärem und Verschlußikterus*

Tests	Normalwerte	hepatocellulärer Ikterus	Unkomplizierter Verschlußikterus
Bilirubin			
direkt	0,1–0,4 mg/100 ml	erhöht	erhöht
indirekt	0,2–0,7 mg/100 ml	erhöht	erhöht
Urinbilirubin	0	erhöht	erhöht
Urinurobilinogen	0–4 mg/24 Std.	erhöht	deutlich erniedrigt bei kompletter Obstruktion
Stuhlurobilin	40–280 mg/24 Std.	unverändert oder erniedrigt	erniedrigt
Bromthalein®-Retention (5 mg/kg)	5% oder weniger in 45 min	erhöht	erhöht
Thymoltrübungstest	0–4 Einheiten	über 4 E	nicht über 4 E
Serumprotein	Albumin 3,4–6,5 g/100 ml Globulin 2–3,5 g/100 ml Gesamt 5,7–8,2 g/100 ml	Albumin erniedrigt bei schwerem Schaden Umkehrung des Albumin-Globulin-Quotienten	unverändert
Alkalische Phosphatase	70 mU/ml	normal oder erhöht (++)	erhöht (++++)
Cholesterin Gesamt	100–250 mg/100 ml	erniedrigt bei schwerem Schaden	erhöht
Cholesterin Ester	60–75 mg/100 ml	erniedrigt bei schwerem Schaden	normal
Prothrombinzeit	100%	verlängert bei schwerem Schaden	verlängert bei deutlicher Obstruktion
SGPT, SGOT	SGPT 4–16 mU/ml SGOT 4–20 mU/ml	erhöht bei hepatocellulärem Schaden, Virushepatitis	gewöhnlich unverändert, kann erhöht sein

Tabelle 11–3. *Unterscheidungsmerkmale zwischen infektiöser Hepatitis und Serumhepatitis.*[a]

	infektiöse Hepatitis (IH)	Serumhepatitis (SH)
Inkubationszeit	relativ kurz (30–38 Tage)	relativ lang (41–108 Tage)
Beginn	akut	schleichend
Urticaria	fehlt meist	meist vorhanden
Gelenkschmerzen	fehlen meist	meist vorhanden
erhöhte Transaminasen	rel. kurzdauernd (weniger als 21 Tage)	länger anhaltend (35–200 Tage)
Thymoltrübung u. IgM-Spiegel	konstant erhöht	normal (in 75% der Fälle)
Hepatitisantigen (HAA oder Australiaantigen)	nicht vorhanden	vorhanden

[a] Nach Krugman, S.: Viral hepatitis: New clinical, epidemiological and immunological concepts. California Med. **113**, 57–59 (Juli 1970).

Krankheit ist häufiger bei älteren Leuten und der Beginn ist häufiger schleichend als abrupt. Diese Tatsachen zusammen mit der längeren Inkubationszeit erleichtern oft eine klinische Differenzierung.

Die pathologischen Befunde bei beiden Erkrankungen zeigen unterschiedlich ausgeprägte Nekrosen der Parenchymzellen mit lymphocytärer Reaktion. Das retikuläre Gewebe ist im allgemeinen erhalten, obwohl es dichter angeordnet scheinen kann. Die Heilung besteht in der Regeneration der nicht nekrotischen Zellen. Gewöhnlich bleibt der normale Aufbau erhalten.

Klinische Befunde

Das klinische Bild ist äußerst variabel, es reicht von einer asymptomatischen Infektion ohne Gelbsucht bis zu einer akut verlaufenden Krankheit mit Todesfolge innerhalb weniger Tage.

A. Symptome:

1. Prodromale Phase: Der Beginn schwankt zwischen plötzlichem und schleichendem Anfang mit allgemeinem Krankheitsgefühl, Myalgie, Ermüdbarkeit, Symptomen wie bei Erkrankung der oberen Atemwege (Schnupfen, Kratzen im Hals) und schwerer Anorexie, die in keinem Verhältnis zu dem Grad der Krankheit stehen. Häufig können Übelkeit, Erbrechen, Diarrhoe oder Obstipation auftreten. Die Krankheit geht im allgemeinen mit Fieber einher, es ist jedoch selten höher als 39,5 °C. Schüttelfröste können einen akuten Beginn anzeigen.

Schmerzen im rechten Oberbauch oder rechten Epigastrium sind meistens leicht und andauernd, sie werden oft durch körperliche Überanstrengung verschlimmert. Eine Abneigung gegen Rauchen kann schon im Frühstadium der Erkrankung auftreten.

2. Ikterische Phase: Klinisch tritt die Gelbsucht nach 5–10 Tagen auf, sie kann jedoch von Anfang an bestehen. Viele Patienten entwickeln nie eine Gelbsucht. Mit Beginn der Gelbsucht setzt oft zunächst eine Intensivierung der prodromalen Symptome ein, gefolgt von zunehmender klinischer Besserung.

3. Rekonvaleszenzphase: Zunehmendes Wohlbefinden, Rückkehr des Appetits, Verschwinden der Gelbsucht, der Bauchschmerzen und der Abgeschlagenheit.

B. Tastbefunde: Leberschwellung, selten sehr ausgeprägt, und oft von Tag zu Tag wechselnd, findet sich in über der Hälfte der Fälle. Oft besteht eine Druckempfindlichkeit. Milzvergrößerung findet man in 15% der Fälle. Eine leichte Lymphknotenvergrößerung – besonders im Cervicalbereich – kann auftreten. Toxische Zeichen können minimal bis sehr schwer ausgeprägt sein.

C. Laborbefunde: Die Zahl der weißen Blutkörperchen ist normal bis niedrig. Typische Lymphocyten (Viruslymphocyten) können nachweisbar sein. Eine leichte Proteinurie ist häufig. Eine Bilirubinurie geht dem Auftreten der Gelbsucht voraus. Acholische Stühle finden sich oft während der ikterischen Anfangsphase. Die Laborwerte zeigen im Sinne einer hepatocellulären Schädigung pathologische Labilitätsproben, Bromthaleintests und Transaminasen. Die Hippursäuresynthese ist erniedrigt, die Cholesterinester sind herabgesetzt, Gammaglobulin ist erhöht, eine Urobilinogenurie ist vorhanden. Bei der cholostatischen Variante können die Leberfunktionsproben außerdem auf eine Obstruktion hinweisen (alkalische Phosphatase, Leucinaminopeptidase (LAP)). Das Australia-Antigen kann bei der Serumhepatitis nachweisbar sein.

Die Leberbiopsie zeigt im allgemeinen die charakteristische Pathologie.

Differentialdiagnose

Man muß die Virushepatitis von anderen entzündlichen Lebererkrankungen abgrenzen: Morbus Weil, Amöbiasis, Cirrhose, infektiöse Mononucleose und toxische Hepatitis. Die prodromale Phase oder die nichtikterische Form der Erkrankung muß von anderen Infektionskrankheiten wie Grippe, Infektionen der oberen Atemwege und den Prodromalphasen der exanthematischen Infektionskrankheiten differenziert werden. Im Verschlußstadium der Virushepatitis ist es notwendig, andere obstruktive Läsionen wie Choledocholithiasis, Chlorpromazinintoxikation und Pankreaskopfcarcinom auszuschließen. Die homologe Serumhepatitis ist von der infektiösen Hepatitis klinisch nicht zu unterscheiden. Das HAA (Australia-Antigen) kann für die Differentialdiagnose wertvoll sein.

Vorbeugung

Isolierung der infizierten Patienten wird empfohlen. γ-Globulin, 0,04–0,12 ml/kg Körpergewicht, kann die Erkrankung verhindern, wenn es gefährdeten Personen während der Inkubationszeit gegeben wird. Höhere Dosen sind gewöhnlich nur unter besonderen Umständen gerechtfertigt (z. B. Schwangerschaft, Schwächezustände, frühere Lebererkrankungen oder schwere bestehende Erkrankungen). Unnötige Transfusionen sind zu vermeiden.* Ausreichende Sterilisation der Injektionsspritzen. In den USA verursachen Bluttransfusionen schätzungsweise 30 000 Hepatitisfälle pro Jahr. Bestimmungen des Australia-Antigens können sehr wichtig sein, um Virusträger unter den Blutspendern zu erfassen. Untersuchungen sind im Gang, um diese Prüfung routinemäßig durchzuführen.

Behandlung

A. Allgemeine Maßnahmen: Bettruhe bis die akuten Anfangssymptome verschwunden sind. Sie sollte zweckmäßigerweise solange eingehalten werden, bis der klinische und labortechnische Beweis erbracht ist, daß die akute Phase vorüber ist. Bettruhe über die akute Phase hinaus ist nicht gerechtfertigt. Die Wiederaufnahme der körperlichen Aktivität in der Rekonvaleszenz sollte stufenweise erfolgen. Während der akuten Phase ist eine genaue Kontrolle der Nahrungs- und Flüssigkeitsbilanz notwendig. Wenn (und nur wenn) der Patient zur oralen Nahrungs- bzw. Flüssigkeitsaufnahme nicht fähig ist, gebe man 10% Glucoselösung i. v. Zeigt der Patient die Anzeichen eines drohenden Coma hepaticum, sollte das Protein auf 40 g pro Tag beschränkt und erst beim Eintreten einer Besserung wieder erhöht werden. Im allgemeinen gibt man eine schmackhafte Diät (soweit sie vertragen wird). Patienten mit infektiöser Hepatitis sollten körperliche Überanstrengung und Alkohol vermeiden. Darüber hinaus sollte – wenn möglich – auf jede Medikation, besonders auf Barbiturate, Morphine und Sulfonamide verzichtet werden. Operationen, speziell in Vollnarkose, sollten vermieden werden.

* Zusatz von Gamma-Venin® zu erforderlichen Bluttransfusionen erscheint empfehlenswert. (Ergänzung des Übers.)

B. ACTH und Corticosteroide: Diese Mittel werden allenfalls unter folgenden Umständen empfohlen: 1. Wenn sich der Zustand des Patienten deutlich verschlechtert; 2. Wenn die Hyperbilirubinämie persistiert (> 15 mg/100 ml); oder bei verlängerter Rekonvalenszenz (Serumbilirubin > 10 mg/100 ml über 2 Wochen oder länger). Diese Mittel sollten bei der Virushepatitis keinesfalls routinemäßig verabreicht werden.

Prognose

In der großen Mehrzahl der Fälle von infektiöser Hepatitis erfolgt die vollständige klinische Gesundung innerhalb von 3 bis 16 Wochen. Pathologische Laborbefunde können länger nachweisbar sein. Die Gesamtmortalität ist weniger als 1%. Sie ist jedoch bei älteren Leuten höher (besonders bei Frauen nach der Menopause). In einigen wenigen Fällen ist der Verlauf protrahiert, oder es tritt ein Rezidiv auf. Danach kann dennoch eine vollständige Genesung folgen. Eine portale oder postnekrotische Lebercirrhose oder eine chronische Hepatitis entwickeln sich selten.

Die homologe Serumhepatitis ist eine schwerere Erkrankung als die infektiöse Hepatitis, da sie wahrscheinlich mehr ältere Leute befällt. Sie ist oft Komplikation einer anderen Erkrankung, die zuvor mit Bluttransfusionen oder anderen Infusionen behandelt wurde. Sie tritt in 0,25–3% als Komplikation bei Bluttransfusionen und bis zu 12% bei „gepoolten“ Plasmainfusionen auf. Die fehlenden Symptome bei einer lange bestehenden Virämie nach einer akuten Erkrankung macht die Kontrolle beim Blutspender außerordentlich schwierig. Hier bahnt sich durch den Nachweis des Australia-Antigens eine Änderung an.

Grady, G. F. et al.: Risk of posttransfusion viral hepatitis. New Engl. J. Med. **271**, 337–341 (1964).

Havens, W. P., Jr.: Viral hepatitis. Med. Clin. N. Amer. **54**, 455–466 (1970).

Koff, R. S., Isselbacher, K. J.: Changing concepts in the epidemiology of viral hepatitis. New Engl. J. Med. **278**, 1371–1380 (1968).

Krugman, S., Giles, J. P.: Viral hepatitis: New light on an old disease. J. Amer. Med. Ass. **212**, 1019-1029 (1970).

McCollum, R. W.: The natural history of hepatitis. Bull. N. Y. Acad. Med. **45**, 127–137 (1969).

PRINCE, A. M. et al.: Immunologic distinction between infectious and serum hepatitis. New Engl. J. Med. **282**, 987–991 (1970).

REPSHER, L. H., FREEBERN, R. K.: Effects of early and vigorous exercise on recovery from infectious hepatitis. New Engl. J. Med. **281**, 1393 (1969).

SHERLOCK, S.: The treatment of hepatitis. Bull. N. Y. Acad. Med. **45**, 189–200 (1969).

SHULMAN, N. R., HIRSCHMAN, R. J., BARKER, L. F.: Viral hepatitis. Ann. Int. Med. **72**, 257–269 (1970).

SUTNICK, A. I. et al.: Viral hepatitis: Revised concepts as a result of the study of australia antigen. Med. Clin. N. Amer. **54**, 805–817 (1970).

Varianten der infektiösen Hepatitis

Cholostatische Hepatitis

Meistens gibt es bei der initialen ikterischen Phase der infektiösen Hepatitis eine cholostatische Phase. Gelegentlich kann jedoch die Cholostase das klinische Bild der Erkrankung beherrschen. Die cholostatische Hepatitis weist meistens einen protrahierten Verlauf auf. Eine Lebercirrhose kann sich entwickeln. Die subjektiven Symptome sind oft außerordentlich leicht. Der Ikterus ist aber ausgeprägter. Oft ist ein Pruritus vorhanden. Klinisch-chemisch zeigt sich ein Verschluß mit deutlicher Hyperbilirubinurie, erhöhter alkalischer Phosphatase, Leucinaminopeptidase und Cholesterin. Selbst bei der Leberbiopsie kann eine Differenzierung von der extrahepatischen Obstruktion schwierig sein.

GALL, E. A., BRAUNSTEIN, H.: Hepatitis with manifestations simulating bile duct obstructions (So-called „cholangiolitic hepatitis"). Amer. J. Clin. Path. **25**, 1113–1127 (1955).

WILLIG, F. et al.: Leucinaminopeptidase-(Arylamidase-)Aktivität im Serum. Bestimmung mit Leucin-p-nitroanilid als Substrat. Klin. Wschr. **45**, 474–481 (1967).

Fulminante Hepatitis

Die Hepatitis kann einen raschen, progredienten Verlauf nehmen und in weniger als 10 Tagen tödlich enden. Ausgedehnte Nekrose weiter Bezirke der Leber zeigen das typische pathologische Bild der akuten Leberatrophie. Toxische Symptome und gastrointestinale Störungen mit erheblicher Blutungsneigung findet man meistens. Die neurologischen Symptome eines Coma hepaticum stehen im Vordergrund (s. portale Lebercirrhose). Die Gelbsucht kann fehlen oder gering sein. Die Labortests zeigen jedoch einen extremen hepatocellulären Schaden.

Chronische Hepatitis

Bestehen die Symptome nach einer akuten Hepatitis 6 Monate oder länger, stellt sich das Problem der Differenzierung zwischen einer Psychoneurose und einer Hepatitis. Anorexie, Ermüdbarkeit, unklare Dyspepsie und eine unterschiedliche Druckempfindlichkeit der tastbar vergrößerten Leber fallen auf. Die Laborbefunde zeigen: Hyperbilirubinurie, Bromthaleinretention, Urobilinogenurie und erhöhtes γ-Globulin. Die Leberbiopsie bringt den Beweis der Hepatitis. Die Diagnose der chronischen Hepatitis stützt sich auf pathologische Leberfunktionstests zusammen mit einer Leberbiopsie.

Die Behandlung besteht in ausreichender Ruhe, einer stufenweisen Wiederaufnahme der Aktivität, soweit vertragen, einer gutausgewogenen Diät, Vitaminzusätzen und einer Vermeidung von Alkohol und allen anderen möglichen leberschädigenden Substanzen. Persistiert trotz konservativer Behandlung ein Ikterus, sollte eine Corticosteroidtherapie versucht werden, so lange, bis keine weitere Besserung mehr festgestellt werden kann oder der Patient gesundet ist.

Obwohl die Symptome und biochemischen Anomalien verschwinden können, gibt es keinen Beweis dafür, daß die Corticosteroide die endgültige Prognose der chronischen Hepatitis verbessern können. Neuerdings wurde von der Rückbildung einer chronischen Hepatitis nach Cytostatica – Mercaptopurin (Puri-nethol®) und Azathioprin (Imurek®) – berichtet. Der Wert dieser Arzneimittel für diese Indikationen muß noch geklärt werden.

Die chronische Hepatitis kann relativ leichte Symptome machen und schließlich abheilen (chronisch persistierende Hepatitis) oder einen malignen Verlauf nehmen und letztlich zum Tode führen (chronisch aggressive Hepatitis).

MACKAY, I. R.: Chronic hepatitis: Effect of prolonged suppressive treatment and comparison of azathioprine and prednisolone. Quart. J. Med. **37**, 379–392 (1968).

MISTILIS, S. P., SKYRING, A. P., BLACKBURN, C. R.: Natural history of active chronic hepatitis. I. Clinical features, course, diagnostic criteria, morbidity, mortality and survival. Austral. Ann. Med. **17**, 214–223 (1968).

SCHAFFNER, F., KLION, F. M.: Chronic hepatitis. Ann. Rev. Med. **19**, 25–38 (1968).

Medikamentöse und toxische Leberschädigungen

Die Einführung neuer Arzneimittel in die Medizin hat zu einem Anstieg von verschiedenen toxischen Reaktionen geführt. Nicht selten ist die Leber Sitz der toxischen Reaktionen.

Die Diagnose einer durch Arzneimittel ausgelösten Lebererkrankung ist nicht immer einfach, und in vielen Fällen wird eine Diagnose erst nach einer langen Beobachtungszeit möglich sein. Manchmal wird die Beziehung zwischen Leberschädigung und Arzneimittel erst nach wiederholter Anwendung der Substanz offensichtlich. Eine medikamentöse Leberschädigung kann eine infektiöse Hepatitis oder eine obstruktive Gelbsucht vortäuschen. Der Kliniker muß diese Reaktionen kennen und eine sorgfältige Befragung des Patienten im Hinblick auf toxische Arzneimittel vornehmen.

Obwohl durch medikamentöse Leberschädigungen Todesfälle vorgekommen sind, gesunden die meisten Patienten ohne ernsthafte Komplikationen, wenn das Medikament sofort für immer abgesetzt und vermieden wird.

Hepatotoxische Substanzen

A. Substanzen, die zu einer Fettleber und zu einer zentrolobulären Nekrose führen, sind hier aufgeführt. Obwohl diese Liste ausführlich ist, bleibt sie dennoch unvollständig.

Alkohol	Phosphor
Tetrachlorkohlenstoff	Giftige Pilze
Chloroform	Tetracycline
Schwermetalle	Stilbene

B. Medikamente, die ein Bild hervorrufen, das dem der Virushepatitis ähnelt:

Cinchophen	(Atophan®)
Chloramphenicol	
Chlortetracyclin	(Aureomycin®)
Halothan	
Iproniazid	(Marsilid®)
Novobiocin	
Penicillin	
Phenacemid	
Phenylbutazon	(Butazolidin®)
Pyrazinamid	(Eprazin®)
Streptomycin	
Sulfamethoxypyridazin	(Lederkyn®, Davosin®)
Zoxazolamid	(Flexin®)

Cholostatisch-cholangiolitisch wirkende Substanzen

Die Substanzen in dieser Gruppe verursachen – obwohl chemisch nicht verwandt – klinisch, funktionell und gelegentlich histologisch eine Reaktion, die der extrahepatischen Obstruktion gleicht:

Organische Arsenverbindungen	
Paraaminosalicylsäure (PAS)	
Chlorpromazin	(Megaphen®)
Chlorpropamid	(Diabetoral®, Chloronase®)
Chlorothiazid	(Chlotride®)
Erythromycin	(Erycin®)
Mepazin	(Pacatal®)
Methiamazol	(Favistan®)
Methyltestosteron	
Norätharidrolon	(Nilevar®)
Phenindion	(Thrombasal®)
Prochlorperazin	(Nipodal®)
Promazin	(Protactyl®, Verophen®)
Sulfadiazin	
Thiouracil	(Thyreostat®, Propycil®)

Leberfunktionsstörungen durch orale Kontrazeptiva

Anomalien der Leberfunktion, einschließlich erhöhter Transaminasen, Serumbilirubin und Bromthaleinretention sind nach Einnahme oraler Kontrazeptiva bekannt geworden. Es wurden auch histologische Veränderungen nachgewiesen. Die Serumtransaminasen können auch bei Fortsetzung der Einnahme zur

Norm zurückkehren. Die Untersuchungen weisen darauf hin, daß der hepatotoxische Effekt der oralen Kontrazeptiva hauptsächlich auf ihren Progesterongehalt zurückzuführen ist.

CONNEY, A. H.: Drug metabolism and therapeutics. New Engl. J. Med. **280**, 653–660 (1969).

OCKNER, R. K., DAVIDSON, C. S.: Hepatic effects of oral contraceptives. New Engl. J. Med. **276**, 331–334 (1967).

PETERS, R. L. et al.: Hepatic necrosis associated with halothane anesthesia. Amer. J. Med. **47**, 748–764 (1969).

READ, A. E. et al.: Effects of chlorpromazine in patients with hepatic disease. Brit. Med. J. **1969 III**, 497–499.

RECKNAGEL, R. O.: Carbon tetrachloride hepatotoxicity. Pharmacol. Rev. **145**, 145–208 (1967).

ROMAN, W., HECKER, R.: The liver toxicity of oral contraceptives: A critical review of the literature. Med. J. Australia **2**, 682–688 (1968).

SHERLOCK, S.: Causes and effects of acute liver damage Scand. J. Gastroenterol. **5**, Suppl. 6, 187–202 (1970).

ZIMMERMAN, H. J.: The spectrum of hepatotoxicity. Perspect Biol. Med. **12**, 135–161 (1968).

Fettleber

Die Fettleber ist die Folge einer chronischen Fehlernährung. Sie ist hauptsächlich das Ergebnis von übermäßigem Alkoholgenuß (besonders bei sonst geringer Nahrungsaufnahme). Sie wird jedoch auch bei Diabetes mellitus, bei Adipositas, Kwashiorkor und Galaktosämie beobachtet. Die Diagnose stützt sich auf die Feststellung der Lebervergrößerung bei relativ normalen Leberfunktionen und auf die charakteristischen bioptischen Fettleberveränderungen.

BERG, G.: Fatty liver: Pathogenesis and clinical significance. Digestion **1**, 61 (1968).

LIEBER, C. S., RUBIN, E.: Alcoholic fatty liver. New Engl. J. Med. **280**, 705–708 (1969).

Portale Cirrhose

(Laënnecsche Cirrhose)

Diagnostische Merkmale

- Schwäche, Anorexie, gastrointestinale Beschwerden, Schmerzen im rechten Oberbauch, Hämatemesis
- Hepatosplenomegalie, „Spider-naevi", Ascites, Ödeme, leichte Gelbsucht, Gewichtsverlust
- Alkoholismus oder Mangelernährung
- Pathologische Leberfunktionstests, Oesophagusvaricen
- Laparaskopie und Biopsie mit typischen Befunden

Allgemeine Betrachtungen

Die portale Cirrhose ist die häufigste Form der chronischen Lebererkrankungen. Viele Ursachen kommen in Frage, aber häufig bleibt die Ursache ungeklärt. Mögliche ätiologische Faktoren: Mangelernährung, Alkoholismus, Hepatitis (selten), chronische oder rezidivierende Belastung mit hepatotoxischen Substanzen, Syphilis connata, Bilharziose, Malaria und Wurmbefall der Leber.

Die wesentlichen pathologischen Symptome sind Degeneration und Nekrose der Leberzellen oft mit fettiger Umwandlung; noduläre Regeneration unter Verlust der normalen lobulären Struktur; Bindegewebsvermehrung; Gallengangswucherung; entzündliche Zellinfiltration während der Phasen von aktiver Parenchymdegeneration. Das Hauptunterscheidungsmerkmal (von anderen Typen der Cirrhose) ist die Uniformität des Prozesses; die Knötchen messen weniger als 0,5 mm im Durchmesser. Die portale Hypertension führt zur kongestiven Milzvergrößerung und zu Oesophagusvaricen.

Männer werden häufiger betroffen. Der Beginn liegt im Alter zwischen 40 und 60 Jahren.

Klinische Befunde

A. Symptome: Die portale Cirrhose kann lange symptomlos verlaufen (Kompensationsphase). Die Symptome können schleichend, oder seltener, abrupt einsetzen. Ein plötzlicher Beginn wird oft durch einen Stress eingeleitet. Gewöhnlich findet man Schwäche,

Erschöpfbarkeit und Gewichtsverlust. Anorexie besteht immer und kann durch Übelkeit, Flatulenz und oft auch durch Erbrechen kompliziert sein. Die abdominellen Beschwerden sind Folge von Meteorismus und Ascites bzw. der Lebervergrößerung. Eine Diarrhoe besteht häufig. Manche Patienten klagen jedoch über Obstipation. Menstruationsanomalien (gewöhnlich Amenorrhoe). Impotenz, Verlust der Libido, Sterilität und schmerzhafte Gynäkomastie bei Männern (selten) können vorkommen. Hämatemesis findet man in 15–25% der Fälle.

In 70% der Fälle ist die Leber tastbar, gewöhnlich induriert (infolge einer Fibrose) mit stumpfem Rand. Die Hautmanifestationen bestehen in „Spider-naevi" (gewöhnlich nur an der oberen Körperhälfte), Palmarerythem, Teleangiektasien und Vitaminmangelerscheinungen sowie Gewichtsverlust. Die Gelbsucht, die nicht selten fehlt, ist im allgemeinen leicht, außer in der Endphase. Späte Befunde sind: Ascites, Pleuraergüsse, Ödeme und Hautblutungen; das Praekoma (Tremor, Sprachstörungen, träge reagierende Pupillen, Delirium, Somnolenz) und das Koma treten präfinal oder final auf. 35% der Fälle gehen mit Fieber einher, 35–50% weisen eine Milzvergrößerung auf. Die oberflächlichen Bauch- und Thoraxvenen sind erweitert (Kollateralkreislauf).

B. Laborbefunde: Bei der latenten Erkrankung können klinisch-chemische Abweichungen fehlen oder minimal sein. Anämie ist häufig. Sie ist im allgemeinen normocytär, selten makrocytär. Die Leukocytenzahl kann erniedrigt, erhöht oder normal sein. Sie kann Ausdruck einer splenogenen Markhemmung sein. Die BKS ist beschleunigt. Gerinnungsstörungen zeigen sich aufgrund einer unzureichenden Synthese von Gerinnungsfaktoren in der Leber. Eine Proteinurie kann nachweisbar sein. Häufig findet man bei der aktiven Cirrhose mit Ascitesbildung eine Oligurie (sekundärer Hyperaldosteronismus).

Die Laborwerte zeigen primär eine hepatocelluläre Funktionsstörung an. Gezielte oder Blindbiopsie der Leber ergibt in der Regel charakteristische morphologische Befunde. Häufig sind bioptische Verlaufskontrollen erforderlich.

C. Röntgenbefunde: Durch Röntgenographie können eine Hepatosplenomegalie und Oesophagusvaricen nachgewiesen werden.

D. Spezialuntersuchungen: Oesophagoskopie bzw. Gastroskopie zeigt ebenfalls Varicen.

Differentialdiagnose

Die Differentialdiagnose der portalen Cirrhose von anderen Formen der Cirrhose kann schwierig sein. Eine Hämochromatose tritt beinahe ausschließlich bei Männern auf. Sie ist mit einer Hautpigmentierung verbunden. Die postnekrotische Cirrhose betrifft viel häufiger Frauen. Bei jüngeren Patienten findet man anamnestisch oft eine infektiöse Hepatitis. Eine biliäre Cirrhose ist durch Ikterus, Hyperlipämie und Hautpigmentierung gekennzeichnet.

Komplikationen

Blutungen aus dem oberen Magen-Darm-Trakt sind Folge von Varicen, hämorrhagischer Gastritis oder der häufig sekundär auftretenden Magen- und Zwölffingerdarmgeschwüre. Die Blutung kann massiv und gefährlich sein und kann ihrerseits eine hepatische Dekompensation herbeiführen. Die Dekompensation kann auch durch Streß-Situationen, Alkoholismus, Operationen und Infektionen ausgelöst werden. Patienten mit Cirrhose bekommen häufiger Primärcarcinome der Leber und neigen zu Pfortaderthrombosen. Die körperliche Resistenzschwäche führt oft zu schweren – besonders pulmonalen – Infektionen.

Behandlung

A. Allgemeine Maßnahmen: Die wirksamste Behandlung besteht in Alkoholabstinenz, Bettruhe während der akuten Phase und entsprechender Diät. Die Diät sollte appetitanregend sein, mit adäquaten Calorien- und Proteinmengen (75–100 g/Tag). Während der akuten Phase sollte Kochsalz eingeschränkt sein. Besteht eine Ammoniakintoxikation, sollten auch die Proteine beschränkt werden. Sind Vitaminmangelerscheinungen vorhanden, ist Vitaminzufuhr angezeigt.

B. Besondere Probleme:

1. Ascites und Ödeme aufgrund von Salzretention, Hypoproteinämie und portaler Hypertension. Die Ascitestherapie ist allenfalls zur symptomatischen Besserung indiziert, da es zweifelhaft ist, ob dadurch die Leberfunktion gebessert wird.

a) Reduzierung der Salzaufnahme auf 0,5–2 g NaCl täglich, oder noch weniger, wenn nötig.

b) Es muß versucht werden, die Plasmaproteine auf normale Werte zu bringen. Dies ist sehr schwierig und sollte nicht auf Kosten einer Ammoniakintoxikation versucht werden. In schweren Fällen kann Humanalbumin gegeben werden (sehr teuer), 50 g täglich eine Woche lang. Gewöhnlich sind die Erfolge jedoch nur vorübergehend.

c) Hydrochlorothiazid (Dichlotride®, Esidrix®) 25–50 mg 2–4mal täglich, oder irgendein anderes Salureticum bewirken eine deutlich vermehrte Ausscheidung von Natrium, Kalium und Chlorid. Vor der Hypokaliämie muß gewarnt werden.

d) Spironolacton (Aldactone®), 25 mg 4-mal täglich oder Triamteren (Jatropur®) 100–200 mg täglich wirken als Aldosteronantagonisten Spironolacton ist viel wirksamer, wenn es in Kombination mit einem Thiazid-Diureticum angewandt wird, da der Kaliumverlust vermindert ist.

e) Etacrynsäure (Hydromedin®) 50 mg peroral alle 2–3 Tage. Die maximale Tagesdosis beträgt 150–200 mg in Extremfällen. Dieses Diureticum und auch das Furosemid (Lasix®) 40–80 mg peroral/Tag sind sehr wirkungsvoll. Man sollte sie jedoch nur benutzen, wenn milder wirkende Medikamente versagt haben.

f) Ascitespunktion zur Linderung der Beschwerden (cave: Hypoproteinämie!).

g) Bei einer relativ kleinen Patientenzahl kann ein portocavaler Shunt angelegt werden. Leberversagen und andere Komplikationen bedingen jedoch eine relativ hohe postoperative Mortalität (25–50%).

2. *Ammoniakintoxikation und Coma hepaticum*: Der Ammoniak, der bei der bakteriellen Zersetzung von Protein im Dickdarm produziert wird, wird entweder von der geschädigten Leber nicht ausreichend metabolisiert und/oder wegen des portalen Hochdrucks direkt in den großen Kreislauf geleitet. Die Menge des produzierten Ammoniaks hängt ab vom Proteingehalt der Nahrung, der Bakterienflora und von der Colonfunktion. Eine Encephalopathia hepatica wird weiterhin durch eine intestinale Infektion verschlimmert. Eine Intestinalblutung kann die Proteinmenge im Darm beträchtlich erhöhen und eine schnelle Ammoniakintoxikation mit Encephalopathie und Koma auslösen. Andere Faktoren, die ein hepatisches Koma herbeiführen können, sind: Kaliummangel, Thiaziddiuretica, Amino-Verbindungen, ammoniakhaltige Medikamente, Narkotica, Hypnotica und Sedativa, Ascitespunktion und Infektionen.

a) Nahrungsprotein muß erforderlichenfalls drastisch eingeschränkt oder vollkommen gemieden werden. Gewöhnlich ist eine parenterale Ernährung nötig.

b) Gastrointestinale Blutungen sollten mit allen verfügbaren medikamentösen und chirurgischen Maßnahmen behandelt werden. Man verordne Magnesiumsulfat, 10–15 g durch eine nasale Magensonde.

c) Sterilisierung der Intestinalflora durch Neomycinsulfat, 0,5–1 g alle 6 Std über 5–7 Tage. Einen ähnlichen Effekt erwirkt man mit Lactulose* (3×15 g bis 3×25 g täglich). Ähnlich günstig wirkt auch Bifidum-Milch (Eugalan®). Trotz Proteinzufuhr wird der Ammoniakspiegel gesenkt.

d) Schockbekämpfung wie in Kapitel 1.

e) Infektionsbekämpfung mit Antibiotica je nach Antibiogramm. Wenn sich der Zustand des Patienten verschlimmert, sind durchaus Breitspektrumantibiotica angezeigt.

f) Bei großer Unruhe verordne man Phenobarbital, 0,13 g i. m. oder Chloralhydrat, 0,25 g–0,5 g vorsichtig rectal. Narkotica und zentralsedative Substanzen sind zu vermeiden.

3. *Anämie*: Bei hypochromer Anämie gebe man Eisen (z. B. Ferrokapsul® oder Resoferix®) 3mal täglich nach den Mahlzeiten.

4. *Die Blutungsneigung* aufgrund einer Hypoprothrombinämie kann versuchsweise mit Vitamin K-Präparaten behandelt werden. Diese Behandlung ist allerdings unwirksam bei schweren intrahepatischen Schäden. Bluttransfusionen können notwendig sein. Man gebe Konakion®, 1–3 mg oral 3mal täglich nach den Mahlzeiten oder Konakion®,

* Ergänzung des Übers.

10 mg i. v. oder i. m. jeden zweiten Tag. Bei cholostatischem Ikterus gebe man zusätzlich Gallensalze.

5. *Blutung aus Oesophagusvaricen*: Schwere Blutungen können manchmal mit der Sengstaken-Sonde beherrscht werden. Bei Patienten, die zur Ammoniakintoxikation neigen, die eine hepatische Encephalopathie haben oder im Koma sind, dient diese Sonde sowohl der Blutstillung wie auch einer Magenabsaugung. Chirurgische Maßnahmen sind in diesem Stadium gefährlich und nicht zufriedenstellend. Bei ausgewählten Patienten können sie zur Beseitigung der portalen Hypertension in Betracht gezogen werden: Bei jüngeren Patienten mit guter körperlicher Konstitution und ausreichender hepatocellulärer Funktion kann ein portocavaler Shunt von Nutzen sein.

6. *Pruritus, Übelkeit und Erbrechen, Obstipation*: Symptomatische Therapie.

Cholestyramin, ein basischer Anionenaustauscher, bindet die Gallensalze im Darm und kann so zu einer gewissen Milderung des Juckreizes führen. Man nimmt etwa 3× tgl. 4 g in Wasser oder Fruchtsäften während der Mahlzeit.

7. *Hämochromatose*: Intermittierender Aderlaß über einen Zeitraum von vielen Jahren bei Patienten mit primärer Hämochromatose (Siderophilie) kann einen nützlichen und sogar bemerkenswerten Effekt erzielen.

Prognose

Die Prognose bei der portalen Cirrhose hat sich in den letzten Jahren durch die diätetische Therapie merklich gebessert. Sie ist in fortgeschrittenen Fällen immer noch schlecht; nur 50% überleben 2 Jahre und nur ungefähr 35% überleben 5 Jahre. Hämatemesis, Ikterus und Ascites sind ungünstige prognostische Symptome. Viele latente Fälle werden oft erst bei der Autopsie diagnostiziert und scheinen deswegen kaum die Lebensdauer zu verkürzen.

Anderson, R. P., Wolfman, E. F., Jr.: Portal hypertension: Current status. California Med. **111**, 25–37 (1969).

Chalmers, T. C.: The management of hepatic coma: A continuing problem. Med. Clin. N. Amer. **52**, 1475–1482 (1968).

Epstein, F. H.: Ascites and its delivery. New Engl. J. Med. **282**, 713–717 (1970).

Joseph, R. R.: A rational approach to the treatment of ascites in Laennec's cirrhosis. Med. Clin. N. Amer. **53**, 1359–1365 (1969).

Liebowitz, H. R.: Pathogenesis of ascites in cirrhosis of the liver. N. Y. J. Med. **69**, 1895–2024 (1969).

Popper, H., Orr, W.: Current concepts in cirrhosis. Scand. J. Gastroenterol. **5**, Suppl. 6, 203–222 (1970).

Schaffner, F. (editor): Symposium on the treatment of liver disease. Mod. Treat. **6**, 121–214 (1969).

Stone, W. D., Islam, N. R., Paton, A.: The natural history of cirrhosis. Quart. J. Med. **37**, 119–132 (1968).

Postnekrotische Cirrhose

(Postdystrophische Cirrhose)

Die klinischen und Laborbefunde der postnekrotischen Cirrhose sind von denen der portalen Cirrhose nicht zu unterscheiden; folgende Anhaltspunkte sind jedoch für die Diagnose wertvoll: Die postnekrotische Cirrhose kann nicht mit dem Alkoholismus in Verbindung gebracht werden. Frauen werden häufiger befallen. Der Beginn liegt bei beiden Geschlechtern unter 40 Jahren. Der Beginn ähnelt häufig dem der akuten Virushepatitis. Die Gelbsucht ist gewöhnlich ausgeprägter und im Verlauf früher deutlich. Ascites und periphere Ödeme findet man früh. Eine Hyperglobulinämie (vorwiegend γ-Globulin) ist immer vorhanden und kann extreme Werte erreichen (z. B. 10 g/100 ml).

Die Behandlung besteht primär in Ruhe und appetitanregender Kost mit ausreichendem Caloriengehalt und in akuten Fällen in Salzbeschränkung. Corticosteroide können nützlich sein, wenn eine Leberdekompensation auftritt.

Man hat gegenwärtig den Eindruck, als ob sich ein schnelleres Fortschreiten und weniger gutes Ansprechen auf die Diät bei der postnekrotischen Cirrhose als bei der portalen Cirrhose zeige. Die Komplikationen sind jedoch die gleichen. Latente Fälle kommen vor. Nach Einsetzen der Symptome überleben jedoch nur 20% der Patienten die folgenden 5 Jahre.

Hämochromatose

(Siderophilie)

Die idiopathische Siderophilie ist charakterisiert durch eine übermäßige Eisenresorption mit Ablagerung von Hämosiderin in der Leber, im Pankreas, im Herzen, in den Nebennieren, in den Hoden und in den Nieren. Eventuell können sich Leber-, Herz- und Pankreasinsuffizienzen entwickeln. Die Krankheit tritt häufiger bei Männern auf und wird selten vor der zweiten oder dritten Dekade erkannt. Klinische Manifestationen sind: Lebervergrößerung und Leberinsuffizienz, Hautpigmentierung (schiefergrau durch Eisen und braun durch Melanin), Herzvergrößerung und -insuffizienz, Diabetes mellitus mit Komplikationen. Oesophagusvaricenblutung und Lebercarcinom können auftreten.

Die Laborbefunde schließen ein: Erhöhtes Plasmaeisen, erniedrigte Eisenbindungskapazität und die charakteristischen Veränderungen bei der Leberbiopsie. Pathologischer Desferal®-Test.

Die Behandlung zielt auf Entfernung von übermäßigem Gewebseisen durch wöchentliche Aderlässe von 500 ml über mehrere Monate (manchmal bis zu 2 oder 3 Jahren), bis Plasmaeisen und Hämatokritbestimmungen ein Verschwinden der Eisenspeicher anzeigen. Symptomatische und zusätzliche Behandlung von diabetischen, hepatischen und kardialen Komplikationen kann notwendig sein. Desferal®-Therapie bei sekundärer Hämosiderose.

Obwohl der Effekt der Langzeittherapie noch nicht vollständig gesichert ist, bestehen Hinweise, daß die Prognose der Krankheit gebessert werden kann.

Heilmeyer, L.: Pathogenesis of hemochromatosis. Medicine **46**, 209–216 (1967).

McDonald, R. A.: Hemochromatosis and hemosiderosis. Thomas, 1964.

Wildhirt, E.: Die Eisenspeicherkrankheit der Leber. Internist **3**, 32–34 (1962).

Hyperbilirubinämische Zustände

Konstitutioneller hepatischer Ikterus (Morbus Gilbert-Meulengracht). Der Morbus Meulengracht ist eine benigne Form der Gelbsucht, die von der hämolytischen Anämie und der chronischen Hepatitis unterschieden werden muß. Das Plasmabilirubin liegt unkonjugiert vor. Die übrigen Laboruntersuchungen sind normal. Der Lebertastbefund und die Leberbiopsie sind ebenfalls normal. Die Prognose ist ausgezeichnet.

Der familiäre, chronische idiopathische Ikterus

(Dubin-Sprinz-Johnson-Syndrom)

Diese Form des Ikterus scheint durch eine fehlende exkretorische Funktion der Leberzellen ausgelöst zu werden. Er ist charakterisiert durch erhöhtes direktes Serumbilirubin, pathologischen Bromthaleintest, normale alkalische Phosphatase und uncharakteristische Serumlabilitätsproben. Die Gallenblase läßt sich röntgenologisch nicht darstellen. Die Leber zeigt eine erhebliche Pigmentierung. Makroskopisch erscheint die Leber tiefbraun bis schwarz; mikroskopisch zeigt sie eine goldbraune Pigmentierung. Die Prognose ist gut. Der Defekt muß in der exkretorischen Funktion der Leberzellen liegen.

Rotor-Syndrom

Es ähnelt dem Dubin-Sprinz-Johnson-Syndrom. Jedoch fehlt beim Rotor-Syndrom die Leberpigmentierung. Die Gallenblase ist bei der Cholecystographie in der Regel gefüllt.

Crigler-Najjar-Syndrom

Es ist eine seltene Form der schweren hereditären nichthämolytischen Gelbsucht. Sie tritt kurz nach der Geburt wegen des Fehlens der Glucuronyltransferase auf. Der Säugling zeigt eine Vermehrung von indirektem Bilirubin im Serum. Er entwickelt eine ZNS-Erkrankung, die dem Kernikterus ähnelt.

Eine erfolgreiche Therapie ist nicht bekannt. Der Tod tritt gewöhnlich bereits in der Kindheit ein.

Rezidivierender Schwangerschaftsikterus

Diese Form der cholostatischen Leberfunktionsstörung manifestiert sich mit Pruritus und Ikterus im letzten Drittel der Schwangerschaft. In den leichteren Fällen können die Patienten nur über den Pruritus klagen. Die Leberfunktionsstörung geht nach der Schwangerschaft schnell zurück, Ikterus und Juckreiz verschwinden gewöhnlich innerhalb von 2 Wochen nach der Geburt. Die Prognose ist gut. Die Erkrankung tritt jedoch bei weiteren Schwangerschaften charakteristischerweise wieder auf. Die Leber zeigt Cholostase. Auch beim Gebrauch von Ovulationshemmern neigen diese Frauen vermehrt zu einer Cholostase.

Gutartige intermittierende Cholostase

Bei den Patienten mit intermittierender Cholostase treten Phasen von Juckreiz, Ikterus und Abgeschlagenheit auf. Typischerweise sind Serumbilirubin, alkalische Phosphatase und Bromthaleintest pathologisch. Der Beginn kann im frühen Lebensalter liegen und kann das ganze Leben hindurch fortbestehen. Die Leber zeigt eine Cholostase; während der Remissionen erscheint die Leber vollkommen normal.

CRIGLER, J. F., NAJJAR, V. A.: Congenital familial nonhemolytic jaundice with kernicterus. Pediatrics **10**, 169–180 (1952).

DUBIN, 'I. N.: Rotor's syndrome and chronic idiopathic jaundice. Arch. Int. Med. **100**, 823–824 (1962).

POWELL, L. W. et al.: Idiopathic unconjugated hyperbilirubinemia (Gilbert's syndrome). New Engl. J. Med. **277**, 1108–1112 (1967).

SUMMERSKILL, W. H. J., WALSHE, J. M.: Benign recurrent intrahepatic „obstructive“ jaundice. Lancet **1959 II**, 686.

SVANBORG, A., OHLSON, S.: Recurrent jaundice of pregnancy: A clinical study of 22 cases. Amer. J. Med. **27**, 40 (1959).

TYGSTRUP, N.: Intermittent possibly familial intrahepatic cholestatic jaundice. Lancet **1960 II**, 1171.

Biliäre Cirrhose

(Primäre und sekundäre Formen)

Diagnostische Merkmale

- Ikterus, Juckreiz, Schmerzen im rechten Oberbauch
- Lebervergrößerung, Xanthome
- Klinisch-chemische Werte wie bei Cholostase
- Guter Ernährungszustand bei langbestehender Krankheit; die Anamnese weist auf extrahepatische obstruktive Läsionen hin

Allgemeine Betrachtungen

Die biliäre Cirrhose ist eine chronische Erkrankung der Leber, hervorgerufen durch eine Gallenabflußstörung. Die Gallenwege sind häufig durch Steine, Neoplasmen, Narben oder eine kongenitale Atresie verschlossen. Eine Stauungsgallenblase allein kann eine Cirrhose hervorrufen. Aber die begleitende Infektion kann den Prozeß beschleunigen. Die seltenen intrahepatischen Obstruktionen können ätiologisch oft nicht geklärt werden. Es gibt jedoch Hinweise, daß sie auf eine cholostatische Virushepatitis folgen können. Auch die intrahepatische Cholangitis kommt als Ursache in Betracht. Einige Fälle können auf Vergiftungen beruhen. Die Erkrankung tritt weit häufiger bei Frauen auf (besonders der intrahepatische Typ).

Die pathologischen Befunde variieren je nach Ursache und Ausmaß des Prozesses. Folgendes ist jedoch charakteristisch: Biliäre Stauung mit Gallenthromben, Pigmentation, ausgeprägte Vermehrung der Gallengänge, nodulärer Umbau der Leberstruktur, deutliche celluläre Infiltration der Bindegewebssepten, minimale, hepatocelluläre Nekrosen, Regenerationen und Fehlen von fettigem Umbau. Ansammlung von Gallenflüssigkeit ist für die extrahepatische Obstruktion charakteristisch.

Klinische Befunde

A. Symptome: Bei der extrahepatischen Obstruktion können die Symptome der Primärerkrankung vorherrschen (z. B. Pankreascarcinom, Choledocholithiasis). Ikterus und Pruritus sind Initialsymptome. Die Gelbsucht ist oft erheblich und von wechselnder Intensität. Die Cholangitis kann Schüttelfrost und Fieber verursachen. Schmerzen im rechten Oberbauch können vorhanden sein. Anorexie, Gewichtsverlust und Schwäche können bei dieser Krankheit unter Umständen erst spät auftreten.

Die Leber ist vergrößert und derb, aber gewöhnlich nicht druckempfindlich. Eine Milzvergrößerung tritt erst spät auf. Späte Symptome: Ascites, periphere Ödeme, Hämatemesis, vermehrte Blutungsneigung. „Spider naevi“ und Palmarerythem findet man gewöhnlich nicht. Xanthome können in den Augenlidern, um die Gelenke herum und in den Sehnen auftreten. Der Ernährungszustand kann bis zur Schlußphase gut bleiben.

B. Laborbefunde: Die Blutbefunde weisen lediglich auf die ursächliche Erkrankung hin. Die Stühle sind hellgefärbt und weisen vermehrt Fett auf. Stuhlurobilinogen ist vermindert. Der Urin ist dunkel und enthält Gallenfarbstoffe. Die Leberfunktionstests verhalten sich wie bei einem Verschlußikterus (erhöhte alkalische Phosphatase, Leucinaminopeptidase und Serumcholesterin; vermindertes Prothrombin, erhöhtes Bilirubin). Wenn aber die oft durch eine Infektion komplizierte Cholostase persistiert, zeigt sich eine hepatocelluläre Funktionsstörung. Die Hyperlipämie mit Erhöhung von Cholesterin und Phospholipiden kann extreme Werte von über 3 g/100 ml erreichen. Das Serum ist dagegen nicht milchig.

Die gezielte oder Blindbiopsie zeigt gewöhnlich typische pathologische Befunde. Cave: gallige Peritonitis! Im späten Stadium kann die Unterscheidung von anderen Formen der Cirrhose schwierig sein.

C. Röntgenbefunde: Röntgenologisch kann unter Umständen der ursächliche Verschluß, später Oesophagusvaricen oder – nicht selten – eine Osteroporose zu sehen sein.

Behandlung

Die Untersuchung muß zwischen einer primären oder sekundären biliären Cirrhose unterscheiden helfen. Kann bei der operativen Cholangiographie keine Obstruktion festgestellt werden, kommt nur eine konservative Behandlung in Frage: Diät, Linderung des Juckreizes und in einigen Fällen Corticosteroide. Findet sich ein extrahepatischer Verschluß, sollte er beseitigt werden. Jede Infektion sollte mit Antibiotica behandelt werden.

Prognose

Die intrahepatische Form ist im allgemeinen progredient trotz Therapie, obwohl spontane Besserungen vorkommen können. Tod durch Leberversagen, Infektionen oder Hämorrhagien nach 5–10 Jahren.

Der Verlauf und die Prognose der extrahepatisch bedingten biliären Cirrhose hängt von der auslösenden Erkrankung ab. Wenn die Obstruktion beseitigt und die Infektion beherrscht werden kann, kann die Cirrhose stationär bleiben.

Popper, H., Rubin, E., Schaffner, F.: The problem of primary biliary cirrhosis. Amer. J. Med. **33**, 807–810 (1962).

Akute Cholecystitis

Diagnostische Merkmale

- Übelkeit, Erbrechen
- Schwere Schmerzen und Druckempfindlichkeit im rechten Oberbauch
- Fieber und Leukocytose

Allgemeine Betrachtungen

Die Cholecystitis geht in über 90% der Fälle mit Gallensteinen einher. Die akute Cholecystitis kompliziert gewöhnlich einen chronischen Prozeß. Der Cysticusverschluß wird durch einen Stein (oder – selten – durch Ödeme ohne Steine) ausgelöst. Es entwickelt sich schnell eine vergrößerte, ödematöse, entzündete Gallenblase. Bakterielle Infektion.

Klinische Befunde

A. Symptome: Anamnestisch ergeben sich oft Hinweise auf eine chronische Cholecystitis. Ein akuter Anfall wird oft durch eine reichliche Mahlzeit ausgelöst und beginnt mit Schmerzen im rechten Oberbauch, die unter das rechte Schulterblatt ausstrahlen. Der Schmerz ist quälend, schwer und kräfteraubend. Erbrechen gehört dazu. Konstante Druckempfindlichkeit im rechten Oberbauch. In den meisten Fällen ist eine lokale Abwehrspannung damit verbunden. Der Gallenblasenhydrops ist häufig tastbar. Gelegentlich findet sich ein geringer Ikterus. Ein deutlicher Ikterus weist auf eine Choledocholithiasis oder einen Leberschaden hin. Subfebrile oder mäßige Temperaturen.

B. Laborbefunde: Eine mäßige Leukocytose ist typisch. Ein klinischer Ikterus tritt auf, wenn das Bilirubin 2,5 mg/100 ml überschreitet. Selten stellt man eine leichte Erhöhung der Serumamylase fest. Dagegen ist die Erhöhung der Obstruktionsenzyme – alkalische Phosphatase und Leucinaminopeptidase (LAP) – bei extrahepatischer Cholostase deutlich nachweisbar.

C. Röntgenbefunde: Auf Gallenleeraufnahmen findet man Gallensteine in ungefähr 25% der Fälle von akuter Cholecystitis. Die i. v.-Cholecystographie kann eine wertvolle diagnostische Notfallsmaßnahme sein. Füllt sich die Gallenblase, scheidet eine akute Cholecystitis aus.

Differentialdiagnose

Die Störungen, die am leichtesten mit der akuten Cholecystitis verwechselt werden: das perforierte Magengeschwür, die akute Pankreatitis, die Appendicitis bei einer hochliegenden Appendix, ein perforiertes Carcinom oder Divertikel der Flexura hepatica coli, die akute Virushepatitis, Leberabsceß, Leberstauung und Pneumonien mit rechtsseitiger Pleuritis. Die Diagnose der unkomplizierten akuten Cholecystitis ist gewöhnlich nicht schwierig wegen der genauen Lokalisation der Schmerzen und der Druckempfindlichkeit im rechten Oberbauch sowie der charakteristischen Ausstrahlung unter das rechte Schulterblatt.

Komplikationen

A. Gallenblasengangrän und -perforation: Andauernde deutliche oder stärker werdende Schmerzen im rechten Oberbauch, Druckempfindlichkeit, Muskelspasmen, Fieber und Leukocytose über 24–48 Std sprechen für eine schwere Entzündung und möglicherweise eine Gangrän der Gallenblase. Gelegentlich kann sich aber auch eine Nekrose entwickeln ohne charakteristische Zeichen. Dies ist besonders bei Adipösen der Fall.

B. Cholangitis: Die Hauptsymptome sind hohes Fieber und Schüttelfrost. Choledochussteine können ein zusätzlicher Faktor sein.

Behandlung

Die akute Cholecystitis spricht in der Mehrzahl der Fälle auf eine konservative Behandlung an. Eine Cholecystektomie kann dann 6 Wochen bis 3 Monate später erfolgen, wenn der Allgemeinzustand des Patienten gut ist und keine technischen Schwierigkeiten zu erwarten sind. Wenn in diesem Intervall rezidivierende, akute Symptome auftreten, ist eine unverzügliche Cholecystektomie angezeigt. Wenn man sich für eine konservative Behandlung entschieden hat, müssen alle Patienten (insbesondere die Diabetiker, die Adipösen und die Älteren) sorgfältig und regelmäßig auf mögliche Perforationssymptome untersucht werden.

Bei Nachweis einer Gangrän oder einer Perforation ist eine Operation unumgänglich. Bei akuter Pankreatitis oder Choledochusstein ist es – wenn möglich – das beste, die Operation zu verschieben.

A. Konservative Behandlung: Während der akuten Phase, sollte der Patient dauernd überwacht werden (regelmäßige Leukocytenzählung!). Die Behandlung erfolgt wie bei der akuten Peritonitis. Dazu kommen noch Anticholinergica (z. B. Atropin parenteral). Pethidin (Dolantin®) ist das Analgeticum der Wahl, da Morphin Spasmen des Sphincter Oddi auslöst. Antibiotica (vorzugsweise Tetracycline oder Chloramphenicol bzw. Ampicillin) werden verordnet.

B. Chirurgische Behandlung: Die Cholecystektomie ist die Operation der Wahl. Wenn nötig, sollte auch der Choledochus revidiert werden. Bei Patienten mit besonders hohem Risiko oder bei technischen Schwierigkeiten ist die Cholecystostomie zu erwägen.

Prognose

Die leichte, akute Cholecystitis spricht gut auf konservative Therapie an. Jedoch kann man die Rezidivhäufigkeit nicht absehen. Die schwereren Cholecystitisformen sollten operiert werden. Besonders bei älteren Patienten können lebensbedrohliche Komplikationen auftreten. Die Operation führt zumeist eine Dauerheilung herbei.

Cafferata, H. I., Stallone, R. J., Mathewson, C. W.: Acute cholecystitis in a municipal hospital. Arch. Surg. **98**, 435–441 (1969).

Klingen Smith, W. et al.: Cholecystectomy in acute cholecystitis. Arch. Surg. **92**, 689–694 (1966).

Meyer, K. A., Capos, N. J., Mittelpunkt, A. I.: Personal experiences with 1261 cases of acute and chronic cholecystitis and cholelithiasis. Surgery **61**, 661–668 (1967).

Chronische Cholecystitis

Diagnostische Merkmale

- Rezidivierende, kolikartige Schmerzen im rechten Oberbauch

- Intoleranz gegen fette Speisen
- Schmerzen im Epigastrium, Übelkeit

Klinische Befunde

A. Symptome: Die besonders auffälligen Symptome werden in zwei Kategorien eingeteilt: 1. Chronische Dyspepsie mit Aufstoßen, Flatulenz, Übelkeit und anderen Symptomen der Verdauungsinsuffizienz. Sie werden gewöhnlich durch fette Speisen und schwere Mahlzeiten verschlimmert. 2. Rezidivierende „Gallenkoliken". Sie werden durch Schmerzen im rechten Oberbauch mit Ausstrahlung unter das rechte Schulterblatt gekennzeichnet. Sie dauern wenige Minuten oder auch Stunden an. Gelegentlich tritt dabei auch Erbrechen auf. Oft werden sie durch Diätfehler ausgelöst.

Typische Befunde außer den Kolikschmerzen im rechten Oberbauch gibt es nicht. Ein Hydrops der Gallenblase (selten) kann getastet werden.

B. Laborbefunde: Sie liefern keine diagnostische Sicherheit. Serumbilirubin und Enzyme sollten untersucht werden, besonders wenn Choledochussteine oder Lebererkrankungen vermutet werden.

C. Röntgenbefunde: Die wichtigste diagnostische Maßnahme ist die orale Cholecystographie. Der Nachweis von Gallensteinen verstärkt die Verdachtsdiagnose einer Cholecystitis. Füllt sich die Gallenblase nicht, wiederholt man die Cholecystographie mit der doppelten Kontrastmittelmenge bzw. führt eine i. v. – Cholecystographie durch. Wenn sich die Gallenblase auch dann nicht darstellt, ist sie wahrscheinlich erkrankt. Bei einer deutlichen Leberfunktionsstörung (Bromthalein-Retention > 20%), Choledochusverschluß (Serumbilirubin > 5 mg/100 ml), Malabsorption des Kontrastmittels oder bei akutem Bauch ist die Cholecystographie unzuverlässig.

Die steinfreie Gallenblase, die sich nur unzureichend füllt und verzögert entleert, stellt kein chirurgisches Problem dar. Da aber kleine Gallensteine leicht übersehen werden, sollte in solchen Fällen die Cholecystographie insbesondere dann wiederholt werden, wenn die Symptome für eine Gallenblasenerkrankung sprechen. Die einzige Kontraindikation für die Cholecystographie ist Jodunverträglichkeit.

Differentialdiagnose

Treten typische Gallenkoliken auf und ist röntgenologisch der Nachweis einer Cholelithiasis oder einer pathologisch reagierenden Gallenblase erbracht, ist die Diagnose nicht schwierig. Machen unspezifische dyspeptische Symptome die Hauptbeschwerden aus, muß man andere gastroenterologische Erkrankungen in Betracht ziehen z. B. Magengeschwür, Gastritis, chronische Pankreatitis und Carcinome in Magen, Pankreas, Colon, Leber und Gallenblase. Es ist deswegen ratsam, eine röntgenologische Magen-Darm-Passage vorzunehmen.

Komplikationen

Die Komplikationen der chronischen Cholecystitis mit Cholelithiasis schließen ein: akute Cholecystitis, Choledochussteine, innere Fisteln, Pankreatitis und Gallenblasencarcinome.

Behandlung

A. Medikamentöse Behandlung: Konservative Maßnahmen sind bei Patienten angezeigt, bei denen klinisch der röntgenologische Nachweis von Steinen fehlt und die auf eine medikamentöse Behandlung ansprechen. Bei folgenden Patienten sollte man mit einer Operation zurückhaltend sein: Patienten mit nicht gesicherter Diagnose, Patienten, die eine Operation verweigern, Patienten mit hohem Operationsrisiko und Patienten mit einer geringen Lebenserwartung.

1. Diät: Im allgemeinen wird eine fettarme bzw. fettfreie Diät verordnet.

2. Spasmolytische Medikamente: Man verordnet z. B. Bellafolin®, 3mal täglich 10 Tropfen vor den Mahlzeiten oder Kombinationspräparate von Barbituraten und Spasmolytica (s. Behandlung des Ulcus duodeni) oder Atropinsulfat, 0,4–0,6 mg oral oder s. c.

3. Sedativ-spasmolytische Kombinationspräparate zur symptomatischen Therapie.

4. Dehydrocholsäure (Decholin®), 0,25–0,5 3mal täglich nach den Mahlzeiten wirkt choleretisch. Bei einem kompletten mechanischen Verschluß darf man dieses Medikament nicht anwenden.

B. Operative Maßnahmen: Wenn das chirurgische Risiko überschaubar ist, erscheint eine Operation angezeigt: 1. Bei Patienten mit Gallensteinen, mit oder ohne Gelbsucht, die rezidivierende Koliken im rechten Oberbauch haben. Die symptomlose Cholelithiasis kann bei Patienten mit geringem Operationsrisiko ebenfalls chirurgisch angegangen werden. 2. Bei Patienten mit Verdacht auf Gallenblasencarcinom. Hier gibt man der Cholecystektomie den Vorzug. Palliativ kann eine Choledochostomie angezeigt sein.

Prognose

Die Gesamtsterblichkeit nach einer Cholecystektomie ist geringer als 1%. Die Gallenwegchirurgie ist jedoch bei älteren Leuten komplizierter und gefährlicher. Bei Patienten über 70 Jahren hat die Cholecystektomie wahrscheinlich eine Sterblichkeitsrate von 5–10%.

Nach einer lege artis ausgeführten Operation ist der Patient im allgemeinen symptomfrei. Er benötigt keine besondere Diät.

MUNSTER, A. M., BROWN, J. R.: Acalculous cholecystitis. Amer. J. Surg. **113**, 730–734 (1967).

Cholelithiasis

Das hohe Vorkommen von Cholelithiasis in der Bevölkerung wird durch die klinische Häufigkeit der Cholecystitis bewiesen. Autopsieuntersuchungen zeigen, daß 32% der Frauen und 16% der Männer über 40 Jahren Gallensteine haben. Gallensteine treten ziemlich genau um das 40. Lebensjahr herum auf. Die Schwangerschaft ist ein wichtiger auslösender Faktor der Gallensteine. Auch die Adipositas kann eine zusätzliche Ursache sein. Daher stammt die Beschreibung des typischen Gallenblasenpatienten als „weiblich, fett und vierzig" („female, fat and fourty").

Die Gallensteine bestehen aus Cholesterin, Calcium-Bilirubin und Calciumcarbonat. Ungefähr 90% der Steine bei chronischer Cholecystitis sind „Mischsteine", während die 3 Formen der sogenannten „reinen" Steine sich in einer relativ normalen Gallenblase finden. Die Calcium-Bilirubin-Steine (= Pigment-Kalk-Steine) treten gewöhnlich – manchmal schon in frühen Jahren – bei der kongenitalen hämolytischen Anämie und der Sichelzellanämie als Folge einer erhöhten Bilirubinausscheidung auf.

Die Infektion spielt sowohl bei der Cholelithiasis wie auch bei der Cholecystitis eine wichtige Rolle. Eine chronische, geringgradige, bakterielle Infektion der Gallenblase kann die Steinbildung begünstigen.

Beim Cysticusverschluß kommt es im allgemeinen zum Gallenblasenhydrops. Bakterien intestinalen Ursprungs (Streptokokken, coliforme Bakterien, Staphylokokken) können aus ca. der Hälfte der operativ entfernten Steingallenblasen nachgewiesen werden.

Gallensteine sind häufig symptomlos (66%). Sie werden zufällig bei Operationen, Autopsien oder Röntgenuntersuchungen entdeckt. Die Behandlung der symptomlosen Gallensteine ist umstritten. Die meisten Chirurgen raten zu einer prophylaktischen Entfernung der Gallenblase, wenn es für den Patienten kein Risiko bedeutet. Dieses Urteil basiert auf der Tatsache, daß mindestens 35–50% dieser Patienten in der Folge die Symptome der Gallenkolik, des Ikterus, eines Gallenblasenhydrops oder einer akuten Cholecystitis entwickeln. Die Wahrscheinlichkeit eines Gallenblasencarcinoms aufgrund einer Cholelithiasis ist geringer als 1%.

DEMARCO, A., NANCE, F. C., COHN, I., Jr.: Chronic cholecystitis. Experience in a large charity institution. Surgery **63**, 750–756 (1968).

Obtuierende Cholangitis

Die obturierende Cholangitis ist eine Erkrankung unbekannter Ätiologie. Sie wird durch einen diffusen, entzündlichen Prozeß charakterisiert, der zu Fibrosen und Stenosen der Gallenwege führt. Klinisch imponiert die Erkrankung durch einen progressiven, obstruktiven Ikterus. Sie kann im frühen Lebensalter auftreten. Die Behandlung besteht – wenn möglich – in einer „Bypass"-Operation der Striktur. Gute Erfolge bringen gelegentlich Corticosteroide und Breitspektrumantibiotica.

GRUA, O. E., MCMURRIN, J. A.: Sclerosing cholangitis. Review and presentation of an unusual pathologic variant. Amer. J. Surg. **116**, 659–663 (1968).

MANESIS, J. G., SULLIVAN, J. F.: Primary sclerosing cholangitis. Arch. Int. Med. **115**, 137–139 (1965).

WARREN, K. W., ATHANASSIADES, S., MONGE, J. I.: Primary sclerosing cholangitis. A study of forty-two cases. Amer. J. Surg. **111**, 23 (1966).

Choledocholithiasis

Diagnostische Merkmale

- Die Anamnese weist oft chronische Verdauungsstörungen, Koliken oder Gelbsucht auf
- Plötzlicher Beginn schwerer Schmerzen im rechten Oberbauch oder Epigastrium, die unter das rechte Schulterblatt oder die Schulter ausstrahlen können
- Übelkeit und Erbrechen
- Fieber, oft gefolgt von Hypothermie oder Schock
- Ikterus (manchmal spät auftretend)
- Leukocytose
- Abdomenleeraufnahmen können Gallensteine erkennen lassen

Allgemeine Betrachtungen

Ungefähr 10% der Patienten mit Gallensteinen haben eine Choledocholithiasis. Der Prozentsatz nimmt mit steigendem Alter zu. Der Befall der älteren Leute kann bis zu 50% betragen. Gallengangssteine stammen gewöhnlich aus der Gallenblase, können sich jedoch auch im Gallengang bilden. Die Steine sind meistens symptomlos, es sei denn, daß eine Obstruktion vorliegt.

Klinische Befunde

A. Symptome: Gewöhnlich weist die Anamnese auf eine chronische Cholecystitis hin. Die übrigen Symptome, die auf Gallensteine schließen lassen sind 1. häufige rezidivierende Anfälle von Gallenkoliken; 2. Schüttelfrost und Fieber zusammen mit einer Kolik; 3. Ikterusanamnese. Die flüchtige Gelbsucht wird manchmal 1–2 Tage nach einer Kolik bemerkt.

Ikterus bei Patienten mit einer chronischen Gallenblasenerkrankung in der Anamnese weist auf Choledochussteine hin. Eine Druckempfindlichkeit des Epigastriums kann während der Kolik nachweisbar sein. Andere spezifische abdominelle Symptome gibt es nicht.

B. Laborbefunde: Leberfunktionsproben sollten in allen Fällen vorgenommen werden. Bilirubinurie und erhöhtes Serumbilirubin sind beim Gallengangsverschluß vorhanden. Eine Erhöhung der alkalischen Phosphatase und der Leucinaminopeptidase (LAP) läßt eine Obstruktion vermuten. Der Bromthaleintest ist hierbei ohne Aussagekraft. Verlängerung der Prothrombinzeit. Besteht ein Verschlußikterus über mehrere Wochen, so kann wegen der sekundären Leberschädigung die Differenzierung der obstruktiven von der hepatocellulären Gelbsucht immer schwieriger werden.

C. Röntgenbefunde: Wenn der Serumbilirubinspiegel unter 5 mg/100 ml liegt und die Leberfunktion zufriedenstellend ist, kann man mit Hilfe der intravenösen Cholangiographie oft den Gallengang darstellen. Ist der Ikterus ausgeprägt, kann nur eine Leeraufnahme vorgenommen werden.

Differentialdiagnose

Die häufigste Ursache des Verschlußikterus ist der Gallengangsstein. Dann folgt nach der Häufigkeit das Carcinom des Pankreas, der Papille oder des Gallengangs. Metastasierende Carcinome (gewöhnlich aus dem Magen-Darm-Trakt stammend) und lokales Wachstum des Gallenblasencarcinoms sind andere wichtige Ursachen des Verschlußikterus. Die hepatocelluläre Gelbsucht kann gewöhnlich durch Anamnese, klinische Untersuchungen und Leberfunktionstests abgegrenzt werden.

Komplikationen

A. Biliäre Cirrhose: Länger anhaltende Gallengangsobstruktion verursacht schwere Leberschäden, schließlich Leberversagen oder portale Hypertension.

B. Cholangitis: Eine bakterielle Choledochusinfektion ist bei 75% der Steinträger nachweisbar. Die häufigsten Bakterien sind: Escherichia coli, Aerobacter aerogenes, Streptococcus faecalis und Proteus vulgaris. Die ascendierende Infektion findet man häufig bei Choledochussteinen. Sie kann zu Leberschäden und selten zu multiplen Leberabscessen führen.

C. Hypoprothrombinaemie: Patienten mit Verschlußikterus oder anderen Lebererkrankungen können durch die Hypoprothrombinaemie eine Blutungsneigung aufweisen. Besteht der Prothrombinmangel als Folge einer gestörten Vitamin K-Resorption, ist Vitamin K zu applizieren (parenterale Verabfolgung soll zur Sicherung der Inkorporation auf jeden Fall bevorzugt werden).

Behandlung

Die Behandlung der Choledochussteine besteht in der Cholecystektomie und Choledochostomie.

A. Praeoperative Vorsorge: Eine Notfallsoperation ist selten notwendig. Einige Tage kann zu Gunsten einer sorgfältigen Untersuchung zugewartet werden.

1. Die Leberfunktion sollte sorgfältig geprüft werden.

2. Die Prothrombinzeit sollte durch parenterale Verabreichung von Vitamin K-Präparaten auf normale Werte gebracht werden (s. oben).

3. Glykogen- und Proteinmangel sollten durch eine kohlenhydrat- und proteinreiche, fettarme Diät (enthaltend ungefähr 50 Kalorien und 2 g Protein/kg Körpergewicht) substituiert werden.

4. Vitamine.

5. Bei Cholangitis gibt man Antibiotica (z. B. ein Tetracyclin).

B. Indikation zur Choledochusdarstellung: Vor jeder Operation muß die Frage der Choledochusdarstellung diskutiert werden. Die operative Cholangiographie ist eine wertvolle Maßnahme zum Nachweis von Steinen. Darauf deuten hin:

1. Verdacht auf Choledocholithiasis, Verschlußikterus, häufige Gallenkoliken, Cholangitis und Anamnese einer Pankreatitis.

2. Intraoperative Befunde, die für eine Choledocholithiasis sprechen sind: Palpable Steine, dilatierter oder dickwandiger Choledochus, Nachweis entsprechend kleiner Gallensteine und Pankreatitis.

C. Postoperative Behandlung:

1. Antibiotica: Postoperativ werden Antibiotica bedarfsweise eingesetzt. Bakterienabstriche werden bei der Operation immer entnommen. Bei vorbestehender Infektion gibt man ein Tetracyclin oder Chloramphenicol bzw. Ampicillin, bis die Antibiogramme vorliegen.

2. T-Drainage: Nach der Choledochostomie legt man zur Druckminderung in den Gallengang eine T-Drainage ein. Sie muß unbedingt fixiert sein. Eine gut angeschlossene T-Drainage führt zum kontinuierlichen Abfluß von Galle. Das Volumen variiert zwischen 100–1000 ml täglich (Durchschnitt 200–400 ml). Ein überdurchschnittliches Volumen kann durch Obstruktion der Papille (gewöhnlich Ödem) und erhöhte Gallenproduktion bedingt sein.

3. Cholangiographie: Ein Cholangiogramm durch die T-Drainage sollte am 7. oder 8. Tag nach der Operation durchgeführt werden. Unter Röntgenkontrolle wird Kontrastmittel unter aseptischen Bedingungen injiziert bis sich das Gangsystem darstellt und das Kontrastmittel in das Duodenum eintritt. Die Injektion von Luftblasen muß vermieden werden, da sie auf dem Röntgenbild wie Steine erscheinen. Zeigt das Cholangiogramm keine Steine im Gallengang und fließt das Kontrastmittel frei in das Duodenum ab, klemmt man den Schlauch über Nacht ab und entfernt ihn am folgenden Tag durch einfaches Herausziehen. In den nächsten Tagen fließt aus der Drainagewunde meistens noch etwas Galle.

Gallengangscarcinom

Das Gallenblasencarcinom kommt bei 2% aller Patienten, die wegen Gallengangserkrankungen operiert werden, vor. Die Diagnose wird meistens bei der Operation gestellt. Leber- und Peritonealmetastasen können am Anfang die einzige Manifestation sein.

Das Carcinom des Gallenganges ist selten. Es imponiert gewöhnlich als akuter Verschlußikterus. Es kann mit Symptomen einer ascendierenden Cholangitis auftreten.

Rezidivierende oder kontinuierliche Schmerzen im rechten Oberbauch, Ikterus und eine Resistenz im rechten Oberbauch – aufgrund eines Gallenblasenhydrops, einer Lebervergrößerung oder eines Tumors – können das klinische Bild beherrschen. Ein Ascites kann bei peritonealer Metastasierung auftreten. Pruritus wird häufig angegeben.

Die Laborbefunde bestehen in pathologischen Ergebnissen mit Hinweis auf Verschlußikterus.

Der Tumor ist selten resezierbar. Die Prognose ist schlecht. Palliativoperation zur Beseitigung der Gallenabflußstörung.

BUCKWALTER, J. A., LAWTON, R. L., TIDRICK, R. T.: Bypass operations for neoplastic biliary tract obstruction. Amer. J. Surg. **109**, 100–106 (1964).

DENBESTEN, L., LIECHTY, R. D.: Cancer of the biliary tree. Amer. J. Surg. **109**, 587–589 (1965).

ELDOMEIRI, A. A., BRASFIELD, R. D., O'QUINN, J. L.: Carcinoma of the extrahepatic bile ducts. Ann. Surg. **169**, 525–532 (1969).

LITWIN, M. S.: Primary carcinoma of the gallbladder. Arch. Surg. **95**, 236–240 (1967).

Pankreaserkrankungen

Akute Pankreatitis

(Akute hämorrhagische Pankreatitis,
Akute interstitielle Pankreatitis)

Diagnostische Merkmale

- Plötzlicher akuter Schmerzbeginn im Epigastrium, oft mit Ausstrahlung in den Rücken
- Übelkeit, Erbrechen, Erschöpfung, Schweißausbruch
- Abdominelle Druckempfindlichkeit, Blähungen, Fieber, Leukocytose, erhöhte Amylase und Lipase im Serum und Urin
- Übermäßiges Essen und Alkoholgenuß

Allgemeine Betrachtungen

Die akute Pankreatitis ist eine schwere abdominelle Erkrankung, hervorgerufen durch eine akute Entzündung des Pankreas verbunden mit einer „Fermententgleisung" (KATSCH). Die Ursache ist unbekannt. Viele Faktoren können dafür verantwortlich sein. Gewöhnlich ist eine Erkrankung des Gallensystems nachweisbar. Ein Rückfluß von Galle in die Pankreasgänge ist häufig diskutiert worden („common channel"-Theorie). Die Tatsache, daß die akute Pankreatitis durch übermäßiges Essen und Alkoholgenuß ausgelöst werden kann, läßt vermuten, daß ein zusätzlicher sekretorischer Reizfaktor für die Auslösung angeschuldigt werden muß. Vasculäre und allergische Ursachen wurden ebenfalls postuliert. – Nach chirurgischen Eingriffen im Oberbauch kann ebenfalls eine akute Pankreatitis auftreten.

Die pathologischen Veränderungen variieren von akuten Oedemen und cellulärer Infiltration bis zur Nekrose der Acinuszellen, Hämorrhagie und intra- und extrapankreatischer Fettgewebsnekrose. Ein Teil oder das ganze Pankreas können betroffen sein.

Klinische Befunde

A. Symptome: Epigastrische, abdominelle Schmerzen mit meistens plötzlichem Beginn. Sie sind kontinuierlich und stark. Die Schmerzen werden oft stärker, wenn man auf dem Rücken liegt und lassen im Sitzen oder Vornüberneigen nach. Gewöhnlich strahlt der Schmerz in den Rücken, aber auch nach rechts und links aus. Übelkeit, Erbrechen und Obstipation treten auf. Schwere Erschöpfungszustände, Schweißausbrüche und Angstgefühle.

Das Abdomen, besonders der Oberbauch, ist druckempfindlich. Oft besteht eine Abwehrspannung. Der Bauch kann aufgetrieben sein. Darmgeräusche können bei gleichzeitigem paralytischem Ileus fehlen. Oft findet man Fieber 38,0–39,0° C, Tachykardie, Hypotension oder Kreislaufschock, Blässe und eine kalte und schweißige Haut. Leichter Ikterus findet sich in 25% der Fälle. Im Oberbauch kann eine uncharakteristische Resistenz vorhanden sein.

B. Laborbefunde: Man findet: Leukocytose (10 000–30 000), Proteinurie (25% der Fälle), Glucosurie (10–20% der Fälle), Hyperglykämie und abnorme Glucosetoleranzkurven (50% der Fälle) sowie erhöhtes Serumbilirubin. Serumharnstoff und alkalische Phosphatase können erhöht sein. Erniedrigtes Serumcalcium korreliert mit der Schwere des Prozesses. Der niedrigste Wert wird ungefähr am 6. Tag gemessen. Spiegel unter 7 mg/100 ml sind mit Tetanie verbunden und sind ein ungünstiges Zeichen.

Die Serumenzyme sind erhöht. Die Serumamylase ist früh erhöht (in 90% der Fälle) und kehrt am 3. Tag zur Norm zurück. Die Serumlipase steigt langsamer an und bleibt einige Tage länger erhöht. Der Plasmaantithrombintiter ist frühzeitig erhöht und kann sich mit der Amylase wieder normalisieren. Urinamylase und Amylaseaktivität in der Peritonealflüssigkeit (kann sehr hoch sein) bleibt länger erhöht als die Serumamylase.

Die Peritoneal-Flüssigkeit ist gelb bis rotbraun mit mikroskopisch kleinen Fettkügelchen. Ihr Gehalt an Pankreasenzymen ist sehr hoch.

C. Röntgenbefunde: Die Röntgenaufnahme kann Gallensteine, luftgeblähte Dünndarmschlingen, Plattenatelektasen und einen linksseitigen Pleuraerguß ergeben. Alle diese Befunde weisen jedoch nur auf eine akute Pankreatitis hin, sie sind nicht beweisend.

D. EKG-Befunde: ST- und T-Veränderungen können vorhanden sein, sie unterscheiden sich im allgemeinen jedoch von Infarktveränderungen.

Differentialdiagnose

Es ist beinahe unmöglich, die akute Pankreatitis von Choledochussteinen oder dem penetrierenden Ulcus mit erhöhter Amylase zu unterscheiden. Sie muß weiterhin unterschieden werden von: der akuten Mesenterialthrombose, der Nierenkolik, dem Aneurysma dissecans der Aorta, der akuten Cholecystitis und dem akuten Ileus. Die Serumamylase kann ebenfalls bei Ileus, Mumps, nach Bauchoperationen oder nach Narkoticagabe erhöht sein.

Komplikationen

Der Pankreasabsceß entwickelt sich im nekrotischen Gewebe mit steigendem Fieber, Leukocytose, lokalisierter Druckempfindlichkeit sowie einer Resistenz im Epigastrium.

Die Pseudocyste (ein cystisches Gebilde ausgehend von Nekrosen) wächst verdrängend und kann sehr groß werden.

Eine chronische Pankreatitis bildet sich in 10% der Fälle aus.

Die Ausbildung eines Diabetes mellitus und einer exokrinen Pankreasinsuffizienz ist nicht die Regel.

Vorbeugung

Alle auslösenden Faktoren wie Gallenwegserkrankung und Ulcera müssen behoben werden. Der Patient sollte vor reichlichen, fetten Mahlzeiten und vor Alkohol gewarnt werden. Der häufigste auslösende Faktor scheint der Alkoholismus zu sein.

Behandlung

A. Notfallsmaßnahmen bei drohendem Schock: Bettruhe, Pethidin (Dolantin®) 100–150 mg bei Bedarf gegen Schmerzen. Atropinsulfat, 0,4–0,6 mg s. c. sollte als Spasmolyticum und zur Sekretionshemmung gegeben werden. Dem letzteren Effekt dient auch der Einsatz von Acetazolamid* (Diamox®) in der Infusion. Ein Effekt des Kallikrein-Trypsin-Inhibitors (Trasylol®) durch Inaktivierung der Proteolyse wird postuliert. Sicher erscheint die Hemmung der durch Kallikrein freigesetzten Kinine (z. B. Bradykinin). Der analgetische und kreislaufstabilisierende Effekt erscheint ebenso klinisch gesichert (Tagesdosen 250 000 bis 1 000 000 KIE). Eine über die Schmerz- und Schockphase hinausgehende Langzeittherapie mit Trasylol ist allenfalls für die Dauer der „Fermententgleisung“ angebracht.

Man gibt sofort 250–500 ml Plasma i. v. und setzt die Infusions- bzw. Transfusionstherapie fort, um das gestörte Flüssigkeitsgleichgewicht zu korrigieren und den normalen Hämatokrit aufrechtzuerhalten. 5% Glucose oder physiologische Kochsalzlösung können anfangs gegeben werden, wenn Plasma nicht zur Verfügung steht oder um Flüssigkeits- und Mineralstörungen zu korrigieren.

Nahrung und Flüssigkeit sollten oral vermieden werden („Nulldiät“). Kontinuierliche Magenabsaugung durch eine Nasensonde.

Der Patient sollte intensiv überwacht werden. Puls und Blutdruck sollten während der akuten Phase alle 15–30 min geprüft werden. Verlaufskontrolle von Hämatokrit und Amylase bzw. Lipase.

B. Nachbehandlung: Nachdem sich der Patient erholt hat, wird weiterhin die konservative Therapie bevorzugt. Der Patient muß genau untersucht werden, ob eine Ent-

* Ergänzungen des Übers.

zündung des Pankreas fortbesteht. Bei Verdacht auf akute Pankreatitis sollte immer auch ein Chirurg konsultiert werden. Wenn die Diagnose zweifelhaft ist und die Möglichkeit einer ernsten, chirurgischen Erkrankung (z. B. perforiertes Magengeschwür) besteht, ist eine Probelaparatomie angezeigt.

Entdeckt man unerwartet bei der Probelaparatomie eine akute Pankreatitis, ist es gewöhnlich am besten, den Eingriff rasch zu beenden. Wenn die Pankreatitis leicht ist und eine Cholelithiasis vorliegt, ist eine Cholecystostomie oder Cholecystektomie gerechtfertigt.

Nach Ausbildung eines Pankreasabscesses ist eine sofortige, gewöhnlich laterale Drainage indiziert. Eine Pseudocyste bedarf der chirurgischen Behandlung (z. B. Cystojejunostomie).

Zur Abschirmung gegen eine bakterielle Superinfektion und zur Vermeidung eitriger Komplikationen können Antibiotica gegeben werden. Ampicillin ist Tetracyclin und Chloramphenicol vorzuziehen, weil letztere schlechter drüsengängig sind.

Nulldiät für mindestens 48 Std mit kontinuierlicher Magenabsaugung. Nach 48–72 Std können nach und nach kleine Mengen leichter, fettarmer, flüssiger Nahrungsmittel – soweit sie vertragen werden – gegeben werden. Die Magenabsaugung kann zeitweise mehrmals am Tag unterbrochen werden, um kleine Nahrungsmengen oral aufzunehmen. Die Lockerung dieser Maßnahmen ist abhängig vom klinischen Fortschritt. Wenn nötig, gebe man Flüssigkeit parenteral, um den Flüssigkeits-, Elektrolyt- und Blutverlust zu ersetzen.

3mal täglich kann man Atropinsulfat, 0,4–0,6 mg s. c. verabfolgen, um die Pankreassekretion zu hemmen.

C. **Rekonvaleszentenbehandlung:** Nach klinischer Besserung gebe man dem Patienten eine leichte, fettarme Diät und verordne Belladonna-Präparate oder Atropinsulfat, 0,4–0,6 mg 3mal täglich. Antacida können nützlich sein.

Prognose

Rezidive sind nicht selten. Die Mortalitätsrate liegt über 10% bei der konservativen Therapie. Eine Operation ist nur dann angezeigt, wenn die Diagnose zweifelhaft ist oder wenn Komplikationen, wie Gallensteine, hinzukommen. Die Mortalitätsrate ist nach operativem Eingriff höher.

Creutzfeldt, W., Schmidt, H.: Aetiology and pathogenesis of pancreatitis (Current concepts). Scand. J. Gastroenterol. **5**, Suppl. 6, 47–62 (1970).

Frey, C. F.: The operative treatment of pancreatitis. Arch. Surg. **98**, 406–417 (1969).

Gülzow, M., Koelsch, K., Kuntzen, H.: Gastroenterologie, Jena: VEB Fischer 1969.

Louw, J. H., Marks, I. N., Bank, S.: The management of severe acute pancreatitis. Postgrad. Med. J. **43**, 31–44 (1967).

Nugent, F. W., Zuberi, S.: Treatment of acute pancreatitis. Surg. Clin. N. Amer. **48**, 595–600 (1968).

Ritter, U.: Erkrankungen des exkretorischen Pankreas. Thieme, Stuttgart 1971.

Sarles, H., Camette, R.: Pancréatitis aigues. Paris: Masson 1963.

Waterman, N. G. et al.: The treatment of acute hemorrhagic pancreatitis by sump drainage. Surg. Gynec. Obstet. **126**, 963–971 (1968).

White, T. T.: Pancreatitis. Williams & Wilkins, 1966.

Zieve, L.: Relationship between acute pancreatitis and hyperlipemia. Med. Clin. N. Amer. **52**, 1493–1501 (1968).

Chronische rezidivierende Pankreatitis

Eine größere Zahl von Pankreatitiskranken, von denen ungefähr 1/3 Alkoholiker sind, hat ein Rezidiv. Wenn einmal eine Pankreatitis abgelaufen ist, ist die Wahrscheinlichkeit eines Rezidivs ca. 50%. Daraus resultiert eine bindegewebige Umwandlung und eine wechselnd ausgeprägte Pankreasinsuffizienz. Im Bereich des Ductus pancreaticus findet sich nicht selten eine Pankreasverkalkung und/oder eine Obstruktion. Ungefähr 50% der Patienten mit chronischer Pankreatitis haben eine Cholecystitis. Hyperparathyreoidismus und familiäre Hyperlipidämie müssen ausgeschlossen werden. Männer werden von dieser Krankheit 6mal häufiger als Frauen betroffen.

Klinische Befunde

A. Symptome: Rezidivierende, gürtelförmige Schmerzanfälle in Oberbauch und Epigastrium mit Ausstrahlung in den Lumbalbereich sind typisch. Allgemein finden sich: Anorexie, Übelkeit, Diarrhoe oder Obstipation und Flatulenz. Die abdominellen Symptome während der Anfälle bestehen hauptsächlich in Druckempfindlichkeit, geringer Abwehrspannung und manchmal paralytischem Ileus. Die Schmerzanfälle können zwischen ein paar Stunden bis zu 2 Wochen anhalten. Eventuell kann der Schmerz auch Dauercharakter haben. Steatorrhoe (massige, übelriechende, fette Stühle) und andere Symptome der Verdauungsinsuffizienz können bei der chronischen Pankreatitis auftreten.

B. Laborbefunde: Während der akuten Anfälle kann – unregelmäßig – Serumamylase und Bilirubin erhöht sein. Zur Beurteilung der Verdauungsinsuffizienz können folgende Tests dienen: Pankreozymin- und Sekretin-Test, ^{131}I Triolein-Resorptions-Test, Fett- und Chymotrypsinbestimmung im Stuhl.

C. Röntgenbefunde: Abdomenübersichtsaufnahmen zeigen oft eine Pankreasverkalkung und einen leichten Ileus. Ein Cholecystogramm kann Gallenwegserkrankungen aufdecken und Aufnahmen des oberen Magen-Darm-Traktes zeigen typische Anomalien der Duodenalschlinge.

Komplikationen

Nicht selten findet man eine Gewöhnung an Narkotica. Andere häufige Komplikationen sind: Diabetes mellitus, Pankreas-Pseudocyste oder -absceß, obstruktiver Ikterus, Steatorrhoe, Unterernährung und Magengeschwüre.

Behandlung

Eine bestehende Erkrankung des Gallentraktes sollte operativ behandelt werden.

A. Medikamentöse Maßnahmen: Eine leichte, fettarme Diät und anticholinergische Arzneimittel sollten verordnet werden. Alkohol ist verboten. Leichte Sedativa können von Nutzen sein. Narkotica sollen vermieden werden. Die Verdauungsinsuffizienz wird mit Pankreasenzympräparaten behandelt.

B. Operative Behandlung: Wenn die konservativen Maßnahmen versagen, muß ein chirurgischer Eingriff in Betracht gezogen werden. Die Operationsmethode muß weitgehend den Erfordernissen des speziellen Falles angepaßt werden. Beseitigung von Obstruktionen im Ductus pancreaticus und choledochus, Schlitzung des Sphincter Oddi. In fortgeschrittenen Fällen kann als letzter Ausweg eine subtotale oder totale Pankreatektomie notwendig sein.

Prognose

Die chronische Pankreatitis ist eine ernste Erkrankung und führt oft zur Invalidität. Die Prognose ist am besten, wenn die Patienten sorgfältig überwacht werden und auslösende Faktoren beseitigt werden können: Chronische Cholecystitis und Cholelithiasis, Choledocholithiasis, Stenose des Sphincter Oddi oder Hyperparathyreoidismus.

AMMANN, R.: Fortschritte in der Pankreasfunktionsdiagnostik. Springer: Berlin, Heidelberg, New York 1967.

BERK, J. E., GUTH, P. H.: Chronic pancreatitis. Med. Clin. N. Amer. **54**, 479–492 (1970).

WARREN, K. W.: Surgical management of chronic relapsing pancreatitis. Amer. J. Surg. **117**, 24–32 (1969).

WILLIG, F., KÖRBER, W.: Eine Methode zur Bestimmung von Trypsin und Chymotrypsin im Stuhl mit Aminosäure-p-nitroaniliden. Z. Gastroenterol. **5**, 33–36 (1967).

WILLIG, F., KÖRBER, W., CORNELIUS, H.: Zur Messung des Stuhlfetts nach dem Prinzip der Kapazitätsänderung eines Kondensators. Z. Gastroenterol. **8**, 304–311 (1970).

Pankreaskopfcarcinom und Papillencarcinom

Diagnostische Merkmale

- Oft schmerzloser Verschlußikterus
- Die vergrößerte Leber kann schmerzhaft sein
- Schmerzen im rechten Oberbauch nach dem Rücken ausstrahlend
- Gewichtsverlust und Thrombophlebitis sind gewöhnlich Spätsymptome

Allgemeine Betrachtungen

Das Carcinom ist das häufigste Neoplasma des Pankreas. Ungefähr 75% liegen im Kopf und 25% im Körper und Schwanz des Organs. Carcinome, die den Pankreaskopf, die Vater' Papille, den terminalen Pankreas- und Gallengang und das Duodenum erfassen, werden zusammen betrachtet, weil sie klinisch gewöhnlich nicht zu unterscheiden sind.

Klinische Befunde

A. Symptome: Schmerzen im Abdomen, Ikterus, Gewichtsverlust und ein Gallenblasenhydrops sind die häufigsten Befunde bei diesen Tumoren. Unklare und diffuse Schmerzen – in über 70% der Fälle – im Epigastrium ähneln selten einer Gallenkolik. Später entwickelt sich ein heftiger Dauerschmerz, der oft in den Rücken ausstrahlt. Das bedeutet im allgemeinen, daß der Tumor inoperabel ist. Gelegentlich sieht man eine Diarrhoe; Thrombophlebitis ist selten. Courvoisiersches Zeichen: Ikterus und Gallenblasenhydrops.

B. Laborbefunde: Leichte Anämie. In 10–20% der Fälle findet man Glucosurie, Hyperglykämie, einen latenten oder manifesten Diabetes mellitus. Die Serumamylase oder -lipase ist gelegentlich erhöht. Die Leberfunktion entspricht dem Verschlußikterus. Selten findet sich Steatorrhoe. Pathologischer Sekretin-Pankreozymin-Test. Cytologisch finden sich manchmal im Exkret maligne Zellen. Occultes Blut im Stuhl ist verdächtig.

C. Röntgenbefunde: Sind Corpus und Schwanz befallen, bringt die Röntgenaufnahme gewöhnlich keine Aufklärung. Bei Pankreaskopfcarcinomen können eine Erweiterung der Duodenalschlinge und Schleimhautanomalien im Duodenum nachweisbar sein. Manchmal kann man auch bei der Coeliacographie den Tumor sichern. Der Wert der Szintigraphie ist umstritten.

Behandlung

Probelaparatomie. Eine radikale pankreaticoduodenale Resektion ist auf Tumoren des Pankreaskopfes, der Papille und des Duodenum beschränkt. Ist eine radikale Resektion nicht möglich, wird eine Cholecystojejunostomie durchgeführt, um den Ikterus zu bessern. Eine Gastrojejunostomie wird dann vorgenommen, wenn zu einem späteren Zeitpunkt ein Duodenalverschluß zu erwarten ist.

Prognose

Das Pankreaskopfcarcinom hat eine sehr schlechte Prognose. Weniger als 10% der resezierten Fälle überleben 5 Jahre. Läsionen der Papille, des Pankreasganges und des Duodenum sind prognostisch günstiger. Hier beträgt die 5-Jahres-Überlebensrate nach der Resektion 20–40%. Die operative Mortalität der radikalen Pankreaticoduodenektomie liegt bei 10–15%.

Ansari, A., Burch, G. E.: A correlative study of proven carcinoma of the pancreas in 83 patients. Amer. J. Gastroenterol. **50**, 456–475 (1968).

Smith, P. E. et al.: An analysis of 600 patients with carcinoma of the pancreas. Surg. Gynec. Obstet. **124**, 1288–1290 (1967).

Warren, K. W., Braasch, J. W., Thum, C. W.: Carcinoma of the pancreas. Surg. Clin. N. Amer. **48**, 601–618 (1968).

Pankreaskorpus- und -schwanzcarcinom

Ungefähr 25% der Prankreascarcinome stammen aus dem Korpus oder Schwanz. Im Frühstadium gibt es keine charakteristischen Befunde. Die Initialsymptome sind unklare Schmerzen im Epigastrium oder im linken Oberbauch. Gewöhnlich finden sich Anorexie und Gewichtsverlust. Später werden die Schmerzen stärker. Eine Resistenz im mittleren oder linken Epigastrium kann tastbar sein. Gelegentlich kann man Gefäßgeräusche auskultieren. Eine ungeklärte Thrombophlebitis kann ein Hinweis sein. Eine Resektion ist selten möglich und eine Heilung noch seltener.

Arlen, M., Brockunier, A., Jr.: Clinical manifestations of carcinoma of the tail of the pancreas. Cancer **20**, 1920–1923 (1967).

Hess, W.: Die chronische Pankreatitis. Klinik, Diagnostik und chirurgische Therapie der chronischen Pankreopathien. Bern-Stuttgart: Huber 1969.

Mani, J. R., Zboralske, F. F., Margulis, A. R.: Carcinoma of the body and tail of the pancreas. Amer. J. Roentgenol. **96**, 429–446 (1966).

Akute Peritonitis

Diagnostische Merkmale

- Anamnese einer abdominellen Erkrankung
- Bauchschmerzen, Erbrechen, Fieber und Erschöpfung
- Abdominelle Spannung und diffuse oder lokale Druckempfindlichkeit
- Im weiteren Verlauf aufgetriebener Leib und paralytischer Ileus
- Leukocytose

Allgemeine Betrachtungen

Die lokalisierte oder generalisierte Peritonitis ist die wichtigste Komplikation einer Vielzahl akuter abdomineller Erkrankungen. Die Peritonitis kann durch Infektion oder chemischen Reiz ausgelöst werden. Perforation oder Nekrose des Gastrointestinaltraktes sind die häufigsten Infektionsquellen. Die chemische Peritonitis tritt bei der akuten Pankreatitis und bei Magen- und Zwölffingerdarmpenetrationen auf. Unabhängig von der Ätiologie gibt es charakteristische Symptome.

Klinische Befunde

A. Allgemeinreaktion: Krankheitsgefühl, Erschöpfungszustände, Übelkeit, Erbrechen, septische Temperaturen, Leukocytose und Elektrolytstörungen stehen gewöhnlich im Vordergrund. Wird der Prozeß nicht unter Kontrolle gebracht, so kann sich schließlich ein toxischer Schock entwickeln.

B. Abdominelle Zeichen:

1. *Schmerzen und Druckempfindlichkeit*: Abhängig vom Ausmaß der Läsion können Schmerz und Druckempfindlichkeit lokalisiert oder generalisiert sein. Charakteristica sind: Schmerzen im Bauch beim Husten, Abwehrspannung und Perkussionsschmerz. Peritonitis im Beckenbereich geht mit Druckempfindlichkeit bei rectaler oder vaginaler Untersuchung einher.

2. *Abwehrspannung*: Bei generalisierter Peritonitis (z. B. nach Perforation eines Magengeschwürs) kann sich sofort eine deutliche Abwehrspannung der ganzen Bauchwand entwickeln. Die Abwehrspannung kann vermindert sein oder fehlen: im Endstadium der Peritonitis, bei schweren Toxämien und wenn die Bauchwand weich, schlaff oder dick ist.

3. *Paralytischer Ileus*: Die Darmmotilität ist durch die peritoneale Entzündung deutlich gehemmt. Die Hauptsymptome sind: verminderte bis fehlende Peristaltik und ein zunehmend aufgetriebener Leib. Erbrechen.

C. Röntgenbefunde: Abdomenleeraufnahmen zeigen Luft- und Flüssigkeitsansammlungen sowohl im Dick- wie auch im Dünndarm, im allgemeinen eher mit generalisierter als mit lokalisierter Dilatation. Die durch die Luftansammlung ermöglichte Schleimhautbeurteilung läßt eine ödematöse Verdickung erkennen. Ascites.

D. Diagnostische Ascitespunktion: Gelegentlich wertvoll.

Differentialdiagnose

Die Peritonitis, die ein sehr verschiedenartiges klinisches Bild haben kann, muß unterschieden werden von: dem akuten mechanischen Ileus, der akuten Cholecystitis mit oder ohne Choledocholithiasis, der Nierenkolik, der gastrointestinalen Blutung, der Unterlappenpneumonie, der Porphyrie sowie vom periodischen Fieber, Hysterie und ZNS-Störungen (z. B. Tabes).

Behandlung

Die Hauptpunkte der Therapie sind: 1. Infektionsbekämpfung; 2. Therapie des paralytischen Ileus und 3. Stabilisierung von Flüssigkeits-, Elektrolyt- und Ernährungsstörungen.

A. Spezifische Maßnahmen: Oft sind chirurgische Maßnahmen erforderlich: Bei Perforationen, gangränösem Darm, Appendicitis und Abscessen. Die Peritonitis sollte auf jeden Fall sofort kausal behandelt werden.

B. Allgemeine Maßnahmen:

1. Bettruhe in halbsitzender Lage.

2. Sobald man eine Peritonitis vermutet, beginnt man mit der nasalen Magenabsaugung. Es ist wichtig, die gastrointestinale Überblähung durch sofortige Absaugung zu verhüten. Die Absaugung wird solange fortgesetzt, bis die Peristaltik wieder einsetzt und Flatus abgehen. Ein Magenschlauch (z. B. Levin) reicht gewöhnlich aus. Bei anhaltendem paralytischem Ileus kann die Dekompression des Intestinaltrakts durch einen langen Intestinalschlauch (z. B. Miller-Abbott-Sonde) versucht werden, obwohl das

Einführen eines solchen Schlauches in den Dünndarm wegen der gestörten Motilität häufig schwierig ist. In seltenen Fällen kann die kombinierte Absaugung durch Magen- und Intestinalschlauch notwendig werden.

3. Keine orale Nahrungsaufnahme. Erst wenn die nasale Magenabsaugung beendet ist, kann die orale Nahrungsaufnahme langsam wieder aufgenommen werden.

4. Flüssigkeits- und Elektrolyttherapie und parenterale Ernährung sind notwendig.

5. Narkotica und Sedativa sollten großzügig verwendet werden.

6. Antibioticatherapie: Wenn eine Infektion mit einer Mischflora wahrscheinlich ist, beginnt man mit einer Therapie mit Breitspektrumantibiotica. Liegen Antibiogramme vor, kann gezielt behandelt werden.

7. Bluttransfusionen, wenn erforderlich, zur Behebung der Anämie.

8. Entwickelt sich ein toxischer Schock, ist eine Intensivbehandlung erforderlich.

Komplikationen und Prognose

Die häufigste Folge der Peritonitis ist eine Absceßbildung (im Becken, subphrenisch, im Mesenterium). Die Antibioticatherapie kann die Symptome des Abscesses verschleiern. Sprechen Fieber, Leukocytose, Toxämie und Ileus nicht auf Therapie an, sollte man an einen Absceß denken. Dieser erfordert operative Drainage. Leberabsceß und Pylephlebitis sind als Komplikationen selten. Adhäsionen können selten früh, häufiger spät einen Ileus verursachen.

Gelingt es, die Ursache der Peritonitis zu beseitigen, können Infektion, Ileus und Stoffwechselstörungen meistens erfolgreich behandelt werden.

Friedland, J. A., Harris, M. N.: Primary pneumococcal peritonitis in a young adult. Amer. J. Surg. **119**, 737–739 (1970).

Periodische Erkrankung

(Gutartige paroxysmale Peritonitis, familiäres Mittelmeerfieber, periodisches Fieber, rezidivierende Polyserositis)

Die periodische Krankheit ist eine familiäre, metabolische Störung, der nach neueren Untersuchungen mit hoher Wahrscheinlichkeit eine primäre Amyloidose (Heller, Missmahl) zugrunde liegt. Charakteristisch sind rezidivierende Schmerzanfälle in Bauch oder Brust, Fieber und Leukocytose. Die Krankheit beschränkt sich im allgemeinen auf Personen aus dem Mittelmeerraum, vorzugsweise Armenier, Ostjuden, Türken, Araber, Griechen und Italiener. Die Erkrankung weist auf eine chirurgische Peritonitis hin. Jedoch sistieren die rezidivierenden Anfälle spontan. Der Tod kann durch Nieren- oder Herzversagen eintreten. Akute Anfälle können durch emotionelle Störungen, Alkohol oder Diätfehler ausgelöst werden. Die Therapie beschränkt sich auf symptomatische und palliative Maßnahmen.

Missmahl, H. P.: Das familiäre Mittelmeerfieber. Dtsch. Med. Wschr. **86**, 2289 (1961).

Missmahl, H. P.: Erbbedingte generalisierte Amyloidosen. Dtsch. Med. Wschr. **89**, 709 (1964).

Sohar, E. et al.: Familial Mediterranean fever: A survey and review of the literature. Amer. J. Med. **43**, 227–253 (1967).

Allgemeine Literatur

Badenoch, J., Brooke, B. N. (editors): Recent advances in gastroenterology. Little, Brown 1965.

Banks, P. A., Janowitz, H. D.: Some metabolic aspects of exocrine pancreatic disease. Gastroenterology **56**, 601–617 (1969).

Bockus, H. L.: Gastroenterology, 2nd ed. Vol 1: Examination of the patient, the esophagus and the stomach. Vol 2: Small intestine, absorption and nutrition, colon, peritoneum, mesentery, omentum. Vol 3: Liver, biliary tract, pancreas, parasites, secondary gastrointestinal disorders. Saunders 1963–1965.

Burge, H.: Vagotomy. Williams & Wilkins 1964.

Colby, R. A., Kerr, D. A., Robinson, H. B. G.: Color atlas on oral pathology, 2nd ed. Lippincott 1961.

Cope, Z.: Early diagnosis of the acute abdomen. Ed. Oxford, 1968.

Cope, Z.: A history of the acute abdomen. Oxford 1965.

Glas, W. W., Gould, S. E.: The acute abdomen. Williams & Wilkins 1966.

Gülzow, M., Koelsch, K., Kuntzen, H.: Gastroenterologie. Jena: Fischer 1969.

Hafter, E.: Praktische Gastroenterologie. 4. Auflage, Stuttgart: Thieme 1970.

Halsted, J. A., Zimmerman, H. (editors): Symposium on gastrointestinal and liver disease. Med. Clin. N. Amer. **52,** 1265–1501 (1968).

Lumsden, K., Truelove, S. C.: Radiology of the digestive system. Davis 1965.

Margulis, A. R., Burhenne, H. J.: Alimentary tract roentgenology. 2 vols. Mosby 1967.

Mellinkoff, S. M. (editor): The differential diagnosis of diarrhea. Blakiston 1964.

Naish, J. M., Read, A. E. A.: Basic gastro-enterology. Williams & Wilkins 1965.

Pack, G. T., Ariel, J. M.: Treatment of cancer and allied diseases: Tumors of the gastrointestinal tract, pancreas, biliary system, and liver. Hoeber 1962.

Patterson, M. (editor): Symposium on the treatment of gastrointestinal infections. Mod. Treat. **3,** 965–1087 (1966).

Paulson, M. (editor): Gastroenterologic Medicine. Saunders 1969.

Read, A. E.: Advances in liver disease. Abstr. World Med. **43,** 801–820 (1969).

ReMine, W. H., Priestley, J. T., Berkson, J.: Cancer of the stomach. Saunders 1964.

Riis, P., Anthonisen, P., Baden, H.: Quadrennial reviews. 4th World Congress of Gastroenterology. Scand. J. Gastroenterol. **5,** Suppl. 6 (1970) Universitätsforlaget Oslo und Bergen.

Schiff, L.: Diseases of the liver, ed. Lippincott 1969.

Schindler, R.: Gastroscopy: The endoscopic study of gastric pathology, 2nd ed. Hafner 1966.

Sherlock, S.: Diseases of the liver and biliary system, 4th ed. Thomas 1968.

Thompson, C. M .et al.: The stomach. Grune & Stratton 1967.

Truelove, S. C., Reynell, P. C.: Diseases of the digestive system, Davis 1970.

12. ERKRANKUNGEN DER BRUSTDRÜSE

Differentialdiagnose der sezernierenden Brust

Folgende Veränderungen führen zur Sekretion aus der Brustwarze (der Häufigkeit nach geordnet): Papillom der Ausführungsgänge, Carcinom, cystische Entartung, Ektasie der Ausführungsgänge.

Die Farbe des Ausflusses kann serös oder blutig sein. Er muß auf occultes Blut mit der Benzidin- oder Guajacolprobe untersucht werden. Bei Papillomen oder Carcinomen wird der Tumor häufig (aber nicht immer) neben oder in der Nähe des Warzenhofes getastet. Man drückt mit der Fingerspitze rund um den Warzenhof, bis man den Punkt findet, aus dem man Flüssigkeit auspressen kann. Häufig kann der erweiterte Gang wie ein kleiner Tumor getastet werden. Mit einer subtilen Technik muß die erkrankte Stelle im Gesunden excidiert werden. Während der Operation muß durch einen Schnellschnitt die Natur der Erkrankung histologisch abgeklärt werden.

Ist weder die nässende Stelle noch der Tumor zu lokalisieren, muß jede Woche eine Untersuchung durchgeführt werden. Bei einseitigem Ausfluß ist die chirurgische Exploration auf jeden Fall anzustreben. Andernfalls müssen die Untersuchungen bis zu 3 Monaten ausgedehnt werden. Gelegentlich hilft auch die cytologische Untersuchung des Sekretes weiter. Wichtig ist die Durchführung einer Mammographie. Statistisch findet man bei 10–20% aller Patientinnen mit serösem oder blutigem Ausfluß ein Carcinom. Es kann jedoch kein sezernierender gutartiger Tumor als Präcancerose angesprochen werden. Es gab aber Fälle, bei denen gleichzeitig ein Carcinom vorlag. Aufgrund klinischer Symptome können gutartige und bösartige Tumoren nicht differenziert werden. Patientinnen mit einem Carcinom haben fast immer einen palpablen Tumor, nur in ganz seltenen Fällen kann ein Ausfluß das einzige Symptom eines Neoplasmas sein. Aus diesem Grunde ist jede sezernierende Brust eine Operationsindikation.

Atkins, H., Wolff, B.: Discharges from the nipple. Brit. J. Surg. **51**, 602–606 (1964).

Funderburk, W. W., Syphax, B.: Evaluation of nipple discharge in benign and malignant breast diseases. Cancer **24**, 1290–1296 (1969).

Mammographie

Eine Mammographie ist eine mit weichen Röntgenstrahlen aufgenommene Filmaufnahme, deren Interpretation besondere Erfahrung voraussetzt. Das Mammogramm ist die einzige Untersuchungsmethode, die es gestattet einen Brustkrebs vor dem Auftreten von Symptomen zu diagnostizieren. Durch die Mammographie können Brustkrebse 2 Jahre vor ihrer klinischen Entdeckung gefunden werden. Auch praemaligne Veränderungen können dargestellt werden. Diese Entwicklung führte zu neuen experimentellen Studien zur Frühdiagnostik mittels Xeroradiographie, Thermographie, Ultraschall, Isotopenscanning und Angiographie. Die Xeroradiographie und die Thermographie haben bereits eine praktische Bedeutung erlangt.

Indikationen

Für die Mammographie bestehen folgende Indikationen:

1. Untersuchung der zweiten Brust, nachdem auf der einen Seite ein Brustkrebs gesichert wurde. Kontrolle einmal jährlich.

2. Zur Vervollständigung einer jährlichen Vorsorgeuntersuchung insbesondere bei Frauen mit einer familiären Belastung.

3. Zur Aufklärung tastbarer oder fraglicher Tumoren, multipler Tumoren, Brustwarzenveränderungen, Erosionen, Einziehungen, Hautveränderungen oder Schmerzen.

4. Als Hilfe bei der Aufklärung eines occulten Tumors oder bei Vorhandensein von Metastasen bei unbekanntem Primärtumor.

Man bekommt durch die Mammographie sowohl falsch positive als auch falsch negative Ergebnisse. Durch Biopsie werden ca. 35% der Carcinome aufgeklärt. Es ist zu hoffen, daß durch eine gute Mammographie mehr Biopsien durchgeführt werden. Der sicherste Weg ist, alle Resistenzen zu punktieren und alle verdächtigen Veränderungen zu mammographieren.

Möglichkeiten und Grenzen der Mammographie

Es liegen folgende Erfahrungen vor:

1. Es können Frühfälle bzw. operable Carcinome aufgedeckt werden, die noch keine klinischen Symptome machen

2. ein negativer Befund kann dem Chirurgen eine Hilfe bei der Bestätigung der Gutartigkeit eines Tumors sein

3. Wird ein Carcinom der einen Brust bestätigt, kann die Mammographie ein bislang unbekanntes Carcinom der zweiten Brust aufdecken.

Der erfahrene Röntgenologe kommt auf 90% richtige und nur 10% falsch positive oder falsch negative Befunde.

EGAN, R. L.: Roles of mammography in the early detection of breast cancer. Cancer **24**, 1197–1200 (1969).

GERSHON-COHEN, J., HERMEL, M. B.: Modalities in breast cancer detection: Xeroradiography, mammography, thermography, and mammometry. Cancer **24**, 1226–1230 (1969).

GREISBACH, W. A.: Mammography as a possible screening examination using conventional techniques. Cancer **23**, 874 (1969).

STRAX, P., VENET, L., SHAPIRO, S.: Mass screening in mammary cancer. Cancer **23**, 875–878 (1969).

Fibroadenom der Brust

Es handelt sich dabei um die häufigste gutartige Neubildung der Brust. Statistisch gesehen tritt sie innerhalb von 20 Jahren nach Eintritt der Pubertät auf. Das Fibroadenom ist bei Negerinnen häufiger als bei weißen Frauen. Bei 10–15% der Betroffenen kommt es zum multiplen Auftreten in einer oder gar beiden Brüsten. Der Tumor ist rund, derb, klein, relativ verschieblich auf der Unterlage und meist nicht größer als 1–5 cm im Durchmesser. Die klinische Diagnose dieses meist zufällig entdeckten Tumors ist nicht schwierig. Bei Frauen über 30 hingegen muß eher an cystische Veränderungen oder an ein Carcinom gedacht werden. In der Postmenopause findet man Fibroadenome nur nach Verabfolgung von Oestrogenen.

Die Behandlung erstreckt sich auf die Excision mit Schnellschnitt während der Operation.

Cystosarcoma phylloides

Es handelt sich dabei um ein Fibroadenom mit schnellwachsendem Stroma. Der Tumor wird schnell groß und rezidiviert, wenn er ungenügend reseziert wird. Selten kommt es zu maligner Entartung. Die Behandlung erstreckt sich auf eine Excision im Gesunden.

Carcinom der weiblichen Brust

Diagnostische Merkmale

- *Frühzeichen:* Einzelne derbe Knoten in der Brust, schlecht abgrenzbar gegenüber der Umgebung
- Spätere Zeichen: Haut- oder Brustwarzeneinziehungen, Brustvergrößerungen, Verhärtungen, Rötungen, Schmerzen, Fixation des Tumors an der Brustwand, Lymphadenopathie der Axilla
- Spätsymptome: Knochen-, Lungen-, Visceral- und Hirnmetastasen.
- Rötung der Brustwarze kann das einzige Zeichen eines beginnenden Paget-Carcinoms sein

Allgemeine Betrachtungen

Der Brustkrebs gehört zu den häufigsten bösartigen Tumoren und ist einer der Haupttodesursachen bei Frauen. Das bevorzugte Alter liegt zwischen dem 40–50. Lebensjahr. Der Tumor kann jedoch in jedem Alter ab dem 30. Lebensjahr auftreten. Die Morbiditätsrate beträgt 70 auf 100 000, die Mortalitätsrate 24 bei 100 000 Frauen. Es wird angenommen, daß 5% aller Frauen die Krankheit während ihres Lebens entwickeln und 20% aller Todesfälle an Krebs durch Brustkrebs verursacht werden.

Man denkt an eine angeborene Praedisposition: Frauen, deren Familienanamnese bereits Brustkrebsfälle aufweist, insbesondere Erkrankungen von Mutter, Schwester, Tochter, erkranken häufiger und früher. Möglicherweise sind cystische Erkrankungen der Mamma mit einer erhöhten Incidenz zu Brustkrebs belastet. Deshalb ist eine häufige Nachuntersuchung solcher Patientinnen angezeigt. Nullipara erkranken häufiger als Multipara. Sowohl Frauen, die ihre Kinder nicht stillten als solche mit einer verlängerten Lactation (über 2 Jahre) erkranken ebenfalls häufiger.

Bei Erkrankung einer Brust besteht die große Gefahr der Entwicklung einer zweiten primären Geschwulst auf der Gegenseite (7–10% nachfolgend, 2% gleichzeitig). Entzündungen, Trauma und gutartige Tumoren sind keine Praecancerosen. Die durchschnittliche Lebenserwartung bei unbehandeltem Brustkrebs beträgt 3 Jahre, die biologischen Gegebenheiten wechseln jedoch stark. Manche Patientinnen sterben schon nach 3 Monaten, manche leben 5–30 Jahre. Im allgemeinen kann man aber eine Korrelation zur Histologie und zu den Stadien finden: Gut ausdifferenzierte Tumoren wachsen langsamer. Die Wahl der Behandlung basiert aber auf dem Stadium und nicht auf den histologischen Kriterien. Es scheint, daß ein signifikanter Teil der Frauen mit Brustkrebs einen abnormen Hormonstatus haben, dieser betrifft insbesondere Oestrogene, Androgene und Hydrocorticosteroide. Leider besteht noch keine Einigkeit über hormonelle Kriterien sowohl bei der Diagnostik als auch für eine adaequate Hormontherapie, bes. wenn Metastasen auftreten. Die relative Krebshäufigkeit bezüglich der anatomischen Lage ist folgende: oberer äußerer Quadrant: 45%. Unterer äußerer Quadrant: 10%. Oberer innerer Quadrant: 15%. Unterer innerer Quadrant: 10%. Zentral (subareoler oder diffus) 25%. Der häufigste Ausbreitungsweg führt über die regionalen Lymphknoten. Axilläre Lymphknotenmetastasen findet man histologisch in 50–60% aller Patientinnen, die einer radikalen Mastektomie unterzogen werden. Die intrathorakalen mammaren Lymphknoten sind bereits bei einem Drittel aller Patientinnen befallen, die eine fortgeschrittene Erkrankung zeigen. Bei zentral gelegenen Tumoren und Axillarlymphknotenbefall sind die intrathorakalen Lymphknotenketten häufig mit befallen. Häufig kommt es auch zur haematogenen Aussaat: Knochen (Becken, Wirbelsäule, Femur, Rippen, Schädel und Humerus.), Lunge und Leber sind Praedilektionsstellen.

Die hohe Mortalität des Brustkrebses kann nur durch Frühdiagnose und entsprechende chirurgische Therapie bekämpft werden. Am besten können Patientinnen selbst frühe Läsionen erkennen. Daher sollten alle Frauen über 30 nach der Menstruation regelmäßig alle 4 Wochen selbst ihre Brüste untersuchen. Die effektvollste Methode zur Früherkennung des Brustkrebses wären periodische Suchteste einschließlich Mammographie. Die allgemeine Einführung einer derartigen Reihenuntersuchung würde die Mortalitätsrate sicherlich senken.

Klinische Befunde

A. Symptome: In 80% der Fälle findet sich ein meist schmerzloser Knoten in der Brust, weniger häufige Symptome sind: Brustschmerz, Erosionen, Retraktionen, Vergrößerungen, Verziehungen oder Juckreiz der Brustwarze; weiter Rötung, generalisierte Verhärtung, Vergrößerung oder Schrumpfung der Brust. Seltener finden sich axilläre Tumoren, Armschwellungen, Rückenschmerzen (von Wirbelsäulenmetastasen) als Erstsymptome. Die Untersuchung der Brust muß sorgfältig, methodisch und zart erfolgen. Maßgebend wichtig ist eine sorgfältige Inspektion und Palpation an der liegenden Patientin, die die Arme seitlich herabhängen läßt – und sitzend, Arme über den Kopf erhoben, Arme seitlich herabhängend, Arme über den Kopf. Trotz aller nachfolgenden Untersuchungen werden ohne diese Prozeduren Früherkrankungen übersehen. Es gibt Veröffentlichungen über Untersuchungen bei denen in 5–10% der Fälle Brustkrebs anläßlich Untersuchungen mit anderer Thematik gefunden wurden. Tumoren, die kleiner als 1 cm im Durchmesser messen, werden lediglich von der Patientin selbst entdeckt. Sie entgehen dem Untersucher. Die Patientin muß aufgefordert werden, die Veränderungen selbst zu zeigen. Kann der Untersucher den Tumor im Augenblick nicht bestätigen, sollte er die Patientin in 4 Wochen wieder bestellen. Während der Menstruationszeit können verschiedene Knoten ein Neoplasma vortäuschen oder einen Tumor verdecken. Aus diesem Grunde muß die Patientin nach ihrer Regelblutung wieder bestellt werden, insbesondere wenn ein unklarer Befund erhoben wurde. Besondere Aufmerksamkeit muß der axillären und cervicalen Region wegen etwaiger Lymphadenopathien gewidmet werden. Man sollte sich angewöhnen, von der Lokalisation, der Größe, der Konsistenz und der anderen physikalischen Eigenheiten eine Zeichnung für weitere Untersuchungen anzufertigen (z. B. Schema, Stempelvordrucke etc.).

Der Brustkrebs stellt sich gewöhnlich als derber bis harter Knoten mit schlecht abgrenzbaren Rändern (durch die Lokalinfiltration) dar. Als Vorzeichen gelten leichte Haut- und Brustwarzeneinziehungen, auch leichte Asymmetrien der Brust müssen beachtet werden. Das einzige Zeichen eines Paget-Carcinoms sind oft Erosionen mit 1–2 mm Durchmesser des Brustwarzenepithels. Selten findet sich wässriger, seröser oder blutiger Ausfluß.

Folgende Symptome sprechen für fortgeschrittene Carcinome: Ödeme, Rötung, Knötchen, Ulcerationen der Haut, ein großer primärer Tumor, Fixation an der Brustwand, Vergrößerung, Schrumpfung oder Retraktion einer Brust, deutliche Lymphadenopathien im Bereich der Axilla bzw. der Cervicalregion, Fernmetastasen.

B. Besondere klinische Formen des Brustkrebses:

1. *Paget-Carcinom*: Es handelt sich um ein Milchgangcarcinom, welches meist gut ausdifferenziert und multizentrisch in den Gängen der Brustwarze und der Brust wächst. Das Warzenepithel ist infiltriert, Veränderungen aber sind oft minimal und ein Tumor gelegentlich nicht tastbar. Das einzige Symptom ist oft Jucken oder Brennen zusammen mit einer oberflächlichen Erosion oder Ulceration. Die endgültige Diagnose wird durch die Biopsie gestellt. Das Paget-Carcinom ist selten (3% aller Brustkrebse) wird aber häufig übersehen, da es nicht bösartig aussieht. Es wird oft als Dermatitis oder bakterielle Infektion diagnostiziert und entsprechend behandelt. Da es in 60% der Fälle in die regionären Lymphknoten metastasiert, wäre eine frühzeitige Diagnose wichtig. Es muß wie alle anderen Formen des Brustkrebses behandelt werden.

2. *Das entzündliche Carcinom*: Es handelt sich dabei um die bösartigste Form der Brustkrebse und macht ca 3% aller Fälle aus. Klinisch findet man einen schmerzhaften Tumor mit schnellem Wachstum und Vergrößerung der Brust. Die bedeckende Haut ist rot, ödematös und warm. Findet sich dieses Symptom in einer Ausdehung, die mehr als ein Drittel der Haut einer Brust ausmacht, muß an die Diagnose eines entzündlichen Carcinoms gedacht werden. Da die Entzündung wechselt, wird sie oft als infektiöser Prozeß verkannt. Sie wird hervorgerufen durch die Carcinominvasion der subdermalen Lymphwege.

Histologisch finden sich verschiedene Formen. Wegen der frühzeitigen und weitverbreiteten Metastasierung gilt das entzündliche Mammacarcinom als unheilbar. Die radikale Mastektomie ist selten indiziert, Bestrahlung und Hormontherapie sind gewöhnlich von geringem Wert, können aber versucht werden.

C. Laborbefunde: Bei lokalisierten Carcinomen der Brust und der axillären Lymphknoten findet man keine Veränderungen der Laborwerte. Eine konstant erhöhte Blutsenkung oder andere Tests sprechen für einen disseminierten Befund. Bei Lebermetastasen ist die alkalische Phosphatase erhöht, auch eine gelegentlich auftretende Hypercalcaemie spricht für ein fortgeschrittenes Stadium. Die Szintigraphie von Leber, Knochen oder Gehirn kann bei entsprechender Ausdehnung der Metastasen typische Befunde ergeben.

D. Röntgenbefunde: Vor der radikalen Mastektomie empfiehlt es sich, den Thorax und die Wirbelsäule in zwei Ebenen sowie das Becken und den Schädel zu röntgen. Dadurch können Metastasierungen noch rechtzeitig erkannt werden. Weiterhin sollte unbedingt die Mammographie der anderen Brust durchgeführt werden, um dort ein occultes Carcinom auszuschließen. Sie dient auch zum Vergleich für später nötige Kontrollen der erhaltenen zweiten Brust.

Differentialdiagnose
Die Differentialdiagnose hängt vom Ergebnis der Biopsie ab. Es kommen folgende Erkrankungen in Betracht: cystische Veränderungen, Adenom, Adenofibrom, Milchgangpapillom, Fettgewebsnekrose.

Mit seltenen Ausnahmen sollten alle Tumoren entfernt werden. Der intraoperative Schnellschnitt gibt den weiteren chirurgischen Weg an: handelt es sich um ein Carcinom, wird die standardisierte oder modifizierte radikale Mastektomie angeschlossen. Gelegentlich kann durch eine Nadelbiopsie bei leicht erreichbarem Tumor die Probeexcision ersetzt werden.

Ohne eindeutige histologische Diagnose kann keine entsprechende Therapie getrieben werden. Glücklicherweise bringt der Gefrierschnitt meist die benötigte sichere Diagnose. Andernfalls müssen weitere Schnitte und Probeexcisionen angefertigt und untersucht werden, bis eine absolut sichere Diagnose vorliegt.

Die Indikationen zur Probeexcision sind folgende: 1. konstant nachweisbarer Tumor; 2. blutiger Ausfluß aus der Brustwarze; 3. Brustwarzenekzem; 4. positiver Befund einer Mammographie.

Die Thermographie ist noch im Experimentalstadium und wird sich vielleicht für Screeninguntersuchungen durchsetzen. Bei negativem Palpationsbefund und negativer Mammographie ist ein positives Thermogramm eine relative Indikation zur Probeexcision. Vergrößerte axilläre Lymphknoten müssen unbedingt histologisch abgeklärt werden. In manchen Zentren werden generell Probeexcisionen der kontralateralen Brust durchgeführt – bei gefährdeten Patienten wird man auch die Probeexcision von Minimalveränderungen durchführen. In der Hand des Geübten stellt die Nadelaspiration von kleinen runden Tumoren der Brust eine gute Möglichkeit dar, differentialdiagnostisch cystische und tumoröse Veränderungen zu unterscheiden. Cystische Veränderungen können gelegentlich völlig abpunktiert werden, man erhält eine grünliche oder bernsteinfarbige Flüssigkeit. Blutig tingiertes Aspirat stellt eine Indikation zur Probeexcision dar. Jede Patientin mit cystischen Veränderungen der Brust hat ein erhöhtes Risiko, an Krebs zu erkranken und muß daher in Überwachung bleiben. Gelegentlich sollte eine mammographische Kontrolle durchgeführt werden. Treten Zweifel an der Gutartigkeit der Veränderungen auf, sollte sofort operiert werden. Die cytologische Untersuchung von Brustdrüsensekret ist wenig ergiebig; in allen Fällen mit blutigem oder fraglichem Ausfluß sollte die Biopsie vorgezogen werden.

Klinische Stadieneinteilung
Patienten mit Brustkrebs können je nach Eigenschaften des primären Tumors (T), der regionalen Lymphknoten (N) und der Fernmetastasen (M) eingeteilt werden. Als Basisinformation für therapeutische Überlegungen werden also physikalische, klinische, röntgenologische und histologische Befunde herangezogen. Auch die Prognose hängt vom Stadium der Erkrankung ab. Die UICC als auch das American Joint Commitee on Cancer Staging and End Results Reporting haben ein TNM-System ausgearbeitet, welches den Ärzten empfohlen wird.

Vom praktischen Standpunkt aus sollte man sich erinnern, daß die beiden Stadieneinteilungen nur in Kleinigkeiten von einander abweichen:

Stadium I: Der Tumor ist auf die Brust beschränkt. Es können Frühzeichen von Hautveränderungen oder Warzeneinziehungen vorhanden sein (keine Lymphknoten- oder Fernmetastasen).

Stadium II: Der Primärtumor ist im Stadium I, es finden sich aber axilläre Lymphknotenmetastasen derselben Seite.

Stadium III: Der Primärtumor infiltriert die Haut oder Brustwand oder die axillären Lymphknoten sind verbacken oder an der Brustwand fixiert.

Stadium IV: Es können Fernmetastasen nachgewiesen werden.

Der Kliniker muß aufgrund dieser Einteilung Therapie und Prognose bestimmen. Weiterhin erlaubt obige Klassifikation den Vergleich verschiedener Behandlungsmethoden in den einzelnen Stadien (s. Tab. 12–1).

Tabelle 12–1. *Fünfjahresheilung der einzelnen Stadien nach radikaler Mastektomie*

Stadium	internationales System	amerikanisches System
I	80%	75%
II	70%	65%
III	50%	45%
IV	0%	0%

Kurative Behandlung

Man muß zwischen kurativer und palliativer Therapie unterscheiden. Stadium I und II sowie ausgewählte Fälle von Stadium III können einer kurativen Behandlung zugeführt werden. Die palliative Therapie (Bestrahlung, Hormone, Entfernung endokriner Drüsen, Chemotherapie) kommt für Patienten im Stadium IV oder für vorbehandelte Patienten niedrigerer Stadien in Betracht, bei denen Fernmetastasen auftreten oder der Tumor lokal rezidiviert.

A. Möglichkeiten einer kurativen Behandlung:

1. *Radikale Mastektomie*: Bereits um die Jahrhundertwende beschrieben W. S. Halstead und Willy Meyer unabhängig voneinander ihre Technik der radikalen Mastektomie: en bloc Entfernung von Brust, m. pectoralis und axillären Lymphknoten. Keine andere Behandlungsmethode hat bei einem sorgfältig ausgewählten Krankengut eine bessere Heilungsquote. Darüber bestehen große Statistiken. Nur wenn der Tumor bereits die Mammaria- oder Supraclavicular-Lymphknoten befallen hat, ist die radikale Mastektomie allein nicht mehr kurativ.

2. *Erweiterte radikale Mastektomie*: Bei dieser Operation werden außerdem die Mammaria interna-Lymphknoten entfernt. Diese sehr eingreifende Behandlungsmethode wird von einigen Chirurgen dann empfohlen, wenn der Brusttumor im mittleren Abschnitt der Mamma lokalisiert ist oder wenn die axillären Lymphknoten befallen sind. Es scheint jedoch, daß diese sehr radikale Operation keine besseren Chancen bietet als die normale radikale Mastektomie mit nachfolgender präventiver Bestrahlung. Aus diesem Grund hat zur Zeit die erweiterte radikale Mastektomie nur wenige Anhänger.

3. *Modifizierte radikale Mastektomie*: Bei dieser Operation werden wie bei der radikalen Mastektomie die ganze Brust und das Subcutangewebe und das ganze Lymphknotengewebe der Axilla bis in Höhe des Processus coracoideus entfernt. Der Unterschied der beiden Operationsmethoden besteht darin, daß bei der Standard-Radikalmastektomie der m. pectoralis major und minor mitentfernt werden. Es werden nur Lymphknoten bis unterhalb der Clavicula erreicht. Zur Zeit ist kein Unterschied in den Erfolgen im Stadium I und II zwischen den beiden Operationsmethoden zu sehen. Darüber sind entsprechende Studien noch nötig. Trotzdem neigt man in großen Behandlungszentren jetzt doch eher zur modifizierten radikalen Mastektomie.

4. *Einfache Mastektomie*: Wenn das Carcinom wirklich auf die Brust beschränkt wäre und die axillaren Lymphknoten nicht befallen sind (wirkliches Stadium I), wäre die einfache Mastektomie eine kurative Behandlungsmethode. In den einzelnen Fällen gibt es darüber auch klinische Erfahrungen. Die Hauptschwierigkeit liegt jedoch darin, daß es klinisch nicht möglich ist mit absoluter Sicherheit auszuschließen, daß die axillären Lymphknoten nicht befallen sind. Aus diesem Grunde muß zur Zeit die einfache ablatio mammae als Krebsbehandlungsmethode abgelehnt werden.

5. *Supervolttherapie*: In den letzten Jahren konnte bewiesen werden, daß die Supervolttherapie mit oder ohne Mastektomie kombiniert in der Lage ist, sowohl die primäre Läsion, als auch befallene Lymphknoten der Axilla und der mammaria int. zu heilen. Diese Behandlungsmethode bietet sich für lokalisierte Carcinome oder auch für Patienten an, die eine Operation verweigern.

B. Auswahl der Behandlungsart für Brustkrebs: Verschiedene Unsicherheitsfaktoren wie differenter Befall von Lymphknoten, unterschiedliche Tumor-Wirt-Verhältnisse, schwieriger Ausschluß von Fernmetastasen machen die Auswahl der richtigen Behandlungsart sehr schwer. Im Stadium I und II scheint zur Zeit die modifizierte radikale Mastektomie die Methode der Wahl zu sein.

Alle Fälle des Stadiums III sind Grenzfälle für eine operative Behandlung. Folgende

Kriterien stellen Kontraindikationen für eine chirurgische Behandlung des Stadiums III dar: 1. Ausgedehntes Hautödem über mehr als 1/3 der Brust; 2. Hautmetastasen; 3. Carcinome vom entzündlichen Typ; 4. parasternale Metastasen; 5. Ödem des gleichseitigen Armes; 6. palpable gleichseitige infraclaviculäre Lymphknoten; 7. zwei oder mehrere der folgenden Symptome: a) Hautulcerationen, b) begrenztes Hautödem der Brust auf weniger als 1/3, c) mangelnde Verschieblichkeit der axillären Lymphknoten auf Haut oder Brustwand, d) axilläre Lymphknoten mit einem Durchmesser von über 2,5 cm, e) Befall der mm.pectorales oder der Brustwand.

Diese Symptome sprechen für ein fortgeschrittenes Erkrankungsstadium mit Befall der lymphonoduli mamm.int. oder der Supraclavicularlymphknoten, die mit den radikalen Mastektomiemethoden nicht mehr erreicht werden können. Die Operation kann also nicht mehr kurativ sein und höchstens zu einer Aussaat von Carcinomzellen beitragen. Im fortgeschrittenen Stadium III wird die Bestrahlung mit oder ohne Mastektomie empfohlen.

Es bleiben die Fälle des Stadium III, die nicht in die oben angegebene Liste fallen. Hier sollte die modifizierte radikale Mastektomie durchgeführt werden, besonders wenn der Primärtumor und die befallenen Lymphknotengruppen im Gesunden excidiert werden können. Befall der Pectoralmuskeln, hoher Axillarlymphknoten oder andere Umstände können jedoch auch die Standardradikalmastektomie zur Methode der Wahl werden lassen.

C. Bestrahlung nach radikaler Mastektomie: Folgende Vorstellungen sprechen für eine prä- oder postoperative Bestrahlung: 1. Verhinderung eines Lokalrezidivs durch zurückgebliebenes Carcinomgewebe; 2. Zerstörung von Krebszellen in Supraclavicular- und mamm.interna-Lymphknoten. Entsprechend sollte man daher die gefährdeten Patienten zur Nachbestrahlung auswählen. Radikal entfernte Tumoren des Stadiums I brauchen also nicht nachbestrahlt werden. Im Gegensatz dazu sollten Patienten mit Stadium II und III einer Strahlentherapie zugeführt werden. Heutzutage sollte nur noch die Supervolttherapie angewandt werden.

1. Postoperative Bestrahlung: Die Wirksamkeit einer postoperativen Strahlentherapie auf Überlebenszeit oder Rezidivhäufigkeit ist noch nicht schlüssig bewiesen. Weil jedoch bewiesen wurde, daß es mit Hilfe der Supervolttherapie gelingt, Krebsgewebe in Brust- und regionären Lymphknoten zu zerstören, kann die Bestrahlung postoperativ aus folgenden Gründen indiziert sein: 1. Der Tumor wurde durchschnitten oder es besteht die Möglichkeit, daß Krebsgewebe zurückgeblieben ist; 2. der Tumor war größer als 5 cm im Durchmesser oder war zentral oder medial gelegen; 3. Metastasen in den axillären Lymphknoten.

Mit der Bestrahlung sollte sobald als möglich postoperativ angefangen werden (Allgemeinzustand des Patienten, Wundheilung). In 4–6 Wochen sollte eine Dosis von 4000–6000 r erreicht werden. Wichtig ist die Bestrahlung der Mammaria interna, der Supra- und Infraclavicularregion sowie der Brustwand. Bei richtig durchgeführter Radiatio kommt es selten zu Wundheilungsstörungen, Lungenfibrosen (Strahlenfibrose der Lunge) oder Lymphödem des gleichseitigen Armes.

2. Präoperative Bestrahlung: Die guten Ergebnisse einer präoperativen Bestrahlung sind bewiesen: es kommt zu weit weniger Lokalrezidiven. Ein Untersucher konnte nachweisen, daß er nur mehr 5% Lokalrezidive im Gegensatz zu 16% bei postoperativer Bestrahlung finden konnte. Durch eine präoperative Bestrahlung können vorher inoperabel erscheinende Kranke in ein operationsfähiges Stadium gebracht werden. Die Endergebnisse scheinen aber nicht besser zu sein als bei alleiniger Bestrahlung.

Folgende Indikationen können für eine präoperative Bestrahlung gelten: 1. Primärtumor größer als 5 cm im Durchmesser; 2. multiple tiefe oder mittlere Axillarlymphknoten; 3. begrenztes Hautödem oder Befall der Haut direkt über dem Tumor; 4. Zustand nach früherer chirurgischer Behandlung mit lokaler Dissemination des Tumors.

Es sollten 4000–6000 r Tumor-Dosis auf Axilla, Supra- und Infraclavicularregion und mammaria interna-Knoten verabfolgt werden. Brust und Brustwand sollten tangential bestrahlt werden. 5–6 Wochen später sollte die radikale Mastektomie durchgeführt werden.

Palliative Behandlung

A. Radiotherapie: Die Bestrahlung sollte bei fortgeschrittenen Brustcarcinomen mit Fermetastasen dann durchgeführt werden, wenn Ulcerationen oder Schmerzen unter Kontrolle gebracht werden müssen. Die Radikalbestrahlung von Brust, Brustwand, axillären, supraclaviculären und mammaria interna-Lymphknoten sollte bei fortgeschrittenen, inoperablen Carcinomen nur dann durchgeführt werden, wenn sicher keine Fernmetastasen bestehen. Es ist nachgewiesen, daß eine Anzahl von Patientinnen durch diese Bestrahlung geheilt wurden.

Eine Palliativbestrahlung bei Schmerzen durch Knochenmetastasen, Weichteilmetastasen oder zur Verhinderung von Spontanfrakturen ist besonders dann von Wert, wenn eine Hormon-, Chemotherapie oder eine Entfernung endokriner Drüsen nicht möglich bzw. ohne Erfolg war.

B. Hormontherapie: Treten Fernmetastasen auf, ist der Patient nicht mehr heilbar. Disseminierte Metastasen können jedoch oft über lange Zeit durch eine endokrine Therapie (Hormonzufuhr, Entfernung von Ovarien, Nebennieren, Hypophyse) unter Kontrolle gebracht werden. Ca. 1/3 aller Patientinnen sprechen auf eine Hormontherapie an. Der Erfolg ist bei Patientinnen vor oder nach der Menopause ungefähr derselbe, die Methoden sind jedoch verschieden. Die einfachste Methode bei Frauen vor der Menopause ist die Bestrahlung oder Entfernung der Ovarien. Östrogengaben bei Frauen vor der Menopause oder bei kastrierten Frauen stimulieren das Tumorwachstum. Diese Beobachtungen führten zur Hypothese der Östrogenabhängigkeit einiger Brustcarcinome: Regression des Tumors nach Kastration, beidseitiger Adrenalektomie oder Hypophysektomie. Nach dieser Hypothese kann auch das erneute Tumorwachstum einige Zeit nach der Kastration erklärt werden: vermehrte Sekretion von Östrogenen durch die Nebennieren. In diesem Stadium kann durch eine beidseitige Adrenalektomie das Tumorwachstum erneut gestoppt werden. Bleibt nach einiger Zeit auch diese Maßnahme ohne Erfolg, d. h. das Tumorwachstum wird erneut reaktiviert, muß die Entfernung der Hypophyse durchgeführt werden. Durch die Elimination von ACTH und FSH können ektopische Nebennierengewebe nicht mehr zur Oestrogensekretion angeregt werden. Die Hypothese der oestrogenabhängigen Tumoren kann aber nicht Erfolge durch andere Hormonbehandlungen erklären. Auch biochemische Untersuchungen konnten keine Relation zwischen Oestrogenspiegel und Tumorwachstum beweisen. So gibt es Regressionen auf Oestrogene, Androgene und Progesterontherapie. Zur Erklärung der Erfolge der Steroidtherapie wurde eine kombinierte Wirkung einerseits direkt auf den Tumor selbst und andrerseits indirekt auf die Sekretion der Hypophyse (Prolactin etc.) postuliert. Da die Tumoren unterschiedlich auf eine Hormontherapie reagieren (abhängig von den Hormonverhältnissen, in denen sie entstanden), ist die Wahl zur Therapie sehr schwierig. Es können jedoch gewisse Grundregeln angegeben werden. Der Einsatz von Hormonen ist dann gerechtfertigt, wenn die chirurgische und die Strahlenbehandlung keinen Erfolg brachten oder wenn sie wegen disseminierter Metastasen nicht mehr in Betracht kommen. Da die Hälfte aller Patientinnen mit Brustkrebs und 60% von denen, die befallene axilläre Lymphknoten haben, bereits zum Zeitpunkt der Operation Metastasen haben, muß bei vielen Patientinnen eine Hormontherapie später versucht werden. Es gibt 3 Möglichkeiten: 1. Oestrogene; 2. Androgene; 3. Cortison.

1. Oestrogene: Diese sollten Frauen nach der Menopause vorbehalten bleiben. Die besten Ergebnisse wurden bei Frauen 5 Jahre nach der Menopause erzielt. Oestrogene führen bei Frauen vor der Menopause in 50% zu einer Exacerbation des Tumorwachstums. Man muß sich auch bei Frauen, bei denen erst kürzlich die Regelblutung aussetzte, durch einen Vaginalabstrich davon überzeugen, daß keine Oestrogenproduktion mehr stattfindet. Der Erfolg der Therapie steigt mit den Jahren nach der Menopause.

Der Erfolg liegt bei 30% für Frauen nach der Menopause. Bei älteren Patientinnen finden sich Rückbildungen von Weichteilmetastasen in 40%. Weichteil- und Organmetastasen sprechen auf Oestrogene besser als auf Androgene an, für Knochenmetastasen gilt genau das umgekehrte. Man verwendet Diäthylstilböstrol 5 mg 3mal täglich, solange ein Erfolg sichtbar ist.

Eine Besserung wird erst nach 4 Wochen konstatiert. Die Therapie sollte aber nicht vor 2 Monaten (wegen Erfolglosigkeit) abgebrochen werden, außer es kommt zur Exacerbation oder zu ernsten Nebenwirkungen. Die durchschnittliche Remissionsdauer beträgt 16 Monate, es wurde aber auch über Besserungen von 5 Jahren berichtet. Patientinnen, die auf Oestrogene ansprechen, leben doppelt solange als solche, die nicht auf die Therapie ansprechen.

Nebenwirkungen bestehen in Form von Inappetenz, Übelkeit und Erbrechen. Sie gehen meist nach ein paar Wochen zurück. Nur bei schweren Symptomen sollte die Dosis reduziert werden. Weitere Nebenwirkungen bestehen in Pigmentationen der Brustwarze und des Warzenhofes, der Axillarhaut, Vergrößerung der Brüste, Natrium- und Wasserretention. Nach Abbruch der Oestrogenbehandlung kommt es bei den meisten Patientinnen zu Uterusblutungen. Bei schweren Blutungen muß man Testosteronpropionat 100 mg i. m. täglich in 3 oder 4 Dosen verabfolgen.

2. *Androgentherapie*: Androgene führen bei Patientinnen vor der Menopause zum Sistieren der Regelblutung. In 10–20% kommt es zu einer Tumorrückbildung. Die Kastration jedoch führt zu besseren und längeren Erfolgen und ist daher zu bevorzugen. Androgene sollten lediglich bei Patientinnen unter 35 und beim Vorliegen von Knochenmetastasen verabfolgt werden. Auch wenn die Kastration versagt, sollte ein Versuch mit Androgenen gemacht werden, da erfahrungsgemäß diese Patientinnen auch auf Adrenalektomie und Hypophysektomie nur wenig ansprechen.

Da von Oestrogenen bei Patientinnen, deren Regelblutung eben erst sistierte, abgeraten wird, kann auch hier ein Versuch mit Androgenen gemacht werden. Ein Erfolg kann jedoch nur in 15% erwartet werden.

Bei Knochenmetastasen sollte ein Versuch mit Androgenen gemacht werden, insbesondere vor Adrenalektomie oder Hypophysektomie. Ungefähr 25% der Patientinnen mit Knochenmetastasen mehr als 5 Jahre nach der Menopause sprechen auf die Androgentherapie an. Man sollte aber eine eventuell indizierte Operation nicht mehr als 6 Wochen durch die Hormontherapie verzögern.

Frauen in der Postmenopause, die gut auf Kastration und Oestrogene ansprachen und nun rezidivieren, können mit einer Erfolgschance von 25–30% mit Androgenen weiterbehandelt werden. Bei Patientinnen, deren Menopause mehr als 5 Jahre zurückliegt und deren Knochenmetastasen auf Oestrogene nicht ansprechen, sollte ein Versuch mit Androgenen gemacht werden. Diese sprechen besser als Weichteilmetastasen an. Gelegentlich wurden Tumorregressionen nach Hypophysektomie und zusätzlicher Androgengabe beobachtet. Die Androgene müssen solange verabfolgt werden, wie eine Tumorregression anhält. Es hat sich als günstig erwiesen, die Therapie bis zur maximalen Rückbildung fortzuführen, dann abzubrechen und schließlich erst dann wieder damit anzufangen, wenn der Tumor wächst, weil über mehrere Remissionen berichtet wurde. Durch diese Art der Therapie kann die Virilisation etwas hintangehalten werden. Man verwendet Testosteron-Propionat 100 mg i. m. 3mal wöchentlich. Besser ist die Gabe von Fluoxymesteron 20–40 mg täglich oral. Ein Androgen ohne virilisierende Eigenschaften und guter Tumorhemmung ist das Testolacton. Dieses Präparat scheint deshalb interessant, weil es hormonell inert erscheint und direkt auf den Tumor wirkt. Die Hauptwirkung der Androgentherapie ist nach 3 Monaten erreicht. Die Schmerzen verschwinden bei 80% aller Knochenmetastasen. Zusätzlich kommt es meist zu einer Besserung des Allgemeinbefindens, der Kraft und zu einer Gewichtszunahme.

Nebenwirkungen bestehen in steigender Libido und virilisierenden Effekten wie Hirsutismus, Heiserkeit, Haarverlust, Acne und Hautrötung. Der virilisierende Effekt tritt nach einer 6monatigen Verabfolgung von Testosteron-Propionat in praktisch allen Fällen auf, bei Verwendung von Fluoxymesteron nur in 1/3 der Fälle. Seltenere Nebenwirkungen sind Flüssigkeitsretention, Inappetenz, Erbrechen und Leberschädigung.

3. *Cortisontherapie*: Cortison ist besonders wertvoll für die Behandlung schwerer akuter Symptome wie Hypercalcaemie, Hirn- und Lungenmetastasen sowie von Lebermetastasen mit Gelbsucht. Cortison muß bei all den Patientinnen eingesetzt werden, die für eine chirurgische Hormontherapie zu krank sind und auf eine endokrine Therapie nicht ansprachen. Sehr gut bewährt hat sich auch eine Cortisontherapie kombiniert mit einer intrapleuralen Applikation von alkylierenden Substanzen beim metastatisch bedingten Pleuraerguß. Weder das Alter, noch das frühere Ansprechen auf eine Sexualhormontherapie können mit dem Ansprechen auf die Cortisonbehandlung korreliert werden. Es scheint sich dabei um eine direkte Wirkung auf den Tumor oder das Tumorbett zu handeln. Ansprechen auf eine Cortisontherapie bedingt auch nicht einen Erfolg einer Adrenalektomie. Die Tumorrückbildung unter Cortisontherapie ist nicht so gut wie nach einer Adrenalektomie. Remissionen nach Cortisonbehandlung dauern ca. 6 Monate, nach Adrenalektomie ca. 12 Monate. Die subjektive Besserung nach Cortisonverabfolgung steht im Vordergrund: steigender Appetit, Wohlbefinden, Besserung von Schmerzen bei Knochen- oder Organmetastasen. Eine Verkleinerung von Weichteilmetastasen läßt sich jedoch nur bei 15% der Patienten nachweisen. Die Rückbildung einer Bewußtlosigkeit bei Hirnmetastasen oder einer Dyspnoe bei Lungenmetastasen ist oft ermutigend, aber meist nicht lange anhaltend. Die Hypercalcaemie wird durch eine spezifische Wirkung auf den Calciumhaushalt normalisiert.

Die durchschnittliche Tagesdosis sollte 150 mg Cortison oder 30 mg Prednison oder Prednisolon betragen. Bei schweren, akuten Symptomen muß diese Dosierung auf das zwei- bis dreifache gesteigert werden. Andere Corticosteroide werden in aequivalenten Dosen verordnet. Nach längerer Verabreichung muß die Therapie schleichend abgesetzt werden, um der Nebenniere eine Erholung zu gestatten.

Es kann zu schweren Nebenwirkungen kommen: unkontrollierbare Infektionen, blutendes peptisches Ulcus, Hochdruck, Diabetes, Ödeme und Cushing-Syndrom.

Zusammenfassend muß also festgehalten werden, daß die besten Erfolge einer Hormontherapie bei Frauen nach der Menopause mit einer individuell abgestimmten Behandlung zu erzielen sind. Patientinnen mit Weichteil- oder intrathorakalen Metastasen sprechen gut auf Oestrogene an, Knochenmetastasen bilden sich gut auf Androgene zurück, Cortison sollte Hirn- und Lebermetastasen vorbehalten bleiben.

C. Therapeutische Operationen an endokrinen Drüsen:

1. *Kastration*: Die Ovarektomie bei Frauen in der Postmenopause mit fortgeschrittenem metastasierendem oder rezidivierendem Brustkrebs führt in 35% zu zeitweiliger Remission, die im Durchschnitt 10 Monate anhält. Das Leben wird dadurch objektiv bei den Patientinnen, die auf diese Therapie ansprechen, verlängert. Auffallend ist, daß Patientinnen, die auf die Kastration nicht ansprechen, auch mit Adrenalektomie, Hypophysektomie oder spez. Hormonbehandlungen keinen Erfolg haben.

Bei allen Frauen in der Prämenopause sollte die Kastration durchgeführt werden, bevor man die bilaterale Adrenalektomie oder die Hypophysektomie durchführt. Denn die Frauen, die gut auf die Kastration ansprechen, haben in 40–50% Erfolg mit der Adrenalektomie und der Hypophysektomie. Die anderen zeigen nur in 10–15% Remissionen nach den großen Operationen.

Da der Erfolg der Kastration nicht gesichert ist, wird die prophylaktische Ovarektomie aller Frauen mit Brustkrebs in der Praemenopause vorläufig noch abgelehnt. Die Kastration kann durch beidseitige Ovarektomie oder durch Bestrahlung erreicht werden. Die chirurgische Entfernung ist der Bestrahlung vorzuziehen, da sie das Risiko einer Restfunktion der Ovarien ausschließt.

Die therapeutische Resektion ist ausschließlich auf Frauen in der Praemenopause zu beschränken, da sie ohne Wert in der echten Postmenopause ist. Allerdings kann die Ovarialfunktion noch einige Jahre nach Sistieren der Menses fortbestehen. Dies kann jedoch durch cytologische Abstriche objektiviert werden. Bei einer persistierenden Oestrogenaktivität kann daher die Kastration auch in der Postmenopause noch von Wert sein.

2. *Adrenalektomie oder Hypophysektomie*: In 30% der Fälle kommt es nach jeder der beidgenannten Operationen zu Regressionen fortgeschrittener Fälle. Wie oben bereits beschrieben, sprechen besonders Patientinnen, die auf Kastration oder Hormongaben Besserungen zeigen, gut an. Diese Kenntnis ist für die Auswahl von Patientinnen für diese schweren Eingriffe wichtig. Die Adrenalektomie wird bevorzugt, da sie technisch leichter durchführbar ist (auch ohne neurochirurgische Spezialabteilung), auch die postoperative Behandlung ist einfacher. Die Mortalitätsrate liegt bei diesem Eingriff um 5%.

Es bestehen Bestrebungen, die Hypophysektomie einfach zu gestalten. In einigen Zentren wird nur unter Lokalanästhesie radioaktives Yttrium oder Gold transsphenoidal implantiert. Die Mortalitätsrate ist gering. Der Eingriff der Wahl für die Zukunft scheint die präzise Zerstörung der Hypophyse mit einem Protonenstrahl zu werden. Zur Zeit allerdings ist noch meist die Adrenalektomie der Hypophysektomie vorzuziehen.

Nach einer bilateralen Adrenalektomie ist eine Corticosteroidsubstitution nötig:

Am Tag vor der Operation (18 Uhr): 100 mg Hydrocortison i. m.

Am Operationstag: präoperativ: 100 mg Hydrocortison i. m.

während der Operation: 100 mg Hydrocortison i. m.

Postoperativ 50 mg Hydrocortison alle 4 Stunden.

Postoperativ am 1. Tag: 100 mg Hydrocortison alle 8 Std

– 2. Tag: 50 mg Hydrocortison alle 6 Std i. m.

– 3. Tag: 50 mg Hydrocortison alle 12 Std

– 4. Tag: 25 mg Hydrocortison alle 8 Std oder 25 mg Cortisonacetat oral alle 8 Std ab 5. Tag als Erhaltungsdosis: zweimal täglich 25 mg Cortisonacetat oral.

Bei manchen Patienten muß die Cortisonerhaltungsdosis durch Fluorocortison 0,1 bis 0,25 mg oral täglich oder jeden zweiten Tag wegen der Natriumretention ergänzt werden. Die Kost sollte 3,0 g Salz täglich enthalten. Bei insuffizienter oder vom Patienten überhaupt nicht durchgeführter Substitutionsdauertherapie kommt es zur Nebenniereninsuffizienz: extreme Müdigkeit, Übelkeit, Erbrechen, rascher Gewichtsverlust und Hypotonie. Zunehmende Symptome verlangen eine höhere Dosierung von Cortison. Die akute Nebenniereninsuffizienz muß stationär behandelt werden.

Es gibt bislang noch kein Übereinkommen, die Oophorektomie und die Adrenalektomie gleichzeitig oder nacheinander durchzuführen. Es gibt jedoch Arbeiten, die berichten, daß bei Frauen in der Praemenopause, bei denen es nach einer Ovarektomie zu einer Remission kommt und die Adrenalektomie bis zum letzten Zug aufgeschoben wird, die Überlebenszeit kürzer sei, als bei solchen, bei denen die Ovarektomie und die Adrenalektomie gleichzeitig durchgeführt wurde. Weiterhin sollten Frauen mit sehr schnell wachsenden Tumoren, Frauen in der Postmenopause mit atrophischem Vaginalsmear oder niedrigem Oestrogenspiegel ebenfalls durch simultane Ovarektomie und Adrenalektomie behandelt werden.

Frauen in der Postmenopause sollten gleichzeitig ovarektomiert und adrenalektomiert werden.

Die Entfernung von Drüsen oder die Hormontherapie haben sich insbesondere bei folgenden Indikationen bewährt:

1. Langsam wachsende Tumoren (freies Intervall zwischen Diagnose und Metastasierung größer als 24 Monate).

2. die endokrine Therapie wird sofort nach Auftreten von Metastasen eingeleitet.

3. Die Metastasen sitzen im weichen Gewebeknochen und im bronchopulmonalen Bereich (im Gegensatz zu Leber u. Gehirn).

4. Fortgeschrittenes Alter.

5. Gutes Ansprechen auf vorausgegangene endokrine Therapie oder Kastration.

Gelegentlich jedoch kommt es auch zu Remissionen ohne Erfüllung der Punkte 1–5!

D. Chemotherapie:* Beim Versagen oder bei Rezidiven nach Hormontherapie sollte der Einsatz der Chemotherapie erwogen werden. Sie wirkt allerdings am besten bei den Patientinnen, die früher auf eine Hormontherapie ansprachen. Am besten hat sich 5–Fluorouracil bewährt. Auch alkylieren-

---

* Mehr über Chemotherapie s. auch Kapitel 31.

de Substanzen (Thiotepa) und Stickstofflost werden erfolgreich eingesetzt. Die Applikation erfolgt meist i. v. Bei exsudativen Pleuraergüssen durch Metastasen (spez. Gew. größer als 1016, Gesamteiweiß über 3%) hat sich die intrapleurale Applikation von Stickstofflost und von Radiogold bewährt.

Man führt am besten einen Troikart ein und legt eine Schlauchdrainage. Nach Entfernung der gesamten Flüssigkeit spritzt man durch den Schlauch 20 mg Mechloräthamin gelöst in 50 bis 100 ml Lösungsmittel und klemmt den Schlauch für 2 Std ab. Dann öffnet man die Drainage und schließt sie an die Thoraxabsaugpumpe für ein oder zwei Tage an, bis sich die Lunge ganz ausgedehnt hat. Nebenwirkungen der Chemotherapie treten in Form von Knochenmarksdepressionen, Nausea, Erbrechen und Kopfhaarverlust auf.

E. Hypercalcaemie bei fortgeschrittenem Brustkrebs: Bei 10% aller Frauen mit fortgeschrittenem Brustkrebs kommt es intermittierend oder terminal zur Hypercalcaemie. Aus diesem Grunde muß der Calciumspiegel regelmäßig kontrolliert werden, insbes. natürlich dann, wenn Symptome den Verdacht auf eine Elektrolytstörung nahelegen. Die Ursache ist unbekannt. Möglicherweise besteht ein Zusammenhang mit:

1. der mangelnden Mobilisation, zunehmender Verschlechterung; 2. Radiotherapie von Knochenmetastasen; 3. Hormontherapie.

Gelegentlich tritt jedoch eine Hypercalcaemie ohne die obgenannten Gründe auf, es finden sich weder Knochenmetastasen noch Veränderungen der Parathyreoidea. Dies unterstützt die Theorie, daß disseminierte Mammacarcinommetastasen osteolytische Substanzen sezernieren. Die Symptome der Hypercalcaemie werden oft verkannt. Der Verlauf kann heimtückisch sein. Die üblichen Initialsymptome bestehen in Veränderungen des zentralen Nervensystems, der Nierenfunktion und Erbrechen mit Dehydratation. Oft kommt es zu schneller Verschlechterung, Anurie, Koma, Tod. Am wichtigsten ist eine Prophylaxe, die sich auf 1. genügende Flüssigkeitszufuhr (mindestens 2 l/Tag); 2. physikalische Aktivität, soweit als möglich und 3. calciumarme Diät (Vermeidung von Milch, Käse, Eiscreme, Vitamin D) erstreckt.

Die Behandlung der Hypercalcaemie

1. Sofortige Unterbrechung jeglicher Hormontherapie; 2. Vermehrung der Calciumausscheidung im Urin durch Erhöhung der Trinkmengen auf 5–6 l täglich; 3. Verminderung der Calciummobilisation aus dem Knochen durch Gabe von 20–100 mg Prednison täglich oral. Infusion von anorganischen Phosphatpufferlösungen, Serumcalcitonin ist noch in Erprobung. Bei schweren hypercalcämischen Krisen kann eine intravenöse Zufuhr von isotoner Natriumsulfatlösung lebensrettend wirken. Die operative Entfernung endokriner Drüsen sollte nach (oder selten zur Therapie) einer hypercalcämischen Krise durchgeführt werden. Viele Patienten leben noch Monate oder Jahre, nachdem sie eine hypercalcämische Krise überstanden haben.

Komplikationen der radikalen Mastektomie

Das Ödem ist mit Ausnahme des Lokalrezidivs durch Implantation von Tumorzellen bei der Operation die einzige Spätkomplikation der radikalen Mastektomie. In 10–30% der Fälle finden sich ausgedehnte Ödeme. Die Frühfälle entstehen infolge lymphatischer Obstruktion durch Infektion der axillären Lymphknoten. Das späte sekundäre Ödem entsteht Jahre nach der Mastektomie. Der Grund liegt in einer Infektion der Hand oder des Armes mit Obliteration der Lymphgefäße. Nach der Mastektomie ist die lymphatische Drainage des Armes immer schlecht und daher die Extremität viel anfälliger für kleine Infektionen als vorher. Die Patientinnen müssen entsprechend aufgeklärt werden, daß auch kleine Infektionen sofort behandelt werden müssen. Wichtig ist die Vermeidung von Hautschrunden und allen Arbeiten, die oberflächliche Wunden und Infektionen an Hand und Arm der operierten Seite machen. Die Behandlung des chronischen Ödems durch Hochlagerung und elastische Binden ist wenig erfolgreich.

Prognose

Bei Beschränkung des Krebses auf die Brust selbst beträgt die 5 Jahres-Heilungsrate nach radikaler Mastektomie 75–90%. Bei Befall der axillären Lymphknoten sinkt die Zahl auf 40–60%. Die Operationsmortalität beträgt 1%. Der innere untere Quadrant der Brust als Sitz des Tumors hat die schlechteste Prognose. Bei jungen Patientinnen ist der Krebs bösartiger als bei alten, der Unterschied ist aber nicht sehr groß. Krebse, die während Schwangerschaft und Lactation auftreten, haben eine schlechte Prognose, weil über ein Viertel dieser Fälle inoperabel sind. Ist jedoch eine radikale Mastektomie möglich, beträgt die 5-Jahresheilung 60–70%. Bei Befall der Achsellymphknoten bei schwangeren oder stillenden Frauen ist die Prognose besonders schlecht; die 5-Jahresheilung nach radikaler Mastektomie beträgt hier nur 5–10%. Fernmetastasen und Lokalrezidive treten gewöhnlich in den ersten drei Jahren nach radikaler Mastektomie auf. Daher müssen die Patientinnen während dieser Zeit alle 3–4 Monate nachuntersucht werden. Später genügen halbjährliche Abstände mit besonderer Berücksichtigung der anderen Brust, da das Risiko eines 2. Primärtumors erhöht ist.

BARKER, W. F. et al.: Management of nonpalpable breast carcinoma discovered by mammography. Ann. Surg. **170**, 385–395 (1969).

CROWLEY, L. G.: Current status of the management of patients with endocrine-sensitive tumors. Part. I. Introduction and carcinoma of the breast. California Med. **110**, 43–60 (1969).

FARROW, J. H.: Current concepts in the detection and treatment of the earliest of the early breast cancers. Cancer **25**, 468–477 (1970).

FISHER, B.: Prospects for the control of metastases. Cancer **24**, 1263–1269 (1969).

GUTTMANN, R.: Role of supervoltage irradiation of regional lymph node bearing areas in breast cancer. Amer. J. Roentgenol. **95**, 560–564 (1966).

HAAGENSEN, C. D. et al.: Treatment of early mammary carcinoma. A cooperative international study. Ann. Surg. **170**, 875–899 (1969).

KENNEDY, B. J.: Hormone therapy in inoperable breast cancer. Cancer **24**, 1345–1349 (1969).

MOORE, F. D. et al.: Carcinoma of the breast: A decade of new results with old concepts. New Engl. J. Med. **277**, 293–296, 343–350, 411–416, 460–468 (1967).

SEIDEMANN, H.: Cancer of the breast: Statistical and epidemiological data. Cancer **24**, 1355–1378 (1969).

WATSON, T. A.: Cancer of the breast. The Janeway Lecture – 1965. Amer. J. Roentgenol. **96**, 547–559 (1966).

Carcinom der männlichen Brust

Der Brustkrebs des Mannes wird wegen seiner Seltenheit und seiner spärlichen Symptomatik von Patienten ignoriert und vom Arzt übersehen. Er kann in jedem Alter nach dem 20. Lebensjahr auftreten, der Gipfel liegt um das 50. Lebensjahr.

Die Hauptsymptome bestehen in Knoten, Warzeneinziehungen, Inkrustation oder Ausfluß.

Die Behandlung besteht in der radikalen Mastektomie, wobei dieselben Auswahlkriterien wie beim Brustkrebs der Frau gelten sollten. Auch die Indikation zur Strahlentherapie entspricht den obigen Ausführungen. Die Bestrahlung ist der erste Schritt bei der Behandlung lokalisierter Hautmetastasen, Lymphknoten oder Skeletveränderungen. Da es sich beim männlichen Brustkrebs häufig um eine disseminierte Erkrankung handelt, gewinnt die endokrine Therapie immer mehr an Bedeutung. Die Kastration bietet beim Mann mehr Erfolgschancen als bei der Frau. Erfolge wurden bei 60–70% aller kastrierten Männer gesehen, doppelt soviel wie bei den entsprechend behandelten Frauen. Kommt es zum Rezidiv nach der Kastration, kann die bilaterale Adrenalektomie und die Hypophysektomie angeschlossen werden. Von manchen Autoren wird der Cortisontherapie mehr Wert als der operativen Drüsenentfernung zugeschrieben. Der männliche Brustkrebs ist aber zu selten, um im Augenblick schon ein entsprechendes Urteil abgeben zu können.

Manchmal sind Oestrogene erfolgreich (3 mal täglich 5 mg Diäthylstilböstrol), Androgene erzeugen Knochenschmerzen.

Kastration, bilaterale Adrenalektomie und Cortison sind zur Zeit die wichtigsten Behandlungsmethoden beim fortgeschrittenem Brustkrebs des Mannes.

Die absolute 5-Jahres-Überlebenszeit beträgt beim männlichen Brustkrebs 30%. Nach radikaler Mastektomie liegt die 5-Jahresheilung bei 40%. HUGGINS und TAYLOR berichten über eine 5-Jahresheilung von nur 35% bei 14 Fällen von männlichen Brustkrebsen, die im Stadium I waren. Häufig muß man mit einer Palliativtherapie vorlieb nehmen, da Fernmetastasen vorhanden sind.

Mastopathia cystica

Diagnostische Merkmale

- Schmerzhafte, multiple, häufig beidseitige Knoten in der Brust. Größenwechsel der Knoten
- Schmerzen, Verschlechterung, Größenwechsel während der prämenstruellen Phase
- Bevorzugtes Alter: 30.–50. Lebensjahr
- Selten bei Frauen nach der Menopause

Allgemeine Betrachtungen

Die cystischen Veränderungen sind die häufigsten Erkrankungen der Brust. Häufig findet sich diese Erkrankung bei Frauen zwischen 30–50. Lebensjahr, selten nach der Menopause, dies legt eine Beziehung zur Aktivität der Ovarien nahe. Das Oestrogen wird als ätiologischer Faktor angeschuldigt. Pathologisch-anatomisch finden sich Cysten der Ausführungsgänge. Große Cysten sind klinisch palpabel und können mehrere cm Durchmesser oder mehr haben.

Klinische Symptome

Asymmetrische Verhärtungen in der Brust, die Cysten entsprechen, werden meist zufällig entdeckt, manchmal machen sie jedoch auch Schmerzen. Gelegentlich kommt es auch zum Ausfluß aus der Brustwarze. Praemenstruell können unangenehme Sensationen oder rasche Vergrößerungen der Cysten bemerkt werden. Häufig ist der rasche Wechsel der Größe bzw. das Auftreten und Wiederverschwinden der Cysten. Nicht selten finden sich auch multiple oder beidseitige Cysten. Anamnestisch werden Knoten wechselnder Größe oder praemenstruelle Schmerzen angegeben. Diese Symptome können bei der Differentialdiagnose gegenüber dem Mammacarcinom verwertet werden. Es muß jedoch unbedingt insbesondere bei Hauteinziehungen an der Krebsdiagnose bis zum gegenteiligen Beweis festgehalten werden.

Differentialdiagnose

Schmerzen, Größenänderung und multiloculäres sowie beidseitiges Auftreten sprechen gegen das Carcinom. Die endgültige Diagnose ist jedoch von der Biopsie abhängig. Manchmal hilft die Mammographie weiter.

Behandlung

Eine Mastopathia cystica kann von einem Mammcarcinom selten allein auf Grund klinischer Befunde unterschieden werden. Daher ist es normalerweise nötig, die Patientinnen auf die Möglichkeit einer radikalen Mastektomie psychisch vorzubereiten und während der Operation die Diagnose durch einen Schnellschnitt klären zu lassen. Cysten oder kleine Areale cystischer Laesionen sollten excidiert werden, wenn das Vorliegen eines Carcinoms mikroskopisch ausgeschlossen werden konnte. Im Hinblick auf den Ausschluß der Malignität sollte eine konservative Chirurgie betrieben werden. Die einfache Mastektomie oder gar die exzessive Entfernung von Brustgewebe ist selten, wenn überhaupt, notwendig. Ist die Diagnose einer Mastopathia cystica praktisch sicher durch eine klassische Anamnese, ist die Aspiration kleiner Tumoranteile zu rechtfertigen. Haut und darunter liegendes Gewebe sind mit 1% Novocain zu anästhesieren. Es wird mit einer dünnen Nadel eingegangen. Handelt es sich um eine Cyste, aspiriert man leicht eine wäßrige Flüssigkeit (diese kann sein: strohgelb, grau, grünlichbraun oder schwarz). Die Cyste verschwindet nach der Punktion. Die Patientinnen sind im Abstand von 2–4 Wochen 3 Monate lang nachzuuntersuchen. Den Rest des Lebens müssen sie alle 6–12 Monate einbestellt werden. Wird jedoch keine Flüssigkeit aspiriert oder bleibt ein Knoten nach der Punktion tastbar bzw. tritt ein atypischer Knoten in der Folgezeit auf, sollte die Biopsie unverzüglich durchgeführt werden. Die Behandlung der Schmerzen bei generalisierter Mastopathia cystica besteht in der Vermeidung von Traumen und im Tragen eines Büstenhalters, der guten Halt und Schutz gibt.

Eine Hormontherapie ist nicht indiziert, erstens heilt sie nicht die Veranlagung und zweitens hat sie unerwünschte Nebenwirkungen.

Prognose

Schmerzen und cystische Veränderungen müssen zu jeder Zeit der Menopause erwartet werden, wenn eine Mastopathia cystica der Brust besteht. Die Patientinnen müssen in der Untersuchung der eigenen Brust unterwiesen werden. Dies ist besonders empfehlenswert jeden Monat nach der Menstruation. Bei der Erkennung von Knoten sollten die Patientinnen sofort ihren Arzt aufsuchen.

DAVIS, H. H., SIMONS, M., DAVIS, J. B.: Cystic disease of the breast: Relationship to carcinoma. Cancer **17**, 957–978 (1964).
FECHNER, R. E.: Fibrocystic disease in women receiving oral contraceptive hormones. Cancer **25**, 1332–1339 (1970).
STEINHOFF, N. G., BLACK, W. C.: Florid cystic disease perceding mammary cancer. Ann. Surg. **171**, 501–508 (1970).

Fettgewebsnekrose

Die Fettgewebsnekrose ist eine seltene Erkrankung der Brust, sie ist jedoch von klinischer Wichtigkeit, da sie Tumoren nachahmt. Häufig finden sich auch Warzeneinziehungen, so daß der Verdacht auf einen Brustkrebs vorliegt. Die Hauptursache wird in Traumen gesucht, anamnestisch jedoch nur in 50%. Oft finden sich in der Nähe der Tumoren subcutane Blutungen, häufig besteht Druckschmerz. Die Tumoren bilden sich auch ohne Behandlung langsam zurück. Meist muß jedoch zum Ausschluß eines Carcinoms eine Biopsie durchgeführt werden. Während der Operation sollte der erkrankte Bezirk excidiert werden.

Mastitis

Nicht allzu selten entsteht an der Brust eine Stelle mit Rötung, Empfindlichkeit und Verhärtung. Durch Abstillen und Antibiotica (Breitspektrum) gelingt es häufig, eine Mastitis zu heilen. Ist die Entzündung jedoch progredient und bildet sich ein lokalisierbarer Absceß mit zunehmenden lokalen und Allgemeinerscheinungen, muß eine Incision mit nachfolgender Drainage durchgeführt werden. Ein subareolärer Absceß tritt selten auch bei nichtstillenden Frauen jungen oder mittleren Alters auf. Diese Infektion tendiert zum Rezidiv nach der Incision und Drainage. Es muß daher im erscheinungsfreien Intervall eine Excision der Sammelkanäle an der Warzenbasis durchgeführt werden. Jede andere Entzündung, mit Ausnahme des Subareolarabscesses im Bereich der Brust ist selten. Daher sollte jede Veränderung der Brust außerhalb der Laktationsperiode Anlaß zur Incision und zur Biopsie geben.

BENSON, E. A., GOODMAN, M. A.: An evaluation of the use of stilbesterol and antibiotics in the early management of acute puerperal breast abscess. Brit. J. Surg. **57**, 255–258 (1970).
BENSON, E. A., GOODMAN, M. A.: Incision with primary suture in the treatment of acute puerperal breast abscess. Brit. J. Surg. **57**, 55–58 (1970).
HABIF, D. V. et al.: Subareolar abscess associated with squamous metaplasia of lactiferous ducts. Amer. J. Surg. **119**, 523–526 (1970).

Allgemeine Literatur

ACKERMAN, L. V., del REGATO, J. A.: Cancerdiagnosis, treatment, and prognosis, 3rd ed. Mosby, 1963.
BAUER, K. H.: Das Krebsproblem. Berlin-Heidelberg-New York: Springer 1963.
BERG, N. O.: Histologic and biologic response of tumors to irradiation in: Handbuch der medizinischen Radiologie. Berlin-Heidelberg-New York: Springer 1967.
HAAGENSEN, C. D.: Diseases of the breast. Saunders 1956.
SCHMIDT, E., SCHMIDT, F. W.: Enzymdiagnostik der Metastasenleber. DMW **93**, 1198–1200 (1968).
SPRATT, J. S., Jr., DONEGAN, W. L.: Cancer of the breast. Saunders, 1967.
STOLL, B. A.: Hormonal management in breast cancer. Lippincott 1969.

13. GYNÄKOLOGIE UND GEBURTSHILFE

Gynäkologie

Die normale menstruelle Blutung

Die *Menstruation* ist eine Blutung aus dem Uterus, die bei der Frau während des zeugungsfähigen Alters im Abstand von 24 bis 32 Tagen auftritt. Unter Steuerung durch hypophysäre Gonadotropine bewirken Oestrogen und Progesteron die Blutung, aber auch Schilddrüsenhormone und die Adrenocorticosteroide beeinflussen die Menstruation.

Auf die Ovulation und die sich daraus ergebende Produktion von Progesteron folgt, wenn keine Schwangerschaft eintritt, die Abblutung eines sekretorischen Endometriums (*ovulatorische Blutung*). Findet keine Ovulation statt, dann kommt die Blutung von einem nichtsekretorischen Endometrium (*anovulatorische Blutung*).

Die *Menarche*, die gewöhnlich im Alter von 11 bis 14 Jahren eintritt, kennzeichnet den Beginn des menstruellen Cyclus. Die Menstruation endet mit der *Menopause* im Alter von 45 bis 55 Jahren.

Die durchschnittliche menstruelle Blutung dauert 3 bis 7 Tage. Ein Blutverlust von 50 bis 100 ml ist normal.

Charakteristisch ist, daß das menstruelle Blut nicht gerinnt.

Cyclusveränderungen sind häufig Anzeichen für Krankheiten, Mangelzustände, psychische Alterationen und Schwangerschaft.

Pathologische menstruelle Blutungen

Eine anormale menstruelle Blutung besteht entweder aus einer übermäßig starken oder verlängerten Blutung bei biphasischem Cyclus (*Hypermenorrhoe, Menorrhagie*) oder aus einer Blutung, die unregelmäßig, nicht cyclisch auftritt (*Metrorrhagie*). Die anormale menstruelle Blutung ist für jede Frau, die zwischen der Menarche und der Menopause steht, beunruhigend.

Die Ursachen der anormalen Blutung können danach klassifiziert werden, ob die Blutung während oder zwischen den Perioden eintritt. Die allgemeinen Gründe für *Hypermenorrhoe* (Menorrhagie) sind Myome, Polypen des Endometrium, irreguläre Abstoßung des Endometrium, funktionelle Hypertrophie des Uterus, Dyskrasien und psychische Syndrome.

Polymenorrhoe (Uterusblutung, die nach zu kurzen Abständen eintritt) läßt auf einen zu kurzen Cyclus schließen (proliferative Phase weniger als 10 Tage oder sekretorische Phase weniger als 14 Tage) oder auf eine vorzeitige Unterbrechung des Cyclus durch einen physischen oder psychischen Streß.

Metrorrhagie kann hormonale Störungen oder vielseitige Anomalien zur Ursache haben.

Hormonale Ursachen: glandulär-cystische Hyperplasie, Ovulationsblutung (Mittelschmerz), Gaben von Oestrogenen, anovulatorische Blutung und Hypothyreoidismus.

Anomalien der weiblichen Genitalorgane: Polypen der Cervix oder des Endometrium, submuköse Myome, Carcinome oder Sarkome der Cervix, des Corpus uteri und der Eileiter sowie Endometritis (post abortum, Tuberkulose).

Klinische Befunde

A. Symptome: Die Diagnose der Störung, die der Blutung zugrunde liegt, stützt sich auf eine sorgfältige Anamnese, besonders auf die zeitliche Dauer und Menge der Blutung, begleitende Schmerzen und die Beziehung zur vorangegangenen Menstruation.

Die Erhebung der Familienanamnese kann ebenso von Bedeutung sein. Alle Medikamente, die die Patientin während der vorhergegangenen Monate erhalten hat, müssen berücksichtigt werden, um die Stimulierung der Blutung durch Oestrogene oder die Hemmung durch Androgene auszuschließen. Folgende Symptome sind von Bedeutung: Hautverletzungen, Ödeme, Druckschmerz des Abdomens, verstärkte Gefäßzeichnung, Bauch- oder Beckenbodenhernien, Schwellung oder Druckschmerz und Sekretion in der Gegend der Skene'schen oder Bartholinischen Drüsengänge. Durch rectale und vaginale Untersuchung kann Druckschmerz, Verhärtung, Knotenbildung und das Vorhandensein von intraperitonealer Flüssigkeit festgestellt werden.

B. Laborbefunde: Vaginalabstriche für die cytologische und bakteriologische Untersuchung sollten vor der digitalen Untersuchung gemacht werden. Während der Menstruation soll kein cytologischer Abstrich entnommen werden. Zusätzlich zur Urinanalyse müssen Hämatokrit, BKS, weißes – und Differentialblutbild bestimmt werden. Wenn nötig, sollte noch die Blutungszeit, Gerinnungszeit, Retraktionszeit und die Anzahl der Thrombocyten bestimmt werden. PBJ- oder BEJ-Tests sind angezeigt, um eine anormale Schilddrüsen-Funktion auszuschließen.

C. Röntgenbefunde: Röntgenuntersuchungen sollten durchgeführt werden, wenn Tumoren, Flüssigkeitsansammlungen oder anatomische Deformitäten vermutet werden. In diesen Fällen ist eine Röntgenaufnahme des Abdomens, eine Hysterosalpingographie, eine Cystographie und ein Kontrasteinlauf angebracht.

D. Spezialuntersuchungen: Biopsien und Curettagen sind notwendig, um die Ursache der atypischen Blutung genau zu klären. Polypen, Tumoren und submuköse Fibromyome werden im allgemeinen auf diesem Wege erkannt. Krebs der Cervix oder des Endometrium verlangen eine Konisierung oder Biopsie in mehreren Quadranten bzw. eine fraktionierte Curettage von Cervix und Uterus.

Komplikationen

Fortgesetzter oder übermäßiger Blutverlust führt zur Anämie. Dadurch können lokale und allgemeine Infektionen begünstigt werden.

Tumoren können Unfruchtbarkeit verursachen. Cervix-, Uterus- oder Tubarneoplasmen müssen möglichst frühzeitig diagnostiziert und entfernt werden.

Behandlung

A. Notfallmaßnahmen: Bei übermäßiger Blutung wird, soweit erforderlich, Blut transfundiert. Eine Blutstillung wird am besten erreicht durch Curettage. Diese Maßnahme hat sowohl therapeutischen als auch diagnostischen Wert.

Eine zeitlich begrenzte Blutstillung (1–2 Tage) ist oft mit Diethylstilbestrol, 8x25 mg oral alle 15 min oder 2x100 mg täglich für 2 Tage möglich.

B. Curettage: Die Curettage ist die Behandlung der Wahl. Bei hormonellen Störungen kann mehrere Monate lang eine Hormontherapie zur Kontrolle und Einstellung des Cyclus durchgeführt werden.

C. Hormontherapie nach Diagnose der Erkrankung:

1. *Oestrogene und Progesterone*:

a) Zur Kontrolle der Hypermenorrhoe (nicht Metrorrhagie) gibt man Progesteron-Präparate vom 16.–24. Tag vom Beginn der Blutung an (z. B. Primolut®-Nor 1 Tbl. täglich).

b) Bei Metrorrhagie soll eine Hormonbehandlung nicht durchgeführt werden.

2. *Androgene*: Androgene sollen Mädchen oder jungen Frauen nur mit Vorsicht verabreicht werden. Schon kleine Dosen können bleibende Stimmveränderungen und irreversible Behaarung verursachen. Die Applikation soll nur erfolgen bei Patientinnen, die älter als 45 Jahre sind.

3. *Schilddrüsenhormone*: sind indiziert, wenn es sicher ist, daß es sich um Hypothyreoidismus handelt und dies die einzige Ursache der anormalen Blutung ist.

4. *Choriongonadotropin,* 1000–2000 E i. m. täglich für 12 Tage nach der Ovulation wird die postovulatorische Phase verlängern und somit die Fruchtbarkeit erhöhen.

5. *Cortison,* 25–50 mg oral täglich für 2–3

Monate muß beim Stein-Leventhal-Syndrom verordnet werden, ist aber nicht wirksam bei Hypermenorrhoe oder Metrorrhagie, die von anderen Ursachen herrühren.

D. Strahlentherapie: Röntgen- oder Radiumtherapie zur Beendigung der Menses ist nur bei Risikopatienten indiziert. Frauen unter 35 Jahren benötigen ungefähr 1250 r, für ältere Patienten werden im allgemeinen 800 r ausreichen.

E. Chirurgische Therapie: Therapieresistente Blutungen, besonders bei Frauen über 40 Jahren, können eine Hysterektomie erforderlich machen. Vor der Menopause sollten die Ovarien erhalten bleiben, wenn sie keinen pathologischen Befund aufweisen.

Prognose

Liegt kein Krebs, kein großer Tumor und keine Salpingitis vor, wird bei ungefähr 50% der Patientinnen mit Hypermenorrhoe und bei ungefähr 60% der Patientinnen mit Metrorrhagie nach der Curettage die normale Periode wieder eintreten. Bei Gaben von Schilddrüsenhormon oder Progesteron (wenn indiziert) wird die Erfolgsrate um weitere 10–15% anwachsen.

Arronet, G. H., Arrata, W. S. M.: Dysfunctional uterine bleeding: A classification. Obstet. Gynec. **29**, 97–107 (1967).

Zander, J., Holzmann, K.: Störungen des menstruellen Zyklus und ihre Behandlung. In: Gynäkologie u. Geburtshilfe I, 315–440. Stuttgart: Thieme 1969.

Die vaginale Blutung in der Postmenopause

Eine vaginale Blutung, die 6 Monate oder mehr nach Einstellung der Menstrualfunktion auftritt, kann lokale Ursachen haben, oder es können Systemerkrankungen zugrunde liegen. In 35–50% der Fälle handelt es sich um Carcinome der Cervix oder des Endometrium. Zu hohe Dosierung oder nicht cyclusgerechte Verabreichung von Oestrogenen ist die zweithäufigste Ursache. Andere Ursachen sind atrophische Vaginitis, Polypen, submuköse Myome, atrophische Ulcerationen der Cervix bei Prolapsverletzungen, Hypertonie und Blutkrankheiten sowie endogene Oestrogenproduktion bei Ovarialtumor. Die Blutung aus dem Uterus ist im allgemeinen nicht schmerzhaft. Schmerzen treten dann auf, wenn die Cervix stenosiert, die Blutung sehr stark ist, wenn eine Entzündung vorliegt und bei Torsion oder Abstoßung eines Tumors.

Die Patientinnen können sowohl von einigen Tropfen Blut, als auch von einer Blutung berichten, die Tage oder Monate anhält. Aus dem Vaginalabstrich lassen sich möglicherweise erkennen: abgeschilferte neoplastische Zellen, eine Infektion, freie basale Epithelzellen und weiße Blutkörperchen.

Die Sondierung des Uterus läßt eine Cervicalstenose und einen Haematokolpos ausschließen. Bei vorhandenem Neoplasma in der Cervix oder im Uterus, kann die Sondierung zur Blutung führen, was gleichzeitig als Test dienen kann.

Aspirationsbiopsie oder Saugcurettage liefert Gewebe aus dem Endometrium zur Untersuchung.

Behandlung

Die Patientin sollte zur gründlichen Diagnose und Behandlung in eine Klinik eingewiesen werden. Durch Curettage können 50% der Patientinnen mit Blutung in der Postmenopause geheilt werden. Alle Geschlechtshormone der Steroidgruppe müssen abgesetzt und mit entsprechender Therapie muß so lange gewartet werden, bis die Ursache der Blutung genau bekannt ist. Die Patientin sollte möglichst über drei Monate kontrolliert werden.

Wenn bei einer Frau, die keine Oestrogene einnimmt, nach der Curettage wieder eine Blutung auftritt, kann eine Uterusexstirpation angezeigt sein.

Copenhaver, E. W.: Postmenopausal bleeding related to estrogen therapy. Geriatrics **23**, 128–130 (1968).

Praemenstruelles Spannungssyndrom

Diagnostische Merkmale

- Sich wiederholende, deutliche, periodische Gewichtszunahme, Erregung oder Depres-

sion zwischen Ovulation und Menstruation
- Gefühlsbetonte, unverheiratete Frauen, oder Frauen, zwischen 30 und 40 Jahren, die nicht geboren haben, werden am meisten betroffen

Allgemeine Betrachtungen

Das praemenstruelle Spannungssyndrom ist eine monatlich wiederkehrende Störung, die durch Flüssigkeitsretention und Übererregbarkeit des Vegetativum sowie psychische Alterationen gekennzeichnet ist. In gewisser Weise sind damit ungefähr 50% aller Frauen, hauptsächlich zwischen dem 20. und 30. Lebensjahr belastet. Die Störung scheint eine übertriebene physiologische und psychologische Reaktion auf den Beginn der Menstruation zu sein. Sie ist oft von einem asozialen Verhalten begleitet. Sogar kriminelle Handlungen und Selbstmorde sind zu diesem Zeitpunkt häufiger.

Obwohl gelegentlich eine Hypoglykämie beobachtet wird, sind bei Patientinnen mit praemenstruellem Spannungssyndrom keine wesentlichen endokrinen oder physischen Funktionsstörungen feststellbar. Angst vor der drohenden Periode und dem evtl. Bestehen einer Schwangerschaft sowie die Tatsache, eine Frau zu sein, sind die Grundprobleme. Diese Frauen betreiben eine „Ich"-Abwertung und machen oft ihre Mutter für ihre Schwierigkeiten bei der Menstruation verantwortlich.

Atypischen Schmerzen im Becken und primärer Dysmenorrhoe können ähnliche Ursachen zugrunde liegen.

Klinische Befunde

A. Symptome: Die Patientinnen berichten von Angstzuständen, Schlaflosigkeit, Unfähigkeit sich zu konzentrieren und Minderwertigkeitsgefühlen. Sie klagen über Schmerzen in der Brust, Übelkeit, Erbrechen und Durchfall oder Verstopfung. Depression oder Mitleid mit sich selbst, Streitbarkeit und Aggressivität färben die Handlungen. Ungewöhnliche Antriebe und Appetit sind für die Krankheit ebenso charakteristisch.

Parallel zur Gewichtszunahme (Ödeme) baut sich die Gemütsbewegung auf. Wenn die Menstruation dann beginnt, folgt ein sofortiger Gewichtsverlust durch eine ausgeprägte Diurese.

B. Laborbefunde: Blutbild und Urinuntersuchung ergeben keinen diagnostischen Hinweis. Höchstens macht sich während des Spannungszustandes eine leichte Hypoglykämie bemerkbar. Oestrogen- und Progesteronproduktion sind unauffällig und stehen in Beziehung zum ovulatorischen Cyclus.

C. Spezialuntersuchungen: Von labilen, schwach orientierten oder leicht erregbaren unterentwickelten Frauen kann ein hoher „Angst-Quotient" (nach Clyle Mood Scale, Taylor Angst-Schema etc.) erhalten werden.

Differentialdiagnose

Schilddrüsenüberfunktion, vermehrte Aldosteron -und Insulinproduktion sowie Psychoneurosen und Psychosen müssen ausgeschlossen werden.

Behandlung

Saluretica kombiniert mit Tranquilizern für erregte Patientinnen und Saluretica mit stimulierenden Medikamenten bei deprimierten Patientinnen sind angezeigt. Beruhigung und spezifische Psychotherapie sind meist nützlich. Eine mittelmäßig calorische Diät mit geringem Salz- und hohem Eiweißgehalt sowie häufige kleine Mahlzeiten sind ebenso wertvoll. Die Patientinnen müssen zu einer aktiven Lebenseinstellung ermuntert werden. Die Ovulation sollte medikamentös unterdrückt oder Antikonzeptiva verordnet werden.

Prognose

Eine beträchtliche symptomatische Erleichterung und eine Besserung des Verhaltens ist bei kooperativen Patientinnen möglich.

Primäre Dysmenorrhoe

(Essentielle oder funktionelle Dysmenorrhoe)

Diagnostische Merkmale

- Prodromale Zeichen von Beklemmung in der Brust, allgemeine Erregung, geblähtes Abdomen und ein Schmerzgefühl im Becken
- Abwechselnde Schmerzen und Krämpfe

unterhalb des Nabels zu Beginn der Menstruation
- Druckschmerz bei der abdominalen und gynäkologischen Untersuchung

Allgemeine Betrachtungen
Bei 80% der Pat. mit Schmerzen bei der Menstruation (primäre oder essentielle Dysmenorrhoe) kann kein organischer Befund erhoben werden. Die Schmerzen sind im allgemeinen sekundär, während emotionale Probleme im Vordergrund stehen. Obwohl eine primäre Dysmenorrhoe im allgemeinen nur bei jugendlichen Pat. auftritt, kann sie in jedem Alter zwischen der Menarche und der Menopause beobachtet werden. Dysmenorrhoe und allgemeines Unbehagen bei der Menstruation werden auch als „Menorrhagie" bezeichnet.

Klinische Befunde
Erregung, Beklemmung in der Brust, geblähtes Abdomen und ein Schweregefühl im Bekken gehen oft der Blutung voraus. Beim Einsetzen der Blutung bestehen abwechselnd Schmerzen und Krämpfe im Abdomen unterhalb des Nabels. Hyperaemie der Vagina und der Cervix (alles Zeichen für ein Stauungssyndrom im Becken) werden häufig vor und während der Blutung beobachtet. Druckschmerzhaftigkeit des Uterus, der Parametrien und Adnexe sind häufig. Periodisch zur Dysmenorrhoe treten Kopfschmerzen, Erbrechen, Durchfälle und häufiges Wasserlassen auf, was auf die monatliche Dysfunktion auch anderer Organsysteme hinweist.

Differentialdiagnose
Krämpfe bei der Menstruation, die erst fünf Jahre oder später nach der Menarche auftreten, haben wahrscheinlich organische Ursachen. Schmerzen im gesamten Abdomen oder genau lokalisierbare Schmerzen sind sichere Hinweise für eine organische Erkrankung.

Behandlung
A. Spezifische Maßnahmen: Die eigentliche Behandlung der primären Dysmenorrhoe muß auf die zugrunde liegenden psychischen Störungen abzielen.

Ein Gynäkologe, der sich für dieses Problem interessiert, muß sich für seine Pat. in der Sprechstunde sehr viel Zeit nehmen und die Behandlung über einen langen Zeitraum ausdehnen. Pat. mit schweren psychischen Störungen sollten in psychiatrische Behandlung überwiesen werden.

B. Allgemeine Maßnahmen: Analgetica und Spasmolytica können bis zur endgültigen Diagnose verordnet werden. Narkotica sollten wegen der Gefahr der Suchterzeugung vermieden werden. Warme Duschen können kurzzeitige Erleichterung bringen. Die Ovulation kann unterdrückt werden und die Dysmenorrhoe mit Ovulationshemmern oft beseitigt werden.

C. Chirurgische Maßnahmen: Eine Uterusexstirpation ist gelegentlich bei sekundärer Dysmenorrhoe angezeigt.

Prognose
Bei Frauen, die in ihr Krankheitsbild einsichtig sind und sich gegen eine Behandlung nicht sperren, ist die Prognose günstig. Wenig kann allerdings für diejenigen Frauen getan werden, die es weiterhin vorziehen, ihre Menstruationsbeschwerden als Zuflucht vor der Verantwortung anzusehen.

GOLUB, L. J. et al.: Exercise and dysmenorrhoea in young teenagers: A three-year study. Obstet. Gynec. **32**, 508–511 (1968).

MATTHEWS, A. E. B. et al.: Double-blind trial of sequential oral contraceptiva (sequens) in the treatment of dysmenorrhoea. J. Obstet. Gynaec. Brit. Comm. **75**, 1117–1122 (1968).

Leukorrhoe
(Fluor albus)

Leukorrhoe kann in jedem Alter auftreten und fast jede Frau leidet irgendwann einmal darunter. Es ist eigentlich keine Krankheit, sondern der Beweis für eine Ovulation, eine allgemeine körperliche oder lokale Störung. Meistens ist die Ursache eine Infektion des unteren Genitaltraktes. Weitere Ursachen sind Entzündungen anderer Systeme, Tumore, Ausschüttung von Oestrogen und psychischer Streß.

Der Ausfluß ist gewöhnlich weiß. Das Vorhandensein eines Vaginalschleimes ist als normal zu bezeichnen. Nur wenn die Frau dadurch belästigt wird, muß er als anormal bezeichnet werden.

Klinische Befunde

A. Symptome: Vaginaler Ausfluß kann mit starkem Juckreiz verbunden sein. Die Pat. können über ausstrahlende Beschwerden im Pudendusbereich oder über Proktitis und Vaginismus klagen. Es können aber auch keinerlei Symptome auftreten. Eine Entzündung oder Ulceration der Oberfläche der Vagina oder Vulva und auch der Cervix sowie weißer oder verfärbter schlecht riechender Ausfluß sind gelegentlich vorhanden.

B. Laborbefunde: Aus den Blutwerten kann eine leichte Entzündung diagnostiziert werden. Ein cytologischer Abstrich sollte immer bei Pat. über 25 Jahren gemacht werden. Der Ausstrich kann auch zur Erkennung von Trichomonaden, Candida albicans oder anderer Mikroorganismen benutzt werden. Trichomonaden werden oft im frischen Urin von Frauen, die an Leukorrhoe leiden, gefunden. Wenn diese Flagellaten nachgewiesen werden, ist auch eine Urethra- oder Blasenkomplikation durch sie möglich.

Das Anlegen einer Trichomonadenkultur ist schwierig, aber mit Trichosel®-Nährboden möglich.

Bei positiver WaR kann Syphilis die Ursache für die Leukorrhoe sein.

Zur Beobachtung der lebenden vaginalen Trichomonaden sollte immer die Beurteilung eines Frischpräparates im Phasenkontrastmikroskop dienen. Auf Trübung der Aufschwemmung und auf die unzähligen kleinen Bakterien, die die Epithelzellen bedecken, muß geachtet werden. Manchmal handelt es sich dabei um „Hemophilus vaginalis".

Durch eine Gram-Färbung des Vaginalausstriches können gramnegative Diplokokken (Gonorrhoe) sowie andere Bakterien und Helminthen erkannt werden. Zur Identifizierung von pathologischen Bakterien kann eine Kultur angelegt werden.

Eine lang andauernde Therapie mit Tetracyclinen kann, durch übermäßiges Wachsen der Hefepilze, eine Candidavaginitis hervorrufen.

Behandlung

A. Spezifische Maßnahmen: Die verschiedenen Infektionen sind mit spezifischen Medikamenten, von denen nachstehend einige aufgeführt werden, zu behandeln. Sollte sich eine Überempfindlichkeit gegen ein Präparat entwickeln, dann muß sobald als möglich auf ein anderes Präparat übergegangen werden. Die Behandlung ist auch während der Menstruation fortzusetzen. Das setzt dann voraus, daß in diesen Fällen eine Therapieform gewählt wird, die eine Fortsetzung während der Menstruation erlaubt (oral, Suppositorien).

1. Trichomonadenkolpitis: Die Behandlung kann Monate andauern. In therapieresistenten Fällen muß das Medikament nach spätestens 2–3 Monaten gewechselt werden. Perorale und intravaginale Clont®-Behandlung. Clont ist ein Imidazolderivat und wirkt spezifisch gegen Trichomonaden.

Per os: morgens und abends eine Tablette über 6 Tage.

Vaginal lokal: abends einen Clont-Stift tief in die Scheide einführen.

Der Partner soll die Tablettenbehandlung zur gleichen Zeit durchführen. Auch wenn beim Mann kein Ausfluß nachweisbar ist, muß er prophylaktisch mitbehandelt werden, da ein Rezidiv sonst schnell eintritt. In der Gravidität verzichten wir in der ersten Hälfte auf eine perorale Therapie. Rezidive sind dann nicht selten. Der Ehemann muß ebenfalls mitbehandelt werden. Geschlechtsverkehr sollte mit Condomen durchgeführt werden, bis beide Partner frei von Trichomonaden sind.

2. Candida albicans: Alle oralen Ovulationshemmer müssen abgesetzt werden. Mit dem fungiziden Antibioticum Nystatin (Moronal®) wird die gesamte Gruppe der Candidainfektionen erfaßt. Man behandelt nach folgendem Schema:

1.–4. Tag: morgens und abends je ein Ovulum

5.–8. Tag: abends ein Ovulum.

Nur bei rasch aufeinanderfolgenden Rezidiven sollte man auch den Darm durch eine orale Therapie mit Moronal-Dragées sanieren. Der Partner soll das gereinigte Präputium über längere Zeit mit Moronal-Salbe eincremen. Sporostacin®-Creme hat sich ebenfalls sehr bewährt.

3. *Atrophische (senile) Kolpitis*: Diethylstilbestrol jeden 3. Tag 3 Wochen lang. Behandlung wie bei Bakterien- oder Mikroorganismenbefall, anschließend oder ausschließlich Aufbau des Vaginalepithels mit oestrogenhaltigen Salben (z. B. Oestro-Gynaedron®-Paste) ca. 20 Tage lang. Der bessere Aufbau des Vaginalepithels verhütet eine Reinfektion. Auch die abakterielle senile Kolpitis verschwindet nach der hormonellen Behandlung. Zur Vermeidung uteriner Blutungen ist die Behandlung eine Woche zu unterbrechen, dann sollte eine cyclische Behandlung eingesetzt werden.

4. *Kolpitis durch Gonorrhoe*: Bezüglich der Behandlung wird auf Kapitel 22 verwiesen. Achtung!, die Behandlung muß so lange als nicht abgeschlossen angesehen werden, bis mindestens drei hintereinander angefertigte Abstriche negativ sind (Cervicalkanal und Skene'sche Gänge). Vor einer Behandlung sollte immer ein Test auf Syphilis durchgeführt werden.

B. Allgemeine Maßnahmen: Bei Infizierung mit Trichomonaden und Candida muß der Ehemann mitbehandelt werden. Behandlung mit juckreizstillenden Medikamenten ist kontraindiziert, wenn es sich nicht um eine Allergie handelt. Hingegen wird durch eine spezifische und lokale Therapie der Juckreiz sofort nachlassen.

C. Lokale Maßnahmen: Achtung!, niemals alkalische Duschen verordnen. Sie sind unphysiologisch und oft schädlich, da sie das pH in der Vagina verändern.

Gewöhnlich sind Duschen als hygienische Maßnahmen nicht notwendig. Im Gegenteil, durch zu häufiges Duschen, gleich welcher Zusammensetzung, wird eine übermäßige Schleimproduktion ausgelöst. Auch reizende Medikamente lösen eine Schleimproduktion aus.

Bei schwerer, therapieresistenter, immer wieder aufflackernder Trichomonaden- oder Candida-Kolpitis muß die Cervix behandelt werden (auch wenn sie gesund erscheint). Eine chemische oder thermische Verschorfung muß durchgeführt werden. Außerdem müssen die Urethra, die Skene'schen- und Bartholinischen Gänge untersucht und behandelt werden, da sie Reservoirs für Trichomonaden und Candida darstellen.

D. Chirurgische Maßnahmen: Es ist möglich, daß stationär eine Kauterisierung oder Konisation der Cervix durchgeführt oder die Skene'schen oder Bartholinischen Drüsen incidiert werden müssen. Erkrankungen der Cervix, des Uterus oder der Tuben (Tumoren oder Infektionen) können eine Punktion, eine Laparotomie oder eine Bestrahlung erforderlich machen.

Kern, G.: Gynäkologie, 286–287. Stuttgart: Thieme 1970.

Cervicitis

Cervicitis ist eine häufige gynäkologische Erkrankung. Gonorrhoe und Mischinfektion verursachen oft eine akute oder chronische Cervicitis. Die chronische Infektion der Cervix ist die häufigste Ursache der Leukorrhoe, ein Hauptfaktor bei der Ätiologie der Unfruchtbarkeit. Chronische Cervicitis kann sogar ein praedisponierender Faktor für Cervixkrebs sein. Eine Kolpitis, ein instrumenteller Eingriff oder Verletzung der Cervix können eine Cervicitis auslösen.

Die Zusammensetzung des cervicalen Schleimes variiert mit dem Cyclus. Wenn keine Infektion vorliegt, ist der Cervicalschleim gewöhnlich dünn und ohne Zellanteile während der Ovulation oder nach geringer Reizung durch Oestrogene. Bei Cervicitis ist der Schleim schleimig-eitrig, sogar blutig und kann in der Mitte des Cyclus zähflüssig und klebrig sein. Die mikroskopische Untersuchung des cervicalen Schleimes bei Pat. mit Cervicitis zeigt nie den normalen Farnkrauteffekt. Eine chron. Cervicitis führt zu Fertilitätsstörungen, da die Spermien das entzündl. Sekret erschwert durchwandern.

Die Symptome schließen Fluor, Kreuzschmerzen, Unterbauchschmerzen, gestörte Geschlechtsempfindung, Dysmenorrhoe, Metrorrhagie, häufiges Wasserlassen und gestörte Harnfunktion ein.

Cervicalkrebs, Geschlechtskrankheit und Cervicaltuberkulose müssen ausgeschlossen werden.

Behandlung

A. Akute Cervicitis: Akute Infektionen müssen antibiotisch behandelt werden. Instrumentelle Eingriffe müssen in der akuten Phase wegen der Gefahr einer aufsteigenden Infektion unterlassen werden.

B. Chronische Cervicitis: Ein retroflektierter Uterus muß reponiert werden, um eine chronische passive Stauung der Cervix und des Uterus zu verhindern (da dieser Zustand eine Cervicitis aggravieren kann bzw. zur Cervicitis praedisponiert). Am besten geschieht dies mit einem Vaginalpessar.

Bei leichter Cervicitis muß die Endo- und Ektocervix in der Mitte des Cyclus mit 5% Silbernitratlösung oder Albothyl verätzt werden.

Bei tiefer, hypertrophischer, chronischer Cervicitis muß eine Therapie mit dem Elektrokauter durchgeführt werden. Es soll leicht unter radialer Führung des Kauters verkocht werden. In einer Sitzung sollen immer nur Teile des Cervicalkanals und der Portio behandelt werden. Am besten geschieht dies in der ersten Hälfte des Cyclus. Die Behandlung wird dann, wenn nötig, monatlich wiederholt. Der Cervixkanal muß, zur Vermeidung von Stenosen, in Abständen sondiert und dilatiert werden.

Konisation oder gar Hysterektomie sind nur sehr selten bei sehr therapieresistenten Fällen angezeigt.

Prognose

Leichte chronische Cervicitis kann mit lokaler Behandlung in 4–8 Wochen ausgeheilt werden, eine schwere Form kann eine 2–3 monatige Behandlung erfordern. Die Prognose für eine akute Cervicitis ist bei exakter Diagnose und sofortiger Behandlung mit Antibiotica ausgezeichnet.

Hawkinson, J. A., Schulman, H.: Praematurity associated with cervicitis and vaginitis during pregnancy. Amer. J. Obstet. Gynec. **94**, 898–902 (1966).

Kern, G.: Gynäkologie, 289. Stuttgart: Thieme 1970.

Tan Thian Hok et al.: Comparative bacteriology of the endocervical mucus. Amer. J. Obstet. Gynec. **98**, 781–783 (1967).

Cysten oder Abscesse der Bartholinischen Gänge und Drüsen

Gonorrhoe und andere Infektionen befallen oft die Bartholinischen Gänge. Durch Verstopfung der Drüsengänge kann das Sekret und auch das Exsudat nicht mehr abfließen. Dies führt zu einer Anschwellung und zu starken Schmerzen. Wenn die Infektion beseitigt ist, verschwinden die Schmerzen, aber die Stenose des distalen und eine Erweiterung des proximalen Ganges verbleiben. Reinfektionen verursachen Druckschmerzhaftigkeit und eine weitere Ausdehnung des proximalen Ganges.

Die Symptome sind schmerzhafte Schwellung der Labien der einen oder anderen Seite. Die Labie ist prall und der Introitus vaginae verzerrt. Eine fluktuierende Schwellung von 1–4 cm Durchmesser im inferioren Teil einer kleinen Labie ist ein Zeichen für den Verschluß eines Bartholinischen Ganges. Druckschmerzhaftigkeit ist ein Zeichen für Infektion.

Differentialdiagnostisch kommen in Frage: eingeschlossene Cysten nach Verletzungen oder auch nach Episiotomie, große Talgdrüsen, kongenitale Anomalien und Krebs der Bartholinischen Drüsen und Gänge oder periproktitischer Absceß.

Die Infektion muß mit Breitbandantibiotica und Wärmeapplikation behandelt werden. Wenn sich ein Absceß entwickelt, muß inzidiert und drainiert werden. Wenn der akute Prozeß sich beruhigt hat, muß marsupialisiert werden oder die Drüse und Drüsengänge excidiert werden. Die Prognose ist dabei ausgezeichnet.

Karunkel der Urethra

Karunkel der Urethra können in jedem Alter auftreten, aber Frauen in der Postmenopause sind bevorzugt betroffen. Karunkel können von einer Infektion, Ektropium, Papillom, Angiom sowie gutartigen und bösartigen Neoplasmen ausgehen. Die meisten Karunkel stellen eine Eversion (Ektopie) der Urethralschleimhaut oder eine Infektion der Urethraöffnung (oder beides) dar. Wenn die Veränderung ulceriert, muß an Krebs gedacht werden.

Dysurie, häufiges Wasserlassen, Druckschmerz, vaginale Blutungen sind die üblichen Beschwerden. Aber es gibt auch Karunkel, die keine Symptome machen. Eine kleine, glänzende Schwellung oder ein ungestielter, aus der Urethralmündung hervortretender Tumor kann bluten, absondern und auch schmerzhaft sein, je nach seiner Ätiologie und Größe.

Als Komplikationen können Urethritis, örtliche Ulcerationen und Vaginitis auftreten. Eine starke Blutung ist selten. Gelegentlich kann ein Karunkel ein malignes Übergangsstadium eines Granuloms darstellen oder sogar einen primären Krebs der Urethra oder Vulva.

Behandlung

Es muß Gewebe für eine Biopsie und Exsudat für einen Ausstrich und eine Kultur entnommen werden.

Wenn es sich um einen gutartigen Prozeß und nur um eine leichte Infektion handelt, dann soll leicht verschorft (Lokalanaesthesie) und mit Furacin®-Creme oder ähnlichen Chemotherapeutica behandelt werden. Eine oberflächliche, häufigere Verschorfung ist einer einmaligen, radikalen Verschorfung vorzuziehen. Eine Blasenstörung kann durch entsprechende Sedativa behandelt werden. Eine Excision stellt ebenfalls eine brauchbare Therapie dar, jedoch muß sorgfältig darauf geachtet werden, daß keine Urethrastenose entsteht.

Lokale oder allgemeine Oestrogengaben, cyclisch verordnet, sind bei Pat. in der Postmenopause zu empfehlen. Die Prognose ist bei nicht malignen Prozessen sehr gut.

Wenn es sich um einen malignen Prozeß handelt, sollte eine radikale chirurgische- oder Strahlentherapie eingeschlagen werden.

GILLENWATER, J. Y., BURROS, H. M.: Unusual tumors of the female urethra. Obstet. Gynec. **31**, 617–619 (1968).

PRATT, J. H.: Lesions of the female urethra. Clin. Obstet. Gynec. **10**, 227–237 (1967).

Divertikel der Urethra

Diagnostische Merkmale

- Dysurie, häufiges und dringendes Wasserlassen, Fieber und Schüttelfrost bei Frauen im mittleren Alter
- Druckschmerz der Urethra
- Teigige oder cystische Schwellung im vorderen Scheidenanteil. Kohabitationsbeschwerden
- Tröpfeln nach Entleerung oder Ausstreichen der Urethra

Allgemeine Betrachtungen

Ein oder mehrere Divertikel können sich gelegentlich in der Mitte oder im distalen Anteil der Urethra entwickeln. Sie stammen meist von einer Entzündung oder einem Trauma. Meistens sind die Pat., bei denen sich ein Divertikel entwickelt, Frauen, die geboren haben und 40–50 Jahre alt sind. Urethritis, Geschlechtskrankheit, Verletzungen bei gynäkologischen und urologischen Eingriffen oder die Passage eines Nierensteines können die unmittelbare Ursache für die Entstehung eines Divertikels sein.

Infektion und Abceßbildung mit einer Ableitung von der Abceßhöhle in die Urethra kann multiloculäre Aussackungen mit einem Durchmesser bis zu 4 cm ergeben. Entzündung, Verschluß des Ostium oder Verkalkungen im Divertikel verursachen Beschwerden beim Wasserlassen. Bei spontaner Drainage tritt ein Abfluß von Eiter, Blut und auch Urin auf. Die Schmerzen lassen dann nach.

Klinische Befunde

A. Symptome: Störungen beim Wasserlassen, Tröpfeln nach der Harnentleerung, Schmerzen beim Coitus und ein pralles Gefühl in der vorderen oder mittleren Urethra, dessen Beginn vielleicht von einer Urethritis oder einem Trauma herrührt, werden angegeben. Meist handelt es sich um Frauen, die geboren haben und in der Nähe der Menopause stehen. Steine werden in 10% der Fälle gefunden. Auch kann gelegentlich in den Divertikeln ein Krebs in der Aussackung entstehen.

B. Laborbefunde: Ausdrücken und Untersuchen des purulenten, sanguinolenten oder urinösen Inhalts wird eine Entzündung beweisen. Die Urin- und Blutuntersuchung lassen keine diagnostischen Rückschlüsse zu. Eine Endoskopie mit Katheterisierung des Divertikels ergibt eine sichere Diagnose.

C. Röntgenbefunde: Die Blase wird mit 60 ml Kontrastmittel und 100 ml sterilem Wasser gefüllt. Die Patientin wird aufgefordert, Wasser zu lassen, im gleichen Augenblick wird die Urethralmündung mit dem Finger verschlossen. Eine AP und eine laterale Rö.-Aufnahme wird das Kontrastmittel im Divertikel zeigen.

Differentialdiagnose

Ein Divertikel der Urethra wird oft übersehen oder fehlgedeutet. Meist lautet die Diagnose: chronische, resistente Cystitis. Eine Urethrocele – keine Hernie, sondern eine ausgesackte Urethra – ist gewöhnlich mit einer Cystocele kombiniert und kann nicht als eigenständige Aussackung getastet werden. Gartnergangcysten sind immer lateral der Urethra und kommunizieren nie mit dieser. Feste, nicht schmerzhafte urethrale oder paraurethrale Einschlüsse können Steine sein, aber auch maligne Tumoren.

Behandlung

A. Notfallmaßnahmen: Antibiotica, Analgetica müssen verordnet werden. Aspiration des Inhaltes eines verschlossenen Divertikels bringt der Patientin eine große Entlastung.

B. Chirurgische Maßnahmen: Eine transvaginale Entfernung des Divertikels ist meistens erforderlich. Nach der Operation muß 7–10 Tage lang ein Blasenkatheter gelegt werden.

Prognose

Im allgemeinen ist eine Excision des Divertikels erfolgreich. Mit Fisteln, Strikturen und auch mit erneuter Bildung des Divertikels muß gerechnet werden.

Anderson, M. J. F.: The incidence of diverticula in the female urethra. J. Urol. **98,** 96–98 (1967).

Gruber, F. H.: Cinecysteourethrography in the diagnosis of urethral diverticula of woman. Amer. J. Obstet. Gynec. **104,** 606–607 (1969).

Cervixcarcinom

Diagnostische Merkmale

- Vaginale Blutung oder blutiger Ausfluß sind ein verdächtiges Symptom
- Wenn ein Cervixcarcinom die Ursache ist, handelt es sich nicht mehr um ein Frühstadium
- Früh- und Vorstadien werden durch die Vaginalcytologie und durch die Kolposkopie aufgedeckt

Allgemeine Betrachtungen

Krebs der Cervix ist die zweithäufigste maligne Erkrankung bei Frauen (sie wird nur vom Brustkrebs übertroffen). 95% aller Fälle sind Plattenepithelcarcinome und 5% Adenocarcinome.

Krebsvorstufen treten im Epithel auf (präinvasives Stadium oder Carcinoma-in-situ). Sie werden vorwiegend bei Frauen im Alter von 30–40 Jahren, invasive Carcinome im Alter zwischen 40–50 Jahren gefunden. In den meisten Fällen dauert es 5–10 Jahre, bis das Carcinom die Basalmembran durchdringt und invasiv weiterwächst. Nach der Invasion tritt dann nach kürzerer Zeit bei den unbehandelten Pat. der Tod ein.

Die Invasion kann von einer Ulceration begleitet werden. Sanguinolenter Ausfluß oder eine Blutung tritt so lange nicht auf, bis das Carcinom in die Cervixsubstanz eingedrungen ist.

Klinische Befunde

A. Symptome: Oft ist eine Metrorrhagie und eine Ulceration der Cervix zu beobachten. Leukorrhoe (sanguinolent, purulent und stark riechend, aber nicht juckend) tritt nach Ausbildung von superinfizierten, größeren Kratern auf. Blasen- und Darmstörungen, auch Fisteln und Schmerzen treten erst im Endstadium auf. Anaemie, Appetitlosigkeit und Gewichtsverlust sind Zeichen für ein weit fortgeschrittenes Stadium.

Das Carcinoma-in-situ der Cervix ist makroskopisch nicht zu erkennen. Hierzu braucht es die Cytologie und Kolposkopie. Biopsie oder kalte Konisation der Cervix sind für die endgültige Diagnose unbedingt erforderlich.

B. Stadieneinteilung: Die Eindringtiefe der malignen Zellen jenseits der Basalmembran

gibt histologisch zuverlässige Hinweise für die Ausbreitung des Carcinoms innerhalb der Cervix. Es ist üblich, die Stadien des Cervixcarcinoms folgendermaßen einzuteilen:
(Die Prozente sind nur Annäherungszahlen).

Stadium 0: Praeinvasives Carcinom oder Carcinoma-in-situ

Stadium I: Beschränkung des Carcinoms auf die Cervix (11% haben Lymphknotenmetastasen)

Stadium II: Das Carcinom dehnt sich über die Cervix hinaus aus und breitet sich in den oberen 2/3 der Vagina oder ins parametrane Gewebe aus, aber nicht bis zur Beckenwand!
(22% haben Lymphknotenmetastasen)

Stadium III: Das Carcinom dehnt sich bis zur Beckenwand aus (33% haben Lymphknotenmetastasen)

Stadium IV: Das Carcinom dringt bis in die Blase oder das Rectum vor (oder beides) oder überschreitet die Grenzen des kleinen Beckens nach cranial, caudal (untere 1/3 der Vagina) oder durch Fernmetastasen.

C. Cytologische Untersuchung: (Papanicolaou): Vaginalcytologie ist im allgemeinen für eine Wahrscheinlichkeitsdiagnose ausreichend. Wenn der cytologische Befund negativ ist, andere Anzeichen aber für Carcinom sprechen, dann muß unbedingt eine Biopsie durchgeführt werden. Auch bei positivem cytologischem Befund muß vor der definitiven Therapie eine Biopsie durchgeführt werden.

Eine gebräuchliche Technik ist folgende: Material von der Vagina und der Cervix kann nach Spiegeleinstellung durch Aspiration oder mit einem Watteträger entnommen werden. Zum Einsetzen der Spiegel darf kein Gleitmittel, sondern nur warmes Wasser benützt werden. Das Abstreichen des Eingangs vom Cervikalkanal ist sehr wichtig, da sich von dieser Stelle die meisten Cervixcarcinome entwickeln. Von dieser Stelle kann am besten Material zur Erkennung eines Carcinoma-in-situ genommen werden.

Während der direkte Zellabstrich von der Cervix praktisch ein 100%iges Ergebnis erbringt, ist die Sicherheit der Aussage beim alleinigen Vaginalsmear nur 80–95%.

Alle Smears sollen mindestens eine Stunde in Alkohol fixiert werden. Nach der Fixierung müssen die Präparate gut verpackt werden, am besten in einen speziellen Holzbehälter und mit Begleitzettel (!) verschickt werden. Die Verpackung muß so sein, daß eine Bruchgefahr des Objektträgers ausgeschlossen ist.

Wenn Serienentnahmen über kürzere Zeitabstände notwendig sind, können die Pat. es leicht erlernen, ihre eigenen Smears durch Aspiration anzufertigen.

Die Cytologen teilen die Abstrichpräparate gewöhnlich in 3 Gruppen ein (Tabelle 13–1):

1. normal, Wiederholung des Smears in einem Jahr
2. verdächtig, Smears der Stadiengruppe II müssen in 6 Monaten, Smears der Stadiengruppe III sofort wiederholt werden
3. positiv, sofortige Biopsie.

Natürlich wird der Cytologe auch noch andere wertvolle diagnostische Hinweise hinzufügen.

Die größte Sorgfalt muß den „verdächtigen“ Smears gewidmet werden. Es ist möglich, daß ein atypisches Zellbild dadurch entstanden ist, daß eine Trichomonadeninfektion oder atrophische Veränderungen vorliegen, die mit Krebs nichts zu tun haben.

Beachte: In keinem Fall sollte nur aufgrund

Tabelle 13–1. *Terminologie der Papanicolaou-Smears (American Cancer Society)*

ASC Bezeichn.	Stadien n. Papanicolaou	Merkmale
Normal	I	keine malignen Zellen
verdächtig	II	keine malignen Zellen, aber atypische benigne Zellen, einschließlich Anzeichen für Infektion oder Strahlenveränderung
	III	stark atypische Zellen mit Verdacht auf Malignität
Positiv	IV	wahrscheinlich maligne Zellen
	V	nach dem cytologischen Befund sicher maligne Zellen

der positiven Cytologie eine definitive Therapie eingeleitet werden, ehe nicht eine Biopsie durchgeführt wurde und die Diagnose bestätigt ist.

Den Cytologen sollen folgende Informationen gegeben werden: Name der Pat., Geb.-Datum, Familienstand, Datum der Entnahme, Bericht über den Befund vorausgegangener Smears (evtl. Befundnummer), gynäkologische Beschwerden, Menstruationsanamnese, L. P., chirurgische Eingriffe, Hormonmedikation, Rö.- oder Radiumbestrahlung, vermutliche Diagnose und Zweck der Entnahme.

D. Kalte Konisation und fraktionierte Abrasio: Diese Eingriffe sind nötig, um eine Invasion und die Ausdehnung des Carcinoms in der Cervix festzustellen.

E. Röntgenbefunde: Thorax- und Skeletaufnahmen können Metastasen zeigen. I. v. Pyelographie zeigt Ureterkompression. Lymphographie zeigt Metastasen in den regionären Lymphknoten.

Differentialdiagnose

Anormale Blutung und vaginaler Ausfluß kommen auch bei Cervicitis, Cervixveränderungen durch Geschlechtskrankheiten, Cervixpolypen und vielem anderem mehr vor.

Eine sichtbare Veränderung der Cervix wird auch bei gutartigen Polypen, Ulcerationen, Ovula Nabothi, cervicaler Endometriose und cervicaler Schwangerschaft sowie Tuberkulose gefunden.

Komplikationen

Von Stadium I–IV wird die Wahrscheinlichkeit der Metastasierung immer größer. Eine paracervicale Ausbreitung kann in alle Richtungen erfolgen. Die Ureteren können lateral der Cervix eingemauert werden, wodurch eine Hydroureter, eine Hydronephrose und schließlich ein Erlöschen der Nierenfunktion eintritt. Fast $^2/_3$ der Pat. mit Cervixcarcinom sterben an Uraemie, wenn beide Ureteren verschlossen werden. Kreuzschmerzen und allgemeine Schmerzen im Gebiet des lumbosacralen Plexus sind Anzeichen für eine neurologische Beteiligung.

Infektionen im Becken, die ein Cervicalcarcinom komplizieren, sind meist durch Streptokokken oder Staphylokokken verursacht.

Vaginalfisteln in den Intestinaltrakt oder in die Ureteren sind späte Komplikationen. Komplikationen sind Harn- und Stuhlinkontinenz.

In 10–20% der Fälle tritt bei Pat. mit schwer invasivem Cervixcarcinom der Tod durch Verbluten ein.

Vorbeugung

Vermeidung eines cervicalen Traumas und sofortige Behandlung einer Vaginitis oder Cervicitis vermindert wahrscheinlich das Entstehen eines cervicalen Carcinoms.

Routineuntersuchungen der Frauen (einschließlich Vaginalcytologie!) lassen carcinomatöse Veränderungen erkennen, ehe Symptome auftreten. Je eher ein Carcinom entdeckt wird, desto günstiger sind die Heilungsaussichten.

Behandlung

A. Notfallmaßnahmen: Die Ursache für eine vaginale Blutung ist eine grobe Ulceration und Höhlenbildung im Stadium II–IV des Cervicalcarcinoms. Eine direkte Ligatur oder Naht ist meist nicht durchführbar, aber die Unterbindung der Arteria uterina oder hypogastrica kann lebensrettend sein, wenn andere Maßnahmen versagen.

Haemostyptica wie Negatan®, 10%ige Silbernitratlösung, Eisenchlorid und auch Aceton können die Blutung zum Stillstand bringen, obwohl eine verzögerte Verschorfung weitere Blutung zur Folge haben kann. Eine Tamponade der Vagina nach Einlegen von Fibrospum® oder Styptosolut® ist günstig. Auch durch Strahlentherapie kann die Blutung zum Stillstand gebracht werden.

B. Spezifische Maßnahmen: Strahlentherapie, von einem Spezialisten durchgeführt, ist eine der zwei Behandlungsmöglichkeiten, die Radikaloperation die andere für ein invasives Carcinom der Cervix. Die Erfolge der Strahlentherapie bestehen in Zerstörung des Carcinoms im Becken.

Bestrahlung mit Gammastrahlen, Kobalt, Radium, Cyclotron und Linearbeschleuniger kommt zur Anwendung. Das Carcinom kann in allen Stadien mit einer Strahlentherapie angegangen werden, und es gibt weniger Kontraindikationen für eine Strahlentherapie als für eine radikale chirurgische Behandlung.

Prognose

Die Fünfjahresheilung bei Plattenepithel- oder Adenocarcinomen der Cervix beträgt in den meisten Kliniken ungefähr 50%. Die Heilungsaussichten sind umgekehrt proportional dem Stadium des Carcinoms:

Stadium 0 99%,
Stadium I 77%,
Stadium II 65%,
Stadium III 25%,
Stadium IV 5%.

COLLINS, J. A., ALLEN, H. H.: Surgical management of carcinoma of the uterine cervix. Ann. roy. Coll. Phys. Surg. Canada **1**, 59 (1968).

MALKASIAN, G. D., Jr. et al.: Chemotherapy of squamous cell carcinoma of the cervix, vagina and vulva. Clin. Obstet. Gynec. **11**, 367–381 (1968).

MUIRHEAD, W., GREEN, L. S.: Carcinoma of the cervix: Fiveyear results and sequelae of treatment. Amer. J. Obstet. Gynec. **101**, 744–749 (1968).

Carcinom des Endometriums

(Corpus-Carcinom)

Das Adenocarcinom des Endometriums ist der zweithäufigste maligne Prozeß im Genitaltrakt der Frau. Das Praedilektionsalter ist 60–70 Jahre. In 80% der Fälle ist das Anzeichen für ein solches Carcinom die Postmenopausenblutung. Auch ein wäßriger, sanguinolenter, seröser, schlecht riechender Ausfluß kommt vor. Die Ursache für eine Hämatometra oder Pyometra kann ein Carcinom des Endometriums sein. Schmerzen treten im allgemeinen erst sehr spät auf, oder wenn der Uterus infiziert ist.

Die Diagnose liefert einzig eine Dilatation mit fraktionierter Abrasio. Die cytologische Untersuchung von aspiriertem Material, das aus dem oberen Anteil des Cervicalkanals gewonnen wurde, liefert keine sichere Diagnose.

Vorbeugung

Routineuntersuchungen aller Frauen. Sofortige Curettage bei allen Pat., die eine anormale oder Menopausenblutung angeben.

Behandlung

Chirurgische Maßnahmen: Die Behandlung besteht gewöhnlich in einer totalen Hysterektomie mit beiden Adnexen. Eine vorhergehende externe Rö.-Bestrahlung oder interne Radiumtherapie ist nicht angezeigt.

Prognose

Bei frühzeitiger Diagnose und Behandlung beträgt die Fünfjahresheilung 80–85%.

BURR, R. C., ROBERTSON, E. M.: The value of radiotherapy in the treatment of cancer of the corpus uteri. Ann. roy. Coll. Phys. Surg. Canada **1**, 60 (1968).

GEISLER, H. E. et al.: Carcinome of the endometrium in premenopausal women. Amer. J. Obstet. Gynec. **104**, 657–663 (1969).

KENNEDY, P. J.: Progestogens in the treatment of carcinoma of the endometrium. Surg. Gynec. Obstet. **127**, 103–104 (1968).

SCHULTZ, A. E. et al.: Isolated vaginal cuff recurrence following therapy of endometrial adenocarcinoma. Amer. J. Obstet. Gynec. **104**, 679–686 (1969).

Cervical-Polypen

Eine Polyposis der Cervix ist allgemein verbreitet. In der Postmenopause ist das Krankheitsbild seltener. Die Hauptsymptome sind Leukorrhoe und anormale vaginale Blutung. Ein Cervicalpolyp ist mit Speculumeinstellung sichtbar, es sei denn, er sitzt hoch im Cervicalkanal. Mit Hilfe der Vaginalcytologie kann eine Entzündung oder Metaplasie festgestellt werden.

Cervicalpolypen müssen differentialdiagnostisch gegenüber neoplastischen Prozessen des Endometriums, kleinen gestielten, submukösen Myomen, Endometriumpolypen und Abortresten abgeklärt werden.

Behandlung

Chirurgische Maßnahmen: Alle Cervicalpolypen sollten chirurgisch entfernt werden. Sie können oftmals sogar in der Praxis durch Abdrehung, mit dem Messer oder mit dem Elektrokauter entfernt werden. Alle so entfernten Gewebsstücke müssen unbedingt vom Pathologen auf Malignität untersucht werden!

Wenn die Cervix weich oder stark erweitert und der Polyp groß ist, sollte der Polyp in einer Klinik entfernt werden. Dies gilt insbesondere dann, wenn der Stiel des Polypen breit ist. Meist handelt es sich um multiple Polypen.

Prognose
Die Entfernung ist eine absolut sichere Therapie.

AARO, L. A., JACOBSON, L. J., STEELE, E. H.: Endocervicalpolyps. Obstet. Gynec. **21**, 659–665 (1963).

NEWMAN, H. F.: NORTHRUP, J. S.: Mucosal cervical polyps. Amer. J. Obstet. Gynec. **84**, 1816–1819 (1962).

Uterus myomatosus
(Fibroid-Tumor, Fibromyom)

Diagnostische Merkmale
- Unregelmäßige Vergrößerung des Uterus (kann symptomlos sein)
- Hypermenorrhoe, Metrorrhagie, Dysmenorrhoe und Leukorrhoe
- Akute und wiederkehrende Schmerzen im Becken, wenn der Tumor sich an seinem Stiel dreht
- Symptome durch Druck auf Nachbarorgane bei großen Tumoren

Allgemeine Betrachtungen
Das Myom ist der häufigste gutartige Tumor des weiblichen Genitaltraktes. Es ist ein abgegrenzter, runder, fester gutartiger Uterustumor, der aus glatter Muskulatur und Bindegewebe besteht.

10% aller gynäkologischen Erkrankungen stehen in einer Beziehung zum Uterus myomatosus. Nur 2% der Myome sind solitär, und es können mehrere hundert in einem Uterus gefunden werden. Einige Myome können beträchtliche Ausmaße annehmen, das größte Myom, das in der Literatur bekannt ist, wog 45,5 kg. Die bequemste Klassifizierung geschieht nach der anatomischen Lokalisation: 1. intramurales; 2. submuköses; 3. subseröses; 4. intraligamentäres; 5. cervicales; und 6. parasitäres Myom. (Letzteres bezieht seine Blutversorgung aus einem Organ, welches das Myom berührt).

Klinische Befunde
A. Symptome: Intramurale, subseröse und intraligamentäre Myome können benachbarte Organe stören und auch abklemmen, Schmerzen und Blutung verursachen. Submuköse Myome, die groß genug werden, um angrenzende Organe zu verdrängen, verursachen Dysmenorrhoe, Leukorrhoe, Hypermenorrhoe und Metrorrhagie. Cervicale Myome verursachen vaginalen Ausfluß, Blutung und Unfruchtbarkeit. Parasitäre Myome können, wenn sie groß genug sind, einen Ileus hervorrufen. Die Symptome des Myoms sind oft minimal, z. B. ein Druck im Becken, häufiges Wasserlassen, Menometrorrhagie, Dysmenorrhoe und Verstopfung oder nicht vorhanden. Ein Myom kann die Ursache für Unfruchtbarkeit sein. Bei Schwangeren birgt das Myom zusätzliche Gefahren: Abortneigung, Schmerzen, vorzeitige Wehen, Dystokie, ineffektive Wehen und eine Blutung post partum.

B. Röntgenbefunde: Eine Beckenaufnahme kann Schatten an den Stellen zeigen, wo eine calcifizierende Degeneration stattgefunden hat. Die Hysterographie kann ein cervicales oder submuköses Myom erkennen lassen.

Differentialdiagnose
Die irreguläre Vergrößerung des Uterus, wie sie bei Myomen zu finden ist, muß von einer Vergrößerung des Uterus durch eine Schwangerschaft (Schwangerschaftstest) und von adhaerenten Adnexen unterschieden werden!

Blutung aus dem Uterus, Dysmenorrhoe und Leukorrhoe können auch bei anderen neoplastischen Erkrankungen auftreten. Diese Möglichkeiten müssen auch dann noch in Betracht gezogen werden, wenn die Diagnose – Uterus myomatosus – gesichert ist.

Behandlung
A. Notfallmaßnahmen: Wenn es nötig ist, muß Blut transfundiert werden. Ein chirurgischer Noteingriff muß bei Torsion eines gestielten Myoms oder bei Verlegung innerer Organe vorgenommen werden. Während der Schwangerschaft ist dies auch die einzige Indikation für den operativen Eingriff. Ein Abort muß nicht die Folge einer Operation sein.

B. Spezifische Maßnahmen:

1. Bei Nichtschwangeren sollte ein symptomloses Myom unbehandelt bleiben und alle 6 Monate kontrolliert werden. Intramurale und subseröse Myome müssen solange nicht operiert werden, bis sie in ihrer Größe einer Gravidität in der 14. Woche entsprechen oder multipel sind. Cervicale Myome sollten dann entfernt werden, wenn sie einen Durchmesser von 3–4 cm erreichen.

2. *Bei Schwangeren,* bei denen der Uterus im 4. Schwangerschaftsmonat nicht größer als im 6. imponiert, kann mit einem unkomplizierten Verlauf gerechnet werden. Wenn aber bereits im 2. Schwangerschaftsmonat die Größe des Uterus einer Schwangerschaft im 5. oder 6. Monat entspricht, dann tritt sicher ein Abort ein.

C. Chirurgische Maßnahmen: Ein chirurgischer Eingriff (bei Nichtschwangeren) ist indiziert zur Entfernung großer, schnell wachsender oder auch solcher Myome, die Beschwerden machen. Das heutige Verfahren, das Anwendung findet, ist die totale abdominale oder vaginale Hysterektomie und bei kontraindiziertem chirurgischen Eingriff die Röntgenbestrahlung der Ovarien. Die Ovarien sollten bei Frauen unter 50 Jahren erhalten bleiben, da die Cervix eine potentielle Krebsgefahr darstellt.

Prognose

Die chirurgische Therapie ist sicher. Eine Hysterektomie ohne Ovarien beeinflußt den Zeitpunkt der Menopause nicht.

Lock, F. R.: Multiple myomectomy. Amer. J. Obstet. Gynec. **104**, 642–650 (1969).

Endometriose und Adenomyose

Versprengtes Wachstum von Endometrium außerhalb der Uterushöhle (Endometriose) und gutartiges, invasives Wachstum von Endometrium in die Uterusmuskulatur (Adenomyose) können die Gründe für eine anormale Uterusblutung und Dysmenorrhoe sein. Endometriose erzeugt oftmals Schmerzen beim Geschlechtsverkehr, schmerzhafte Defäkation und evtl. Blutung aus dem Rectum. Die Schmerzen sind im allgemeinen konstant und beginnen 2–7 Tage vor Einsetzen der Menstruation und werden bis zum Maximum der Blutung stärker.

Bei der bimanuellen Untersuchung lassen sich meist schmerzhafte Knoten tasten, hauptsächlich, wenn die Untersuchung zu Beginn der Menstruation durchgeführt wird.

Endometriose und Adenomyose müssen gegenüber entzündlichen Prozessen im Becken (Fieber, Leukocytose) differentialdiagnostisch abgeklärt werden, ebenso gegenüber Tuberkulose, Myomen und anderen Neoplasmen des reproduktiven Systems.

Nur bei Endometriose und Entzündungen werden die Beschwerden während der Menstruation verstärkt. Durch eine Abrasio läßt sich abklären, ob es sich um eine Adenomyose oder ein submuköses Myom und ein Carcinom des Endometrium handelt. Invasion von Endometrium in den Darm kann oftmals schwierig von Darmneoplasmen zu unterscheiden sein; eine Differenzierung ist in diesen Fällen nur durch eine Biopsie möglich.

Laborbefunde lassen bei dieser Erkrankung keine Rückschlüsse zu. Auch Röntgenuntersuchungen wie Hysterographie geben nur in den seltensten Fällen Aufschluß.

Endometriose ist eine der Ursachen für Unfruchtbarkeit.

Behandlung

A. Endometriose:

1. *Behandlung mit Medikamenten:* Junge, verheiratete Frauen mit mäßiger, aber fortschreitender Endometriose sollten ohne Verzögerung schwanger werden, um einerseits den Prozeß zu verzögern und andererseits den Familiennachwuchs zu sichern. Wenn die Pat. kein Kind will, sollte nach folgenden medikamentösen Behandlungsschemen vorgegangen werden:

1. Progesteron, z. B. Norethynodrel und Ethinyloestradiol-3-methyl-äther (Endovid®) täglich 10 mg oral über 2 Wochen. Es wird am 5. Tag der Periode begonnen und dann jede 2. Woche die Dosis um 10 mg gesteigert bis schließlich eine Dosis von 40 mg erreicht ist. Diese Therapie sollte 6–10 Monate fortgesetzt werden. Während der Behandlung muß die Kochsalzzufuhr eingeschränkt werden, um Flüssigkeitsretentionen zu vermeiden. Wenn trotzdem Ödeme auftreten, dann sollte wiederholt Lasix® verordnet werden.

2. Diethylstilbestrol, 1 mg oral am 1. Tag

der Menstruation und dann ansteigend um 1 mg jeden 3. Tag bis 5 mg täglich erreicht sind. Dann sollten täglich 25 mg und jede folgende Woche zusätzlich 25 mg bis 100 mg verordnet werden. Diese 100 mg sollten dann täglich 4 Monate lang eingenommen werden. Diese Dosis wird dann wieder um 25 mg wöchentlich reduziert, bis 5 mg erreicht sind. Diese 5 mg werden die nächsten 2 Monate belassen und dann auf 1 mg tägl. einen Monat lang umgesetzt. Dann ist die Medikation beendet. Im allgemeinen wird durch dieses Vorgehen völlige Symptomlosigkeit erreicht.

30% der Pat. bekommen Rückfälle, wenn die Medikamente abgesetzt werden.

3. Methyltestosteron tägl. 5–10 mg sublingual, bis die Beschwerden nachlassen und das Wachstum des Endometriumgewebes aufhört. Die Ovulation wird durch die kleinen Dosen Androgene wenig beeinflußt und manche Pat. werden unter der Therapie sogar schwanger. Bei den geringsten Anzeichen einer Virilisierung ist die Therapie sofort zu unterbrechen. Stimmveränderungen, die durch Androgene ausgelöst werden, sind nicht reversibel.

Einfacher jedoch ist die Scheinschwangerschaft, die mit Ovulationshemmern erzeugt werden kann.

Analgetica, am besten mit Codein, können gegen die Schmerzen verordnet werden.

2. *Chirurgische Maßnahmen:* Die chirurgische Behandlung einer ausgedehnten Endometriose hängt vom Alter der Pat. und von dem Wunsch ab, weiter Kinder zu gebären. Wenn die Pat. jünger als 35 ist, sollten bei einer Operation zwar die Läsionen und freien Adhäsionen entfernt, aber der Uterus belassen werden. Bei einem solchen Vorgehen werden 20% der Pat. noch schwanger, müssen sich aber in den meisten Fällen einer späteren nochmaligen Operation unterziehen. Wenn die Pat. älter als 35 Jahre ist und beide Ovarien mitbefallen sind, muß eine Hysterektomie mit beiden Adnexen durchgeführt werden. Wenn ein Ovar jedoch nicht befallen ist, so kann dieses ruhig belassen werden.

Bei ausgedehnter Endometriose kann es erforderlich sein, daß auch bei jüngeren Pat. der Uterus, die Tuben und beide Ovarien entfernt werden; es sei denn, es ist möglich, den Zustand durch Progesteron (siehe oben) wesentlich zu bessern.

3. *Strahlentherapie*: Wenn ein chirurgisches Vorgehen kontraindiziert ist, kann durch Rö.-Kastrationsdosen eine Beschwerdefreiheit, manchmal sogar ein Rückgang der Endometriose erreicht werden.

Eine Rö.-Therapie ist unentschuldbar, wenn die Diagnose „fortgeschrittene ausgedehnte Endometriose" nicht gesichert ist.

B. Adenomyose: Die einzige Behandlung der Wahl ist der chirurgische Eingriff. Es kommt selten vor, daß ein kleiner Bezirk des Uterus betroffen ist. Meistens ist die Adenomyose ein ausgedehnter Prozeß, der eine Hysterektomie erforderlich macht. Vor der Menopause sollten die Ovarien belassen werden.

Prognose

Die Prognose für die Erhaltung der reproduktiven Funktion ist bei der frühen, wenig ausgebreiteten Endometriose relativ günstig, wenn die medikamentöse Therapie durchgeführt wird. Kastration ist eine ausreichende Therapie, bei ausgedehnter schwerer Endometriose wird eine solche Therapie abgelehnt, so kann auch eine Hormontherapie versucht werden.

Bei Adenomyose stellt die korrekte Operation eine sichere Therapie dar und garantiert völlige Symptomlosigkeit.

Kourides, I. A. et al.: Three new synthetic progestins in the treatment of endometriosis. Obstet. Gynec. **31**, 821–828 (1968).

Snaith, L.: The treatment of endometriosis by oral progestogens Proc. Roy. Soc. Med. **61**, 358–360 (1968).

Cystocele

Diagnostische Merkmale

- Gefühl einer Füllung und Auflockerung der Vagina, unvollständige Blasenentleerung
- Weiche, sich senkende und den Introitus vaginae vorbuckelnde Masse, die beim Pressen größer wird
- Resturin
- Dysurie, häufiges Wasserlassen, Harninkontinenz

Allgemeine Betrachtungen

Eine Vorwölbung der vorderen Blasenwand und des Trigonums in die Vagina kommt meistens daher, daß bei der Geburt die subvesicale Fascie überdehnt bzw. verletzt wurde. Die Geburt schwerer Kinder sowie häufige operative Entbindungen machen die Wahrscheinlichkeit einer Cystocele noch größer. Eine Cystocele kann mit einer Urethrocele kombiniert sein. Letztere kommt meistens dadurch zustande, daß bei der Geburt die Urethra von ihrer Befestigung unter der Symphyse abgeschert wird. Auch kann die Cystocele mit einer Rectocele und einem Uterusprolaps kombiniert sein. Gleichzeitig mit einer Rückbildung der Genitalorgane nach der Menopause wird auch der Beckenboden dünner. Zu diesem Zeitpunkt macht eine Cystocele oft erstmals Beschwerden.

Resturin (manchmal mehr als 60 ml) ist eine häufige Komplikation der Cystocele. Eine chronische rezidivierende Cystitis mit Entleerungsstörungen ist oft die Folge. Wenn durch Ausdehnung der Cystocele der vordere urethrovesicale Winkel vergleichsweise klein wird, dann entwickelt sich eine Harninkontinenz.

Klinische Befunde

A. Symptome: Pat. mit Cystocele geben ein Gefühl des Nachlassens der Scheidenaufhängung an und sind nicht fähig, Urin zu lassen, ohne daß sie das Gefühl der unvollständigen Entleerung haben. Wenn eine Cystocele vorliegt, dann ist eine komprimierbare, nicht schmerzhafte Vorwölbung der oberen Scheidenwand sichtbar. Die Frauen können erlernen, durch manuelle Kompression der Aussackung ihre Blase völlig zu entleeren. Trotzdem bestehen natürlich Zeichen einer Dysurie und die Gefahr einer chronischen Cystitis ist immer groß. Harninkontinenz ist dann vorhanden, wenn die Cystocele ausgeprägt ist.

B. Laborbefunde: Katheterisierung nach der spontanen Harnentleerung fördert oft mehr als 60 ml Restharn zu Tage. Die Untersuchung des Katheterurins zeigt das Vorliegen einer Infektion und die Empfindlichkeit der Erreger auf bestimmte Medikamente (Antibiogramm).

C. Röntgenbefunde: Einführung von schattengebenden Kathetern, Kontrastmittelfüllungen in die Blase lassen im Rö.-Film eine Blasenvorwölbung erkennen.

Differentialdiagnose

Große Blasensteine und Tumoren sind sehr fest und können leicht ausgeschlossen werden. Ein Uterusprolaps kann bei der Speculumeinstellung sofort erkannt werden. Eine vordere „cul-de-sac-Hernie" ist sehr selten, außerdem kann ein Reiben der Darmwände in der Aussackung gefühlt werden. Solche Intestinalhernien können durch Kontrastfüllung des Intestinaltraktes sichtbar gemacht werden.

Behandlung

A. Notfallmaßnahmen: Eine akute Harnretention bei überfüllter Blase oder ein starker Prolaps machen eine sofortige Katheterisierung notwendig.

B. Chirurgische Maßnahmen: Die geeignetste Maßnahme ist die vordere Kolporrhaphie. Transvaginales Vorgehen oder verengende vaginale Operationen (Le Fort'sche Operation) können im Einzelfall Anwendung finden.

C. Unterstützende Maßnahmen: Pessare (Menge, Gellhorn, Gehrung, Bälle und Tampons) können die Cystocele verringern und unterstützen. Dies sollte im allgemeinen nur bei Pat. versucht werden, die nicht operiert werden können oder sich nicht operieren lassen. Bei Frauen in der Postmenopause kann eine Therapie mit konjungierten Oestrogenen nützlich sein. Zusammen mit einem Beckenbodentraining kann eine Kontrolle der Harnentleerung erreicht werden.

D. Medikamentöse Maßnahmen: Infektionen müssen gründlich, gezielt antibiotisch behandelt werden.

Prognose

Wenn keine Schwangerschaft und kein erhöhter intraabdominaler Druck (Ascites, Bronchitis, Asthma etc.) und auch keine degenerativen Erscheinungen des Beckenbodens vorliegen, dann ist die Prognose nach einer Operation der Cystocele ausgezeichnet.

Rectocele

Diagnostische Merkmale

- Chronische Verstopfung oder schmerzhafte Stuhlentleerung
- Weiche Vorwölbung der hinteren Scheidenwand

Allgemeine Betrachtungen

Eine Rectocele ist eine rectovaginale Hernie, die durch eine Überdehnung oder Ruptur der zwischen dem Rectum und der Scheide befindlichen Bindegewebsschichten meist beim Gebärvorgang verursacht wird. Dies kann hauptsächlich bei einer schnellen Geburt, bei Zangengeburt oder Steißentwicklung eines großen Kindes vorkommen. Meistens haben Vielgebärende Rectocelen. Die Straffheit des Gewebes, das Ausmaß des Traumas und auch die Defäkationsgewohnheiten sind wesentliche Faktoren bei der Entstehung und Symptomatologie der Rectocele. Eine Obstipation wird durch Ansammlung von Kot in dem Beutel der Rectocele noch verschlimmert. Überanstrengung bei der Stuhlentleerung vergrößert die Rectocele und nicht selten entwickeln sich Hämorrhoiden und Analfissuren. Obwohl gelegentlich direkt nach einer Geburt eine Rectocele beobachtet werden kann, ist das Prädilektionsalter 35–40 Jahre. Digitale Kompression der Rectocele, Einläufe und die Einnahme von Laxantien sind zur Erzielung einer geregelten Darmentlerrung erforderlich.

Klinische Befunde

A.Symptome: Das Gefühl vaginaler und rectaler Füllung und ständiger Stuhldrang sind die typischen Beschwerden.

Eine dünnwandige eindrückbare Vorwölbung, die nicht schmerzhaft ist, kann gewöhnlich in den unteren 2/3 der hinteren Scheidenwand gesehen und gefühlt werden, hauptsächlich dann, wenn die Pat. preßt. Durch rectale Untersuchung kann die Aussackung des Rectums in die Vagina leicht getastet werden.

B. Röntgenbefunde: Ein Kontrasteinlauf zeigt die Rectocele deutlich.

Differentialdiagnose

Oberhalb einer Rectocele kann sich eine Enterocele entwickeln. Der Scheitel der Rectocele muß durch digitale Untersuchung genau festgestellt werden. Die recto-vaginale Untersuchung der Pat. im Stehen läßt die Diagnose einer Enterocele leichter stellen, da die Hernie nur im Stehen hervortreten kann.

Behandlung

A. Chirurgische Maßnahmen: Hintere Kolporrhaphie (evtl. mit gleichzeitiger Korrektur einer bestehenden oder potentiellen Enterocele) beseitigt die Rectocele.

B. Unterstützende Maßnahmen: Vermeiden von starkem Pressen, Husten, schwerem Heben sowie erprobte Diät, Darmtraining und Laxantien sind nützlich. Eine gute Entspannung während der Wehen, Anlegen einer Episiotomie und eine prophylaktische Zange können helfen, eine Rectocele zu verhindern.

Prognose

Die Operationserfolge sind gut, vorausgesetzt es wird eine künftige vaginale Entbindung und das ständige Pressen beim Stuhlgang vermieden.

Enterocele

Diagnostische Merkmale

- Unbehagliches Schweregefühl in der Vagina
- Verstopfung, Bauchkrämpfe einige Stunden nach den Mahlzeiten
- Vordrängung des Vaginalgewölbes; gewöhnlich bei Frauen in der Menopause

Allgemeine Betrachtungen

Cul-de-sac-Hernien entwickeln sich meist im Sack des hinteren Douglas oder selten vor dem Uterus. Jeder dieser Typen kann angeboren oder erworben sein. Die angeborene Form kann bei Pat. beobachtet werden, die selbst noch nicht geboren haben. Eine Enterocele tritt oftmals nach starkem Husten oder Pressen auf. Ein Trauma unter der Geburt, welches hauptsächlich bei der Entwicklung eines Steißes oder bei Anlegen einer Zange entsteht, kann eine Aussackung zwischen den uterosacralen Ligamenten hervorrufen oder verstärken und speziell die hintere Wand des Douglas einbeziehen. Der dünne Sack der Enterocele enthält gewöhnlich nicht adhärente kleine Darmschlingen und ist mit Peritoneum ausgekleidet. Ein Uterusprolaps ist oftmals von einer Enterocele begleitet, und wenn der Prolaps stärker wird, wird auch der Bauchsack größer. Eine Schweregefühl im Becken und in der Vagina, wechselnde Störungen im Intestinaltrakt mehrere Stunden nach den Mahlzeiten und Verstopfung treten auf. Ein spontaner Verschluß tritt allein durch eine Enterocele praktisch nie auf. Differentialdiagnostisch kommen Cystocele, Rectocele und Descensus uteri in Betracht.

Klinische Befunde

A. Symptome: Die Symptome im Becken und Abdomen sind gering und meist unspezifisch. Das Schweregefühl und das Dehnungsgefühl in der Vagina sind meist nicht sehr ausgeprägt. Bei der vaginalen Untersuchung kann eine stärkere Vorwölbung des Scheidengewölbes getastet werden. Zur Feststellung einer hinteren cul-de-sac-Hernie muß mit zwei Fingern gleichzeitig durch die Scheide und Rectum untersucht werden. Wenn die Pat. preßt, kann die Enterocele im rectovaginalen Septum gefühlt werden. Die Hernie ist bei stehenden Pat. immer stärker ausgeprägt.

B. Röntgenbefunde: Kontrastfüllung des Darmes läßt eine Enterocele erkennen.

Differentialdiagnose

Die anteriore Enterocele muß von einer Cystocele und die posteriore Enterocele (cul-de-sac-Hernie) von einer Rectocele unterschieden werden. Ein Vorfall des Vaginalgewölbes (Scheidenstumpf) nach Hysterektomie ist meist eine Enterocele. Ein Descensus uteri kann fehlgedeutet werden, bis man die Cervix sieht oder tastet.

Behandlung

A. Notfallmaßnahmen: Wenn ein Ileus auftritt, muß sofort laparotomiert und der Ileus gelöst werden.

B. Chirurgische Maßnahmen: Die Abtragung der Enterocele kann transvaginal oder transabdominal vorgenommen werden. Die Unterbindung des Sackes muß so hoch als möglich erfolgen und die Verschlußstelle gut fixiert werden. Eine gute Unterpolsterung der schwachen Stellen ist unbedingt nötig.

C. Unterstützende Maßnahmen: Ein bestehender Husten muß unbedingt geblockt, eine Obstipation behandelt und das starke Pressen beim Stuhl sowie schweres Heben müssen unbedingt vermieden werden. Fettleibige Pat. sollten ihr Körpergewicht reduzieren.

Prognose

Die Prognose ist nach vollständiger Operation günstig. Wird bei einer Hysterektomie eine bestehende oder potentielle Beckenbodenhernie nicht gut verschlossen, so kommt es sicher zur Entwicklung einer Enterocele.

Lageveränderungen des Uterus

Es wurden die verschiedensten Lageveränderungen des Uterus für Beckenschmerzen, Kreuzschmerzen, anormale Blutungen und Unfruchtbarkeit verantwortlich gemacht. Die heutige Ansicht jedoch ist, daß ein Zusammenhang zwischen bestehenden Symptomen und Lageveränderungen des Uterus erst nach sorgfältiger Abklärung angenommen werden darf. So sind z.B. Rückenschmerzen häufiger ein orthopädisch bedingtes Leiden. Eine Anteflexion des Uterus macht überhaupt keine Beschwerden und muß auch nicht behandelt werden. Verlagerungen des Uterus nach lateral sind meist durch weitaus schwerwiegendere Ursachen bedingt, die im Becken lokalisiert sind.

Eine Retroflexion des Uterus macht ebenfalls nur selten Beschwerden und verlangt nur dann eine Behandlung.

Zur Diagnose einer jeglichen Verlagerung des Uterus ist eine bimanuelle vaginale und eine rectale Untersuchung erforderlich.

Descensus

Diagnostische Merkmale

- Eine feste Masse in der vorderen Vagina oder Hervortreten der Cervix vor die Vulva
- Schweregefühl im Becken
- Kreuzschmerzen oder ziehende Sensationen in der Leiste

Allgemeine Betrachtungen
Eine Descensus ist meist die Spätfolge einer Überdehnung des Beckenbodens bei einer Geburt (besonders des lig. cervicale transversale und der sacrouterinen Ligamente).

Versäumte Wiederherstellung bei Verletzungen der Levatormuskulatur schafft einen besonders schwachen Punkt. Ein kongenital schwacher Beckenboden, das Nachlassen der Spannung des Beckenbodens mit dem Altern, eine Störung des sacralen Plexus, Ascites und Genitaltumoren beschleunigen die Entwicklung eines Uterusprolapses.

Mit der Entwicklung des Uterusprolapses kommt der Uterus anatomisch in eine Retroposition. Das Corpus uteri steht in der Achse der Scheide und führt bei jeglicher Entwicklung eines intraabdominalen Druckes eine kolbenartige Bewegung aus. Die Cervix wird meist aus noch ungeklärten Gründen elongiert.

Bei leichtem Prolaps senkt sich der Uterus nur ein Stück in die Scheide. Bei starkem Prolaps kommt der Uterus bis in den Scheideneingang und die Cervix erscheint in der Vulva. Bei ausgeprägtem Prolaps können die Cervix und der Uterus völlig aus dem Scheideneingang austreten, so daß eine Umstülpung der Scheide stattfindet.

Klinische Befunde
Eine feste Masse ist im unteren Abschnitt der Vagina tastbar. Bei ausgeprägtem Prolaps erscheint die Cervix in der Vulva. Die Pat. klagt über eine Schweregefühl in der Scheide bzw. im Becken, über Kreuzschmerzen und ein ziehendes Gefühl in den Leistenbeugen.

Vaginale Untersuchung mit Pressenlassen der Pat. in stehender oder liegender Position zeigt den Grad des Descensus von Cervix und Uterus.

Eine Cystocele mit Harninkontinenz, Rectocele oder cul-de-sac-Hernie wird fast immer zusätzlich festgestellt. Bei der Untersuchung muß besonders auf Adnextumoren und Ascites als mögliche Ursache des Descensus geachtet werden.

Die rectovaginale Untersuchung läßt eine Rectocele oder eine Aussackung des Douglasraumes erkennen.

Zur Feststellung des Ausmaßes einer Cystocele kann ein fester Katheter oder Sonde benutzt werden.

Differentialdiagnose
Uterusprolaps ist die Senkung von Cervix und Uterus in die Scheide hinein bis zum Introitus und sogar vor die Vulva. Ein Uterusprolaps tritt im allgemeinen zusammen mit einer Cystocele, Rectocele und sogar Enterocele auf. Diese Celen können einzeln oder alle zusammen in Kombination auftreten. Tumoren der Cervix und des Uterus sowie ein mit kompaktem Stuhl gefülltes Rectum müssen von einem echten Descensus uteri unterschieden werden.

Komplikationen
Anormale Blutung kann durch Ulcerationen bei fortgeschrittenem Prolaps ausgelöst werden. Ulcerationen prädisponieren zum Krebs.

Vorbeugung
Die Vermeidung eines übermäßigen geburtshilflichen Traumas und eine Beckenbodenstärkung (Übungen) nach der Geburt verhüten oder zumindest vermindern die Gefahr eines späteren Prolapses. Eine längere Oestrogentherapie bei Frauen im Klimakterium schützt vor einer vorzeitigen Erschlaffung des Beckenbodens.

Behandlung
Welcher chirurgische Eingriff zur Behandlung des Uterusprolapses Anwendung findet, hängt von der Schwere des Prolapses, vom Alter der Pat., vom Wunsch nach weiterer Menstruation, Schwangerschaft und nach Geschlechtsverkehr ab.

Eine palliative Behandlung mit Pessaren kann Erleichterung bringen, wenn ein chirurgischer Eingriff kontraindiziert ist oder abgelehnt wird.

Prognose
Ein Prolaps kann über Monate und Jahre gleich bleiben, wird sich aber schließlich doch vergrößern und einen operativen Eingriff erforderlich machen.

Arnas, G. M., Long, J. P.: Pelvis relaxation in the elderly female. Clin. Obstet. Gynec. 10, 488–497 (1967).

ROBERTSON, E. G., RUSSELL, J. K.: Surgical management of prolapse in elderly women. Brit. med. J. **1966 II**, 1420–1422.

Salpingitis

Diagnostische Merkmale

- Starke, krampfartige, ausstrahlende Schmerzen im Unterbauch, druckschmerzhafte Adnexe
- Hohes, intermittierendes Fieber und Schüttelfrost
- Leukorrhoe
- Humorale Entzündungszeichen
- Bei initialer Gonorrhoe finden sich in Cervicalkanal, Urethra u. Bartholinischen Gängen gramnegative Diplokokken

Allgemeine Betrachtungen

Bei $^1/_5$ der gynäkologischen Erkrankungen besteht gleichzeitig eine Salpingitis oder eine Entzündung der Tuben. Es kann sich dabei um eine akute oder chronische, um eine ein- oder beidseitige Entzündung handeln. In fast allen Fällen handelt es sich um eine aufsteigende Infektion. Im Vordergrund stehen Infektionen mit Gonokokken, Streptokokken und Tuberkulosebacillen oder Mischinfektionen. Eine Tuberkulosesalpingitis tritt allgemein auf haematogenem Wege auf. Praedilektionszeiten sind: post menstruationem, post abortum, post partum.

Klinische Befunde

A. Symptome: Wenn eine Salpingitis manifest ist, bestehen starke, krampfartige Unterbauchschmerzen (meist beidseitig). Die Schmerzen strahlen im allgemeinen nicht aus. Es bestehen Schüttelfrost und Fieber sowie Menstruationsstörungen mit Leukorrhoe und Druckschmerzhaftigkeit der Adnexe. Bei chronischer Salpingitis werden Dysmenorrhoe, Schmerzen beim Geschlechtsverkehr, Unfruchtbarkeit, wiederkehrende subfebrile Temperaturen und Schmerzen im Becken angegeben.

B. Laborbefunde: Es besteht eine Leukocytose und eine erhöhte Blutkörperchensenkungsgeschwindigkeit. Die Infektionserreger können durch Vaginalabstriche identifiziert werden.

Differentialdiagnose

Eine akute Appendicitis macht immer ausgedehntere Unterbauchschmerzen, Übelkeit, Brechreiz und eine gestörte Darmfunktion. Die Hauptlokalisation des Schmerzes ist im rechten unteren Quadranten des Abdomens. Tritt ein plötzlicher anhaltender Schmerz im unteren Quadranten des Abdomens auf und ist dazu ein druckschmerzhafter weicher Adnextumor tastbar, eine uterine Blutung vorhanden und die Menstruation unregelmäßig, dann ist immer an eine Extrauteringravidität zu denken. Bei infiziertem Abort mit Adnexitis sind die Lochien immer blutig, faulig riechend und ein oder beide Ovarien sind vergrößert und druckschmerzhaft.

Behandlung

A. Spezifische Maßnahmen: Bei nicht tuberkulöser Salpingitis wird antibiotisch mit einem Breitbandantibioticum behandelt, Penicillin, Tetracyclin, Chloramphenicol und Erythromycin. Bei tuberkulöser Salpingitis wird Streptomycin gegeben.

B. Allgemeine Maßnahmen: Strenge Bettruhe. Die Schmerzen müssen mit Analgetica behandelt werden.

C. Operative Maßnahmen: Während des akuten Stadiums darf kein chirurgischer Eingriff vorgenommen werden. Eine Operation sollte nur bei Abscessen, größeren entzündeten Gewebsmassen im Becken, bei medikamentös therapieresistenten Entzündungen, Blutungen oder Tuberkulose und bei Entwicklung von Fisteln trotz langdauernder antibiotischer Therapie erfolgen. Bei chronischer Salpingitis kann eine Adnexektomie, ja sogar Hysterektomie angezeigt sein.

Prognose

Eine Entzündung einer oder beider Tuben, die rechtzeitig und gründlich behandelt wird, bildet sich schnell, meist spurlos zurück. Obstruktionen der Tube kommen vor. Wenn sich an oder in der Tube ein Absceß bildet, kommt es oft zur rezidivierenden Salpingitis und Unfruchtbarkeit.

Ovarialtumoren

Follikelcysten (Retentionscysten)

Follikelcysten kommen sehr häufig vor. Es sind oft bilaterale und multiple Cysten, die auf der Oberfläche der Ovarien als helle Bläschen mit klarer Flüssigkeit imponieren. Ihre Größe variiert von kleinst bis 5 cm Durchmesser – seltener größer. Die Cysten kommen dadurch zustande, daß ein unvollständig entwickelter und nicht gesprungener Follikel nicht rückresorbiert wird. Im allgemeinen finden sich Follikelcysten bei vergrößerten adhaerenten Ovarien oder bei Ovarien mit verdickter Kapsel, durch die die Ausstoßung eines Eies verhindert wird. Normalerweise bestehen außer den durch die anhaltende Oestrogenstimulierung bedingten Störungen der Endometriumsfunktion keine weiteren Symptome, bis eine Torsion oder eine Ruptur mit einer Blutung eintritt. Dann allerdings kann sich sogar das Bild eines akuten Abdomens ergeben. Große und multiple Cysten machen manchmal dumpfe Schmerzen im Becken, Schmerzen beim Geschlechtsverkehr und auch uterine Blutung. Die Ovarien können leicht vergrößert und druckschmerzhaft sein. Der Vaginalsmear läßt oft einen hohen Oestrogenspiegel und ein Fehlen von Progesteron erkennen.

Allgemeine Entzündungen im Becken und Endometriose sind differentialdiagnostisch abzuklären.

Die meisten Follikelcysten verschwinden symptomlos, auch ohne Behandlung, innerhalb von 60 Tagen. Wenn die Cysten keine klinischen Symptome bieten, können warme Spülungen, Diathermie oder eine Progesteronmedikation Anwendung finden.

Eine maligne Entartung kommt so gut wie nie vor.

Jede Cyste, die größer als 5 cm wird oder länger als 60 Tage besteht, ist keine Follikelcyste.

Corpus-luteum-Cysten

Corpus-luteum-Cysten sind funktionelle, nicht neoplastische Vergrößerungen der Ovarien. Sie werden dadurch hervorgerufen, daß eine erhöhte Sekretion des Corpus luteum nach der Ovulation oder in der Frühschwangerschaft vorhanden ist. Die Ursache hierfür ist unbekannt. Die Cysten sind 4–6 cm groß, erhaben und braun. Sie sind mit gelblichbrauner, seröser Flüssigkeit gefüllt. Ein organisiertes Blutcoagel ist gewöhnlich auch in der Cyste enthalten.

Corpus-luteum-Cysten können lokale Schmerzen auslösen und druckschmerzhaft sein. Es kann eine Amenorrhoe oder verzögerte Menstruation bestehen. Bei Rückgang der Cyste folgt eine sofort einsetzende, starke Blutung. Die Cysten sind leicht zu tasten. Corpus-luteum-Cysten können eine Torsion der Ovarien begünstigen. Dann entstehen starke Schmerzen oder die Cyste rupturiert und blutet. Dies kann eine Laparoskopie zur Kontrolle der Blutung erforderlich machen. Wenn allerdings solche akuten Komplikationen nicht auftreten, dann ist eine symptomatische Therapie ausreichend. Bei Nichtschwangeren verschwindet die Cyste innerhalb von 2 Monaten, bei Schwangeren wird sie im letzten Drittel der Schwangerschaft zunehmend kleiner.

Theca-lutein-Cysten

Die Größe der Theca-lutein-Cysten reicht von ganz klein bis 4 cm Durchmesser. Allgemein sind sie bilateral und mit klarer, strohfarbener, gelegentlich auch blutig-seröser Flüssigkeit gefüllt. Sie finden sich zusammen mit Blasenmole und Chorionepitheliom oder nach sehr hoher HCG-Therapie. Die Cysten können platzen und bluten. Eine Blasenmole wird vermutet, wenn in Verbindung mit Ovarialcysten ein extrem hoher Choriongonadotropin-Titer auftritt. An die Möglichkeit bilateraler papillärer Cystadenome muß differentialdiagnostisch gedacht werden.

Diese Cysten verschwinden nach Ausräumung der Blasenmole oder Zerstörung des Chorionepithelioms spontan.

Endometriumscysten des Ovars

Versprengtes Endometrium, das sich in den Ovarien weiterentwickelt, verursacht eine periodische (hormonal bedingte) Blutung, analog zur Abstoßung der Uterusschleimhaut. Die Invasion von Endometriumsgewebe kann zu einer cystischen Formierung führen. Diese Cysten variieren in der Größe von mikroskopisch klein bis zu 10–12 cm Durchmesser. Sie sind meist mit dickem schokoladenfarbigem alten Blut gefüllt und sind oft an Nachbarorgane adhaerent. Die Symptome sind Unfruchtbarkeit, Hypermenorrhoe, sekundäre oder erworbene Dysmenorrhoe und Schmerzen beim Geschlechtsverkehr. Nicht alle „Schokoladen"-Cysten sind Endometriumscysten. Eine Blutung in jede Cyste kann zur Ansammlung von Blut führen, das dann dunkel wird. Die Behandlung wird mit hohen Dosen von Gestagenen über mehrere Cyclen durchgeführt.

Fibrom des Ovars

Ungefähr 5% aller Ovarialtumoren sind Fibrome. Sie sind einseitig, derb, gutartig und haben keine Hormonfunktion. Sie setzen sich grundsätzlich aus fibrösem Bindegewebe zusammen. Die Fibrome sind glatt, rund, gelappt und nicht adhaerent und oft gestielt. Sie sind klein, obwohl in der Literatur Fibrome bis zu 2,25 kg beschrieben wurden. Fibromatöse Tumoren sind die Ursache für das *Demons-Meigs-Syndrom.*

Die dabei entstehende Flüssigkeit wird als Transsudat des Ovarialtumors angesehen und kommt auf ungeklärte Weise auch in den Thorax. Das Abdomen vergrößert sich und die Pat. klagen über Atembeschwerden, Herzjagen und Druck im Brustkorb. Auch eine Torsion ist möglich, wodurch extrem starke Schmerzen im betreffenden unteren Quadranten des Abdomens sowie Übelkeit und Erbrechen auftreten. Größere Tumoren machen ein Schweregefühl im Becken. Bei der vaginalen bimanuellen Untersuchung sind die Tumoren gewöhnlich zu tasten.

Das Demons-Meigs-Syndrom muß gegenüber anderen primären Erkrankungen des Thorax oder Abdomens, die mit Hydrothorax oder Ascites einhergehen, abgeklärt werden.

Als Behandlung kommt nur eine operative Entfernung des Tumors in Frage. Der Hydrothorax und der Ascites verschwinden dann sofort. Wenn bei der histologischen Untersuchung kein Sarkom gefunden wird, ist die Prognose sehr günstig.

Brenner-Tumor

Ein Brenner-Tumor ist eine einseitige, feste, scharf begrenzte Geschwulst. Sie sind primär nicht bösartig. Maligne Entartung ist jedoch in seltenen Fällen möglich.

Teratome

Dermoidcysten, die häufigste Art von Teratomen, enthalten ektodermales (oftmals auch mesodermales) Gewebe in Form von macerierter Haut, Haaren, Knochen und Zähnen. Die Cyste ist mit einem dicken, fettig-talgigen Inhalt gefüllt. Dermoide werden hauptsächlich bei Pat. im Alter zwischen 18 und 40 Jahren angetroffen. Orientalinnen neigen sehr zu Teratom-Tumoren. 10% aller Ovarialtumoren sind Dermoidcysten, 0,1% feste Teratome. 15% der Dermoide treten bilateral auf.

Klinisch macht sich ein Teratom erst bemerkbar, wenn es durch seine Größe und freie Beweglichkeit andere Nachbarorgane stört oder verdrängt. Ein Teratom ist leicht und nur wenig adhaerent. Es hat deshalb die Neigung, im Abdomen aufwärts zu wandern, wodurch eine Stielbildung zustande kommt. Wenn bei der Wanderung eine Stieldrehung eintritt, treten heftige Schmerzen auf. Die Ruptur einer Dermoidcyste durch ein Trauma oder während einer Schwangerschaft, macht eine abakterielle Peritonitis. Wenn der Tumor sehr groß wird, kann Obstipation und Dysurie eintreten. Verkalkungen können durch Rö.-Aufnahmen erkannt werden (z. B. Zähne oder Knochen).

Teratome müssen von gestielten Myomen differenziert werden.

Die Behandlung des Teratom-Tumors ist operativ. Bei der Operation muß das andere Ovar genau untersucht werden, ob nicht auch in ihm Anzeichen für ein Teratom bestehen. Bei der Operation sollte der Inhalt des Teratoms nach Möglichkeit nicht in die Bauchhöhle gelangen, auch eine Punktion durch den Douglas sollte unterbleiben, da durch Ausfließen des Inhalts in die Bauchhöhle eine Peritonitis entsteht.

Die Prognose ist sehr günstig.

MOORE, J. G. et al.: Ovarian tumors in infancy, childhood and adolescence. Amer. J. Gynec. Obstet. **99**, 913–922 (1967).

Cystadenom
(Pseudomucincystom, seröses Cystom)

Cystadenome sind die häufigsten Ovarialtumoren überhaupt (70%). Die Tumoren produzieren keine Hormone und sind bei Frauen im Alter zwischen 45 und 65 Jahren zu finden. Seröse und Pseudocystome sind gleich häufig.

Pseudomucincystome wachsen langsamer und werden größer als seröse Cystome, es wird über Cystome von 45,5 kg Gewicht berichtet. Die Tumoren sind in gewisser Weise Teratome, da sie sich nur aus Entoderm aufbauen. Sie treten multiloculär auf und enthalten eine dicke, viscöse, bräunliche Flüssigkeit. Sie sind von schleimbildenden Zylinderepithelien begrenzt und haben eine derbe Membrankapsel. Ungefähr 5% der Cystome sind maligne.

Seröse Cystome werden nicht so groß wie Pseudomucincystome, die meisten wiegen nur 4,5–9 kg. Sie treten multiloculär auf, sind mit einer dünnen, gelblichen Flüssigkeit gefüllt und von kubischen Epithelzellen begrenzt. An der inneren und äußeren Oberfläche entwickeln sich oft papilläre Auswüchse. Seröse Cystome sind ähnlich wie die Pseudomucincystome in einer pergamentartigen Kapsel. Innerhalb des Tumors befinden sich oftmals scharfe, sandartige Konkremente (Psammom-Körperchen).

Es wird angenommen, daß seröse Cystome von einer Einstülpung des „Keimepithels“ der Ovarialoberfläche stammen.

Cystadenome sind im allgemeinen stumme Tumoren. Sie produzieren keine Hormone, sind selten gestielt und haben eine derbe Kapsel, die nicht leicht rupturiert. Symptome treten erst dann auf, wenn der Tumor eine beträchtliche Größe erreicht hat. Der Tumor kann bei abdominaler Untersuchung einfach getastet werden und bei der Rö.-Aufnahme können Psammom-Körperchen festgestellt werden. Ungefähr 50% (häufiger als Pseudomucincystome) können bösartig werden. Die Behandlung besteht bei gutartigen Tumoren in einer operativen Entfernung der Cyste mit dem entsprechenden Ovar, bei bösartigen in einer Hysterektomie und bilateraler Salpingoophorektomie Bestrahlung und intraperitoneale Injektion eines Cytostaticums müssen bei Metastasen durchgeführt werden.

Alle Ovarialcysten, die größer als 7 cm sind und länger als 90 Tage bestehen, sollten entfernt werden.

Mesonephrom
Mesonephrom ist ein ungewöhnlicher, nicht hormonbildender Tumor, der klinisch grob einem papillären serösen Cystadenom entspricht. Meistens wird der Tumor im Alter über 35 Jahren beobachtet. Er ist wahrscheinlich teratogenen Ursprungs. Wenn der Tumor entdeckt wird, hat er meist bereits eine Größe von 10–20 cm. 30% sind maligne.

Salpingo-oophorektomie ist für die Behandlung notwendig. Wenn der Verdacht auf Malignität besteht, muß eine Panhysterektomie durchgeführt werden. Strahlenbehandlung hat wenig Wert.

Arrhenoblastom
Arrhenoblastom ist ein sehr seltener Ovarialtumor, ungefähr 175 Fälle sind bekannt. Der Tumor tritt im reproduktiven Alter auf und es wird vermutet, daß er entweder von sexuell ambivalenten Zellen, die in den Ovarien von 6–7 Wochen alten Feten gefunden werden, stammt, oder daß es sich um ein Teratoid handelt. Der Tumor tritt meist einseitig auf und kann sehr klein sein oder auch das ganze Becken ausfüllen. 25% sind maligne, aber metastasieren sehr spät.

Arrhenoblastome produzieren oft androgene Substanzen, die sowohl Entfeminisierung als auch Virilisierung bewirken. Acne, Hirsutismus, Rückgang der Stirnhaargrenze, leichter Haarausfall, Verlust der weiblichen Linie, Atrophie der Brüste und Genitalorgane, Klitorishypertrophie und Tieferwerden der Stimme. Die Urinausscheidung der 17–Ketosteroide ist leicht bis mäßig erhöht. Der Urinspiegel von Dehydroepiandrosteron ist sehr hoch. Die Hydroxysteroide im Urin sind nicht erhöht. Der FSH-Titer ist normal oder etwas vermindert.

Das Arrhenoblastom muß von Erkrankungen der Nebennierenrinde differenziert werden. Letztere machen auch Virilisierung, aber nicht so ausgeprägt, dafür sind die 17-Ketosteroide stark erhöht.

Das Arrhenoblastom sollte gemeinsam mit

den anderen reproduktiven Organen operativ entfernt werden, ausgenommen die Fälle, in denen die Pat. noch Kinderwunsch haben und der Tumor histologisch als gutartig identifiziert wurde. In diesen Fällen muß eine einseitige Oophorektomie und Salpingektomie ausreichen. Nach einigen Monaten sollte eine Hormonbestimmung durchgeführt werden, um ein evtl. Rezidiv sofort zu entdecken.

Stein-Leventhal-Syndrom

Bilaterale, cystische Ovarien, sekundäre Amenorrhoe oder Oligomenorrhoe sowie Unfruchtbarkeit bei Frauen zwischen 15 und 30 Jahren sind typisch für das Stein-Leventhal-Syndrom. Ein gestörter intermediärer Stoffwechsel der Geschlechtssteroide, vielleicht familiär bedingt, sind die Ursache.

Es findet keine Ovulation statt, was zu Menstruationsstörungen und Unfruchtbarkeit führt. Hirsutismus kann durch vermehrte intrinsic Androgenproduktion entstehen. Die leicht vergrößerten Ovarien werden oft als „Oyster-Ovarien“ bezeichnet. Sie sind perlweißartig, glatt und fest. Durch eine Gewebsverdichtung in der äußeren Rinde kann eine Pseudokapsel mit vielen kleinen persistierenden Follikelcysten unter der Luteinisierung der Theca interna (selten des ovariellen Stromas) gebildet werden (sog. Rindengestose).

Die Anamnese und der Tastbefund lassen in 50% der Fälle eine Wahrscheinlichkeitsdiagnose zu. Durch eine Endoskopie kann der Befund weiter gesichert werden. Die Laboruntersuchungen ergeben eine leichte Erhöhung der 17–Ketosteroide im Urin und des Testosterons im Plasma.

Die Oestrogene im Urin, FSH und die Adrenocorticosteronausscheidung bleiben normal. Eine vermehrte Produktion von 4-Androsteridion, 17-α-hydroxyprogesteron oder Dehydroepiandrosteron wurde beschrieben.

Eine Hyperplasie der Nebennierenrinde kann durch die normale Hydroxycorticosteroid-Ausscheidung ausgeschlossen werden.

Die initiale Therapie (immer noch empirisch) sollte medikamentös sein. Clomifencitrat (Dyneric®) 5 Tage lang täglich 50 mg oral jeden Monat oder 50 mg täglich 3–4 Monate lang, kann die Ovulation auslösen und das Menstruationsproblem korrigieren. Höhere Dosen sollten nicht verordnet werden, da sonst makrocystische Ovarien, Rupturen und Haemoperitoneum auftreten können. Wenn die Therapie mit Clomifen nicht erfolgreich ist, sollte eine Keilresektion ($^1/_3$ bis $^2/_3$) aus beiden Ovarien versucht werden. Unglücklicherweise reagieren Hirsutismus und Fettleibigkeit nicht auf die obige Therapie, aber es kann mit Enthaarung und entsprechender Diät nachgeholfen werden.

Theca-Zellen-Tumoren

NB: Reine Granulosa-Zellen-Tumoren der Ovarien sind selten. Theca-Zellen sind fast immer nachweisbar. Es wäre daher richtiger, von Granulosa-Theca-Zellen-Tumoren oder Theca-Granulosa-Zellen-Tumoren zu sprechen, je nachdem, welcher Zelltyp überwiegt. Hier werden die Tumorarten wegen der einfacheren Darstellung nachstehend gesondert aufgeführt.

Theca-Zellen-Tumoren sind östrogenbildende, feminisierende Ovarialtumoren, die sich vom Stroma der Ovarien aus entwickeln. Sie treten meist *nach* der Menopause, oft kombiniert mit Endometriumcarcinom auf. Ihre Größe variiert von ganz klein bis 30 cm Durchmesser. Das Verhältnis von Theca-Zellen zu Granulosa-Zellen-Tumoren ist wie 1 : 8, wobei reine Theca-Zellen-Tumoren äußerst selten sind. Ungefähr 1% kann maligne entarten. Der Tumor ist immer einseitig.

Die klinischen- und die Laborbefunde sind bei Theca-Zellen-Tumoren genau wie bei Granulosa-Zellen-Tumoren. Die Tumoren bewirken selten eine Virilisierung, eher eine Feminisierung. Wenn sie eine anormale Blutung machen, dann müssen Theca-Zellen-Tumoren von vorzeitiger Pubertät, von Granulosa-Zellen-Tumoren und von uterinen Neoplasmen differenziert werden.

Die Behandlung von gutartigen Theca-Zellen-Tumoren besteht in einseitiger Ovarektomie. Bei malignen Tumoren muß eine Hysterektomie mit beiden Adnexen durchgeführt werden.

Granulosa-Zellen-Tumoren

Granulosa-Zellen-Tumoren sind die häufigsten Ovarialtumoren, die sich von den Geschlechtsdrüsen ableiten. Sie machen 3–4% aller Ovarialtumoren aus. Es sind solide Tumoren, die entweder ganz klein sind, aber auch bis zu 9 kg wiegen können. Sie produzieren Oestrogen. In seltenen Fällen können diese Tumoren auch eine Virilisierung schaffen. Granulosa-Zellen-Tumoren treten meist bei Frauen im Alter von 50–70 Jahren auf; 10% sind bilateral. Granulosazellen und Thecazellen werden praktisch immer gemischt vorgefunden. Ungefähr 15–20% sind maligne, aber die Metastasierung betrifft nur benachbarte Genitalorgane.

Der klinischen Manifestation von Granulosa-Zellen-Tumoren geht eine gesteigerte Oestrogenproduktion voraus. Bei Kindern bedingt dies eine vorzeitige Schambehaarung, Entwicklung der Brüste und Vergrößerung der Labien, der Cervix und des Uterus. Die Epiphysenfugen der Knochen schließen sich zu frühzeitig, wenn die Oestrogenproduktion über längere Zeit anhält. In den Jahren der Menstruation ist Meno-Metrorrhagie das einzige Symptom. Während der Postmenopause tritt eine Refeminisierung mit Wiedereinsetzen von Uterusblutungen ein. Sehr große Tumoren können sekundäre Symptome in Form von Veränderungserscheinungen hervorrufen, auch eine Stieldrehung kann eintreten. Bei Malignität kommt häufig Ascites vor. Bei der bimanuellen vaginalen Untersuchung läßt sich oftmals ein weicher, cystischer, mobiler Tumor der Adnexe tasten. Bei der Laboruntersuchung findet sich eine erhöhte Oestrogenausscheidung im Urin und ein hoher Oestrogeneffekt des Vaginalepithels, wie es sich im Smear zeigt.

Granulosa-Zellen-Tumoren müssen gegenüber anderen Menstruationsanomalien oder Postmenopausenblutungen und anderen hormonproduzierenden Tumoren abgeklärt werden. Jede Postmenopausenblutung, die histologisch das Bild einer glandulär-cystischen Hypertrophie ergibt, ist verdächtig auf das Vorliegen eines Granulosa-Theca-Zellen-Tumors.

Die Behandlung besteht in der operativen Entfernung des Tumors. Im reproduktionsfähigen Alter oder vor der Pubertät wird bei gutartigen Tumoren einfach eine Ovarektomie einschließlich des Tumors durchgeführt. In der Postmenopause sollte eine Uterusexstirpation mit beiden Adnexen vorgenommen werden.

Dinnerstein, A., O'Leary, J. A.: Granulosa-theca-cell tumors. A clinical review of 102 patients. Obstet. Gynec. **31**, 654–658 (1968).

Simmons, R. L., Sciarra, J. J.: Treatment of late recurrent granulosa cell tumors of the ovary. Surg. Gynec. Obstet. **124**, 65–70 (1967).

Dysgerminom

Dysgerminome sind nicht hormonbildende, potentiell maligne Tumoren der Ovarien. Ungefähr 4% aller primär maligner Ovarialtumoren sind Dysgerminome. 1/3 aller Dysgerminome sind maligne. Die Tumoren treten ebenso in 1/3 der Fälle bilateral auf und zwar meistens im Alter zwischen 10 und 30 Jahren. Es wird angenommen, daß es sich bei den Tumoren um Teratoide handelt. Obwohl die Dysgerminome allgemein klein sind (4–6 cm), können sie in manchen Fällen sehr schnell wachsen und das ganze Becken ausfüllen. Die Tumoren treten gehäuft bei Frauen mit unterentwickelten sekundären Geschlechtsmerkmalen (weiblicher Pseudohermaphroditismus) auf.

Die Symptome, die von den Tumoren ausgelöst werden, sind allgemein bestimmt durch das Größenwachstum des Tumors. Es können sehr starke Schmerzen vorkommen, wenn eine Tumorkapsel platzt. Falsch-positive Schwangerschaftsteste sind beschrieben worden.

Differentialdiagnostisch kommen nicht hormonal funktionelle Ovarialtumoren wie Teratome und Cystadenome in Frage.

Die Behandlung besteht allgemein in einer operativen Entfernung des Tumors und anschließender Nachbestrahlung. Bei kleinen, einseitigen, histologisch gutartigen Tumoren und wenn die Pat. ihre Reproduktion erhalten will, kann man sich mit einer Ovarektomie begnügen.

Unterentwickelte sekundäre Geschlechtsmerkmale bessern sich nach der Entfernung des Tumors nicht.

Sekundäres Ovarialcarcinom

In 10% aller Todesfälle bei Frauen durch maligne Erkrankungen sind die Ovarien sekundär durch Metastasen oder durch Ausdehnung eines malignen Prozesses vom Uterus oder den Ovarien beteiligt. Ein Drittel der Fälle sind Metastasen eines Magen- oder Darmcarcinoms (sog. Krukenbergtumor). Ebenso können die primären Carcinome von der Brust, der Schilddrüse, der Niere und Nebenniere ausgehen. Der Krukenbergtumor entwickelt sich als mucinhaltiger, dunkelgelber, solider, gelappter Tumor mit einer starken Kapsel. Bei einer Laparotomie ist es äußerst wichtig, diese sekundären Ovarialcarcinome durch Schnellschnitt von primären Ovarialcarcinomen zu differenzieren.

Harninkontinenz

Das unwillkürliche Verlieren von Urin bei starken Bewegungen oder bei starkem abdominalem Pressen stellt eine der häufigsten Beschwerden in der Gynäkologie dar. Die Ursache dafür kann angeboren oder erworben sein. Die Störung kann vom Urogenitalsystem, vom Beckenboden oder vom Nervensystem ausgehen. Die Kompression der Blase durch den schwangeren Uterus, durch Tumoren im Becken oder durch Ascites kann auch die Fähigkeit, den Urin zu halten, herabsetzen. Gewöhnlich wird bei Husten, Niesen, Lachen oder plötzlich schwerem Heben Urin verloren. Bei den meisten Frauen ist die Ursache für eine Harninkontinenz entweder eine Verletzung bei der Geburt eines Kindes oder ein Nachlassen der Beckenbodenspannung in der Menopause. Im Zusammenhang mit einer Cystocele, Rectocele und einem Uterusprolaps tritt oft eine Erschlaffung des Stützgewebes der Blase und der Urethra auf. Bei der Anfertigung von Cystourogrammen sieht man, daß der hintere urethrovesicale Winkel verloren geht.

Die Harninkontinenz bei Stress muß unterschieden werden von einer nervösen Blase oder Blasenirritabilität. Eine paradoxe Inkontinenz oder zu häufiges Wasserlassen kann durch neurologische Störungen oder durch einen teilweisen urethrovesicalen Verschluß bedingt sein.

Bewährt hat sich die Einteilung der Harninkontinenz in drei verschiedene Gruppen:

Grad. I. Ungewollter Urinabgang beim Husten, Niesen und Lachen.

Grad. II. Bei Belastung wie Heben und schweres Tragen.

Grad. III. Ständiger Urinabgang.

Behandlung

Der Versuch einer medizinischen Behandlung sollte einer operativen vorausgehen. Innere Erkrankungen wie Myasthenia gravis, Diabetes mellitus, Asthma und extreme Fettleibigkeit, alles Erkrankungen, die eine Harninkontinenz verschlimmern, sollten unter Kontrolle gebracht werden. Bei Frauen in der Postmenopause sollte eine cyclische Oestrogentherapie durchgeführt werden, z. B. tägl. 0,25 mg Diethylstilbestrol oral, drei Wochen lang in jedem Monat. Bei Pat., die keine schweren neurologischen Störungen und keine schweren psychischen Schäden haben, sollte eine Übungstherapie durchgeführt werden (Kegel-Therapie), die darin besteht, daß die Pat. die pubococcygeale und anale Sphinctermuskulatur wiederholt kontrahieren.

Bei Pat., die auf eine solche Übungstherapie nicht ansprechen, muß eine Operation durchgeführt werden. Dies gilt natürlich besonders dann, wenn auch eine Cystocele oder ein Uterusprolaps vorliegt. Ein sehr nützlicher Test zur ungefähren Abschätzung eines Operationserfolges kann so ausgeführt werden, daß mit den Fingern oder einem Instrument bei gefüllter Blase die vordere Vaginalwand seitlich der Urethra hochgedrückt wird. Wenn dann die Pat. preßt und es geht kein Urin mehr verloren, dann ist die Prognose für eine Operation gut.

Eine medizinische Therapie ist in der Hälfte der Fälle erfolgreich. Bei Pat., die operiert werden müssen, ist die Erfolgsrate ungefähr 85%.

Bei ausgeprägter Cystocele sollte zunächst eine vordere und hintere Kolporrhaphie durchgeführt werden. Bei wenig ausgeprägter Cystocele mit Harninkontinenz eine Urethropexie nach Marshall-Marchetti.

Benson, R. C.: Retropubic vesicourethropexy. Obstet. Gynec. **35**, 665–669 (1970).

Burch, J. C.: Cooper's ligament urethrovesical suspension for stress incontinence. Amer. J. Obstet. Gynec. **100**, 764–774 (1968).

Kohler, F. P.: Uhle, C. A. W., MacKinney,

C. C.: Long-term evalution of retropubic urethropexy for stress incontinence in female patients. J. Urol. **99**, 50–52 (1968).
Low, J. A.: Management of anatomic urinary incontinency by vaginal repair. Amer. J. Obstet. Gynec. **97**, 308–315 (1967).
Uhle, C. A. W. et al.: Urinary stress incontinence in the female patient. J. Urol. **99**, 613–616 (1968).

Frigidität

Die Unfähigkeit von Frauen, beim Geschlechtsverkehr normale Entspannung und Orgasmus zu erreichen, kann ein temporäres Situationsproblem sein. Wenn diese Störung chronisch oder immer wiederkehrend ist, handelt es sich meist um einen tiefsitzenden psychosexualen Konflikt. Es gibt die verschiedensten Grade von relativer Frigidität; absolute Frigidität ist sehr selten. Bei der sog. fakultativen Frigidität ist die Pat. nur fähig bei einem Partner Erfüllung zu finden, aber nicht bei anderen.

Die Furcht vor einer evtl. Schwangerschaft ist eine der Hauptursachen für die Reduktion der sexuellen Gefühle. Ebenso können unharmonische Ehe, ungeschickte sexuelle Techniken, Impotenz beim Mann oder vorzeitige Ejakulation und Schmerzen beim Geschlechtsverkehr wichtige Faktoren darstellen. Vaginismus und in seltenen Fällen sogar vaginale Hypaesthesie kommen vor.

Frigidität kann auch durch die Umgebung, wie Leben in einem überfüllten Haushalt oder Wohnen bei den Schwiegereltern und Verwandten, zustande kommen. Überarbeitung, Berufsprobleme und das Gefühl des Unglücklichseins verhärten den Zustand.

Frigidität kann das Resultat von angestauten Emotionen sein. Manche Pat. entwickeln homosexuelle Tendenzen, infantile Komplexe, Asketentum oder Männerfeindschaft. Es können dem Problem auch religiöse oder gesellschaftliche Tabus und Vorurteile zugrunde liegen. Kritische Situationen können durch Vergewaltigung, Perversion, Geschlechtskrankheit oder gelegentlich sogar durch Blutschande bedingt sein. Nymphomanie ist eine besondere Art von Frigidität, die dadurch charakterisiert ist, daß ein ständiger Drang zur sexuellen Befriedigung besteht, die nicht erfüllt wird.

Ohne Widerstreben gesteht manche Frau das Problem dem Gynäkologen ein. Die meisten Frauen jedoch, die ärztliche Hilfe wollen, umschreiben den wahren Sachverhalt und geben andere Symptome z.B. Schmerzen beim Geschlechtsverkehr an.

Meistens handelt es sich bei der Frigidität um ein weit verwickelteres Problem, als aus den Angaben der Pat. entnommen werden kann. Der Hintergrund der sexuellen Schwierigkeiten muß vom Arzt vorsichtig, aber gründlich erforscht werden. Die einfache Aussprache mit dem Arzt kann oftmals verkehrte Vorstellungen und Furcht abbauen. Außerdem kann der Arzt oftmals beiden Partnern Anweisungen für sexuelle Praktiken geben. Milieuprobleme sollten, wo immer es möglich ist, geordnet werden. Wenn die Furcht vor Schwangerschaft als Ursache erkannt wird, müssen Ovulationshemmer verordnet werden. Wenn die Störungen sich nicht einfach beseitigen lassen, sind die Pat. einem Psychiater zu überweisen.

Androgene und aphrodisierende Drogen sind bei Frigidität absolut sinnlos und können höchstens schaden.

Die Prognose ist bei schon längere Zeit bestehender Frigidität leider sehr unbefriedigend.

Martin, M. J.: Frigidity, impotence and the family. Psychosom. Med. **9**, 225–228 (1968).
Pasmore, J.: Sex and its problems. V. the frigid female. Practioner **198**, 730–734 (1967).
Rosen, I.: The male response to frigidity. J. Psychosomatic Res. **10**, 135–141 (1966).

Dyspareunie

Dyspareunie (Schmerzen beim Coitus) kann funktionelle oder organische Ursachen haben oder beide. Beide Arten können sowohl primär als auch sekundär auftreten, d. h. schon zu Beginn der Ehe oder erst später. Die Schmerzen oder unangenehmen Gefühle können sowohl am Scheideneingang (extern) als auch tief in der Scheide (intern) empfunden werden oder sogar tief in den Genitalorganen (Becken). Manche Frauen geben überall Schmerzen an.

Die externe Dyspareunie kann durch Verschluß oder Rigidität des Hymens, durch Vaginalkontrakturen gleich welcher Ursache und durch Verletzungen und Entzündungen der Vulva, Vagina, Urethra und des Anus ausgelöst werden.

Als Ursache der internen Dyspareunie sind zu nennen: Sanduhrkontraktur der Vagina, Vaginalcysten, schwere Cervicitis oder retroflektierter Uterus, Prolaps oder Neoplasma des Uterus, Endometriose und ein Prozeß an den Tuben oder Ovarien.

Bei der vaginalen Untersuchung wird bei solchen Frauen eine Adduktion der Oberschenkel und eine deutlich spürbare Kontraktion der Perineal- und Levatormuskulatur ausgelöst. Als weitere Ursachen kommen Hyperplasie des Genitale und andere angeborene Anormalitäten, Karunkel der Urethra, Narben oder Kontrakturen der Scheide, Vulvovaginitis, Craurosis vulvae oder auch Anormalitäten des Rectums oder der Blase in Frage.

Behandlung

A. Spezifische Maßnahmen: Eine funktionelle Dyspareunie kann nur durch Beratung und Psychotherapie behandelt werden. Beide Partner müssen interviewt werden.

Die Behandlung der organischen Dyspareunie hängt von den ihr zugrunde liegenden organischen Störungen ab.

B. Allgemeine Maßnahmen: Eine milde Sedierung mit Barbituraten oder Tranquilizern wirkt sich oft günstig aus.

C. Lokale Maßnahmen: Bei der funktionellen Dyspareunie kann eine Dehnung der Vagina in Narkose die Beschwerden bessern. Es ist auch möglich, den Introitus mit einem Lokalanaestheticum zu behandeln, doch ist das nur von geringem Wert für die Beseitigung der Beschwerden auf Dauer. Bei trockener Vagina können wasserlösliche Gleitmittel versucht werden. Eine senile Vulvovaginitis ist mit Oestrogen zu behandeln.

D. Chirurgische Maßnahmen: Eine Hymenektomie, Perineotomie oder andere plastische Operationen sollten nur bei absolut klarer Indikationsstellung durchgeführt werden.

Prognose

Einige Pat. mit funktioneller Dyspareunie sind schnell zu heilen. Organisch bedingte Dyspareunie ist sofort mit Heilung der zugrunde liegenden Erkrankung beseitigt.

Pelveopathie

Funktionelle Schmerzen im Becken sind sehr häufig. In der Literatur finden sich Zahlenangaben, die zwischen 5 und 25% der gynäkologischen Pat. schwanken. Die Diagnose ist dadurch zu stellen, daß eine organische Ursache ausgeschlossen und eine gründliche Anamnese erhoben wird.

Frauen mit Pelveopathie lassen sich ungefähr folgendermaßen charakterisieren: Sie sind egoistisch und eitel, stellen hohe Ansprüche, sind selbstzufrieden und oberflächlich, sie dramatisieren gerne, sind emotional labil, voller Widersprüche, kokett aber relativ frigid.

Behandlung

Bei allen Frauen mit Schmerzen im Becken muß eine sorgfältige diagnostische Abklärung in einer Klinik erfolgen. Beruhigung der Pat. und eine symptomatische Therapie sind natürlich immer günstig, sie können aber auch das einzige sein, was ein Arzt tun kann.

Da es sich bei diesem Krankheitsbild um ein rein psychisches Problem handelt, muß sich der Arzt ausnehmend viel Zeit für die Pat. lassen. Es ist verkehrt, solchen Pat. Narkotica zu verordnen. Ein chirurgischer Eingriff ist sinnlos.

Auch eine sedierende Therapie ist nur vorsichtig zu versuchen, da solche Pat. oft zu Selbstmord neigen.

Prognose

Da sich solche Pat. gegen jede Therapie sperren oder die Behandlung abbrechen und den Arzt ständig wechseln, ist die Prognose schlecht. Im allgemeinen wollen sich die Pat. nicht von ihrer Krankheit befreien lassen.

Die Pat., die dazu überredet werden, können sich psychiatrisch behandeln lassen, zeigen zu 50% Besserung und viele werden sogar völlig geheilt.

Beruhigung und symptomatische Therapie bringen bei 3/4 der Fälle zeitweise Besserung.

Tabelle 13–2. *Differentialdiagnose zwischen organisch und psychisch ausgelösten Schmerzen*

	Organische Schmerzen	Psychische Schmerzen
Typ	stechend, krampfartig, intermittierend	dumpf, kontinuierlich
Zeit des Auftretens	Zu jeder Zeit. Die Pat. können dadurch erwachen	Die Schmerzen beginnen nach dem Erwachen u. dann, wenn irgendwelche soziale Probleme drücken
Ausstrahlung	folgt einem neural definierten Gebiet	undefinierte Gebiete oder keine Ausstrahlung
Lokalisation	typisch lokalisierter Druckschmerz	unterschiedlich, von einem Ort zum anderen wechselnd. Generalisierung
Fortschritt der Störung	wird bald besser oder immer schlimmer	bleibt immer konstant über Wochen, Monate, Jahre
Provokation	nicht stimmungsabhängig. Oft ausgelöst oder verstärkt durch Untersuchung	Durch Untersuchung nicht zu beeinflußen, aber durch zwischenmenschliche Beziehung

OSOFSKY, H. J., FISHER, S.: Pelvic congestion. Some further considerations. Obstet. Gynec. **31**, 406–410 (1968).

STEARNS, H. C., SNEEDEN, V. D.: Observations on the clinical and pathologic aspects of the pelvic congestion syndrome. Amer. J. Obstet. Gynec. **94**, 718–732 (1966).

Kreuzschmerzen

Gynäkologisch bedingte Kreuzschmerzen sind im allgemeinen auf eine genau zu definierende Ursache im Becken zurückzuführen. Meistens bestehen solche Kreuzschmerzen bei Frauen im reproduktionsfähigen Alter und bei solchen, die viele Kinder geboren haben. Es liegen unterschiedliche gynäkologische, orthopädische, urologische und neurologische Ursachen zugrunde.

Gynäkologische Ursachen sind: 1. Zug oder Druck am Peritoneum, an den Aufhängevorrichtungen der generativen Organe, am Beckenboden (Tumor, Ascites, Uterusprolaps). 2. Entzündungen im Becken: entweder bakterielle Entzündung (Peritonitis, Salpingitis) oder chemische (durch Flüssigkeit einer geplatzten Cyste oder Kontrastmittel von einer Salpingographie). 3. Tumorwachstum oder Endometriose. 4. Verschlüsse im Genitaltrakt (Cervicalstenose). 5. Torsion oder Konstruktion der Beckenorgane (adhaerente Ovarien, stielgedrehte Ovarialtumoren). 6. Stauungen in inneren Genitalorganen (Turgor eines retroflektierten Uterus, Kreuzschmerzen während der Menstruation). 7. Psychische Spannungen (Angst, Besorgnis).

Klinische Befunde

A. Symptome: Konstante Kreuzschmerzen sind oft ein Hinweis für Salpingitis, Beckenabsceß oder stielgedrehte Ovarialtumoren. Schmerzen, die bei einer Endometriose im Douglas bestehen, werden im Steißbereich oder auch im Rectum lokalisiert.

Rückenschmerzen, die von den Ovarien, Nieren und Ureteren ausgehen, strahlen entlang dem Kreuz in das Gesäß und den Ischiadikusbereich aus.

Die wichtigsten Symptome und Zeichen der zugrunde liegenden Erkrankungen im Becken sind ständig vorhanden.

B. Laborbefunde: Bei Infektionen geben die Blutuntersuchungen Hinweise. Durch cytologische Abstriche können neoplastische Prozesse und auch Bakterien erkannt werden.

C. Röntgenbefunde: Eine Rö.-Aufnahme des Beckens in 2 Ebenen läßt oftmals neoplastische Prozesse und orthopädische Ursachen erkennen. Ein Myelogramm kann zum Ausschluß einer Discushernie angefertigt werden.

Behandlung

Die einzige Möglichkeit, die Kreuzschmerzen auf Dauer zu beseitigen, besteht in einer Behandlung des Grundleidens. Unterstützende Maßnahmen sind: 1. Schlafen auf harten Matratzen, die der Pat. gestatten, eine gerade noch angenehme Position einzunehmen. 2. Lokale Wärmetherapie. 3. Spülungen mit warmem Wasser. 4. Analgetica (mit Codein). 5. Sedative Therapie.

Prognose

Gynäkologisch bedingte Kreuzschmerzen können durch Beseitigung der Störung im Becken behoben werden.

Digby, J. W.: Management of low back pain. Mod. Med. **35**, 49–58 (1967).

Unfruchtbarkeit

Bei zwei Partnern wird dann von Unfruchtbarkeit gesprochen, wenn nach einjährigen normalen geschlechtlichen Beziehungen ohne Verwendung von Ovulationshemmern keine Schwangerschaft eintritt.

Ungefähr 10% aller Ehen sind steril. Gründe für die Unfruchtbarkeit der Frau können hormonale Störungen, Anomalien des reproduktiven Systems, Infektionen und Tumoren und Unterernährung sein. Bei der Unfruchtbarkeit des Mannes liegt meist ein anormales Spermatogramm (zu geringe Zahl, Unbeweglichkeit oder morphologische Anormalität) vor.

In 40% der Fälle einer unfruchtbaren Ehe, ist die Schuld beim Mann zu suchen.

Die Behandlung hängt von einer genauen Diagnose der vielfältigen Faktoren ab.

Die Prognose für eine Konzeption und normale Schwangerschaft ist beim Vorliegen kleinerer Störungen, die frühzeitig diagnostiziert und behandelt werden, gut. Schlecht sind die Aussichten, wenn es sich um schwerere Störungen handelt, die sich nicht behandeln lassen oder die trotz einjähriger Behandlung nicht behoben werden können.

Künstliche Befruchtung oder das Anraten einer Adoptierung müssen vom Arzt besprochen werden.

Tabelle 13–3. *Routinefeststellung der Unfruchtbarkeit in 4 Sitzungen*

	Bei der Frau	Beim Mann
	Gemeinsames Besprechen des Problems	
1. Sitzung	Anamnese Aufklärung Vorschlag und Anweisung zur Anfertigung einer Basaltemperaturkurve	Anamnese Aufklärung Gewinnung von Spermien und Untersuchung
2. Sitzung (2–4 Wochen später) in der Mitte d. Cyclus	Gynäkologische Untersuchung (allgemeine Untersuchung). Routine Laboruntersuchungen. Vorläufige Auswertung der Basaltemperaturkurve	Allgemeine Untersuchung Routine Laboruntersuchungen
3. Sitzung (4 Wochen später)	Auswertung der Basaltemperaturkurve	Wiederholung der Spermienuntersuchung, wenn die 1. Untersuchung unklar war
4. Sitzung (4 Wochen später)	Spinnbarkeitstest und Farnkrauttest Sims-Huhner-Test	
Spätere Teste	Geschlechtschromatinanalyse Hysterosalpingographie oder Laparoskopie, Douglasskopie, Laparotomie. Serienabstriche, Endometriumsuntersuchung	Hodenbiopsie, Cystoskopie, Bestimmung des Geschlechtschromatins. Evtl. operativer Eingriff

ISOJIMA, S. et al.: Immunologic analysis of sperm – immobilizing factor found in sera of women with unexplained sterility. Amer. J. Obstet. Gynec. **101**, 677–683 (1968).

LAMB, E. J. et al.: Culdoscopy in infertility. Obstet. Gynec. **33**, 822–826 (1969).

DÖRING, G. K.: Sterilität und Fertilität. Faktoren von seiten der Frau. In: Gynäkologie und Geburtshilfe, Band I, S. 628, Stuttgart: Thieme 1969.

Empfängnisverhütung

Empfängnisverhütung ist die willkürliche Verhütung einer Schwangerschaft, sei es aus medizinischen oder persönlichen Gründen. Medikamente zur Verhütung einer Schwangerschaft sind in Deutschland rezeptpflichtig.

Alle Religionen akzeptieren eine Familienplanung, die katholische Kirche allerdings erkennt als probate Methode nur die totale oder periodische Abstinenz an.

Eine ideale Methode zur Empfängnisverhütung muß einfach, angenehm, sicher, ökonomisch und reversibel sein. Keine einzige, der angegebenen Methoden erfüllt gleichzeitig alle diese Forderungen. Im folgenden werden Methoden aufgeführt, die nach Zuverlässigkeit und Annehmlichkeit für die Pat. zusammengestellt sind.

Rhythmusmethode

Die Rhythmusmethode benutzt die Basaltemperaturkurve des Körpers zur Feststellung des Zeitpunktes der Ovulation („unsichere Periode"). Die Sicherheitsquote dieser Methode hängt von der Zusammenarbeit beider Partner ab und davon, mit welcher Sorgfalt die Temperaturmessungen vorgenommen und registriert werden. Direkt nach einer Geburt ist die Methode sinnlos.

A. Methode nach Knaus-Ogino: Nachdem die Dauer des Cyclus 8 Monate lang oder noch besser 1 Jahr lang beobachtet wurde, können folgende Berechnungen angestellt werden: 1. Der 1. Tag, der zur Empfängnis führen kann, wird bestimmt durch Subtraktion von 18 Tagen vom kürzest beobachteten Cyclus. 2. Der letzte Tag, der zur Empfängnis führen kann, wird dadurch ermittelt, daß vom längsten Cyclus 11 Tage abgezogen werden. Wenn z. B. die beobachteten Cyclen zwischen 24 und 28 Tagen abliefen, dann liegen die fruchtbaren Tage vom 6. Tag des Cyclus (24–18) bis zum 17. Tag (28–11). Es ist dabei sehr wichtig, daß die Aufzeichnungen schriftlich gemacht werden und nicht einfach aus dem Gedächtnis.

B. Basaltemperaturmessung: Voraussetzung für diese Methode ist das absolute Interesse der Pat., die Messungen genau durchzuführen und ebenso genau zu dokumentieren. Die Temperatur muß sofort nach dem Erwachen gemessen werden, es darf vorher keine körperliche Betätigung erfolgen. 1 bis 1/2 Tag vor der Ovulation tritt ein leichter Temperaturabfall und 1 bis 2 Tage nach der Ovulation ein Temperaturanstieg um ungefähr 0,5° Celsius ein. Während des restlichen Cyclus bleibt die Temperatur auf diesem Niveau. Der dritte Tag nach dem Temperaturanstieg markiert das Ende der fruchtbaren Tage.

1. Hormonale Ovulationshemmung

Die Hemmung der Ovulation durch Oestrogene und Progesteron in Kombination verabreicht, ist schon seit vielen Jahren möglich, doch ist erst jetzt durch die synthetische Herstellung von „Gestagenen" die Möglichkeit einer effektiven weit verbreiteten oralen Kontrazeption gegeben.

Methoden der Hemmung

A. Therapie mit einem Hormon: Mäßige bis hohe Dosen von Oestrogen täglich 3 Wochen lang im Monat verhindert die Ovulation, da Oestrogene LTH, LH und FSH unterdrückt. Dabei entstehen jedoch Nebenwirkungen allgemeiner Art.

Neuerdings werden kleine Dosen von Gestagenen (täglich verabreicht) versucht. Obwohl mit diesen Dosen eine Ovulation weiterbesteht, kann eine Schwangerschaft deshalb nicht eintreten, weil der Cervixschleim „spermienfeindlich" wird.

B. Therapie mit Hormonkombination:

1. Die „klassische Pille" ist ein synthetisches Progesteron oder Gestagen mit einer mittleren Dosis Oestrogen (Eugynon®, Ortho-Novum®, Planovin®, Anovlar® etc.). Es wird täglich vom 5. Tag nach Beginn der

Periode 21 Tage lang eine Tablette verordnet. Die Blutung setzt dann 1–4 Tage nach Absetzen der Tabletten ein. Am 7. Tag nach Beginn des Cyclus wird wieder dieselbe Menge eingenommen. Fast alle Ovulationshemmer sind heute so verpackt, daß für die wirkstoff-freien Tage Placebotabletten eingenommen werden können, so daß die Frau einfach jeden Tag der Reihe nach eine Tablette einnimmt.

Diese Art der hormonalen Kontrazeption ist dadurch wirksam, daß sie 1. die Hypophysenfunktion beeinflußt, indem sie die Freisetzung von LH blockiert. 2. sie verändert die Tubenmotalität. 3. sie verändert die Reifung des Endometriums und 4. sie macht den Cervicalschleim für Spermien undurchdringlich.

2. *Die „sequentiale Pille“* (Kombiquens, Ovanon®, Oroconal® etc.) enthält eine höhere tägliche Dosis von Oestrogen als die „klassische Pille“. Die ersten 15 Tage wird nur Oestrogen gegeben und die letzten 5 Tage ein Oestrogen-Gestagen-Gemisch. Das Einnahmeprogramm ist das gleiche wie bei der „klassischen Pille“. Oestrogen verhindert die Ovulation und durch Gestagen, das am Ende zugeführt wird, wird das Endometrium physiologischer aufgebaut, die Menstruation normalisiert und der Cervixschleim verdickt. Alles Vorgänge, die sich zu dem Kontrazeptionseffekt addieren. Die Ovulation wird bei der „sequentialen Pille“ sowohl durch Hemmung der Freisetzung von FSH als auch LH verhindert.

Vorsicht: Ein absoluter Schutz vor Schwangerschaft mit kombinierter Hormontherapie kann erst ab dem 2. Cyclus gegeben sein, da gelegentlich im ersten Monat der Medikation eine frühzeitige Ovulation eintritt.

Nebenwirkungen bei Einnahme von Ovulationshemmern

(Tabelle 13–4 und 13–5)

Im allgemeinen fühlen sich die Pat. nach Medikation von Ovulationshemmern besser. Die Libido bleibt unverändert. Die meisten Frauen mit Dysmenorrhoe und viele mit praemenstruellen Spannungen werden durch Ovulationshemmer echt geheilt.

Unerwünschte Nebeneffekte treten bei ungefähr 25% der Pat. auf. Diese sind meist abhängig von Dosierung oder Toleranz gegenüber den oralen Ovulationshemmern. Ca. 20% der Pat. unterbrechen die Einnahme von Ovulationshemmern aus unterschiedlichen Gründen: Nausea (seltener Erbrechen) tritt bei 10–15% der Pat. auf. Dies gilt hauptsächlich für die ersten Cyclen, später verschwindet diese Nebenerscheinung meistens. Ebenso treten bei 3–5% der Pat. zu Beginn der Medikation Kopfschmerzen und Schmerzen in der Brust auf. Auch diese Beschwerden verschwinden bei längerer Therapie. Eine anfängliche Gewichtszunahme (Ödeme) wird bei ca. 20% der Frauen beobachtet. Bei 5–8% der Pat. tritt eine Durchbruchsblutung auf. Diese Komplikation kann durch die Verordnung von zusätzlich 1 Tablette für den Rest dieses Cyclus beherrscht werden. Im darauffolgenden Monat kann dann wieder eine Tablette eingenommen werden.

Einige Pat. geben Depressionen, Lethargie, Bauchkrämpfe, Chloasma und asthmatische Beschwerden an.

A. Die Wirkung auf den Cyclus: Die oralen Ovulationshemmer tragen dazu bei, eine geregelte und normale Menstruationsblutung aufrecht zu erhalten. Viele Pat. entwickeln kurze Perioden und einige entwickeln eine Amenorrhoe. Jedoch kann gelegentlich auch eine Durchbruchsblutung einsetzen.

Vorsicht: Auch durch Krebs kann eine uterine Blutung auftreten und die Vaginalcytologie allein reicht hier nicht aus, um ein Carcinom zu diagnostizieren. Frauen über 35, bei denen mehrfach Durchbruchsblutungen aufgetreten sind, sollten die weitere Einnahme von oralen Ovulationshemmern unterlassen und sich einer sorgfältigen Untersuchung zum Ausschluß einer Malignität unterziehen (Curettage, Biopsie, Konisation).

B. Thrombose: Thromboembolische Erkrankungen sind bei Frauen über 35 Jahre, die Ovulationshemmer nehmen, etwas häufiger als bei anderen. Der Mechanismus dieses Prozesses ist unklar. Plasmaveränderungen einschließlich eines Anstieges des Prothrombins, Proconvertins, Fibrinogens und des Stuart-Faktors sind verantwortlich gemacht worden. Fettstoffwechselanomalien genotypischen Ursprungs (z. B. familiäre Hyperlipidämie) kommen bei 3% der Be-

Tabelle 13–4. *Durch Hormone bedingte Nebeneffekte der Ovulationshemmer (Tabelle nach* R. U. NELSON)

Allgemeine Nebeneffekte	
Zuviel Oestrogen	*zuwenig Oestrogen*
Magenbeschwerden, Flüssigkeitsretention, Schleimabsonderung, praemenstruelle Spannung, verstärktes Wachstum von Fibroiden	Nervosistät, Erregbarkeit, Blutung frühzeitig oder in der Mitte des Cyclus, verminderte Blutung
Zuviel Progesteron	*zuwenig Progesteron*
Depression, Teilnahmslosigkeit, verminderte Libido, verminderte Blutung, Acne, Hirsutismus, vermehrter Appetit, anabolische Gewichtszunahme, Candida-Vaginitis, Überpigmentierung, Mastodynie, Beinkrämpfe	Verspätetes Einsetzen der Mensis, spätes „Durchblutungsspotting" und Durchbruchsblutung, unregelm. Cyclus, Hypermenorrhoe
Seltene Nebeneffekte	
Haarausfall, Gingivitis, Sehstörungen, starke Kopfschmerzen, Schlaganfall, cystische Mastitis, Fibroadenome	Milchabsonderung, Conorarerkrankungen, Hypertonie, Gelbsucht, Erweiterung der Ureteren, Thrombosen, rheumatische Symptome

völkerung vor. Es ist möglich, daß bei solchen Frauen anovulatorische Steroide das Auftreten intravasaler Gerinnung durch Interferenz mit den anormalen Lipiden begünstigen. Frauen mit einer Thromboseanamnese sollten zur Antikonzeption andere Methoden benutzen.

C. Leberfunktionsstörungen: Es wird gelegentlich vor einem Anstieg der Serumtransaminasen und einer Störung der Gallensekretion – sogar Gelbsucht – berichtet. Orale Ovulationshemmer sollten bei Frauen mit Leberanamnese und Gallensteinen nicht verordnet werden.

D. Glucoseintoleranz: Mehrere Monate nach der Medikation von Ovulationshemmern kann sich eine verminderte Glucosetoleranz entwickeln. Bei Frauen mit Diabetes mellitus muß der Stoffwechsel genauestens überwacht werden, wenn orale Ovulationshemmer gegeben werden.

E. Lactation: Der Milchfluß im Wochenbett wird bei 1/3 der Frauen vermindert, wenn im späten Wochenbett orale Ovulationshemmer gegeben werden. Aus unerklärlichen Gründen kann bei wenigen nicht schwangeren Frauen während der Einnahme von Ovulationshemmern eine geringe Lactation auftreten.

F. Wirkung auf das endokrine System: (Vgl. Tabelle 13–4). Selbst bei langer Behandlung mit oralen Ovulationshemmern sind keine ernsthaften Schädigungen bekannt. Trotzdem ist es ratsam, nach zweijähriger Einnahme von Ovulationshemmern eine zweimonatige Pause einzulegen. Wenn dann kein normaler Cyclus eintritt, sollte die Funktion der Hypophyse, der Schilddrüse und die Nebennierenleistung überprüft werden.

Hohe Dosen oder ständige Verabreichung einer Progestin-Oestrogen-Kombination hat schließlich eine Unterdrückung des Gonadotropins bis auf nicht mehr meßbare Werte zur Folge. Kombinierte Ovulationshemmer in geringer Dosierung verhindern die Gipfel von LH oder FSH in der Mitte des Cyclus. Sequentiale Ovulationshemmer verändern das LH im Urin nicht, aber FSH kann etwas erniedrigt werden.

G. Spätere Fruchtbarkeit: Bei annähernd 2/3 der Frauen, die nach längerer Einnahme von Ovulationshemmern schwanger werden wollten, ist 2 Monate nach Absetzen der Medikamente eine Konzeption möglich. Das beweist die sofortige Wiederaufnahme der endokrinen Funktion selbst nach längerer Einnahme von Ovulationshemmern. Unglücklicherweise entwickeln einige Frauen eine Amenorrhoe (Endometriumsatrophie?).

H. Mischeffekte: Orale Ovulationshemmer können den Triglyceridspiegel im Plasma so stark anheben, daß er dem von Männern im gleichen Alter entspricht. Aus dieser Beobachtung heraus hat man den Schluß gezogen, daß Ovulationshemmer eine

Tabelle 13–5.

Zusammenstellung einer großen Zahl von Nebenwirkungen, über die nach Anwendung von Ovulationshemmern geklagt werden, der wahrscheinlichen Ursache der Nebenwirkungen und des im Einzelfall vorgeschlagenen Wechsels auf ein anderes Präparat.

Nebenwirkungen	Wahrscheinliche Ursache	Vorgeschlagener Wechsel auf
Acne	Nortesteroneffekt	Präparat ohne Nortesteronanteil
Ausfluß schleimig	zuviel Oestrogen	oestrogenärmeres Präp.
Blutung zu stark	2-Phasen-Präparat (Gestagenmangel)	Kombinationspräparat mit reichlichen Gestagen
Blutung zu schwach	zuwenig Oestrogen	oestrogenreicheres Mittel, evtl. 2-Phasen-Präparat
Chloasma	zuviel Oestrogen (Nortesteron?)	oestrogenärmeres Präp. (nortesteronfrei)
Depressionen	zuviel Gestagen	gestagenärmeres Präp.
Durchbruchsblutungen	zuwenig Oestrogen	oestrogenreicheres Präp.
Gewichtszunahme, langsame (zu viel Appetit)	zuviel Gestagen	gestagenärmeres Präp.
Gewichtszunahme, rasche	zuviel Oestrogen	oestrogenärmeres Präp.
Hitzewallungen	zuwenig Oestrogen (zuviel Gestagen)	oestrogenreicheres Präp. (gestagenärmeres Präp.)
Hypertrichosis	Nortesteronanteil	nortesteronfreies Präp. (mehr Oestrogene)
Kohabitationsbeschw. trockene Vagina	zuwenig Oestrogen	oestrogenreicheres Präp. evtl. 2-Phasen-Präparat
Libidoverlust	zuviel Gestagen	gestagenärmeres Präp. Nortesteron bevorzugen?
Mastopathie, Spannen in der Brust	zuviel Oestrogen	oestrogenärmeres Präp.
Migräne	zuviel Oestrogen	oestrogenärmeres Präp. (evtl. Pille ganz lassen)
Müdigkeit	zuviel Gestagen	gestagenärmeres Präp.
Myohyperplasie	zuviel Oestrogen	oestrogenärmeres Präp.
Ödeme	zuviel Oestrogen	oestrogenärmeres Präp.
Pseudoamenorrhoe („silent menstruation“)	zuwenig Oestrogen	oestrogenreicheres Präp. evtl. 2-Phasen-Präparat
Schmierblutung mitten im Cyclus	zuwenig Oestrogen	oestrogenreicheres Präp.
Übelkeit	zuviel Oestrogen	oestrogenärmeres Präp.
Varicosis, „schwere Beine“	zuviel Oestrogen	oestrogenärmeres Präp.

Dtsch. Ärzteblatt, Heft 18 vom 2. Mai 1970

potentielle Begünstigung der Arteriosklerose machen. Die erhöhten Triglyceridspiegel bei normalen jungen Frauen, die Ovulationshemmer einnehmen, können mit einem Absinken der lipolytischen Aktivität und einer Verminderung des Triglyceridabbaues zusammenhängen. Die gleichzeitige Erhöhung des Insulins im Serum läßt eine Reizung der endogenen hepatischen Triglyceridsynthese und eine Ausschüttung ins Plasma vermuten.

Onkologie und „die Pille"

Es gibt keinerlei Beweise (das gilt für die jetzigen Beobachtungsjahre), daß orale Ovulationshemmer cancerogen sind. Pat. mit oestrogen-abhängigem Brusttumor oder Carcinom des Endometriums sollten keine oestrogenhaltigen Ovulationshemmer verordnet werden. Andererseits fördern Progestagene die Abstoßung des Endometriums zum Zeitpunkt der Periode und können so sogar einen anticarcinogenen Effekt ausüben. Pat. mit Uterus myomatosus sollten keine ständige Gestagen-Oestrogen-Medikation erhalten, weil diese Tumoren sich nach 2–3 Monaten gewöhnlich vergrößern.

Sicherheit der Kontrazeptiva

Orale Kontrazeptiva sind bei weitem die sicherste Methode zur Konzeptionsverhütung (wenn man davon absieht, daß manche Frauen Einnahmefehler machen).

Die richtige Wahl des Ovulationshemmers

Bevor Ovulationshemmer verordnet werden, sollte 1. eine gründliche Kenntnis der Zusammensetzung von Ovulationshemmern vorhanden sein; 2. sollte der natürliche Hormonstatus und die Hormonbedürftigkeit sowie 3. das Alter und der Wunsch einer späteren Gravidität berücksichtigt werden.

Bei jungen Pat. (16–20 Jahre) kann die endokrine Reife hinter der sozialen Abgeklärtheit zurückliegen. Diese Mädchen haben oftmals anovulatorische, irreguläre Perioden.

Bei jungen und älteren Frauen (über 40 Jahre), die nicht oestrogenempfindlich sind, ist eine orale Sequentialtherapie mit dominantem Oestrogengehalt das beste. Die Pat. müssen vorher nach Übelkeit oder Erbrechen bei vorangegangenen Schwangerschaften, nach Ödemen, Gewichtszunahme, Acne etc. befragt werden.

Bei den meisten Pat. können Sequentialtabletten verordnet werden, da sie nur sehr selten ein „spotting" zwischen der Menstruation auslösen. Darüber hinaus kann bei der Sequentialmedikation die Dauer der Blutung besser mit 6 als 5 tägiger Gabe von Progesteron verkürzt werden. Auf alle Fälle ist bei Auftreten einer Oligomenorrhoe die Gabe von Ovulationshemmern kontraindiziert.

Bei Pat. mit Oestrogenempfindlichkeit sollten kombinierte Pillen verordnet werden. Die Menge des Progesterons in der Pille hängt von der Dauer des Cyclus ab. Ein guter Index für die Menge Progesteron, die die Pat. braucht, ist die Dauer und die Menge der menstruellen Blutung. Wenn die Blutung stark und anhaltend ist, müssen stark wirksames Progesteron und kombinierte Ovulationshemmer in hoher Dosierung gegeben werden. Mit dieser Medikation wird eine Durchbruchblutung vermieden. Pat. mit kurzer Blutung sind am besten mit schwachem Progesteron zu behandeln.

Nebeneffekte sind praktisch nicht vermeidbar, hängen aber meistens davon ab, daß die verordneten Tabletten entweder zu viel oder zu wenig Oestrogen oder Progesteron enthalten. In den meisten Fällen wird es aber ohne aufwendige biochemische oder cytologische Untersuchungen möglich sein, den geeignetsten Ovulationshemmer zu finden. Wenn die Pat. den ersten verordneten Ovulationshemmer nicht verträgt, sollte aufgrund der Analyse der Beschwerden und Nebenerscheinungen ein anderer Ovulationshemmer ausgewählt werden.

Kontraindikationen für orale Ovulationshemmer (nach Stephens)

Orale Ovulationshemmer sind kontraindiziert, wenn folgende Erkrankungen bestehen oder bestanden haben:

1. Lebererkrankungen
2. Diabetes mellitus
3. Nephritis
4. Genital- oder Brustkrebs
5. Thrombophlebitis
6. Große Myome
7. Erkrankungen des Kreislaufs
8. Starke Migräne
9. Gehäufte Schlaganfälle in der Familie

2. Cervicalkappe

Die alleinige Anwendung einer Cervicalkappe ist eine einfache und auch sichere Methode. Die Cervicalkappe kann bei Cysto-Rectocele und Descensus uteri nicht angewendet werden. Die Kosten sind gering.

3. Diaphragma und Gelee

Bei cervicalem Diaphragma ist eine Kombination mit spermatocidem Gelee oder Creme eine angenehme und noch sichere Methode. Auch hier sind die Kosten gering.

4. Schaum

Spermatocider Schaum, der aus einem Sprühbehälter über einen Applikator in die Vagina eingeführt wird, ist ein gutes Mittel zur Konzeptionsverhütung. Die Kosten sind nicht sehr hoch.

5. Condom

Der Condom aus Gummi für den Mann ist ein sicherer Schutz zur Verhütung einer Schwangerschaft, äquivalent zum Cervixdiaphragma oder Vaginalgelee. Außerdem ist er ein gutes Prophylaktikum gegen Ansteckung bei Geschlechtskrankheiten. Die Nachteile beim Coitus sind vielfältig, wie z. B. Herabsetzen des Empfindens, vorzeitiger Spermaerguß durch Reiben. Außerdem kann ein Condom zerreißen und die Schutzfunktion unbemerkt verloren gehen.

Intrauterine Methoden zur Konzeptionsverhütung
(IUCD, intrauterine contraceptive device)

Plastik- oder Metallschlingen, Spiralen oder Ringe, die zur Schwangerschaftsverhütung in den Uterus eingebracht werden, sind genauso effektiv wie andere Verhütungsmittel, ausgenommen der Ovulationshemmer. Eine Befruchtung kann zwar stattfinden, jedoch ist die Nidation unmöglich, weil die Tubenmobilität so stark durch das IUCD angewachsen ist, daß das Endometrium für eine Implantation nicht vorbereitet ist. Das IUCD wird heute viel gebraucht, wenn auch nicht in Deutschland. Es bietet einen reversiblen Schutz und die Kosten sind minimal; es erfordert keine persönlichen Maßnahmen, und der Kalender braucht nicht beachtet zu werden. Die gebräuchlichsten IUCD's sind die Lippes-Schleife, die Doppelschlinge und die große Margulies-Spirale (Gynekoil®). Im allgemeinen wird eine Instellation des IUCD's 6 Wochen post partum oder direkt nach einer Menstrualperiode empfohlen. Die Entfernung kann dann zu jeder Zeit erfolgen. Bei der Anbringung oder der Entfernung des IUCD (das gilt besonders bei Frauen, die noch nicht geboren haben) können Schwierigkeiten auftreten. Außerdem sind anfängliche Krämpfe oder auch eine spontane Ausstoßung des IUCD (hauptsächlich innerhalb der ersten 2–3 Monate) möglich.

Allgemeine chirurgische Maßnahmen in der Geburtshilfe und Gynäkologie

Dilatation und Curettage

Die Curettage ist eine instrumentale Exploration des Cervicalkanals und des Uteruscavum mit Entfernung von Gewebe zu diagnostischen und therapeutischen Zwecken. Zur Curettage ist eine Dilatation des Cervicalkanals erforderlich, um mit Instrumenten bis hinter den inneren Muttermund vorzudringen.

Die Curettage ist der häufigste operative Eingriff in der Gynäkologie überhaupt. Im Gegensatz zur Aspirationscurettage erfordert die instrumentelle Curettage immer eine Narkose. Durch Relaxation, die man mit der Anästhesie erreicht, ist es viel besser möglich, Informationen und Gewebe zu erhalten, als es durch das reine Aspirieren oder die Kurzbiopsie der Endometriumshöhle möglich ist.

Eine Curettage sollte nur dann durchgeführt werden, wenn eine intakte uterine Gravidität sicher ausgeschlossen ist. Beim septischen Abort steht die Kontrolle des Schocks im Vordergrund. Durch diese kann oftmals das Leben der Pat. gerettet werden. Eine Curettage erfolgt nach einem fieberfreien Intervall von 3 Tagen.

Die Indikationen für Dilatation und Curettage

A. Kindheit: Curettage fast nie indiziert.

B. Im jugendlichen und erwachsenen Alter:

1. *Diagnostische Indikationen*: Bei vermutetem Neoplasma der Cervix und des Uterus, anormale Uterusblutung, zur Bestätigung der Ovulation und zur Bestimmung des Reifegrades des Endometriums relativ zur Cycluszeit (Infertilitätsdiagnose).

2. *Therapeutische Indikationen*: Atypische Blutungen. Abortcurettage und Polypentfernung.

C. In der Menopause:

1. *Diagnostische Indikationen*: Blutung oder Ausfluß, die möglicherweise von einem Krebs herstammen, Polypen oder Infektionen.

2. *Therapeutische Indikationen*: Drainage von Hämatometra oder Pyometra. Die Drainage muß zuerst erfolgen und die Curettage erst dann durchgeführt werden, wenn die Infektion abgeklungen ist.

Barber, R. H. et al.: The place of curettage in the diagnosis of carcinoma of the endometrium. Amer. J. Obstet. Gynec. **100**, 696–702 (1968).

McLennan, C. E.: Endometrial regeneration after curettage. Amer. J. Obstet. Gynec. **104**, 185–194 (1969).

Ovarektomie

Das Ovar hat viele Funktionen. Es ist eine Lagerstätte für die primordialen Geschlechtszellen, die chromosomale Ausstattung für die Prokreation der Frau. Während des reproduktiven Alters ist es das Organ für die Produktion, Reifung und monatliche Abgabe des Eies. Die Ovarien produzieren Geschlechtshormone vom Steroidtyp. Oestrogene werden von der Kindheit bis zum Alter von 65 Jahren produziert. Von der Pubertät bis zur Menopause ist die Ovulation von der Produktion von Progestagenen begleitet. Ebenfalls werden von der Reife bis in das Klimakterium hinein geringe Mengen von Androgenen produziert. Fast alle Oestrogene haben spezifische Effekte auf alle Drüsen und Gewebe des Körpers.

Bei gutartigen Erkrankungen der Ovarien vor der Menopause ist eine Inspektion durch Laparoskopie oder sogar eine Keilexcision der Ovarien durch Laparotomie notwendig, um schwerwiegende Abnormalitäten nicht zu übersehen. Wenn ein Ovar normal erscheint, sollte es nicht entfernt werden. Die Hormone der Ovarien „kuscheln" die Pat. in das Klimakterium hinein und helfen dazu, Arteriosklerose, Osteoporose und Vaginitis weitgehendst zu verhindern.

Eine Ovarektomie ist bei nicht entzündlichen Tumoren, die das ganze Ovarialgewebe verbrauchen, berechtigt. Als Krebsprophylaxe ist eine Ovarektomie während der funktionellen Jahre zu unterlassen. Bei unilateraler Ovarektomie wegen gutartigen Cystoms ist in 5–10% der Fälle eine Reoperation wegen Befall des anderen Ovars erforderlich. Die Möglichkeit, daß bei dem belassenen Ovar sich ein Krebs entwickelt, ist nicht größer als 6%. Nach Erreichung des 50. Lebensjahres ist die Wahrscheinlichkeit des Ovarialkrebses um 1%.

Die Indikationen zur Ovarektomie

1. Ein persistierender, sich vergrößernder Ovarialtumor. Die Vergrößerung sollte mindestens bei 2 Untersuchungen festgestellt oder über eine Periode von 3 Monaten beobachtet werden.

2. Plötzlich akut auftretende und dann anhaltende Schmerzen im Adnexbereich, die mit Druckschmerzhaftigkeit und Vergrößerung des Ovars einhergehen – alles Anzeichen für einen stielgedrehten Ovarialtumor. Eine akute Adnexitis muß ausgeschlossen werden.

3. Nicht resezierbares Dermoid des Ovars, Endometriose oder sicherlich gutartiger Tumor.

4. Durch Entzündung oder Abscedierung zerstörtes Ovar.

5. Bei serösem Cystadenom, welches zahlreiche solide Anteile enthält. Hierbei müssen das andere Ovar und der Uterus entfernt werden, wenn ein Malignitätsverdacht besteht.

6. Beide Ovarien sollten bei Ovarialcarcinom oder bei Carcinom der Tuben entfernt werden.

7. Ein Ovar, das einen funktionellen Ova-

rialtumor, der größer als 3–4 cm ist, enthält, sollte ebenfalls entfernt werden.

8. Zur Krebsprophylaxe sollten beide Ovarien dann entfernt werden, wenn bei Frauen in der Menopause eine Hysterektomie vorgenommen wird.

9. Bei Rezidiv eines Mammacarcinoms ist die beiderseitige Ovarektomie indiziert.

RANDALL, C. L. et al.: The frequency of oophorectomy at the time of hysterectomy. Trends in surgical practice 1928–1953. Amer. J. Obstet. Gynec. **100**, 716–726 (1968).

Hysterektomie

Die menstruale und kreative Funktion des Uterus hat eine große psychologische Bedeutung für die Frauen, und der Arzt sollte immer den Versuch machen, den Uterus bei Frauen in der Praemenopause zu erhalten. Es gibt selbstverständlich absolute Indikationen für die Hysterektomie, wie z. B. das Uterussarkom oder die absolut unkontrollierbare Blutung.

Es ist darauf zu achten, daß bei Frauen, die aus psychologischen Gründen eine Menstruation brauchen, die Hysterektomie vermieden wird. Auch muß der Uterus dann erhalten bleiben, wenn er als Lagerstätte für Radium zur Behandlung von Beckenkrebs benutzt wird.

Indikationen für die Hysterektomie

1. *Gynäkologische Indikationen:* Chronische, rezidivierende Adnexentzündungen im entzündungsfreien Intervall. Extensive Endometriose, die auf Hormone nicht anspricht. Nach Uterusperforation bei Curettage, wenn eine intraperitoneale oder retroperitoneale Blutung, ein Hämatoperitoneum oder eine Verletzung des Beckenbodens bestehen. Bei Uterusprolaps, bei starker Uterusblutung, die durch Curettage oder Hormontherapie nicht beherrscht werden kann. Bei Uterus myomatosus mit Beschwerden.

Wenn eine Adnexektomie beiderseits erforderlich ist, dann sollte auch eine Hysterektomie eingeschlossen werden, es sei denn, der Uterus wird noch als Lagerstätte für Radium bei einer Krebstherapie benötigt.

2. *Neoplastische Erkrankungen:* Beidseitiges seröses Cystadenom der Adnexe, Sarkom oder Carcinom des Uterus, hämorrhagisches Chorioepitheliom, Stadium I von Cervixkrebs.

3. *Geburtshilfliche Indikationen:* Rupturierte, interstitielle Schwangerschaft, Placenta accreta, Sterilisation, bei septischem Schock durch Clostridia (zuerst muß der Schock beherrscht werden).

4. *Medizinische Indikationen:* Wenn durch fixierten Hochdruck eine abnormale Uterusblutung, „Uterusapoplexie", eintritt, bei Hypermenorrhoe durch Pseudohämophilie.

Arten der Hysterektomie

A. Subtotale Hysterektomie: Subtotale (inkomplette) Hysterektomie ist selten gerechtfertigt, da die Cervix als potentieller Ort für eine neue Erkrankung übrig bleibt.

B. Totale Hysterektomie:

1. Abdominale Hysterektomie ist bei entzündlichen Erkrankungen vorzuziehen, bei großen oder multiplen Uterustumoren, bei Adnexneoplasmen, bei geburtshilflichen Komplikationen, zu größeren Explorationen oder Probeexcisionen oder immer dann, wenn durch einen vorangegangenen chirurgischen Eingriff der Uterus fixiert ist oder Narben vorliegen.

2. Die vaginale Hysterektomie wird im allgemeinen zur Entfernung eines prolabierten Uterus vorgezogen. Vor allem immer dann, wenn eine Schwäche des Beckenbodens oder Cysto- und Rectocelen vorliegen, die ebenfalls einer Korrektur bedürfen.

C. Ausgedehnte Hysterektomie: (Wertheim-Meigs, Schauta, Okabiachi) wird nur zur Ausschaltung von invasivem Krebs durchgeführt und sollte nur in spezialisierten Kliniken vorgenommen werden.

DENEFF, J. C., HOLLENBECK, Z. J. R.: The fate of ovaries preserved at the time of hysterectomy. Amer. J. Obstet. Gynec. **96**, 1088–1097 (1966).

JOHNSON, C. G.: Vaginal hysterectomy and vaginectomy in personal retrospect. Amer. J. Obstet. Gynec. **105**, 14–19 (1969).

RIVA, H. L.: Hysterectomy: Indications and techniques. Postgrad. Med. **39**, 645–649 (1966).

Geburtshilfe

Diagnose und Differentialdiagnose der Schwangerschaft

In den ersten 4–6 Wochen einer Gravidität (6–8 Wochen nach der letzten Regel) ist es in einem Drittel der Fälle schwierig, eine definitive Diagnose im Sinne einer Bestätigung oder eines Ausschlusses einer vorliegenden intakten Schwangerschaft zu stellen. Bei unklarem Befund wird erst eine wiederholte Untersuchung in 1–2 Wochen zu einer klaren Diagnose führen (vgl. auch Tabelle 13–6, 13–7 und 13–8).

Es wird zwischen subjektiven (unsicheren) und objektiven (sicheren) Zeichen einer Gravidität unterschieden.

Subjektive Zeichen

a) Von der Pat. angegebene *Symptome:* Amenorrhoe, Übelkeit und Erbrechen (3. Trimenon), Spannungsgefühl in der Brust, häufiges Wasserlassen, Obstipation, Gewichtszunahme, Zunahme des Bauchumfanges, Hautpigmentierung sowie Epulis (Angabe über letzte Kohabitation)

b) Bei der Untersuchung erhobene *Befunde:* Livide Verfärbung der Vagina und der cervicalen Portio, Auflockerung der Cervix uteri, des cervicouterinen Gewebes, des Corpus uteri, eine Vergrößerung des Uterus, die Gefäßzeichnung der Brust und Abgang von Colostrum.

Objektive Zeichen

Fetale Herzaktion (Auskultationsmethode, Ultraschallmethode und fetales EKG), Kindsbewegungen, Skelet-Teile auf einer Rö.-Aufnahme oder im Ultraschallschnittbildverfahren, Fortdauer einer Hyperthermie bei regelmäßig geführter Basaltemperaturkurve (Verlängerung der Sekretionsphase bzw. der Progesteronphase über den 15.–16. Tag).

Positive *Schwangerschaftsteste,* Nachweis von Choriongonadotropin im Urin (vgl. Tabelle 13–6 und Tabelle 13–7) objektivieren den bei der Untersuchung erhobenen Befund. Ein negativer Test jedoch schließt eine Gravidität in den ersten Tagen nicht aus, da eine Synthese von Gonadotropin durch das Chorion erst nach der Nidation in ausreichender Menge erfolgt.

Tabelle 13–6. *Tierinoculationsteste für das Vorliegen einer Schwangerschaft*

Name	Versuchstier	Durchführung	Zeit	Schwangerschaft angezeigt durch	Bemerkungen
Aschheim-Zondek	5 Mäuse (3 Wochen alt)	0,4 ml vom Morgenurin d. Pat. (gesäuert) wird 6x über 2 Tage injiziert	96 Std	Ovulation (Corpus luteum)	etwas teuer. Es wird eine Mäusezucht gebraucht u. mehrere Injekt. müssen durchgef. werden
Friedmann-Hoffmann	Kaninchen (10–12 Wo. alt)	2,5 ml von Pat.-serum werden in die Ohrvene d. Kaninchens inj.	24 Std	Ovulation (Corpus luteum)	Mäßige Kosten. Relativ einf., aber falsch pos. Aussagen sind nicht selten
Galli-Mainini	2 männliche Erdkröten	Injektion i. den dorsalen Lymphsack d. Kröten	2–6 Std	Spermiogenese, Ejaculat i. d. Kloake d. Tiere	Nur noch historischer Wert

Tabelle 13–7. *Immunologische Tests zur Diagnose der Schwangerschaft*[a]

Name	Durchführung	Interpretation und Bemerkungen
Hämagglutinations-Hemmungstest (Pregnosticon®)	Rote Blutkörperchen, die sensibilisiert sind gegen das menschliche Choriongonadotropin (HCG) + Urin (HCG) + anti-HCG-Serum 1/10 ml gefilterten Urin Empfindlichkeitstest 1000 E HCG	Immundiagnostische Tests beruhen auf folgendem Prinzip: 1. HCG wird einem Kaninchen injiziert und dieses entwickelt Anti-HCG im Serum. 2. Rote Blutkörperchen vom Schaf werden gegerbt, formalinisiert und gegen HCG sensibilisiert. 3. Wenn Antikörper an rote Blutzellen gebunden oder angelagert werden, tritt eine Hämagglutination auf, aber das Hinzufügen von Urin Schwangerer blockiert die Reaktion zwischen dem Antikörper und dem roten Blutkörperchen. Aus diesem Grund zeigt das Zusammenklumpen (Ausbilden eines Ringes am Boden des Teströhrchens) an, daß die Pat. nicht schwanger ist. Tritt kein Zusammenklumpen auf, so ist die Pat. schwanger. Zeit: 2 Std. – Sicherheit 98%
Agglutinations-Hemmungstest (Gravindex®)	Anti-HCG-Serum + Urin (HCG) + HCG-Antigen (Latexpartikelchen). Eine Aussage ist in 3 min möglich	Funktioniert ähnlich wie der oben erwähnte Test, jedoch treten Latexpartikelchen (2 μ) mit absorbiertem HCG an die Stelle von roten Blutkörperchen

[a] Die Sicherheit ist befriedigend, die Zuverlässigkeit wird vom 40. Tag nach dem 1. Tag der L.R. immer größer (nicht vor dem 20. Tag)

Tabelle 13–8. *Klinische Schwangerschaftsteste*

Name	Durchführung	Interpretation und Bemerkungen
Oestrogen-Progesteron (Duogynon®)	Progesteron 20 mg und Oestriadolbenzoat 2 mg i. m.	Wenn innerhalb von 10 Tagen nach Verabreichung von Oestrogen-Progesteron oder 7 Tage nach Verabreichung von Progesteron, Noretindron oder Noretynodrel keine Blutung auftritt und wenn andere Ursachen f. eine Amenorrhoe ausgeschlossen werden, dann ist eine Schwangerschaft sehr wahrscheinlich. *Beachte*: Wenn allerdings eine Blutung auftritt, dann ist der Test negativ und eine Schwangerschaft liegt nicht vor.
Methylöstrenolon 5 mg Methylöstradiol 0,3 mg (Gynäkosid®)	An zwei aufeinanderfolgenden Tagen je ein Dragee	
Gestafortin 4 mg Äthinylöstradiol 0,04 mg Amenyl®[a]	An zwei aufeinanderfolgenden Tagen je ein Dragee	

[a] Herstellung und Vertrieb derzeit eingestellt

Beschwerden, die während der Gravidität auftreten

Rückenschmerzen

Häufig klagen gravide Frauen über Rückenschmerzen im Bereich der LWS. Die Schmerzen sind von unterschiedlicher Intensität und meist bedingt durch eine Fehlhaltung (besonders im letzten Trimenon).

Zur Prophylaxe und Therapie sind folgende Maßnahmen zu empfehlen:

1. Korrektur von Haltungsfehlern
2. Tägliche Übungen zur Kräftigung der Rücken-, Bauch-, Beckenboden- und Atemmuskulatur
3. Gutsitzende Schuhe mit Blockabsatz von mittlerer Höhe
4. Im Bett eine feste, möglichst einteilige Matratze
5. Lokale Wärme, leichte Massage der Rückenmuskulatur
6. Von einem Schwangerschaftsgürtel ist abzuraten (Ausnahme: eine extreme Lordose oder Kyphose oder nach Geburt vieler Kinder)
7. Leichte Analgetica oder Relaxantien sollten nur sparsam verordnet werden
8. Bei stärkeren Beschwerden sollte eine Abklärung durch den Orthopäden erfolgen. Bandscheibenschädigungen müssen ausgeschlossen werden.

Kreislaufstörungen

Die Instabilität des Gefäßsystems zusammen mit einer haltungsbedingten Hypotension können eine vorübergehende cerebrale Hypoxie und ein Versacken des Blutes in die unteren Extremitäten und im Splanchnicusbereich bedingen. Dies ist hauptsächlich nach längerem Sitzen oder Stehen in warmen Räumen zu beobachten. Auch durch Hypoglykaemie vor oder zwischen den Mahlzeiten tritt während der Schwangerschaft gehäuft ein Schwächegefühl auf.

Diese Kreislaufkrisen können meistens durch Bewegung, hauptsächlich starke Beinbewegung, vermieden werden.

Die Patientinnen sollten darauf aufmerksam gemacht werden, daß sie lieber mehrere kleine Mahlzeiten als wenige größere Mahlzeiten zu sich nehmen sollten. Stimulantien wie Kaffee oder Tee oder auch periphere Kreislaufmittel können zur Beseitigung der Hypotonie notwendig sein. Bei Hypoglykaemie ist Nahrungsaufnahme notwendig.

Störungen beim Wasserlassen

Häufiges Wasserlassen und auch Streßinkontinenz treten speziell in der fortgeschrittenen Schwangerschaft auf. Sie kommen dadurch zustande, daß die Kapazität der Blase reduziert ist und ein Druck des Uterus auf die Blase besteht. In jedem Fall muß eine Erkrankung der Blase – speziell eine Infektion – ausgeschlossen werden. Wenn der Harndrang sehr belästigend ist, dann sollten zumindest Tee, Kaffee und Gewürze und auch Alkohol vermieden werden. Blasensedativa können verordnet werden.

Sodbrennen

Sodbrennen wird meist durch Regurgitation von Mageninhalt in den Oesophagus ausgelöst. In der späten Schwangerschaft kann dies durch eine Verdrängung des Magens und des Duodenums sowie den Hochstand des Fundus uteri verschlimmert werden.

Ungefähr 15% aller schwangeren Pat., die an starkem Sodbrennen während der letzten Schwangerschaftsmonate leiden, haben diese Beschwerden von einer Hiatushernie im Diaphragma. Diese entwickelt sich durch Zug am Zwerchfell und Erweiterung der unteren Rippen nach dem 7. und 8. Schwangerschaftsmonat. Die Hernie wird nach dem Partus spontan verkleinert. Die Behandlung ist symptomatisch und nicht chirurgisch.

A. Prostigmin®: 15 mg täglich 3x oral zur Stimulierung der gastrointestinalen Sekretion und Motilität.

B. Säuernde Substanzen: Glutaminsäure-Hydrochlorid, 0,3 mg 3x täglich vor den Mahlzeiten. Auf alle Fälle sollten während der frühen Schwangerschaft Säureblocker vermieden werden, da die Magensäure zu diesem Zeitpunkt immer niedrig ist. In der späten Schwangerschaft können Antacida, die Aluminium-Hydroxidgel enthalten, gegeben werden. Die Irritation des Magens wird dadurch günstig beeinflußt.

ANTOINE, T.: Der Kreuzschmerz. Wien: Hollinek 1951.

BREITENFELDER, H.: Der Kreuzschmerz. In: Die Wirbelsäule in Forschung und Praxis, Bd. 37. Stuttgart: Hippokrates 1967.

BROCHER, J. E. W.: Die Wirbelsäulenleiden und ihre Differentialdiagnose, 5. Aufl. Stuttgart: Thieme 1970.

HARTL, H.: Die funktionelle Harninkontinenz der Frau. Stuttgart: Enke 1953.

LANGREDER, W.: Gynäkologische Urologie. Stuttgart: Thieme 1961.

LANGREDER, W.: Das Parametrium. Leipzig: VEB. Thieme 1955.

MARTIUS, H.: Die Kreuzschmerzen der Frau, 4. Aufl. Stuttgart: Thieme 1953.

Motilitätsstörungen

Darmträgheit wird hauptsächlich durch Verminderung der Motilität der glatten Muskulatur durch das vermehrte Vorhandensein der Steroid-Geschlechtshormone sowie durch Verlagerung der Eingeweide bei Vergrößerung des Uterus hervorgerufen. Hämorrhoiden, Diverticulose und Diverticulitis werden durch Motilitätsstörung des Darmes begünstigt.

A. Allgemeine Maßnahmen: Die Patientin sollte den Versuch machen, täglich zur gleichen Zeit den Darm zu entleeren. Schlakkenreiche Kost einschließlich grober Nahrung (es sei denn, diese ist wegen gastrointestinaler Beschwerden kontraindiziert) aus laxierenden Nahrungsmitteln (wie Feigen, Datteln und Äpfeln) und ausreichende Flüssigkeitszufuhr sind zu empfehlen. Ebenso Bewegungen, Spazierengehen und Schwimmen.

B. Medikamentöse Behandlung:

1. Um den Stuhl aufzuweichen, sollten Laxantien und Erweichungsmittel gegeben werden, die weder im Darm absorbiert werden, noch diesen irritieren.

2. In hartnäckigen Fällen sollten Laxantien verordnet werden, einschließlich Cascara und Phenolphthalin.

3. Stärkere Abführmittel sollten vermieden werden, da durch sie Wehen erzeugt werden können. Ebenso sollten keine Mineraloele verschrieben werden, da durch sie, wenn sie in höherer Dosierung verabreicht werden, die Absorption von fettlöslichen Vitaminen verhindert wird.

Hämorrhoiden

Drücken bei hartem Stuhlgang und das Pressen während der Austreibungsperiode führen besonders bei Frauen, die zu Varicosis neigen, oft zu Hämorrhoiden. Aus diesem Grunde ist es notwendig, prophylaktische Maßnahmen zur Vermeidung einer Obstipation durchzuführen, und der Pat. das Pressen während der Austreibungsperiode zu ersparen.

A. Medizinische Maßnahmen: Wenn möglich, sollten die Hämorrhoiden reponiert werden. Warme (auch kalte) Sitzbäder und Kompressen wirken lindernd.

Cortisonhaltige Salben oder andere adstringierende, anästhetische Emulsionen und Suppositorien bringen symptomatische Erleichterung.

B. Chirurgische Maßnahmen: Frisch thrombosierte, schmerzhafte Hämorrhoidenknoten können unter örtlicher Betäubung incidiert und ausgeräumt werden. Nach der Operation müssen Sitzbäder, Salben und Zäpfchen sowie milde Laxantien verordnet werden.

Eine Injektionstherapie, die zur Obliteration der Hämorrhoiden während der Schwangerschaft führen soll, ist kontraindiziert. Durch eine solche Behandlung können Infektionen und ausgedehnte Thrombosen der Beckenvenen entstehen.

Brustschmerzen

Während der Schwangerschaft bewirken Oestrogene eine Proliferation der Milchdrüsengänge, und durch Progesteron werden die Drüsenalveolen vermehrt. Dadurch kommt es zu einem Spannungsgefühl in den Brüsten. Durch gutsitzende Büstenhalter können die Beschwerden in den meisten Fällen erträglich werden.

Kopfschmerzen

Während des ersten und dritten Schwangerschaftstrimenons gehören Kopfschmerzen zu den störendsten Beschwerden der Schwangerschaft. Meistens ist eine ausgeprägte emotionale Spannung die Ursache. Sorge, Unsicherheit und andere psychische Ursachen stehen im Vordergrund, wenn die Kopfschmerzen migräneartig verlaufen. Durch den hormonalen Stimulus entsteht eine Gefäßerweiterung im Bereich der nasalen Luftwege. Die daraus resultierende Verstopfung der Nase kann zu Nasenbluten, zu Sinusitis und auch zu Kopfschmerzen führen. Durch eine Untersuchung des Nasen-, Rachenraumes können Anormalitäten ausgeschlossen werden.

Schwere, ständig anhaltende Kopfschmerzen im letzten Drittel der Schwangerschaft müssen zunächst als Symptom einer Schwangerschaftsgestose angesehen werden.

Es ist von ausschlaggebender Bedeutung, daß die Beschwerden, die die Pat. hat, mit ihr diskutiert werden und immer wieder versucht wird, ihr die Furcht vor der Geburt zu nehmen. Es muß ihr geholfen werden, ihre psychologischen Probleme zu lösen.

Eine augenärztliche Untersuchung sollte durchgeführt werden, um festzustellen, ob eine Korrektur der Sehschärfe vorgenommen werden muß. Auch sollte besonders in der Schwangerschaft darauf geachtet werden, daß das Lesen oder irgendwelche Feinarbeit bei entsprechend günstiger Beleuchtung ausgeführt wird.

Wenn nötig, müssen zumindest zeitweise Analgetica, Tranquilizer und Sedativa gegeben werden. Ihr Gebrauch sollte jedoch weitgehendst eingeschränkt werden.

Callaghan, N.: The Migraine syndrome in pregnancy. Neurology **18**, 197–199 (1968).

Knöchelödeme

Bei 2/3 der Frauen entwickeln sich im letzten Schwangerschaftstrimenon Ödeme der unteren Extremitäten, die nicht im Zusammenhang mit einer Schwangerschaftsgestose stehen. Die Ödeme kommen einerseits durch die Natrium-Wasserretention, die durch die ovarielle und placentare und adrenale Steroid-Hormon-Produktion ausgelöst werden, und andererseits durch den steigenden venösen Druck in den unteren Extremitäten zustande. Durch zu langes Sitzen oder Stehen oder auch durch elastische Bänder und Strumpfgürtel entsteht eine venöse Stase, die zu Varicosis führt.

Die Behandlung ist praktisch nur präventiv und symptomatisch, da die Veränderung des Hormonspiegels nicht beseitigt werden kann. Die Pat. sollte ihre Beine häufig hochlegen und auch in einer Trendelenburg'schen Position schlafen. Strumpfbänder oder Kleidungsstücke, die den venösen Rückstrom behindern, sollten nicht getragen werden. Die Salzzufuhr sollte eingeschränkt und zur Erhöhung des Gewebedrucks Stützstrümpfe getragen werden.

Krampfadern

Varicen treten meist bei Mehrgebärenden auf und können schwere Komplikationen verursachen. Meist ist der Grund für das Auftreten von Varicen eine Gefäßwandschwäche und eine venöse Stase in den Beinen durch die in der Schwangerschaft veränderte Haemodynamik.

Durch zu geringe Bewegungsaktivität wird die „Muskelpumpe“ nicht genügend eingesetzt. Schließlich ist die Fettleibigkeit ein wesentlicher Faktor, da die Fetteinlagerung eine vermehrte Zirkulation erfordert.

Schwere Venenentzündungen und Thrombosen komplizieren oft das Wochenbett, sind aber während der Schwangerschaft selten. Ebenso tritt eine Lungenembolie nur selten auf. Die Venen der Vulva, der Vagina und sogar die Inguinalvenen können während der Schwangerschaft erheblich vergrößert sein und Beschwerden verursachen. Eine Vorlage, eingewickelt in Plastikmaterial und durch einen Gürtel oder eine T-Binde leicht an die Vulva angepreßt, kann u. U. sehr viel Erleichterung bringen. Während der Geburt kann es durch Zerreißen von Venen in der Scheide oder an der Vulva zu Blutungen kommen.

Bei akuter Thrombophlebitis kann eine Therapie mit Anticoagulantien (Liquemin®) notwendig werden. In jedem Fall sollte Heparin gegenüber Marcumar® bevorzugt werden, da Heparin den Feten nicht schädigt und leichter dosiert werden kann. Außerdem wird Liquemin® nicht mit der Milch ausgeschieden. Anticoagulantien, die entweder vor oder während der Wehen gegeben werden, verursachen trotz verlängerter Gerinnungszeit keine verstärkte Uterusblutung, wenn die mechanische Kompression der Gefäße im Myometrium ausreichend ist. Cervicale, vaginale oder perianale Verletzungen bluten bei Pat., die mit Anticoagulantien behandelt wurden, natürlich stärker.

Eine Verödungstherapie der Venen ist während der Schwangerschaft unbedingt zu vermeiden.

Ein chirurgischer Eingriff an Gefäßen kann während der ersten 2/3 der Schwangerschaft vorgenommen werden. Venenstripping ist jedoch am besten nach Beendigung des Wochenbetts vorzunehmen. In anderer Hinsicht ist die Behandlung natürlich die gleiche wie bei nichtschwangeren Frauen (vgl. Kapitel 9).

HAID, F., FISCHER-HAID, H.: Venen-Fibel, 2. Aufl. Stuttgart: Thieme 1967.

SIGG, K.: Varicen, Ulcus cruris und Thrombose, 2. Aufl. Berlin-Göttingen-Heidelberg: Springer 1962.

Wadenkrämpfe

In den Waden, der Hüfte oder auch in der Gefäßmuskulatur kann plötzlich während des Schlafes oder beim Liegen ein Muskelkrampf auftreten. Aus noch ungeklärten Gründen sind solche Krämpfe in den letzten Monaten der Schwangerschaft selten. Ausgelöst werden sie durch eine plötzliche Verkürzung der Beinmuskeln, durch einen „Stretcheffekt". Es wird angenommen, daß die Krämpfe von einer Erniedrigung des Serum-Calciumsspiegels (diffusibles Ca) oder von einer Erhöhung des Serum-Phosphorspiegels – oder beiden – herrühren. Die eigentliche Ursache ist unbekannt.

A. Sofortmaßnahmen: Der kontrahierte schmerzhafte Muskel sollte massiert werden. Durch eine passive Antiflexion des Fußes kann die Wadenmuskulatur gedehnt werden. Lokale Wärmetherapie ist günstig.

B. Präventive und definitive Behandlung:

1. Die Phosphorzufuhr mit der Nahrung sollte zeitweise eingeschränkt werden, dadurch daß nur einmal täglich Fleisch und nur einmal täglich ein Glas Milch genommen wird.

Außerdem sollte eine Medikation von Dicalciumphosphat oder anderen Medikamenten, die einen hohen Phosphoranteil besitzen, sofort eingestellt werden.

2. Ein hoher Phosphorgehalt kann durch Absorption mit Aluminiumhydroxid in Tabletten- oder Pulverform zu jeder Mahlzeit behoben werden.

3. Die Calciumzufuhr sollte durch Gaben von Calciumlactat erhöht werden. 0,6 mg täglich 3mal vor den Mahlzeiten ist eine ausreichende Dosierung, jedoch kann es auch erforderlich sein, daß höhere Calciumdosen verordnet werden müssen, wenn die Calciumabsorption im Intestinaltrakt gestört ist.

4. Beim Spazierengehen sollten die Zehen nach vorne gerichtet werden, aber die Führung des Ganges mit den Fersen erfolgen.

Bauchschmerzen

Während der Schwangerschaft können folgende Veränderungen im Bauchraum Schmerzen verursachen:

A. Druck: Ausgelöst durch das zunehmende Gewicht des Uterus, der an den Beckenbändern zieht oder gegen die Bauchwand drückt. Es kann dabei ein Schweregefühl des Beckens und das Gefühl des nach unten Sackens der Bauchorgane entstehen. Häufiges Ausruhen in seitlicher und abgewinkelter Lage ist zu empfehlen.

B. Zug am Ligamentum rotundum: Schmerzen entlang der Ligamenta rotunda (meist links), während der letzten Schwangerschaftsmonate, kommen von einem Zug des Uterus an diesen Bändern. Lokale Wärmetherapie oder auch Maßnahmen, wie sie bei den Druckschmerzen durchgeführt werden, sind oft erfolgreich.

C. Flatulenz, Blähungen und Darmkrämpfe: Reichhaltige Mahlzeiten, Fett, gasbildende Lebensmittel und scharfe Getränke werden von schwangeren Frauen oftmals schlecht vertragen. Durch Verlagerung und Kompression der Därme infolge der Uterusvergrößerung sowie durch Hypotonie im Intestinalbereich werden gastrointestinale Beschwerden hervorgerufen. Es genügt im allgemeinen, die Diät der Pat. zu überwachen und anzuraten, die Mahlzeiten in kleinen Portionen einzunehmen. Die Pat. müssen darauf hingewiesen werden, daß sie ihren Darm zur Regelmäßigkeit „erziehen" müssen. Wenn es notwendig ist, können milde Laxantien verordnet werden. Außerdem sollten gymnastische Übungen durchgeführt werden.

D. Uteruskontraktionen: Schwangerschaftswehen (Braxton-Hicks-Kontraktion) können während der ganzen Schwangerschaft nachweisbar sein. Sie sind völlig unregelmäßig und meist schmerzlos. Beim Auftreten stärkerer Uteruskontraktionen muß natürlich immer an einen vorzeitigen Wehenbeginn gedacht werden.

Sedativa und Tranquilizer können zur Beruhigung der Schwangeren verordnet werden, jedoch werden durch sie die Wehen nicht beeinflußt. Bei vorzeitigem Wehenbeginn sollte vor der 36. Schwangerschaftswoche immer eine Wehenhemmung mit β-Sympathicomimetica (Dilatol®, Th 1165 a) und Calciumentkopplern (Isoptin®) versucht werden. Dazu ist eine klinische Überwachung notwendig. Eine Wehenhemmung mit Alkohol (oral oder iv.) wird von einigen Autoren angegeben.

E. Intraabdominale Erkrankungen: Schmerzen, die von einer Schwellung oder Entzündung im Gastrointestinaltrakt, im Nierensystem oder im Gefäßsystem herrühren, müssen differentialdiagnostisch abgeklärt und spezifisch behandelt werden.

F. Uterus- und Adnexerkrankungen: Eine pathologische Schwangerschaft und eine Erkrankung an Tuben oder Ovarien sollte abgeklärt und gezielt behandelt werden.

Schwangerschaftserbrechen

(Emesis gravidarum und Hyperemesis gravidarum)

Diagnostische Merkmale

- Übelkeit oder Erbrechen am Morgen oder während des ganzen Tages, hauptsächlich während oder nach den Mahlzeiten
- Beginnt bald nach der ersten ausgebliebenen Periode und endet ungefähr im 4. oder 5. Monat der Schwangerschaft
- Es entwickelt sich ein Wasserverlust, Gewichtsverlust, Apathie und eine Stoffwechselstörung

Allgemeine Betrachtungen

Ungefähr 3/4 aller Schwangeren, meistens Erstgebärende, leiden an Übelkeit und Erbrechen („morning sickness"). Anhaltendes Erbrechen während der Schwangerschaft wird als Hyperemesis gravidarum bezeichnet. Ungefähr eine von 200 Schwangeren entwickelt eine Hyperemesis gravidarum und muß deshalb stationär behandelt werden. Wenn eine Hyperemesis gravidarum nicht unter Kontrolle gebracht werden kann, können schwere Komplikationen eintreten.

Die Ätiologie des Erbrechens während der Schwangerschaft ist nicht bekannt, obwohl verschiedene physiologische Mechanismen bereits dafür verantwortlich gemacht worden sind.

Psychogene Faktoren spielen in den meisten Fällen sicher eine dominierende Rolle.

Klinische Befunde

A. Symptome: Die Symptome beginnen meistens 2–4 Wochen nach der Konzeption und dauern bis zur 14. oder 16. Woche. Die Symptome sind meist am Morgen nach dem Aufstehen am stärksten ausgeprägt. Klinisch entsteht bei einer Hyperemesis gravidarum, die über längere Zeit unbehandelt bleibt, eine Dehydrierung, Gewichtsverlust, Salzmangelsyndrom, Avitaminose und Ikterus.

B. Laborbefunde: Starkes Erbrechen verursacht eine Hämokonzentration. Es entsteht eine Ketonaemie mit Acetonurie, eine hypochloraemische Alkalose. Der Natriumverlust ist gering, während der durch das Erbrechen entstehende Kaliumverlust lange Zeit cellulär ausgeglichen werden kann. Die Serumproteine werden erniedrigt.

C. Ophthalmoskopische Untersuchung: Retinale Blutungen und eine retinale Ablösung sind möglich.

Differentialdiagnose

Übelkeit und Erbrechen während der Schwangerschaft kann ebenso Folge von Infektionskrankheiten, Vergiftungen, neoplastischen Erkrankungen, Hyperthyreose, Magenerkrankungen, Gallenblasenerkrankungen, Ileus, Hiatushernie, Diabetes, Urämie oder Blasenmole sein.

Komplikationen

Die schwerste Komplikation der Hyperemesis gravidarum sind die durch toxische Hepatitis entstehende Gelbsucht sowie intraoculare Blutungen und retinale Ablösungen, die permanente Blindheit zur Folge haben können.

Behandlung

A. Mäßige Übelkeit und Erbrechen während der Schwangerschaft (Emesis gravidarum): In vielen Fällen reichen sedierende und diätetische Maßnahmen. Im allgemeinen sollten trockene Nahrungsmittel in kurzen Intervallen eingenommen, Fett, stark riechende Nahrungsmittel sowie stark gewürzte Gerichte gemieden werden.

Sedativa und Antiemetica und Vitamin B-Präparate können verordnet werden. Auch Antihistaminica sind wegen ihres sedierenden Effektes nützlich. Zum Stimmungsausgleich können Tranquilizer verordnet werden.

Beachte: Die Möglichkeit einer teratogenen Wirkung vieler Drogen einschließlich einiger Antiemetica sollte nicht übersehen werden (vgl. Tabelle 13–9). Im allgemeinen ist es das beste, nur dann eine medikamentöse Behandlung einzuleiten, wenn diese dringend erforderlich ist. Es sollten alle neuen und erst im Experimentalstadium stehenden Arzneimittel sowie alle Drogen, von denen auch nur vermutet werden kann, daß sie potentiell teratogen wirken, vermieden werden. Außerdem sollte jeweils die niedrigste Dosierung gewählt werden, mit der eben noch ein Behandlungserfolg erzielt werden kann.

Tabelle 13–9. *Teratogene und fetotoxische Arzneimittel*

Medikation bei der Mutter	Erscheinungen beim Feten und Neugeborenen
Bekannte teratogene Substanzen	
Antineoplastische Substanzen	Häufige Anomalien, Aborte, Mißbildungen
Antimetaboliten (Amethopterin, Fluorouracil, DON, 6-azauridin etc.)	
Alkylierende Substanzen (Cyclophosphamid etc.)	
Antibiotica (Amphotericin B, Mitomycin etc.)	
Geschlechtshormone (Androgene, Progesteron, Oestrogene)	Vermännlichung, frühzeitige Alterung d. Knochengerüstes, Absterben d. Feten oder Focomelie, Taubheit, cardiovasculäre, gastrointestinale oder urogenitale Anomalien
Substanzen mit möglicher teratogener Wirkung	
Antihistaminica	Anomalien
Schilddrüsenmedikamente (Thioureas, Kaliumjodid)	geistige Retardierung, Kropf
Corticosteroide	Gaumenspalte, Hasenscharte
Insulin (Schock oder Hypoglykämie)	Anomalien
LSD	„Frakturierte Chromosomen" (Anomalien)
Sulfonylharnstoff-Derivate	Anomalien
Vitamin D	Kardiopathien
Fetotoxische Arzneimittel	
Analgetica, Narkotica, Heroin, Morphin,	Tod des Neugeborenen oder Krämpfe, Tremor
Salicylpräparate (in hoher Dosierung)	Blutungen beim Neugeborenen
Cardiovasculäre Arzneimittel	
Ammoniumchlorid	Acidose
Hexamethonium	Ileus bei Neugeborenen
Reserpin	Nasale Verstopfung, Schläfrigkeit, fetaler
Anticoagulantien vom Coumarintyp	Tod oder Blutung
Poliomyelitisimmunisierung (Sabin)	Tod oder neurol. Schäden
Sedativa, Hypnotica, Tranquilizer	
Meprobamat	Retardiertes Wachstum
Phenobarbital (in hoher Dosierung)	Blutungen beim Neugeborenen
Phenothiazine	Hyperbilirubinämie
Windpocken	Tod oder fetale Vaccina
Thiazide	Thrombocytopenie
Tabak-Rauchen	zu kleine und zu leichte Kinder
Vitamin K (in hoher Dosierung)	Hyperbilirubinämie

B. Hyperemesis gravidarum: Die Pat. muß stationär aufgenommen, sediert und isoliert werden. Therapie muß zur Beseitigung der Dehydratation, des Salz- und auch des Calorienverlustes vorgenommen werden. Die Serumelektrolyte müssen durch Elektrolytlösungen ausgeglichen werden. Pro die sollten mindestens 9 g NaCl und 6 g KCl zugeführt werden. Außer Elektrolytlösungen werden 10%ige Glucose- oder Laevuloselösungen mit Vitamin B_1, Vitamin B_6 und Vitamin C infundiert. Die Gabe von Triflupromazin (Psyquil®) hat sich sehr bewährt. Die zugeführte Flüssigkeitsmenge sollte mindestens 3000 ml/die betragen.

Prognose

Erbrechen während der Schwangerschaft ist durch die Schwangerschaft selbst begrenzt, und die Prognose ist daher sehr günstig. Eine therapieresistente Hyperemesis gravidarum kann aber eine echte Gefahr für Mutter und Fet darstellen.

Friedberg, V., Schäfer, M.: Regelwidrigkeiten des mütterlichen Organismus in der Schwangerschaft. In: Lehrbuch der Geburtshilfe. Hsg. von Martius, G. Stuttgart: Thieme.

Greenhill, J. P.: Hyperemesis gravidarum in obstetrics. Philadelphia: Saunders 1965.

Ektopische Schwangerschaft

Diagnostische Merkmale

- Blutungen sechs bis acht Wochen nach der letzten Menstruationsblutung. Krampfartige Schmerzen im Unterbauch
- Druckschmerzhafter, palpabler Tumor im Adnexbereich
- Immunologische Schwangerschaftsteste sind positiv

Allgemeine Betrachtungen

Jede Schwangerschaft, die von einer Implantation des befruchteten Eies außerhalb der Uterushöhle entsteht, wird als ektopisch bezeichnet. Eine ektopische Implantation erfolgt ungefähr bei einer von 200 Schwangerschaften. Ungefähr 98% der ektopischen Schwangerschaften entwickeln sich in der Tube. Andere Orte, an denen eine ektopische Implantation stattfinden kann, sind der Unterbauch, die Ovarien und die Cervix. Peritonitis, Salpingitis, chirurgische Eingriffe im Abdomen sowie Beckentumoren können für eine anormale Implantation einer Schwangerschaft prädisponieren. Kombinierte extra- und intrauterine Schwangerschaft ist möglich. Nachfolgend soll nur die ektopische Schwangerschaft, die sich in der Tube entwickelt, behandelt werden.

Klinische Befunde

A. Symptome: Die Hauptsymptome für eine Tubargravidität sind 1. Amenorrhoe oder gestörte cyclische Blutungen; 2. eine uterine Blutung; 3. Schmerzen im Unterbauch; 4. Schmerzhafter Tumor in der Adnexgegend. Dies kann akut oder chronisch sein.

1. Akut (ungefähr 40%): In fast allen Fällen treten starke Schmerzen in den unteren Quadranten des Abdomens auf. Die Schmerzen treten plötzlich auf, sind stechend, intermittierend und strahlen nicht aus. Eine anormale Blutung ist in 80% der Fälle vorhanden und ein Tumor in 70% der Fälle tastbar. In ungefähr 10% der Fälle treten Kollaps und auch Schock auf. (Nicht selten nach der vaginalen bimanuellen Untersuchung.)

2/3 der Pat. geben anamnestisch eine anormale Menstruation an. Viele waren bisher unfruchtbar.

2. Chronisch (ungefähr 60% der Tubargravidität): Über mehrere Tage kann es aus der Tube bluten und es kann sich Blut im Peritonealraum ansammeln. Leichtes, aber persistierendes vaginales „spotting" wird von den Pat. angegeben. Ein Tumor kann im Becken getastet werden. Eine Verfärbung des Nabels durch Blutpigmente (Cullen-Hofstätter-Zeichen) ist ein diagnostisches Zeichen für Hämotoperitoneum, obwohl dieses Zeichen sehr selten auftritt.

B. Laborbefunde: Die Blutuntersuchung zeigt eine Anämie, erhöhtes Bilirubin, leichte Leukocytose, erhöhte Serumamylase und eine Vermehrung der Reticulocyten. Das Urobilinogen im Urin ist bei der ektopischen Schwangerschaft, bei der eine innere Blutung besteht, erhöht. Schwangerschaftsteste sind positiv.

C. Spezialuntersuchung: Eine Douglaspunktion zeigt sofort die Ansammlung von Blut in der freien Bauchhöhle.

D. Röntgenbefunde: Es ist möglich, daß auf einer AP-Aufnahme des Abdomens ein Tumor im Becken als Anzeichen für eine ektopische Schwangerschaft erkannt werden kann.

Differentialdiagnose

Wenn klinische- oder Laborbefunde für das Vorliegen einer Schwangerschaft sprechen, dann kann die ektopische Schwangerschaft gegen viele akute Bauchbeschwerden, wie Appendicitis oder geplatzte Corpus-luteum-Cyste oder Ovarialfollikel oder eine stielgedrehte Ovarialcyste und auch gegen einen Ureterstein, differentialdiagnostisch abgegrenzt werden.

Eine Vergrößerung des Uterus mit den klinischen Zeichen, die bei einer ektopischen Schwangerschaft auftreten, ist charakteristisch für einen inzipienten Abort oder für eine Blasenmole.

Komplikationen

Die prinzipiellen Komplikationen einer akuten ektopischen Tubargravidität sind eine starke Blutung bis zum hämorrhagischen Schock. Die häufigsten Folgeerscheinungen sind chronische, entzündliche Prozesse im Becken, Unfruchtbarkeit und Infektionen des Nieren-Blasen-Systems.

Behandlung

Eine chirurgische Behandlung ist absolut geboten, da sich die Pat. verbluten kann, wenn die innere Blutung nicht sofort unter Kontrolle gebracht wird. Zugrundegegangenes Gewebe und Blut müssen zur Verhütung von nachfolgenden Komplikationen aus der Bauchhöhle entfernt werden.

Eine ektopische Schwangerschaft ist verkehrt behandelt, wenn der operative Eingriff mehr als einige Stunden nach der ersten Inspektion durch einen Arzt durchgeführt wird. Eine Infusion bzw. Transfusion sollte schon vor einer Operation durchgeführt werden.

A. Notfallmaßnahmen: Eine Pat., bei der ein Verdacht auf eine ektopische Schwangerschaft besteht, sollte sofort in ein Krankenhaus eingewiesen werden. Plasmaexpander und Blutkonserven sollten bereitgestellt werden, wenn die Pat. durch eine innere Blutung, die bei jeder ektopischen Schwangerschaft zu erwarten ist, in den Schock gerät. Bei bereits eingetretenem hämorrhagischen Schock sollte unter Druck Blut oder, wenn kein Blut vorhanden ist, Plasmaexpander infundiert werden. Bis zum Beginn der Operation kann Wärme, Sauerstoff, eine mäßige Trendelenburg'sche Lagerung und evtl. ein Tourniquet um die Oberschenkel lebensrettend sein.

B. Chirurgische Behandlung: Oberstes Gebot: Die Blutung ist zu stillen! Die Produkte der Schwangerschaft müssen entfernt werden. Blut aus dem Abdomen muß abgesaugt werden. Wenn das Blut frisch und ungeronnen ist, dann ist eine Autotransfusion möglich. Dies kann besonders in den Fällen nützlich sein, wo keine Blutbank vorhanden ist. Blut für die Autotransfusion muß durch verschiedene Filter und Gazeschichten in eine Flasche, die 3,8%iges Natriumcitrat enthält, gefiltert werden.

Als Narkosemittel sollten solche verwendet werden, die die Atmung stimulieren und das Sauerstoffangebot garantieren. Thiopental (Pentothal®) kann eine Depression der lebenswichtigen Zentren in der Medulla oblongata bewirken! Eine spinale oder caudale Anästhesie ist wegen der unkontrollierbaren Hypotension, die entstehen kann, ungünstig.

1. Salpingektomie: (nicht die Excision eines Teilstückes der Tube) ist angezeigt, wenn die Tube stark in Mitleidenschaft gezogen ist. Die cornuale Excision der Tube muß deshalb durchgeführt werden, weil sonst eine tubare oder cornuale Schwangerschaft und eine Endosalpingose im Tubarstumpf resultieren kann.

2. Salpingostomie: Das Produkt der Konzeption wird enucleiert und die Blutung gestillt (die Tube darf dabei aber nicht verschlossen werden). Diese Methode ist in den USA weitverbreitet. Die Tube heilt tatsächlich ohne Stenose. Dieses Vorgehen ist besonders dann zu wählen, wenn die andere Tube bereits entfernt oder erkrankt ist. Obwohl es möglich ist, daß in derselben Tube wiederum eine ektopische Schwangerschaft eintritt, wird bei den meisten Pat. eine normale Schwangerschaft resultieren.

C. Postoperative Behandlung: Transfusionen und Eisentherapie müssen postoperativ zusammen mit einer hochvitaminreichen und hochproteinreichen Diät gegeben werden.

Prognose

Die Müttersterblichkeit an ektopischer Schwangerschaft ist in den USA 1–2%. In Deutschland ist der Prozentsatz ähnlich. Die Mortalität ist da am geringsten, wo die Möglichkeit für einen sofortigen chirurgischen Eingriff gegeben ist.

Wiederholte Tubargravidität tritt in 10% der Fälle auf, aber das sollte nicht zum Anlaß genommen werden, einer Pat. nach ektopischer Schwangerschaft von einer erneuten Gravidität abzuraten. 30% der Pat. tragen später eine normale intrauterine Schwangerschaft aus, die übrigen bleiben steril.

Forster, H. W., Moore, D. T.: Abdominal pregnancy. Report of 12 cases. Obst. Gynec. **30**, 249–252 (1967).

Haselhorst, G.: Die ektopische Schwangerschaft. In: Biologie und Pathologie des Weibes. Bd. IX. Hsg. Seitz, L. und Americh, A. I. München: Urban und Schwarzenberg 1953.

Kleiner, G. J., Roberts, T. W.: Current factors in the causation of tubal pregnancy. Amer. J. Obstet. Gynec. **99**, 21–28 (1967).

Overbeck, L.: Die funktionelle Rückbildung der Uterusschleimhaut bei ektopischer Schwangerschaft. Stuttgart: Enke 1962.

Philipp, E.: Die Tubenschwangerschaft im Rahmen des Fortpflanzungsgeschehens. Med. Klin. **48**, 985 (1953).

Schwangerschaftstoxikose

(Gestose, EPH-Syndrom)

Diagnostische Merkmale

- Ödeme, erhöhter Blutdruck, Proteinurie, Oligurie, Anurie, Kopfschmerzen, Schwindel, Übererregbarkeit, Krämpfe, Koma
- Übelkeit, Erbrechen, Oberbauchschmerzen, Vergrößerung und Druckschmerzhaftigkeit der Leber
- Augenflimmern, retinale Blutung, partielle oder totale Blindheit

Allgemeine Betrachtungen

Die Bezeichnung „Toxikose" (Schwangerschaftstoxikose) stellt eine noch übliche, internationale Bezeichnung dar. Da die Ätiologie des Krankheitsbildes noch völlig unklar ist, andererseits ein Toxin bis heute nicht nachgewiesen werden konnte, ist die Bezeichnung „Gestose" unverfänglicher. Hier wird nur festgelegt, daß es sich um eine Erkrankung während der Schwangerschaft handelt. Mit dem Zusatz „*Spät*gestose" wird darauf hingewiesen, daß die Erkrankung erst spät in der Schwangerschaft auftritt. Neuere Bemühungen gehen dahin, international die Bezeichnung „EPH-Syndrom" (Komplex) einzuführen, wodurch die bei der Erkrankung auftretende Symptomtrias: Ödeme/Proteinurie/Hypertonie klar herausgestellt wird. Eine weitere Schwierigkeit stellt die für Ätiologie und Pathogenese notwendige Unterscheidung zwischen essentieller (= reine, = echte) Spätgestose und Pfropfgestose dar. Essentielle Spätgestosen sind diejenigen, die bei Schwangeren auftreten, die völlig gesund in die Schwangerschaft hineingehen, deren Organismus sich aber – obwohl sie zunächst gesund sind – der vermehrten Beanspruchung durch die Schwangerschaft nicht genügend anpassen kann. Pfropfgestose wird die Gestose dann genannt, wenn diese im Verlauf der Schwangerschaft zu einem bereits vor der Schwangerschaft bestehenden Leiden hinzukommt. In erster Linie kommen hierfür Diabetes mellitus, Nierenleiden und Gefäßerkrankungen in Frage. Zur Unterscheidung der beiden Gestoseformen ist der Geburtshelfer praktisch auf postpartale Untersuchungen angewiesen. Im Gegensatz zu den Pfropfgestosen klingen die Erscheinungen der essentiellen Gestosen in der Regel post partum schnell ab.

Klinische Befunde

Die Spätgestose stellt ein klinisches Syndrom dar, das durch die Trias Ödeme, Hypertonie und Proteinurie charakterisiert ist und in der Regel in der zweiten Schwangerschaftshälfte auftritt.

Ödeme werden zumeist als erstes Zeichen einer klinisch manifesten Spätgestose bemerkt. Vor dem Auftreten von Ödemen ist eine abnorme Gewichtszunahme feststellbar, wobei häufig eine Hypovolämie beobachtet wird. Es bestehen erhebliche Flüssigkeitsansammlungen im Extracellulärraum. Dagegen wurden für den intracellulären Raum nur geringen Volumenabweichungen beobachtet. Über die Rolle der Elektrolyte, vor allem des Natriums, an der Entstehung der Gestoseödeme herrscht Uneinigkeit. Nach neueren Erkenntnissen kommt der Niere nur ein sekundärer Anteil an der Pathogenese der Ödeme zu. Für die glomeruläre Filtrationsrate und den effektiven renalen Plasmafluß werden in der Literatur verminderte Werte angegeben. Eine hormonale Mitbeteiligung an der Wasserretention konnte bisher nicht eindeutig bewiesen werden. Auch wurde die Rolle des ADH diskutiert. Ebenso wird dem Aldosteron und ihm verwandten Hormonen Beachtung geschenkt.

Blutdruckwerte über 140/90 werden in der Spätschwangerschaft als pathologisch angesehen. Die perinatale Mortalität steigt parallel zur Blutdruckerhöhung der Spätgestose an. Die Ursache des Hochdrucks bei Spätgestose wird heute als humoral bedingter, generalisierter Arteriolenspasmus angesehen. Eine vasopressorische Substanz, die über eine Erhöhung des Sympathicustonus hinaus für diesen Arteriolenspasmus verantwortlich gemacht werden kann, konnte bisher nicht isoliert werden. Proteinurie vervollständigt in der Regel die Symptomtrias der Spätgestose. Mit hoher Wahrscheinlichkeit liegt ihr eine glomeruläre Permeabilitätsstörung zugrunde, wobei heute die Frage nach einer allgemeinen Capillarpermeabilitätsveränderung in den Vordergrund des Interesses getreten ist.

Zu der klassischen Symptomtrias kommen cerebrale Symptome wie Schwindel und Kopfschmerzen, Symptome von seiten des Sehorgans wie Doppeltsehen, Gesichtsfeldausfall, Schwarzsehen und Augenflimmern hinzu, die häufig einen eklamptischen Anfall ankündigen. Nausea und Erbrechen sind ebenfalls anzutreffen.

Eine unbehandelte Spätgestose kann zur *Eklampsie* führen. Dieser schwerste, lebensbedrohliche Zustand der Spätgestose ist neben den oben beschriebenen Symptomen durch tonisch-klonische Krämpfe mit oder ohne Koma gekennzeichnet.

Differentialdiagnose

Die Kombination von renalen, neurologischen und hypertensiven Symptomen mit bislang normaler Schwangerschaft, läßt immer an eine Spätgestose denken. Jedoch ist bereits eine übermäßige Gewichtszunahme in der Schwangerschaft (mehr als 1000 g im Monat) ein früher Hinweis und zumindest eine potentielle Gefahr für eine sich entwickelnde Gestose.

Ödeme, Proteinurie und Hypertonie müssen nicht immer kombiniert sein (polysymptomatische EPH-Gestose), sondern können auch isoliert auftreten (monosymptomatische EPH-Gestose).

Behandlung

Die Therapie kann, da die Ätiologie der Gestosen praktisch unbekannt ist, weitgehendst nur symptomatisch sein. Sie hängt ab vom Schweregrad der Symptome. Es ist bezüglich der Therapie am einfachsten, zwischen *Präeklampsie* unterschiedlicher Schweregrade und *Eklampsie* zu unterscheiden.

Die Therapie wird immer dann am günstigsten sein, wenn die Symptome, die zu einer Gestose gehören, frühzeitig durch entsprechende Schwangerenfürsorge erkannt werden und eine sofortige Therapie eingeleitet wird. Dabei kann von der Pat. selbst durch entsprechende Gewichtskontrolle und durch eine schwangerengerechte Kost (viel Eiweiß, Vitamine, Calcium, Eisen und Spurenelemente – wenig Fett und Kohlehydrate) ein entscheidender Beitrag geleistet werden.

A. Präeklampsie: (leichtere Form): Es muß Ziel der Therapie sein, eine schwere Präeklampsie oder gar eine Eklampsie zu verhindern. Außerdem sollte es das Ziel jeglicher Therapie sein, daß ein normales Kind geboren wird.

Die meisten Pat. können ambulant behandelt werden, wenn sie unter einer ständigen Überwachung stehen und Gewicht, Blutdruck, Urin und Flüssigkeitshaushalt ständig kontrolliert werden. Eine kochsalzarme Diät sollte auf alle Fälle verordnet werden. Antihypertensiva, Sedativa und Diuretica sind je nach Bedarf zu verordnen. Ebenso kann Bettruhe zweckmäßig sein.

Wenn das Krankheitsbild in wenigen Tagen nicht unter Kontrolle gebracht werden kann, dann sollte Klinikeinweisung erfolgen.

B. Präeklampsie: (schwere Form): Klinische Behandlung ist erforderlich.

1. *Antihypertensive Therapie*: Durch Senkung des Blutdrucks kann der Perfusionsdruck absinken, so daß dadurch eine schlechte Durchblutung der terminalen Strombahn resultiert. Es ist aber nicht unbedingt sinnvoll, eine antihypertensive Therapie so weit zu treiben, daß der Blutdruck zu stark abfällt und die Blutdruckamplitude kleiner als 40 mmg Hg wird. Als Medikamente kommen Rauwolfiaalkaloide, hauptsächlich Reserpin in Frage. Stärker wirksam sind Guanethidin (Ismelin®) und Hydrazinophthalazin (Nepresol®). Auch ein Imidazolinderivat (Catapresan®) kommt in Frage. Meistens finden aber Kombinationspräparate mit antihypertensiver, diuretischer und sedierender Komponente Anwendung. Zusätzlich wird noch Kalium substituiert.

Gebräuchliche Präparate: Elfanex®, Briserin®, Darebon® und Modenol®.

2. *Ödemausschwemmung:* Der frühzeitigen Gabe von Diuretica zur Behandlung der Präeklampsie (Gestose) kommt sehr große Bedeutung zu. Bei den ersten Symptomen einer Präeklampsie sollte jeden 2. Tag eine Tablette eines Diureticums verordnet werden. Die Dehydratation kann mit Saluretica vom Chlorthiazidtyp (Esidrix®, Hygroton®) oder Furosemid (Lasix®) erreicht werden.

3. *Sedierung*: Bis zur Einweisung in ein Krankenhaus sollen Sedativa gegeben werden. Diese Sedierung sollte auch bis zur Installierung anderer Behandlungsmaßnahmen aufrecht erhalten werden. Klinisch wird man dann bei schwerer Präeklampsie mit Phenothiazinen (Atosil®) oder auch Valium® behandeln.

4. *Infusionstherapie*: Zur genauen Kontrolle der Urinausscheidung sollte in schweren Fällen ein Blasenkatheter gelegt werden. Die Proteinausscheidung sollte sooft wie möglich bestimmt werden. Wenn die Serumeiweiße unter 5 mg/100 ml abfallen, sollte Serumalbumin 250–500 ml infundiert werden. Bei ausschließlicher Infusionstherapie ohne orale Nahrungsaufnahme müssen möglichst kochsalzfreie Lösungen und Glucose, insgesamt 2500 ml/die appliziert werden. Das Calorienangebot sollte 2000 Kcal/24 h nicht überschreiten.

Der Infusionslösung können die entsprechenden Antihypertonica, Diuretica und Sedativa zugesetzt werden.

5. *Entbindung*: Bei behandlungsresistenter Präeklampsie nimmt das Risiko für das Kind immer mehr zu, so daß eine vorzeitige Geburtseinleitung erfolgen muß. Der schonendste Entbindungsmodus für das Kind ist die Sectio caesarea, die dann zwischen der 36.–38. Woche durchgeführt werden soll. Auch an eine Geburtseinleitung durch Blasensprengung und Anregen der Wehen durch Syntocinon® ist zu denken. Da es sich meist um retardierte Kinder handelt, ist der richtige Zeitpunkt zwischen Lebensfähigkeit und intrauterinem Fruchttod genau abzuwägen. Alle, der perinatalen Medizin heute zur Verfügung stehenden diagnostischen Methoden, wie Amnioskopie, Bestimmung der Oestriolausscheidung, Kardiotokographie, Ultraschall und Mikroblutuntersuchungen des Feten sind für eine Zustandsdiagnose des Kindes einzusetzen.

C. Eklampsie:

1. *Notfallmaßnahmen:* Wenn die Pat. Krämpfe bekommt, sollte ein Keil zwischen die Zähne geschoben werden, der Kopf auf die Seite gelagert, damit kein Schleim oder Erbrochenes in die Trachea gelangt. Durch den Keil wird ein Zungenbiß vermieden und der Luftaustausch aufrechterhalten. Wenn bereits eine Aspiration stattgefunden hat, dann muß der Kehlkopf bzw. die Trachea abgesaugt werden. Mit einer Maske sollte Sauerstoff zugeführt werden. Zur Aufhebung der Krämpfe sollte Magnesiumsulfat, 20 ml einer 10%igen Lösung i. v. oder i. m. injiziert werden. In halber Dosierung kann dies 4x täglich wiederholt werden, um weitere Krämpfe zu verhüten. Der Blutdruck sollte mit adäquaten Mitteln gesenkt und die Diurese in Gang gebracht werden. Bei einer Urinausscheidung von weniger als 100 ml in der Stunde, sollte kein Magnesiumsulfat gegeben werden. Im Falle einer Überdosierung kann Calciumgluconat 20 ml einer 10%igen Lösung langsam appliziert und jede Stunde solange wiederholt werden, bis die Atmung normalisiert und die neurologischen Symptome sich zurückgebildet haben.

2. *Allgemeine Maßnahmen*: Die Pat. sollte in einem Einzelraum bei absoluter Ruhe gelagert und nicht für unnötige Maßnahmen

gestört werden; z. B. sollte die Blutdruckmanschette um den Arm verbleiben. Bei schweren Formen sollte immer Blut gekreuzt sein, da bei Pat. mit Eklampsie eine vorzeitige Placentalösung mit starker Blutung und hämorrhagischem Schock eintreten kann. Ansonsten Behandlung wie bei schwerer Präeklampsie.

Prognose

Die meisten Pat. erholen sich bei sofort einsetzender Behandlung binnen 24 bis 48 Std, aber meistens ist dann doch eine frühzeitige Beendigung der Schwangerschaft notwendig.

Obwohl Kinder von Müttern mit Schwangerschaftsgestosen relativ zur Tragzeit sehr klein sind (meist wegen placentarer Dysfunktion), gedeihen sie besser als Frühgeburten mit dem selben Gewicht von nicht toxämischen Müttern.

Chelsley, L. C., et al.: Long-term follow up study of eclamptic women: Fifth periodic report. Amer. J. Obstet. Gynec. **101**, 886–898 (1968).

Friedberg, V., Hochuli, E.: Schwangerschaftstoxikosen. In: Gynäkologie und Geburtshilfe, Bd. II, 455–508. Hsg. von Käser, O., Friedberg, V., Ober, K. G., Thompsen, K., Zander, J. Stuttgart: Thieme 1967. (Literaturübersicht)

Pritchard, J. A., Stone, S. R.: Clinical and laboratory observations on eclampsia. Amer. J. Obstet. Gynec. **99**, 754–765 (1967).

Zuspan, F. P., Talledo, E.: Factors affecting delivery in eclampsia. The condition of the cervix and uterine activity. Amer. J. Obstet. Gynec. **100**, 672–685 (1968).

Abort

Diagnostische Merkmale

- Vaginale Blutung bei schwangeren Frauen
- Kontraktionen und Wehen
- Die Produkte der Empfängnis können oder können nicht ausgestoßen werden

Allgemeine Betrachtungen

Als Abort wird die Beendigung einer Gravidität vor der 28. Woche bezeichnet. Wenn eine tote oder lebende Frucht länger als 35 cm ist, spricht man von einer Frühgeburt.

Ungefähr 3/4 aller Aborte treten vor der 16. Schwangerschaftswoche auf, von diesen wiederum 3/4 vor der 8. Schwangerschaftswoche. Schließlich enden 12% aller Schwangerschaften durch spontanen Abort, 15% aller Aborte sind kriminell. Ungefähr 50–60% der Spontanaborte sind durch defekte Eianlage, 15% sind durch maternale Faktoren (wie Trauma, Infektion, Diätfehler, Diabetes mellitus, Hypothyreose, Vergiftungen oder anatomische Mißverhältnisse) bedingt. Es gibt auch Anhalte dafür, daß ein Abort durch psychische Reize ausgelöst werden kann. In ungefähr 1/4 der Fälle kann die Ursache des Abortes nicht erkannt werden.

Klinische Befunde

A. Symptome: Der Abort wird klinisch folgendermaßen eingeteilt: 1. imminenter; 2. inzipienter; 3. kompletter; 4. inkompletter und 5. verhaltener Abort („missed abortion").

Auch bei Behandlung des Aborts ist die Schwangerschaft immer in Gefahr, aber es ist oftmals möglich, daß die Schwangerschaft fortbesteht.

1. Imminenter Abort: Beim imminenten Abort besteht eine leichte Blutung, die Portio ist erhalten, und es ist anzunehmen, daß die Schwangerschaft beendet werden kann.

2. Inzipienter Abort: Beim inzipienten Abort wird die Ausstoßung von einigen oder allen Produkten der Schwangerschaft augenblicklich erwartet. Blutung und Krämpfe bestehen.

3. Kompletter Abort: Beim kompletten Abort wird alles, was zum Schwangerschaftsprodukt gehört, ausgestoßen. Wenn ein kompletter Abort erwartet wird, verschwinden oftmals Symptome der Schwangerschaft, es beginnt dann eine plötzliche Blutung, die von Krämpfen gefolgt wird. Der Fet und der Rest des Schwangerschaftsproduktes können einzeln ausgestoßen werden. Wenn die gesamte Frucht ausgestoßen ist, lassen die Schmerzen sofort nach, aber es besteht noch eine leichte Blutung.

4. Inkompletter Abort: Beim inkompletten Abort wird ein größerer Anteil der Schwangerschaft (gewöhnlich ein Placentafragment) im Uterus verbleiben, aber eine Blutung, manchmal sogar eine starke Blutung, ist vorhanden.

5. Missed abortion: Die Uterusgröße entspricht nicht der Schwangerschaftswoche. Es besteht ein bräunlich-vaginaler Ausfluß, aber keine frische Blutung. Schmerzen sind im allgemeinen nicht vorhanden. Die Cervix ist etwas aufgeweicht. Der Uterus wird kleiner und irregulär erweicht, die Adnexe sind normal.

B. Laborbefunde: Schwangerschaftsteste sind negativ. Blut- und Urinbefunde sind solche, die bei Infektionen und Anämie beobachtet werden, wenn diese Komplikationen vorhanden sind.

C. Röntgenbefunde: Beim späten Abort kann eine Aufnahme des Abdomens ein verändertes fetales Skelet und oftmals auch eine intrauterine Gasbildung zeigen.

Differentialdiagnose

Die Blutung, die bei einem Abort einer intrauterinen Schwangerschaft besteht, muß von einer solchen, die von einer ektopischen Schwangerschaft stammt, oder anderen Blutungsanomalien unterschieden werden. Der Austritt von hydropischen Bläschen mit der Blutung ist ein diagnostisches Zeichen für den Abort einer Blasenmole.

Komplikationen

Eine Infektion tritt meistens bei kriminellen Aborten auf (vgl. septischer Abort). Der Tod kann dann durch Endotoxinschock eintreten. Weniger häufige Komplikationen sind Uterusperforation, Chorionepitheliom und Unfruchtbarkeit.

Behandlung

A. Notfallmaßnahmen: Wenn der Abort nach dem ersten Schwangerschaftsdrittel auftritt, sollte die Pat. in ein Krankenhaus eingewiesen werden. In allen Fällen sollte die Uteruskontraktion durch Oxytocin i. m. oder i. v. zur Verhinderung des starken Blutverlustes und gleichzeitig als Hilfe für das Ausstoßen von Blut und Gewebe angewendet werden. Mutterkornpräparate (Methergin®) sollten nur dann gegeben werden, wenn sicherlich ein kompletter Abort vorliegt. Eine Schocktherapie, einschließlich einer Bluttransfusion, kann notwendig sein.

B. Allgemeine Maßnahmen: Die Pat. sollte sediert werden, um die Uterusirritabilität zu beseitigen. Geschlechtsverkehr und Vaginalduschen sind kontraindiziert. Antibiotica müssen dann gegeben werden, wenn ein krimineller Abort vorliegt oder wenn aus anderen Gründen eine Infektion auftritt.

C. Chirurgische Maßnahmen:

1. Cerclage (Shirodkar) während des zweiten Trimesters zum Verschluß eines insuffizienten Cervicalkanals.
2. Dilatation und Curettage zur Entfernung zurückgebliebenen Gewebes.

Prognose

Die Prognose ist sehr gut, wenn eine Infektion vermieden werden kann. Wenn mütterliche Faktoren, die an einem Abort schuld sind, korrigiert werden können, dann ist es oft möglich, eine künftige Schwangerschaft bis zum Termin auszutragen.

Septischer Abort

Diagnostische Merkmale

- Fieber über 39 °C während der Schwangerschaft (besonders Frühschwangerschaft)
- Anamnestische Angaben über artefizielle (illegale, kriminelle) Eingriffe in den Uterus

Allgemeine Betrachtungen

Jegliche Temperatursteigerung, besonders in der Frühgravidität ist verdächtig auf ein septisches Abortgeschehen.

Klinikeinweisung ist unbedingt erforderlich. Wenn artefizielle Eingriffe nicht nachweisbar sind, dann ist die Diagnosestellung: „septischer Abort“ schwierig.

Im Falle eines septischen Abortes werden überwiegend gramnegative Erreger über das Myometrium in den Kreislauf gelangen. Die Endotoxinbildung der Erreger kann sowohl im Endo- und Myometrium als auch im Kreislauf geschehen. Da ein eindeutiger Nachweis einer solchen Endotoxinbildung nicht möglich ist, wird heute in der Klinik eine prophylaktische Therapie durchgeführt. Es muß unter allen Umständen vermieden werden, daß es zum Endotoxinschock kommt.

Behandlung (prophylaktisch)

1. Hohe Dosen Antibiotica
   z. B. 6 g Totocillin®/die
2. Anticoagulantientherapie

10000 I. E. Heparin initial
40000 I. E. Heparin in 24 Std – 3 Tage nach Entfieberung (Thrombinzeitverlängerung auf das 2–3fache)
3. Infusionstherapie (5% Glucose) Flüssigkeitsmessung bis 2500 ml/die Elektrolyte je nach Defizit zusetzen (Elektrolytkontrolle erforderlich)
4. Puls-Blutdruckkurve führen
5. Dauerkatheter
6. Urinausscheidung überprüfen
7. Nachtastung 3 Tage nach Entfieberung

Habitueller Abort

Bei habituellem Abort treten drei oder mehr Abgänge hintereinander auf. Leicht erregbare, unreife Frauen sind für habituelle Aborte prädestiniert.

Habitueller Abort ist eine klinische und keine pathologische Diagnose. Hormonverschiebungen sind, wie es scheint, oftmals für habituelle Aborte verantwortlich. Habitueller Abort ereignet sich ungefähr in 0,4% aller Schwangerschaften oder 4% aller Spontanaborte und ist im allgemeinen das Resultat von wiederkehrenden (oder persistierenden), weniger von seltenen akzidentellen) Faktoren. Viele habituelle Aborte kommen von einer anormalen genetischen Erkrankung. Ungefähr 15% sind auf mütterliche organische Erkrankungen zurückzuführen.

Die klinischen Befunde sind ähnlich denen, die bei anderen Arten von Aborten (siehe vorstehend) auftreten.

Behandlung

Eine umfassende Therapie ist für Erfolg oder Mißerfolg der Behandlung maßgebend. Fast alle therapeutischen Maßnahmen schließen eine Psychotherapie ein. Eine spezielle oder individuelle Therapie, die vorzugsweise von einem einzigen behandelnden Arzt, der ein gutes Verhältnis zu seinen Pat. hat, durchgeführt wird, ist meistens erfolgreich.

A. Allgemeine Maßnahmen:

1. Eine antekonzeptive Therapie muß davon ausgehen, irgendwelche Störungen, die bei der Mutter für die Abortneigung verantwortlich sind, aufzudecken. Eine gründliche allgemeine und gynäkologische Untersuchung ist sehr wichtig. Psychische Faktoren einschließlich seelischer Konflikte in der Ehe und während vorausgegangener Schwangerschaften müssen abgeklärt werden. Die Suffizienz der cervicalen Öffnung muß geprüft werden. Eine Hysterographie (zur Feststellung von Tumoren oder kongenitalen Anomalien), ein Vaginalsmear und andere Teste sollten durchgeführt werden. Endometriumsgewebe sollte untersucht werden, um eine Reifung des Endometriums als Antwort auf den hormonalen Cyclus zu bestimmen. Jeder Versuch zur Wiederherstellung der körperlichen und geistigen Gesundheit muß unternommen werden.

2. Postkonzeptionelle Therapie: Es muß eine frühzeitige pränatale Fürsorge betrieben werden. Wiederholte Untersuchungen sind zur frühzeitigen Erkennung von anormalen uterinen Entwicklungen unbedingt notwendig. Es müssen adäquate Sedativa verordnet werden. Es muß Vorsorge getroffen werden, daß die Pat. bei den ersten Zeichen eines inzipienten Abortes sofort in die Klinik eingewiesen werden kann.

Es muß eine hochvitaminreiche (besonders Vitamin B, C und K) Kost verabreicht werden. Die Pat. sollten versuchen, ein angemessenes Schwangerschaftsgewicht in bezug auf ihre Größe und ihren Körperbau zu erreichen. Schilddrüsenhormone sollten nur im besonderen Falle gegeben werden. Die Verordnung von Vitamin E ist wertlos.

Die Pat. sollten während der ganzen Schwangerschaft Geschlechtsverkehr vermeiden. Heiße Bäder und Vaginalduschen sind ebenso kontraindiziert. Eine strikte Bettruhe ist gerechtfertigt, jedoch nur dann, wenn Blutungen und Schmerzen auftreten. Eine empirische Therapie mit Geschlechtshormonen ist nicht angezeigt, ebenso sollte starkes Rauchen eingestellt werden.

Wenn der cervicale Schleimpfropf ausgestoßen wird, sei es mit oder ohne Therapie, dann ist im allgemeinen die Schwangerschaft verloren.

B. Chirurgische Maßnahmen: Eine Insuffizienz des Cervicalkanals sollte durch einen operativen Verschluß (Shirodkar) beseitigt werden. Schwere cervicale Verletzungen müssen operiert werden. Eine Aufhängung des Uterus, eine Myomentfernung und eine operative Abtrennung eines Uterus bicornis können für die Behandlung eines habituellen Abortes notwendig sein.

Prognose

Die Prognose ist in den Fällen gut, wo die Ursache beseitigt werden kann. Wenn eine Frau drei Schwangerschaften hintereinander verloren hat, hat sie nur noch eine Chance von 70–80% eine zukünftige Schwangerschaft auszutragen. Wenn sie bereits 4 oder 5mal eine Schwangerschaft verloren hat, dann ist die Wahrscheinlichkeit nur noch 65–70%, daß eine zukünftige Schwangerschaft ausgetragen werden kann.

Therapeutischer Abort

Für die Bundesrepublik gilt nach wie vor, daß eine Indikation zur Schwangerschaftunterbrechung nach dem Gesetz nur dann gegeben ist, „wenn eine Krankheit Leben oder Gesundheit der werdenden Mutter in eine ernste, durch kein anderes Mittel als durch Beendigung der Schwangerschaft abwendbare Gefahr bringt". Fachgutachter und Gesundheitsbehörden müssen das Einverständnis erklären.

Im Nachfolgenden wird eine Originalübersetzung des amerikanischen Textes gegeben:

„Der therapeutische Abort ist in den meisten Staaten der USA legalisiert und dann zulässig, wenn mindestens zwei niedergelassene Ärzte bestätigen, daß die Fortsetzung der Schwangerschaft eine ernsthafte Bedrohung für das Leben der Mutter darstellt. Natürlich muß das Risiko des Abortes kleiner sein als die Fortsetzung der Schwangerschaft.

Die Argumente, die gegen einen therapeutischen Abort vorgebracht werden, sind moralischer und ethischer Art. Die moralischen Gründe schließen die Ansicht ein, daß das menschliche Leben mit der Vereinigung von Sperma und Eizellen beginnt und daß eine Zerstörung des befruchteten Eies einem Mord gleichzusetzen ist. Die Gegner des therapeutischen Abortes stellen fest, daß die Unterbrechung einer Schwangerschaft einem Kindesmord oder einem Gnadentod sehr nahe kommt und eine Verletzung der Heiligkeit des Lebens darstellt. Die Gegner bestehen darauf, daß ein therapeutischer Abort unvermeidlich zu einem Durcheinander und einer Aufweichung der familiären Bande führt und dies wiederum unausbleibliche, gesetzliche Probleme bezüglich Eigentum und Erbschaft nach sich zieht.

Die Befürworter des Abortes stellen fest, daß ein befruchtetes Ei erst dann ein menschliches Wesen ist, wenn es menschliche Charakteristica angenommen hat (16.–28. Woche). Sie sind sogar auch dann für eine Beendigung der Schwangerschaft, wenn die Wahrscheinlichkeit besteht, daß ein anormales Kind geboren wird, und kämpfen dafür, daß ein Opfer einer Vergewaltigung oder gar Blutschande nicht auch noch die zusätzlichen Schmerzen und Unannehmlichkeiten einer Geburt auf sich nehmen muß. Sie argumentieren, daß im Falle eines legalisierten Abortes bei allen nicht gewünschten Schwangerschaften die Prozentualität der mütterlichen Mortalität und Morbidität als Folge von kriminellen Aborten abrupt absinken würde.

Die medizinischen Indikationen für einen therapeutischen Abort umfassen alle schweren inoperablen Herzfehler. Die chirurgischen Indikationen schließen das invasive Stadium von Cervixcarcinomen Stadium I und II im zweiten Schwangerschaftstrimester ein. Ganz allgemein werden auch psychiatrische Indikationen für einen Abort oftmals vorgeschlagen, aber sie sind manchmal auch nicht sinnvoll.

Heute wird der therapeutische Abort aufgrund psychiatrischer Indikationen durchgeführt. Die Gefahr des aktuellen Suicids während der unerwünschten Schwangerschaft ist sehr niedrig, aber nach der Beendigung der Schwangerschaft um so höher. Der Arzt muß besonders um jene Pat. besorgt sein, bei denen die Fortdauer der Schwangerschaft einer Geisteskrankheit Vorschub leisten kann oder eine bestehende noch verstärkt. Dies ist nach allgemeiner Festlegung dann der Fall, wenn die Chance, daß die Frau nach der Geburt ihres Kindes beruflich, gesellschaftlich, als Hausfrau oder auch als Mutter nicht mehr einsatzfähig ist. Die Entscheidung darüber muß auf der Anamnese der Pat., der Anzahl der lebenden Kinder, der religiösen Einstellung und des Wunsches nach weiteren Kindern basieren. Wenn ein therapeutischer Abort medizinisch indiziert erscheint und die Pat. aus irgendwelchen Gründen es ablehnt, dann sollte der Arzt nicht unbedingt darauf bestehen. Die Adoption eines Kindes wäre eine wahrscheinliche Alternative.

In den meisten Ländern gibt es keine fetalen Indikationen für einen therapeutischen Abort.

Der therapeutische Abort wird von der katholischen Kirche auf jeden Fall verurteilt.

Da eine moderne Schwangerenvorsorge mehr und mehr Frauen einbezieht, sind medizinische Indikationen für einen therapeutischen Abort seltener geworden. Wenn ein therapeutischer Abort wirklich indiziert ist, dann ist es gewöhnlich bei unheilbaren Krankheiten und eine Sterilisation ist in solchen Fällen allgemein erforderlich."

BENGSTON, L. P.: Missed abortion: the aetiology, endocrinology and treatment. Lancet **1962**, 339.

HOFMANN, D.: Die Fehlgeburt. München: Urban und Schwarzenberg 1967.

JUNG, H., KLÖCK, F. K.: Zur Prognose u. Therapie der drohenden Fehlgeburt u. die Ergebnisse nach erhaltener Schwangerschaft. Geburtsh. u. Frauenheilk. **27**, 461 (1967).

MÜLLER, C.: Die medizinische Indikation zur Schwangerschaftsunterbrechung. In: Gynäkologie u. Geburtshilfe, Bd. I, 677–702. Hsg. KÄSER, O., FRIEDBERG, V., OBER, K. G., THOMPSEN, K., ZANDER, J. Stuttgart: Thieme 1965.

NAUJOKS, H.: Vermeidbare u. unvermeidbare Abortursachen, Therapiewoche **29**, 875 (1966).

ZANDER, J.: Die bedrohte Schwangerschaft. Arch. Gynäk. **204**, 92 (1966).

Sterilisation

Die Sterilisation ist eine Methode, die das Individuum gleich ob Mann oder Frau für die Reproduktion unfähig macht. Für eine Sterilisation müssen zwingende Gründe vorhanden sein, wie z. B. die Unfähigkeit, Kinder zu gebären infolge eines erheblichen Leidens oder einer geistigen Retardierung. Allgemein muß eine Gefahr für das Leben der Mutter im Falle einer Schwangerschaft vorhanden sein. Die Indikationen für eine Sterilisation können im allgemeinen in 5 Gruppen eingeteilt werden: neuropsychiatrische, medizinische, chirurgische, geburtshilfliche und sozioökonomische Indikationen. Wenn unheilbare Leiden im Falle einer Schwangerschaft eine echte Indikation für einen therapeutischen Abort darstellen würden, dann sollte lieber eine Schwangerschaft durch eine Sterilisation von vornherein verhindert werden.

Die chirurgische Sterilisation bei Frauen kann auf abdominalem, vaginalem, transuterinem und inguinalem Wege vorgenommen werden. Bei der üblichsten Methode werden Teile oder die ganze Tube excidiert oder durch eine Coagulation verschlossen. Die Hysterektomie ist dann die beste Methode für eine Sterilisation, wenn Tumoren oder Blutungsstörungen oder ein erschlaffter Bekkenboden einen so großen Eingriff rechtfertigen.

Die Sicherheit bei alleiniger Tubenligatur hängt von der Art des Vorgehens ab und davon, ob die Frau eben entbunden hat und auf welchem Wege. Wenn die Entbindung durch einen Kaiserschnitt erfolgte, dann ist die Fehlerquote der Tubenligatur 1–2%. Bei nichtschwangeren Pat. oder 24 Std nach der normalen Geburt (vaginal) ist die Fehlerquote ungefähr 1 : 300. Sterilisation durch Röntgenstrahlen erfordert ungefähr 2000 R auf beide Ovarien entweder durch äußere Röntgenstrahlen oder intrauterine Radiumeinlage.

Die Effektivität der Sterilisation hängt von der gewählten Methode ab. Die einzig sicheren Methoden sind Röntgenbestrahlungen mit adäquater Dosierung und Hysterektomie.

KROENER, W. F., Jr.: Surgical sterilization by fimbriectomy. Amer. J. Obstet. Gynec. **104**, 247–254 (1969).

NICHOLS, E. E.: Sterilization of women: Current practices in female sterilization in the United States: Incidence and methods. Amer. J. Obstet. Gynec. **101**, 345–347 (1968).

Blasenmole und Chorionepitheliom

Diagnostische Merkmale

- Uterine Blutung in der 8.–12. Woche (therapieresistent)
- Übelkeit und Erbrechen

- Vergrößerung des Uterus über das dem Stadium der Schwangerschaft entspechende Maß
- Das Austreten von kleinen Bläschen aus dem Cervicalkanal
- Hohe Choriongonadotropinausscheidung im Urin

Allgemeine Betrachtungen

Die Blasenmole ist eine degenerative Erkrankung des Chorions, die als Komplikation bei einer auf 1500 Schwangerschaften vorkommt. Gekennzeichnet ist sie durch prominente, hellgelbe, hydatiforme Vergrößerung der Zotten und der Funktionsunfähigkeit der Gefäße des villösen Baumes. Obwohl im allgemeinen angenommen wird, daß die Störung direkt placentaren (fetalen) Ursprunges ist, ist die Ursache noch unbekannt. Die Blasenmole tritt häufiger bei Frauen über 40 auf und ist bei Orientalinnen 5mal häufiger als bei Europäerinnen. Eine maligne Veränderung (Chorionepitheliom) tritt in ungefähr 4% der Fälle auf.

Klinische Befunde

A. Symptome: Ausgeprägte Übelkeit und Erbrechen tritt bei 1/3 der Pat. mit Blasenmole auf. Die Uterusblutung beginnt um die 12. Woche, sie tritt in allen Fällen auf und zeigt die Symptomatik eines drohenden oder inkompletten Aborts. In den meisten Fällen ist der Uterus größer als es der Schwangerschaftsdauer entspricht. Ganze oder kollabierte Bläschen können durch die Vagina ausgeschwemmt werden.

Während des zweiten Drittels der Schwangerschaft können toxämische Erscheinungen auftreten.

Ein Chorionepitheliom kann dann vorhanden sein, wenn eine andauernde Uterusblutung nach der Entfernung der Blasenmole weiter besteht oder wenn ein ulcerierender Vaginaltumor vorhanden, ein Tumor im Becken tastbar ist oder wenn der Verdacht auf einen metastatischen Tumor besteht. Die Diagnose kann nur durch histologische Untersuchung von Material nach einer Curettage oder einer Biopsie gestellt werden.

B. Laborbefunde: Eine Blasenmole oder ein Chorionepitheliom ist dann wahrscheinlich, wenn die Choriongonadotropinausscheidung hohe Titer von 500000–1 Mill. oder mehr erreicht. Der Vaginalsmear zeigt deutlich reichliche Zellgruppen, ein Vorherrschen von Superficialzellen, acidophilen Zellen und eine Zellkerndegeneration bei der Hälfte der exfoliativen Zellen.

C. Röntgen- und Ultraschallbefunde: Eine Hysterographie nach dem 3. Monat, sei es durch transcervicale oder transcutane Applikation von Kontrastmitteln, kann eine Honigwabenform des Uterusinhaltes zeigen. Im Ultraschallschnittbild zeigt sich sog. Schneegestöber.

D. Spezialuntersuchungen: Es ist jegliches Gewebe, das spontan ausgestoßen wird, zu sammeln. Die Identifizierung von placentaren Hydatiden wird die Diagnose ermöglichen.

Differentialdiagnose

Die ausgeprägte Übelkeit und das Erbrechen, das bei der Blasenmole auftritt, muß von der normalen Hyperemesis gravidarum abgegrenzt werden. Der übergroße Uterus kann auch durch eine Zwillingsschwangerschaft, ein Hydramnion oder durch uterine Tumoren entstanden sein, und die vaginale Blutung kann ebenso von einem drohenden oder inkompletten oder kompletten Abort stammen. Wenn der Uterus stark vergrößert ist und die Laborbefunde eine Schwangerschaft anzeigen, ohne daß bei einer Röntgenaufnahme bzw. im Ultraschallschnittbild fetale Skeletanteile gefunden werden, dann liegt sehr wahrscheinlich eine Blasenmole vor.

Behandlung

A. Notfallmaßnahmen: Eine Blutung, die auf einen Abort hindeutet, erfordert eine sofortige Krankenhauseinweisung. Es sollten auf alle Fälle sofort die Blutgruppe der Pat. bestimmt, Blut gekreuzt und 2 Konserven für eine evtl. Transfusion vorbereitet werden. Die Blutung wird dann sofort zum Stillstand kommen, wenn der Inhalt des Uterus entleert ist und der Uterus sich kontrahiert hat. Zur Anregung einer Kontraktion wird Oxytocin gegeben. Eine Curettage zur Entfernung von zurückgebliebenem Gewebe im Uterus ist notwendig.

B. Spezifische (chirurgische) Maßnahmen:

1. Der Uterus sollte so bald wie möglich ausgeräumt werden, wenn die Diagnose

Blasenmole gesichert ist. Saugcurettage, gefolgt von sorgfältiger Dilatation und instrumenteller Curettage, ist die Methode der Wahl. Nach der Curettage sollte Methergin® verordnet werden. Nach 3–4 Wochen kann eine erneute Curettage durch eine anhaltende Blutung angezeigt sein.

2. In seltenen Fällen ist es notwendig, den Uterus mit Inhalt zu exstirpieren. Wenn malignes Gewebe bei der Operation gefunden wird, muß eine Chemotherapie durchgeführt werden. Methotrexat® ist ein Chemotherapeuticum, das den größten Behandlungserfolg verspricht.

C. Antitumor-Chemotherapie: Methotrexat® (Amethopterin) 3 mg/kg Körpergewicht i. m. in Einzeldosen oder über 5 Tage verteilt, wird gegeben. Die Nebeneffekte: Anorexie, Übelkeit und Erbrechen, Stomatitis, Durchfälle und Knochenmarksdepression, sind allgemein innerhalb von 3 Wochen reversibel. Sie können gebessert werden durch Gabe von Folsäure. Gelegentlich tritt ein Exitus ein, der durch eine Agranulocytose oder toxische Hepatitis bedingt ist. Eine wiederholte Medikation von Methotrexat® in einem Monat ist erforderlich, um den Throphoblasten zu zerstören und einen Gonadotropintiter von Null aufrecht zu erhalten.

D. Unterstützende Maßnahmen: Bluttransfusionen, Eisen und Vitamine sollten gegeben werden. Wenn die Gefahr einer Infektion besteht, dann müssen Breitbandantibiotica 24 Std vor bis 1 Woche nach der Operation verabfolgt werden.

Prognose

Das Risiko einer chronischen Abortneigung bei Frauen, die Blasenmole hatten, ist nicht groß. Nach einer Chemotherapie ist die 5-Jahres-Heilung, auch wenn bereits Metastasen nachgewiesen werden konnten, bei Chorioncarcinom ungefähr 75%.

HUBER, H., HÖRMANN, G.: Zur Klinik der Blasenmole. Geburtsh. u. Frauenheilk. **14**, 691 (1954).

HUBER, H., HÖRMANN, G.: Über das Chorionepithelioma malignum. Z. Krebsforsch. **58**, 285 (1952).

MACGREGOR, C. et al.: Hydatid mole: Analysis of 145 patients. Obstet. Gynec. **33**, 343–351 (1969).

Blutung im letzten Schwangerschaftsdrittel

Ungefähr 5–10% aller Frauen haben am Ende der Schwangerschaft eine vaginale Blutung. Mehrgebärende sind davon häufiger betroffen. Eine geburtshilfliche Blutung ist die Hauptursache für mütterliche Morbidität und Mortalität. Der Arzt muß genau zwischen einer geburtshilflichen Blutung, die placentaren Ursprungs ist (Placenta praevia, vorzeitige Lösung der Placenta) und einer solchen, die nicht placentaren Ursprungs ist (Systemerkrankung oder Störung im unteren Genitaltrakt) unterscheiden.

Im allgemeinen sollte das Vorgehen bei einer Blutung im letzten Drittel der Schwangerschaft konservativ sein und abwartend.

Die Pat. muß sofort stationär aufgenommen werden und Bettruhe verordnet bekommen. Es sollte eine gründliche Untersuchung des Unterbauches vorgenommen werden, aber nicht vaginal oder rectal untersucht werden. Bei über 90% der Pat., bei denen eine Blutung im letzten Trimester der Schwangerschaft besteht, wird diese Blutung nach Bettruhe innerhalb von 24 Std alleine zum Stillstand kommen. Wenn die Blutung sehr stark und anhaltend ist, muß eine vaginale Untersuchung durchgeführt werden, dies darf jedoch nur in Operationsbereitschaft geschehen und wenn vorher Blut bereitgestellt ist. Der Operationssaal muß für eine Sectio caesarea bereit sein. Wenn die Schwangerschaftsdauer kürzer als 36 Wochen ist und der Fet für ein Überleben zu klein erscheint, dann sollte unter allen Umständen konservativ vorgegangen werden, bis die Chance, ein lebensfähiges Kind zu entwickeln, gegeben ist.

Postpartale Blutung

Die postpartale Blutung ist willkürlich festgelegt als ein Blutverlust von mehr als 500 ml bei und direkt nach der Geburt. Da jedoch eine kleinere Frau weniger Blut verlieren darf als eine Frau mit mehr Köpervolumen, ist es besser, wenn als Definition ein 1%iger Blutverlust bezogen auf ihr Körpergewicht in kg als Norm angesehen wird. Die postpartale Blutung ist als Hauptursache für maternale Mortalität anzusehen.

Die meisten Ursachen für eine Blutung sind Uterusatonie, Verletzungen während der Geburt und Gerinnungsstörungen oder Systemerkrankungen.

Verhütung

Folgende Pat. sind für eine postpartale Blutung praedestiniert: Multipara, Frauen mit Hydramnion, mit einer postpartalen Blutung in der Anamnese, mit primärer oder sekundärer Wehenschwäche, mit verlängerten Wehen, mit uterinen Infektionen, mit Placenta praevia. mit vorzeitiger Placentalösung, nach tiefer Anaesthesie oder Analgesie und solche Frauen, bei denen eine Sectio caesarea vorausgegangen ist. Maßnahmen zur Verhinderung einer postpartalen Blutung bei solchen Pat. sind:

1. Infusion einer 5%igen Glucoselösung oder auch Plasmaexpander bei Wehenbeginn.

2. Direkt nach der Geburt sollten dieser Infusion Oxytocin (bis zu 30 I. E. Syntocinon®) beigefügt werden.

3. Größere Dosen von Analgetica oder Anaesthetica sollten vermieden werden.

4. Der Uterus kann nach der Geburt durch die Bauchdecken massiert werden, bis er gut kontrahiert ist und in diesem Zustand verbleibt. Es kann notwendig sein, den Uterus durch die Bauchdecken mit der Hand für längere Zeit zu komprimieren.

5. Die Pat. sollte mindestens 2 Std nach der Geburt im Kreißsaal beobachtet werden.

Behandlung

A. Notfallmaßnahmen: Die Blutung muß je nach Ursache durch Expression der Placenta, durch Wundnaht oder durch intravenöse Gaben von Oxytocin beherrscht werden. Durch eine Uterustamponade wird die Blutung durch Druck auf die Blutungsstellen zum Stillstand kommen. Jedoch sollte eine Tamponade nur in Ausnahmefällen aus folgenden Gründen angewandt werden:

1. Der Uterus relaxiert langsam und die Blutung kommt oft wieder zum Durchbruch, auch wenn der Uterus stark tamponiert ist.

2. Eine feste Tamponade kann sogar die Uteruskontraktion verhindern.

3. Wenn die Tamponade nicht so gut sitzt, daß dadurch die Blutung gestoppt wird, kann durch weiteren Blutverlust sogar eine Hysterektomie notwendig werden.

4. Die Gefahr der Infektion ist bei der Tamponade größer als bei anderen Methoden zur Blutstillung.

B. Allgemeine Maßnahmen: Die Placenta muß genau auf ihren Zustand inspiziert werden. Ebenso soll nach evtl. Geburtsverletzungen im Geburtskanal gefahndet werden. Die Kontraktionen des Uterus sind genau zu beobachten. Die Blutungs- und Gerinnungszeit muß bestimmt werden und gekreuztes Blut ständig bereit sein.

Prognose

Die Mortalität bei der postpartalen Blutung hängt von der Menge des Blutverlustes und von der Zeit, in der der Blutverlust stattfand, ab. Ebenso wichtig ist die Konstitution der Pat. und die Zeit, die vergeht, bis eine suffiziente Therapie eingeleitet wird.

Bachmeyer, H., Stoll, P.: Blutungen im Wochenbett. Dtsch. med. Wschr. **85**, 1798 (1960).

Brey, J.: Zum Problem der Nachgeburtsblutung. Z. ärztl. Fortbild. **54**, 402 (1960).

Hammond, G. T.: An inquiry into the treatment of postpartum haemorrhage. J. Obstet. Gynec. Brit. Cwlth. **59**, 493 (1952).

Keller, H., Langanke, D.: Vorzeitige Plazentalösung und Gerinnungsstörung. Zbl. Gynäk. 86, 1359 (1964).

Waters, E .G.: Surgical management of postpartum hemorrhage with particular reference to ligation of uterine arteries. Amer. J. Obstet. Gynec. **64**, 1143 (1952).

Uterusinversion

Die Inversion des Uterus entweder bei oder nach der Geburt stellt eine extreme medizinische und chirurgische Notfallsituation dar. Sie kommt vor durch zu starke Zerrung oder Ziehen des Kindes an der Nabelschnur und der Placenta, durch Nabelschnurzug des Geburtshelfers, bevor die Placenta völlig gelöst ist durch zu starkes Kneten des Fundus (Credé) oder durch Lösung und Extraktion einer adhaerenten Placenta, speziell in tiefer Narkose, wodurch eine extreme Relaxation entsteht. Die Wahrscheinlichkeit einer Uterusinversion ist 1:15000. Die Diagnose ist bei kompletter Inversion einfach zu stellen.

Die Inversion eines nichtschwangeren Uterus ist weniger problematisch. Die Behandlung besteht in Hysterektomie, wenn eine Reposition unmöglich ist.

Verhütung

Die meisten Fälle von puerperaler Uterusinversion können durch adäquate geburtshilfliche Maßnahmen vermieden werden. Ein Zug an der Nabelschnur sollte vor Placentalösung nicht durchgeführt und ein zu starker Druck auf den Fundus oder ein Credé sollten vermieden werden. Die Pat. darf, bevor der Uterus nicht gut kontrahiert ist, nicht allein gelassen werden. Es darf kein Kissen oder eine Rolle unter die Vorlage geklemmt werden.

Behandlung

Beachte: Eine Assistenz ist unbedingt erforderlich. Die mütterliche Sterblichkeit beträgt ohne sofortige und ausreichende Behandlung bis zu 30%.

A. Notfallmaßnahmen: Der Schock muß durch intravenöse Gaben von Flüssigkeit, Plasma, Blut und Oxytocin unter Kontrolle gebracht werden. Ergotaminpräparate sollten bei dieser Behandlung nicht angewandt werden, da sie tetanische Kontraktionen der Cervix und auch des Uterus auslösen, wodurch die Manipulationen am Uterus gestört werden.

B. Spezifische Maßnahmen: Es muß versucht werden, den Uterus durch abdominovaginale Manipulation zu reponieren. Dazu ist eine Allgemeinnarkose erforderlich. Wenn die Placenta nicht gelöst ist, dann sollte sie auch nicht abgelöst werden. Der Fundus muß in anteroposteriorer Richtung komprimiert und Ringklemmen müssen an der Cervix befestigt werden. Eine cervicale Constriction kann durch Inhalation von Amylnitrit oder durch Gaben von Adrenalin verhindert werden. Die Faust sollte im Uterus verbleiben und jetzt ein Ergotaminpräparat (Methergin®) injiziert werden, weil durch Auslösung einer Kontraktion der Cervix ein Zurückfallen des Uterus, nachdem die Faust entfernt wird, verhindert wird. Tamponaden sind kontraindiziert, da sie eine Überdehnung des Uterus bewirken.

C. Chirurgische Maßnahmen: Wenn eine Reposition nicht sofort erfolgreich ist, dann sollten chirurgische Maßnahmen zur Korrektur angewandt werden:

1. *Die transabdominale Reposition (Houltain)*: die hintere Wand des Uterus wird incidiert und über Tuchklemmen wird der Fundus reponiert und dann vernäht.

2. *Transvaginale Reposition*: Zwei Methoden sind geläufig:

a) Die Cervix wird anterior eingeschnitten und der Uterusfundus von unten reponiert und dann vernäht (Spinelli).

b) Es wird von posterior eine Incision durch die Cervix gemacht und dann der Fundus reponiert und vernäht (Küstner).

D. Postoperative Maßnahmen: Breitbandantibiotica und eine Infusionstherapie müssen verordnet und eine Überwachung des Elektrolythaushaltes durchgeführt werden.

Prognose

Die manuelle Reposition gelingt in ungefähr 75% der Fälle, wenn sie gut ausgeführt wird. Eine Inversion des Uterus kann sich wiederholen.

Lascarides, E., Cohen, M.: Surgical management of nonpuerperal inversion of the uterus. Obstet. Gynec. **32,** 376–381 (1968).

Moldofsky, L. F.: Management of inversion of the uterus. Report of 4 cases. Obstet. Gynec. **29,** 488–494 (1967).

Rauter, B.: Die puerperale Uterusinversion. Zbl. Gynäk. **87,** 1373 (1965).

Puerperalsepsis

Diagnostische Merkmale

- Fieber bis zu 40 °C über 2 Tage, das 24 Std oder später nach der Geburt (während der ersten 4 Wochen des Wochenbettes) auftritt
- Faulig riechende Lochien
- Schmerzen und Druckschmerzhaftigkeit im Becken und an den Adnexen

Allgemeine Betrachtungen

Puerperalsepsis ist eine allgemeine Bezeichnung für eine jegliche Infektion des Genitaltraktes, die während oder nach der Geburt bzw. Frühgeburt auftritt. Die meisten Fälle stammen von einer Streptokokkeninfektion (prinzipiell von der anaeroben Gruppe). Die anaeroben Streptokokken sind üblicherweise Bewohner des Genital- und Intestinaltraktes. Die betahämolytischen Streptokokken, die normalerweise nicht im Genital- und im Intestinaltrakt gefunden werden, verursachen die schwerste Infektion. Eine Infektion im Wochenbett mit Staphylokokken, Gonokokken, Pneumokokken oder Clostridia ist sehr selten, aber wenn, dann schwerwiegend.

Heute steht die Gefahr der mütterlichen Mortalität durch Schwangerschaftstoxämie oder durch Verbluten weit vor der Puerperalsepsis, was durch die Beherrschung der Infektion und medizinische Vorsorge bedingt ist. Es mag erstaunen, daß in Ländern mit primitiven Verhältnissen heute noch die Puerperalsepsis die häufigste lebensbedrohliche Erkrankung bei der Geburt ist.

Vaginitis, Cervicitis und eine intrapartale Verseuchung des Genitalkanales führt zur Endometritis; Verletzung der Cervix und der Vagina führen häufig zur Parametritis. Endometritis oder Parametritis können eine Adnexitis oder Peritonitis nach sich ziehen. Eine Femoralvenen- oder Beckenvenenthrombophlebitis kann durch eine septische Embolie kompliziert werden.

Gerade während sich die Puerperalinfektion im Genitaltrakt entwickelt, kann sich die Infektion auf den Intestinaltrakt und Harntrakt ausdehnen. Durch eine begleitende Peritonitis kann sich z. B. ein Ileus entwickeln.

Komplikationen

Die Pat. können direkt nach der Geburt durch plötzliches Entstehen einer Septicaemie sterben. Oftmals führt die Infektion zu einem Beckenabsceß. Eine Thrombophlebitis der Femoralvenen kann zu einem postphlebitischen Syndrom führen, das durch anhaltende Schmerzen und Schwellung der unteren Extremitäten charakterisiert ist. Chronische Salpingitis und Infertilität sind allgemeine Spätfolgen.

Klinische Befunde

A. Symptome: Fieber vom intermittierenden Typ tritt auf, ist aber nicht immer das hervorstechendste Zeichen. Andere Zeichen der Infektion sind faule oder profuse Lochien, eine exzessive Blutung, Schmerzen im Becken oder im Unterbauch und Kreislaufkollaps. Eine Ulceration des Genitaltraktes, eine Verletzung oder ein Hämatom können bei der Untersuchung des Beckens gefunden werden. Der Uterus ist oftmals sehr empfindlich und mangelhaft zurückgebildet. Eine Schmerzhaftigkeit und eine Induration der Adnexe sowie eine Tumorbildung können getastet werden. Einseitige Beschwerden im Becken oder Schmerzen und Schwellung eines Beines sind das Zeichen für eine aufgetretene Phlebitis. Plötzliche Schmerzen in der Brust und Husten sowie Schocksyndrom können auf eine Lungenembolie hindeuten.

B. Laborbefunde: Die Leukocyten und die Blutkörperchensenkungsgeschwindigkeit sind erhöht. Die Erythrocyten, das Hämoglobin und der Hämatokrit zeigen oftmals eine Anämie an. Aerobe und anaerobe Kulturen, angefertigt von Material, das aus dem Cavum uteri oder aus der Endocervix oder aus beiden entnommen wurde, sollten zusammen mit einem Antibiogramm angefertigt werden, um die Therapie nach der Empfindlichkeit der Erreger auszurichten. Durch eine Thoraxaufnahme kann ein Lungeninfarkt oder eine Embolie ausgeschlossen werden.

Differentialdiagnose

Differentialdiagnostisch ist eine Infektion des Harntraktes oder eine pulmonale Infektion, eine Mastitis und Enteritis abzuklären.

Verhütung

Vorbeugende Maßnahmen schließen eine allgemeine gute Hygiene, einen Schutz vor Infektionskontakt und ein aseptisches und antiseptisches Vorgehen bei der Geburt ein. Eine zu lange Geburtsdauer, ein unnötiges chirurgisches Risiko, ein zu hoher Blutverlust, ein stärkeres Trauma sowie tiefe und anhaltende Analgesie sowie Anaesthesie sollten vermieden werden. Der Fetus sollte auf die einfachst mögliche Art entwickelt werden.

Behandlung

A. Notfallmaßnahmen und Antibiotica: (vergleichende prophylaktische Behandlung bei septischem Abort). Der Schock muß mit der üblichen Infusionstherapie oder mit Bluttransfusionen behandelt werden. Hohe Dosen von Antibiotica müssen gegeben werden. Wenn die Infektion von Clostridium tetani herstammt, dann muß Tetanusantitoxin verabreicht werden. Wenn ein Antibiogramm noch nicht angefertigt ist, dann sollten möglichst Breitbandantibiotica, z. B. Chloramphenicol 3 g am ersten Tag und 2 g die folgenden Tage verordnet werden. Auch Totocillin® oder Vibramycin® sind günstig. Durch ein solches Vorgehen kann eine Infektion mit Streptokokken, Pneumokokken, Gonokokken oder Clostridia unter Kontrolle gebracht werden.

Flüssigkeits- und Elektrolytbilanz muß überwacht und ausgeglichen werden. Anticoagulantientherapie und die Gabe von Oxytocin sind erforderlich.

B. Allgemeine Maßnahmen: Stationäre Behandlung ist unbedingt erforderlich. Die Ernährung sollte parenteral erfolgen. Zur Vermeidung von Obstipationen sollten Einläufe gemacht werden.

C. Chirurgische Maßnahmen: Eine Hysterektomie wird dann durchgeführt, wenn ein rupturierter Uterus, der zu einer Infektion geführt hat, behandelt werden muß, weiter bei einer vernachlässigten Placenta accreta und bei infizierter Blasenmole oder bei sehr großen Myomen.

Prognose

Die Prognose hängt von der Art der Infektion und von der Widerstandskraft der Patientin sowie von der Intensität und der Suffizienz der Therapie ab.

„Puerperalinfektionen“ treten nach neueren Statistiken in einer Häufigkeit von 5% aller Wöchnerinnen auf.

Medizinische Komplikationen während der Schwangerschaft

Diabetes mellitus

Veränderungen im Kohlehydrat- und im Fettstoffwechsel sowie eine erhöhte Glucose-Clearance komplizieren die Behandlung eines Diabetes mellitus während der Schwangerschaft. Die Vermeidung allgemeiner diabetischer Entgleisungen wie Hypoglykämie, Ketose und diabetisches Koma erfordern eine erhöhte Aufmerksamkeit sowohl vom Arzt als auch von der Pat.

Selbst bei sorgfältig überwachtem und eingestelltem Diabetes steigt bei schwangeren Frauen die geburtshilfliche Komplikationsrate wie Hydramnion, Toxaemie, Infektionen und die Wahrscheinlichkeit einer Frühgeburt an. Die Kinder sind größer als diejenigen von nichtdiabetischen Müttern. Es tritt eine signifikante und unerklärliche fetale Mortalität in den letzten Schwangerschaftswochen auf, und auch die Mortalität der Neugeborenen ist bei Kindern von diabetischen Müttern sehr groß.

Es muß für eine absolute Kooperation zwischen Internisten, Geburtshelfern und Pädiatern gesorgt werden, und die Geburt sollte 2–4 Wochen vor dem Termin durchgeführt werden. Eine Umstellung der Pat. auf Alt-Insulin in der 35. Schwangerschaftswoche ist erforderlich. Unter diesen Umständen ist die mütterliche Mortalität nicht höher als bei nichtdiabetischen Müttern. Jedoch ist die fetale und neonatale Mortalität selbst bei guter Betreuung ungefähr 10–20%.

Hüter, K. A.: Latenter und manifester Diabetes mellitus (Neonatologie). Der Gynäkologe 1, Heft 2, 60 (1968).

Smith, S. G., Scragg, W. H. jr.: Gestational diabetes. Obstet. Gynec. **31**, 228–239 (1968).

Tuberkulose

Eine Tuberkulose der Lungen oder auch der Pleura wird durch eine Schwangerschaft nicht direkt beeinflußt. Bei Frauen mit Tuberkulose tritt etwas häufiger eine Abort- oder Frühgeburtenneigung auf. Eine tuberkulöse Endometritis und Placentitis tritt in schweren Fällen auf, aber eine Kongenitaltuberkulose ist sehr selten. Die Interruptio wegen einer bestehenden Tuberkulose ist bei den heutigen Behandlungsmöglichkeiten der Tuberkulose kaum mehr notwendig. Kinder von tuberkulösen Müttern sind nicht mehr gefährdet als andere Kinder, vorausgesetzt, daß sie von der infizierten Mutter sofort separiert werden, ohne mit ihr vorher in Berührung zu kommen.

Cohen, I. D., Badger, T .L.: The tuberculosis mother. Amer. Rev. Tuberc. **65**, 1 (1952).

D'Cruz, I. A., Dandekar, A. C.: Tuberculosis meningitis in pregnant and puerperal women. Obstet. Gynec. **31**, 775–778 (1968).

Schaich, W.: Tuberkulose und Schwangerschaft. Med. Klin. **58**, 1601 (1963).

Herzerkrankungen, die die Schwangerschaft komplizieren

Ungefähr 5% der mütterlichen Todesfälle treten durch Herzerkrankungen ein. Während der Schwangerschaft besteht eine signifikante Erhöhung der Herzfrequenz, eine Erhöhung des Schlagvolumens bis zu 30%, eine Vermehrung des Plasma- und Blutvolumens sowie eine Vermehrung der roten Blutkörperchen. Die Vitalkapazität und der Sauerstoffverbrauch erhöhen sich während der Schwangerschaft nur wenig. In einer Statistik der USA waren über 90% der Fälle, bei denen die Schwangerschaft durch eine Herzerkrankung ernsthaft kompliziert wurde, Herzerkrankungen rheumatischen Ursprungs. 3/4 dieser Pat. hatten eine Mitralstenose. Kongenitale Herzfehler hingegen stellen nur bei 5% der Herzpatientinnen ein geburtshilfliches Problem dar.

Die körperliche Anstrengung in der Austreibungsperiode und auch im Wochenbett belasten das mütterliche Herz. Im allgemeinen geht es Pat. mit Herzerkrankungen der Klasse I und II (80% aller Frauen mit Herzerkrankungen) während der Schwangerschaft und unter der Geburt gut. Über 80% der mütterlichen Todesfälle aufgrund von Herzerkrankungen treten bei Frauen mit Herzerkrankungen der Klasse III und IV auf. 3/4 dieser Todesfälle treten im frühen Wochenbett auf. Die perinatale und fetale Mortalität ist bei Frauen mit Herzerkrankungen der Klasse III und IV sehr hoch.

Ein therapeutischer Abort kann bei Schwangeren mit Herzerkrankungen der Klasse III und IV gerechtfertigt sein. Ein Kaiserschnitt sollte nur wegen geburtshilflicher Indikationen durchgeführt werden. Die Indikation zur Sterilisation kann bei Frauen mit Herzerkrankungen der Klasse III und IV gegeben sein.

Erklärung

Klassifizierung des Schweregrades von Herzerkrankungen, herausgegeben von der New-York-Heart-Association:

I. Klasse: Pat. mit organischer Herzerkrankung, jedoch ohne Symptome und ohne Einschränkung der Arbeitsfähigkeit

II. Klasse: Pat. mit Symptomen bei gesteigerter Belastung

III. Klasse: Pat. mit Symptomen bei leichter Belastung

IV. Klasse: Pat. mit Symptomen bereits ohne Belastung

ARNOLD, O. H. F.: Herz- und Kreislaufstörungen in der Schwangerschaft. In: Handbuch der inneren Medizin, Bd. IX/4. Hsg. von BERGMANN, V., FREY, G. W., SCHWIEGK, H. Berlin: Springer 1960.

BURWELL, C. S., METCALFE, J.: Heart disease and pregnancy. Boston: Little, Brown 1958.

CHESLEY, L. C.: The remote prognosis for pregnant women with rheumatic cardiac disease. Amer. J. Obstet. Gynec. **100**, 732–743 (1968).

GRAEFF, H., JUNG, W., STOLL, P.: Herzleiden und Schwangerschaft. Med. Welt (Stuttgart) 45 (1963).

HANDGANI, A. M. et al.: Grand multiparity and rheumatic heart disease. Obstet. Gynec. **32**, 212–213 (1968).

MENDELSON, C. L.: Cardiac disease in pregnancy. Paris, Philadelphia 1960.

SCHENKER, J. G., POLISHUK, K. Z.: Pregnancy following mitral valvulotomy: A survey of 182 patients. Obstet. Gynec. **32**, 214–220 (1968).

TURNER, R. W. D.: Heart disease in pregnancy. Hosp. Med. **2**, 1294–1313 (1968).

Harnwegsinfektionen während der Schwangerschaft

Die gesamten Harnwege sind während der Schwangerschaft gegen Infektionen sehr empfindlich. Die veränderte Sekretion der steroiden Geschlechtshormone und der Druck, der durch den schwangeren Uterus auf den Ureter und die Blase ausgeübt wird, führen zu einer Hypotonie, die zu einer Harnstase prädisponiert. Eine Cervicitis und eine Vaginitis prädisponieren ebenfalls zu Harnwegsinfektionen. Das Trauma bei den Wehen und bei der Geburt und eine Harnretention nach der Geburt können ebenfalls eine Harnwegsinfektion auslösen oder verschlimmern. In mehr als 2/3 der Fälle ist der Infektionserreger Escherichia coli.

Ungefähr 10% aller schwangeren Frauen leiden an Infektionen des Harntraktes. Chronische Pyelonephritis folgt oft nach vorausgegangenen rezidivierenden akuten Harnwegsinfektionen während aufeinanderfolgenden Schwangerschaften. Harnwegsinfektionen führen oft zu einer Pfropfgestose, zu Hypertonie und damit zu einer erhöhten perinatalen Mortalität bzw. Morbidität.

Die Diagnose sollte durch eine genaue Urinuntersuchung, durch Anfertigung einer Bakterienkultur bzw. eines Antibiogramms gesichert werden. Bakterielle Infektionen sollten sofort ausreichend mit einem gezielten Antibioticum behandelt werden (Antibioticum, auf das entsprechende Bakterien im Antibiogramm besonders empfindlich sind).

Glomerulonephritis vgl. Kapitel 16.

FELDING, C. F.: Pregnancy following renal disease. Clin. Obstet. Gynec. **11**, 579–538 (1968).

FORKMAN, A.: Bacteriuria in pregnancy. Acta obestet. gynec. scand. **43**, 35 (1964).

KINCAID-SMITH, P.: Bacteriuria and urinary infection in pregnancy. Clin. Obstet. Gynec. **11**, 533–549 (1968).

Anämie

Eine Eisenmangelanämie tritt in ungefähr 20% aller Schwangerschaften in den USA auf. Ungefähr 95% der schwangeren Frauen mit Anämie haben eine Eisenmangelanämie. Während der Schwangerschaft steigt der Eisenbedarf des Körpers an. Viele, auch nichtschwangere Frauen haben ein Eisendefizit durch ungenügende Eisenzufuhr mit der Nahrung, durch fehlerhafte Eisenresorption, durch Eisenverlust bei der Menstruationsblutung, durch dysfunktionelle Blutung oder durch eine Blutung post partum. Frauen, die bereits vor der Schwangerschaft anämisch sind, können natürlich während der Schwangerschaft den Eisenbedarf nicht nachholen. Eine Eisenmangelanämie wird dann im Verlaufe der Schwangerschaft immer gravierender.

Die fetale und maternale Morbidität wächst mit dem Schweregrad der Eisenmangelanämie. Die meisten geburtshilflichen Probleme, die die Anämie betreffen, beziehen sich auf eine vorzeitige Geburt und auf Infektionen. Eine orale Eisenzufuhr ist während der Schwangerschaft erforderlich. Wesentlich ist eine Langzeittherapie mit Eisen (200 mg Eisen pro die).

FIELDING, J.: Iron deficiency without anaemia. Lancet **1964 I**, 559.

GÖLTNER, E.: Blutvolumen und Haemoglobin in der Schwangerschaft. Gynaecologia **155**, 203 (1963).

LEWIS, T. L. T.: Iron deficiency anaemia in pregnancy. In: Progress in clinical obstetrics and gynaecology. London: Churchill 1965.

Syphilis

Eine unbehandelte Syphilis, die kurz vor Beginn der Schwangerschaft übertragen wurde, verursacht meist einen Abort im mittleren Schwangerschaftsdrittel oder ein Absterben der Frucht in utero. Der Fet trägt immer die Zeichen einer Syphilis. Eine Syphilisübertragung, die auf die Konzeption beschränkt ist, führt oftmals zu einer vorzeitigen Geburt eines Kindes mit kongenitaler Syphilis. Wenn die Syphilis erst spät, während der Schwangerschaft übertragen wurde, dann ist es möglich, daß das Kind bei der Geburt keine Zeichen von Syphilis aufweist. Eine Syphilis, die in der Mitte der Schwangerschaft übertragen wurde, führt ebenfalls oftmals zu einer kongenitalen Syphilis des Kindes.

Falsch positive (und falsch negative) serologische Teste auf Syphilis sind nicht selten. Eine Isolation und intensive Behandlung mit Penicillin oder im Falle von Penicillinunverträglichkeit mit anderen antisyphilitischen Medikamenten ist unbedingt erforderlich, wenn eine Syphilis vermutet wird. Es muß auch immer an die Möglichkeit gedacht werden, daß bei einer Pat. mit Syphilis noch eine andere Geschlechtskrankheit vorhanden sein kann.

LEIFER, W.: Syphilis. In: Medical, surgical and gynaecologic complications of pregnancy. Hsg. von GUTTMACHER, A. F., ROVINSKY, J. J. Baltimore: Williams und Wilkins 1965.

Thyreotoxikose

Eine toxische Struma während der Schwangerschaft ist selten, kann sich aber bald nach der Geburt entwickeln. Eine Thyreotoxikose während der Schwangerschaft kann eine fetale Fehlentwicklung und eine Struma beim Fet zur Folge haben.

Eine Therapie mit Isotopen während der Schwangerschaft kann beim Fet eine Athyreose hervorrufen. Antithyroide Medikamente können aber in vorsichtiger Dosierung gegeben werden, wenn es dabei nicht zum Hypothyreoidismus bei der Mutter und somit zur fetalen Fehlentwicklung kommt.

HAMILTON, N. T. et al.: Thyreoidectomy during pregnancy. Med. J. Aust. **55**, 431–433 (1968).
HUNG, W: Effect of maternal thyrotoxicosis on the fetus and newborn. J. nat. med. Ass. **61**, 70–73 (1969).

Dysfunktion der Nebenschilddrüse und Tetanie

Die Schwangerschaft verursacht eine leichte Überfunktion der Nebenschilddrüse. Eine schwere chronische Überfunktion der Nebenschilddrüsen, die eine Ostitis fibrosa cystica verursacht, ist während der Schwangerschaft selten und tritt höchstens bei Pat. mit chronischen Nierenerkrankungen auf. Symptome, die durch Dysfunktion der Nebenschilddrüsen während der Schwangerschaft auftreten, sind Tetanie und Muskelkrämpfe durch Unterfunktion der Nebenschilddrüse. Eine Tetanie ist meist von einem Calciummangel begleitet oder auch von einem Übermaß an Phosphaten (z. B. durch übermäßige Zufuhr von Calciumphosphat während der Schwangerschaft) oder auch durch einen Mangel an Vitamin D und Parathormon. Eine Hyperventilation während der Wehen kann eine Tetanie auslösen. Eine Tetanie des Neugeborenen ist bei Brustkindern ungewöhnlich, aber sie kann auftreten, wenn die Zufuhr von Phosphaten sehr groß ist (z. B. wenn Kuhmilch gegeben wird oder auch als Resultat eines relativen Hypoparathyreoidismus in der Neonatalperiode).

OSLER, M.: Pregnancy and endocrine disorders. Incidence and obstetrical considerations. Acta Obstet. gynec. scand. **46** (Suppl) 49–57 (1967).
RUBIN, A. et al.: Maternal hyperparathyroidism and pregnancy. JAMA **206**, 128–130 (1968).

Exanthematische Erkrankungen

Die Auswirkungen einer Varicelleninfektion auf die Schwangere und den Fetus hängt von der Virulenz der Erreger ab und vom Grade der mütterlichen Immunität gegen diese Erkrankung. Hohes Fieber, Toxaemie und fetale Viraemie können zum Tod des Fetus führen.

Kinder, die von den Frauen mit Windpocken oder Masern geboren werden, können diese Erkrankung bei der Geburt haben. Kongenitale Mißbildungen sind selten. Kongenitale Anomalien treten hingegen in ungefähr 50% der Fälle auf, wenn Mütter während des ersten Trimenons der Schwangerschaft an Röteln erkrankt waren. Die Gabe von Gammaglobulinen verhindert eine Mißbildung nicht, auch wenn sie exponierten Müttern vor Auftreten der Erkrankung gegeben wurde. Die einzige Möglichkeit zur Verhinderung von Mißbildungen durch Röteln besteht in einer prophylaktischen Impfung der Mutter.

Wenn keine Impfung durchgeführt wurde, dann kann es möglich sein, daß Mißbildungen auftreten, ohne daß die Krankheit klinisch irgendwelche Symptome zeigt. Ein therapeutischer Abort wegen einer fraglichen Rötelninfektion der Mutter in der Schwangerschaft ist weder in den USA, noch in Deutschland zulässig.

BOHNSTEDT, R. M.: Veränderungen der Haut in der Schwangerschaft. In: Dermatologie und Venerologie, Bd. III/2. Hsg. von GOTTRON, H. A. W. SCHÖNFELD. Stuttgart: Thieme 1959.
HARDY, J. B.: Adverse fetal outcome following maternal rubella after the first trimester. JAMA **207**, 2414–2420 (1969).
RAWLS, W. E. et al.: Serologic diagnosis and fetal involvement in maternal rubella. JAMA 203, 627–631 (1968).
SCHWARTZ, R. W.: Clinical considerations of rubella in pregnancy. N. Y. St. J. Med. **68**, 392–397 (1968).

Myopie

Es ist eine Erfahrung, daß Frauen mit Myopie während der Schwangerschaft eine Verschlechterung ihrer Sehfähigkeit erleiden. Es ist jedoch durch große Untersuchungsreihen nicht gesichert, daß eine Verschlechterung einer Refraktionsanomalie während der Schwangerschaft ursächlich mit dieser etwas zu tun hat.

Chirurgische Komplikationen während der Schwangerschaft

Ausgedehnte chirurgische Eingriffe sollten während der Schwangerschaft nach Möglichkeit vermieden werden. Eine normale unkomplizierte Schwangerschaft „schwächt" jedoch den Körper nicht und das Operationsrisiko als solches wird dadurch nicht erhöht.

Ausgenommen sind diejenigen Fälle, in denen große abdominale Eingriffe vorgenommen werden sollen und der schwangere Uterus aus technischen Gründen die Operation unmöglich macht. Eine Abortgefahr als Folge eines operativen Eingriffes besteht nicht, es sei denn, nach dem operativen Eingriff treten eine Peritonitis oder andere Komplikationen ein.

Während des ersten Trimenons der Schwangerschaft können durch eine Asphyxie beim Feten während einer Narkose kongenitale Anomalien auftreten. Aus diesem Grunde sollte gerade im ersten Drittel der Schwangerschaft ein operativer Eingriff vermieden werden. Wenn ein Eingriff notwendig wird, dann muß besonders darauf geachtet werden, daß bei der Mutter keine Hypoxie und keine Hypotension auftritt.

Das zweite Trimenon der Schwangerschaft ist im allgemeinen der günstigste Zeitpunkt für einen operativen Eingriff.

Guttmacher, A. F., Rovinsky, J. J.: Medical, surgical and gynecologic complications of pregnancy. Baltimore: Williams und Wilkins 1965.

Halter-Linz, G.: Abdominalchirurgie in der Schwangerschaft. Arch. Gynäk. **195**, 502 (1961).

Ovarialtumoren

Ovarialtumoren haben während der Schwangerschaft eine besondere Bedeutung, denn

1. die Palpation und auch die Diagnose eines evtl. malignen Tumors sind schwierig,
2. der Geburtskanal kann durch den Tumor verlegt werden, und
3. es besteht die Möglichkeit einer Ruptur des Tumors mit evtl. Peritonitis oder Aussaat von Tumormaterial intraperitoneal.

Tumoren mit einer hohen potentiellen Malignität schließen seröse und auch Pseudomucincystome, die oft beidseitig auftreten, ein. Teratoide Tumoren können auch an beiden Ovarien auftreten und verursachen im Falle einer Ruptur schwere Irritationen.

Untersuchungen des Beckens in der Frühschwangerschaft sind unbedingt zum Ausschluß von Adnextumoren erforderlich. Wenn erkannte Tumoren größer als 6 cm sind und besonders wenn diese Tumoren während der Schwangerschaft noch wachsen, dann ist eine Laparotomie erforderlich.

Chowdhury, N. N. R.: Ovarian tumors complicating pregnancy. A critical analysis of 24 cases. Amer. J. Obstet. Gynec. **83**, 615 (1962).

Feld, D., Labes, J., Nathanson, M.: Bilateral ovarian dermoid cysts in triplets. Obstet. and Gynec. **27**, 525 (1966).

Frank, G., Buttenberg, D.: Ovarialtumor und Schwangerschaft. Zbl. Gynäk. **86**, 1217 (1964).

Colon- und Rectumcarcinom

Während der Schwangerschaft besteht die Möglichkeit, daß sich ein bereits bestehendes Carcinom des Colons oder Rectums weiter ausbreitet. Maligne Tumoren des Enddarmes werden während der Schwangerschaft oftmals nicht beachtet. Für eine Schwangere mit einem Colon- oder Rectumcarcinom ist die Prognose sehr schlecht, wenn eine radikale Operation unmöglich ist.

Die Symptome für ein Rectum- und Coloncarcinom sind Obstipation, die oftmals mit Diarrhoe abwechselt, rectale Blutungen oder blutvermischter Stuhl. Anaemie und Gewichtsverlust treten erst im fortgeschrittenen Stadium auf.

In ungefähr $^2/_3$ der Fälle von Colon- und Rectumcarcinom kann der Tumor getastet werden. Der untersuchende Finger erreicht meistens den Tumor. Eine Biopsie durch ein Rectoskop ist auch während der Schwangerschaft möglich. Ein rectaler Kontrasteinlauf kann im Röntgenbild die Ausdehnung des Tumors bestätigen. Die Behandlung von kurablen Rectum- und Coloncarcinomen während der Schwangerschaft hängt sowohl von der Dauer der Schwangerschaft als auch vom Zeitpunkt der Diagnose und dem Ausmaß der Malignität ab.

1. Von der 4. bis 20. Woche: Eine radikale Resektion und Colostomie auf abdominalem Wege ist indiziert. Der Uterus muß dabei unberührt bleiben. Wenn keine geburtshilflichen Komplikationen eintreten, dann ist eine Geburt auf vaginalem Wege zum normalen Geburtstermin möglich.

2. 21. bis 28. Woche: Es muß eine Hysterektomie vorgenommen werden und dann auf abdominalem Wege eine Resektion und Colostomie.

3. Nach der 28. Woche: Es sollte eine Sectio caesarea vorgenommen werden, sobald das Kind lebensfähig ist. Anschließend wird der canceröse Darm reseziert und eine

Colostomie 3–4 Wochen nach der Geburt durchgeführt. Bei inkurablen Pat. sollte sobald wie möglich eine Sectio caesarea durchgeführt werden. Eine palliative Resektion kann direkt mit der Sectio oder auch nachher durchgeführt werden. Intestinale Obstruktionen können dadurch vermieden werden.

O'Leary, J. A. et al.: Rectal carcinoma and pregnancy: A review of 17 cases. Obstet. Gynec. 30, 862–868 (1967).

Brustkrebs

Ein Brustkrebs wird ungefähr bei einer auf 3500 Schwangere diagnostiziert. Das entspricht 2,5% aller weiblichen Fälle von Brustkrebs. Eine Schwangerschaft beschleunigt das Wachstum eines Brustkrebses. Entzündlicher Brustkrebs ist eine zwar seltene, aber sehr ungünstige Art von Brustkrebs. Meistens tritt er während der Lactation bei jungen, fettleibigen Frauen mit hängender Brust auf.

Wenn die Biopsie die Diagnose eines Brustkrebses bestätigt, dann sollte sofort eine radikale Mammaamputation, unabhängig vom Zeitpunkt der Schwangerschaft, durchgeführt werden. (Eine Ausnahme bildet der entzündliche Brustkrebs, der immer, wenn er diagnostiziert wird, so weit fortgeschritten ist, daß sowohl ein chirurgischer Eingriff als auch eine Strahlenbehandlung erfolglos sind). Wenn bereits die regionalen Lymphknoten befallen sind, dann ist eine Röntgenbestrahlung angezeigt. Ein therapeutischer Abort oder eine Interruptio der Schwangerschaft sind für die Prognose des Krebses wertlos. Eine Sectio caesarea sollte nur aus geburtshilflichen Indikationen durchgeführt werden. Nach der Geburt kann eine Oophorektomie, eine Adrenalektomie und eine Hypophysektomie zur Einschränkung des Brustkrebswachstums erwogen werden. Die Ansichten darüber gehen aber weit auseinander.

Die 5-Jahres-Heilung von Pat. mit Brustkrebs des Stadiums I – während der Schwangerschaft diagnostiziert – und auch durch eine Radikaloperation behandelt, beträgt 60–70%. Im Stadium II fällt die 5-Jahres-Heilung bis unter 10% ab, auch dann, wenn gleichzeitig zur Radikaloperation eine Strahlentherapie durchgeführt wird.

Lynch, G. A.: Breast cancer associated with pregnancy. Ulster med. J. **38**, 34–46 (1969).

Zeigerman, J. H. et al.: Inflammatory mammary cancer during pregnancy and lactation. Obstet. Gynec. **32**, 373–375 (1968).

Cholelithiasis und Cholecystitis

Schwere Cholelithiasis und Cholecystitis sind während der Schwangerschaft nicht häufig, obwohl alle Frauen zur Bildung von Gallensteinen prädisponiert sind (1/3 aller Frauen über 40 Jahre haben Gallensteine). Wenn Gallensteine auftreten, dann gewöhnlich am Ende der Schwangerschaft oder im Wochenbett. Ungefähr 90% aller Pat. mit Cholecystitis haben Gallensteine.

Eine symptomatische Therapie ist ausreichend. Spasmolytica können verordnet werden. Morphium ist bei der Cholelithiasis oder Cholecystitis kontraindiziert, da durch Morphium ein Spasmus des Sphincter Oddi auftreten kann.

Eine Gallenblasenoperation während der Schwangerschaft sollte nur in Ausnahmefällen durchgeführt werden (z. B. beim Verschluß oder Empyem), da die fetale Mortalität ungefähr 15% beträgt. Eine zurückhaltende Indikation für einen chirurgischen Eingriff, wenn er unbedingt notwendig wäre, kann andererseits zu einer Nekrose und Perforation der Gallenblase mit Peritonitis führen. Intermittierend hohes Fieber, Gelbsucht und starke Schmerzen im rechten Oberbauch sind Indikatoren für eine Cholangitis, die durch Gallengangssteine hervorgerufen sein kann. In solchen Fällen ist eine Entfernung der Gallensteine und eine Wiederherstellung der Drainage des Gallenflusses unbedingt erforderlich.

Ein therapeutischer Abort oder eine frühe Entbindung des Kindes durch Sectio caesarea ist nicht erforderlich.

Roszkowski, I., Pisarek-Miedzinska, S.: Jaundice in pregnancy. II. Clinical course of pregnancy and delivery and condition of the neonate. Amer. J. Obstet. Gynec. **101**, 500–503 (1968).

Ileus

Ein adynamischer (paralytischer) Ileus wird durch verminderte oder aufgehobene Kontraktilität des Darmes hervorgerufen. Während der Schwangerschaft ist die Entwicklung eines Ileus sehr selten, häufiger hingegen nach der Geburt, besonders nach Sectio caesarea. Geburtshilfliche Komplikationen wie Peritonitis, Nieren- oder Uretersteine oder Torsion der Adnexe und Blasenatonie können mit einem adynamischen Ileus kombiniert sein.

Das Fehlen von Darmgeräuschen ist ein Anzeichen für eine verminderte oder aufgehobene Darmperistaltik. Im allgemeinen sind Druckschmerzhaftigkeit des Abdomens oder auch spontane Schmerzen vorhanden. Bei der Röntgenaufnahme des Abdomens im Stehen können Spiegelbildungen als Zeichen eines Ileus diagnostiziert werden.

Es ist sehr wichtig, einen paralytischen Ileus von einem mechanischen Verschluß zu unterscheiden. Im letzteren Fall ist der Darm hyperaktiv und eine Röntgenaufnahme zeigt eine Erweiterung des Darmes proximal vom Verschluß.

Die Behandlung eines paralytischen Ileus wird im Kapitel 11 besprochen. Ein Ileus, der durch einen mechanischen Verschluß hervorgerufen wird, bedarf eines chirurgischen Eingriffes.

Hernien

Die Schwangerschaft gibt einen zeitweiligen Schutz vor Nabel-, Bauchwand und oftmals auch Inguinalhernien, obwohl sogar während der Schwangerschaft die Bruchpforten erweitert werden. Der vergrößerte Uterus verdrängt den Darm, so daß dieser selbst bei bestehendem Defekt der Bauchwand nicht in eine Bruchpforte eintreten kann. Viele Abdominalhernien werden während der Schwangerschaft spontan behoben, einige wenige, die nicht reponibel sind, können durch eingeklemmtes Intestinum zur Obstruktion führen. Nach der Schwangerschaft können diese Hernien wieder gefährlich werden, aber die Chance einer Einklemmung ist nicht größer als vor der Schwangerschaft.

Eingeklemmte Hernien müssen auch während der Schwangerschaft operiert werden, wenn starke Schmerzen oder eine Obstruktion eintreten. Wenn eine Bruchoperation während der Schwangerschaft notwendig ist, so ist das keine Indikation für eine Sectio caesarea. Frauen mit Abdominalhernien sollten durch Zange oder Vakuumextraktor entbunden werden, damit das Pressen mit den Bauchdecken vermieden wird.

PohJala, A., Tukiainen, P.: Intestinal obstruction during pregnancy, delivery and puerperium. Amer. Chir. Gynaec. Fenn **54**, 82 (1965).

Uretersteine

Uretersteine sind während der Schwangerschaft häufiger als außerhalb der Schwangerschaft, da das Nierenbecken und der Ureter als Folge hoher Titer von steroiden Geschlechtshormonen erweitert werden. Kleine Steine, die vorher im Nierenbecken zurückgehalten wurden, können so in den Ureter eintreten. Die meisten Uretersteine werden über die Blase mit dem Urin unter Schmerzen ausgeschieden. Plötzlich kolikartige Schmerzen im kostovertebralen Winkel und in der Flanke mit Ausstrahlung in den unteren Quadranten und in die Vulva, Harndrang und Hämaturie ohne – initiale – Pyurie oder Fieber sind für Uretersteine charakteristisch. Eine Röntgenaufnahme läßt nur selten einen Stein erkennen. Ein intravenöses Pyelogramm zeigt einen teilweisen Verschluß des Ureters.

Symptomatische Therapie mit Hypnotica und Spasmolytica ist immer notwendig. Ein paravertebraler Block mit einem Lokalanästheticum kann manchmal zur Aufhebung der Schmerzen und zur Erschlaffung des spastischen Ureters angewendet werden. Die Manipulation des Steines mit Hilfe eines retrograd eingeführten Katheters kann zu einer Dislokation und zu einem spontanen Abgang des Steines führen. Der Stein kann auch transurethral extrahiert werden. Wenn alle diese Manipulationen erfolglos sind, dann kann im Falle starker anhaltender Koliken und einer sich entwickelnden fortschreitenden Hydronephrose der Stein durch eine extraperitoneale Ureterolithotomie unabhängig vom Zeitpunkt der bestehenden Schwangerschaft entfernt werden.

Harris, R. E., Dunnihoo, D. R.: Incidence and significance of urinary calculi in pregnancy. Amer. J. Obstet. Gynec. **99**, 237–241 (1967).

Appendicitis während der Schwangerschaft

Auf 1200 Schwangerschaften kommt ein Fall von Appendicitis während der Schwangerschaft. Die Diagnose während der Schwangerschaft ist schwierig, da die Appendix nach cranial und nach rechts verdrängt ist, sehr weit vom McBurney'schen Punkt entfernt. Der vergrößerte Uterus verdrängt das Colon und auch das Intestinum. Die intestinalen topographischen Verhältnisse sind gestört. In ungefähr 20% von Appendicitis während der Schwangerschaft ist eine korrekte Diagnose erst dann möglich, wenn die Appendix rupturiert und eine Peritonitis sich entwickelt hat. Diese Verzögerung der Diagnose kann zu vorzeitigen Wehen oder auch zum Abort führen.

Sofortige Appendektomie ist angezeigt. Wenn die Diagnose erst während der Wehen oder in der Nähe des Geburtstermines gestellt wird, dann sollten eine extraperitoneale Sectio caesarea und dann eine Appendektomie durchgeführt werden. Dadurch wird die Gefahr einer Peritonitis minimal gehalten. Ein therapeutischer Abort ist bei einer Appendicitis niemals erforderlich. Wenn eine Drainage notwendig ist, dann sollte diese immer transabdominal und niemals transvaginal angelegt werden.

Bei frühzeitiger Diagnose und Appendektomie ist die Prognose für Mutter und Kind sehr gut.

Brant, H. A.: Views and reviews: Acute appendicitis in pregnancy. Obstet. Gynec. **29**, 130–138 (1967).

Pfleiderer, A.: Die Appendicitis während der Gravidität. Dtsch. med. Wschr. **87**, 2072 (1962).

Verhütung des Morbus haemolyticus fetalis
(Erythroblastosis fetalis)

Der Antikörper Anti-Rh (D) ist für die meisten schweren Zustandsbilder von hämolytischen Erkrankungen des Neugeborenen (Erythroblastosis fetalis) verantwortlich. Das Rh (D) Antigen, auch Rh-Faktor genannt, wird bei ungefähr 85% der Bevölkerung vererbt. Die restlichen 15% sind Rh-negativ oder besser ausgedrückt Rh (D)-negativ. Eine Rh-negative Frau, die ein Rh (D)-positives Kind austrägt, entwickelt oftmals Antikörper Anti-Rh (D). Diese Antikörper, die einmal entwickelt wurden, bleiben auch in den folgenden Schwangerschaften im Kreislauf der Frau. Diese Antikörper bilden bei zukünftigen Schwangerschaften eine sehr große Gefahr für den Feten, dessen rote Blutkörperchen das Rh (D)-Antigen enthalten.

Eine Immunisierung gegen die hämolytische Erkrankung des Neugeborenen ist durch Human Rh (D) Immunglobulin (RhoGAM®) möglich. Dieses reine Konzentrat von Antikörpern gegen Rh (D)-Antigen wird von Rh-negativen Frauen, die gegen das D-Antigen immun sind, erhalten. Wenn solch ein Präparat einem anderen Individuum injiziert wird, dann wird dadurch eine passive Immunität verliehen. Leider ist diese passive Immunität nur sehr kurz. Trotzdem können passive Antikörper das Auftreten einer aktiven Immunität verhindern, wie bei Müttern, die Anti-Rh (D) produzieren.

Wenn fetale Rh-positive rote Blutkörperchen in den mütterlichen Kreislauf gelangen, produziert die Mutter nicht sofort Anti-Rh (D). Wenn passives Anti-Rh (D) bald nach der Geburt (innerhalb von 72 Std) injiziert wird, wird das therapeutisch zugeführte Anti-Rh (D) die fetalen Rh-positiven Blutkörperchen angreifen und zerstören, so daß das Rh (D)-Antigen aus dem Kreislauf entfernt wird. Wenn das Antigen einmal eliminiert ist, dann wird die Mutter kein Anti-Rh (D) mehr produzieren und sie wird somit nicht mehr aktiv immun gegen Rh (D). Deshalb werden, während der nächsten Rh-positiven Schwangerschaft keine Rh (D)-Antikörper im Blutstrom der Mutter vorhanden sein, die gegen die fetalen roten Blutzellen reagieren können. Aus diesem Grunde wird eine Erythroblastose während dieser Schwangerschaft verhindert.

Die immunisierende Dosis von human Rh (D) Immunglobulin ist 300 μg Rh (D) Antikörper in 15%igem Serumglobulin (1 ml RhoGAM®).

Hinselmann, M., Kubli, F.: Rhesussensibilisierung und Morbus haemolyticus fetalis. Der Gynäkologe **2**, 66 (1968).

Verhinderung der Lactation
(Abstillen)

Wenn eine Wöchnerin ihr Kind nicht stillen kann oder nicht stillen will, dann muß ein Milcheinschuß verhindert werden. Die Lactation kann durch Gaben von Oestrogenen, Progestagenen oder auch Androgenen und durch mechanische Maßnahmen gehemmt werden. Die Hormone hemmen die Lactation vornehmlich durch Bremsung der Sekretion der Hypophyse. Eine hormonale Hemmung der Lactation ist nur sinnvoll, wenn sie sofort nach der Geburt durchgeführt wird.

Hemmung der Lactation

a) Depotpräparate mit verestertem Oestradiol-, Testosteron- und 17-Hydroxyprogesteron (Ablacton®; Lactimex®), einmalig i. m. nach Ausstoßung der Placenta (Scholz u. a.).

b) Orale Stilbene, tägl. 5 mg (10 Tbl. Cyren®-B-forte) über 6 Tage.

c) Orale Oestrogen-Progestagen-Kombinationen (Kaiser und Regensburger u. a.), vor allem in Form der Ovulationshemmer mit höherem Gestagenanteil (Anovlar®), beispielsweise zunächst 3 Tage 3 Tbl. täglich. Diese Oestrogen-Progestagen-Kombinationen ahmen weitgehend die physiologische „Milchbremse" der Gravidität nach.

Physikalische Hemmung der Lactation

Wenn eine Wöchnerin zu stillen beginnt und dann aus irgendeinem Grunde das Kind auf künstliche Nahrung umgestellt werden muß (z. B. wenn sich eine Mastitis entwickelt), dann kann durch Hormone eine weitere Lactation nicht mehr verhindert werden, sondern es müssen jetzt hauptsächlich physikalische Methoden angewendet werden. Die Pat. sollte plötzlich aufhören zu stillen, und es sollte nicht der Versuch unternommen werden, Milch auszupressen oder abzupumpen. Die Brust muß mit einer starken Kompresse und einer Binde für 72 Std hochgebunden werden und ein entsprechend stramm sitzender Büstenhalter angelegt werden. Eispackungen und feuchte Umschläge (auch mit Alkohol) können angewendet werden. Zusätzlich müssen die Flüssigkeitszufuhr eingeschränkt, Laxantien und Diuretica (Lasix®, Esidrix®, Hygroton®) verordnet werden.

Das evtl. Auftreten von thromboembolischem Geschehen nach hoher Dosierung von Oestrogen oder Oestrogen-Progestagen-Medikation wirft beim Abstillen die gleichen Probleme wie bei der Ovulationshemmung auf. Nach Sectio caesarea, schwerer vaginaler Geburt oder auch fieberhaftem Geschehen ist eine reine physikalische Verhinderung der Lactation zu erwägen.

Die Brust wird sich zunächst füllen, sie wird fest werden und auch druckschmerzhaft. Nach 48–72 Std hört die Lactation auf, und die Schmerzen lassen nach. Die Rückbildung der Brust ist in ungefähr einem Monat abgeschlossen.

Doemer, H.: Die Klinik der Laktation. Arch. Gynäk. **178**, 133 (1950).

Jeffcoate, T. N. A. et al.: Puerperal thromboembolism in relation to the inhibition of lactation by estrogen therapy. Brit. med. J. **1968 IV**, 19–25

Kaiser, R., Regensburger, E.: Erfahrungen mit kombinierten Ovarialhormonen zur Laktationsverhinderung. Münch. med. Wschr. **94**, 2029 (1952).

Scholz, H.: Indikationen, Methode und Ergebnis des Abstillens an der Frauenklinik Berlin-Neukölln. Geburtsh. u. Frauenheilk. **21**, 565 (1961).

Mastitis im Wochenbett

Eine postpartale Entzündung der Brust tritt oftmals erst nach mehreren Wochen Stillzeit auf. Die Infektion, die in den Drüsengängen aufsteigt, wird durch eine Verunreinigung der Brustwarzen mit pathogenen Keimen ausgelöst. Fissuren der Brustwarzen oder auch behinderter Milchabfluß sind wesentliche Faktoren für die Entstehung einer Mastitis. Die Entzündung tritt bei 3/4 der Pat. unilateral auf. Meistens sind Erstgebärende davon betroffen. Die Mastitis beginnt oft mit Schüttelfrost, Fieber, regionalen Schmerzen und Druckschmerzhaftigkeit sowie einer Verhärtung der Brust. Eine lokale Eingrenzung, Geschwulstbildung, Einschmelzung und ein Befall der axillären Lymphknoten tritt erst später ein. In den meisten Fällen ist eine Absceßbildung unvermeidbar.

Die Behandlung besteht in einer Hemmung der Lactation, einer ständigen Unterstützung der Brust durch Hochbinden; Antipyretica und Antibiotica müssen verordnet werden. Incision und Drainage sind bei Absceßbildung erforderlich.

Eine Verhütung ist nur durch sorgfältige Hygiene beim Stillen des Kindes und durch eine gute Pflege der Brust gewährleistet.

Allgemeine Literatur

BEHRMANN, S. J., GOSLING, J. R. G.: Fundamentals of gynecology, 2nd ed. Oxford 1966.

BENSON, R. C.: Handbook of obstetrics & gynecology, 3rd ed. Lange 1968.

BREEN, J. L., JAFFURS, W.: Atlas of gynecology and obstetrical pathology. Davis 1967.

British Medical Journal: Obstetrics in general practice II. Grune & Stratton 1966.

CLAYTON, S. G. et. al.: Obstetrics by ten teachers, 11th ed. Williams & Wilkins 1966.

Clinical obstetrics and gynecology. A quarterly book series. Hoeber. [By subscription only, published 4 times a year.]

DANFORTH, D. N.: Textbook of obstetrics and gynecology. Harper 1966.

Dewhurst, C.: Student's guide to obstetrics and gynecology, 2nd ed. Williams & Wilkins 1966.

EASTMAN, N. J., HELLMAN, L. M.: Williams' obstetrics, 13th ed. Appleton-Century-Crofts 1966.

GREEN, T. H., Jr.: Gynecology. Little, Brown 1965.

GREENHILL, J. P.: Obstetrics, 13th ed. Saunders 1965.

GREENHILL, J. P.: Office gynecology, 8th ed. Year Book 1965.

HELLER, L.: Notfälle in Gynäkologie und Geburtshilfe. Stuttgart: Thieme 1969.

HUSSLEIN, H.: Die gynäkologischen Operationen. Stuttgart: Thieme 1971.

JEFFCOATE, T. N. A.: Principles of gynecology, 3rd ed. Appleton-Century-Crofts 1967.

JONES, H. W., Jr., HELLER, R. H.: Pediatric and adolescent gynecology. Williams & Wilkins 1966.

KÄSER, O., FRIEDBERG, V., OBER, K. G., THOMSEN, K., ZANDER, J.: Gynäkologie und Geburtshilfe, Band I und II. Stuttgart: Thieme 1967.

KAISER, R.: Hormonale Behandlung von Zyklusstörungen. Stuttgart: Thieme 1969.

KEPP, R., STAEMMLER, H. J.: Lehrbuch der Gynäkologie. Stuttgart: Thieme 1970.

KERN, G.: Gynäkologie (kurzgefaßtes Lehrbuch). Stuttgart: Thieme 1970.

KIMBROUGH, R. A.: Gynecology. Lippincott 1965.

KISTNER, R. W.: Gynecology principles and practice. Year Book 1964.

KUBLI, F.: Fetale Gefahrenzustände und ihre Diagnose. Stuttgart: Thieme 1966.

MARTIUS, G.: Geburtshilfliche Operationen. Stuttgart: Thieme 1967.

MARTIUS, G.: Lehrbuch der Geburtshilfe. Stuttgart: Thieme 1971.

MCLENNAN, C. E.: Synopsis of obstetrics, 7th ed. Mosby 1966.

NOVAK, E. R., JONES, G. S., JONES, H. W.: Novak's textbook of gynecology, 7th ed. Williams & Wilkins 1965.

NOVAK, R. E., WOODRUFF, J. D.: Novak's gynecologic and obstetric pathology, 6th ed. Saunders 1967.

PINKER, G. D., ROBERTS, D. W. T.: Short textbook of gynecology and obstetrics. Lippincott 1967.

PSCHYREMBEL, W.: Praktische Geburtshilfe. Berlin: de Gruyter und Co. 1967.

PSCHYREMBEL, W.: Praktische Gynäkologie. Berlin: de Gruyter und Co. 1966.

REID, D. E.: Textbook of obstetrics. Saunders 1962.

ROQUES, F. W. et al.: Diseases of women, 11th ed. Williams & Wilkins 1965.

ROSER, D. M.: Breast engogement and postpartum fever. Obstet. Gynec. **27**, 73–77 (1966).

SALING, E: Das Kind im Bereich der Geburtshilfe. Stuttgart: Thieme 1969.

SCHWALM, H., DÖDERLEIN, G.: Klinik der Frauenheilkunde und Geburtshilfe. München-Berlin: Urban und Schwarzenberg 1967.

STAEMMLER, H.: Grundriß der gynäkologischen Endokrinologie. Stuttgart: Thieme 1965.

STOLL, P.: Schwangerenvorsorge in der Praxis. München: J. F. Lehmanns.

STOLL, P.: Gynäkologische Vitalcytologie in der Praxis. Berlin-Heidelberg-New York: Springer 1969.

TAYLOR, E. S.: Essentials of gynecology, 4th ed. Lea & Febiger 1969.

TAYLOR, E. S.: Beck's obstetric practice, 8th ed. Williams & Wilkins 1966.

TOWNSEND, L.: Obstetrics for students. Melbourne, UP, Cambridge, UP 1965.

ULLERY, J. C., HOLLENBECK, Z. J.: Textbook of obstetrics. Mosby 1965.

WILLSON, J. R. et al.: Obstetrics and gynecology, 3rd ed. Mosby 1966.

14. RHEUMATISCHE UND ANDERE ERKRANKUNGEN DER GELENKE

Untersuchung des Patienten

Zur Untersuchung gehören eine sorgfältig erhobene Anamnese, eine gründliche allgemeine Untersuchung mit systematischer Überprüfung des Knochengelenksystems, wobei Zeichen einer entzündlichen Affektion der Gelenke (Rötung, Hauterwärmung, Schwellung, Ergußbildung) wie auch der funktionelle Status der Gelenke (aktive und passive Beweglichkeit, Muskelatrophie, Ankylose, Deformitäten) einer besonderen Beachtung bedürfen. Eine Reihe von Laboruntersuchungen, darunter in jedem Fall ein komplettes Blutbild, Urinanalysen, BKS, Nachweis von Rheumafaktoren und antinucleären Antikörpern sowie Serumharnsäure und schließlich Röntgenaufnahmen der wichtigsten Gelenke vervollständigen die Untersuchung. Diese Daten sind nicht nur wichtig zur Diagnosestellung, sondern bilden darüber hinaus eine Grundlage, anhand deren sich ein Therapieerfolg objektiv beurteilen läßt.

Untersuchung der Gelenkflüssigkeit

Aus der Untersuchung der Synovialflüssigkeit können sich wertvolle diagnostische und prognostische Hinweise ergeben, insbesondere eine Beurteilung des Ausmaßes der Entzündung des Synovialgewebes. Die Haut über dem zu punktierenden Gelenk wird sorgfältig gereinigt, jodiert und an der Punktionsstelle unter sterilen Kautelen mit einem Lokalanaestheticum infiltriert. Das Kniegelenk ist am leichtesten zu punktieren. Bei vollgestrecktem Gelenk wird die Punktionsnadel 2 cm lateral (oder medial) vom Patellarrand durch die Haut geführt und in den Suprapatellarraum vorgeschoben. Nach Aspiration von möglichst viel Gelenkflüssigkeit wird die Nadel entfernt und die Punktionsstelle steril verbunden. Die Synovialflüssigkeit wird nach folgenden Gesichtspunkten analysiert:

1. *Allgemeine Beschaffenheit* (Farbe, Transparenz) und *Konsistenz*.

2. *Cytologie*: 2–5 ml werden heparinisiert und Erythrocyten wie Leukocyten nach üblichen Methoden gezählt, wobei als Verdünnungsmedien physiologische NaCl-Lösung mit einem Tropfen Methylenblau verwendet werden soll, da bei angesäuerten Lösungen die Synovialflüssigkeit in der Pipette gerinnt (siehe weiter unten). Zur Differenzierung der Leukocyten wird ein dünner Ausstrich nach Wright gefärbt. Eventuell vorhandene Kristalle lassen sich mittels polarisiertem Licht identifizieren.

3. *Beurteilung des Mucingerinnsels*: Einige Tropfen Synovialflüssigkeit werden in einem Reagenzglas mit 1%iger Essigsäure (Endkonzentration) versetzt und das entstehende Gerinnsel nach seiner Beschaffenheit (Festigkeit, Vollständigkeit) beurteilt. (S. Tabelle 14–1).

4. *Bakteriologische Untersuchung*: Ansatz von sterilen Kulturen (bei entsprechendem Verdacht unter Berücksichtigung von Tb-Bazillen oder Pilzen).

5. *Glucosegehalt*: Hierzu muß der Patient nüchtern sein. Simultan wird der Blutzucker bestimmt.

Interpretation: Die allein aus der Untersuchung der Synovialflüssigkeit gewonnenen Befunde erlauben nicht die Stellung einer Diagnose mit folgenden Ausnahmen: Bakterielle Gelenkentzündung (durch mittels Kultur nachgewiesene Keime), Arthritis urica (durch Nachweis von Uratkristallen) und Pseudogicht (durch Nachweis von Calciumpyrophosphatkristallen). Wie aus Tabelle 14–1 hervorgeht, überschneiden sich die bei verschiedenen Krankheiten erhobenen cytologischen und biochemischen Befunde. Die Untersuchungsergebnisse ermöglichen jedoch eine Differenzierung hinsichtlich der Schwere

Tabelle 14–1. *Signifikante Befunde in der Synovialflüssigkeit bei den häufigsten Gelenkerkrankungen*

	Transparenz	Gerinnung	Schwankungsbreite[a]	Leukocyten mm³	Granulocyten (%)	Mucingerinnsel[b]	Glucose-diff. (mg %)	Kristalle
Normal	klar	0	min.	13	0	D	10	0
			durchschn.	63	7	D		
			max.	180	25	D		
Traumat. Arthritis	klar	0 bis +	min.	50	0	C	—4	0
			durchschn.	1250	5	D	5	
			max.	10450	36	D	24	
Arthrosis deformans	klar bis leicht getrübt	0 bis ++	min.	70	0	C	—6	möglich (Calcium-phosphat)
			durchschn.	720	7	D	0	
			max.	8600	58	D	17	
Rheumatisches Fieber	leicht getrübt	0 bis +++	min.	300	2	C	—5	0
			durchschn.	17820	50	D	4	
			max.	98200	98	D	9	
Arthritis urica	trübe	± bis ++++	min.	1000	0	A	—12	vorhanden (Urate)
			durchschn.	13317	71	B	12	
			max.	70600	99	D	74	
Rheumatoide Arthritis	klar bis trübe	0 bis ++++ max.	min.	450	0	A	—14	gelegentlich (Cholesterin)
			durchschn.	14000	65	B	26	
			max.	66000	96	D	87	
Tbc-Arthritis	trübe	0 bis +++	min.	2500	18	A	—3	0
			durchschn.	19470	60	B	60	
			max.	105500	96	D	108	
Bakterielle pyogene Arthritis	sehr trübe	0 bis ++++	min.	7800	46	A	—40	0
			durchschn.	73370	90	A	71	
			max.	266000	100	C	122	

[a] Die rechts von dieser Spalte stehenden Werte entsprechen der Schwankungsbreite: min. = minimal; durchschn. = durchschnittlich; max. = maximal.

[b] A = vereinzelte Flocken in wolkigem Überstand; B = kleines unvollständiges Gerinnsel in wolkigem Überstand; C = weiches Gerinnsel in klarem oder leichtwolkigem Überstand; D = festes, zusammenhängendes Gerinnsel in klarem Überstand.

der Entzündung. So ist die Synovialflüssigkeit bei entzündlichen Gelenkerkrankungen wie z. B. bei bakterieller Arthritis oder bei rheumatoider Arthritis oft trübe und enthält vermehrt Leukocyten (gewöhnlich weit über 3 000/mm³, davon über 50% segmentkernige), die Mucingerinnselbildung ist unvollständig und der Synovialglucosewert liegt erheblich unter dem Blutzuckerwert. Demgegenüber wird bei Krankheiten mit geringer entzündlicher Beteiligung der Synovia wie bei der Arthrosis deformans oder der traumatischen Arthritis gewöhnlich eine klare Gelenkflüssigkeit mit niedriger Leukocytenzahl (unter 3 000/mm³) sowie ein festes, vollständiges Mucingerinnsel gefunden. Die Differenz zwischen Glucosewerten im Blut und der Synovialflüssigkeit beträgt weniger als 10 mg %.

Rheumatoide Arthritis

(primär chronische Polyarthritis, Polyarthritis chronica progressiva)

Diagnostische Merkmale

- Systemerkrankung
- Häufige Prodromi: beeinträchtigtes Allgemeinbefinden, allgemeine Abgeschla-

genheit, Fieber, Gewichtsverlust, Schweißneigung und/oder Paraesthesien der Hände und Füße, Raynaud-Phänomen, Morgensteifigkeit

- Beginn gewöhnlich schleichend mit Bevorzugung der kleinen Gelenke an Händen und Füßen. Mit Fortschreiten der Erkrankung symmetrischer Gelenkbefall in zentripetaler Art. Gelenkdeformitäten häufig
- Weitere extraartikuläre Zeichen: Atrophie der Haut und Muskulatur, Lymphadenopathie, subcutane Knötchen, Splenomegalie, Iritis
- Serologische Reaktionen zum Nachweis des Rheumafaktors oft positiv

Allgemeine Betrachtung

Die rheumatoide Arthritis (RA) ist eine chronische, entzündliche Systemerkrankung. Die Ätiologie ist nicht bekannt. Die Morbiditätsrate beträgt 1–3%. Frauen werden im Verhältnis von fast 2 : 1 häufiger betroffen als Männer. Die Erkrankung beginnt gewöhnlich zwischen dem 20. und 40. Lebensjahr und ist bei Kindern relativ selten. Eine Psoriasis wird in etwas über 5% der Fälle beobachtet.

Zu den pathologisch anatomischen Veränderungen der Gelenke zählt eine chronische Synovitis mit Pannusbildung. Frühzeitig treten Erosionen der Gelenkknorpel auf. Im akuten Stadium finden sich gewöhnlich Ergüsse neben weiteren Anzeichen einer entzündlichen Reaktion. Durch Einwanderung von gefäßreichem Bindegewebe in den Gelenkspalt kommt es in späteren Stadien zur Auflösung der Gelenkknorpel und Zerstörung der gelenknahen Knochenstrukturen und schließlich zur Ausbildung einer fibrösen Ankylose, gelegentlich auch zu echter knöcherner Ankylosierung. Sowohl in akuten wie in chronischen Phasen kann eine ausgeprägte entzündliche Beteiligung der periartikulären Gewebe (soft tissue swelling) beobachtet werden.

In den subcutanen Knötchen sieht man die für die rheumatoide Arthritis charakteristischen histologischen Veränderungen. Es handelt sich hierbei um ein Granulom mit zentraler fibrinoider Nekrose, die palisadenartig von radial angeordneten großen länglichen Bindegewebszellen eingeschlossen ist. Die Peripherie des Granuloms bildet ein chronisch entzündliches Granulationsgewebe. Histologisch gleichartige Granulome werden in der Synovia, in den periartikulären Geweben, Sehnen und Sehnenscheiden, gelegentlich auch in Peri-,Myo- und Endokard, Pleura visceralis, Lungen, Skleren, Dura mater, Milz und Larynx gesehen. Bei 25–40% der obduzierten Fälle erbrachte die histologische Untersuchung Anzeichen einer unspezifischen Perikarditis und Pleuritis. An weiteren, ebenfalls nicht spezifischen Veränderungen wurden entzündliche Läsionen der kleinen Arterien, Lungenfibrosen, Rundzellinfiltrate in Skeletmuskulatur und Perineurium peripherer Nerven und schließlich Hyperplasie von Lymphknoten beschrieben. Bei Obduktionen wurde der Befund einer sekundären Amyloidose bei über 20% der untersuchten Fälle erhoben.

Klinische Befunde

A. Symptome: Die Erkrankung entwickelt sich gewöhnlich schleichend. Der Manifestation an den Gelenken geht häufig ein Prodromalstadium voraus, gekennzeichnet durch allgemeine Müdigkeit und Schwäche, Inappetenz, Gewichtsverlust, Parästhesien, vermehrte Schweißsekretion, Raynaud-Phänomen, diskrete Arthralgien oder Spannungsgefühl in Fingern und Händen. In seltenen Fällen scheinen Streßsituationen wie Infekte oder Traumen einen akuten Krankheitsbeginn auslösen zu können. In der Regel werden die charakteristischen symmetrischen Schwellungen der betroffenen Gelenke von Steifigkeitsgefühl, Überwärmung und Schmerzen begleitet. Typischerweise sind Schmerz und Steifigkeit in den frühen Morgenstunden besonders ausgeprägt und lassen im Laufe des Tages nach. Körperliche Überlastung verstärkt die Beschwerden. Am häufigsten werden Mittel- und Grundgelenke der Finger und Zehen, Hand-, Knie- und Sprunggelenke befallen. Gelegentlich kann die Arthritis in der Frühphase zunächst monartikulär verlaufen, besonders bei Kindern. Manchmal treten neben anderen Zeichen einer Vasculitis Palmarerytheme oder winzige hämorrhagische Infarkte in Fingerbeeren und Nagelfalzen auf. Bei Kindern kommt es recht häufig zu flüchtigen morbilliformen Hauterscheinungen. Charakteristische subcutane Knötchen entwickeln sich bei 20% aller Patienten. Es handelt sich um linsen- bis nußgroße indolente Gebilde von derber Konsistenz, die an der Streckseite meist über Knochenvorsprüngen in Gelenknähe lokalisiert sind. Auch im Bereich von Sehnen, Sehnenscheiden und Schleimbeuteln können sich derartige Knötchen bilden. Bei 5–10% der Patienten wird eine vergrößerte Milz gefunden, bei 30% vergrößerte Lymphknoten. Oft bestehen subfebrile Temperaturen, Inappetenz, Gewichtsverlust, Müdigkeit und Schwäche. Schüttelfröste werden nur vereinzelt bei Kindern mit besonders schwerem Krankheitsbild beobachtet. Nach Monaten oder Jahren führt der Prozess zu Auftreibungen der periartikulären Gewebe, Gelenkdeformierungen, Subluxationen und Ankylosen mit sekundärer Atrophie von Haut und Muskulatur. Am Auge kann sich die Erkrankung in Form einer Episkleritis, einer nichtgranulomatösen Iritis oder besonders in weit fortgeschrittenen Stadien als Ceratoconjunctivitis sicca (siehe unter Sjögren's Syndrom) manifestieren. Affektionen des Perikards, der Pleura oder der Lungen verlaufen in den meisten Fällen symptomlos und werden dann erst durch eine Obduktion diagnostiziert.

B. Laborbefunde: Das charakteristische humorale Merkmal bei der rheumatoiden Arthritis ist der sogenannte Rheumafaktor, ein abnormes Makroglobulin, dessen Nachweis mittels verschiedener serologischer Methoden (z. B. Hämagglutinationstest nach Waaler-Rose, Latexfixationstest) möglich ist. Die letztere Reaktion fällt bei 60–75% aller Fälle positiv aus. Eine Ausnahme macht die juvenile Form der rheumatoiden Arthritis, die häufig seronegativ verläuft. Falsch positive Reaktionen werden nicht selten bei Lebererkrankungen, Tuberkulose, Lues, bei gesunden Personen im Greisenalter und bei symptomlosen Verwandten von Patienten mit rheumatoider Arthritis gefunden. Nicht selten werden auch antinucleäre Antikörper nachgewiesen, die Titer sind jedoch im Unterschied zum Lupus erythematosus gewöhnlich niedrig.

Das C-reaktive Protein und die BKS sind während akuter und chronischer Phasen erhöht. Eine mäßiggradige hypochrome normocytäre Anämie ist die Regel. Die Leukocytenzahl ist normal oder leicht erhöht, Leukopenien sind besonders bei Vorliegen einer Splenomegalie häufig. Veränderungen der Synovialflüssigkeit reflektieren das Ausmaß der entzündlichen Aktivität, woraus sich oft zusätzliche Hinweise auf den Verlauf der Erkrankung ergeben.

C. Röntgenbefunde: In vielen Fällen zeigen sich schon früh eine Osteoporose im Bereich der befallenen Gelenke sowie Erosionen im Knorpel an der Peripherie der Gelenkfläche. Die im weiteren Verlauf fortschreitende Zerstörung der Knorpelsubstanz imponiert im Röntgenbild als Verschmälerung des Gelenkspalts. Durch Einwanderung von Granulationsgewebe in die subchondralen Knochenanteile entstehen cystische Aussparungen. Häufig sind in Spätstadien zusätzlich sekundäre degenerative Veränderungen im Sinne einer Arthrosis deformans erkennbar.

Differentialdiagnose

Die Abgrenzung der rheumatoiden Arthritis von anderen Kollagenerkrankungen kann unter Umständen außerordentlich schwierig, in Einzelfällen sogar unmöglich sein. Das rheumatische Fieber ist charakterisiert durch eine Arthritis vom migratorischen Typ und deren promptes Ansprechen auf Salicylate in adäquater Dosierung, durch das häufige Auftreten einer Karditis und durch erhöhte Antistreptolysintiter. Schmetterlingserythem, positives LE-Zellphänomen und das Vorliegen einer Nephropathie weisen auf die Diagnose LED hin. Eine Arthrosis deformans verläuft ohne Allgemeinsymptome und die Gelenkschmerzen werden durch Ruhe günstig beeinflusst, ganz im Gegensatz zur typischen morgendlichen Steifigkeit bei der rheumatoiden Arthritis. Weiterhin sind die bei letzterer Erkrankung ausgeprägten Entzündungserscheinungen der Gelenke bei der Arthrosis deformans minimal. Eine Gicht kann zu Verwechslungen führen, ist aber gewöhnlich durch den akuten Beginn in einem Gelenk, Hyperurikämie, Nachweis von Uratkristallen in der Gelenkflüssigkeit, Tophi und die oft dramatische Besserung auf Colchicin von der rheumatoiden Arthritis abzugrenzen. Die eitrige Gelenkentzündung unterscheidet sich durch Schüttelfröste, Fieber, Eitererreger in der Gelenkflüssigkeit und das häufige Vorliegen eines Primärherdes, wie z. B. einer Gonokokkenurethritis.

Tabelle 14–2. *Differentialdiagnostische Charakteristica verschiedener Gelenkerkrankungen*

	Rheumatoide Arthritis (RA)	Pyogene Arthritis (p. A.)	Arthritis deformans	Arthritis urica
Familiär gehäuftes Vorkommen	oft	nein	oft	ja
Bevorzugtes Geschlecht	weiblich	beide Geschlechter	beide Geschlechter	männlich
Lebensalter bei Beginn	gewöhnlich 20–40 Jahre	jedes Alter möglich	gewöhnlich über 40 Jahre	gewöhnlich über 35 Jahre
Art des Beginns	schleichend (subakut), akuter Beginn atypisch	akute Infektion: abrupt. Chron. Infektion: allmähl.	schleichend (sehr langsam)	abrupt (rasches Abklingen des akuten Anfalls)
Fieber	häufig	ja, bes. bei akuten p. A.-Patienten	nein	ja, während akuter Anfälle
Schüttelfrost	nur bei Kindern (juvenile RA)	ja	nein	nein
bevorzugt befallene Gelenke	jedes Gelenk möglich. Meist symmetrisch. Zentripetale Ausbreitungstendenz. Besonders proximale Fingergelenke	jedes Gelenk möglich, meist monartikulär	gewöhnlich die großen u. d. das Körpergewicht belasteten Gelenke. Auch distale Fingergelenke	jedes Gelenk möglich Mon- oder polyartikulär Besonders häufig metatarsophalangeales Gelenk der Großzehen
Gelenkergüsse	ja	ja	kaum nachweisbar	ja
Ankylosenausbildung	ja	ja	nein	nein
Muskelatrophie	ja	ja (lokal)	ja (lokal)	ja (spät)
Entwicklung von Deformitäten	ja	ja (spät)	ja (spät)	ja (spät)
Hautveränderungen	atrophische glatte Haut über den Gelenken	wie bei RA	altersentsprechende Veränderungen	lokale Schuppung u. Jucken nach dem akuten Anfall
Subcutane Knötchen	ja	nein	nein	Tophi (mit Uratkristallen)
Anämie	ja	nur bei chronischer p. A.	nein	nein
Leukocytose	möglich	häufig	nein	mögl. bei akutem Anfall
BKS oder CRP	erhöht	erhöht	normal	erhöht
röntgenologische Veränderungen	Frühstadium: generalisierte Knochenentkalkung. Gelenkergüsse. Spätstadium: Gelenkspaltverschmälerung, Knochendestruktion, Ankylosen	wie bei RA, aber schnellere Entwicklung. Gelenknahe Osteoporose ausgeprägter	Nur in fortgeschrittenem Stadium: Wulstbildung, Osteophyten, Gelenkspaltverschmälerung	Frühstadium: keine Veränderungen. Chron. Gichtarthritis: ausgestanzt erscheinende Aussparungen d. epiphysären Knochenanteile (nicht gichtspezifisch)
Zusätzliche, für die Diagnose wichtige Besonderheiten	positiver Nachweis d. Rheumafaktors durch Agglutination (Latexfixation, Waaler-Rose usw.)	bakteriologischer Nachweis d. Erregers in der Gelenkflüssigkeit	keine systemische Manifestationen	Hyperurikämie: im akuten Anfall promptes Ansprechen auf Colchicin

Behandlung

A. Basisprogramm (konservative Maßnahmen): Alle Anzeichen sprechen dafür, daß eine konservative Behandlung auf lange Sicht hin in vielen Fällen mindestens ebenso erfolgreich ist wie rein medikamentöse Therapieversuche, deren Effekt kein kurativer ist und wobei unerwünschte Nebenwirkungen oft in Kauf genommen werden müssen. Aus diesem Grunde ist ein konservatives Vorgehen zunächst die Methode der Wahl.

Wichtigste Ziele bei der Behandlung der rheumatoiden Arthritis sind Schmerz- und Entzündungsbekämpfung, Erhaltung der Gelenkfunktion und Vermeidung von Deformitäten. Die recht einfache Kombination von Ruhe, physikalischer Therapie und Verordnung von Salicylaten bildet in jedem Falle die Basis der Behandlung, die, wenn notwendig, durch zusätzliche Maßnahmen erweitert wird.

1. *Allgemeine körperliche Schonung*: Nach allen Erfahrungen ist körperliche Schonung für den Kranken von großem Wert. Wie zuvor schon dargelegt, handelt es sich bei der rheumatoiden Arthritis um eine Systemerkrankung, die nicht die Gelenke allein betrifft. Körperliche Schonung sollte aus diesem Grunde als gemeinsamer therapeutischer Nenner der verschiedenen Behandlungsmöglichkeiten gelten und verordnet werden, sobald die Diagnose einer aktiven rheumatoiden Arthritis gestellt wird.

Bei Patienten mit ausgeprägtem Krankheitsgefühl und schwerem Gelenkbefall ist absolute Bettruhe wünschenswert, von Fall zu Fall auch unbedingt erforderlich. Bei leichteren Fällen kann die Einhaltung einer täglichen Ruhezeit von 2–4 Std ausreichen, was oft dem Patienten die Ausübung seines Berufes erlaubt und lediglich nebenberufliche Arbeit einschränkt. Bei der Verordnung der täglichen Ruheperioden richtet man sich nach dem Verlauf. In der Regel sollten tägliche Ruheperioden strikt eingehalten werden, bis eine über mindestens zwei Wochen anhaltende deutliche Besserung objektiviert worden ist. Danach kann das Programm etwas gelockert werden. Es muß jedoch Wert darauf gelegt werden, daß die Zunahme der körperlichen Belastung vorsichtig und schrittweise erfolgt und daß erkrankte Gelenke, die vermehrter mechanischer Belastung ausgesetzt sind, durch entsprechende Maßnahmen besonders geschont werden. Bei jedem Wiederaufflackern der Krankheitsaktivität ist größtmögliche Zurückhaltung der physiotherapeutischen Maßnahmen geboten.

2. *Psychische Unterstützung*: Die Bedeutung emotionaler Faktoren bei der rheumatoiden Arthritis und die Notwendigkeit, den Patienten psychologisch zu unterstützen, kann nicht genug betont werden. Ein gutes Verhältnis zwischen Arzt und Patient ist hier unerläßlich. Der Arzt wird unter Berücksichtigung der persönlichen Struktur des Patienten und dessen emotionaler Reaktionen hinsichtlich seiner Erkrankung in der Lage sein, durch entsprechende psychologische Führung etwaigen psychischen Stressituationen zu begegnen.

3. *Schonung der erkrankten Gelenke*: Durch Schonung der betroffenen Gelenke wird der Rückgang der entzündlichen Aktivität beschleunigt, was im Falle der mechanisch belasteten Gelenke im allgemeinen durch Bettruhe und darüber hinaus durch geeignete orthopädische Stützen oder Schienen erreicht wird. Letztere erweisen sich als besonders wertvoll bei auf Muskelspasmen oder Weichteilkontrakturen beruhenden Gelenkdeformierungen. Mit Hilfe von Schienen werden nicht nur die entzündeten Gelenke ruhiggestellt, sondern auch Spasmen und damit Schmerzen günstig beeinflußt und Deformierungen entweder verhütet oder gebessert. Sobald der Kranke anfängt, das Bett zu verlassen, soll Sorge getragen werden, jede Überlastung zu vermeiden, die den Deformierungsprozeß beschleunigen könnte. Zur Entlastung dienen Krückstöcke oder Stützapparate bis die Gefahr der Entstehung von Contracturen vorüber ist.

4. *Bewegungsübungen*: Den wichtigsten Anteil der physikalisch-therapeutischen Maßnahmen bei der rheumatoiden Arthritis bilden Bewegungsübungen, die im täglichen Therapieplan sorgfältig auf die Ruheperioden abgestimmt werden sollen. Ziel der Übungen ist die Erhaltung der Gelenkfunktion und der muskulären Leistungsfähigkeit. Am besten beginnt man mit assistiv-aktiven Übungen, wobei die Schmerzschwelle nicht

überschritten werden soll, und erweitert das Behandlungsschema nach und nach auf Bewegungsübungen vom isometrischen und schließlich resistiv-aktiven Typ.

5. *Lokale Wärmeapplikation*: Lokale Wärme hat einen muskelrelaxierenden und analgetischen Effekt. Dies wird gewöhnlich durch Bestrahlung mit Infrarotlampen oder mit feuchtwarmen Packungen erreicht. Für gehfähige Patienten sind warme Bäder geeignet. Im Anschluß an lokale Wärmeapplikation lassen sich Bewegungsübungen besser durchführen.

6. *Salicylate*: Acetylsalicylsäure und Natriumsalicylat sind die Analgetica der Wahl. Darüber hinaus ist bewiesen, daß Salicylate auch antiphlogistisch wirken. Als geeignete Dosierung wird die Menge verordnet, die eine optimale Erleichterung bietet, ohne toxische Reaktionen zu verursachen. Die meisten Erwachsenen vertragen tägliche Dosen von 4–6 g. Bei Auftreten von Ohrensausen wird die Dosis um täglich 0,6–0,9 g reduziert, bis dieses Symptom verschwindet. Durch zusätzliche Gaben von Antacida, besonders abends, lassen sich Magenbeschwerden oft günstig beeinflussen. Tagsüber sollen Salicylate mit den Mahlzeiten eingenommen werden. Bei dünndarmlöslichen Präparaten besteht die Möglichkeit verminderter Resorption.

7. *Weitere Analgetica*: Entzündungshemmende Analgetica (siehe weiter unten) werden in progressiven, schweren Fällen zur Schmerzlinderung benötigt. Codein, 30 mg vor dem Schlafengehen, soll Patienten mit schweren nächtlichen Schmerzzuständen vorbehalten bleiben. Andere Narkotica sollen nicht verabreicht werden.

8. *Diät*: Die Diät soll ausgeglichen und den individuellen Bedürfnissen angepaßt sein. Es gibt keine besonderen Beschränkungen. Zusätzliche Vitamingaben sind im allgemeinen nicht erforderlich.

9. *Hämatinica*: Blutbildungsfördernde Substanzen sind in der Behandlung der Anämie bei RA von wenig Nutzen. Besteht jedoch ein Eisenmangel, erweisen sich Eisenpräparate wie z. B. Eisensulfat, in einer Dosierung von 0,2 g 3mal tägl. oral verabreicht, als vorteilhaft. Ein erheblicher Eisenmangel, verursacht durch kontinuierlichen Verlust von kleinsten Blutmengen in den Intestinaltrakt, tritt nicht selten im Verlauf von langzeitiger Einnahme von Salicylaten auf.

B. Antiphlogistica: Die Anwendung des einen oder anderen der im folgenden besprochenen Medikamente kann in Erwägung gezogen werden bei Patienten mit progressivem Verlauf, allerdings nicht vor Ablauf eines zeitlich angemessenen (3–6 Monate) Therapieversuchs auf rein konservativer Basis. Der Gebrauch dieser Medikamente darf jedoch nur als Erweiterung und nicht als Ersatz der bereits dargelegten Basistherapie verstanden werden.

1. *Goldsalze (Chrysotherapie)*: Obwohl auch heute noch umstritten, hat sich die Chrysotherapie in den letzten Jahren ihren festen Platz in der Behandlung der RA erobert. Die Wirkungsweise ist nicht genau bekannt.

a) Indikationen: Fälle, die auf konservative Maßnahmen (Basistherapie) allein nicht ansprechen, vor allem dort, wo Corticosteroide nicht gegeben werden dürfen.

b) Kontraindikationen: Bekannte Goldunverträglichkeit; Arzneimittelallergien, Lupus erythematodes disseminatus (als RA fehldiagnostiziert), eingeschränkte Nieren- oder Leberfunktion, gestörte Haemopoese, allgemeine Debilität.

c) Präparate der Wahl: Aurothioglucose (Aureotan®) Aurothiopolypeptid (Auro-Detoxin®).

d) Dosierung: Goldsalze werden im allg. kurmäßig verabreicht. Es empfiehlt sich, wegen des unterschiedlichen Goldgehaltes der verschiedenen Präparate den in den Firmenprospekten niedergelegten Injektionsplan einzuhalten, wonach zum Ausschluß einer Allergie zunächst kleinste Mengen verabreicht werden, anschließend eine zügige Aufsättigung erstrebt wird, bis die ersten Zeichen von Wirkung oder Unverträglichkeit auftreten. Bei deutlichem Wirkungseintritt soll die Behandlung weitergeführt werden bis zu einer Gesamtdosis von etwa 20 mg Gold/kg Körpergewicht (Vollsättigung). Als Dauerbehandlung können in zweimonatigen Abständen 65 mg Gold (z. B. 0,5 g Auro-Detoxin) injiziert werden. (Details bei H. WITZGALL, Internist **8**, 250 (1967).

e) Toxicität: Nebenwirkungen wurden in 8–61% der berichteten Fälle (im Schnitt etwa

37%) beobachtet. Die auf Goldsalze zurückgeführte Mortalität beträgt 0,4%. Die toxischen Reaktionen gleichen solchen durch andere Schwermetalle hervorgerufenen (insbes. Arsen) und manifestieren sich als Dermatitis (leicht bis exfoliativ), Stomatitis, Agranulocytose, Purpura, Hepatitis, Bronchitis, aplastische Anämie, periphere Neuritis, Nephritis, Lichtsensibilität. Die Patienten müssen während der Goldbehandlung sorgfältig überwacht werden. Vor jeder Injektion soll nach Anzeichen beginnender Unverträglichkeit gefragt werden. Haut und Schleimhäute (Dermatitis, Purpura), Urin (Albumen, Erythrocyten), rotes und weißes Blutbild sowie Thrombocyten müssen regelmäßig kontrolliert werden. Evtl. sind Leberfunktionsprüfungen erforderlich. Die Patienten dürfen sich direkter Sonnenbestrahlung nicht aussetzen. Die Goldbehandlung muß bei Auftreten der obengenannten toxischen Erscheinungen sofort abgebrochen werden. Mit Corticosteroiden lassen sich die Nebenwirkungen gewöhnlich beherrschen, in schweren Fällen werden zusätzlich Chelatbildner wie Penicillamin oder Dimercaprol (BAL) gegeben.

2. *Corticosteroide* (Cortison, Hydrocortison, Prednison, Prednisolon, Triamcinolon, Methylprednisolon, Dexamethason): Die Steroide brachten einen bedeutenden Fortschritt in der Behandlung der RA. Ihre Anwendung darf jedoch nur als Erweiterung und nicht als Ersatz der oben genannten Basistherapie verstanden werden. Einige Kliniker empfehlen, Steroide erst dann einzusetzen, wenn der Patient hohe Dosen von Salicylaten erhält. Neben dem Problem schwerwiegender Nebenwirkungen liegt der größte mit der Steroidtherapie verknüpfte Nachteil in der – bei Arzt wie bei Patient gleichermaßen vorliegenden – Tendenz, die weniger spektakulären, aber bewährten orthopädischen und physiotherapeutischen Maßnahmen zu vernachlässigen. Die Steroide sind *eben nicht* das langerwartete, „spezifisch" antirheumatische Mittel, und ihre Wirkung ist nicht kurativ. Sie vermögen die natürliche Progredienz der Krankheit nicht aufzuhalten, wenngleich in den meisten Fällen eine rasche und dramatische Besserung erreicht wird. Nach Abbruch der Steroidbehandlung setzen in der Regel die klinischen Manifestationen der Krankheitsaktivität wieder ein.

a) Indikationen: Aktive und progrediente RA, wenn die Basistherapie erfolglos bleibt. Patienten, bei denen eine Goldtherapie kontraindiziert ist.

b) Kontraindikationen: s. S. 956.

c) Orale Dosis pro die: Tagesdosis von maximal 10–15 mg Prednison (oder Äquivalent). Viele Patienten zeigen eine deutliche Besserung schon bei 5–7,5 mg/die. (Eine Verordnung von nur 1 bis 2,5 mg tägl. ist erstrebenswert.) Alle 3–4 Wochen sollte versuchsweise die Tagesdosis um 0,5–1 mg reduziert werden.

d) Intraartikuläre Applikation: (z. B. Hydrocortisonacetat o. ä.). Von Nutzen bei Befall von nur 1 oder 2 Gelenken. Die intraartic. Injektion von 25–50 mg Hydrocortison kann als symptomatische Therapie im Bedarfsfall wiederholt werden.

3. *Antimalarica* (Chloroquin): Chloroquindiphosphat (Resochin®) und Hydroxychloroquin (Quensyl®). Nur bei Pat. mit geringer Krankheitsaktivität erfolgversprechend. Toxische Reaktionen sind häufig (bei 30 bis 40% aller Fälle): Übelkeit, Erbrechen, Leukopenie, Exantheme, Entfärbung der Haare, Augenkomplikationen und toxische Psychosen. Unter Berücksichtigung dieser Nebenwirkungen scheint eine routinemäßige Anwendung dieser Medikamente kaum gerechtfertigt.

4. *Phenylbutazon* (Butazolidin®): Analgeticum von begrenztem Wert bei peripherer RA (siehe unter Spondylitis ancylopoetica, S. 624).

5. *Indometacin* (Amuno®): An Wirksamkeit scheint dieses neuere Medikament bei der RA mit den Salicylaten vergleichbar zu sein, jedoch treten Nebenwirkungen weit häufiger auf (s. unten S. 625).

C. Cytostatica: Cyclophosphamid (Endoxan®), Azathioprin (Imurel®) und Chlor-

---

[Anmerkung des Übers.: Der Wert der Antimalarica ist umstritten, nicht zuletzt wegen der langen Anlaufzeit von 3–6 Monaten bis zum Wirkungseintritt. Trotz der häufigen Unverträglichkeitserscheinungen haben die Antimalarica in Europa weite Verbreitung gefunden. Mittlere Tagesdosis: Chloroquindiphosphat 250 mg, Hydroxychloroquin 600 mg].

ambucil (Leukeran) kamen bei einer kleinen Anzahl von Pat. mit schwerer RA zur Anwendung. Veränderungen der Laborwerte (Absinken des Rheumafaktor-Titers und der BKS) lassen bei dieser Therapie nur sehr bedingt auf eine günstige Beeinflussung der rheumatischen Aktivität schließen. Diese Substanzen sind toxisch und sollten nicht zur Anwendung kommen, bevor die experimentelle Forschung günstigere Resultate erbracht hat.

D. Orthopädische Maßnahmen (s. S. 645)

Prognose

Es ist nicht möglich, den Verlauf einer RA hinsichtlich der Prognose zu beurteilen. Spontane Remissionen und plötzliches Wiederaufflackern der Krankheitsaktivität sind besonders in Frühstadien häufig. Gelegentlich kommt es selbst bei diagnostisch eindeutig gesicherten Fällen spontan zur permanenten Remisssion, wobei die befallenen Gelenke je nach vorausgegangener Krankheitsdauer ihre normale Funktion wiedererlangen können oder funktionseingeschränkt bleiben. In den meisten Fällen jedoch verläuft die Krankheit letztlich progredient und führt zu mehr oder weniger schweren Deformitäten.

Nach 10jähriger Krankheitsdauer muß damit gerechnet werden, daß etwa 15% aller Patienten bettlägerig sind, 35% zwar gehfähig, aber invalidisiert sind und 50% arbeitsfähig bleiben.

COHEN, B. S. et al.: Home care program in the management of rheumatoid arthritis. J. Chronic Dis. **19**, 631 (1966).

DUTHIE, J. J. R. et al.: Course and prognosis in rheumatoid arthritis: A further report. Ann. Rheumat. Dis. **23**, 193–204 (1964).

FREMONT-SMITH, K., BOYLES, T. B.: Salicylate therapy in rheumatoid arthritis. JAMA **192**, 1133 (1965).

HOLLINGSWORTH, J. W.: Local and systemic complications of rheumatoid arthritis. Saunders 1968.

KATZ, S. et al.: Outpatient care in rheumatoid arthritis. JAMA **206**, 1249–1254 (1968).

MARMOR, L.: Surgery for rheumatoid arthritis. Amer. J. Surg. **115**, 630–636 (1968).

SHARP, J. T. et al.: Observations on the clinical, chemical and serological manifestations of rheumatoid arthritis, based on the course of 154 cases. Medicine **43**, 41–58 (1964).

Spondylarthritis ancylopoetica

(M. Bechterew-Marie-Strümpell)

Diagnostische Merkmale

- Chronische Rückenschmerzen bei jungen Männern
- Progrediente Bewegungseinschränkung der Wirbelsäule und zunehmende Thoraxstarre
- Vorübergehender (50%) oder bleibender (25%) Befall peripherer Gelenke, nicht zu unterscheiden von peripherer RA
- Typische röntgenologische Veränderungen der Sacroiliacalgelenke
- Beschleunigte BKS und negativer Ausfall der Teste zum Nachweis des Rheumafaktors.

Allgemeine Betrachtungen

Die Sp.a., oft familiär gehäuft auftretend, ist eine chronische entzündliche Erkrankung der Gelenke des axialen Skelets. Die Krankheit manifestiert sich klinisch durch Schmerzen und progressive Versteifung der Wirbelsäule. Obwohl die Synovitis bei Sp.a. von der Synovitis bei RA histologisch nicht zu unterscheiden ist, finden sich gewisse Merkmale, die eine Abgrenzung gegenüber der RA erfordern: Männer sind etwa 10 mal häufiger betroffen als Frauen; Beginn gewöhnlich um das 20. Lebensjahr, relative Häufigkeit einer Uveitis, Aortenbefall, Fehlen des Rheumafaktors. Neben der Synovia werden die intervertebralen Faserknorpel betroffen. Der Anulus fibrosus unterliegt einer allmählichen Ossifikation, die zur knöchernen Ankylose der Wirbelkörper führt.

Klinische Befunde

A. Symptome: Der Beginn ist gewöhnlich schleichend mit schubweise auftretenden Rükkenschmerzen, die in Hüften und Oberschenkel ausstrahlen. Mit fortschreitender Erkrankung – der Prozeß verläuft in cranialer Richtung – nimmt die Beweglichkeit der Wirbelsäule ab, die physiologische Lordose der LWS wird abgeflacht, die Brustkyphose mehr und mehr verstärkt. Atrophie der Rückenmuskulatur und als Folge des costovertebralen Gelenkbefalls eingeschränkte Atemexkursionen sind häufig. Auch radikuläre Symptome werden beobachtet. In fortgeschrittenen Fällen kommt es zur Ankylose der gesamten Wirbelsäule, wodurch letztlich jede Beweglichkeit aufgehoben ist. Flüchtige, akute Entzündungen peripherer Gelenke treten bei etwa 50% der Fälle auf, bleibende Gelenkveränderungen, im allgemeinen der Hüft- und Schultergelenke, entstehen bei ca. 35% der Patienten. Auf die Mitbeteiligung des Herzens hat sich zunehmend mehr Aufmerksamkeit gerichtet. Es wurde über eine Aorteninsuffizienz in etwa 4% der Fälle berichtet. Charakteristisches Merkmal ist auch das Auftreten einer nicht granulomatösen Uveitis (bei 5–10% der Patienten mit Sp.a.).

B. Laborbefunde: Die BKS ist in 85% aller Fälle beschleunigt, dagegen fallen die Reaktionen zum Nachweis des Rheumafaktors gewöhnlich negativ aus. Leukocytose und/oder Anämie kommen vor.

C. Röntgenbefunde: Röntgenaufnahmen zeigen schon im Frühstadium Erosionen und Sklerosierung der Sacroiliacalgelenke mit späterem Befall der apophysären Gelenke der Wirbelsäule, Calcifizierung des vorderen und lateralen Bandapparats der Wirbelsäule sowie quadratische Profilbildung („squaring") und Entkalkung der Wirbelkörper. Die sogenannte „Bambusstabwirbelsäule" bringt die röntgenologischen Veränderungen im fortgeschrittenen Krankheitsstadium zum Ausdruck. Weitere Röntgenbefunde sind periostale Knochenneubildungen am Darmbeinkamm, der Tuberositas ossis ischii und am Calcaneus sowie Veränderungen an Symphyse und sterno-costalem Rippenknorpel ähnlich denen der Sacroiliacalfuge. Die Röntgenbefunde befallener Extremitätengelenke entsprechen denen bei der RA.

Differentialdiagnose

Der bei peripherer RA im Spätstadium mögliche Befall der Wirbelsäule betrifft charakteristischerweise die Cervicalregion, während die Sacroiliacalfugen freibleiben. Weiterhin fehlen bei der Sp.a. subcutane Knötchen und in der Regel auch der Rheumafaktor. Anamnese und objektive Befunde ermöglichen eine Abgrenzung gegenüber anderen, mit Rückenschmerzen einhergehenden Erkrankungen wie degenerative Bandscheiben- und Gelenkerkrankungen, Osteoporose, Traumen und Tumoren. Der für die Diagnose Sp.a. charakteristischste Einzelbefund ist der röntgenologische Nachweis typischer Veränderungen der Sacroiliacalgelenke, obwohl zuweilen ganz ähnliche Bilder bei juveniler RA, Psoriasis arthropathica, Colitis ulcerosa, Enteritis regionalis, M. Whipple und in der Folge eines rezidivierenden Reiter-Syndroms gesehen werden können. Differentialdiagnostisch sind weiterhin die Ostitis condensans ilii sowie in manchen Gegenden und Berufsschichten Brucellose und Fluorvergiftungen zu berücksichtigen.

Behandlung

A. Basisbehandlung: wie bei RA. Die Bedeutung von körperlichem Haltungstraining und Atemübungen muß besonders hervorgehoben werden. Bei Auftreten der Sp.a. in Verbindung mit einer Colitis ulcerosa, Enteritis regionalis oder Psoriasis kann eine entsprechende Behandlung dieser Erkrankungen die Spondylarthritis bessern.

B. Medikamentöse Behandlung: Wenn die Therapie mit Salicylaten erfolglos bleibt, bringen die hochwirksamen Analgetica Phenylbutazon (Butazolidin®) und Oxyphenbutazon (Tanderil®) oft eine bemerkenswerte Besserung. Sie sind kontraindiziert bei Magen- und Duodenalulcera, kardialer Dekompensation, signifikanter Einschränkung der Nieren- oder Leberfunktion sowie beeinträchtigter Hämopoese. Anfänglich sollen 100 mg/die gegeben werden, bei Bedarf kann die Dosis auf 2–3x tägl. 100 mg erhöht werden. Unter laufender Kontrolle kann die Medikation – solange Nebenwirkungen nicht auftreten – fortgesetzt werden, bis eine Besserung eintritt. Regelmäßige Kontrollen des Blutbildes, in den ersten 4 Wochen 2x wöchentlich, danach in wöchentlichen Abständen, vom 3. Behandlungsmonat an alle 3–4 Wochen, sind unumgänglich.

Toxische Nebenwirkungen: Elektrolyt-Wasserretention, Exanthem, Agranulocytose oder andere Störungen der Blutbildung, Ulcera, Hepatitis. Nebenwirkungen erfordern ein sofortiges Absetzen des Medikaments. Corticosteroide können bei einer Agranulocytose helfen.

Indometacin (Amuno®), antiphlog.-analgetische Substanz (50–75 mg/die über 24 Std verteilt) ist oft effektvoll und scheint weniger toxisch zu sein als die Butazone. Nebenwirkungen: Kopfschmerzen, Schwindel, Übelkeit, Erbrechen, Ulcera, Depressionen, Psychosen.

C. **Röntgenbestrahlung** der schmerzhaften Wirbelsäulenpartie bringt oft eine symptomatische Besserung, wird jedoch wegen der potentiellen Leukämiegefahr kaum noch durchgeführt.

D. **Corticosteroide:** Indikation und Dosierung wie bei RA.

E. **Orthopädische Maßnahmen:** s. Seite 645.

Prognose

Spontanremissionen und Rezidive sind bekannt und können in jedem Stadium auftreten. Im allgemeinen ist die Prognose hinsichtlich der Funktion recht gut. In einem Teil der Fälle (ca. 25%) führt die Erkrankung zur Ankylose der Hüftgelenke und der gesamten Wirbelsäule.

BLUMBERG, B., RAGAN, C.: The natural history of rheumatoid spondylitis. Medicine **35**, 1–31 (1956).

CALABRO, J. J.: An appraisal of the medical and surgical management of ankylosing spondylitis. Clin. Orthop. **125**, 48 (1968).

Arthrosis deformans

(Osteoarthronose, Arthrose, Osteoarthritis)

Diagnostische Merkmale

- Degenerative Erkrankung der Gelenke (keine Systemerkrankung)
- Abklingen der Beschwerden bei Ruhe
- Minimale Entzündungszeichen
- Röntgenbefunde: Gelenkspaltverschmälerung, osteophytäre Sporne und Wülste am Gelenkflächenrand, subchondrale Sklerose, Knochencysten
- Häufige Sekundärerscheinung bei anderen Gelenkerkrankungen

Allgemeine Betrachtungen

Die Arthrosis deformans ist eine chronisch progrediente Arthropathie, charakterisiert durch Degeneration der Gelenkknorpel und knöcherne Hypertrophie am Gelenkflächenrand. Erbliche und mechanische Momente spielen bei der Pathogenese eine Rolle.

Man unterscheidet zwei Typen:

1. Die primäre Arthrose befällt meistens die Fingerendgelenke (Heberden-Knötchen), die metacarpophalangealen und carpometacarpalen Gelenke des Daumens, die Hüftgelenke (malum coxae senile), die Kniegelenke, die Metatarsophalangealgelenke der Großzehen sowie die cervicalen und lumbalen Anteile der Wirbelsäule.

2. Die sekundäre Arthrose (klinisch ähnlich, aber häufig schwerer im Verlauf), die praktisch jedes Gelenk befallen kann als Folge einer traumatischen Gelenkläsion extra- oder intraartikulärer Ursache: Akute Traumen (Frakturen) oder chronische Traumen, wie sie z. B. durch Übergewicht, Haltungsfehler oder beruflich bedingte Überlastung eines oder mehrerer Gelenke entstehen.

Pathologisch-anatomisch findet man zunächst eine Aufrauhung der Gelenkknorpel, zunehmenden Knorpelschwund und die Entstehung von Wülsten und Spornen am Gelenkflächenrand. Die Synovialmembran verdickt sich, die Zotten hypertrophieren. Es kommt jedoch nie zum vollständigen Verschwinden der Gelenkhöhle und die Synovia bildet keine Verwachsungen. Charakteristischerweise ist eine entzündliche Beteiligung minimal mit der gelegentl. Ausnahme eines „akuten" Heberden-Knötchens.

Klinische Befunde

A. **Symptome:** Der Beginn ist schleichend. Nach anfänglicher Steifigkeit im Gelenk entwickeln sich später Schmerzen, die sich bei andauernder Bewegung zunehmend verschlimmern und in Ruhe nachlassen. Echte Deformitäten fehlen oder sind unbedeutend. Knöcherne Wulstbildungen sind gelegentlich sehr prominent. Beugekontrakturen und Valgusstellung der Kniegelenke sind nicht ungewöhnlich. Es kommt nicht zur Ankylose, aber in der Regel zu Bewegungseinschränkung der betroffenen Gelenke. Häufig ist ein deutliches Reiben oder Knarren über dem Gelenk zu spüren. Ergußbildung oder andere entzündliche Symptome sind wenig ausgeprägt. Anzeichen für eine Systemerkrankung fehlen.

B. **Laborbefunde:** Entzündliche Reaktionen fehlen.

C. **Röntgenbefunde:** Das Röntgenbild zeigt Verschmälerung des Gelenkspalts, verstärkte Zeichnung der Gelenkränder, osteophytäre Wucherungen, Wulst- und Randzackenbildung und subchondrale Sklerosierung (Eburneation). Auch cystische Aufhellungen werden gesehen.

Differentialdiagnose

Das Fehlen von entzündlichen Reaktionen und von Anzeichen systemischen Befalls wird selten Anlaß zu Verwechslungen mit anderen Gelenkerkrankungen geben. Die neurogene Arthropathie (Charcot-Gelenk) läßt sich durch Röntgenbefund und neurologische Untersuchung leicht ausschließen. Die Arthrose kann mit jeder anderen Gelenkerkrankung vergesellschaftet sein und man sollte sich hüten, jedes Skeletsymptom einfach degenerativen Gelenkveränderungen zuzuordnen, ganz besonders bei Wirbelsäulenbeschwerden, die auch durch Tumormetastasen, Osteoporose, Plasmocytom oder andere Knochenerkrankungen bedingt sein können.

Behandlung

A. Allgemeine Maßnahmen:

1. *Ruhe*: Jede körperliche Aktivität soll in vernünftigem Rahmen bleiben, insbesondere sind berufliche oder sportliche Belastungen der betroffenen Gelenke unbedingt zu vermeiden. Bei Befall der durch das Körpergewicht besonders beanspruchten Gelenke sollen Treppensteigen, langes Laufen oder Stehen auf ein Minimum reduziert werden. Haltungsfehler müssen korrigiert werden.

2. *Die Diät* wird den Bedürfnissen des Pat. angepaßt. Gewichtsreduktion ist bei Übergewicht angezeigt, um die Gelenke zu entlasten.

3. *Lokale Wärmeapplikation* ist in jeder Form von symptomatischem Wert.

B. Analgetica: Salicylate (wie bei RA) sind bei Schmerzen indiziert. Indometazin (Amuno®) 50–75 mg über den Tag verteilt, bringt oft vorübergehende Besserung, besonders bei der Coxarthrose.

C. Intraartikuläre Corticoidinjektionen (wie bei RA) zeigen oft einen günstigen Effekt.

D. Orthopädische Maßnahmen: Korrektive Maßnahmen sind bei Entwicklungsanomalien, Deformitäten, unterschiedlicher Beinlänge und schwersten Veränderungen der Gelenkflächen notwendig.

Prognose

Obgleich eine hochgradige Körperbehinderung weniger häufig als bei der RA eintritt, kann die Entwicklung doch sehr ernst sein und die körperliche Aktivität weitgehend einschränken. Dies trifft hauptsächlich für die Coxarthrose, die Gonarthrose und die Spondylarthrose der Halswirbelsäule zu. Obwohl eine Heilung nicht möglich ist, kann durch adäquate Therapie weitgehende Besserung, auch der Gelenkfunktion, erreicht werden.

Bollet, A. J.: An essay on the biology of osteoarthritis. Arthritis Rheum. **12**, 152–163 (1969).

Moskowitz, R. W., Klein, L., Mast, W. A.: Current concepts of degenerative joint disease (osteoarthritis). Bull. Rheum. Dis. **17**, 459–464 (1967).

Sokoloff, L.: The pathology and pathogenesis of osteoarthritis. Pages 849–870. In: Hollander, J. L.: Arthritis and Allied Conditions. Lea & Febiger 1966.

Gicht

(Arthritis urica)

Diagnostische Merkmale

- Akuter Beginn, gewöhnlich monartikulär, das Metatarsophalangealgelenk der Großzehe in über 50% der Fälle betreffend
- Dramatisches therapeutisches Ansprechen auf Colchicin
- Schuppung und Hautjucken nach dem Gichtanfall sind pathognomonisch
- Hyperurikämie
- Nachweis von Harnsäurekristallen in Gelenkflüssigkeit oder in Tophi
- Asymptomatische Intervalle zwischen akuten Anfällen
- Uratablagerung in subcutanem Gewebe, Knochen, Knorpel, Gelenken und anderen Geweben
- Familiär gehäuftes Vorkommen; 95% Männer

Allgemeine Betrachtungen

Die Gicht ist eine familiär gehäuft auftretende Stoffwechselerkrankung, die mit einer Hyperurikämie einhergeht und gekennzeichnet ist durch eine im Frühstadium auftretende rekurrierende akute Arthritis, gewöhnlich monartikulär, und durch eine sich später entwickelnde chronisch deformierende Arthritis.

Über 95% der Gichtpatienten sind Männer, gewöhnlich über 30 Jahre alt. Werden Frauen betroffen, fällt der Beginn gewöhnlich in die Postmenopause. Die charakteristische histologische Läsion ist der Tophus, eine knotige Ablagerung von Natriumuratkristallen und eine damit verbundene Fremdkörperreaktion. Tophi können sich in Knorpel, subcutanen und periartikulären Geweben, Sehnen, Knochen, den Nieren und anderen Geweben bilden. Urate werden in der Synovia und der Gelenkflüssigkeit während des akuten Gichtanfalls nachgewiesen. Es wird angenommen, daß Uratkristalle von neutrophilen Granulocyten phagocytiert werden, wobei chemotaktische und andere Substanzen freiwerden, die ihrerseits zur Entzündung führen und die akute Gichtarthritis auslösen. Der Zusammenhang zwischen Hyperurikämie und Gichtarthritis ist im einzelnen noch nicht geklärt, da viele Patienten mit Hyperurikämie niemals einen Gichtanfall bekommen. Neuere Forschungsergebnisse deuten daauf hin, daß rasche Schwankungen des Uratspiegels im Blut, entweder steigend oder fallend, als wichtige Faktoren bei der Entstehung des akuten Gichtanfalls angesehen werden. Der Entstehungsmechanismus des späten chronischen Stadiums der Gicht ist besser bekannt. Dieses Stadium ist pathologisch-anatomisch durch Bildung von Tophi im artikulären und periartikulären Gewebe gekennzeichnet, was zu struktureller Schädigung und sekundärer Degeneration im Sinne einer Arthrosis deformans führt.

Nierensteine (Uratsteine) werden bei 10–20% der Gichtpatienten gefunden. Eine Nephrosklerose mit Einschränkung der Nierenfunktion ist häufig, seltener die sogenannte „Gichtniere“ oder „Gichtnephritis“, hervorgerufen durch Harnsäureablagerung im Markanteil, meist in den Pyramiden.

Die typische akute Gichtarthritis kann im Gefolge anderer Erkrankungen auftreten, vor allem des hämatopoetischen Systems, wie z. B. Leukämie oder Polycytämie, wo ein übermäßiger Nucleinsäureabbau vorhanden ist, oder bei gewissen seltenen Enzymmangelerkrankungen. Diese als „sekundäre Gicht“ bezeichneten Arthritiden sind klinisch nicht von der Arthritis bei „primärer Gicht“ zu unterscheiden. Gewöhnlich ist hier jedoch die Familienanamnese leer, darüber hinaus werden in diesen Fällen Frauen häufiger befallen als bei der primären Gicht.

Viele Patienten haben eine Hyperurikämie, ohne daß es jemals zu einer Gichtarthritis oder Bildung von Konkrementen in den ableitenden Harnwegen kommt. Die Abklärung der Ursache für die Hyperurikämie (eventuell Thiazidfolge, Bleivergiftung, Blutdyskrasien, „idiopathische Hyperurikämie“) ist von vorrangiger Bedeutung. Gewöhnlich ist es ausreichend, für eine gute Diurese zu sorgen.

Klinische Befunde

A. Symptome: Der akute Gichtanfall ist charakterisiert durch plötzlichen Beginn, häufig nachts, entweder ohne jeden unmittelbaren Anlaß, oder bei Infektionen, nach chirurgischen Eingriffen oder Bagatelltraumen, wie vielleicht das Tragen schlecht sitzender Schuhe. Das Metatarsophalangealgelenk der Großzehe ist das empfindlichste Gelenk, obwohl andere Gelenke des Fußes, Sprunggelenke und Knie häufig auch betroffen sind. Sind während eines Anfalls mehrere Gelenke befallen, so ist die Ausbreitung der Arthritis gewöhnlich asymmetrisch. Mit zunehmender Dauer des Anfalls wird der Schmerz intensiver und die betroffenen Gelenke sind geschwollen und extrem druckempfindlich, die darüberliegende Haut gespannt, warm und dunkelrot. Fieber, Kopfschmerzen, Übelkeit, Appetitlosigkeit und Tachykardie sind die Begleiterscheinungen. Lokale Schuppung und Jucken der Haut sind nach Abklingen des Anfalls pathognomonisch für die Gicht, stellen sich aber nicht in jedem Fall ein. Tophi können in den Ohrmuscheln, Händen, Füßen, Ellbogen und praepatellaren Schleimbeuteln vorkommen. Man sieht sie gewöhnlich erst nach mehreren Anfällen von Arthritis urica.

Gewöhnlich folgen asymptomatische Intervalle von Monaten oder Jahren dem ersten akuten Anfall. Später kann die Gichtarthritis chronisch werden mit den Erscheinungen progressiven Funktionsverlustes und Bewegungsunfähigkeit. Dabei kann es zu starken Deformierungen kommen.

B. Laborbefunde: Der Harnsäuregehalt im Blut ist praktisch immer erhöht ($>$ 7,5 mg %), solange nicht harnsäurehemmende Medikamente verabreicht werden. Während des akuten Anfalls sind die BKS und die Leukocytenzahl gewöhnlich erhöht. Die Untersuchung des aus Tophi aspirierten Materials zeigt die typischen Kristalle von Natriumurat und bestätigt damit die Diagnose. Ein weiterer Beweis ergibt sich aus dem Nachweis von Uratkristallen durch die polarisationsmikroskopische Untersuchung feuchter Ausstriche von durch Punktion gewonnener Gelenkflüssigkeit. Derartige Kristalle sind negativ doppelbrechend, nadelähnlich, und werden sowohl intra- als extracellulär gefunden.

C. Röntgenbefunde: Im Frühstadium zeigen sich noch keine Veränderungen, später sind ausgestanzt erscheinende Knochendefekte (radioparente Urattophi) zu sehen.

Differentialdiagnose

Die Diagnose wird durch eine Hyperurikämie, dramatische Besserung auf adäquate Colchicindosen, lokale Schuppung und Hautjucken nach dem Anfall, Nachweis von Tophi, positive Familienanamnese und polariskopische Untersuchung der Gelenkflüssigkeit leicht bestätigt. Akute Gicht wird oft mit Cellulitis verwechselt. Durch entsprechende bakteriologische Untersuchungen soll eine akute pyogene Arthritis ausgeschlossen werden. Akute Chondrocalcinose (Pseudogicht) kann durch Nachweis von Calciumpyrophosphatkristallen in der Gelenkflüssigkeit abgegrenzt werden, weiter durch normale Harnsäurewerte im Blut, für Chondrocalcinose typische Röntgenbefunde und durch die Unwirksamkeit einer Colchicintherapie.

Selten ähnelt die chronische Gichtarthritis einer rheumatoiden Arthritis. In diesen Fällen kann die Diagnose durch den Nachweis von Uratkristallen im Inhalt eines verdächtigen Knötchens gestellt werden. In Zweifelsfällen entscheidet der histologische Befund, ob ein Tophus oder ein rheumatisches Knötchen vorliegt. Röntgenbefunde wie bei Gicht können unter Umständen bei rheumatoider Arthritis, M. Boeck, Plasmocytom, Hyperparathyreoidismus und der Hand-Schüller-Christian-Krankheit gefunden werden.

Behandlung

A. Akuter Anfall:

1. Colchicin, das die chemotaktischen Eigenschaften der Leukocyten hemmt, und so die entzündliche Reaktion auf Uratkristalle unterdrückt oder vermindert, ist das Medikament der Wahl, besonders auch im Hinblick auf die Diagnosestellung. Es sollte so früh wie möglich beim akuten Anfall oder schon beim Auftreten von Prodromi gegeben werden, um den Anfall baldmöglichst zu coupieren. Man gebe stündlich 0,5 oder 0,6 mg oder 1 mg alle zwei Stunden, bis der Schmerz nachläßt oder Nebenwirkungen wie Übelkeit oder Diarrhoe erscheinen. Die Therapie wird dann abgesetzt. Die normalerweise benötigte Gesamtdosis beträgt 4–8 mg, Schmerz und Schwellung lassen binnen 24–72 Std nach. Weiß der Patient erst einmal, welche Menge zu Nebenwirkungen führt, soll die Dosis um 1 mg unter der toxischen Dosis liegen. Durch Colchicin verursachte Diarrhoe wird durch Opiumtropfen gebessert. Die gastrointestinalen Nebenwirkungen des Colchicin können durch die intravenöse Applikation vermieden werden. Als Anfangsdosis gibt man 1–3 mg in 20 ml Kochsalzlösung. Die Injektion kann nach einigen Stunden wiederholt werden, es sollen aber nicht mehr als 4–6 mg innerhalb von 24 Std während eines einzelnen Anfalls gegeben werden. Paravenöse Injektion von Colchicin verursacht lokalen Schmerz und Gewebsnekrosen. Bei Patienten mit eingeschränkter Nierenfunktion können bei intravenös verabreichtem Colchicin erhebliche toxische Nebenwirkungen auftreten. Die i. v. Applikation von Colchicin ist im allgemeinen nur selten notwendig.

2\. *Phenylbutazon* (Butazolidin®) ist beim akuten Gichtanfall außerordentlich wirksam und das Mittel der Wahl, wenn die Diagnose bereits feststeht. Die Anfangsdosis beträgt 400 mg, danach 200 mg alle 6 Std, bis der Anfall nachläßt. Wenn nicht länger als 3 Tage verordnet, besteht kaum die Gefahr toxischer Nebenwirkungen.

3. Vom *Indometacin* (Amuno®) wird berichtet, daß die Wirkung beim akuten Gichtanfall der des Phenylbutazon nicht nachsteht. Eine Tagesdosis von 75–200 mg während 2–3 Tagen wird empfohlen.

4. Corticotropin (ACTH) und die Corticosteroide vermitteln oft eine sehr deutliche symptomatische Besserung und bringen bei ausreichender Therapiedauer die meisten akuten Anfälle unter Kontrolle. Werden diese

Substanzen jedoch zu früh abgesetzt, erleiden viele Patienten sofort einen Rückfall, wenn nicht gleichzeitig Colchicin gegeben wird. Da Colchicin und Phenylbutazon genauso wirkungsvoll oder sogar wirkungsvoller sind und eine länger anhaltende Wirkung haben, werden sie bevorzugt.

5. *Analgetica.* Der Schmerz während des akuten Anfalls kann u. U. die Anwendung starker Analgetica notwendig machen, bis die spezifischen Medikamente Wirkung zeigen. In diesen Fällen können Codein und Meperidin (Dolantin®) gegeben werden.

6. *Bettruhe* ist sehr wichtig beim akuten Anfall und sollte bis 24 Std nach Abklingen der Beschwerden beibehalten werden. Zu frühes Aufstehen kann einen Rückfall auslösen.

7. *Physikalische Therapie* hat während des akuten Anfalls wenig Wert.

B. Therapie im Intervall: Die Behandlung während symptomfreier Intervalle soll eine Uratablagerung im Gewebe verhindern und damit Häufigkeit und Schwere von Rezidiven herabsetzen. Es gibt zunehmend mehr Beweise dafür, daß das tatsächlich erreicht werden kann.

1. *Diät*: Vom diätetischen Standpunkt aus erscheint es besonders wichtig, Übergewicht, Dehydratation durch ungenügende Flüssigkeitszufuhr und Acidose zu vermeiden. Strenge Diät ist ernährungsmäßig unzulänglich und beeinflußt im allgemeinen nicht die Hyperurikämie oder den Verlauf der Gicht. Da die Menge des mit der Nahrung zugeführten Purins sehr wenig mit der eigentlichen Krankheitsursache zu tun hat, kann von einer Einschränkung besonders purinhaltiger Nahrungsmittel (Ei, Niere, Leber, Bries, Sardinen, Anchovis, Fleischextrakte) nicht erwartet werden, daß der Krankheitsverlauf günstig beeinflußt wird. Allerdings müssen zu reichliche Mahlzeiten und abnormer Alkoholgenuß, wodurch Anfälle provoziert werden, vermieden werden. Es ist jedoch kaum erwiesen, daß Alkohol, in bescheidenen Mengen genossen, Anfälle hervorruft oder den Patienten sonst irgendwie schadet. Die Zufuhr großer Flüssigkeitsmengen und wichtiger noch, eine tägliche Urinausscheidung von zwei Litern oder mehr, trägt zur Uratausscheidung bei und vermindert die Bildung von Uratkonkrementen in den Harnwegen.

2. *Colchicin*: Eine tägl. Colchicindosis von 0,5 mg dreimal täglich sollte gleichzeitig mit uratausscheidungsfördernden Medikamenten oder Allopurinol verabfolgt werden, um einen akuten Anfall, der durch diese Medikamente provoziert werden könnte, zu verhindern. Nach mehreren Wochen einer derartigen Behandlung ist es gewöhnlich möglich, die tägl. Colchicindosis auf 0,5 mg herabzusetzen. Es wird sogar geraten, die Therapie auf unbegrenzte Zeit fortzuführen, da von Colchicin auch in geringer Dosierung ein prophylaktischer Effekt bekannt ist.

3. *Harnsäureausscheidungsfördernde Medikamente* (Uricosurica): Diese Medikamente vermindern die tubuläre Rückresorption des Urats im Glomerulumfiltrat und fördern dadurch die Ausscheidung der im Stoffwechsel anfallenden Urate. Die Bildung neuer Tophi wird verhindert, bereits vorhandene Tophi werden kleiner. Außerdem wird durch Uricosurica, gleichzeitig mit Colchicin gegeben, die Häufigkeit von Anfallsrezidiven verringert. Indikationen für diese Behandlung sind die Bildung von Tophi oder zunehmende Häufigkeit und Schwere der akuten Anfälle.

Jedes der folgenden Uricosurica kann angewandt werden:

1. Probenecid (Benemid®), anfänglich 0,5 g täglich, allmählich auf 1–2 g täglich erhöhen.
2. Salicylate, 5–6 g täglich.
3. Sulfinpyrazon (Anturano®), anfänglich 100 mg täglich, allmählich auf 200–400 mg täglich erhöhen. In jedem Fall wird die Erhaltungsdosis durch Kontrolle der Serumharnsäure und der Urinharnsäure (= Harnsäure-Clearance) bestimmt. Im Idealfall wird ein Abfall des Serumharnsäurespiegels zur Norm erreicht.

Vorsichtsmaßnahmen bei Anwendung von Uricosurica

Die tägl. Urinmenge soll mindestens 2000 ml betragen, um eine Kristallbildung in den Harnwegen zu verhindern. Dies wird durch zusätzliche Verabreichung von alkalisierenden Substanzen erreicht, um den Urin-pH-Wert über 6,0 einzustellen. Falls bei eingeschränkter Nierenfunktion die Harnsäure-Clearance nicht vergrößert werden kann, ist es zwecklos, die Uricosurica höher zu dosieren. Salicylate sollten wegen ihres antagonistischen Effekts nicht gleichzeitig mit anderen Uricosurica gegeben werden.

4. Allopurinol: Der Xanthin-Oxydase-Inhibitor Allopurinol (Zyloric®) ist eine wichtige Ergänzung zur Therapie der Gicht. Allopurinol senkt prompt den Harnsäurespiegel im Blut und Urin und begünstigt eine Mobilisierung von Tophi. Das Medikament ist besonders angezeigt bei Patienten mit übermäßiger Harnsäureproduktion, bei Patienten, die nicht auf Uricosurica ansprechen, sowie bei Patienten mit eingeschränkter Nierenfunktion oder Uratkonkrementen der Harnwege. Es sollte vorsichtig bei Pat. mit Niereninsuffizienz angewandt werden. Der größte nachteilige Effekt ist ein akuter Gichtanfall. Die tägl. Dosis wird durch den Serumharnsäurespiegel bestimmt. Ein normaler Harnsäurespiegel wird oft durch eine Tagesdosis von 200–400 mg erhalten. Gelegentlich (und in Ausnahmefällen) ist es von Vorteil, Allopurinol mit einem Uricosuricum zu kombinieren. Keines dieser Medikamente hilft bei akuter Gicht.

C. Chronische Gichtknotenarthritis: Es gibt genügend Hinweise, wonach bei guter Nierenfunktion Gichttophi verkleinert und gelegentlich sogar ganz zum Verschwinden gebracht werden können. Die Behandlung ist im wesentlichen die gleiche wie sie für die Intervalle zwischen akuten Anfällen beschrieben wurde. Chirurgische Entfernung von großen Gichtknoten gewährt sofortige mechanische Besserung bei gewissen Deformitäten und kann möglicherweise die Nierenfunktion entlasten.

Prognose

Ohne Behandlung kann der akute Anfall einige Tage bis zu mehreren Wochen dauern. Eine adäquate Behandlung beendet schnell den Anfall. Die Intervalle zwischen akuten Anfällen können jahrelang anhalten, werden aber mit fortschreitender Erkrankung häufig kürzer. Zur chronischen Gichtarthritis kommt es nach wiederholten akuten Anfällen und nur nach unzureichender Behandlung. Obgleich schwere Deformierungen entstehen können, wird nur ein kleiner Prozentsatz der Patienten bettlägerig. Je jünger der Patient bei Ausbruch der Krankheit ist, desto größer die Tendenz für einen progredienten Verlauf. Destruktive Arthropathien werden selten beobachtet bei Patienten die bis zum 50. Lebensjahr anfallfrei war.

Allopurinol: A symposium. Ann. Rheumat. Dis. **25**, No. 6 Supp. 1966.

Gutman, A. B. (editor): Proceedings of conference on gout and purine metabolism, 1964. Arthritis Rheum. **9**, 599 (1965).

Gutman, A. B., Yü, T. F., Berger, L.: Renal function in gout. III. Estimation of tubular secretion and reabsorption of uric acid by use of pyrazinaminde (pyrazinoic acid). Amer. J. Med. **47**, 575–592 (1969).

McCarty, D. H., Jr.: The pendulum of progress in gout: From crystals to hyperuricemia and back. Arthritis Rheum. **7**, 534 (1964).

Seegviller, J. H.: The acute attack of gouty arthritis. Arthritis Rheum. **8**, 714 (1965).

Talbot, J. H.: Gout. Med. Clin. N. Amer. **54**, 431–441 (1970).

Wallace, S. L., Omokoku, B., Ertel, N. H.: Colchicine plasma levels: Implications as to pharmacology and mechanism of action. Amer. J. Med. **48**, 443–448 (1970).

Yü, T.-F., Gutman, A. B.: Principles of current management of primary gout. Amer. J. Med. Sci. **254**, 893 (1967).

Akute infektiöse (pyogene) Arthritis

(Akute septische, suppurative Arthritis)

Diagnostische Merkmale

- Akutes Einsetzen der Arthritis, gewöhnlich monartikulär, meist großer, mechanischer Belastung ausgesetzte Gelenke, seltener die Handgelenke. Vorausgehende migratorische Arthralgien häufig
- Fieber und Schüttelfröste
- Diagnose ergibt sich meist durch Untersuchung der Synovialflüssigkeit
- Promptes Ansprechen auf entsprechende antibiotische Therapie
- In anderen Organen sind häufig durch denselben Keim hervorgerufene Infekte nachweisbar

Allgemeine Betrachtungen

Gewöhnlich verursachen pyogene Kokken (Gono-, Meningo-, Staphylo-, Pneumo- oder Streptokokken) diese Form der Arthritis. Die Erreger gelangen entweder direkt in das Gelenk (lokale Traumen, Verschleppung anläßlich einer Gelenkpunktion, Durchwanderung aus benachbarten befallenen Knochenabschnitten) oder auf indirektem Wege durch hämatogene Streuung. Während der letzten Jahre wird die akute eitrige Arthritis zunehmend häufiger beobachtet, wahrscheinlich aufgrund der Entwicklung resistenter Keimstämme, der zunehmenden therapeutischen Anwendung intraartikulärer Injektionen sowie des Rückgangs der Mortalität von Frühgeburten, bei denen die Incidenz von septischen Arthritiden relativ groß ist.

Die patholog.-anatomischen Veränderungen bestehen aus akuter Entzündung wechselnden Ausmaßes mit Synovitis und Ergußbildung, der Bildung von Abscessen in der Synovia oder im subchondralen Gewebe. Im Falle inadäquater Therapie kommt es zu Gelenkdestruktion (fibröse oder knöcherne Ankylose).

Klinische Befunde

A. Symptome: Gewöhnlich plötzlich einsetzender Beginn. Das Gelenk wird akut schmerzhaft, heiß und geschwollen, oft mit Schüttelfrost und Fieber. Am häufigsten sind die großen, durch das Körpergewicht belasteten Gelenke (Hüfte, Knie) und die Handgelenke betroffen. Gewöhnlich werden nur ein oder zwei Gelenke befallen. Ein mehrere Tage andauerndes Prodromalstadium mit migratorischen Arthralgien kann vorausgehen, wenn eine Bakteriämie den Krankheitsprozeß initiiert.

B. Laborbefunde: In der Synovialflüssigkeit werden oft bis 100 000 mm^3 Leukocyten gefunden, mit 90% oder mehr Granulocyten. Glucosewerte sind in der Synovialflüssigkeit häufig erniedrigt. Die Keime werden in der Regel im Ausstrich oder durch Kultur nachgewiesen (als Ausnahme gilt hier die Gonokokkenarthritis, da der Nachweis dieser Erreger nur in der Hälfte der Fälle gelingt). Weitere Laborbefunde sind charakteristisch für einen bakteriellen Infekt.

C. Röntgenbefunde: Innerhalb weniger Tage können bereits Zeichen einer Demineralisation auftreten. Erosionen und Verschmälerung des Gelenkspalts mit nachfolgender Osteomyelitis und Periostitis werden gewöhnlich nicht vor Ablauf der ersten oder zweiten Woche sichtbar.

Differentialdiagnose

Das akute Krankheitsbild, der septische Verlauf mit Schüttelfrösten und Fieber, die Befunde in der Gelenkflüssigkeit, der Nachweis einer durch dieselben Erreger verursachten Infektion anderer Organe sowie der oft dramatische Therapieerfolg nach Verabreichung entsprechender Antibiotica sprechen für die Diagnose einer akuten eitrigen Arthritis. Eine Gicht läßt sich durch das Fehlen von Hyperurikämie und anderen typischen Symptomen ausschließen. Bei akutem rheumatischen Fieber oder rheumatoider Arthritis sind gewöhnlich viele Gelenke befallen. Schüttelfröste treten bei diesen Erkrankungen nicht auf. Allerdings kann sich eine eitrige Arthritis als Superinfektion bei bereits bestehenden anderen Gelenkerkrankungen, insbesondere bei der rheumatoiden Arthritis, manifestieren und sollte (durch Untersuchung der Gelenkflüssigkeit) bei jeder akut einsetzenden Verschlechterung der Primärerkrankung ausgeschlossen werden.

Behandlung

Frühzeitiger, aufgrund von Erregerempfindlichkeit gezielter Einsatz von Penicillin oder einem der Breitspektrumantibiotica auf parenteralem Wege ist gewöhnlich erfolgreich. Entlastungspunktionen, Spülungen mit physiolog. Kochsalzlösung, intraartikuläre Instillation von Antibiotica und schließlich Incision mit Drainage sind manchmal indiziert.

Immobilisation des Gelenks mittels Schiene oder Extension sowie lokal heiße Packungen wirken schmerzlindernd. Frühzeitige aktive Bewegungsübungen beschleunigen die Wiederherstellung der Gelenkfunktion.

Prognose

Mit rechtzeitig (innerhalb der ersten 7–10 Tage) einsetzender antibiotischer Therapie wird gewöhnlich eine volle Restitutio der Gelenkfunktion erreicht. Inadäquate Behandlung führt nicht selten zu Zerstörung des Gelenks und knöcherner Ankylose.

Keiser, H. et al.: Clinical forms of gonococcal arthritis. New Engl. J. Med. **279**, 234–240 (1968).

Partain, J. O., Cathcart, E. S., Cohen, A. S.: Arthritis associated with gonorrhoea. Ann. Rheumat. Dis. **27**, 156–162 (1968).

SCHMID, F. R., PARKER, R. H.: Ongoing assessment of therapy in septic arthritis. Arthritis Rheum. **12**, 529–534 (1969).

WILLERSON, J. T., BARTH, W. F., DECKER, J. L.: Septic arthritis, the unexpected complication. Postgrad. Med. **45**, 127–135 (1969).

Chronische pyogene Arthritis

Eine chronische pyogene Arthritis entwickelt sich als Folgezustand einer nicht oder unzulänglich behandelten akuten primären oder sekundären pyogenen Arthritis. Die eitrige Entzündung des Gelenks schwelt fort, schubweise oder kontinuierlich schleichend im Verlauf, verursacht durch einen oder mehrere Erregertypen, meistens pyogene Kokken und/oder gramnegative Enterobakterien. Dabei ist naheliegend, daß der im akuten Stadium identifizierte Erreger persistiert; Mischinfektionen sind jedoch besonders nach offener chirurgischer Intervention möglich.

Das klinische Bild ist gewöhnlich wechselhaft, doch charakteristisch. Die Aktivität der Gelenkinfektion kann sich kontinuierlich oder schubweise manifestieren. Ein vom akuten Stadium aus ununterbrochen fortschreitender Prozeß äußert sich durch andauernde lokale Schmerzen und Schwellung, Bewegungseinschränkung, Sinusbildung und zunehmende Deformierung. Röntgenologisch stellt sich eine fortschreitende Zerstörung der Gelenkknorpel durch Verschmälerung der Gelenkspalte dar; am Knochen werden Erosionen, mitunter Einbrüche und Höhlenbildungen sichtbar. Selbst schmerzlose Verläufe sind durch eine kontinuierliche Verschlechterung gekennzeichnet. Besonders nach antibiotischer Therapie kann durch zeitweiliges Verschwinden der klinischen Symptome ein scheinbarer Stillstand der Entzündung vorgetäuscht werden, aber diese Episoden sind gewöhnlich nicht von langer Dauer. Occulte oder blande Gelenkinfektionen sind durch ihren schleichenden Verlauf und fehlende Schmerzsymptomatik charakterisiert und werden oft lange Zeit nicht erkannt. Häufigste Ursache sind Gelenkverletzungen oder Gelenkoperationen, insbesondere dann, wenn eine postoperative Antibioticaprophylaxe durchgeführt wurde.

Differentialdiagnostisch muß die chronische pyogene Arthritis gegenüber anderen, nichteitrigen infektiösen Gelenkentzündungen, der Arthritis urica, der RA und gegenüber degenerativen Gelenkaffektionen abgegrenzt werden. Die Behandlung erfordert eine radikale chirurgische Sanierung, unterstützt durch gezielte (bakteriologische Resistenzprüfungen) Antibioticatherapie. Häufig müssen zur Beseitigung der chronischen Gelenkinfektion Arthrodesen und Resektionen durchgeführt werden.

JERGENSEN, F., JAWETZ, E.: Pyogenic infections in orthopaedic surgery. Combined antibiotic and closed wound treatment. Amer. J. Surg. **106**, 152–163 (1963).

Arthritis und Psoriasis

Bei vielen, wenn nicht den meisten Patienten mit Psoriasis und einer gleichzeitig vorliegenden Arthritis ist die letztere Erkrankung von einer rheumatoiden Arthritis nicht zu unterscheiden. Bei einer Reihe von Psoriasiskranken jedoch rechtfertigen die Gelenkbefunde die Abgrenzung einer eigenen Erkrankung, der psoriatischen Arthritis. Gewöhnlich besteht in diesen Fällen die Psoriasis lange vor Beginn der Gelenkerscheinungen, im weiteren Verlauf exacerbieren Haut- und Gelenksymptome schubweise gleichzeitig. Gelenkmanifestationen werden häufiger bei generalisierten Verlaufsformen der Hauterkrankung als bei nur lokalem Befall beobachtet. Charakteristisch ist der Befall der distalen Interphalangealgelenke, wo es gelegentlich zu Osteolysen mit vollkommener Zerstörung der Gelenke kommt, woraus das Bild der sog. „sausage digits“ („Lorgnette- oder Opernglashände“) resultiert. Röntgenologisch können zusätzlich eine Verbreiterung der interphalangealen Gelenkspalte, eine laterale Resorption der distalen Phalangenenden und Ankylosen der befallenen Fingergelenke nachgewiesen werden. Eine Beteiligung der Iliosacralgelenke ist nicht selten. In der Regel fehlen subcutane Knötchen. Die Reaktionen zum Nachweis des Rheumafaktors bleiben negativ.

Therapeutisch verhält man sich im wesentlichen wie bei der Behandlung der rheumatoiden Arthritis, wobei aber Medikamente, die möglicherweise Hauterscheinungen auslösen können (Goldsalze, Antimalariamittel), vermieden werden sollen. Indometazin (Amuno®) hat sich als wertvoll erwiesen. Durch sorgfältig durchgeführte Corticosteroidbehandlungen konnten langanhaltende Remissionen erzielt werden. Wegen ihrer ernsten Nebenwirkungen (Lebercirrhose) ist die Anwendung von Cytostatica trotz der hierbei beobachteten Erfolge umstritten.

JAJIC, I.: Radiological changes in the sacro-iliac joints and spine of patients with psoriatic arthritis and psoriasis. Ann. Rheum. Dis. **27**, 1–6 (1968).

MULLER, S. A., FARROW, G. M., MARTALOCK, D. L.: Cirrhosis caused by methotrexate in the treatment of psoriasis. Arch. Dermat. **100**, 523–530 (1969).

Arthritis bei entzündlichen Erkrankungen des Intestinaltrakts

Arthritis ist eine häufige Komplikation bei Colitis ulcerosa, Enteritis regionalis und Whipple'scher Krankheit. Gelegentlich ist die dabei auftretende Arthritis von einer rheumatoiden Arthritis klinisch nicht zu unterscheiden. Häufiger jedoch handelt es sich um eine asymmetrische Arthritis mit Befall der großen Gelenke, wobei die Aktivität zeitlich derjenigen der Darmerkrankung entspricht und meist ohne bleibende Deformitäten abklingt. Nicht selten wird eine Spondylarthritis ancylopoetica beobachtet.

Pathologisch-anatomisch besteht eine unspezifische Synovitis. Reaktionen zum Nachweis des Rheumafaktors verlaufen in der Regel negativ. Die Therapie der Arthritis ist symptomatisch, im Vordergrund steht die Behandlung der Darmerkrankung.

MCEWEN, C.: Arthritis accompanying ulcerative colitis. Clin. Orthop. **57**, 9–17 (1968).

SOREN, A.: Joint affections in regional ileitis. Arch. intern. Med. **117**, 78 (1966).

Reiter-Syndrom

Als Reiter-Syndrom wird ein Symptomenkomplex mit der Trias Urethritis (unspezifisch), Conjunctivitis und Arthritis bezeichnet. Die Genese ist nicht geklärt. Das Syndrom tritt vorwiegend bei Männern jüngeren Alters auf, nicht selten nach sexuellem Verkehr oder nach einer Durchfallserkrankung (symptomfreies Intervall von wenigen Tagen bis 4 Wochen). Im Beginn stehen gewöhnlich Allgemeinsymptome, darunter Fieber ohne Schüttelfröste. Die Arthritis verläuft meistens symmetrisch und befällt häufig große, mechanischer Belastung ausgesetzte Gelenke, hauptsächlich Knie- und Sprunggelenke. Auch eine ankylosierende Spondylarthritis kann vorkommen. An möglicherweise zusätzlich auftretenden klinischen Manifestationen sind Balanitis, Keratoderma blennorrhagicum, Ulcerationen der Mundschleimhaut sowie Karditis (Myo- oder Perikarditis) zu nennen. Während die meisten Krankheitssymptome innerhalb von Tagen oder Wochen verschwinden, kann die Gelenkbeteiligung über mehrere Monate oder sogar länger persistieren. Charakteristischerweise ist die Initialsymptomatik von kurzer Dauer und klingt spontan ab.

Rückfälle sind nicht selten, wobei die klinischen Manifestationen unterschiedlich kombiniert in Erscheinung treten können, gelegentlich mit bleibenden Folgen. Das letztere trifft insbesondere für die betreffenden Gelenke zu, wo dann auch röntgenologisch die Zeichen einer bestehenden oder fortschreitenden Arthritis nachweisbar sind.

Differentialdiagnostisch muß das Reiter-Syndrom unterschieden werden von der Gonokokkenarthritis, vom Rheumatoid bei Gonorrhoe, von der rheumatoiden Arthritis oder von der Spondylarthritis ancylopoetica, wenn zufällig eine unspezifische Urethritis vorausgegangen war, und von der psoriatischen Arthritis. Die Hautläsionen des Keratoderma blennorrhagicum sind oft von denen einer pustulösen Psoriasis kaum zu unterscheiden.

Die Therapie ist symptomatisch.

ENGLEMAN, E. P., WEBER, H. M.: Reiter's syndrome: Rheumatic manifestations of systemic disease. Clin. Orthop. **57**, 19–30 (1968).

WEINBERGER, H. J.: et al.: Reiter's syndrome: Clinical and pathologic observations. A long-term study of 16 cases. Medicine **41** 35–91 (1962).

Chondrocalcinosis
(Pseudogicht)

Die Chondrocalcinosis oder Pseudogicht ist charakteristisch durch eine akute rekurrierende Arthritis der großen Gelenke, hauptsächlich der Kniegelenke, oft von Allgemeinsymptomen begleitet. Eine familiäre Praedisposition kann vorliegen. Die Krankheit tritt gewöhnlich jenseits des 60. Lebensjahres auf, kann jedoch als Komplikation bei verschiedenen Stoffwechselerkrankungen wie Hyperparathyreoidismus oder Diabetes auch früher vorkommen. Durch Punktion gewonnene Gelenkflüssigkeit enthält Calciumpyrophosphatkristalle, die im polarisierten Licht schwach doppelbrechend erscheinen und wie die Kristalle bei der echten Gicht intra- oder extracellulär liegen können. Bei röntgenologischer Untersuchung zeigen sich eine gewöhnlich symmetrische Calcifizierung der Knorpelstrukturen und Zeichen degenerativer Gelenkerkrankung wie bei Arthrosis deformans. Im Gegensatz zur Gicht finden sich bei der Chondrocalcinosis im Serum normale Harnsäurewerte; eine Colchicintherapie bleibt erfolglos.

Wenn als Primärerkrankung ein Stoffwechselleiden (Diabetes, Hyperparathyreoidismus) vorliegt, sollten sich die therapeutischen Bemühungen in erster Linie auf sorgfältige Einstellung des Diabetes oder auf chirurgische Entfernung eines eventuell vorhandenen Nebenschilddrüsenadenoms konzentrieren. Weiterhin werden antiphlogistische Medikamente wie Corticosteroide (auch intraartikulär), Salicylate und Indometacin empfohlen.

Moskowitz, R. W., Katz, D.: Chondrocalcinosis and chondrocalsynovitis (pseudogout syndrome). Analysis of twentyfour cases. Amer. J. Med. **43**, 322–334 (1967).

Palindromischer Rheumatismus

Palindromischer Rheumatismus ist eine Erkrankung unbekannter Genese, charakterisiert durch in unregelmäßigen Zeitabständen häufig wiederkehrende, akute arthritische Beschwerden, die innerhalb von wenigen Stunden oder Tagen rasch abklingen. Jedes periphere Gelenk kann befallen werden, meistens aber die kleinen Fingergelenke. Obwohl im Laufe von Jahren hunderte solcher arthritischer Anfälle auftreten können, kommt es nicht zu bleibenden Gelenkläsionen. Differentialdiagnostisch ist der palindromische Rheumatismus von der akuten Gicht und einer atypischen, akut einsetzenden rheumatoiden Arthritis abzugrenzen.

Therapie: Während der Anfälle ist eine symptomatische Therapie gewöhnlich ausreichend. Über längere Zeit anhaltende Remissionen sollen nach Goldtherapie beobachtet worden sein.

Hench, P. S., Rosenberg, E. F.: Palindromic rheumatism. Arch. intern. Med. **73**, 293–321 (1944)

Polymyalgia rheumatica

Diese Erkrankung wird meist bei älteren Frauen beobachtet. Bei oft abruptem Beginn treten starke Schmerzen und Steifigkeit im Bereich des Schulter- und Beckengürtels sowie der Muskulatur der Oberarme und Oberschenkel auf, nicht selten begleitet von allg. Krankheitsgefühl, Fieber, Gewichtverlust, beschleunigter BKS und mäßiggradiger Anämie. Manchmal kann durch Biopsie eine Riesenzellarteriitis der Arteria temporalis nachgewiesen werden, wobei allerdings der kausale Zusammenhang zwischen Polymyalgie und Temporalarteriitis ungeklärt ist. Die meisten Patienten sprechen auf Salicylate oder kleine Corticosteroiddosen gut an. Bei Vorliegen einer Riesenzellarteriitis werden Corticosteroide in hoher Dosierung empfohlen.

Fernandez-Herlihy, L.: Polymyalgia rheumatica. Intern. Med. Dig. **5**, 42–50 (1970).

Fessel, W. J., Pearson, C. M.: Polymyalgia rheumatica and blindness. New Engl. J. Med. **276**, 1403–1405 (1967).

Goodman, M. A., Pearson, C. M.: Polymyalgia rheumatica and associated arteritis. California Med. **11**, 453–460 (1969).

Arthritis bei M. Boeck
(Sarkoidose)

Die Angaben hinsichtlich der Häufigkeit von arthritischen Beschwerden bei M. Boeck differieren erheblich (zwischen 10 und 37%). Obwohl in der überwiegenden Mehrzahl der Fälle die Arthritis akut einsetzt, wenn bereits extraartikuläre Anzeichen der Krankheit bestehen, kann die Gelenksymptomatik anderen Manifestationen auch vorausgehen. Am weitaus häufigsten werden Knie- und Sprunggelenke befallen, gewöhnlich, wenn auch nicht immer polyartikulär und symmetrisch. Meistens verschwinden die Gelenksymptome von selbst nach Wochen oder Monaten. Sehr viel seltener verläuft die Arthritis rekurrierend oder wird chronisch. Letztere Verlaufsform führt nur in Ausnahmefällen zu Destruktionen oder gröberen Deformitäten der Gelenke. Die bei M. Boeck häufige Koinzidenz von Arthritis und Erythema nodosum ist für sich nicht beweisend für die Diagnose, wenn nicht zusätzliche extraartikuläre Manifestationen der Erkrankung vorliegen oder die Diagnose durch Biopsie (epitheloide Granulome) oder positiven Kveimtest bestätigt wird. Durch Probeexcision gewonnenes Synovialgewebe befallener Gelenke enthält oft die typischen Granulome. Das Serum Sarkoidosekranker enthält gelegentlich Rheumafaktoren in niedrigen Titern, ein Befund, der als unspezifisch gewertet wird, da sich ein Zusammenhang mit eventuellem Gelenkbefall nicht erkennen läßt.

Die Behandlung der Arthritis bei M. Boeck ist gewöhnlich eine symptomatische; bei schweren Fällen mit progredienten Gelenkmanifestationen empfiehlt es sich, vorübergehend Corticosteroide zu geben.

Das Auftreten einer Arthritis bei M. Boeck erlaubt im allgemeinen eine günstige Prognose hinsichtlich des Krankheitsverlaufs.

Sitzbach, L. E., Duberstein, J.: Arthritis in sarcoidosis. Clin. Orthop. **57**, 31–51 (1968).

Die intermittierende Hydrarthrose
(Hydrops intermittens)

Der Hydrops intermittens ist ein seltenes Krankheitsbild unbekannter Genese, das durch in einer bestimmten Regelmäßigkeit periodisch auftretende schmerzlose Gelenkergüsse charakterisiert ist, die in der Regel nach einigen Tagen spontan abklingen. Betroffen sind hauptsächlich die Kniegelenke. Die Abgrenzung des Hydrops intermittens als eigenes Krankheitsbild ist nicht unbestritten. Differentialdiagnostisch müssen andere ergußbildende Faktoren erwogen werden.

Die Therapie ist symptomatisch.

Arthropathia neuropathica
(Charcotsches Gelenk)

Die neurogene Arthropathie ist eine Gelenkdestruktion, hervorgerufen durch Verlust oder Verminderung von propriozeptiver Sensibilität, von Schmerz- und Temperaturempfindung. Diese Arthropathie kommt gewöhnlich bei der Tabes dorsalis vor, wird aber auch bei diabetischer Neuropathie, Syringomyelie, Rückenmarksverletzungen, funikulärer Spinalerkrankung bei perniziöser Anämie und Verletzungen peripherer Nerven gesehen. Auch eine über lange Zeit durchgeführte intraartikuläre Injektionstherapie mit Hydrocortison kann zu ähnlichen Gelenkveränderungen führen. Mit Verlust des normalen Muskeltonus sowie der schützenden Reflexe kommt es zur Entwicklung schwerer arthrotischer Veränderungen mit ausgedehnter Erosion des Knorpels und Osteophytenbildung. Die Gelenke erscheinen vergrößert, sind aber schmerzlos.

Therapeutisch kommen neben der Behandlung der Grundkrankheit mechanische Stützapparate zur Entlastung der betroffenen Gelenke in Frage mit dem Ziel, eine weitere Traumatisierung zu verhindern. In extremen Fällen sind Arthrodesen oder sogar Amputation unvermeidlich.

Chandler, G .N. et al.: Charcot's arthropathy following intraarticular hydrocortisone. Brit. med. J. **1959 I**, 952–953 (1959).
Storey, G.: Charcot joints. Brit. Ven. Dis. **40**, 109 (1964).

Kollagenkrankheiten

Man hat diese Gruppe von Erkrankungen auch als Kollagenosen, diffuse Gefäßerkrankungen, viscerale Angiitiden, diffuse Bindegewebserkrankungen (connective tissue diseases) und Autoaggressionskrankheiten bezeichnet. Gemeinsames Charakteristicum dieser Gruppe sind generalisierte fibrinoide Entartungserscheinungen des Bindegewebes mit vasculärer Entzündung und Nekrotisierung wechselnden Ausmaßes, zugleich mit einer abnormen Reaktion des Immunsystems. RA = rheumatoide Arthritis, rheumatisches Fieber, Lupus erythematodes diss., Panarteriitis nodosa, Sklerodermie, Dermatomyositis, Hashimoto-Thyreoiditis, nicht-thrombocytopenische Purpura und vielleicht Glomerulonephritis sind als wichtigste Erkrankungen dieser Gruppe zu nennen. Über die Ätiologie herrscht noch weitgehend Unklarheit.

Nicht selten gestaltet sich die Zuordnung einer Kollagenose zu einem der genannten definierten klinischen Krankheitsbilder als schwierig, und der Arzt kann sich in vielen Fällen erst nach längerer Beobachtung zu einer Diagnose durchringen. Häufig überschneiden sich pathologisch-anatomische und immunologische Befunde. Darüber hinaus ist bekannt, daß sich bei einem Patienten gleichzeitig verschiedene klinische Syndrome manifestieren können (z. B. Lupus erythematodes diss. und RA). Differentialdiagnostisch erweisen sich serologische Reaktionen zum Nachweis abnormer Globuline (z. B. des Rheumafaktors), das LE-Zellphänomen oder immunfluorescenzoptische Untersuchungen zum Nachweis antinucleärer Faktoren oder anderer Autoantikörper als wertvoll. Diese Reaktionen sind jedoch nicht in jedem Fall spezifisch für eine bestimmte Krankheit. Die heute allgemein akzeptierte Einteilung darf jedoch durchaus als brauchbar angesehen werden, da sich die verschiedenen Krankheitsbilder gewöhnlich hinsichtlich der klinischen Symptomatik, des Ansprechens auf die Therapie sowie der Prognose hinreichend unterscheiden. Klinische und immunologische Beobachtungen haben bestätigt, daß verschiedene Faktoren wie Infekte, Traumen, chem. oder metabolische Einflüsse als auslösendes Moment beim genetisch praedisponierten Menschen in direkter zeitlicher Relation zu Beginn oder Exacerbation einer dieser Krankheiten stehen, woraus sich ein Zusammenhang von Ätiologie und Pathogenese vermuten läßt. Darüber hinaus ist die Beziehung zwischen genetischer Disposition und Umwelteinflüssen ungewiß. Bei einigen Kollagenerkrankungen lassen sich Autoimmunphänomene nachweisen. Dieser Autoimmunmechanismus, auch als Autoaggression bezeichnet, beruht auf einer abnormen Reaktion des immunkompetenten Gewebes, wobei es zu einer Mobilisation des Abwehrmechanismus kommt, der sich paradoxerweise gegen körpereigene Gewebe richtet und zu Läsionen und Zerstörung dieser Gewebestrukturen führen kann. In vielen Fällen (wie z. B. bei der lupoiden Hepatitis) gibt es Hinweise, daß die progressive Zellschädigung und Entzündung durch einen solchen Autoimmunmechanismus aufrechterhalten wird. Hypergammaglobulinämie, erniedrigtes Serumkomplement, Autoantikörper, Häufung von Lymphocyten und Plasmazellen in den befallenen Geweben, Erfolg der Behandlung mit Corticosteroiden sowie gelegentlich vorkommende Koexistenz mehrerer Autoimmunerkrankungen dürften für ein autoimmunes Geschehen hinreichend beweisend sein und die Einstufung dieser Erkrankungen rechtfertigen. Auf der anderen Seite können die (in vitro) nachweisbaren antinucleären und anticytoplasmatischen Faktoren nicht allein für die (in vivo) ablaufenden Gewebsläsionen verantwortlich gemacht werden. Interessanterweise werden nicht selten bei gesunden, symptomlosen Verwandten von Patienten mit Kollagenerkrankungen Anzeichen einer abnormen Immunitätslage wie Rheumafaktoren, biologisch falsch pos. Wassermann-Reaktion, positiver Coombstest und antinucleäre Antikörper nachgewiesen. Bei Vorliegen einer falsch positiven Wassermann-Reaktion sollte die Möglichkeit einer sich zu einem späteren Zeitpunkt manifestierenden Kollagenerkrankung nicht außer acht gelassen werden.

Lupus erythematodes disseminatus

(Erythematodes visceralis)

Diagnostische Merkmale

- Vorkommen vorwiegend bei jungen Frauen
- Symptomatik hinweisend auf multiplen Organbefall
- Allgemeines Krankheitsgefühl, Schwäche, Fieber, Gelenkschmerzen, Gewichtsverlust
- Erythem im Gesicht oder an anderen, der Sonne exponierten Körperstellen
- Anämie, Leukopenie, Thrombopenie, Hyperglobulinämie, beschleunigte BKS
- LE-Zellen im Blut und anderen Geweben

Allgemeine Betrachtungen

Der LED ist eine nicht infektiöse Systemerkrankung der Gefäße und des Bindegewebes, die sich in zahlreichen Organen manifestiert und eine vielgestaltige klinische Symptomatik hervorruft. Wenngleich die Ätiologie ungeklärt ist, so ist doch bekannt, daß die Erkrankung durch Medikamente (u. a. Hydralacin, Sulfonamide, Procainamid, Abbauprodukte von Tetracyclinen), körperfremde Proteine und Sonnen- oder UV-Strahlen, möglicherweise auch durch psychische Traumen, ausgelöst oder verschlimmert werden kann. Die bei den Erkrankten vorkommenden abnormen Serumproteinfraktionen und antinucleären Antikörper lassen einen Autoimmunmechanismus vermuten. Möglicherweise verursachen gegen DNS (= Desoxyribonucleinsäure) gerichtete Antikörper das akute Geschehen.

Generell sind die pathologisch-anatomischen Veränderungen nicht LED-spezifisch, es wird aber eine Kombination dieser Veränderungen in den verschiedensten Organen und Geweben bei keinem anderen Krankheitsprozeß beobachtet. Man findet ausgedehnte vasculäre und perivasculäre Fibrinoidablagerungen, Zeichen einer disseminierten Arteriitis, verruköse Endokarditiden sowie herdförmige oder diffuse Glomerulonephritiden.

Bei über 50% aller Fälle kommt es zu generalisierter Lymphadenopathie und Polyserositis. Charakteristische histologische Befunde sind die LE-Zellen und die ihrem Entstehungsmechanismus nach analogen Hämatoxylinkörperchen, extracellulär abgelagerte homogen erscheinende Zellkernbestandteile. Letztere gelten als für LED pathognomonisch.

Klinische Befunde

A. Symptome:

1. *Akute Verlaufsformen*: Abrupter Beginn mit fulminantem Verlauf. Ausgeprägtes Krankheitsgefühl, Fieber, symmetrisches Erythem über Nasenwurzel und Wangen („Schmetterlingserythem"), generalisierte Lymphadenopathie, Polyserositis, pneumonische Infiltrationen, Tachykardien, Rhythmusstörungen, Perikarditis, Hepatosplenomegalie, Nephritis, Muskel- und Gelenkschmerzen, Delirien, Psychosen, Krampfanfälle, Koma. Innerhalb von wenigen Wochen kann die Erkrankung zum Tode führen.

2. *Chronische Verlaufsform*: In seltenen Fällen setzt auch diese Verlaufsform akut ein, sehr viel häufiger jedoch ist der Beginn schleichend, der Verlauf über Jahre hinweg gekennzeichnet von Remissionen und Exacerbationen.

a) *Allgemeinsymptome*: Schwäche, Abgeschlagenheit, Fieber, Gewichtsverlust.

b) *Haut*: Nur selten wird der Übergang eines zuvor bestehenden chronischen discoiden Lupus in die viscerale Verlaufsform beobachtet. Auf der anderen Seite können sich typische discoide Läsionen im Verlauf des disseminierten Krankheitstyps entwickeln. Das Erythem auf lichtexponierten Hautpartien, insbesondere das symmetrische „Schmetterlingserythem" über Nasenrücken und Wangen ist bei weitem die häufigste Hautmanifestation des LED. Purpura, subcutane Knötchen („Rheumaknötchen"), angioneurotisches Ödem, Alopecie, Vitiligo oder Hyperpigmentationen kommen ebenfalls vor.

c) *Lymphknoten*: Etwa die Hälfte aller Patienten hat eine generalisierte Lymphadenopathie.

d) *Augen:* Blutungen und/oder Cotton wool-Exsudate am Fundus. Seltener ist eine Keratoconjunctivitis.

e) *Hämatopoetisches System*: Bei allen Patienten besteht eine hämatolog. Symptomatik. Schwere hämolytische Anämien oder eine thrombocytopenische Purpura sind bekannt.

Eine Milzvergrößerung tritt mit oder ohne Hypersplenie in 15–20% der Fälle auf.

f) *Lungen*: Pleuritiden mit oder ohne Ergußbildung, Pneumonien hauptsächlich der basalen Lungenabschnitte und Einschränkung der Lungenfunktion sind häufig.

g) *Kardiovasculäres System*: Eine Beteiligung des Herzens äußert sich meist als Perikarditis (mit oder ohne Erguß) oder als Myokarditis mit Tachykardien, Galopprhythmus und anderen Rhythmusstörungen. Die als krankheitsspezifisch betrachtete Libman-Sacks-Endokarditis wird intra vitam nur selten diagnostiziert. Das Raynaud-Phänomen ist relativ häufig. Der Befall peripherer Arterien kann zu Verschlußsyndromen und Gangrän führen.

h) *Gastrointestinaltrakt*: Sehr häufig sind Ulcerationen der Mundschleimhaut. Im gesamten Magen-Darmkanal kann es, wohl als Folge einer ausgedehnten Vasculitis, zu Ulcerationen und Perforationen kommen, wodurch unter Umständen das klinische Bild einer Ileocolitis oder einer Colitis ulcerosa entsteht. Vorherrschende Gastrointestinalsymptome sind Inappetenz, Übelkeit und Erbrechen, Schmerzen im Abdomen, Durchfälle sowie Teerstühle.

i) *Leber*: Eine Hepatomegalie liegt ausgesprochen häufig vor, wobei nicht selten eine Einschränkung der Leberfunktion festgestellt wird. Als „lupoide Hepatitis" wird eine Sonderform der chronisch aggressiven Hepatitis bezeichnet, charakterisiert durch eine ausgeprägte Hypergammaglobulinämie, ungewöhnlich hohe Serumtransaminasen, positives LE-Zellphänomen und antinucleäre Faktoren. Wahrscheinlich liegt dieser Erkrankung ein Autoimmunmechanismus zugrunde. Wegen gelegentlich auftretender extrahepatischer Manifestationen im Verlauf dieser chronischen Hepatitis (Fieber, Arthralgien, Leuko- und Thrombopenien, Hämolyse) kann klinisch das Bild eines LED imitiert werden.

j) *Nieren*: Schon im Anfangsstadium der Erkrankung kann eine herdförmige membranöse Glomerulonephritis mit geringgradiger Proteinurie und Mikrohämaturie auftreten. Eine rasche Progredienz der Nephritis über eine subakute Phase zum Terminalstadium ist möglich. Liegt eine Lupusnephropathie mit Azotämie und Hypertonie vor, ist die Prognose quoad vitam sehr schlecht. In vielen Fällen kommt es als Ausdruck der Entwicklung eines nephrotischen Syndroms zu erheblichen Proteinverlusten.

k) *Skelet- und Muskelsystem*: Fast alle Patienten klagen über Muskelschmerzen und Arthralgien. Bei etwa 1/3 der Patienten entwickelt sich eine Polyarthritis, die sich klinisch von der RA nur durch selteneren Befall der Wirbelsäule und gewöhnlich weniger ausgeprägte Zerstörung des Gelenkknorpels unterscheidet.

l) *ZNS*: Die Beteiligung des ZNS ist häufig, die daraus resultierende psychische und neurologische Symptomatik vielgestaltig. Das klinische Bild variiert vom unbedeutenden neurotischen Zug bis zur schwersten Psychose, von der peripheren Neuritis bis zu Krampfanfällen, Hemiplegie und Koma.

B. Laborbefunde: Bei der Mehrzahl der Patienten findet man eine geringgradige bis mäßig starke normochrome normocytäre Anämie. Sehr viel seltener ist eine hämolytische Anämie, die erhebliche Ausmaße annehmen kann. Die Leukocytenzahl ist gewöhnlich sehr niedrig, oft mit einer Linksverschiebung. In fast allen Fällen liegt eine stark beschleunigte BKS vor, nicht selten auch während klinischer Remissionen. Bei etwa 50% aller Fälle sind die Serumglobuline erhöht, insbesondere die Alpha 2- und Gamma-Fraktionen. Eine Reihe weiterer abnormer Serumproteine wurde beschrieben, deren Bedeutung noch nicht geklärt ist. Antinucleäre Antikörper werden häufig nachgewiesen. Leberfunktionsprüfungen fallen oft pathologisch aus. Ein falsch positiver Wassermann-Test, der sogenannte biologisch falsch positive STS (= Serologic Test for Syphilis), gefunden bei 20% der Fälle, kann als erstes Anzeichen dem Beginn der Erkrankung um Jahre vorausgehen. Im Urin reflektieren Eiweiß, Erythrocyten, Leukocyten und Cylinder Form und Ausmaß der Nierenbeteiligung. Das im Blut oder anderen Geweben in 75% der Fälle nachweisbare charakteristische LE-Zellphänomen

---

[Anmerkung des Übers.: Die Einordnung der lupoiden Hepatitis als Organmanifestation eines LED ist umstritten. Nach MIESCHER und Mitarbeitern wird bei diagnost. gesichertem LED eine chronische Hepatitis nur mit einer Häufigkeit von weniger als 1% gefunden].

spricht zwar für die Diagnose LED, gilt jedoch nicht als pathognomonisch, ebensowenig wie aufgrund eines negativen LE-Zelltests ein LED ausgeschlossen werden kann. Als LE-Zellen werden Granulocyten bezeichnet, die einen großen rundlichen Einschlußkörper enthalten, der aus einer homogen erscheinenden Masse besteht und die Zelle so ausfüllt, daß der Kern an den Rand verdrängt scheint. Das beschriebene homogen erscheinende Material kann im Ausstrich auch extracellulär gefunden werden. LE-Zellen kommen auch bei anderen Erkrankungen vor. Mittels fluoresceinmarkiertem, gegen menschliches Komplement gerichtetem Antiserum, kann in vielen Fällen in der Haut und anderen Geweben (Biopsie) eine charakteristische Fluorescenz beobachtet werden.

Differentialdiagnose

Die Manifestation des LED an den verschiedensten Organsystemen kann insbesondere im Frühstadium oder bei atypischem Verlauf erhebliche differentialdiagnostische Probleme aufwerfen. Eine Abgrenzung gegenüber anderen Krankheitszuständen aus dem Bereich der Dermatologie, der Hämatologie, der Nephrologie oder gegenüber Erkrankungen des Stützapparates ebenso wie akuten oder chronischen Infektionskrankheiten erweist sich in vielen Fällen als schwierig. Der Serodiagnostik kommt in der Differentialdiagnostik eine besondere Bedeutung zu.

Behandlung

A. Corticosteroide und ACTH (Corticotropin): Ein sehr günstiger, oft dramatischer Effekt kann durch diese Substanzen hervorgerufen werden; die Therapieerfolge sind jedoch auf lange Sicht hin unterschiedlich. Gewöhnlich ist im Frühstadium der Erkrankung ein besseres Ansprechen zu beobachten. Viele Patienten erfahren eine deutliche Besserung während akuter Episoden oder wenn lebenswichtige Organe betroffen sind. Häufig ist die Verwendung hoher Dosen notwendig und kann unter Umständen lebenserhaltend sein. Noch bestehen unterschiedliche Meinungen darüber, ob nach einer akuten Phase die Corticosteroide vom Therapieplan abgesetzt werden sollen oder auf unbestimmte Zeit hinaus in Form einer Erhaltungsdosis weiterverordnet werden. Insbesondere die Lupusnephropathie, vielleicht vorschnell als irreversible Läsion angesehen, mag durch eine hochdosierte Steroidtherapie über lange Zeit günstig beeinflußt werden. Hier sollen sich alternierend nur jeden 2. Tag gegebene Steroiddosen als günstig erwiesen haben.

B. Allgemeine Maßnahmen: Eine hochcalorische Diät mit reichlicher Vitaminzufuhr wird empfohlen. Bei ausgeprägter Anämie sind Bluttransfusionen und Eisenpräparate indiziert. Die Patienten müssen angehalten werden, direkte Sonneneinstrahlung oder UV-Licht zu meiden. Kranke mit Raynaud-Phänomen sollen sich vor Kälte schützen. Prophylaktische Maßnahmen zur Vermeidung von Pneumonien und Infekten sind geboten; das Auftreten derartiger Komplikationen erfordert eine intensive antibiotische Behandlung. Durch Salicylate oder ähnliche Analgetica und physikalische Therapie lassen sich Arthralgien und Muskelschmerzen oft günstig beeinflussen. Bei renaler Beteiligung richtet sich die Behandlung nach Verlaufsform und Schwere der Erkrankung.

Der Einsatz von immunsuppressiven Medikamenten wie Purinantagonisten (6-Mercaptopurin, Azathioprin [Imurek®]) oder alkylierenden Substanzen (Cyclophosphamid [Endoxan®], Stickstofflost) ist dann angezeigt, wenn die Patienten auf adäquate Corticosteroiddosen nicht ansprechen. In vielen Fällen wurden damit gute Erfolge beschrieben, eine endgültige Bewertung ist z. Zt. jedoch noch nicht möglich. Ernste Nebenwirkungen wie Knochenmarkdepressionen oder Störungen der gastrointestinalen Funktion müssen mit einkalkuliert werden. Die Verabreichung von Chloroquin und anderen Antimalarica scheint wegen des damit verbundenen Risikos einer irreversiblen toxischen Retinopathie als Routinemethode nicht gerechtfertigt zu sein.

Verlauf und Prognose

Foudroyante Krankheitsverläufe sind bekannt, die trotz intensiver Behandlung durch rasch progredienten Befall lebenswichtiger Organe unaufhaltsam innerhalb weniger Wochen zum Tode führen. Sehr viel häufiger ist ein schubweiser Verlauf über viele Jahre mit wechselndem Befall von einem oder mehreren Organsystemen. Die Lebenserwartung von Patienten mit dem letztgenannten Verlauf kann durch adäquate Steroidtherapie verlängert werden. Nach dem 4. Krankheitsjahr sinkt die Mortalitätsrate.

ACKERMAN, G. L.: Alternate day steroid therapy in lupus nephritis, Ann. intern. Med. **72**, 511–519 (1970).

BLOMGREN, S, E. et al.: Antinuclear antibody induced by procainamide: A prospective study. New Engl. J. Med. **281**, 64–66 (1969).

DUBOIS, E. L.: Lupus Erythematosus. Blakiston 1966.

HAHN, B. H., YARDLEY, J. H., STEVENS, M. B.: „Rheumatoid" noduls in systemic lupus erythematosus. Ann. intern. Med. **72**, 49–58 (1970).

Interdepartmental Conference, University of California, Los Angeles, Systemic lupus erythematosus. Calif. Med. **111**, 467–481 (1969).

KOFFLER, D., KUNKEL, H. G. (editors): Mechanisms of renal injury in systemic lupus erythematosus. Amer. J. Med. **45**, 165–169 (1968).

KRAUS, S. J., HASERICK, J. R., LANTZ, M. A.: Fluoreszent treponemal antibody-absorption test reactions in lupus erythematosus; Atypical beading pattern and probable false-positiv reactions. New Engl. J. Med. **282**, 1287–1290 (1970).

MACKAY, J. R.: Lupoid hepatitis and primary biliary cirrhosis: Auto-immune disease of the liver? Bull. Rheum. Dis. **18**, 487–494 (1968).

MIESCHER, P. A., PARONETTO, F.: Systemic Lupus erythematosus, in: Textbook of Immunopathology, Vol. I, New York-London: Grune & Stratton 1968.

SMITH, C. K., CASSIDY, J. T., BOLE, G. G.: Type I dysgammaglobulinemia, systemic lupus erythematosus and lymphoma. Amer. J. Med. **48**, 113–119 (1970).

STATSNY, P., ZIFF, M.: Cold insoluble complexes and complement levels in systemic lupus erythematosus. New Engl. J. Med. **280**, 1376–1381 (1969).

Polyarteriitis (Panarteriitis, Periarteriitis) nodosa

Diagnostische Merkmale

- Symptomatik einer Systemerkrankung mit multiplem Organbefall
- Schwäche, Abgeschlagenheit, Fieber, Gewichtsverlust
- Nephropathie, Hypertonie, Asthma bronchiale, Herzinsuffizienz, Hauterscheinungen, Abdominalschmerzen, Arthralgien und Muskelschmerzen, periphere Neuritis
- Proteinurie, Hämaturie, Leukocytose, Eosinophilie, beschleunigte BKS, Hyperglobulinämie
- Nekrotisierende Arteriitis als Biopsiebefund

Allgemeine Betrachtungen

Bei der Polyarteriitis nodosa handelt es sich um eine entzündliche, nicht infektiöse Erkrankung unbekannter Genese, die entsprechend dem Befall zahlreicher Organsysteme eine vielfältige klinische Symptomatik bietet. Path.anatomisch findet man charakteristische segmentale, entzündliche Veränderungen mit nekrotisierender Tendenz und Granulombildungen an den kleinen und mittleren Arterien. Diese Läsionen werden am häufigsten in Nieren, Muskeln, peripheren Nerven, Herz, Magen-Darmtrakt und Leber nachgewiesen, obwohl jedes andere Organ ebenfalls betroffen sein kann. Histologisch findet man nekrotisierende, fibröse Veränderungen, Leukocyteninfiltration, oft mit Eosinophilen. Nicht selten werden in der Anamnese Arzneimittelallergien berichtet. Kürzlich wurde ein cytotoxischer Serumfaktor beschrieben.

Klinische Befunde

A. Symptome: Beginn, klinische Symptomatik und Verlauf sind von Fall zu Fall unterschiedlich. Zu den häufigsten Symptomen zählen Hypertonie, eingeschränkte Nierenfunktion, Gelenk- und Muskelschmerzen, sowie periphere Neuritis. Frühzeitig einsetzendes akutes Nierenversagen mit Oligo- oder Anurie verschlechtert die Prognose. An weiteren Symptomen sind Fieber, allg. Krankheitsgefühl, Schwäche, Gewichtsverlust, Asth-

[Anmerkung des Übers.: Aufgrund des gemeinsamen pathol.-anatomischen Substrats (nekrotisierende Arteriitis) besteht seit einigen Jahren die Tendenz, eine Reihe von bisher als eigenständigen klinischen Bildern angesehenen Erkrankungen unter dem Sammelbegriff „Disseminierte (diffuse) nekrotisierende Angiitis" zusammenzufassen. Hierzu zählen u. a. Periarteriitis nodosa, allerg. Angiitis, Wegenersche Granulomatose, maligne Nephrosklerose, Riesenzellarteriitis, maligne atrophische Papulosis und das Schönlein-Henoch-Syndrom.]

ma bronchiale, Bronchopneumonie, pectanginöse Beschwerden, Herzinsuffizienz, Übelkeit, Abdominalschmerzen und gastrointestinale Blutungen zu nennen.

Hautveränderungen im Sinne von papulösen oder bullösen Efflorescenzen, Purpura oder subcutanen perivasculären Knötchen kommen in fast 30% der Fälle vor.

B. Laborbefunde: Leukocytose, beschleunigte BKS sowie geringgradige normocytäre Anämie sind die Regel. Hyperglobulinämie oder Eosinophilie weniger häufig. Im Urin finden sich Protein, Erythrocyten, Leukocyten und/oder Cylinder entsprechend der renalen Beteiligung. Probeexcisionen aus Muskel-, Haut- oder Nierengewebe können zur Sicherung der Diagnose beitragen, schließen aber bei negativem Befund das Vorliegen der Erkrankung nicht aus.

Differentialdiagnose

Das Vorliegen einer Polyarteriitis wird häufig erst im fortgeschrittenen Stadium erkannt. Bei der vielgestaltigen klinischen Symptomatik begünstigt die jeweils dominierende Organmanifestation Fehlinterpretationen und gibt nicht selten Anlaß zu Verwechslungen mit Erkrankungen der Gelenke (rheumatisches Fieber, RA), der Nieren (Glomerulonephritis, Pyelonephritis) oder des lymphatischen Systems.

Behandlung

Die Therapie ist symptomatisch. Corticosteroide haben sich in manchen Fällen als erfolgreich erwiesen, insbesondere bei Befall lebenswichtiger Organe. Im Bereich abheilender befallener Arterien können Thrombosen auftreten. Sogenannte paradoxe Reaktionen, worunter eine Verschlechterung des Zustandes unter Corticosteroidtherapie verstanden wird, erfordert eine Reduktion dieser Substanzen. Interkurrente Infektionen werden antibiotisch behandelt.

Prognose

Die Krankheit verläuft gewöhnlich progredient und führt nicht selten innerhalb weniger Monate nach Diagnosestellung zum Tod. Nur vereinzelt werden über Jahre hinweg verlaufende Fälle beobachtet, meist mit Corticosteroiden behandelte Fälle. Der Verlauf ist unvorhersehbar.

Fronhert, P. P., Sheps, S. G.: Long-term follow-up study of periarteritis nodosa. Amer. J. Med. **43**, 8–14 (1967).

Ladefoged, J. et al.: Acute anuria due to polyarteritis nodosa. Amer. J. Med. **46**, 827–831 (1969).

Yusi, I., Schwartz, J., Dreyfuss, F.: A cytotoxic serum factor in polyarteritis nodosa and related conditions. Amer. J. Med. **48**, 427–476 (1970).

Progressive Sklerodermie

Die Sklerodermie ist eine chronische Systemerkrankung des Gefäßbindegewebes, charakterisiert durch Proliferation des Bindegewebes in der Haut und in inneren Organen. Die Ätiologie ist unbekannt. Die Symptome entwickeln sich allmählich: Steifigkeit der Hände, abnorme Schweißneigung an Händen und Füßen. Gelegentlich besteht ein Raynaud-Phänomen über Jahre hinweg, bis die Erkrankung diagnostiziert wird. Schließlich erscheint die Haut derb, verdickt, pergamentartig und glatt, ohne nachweisbares Oedem. Finger und Zehen werden in Beugestellung fixiert. Allmählich dehnt sich die Erkrankung auf die gesamte Epidermis aus, es kommt zu Pigmentverlust oder Hyperpigmentation, Ulcerationen, lokaler oder ausgedehnter Calcifizierung der Haut (besonders in Gelenknähe), manchmal Paronychie und Ulceration der Fingerkuppen und Zehen. Schon früh können Schluckbeschwerden auf eine Beteiligung des Oesophagus hinweisen. Weiterer Befall des Gastrointestinaltrakts äußert sich in Erbrechen, Motilitätsstörungen, Malabsorption oder sogar Ileus. Hautbefall über dem Thorax führt häufig zur Einschränkung der Atemexkursionen; darüber hinaus treten nicht selten Lungenfibrose und rekurrierende Bronchopneumonie hinzu. Selbst bei Pat. mit röntgenolog. normal erscheinendem Thorax ergibt die Lungenfunktionsprüfung oft Verminderung der Vitalkapazität sowie Diffusions- und Zirkulationsstörungen. Am Herzen ist eine Myokardsklerose typisch, die mit Rhythmusstörungen und Herzinsuffizienz einhergehen kann, auch eine Beteiligung des Perikards ist nicht selten. BKS und Serumglobuline sind erhöht, LE-Zellphänomen oder antinucleäre Antikörper werden in vielen Fällen nachgewiesen. Im Spätstadium dehnt sich die Erkrankung oft auf die Nieren aus (Proteinurie, Cylinder), oft genug zu Hypertonie und terminaler Urämie führend. Röntgenbefunde zeigen subcutane Calcefizierungen, Osteoporose und Destruktion der distalen Phalangen sowie u. U. eine verminderte Peristaltik bei Magen-Darm-Passagen.

Die Behandlung ist symptomatisch. Corticosteroide zeigen in der Regel keinen günstigen Effekt. Der Krankheitsverlauf erstreckt sich oft über viele Jahre. Die Patienten sterben gewöhnlich an Herz- oder Nierenversagen oder im Verlauf septischer Komplikationen.

D'Angelo, W. A. et al.: Pathologic observations in systemic sclerosis (scleroderma): A study of 58 autopsy cases and 58 matched controls. Amer. J. Med. **46**, 428–440 (1969).

Norton, W. L., Nardo, J. M.: Vascular disease in progressive systemic sclerosis (scleroderma). Ann. intern. Med. **73**, 317–324 (1970).

Dermatomyositis (Polymyositis)

Die Dermatomyositis ist eine chronische nichteitrige, entzündliche Erkrankung, von der vorwiegend die Haut und gestreifte Muskulatur betroffen werden. Die Genese ist ungeklärt. Der entzündliche Prozeß kann auch weitgehend auf die Muskulatur beschränkt bleiben – daher die Bezeichnung Polymyositis. Bei 10–20% der Patienten mit dieser Erkrankung kommen gleichzeitig maligne Tumoren vor, ein bis jetzt unerklärliches Phänomen. Einige Autoren halten die Erkrankung für die sekundäre metabolische oder immunologische Manifestation eines primär vorliegenden Tumors. Die Krankheit, obwohl in der Regel von schleichendem Beginn, kann in seltenen Fällen akut einsetzen. Frühsymptome sind Müdigkeit, Schwäche, subfebrile Temperaturen, Gewichtsverlust und Muskelschmerzen. Diffuse Erytheme mit oder ohne begleitendes Oedem werden oft im Gesicht- und Halsbereich, aber auch an anderen Hautregionen wie besonders den Streckseiten von Armen und Beinen gesehen, ferner ein typisches, bläulichrot erscheinendes periorbitales Oedem. Schuppung, Pigmentveränderungen, Indurationen und Calcifizierungen im subcutanen Gewebe können vorkommen. Charakteristisch sind Druckempfindlichkeit, Schmerz und Schwäche in den betroffenen Muskelpartien. Gewöhnlich sind die Erscheinungen an der Beugemuskulatur der oberen und unteren Extremitäten am ausgeprägtesten, können aber auch den gesamten Muskelapparat betreffen. Isolierter Befall einzelner Muskelgruppen kann sich in Augenmuskellähmungen, Dysphagien und erschwerter Atmung manifestieren. Auch multiple Ulcerationen des Magen-Darmtrakts sind beschrieben. Eine mäßige normocytäre Anämie, beschleunigte BKS und Vermehrung der Serumglobuline sind regelmäßig vorhanden. Serumenzyme, insbesondere die SGOT, sind erhöht, und ihre Bestimmung ist nicht nur für die Diagnose wichtig, sondern auch zur Beurteilung etwaiger Therapieerfolge. Der Kreatin-Kreatinin-Stoffwechsel reflektiert Umfang und Aktivität der Muskelbeteiligung. In bioptischem Material sieht man eine unspezifische Dermatitis und entzündlich-degenerative Veränderungen im Muskelgewebe. Das Elektromyogramm ermöglicht schon früh die Diagnose und vereinfacht den Ausschluß neurologischer Erkrankungen.

Die Therapie ist symptomatisch. Corticosteroide zeigen oft ausgezeichnete Erfolge. Unter Umständen wird eine künstliche Beatmung notwendig. Die Entfernung eines eventuell vorhandenen Malignoms kann zur Remission führen.

Der Verlauf ist gewöhnlich schubweise von mäßiger Progredienz. In seltenen Fällen werden foudroyante Krankheitsbilder gesehen. Die Prognose ist ungünstig. Tumorsuche ist bei allen Patienten, die im Erwachsenenalter an Dermatomyositis erkranken, unbedingt notwendig.

Medsger, T. A., Jr., Dawson, W. N., Jr.: The epidemiology of polymyositis. Amer. J. Med. **48**, 715–723 (1970).

Rose, A. L., Watson, J. N.: Polymyositis: A survey of 89 cases with particular reference to treatment and prognosis. Brain **89**, 747–768 (1966).

Sjögren's Syndrom

(Sicca-Syndrom)

Das Syndrom zählt zu den generalisierten Bindegewebskrankheiten (connective tissue-diseases) mit Befall multipler Organe. Die Ätiologie ist ungeklärt. Eine charakteristische Trockenheit von Augen, Mund und Nase beruht auf einer Unterfunktion der Tränen- und Speicheldrüsen. Mitunter werden ein- oder beidseitige Parotisschwellungen beobachtet. Schwäche, Müdigkeit, Muskel- und Knochenschmerzen sind häufige Symptome. Chronische Polyarthritis (von der RA nicht zu unterscheiden) liegt bei 70% der Patienten vor, seltener Neuritiden. Das Syndrom wurde in Verbindung mit einer Reihe anderer Erkrankungen beschrieben und zeigt die verschiedenartigsten Manifestationen. Beschleunigte BKS, Hypergammaglobulinämie, Kryoglobulinämie, positiver Rheumafaktor, Antithyreoglobulinantikörper, antinucleäre Antikörper sowie eine persistierende Hyposthenurie werden häufig gefunden. Histologisch sieht man lymphocytäre und plasmacelluläre Infiltrationen mit Atrophie des Drüsengewebes und Sekretionsverlust hauptsächlich in Tränen- und Speicheldrüsen. Auch eine Arteriitis oder Periarteriitis in Lymphknoten und inneren Organen wurde beschrieben.

Therapeutisch werden am Auge befeuchtende Lösungen oder künstliche Tränen (Methylcellulose, 0,12% in physiologischer Kochsalzlösung) lokal angewandt (alle 3 Std eingeträufelt). Hierdurch wird die Gefahr einer Keratoconjunctivitis mit Ulcerationen der Cornea gemindert. Corticosteroidtherapie ist angebracht, besonders bei ausgedehntem Befall, muß aber bei Infektionen oder Ulcerationen am Auge mit entsprechender Vorsicht verabreicht werden. Gegen die Mundtrockenheit gibt es kein Mittel.

Der Krankheitsverlauf ist von Remissionen und Exacerbationen gekennzeichnet, in der Regel jedoch nicht progredient. Die Prognose hängt von der Schwere und Ausdehnung zusätzlicher Organmanifestationen ab.

Beck, T. S. et al.: Antinuclear and precipitating autoantibodies in Sjögren's syndrome. Ann. Rheum. Dis. **24**, 16–22 (1965).

Hood, J., Burns, C. A., Hodges, R. E.: Sjögren's syndrome in scurvy. New Engl. J. Med. **282**, 1120–1124 (1970).

Shioji, R. et al.: Sjögren's syndrome and renal tubular acidosis. Amer. J. Med. **48**, 456–463 (1970).

Wegenersche Granulomatose

(Wegeners Syndrom)

Das Wegener-Syndrom ist eine seltene generalisierte, progredient verlaufende granulomatöse Erkrankung, charakterisiert durch schwere Sinusitis, pneumon. Infiltrationen, verschiedenartigste, durch eine generalisierte Vasculitis hervorgerufene Symptome und terminale Niereninsuffizienz. Die Ätiologie ist ungeklärt. Die Krankheit beginnt mit Symptomen einer entzündlichen Affektion von Nasennebenhöhlen oder mit einer pulmonalen Symptomatik mit Husten, Auswurf oder Hämoptysen. Fieber, allg. Krankheitsgefühl, Schwäche und Gewichtsverlust können den Kranken schwer beeinträchtigen. Im weiteren Verlauf kommt es zu fortschreitender Zerstörung des Nasenknorpels und der die Nebenhöhlen umgebenden knöchernen Strukturen. Chemosis, Exophthalmus, Parotitis, Karditis, Muskel- und Knochenschmerzen, Prostatitis, Polyneuritis und Nierenerkrankung (Proteinurie, Hämaturie, Cylinder) sind Manifestationen des generalisierten Krankheitsprozesses.

Eine erfolgreiche Therapie ist nicht bekannt. Mit Corticosteroiden lassen sich bestenfalls im Frühstadium temporäre Remissionen erzielen. Die Krankheit führt gewöhnlich innerhalb weniger Monate zum Tod durch terminale Urämie.

Clinico-pathologic Conference, Washington University School of Med.: Wegener's granulomatosis. Amer. J. Med. **48**, 496–502 (1970).

Allgemeingültige Grundsätze bei der physikalischen Therapie arthritischer Gelenke

Die folgenden allgemeingültigen Prinzipien gelten für die Behandlung jeder Gelenkerkrankung:

1. Die betroffenen Gelenke sollen durch korrekte Lagerung oder mit Hilfe von Schie-

nen in eine dem Patienten Erleichterung verschaffende Position gebracht werden, dergestalt, daß selbst im Falle einer eventuellen Versteifung eine optimale Gebrauchsfunktion (= Funktionsstellung) erhalten bleibt.

2. Bei deformierenden Arthritiden soll nach Abklingen der akuten entzündlichen Erscheinungen die Mobilisation frühzeitig und regelmäßig durch aktive oder passive Bewegungsübungen eingeleitet werden, um der Entstehung von Deformitäten vorzubeugen und eine maximale Beweglichkeit der Gelenke zu erhalten.

3. Jede Maßnahme, die die Beschwerden des Patienten auf die Dauer verstärkt, ist unzuträglich. Eine sogenannte Routinebehandlung, insbesondere mit heißen Packungen und Massagen, wird nicht in jedem Fall vertragen und der therapeutische Effekt im Hinblick auf eine verbesserte Gelenkfunktion ist in keiner Weise bewiesen.

4. Besonders bei Patienten mit rheumatoider Arthritis oder bakterieller Arthritis besteht fortwährend die Gefahr der Entwicklung von Deformitäten. Ganz besonders hier gilt es, Beugekontrakturen zu vermeiden.

5. Wenn immer möglich, sollen geschulte Physiotherapeuten herangezogen werden.

6. Wenn bei schweren Arthritisfällen der Verlauf prognostisch ungünstig ist oder wenn Deformitäten unvermeidlich erscheinen, muß in jedem Fall ein Orthopäde konsultiert werden. Unter Umständen sind hier spezielle orthopädische Maßnahmen wie Behandlung mit Extensionen, Gipsschienen, Stützapparaten oder Korsetts oder chirurgische Eingriffe wie Arthroplastik, Capsulotomie, Tenotomie, Arthrodese oder Synovektomie erforderlich. In einigen Kliniken neigt man zu frühzeitiger operativer Intervention bei Patienten mit rasch progredienten, deformierenden Krankheitsverläufen.

7. Dem Patienten gegenüber muß die Bedeutung optimaler Mitarbeit und seine Mitverantwortung bei der Durchführung des physikalischen Behandlungsprogramms, sei es zu Hause, an der Arbeitsstelle oder in der Klinik, nachdrücklich betont werden. Die Notwendigkeit, die Therapie regelmäßig u. U. über Jahre hinweg fortzusetzen, muß hervorgehoben werden. Der Patient (oder u. U. seine Familie und nahestehende Personen) soll genaue Anweisungen in der richtigen Anwendung von Wärme, Ruhigstellung und passiver Mobilisation unter häuslichen Bedingungen erhalten.

Allgemeine Literatur

Anderson, J. R., Buchanan, W. R., Goudie, R. B.: Autoimmunity: Clinical and experimental. American lectures series No. 673. Thomas 1967.

Banks, H. H. (editor): Symposium on musculoskeletal disorders, II. Pediat. Clin. N. Amer. **14,** 533–704 (1967).

Beetham, W. P., Jr. et al.: Physical examination of the joints. Saunders 1965.

Blumberg, B. S. et al.: ARA nomenclature and classification of arthritis and rheumatism. (Tentative.) Arthritis Rheum. **7,** 93–98 (1964).

Boyle, J. A., Buchanan, W. W.: Clinical rheumatology. Blackwell 1971.

Christian, C. L.: Seventeenth rheumatism review: Rheumatism and arthritis. Review of American and English literature for the years 1963 and 1964. Arthritis Rheum. **9,** 93–266 (1966).

Corley, C. C., Jr., Lessner, H. E., Larsen, W. E.: Azathioprine therapy of „autoimmune" diseases. Amer. J. Med. **41,** 404–412 (1966).

Engleman, E. P., Shearn, M. A.: Recent advances in rheumatic diseases. Ann. intern. Med. **66,** 199–220 (1967).

Gardner, D. L.: Pathology of the connective tissue diseases. Williams & Wilkins 1965.

Hill, A. G. S. (editor): Modern trends in rheumatology. Appleton-Century Crofts 1966.

Hollander, J. L. (editor): Arthritis and allied conditions, 7th ed. Lea & Febiger 1966.

Prockop, D. J., Kivirikko, K. I.: Relationship of hydroxyproline excretion in urine to collagen metabolism. Ann. intern. Med. **66,** 1243–1266 (1967).

Rosenberg, E. F. (editor): Symposium on muscle, bone and joint disorders. Med. Clin. N. Amer. **49,** 1–300 (1965).

Rothermich, N. O.: An updated look at antirheumatic drugs. Med. Clin. N. Amer. **51,** 1213–1222 (1967).

Rupe, E. (editor): Treatment of collagen diseases. Mod. Treat. **3,** 1243–1324 (1966).

Samter, M. (editor): Immunological disease. Little, Brown 1965.

Schoen, R., Böni, A., Miehlke, K.: Klinik der rheumatischen Erkrankungen. Berlin-Heidelberg-New York: Springer 1970.

Vaughn, J. H., Barnett, E. V., Leddy, J. P.: Autosensitivity diseases. New Engl. J. Med. **275,** 1426–1432, 1486–1494 (1966).

15. KNOCHEN- UND GELENKKRANKHEITEN

Infektionen der Knochen und Gelenke

Osteomyelitis

Die Osteomyelitis ist eine akute oder chronische, durch Infektion bedingte Knochenentzündung. Sie kann entsprechend der Kontamination mit den Erregern als primäre oder sekundäre Osteomyelitis bezeichnet werden; eine andere Einteilungsmöglichkeit beruht auf der mikrobiellen Ätiologie.

Die primäre Osteomyelitis wird durch die direkte Implantation von Mikroorganismen in den Knochen verursacht und entsteht in der Regel an der Stelle, die der Verunreinigung ausgesetzt ist. Offene (komplizierte) Brüche, penetrierende Wunden (insbesondere Schußverletzungen) sowie chirurgische Knochenoperationen sind die häufigsten Prädelektionsstellen. Die intramedullare Punktion und Injektion kann gelegentlich ebenfalls für die Infektion verantwortlich gemacht werden.

In der Regel ist eine operative Behandlung notwendig, meistens kombiniert mit der Gabe von Antibiotica. Die Behandlung der primären Osteomyelitis wird deswegen häufig in der Verbindung mit offenen Brüchen oder postoperativen Wundkomplikationen diskutiert.

Der Entzündungsweg der *sekundären Osteomyelitis* verläuft gewöhnlich auf arteriellem Weg, eine Ausnahme besteht in der Ausbreitung durch die Venen zum Beckenknochen oder zur Wirbelsäule.

1. Die akute, eitrige Osteomyelitis

Diagnostische Merkmale

- Fieber, Schüttelfrost, allgemeines Krankheitsgefühl und Schwitzen
- Schmerzen, Schwellung, eingeschränkte Beweglichkeit der angrenzenden Gelenke
- Das Anlegen einer Blutkultur oder ein direkter Wundabstrich ist unbedingt notwendig für eine präzise, die Ursache erfassende Diagnose

Allgemeine Betrachtungen

Ungefähr 95% aller Fälle der akuten, sekundären Ostemyelitis sind verursacht durch eitererregende Bakterien, gewöhnlich durch einen einzigen Bakterienstamm. Eine neuerliche Kontamination während der offenen chirurgischen Behandlung oder eine „Superinfektion" unter der antibiotischen Behandlung mit einem verschiedenen Bakterienstamm kann eine sogenannte gemischte Infektion verursachen.

Die akute haematogene Osteomyelitis wird hauptsächlich während der Wachstumsphase des Skelets angetroffen. Eine Infektion mit Staphylokokken ist in über 75% der Fälle für die Infektion verantwortlich zu machen, die betahämolytischen Streptokokken der Gruppe A folgen an nächster Stelle. Die weiteren Osteomyelitisfälle werden durch ein anderes Erregerspektrum verursacht. Bevorstehende Infektionen anderer Organsysteme, meistens der Haut, des Respirationstraktes oder des Urogenitalsystems können in über der Hälfte der Fälle angetroffen werden. Auch ist in der Anamnese sehr häufig eine traumatische Verletzung vorhanden.

Klinische Befunde

A. **Symptome:** Bei Säuglingen manifestiert sich der Ausbruch der Krankheit sehr häufig unter alarmierenden Allgemeinsymptomen einer Intoxikation. Ein mehr schleichender Beginn kann durch weniger auffällige, generalisierte Symptome verschleiert werden. Die aktive Beweglichkeit der befallenen Extremität ist meistens behindert. Eine erhöhte Empfindlichkeit besteht im Bereich des befallenen Knochens meistens schon vor der Schwellung oder Rötung, welche später sehr häufig in Kombination mit einem extraossären Absceß auftreten.

Bei Kindern kann der Ausbruch der Krankheit mit hohem Fieber, Schüttelfrösten und Erschöpfungszuständen einhergehen. Ein weit weniger dramatischer Beginn ist häufig dann vorhanden, wenn vorher eine entsprechende medikamentöse Therapie für eine vorbestehende, prädisponierende Krankheit eingeleitet wurde.

Lokalisierte Schmerzhaftigkeit kann ebenfalls ein Hinweis für die Erkrankung sein, zuweilen auch eine leichte Schwellung des Unterhautgewebes. Die passive Gelenkbeweglichkeit einer Extremität wird häufig durch einen reflektorisch bedingten Muskelhartspann behindert.

Der Ausbruch der Erkrankung beim Erwachsenen verläuft meistens weniger alarmierend als bei Säuglingen und Kleinkindern. Die allgemeinen Zeichen einer Bakteriämie sind meistens nicht vorhanden, und in ihrer Intensität wechselnde sowie nicht streng lokalisierte Schmerzen können die ersten Zeichen einer beginnenden Osteomyelitis sein. In Abhängigkeit von der Dauer und dem Ausmaß des Knochenbefalles kann eine erhöhte Schmerzempfindlichkeit vorhanden sein oder fehlen. Die eingeschränkte Gelenkbeweglichkeit, besonders bei Patienten mit einem Befall der Wirbelsäule oder bei einer gelenknahen Manifestation, steht meist im Vordergrund.

B. Laborbefunde: Eine exakte Diagnose in jedem Alter kann nur durch einen exakten, bakteriologischen Erregernachweis getroffen werden. Im Anfang der Entzündung, besonders im Invasionsstadium, können Blutkulturen positiv sein, jedoch sind häufige Kontrollkulturen notwendig. Eine Beschleunigung der BSG oder eine Leukocytose ist meistens zu finden, wobei jedoch ein Fehlen dieser Symptomatik nicht gegen eine Osteomyelitis spricht. Wenn eine schwere Infektion vorliegt, so kann meistens schon früh eine sekundäre Anämie nachgewiesen werden.

C. Röntgenbefunde: Deutliche, röntgenologisch erkennbare Skeletveränderungen sind bei Kindern nicht vor Ablauf von 7 bis 10 Tagen nach Ausbruch der Erkrankung, bei Erwachsenen nicht vor Ablauf von 2 bis 4 Wochen zu finden. Die extraossäre Verdickung des Weichteilgewebes, verursacht durch Exsudatbildung in der Nähe des Knochenherdes, ist häufig das erste auffällige Zeichen. Später kommt es zu Veränderungen der Spongiosastruktur und zur Zerstörung der Compakta. Die subperiostale Knochenneubildung findet sich meist erst spät und kann dann als Ausdruck einer beginnenden Heilung aufgefaßt werden.

D. Spezialuntersuchungen: Die Frühdiagnose wird dann erleichtert, wenn es gelingt, Material aus dem Krankheitsherd zur bakteriologischen Untersuchung zu gewinnen. Man kann dieses Material z. B. durch Punktion von Weichteilabszessen gewinnen. Sonst, wenn die Symptomatik keinen Zweifel an der Lokalisation des Prozesses läßt, besonders im Bereich der Metaphysen, wo die Knochenrinde vergleichsweise dünn ist, kann der Markraum mit einem Knochentrokar anpunktiert werden, um infektiöses Material zur Untersuchung zu gewinnen.

Bei sehr ausgeprägter Symptomatik, die länger als 48 Std andauert, sollte man versuchen, das bakteriologische Material durch offene, operative Freilegung zu erlangen.

Differentialdiagnose

Die akute, haematogene Osteomyelitis muß gegenüber der eitrigen Arthritis, dem rheumatischen Fieber und einer eitrigen Zellgewebsentzündung abgegrenzt werden. Die Pseudoparalyse in Verbindung mit einer akuten Osteomyelitis ruft zuweilen bei Kindern ein ähnliches Krankheitsbild wie eine beginnende Poliomylitis hervor.

Bei schwächerer Symptomatik kann die Osteomyelitis manchmal das Bild einer flüchtigen, synovialen Reizung des Hüftgelenks oder einen Morbus Perthes vortäuschen. Weiterhin sind die akuten und subakuten Formen der Osteomyelitis mit sehr wechselnder Symptomatik gegen eine tuberkulöse oder eine mykotische Knocheninfektion sowie gegen das Ewing-Sarkom differentialdiagnostisch abzugrenzen.

Komplikationen

Die häufigste Komplikation der akuten Osteomyelitis ist der Übergang in eine chronische Form, was oft die Folge einer verspäteten Diagnose oder einer unzureichenden Behandlung ist. Das Warten auf deutlich erkennbare röntgenologische Veränderungen, unspezifische Behandlung, insbesondere eine unzureichende, nicht wirksame Antibioticabehandlung, führen häufig zum Fortschreiten der Knocheneinschmelzung und zur Zerstörung der darüberliegenden Weichteile. Andere Komplikationsmöglichkeiten sind der Weichteilabsceß, die eitrige Gelenkentzündung sowie die metastatische Infektion, ausgehend von einem einzigen osteomyelitischen Herd. Pathologische Frakturen können ebenfalls bei ausgedehnter Zerstörung des Knochens auftreten.

Behandlung

A. Allgemeine Maßnahmen: Die Schwere des allgemeinen Krankheitsbildes bestimmt schon zum Teil die zu ergreifenden Maßnahmen. Bei einem ausgeprägten septischen Krankheitsbild muß der Wasser- und Elektrolythaushalt eingestellt und beobachtet werden. Die Ruhigstellung der kranken Extremität auf Schiene, Gips oder andere ruhigstellende Apparate ist wegen der erheblichen Schmerzen notwendig; gleichzeitig kann hierdurch eine pathologische Fraktur vermieden werden. Die infektiöse Anämie kann am besten durch Vollblutkonserven gebessert werden. Eine vollständige, medikamentöse Schmerzausschaltung ist nicht immer erstrebenswert, da die Intensität der Schmerzen oft als guter Indikator für die Wirksamkeit der Therapie gelten kann.

B. Spezifische Maßnahmen: Obwohl die Antibiotica einen wesentlichen Fortschritt in der Behandlung der Osteomyelitis darstellen, basiert auch heute noch eine sinnvolle Therapie auf der Anwendung chirurgischer Mittel, die durch die medikamentöse Therapie ergänzt werden. Die speziell zu ergreifenden therapeutischen Maßnahmen müssen sich z. T. nach dem Infektionserreger, dem Stadium der Infektion und allgemeinen Reaktionslage des Patienten richten. Die Behandlung muß sich den individuellen Gegebenheiten anpassen, hier können lediglich einzelne, allgemein gehaltene Ratschläge gegeben werden.

1. Operative Behandlung: Während der ersten 2 bis 3 Tage nach Ausbruch der akuten Infektion kann in vielen Fällen, besonders bei Kindern und Säuglingen, ein offenes operatives Vorgehen vermieden werden. Setzt eine intensive Allgemeinbehandlung und eine gezielte Antibioticatherapie sofort ein, so kann ein Fortschreiten der lokalen Veränderung unter Kontrolle gebracht werden, bevor es zur Eiterung und nachfolgenden Gewebszerstörung kommt.

Die subperiostale Abszeßbildung oder der Durchbruch in die Weichteile sollte bei Kindern und Säuglingen durch Punktion entlastet und drainiert werden. Wenn trotz dieser Therapie Fieber und Schmerz länger als 2 bis 3 Tage anhalten, so muß man an ein Fortschreiten des infektiösen Prozesses denken. Die chirurgische Ausräumung des Markraumes kann sogleich erfolgen, um das Ausmaß der Knochennekrose möglichst klein zu halten. Die sich daran anschließende, notwendige Behandlung kann dann entweder geschlossen oder offen erfolgen.

2. Antibioticabehandlung: Eine sinnvolle Antibioticatherapie basiert auf dem Erregernachweis und der Testung dessen Empfindlichkeit gegenüber den einzelnen Antibiotica. Bei einem schwerkranken Patienten sollte die Antibioticabehandlung sofort dann einsetzen, sobald das Kulturmaterial gewonnen wurde. Die bakteriologischen Testergebnisse brauchen nicht unbedingt abgewartet zu werden.

Wenn die klinische Symptomatik nicht der Erkenntnis widerspricht, daß es sich bei Säuglingen und Kleinkindern meistens um eine Infektion mit Staphylokokken oder betahaemolysierenden Streptokokken der Gruppe A handelt, kann mit der medikamentösen Therapie sofort begonnen werden. Wenn keine Kontraindikation vorliegt (z. B. Penicillinallergie), beginnt die Behandlung mit der sofortigen parenteralen Verabreichung von penicillinasefestem halbsynthetischem Penicillin (Methicillin, Oxacillin). Die Dosierung sollte hoch genug sein, um einen bactericiden Serumspiegel zu erreichen. Breitbandantibiotica mit Ausnahme der halbsynthetischen Penicilline oder Cephalosporine sollten vermieden werden, da sich sehr häufig unter einer solchen Behandlung in kurzer Zeit resistente Bakterienstämme entwickeln können.

Auch bei schwerkranken Erwachsenen ist es oft notwendig, die Behandlung zu beginnen, bevor die Erreger isoliert werden konnten. Die anfängliche Auswahl der Antibiotica verlangt in einem solchen Fall jedoch eine sehr kritische, klinische Betrachtung.

Die häufigsten Erreger der akuten haematogenen Osteomyelitis beim Erwachsenen sind grampositive Kokken und gramnegative Bacillen. Ein evtl. vorhandener Primärherd auf der Haut, im Bereich des Respirations- oder Urogenitaltraktes kann einen Hinweis auf den Erreger geben. Bei begründetem Verdacht auf eine Infektion mit grampositiven Kokken sind die penicillinasefesten, halbsynthetischen Penicilline das Mittel derWahl. Cephalosporine und Vancomycin gelten als Alternativen.

Die gramnegativen Bacillen besitzen eine sehr unterschiedliche Empfindlichkeit gegenüber den einzelnen Antibiotica, so daß bis zum Erregernachweis und Anfertigung eines Antibiogrammes nur eine Kombination von Antibiotica gegeben werden sollte.

Hier werden verschiedene Kombinationen empfohlen:
z. B. Kanamycin zusammen mit Polymycin B als intravenöse Verabreichung.

Neue Forschungen haben gezeigt, daß Gentamycin mit oder ohne Cephaloridin ein gutes Wirkungsspektrum bei akuten, schweren Infektionen, verursacht durch gramnegative Bakterien, besitzt. Beim Vorliegen eines septischen Krankheitsbildes sind spezifische Maßnahmen für dessen Behandlung in Kombination mit der Chemotherapie notwendig.

Auch wenn der Patient fieberfrei ist und wiederholte, bakteriologische Kontrollen kein Wachstum mehr zeigen, sollte die Antibioticatherapie noch für 2 bis 3 Wochen beibehalten werden.

Eine sinnvolle medikamentöse Therapie basiert auf der Austestung der Empfindlichkeit der einzelnen Erreger gegenüber den einzelnen Medikamenten.

Richtig ausgeführte Plättchentests können schon früh Hinweise auf die mögliche Wirksamkeit der Medikamente geben, die für die Behandlung der durch Staphylokokken und auch haemolysierende Streptokokken der Gruppe A bedingten Infektionen in Frage kommen. Die Plättchenmethode kann jedoch keine exakte Aussage darüber machen, welche Konzentrationen notwendig sind, um eine bactericide Wirkung zu erreichen.

Ein zuverlässigerer labortechnischer Hinweis dafür ist die Austestung der Antibioticakonzentration im Patientenserum gegen den isolierten Bakterienstamm. Um jedoch eine ausreichende Gewebssättigung durch das Antibioticum zu erreichen, sollten die Serumproben nicht früher als 24 bis 48 Std nach Beginn der Behandlung entnommen werden. In Abhängigkeit von diesen Ergebnissen muß die Dosis zuweilen erhöht oder das Medikament gewechselt werden.

Obwohl sich die Plättchentests als eine zuverlässige und wertvolle Hilfe bei der Behandlung dieser Infektionen erwiesen haben, die durch die oben angeführten oder andere Erreger bedingt waren, verlieren sie ihre Zuverlässigkeit für eine rasche und gute Hilfe dann, wenn als Infektionserreger Darmbacillen oder Enterokokken auftreten. Unter diesen Umständen bietet die Röhrchenverdünnungsmethode eine weit zuverlässigere Hilfe. Als weiteren Vorteil gibt die Röhrchenverdünnungsmethode bessere Hinweise auf die notwendige Dosierung. Auch die Konzentrationen der einzelnen Antibiotica können besser bestimmt werden, wenn sie einen additiven oder synergistischen Effekt bieten. Weiterhin kann durch diese Methoden eine sinnvolle Auswahl der Medikamente erfolgen, die sich bei Vorliegen einer gemischten Infektion als wirksam erweisen.

C. Behandlung der Komplikationen: Die Behandlung der üblichen Komplikationen der akuten haematogenen Osteomyelitis ist im wesentlichen die gleiche wie sie für die eitrige Arthritis oder chronische Osteomyelitis gilt, die an anderer Stelle diskutiert wird. Die Superinfektionen in Form einer Bakteriämie, verursacht durch einen unterschiedlichen Erregerstamm, verlangt nun zusätzlich dieselbe Behandlung wie die primäre Infektion.

Verlauf und Prognose

Die Mortalität bei der akuten Osteomyelitis ist heute nicht höher als 1%, wogegen die Morbidität weiterhin sehr hoch geblieben ist. Wenn eine effektive Behandlung nicht später als 48 Std nach Ausbruch der Erkrankung einsetzt, kann mit einer Remission in über $^2/_3$ der Fälle gerechnet werden. Der Übergang in die chronische Osteomyelitis ist jedoch bei verzögert einsetzender Behandlung auch heute noch sehr häufig.

GILMOUR, W. N.: Acute hematogenous osteomyelitis. J. Bone Joint Surg. **44B**, 841–853 (1962).

HALL, J. E., SILVERSTEIN, E. A.: Acute hematogenous osteomyelitis. Pediatrics **31**, 1033–1038 (1963).

JERGESEN, F., JAWETZ, E.: Pyogenic infections in orthopaedic surgery. Amer. J. Surg. **106**, 152–163 (1963).

MARTIN, C. M. et al.: Initial, presumptive therapy for serious acute gram-negative rod infections: Preliminary report of a controlled clinical trial. Trans. N. Y. Acad. Sci. (Series II) **29**, 589–605 (1967).

2. Salmonellen-Osteomyelitis

Die Infektion der Knochen oder Gelenke als Komplikation der Typhuserkrankung kommt in weniger als 1% der Fälle vor. Gewöhnlich findet sich eine Periostitis der langen Schaftknochen ohne ausgedehnte Zerstörung oder Absceßbildungen. An der Wirbelsäule spielt sich die Infektion gewöhnlich am Bandscheibenraum ab. Als Komplikation kommt es zu einer vom Knochen ausgehenden Absceßbildung.

Die Knochen- oder Gelenksinfektion kann schon während des akuten Stadiums beim erstmaligen Auftreten der Krankheit oder aber erst bei abklingender allgemeiner Symptomatik ausbrechen. Wiederauftreten des Fiebers zusammen mit Schmerzen oder lokaler Überempfindlichkeit kann ein Hinweis auf eine verspätete Knochenaffektion sein. Ausgedehnte Absceßbildungen scheinen auch ohne besondere Behandlung nur selten aufzutreten. Eine vorausgegangene antibiotische Therapie kann den Erregernachweis sehr erschweren. Eine mutmaßliche Diagnose beruht auf dem Anstieg des Agglutinationstiters (Widal).

Die akute Symptomatik ist gut durch die Gabe von Chloramphenicol zu beeinflussen; bei chronischem Verlauf kann eine operative Therapie mit Eröffnung des Abscesses und nachfolgender Antibioticatherapie notwendig werden.

DE TORREGOSA, M. Vda. et al.: Association of salmonella-caused osteomyelitis and sickle cell disease. JAMA **174**, 331–356 (1966).

3. Brucellen-Osteomyelitis

Die Brucelleninfektion des Skeletsystems ist nicht sehr häufig. Sie kann jedoch als Komplikation oder als Folge einer Brucellose auftreten. Es werden sowohl über Infektionen bei Brucella melitensis als auch bei Br.abortus berichtet. Am häufigsten finden sich die Skeletmanifestationen der Brucellose als Spondylitis im Bereich der Lendenwirbelsäule. Es handelt sich dabei in der Regel um granulomatöse Vorgänge, obwohl es zuweilen auch zu Absceßbildungen kommen kann. Im Verlauf der Krankheit können sich schon früh Osteophyten bilden, die später durch breite knöcherne Appositionen zwischen den Bandscheibenräumen eine spontane Fusion der Wirbelsäule verursachen können.

Es ist häufig weder möglich, aus dem Blut, noch durch direkte Gewebsentnahme den Erreger nachzuweisen. Auch hier muß die Verdachtsdiagnose durch Bestimmung des Agglutinationstiters während des akuten Stadiums oder durch Brucella-spezifische Hauttests gesichert werden.

GANADO, W., CRAIG, A. J.: Brucellosis myelopathy. J. Bone Joint Surg. **40A**, 1380–1388 (1958).

KELLY, P. J. et al.: Brucellosis of bone and joints. JAMA **174**, 347–353 (1960).

4. Chronische eitrige Osteomyelitis

Diagnostische Merkmale

- Schmerz, Überempfindlichkeit, Schwellung und Rötung der über dem Knochenprozeß liegenden Haut
- Fistelbildung

Allgemeine Betrachtungen

Die chronisch eitrige Osteomyelitis kann als Folge einer nicht erkannten oder nur unzureichend behandelten akuten Osteomyelitis auftreten. Sie kann jedoch auch ohne vorausgehende akute Infektion als ein nur wenig schmerzhafter, sich langsam entwikkelnder Prozeß ohne deutliche Symptomatik auftreten. Die immer wiederkehrende Infektion manifestiert sich bei Verstärkung der Symptomatik mit oder ohne Eiterdurchbruch nach außen nach einer vorausgegangenen ‚stillen' Periode von Tagen, Wochen oder Jahren. Die chronische Osteomyelitis als Osteomyelitis bei Defektpseudarthrose wird bei der Frakturenbehandlung diskutiert.

Klinische Befunde

A. Symptome: Die Symptome können so gering sein und der Ausbruch der Krankheit so unscheinbar, daß entweder keine oder nur eine geringe Beeinträchtigung des Betroffenen besteht. Zuweilen wird in der Vorgeschichte ein Unfallereignis angegeben. Die lokalen Manifestationen sind sehr verschieden; sie reichen von völliger Symptomfreiheit bis zu unauffälligen Schmerzen und dauernder eitriger Infektion. Der Primärherd der Infektion im Knochen oder im Weichteilgewebe kann häufig durch eine Fistel mit der Oberfläche der Haut in Verbindung stehen. Die periodische oder dauernde Sekretion von kleinen Eitermengen verursacht zuweilen nur eine geringfügige Beeinträchtigung des allgemeinen Befindens, wobei sich der Patient häufig nur durch das ständige Wechseln der Verbände behindert fühlt.

Andere Zeichen der chronischen Osteomyelitis sind rezidivierendes Fieber, Schwellungen, Schmerzen und eine Zunahme des eitrigen Ausflusses.

B. Laborbefunde: Leukocytose, Anämie und eine Beschleunigung der BSG sind nicht immer vorhanden und können deswegen nicht als ein diagnostisches Kriterium gewertet werden.

C. Röntgenbefunde: Röntgenologisch nachweisbare Veränderungen der Knochenstruktur hängen ab vom Stadium und Ausmaß der Krankheit sowie von der Schnelligkeit ihrer Ausbreitung. Knochendestruktionen können lokal oder diffus sein; häufig erscheinen sie lediglich als Zonen erhöhter Strahlendurchlässigkeit. Die Knochennekrose, die sich als Zone verminderter Strahlendurchlässigkeit darstellt, ist abhängig von der unterschiedlichen Calciumaufnahme aus den umgebenden vascularisierten Knochen. Eine Abdeckelung oder die Bildung neuen Knochens können bei beginnender Ausheilung gefunden werden und liegen sowohl unterhalb des Periosts als auch innerhalb des Knochens. Subperiostal gebildeter Knochen kann sich im Röntgenbild zwiebelschalenartig geschichtet darstellen. Die Resorption der sklerotischen Skeletanteile und die Neubildung der normalen Trabekelstruktur sind im Sinne einer Ausheilung des spongiösen Knochens zu werten.

Um tieferliegende Knochendestruktionen zu finden, hat sich die Tomographie als sehr wertvoll erwiesen. Fisteldarstellungen mit flüssigen Röntgenkontrastmitteln sind häufig nützlich, um Sequester und noch bestehende Infektionsherde aufzufinden. Gleichzeitig zeigen sie den anatomischen Verlauf und die Konfiguration der Fistelgänge.

D. Spezialuntersuchungen: Wie bei der primären Osteomyelitis sollte auch hier der für die Infektion zu verantwortende Erreger isoliert und gezüchtet werden. Daneben ist das Anfertigen eines Antibiogramms notwendig. Die Untersuchung des aus einer Fistel gewonnenen Materials kann zu falschen Ergebnissen führen, da es zu Verunreinigungen durch die Hautbakterien kommen kann. Zuverlässigere Proben können durch die Entnahme mehrerer Abstriche gewonnen werden – entweder operativ oder durch sterile Gewebsentnahme aus der Tiefe.

Differentialdiagnose

Die chronische eitrige Osteomyelitis muß gegenüber gutartigen und bösartigen Tumoren abgegrenzt werden, ebenso wie gegen bestimmte Formen der ossären Dysplasie sowie gegen eine Ermüdungsfraktur. Die Abgrenzung gegenüber speziellen Infektionen wird in einem späteren Abschnitt besprochen werden.

Komplikationen

Die häufigste Komplikation ist das Bestehenbleiben der Infektion mit immer wiederkehrenden akuten Verschlechterungen. Die chronische Infektion kann zu einer Verschlechterung des Allgemeinbefindens führen, die sich durch eine Anämie, zunehmenden Gewichtsverlust und Schwäche sowie zuletzt durch eine Amyloidose zeigt. Gleichzeitig kann die chronische Osteomyelitis den Infektionsherd für andere Skeletabschnitte darstellen.

Die akute Exacerbation kann kompliziert werden durch sympathische Reizergüsse in die angrenzenden Gelenke oder durch eine eitrige Arthritis.

Konstante Erosionen und fortschreitende Zerstörung des Knochens führen gelegentlich zur pathologischen Fraktur. Zuweilen kommt es zu einem vorzeitigen Verschluß der Epiphysenfugen; überschießendes Längenwachstum kann als Folge der chronischen Hyperämie auftreten. Selten und nur nach mehreren Jahren der Fisteleiterung kann es zur krebsigen Entartung des dauernd infizierten Gewebes kommen.

Behandlung

A. Allgemeine Maßnahmen: Feste Regeln lassen sich wegen des verschiedenartigen klinischen und pathologischen Bildes dieser Krankheit nicht aufstellen. Ist die Osteomyelitis ruhig, so ist eine Behandlung nicht notwendig und der Patient lebt ein annähernd normales Leben. Leichtere Exacerbationen mit Fistelbildungen können mit häufigen Verbandswechseln behandelt werden. Bei akuteren Erscheinungen kann die Ruhigstellung der erkrankten Extremität notwendig sein. Neben Bettruhe müssen zuweilen leichte Analgetica verabreicht werden. Die Anämie und Mangelernährung sollten in entsprechender Weise behandelt werden.

B. Spezifische Maßnahmen: Gelegentlich, wenn die Empfindlichkeit des Erregers gegenüber den Antibiotica bekannt ist, ist eine hochdosierte antibiotische Therapie in Zusammenhang mit den Allgemeinmaßnahmen angezeigt. Dies trifft hauptsächlich für die frühe Phase eines Rezidivs ohne Fistel- oder Absceßbildung zu.

Reichlicher Eiterausfluß und der klinische und röntgenologische Nachweis einer fortschreitenden Knochenzerstörung und Sequestrierung verlangen eine intensivere Behandlung.

1. *Operative Behandlung:* Weichteilabscesse treten gelegentlich in Verbindung mit Sequesterbildung des Knochens auf. Diese können dann durch operative Herdausräumung und anschließende offene oder geschlossene Saugspülbehandlung angegangen werden. Eine solche Behandlung kann auch für den Brodie-Absceß ausreichend sein, einer ausgesprochen seltenen Knochenentzündung. Weitgehendere und schon länger bestehende Infektionen verlangen größere operative Eingriffe zur Entfernung des deutlich verdickten Narbengewebes und des infizierten Knochens, der entweder sequestriert ist oder noch in Verbindung mit den übrigen Knochenstrukturen steht. In sehr ernsten Fällen bei Versagen aller Therapiemöglichkeiten ist nicht selten am Ende die Amputation notwendig.

Bevor die Antibiotica zur Verfügung standen, kam es als Folge des primären Wundverschlusses häufig zur andauernden Fisteleiterung, so daß die meisten Chirurgen die offene Wundbehandlung vorzogen. Mit der lokalen und allgemeinen antibiotischen Behandlung ist es heute nun möglich, die Operationswunde zu schließen und mit einer intermittierenden Saug-Spüldrainage zu behandeln. Tiefe Höhlen können durch das Einschlagen größerer Muskellappen in die Höhlen verschlossen werden. Defekte oberflächlich gelegener Knochen werden häufig dadurch gedeckt, daß Spalthaut vorübergehend in diesen Defekthöhlen eingepflanzt wird, insbesondere dann, wenn die darüberliegende Haut und das Unterhautfettgewebe nur eine unzureichchende Deckung gewährleisten. Sobald die Infektion dadurch zum Stillstand gebracht worden ist, kann eine ausreichende Weichteildeckung durch gestielte Lappenplastiken erfolgen. Es kann Monate und Jahre dauern, bis kleinere aber häufig sich wiederholende Infektionen beseitigt sind.

2. *Antibiotica:* Eine sinnvolle Antibioticatherapie basiert auf dem Erregernachweis mit Anfertigen eines Antibiogramms. Die Antibiotica können in hoher Konzentration in die Wunde eingebracht werden. Obwohl die systematische Anwendung eines einzigen Antibioticums häufig bei der Behandlung von Staphylokokken- und beta-haemolysierenden Streptokokken-Infektionen erfolgreich ist, verlangt die optimale Behand-

lung der Infektion mit gramnegativen Keimen häufig die Anwendung von Antibioticakombinationen. Die wiederholte Untersuchung der Wundabstriche ist notwendig, um die Effektivität der Behandlung zu überprüfen. Ebenso sollten die Antibioticakonzentrationen im Blut regelmäßig untersucht werden.

Verlauf und Prognose

Auch bei einer nach den obigen Richtlinien streng durchgeführten Behandlung kommt es sehr häufig zu keiner Ausheilung. Ursächlich verantwortlich dafür ist, daß man durch die operative und antibiotische Therapie oft nicht in der Lage ist, alle infizierten Gewebsabschnitte zu erreichen. Gleichzeitig kann es unter der Behandlung zum Erregerwechsel und zur Resistenzbildung kommen. Der Mechanismus, wie die Mikroorganismen überleben können, ist noch nicht voll verständlich, aber ihre ursächliche Bedeutung bei der Rezidivhäufigkeit der Osteomyelitis ist gut bekannt.

CLAWSON, D. K., STEVENSON, J. K.: Treatment of chronic osteomyelitis. Surg. Gynec. Obstet. **120**, 59–69 (1965).

COMPERE, E. L.: Treatment of osteomyelitis and infected wounds by closed irrigation and a detergen-antibiotic solution. Acta orthop. scand. **32**, 324–333 (1962).

JERGESEN, F., JAWETZ, E.: Pyogenic infections in orthopaedic surgery. Amer. J. Surg. **106**, 152–163 (1963).

JOHNSON, L. L., KEMPSON, R. L.: Epidermoid carcinoma in osteomyelitis. J. Bone Joint Surg. **47A**, 133–145 (1965).

Spez. Infektionen der Knochen und Gelenke

Mykotische Infektionen

Pilzinfektionen des Skeletsystems sind gewöhnlich Folgen einer primären Infektion, häufig der basalen Lungenabschnitte. Obwohl die Skeletveränderungen ihre Prädilektionsstellen an den spongiösen Enden der langen Röhrenknochen und an den Wirbelkörpern haben, so bietet die dominierende Veränderung – ein Granulom mit verschiedenen Stadien der Nekrose- und Absceßbildung – häufig kein einheitliches charakteristisches, klinisches Bild.

Die Differenzierung gegenüber anderen chronischen lokalen Infektionen geschieht durch die bakteriologische Untersuchung der Synovialflüssigkeit und des infektiösen Gewebes. Serologische Hautteste und histologische Untersuchungen können die Verdachtsdiagnose bestätigen.

SCHWARZ, J., SALFELDER, K.: Diagnosis of surgical deep mycoses. Surg. Gynec. Obstet. **128**, 252–274 (1969).

1. Coccidioid-Mykose

Die Coccidioid-Mykose der Knochen und Gelenke ist gewöhnlich Folge einer primären Lungeninfektion. Der Lungenherd braucht nicht im Röntgenbild sichtbar zu sein, wenn die Veränderungen am Skeletsystem in Erscheinung treten. Während der Initialphase der Lungeninfektion sollten Gelenkbeschwerden mit periartikulären Schwellungen besonders im Bereich der Knie- und Sprunggelenke differentialdiagnostisch gegen organische Knochen- und Gelenkveränderungen abgeklärt werden. Die ossären Veränderungen kommen gewöhnlich im spongiösen Bereich der Wirbelsäule oder an den Enden der langen Röhrenknochen zur Darstellung. Rötung und Schwellung der Haut über knöchernen Vorsprüngen können der erste Anhaltspunkt für lokale Veränderungen sein. Absceßbildungen und Fisteleiterung folgen in der Regel. Die Gelenkinfektion kann durch eine diskrete Ausbreitung auf dem Blutweg verursacht werden, es kommt jedoch auch ein direktes Übergreifen der Infektion von naheliegenden Infektionsherden vor. Die granulomartigen Veränderungen des Knochens oder die villo-nodulöse Synovitis der Gelenke kann mikroskopisch nicht von anderen Pilzinfektionen unterschieden werden. Der histologische Nachweis von knötchenartigen Formationen, die Sporen enthalten, macht die Diagnose wahrscheinlich, ist jedoch nicht pathognomonisch. Die Veränderungen im Röntgenbild ähneln denen der Tuberkulose.

Lokale Atrophie des Knochens geht über in lokale Destruktionsherde von cystischem Aussehen, die granulomatöse Verwachsungen oder Absceßbildungen darstellen. Eine subperiostale Knochenneubildung und Sklerose charakterisiert den Heilungsprozeß. Eine Sequestrierung tritt gewöhnlich nicht ein.

Die Diagnose basiert in der Regel auf dem Nachweis von Coccidioides immitis in der Pilzkultur. Häufig kann der Erreger nicht in der Synovialflüssigkeit gefunden werden, besonders bei vorangegangener Allgemeinbehandlung mit Amphotericin B.

Die Behandlung mit Amphotericin B sollte bei Knochen- und Gelenkinfektionen versucht werden. In früheren Stadien der Infektion kann es auch sinnvoll sein, Amphotericin in die Gelenke zu instillieren oder aber nach der Synovektomie. Die Ruhigstellung des Gelenkes durch Gipsverbände und die Vermeidung jeglicher Belastung ist zu empfehlen. Die chronische Infektion kann durch operatives Herdausräumen oder operative Aushöhlung des Defektes mit nachfolgender Muskellappenplastik behandelt werden. Die Amputation ist oft die einzige Lösung, einen dauernden, fortschreitenden Prozeß unter Kontrolle zu bringen, der auf andere, weniger drastische Maßnahmen nicht reagiert.

Die Synovektomie und die Gelenkversteifung bleiben für weiter fortgeschrittene Gelenkinfektionen übrig. Ruhigstellende Verbände sollten vorsichtig angewendet werden, um eine Ausbreitung der Infektion zu vermeiden.

ECKMANN, B. H., SCHAEFER, G. L., HUPPERT, M.: Bedside interhuman transmission of coccidioidomycosis via growth on fomites. Amer. Rev. Resp. Dis. **89**, 175–185 (1964).

MAZET, R., Jr.: Skeletal lesions in coccidioidomycosis. Arch. Surg. **70**, 297–507 (1955).

POLLOCK, S. F., MORRIS, J. M.: MURRAY, W. R.: Coccidioidal synovitis of the knee. J. Bone Joint Surg. **49A**, 1397–1407 (1967).

2. Histoplasmose

Eine lokale Skelet- oder Gelenkbeteiligung bei der Histoplasmose ist selten und setzt in der Regel einen Primärherd der Lunge voraus. Die granulomatösen Veränderungen sind nicht charakteristisch und die Diagnose basiert auf der bakteriologischen Untersuchung des Biopsiematerials, das aus den Knochenherden gewonnen wurde. Komplementbindungsreaktionen können die Verdachtsdiagnose stützen. Es werden sowohl einzelne als auch multiple Skeletveränderungen gefunden.

In der Regel ist die operative Entfernung des Infektionsherdes zu empfehlen, zuweilen hat sich Amphotericin B bei der Behandlung einzelner Patienten als nützlich erwiesen.

OMER, G. E., LOCKWOOD, R. S., TRAVIS, L. O.: Histoplasmosis involving the carpal joint. J. Bone Joint Surg. **45A**, 1699–1703 (1963).

3. Blastomykose
(Torulose)

Die Blastomykose ist eine seltene, aber weltweit verbreitete, chronisch granulomatöse Lungenerkrankung, welche sich auf das Nervensystem und zuweilen auch auf das Skeletsystem ausbreiten kann. Die granulomatösen Veränderungen der Knochen sind nicht charakteristisch. Die Diagnose basiert auch hier auf dem kulturellen Nachweis der hefeartigen Pilze (Cryptococcus neoformans) aus dem Knochenherd. Agglutinationsteste zum Nachweis der spezifischen Antigene und Antikörper geben bei positivem Ausfall einen mutmaßlichen Hinweis auf die Diagnose. Die operative Ausräumung des befallenen Knochens vergrößert die Heilungsaussichten und verringert eine weitere Ausbreitung.

Zuweilen wird eine Allgemeinbehandlung mit Amphotericin B empfohlen.

GOSLING, H. R., GILMER, W. S., Jr.: Skeletal cryptococcosis (torulosis). Report of cases and review of the literature. J. Bone Joint Surg. **38A**, 660–668 (1956).

GORDON, M. A., VEDDER, D. K.: Serologic tests in diagnosis and prognosis of cryptococcosis. JAMA **197**, 961–967 (1966).

4. Nordamerikanische Blastomykose

Die nordamerikanische Blastomykose des Skeletsystems geht ebenfalls mit großer Wahrscheinlichkeit von einem primären Lungenherd aus. Die granulomatösen und eitrigen Veränderungen können sich in jedem Teil des Skeletsystems manifestieren, kommen aber meistens in der spongiösen Struktur der langen Röhrenknochen und in den Wirbelkörpern vor. Das klinische Bild gleicht im wesentlichen dem einer chronischen Osteomyelitis mit vorherrschendem osteolytischen Charakter. Die Diagnose wird durch den kulturellen Nachweis von Blastomyces dermatitidis aus dem Knochenherd gesichert. Die sprossenden Knötchen können im histologischen Bild nachgewiesen werden.

Auch hier wird die operative Behandlung der lokalen Veränderungen empfohlen; Amphotericin kann ebenfalls sinnvoll sein.

CASAD, D. E. et al.: North American blastomycosis in California. California Med. **106**, 20–27 (1967).

CUSHARD, W. G. et al.: Blastomycosis of bone. Treatment with intramedullary amphotericin-B. J. Bone Joint Surg. **51A**, 704–712 (1969).

FURCOLOW, M. L. et al.: Blastomycosis. An important medical problem in the Central United States. JAMA **198**, 529–532 (1966).

Die Syphilis der Knochen und Gelenke

Die syphilitische Arthritis oder Osteomyelitis kann in jedem Stadium der kongenitalen oder erworbenen Infektion auftreten. Obwohl heute seltener auftretend, bleibt die Syphilis und ihre Skeletmanifestation ein weiterhin bestehendes Problem in einigen Teilen von Afrika und Süd-Ostasien. Im Säuglingsalter spielt sich die typische Manifestation der angeborenen Syphilis an den Epi- und Metaphysen ab. Röntgenologisch findet sich eine Sklerosezone nahe der Wachstumsfuge, die wiederum von einer anderen, ähnlichen Zone durch eine annähernd strukturlose Zone getrennt ist. Wenn diese strukturlose Zone (keine Knochensubstanz) durch entzündliches Gewebe teilweise ersetzt wird, kommt es zu Eiterung und Absceßbildung, die ihrerseits nun im weiteren Verlauf eine Epiphysenlösung bedingen können, was zur Parrot'schen Lähmung führt. Lokale, periostitische Verdickungen im Bereich der vorderen Fontanelle verursachen Parrot'sche Knötchen.

Die Periostitis und die Osteoperiostitis sind Manifestationen der angeborenen Syphilis im Säuglingsalter und während des Wachstums. Der Befall der Knochen ist annähernd symmetrisch, die periostitischen Veränderungen entlang der Schienbeinkante verursachen das klassische Säbelbein. Ein schmerzloser, zweiseitig auftretender Erguß der Kniegelenke (Clutton's Gelenke) ist eine seltene Manifestation der angeborenen Syphilis. Im Erwachsenenalter, im 3. Stadium einer erworbenen oder angeborenen Syphilis, sind die typischen Gummata vorherrschend. Die hierbei auftretenden Granulomknoten verschiedener Größe sind charakterisiert durch lokale Destruktionsherde im Knochen, die ihrerseits von einem reaktiven sklerotischen Randsaum umgeben sind. Ausgedehntere Destruktionen in Verbindung mit Zerstörung der Knochenstruktur können pathologische Frakturen bewirken. Die periostitischen Veränderungen kommen beim Erwachsenen am häufigsten in den knöchernen Anteilen des Brustkorbes sowie im Schaftbereich der langen Röhrenknochen vor. Das Röntgenbild der syphilitischen Osteomyelitis ist nicht charakteristisch, aber in der Regel ist die Knochenneubildung ausgeprägter als der Knochenabbau.

Der klinische Verdacht ist diagnostisch sehr wichtig, da die Syphilis sehr viele andere Krankheitsbilder imitieren kann. Liegen klinische Symptome und entsprechende röntgenologische Veränderungen vor und besteht in der Anamnese der Verdacht auf eine angeborene oder erworbene Syphilis, so können serologische Untersuchungen die Diagnose endgültig sichern. Eine Biopsie ist nicht notwendig um die Diagnose zu stellen, die syphilitischen Gummata können dadurch jedoch gegenüber anderen knöchernen Veränderungen unterschieden werden. Kommt es unter einer spezifischen Behandlung zur Besserung der klinisch und röntgenologisch erkennbaren Veränderungen, so kann dies ebenfalls die Diagnose unterstützen, gleichzeitig besteht darin eine brauchbare Methode, andere Veränderungen gegenüber der Syphilis abzugrenzen, die nicht auf eine solche Behandlung ansprechen.

Die einzige lokale Behandlung, die bei

der Skeletmanifestation der Syphilis notwendig ist, ist die Ruhigstellung, um eine Spontanfraktur zu vermeiden, wenn klinisch und röntgenologisch angenommen werden muß, daß eine weitgehende Aufhebung der Knochenstruktur vorliegt. Knochen- und Gelenkveränderungen reagieren günstig und schnell auf eine adäquate Chemotherapie dieser Systemerkrankung.

McGladdery, H.: Osteolytic bone syphilis. J. Bone Joint Surg. **32B**, 226–229 (1950).

Slapinker, S., DeMinnaar, V.: Syphilitic disease of the long bones in the Bantu. J. Bone Joint Surg. **33B**, 578–583 (1951).

Tuberkulose der Knochen und Gelenke

Diagnostische Merkmale

- Schmerzen, Überempfindlichkeit, Schwellung, Einschränkung der Gelenkbeweglichkeit
- Bekannte Primärinfektion in einem anderen Organsystem

Allgemeine Betrachtungen

In den westlichen Ländern sind praktisch alle tuberkulösen Infektionen durch den menschlichen Stamm des Mycobacterium tuberculosis bedingt. Die Infektion des Muskel-Skeletsystems ist gewöhnlich verursacht durch hämatogene Ausbreitung von einem Primäraffekt der Lunge oder des Gastrointestinaltraktes. Die Tuberkulose der BWS oder LWS tritt häufig zusammen mit einer produktiven Entzündung des Urogenitalsystems auf. In der Regel handelt es sich um eine Erkrankung der Kindheit, die meistens schon vor der Pubertät auftritt. Die Infektion bei Erwachsenen ist selten mit Ausnahme bei alten, in ihrem allgemeinen Zustand stark reduzierten Patienten.

Klinische Befunde

A. Symptome: In der Regel ist der Ausbruch der Erkrankung verschleiert und wird nicht von alarmierenden Allgemeinsymptomen wie Fieber, Schwitzen, Intoxikation oder Entkräftung begleitet. Die Schmerzen im Bereich des betroffenen Gelenkes sind häufig bei Beginn nur leicht und treten zusammen mit einem Steifheitsgefühl auf. Meistens werden die Schmerzen nachts verstärkt. Das Hinken ist der Versuch, eine Gewichtsbelastung des Gelenkes zu vermeiden.

Die eingeschränkte Gelenkbeweglichkeit als Folge der reflektorischen Muskelanspannung während der frühen Phase der Infektion ist ein anderer, schützender Mechanismus. Wenn der Krankheitsprozeß fortschreitet, kommt es durch Muskelkontrakturen zu einer fixierten Einschränkung der Gelenkbeweglichkeit, außerdem treten organisch faßbare Veränderungen an den Gelenken auf.

Während des frühen Krankheitsstadiums können sich Druckschmerz, periartikuläre Weichteilschwellung, Gelenkerguß und Erhöhung der Hauttemperatur im befallenen Gebiet finden. Wenn die Erkrankung ohne Behandlung fortschreitet, wird eine zunehmende Muskelatrophie und eine Deformität der Knochen erkennbar. Absceßbildung mit spontanem Durchbruch nach außen führt zur Fistelbildung. Ein weiteres Fortschreiten der Zerstörung im Bereich der Wirbelsäule verursacht eine Gibbusbildung.

B. Laborbefunde: Die genaue Diagnose beruht auf dem Nachweis von säurefesten Stäbchen in Gelenkflüssigkeit, Gewebsexsudaten und durch Kultur auf künstlichem Nährboden sowie im Tierversuch. Die bioptische Untersuchung der knöchernen Veränderungen oder der regionären Lymphknoten kann das charakteristische, histologische Bild einer Infektion durch säurefeste Stäbchen zeigen, erlaubt jedoch nicht die differentialdiagnostische Abklärung gegenüber durch nichttuberkulöse Mykobakterien bedingten Veränderungen.

C. Röntgenbefunde: Die röntgenologischen Veränderungen der Knochentuberkulose sind nicht charakteristisch. Zwischen dem Ausbruch der klinischen Symptomatik und den ersten positiven Röntgenergebnissen liegt immer eine Periode ohne faßbaren Röntgenbefund. Die frühesten Veränderungen der tuberkulösen Arthritis beziehen sich auf Weichteilschwellungen und eine Vergrößerung der Gelenkkapsel als Folge der Ergußbildung. Wenn die Knochenatrophie eine Verdünnung des Trabekelmusters verursacht, kommt es langsam zur Verdünnung der Rinde und zur Verbreiterung des Markraumes. Bei weiterem Fortschreiten der Krankheit zeigt sich die Zerstörung des Gelenkknorpels durch eine Verengung des Gelenkspaltes und durch lokale Erosionen der Gelenkfläche, besonders im Randbereich. Ausgedehnte Zerstörungen der Gelenkoberfläche verursachen deutlich erkennbare Deformierungen. Wenn es zur Ausheilung kommt, wird eine Osteosklerose im Bereich der nekrotischen Bezirke sichtbar. Dort, wo die tuberkulösen Veränderungen auf den Knochen begrenzt sind, besonders im spongiösen Anteil der Metaphyse, finden sich im Röntgenbild einzelne oder disseminiert auftretende Cysten von verschiedener Größe, die von einem sklerotischen Randsaum umgeben sind. Wenn die intraossär gelegenen Herde sich bis zur Rinde ausbreiten und diese durchbrechen, so kann eine subperiostale Knochenneubildung auftreten.

D. Spezialuntersuchungen: Es ist sehr wichtig, Material aus dem entzündeten Gewebe zu erhalten, um einen Tierversuch anlegen oder bakteriologische Untersuchungen durchführen zu können. Exsudate erhält man durch Punktion der betroffenen Abschnitte, größere Gewebsanteile können durch eine Nadelbiopsie oder durch operatives Vorgehen gewonnen werden.

Differentialdiagnose

Die Tuberkulose des Muskel-Skelet-Systems muß differentialdiagnostisch gegenüber allen subakuten oder chronischen Infektionen, der rheumatoiden Arthritis, der Gicht und gelegentlich gegenüber einer ossären Wachstumsstörung abgegrenzt werden. Infektionen, die durch nichttuberkulöse Mykobakterien verursacht werden, können nur durch spezielle Laboruntersuchungen ausgeschlossen werden.

Komplikationen

Zu einer klinischen Infektion kommt es wahrscheinlich nur bei dem Personenkreis, der bei einer unzureichenden immunologischen Abwehr im verstärktem Maße diesem ubiquitär vorkommenden Keim ausgesetzt ist. Bei Menschen mit einem nicht voll entwickelten Abwehrsystem, wie bei Kindern und älteren Leuten mit anderen Systemerkrankungen, scheint sich die Tuberkulose rascher auszubreiten. Wenn eine entsprechende Behandlung nicht durchgeführt wird, kann es zur Zerstörung der Knochen und Gelenke innerhalb von Wochen oder Monaten kommen. Deformierungen in Abhängigkeit der Gelenkveränderungen, Absceßbildung mit Durchbruch in die angrenzenden Weichteilgewebe und Fistelbildungen sind häufig. Die Querschnittslähmung ist die schwerwiegendste Komplikation der spinalen Tuberkulose. Als Ergebnis schwerer Gelenkveränderungen kommt es häufig zur fibrösen oder knöchernen Ankylose der Gelenke.

Behandlung

Die moderne Behandlung der Tuberkulose des Skeletsystems beruht auf 3 Prinzipien: 1. Allgemeine Maßnahmen; 2. Operative Maßnahmen; 3. Chemotherapie.

A. Allgemeine Maßnahmen: Sie sind besonders bei länger liegenden Patienten notwendig und verlangen neben geschickter pflegerischer Tätigkeit eine entsprechende Diät sowie eine adäquate Behandlung der gleichzeitig befallenen Organe (Lunge, Urogenitalsystem etc.).

B. Operative Behandlung: Es kann kein festes Schema für die operative Behandlung der Tuberkulose gegeben werden, da diese durch das Infektionsstadium und den Charakter der knöchernen Manifestation bestimmt wird. Bei akuten Gelenkinfektionen, bei denen die synovialen Erscheinungen im Vordergrund stehen, sollte die Behandlung, zumindest im Anfang konservativ sein:

Ruhigstellung des Gelenkes, Punktion sowie die gleichzeitig einzusetzende Chemotherapie können ausreichen, um die Infektion unter Kontrolle zu bringen. Diese Behandlung sollte im kindlichen Alter bei Befall der großen Gelenke der unteren Gliedmaßen während der frühen Stadien durchgeführt werden. Sie kann jedoch auch bei Erwachsenen entweder als einzige Behandlung einer frühen und leicht verlaufenden Infektion oder als vorläufige Maßnahme bis zum operativen Eingreifen angewandt werden. Die Synovektomie kann bei weniger akuten, hypertrophischen Veränderungen, die die Sehnenscheiden, die Schleimbeutel oder Gelenke erfassen, ausreichend sein.

In Abhängigkeit von Lokalisation, Alter und der allgemeinen Situation des Patienten kommen viele operative Möglichkeiten für die chronische oder fortgeschrittene Tuberkulose der Knochen und Gelenke in Frage. Die Verbesserung der chemotherapeutischen Möglichkeiten hat die Indikation für die Synovektomie und Herdausräumung erweitert. Gleichzeitig hat sich die Notwendigkeit, radikalere Operationen wie z. B. Arthrodese und Amputation durchzuführen, verringert. Selbst bei aktiver Tuberkulose, wenn nicht alle befallenen Gewebe entfernt werden können, begünstigt die zusätzliche Chemotherapie eine Ausheilung. Weiterhin kommt heute neben der Arthrodese der prothetische Gelenkersatz in Frage.

C. Chemotherapie: Die moderne Chemotherapie der Tuberkulose beruht im wesentlichen auf der Verabreichung von Medikamenten, gegenüber denen sich der Bakterienstamm als sensibel erweist. Isoniacid (INH), p-Aminosalicylsäure (PAS) haben sich am wirksamsten und als sehr zuverlässig erwiesen. Resistente Stämme scheinen relativ leicht unter der alleinigen Behandlung mit Streptomycin zu entstehen. Andere wirksame, jedoch mehr toxische Medikamente sind Viomycin, Capreomycin, Pyrazinamid, Cycloserin, Ethionamid und Ethambutol.

Allan, A. R., Stevenson, A. W.: A ten-year follow-up of combined drug therapy and early fusion in bone tuberculosis. J. Bone Joint Surg. **49A**, 1001–1003 (1967).

Falk, A.: A follow-up study of the initial group of cases of skeletal tuberculosis treated with streptomycin, 1946–1948. J. Bone Joint Surg. **40A**, 1161–1168 (1958).

Friedman, B.: Chemotherapy of tuberculosis of the spine. J. Bone Joint Surg. **48A**, 451–474 (1966).

Kelly, P. J. et al.: Infection of synovial tissues by mycobacteria other than mycobacterium tuberculosis. J. Bone Joint Surg. **49A**, 1521–1530 (1967).

Palmer, C. E., Edwards, L. B.: Identifying the tuberculous infected. JAMA **205**, 167–169 (1968).

Runyon, E.: Anonymous mycobacteria in pulmonary disease. Med. Clin. N. Amer. **43**, 273–290 (1959).

Gonorrhoische Arthritis

Die gonorrhoische Arthritis ist ein akutes, entzündliches Geschehen, das durch Gonokokken verursacht wird. Es handelt sich dabei in der Regel um eine Sekundärinfektion als Folge einer Primärinfektion des Urogenitalsystems. Einen Gelenkbefall findet man in 2 bis 5% aller Gonokokkeninfektionen. Die gonorrhoische Arthritis ist häufiger bei Frauen, bei denen vielfach latente Gonokokkeninfektionen des Urogenitalsystems vorliegen, gelegentlich jedoch auch bei Kindern. Zur Skeletmanifestation kommt es in der Regel 3 Wochen nach Ausbruch einer unzureichend behandelten Gonokokkeninfektion. Die Arthritis erfolgt auf hämatogenem Weg. Am Beginn kommt es häufig vorübergehend zu Schmerzen im Bereich vieler Gelenke, die sich dann auf ein Gelenk konzentrieren. Meistens werden die Gelenke der unteren Gliedmaßen befallen. Anfänglich findet sich eine Synovitis mit Ergußbildung, im weiteren Verlauf wird das Exsudat eitrig, und es kommt zur Zerstörung des Knorpels, was eine fibröse oder knöcherne Ankylose nach sich ziehen kann.

Die exakte Diagnose ist durch den Nachweis des Erregers in der Gelenkflüssigkeit möglich. Eine positive Komplementbindungsreaktion hat mit Gelenkflüssigkeit einen größeren Aussagewert als mit Blut. Der Nachweis von Gonokokkenantikörpern mittels der Immunfluorescenztechnik ist zuverlässiger als der Nachweis mit der KBR. Der Verdacht auf das Vorliegen einer gonorrhoischen Arthritis muß geäußert werden, wenn sich positive Kulturen aus dem Urogenitaltrakt gewinnen lassen.

Die gonorrhoische Arthritis muß in erster Linie gegenüber der rheumatoiden Arthritis abgegrenzt werden, obwohl beide auch einmal zusammen vorkommen können. Weiterhin sind eitrige Arthritiden anderer Ursache sowie die akute Synovitis und das Reitersyndrom auszuschließen.

Neben der Ruhigstellung des betroffenen Gelenkes, Bettruhe und Analgetica ist die parenterale Verabreichung von Penicillin G notwendig. Penicillin G kann zusätzlich auch lokal in die großen Gelenke instilliert werden (tägl. 25–50 000 E, in 5 ml physiolog. NaCl-Lösung).

Wenn die Diagnose frühzeitig gestellt wird und eine entsprechende Behandlung sofort einsetzt, ist die Prognose hinsichtlich der Erhaltung der Gelenkfunktion günstig.

FINK, C. W.: Gonococcal arthritis in children. JAMA **194**, 123–124 (1965).

HESS, E. V., HUNTER, D. K., ZIFF, M.: Gonococcal antibodies in acute arthritis. JAMA **191**, 531–534 (1965).

Cervicobrachiale Schmerzsyndrome

Eine große Gruppe von artikulären und extraartikulären Störungen ist gekennzeichnet durch Schmerzen, die gleichzeitig Nakken, Schultergürtel und obere Extremität betreffen können. Die diagnostische Abgrenzung ist oft schwierig. Einige dieser Zustände und klinischen Syndrome stellen primäre Störungen der cervicobrachialen Region dar; andere sind örtliche Manifestationen von Systemkrankheiten. Das klinische Bild wird noch komplizierter, wenn zwei oder mehr solcher Zustände zusammentreffen.

Einige der häufigeren in diese Kategorie gehörenden Störungen werden nachstehend erörtert.

Osteochondrose der Halswirbelsäule

(Spondylosis cervicalis, Spondylarthrose, ankylosierende Hyperostose Forestier)

Dieses Krankheitsbild besteht in einer degenerativen Erkrankung der Uncovertebralgelenke und der Zwischenwirbelscheibengelenke mit oder ohne neurologische Manifestationen. Die Osteochondrose der Gelenkfacetten ist charakterisiert durch fortschreitende Dickenabnahme des Gelenkknorpels, subchondrale Osteosklerose und osteophytäre Proliferation rund um die Gelenkränder.

Obwohl die Degeneration der cervicalen Bandscheiben in der Adoleszenz vorkommt, nimmt sie an Häufigkeit jenseits des 40. Lebensjahres zu; sie ist gekennzeichnet durch fortschreitende Verschmälerung, wie das Röntgenbild zeigt. Der Nucleus pulposus kann durch einen Riß im Anulus fibrosus austreten, oder es kann eine Protrusion eines Teils des Anulus eintreten; das kann eine Nervenwurzel- oder Rückenmarkskompression verursachen. An den Rändern der Wirbelkörper findet eine osteocartilaginäre Proliferation statt und bewirkt osteophytäre Haken, welche gegen die Foramina intervertebralia und den Spinalkanal vordringen und hier eine Kompression der neurovasculären Gebilde bewirken können. Der Schmerz kann auf die hintere Nackenregion beschränkt sein oder in Abhängigkeit von der Höhe des die Symptome auslösenden Gelenkes in Hinterkopf, Schultergürtelregion, Oberarm, Unterarm und Hand ausstrahlen. Er kann verstärkt werden durch aktive oder passive Halsbewegungen. Die Ausbreitung von Schmerz und Parästhesien, falls vorhanden, entspricht ungefähr dem betroffenen Dermatom an der oberen Extremität. In den Arm ausstrahlende Schmerzen verstärken sich oft bei Überstreckung des Halses und Neigung des Kopfes zur befallenen Seite hin. Häufigster objektiver Befund ist die Bewegungseinschränkung der Halswirbelsäule. Neurologische Zeichen sind abhängig vom Ausmaß der Kompression von Nervenwurzeln oder Rückenmark. Eine schwere Rückenmarkskompression kann einen Langstreckenbefall verursachen und zu Paresen oder Paraplegie führen.

Ein röntgenologisches Frühzeichen ist der Verlust der normalen vorderen Konvexität des Halswirbelsäulenverlaufs. Relative Höhenminderung des betroffenen Zwischenwirbelraumes ist ein häufiger Befund bei Erwachsenen, und charakteristische Veränderungen an den Uncovertebralgelenken sind besonders an der unteren Halswirbelsäule zu beobachtende Spätveränderungen. Häufigster röntgenologischer Spätbefund ist die Osteophytenbildung an den Wirbelvorderkanten. Die Myelographie ist das einzige wirklich verwertbare Mittel, um eine Nervenwurzel- oder Rückenmarkskompression nachzuweisen.

Dieses Krankheitsbild sollte abgegrenzt werden von anderen cervicobrachialen Schmerzsyndromen, der rheumatoiden Arthritis, der Spondylarthritis ancylopoetica, Halswirbelsäulenstauchungen („Schleudertrauma"), von primären und metastatischen Knochentumoren und anderen Ursachen vom Rückenmark ausgehender cervicaler Myelopathien.

Akute Symptome reagieren gewöhnlich gut auf Ruhigstellung der Halswirbelsäule, erreichbar durch äußere HWS-Abstützung mit einem Schanz'schen Kragen oder einer Halsschiene. Bei schweren Schmerzen kann eine cervicale Extensionsbehandlung nötig sein. Analgetica kann man zur temporären Erleichterung geben, länger dauernde Narkoticaanwendung kann aber gerade die Erkennung ernsterer Begleitstörungen verschleiern und verzögern. Der chronische Schmerz, besonders wenn er in den Arm ausstrahlt, macht gewöhnlich wirksamere Methoden zur Sicherung der Halswirbelsäulenruhigstellung wie z. B. Apparatversorgung notwendig.

Die operative Fusion der Halswirbelsäule allein ist zur Beherrschung von Schmerzen selten nötig. Bewirkt eine Nervenwurzel- oder Rückenmarkskompression eindeutig neurologische Ausfälle, so ist die Laminektomie oder vordere Bandscheibenausräumung (mit oder ohne Spondylodese) zur Verhütung weiterer Schädigung notwendig. Die Osteochondrose schreitet fort und das Wiederauftreten der Symptome ist wahrscheinlich. Das Cervicalsegment, welches anfangs Symptome bewirkt hat, wird symptomfrei, statt dessen können aber Symptome von einem früher nicht befallenen Segment ausgehen.

LANG, E. F.: Management of cervical spondylosis. Postgrad. Med. **33**, 58–64 (1963).

Das thorakogene Syndrom

Das vom Thorax ausgelöste Syndrom umfaßt bestimmte Störungen mit unterschiedlichen Manifestationen, welche ihre Ursache haben in einer Kompression der den Arm versorgenden neurovasculären Strukturen: das Halsrippen-Syndrom, das claviculocostale Syndrom, das Scalenus anterior- und Scalenus medius-Syndrom, das Pectoralis minor-Syndrom, das Subcoracoid-Pectoralis minor-Syndrom (WRIGTH) und die „Anstrengungsthrombose" (reflektorischer Venenstau) der Vena axillaris und V. subclavia (das Halsrippensyndrom wird in Kapitel 17 besprochen).

Symptome und Zeichen können ihren Ausgang nehmen von intermittierendem oder ständigem Druck auf Elemente des Plexus brachialis und der subclaviculären oder axillären Gefäße durch eine Varietät anatomischer Strukturen der Schultergürtelregion. Es kann das Gefäßnerven-Bündel zwischen vorderem und mittlerem Scalenusmuskel und einer normalen 1. thorakalen Rippe oder einer Halsrippe komprimiert werden. Das Tiefertreten des Schultergürtels kann in das Erwachsenenalter hinein fortdauern und Druckerscheinungen verursachen. Schlechte Haltung, chronische Krankheit, Beruf und fortschreitendes Alter sind weitere prädisponierende Faktoren. Die Anteile des N. medianus, welche die A. axillaris umringen, können Kompression und vasculäre Symptome verursachen. Plötzliche oder sich wiederholende anstrengende Körpertätigkeit kann eine „Anstrengungsthrombose" der V. axillaris und V. subclavia auslösen.

Der Schmerz kann vom Ort der Kompression ausstrahlen zur Halsbasis, zu Axilla, Schultergürtelregion, Oberarm, Unterarm und Hand. Parästhesien sind häufig vorhanden und in der Regel verteilt über die Volarseite des 4. und 5. Fingers. Gefühlsstörungen können verstärkt sein zur Nacht oder durch längerdauernden Gebrauch der oberen Gliedmaße bei der täglichen Arbeit. Die hauptsächlichen motorischen Symptome sind Schwäche und Muskelatrophie. Vasculäre Symptome bestehen in arterieller Ischämie, gekennzeichnet durch Fingerblässe bei Armhebung, Kälteempfindlichkeit und selten Gangrän der Finger oder Venenverschluß, angezeigt durch Ödem, Cyanose und Stauung.

Die tiefen Reflexe sind gewöhnlich nicht verändert. Wenn die Stelle der Kompression zwischen der oberen Rippe und Clavicula liegt, kann eine partielle Unterdrükkung des Pulses der Arteria subclavia bei rechtwinkliger Abduktion des Oberarmes unter gleichzeitiger Ellbogenbeugung und Erhebung des ganzen Armes in Scheitelhöhe demonstriert werden.

Die Röntgenuntersuchung ist differentialdiagnostisch äußerst nützlich. Der Wert der klinischen Plethysmographie als objektive Methode der Aufzeichnung des A. brachialis-Pulses ist von WINSOR und BROW hervorgehoben worden. Wird ein intravasales venöses oder arterielles Hindernis angenommen, so ist die Phlebographie oder Arteriographie geeignet, den Sitz des Verschlusses nachzuweisen.

Das thorakogene Syndrom ist abzugrenzen von der symptomatischen Osteochondrose der Halswirbelsäule, Tumoren des Halsmarkes oder cervicaler Nervenwurzeln, Periarthritis der Schulter und anderen cervicobrachialen Schmerzsyndromen.

Die konservative Behandlung zielt ab auf die Behebung der Kompression des Gefäßnervenbündels. Der Patient wird angewiesen, jede körperliche Aktivität zu meiden, die geeignet ist, die Symptome auszulösen oder zu verstärken. Rollenzugübungen über Kopfhöhe helfen die Körperhaltung zu bessern. Schulterbandagenversorgung, für viele Patienten allerdings unbequem, sorgt für einen konstanten Stimulus, eine bessere Haltung einzunehmen. Im Liegen sollte der Schultergürtel durch Anordnung von Kissen in umgekehrter V-Stellung unterpolstert werden.

Operative Behandlung kann notwendig sein, wenn konservative Maßnahmen versagen.

Die Symptome können spontan verschwinden oder durch eine sorgfältig geleitete konservative Behandlung gemildert werden. Operative Behandlung ist eher geeignet, die neurologische denn die vasculäre Komponente, die Symptome verursacht, zu beheben.

WINSOR, T., BROW, R.: Costoclavicular syndrome. Its diagnosis and treatment. JAMA **196**, 697–699 (1966).

Periarthritis humeroscapularis

(Schmerzhafte Schultersteife, eingefrorene Schulter)

Die Periarthritis des Schultergelenkes ist eine entzündliche Störung vielfältiger Ätiologie, die primär die Weichteile befällt. Sie ist am häufigsten an der hypoplastischen Schulter bei Frauen nach dem 4. Lebensjahrzehnt. Sie kann sich manifestieren als Entzündung der synovialen Gelenkkapsel, der Sehnen rund um das Gelenk, der eigentlichen ligamentären Kapselbänder, der paratendinösen Schleimbeutel (besonders des subacromialen) und der Bicepssehnenscheide. Tendinitis calcarea und Verschleißerscheinungen der Rotatorenmanschette mit und ohne Risse sind häufige Nebenläsionen.

Das Einsetzen des Schmerzes, der sich durch Extrembewegungen des Schultergelenkes verstärkt, kann akut oder schleichend sein. Der Schmerz kann am quälendsten sein bei Nacht und kann sich verstärken durch Druck auf die betroffene Extremität im Schlaf in entsprechender Seitenlage. Eine Palpationsempfindlichkeit findet sich oft nahe den sehnigen Insertionen am Tuberculum majus oder über dem Sulcus bicipitalis. Zwar kommt ein Steifheitsgefühl nur bei Bewegungsbeginn vor, bald tritt aber eine Bewegungseinschränkung des Schultergelenkes auf und kann fortschreiten trotz Einsatzes wirksamer Behandlung. Die Meinungen darüber, wie diese Störung am besten behandelt wird, sind geteilt. Der Schmerz kann gewöhnlich mit milden Analgeticis beherrscht werden. Passive Schulterübungen über Kopfhöhe mittels Rollenzuges sollten viermal täglich etwa 2 Minuten lang langsam wiederholt werden. Gewaltsame Manipulationen am Schultergelenk sind zu vermeiden. Die Infiltration empfindlicher Bezirke mit Lokalanästheticis und Corticoiden bringt bestenfalls vorübergehende Linderung. Manche Chirurgen bevorzugen unblutige Manipulationen am Schultergelenk (sog. Brisement forcé) in Narkose, doch kann das Schmerzen und Bewegungseinschränkung eher verschlimmern als mildern. Operative Behandlung ist verschiedentlich befürwortet worden, sie sollte aber den wirklich therapieresistenten Fällen vorbehalten bleiben.

NEVIASER, J. S.: Musculosceletal disorders of the shoulder region causing cervicobrachial pain. Differential diagnosis and treatment. Surg. Clin. N. Amer. **43**, 1703–1714 (1963).

Humeroscapulare Tendinitis calcarea

Die Tendinitis calcarea des Schultergelenkes ist eine akute oder chronische entzündliche Störung der kapsulär-tendinösen (Rotatoren-) Manschette (speziell des Supraspinatusanteils), charakterisiert durch Kalksalzablagerungen zwischen den Sehnenfasern. Sie ist die häufigste Ursache akuter Schmerzen im Bereich der Außenseite des Schultergelenkes bei Menschen über 30 Jahre. Die Calciumablagerung kann auf das Sehnengewebe beschränkt sein oder in die darübergelegene Bursa subacromialis einbrechen.

Die Symptome bestehen in Schmerz (zeitweise sehr stark), Druckempfindlichkeit über dem Depot und Einschränkung der Schultergelenksbeweglichkeit. Chronische Symptome können intermittierend sein und denen der Periarthritis humeroscapularis ähneln.

Die Röntgenuntersuchung sichert die Diagnose und zeigt den Sitz der Läsion an:

Die Tendinitis calcarea muß abgegrenzt werden von anderen cervicobrachialen Schmerzsyndromen, eitriger Arthritis, Arthrose, Gicht und Rissen der Rotatorenmanschette. Behandlungsziel ist es, den Schmerz zu lindern und die Schultergelenksfunktion wiederherzustellen. Der Schmerz läßt sich am besten behandeln durch operative Ausräumung der Calciumablagerung. Nach jeder Art von Behandlung sollte frühzeitige Wiederherstellung der Schultergelenksfunktion durch sorgfältig überwachte Übungen gefördert werden. Akute Symptome lassen gelegentlich nach spontanem Einbrechen des Calciumdepots in die Bursa subacromialis nach. Chronische Symptome lassen sich mit Analgeticis, Übungen, Injektionen von Lokalanästheticis oder Corticosteroiden mit oder ohne Nadeln der Depots und Röntgentherapie behandeln. Große Depots, die auf dem Röntgenbild dicht erscheinen, können operative Ausräumung notwendig machen.

Zeigt die Röntgenuntersuchung, daß ein Depot verschwunden ist, so ist ein Rezidiv selten. Symptome der Periarthritis können fortbestehen, wenn die Wiedererlangung völlig freier Schultergelenksbeweglichkeit ausbleibt.

QUIGLEY, T. B.: Injection therapy of calcium deposits. Surg. Clin. N. Amer. **43**, 1495–1499 (1963).

Scapulocostales Syndrom

(Schmerzhaftes Schulterblattkrachen)

Das scapulocostale Syndrom ist der Ermüdung zugeschrieben worden bei habitueller schlechter Haltung (Haltungsschwäche), welche eine Dehnung auf die tiefe Nackenfascie und die anhängenden Muskeln ausübt und dadurch einen dumpfen quälenden Schmerz in der hinteren Cervicalregion verursacht. Der Schmerz kann ausstrahlen zum Hinterkopf, dem medialen Scapulawinkel und am Ober- und Unterarm hinab zur Ellenseite der Hand oder entlang dem vertebralen Rand des Schulterblattes zur Gegend der 4. und 5. Rippe hinten. Druckempfindlichkeit besteht gewöhnlich nahe der Insertion des M. levator scapulae am vertebralen Schulterblattrand. Ein Steifheitsgefühl im Bereich des Schultergürtels und diffuse Druckempfindlichkeit in der Region des M. trapezius können außerdem bestehen.

Diese Störung muß unterschieden werden von anderen cervicobrachialen Schmerzsyndromen und von generalisierten Störungen wie Polymyositis und Fibrositis.

Die Behandlung besteht in der Korrektur der schlechten Haltung durch Gymnastik, regelmäßige Ruhepausen zur Ermüdungsverhütung, örtliche Applikation von Wärme oder Kälte (je nach besserer Wirksamkeit) auf die hintere Cervicalregion und Infiltration mit Lokalanästheticis oder Besprühen der die Haut überziehenden „Klingelknöpfe“ mit Chloräthyl. Wenn sich die Symptome auf diese Mittel hin nicht legen, sollte die Diagnose überprüft werden.

MICHELE, A. A., EISENBERG, J.: Scapulocostal syndrome. Arch. Phys. Med. Rehab. **49**, 383–387 (1968).

Kausalgie
(Reflektorische sympathische Dystrophie)

Der Terminus Kausalgie soll hier darauf beschränkt werden, ein ungewöhnliches Schmerzsyndrom zu bezeichnen, welches obere wie untere Extremität befällt. (Eine ausführliche Erörterung findet sich in Kapitel 9). Die genaue Ursache ist unbekannt, doch ist die Armkausalgie meist durch komplette oder inkomplette Zerreißung des N. medianus oder des Plexus brachialis verursacht. Das Kardinalsymptom, welches sofort oder binnen weniger Wochen nach der Verletzung auftritt, ist ein starker brennender Schmerz, oft anfallsweise ausgelöst durch Reibung oder gar Luftzug und gewöhnlich begrenzt auf das sensible Versorgungsgebiet des betroffenen Nerven. Unverträglichkeit von Trockenheit und Linderung durch kalte feuchte Umschläge sind charakteristisch. Vasomotorische und trophische Hautveränderungen treten auf und zeigen sich an durch Kühle, Farbveränderungen (Röte oder Cyanose), Glänzen, Ödem und Trockenheit. Die kleinen Gelenke der Hand werden steif und röntgenologisch wird eine Knochenatrophie nachweisbar. Schmerzlinderung durch Stellatumblockade ist ein nützlicher Nachweistest.

In ihrer ernsteren Form muß die Kausalgie abgegrenzt werden von der Pseudokausalgie (Causalgia minor), der Sudeckschen Dystrophie (s. Kapitel 9) und anderen reflektorischen Dystrophien der oberen Extremität.

Symptomatische Behandlung durch Schutz des Körperteils vor Irritation, feuchte Umschläge, Analgetica und wiederholte Sympathicusblockaden sind Mittel, um Zeit zu gewinnen. Operative Sympathicusdenervation bringt dauerndes Verschwinden der hartnäckigen Schmerzen der echten Kausalgie bei der Mehrzahl kritisch ausgewählter Patienten (siehe Lit.-Angabe).

BAKER, A. G., WINEGARNER, F. G.: Causalgia. A review of twenty-eight cases. Amer. J. Surg. **117**, 690–694 (1969).

Epikondylitis
(Tennisellenbogen, Epicondylalgie)

Die Epikondylitis ist ein das Mittelstück der oberen Extremität betreffendes Schmerzsyndrom; es ist keine einzige ursächliche Läsion gefunden worden. Man hat angenommen, daß chronische Beanspruchung der Unterarmmuskulatur infolge ständig wiederholter Greif- oder Drehbewegungen des Unterarmes mikroskopische Risse und nachfolgende chronische Entzündung der Extensor digitorum communis- oder Flexor digitorum superficialis-Sehnen an oder nahe an ihren jeweiligen knöchernen Ursprüngen von den Epikondylen verursache. Entzündete und überschüssige, synoviabedeckte fibrös-fettige Zipfel im hinteren Humeroradialgelenk können ebenfalls eine ätiologische Rolle spielen.

Die Epikondylitis tritt am häufigsten in mittlerem Lebensalter an der Hauptextremität auf. Der Schmerz sitzt bevorzugt an der Innen- oder Außenseite der Ellenbogenregion; er kann verstärkt sein beim Greifen und kann nach proximal in den Oberarm oder nach distal in den Unterarm ausstrahlen. Der Punkt der größten Druckempfindlichkeit liegt 1–2 cm distal vom Epicondylus. Dorsalextension oder Volarflexion des Handgelenkes gegen Widerstand kann den Schmerz verstärken. Die Röntgenuntersuchung ergibt gewöhnlich keine signifikanten Veränderungen, nur gelegentlich ein diskretes amorphes Kalksalzdepot am Epicondylus in den sehnigen Fasern.

Die Epikondylitis ist abzugrenzen gegen andere cervicobrachiale Schmerzsyndrome sowie gegen Gicht und rheumatoide Arthritis.

Die Behandlung zielt ab auf Behebung von Schmerz und Empfindlichkeit. Die meisten akuten oder subakuten Symptome können durch Vermeiden ständig wiederholten Greifens behoben werden. Chronische Symptome können strikte Ruhigstellung z. B. mittels Ilfeld-Ellenbogenschiene oder volarer Gipsschiene notwendig machen. Physikalische Therapie ist außer zur Behebung geringer Symptome wirkungslos. Infiltration von „Klingelknöpfen“ mit Lokalanästheticis mit oder ohne Corticoiden wird von manchen befürwortet. Operative

Behandlung ist chronischen therapieresistenten Fällen vorbehalten.

Die Symptome reagieren in der Regel auf Ruhe und konservative Mittel.

Bosworth, D. M.: Surgical treatment of tennis elbow. A follow-up study. J. Bone Joint Surg. **47A**, 1533–1536 (1965).

Karpaltunnelsyndrom

Das Karpaltunnelsyndrom ist eine schmerzhafte, durch Kompression des N. medianus zwischen dem Lig. carpi volare und den angrenzenden Strukturen verursachte Störung. Selbst wenn keine anatomische Läsion sichtbar ist, können Abplattung oder sogar zirkuläre Einengung des N. medianus bei operativer Durchtrennung des Bandes beobachtet werden.

Schmerz im Versorgungsgebiet des N. medianus, welcher brennend und kribbelnd (Acroparästhesien) sein kann, ist das Initialsymptom. Der quälende Schmerz kann nach proximal in den Unterarm und sogar in das Schultergelenk ausstrahlen. Der Schmerz kann episodisch oder konstant sein und wird verstärkt durch Betätigung der Hand. Eine Gefühlsstörung im Versorgungsgebiet des N. medianus braucht nicht vorhanden zu sein, wenn die Symptome frisch sind, und es können feine Unterschiede zwischen der betroffenen und der Gegenseite nachgewiesen werden, indem man den Patienten auffordert, unterschiedliche Stoffqualitäten durch Reiben zwischen den Daumen- und Zeigefingerspitzen zu identifizieren. Muskelschwäche oder -atrophie, bes. des M. abductor pollicis brevis, treten später in Erscheinung als Sensibilitätsstörungen. Die aufschlußreichste Spezialuntersuchung ist die Bestimmung der motorischen Nervenleitungsverzögerung, welche verlängert ist, ehe Muskelschwäche oder -atrophie deutlich werden.

Dieses Syndrom ist abzugrenzen von anderen cervicobrachialen Schmerzsyndromen und von Kompressionssyndromen des N. medianus am Unter- und Oberarm.

Die Behandlung zielt ab auf die Behebung des Druckes auf den N. medianus. Konservative Behandlung bringt mäßige Symptome jüngeren Datums zum Verschwinden. Wird eine primäre Läsion gefunden, so sollte spezifische Behandlung erfolgen. Wenn eine Weichteilschwellung die Ursache ist, kann Hochlagerung des Armes die Symptome beheben. Schienung von Hand und Unterarm zur Nacht kann wohltuend sein. Ist eine unspezifische Entzündung der ulnaren Bursa anzunehmen, so empfehlen manche Autoren Corticosteroidinjektionen. Die operative Spaltung des Ligamentum carpi volare bringt dauerhafte Abhilfe, wenn die konservative Behandlung versagt. Der Schmerz verschwindet gewöhnlich innerhalb weniger Tage. Die Muskelkraft kehrt allmählich zurück; eine vollständige Erholung ist jedoch nicht zu erwarten, wenn die Atrophie beträchtlich ist.

Nicolle, F. V., Woolhouse, F. M.: Nerve compression syndrome of the upper limb. J. Trauma **5**, 313–318 (1965).

Schulter-Hand-Syndrom
(Brachialgie)

Das Schulter-Hand-Syndrom (von manchen als eine klinische Einheit angesehen) ist ein variabler Komplex von Symptomen und Zeichen, ausgehend von verschiedenen schmerzhaften Störungen des Schultergelenkes und der gleichseitigen Hand. Nach derzeitiger Anschauung ist es Ausdruck einer reflektorischen neurovasculären Dystrophie. Das Syndrom ist im wesentlichen eine Kombination der Periarthritis humeroscapularis und der Sudeckschen Dystrophie der Hand und des Handgelenks.

Das Schulter-Hand-Syndrom tritt mit steigender Häufigkeit im mittleren Lebensalter auf. Schultersymptome können der Handbeteiligung vorausgehen oder folgen, oder es können beide gleichzeitig beginnen. Das Ellenbogengelenk bleibt gewöhnlich frei; ist das Ellenbogengelenk beteiligt, so ist die Hauptmanifestation eine schmerzhafte Bewegungseinschränkung. Dieses Syndrom sollte von anderen cervicobrachialen Schmerzsyndromen und von der rheumatoiden Arthritis, Polymyositis, Sklerodermie und Gicht abgegrenzt werden.

Neben gezieltem Angehen der zugrundeliegenden Störung richtet sich die Behandlung auf die Wiederherstellung der Funktion. Die für die Periarthritis humeroscapularis (s. oben) und die Sudecksche Dystrophie beschriebene Therapie werden gleichzeitig angewandt. Die Prognose hängt zum Teil von dem Stadium ab, in welchem sich die Schädigungen des Schultergelenkes und der Hand befinden sowie von Ausmaß und Schwere begleitender Organkrankheiten. Frühbehandlung bietet die beste Prognose hinsichtlich größtmöglicher Wiederherstellung.

STEINBROCKER, O.: The shoulder-hand syndrome: Present perspective. Arch. Phys. Med. Rehab. **49**, 388–395 (1968).

Cervicobrachiale Schmerzen intrathorakalen Ursprungs

Der Schmerz in der Schultergürtelregion und der oberen Gliedmaße infolge Myokarddurchblutungsstörungen bei arteriosklerotischer Kardiopathie ist in Kapitel 8 erörtert. Das ist eine häufige Ursache des Schulter-Hand-Syndroms.

Das bronchiogene Carcinom (s. Kapitel 7) im Bereich der Lungenspitze ist eine ungewöhnliche Ursache cervicobrachialer Schmerzen. Bei der Häufigkeit des Bronchialcarcinoms bei älteren Menschen ist es wahrscheinlich, daß es mit anderen Gewebsläsionen, welche Schmerzen in den hier zur Debatte stehenden anatomischen Regionen verursachen, zusammen vorkommt. Die Röntgenuntersuchung des oberen Thoraxbereiches in lordotischen Projektionen oder die Tomographie kann Veränderungen aufdecken, die bei den für die Diagnostik von Lungen-, Schultergürtel und Halswirbelsäulenaffektionen üblichen Routineröntgentechniken nicht zur Darstellung kommen.

Tumoren und tumorähnliche Veränderungen des Knochens

Die klassische Einteilung der Knochentumoren erfolgte in primäre und sekundäre Tumoren. Hierbei gab es jedoch Unstimmigkeiten darüber, welche Tumoren primär zum Skeletsystem gehören. Tumoren mesenchymalen Ursprungs, die dem Skeletsystem zugehörigen Geweben (z. B. Knochen, Knorpel oder Bindegewebe) entstammen, und Tumoren, die sich im Knochen entwickeln, sei es, daß sie dem haematopoetischen, dem Nerven- oder Gefäßsystem entspringen, sei es, daß es sich um Fettzellen handelt, sollten unterschieden werden von sekundären bösartigen Tumoren, die den Knochen durch lokalen Einbruch oder auf haematogenem Weg infiltrieren.

Die Malignität äußert sich durch lokales invasives Wachstum (durch progressives Wachstum in situ mit Infiltration oder Zerstörung des angrenzenden Gewebes) oder durch Fernmetastasen über Blut- oder Lymphbahn.

LICHTENSTEIN hat in seiner unten genannten Arbeit, die als Nachschlagewerk zu empfehlen ist, eine praktische Einteilung der Knochentumoren vorgelegt.

Die Diagnose der hier beschriebenen Knochentumoren kann gewöhnlich mit großer Genauigkeit vorgenommen werden, wenn man sich um eine zusammenfassende Interpretation der klinischen, röntgenologischen und pathologischen Befunde bemüht.

LICHTENSTEIN, L.: Bone tumors. Mosby 1970.

Osteome

Der Begriff Osteom beschränkt sich auf einen selten vorkommenden gutartigen Tumor, der sich aus dem bindegewebig angelegten Knochen entwickelt, gewöhnlich im Bereich der Nasennebenhöhlen, der Mandibula oder des Schädeldaches. Histologisch setzt sich dieser Tumor aus Compacta zusammen, welche osteoid-spongiöse Knochen und vasculäre Gewebsanteile enthalten kann. Die fibröse Kapsel des Tumors verwächst mit dem angrenzenden normalen Periost. Die Symptome treten gewöhnlich während des Erwachsenenalters auf und äußern sich meist durch Hervortreten der Geschwulst an die Oberfläche, wo sie sichtbar wird, oder in der Tiefe durch Beeinträchtigung der umliegenden Strukturen. Differentialdiagnostisch muß das Osteom von dem Osteochondrom, Verknöcherungen, die in den Sehnen und Bändern auftreten, sowie von einer reaktiven Hyperostose des Schädeldaches unterschieden werden. Dieser gutartige Tumor sollte nicht mit dem „parostealen Osteom", welches häufig bösartige Tendenzen zeigen kann, verwechselt werden. Die chirurgische Entfernung ist zu empfehlen.

Osteochondrom

Das Osteochondrom kann isoliert vorkommen, aber in der Regel wird die multifokale Form wegen ihrer Tendenz, familiär gehäuft aufzutreten, als hereditäre multiple Exostose beschrieben. Es wurde wiederholt auf die Bereitschaft zu maligner Entartung des Tumors hingewiesen; Lichtenstein reiht ihn hingegen unter die gutartigen Neubildungen ein.

Dieser gewöhnlich gutartige Tumor entwickelt sich charakteristischerweise an der Oberfläche enchondral gebildeter Knochen nahe der Epiphysenfuge, erscheint jedoch zuweilen auch an den flachen Knochen (bindegewebig angelegte Knochen). Er kann breitbasig auf den Knochen aufsitzen oder eine gestielte Form haben und entwickelt sich aus der rindennahen spongiösen Knochenstruktur. Der Körper oder Stiel der Tumormassen besteht in der Peripherie aus kompaktem Knochen, der von Periost überdeckt ist. Die Kernsubstanz enthält spongiösen Knochen. Der prominente Anteil ist von hyalinem Knorpel bedeckt, der eine aktive Proliferation zeigen kann, solange die enchondrale Ossifikation des Skelets noch nicht abgeschlossen ist.

Symptome werden in der Regel durch die Protrusion des Tumors hervorgerufen, besonders dann, wenn er dicht unter der Oberfläche liegt. Die ersten subjektiv empfundenen Erscheinungen zeigen sich häufig als Druckempfindlichkeit oder Schmerzen, hervorgerufen durch Reizung oder Druck auf benachbarte Gewebe, wie z. B. ein neurovasculäres Bündel, oder benachbarte Knochen. Gelegentlich weist auch eine eingeschränkte Gelenkbeweglichkeit auf den Tumor hin. Durch die chronische Reizung kann es zur Bildung zusätzlicher Schleimbeutel kommen, die reiskornähnliche Körperchen enthalten.

Das Röntgenbild ist charakteristisch. Der breitbasige Aufsitz kann jedoch ein nicht osteogenes Fibrom oder ein chondrommyxoides Fibrom vortäuschen. Das Auffinden eines solitären Tumors verpflichtet zu einer Röntgenübersicht, um das Vorhandensein weiterer Tumoren auszuschließen.

Komplikationen können sich durch Druck auf benachbarte lebenswichtige Strukturen ergeben sowie z. B. auf große Gefäße oder Nervenstämme. Eine maligne Entartung zum Chondrosarkom ist selten und vollzieht sich dann nur sehr langsam.

Eine radikale chirurgische Revision mit Entfernung des umliegenden Periosts führt in der Regel zur Heilung.

Osteoides Osteom

Das osteoide Osteom, dem bestimmte Charakteristika eines Neoplasmas fehlen, wurde als tumorähnliche Bildung definiert, die sich aus osteoiden Trabekeln des neu gebildeten Knochens zusammensetzt und auf dem Boden eines stark vascularisierten osteogenen Bindegewebes entsteht. Es kann sich sowohl im spongiösen wie im kompakten Knochen entwickeln. Über die Hälfte der beschriebenen Fälle sind an den unteren Extremitäten lokalisiert. Obwohl die Diagnose am häufigsten während der Adoleszenz oder im frühen Erwachsenenalter gestellt wird, werden die Veränderungen gelegentlich auch in der Kindheit oder im Alter beobachtet.

Schmerzen variieren in Heftigkeit und Häufigkeit und verstärken sich in der Regel nachts. Aspirin® oder andere schwache Analgetica können vorübergehende Erleichterung bringen. Bei oberflächlicher Lage kann ein lokaler Druckschmerz ein früher Hinweis sein, eine Schwellung kann als Ergebnis einer reaktiven Verknöcherung auftreten. Geht die Geschwulst von spongiösen Knochen aus, so tritt eine reaktive Verknöcherung in der Regel weniger in Erscheinung. Wenn der vergleichsweise erhöht strahlendurchlässige Herd im kompakten Knochen auftritt, so kann er durch die ihn umgebende reaktive Sklerose verdeckt sein und bei einer Routineröntgenaufnahme nicht zur Darstellung kommen. Härtere Aufnahmetechnik oder eine Tomographie können unter solchen Umständen den Herd sichtbar machen.

Das osteoide Osteom muß gegenüber anderen tumorähnlichen Veränderungen und gutartigen Geschwülsten der Knochen (z. B. benignes Osteoblastom) und gegenüber lokalen Infektionen wie Brodieabsceß oder chronische Osteomyelitis differentialdiagnostisch abgegrenzt werden.

Obwohl spontane Heilungen beobachtet wurden, scheint der Schmerz zuweilen über die Heilungsphase hinaus anzudauern. Durch die chirurgische Ausräumung des Herdes, der oft kaum ausgedehnter als 1 cm ist, erzielt man Schmerzfreiheit und Heilung.

Phelau, J. T.: Osteoid. Osteoma. Surg. Gynec. Obstet. **121**, 112–116 (1965).

Nicht-osteogenes Fibrom

(Nicht verknöchertes Fibrom, fibröser Rindendefekt, metaphysärer fibröser Defekt)

Diese häufige Knochenveränderung wird heute nicht mehr als Neoplasma angesehen. Bestimmte, leicht zu erkennende Fälle – besonders jene, die sich im Säuglingsalter und während der Kindheit im posteromedialen Anteil der unteren Femurmetaphyse finden – verlaufen häufig ohne Symptomatik und neigen zur vollständigen spontanen Rückbildung. Sie werden von Aegerter und Kirkpatrick als eigenständige Gruppe (subperiostaler Rindendefekt) betrachtet. Makroskopisch erscheint das Gewebe hart und kann einen grau-weißen oder gelblichen, zuweilen auch bräunlichen Farbton besitzen. Histologisch besteht es aus kompakten Spindelzellen, die gewöhnlich spiralisch angeordnet sind. Das Ausmaß der Vascularisation des Stroma variiert sogar innerhalb desselben Herdes. Andere Elemente der Grundsubstanz sind Riesenzellen und Makrophagen, die Lipidtröpfchen enthalten.

Morton hat metaplastische Knochenbildungen beobachtet und die Frage der Beziehung zwischen diesen Veränderungen und der fibrösen Dysplasie aufgeworfen.

Die Veränderungen treten am häufigsten an den Metaphysen der langen Röhrenknochen, besonders an denen der unteren Extremität, während der Kindheit und beim Heranwachsenden auf; sie können jedoch auch im Säuglingsalter und im frühen Erwachsenenalter gefunden werden. Die Veränderungen werden häufig als Zufallsbefund bei einer Röntgenuntersuchung anläßlich einer Verletzung erhoben. In den Metaphysen liegt die Geschwulst meist exzentrisch, nahe dem Periost. Eine Zone erhöhter Strahlendurchlässigkeit, die kompakte Rindenknochen und angrenzende Spongiosa einschließt, ist so ausgerichtet, daß sie in ihrer größten Ausdehnung parallel zur Längsachse des befallenen Knochens verläuft. An seiner Oberfläche kann ein dünner Knochenwall erhalten bleiben, obwohl sich die Geschwulst weit über das normale Niveau der umgebenden gesunden Cortex erhebt. In der Tiefe wird die Geschwulst demarkiert durch eine Lage sklerosierten Knochens, welche den Tumor gegenüber der Spongiosa abgrenzt. Oft weisen Schmerzen auf diese Veränderung hin; lokale Druckempfindlichkeit oder Schwellung werden beobachtet. Gelegentlich ist eine pathologische Fraktur das erste Zeichen. Um andere Veränderungen wie z. B. fibröse Dysplasie, Solitärcysten, Knocheninfarkt und chondromyxoides Fibrom oder chronische Osteomyelitis ausschließen zu können, ist häufig eine Biopsie notwendig. Ist die Diagnose einmal gesichert, erübrigt sich eine aktive Behandlung, da die Veränderungen meist spontan heilen. Weiterhin bestehende Schmerzen und Zeichen eines weiteren Wachstums stellen die Indikation für ein chirurgisches Vorgehen, welches aus einer Herdausräumung besteht.

Morton, K. S.: Bone production in non-osteogenic fibroma. J. Bone Joint Surg. **46B**, 233–243 (1964).

Benigne Osteoblastome

(Osteogenes Fibrom, verknöcherndes Fibrom, Osteofibrom, fibröses Osteom)

Unter dem Begriff gutartiger Osteoblastome wird eine Gruppe von gutartigen osteoblastischen Neubildungen verstanden, die sich durch ein unterschiedliches histologisches und klinisches Bild auszeichnen, welches dem eines Riesenzelltumors oder eines osteogenen Sarkoms ähneln kann. Es findet sich am häufigsten während der Kindheit und der Jugend. Obwohl es auch im Schädeldach und an der Wirbelsäule gefunden wird, sind die langen Röhrenknochen der unteren Gliedmaßen die häufigste Lokalisation. Das histologische Bild zeigt Bildungen von Osteoid mit verschiedenen Stadien der Verkalkung, jedoch ohne Zellatypien in einem reich vascularisierten Grundgewebe, das unterschiedliche Mengen von Riesenzellen enthält. Lokale Schmerzhaftigkeit, ein wichtiges klinisches Zeichen, weist auf diese Veränderungen hin. Das Röntgenbild ist nicht charakteristisch, zeigt jedoch eine Rarefizierung der normalen Knochenstruktur, Verdickung der Corticalis und osteosklerotische Herde. Routinemäßig durchgeführte Laboruntersuchungen führen bei der Differentialdiagnose nicht weiter. Wegen des Fehlens typischer klinischer und histologischer Charakteristika ist die mikroskopische Differenzierung vom „riesenzelligen osteoiden Osteom", Riesenzelltumor, osteogenem Sarkom und von fibröser Dysplasie schwierig und erfordert große Erfahrung. Wenn notwendig, ist eine chirurgische Herdausräumung mit nachfolgender Knochentransplantation sowohl an den flachen Knochen als auch an den Röhrenknochen der Gliedmaßen möglich. Bei Befall der Wirbel ist häufig eine vollständige Ausräumung nicht möglich; in diesen Fällen hat sich die Röntgenbestrahlung zusätzlich zur operativen Therapie bewährt.

Lichtenstein, L., Sawyer, W. B.: Benign osteoblastoma. J. Bone Joint Surg. **46A**, 755–765 (1964).

Chondromyxoides Fibrom

Das chondromyxoide Fibrom ist ein seltener Knochentumor von wechselnder Wachstumstendenz, der sowohl chondroide als auch myxoide Elemente enthält. Lokales invasives Wachstum wie auch bösartige Umwandlung sind beschrieben. Der Tumor kann grundsätzlich in jedem Lebensalter auftreten, meist jedoch bei Jugendlichen und im frühen Kindesalter. Er befällt die Metaphysen der langen Röhrenknochen, die Knochen von Händen und Füßen und die flächigen Knochen. Makroskopisch ist der Knochen hart und enthält mitunter Herde von verkalktem Knorpel. Mikroskopisch zeigen die Knorpelbestandteile verschiedene Differenzierungsgrade, cellulären Pleomorphismus und cytologische Aktivitätszeichen. Im Zentrum können Chondroblasten vorherrschend sein. An Stellen größerer Reife des Tumors finden sich nur wenige knorpelige Elemente mit Bildung von Chondroid. Die myxoide Matrix enthält spindel- und sternförmige Zellen, das fibröse Grundgewebe kann verschiedene Mengen kollagener Fasern enthalten. Riesenzellen sind häufig. Lichtenstein und Bernstein beschrieben die Feinheiten und Abweichungen des mikroskopischen Bildes dieses Tumors.

Schmerz weist auf die Geschwulstbildung hin, Schwellung und Druckempfindlichkeit können bei oberflächlicher Lage des Tumors vorhanden sein. Das Röntgenbild ist uncharakteristisch und kann einem nicht osteogenen Fibrom oder einem bösartigen aber nicht schmerzhaften primären Knochentumor ähneln.

Chondromyxoide Fibrome können röntgenologisch als ovale oder langgestreckte Herde mit Vergröberung der Knochenstruktur und Verdickung der Corticalis, evtl. mit Erosionen, zur Darstellung kommen. Zuweilen sind sie vom spongiösen Knochen durch eine dünne osteosklerotische Zone demarkiert. In manchen Fällen wechseln sich cystische Aufhellungszonen umgeben von sklerotischen Knochenleisten ab, die zuweilen miteinander in Verbindung stehen. Die exakte Diagnose kann nur durch die Biopsie gestellt werden. Die Behandlung muß durch operative Entfernung geschehen. Nach Auskratzen des Tumors wurden wiederholt Rezidive beobachtet.

LICHTENSTEIN, L., BERNSTEIN, D.: Unusual benign and malignant chondroid tumors of bone. Cancer **12**, 1142–1157 (1959).

Enchondrom

Das solitäre Enchondrom besteht aus einer Anhäufung von Knorpelzellen, wobei charakteristische neoplastische Zellen fehlen. Die multifokale Manifestation wird heute als Enchondromatose bezeichnet und schließt die Chondrodystrophien ein, worunter früher die das Skelet vorwiegend einseitig befallenden Chondrodysplasien (Morbus Ollier) verstanden wurden. Das Mafucci-Syndrom umfaßt das gleichzeitige Auftreten der Enchondromatose zusammen mit multiplen, kavernösen Hämangiomen. Die solitären Enchondrome befallen vornehmlich die Phalangen, die Metacarpal- und Metatarsalknochen, können jedoch auch an den Metaphysen der langen Röhrenknochen und an den flachen Knochen gefunden werden. Obwohl sich die Veränderungen wahrscheinlich noch vor Abschluß des Skeletwachstums ausbilden, werden sie meist nicht vor dem Erwachsenenalter entdeckt. Makroskopisch erscheint die Veränderung als rundliche Masse eines festen und blaß aussehenden Gewebes, das bei näherer Betrachtung gelappt erscheint. Mikroskopisch finden sich in den charakteristischen Bezirken Knorpelzellen mit einzelnen kleinen gleichgestalteten Kernen und blaßangefärbtem Cytoplasma. Sie scheinen in Lakunen eingeschlossen mit einer hyalinen Matrix. Bindegewebe und Blutgefäße trennen die einzelnen Läppchen voneinander. Verkalkungs- oder Verknöcherungsherde können als Ausdruck der Reife der Geschwulst gedeutet werden. Schon geringfügige Traumen können zur pathologischen Fraktur führen; langsames Wachstum verursacht geringe Schmerzen, Druckempfindlichkeit oder Schwellung. Das charakteristische Röntgenbild der Hände oder Füße zeigt hier vermehrte Strahlendurchlässigkeit mit geschedkter Struktur, die durch unvollständig sklerosierte Knochenbrücken hervorgerufen werden. Eine Verdickung der Corticalis geht meist ohne ausgeprägte Erosionen einher.

Mikroskopisch können die Veränderungen der Enchondromatose des Skelets nicht vom Solitärtyp unterschieden werden. Lichtenstein beschreibt bei der ersten Form jedoch die Tendenz zur größeren Zellzahlbildung. Das multiple Auftreten verursacht meist bizarre Skeletveränderungen und eine Störung im Längenwachstum der betroffenen Knochen.

Bösartige Umwandlungen der solitären Veränderungen an den Händen und Füßen sind ungewöhnlich. Bei jeder anderen Lokalisation oder im Falle der multifokalen Form sollten die betreffenden Personen in regelmäßigen Abständen kontrolliert werden, um eine maligne Wachstumstendenz schon frühzeitig zu erkennen. Die Behandlung an Händen und Füßen besteht aus einer radikalen Ausräumung und einer sich anschließenden Knochentransplantation, falls erforderlich.

Chondroblastome

(Epiphysärer, chondromatöser Riesenzelltumor)

Das Chondroblastom ist ein selten vorkommender gutartiger Tumor, der sich vorwiegend in den langen Röhrenknochen, zuweilen aber auch in den flachen Knochen findet. Obwohl der Tumor primär die Epiphyse befällt, kann er jedoch auch auf die an die Epiphysenfuge angrenzende Metaphyse übergreifen und den Gelenkknorpel zerstören.

Der Chondroblast ist die typische Zellform, meist dicht aneinandergepackt, ohne begleitendes Stroma. Lichtenstein hat als typisches Zeichen dieses Tumors hervorgehoben, daß sich verkalkte Herde mit degenerativen Bezirken abwechseln, die ihrerseits durch Schwellung und Nekrose der Knorpelzellen gekennzeichnet sind. Vielkernige Riesenzellen werden oft in haemorrhagischen Bezirken gefunden. Bindegewebe, das an die Stelle des nekrotischen Knorpels tritt, kann Kollagen produzieren. Auch können Gebiete von myxomatösem Aussehen gefunden werden.

Schmerzen im Bereich eines der großen Gelenke weisen häufig auf das Vorliegen eines solchen Tumors hin. Eine länglich-ovale Zone erhöhter Strahlendurchlässigkeit im Bereich der Epiphyse oder der angrenzenden Metaphyse, umgeben von sklerotischen Knochen sowie punktförmigen Verdichtungen, die durch Kalkeinlagerungen innerhalb des Tumors bedingt sind, sind die wesentlichen röntgenologischen Zeichen.

Obwohl der Tumor als gutartig angesehen wird, wurde über Fälle einer malignen Entartung berichtet.

Auch hier ist in der Regel die radikale chirurgische Ausräumung ausreichend.

KAHN, L. B., WOOD, F. M., ACHERMAN, L. V.: Malignant chondroblastoma. Arch. Path. **88**, 371–376 (1969).

Chordome

Es handelt sich hier um eine sehr seltene Geschwulst, die vom Gewebe der Chorda dorsalis ausgeht. Man findet sie vorwiegend an der Schädelbasis oder im sacrococcygealen Bereich.

Zuweilen können jedoch andere Wirbelsäulenabschnitte befallen werden. Das cytologische Bild ist inkonstant mit Zellen ektodermalen oder mesodermalen Ursprungs. Mikroskopisch enthalten einige Tumoren Hohlräume, die von kubischem Epithel ausgekleidet sind, andere haben vacuolenhaltige Tumorzellen, die in einer mucinösen Grundsubstanz verteilt liegen. Die subjektive Symptomatik hängt ab von den Geweben, auf die der langsam wachsende Tumor übergreift. Er metastasiert spät und zeichnet sich durch lokales infiltrativ-destruktives Wachstum in die benachbarten Knochen und die angrenzenden Weichteilgewebe aus. Lokale Schmerzen, Druckempfindlichkeit und periphere neurologische Ausfälle in Abhängigkeit von der Lokalisation sind die üblichen klinischen Zeichen. Die röntgenologischen Befunde sind nicht charakteristisch, zeigen jedoch in der Regel osteolytische Herde mit Verkalkungen wechselnden Ausmaßes. Die Biopsie sichert die Diagnose. Bei begrenzter Ausbreitung im Steißbein oder im distalen Kreuzbeinende kommt eine operative Resektion in Frage. Meistens jedoch gelingt eine vollständige operative Ausräumung nicht. Eine inkomplette Excision hat palliativen Charakter. Der Tumor ist relativ unempfindlich gegenüber einer Röntgenbestrahlung.

Riesenzelltumor

Die Riesenzelltumoren des Knochens entwickeln sich offenbar aus dem Bindegewebe des Knochenmarks. Das charakteristische histologische Bild zeigt Stromazellen, die Fibroblasten ähneln, mit mehrkernigen Riesenzellen, die unregelmäßig unter ihnen verteilt sind. Viele Autoren sehen in den Stromazellen die primären Tumorzellen, aus denen sich die Riesenzellen durch Konglomeration bilden. Osteoide Substanz und neugebildeter Knochen können in einzelnen Bezirken gefunden werden. Der Riesenzelltumor wird am häufigsten bei Heranwachsenden und im mittleren Lebensalter beobachtet. Die meisten Tumoren beginnen am Ende der langen Röhrenknochen, besonders über dem Knie oder im unteren Anteil des Radius; sie werden jedoch auch an anderen Knochen der Gliedmaßen und an der Wirbelsäule beobachtet. Eine dauernde Zunahme lokalisierter Schmerzen und eine unauffällige Schwellung können auf den Tumor aufmerksam machen. Der Röntgenbefund osteolytischer Herde von schaumartiger Struktur in den spongiösen Enden des Femurs und der Tibia im Kniegelenksbereich oder im distalen Ende der Radiusmetaphyse, exzentrisch gelegen mit Expansion und Erosion der darüberliegenden Rinde, sollte den Verdacht auf einen Riesenzelltumor lenken. Eine Probeexcision ist erforderlich, um diesen Tumor gegenüber anderen, ähnlichen Veränderungen differentialdiagnostisch abzuklären, besonders gegenüber solitären Knochencysten, aneurysmatischen Cysten, dem chondromyxoiden Fibrom, dem Osteoblastom und dem Chondroblastom. Zusätzlich muß er gegenüber dem „braunen Tumor“ bei Hyperparathyreoidismus abgegrenzt werden.

Eine sinnvolle Therapie der Tumoren besteht in einer chirurgischen Entfernung. Letztlich wird das Vorgehen durch den

Grad der Polymorphie der Stromazellen bestimmt. Wo immer möglich, sollte der Tumor ausgeräumt werden. Wenn jedoch die Veränderungen sehr ausgedehnt sind, sollte eine segmentale Resektion vorgezogen werden, die ihrerseits jedoch wieder eine Knochentransplantation notwendig machen kann. In chirurgisch schlecht zugängigen Gebieten ist neben der partiellen Entfernung die Therapie mit Röntgenbestrahlungen gerechtfertigt. Diese Tumoren neigen zu lokalem, infiltrativem Wachstum und zur Metastasierung.

Ewing-Sarkom

Das Ewing-Sarkom ist ein recht häufiger bösartiger Knochentumor, der sich offenbar aus dem Mark entwickelt. Der Ursprung der primären Tumorzellen ist noch umstritten. Die Neigung dieses Tumors zu metastasieren und der häufige Befund multipler Skeletveränderungen haben die Frage aufgeworfen, ob es sich dabei um an mehreren Stellen auftretende Primärherde oder nur um Metastasen in anderen Knochen handelt. Makroskopisch ist das Tumorgewebe weich, neigt zu nekrotischer Einschmelzung und zerstört den umgebenden Knochen. Mikroskopisch findet man eng aneinanderliegende Zellen unterschiedlicher Morphologie. Die Kerne sind klein, rund oder oval, wobei der Anteil des Cytoplasmas schwankt. Die Zellgrenzen sind oft nicht erkennbar. Degenerationsherde sind vorhanden, häufig auch Blutungen in nekrotische Bezirke, die später bindegewebig ersetzt werden.

Der Tumor tritt meist im jugendlichen Alter und im frühen Erwachsenenalter auf, er kommt jedoch auch in der Kindheit vor. Zu Beginn wird die Geschwulst im Schaft der langen Röhrenknochen, an der Wirbelsäule oder an den flachen Knochen des Stammes gefunden. Lokale Schmerzhaftigkeit, die mit der Zeit zunimmt, ist das Leitsymptom. Druckempfindlichkeit und Anstieg der Hauttemperatur sind lokale Zeichen, die von Schwellung und Induration des umliegenden Gewebes begleitet werden. Eine leichte Anämie und Leukocytose werden häufig beobachtet.

In den langen Knochen wird der Tumor in der Regel im Bereich der Diaphyse lokalisiert. Eine diffuse Osteosklerose der Rinde und gelegentliche periostale Reaktionen bedingen das „Sunburst-Muster" im Röntgenbild. Beim Weiterwachsen des Tumors kommt es zur Zerstörung des Markraumes, was sich als diffuse Rarefizierung im Röntgenbild widerspiegelt.

Obwohl der Verlauf langsam und von Episoden vergleichsweiser Ruhe gekennzeichnet sein kann, neigt der Tumor im allgemeinen zu invasivem Wachstum und zur Metastasierung. Die Differentialdiagnose schließt die Osteomyelitis, das osteogene Sarkom sowie ein Nebennierenrinden-Neuroblastom ebenso ein wie den Morbus Hodgkin und das Lymphosarkom. Die exakte Diagnose kann nicht allein durch die klinischen und röntgenologischen Befunde gestellt werden. Eine Probeexcision und histologische Untersuchung sind erforderlich. Meist sind schon Metastasen vorhanden, wenn die symptomatischen Veränderungen entdeckt werden. Die Resektion oder Amputation in Kombination mit Röntgenbestrahlung bringt – solange keine Metastasen auftreten – die besten Behandlungsergebnisse.

Auch bei frühzeitig gestellter Diagnose und radikaler Behandlung liegt die Mortalität bei über 95%.

Plasmazellmyelome

(Plasmocytom, M. Kahler)

Das Plasmocytom ist ein primär bösartiger Tumor des Knochens, der sich aus den hämatopoetischen Reticulumzellen des Markes entwickelt. Er kann zuweilen auch primär in den Eingeweiden oder in den Weichteilen auftreten. Obwohl ein solitäres Vorkommen bekannt ist, liegt in der Regel ein multipler Befall vor.

Die Tumorzelle gleicht einer Plasmazelle; ihre genaue Herkunft konnte jedoch noch nicht mit Sicherheit bestimmt werden. Makroskopisch erscheint der Tumor von weicher Konsistenz, dunkelrot oder grau gefärbt und reich vascularisiert. Die charakteristischen Tumorzellen gleichen Plasmazellen; ihre Morphologie ist jedoch so wechselhaft, daß einzelne Zellen Elementen der Myelocytenreihe ähneln können. Der Tumor besitzt nur ein spärliches Stroma; dünnwandige Blutgefäße sind zahlreich.

Der Tumor wird vorwiegend nach dem 40. Lebensjahr gefunden und ist etwa zweimal so häufig bei Männern wie bei Frauen. Schmerz ist das häufigste Symptom. Schwellung und Induration sind lokale Zeichen. Ein diffuser Befall der Wirbelsäule wird durch Kyphosenbildung und Abflachung der Lendenlordose im Zusammenhang mit einer Erniedrigung der Wirbelkörper charakterisiert. Pathologische Frakturen kommen häufig vor, oft als erstes Symptom dieser Krankheit.

Im Frühstadium der Erkrankung ergeben Laboruntersuchungen keine wesentliche Hilfe. Im fortgeschrittenen Stadium werden jedoch auch andere Organsysteme befallen, was sich in pathologischen Laborwerten widerspiegelt: Anämie, Hypercalciurie, Hypercalcämie sowie Hyperglobulinämie, ferner die Ausscheidung von Bence-Jones Eiweißkörpern und Hyperurikämie. Die Röntgenbefunde sind sehr variabel. Wegen des ausgedehnten Befalls ist zuweilen lediglich eine diffuse Osteoporose erkennbar. Knochenherde erscheinen im wesentlichen als diffuse oder umschriebene Aufhellungszonen ohne umgebende Sklerose. In manchen Fällen breitet sich der Tumor in der Rinde aus. Der Zusammenbruch von Wirbelkörpern, verursacht durch Infraktion als Folge ausgedehnter Verdrängung des Markes durch Tumorgewebe, kann in einem oder mehreren Segmenten zu erkennen sein. Obwohl das Plasmocytom im floriden Stadium ein einheitliches klinisches Bild bietet, kann zuweilen die Knochenmarkspunktion oder Probeexcision in fraglichen Fällen notwendig werden, um die Diagnose zu sichern. Komplikationen entstehen aus dem Übergreifen des Tumors auf die lebenswichtigen Strukturen des Rückenmarks und der Cauda equina.

Die chirurgische Entfernung einzelner Herde kann zu einer vorübergehenden Besserung führen, der Ausgang der Erkrankung ist jedoch infaust. Der Tumor entwickelt sich mit unterschiedlicher Schnelligkeit. Eine palliative Röntgenbestrahlung kann die oftmals sehr starken Schmerzen lindern.

Osteogenes Sarkom

Mit Ausnahme des Myeloms ist das osteogene Sarkom der häufigste primäre bösartige Knochentumor. Es wird am häufigsten im Vorerwachsenenalter und im frühen Erwachsenenalter gefunden, kann jedoch auch später auftreten. Es kommt bei Männern doppelt so häufig vor wie bei Frauen. Meist tritt es solitär auf, obwohl hin und wieder auch multiple Knochenherde gefunden wurden.

Gewöhnlich lokalisiert sich der Tumor an den Metaphysen der langen Röhrenknochen. In über 50% wird der Kniebereich befallen, weniger häufig das Becken und die schlanken, langen Knochen wie Fibula und Unterarmknochen; zuweilen auch die flachen Knochen.

Klinische Befunde

A. Symptome: Gewichtsverlust und Anämie sind häufig schon bei Stellung der Diagnose zu erkennen. Die anfangs nur geringfügigen Schmerzen werden mit dem Wachstum des Tumors immer stärker. Gelegentlich ist eine Schwellung, die durch die Tumormassen und ein umgebendes Ödem bedingt ist, das erste initiale Symptom. Lokale Überwärmung, venöse Hyperämie und Druckschmerz sind weitere lokale Symptome.

B. Laborbefunde: Die histologische Untersuchung von Biopsiematerial stellt die sicherste und sinnvollste Methode zum Tumornachweis dar. Der Tumor bietet ein sehr verschiedenartiges histologisches Bild; als jedoch immer vorhandenes Charakteristikum finden sich polymorphe Spindelzellen mit atypischen Mitosen, dazwischen sind kollagene Fibrillen mit Knochen- oder Knorpelgrundsubstanz eingelagert.

Als weiteres, signifikantes Zeichen findet sich meistens eine Erhöhung der alkalischen Serumphosphatase, wobei die Höhe des Serumspiegels als guter Indikator der Tumoraktivität gilt.

C. Röntgenbefunde: Die Röntgenbefunde variieren in Abhängigkeit davon, ob die osteoplastische oder osteoclastische Form im Vordergrund des Geschehens steht. Osteolytische Herde im spongiösen Knochen werden durch die Zerstörung und den nur unvollständigen Ersatz mit den strahlendurchlässigeren Osteoiden verursacht. Fast immer finden sich Veränderungen an der Knochenrinde, entweder im Sinne von Erosionen oder als Knochenneubildungen. Typisch ist die Spiculaebildung im Rindenbereich, die durch Infiltration und Umbauvorgänge der Corticalis entsteht. Beim Vorliegen eines Tumors sollte neben der Röntgenuntersuchung der Lunge immer eine eingehende röntgenologische Durchuntersuchung des gesamten Skeletsystems stattfinden.

Zuweilen werden radioaktive Isotope wie Strontium, Gallium und Fluor zum Nachweis verborgener Tumorherde und Metastasen verwandt.

Differentialdiagnose

Die differentialdiagnostische Abklärung muß gegenüber dem Chondrosarkom, dem Fibrosarkom, dem Riesenzelltumor, einer Myositis ossificans und gegenüber einem eosinophilen Granulom erfolgen.

Behandlung

Die Behandlung hängt von der Lokalisation des Tumors und dem Grad der Metastasierung ab. Bestrahlungen können vorübergehend eine Schmerzerleichterung bringen, ihr therapeutischer Effekt ist letztlich zweifelhaft. Die Strahlentherapie soll jedoch immer dann durchgeführt werden, wenn ein operatives Vorgehen nicht mehr möglich ist. Die Amputation der befallenen Extremität bringt, solange noch keine Metastasen nachweisbar sind, die besten Erfolge. Die Fünfjahres-Überlebensrate wird in verschiedenen Statistiken von 0 bis 20% angegeben. Wenn der Primärherd vollständig und ohne Rezidiv entfernt werden konnte, ist es gerechtfertigt, eine solitäre Lungenmetastase operativ zu entfernen.

Prognose

Je weiter distal sich der Tumor manifestiert, um so günstiger sind die Erfolgsaussichten. Insgesamt gesehen, ist die Prognose jedoch sehr ungünstig, wobei eine stark erhöhte alkalische Serumphosphatase als schlechtes Zeichen gewertet werden muß. Wird eine Paget-Erkrankung durch ein osteogenes Sarkom kompliziert, so besteht keine Aussicht auf Heilung.

Fibrosarkom

Das Fibrosarkom ist eine primäre, bösartige Knochengeschwulst, die sich aus fibroblastischen Elementen entwickelt. Der Tumor produziert kein tumoröses Osteoid oder Knochenneubildungen. Er tritt überwiegend bei Erwachsenen, vor allen an den langen Röhrenknochen der unteren Gliedmaßen auf. Der sich intraossär entwickelnde Tumor greift auf die Corticalis über und infiltriert von hier aus das angrenzende Weichteilgewebe. Er muß deswegen auch gegen einen fibroblastischen Tumor wie das periostale Fibrosarkom und das parosteale Sarkom abgegrenzt werden, das extraossär entsteht und von dort aus den Knochen angreift.

Besondere klinische Merkmale außer Schwellung und lokale Schmerzhaftigkeit liegen in der Regel nicht vor. Der Röntgenbefund osteolytischer Herde, die auf die Corticalis übergreifen, sowie verschiedengroße Bezirke reaktiver Knochenneubildung lassen auf die Malignität des Tumors schließen.

Eine exakte Diagnose beruht auch hier auf der histologischen Untersuchung des operativ gewonnenen Untersuchungsmateriales.

Das Fibrosarkom kann im Verlauf einer Paget-Erkrankung auftreten und kommt zuweilen auch in Knochenabschnitten vor, die früher mit Röntgenstrahlen behandelt wurden. So lange keine Metastasen nachweisbar sind, sollte das befallene Glied amputiert werden, wobei eine zusätzliche, vorhergehende Bestrahlung diskutiert wird. Die alleinige Strahlenbehandlung bietet keine Erfolgsaussichten.

Insgesamt gesehen besteht auch bei diesem Tumor eine entmutigende Prognose, obwohl von einigen Autoren hier bessere Ergebnisse als bei dem osteogenen Sarkom berichtet werden.

Chondrosarkom

Das Chondrosarkom ist ein primärer, bösartiger Knochentumor, der sich aus den Knorpelzellen entwickelt. Während seiner ganzen Entwicklung behält der Tumor den cartilaginären Charakter. Das Chondrosarkom macht etwa 5 bis 10% aller malignen, primären Knochentumoren aus. Diese Geschwulst gehört zu einer großen Gruppe von Tumoren, die im histologischen Bild jeden nur denkbaren Übergang vom Gutartigen zum Bösartigen zeigen und die die charakteristischen Merkmale von hyalinem Knorpel und chondroiden Elementen aufweisen. Sie entstehen entweder aus dem Knochen oder dem extraossär gelegenen mesenchymalen Gewebe.

Die Interpretation der histo-pathologischen Merkmale ist sehr schwierig und verlangt von dem Pathologen viel Erfahrung, besonders dann, wenn radikale, operative Maßnahmen (Amputation) geplant sind.

Klinische Befunde

Der erste Hinweis auf den Tumor ergibt sich häufig aus dem Auftreten von Schmerz oder Schwellung, zuweilen treten auch beide Symptome gemeinsam auf. Wenn es sich um Schmerzen in einer Gegend handelt, die knorpeligen Ursprungs sein kann, so ist eine sofortige Röntgenuntersuchung erforderlich.

Die stetige Größenzunahme eines mehr peripher gelegenen Tumors, evtl. mit Beeinträchtigung der Beweglichkeit eines benachbarten Gelenkes, muß als alarmierendes Symptom gewertet werden.

Bei einem *zentral* gelegenen Chondrosarkom findet sich als wesentlicher Röntgenbefund eine Zerstörung des Knochens, sowohl der Spongiosa als auch der Rinde. Bezirke feinfleckiger Verkalkung innerhalb größerer Aufhellungszonen sind typisch. Bei Befall der langen Röhrenknochen stellt sich die Rinde häufig verdickt und vergrößert dar und erhält dadurch ein vielgestaltiges Aussehen.

Periphere Chondrosarkome erscheinen mehr als zusammenhängende Masse.

Verkalkungen innerhalb der Geschwulst bewirken im Röntgenbild ein schlierenartiges, geschecktes, zuweilen auch streifiges Aussehen. Der Rindenabschnitt, aus dem sich der Tumor entwickelt, läßt erosive Veränderungen erkennen.

Auch hier ist die histologische Untersuchung unbedingt zur Diagnose erforderlich, wobei besonders die weniger verkalkten und osteoiden Bezirke sowie die noch nicht degenerativ veränderten Abschnitte untersucht werden sollten. Auf jeden Fall muß vor jedem radikalen Eingriff eine histologische Untersuchung erfolgen. Eine zusätzlich durchgeführte Angiographie läßt neben weiteren Malignitätszeichen zuweilen eine vergleichsweise erhöhte Vascularisierung erkennen. Da die Geschwulst ausgesprochen viel Knorpelgewebe enthält, kann radioaktiver Schwefel zur szintigraphischen Untersuchung verwandt werden, die sich als besonders nützlich bei der Suche nach versteckten Metastasen erwiesen hat.

Komplikationen sind:

Die pathologische Fraktur,

die Rezidivhäufigkeit

nach vorausgegangener unvollständiger Tumorentfernung.

Die Verstreuung von Zellmaterial während der Biopsie.

Behandlung

Die radikale Exstirpation des Tumors, sei es durch lokale Excision, segmentale Resektion oder durch Amputation, ist das Mittel der Wahl. Bestrahlung kann ebenfalls zur Anwendung kommen, da der Tumor nach neuerer Auffassung gut röntgensensibel ist. Ganz allgemein gesehen sind die am weitesten, peripher gelegenen Geschwülste einer operativen Therapie am besten zugängig. Bei den ersten Anzeichen sollte der Tumor radikal entfernt werden, da Rezidive praktisch unheilbar sind.

Prognose

Das langsame Wachstum des Chrondrosarkoms, die langen Perioden zwischen den Rezidiven und seine Eigenart, erst spät Metastasen zu setzen, erlauben die Beurteilung des Therapieerfolges erst nach einem längeren Zeitraum. In der Regel sollte zwischen der Behandlung und der endgültigen Beurteilung der Heilung ein Zeitraum von etwa 10 Jahren liegen. Die Metastasierung geschieht meist auf dem Blutweg, zuweilen wird jedoch auch die Ausbreitung über die Lymphbahnen beobachtet. Lokales Einwachsen in lebenswichtige Organsysteme kann zum Tod führen. Im allgemeinen besteht jedoch beim Chondrosarkom eine deutlich bessere Heilungschance als beim osteogenen Sarkom.

Knochenmetastasen

Bei den meisten, bösartigen Knochentumoren handelt es sich um Fernmetastasen aus einem extraossär gelegenen Primärtumor, wobei es sich in der Regel um epitheliale Geschwülste handelt. Zuweilen metastasiert auch ein primärer, bösartiger Knochentumor in andere Skeletanteile, so zum Beispiel das Ewing-Sarkom. Mit Ausnahme der Tumoren des ZNS können fast alle Geschwülste in den Knochen metastasieren, sowohl auf lymphatischem als auch auf venösem Weg.

Die Patienten geben in der Regel als erstes subjektives Symptom lokalen Schmerz an, nicht selten kann eine Schwellung vorausgehen. Manchmal kommt es ohne vorausgegangene Symptomatik zur pathologischen Fraktur. Gewöhnlich steht jedoch der Schmerz im Vordergrund des subjektiven Beschwerdebildes. Besonders an der Wirbelsäule und am proximalen Femurende kann es zu verschobenen Brüchen ohne wesentliche Schmerzzunahme kommen. Obwohl es bei ausgedehnten Knochenmetastasen zu einer Erhöhung der BSG kommen kann, besitzt diese Untersuchung jedoch keinen eigentlichen diagnostischen Wert; besonders bei osteoblastischer Metastasierung steht die Erhöhung der alkalischen Serumphosphatase im Vordergrund.

Neben der Knochenbiopsie steht bei den diagnostischen Maßnahmen die Röntgenuntersuchung im Vordergrund, wobei auf eine gute, technische Qualität der Aufnahmen Wert gelegt werden muß, da sich nur so schon früh diskrete, knöcherne Veränderungen nachweisen lassen. Eine weitere diagnostische Hilfe stellen die Arteriographie und die intraossäre Phlebographie dar. Die Biopsie ist jedoch zur Diagnosesicherung unerläßlich, wobei der histologischen Untersuchung bei nicht bekanntem Primärtumor eine entscheidende Bedeutung zukommt. Der führende Röntgenbefund einer Metastase ist die Zerstörung des Knochens, der durch eindringendes Tumorgewebe ersetzt wird. Man sieht osteolytische und/oder osteoblastische Herde.

Behandlung

Die Behandlung von Skeletmetastasen hängt von der Art des Primärtumors und seinem Ausmaß ab. Zuweilen kann durch Bestrahlung, Chemotherapie oder Hormonbehandlung ein Rückgang der Veränderungen, zumindest jedoch eine Schmerzerleichterung, erreicht werden. Bei Spontanfrakturen ist die Zusammenarbeit mit anderen Fachdisziplinen erforderlich. Bei längerer Lebenserwartung sollte man versuchen, den Patienten möglichst rasch zu mobilisieren, was besonders im proximalen Femurbereich durch einen totalen Gelenksersatz gut möglich ist. Bei begrenzter Lebenserwartung von nur wenigen Wochen steht die Schmerzausschaltung und die pflegerische Tätigkeit im Vordergrund der therapeutischen Bemühungen.

Allgemeine Literatur

AEGERTER, E., KIRKPATRICK, J. A., Jr.: Orthopedic diseases, 3rd ed. Saunders 1968.

BAKER, A. B.: Clinical neurology, 2nd ed. Vol. 3. Hoeber 1962.

DAHLIN, D. C.: Bone tumors, 2nd ed. Thomas 1967.

FERGUSON, A. B., Jr.: Orthopaedic surgery in infancy and childhood, 3rd ed. Williams & Wilkins 1968.

GESCHICKTER, C. F., COPELAND, M. M.: Tumors of bone, 3rd ed. Lippincott 1949.

HOLLANDER, J. L.: Arthritis and allied conditions, 7th ed. Lea & Febiger 1966.

JAFFE, H. L.: Tumors and tumorous conditions of the bones and joints. Lea & Febiger 1958.

LICHTENSTEIN, L.: Bone tumors, 3rd ed. Mosby 1965.

LICHTENSTEIN, L.: Diseases of bones and joints. Mosby 1970.

PAUL, L. W., JUHL, J. H.: Essentials of roentgen diagnosis of the skeleton. Hoeber 1967.

SHANDS, A. R., Jr., RANEY, R. B.: Handbook of orthopaedic surgery, 7th ed. Mosby 1967.

TUREK, S. L.: Orthopaedics, 2nd ed. Lippincott 1967.

16. UROGENITALTRAKT

Unspezifische Merkmale

Schmerz

Die Lokalisation, der Charakter der Schmerzen und die Art ihrer Ausstrahlung geben wichtige Hinweise zur Diagnosestellung von Erkrankungen des Urogenitaltraktes.

1. Der Schmerz bei Erkrankungen der Nieren wird meist als dumpfes Ziehen in den Flanken oder costovertebralen Winkeln angegeben, oft strahlt er dem Rippenbogen entlang zur Nabelgegend hin aus. Da es bei vielen Nierenerkrankungen jedoch nicht zu einer plötzlichen Dehnung der Nierenkapsel kommt, wird häufig überhaupt nicht über Schmerzen geklagt.

2. Harnleiterschmerzen als Folge einer Obstruktion treten normalerweise akut auf, sind meist sehr heftig und kolikähnlich und strahlen von den costovertebralen Winkeln den Ureter entlang in das Scrotum oder die Vulva und an die Innenseite der Oberschenkel aus. Die Höhe der Ureterverlegung kann unter Umständen durch die Art der Schmerzlokalisation bestimmt werden: bei hohem Verschluß ziehen die Schmerzen gewöhnlich in die Hoden oder die Scheide, bei Obstruktion des mittleren Abschnittes in die unteren Quadranten des Abdomens und bei tiefem Verschluß in die Blase.

3. Blasenschmerzen sind Folge von Überdehnung der Blase bei akuter Harnverhaltung oder Dehnung einer tuberkulös oder durch interstitielle Cystitis veränderten Blasenwand. Bei Entleerung der Blase verschwinden sie meist. Blasenentzündungen verursachen brennende Schmerzen in der distalen Harnröhre und gehen mit häufigem Wasserlassen einher.

4. Schmerzen bei chronischen Prostataerkrankungen sind selten.

5. Schmerzen bei Entzündungen oder Verletzungen der Hoden beginnen immer akut und sind meist sehr heftig. Sie werden gewöhnlich in den Flanken lokalisiert. Die Schmerzen bei Epididymitis sind denen bei Orchitis sehr ähnlich.

Miktionsbeschwerden

1. Häufiges Wasserlassen, Harndrang und Nykturie kommen oft bei entzündlichen Prozessen in den ableitenden Harnwegen vor. Schwere Entzündungen führen zu einem ständigen Harndrang, auch wenn die Blase nur kleine Urinmengen enthält. Häufiges Wasserlassen und Nykturie können auch auftreten, wenn das Füllungsvermögen der Blase durch irgendeine Erkrankung herabgesetzt ist oder wenn die Blase nur unvollständig entleert werden kann und eine große Restharnmenge zurückbleibt. Nykturie mit größeren Urinmengen wird bei Herzversagen, Niereninsuffizienz, Ödemausschwemmung, Diabetes insipidus, Hyperaldosteronismus und bei großer Flüssigkeitsaufnahme am späten Abend gefunden.

2. Dysurie und brennender Schmerz beim Wasserlassen in der Urethra deuten auf eine Blasen- oder Prostataentzündung hin.

3. Enuresis kann Folge einer Harnwegserkrankung sein, wird aber meist durch nervöse oder psychogene Störungen hervorgerufen.

4. Harninkontinenz kann durch anatomische Anomalien oder körperliche Überanstrengung, Harndrang durch entzündliche Prozesse oder durch Erkrankungen des Nervensystems verursacht werden. Harnträufeln ist ein Begleitsymptom bei überfüllter, schlaffer Blase.

Charakteristische Veränderungen des Urins

1. Trübung ist meist durch Ausfällung von Uraten und Phosphaten in der Blase bedingt und hat diagnostisch keine große Bedeutung.

2. Dagegen ist die Hämaturie immer ein schwerwiegender Befund. Sie kann bei Tumoren, Gefäßprozessen, Entzündungen, Tuberkulose, anatomischen Anomalien, Steinbildung oder Verletzungen des Urogenitaltraktes auftreten. Die wahrscheinliche Blutungsquelle ist im vorderen Urethralbereich oder in der Prostata zu suchen, wenn der Urin gleich zu Beginn der Miktion blutig erscheint. Eine terminale Blutung ist ein Hinweis auf Prozesse in der hinteren Harnröhre oder in der Blase. Bei pathologischen Vorgängen in der Niere, den Harnleitern oder der Blase ist dem Urin ständig Blut beigemengt.

Funktionsprüfungen der Niere

Die Erkennung von renalen Erkrankungen und die Beurteilung der Nierenfunktion stützen sich auf Laboruntersuchungen. Diese lassen verläßliche Angaben über die Fähigkeit der Nieren machen, die Aufgaben der Exkretion, Rückresorption und Sekretion und damit die Aufrechterhaltung der Homöostase zu erfüllen. Folgende Funktionsprüfungen sind am wichtigsten:

A. Glomeruläre Filtrationsrate: Genaueste Aussagen erlaubt die Inulin-Clearance; für die Klinik ist jedoch die endogene Kreatinin-Clearance ausreichend. Die Harnstoff-Clearance ist weniger genau. – Es besteht eine direkte Beziehung zwischen dem Serumspiegel von Kreatinin und Harnstoff und glomerulärer Filtrationsrate: wenn die Filtrationsrate abnimmt, steigen die beiden Substanzen im Serum an. Neuerdings stehen Radiojodverbindungen zu Clearance-Untersuchungen zur Verfügung.

B. Renaler Plasmadurchfluß: Die Phenolsulphonphthalein-Clearance ist bei genauer Durchführung für klinische Belange hinreichend zuverlässig zur Beurteilung des Nierenplasmastroms und bei Kenntnis des Hämatokrits der Gesamtnierendurchblutung. Exaktere Werte sind mit der aufwendigeren PAH-Clearance zu erreichen.

C. Tubulärer Transport: Die nach 15 Minuten ausgeschiedene Farbstoffmenge bei der Phenolrotprobe ist ein Maß für die proximale Tubulusfunktion. Die Leistungsfähigkeit des distalen Tubulusapparates kann mit dem Konzentrations- und Verdünnungsversuch bestimmt werden.

Nierenbiopsie

Die Nierenbiopsie hat die diagnostischen Möglichkeiten erheblich erweitert; sie gibt zusätzlich oft Richtlinien für die einzuschlagende Therapie. Die Technik ist inzwischen zu einer unentbehrlichen Routinemaßnahme geworden; meist ist das gewonnene Material ausreichend zur licht-, elektronen- und fluorescenzmikroskopischen Untersuchung. Zu den absoluten Kontraindikationen für die Biopsie zählen: das Vorhandensein nur einer Niere; eine schwere Funktionseinschränkung einer Niere auch bei guter Ausscheidungsleistung der kontralateralen Niere; eine allgemeine Blutungsneigung; Hämangiome, Tumoren oder große Cysten, Abscesse oder floride Entzündungen, Hydronephrose. Relative Kontraindikationen sind: schwere Hypertonie, Urämie, ausgeprägte Arteriosklerose und Faktoren, die die Durchführung einer Biopsie erschweren, wie Adipositas, Anasarka oder Unvermögen des Patienten, flach zu liegen.

Neben den Erleichterungen der Diagnosestellung gehören zu den klinischen Indikationen für eine Nierenbiopsie: Beurteilung der Prognose und des Therapieerfolges, Beobachtung der Progredienz von pathologischen Veränderungen, Ausschluß einer Systemerkrankung (Kollagenosen, Amyloidose, Sarkoidose) und Kontrollen bei Abstoßungsreaktionen in Nierentransplantaten.

Erkrankungen der Nieren

Akute Glomerulonephritis

(ak. GN)

Diagnostische Merkmale

- Streptokokkeninfekt in der Anamnese
- Malaise, Kopfschmerzen, Anorexie, subfebrile Temperaturen

- Leichte generalisierte Ödeme, Hypertonie, Retinablutungen
- Makrohämaturie; Eiweiß, Erythrocyten-, granulierte und hyaline Cylinder, Leukocyten und Nierenepithelien im Urinsediment
- Positiver Antistreptolysin-0-Titer; unterschiedliche Harnstoffretention

Allgemeine Betrachtungen

Die Glomerulonephritis ist immer doppelseitig. Bei der akuten Form kommt es in den meisten Fällen zu einer völligen Ausheilung. Ein Fortschreiten des Leidens führt zu allmählicher Zerstörung des Nierengewebes und schließlich zur Niereninsuffizienz.

Am häufigsten betroffen sind Kinder im 3.–10. Lebensjahr, 5% der Erkrankungen werden jedoch bei Erwachsenen jenseits des 5. Dezenniums beobachtet.

In etwa 10–15% der Fälle tritt bei Kindern und jungen Erwachsenen eine Nephritis im Anschluß an einen akuten Infekt, ausgelöst durch beta-hämolysierende Streptokokken auf. Bei Kindern unter 6 Jahren folgt die Nephritis am häufigsten einer Pyodermie (Impetigo). Bei älteren Kindern und jungen Erwachsenen geht meist eine Pharyngitis, selten eine Hautinfektion voraus. Nephritogene beta-hämolysierende Streptokokken findet man gewöhnlich: bei Hautinfektionen – Typ M 49 (Red Lake), 2 und 55; bei Pharyngitis – Typ 12, 1 und 4. Seltene Erreger sind Pneumokokken, Staphylokokken, einige Bacillen und Viren. Die Nierenschädigungen durch Rhus Dermatitis, Giftstoffe oder chemische Substanzen können manchmal nicht von einer Glomerulonephritis unterschieden werden.

Durch die neuen immunologischen Methoden (Immunfluorescenz) und die Elektronenmikroskopie konnte die Pathogenese der glomerulären Läsionen weiter geklärt werden. Wahrscheinlich verursacht eine Infektion mit nierenschädigenden Stämmen der beta-hämolysierenden Streptokokken eine Verletzung der Mesangiumzellen in den intercapillären Spalten. Als Folge davon wird das Glomerulum gegenüber Antigen-Antikörper-Komplexen, die als Antwort auf die Streptokokkeninfektion gebildet werden, empfindlicher. Beta-1-C-Globulin des Komplements lagert sich allein oder zusammen mit IgG an der epithelialen Seite der Basalmembranen, manchmal auch an der subendothelialen Seite ab.

Als klinische Variante, ähnlich der Glomerulonephritis nach einem Streptokokkeninfekt, ist das Goodpasture-Syndrom zu bezeichnen. Bei diesem Krankheitsbild wird die schwere akute Nephritis von diffusen hämorrhagischen Infiltrationen der Lungen begleitet. Die Ursache ist bisher unbekannt, es konnten aber Antikörper gegen die glomerulären Basalmembranen (GBM), die als autologe Antigene wirken, demonstriert werden. Die Antikörper (Anti-GBM) reagieren außerdem mit den Basalmembranen der Lungen. Durch Immunfluorescenz- und Elektronenmikroskopie gelang der Nachweis von IgG und beta-1-C-Komplement auf den Basalmembranen der Glomerula und der Lungen.

Bei der makroskopischen Untersuchung findet man nur punktförmige Blutungen in der Nierenrinde. Mikroskopisch beschränken sich die Veränderungen auf die Glomeruli, es kommt zur Proliferation und Schwellung der Endothelzellen in den Capillarschlingen. Durch Proliferation der Kapselepithelien bildet sich eine halbmondförmige Verdickung um das Capillarknäuel aus, der Raum zwischen Kapsel und Gefäßknäuel ist mit Erythrocyten, Leukocyten und Exsudat ausgefüllt. Das interstitielle Gewebe ist ödematös, das Tubulusepithel häufig im Sinne einer trüben Schwellung verändert. Mit Fortschreiten der Erkrankung können die Organe an Größe zunehmen.

Als typischer histologischer Befund bei der Glomerulitis finden sich „Halbmonde", die sich allmählich vergrößern, hyalinisiert und in Narbengewebe umgewandelt werden und infolgedessen die Zirkulation im Glomerulus behindern. Am Tubulusapparat werden degenerative Veränderungen wie fettige Degeneration, Nekrosen und schließlich narbiger Verschluß des Nephrons nachweisbar. Wandverdickungen der Arteriolen können in deren kompletter Obliteration enden.

Klinische Befunde

A. Symptome: Der Krankheitsverlauf kann sehr leicht sein, und nur die Urinuntersuchung wird in solchen Fällen die Nierenerkrankung aufdecken. Bei schwerem Verlauf treten in der Regel etwa 2 Wochen nach dem akuten Streptokokkeninfekt *Kopfschmerzen, Abgeschlagenheit, geringgradiges Fieber, Schwellung der Augenpartien und des Gesichtes, Schmerzen in den Nierenlagern* und *Oligurie* auf. Der Urin ist blutig oder bei starker Acidität „braun" oder „kaffeefarben" (Hämatin!). Flüssigkeitsansammlung in den Lungen kann sich durch *Kurzatmigkeit* bemerkbar machen. Es besteht meist eine mäßige *Tachykardie,* der *Blutdruck* ist *mäßig bis stark erhöht.* Die Nierenlager sind häufig druckempfindlich.

B. Laborbefunde: Die Diagnose wird durch die Urinuntersuchung gestellt. Der Harn kann makroskopisch blutig oder „kaffeebraun" sein (saures Hämatin!), oft ist die Hämaturie aber auch nur unter dem Mikroskop nachweisbar. Der Urin enthält außerdem Eiweiß und Cylinder, von diesen vor allem hyaline und granulierte in großer Zahl. Das klassische Zeichen der GN, die Erythrocytencylinder, werden im Sediment u. U. nur vereinzelt gefunden. Die Erythrocytencylinder sind Blutgerinnseln ähnlich, die sich im Tubuluslumen bilden. Sie sind gewöhnlich nur klein und intensiv orange oder rot gefärbt. Bei starker Vergrößerung kann unter dem Mikroskop das Mosaikmuster der eng beieinanderliegenden roten Blutkörperchen, die durch Fibrin und Plasmaproteine zusammengehalten werden, erkennbar sein.

Mit zunehmender Einschränkung der Nierenfunktion (Abnahme der Filtrationsrate und des Nierenplasmastroms) kommt es zu einem Ansteigen von Harnstoff und Kreatinin im Blutserum. Die BKS ist stark beschleunigt. Eine leichte normochrome Anämie kann sich entwickeln, zum Teil als Folge der Überhydratation. Bei Halsentzündungen mit nephritogenen Streptokokken zeigt der Anti-Streptolysin-O-Titer (ASO) im Serum häufig eine ansteigende Tendenz, während der Titer bei Hautinfektionen nur selten erhöht gefunden wird. Sowohl bei Hals- wie bei Hautinfektionen kommt es normalerweise zur Bildung von Antikörpern gegen Streptokokken-Desoxyribonuclease B (Anti-DNase B).

Eine Bestätigung der Diagnose bringt in erster Linie die Urinuntersuchung, in typischen Fällen geben aber Anamnese und klinischer Befund genügend Verdachtsmomente. Der Nachweis von Erythrocytencylindern ist ein absoluter Beweis dafür, daß die roten Blutkörperchen aus den Nierentubuli und nicht aus anderen Abschnitten des Urogenitaltraktes stammen.

Differentialdiagnose

Erythrocytencylinder sind zwar pathognomonisch für die Glomerulonephritis, sie kommen jedoch auch zusammen mit anderen pathologischen Elementen bei allen anderen Erkrankungen mit Glomerulus- und Tubulusschädigung vor, wie z. B. bei Polyarteriitis nodosa und Lupus erythematodes disseminatus.

Komplikationen

1. Kardiale Insuffizienz als Folge einer Salz- und Wasserretention und der Hypertonie oder als Ausdruck einer Herzmuskelinsuffizienz durch interstitielles Ödem und Störung der Capillarpermeabilität – Tachykardie, Herzvergrößerung, Galopprhythmus, Stauung im Lungenkreislauf, Pleuraergüsse, periphere Ödeme.
2. Akute Linksherzbelastung bei ausgeprägtem Hypertonus.
3. Encephalopathia hypertonica – starke Kopfschmerzen, Benommenheit, Muskelzuckungen, Krämpfe, Erbrechen, Papillenödem, Netzhautblutungen.
4. Schwere Infekte.

Behandlung

A. Spezifische Maßnahmen: Es gibt keine spezifische Therapie der Glomerulonephritis. Corticoide und ACTH sind nach den bisherigen Erfahrungen praktisch unwirksam und können kontraindiziert sein, da sie den Eiweißkatabolismus und die Natriumretention erhöhen und einen negativen Einfluß auf die Hypertonie haben. Unerläßlich ist die Behandlung mit hohen Dosen von Penicillin oder anderen Antibiotica bei Anwesenheit von β-hämolysierenden Streptokokken.

B. Allgemeine Maßnahmen: Bei Oligurie muß eine genaue Bilanzierung der Flüssigkeitsein- und -ausfuhr erfolgen und die Zufuhr von Elektrolyten und Eiweiß der eingeschränkten Nierenfunktion entsprechend bemessen werden. Eine stationäre Behandlung ist bei Oligurie, Harnstoffretention und Hypertonie unbedingt notwendig. Strenge Bettruhe ist dabei von entscheidender Bedeutung und sollte so lange eingehalten werden, bis sich der Zustand des Patienten eindeutig gebessert hat. Vor Mobilisierung des Patienten sollten Blutdruck und Harnstoffwerte mindestens 1–2 Wochen normal sein. Ungefähre Aufschlüsse über die Dauer der Bettruhe kann der Urinbefund geben: normalisiert sich die Eiweißausscheidung und erscheinen Leukocyten und Epithelzellen nur noch in geringer Zahl im Sediment, kann die körperliche Belastung wieder aufgenommen und langsam gesteigert werden. Mit zunehmender Belastung wird die Ausscheidung von Eiweiß und geformten Bestandteilen im Urin u. U. wieder stärker. Eine Erythrocyturie kann für viele Monate weiter bestehen, sie hat prognostisch nur bedingte Aussagekraft. Verschlechtern sich mit Wiederaufnahme der körperlichen Aktivität die BKS und der Urinbefund eindeutig, so sollte für weitere 10–14 Tage Bettruhe verordnet und danach erneut ein Belastungsversuch unternommen werden.

Bei erhöhtem Harnstoff und Oligurie muß die Eiweißzufuhr mit der Nahrung auf die lebensnotwendige Menge reduziert werden. Sind Harnstoff und Kreatinin normal, so ist eine Eiweißbeschränkung nicht erforderlich. Kohlehydrate sollten in ausreichenden Mengen zur Deckung des Kalorienbedarfes zugeführt werden, gleichzeitig setzen sie den Eiweißkatabolismus herab und verhindern die Hungerketose. Bei Oligurie bzw. Anurie besteht die Gefahr der Kaliumintoxikation.

Die Einschränkung der Natriumaufnahme ist von der Serum-Natrium-Konzentration abhängig. In schweren Fällen soll die Diät kochsalzfrei sein. In der Erholungsphase kann dann die Kochsalzmenge allmählich erhöht werden.

Die Flüssigkeitszufuhr muß sich nach dem Ausscheidungsvermögen der Nieren richten. Bei guter Funktion ist eine Beschränkung nicht indiziert. Die Flüssigkeit muß bei Erbrechen und Übelkeit parenteral appliziert werden.

Eine stark ausgeprägte Anämie kann Bluttransfusionen notwendig machen, bei bestehender Hypertonie und drohendem Herzversagen am besten in Form von Erythrocytensuspensionen, um die Gesamtflüssigkeitsmenge möglichst gering zu halten.

C. Behandlung der Komplikationen:

1. *Die Encephalopathia hypertonica* erfordert eine intensive Behandlung. In leichten Fällen ist die Sedierung mit *Barbituraten* oder Paraldehyd meist ausreichend. *Reserpin* kann in Dosen von 0,05–0,1 mg/kg bei Kindern und in einer Gesamtdosis von 2,5–5 mg bei Erwachsenen alle 6–12 Std gegeben werden. Die Nebenwirkungen von Reserpin sind zu vernachlässigen, da die Behandlung meist zeitlich begrenzt ist. *Hydralazin* kann bei Erwachsenen zunächst kurzfristig i. m. (20–40 mg), später auch oral angewandt werden. Bei Kombination von Reserpin und Hydralazin ist es möglich, die Einzeldosis jedes der beiden Präparate und dadurch die Häufigkeit der Nebenwirkungen zu verringern. Ein rascher Blutdruckabfall ist mit der intravenösen Gabe von Hydralazin (0,25–0,5 mg/kg) zu erreichen. – An weiteren Antihypertonica sind die *Ganglienblocker* (Trimethapan, Pentolonium), *Guanethidin* und *α-Methyldopa* zu nennen. (Die Anwendung dieser Medikamente darf nur bei genauer Kenntnis ihrer pharmakologischen Eigenschaften erfolgen.) – *Diphenylhydantoin* hat sich als wirksames Mittel bei Krampfanfällen erwiesen.

2. *Die Herzinsuffizienz* wird in üblicher Weise mit Einschränkung der Flüssigkeits- und Natriumzufuhr, mit Digitalis und Sauerstoff behandelt.

3. *Jede Infektion* muß mit dem jeweils geeigneten Antibioticum angegangen werden. Die häufig empfohlene prophylaktische Penicillingabe über mehrere Monate nach der akuten Phase ist umstritten.

Prognose

In den meisten Fällen heilt die akute Glomerulonephritis innerhalb 1–2 Jahren völlig aus; in 5–20% kommt es zur Progredienz der Nierenschädigung. Bei schweren Verläufen mit Oligurie, Herzversagen oder hypertensiver Encephalopathie kann der Tod in der akuten Phase eintreten. Die komplette Ausheilung ist jedoch, selbst bei schwersten Krankheitsbildern, vor allem bei Kindern die Regel.

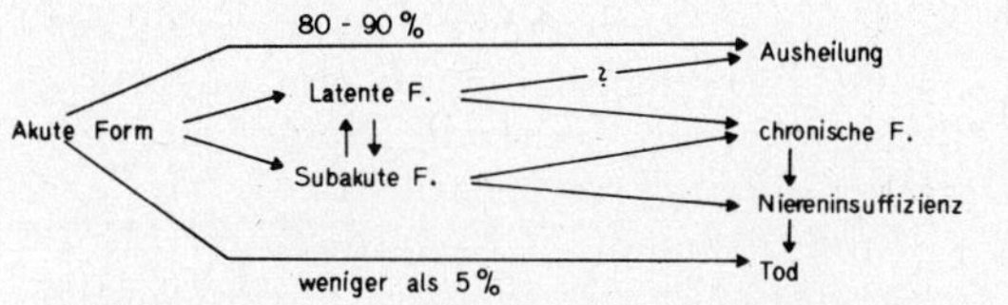

Abb. 16–1. *Prognose bei Glomerulonephritis*

Chronische Glomerulonephritis
(chron. GN)

Die Destruktion des Nierengewebes kann über viele Jahre langsam fortschreiten. Man unterscheidet klinisch eine latente (s. unten) von einer symptomreicheren subakuten Verlaufsform – allgemeines Krankheitsgefühl, subfebrile Temperaturen, manchmal Schmerzen in den Nierenlagern, Oligurie. Therapie wie bei der akuten Phase. In unregelmäßigen Zeitabständen kann es zu Exacerbationen kommen.

Latente Glomerulonephritis
(lat. GN)

Ist die akute Glomerulonephritis nach 1–2 Jahren nicht ausgeheilt, gehen die glomerulären und vasculären Veränderungen allmählich weiter. Mit der Zeit wird auch der Tubulusapparat geschädigt. Die Patienten sind meist symptomfrei, und nur der Nachweis von abnormen Elementen im Harn läßt auf die Aktivität des Nierenprozesses schließen.

Die Ausscheidung von Eiweiß, weißen und roten Blutkörperchen, Epithelzellen und Cylindern liegt ständig über der Norm. Zeichen der Niereninsuffizienz (s. unten) können auftreten, wenn sich die Funktion weiter verschlechtert.

Differentialdiagnose
wie bei der ak. GN

Vorbeugung
Rasche und intensive Behandlung von interkurrenten Infekten. Vermeidung von Sensibilisierungen.

Behandlung
Behandlung der Exacerbationen wie beim akuten Stadium bei der nephrotischen Form bzw. bei beginnender Niereninsuffizienz.

Eine Diät, die vor allem dem erhöhten Calorienbedarf im Wachstumsalter angepaßt ist, soll eingehalten werden. Bei niedrigen Harnstoffwerten im Serum kann die täglich zugeführte Eiweißmenge normal sein. Die Flüssigkeitsaufnahme unterliegt keiner Beschränkung. Überanstrengungen sind zu meiden, eine besondere körperliche Schonung ist jedoch nicht notwendig.

Prognose
Infekte, Trauma und Überlastung können zu einer Verschlechterung des Urinbefundes führen. Exacerbationen können dem akuten Stadium sehr ähnlich sein und ebenfalls durch interkurrente Infekte oder Traumen ausgelöst werden. In anderen Fällen ist eine Verwechslung mit dem nephrotischen Syndrom (s. unten) naheliegend.

Ohne Hämodialysebehandlung ist der Tod durch Urämie immer das unausweichliche Ende, wenn nicht ernsthafte Komplikationen die Lebenserwartung verkürzen. Der Verlauf kann aber sehr unterschiedlich sein. In Einzelfällen ist über Jahrzehnte ein normales Leben möglich.

Chronische Niereninsuffizienz

Diagnostische Merkmale

- Schwäche und leichte Ermüdbarkeit, Kopfschmerzen, Anorexie, Übelkeit und Erbrechen, Juckreiz, Polyurie
- Hypertonie mit sekundärer Encephalopathie, Netzhautblutungen, Herzinsuffizienz

- Anämie, Azotämie, Acidose; Hyperkaliämie, -phosphatämie und -sulfatämie; niedriges Serum-Calcium; Hypoproteinämie
- Hypo- und Isosthenurie, leichte bis mäßige Proteinurie, wenig Ery- und Leukocyten, „Riesencylinder" im Sediment

Allgemeine Betrachtungen

Die pathologischen Veränderungen sind je nach Ursache der Nierenschädigung ganz verschieden. Durch ausgedehnte Narbenbildung und Größenabnahme der Nieren (Hyalinisierung von Glomeruli, Obliteration von Tubuli auf der einen und kompensatorische Hypertrophie und Dilatation auf der anderen Seite) wird die normale Nierenarchitektur in hohem Maße gestört. Die Gefäßveränderungen – Verdickung der Media, Schwinden der elastischen Fasern, Intimaauflagerungen und in einigen Abschnitten Lumenverlegung – sind Folge einer lange bestehenden Hypertonie und in geringerem Umfange der Narbenbildung. Bei der diabetischen Nephropathie sind die typischen Zeichen der arteriolären Sklerose häufig deutlich ausgeprägt. Die Gefäßveränderungen bei Periarteriitis nodosa und Lupus erythematodes können fast immer zur Diagnosestellung bei diesen Kollagenoseformen herangezogen werden. Obstruktive Prozesse der ableitenden Harnwege geben das typische Bild einer Hydronephrose mit Kompression und Destruktion des Nierenparenchyms. Cystennieren, Plasmocytom, Amyloidose und andere seltenere Ursachen der Niereninsuffizienz sind auf Grund ihrer charakteristischen pathologisch-anatomischen Veränderungen relativ leicht zu diagnostizieren.

Klinische Befunde

Der Verlauf ist meist sehr schleichend. Eindeutige Symptome und klinische Zeichen treten in vielen Fällen erst im Spätstadium des Nierenleidens auf, wenn die Nieren nicht mehr in der Lage sind, die Stickstoffwechselprodukte auszuscheiden und das Gleichgewicht im Wasser- und Elektrolythaushalt aufrechtzuerhalten.

A. Symptome: Das klinische Bild in diesem Endstadium der Niereninsuffizienz, der Urämie, wird vor allem durch die Stoffwechselstörungen und vasculären Veränderungen bestimmt. Im Vordergrund stehen Anämie, Azotämie und Acidose. Die Patienten klagen oft über *Schwäche, rasche Ermüdbarkeit, Appetitlosigkeit, Übelkeit* und *Erbrechen.* Häufig sind *Durchfälle, Atemnot,* generalisierter *Juckreiz* und punktförmige *Hautblutungen.* Die Haut erscheint blaß und wächsern.

Eine Polyurie besteht dann, wenn Wasser nicht mehr ausreichend von den Nierentubuli rückresorbiert wird; die oligurische Phase tritt ein, wenn die glomeruläre Filtrationsleistung stark nachläßt.

Präfinal kommt es zu *unstillbarem Erbrechen, massiven Durchfällen, Muskelzuckungen* und *Schleimhautblutungen.* Die Patienten hyperventilieren und werden zunehmend somnolenter. Harnstoff kann sich auf der Haut auskristallisieren. Derselbe Vorgang an den serösen Häuten führt u. a. zur fibrinösen oder exsudativen Perikarditis und Pleuritis.

Die *Hypertonie* ist meist schwer zu beherrschen. Heftige *Kopfschmerzen* und *Visusverschlechterungen* als Folge der Augenhintergrundsveränderungen (Blutungen, Exsudationen, Sklerosierung der Arteriolen, Papillenödem) stehen im Vordergrund der Symptomatik. *Generalisierte Krämpfe* sind Ausdruck einer hochdruckbedingten Encephalopathie. Cerebrale Massenblutungen und akutes Linksherzversagen mit Lungenödem sind häufig die Todesursachen bei länger bestehender Hypertonie.

B. Laborbefunde: Der Urin ist iso- und hyposthenurisch und enthält geringe Mengen an Eiweiß. Im Sediment finden sich rote und weiße Blutkörperchen, außerdem Nierenepithelzellen, granulierte und Wachscylinder. Eine normochrome Anämie mit Hämoglobinwerten zwischen 6 und 9 g% ist typisch. Harnstoff und Kreatinin sind stark erhöht. Die Serumelektrolyte weisen charakteristische Abweichungen von der Norm auf: das Natrium liegt an der unteren Normgrenze, das Kalium ist leicht bis stark erhöht, das Calcium vermindert. Die Plasmabicarbonatkonzentration ist bei Erhöhung der Phosphate, Sulfate und Chloride erniedrigt. Retention von organischen Säuren, größere Natrium- und Bicarbonatverluste und unzureichende Wasserstoffionenelimination durch den geschädigten Tubulusapparat können zur Verstärkung der acidotischen Stoffwechsellage beitragen.

Differentialdiagnose

Alle die genannten Erkrankungen führen früher oder später zur chronischen Niereninsuffizienz; der Zeitpunkt ist allein abhängig von dem Grad der Zerstörung von funktionstüchtigem Nierengewebe. Wegen der Uniformität des klinischen Bildes ist eine Unterscheidung nach der auslösenden Ursache nach Eintreten in dieses Stadium ohne Biopsie nicht mehr möglich. Eine Ausnahme bilden lediglich die Cystennieren, da die Organe hierbei immer palpatorisch vergrößert sind.

Behandlung

Die Behandlung der Hypertonie und der Herzinsuffizienz wurde weiter oben schon besprochen.

A. Diät und Flüssigkeitsmenge: Die tägliche Eiweißzufuhr soll 0,5 g/kg nicht überschreiten, um den Stickstoffmetabolismus möglichst niedrig zu halten; gleichzeitig muß aber die kalorische Substitution ausreichend sein. Eine Einschränkung der Natriumaufnahme ist nicht generell notwendig. Auf eine ausgeglichene Flüssigkeitsbilanz ist zu achten. Ein Versuch mit forcierter Diurese darf bei verminderter Ausscheidung nur mit Vorsicht durchgeführt werden. Der tägliche Flüssigkeitsbedarf kann erheblich gesteigert sein, da mit dem Urin größere Mengen an gelösten Stoffen (Harnstoff, Natrium) transportiert werden müssen. Abzuraten ist von einer Flüssigkeitsrestriktion zu diagnostischen Zwecken.

B. Elektrolytsubstitution:

1. Bei erhöhtem Natriumverlust über die Nieren muß zusätzlich zu dem Kochsalzgehalt der Nahrung Natrium je nach der Serumkonzentration gegeben werden.

2. Nur selten ist eine kaliumreiche Kost notwendig, in den meisten Fällen muß die Kaliumzufuhr drastisch eingeschränkt oder bei stärkerer Hyperkaliämie Kalium darüber hinaus mit Hilfe von Kationenaustauschern eliminiert werden (s. Kapitel 2).

3. Die hypocalcämische Tetanie kann mit oralen Gaben von Calciumlactat (4 g, 2–3-mal täglich) behandelt werden, oft ist aber die intravenöse Applikation in Form von Calciumgluconat erforderlich.

4. Hohe Phosphatspiegel im Serum lassen sich durch Aluminiumhydroxyd (3–4mal täglich 30 ml), das die Resorption von Phosphaten im Magendarmtrakt durch Bildung schwerlöslicher Salze erschwert, senken.

C. Bei schwerer Anämie ist die Transfusion von Vollblutkonserven oder Erythrocytensuspensionen von Zeit zu Zeit indiziert. Eisen und Kobalt haben normalerweise keinen Erfolg.

D. Allgemeine Maßnahmen: Brechreiz und Übelkeit können, zumindest temporär, mit *Chlorpromazin*derivaten gebessert werden. Als Sedativa sind Barbiturate und u. U. Morphinpräparate angezeigt. Bei tonisch-klonischen Krämpfen im Rahmen einer hochdruckbedingten Encephalopathie wird *Pentobarbital* (0,25–0,5 g) oder *Amobarbital* (0,5 g) i. v. oder i. m. gegeben.

E. Hämodialyse und Nierentransplantation: Seit einigen Jahren ist mit der chronisch-intermittierenden Hämodialyse eine Langzeitbehandlung der chronischen Niereninsuffizienz gleich welcher Genese an speziellen Zentren in zunehmendem Maße möglich geworden. Wenn auch diese Behandlungsmethode technisch keine besonderen Schwierigkeiten mehr bietet und mit ihr langanhaltende Erfolge erzielt werden können, ist die extrakorporale Hämodialyse, wenn man so will, doch nur als symptomatische Therapie zu betrachten. Eine endgültige Lösung wird das Problem chronische Niereninsuffizienz erst finden, wenn die Nierentransplantation zur weitgehend risikolosen und erfolgreichen Routinemaßnahme geworden ist.

1. Die chronisch-intermittierende Hämodialysebehandlung ist einmal durch die Entwicklung relativ unkomplizierter Dialysatoren in den vergangenen Jahren wesentlich vereinfacht worden und kann ohne größeren Personalaufwand in besonderen Zentren, u. U. auch zu Hause, durchgeführt werden. Eine zweite entscheidende Voraussetzung war die Schaffung eines permanenten Zuganges zum Gefäßsystem des Patienten (u. a. extrakorporaler arteriovenöser Kunststoff-Bypass, subcutane arteriovenöse

Fistel, subcutane Verlagerung der Arteria femoralis superficialis).

Mit Hilfe einer ein-, zweimaligen Hämodialyse pro Woche kann das Leben einer zunehmenden Zahl von Patienten mit chronischer Niereninsuffizienz sinnvoll verlängert werden. Einige von ihnen befinden sich nun schon seit mehr als 10 Jahren in einem chronischen Hämodialyseprogramm. Die Anzahl der zur Verfügung stehenden Dialyseplätze ist zur Zeit jedoch noch ziemlich begrenzt; dem Nachholbedarf wird durch Einrichtung von Dialyseabteilungen an allen größeren Kliniken Rechnung getragen werden müssen. Die „Heimdialyse", d. h. die Durchführung der Hämodialyse in der Wohnung des Patienten, wird wahrscheinlich bei der in der Bundesrepublik herrschenden sozialen Struktur immer nur in Ausnahmefällen anzustreben sein. Die chronische Peritonealdialyse ist als Langzeittherapie wegen der hohen Komplikationsrate abzulehnen.

2. Die Nierentransplantation von Mensch zu Mensch hat in den letzten Jahren immer größere Bedeutung erlangt. Bis vor einigen Jahren waren nur die Organverpflanzungen zwischen identischen Zwillingen wirklich erfolgreich. Bei nicht autologen Personen (Lebendspender und Kadavernieren) waren die Erfolgsaussichten stets ungewiß, das Fremdorgan wurde sehr häufig vom Empfänger abgestoßen. In der Zwischenzeit gelang es, eine Reihe von Transplantationsantigenen in den Leukocyten zu identifizieren, die neben den Blutgruppen eine wesentliche Rolle spielen.

Mit diesen Histokompatibilitätstests ist ein besseres „matching" zwischen Spender und Empfänger möglich, die Häufigkeit der Abstoßungsreaktionen kann dadurch entscheidend gesenkt werden. Außerdem wurden große Fortschritte auf dem Gebiet der Behandlung mit Immunosuppressiva und Corticoiden gemacht. Die Anwendung von Antilymphocyten-Serum zur Immunsuppression hat sich in manchen Fällen als sehr wirksam erwiesen, weitere Erfahrungen müssen jedoch abgewartet werden. Die Überlebensrate hat sich seit Januar 1967 gegenüber früheren Jahren eindeutig gebessert. Bei Transplantationen zwischen Geschwistern liegt die 1-Jahres-Überlebensrate bei mehr als 90%, nach 2 Jahren bei etwas über 80%. Die Überlebensrate bei nichtverwandten Spendern beträgt bislang nur 45% nach 1 Jahr und ungefähr 40% nach 2 Jahren. Mit weiteren Fortschritten der Gewebetypisierung und mit neuen Methoden zur Organkonservierung sollten sich bald bessere Ergebnisse erzielen lassen. Die homologe Nierentransplantation wird wahrscheinlich in naher Zukunft ein Routineverfahren bei der Behandlung der chronischen Niereninsuffizienz werden. Sie allein kann zu einer völligen Heilung der chronisch Nierenkranken führen.

Prognose

Die Prognose ist vom Grad der Niereninsuffizienz abhängig, aber wegen der Progredienz der Grundkrankheiten insgesamt schlecht. Interkurrente Infekte können das Ende beschleunigen.

Nephrotisches Syndrom
(NS)

Diagnostische Merkmale

- Ausgeprägte Ödeme
- Proteinurie (> 3,5 g/Tag)
- Hypoalbuminämie (< 3 g%)
- Hyperlipidämie (Cholesterin: > 300 mg%)
- Lipidurie (Freies Fett, ovale Fettkörper, Fettcylinder)

Allgemeine Betrachtungen

Das nephrotische Syndrom ist kein einheitliches Krankheitsbild. Nierenbiopsie oder Obduktionsbefund liefern Aufschlüsse über die jeweilige Grunderkrankung (z. B. Lupus erythematodes disseminatus, Amyloidose, diabetische Nephropathie). In vielen Fällen kann das nephrotische Syndrom aber keiner dieser Grundkrankheiten zugeordnet werden. Die Einteilung erfolgt daher nach Art der histologischen Veränderungen an den Glomeruli.

1. In etwa 20% sind die glomerulären Veränderungen so gering, daß sie mit dem Lichtmikroskop nicht zu erfassen sind. Nur elektronenmikroskopisch werden Veränderungen an den Basalmembranen sichtbar, die Endothelzellen sind geschwollen und vacuolisiert, die Deckzellfüße unregelmäßig (sog.

„reine" oder Lipoidnephrose, nephrotisches Syndrom mit minimalen Läsionen oder „Fußfortsatznephrose").

2. Membranöse Form (etwa 70%): Lichtmikroskopisch fällt eine Verdickung der Basalmembranen auf. Bei der elektronenmikroskopischen Untersuchung ist zusätzlich eine Verziehung, plumpe Verbreiterung und teilweise Verschmelzung der Deckzellfortsätze zu erkennen.

3. Proliferative Form (etwa 5%): Die Zahl der Endothelzellen nimmt zu, es bilden sich halbmondförmige Verdickungen der Bowmanschen Kapsel aus, die Capillarlichtungen sind infolge Narbenbildung mehr oder weniger eingeengt und verzogen.

4. Gemischt-membranöse und proliferative Form (etwa 5%).

Klinische Befunde

A. Symptome: *Ödeme* können sich sehr langsam entwickeln und zunächst dem Nachweis entgehen oder aber ganz plötzlich und rasch progredient auftreten. Flüssigkeitsansammlungen in den Körperhöhlen führen zu einer entsprechenden Symptomatik: der Leibumfang vergrößert sich, die Patienten klagen über *Inappetenz, Völlegefühl, Verdauungsstörungen* und *Atemnot.*

Hervorstechendstes Merkmal bei der Untersuchung ist die allgemeine Wasserretention, oft mit den Zeichen eines Hydrothorax oder Ascites. Die Haut erscheint blaß und weist vor allem an den unteren Extremitäten Striae als Folge der starken Dehnung auf. Hypertonie und hypertoniebedingte Veränderungen an Herz, Gehirn und Augenhintergrund werden bei bestimmten Primärerkrankungen wie Kollagenosen und Diabetes mellitus und bei Niereninsuffizienz häufiger beobachtet.

B. Laborbefunde: Mit dem Urin werden große Mengen von Eiweiß ausgeschieden, 1–10 g/24 h und mehr. Im Sediment finden sich in erster Linie die charakteristischen Fett- und Wachscylinder, darüber hinaus Nierentubuluszellen (u. U. mit Einschluß von „ovalen Fettkörpern") und eine unterschiedliche Anzahl von Erythrocyten. Gewöhnlich besteht eine leichte normochrome Anämie, die bei stärkerer Nierenschädigung deutlicher werden kann. Die Retentionshöhe der harnpflichtigen Substanzen ist abhängig vom Grad der Nierenfunktionseinschränkung. Das Serum ist oft lipämisch und das Serum-Cholesterin stark erhöht. Das Gesamteiweiß liegt beträchtlich unter der Normgrenze, die Albuminfraktion ist häufig auf Werte unter 2 g% erniedrigt. Die „reine" Nephrose kann mit einer leichten Hypogammaglobulinämie einhergehen, beim Lupus erythematodes z. B. sind die Gammaglobuline jedoch deutlich erhöht. Die Elektrolyte sind meist normal, Natrium kann niedrig sein. Dem Ausmaß der Hypoalbuminämie entsprechend ist der Anteil des eiweißgebundenen Calciums und damit die Serum-Calcium-Konzentration vermindert. Die Ausscheidung von Natrium im Urin ist stark herabgesetzt, die Aldosteronkonzentration im Urin erhöht.

Die Nierenbiopsie ist Voraussetzung zur Diagnosestellung und läßt Aussagen über die Prognose zu.

Differentialdiagnose

Das nephrotische Syndrom kann eine Vielzahl unterschiedlicher Nierenerkrankungen begleiten. In Frage kommen die verschiedenen Formen der Glomerulonephritis (vor allem die membranöse und proliferative Form), Kollagenkrankheiten (Lupus erythematodes, Polyarteriitis usw.), Paraproteinosen, Nierenvenenthrombose, diabetische Nephropathie, Syphilis, Toxineinwirkung (Bienengift, Rhus Antigen, Medikamente, Schwermetalle). Bei Kleinkindern ist die Ursache der Nephrose oft nicht zu klären.

Behandlung

Außer bei Syphilis und Schwermetallvergiftungen gibt es keine spezifische Therapie. Bettruhe ist bei manifesten Ödemen und bei Infekten indiziert. Infekte müssen frühzeitig und intensiv mit einem adäquaten Antibioticum angegangen werden. Eine notwendig werdende Corticoidtherapie sollte unter stationärer Behandlung vorgenommen werden. Der Proteingehalt der Nahrung sollte bei 0,75 bis 1 g/kg/Tag liegen, wobei auf eine ausreichende Kalorienzufuhr zu achten ist. Die Natriumaufnahme ist auf 0,5 bis 1 g/Tag zu beschränken, Kalium kann in normalen Mengen gegeben werden.

Ziele der Behandlung müssen sein: 1. Aufrechterhaltung der Diurese, 2. Herabsetzung der Eiweißausscheidung, 3. Normalisierung des Serumalbumins und 4. Senkung des Lipidspiegels im Serum.

In den letzten Jahren wurden zunehmend günstige Erfahrungen in der Behandlung des nephrotischen Syndroms bei Kindern und Erwachsenen mit Corticoiden gesammelt. Sie hat sich besonders bei der sog. Lipoidnephrose, beim Lupus erythematodes, bei der Glomerulonephritis und bei Schädigung durch Toxine bewährt. Weniger gute Erfolge wurden bei der membranösen, proliferativen und gemischten Form erzielt. Praktisch ohne Effekt oder vollkommen wertlos ist die Corticoidtherapie bei der Amyloidose und Nierenvenenthrombose, bei der diabetischen Nephropathie ist sie kontraindiziert.

Prednison wird in täglichen Mengen von 1–2 mg/kg Körpergewicht bei Kindern und 80–120 mg bei Erwachsenen per os gleichmäßig über 24 h verteilt gegeben. Die Dauer der Therapie liegt zwischen 10 Tagen und 3–4 Wochen. Neben Prednison können andere Nebennierenrindenhormone in entsprechender Dosierung verordnet werden. Bei Ansprechen auf die Therapie kann die Corticoidmenge über 3–4 Wochen allmählich bis auf die Erhaltungsdosis abgebaut werden, die ausreicht, um die Remission aufrechtzuerhalten.

Bleibt der Behandlungserfolg zunächst aus, kann das schnelle Absetzen der Corticoide u. U. zur Besserung des klinischen Bildes führen. Ist das nicht der Fall, so sollte noch einmal ein Versuch mit höheren Dosen gemacht werden, bevor das Medikament endgültig abgesetzt wird.

Verschwinden Proteinurie und Ödeme allmählich, kann man von der täglichen Verabreichung auf die Medikation in 2tägigen Intervallen übergehen, womit eine weitere Rückbildung hinreichend gesichert scheint. Die gesamte 48-Std-Dosis wird jeweils am Morgen des 2. Tages zum Frühstück peroral gegeben. Bei diesem Therapieschema ist gewöhnlich eine Nebennierensuppression nicht zu erwarten; das Wachstum bei Kindern ist normal, cushingoide Veränderungen und Hochdruck sind nur seltene Vorkommnisse.

Auch eine andere Form der intermittierenden Therapie wird häufig angewandt: 60 mg Prednison p. o. nur an den ersten 3 Tagen der Woche jeweils über 24 h verteilt, dann Behandlungspause für die folgenden 4 Tage usw. Wegen der hohen Dosierung kommt es bei diesem Schema aber häufig zum Auftreten der typischen Nebenwirkungen, während sich in den behandlungsfreien Tagen Zeichen der Nebennierenrindenunterfunktion bemerkbar machen.

In den meisten Fällen wird die Behandlung mit Corticoiden über ein Jahr lang fortgeführt, vorausgesetzt, daß keine Ödeme nachweisbar sind und die Proteinurie zu vernachlässigen ist. Bei Exacerbationen muß die Dosis vorübergehend wieder erhöht werden. Bei längerer Behandlung kann eine Kaliumsubstitution notwendig werden, obwohl die Gefahr der Hypokaliämie bei der intermittierenden Therapie relativ gering ist.

Der Einsatz von Diuretica hat nur selten einen eindeutigen Effekt. Am wirksamsten sind erfahrungsgemäß die Chlorothiazid-Derivate (z. B. *Hydrochlorothiazid* in Dosen von 50–100 mg alle 12 Std). Auch andere Diuretica können in entsprechend hoher Dosierung versucht werden. Bei Kombination von *Aldosteron-Antagonisten* mit Thiazid läßt sich manchmal eine Ausschwemmung von sonst therapieresistenten Ödemen erreichen. Salzfreie Albuminlösungen, Dextran und andere osmotische Diuretica haben, wenn überhaupt, meist nur eine sehr kurz andauernde Wirkung.

Achtung! Die Corticoide müssen bei Ansteigen des Serum-Kaliums, beim Auftreten einer Hypertonie und bei plötzlicher Zunahme der Ödeme sofort abgesetzt werden. Mit diesen Komplikationen ist in den ersten 2 Wochen nach Therapiebeginn zu rechnen.

Die Bedeutung der Immunosuppressiva und Cytostatica (wie alkylierende Substanzen – *Cyclophosphamid* –, *Mercaptopurin*, *Azathioprin* u. a.) bei der Behandlung des nephrotischen Syndroms ist zur Zeit noch nicht ohne weiteres abzugrenzen. Die Erfahrungen sind bisher spärlich, es wird aber in zunehmender Zahl über sehr gute Ergebnisse bei Kindern und Erwachsenen mit der membranösen, proliferativen und gemischten Form sowie Lupus-Patienten berichtet. Die Besserung betrifft die glomerulären Veränderungen wie die Nierenfunktion. Die Ergebnisse bei gegenüber der Corticoidtherapie refraktären Fällen sind widersprüchlich. – Immunosuppressiva und Cytostatica können ernsthafte Nebenwirkungen haben. Ihre Anwendung muß deshalb streng indiziert sein und in der Hand Erfahrener liegen, die mit dieser Art der Behandlung des nephrotischen Syndroms vertraut sind.

Prognose

Verlauf und Prognose sind abhängig von der Grundkrankheit. Etwa 50% der Nephrosen im Kindesalter verlaufen relativ gutartig bei adäquater Therapie und hinterlassen nur geringe Dauerschäden. Beim Großteil der anderen Hälfte ist der Übergang in das Terminalstadium und in die Niereninsuffizienz nahezu unvermeidlich. Die Prognose ist bei Erwachsenen weniger günstig, vor allem, wenn der Nephrose eine Glomerulonephritis, ein Lupus erythematodes, eine Amyloidose, Nierenvenenthrombose oder diabetische Nephropathie zugrunde liegt. Bei der sog. Lipoidnephrose (der Form mit nur geringen glomerulären Läsionen) sind spontane oder durch Corticoide eingeleitete Remissionen häufig. Bilden sich jedoch die oben genannten schwereren Glomerulusveränderungen aus, versagt die Therapie entweder völlig oder bringt nur kurzzeitige Besserung. Hypertonie und Harnstoffretention sind immer als schlechte Vorzeichen zu beurteilen.

Nephrosklerosen

Dem Verlauf nach unterscheidet man bei den Nephrosklerosen eine benigne von einer rasch fortschreitenden malignen Form. Charakteristisch für beide ist eine Intima-Verdickung der Vasa afferentia der Glomeruli. Durch zunehmende Einengung der Gefäßlumina oder völligen Verschluß der Arteriolen kommt es zu Störungen der Blutzirkulation oft mit Infarzierung und Narbenbildung. Häufig obliterieren die Glomeruli vollkommen. Bei der malignen Form findet man punktförmige Blutungen unregelmäßig über die gesamte Nierenrinde verstreut. Die Gefäßveränderungen ähneln hierbei einer Endarteriitis, die Intima ist erheblich verdickt. Klinisch imponiert vor allem die maligne Hypertonie. – Der Prozeß der Narbenbildung und Schrumpfung ist unaufhaltsam und führt schließlich früher oder später zur Niereninsuffizienz. Oft beschleunigen interkurrente Infekte den letalen Ausgang.

Symptome und Befunde wie bei der Hypertonie und bei der Niereninsuffizienz, gelegentlich wie beim Herzversagen und bei der hochdruckbedingten Hirnschädigung.

Die Behandlung richtet sich in erster Linie auf die Senkung des Blutdrucks und die Beeinflussung der Niereninsuffizienz.

Akutes Nierenversagen

Diagnostische Merkmale

- Plötzlich einsetzende Oligurie/Anurie; Urinmenge: 20–200 ml pro Tag
- Proteinurie und Hämaturie; Isosthenurie (spez. Gewicht: 1.010–1.016)
- Anorexie, Übelkeit, Erbrechen, Schläfrigkeit; Anstieg des Blutdrucks; Zeichen der Urämie
- Rascher Anstieg von Harnstoff, Kreatinin, Kalium, Phosphaten und Sulfaten; Erniedrigung von Natrium, Calcium und CO_2 im Serum
- Spontane Ausheilung in einigen Tagen bis 6 Wochen

Allgemeine Betrachtungen

Als akutes Nierenversagen bezeichnet man eine plötzliche Einschränkung oder einen völligen Ausfall der Nierenfunktion als Folge einer Reihe von Schädigungen, die auf die Niere einwirken. Ursächlich in Frage kommen: 1. Toxine, wie Tetrachlorkohlenstoff, Quecksilberchlorid, Arsen, Diäthylenglykol, Sulfonamide, Pilzvergiftung; 2. traumatischer Schock nach schweren Verletzungen, Operationen, Herzinfarkt und Ischämie bei operativen Eingriffen an der Bauchaorta; 3. Gewebszertrümmerung nach Verletzungen, Verbrennungen und intravasaler Hämolyse (transurethrale Prostataresektion, Inkompatibilitätsreaktionen nach Bluttransfusionen); 4. Infektionskrankheiten, wie z. B. Leptospirosen, Sanarelli-

Shwartzman-Syndrom, septischer Schock bei gramnegativen Erregern; 5. ausgeprägter Flüssigkeits- und Elektrolytmangel; 6. Schwangerschaftskomplikationen, wie beidseitige Rindennekrose.

Prinzipiell ist eine Wiederherstellung der Nierenfunktion möglich, trotz intensiver Therapie ist die Mortalität jedoch ziemlich hoch. Pathologisch-anatomisch steht eine Tubulusnekrose im Vordergrund. In einigen Fällen ist nach Einwirken spezifischer Toxine vornehmlich der proximale Tubulusapparat betroffen; die Tubuluslumen in beiden Nieren sind mit Detritus von abgelösten und zerstörten Tubulusepithelien angefüllt. In anderen Fällen ist die Schädigung der Tubuluszellen und Basalmembranen regellos auf beide Nieren verteilt. Bei Hämolyse oder ausgedehnten Weichteilverletzungen finden sich Häm- oder Myoglobincylinder. Es ist unwahrscheinlich, daß diese eine Zerstörung der Tubuluszellen hervorrufen. Vielmehr spricht die fleckförmige Anordnung für umschriebene Zirkulationsstörungen, die dann eine ischämische Nekrose der jeweiligen Bezirke zur Folge haben. Multiple ischämische Infarzierungen sind typisch für die bilaterale Rindennekrose.

Klinische Befunde

Das Kardinalsymptom des akuten Nierenversagens ist die *plötzlich eintretende Abnahme der Urinmenge* nach Trauma, Operation, Transfusionszwischenfällen oder bei einem der anderen Gründe, die oben genannt wurden. Die tägliche Urinproduktion kann auf 20–30 oder sogar 0 ml zurückgehen, liegt aber auch manchmal bei 400 bis 500 ml. Diese oligurische Phase dauert Tage, u. U. bis zu 6 Wochen an. Danach kann sich die Nierenfunktion spontan normalisieren. – Die Patienten klagen über *Appetitlosigkeit, Übelkeit, Brechreiz* und *Müdigkeit.* Die übrige Symptomatik richtet sich nach dem auslösenden Agens für das Nierenversagen.

Der Verlauf ist gewöhnlich zweiphasisch; auf die anfängliche oligurische Phase folgt eine länger anhaltende Polyurie.

A. Oligurische Phase: Während dieser Periode ist die Urinausscheidung in erheblichem Maße reduziert. Die Eiweißreaktion im Harn ist positiv, im Sediment können rote Blutkörperchen und granulierte Cylinder nachweisbar sein, das spezifische Gewicht schwankt zwischen 1.010 und 1.016. Der Anstieg der Stickstoffwechselprodukte in den Körperflüssigkeiten steht in direkter Beziehung zum Grad des Eiweißkatabolismus. Bei Verletzungen oder Erhöhung der Körpertemperatur steigen die Konzentrationen von Harnstoff, Kreatinin, Kalium, Phosphaten, Sulfaten und organischen Säuren sehr schnell an. Das Serum-Natrium dagegen fällt auf Werte um 120–130 mäqu/l ab, die Chloride sind ebenfalls erniedrigt. Mit dem Anstieg der organischen Säuren und des Phosphatspiegels vermindert sich die Plasmabicarbonatkonzentration. Fast immer besteht eine normochrome Anämie. – Dauert die oligurische Phase längere Zeit an, so entwickeln sich die Symptome der *Urämie: Brechreiz, Erbrechen, Durchfall, verstärkte neuromuskuläre Erregbarkeit, Krämpfe, Somnolenz* und *Koma.* Außerdem kommt es häufig zum *Blutdruckanstieg* mit den Sekundärerscheinungen wie Retinopathie, Linksherzversagen und Encephalopathie.

Während dieser Krankheitsphase kann eine falsche Therapie das klinische Bild entscheidend negativ beeinflussen. Überwässerung führt zu den Zeichen der Wasserintoxikation mit generalisierten Krämpfen und Ödemen (besondere Gefahr des Lungenödems!). Übermäßige Kochsalzzufuhr kann ebenfalls eine stärkere Ödembildung zur Folge haben und Ursache für ein akutes Herzversagen sein. Unzureichende Beschränkung der Kaliumaufnahme oder unzureichende Senkung des erhöhten Kaliumspiegels kann eine Kaliumintoxikation nach sich ziehen. Bei hohen Kaliumkonzentrationen im Serum ist die neuromuskuläre Erregbarkeit deutlich herabgesetzt. Lähmungen und Störungen der Reizleitung am Herzen im Sinne von Arrhythmien können auftreten. Unbehandelt führt die Hyperkaliämie zum Tode durch Atemmuskellähmung oder Herzstillstand. Im EKG manifestiert sich die Erhöhung des Kaliums zunächst in spitzen T-Wellen, dann in einer Verbreiterung des QRS-Komplexes und einem Fehlen der P-Wellen, schließlich in biphasischen Kammerkomplexen, Kammerflimmern und Asystolie.

Mit geeigneten Maßnahmen ist die Hyperkaliämie so gut wie immer zu beherrschen, und Todesfälle sind Ausnahmen.

B. Polyurische Phase: Die Diurese setzt wieder ein, wenn sich die Nieren von dem akuten Schaden erholt haben, was Tage bis zu 6 Wochen in Anspruch nehmen kann. Anfänglich nimmt die Urinmenge nur um wenige Milliliter pro Tag zu, bis zu einem Gesamtvolumen von 500–600 ml, danach ist die tägliche Steigerung gewöhnlich wesentlich stärker. Manchmal kommt die Diurese sofort überschießend in Gang. Das Einsetzen der Diurese kann Folge einer echten Schädigung der Nephra sein, die sich in Wasser- und Elektrolytverlusten äußert. Diese Fälle, bei denen ein Defizit an Flüssigkeit, Natrium und Kalium besteht, sind aber sehr selten. Viel häufiger bedeutet die beginnende Urinproduktion eine Elimination der exzessiven extracellulären Flüssigkeitsmenge, die sich in der oligurischen Phase entweder infolge Überhydratation oder durch erhöhte metabolische Wasserfreisetzung angesammelt hat. – (Nach unseren eigenen Erfahrungen ist allerdings der erste Mechanismus der häufigere.) – Die Nieren produzieren normalerweise schon wieder Urin, bevor die Funktion aller Nephra völlig wiederhergestellt ist. Die Konzentrationen der Stickstoffwechselprodukte, von Kalium und Phosphor können deshalb noch einige Tage weiter ansteigen, obwohl z. T. weit über der Norm liegende Harnmengen ausgeschieden werden. Die Nierenfunktion normalisiert sich oft erst nach einigen Wochen vollkommen.

Differentialdiagnose

Eine akute Glomerulonephritis, Ureterobstruktion durch Ödem der Ostien nach Ureterenkatheterisierung oder durch Neoplasma, ein beidseitiger Verschluß der Renalarterien durch Emboli oder Aneurysma dissecans oder, in seltenen Fällen, eine Blasenruptur können den Symptomen nach manchmal nicht von einer tubulären Nekrose unterschieden werden. Unter Berücksichtigung der Anamnese und der physikalischen Untersuchung müssen daher die geeigneten diagnostischen Maßnahmen zur Abklärung ergriffen werden. Eine stärkere Dehydrierung allein kann zur Oligurie führen. Wird das intravasale Flüssigkeitsvolumen durch rasche Infusion einer 0,45%igen Kochsalzlösung (500–1000 ml) aufgefüllt, so genügt das oft, um die glomeruläre Filtration und damit die Urinausscheidung wieder zu steigern.

Behandlung

A. Spezifische Maßnahmen: Die sofortige kausale Therapie der Oligurie ist von entscheidender Bedeutung.

1. *Schock:* Der Blutdruck muß mit allen Mitteln (jedoch Vorsicht mit vasopressorischen Substanzen!) auf Normalhöhe gebracht werden, um die renale Ischämie zu verhindern oder deren Dauer zeitlich möglichst zu begrenzen. Achtung!: Liegt mit einiger Wahrscheinlichkeit eine tubuläre Nekrose vor, so muß die zugeführte Flüssigkeitsmenge stark beschränkt werden.

2. *Transfusionsreaktionen:* s. Kapitel 10.

3. *Ureterenverschluß* macht Cystoskopie und Ureterenkatheterisierung notwendig.

4. *Schwermetallvergiftungen:* Bei Quecksilber- oder Arsenvergiftung kann Dimercaprol (BAL) eine Besserung bringen. Oft ist es aber zu spät, wenn die Nierenschädigung schon eingetreten ist.

B. Allgemeine Maßnahmen: Die hier besprochenen konservativen Maßnahmen sind in unkomplizierten Fällen oft ausreichend. Dauert jedoch die oligurische Phase längere Zeit an, so ist eine dialytische Behandlung unvermeidlich. Dasselbe gilt für schwere Traumen oder schwere katabole Zustände, die durch Infektionen oder Toxineinwirkung unterhalten werden. Die Hämodialyse ist wegen ihrer größeren Effektivität der Peritonealdialyse vorzuziehen. Als Indikationen für die Dialyse sind anzusehen:

a) drohende Hyperkaliämie und schwere Entgleisungen des Elektrolyt- und Wasserhaushaltes; b) zunehmende Verschlechterung des klinischen Bildes durch Auftreten urämischer Symptome (urämische Perikarditis!).

1. *Oligurische Phase:* Das Behandlungsziel richtet sich auf die Aufrechterhaltung des normalen Flüssigkeitsvolumens und der Elektrolytkonzentrationen, auf die Verringerung des Gewebskatabolismus und auf die Infektionsprophylaxe.

a) Bettruhe – ‚reverse isolation' zur Abschirmung des Patienten gegen drohende Infektionen mit hospitalisierten Keimen (allgemeine Abwehrschwäche!).

b) Flüssigkeitszufuhr: Die Flüssigkeitsaufnahme muß auf etwa 400 ml/Tag für den normalen Erwachsenen reduziert werden. Bei Erbrechen, Durchfall oder stärkerem Schwitzen (bei Fieber: 400–500 ccm pro Grad Celsius über 38,5° und qm Körperoberfläche) ist die Volumenzufuhr den Verlusten entsprechend zu erhöhen. Das beim Abbau von Fett, Kohlehydraten und Eiweiß freiwerdende Wasser muß in die Flüssigkeitsbilanzierung einbezogen werden. Durch den Gewebskatabolismus vergrößert sich außerdem der intracelluläre Wassergehalt, was gleichfalls berücksichtigt werden muß. Die effektiv zuzuführende Flüssigkeitsmenge kann daher nur sehr klein gehalten werden.

c) Die Nahrung sollte nur geringe Mengen Eiweiß enthalten, um das Anfallen von Stickstoff, Kalium und Phosphat einzuschränken. Glucose in Mengen von 100 bis 200 g/Tag ist am besten zur Kaloriensubstitution geeignet; zusätzlich verhindert sie die Gefahr der Ketose und verringert den Eiweißkatabolismus. Fett kann in Form von Butter oder als orale und intravenöse Emulsion gegeben werden. – Insgesamt sind beim Erwachsenen etwa 1500 Cal anzustreben.

Die Flüssigkeit und die Glucose können oral oder intravenös appliziert werden. Da bei der intravenösen Verabreichung hochkonzentrierter Zuckerlösungen relativ häufig Venenthrombosen auftreten, wird die Glucose am besten als 20–40prozentige Lösung mit der Gesamtflüssigkeitsmenge von 400 ml kontinuierlich über 24 Stunden in eine größere Vene (z. B. Vena subclavia) infundiert. Der Zusatz von Vitamin C und B-Komplex ist empfehlenswert.

d) Elektrolytsubstitution: Ein Elektrolytersatz ist nur bei vorher bestehenden Defiziten oder bei Verlusten durch Erbrechen, Durchfall usw. notwendig. Achtung: Kalium darf nur gegeben werden, wenn ein echter Mangel nachgewiesen ist; es soll auf jeden Fall mit Vorsicht substituiert werden.

e) Andere Maßnahmen: Tägliche Registrierung der Flüssigkeitszufuhr und -ausscheidung; Blasendauerkatheter zur genauen Erfassung der Urinausscheidung; tägliche Gewichtskontrollen; regelmäßige Bestimmungen der Serumelektrolyte (vor allem Kalium), des Harnstoffs und des Kreatinins; EKG-Kontrollen.

f) Infektionen müssen frühzeitig und intensiv mit einem geeigneten Antibioticum behandelt werden. Bei der Dosierung muß die stark eingeschränkte oder fehlende Elimination durch die Nieren in Rechnung gestellt werden.

g) Herzversagen: s. Kapitel 8.

h) Anämie: Sinkt der Hämatokritwert unter 25%, so ist die Transfusion einer Erythrocytenkonserve angeraten.

i) Hyperkaliämie: s. Kapitel 2.

j) Urämie: Erweisen sich die konservativen Maßnahmen als insuffizient, so kann das Stadium der Urämie nur durch frühzeitigen Einsatz der Künstlichen Niere oder durch eine Peritonealdialysebehandlung abgewendet werden (prophylaktische Dialyse!).

k) Krampfanfälle und Encephalopathie: Bei diesen Komplikationen ist *Paraldehyd* rectal ein gutes Mittel. Die Anwendung von Barbituraten sollte sich auf *Pentobarbital-Natrium* und *Amobarbital-Natrium* beschränken, da diese beiden Derivate in der Leber metabolisiert werden. Auch *Chlorpromazin* und *Promazin* haben in vielen Fällen einen günstigen Effekt.

2. *Polyurische Phase:* Da in dieser Phase normalerweise überschüssige Flüssigkeits- und Elektrolytmengen ausgeschieden werden, sollte nicht der Versuch unternommen werden, die Urinvolumen genau zu ersetzen; es sei denn, Wasser- und Elektrolytdefizite sind offenbar. Flüssigkeits- und Nahrungszufuhr können mit zunehmender Diurese freizügiger gehandhabt werden. Die Eiweißbeschränkung sollte so lange fortgeführt werden, bis die Serumkonzentrationen von Harnstoff und Kreatinin eindeutig gefallen sind. Die Gefahr einer Infektion muß immer noch beachtet werden. Unter Umständen kann es trotz guter Ausscheidung zu Natriumretention, Hypernatriämie und Hyperchlorämie kommen, die sich klinisch in Verwirrtheit, gesteigerter neuromuskulärer Erregbarkeit und Koma äußern können. Flüssigkeit und Glucose müssen dann in ausreichenden Mengen gegeben wer-

den, um die Hypernatriämie auszugleichen. Auf regelmäßige Bestimmungen von Harnstoff und Kreatinin und der Elektrolyte ist Wert zu legen.

Prognose
Ist das akute Nierenversagen nicht durch schwere Verletzungen oder Infektionen kompliziert, so ist es häufig möglich, durch entsprechende Maßnahmen die Phase der Oligurie/Anurie zu überwinden. Organische Restschäden sind äußerst selten. Plötzliche Todesfälle in der akuten Phase können Folge von Wasserintoxikation, Herzversagen, Lungenödem, Hyperkaliämie oder Encephalopathie sein.

Angeborene Nierenerkrankungen

Der prozentuale Anteil an hereditären Nierenerkrankungen in der Gesamtbevölkerung ist relativ klein. Ihre frühzeitige Erkennung ist aber notwendig, um die Diagnose bei Blutsverwandten in möglichst frühem Lebensalter stellen zu können und gegebenenfalls therapeutische Maßnahmen einzuleiten.

Die meisten erblichen Nierenerkrankungen werden in Kapitel 30 besprochen. An dieser Stelle sollen daher nur einige von ihnen kurz angeführt werden.

1. Hereditäre chronische Nephritis

Die Erkrankung wird gewöhnlich schon im Kindesalter manifest und ist an intermittierender Hämaturie, oft im Anschluß an Infekte der oberen Luftwege, erkennbar. Beim Mann ist im Gegensatz zur Frau das Fortschreiten der Erkrankung bis zur Niereninsuffizienz sehr häufig. Die Patienten überleben das 40. Lebensjahr meist nicht. In vielen Familien werden gleichzeitig Taubheit und Augenfehler beobachtet, eine andere Form kann von Störungen des Nervensystems im Sinne einer Polyneuropathie begleitet sein. Die Incidenz von Harnwegsinfekten ist ziemlich hoch.

Pathologisch-anatomisch bestehen Ähnlichkeiten zur Glomerulonephritis. Das mikroskopische Bild wird von Zellen bestimmt, die mit Fetttröpfchen angefüllt sind. Diese „Schaumzellen“ stellen entweder Makrophagen dar oder stammen von den Tubulusepithelien und werden hauptsächlich an der Rinden-Markgrenze gefunden.

Die Laborbefunde spiegeln das jeweilige Stadium der Funktionsbeeinträchtigung wider. – Die Therapie ist rein symptomatisch.

2. Cystische Degeneration der Nieren

Bei jedem Patienten mit Hypertonie, Pyelonephritis oder Niereninsuffizienz muß an angeborene anatomische Anomalien gedacht werden. Die klinische Symptomatik wird vor allem von den Sekundärerkrankungen gekennzeichnet; für den Behandlungserfolg auf lange Sicht und die Prognose sind jedoch diese anatomischen Anomalien der begrenzende Faktor.

Cystennieren
Diese Erkrankung tritt ausschließlich familiär auf. Neben den Nieren sind fast immer auch Leber und Pankreas betroffen.

Die cystischen Mißbildungen in der Nierenrinde sind wahrscheinlich das Ergebnis einer unvollständigen Fusion der Sammelröhren und der gewundenen Harnkanälchen, die entwicklungsgeschichtlich verschiedenen Ursprungs sind. Die Cysten sind von vornherein angelegt, eine Neubildung erfolgt nicht. Im Laufe der Zeit vergrößern sie sich meist allmählich und zerstören durch ihr „Wachstum“ das umgebende Gewebe. – Außer der häufigen Beteiligung von Leber und Pankreas ist darüber hinaus die Incidenz von Aneurysmen der Hirngefäße gegenüber der Normalbevölkerung wesentlich höher.

Cystennieren sind häufig ein Zufallsbefund, der bei Patienten mit einem Hypertonus unklarer Genese, Pyelonephritis oder Hämaturie im nachhinein erhoben wird. Es sei denn, man untersucht eine Familie systematisch durch, nachdem bei einem Mitglied die Mißbildung aufgedeckt wurde. Manchmal können Cystenblutungen starke Schmerzen in den Nierenlagern auslösen und so den Verdacht auf diese Erkrankung lenken. Symptome und Befunde sind aber im allgemeinen die der Niereninsuffizienz und seltener die der Hypertonie. Palpatorisch sind die Organe in der Regel vergrößert und haben eine höckerige Oberfläche.

Das Urinsediment kann vermehrt Leukocyten und Erythrocyten enthalten. Bei Cystenblutungen ist der Harn makroskopisch blutig gefärbt, wenn eine Kommunikation mit dem Nierenhohlraumsystem besteht. Die blutchemischen Veränderungen sind abhängig vom Grad der Niereninsuffizienz. In der Röntgenleeraufnahme des Abdomens stellen sich die Nieren vergrößert dar. Das intravenöse Pyelogramm zeigt die typische Elongation der Kelche und Ausziehung der Nierenbecken.

Es gibt keine spezifische Therapie. Eine chirurgische Intervention ist indiziert, wenn eine der Cysten den Ureter mechanisch verlegt. Die sog. Stichelung einer oder mehrerer Cysten kann bei starker Größenzunahme und häufigen Beschwerden in Erwägung gezogen werden. Hypertonie, Infekte und Urämie werden in der besprochenen Weise behandelt.

Erste Symptome können zwar schon in der Kindheit oder im frühen Erwachsenenalter in Erscheinung treten, die Erkrankung wird aber wegen der langen Beschwerdefreiheit gewöhnlich erst im 4. oder 5. Lebensjahrzehnt diagnostiziert. Das Endstadium der Urämie wird meist sehr spät erreicht, wenn nicht Hypertonie oder chronische Harnwegsinfekte zu Komplikationen führen. Im Durchschnitt ist die Lebenserwartung der Cystennierenträger erheblich höher als bei allen anderen Patienten mit chronischen Nierenkrankheiten.

Cystenbildungen im Nierenmark

Mit Verbesserung der diagnostischen Verfahren wurde man in den vergangenen Jahren in zunehmender Zahl auf zwei Syndrome aufmerksam:

1. Medulläre Cystennieren sind ebenfalls eine familiäre Erkrankung, die schon in der Jugend manifest wird. Erstes Krankheitszeichen ist häufig eine chronische Anämie. Azotämie, Acidose und Hyperphosphatämie entwickeln sich danach ziemlich rasch. Ein sekundärer Bluthochdruck ist nicht selten. Der Urinbefund ist uncharakteristisch, das Konzentrationsvermögen aber aufgehoben. – Unzählige kleine Cysten durchsetzen das gesamte Nierenmark.

2. Die sog. Schwammniere ermöglicht die Diagnosestellung durch das Urogramm wegen ihrer typischen Merkmale: Vergrößerung der Papillen und Kelche und kleine Aussparungen innerhalb der Pyramiden. Die Cysten weisen oft Kalkeinlagerungen auf. Infekte können problematisch werden. Der Verlauf ist sonst asymptomatisch, die Lebenserwartung nicht verkürzt.

3. Anomalien der proximalen Tubulusfunktion

Störungen der Aminosäurenrückresorption

A. Cystinurie: Wegen der vermehrten Cystinausscheidung kommt es hierbei zu *Steinbildungen* in den ableitenden Harnwegen. Die Urinkonzentrationen von Ornithin, Arginin und Lysin sind ebenfalls erhöht. Nichtschattengebende Nierensteine müssen in jedem Fall analysiert werden, um eine definitive Diagnose stellen zu können.

Ziel der Therapie ist es, 1. für eine möglichst große Diurese durch große Flüssigkeitszufuhr zu sorgen, 2. durch Gabe von *Natriumbicarbonat, Natriumcitrat* und zusätzlich *Acetazolamid* abends das Urin-pH über 7,0 zu halten, um die Ausfällung von Cystin zu verhindern. U. U. ist die Methioninaufnahme (Vorläufer des Cystins!) mit der Nahrung zu reduzieren. Günstige Resultate konnten auch mit *Penicillamin* erreicht werden.

B. Aminoacidurie: Bei diesem Krankheitsbild werden verschiedene Aminosäuren ungenügend rückresorbiert. Als Folge der hohen Urinverluste kann die körperliche Entwicklung unterschiedlich stark gestört sein. Andere tubuläre Defekte weisen auf dieses Syndrom hin. – Jegliche Therapie ist erfolglos.

C. Hepatolentikuläre Degeneration (Wilsonsche Pseudosklerose): Bei dieser erblichen Erkrankung wird die Aminoacidurie von einer Lebercirrhose und von neurologischen Manifestationen begleitet. Typische Zeichen dieses Syndroms sind: *Hepatomegalie, pathologische Leberfunktion, Spastizität, Athetose, Verstimmungszustände, Kayser-Fleischerscher Cornealring.* Primär liegt eine Kupferstoffwechselstörung mit verminderter Caeruloplasminsynthese, niedrigen Caeruloplasminspiegeln und erhöhten Konzentrationen von freiem Kupfer im Serum vor. Die Tubulusschädigungen werden wahrscheinlich durch Speicherung von Kupfer in den Epithelzellen verursacht.

Therapie: *Penicillamin* oder *EDTA* zur Chelierung und Elimination des Kupfers.

Multiple Störungen der proximalen Tubulusfunktion (De Toni-Debré-Fanconi-Syndrom)

Aminoacidurie, Hyperphosphaturie, Glykosurie und renale tubuläre Acidose sind die hervorstechendsten Merkmale. Klinisch imponiert vor allem die Osteomalacie mit ihren Sekundärerscheinungen (Skeletdeformationen, Pseudofrakturen). Darüber hinaus können andere tubuläre Defekte nachweisbar sein.

Anstelle des normalen proximalen Segmentes finden sich schmale Tubulusstrukturen mit der charakteristischen „Schwanenhals"-Konfiguration. Der proximale Tubulusabschnitt ist außerdem insgesamt auf die Hälfte seiner normalen Länge verkürzt.

Die Behandlung beschränkt sich auf den Ausgleich der blutchemischen Veränderungen: Ersatz von Kationen (besonders Kalium), Korrektur der Acidose mit Bicarbonat, Zufuhr von isotonischen, neutralen Phosphatlösungen (als Mono- und Di-Salze).

Störungen der Phosphor- und Calciumrückresorption

A. Vitamin D-resistente Rachitis (Phosphatdiabetes): Der Rachitis und Osteomalacie liegen exzessive renale Verluste, aber offensichtlich auch eine mangelhafte Darmresorption von Phosphor und Calcium zugrunde. Obwohl beide Krankheitsbilder relativ unempfindlich gegenüber Vitamin D sind, wird das Vitamin in hohen Dosen (50000 E. täglich) verabreicht und Calcium mit der Nahrung im Überschuß zugeführt.

B. Pseudohypoparathyreoidismus: Der kausale Mechanismus für die hierbei anzutreffende Hyperphosphatämie und Hypocalcämie ist in einer übermäßigen Reabsorption von Phosphor zu suchen. *Muskelkrämpfe, Müdigkeit, Schwäche* und *geistige Retardierung* sind die Hauptsymptome, außerdem kommt es häufig zu *hypocalcämischen Zuständen* mit den bekannten neurologischen Zeichen. Der Habitus der Patienten ist auffällig, sie sind meist klein und rundgesichtig. Die Metacarpal- und Metatarsalknochen weisen eine charakteristische Verkürzung auf. Der Serumspiegel von Phosphor ist hoch, von Calcium erniedrigt. Die alkalische Phosphatase liegt im Normbereich.

Die Erkrankung ist refraktär gegen die Gabe von Parathormon. Vitamin D und Calcium können prophylaktisch gegen tetanische Episoden verordnet werden.

Störungen der Glucose-Reabsorption (Renaler Diabetes mellitus)

Da beim renalen Diabetes die Rückresorptionsfähigkeit für Glucose vermindert ist, zeigt der Urin eine positive Zuckerreaktion trotz normalen Blutzuckerwerten. Eine Acetonurie wird nie beobachtet, die Zuckerbelastung fällt gewöhnlich normal aus. – Manchmal kann die renale Glykosurie in einen echten Diabetes mellitus übergehen. Eine spezifische Therapie gibt es nicht.

Störungen der Glucose- und Phosphorrückresorption (Renale Rachitis)

Die Symptome und Befunde unterscheiden sich nicht von denen bei Vitamin D-Mangelrachitis oder Osteomalacie: *Schwäche, Schmerzen in den Beinen und in der Wirbelsäule, Tetanie.* Die Knochen werden deformiert, die Röhrenknochen, auf denen das Körpergewicht lastet, krümmen sich. Die Wirbelsäule wird kyphoskoliotisch verändert. Bei Kindern stehen die Charakteristika der Rachitis im Vordergrund. Röntgenologisch ist die Knochendichte herabgesetzt, Pseudofrakturen und Deformitäten werden nachweisbar. Nephrocalcinose infolge exzessiver Phosphat- und Calciurie kann eine progrediente Nierenschädigung nach sich ziehen. Die Ausscheidung von Calcium und Phosphor im Urin ist erhöht. Bei normalen Blutzuckerwerten besteht eine Glykosurie. Der Serumspiegel von Calcium ist normal bis erniedrigt, von Phosphor vermindert. Die Konzentrationen der alkalischen Phosphatase sind erhöht.

Behandlung: große Dosen von Vitamin D; Calciumsubstitution mit der Nahrung.

4. Anomalien der distalen Tubulusfunktion

Störungen der Wasserstoffionen-Sekretion und Bicarbonat-Rückresorption (Renale tubuläre Acidose)

Diese Funktionsstörung ist durch das Unvermögen der Nieren gekennzeichnet, Wasserstoffionen zu sezernieren und Ammoniumionen zu bilden. Die Basenverluste (Natrium, Kalium, Calcium) sind aus diesem Grunde sehr hoch. Außerdem wird Phosphor in größeren Mengen ausgeschieden. Neben *Erbrechen, Wachstumsverzögerungen* und *Symptomen der chronischen metabolischen Acidose* sind *Muskelschwäche* bei Kaliummangel und *Knochenschmerzen* zu erwähnen.

Der Urin reagiert alkalisch und enthält unphysiologisch hohe Mengen an Natrium, Kalium, Calcium und Phosphaten. Nephrocalcinose tritt als häufige Komplikation auf. Durch die Blutgasanalyse läßt sich die metabolische Acidose (HCO_3^- oder CO_2 vermindert) verifizieren. Die Calcium-, Phosphor-, Kalium- und manchmal auch die Natriumkonzentration im Serum ist erniedrigt, die des Chlors erhöht. Therapie: Ausgleich der Elektrolytverluste (Natrium und Kalium am günstigsten in Form von Citrat oder Bicarbonat). Zusätzliche Gabe von Vitamin D kann notwendig werden.

Störungen der Kalium-Sekretion (potassium „wastage“ syndrome)

Hypokaliämie, auf gesteigerter Sekretion oder verstärkten Verlusten beruhend, ist fast immer eine Begleiterscheinung anderer Erkrankungen. Sie kann beobachtet werden 1. bei chronischer Niereninsuffizienz mit Verminderung der H^+-Sekretion; 2. bei der tubulären Acidose und beim De Toni-Debré-Fanconi-Syndrom (infolge ungenügender H^+- und NH_4^+-Sekretion); 3. beim Hyperaldosteronismus und Hypercortizismus. Die Störung kann aber auch isoliert als idiopathische Form in Erscheinung treten, ihre Ursachen sind bislang nicht bekannt.

Die klinischen Zeichen sind der Hypokaliämie zuzuschreiben: *Muskelschwäche, metabolische Alkalose, Polyurie* mit Hypo- und Isosthenurie. Therapie der Grundkrankheiten und Kaliumsubstitution.

Störungen der Wasser-Rückresorption (renaler Diabetes insipidus)

Männer sind von dieser Anomalie stärker betroffen als Frauen. Differentialdiagnostisch ist die renale Form durch das Nichtansprechen auf antidiuretisches Hormon vom hypophysären Diabetes insipidus abzugrenzen. Die Nieren sind außerstande, das Wasser in normalem Umfang zu reabsorbieren. Daraus resultieren Polyurie und Polydipsie. Bis zu 12 l Urin werden pro Tag ausgeschieden. Die Osmolarität und das spezifische Gewicht des Harns sind stark erniedrigt. – Geistige Retardierung, Blasenatonie und Hydronephrose sind typische Zeichen. Therapie: Für eine ausreichende Flüssigkeitszufuhr muß Sorge getragen werden. *Chlorothiazide* können das Krankheitsbild mildern. Ihr Wirkungsmechanismus konnte noch nicht eindeutig geklärt werden, wahrscheinlich verbessern sie die isoosmotische Rückresorption in den proximalen Tubulusabschnitten.

5. Unspezifische Anomalien des Tubulusapparates

Bei der idiopathischen Hypercalciurie wird die Nierensteinbildung durch Verminderung der Calciumrückresorption begünstigt. Die Blutspiegel von Calcium und Phosphor liegen im Normbereich. Die Urinkonzentration von Calcium ist hoch, die des Phosphors vermindert.

Therapie: s. Nierensteine

6. Angeborene anatomische Anomalien

Agenesie

Eine der Nieren, meist die linke, kann anlagemäßig fehlen; das verbleibende Organ ist dann stets hypertrophiert. Vor einer möglicherweise erforderlichen Nephrektomie muß daher immer geprüft werden, ob beide Nieren vorhanden sind.

Hufeisenniere

Beide Nieren sind durch Nieren- oder Bindegewebe miteinander verbunden. Gleichzeitig können Mißbildungen des Harnleiter-Nierenbeckensystems bestehen. Aberrierende Gefäße sind Ursache von Ureterobstruktion und Hydronephrose. – Diese wie auch die beiden folgenden Anomalien sind prädisponierende Faktoren für chronische Harnwegsinfekte.

Ektopie
Die Niere kann in das Becken verlagert sein, der Harnleiter ist dann oft verkürzt. Ureterverlegung und Harnstau sind häufig.

Nephroptose („Wanderniere")
Die Position der Niere ist abhängig von der Körperhaltung, beim aufrechten Stehen sinkt sie von ihrer normalen Lage in Richtung kleines Becken ab. Trotz der z. T. extremen Mobilität sind Ureterabknickungen oder Verschlüsse selten.

Megaloureter und Hydronephrose
Diese Anomalien können angeboren sein, kommen aber häufiger als Folge eines vesico-ureteralen Reflexes zustande.

Nephropathie durch Analgeticamißbrauch

Papillennekrosen werden im allgemeinen mit fulminanten Harnwegsinfekten bei Diabetes mellitus in Beziehung gebracht. Seit 1953 ist aber bekannt, daß dieselben Veränderungen auch durch langjährige Einnahme von Phenacetinpräparaten ausgelöst werden können. Bei den Patienten handelt es sich meist um Frauen im mittleren Lebensalter, die an chronisch-rezidivierenden Kopfschmerzen leiden, oder um Männer und Frauen mit chronischer Arthritis, die zur Schmerzbekämpfung große Mengen phenacetinhaltiger Analgetica zu sich nehmen. Die Nierenschädigung wird oft erst nach Eintritt der Niereninsuffizienz erkannt.

Das pathologisch-anatomische Bild ist unspezifisch. Peritubuläre und perivasculäre Entzündungsprozesse und degenerative Veränderungen an den Tubuluszellen lassen auf eine chronisch-interstitielle Nephritis schließen. Glomeruläre Läsionen werden nicht angetroffen. Die Papillennekrose reicht bis in das Nierenmark hinein und kann viele Papillen gleichzeitig in Mitleidenschaft ziehen.

Hämaturie ist in den meisten Fällen ein Frühsymptom. Bei Abstoßen von Papillen können *kolikartige Schmerzen* auftreten. Weiterhin finden sich Polyurie, Acidose, Dehydratationszeichen und Hautblässe. Häufige Komplikationen sind Infekte. – Der Tablettenabusus wird von den Patienten nicht selten verschwiegen und oft erst nach eingehendem Befragen zugegeben.

Der Urin enthält in den meisten Fällen nur Erythrocyten in unterschiedlicher Zahl und geringe Mengen an Eiweiß. Wie bei fast allen chronischen Nierenkrankheiten ist auch bei der Papillennekrose eine Anämie mehr oder weniger stark ausgeprägt. Harnstoff und Kreatinin sind erhöht, die Elektrolytstörungen wie bei der chronischen Niereninsuffizienz.

Im i.v.-Pyelogramm stellen sich die typischen Hohlräume und ringförmigen Schatten dar, die den zerstörten Papillen entsprechen.

Therapie: Verbot von phenacetin- oder aspirinhaltigen Analgetica. Behandlung des chronischen Nierenversagens und der Infekte wie schon besprochen.

Harnwegsinfekte

Infekte der ableitenden Harnwege sind so verbreitet und auf lange Sicht hin so folgenschwer, daß hier auf Diagnostik und Therapie in aller Ausführlichkeit eingegangen werden soll. Die Pyelonephritis ist sicher die häufigste Ursache der chronischen Niereninsuffizienz bei beiden Geschlechtern; bei Frauen ist sie häufigste Ursache des nephrogenen Hochdrucks überhaupt, bei Männern steht sie mit an vorderer Stelle. Der Verlauf ist zunächst relativ symptomarm, weshalb die Diagnose in vielen Fällen sehr spät gestellt wird, manchmal erst, wenn es schon zur Niereninsuffizienz gekommen oder ein Hypertonus aufgetreten ist. Die Behandlung ist immer sehr problematisch und die Chronizität des Krankheitsgeschehens sehr hoch, zumal bei der Anwesenheit von anatomischen Defekten.

Das folgende Schema (nach PETERSDORF modifiziert) gibt eine für klinische Belange brauchbare Einteilung dieses Krankheitskomplexes:

1. Akute Form, unkompliziert
2. Akute Form mit Komplikationen
   a) ohne nachweisbare anatomische Anomalien
   b) mit anatomischen Anomalien
3. Asymptomatische Bakteriurie
4. Chronische Form

1. Akute Entzündung der oberen ableitenden Harnwege
(akute Pyelonephritis)

Diagnostische Merkmale

- Plötzliches Auftreten von Schüttelfrost und Fieber; häufiges Wasserlassen, Druck und brennender Schmerz bei der Miktion; Druckempfindlichkeit und Schmerzen in den Nierenlagern
- Kopfschmerzen, Abgeschlagenheit, Übelkeit, Erbrechen. Pyurie; im Sediment: unterschiedliche Zahl von Erythrocyten, granulierten und Leukocytencylindern, Eiweiß einfach und doppelt positiv, massenhaft Bakterien
- Leukocytose mit Linksverschiebung; BKS erhöht; u. U. Bakteriaemie

Allgemeine Betrachtungen

Bei der Entzündung kann es sich um eine Cystitis allein handeln, viel häufiger aber sind die Ureteren und Nieren mit einbezogen. Anatomische Anomalien praedestinieren zu Obstruktion und Urinstase und können dadurch die Ansiedlung von pathogenen Keimen begünstigen. Der Häufigkeit nach werden folgende Erreger angetroffen: Gramnegative Bacillen-Escherichia coli, Enterobacter (Aerobacter) aerogenes, Paracoli, Pseudomonas aeruginosa, Proteus vulgaris und Salmonellen – und grampositive Kokken –, Streptokokken (Enterokokken) und Staphylokokken. Bei einer akuten Entzündung finden sich diese Erreger in großer Zahl im Urin, mit einer Streubreite zwischen 10 000 (Grenzbefund, der mehrmalige Kontrolle erforderlich macht!) und mehreren Millionen Keimen pro ml Urin.

Bei den Harnwegsinfekten spielen praedisponierende Faktoren eine bedeutsame Rolle. Im frühen Lebensalter liegt das Übergewicht der Erkrankungen eindeutig beim weiblichen Geschlecht. Später ist auch das männliche Geschlecht in stärkerem Maße betroffen, da die Voraussetzungen für einen Harnstau viel häufiger gegeben sind (Prostatahypertrophie!). Die Incidenz einer komplizierenden Harnwegsinfektion ist bei Schwangerschaft, Diabetes mellitus, Phenacetinniere, Stoffwechselstörungen und Nephrolithiasis, obstruktiven Prozessen der Harnwege, neurogener Blasenstörung und Untersuchungen am Urogenitaltrakt ziemlich hoch.

Die pathologisch-anatomische Untersuchung zeigt entzündliche Veränderungen an Blase, Harnleitern und Nierenbecken mit Ödemen, starker Gefäßstauung, kleinen Ulcerationen und Blutungen in die Submucosa bei den schwereren Fällen. Die Nieren sind gelblich-streifig gezeichnet als Hinweis auf eitrige Herde im Tubulusapparat und Interstitium von Pyramiden und Mark; sie können sich aber auch bis in die Rindenzone ausbreiten. Mikroskopisch ist eine eitrige Entzündung mit fleckenhaften Nekrosen und eitergefüllten Tubuli auffällig. Die Glomeruli selbst sind unverändert, die entzündlichen Reaktionen in dem sie umgebenden Gewebe können jedoch stark ausgeprägt sein.

Differentialdiagnose

Ausgeschlossen werden müssen alle anderen Erkrankungen, die mit Schmerzen im Abdomen einhergehen. Unterlappenpneumonie und akute Pankreatitis sind ebenfalls zu erwägen. Der Nachweis von Eiter und Bakterien im Urin wird im Normalfall die Diagnose „akuter Harnwegsinfekt" erbringen.

Klinische Befunde

A. Symptome: *Fieber*, *Schüttelfrost*, *Abgeschlagenheit* und *Kopfschmerzen* sind allgemeine Zeichen der akuten Entzündung. An spezifischen Symptomen werden häufiges *Wasserlassen*, *Harndrang*, *Tenesmen*, *Schmerzen* und *Druck in den Nierenlagern und im Rücken* angegeben. Häufig sind auch *Übelkeit* und *Erbrechen*, seltener Durchfälle. Andererseits kann die Symptomatik sehr spärlich sein, und zum Beispiel nur Dysurie und häufiges Wasserlassen deuten auf eine akute Entzündung hin. – Die körperliche Untersuchung ist gewöhnlich nicht sehr ergiebig: die Nierenlager sind druck- und klopfempfindlich, weiterhin fallen die Allgemeinerscheinungen von Fieber und Abgeschlagenheit auf.

B. Laborbefunde: Das Blutbild weist eine Vermehrung der Leukocyten (14 000 bis 20 000 pro cmm) mit Linksverschiebung auf. Die BKS ist stark beschleunigt. Im Urin finden sich große Mengen von polymorphonucleären Leukocyten, granulierte und Leukocytencylinder, Erythrocyten, Epithelzellen, Schleimfetzen, Eiweiß und manchmal Aceton.

Bei floriden Prozessen gehen in der Urinkultur Unmengen von Bakterien an. Blutkulturen können in Einzelfällen positiv sein. Die bakteriologische Urinuntersuchung ist unbedingt zu fordern, da erst nach Bestimmung der Art der Keime eine gezielte Therapie möglich ist. Durch Gramfärbung des Sedimentes, das von 5–10 ml Urin abzentrifugiert wird, können die Bakterien ohne weiteres identifiziert werden, wenn sie in Konzentrationen von 10 000 und mehr angetroffen werden. Die Kulturen müssen von Katheter oder Mittelstrahlurin angelegt werden. Bei Verwendung von Mittelstrahlurin muß die Gegend der Urethramündung vor der Abnahme eingehend gereinigt werden; bei Frauen ist eine Kontamination von seiten der Labien oder der Vagina auszuschließen. Die percutane suprapubische Blasenpunktion (mit Hilfe einer sterilen Nadel und Spritze unter streng aseptischen Kaute-

Tabelle 16–1. *Chemotherapeutica bei Harnwegsinfekten*

Erreger	ak. Infekt	chron. Bakteriurie	Bakteriämie[a]
Escherichia coli	Sulfonamide, Ampicillin, Penicillin G, Tetracycline, Nitrofurantoin	Ampicillin, Penicillin G, Cephalothin, Cephaloridin, Nitrofurantoin, Nalidixinsäure	Ampicillin, Cephalotin, Cephaloridin, Kanamycin,[b] Gentamycin
Enterobacter (Aerobacter)	Tetracycline, Nalidixinsäure, Chloramphenicol[d]	Tetracycline, Nalidixinsäure	Kanamycin,[bc] Gentamycin
Klebsiella	Tetracycline, Nalidixinsäure, Chloramphenicol[d]	Tetracycline, Nalidixinsäure, Cephalothin, Cephaloridin	Cephalothin, Kanamycin,[b] Gentamycin
Proteus vulgaris und P. morganii		Nitrofurantoin, Tetracyclin, Nalidixinsäure, Chloramphenicol[d]	Kanamycin,[bc], Carbenicillin, Gentamycin
Proteus mirabilis	Ampicillin, Penicillin G	Ampicillin, Penicillin G, Nitrofurantoin, Cephalothin, Cephaloridin, Nalidixinsäure	Ampicillin, Cephalothin, Cephaloridin, Kanamycin,[b], Gentamycin
Pseudomonas		Tetracycline, Polymyxin B,[b] Colistin[b]	Polymyxin B,[b] Colistin,[b] Carbenicillin, Gentamycin
Enterococci	Ampicillin, Tetracycline	Ampicillin	Ampicillin

[a] Sensibilitätstest notwendig
[b] Nephrotoxisch; Vorsicht bei eingeschränkter Nierenfunktion
[c] Gefahr der N. Vestibularisschädigung; Vorsicht bei eingeschränkter Nierenfunktion
[d] Anwendung nur bei Unempfindlichkeit gegenüber den anderen Antibiotica

len) hat den Vorteil, daß die Risiken der Katheterisierung vermieden werden. Diese Methode birgt aber die größere Gefahr einer Bauchfell- oder Darmverletzung in sich, wenn sie nicht sorgfältig und unter der Aufsicht Erfahrener durchgeführt wird. Sie ist nicht indiziert zur Kontrolle bei schon bekannten Harnwegsinfekten.

Die Kulturen zur quantitativen Keimzählung müssen möglichst bald nach der Urinentnahme angesetzt werden, damit man einwandfreie Ergebnisse erhält. Die Proben dürfen bei Raumtemperaturen nicht länger als eine Stunde und im Kühlschrank nicht länger als 24 Stunden aufbewahrt werden. Für die Kulturen werden 0,1 ml von unverdünntem Urin und 0,1 ml einer 1:100-Lösung verwendet. Eine Kolonie auf der mit unverdünntem Urin beimpften Platte entspricht 10 Bakterien pro ml, eine Kolonie auf der mit 1:100 verdünnter Lösung beimpften Platte 1000 Bakterien pro ml. Sind Keimzahlen über 100 000 zu erwarten, so müssen größere Verdünnungen hergestellt werden. Der Nachweis von Bakterien im gramgefärbten Ausstrich oder eine Keimzahl von 100 000 und mehr pro ml bei der quantitativen Keimzählung reichen zur Diagnose akuter Harnwegsinfekte aus (10 000–100 000 Keime pro ml = Grenzbefund; Kontrolle unbedingt erforderlich!). Zahlen unter 1000 sind als Kontaminationsfolge zu betrachten. Auch Keimzahlen zwischen 1000 und 10 000 pro ml sind meist belanglos; eine Infektion ist unwahrscheinlich, der Befund kann aber unter Umständen in der Latenzphase einer chronischen Entzündung erhoben werden.

Behandlung

A. Spezifische Maßnahmen: Die Wahl des Antibioticums erfolgt anhand des Antibiogramms. Sulfonamide, Penicilline, Nitrofurantoin, Tetracycline und Chloramphenicol müssen in ausreichender Dosierung gegeben werden, um wirksame Spiegel im Nierengewebe und Urin zu erreichen. Colistin, Neomycin und Polymyxin sollten nur eingesetzt werden, wenn die Keime unempfindlich für die genannten Chemotherapeutica sind.

In unkomplizierten Fällen genügt bei Frauen meist eine antibiotische Behandlung des ersten akuten Schubes eines Harnwegsinfektes über eine Dauer von etwa 10 Tagen. Zwei Wochen und drei Monate nach Beendigung der Initialtherapie sollte der Urin bakteriologisch kontrolliert werden.

Bei Relaps oder erneuter Infektion bei Frauen und bei jeder Infektion bei Männern ist nach komplizierenden und zur Entzündung praedisponierenden anatomischen Anomalien, obstruktiven Prozessen und Stoffwechselstörungen zu fahnden. Nach Abklingen der akuten Phase müssen deshalb die jeweiligen diagnostischen Maßnahmen ergriffen werden: Rö. Abdomenübersicht, i. v.- oder Infusionspyelogramm, Szintigramm, Nephrogramm, Cystoskopie, retrogrades Urogramm und Urinkulturen zum Ausschluß eines Refluxes in die Ureteren; Blutuntersuchungen zur Abklärung von Stoffwechselerkrankungen wie z. B. Diabetes mellitus.

Anatomische Anomalien, die Obstruktion, Stase oder Reflux verursachen, sind nach Möglichkeit zu korrigieren. Bei deren Fortbestehen sind die Aussichten auf eine endgültige Ausheilung gering.

B. Allgemeine Maßnahmen: Bettruhe, normale Kost, Forcierung der Diurese (unter Umständen durch parenterale Flüssigkeitsapplikation); Analgetica und Antipyretica je nach Bedarf. Behandlung der Begleitkrankheit wie z. B. Diabetes mellitus.

Prognose

Durch intensive Behandlung mit dem geeigneten Chemotherapeuticum ist die Ausheilung der akuten Entzündung in hohem Maße wahrscheinlich, wenn nicht gleichzeitig anatomische Anomalien vorliegen. Gelingt es nicht, die Infektion unter Kontrolle zu bringen, schreitet die Nierengewebsschädigung allmählich fort. Die Nierenfunktion wird progredient schlechter, der Prozeß mündet schließlich in das Stadium der Niereninsuffizienz ein. Schon vorher entwickelt sich oft ein Hochdruck.

2. Chronischer Harnwegsinfekt
(chronische Pyelonephritis)

Diagnostische Merkmale

- Im allgemeinen symptomfrei, Symptome nur bei Exacerbationen des Infektes

- Im Finalstadium Symptome und Befunde wie bei der Niereninsuffizienz, der Uraemie und dem Hochdruck.
  Der Urin kann ganz unauffällig sein, häufig aber Nachweis von Leukocyten, Bakterien und Eiweiß im Sediment

Allgemeine Betrachtungen
Die chronische Pyelonephritis wird wegen ihrer Symptomarmut nicht selten übersehen. Manchmal lenken nur Harnwegsinfekte oder unklare und unspezifische Beschwerden von seiten des Gastrointestinaltraktes in der Anamnese den Verdacht auf diese Diagnose. Sie muß immer bei einem Hypertonus unbekannter Genese in Erwägung gezogen werden, da die Erkrankung eine Niere befallen kann und die Nephrektomie bei normaler Funktion des kontralateralen Organes eine völlige Heilung herbeiführen würde. Bei frühzeitiger Erkennung können folgenschwere Komplikationen verhindert und der Eintritt in das Finalstadium durch geeignete Therapie hinausgezögert werden.

Die beiden Nieren können Größenunterschiede zeigen, wenn, wie es häufig der Fall ist, das Ausmaß der Schädigung von einem zum anderen Organ variiert. Im Endstadium sind sie stark geschrumpft und bestehen meist nur aus Narbengewebe und kleinen Resten von Parenchym, umschlossen von einer verdickten Kapsel. Bezirke mit den Zeichen der akuten oder chronischen interstitiellen Entzündung können wahllos über beide Nieren verstreut sein.

Klinische Befunde
Symptome werden zunächst nur bei Exacerbationen beobachtet. Später wird das klinische Bild zunehmend von den Manifestationen der Niereninsuffizienz und des Hochdrucks bestimmt. Eine Unterscheidung z. B. gegenüber der Glomerulonephritis oder Nephrosklerose ist dann nicht mehr möglich.

Behandlung (s. auch akute Pyelonephritis, Uraemie und Hypertonie)
Eine chronische Bakteriurie, die wiederholt mit klinisch gesicherten Entzündungen der oberen Harnwege einherging, muß intensiv und über längere Zeit behandelt werden. Eine „Stoß"-Therapie über 10 bis 14 Tage ist sicher inadäquat. Urinkulturen und Sensibilitätstests sind entscheidend für die Wahl des Chemotherapeuticums. Die orale Verabreichung ist vorzuziehen. Die Behandlung muß über einen Zeitraum von 2 bis 6 Wochen fortgesetzt werden (bei manifester Niereninsuffizienz Kumulationsgefahr!).

Besonderes Gewicht ist auf den Ausschluß von Obstruktionen, Steindiathese, anatomischen Anomalien oder neuromuskulären Störungen zu legen. Pyelographie, Cystoskopie, Ureterenkatheterisierung, retrograde und Ausscheidungsurographie geben Aufschlüsse darüber. Operative Korrektur von Anomalien und Beseitigung des Abflußhindernisses erhöhen die Aussichten auf Heilung.

Prognose
Die Prognose ist in jedem Falle zweifelhaft. Sind die Bemühungen, die Infektion zu beherrschen, erfolglos, so ist die fortschreitende Schädigung einer oder beider Nieren nicht aufzuhalten. Eine therapeutisch schwierig anzugehende Hypertonie kann sich entwickeln, der Ausgang in der Niereninsuffizienz ist unvermeidlich. Der Verlauf geht gewöhnlich über viele Jahre und oft Jahrzehnte. Die Patienten können über lange Zeit bei guter diätetischer und medikamentöser Einstellung ein annähernd normales Leben führen, auch wenn die Einleitung einer dialytischen Behandlung notwendig werden sollte.

Infektionen der unteren Harnwege
(Cystitis)

Da es sich bei den ableitenden Harnwegen um ein durchgehendes Röhrensystem ohne eigentliche Grenze zwischen Nierenbecken und Harnleitern auf der einen und Blase auf der anderen Seite handelt, ist es nicht ganz berechtigt, von der Möglichkeit einer isoliert auftretenden Cystitis zu sprechen. Für sie gelten die gleichen Richtlinien betreffs Diagnostik und Therapie, wie sie im vorangehenden Abschnitt ausführlich dargelegt wurden.

Es muß intensiv nach anatomischen und neurogenen Anomalien und nach metabolischen Störungen (z. B. Diabetes mellitus,

Gicht und anderen zur Urolithiasis praedisponierenden Erkrankungen) gesucht werden. – Eine Cystitis mit Makrohaematurie (haemorrhagische Cystitis) bedarf der stationären Behandlung, da der Blutverlust ziemlich massiv sein kann. Die chemotherapeutische Behandlung wird sich nach dem Ergebnis der Urinkulturen richten.

Folgender Grundsatz muß noch einmal deutlich gemacht werden: Eine Entzündung der ableitenden Harnwege ist nicht eine Entzündung im Urin allein, sondern ebenso im Gewebe von Nieren, Nierenbecken, Ureteren, Blase und Harnröhre (wobei nicht alle Abschnitte gleichmäßig einbezogen sein müssen).

Tuberkulose des Urogenitaltrakts

Diagnostische Merkmale

- Haematurie; andere Frühsymptome, wie Brennen beim Wasserlassen, häufige Miktion, Nykturie selten
- Malaise, Leistungsschwäche, Fieber, nächtliches Schwitzen
- „Steriler" Urin bei Leukocyturie (keine Erreger mit der Gram- oder Methylenblaufärbung nachweisbar); rote Blutkörperchen, Eiweiß
- Nachweis des Mycobacterium tuberculosis in Tierversuch oder Kultur
- Im Urogramm: „mottenfraß"-ähnliche Veränderungen an den Nierenkelchen, Absceßhöhlen, Zerstörung von Nierengewebe unterschiedlichen Grades
- Cystoskopisch: unter Umständen Ulcera und Granulome in der Blasenwandung. Biopsie kann zur Diagnosestellung herangezogen werden

Allgemeine Betrachtungen

Die Nierentuberkulose ist fast immer Folge einer haematogenen Aussaat von Tuberkelbacillen aus Herden in der Lunge oder Lymphknoten. Nur äußerst selten ist der Urogenitaltrakt Sitz der Primärinfektion. Die Genitalorgane – in erster Linie Prostata, Samenbläschen, Nebenhoden bzw. Tuben und seltener Hoden bzw. Uterus und Ovarien – werden normalerweise auf haematogenem Wege oder sekundär über eine Nieren-Tbc infiziert.

Die Nieren und Harnleiter können makroskopisch praktisch unverändert sein. Das Auftreten von verkäsenden Knoten und Abscessen im Parenchym mit nachfolgender Zerstörung des Gewebes und Fibrose resultiert jedoch oft in Schädigungen erheblichen Ausmaßes. Später lagert sich Kalk in den Läsionen ab. Wandverdickungen der Ureter und Calices können zur Stenosierung und konsekutiv zur Hydronephrose mit völliger Zerstörung des an sich funktionstüchtigen Nierengewebes führen. Die Blasenschleimhaut weist die Zeichen der akuten oder chronischen Entzündung auf; in der Submucosa entstehen Tuberkel, die zur Ulceration und zum nekrotischen Zerfall neigen. Später oder nach der Ausheilung wird die Blasenwand fibrotisch umgewandelt. In den Genitalorganen sind Tuberkel mit verkäsender Nekrose und Kalkeinlagerungen anzutreffen; in ihnen können mikroskopisch Tuberkelbacillen nachgewiesen werden.

Bei jeder Form von Urogenitaltuberkulose muß eingehendst nach dem Primärherd gefahndet werden.

Klinische Befunde

A. Symptome: Es gibt keine für die Tbc charakteristischen oder spezifischen Symptome. Die Patienten klagen über *allgemeines Krankheitsgefühl, Fieber, leichte Ermüdbarkeit* und *Nachtschweiß*. Der Befall von Nieren und Ureteren verursacht normalerweise keine Beschwerden. Bei entzündlichen Prozessen in der Blase werden häufiges Wasserlassen, Brennen beim Wasserlassen, Nykturie und gelegentlich Tenesmen angegeben. Makrohaematurie kommt ziemlich häufig vor. Die Bildung von Blutgerinnseln kann Harnleiter- oder Blasenkoliken auslösen.

Ein Befall der Genitalorgane ist anzunehmen, wenn die Nebenhoden vergrößert sind, die Prostata induriert und von höckriger Oberfläche und die Wand der Samenbläschen verdickt ist. – Befunde bei der Durchuntersuchung: Druckempfindlichkeit der Nierenlager und die beschriebenen Veränderungen an den der Palpation zugänglichen Genitalorganen.

B. Laborbefunde: Der Urin ist „steril", trotz zahlreicher Leukocyten sind Bakterien nicht nachweisbar. Im Harn finden sich außerdem rote Blutkörperchen, die Eiweißreaktion ist positiv. Die Diagnose wird durch Kultur und Tierversuch (Meerschweinchen) verifiziert. Mit zunehmender Nierenschädigung werden die blutchemischen Veränderungen der Niereninsuffizienz und letzten Endes der Uraemie (siehe oben) evident. Eine Anaemie entwickelt sich, die BKS ist stark beschleunigt.

C. Röntgenologische und cystoskopische Befunde: Das Ausscheidungsurogramm demonstriert die mottenfraßähnlichen Aussparungen an den befallenen Kelchabschnitten, Obliteration von Kelchgruppen, Absceßhöhlen, Verdickung und Verlegung der Ureteren. In weit fortgeschrittenen Fällen stellen sich die Nieren gar nicht mehr dar, da nicht mehr ausreichend funktionstüchtiges Gewebe vorhanden ist (sog. Autonephrektomie). Häufig werden Verkalkungen sichtbar. Die cystoskopische Untersuchung muß durchgeführt werden, um das Ausmaß des Blasenbefalls beurteilen zu können. Die getrennte Urinuntersuchung aus beiden Ureteren kann abklären helfen, ob eine ein- oder doppelseitige Nieren-Tbc vorliegt.

Differentialdiagnose

Die „sterile" Pyurie bei chronischer Pyelonephritis und chronischer unspezifischer Urethritis und Cystitis kann Verwechslungen aufkommen lassen. Urinkultur und Biopsie werden in solchen Fällen eine Klärung bringen.

Behandlung

A. Internistische Behandlung: Bettruhe ist einzuhalten, wenn der Prozeß einseitig und eine Einschmelzung nicht mit Sicherheit auszuschließen ist oder wenn beide Nieren befallen sind. An Chemotherapeutica sind in erster Linie die folgenden drei zu nennen:

1. p-Aminosalicylsäure (PAS) in Form des Natriumsalzes – 3- bis 4mal täglich bis zu einer Gesamtdosis von 12–15 g oder Einzeldosen von 7 g nach einer Mahlzeit. Die intravenöse Applikation ist aber vorzuziehen, da eine hohe Unverträglichkeitsrate bei der oralen Verabreichung beschrieben ist. Bei Natriumrestriktion kann auch das Calcium oder Kaliumsalz verwendet werden.

2. Isoniazid (INH) – 5–10 mg pro kg pro Tag. Die Tagesdosis liegt zwischen 400 und 600 mg. Die gesamte Menge kann einmal pro Tag gegeben werden.

3. Streptomycin – 1 g pro Tag i. m.

Alle diese Medikamente haben eine Reihe von zum Teil ernsthaften Nebenwirkungen, Intoxikationen treten relativ leicht auf. Bei PAS ist auf Dermatitis und Fieber, bei INH auf periphere Neuropathie, bei Streptomycin auf die Gefahr der Vestibularis- und Acusticusschädigung zu achten. Der bei INH drohende Vitamin B6-Mangel und die periphere Neuropathie können durch Gaben von Pyridoxin (50 mg 2mal täglich) verhindert werden.

Neuerdings wurde Cycloserin (2×250 mg pro Tag per os) anstelle von Streptomycin erfolgreich eingesetzt. Bei Unverträglichkeit von PAS kann auf Ethambutol (1600 mg pro die oder 25 mg pro kg) umgesetzt werden. Weiterhin stehen Capreomycin, Rifampicin, Thiocarlid und andere mehr zur Verfügung. Die Kombinationstherapie hat in jedem Falle Vorzüge gegenüber der Behandlung mit einem der genannten Medikamente allein. Für die Erstbehandlung der Urogenital-Tbc gilt das nachstehende Schema als optimal: INH 400–600 mg/Tag, Rifampicin 600 mg/Tag, Ethambutol 1600 mg/Tag. Bei manifester Niereninsuffizienz ist eine Dosisreduktion von INH und Streptomycin notwendig.

B. Kombinierte chirurgische und internistische Behandlung: Nephrektomie und internistische Behandlung kommen in Betracht, wenn der Prozeß auf eine Niere beschränkt ist, dieses Organ aber eine starke Schädigung und Einschmelzungsbezirke aufweist oder Kelchgruppen und Ureteren obstruiert sind. Die Nephrektomie ist ebenfalls indiziert bei unilateraler verkäsender Hydronephrose oder bei starker Blutung, selbst wenn die andere Seite mitinfiziert ist. Auch in bestimmten Fällen von fortgeschrittener Genital- oder Blasen-Tbc wird ein operatives und medikamentöses Vorgehen nicht zu umgehen sein.

Prognose

Die Prognose hängt von dem Ausmaß des Befalls und der Nierenfunktionsstörung ab. Durch die chemotherapeutische Behandlung konnten die Aussichten insgesamt gebessert werden. Die völlige Ausheilung wird jedoch oft durch anatomische Defekte nach Narbenbildung oder Stenosierung der Ureter mit Ausbildung einer Hydronephrose verhindert oder zumindest verzögert. – Die Behandlung der Blasen- und Genitaltuberkulose ist meist sehr viel schwieriger als die der unkomplizierten Nieren-Tbc.

Prostatitis

Akute Form

Eine akute Prostatitis kann drei Ursachen haben: 1. Exacerbation einer chronischen Prostatitis (infolge Katheterisierung, Cystoskopie u. ä.); 2. hämatogene Streuung von einem Entzündungsherd im Körper; 3. direkte Fortleitung einer Entzündung der Harnröhre. Ein allgemeiner Harnwegsinfekt und Harnstau sind häufige Konsequenzen der akuten Prostatitis. Pathologisch-anatomisch findet man die charakteristischen Entzündungszeichen, gelegentlich mit Abscedierung.

Hauptsymptome sind: Leicht bis stark erhöhte Temperaturen, Schmerzen im unteren Wirbelsäulen- und Dammbereich, dysurische Beschwerden wie häufiges Wasserlassen, Nykturie, Harndrang und manchmal komplette Harnverhaltung wegen Verlegung der Urethra. Der Tastbefund (ausgesprochen druckschmerzhafte und vergrößerte Prostata) sichert die Diagnose. Daneben sind eine Leukocytose unterschiedlichen Grades, Pyurie, Bakteriurie und eitriger Ausfluß aus der Harnröhre zu vermerken. Abstrich und Kultur geben Aufschluß über die Erregerart.

Die akute Prostatitis ist gegenüber einem Harnwegsinfekt abzugrenzen.

Das Antibiogramm ist die Grundlage für die Wahl des einzusetzenden Chemotherapeuticums. Jede Art der urologischen Untersuchung ist in dieser akuten Phase kontraindiziert. Ein möglicher Absceß wird vom Damm aus drainiert. Bettruhe ist einzuhalten. Analgetica und Medikamente, die die Funktionsstörung der Blase mildern, müssen je nach Bedarf gegeben werden. Sitzbäder werden als angenehm und erleichternd empfunden. Eine größere Flüssigkeitszufuhr ist empfehlenswert.

Die akute Prostatitis ist in Normalfällen medikamentös einfach zu beherrschen. Bei inadäquater Therapie ist der Übergang in die chronische Form zu erwarten.

Chronische Form

Die chronische Prostatitis entsteht in überwiegendem Prozentsatz aus einer nicht ausgeheilten akuten Entzündung. Palpatorisch ist das Organ meist nicht vergrößert, die Konsistenz ist aber infolge Fibrosierung vermehrt. Die Drüsengänge sind mit eitrigem Exkret gefüllt, die Schleimhaut zeigt Degenerationszeichen. Häufig greift die Entzündung auf die Samenblase und seltener auf die Nebenhoden über.

Der Verlauf ist gewöhnlich asymptomatisch, die Patienten können aber über vage Beschwerden wie Druckgefühl und leichte Schmerzen im Perineum oder in den unteren Rückenabschnitten klagen. Ausfluß aus der Urethra wird oft angetroffen. Gleichzeitig können die Symptome einer Cystitis, Epididymitis oder teilweisen Stenose der Harnröhre bestehen.

Das Prostataexkret und die Samenflüssigkeit sind purulent. Im Ausfluß können die die Entzündung auslösenden Bakterien oder Trichomonaden nachgewiesen werden. Calciumhaltige Prostatasteine stellen sich bei der Röntgenuntersuchung dar.

Behandlung mit einem geeigneten Antibioticum, vor allem wegen der Begleitcystitis. Eine Massage des Organs in Abständen von 1–3 Wochen kann von Nutzen sein. Stenosierung der Harnröhre, Epididymitis und ein allgemeiner Harnwegsinfekt zählen zu den ernsthaften Komplikationen; sie müssen mit den entsprechenden Mitteln intensiv angegangen werden. Die chronische Prostatitis ist alles in allem eine weitgehend harmlose Erkrankung. Sie bedarf aber einer Behandlung wegen der möglichen Komplikationen, die ihrerseits wiederum die chronische Entzündung unterhalten können.

Urolithiasis

Es gibt eine Vielzahl von Ursachen für die Entstehung von Steinen und Kalkablagerungen in den Nieren und ableitenden Harnwegen. In erster Linie zu nennen sind: Stoffwechselerkrankungen, chronische Harnwegsinfekte, Schwammnieren, Nierentuberkulose, Papillennekrose und die idiopathische Form. Das Vorkommen von Nierensteinen ist bei Männern häufiger als bei Frauen.

Nephrocalcinose

Diagnostische Merkmale

- Asymptomatisch oder Symptome der Primärerkrankung, die für die Hypercalciurie verantwortlich ist
- Klinische Befunde der Primärerkrankung
- Häufig Anaemie
- Blutveränderungen der Primärerkrankung, zusätzlich Zeichen der Niereninsuffizienz unterschiedlichen Grades.

Allgemeine Betrachtungen

Die chronische Hypercalciurie und Hyperphosphaturie führen mit der Zeit zur Deponierung von Calciumsalzen im Nierenparenchym. Ätiologisch an erster Stelle stehen der Hyperparathyreoidismus, die Vitamin D-Überdosierung und hohe Calcium- und Alkalizufuhr. Die chronische Pyelonephritis ist ein weiterer prädisponierender Faktor. Seltenere Ursachen sind: Akute Osteoporose nach plötzlicher Immobilisierung, Sarkoidose, tubuläre Acidose, De Toni-Debré-Fanconi-Syndrom, osteolytische Metastasen bei Malignom.

Klinische Befunde

Symptome, Befunde und Laboruntersuchungen wie bei den Primärerkrankungen. Der röntgenologische Nachweis von Calciumablagerungen in der Niere bringt die Bestätigung der Diagnose. Die Steine erscheinen als kleine kalkdichte Schatten, die Papillenbezirke sind streifig gezeichnet. Daneben können echte Nierensteine zur Darstellung kommen.

Differentialdiagnose

Die Nephrocalcinose ist gegenüber echten Nierensteinen, Nierentuberkulose und Schwammnieren abzugrenzen.

Behandlung

Spezifische Maßnahmen gelten den Primärerkrankungen. Vorrangig ist die Behandlung eines Harnwegsinfektes und der Niereninsuffizienz. Bei der tubulären Acidose und beim De Toni-Debré-Fanconi-Syndrom sind die wichtigsten Behandlungsziele: Hohe Flüssigkeitsaufnahme, Ersatz von Elektrolytdefiziten, Alkalinisierung des Urins mit Natriumbicarbonat (1–1,5 mäqu/kg/Tag auf 3 Dosen verteilt) oder mit Shohlscher Lösung (Zusammensetzung: 98 g kristallinisiertes, hydriertes Natriumcitrat und 140 g Citritsäure in 1000 ml Wasser). 1 ml dieser Lösung entspricht 1 mäqu Bicarbonat. Die durchschnittliche Tagesmenge beträgt 50 bis 150 ml in drei Einzeldosen. Bei notwendiger Kaliumsubstitution kann man eine 50%ige Kaliumcitratlösung geben (3×4 ml/Tag = ungefähr 50 mäqu). – Auch bei adäquater Therapie ist die Prognose eher ungünstig.

Nierensteine

Diagnostische Merkmale

- Häufig asymptomatisch
- Symptome (anhaltende Schmerzen in den Nierenlagern oder Koliken) bei Verlegung der Nierenkelche oder des Übergangs zwischen Nierenbecken und Ureter
- Übelkeit, Erbrechen, geblähtes Abdomen
- Hämaturie
- Schüttelfrost, Fieber und Miktionsbeschwerden bei Entzündungen.

Ätiologie

A. Übermäßige Ausscheidung von relativ unlöslichen Urinbestandteilen:

1. Calcium:

a) mit Hypercalciurie und Hypercalcämie

1. primärer Hyperparathyreoidismus: hohe Ausscheidung von Calcium und Phosphaten im Urin; erhöhter Calcium- und erniedrigter Phosphatspiegel im Serum

2. unphysiologisch hohe Vitamin D-Zufuhr – vermehrte Calciumaufnahme mit der Nahrung – verstärkte Urinausscheidung

3. Milch – Alkali-Syndrom

4. Längerdauernde Bettruhe und Immobilisation (wegen Verletzungen der Wirbelsäule, Poliomyelitis, Frakturen)

5. Destruierende Knochenprozesse bei Neoplasmen oder Stoffwechselerkrankungen (Cushing-Syndrom)

b) mit Hypercalciurie, aber normalem oder erniedrigtem Serumcalcium

1. Idiopathische Hypercalciurie

2. Tubuläre Acidose (Kationen, einschließlich Calcium, werden nicht in ausreichendem Maße rückresorbiert)

2. *Oxalate:* (ungefähr 50% der Nierensteine bestehen aus Calciumoxalat)

a) hohe Zufuhr (Kohl, Spinat, Tomaten, Rhabarber, Schokolade)

b) kongenitale oder familiäre Oxalurie

3. *Cystin – hereditäre Cystinurie:*

4. *Harnsäure:*

a) Gicht – Steine können sich spontan oder nach Behandlung mit Medikamenten, die die Harnsäureausscheidung steigern, bilden.

b) Malignome – Bei der Behandlung mit bestimmten Substanzen kommt es zu Gewebszerfall und verstärkter Harnsäureausscheidung.

c) Myeloproliferative Erkrankungen wie Leukaemie, lymphoretikuläre Tumoren, Polycythaemia vera.

5. *Xanthin*

B. Änderungen der physikalischen Eigenschaften des Urins:

1. Höhere Konzentrierung von Urinbestandteilen bei verminderter Flüssigkeitszufuhr.

2. Urin-pH – Anorganische Salze sind bei hohem pH normalerweise weniger löslich; organische Stoffe sind bei niederem pH nur schwer löslich.

C. Steinbildung um „Kristallisationskerne":

1. Organisches Material, vor allem kleine Partikel nekrotischen Gewebes oder Blutgerinnsel mit folgender Umlagerung von anorganischen Salzen.

2. Bakterienhaufen, besonders bei gleichzeitig bestehender Stase und Obstruktion.

D. Angeborene oder erworbene anatomische Anomalien:

1. Schwammnieren

2. Hufeisennieren

3. Umschriebene Stenosierungen des Kelchsystems.

Allgemeine Betrachtungen

Der Grad der Schädigung von Nieren und Kelchsystem ist abhängig von der Größe und der Lokalisation der Steine. Außerdem ist von Wichtigkeit, ob eine Obstruktion vorliegt oder nicht. Ischämie infolge Kompression oder Entzündung alterieren das pathologische Bild.

Klinische Befunde

A. Symptome: Ein Nierenstein muß nicht immer Beschwerden verursachen. Häufig werden Symptome wie *dumpfe Schmerzen in den Flanken oder Koliken* erst dann ausgelöst, wenn Steine einen Kelchabschnitt oder den Übergang zwischen Nierenbecken und Ureter verlegen. Hämaturie und Zeichen einer Begleitentzündung sind nicht obligat. *Übelkeit und Erbrechen* können primär den Verdacht auf eine Erkrankung des Magendarmtraktes lenken. – Druck- und Klopfschmerz der Nierenlager und Tympanie des Abdomens sind meist die einzigen auffälligen Befunde bei der körperlichen Durchuntersuchung.

B. Laborbefunde: Eine Leukocytose weist auf eine komplizierende Infektion hin. Der Urin kann vermehrt rote und weiße Blutkörperchen und Eiweiß enthalten, bei Entzündungen außerdem Bakterien und Pus. Kristalle (z. B. Harnsäure oder Cystin) im Urinsediment lassen vorläufige Schlüsse über die Art und Zusammensetzung der Steine ziehen. Die evtl. zugrunde liegenden Stoffwechselerkrankungen wie Hyperparathyreoidismus, Gicht, Cystinurie und tubuläre Acidose werden durch die spezifischen klinischen Symptome und Befunde und die Veränderungen im Serum und Urin diagnostiziert.

C. Röntgenbefunde: Bei der Röntgenuntersuchung stellen sich strahlendichte Steine sowie Knochenläsionen bei Funktionsstörungen der Nebenschilddrüsen, bei Gicht und metastasierenden Carcinomen dar. Darüber hinaus kann in der Abdomenleeraufnahme die Nierengröße abgegrenzt werden. Ausscheidungs- und retrogrades Pyelogramm demonstrieren Lokalisation und Ausmaß von Stenosierungen. Mit ihrer Hilfe ist der Nachweis von strahlendurchlässigen Steinen (z. B. Harnsäure, Cystin) möglich.

Differentialdiagnose
In Betracht kommen: Akute Pyelonephritis; Tumoren, Tuberkulose und Infarzierungen der Niere sowie jede Form des „akuten Abdomens".

Komplikationen
Hier sind vor allem Entzündungen und Hydronephrose zu nennen, die das Nierengewebe im Laufe der Zeit zerstören können.

Steinprophylaxe
Die beste Voraussetzung ist, wenn immer möglich, einen Stein zu analysieren. Prädisponierende Faktoren müssen beseitigt werden, d. h. operative Entfernung von tumorösen und hyperplastischen Nebenschilddrüsen; Behandlung von Gicht, Cystinurie und tubulärer Acidose.

Mit Ausnahme der tubulären Acidose hat sich bei Calciumphosphat- und Calciumoxalatsteinen die Anwendung von anorganischem Orthophosphat in Form von saurem Kaliumphosphat bewährt. Bei gastrointestinalen Beschwerden kann anstelle des sauren Kaliumphosphats eine Mixtur von mono- und dibasischem Phosphat verabreicht werden. Die Aufrechterhaltung einer hohen Tagesurinmenge (3–4 l) durch vermehrte Flüssigkeitszufuhr ist bei diesem Programm eine conditio sine qua non.

Alle diese Maßnahmen sollen eine Neubildung von Steinen verhindern und müssen daher auf unbeschränkte Zeit eingehalten werden. Sie könnten allein beim Hyperparathyreoidismus überflüssig werden, wenn durch eine erfolgreiche operative Behandlung dieser eine kausale Faktor ausgeräumt werden kann.

Durch Substanzen, die die Harnsäureentstehung hemmen, ist jetzt auch eine wirksamere Prophylaxe in all den Fällen zu betreiben, die mit einer erhöhten Harnsäureausscheidung einhergehen und bei denen die Gefahr einer Steinbildung hoch ist. Es handelt sich hierbei um das Allopurinol, ein Xanthin-Oxydaseinhibitor. Das Präparat blockiert den Abbau von Xanthin zu Harnsäure, so daß neben der Harnsäure (deren Menge insgesamt vermindert ist) andere Produkte aus dem Purinstoffwechsel, z. B. Xanthin und Proxanthin ausgeschieden werden.

Die normale Erwachsenendosis beträgt 600 mg (300 mg in Abständen von 12 Std). Durch Allopurinol kann der Harnsäurespiegel im Serum auf Normalwerte gesenkt und die Ausscheidung im Urin signifikant herabgesetzt werden. Auch bei der Niereninsuffizienz auf dem Boden einer urikämischen Nephropathie ist es wirksam. Das Medikament wird gut vertragen; Nierenfunktionsstörungen sind selbst nach längerer Applikation nicht beschrieben worden. Die Behandlung mit Allopurinol ist bei Patienten mit Gicht (s. Kapitel 14) oder myeloproliferativen Prozessen praktisch auf unbegrenzte Zeit fortzuführen. Es kann zusammen mit Cytostatica angewandt werden.

Bis zum Wirkungseintritt des Medikamentes ist eine hohe Flüssigkeitszufuhr notwendig und die Alkalinisierung des Urins mit Natriumbicarbonat (10–12 g pro Tag in mehreren Einzeldosen) empfehlenswert.

Die Cystinsteinbildung kann durch große Urinmengen (3–4 Liter pro Tag) und Erhöhung des Urin-pH mit Natriumbicarbonat (10–12 g pro Tag) oder Natriumcitrat (4–8 ml einer 50%igen Lösung 4mal oder öfter pro Tag) reduziert werden. Bei einem pH von 7,5 und darüber ist die Löslichkeit von Cystin wesentlich verbessert. –Durch Verordnung von methioninarmer Nahrung kann die Anfallsrate von Cystin im Organismus erniedrigt werden. Bei dieser speziellen Diät drohen aber Eiweißmangelzustände. Schwere Formen der Cystinurie machen die Anwendung von *Penicillamin* erforderlich, das feste Verbindungen mit Cystin eingeht und die auszuscheidende Cystinmenge verringert. Das Präparat hat eine große Zahl von gefährlichen Nebenwirkungen, die jedoch dosisabhängig zu sein scheinen.

Behandlung
Kleine Steine gehen oft spontan ab. Komplikationen sind durch sie nicht zu erwarten;

es sei denn, eine Infektion breitet sich aus. Größere Steine müssen gewöhnlich operativ entfernt werden, wenn sie Obstruktionen verursachen und die Nierenfunktion beeinträchtigen. Unter Umständen ist sogar die Nephrektomie unvermeidlich.

Die Allgemeinmaßnahmen wurden schon mehrfach besprochen: Es ist für eine große Urinmenge zu sorgen und die Calciumaufnahme zu beschränken; Infektionen müssen mit den geeigneten Antibiotica intensiv behandelt werden.

Prognose

Gut, wenn Stenosierungen und sekundäre Entzündungen vermieden werden können.

Harnleitersteine

Diagnostische Merkmale

- U. U. völlige Beschwerdefreiheit
- Starke Koliken bei Verlegung des Ureters mit Ausstrahlung der Schmerzen in bestimmte Körperabschnitte, abhängig von der Lokalisation des Steins
- Gastrointestinale Beschwerden
- Rote Blutkörperchen im Sediment
- Exacerbationen von Entzündungen bei Obstruktion

Allgemeine Betrachtungen

Harnleitersteine werden zwar in den Nieren gebildet, sie lösen aber meist erst Beschwerden aus, wenn sie in den Ureter gelangen.

Klinische Befunde

A. Symptome: Die Schmerzen sind oft extrem und treten in Form von Koliken auf. Nicht selten sind leichte Schockzustände mit kalt-feuchter Haut. Die Nierenlager sind äußerst druck- und klopfempfindlich. Die Bauch- und Rückenmuskulatur kann stark verspannt sein. Die typischen Hyperaesthesiezonen sind nachweisbar.

B. Laborbefunde: s. Nierensteine

C. Röntgenbefunde: Die Steine stellen sich röntgenologisch im Verlauf des Ureters oder am Übergang zwischen Nierenbecken und Ureter dar. Nichtschattengebende Steine lassen sich nur im Ausscheidungsurogramm lokalisieren. Bei Cystoskopie und Katheterisierung der Ureteren ist immer das hohe Risiko einer sekundären Infektion gegen den Nutzen der Untersuchung abzuwägen.

Differentialdiagnose

Blutgerinnsel nach einer Blutung, Tumoren, akute Pyelonephritis und andere akute abdominelle Ereignisse können zu Verwechslungen führen.

Vorbeugung

s. Nierensteine

Behandlung

A. Spezifische Maßnahmen: Die meisten Steine werden spontan ausgeschieden, wenn Ureterspasmen beseitigt sind und große Flüssigkeitsmengen verordnet werden. Bei großen Steinen oder therapieresistenter Infektion muß operativ vorgegangen werden.

B. Allgemeine Maßnahmen: Nur bei eindeutig gesichertem Steinleiden sind zur Schmerzbekämpfung Morphin oder Opiate indiziert. Die Dosis von 8 mg Morphinsulfat oder äquivalente Mengen anderer Präparate können, falls notwendig, wiederholt in Abständen von 5–10 min intravenös gegeben werden. Danach ist die subcutane Anwendung gewöhnlich ausreichend. Als Spasmolytica sind Atropinsulfat (0,8 mg subcutan), Buscopan® oder Baralgin® geeignet.

Prognose

Ausgezeichnet, wenn Komplikationen erfolgreich behandelt werden können.

Blasensteine

Diagnostische Merkmale

- Miktionsbeschwerden – Harndrang, häufiges Wasserlassen
- Plötzliche Unterbrechung des Harnstrahls bei Verlegung des Ostiums urethrae
- Hämaturie
- Pyurie

Allgemeine Betrachtungen

Bestimmte Erkrankungen der unteren Harnwege wie stenosierende Prozesse des

Blasenhalses und der Urethra, Divertikel, neurogene Störungen, Cystocelen und Tumoren verhindern eine vollständige Entleerung der Blase, so daß ständig eine mehr oder weniger große Restharnmenge verbleibt. Bei Superinfektionen mit harnstoffspaltenden Organismen (Proteus, Staphylokokken) wird der Bildung von Blasensteinen in hohem Maße Vorschub geleistet. Fremdkörper können Ausgangspunkt einer Steinentstehung sein. Ulcerationen und Blasenentzündungen sind weitere begünstigende Faktoren. Blasensteine setzen sich in erster Linie aus Calciumphosphat, Calciumoxalat und Ammonium-Magnesiumphosphat zusammen. Harnsäuresteine sind häufig bei Prostatavergrößerung und nicht infiziertem Urin.

Klinische Befunde

A. Symptome: Im Vordergrund stehen Symptome der chronischen Harnstase und der Entzündung. Hierzu gehören: *Harndrang, häufiges Wasserlassen* und *plötzlicher Stop der Harnentleerung* mit Schmerzen im Penis, wenn sich ein Stein vor die innere Harnröhrenöffnung legt. Bei der Untersuchung findet sich oft eine vergrößerte Prostata, gelegentlich ist ein Stein in der Blase palpabel.

B. Laborbefunde: Das Sediment enthält vermehrt Erythrocyten und Bestandteile, die für eine Entzündung sprechen.

C. Röntgen- und Cystoskopiebefunde: In der Abdomenübersichtsaufnahme erkennt man calcifizierte Steine. Ein i. v. Pyelogramm deckt Blasenveränderungen und eine etwaige Erweiterung der oberen ableitenden Harnwege als Folge des lange anhaltenden Rückstaus auf. Nur die direkte Blasenspiegelung kann in einigen Fällen eine endgültige Diagnose liefern.

Differentialdiagnose

Blasensteine sind von gestielten Blasentumoren zu differenzieren.

Behandlung

A. Spezifische Maßnahmen: In jedem Fall ist die Entfernung der Steine entweder durch Zertrümmerung oder Cystotomie indiziert. Prädisponierende Faktoren müssen ausgeschlossen werden.

B. Allgemeine Maßnahmen: Analgetica werden je nach Bedarf gegeben, Entzündungen mit dem geeigneten Antibioticum behandelt. Eine Infektionsprophylaxe ist meist erfolglos, solange nicht die Steine entfernt sind und Stenosierungen nicht beseitigt wurden.

Prognose

Sehr gut, sofern Komplikationen vermieden oder erfolgreich behandelt werden können.

Tumoren des Urogenitaltrakts

Adenocarcinom der Nieren

(Hypernephrom)

Diagnostische Merkmale

- Schmerzlose Makrohaematurie
- Fieber
- Vergrößerte, palpable Niere
- Nachweis von Metastasen

Allgemeine Betrachtungen

Das Adenocarcinom ist der häufigste maligne Tumor der Nieren. Es kommt bei Männern (in höherem Lebensalter) öfter vor als bei Frauen und metastasiert sehr früh in Lungen, Leber und Skelet (vor allem in die langen Röhrenknochen).

Das Adenocarcinom nimmt wahrscheinlich seinen Ursprung von den Tubuluszellen oder von kleinen Adenomen aus und bricht relativ früh in die Blutbahn ein. Mikroskopisch erinnern die perlartig oder in wechselnden Mustern angeordneten Tumorzellen an Tubuluszellen.

Klinische Befunde

A. Symptome: Makrohaematurie ist das Hauptmerkmal. In vielen Fällen ist Fieber das einzige Symptom. Eine indolente Resistenz kann in einer der Flanken tastbar sein. Bei Einengung oder Verschluß der Vena cava entwickeln sich die typischen Kollateralkreisläufe, durch die Abflußbehinderung schwellen die Beine an.

Die meist uncharakteristischen Symptome und Befunde können die verschiedensten Erkrankungen möglich erscheinen lassen: Fieber unklarer Genese, leukaemoide Reaktionen, refraktäre Anaemien, Polycythaemie, Hepato- oder Cholecystopathie, Hypercalcaemie, periphere Neuropathie und Abdominaltumoren ungeklärten Ursprungs.

B. Laborbefunde: Erhöhte Erythropoetinproduktion durch den Tumor kann zur Polycythaemie führen, häufiger ist jedoch die Anaemie. Der Urin ist in überwiegendem Prozentsatz sanguinolent bis blutig, das Sediment enthält massenhaft Erythrocyten. Die BKS ist stark beschleunigt.

C. Röntgenbefunde: Die betroffene Niere kann sich in der Leeraufnahme als vergrößert darstellen. In Lungen und Knochen können Metastasen nachweisbar sein. Ein Tumor wird oftmals mit Hilfe des intravenösen und retrograden Pyelogramms verifiziert werden können. Bessere Resultate liefert die Angiographie. Das Nierenszintigramm kann bei der Abklärung unterstützen.

Differentialdiagnose

Das Hypernephrom muß von einer Hydronephrose, Nierencyste, Nierentuberkulose und von Cystennieren unterschieden werden.

Behandlung

Die frühzeitige Nephrektomie ist die einzige Chance für den Patienten. Sie kann auch trotz Metastasierung indiziert sein, wenn Blutungen und Schmerzen auf anderem Wege nicht beherrschbar sind. Obwohl die Tumoren nur wenig strahlensensibel sind, sollte ein Versuch mit einer Röntgenbestrahlung unternommen werden. Einzelne isolierte Lungenmetastasen können manchmal erfolgreich chirurgisch angegangen werden. Bislang waren mit der Chemotherapie keine günstigen Ergebnisse zu erzielen.

Prognose

Der Verlauf ist unterschiedlich. In einigen Fällen kommt es erst 10–15 Jahre nach Entfernung des Primärtumors zum Auftreten von Metastasen. Nur etwa 25% der Patienten überleben die Fünfjahresgrenze.

Nephroblastom

(Embryom der Nieren, Wilms-Tumor)

Das Nephroblastom ist ein hochmaligner Mischtumor, der fast ausschließlich bei Kindern bis zum 6. Lebensjahr beobachtet wird. Ihn kennzeichnet eine sehr frühzeitige Metastasierung in Lungen, Leber und Hirn. Anamnestisch auffällig sind Gewichtsverlust und Anorexie. Schmerzen werden nur selten empfunden. Der abdominelle Tumor ist der Palpation leicht zugänglich. Durch ausgedehnte Metastasierung kann auch die Leber vergrößert sein. Hypertonie und Anämie sind häufige Begleiterscheinungen. – Die Urinuntersuchung bietet keine Besonderheiten. Der Tumor und Lungenmetastasen können im Röntgenbild demonstriert werden. Mit dem Pyelogramm und der Magendarmpassage ist eine annähernde Größenbestimmung des Tumors möglich.

Differentialdiagnostisch in Frage kommen: Hydronephrose, Cystennieren und Neuroblastom des Nebennierenmarks.

Therapie: Der Nephrektomie läßt man sicherheitshalber eine lokale Bestrahlung folgen. Actinomycin D erhöht die Aussichten auf völlige Ausheilung und ist meist auch wirksam bei lokalen Rezidiven und Metastasen.

Bei noch nicht eingetretener Tumoraussaat vor der Nephrektomie ist die Prognose als gut zu bezeichnen.

Tumoren des Nierenbeckens und des Ureters

Epitheliale Tumoren des Nierenbeckens und des Harnleiters machen nur einen verschwindend kleinen Prozentsatz der Tumoren des Urogenitaltraktes aus. Es handelt sich hierbei meist um papilläre Carcinome, die in die Umgebung und entlang den Harnwegen metastasieren. Epidermoide dagegen sind hochmaligne und neigen schon sehr früh zur allgemeinen Ausbreitung.

Auch bei diesen Tumoren kann eine schmerzlose Hämaturie das einzige Symptom sein. Koliken treten auf bei Verschluß des Ureters durch Blutgerinnsel oder den Tumor selbst. Die Flanken können druckschmerzhaft sein. Größere oder auch ständige kleine Blutverluste resultieren in einer chronischen Anämie. Der Urin enthält Erythrocyten und Blutgerinnsel, dazu Leukocyten und Bakterien bei florider Entzündung. Röntgenologisch findet man Füllungsdefekte in den Nierenbecken, oder der Ureter ist oberhalb eines Verschlusses aufgestaut. Durch die Cystoskopie können meist die Blutungsquelle in dem befallenen Ureter oder lokale Tumormetastasen ausfindig gemacht werden. Bei Tumorverdacht sind eingehende Schnittuntersuchungen von Biopsiematerial, das aus den verdächtigen Stellen gewonnen wurde, durchzuführen.

Die radikale Entfernung der Niere, des Ureters und des ihn umgebenden Gewebes einschließlich des benachbarten Blasenabschnittes hat nur gewisse Erfolgsaussichten, wenn die Tumoraussaat noch nicht ausgedehnt ist. Eine Irradiation der Metastasen ist so gut wie zwecklos.

Die Prognose hängt von der Art des Tumors ab. Bei anaplastischen Formen tritt der Tod gewöhnlich innerhalb von 2 Jahren ein.

Blasentumoren

Diagnostische Merkmale

- Hämaturie
- Suprapubische Schmerzen; dysurische Beschwerden
- Sichtbarmachung des Tumors mit der Blasenspiegelung

Allgemeine Betrachtungen

Blasentumoren stehen der Häufigkeit nach hinter den Prostatatumoren. Etwa 75% finden sich bei Männern über 50 Jahren. Die Tumoren nehmen ihren Ursprung vom Blasenboden aus und beziehen die Ureterenmündungen und den Blasenhals mit ein. Am häufigsten ist der Übergangstyp; Epidermoide, Adenocarcinome und Sarkome sind selten. Die Tumoren streuen in die regionalen Lymphknoten, Knochen, Leber und Lungen.

Klinische Befunde

A. Symptome: Wieder steht die Hämaturie im Vordergrund. Eine Cystitis mit dysurischen Beschwerden ist eine häufige Komplikation. Bei Ausdehnung des Tumors auf den Blasenhals nimmt der Harnstrahl an Stärke ab. Suprapubische Schmerzen werden angegeben, wenn der Tumor über die Blasenwand in das umliegende Gewebe einwächst. Mit Verschluß der Ureteren bildet sich eine Hydronephrose aus, die in vielen Fällen superinfiziert wird und dann die typischen Zeichen einer akuten Pyelitis oder Pyelonephritis hervorruft.

Die physikalische Untersuchung ist größtenteils unauffällig, bei der bimanuellen Palpation (abdominorectal oder abdominovaginal) kann aber eine Resistenz tastbar sein.

B. Laborbefunde: Häufig Anämie; Erythrocyten, Leukocyten und Bakterien im Urinsediment.

C. Röntgenbefunde und Cystoskopie: Im Ausscheidungsurogramm ist die Ureterobstruktion, im Cystogramm der Tumor nachweisbar. Cystoskopie und Biopsie bestätigen die Diagnose.

Differentialdiagnose

Hämaturie und Schmerzen können außerdem verursacht werden durch: andere Tumoren der ableitenden Harnwege, Nierensteine, Nierentuberkulose, akute Cystitis, akute Nephritis.

Behandlung

A. Spezifische Maßnahmen: Die transurethrale Resektion kann bei umschriebenen und oberflächlichen Tumoren ausreichen. Bei invasivem Wachstum sind die Cystektomie und Ureterosigmoidostomie oder ähnliche operative Techniken notwendig. Eine anschließende Strahlenbehandlung kann vor allem bei anaplastischen Tumoren von Nutzen sein, dagegen hat die Chemotherapie bisher nichts oder nur wenig erbracht.

B. Allgemeine Maßnahmen: Antibiotische Behandlung eines Harnwegsinfektes. Relativ geringe Komplikationen sind von einer Anastomosierung des Ureters mit einer isolierten Ileum- oder Sigma-Schlinge zu erwarten, wobei eines der Enden unter die Haut verlegt wird. Vor allem bleiben meist die Elektrolytstörungen aus, wie sie bei der direkten Ableitung des Urins in das Rectum in Form einer hyperchlorämischen Acidose zu beobachten sind. Nur häufige Darmentleerungen und genaue Kontrolle der

Elektrolytzufuhr können in solchen Fällen die Gefahr der Acidose verhindern.

Prognose
Die Rezidivrate ist ziemlich groß bei zunehmender Malignität der Rezidive. Bei infiltrierenden Carcinomen ist die Prognose selbst bei radikalen Eingriffen praktisch infaust.

Prostatahypertrophie

Diagnostische Merkmale

- Prostatismus: die Miktion kommt nur unter Anstrengungen und mit einiger Verzögerung in Gang; der Harnstrahl ist schwach und dünn; Nykturie
- Akuter Harnverhalt
- Vergrößerte Prostata
- Urämie bei länger andauernder Obstruktion

Allgemeine Betrachtungen
Mit diesem Krankheitsbild ist eigentlich eine Hyperplasie der periurethralen Prostatadrüsen gemeint, die eine Vergrößerung des ganzen Organs vortäuscht und häufig zur Einengung und Verlegung der Harnröhre führt.

Klinische Befunde

A. Symptome: Der Prostatismus wird um so ausgeprägter, je schwerere Grade die Obstruktion annimmt. Bei der rectalen Untersuchung ist die Prostata mehr oder weniger vergrößert. Mit der Harnstase und dem ständigen Verbleiben einer Restharnmenge in der Blase ist sehr oft eine Sekundärinfektion verbunden. Eine Hämaturie ist nicht immer anzutreffen. Durch den Rückstau entwickelt sich allmählich eine beidseitige Hydronephrose, und mit fortschreitender Schädigung des Nierengewebes treten die Zeichen der Urämie auf. Die Residualharnmenge kann durch Katheterisierung nach dem spontanen Wasserlassen bestimmt werden.

B. Röntgenbefunde und Cystoskopie: Die Folgen des Rückstaus sind mit Hilfe des Ausscheidungsurogramms nachweisbar: Dilatation der Ureteren, Hydronephrose, Restharnmenge nach erfolgter Blasenentleerung. Bei der urologischen Untersuchung zeigt sich indirekt die Vergrößerung der Prostata, und die sekundären Veränderungen der Blasenwand, wie „Balkenblase", Divertikel, entzündliche Prozesse und Blasensteine werden sichtbar.

Differentialdiagnose
Andere Ursachen können für eine Harnleiterobstruktion verantwortlich sein, z. B. Strikturen der Urethra, Blasensteine oder -tumoren, neurogene Funktionsstörungen, Prostatacarcinom.

Behandlung

A. Spezifische Maßnahmen: Ein akuter Harnverhalt wird durch Katheterisierung beseitigt. Bei stärkerer Obstruktion muß der Katheter für einige Zeit in situ belassen werden. Ein operatives Vorgehen ist gewöhnlich nicht zu umgehen. Für die 4 chirurgischen Möglichkeiten (transurethrale Resektion, suprapubische, retropubische oder perineale Prostatektomie) gibt es unterschiedliche Indikationen.

B. Allgemeine Maßnahmen: In erster Linie – Behandlung eines Infektes mit den geeigneten Antibiotica.

Prognose
Die chirurgische Intervention bedeutet in den meisten Fällen ein Befreien von den quälenden Symptomen des akuten oder chronischen Harnverhaltes. Das Operationsrisiko ist gering.

Prostatacarcinom

Diagnostische Merkmale

- Prostatismus
- Harte Konsistenz des Organs
- Schmerzen, besonders in der unteren Wirbelsäule, bei Knochenmetastasen
- Anämie; erhöhte saure Phosphatase im Serum bei Ausdehnung des Carcinoms über die Kapsel hinaus

Allgemeine Betrachtungen
Das Prostatacarcinom kommt nur mit großen Ausnahmen vor dem 6. Lebensjahrzehnt vor. Es metastasiert schon früh in die Beckenknochen und verursacht lokal einen Ver-

schluß der Urethra mit nachfolgender Nierenschädigung. Androgene fördern das Wachstum, Oestrogene haben einen hemmenden Einfluß. Da das Prostatagewebe reich an saurer Phosphatase ist, ist deren Serumspiegel erhöht, wenn das Neoplasma auf das periprostatische Gewebe übergreift und in das Skelet streut. Bei Knochenmetastasen ist außerdem die alkalische Phosphatase erhöht. Die Konzentration der sauren Phosphatase gibt somit Anhaltspunkte für Ausdehnung und Wachstum des Tumors, während die erhöhte alkalische Phosphatase eine Knochenbeteiligung wahrscheinlich macht.

Klinische Befunde

A. Symptome: Wie auch bei der einfachen Hypertrophie sind die Obstruktionszeichen deutlich. Bei der rectalen Untersuchung fühlt sich die Prostata „steinhart" an, sie ist oft knotig und mit der Umgebung verbakken. Bei Metastasen in die Beckenknochen und Wirbel wird über Schmerzen geklagt. Der Sitz der Metastasen ist eine Prädispositionsstelle für pathologische Frakturen.

B. Laborbefunde: Bei ausgedehnter Knochenmetastasierung besteht eine hochgradige Anämie. Der Urinbefund kann charakteristisch für eine Begleitentzündung sein. Die saure Phosphatase ist bei eingetretener Tumoraussaat erhöht, die alkalische Phosphatase bei Knochenneubildung in den von Metastasen befallenen Skeletabschnitten. Die Diagnose wird durch Biopsie (transurethrale Resektion oder Nadelaspiration durch das Perineum) gestellt.

C. Röntgenbefunde: In den Becken- und Schädelknochen, in Wirbeln und Rippen stellen sich die typischen osteoblastischen Läsionen dar. Die Auswirkungen eines Harnröhrenverschlusses und eines lange bestehenden Harnrückstaus lassen sich im i. v. Pyelogramm nachweisen.

Differentialdiagnostisch zu erwägen sind die im vorangehenden Abschnitt (Prostatahypertrophie) aufgeführten Erkrankungen.

Behandlung

Durch radikale Entfernung von Prostata, Samenblasen und eines Teiles des Blasenhalses vor der Metastasierung kann eine völlige Heilung erreicht werden. Kommt diese Operation zu spät, so erleichtert die transurethrale Resektion zumindest die Symptome der Obstruktion. Die antiandrogene Therapie (mit Diäthylstilbestrol – 5 mg/Tag – oder Oestrogenpräparaten nach vorheriger Orchiektomie) kann Wachstum und Ausbreitung des Tumors eindämmen. Auch eine Kobaltbestrahlung ist oft wirksam. Bestrahlung der Metastasen kann die subjektiven Beschwerden beseitigen.

Maßstäbe für die Effektivität der Therapie sind die klinischen Befunde und die Konzentrationen der sauren und alkalischen Phosphatasen.

Prognose

Die palliativen Maßnahmen führen verständlicherweise nur zu kurz dauernden Besserungen. Ein großer Prozentsatz der Patienten stirbt innerhalb der ersten 3 Jahre, nur wenige überleben die Fünfjahresgrenze.

Allgemeine Literatur

Dennig, K.: Lehrbuch der Inneren Medizin, 8. Aufl. Stuttgart: Thieme 1969.

Fritz, K. W.: Hämodialyse. Stuttgart: Thieme 1966.

Fuchs, T.: Pyelonephritis, Studienreihe Boehringer Mannheim (1969).

Gross, R., Jahn, D.: Lehrbuch der Inneren Medizin. Stuttgart: Schattauer 1966.

Hegglin, R.: Differentialdiagnose innerer Erkrankungen ,11. Aufl. Stuttgart: Thieme 1969.

Heintz, R., Losse, H.: Arterielle Hypertonie. Stuttgart: Thieme 1969.

Losse, H., Kienitz, M.: Die Pyelonephritis. Stuttgart: Thieme 1966.

Petersdorf, R.: Hospital Practice **2**, 68 (1967).

Reubi, F.: Nierenkrankheiten, 2. Aufl. Huber 1970.

Sarre, H.: Nierenkrankheiten, 3. Aufl. Stuttgart: Thieme 1967.

Siegenthaler, W.: Klinische Pathophysiologie. Stuttgart: Thieme 1970.

Smith, D. R.: General Urology, 6th ed. Lange 1969.

Stanbury, J. B., Wyngaarden, J. B., Fredrickson, D. S.: The Metabolic Basis of Inherited Disease, 2nd ed. Blakiston 1966.

Wetzels, E.: Hämodialyse und Peritonealdialyse. Berlin-Heidelberg-New York: Springer 1969.

17. NERVENSYSTEM

Bewußtseinsstörungen

Bei Patienten mit Bewußtseinsstörungen kann die motorische Aktivität vermindert (Sopor, Koma) oder gesteigert sein (maniforme Erregungszustände, Delir). Die Alterationen des Bewußtseins reichen von der Erschwerung bestimmter geistiger Funktionen bis zum Bewußtseinsverlust. Dabei richten sich die noch vorhandenen Reaktionsmöglichkeiten nach der Art und Stärke gegebener Reize, ferner nach der übrigen körperlichen und emotionalen Verfassung des Kranken. Zu den Ursachen der Bewußtseinsstörungen zählen Verletzungen, cerebrovasculäre Ereignisse, Arzneimittel- und Giftwirkungen, Fieber, Entgleisungen des Stoffwechsels, Meningitis, Infektionen mit massiver Beeinträchtigung des Allgemeinbefindens, Hirntumoren, Krampfleiden und Herzinsuffizienzen.

Sopor und Koma

Ein partieller oder sehr weitgehender Bewußtseinsverlust wird als Sopor, ein vollständiger als Koma bezeichnet. Ein komatöser ist selbst durch stärkste Schmerzreize nicht mehr weckbar.

Ätiologie des Komas
Komata können durch intra- oder extrakranielle Störungen verursacht sein. Beispiele:

A. Intrakranielle Ursachen: Kopfverletzungen, cerebrovasculäre Ereignisse, Infektionen des ZNS, Tumoren, Epilepsie, Degenerationskrankheiten, Hirndrucksteigerung.

B. Extrakranielle Ursachen:

1. Vasculäre: Schock bzw. arterielle Hypotonie – etwa bei großen Blutverlusten –, Myokardinfarkt, arterielle Hypertonie;

2. Metabolische: diabetische Acidose, Hypoglykämie, Urämie, hepatisches Koma, Addisonkrise, Elektrolytverschiebungen;

3. Toxische: Alkohol, Barbiturate, andere Narkotica, Brom, Analgetica, Tranquilizer, Kohlenmonoxyd, Schwermetalle;

4. Sonstige: Hyper- und Hypothermie, Elektroschock, Anaphylaxie, schwere systemische Infektionen.

Klinische Befunde

A. Anamnese: Nach Möglichkeit befrage man den Patienten selber in den Phasen der Bewußtseinsaufhellung. Auf die Auskünfte der Verwandten, Freunde oder Begleitpersonen darf nicht verzichtet werden. Von besonderem Interesse sind die berufliche Tätigkeit, frühere körperliche und psychiatrische Krankheiten, Verletzungen, gewohnheitsmäßiges Trinken, die Einnahme von Medikamenten sowie die Epilepsie und der Hochdruck.

B. Körperliche Untersuchung: Man bemühe sich vor allem um die Beurteilung der vitalen Funktionen. Ebenso suche man nach Verletzungen, Vergiftungen und neurologischen Abnormitäten. Ein Alkoholgeruch der Atemluft allein berechtigt noch nicht zur Annahme einer alkoholbedingten Bewußtseinsstörung. Durch eine sorgfältige Inspektion des Kopfes und des übrigen Körpers sind u. a. Verletzungen auszuschließen. Hautverfärbungen hinter dem Ohr weisen häufig auf Schädelfrakturen hin (Battle'sches Zeichen).

Man achte auf die Atmung, die (als Symptom der diabetischen Acidose) tief und mühsam sein oder dem Cheyne-Stokes'schen Typ entsprechen kann. Wird bei jeder Ausatmung eine Backe aufgeblasen, so zeigt sich darin die Lähmung der betreffenden Gesichtshälfte.

Spontanbewegungen ermöglichen eine Unterscheidung zwischen normal innervierten Muskelgruppen und solchen Körperpartien, die als erste in fokale motorische Krämpfe einbezogen werden.

Extremitätenlähmungen sind dadurch feststellbar, daß jede Extremität angehoben und wieder fallen gelassen wird. Dabei fällt im nicht zu tiefen Koma das gelähmte Glied schwer zurück, während ein gesundes Glied allmählich absinkt. Ein gesundes Bein reagiert – im Gegensatz zu einem gelähmten – noch auf energische Reize. Bei einer akuten bzw. rezenten schlaffen Hemiplegie erkennt man an der Art passiver Bewegungen den Tonusverlust der betroffenen Extremitäten.

Eine Decerebrierungsstarre und tonische Nackenreflexe weisen auf Funktionsstörungen von Hirnstammstrukturen hin.

Einer genauen Untersuchung bedürfen auch die Augen. Im Zustand leichter Bewußtlosigkeit läßt sich eine Hemianopsie dadurch demonstrieren, daß ein Zurückzucken als Reaktion auf eine drohende Handbewegung an der betreffenden Seite unterbleibt. Pupillendifferenzen können eine vitale diagnostische Bedeutung haben; eine einseitige Pupillenerweiterung kommt häufig bei ipsilateralem subduralem Hämatom vor. Das Papillenödem ist Begleiterscheinung eines gesteigerten Hirndrucks und somit ein ernstes prognostisches Zeichen.

Eine einseitige Oculomotoriuslähmung hat ihre Ursache nicht selten in der Ruptur eines Aneurysmas im vorderen Bereich des Circulus arteriosus cerebri.

Eine ausgeprägte Nackensteifigkeit ist gewöhnlich Ausdruck einer meningealen Reizung (Meningitis, Subarachnoidalblutung) oder einer Hernienbildung der cerebellaren Tonsillen, wie sie bei intrakraniellen Tumoren oder vasculären Komplikationen vorkommt.

C. Laborbefunde: Der Patient muß notfalls katheterisiert werden, damit man den Harn (zumindest) auf Eiweiß, Zucker, Aceton und Erythrocyten untersuchen kann. Wichtig ist auch die Bestimmung des Hämoglobins, der Leucocytenzahl, des Differentialblutbildes und des Hämatokrits. Der Rest-N, der Blutzucker und das Blutammoniak interessieren, wenn eine Urämie, ein diabetisches Koma oder ein Leberkoma in Betracht kommen. Bei allen komatösen Patienten sollte man eine Lumbalpunktion durchführen, sofern nicht spezifische Kontraindikationen vorliegen (Krankheitsprozesse in der hinteren Schädelgrube!). Außer der üblichen Liquoruntersuchung ist häufig eine Liquorkultur wertvoll. In manchen Fällen sind Zusatzuntersuchungen angezeigt, etwa Blutkulturen und toxikologische Analysen der Körperflüssigkeiten. Röntgenaufnahmen des Schädels, das EEG, das Echo-EG, Hirnszintigramme, Angiographien und Pneumencephalographien können zum Nachweis von Hirntumoren und subduralen Hämatomen führen. Thoraxaufnahmen und andere Röntgenuntersuchungen sind nach den jeweiligen Indikationen zu veranlassen.

Behandlung

A. Dringliche Maßnahmen: Es geht zunächst um die Aufrechterhaltung der vitalen Funktionen, bis eine spezielle Diagnose erstellt ist, nach der sich die weitere Therapie richtet.

1. Man sorge vor allem für eine ausreichende Atmung. Gegebenenfalls ist zuerst die Ursache der Atembehinderung festzustellen (Obstruktion, Lungenerkrankung, zentrale Atemhemmung, Kreislaufkollaps). Die Atemwege sind offen zu halten. Dazu legt man den Patienten auf die Seite oder auf den Bauch, wobei sein Gesicht seitwärts gewandt und sein Hals gestreckt ist (Rückenlage und Kopfbeugung nach vorne verbieten sich!). Falls erforderlich, muß die Zunge mit den Fingern oder mit einer Zange nach vorn gezogen und in dieser Lage gehalten werden, damit der Rachen durchgängig bleibt. Schleim, Speichel und Blut sollen aus dem Mund und der Nase mit einem eingeschmierten und gut biegsamen Gummikatheter aspiriert werden. Steht kein Absauggerät zur Verfügung, so kann man sich einer 25–50 ml-Spritze bedienen. U. U. ist es notwendig, einen Endotrachealtubus zu legen oder eine Tracheostomie vorzunehmen (Vorsicht: wenn der Endotrachealtubus länger als 2 h liegen bleibt, droht ein Larynxödem und eine weitere Obstruktion nach der Katheterentfernung). Am besten zieht man einen Fachanästhesisten oder Otolaryngologen hinzu.

Auf eine künstliche Beatmung ist zurückzugreifen, sobald die Atmung steht oder auch nur mangelhaft wird. Ebenso kann eine äußere Herzmassage erforderlich sein (s. Anhang).

Die Zufuhr von Sauerstoff erfolgt über eine Maske, einen Katheter oder im Zelt, je nach Indikation (s. Kapitel 7).

2. Schockbekämpfung. Sie muß sofort einsetzen, wenn ein Schockzustand vorliegt oder sich ankündigt (s. Kapitel 1).

B. Allgemeine Maßnahmen: Der Patient ist fortlaufend zu überwachen. Man bringe ihn in die „Schock"-Stellung (sofern keine Kontraindikation gegeben ist) und ändere seine Körperlage alle 30–60 min, um hypostatische Pneumonien und Hautulcerationen zu verhüten. Wenn das Koma länger als 8–12 h dauert und der Kranke nicht ausscheidet, muß katheterisiert werden. Gegebenenfalls legt man (unter aseptischen Kautelen) einen Dauerkatheter.

Während der ersten Tage – solange der Kranke noch nicht trinken kann – ist durch intravenöse Infusionen von Glucose, Aminosäuren und Salzlösungen für eine ausreichende Flüssigkeitszufuhr und Ernährung zu sorgen. Bei einer mehr als 2–3-tägigen Bewußtlosigkeit sollte man eine Magensonde verwenden.

Von sedierenden oder anderweitig dämpfenden Medikamenten ist bis zur Erstellung einer exakten Diagnose, wenn eben möglich, abzusehen. Allerdings kann eine Sedation durch Paraldehyd, Barbiturate oder Tranquilizer zur Beherrschung einer mäßigen Unruhe im Koma indiziert sein, sofern es sich nicht um eine Intoxikation durch Barbiturate oder sonstige Pharmaka handelt.

Intravenöse Harnstoffinfusion: Eine Hirndrucksteigerung (z. B. beim Vorliegen eines Hirntumors, bei einer Kopfverletzung, bei einem Hirnödem) kann bei i. v.-Gabe von Harnstoff für die Dauer von 3–10 h nachlassen. Den Harnstoff infundiert man als 30%ige sterile Lösung (in 10%igem Invertzucker); die Dosis beträgt etwa 1 g/kg, die Infusionsgeschwindigkeit ungefähr 60 Tropfen/min. Eine mangelhafte Nierenfunktion und eine noch nicht stehende intrakranielle Blutung stellen Kontraindikationen dar.

Hypertone Lösungen, z. B. 30%ige Fructose mit 15%igem Mannitol in Wasser, dienen der schnellen Bekämpfung intrakranieller Drucksteigerungen.

C. Spezifische Maßnahmen: Die weitere Therapie richtet sich gegen spezifische Krankheitsursachen wie Fieber, Infektionen und Vergiftungen. Wenn keine Untertemperatur und keine Intoxikation mit einem Sedativum vorliegt, dann sprechen folgende Zeichen für eine irreversible Hirnschädigung bzw. den Hirntod: Areflexie, Sistieren der Spontanatmung, reaktionslose weite Pupillen, motorische und sensible Lähmung sowie ein EEG, das über 24 Std isoelektrisch (flach) bleibt.

A definition of irreversible coma. Special communication. J. Amer. med. Ass. [JAMA] **205,** 337–340 (1968).

Barrett, R., Merritt, H. H., Wolf, A.: Depression of consciousness as a result of cerebral lesions. Res. Publ. Ass. Nerv. Ment. Dis. **65,** 241–276 (1967).

Locke, S.: The neurological aspects of coma. S. Clin. N. Amer. **48,** 251–258 (1968).

Plum, F., Posner, J.: The Diagnosis of Stupor and Coma. Davis, 1966.

Narkolepsie

Die Narkolepsie ist ein chronisches klinisches Syndrom unbekannter Ätiologie mit periodisch auftretenden Episoden eines unbeherrschbaren Schlafbedürfnisses. Sie ist häufig mit einem vorübergehenden muskulären Tonusverlust (Kataplexie) verbunden, zumal während des Ablaufs stark emotional gefärbter Reaktionen (Lachen, heftiges Weinen). Die Schlafattacken können sich einmal oder mehrmals am Tage einstellen, sie dauern Minuten bis Stunden. Dabei ähnelt der Schlaf dem physiologischen Schlaf, tritt aber bevorzugt unzeitgemäß auf, zum Beispiel bei der Arbeit, beim Spazierengehen oder beim Autofahren. Die Narkolepsie kommt beim männlichen Geschlecht ungefähr 4 mal so häufig vor wie beim weiblichen.

Behandlung

A. Metamphetamin (Pervitin®). Die Dosis liegt bei 15 mg 2–4 mal täglich. Zu den Kontraindikationen zählen das Glaukom, die Hyperthyreose und die Hypertonie.

B. Amphetamin-Theophyllin (Captagon®). Davon gibt man täglich bis zu 2 Tabl. à 50 mg.

C. Ephedrinsulfat: Die Behandlung mit dieser Substanz stellt weniger zufrieden als die mit Amphetamin; dennoch erweist sich

Ephedrin in vielen Fällen als nützlich. Es werden im Durchschnitt 25–50 mg 2–4 mal täglich gegeben.

D. Methylphenidathydrochlorid (Ritalin®): Gebräuchlich sind Dosen von 5–10 mg 3–4 mal täglich (notfalls auch höhere Dosen).

Prognose

Gewöhnlich bleibt die Narkolepsie als Krankheit lebenslänglich bestehen. Das Symptom der paroxysmalen Schläfrigkeit bzw. der Schlafattacken läßt sich durch die medikamentöse Behandlung bessern; die Kataplexie aber und die Anfälle muskulärer Schwäche, die im Verlaufe emotionaler Reaktionen (Lachen, Weinen) auftreten, sind durch Pharmaka im allgemeinen nicht beeinflußbar.

DEMENT, W., RECHTSCHAFFEN, A., GULEVICH, G.: The nature of narcoleptic sleep attack. Neurology **16**, 18 (1966).

SOURS, J. A.: Narcolepsy and other disturbances in the sleep-waking rhythm. A study of 115 cases with review of the literature. J. nerv. ment. dis. **137**, 526 (1963).

YOSS, R. E., DALY, D. D.: On the treatment of narcolepsy. Med. Clin. N. Amer. **52**, 781–788 (1968).

Synkope und Schwindel

Vagovasale Synkope

(Faint, Ohnmacht)

Charakteristisch für die häufigste Form der Ohnmacht, die vagovasale Synkope, sind gewöhnlich ein plötzlicher Blutdruckabfall und eine Verlangsamung der Herzaktion. Die auslösenden Faktoren können sensorische Reize (plötzlicher Schmerz) oder rein emotionale Reaktionen sein (schweres Leid, Todesfälle). Der Patient befindet sich fast immer in aufrechter Körperhaltung, wenn die Ohnmacht eintritt; legt man ihn hin, so kehrt das Bewußtsein schnell zurück. Mögliche Prodromalerscheinungen des Anfalls sind Schwächegefühle, epigastrische Schmerzen, abnormes Schwitzen, Ruhelosigkeit, Gähnen und schwerfälliges Atmen. Der Patient kann ängstlich wirken; Gesichtsblässe und kühle, feuchte Extremitäten können auffallen. Einige Minuten später kommt es dann zur Benommenheit, zu verschwommenem Sehen und zur plötzlichen Bewußtlosigkeit mit muskulärem Tonusverlust. Wenn der Patient in aufrechter Haltung bleibt, kann ein kurzer, leichter Krampf folgen. Man nimmt an, daß die Synkope bei einem systolischen Druckabfall unter 70 mm Hg auftritt; sie wird gewöhnlich durch Furcht, Angst oder Schmerz beschleunigt. Elektroencephalographische Veränderungen zeigen sich erst, wenn das Bewußtsein schon geschwunden ist.

Man legt den Patienten hin und lagert den Kopf tief. Notfalls läßt man aromatische Ammoniumwässer inhalieren.

EBERT, E. V.: Syncope. Circulation **27**, 1148 (1963).

RUETZ, P. P. et al.: Fainting: A review of its mechanism and a study in blood donors. Medicine **46**, 363–384 (1967).

THOMAS, J. E., ROOKE, E. D.: Fainting. Proc. Mayo Clin. **38**, 397–410 (1963).

WAYNE, H. H.: Syncope. Physiological considerations and an analysis of the clinical characteristics in 570 patients. Amer. J. Med. **30**, 418–438 (1961).

Orthostatischer Kollaps

Eine Synkope kann schon durch den Übergang in die Vertikale ausgelöst werden. Wer unter dieser Form der Synkope leidet, erfährt beim Sich-Aufrichten immer wieder einen arteriellen Blutdruckabfall mit Bewußtseinsverlust. Begünstigt werden diese Attacken nach allgemeiner Auffassung durch langdauernde Rekonvaleszenz und Bettruhe, durch idiopathische Krankheiten mit Störungen der Haltereflexe, durch Sympathektomie, durch peripher-venöse Stasen, durch chronische Angstzustände und durch die Einnahme blutdrucksenkender Medikamente.

Die Behandlung richtet sich, wenn möglich, gegen das ursächliche Grundleiden. Hypotensiva sind abzusetzen oder sparsamer zu dosieren. Man warne den Patienten davor, sich aus dem Sitzen oder Liegen zu schnell aufzurichten. Bei einer Ptose abdomineller Organe kann eine Leibbinde von Nutzen sein. Wertvoll sind u. U. auch elastische Strümpfe. Pharmaka mit gefäßkontrahierender Wirkung können versuchsweise gegeben werden. Dihydergot kann versucht werden.

Ephedrinsulfat – bis zu 75 mg/die – hat manchmal einen Effekt. Mitteilungen über Fludrocortisonacetat – 0,1 mg/die oder mehr – schreiben auch dieser Substanz eine günstige Wirkung zu.

Botticelli, J. T. et al.: Circulatory control in idiopathic orthostatic hypotension (Shy-Drager syndrome). Circulation **38**, 870–879 (1968).

Lewis, H. D., Jr., Dunn, M.: Orthostatic hypotension syndrome. Amer. Heart J. **74**, 396–401 (1967).

Martin, J. B., Travis, R. H., van den Noort, S.: Centrally mediated orthostatic hypotension. Arch. Neurol. **19**, 163–173 (1968).

Thomas, J. E., Schirger, A.: Orthostatic hypotension: Etiologic considerations, diagnosis and treatment. M. Clin. N. Amer. **52**, 809–816 (1968).

Carotissinus-Syndrom

Patienten, bei denen die Synkopen des Carotissinus-Syndroms auftreten, berichten meist, daß sie zwischen den Ohnmachten unter Schwindelanfällen leiden. Bei genauer Exploration stellt sich oft eine eindeutige Abhängigkeit der Attacken von plötzlichen Kopfwendungen, Kopfhebungen oder vom Tragen enger Kragen heraus. Die Diagnose läßt sich gewöhnlich dadurch sichern, daß ein festes Drücken und ein 10–20 Sekunden langes Massieren der Carotissinusregion zu einem Anfall führen. Dabei ist allerdings Vorsicht geboten: man darf den Reiz nicht auf beiden Seiten zugleich setzen; bei älteren Patienten ist die Sinusreizung besonders behutsam durchzuführen; es sind nämlich durch diese Praktiken schon cerebrovasculäre Komplikationen ausgelöst worden.

Man unterscheidet drei Formen des Carotissinus-Syndroms: 1. Den vagalen Typ. Er ist der häufigste und kommt ganz bevorzugt bei älteren Personen vor. In diesen Fällen verlangsamt ein Druck auf den Carotissinus die Herztätigkeit, eine Reaktion, die nach i. v.-Injektion von 1 mg Atropinsulfat ausbleibt. 2. Den „vasomotorischen" oder hypotensiven Typ. Er findet sich eher bei jüngeren Menschen. Dabei senkt die Reizung des Carotissinus den Blutdruck, ein Effekt, den man durch Injektion von 0,5 ml Adrenalin (Lösung 1 : 1000), nicht aber durch Atropinsulfat aufheben kann. 3. Den cerebralen Typ. Hier wirkt sich der Druck auf den Carotissinus weder auf die Herzfrequenz noch auf den Blutdruck aus, und der Reflex läuft unter Adrenalin wie unter Atropin unverändert ab. Man postuliert für diesen Typ eine direkte Wirkung auf das Gehirn.

Behandlung

Alle Haltungs- bzw. Bewegungsanomalien sind nach Möglichkeit zu korrigieren, emotionale Belastungen auszuschalten und Kleidungsstücke mit engen Kragen zu verbieten. In schwerwiegenden Fällen kann eine Denervation der Carotissinus notwendig werden. Eine Lokalanästhesie der Carotissinus beseitigt alle Formen des Carotissinus-Syndroms.

A. Vagaler Typ: Atropinsulfat, 0,4–0,6 mg 3–4 mal täglich (notfalls auch höher dosiert), unterdrückt gewöhnlich die Ohnmachtsanfälle. Man kann auch 25 mg Ephedrinsulfat mit 15 mg Phenobarbital 3–4 mal täglich oder 5–10 mg Amphetaminsulfat verordnen.

B. Vasomotorischer Typ: Ephedrin und Phenobarbital verhindern mit der oben genannten Dosierung im allgemeinen das Auftreten der Anfälle.

C. Cerebraler Typ: Hier sind Medikamente unwirksam.

Brodie, R. E., Dow, R. S.: Studies in carotid compression and carotid sinus sensitivity. Neurology **18**, 1047–1055 (1968).

Hutchinson, E. C., Stock, J. P. P.: The carotid sinus syndrome. Lancet **1960 II**, 445–449.

Thomas, J. E.: Hyperactive carotid sinus reflex and carotid sinus syncope. Mayo. Clin. Proc. **44**, 127 (1969).

Synkopen bei kardiovasculären Krankheiten

Synkopen, die bei vorübergehender Minderung des kardialen Schlagvolumens auf einer cerebralen Hypoxie beruhen, kommen vor beim Adams-Stokes-Syndrom, beim Myokardinfarkt, bei der Lungenembolie und beim Einsetzen paroxysmaler Tachykardien; sie treten auch bei bestimmten anderen Herzkrankheiten auf (beispielsweise bei der Aortenstenose und der Fallot'schen Tetralogie). Synkopen ereignen sich ferner während „cyanotischer Krisen" (bei arterieller Sauerstoffuntersättigung und geringem Schlagvolumen).

Die Therapie besteht in der Korrektur des ursächlichen Grundleidens.

Synkopen bei Stoffwechselstörungen

Für einige Formen der Synkope dürfte ein gestörter cerebraler Stoffwechsel die entscheidende Bedingung sein. Dazu zählen folgende Veränderungen: 1. Hypoxämien, etwa bei Patienten mit kongenitalen Herzkrankheiten; 2. erhebliche, chronisch schwächende Anämien; 3. Hypoglykämien, wie sie bei labilen Diabetikern nach Überanstrengung oder beim Auslassen von Mahlzeiten nach Insulinzufuhr vorkommen; 4. Acidosen bei bestimmten Kranken mit unkontrolliertem Diabetes mellitus; 5. Vergiftungen mit Arzneimitteln, z. B. mit Barbituraten; 6. akuter Alkoholismus und 7. Hyperventilation mit respiratorischer Alkalose und Tetanie.

Die Behandlung richtet sich nach Möglichkeit gegen die auslösenden Noxen. Nach Hyperventilation kehrt das Bewußtsein wieder, wenn man in eine Papiertüte rückatmen läßt, die Atmung stoppt oder über eine Maske 5–10%iges CO_2 mit Sauerstoff zuführt. Bei wiederholtem Auftreten eines Hyperventilationssyndroms ist die Konsultation eines Psychotherapeuten zu erwägen.

Gabrilove, J. L.: Neurologic and psychiatric manifestations in the classic endocrine syndromes. Res. Publ. Ass. nerv. ment. Dis. **63**, 419–441 (1966).

Merritt, H. H., Hare, C. C. (ed.): Metabolic and Toxic Diseases of the Nervous System. Res. Publ. Ass. nerv. ment. Dis., vol. 33. Williams & Wilkins, 1953.

Synkopen bei verminderter Hirndurchblutung

Eine Abnahme der Hirndurchblutung kann synkopale Anfälle verursachen. So findet man bei älteren Patienten mit Cerebralsklerose Synkopen, die mit passageren, fokalen neurologischen Abweichungen einhergehen. Bei Kranken mit rezenten Kopfverletzungen sind Schwindelgefühle mit anschließendem Bewußtseinsverlust manchmal von abrupten Kopfbewegungen abhängig. Auch die Migräne kann Zustände von Benommenheit und gelegentlich Ohnmachten bedingen, wobei diese Symptome in Verbindung mit einer verminderten Blutzufuhr zum Kopf auftreten. Eine Form jener Synkopen, die einer Überempfindlichkeit des Carotissinus zuzuordnen sind, geht mit einem massiven Blutdruckabfall und einer konsekutiv schlechten Hirndurchblutung einher. Bei manchen Patienten mit Hirntumoren oder Gefäßanomalien kommen zuweilen synkopale Episoden vor, die man entsprechend der Grundkrankheit einer Gewebsverdrängung, einer Gefäßüberfüllung oder einer Durchblutungsinsuffizienz zuzuschreiben hat.

Fazekas, J. F.: Cerebrovascular consequences of hypertension. Therapeutic implications. Amer. J. Cardiol. **17**, 608–611 (1966).

Lees, F., Watkins, S. M.: Loss of consciousness in migraine. Lancet **1963 II**, 647–649.

Schwindel

Mit dem Ausdruck „Vertigo" wird allgemein die subjektive Empfindung einer rotatorischen Bewegung bezeichnet, wobei der Patient selber oder die Umgebung sich scheinbar dreht; der Kranke wird dadurch unfähig, sich an der Umwelt zu orientieren. Schwindelgefühle stellen sich vor allem bei solchen Krankheitsprozessen ein, die das Labyrinth, den vestibulären Anteil des 8.

Hirnnerven bzw. dessen Kerngebiete oder Verbindungen betreffen. Ein echter Schwindel manifestiert sich gewöhnlich durch einen Nystagmus, durch eine einseitige Fallneigung und durch pathologische Reaktionen bei Untersuchung der vestibulären Funktion. Zu den verbreiteten Ursachen zählen das Menière-Syndrom, die akute Labyrinthitis, organische Hirnschädigungen mit Beteiligung des N. vestibularis, seiner Endorgane und Verbindungen, oder auch des Kleinhirns und schließlich toxische Wirkungen von Medikamenten bzw. Chemikalien.

Die Behandlung setzt eine genaue diagnostische Erfassung der Krankheitsursache voraus.

CAPAROSA, R. J.: Dizziness, Postgrad. Med. **40**, 661–665 (1966).

HICKS, J. J., HICKS, J. W., COOLEY, H. N.: Menière's disease. Arch. Otolaryng. **86**, 610–613 (1967).

SAUNDERS, W. H.: Vertigo: Ménière's disease and the differential diagnosis. Postgrad. Med. **34**, 449–454 (1963).

SCHNEIDER, R. C., CALHOUN, H. D., CROSBY, E. C.: Vertigo and rotational movement in cortical and subcortical lesions. J. Neurol. Sc. **6**, 493–516 (1968).

WILLIAMS, D. J. et al.: Vertigo. Proc. Roy. Soc. Med. **60**, 961–970 (1967).

Reisekrankheit

Die Reisekrankheit ist ein akutes Unwohlsein mit Inappetenz, Nausea, Benommenheit und Erbrechen. Die entscheidenden ätiologischen Faktoren sind visueller, kinästhetischer und psychischer Natur. Pathophysiologisch scheint eine Störung des Vestibularapparates von Bedeutung zu sein.

Vorbeugende Medikation

Vorbeugende Maßnahmen sind oft erfolgreich. Dagegen läßt sich die einmal eingetretene Reisekrankheit mit ihren anfallsartigen Störungen nur schwer behandeln.

A. Die Antihistaminica scheinen von Vorteil zu sein. Dimenhydrinat (Novomina®, Vomex A®) oder Diphenylhydraminhydrochlorid (Benadryl®), 50–100 mg 4 mal täglich, können günstig wirken.

B. Meclizinhydrochlorid (Bonamine®), 50 mg 1 Stunde vor Antritt der Reise, ist ein Depotpräparat mit deutlichem Effekt.

C. Parasympathicushemmer, allein oder in Kombination mit leicht sedierenden Substanzen verordnet, ergänzen die Behandlung: Scopolaminhydrochlorid oder Atropinsulfat, 0,2–0,4 mg alle 3–6 Stunden. Kontraindikationen beachten!

D. Schließlich trägt auch eine schwache Sedierung mit Phenobarbital, 15–30 mg alle 3–6 Stunden, zur Verhütung der Anfälle bei.

CHINN, H. I., SMITH, P. K.: Motion sickness. Pharmacol. Rev. **7**, 33–82 (1955).

LEY, A. et al.: Chronic and subacute labyrinthine disorders. A major causative agent in some neurological syndromes. J. nerv. ment. Dis. **147**, 91–100 (1968).

Kopfschmerzen

Meningeal bedingte Kopfschmerzen

Die dazu zählenden Kopfschmerzen sind die heftigsten. Salicylate haben hier gewöhnlich einen analgetischen Effekt, man wird jedoch in schweren Fällen nicht ohne Narkotica auskommen. Kopfschmerzen, die auf einer Hirndrucksteigerung, z. B. auf einer Subarachnoidalblutung, beruhen, können manchmal durch eine Lumbalpunktion, die allerdings sehr vorsichtig durchzuführen ist, gebessert werden. Diese Maßnahme verbietet sich indessen, wenn hirndrucksteigernde Prozesse in der hinteren Schädelgrube vorliegen.

Kopfschmerzen nach Lumbalpunktionen führt man auf einen Liquoraustritt an der Punktionsstelle zurück; sie treten bei Benutzung von Nadeln großen Kalibers eher auf. Wenn der Kopfschmerz beim Aufstehen nur gering ist, genügt die Verordnung von Aspirin®. Bei erheblichen Beschwerden kann die intrathecale Injektion einer kleinen Menge steriler Salzlösung Erleichterung schaffen.

ELKINS, A. H., FRIEDMAN, A. P.: Review of headache. N. Y. J. Med. **67**, 255–262, 426–435, 552–559 (1967).

FRIEDMAN, A. P. et al.: Classification of headache. Neurology **12**, 378–380 (1962).

MacNeal, P. S.: The patient with headache. Postgrad. Med. **42**, 249–255 (1967).
Symposium on headache: Its mechanism, diagnosis and management. Neurology **13**, 1–44 (1963).

Migräne

Charakteristisch für die Migräne sind anfallsartig auftretende Kopfschmerzen, denen Störungen des psychischen Befindens oder des Sehens vorausgehen, während Zustände von Schläfrigkeit und Apathie den Attacken gelegentlich folgen. 8% der Bevölkerung sollen darunter leiden. Die Migräne ist bei Frauen häufiger als bei Männern. Sie kommt bevorzugt bei etwas perfektionistischen, unelastischen, empfindlichen und ehrgeizigen Persönlichkeiten vor, die in der Kindheit unflexibel und ängstlich-scheu waren. Gewöhnlich wird von ähnlichen Kopfschmerzen bei Blutsverwandten berichtet.

Der Migränekopfschmerz wird auf Änderungen der Gefäßweite bezogen. Dabei soll eine initiale Episode cerebraler, meningealer und extrakranieller arterieller Vasoconstriction für die Sehstörungen und andere Prodromalsymptome verantwortlich sein. Ihr folgt eine Erweiterung und Dehnung von Kopfgefäßen, speziell der A. carotis externa. Eine vergrößerte Amplitude der arteriellen Pulsation wird als Ursache des hämmernden Schmerzcharakters angesehen. Rigide, röhrenartige Gefäße sind die Folge der anhaltenden Dilatation; und das Kopfweh wird zum Dauerschmerz. Eine Phase schmerzhafter Muskelkontraktionen soll nachfolgen.

Die Migräne setzt oft schon in der Kindheit ein; etwa die Hälfte der Patienten datieren ihren ersten Anfall vor das 15. Lebensjahr. Ganz typisch ist das episodische Auftreten der Kopfschmerzen, die mit gastrointestinalen oder visuellen Symptomen einhergehen (Nausea, Erbrechen, Flimmerskotom, Lichtscheu, Hemianopsie, verschwommenes Sehen).

Vorbeugende Medikation

Unter Methysergidmaleat (Deseril-retard®) kann der vasculäre Kopfschmerz ausbleiben. Die mittlere Tagesdosis liegt bei 3–6 mg, am besten werden 1,5 mg zu jeder Mahlzeit genommen. Das Medikament ist in der Schwangerschaft, bei Erkrankung der peripheren Gefäße und bei Arteriosklerose kontraindiziert. Es kann zu einer retroperitonealen Fibrose führen.

Behandlung

A. Behandlung des Anfalls:

1. Die Methode der Wahl besteht in der i. m.-Injektion von Ergotamintartrat (Gynergen®); 0,25–0,5 mg bessern in den meisten Fällen den Kopfschmerz innerhalb 1 Stunde. Das Medikament muß bei Anfallsbeginn so früh wie möglich appliziert werden. Man soll es nicht öfter als 1 mal pro Woche geben. Die orale oder sublinguale Verabreichung wird nicht allgemein empfohlen, denn Ergotamin entfaltet dabei keine gleich starke Wirkung und die Möglichkeit einer Überdosierung ist gegeben, weil die Resorptionsquote im Falle eines Erbrechens unbekannt bleibt. Sublingual oder oral gibt man 4–5 mg, um mit 2 mg pro Stunde fortzufahren, bis der Kopfschmerz beseitigt oder eine Gesamtdosis von 11 mg erreicht ist.

Toxicität: Bei septischen und infektiösen Krankheiten sowie bei organischen peripheren Durchblutungsstörungen und Coronarsklerose ist von einer Ergotaminverordnung abzusehen, ebenso während der Schwangerschaft. Einige Patienten klagen über Taubheitsgefühle und prickelnde Sensationen in den Extremitäten sowie über muskuläre Schmerzen und Spannungsempfindungen.

2. Dihydroergotamin (Dihydergot®), 1 mg i. m. oder i. v., kann an Stelle von Ergotamintartrat benutzt werden; notfalls wiederholt man die Injektion nach 1 h.

3. Ergotamin ist in Kombination mit Coffein (Cafergot®) oder Atropin manchmal bei allein oraler Anwendung wirksamer, wobei eine kleinere Gesamtdosis ausreicht. Es steht auch in Zäpfchenform zur Verfügung, wenn eine orale Verabreichung wegen Erbrechens nicht in Betracht kommt.

4. Ein Druck auf die A. carotis externa oder einen ihrer Äste beseitigt bei Anfallsbeginn u. U. noch den Schmerz. Eine Besserung der paroxysmalen Symptome kann manchmal auch durch die Einatmung von 100%igem

Sauerstoff über eine Nasenmaske erreicht werden.

B. Allgemeine Maßnahmen: Bis zum Wirkungseintritt des Medikamentes soll der Patient auf einem Stuhl entspannen. Er soll, wenn der Kopfschmerz nachgelassen hat, mindestens 2 h lang in einem ruhigen, abgedunkelten Raum im Bett liegen, ohne dabei zu essen oder zu trinken. Die Erholung wird dadurch gefördert; diese Maßnahmen sind erforderlich, um das unmittelbar anschließende Auftreten eines erneuten Anfalls zu verhindern.

C. Coupierung des beginnenden Anfalls: Wenn der Kranke fühlt, daß eine Migräneattacke sich entwickelt, sollte er in einem warmen Bad Entspannung suchen und dann in einem ruhigen, abgedunkelten Raum im Bett bleiben. Folgende Medikamente können dann von Nutzen sein: Pentobarbital, 0,1 g oral; Ergotamintartrat (Gynergen®), 1–2 mg sublingual; oder auch Aspirin® mit bzw. ohne Codein.

FRIEDMAN, A. P.: The migraine syndrome. Bull. N. Y. Acad. Med. **44**, 45–62 (1968).

SLATTER, K. H.: Some clinical and EEG findings in patients with migraine. Brain **91**, 85–98 (1968).

WHITTY, C. W. M., HOCKADAY, J. M.: Migraine: A follow-up study of 92 patients. Brit. med. J. **1968 I**, 735–736.

Histamin-Kopfschmerz

Horton's Syndrom)

Die „Cephalaea histaminica" ist charakterisiert durch ein plötzliches Einsetzen massiver, einseitiger Kopfschmerzen, die nach kurzer Dauer ebenso plötzlich wieder nachlassen. Zu den Begleitsymptomen gehören Augenrötung, Tränenfluß, vermehrte Nasensekretion oder verstopfte Nasen, Erweiterung der temporalen Gefäße auf der befallenen Seite und eine Gefäßdilatation im Schmerzgebiet. Die Schmerzen erstrecken sich auch auf die Orbitalregion und strahlen häufig zur Schläfe, zur Nase, zum Oberkiefer und in den Hals aus. Die Attacken lassen sich in typischer Weise durch Injektion kleiner Mengen von Histamindiphosphat auslösen. Sie treten am häufigsten während des Schlafes auf.

Ein positiver *Histamintest* sichert die Diagnose: Bei anfälligen Personen veranlassen 0,35 ml einer konzentrierten Histamindiphosphatlösung (2,75 mg/ml), subcutan injiziert, gewöhnlich in 20–40 min einen typischen Kopfschmerz.

Vorbeugende Medikation

Mit Methysergidmaleat (Deseril-retard®) kann man dem vasculären Kopfschmerz zuvorkommen. Die mittlere Tagesdosis beträgt 3–6 mg, günstig sind 1,5 mg zu jeder Mahlzeit. Das Pharmakon ist kontraindiziert während der Schwangerschaft sowie bei peripheren arteriellen Verschlußkrankheiten bzw. bei Arteriosklerose.

Behandlung

Die subcutane Injektion von 1 mg der Histaminbase (in einer Histamindiphosphatlösung) kann den Kopfschmerz auslösen. HORTON hat deshalb die „Desensibilisierung" gegen Histamin empfohlen. Dabei wird mit 0,25 ml Histamindiphosphat 2 mal täglich begonnen und dann jede Einzeldosis um 0,05 ml gesteigert, bis die Dosis 1 ml erreicht ist. Anschließend injiziert man 1–3 mal wöchentlich eine Erhaltungsdosis von 1 ml.

ROBINSON, B. W.: Histaminic cephalgia. Medicine **37**, 161–180, (1958).

RYAN, R. E.: Histamine cephalgia. Eye Ear Nose Throat Monthly **44**, 61–65 (1965).

Kopfschmerzen bei Irritationen des Bewegungssystems

Muskuläre Kontraktionen oder Spasmen können durch Krankheiten der Muskulatur oder ihrer Nachbarstrukturen bedingt sein; sie kommen auch bei exzessiver Müdigkeit und emotionaler Hochspannung vor. Die besonders häufige Beteiligung der am Hinterkopf inserierenden Muskeln verursacht den charakteristischen occipitalen Kopfschmerz. In Situationen affektiver Anspannung können sich Druck- und Engegefühle oder ringartige Mißempfindungen um den Kopf entwickeln.

Der „Spannungskopfschmerz" gehört bei weitem zu den häufigsten Kopfschmerztypen.

Da jedoch auch emotional gestörte Patienten unter Kopfschmerzen anderer Genese leiden können, ist eine vollständige und symptomorientierte Anamnese sowie eine gründliche Untersuchung immer unerläßlich.

Spannungskopfschmerzen haben scheinbar keine genaue Lokalisation und entsprechen gewöhnlich nicht dem Versorgungsgebiet der Kopfnerven oder peripheren Nerven bzw. ihrer Wurzeln. Der Schmerz wird als dumpf, ziehend, drückend, brennend oder als vage beschrieben und wird vorwiegend occipital und supraorbital empfunden. Medikamente – einschließlich starker Analgetica – bringen im allgemeinen keine völlige Symptomfreiheit. Die Korrelationen zwischen einer Zunahme der Beschwerden und Angstgefühlen, Sorgen oder anderen emotionalen Gleichgewichtsstörungen sind dem Patienten nicht immer evident.

Behandlung

Muskelverkrampfungen, die auf organischen Krankheiten beruhen, sowie Knochen- und Gelenkschmerzen bedürfen einer angemessenen somatischen Behandlung. Dabei sind gewöhnlich auch Analgetica einzusetzen. Entscheidend aber sind spezielle Maßnahmen gegen die Grundkrankheit.

Für die Therapie des Spannungskopfschmerzes sind Erholung, Entspannung und eine Beseitigung emotionaler Streßfaktoren von erstrangiger Bedeutung. Wärmeapplikationen im Bereich der beteiligten Muskulatur durch warme Tücher, Heizkissen oder warme Bäder tragen zur Linderung der Beschwerden bei. Gewöhnlich sind leichte Muskelmassagen ebenfalls wohltuend. Medikamente haben in akuten Fällen durchaus einen Wert, sollten aber nicht über längere Zeit genommen werden. Phenobarbital, 15–30 mg 4 mal täglich, kann Kopfschmerzen, die auf »nervöser Hochspannung“ beruhen, in vielen Fällen bessern. Ebenso wirken Aspirin® oder Sedativa in Verbindung mit Tranquilizern günstig.

ROOKE, E. D.: Benign exertional headache. Med. Clin. N. Amer. **52**, 801–808 (1968).

SAM, J., PLAMPIN, J. N.: Potent skeletal muscle relaxants. J. Pharmaceut. Sc. **53**, 538–543 (1964).

Epilepsie

(Krampfleiden)

Diagnostische Merkmale

- Plötzlich einsetzende, paroxysmale, passagere und sich wiederholende Alterationen der Hirnfunktion, gewöhnlich mit Bewußtseinsstörungen verbunden
- Symptome, die von Verhaltensabnormitäten bis zu lang anhaltenden Muskelkrämpfen reichen
- Nicht selten primäre Hirnerkrankungen
- Häufig eine familiäre Epilepsie-Anamnese

Allgemeine Betrachtungen

Typisch für die epileptischen Krankheiten sind jäh und vorübergehend auftretende motorische, sensorische, psychische oder vegetative Symptome, häufig in Kombination mit Änderungen der Bewußtseinslage. Diese Abläufe sind Ausdruck plötzlich beginnender und zeitlich begrenzter Alterationen der Hirnfunktion, die auf exzessiven, schnell aufeinanderfolgenden Entladungen in der grauen Substanz beruhen. Solche Anfälle kommen bei Patienten mit organischen Hirnkrankheiten eher vor als bei gesundem ZNS. Symptomatische Epilepsien können durch eine Vielzahl pathologischer Veränderungen und Intoxikationen hervorgerufen werden (beispielsweise durch Hirntumoren, cerebrovasculäre Ereignisse, Kopfverletzungen, Infektionen mit Hirnbeteiligung, Urämie, Hypoglykämie, Hypocalcämie und Überwässerung). Bei der idiopathischen Epilepsie sind morphologische Abweichungen nicht demonstrierbar. Die Krampfneigung kann vererbt sein. Gewöhnlich manifestiert sich die idiopathische Epilepsie vor dem 30. Lebensjahr. Ein späterer Beginn rechtfertigt den Verdacht auf ein hirnorganisches Leiden.

Manche Anfälle treten bevorzugt im Schlaf auf, manche sind durch physikalische Reize auslösbar (durch Licht, durch Geräusche). Bei bestimmten Patienten kommt emotionalen Störungen eine deutliche Triggerfunktion zu.

Klinische Befunde

A. Einteilung der epileptischen Anfälle:

1. Grand mal („große epileptische Anfälle“): (Grand mal und Petit mal können nebeneinander vorkommen). Den großen Anfall kann eine typische, bei dem betreffenden Patienten stets gleiche Aura ankündigen, etwa eine ungewöhnliche Mißempfindung im Epigastrium, eine Erinnerung an etwas Vergangenes oder ein besonderer, unangenehmer Geruch bzw. Geschmack. Die Aura kann auch aus motorischen Phänomenen bestehen (z. B. aus Verkrampfungen einer Extremität, aus einer Kopfwendung oder Augenbewegung), ebenso aus abweichenden Bewußtseinszuständen, etwa aus einem Gefühl des Betäubtseins. Szenen oder Vorkommnisse der Vergangenheit steigen zuweilen in der Erinnerung auf oder werden als gegenwärtig erlebt.

Das Bewußtsein schwindet bald nach dem Auftreten der Aura; der Kranke stürzt zu Boden und stößt einen Schrei aus. Es folgen heftige tonische Kontraktionen der Skeletmuskulatur mit Dyspnoe und Cyanose. Wenige Sekunden später setzen generalisierte klonische Krämpfe stärksten Ausmaßes ein, wobei die Frequenz der Bewegungen gewöhnlich im Verlaufe des Anfalls abnimmt. Schaum vor dem Mund, Verlust der Kontrolle über Blase und Enddarm, Zungenbisse, Quetschungen und Prellungen sind während dieser Anfallsepisode typische Vorkommnisse. Daran schließt sich eine Phase weiterer Bewußtlosigkeit und allgemeiner Erschlaffung an, während der die Pupillen weit, die Corneal- und Eigenreflexe nicht auslösbar und der Babinskireflex positiv sind. Zu Beginn der Erholungsphase ist der Patient noch verwirrt und desorientiert. Er fällt dann häufig in einen tiefen Schlaf. Beim Erwachen kann die Muskulatur schmerzen.

2. *Petit mal („kleine epileptische Anfälle")*: (Petit mal und Grand mal können nebeneinander vorkommen). Zu der sog. „Petit mal – Trias" gehören myoklonische Zuckungen, astatische Anfälle und kurzdauernde Absencen („leere Momente") ohne gleichzeitiges Hinfallen und ohne Konvulsionen des ganzen Körpers. Im EEG sind die 3/sec-„spike and wave"-Potentiale ein spezifisches Muster.

Die Petit mal-Epilepsie bevorzugt das Kindesalter. Es kann sich um einen momentanen, sehr kurzdauernden Bewußtseinsverlust handeln, der während einer alltäglichen Beschäftigung so flüchtig und verdeckt auftritt, daß er weder vom Patienten noch von seiner Umgebung bemerkt wird. Für den klassischen Petit mal-Anfall ist charakteristisch, daß der Gesichtsausdruck plötzlich leer, abwesend wird, die motorische Aktivität sistiert und die Muskulatur ihren Tonus verliert. Das Bewußtsein sowie eine normale geistige und körperliche Tätigkeit sind ebenso rasch wiederhergestellt. An einem Tag können bis zu 100 Attacken vorkommen.

3. *Jackson-Epilepsie*: Die Anfälle dieses Typs bestehen aus fokalen Krämpfen, während derer das Bewußtsein oft erhalten bleibt. Es kann sich um motorische, sensorische oder vegetative Anfälle handeln. Gewöhnlich beginnt der Anfall nur in einem Teil einer Extremität (z. B. im Daumen oder in der Großzehe) bzw. des Gesichtes (etwa in einem Mundwinkel) mit einem lokalisierten, klonischen Krampf, der sich dann mehr oder weniger systematisch ausbreitet. So kann ein Krampfablauf zunächst die Hand, dann den Oberarm und schließlich die Schulter, den Rumpf, den Oberschenkel und das ganze Bein erfassen.

Das Bewußtsein geht am ehesten dann verloren, wenn die Krampfausbreitung auch zur anderen Seite erfolgt und eine Generalisation eintritt.

Es besteht auch die Möglichkeit, daß der Krampfanfall die Körperhälfte, von der er ausging, nicht überschreitet und dabei an Intensität zu- und abnimmt („epilepsia partialis continua").

4. *Psychomotorische Anfälle*: Zu dieser Kategorie gehören die meisten Anfallstypen, die sich den klassischen Kriterien des Grand mal, der Jackson-Epilepsie und des Petit mal nicht zuordnen lassen. Automatismen, Bewegungsschablonen, anscheinend zweckvolle Bewegungen, inkohärentes Sprechen, Kopf- und Augendrehungen, Schmatzen, Bewußtseinstrübungen und Amnesie sind übliche Symptome. Im EEG imponieren häufig temporale Herde (Spitzen, steile Wellen oder auch Kombinationen dieser Potentiale); oft beobachtet man während der oberflächlichen Schlafstadien eine deutliche Akzentuierung dieser Abnormitäten.

5. *Status epilepticus*: Sich wiederholende schwere Anfälle mit kurzem oder ohne Intervall zwischen den Krämpfen sind oft ein ernstes Geschehen. Patienten, die im Koma blei-

Tabelle 17–1. *Antiepileptica*[a]

Medikament	Durchschnittliche Tagesdosis	Indikationen	Toxicität und Kautelen
Hydantoine			
Diphenylhydantoin-Natrium (Zentropil® Epanutin®)	0,2–0,4 g über den Tag verteilt	Sehr wirksames Medikament gegen Grand mal-Anfälle und einige Formen der psychomotorischen Epilepsie.	Zahnfleischhypertrophie (Mundhygiene!); Nervosität, Fahrigkeit, Ataxie, Schläfrigkeit, Nystagmus, Diplopie (Dosis reduzieren!). Dauerschäden bekannt!
Mephenytoin (Mesantoin®)	0,3–0,5 g über den Tag verteilt	Grand mal; manche Fälle von psychomotorischer Epilepsie. Wirksam vor allem bei Kranken mit Grand mal und gleichzeitigem Petit mal.	Nervosität, Ataxie, Nystagmus (Dosis reduzieren!); Pancytopenie (häufige Blutbildkontrollen!); exfoliative Dermatitis (bei schwerwiegenden Hautefflorescenzen Medikament absetzen!).
Dione			
Trimethadion (Tridione®)	0,3–2 g über den Tag verteilt	Gutes Mittel gegen Petit mal. Bei Grand mal nur in Kombination mit anderen Medikamenten (Exacerbation möglich). Wegen Toxicität nur noch selten angewandt.	Knochenmarkshemmung, Pancytopenie, exfoliative Dermatitis (s. o.); abnorme Lichtempfindlichkeit (läßt gewöhnlich nach, dunkle Brillengläser!); Nephrose (häufige Urinuntersuchung; bei renalen Störungen Medikament absetzen!).
Paramethadion (Paradione®)	0,3–2 g über den Tag verteilt	Petit mal.	Toxische Reaktionen angeblich weniger ausgeprägt als bei Trimethadion, übrige Kennzeichen ähnlich.
Barbiturate			
Phenobarbital (Luminal® Phenaemal®) Ephedrin-Phenobarbital (Maliasin®)	0,2–0,5 g über den Tag verteilt	Eines der wirksamsten Mittel gegen Grand mal. Verordnet auch als Zusatzmedikation bei Grand mal und Petit mal.	Toxische Reaktionen selten. Schläfrigkeit, Nystagmus (Dosis reduzieren!); Dermatitis (Medikament absetzen und später erneut versuchen; bei Dermatitis-Rezidiv endgültig absetzen!).
Primidon (Mylepsinum®)	0,5–2 g über den Tag verteilt	Grand mal.	Schläfrigkeit (Dosis reduzieren!); Ataxie (Dosis reduzieren oder Medikament absetzen!).
Suxinimide			
Mesuximid (Petinutin®)	0,9–2,0 g über den Tag verteilt	Petit mal, psychomotorische Epilepsie.	Ataxie, Schläfrigkeit, Singultus (Dosis reduzieren oder Medikament absetzen!).
Ethosuximid (Suxinutin® Petnidan® Pyknolepsinum®)	750–1500 mg über den Tag verteilt	Absencen, astatische und myoklonische Anfälle. Bei Petit mal sehr wirksam.	Schläfrigkeit, Nausea, Erbrechen (Dosis reduzieren oder Medikament absetzen!).

Medikament	Durchschnittliche Tagesdosis	Indikationen	Toxicität und Kautelen
Benzodiazepine			
Diazepam (Valium®) Nitrazepam (Mogadan®)	15–60 mg über den Tag verteilt	Petit mal. Status epilepticus (GM und PM).	Schläfrigkeit, Ataxie (Dosis reduzieren!).
Diphenylazepin			
Carbamazepin (Tegretal®)	0,6–1,6 g über den Tag verteilt	Psychomotorische Epilepsie. Bei Grand mal wertvoll in Kombination mit anderen Medikamenten	Schwindel, Nausea (Dosis reduzieren!).

Gebräuchliche Kombinationspräparate: Antisacer® compositum, Comital-L®.

[a] Mit Erlaubnis des Verfassers modifiziert nach Chusid, H. G.: Correlative Neuroanatomy and Functional Neurology, 14. Ausgabe, Lange 1970.

ben, können sich erschöpfen, hyperthermisch werden und sterben.

6. *Fieberkrämpfe*: Im Kindesalter sind Krämpfe manchmal mit Fieber verbunden oder werden durch fieberhafte Krankheiten ausgelöst. Ein mit Fieber einhergehender Anfall ist bei einem epileptischen Kind manchmal der erste Anfall, und viele dieser Kinder entwickeln in der Folgezeit eine psychomotorische Epilepsie. Fieberkrämpfe kommen bei Kindern mit familiärer Epilepsie-Anamnese häufiger vor; und Krämpfe ohne Fieber findet man oft bei Patienten mit Fieberkrämpfen in der Anamnese.

7. *„BNS-Krämpfe“*: Dieser Anfallstyp tritt bevorzugt in den ersten 2 Lebensjahren auf, zumal bei Kindern mit offensichtlicher motorischer und geistiger Retardierung. Es kommt plötzlich zu einer heftigen Kontraktion sehr großer Anteile der Skeletmuskulatur, häufig mit einer kurzdauernden Krümmung des Körpers und einer Flexion-Adduktion der Extremitäten. Das EEG bietet oft ein charakteristisches Bild („Hypsarrhythmie“). Auf ACTH sollen manche Patienten positiv reagiert haben.

B. Laborbefunde: Die wichtigste Methode zur Analyse der Epilepsie ist das EEG. Provokationsverfahren wie Hyperventilation, Schlaf, Medikamente, Photostimulation sind nicht selten von diagnostischer Bedeutung. Röntgenaufnahmen des Schädels, Liquoruntersuchungen, Bestimmungen des Blutzuckers und des Serum-Calciums, Pneumencephalogramme, Hirnszintigramme und Angiogramme von Hirngefäßen können dazu beitragen, Ursachen epileptischer Krämpfe aufzufinden.

Differentialdiagnose

Bei Synkopen fällt der Blutdruck ab, die Muskeln sind schlaff, Konvulsionen treten zumindest initial nicht auf, und die Anfälle gehen schnell vorüber, wenn bei horizontaler Lage die Hirndurchblutung wieder zunimmt.

Hysterische Anfälle laufen gewöhnlich ohne Bewußtseinsverlust ab, ebenso ohne Inkontinenz, ohne Zungenbiß und ohne sonstige Verletzungen. Die Patienten können Widerstandshaltungen aufweisen, und die „Krämpfe“ wirken verschroben, atypisch.

Die Narkolepsie ist durch unwiderstehliche, kurzdauernde Schlafattacken gekennzeichnet, die oft mit einer Kataplexie einhergehen (plötzlicher muskulärer Tonusverlust ohne Bewußtlosigkeit, ausgelöst durch affektiv betonte Situationen – Furcht oder Lachen –).

Komplikationen

Bei den Anfällen können Knochenbrüche und leichte Zungenverletzungen vorkommen. Besonders bei den mangelhaft überwachten Epileptikern entwickeln sich manchmal geistige und emotionale Störungen. Die Verhaltensbesonderheiten oder die emotionalen Symptome verdecken gelegentlich das zugrunde liegende Krampfleiden. Man beobachtet beispielsweise Orientierungsstörungen, Halluzinationen, Erregungszustände, inkohärente Äußerungen, bizarres Benehmen, Automatismen, geistige Abstumpfung und abnorme Reizbarkeit.

Behandlung

Ziel der Therapie ist eine vollständige Unterdrückung der Symptome, wenngleich das in vielen Fällen nicht gelingt. Die meisten Epileptiker müssen ihr ganzes Leben lang kontinuierlich antikonvulsive Medikamente einnehmen. Wenn allerdings die Anfälle über 3–5 Jahre hin völlig beherrscht sind, kann man allmählich (für die Dauer von 1–2 Jahren) die Dosis reduzieren und schließlich auf Medikamente verzichten, wobei abzuwarten bleibt, ob die Anfälle wiederkehren.

Der Patient muß mit seiner Krankheit vertraut sein; man sollte ihn dazu anhalten, unter ständiger fachärztlicher Kontrolle zu bleiben.

Epileptiker sollten keiner gewagten Berufstätigkeit nachgehen und auf das Autofahren verzichten. Die Einhaltung eines geregelten Tagesablaufes ist wichtig, um einerseits eine optimale körperliche Verfassung zu garantieren und andererseits exzessive Ermüdungen zu verhindern. Jeglicher Genuß von Alkohol ist zu untersagen. Je nach Indikation sollte die Behandlung auch auf emotionale Faktoren Rücksicht nehmen. Dem Patienten muß man einschärfen, daß die strenge Beachtung eines medikamentösen Behandlungsschemas absolut unerläßlich ist. Er soll einen schriftlichen Hinweis auf seine Krankheit jederzeit bei sich tragen.

Außer im Status epilepticus trifft man während eines Anfalls gewöhnlich keine speziellen Maßnahmen, es sei denn, daß Verletzungen vermieden werden sollen. Die antikonvulsive Medikation (vgl. auch Tabelle 17–1) gestaltet sich bei den 4 Hauptformen der Epilepsie folgendermaßen:

A. Grand mal: Hier ist zunächst vor einem plötzlichen Entzug antiepileptischer Pharmaka dringend zu warnen.

1. Diphenylhydantoin-Natrium (Zentropil®) ist ein sehr wirksames Medikament. Man gibt 3–7 Tage lang 3 mal täglich 0,1 g und steigert die Dosis in jeder Behandlungswoche um 0,1 g pro Tag, bis die Anfälle beherrscht sind. Die Tageshöchstdosis beträgt 0,5 g. Wenn die Krämpfe ausbleiben, mag man die Dosis nach mehreren Wochen reduzieren, muß sie aber bei einem Rückfall sofort wieder erhöhen.

2. Phenobarbital (Luminal®, Phenaemal®; Phenobarbital ist auch in Maliasin® enthalten). Wenn bei hoher Dosierung von Diphenylhydantoin ein hinreichender Effekt noch ausbleibt, gibt man zusätzlich Phenobarbital und steigert dessen Dosis wie bei Diphenylhydantoin, wobei man die volle Diphenylhydantoindosis beibehält. Einige Kliniker fangen lieber mit Phenobarbital an und verzichten dabei nach Möglichkeit auf Diphenylhydantoin. In vielen Fällen ist eine Kombination der beiden Pharmaka wirksamer als jedes für sich.

3. Mephenytoin (Mesantoin®). Falls die Einnahme von Diphenylhydantoin zu einer erheblichen Zahnfleischhypertrophie führt, kann an Stelle dieses Medikamentes Mephenytoin versucht werden. Mindestdosis: 0,3 g pro Tag; mittlere Dosis: 0,5 g pro Tag; Höchstdosis: 0,8 g pro Tag. Von dem Pharmakon ist zumal bei gleichzeitiger Grand mal- und Petit mal-Symptomatik ein Effekt zu erwarten. Der Wechsel auf Mephenytoin darf nicht plötzlich erfolgen, vielmehr muß Diphenylhydantoin nach und nach ersetzt werden. In Kombination können die beiden Pharmaka wiederum besser wirken als einzeln.

4. Primidon (Mylepsinum®) wirkt ähnlich wie Phenobarbital.

B. Petit mal: Als Mittel der Wahl gelten heute die Suxinimide (Petinutin®, Petnidan®, Pyknolepsinum®, Suxinutin®). Die mittlere Tagesdosis beträgt 1250–1500 mg, die Tageshöchstdosis 2000 mg. Mesuximid (Petinutin®) hat ein breites Wirkungsspektrum und beeinflußt gelegentlich auch große und psychomotorische Anfälle. Ethosuximid (Suxinutin®) scheint besser verträglich zu sein als Mesuximid.

Des weiteren sind Medikamente aus der Reihe der Dione zu erwähnen. Für mittelschwere und schwere Fälle von Petit mal eignet sich Trimethadion (Tridione®). Leider ist dieses Medikament nicht ganz gefahrlos, denn es hemmt manchmal die Knochenmarksaktivität. Deshalb muß bei seiner Verordnung zur Vorsicht im ersten Monat einmal oder zweimal wöchentlich ein großes Blutbild angefertigt werden, in den nächsten 2–3 Monaten sind dann zweiwöchentliche und später monatliche Blutbilder erforderlich. Die effektive Dosis liegt zwischen 1,2 und 1,8 g pro Tag. Mehr als 2,4 g täglich darf man nicht geben. Paramethadion (Paradione®) soll weniger toxisch sein als Trimethadion. Es verlangt dieselben Vorsichtsmaßnahmen. Wenn Suxinimide versagen, ist von den Dionen keine Wirkung zu erwarten.

Für Patienten mit kleinen und großen Anfällen sind zusätzlich Medikamente gegen Grand mal indiziert, wobei in erster Linie Barbiturate, z. B. Phenobarbital in Betracht kommen.

C. Status epilepticus: Man kann 0,4–0,8 g Phenobarbital-Natrium langsam i. v. injizieren. Eine Alternative ist die langsame intravenöse Applikation von 1–2 ml Paraldehyd in einer Salzlösung dreifachen Volumens. Falls die Krämpfe nicht sistieren, wiederholt man die intravenöse Injektion mit der gleichen Dosis ganz langsam und vorsichtig oder gibt 8–12 ml i. m. Diphenylhydantoin-Natrium (Zentropil®) kann man langsam i. v. applizieren, aber nicht mehr als 50 mg/min. Dabei ist gegebenenfalls eine Gesamtdosis von 150–500 mg erforderlich. Wenn all diese Maßnahmen fehlschlagen, bietet sich noch eine Allgemeinnarkose als Ausweg an. Bis dann eine orale Medikation möglich wird, muß mit i.m.-Injektionen von Diphenylhydantoin-Natrium (Zentropil®), 250–500 mg täglich, oder Phenobarbital-Natrium, 30–60 mg 4 mal täglich, bzw. mit i.m.-Injektionen beider Pharmaka behandelt werden. Diazepam (Valium®) ist bei Grand mal-Status und Petit mal-Status wirksam; man gibt bei Erwachsenen 10–20 mg langsam i. v. diese Dosis kann einmal oder mehrmals wiederholt werden. Als Nebenwirkung findet man einen Blutdruckabfall und eine Atemdepression. Das den Status epilepticus begleitende Hirnödem macht dehydrierende Maßnahmen erforderlich (Diamox®, Lasix®).

D. Psychomotorische Epilepsie: Die Patienten bedürfen einer Überwachung und Kontrolle, damit sie nicht sich selbst oder anderen einen Schaden zufügen. Zur Behandlung psychomotorischer Anfälle sind folgende Medikamente etwa gleich wertvoll: Carbamazepin (Tegretal®; mittlere Dosis 1000 mg/Tag, Höchstdosis etwa 1600 mg/Tag), Mephenytoin (Mesantoin®; Dosierung s. o.), Diphenylhydantoin (Zentropil®; Dosierung s. o.) und Primidon (Mylepsinum®; 750–1250 mg/Tag, Höchstdosis 2000 mg/Tag). Manchmal erweisen sich Kombinationen dieser Mittel als nützlich.

Prognose

Bei Epilepsien, die auf feststellbaren Läsionen beruhen, wechseln die Behandlungsergebnisse in Abhängigkeit von der Grundkrankheit. Bei den idiopathischen Epilepsien führt die geschickte Verordnung antikonvulsiver Pharmaka in der Mehrzahl der Fälle zu einer wesentlichen Besserung.

Carter, S., Gold, A.: Convulsions in children. New. Engl. J. Med. **278,** 315–316 (1968).

Falconer, M. A., Taylor, D. C.: Surgical treatment of drugresistant epilepsy due to mesial temporal sclerosis. Arch. Neurol. **19,** 353–361 (1968).

Green, J. R.: Temporal lobectomy with special reference to selection of epileptic patients. J. Neurosurg. **26,** 584–593 (1967).

Karnes, W. E.: Medical treatment for convulsive disorders. Med. Clin. N. Amer. **52,** 959–976 (1968).

Livingston, S.: Drug Therapy for Epilepsy. Thomas, 1966.

Lombroso, C. T.: Treatment of status epilepticus with diazepam. Neurology **16,** 629–634 (1966).

Millichap, J. G.: Treatment and prognosis of petit mal epilepsy. Pediat. Clin. N. Amer. **14,** 905–920 (1967).

Rennie, L. E.: Management of epilepsy. GP **39,** 116–140 (March 1969).

Sawyer, G. T., Webster, D. D., Schut, L. J.: Treating uncontrolled seizures with diazepam. JAMA **203,** 913–918 (1968).

Schwartz, J. F.: Recent advances in treating epileptic children. Postgrad. Med. **44,** 107–115 (1968).

Talbert, O. R., Clark, R. M.: Clinical manifestations of focal epilepsy. Sth. med. J. **61,** 363–369 (1968).

Wallis, W., Kutt, H., McDowell, F.: Intravenous diphenylhydantoin in treatment of acute repetitive seizures. Neurology **18,** 513–525 (1968).

Kongenitale Defekte des ZNS

Syringomyelie

Diagnostische Merkmale

- Verlust der Schmerz- und Temperaturempfindung bei erhaltener Funktion anderer Sinnessysteme (schmerzlose Verbrennungen oder Verletzungen der Hände)
- Muskelschwäche, Hyporeflexie oder Areflexie, Muskelschwund in Zuordnung zu bestimmten Rückenmarkssegmenten (wobei gewöhnlich die Arme und Hände befallen sind)
- Hyperreflexie und Spastizität auf tieferen Rückenmarksebenen

Allgemeine Betrachtungen

Die Syringomyelie ist eine Erkrankung des Rückenmarks und des Hirnstamms unbekannter Genese; sie geht mit einer Gliose und mit Höhlenbildungen im Rückenmark und Hirnstamm einher. Die Symptome stellen sich meist in der 3. oder 4. Lebensdekade ein. Obgleich man die Ätiologie nicht kennt, konnte man doch auf einen Entwicklungsdefekt schließen, da im allgemeinen noch weitere kongenitale Defekte vorhanden sind. Es wurden auch Koinzidenzen von Syringomyelie und intramedullären Tumoren (Gliomen, Hämangiomen) beobachtet.

Klinische Befunde

Das charakteristische klinische Bild ergibt sich aus Muskelschwund und Muskelschwäche, aus einer Dissoziation und einem Verlust der Schmerz-Temperaturempfindung sowie aus Zeichen einer Läsion der langen Rückenmarksbahnen.

A. Symptome: Die häufigste Form ist die das Halsmark betreffende, cervicale Syringomyelie. Dabei geht charakteristischer Weise im Bereich der cervicalen und thorakalen Dermatome die Schmerz- und Temperaturempfindung in einer Verteilung verloren, die der Ausbreitung eines Halstuches entspricht. Folgende Befunde werden inkonstant erhoben: schmerzlose Verbrennungen an den Fingern oder Vorderarmen, Atrophie der kleinen Handmuskeln (meist vorhanden), Schwäche und Atrophie der Muskulatur des Schultergürtels, Horner-Syndrom, Nystagmus, Durchblutungsanomalien und trophische Veränderungen der oberen Extremitäten, Verlust der Eigenreflexe an den Armen, Charcot'sche Gelenke an den befallenen Gliedmaßen, Spastizität und Ataxie der Beine und neurogene Blasenstörungen.

Eine Beteiligung des lumbosacralen Rükkenmarks kommt ebenfalls vor: sie verursacht eine Schwäche und Atrophie der Bein- und Beckenmuskulatur, dissoziierte sensible Ausfälle im lumbosacralen Bereich, eine Blasenlähmung und Durchblutungsanomalien sowie trophische Veränderungen an den unteren Extremitäten.

Wenn die Medulla oblongata des Hirnstamms betroffen ist, kann man den Krankheitsprozeß als Syringobulbie bezeichnen. Zu den typischen Erscheinungen zählen dann Atrophie und Fibrillieren der Zunge, Verlust der Schmerz- und Temperaturempfindung im Gesicht sowie ein Nystagmus. Stimmstörungen und ein respiratorischer Stridor können hinzukommen.

B. Laborbefunde: Die Myelographie läßt in vielen Fällen einen partiellen oder totalen Block im Bereich der Syringomyelie erkennen. Im Myelogramm kann sich eine charakteristische Deformierung der kontrastgebenden Säule darstellen.

Differentialdiagnose

Rückenmarkstumoren bedingen charakteristische Formabweichungen im Myelogramm und führen noch eher zu einem kompletten Stop im spinalen Subarachnoidalraum.

Die Symptome der multiplen Sklerose treten intermittierend auf. Trophische Störungen finden sich hier gewöhnlich nicht; auch eine Skoliose fehlt meist; und schließlich finden sich im allgemeinen keine Dissoziationen bzw. Ausfälle der Schmerz- und Temperaturempfindung.

Typisch für die amyotrophische Lateralsklerose ist ein symmetrischer, ausgedehnter Muskelschwund mit Muskelfascikulierungen ohne sensible Ausfälle. Auf die Tabes dorsalis weisen positive serologische Befunde, das Argyll Robertson-Phänomen und sensible Ausfälle in kleineren Hautfeldern hin.

Die Platybasie und Anomalien der HWS bieten charakteristische Röntgenbefunde des Schädels und der Wirbelsäule, ebenso charakteristische Myelogramme.

Behandlung

Die Therapie richtet sich nach dem Umfang der klinischen Symptomatik und nach den myelographischen Hinweisen auf einen Liquorstop. Eine Laminektomie und Dekompression kann erforderlich sein; zur Nadelaspiration oder Myelotomie durch die Fissura mediana posterior des Rückenmarks ist die Indikation sorgfältig zu stellen. Man hat auch die Röntgentherapie der befallenen Rückenmarksareale empfohlen; die Erfolge sind jedoch spärlich.

Prognose

Die Syringomyelie schreitet während eines Zeitraums von vielen Jahren langsam fort. Die Lähmungen, Muskelatrophien und sensiblen Defekte können den Patienten erheblich behindern. Bei den spinalen Formen treten gewöhnlich interkurrente Infekte auf, zumal solche der Blase. Die Syringobulbie kann durch Zerstörung lebenswichtiger bulbärer Kerngebiete in wenigen Monaten zum Tode führen.

Love, J. G., Olafson, R. A.: Syringomyelia: A look at surgical therapy. J. Neurosurg. **24**, 714 (1966).

McIlroy, W. J., Richardson, J. C.: Syringomyelia: A clinical review of 75 cases. Canad. med. Ass. J. **93**, 731–734 (1965).

Pitts, F. W., Groff, R. A.: Syringomyelia: Current status of surgical therapy. Surgery **56**, 806–809 (1964).

Halsrippensyndrom

(Naffziger-Syndrom, Scalenus anticus-Syndrom)

Der Plexus brachialis und die Arteria subclavia können am Hals durch eine rudimentäre (Hals-)Rippe, ein fibröses Band, durch die erste thorakale Rippe oder einen straffen Scalenusmuskel komprimiert werden, wodurch dann sensible, motorische oder vasculäre Symptome in einem Arm bzw. in beiden Armen entstehen. Der Beginn der Beschwerden ist von manchen Autoren auf den altersbedingten Tonusverlust der Schultermuskulatur oder auch auf eine exzessive Traumatisierung dieser Muskulatur bezogen worden, wie sie bei angestrengtem Heben oder bei Verstauchungen vorkommt.

Klinische Befunde

Rudimentäre oder voll entwickelte Halsrippen sind ziemlich häufig, verursachen allerdings oft keine Symptome. Obgleich man die Halsrippen nicht selten bilateral angelegt findet, können die Beschwerden auf eine Seite beschränkt bleiben. Eine ein- oder doppelseitige Prominenz der unteren Halsregion oberhalb des Schlüsselbeins kann schon bei der Inspektion auffallen. Druck auf diese Gegend verursacht einen lokalen Schmerz und dazu einen in den Arm bzw. die Hand projizierten Schmerz. Schmerzen und Parästhesien, besonders an der ulnaren Seite des Unterarms und der Hand, kommen am häufigsten vor. Daneben kann die Schmerz- und Berührungsempfindlichkeit des Unterarms bzw. der Hand herabgesetzt sein und eine Schwäche der kleinen Handmuskeln bestehen. Die Hand ist manchmal kalt und bläulich verfärbt; die Pulsationen der A. radialis und ulnaris können vermindert sein. Ferner sind Horner-Syndrome als Folge einer Irritation cervicaler sympathischer Nerven beobachtet worden. Der Adson-Test fällt auf der erkrankten Seite meist positiv aus. Dabei legt der sitzende Patient seine Hände auf die Oberschenkel, atmet schnell und tief ein, überstreckt den Nacken und legt den Kopf so weit wie möglich zunächst auf die eine Seite und dann auf die andere; der Test ist dann positiv, wenn der Puls auf einer Seite nicht mehr getastet werden kann.

Behandlung und Prognose

Der klinische Verlauf variiert. Häufig kommen Remissionen vor, ebenso aber eine langsame Progredienz. Das Tragen einer Armschlinge auf der betroffenen Seite kann vorübergehende Besserung bringen. Bettruhe, Zugbehandlungen der HWS und die Benutzung von Polstern, welche die Schultern unterstützen, erweisen sich als wohltuend. Eine dauerhafte Beschwerdefreiheit kann durch operative Entfernung der Halsrippen, Durchtrennung fibröser Bänder oder durch einen Schnitt in die vordere Scalenusmuskulatur erreicht werden.

Moore, M., Jr.: Scalenus anticus syndrome. Sth. med. J. **59**, 954–959 (1966).
Neviaser, J. S.: Musculoskeletal disorders of the shoulder region causing cervicobrachial pain: Differential diagnosis and treatment. S. Clin. N. Amer. **43**, 1703–1714 (1963).
Schlesinger, E. B.: The thoracic outlet syndrome from a neurosurgical point of view. Clin. Orthop. **51**, 49–52 (1967).

Gefäßkrankheiten des ZNS

Cerebrovasculäre Insulte

(Schlaganfälle)

Diagnostische Merkmale

- Plötzliches Auftreten neurologischer Symptome, die von fokalen Muskelkrämpfen, Hypästhesien und Sprachstörungen bis zum tiefen Koma reichen
- Erbrechen, Konvulsionen und Kopfschmerz als fakultative Symptome
- Häufig Nackensteifigkeit

Allgemeine Betrachtungen

Der cerebrovasculäre Insult oder Schlaganfall ist eine fokale neurologische Störung, die auf einem pathologischen Gefäßprozeß beruht. In den meisten Fällen setzen die Symptome abrupt ein und entwickeln sich so schnell, daß sie nach Sekunden, Minuten oder Stunden voll ausgebildet sind. Im Verlaufe von Stunden bis Monaten kann eine partielle oder vollständige Erholung eintreten.

Drei fundamentale Ereignisse sind Ursache der meisten cerebrovasculären Insulte: die Thrombose (etwa 60%), die Embolie (etwa 20%) und die Blutung (etwa 20%). Zu den übrigen, selten vorkommenden Ursachen zählen rekurrierende Ischämiereaktionen, hypertensive Encephalopathien, Migräneanfälle mit Hemiplegie und Synkopen.

Vor dem 40. Lebensjahr ist das Vorkommen cerebrovasculärer Insulte ungewöhnlich. Die häufigsten, zur Hirnthrombose disponierenden Krankheiten sind die Cerebralsklerose, die Syphilis und andere Infektionen, die Dehydratation und Traumen. Hirnembolien können durch kleine Blutklümpchen entstehen, ferner durch Tumorgewebe, Fett oder bakterielles Material. Anlaß einer cerebralen Blutung ist im allgemeinen die Ruptur eines sklerotischen Hirngefäßes. Subarachnoidale Blutungen kommen gewöhnlich durch die Ruptur eines kongenital schwachen Gefäßes oder eines Aneurysmas zustande.

Der Verschluß einer Hirnarterie durch Thrombose oder Embolie führt zu einem cerebralen Infarkt mit den zugehörigen klinischen Symptomen. Gelegentlich verursachen auch andere Krankheitsprozesse einen Hirninfarkt; sie können dann mit cerebralen Thrombosen oder Embolien verwechselt werden. Hierher gehören venöse Thrombosen des Gehirns, die cerebrale Arteriitis, die arterielle Hypotension, Reaktionen auf Hirnangiographien und flüchtige cerebrale Ischämien.

Vorübergehende Hirnischämien ereignen sich auch ohne Ausbildung eines Infarktes. Sich wiederholende fokalischämische Attacken sind ein schlechtes Omen und treten bei manchen Patienten gehäuft auf. Diese Anfälle können 10 Sekunden bis 1 Stunde lang dauern, die durchschnittliche Dauer beträgt jedoch 2–10 Minuten. Es kommt vor, daß sich mehrere hundert Anfälle ereignen.

Bei einer erheblichen Zahl von Patienten mit flüchtigen cerebralen Ischämiereaktionen und Infarkten hat man die Symptome auf sklerotische Einlagerungen in extrakraniellen Arterien und dadurch bedingte Stenosen zurückgeführt; dabei handelt es sich besonders um den Abgang der Arteria carotis interna in der Halsregion und in einigen Fällen um intrathorakale Arterien.

Klinische Befunde

A. Frühe subjektive und objektive Symptome: Die Erkrankung tritt in verschiedenen Schweregraden und Erscheinungsformen auf. Der Beginn kann dramatisch sein, wobei der Patient zu Boden fällt, reaktionslos liegen bleibt wie in tiefem Schlaf, eine flush-artige Rötung des Gesichts entwickelt, schnarcht oder nach dem Cheyne-Stokes'-

schen Typ atmet, einen gut gefüllten, langsamen Puls aufweist und gewöhnlich das Symptom der schlaffen Lähmung eines Armes und Beines bietet. Der Tod kann in wenigen Stunden oder Tagen eintreten. Bei weniger massiven Insulten findet man Störungen der Sprache, der Denkabläufe, der Motorik, der Sensorik oder des Sehens. Alterationen des Bewußtseins sind nicht obligat. Die Symptome können Sekunden, Minuten oder länger anhalten; sie können auch auf Dauer bleiben. Eine wenigstens geringe Erholung tritt fast immer ein.

Kopfschmerzen, Schläfrigkeit, Benommenheit und Orientierungsstörungen können Prodromalerscheinungen sein. Warnende Vorzeichen fokalen Charakters findet man am ehesten bei Thrombosen.

Im Gegensatz dazu sind neurologische Allgemeinsymptome wie Fieber, Kopfschmerzen, Erbrechen, Krämpfe und Koma am häufigsten Ausdruck einer cerebralen Blutung. Nackensteifigkeit kommt bei subarachnoidalen Blutungen oder intracerebralen Blutungen häufig vor. Störungen geistiger Funktionen beobachtet man gewöhnlich in der Krankheitsphase, die dem akuten Ereignis folgt; typisch sind Verwirrtheitszustände, Desorientierung und Gedächtnisdefekte. Den Erkrankungen bestimmter Arterien ordnen sich bestimmte fokale Symptome bevorzugt zu:

1. *Arteria cerebri media*: kontralaterale Monoparese oder Hemiparese, Gefühllosigkeit und prickelnde Sensationen; Dysphagie, homonyme Hemianopsie, Flimmerskotome.

2. *Arteria cerebri anterior*: Schwäche oder Steifheit des kontralateralen Beines.

3. *Arteria cerebri posterior:* Hemianopsie, Flimmerskotome, eventuell Erblindung.

4. *Arteria carotis interna*: Kontralaterale Innervationsstörungen, sensible Störungen und Dysphagie; Verwirrtheitszustände, Gedächtnisschwäche, motorische Aphasie und Persönlichkeitsveränderungen; vorübergehende Erblindung oder Amblyopie und Druckminderung in der Arteria centralis retinae der befallenen Seite (Messung durch Ophthalmodynamometrie).

5. *Arteria vertebralis und basilaris*: Schwindelgefühle; Monoparese, Hemiparese oder Tetraplegie; bilaterale Gefühlsstörungen, schwankender Gang, Ataxie, Diplopie, Dysphagie, Dysarthrie, Erblindung, Taubheit, Verwirrtheit oder Gedächtnisverlust und Bewußtlosigkeit.

6. *Vom Aortenbogen abgehende große Gefäße*: verminderte oder fehlende Pulsation der Arteria carotis communis, Claudicatio intermittens, lokale Gefäßgeräusche und Blutdruckdifferenzen zwischen dem rechten und linken Arm.

7. *Arteria subclavia und Truncus brachiocephalicus*: „subclavian steal"-Syndrom bei Okklusion dieser Gefäße mit konsekutivem Kollateralkreislauf durch die Arteria vertebralis der betroffenen Seite; dabei retrograde Flußrichtung des Blutstromes und verminderte Blutversorgung des Gehirns mit Schwindelanfällen und anderen cerebralen Symptomen.

B. Spät auftretende subjektive und objektive Symptome: Sie sind gewöhnlich den akuten Erscheinungen ähnlich und ergeben sich aus der Lokalisation sowie aus dem Umfang des Hirninfarktes bzw. der Blutung. Manchmal kommt es zu einer bemerkenswert vollständigen Erholung, so daß sich die Schädigung von Hirnfunktionen selbst durch spezielle Untersuchungen kaum noch nachweisen läßt (EEG, psychometrische Tests, Pneumencephalographie etc.). Im allgemeinen bleiben jedoch Reste der initialen Ausfälle bestehen (Hemiparese, sensible Defekte, Aphasie, Hemianopsie, intellektuelle Ausfälle). Die gelähmten Gliedmaßen oder Teile derselben weisen in diesen späteren Stadien gewöhnlich Zeichen der Erkrankung des oberen motorischen Neurons auf: spastische Muskellähmung mit mäßiger Muskelatrophie, Steigerung der Eigenreflexe, Abschwächung oder Fehlen der Fremdreflexe und pathologische Reflexe, z. B. ein positives Babinski-Zeichen. Der Patient kann über längere Zeit orientierungsgestört oder komatös bleiben. Der Tod tritt häufig infolge einer hypostatischen Pneumonie ein.

C. Laborbefunde: Durch eine sorgfältig vorgenommene Lumbalpunktion gewinnt man bei cerebralen oder subarachnoidalen Blutungen blutigen Liquor, der häufig unter erhöhtem Druck steht.

D. Röntgenbefunde: Erst Hirnangiographien ermöglichen die Diagnose von Aneurysmen und Gefäßmißbildungen; sie können Einengungen, Verschlüße oder andere Abnormitäten extra- und intrakranieller Gefäße zur Darstellung bringen. Röntgenaufnahmen des Schädels zeigen manchmal eine dislozierte Zirbeldrüse oder Calcifizierungen in der Gefäßmißbildung bzw. im Aneurysma. Die Arteriographie sollte normalerweise aus einer Serie von Untersuchungen bestehen, durch die alle 4 Hirnarterien erfaßt werden. Man kann mit einer Darstellung des Aortenbogens und seiner Abgänge beginnen, wobei man im allgemeinen einen Katheter benutzt, der durch die rechte Arteria axillaris oder brachialis oder auch durch eine der Femoralarterien in den Aortenbogen geführt wird; die Katheterisierung erfolgt gewöhnlich percutan.

E. Spezialuntersuchungen: Die meisten größeren cerebrovasculären Insulte führen zu einem abnormen EEG, das bei wiederholter Ableitung der klinischen Verlaufsbeurteilung dienen kann. Durch das EKG wird gelegentlich ein rezenter, stummer Myokardinfarkt festgestellt, der in bestimmten Fällen als Mitursache cerebraler Infarkte in Betracht kommt.

Differentialdiagnose

Den Hirntumor kennzeichnet eine Progredienz der klinischen Abweichungen, eine Drucksteigerung des Liquors, der Eiweiß enthält, und eine Stauungspapille. Fokale neurologische Symptome sind gewöhnlich vorhanden.

Patienten mit einem subduralen Hämatom haben eine Kopfverletzung hinter sich, die bei der klinischen Untersuchung auffällt; die Röntgenaufnahmen des Schädels lassen eine Verlagerung der Zirbeldrüse erkennen; außerdem ist das Angiogramm charakteristisch.

Zur Abgrenzung der Meningitis und Encephalitis tragen Veränderungen des Liquors bei (Pándy-Reaktion, Eiweißgehalt, Zellzahl und Druck des Liquors; Liquorkultur).

Die hypertensive Encephalopathie manifestiert sich beim Auftreten von Blutdruckspitzen, es handelt sich häufig um episodische, passagere Symptome.

Bei der Multiplen Sklerose resultieren vielfältige neurologische Besonderheiten, der klinische Verlauf ist durch Remissionen und anschließende Progredienzen gekennzeichnet.

Behandlung

A. Initiales oder akutes Stadium:

1. *Allgemeine Maßnahmen*: Zunächst ist strikte Bettruhe mit sorgfältiger Überwachung erforderlich, um zusätzliche Verletzungen zu vermeiden. Im Vordergrund steht heute die mehrtägige Infusionsbehandlung mit Rheomacrodex®. Patienten, die erregt sind, sollen Tranquilizer oder Sedativa in hinreichender Dosierung erhalten. Bewußtlose Kranke und solche, die nicht schlucken können, werden per Magensonde oder parenteral ernährt; man soll in diesen Fällen keine orale Nahrungszufuhr anstreben. Wenn die spontane Blasenentleerung ausbleibt, muß katheterisiert werden.

2. *Lumbalpunktion*: Beim Vorliegen einer Blutung hat die Lumbalpunktion äußerst vorsichtig zu erfolgen, man entnimmt gerade soviel Liquor, daß der intensive Kopfschmerz nachläßt. Cave: die Auslösung des Queckenstedt'schen Phänomens ist zu unterlassen, wenn Verdacht auf eine Blutung besteht.

3. *Anticoagulantientherapie*: Die Gabe von Anticoagulantien (s. Kapitel 9) ist zur Prävention und zur Behandlung cerebraler Thrombosen wie auch bei insuffizienter Durchblutung des Carotissystems und des vertebrobasilaren Systems empfohlen worden. Neuere Untersuchungen mehrerer Kliniken wiesen jedoch darauf hin, daß die Anticoagulantienbehandlung in jedem großen Kollektiv von Patienten mit dem klinischen Bild des Schlaganfalls nur wenigen Kranken hilft. Die besten Aussichten ergeben sich noch für passagere cerebrale Ischämiereaktionen. Die Gefahr einer Blutung ist jedoch erheblich, besonders bei arterieller Hypertonie.

Die Einengungen extrakranieller Arterien (Arteria carotis interna) werden zur Zeit studiert; man arbeitet an operativen Eingriffen zur Korrektur der befallenen Gefäße.

4. *Chirurgische Maßnahmen*: Sie können eine Blutzufuhr zum Gehirn wiederherstellen, die den normalen Verhältnissen näher

Tabelle 17–2. *Diagnose bedrohlicher cerebrovasculärer Störungen*

	Intracerebrale Blutung	Hirnthrombose	Hirnembolie	Subarachnoidalblutung	Intrakranielle Blutung bei Gefäßmißbildung
Beginn	Gewöhnlich bei körperlicher Aktivität. Erhebliche Kopfschmerzen (falls der Patient seine Beschwerden mitteilen kann)	Prodromale Episoden von Schwindelgefühlen, Aphasie und anderen Symptomen mit Besserungen zwischen den Anfällen. Keine Abhängigkeit von körperlicher Anstrengung	Symptomatik entwickelt sich gewöhnlich in Sekunden oder Minuten. Kein Kopfschmerz. Meist keine Vorzeichen. Keine Abhängigkeit von körperlicher Anstrengung	Plötzliches Einsetzen schwerer Kopfschmerzen. Keine Abhängigkeit von körperlicher Anstrengung	Plötzlich auftretende „Schlaganfälle" junger Patienten. Kein Kopfschmerz. Keine Abhängigkeit von körperlicher Anstrengung
Verlauf	Schnelle Entwicklung einer Hemiplegie und anderer Symptome (in Minuten oder einer Stunde)	Allmähliche Progredienz (in Minuten bis Stunden). Manchmal schnelle Besserungen	Schnelle Besserungen möglich	Unterschiedlich; größte Gefahr gewöhnlich an den ersten Tagen	Frühe Stadien meist am kritischsten
Vorgeschichte und nosologische Beziehungen	Blutungsverdacht zumal bei gleichzeitigen sonstigen Blutungen, bei akuter Leukose, aplastischer Anämie, thrombopenischer Purpura und Lebercirrhose	Hinweise auf Arteriosklerose (zumal der Kranzgefäße, peripherer Gefäße und der Aorta). Disponierende Begleitkrankheiten: Diabetes mellitus, Xanthomatose	Rezente Embolien (1) in anderen Organen (Milz, Nieren, Lungen, Extremitäten, Intestinum), (2) in verschiedenen Gefäßprovinzen des Gehirns	Anamnestisch wiederholte Nackensteifigkeit, Kopfschmerzen und evtl. vorausgegangene Subarachnoidalblutung	Anamnestisch wiederholte Subarachnoidalblutungen; Epilepsie
Bewußtsein	Rasch progrediente Bewußtseinsstörung bis zum Koma	Relative Bewußtseinsklarheit	Relative Bewußtseinsklarheit	Relativ kurzdauernde Bewußtseinsstörung	Relativ kurzdauernde Bewußtseinsstörung
Neurologische Befunde	Herdzeichen oder bestimmten Arterien zugeordnete Syndrome; Nackensteifigkeit	Herdzeichen oder bestimmten Arterien zugeordnete Syndrome	Herdzeichen oder bestimmten Arterien zugeordnete Syndrome	Herdzeichen fehlen häufig. Kernig- und Brudzinski-Zeichen positiv	Herdzeichen; kranielle Gefäßgeräusche

	Intracerebrale Blutung	Hirnthrombose	Hirnembolie	Subarachnoidalblutung	Intrakranielle Blutung bei Gefäßmißbildung
Spezielle Befunde	Hochdruck-Retinopathie, Linkshypertrophie des Herzens und Hinweise auf hochdruckbedingte Cerebralsklerose	In vielen Fällen Hinweise auf Coronarsklerose bzw. allgemeine Gefäßsklerose	Herzrhythmusstörungen (absolute Arrhythmie!) oder Myokardinfarkt (gewöhnlich stammen die Emboli aus dem Herzen)	Subhyaloide (präretinale) Blutungen	Subhyaloide (präretinale) Blutungen und retinale Angiome
Blutdruck	Arterielle Hypertonie	Arterielle Hypertonie	Normotonie	Oft arterielle Hypertonie	Normotonie
Liquor cerebrospinalis	Massiv blutig	Klar	Klar	Massiv blutig	Massiv blutig
Röntgenaufnahmen des Schädels	Verdrängung der Epiphyse zur Gegenseite	Erkennbare Verkalkung des Siphons der A. carotis interna; Verlagerung der Epiphyse zur Gegenseite möglich	Epiphyse nicht oder nur gering verlagert	Manchmal partielle Verkalkung der Wand des Aneurysmas	Röntgenologische Darstellung typischer Verkalkungen möglich
Cerebrale Angiographie	Das hämorrhagische Areal erscheint gefäßfrei; die Arterien und Venen der Umgebung sind gestreckt und verlagert	Arterieller Verschluß oder Einengung des Circulus Willisii (A. carotis interna usw.)	Verschluß von Ästen des Circulus Willisii (A. carotis interna usw.)	Typische aneurysmatische Veränderungen von Arterien des Circulus Willisii (A. carotis interna, A. cerebralis media, A. cerebralis anterior usw.)	Charakteristische arteriovenöse Mißbildungen

[a] Erlaubte Reproduktion aus J. G. Chusid: Correlative Neuroanatomy and Functional Neurology, 14. Ausgabe, Lange 1970.

kommt; in ihrem Gefolge tritt eine klinische Besserung dann ein, wenn der Kollateralkreislauf zuvor nicht ausreichte. Operative Eingriffe schützen das Gehirn manchmal vor zukünftigen Schädigungen, die auf einem Fortschreiten der Gefäßkrankheit mit weiterer Reduktion des gesamten Blutstroms beruhen; sie dienen auch der Prophylaxe von Hirnembolien, die von den stenosierten Bezirken ausgehen. Stenosen, die das Gefäßlumen um weniger als 50% einengen, haben keine Bedeutung und sollten nicht angegangen werden; prophylaktische Operationen an stenosierten Gefäßen bei Patienten ohne zentralnervöse Symptome sind selten indiziert.

Die Notfallchirurgie des akuten Schlaganfalls hat enttäuscht; fatale postoperative Blutungen in infarzierte Hirngebiete sind nicht selten. In den meisten Fällen und besonders bei Kranken im Koma oder Präkoma ist es wahrscheinlich richtig, Untersuchungen der Arterien und chirurgische Maßnahmen solange zurückzustellen, bis der Zustand sich stabilisiert und der Kollateralkreislauf sich besser ausgebildet hat. Bei Patienten mit intermittierenden Symptomen oder konstant leichten neurologischen Defekten und ebenso bei solchen, die sich von einem größeren vasculären Insult gut erholt haben, sollte man die Indikation zur Operation prüfen. Komplett hemiplegische Kranke ohne Erholungszeichen profitieren von Operationen, die zur Verbesserung der Blutversorgung des geschädigten Gehirns durchgeführt werden, mit großer Wahrscheinlichkeit nicht. Wenn die Arteria carotis interna vollständig verschlossen und dieser Verschluß mehrere Stunden alt ist, überschreitet die Gefäßthrombose im allgemeinen das cervicale Segment des Gefäßes. Der Versuch, den Blutstrom durch dieses Gefäß operativ wiederherzustellen, bleibt häufig ohne Erfolg.

Die okklusiven Veränderungen der größeren thorakalen Gefäße eignen sich zwar am besten für eine chirurgische Therapie; ganz zufriedenstellend sind aber auch die Ergebnisse der chirurgischen Behandlung stenotischer Läsionen der proximalen Arteria carotis interna. Stenosen der kleineren Arteria vertebralis können ebenfalls erfolgreich operiert werden; wenn jedoch gleichzeitig die Carotis erkrankt ist, sollte sie bevorzugt behandelt werden. Bei kompletten Verschlüssen der A. carotis interna oder der A. vertebralis und bei erheblichen, persistierenden zentralnervösen Symptomen bringt die Chirurgie in den meisten Fällen nur spärliche Erfolge.

B. Stadium der Restitution und Konvaleszenz*: Die Rehabilitation des Patienten mit cerebralem Insult sollte frühzeitig einsetzen und intensiv durchgeführt werden; sie strebt folgende Ziele an: 1. die Mobilisierung und besonders die Wiederherstellung der Gehfähigkeit; 2. das Erreichen einer gewissen Selbständigkeit bei den täglichen Verrichtungen; 3. die psychosoziale Anpassung an die Körperbehinderung und 4. die Prävention einer sekundären Verkrüppelung. Da die Patienten mit apoplektischem Insult unterschiedliche Behinderungen aufweisen, muß sich das Rehabilitationsprogramm nach den jeweiligen funktionellen Ausfällen richten. Die Rehabilitation jener Patienten, die nur von einer Hemiplegie betroffen sind, ist relativ einfach. Hier kann man das Programm nach 4 Phasen gestalten, nämlich nach den Phasen der Bettlägerigkeit, des Aufstehens, des Treppensteigens und des Gehens am Stock.

1. Phase der Bettlägerigkeit. Diese Phase beginnt am zweiten oder dritten Krankheitstag bzw. dann, wenn der Kranke das Bewußtsein wiedererlangt hat. Das Bett des Patienten soll Stuhlhöhe haben und mit seitlichen Gittern sowie mit einem Trapez zum Aufrichten versehen sein.

a) *Übungen*: Die Dauer der 4-stündlich durchgeführten Übungen beträgt zweckmäßiger Weise am Anfang 10 Minuten und wird allmählich gesteigert.

1. Der Kranke legt sich mit Hilfe der gesunden Extremität vom Rücken auf die Seite, von der Seite auf den Bauch und dreht sich wieder zurück.

2. Der Kranke zieht sich am Trapez mit der gesunden Hand in eine Sitzhaltung.

3. Er führt im Bett seitwärts, aufwärts und abwärts gerichtete Bewegungen aus.

4. Er setzt sich auf die Bettkante, läßt die Beine baumeln und bewegt sich mit Hilfe der intakten Extremitäten an der Bettkante entlang.

b) *Selbständige Versorgung* (mit der gesunden Hand):

1. Waschen des Gesichtes und der Hände; Kämmen; Rasieren.

2. Einnahme der Mahlzeiten, zunächst im Bett, mit Anlehnung des Rückens; später in sitzender Haltung am Bettrand.

2. Phase des Aufstehens. Sie beginnt 3–5 Tage nach dem ersten Tag der Initialphase.

a) *Übungen*: Der Patient sitzt in einem Lehnstuhl, mit der gesunden Körperseite zum Fußende des Bettes gewandt; die vertikale Stange des Bügels über dem Bett soll in Reichweite der gesunden Hand sein, während der gelähmte Arm in einer Schlinge liegt. Jede der folgenden Übungen sollte alle 4 Stunden 10 mal ausgeführt werden, wobei sich der Patient mit der gesunden Hand festhält:

1. Der Kranke richtet sich mit Hilfe des

---

* Von G. G. Hirschberg.

gesunden Beins zum Stand auf und setzt sich wieder.

2. Er steht auf und macht eine leichte Kniebeuge; die Übung wird mit immer tieferen Kniebeugen wiederholt.

3. Der Kranke stellt sich auf die Zehenspitzen, geht wieder zurück und setzt sich.

b) *Selbständige Versorgung mit der gesunden Hand*:

1. Waschen des ganzen Körpers im Bett.

2. An- und Ausziehen, mit Ausnahme der Schuhe.

3. Phase des Treppensteigens. Diese Phase beginnt 2–10 Tage nach dem ersten Tag der Aufstehphase.

a) *Übungen*: Der Patient sitzt auf einem Stuhl am unteren Ende einer Treppe; die gesunde Hand umfaßt das Treppengeländer. Der gelähmte Arm liegt in einer Schlinge; das gelähmte Bein ist notfalls geschient.

1. Nachdem sich der Kranke mit der gesunden Hand am Geländer aufgerichtet hat, steigt er mit dem gesunden Bein eine Stufe hoch und zieht das gelähmte Bein nach; auf diese Weise nimmt er mehrere Stufen.

2. Beim Heruntersteigen geht das gelähmte Bein voraus, das gesunde Bein wird nachgesetzt.

b) *Selbständige Versorgung*: Der Patient sollte nunmehr in der Lage sein, sich ohne Hilfe zu waschen, an- und auszuziehen und seine Mahlzeiten einzunehmen.

c) *Schienung*:

1. Wenn beim Treppensteigen der gelähmte Vorderfuß hängt, sollte eine kurze Schiene angelegt werden, um die Plantarflexion im Knöchelgelenk zu sperren.

2. Bei einer Supinations- und Adduktionsstellung sollte eine kurze Schiene mit einem T-Zügel angewandt werden.

3. Ein völlig funktionsuntüchtiges Bein erfordert eine lange Schiene.

4. Phase des Gehens am Stock. Sie beginnt, sobald der Kranke imstande ist, eine ganze Treppenflucht ohne wesentliche Ermüdungserscheinungen hinauf- und hinabzusteigen.

a) *Langsames Gehen* (geeignet für ängstliche Kranke und Kranke mit Gleichgewichtsstörungen): Der Stock wird vorgesetzt, der gesunde Fuß an den Stock herangeführt und schließlich der gelähmte Fuß nachgezogen.

b) *Schnelles Gehen*: Der Patient steht auf dem gesunden Bein, setzt den Stock und das gelähmte Bein gleichzeitig nach vorn und belastet beide. Dann führt er das gesunde Bein einen Schritt vor und verlagert das Gewicht wieder auf die gesunde Seite; in dieser Weise wird fortgefahren.

C. Spezielle Probleme bei Hemiplegie:

1. Behandlung der oberen Extremität. In den meisten Fällen kehren brauchbare Funktionen des gelähmten Armes nicht wieder. Wenn die Schultermuskulatur spastisch wird, kann auf die Schlinge verzichtet werden. Der Patient sollte 2 mal täglich mit der gesunden Hand die gelähmten Finger, das Handgelenk und den Ellenbogen bewegen und dabei den größtmöglichen Bewegungsradius wahrnehmen. Um auch die gelähmte Schulter im maximalen Umfang zu bewegen, kann der Kranke mit der gesunden Hand an einem Seil ziehen, das oben über eine Rolle geführt und am Handgelenk des gelähmten Arms befestigt ist. Bei 90% der halbseitig gelähmten Patienten entwickeln sich als Folge von Verletzungen bei Behandlungsbeginn Schulterschmerzen. Diese Vorkommnisse lassen sich durch eine adäquate Lagerung im Bett und eine Armschlinge vermeiden. Die Schulterschmerzen kann man mit analgetischen Medikamenten, Ruhigstellung der Schulter und vorsichtigen Bewegungsübungen behandeln.

Wenn die gelähmte Extremität nur teilweise funktionstüchtig wird, sollte sie auch nur so weit benutzt werden, wie es vernüftig und zweckmäßig ist.

2. Behandlung der Aphasie. Beim Auftreten einer Aphasie beginnt man möglichst früh mit Sprechübungen (täglich mehrmals $^1/_2$ Stunde). Wenn es sich um eine sensorische Aphasie oder Worttaubheit handelt, dann stößt die Durchführung des oben angegebenen Programms auf extreme Schwierigkeiten, weil ja vorausgesetzt wird, daß der Kranke die an ihn gestellten Forderungen versteht.

3. Behandlung der Hemianopsie (ein weniger schwerwiegendes Problem). Beim Vorliegen dieses Symptoms hält man den Kranken dazu an, den Kopf stets zur hemianoptischen Seite zu drehen, damit er sein Gesichtsfeld immer vor sich hat.

4. Behandlung der Inkontinenz. Manche Hemiplegiker sind im Frühstadium inkontinent. Ein Dauerkatheter wird jedoch nur selten benötigt. Man erinnert den Kranken daran, die Blase in Abständen von einer Stunde willkürlich zu entleeren. Die Intervalle können allmählich verlängert werden.

5. Hirnorganisches Syndrom. Eine Störung geistiger Funktionen erschwert das ganze Rehabilitationsprogramm. Der Patient kann das eine Mal verwirrt und ein anderes Mal aufnahmefähig sein; dann sollten natürlich die bewußtseinsklaren Phasen genutzt werden. Hirnorganische Syndrome findet man nach Ablauf mehrerer Schlaganfälle häufiger. Im allgemeinen bessert sich die geistige Leistungsfähigkeit während eines aktiven Rehabilitationsprogramms erheblich.

6. Medikamentöse Therapie. Alle dämpfenden Medikamente können sich, auch bei geringer Dosierung, auf den Kranken mit apoplektischem Insult nachteilig auswirken. Sie verursachen oder verschlimmern gelegentlich Orientierungsstörungen, Aphasien, Schwindelgefühle und Inkontinenzen. Bei der Behandlung des Hochdrucks und epileptischer Anfälle sollte man nach Möglichkeit Substanzen ohne dämpfende Wirkungskomponente bevorzugen (indem man zum Beispiel statt Reserpin Chlorothiazid verordnet). Stimulantien können dagegen bei verwirrten und depressiven Kranken die psychischen Funktionen günstig beeinflussen. Hier empfiehlt sich besonders Metamphetamin.

Prognose

Bei cerebraler Thrombose hängt der Verlauf in hohem Maße von der Lokalisation und der Ausdehnung des Hirninfarktes sowie vom Allgemeinzustand ab. Je mehr Zeit bis zum Eintritt einer Besserung verstreicht, desto ungünstiger wird die Prognose.

Für den Ablauf von Apoplexien, die durch Embolie verursacht sind, spielen die Grundkrankheit und Embolisierungen anderer Organe eine wesentliche Rolle.

Die intracerebrale Blutung hat eine schlechte Prognose, besonders bei gleichzeitiger Hypertonie und Arteriosklerose.

Wenn der Kranke das akute Ereignis überlebt, kann die Prognose quoad vitam gut sein. Nach Durchführung einer aktiven Rehabilitation sind viele Patienten in der Lage, zu laufen und für sich selbst zu sorgen. Weniger häufig kommt eine Wiederherstellung brauchbarer Funktionen der oberen Extremität vor. Funktionelle Restitutionen sind kaum zu erwarten, wenn ein schweres hirnorganisches Residualsyndrom oder eine sensorische Aphasie vorliegt.

A classification and outline of cerebrovascular disease. Neurology **8,** 395–434 (1958).

Baker, R. N., Ramseyer, J. C., Schwartz, W. S.: Prognosis in patients with transient cerebral attacks. Neurology **18,** 1157–1166 (1968).

Baker, R. N., Schwartz, W. S., Rose, A. S.: Transient ischemic strokes: A report of a study of anticoagulant therapy. Neurology **16,** 841–847 (1966).

Bauer, R. B. et al.: Joint study of extracranial occlusion. III. Progress report of controlled study of long-term survival in patients with and without operation. JAMA **208,** 509–518 (1969).

Bradshaw, P., Casey, E.: Outcome of medically treated stroke associated with stenosis or occlusion of the internal carotid artery. Brit. med. J. **1967 I,** 201–204.

Fields, W. S. et al.: Survival following basilar artery occlusion. Arch. Neurol. **15,** 463–471 (1966).

Goldner, J. C. et al.: Prognosis for survival after stroke. Amer. J. med. Sci. **253,** 129–133 (1967).

Javid, H., Julian, O. C.: Prevention of stroke by carotid and vertebral surgery. Med. Clin. N. Amer. **51,** 113–122 (1967).

Locksley, H. B.: Hemorrhagic strokes: Principal causes, natural history, and treatment. Med. Clin. N. Amer. **52,** 1193–1212 (1968).

Louis, S., McDowell, F.: Stroke in young adults. Ann. Int. Med. **66,** 932–938 (1967).

Marshall, J.: The differential diagnosis of „little strokes." Postgrad. MJ **44,** 543–548 (1968).

Marshall, J.: The management of occlusion and stenosis of the internal carotid artery. Neurology **16,** 1087–1093 (1966).

McHenry, L. C., Jr., Jaffe, M. E.: Cerebrovascular disease. Part II. Management. GP **37,** 98–106 (April 1968).

Millikan, C. H. (ed.): Cerebrovascular Disease. Res. Publ. A. Nerv. Ment. Dis., vol. 61. Williams & Wilkins, 1966.

Moore, W. S., Hall, A. D.: Ulcerated atheroma of the carotid artery. A cause of transient cerebral ischemia. Amer. J. Surg. **116,** 237–242 (1968).

SANTSCHI, D. R. et al.: The subclavian steal syndrome: Clinical and angiographic considerations in 74 cases in adults. J. Thoracic Cardiovas Surg. **51**, 103 (1966).

YASHON, D.: Strokes: Emergency detection and management. Postgrad. Med. **41**, 171–177 (1967).

Intrakranielle Aneurysmen

(Subarachnoidalblutung)

Diagnostische Merkmale

Vor der Ruptur

- Kopfschmerz bei Anstrengungen
- Symptome von seiten der Hirnnerven II, III und V
- Strömungsgeräusche in Kopfgefäßen
- Eventuell keine Symptome

Nach der Ruptur

- Plötzliches Einsetzen massiver Kopfschmerzen ohne sichtbare Ursache
- Nur kurz dauernde Bewußtseinsstörungen
- Nackensteifigkeit
- Blutiger Liquor

Allgemeine Betrachtungen

Der Durchmesser intrakranieller Aneurysmen variiert von 5–6 mm bis 10 cm; außerdem kann sich noch die Größe individueller Aneurysmen von Zeit zu Zeit ändern. Größere Aneurysmen können die Schädelknochen und die Sella turcica arrodieren und anliegendes Hirngewebe oder Hirnnerven komprimieren. Die meisten Aneurysmen sind nahe der Schädelbasis lokalisiert, und fast die Hälfte von ihnen nehmen ihren Ausgang von der Arteria carotis interna oder der Arteria cerebri media. Es handelt sich gewöhnlich um Einzelaneurysmen. Ein gleichzeitiges Vorkommen kongenitaler intrakranieller Aneurysmen und polycystischer Nieren sowie einer Aortenisthmusstenose ist beobachtet worden. Sackaneurysmen sind bei Kindern selten; ihre höchste Inzidenz liegt zwischen dem 35. und 65. Lebensjahr.

Eine spindelförmige Erweiterung der Arteria basilaris oder der terminalen Anteile der Arteria carotis interna kann sich auf dem Boden diffuser arteriosklerotischer Veränderungen entwickeln. Miliare Sackaneurysmen werden häufig in der Nähe der Bifurkation eines zum Circulus Willisii gehörenden Gefäßes beobachtet. Sie kommen bei angeborenen Abnormitäten der Muscularis vor. Das Aneurysma embolo-mycoticum, Ergebnis einer bakteriellen Embolie und dadurch entstandenen Arteriitis, wird relativ selten angetroffen. Größere Aneurysmen können teilweise oder vollständig mit Blutklümpchen gefüllt sein, gelegentlich sind sie verkalkt.

Klinische Befunde

A. Symptome: Vor der Ruptur besteht Beschwerdefreiheit, oder die Aneurysmen verursachen in Abhängigkeit von ihrer Lokalisation und Größe bestimmte Symptome. Bevorzugt treten Anstrengungskopfschmerzen und solche Störungen auf, die sich aus einer Beteiligung der Hirnnerven II, III und V ergeben. Auf der betroffenen Seite hört man manchmal ein Gefäßgeräusch.

Nach der Ruptur entwickeln sich die Symptome der akuten Subarachnoidalblutung. Manchmal kommt ein periodischer Halbseitenkopfschmerz vor, der klinisch dem der Migräne ähnelt. Infolge der corticalen Irritation durch die Blutung können auch Konvulsionen auftreten. Der Blutdruck ist oft erhöht.

B. Röntgenbefunde: Durch Anwendung der Carotis- oder Vertebralisangiographie kann ein Aneurysma röntgenologisch dargestellt werden.

Differentialdiagnose

Sie hat intrakranielle Tumoren und andere Ursachen plötzlicher intrakranieller Blutungen zu berücksichtigen.

Behandlung und Prognose

In den meisten Fällen überlebt der Patient die erste akute Blutung, ein Blutungsrezidiv ist jedoch wahrscheinlich. Wegen der hohen Mortalität der spontanen Subarachnoidalblutung und der Wahrscheinlichkeit einer Wiederholung dieses Ereignisses gelten die intrakraniellen Aneurysmen als ernste pathologische Zustände. Die Entscheidung für ein chirurgisches Vorgehen anstelle einer internistischen Behandlung richtet sich nach zahlreichen Umständen; dazu zählen die Größe und die Lokalisation des Aneurysmas, der klinische Gesamtzustand des Patienten, das Geschick und die Erfahrung des Chirurgen und schließlich die zur Zeit vorherrschende Begeisterung für ein bestimmtes therapeutisches Verhalten. Verschiedene operative Methoden waren von Fall zu Fall erfolgreich, z. B. das Verschließen des Aneurysmas mit einseitig angebrachten Klammern, Abklemmungen von Sackaneurysmen im Halsabschnitt und das Umwickeln des Aneurysmas mit Muskulatur.

Crompton, M. R.: The pathogenesis of cerebral aneurysms. Brain **89**, 797–814 (1966).

Du Boulay, G. H.: The natural history of intracranial aneurysms. Amer. Heart J. **73**, 723–729 (1967).

Goebert, W. H., Jr.: Ruptured cerebral aneurysm in the older patient. Geriatrics **23**, 113–114 (1968).

Hanafee, W., Janetta, P. J.: Aneurysm as a cause of stroke. Amer. J. Roentgenol. **98**, 647–652 (1966).

Jamieson, K. G.: Aneurysms of the vertebrobasilar system: Further experience with nine cases. J. Neurosurg. **28**, 544–555 (1968).

McKissock, W., Richardson, A., Walsh, L.: Communicating aneurysms: A trial of conservative and surgical treatment. Lancet **1965 I**, 876.

Nishioka, H.: Evaluation of the conservative management of ruptured intracranial aneurysms. J. Neurosurg. **25**, 574–592 (1966).

Raskind, R., Doria, A.: Long-term follow-up of intracranial aneurysms treated by cervical carotid ligation. Angiology **19**, 326–332 (1968).

Sahs, A. L.: Hypotension and hypothermia in the treatment of intracranial aneurysms. J. Neurosurg. **25**, 593–601 (1966).

Skultety, F. M., Nishioka, H.: The results of intracranial surgery in the treatment of aneurysms. J. Neurosurg. **25**, 683–705 (1966).

Uihlein, A., Thomas, R. L., Cleary, J.: Aneurysms of anterior communicating artery complex. Mayo Clin. Proc. **42**, 73–87 (1967).

Zingesser, L. H. et al.: On the significance of spasm associated with rupture of a cerebral aneurysm. Arch. Neurol. **18**, 520–528 (1968).

Cerebrale Angiome

Das klinische Bild der subarachnoidalen Blutung eines cerebralen Angioms ist dem der intrakraniellen Aneurysmaruptur ähnlich. Die Angiome dieses Typs variieren von kleinen Flecken im Cortex (2 x 3 mm) bis zu ausgedehnten Massen geschlängelter Gefäße (mit arteriovenösem Shunt); man kann sie als capilläre, venöse oder arterielle Hämangiome kennzeichnen, obgleich all diese Gefäße abnorm sind. Klinisch gehen die cerebralen Angiome häufig mit epileptischen Anfällen einher, die gewöhnlich im Jugendalter erstmals auftreten und fokaler Natur sind. Die Patienten bemerken manchmal ein pulsierendes Etwas im Kopf. Gefäßgeräusche können hörbar sein. Röntgenaufnahmen zeigen zuweilen sichelförmige oder strichartige Verkalkungen in den Gefäßwänden.

Die Prognose der Ruptur eines Angioms wird im allgemeinen für günstiger gehalten als die der Aneurysmaruptur im Bereich des Circulus Willisii; sie ist abhängig von der Größe und dem Sitz der Läsion. Die chirurgische Entfernung des Hämangioms wird, sofern sie durchführbar ist, in den meisten Zentren bevorzugt; da jedoch im Gefolge des Eingriffs ernste neurologische Defekte entstehen können, zumal, wenn die dominante Hemisphäre beteiligt ist, stellt die Wahl zwischen operativer und konservativer Behandlung den Kliniker oft vor eine therapeutische Aporie.

Berry, R. C., Alpers, B. J., White, J. C.: The site, structure and frequency of intracranial aneurysms, angiomas and arteriovenous malformations. Res. Publ. Ass. nerv. ment. Dis. **61**, 40–72 (1966).

Henderson, W. R., Gomez, R. D. L.: Natural history of cerebral angiomas. Brit. med. J. **1967 I**, 571–574.

McCormick, W. F., Hardman, J. M., Boulten, T. R.: Vascular malformations („angiomas") of the brain with special reference to those occurring in the posterior fossa. J. Neurosurg. **28**, 241–251 (1968).

Pool, J. L.: Excision of cerebral arteriovenous malformations. J. Neurosurg. **29**, 312 (1968).

Schatz, S., Botterell, H.: The natural history of arteriovenous malformations. Res. Publ. Ass. nerv. ment. Dis. **61**, 180–187 (1966).

Hirnabsceß

Diagnostische Merkmale

- Anamnestisch ergibt sich häufig, daß eine Infektion vorausging (Otitis media, Mastoiditis, Bronchiektasen, Septicämie)
- Progrediente oder fokale neurologische Besonderheiten. Manchmal Hinweise auf eine intrakranielle Drucksteigerung

Allgemeine Betrachtungen

Lokalisierte Eiterungen können im Gehirn wie in anderen Organen vorkommen. Im Anschluß an eine akute eitrige Infektion kann sich eine freie oder abgekapselte cerebrale Eiterung entwickeln. Die Größe der Abscesse reicht von mikroskopischer Ausdehnung bis zu einem Umfang, der den größten Teil einer Hirnhemisphäre einbezieht.

Hirnabscesse werden gewöhnlich durch Staphylokokken oder Pneumokokken verursacht, wenngleich man auch alle anderen üblichen pyogenen Bakterien antrifft. Die Keime finden, ausgehend von einer Otitis media, einer Mastoiditis, Sinusitis und von infizierten Kopfverletzungen, durch direkte Ausbreitung Zutritt zum Gehirn; seltener gelangen sie von entfernten Streuherden aus über den Blutstrom dorthin, etwa bei Lungeninfektionen und Bakteriämien.

Abscesse, die durch Ausdehnung von Mittelohr- oder Mastoidinfektionen zustande kommen, liegen gewöhnlich im Temporallappen oder im Kleinhirn. Solche, die sich von den Nasennebenhöhlen aus entwickeln, befallen üblicherweise den Frontallappen. Dagegen sind Abscesse im Gefolge von Bakteriämien bevorzugt multipler Natur. Metastatische Abscesse gehen im allgemeinen auf eitrige Lungeninfektionen zurück.

Klinische Befunde

A. Symptome: Anamnestische oder andere Hinweise auf vorausgegangene Infektionen sind typisch. Häufig handelt es sich um eine Otitis media, eine Mastoiditis, Sinusitis, ferner um Bronchiektasen oder eine Pneumonie. Als lokale Symptome können Gesichtsfeldausfälle, motorische und sensorische Abweichungen, Aphasie und Hirnnervenstörungen auftreten; diese Erscheinungen entsprechen denen, die auch durch andere intrakranielle Krankheitsherde verursacht werden.

Nicht selten entwickeln sich die Zeichen einer intrakraniellen Drucksteigerung: Stauungspapille, Kopfschmerzen, Bradykardie und verlangsamte Atmung. Ferner können Symptome einer mäßigen meningealen Reizung nachweisbar sein, nämlich eine geringe Nackensteifigkeit und ein positiver Kernig. Somnolenz und psychische Verlangsamungen sind übliche Erscheinungen. Die Temperatur ist gering erhöht, sie geht nur selten über 39° C hinaus, es sei denn, daß Komplikationen entstehen etwa eine Meningitis.

B. Laborbefunde: Zur Lokalisation des Abscesses bedarf es häufig eines EEG, eines Hirnszintigramms, einer Luftfüllung der Ventrikel, einer Pneumencephalographie oder einer cerebralen Angiographie.

C. Spezialuntersuchungen: Intra operationem können Hirnabscesse auch durch Nadelaspiration lokalisiert werden.

Differentialdiagnose

Als Krankheiten, die mit Hirnabscessen zu verwechseln sind, kommen Hirntumoren, die Meningitis oder die Encephalitis in Betracht. Beim Hirntumor fehlt gewöhnlich ein anamnestischer oder sonstiger Hinweis auf eine vorausgegangene Infektion, und die Zellzahl des Liquors ist meistens normal. Die Abgrenzung der Meningitis gelingt im allgemeinen mit Hilfe einer positiven Liquorkultur. Die akute, fulminante Meningitis läßt sich schon klinisch vom Hirnabsceß leicht unterscheiden; dagegen kann eine blander verlaufende – z. B. tuberkulöse oder syphilitische – Meningitis klinisch dasselbe Bild bieten. Die Encephalitis führt gewöhnlich nicht zu den fokalen Symptomen des Hirnabscesses und bewirkt im allgemeinen ernstere Veränderungen des Sensoriums und der Persönlichkeit.

Behandlung und Prognose

Die Therapie besteht in der operativen Drainage des Eiters. Gewöhnlich verschiebt man den chirurgischen Eingriff so lange, bis der Absceß fest eingekapselt ist. Derart eingekapselte Abscesse werden, sofern es durchführbar ist, manchmal in toto excidiert. Das

Einnähen oder Pfropfen des Absceßhohlraumes sowie verschiedene Arten der Incision und Drainage kommen üblicherweise zur Anwendung. Nachdem der Chirurg einen Drain gelegt hat, sind Spülungen der Absceßhöhle mit antibiotischen Lösungen zweckmäßig. Gelegentlich muß eine Behandlung des infektiösen Focus, z. B. einer chronischen Mastoiditis, erfolgen, bevor ein Hirnabsceß vollständig ausheilt.

Die Chemotherapie hat die Prognose des Hirnabscesses erheblich verbessert. Man hat sogar behauptet, die Bildung von Hirnabscessen – etwa bei geschwächten Patienten mit anderweitigen pyogenen Infektionen – durch den Einsatz angemessener Antibiotica und Sulfonamide verhindern zu können. Ohne Behandlung nimmt der Hirnabsceß gewöhnlich einen fatalen Verlauf.

GOTTEN, N., HOWSER, J.: Brain abscess. A study of ninety-four cases. Pacific. Med. Surg. **73**, 51–53 (1965).

LISKE, E., WEIKERS, N. J.: Changing aspects of brain abscesses: Review of cases in Wisconsin 1940 through 1962. Neurology **14**, 294–300 (1964).

LOESER, E., JR., SCHEINBERG, L.: Brain abscess. A review of ninety-nine cases. Neurology **7**, 601 (1957).

VICTOR, M., BANKER, B. Q.: Brain abscess. Med. Clin. N. Amer. **47**, 1355–1370 (1963).

Verletzungen des Zentralnervensystems

Kopfverletzungen

Untersuchungen im Notfall

Jeder Patient, der von einer Kopfverletzung mit Bewußtlosigkeit berichtet, und jeder Bewußtlose, der eine solche Verletzung erlitten haben könnte, sollten gründlich neurologisch untersucht werden. Dabei gilt ein besonderes Interesse der Feststellung fokaler oder progredienter neurologischer Veränderungen. Röntgenaufnahmen des Schädels sind so früh wie möglich anzufertigen.

Die Untersuchung hat besonders die folgenden Punkte zu berücksichtigen:

1. Bewußtseinszustand. Im allgemeinen läßt die Tiefe und Dauer der Bewußtlosigkeit Rückschlüsse auf das Ausmaß der Traumatisierung zu. Allerdings kann ein zunächst wacher und gut orientierter Patient bei einer fortschreitenden intrakraniellen Blutung schläfrig, soporös und komatös werden. Während der ersten 24–48 Stunden ist es oft angebracht, den Kranken stündlich zu wekken, um sein Orientierungsvermögen, seine Vigilanz und seine allgemeine Reaktionsfähigkeit auf Reize zu prüfen. Cave: man entlasse den Patienten nicht nach Hause, wenn noch unsicher ist, ob eine verantwortliche Pflegeperson bereit steht, ihn stündlich aus dem „Schlaf“ zu wecken und im Falle einer unvollständigen Erweckbarkeit Hilfe herbeizuholen.

2. Vitale Funktionen. Kontrollen der Temperatur, des Pulses, der Atmung und des Blutdrucks haben je nach dem Ausmaß der Verletzung in Intervallen von ½–12 Stunden zu erfolgen.

3. Lähmungen. Sie sind bei soporösen oder bewußtlosen Kranken nur durch eine sorgfältige Untersuchung nachzuweisen. Eine Minderung der groben Kraft und der Bewegungsfähigkeit kann, auch wenn sie nur angedeutet ist, auf eine intrakranielle Blutung hinweisen.

4. Augensymptome. Zugleich mit den lebenswichtigen Funktionen sollten die Pupillen regelmäßig überprüft werden. Eine weite und reaktionlose Pupille ist häufig Folgeerscheinung einer ipsilateralen epiduralen oder subduralen Blutung oder einer sonstigen Hirnschädigung auf der gleichen Seite. Ophthalmoskopisch findet man gegebenenfalls eine Stauungspapille, wie sie bei intrakranieller Drucksteigerung entsteht, oder eine retinale Blutung.

5. Krämpfe. Sie treten am ehesten schon bald nach der Kopfverletzung auf; fokale Krämpfe (Jackson-Anfälle) lassen an irritative Läsionen der kontralateralen Hemisphäre denken. Auch Kontusionen des Gehirns, oft verbunden mit epiduralen, subduralen oder sonstigen intrakraniellen Blutungen, können fokale Konvulsionen verursachen.

6. Nackensteifigkeit. Wenngleich dieses

Symptom Folge einer Subarachnoidalblutung sein kann, die bei Kopftraumen oft vorkommt, müssen durch entsprechende Röntgenaufnahmen und klinische Untersuchungen Halswirbelverletzungen ausgeschlossen werden.

7. *Blutung aus dem Ohr.* Die Otorrhagie deutet auf einen Schädelbasisbruch hin, der das Felsenbein des temporalen Schädelknochens betrifft; sie kann jedoch auch Symptom einer traumatischen Ruptur des Trommelfells oder von Schleimhautrissen ohne Trommelfellperforation sein.

Allgemeine Betrachtungen

Die Schädelhirnverletzungen werden häufig nach der Art des Schädeltraumas klassifiziert, obgleich die Prognose in erster Linie von der Natur und dem Schweregrad der Hirnschädigung abhängig ist.

Von gedeckten Kopftraumen spricht man, wenn eine Verletzung des Schädels nicht vorliegt oder lediglich in einer einfachen Fraktur ohne Dislokation besteht. Klinisch können diese Traumen harmlos, mäßig schwer oder ernst sein. Die harmlosen Kopfverletzungen sind durch eine kurzdauernde Bewußtlosigkeit (Sekunden bis Minuten) ohne nachweisbare neurologische Veränderungen charakterisiert; das Bild entspricht dem der Gehirnerschütterung. Die Liquorbefunde sind meistens normal. Eine retrograde Amnesie kann vorkommen. Die mäßig schweren Kopfverletzungen gehen mit längeren Perioden von Bewußtlosigkeit einher, oft auch mit neurologischen Abweichungen; hier liegen nicht selten ein Hirnödem und eine Kontusion vor. Die schweren Kopfverletzungen schließlich bedingen eine langdauernde Bewußtlosigkeit und neurologische Abnormitäten; diese Erscheinungen beruhen gewöhnlich auf einer Kontusion und Zerstörung von Hirngewebe.

Die offenen Kopfverletzungen umfassen Rißwunden der Galea, komplizierte Schädelfrakturen und Zerstörungen von Hirngewebe verschiedenen Ausmaßes. Eine Fragmentation des Knochens geht gewöhnlich mit einer schweren Hirnkontusion und mit Hirnzerstörungen einher. Das Bewußtsein braucht anfangs nicht beeinträchtigt zu sein, es kann jedoch später noch bei zunehmender intrakranieller Blutung oder bei einem Hirnödem eine Bewußtseinstrübung eintreten. Rißwunden der Kopfhaut sollte man sofort nähen, es sei denn, daß sie über einer Impressionsfraktur oder einer tiefen Schädelwunde liegen; in diesen Fällen wird die Hautverletzung im Operationssaal gleichzeitig mit der Fraktur versorgt.

Es kann sich um einfache oder komplizierte Frakturen, ferner um Fissuren (ohne Dislokation der Fragmente), Splitterfrakturen oder Impressionsfrakturen handeln.

Der metatraumatische Hirndruck entsteht durch eine Volumenzunahme des intra- und des extracellulären Raums. Die klinischen Befunde variieren in Abhängigkeit vom Schweregrad der Störungen erheblich. Symptome, die Lokalisationen ermöglichen, z. B. Konvulsionen, Hemiplegie und Aphasie, sind nicht selten. Der Liquordruck ist gewöhnlich leicht erhöht. Bei der Operation sieht das Gehirn sehr blaß aus und ist geschwollen.

Eine Prellung oder Quetschung des Gehirns an der Aufschlagstelle oder genau kontralateral dazu (indirektes Trauma) kann sich auf die oberen corticalen Schichten beschränken oder zu einer Blutung in tieferes Hirngewebe führen. Kontusionen haben ihren Sitz häufig an der hinteren Basis der Frontallappen und der anliegenden Spitze der Temporallappen. Klinisch ist die Hirnkontusion von einer Erschütterung oder Rißverletzung des Gehirns oft nicht unterscheidbar.

Eine Laceration des Gehirns (Riß im Hirngewebe) kommt gewöhnlich an der Stelle vor, wo eine erhebliche Gewalt ihren Angriffspunkt am Schädel hatte, oder auch direkt gegenüber (Contrecoup-Effekt). Erweichungen an der Hirnbasis führen im allgemeinen nach kurzer Zeit zum Tode. Nach dem Abklingen der akuten Episode bestehen fokale neurologische Abweichungen nicht selten fort. Begleitende subarachnoidale oder intracerebrale Blutungen sind typisch. Man findet dann einen blutigen Liquor. Eine Kontusion des Gehirns kann auch ohne (bzw. bei einer nur minimalen) Schädelverletzung auftreten. Häufigster Sitz dieser Traumen sind die Frontal- und Temporallappen.

Schon kleinere Traumen können Zerstörungen der Hirnsubstanz und der Meningen sowie ausgedehnte hämorrhagische Nekrosen des Cortex und der subcorticalen weißen Substanz verursachen. Damit können auch Blutungen in die Basalganglien und den Hirnstamm verbunden sein. Rupturen arachnoidaler Gefäße führen zu einer Subarachnoidalblutung oder einem subduralen Hämatom. Einem Riß der Arteria perforans temporalis, eines Durasinus oder einer Vene kann eine Blutung in den Extraduralraum folgen.

Klinische Befunde

A. Symptome: Ein klassisches Symptom der Gehirnerschütterung ist der passagere Bewußtseinsverlust für Sekunden bis Minuten. Mit einem Koma, das mehrere Stunden oder Tage anhält, ist die Wahrscheinlichkeit eines Hirnödems oder einer Kontusion mit Zerstörung von Hirngewebe gegeben. Die Dauer des Komas richtet sich nach dem Ausmaß und der Lokalisation des Traumas; in schweren Fällen bleibt der Kranke einige Stunden, Tage oder auch Wochen tief bewußtlos.

Nach der Wiederkehr des Bewußtseins sind die weiteren subjektiven und objektiven Symptome vom Schweregrad und von der Art der Hirnverletzung abhängig. Bei einer leichten Commotio kann der Kranke nach wenigen Minuten wieder unauffällig sein; bei einer Contusio werden gewöhnlich Verwirrtheitszustände beobachtet. Je nach Art und Ausdehnung der Hirnschädigung findet man eine Hemiplegie, eine Aphasie, Hirnnervenstörungen und andere fokale neurologische Abweichungen. Eine Blutung im Durabereich bedingt oft eine Erweiterung der ipsilateralen Pupillen.

In der Erholungsphase und noch Monate danach können die Patienten über Kopfschmerzen und Schwindelerscheinungen klagen und Persönlichkeitsveränderungen aufweisen („posttraumatisches cerebrales Syndrom").

Ein Gedächtnisverlust für die Zeitspanne unmittelbar nach der Wiederkehr des Bewußtseins (posttraumatische Amnesie) und für den Zeitabschnitt unmittelbar vor dem Trauma (prätraumatische oder retrograde Amnesie) ist ein fakultatives Symptom und oft abhängig von der Ausdehnung des Hirnschadens.

Wenn der Kranke bewußtlos bleibt, gestaltet sich die Diagnose der Läsion, die durch eine progressive intrakranielle Blutung entstanden ist, schwierig. Die vitalen Funktionen (Puls, Atmung, Blutdruck) können verändert sein, geben aber keine verläßlichen Hinweise. Das zunehmend tiefere oder ungewöhnlich lang dauernde Koma ist eine Indikation zur Probetrepanation; die Hirnangiographie kann Befunde bringen, die für eine subdurale, epidurale oder intracerebrale Blutung pathognomonisch sind. Die lang dauernde Bewußtlosigkeit gilt als Hinweis auf eine schwere Schädigung des Hirnstamms, die ihrerseits im allgemeinen auf einer sekundären Blutung oder Kompression dieses Hirnabschnittes beruht.

B. Laborbefunde:

1. Die Lumbalpunktion empfiehlt sich zur Feststellung einer Subarachnoidalblutung und zur Bestimmung der Ausgangswerte des Liquors sowie des Liquordrucks. Bei der Gehirnerschütterung und beim Hirnödem ist der Liquor häufig in jeder Beziehung normal. Bei der Prellung bzw. Zertrümmerung von Hirngewebe kann der Liquor blutig sein und unter erhöhtem Druck stehen.

2. Röntgenaufnahmen des Schädels sollten angefertigt werden, sobald der Zustand des Patienten es erlaubt. Die cerebrale Angiographie kann zum Nachweis eines subduralen oder intracerebralen Hämatoms beitragen. Im Pneumencephalogramm erkennt man nach Kopfverletzungen nicht selten eine Drehung, Verlagerung oder Erweiterung des Ventrikelsystems.

3. In bestimmten Fällen sind das EEG und das Hirnszintigramm eine diagnostische und prognostische Hilfe.

Differentialdiagnose

Die Anamnese eines Stoßes gegen den Schädel macht natürlich die Ätiologie der Bewußtlosigkeit evident; dennoch besteht, zumal wenn kein Trauma bekannt ist, die Notwendigkeit, Hirnschädigungen anderer Ursache abzugrenzen, z. B. diabetische, hepatische oder alkoholische Komata, cerebrovasculäre Insulte und Epilepsien (wobei Kopfverletzungen als Folge der Bewußtseinsstörung vorkommen können).

Die neurologischen Befunde des Kopftraumas sind von denen des epiduralen Hämatoms, des subduralen Hämatoms, des Hirntumors usw. zu differenzieren.

Komplikationen und Folgeerscheinungen
Zu den Komplikationen der Kopftraumen zählen Gefäßläsionen (Blutung, Thrombose, Aneurysmenbildung), Infektionen (Meningitis, Absceß, Osteomyelitis), Rhinorrhoe und Otorrhoe, die Pneumatocele, Cysten der Leptomeninx, Hirnnervenschädigungen und fokale Hirnverletzungen. Als Folgeerscheinungen sind Krampfleiden, Psychosen, seelisch-geistige Störungen und das posttraumatische cerebrale Syndrom zu nennen.

A. Subarachnoidalblutung: Blutungen in den Subarachnoidalraum sind häufig Ausdruck von Hirnschädigungen anderer Art und bei Patienten, die eine Stunde oder länger bewußtlos waren, relativ häufig. Die klinischen und labordiagnostischen Merkmale der traumatischen und spontanen Subarachnoidalblutung gleichen einander. Man stellt gewöhnlich eine schmerzhafte Steifigkeit des Nackens und frisches Blut im Liquor fest.

B. Subdurales Hämatom: Es kann nach einem Kopftrauma mit Hirnkontusion bzw. Zerreißung von Hirngewebe akut auftreten. In solchen Fällen ändert die Ausräumung des Hämatoms, zumal wenn es keine große Ausdehnung hat, den klinischen Verlauf unter Umständen nicht. Bei chronischen subduralen Hämatomen, besonders bei solchen, die ohne anamnestische Hinweise auf ein Kopftrauma bestehen, variiert das klinische Bild; Anhaltspunkte für einen intrakraniellen Herd können vorhanden sein. Bei Kindern gelingt zuweilen die Sicherung der Diagnose ohne Schwierigkeit durch direkte Nadelaspiration aus dem Subduralraum am lateralen Rand der offenen vorderen Fontanelle (Subduralpunktion). In anderen Fällen bleibt das Hirnangiogramm das einzige und am ehesten verläßliche diagnostische Verfahren, da man hier gewöhnlich ein hochspezifisches angiographisches Bild erhält. Befunde, die an ein subdurales Hämatom denken lassen, werden jedoch auch durch Röntgenaufnahmen des Schädels (Verlagerung der Zirbeldrüse), durch das Pneumencephalogramm (Verlagerung und Drehung des Ventrikelsystems) sowie durch das EEG erhoben (fokale Amplitudenminderung und Rhythmusverlangsamung).

C. Epidurale Blutung: Diese Blutung ist die klassische Folgeerscheinung einer traumatischen Ruptur der Arteria meningica media bzw. eines Sinus; ihre Frühdiagnose kann schwierig sein. Es handelt sich meist um eine Stoßverletzung der Temporalregion mit Benommenheit und passagerer Bewußtlosigkeit, wovon sich der Patient anscheinend schnell erholt. Es folgt im allgemeinen ein „bewußtseinsklares Intervall", das in extremen Fällen einen ganzen Tag oder noch länger dauert; in dieser Zeit entwickeln sich Symptome einer intrakraniellen Drucksteigerung. Diese ist durch die anhaltende, beständige Zunahme von Blutmassen im Extraduralraum infolge der Blutung des mittleren Meningealgefäßes verursacht.

Die Diagnose setzt häufig eine Schädeltrepanation voraus. Man kann durch die Trepanationsöffnung das Blut ausräumen.

Eine Fraktur, die den Röntgenaufnahmen zufolge den mittleren meningealen Sulcus kreuzt, sollte den Verdacht auf das entsprechende klinische Syndrom wecken.

D. Intracerebrale Blutung: Es kann sich zwar auch eine große subcorticale Blutung entwickeln, am häufigsten aber findet man kleine, multiple Blutungen in der dem Kontusionsherd nahegelegenen Hirnsubstanz. Dabei sind die angiographischen Befunde typisch.

E. Rhinorrhoe und Otorrhoe: Eine Rhinorrhoe (Durchsickern von Liquor in die Nase) kann durch frontale Schädelfrakturen mit Einriß der Dura mater und der Arachnoidea verursacht sein. Aufrechte Haltung, Anstrengung und Husten lassen den Liquorfluß zunehmen. Wenn die verlorene Flüssigkeit durch Luft ersetzt wird, die das Schädelinnere auf demselben oder einem ähnlichen Weg erreicht, entsteht eine Aerocele. Der Otorrhoe (Sickern von Liquor aus dem Ohr) kommt meist eine ernste prognostische Bedeutung zu, denn die ursächlichen Verletzungen betreffen die lebenswichtigeren Gebiete der Hirnbasis.

Infektion und Meningitis sind in beiden

Fällen die potentiellen Gefahren; sie können im günstigen Fall durch eine früh einsetzende, prophylaktische Antibioticabehandlung verhindert werden. Bei Rhinorrhoe bedarf es gegebenenfalls einer operativen Versorgung des Durarisses, um den Liquorfluß zu stoppen und einen möglichen Infektionsweg zu verschließen.

F. Hirnnervenlähmungen: Die Verletzungen können auch die Hirnnerven einbeziehen. Häufig betroffen sind die Riechbahn (Anosmie), der 7. Hirnnerv (Facialisparese), der 8. Hirnnerv (Ohrensausen und Taubheit) sowie der Nervus opticus (Opticusatrophie).

G. Posttraumatisches Syndrom: Dieses Syndrom wird am ehesten nach schweren Kopftraumen beobachtet; gravierende Symptome können aber bereits durch relativ kleine Verletzungen bedingt sein. Kopfschmerzen, Schwindelgefühle, abnorme Ermüdbarkeit, Gedächtnisdefekte und Konzentrationsschwäche sind übliche Beschwerden. Nicht selten treten Persönlichkeitsveränderungen auf. Ein Wechsel der Körperhaltung, Sonnenlicht und Hitze, Anstrengungen und Alkoholgenuß können die Symptome verschlimmern.

Bei der pathologisch-anatomischen Untersuchung bietet das Gehirn unter Umständen ein normales Bild, oder es zeigt eine erhebliche corticale Atrophie und eine Erweiterung des Ventrikelsystems.

H. Posttraumatische Epilepsie: Die genaue Inzidenz von Krampfleiden nach Kopfverletzungen ist nicht bekannt. Im allgemeinen nimmt die Möglichkeit, daß epileptische Anfälle auftreten, mit dem Schweregrad des Traumas zu. Die Diagnose stützt sich auf das EEG.

I. Andere Komplikationen von Kopfverletzungen:

1. Eine intrakranielle Drucksteigerung manifestiert sich durch Störungen der Vigilanz bzw. des Bewußtseins, durch Kopfschmerzen, innere Unruhe, Pupillendifferenz, allmähliche Minderung der Atemfrequenz, Bradykardie, langsamen Anstieg des Blutdrucks, Papillenödem, Hemiparese und durch eine Zunahme des Liquordrucks. Man hat in diesen Fällen eine intrakranielle (subdurale, epidurale oder intracerebrale) Blutung auszuschließen.

2. Bei Patienten mit komplizierten Frakturen oder Impressionsfrakturen des Schädels mit Rhinorrhoe, Otorrhoe oder großen Rißwunden der Galea dienen Antibiotica und strenge aseptische Kautelen beim Anlegen von Verbänden der Prophylaxe von Wundinfektionen sowie der Osteomyelitis.

3. Pulmonale Infektionen oder Atelektasen werden durch sorgfältiges Absaugen, Seitenlagerung oder, wenn notwendig, durch Intubation bzw. Tracheotomie verhindert oder behandelt.

4. Hyperthermien können durch Verletzungen des Hypothalamus oder des Hirnstamms, durch lokale oder generalisierte Infektionen, und schließlich durch massive Dehydratationen bedingt sein.

5. Schockzustände kommen gewöhnlich bei Patienten vor, deren Kopftraumen durch andere schwere Verletzungen, etwa des Rumpfes und der Extremitäten, kompliziert sind; sie bedürfen einer Notfalltherapie.

Behandlung

A. Notfallmaßnahmen:

1. Die Schocktherapie steht gegebenenfalls im Vordergrund; dabei kann eine parenterale Zufuhr von Flüssigkeiten und Blut erforderlich sein (s. Kapitel 1).

2. Von vitaler Bedeutung ist auch eine hinreichende Freihaltung der Atemwege und die Ermöglichung einer genügenden Ventilation. Der Kranke muß ausgestreckt liegen, wobei sein Kopf zur Seite gerichtet ist, um den Sekretabfluß aus dem Mund zu erleichtern; die Zunge wird nach vorn gezogen, damit sie nicht den Rachen verlegt. Manchmal lassen sich die Atemwege nur durch eine endotracheale Intubation oder eine Tracheotomie offen halten. Bei Bedarf ist Sauerstoff zuzuführen.

B. Allgemeine Maßnahmen:

1. In der akuten oder initialen Phase kann die Unruhe des Patienten sehr stören. Er bedarf dann einer speziellen Überwachung und Pflege; als Medikament eignet sich Paraldehyd. Morphin ist wegen seiner dämpfenden Wirkung auf medulläre Zentren zu vermeiden. Die Katheterisierung der vollen Blase wirkt sich auf die Unruhe des

Kranken manchmal günstig aus. Dasselbe gilt für die Lumbalpunktion bzw. die Entnahme einer kleinen Menge blutigen Liquors.

2. Eine Indikation zur antibiotischen Behandlung besteht immer dann, wenn eine Blutung oder ein sonstiger Ausfluß aus der Nase oder aus den Ohren vorliegt. Man gibt zweimal täglich 600000 E Procain-Penicillin G oder Breitspektrumantibiotica, bis die Infektionsgefahr vorüber ist.

3. Sehr wesentlich ist eine fortlaufende, sorgfältige Überwachung.

Verlauf und Prognose

Beide hängen vom Schweregrad und der Lokalisation des Kopftraumas ab. Nach einer einfachen Gehirnerschütterung erholt sich der Patient gewöhnlich schnell. Die Mortalität der Zerstörung von Hirngewebe dürfte bei 40–50% liegen.

Das subdurale oder epidurale Hämatom muß normalerweise schnell ausgeräumt werden, um einen tödlichen Ausgang oder ernste neurologische Komplikationen zu verhindern.

Subjektive und objektive Residualsymptome nach Kopftraumen nehmen im allgemeinen bei Patienten mit schweren Hirnverletzungen ein größeres Ausmaß an und bedingen in diesen Fällen ernstere Funktionsausfälle. Es ist jedoch nicht ungewöhnlich, daß selbst bei unauffälligen neurologischen Befunden Beschwerden zurückbleiben (Kopfschmerzen, Schwindelerscheinungen, Gedächtnisstörungen, Persönlichkeitsveränderungen).

Voraussagen bezüglich des klinischen Endzustandes werden genauer, wenn man sie 6–12 Monate nach der Verletzung macht, oder wenn der klinische Status sich stabilisiert hat. Hier gibt es erhebliche Unterschiede von Fall zu Fall. So kann sich ein Kranker, bei dem ein subdurales Hämatom erfolgreich ausgeräumt wurde, vollständig erholen. Andererseits bestehen bei vielen Patienten nach anscheinend trivialen Kopfverletzungen massive Beschwerden fort. Als komplizierender Faktor spielt in vielen Fällen der „sekundäre Krankheitsgewinn" eine Rolle, wobei es um Prozesse, Versicherungsfragen und andere Möglichkeiten der Kompensation geht.

De Jesus, P. V., Jr., Poser, C. M.: Subdural hematomas: A clinicopathologic study of 100 cases. Postgrad. Med. **44,** 172–181 (1968).

Evans, J. P.: Acute trauma to the head: Fundamentals of management. Postgrad. Med. **39,** 27–30 (1966).

Evans, J. P.: Advances in the understanding and treatment of head injury. Canad. Med. Ass. J. **95,** 1337–1348 (1966).

Lewin, W.: Severe head injuries. Proc. roy. Soc. Med. **60,** 1208–1211 (1967).

Mannarino, E., McLaurin, R. L.: Management of head injuries. Surg. Clin. **48,** 723–736 (1968).

Raskind, R. et al.: Chronic subdural hematoma in the elderly: A curable lesion. J. Amer. Geriat. Soc. **16,** 451–457 (1968).

Smith, S. W.: Subdural hematomas in adults. Postgrad. Med. **42,** 59–71 (1967).

Taylor, A. R.: Post-concussional sequelae. Brit. med. J. **1967 III,** 62–70.

Bandscheibenprolaps

Diagnostische Merkmale

Lumbosacrale Zwischenwirbelscheiben

- Rückenschmerzen, die bei Bewegung zunehmen, und Schmerzausstrahlung an der Beugeseite des Beines, die durch Husten und Anstrengung gesteigert wird
- Muskelschwäche, Hypaesthesie und Hyporeflexie des Beines und des Fußes
- Druck- und Streckschmerzhaftigkeit des Nervus ischiadicus (Anheben des gestreckten Beines)
- Eventuell erhöhter Eiweißgehalt des Liquors; charakteristische Defekte im Myelogramm

Cervicale Zwischenwirbelscheiben

- Paroxysmale Schmerzen und Paraesthesien vom Rücken zur Halsregion mit Ausstrahlung in die Arme und Finger, gewöhnlich im Versorgungsgebiet von C 6, C 7 oder C 8; Intensivierung dieser Mißempfindungen durch Husten, Niesen, Anstrengung
- Bewegungseinschränkung des Halses; Verkrampfung der cervicalen Muskulatur
- Paraesthesien und Schmerzen in den Fingern, verminderte Zugkraft des Biceps

oder Triceps, Schwäche oder Atrophie von Unterarm- und Handmuskeln

- Röntgenologisch eine Einengung des Zwischenwirbelraumes; im Myelogramm charakteristische Füllungsdefekte oder Deformitäten

Allgemeine Betrachtungen

In den meisten Fällen ist die Ruptur bzw. Hernienbildung einer Zwischenwirbelscheibe durch ein Trauma verursacht. Eine plötzliche, angestrengte Bewegung des Rückens in eine „ausgefallene“ Stellung und Hebemanöver bei gebeugtem Rumpf werden allgemein als auslösende Vorkommnisse anerkannt. Die Störungen können unmittelbar nach der Verletzung auftreten oder sich erst nach einem Intervall von Monaten bis Jahren einstellen.

Am häufigsten sind die lumbosacralen Intervertebralscheiben betroffen (L 5/S 1 oder L 4/L 5); es entsteht dann das klinische Bild der Ischialgie. Gelegentlich bildet sich eine Hernie im cervicalen Bereich (mit typischen cervical-radikulären Beschwerden) und ganz selten im thorakalen Bereich.

Klinische Befunde

A. Symptome: Diese richten sich gewöhnlich nach der Lage und Ausdehnung der Hernie bzw. des ausgequetschten Bandscheibenmaterials. Die Nervenwurzelkompression durch eine Zwischenwirbelscheibe ist häufig monoradikulär; es können aber auch mehrere Wurzeln unter Druck geraten (z. B. die Cauda equina durch die Bandscheibe L 5/S 1). Bei größeren Läsionen kommen sogar Rückenmarkskompressionen mit Symptomen vor, die man sonst gewöhnlich bei Tumoren findet.

1. Lumbosacrale Zwischenwirbelscheiben. In der großen Mehrzahl der Fälle (über 90%) betrifft die Ruptur des Anulus fibrosus den 4. oder 5. lumbalen Zwischenwirbelraum. Typische Symptome sind dann eine Streckung entgegen der normalen LWS-Lordose, eine skoliotische Verbiegung zur Gegenseite des Ischiasschmerzes, eine Bewegungseinschränkung der LWS, eine weitgehende Unfähigkeit, das ausgestreckte Bein der betroffenen Seite anzuheben, eine Palpationsempfindlichkeit der Ischiasloge und entlang des Ischiasverlaufes, eine mäßige Streckschwäche des Fußes oder der Großzehe, eine verminderte Schmerz- und Berührungsperzeption an der Dorsalseite des Fußes und des Beines (nach dem Verteilungsgebiet von L 5 oder S 1), eine partielle oder vollständige Bewegungsunfähigkeit des Sprunggelenkes, schließlich eine Schmerzausstrahlung entlang des Nervus ischiadicus bis zur Wade oder zur Knöchelgegend beim Husten, Niesen oder bei Anstrengungen.

2. Hernienbildung cervicaler Zwischenwirbelscheiben (5–10% der Hernien). Unter den cervicalen Bandscheiben sind am häufigsten die zwischen C 5 und C 6 sowie zwischen C 6 und C 7 betroffen. Die Paraesthesien und Schmerzen treten dann in den oberen Extremitäten, nämlich in den Händen, Unterarmen und Oberarmen auf, wofür das Versorgungsgebiet der cervicalen Wurzeln maßgebend ist (C 6 oder C 7). Man stellt eine mäßige Schwäche und Atrophie des Musculus biceps oder triceps mit einer verminderten Zugkraft dieser Muskeln fest. Die Beweglichkeit der Halsmuskulatur ist eingeschränkt; die radikulären Schmerzen und Nackenschmerzen nehmen bei Halsbewegungen, beim Husten, Niesen oder bei körperlicher Anstrengung zu. Gelegentlich werden Symptome beobachtet, die auf eine Beteiligung langer Rückenmarksbahnen hinweisen (plantare Streckerantwort, motorische oder sensorische Störungen auf tieferen Segmenten usw.); diese Abweichungen beruhen auf einer Kompression des Rückenmarks durch die Bandscheibe.

B. Laborbefunde: Der Eiweißgehalt des Liquors kann erhöht sein; gelegentlich läßt sich auch eine komplette oder partielle Blockade des Liquorflusses nachweisen.

C. Röntgenbefunde: Röntgenaufnahmen der Wirbelsäule können ein Fehlen der normalen Krümmungen, eine Skoliose und eine Abflachung der Intervertebralscheibe zeigen. Myelographisch lassen sich charakteristische, durch Discushernien bedingte Füllungsdefekte im Subarachnoidalraum gewöhnlich leicht demonstrieren. Die Elektromyographie (EMG) kann zur Lokalisation der Bandscheibenruptur einen wertvollen Beitrag leisten, wenn es gelingt; die typischen Denervierungspotentiale von der Muskulatur eines bestimmten radikulären Versorgungsbereiches abzuleiten.

Differentialdiagnose

Rückenmarkstumoren sind durch einen progredienten Verlauf gekennzeichnet, ferner durch einen vermehrten Eiweißgehalt des Liquors, durch einen partiellen oder vollständigen Liquorstop im spinalen Subarachnoidalraum und schließlich durch typische myelographische Bilder.

Bei Arthritiden sind die neurologischen Abweichungen gewöhnlich minimal oder fehlen ganz, das Myelogramm zeigt keine Besonderheiten.

Anomalien der Wirbelsäule bieten charakteristische Röntgenbefunde; die Liquoruntersuchung bringt keine pathologischen Werte; myelographisch findet man andere Veränderungen als bei der Discushernie oder auch normale Verhältnisse.

Behandlung

A. Allgemeine Maßnahmen:

1. Lumbosacrale Discushernie. Während der akuten Phase sind Bettruhe, lokale Wärmeapplikation am Rücken, salicylhaltige Analgetica und ein Brett unter der Matratze indiziert. Eine Extensionsbehandlung, die an den unteren Extremitäten angreift, ist häufig von Vorteil. Schwere körperliche Anstrengungen müssen unbedingt vermieden werden, um einem erneuten Auftreten der Symptome nach der Initialphase möglichst wenig Vorschub zu leisten. Rückengurte, Schienen und Stützen können sich günstig auswirken. Wichtig ist eine Instruktion des Patienten über die richtige Art, sich zu beugen, sich zu erheben (mit gebeugten Knien) und Gegenstände zu tragen (diese sollen dabei nahe am Körper gehalten werden).

2. Cervicale Discushernie. Bei akuten Exacerbationen einer Bandscheibenhernie im Halsbereich ist Bettruhe einzuhalten und eine Seilzugbehandlung mit cervicalem Angriffspunkt durchzuführen. Bei subakuten oder leichten Fällen kann die Zugbehandlung der HWS intermittierend und mit verschiedenen Vorrichtungen ambulant oder zu Hause vorgenommen werden. Eine leichte Halsmanschette erweist sich manchmal als wohltuend. Antiphlogistische Medikamente wie Tanderil®, lokale Wärmeapplikationen, Diathermie und ähnliche Maßnahmen zeigen vorübergehende Wirkungen.

B. Chirurgische Eingriffe: Wenn die konservativen Maßnahmen nicht hinreichend anschlagen und wenn Rückfälle den Patienten zur Untätigkeit verurteilen, ist die Diskektomie indiziert.

Prognose

Durch die konservativen Verfahren mit oder ohne Zugbehandlung kann man eine Besserung bis zur „praktischen" Restitution erreichen. Nach Entfernung der geschädigten Intervertebralscheibe läßt der Schmerz gewöhnlich nach. Die motorischen Störungen, die Muskelatrophien und die Veränderungen der Hautsensibilität sind rückbildungsfähig.

Brown, H. A., Post, M. E.: Disease of lumbar disks: Ten years of surgical management. J. Neurosurg. **20**, 410 (1963).

Crandall, P. H., Batzdorf, U.: Cervical spondylotic myelopathy. J. Neurosurg. **25**, 57–66 (1966).

Epstein, J. A. et al.: Herniated disks of the lumbar spine. J. Amer. med. Ass. [JAMA] **202**, 187–190 (1967).

Kahn, E. A., Rossier, A. B.: Acute injuries of the cervical spine. Postgrad. Med. **39**, 37–44 (1966).

Petrie, J. G.: Conservative management of lumbar disk protrusion. Postgrad. Med. **38**, 654–657 (1965).

Raaf, J.: Some observations regarding 905 patients operated upon for protruded lumbar intervertebral disk. Amer. J. Surg. **97**, 388–399 (1959).

Symon, L., Lavender, P.: The surgical treatment of cervical spondylotic myelopathy. Neurology **17**, 117–127 (1967).

Wilkinson, H .A., LeMay, M. L., Ferris, E. J.: Clinical-radiographic correlations in cervical spondylosis. J. Neurosurg. **30**, 213–218 (1969).

Intrakranielle Tumoren

Diagnostische Merkmale

- Kopfschmerzen, Persönlichkeitsveränderungen, Erbrechen
- Fokale, oft progrediente neurologische Symptome
- Drucksteigerung des Liquors, Stauungspapille als Hinweis auf einen raumfordernden Prozeß, der auch durch spezielle Untersuchungen faßbar ist (EEG, Angiographie, Pneumencephalographie, Hirnszintigraphie, Echo-EG)

Allgemeine Betrachtungen

Intrakranielle Tumoren sollen einen größeren Prozentsatz der Überweisungen in die neurologische Durchschnittspraxis veranlassen als irgendwelche anderen Krankheiten des Nervensystems, wenn man von den cerebrovasculären und infektiösen Krankheiten absieht. Hirnmetastasen bösartiger Geschwülste stammen in der Regel aus der Lunge, der Mamma, dem Gastrointestinaltrakt und der Schilddrüse. Weniger häufig gehen sie von Sarkomen, Hypernephromen, Melanoblastomen und Retinatumoren aus.

Primär intrakranielle Tumoren unterscheiden sich von nichtcerebralen Carcinomen und Sarkomen dadurch, daß sie nur selten außerhalb des ZNS metastasieren. Sie können kongenitalen Ursprungs sein; das gilt z. B. für Dermoide, Teratome und Craniopharyngiome. Mesodermaler Natur sind die Meningiome, Neurinome, Angiome und Hämangioblastome; von der Hypophyse gehen chromophobe und chromophile Tumoren aus; als ektodermale Geschwülste seien die Gliome genannt.

In einigen Untersuchungsreihen stellten die Gliome 40–50% der intrakraniellen Tumoren. Die Gliome werden nach den vorherrschenden Zellformen und dem morphologischen Aufbau in verschiedene Typen unterteilt (multiformes Glioblastom, Astrocytom, Medulloblastom, Astroblastom, Ependymom, Oligodendrogliom). Bei Kindern entsteht die Mehrzahl der Hirntumoren im Kleinhirn (Medulloblastom und Astrocytom). Demgegenüber findet man bei Erwachsenen im allgemeinen Tumoren der Großhirnhemisphären, besonders das Astrocytom und das Glioblastoma multiforme. Die Gliome erwachsener Gehirne betreffen am häufigsten die Altersstufe vom 40.–50. Lebensjahr.

Klinische Befunde

A. Symptome: Hier unterscheidet man zwischen den Manifestationen der intrakraniellen Raumforderung (Kopfschmerzen, Erbrechen, Stauungspapille) und solchen Symptomen, die sich aus einer Interferenz mit lokalen Hirnfunktionen ergeben. Fokale neurologische Abweichungen weisen nicht selten auf die Lokalisation des Tumors hin:

1. Tumoren des Frontallappens: Sie verursachen bevorzugt psychisch-geistige Störungen mit Gedächtnisausfällen, verminderter Urteilsfähigkeit, abnormer Reizbarkeit, Stimmungsveränderungen und einem läppisch-drolligen Gehabe. Es kommen epileptische Anfälle vor, und bei Tumoren der linken Seite kann, sofern es sich um die dominante Hemisphäre handelt, die Sprache verloren gehen. Bei Tumoren an der Basis des Frontallappens entwickelt sich gegebenenfalls eine Anosmie.

2. Tumoren des Parietallappens. In diesen Fällen sind motorische und sensorische Abnormitäten häufig. Man beobachtet fokale Anfälle motorischer und sensorischer Art, kontralaterale Hemiparesen, Hyperreflexie, Sensibilitätsausfälle, Astereognosie und einen positiven Babinski. Bei Parietaltumoren der linken Seite lassen sich unter Umständen Komponenten einer Aphasie nachweisen.

3. Tumoren des Occipitallappens. Charakteristisch sind Sehstörungen und Krämpfe, denen abnorme Lichtempfindungen und optische Halluzinationen als Aura vorausgehen. Oft entwickelt sich eine kontralaterale homonyme Hemianopsie, die nicht selten das Maculagebiet unbeteiligt läßt. Kopfschmerzen und eine Stauungspapille können vorkommen.

4. Tumoren des Temporallappens. Dabei treten gewöhnlich psychomotorische Anfälle auf, außerdem Aphasien, wenn die dominante (linke) Hemisphäre betroffen ist. Ein kontralateraler homonymer Gesichtsfeldausfall ist eventuell nachweisbar.

5. Tumoren des Kleinhirns. Diese sind

typischerweise durch Störungen des Gleichgewichts und der Koordination, ferner durch eine frühzeitige intrakranielle Drucksteigerung und eine Stauungspapille gekennzeichnet.

B. Röntgenbefunde. Röntgenaufnahmen des Schädels, die Lumbalpunktion, das Pneumencephalogramm, das EEG, das Echo-EG, das Hirnszintigramm und die Angiographie ermöglichen die Diagnose und Lokalisation eines intrakraniellen Herdes. Röntgenaufnahmen des Thorax, des Gastrointestinaltraktes, Urogramme und andere Untersuchungen können zur Feststellung eines Primärtumors, der in das Gehirn metastasiert hat, erforderlich sein.

Differentialdiagnose

Abzugrenzen sind andere Krankheiten, die eine intrakranielle Drucksteigerung verursachen und mit progredienten cerebralen Läsionen einhergehen, zum Beispiel der intrakranielle Absceß, die Arachnitis, Aneurysmen, das subdurale Hämatom und die Neurosyphilis; die Differentialdiagnose hat auch die Epilepsie und cerebrovasculäre Insulte zu berücksichtigen.

Behandlung

A. Allgemeine Maßnahmen: Eine i.v.-Applikation von 30%igem Harnstoff in 10%igem Invertzucker oder von Lasix® kann den erhöhten intrakraniellen Druck für einige Stunden vermindern und dadurch eine willkommene Erleichterung für die operative und frühe postoperative Behandlungsphase schaffen. Die symptomatische Therapie mit analgetischen, antikonvulsiven und sedativen Medikamenten, je nach Bedarf, ist im Prinzip die gleiche, die auch bei nichttumorkranken Patienten mit ähnlichen Beschwerden Anwendung findet.

B. Spezifische Maßnahmen: Im allgemeinen besteht die Therapie in der chirurgischen Entfernung des Tumors, wenngleich bei einer kleinen Zahl ausgewählter Patienten auch durch intensive Bestrahlung erfreuliche Resultate zu erzielen sind. Tumoren der Hypophyse lassen sich durch Röntgenbestrahlung „heilen". Das Medulloblastom des Kleinhirns bei Kindern reagiert auf eine initiale Bestrahlung hochempfindlich, Rückfälle sind jedoch die Regel. In ausgewählten Fällen hat man mit radikalen Excisionen und Hemisphärektomien gelegentlich Erfolg.

Prognose

Im Einzelfall hängt der Verlauf von der Art, der Ausdehnung und der Lokalisation des Tumors ab. Eine Frühdiagnose und eine adäquate chirurgische Behandlung können bei gutartigen Tumoren (Meningiomen, Neurinomen) und bei bestimmten Gliomen (besonders den frontalen und occipitalen) zur Heilung führen.

Für die Mehrzahl der Patienten mit malignen Hirntumoren ist die Prognose schlecht.

Brucy, P. C., Thieman, P. W.: Astrocytomas of the cerebellum. Arch. Neurol. **18**, 14–19 (1968).

Fessard, C.: Cerebral tumors in infancy. Amer. J. Dis. Child. **115**, 302–308 (1968).

Hunter, K. M. F., Rewcastle, N. B.: Metastatic neoplasms of the brain stem. Canad. med. Ass. J. **98**, 1–7 (1968).

Jelsma, R., Bucy, P. C.: Glioblastoma multiforme. Arch. Neurol. **20**, 161–171 (1969).

Jelsma, R., Bucy, P. C.: The treatment of glioblastoma multiforme. J. Neurosurg. **27**, 388–400 (1967).

Netsky, M. G., Watson, J. M.: The natural history of intracranial neoplasms. Ann. Int. Med. **45**, 275–284 (1956).

Potts, D. G.: Brain tumors: Radiologic localization and diagnosis. Radiol. Clin. N. Amer. **3**, 511–528 (1965).

Wilson, C. B., Norell, H. A. Jr.: Secondary tumors of the brain. Dis. nerv. Syst. **28**, 433–440 (1967).

Degenerationskrankheiten des ZNS

Multiple Sklerose

(Encephalomyelitis disseminata)

Diagnostische Merkmale

- Rasch und passager auftretende motorische und sensorische Störungen; Sehschwäche
- Diffuse neurologische Symptomatik mit Remissionen und Exacerbationen
- Euphorie (Spätsymptom)

- Krankheitsbeginn im frühen Erwachsenenalter
- Abnorme Kolloidkurve; Gammaglobulinvermehrung im Liquor.

Allgemeine Betrachtungen

Für die Multiple Sklerose ist die Entwicklung progressiver diffuser neurologischer Störungen im frühen Erwachsenenalter typisch; dabei wechseln Perioden der Verschlechterung, der offensichtlichen Besserung und des Stillstandes einander in unregelmäßiger Folge ab. Die Ätiologie ist unbekannt; verschiedene Theorien zur Pathogenese haben eine Fülle degenerativer, toxischer und entzündlicher Noxen bzw. Mangelzustände berücksichtigt. Im Gehirn und Rückenmark finden sich unregelmäßig geformte, graue Degenerationsherde, deren Größe von wenigen Millimetern bis mehreren Zentimetern variiert; die weiße Substanz ist bevorzugt.

Klinische Befunde

A. Symptome: Die initiale Krankheitsepisode und die späteren Rückfälle können im Anschluß an akute Infektionen, Verletzungen, Impfungen, Seruminjektionen, Schwangerschaften oder andere körperliche Streß-Situationen einsetzen.

Verwaschene Sprache, Intentionstremor, Nystagmus, retrobulbäre Neuritis, Inkontinenz, spastische Lähmungen, temporale Abblassung der Papille, gesteigerte Eigenreflexe und bilaterale pathologische Reflexe sind Ausdruck der Beteiligung zahlreicher Strukturen des ZNS. Für die späte Krankheitsphase ist eine euphorische Stimmungslage kennzeichnend, wobei nur noch wenig Verständnis für die eigene Situation bzw. den körperlichen Abbau besteht. Es kommen Erregungszustände und sogar maniforme Phasen vor.

Charakteristika der Krankheit sind demnach 1. vielfältige neurologische Ausfälle, zu deren Erklärung eine einzelne anatomische Läsion nicht genügt und 2. wiederholte Exacerbationen und Remissionen der subjektiven und objektiven Symptome.

B. Laborbefunde: Der Liquor kann Veränderungen im ersten oder zweiten Anteil der Gold-Kolloidkurve zeigen. Sein Gehalt an Gammaglobulinen ist im allgemeinen erhöht. Bei manchen Patienten fehlen pathologische Abweichungen des Liquors.

Differentialdiagnose

Die Neurosyphilis bietet als klassische Symptome das Argyl-Robertson-Phänomen sowie positive serologische Blut- und Liquorbefunde. Bei der funikulären Myelose findet man gewöhnlich eine perniziöse Anämie und eine Achylie, ferner die Zeichen der Erkrankung des Hinterseitenstrangs. Hirntumoren verursachen progrediente klinische Symptome, besonders EEG-Veränderungen, charakteristische Pneumencephalogramme u. Hirnangiogramme, eine Zunahme des Liquordrucks und des Liquoreiweißgehaltes sowie eine Verlagerung der Zirbeldrüse auf den Röntgenaufnahmen des Schädels. Zu den Manifestationen der Friedreich'schen Ataxie gehören Skoliose, Klumpfuß, Ausfall der Eigenreflexe und familiäres Vorkommen. Die differentialdiagnostische Abgrenzung der Platybasie, der Arnold-Chiari'schen Mißbildung und der cervicalen Wirbelsäulenmißbildung stützt sich auf Röntgenaufnahmen des Schädels und der HWS, auf die Feststellung eines partiellen subarachnoidalen Liquorstops und auf positive Myelogramme. Tumoren in der hinteren Schädelgrube führen zur Stauungspapille, steigern den Liquordruck und bedingen charakteristische Veränderungen des Ventriculogramms und vertebraler Angiogramme.

Komplikationen

Mit der Überlebenszeit des Patienten nehmen gewöhnlich auch die Gefahren der chronischen Invalidität zu. Unmittelbare Todesursache ist meistens irgendeine interkurrente Erkrankung. Infektionen der Blase und der Niere sind typisch.

Behandlung

A. Ärztliche Maßnahmen: Eine spezifische Therapie existiert nicht. Zur Behandlung akuter Rückfälle hat man Corticosteroide und Vasodilatatoren empfohlen (Inhalationen von 5–10%igem CO_2, Histamininfusionen, Inhalationen von Amylnitrit); die Erfolge sind jedoch spärlich. Therapeutische Effekte versprach man sich auch von Tolbutamid, Isoniazid, Vitamin B_{12} und Procain, ferner von Bluttransfusionen und fettfreien Diäten; aber auch hier konnten positive Wirkungen nicht gesichert werden.

B. Allgemeine Maßnahmen: Ein angemessener Nacht- und Mittagschlaf beeinflussen den Zustand der Patienten sichtbar positiv. Plötzliche Änderungen der Außen- oder Körpertemperaturen sollten vermieden werden, um Gefäßspasmen nicht zu fördern (wenngleich die Bedeutung solcher Spasmen noch fraglich ist). Hitze führt bei den betreffenden Kranken zu einer Verschlechterung, während Kälte häufig eine vorübergehende Besserung bedingt.

Maßnahmen der Rehabilitation, der physikalischen Therapie und der Psychotherapie sind immer indizierte Versuche, den Patienten dazu zu ermutigen, daß er mit seinen Funktionseinbußen lebt und die ihm verbliebenen Möglichkeiten nach Kräften ausnutzt.

Prognose

Der Krankheitsverlauf variiert und läßt sich nicht voraussagen. In fast allen Fällen folgt den initialen Symptomen eine Remission; aber mit jedem Symptomrezidiv werden die Chancen einer erneuten Remission geringer. Die Remissionen der frühen Krankheitsphase können bemerkenswert vollständig sein; in der späten Krankheitsphase überwiegen Teilremissionen. Die Remissionen dauern mehrere Monate bis 2 Jahre.

Ein klinischer Verlauf von 10–20 Jahren ist nicht ungewöhnlich. An einem großen Kollektiv errechnete man nach dem Beginn der Symptomatik eine mittlere Überlebenszeit von 27 Jahren.

ALTER, M., SPEER, J.: Clinical evaluation of possible etiologic factors in multiple sclerosis. Neurology **18**, 109–116 (1968).

ANTONOVSKY, A. et al.: Reappraisal of possible etiologic factors in multiple sclerosis. Amer. J. publ. Hlth **58**, 836–848 (1968).

HYLAND, H. H.: Prognosis and treatment of multiple sclerosis: With comments on other demyelinating disease. Postgrad. Med. **37**, 241–248 (1965).

IVERS, R. R., GOLDSTEIN, N. P.: Multiple sclerosis: A current appraisal of symptoms and signs. Proc. Staff Meet Mayo Clin. **38**, 457–466 (1963).

KURTZKE, J. et al.: Studies on natural history of multiple sclerosis. Acta neurol. scand. **44**, 467–494 (1968).

MACKAY, R. P., MYRIANTHOPOLOUS, N. C.: Multiple sclerosis in twins and their relatives. Arch. Neurol. **15**, 449 (1966).

SCHAPIRA, K. et al.: Marriage, pregnancy and multiple sclerosis. Brain **89**, 419–428 (1966).

SCHEINBERG, L. C. et al.: Research in demyelinating diseases. Ann. N. Y. Acad. Sci. **122**, 1 (1965).

SCHUMACHER, G.: Demyelinating diseases. New Engl. J. Med. **262**, 969–975, 1019–1022, 1069–1075, 1119–1126 (1960).

Veterans Administration Multiple Sclerosis Group: Five year follow-up study on multiple sclerosis. Arch. Neurol. **11**, 583–592 (1964).

Paralysis agitans
(M. Parkinson)

Diagnostische Merkmale

- Vorwiegender Ruhetremor („Pillendrehen"); Maskengesicht
- Langsamer, schleifender, oft trippelnder Gang
- Erschwerung der Bewegungsvollzüge, Rigidität der Gliedmaßenmuskulatur bei passiver Bewegung („Bleirohrphänomen" oder „Zahnradphänomen")
- Schleichender Beginn im 6. und 7. Lebensjahrzehnt, langsames Fortschreiten

Allgemeine Betrachtungen

Die Paralysis agitans ist durch unwillkürlichen Tremor, verminderte Bewegungsfähigkeit (Akinese) und Rigidität gekennzeichnet, die geistigen Fähigkeiten bleiben intakt. Der Krankheitsbeginn fällt gewöhnlich in die 5. oder 6. Lebensdekade. Die Krankheit kommt sicher als Komplikation der epidemischen Encephalitis vor; man hat außerdem erkannt, daß sie bei Gefäßstörungen, bei Neurosyphilis und im Anschluß an Kopftraumen auftreten kann. Reversible extrapyramidale Reaktionen einschließlich der Paralysis agitans mit Haltungs- und Ganganomalien, Rigidität, Tremor, Speichelfluß und ähnlichen Symptomen können nach Einnahme neuroleptischer Medikamente, z. B. der Phenothiazine, beobachtet werden. In vielen Fällen aber hat man von dem auslösenden Agens keine Kenntnis; diese Erkrankungen werden dann einer Degeneration von Zellen und Faserzügen des Corpus striatum, des Globus pallidus und der Substantia nigra zugeschrieben.

Klinische Befunde

Der Beginn ist schleichend und durch zunehmende Rigidität oder zunehmenden Tremor oder durch beides gekennzeichnet. Die Progredienz der Symptomatik kann langsam sein. Häufig zeigen die Kranken einen starren Gesichtsausdruck oder – im Verhältnis zu Gesunden – eine Verarmung an mimischen Bewegungen; das Lächeln z. B. erfaßt nur nach und nach die entsprechenden Muskelgruppen und kann dann einem anderen Gesichtsausdruck nicht so schnell weichen. Die Körperbewegungen werden insgesamt zähflüssiger. Die allmählich zunehmende Rigidität führt zu einem verminderten Schwenken der Arme beim Gehen. Die Beine werden dann als steif und schwer empfunden; es kostet eine erhebliche Anstrengung, sie beim Gehen vom Boden abzuheben. Typisch ist eine vornübergebeugte Haltung, dabei sind die Arme zur Seite gehalten, die Unterarme leicht gebeugt und die Finger abduziert. Der Tremor (etwa 2–6 Schl./Sek.) ist intermittierend, er steigert sich, wenn die Gliedmaßen ruhig gehalten werden. Eine häufige Form des Tremors ist das „Pillendrehen", an dem sich der Daumen, der Zeigefinger oder das Handgelenk beteiligen; manchmal wird gleichzeitig ein „Ja- und Nein-Tremor" des Kopfes beobachtet. Emotionale Belastungen und Müdigkeit verschlimmern den Tremor.

Die Muskulatur der Gliedmaßen verhält sich bei passiver Bewegung rigid („Bleirohr-Phänomen" oder „Zahnrad-Phänomen"). Dem Kranken fällt es unter Umständen schwer, von einem Stuhl aufzustehen, so daß er mehrmals und angestrengt dazu ansetzen muß. Auch Drehbewegungen bereiten Schwierigkeiten, sogar bei stehender Haltung oder im Bett. Bewegungsvollzüge, wie das Legen eines Knotens, das Knöpfen eines Rokkes und das Bürsten der Haare sind zuletzt ohne Hilfe nicht mehr ausführbar. Manche Patienten haben die Tendenz, stoßweise in eine schnelle oder doch beschleunigte Bewegung zu geraten (Festination). Die Stimmgebung wird nicht selten schwach, dünn und monoton. Die Augenbewegungen können krisenhaft gestört sein.

Differentialdiagnose

A. Tremor: Der senile Tremor ist feinschlägiger und schneller; er geht nicht mit Muskelschwäche oder Rigidität einher. Dem hysterischen Tremor fehlt die Konstanz; er wird lebhafter, wenn jemand auf ihn achtet, und läßt nach, wenn er nicht mehr beachtet wird. Er kommt zusammen mit anderen hysterischen Symptomen vor. Der hereditäre Tremor manifestiert sich schon in frühen Jahren, er steigert sich bei willkürlichen Bewegungen und bleibt während des ganzen Lebens gleich, ohne daß andere nervöse Symptome hinzukommen. Der Tremor bei Hyperthyreoidismus, Formen des toxischen Tremors (Delirium tremens) und Tremorerscheinungen bei einer frühen allgemeinen Paralyse im Zuge der Syphilis lassen sich unschwer vom Tremor der Paralysis agitans unterscheiden.

B. Rigidität: Bei der Katatonie wird eine fixierte, rigide Haltung über längere Zeit beibehalten, gleichzeitig findet man hier psychisch-geistige Veränderungen. Die Spastizität bei Erkrankungen der Pyramidenbahn betrifft bestimmte Muskeln; sie ist zu Beginn einer passiven Bewegung am stärksten ausgeprägt und wird während des weiteren Bewegungsablaufs geringer. Patienten mit Polyarthritis berichten von Schmerzen; hier sind Gelenkveränderungen anstelle muskulärer Störungen offensichtlich.

Behandlung

A. Internistische Maßnahmen: (s. Tabelle 17–3). Die Therapie ist vorwiegend symptomatisch.

1. Für eine Reihe von Medikamenten sind positive Wirkungen auf die Symptomatik des Parkinsonismus nachgewiesen. Diese Medikamente werden gewöhnlich kombiniert verabreicht, um optimale therapeutische Ergebnisse zu erzielen. Am Anfang kann man Kombinationen wie die von Trihexyphenidyl (Artane®) und Diphenhydramin (Benadryl®) 3mal täglich geben. Cave: beim Wechsel auf andere Präparate ist ein plötzliches Absetzen der Medikation zu vermeiden. Man sollte sich vielmehr mit einem Pharmakon ausschleichen, während die Dosierung des neuen Pharmakons gesteigert wird. Sehr bewährt hat sich Biperiden (Akineton®).

2. Neuere Medikamente:

a) L-Dopa (L-Dihydroxyphenylalanin) soll eine Wirkung gegen die Akinese und Rigidität des Parkinsonismus und – in geringerem Maße – auch gegen den Tremor aufweisen. Man verordnet 1mal täglich 1/2 Tabl. (= 250 mg) und erhöht die Dosis über mehrere Wochen bis zur Toleranzgrenze bzw. bis zum Eintritt eindeutiger Effekte. Die mittlere Tagesdosis liegt bei 3–4 g. Nebenwirkungen wie Nausea, Erbrechen, orthostatische Hypotension, Herzrhythmusstörungen und choreiforme Bewegungsabläufe können bei entsprechender Dosisreduktion nachlassen.

b) Amantidinhydrochlorid (Symmetrel®). Diese gegen das A_2-Virus der asiatischen Grippe wirksame Substanz vermindert wohl auch die Akinese, die Rigidität und den Tremor des Parkinsonismus. Die Tagesdosis beträgt 200 mg (2x täglich 100 mg). Die Nebenwirkungen lassen sich durch eine angepaßte Dosierung oder durch zusätzliche Verordnungen unter Kontrolle halten; es handelt sich um Schlaflosigkeit, nervöse Übererregbarkeit, abdominelle Mißempfindungen, Schwindelgefühle, depressive Verstimmunge, Verwirrtheitszustände und gelegentlich auch um Halluzinationen.

B. Chirurgische Maßnahmen: Bei sorgfältig ausgewählten Patienten hat sich die operative Ausschaltung von Teilen des Globus pallidus oder des Nucleus ventrolateralis thalami als außerordentlich günstig erwiesen.

C. Allgemeine Maßnahmen: Die physikalische Therapie sollte Massagen, Muskelstreckungen und nach Möglichkeit aktive Übungen einschließen. Man zeigt dem Patienten, wie er täglich mit den am meisten betroffenen Muskeln zu üben hat, besonders mit denen der Finger, Hände, Handgelenke, Ellenbogengelenke, Kniegelenke und mit denen des Nackens.

Ermutigungen und psychologische Hilfestellungen sind von entscheidender Bedeutung; damit kann man die positiven Aspekte der Krankheiten betonen: 1. Die symptomatische Besserung durch Medikamente, 2. die Tatsache, daß die geistige Leistungsfähigkeit nicht beeinträchtigt wird, 3. die nur langsame Progredienz über viele Jahre hin und 4. die intensive Forschung auf diesem Gebiet mit der Aussicht, daß sich bahnbrechende therapeutische Möglichkeiten noch ergeben.

Von Barbituraten ist abzusehen. Dagegen sollte man zur allgemeinen Spannungsminderung den mäßigen Genuß von Alkohol erlauben. Auch bestimmte Nichtbarbiturate mit tranquillisierender Wirkung können von Nutzen sein (z. B. Meprobamat, nicht Phenothiazine).

Prognose

Gewöhnlich schreitet die Krankheit langsam fort; der Patient kann viele Jahre damit leben.

Bei zunehmender Einschränkung des Leistungsvermögens neigen die Patienten zu depressiven Verstimmungen, zur Ängstlichkeit und zu anderen emotionalen Störungen.

Die medikamentöse Behandlung kann eine vorübergehende Besserung der Beschwerden bringen. Bei ausgewählten Patienten ist eine erhebliche Verminderung des Tremors und der Rigidität durch operative Maßnahmen möglich (Pallidotomie, Thalamotomie).

Cotzias, G. C., Papasvilliou, P. S., Gellene, R.: Modification of parkinsonism-Chronic treatment with L-dopa. New Engl. J. Med. **280**, 337–345 (1969).

Klawans, H. L., Jr.: The pharmacology of parkinsonism. Dis. nerv. Syst. **29**, 805–816 (1968).

Perlmutter, L., Fairman, D.: Stereotactic thalamotomy in the treatment of extrapyramidal disorders: Criteria for selecting of parkinsonism patients. J. Amer. Geriat. Soc. **16**, 468–471 (1968).

Pollock, M., Hornabrook, R. W.: The prevalence, natural history and dementia of Parkinson's disease. Brain **89**, 429–448 (1966).

Schwab, R. S. et al.: Amantadine in the treatment of Parkinson's disease. J. Amer. med. Ass. [JAMA] **208**, 1168–1170 (1969).

Hepatolentikuläre Degeneration

(Wilson'sche Krankheit)

Die Wilson'sche Krankheit tritt familiär auf. Ihre Charakteristika sind pathologische Veränderungen der Basalganglien mit den zugehörigen klinischen Symptomen, eine Lebercirrhose und gewöhnlich eine grünlich-braune Pigmentation der Cornea (Kayser-Fleischer'sche Ringe). Man hat die Krankheit auf eine metabolische Störung bezogen, da Kupfer und Aminosäuren im Urin vermehrt erscheinen und das Cäruloplasmin im Serum vermindert ist. Das Kleinhirn, die Hirnrinde und weitere Anteile des Nervensystems können zusätzlich befallen sein. Die Symptome entwickeln sich schleichend, meistens zwischen dem 11.–25. Lebensjahr.

Tremor und Rigidität sind die häufigsten Frühsymptome. Als Tremorformen findet man bevorzugt einen Intentionstremor oder einen alternierenden Tremor; das bizarre „Flügelschlagen" der oberen Extremitäten läßt sich durch Armstreckung akzentuieren. Die Rigidität ähnelt der Starre bei Paralysis agitans.

Dimerkaprol (BAL) soll den exzessiv erhöhten Kupferspiegel senken und wahrscheinlich auch die Progredienz der Krankheit verlangsamen. In der Klinik ist es zweckmäßig, jeden 2. Monat 10 bis 12 Tage lang 2,5 mg/kg i. m. 2x täglich zu geben. Penicillamin (Metalcaptase®) ist ein wirksamer Chelator und kann oral verabreicht werden; es dürfte die

Tabelle 17–3. *Antiparkinson-Mittel*[a]

Medikament	Hauptwirkung auf: Tremor	Rigidität und Spastizität	Akinesie (Muskelschwäche)	Oculogyrische Krisen	Dosierung	Besonderheiten und Kautelen
Trihexyphenidyl (Artane®)		X	X	X	3mal tägl. 1–5 mg; zunächst niedrige, dann zunehmende Dosis. Bei oculogyrischen Krisen 3mal tägl. 10 mg.	Bei älteren Patienten Auslösung eines akuten Glaukoms möglich; Kontraindikation bei Glaukom. Verschwommenes Sehen, Mundtrockenheit, Schwindel und Tachykardie sind toxische Frühsymptome; Erbrechen, Benommenheit, Orientierungsstörungen und Halluzinationen sind Spätsymptome. Die synthetischen Präparate führen eher zu Schwindelgefühlen als die natürlichen Alkaloide; ihre parasympathicolytische Wirkung ist etwas schwächer.
Biperiden (Akineton®)		X		X	3–4mal tägl. 2 mg.	
Procyclidin (Osnervan®)		X			3mal tägl. 2,5–5 mg (nach den Mahlzeiten).	
Benzatropinmethansulfonat (Cogentinol®)	X	X			1–2mal tägl. 0,5 mg; Dosissteigerung um 0,5 mg in Abständen von mehreren Tagen bis zur Tagesmenge 5 mg bzw. bis zum Auftreten von Nebenwirkungen. Oft als Einzelverordnung am Abend besonders wirksam.	Atropinartige Nebenwirkungen. Größte Wirksamkeit bei Kombination mit Trihexyphenidyl oder Dextroamphetamin.

[a] Modifiziert nach CHUSID: Correlative Neuroanatomy and Functional Neurology, 14. Ausgabe, Lange 1970.

Medikament	Hauptwirkungen auf: Tremor	Rigidität und Spastizität	Akinesie (Muskelschwäche)	Oculogyrische Krisen	Dosierung	Besonderheiten und Kautelen
Diphenhydramin (Benadryl®)	X				2–4mal tägl. 50 mg.	Bei passagerer Schläfrigkeit Dosis reduzieren!
Orphenadrin (Mephenamin®)	X	X			3–5mal tägl. 50 mg.	
Levodopa (Larodopa®)	(X)	X	X		Zunächst 125 mg täglich. Dann 3 mal tägl. 250 mg. Dosissteigerung bis zur Toleranzgrenze (4–8 g täglich).	Nausea, Erbrechen, Haltungsschwäche, choreiforme Bewegungen. Kontraindikationen: Glaukom, Leberinsuffizienz, Psychosen u. a.
Amantidin (Symmetrel®)	X	X	X		2mal tägl. 100 mg.	Gesteigerte Erregbarkeit, Schlaflosigkeit, depressive Verstimmungen, Orientierungsstörungen, Halluzinationen.

Förderung der Kupferausscheidung durch BAL bei weitem übertreffen. Einige spezifische Manifestationen der Krankheit lassen sich durch symptomatische Maßnahmen bessern.

Den progredienten Verlauf kennzeichnen partielle Remissionen und Exacerbationen, bis – gewöhnlich nach 10 Jahren – der Tod eintritt. Den tatsächlichen Einfluß von Dimerkaprol und Penicillamin auf die Überlebenszeit hat man noch nicht genau ermitteln können.

Denny-Brown, D.: Hepatolenticular degeneration (Wilson's disease): Two different components. New Engl. J. Med. **270**, 1149–1156 (1964).

Richmond, J. et al.: Hepatolenticular degeneration (Wilson's disease) treated by penicillamine. Brain **87**, 619–638 (1964).

Sternlieb, I., Scheinberg, I. H.: Prevention of Wilson's disease in asymptomatic patients. New Engl. J. Med. **278**, 352–359 (1968).

Sternlieb, I., Scheinberg, I. H.: The diagnosis of Wilson's disease in asymptomatic patients. J. Amer. med. Ass. [JAMA] **183**, 747–751 (1963).

Sternlieb, I., Scheinberg, I. H.: Pencillamine therapy for hepatolenticular degeneration. J. Amer. med. Ass. [JAMA] **189**, 784 (1964).

Chronisch progressive Chorea

(Chorea Huntington)

Die Huntington'sche Chorea, eine Erbkrankheit der Basalganglien und des Cortex, manifestiert sich im Erwachsenenalter mit choreiformen Bewegungen und psychischen Veränderungen. In Amerika hat man zahlreiche Fälle auf 2 Brüder zurückführen können, die von England nach Long Island emigrierten. Die Patienten leiden unter unwillkürlich abrupten und ausfahrenden Bewegungen, die jedoch nicht so blitzartig auftreten und nicht so rasch ablaufen wie die der Sydenham'schen Chorea. Die Krankheit schreitet chronisch fort und führt gewöhnlich nach etwa 15 Jahren zum Tode.

Die Behandlung ist symptomatisch. Bei der ärztlichen Betreuung des Kranken haben hochdosierte Tranquilizer, z. B. Reserpin oder ein Phenothiazinderivat gute palliative Wirkungen.

BYERS, R. K., DODGE, J. A.: Huntington's chorea in children: Report of four cases. Neurology **17**, 587–596 (1967).

GATH, J., VINJE, B.: Pneumoencephalographic findings in Huntington's chorea. Neurology **18**, 991–996 (1968).

GOODMAN, R. M. et al.: Huntington's chorea: Multidisciplinary study of kindred. Arch. Neurol. **15**, 345–355 (1966).

HANSOTIA, P., CLEELAND, C. S., CHUN, R. W. M.: Juvenile Huntington's chorea. Neurology **18**, 217–224 (1968).

MYRIANTHOPOULOS, N.: Huntington's chorea. J. Med. Genetics **3**, 298 (1966).

Symposium on Huntington's chorea. Proc. Mayo Clin. **30**, 349–370 (1955).

Sydenham'sche Chorea
(Veitstanz)

Diagnostische Merkmale

- Schnelle, ausfahrende, unwillkürliche und unregelmäßige Bewegungen der Gesichts-, Rumpf- und Extremitätenmuskulatur
- Dadurch erhebliche Sprech- und Haltungsstörungen
- Abnorme Reizbarkeit, Ruhelosigkeit und emotionale Labilität
- Mäßige Muskelschwäche, muskuläre Hypotonie
- Vorkommen bei rheumatischem Fieber bzw. in Verbindung mit anderen Folgezuständen dieser Krankheit

Allgemeine Betrachtungen

Die Sydenham'sche Chorea wird meistens bei jungen Personen beobachtet; sie ist durch unwillkürliche, unregelmäßige Bewegungen, durch Koordinationsstörungen der Willkürmotorik, durch eine mäßige Muskelschwäche und durch emotionale Symptome charakterisiert. Gewöhnlich – jedoch nicht regelmäßig – kommt sie bei rheumatischem Fieber vor und zählt zu den Folgeerscheinungen dieser Krankheit; oft bestehen noch andere klinische Hinweise auf ein rheumatisches Fieber.

Klinische Befunde

Die Patienten werden reizbar, übererregt, ruhelos und schlaflos. Grimassen, unpassende Bewegungen und Stottern sind häufig anzutreffende Symptome. Die Muskulatur des Gesichtes, des Rumpfes und der Extremitäten unterliegt einem verschieden starken Zwang zu unwillkürlichen, dysrhythmischen Bewegungen, die plötzlich auftreten, schnell ablaufen, nur kurz andauern und ausfahrend sind. Haltung und Sprache können dabei betroffen sein. Im allgemeinen werden die unwillkürlichen Bewegungsabläufe durch willkürliche Innervationen und psychische Erregungen akzentuiert. Die in die Störung einbezogenen Gliedmaßen sind muskelschwach und hypoton.

Oft bestehen klinische Hinweise auf ein rheumatisches Fieber oder einen Herzrheumatismus, wobei der letztere manchmal erst während einer späteren Krankheitsphase in Erscheinung tritt.

Differentialdiagnose

Zunächst sind Tic-Bewegungen und habituelle Muskelspasmen abzugrenzen; diese treten gewöhnlich als Gesichtsgrimassen mit Augenzwinkern, Schmatzen und Zungenschnalzen auf, behindern die Artikulation nicht, führen zu keiner Muskelschwäche und sind nicht an ein rheumatisches Fieber gebunden. Die Differentialdiagnose hat ferner die Huntington'sche Chorea zu berücksichtigen, die eine progressive Erbkrankheit des Erwachsenenalters mit Chorea und psychischen Abnormitäten darstellt und die gewöhnlich nach etwa 15 Jahren zum Tode führt.

Behandlung

Corticosteroide und Corticotropin können den Verlauf abkürzen und die rheumatischen Erscheinungen unterdrücken. Sedativa (z. B. Phenobarbital) oder Tranquilizer vom Typ der Phenothiazine sind gegen die unwillkürlichen Bewegungsabläufe der Chorea wirksam.

Prognose

Die akute Phase der Chorea erstreckt sich gewöhnlich nur über einen begrenzten Zeitraum, wobei die Symptomatik 2–3 Wochen nach dem Beginn ihren Höhepunkt erreicht. Die allmähliche Restitution beansprucht etwa 2–3 Monate.

ARON, A. M., FREEMAN, J. M., CARTER, S.: The natural history of Sydenham's chorea. Amer. J. Med. **38**, 83 (1965).

KURLAND, H. D.: Symptomatic control of Sydenham's chorea. Int. J. Neuropsychiat. **1**, 152–157 (1965).

TIERNEY, R. C. et al.: Treatment of Sydenham's chorea. Amer. J. Dis. Child. **109**, 408–412 (1965).

Funikuläre Myelose

(Kombinierte Systemerkrankung)

Diagnostische Merkmale

- Taubheit, Nadelstechen, Druckschmerzhaftigkeit, Schwäche und Schweregefühl der Zehen, Füße, Finger und Hände
- Handschuh- und strumpfartige Verteilung der sensiblen Ausfälle; pathologische plantare Streckreaktion (Babinski), Hyperreflexie, Flexorspasmen; weniger häufig schlaffe Lähmung und Hyporeflexie; Verlust des Lagesinns und der Vibrationsempfindung
- Gedächtnisdefekte oder psychotische Symptome
- Vorkommen in Verbindung mit den pathologischen Blut- und Magenbefunden der perniziösen Anämie

Allgemeine Betrachtungen

Die funikuläre Myelose besteht in einer progressiven Degeneration des spinalen Hinter- und Seitenstrangs, wobei manchmal auch periphere Nerven degenerieren. Die mittleren und höheren Altersgruppen sind am häufigsten betroffen.

Obgleich die funikuläre Myelose typischerweise in Verbindung mit der perniziösen Anämie vorkommt, entspricht ihr Schweregrad nicht unbedingt dem der Anämie; diese Beobachtung läßt den Schluß zu, daß die Ursachen der spinalen und hämatologischen Veränderungen nicht identisch sind. Die Rükkenmarksdegenerationen können sich vor der klinischen Manifestation der perniziösen Anämie entwickeln.

Klinische Befunde

Kribbeln, Taubheitsgefühle und „Nadelstechen" in den Zehen und Füßen und später in den Fingern sind die ersten Symptome. Schwellungs-, Kälte- und Feuchtigkeitsempfindungen an den Füßen können hinzukommen. Mattigkeit, Muskelschwäche der Beine, Schweregefühl in den Füßen und Gangunsicherheit gehören zu den üblichen Symptomen. Die Anämie kann eine Belastungsdyspnoe und gehäufte Schwindelanfälle verursachen; Mißempfindungen im Bereich des Magens beruhen auf der Achlorhydrie.

Bei der Krankheitsform mit muskulärem Tonusverlust sind in erster Linie die peripheren Nerven betroffen. Man findet folgende Symptome: Schwäche der unteren Extremitäten (besonders ihrer distalen Anteile), Druckschmerzhaftigkeit der Waden- und Fußsohlenmuskulatur, herabgesetzte Berührungsempfindlichkeit der Beine in einem strumpfähnlichen Gebiet bis herauf zu den Knien, Störungen des Vibrationsempfindens, Ataxie, ein positives Romberg'sches Zeichen, Abschwächung oder Fehlen des Patellarsehnen- und Achillessehnenreflexes sowie pathologische plantare Streckreaktionen (Babinski). Bei der Krankheitsform mit spastischen Muskelveränderungen stehen Rückenmarkssymptome, besonders solche, die vom Seitenstrang ausgehen, im Vordergrund: gesteigerte Eigenreflexe, Kloni der hypertonen Muskulatur und Beugekontrakturen mit zunehmender Bewegungsschwäche. Es kann sich eine Paraplegie der Beugemuskulatur entwickeln. Wenn die sensiblen Ausfälle schwerwiegender werden, geht auch die Kontrolle über die Sphinctermuskeln verloren, so daß die Patienten sich wund liegen.

Des weiteren können psychische Symptome auftreten, auch schon in der frühen Krankheitsphase. Man hat Apathien, Demenzen, Hypomanien, paranoide Zustände, Halluzinationen, Orientierungsstörungen und Gedächtnisausfälle beobachtet.

Die Laborbefunde entsprechen denen der perniziösen Anämie.

Differentialdiagnose

Eine makrocytäre Anämie und Achlorhydrie trägt gewöhnlich zur Sicherung der Diagnose bei, dennoch kann es notwendig sein, das Krankheitsbild gegen familiäre Ataxien, die Tabes dorsalis, die Multiple Sklerose, die Myelitis und Tumoren mit spinalen Kompressionen abzugrenzen.

Behandlung
Sie folgt den Prinzipien der Perniciosa-Therapie.

Prognose
Bei angemessener Therapie der perniziösen Anämie kann eine Besserung eintreten, zumal eine Besserung der periphernervalen Symptome. Dagegen hat man bei ausgedehntem Befall des Rückenmarks kaum eine günstige Entwicklung der Krankheit zu erwarten.

Die Paraesthesien und sensiblen Störungen können selbst bei solchen Kranken persistieren, die rechtzeitig, intensiv und umfassend behandelt wurden.

Patienten über 60 Jahre haben eine schlechtere Prognose.

Weir, D. G., Gatenby, P. B. B.: Subacute combined degeneration of the cord after partial gastrectomy. Brit. med. J. **1963 II**, 1175–1176.
S. auch Literatur unter Multiple Sklerose.

Krankheiten der Hirnnerven

Trigeminusneuralgie
(Tic Douloureux)

Für die Trigeminusneuralgie sind plötzlich auftretende und kurzdauernde, quälende Schmerzattacken im Versorgungsbereich des 5. Hirnnerven typisch. Der Anfall wird normalerweise durch eine (gewöhnlich schwache) Reizung einer „Triggerzone" im Schmerzgebiet ausgelöst; charakteristisch sind sich wiederholende Paroxysmen schneidender und bohrender Schmerzen im Ausbreitungsbezirk eines oder mehrerer Äste des Nerven. Die Ersterkrankung fällt im allgemeinen in die mittlere oder 2. Lebenshälfte, Frauen sind häufiger betroffen. Der Schmerz wird als ätzend oder brennend beschrieben. Er tritt in blitzartigen Stößen auf und hält nur 1–2 Minuten oder auch 15 Minuten lang an. Die Anfallsfrequenz variiert; es kann sich um viele Attacken an einem Tag oder um wenige Attacken in einem Monat oder Jahr handeln. Die Patienten versuchen oft, ihr Gesicht bei einer Unterhaltung möglichst ruhig zu stellen oder die Nahrung unzerkaut zu schlucken, um die Triggerzone nicht zu irritieren.

Behandlung

A. Internistische Behandlung: Sie ist nicht selten unbefriedigend; bevor man jedoch zu chirurgischen Maßnahmen Zuflucht nimmt, erstrebt man gewöhnlich eine Besserung durch folgende Verordnungen:

1. Trichloraethylen, wovon 15–20 Tropfen täglich in einer Einzeldosis oder in fraktionierten Dosen eine halbe Stunde vor den Mahlzeiten aus einem Tuch inhaliert werden.
2. Massive Dosen von Vitamin B_{12} (10 Tage lang täglich 1 mg i. m.) sollen eine Schmerzerleichterung bringen.
3. Antikonvulsiva, z. B. 0,1 g Diphenylhydantoin-Natrium (Zentropil®) 4x täglich, und Vasodilatatoren, z. B. 50 mg Tolazolinhydantoin-Natrium (Zentropil®) 4x täglich, lich, sind in manchen Fällen mit Erfolg gegeben worden.
4. Alkoholinjektionen in das Ganglion oder an die Äste des Trigeminusnerven können eine Analgesie bewirken und für mehrere Monate oder Jahre den Schmerz ausschalten. Später sind wiederholte Injektionen erforderlich.
5. Carbamazepin (Tegetral®). Dieses tricyclische Pharmakon hat einen sehr bemerkenswerten Effekt; es wirkt vorbeugend und beseitigt den trigeminusneuralgischen Schmerz, nicht jedoch andere Schmerzen des Gesichtes, des Kopfes oder sonstiger Körperregionen. Die Dosierung ist unterschiedlich, sie beträgt 0,2–2,0 g pro Tag. Hinweise auf schwerwiegende hämatologische Reaktionen und Hautveränderungen müssen sorgfältig beachtet werden.

B. Chirurgische Maßnahmen: Sie sind erforderlich, wenn die medikamentöse Behandlung zu keiner Besserung führt.

Prognose

In den meisten Fällen erstrecken sich die Schmerzanfälle über mehrere Wochen oder Monate. Remissionen können wenige Tage oder Monate und sogar Jahre anhalten. Sie sind bei älteren Patienten eher kürzer.

AMOLS, W.: A new drug for trigeminal neuralgia (clinical experience with carbamazepine in large series of patients over two years). Trans. Amer. neurol. Ass. **91**, 163 (1966).

BLOM, S.: Tic douloureux treated with new anticonvulsant. Arch. Neurol. **9**, 285–290 (1963).

DALESSIO, D. J.: Medical treatment of tic douloureux. J. chron. Dis. **19**, 1043–1048 (1966).

FAGER, C. A.: Trigeminal neuralgia. Geriatrics **20**, 475–480 (1965).

GRAHAM, J. G., ZILKHA, K. J.: Treatment of trigeminal neuralgia with carbamazepine: A follow-up study. Brit. med. J. **1966 I**, 210.

HENDERSON, W. R.: Trigeminal neuralgia: The pain and its treatment. Brit. med. J. **1967 I**, 7–14.

IANNONE, A., BAKER, A. B., MORRELL, F.: Dilantin in the treatment of trigeminal neuralgia. Neurology **8**, 126–128 (1958).

KERR, F. W. L.: The etiology of trigeminal neuralgia. Arch. Neurol. **8**, 15–26 (1963).

KILLIAN, J. M., FROMM, G. H.: Carbamazepine in the treatment of neuralgia. Arch. Neurol. **19**, 129–136 (1968).

KING, R. B.: Management of tic douloureux. Postgrad. Med. **40**, 684–688 (1966).

ROCKLIFFE, B. W., DAVIS, E. H.: Controlled sequential trials of carbamazepine in trigeminal neuralgia. Arch. Neurol. **15**, 129–136 (1966).

RUSHTON, J. G.: Medical treatment of trigeminal neuralgia: With a note on the results of alcohol injection. Med. Clin. N. Amer. **52**, 797–800 (1968).

Bell'sche Lähmung

(Periphere Facialisparese)

Die Bell'sche Lähmung ist eine Paralyse aller Muskeln einer Gesichtshälfte, sie wird häufig durch Zug, Kälte oder Verletzungen gebahnt. Man begegnet ihr in allen Altersgruppen, eine gewisse Häufung ergibt sich aber für den Abschnitt vom 20.–50. Lebensjahr.

Den Patienten darf man versichern, daß sich die Lähmung gewöhnlich im Laufe von 2–8 Wochen (bei älteren Kranken eventuell erst nach 1–2 Jahren) zurückbildet. Das Gesicht ist warm zu halten, eine weitere Zug- und Staubexposition ist zu vermeiden. Notfalls wird das Auge durch eine Klappe geschützt. Die Gesichtsmuskulatur sollte durch ein streifenförmiges Pflaster oder eine Binde, die den Unterkiefer erfaßt und um das Ohr geschlungen ist, entlastet werden. Nach dem 14. Tag beginnt man mit einer umtägigen, elektrischen Reizung, um einer Muskelatrophie vorzubeugen. Der Wiederherstellung des Muskeltonus dienen auch vorsichtige, aufwärts gerichtete Massagen der beteiligten Muskulatur; man führt sie 2–3mal täglich 5–10 Minuten lang durch. Durch die Wärmewirkung einer Infrarotlampe kann die Restitution beschleunigt werden.

In der großen Mehrzahl der Fälle kommt es zu einer partiellen oder vollständigen Rückbildung. Bei partieller Rückbildung können sich auf der gelähmten Seite Muskelkontrakturen entwickeln. An der erkrankten oder der anderen Seite hat man gelegentlich Rezidive beobachtet.

LANGWORTH, E. P., TAVERNER, D.: The prognosis in facial palsy. Brain **86**, 465–480 (1963).

LEIBOWITZ, U.: Bell's palsy: Two disease entities? Neurology **16**, 1105–1109 (1966).

MILLER, H.: Facial paralysis. Brit. med. J. **1967 III**, 815–818.

WINOKUR, S.: Bell's palsy: Prognosis and treatment. S. med. J. **56**, 959–961 (1963).

ZOHN, D. A., DUKE, C. J.: Bell's palsy: Management based on prognosis. GP **36**, 98–103, Oct 1967.

Krankheiten der peripheren Nerven

Polyneuritis

(Multiple Neuritis, periphere Neuritis, periphere Neuropathie)

Diagnostische Merkmale

- Langsam fortschreitende Muskelschwäche, Paraesthesien, Druckempfindlichkeit und Schmerzhaftigkeit, wovon am häufigsten

die distalen Extremitätenabschnitte betroffen sind
- Handschuh- und strumpfartig ausgebreitete Hypaesthesie oder Anaesthesie, besonders für Vibration
- Hyporeflexie oder Areflexie
- Muskelschwund an den betroffenen Gliedmaßen

Allgemeine Betrachtungen
Die Polyneuritis ist ein Syndrom ausgedehnter sensorischer und motorischer Störungen bei Erkrankung peripherer Nerven. Sie kann in jedem Lebensalter auftreten, wenngleich sie bei Erwachsenen jungen oder mittleren Alters, zumal bei Männern, am häufigsten angetroffen wird. In den meisten Fällen liegt eine nichtentzündliche Degeneration peripherer Nerven vor.

Polyneuritiden werden verursacht 1. durch chronische Vergiftungen (Alkohol, Carbondisulfide, Benzene, Phosphor, Sulfonamide); 2. durch Infektionen (Meningitis, Diphtherie, Syphilis, Tuberkulose, Pneumonie, Guillain-Barré-Syndrom, Mumps); 3. durch metabolische Veränderungen (Diabetes mellitus, Gicht, Schwangerschaft, Rheumatismus, Porphyrie, Polyarteriitis nodosa, Lupus erythematodes); und 4. durch Ernährungsstörungen (Beriberi, Vitaminmangelzustände, Kachexie).

Klinische Befunde
Gewöhnlich entwickeln sich die Symptome allmählich im Laufe von Wochen. Erkrankungen mit rapidem Auftreten der Symptome stellen eine bemerkenswerte Ausnahme dar und kommen vor, wenn eine Nervenschädigung durch Infektionen und Alkohol zugleich erfolgt. Schmerzen, Druckempfindlichkeit, Paraesthesien, Muskelschwäche, leichte Ermüdbarkeit und sensible Störungen bestimmen das klinische Bild. Die Schmerzen können gering sein, gelegentlich aber sind sie auch brennend und heftig. Die Muskelschwäche ist meistens an den distalen Extremitätenabschnitten am stärksten ausgeprägt. Störungen der Sensibilität, besonders der Vibrationsempfindung, finden sich häufig; bei alkoholischer und arsenbedingter Polyneuritis kommen massive und ausgedehnte sensible Ausfallerscheinungen vor. Die sensiblen Defekte der Haut bestehen in einer Hypaesthesie oder Anaesthesie mit unregelmäßiger, handschuh- oder strumpfartiger Ausbreitung.

Die Sehnenreflexe sind gewöhnlich abgeschwächt oder sie fehlen. Bei einer Lähmung der Zehenmuskulatur bleibt die reflektorische Plantarreaktion aus; bei einer abdominellen Muskelschwäche findet man nur schwache oder keine Bauchdeckenreflexe. Schlaffheit, Innervationsschwäche und Muskelatrophie der betroffenen Gliedmaßen, zumal ihrer distalen Anteile, können nachweisbar sein. Daraus ergibt sich dann eine Fallneigung des Fußes mit Steppergang.

Trophische Hautstörungen der Extremitäten führen zu einer glänzenden Hautrötung und beeinträchtigen die Mechanismen der Schweißsekretion. Die Muskeln und Nerven können empfindlich sein und bei Palpation bzw. Druck schmerzen.

Differentialdiagnose
Zunächst ist an solche Neuritiden zu denken, die nur einen Nerven und sein Versorgungsgebiet betreffen. Bei der Tabes dorsalis vermißt man die Muskelatrophie und die Druckschmerzhaftigkeit der Nerven. Die akute Poliomyelitis anterior bietet systemische und neurologische Symptome. Bei der Myositis sind die Nerven am Krankheitsprozeß nicht beteiligt, hier fehlen gewöhnlich auch sensible Störungen und Reflexveränderungen.

Behandlung
A. Spezifische Maßnahmen: Zunächst sind toxische Einflüsse auszuschalten (Alkohol, Blei). Bei der Blei-Polyneuritis hat Calcium EDTA (Calciumedetat-Heyl®) eine gute Wirkung. Bei der Arsen-Polyneuritis gibt man Dimerkaprol (BAL).

Durch Verordnung einer kalorienreichen Diät und durch großzügige Anwendung von Vitaminen, besonders des B-Komplexes, versucht man, den Stoffwechsel des Nervengewebes zu optimieren. Man verschreibt alle Vitamine des B-Komplexes und dazu Thiaminhydrochlorid, 15 mg 3–4mal täglich oral oder parenteral, außerdem getrocknete Hefe (Bierhefe), 10–30 g pro Tag. Zumal bei diabetischer Polyneuropathie hat sich Thioctsäure (Thioctacid®) bewährt; davon werden täglich 50–100 mg langsam i. v. injiziert.

B. Allgemeine Maßnahmen: Der Patient soll Bettruhe einhalten und die erkrankten Gliedmaßen ruhig stellen. Wenn ein Bein betroffen ist, bringt man am Fußende des Bettes ein Gestell an, das eine Druckschädigung durch die Bettdecken verhindert. Gegen die Schmerzen sind nach Bedarf Analgetica einzusetzen. Nach Abklingen des Schmerzstadiums können sich Massagen und passive Bewegungsübungen als wertvoll erweisen. Gleichzeitig fordert man den Patienten zu aktiven Bewegungsübungen auf. Schienungen und passive Streckungen sind vorbeugende Maßnahmen gegen Kontrakturen.

Prognose

Bei den meisten Formen von Polyneuritis ist nach Beseitigung der ursächlichen Noxe eine Restitution möglich. In manchen Fällen schreiten die Symptome mehrere Wochen lang fort, bleiben dann vorübergehend stationär und bessern sich schließlich ganz langsam im Laufe von 6–12 Monaten. Gewöhnlich bilden sich zuerst die objektiv faßbaren Sensibilitätsstörungen zurück, später die Paralysen; Dysaesthesien können auch während der Erholungsphase noch fortbestehen.

DYCK, P. J.: Peripheral neuropathy: Changing concepts. differential diagnosis, and classification. Med. Clin. N. Amer. **52,** 895–908 (1968).

GAMSTROP, I.: Polyneuropathy in childhood. Acta paediat. scand. **57,** 230–238 (1968).

LOW, N. L. et al.: Polyneuritis in children. Pediatrics **22,** 972–990 (1958).

PLEASURE, D. E., LOVELACE, R. E., DUVOISIN, R. C.: The prognosis of acute polyneuritis. Neurology **18,** 1143–1148 (1968).

WATTERS, G. V., BARLOW, C. F.: Acute and subacute neuropathies. Pediat. Clin. N. Amer. **14,** 997–1008 (1967).

WEDERHOLT, W. C., MULDER, D. W., LAMBERT, E. H.: Polyradiculoneuropathy. Proc. Mayo Clin. **39,** 427–451 (1964).

Verletzungen peripherer Nerven

Verletzungen peripherer Nerven, die von der einfachen Kontusion mit passagerer Funktionsstörung bis zur kompletten anatomischen Durchtrennung mit völligem Funktionsausfall reichen, kommen bei Rißwunden, Knochenbrüchen, Quetschwunden und penetrierenden Wunden vor. In der akuten Frühphase können begleitende Gewebsschädigungen, Schmerzen und andere situative Momente den Prüfungen motorischer oder sensibler Funktionen im Wege stehen. Das Tinel'sche Zeichen (prickelnde Sensationen im Versorgungsgebiet des betroffenen Nerven) wird im Anschluß an die akute Phase durch eine Erschütterung des Nervens bzw. seiner Umgebung ausgelöst. Bei Nervenverletzungen älteren Datums beobachtet man manchmal trophische Veränderungen der betroffenen Nägel und der Haut sowie schmerzlose Hautulcera. Elektrodiagnostische Tests tragen zur quantitativen und qualitativen Bestimmung der nervösen Ausfälle bei.

Die Behandlung hat viele Faktoren zu berücksichtigen, u. a. den Zeitpunkt und die Art der Nervenverletzung, begleitende Schädigungen und den Allgemeinzustand des Kranken. Nach Möglichkeit sollte man eine End-zu-End-Anastomose der akut durchtrennten Nerven anstreben. Bei älteren Nervenverletzungen ist man mit Narbenlösungen, Neuromresektionen, Nerventransplantationen und anderen operativen Verfahren gegebenenfalls noch bis zu 1–2 Jahren nach dem Unfall erfolgreich.

ADLER, J. B., PATTERSON, JR. R. L.: Erb's palsy. Long term results of treatment in eighty-eight cases. J. Bone Jt. Surg. **49 A,** 1052–1064 (1967).

CRACCHIOLO, A., III, MARMOR, L.: Peripheral entrapment neuropathies. J. Amer. med. Ass. [JAMA] **204,** 431–434 (1968).

DAVIS, R. A.: Management of peripheral nerve injuries. Postgrad, Med. **38,** 509–514 (1965).

DE TAKATS, G.: Sympathetic reflex dystrophy. Med. Clin. N. Amer. **49,** 117–130 (1965).

EDSHAGE, S.: Peripheral nerve injuries: Diagnosis and treatment. New Engl. J. Med. **278,** 1431–1435 (1968).

LYNCH, A. C., LIPSCOMB, P. R.: The carpal tunnel syndrome and Colles' fractures. J. Amer. med. ass. [JAMA] **185,** 363–367 (1963).

SAKELLARIDES, H.: A followup study of 172 peripheral nerve injuries in the upper extremity in civilians. J. Bone Jt. Surg. **44 A,** 140–148 (1962).

Neuromuskuläre Krankheiten

Zu den neuromuskulären Krankheiten zählen mehrere chronische Leiden mit progredienter Schwäche und Atrophie bestimmter Muskelgruppen. Wichtig ist die Unterscheidung zwischen Atrophien und Dystrophien: Muskuläre Atrophien sind das Ergebnis einer neuralen Läsion, die entweder den Zellkörper oder das Axon des unteren motorischen Neurons betrifft; muskuläre Dystrophien treten auf, wenn die Muskulatur selbst primär erkrankt ist.

Tabelle 17–4. *Differentialdiagnose der Atrophien und Dystrophien*

Atrophien	Dystrophien
Vorkommen meist im höheren Lebensalter	Vorkommen in der Kindheit
Krankheitserscheinungen distaler Muskelgruppen, z. B. der kleinen Handmuskeln	Krankheitserscheinungen proximaler Muskelgruppen, z. B. der Hüft- und Schultermuskulatur
Fasciculärer Befall	Nichtfasciculärer Befall
Spastische Phänomene	Keine spastischen Phänomene
Keine familiäre Inzidenz	Im allgemeinen familiäre Leiden

ADAMS, G. M., EATON, L. M., SHY, G. M. (ed.): Neuromuscular Disorders. Res. Publ. Ass. nerv. ment. Dis., vol. 38. Williams & Wilkins, 1960.

AIRD, R. B.: Disorders of the peripheral motor system. Postgrad. Med. **40**, 578–585 (1966).

ENGEL, W. K.: Muscle biopsies in neuromuscular disease. Pediat. Clin. N. Amer. **14**, 963–996 (1967).

LAMBERT, E. H.: Electrodiagnosis of neuromuscular disease. Pediatrics **34**, 599–600 (1964).

WALTON, J. N.: Diseases of muscle. Abstr. Wld. Med. **40**, 1–12, 81–94 (1966).

Progressive Muskelatrophien

Die progressiven Muskelatrophien beruhen auf einer zunehmenden Zellschädigung des unteren motorischen Neurons. Da die ursächliche Noxe gewöhnlich unbekannt bleibt, richtet sich die Klassifizierung dieser Krankheiten nach dem befallenen Niveau des ZNS und nicht nach der Ätiologie. Behandlungsmöglichkeiten gibt es noch nicht.

Spinale Formen

A. Aran-Duchenne'sche Atrophie (myelopathische Muskelatrophie): Sie ist der beim Erwachsenen vorkommende Typus der progressiven spinalen Muskelatrophie. Es handelt sich um eine seltene Krankheit des mittleren Lebensalters. Zunächst weisen die kleinen Handmuskeln Atrophien und fibrilläre Zuckungen auf; diese Symptome breiten sich aus und beziehen nach und nach den Arm, die Schulter und die Rumpfmuskulatur ein. Man findet degenerative Veränderungen in der grauen Substanz des cervicalen Rückenmarks. Die Krankheit kann das erste Stadium einer amyotrophischen Lateralsklerose darstellen (s. unten).

B. Werdnig-Hoffmann'sche Lähmung: Sie ist der hereditäre Typus der progressiven spinalen Muskelatrophie, tritt im Kindesalter auf, beginnt im Beckengürtel und den Oberschenkeln und greift dann auf die Extremitäten über. Bei gleichzeitiger Adipositas kann eine Pseudohypertrophie bestehen.

C. Oppenheim'sche Krankheit (Amyotonia congenita): Sie wird von manchen Autoren als fetaler Typus der spinalen Muskelatrophie angesehen und soll auf Wachstumsanomalien zurückzuführen sein.

Bulbäre Formen

A. Echte Bulbärparalyse: Hier liegt eine degenerative Schädigung der letzten 4 oder 5 Hirnnervenkerne vor. Typisch sind fibrilläre Zuckungen und Atrophien der Zungen-, sowie der Daumen- und Kehlkopfmuskulatur, Speichelfluß, Dysarthrie, Dysphagie und finale Atemlähmung. Die echte Bulbärparalyse ist gewöhnlich eine Manifestation der amyotrophischen Lateralsklerose.

B. Fazio-Londe-Syndrom (familiäre infantile Bulbärparalyse): Dieser Lähmungstypus ist die in der Kindheit vorkommende bulbofaciale Form der progressiven Muskelatrophie.

Pontine Form

Sie führt zu einer chronisch progressiven Ophthalmoplegie (Von Graefe'sche Krankheit), bei der die Hirnnervenkerne der Augenmuskelnerven degenerativ verändert sind.

Spastische Form: Amyotrophische Lateralsklerose

Bei diesem Leiden liegt eine kombinierte Schädigung des oberen und unteren motorischen Neurons vor; dabei kann sich der Degenerationsprozeß auf dem spinalen oder bulbären Niveau oder auf beiden Niveaus abspielen. Es handelt sich um eine chronisch progressive Krankheit unbekannter Ätiologie mit fibrillären Zuckungen und Atrophien der Körpermuskulatur. Sie befällt vorzugsweise das mittlere Lebensalter, wobei der Krankheitsbeginn gewöhnlich zwischen dem 40. und 60. Jahr liegt. Man findet Degenerationen motorischer Nervenzellen des Rückenmarks, des Hirnstamms und – in geringerem Ausmaß – des motorischen Cortex, dazu sekundäre Degenerationen in den lateralen und ventralen Anteilen des Rückenmarks. Klinisch fallen spastische Veränderungen und eine Muskelschwäche des Rumpfes sowie der Extremitäten auf; die Eigenreflexe sind gesteigert, die pathologischen plantaren Streckreaktionen auslösbar. Bei einer Beteiligung der Faserverbindungen bulbärer Hirnnervenkerne entwickelt sich eine pseudobulbäre oder bulbäre Paralyse. Schwäche und Muskelschwund der Extremitäten (gewöhnlich der Arme) sind häufig die Initialsymptome. Der Krankheitsverlauf besteht in einer ständigen Verschlechterung des Zustandes ohne Remissionen. Die durchschnittliche Lebensdauer nach dem Auftreten der ersten Symptome beträgt noch etwa 3 Jahre.

Neurale Muskelatrophie (peronäale Muskelatrophie Charcot-Marie-Tooth)

Typisch für diese relativ seltene Krankheit sind Klumpfußbildung und Muskelschwund, der am Unterschenkel beginnt und später die distale Muskulatur des Oberschenkels und die oberen Extremitäten einbezieht. Die Atrophie der Beinmuskeln vermittelt den charakteristischen Eindruck von „Storchenbeinen"; sie nimmt gewöhnlich von den tiefen Fußmuskeln und den fibularen Muskeln ihren Ausgang. Die Erstsymptome stellen sich im allgemeinen vor dem 20. Lebensjahr ein, manchmal aber ist der Krankheitsbeginn bis zum 40. oder 50. Jahr verschoben. Gelegentlich lassen sich mit objektiven Methoden Sensibilitätsausfälle nachweisen.

Boman, K., Mewman, T.: Prognosis of amyotrophic lateral sclerosis. Acta. neurol. scand. **43**, 489–498 (1967).

Currier, R. D., Haerer, A. F.: Amyotrophic lateral sclerosis and metallic toxins. Arch. Envir. Health **17**, 712–719 (1968).

Eaton, L. M. et al.: Symposium: Amyotrophic lateral sclerosis. Proc. Mayo Clin. **32**, 425–462 (1957).

Mackay, R. P.: Course and prognosis in amyotrophic lateral sclerosis. Arch. Neurol. **8**, 117–128 (1963).

Pearce, J., Harriman, D. G. F.: Chronic spinal muscular atrophy. J. Neurol. Neurosurg. Psychiat. **29**, 509–520 (1966).

Schwartz, A. R.: Charcot-Marie-Tooth disease. Arch. Neurol. **9**, 623–634 (1963).

Progressive Muskeldystrophie

Diagnostische Merkmale

- Krankheitsbeginn in der Kindheit oder Pubertät mit Schwäche der proximalen Extremitätenmuskulatur
- Watschelnder Gang und „Heraufklettern an sich selbst" in die aufrechte Körperhaltung
- Contracturen, Skoliose, Lordose, abgeschwächte Sehnenreflexe
- Hypertrophie oder Atrophie der beteiligten Muskulatur
- Bevorzugt hereditäres bzw. familiäres Auftreten

Allgemeine Betrachtungen

Unter den muskulären Krankheiten ist die progressive Muskeldystrophie am häufigsten. Nach der initialen Lokalisation der Muskelveränderungen und nach der Verteilung scheinbarer Hypertrophien und Atrophien unterscheidet man 2 Hauptformen des Leidens. Bei der pseudohypertrophischen Form (Duchenne) fallen die Waden und manchmal die Oberschenkel durch eine Umfangsvermehrung auf. Bei der facioscapularen Form (Landouzy-Déjerine) manifestieren sich die Frühveränderungen am Gesicht und am Schultergürtel.

Die Ätiologie ist unbekannt. Gewöhnlich wird der Krankheit die Tendenz zugeschrieben, heredofamiliär aufzutreten. Man kennt verschiedene Vererbungswege: den einfach dominanten, den einfach rezessiven und den geschlechtsgebunden rezessiven Erbgang.

Die wesentlichen pathologischen Abweichungen finden sich in der quergestreiften Muskulatur. In fortgeschrittenen Fällen erscheint die betroffene Muskulatur grau-weiß und fettig degeneriert.

Klinische Befunde

A. Symptome: Der Krankheitsbeginn fällt im allgemeinen in das Kindesalter oder in die Pubertät. Die Kinder watscheln anstatt normal zu gehen; das Treppensteigen fällt ihnen schwer; auch das Hochkommen aus der Rückenlage auf dem Fußboden kann Schwierigkeiten bereiten. Die Kinder „klettern mit den Händen an sich selbst herauf" oder suchen irgendeine Stütze, um sich hochzuziehen.

Typisch ist eine Schwäche der proximalen Extremitätenmuskulatur. Diese schwache Muskulatur kann hypertrophiert oder atrophiert erscheinen; sie wirkt bei der Palpation am ehesten fest oder teigig. Die Eigenreflexe sind gewöhnlich abgeschwächt. Der Ausfall antagonistischer Muskelaktionen verursacht häufig Contracturen. Die Patienten neigen zur Skoliose und Lordose, besonders beim Stehen.

B. Laborbefunde: Die Muskelbiopsie zeigt fettige Degenerationen. Die Muskelfasern sind geschwollen und vergrößert, sie bieten ein homogenes Bild, die Querstreifung ist unterbrochen.

Differentialdiagnose

Die progressive Muskelatrophie entwickelt sich in späteren Lebensabschnitten als die progressive Muskeldystrophie; sie beginnt distal an den kleinen Handmuskeln und geht mit fibrillären Zuckungen einher.

An der dystrophischen Myotonie beteiligen sich die Mm. sternocleidomastoidei, die von anderen Dystrophien nur selten betroffen sind; hinzu kommt in diesen Fällen die Myotonie.

Für die progressive hypertrophische Polyneuritis sind distale Muskelveränderungen, Sensibilitätsstörungen und Nervenverdikkungen typisch.

Komplikationen und Folgezustände

In den fortgeschrittenen Stadien bilden sich gewöhnlich Contracturen. Wadenmuskelcontracturen führen zum Pes equinus.

Komplizierende Krankheiten des Atemapparates, zum Beispiel Pneumonien, treten bevorzugt auf. Außerdem können sich klinische oder laborchemische Hinweise auf eine Herzbeteiligung ergeben, die wahrscheinlich in einer echten Myokarddystrophie besteht.

Behandlung

Symptomatische Maßnahmen, physikalische Therapie und orthopädische Apparate bringen eine gewisse Hilfe und Erleichterung.

Prognose

Die Krankheit schreitet gewöhnlich fort und erweist sich als außerordentlich therapieresistent. Dieser progrediente Verlauf kann sich über 20–30 Jahre erstrecken. Die Patienten werden zunehmend schwächer und sind zuletzt an den Lehnstuhl oder das Bett gebunden.

DOWBEN, R. M. et al.: Polymyositis and other diseases resembling muscular dystrophy. Arch. int. med. **115**, 584–594 (1965).

ENGEL, A. G.: Ultrastructural reactions in muscle disease. Med. Clin. N. Amer. **52**, 909–932 (1968).

JACKSON, C. E., STREHLER, D. A.: Limb-girdle muscular dystrophy: Clinical manifestations and detection of preclinical disease. Pediatrics **41**, 495–502 (1968).

MAGORA, A., LAUBERMAN, H.: Ocular myopathy. Arch. Neurol. **20**, 1–8 (1969).

PEARSON, C. M. et al.: Skeletal muscle. Basic and clinical aspects and illustrative new diseases. Ann. Int. Med. **67**, 614–650 (1967).

SWAIMAN, K. F.: Chemical laboratory studies in

muscular disease. Postgrad. Med. **41,** 144–147 (1967).

Vignos, P. J., Jr.: Diagnosis of progressive muscular dystrophy. J. Bone. Jt. Surg. **49 A,** 1212–1220 (1967).

Zundel, W. S., Tyler, F. H.: The muscular dystrophies. New Engl. J. Med. **273,** 537–543 (1965).

Myasthenia gravis

Diagnostische Merkmale

- Schwäche der bulbär innervierten Muskulatur, zumal nach muskulärer Betätigung (rasche Ermüdung)
- Ptosis, Doppelbilder, Facialisschwäche; Kau-, Schluck- und Sprachstörungen
- Positiver Neostigmin (Prostigmin®)-Test

Allgemeine Betrachtungen

Für die Myasthenia gravis ist eine ausgeprägte Schwäche und Ermüdbarkeit der Muskulatur – besonders der bulbär innervierten – charakteristisch (Gesichts-, Lippen-, Zungen-, Augen-, Kehlkopf- und Halsmuskulatur). Allerdings kann die Krankheit alle Muskelgruppen des Körpers befallen. Die entscheidende Störung liegt in einer mangelhaften Übertragung der Impulse motorischer Nerven an der neuromuskulären Endplatte; sie beruht auf einer veränderten oder überschießenden Aktivität der Cholinesterase, die auf das dort freigesetzte Acetylcholin wirkt. Die Ätiologie ist unbekannt; man zog Funktionsanomalien endokriner Drüsen, etwa des Thymus, als ursächliche Faktoren in Betracht.

Die Myasthenia gravis tritt vorzugsweise bei jungen Menschen auf; ihre höchste Inzidenz hat sie bei Frauen zwischen 20 und 40 Jahren.

Klinische Befunde

A. Symptome: Leitsymptom ist die schnelle Ermüdung und zunehmende Schwäche der betroffenen – vor allem der bulbär innervierten – Muskeln bei Betätigung. Die Patienten haben oft Doppelbilder. Zu den klinischen Befunden, die zumal bei muskulärer Aktivität erhoben werden, gehören eine Ptosis, Zeichen der Oculomotoriuslähmung und ein Strabismus; charakteristisch ist das „myasthenische Lächeln" mit bizarrem Verziehen der Nasenflügel, ebenso ein Verstreichen der Gesichtsfalten; hinzu kommen Bewegungsstörungen der Zunge, eine hohe und nasale Stimme sowie Behinderungen des Schluckens, Kauens oder Sprechens. So kann zum Beispiel das Schlucken schon nach wenigen Schluckakten schwierig werden, wobei die Nahrung u. U. aus der Nase austritt. Die Stimme wird bei fortgesetztem Sprechen oft nasal.

B. Funktionsprüfung: Bei Erwachsenen mit Myasthenia gravis steigert 1,5 mg Neostigminmethylsulfat (Prostigmin®) – zur Verhinderung von Nebenwirkungen mit 0,6 mg Atropinsulfat gegeben – die Muskelkraft überzeugend und manchmal in erstaunlichem Maße.

C. Spezialuntersuchungen: Bei wiederholter elektrischer Reizung nimmt die Kontraktionskraft eines myasthenischen Muskels ab (Ermüdungslähmung). Repetitive, supramaximale Reizungen der zugehörigen peripheren Nerven bewirken einen Amplitudenverlust der muskulären Potentiale; das ergibt sich aus dem EMG.

Differentialdiagnose

Die Schwäche der bulbär innervierten Muskulatur darf nicht zur Annahme einer Bulbärparalyse führen (die mit Atrophien und zentralnervösen Symptomen verbunden ist). Abzugrenzen sind ferner Aneurysmen des Circulus Willisii (mit unilateraler Augenbeteiligung) und funktionelle Störungen.

Behandlung

A. Notfallmaßnahmen: Jederzeit kann sich eine Schluckunfähigkeit oder eine Atemlähmung plötzlich entwickeln. Der Kranke sollte immer 2 Ampullen mit je 0,5 mg Neostigminmethylsulfat (Prostigmin®) bei sich tragen, die in bedrohlichen Situationen sofort s. c. oder i. m. zu injizieren sind. Daran hat sich eine ärztliche Behandlung unmittelbar anzuschließen; sollte dann eine zusätzliche Verabreichung von Neostigmin erforderlich sein, so kann man, bis ein genügender Effekt erzielt ist, 2–3 mal stündlich 1 mg parenteral geben.

Manchmal tritt trotz der Injektion zunehmender und schließlich großer Dosen von Neostigmin eine fortschreitende und u. U. fatale Schwäche der Atemmuskulatur ein.

Deshalb sollten ein Tracheotomiebesteck, ein Absaugapparat, eine Sauerstoffflasche und ein Beatmungsgerät verfügbar sein. Nach Durchführung der Tracheotomie kommt der Patient in einen Respirator und erhält Sauerstoff nach Bedarf. Dabei verzichtet man auf weitere Applikationen von Neostigmin. Während der künstlichen Beatmung ist auf das Flüssigkeits- und Elektrolytgleichgewicht zu achten. Nach einigen Tagen besteht im allgemeinen die Möglichkeit, die Dauer der Beatmung abzukürzen. Bei Kranken, die solche Krisen überleben, kann es zu Remissionen kommen, gelegentlich für mehrere Jahre.

B. Allgemeine Maßnahmen: Man sollte dem Patienten das Wesen der Krankheit mit leicht verständlichen Begriffen erklären. Auf eine gute Ernährung und eine geregelte Lebensweise ist zu achten.

C. Spezifische Maßnahmen:

1. Die Verordnung von Neostigminbromid beginnt mit 15 mg 4 mal täglich oral; die Dosis kann nach Bedarf bis zu 180 mg/Tag gesteigert werden.

2. Manchmal ist bei einer Schwäche bulbär innervierter Muskeln Pyridostigminbromid (Mestinon®) wirksamer, es handelt sich um eine dem Neostigmin analoge Substanz mit protrahiertem Effekt. Verordnet werden 3–8 Drag. zu 60 mg, und zwar in Abständen, um eine kontinuierliche Besserung zu erreichen.

3. Eine Wirkungssteigerung von Neostigmin ergibt sich oft, wenn zu jeder Einzeldosis 12 mg Ephedrinsulfat zugegeben wird.

4. Die unerwünschten Folgen der Therapie mit Anticholinesterase-Präparaten (abdominelle Krämpfe, Nausea und Erbrechen) lassen sich durch geeignete Dosierungen von Atropin oder atropinähnlicher Mittel teilweise oder ganz beseitigen.

D. Chirurgische Eingriffe: Der Thymektomie ist in manchen Fällen, besonders bei jungen Frauen, ein günstiger Effekt zugeschrieben worden.

Behandlung der neugeborenen Kinder myasthenischer Mütter

Schon gleich nach der Geburt können die Kinder von Patientinnen mit Myasthenia gravis ernste Zeichen der Krankheit bieten. Die sofortige Neostigmin-Behandlung ist dann lebensrettend. Gewöhnlich verlieren sich die Symptome nach einigen Tagen, und die Kinder leiden im allgemeinen später nicht an Myasthenie.

Prognose

Spontane Remissionen kommen häufig vor; andererseits sind Rückfälle die Regel. In der Schwangerschaft tritt meistens eine Besserung ein; ebenso aber sind Exacerbationen möglich.

Die myasthenischen Krisen führen bei schwerer Atemlähmung zum Tode. Der überlebten Krise kann eine Remission folgen. Bei Überdosierung von Neostigmin entwickelt sich eventuell eine Muskelschwäche, die eine myasthenische Krise vortäuscht.

Einigen Untersuchungen zufolge sind die ersten 2 Jahre nach dem Beginn der Krankheit die kritischste Phase.

FOLDES, F. F. et al.: A new curare test for myasthenia gravis. J. Amer. med. Ass. **203**, 649–653 (1968).

KREEL, I. et al.: Role of thymectomy in the management of myasthenia gravis. Ann. Surg. **165**, 111–117 (1967).

NAMBA, T., SATO, T., GROB, D.: Myasthenia gravis. Arch. Neurol. **17**, 637–644 (1967).

OSSERMAN, K. E.: Myasthenia gravis. Ann. N. Y. Acad. Sci. **135**, 5 (1966).

OSSERMAN, K. E.: Thymectomy for myasthenia gravis. Ann. Int. Med. **69**, 398–399 (1968).

OSTERHIUS, H. J. G. H., BETHLEM, J., FELTKAMP, T. E. W.: Muscle pathology, thymoma, and immunological abnormalities in patients with myasthenia gravis. J. Neurol. Neurosurg. Psychiat. **31**, 460–463 (1968).

PERLO, V. P. et al.: Myasthenia gravis: Evaluation of treatment in 1355 patients. Neurology **16**, 431 (1966).

SIMPSON, J. F., WESTERBERG, M. R., MAGEE, K. R.: Myasthenia gravis, an analysis of 295 cases. Acta. neurol. scand. **42** (Suppl. 23), 1–27 (1966).

Myotonia congenita

(Thomsen'sche Krankheit)

Die angeborene Myotonie ist eine seltene heredofamiliäre Krankheit mit nachdauernder Muskelkontraktion im Anschluß an willkürliche Bewegungen; betroffen sind umschriebene Muskelgruppen oder alle Muskeln. Dabei macht eine Hypertrophie und vermehrte Spannung die Muskulatur rigide, so daß ihre Funktion erschwert ist. Die Krankheit befiel 5 aufeinander folgende Generationen der Familie Dr. Thomsens, der die Erstbeschreibung lieferte. Es handelt sich zwar im allgemeinen nicht um ernste Symptome; die Muskelsteifigkeit nimmt aber den Patienten jede Freude an körperlicher Aktivität. In manchen Fällen kommen Paroxysmen generalisierter Verkrampfungen periodisch vor. Zur Besserung der muskulären Hypertonie hat man mit Erfolg Chininsulfat eingesetzt (2–4 mal täglich 0,3–0,6 g).

Die *Myotonia acquisita* ist eine Sonderform der Thomsen'schen Krankheit; sie manifestiert sich erst in späten Lebensabschnitten.

SAMAHA, F. J. et al.: Studies in myotonia. Arch. Neurol. **17**, 22–33 (1967).
S. auch Literatur unter Myotonia atrophica, unten.

Myotonia atrophica

(Dystrophische Myotonie)

Auch hier handelt es sich um ein seltenes heredodegeneratives Leiden. Die Krankheit tritt im Erwachsenenalter auf und bietet das Bild einer Kombination der Thomsen'schen Krankheit mit der Muskeldystrophie. Einige Muskeln sind hyperton, gewöhnlich die der Zunge und die zum Faustschluß erforderlichen Handmuskeln; gleichzeitig findet man eine Atrophie und Schwäche der Gesichts- und Kaumuskeln sowie der Mm. peronaei und anderer Muskeln. Für die kongenitale und die atrophische Myotonie ist gleichermaßen typisch, daß die Patienten ihren Griff nicht sofort wieder lockern können, wenn sie einen Gegenstand erfaßt haben. Gewöhnlich weisen sie eine Fülle von Störungen auf, nämlich die Myotonie, Muskelatrophien (zumal im Gesicht und am Hals), einen Katarakt, eine frühe Glatzenbildung an der Stirn, eine Hodenatrophie und weitere Zeichen der Dysfunktion mehrerer endokriner Drüsen.

ROSMAN, N. P., REBEIZ, J. J.: The cerebral defect and myopathy in myotonic dystrophy. A comparative study. Neurology **17**, 1106–1112 (1967).

WATTERS, G. V., WILLIAMS, T. W.: Early onset myotonic dystrophy. Arch. Neurol. **17**, 137–152 (1967).

Paroxysmale Lähmung

Bei diesem familiär auftretenden Leiden kommt es in wechselnden Abständen anfallsweise zu schlaffen Lähmungen der Rumpf- und Extremitätenmuskulatur; gleichzeitig fällt im Serum der Kaliumspiegel ab. Die Krankheitsursache ist unbekannt. Da Atemlähmungen vorkommen, ist ein fataler Verlauf möglich, wenn nicht sofort eine adäquate Behandlung einsetzt. Gewöhnlich ergibt sich die Diagnose aus der prompten Besserung nach Gabe von Kaliumchlorid.

Demnach besteht nach Sicherung der Diagnose auch die Therapie in der Verabreichung von Kaliumchlorid; man verordnet 5–10 g oral und gibt während der Krisen nach Bedarf 2–4 mal täglich 5 g. Bei Atemlähmung wird eine Lösung von 50–60 ml destillierten Wassers mit 1 g Kaliumchlorid sehr langsam i. v. injiziert. Cave: natürlich hat diese Maßnahme große Risiken.

Die Patienten sollten kohlenhydratreiche Nahrungsmittel vermeiden. Eine Dauermedikation der Kaliumchlorid-Tabletten (3 mal täglich 8–12 g) wirkt manchmal präventiv.

Bei richtiger Behandlung ist die Prognose ausgezeichnet. Todesfälle durch Atemlähmung kommen nur selten vor.

BROOKS, J. E.: Hyperkalemic periodic paralysis. Arch. Neurol. **20**, 13–18 (1969).

COPPEN, A. J., REYNOLDS, E. H.: Electrolyte and water distribution in familial hypokalemic periodic paralysis. J. Neurol. Neurosurg. Psychiat. **29**, 107 (1966).

MACDONALD, R. D., REWCASTLE, N. B., HUMPHREY, J. G.: The myopathy of hyperkalemic periodic paralysis. Arch. Neurol. **19**, 274–283 (1968).

PEARSON, C. M.: The periodic paralyses: Differential features and pathological observations in permanent myopathic weakness. Brain **87**, 341–354 (1964).

„Stiff-Man"-Syndrom

Das Syndrom ist selten, seine Pathogenese unbekannt. Im Vordergrund steht eine tonische Muskelrigidität ohne charakteristische histologische Veränderungen des Muskelgewebes. Als frühe Manifestation findet man gewöhnlich eine episodische, schmerzhafte Anspannung der Rumpfmuskulatur, die in Wochen und Monaten ein bleibendes Symptom wird, wobei dann auch die Extremitäten befallen sind. Diese Entwicklung mündet schließlich in eine erhebliche, brettharte Hypertonie des größten Teils der Rumpf-, Nakken- und Gliedmaßenmuskulatur mit weitgehender Limitierung willkürlicher Bewegungen. Dabei lösen akute Reize ungemein schmerzhafte Paroxysmen von Muskelverkrampfungen aus, die mehrere Minuten lang anhalten. Subluxationen, Spontanfrakturen und andere Skeletveränderungen sind nicht selten. Das EMG zeigt dauerhafte, tonische Kontraktionen, schon im Ruhezustand. Man kann durch myoneural blockierende Substanzen wie Succinylcholin und pharmakologische Leitungshemmung peripherer Nerven den Schmerz lindern und die Verspannung lockern. In manchen Fällen brachte Diazepam (Valium®) gute Erfolge. Die meisten Patienten werden jedoch invalide und sogar bettlägerig.

Gordon, E. E., Januszko, D. M., Kaufman, L.: A critical survey of stiff-man syndrome. Amer. J. Med. 42, 582–599 (1967).

Allgemeine Literatur

Baker, A. B.: Clinical Neurology, 2nd ed. Hoeber, 1962.

Chusid, J. G.: Correlative Neuroanatomy and Functional Neurology, 14th ed. Lange, 1970.

Farmer, T. W. (ed.): Pediatric Neurology. Hoeber, 1964.

Ford, F. R.: Diseases of the Nervous System in Infants, Childhood and Adolescence, 5th ed. Thomas, 1966.

Grinker, R. C., Sahs, A. L.: Neurology, 6th ed. Thomas, 1966.

Merritt, H. H.: A Textbook of Neurology, 4th ed. Lea & Febiger, 1967.

Spiegel, E. A. (ed.): Progress in Neurology and Psychiatry. An Annual Review. Grune & Stratton, 1969.

Walsh, F. M. R.: Diseases of the Nervous System, 10th ed. Williams & Wilkins, 1963.

Wechsler, I. S.: A Textbook of Clinical Neurology, 9th ed. Saunders, 1963.

Wilson, S. A. K.: Neurology, 2nd ed. Williams & Wilkins, 1955.

18. PSYCHIATRISCHE ERKRANKUNGEN

Allgemeine Grundlagen der psychiatrischen Diagnostik und Behandlung

Für viele Menschen mit seelischen Schwierigkeiten ist eine formale psychiatrische Diagnose und eine besondere Behandlung nicht notwendig. Fast jeder erfährt gelegentlich in unterschiedlichem Maße seelische Spannungen, welche ihn aber nicht krank machen oder zu einer Fehlanpassung führen. Im allgemeinen kann man diese Mißempfindungen situationsbedingten Umständen zuschreiben, wie Geldsorgen, persönlichen Schwierigkeiten oder Gefühlen von Wert und Zuneigung sich selbst oder anderen gegenüber. Besondere Probleme der Kindheit, der Adoleszenz, des mittleren Alters und des Alters sind ebenso wie Veränderungen im allgemeinen Gesundheitszustand – eingeschlossen der hormonale Streß der Menstruation – in der Lage, Spannung, Depression, ein Sichzurückziehen oder unangepaßte Gefühlsreaktionen hervorzurufen. Die meisten dieser Zustände seelischen Unbehagens haben die Tendenz, rasch vorüberzugehen und helfen dem einzelnen, seine Fähigkeiten mit den normalen Ängsten des Lebens fertig zu werden, zu trainieren. Erst wenn diese Gefühle und das Verhalten der Person außer Kontrolle geraten und die Anpassung behindern, sollte man sie als psychiatrische Probleme betrachten.

Der Arzt, der sich mit den seelischen Problemen seiner Patienten beschäftigt, praktiziert die Kunst der Medizin, welche so untrennbar von der Wissenschaft der Medizin ist wie die Seele vom Körper. Das bedeutet, daß die seelischen Anteile, die in jeder organischen Krankheit enthalten sind, entsprechend berücksichtigt werden müssen. Allein die Anwesenheit des Arztes bringt Beruhigung, Sicherheit und Hoffnung, und was der Arzt tut oder sagt, ist häufig weniger wichtig als die Art, in der er es tut oder sagt. Das Verhalten am Krankenbett ist keine bloße Fiktion. Es kann nicht vorgetäuscht noch schnell gelernt werden, sondern spiegelt direkt die Sorge des Arztes um das Wohl seines Patienten wieder. Zum Beispiel sind die Verschreibung eines Placebos oder „tender loving care"*, die Anwendung von straffer Führung oder Überredung, Ermahnung, Ratgeben und manchmal nur einfaches Zuhören, alles Methoden einer allgemeinen psychiatrischen Behandlung.

STEIN, L. I.: The doctor-nurse game. Arch. Gen. Psychiat. 16, 699–703 (1967).

Seelische Probleme als Folge organischer Erkrankungen

Eine körperliche Erkrankung kann häufig seelische Schwierigkeiten verstärken oder erst hervorbringen. Ebenso können seelische Schwierigkeiten ihrerseits organische Störungen oder Schmerzen verstärken. So kann ein Circulus vitiosus entstehen, und der Patient verliert zum Schluß die Möglichkeit, körperlich und seelisch ausreichend angepaßt zu leben.

---

* Es gibt im Amerikanischen eine ärztliche Anordnung (s. oben TLC), womit gemeint ist, daß das Pflegepersonal sich mit intensiver Zuwendung um den betreffenden Patienten kümmern soll. Angewendet wird diese Anordnung bei Patienten, für die die Medizin machtlos ist, oder bei solchen, die keine schweren körperlichen Leiden haben, aber von der Existenz solcher überzeugt sind.

Angst und Depression sind häufige Begleiter organischer Krankheiten. Beide werden später genauer beleuchtet, aber da die Erleichterung von Angst und Depression in der Behandlung von organischen Erkrankungen häufig sehr wichtig ist, sollte man folgendes immer beherzigen:

1. Viele Patienten, die normalerweise ihre anfallenden Spannungen durch Arbeit, Spiel oder andere Aktivitäten kompensieren, werden ungewöhnlich depressiv, wenn sie aufgrund organischer Erkrankungen dieser Kompensationsmöglichkeiten beraubt werden.

2. Körperliche Erkrankungen erzeugen häufig Gefühle der Hoffnungslosigkeit und Abhängigkeit.

3. Eine körperliche Unfähigkeit wird häufig unbewußt als eine Gelegenheit zu sekundärem Lustgewinn benutzt, der durch besondere Aufmerksamkeit, Liebe, Rücksichtnahme oder Mitleid der Umwelt erzielt werden kann.

4. Körperliche Krankheit wird vom Patienten (manchmal unbewußt) als eine gerechte Bestrafung für Gedanken, Gefühle oder Taten, für welche er sich schuldig fühlt, empfunden.

5. Besonders gewissenhafte und zu Schuldgefühlen neigende Patienten werden häufig depressiv mit hohem Angstspiegel, wenn ihre körperliche Erkrankung sie daran hindert, die von ihnen als sehr wichtig empfundenen Verpflichtungen gegenüber ihren Frauen, Kindern oder der Arbeit zu erfüllen, oder wenn sie bemerken, daß die Ausgaben für ihre Krankheit oder Krankenhausbehandlung in keinem Verhältnis zur Schwere der Erkrankung stehen.

Ebenso kann das Vortäuschen oder die Übertreibung einer körperlichen Erkrankung bewußt gesucht werden, z. B. bei Simulanten, mit dem Zweck, der Verantwortlichkeit zu entgehen oder um eines finanziellen Gewinns willen. In solchen Fällen sind Angst und Depression keine hervorragenden Charakteristika, und die empfundene Spannung ist wahrscheinlich mehr durch die Angst des Simulanten bedingt, in seiner Unehrlichkeit entlarvt zu werden. Normalerweise wird ein solcher Patient ärgerlich, wenn man ihn mit seinem Nichtgesundwerden konfrontiert.

Angst und Depression

Angst und Depression sind nicht nur sehr häufig als sekundäre Faktoren in vielen organischen Krankheiten enthalten, sondern sind auch die Primärsymptome vieler psychiatrischer Krankheiten. Sie treten häufig zusammen und so behindernd auf, daß die Behandlung sich ganz konsequent mit der Beseitigung dieser Symptome beschäftigen muß. Deshalb ist Verständnis der Natur von Angst und Depression für jeden Arzt eine Notwendigkeit.

Angst

Angst meint im psychiatrischen Sprachgebrauch Furcht in der Abwesenheit einer äußeren Gefahr. Sie wird häufig verursacht durch im Grunde unbedeutende Situationen in der Umgebung, z. B. Alleinsein oder in einer Gruppe sich befinden, zu bestimmten Personen sprechen müssen, eine Brücke überqueren, die Pflicht, einen Brief schreiben zu müssen, einen Scheck zu unterschreiben oder vor Leuten sprechen zu müssen. Sie wird empfunden als eine innere Gespanntheit und kann kurz und vorübergehend sein. Manchmal wird sie als eine intensive Bedrohung erlebt und kann das Ausmaß von Panik annehmen. Die Angst kann eine Beziehung aufweisen zu besonderen Umständen oder Gegenständen (z. B. in der Phobie), zu einem bestimmten Körperteil oder Organsystem (wie z. B. bei der Konversionshysterie oder psychosomatischen Erkrankungen). Sie kann auch wiederum so unscharf erlebt werden, daß der Patient nur sagen kann, „ich weiß nicht, warum ich so außer mir bin" (wie z. B. bei Angstneurosen). Wiederum kann sie das am meisten hervorstechende Symptom einer beginnenden Psychose sein (wie bei der Schizophrenie), oder sie ist begleitet von asozialem und feindseligem Verhalten (wie bei den Soziopathien oder Persönlichkeitsstörungen). Der Patient mag dann versuchen, seine Angst mit Alkohol oder anderen gewohnheitsformenden Substanzen zu betäuben. Oder er sucht Erleichterung durch verstärkten Arbeitseinsatz, Hobbys, Engagement in gesellschaftlichen Aktivitäten oder gesteigertem verbalen Austausch mit anderen.

Körperliche Beschwerden, welche häufig

von sogenannter „frei flottierender Angst“ begleitet sind: Tachykardie, intestinale Spasmen, Diarrhoe, Verstopfung, Muskelkrämpfe, Zittern, Schweißausbrüche, Engegefühl im Hals oder anderen Körperteilen, Schlaflosigkeit und Kopfschmerzen. Des weiteren gehören hierher psychisches Unbehagen beim Alleinsein, Reizbarkeit und Schwierigkeiten in den Beziehungen mit anderen Menschen.

Die letzten Ursprünge der Angst sind uns heute noch nicht vollständig verständlich, aber man ist der Auffassung, daß die Symptome der Angst eine direkte Beziehung zu Gefühlen der Unsicherheit und einer inneren Bedrohung des eigenen Lebens haben. Akute Angst wird häufig vom Patienten beschrieben als ein Gefühl, die Kontrolle zu verlieren oder sterben zu müssen. In einigen Fällen scheinen intensive feindselige Gefühle im Unbewußten die Ursache der Angst zu sein.

Schwab, J. J., Brown, J.: Treating anxiety and depression. Postgrad. Med. **44**, 60–69 (1968).

Depression

Die Depression beinhaltet Gefühle der Trauer, Niedergeschlagenheit oder Verzagtheit. Wie die Angst, ist sie ein Begleitsymptom vieler seelischer Störungen und kann auch als eine mehr oder minder normale Reaktion auf einen schmerzlichen Verlust auftreten. Normalerweise finden wir Depression als Folge des Todes eines geliebten Menschen, nach einer romantischen Enttäuschung, im Klimakterium, wenn die körperliche, berufliche oder geschlechtliche Aktivität davon betroffen wird, bei vielen Menschen beim Ausscheiden aus dem Berufsleben und während Krankheit und körperlicher Hinfälligkeit. Der Verlust kann von materieller Natur sein oder mag in einer Reduzierung des Status bestehen oder einer erzwungenen Trennung von einem Menschen, mit dessen Leben das Leben des Patienten eng verbunden ist (ein Sohn oder eine Tochter verläßt die Familie, um zur Universität zu gehen). Eine vollständigere Erörterung der Problematik der Depression, wie sie bei den verschiedenen psychiatrischen Krankheitsbildern gefunden wird, erfolgt bei der Besprechung der psychoneurotischen Störungen. Der praktische Arzt hat es häufig mit einer Depression als einem sekundären Faktor nach chirurgischen Eingriffen, Entbindung, verlängerter Bettruhe oder diätetischen Einschränkungen, die bei körperlichen Krankheiten notwendig werden können, zu tun.

Die wichtigsten Symptome der Depression sind: Stimmungsschwankungen, Schlaflosigkeit, mäßige Gleichgültigkeit, herabgesetztes Interesse an der Umgebung, Verlust des Antriebs, Gedanken an Selbstmord oder Selbstmordversuche. Das Ausmaß, in welchem eine geringe körperliche Krankheit ein Gefühl des Versagens hervorrufen kann, hängt im großen Maße von Erfahrungen der frühkindlichen Epoche ab, als auch von Faktoren im gegenwärtigen Leben. Will man die depressive Reaktion eines Patienten auf eine Erkrankung abschätzen, muß man berücksichtigen, wie der Patient in der Vergangenheit unter ähnlichen Umständen reagiert hat und wie die jetzige Lebenssituation des Patienten beschaffen ist.

Blinder, M. G.: Differential diagnosis and treatment of depressive disorders. JAMA **195**, 8–12 (1966).
Rosenthal, S. H.: Recognition of depression. Geriatrics **23**, 111–115 (1968).

Die allgemeine medizinische und psychiatrische Untersuchung

Eine psychiatrische Diagnose sollte immer auf positiven psychiatrischen Befunden beruhen und nicht einfach durch das Ausschließen einer organischen Erkrankung zustande kommen. Aus diesem Grunde ist die kombinierte allgemeinärztliche und psychiatrische Untersuchung von großer Bedeutung in der Einschätzung eines Patienten, bei dem ein psychiatrisches Problem vermutet wird. Des weiteren hat eine sorgfältige Anamnesenerhebung und die körperliche Untersuchung einen beträchtlichen therapeutischen und diagnostischen Wert.

Das Interview sollte in einem angenehmen ruhigen Raum ohne Geräusche und Unterbrechungen stattfinden. Nachdem man sich nach den jetzigen Beschwerden erkundigt hat, sollte der Arzt dem Patienten erlauben, seine Geschichte in seinen eigenen Worten zu schildern. Die wirksamste Haltung ist hierbei die einer von Skepsis freien, geduldigen Anteilnahme. In einem guten Interview sollte der Arzt in der Lage sein, dem Patienten zu zeigen, daß er persönlich an ihm interessiert ist, ohne ihn dabei mit seinen eigenen Wertmaßstäben oder Reaktionen auf das, was der Patient ihm erzählt, zu beängstigen.

Nicht nur das, was der Patient sagt, sondern die Art und Weise wie er kommuniziert, sind wichtige Schlüssel zu seinem Verständnis. Unnötiges direktes Fragen oder Interpretationen sollten vermieden werden. In den meisten Fällen ist es klüger, nicht zu schreiben, während der Patient seine Anamnese erzählt, besonders dann, wenn es sich um Inhalte handelt, welche er als persönlich und vertraulich betrachtet. Man sollte versuchen, sein Gedächtnis zu üben und wichtige Informationen sobald wie möglich zu diktieren oder niederzuschreiben, wenn möglich nicht in Gegenwart des Patienten.

Es ist wichtig herauszufinden, warum der Patient ärztliche Hilfe sucht. Die von ihm vorgebrachte Klage mag nicht der wirkliche Grund sein, oder die Konsultation ist auf Drängen der Ehefrau oder von Verwandten zustande gekommen. Man sollte dem Patienten völlige Freiheit geben, seine Geschichte und Gefühle darzulegen. Wenn er in Schweigen verfällt, kann man ihn zur Fortführung durch angemessene Worte oder Gesten verhelfen. Durch eine entspannte Untersuchung dieser Art wird man häufig in der Lage sein, wichtige Informationen ans Tageslicht zu fördern, welche man bei direkter Befragung nicht erhalten hätte. Außerdem wird so eine tragfähige Patient-Arzt-Beziehung entwikkelt, welche für die weitere Behandlung von Bedeutung sein kann. Wenn der Patient in einem bestimmten Gebiet auf Befragen keine Antwort gibt oder sogar sichtbar widerstrebt, ist es am besten, die weitere Diskussion darüber aufzuschieben bis zu einem Zeitpunkt, wo die Beziehung sich vertieft hat. Lange, weitschweifige Erörterungen kann man kontrollieren, indem man Fragen nach der Krankheit des Patienten und seiner Reaktion darauf stellt. Man kann auch weniger spezifische Fragen stellen und die einzelnen Informationsstücke dann später nach mehreren Konsultationen zusammenfügen. Es ist zu diesem Zeitpunkt nicht notwendig, daß der Arzt aus dem Gefühl heraus, behandeln zu müssen, etwas tut. Häufig genügt es vollkommen, aufmerksam zuzuhören. Die Art, wie der Patient bestimmte Worte und Ausdrücke benutzt, kann sehr hilfreich sein, das immer wiederkehrende Thema seiner Gefühle kennenzulernen. Im allgemeinen wird der Patient seine bewußten als auch seine unbewußten Gefühle vermitteln, die letzteren sind dabei oft hinter starker Abwehr, wie z. B. Rationalisierung oder Projektion, versteckt. Seine Gefühle werden häufig nicht nur durch Worte offenbar, sondern durch viele nicht verbale Schlüssel: Gesten, Stimmlage, wichtige Auslassungen, Übergehen von direkten Fragen und abrupter Themenwechsel, wenn er plötzlich die Beschreibung seiner Kopfschmerzen unterbricht, z. B. um über einen bevorstehenden Besuch seiner Eltern zu berichten. Augenscheinlich inkonsequentes und unbedeutsames Material kann vom Arzt sofort erkannt werden als ein bewußter oder unbewußter Versuch, die Diskussion von schmerzlichen Themen fortzulenken. Zusammengefaßt könnte man die Aufgabe des Arztes in diesem Augenblick wie folgt beschreiben: Er muß in der Lage sein, die Gefühle seines Patienten zu verstehen, so daß er ihm helfen kann, sich selbst zu verstehen und anzunehmen. Welche Veränderungen der Patient auch immer in seiner äußeren Lebenssituation treffen wird, sie sollten die Folge von inneren Reifungsprozessen sein.

Eine sorgsame psychiatrische Untersuchung erfordert häufig zusätzliche Interviews mit nahestehenden Familienangehörigen, besonders der Ehefrau oder den Eltern von Minderjährigen. Die objektive Beobachtung dieser Personen, welche in näherem Kontakt mit dem Patienten leben, kann für den Untersucher sehr wichtig sein, aber man muß sich darüber klar sein, daß es häufig für Familienangehörige sehr schwer ist, wirklich objektive Information zu liefern. Die gefühlsmäßigen Reaktionen von Freunden oder Verwandten müssen sorgfältig abgewogen werden, da in vielen Fällen besonders die Frau oder die Eltern unwissende Teilhaber an den seelischen Reaktionen des Patienten sind. Häufig wird der Untersucher feststellen, daß zwischen dem Patienten und denen, die ihm sehr nahe stehen, eine Art von zwischenmenschlichem Spiel stattfindet. In solchen Fällen muß der Focus der Behandlung auf die Gründe für dieses Spiel gerichtet sein, und die daran beteiligten Personen müssen ebenso mit in die Behandlung einbezogen werden.

Manchmal mag es notwendig werden, die Erhebung der regulären Anamnesen auf einen späteren Zeitpunkt zu verschieben. Auch die körperliche Untersuchung und diagnostische Studien kann man aufschieben bis der Patient sich in seiner Beziehung zum Arzt wohler fühlt, es sei denn, er ist bedrohlich erkrankt. Man sollte bei der körperlichen Untersuchung darauf achten, sie in einer Weise auszuführen, daß der Patient das Gefühl bekommt, mit Sorge behandelt zu werden und daß seine Beschwerden akzeptiert werden. Von intensiven und teuren Röntgen-, Labor- und anderen diagnostischen Studien, nur um den Patienten zu beruhigen, sollte man allerdings Abstand nehmen.

GRAY, M.: Principles of the comprehensive examination. Arch. Gen. Psychiat. 10, 370–381 (1964).

Das psychiatrische Interview

Wenn es augenscheinlich ist, daß die Probleme des Patienten hauptsächlich psychisch bedingt sind, wird es notwendig, die Anamnese auszudehnen, um weitere Informationen von psychiatrischem Interesse zu bekommen. Wie schon oben erwähnt, ist das psychiatrische Interview viel mehr als eine bloße Anhäufung von Tatsachen und auch nicht nur eine Beurteilung der Reaktionen des Patienten auf den Interviewer. Da die Untersuchung häufig selbst einen Einfluß auf den Patienten haben wird, der entweder therapeutisch wirksam oder unwirksam für seinen seelischen Zustand sein wird, ist es außerordentlich bedeutsam, die Information, die man haben möchte, in einer Weise zu erlangen, daß der Patient sich nicht beängstigt oder unter Druck gesetzt fühlt. Fragen sollten einfach und taktvoll gestellt werden, und eine zusätzliche Sitzung kann notwendig werden.

Routinemäßiges diagnostisches Vorgehen

Die folgenden Faktoren aus dem Leben des Patienten sollten immer exploriert werden, einige mehr oder weniger intensiv als andere, abhängig von dem Zustand des Patienten und der Natur der Problematik.

A. Familiengeschichte, psychiatrische Erkrankungen.

B. Umgebungsfaktoren während der Entwicklungszeit: Kindheitserziehung und -erfahrungen, Familie und gesellschaftliche Beziehung, bedeutende Freundschaften, Schulzeit, Pläne und Interessen, sexuelle Erfahrungen und Haltungen, Berufsausbildung und -erfahrung, persönliche Ziele, religiöse Haltungen. Besondere Charakterzüge in der Kindheit, besonders wenn mehrere gleichzeitig vorhanden sind, machen in hohem Maße neurotische Probleme wahrscheinlich: starke Ängste (vor Tieren, großen Höhen, geschlossenen Räumen, Dunkelheit), Nägelbeißen, Wutanfälle, Bettnässen, Schlafwandeln, Stottern, Alpträume und Pavor nocturnus, Schwindel, Ohnmachtsanfälle, Krampfanfälle, Tics und Launenhaftigkeit. Wichtig sind ferner Schwierigkeiten im Zurechtkommen mit Spielgefährten, Unfähigkeit, Autorität anzuerkennen, Verharren in Überabhängigkeit oder offenes, aggressives Benehmen. Während der Kindheit sind viele dieser Symptome Reaktionen auf Verhaltensweisen der Familie, speziell der Eltern und Geschwister, welche das Kind als zurückweisend und mißbilligend empfindet und die ihm einen notwendigen Grad an Selbstgenügsamkeit und Selbstausdrucksfähigkeit nicht gestatten. Angst auf seiten der Eltern und häusliche Spannungen aller Art werden von Kindern meistens empfunden und mit einer breiten Skala von körperlichen oder Verhaltensstörungen beantwortet.

C. Auslösende Faktoren: Am häufigsten sind Schwierigkeiten in den Liebes- oder Geschlechtsbeziehungen, häusliche und berufliche Probleme, finanzielle Rückschläge, Angst um die Gesundheit, Umwälzungen im Lebensstil, Todesfälle in der Familie sowie Überarbeitung und Erschöpfung. Es ist sehr wichtig, vom Patienten (oder seiner Familie) herauszufinden, wie er in früheren ähnlichen Situationen reagiert hat, ob er mit Zurückgezogenheit oder Ärger seine Gefühle ausgelebt hat oder sie somatisierte und dann organisch krank wurde.

D. Erfassung des seelischen Gesamtzustandes:

1. Erscheinung und Benehmen: z. B. Stimmfall, Gesten, Tics, körperliche Aktivität, besondere Gewohnheiten.

2. Verhalten gegenüber dem Interviewer: Das Ausmaß der Mitarbeit. Benimmt sich der Patient einfältig, provozierend, feindselig, wachsam? Wie verhält er sich zum Interviewer?

3. Gefühlsstatus: z. B. flach, abgestumpft, apathisch, konfus-gespannt, depressiv, gehoben, akut ängstlich oder panikartig. Werden die Gefühle zur Interviewsituation angemessen ausgedrückt?

4. Inhalt: Spricht der Patient über Dinge, welche wichtig sind, folgerichtig und logisch? Ist der Inhalt unangemessen oder unwesentlich? Lassen die Darstellungen Furcht, Verdacht, Argwohn, offene paranoide Inhalte, Wut vermuten? Wichtig ist, die Symptomatik auf die darunterliegende Thematik zu untersuchen, z. B. Selbstmitleid oder das Gefühl, betrogen, verletzt oder omnipotent zu sein.

5. Besondere Voreingenommenheiten: Sorge um den Körper, Zwänge, Schuld, Furcht vor Schlaf oder Sterben, mangelndes Selbstvertrauen, sexuelle Ängste, Wahnvorstellungen, Halluzinationen, mystische Erfahrungen, Phantasien, Tag- oder Nachtträumereien.

6. Abwehrmechanismen: Projektionen, Verleugnung, Rationalisierung.

7. Orientierung und Gedächtnis: Ist der Patient in der Lage, seine Umgebung klar wahrzunehmen (Zeit, Ort, andere Personen, sich selbst)? Beziehen sich evtl. Gedächtnislücken auf kürzliche oder mehr in der Vergangenheit liegende Ereignisse?

8. Intellektuelle Kapazität und gegenwärtiges intellektuelles Funktionieren: Dies kann man versuchen abzuschätzen, indem man einfach arithmetische Probleme vorlegt und einfache Fragen über die Geschichte und gegenwärtige Ereignisse stellt.

9. Beschreibung des Gedankenablaufs sowie der gedanklichen Inhalte: Ist der Gedankenablauf des Patienten klar oder fragmentiert in einem Ausmaß, daß er unsinnig redet, wie z. B. bei der Schizophrenie? Mißinterpretiert der Patient lediglich Gedanken und Handlungen von anderen oder hat er ein eigenes Denksystem konstruiert? Über die abstrakte Denkfähigkeit kann man sich orientieren, indem man den Patienten Sprichworte erklären läßt.

10. Urteilsfähigkeit: Ist der Patient fähig, für sich selbst zu sorgen, Geldprobleme zu handhaben, für andere verantwortlich zu sein?

11. Einsicht: In welchem Ausmaß erkennt der Patient, daß er Probleme hat, worauf sie zurückzuführen sind und wie ihm geholfen werden kann? Wird er eine Behandlung oder Hilfe von anderen annehmen?

Bräutigam, W.: Reaktionen-Neurosen, Psychopathien. Stuttgart 1969.

Redlich, F. C., Freedman, D. X.: Theorie und Praxis der Psychiatrie. Frankfurt/Main 1970.

Spezielle diagnostische Hilfen

Zusätzlich zur psychiatrischen Exploration mit Hilfe des Interviews können verschiedene diagnostische Prozeduren hilfreich sein. Diese sollten von Spezialisten ausgeführt und interpretiert werden.

A. Elektroencephalogramm (EEG): Hilfreich zur Unterscheidung von organischen und funktionellen Störungen, Nachweis von Krampfanfällen usw.

B. Psychometrische Tests: Hauptsächlich angewandt, um organische von psychogenen Störungen zu unterscheiden, zur Messung der Intelligenz und spezieller Fähigkeiten sowie zur Information über die Persönlichkeit des Patienten, seine Gefühle und seine seelischen Probleme.

1. Objektive Tests: Diese liefern eine quantitative Erfassung der Persönlichkeitszüge oder Fähigkeiten, verglichen mit etablierten Normwerten.

a) Intelligenztests: z. B. Hamburg-Wechsler, Binet, Raven (Matrizen) usw.

b) MPI (Maudsley-Personal-Inventory). Hier werden neun Persönlichkeitszüge genauer untersucht (Hypochondrie, Depression, Hysterie, Maskulinität, Femininität, Schizophrenie u. a.).

c) Tests über die beruflichen Interessen und Eignungen.

2. *Projektive Testverfahren:* Diese versuchen, die Gefühle und Phantasien des Patienten durch Antworten, die dieser auf zu interpretierende Stimuli gibt, zu erfassen. Hier gibt es eine ganze Reihe von Testverfahren. Zwei der am häufigsten benutzten sind der Rorschach-Test (symmetrische Tintenflecke werden als Stimuli benutzt) und der Thematic-Apperception-Test (TAT; unstrukturierte oder doppeldeutige Bilder werden als Stimuli benutzt).

Psychologische Testmethoden sind unter folgenden Umständen angebracht:

1. Für Kinder:

a) wenn immer die Frage einer Minderbegabung diskutiert wird.

b) wenn bei Schulschwierigkeiten und zur Feststellung des geeigneten Klassenalters der IQ bestimmt werden soll.

c) bei geplanter Adoption oder wenn Zwangseinweisung oder Sterilisation überlegt wird.

d) als ein Hilfsmittel (zusammen mit EEG-Studien) zur Unterstützung der körperlichen Untersuchung und Anamnese, wenn es darum geht, bei Verhaltensschwierigkeiten eine mögliche körperliche Ursache auszuschließen. (Zu diesem Zweck sind psychologische Tests für Kinder unter 9 Jahren wenig geeignet.)

2. Für Erwachsene:

a) als ein Hilfsmittel zur psychiatrischen Diagnose. Sie können besonders hilfreich sein, organische von nicht-organischen Problemen zu trennen und sind außerdem wichtig, das Vorhandensein von schizophrenen Denkstörungen zu objektivieren.

b) als Unterstützung zum Erkennen der Psychodynamik, der Notwendigkeit und der Tiefe der indizierten psychiatrischen Behandlung und der Eignung zur Psychoanalyse.

c) um den Realitätsgehalt ungewöhnlicher Phänomene zu beurteilen (manche anscheinend wahnhafte oder paranoide Aussagen können der Wirklichkeit entsprechen).

d) zur beruflichen Führung, Identifizierung von Eignungen, Fähigkeiten und Interessen.

Standarddiagnoseschema

Deutsche Übersetzung der Internationalen Klassifikation der Psychiatrischen Krankheiten (Diagnosenschlüssel der WHO)

ICD-Nr.	Diagnose
	Psychosen 290–299
290	Demenzen bei präsenilen und senilen Hirnkrankheiten
.0	Demenzen bei senilen Hirnkrankheiten
.1	Demenzen bei präsenilen Hirnkrankheiten
.9	Andere und nicht näher bezeichnete psychische Störungen bei präsenilen und senilen Hirnkrankheiten (deutscher Zusatz)
291	Alkoholpsychosen
.0	Delirium tremens
.1	Alkoholisches Korsakow-Syndrom (Korsakow-Psychose)
.2	Alkohol-Halluzinose
.3	Eifersuchtswahn
.4	Alkoholrausch (nach dem Schlüssel der WHO eigentlich E 860 und N 980) (deutscher Zusatz)
.5	Pathologischer Rausch (deutscher Zusatz)
.9	Andere und nicht näher bezeichnete Alkoholpsychosen
292	Psychosen bei intrakraniellen Infektionen
.0	Bei progressiver Paralyse
.1	Bei anderen luischen Erkrankungen des ZNS
.2	Bei epidemischer Encephalitis
.3	Bei anderen und nicht näher bezeichneten Encephalitiden
.9	Bei anderen und nicht näher bezeichneten intrakraniellen Infektionen
293	Psychosen bei anderen organischen Hirnstörungen
.0	Bei Hirnarteriosklerose
.1	Bei anderen cerebralen Gefäßkrankheiten
.2	Bei Epilepsie
.3	Bei intrakraniellen Tumoren
.4	Bei degenerativen Erkrankungen des ZNS
.5	Bei Hirntraumen
.9	Bei anderen und nicht näher bezeichneten cerebralen Störungen

ICD-Nr.	Diagnose
294	Psychosen bei anderen körperlichen Krankheiten
.0	Bei endokrinen Störungen
.1	Bei Stoffwechselkrankheiten und Ernährungsstörungen
.2	Bei Allgemeininfektionen
.3	Bei Intoxikationen durch Arzneimittel oder Gifte (ausgenommen Alkoholpsychosen, die unter 291 erfaßt werden)
.4	In der Gravidität und im Puerperium (mit Ausnahme endogener Psychosen, die sich im Puerperium manifestieren, die unter 295–298 erfaßt werden)
.8	Bei anderen körperlichen Krankheiten
.9	Bei nicht näher bezeichneten körperlichen Krankheiten
295	Schizophrenie
.0	Schizophrenia simplex
.1	Hebephrene Form
.2	Katatone Form
.3	Paranoide Form
.4	Akute schizophrene Episoden, schizophrene Reaktion (mit Ausnahme akuter Schizophrenien, die unter 295. 0–295 .3 erfaßt werden)
.5	Latente Schizophrenie (pseudoneurotische Sch.)
.6	Schizophrene Rest- und Defektzustände
.7	Schizoaffektive Psychosen (atypische Psychosen, Mischpsychosen)
.8	Andere Schizophrenieformen
.9	Nicht näher bezeichnete Schizophrenieformen
296	Affektive Psychosen
.0	Involutionsdepression
.1	Manie im Rahmen einer manisch-depressiven Psychose oder periodischen Manie
.2	Depression im Rahmen einer manisch-depressiven Psychose oder einer periodischen Depression
.3	Zirkuläre Verlaufsform manisch-depressiver Psychosen
.8	Andere affektive Psychosen (nicht 295 .7)
.9	Nicht näher bezeichnete affektive Psychosen
297	Paranoide Syndrome (mit Ausnahme akuter paranoider Reaktionen, die unter 298 .3 erfaßt werden)
.0	Paranoia
.1	Paranoide Psychose im Involutionsalter
.9	Andere Wahnsyndrome
298	Andere Psychosen
.0	Reaktive depressive Psychosen
.1	Reaktiver Erregungszustand
.2	Reaktiver Verwirrtheitszustand
.3	Akute paranoide Reaktion
.9	Nicht näher bezeichnete reaktive Psychosen
299	Nicht näher bezeichnete Psychosen
	Neurosen, Persönlichkeitsstörungen (Psychopathien) und andere nicht psychotische psychische Störungen
300	Neurosen
.0	Angstneurose
.1	Hysterische Syndrome
.2	Phobie
.3	Zwangsneurose
.4	Depressive Neurose (auch reaktive Depression)
.5	Neurasthenie (neurotische neurasthenische Syndrome)
.6	Neurotisches Depersonalisationssyndrom
.7	Hypochondrische Neurosen
.8	Andere Neurosen
.9	Nicht näher bezeichnete Neurosen
301	Persönlichkeitsstörungen (Psychopathien, Charakterneurosen)
.0	Paranoide Persönlichkeit
.1	Cyclothyme (thymopathische) Persönlichkeit
.2	Schizoide Persönlichkeit
.3	Erregbare Persönlichkeit
.4	Anankastische Persönlichkeit
.5	Hysterische Persönlichkeit
.6	Asthenische Persönlichkeit
.7	Antisoziale Persönlichkeit
.8	Andere Persönlichkeitsstörungen
.9	Nicht näher bezeichnete Persönlichkeitsstörungen
302	Sexuelle Verhaltensabweichung („sexuelle Perversionen")
.0	Homosexualität
.1	Fetischismus
.2	Pädophilie
.3	Transvestitismus
.4	Exhibitionismus
.8	Andere sexuelle Verhaltensabweichungen
.9	Nicht näher bezeichnete sexuelle Verhaltensabweichungen
303	Alkoholismus (mit Ausnahme der Alkoholpsychosen, die unter 291 erfaßt werden und des akuten Alkoholrausches, der unter 291 .4 bzw. 291 .5 erfaßt wird)
.0	Episodischer Alkoholmißbrauch
.1	Gewohnheitsmäßiger Alkoholmißbrauch
.2	Chronischer Alkoholmißbrauch (Trunksucht)

ICD-Nr.	Diagnose
.9	Andere und nicht näher bezeichnete Formen des Alkoholismus
304	Medikamentenabhängigkeit (Sucht und Mißbrauch)
.0	Opium, Opium-Alkaloide und deren Derivate
.1	Synthetische Analgetica mit morphinähnlicher Wirkung
.2	Barbiturate
.3	Andere Schlafmittel und Sedativa oder Psychopharmaka
.4	Cocain
.5	Haschisch, Marihuana (Cannabis sativa)
.6	Andere Stimulantien
.7	Halluzinogene
.8	Andere Medikamente
.9	Nicht näher bezeichnete Medikamente
305	Psychosomatische Störungen (körperliche Störungen wahrscheinlich psychischen Ursprungs)
.0	Haut
.1	Muskulatur und Skeletsystem
.2	Atmungsorgane
.3	Herz- und Kreislaufsystem
.4	Blut- und Lymphsystem
.5	Magen-Darm-Trakt
.6	Urogenitalsystem
.7	Endokrines System
.8	Sinnesorgane
.9	Andere Organsysteme
306	Besondere Symptome, die nicht anderweitig klassifiziert werden können
.0	Stammeln und Stottern
.1	Spezielle Lernstörungen
.2	Tic
.3	Andere psychomotorische Störungen
.4	Schlafstörungen
.5	Eßstörungen
.6	Enuresis
.7	Enkopresis
.8	Kopfschmerzen
.9	Andere Symptome
307	Vorübergehende kurzfristige psychische Auffälligkeiten, die mit situativen Belastungen im Zusammenhang stehen
308	Verhaltensstörungen im Kindesalter (soweit nicht unter 306 oder anderen Kategorien erfaßt)
309	Psychische Störungen, die nicht als Psychosen bezeichnet werden können, jedoch mit körperlichen Krankheiten im Zusammenhang stehen
.0	Bei intrakraniellen entzündlichen Prozessen
.1	Bei Intoxikationen durch Pharmaka, Gifte und Intoxikationen bei Infektionskrankheiten (mit Ausnahme von Alkoholismus und Drogenabhängigkeit)
.2	Bei Hirnverletzungen
.3	Bei Kreislaufstörungen
.4	Bei Epilepsie
.5	Bei Stoffwechsel-, Wachstums- und Ernährungsstörungen
.6	Bei senilen und präsenilen Hirnkrankheiten
.7	Bei intrakraniellen Tumoren
.8	Bei degenerativen Erkrankungen des ZNS
.9	Bei anderen und nicht näher bezeichneten körperlichen Krankheiten
	Oligophrenien (310–315)
310	Minderbegabung (Grenzfälle) (IQ 68–85)
311	Leichter Schwachsinn (IQ 52–61)
312	Deutlicher Schwachsinn (IQ 36–51)
313	Schwerer Schwachsinn (IQ 20–35)
314	Hochgradiger Schwachsinn (Idiotie) (IQ unter 20)
315	Nicht näher bestimmbarer Schwachsinnsgrad
	Die folgenden Unterteilungen sollten benutzt werden mit jeder der unter 310–315 aufgeführten Kategorien und als 4. Stelle der Diagnosen-Nummer angehängt werden
.0	Als Folge von Infektionskrankheiten oder Intoxikationen
.1	Als Folge von traumatischen oder anderen physikalischen Schädigungen
.2	Im Zusammenhang mit Stoffwechsel-, Ernährungs- oder Wachstumsstörungen
.3	Im Zusammenhang mit schweren Hirnkrankheiten in der frühen Kindheit
.4	Im Zusammenhang mit Krankheiten oder Störungen, die nicht näher bekannt sind, jedoch pränatal zur Wirkung kamen
.5	Bei Chromosomenanomalien
.6	Nach Frühgeburt
.7	Als Folgen von schweren psychiatrischen Erkrankungen
.8	Im Zusammenhang mit Störungen des psychosozialen Milieus
.9	Andere und nicht näher bezeichnete Ursachen

Ätiologie

Da die psychiatrischen Erkrankungen zu körperlichen Manifestationen führen und da organische Krankheiten seelische Probleme zur Folge haben können, erscheint die Unterscheidung zwischen psychogenen (funktionellen) und körperlich begründbaren Störungen häufig schwierig. Die Schwierigkeiten kommen zum Teil daher, daß der Patient unwillig ist zuzugeben, daß die Krankheit, die ihn unfähig gemacht hat, „eingebildet" ist oder eine seelische Ursache hat. Der Kliniker wiederum hat ein natürliches Widerstreben, nur weil er keine organischen verursachenden Faktoren finden kann, eine Krankheit psychischen Ursachen zuzuschreiben, auch dann, wenn sie evident sind. Das Problem wird weiter kompliziert durch die Tatsache, daß die Anfangsphase gewisser ernster organischer Krankheiten heimtückisch und verborgen abläuft und objektive Befunde nicht zu erheben sind. Das folgende mag eine Hilfe sein, psychogene Erkrankungen von solchen organischen Ursprungs zu unterscheiden.

1. In der Anamnese erscheint Angst und ungewöhnliches Benehmen seit der Kindheit oder Jugend.
2. Vielfältigkeit der Symptomatik, wobei mehrere Organsysteme einbezogen scheinen.
3. Zwanghafte Beschäftigung mit den Körperfunktionen und abnorme Krankheitsfurcht.
4. Bizarre Symptomatik (ungewöhnlich durch Lokalisation, Charakter und Schwere) und nicht typische Reaktion auf Behandlung.
5. Häufiger Arztwechsel und Unfähigkeit, eine vorgeschlagene Behandlung durchzuhalten.
6. Die Abwesenheit objektiver Befunde oder das Vorherrschen einer Symptomatik, die in keinem Verhältnis zu den erhobenen Befunden steht.
7. Fehlen von Angst und Sorge in Gegenwart von scheinbar schwerer Erkrankung („Lähmung").
8. Beginn der Symptomatik oder Verstärkung gleichzeitig mit Angst- oder Streßsituation.
9. Offensichtlicher sekundärer Gewinn aus der Krankheit (z. B. Versuche, die Krankheit bewußt oder unbewußt dazu zu benutzen, Aufmerksamkeit, Sympathie auf sich zu ziehen, sich vor Verantwortung zu drücken oder Versicherungsgelder zu erhalten).
10. Die Abhängigkeit von verschiedenen Medikamenten, eingeschlossen Alkohol, um die innere Bedrängnis zu erleichtern.
11. Eine Symptomatik, die scheinbar verursacht oder verstärkt wird in ihrer Intensität durch spezielle Situationen oder Personen, z. B. körperliche Beschwerden vor oder nach der Kohabitation, nach Telefonanrufen von Eltern, Kindern oder deren Substituten oder bei gewissen sozialen und geschäftlichen Kontakten.

Psychiatrische Diagnosen*

In der psychotherapeutischen Praxis bemüht man sich heute viel mehr, die einer seelischen Reaktion auf eine Belastung zugrunde liegenden oder vorausgehenden situativen Faktoren im Patientenleben herauszufinden, als daß man sich mit einer starren kategorisierenden Diagnostik zufrieden gibt. Solange der Arzt eine neutrale Haltung wahrt und dem Patienten hilft, durch einfühlendes Verstehen mit seinen augenblicklichen Problemen fertig zu werden, kann schon ein großer Gewinn durch einfaches Zuhören erzielt werden. Wegen der Notwendigkeit korrekter beruflicher Verständigung ist aber häufig eine exakte diagnostische Bezeichnung notwendig und wünschenswert. Es hat nicht an zahllosen Versuchen gefehlt, die psychiatrischen Krankheiten in ein eindimensionales Klassifikationsschema, welches beides, ätiologische und beschreibende Information sowie Aussagen über die Psychodynamik enthielt, zu zwängen. Andere wichtige Voraussetzungen für jedes Klassifikationssystem beinhalten sowohl Fragen nach den grundsätzlichen Abwehrmechanismen, welche der Patient benutzt (Verleugnung, Verdrängung, Projektion) als auch die Frage nach der Phase der Persönlichkeitsentwicklung, zu

---

* Anm. d. Übers.: Die Übersetzer haben nicht das Standarddiagnoseschema der Amerikanischen Psychiatrischen Gesellschaft übernommen, sondern sich an das von der WHO herausgegebene Diagnosenschema gehalten.

welcher seine Gefühle und Verhaltensreaktionen augenscheinlich regrediert sind. Es ist im Augenblick noch völlig unmöglich, ein ideales Klassifikationssystem anzubieten, da Symptomatik, Dynamik und ätiologische Fragen sich vielfach überschneiden. Die meisten Psychiater der Vereinigten Staaten sind übereingekommen, aus verwaltungstechnischen sowie rechtlichen Gründen ihre Beobachtungen nach der Standardklassifikation der Amerikanischen Psychiatrischen Gesellschaft niederzulegen. Am 1. Juli 1968 wurde das neue psychiatrische System der Klassifikation im diagnostischen und statistischen Handbuch (DSM II) angenommen. Es wird jetzt in den Vereinigten Staaten benutzt und ist dem international benutzten Diagnoseschlüssel (ICD-8) und dem WHO-Schema sehr ähnlich, obwohl noch immer Unterschiede bestehen. DSM II unterscheidet sich wie folgt von DSM I:

1. Zusätzliche Diagnosen: Man hat über 50 neue Diagnosen hinzugefügt, meistens indem man ältere Diagnosen weiter aufteilte. Zum Beispiel die hysterische Neurose ist heute unterteilt in einen Konversionstyp und in einen dissoziativen Typus. Alkoholismus, sexuelle Perversionen und Drogenabhängigkeit kann man nun als verschiedene unterschiedliche Typen erfassen. Verhaltensstörungen der Kindheit und Adoleszenz kann man heute nach sieben verschiedenen Kriterien unterscheiden, und ganz neu hinzugekommen sind solche Diagnosen wie z. B. Fehlanpassung in der Ehe und berufliche Fehlanpassung. Hinzugekommen sind außerdem drei neue Begriffe für Persönlichkeitsstörungen: erregbare Persönlichkeit, hysterische Persönlichkeit und asthenische Persönlichkeit.

2. Der Begriff Reaktion wird häufig nicht mehr verwendet, z. B. die frühere schizophrene Reaktion heißt heute nur noch einfach Schizophrenie. Das gleiche gilt für die frühere psychoneurotische Reaktion, psychosomatische Reaktion und paranoide Reaktion. Der Begriff ist erhalten geblieben für die reaktiven depressiven Psychosen, für vorübergehende situationsbedingte Störungen und eine neue Begriffsgruppe, welche die Verhaltensstörungen der Kindheit und Jugend erfassen soll.

3. In dem neuen diagnostischen und statistischen Handbuch wird weiterhin angeregt, auch mehr als *eine* psychiatrische Diagnose zu benutzen, z. B. Alkoholismus, der früher nicht als besondere Diagnose in Erscheinung trat, wenn er mit einer anderen Störung gleichzeitig auftrat. In gleicher Weise sollte man bei einer organischen Hirnerkrankung oder Minderbegabung, wenn diese durch eine bestimmte körperliche Störung verursacht sind, beide, sowohl die darunterliegende körperliche Störung als auch die organische Hirnerkrankung, als verschiedene Diagnosen auttühren.

4. Erscheinen einige Änderungen in der genauen Definition psychiatrischer Erkrankungen.

Der Arzt als Ratgeber

Eine Vielfalt von Begriffen wird zur Zeit benutzt, um die im Moment gängigen Therapieformen begrifflich zu fassen. Der Begriff Beratung wird häufig auf die verschiedenen Arten der Führung, Erziehung und Problemerhellung angewandt, wie sie von Ärzten, Geistlichen, Sozialarbeitern, Eheberatern und Psychologen angeboten werden. Der Begriff Psychotherapie und Psychoanalyse wird Behandlungsmethoden vorbehalten, welche sich zum Ziel gesetzt haben, korrigierend in lebenslange Verhaltensweisen einzugreifen. Für eine erfolgreiche Psychoanalyse ist es notwendig, eine verlängerte und besondere Art von Gefühlsbeziehung (Übertragung zwischen Patient und Therapeut) entstehen zu lassen, in welcher die Gefühle und Ereignisse im Leben des Patienten intensiv verarbeitet werden, als daß man seine Tätigkeit auf die Erörterung gegenwärtiger Lebenssituationen beschränkt. Es ist jedoch ein Fehler anzunehmen, daß die sogenannte tiefe Therapie in jedem Fall einer „therapeutischen Führung" überlegen ist oder in vielen Fällen sogar die Behandlung der Wahl wäre.

Übertragung – die Wiederbelebung von Gefühlen und Einstellungen aus der Kindheit in der Beziehung zum Therapeuten – geschieht nicht nur in der Psychoanalyse, sondern findet sich in unterschiedlichem Ausmaß regelmäßig auch in jeder Art von Psychotherapie. Die Überweisung zu verschiedenen Beratern für spezielle Fragen ist oft praktischer, wenn man Übertragungsprobleme vermeiden will, und wird auch vom Patienten bevorzugt, z. B. bei Problemen der Kindererziehung und bei Eheproblemen.

In der medizinischen Praxis wird sicher ein großer Teil allgemein gehaltener Beratung vom Arzt geleistet. Von ihm erwartet man sowohl Unterstützung in Krisensituationen als auch Rat in Fragen der Geburtenregelung, Kindererziehung, bei Anpassungsschwierigkeiten Jugendlicher, sexuellen und Eheproblemen, persönlichen und beruflichen Enttäuschungen und bei den Schwierigkeiten, seine eigenen Phantasien mit der Wirklichkeit der Welt abzustimmen. Eine gesunde persönliche Lebenseinstellung, sorgfältiges Wissen um den Patienten, um dessen Familie und Vergangenheit, ein gesunder Menschenverstand wird den Arzt befähigen, den meisten seiner Patienten zu helfen, ihre eigenen Probleme selbst zu lösen. Zusammen mit Geistlichen oder anderen Ratgebern kann der Arzt in Krisenzeiten für den Patienten von großer Hilfe sein und damit die Entstehung von schweren psychiatrischen Erkrankungen verhindern helfen. In jedem Fall ist die Miteinbeziehung der gesamten Lebenssituation des Patienten, seiner Erfahrungen in der Vergangenheit und der Art und Weise seiner Beziehungen zu anderen von ausschlaggebender Bedeutung. Der Arzt sollte nicht vergessen, daß die Gefühle und das Benehmen eines gestörten Patienten, auch wenn sie für manche belastend sind, häufig durch für den Patienten nicht einsichtige Gründe verursacht sind. Ermahnungen an die Willenskraft oder der Appell, sich zusammenzunehmen, sind häufig fruchtlos und können sogar schädlich sein.

Viele der seelischen Reaktionen im Erwachsenenalter, mit denen der Arzt sich auseinandersetzen muß, stellen Regressionen auf infantile Verhaltensweisen des Denkens, Fühlens und Benehmens dar und machen häufig einen situationsinadäquaten und bizarren Eindruck. Intellektuelles Verstehen allein hilft dem Patienten nicht, es sei denn, es gelingt, diese sogenannte Einsicht mit seinen Gefühlen und seinem Benehmen zu verbinden.

Die Beratung von Familien

Bei vielen Problemen zwischen Eltern, Kindern und Ehepaaren liegen die Schwierigkeiten darin, daß der eine oder der andere Partner die gefühlsmäßigen Erwartungen des anderen nicht erfüllt. Abhängigkeits- und Kontrollwünsche werden von den Partnern aneinander ausgelassen. In einigen Fällen wird ein Partner überempfindlich und reagiert auf Verhalten des anderen in einer Weise, daß ein gegenseitig destruktives Benehmen die Folge ist. In diesen Fällen steht der Arzt vor der schwierigen Aufgabe, mit zwei oder mehr Personen und deren Gefühlen und Reaktionen aufeinander fertig zu werden. Es gelingt ihm vielleicht, die einzelnen Personen so zu erziehen, daß sie das Spiel, welches sie unbewußt spielen, zumindest verstehen und dann begreifen, woher die Dissonanzen kommen. Der geübtere und unerschrockene Praktiker mag sogar versuchen, die beiden Partner einzeln und zusammen zu beraten.

Auf diesem Gebiet spezialisierte Psychiater werden die ganze Familie als eine Gruppe behandeln (Familientherapie). In manchen Fällen ist es besser, daß man einen zweiten Therapeuten hinzuzieht, so daß eine Dreieckssituation vermieden wird. Die dem Patienten angebotene Beratung sollte eine positive Ich-stützende sein und sich mehr auf die Fähigkeiten und schon vorhandenen Ich-Stärken konzentrieren als sich mit den Schwächen der Persönlichkeitsstruktur beschäftigen.

Ackerman, N. W.: Treating the troubled family. Basic Books 1968.

Berne, E.: Spiele der Erwachsenen. Reinbek bei Hamburg 1967.

Haley, J., Hoffman, L.: Techniques of family therapy. Basic Books 1968.

Richter, H.-E.: Patient Familie. Reinbek bei Hamburg 1970.

Übertragung und Gegenübertragung

Erwartungsgemäß reagiert ein Patient gegenüber seinem Arzt nicht nur auf rein sachbezogener Ebene als zu einer Person, von der er Hilfe erwartet, sondern auch mit Verhaltensweisen, welche typisch sind für seine gefühlsmäßigen Beziehungen zu Schlüsselpersonen in seiner Vergangenheit. Dies ist besonders dann der Fall, wenn der Kontakt des Patienten zu seinem Arzt langdauernd und intensiv ist. Der Mechanismus, mit welchem diese Gefühle auf den Arzt projiziert werden, wird als Übertragung bezeichnet. Der Patient wird so unbewußt den Arzt in die Position bringen, in die er einst einen Elternteil, Geschwister, die Ehefrau oder eine andere bedeutsame Figur in seinem Leben erlebt hat. In den meisten beruflichen Situationen, die eine seelische Führung des Patienten notwendig machen, kann der Allgemeinpraktiker in dem speziellen Problem wirkungsvoll intervenieren. Dennoch sollte sich der Arzt klar darüber sein, daß es sein Interesse, Wissen und sein Können sind, nicht sein persönliches Engagement, welche die Grundlage jeder regelrechten ärztlichen Tätigkeit darstellen. Da jeder Arzt ebenso seine eigenen Gefühlsbedürfnisse hat, gegenwärtige und vergangene, ist es möglich, daß er unbewußt gewisse Haltungen gegenüber seinem Patienten annimmt (z. B. Versuche, korrigierend einzugreifen, zu lehren, zu bestrafen, zu retten oder ein Bedürfnis, dem Patienten nahe zu sein), die seinen eigenen seelischen Bedürfnissen dienen (Gegenübertragung). Diese Gefühle können eine Behandlung ernsthaft in Frage stellen. Wenn der Arzt sich nicht darüber klar ist, in welcher Weise er etwa den Patienten für seine eigenenNöte benutzt, ist es ratsam, einen psychotherapeutisch ausgebildeten Kollegen zu Rate zu ziehen oder den Patienten jemand anderem zur Behandlung zu überweisen. Die Überweisung sollte nicht aufgeschoben werden aus Furcht, den Patienten oder dessen Familie zu verletzen oder aus einem Mißverständnis über die Kosten und Art der psychiatrischen Hilfe oder weil der behandelnde Arzt unfähig ist, seine eigenen Grenzen zu erkennen.

Behandlung der durch die Umgebung bedingten Störungen
(Situationsbedingte Störungen)

Der behandelnde Arzt kann außer, daß er dem Patienten die Möglichkeit gibt, von seinen Sorgen zu sprechen (Katharsis), bei vielen Problemen, die durch Fehlanpassung an die Umgebung verursacht werden, in folgender Weise helfend eingreifen:

1. Der Grund, warum der Patient in seiner Situation emotional gestört reagiert, sollte aufgesucht werden. Wenn man dem Patienten hilft, seine Probleme objektiv zu sehen, kann eine veränderte Haltung oder Grundeinstellung seine Situation erträglicher machen.

2. Man kann dem Patienten helfen, situationsbedingte Faktoren zu korrigieren oder zumindest zu erleichtern. Nach Bedarf sind die kirchlichen, legalen, sozialen oder Wohlfahrtsinstitutionen zu benutzen. Man kann Kontakt aufnehmen (mit Einverständnis des Patienten) mit der Familie oder seinen Freunden, um zusätzliche Informationen zu bekommen, und kann versuchen, sie zu bewegen, notwendige Veränderungen in der Umgebung des Patienten zu fördern. Man sollte ihn ermutigen, die Dinge, welche veränderbar sind, zu verändern und ihm helfen, die nicht veränderbaren Tatsachen des Lebens anzunehmen. Häufig muß man dem Patienten helfen, selbst Entschlüsse zur Veränderung seiner Umgebung, seiner ehelichen oder beruflichen Situation zu fassen. Drastische Veränderungen dieser Art sind häufig unmöglich und tragen eher dazu bei, die Probleme des Patienten zu vergrößern als sie zu vereinfachen. Man sollte dem Patienten helfen, die für ihn richtige Lösung selbst zu finden anstatt für ihn Entscheidungen zu treffen.

3. Verwendung und Verstärkung der Fähigkeit zur Sublimierung. Der Patient sollte ermutigt werden, andere Interessen und Fähigkeiten zu entwickeln, z. B. Sport, Hobby, besonders wenn er viel Zeit hat, sich mit sich selbst zu beschäftigen. Manchmal ist es hilfreich, daß der Patient anderen Hilfe anbietet. Dies ist zugleich eine Gelegenheit für selbstlosen Einsatz und ein Mittel, Anerkennung zu erlangen.

4. Der Arzt sollte eine freundlich-verstehende Haltung bewahren. Unterstützung, Vorschläge, Überredung und sogar Ermahnung können je nach Fall hilfreich sein. Vorwürfe oder gar Streit mit dem Patienten sind in jedem Fall zu vermeiden.

Behandlung tief verwurzelter Neurosen

Spezielle therapeutische Techniken, die die Persönlichkeit umstrukturieren können, überläßt man am besten analytisch ausgebildeten Psychiatern. Wenn jedoch psychotherapeutische Hilfe nicht verfügbar ist, sind symptomatische und unterstützende medizinische Maßnahmen, eingeschlossen der gelegentliche Gebrauch von Tranquilizern, während akuter Episoden von größter Bedeutung.
Vorsichtsmaßnahmen: Auf keinen Fall zulässig sind:

1. Brutale Konfrontation des Patienten mit den möglichen kausalen Ursachen seiner neurotischen Symptome.
2. Vorzeitige Interpretation psychiatrischer Daten.
3. Ärgerlichwerden auf seiten des Therapeuten, wenn eine Besserung nicht eintritt.
4. Aggressive Psychotherapie während der akuten oder symptomatischen Phase der Erkrankung des Patienten.
5. Abbau von wichtigen Abwehrmechanismen. Man sollte sich lediglich mit denjenigen Abwehrmechanismen beschäftigen, welche sich in massiv krankmachender Weise auswirken.

Überweisung zum Psychiater

Die Beurteilung des zu überweisenden Patienten

Viele neurotische und psychotische Patienten können vom Arzt beträchtliche Hilfe erfahren, wenn er mit seelischen Problemen vertraut und willens ist, genug Zeit zu investieren und über angemessene Fähigkeiten verfügt. Tatsächlich stellen diese Patienten einen großen Teil der Klientel der meisten Ärzte. Wenn jedoch die Ursache der Symptomatik unklar bleibt oder wenn die Symptome trotz Beratung und medikamentöser Behandlung, die der Arzt zu leisten imstande ist, nicht verschwinden, sollte die Möglichkeit einer psychiatrischen Intervention erwogen werden.

In folgenden Fällen sollte immer ein Psychiater hinzugezogen werden:

1. Wenn immer man fürchten muß, daß der Patient sich selbst oder andere schädigen könnte.
2. Wenn Angst und Depression nicht sofort durch einfache psychotherapeutische Führung und medikamentöse Behandlung zu beseitigen sind.
3. Wenn Störungen in der Stimmung, des Denkens oder des Benehmens fortbestehen oder in keinem Verhältnis zu dem sie verursachenden Anlaß stehen oder so bizarr und schwerwiegend sind, daß sie eine ernste psychiatrische Störung anzeigen.
4. Wenn paranoide Gedankeninhalte und Verhaltensweisen erkennbar werden.
5. Wenn funktionelle Störungen oder Schmerzen, für die eine organische Ursache nicht entdeckt werden kann, vorherrschend sind.
6. Wenn besondere Phobien oder Zwänge drohen, das Leben des Patienten einzuengen und seine Angepaßtheit zu beeinträchtigen.
7. Wenn sexuelles Fehlverhalten, Impotenz oder Frigidität vorhanden sind.
8. Wenn Drogenabhängigkeit oder Alkoholismus besteht.
9. In den Fällen, in denen Eheschwierigkeiten oder Anpassungsschwierigkeiten eines Kindes oder Jugendlichen bestehen, die ernsterer Natur sind.

Schorer, C. E. et al.: Improvement without treatment. Dis. Nerv. System **29**, 100–104 (1968).

Schwab, J. J., Brown, J.: Uses and abuses of psychiatric consultation. JAMA **205**, 65–68 (1968).

Visher, J. S.: Trends in psychiatric treatment. A report of a private psychiatric practice. Amer. J. Psychiat. **125**, 959–963 (1969).

Vorbereitung des Patienten auf die Überweisung

Wenn der Kliniker merkt, daß eine Überweisung zum Psychiater notwendig wird, sollte er dies dem Patienten sorgfältig und taktvoll darlegen, sachlich, ohne Entschuldigungen und Fehlinterpretationen. Wenn der Patient psychosomatische Beschwerden hat, ist es Pflicht des Arztes, deren mögliche seelische Verursachung abzuklären, so gut er kann, und er muß gleichzeitig dem Patienten zeigen, daß er versteht, daß dessen Unfähigkeit und Schmerzen so ernst und wirklich sind, als ob sie eine organische Ursache hätten. Es kann notwendig werden, die Hilfe der Angehörigen oder Freunde des Patienten in Anspruch zu nehmen, besonders dann wenn der Patient keinerlei Einsicht oder sogar Widerstand gegenüber der psychiatrischen Überweisung zeigt. Das auch nach der Überweisung noch weiter vorhandene Interesse des Arztes am Patienten, zumindest bis eine Beziehung mit dem Psychiater sich entwickelt hat, kann sehr zum Erfolg der Psychotherapie beitragen. Häufig wird der überweisende Arzt den anfänglichen Kontakt für den Patienten herstellen. Manchmal hat der Patient die Gelegenheit, zwischen zwei oder mehreren Psychiatern, die der Arzt ihm vorschlägt, zu wählen. In jedem Fall erwartet der Patient mündliche oder schriftliche Kommunikation zwischen dem überweisenden Arzt und dem Psychiater. Die Prozedur der Zwangseinweisung eines schwergestörten Patienten, der eine Behandlung nicht freiwillig annehmen kann, wird weiter unten diskutiert.

Überweisung zu anderen Beratungsstellen*

In den meisten Städten existiert eine Anzahl von Stellen, die der Arzt oder Ratgeber, der mit gewissen Problemen konfrontiert wird, z. B. Ehe- und Anpassungsschwierigkeiten von Kindern, in Anspruch nehmen kann. In den meisten Großstädten gibt es Erziehungsberatungsstellen. Die beiden Kirchen unterhalten Beratungsstellen, teilweise sogar mit ausgebildeten Kräften für die Hilfe bei verschiedenen familiären und Eheproblemen. In den letzten Jahren hat die Zahl psychotherapeutisch ausgebildeter Psychologen, die teilweise unter ärztlicher Aufsicht Behandlungen und Beratungen durchführen können, beträchtlich zugenommen. In einigen Städten stehen Psychologen und Sozialarbeiter zur Verfügung, die an psychotherapeutischen Instituten eine Ausbildung erfahren haben, die sie zu Erziehungs-, Familien- und anderen Beratungen befähigt. Die Überweisung zu diesen Behandlungseinrichtungen kann man ohne Sorge befürworten, solange der überweisende Arzt sich darüber klar ist, daß die medizinischen und organischen Faktoren der Erkrankung von dem betreffenden Therapeuten verstanden und in ihrer Bedeutung richtig eingeschätzt werden. Viele dieser beratenden Institutionen wenden verschiedene Formen der Gruppenberatung an. Hier treffen sich Patienten mit ähnlichen Problemen regelmäßig, um an einer fachmännisch geleiteten Selbsthilfe mitzuwirken. Die Möglichkeiten der Gruppentherapie sind vielfältig:

Ehepaare, die Schwierigkeiten haben, treffen sich in einer Gruppe, oder Frauen und Männer treffen sich getrennt, um ihre Erfahrungen auszutauschen und voneinander zu lernen. Eltern von Problemkindern, Adoleszenten mit Anpassungsschwierigkeiten, Eltern-, Kindergruppen und Mütter von schizophrenen Kindern sind andere typische Indikationsbereiche für die Gruppentherapie. Im allgemeinen ist es gut für den überweisenden Arzt, daß er die vorhandenen Beratungsstellen genau kennt und über die berufliche Qualifikation der Personen, zu denen er seine Patienten schickt, informiert ist.

Coleman, J. V.: Aims and conduct of psychotherapy. Arch. Gen. Psychiat. **18**, 1–6 (1968).

Spezielle psychiatrische Behandlungsmethoden

Die Verschiedenheit der vielen psychiatrischen Schulen zusammen mit der allgemeinen Meinung, daß Psychotherapie notwendigerweise teuer sei, hat zu einigen fälschlichen Vorstellungen, was die Methoden der psychiatrischen Praxis angeht, geführt. Viele psychiatrische Probleme erfordern nur eine kurzzeitige Intervention, und die Kosten sind niedrig. Bisher ist es keiner psychiatrischen Schule gelungen, auf statistischer oder klinischer Basis zu beweisen, daß ihre Methode generell zu besseren Ergebnissen führt, und die meisten Psychiater benutzen deshalb mehrere Techniken oder Verfahren sowie Medikamente zusammen mit der besonderen Art verbaler Beziehung, die wir Psychothe-

* Der Originaltext gibt ein Bild der Beratungsstellen in den Vereinigten Staaten. Die Übersetzer haben analoge Hinweise auf vergleichbare Einrichtungen in der Bundesrepublik gegeben.

rapie nennen. Unglücklicherweise ist den meisten Ärzten die Rolle des Psychiaters in der Sorge um die Gesundheit der Patienten, die nicht grob sichtbar geistig gestört sind, völlig unklar. Es ist zu hoffen, daß kenntnisreiche Ärzte in ihrem eigenen Wirkungskreis diese destruktive Haltung beeinflussen werden, so daß der unzweifelbare Nutzen einer psychiatrischen Behandlung für ein breiteres Spektrum von Patienten im Sinne von präventiven Maßnahmen verfügbar wird.

Während in der Bundesrepublik die psychotherapeutische Ausbildung der Psychiater insgesamt noch völlig unzureichend ist, sind die Vereinigten Staaten zur Zeit in einer Periode des Praktizierens aktiver Psychotherapiemethoden*. Dies zeigt sich gegenwärtig in der direkteren und aktiveren Art der Behandlung des Patienten. Der Einfluß von Verhaltenstherapien, Rollenspiel und die Vielzahl von Techniken der Familien- und Gruppentherapien (eingeschlossen Marathongruppen, welche ununterbrochen Tag und Nacht stattfinden) hat zu einem großen Teil das frühere Modell der analytischen Behandlung verändert oder ergänzt. Begriffe wie Krisenintervention, Konfrontation und „gut level"**, das letztere übernommen von Synanon, sind dort Selbstverständlichkeiten in der psychiatrischen Literatur und Praxis geworden. Viele Psychotherapeuten sind zu der Schlußfolgerung gekommen, daß Einsicht und Katharsis allein in ihrer Wirkung enge Grenzen haben und mancher Patient, der schließlich alles über sich weiß, dennoch im wesentlichen unbeeinflußt geblieben ist. Die Meinung, daß Symptome als Krankheit betrachtet werden sollten, gewinnt an Glaubwürdigkeit, und gleichzeitig ist man in immer stärkerem Maße der Meinung, daß es sinnlos ist, Erleichterung von Symptomen zu suchen, indem man nur ihren Ursprüngen in der Vergangenheit des Patienten nachforscht.

* Von den Übersetzern an die Situation in der BRD angepaßte Formulierung.

** „gut level" läßt sich nur schwer ins Deutsche übersetzen. Im übertragenen Sinn meint es, daß die Therapie so intensiv mit Gefühlen umgeht, daß die Eingeweide-Fühlsphäre (Plexus solaris) als Mitte des Körpers und als symbolischer Ausdruck für das intensive Ergriffensein des Patienten mit hineingenommen wird.

Die Beseitigung oder Erleichterung der Symptome des Patienten verringert sein Leiden und bedeutet eine Veränderung in Richtung Gesundung. Dies bedeutet in der psychiatrischen Praxis weniger Beschäftigung mit Trieben, dafür aber eine stärkere Focussierung auf die Triebobjekte des Patienten. Sexualität ist weniger wichtig als Liebe im weitesten Sinne des Wortes, und die Behandlung beschäftigt sich direkter mit den Beziehungen des Patienten oder dem Spiel, welches er spielt. Der angemessene Gebrauch von Medikamenten oder physikalischen Maßnahmen widerspricht nicht notwendigerweise psychiatrischen Grundsätzen. Jeder Ansatz, der Symptome modifizieren, Wohlbefinden steigern, antitherapeutische Angst lindern oder destruktives Benehmen verhindern kann, darf benutzt werden. Welche Behandlungsmethoden oder Medikamente man auch immer verwendet, sie bleiben letztlich nur Zusätze zu der tragenden psychotherapeutischen Arzt-Patient-Beziehung.

Enelow, A. J., Wexler, M.: Psychiatry in the practice of medicine. Oxford 1966.

Krankenhausbehandlung (Die therapeutische Gemeinschaft)

Innerhalb der letzten 10 Jahre hat man vor allem in den Vereinigten Staaten und in Großbritannien der Krankenhaus- und ambulanten Behandlung von kleinen psychiatrischen Patientengruppen besondere Bedeutung zuerkannt. Diese Patientengruppen sind professionell kontrolliert und geben dem Patienten die Möglichkeit, sich intensiv auszudrücken und sich und anderen zu helfen, die gefühlsmäßigen Reaktionen zu deuten und zu korrigieren. Die seit kurzem vorherrschende Tendenz, die psychiatrischen Stationen in die allgemeinen Krankenhäuser zu verlegen, die Verfügbarkeit von brauchbaren psychotropen Medikamenten und die zunehmende Verfügbarkeit von speziell ausgebildeten Berufsgruppen und Personen (Psychiater und psychiatrisch ausgebildete Schwestern, Rehabilitationsberater, Psychologen, Sozialarbeiter, Beschäftigungs- und Freizeittherapeuten) hat eine grundlegende Veränderung der psychiatrischen Behandlungsmöglichkeiten gebracht. Fast alle Patientenkategorien, ausgenommen jene, die schwerstgestört oder destruktiv sind, sind geeignet für derartige Behandlungsmethoden in einer therapeutischen Gemeinschaft. Einige der in dieser Behandlungsmethode enthaltenen Grundsätze sind:

1. Den noch verbliebenen gesunden Persönlichkeitsanteilen des Patienten wird jede Möglichkeit zum Ausdruck und zur Entfaltung gegeben, z. B. durch Patientenselbstverwaltung, Beschäftigungstherapie und Programme zur Freizeitgestaltung.

2. Gruppentherapeutische Sitzungen, in denen Austausch, Gruppendiskussion und gegenseitiges Korrigieren von Gefühlen und Verhaltensweisen entwickelt wird, finden täglich statt. Die Verbindung zwischen aktuellen Problemen mit Problemen vor der Krankenhauseinweisung wird, wo immer es geht, herzustellen versucht. Die Gruppensitzung findet unter der Supervision einer speziell ausgebildeten Person statt, meistens einem Psychiater oder einem Psychologen.

3. Sowohl Männer als auch Frauen sind in derselben Abteilung untergebracht, werden in derselben Umgebung behandelt und teilen gemeinsam die Räumlichkeiten zum Essen und für allgemeine Aktivitäten. Ein gesundes Zusammenleben der Patienten wird gefördert, und innerhalb der Station wird weitgehende Freiheit gestattet, ebenso auch außerhalb des Krankenhauses für Patienten, welche die damit verbundene Verantwortung übernehmen können.

4. Familien- und Gemeindekontakte werden verstärkt, so daß der Patient nicht vom regulären Leben getrennt oder entfremdet wird. In vielen Fällen werden Familienangehörige in die Gruppendiskussion mit dem Patienten hineingebracht, in einem Versuch, ihnen Verständnis zu ermöglichen oder ihre Fehlkonzeptionen von psychiatrischen Krankheiten zu korrigieren.

5. Elektroschockbehandlung wird nur selten angewandt, und Medikamente werden nur zur Beseitigung oder Erleichterung von Symptomen benutzt. Besondere Bedeutung wird dem Erkennen der Probleme durch den Patienten selbst beigemessen, und dies wird dadurch unterstützt, daß der Patient lernt, die Probleme anderer Menschen zu verstehen und anzunehmen.

6. Einsichtsfördernde Behandlung kann auch nach der Krankenhausbehandlung fortgeführt werden, entweder zwischen dem Patienten und seinem behandelnden Psychiater oder in ambulanten Gruppen.

Jones, M.: Therapeutic community practice. Amer. J. Psychiat. **122**, 1275–1279 (1966).

Mannucci, M., Kaufman, M. R.: The psychiatric inpatient unit in a general hospital: A functional analysis. Amer. J. Psychiat. **122**, 1329–1343 (1966).

Melzoff, J.: The day treatment center. Thomas 1966.

Gemeindepsychiatrie

Als Folge des in den Vereinigten Staaten vorherrschenden Trends, Patienten eher ambulant zu behandeln als sie in ein Krankenhaus einzuweisen, haben in den großen Landeskrankenhäusern ebenso wie auch in der Gemeinde selbst wichtige Veränderungen stattgefunden. Wenn ein Patient längere Zeit in einem Krankenhaus hospitalisiert wird, führt dies häufig dazu, daß er sich an die Umgebung des Krankenhauses gewöhnt und damit seine Fähigkeit, sich wieder in die Gesellschaft einzufügen, geringer wird oder vollkommen verlorengeht. Aus diesem Grunde bevorzugt man heute kurze Krankenhausaufenthalte, um bei akuten Anpassungsproblemen zu intervenieren. Man ist bestrebt, den Patienten sobald wie möglich wieder aus dem Krankenhaus zu entlassen und ihn dann nachsorgend in der Gemeinde weiter zu betreuen. Alle vorhandenen Hilfsmöglichkeiten der Gemeinde werden mitbenutzt: Psychiatrische Behandlung (Einzel- oder Gruppentherapie), regelmäßige Kontrolle der Medikamente, die der Patient nimmt (Neuroleptica, Antidepressiva, Antikonvulsiva usw.), Unterstützung am Arbeitsplatz und in der Freizeit, Unterstützung durch Wohlfahrts- und – soweit nötig – rechtliche Organisationen und Beratungen für die Familie, um dem entlassenen Patienten die Wiedereingliederung in die Familie zu erleichtern. Ein weit ausgebreitetes Netzwerk von gemeindepsychiatrischen Hilfsdiensten muß entwickelt werden, um solchen Personen zu helfen. Die Konsequenz davon wird sein, daß viele Krankenhäuser, welche Reservoirs für chronische Patienten geworden sind, in die Lage versetzt werden, sich auf kurze Behandlungszeiten während der akuten Phasen seelischer Krankheiten einzurichten.

LAMB, H. R.: Release of chronic psychiatric patients into the community. Arch. Gen. Psychiat. **19**, 38–44 (1968).

Zusätzliche psychiatrische Behandlungstechniken

Zusätzlich zu der verbalen psychotherapeutischen Beziehung und der Krankenhausmilieutherapie gibt es noch folgende, häufig vom Psychiater benutzte Techniken:

A. Körperliche Behandlungsmethoden:

1. Elektroschockbehandlung und Insulinschockbehandlung.
2. Narkoanalyse oder Narkosynthese (Amytal- und Pentothal®-Interview).
3. Kohlendioxyd- und Schlaftherapie (keine dieser beiden Behandlungsmethoden hat sich in den Vereinigten Staaten durchsetzen können*).
4. Psychochirurgie (Lobotomie, präfrontale Lobotomie, Thalamektomie), diese ist extrem selten indiziert**.
5. Physikalische Therapien (Hydrotherapie, kalte Packungen, längerer Aufenthalt in einem warmen Bad, krankengymnastische Muskelentspannung).

B. Behandlung durch Hypnose: In der Hand eines qualifizierten Psychiaters hat die Hypnose auch heute noch Wert in besonders ausgewählten Fällen. In den letzten Jahren hat sich die Diskussion um die Hypnose wieder belebt. Es wird anerkannt, daß die Hypnose zur Unterstützung eines in der Psychotherapie zu vollziehenden Entwicklungsschrittes zu benutzen ist. Man kann mit ihrer Hilfe Erleichterung von Symptomen schaffen (was von außerordentlicher Bedeutung sein kann), aber die tiefer liegenden psychischen Probleme werden von ihr nicht berührt. Die Hypnose ist keine spezifische Behandlungsmethode für eine bestimmte Art von Krankheit oder Symptom.

* Das gleiche gilt für die Bundesrepublik einschließlich der mit der Kohlendioxydtherapie vergleichbaren Stickstoffbeatmungsbehandlung.

** Diese führt zu hirnorganisch bedingten Persönlichkeitsveränderungen, weshalb sie in vielen Ländern (z. B. Sowjetunion) verboten ist oder generell abgelehnt wird. (Anm. d. Übers.)

C. Medikamente (s. auch Abschnitt über die Pharmakologie der Medikamente): Fast jedes Medikament kann für psychotherapeutische Zwecke benutzt werden. Aus therapeutischen Gründen mag man auch die Applikationsart variieren.

1. Sedativa, Hypnotica, Neuroleptica, Tranquilizer.
2. Antidepressiva.
3. Alle bis jetzt bekannten Tatsachen weisen darauf hin, daß LSD und andere halluzinogene Drogen in der Routinebehandlung von psychiatrischen Patienten bisher keinen Platz gefunden haben, obwohl einige Untersucher von guten Erfolgen bei neurotischen und alkoholischen Patienten berichtet haben.*

D. Arbeitstherapie: Beratung für Arbeits-, Berufs- und Weiterbildungsprobleme sowie Freizeitgestaltung oder über richtige Essensgewohnheiten, Schlaf, Ruhepausen und Sexualleben ist ein wichtiger Bestandteil der psychiatrischen Behandlung.**

EWALT, J. R., EWALT, P. L.: History of the community psychiatry movement. Amer. J. Psychiat. **126**, 43–52 (1969).

KOLB, L. C.: Community mental health centers: Some issues in their transition from concept to reality. Hosp. Community Psychiat. **19**, 335–340 (1968).

WEST, L. J., DECKERT, G. H.: Dangers of hypnosis. JAMA **192**, 9–12 (1965).

Psychotherapie

Die meisten heute tätigen Psychiater benutzen einen ganzheitlichen Ansatz in ihrer Behandlung, d. h. man versucht, den Patienten in seiner Gesamtheit zu begreifen.***

* Ist die Anwendung von LSD aus therapeutischen Gründen heute noch vertretbar? Der Nervenarzt, Jg. 39, H. 8 (Aug. 1968) H. K. LEUNER.

** In der Rehabilitation werden Arbeitstraining und berufsbegleitende Maßnahmen unerläßlicher Bestandteil der Wiedereingliederungsbemühungen. (Anm. d. Übers.)

*** Diese Aussage gilt für die USA und könnte für die Bundesrepublik, in der noch eine einseitige Betrachtung mit biologischen und psychopharmakologischen Vorstellungen vorherrscht, allenfalls als Desiderat formuliert werden. (Anm. d. Übers.)

Biologische, psychologische, kulturelle, ökonomische und familiäre Faktoren sind alle zu einem feinen Netzwerk versponnen, aus dem heraus die einem Individuum eigenen Reaktionen auf seine Lebensumstände zu verstehen sind. Jeder hat ein ihm eigenes Maß an Fähigkeit, seelische Schwierigkeiten und Streßsituationen zu meistern, und diese Fähigkeiten können innerhalb eines Lebens von Zeit zu Zeit stark variieren. Streß bedeutet für den einen eine negative Kraft, für den anderen hat er konstruktiven Aufforderungscharakter. Es scheint, als ob früh konditioniertes und gelerntes Verhalten häufig die Grenzen bestimmt, innerhalb derer es einem Individuum möglich ist, auf die seelischen Auswirkungen von Streß zu reagieren. Die Möglichkeiten, wie man auf Streß reagieren kann, sind also begrenzt. Der eine reagiert mit Zurückgezogenheit und Depression, ein anderer wird überaktiv, ein Dritter nimmt Zuflucht zu Alkohol oder anderen Drogen, wiederum ein anderer entwickelt körperliche Beschwerden oder reagiert seine Spannungen durch ungewöhnliche sexuelle Aktivitäten, Spielleidenschaften oder zwanghaftes Arbeiten ab. Niemand kann voraussagen, wie er auf seelischen Streß reagieren würde, aber es ist außerordentlich wichtig, daß selbstzerstörerische, schmerzhafte, verneinende oder behindernde Symptome durch konstruktive und lebenserfüllende Gefühle und Verhaltensweisen ersetzt werden. Die Hauptaufgabe des Psychiaters ist es, dem Patienten zu helfen, sich von sich selbst zu befreien, so daß sowohl körperliche als auch seelische Gesundheit verwirklicht werden können. Die psychotherapeutische Beziehung entwickelt sich in gewissem Maße unterschiedlich bei jedem Therapeuten und auch bei jedem Patienten. Das wichtigste Anliegen besteht darin, dem Patienten das Gefühl zu vermitteln, daß er angenommen wird, seine Einsichtsfähigkeit zu stärken, schädliche Haltungen zu korrigieren, die seelische Reifung zu unterstützen. Dies erreicht der Psychiater auf verschiedenen Wegen.

A. Die Haltung des Psychiaters: Sein aufrichtiges Interesse und einsichtsvolles Verstehen des seelischen Zustandes des Patienten ist eine unmittelbare Quelle der Hilfe für diesen. Die erste allgemeine Behandlungsregel besagt, daß der Patient sich niemals mit seinem Problem allein gelassen fühlen sollte.

B. Problemerörterung durch den Patienten: Für viele Patienten bedeutet schon die Tatsache Behandlung, daß sie ihre Gefühle in Gegenwart eines verstehenden Arztes aussprechen können. Der Patient hat das Gefühl, daß er sich von seelischem Druck befreit hat und daß er ohne Tadel angenommen wird.

C. Abreagieren: In vielen Fällen sind die Gefühle des Patienten so stark, daß sie unbedingt ausgedrückt werden müssen. Es gibt ihm große Erleichterung, wenn es ihm gelingt, seine zurückgestauten Gefühle durch ein Ausbrechen in Tränen, einen Wutausbruch oder das Zeigen von Frustration und Sorgen loszuwerden.

D. Verschieben des Schwerpunktes: Häufig sind sich Patienten über die wirkliche Ursache ihrer Gefühle im unklaren und haben die Tendenz, falschen Personen oder Situationen in ihrem Leben besondere Bedeutung beizumessen. So mag eine Frau in einem beträchtlichen Maße über die Art und Weise, wie ihr Mann sie behandelt, verstimmt sein, ohne sich darüber klar zu werden, daß ihr Mann für sie andere Personen personifiziert, von denen sie früher frustriert, ignoriert, zurückgewiesen oder verwöhnt worden war (z. B. Eltern, Geschwister oder andere Schlüsselpersonen). Solche Gefühle stehen häufig in keinem Verhältnis zu den Anlässen, und der Patient mag unbewußt versuchen, bei anderen Reaktionen zu provozieren, in einem Bedürfnis, seine eigenen unbewußten Gefühle zu befriedigen. Dem psychoanalytisch ausgebildeten Psychiater wird es, wenn er genügend Informationen über den Patienten gesammelt hat, möglich sein, diesem zu helfen, den Schwerpunkt seiner Bemühungen auf diejenigen Gebiete des Lebens und seiner beziehungen zu richten, aus denen die Gefühle stammen. Der Therapeut sollte dem Patienten dabei behilflich sein, zu begreifen, daß er alte Verhaltensweisen und ungelöste Gefühlskonflikte auf die Personen, welche im Augenblick in seinem Leben wichtig sind, projiziert, z. B. Ehefrau, Kinder, Arbeitgeber, die Gesellschaft im allgemeinen.

E. Interpretation und Einsicht: Die Gefühle sollten auf wichtige biographische Gegebenheiten bezogen werden, so daß für den Patienten aus den sich immer wiederholenden Situationen und Antworten ein klarer Zusammenhang erkennbar wird.

F. Beruhigung, Unterstützung, Leitung und Überredung: Die Techniken mag man benutzen, wenn immer sie notwendig erscheinen, um den Patienten zu schützen, seine Angst zu reduzieren und ihm zu einer Annahme seiner selbst zu verhelfen.

G. Übertragungsmechanismen: Der Patient sollte verstehen lernen, daß er sich seinem Psychiater gegenüber gefühlsmäßig ähnlich verhält wie er früher gegenüber anderen bedeutsamen Personen reagiert hat. Das Durcharbeiten oder die Lösung dieser Übertragung ist die Domäne der analytisch-orientierten Psychotherapie, eingeschlossen die Psychoanalyse.

Coleman, J. V.: Aims and conduct of psychotherapy. Arch. Gen. Psychiat. **18**, 1–6 (1968).
Wolberg, L. R.: The technique of psychotherapy, 2nd ed. Grune & Stratton 1967.

Psychoanalytische Behandlung

Eine Psychoanalyse [im Sinne der Standardmethode: 4 bis 5 Wochenstunden, Behandlung im Liegen, Förderung und Durcharbeiten der Übertragungsneurose (Anm. d. Ü.)] ist für viele psychoneurotische Störungen erfolgversprechend. Sie scheint weniger für Persönlichkeitsstörungen anwendbar zu sein und ist von fraglichem Wert bei soziopathischen Störungen und bei den Psychosen. Aber auch in der psychoneurotischen Gruppe von Patienten ist nicht jeder ein geeigneter Kandidat für eine Psychoanalyse. Die Psychoanalyse ist eine anspruchsvolle therapeutische Unternehmung, welche dem Patienten Erhebliches abverlangt an Zeit (und Geld) und seine emotionalen und intellektuellen Fähigkeiten und Möglichkeiten voll beansprucht. Dies impliziert die Notwendigkeit einer kritischen Introspektion, die Bereitschaft, zu lesen und zu lernen und eine starke Motivierung, sich zu ändern. Die psychoanalytische Behandlung erfordert im Durchschnitt mehrere hundert Stunden über einen Zeitraum von ein bis zwei Jahren oder länger. Sie variiert in einem gewissen Maße abhängig von der Persönlichkeit des Analytikers und des Patienten. Benutzt wird die Technik der freien Assoziation, um unbewußte Gefühle aufzudecken und die Interpretation von Träumen. Die Entwicklung einer Übertragungsneurose, in welcher der Patient sich so verhält, als ob der Therapeut eine der bedeutsamen Personen des früheren Lebens des Patienten wäre, und die Durcharbeitung dieser Übertragungsneurose ist ein weiteres Charakteristikum der psychoanalytischen Behandlung*. Viele Gesichtspunkte und Techniken der Psychoanalyse sind in andere psychotherapeutische Behandlungsmethoden übernommen worden. Zahlreiche psychoanalytische Ausbildungsstätten, welche früher der Sexualität und den Triebkonflikten im Gegensatz zu zwischenmenschlichen und kulturellen Faktoren eine überragende Bedeutung beimaßen, haben sich heute dahingehend gewandelt, daß in der Behandlungssituation alle Aspekte der Gesamtsituation des Patienten, wie Instinkte, zwischenmenschliche, kulturelle und soziale Beziehungen Berücksichtigung finden.

---

* Ein großer Teil psychoanalytischer Behandlungen wird, der jeweiligen Indikation entsprechend, mit modifizierten Techniken durchgeführt: Fokaltherapie mit der Beschränkung auf die Bewußtmachung und Durcharbeitung eines bestimmten, für die Störungen des Patienten besonders bedeutsamen Konflikts; Kurztherapien mit verschiedener Zeitbegrenzung, stärkere Einbeziehung supportiver Techniken, Behandlung im Sitzen, Verringerung der Stundenzahl usw. bei Ich-schwachen Patienten und bei Persönlichkeitsstörungen. Die Grenze zwischen modifiziert-analytischen Techniken und einsichtsfördernder „Psychotherapie“ – unter der im allgemeinen eine weniger übertragungsintensive, meist im Sitzen und mit maximal 2 bis 3 Wochenstunden durchgeführte Behandlung gemeint ist – ist fließend. (Anm. d. Übers.)

Neurosen*

Angstneurose

Diagnostische Merkmale

- Akute Angstanfälle, Spannung, Gefühle von drohendem Verhängnis, häufig gekoppelt mit verschiedenen körperlichen Symptomen, wie Enge in der Brust, Atemlosigkeit, Erstickungsgefühl, Schwitzen und Herzklopfen
- Körperliche Zeichen einer allgemeinen Erregung des autonomen Systems
- Häufig findet sich keine äußere Ursache für den Angstanfall
- Zwischen den einzelnen Anfällen Müdigkeit, Schwäche, Nervosität, Kopfschmerzen und Reizbarkeit

Allgemeine Betrachtungen

Der Angstanfall ist charakterisiert durch das subjektive Gefühl von Besorgnis oder Spannung, das in keiner Beziehung zu angemessenen äußeren Ereignissen steht, und durch die objektive psychische Reaktion (Erregung des autonomen Systems). Akute Angstanfälle dauern im allgemeinen wenige Minuten bis Stunden, aber chronische Angstzustände können monate- oder jahrelang anhalten, unterbrochen von akuten Angstanfällen. Der Angstanfall mag ein isoliertes psychisches Phänomen sein oder das herausragende Symptom einer ernsteren psychiatrischen Erkrankung, wie z. B. bei Depression, Schizophrenie oder Hysterie. Der Ursprung der Angst ist nicht bekannt**, aber man ist der Meinung, daß die Angst eine Reaktion auf eine innerlich empfundene Bedrohung ist, die häufig symbolischen Charakter hat. In vielen Fällen ist die Furcht des Patienten vor den Konsequenzen seines eigenen Ärgers, dessen er sich nicht bewußt ist, die Ursache seiner Angst.

* Zur Neurosenlehre s. die ausführlichen Darstellungen von: Kniper, P. C.: Die seelischen Krankheiten des Menschen. Stuttgart 1968,
Nunberg, H.: Neurosenlehre. Bern 1959.

** Das ist die Meinung des Verfassers. (Anm. d. Übers.)

Klinische Befunde

Die akute Attacke beginnt gewöhnlich plötzlich, begleitet von Ruhelosigkeit, erhöhter Spannung, Engegefühl in der Brust, Atemlosigkeit, Herzklopfen, Schwitzen, Rötung des Gesichts, Engegefühl im Hals und Zittern. Häufig findet sich eine ausgeprägte Hyperventilation, und die daraus resultierende Alkalose durch die Abatmung von CO_2 bedingt ein Kribbeln der Finger und Zehen und perioralen Regionen, manchmal bildet sich sogar eine Pseudotetanie aus. Der Patient empfindet ein drohendes Verhängnis. Dem Anfall, der Minuten oder Stunden dauern kann, folgt meistens eine Periode der Erschöpfung, die Stunden oder Tage anhalten kann. Zwischen den einzelnen Anfällen kann der Patient sich wohlfühlen oder müde und gespannt sein und sich Sorgen über die Möglichkeit einer erneuten Attacke machen. Die Anfälle können sehr selten auftreten oder in rascher Folge, bis zu mehreren an einem Tage. Bei chronischen Angstzuständen sind die Beschwerden meistens Nervosität, Reizbarkeit, Ruhelosigkeit, Kopfschmerzen, Schlaflosigkeit und Müdigkeit. Bei der körperlichen Untersuchung findet sich lediglich starkes Schwitzen an Handflächen und Achselhöhlen, mäßige Tachykardie, angedeutete tetanische Zeichen und Zittern. Die Laborbefunde sind normal. Manchmal kann eine funktionelle Hypoglykämie nachgewiesen werden.

Differentialdiagnose

Gewisse Symptome und Zeichen des Angstzustandes können den Verdacht auf eine andersartige Erkrankung nahelegen, wie z. B. Angina pectoris (Brust- und Armschmerzen), Thyreotoxikose (Exophthalmus, Nervosität, Schwitzen etc.), Phäochromocytom (Hypoglykämie) Asthma bronchiale oder Herzinsuffizienz (Atemnot) und das Menopausensyndrom (Schwitzen, aufsteigende Hitze, Herzklopfen).

Behandlung und Prognose

Eine sorgfältige ärztliche Untersuchung wird dem Patienten versichern, daß keine organische Krankheit vorliegt. Es kann notwendig werden, den Patienten häufiger zu sehen, um ihn immer wieder zu beruhigen. In den meisten Fällen wird es genügen, daß man den Patienten über seine Möglichkeit, die Hyperventilation zu kontrollieren (Atem anhalten oder das Atmen in eine Papiertüte) aufklärt, darüber hinaus sind manchmal milde Sedativa angezeigt. Für die mehr therapieresistenten Fälle setzt sich die Behandlung zwei Ziele: 1. Maßnahmen, die unternommen werden, um die Angst symptomatisch zu beseitigen und 2. Maßnahmen, die dem Patienten helfen, die Ursachen der Angst zu verstehen und ihn in die Lage versetzen, diese zu beseitigen.

Zu den symptomatischen Maßnahmen zur Beseitigung von Angstzuständen zählen die verschiedenen medikamentösen Therapien wie physikalische Therapie, Hydrotherapie, Beschäftigungstherapie und Versuche, die Angst in produktive fruchtbare Tätigkeiten zu kanalisieren, wie z. B. Arbeit, freiwillige Helferdienste und Hobbys. Die Anwendung von sedierenden Medikamenten, besonders die der Phenothiazine und des Meprobamats, ist gebräuchlich, aber die Gefahren der Toxizität wie auch die Gefahren der Gewöhnung bei einigen Patienten sind heute noch nicht sicher überschaubar.* Sedierende Medikamente sollten nur im Zusammenhang mit dem gleichzeitigen Bemühen, die Streßsituation zu mildern, angewendet werden. Akute Angstzustände und Panikreaktionen können die Anwendung von Phenothiazinen, Promazin oder Chlorpromazin oder von Barbituraten in parenteraler Applikationsart notwendig machen.**

Bennett, A. E.: Anxiety as a symptom of mental illness. GP **27**, 101–106 (May 1963).

Knoff, W.: A history of the concept of neurosis; with a memoir of William Cullen. Amer. J. Psychiat. **127**, 80–84 (1970).

Symposium: Anxiety and a decade of tranquilizer therapy. J. Neuropsychiat. **5**, 386–489 (1964).

* Auf die Anwendung von Meprobamaten sollte wegen der Gefahr der Gewöhnung heute ganz verzichtet werden. (Anm. d. Übers.)

** Auch hier sind Diazepam-Präparate (z. B. Valium®) in der Regel vorzuziehen. (Anm. d. Übers.)

Hysterie

(Dissoziative Reaktion, Konversionsreaktion, Konversionshysterie)

Diagnostische Merkmale

- Häufig bei Patienten mit unreifer, theatralischer, undifferenzierter Persönlichkeit. Sie tritt oft unter großen Belastungen, z. B. häufig in Krisenzeiten bei Soldaten, oder in lebensbedrohlichen Situationen auf
- Gleichgültigkeit des Patienten seinem pathologischen Verhalten oder dem Verlust der Funktion des erkrankten Körperteils gegenüber („belle indifférence“)
- Bei der Konversionshysterie besteht keine Beziehung zwischen der Symptomatik oder Lokalisation und der motorischen oder sensiblen Nervenfunktion
- Häufig in der Anamnese sexuelle Schwierigkeiten und Phobien

Allgemeine Betrachtungen

Die dissoziativen Reaktionen und die Konversionsreaktionen sind Störungen, bei denen ein Segment aus dem Erleben und Verhalten des Patienten oder aus der motorischen Funktion vom Rest der Persönlichkeit abgespalten wird. Die Abspaltung ist jedoch nur eine teilweise, im Gegensatz zur Schizophrenie, und im allgemeinen bleibt die Persönlichkeit intakt. Der abgespaltene Anteil oder der Verlust einer motorischen Funktion wird häufig in bizarrer und theatralischer Weise ausgedrückt. Bei der *dissoziativen Reaktion* erscheint der abgespaltene Anteil im Verhalten des Patienten, wie z. B. in den Dämmerzuständen oder bei den verschiedenen Formen hysterischer Amnesie. Selten kommt es zu einer Depersonalisation oder zur Doppelgänger-Persönlichkeit. Bei der *Konversionsreaktion* erscheint die Störung innerhalb des motorischen oder sensorischen Funktionsfeldes, z. B. hysterische Lähmung eines Gliedes, seelische Blindheit oder Stummheit und hysterische Krampfanfälle. Bei beiden Reaktionen wird das isolierte Symptom durch ein hohes Ausmaß an Angst verursacht, welche ein Ereignis oder eine Serie von Umständen im vergangenen oder jetzigen Leben des Patienten, die verdrängt sind, begleitet. Das Symptom selbst oder das für die Krankheit ausgewählte Organ hat eine symbolische Bedeutung. Das gelähmte Glied mag den Patienten daran hindern, eine Handlung, welche er unbewußt ablehnt, auszuführen, es mag ebenso sexuelle Organe oder Handlungen symbolisieren oder feindselige Objekte, die ihm Furcht einflößen. Zum Beispiel können eine gelähmte Hand oder ein Bein oder das erblindete Auge sexuelle Phantasien repräsentieren, die der Patient verdrängt hat (Phallus, Masturbation, Beobachtung eines Coitus usw.). Die Differentialdiagnose der dissoziativen oder Konversionsreaktion von einer organischen oder psychosomatischen Krankheit wird in Tabelle 18–1 deutlich gemacht. Es kann sehr schwierig werden, Konversionshysterie von Simulation zu unterscheiden. Einer sorgfältigen Beobachtung wird es jedoch häufig gelingen, ein Nachlassen in der Abwehrhaltung des Simulanten nachzuweisen, wenn dieser sich unbeobachtet fühlt.

Klinische Befunde

Der hysterische Patient erscheint häufig theatralisch-unecht, impulsiv, unreif, egozentrisch und hochgradig suggestibel. Das spezielle Gebrechen reflektiert sein laienhaftes Mißverständnis der intendierten „organischen" Krankheit. Das ganze Glied ist gelähmt anstatt nur eine bestimmte Muskelgruppe. Sensibilitätsstörungen folgen nicht der Nervenversorgung, sondern sind strumpf- oder handschuhartig verteilt. Eine Amnesie ist häufig auf ein wohlumschriebenes Ereignis begrenzt. Von größter Bedeutung ist allerdings das völlige Fehlen von echter Besorgnis des Patienten gegenüber seinem Gebrechen (la belle indifférence). Wenn ein solcher Patient einen hysterischen Krampfanfall hat, verliert er nicht das Bewußtsein, noch verletzt er sich oder wird inkontinent. Hysterisch bedingte motorische Tics erstrecken sich auf funktionell oder psychomotorisch zueinander gehörende Muskelgruppen und unterscheiden sich dadurch oft von organischen Tics. Im hysterisch gelähmten Glied können vasomotorische Störungen auftreten, das Glied kann kalt und blau aussehen bei vorhandenem Dermographismus.*

Behandlung und Prognose

In einigen Fällen der Konversionsreaktion oder der dissoziativen Reaktion genügt es, den Patienten aus einer bedrohlichen Situation zu befreien, um die Symptome zum Verschwinden zu bringen. Dies ist genauso richtig in der Alltagssituation wie an der Front, wo Konversionsreaktionen wesentlich häufiger anzutreffen sind. Häufig gelingt es, hysterische Symptome, wie z. B. Lähmung, Blindheit, Sprachunfähigkeit und Schmerzunempfindlichkeit durch autoritäre Beeinflussung mit oder ohne Hypnose zu beseitigen. Dauerheilungen sind auf diesem Wege nur schwer zu erreichen, und für viele Patienten kann man nur geringe Erfolge von einer Langzeitpsychotherapie erwarten.

Phobische Neurosen

Intensiver Schrecken, Furcht oder Panik, fixiert an eine spezifische Idee oder einen Gegenstand, wird als Phobie bezeichnet. Viele verschiedene Phobien sind beschrieben worden. Einige der häufigeren sind z. B. Furcht vor großen Höhen, geschlossenen Räumen, weiten Plätzen, Krebs, Schmutz, Bakterien, Kot, Katzen, Tod, toten Körpern, Dunkelheit, Menschenmengen, scharfen Gegenständen. Der besondere Gegenstand oder die Situation, welche die Reaktion des Patienten provoziert, ist ein Symbol der Furcht vor etwas anderem im Unbewußten des Patienten. Zum Beispiel der Patient, der Angst in geschlossenen Räumen empfindet, mag in dieser Form seine Auflehnung, in einer unbefriedigenden Lebenssituation gefangen zu sein, Ausdruck verleihen oder seine Auflehnung gegenüber elterlicher Kontrolle in der Kindheit. Angst vor Krebs, Schmutz und Tod symbolisieren häufig unbewußte feindselige Gefühle gegenüber bestimmten Personen in Vergangenheit oder Gegenwart oder die Angst des Patienten, daß er in der Tat schmutzig und verdammt ist oder den Tod verdient.

Behandlung

Wenn es gelingt, dem Patienten Einsicht über die symbolische oder unbewußte Bedeutung

* Durch langwährende hysterische Lähmungen oder Schonhaltungen kommt es zu sekundär-organischen Veränderungen wie Inaktivitätsatrophie, trophischen Störungen, Sudeck'schem Syndrom etc. (Anm. d. Übers.)

des gefürchteten Objekts zu vermitteln, kann dies außerordentlich hilfreich sein. In einigen Fällen helfen überzeugende Techniken und Methoden, die das Selbstvertrauen des Patienten stärken, so daß er allmählich selbst in der Lage ist, sich gegenüber seinen Phobien zu desensitivieren. Auch von der Hypnose werden Heilerfolge berichtet. Die meisten Fälle jedoch machen eine gründliche Charakterneuorganisation notwendig, was nur durch eine langdauernde Psychotherapie möglich ist. Wenn der Patient für Einsicht vermittelnde Psychotherapie nicht zugänglich ist, kann man ihm wenig mehr bieten als Überredung, Neukonditionierung und allmähliche Desensitivierung.

Zwangsneurosen

Diagnostische Merkmale

- Ständig sich wiederholende unkontrollierbare Gedanken und Handlungen (Zwänge)
- Diese Gedanken und Handlungen werden gewöhnlich als unlogisch erkannt und wirken auf den Patienten abstoßend
- Der Patient ist häufig eigensinnig, geizig, überaus genau, voller Schuldgefühle, intelligent und sehr selbstunsicher. Tics sind häufig eine hervorstechende Frühmanifestation von zwangsneurotischen Reaktionen bei Kindern*

Allgemeine Betrachtungen

Die Zwangsneurose ist eine Störung, in welcher ständig wiederkehrende Gedanken oder Handlungen sich dem sonst normalen Denken und Verhalten des Betreffenden aufdrängen. Der aufdringliche Gedanke oder die Handlung ist der Situation fremd, und der Patient empfindet eine zwanghafte Notwendigkeit, über diesen speziellen Gedanken nachzudenken oder einen speziellen Akt durchzuführen, in dem Bedürfnis, seine Angst zu lindern. Man ist der Meinung, daß diese Störung das Ergebnis einer rigiden, nur auf Disziplin bedachten Kindererziehung ist, wobei in unnötigem Maße Sauberkeit, Adrettheit, Pünktlichkeit usw. betont werden (z. B. Versuche, das Kind zur Anpassung an erwachsene Verhaltensnormen zu zwingen). In milder Form sind solche Zwänge allgemein verbreitet, z. B. die hartnäckige Wiederkehr eines musikalischen Themas oder einer Wortgruppe („Ohrwurm"), und es wird ihnen keine pathologische Bedeutung beigemessen. Nur wenn sie so stark auftreten, daß sie einen normalen Lebensablauf behindern und das von ihnen befallene Individuum einengen, betrachtet man sie als abnormal. Zwangsneurosen kommen in jeder Altersgruppe vor, selten jedoch unter 6 Jahren.

Klinische Befunde

Der zwangsneurotische Patient ist meistens sehr intelligent, gesellig, angenehm, freundlich, genau, überempfindlich, schüchtern, befangen und fühlt sich unsicher. In seinem Leben herrscht in der Regel Ordnung und Regelmäßigkeit. Die Zwänge stören jedoch erheblich. Ihm ist klar, daß sie unlogisch sind, aber er fühlt so lange Angst, bis er den Zwang ausübt, und indem er ihn ausübt, weicht die Spannung. Seine zwanghaften Gedanken können die normalen Gedankenprozesse so häufig unterbrechen, daß er unfähig wird, produktiv zu denken. Manche der zwanghaften Gedanken werden vom Patienten als abscheulich empfunden, z. B. Gedanken, einen anderen Menschen zu verletzen. Wiederholtes Händewaschen, besondere Rituale, die vor sexuellen Kontakten notwendig werden oder bevor man einschlafen kann, magische Worte oder Handlungen, die man routinemäßig vollführen muß, sind nur einige wenige Beispiele von zwanghaftem Verhalten. Der zwangsneurotische Patient ist häufig unruhig, reizbar, spannungsgeladen, fühlt sich schwach und müde als ein Ergebnis des ständigen Kampfes, die Wahrnehmung der zwanghaften Gedanken oder die Impulse zu zwanghaften Handlungen zu unterdrücken.

Differentialdiagnose

Zwänge sind häufig Begleiterscheinungen bei der Paranoia, Schizophrenie und manisch-depressiver Erkrankung, aber bei diesen Erkrankungen fehlt dem Patienten jegliches Bewußtsein, daß seine Gedanken und sein Benehmen absurd sind.

---

* Ergänzt (Anm. d. Übers.)

Behandlung und Prognose

Die Behandlung ist gewöhnlich sehr schwierig und sollte von einem Psychiater übernommen werden. In der Adoleszenz und bei jungen Erwachsenen kann man häufig Besserung durch eine psychoanalytisch orientierte Therapie erreichen. Häufig wird der Patient einige Erleichterung verspüren, indem er seine Symptome mit dem Arzt bespricht. Eine der wichtigsten Dinge, die der Arzt tun kann, ist, immer wieder klarzustellen, daß die Symptome nicht übernatürlichen Kräften zuzuschreiben sind, sondern strikt dem Gesetz von Ursache und Wirkung folgen. Der Patient kann sich nur von seinen Zwangsgedanken befreien, wenn es ihm gelingt, die Beziehung zwischen Ereignissen in seiner Vergangenheit und seinen gegenwärtigen Gefühlen herzustellen. Sogar während der Behandlung kommt es häufig zu einer Verschlimmerung oder zum Wiederauftreten von Symptomen, wodurch eine kritische Beurteilung des Therapieerfolges erschwert wird.

Goodwin, D. W. et al.: Follow-up studies in obsessional neurosis. Arch. Gen. Psychiat. **20**, 182–187 (1969).

Salzman, I.: Therapy of obsessional states. Amer. J. Psychiat. **122**, 1139–1146 (1966).

Depression

(Reaktive Depression, psychoneurotische Typen)

Als Depression bezeichnen wir eine Verstimmung mit vorherrschender Traurigkeit, Niedergeschlagenheit oder Verzweiflung. Die Intensität und die Dauer dieser Verstimmung ist beträchtlichen Schwankungen unterworfen und abhängig von der Vergangenheit des Patienten, den auslösenden Faktoren und der gegenwärtigen Lebenssituation. In vielen Fällen ist das vom Patienten präsentierte Symptom eine Maske oder das Substitut für eine Depression, z. B. in Fällen mit Menstruationsschwierigkeiten, chronischer Müdigkeit, Übergewicht, Untergewicht oder verlängerten und betonten Reaktionen auf eine harmlose Krankheit. Der aufmerksame Arzt wird sich bemühen, die Stimmung und persönliche Anamnese der Patienten zu erforschen, um diejenigen unter seinen Patienten herauszufinden, die depressiv sind. Depressionen können in jedem Lebensalter auftreten, von der Kindheit bis zum Alter, sind aber am häufigsten während der Jugend, Schwangerschaft, unmittelbar nach der Geburt eines Kindes, nach der Trennung, Scheidung oder dem Tod einer nahestehenden Person, im Klimakterium (bei Männern und Frauen) und im fortgeschrittenen Alter. Häufig ist ein Gefühl von Vereinsamung vorherrschend. Weitere Befunde sind häufig allgemeiner Pessimismus, Gefühle der Hoffnungslosigkeit und des Versagens, Apathie, Müdigkeit, Verlust des Interesses an der Umgebung, Schlafstörungen, Appetitlosigkeit und Gewichtsabnahme, Abnahme der Libido und unklare körperliche Beschwerden. Konzentrationsschwierigkeiten und reduzierte psychomotorische Aktivitäten finden sich ebenfalls, und häufig macht der Patient einen unglücklichen Eindruck, obwohl er das Gegenteil vorzutäuschen versucht.

Einteilung

A. Primäre Depressionen:

1. Psychoneurotische Typen

a) Trauerreaktionen oder akute situationsbedingte Reaktionen.

Diese sind oft thematisch und zeitlich begrenzt und erscheinen als Reaktion auf Verlust oder Enttäuschung.

b) Reaktive oder neurotische Depression.

Diese kann ebenfalls verursacht sein durch Probleme in der unmittelbaren Umgebung, aber die depressive Antwort steht häufig in keinem Verhältnis zur Ursache und wird verstärkt durch frühere Erlebnisse von Verlust und Selbstentwertung.

2. Psychotische Typen

a) Manisch-depressive Reaktion.

Viele von diesen erreichen nicht immer psychotische Ausmaße, sondern sind Extremzustände einer cyclothymen Persönlichkeit mit tiefgreifenden Stimmungsschwankungen.

b) Involutionsdepression.

B. Sekundäre Depressionen:

1. Der psychoneurotische Typ tritt in Begleitung verschiedener körperlicher Erkrangen auf.

2. Psychotische Typen:

a) verbunden mit Vergiftungszuständen (Alkoholismus)

b) verbunden mit organischen Hirnkrankheiten

c) verbunden mit Schizophrenie.

In einigen Fällen ist die Depression das herausragende Symptom einer beginnenden oder einer schon manifesten Schizophrenie.

Diagnose der primären Depressionen

A. Trauerreaktion (akute situationsbedingte Reaktionen): Ein Verlusterlebnis wird häufig erfahren durch Tod, Trennung oder Zurückweisung von einer Person, mit deren Leben das Leben des Patienten intensiv verbunden war. Enttäuschungen in der Karriere können ebenso Anlaß zu diesem Typ der depressiven Antwort geben. Verleugnung der seelischen Einwirkung des Verlustes durch den Ausdruck von Feindseligkeit und allgemeiner Reizbarkeit können vorherrschend sein. Schlaf-, Appetit- und sexuelle Störungen sind allgemein, aber meistens nur in milder Form vorhanden. Die Selbstmordgefahr ist im allgemeinen gering.

B. Reaktive Depression (neurotisch depressive Reaktion): Hier sind auslösende Faktoren nicht immer sofort auszumachen. Häufig erscheinen sie geringfügig, verglichen mit der tiefgreifenden und langdauernden Reaktion, die die Folge ist. Es findet sich häufig eine Anamnese von mehreren neurotischen Symptomen, bei denen Angst ein kennzeichnendes Merkmal war. In vielen Fällen hat es den Anschein, als ob Enttäuschung und Versagen lediglich der Schlüssel sind zu bereits im Unbewußten bestehenden Gefühlen der Ablehnung und des Versagens. Die Symptome und Zeichen der akuten situationsbedingten Depression sind auch in der reaktiven Depression vorhanden. Schlafstörungen mit beängstigenden Träumen finden sich häufig bei diesen Patienten, die schon seit langer Zeit von sich selbst ein negatives Bild gehabt haben. Viele Patienten sind in der Lage, rasch einzuschlafen, aber erwachen während der Nacht, manchmal in den frühen Morgenstunden, mit Angstzuständen, die sich bis zur Erregung steigern können. Weiterhin findet man Stimmungsschwankungen während des Tages, manche Patienten sind nur gegen Abend depressiv. Weinanfälle, besonders bei Frauen, und ein tief verwurzeltes Schuldgefühl und Hilflosigkeit sind weiterhin kennzeichnend für viele neurotische Depressionen. Der Kontakt mit der Realität bleibt gut, und obwohl ihre Fähigkeit, regelrecht zu arbeiten, gestört ist, sind sie meistens in der Lage, mit der täglichen Routine fertig zu werden.

Behandlung

Der Arzt sollte Einfühlung zeigen, aber nicht mit dem Patienten sympathisieren. Der Unterschied liegt darin, daß man Unterstützung und Verstehen gewähren muß, ohne dem Patienten eine Gelegenheit zu bieten, weiterhin sich selbst zu bemitleiden. Psychotherapie hat die Aufgabe, dem Patienten Einsicht in die frühen wie auch die gegenwärtigen Gründe seines negativen Selbstbildes zu vermitteln. Aussprache und Abreaktion von Gefühlen sollte ermutigt werden. Schöpferische und produktive Unternehmungen sollten gefördert werden, da sie dem Patienten helfen, eine positivere Haltung gegenüber seinem persönlichen Wert einzunehmen. Man sollte ihn stark unterstützen und ermutigen, gegenwärtige und zukünftige Lebenssituationen mit steigender Selbstsicherheit zu bewältigen. Wichtig ist es, Hilfe zu gewähren bei konstruktiven Versuchen, sich am Arbeitsplatz und zu Hause neu zu orientieren.

Die primären Depressionen sind gewöhnlich persönlichkeitseinengend. Antidepressive Medikamente sollten benutzt werden, um ausreichenden Schlaf sicherzustellen und Angst während des Tages zu lindern. Eine Überweisung zum Psychotherapeuten ist nur dann indiziert, wenn eine Wiedereinpassung wegen eines allzu hohen „Angstlevels" unmöglich erscheint.

Die Behandlung des Typs der sekundären Depression besteht in allgemeiner psychotherapeutischer Führung und Anwendung von antidepressiven Medikamenten zusammen mit der Behandlung der primären Erkrankung. Patienten mit verlängerter und invalidisierender Depression, welche auf die oben beschriebenen Behandlungsmethoden nicht ansprechen, können gelegentlich einmal Kandidaten für die Elektroschockbehandlung sein.

Die Behandlung der Involutionsdepression sowie der manisch-depressiven Reaktion wird weiter unten diskutiert.

Postpartum-Depressionen

Die nachgeburtliche Periode wird für einige Frauen durch Gefühle von Depression und Verzweiflung über die Rolle, Mutter zu sein, und durch Ängste über Unfähigkeit, die größere Verantwortung für eines anderen Menschen Wohlergehen zu übernehmen, kompliziert. Das Gefühl, eingeengt zu sein mit Ärger gegenüber dem Kind und dem Ehemann, kann diese Zeit für Frauen, besonders solche mit einer passiv abhängigen Persönlichkeitsstruktur, zu einer schwierigen Zeit machen, oder auch wenn die Frau fühlt, daß Heirat und Mutterschaft ihre Wünsche für andere Arten der Lebensführung unerfüllbar gemacht haben. Der Verlauf der Schwangerschaft ist kein direkter Hinweis für das Ausmaß von Depression und Angst, welche nach der Entbindung sich einstellen können, da sehr viel davon abhängt, was es für die einzelne Frau heißt, Mutter zu sein. Wenn es z. B. bedeutet, von nun ab bin ich angebunden, ich kann mir keine anderen Wünsche mehr erfüllen und muß andere Ziele aufgeben, wenn es unangenehme Erinnerung an persönliche Beziehungen mit ihrer eigenen Mutter wachruft, oder wenn die Frau das Gefühl hat, sie hätte ihrem Mann einen Sohn anstatt einer Tochter gebären sollen, ist es möglich, daß sie mit einer wechselvollen seelischen Symptomatik aufwartet, aus der die Depression hervorragt. Die abhängige und seelisch unreife Frau ist besonders gefährdet von der Angst, nun selbst Mutter zu sein, überwältigt zu werden, besonders dann, wenn sie sich selbst noch wie ein Kind fühlt. Merkwürdigerweise kommen psychotische Erkrankungen weitaus häufiger bei Mehrgebärenden vor. Da Muttersein häufig beinhaltet, für einen anderen Menschen Entscheidungen treffen zu müssen, ist die Häufigkeit von Postpartum-Depressionen größer unter passiv abhängigen Frauen, welche sich unbewußt überfordert fühlen und keine starke Person in ihrer Umgebung haben, zu der sie sich hinwenden können. Die Behandlung der Postpartum-Depressionen kann von dem behandelnden Arzt großen Einsatz erfordern. Sehr tiefgreifende und lang anhaltende Postpartum-Depressionen sind eine dringende Indikation für eine psychiatrische Konsultation, besonders dann wenn die Angst groß ist und psychotische Elemente sichtbar werden.* In gelegentlichen Fällen mündet eine Postpartum-Depression in eine manisch-depressive oder schizophrene Psychose, so daß Elektroschockbehandlung indiziert sein kann.

Suicid

Suicid ist ein außerordentliches Problem in der öffentlichen Gesundheitspflege in der ganzen Welt und gehört zu den 10 führenden Todesursachen in den Vereinigten Staaten. Früherfassung von suicidalen Tendenzen, sorgfältige Erfassung depressiver Züge und schnelle vorbeugende Maßnahmen sind notwendig, wenn die Suicidrate verringert werden soll. Depressive Patienten müssen immer als potentiell suicidgefährdet angesehen werden, aber gewisse Haltungen und Antworten des Patienten helfen dem Arzt, eine Entscheidung zu treffen über die Wahrscheinlichkeit eines Suicids.

Erkennung von suicidalen Tendenzen

1. Sorgfältige Anamneseerhebung und Suche nach physischen Zeichen von vorausgegangenen Suicidversuchen (Narben am Handgelenk oder Hals, Mund, Oesophagus und Strikturen von eingenommenen ätzenden Giften). Man muß ernsthafte Versuche, die fehlgeschlagen sind, von oberflächlichen Suicidversuchen unterscheiden. Beide sind außerordentlich bedeutsam, denn auch ein oberflächlicher Versuch kann durch einen Fehler zu einem vollendeten Suicid werden. Suicid unter den Familienmitgliedern, besonders bei Schlüsselpersonen, wie Eltern oder Geschwistern, macht suicidale Tendenzen wahrscheinlich.

2. Ankündigung von Todeswünschen oder Suicidabsichten: Die Entdeckung von Testa-

* Besondere Aufmerksamkeit ist der Suicidgefährdung und den ambivalenten Gefühlen der Kranken den Neugeborenen gegenüber zu schenken. In seltenen Fällen kann es zu aggressiven Durchbrüchen, verbunden mit selbstzerstörerischen Impulsen – bis hin zum erweiterten Suicid –, kommen. Dem ist durch eine frühzeitige stationäre Behandlung vorzubeugen. (Anm. d. Übers.)

menten oder Eigentumsvermächtnissen durch Familienmitglieder sind verdächtige Indizien. Ein Drittel der Suicidenten künden ihre Absicht an.* Es ist unmöglich, das alte Vorurteil zu verallgemeinern, daß diejenigen, welche über Suicid reden, es niemals tun werden, und jene, welche ihn verneinen, diejenigen sind, die man besonders sorgfältig beobachten muß. Ein Patient, der das Gefühl hat, daß er verdient zu sterben oder daß das Leben ihm nichts mehr bieten kann, ist in größerer Gefahr, Suicid zu begehen. Diese Patienten beschäftigen sich heimlich mit dem Gedanken zu sterben, aber verbergen ihre Absicht.

3. Hinweise auf Depressionen jeglicher Art geben unerklärbare Müdigkeit und Schwachheit, bizarre körperliche Sensationen, Besorgnis, Selbstentwertung, Selbstanklage und pathologische Schuldgefühle, mangelndes Interesse an der Familie, an sexuellen Betätigungen, an Arbeit und Freunden, Appetitlosigkeit, Gewichtsverlust, Verstopfung, Schlaflosigkeit, persönliches Versagen, in jüngster Zeit Trauer, Enttäuschung besonders in Liebesaffären, Verlust von Selbstachtung während der Jugend, nach Ehescheidungen oder nach der Entdeckung von Ehebruch seitens des Partners. In vielen Fällen scheint ein unwesentliches Ereignis den unbewußten Gedanken an Suicid lebendig zu machen, der sich schon über einen längeren Zeitraum langsam entwickelt hatte.

4. Wenn der Patient trotz ärztlicher Hilfe depressiv bleibt, erhöhen sich die Chancen für einen Suicid. Besondere Vorsicht muß man walten lassen, wenn eine schwere Depression unerwartet abklingt, weil dies andeuten kann, daß der Patient sich endgültig entschlossen hat, zu sterben. Er fühlt sich erleichtert, da er genau weiß, daß sein Problem bald vorüber sein wird.

5. Man muß wachsam sein für den Hilferuf, welcher häufig vage und vollständig maskiert an den Arzt, einen Freund oder an Familienmitglieder gerichtet wird, da der Patient verzweifelt versucht, den auf ihn zukommenden Suicid durch andere verhindert zu wissen. Der letzte Telefonanruf oder ein Abschiedswort, wenn der Patient das Krankenhaus oder die ärztliche Sprechstunde verläßt, beinhalten häufig die Botschaft: „Halte mich auf, jetzt!“

6. Ein Patient, der sich von der Alltagsroutine zurückgezogen hat, ist in großer Gefahr. Der Patient hingegen, der, wenn auch mit Anstrengung seine normalen täglichen Kontakte aufrechterhält und regelmäßig arbeitet, ist im allgemeinen nicht so suicidgefährdet. Eine neuerliche Zunahme neurotischer Symptome, welche als Abwehrmechanismen dienen, zeigt häufig an, daß der Patient weniger suicidgefährdet ist.

Zweifelhafte Suicide

Viele Fälle von plötzlichem unerwartetem Tod scheinen verkleidete oder unbewußte Suicide zu sein. So gesehen sind das In-die Hand-nehmen der falschen Flasche vom Regal, das zufällige Abfeuern einer Waffe, während man sie untersucht oder mit ihr spielt, und einige Automobilunfälle sicher unbewußte Suicidhandlungen, welche bewußt nicht ausgeführt werden konnten.

Zur Prophylaxe des Suicids

Sofortige psychiatrische Konsultation ist für jeden ernstlich depressiven Patienten notwendig, um sich ein Bild über das Risiko einer evtl. Suicidalität zu machen. Hospitalisierung kann notwendig werden, so daß der Patient vor sich selbst geschützt und eine angemessene Behandlung eingeleitet werden kann: Antidepressive Medikamente, Sedativa zum Schlafen, Psychotherapie (individuell oder Gruppen), Aktivitätstherapie und Elektroschock, soweit indiziert. Besondere Vorsicht ist geboten bei der vorzeitigen Entlassung von suicidalen Patienten, die sich beinahe zu schnell erholt haben oder eine ausgeglichene Affektlage zeigen, hinter der lediglich ihre Entscheidung, von neuem Selbstmord zu begehen, verborgen sein kann. Die psychiatrische Beobachtung und Behandlung sollte nach der Entlassung fortgesetzt werden, bis der Arzt sich in zufriedenstellender Weise davon überzeugt hat, daß die Selbstmordgefahr vorbei ist. Sedativa oder Schlafmittel sollten mit großer Vorsicht und nur in kleinen Mengen verordnet werden, da einige

* Nach verschiedenen epidemiologischen Studien kündigen ca. 70 bis 80% der Suicidenten ihren bevorstehenden Suicid irgendeiner Kontaktperson ihrer Umgebung an. (Anm. d. Übers.)

Medikamente die Depression intensivieren können und sie außerdem gesammelt werden könnten für suicidale Zwecke. Wenn Sedativa zum Schlafen notwendig sind, muß man sie häufig einem anderen Familienmitglied in Verwahrung geben. Man sollte außerdem nicht vergessen, daß für den depressiven Patienten, der Alkoholmißbrauch treibt, die zusätzliche Gabe von antidepressiven und beruhigenden Medikamenten kombiniert mit Alkohol eine toxische Wirkung haben kann.

HAUGHTON, A. B.: Suicide prevention programs: The current scene. Amer. J. Psychiat. **124**, 1692–1696 (1960).

POKORNY, A. D.: A follow-up study of 618 suicidal patients. Amer. J. Psychiat. **122**, 1109–1116 (1966).

SCHNEIDMAN, E. S., FORLEROW, N. C.: Clues to suicide. McGraw-Hill Paperbacks.

SCHRUT, A.: Suicidal adolescents and children. JAMA **188**, 1103–1107 (1964).

Persönlichkeitsstörungen (Charakterneurosen)

Patienten mit Persönlichkeitsstörungen haben meistens eine lebenslange Geschichte von Anpassungsschwierigkeiten, welche im allgemeinen verursacht werden durch schlechte Urteilsfähigkeit, impulsives oder irrationales Verhalten und mangelhafte soziale Anpassung. Sie verspüren meistens wenig Angst bei ihren Handlungen. Die grundsätzlichen Typen der Persönlichkeitsstörung sind die folgenden: inadäquate Persönlichkeit, schizoide Persönlichkeit, cyclothyme Persönlichkeit, labile Persönlichkeit, passiv-aggressive Persönlichkeit, paranoide Persönlichkeit, anankastische Persönlichkeit. Der Konflikt, den diese Personen erleben, tritt nicht als Angst in ihnen selbst in Erscheinung, wie es bei den meisten psychiatrischen Störungen der Fall ist, sondern wird eher als ein Konflikt zwischen Individuum und Umwelt erlebt. Diese Menschen betrachten sich meistens selbst nicht als krank, und sie kommen gewöhnlich erst dann und suchen die Hilfe des Arztes, wenn ihre persönlichen Widersprüchlichkeiten sie in große Schwierigkeiten mit anderen gebracht haben, z. B. mit ihrer Familie, ihren Mitarbeitern oder Nachbarn. Das Anliegen, mit dem sie gewöhnlich einen Arzt aufsuchen, ist, daß dieser sie von ihren Schwierigkeiten befreien möge. Häufig werden sie dem Arzt vom Ehepartner oder durch die Eltern gebracht, damit sie „geändert" werden. Bei den meisten Persönlichkeitsstörungen ist das einzige, was der Arzt unternehmen kann, unterstützendes Beraten in besonderen Problemen. Medikamente haben fast nie irgendeinen Wert. Überredung, Führung und einsichtsfördernde Therapie sind meistens wirkungslos. Aber in ausgewählten Fällen, in denen der Angstspiegel wegen des eigenen Verhaltens hoch genug ist, kann man sich von einer längeren Psychotherapie Erfolge erhoffen.

Passiv-aggressive Persönlichkeiten

Die passive Persönlichkeit, die aggressive Persönlichkeit und die passiv-aggressive Persönlichkeit sind einige der am häufigsten angetroffenen Typen bei den Charakterstörungen.

1. *Die passive Persönlichkeit:* Während der Säuglingszeit und Kindheitsperiode erwartet man bei ihr beträchtliche seelische und körperliche Abhängigkeit von den Eltern. Es gibt aber auch hier Normen, sogar während der Periode der „normalen" Abhängigkeit. Ein Kind, welches verstärkt abhängig ist oder so passiv, daß es für jede eigene Handlung stillschweigende Erlaubnis haben muß, erweckt den Verdacht, Entwicklungsschwierigkeiten zu haben. Bei manchen Kindern hat man den Eindruck, daß übergroße Fürsorge oder Zurückweisung (oder abwechselnd beide Haltungen) sie zu einer ein Leben lang anhaltenden Erwartung, daß ihnen geholfen wird und sie umsorgt werden, konditioniert hat. Unbewußt jedoch sind sie verärgert oder weisen die sie beschützende Person ab. Passiv abhängige Personen binden sich häufig an starke Persönlichkeiten (bei der Heirat, am Arbeitsplatz, bei sozialen Kontakten), aber fahren fort, gegenüber der substituierten Elternfigur mit unbewußter Wut zu reagieren

und entwickeln dabei in zunehmendem Maße Gefühle der eigenen Inadäquatheit. Depression ist dann häufig die Folge, wenn sie zum Schluß entdecken, daß sie versagt haben, sich selbst als reife Menschen zu betätigen.

2. *Die aggressive Persönlichkeit:* In der Pubertät erwartet man normalerweise ein gelegentliches aggressives und feindseliges Verhalten, welches sich gegen spezielle Autoritätsfiguren oder soziale Ordnungen richtet. Zu einem Teil verkörpert dieses Benehmen eine normale Entwicklungsphase, in der der Heranwachsende versucht, seine Abhängigkeit zu überwinden. In dem Maß aber, in dem Ärger und Aggression gegenüber Autoritätsfiguren und notwendigen sozialen Kontrollen in keinem Verhältnis zu dem normal akzeptierten Benehmen stehen, mag man sie als pathologisch betrachten. Die in pathologischer Weise aggressive Persönlichkeit ist wiederholt und beständig unfähig, flexible Anpassungen zu vollziehen, sei es in Ehe, Arbeit oder in der Gesellschaft.

3. *Die passiv-aggressive Persönlichkeit:* Dieser Typ zeigt einen Wechsel oder Kombination der zwei oben beschriebenen Arten des Verhaltens. Führung und das Aufrechterhalten von stabilen Grenzen, um die starken Tendenzen zum Agieren zu kontrollieren, sind für alle Charakterstörungen, besonders für die passiven und aggressiven Typen notwendig. Wie schon bei den anderen Charakterstörungen besprochen, ist die Psychotherapie nur dann von begrenztem Wert, wenn Angst vorhanden ist.

Anankastische Persönlichkeit

Die Zwangsneurosen als eine spezielle psychiatrische Diagnose sollten von anderen Typen des zwanghaften Verhaltens, wie z. B. dem zwanghaften Bedürfnis nach Sauberkeit und Ordnung oder zwanghaftem Essen, Rauchen, Sprechen, Trinken, Masturbieren, unterschieden werden. Solche Individuen werden korrekterweise besser als anankastische Persönlichkeiten mit hohem Angstspiegel bezeichnet. Die Angst wird beseitigt, indem dem Zwang nachgegeben wird, aber die Angst bezieht sich gewöhnlich auf eine spezifische Situation, über die sich der Patient im klaren ist. Die Handlungen stehen außerdem in einem Zusammenhang mit der allgemeinen Situation, in welcher sie ausgeführt werden und imponieren dem Patienten nicht als unlogisch, während bei den echten Zwangsneurosen der Gedanke oder die Tat keine Verbindung zu dem hat, was der Patient tut, denkt oder fühlt. Die anankastische Persönlichkeit kann das Opfer zahlloser funktioneller Störungen werden. Gewisse Krankheiten, z. B. Migräne, idiopathische Colitis ulcerosa, kommen mit gesteigerter Häufigkeit bei anankastischen Persönlichkeiten vor. Die Behandlung besteht in einfacher Psychotherapie mit dem Bemühen, die Angst zu beseitigen. Sedierende Medikamente und Veränderungen in der Umgebung sind nur insofern von Bedeutung, als sie die begleitende Angst lindern helfen.

Nichtpsychotische paranoide Persönlichkeiten

Paranoide Erkrankungen finden sich in einem weiteren Spektrum von einfachen paranoiden Persönlichkeiten bis zum wirklich psychotischen Paranoiden, der in die Untergruppierungen der Schizophrenie gehört. Es ist außerordentlich wichtig, sich über die Stimmung der paranoiden Person im klaren zu sein und die Möglichkeit, daß sie ihren paranoiden Ideen folgt, sorgfältig abzuschätzen. Dies ist nicht immer leicht, aber im allgemeinen sollte man Patienten mit nicht mehr intakter Persönlichkeitsstruktur oder solche, die fixierte oder geschlossene Wahnsysteme entwickelt haben, als für sich und andere potentiell gefährlich betrachten. Nichtpsychotische paranoide Persönlichkeiten bieten häufig das Bild einer lebenslangen Überempfindlichkeit, rigider Ideen und der Beschäftigung mit ungewöhnlichen Unternehmungen. Gesteigertes Mißtrauen gegenüber anderen erscheint als Antwort, die in keinem Verhältnis zu der persönlichen Zurückweisung steht, welche das Individuum in Wirklichkeit erlitten hat. Man findet unter ihnen auch viele Individuen, die ein entbehrungsreiches Schicksal hinter sich haben oder wegen körperlicher Anomalien oder wirtschaftlicher, sozialer oder kultureller Gründe sich diskriminiert fühlen und deswegen paranoide Reaktionsformen entwickeln. Bei beiden, den psychotischen und den nichtpsychotischen Typen, ist die Intelligenz erhalten, aber das logische Denken basiert auf unlogischen Voraussetzungen. Der Patient ist überempfindlich gegenüber dem Verhalten anderer und reagiert mit verwundetem Stolz, Rückzug oder manchmal mit verbalem Angriff gegen Versuche, ihn davon zu überzeugen, daß er die Realität mißinterpretiert hat. Die einfache paranoide Persönlichkeit kann, einige Toleranz auf seiten ihrer Mitmenschen vorausgesetzt, relativ gut angepaßt in der Gesellschaft leben. Paranoide Patienten, die psychotisch sind, sollten von einem Psychiater gesehen werden. Krankenhausaufnahme und Behandlung mit Psychotherapie, langwährende Verordnung von Neuroleptica sind manchmal hilfreich.

Antisoziale Persönlichkeit (Soziopathien, Psychopathien)

Im allgemeinen sind solche Patienten beherrscht von Gefühlen der Unsicherheit und Unzulänglichkeit und reagieren ihre Gefühle in asozialen oder antisozialen Verhaltensweisen ab. Das Benehmen ist impulsiv ohne Rücksicht auf die Gefühle und das Wohlergehen anderer. Häufig beginnt diese Verhaltensweise schon in der Kindheit und dauert ein Leben lang an mit katastrophalen Konsequenzen in Ehe, anderen zwischenmenschlichen Beziehungen und häufigen Auseinandersetzungen mit den Vertretern der gesetzlichen Ordnung. Schuldgefühle sind gewöhnlich nicht vorherrschend, und der Patient präsentiert häufig eine oberflächliche Zungenfertigkeit und eine trügerische Fassade, hinter welcher er seine egozentrische und narzißtische Persönlichkeit verbirgt. Die potentielle antisoziale Persönlichkeit ist oftmals ein egozentrisches Kind mit häufigen Wutanfällen, welches mit größter Leichtigkeit lügt und unfähig scheint, sich an irgend jemand anderen enger zu binden. Offene Grausamkeit zu Tieren oder kleinen Kindern wird gelegentlich gesehen, aber ist nicht notwendigerweise vorhanden. Während der Pubertät zeigt das Kind ein ausgesprochenes Interesse an sexuellen Dingen, ist vielleicht schüchtern und häufig in Konflikt mit Eltern und anderen Autoritäten, dabei findet sich eine Vielfalt von impulsiven gefühlsmäßigen Reaktionen, welche in keinem Verhältnis zu den sie verursachenden Fakten stehen. Man glaubt, daß die Unfähigkeit, sich mit einer reifen Person während der frühen Lebensjahre zu identifizieren (manchmal wegen Trennung oder Abweisung von den Eltern), von wichtiger ätiologischer Bedeutung ist. Während der Pubertät besteht eine Tendenz, sich mit gleichartigen Personen zu identifizieren, meist auf eine lose und oberflächliche Art, aber mit dem Bedürfnis, körperlichen und seelischen Ausgleich zu finden. Im Erwachsenenalter, besonders in einer freien Gesellschaft, welche viele verschiedene Verhaltensweisen zuläßt, wird sein narzißtisches Agieren schädlich für andere. Die Folgen sind unglückliche Ehen, wilde Geschäftsunternehmungen, sexuelle Verhaltensabweichungen, Spielsucht und Versuche, Demütigungen, Ärger, Einsamkeit mit Alkohol oder anderen Abhängigkeit erzeugenden Medikamenten zu betäuben. Man tut gut daran zu denken, daß in manchen Fällen dem antisozialen Verhalten eine psychotische Störung zugrunde liegt oder es das Ergebnis von Hirnschädigungen ist. Psychometrische und neurologische Untersuchungen, eingeschlossen EEG-Studien, sind wichtig. Die meisten soziopathischen Persönlichkeiten reagieren unbefriedigend auf Therapieversuche. Sie suchen regelmäßig nur dann Hilfe, wenn sie in Schwierigkeiten mit dem Gesetz geraten oder wenn sie sich in ihren egozentrischen Bedürfnissen bedroht fühlen. Sie wollen dann nur von ihren Schwierigkeiten befreit werden und haben die Tendenz, ihre Probleme auf die Umgebung zu projizieren. Mitfühlende Einsicht für sie ist außerordentlich schwierig. Häufig ist das einzige, was man den soziopathischen Persönlichkeiten anbieten kann, eine strukturierte Umgebung mit angemessener disziplinarischer Kontrolle in einem Versuch, den Schaden, den sie sich und anderen zufügen können, minimal zu halten: Sommerlager, spezielle Schulen für junge Leute; Berufstraining, genau strukturierte Arbeitseinteilung, Bewährung und gerichtliche Einschränkungen für den Erwachsenen.

DONNELLY, J.: Aspects of the psychodynamics of the psychopath. Amer. J. Psychiat. **120**, 1149–1154 (1964).

MACDONALD, J. M.: The prompt diagnosis of psychopathic personality. Amer. J. Psychiat. **122**, 45–50 (1966).

Sexuelle Verhaltensabweichungen
(Sexuelle Perversionen)

Im weitesten Sinn des Wortes bezieht sich der Begriff sexuelle Verhaltensabweichungen auf diejenigen Typen sexuellen Verhaltens, welche es einem Individuum ermöglichen, seine hauptsächliche geschlechtliche Befriedigung anders als durch den Coitus zu erlangen. Fast alle Arten von sexuellen Verhaltensweisen jedoch kann man beim normalen Coitus beobachten, und in diesem Falle sind sie als nicht pathologisch zu betrachten. Heimliches Interesse in den ungewöhnlichen Aspekten der Sexualität ist zu einem Teil bei fast allen Menschen vorhanden. Sexuelle Verhaltensabweichungen und Perversionen finden sich bei beiden Geschlechtern, sind aber häufiger bei Männern. Die am häufigsten vorkommenden Typen beinhalten offene Homosexualität, Pädophilie (geschlechtliche Aktivität mit Kindern), Fetischismus (sexuelle Fixierung auf Körperteile oder Haare oder Kleidungsstücke, z. B. Schuhe oder Korsett), Transvestitismus (Befriedigung wird gewonnen, indem man die Kleider des anderen Partners trägt), Exhibitionismus, Voyeurismus und Sadomasochismus (hierbei wird die Befriedigung durch Schmerzzufügung oder -erleiden erhalten). Viele Grade der Abweichungen und Perversionen sind bekannt. Zum Beispiel ist es möglich, daß jemand sich verheiratet und Kinder hat und gleichzeitig eine aktive homosexuelle Verbindung außerhalb der Ehe weiterführt. Andere Personen wieder, die normalerweise nicht zu homosexuellen Aktivitäten neigen, können in Perioden länger dauernder Isolierung vom anderen Geschlecht, z. B. während Gefängnisaufenthalten, Aufenthalten in militärischen Trainingslagern oder Internaten, dazu verführt werden. In welchem Maße man solches Verhalten als pathologisch ansehen muß, hängt zum großen Teil vom Bestehenbleiben, der Wiederholung und von der Natur der körperlichen Kontakte nach der Pubertät ab. Gelegentliches „Sich-verlieben“ in Personen des gleichen Geschlechtes ist mehr oder minder normal während der Pubertät. Es herrscht heutzutage beträchtliche Uneinigkeit darüber, ob ein Homosexueller wirklich krank ist. Unsere Gesellschaft, wie sie durch die sozialen Normen, die meisten existierenden Gesetze und die traditionelle psychiatrische Theorie repräsentiert wird, neigt dazu, Homosexualität als eine komplexe pathologische Einheit zu sehen, ganz gleich, ob der Homosexuelle als solcher geboren wurde, sein Fehlverhalten erworben hat oder es ihm aufgedrängt wurde. Immer häufiger wird von Homosexuellen als auch von sozialen, religiösen und ärztlichen Gruppen der Standpunkt vertreten, daß keine besondere Psychopathologie bei der Homosexualität vorliegen muß, sondern daß die alleinige Schwierigkeit in der Unfähigkeit der Gesellschaft besteht, etwas anderes als heterosexuelle Beziehungen als normal anzusehen. Die Unterschiede der verschiedenen Standpunkte mögen sprachlicher Natur sein. Die Tatsache aber bleibt, daß die meisten homosexuellen Menschen in der gegenwärtigen Gesellschaft beträchtliche seelische und Anpassungsprobleme haben. Aus praktischen Gründen gehe man davon aus, daß alle Fälle chronischer oder wiederholter sexueller Verhaltensabweichung eine ernsthafte tiefliegende seelische Störung haben. Der Ursprung scheint in der Kindheit zu liegen. Für eine Verursachung durch chromosomale oder hormonelle Störungen sind keine Hinweise vorhanden.

Sexuelle Verhaltensabweichungen und das Gesetz

Aus rechtlichen Gründen kommt der Arzt häufig in die Lage, zwei verschiedene Kategorien dieser Störungen auseinanderzuhalten: Solche, die eine akute Bedrohung für andere Personen oder die öffentliche Sittlichkeit darstellen, und solche, welche lediglich geschmacklos und abstoßend sind oder öffentliches Ärgernis erregen. Zur ersten Gruppe gehören solche Taten, welche an Minderjährigen verübt oder solche, welche mit Zwang oder Gewalt ausgeführt werden. Zur zweiten Gruppe gehören Handlungen wie Voyeurismus oder Exhibitionismus, denen kaum mehr als eine „Erregung von Ärgernis" zukommt. Die Unterscheidung ist immer problematisch, da ein Kind oder eine psychosexuell labile Person seelischen Schaden durch den Exhibitionisten erleiden kann. Der Arzt, der gerufen wird, um derartige Probleme zu untersuchen, muß sich immer vor Augen halten, daß einige Minderjährige in der Tat Bereitschaft zu sexuellem Verkehr mit Erwachsenen andeuten oder sogar offen anbieten. Nach dem Gesetz liegt allerdings die Verantwortlichkeit allein bei den Erwachsenen. In dem Fall, in dem zwei erwachsene Personen beteiligt sind, gibt es oft keine klare Evidenz, wer der Gesetzesverletzer und wer das Opfer ist. Meistens besteht zumindest eine gewisse Bereitschaft auf beiden Seiten. Perverse Handlungen werden manchmal unter dem Einfluß von Alkohol oder anderen Drogen von Personen, die normalerweise solchen Impulsen nicht stattgeben würden, ausgeführt. In einigen Fällen kann das sexuelle Problem durch Medikamentensucht kompliziert sein. In den letzten Jahren haben sich sowohl in England als auch in den Vereinigten Staaten und in der Bundesrepublik die Gesetze beträchtlich geändert, in der Weise, daß sexuelle Praktiken jeder Art zwischen sich im Einverständnis befindenden Erwachsenen in privater Umgebung als persönliche und nicht als strafrechtlich relevante Angelegenheiten betrachtet werden. Die Einrichtung von psychiatrischen Wiedereingliederungsprogrammen in staatlichen Gefängnissen und besondere Behandlungseinrichtungen für wegen sexueller Delikte straffällig Gewordene, sind Anstrengungen der Gesellschaft, den Betroffenen zu helfen aber auch ein Versuch, die, deren sexuelle Abnormität eine Gefahr für die Gemeinschaft bedeuten, zu isolieren.

Behandlung

Alle sexuellen Verhaltensabweichungen sind mit den bisher bekannten Behandlungsformen sehr schwer zu beeinflussen. Die beschränkenden Maßnahmen des Gesetzes und Sanktionen der Gemeinde bleiben die wirksamsten Abschreckungsmaßnahmen. Kürzlich sind einige Berichte über die erfolgreiche Behandlung von Homosexuellen, die durch Gruppentherapie zu heterosexuellen Beziehungen gelangten, erschienen. Hormonbehandlung ist im allgemeinen hoffnungslos. Personen mit abweichendem sexuellen Verhalten suchen selten Rat für ihre sexuellen Probleme, da sie fürchten, ihrer Möglichkeiten, sich Befriedigung zu verschaffen, beraubt zu werden. Wenn sie zum Arzt kommen, so meistens durch äußeren Druck (Familie oder Gerichtshof), oder sie suchen psychiatrische Hilfe für seelische Probleme, die mit ihren sexuellen Schwierigkeiten nur in lockerem Zusammenhang stehen, z.B. Eifersucht, Feindseligkeit oder Depression, wenn sie von einem Partner verlassen wurden. Man sollte Hilfe für diese sekundären seelischen Probleme nicht verweigern, aber tiefgreifende Veränderungen sind durch Psychotherapie kaum zu erwarten. Bei einigen Adoleszenten, die erst kürzlich Opfer von abnormen sexuellen Praktiken geworden sind oder die befürchten, daß sie homosexuell werden, ist die Prognose nicht so ungünstig. Ausgiebige Psychotherapie kann hier effektiv sein.

KAPLAN, E. A.: Homosexuality: A search for the ego-ideal. Arch. Gen. Psychiat. **15**, 355–358 (1967).

STOLLER, R. J.: It's only a phase: Femininity in boys. JAMA **201**, 314–315 (1967).

Alkoholismus

(Problemtrinken und Alkoholsucht)

Diagnostische Merkmale

- Wiederholter oder chronischer Gebrauch von Alkohol in jeder Form, um persönliche Probleme zu lösen
- Ständige Probleme in allen Lebensbereichen, welche mit dem Genuß von Alkohol zusammenhängen: ökonomische, soziale, familiäre. Mangelndes körperliches Wohlbefinden, Selbstentwertung
- Seelische Schwierigkeiten, wie Depression, Unsicherheit, Gefühle der Unangemessenheit oder Bedürfnis nach Kontrolle über andere

- Der Genuß von Alkohol sogar in kleinen Mengen ermöglicht den Ausdruck von Gefühlen, die anderweitig nicht ausgedrückt werden können. In der Phase der Sucht besteht Kontrollverlust, so daß Äthylalkohol in jeder Form und Menge einen Cyclus von unkontrollierbarem Trinken in Gang setzt

Allgemeine Betrachtungen

Der Alkoholismus ist ein Syndrom, welches sich in zwei Phasen entwickelt: 1. dem Problemtrinken und 2. der Alkoholsucht. Problemtrinken meint den chronischen oder wiederholten Genuß von Alkohol zur Linderung von Spannung oder zur Hilfe von Problemlösungen. Die Alkoholsucht ist eine wirkliche Sucht ähnlich der, die nach wiederholtem Genuß von Narkotica auftritt.

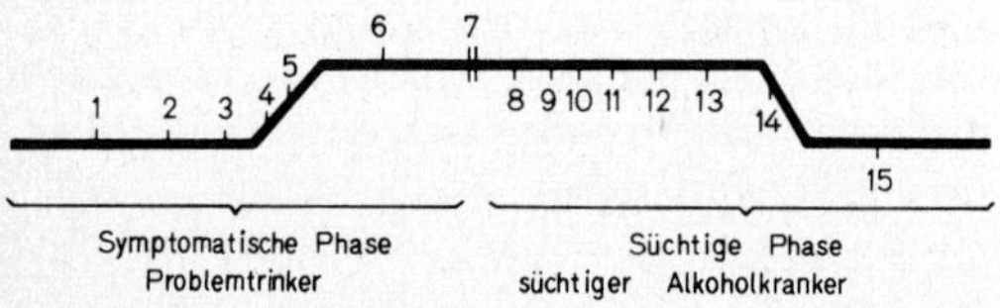

Abb. 18–1. Die Entwicklung vom Problemtrinken zur Alkoholsucht, modifiziert nach JELLINEK

1. Zunahme der Häufigkeit der Alkoholeinnahme.
2. Abgleiten in Gruppen, in denen Alkohol wesentlicher Teil der sozialen Kommunikation ist.
3. Heimliches Trinken.
4. Die ersten Gläser werden hinuntergestürzt.
5. Zunahme der Toleranz. Es wird mehr für den gleichen Effekt gebraucht.
6. Auftreten von „Filmrissen“, kurze periodische Amnesien unter Alkoholeinfluß (Palimpseste).
7. Physiologische und psychologische Veränderungen treten auf: Der erste Schluck führt zwangsläufig zu weiterem Trinken. Zwanghaftes Bedürfnis nach Alkohol. Die Gefühle verändern sich nach dem ersten „Drink“ und führen zu Empfindsamkeit über Bemerkungen zum Trinken, Mißtrauen, Verärgerung. Dies ist der Punkt, an dem eine Umkehr unmöglich ist; die Fähigkeit, sozial angepaßt zu trinken, wird nie wieder erlangt und totale und dauernde Abstinenz ist notwendig.
8. Es muß morgens schon getrunken werden.
9. Verlängerte Trinktouren.
10. Streitsüchtiges und überhebliches Benehmen.
11. Geographische Pseudoheilungen, d. h. der Patient zieht von Stadt zu Stadt, wechselt seine Arbeitsstätten, Ehen, Lebensgewohnheiten und schwört in jedem Fall, ein ganz neues Leben zu beginnen.
12. Alkoholvorräte werden versteckt.
13. Paranoide Ideen treten auf.
14. Abnahme der Alkoholtoleranz.
15. Physiologische Veränderungen treten auf, einhergehend mit pathologischen Leberzellveränderungen, Herz- und Kreislaufstörungen, zentralen und peripheren Nervenstörungen.

Problemtrinken führt häufig zur Sucht. Beide Phasen sollten als eine einzige Krankheit behandelt werden. Alkoholismus muß als eine chronische und progressive Erkrankung angesehen werden. Eine akute Intoxikation (Betrunkenheit) und die Zustände nach einer Intoxikation (Kater, Katzenjammer) können sowohl beim Problemtrinker als auch beim wirklichen Alkoholsüchtigen oder auch bei vielen Personen, die genügende Mengen Alkkhol trinken, vorkommen. Weder der Problemtrinker noch der Alkoholsüchtige können allein aus der Tatsache des Betrunkenseins diagnostiziert werden, da die Trinkgewohnheiten und die konsumierte Menge variieren und Betrunkenheit nicht immer vorliegt. Bis vor kurzem waren noch die meisten Ärzte der Meinung, daß ärztliche Behandlung einmal nur für die akuten Vergiftungsstadien, zum anderen für die Zustände danach notwendig ist, nämlich: Spezifische Komplikationen des chronischen Alkoholmißbrauchs, wie Delirium tremens, Lebercirrhose, Herzerkrankungen, Neuropathien und gastrointestinale Geschwüre. Im Augenblick ist man aber eher der Meinung, den Alkoholismus als eine Krankheitseinheit zu betrachten, und viele Behandlungsmethoden sind entworfen worden.

Die Ursachen des Alkoholismus sind verschiedenartig und schließen psychische, kulturelle und vielleicht physiologische Faktoren mit ein. Gewisse kulturelle Gruppen, z. B. die des nördlichen und zentralen Europas, (Iren, Skandinavier, Franzosen) und die gebürtigen amerikanischen Indianer scheinen für Alkoholismus anfälliger zu sein als andere. Die Bereitschaft resultiert aus mehr kulturellen Faktoren als aus physiologischen Bedingtheiten. Die meisten Menschen, welche eine Abhängigkeit vom Alkohol entwickeln, haben schon lange bestehende Probleme, wie Angst, Depression, allgemeine Unzufriedenheit mit dem Leben und Gefühle persönlicher Unzulänglichkeit. Nur wenige Alkoholiker sind psychotisch und benutzen den Alkohol, um die extreme Panik, die sich aus Furcht vor einem Verlust des Kontakts zur Realität einstellt, zu mildern. Alkoholiker sind dafür anfällig, ihre Abhängigkeit gegenüber dem Alkohol auf andere Substanzen, speziell Tranquilizer, Barbiturate, Paraldehyd und Amphetamine zu übertragen. In diesen Fällen ist die Kombination des Alkohols mit den obengenannten Substanzen eine zusätzliche Gefährdung der Gesundheit.

Diagnose

Häufig wird die Diagnose Alkoholismus nicht gestellt, da die Prodromalsymptome direkt gesucht werden müßten und häufig vom Patienten sorgfältig verborgen gehalten werden, so daß die Folgen des anhaltenden Trinkens erst nach vielen Jahren sichtbar werden.

Die körperliche Untersuchung des Problemtrinkers oder des beginnenden Alkoholsüchtigen bringt normalerweise keine besonderen Ergebnisse. Der Alkoholiker hat ein natürliches Widerstreben, über seine Abhängigkeit vom Alkohol zu sprechen und ist in vielen Fällen sich auch gar nicht darüber im klaren, daß er ein Alkoholproblem hat. Auf direkte Fragen wird er häufig über seinen Alkoholmißbrauch ausweichende Antworten geben. Ebenso kommt es vor, daß die Ehefrau den Patienten vor Bloßstellung schützen will, aber in den meisten Fällen sind die Ehefrau oder der Ehemann sich der Schwierigkeiten durchaus bewußt und tief besorgt.

Alkoholismus befällt beide Geschlechter. Die meisten Fälle bleiben unidentifiziert für viele Jahre, bis eine oder mehrere Krisen im Leben des Alkoholikers sich einstellen. Evidenz von Alkoholmißbrauch erscheint am häufigsten in der Altersgruppe zwischen 35 und 50. Keine wirtschaftliche, soziale und rassische Gruppe ist immun, und man hat geschätzt, daß ca. 5,5 Millionen Personen in den Vereinigten Staaten Alkoholiker sind. Weniger als 10 Prozent der Alkoholiker befinden sich „on Skid Row";* das Verhältnis von Männern zu Frauen in den Vereinigten Staaten ist 5 : 1. Welche Alkoholart getrunken wird (Bier, Wein, Schnaps) ändert letztlich nichts an der Diagnose Alkoholismus, genausowenig wie die Häufigkeit und die Art der Trinksitten. Einige Alkoholiker trinken täglich, einige nur zu bestimmten Tageszeiten oder an Wochenenden, Zahltagen oder bei gelegentlichen Zechtouren. Einige bevorzugen es, allein zu trinken, andere trinken mit Freunden in Bars, wieder andere trinken heimlich und verstecken die Flasche vor den Familienmitgliedern. Alkoholiker, die behaupten, nur mäßig zu trinken, zeigen doch bei näherem Hinsehen, daß sie erheblich mehr trinken als andere in ihrer sozialen Gruppe.

Behandlung

Ganz gleich, welche Form der Behandlung angewandt wird, das Ziel für den Alkoholiker ist immer totale und dauernde Abstinenz. Fast alle Aspekte seiner körperlichen und seelischen Gesundheit hängen von der Erreichung dieses Zieles ab. Von vielen Alkoholikern kann man weder totale noch dauernde Abstinenz verlangen, aber auch kleine Gewinne sind wichtig, da sie mithelfen, den progredienten Verlauf der Krankheit aufzuhalten und zumindest für eine Weile die Bedingungen für einen späteren Erfolg verbessern.

Die folgenden allgemeinen Richtlinien sollten in der Behandlung berücksichtigt werden:

1. Medikamente und Krankenhausaufnahme sollten nur selten eingesetzt werden und nur dann, wenn wirklich notwendig, um akute Trinktouren zu unterbrechen oder wegen Abstinenzsymptomen, schwerer Depression oder anderen Komplikationen des Alkoholmißbrauchs.

2. Medizinische Behandlung für alle körperlichen Schwierigkeiten, die direkt oder indirekt zum Alkoholismus in Beziehung stehen.

3. Der Patient und seine Familie sollten

---

* Der „Skid Row Alcoholic" ist der herumreisende Gelegenheitsarbeiter ohne festen Wohnsitz, der sein Geld vertrinkt, keine festen sozialen Beziehungen hat. In Amerika gehören zu dieser Gruppe viele der durch die Staaten hin- und herreisenden Saisonerntearbeiter. (Anm. d. Übers.)

völlig über die Diagnose, Natur und Prognose seiner Krankheit aufgeklärt werden.

4. Therapie sollte für beide, den Alkoholiker und seine Frau, eingeleitet werden. Sie kann ausgeführt werden durch einen Arzt, Geistlichen oder Psychiater oder von abstinenten Alkoholikern. Häufig ist eine Kombination von Therapeuten verschiedener beruflicher Herkunft produktiver als ein einziger Therapeut; sie sollten aber alle der gleichen Meinung sein und versuchen zu vermeiden, den Patienten mit widersprüchlichen Ratschlägen zu verwirren.

5. Wenn immer möglich, sollte man einen Alkoholiker mit den Anonymen Alkoholikern bekannt machen und die Ehefrau mit einladen.

6. Spezielle Medikamente, wie z. B. Antabus®, und spezielle Behandlungsmethoden, wie das Erlernen eines bedingten Reflexes, können für ausgewählte Patienten hilfreich sein. Die in Erwägung kommenden Behandlungsmethoden lassen sich in die fünf folgenden Kategorien unterteilen: 1. Medikamente, 2. psychiatrische Behandlung oder Beratung für den Alkoholiker und seine Frau, 3. die Anonymen Alkoholiker, 4. religiöse Umwandlung oder Selbstumwandlung, 5. Behandlung durch das Lernen von bedingten Reflexen.

A. Medikamentöse Behandlung: Kein Medikament hat einen besonderen Wert für die langdauernde Behandlung des Alkoholismus. Medikamente sind höchstens von zeitweiliger Bedeutung oder palliativem Wert und können manchen Patienten über kritische Perioden hinweghelfen, wenn ihre Nüchternheit gefährdet ist. Die zur Behandlung des Alkoholismus in Frage kommenden Medikamente kann man in drei Klassen einteilen: 1. Sedativa, Tranquilizer und Antidepressiva, 2. Antialkoholica, z. B. Disulfiram (Antabus®), 3. Vitaminpräparate, beruhigende Medikamente für den Magen und Spasmolytica.

1. Sedativa, Phenothiazine und Antidepressiva: Die Hauptanwendung dieser Medikamente besteht darin, daß sie als ein Substitut für Alkohol wirken und helfen, die Angst und Depression, welche das Trinken verursachen, zu lindern. In dem Maße, wie Alkoholiker zu fast jedem Medikament eine Abhängigkeit entwickeln, sollten diese nur in kleinsten Mengen gegeben werden, und die Häufigkeit der Applikation sollte genau vorgeschrieben werden. Spezielle Probleme bieten die verschiedenen Medikamentenkombinationen, ganz besonders die Barbiturate, welche man am besten überhaupt nicht verschreiben sollte. Paraldehyd sollte ebenfalls nicht in der Behandlung des Alkoholismus benutzt werden, da es in ähnlicher Weise wie Alkohol metabolisiert wird, mit anderen Worten, man bietet dem Alkoholiker einen „Drink" an.*

2. Antialkoholica (Disulfiram; Antabus®): Diese Medikamente sind häufig bei Patienten von Nutzen, die die Notwendigkeit der totalen Abstinenz eingesehen haben und die gleichzeitig eine selbst auferlegte Kontrolle gutheißen. Verabreichung durch irgend jemand anderen als durch den Patienten ist selten effektiv und dann nur, wenn der Patient die Person, die die Medikamente verabreicht, annimmt und sie nicht als kontrollierend empfindet. Die Wirkungen der kombinierten Anwendung von Disulfiram und Alkohol in kleinen Mengen sind allgemeine Rötung, profuses Schwitzen, Schmerzen in der Herzgegend, starkes Herzklopfen, gastrointestinale Krämpfe und Todesangst. Diese Wirkungen sollte man dem Patienten sorgfältig erklären, bevor er sich entscheidet, ob er das Medikament einnehmen will oder nicht. Antabus darf nicht gegeben werden, bevor der Patient nicht mindestens 72 Std total abstinent war, und er kann nicht wieder trinken, ohne Schaden zu nehmen, bevor nicht 72 Std nach der letzten Einnahme verstrichen sind. Die durchschnittliche Tagesdosis ist 1 g für 4 Tage, dann 0,5 g täglich für einen Monat. Danach kann man die Dosis auf 250 mg täglich für mehrere Monate reduzieren, bis der Patient sich seiner Abstinenz sicher ist. Manchmal ist ein Test über die Wirkungen des Disulfirams bei Alkoholeinnahme hilfreich. Bei Patienten, die voll kooperativ sind,

---

* Butyrophenonpräparate – vor allem Haloperidol® – oder Benzodiazepinderivate mit stärker sedierender Komponente – vor allem Valium® – sind in oraler oder parenteraler Applikation zu empfehlen. Sie beruhigen den häufig unruhigen Patienten und schränken die Notwendigkeit weiteren Trinkens ein. (Anm. d. Übers.)

ist dieses aber nicht notwendig. Patienten mit Herzkrankheiten, ernsthaften Leberschäden, Diabetes mellitus, Lungenerkrankungen sollten kein Disulfiram erhalten. Es gibt einige milde Nebeneffekte, die selten ernsthaft genug sind, ein Absetzen zu rechtfertigen. Zu den beobachteten Nebenwirkungen gehören: Schwindel, schlechter Geschmack im Mund, gastrointestinale Beschwerden, Schwachheit usw., und man ist im allgemeinen der Meinung, daß sie eher psychische Folgen der Entziehung als physiologische Effekte des Disulfirams sind. Alle Patienten, die Disulfiram nehmen, sollten regelmäßig beraten werden.*

3. Beruhigungsmittel für den Magen-Darm-Kanal und Spasmolytica: Diese Mittel sind wertvoll für die Beseitigung von Katersymptomen. Vitamine, vor allem Vitamin B 1, sind wichtig, um Ernährungsdefizite auszugleichen. Die benutzten Medikamente und die Art der Verabreichung ist ähnlich wie bei der Behandlung von akuter Gastritis oder unterernährten Patienten.

B. Psychiatrische Behandlung: Fast alle Alkoholiker brauchen Hilfe wegen ihrer seelischen Schwierigkeiten, und die Erleichterung, die durch die Psychotherapie erlangt werden kann, erhöht die Chance des Patienten, abstinent zu werden. Das geeignete Verhalten des Arztes ist, weder das Trinken zu verdammen noch zu verzeihen. Offene Diskussion der Abhängigkeit des Patienten vom Alkohol ist sehr wichtig, und es mag notwendig werden, daß der Arzt die Initiative darin ergreift, da viele Alkoholiker es bevorzugen, das Thema und die Wichtigkeit des Alkohols in ihrem Leben zu verschweigen. Psychotherapie wird anfangs im wesentlichen in ständiger Unterstützung der Versuche des Patienten, sein Leben ohne Alkohol zu gestalten, bestehen. Man muß ihm helfen, sein Bedürfnis nach Alkohol zu verstehen und ihm die Gründe, weshalb er für sein Trinken seine Frau, seine Eltern, seinen Arbeitgeber verantwortlich macht oder warum er im Alkohol wegen unglücklicher Umstände Erleichterung sucht, aufdecken. Der Alkoholiker hat Schwierigkeiten, seine Gefühle von Ärger, Unausgeglichenheit, Omnipotenz, Angst und Depression zu kontrollieren. Die Persönlichkeitsstruktur des Alkoholkranken ist nicht einheitlich, aber viele dieser Menschen haben schon immer ein negatives „Self-Image“ gehabt und benötigen erhebliche Unterstützung während und nach der Alkoholentziehung. Abstinenz zu erreichen ist das Ideal, aber nicht das einzige Ziel der Therapie, und es ist auch nicht in jedem Fall erreichbar. Andere Ziele in der Therapie können darin bestehen, die vorherrschende Angst und Depression zu behandeln, Gefühle von Vertrauen und „Sich-in-Ordnung-fühlen“ zu unterstützen; des weiteren: Verbesserung der körperlichen Gesundheit durch Verringerung des Trinkens, eine bessere soziale Anpassung und eine bessere Beziehung zur Ehefrau. Sogar nach totaler Abstinenz über viele Jahre können trockene Alkoholiker von der Psychotherapie profitieren. Einige dieser Personen machen gelegentlich die Erfahrung eines akuten Angstanfalls, in der Sprache der Anonymen Alkoholiker mit „dry drunks“* bezeichnet. „Ausrutscher“ muß man erwarten, sogar bei Individuen, die wirklich ernstlich versuchen, völlige Abstinenz mit allen Mitteln zu erreichen. Solche Ausrutscher muß man realistisch mit dem Patienten durchsprechen und ihn davon abhalten, sich selbst wegen des Versagens zu diskriminieren. Die Psychotherapie ist meistens am erfolgreichsten, wenn der Patient zusätzlich sich den Anonymen Alkoholikern anschließt.

Beratung und Psychotherapie für die Ehefrau: Der Alkoholiker hat die Eigenschaft, seine Frau oder andere wichtige Bezugspersonen oder selbst die Gesellschaft in bestimmte Rollen zu zwingen, welche sein Trinkverhalten unterstützen. Besonders häufig bringt er seine Frau z. B. in die Rolle des Anklägers und rationalisiert sein Trinken als eine Waffe gegen ihre Kontrollversuche.

---

* In den letzten Jahren sind zunehmend beunruhigende Zwischenfälle bei Disulfiramverordnung, meist ausgelöst durch gleichzeitigen Alkoholgenuß, veröffentlicht worden. Durch die Blockade des Alkoholabbaus kann es dabei zu einem gefährlichen Anstieg von Acetaldehyd im Blut, verbunden mit schweren, zuweilen tödlichen zentralen Störungen, kommen. Wir raten deshalb zu großer Zurückhaltung in der Verordnung von Antabus® und anderen Disulfirampräparaten (Anm. d. Übers.)

* „trockener Rausch“ (Anm. d. Übers.)

Wenn er es für angebracht hält, benutzt er sie als „Retter“, d. h., wenn immer er sich in Schwierigkeiten mit anderen manipuliert hat, depressiv oder hilflos ist oder sich nicht verstanden fühlt.

Bei anderen Gelegenheiten manövriert er sie in die Position einer „Patsy“*, indem er Lügen, Täuschungen aller Art benutzt, heimlich trinkt usw. In dem Maße, wie seine Frau wegen ihrer eigenen emotionalen Bedürfnisse die ihr zugewiesenen Rollen annimmt, trägt sie unwissend zu seinem Trinkproblem bei. Abstinenz wird nur dann möglich, wenn die Frau ihre Rolle, die sie in dem Spiel spielt, erkennt und sich weigert, als eine Verbündete in den Bemühungen ihres Ehemannes, sein Benehmen zu rationalisieren, mitzumachen. Die häufigsten Symptome bei Menschen, die mit Alkoholikern verheiratet sind, sind Angst, Depression, Unreife, sexuelle Schwierigkeiten oder passiv-aggressive Persönlichkeitsstrukturen. In Fällen, in denen der Alkoholkranke die Diagnose des Alkoholismus nicht annimmt und sich hartnäckig weigert, Hilfe in Anspruch zu nehmen, ist jedoch eine Beratung für den Ehepartner unbedingt notwendig und mag späterhin den Alkoholiker dahingehend bewegen, selbst Behandlung zu suchen.

C. Die Anonymen Alkoholiker: Die Anonymen Alkoholiker (AA) sind am bekanntesten und haben die einfachste und praktischste Methode für die meisten Alkoholiker entwickelt, ihnen zur Abstinenz zu verhelfen. Der Erfolg scheint am größten, wenn der Patient gleichzeitig Hilfe durch persönliche Psychotherapie oder Beratung sucht. In fast jeder Stadt und in der Nähe von fast jeder kleinen Gemeinde gibt es eine Gruppe der Anonymen Alkoholiker. Der aufrichtige Wunsch, abstinent zu werden, ist hier die einzig notwendige Voraussetzung, und ein Telefonanruf bei einem AA-Mitglied ist alles, was erforderlich ist. Der Kontakt sollte von dem Alkoholkranken selbst hergestellt werden, aber der Arzt kann hilfreich sein, indem er den Patienten auf die AA hinweist und als eine Art Bindeglied zwischen ihnen fungiert. Die Gründe für die Effektivität von AA sind folgende: Die Gesinnung der Organisation und die verstehende Unterstützung durch andere Alkoholiker; die Freiheit, alles auszusprechen in der Gegenwart eines anderen Alkoholikers; die dauernde Wiedererinnerung durch regelmäßig abgehaltene Treffen, daß die Abstinenz um jeden Preis täglich und stündlich neu aufrechterhalten werden muß.

D. Religiöse Bekehrung oder Selbstbekehrung: Es gibt keine verläßliche Information über die Zahl von Alkoholikern, die ohne jegliche äußere Hilfe abstinent geworden sind. Zweifelsohne erleben viele Menschen in ihrem Leben eine entscheidende Krise, welche es ihnen ermöglicht, dem Alkohol den Rücken zu kehren. Dies kann geschehen in einer persönlichen Umkehr oder geistigen Verwandlung ohne die Beteiligung von religiöser Überredung. Andere „Bekehrungen“ geschehen durch die aktive Intervention eines Mitgliedes einer besonderen religiösen Gruppe, meist mit starker Affektbesetzung.

E. Behandlung durch Erzeugen von bedingten Reflexen: Bei manchen Patienten, die diese Form der Therapie annehmen können, ist Aversionstherapie erfolgreich. Die Prozedur besteht darin, daß man Apomorphin verabreicht, um extremes Erbrechen und Übelkeit im Moment des Trinkens von Alkohol zu erzeugen. Hierbei sind allerdings wiederholte Sitzungen zur Lernverstärkung notwendig, bis der Reflex fixiert oder der Patient selbständig in der Lage ist, abstinent zu bleiben.

PETTISON, E. M.: Critique of alcoholism treatment concepts. Quart. J. Stud. Alcohol **27**, 49–71 (1966).

Akuter Alkoholismus

Komplikationen beim akuten Alkoholismus

A. Verletzungen: Der Verlust der Selbstbeherrschung und des Urteilsvermögens können zu einem Fehlverhalten führen, wodurch zum einen die zwischenmenschlichen Beziehungen beeinträchtigt werden können, zum anderen wird dadurch die Gefahr der physischen Selbstverletzung und der Verletzung anderer heraufbeschworen. Verkehrsunfälle, die von unter Alkoholeinwirkung stehenden Autofahrern verursacht werden, sind nicht

* Tölpelhafter Mensch, der immer den kürzeren zieht.

die einzigen dramatischen Beispiele dafür. Quetschungen, Zerreißungen, Knochenbrüche nach Stoß und Fall werden von der intoxizierten Person oft überhaupt nicht bemerkt. Man muß deswegen bei der Untersuchung besonders darauf achten.

B. Schwere alkoholische Intoxikation: Ein hoher Blutalkoholspiegel (gewöhnlich 2,5 ‰ und darüber) kann zu Schock- und Komazuständen, ja zu Atem- und Herzstillstand führen.

C. Akute Alkoholhalluzinose: Akustische Halluzinationen treten gewöhnlich gleichzeitig mit paranoiden Erlebnissen auf. Panikartig anmutende Zustände von Verstimmung und Orientierungsverlust gehen einher mit halluzinatorischen Wahrnehmungen. Man muß dann an ein beginnendes Delirium tremens denken.

D. Delirium tremens: Das Delirium tremens ist eine akute toxische Psychose, die sich bei chronischen Alkoholikern, besonders während oder nach längerem Alkoholmißbrauch einstellen kann. Dabei spielen sowohl psychische als auch physiologische Faktoren eine Rolle. Meistens besteht eben eine lange Anamnese exzessiven Trinkens; es werden mehrtägige ausgedehnte Trinktouren angegeben. Gewöhnlich gehen dem Delirium tremens Unruhezustände, Schlafstörungen, nervöse Reizbarkeit nach einer längeren Trinkepisode voraus. Zur Symptomatik gehören Verwirrtheit und Bewußtseinstrübung, häufig kombiniert mit Krampfanfällen, manisch anmutendem aggressiven Benehmen und panikerzeugenden Halluzinationen (oft verzerrte, sich bewegende Tiere oder Figuren). Meistens beginnt das Delir, nachdem der Patient einige Stunden bis Tage aufgehört hat zu trinken; es ist auffallend, daß das Absinken des Blutalkoholspiegels mit dem Beginn des Delirium tremens in direktem Zusammenhang steht.

E. Status convulsivus: Plötzliche Krampfanfälle sind keineswegs ungewöhnlich, besonders bei Personen, bei denen schon früher Anfälle aufgetreten waren und die während der Trinkperiode die Einnahme von Antikonvulsiva eingestellt hatten. Die Anfälle können schon während der Trinkperiode, aber auch nach deren Abklingen auftreten.

F. Entzugssymptome: Alle Organsysteme sind betroffen. Schweißausbrüche, Tremor, Schüttelfröste, Kopfschmerzen, gastritische Beschwerden, depressive Verstimmung, Verwirrtheit, Ängstlichkeit verschiedener Schweregrade sind die häufigsten Symptome.

Behandlung der Komplikationen beim akuten Alkoholismus

Außer dem Vorgehen, das zur Behandlung körperlicher Verletzungen sowie von Schockzuständen und von Herz- und Atemfunktionsstörungen erforderlich ist, kann Komplikationen beim akuten Alkoholismus gewöhnlich nur wie folgt begegnet werden:

1. Sehr wesentlich ist die absolute Alkoholabstinenz.

2. Der Patient muß für kurze Zeit ins Krankenhaus aufgenommen werden, um sicherzustellen, daß er sorgfältig pflegerisch betreut, beobachtet, medikamentös versorgt und von Alkohol ferngehalten wird.

3. Um akuten Panikzuständen, depressiver Verstimmung, Tremor und Halluzinationen entgegenzuwirken, gebe man Haloperidol® (1–2 Amp. i. m. ein bis dreimal täglich). Man achte dabei auf die atemdepressive Wirkung des Medikaments! Anschließend kann man mit kleinen bis geringen Dosen von Tranquilizern weiterbehandeln (orale Applikation). Die medikamentöse Therapie sollte jedoch so bald wie möglich abgesetzt werden.

4. Chloralhydrat, 0,5–1,0 g oral oder rectal dürfte eine bessere sedierende Wirkung haben als Barbiturate. Auch als Schlafmittel ist es den Barbituraten vorzuziehen.

5. Paraldehyd und Barbiturate sollten vermieden werden, ausgenommen bei der Behandlung des ausgeprägten Delirium tremens.

6. Verschiedene Vitaminpräparate, besonders solche mit Vitaminen des B-Komplexes, sollten 3–5 Tage lang i. m. appliziert werden. Nicotinamid, 200 mg täglich über 3–5 Tage oral verabreicht, ergänzt die Therapie; dadurch kann u. U. auch das Auftreten des Delirium tremens verhindert werden.

7. Antikonvulsiva sind oft unentbehrlich.

8. Oft indiziert sind auch Antacida.

9. I. v. Flüssigkeitstherapie sollte nur bei Dehydratationssymptomen angewandt werden oder wenn der Patient nicht in der Lage ist, Flüssigkeit oral aufzunehmen.

10. Nach Möglichkeit sollte man es vermeiden, den Patienten mit Schuldgefühle provozierenden und Angst auslösenden Situationen zu konfrontieren.

11. Es muß daran gedacht werden, daß der intoxizierte Patient außer Alkohol auch noch eine Reihe anderer Drogen eingenommen haben könnte.

Drogenmißbrauch und Drogenabhängigkeit

In den letzten Jahren hat sich der Mißbrauch chemischer Substanzen (Drogen) von kleinen und isolierten kulturellen Bereichen ausgehend zu einem Problem von gewaltigen endemischen und epidemischen Proportionen entwickelt. Die verschiedenartigen Faktoren, die zum Anwachsen dieses Phänomens geführt haben, können hier nicht abgehandelt werden. Man kann aber sagen, daß psychologische, ökonomische, soziologische und kulturelle Tatsachen daran beteiligt sind. Damit sei in diesem Zusammenhang auf einen bedeutenden Wandel im Sitten- und Wertgefüge der westlichen Welt hingewiesen.

Bestimmte Drogen unterliegen der Mode (wie die Kleidung), und was heute noch eine Modedroge ist, wird morgen schon abgelegt sein, wenn auch nicht ganz und gar. Dies gilt besonders für die verschiedenen „Drogen-Kulturen", die sowohl in den USA wie auch in einigen Gegenden Europas entstehen und vergehen.

Das allgemeine Interesse an dem wachsenden Problem des maßlosen Gebrauchs euphorisierender Drogen hat zu einiger terminologischer Verwirrung geführt. *Gewöhnung* ist die psychologisch verständliche Neigung, gelegentlich oder fortgesetzt Drogen zu nehmen, weil sie Spannungsgefühle auflösen, die Wahrnehmung unangenehmer Aspekte der Realität wohltuend verfremden oder einfach euphorisierend wirken. Das Absetzen der Droge führt gewöhnlich zur abrupten Konfrontation mit der Realität und so zu Angst- oder Depressionszuständen, Verhaltensunsicherheit und manchmal sogar zu Panikstimmung.

Sucht bedeutet physische Drogenabhängigkeit. Plötzlicher Drogenentzug bringt physische Entzugssymptome mit sich wie Schweißausbrüche, Tachykardie und Herzklopfen, Erbrechen und Krampfanfälle. Es entsteht ein drängendes Verlangen nach der Droge, weil sie bewirkt, daß emotionale Probleme zeitweise irrelevant werden und die mit den Entzugssymptomen verbundene physische Qual ein Ende nimmt. Bei fortgesetztem Drogengebrauch entwickelt die betreffende Person eine *Toleranz,* so daß immer höhere Drogendosen erforderlich werden, um das Gefühl der Entspannung zu vermitteln. Von *gekreuzter Toleranz* spricht man, wenn der Gebrauch einer Droge die Toleranz gegenüber anderen Drogen derselben pharmakologischen Klasse bedingt.

Drogenabhängigkeit nennt man den Zustand, der darin besteht, daß der Betroffene die Droge(n) psychisch oder physisch oder psychisch und physisch unbedingt braucht. Ob jemand nun aber physisch süchtig oder psychisch auf Drogen angewiesen ist, auf jeden Fall muß er als drogenabhängig angesehen werden. Diese Abhängigkeit entwickelt sich beim wiederholten Gebrauch der Droge. Abhängigkeit kann entstehen über den ursprünglich aus medizinischen Gründen verordneten und später vom Patienten selbständig fortgesetzten Gebrauch von Drogen, aber auch, was häufiger vorkommt, über den Drogenmißbrauch aus mannigfachen psychologischen, kulturellen, situativen oder „experimentellen" Gründen.

Fast jede Droge oder chemische Substanz, die psychische Spannungen zu lösen vermag, kann zur Gewöhnung führen (Tabak, Marihuana, Sedativa, Tranquilizer, Stimulantien). Viele Drogen, die zur Gewöhnung führen, können auch Suchtmittel werden, sogar Tranquilizer, Sedativa, Stimulantien in hohen Dosen, Narkotica (Opiate) und andere, Psychedelica oder Halluzinogene genannte Gruppen.

Gewöhnung und Sucht sind, wie bereits angedeutet wurde, nicht nur drogenbedingt; sie sind auch mit Persönlichkeitsfaktoren sowie mit den jeweiligen zeitlichen und örtlichen Gegebenheiten und mit dem kulturellen Milieu in Beziehung zu setzen, allen Umständen also, die beim Drogengebrauch erfahrungsgemäß eine Rolle spielen.

Süchte sind nichts Außergewöhnliches in Berufsgruppen, die leichten Zugang zu Suchtdrogen haben (Ärzte, Krankenschwestern usw.). In vielen diesbezüglichen Fällen sieht es so aus, als fiele die Sucht mehr oder weniger zufällig mit dem Versuch des Betroffenen zusammen, eine physiologische oder psychische Streß-Situation zu lindern. Dann sind die Heilungschancen ungleich besser, als wenn der Sucht eine pathologische Charakterstruktur zugrunde liegt.

Narkotica (Opiumderivate und synthetische Analgetica)

Diese Gruppe umfaßt das Opium und seine Derivate (Morphium, Codein, Heroin), synthetische Drogen mit morphinähnlicher Wirkung und Narkotica enthaltende Medikamente, die gewöhnlich bei Diarrhoe und Husten Anwendung finden. Auf alle diese Mittel kann sich eine Toleranz entwickeln (d. h., wer sie gebraucht, benötigt immer größere Mengen, um denselben Effekt zu erhalten), und alle sind auch suchterzeugend (d. h., beim Absetzen zeigen sich Entzugssymptome).

Heroin bedingt 90 % des Narkotica-Sucht-Problems in den USA. Hieran wird beispielhaft deutlich, wie der Gebrauch einer Droge sich von einem umschriebenen Bereich aus innerhalb weniger Jahre zu endemischen Proportionen auswachsen kann.

Wenn erst kürzlich Heroin eingenommen wurde, beobachtet man: Miosis, Erröten, Schläfrigkeit, Schniefen. Bei chronischen Benutzern sieht man häufig Mangelernährung, Hepatitis, Hautabscesse und andere infektiöse Hauterscheinungen, Einstichstellen von Kanülen (an Armen und Oberschenkeln) und Anzeichen allgemeiner Verwahrlosung. Auch auf Geschlechtskrankheiten, Tuberkulose, bakterielle Endokarditis und Lungenentzündung sollte man achten. Den Beweis dafür, daß erst kürzlich Heroin appliziert wurde, kann man an Hand einer Urinuntersuchung im Labor erbringen. Durch den Benutzer versehentlich verabreichte Überdosen führen zu Lungenödem, Kollaps und sogar zu schnellem Todeseintritt. Entzugssymptome treten 12–16 Std in der folgenden Reihenfolge nach der letzten Injektion auf: Gähnen, Tremor, Schweißausbruch, Tränenfluß, Erbrechen, Muskelspasmen, abdominelle Schmerzen, Diarrhoe, Krampfanfälle; ziemlich häufig sind Wahnwahrnehmungen, Halluzinationen und Panikzustände. Die Injektion der Droge bringt zwar prompte, aber nur kurzfristige Entlastung. Die Anwendung von Nalorphin kann schnell charakteristische Entziehungssymptome erzeugen und ist sosomit eine diagnostische Hilfe bei fraglicher Narkoticasucht; sie dient auch zur regelmäßigen Untersuchung von früheren Süchtigen, um herauszufinden, ob sie rückfällig geworden sind.

Man muß die Behandlung wie bei allen Drogenabhängigen in zwei Phasen anlegen: zuerst Linderung der akuten Entzugssymptome, dann Befähigung des Patienten zur absoluten Abstinenz.

Während der akuten Entziehungsphase ist fast immer Aufnahme ins Krankenhaus erforderlich. Man muß den Versuch zur Erlangung einer zusätzlichen Medikation von dem Wunsch nach Linderung wirklicher physischer Entzugssymptome zu unterscheiden wissen. Wenn man es mit einer wirklich schweren Narkoticasucht zu tun hat, darf man ein substituierendes Narkoticum wie Methadon, das weniger suchterzeugend und weniger beeinträchtigend ist, nur unter sorgfältiger Beobachtung verabreichen. Man kann mit 10–20 mg Methadon oral beginnen und insgesamt 40–60 mg am ersten Tag geben. Wenn man die Dosis allmählich um etwa 5–10 mg täglich reduziert, sind viele Patienten nach 7–10 Tagen ohne Narkotica einigermaßen wohlauf. „Cold turkey", d. h. Entziehung ohne substituierende Medikation, ist bei vielen Patienten gar nicht durchführbar. In den USA müssen bei der Behandlung der Narkoticasucht bestimmte gesetzliche Bestimmungen beachtet werden. Die Rückfallgefahr zum Gebrauch von Drogen, die Abhängigkeit verursachen, ist groß, besonders hinsichtlich der Narkotica. Längere rehabilitative Krankenhausbehandlung oder überwachter Aufenthalt in Heimen von Selbsthilfegruppen Drogenabhängiger ist oft nützlich. Was selbstverständlich gefordert werden muß, ist eine Verpflichtungserklärung des Patienten, in Zukunft keine Drogen mehr zu nehmen.* Jedes Programm dieser Art muß auf einer von Tag-zu-Tag-Basis durchgeführt werden, manchmal sogar auf einer von-Stunde-zu-Stunde-Basis. Gewöhnlich schließt es ein: Beobachtung durch andere und engen emotionalen Kontakt mit anderen, die bereits erfolgreich ihre eigene Abstinenz erarbeitet haben.

Methadonhydrochlorid, ein synthetisches Narkoticum, scheint eine partielle Antwort auf die Heroinsucht zu sein. In gelöster Form täglich verabreicht, und zwar unter strenger Beobachtung in legalen Drogen-Kliniken, beseitigt es das physische und psychische Verlangen nach Heroin. Es ist tatsächlich eine substituierende Droge, die auch Entzugssymptome zum Verschwinden bringt, sogar die psychische Gier beseitigt, wieder zum Heroin zu greifen; allerdings ist auch Methadon suchterzeugend. Es gibt inzwischen in vielen US-amerikanischen Großstädten Kliniken, in denen Drogensüchtigen täglich Methadon verabreicht wird. Während des Behandlungsprogramms wird mit täglichen Urinanalysen kontrolliert, ob der Patient zwischenzeitlich zum Heroingebrauch zurückgekehrt ist oder nicht. Die Befürworter derartiger Programme vertreten die Meinung, daß damit die hohe Verbrechensrate, die mit der Heroinsucht einhergeht, vermindert, daß der Mittelsmann („pusher") allmählich aus der Drogenszene entfernt und daß der Süchtige dann wirklich drogenfrei werden könnte.

Barbiturate und andere Beruhigungsmittel
Bei diesen Medikamenten entwickelt sich eine psychophysiologische Abhängigkeit, aber nur eine geringfügige Toleranz. Die kurzwirkenden Barbiturate werden am meisten benutzt, und ein Süchtiger kann bis zu 2 g täglich zu sich nehmen. Die Zeichen der Intoxikation sind: Verwirrtheit, verwaschene Sprache, Gähnen, Schläfrigkeit, Amnesie, Ataxie und Hyporeflexie.

Die Entziehungssymptome beinhalten Ruhelosigkeit, Schlaflosigkeit, Zittern, Krampfanfälle (manchmal tödlich) und ein akutes hirnorganisches Syndrom.

Die Entziehungsbehandlung besteht in einer vorsichtigen täglichen Reduzierung der Dosis über einen Zeitraum von ein bis drei Wochen. Die Psychotherapie muß auf die Ursachen der psychiatrischen Störung focussieren und dem Patienten helfen, sein Leben neu zu ordnen.

Manchmal kann nur eine strenge Limitierung einer herabgesetzten Dosis erreicht werden. Gleichzeitig sollten depressive und interpersonelle Störungen, die schon vor dem Drogengebrauch bestanden oder sich in dessen Folge eingestellt haben, aufmerksam beobachtet werden und im Hinblick auf psychologische Hilfestellungen Beachtung finden.

Stimulantien
Zu dieser Drogengruppe gehören die Weckamine (wie Benzedrin, Pervitin®, Preludin®) sowie Cocain. Allesamt bewirken sie erhöhte Wachheit, Tachykardie und Hebung der Stimmung. Sie können oral, intramuskulär, intravenös appliziert, aber auch geschnupft werden. Es kommt zu allgemeiner Erregung, Heiterkeitsempfindungen, Verwirrungszuständen, Schlaf- und Appetitlosigkeit und Stimulierung der quergestreiften Muskulatur. Denjenigen, der unter der Wirkung dieser Drogen steht, erkennt man an Mydriasis, Tachykardie, anhaltender Blutdruckerhöhung sowie an seinem Muskeltremor.

In den USA sind Weckamine und Cocain neuerdings mehr in Mode als LSD. Letzteres scheint in den „Drogenkulturen" seinen Reiz allmählich zu verlieren. (So jedenfalls in den USA; in der BRD reichen die einschlägigen Erfahrungen zu einer Beurteilung der aktuellen Drogenszene noch nicht aus. – Anm. d. Übers.) Man sollte jedoch daran denken, daß nicht alle von diesen Drogen Abhängigen unbedingt einer „Drogenkultur" zugeordnet werden können, genausowenig wie alle Alkoholiker einer „Alkoholikerkultur" zugerechnet werden (man denke z. B. an Gelegenheits- oder Salontrinker). Stimulantiensüchtige kennt man auch als Einzelpersonen in Berufsgruppen, die wie Ärzte und Krankenschwestern keine Schwierigkeiten haben, an die gewünschten Mittel heranzukommen; andere erhalten sie auf Rezepte, die ihnen leichtgläubig von einem Arzt ausgestellt worden sind, wieder andere über dunkle Ka-

* So wird z. B. im Release-Zentrum in Heidelberg verfahren. (Anm. d. Übers.)

näle. Die Stimulantien vermitteln ein flüchtiges Wohlbehagen, Wachheit und geistige Frische. In höheren Dosen (oberhalb der Toleranzschwelle) und parenteral appliziert, führen sie zu Tremor, Spannungsgefühl, Schüttelfrösten, Myalgien und manchmal sogar zu Kreislaufkollaps mit Todesfolge. Nach Einnahme hoher Dosen wurden Leber- und Hirnschäden beobachtet. Man schreibt den Amphetaminen physische Suchtwirkungen zu, denn vorwiegend physische Symptome treten in der Entziehungsphase besonders bei denjenigen Patienten auf, die chronisch hohe Dosen eingenommen haben. Zu den psychischen Wirkungen gehören erhöhte nervöse Reizbarkeit und paranoide Reaktionen, Rede- und Aktivitätsdrang, aber auch unangepaßtes Verhalten im persönlichen wie auch im allgemein-gesellschaftlichen Lebensbereich. Manche Fälle gleichen einer paranoiden Schizophrenie. Rehabilitierende Maßnahmen erfordern bei dem notwendigen differenzierten Vorgehen großen Zeitaufwand, um so mehr als sie den Patienten von der Droge ganz abbringen sollen und die völlige Neuordnung seines Lebensstils zum Ziel haben müssen.

Tranquilizer

Gewöhnung an einige Phenothiazine kommt vor, insbesondere bei passiv-abhängigen und ängstlichen Personen, die leichten Zugang zu diesen Pharmaka haben. Manche Personen entwickeln gegenüber außerordentlich hohen Dosen eine Toleranz. Ein häufiges Symptom ist Depression. Indiziert sind stufenweise Entziehung, Beschränkung der Medikation, psychotherapeutische Maßnahmen.

Marihuana

Marihuanapflanzen (Cannabis sativa) wachsen wild in den USA und in vielen anderen Teilen der Welt, auch in Europa. Sowohl die Blüten wie auch die Blätter können in „joints" eingerollt und geraucht werden. Mexikanische, indische und libanesische Mischungen sind potenter als die amerikanische Pflanze; Haschisch aus dem Orient ist mindestens fünfmal stärker wirksam.

In den USA wird extensiv viel Marihuana konsumiert. (Für die BRD werden erst allmählich zuverlässige Zahlen über den Marihuana-Konsum ermittelt. Im Hinblick auf den Konsum dürfte Marihuana eine Spitzenstellung auch in der Drogenszene der BRD haben. – Anm. d. Übers.) Seine Wirkung ist außerordentlich unterschiedlich, was sowohl vom Gehalt an Tetrahydrocannabinol abhängt (Tetrahydrocannabinol hält man für den aktiven Wirkstoff des Haschisch) als auch von der Persönlichkeitsstruktur des Benutzers, seinen Erwartungen an den Genuß, von der Situation, in der er Marihuana zu sich nimmt, und von anderen Faktoren. Pharmakologisch nimmt Marihuana eine Sonderstellung ein: es wirkt nicht stimulierend, nicht sedierend, hat auch keine tranquillisierende Wirkung; es ist kein Halluzinogen, kein Narkoticum, obwohl es mit allen diesen Drogen durchaus Gemeinsamkeiten hat. Es ist nicht suchterzeugend (d. h., bei Entzug zeigen sich keine körperlichen Symptome); dennoch gibt es eine Gewöhnung an dieses Mittel, weswegen es viele Menschen in eine wirkliche Abhängigkeitssituation führt, namentlich solche, die damit ihre Probleme und ihre emotionale Labilität beheben wollen. Der Gebrauch von Marihuana an sich führt wahrscheinlich nicht zum „Umsteigen" auf „harte Drogen", wenngleich Menschen mit psychischen Störungen dazu neigen, mit Marihuana zu beginnen und auf stärker potente Drogen überzugehen. Diese Tatsache hängt oft auch mit der sozialen Situation der Benutzer und mit deren Kontakten zu Benutzern „harter Drogen" zusammen.

Die Wirkung der Marihuana-Zigarette dürfte oft rein suggestiv sein. Nach Einwirkung höherer Dosen beobachtet man albernes Verhalten, Kichern, Ptosis, Veränderung des Zeit- und Raumgefühls sowie des Selbstgefühls. Es wird behauptet, Marihuana begünstige kriminelle Handlungen. Hierfür dürften jedoch eher die oft auch zum Marihuana-Genuß führenden Persönlichkeitsstörungen mancher Benutzer ausschlaggebend sein.

Die Behandlung besteht in Abstinenz und Psychotherapie für ausgewählte einsichtsfähige Patienten.

Brau, J.-L.: Vom Haschisch zum LSD. Geschichte der Droge. Frankfurt/Main 1969.

Leonhard, R. W.: Haschisch-Report. München 1970.

Tabelle 18–1. *Diagnose der akuten Intoxikation durch psychotrope Drogen (Manifestationen sind abhängig von Individualfaktoren, Reinheitsgrad der Droge, Drogenmischungen, Dosis, Applikationsweise und Dauer des Gebrauchs)*

Physische Symptome	Halluzinogene[a]	Cannabis[b] Marihuana	Narkotica[c]	Sedativa[d] Hypnotica	Stimulantien[e]
Pupillen	erweitert, reagieren auf Licht	normal	starr	normal	erweitert, reagieren auf Licht
Conjunctiven		gerötet			
Haut	Hitzewallungen Schweißausbrüche		Hitzewallungen Nadeleinstichstellen		Hitzewallungen Nadeleinstichstellen
Mund	Gänsehaut	Geruch nach trockenen Blättern	Gähnen	Gähnen	Trockenheit
Atmung	beschleunigt		verlangsamt Lungenödem	verlangsamt	beschleunigt, oberflächlich
Pulsfrequenz	beschleunigt	beschleunigt	verlangsamt		beschleunigt
Blutdruck	erhöht	erniedrigt	erniedrigt	erniedrigt	erhöht
Reflexe	gesteigert			gedämpft	gesteigert
Sprache				verwaschen	
Koordination				gestört, Ataxie	
Psychische Symptome					
Stimmung	Ekstase bis Panik	Euphorie	Euphorie bis Schläfrigkeit	Erregung Somnolenz Koma	Spannung und Heiterkeit
Bewußtsein	oft klar		gewöhnlich verhangen	verwirrt	klar bis verwirrt
Sinneswahrnehmung	verzerrt	verzerrt			
Gedächtnis		vorübergehende geringe Störung		beeinträchtigt	
Halluzinationen	jeder Art (oft kaleidoskopisch)	jeder Art (selten)			
Wahn	verschieden, dosisabhängig	paranoid, dosisabhängig			
Laborbefunde	gelegentlich Hyperglykämie		Droge im Urin	Droge im Urin	

[a] Halluzinogene: LSD, Mescalin, Psilocybin, STP, DMT
[b] Cannabis: Marihuana, Haschisch, THC
[c] Narkotica: Opium, Heroin, Morphium, Methadon, Meperidin
[d] Sedativa/Hypnotica: Barbiturate, Chloralhydrat, Meprobamat, Glutethimid, Chlordiazepoxyd,
[e] Stimulantien: Amphetamine, Cocain

Halluzinogene Drogen

In den letzten Jahren hat die Erscheinung einer Gruppe von Drogen, bekannt unter dem Namen Halluzinogene, beträchtliche Meinungsverschiedenheiten verursacht und zu einem Übermaß von besonderen sozialen und psychiatrischen Problemen geführt. Einige der halluzinogenen Drogen (bekannt auch als bewußtseinserweiternde psychodelische und psychotomimetische Drogen) waren schon in primitiven Gesellschaften bekannt und wurden auch benutzt. Ihr Effekt besteht in einer Verzerrung der Wahrnehmung: Visionen, Halluzinationen, Pseudohalluzinationen, traumähnliche Zustände und Gefühle der Depersonalisation herrschen vor. Die gefühlsmäßigen Reaktionen schwanken zwischen Euphorie und Depression, von gelinder Angst bis zur akuten Panik. Das veränderte Erleben während der Wirkungsdauer ist gemeinhin bekannt als „Trip". Je nachdem, wie z. B. die LSD-Wirkung erlebt wird, sprechen die Benutzer von einem „schlechten" bzw. auch von einem „Horror-Trip" oder einem „guten Trip". Die Art und das Ausmaß der Reaktion variiert mit der Höhe der verabreichten Dosis, der Persönlichkeit des Individuums und den Bedingungen, unter welchen die Droge eingenommen wird. Die Reaktion kann nur kurz sein, aber auch lang anhalten (manchmal mit augenscheinlich dauernden psychotischen Ergebnissen), und die Wirkung kann nach Wochen oder Monaten nach der Ersteinnahme wieder auftreten („flash back"). In vielen Fällen entwickelt sich eine psychische Abhängigkeit, so daß die Tendenz zur wiederholten Einnahme besteht, wenn erst einmal eine Droge aus dieser Gruppe genommen wurde. Selbstverletzungen, Suicid und Totschlag kommen unter der Einwirkung von LSD vor. Der chronische Abusus kann zu Persönlichkeitsveränderungen führen, die aussehen, als liege ihnen eine Hirnerkrankung zugrunde: Beeinträchtigung von Gedächtnis- und Wahrnehmungsfunktionen, Nachlassen der Fähigkeit, abstrakt zu denken, geistige Verwirrung. Nicht alle diese Veränderungen sind reversibel, wenn die Droge abgesetzt wird. Bei chronischen Benutzern sind Chromosomenveränderungen beobachtet worden. Es ist allerdings noch nicht ganz geklärt, ob LSD auch zu kongenitalen Mißbildungen führen kann.

Die hauptsächlichen Halluzinogene sind Mescalin (erzeugt von verschiedenen Peyotl-Kaktusarten, aber auch synthetisch produzierbar), Psilocin und Psilocybin (von Pilzen, aber auch synthetisch), Bufotenin (von verschiedenen Samen), Marihuana (von Cannabis) und LSD (Lysergsäure-diäthylamid, vom Mutterkorn oder auch synthetisch hergestellt). Von den erwähnten ist Marihuana im allgemeinen am schwächsten in seiner Wirkung und LSD am potentesten. In letzter Zeit ist über einige andere neuere Halluzinogene berichtet worden, die toxischer als LSD sind, aber zur Zeit ist über sie noch keine Information verfügbar.

Die körperlichen Wirkungen der Halluzinogene beinhalten leichte Erweiterung der Pupillen, leichte Zunahme der Herzfrequenz und Erhöhung des systolischen und diastolischen Blutdrucks, gelegentlich Erhöhung des Blutzuckers sowie Steigerung der spinalen Reflexe. Über die Art der Wirkung am ZNS oder am peripheren autonomen Nervensystem ist bisher nichts Sicheres bekannt, obwohl beide Systeme beeinflußt werden. Ob ein gemeinsamer Aktionsmodus besteht, ist ebenfalls unbekannt.

LSD und Mescalin hat man nun auf experimenteller Basis bei verschiedenen Erkrankungen als Therapeuticum zu benutzen versucht: Alkoholismus*, chronische Neurosen, bei Psychosen, zur Behandlung der sonst unbehandelbaren Schmerzen bei carcinomatösen Endzuständen usw. Die Berichte über ihren therapeutischen Wert sind einander widersprechend, und im Augenblick sind sie nichts weiter als experimentelle Drogen, welche nur unter kontrollierten experimentellen Bedingungen angewendet werden sollten.

In letzter Zeit ist über eine alarmierende Zunahme der nichtmedizinischen Anwendung von halluzinogenen Drogen, vor allem LSD und Marihuana, berichtet worden (wie auch über Amphetamine), besonders von Pubertierenden mit unreifer Persönlichkeitsstruktur, welche besonders empfindlich für Suggestionen** sind. Es ist von Interesse zu

---

* Gordon, F., Jonson: LSD in the treatment of alcoholism. Amer. J. Psychiat. **126**, 481–487 (1969).

** vor allem für Massensuggestion (Anm. d. Ü.)

wissen, daß in den USA die Popularität von LSD kürzlich gesunken ist, daß demgegenüber aber der Verbrauch von Amphetamin („speed") in großem Maße angestiegen ist. Es hat sich ein regelrechter Kult und Mystizismus in einigen Zentren entwickelt, welcher komplexe soziale, wirtschaftliche, medizinische und psychologische Probleme für den Benutzer hervorruft. Das bizarre Benehmen, das sich häufig einstellt, manchmal mit psychotischen Elementen, mag für manche dauernden Schaden hinterlassen. Die Behandlung besteht in solchen Fällen in der totalen Entziehung der Droge, Krankenhausaufnahme und einer langen Umerziehungsperiode in einer beschützenden Umgebung. Die psychotischen Effekte können durch die Anwendung von Neuroleptica, besonders Chlorpromazin, abgeschwächt werden. Bei in Krankenhausbehandlung stehenden Patienten wird man mit Sedativa auszukommen versuchen.

Psychosomatische Erkrankungen

Die häufigsten psychosomatischen Erkrankungen betreffen:

1. *Kreislaufsystem:* essentieller Hochdruck, Schwäche der nervösen Gefäßregulation (Kreislauffehlregulation, vegetative Labilität etc.), paroxysmale Tachykardie.

2. *Haut:* Neurodermatitis, Alopecie, angioneurotisches Ödem, Urticaria, Pruritus in den erogenen Zonen.

3. *Atmungssystem:* Bronchialasthma (nervöses Atemsyndrom).

4. *Verdauungstrakt:* Kardiospasmus, Anorexia nervosa, peptische Magengeschwüre, Ileitis terminalis, muköse Colitis, nicht spezifische Colitis ulcerosa, nervöses Erbrechen.

5. *Endokrine Störungen* (Hypophysenvorderlappen, Schilddrüse, Bauchspeicheldrüse); viele Fälle von Fettsucht und Magersucht.

6. *Nervensystem*: Migräne.

7. *Urogenitalsystem:* Enuresis, Vaginismus, Frigidität und Impotenz.

8. *Muskel- und Skeletsystem:* Arthritis und Rückenschmerzen.

Angst wird von vielen Personen durch somatische Fixierung an irgend eines der inneren Organe, wie z. B. in vielen Fällen von peptischem Magengeschwür, essentieller Hypertension und Neurodermatitis, ausgedrückt. In dem befallenen Organ stellen sich alsbald funktionelle Störungen ein, die in ihrer Folge organische Veränderungen nach sich ziehen. Gefühle von Depression, Ablehnung, Ärger, Schuld, Scham, Machtkämpfe usw. begleiten gewöhnlich die Somatisierung. Frühere Untersucher der psychosomatischen Erkrankungen hatten vermutet, daß es gewisse Persönlichkeitstypen gibt, die für bestimmte Arten körperlicher Krankheiten anfälliger sind. So war man der Meinung, daß essentielle Hypertension häufig bei innerlich getriebenen Personen, das peptische Magengeschwür bei unzufriedenen auftrat und Bronchialasthma mit dem Schreien des Kindes etwas zu tun hat. Diese Verallgemeinerungen sind bis jetzt nicht bewiesen, und es ist nicht bekannt, warum bei manchen Leuten gewisse Organe oder physiologische Systeme für den somatischen Ausdruck ihrer Angst benutzt werden. Es ist häufig schwierig auseinanderzuhalten, in welchem Grad physiologische Veränderungen direkt durch seelische Faktoren bedingt sind und in welchem Maße sie von speziellen Gewohnheiten des Patienten abhängen, z. B. Eßgewohnheiten beim Magengeschwür.

Behandlung

Viele Patienten mit psychosomatischen Krankheiten benötigen bei ihren seelischen Problemen Hilfe zusammen mit der medikamentösen Führung ihrer organischen Schwierigkeiten. Manche Patienten leiden an Ängsten, welche ihre Krankheit verschlimmern, auch dann, wenn diese Ängste nicht die eigentliche Ursache der Krankheit sind. Andere wiederum benötigen eine völlige Neuorientierung ihres Lebens in einem Versuch, sowohl den allgemeinen Streß zu vermindern als auch die Gefühle zu korrigieren, die ihren Ausdruck in der physiologischen Fehlfunktion gefunden haben. Die interne Behandlung besteht sowohl in der Erleichterung von Symptomen als auch in direkter Behandlung, und die psychiatrischen Bemühungen sollten sich darauf konzentrieren, die psychogenen Faktoren soweit wie möglich zu beseitigen. Für eine weitere Gruppe von Patienten hat es den Anschein, als stellten ihre körperlichen Beschwerden den einzigen Weg dar, auf dem das betreffende Individuum sich an eine gegebene Lebenssituation anpassen kann. Die psychiatrische Intervention in solchen Fällen vermag wenig zu leisten, in ungewöhnlichen Fällen kann sie sogar tiefgehende seelische Störungen provozieren. Jeder Fall muß individuell abgewogen werden, und es ist manchmal klüger, dem Patienten nahezulegen, so gut er kann mit seinen Symptomen zu leben. Obgleich Psychotherapie von großem Wert ist, wird sie keine physiologischen Veränderungen erzeugen können.

Tabelle 18–2. *Zur Unterscheidung von körperlichen und psychosomatischen Erkrankungen von Konversionsreaktionen*

Körperliche und psychosomatische Erkrankungen	Konversionsreaktionen
1. Beteiligung von Organen, die vom automen Nervensystem gesteuert sind.	1. Beiteiligung von Körperteilsystemen, die dem Willen unterworfen sind.
2. Angst wird durch die Symptomatik nicht verringert.	2. Angst wird durch das Symptomerscheinen verringert.
3. Symptome haben keinen primär symbolischen Charakter, z. B. essentielle Hypertension, peptisches Magengeschwür.	3. Symptome haben primär symbolischen Charakter, z. B. Lähmungen.
4. Die physiologischen Veränderungen können lebensbedrohlich sein	4. Symptome bedrohen nicht das Leben.

Vasomotorische Labilität

Die Beeinträchtigung der nervösen Gefäßversorgung ist eine chronische Erkrankung des jungen Erwachsenen, von der man glaubt, daß sie eine psychiatrische Erkrankung ist. Sie wird durch vier Kardinalsymptome charakterisiert: Atemnot bei Anstrengung, Herzklopfen, Schmerzen in der linken Seite der Brust und leichte Ermüdbarkeit. Die Gefühle scheinen häufiger enger mit der Wahrnehmung der Anstrengung verbunden zu sein, als durch die Anstrengung selbst bedingt. Die Untersuchung zeitigt keine klinischen Befunde einer Herzerkrankung, obwohl häufig eine Tachykardie vorliegt.

Behandlung

A. Psychotherapie und Führung: Die Art der allgemeinmedizinischen Untersuchung und wie man mit dem Patienten umgeht, hat entscheidenden therapeutischen Wert. Die interne Untersuchung sollte sehr sorgfältig sein. Der Patient sollte überzeugt werden, daß keinerlei organische Störungen vorliegen. Intensive Psychotherapie kann hilfreich sein.*

B. Allgemeine Maßnahmen: Behandlung der Hyperventilation; ein akuter Anfall kann durch die Zufuhr von 5 %igem Kohlendioxyd oder das Rückatmen aus einer Papiertüte oder durch Atemanhalten rasch ku-

* Häufige Wiederholungen nutzloser körperlicher Untersuchungen bedeuten für den Patienten eine Beschwichtigung seiner Ängste. Jede neue Untersuchung wird von ihm als uneingestandene ärztliche Bestätigung der Gefährdung aufgefaßt. Deshalb sind häufige Untersuchungen für eine Behandlung der Ursachen eher schädlich als nützlich. Die wirksamste Behandlung ist meist eine Psychotherapie; aber auch gelegentliche Aussprachen in der Praxis mit Durcharbeitung der aktuellen Ängste und Probleme und eine konstante Ermutigung sind oft außerordentlich hilfreich. (Anm. d. Ü.)

piert werden. Man sollte Ammoniumchlorid nicht benutzen, da es die Symptome nicht beseitigt und eine Acidose in dem Maße, wie die fixierte Base zur Kompensation der Alkalose aufgebraucht ist, begünstigen kann. Eine gute Hygiene und Mäßigung, eine ausbalancierte Diät und zunehmende körperliche Betätigung unter Aufsicht und Ermutigung sind von Bedeutung.

Prognose
Die Prognose quoad vitam ist gut, aber häufig enttäuschend, was die Beseitigung der Symptomatik angeht.

Sexuelle Probleme

Vorübergehende Impotenz des Mannes und Frigidität der Frau sind häufig anzutreffen und bedeuten nicht notwendigerweise körperliche oder seelische Erkrankungen. Die vorübergehende Reduzierung der Libido ist bei beiden Geschlechtern häufig verursacht durch geringgradige Angst, Depression, Überbeschäftigung oder Ermüdung durch die alltäglichen Lebensprobleme. Chronische Impotenz (oder Frigidität) hat hingegen entweder organische oder psychische Gründe. Für fast 90 % aller Fälle von Impotenz sind psychische Probleme verantwortlich zu machen, und die restlichen ca. 10 % sind durch organische Faktoren bedingt. Man sollte immer zuerst körperliche Faktoren ausschließen und an chronische invalidisierende Krankheiten denken, an Alkoholismus, Medikamentenabhängigkeit, Diabetes, Erkrankungen des ZNS wie Multiple Sklerose, Querschnittsmyelitis, Hypogonadismus und gewisse urologische Abnormitäten, wie z. B. ein zu kurzes Frenulum, Inguinalhernie, Hydrocele usw. Man hat geschätzt, daß die Häufigkeit der Impotenz bei Männern über 65 Jahre 50 % beträgt, aber selbst bei diesen Fällen ist die Abnahme der männlichen Geschlechtshormone nicht die einzige Ursache, und psychische Faktoren sind meistens mitbeteiligt. Psychische Gründe der chronischen Impotenz sind beispielsweise die folgenden:

1. Tiefliegende Schuld und Angst entweder dem Geschlechtsakt selbst oder dem Partner gegenüber (wie in Fällen von Untreue) oder in anderen Angelegenheiten des persönlichen Lebens, welche eine vollständige Entspannung nicht ermöglichen.

2. Vorwürfe und Abneigung gegen den Partner. Die häufig beiläufige und verdeckte Abwertung durch den weiblichen Partner kann bei manchem empfindlichen Mann zur Impotenz führen. Bemerkungen und Haltungen, welche beim Mann Gefühle der Unzulänglichkeit bewirken (wobei nicht immer notwendigerweise sexuelle Themen gemeint sind), sind von besonderer Bedeutung. In solchen Fällen kann eine Beratung der Frau, entweder allein oder zusammen mit dem Ehemann und manchmal in Ehetherapie hilfreich sein. Manche Frauen bedürfen individueller Psychotherapie, um sich ihrer kastrierenden Eigenschaften bewußt zu werden.

3. Verdeckte Homosexualität, unbewußte gefühlsmäßige Bindung an die Mutter oder an ältere Frauen und Probleme tiefergehender Abhängigkeit sind manchmal die Ursachen.

Die Frigidität der Frau erstreckt sich von der regelrechten Ablehnung des Geschlechtsaktes bis zu Fällen, in welchen Angst, vaginale Spasmen und Schmerzen zur Einbuße jeglichen Lustempfindens geführt haben und der Verkehr nur noch mit Resignation als Pflicht ausgeführt wird. In anderen Fällen wieder ist zwar ein gewisses Lustempfinden vorhanden, aber ein Orgasmus wird nicht erreicht. Viele der obengenannten Gründe für die Impotenz des Mannes können ebensogut für die Frigidität der Frau angeführt werden. Angst, Schuld, Unwissenheit über sexuelle Gegebenheiten, Furcht schwanger zu werden, unbewußte Gefühle der Ablehnung gegenüber dem Partner, Furcht eingeengt und kontrolliert oder als Sexualobjekt benutzt zu werden. All das können bedeutende Gründe für eine Frigidität sein.

Einige dieser Patienten bedürfen spezieller Beratung oder psychiatrischer Hilfe, bei der beide Partner beteiligt sein sollten. Während Frigidität und Impotenz die Unfähigkeit signalisieren, körperliche und seelische Befriedigung aus der geschlechtlichen Vereinigung zu erhalten, gibt es Personen, die ein überwältigendes Bedürfnis nach überaus häufiger sexueller Aktivität meist mit zahlreichen

Partnern haben. Das unkontrollierbare und krankhafte Bedürfnis nach „Sex“ (Satyriasis beim Mann, Nymphomanie bei der Frau) hat keine endokrinologische oder physiologische Basis. Häufig sind es Personen, die ein großes Bedürfnis haben, tiefliegende Gefühle von Unzulänglichkeit zu verleugnen. Einige scheinen in einer Adoleszentenphase stehengeblieben zu sein, in der derartiges sexuelles „Kraftmeiertum“ von unserer Gesellschaft in hohen Ehren gehalten wird. Andere haben für sich entdeckt, daß sexuelle Betätigung Angst verringert, genauso wie man sich vor Angst schützen kann, indem man sich in Arbeit, Drogen, Redesucht, Alkohol usw. flüchtet, und manch einer betrachtet die geschlechtliche Vereinigung mehr als eine Beziehung, in der er erhält, anstatt daß er gibt. Diese Personen suchen selten Hilfe aus eigenem Antrieb, sondern kommen höchstens, wenn sie durch besorgte Familienangehörige dazu veranlaßt werden oder in Schwierigkeiten mit dem Gesetz geraten sind oder ihr Verhalten als Don Juan sie in komplizierte Affären verwickelt hat. Psychotherapie ist manchmal von Nutzen.

Psychosen

Die Psychosen können eingeteilt werden in solche psychischen Ursprungs und solche, die durch toxische oder organische Veränderungen hervorgerufen werden. Zu den ersteren gehören die Involutionspsychosen (Involutionsdepression), manisch-depressive Psychosen, psychotische Depression und Schizophrenien.

Die toxischen und organischen Psychosen werden durch zeitweilige oder dauernde physikalische und chemische Veränderungen der Gehirnzellfunktion verursacht. Der grundsätzliche Unterschied zwischen den psychoneurotischen Erkrankungen und den Psychosen besteht darin, daß bei den ersteren die Persönlichkeit im wesentlichen intakt bleibt, während es bei den psychotischen Erkrankungen zu einer fast vollständigen Persönlichkeitsveränderung kommt. Die Unterschiede sind mehr qualitativ als quantitativ, und einige der Psychoneurosen können schwerer sein und eine schlechtere Prognose haben als manche der Psychosen. Der Neurotiker konstruiert sich eine Phantasiewelt, aber fährt fort, in der wirklichen Welt zu leben, während der Psychotiker sich von der Wirklichkeit zurückzieht und in seiner Phantasiewelt lebt. Der Psychotiker konstruiert auf der Basis seiner Gefühle (wahrscheinlich wegen der Angst, die er in seinem von ihm selbst gebauten Phantasiehaus empfindet) seine eigenen Gesetze der zwischenmenschlichen Beziehungen und Interpretationen seiner Umwelt. Das bizarre Benehmen, die unangemessene Stimmung und die Denkstörungen, die für die Schizophrenie so charakteristisch sind, haben augenscheinlich für den Patienten eine Bedeutung auf der Basis seiner Symbole und Gesetze oder Bezugspunkte, die er für sich selbst errichtet hat. Die Persönlichkeitsveränderungen bei den Psychosen betreffen drei Gebiete:

1. Eine vorwiegend symbolische Verwandlung, in welcher der Patient weiter kommuniziert durch Worte und Vorstellungen, welche augenscheinlich zu seinen wirklichen Gefühlen in keinem Zusammenhang stehen, sondern deren Substitute sind. Sie kommt z. B. bei der Schizophrenie vor.

2. Eine die Gefühle betreffende Umwandlung, indem der Patient auf innere Konflikte mit übertriebenen Gemütsschwankungen, wie z. B. bei der psychotischen Depression und manisch-depressiven Psychose, reagiert.

3. Eine Veränderung der kognitiven Funktionen, wobei der Patient die Fähigkeit verliert, Menschen oder Gegenstände zu erkennen, ähnlich wie bei den Psychosen, die durch toxische oder organische Ursachen bedingt sind. Eine Unzahl von physikalischen und physiologischen Veränderungen sind bei den Psychosen beschrieben worden, z. B. im Blut, Urin, Gehirn und Haut, aber bei dem jetzigen Stand des Wissens ist es nicht bekannt, in welchem Ausmaß diese Veränderungen Schlüssel für die Ätiologie liefern oder nur Folge der veränderten Lebensweise des Psychotikers sind.

Die im Augenblick zur Therapie der Psychosen angewandten Methoden sind:

1. Elektroschockbehandlung und Insulinschockbehandlung.*

2. Hydrotherapie und physikalische Therapien während Perioden akuter Erkrankung.

3. Psychopharmaka, besonders neuroleptische und antidepressive Medikamente, die dem Patienten helfen, für die Therapie aufgeschlossener zu werden.

4. Krankenhausmilieutherapie, eingeschlossen Gruppentherapie und Umerziehungsprogramme, Beschäftigungstherapie, Geselligkeiten, Musiktherapie, Arbeitstherapie und die verschiedenen beschützenden rehabilitierenden Programme. Einige besondere Formen der Einzel- und Gruppenpsychotherapie sind bei den Psychosen berichtet worden, aber ihr Erfolg ist in starkem Maße bedingt durch die Auswahl der Patienten und abhängig von der Persönlichkeit des Therapeuten.

Elektroschockbehandlung

Diese Behandlung besteht in der Erzeugung eines Krampfanfalls durch einen kurzen elektrischen Stromstoß über Elektroden, die an die Schläfen des Patienten angelegt werden.** Elektroschockbehandlung wird heute noch bei vielen Arten der Depression und bei einigen Schizophrenietypen benutzt. Wie häufig und wie lange man im einzelnen mit Elektroschock behandelt, hängt wesentlich von der Art der psychotischen Erkrankung und gewissen anderen Faktoren ab, wie z. B. dem Zustand des Patienten und vorherigen Reaktionen auf die Elektroschockbehandlung. Es ist bis heute unbekannt, auf welche Weise die Elektroschockbehandlung wirkt, aber der therapeutische Wert besteht in dem Krampfanfall und nicht in dem Stromstoß. Die Theorien über ihren Wirkungsmechanismus reichen von Erklärungen rein organischer Vorgänge bis zu solchen rein psychischer Art. Es gibt Theorien, die aussagen, die Krampfanfälle verursachten chemische Veränderungen in der Gehirnzelle, so daß dadurch die dem Patienten noch verbleibenden Kräfte zum Überleben aktiviert werden, und Annahmen, daß durch die Schockbehandlung die Phantasien des Patienten über Tod und Wiedergeburt mobilisiert werden. Da alle Patienten nach der Behandlung einen gewissen Gedächtnisverlust aufweisen, ist es ebenso möglich, daß der zeitweilige Gedächtnisverlust einen wesentlichen Faktor der Besserung darstellt.

Der Zweck der Elektroschockbehandlung besteht darin, dem Patienten zu helfen, seinen Kontakt mit der Realität wiederherzustellen. In jedem Fall ist weitergehende Psychotherapie notwendig. Die Elektroschockbehandlung sollte nur von einem in der Methode erfahrenen Psychiater angewandt werden, am besten in einer Krankenhausumgebung.

A. Die verschiedenen psychiatrischen Krankheiten, die mit Elektroschocktherapie (EST) behandelt werden können:

1. Involutionsdepression, alle mittleren und schweren Fälle: EST ist für diese Patienten besonders effektiv und die Behandlungsmethode der Wahl. Besserung tritt schon nach vier bis sechs Anwendungen auf. Manchmal sind 12 bis 20 Schockbehandlungen notwendig, um den Erfolg zu sichern. Patienten, deren Depression paranoide Komponenten haben, eignen sich weniger gut für diese Behandlung.

2. Manisch-depressive Psychosen: EST kann für beide, die depressiven und die manischen Phasen benutzt werden. 4 bis 6 Behandlungen sind meistens ausreichend, um die Stimmung zu normalisieren und den Kontakt mit der Wirklichkeit wiederherzustellen. Während einer akuten manischen Episode kann tägliche Anwendung notwendig werden.

3. Postpartum-Psychosen: 12 bis 20 Behandlungen reichen im allgemeinen aus, um eine wesentliche Besserung zu erlangen mit Ausnahme, wenn schizophrene Symptome das Bild komplizieren oder eine Anamnese gutartiger schizophrener Symptomatik besteht.

---

* Die Insulintherapie ist wegen ihrer relativ hohen Komplikationen – verlängertes Koma, Hirnschädigung – und unzureichender Dauerwirkung stark in den Hintergrund getreten. (Anm. d. Ü.)

** Die Einleitung durch Kurznarkose und die Injektion eines Muskelrelaxans vor dem Schock zur Abwendung von Komplikationen durch den tonisch-klonischen Krampf (Frakturen, Luxationen, Zerrungen etc.) ist inzwischen zur Regel geworden. (Anm. d. Ü.)

4. Senile Depression: Einige wenige Behandlungen sind häufig erfolgreich und sollten bei allen Fällen von schwerer seniler Depression angewendet werden, es sei denn, organische Gehirnveränderung überwiegen.

5. Psychotische Depression: Hier ist die Elektroschockbehandlung die Methode der Wahl. Häufig werden 12 bis 20 Behandlungen notwendig. Weitere Schockbehandlungen können später notwendig werden, um dem Patienten zu helfen, seinen Kontakt mit der Realität nicht zu verlieren.

6. Schwere neurotische Depression: Bei agitierten und auch nichtagitierten Patienten, welche auf andere Therapieversuche nicht reagieren, sollte man sich ernsthaft die Anwendung von Elektroschocktherapie überlegen. Für die Auswahl solcher Patienten gibt es keine festen Regeln, aber heute ist die Tendenz vorherrschend, die Elektroschockbehandlung für neurotische Depressionen nicht zu benutzen, insbesondere bei Patienten, die irgendeine Reaktion zu einer anderen Behandlungsform gezeigt haben. Man sollte immer das Folgende im Auge behalten:

a) die zeitliche Länge der Psychotherapie und deren Verlauf.

b) ob durch die Anwendung von Antidepressiva eine günstige Antwort erzielt werden konnte.

c) ob Veränderungen in der Umgebung, am Arbeitsplatz, in der Wohnsituation, während der Ferien oder Veränderungen des Verhaltens der Menschen in der unmittelbaren Umgebung des Patienten einen Effekt gezeigt haben.

d) wie lange der Patient schon unfähig ist, seiner gewöhnlichen Beschäftigung nachzugehen und wie lange ihm schon jegliches Interesse an seiner Umgebung oder den ihn verordneten Tätigkeiten abgeht (Beschäftigungstherapie und Freizeitgestaltung).

7. Bei vielen Arten der Schizophrenie: Hier ist die Elektroschockbehandlung am eindrucksvollsten bei den akuten Zuständen dieser Krankheit. Die katatone Schizophrenie reagiert allgemein sehr günstig, während die anderen Schizophreniearten weniger Beeinflussung durch die EST zeigen. Schizophrenia simplex und die hebephrenen Typen reagieren fast überhaupt nicht. Häufig werden 30 bis 40 Behandlungen notwendig.

B. Psychiatrische Kontraindikation für die Anwendung von Elektroschocktherapie: Die Anwendung von EST bei psychiatrischen Erkrankungen ist bei anderen als den oben erwähnten nicht indiziert. Man sollte sie nicht bei den Psychoneurosen, es sei denn bei langen schweren Depressionen, die nicht auf andere Arten der Therapie und auf Medikamente ansprechen, oder bei soziopathischen und Persönlichkeitsstörungen, psychosomatischen Erkrankungen und Süchten benutzen.

C. Gefahren der Schockbehandlung: Bei Patienten mit Coronarerkrankungen und Herzdekompensation, bei denen man die Anwendung der Schockbehandlung überlegt, muß man den Wert der Behandlung gegenüber dem miteinbegriffenen Risiko sorgfältig abwägen. Überraschenderweise hat man aber inzwischen herausgefunden, daß EST auch bei Situationen, in denen man früher mit Komplikationen glaubte rechnen zu müssen, sicher angewendet werden kann.

1. Höheres Alter: Elektroschockbehandlung kann ohne Gefahr älteren oder sogar senilen Personen zugemutet werden.*

2. Bluthochdruck: Hier herrscht keine Übereinstimmung, ob Patienten mit Bluthochdruck die Schockbehandlung gut tolerieren und ob es vielleicht zu einer Senkung des Blutdrucks kommt.

3. Lungentuberkulose: Keine Kontraindikation für EST.

4. Schwangerschaft: EST kann praktisch bis zum Ende angewendet werden, ohne daß es zum Blasensprung oder Wehen oder Verletzungen des Feten kommt.

5. Bei Magengeschwüren mit einer Blutungsanamnese: Keine Kontraindikation für EST, besonders wenn Muskelrelaxantien fachgerecht verwendet werden.

6. Kompensierte, nicht akute kardiovasculäre Erkrankungen: Keine Kontraindikation für EST.

7. Patienten, die in ihrer Anamnese häufig

---

* Die medikamentöse Behandlung – Herz-Kreislaufmittel zur Besserung der Hirndurchblutung und Antidepressiva zur Beeinflußung der Depression – ist vorzuziehen, weil die ES-Therapie bei einem vorgeschädigten Gehirn Gedächtnisausfälle hinterlassen kann. (Anm. d. Ü.)

Frakturen oder eine Knochenerkrankung aufweisen, können Schockbehandlung erhalten, wenn sie regelrecht mit Muskelrelaxantien behandelt werden.

D. Zwischenfälle bei der ES-Behandlung: Bei richtiger Auswahl und fachgerechter Medikation sind Zwischenfälle selten. Die dennoch vorkommenden Zwischenfälle sind meistens Knochenfrakturen oder Luxationen der oberen und mittleren Wirbelsäule, der oberen Extremität (Clavicula) und manchmal der Mandibula. Andere Komplikationen sind selten.* In jedem Fall verursacht die Elektroschockbehandlung einen vollständigen zeitweiligen Gedächtnisverlust (für kurz und auch für länger zurückliegende Ereignisse), der mehrere Wochen anhalten kann. Das Gedächtnis kehrt jedoch allmählich wieder zurück, und es kommt zu keiner Einschränkung der intellektuellen Fähigkeiten. Während der Behandlung ist es häufig notwendig, dem Patienten zu versichern, daß seine Erinnerung wiederkommen wird.

Insulinbehandlung

Diese kann in zwei Formen durchgeführt werden: Dosen, die kein Koma erzeugen, mit Dosen, die zum Schock führen. Keine der beiden Anwendungsmöglichkeiten wird heute noch in den Vereinigten Staaten in größerem Maße benutzt, und auch die Anwendung in Deutschland dürfte sich auf Ausnahmen beschränken. Die Anwendung der Insulinschockbehandlung hat noch eine begrenzte Indikationen bei chronischen symptomarmen Psychosen, die auf sonstige Behandlungsmethoden, insbesondere Elektroschockbehandlung, nicht reagieren.

Verwahrung und Zwangseinweisung von unruhigen Patienten

Die Zwangsverwahrung von seelisch gestörten Patienten, auch wenn es nur für eine Stunde ist, muß nach im Gesetz niedergelegten Bedingungen erfolgen.

Im folgenden werden nicht die im Originaltext angegebenen, in den USA geltenden Bestimmungen wiedergegeben, sondern die Übersetzer hielten es für sinnvoller, die für die BRD geltenden Regelungen anzugeben.

Hierbei ergibt sich allerdings die Schwierigkeit, daß für alle Bundesländer verschiedene Regelungen gelten.

Als Beispiel greifen die Übersetzer das Gesetz über die Unterbringung von Geisteskranken und Suchtkranken vom 16. 5. 1955 des Landes Ba.Wü. heraus. Die für die übrigen Bundesländer geltenden Bestimmungen sind, wie unten angegeben, nachzulesen:

„Die untere Verwaltungsbehörde kann die Unterbringung anordnen, wenn der Kranke für sich oder andere gefährlich, für die öffentliche Sittlichkeit anstößig oder der Gefahr der Verwahrlosung oder ernster Gesundheitsschädigung ausgesetzt ist. Die Voraussetzungen müssen durch ein amtsärztliches Zeugnis bestätigt sein. Über die Zulässigkeit der Anordnung entscheidet das Amtsgericht durch Beschluß. Die Unterbringung darf erst erfolgen, wenn sie vom Gericht für zulässig erklärt worden ist (§ 3). – Bei Antrag der Eltern, Ehegatten oder Abkömmlinge, der mit der Fürsorge für den Kranken befaßten Person oder Behörde (u. a. Fürsorgeverband, Fürsorgeerziehungsbehörde) findet Unterbringung von Amts wegen nicht statt. Dem Antrag ist ein ärztliches Zeugnis beizufügen. Antrag, ärztliches Zeugnis und gutachtliche Äußerung der Anstalt sind unverzüglich dem AG vorzulegen, das spätestens am Tage nach Eingang des Antrags zu entscheiden hat (§ 4). – In dringenden Fällen kann die Anstalt einen Kranken fürsorglich aufnehmen, bevor die Unterbringung beantragt oder angeordnet ist und das Gericht sie für zulässig erklärt hat. Die Dringlichkeit muß durch ärztliches Zeugnis bestätigt sein. Auch hier unverzügliche Meldung an das AG, spätestens bis zum Ablauf des 3. Tages nach der Aufnahme. Außerdem Mitteilung an die untere Verwaltungsbehörde (§ 5). – Das Ges. enthält weitere Bestimmungen zur Entlassung (§ 6), fürsorglichen Zurückhaltung (§ 7), über zugelassene Anstalten (§ 8), Ausstellung des ärztlichen und amtsärztlichen Zeugnisses (§ 9), ärztliche Untersuchung und Beobachtung des Geisteszustandes (§ 10), gerichtliche Verfahren und Kosten (§ 11), örtliche Zuständigkeit des Gerichts, das in der Regel das des gewöhnlichen Aufenthaltes ist (§ 12).

* Der Verzicht auf die Gabe von Muskelrelaxantien (Unterbindung oder starke Verminderung der Muskelkontraktion im Krampfanfall) ist deshalb nicht mehr verantwortbar. (Anm. d. Ü.)

– Nach § 13 ist der Kranke in dem Verfahren mündlich zu hören, wenn Verständigung möglich ist und keine gesundheitlichen Nachteile zu besorgen sind. Auch der gesetzliche Vertreter, ein Elternteil oder Ehegatte ist zu hören. Bekanntmachung der Entscheidung an alle Beteiligten. Beim Kranken kann sie bei Befürchtung gesundheitlicher Nachteile unterbleiben (§ 14). – Einlegung des Rechtsmittels der Beschwerde steht dem Vollzug der Unterbringung nicht entgegen (§ 15). – Die vom Gericht zu bestimmende höchstzulässige Dauer der Unterbringung darf nicht mehr als drei Jahre betragen und kann jeweils um nicht mehr als drei Jahre verlängert werden (§ 16). – Ist bei Gericht ein Verfahren über die Zulässigkeitserklärung einer Unterbringung anhängig, so kann es zur Vorbereitung eines Gutachtens über den Gesundheitszustand des Kranken, der untergebracht werden soll, durch einstweilige Anordnung die vorläufige Unterbringung für zulässig erklären."

Der Arzt des Öffentlichen Gesundheitsdienstes, das grüne Gehirn. Stuttgart 1963.

Involutionsdepressionen

(Psychotische Reaktion im Involutionsalter, paranoide Reaktion im Involutionsalter)

Diagnostische Merkmale

- Auftreten bei Frauen im Alter zwischen 40 und 55 Jahren, bei Männern zwischen 50 und 65 Jahren
- Zurücknahme des Interesses an der Umgebung, eingeschlossen der Mitmenschen, Arbeit, Essen und sexueller Betätigung
- Schlafstörungen, besonders häufig Schwierigkeiten einzuschlafen und frühes Erwachen am Morgen
- Manche Fälle zeigen nur paranoide Züge
- Ungewöhnliche Beschäftigung mit dem eigenen Körper bei vorherrschenden Gefühlen der Wertlosigkeit und des Versagens
- Häufig besteht eine erhebliche Unruhe
- Häufigeres Auftreten bei Frauen

Allgemeine Betrachtungen

Die Involutionspsychosen sind im allgemeinen schwere Depressionen, obwohl in manchen Fällen Unruhe, Erregung oder paranoide Inhalte im Vordergrund stehen. Sie treten während oder nach dem Klimakterium sowohl bei Männern als auch bei Frauen auf, obwohl Frauen häufiger erkranken. Zu Beginn der Krankheit können die psychotischen Anteile gering sein oder völlig zurücktreten. Während und nach dem Klimakterium ist es für viele Menschen schwer, die unvermeidbar sich bemerkbar machende Abnahme der körperlichen, sexuellen und beruflichen Fähigkeiten zu verarbeiten, sowie die Tatsache, daß sie nicht länger mit jüngeren Menschen erfolgreich wetteifern können. Das Ausmaß der sich einstellenden Depression mit den dazugehörigen geistigen, stimmungsmäßigen und Verhaltensveränderungen ist sehr unterschiedlich. Ohne Behandlung muß man bei dieser Erkrankung eine chronisch-progrediente Entwicklung befürchten, und Suicid ist eine ständige Bedrohung. Ärztliche Intervention ist immer indiziert.

Prämorbide Persönlichkeit: Das typische Individuum, welches eine Involutionsdepression entwickeln wird, scheint in der früheren Zeit ein übergewissenhafter, zwanghafter Mensch gewesen zu sein, der wenig für sich selbst gewollt hat und immer dahin tendierte, seinen Einsatz für andere zu leisten (Familie, Mitarbeiter, Gesellschaft im allgemeinen) und deren Anerkennung er unbewußt gesucht hat. Während des Klimakteriums kann es sein, daß ein solcher Mensch das Gefühl bekommt, daß er sich verschenkt und seine Energien vergeudet hat und daß nun seine Chancen einer persönlichen Lebenserfüllung geschwunden sind. Solch ein Patient kann in hohem Maße wegen seines Versagens, seine Ambitionen früher zu realisieren, über sich selbst ärgerlich sein. Auslösende Faktoren sind nicht immer klar ersichtlich, aber manchmal ist es die Heirat eines Sohnes oder der Tochter, das Geringerwerden des Einkommens oder erzwungene berufliche Abdankung.

Klinische Befunde

Die Depression ist häufig intensiv und charakterisiert durch beträchtliche Angst und Erregung. Erhebliche Schlafstörungen, Gewichts- und Appetitverlust gehören ebenfalls zum Bild. Die Libido ist häufig reduziert oder fehlt völlig, manchmal bis zur Impotenz oder Frigidität. Ebenfalls häufig finden sich besondere körperliche Klagen, teilweise vermischt mit paranoiden Ideen, was bebestimmte Körperteile oder Organe betrifft. Labilität des Kreislaufs, charakterisiert durch „aufsteigende Hitze", Schweißausbrüche, Kopfschmerzen und allgemeine Apathie, runden das Bild ab. Hektische Aktivität mit kompensatorischer Aggression, häufig ungewöhnliche sexuelle Interessen und Verhaltensweisen stellen manchmal den Versuch dar, die sich langsam bemerkbar machende Abnahme körperlicher Vitalität zu verleugnen.

Differentialdiagnose

Manchmal wird die Involutionsdepression verwechselt mit schweren Fällen von reaktiver Depression, manisch-depressiven Psychosen oder akuter Schizophrenie. Hier wird uns jedoch die prämorbide Persönlichkeit des Kranken helfen, die Unterscheidung zu treffen. Ein Patient mit einer manischdepressiven oder schizophrenen Erkrankung hat meistens eine Anamnese gestörten Verhaltens, während die allgemeine Anpassung des Patienten, der an einer Involutionsdepression erkrankt, im allgemeinen ausgezeichnet gewesen ist. In manchen Fällen einer schweren und langanhaltenden reaktiven Depression läßt sich die Tatsache eines „bedeutenden Verlustes" im Leben des Patienten nicht bestätigen, so daß es schwierig werden kann, eine Unterscheidung zwischen der reaktiven Depression und einer blanden (psychotischen) Involutionsdepression zu treffen.

Behandlung

A. Leichte Fälle: Leichte Fälle können zu Hause, in einem Sanatorium*, wenn ausreichende und ständige Überwachung gegeben ist, behandelt werden. Selten ist am Anfang Bettruhe indiziert. Die Nahrungsaufnahme muß sichergestellt werden und Schlaflosigkeit symptomatisch behandelt werden. Kleine Insulindosen helfen, den Appetit zu steigern. Stimulantien und Vitamine haben häufig keine Wirkung. Eine Ernährung mit der Magensonde kann notwendig werden. Verstehende, unterstützende Beratung hat häufig großen Wert. Überraschende Erfolge hat in letzter Zeit die Behandlung mit Hormonen gezeigt. In vielen Fällen ist jedoch leider die Psychose durch kompliziertere Faktoren bedingt als nur durch ein hormonales Defizit.

B. Schwere Fälle: Für die mehr akut gestörten Patienten, bei denen Erregung, paranoide oder Selbstmordgedanken vorherrschen, ist die Krankenhausaufnahme unumgänglich. Antidepressiva sind nicht immer hilfreich, aber bei gleichzeitiger Anwendung von Phenothiazinen (Megaphen® bis zu 600 mg täglich) ist man in der Lage, die Agitation zu kontrollieren. Elektroschockbehandlung ist die Methode der Wahl, und die Ergebnisse sind – häufig für kurze Zeit (Anm. d. Ü.) – dramatisch. Für einige Fälle der Involutionsmelancholie sind in Abständen immer wieder Elektroschockbehandlungen notwendig.

C. Nachsorgende Behandlung: Nach der Schockbehandlung ist Psychotherapie indiziert. Ihr Ziel ist es, dem Patienten Einsicht zu vermitteln und ihm eine Wiederanpassung auf einer realistischen Basis zu ermöglichen. Es erscheint wichtig, die Entwicklung von Egozentrizität, Blindgläubigkeit, die manche Patienten in einem Versuch, ihr Selbstwertgefühl zu steigern, entwickeln, zu verhindern, und man muß Sorge tragen, daß der Patient nicht in Apathie, Gefühle der Minderwertigkeit und Niederlage versinkt. Man muß dem Patienten helfen, neue fruchtbare Interessen und Kontaktaufnahmen mit anderen Menschen zu entwickeln.

* oder in einer Tagesklinik. (Anm. d. Ü.)

Manisch-depressive Psychosen

Diagnostische Merkmale

- Ersterkrankung häufig bei jungen Erwachsenen
- Charakteristische Stimmungsschwankungen mit Phasen entweder gesteigerter psychomotorischer Aktivität (Manie) oder verlangsamter psychomotorischer Aktivität (Depression) können abwechselnd oder kombiniert auftreten
- Die einzelnen Perioden variieren sehr stark in Schwere, Dauer und Häufigkeit.

Eine intellektuelle Beeinträchtigung ist in der Remissionszeit meistens nicht vorhanden

Allgemeine Betrachtungen

Obwohl der Begriff manisch-depressiver Psychosen meistens benutzt wird, um einen psychotischen Zustand, in dem Depression oder gehobene Stimmung und Erregung vorherrschen, zu kennzeichnen, sind die weniger ausgeprägten Formen der manisch-depressiven Erkrankung recht häufig. Die Depression mag veranlaßt werden durch wirkliche oder symbolische Umstände, die einen Verlust für den Patienten bedeuten. Die meisten dieser Patienten sind cyclothyme Persönlichkeitstypen und haben meistens schon vorher eine Tendenz gezeigt, auf Ereignisse des Lebens mit gesteigerten Stimmungsschwankungen zu reagieren. Es gibt Hinweise, daß vererbbare familiäre und kulturelle Faktoren zu dieser Erkrankung prädisponieren. Zur depressiven wie zur manischen Phase der Erkrankung gehören extreme Stimmungsschwankungen, in denen sich der Patient entweder total wertlos und schuldbeladen fühlt (depressive Phase) oder aber omnipotent (manische Phase).

Klinische Befunde

Fast jede Kombinationsmöglichkeit der manischen und depressiven Phasen kommt vor. In atypischen Fällen beherrschen manische und depressive Züge gleichzeitig das Bild (agitierte Depression).

A. Depressive Phase: Gleichzeitig mit den psychischen Zeichen der Depression treten eine Anzahl charakteristischer physiologischer Begleiterscheinungen auf: Mundtrockenheit, Verstopfung, verschwommenes Sehen, Abnahme des Appetits und Gewichts während der depressiven Periode. Häufig äußert der Patient, daß er das Bedürfnis hat zu weinen, aber er ist nicht fähig, es zu tun. Körperliche Klagen, die sich auf den Kopf und das Abdomen beziehen, sind sehr häufig.

In fast allen Fällen ist eine psychomotorische Verlangsamung vorhanden. Der Patient sitzt ruhig und ist unfähig, auf seine Umgebung zu reagieren, von der er sich entfremdet fühlen mag. Eine oder mehrere Krankheitsperioden können während des Lebens des Patienten in Erscheinung treten, häufig sind blande Rückfälle. In einem beträchtlichen Ausmaß remittieren depressive Perioden genauso wie manische Episoden nach einem Zeitraum von mehreren Monaten spontan. Mit Suicid muß grundsätzlich während der depressiven Phase und beim Abklingen der Manie gerechnet werden, und die meisten manisch-depressiven Patienten sollten während ihrer Erkrankung Krankenhausbehandlung erfahren.

B. Manische Phase: Die manische Phase ist charakterisiert durch eine extreme Zunahme der psychomotorischen Aktivität mit Rededrang, Ideenflucht, albernem Benehmen, Zerstreutheit, Erregung und sinnlosen körperlichen Bewegungen (ruheloses Auf- und Abgehen, Hin- und Herrennen, Springen, gegen die Wand schlagen, Türen zuwerfen, Schreien, sich die Kleider vom Leib reißen, Möbel zerstören). In harmlosen Fällen (Hypomanie) ist der Patient weder desorientiert, und die gesteigerte psychomotorische Aktivität ist weniger hervorstechend, noch ist eine Trübung des Bewußtseins nachzuweisen. Bei der sogenannten akuten Manie ist die psychomotorische Aktivität so gesteigert, daß es zu einer extremen körperlichen Erschöpfung kommt; der Patient ist fehlorientiert und fast völlig benommen.

Differentialdiagnose

Die Unterscheidung von der katatonen oder einfachen Schizophrenie mit sekundärer Depression ist bei stark depressiven Patienten nicht immer leicht, aber das Fehlen von bizarrem Benehmen und paranoiden Ideen erleichtert die Diagnosestellung.

Behandlung

Diese Kranken sollten von einem Psychiater behandelt werden. Die Krankenhausaufnahme wird bei akuten Episoden notwendig, um den Patienten und seine Umgebung zu schützen. Zur Abkürzung der depressiven Phase ist die Elektroschockbehandlung indiziert, ebenso bei der manischen Phase. Allerdings ist der Wert der ES-Behandlung für die Prognose der manisch-depressiven Erkrankung umstritten. Intensive stationäre Pflege ist besonders wichtig, künstliche Ernährung kann notwendig werden. Psychotherapie und Medikamente, besonders Neuroleptica und antidepressive Medikamente, auch nach akuten Episoden und zusätzlich zur EST-Behandlung sind hilfreich. Die antidepressiven Medikamente sind manchmal eine große Hilfe bei den psychotischen Depressionen, aber auf lange Sicht sind die möglichen Nebenwirkungen zu berücksichtigen. Die Behandlung in der manischen Phase ist primär darauf gerichtet, den Patienten und andere zu schützen. Starke Schlafmittel oder Phenothiazine werden verwendet, um die körperliche Erregung zu dämpfen, häufig wird die Anwendung von EST notwendig.

Die Anwendung von Lithiumcarbonat oder -acetat hat sich für viele Patienten, die eine lange Anamnese manisch-depressiver Episoden haben, als sehr hilfreich erwiesen. Häufig beruhigt es den manischen Patienten und bringt die manische Symptomatik innerhalb weniger Tage unter Kontrolle, oft sogar unabhängig von der Dauer und der Intensität der episodischen Störung. Anders als Tranquilizer und Sedativa scheint Lithium unmittelbar. die Verstimmung zu beeinflussen und es dem Patienten möglich zu machen, sich an soziopsycho- und arbeits- und beschäftigungstherapeutischen Aktivitäten zu beteiligen.

Der optimale initiale Lithiumcarbonatspiegel im Serum dürfte bei 0,5–1,5 mÄq/l liegen; man gibt am besten 3 x 600 mg tgl. bis dieser Spiegel erreicht ist. Dann kann die Dosis auf 3 x 300 mg tgl. reduziert werden, um einen Dauerwirkspiegel von 0,5–1,0 mÄq/l zu halten. Bis der gewünschte Lithiumcarbonatspiegel im Serum erreicht ist, sollen täglich Serumkontrollen durchgeführt werden; später kann man sich mit 14tägig durchgeführten Kontrolluntersuchungen begnügen.

Bei Patienten mit kardiovasculären und Nierenerkrankungen ist die Lithiumtherapie kontraindiziert. Auch Hirnorganiker dürfen nicht mit Lithium behandelt werden. Die Angaben über die Gefahren der Lithiumtherapie während der Schwangerschaft sind noch ganz unzulänglich. Während Lithium verabreicht wird, ist auf die Einhaltung einer Normaldiät zu achten, einschließlich Mineralien und Flüssigkeitszufuhr.

Unterhalb eines Lithiumcarbonat-Serumspiegels von 1,5 mÄq/l stellen sich selten beachtenswerte Nebenwirkungen ein. Sie bestehen gewöhnlich in einem feinschlägigen Tremor der Hände, in Durst, Nausea, Diarrhoe, Erbrechen, Schläfrigkeit, Muskelschwäche, Ataxie und Sinnestäuschungen. Dann muß man die Lithiumdosis reduzieren oder das Medikament ganz absetzen. Bei leichter Intoxikation führt die orale Verabreichung von 5–10 g Kochsalz (über den NaCl-Gehalt der Diät hinaus) zu einer schnelleren Ausscheidung des Lithiums. Bei schweren Lithiumintoxikationen kann es erforderlich werden, rasch eine intravenöse osmotische Diurese oder sogar eine Hämodialysebehandlung einzuleiten. Man sollte es auf jeden Fall nicht versäumen, den Lithium-Serumspiegel häufig und sehr genau zu bestimmen.

Prognose

Der Verlauf ist sehr unterschiedlich. Akute Episoden können von einigen Tagen bis zu Jahren dauern. Meistens erfolgt die Remission einer einzelnen Episode mit oder ohne Behandlung; man kann mit einer Remissionsrate von ungefähr 50 Prozent rechnen. Wenn der Beginn der Erkrankung in einer frühen Lebensphase liegt, scheint die Prognose weniger günstig zu sein.

Psychotische Depression

Die psychotischen Depressionen sind schwere Depressionen, in denen der Kontakt mit der Realität verlorengeht und ein völliges Sichzurückziehen in einen wahnhaften Zustand stattfindet. Die Krankheit ähnelt der depressiven Phase der manisch-depressiven Psychosen, mit der Ausnahme, daß sie in jedem Alter auftreten kann. Die klinischen Befunde der psychotischen Depression beinhalten unbehandelbare Schlaflosigkeit, Wahnvorstellungen und Halluzinationen, in denen Teile des Körpers vom Patienten als abgestorben, verfault oder fremd wahrgenommen werden. Nahrungsaufnahme kann verweigert werden, und die Gedanken kreisen ständig um Selbstmord. In einigen Fällen von psychotischer Depression ist die allgemeine psychomotorische Verlangsamung kombiniert mit schwerster Erregung. Eine psychotische Depression ist häufig nicht leicht von manisch-depressiven Psychosen und Involutionspsychosen zu unterscheiden.

Bei der reaktiven Depression geht der Kontakt mit der Realität nicht verloren, und es zeigen sich auch weniger hypochondrische Züge, keine Wahnbildung und Halluzinationen und keine schwere psychomotorische Verlangsamung. Bei der manisch-depressiven Erkrankung finden sich in der Anamnese häufig extreme Stimmungsschwankungen. Bei den Involutionspsychosen können die klinischen Befunde ähnlich sein; diese Erkrankungen treten aber nur im mittleren und späteren Lebensalter auf.

Die Behandlung sollte durch einen Psychiater erfolgen und ist ähnlich wie die der manisch-depressiven Psychosen und der Involutionspsychosen; auch hier ist Elektroschockbehandlung indiziert. Nachdem die akute psychotische Symptomatik abgeklungen ist, ist häufig eine reorientierende Psychotherapie mit Führung und Unterstützung notwendig.

Schizophrenien

(Schizophrene Reaktion, früher unter dem Namen Dementia praecox bekannt)

Diagnostische Merkmale

- Langsam fortschreitender Rückzug aus der Realität (kann auch akut verlaufen)
- Inadäquate Reaktionen in Denken, Sprache und Verhalten
- Veränderung der Stimmung. Diese kann abgeflacht (schwingungsarm), euphorisch, resignativ oder depressiv sein, ohne daß eine Beziehung zu bestimmten Umständen oder Anlässen sichtbar wird
- Sprache und Verhalten erscheinen als nicht mehr zur Sache gehörig (umständlich) oder völlig irrational und wahnhaft

Zusätzliche Befunde

- Depersonalisationserscheinungen, bei denen der Patient sich so benimmt, als ob er der losgelöste Beobachter seiner eigenen Handlungen wäre
- Größenwahn und Verfolgungswahn
- Ausschließliche Beschäftigung mit religiösen oder sexuellen Dingen
- Logisches Argumentieren wird unmöglich
- Ideenflucht und unzusammenhängendes Gerede ersetzen klare Gedanken
- Gedankenablauf und Sprache erscheinen blockiert
- Akustische Halluzinationen, stereotype Haltungen und rituelles Verhalten
- Störungen des Bewußtseins, der Erinnerung und der Orientierung

Allgemeine Betrachtungen

Die Schizophrenie in allen ihren Erscheinungsformen ist eine der häufigsten seelischen Erkrankungen. Mehr als 50 Prozent aller Betten von Nervenkliniken werden von schizophrenen Patienten belegt. Die Erkrankung kann in jedem Alter beginnen, tritt aber am häufigsten in der späten Adoleszenz und im frühen Erwachsenenleben auf. Die Schizophrenie ist charakterisiert durch eine schwere Störung des normalen logischen Gedankenablaufes. Die Gedanken des Patienten sind von seinen Gefühlen losgelöst, und es ergibt sich daraus eine Trennung zwischen ihm und der normalen Wirklichkeit. Veränderung der Stimmung und des Verhaltens sowie verschiedene Grade der Persönlichkeitsdesintegration treten auf. Viele Autoren sind der Meinung, daß diese Krankheit eine Syndromgruppe ist und keinesfalls eine einheitliche Erkrankung. Alle Kranken zeigen jedoch gewisse gemeinsame Charakteristika, welche es gerechtfertigt erscheinen lassen, sie alle als an einer bestimmten Krankheit leidend zu erfassen, genannt die schizophrene Reaktion. Bisher sind im wesentlichen vier immer wiederkehrende Typen beschrieben worden.

1. *Schizophrenia simplex:* Diese ist charakterisiert durch ein allmähliches Zurückziehen aus der Realität, allgemeine Apathie, inadäquate Gefühlsreaktionen und Verhaltensweisen, Reizbarkeit, welche in keinem Verhältnis zur Ursache steht und langsame geistige Verblödung. Wahnvorstellungen und Halluzinationen sind selten.

2. *Paranoider Typ:* Gesteigertes Mißtrauen führt schnell zu akustischen und optischen Halluzinationen, die Verfolgungscharakter haben. Der Wahn bezieht sich häufig auf Elemente aus dem zivilisatorischen Umkreis des Patienten, die in symbolischer Weise für ihn Macht und Magie bedeuten, z. B. Re-

ligion, Elektrizität, Atomenergie, Fernsehen, meistens vom Patienten weitschweifig rationalisiert. Die Nahrung mag verweigert werden wegen der Angst, daß sie vergiftet ist. Gewalthandlungen oder Mord kommen vor gegen solche Personen, die der Kranke verdächtigt, ihn zu verfolgen.

3. Katatoner Typ: Perioden völligen Stupors oder hochgradiger Erregung kommen vor. Während der stuporösen oder negativistischen Phase nimmt der Patient unter Umständen bizarre Körperhaltungen ein (z. B. Flexibilitas cerea), oder er steht für Stunden am selben Platz und lauscht seinen ihn verdammenden oder ihm befehlenden Stimmen. Der Wahn, Gott oder Christus zu sein oder übernatürliche Kräfte zu haben, wird häufig angetroffen.

4. Hebephrener Typ: Bizarre Manieriertheiten, unzusammenhängende Sprache und albernes und groteskes Benehmen mit hysterischem Lachen und Schreien können vorherrschen. Es gibt Anzeichen dafür, daß der hebephrene Typ eine Weiterentwicklung bzw. der Endzustand der paranoiden Form ist; er ist heute selten, da die Krankenhausbehandlung eine progrediente Verschlimmerung der Erkrankung zu verhindern vermag.

Es hat den Anschein, daß jeder der vier beschriebenen Typen klinisch in zwei verschiedenen Weisen in Erscheinung treten kann: schizophrene Reaktion, bei der die Erkrankung des Patienten eine meist einmalige Antwort auf besondere Belastungen darstellt, welche im übrigen die Tendenz hat, intermittierend, aber kurzzeitig aufzutreten; dazwischengeschaltet sind Perioden eines relativ unauffälligen Angepaßtseins. Die zweite Form des Verlaufs ist die progressive maligne Schizophrenie, die ziemlich früh im Leben beginnt und einen mehr chronischen Verlauf nimmt. Bei der letzteren Form ist eine längere Krankenhausbehandlung oder eine spezielle Pflegesituation notwendig.

Ätiologie

Die Ursachen der Schizophrenie sind bis heute unklar und wahrscheinlich vielfältig. Eine genetische Anlage oder Anfälligkeit mag vorhanden sein. Enttäuschungen und Entbehrungen, besonders wenn sie in den frühen Lebensjahren erfahren werden, scheinen von entscheidender Bedeutung zu sein. Erlebnisse in der späteren Kindheit, z. B. Ablehnung durch Trennung der Eltern, begünstigen die Neigung, sich nach innen zu wenden; später in der Umgebung auftretende Faktoren, welche einer befriedigenden persönlichen Bindung entgegenwirken, können einen dazu disponierten Menschen in einen Typ einer schizophrenen Reaktion hineingleiten lassen. In jedem Fall ist das psychische Trauma in einem längeren Zeitraum während der frühen Lebensphase wirksam gewesen, und wir haben eindeutige Hinweise darauf, daß in manchen Familien ein bestimmtes Familienmitglied unbewußt ausgesucht und zum Sündenbock oder Ziel der familieneigentümlichen Ängste und feindseligen Gefühle gemacht wird und so der Nährboden für eine schizophrene Erkrankung bereitet wird.

Beginn und Verlauf

A. Akuter Beginn: Die schizophrene Erkrankung kann in jedem Alter in der Form eines plötzlichen Realitätsverlustes akut werden. Erregung, unangemessener Affekt, unzusammenhängendes Reden und wilde Gesten, Selbstmord- oder Mordgedanken sowie manisches Verhalten können vorherrschen. Die Dauer kann nur kurz sein (wenn sofort behandelnd interveniert wird), oder die Krankheit schreitet fort und wird chronisch.

B. Allmählicher Beginn: Eine langsame ständige Verschlechterung, gewöhnlich während der späten Adoleszenz oder in den frühen Erwachsenenjahren, ist häufiger als der akute Beginn. Da prämorbide Anzeichen meistens vorhanden sind, ist es für den Arzt wichtig, die Vorboten des schizophrenen Bruchs mit der Wirklichkeit zu erkennen. Der Sonderling, der mit sich selbst und der Welt in Disharmonie lebt, ist höchst verdächtig. Der schwärmerische späte Adoleszent, Personen, die sich Gedanken und Phantasien von ungewöhnlichem Ausmaß hingeben, Voreingenommenheit verbunden mit sexuellen Problemen, philosophische Spekulationen und das Suchen nach dem Mystischen oder dem Absoluten, die antisoziale und inflexible Persönlichkeit, die niemals eine Befriedigung im Leben findet, — all das findet man im Vorfeld einer schizophrenen Erkrankung.

Behandlung

Die Art der Behandlung wird bestimmt von dem Stadium der Krankheit, dem Ausmaß der Regression, den noch vorhandenen Möglichkeiten, mit der Realität in Kontakt zu treten, der Motivation des Patienten für die Behandlung, der Reaktion auf Medikamente und Elektroschockbehandlung und nicht zuletzt von der Fähigkeit des Patienten, eine Beziehung zu seinem Therapeuten herzustellen.

A. Leichtere Fälle: Weniger ernste Formen dieser Psychose, welche meistens durch einen überwältigenden äußeren Streß hervorgerufen werden, kann man manchmal durch Veränderungen in der Umgebung behandeln. Das Äußerste, was man auf diese Art erreichen kann, ist, den Patienten zu seinem präpsychotischen Anpassungsniveau zurückzuführen. Häufig wird die Anwendung von Neuroleptica – manchmal in massiven – Mengen notwendig, besonders dann wenn die Angst groß ist. Zu unseren wirksamsten Medikamenten gehören die Phenothiazine (Trifluoperazin bis zu 20 mg täglich für die mehr in sich verschlossenen Patienten und Megaphen® bis zu 600 mg täglich für die agitierten Kranken). Viele sich in Remission befindende Schizophrene erleben ein gelegentliches Wiederkehren von blanden psychotischen Symptomen als Antwort auf Belastungen. Bei diesen Patienten scheint eine unterstützende Psychotherapie kombiniert mit der Anwendung von Medikamenten ein weiteres Fortschreiten der Krankheit verhindern zu können. Bei allen milderen schizophrenen Erkrankungen ist eine fortlaufende therapeutische Beziehung von großem Nutzen. Die Psychotherapie beschränkt sich darauf, die realitätsgerechte Wahrnehmung zu testen, zu unterstützen und dem Patienten soweit wie möglich Einsicht in seine Gefühle und die Bedeutung seiner Symptome zu vermitteln. Auf jeden Fall muß Angst reduziert und eine tragfähige positive Beziehung zum Therapeuten entwickelt werden. Ob Einzel- oder Gruppentherapie indiziert ist, wird davon abhängen, inwieweit der Patient in der Lage ist, emotionale Beziehungen mit anderen Personen herzustellen. Verbale und Beschäftigungstherapien können angewendet werden und sollten von besonders dafür ausgebildeten Personen gehandhabt werden. Tägliche berufliche Arbeitsroutine wird viele Patienten befähigen, ihre Persönlichkeitsdefekte zu überspielen.

B. Schwere akute Erkrankungen: Schwergestörte akute Schizophrene müssen unbedingt sofort im Krankenhaus behandelt werden. Der Gebrauch von Sedativa und Neuroleptica, häufig parenteral, ist indiziert. Barbiturate, Phenothiazine und auch Chloralhydrat oral oder intramuskulär können angewandt werden. Elektroschocktherapie wird bei den meisten akut gestörten Formen dieser Krankheit, die nicht sofort bei der Krankenhauseinweisung und Milieubehandlung remittieren, notwendig werden.* Hierbei spielt es keine Rolle, ob die hervorstechenden Symptome solche der Erregung oder der Abkehr von der Umwelt sind.

C. Die Behandlung während der teilweisen Remission: Hier sind gut kontrollierte, von den Kranken geführte Arbeitsprogramme und Spiele hilfreich. Umerziehungsmaßnahmen jeder Art unternimmt man am besten nur in der Krankenhausumgebung zusammen mit individueller oder Gruppentherapie.

D. Chronische Formen der Schizophrenie: Der größte Teil der psychiatrischen Krankenhausbetten in den Vereinigten Staaten wird von Patienten belegt, die an chronischer Schizophrenie leiden und welche häufig Endzustände des Persönlichkeitszerfalls darstellen. Viele dieser Patienten sind fähig, zumindest eine teilweise Wiederanpassung an eine straff strukturierte Situation im Krankenhaus oder beschützenden Heimen zu leisten. Während hochpsychotischer Perioden mit Abwendung von der Realität ist die EST und die kritische Anwendung von Psychopharmaka zusammen mit routinemäßiger körperlicher Untersuchung sowie der teilnehmenden Überwachung des Tagesablaufs indiziert. Hilfreich sind weiterhin individuelle und Gruppenpsychotherapie, um eine ausreichende Anpassung zu erreichen und weitere Regression zu verhindern.

E. Die Psychotherapie bei schizophrenen

---

* Die früher angewandte Hydrotherapie (warme Bäder, kalte Packungen) hat heute ihre Berechtigung verloren. (Anm. d. Ü.)

Patienten: Neben der rein supportiven Form der Psychotherapie ist eine Reihe von einzigartigen psychotherapeutischen Methoden beschrieben worden, z. B. symbolische, analytische, interpretative und direkte Psychotherapie (*John Rosen, Frieda Fromm-Reichman*). Die Ergebnisse scheinen in einem Zusammenhang mit der sorgfältigen Selektion der Patienten und den individuellen Techniken sowie der Persönlichkeit des Therapeuten zu stehen. Es besteht heute kein Zweifel darüber, daß Patienten, die von einer dieser Behandlungsformen profitiert haben, in den Genuß einer intensiven und höchst persönlichen Beziehung mit dem Therapeuten über einen langen Zeitraum gekommen sind.

Prognose

Der Verlauf der gutartigen Erkrankungen variiert. Einige Patienten erholen sich ziemlich schnell und können ohne Schwierigkeiten zu ihrem frühen Anpassungsniveau zurückfinden. Andere Fälle heilen nur mit Defekten in der Persönlichkeit, so daß sie, obwohl sie gesund sind, immer noch den Eindruck „merkwürdiger" Menschen vermitteln. Bei anderen wiederum nimmt die Krankheit einen mehr oder minder chronischen Verlauf. Durch spezialisierte Krankenhausbehandlung ist die früher vorherrschende Entwicklungstendenz zum vollkommenen Defektzustand weniger ausgeprägt, so daß die Kranken zumindest noch einfache Tätigkeiten selbständig verrichten können. Viele Patienten sind sogar in der Lage, anspruchslose produktive Arbeit bei nur lockerer Aufsicht zu leisten. Viele der akut kranken Patienten gesunden erstaunlich schnell und sind fähig, sich unter kontinuierlicher Dauerbetreuung wieder anzupassen; die Möglichkeit eines Rückfalls jedoch bleibt bestehen.

Nachsorge für psychotische Patienten

Ohne Ausnahme profitieren alle Patienten, die von einer psychotischen Erkrankung gesunden, von nachgehender psychiatrischer Fürsorge. Dies ist besonders wichtig, wenn eine Elektroschockbehandlung angewandt wurde. Besondere Aufmerksamkeit sollte man auf die Tatsache des zeitweiligen Erinnerungsverlustes richten, der normalerweise dieser Behandlung folgt. Aber ob mit oder ohne Elektroschock behandelt, benötigt der postpsychotische Patient Hilfe, z. B. unter den folgenden Aspekten seiner Erkrankung:

1. Verlust von Selbstvertrauen und Selbstachtung, welcher einer Einweisung in eine psychiatrische Klinik und der Erkrankung an einer Psychose folgt.

2. Wiederaufnahme persönlicher Beziehungen und Versuch, die sozialen und ökonomischen Angelegenheiten zu reorganisieren.

3. Verständnis einiger der Probleme, welche die psychotische Erkrankung ausgelöst hat.

4. Unterstützung und Stärkung der Persönlichkeit, um weitere psychiatrische Probleme in der Zukunft zu verhindern.

Die nachgehende Fürsorge kann nach folgenden Richtlinien durchgeführt werden:

1. Individuelle Psychotherapie über einen langen Zeitraum.

2. Gruppentherapie, manchmal zusammen mit anderen aus dem Krankenhaus entlassenen Patienten.

3. Beständige Einnahme von Medikamenten, besonders von Neuroleptica und Antidepressiva. (Warnung: die zeitlich unbegrenzte Anwendung dieser Medikamente ohne routinemäßige ärztliche und psychiatrische Untersuchung und ohne eine persönliche Beziehung in einer Therapie erscheint nicht ratsam.)

Bruck, H.: Psychotherapy with schizophrenics. Arch. Gen. Psychiat. **14**, 346–351 (1966).

Grinspoon, L. et al.: Psychotherapy and pharmacology in chronic schizophrenia. Amer. J. Psychiat. **124**, 1645–1652 (1968).

Häfner, H.: Soziotherapie und Rehabilitation Schizophrener. Med. Klin. **61**, 649–653 (1966).

May, P. R. A.: Treatment of schizophrenia: A comparative study of five treatment methods. Science House 1968.

Toxische und organische Psychosen

Diese Gruppe von Psychosen wird durch physikalische und chemische Veränderungen der Gehirnzellen verursacht. Nach ihrem klinischen Verlauf werden sie in zwei Typen eingeteilt: 1. Die akute Hirnerkrankung (acute brain syndrome); 2. die chronische Hirnerkrankung (chronic brain syndrome).

Akutes hirnorganisches Syndrom

Unter das akute hirnorganische Syndrom subsummiert man alle Störungen, welche im Zusammenhang mit einem Delir auftreten und die Wahrnehmungs- wie auch die Verstandesfunktionen beeinträchtigen. Die Ursachen solcher Störungen sind mannigfaltig; es kann sich dabei um Drogenintoxikationen, Stoffwechselstörungen, Pellagra, Dehydratation, fieberhafte Infektionskrankheiten, intrakranielle Infektionen oder Kopfverletzungen handeln. Die Hauptsymptome sind Verwirrtheit, Desorientiertheit, delirantes Zustandsbild, oft besonders ernst des Nachts. Wird keine Behandlung eingeleitet, nimmt der Grad der Verwirrtheit und Desorientiertheit zu, Halluzinationen treten auf (hauptsächlich optische), wie auch auffallende Unruhe und Erregtheit, Erinnerungs- und Gedächtnisstörungen. Die Schwere der Symptome wechselt auffallend häufig. In Extremfällen werden sogar unversehens Versuche unternommen, sich oder andere zu töten. Die Laborbefunde sind ausschlaggebend für die Bestimmung der ätiologischen Faktoren des Delirs (z. B. erhöhter Blut-Brom- oder Blut-Alkohol-Spiegel, Barbituratgehalt des Urins und erhöhter Blutharnstoffspiegel).

Behandlung

Spezifische Ursachen machen eine spezifische Therapie erforderlich (z. B. müssen Herzinsuffizienz, hepatisches Koma, Urämie entsprechend behandelt werden).

A. Schutz vor Selbstbeschädigung: Einweisung ins Krankenhaus! Ein sicherer ruhiger Raum, am besten im Erdgeschoß, ist zu bevorzugen. Die Fenster sollten mit Sicherheitsvorrichtungen versehen sein. Alle nicht notwendigen Möbelstücke sollten aus dem Raum entfernt sein, außer einem Bett oder – wenn notwendig – nur einer Matratze auf dem Fußboden. Der Raum sollte keine Gegenstände enthalten, die der Patient zur Zerstörung benutzen kann. Wenn irgend möglich sollte man eine mechanische Fixierung des Patienten vermeiden, es sei denn spezielle ärztliche oder chirurgische Maßnahmen machen es erforderlich, den Patienten zu fixieren. Zu bevorzugen sind „chemische Fesseln".

B. Beruhigung des Patienten: Man sollte versuchen zu verstehen, daß die Handlungen des Patienten die einer verwirrten und fehlorientierten Person sind. Der Raum sollte ausreichend beleuchtet sein, Tag und Nacht, und frei von Schatten. Ungewöhnliche Geräusche sollte man versuchen zu vermeiden, gewohnte Laute können den Patienten beruhigen. Man sollte daran denken, daß der Patient verwirrt ist und fremde sensorische Reize mißinterpretieren könnte. Man muß ihm auch immer wieder helfen zu verstehen, was um ihn herum vorgeht und warum er in dieser speziellen Situation ist. Diagnostische und therapeutische Prozeduren sollten mit einfachen klaren Worten erklärt werden. Hilfreich kann der Einfluß der Angehörigen oder Freunde des Patienten sein. Ständige Beaufsichtigung durch Pflegepersonal ist notwendig, ebenso die gewissenhafte Kontrolle von Puls, Atmung und Blutdruck.

C. Beruhigungs- und Schlafmittel: Überdosierung vermeiden! Die Medikation und ihren Einfluß auf die Entwicklung des Delirs beobachten! Zu beachten ist die potenzierende Wirkung bei der Kombination von Sedativa mit Tranquilizern.

1. Chlorpromazin (Megaphen®) oder Thioridazin (Melleril®) sind geeignete Medikamente; abhängig vom Grad der Erregtheit gibt man 50–200 mg oral oder i.m. 3–4mal täglich. (In Deutschland werden Haloperidol®, Dominal®, Jatroneural® sowie die Tranquilizer Valium®, Librium®, Nobrium® und Distraneurin® mehr verwendet.) Phenothiazine sind zur Behandlung der Entziehungserscheinungen nach Abusus von Sedativa oder zur Beherrschung von Krampfzuständen nicht geeignet.

2. Paraldehyd kann bei Delirien (auch beim Alkoholdelir) nützlich sein. (In Deutschland kaum benutzt, da sich Haloperidol oder Distraneurin als wesentlich weniger toxisch und therapeutisch effektiver erwiesen haben!) Man dosiert am besten 5–15 ml in Milch oder Fruchtsaft und gibt es oral oder 5–10 ml tief intraglutäal oder auch 10–30 ml in Pflanzenöl aufgelöst (1 : 2) rectal.

3. Anstatt Paraldehyd kann man auch Chloralhydrat geben, entweder 2–8 ml einer 25prozentigen Lösung oder in Kapseln 0,5–1,0 g peroral.

4. Barbiturate können angewandt werden zur Behandlung von Delirien, welche beim Entzug von sedativ-hypnotischen Drogen der Alkohol-Barbiturat-Gruppe auftreten und auch, um Krampfzustände unter Kontrolle zu bringen. Im allgemeinen werden sie von alten und schwachen Patienten nicht vertragen. Dann gibt man besser Pentobarbitalsalze, u. zw. 100–200 mg oral oder i. m., wenn nötig alle 1–2 Std. und vergrößert allmählich die Zeitabstände zwischen den einzelnen Applikationen auf zunächst sechs Std., schleicht dann aber schließlich mit dem Medikament aus.

5. Es kann auch Chlordiazepoxid (Librium), 50–100 mg oder Diazepam (Valium), 10 mg i.m. appliziert werden. Oral gebe man Librium 10–23 mg pro Dosis, Valium 5–10 mg pro Dosis 2—4mal täglich.

6. Diphenylhydantoin (Zentropil®, Dilantin) sollte bei Krampfzuständen in einer Dosis von 200–300 mg täglich verabreicht werden. Bei Entziehungserscheinungen nach Abusus von Sedativa ist es unwirksam.

D. Ernährung und Flüssigkeitszufuhr: Wenn keine besondere Notwendigkeit besteht, die Flüssigkeitszufuhr zu beschränken, sollte die normale Flüssigkeitszufuhr aufrechterhalten werden. Dies ist besonders wichtig bei Fieber. Beim Delirium tremens des Alkoholikers können 2–4 l einer 5- bis 10prozentigen Glucoselösung mit 100 mg Vitamin B 1 und 100 mg Nicotinsäure gegeben werden. Häufige kleine Mahlzeiten werden am besten vertragen. 200 mg Nicotinamid 2mal täglich oral ergänzen diese Behandlung.

E. Psychiatrische Pflege: Eine besondere Pflege ist gewöhnlich angebracht und wird am besten auf einer psychiatrischen Station oder auf einer inneren Station, z. B. einer Intensivstation mit psychiatrischer Konsultation durchgeführt.

Chronisches hirnorganisches Syndrom

Es handelt sich hierbei gewöhnlich um irreversible Hirnfunktionsstörungen nach einer Hirnerkrankung oder bei Hirnatrophie (meist infolge von Cerebralsklerose); Beginn in der Regel im 6. Lebensjahrzehnt. Es manifestiert sich im allgemeinen in Form der Abstumpfung der Persönlichkeit und geht einher mit dem Verlust der Anpassungsfähigkeit und dem Nachlassen der geistigen Fähigkeiten. Der Patient wird unbeholfen und schlampig, leicht erregbar, verwirrt und verblödet schließlich. Körperliche Beschwerden stellen sich ein, depressive Verstimmungszustände treten auf, es kommt zu wiederholten Suicidversuchen. Spezifische Labor- und Röntgenuntersuchungen offenbaren den zugrunde liegenden Abbau. Das EEG ist häufig anormal. Psychologische Tests sind auch hier geeignet, organische von psychogenen Störungen abzugrenzen.

Behandlung

Die Behandlung ist vor allen Dingen symptomatisch und supportiv, wenn keine spezifische Therapie der Grundkrankheit erfolgen kann. In den meisten Fällen verläuft das Leiden prozeßhaft, und pflegerische Hilfe in einem Heim wird bald unumgänglich. Wie man dem Patienten eine freundliche Umgebung und das Gefühl, noch zu etwas nutze zu sein (soweit er überhaupt noch zu Beschäftigungen herangezogen werden kann) vermitteln kann, steht im Vordergrund der therapeutischen Überlegungen. Die Familie sollte dazu ermutigt werden, in einem langfristig angelegten Behandlungsprogramm mitzuarbeiten. Dies dürfte überhaupt der wichtigste Aspekt der gesamten Behandlung sein.

Erregungszustände können mit Haloperidol® günstig beeinflußt werden. Nachts sollte man das Licht brennen lassen, um ziellosem Herumirren vorzubeugen.

Minderbegabungen

Glücklicherweise sind die früheren Konzepte der geistigen Minderbegabung, wobei man diagnostische Einheiten lediglich nach dem klinischen Eindruck schuf, verlassen worden. Die Bezeichnungen Morone, Debiler, Imbeziler und Idiot haben heute keinen Platz in einem Kulturland mehr. Geistige Minderbegabung wird nach dem sie verursachenden Grund klassifiziert, z. B. erblich, familiär oder sekundär zur organischen Erkrankung, und die Grade der Insuffizienz werden beschrieben wie Grenzfälle, mild, mäßig oder schwer, je nach dem Ergebnis der psychometrischen Testverfahren. Die psychometrischen Tests sollten sowohl den verbalen als auch den Handlungs- sowie den Gesamt-IQ erfassen. Häufig findet sich eine Diskrepanz zwischen der Höhe des verbalen und des Handlungs-IQ. In Grenzfällen (IQ 75 bis 85) ist es häufig notwendig, eine ganze Serie von Tests anzuwenden oder bestimmte Tests zu wiederholen, um ein verwertbares Ergebnis zu bekommen. Besondere Aufmerksamkeit muß den Faktoren, welche die Gültigkeit der psychometrischen Tests beeinflussen können, geschenkt werden, z. B. begrenzte Schulbildung, Sprachschwierigkeiten, Sehschwäche oder Schwerhörigkeit, stark ausgeprägte Angst oder Spannung während der Untersuchung.

Für einen geistig Minderbegabten ist die soziale Anpassung häufig viel schwieriger als für einen Normalen, und es hängt dabei viel von der frühzeitigen Erkennung der Problematik ab sowie von einer verständnisvollen und guten sozialen und beruflichen Führung. Es ist nichts Ungewöhnliches, daß ein fehlangepaßter minderbegabter Patient neurotische, soziopathische oder psychotische Reaktionen entwickelt. Vielen minderbegabten Patienten gelingt es andererseits, einen produktiven und anerkannten Platz in unserer Gesellschaft zu erlangen. Wichtige Aspekte eines fortlaufenden unterstützenden Programms sind: beschützende Umgebung, Berufstraining gemäß den physischen und geistigen Fähigkeiten der behinderten Person, verständnisvolle und zugewandte Eltern, Freunde, Lehrer und Ärzte, besondere Einrichtungen der Gemeinde soweit benötigt.

Psychopharmakologisch wirksame Substanzen

Medikamente mit sowohl beruhigender als auch schlaffördernder Wirkung

(Sedativa, Hypnotica)

Sedativa oder Hypnotica sind Medikamente, welche das Zentralnervensystem sedieren und in kleinen Dosen dazu benutzt werden, um Angst zu beseitigen, und in größeren Mengen, um Schlaf zu erzielen. Abhängig von der Dosis können sie folgende Wirkungen haben: Einfache Sedierung, Ataxie, Erregung, Schlaf, allgemeine Betäubung mit Verlust der Schutzreflexe und Atemdepression. Zusätzlich sind sie teilweise Antiepileptica und unterdrücken die Eigenaktivität des Rückenmarks. Ihre ständige Benutzung kann zur Gewöhnung und zu Entziehungskrampfanfällen führen.

Klinischer Indikationsbereich

1. Um die spontane Aktivität zu mildern, vor allem wenn Bettruhe indiziert ist, z. B. bei der Thyreotoxikose.

2. Zur symptomatischen Behandlung von Angst*.

3. Um Schlaf zu erzeugen.

4. Besondere Verwendung vor und bei der Narkose.

Nebenwirkungen und Toxicität

1. Katergefühle: Eine sedierende Wirkung, die über die gewünschte Zeit anhält, kann für den Patienten sehr unangenehm sein.

2. Ataxie und Enthemmung, vergleichbar mit den Wirkungen des Alkohols.

---

* wenig ratsam. (Anm. d. Ü.)

3. Erregungszustände, vergleichbar dem Exzitationsstadium der allgemeinen Narkose. Diesen Effekt sieht man häufiger bei jungen und alten Patienten, wenn zusätzlich noch Schmerz vorhanden ist.

4. Ausgesprochene Lähmung mit Koma und Atem- sowie Kreislaufdepression.

5. Gewöhnung.

6. Entziehung: Übererregbarkeit und Krampfanfälle.

Allgemeine Klassifikation und Wahl des einzelnen Präparates

Chemisch ist die Gruppe dieser Medikamente uneinheitlich und schließt Alkohole, Chloralhydrat, Urethane, substituierten Harnstoff und Barbitursäureabkömmlinge mit ein. In ihren biologischen Eigenschaften unterscheiden sie sich praktisch nur durch die Geschwindigkeit ihres Wirkungseintritts und die Dauer ihres Verbleibens im Organismus.

Tabelle 18–3. *Beruhigende und schlaffördernde Medikamente*

	Orale Dosis	
	Hypnotische Einzeldosis	Sedierende Dosis (3–4mal täglich)
Kurzwirkende:		
Neodorm	100–200 mg	30 mg
Paraldehyd	12–16 ml	
Evipan	250–500 mg	
Valmid	500–1000 mg	
Noludar	200–400 mg	50–100 mg
Placidyl	500–1000 mg	100–200 mg
Chloralhydrat	500–1000 mg	
Chloretone	500–1000 mg	
Mittelkurzwirkende:		
Delvinal	100–200 mg	30 mg
Medomin	200–400 mg	50–100 mg
Miltaun		400 mg
Doriden	500 mg	125–250 mg
Langwirkende:		
Luminal	100 mg	15–30 mg
Librium		15–20 mg
Valium		5–10 mg
Adumbran (Praxiten)		10–20 mg (15 mg)

Vorsichtsmaßnahmen

Die Kombination von Sedativa mit anderen, das zentralnervöse System lähmenden Substanzen, z. B. mit Alkohol, Tranquilizern, Morphium und verwandten Medikamenten, muß mit besonderer Vorsicht gehandhabt werden. Leberinsuffizienz wird meistens als eine relative Kontraindikation gegen die Anwendung eines dieser Medikamente betrachtet. Hier sind die Gefahren einer verlängerten Wirksamkeit wegen langsamen Abbaus besonders groß. Allerdings hat sich die Notwendigkeit dieser Vorsichtsmaßnahme in der Klinik bisher nicht bestätigt.

Bei den kurzwirkenden Sedativa und Schlafmitteln beginnt die Wirkung schon rasch nach der Aufnahme (20 bis 30 min) und hält nur ca. 3 bis 4 Std. vor. Medikamente dieser Gruppe sind indiziert bei Einschlafstörungen und als präoperative Medikation. Die angenehme Wirkung und große Popularität des Pentobarbitals und seiner Derivate haben es zu dem am häufigsten benutzten Medikament dieser Gruppe gemacht. Andere Medikamente dieser Gruppe, vielleicht mit Ausnahme von Chloralhydrat, haben demgegenüber keine Vorteile.

Die langwirkenden Medikamente werden

am besten wiederholt in kleinen Dosen zur Sedierung benutzt. Sie erreichen den Gipfel ihrer Wirksamkeit erst nach mehreren Stunden, und wenn größere Mengen appliziert werden, führt dies häufig zum Kater (hangover).

Die Schlafmittel mit mittellanger Wirkungsdauer sind für Patienten geeignet, die leicht einschlafen können, aber ihrer Meinung nach zu früh aufwachen. Seit kurzem benutzt man sie auch zur Behandlung von Angstzuständen während des Tages, häufig mit der falschen Erwartung, daß neuere Medikamente in irgendeiner Weise besser sind als schon länger bekannte.* Unter kontrollierten experimentellen Bedingungen können weder ein Patient noch der Arzt die Wirkung von Meprobamat von der des Amobarbital unterscheiden. Hohe Dosen von kurzwirkenden und mittellangwirkenden Sedativa erzeugen eine Enthemmung; dieser euphorisierende Effekt hat häufig zu Mißbrauch geführt. Die ultrakurzwirkenden Verbindungen (Thiopental) haben eine so kurze Wirkungsdauer, daß sie nur in der allgemeinen Narkose verwendet werden. Alle die in der Tabelle 18–3 angeführten Medikamente können Schläfrigkeit, Verwirrtheit, Euphorie oder Erregung erzeugen. Eine schwerere Vergiftung ist gekennzeichnet durch Delirium, Koma, langsame und flache Atmung sowie Kreislaufkollaps.

Neuroleptica

Im Gegensatz zu den nur sedierenden Medikamenten sind die Neuroleptica in der Lage, z. B. manische und schizophrene Patienten zu beruhigen, ohne ihre Fähigkeit, auf äußere Reize normal zu reagieren, zu beeinflussen. Daher haben die Neuroleptica fruchtbare Anwendung in der Behandlung von psychotischen Patienten gefunden. Sie sollten nicht zur Behandlung und Erleichterung neurotischer Angst, wie sie am häufigsten in der Sprechstunde angetroffen wird, angewandt werden. Die toxischen Erscheinungen der Neuroleptica bestehen in plötzlichem Blutdruckabfall, Sedierung, atropinähnlichen Wirkungen auf Augen, Blase und Pulsfrequenz. Andere Nebenwirkungen, wie extrapyramidale Zeichen, ähnlich dem Parkinsonsyndrom, paroxysmale Dyskinesien und unkontrollierbare Unruhe (Akathisie) können häufig mit Antiparkinsonmitteln behoben werden. Hohe Dosen können Krampfanfälle provozieren. Bisher ist noch nicht klar, ob sich die gebräuchlichen Phenothiazine in ihrer klinischen Anwendbarkeit und Effektivität voneinander unterscheiden. Die Anwendung von z. B. Promazin hat in Amerika zum Auftreten von zahlreichen Agranulocytosen geführt. Melleril® z. B. hat einige Fälle von Pigmentveränderungen auf der Retina hervorgerufen, mehr als andere Phenothiazine, obwohl es noch nicht sehr lange auf dem Markt ist. Dem Megaphen® wird nachgesagt, daß es eine cholestatische Hepatitis verursachen kann; diskutiert wird auch eine allergische Entstehung der Hepatitis durch Megaphen. Die Gelbsucht ist jedoch reversibel, und es tritt kein ernsthafter Leberzellschaden auf. In letzter Zeit ist allerdings die Häufigkeit von Gelbsucht nach Einnahme von Megaphen erheblich zurückgegangen, was die Vermutung nahelegt, daß es sich um noch nicht reine Präparate gehandelt haben könnte. Megaphen ist bis heute das am häufigsten angewandte Medikament seiner Gruppe. Die Wirkung der Neuroleptica addiert sich mit der anderer (sedativer) Medikamente zu einem lähmenden Effekt auf das Zentralnervensystem, mit Ausnahme der Analgetica, deren Wirkung durch die Neuroleptica stark potenziert wird. Bei schweren psychiatrischen Erkrankungen wird die tägliche Dosis langsam gesteigert, bis eine befriedigende Wirkung erzielt ist oder störende Nebenerscheinungen auftreten. Auf der Tabelle 18–4 sind die üblichen Anfangsmengen dieser Medikamente aufgeführt. Außerdem kann man gut die Potenz der einzelnen Medikamente miteinander vergleichen. Parenterale Zubereitungen stehen zur Verfügung und finden häufig Verwendung bei psychotischen Erregungszuständen. Die anfängliche intramuskuläre Dosis sollte ungefähr so hoch wie die orale sein.

---

* Hier haben die Benzodiazepine (Valium, Librium) ein weites Indikationsfeld. (Anm. d. Ü.)

Tabelle 18–4. *Antipsychotisch wirksame Neuroleptica*

	Dosis für Erwachsene (3–4mal täglich)
Chlorpromazin (Megaphen)	25–50 mg
Promazin (Protactyl, Verophen)	50–200 mg
Trifluoperazin (Jatroneural)	10–20 mg
Thioridazin (Melleril)	10–25 mg
Chlorprothixen (Truxal, Taractan)	25 mg
Tiotixen (Orbinamon)	1–2 mg
Die folgenden Medikamente haben nur ausgeprägte sedierende Eigenschaften, erzeugen aber häufiger extrapyramidale Symptome:	
Prochloperazin	5–10 mg
Perphenazin (Decentan)	2–4 mg
Fluphenazin (Lyogen, Omca)	1 mg
Thiopropazat (Dartal)	5–10 mg
Haloperidol	1 mg
Ausgeprägt sedierende Eigenschaften:	
Promethazin (Atosil)	25 mg

Antidepressiva

Die Antidepressiva können zur Behandlung aller Formen von Depression benutzt werden und haben weitgehend die Elektroschockbehandlung verdrängt. Die Reaktion tritt langsamer ein als nach der Elektroschockbehandlung, und man kann nie voraussagen, bei welchem Patienten sie wirksam werden. Dennoch befürworten heute die meisten Psychiater zumindest einen Versuch mit antidepressiver Medikation (s. Tabelle 18–5). Diese Medikamente sind chemisch und pharmakologisch mit den Phenothiazinen verwandt. Die Nebenwirkungen sind ähnlich wie die nach Neurolepticaanwendung, treten aber seltener auf. Die anfängliche Dosis wird in Abständen von Tagen je nach Bedarf erhöht bis eine Reaktion sichtbar wird oder die Maximaldosis erreicht ist. Die Erhaltungsdosis wird nach Aufhellung der Stimmung ermittelt. Die Monoaminoxydasehemmer haben enttäuschende Ergebnisse gezeigt. Ihre aufhellende Wirkung wird nach einer Latenzzeit von Tagen oder Wochen bemerkbar. Andere Antidepressiva oder blutdrucksteigernde Medikamente sollten nicht vor Ablauf von mindestens 2 Wochen nach der letzten Gabe von MAO-Hemmern gegeben werden. Unerwünschte Nebeneffekte beruhen auf einer Überstimulierung des Zentralnervensystems und einer kombinierten sympathicolytisch und sympathicomimetischen Wirkung. Amphetamine können bei weniger schweren Depressionen angewandt werden. Präparate und Dosierung werden in dem Kapitel über Fettsucht beschrieben. Ritalin® ist ein verhältnismäßig schwaches Medikament dieser Gruppe, wenn es in den empfohlenen Dosen benutzt wird. Tranylcypromin (Parnate®) hat ähnliche Eigenschaften wie die Amphetamine und die Monoaminoxydasehemmer. Die versehentliche Einnahme von Speisen, die Tyramin enthalten, z. B. Käse oder Bier, während der Behandlung mit Tranylcypromin und MAO-Hemmern kann zu schweren hypertensiven Reaktionen führen.

Allgemeine Literatur

Bolian, G. C.: The child psychiatrist and the mental retardation „team". Arch. Gen. Psychiat. **18**, 360–366 (1968).

Menolascino, F. J.: The facade of mental retardation: Its challenge to child psychiatry. Amer. J. Psychiat. **122**, 1227–1235 (1966).

Tabelle 18–5. *Die zur Zeit gebräuchlichsten antidepressiv wirkenden Psychopharmaka*

Gruppe	Chemische Kurzbezeichnung	Warenzeichen	Durchschnittliche Tagesgesamtdosis	Besondere Komplikationsmöglichkeiten und Gefahren:	Allgemeine besonders häufige oder störende Neben- oder Begleitwirkungen
Monoaminoxydasehemmer Hydrazin-Derivate	Iproniazid	Marsilid*	25–200 mg	Unverträglichkeit mit anderen Antidepressiva**, Wein, Käse und Salzheringen sowie mit Weckaminen. Blutdruckkrisen. Zunahme der psychischen Erregung mit Steigerung der Suicidgefahr. Vorsicht bei Leberparenchymschäden und Diabetes! Vereinzelt Krampfanfälle, Schlafstörungen Kontraindikation: Sympathicomimetica***	Neurovegetative Symptome Zittern, Akkommodationsstörungen der Augen, Kopfdruck, Trockenheit der Schleimhäute, Müdigkeit mit Herabsetzung der Leistungsfähigkeit bei der Arbeit und im Straßenverkehr. Miktionsstörungen. Impotentia coeundi. Obstipation, Gewichtsschwankungen.
	Isocarboxazid	Marplan*	20–60 mg		
	Nialamid	Niamid*	75–150 mg		
	Tranylcypromin	Parnate	20–60 mg		
	Phenelzin	Nardil* Stinerval	45–90 mg		
	Tranylcypromin + Trifluoperazin	Jatrosom	2x 1 bis 2x 2 Dragées		
Tricyclische Antidepressiva	Desipramin	Pertofran	25–150 mg		Herz- und Kreislaufreaktionen: Tachykardien, Pulsbeschleunigungen. Kreislaufbelastung mit Schwindel, Blutdrucksenkung und Kollapsneigung. Thrombosen und Embolien. Psychische Begleiterscheinungen: Besonders bei parenteraler Applikation kann es bei endogenen Depressionen nach Anwendung aller 3 Gruppen zu einem Umschlag in ein manisches Zustandsbild kommen. Potenzierung mit eventueller Unverträglichkeit besonders bei Alkohol und Barbituraten. Sonstige Begleitwirkungen: Allergische Dermatosen. Beeinflussung des Hormonhaushaltes. Vorsicht bei erhöhtem Augeninnendruck!
	Nortriptylin	Acetexa Aventyl Nortrilen	30–150 mg	Unverträglichkeit mit MAO-Hemmern.	
	Protriptylin	Maximed		Krampfanfälle.	
	Imipramin	Tofranil	30–300 mg	Schweißausbrüche. Beeinträchtigung der Herzfunktion bei vorgeschädigtem Herzen: besonders Reizleitungsstörungen.	
	Dimetacrin	Istonil	40–300 mg		
	Noxiptilin****	Agedal	100–200 mg		
	Clomipramin	Anafranil	20–150 mg		
	Dibenzepin	Noveril	120–480 mg		
	Melitracen	Trausabun	50–225 mg	Delirante Syndrome. Innere Unruhe Allergische Dermatosen und Photosensibilisierung	
	Amytriptylin*****	Laroxyl Tryptizol Saroten	30–200 mg		
	Trimipramin	Surmontil Stangyl	30–300 mg		
Schwache potente Neuroleptica	Pipamperon	Dipiperon	Dosis vorwiegend unterhalb der neuroleptischen Schwelle	Bei starker Disposition zur neuroleptischen Wirkung oder bei zu hoher Dosierung Auftreten grobmotorischer extrapyramidaler Symptome. Ödeme. (Photosensibilität, Magenbrennen)	
	Thioridazin	Melleril Melleretten			
	Chlorprothixen	Taractan Truxal Truxaletten			
	Levomepromazin	Neurocil			
	Opipramol	Insidon	50–150 mg		

Zunahme des erregenden Effektes (↑)

Zunahme des dämpfenden Effektes (↓)

Alcoholics Anonymous: The story of how many thousands have recovered from alcoholism, 7th printing. Cornwall 1965.

Becker, E.: The revolution in psychiatry. Macmillan 1964.

Elkins, H. K.: Psychiatry. Chap 20 in current medical references, 6th ed., Chatton, M. J., Sanazaro, P. J. (editors). Lange 1970.

Hollister, L.: Psychopharmacological drugs. JAMA **196**, 411–413 (1966).

Wolberg, L. R.: Psychotherapy and the behavioral sciences. Grune & Stratton 1966.

Anmerkungen und Text zu Tabelle 18–5:

* nicht mehr im Handel.

** Es wird eine Interferenzzeit von 14 Tagen zwischen der Verordnung von MAOH und tricyclischen Antidepressiva empfohlen.

Bei Jatrosom wird wegen geringer Kumulationstendenz ein freies Intervall von nur 3–6 Tagen nach dem Absetzen angegeben (Harrer), sofern anschließend tricyclische Antidepressiva verordnet werden sollen. In umgekehrter Reihenfolge soll das Intervall mindestens 1 Woche betragen. Während des Intervalls können Tranquilizer und Neuroleptica verordnet werden.

Hippius empfiehlt bei der Verordnung von MAOH, dem Patienten grundsätzlich den Genuß von Alkohol (auch von Bier) zu untersagen und ihm die Auflage zu geben, den behandelnden Arzt jeweils zu fragen, ob und welche weiteren Medikamente er zusätzlich einnehmen darf, um eventuelle Unverträglichkeitsreaktionen zu vermeiden.

Verf. schlägt in Ergänzung hierzu vor, daß die Ärzte von den betreffenden Firmen Listen anfordern, die alle Medikamente enthalten, die bei der Verordnung von MAOH kontraindiziert sind. Diesen Listen sollten auch alle Kombinationspräparate erfassen, in denen kontraindizierte Medikamente enthalten sind, wie besonders die tricyclischen Antidepressiva, Sympathicomimetica, Reserpin u. a.

*** Achtung, bei MAOH keine Kombination mit blutdrucksteigernden Kreislaufmitteln. Vorsicht bei Kombination mit blutdrucksenkenden Mitteln und Antiparkinsonmitteln!

**** Vorläufige Einordnung.

***** Kombinationspräparat Limbatril® (12,5 mg Amytriptylin + 5 mg Chlordiazepoxid). Limbatril® F (25 mg Amytriptylin + 10 mg Chlordiazepoxid).

Zu berücksichtigen:

Grob schematische Darstellung gemäß klinischen Eindrücken. Statistisch signifikante Vergleichsergebnisse bei den verschiedenen Medikamenten zum Grad der erregenden, dämpfenden und antidepressiven Wirkung, der vom Medikament, von der Dosis und von der individuellen Disposition abhängt, fehlen weitgehend. Dies erklärt sich z. T. damit, daß im Unterschied zur neuroleptischen Wirkung (Indicator: Hypokinesie s. o.) ein sicherer körperlicher (meßbarer, objektivierbarer) Indicator, der das Einsetzen der antidepressiven Wirkung anzeigt, bisher nicht gefunden wurde. Einer klinischen Untersuchung der antidepressiven Wirkung fehlt daher im Unterschied zur neuroleptischen Wirkung (extrapyramidale feinmotorische Hypokinesie = Handschrift, s. o.) eine methodisch exakte Bezugsmöglichkeit. Ferner gestattet der Tierversuch – wiederum im Unterschied zur neuroleptischen Wirkung – bisher keine Voraussagen, ob und in welchem Umfang ein Stoff antidepressive Eigenschaften beim Menschen entwickelt.

Die Zusammenstellung der Tabelle erfolgte unter Berücksichtigung von Übersichten von Kielholz und Wagensommer sowie eigener klinischer Erfahrungen.

19. ENDOKRINE STÖRUNGEN

Die Probleme der Diagnostik endokriner Erkrankungen

Die Diagnose endokriner Störungen wird durch die folgenden Umstände erschwert, die z. T. auf den Eigengesetzlichkeiten dieser Organsysteme beruhen:

A. Wechselbeziehungen der endokrinen Drüsen untereinander: Da die endokrinen Drüsen in engen Beziehungen zueinander stehen, können die vorliegenden Symptome und Beschwerden einer endokrinen Erkrankung auch sekundäre Störungen einer anderen inkretorischen Drüse oder sogar von mehreren repräsentieren. Ein diagnostischer Hinweis kann somit durch ein Organ gegeben sein, das sekundär durch Hypo- oder Hyperfunktion der betreffenden endokrinen Drüse beeinträchtigt wird. Z. B. kann eine Amenorrhoe sowohl durch eine Störung der Hypophysen- oder Nebennierenrindenfunktion als auch durch eine primäre Eierstockserkrankung hervorgerufen werden.

B. Homöostatische (kompensatorische) Mechanismen: Oft ist das gut ausbalancierte homöostatische Regulationssystem in der Hypophyse dafür verantwortlich zu machen, daß verschiedene krankhafte Störungen zunächst maskiert sind.

C. Relation von organischen Veränderungen zu den resultierenden funktionellen Störungen: Die metabolische Wirkung irgendeiner endokrinen Störung ist nicht notwendigerweise von dem Ausmaß der vorliegenden organischen Veränderung abhängig. Ein kleiner Tumor kann schwere Störungen nach sich ziehen (z. B. im Hypothalamus), während eine auffällige Vergrößerung einer endokrinen Drüse (euthyreote Struma) zu keinen krankhaften Konsequenzen (außer Verdrängungserscheinungen) führt.

D. Das Verhältnis physiologischer und pathologischer Veränderungen zueinander: Die Grenzlinie zwischen einer physiologischen Variation und pathologischen Veränderungen kann ggf. nur angedeutet sein (z. B. physiologischer Wachstumsspurt, verglichen mit Gigantismus): Das „Ziel"-Organ mag gegenüber den normalen Mengen einer Hormonausschüttung entweder ungewöhnlich sensitiv (Fälle von Hirsutismus bei der Frau) oder auch resistent sein.

Neuerdings konnte wahrscheinlich gemacht werden, daß viele Hormone auf ihre Bestimmungsorgane durch Stimulierung der cyclischen Adenosinmonophosphat-(cAMP) Bildung wirken.

E. Wissenslücken: Einige endokrine Organe sind durch z. T. noch ungenügend definierte bzw. untersuchte neurohumorale Faktoren, wahrscheinlich des Hypothalamus stimulierbar. Die Diagnose und Abklärung dieser Störungen entlang dieser Regulationskette liegt z. Teil noch jenseits der Möglichkeiten unserer Forschung, wird aber neuerdings durch die Synthese und klinisch-diagnostische Anwendung von sogenannten „releasing"-Hormonen, wie z. B. dem „Thyreotropin-Releasing-Hormon" (TRH) weiter gefördert.

F. Multiple und nichtendokrine Wechselbeziehungen: Die wachsende Anzahl von Syndromen von multiplen endokrinen Tumoren, Autoimmunmechanismen (oft familiär) und die sog. paraneoplastischen Syndrome mit endokrinen Folgeerscheinungen nichtendokriner Tumoren haben zu einer weiteren Komplikation der diagnostischen Probleme geführt.

G. Schwierigkeiten der Labordiagnose: Direkte chemische und immunologische Bestimmungsmethoden verschiedenster Hormone im Blut und im Harn sind in wachsender Anzahl entwickelt worden; sie haben neuerdings die Frage der Konkurrenz zwischen biologischer Aktivität und Nachweismethoden aufgeworfen. Solange sie nicht perfektionierter, weniger aufwendig und für die allgemeine klinische Anwendung verfügbar sind, müssen noch klinische Beobachtungen am Krankenbett und weniger empfindliche und indirekte diagnostische Maßnahmen im Vordergrund stehen, um eine verläßliche Diagnose der meisten endokrinen Störungen zu gewährleisten. Die radiologische Diagnostik endokriner Tumoren ist im schnellen Fortschritt begriffen.

Unspezifische Manifestationen

Wachstumsverzögerungen

Es kann manchmal recht schwierig sein, eine Wachstumsverzögerung infolge endokriner oder metabolischer Störungen von familiärem bzw. genetisch bedingtem Zwergwuchs abzugrenzen. Sehr häufig wird eine gleichzeitig verzögerte Genitalentwicklung beobachtet. Zunächst müssen Knochenerkrankungen, alimentäre Ursachen, metabolische oder Nierenstörungen ausgeschlossen werden, die zu einer Wachstumsverzögerung führen. Polydaktylie und ein Pterygium am Hals sind nicht zu übersehen. Aufzeichnung der Wachstumsgeschwindigkeit im Verlauf der Jahre zeigt, ob das Wachstum kontinuierlich seit der Geburt oder von einem bestimmten Zeitpunkt an in der Kindheit nachgelassen hat. Vor allem muß eine Hypothyreose ausgeschlossen werden, da ihre Symptomatik oft nur diskret ist und erst durch empfindliche Schilddrüsenfunktionsteste oder eine Hormonbehandlung ex iuvantibus diagnostiziert werden kann. Dysgenesie der Epiphysen (Tüpfelung) ist das Erkennungszeichen einer jugendlichen Hypothyreose. Der Unterschied zwischen einer hypophysären Unterfunktion und einer verzögerten Adoleszenz wird gewöhnlich im Erwachsenenalter offenbar. Kürzlich ist ein Zwergwuchs infolge isolierten Wachstumshormonmangels beschrieben worden. Minderwuchs wird ferner bei der gonadalen Dygenesie (Turner-Syndrom) und bei Pseudohypoparathyreoidismus gesehen. Ein schneller Wachstumsspurt mit späterer untersetzter Körpergröße ist für eine Pubertas praecox und das adrenogenitale Syndrom charakteristisch. (Merke: Bei allen Formen von Wachstumsverzögerung sollten eine genaue Bestimmung des Knochenalters und eine Röntgenaufnahme der Sella turcica durchgeführt und die Skeletproportionen sorgfältig gemessen werden.)

Übermäßiges Wachstum

Zu einem verstärkten Größenwachstum kann es entweder als familiäre oder rassische Eigentümlichkeit beim physiologischen Wachstumsspurt der Pubertät, aber auch infolge einer endokrinen Erkrankung kommen. Bei gleichzeitigem Vorliegen einer vorzeitigen Genitalentwicklung müssen eine echte Pubertas praecox infolge einer hypophysären oder hypothalamischen Störung oder eine Pseudopubertas praecox infolge verstärkter Hormonausschüttung der Nebennieren, der Hoden oder der Ovarien, häufig bei Tumoren, in Betracht gezogen werden. Werden diese Patienten nicht umgehend behandelt, so kommt es infolge des vorzeitigen Epiphysenschlusses zu einer untersetzten Endgröße der Betroffenen. Eosinophile Hypophysentumoren sind vor der Pubertät selten; später sind sie die Ursache des sog. hypophysären Gigantismus mit Vergrößerung der Sella turcica und Gesichtsfeldausfall. Ist der Epiphysenschluß eingetreten, so kommt es zur Akromegalie. Eunuchoide Individuen sind gewöhnlich hochgewachsen, die Spannweite übertrifft die Körperhöhe. Auch diabetische Kinder sind oft hochgewachsen.

Adipositas

Obwohl im Alltagsleben häufig eine Fettsucht als „hormonell" bedingt angesehen und erklärt wird, entstehen die meisten Fälle jedoch auf dem Boden konstitutioneller Faktoren und übermäßiger Nahrungszufuhr. Ein ganz plötzlicher Beginn einer massiven Fettsucht mit Lethargie oder Polyurie läßt an hypothalamische Veränderungen denken (selten). Im allgemeinen geht in der Jugend eine extreme Fettsucht gewöhnlich mit einer verzögerten Pubertät einher, gelegentlich kann aber eine leicht verstärkte Nahrungsaufnahme ein frühzeitiges Eintreten der Geschlechtsreife zur Folge haben. Hypothyreose ist entgegen landläufiger Ansicht nicht mit einer ausgeprägten Fettsucht verbunden. Beim Morbus Cushing oder einem Cushing-Syndrom ist die Adipositas gewöhnlich nur mäßig ausgeprägt, vor allem mit einem typischen „Büffelnacken", Stammfettsucht und vor allem den dünnen Extremitäten infolge des Muskelschwunds. Striae können bei allen Verlaufsformen einer Fettsucht angetroffen werden, sie sind beim Cushing-Syndrom purpurfarben, größer und zeigen meistens nicht die kontinuierliche Abblassung wie bei den Wachstumsstriae. Amenorrhoe, Hochdruck, Glucosurie oder eine diabetische Glucosetoleranz bei einer Fettsucht verschwinden häufig nach entsprechender Gewichtsreduktion. Erwähnenswert ist ferner die Fettsucht, die beim recht seltenen Inselzelladenom auftritt. Die Behandlung der Adipösen beschränkt sich meistens in einer Anregung zu vermehrter körperlicher Belastung, Calorienreduktion und gelegentlich auch Psychotherapie.

Kachexie und Schwächezustände

Als hypophysäre Kachexie (Simmondsche Erkrankung) wurden früher verschiedene Formen der Magersucht zusammengefaßt, die aufgrund der heutigen Auffassung keine hypophysäre Erkrankung sind. So geht mit der echten Hypophyseninsuffizienz des Sheehan-Syndroms keine Magersucht einher. Man sollte eher an eine Anorexia nervosa oder Diätfanatiker denken, als endokrine Störungen anzuschuldigen. Ferner ist ein Diabetes mellitus, eine Thyreotoxikose, ein Phäochromocytom und ein Morbus Addison in Erwägung zu ziehen, wenn ein anhaltender Gewichtsverlust beobachtet wird.

Abnorme Hauptpigmentierung oder Hautfarbe

In erster Linie sind zunächst normale individuelle, familiäre oder rassische Eigentümlichkeiten zu berücksichtigen. Eine Hyperpigmentation kann auch gleichzeitig mit einer Depigmentation (Vitiligo) beim Morbus Addison vorkommen, der durch Routineteste ausgeschlossen werden kann. In solchen Fällen sollte man sorgfältig auf Pigmentflecken der Schleimhäute, Zahnfleisch und Brustwarzen achten. Abgegrenzt werden muß davon die Sprue, die Hämochromatose und die Argyrie. Schwangerschaft, wie auch Thyreotoxikose gehen manchmal mit fleckigen, braunen Pigmentierungen einher, besonders im Gesicht (Chloasma uterinum). Ähnliche Beobachtungen kann man gelegentlich auch nach Einnahme von Ovulationshemmern machen. Auch andere Pharmaka (Diäthylstilböstrol) können an den Brustwarzen braun-schwarze Pigmentierungen hervorrufen. Dunkelbraune Flecken mit ausgezacktem Rand sind für das Albright-Syndrom charakteristisch (zusammen mit fibröser Dysplasie und Pubertas praecox beim weibl. Geschlecht); zarte pigmentierte Naevi (Milchkaffeeflecken) werden bei der Neurofibromatose beobachtet. Eine Acanthosis nigricans kann bei Akromegalie und andern endokrinen Tumoren vorkommen. Patienten mit einem Cushing-Syndrom haben gewöhnlich eine rötliche Gesichtsfarbe. Hyperpigmentierung, insbesondere bei Zustand nach Adrenalektomie muß an einen Hypophysentumor oder seltener an ein ektopisches ACTH-Syndrom denken lassen. Wangenröte findet man häufig beim primären Myxödem. Der Kranke mit Hypogonadismus oder Hypopituitarismus ist häufig bläßlich, wächsern, gelegentlich auch von gelblichem Teint und bräunt sich nicht an der Sonne.

Hirsutismus

Das Ausmaß und die Verteilung des Körperhaares wird durch zahlreiche Variationsmöglichkeiten auf dem Boden rassischer, familiärer oder genetischer nicht endokriner Faktoren bestimmt. Hirsutismus ist häufig jedoch ein u. U. klinisch wichtiges Symptom bei Frauen und kann das erste Zeichen einer ernst zu nehmenden malignen Erkrankung sein; in solchen Fällen ist er auch nach erfolgreicher Entfernung des Tumors selten vollständig reversibel. Hirsutismus hat auch eine größere klinische Bedeutung, wenn er nicht in der Pubertät, sondern nach Schwangerschaften oder in der Menopause auftritt; ferner wenn er mit anderen Zeichen einer Virilisierung wie Stimmbruch, Glatzenbildung oder Vergrößerung der Klitoris verbunden ist, insbesondere aber wenn er plötzlich auftritt. Immer sollte die Nebennierenrindenfunktion des Patienten überprüft werden, um einen Tumor oder eine Hyperplasie auszuschließen. Ovarielle Ursachen sind beispielsweise polycystische Ovarien (Stein-Leventhal-Syndrom), Hiluszelltumoren, Arrhenoblastome und Thekazell-Luteinisierung. Als diagnostisches Minimum muß die Bestimmung der Harnausscheidung der 17-Ketosteroide betrachtet werden, diagnostisch wertvoller sind die noch nicht überall verfügbaren Bestimmungen der Testosteronausscheidung im Harn. Man sollte sich vor der Harnsammelperiode darüber vergewissern, daß der Patient keine Androgenbehandlung oder andere Medikamente (z. B. Diphenylhydantoin) erhalten hat.

Appetitstörungen

Appetitsteigerung (Polyphagie, verbunden mit Polydipsie und Polyurie) ist ein klassisches Symptom bei einem nicht eingestellten Diabetes mellitus. Der Appetit ist jedoch nicht nur ein wichtiges endokrines Problem, sondern hängt auch bekannterweise sehr von der persönlichen Einstellung ab. Nur selten ist er die Folge einer hypothalamischen Störung, wobei gleichzeitig Somnolenz und andere entsprechende Symptome beobachtet werden (Fröhlich-Syndrom). Eine Appetitsteigerung zusammen mit Gewichtsabnahme wird bei der Thyreotoxikose beobachtet; eine Polyphagie mit Gewichtsanstieg kann auf eine beginnende Akromegalie oder auf eine Hypoglykämie bei einem Inselzelladenom hinweisen.

Auf der anderen Seite stellen Anorexie und Übelkeit bei Gewichtsrückgang und Diarrhöen ein Initialsyndrom einer Addison-Krise oder einer beginnenden diabetischen Acidose dar. Anorexie und Nausea findet man zusammen mit Obstipation bei Hypercalcämien, z. B. Hyperparathyreoidismus. Die Unterscheidung von den entsprechenden Symptomen bei Magengeschwüren (die oft auf dem Boden eines Hyperparathyreoidismus entstehen) kann schwierig sein.

Polyurie und Polydipsie

Eine mäßige Polyurie, die mit einer Polydipsie einhergeht, ist in den meisten Fällen nicht durch endokrine Ursachen bedingt und auf psychogene Faktoren zurückzuführen. Ist sie jedoch stärker ausgeprägt (mindestens 5 l täglich) und in der Vorgeschichte ein plötzliches Einsetzen auffällig, so muß an einen Diabetes mellitus bzw. bei großen Harnmengen an einen Diabetes insipidus gedacht werden. Dieser kann sich allmählich entwickeln, aber auch plötzlich nach einem Kopftrauma oder nach Hirnoperationen auftreten. Man sollte immer versuchen, organische Veränderungen im Gebiet des hinteren Hypothalamus im Bereich des Tractus supraopticohypophyseos auszuschließen. Bei Kindern muß man an einen nephrogenen Diabetes insipidus und an ein eosinophiles Granulom denken.

Ein spezifisches Gewicht des Harns über 1016 schließt praktisch einen Diabetes insipidus aus.

Polyurie und Polydipsie kann man ferner in jedem Stadium einer Hypercalcämie wie bei Hyperparathyreoidismus finden, ferner auch als Teil des Conn-Syndroms (primärer Hyperaldosteronismus), vornehmlich nachts. Polyurie kommt ferner bei renalen Tubulusstörungen wie bei der tubulären Acidose und beim Fanconi-Syndrom vor.

Gynäkomastie

Eine in den meisten Fällen schmerzlose und rasch einsetzende Vergrößerung einer oder beider Mammae findet man oft bei pubertierenden Jungen. Auch bei älteren Männern kann sie gelegentlich beobachtet werden. Meistens ist sie vorübergehend und hat keine große Bedeutung. Man muß zwischen einer echten Vergrößerung des Drüsenkörpers und einer gewöhnlichen Fettbrust mit Auftreibung periareolären Gewebes unterscheiden. Ein schmerzloser harter Knoten hingegen muß besonders bei einseitigem Vorkommen als carcinomverdächtig angesehen werden.

Eine echte Gynäkomastie wird bei vielen endokrinen und nichtendokrinen Erkrankungen, so z. B. Thyreotoxikose, Lebererkrankungen, Paraplegie und Nebennierentumoren, gefunden. Liegen gleichzeitig kleine harte Hoden und eine Aspermie vor, so muß an ein Klinefelter-Syndrom gedacht werden. Anhand eines Wangenschleimhautabstrichs kann durch Nachweis des chromatinpositiven Befundes die Diagnose gesichert werden.

Vergrößerung und Empfindlichkeit der Brustwarzen kann bekanntlich auch die Folge einer Oestrogenbehandlung sein, seltener nach Anwendung von Androgenen, besonders bei eunuchoiden Personen.

Gynäkomastie kann ein Hauptsyndrom bei Hodentumoren, wie z. B. Chorionepitheliomen sein, die noch zu klein sind, um getastet zu werden, aber bereits metastasiert haben. Beschrieben wurde eine Gynäkomastie bei Bronchialcarcinomen, die gonadotrope Hormone produzieren. Auch nach Hämodialyse ist sie beobachtet worden.

Eine Mammaevergrößerung kann vorübergehend sein, aber auch noch nach Absetzen einer Oestrogenbehandlung fortdauern; häufig ist aus kosmetischen Gründen ein chirurgisches Eingreifen notwendig.

Abnorme Lactation

Eine Lactation tritt physiologisch beim Neugeborenen (als „Hexenmilch") gelegentlich auf; als Teil des Syndroms einer Scheinschwangerschaft kann sie selten in Erscheinung treten oder für längere Zeit nach einer vorausgegangenen Entbindung anhalten. Gesehen wird sie ferner bei beiden Geschlechtern bei Akromegalie, selten bei Thyreotoxikose und Myxödem. Bei einigen Frauen mit einer Amenorrhoe mit oder ohne kleine chromophobe Adenome der Hypophyse (Chiari-Frommel-Syndrom) kann die Lactation so ausgeprägt sein, daß sie der Patientin äußerst lästig wird. Sie tritt weiterhin nach Hypophysenstielresektion, nach Thorakoplastik oder sogar nach Hysterektomie auf. Abnorme Lactation wird schließlich selten bei Oestrogen-sezernierenden Nebennierenrindentumoren und ebenso selten bei Luteincysten und Chorionepitheliom gesehen. Einige Medikamente (Chlorpromazin) können die Milchabsonderung anregen.

Pubertas praecox (bei beiden Geschlechtern)

Pubertas praecox kommt oft familiär vor, kann aber auch ein Zeichen einer ernsten organischen Erkrankung sein. Man muß zwischen echter und Pseudo-Pubertas-praecox unterscheiden. Gelegentlich kommt es nur zu einer vorzeitigen Brustentwicklung („Thelarche") oder zum vorzeitigen Auftreten von Scham- und Achselbehaarung („Adrenarche") mit folgendem normalen Eintreten der Menstruation. Die Ursache einer echten Pubertas praecox sind zunächst Veränderungen im Bereich des Hypothalamus wie Encephalitis, bestimmte Tumoren (Hamartome des Tuber cinereum). Gleichfalls findet man sie bei Mädchen, die das sog. Albright-Syndrom haben (Kombination von fibröser Knochendysplasie und Pigmentflecken). Nebennierenrindenhyperplasie oder Nebennierentumoren und Tumoren der Geschlechtsorgane verursachen gewöhnlich eine Pseudo-Pubertas praecox mit Virilisierung oder Feminisierung. Ganz selten sind auch Hepatome die Ursache einer isosexuellen Frühreife. Eine reversible Pubertas praecox mit Lactation und Hypophysenvergrößerung kann man bei jugendlichen Hypothyreosen beobachten. Die frühzeitige Aufklärung des ursächlichen Defekts ist deshalb wichtig, da es als Folge des vorzeitigen Epiphysenschlusses bei fast allen Kindern mit einer Pubertas praecox zu einem Minderwuchs oder sogar zu einem Zwergwuchs kommt, vor allem aber weil oft die zugrunde liegenden Tumoren faktisch oder potentiell maligne sind.

Sexueller Infantilismus und verzögerte Pubertät

Es ist meistens recht schwierig, zwischen einer einfachen funktionellen Reifungsverzögerung (oft familiär) und echten organischen Ursachen zu unterscheiden. Jede Art einer gonadalen oder genetischen Störung kann sich primär durch ein Versagen der normalen sexuellen Entwicklung äußern. Viele dieser Kranken zeigen ein verstärktes Längenwachstum von eunuchoiden Proportionen, wobei die Spannweite die Körperhöhe übertrifft. Ferner denkt man an hypothalamische Veränderungen, Craniopharyngeom, Hypophysentumoren, zieht aber auch Störungen der Hoden oder Ovarien mit entsprechenden Stigmata (Pterygium colli beim Turner-Syndrom, Gynäkomastie beim Klinefelter-Syndrom) in Betracht. In solchen Fällen sind Untersuchungen der Ausscheidung der hypophysären Gonadotropine und der Harnsteroide nützlich. Unentbehrlich ist die Bestimmung des Chromosomenmusters durch Wangenschleimhautabstrich und Chromosomenanalyse.

Störungen der Potenz und der Libido bei Männern

Fast alle dieser Störungen sind psychogener Natur, eine Hormonbehandlung ist nicht indiziert. In seltenen Fällen kann ein Nachlassen des Geschlechtstriebs oder eine Störung der Keimdrüsenfunktion ein Initialsymptom eines Hypophysenadenoms, eines Morbus Addison oder einer Störung der Testesfunktion sein. Je früher die Störung auftritt, desto ausgeprägter ist die Unterentwicklung der Genitalien verbunden mit Libidoverlust. Auch ein Diabetes mellitus (insbesondere mit Neuropathie) und eine Thyreotoxikose gehen häufig zu Beginn mit ähnlichen Symptomen einher. Ferner können chronischer Alkoholismus, Mißbrauch von Sedativa und Hypnotica und auch zentral nervöse Veränderungen in Frage kommen. Ausgeschlossen werden müssen ebenfalls oestrogenbildende und feminisierende Tumoren des Hodens und der Nebennieren. Viele Patienten dürften eine psychotherapeutische Behandlung benötigen.

Kryptorchismus

Ein scheinbar fehlender Descensus der Hoden macht den Eltern der betroffenen Kinder großen Kummer; es ergeben sich jedoch nicht zwangsläufig daraus therapeutische Konsequenzen, nachdem gezeigt werden kann, daß es nach Anwendung von Wärme am Scrotum, wie z. B. in einem warmen Bad, zu einem Descensus kommt. Dies beweist, daß es sich nur um einen sog. Hodenhochstand oder Pendelhoden gehandelt hat, der darin besteht, daß es bei vermehrter Sensitivität des Cremasterreflexes zu einem länger währenden Hinaufsteigen der Testikel in das häufig vorhandene scrotale Fettgewebe kommt. Auch durch vorsichtige Palpation können die Hoden am liegenden Patienten in das Scrotum hinabgedrückt werden, was das Vorliegen von Passagehindernissen dann ausschließt.

Es besteht noch keine allgemeine Übereinstimmung über den Zeitpunkt des Beginns einer Hormonbehandlung. Wenn Testes nachweisbar sind, so kann die Behandlung mit gonadotropen Hormonen (Choriongonadotropin) einen Descensus bewirken, sofern nicht eine Hernie oder andere Hindernisse den Descensus verhindern. Sollten die Hoden nicht sicher palpabel sein, so kann versucht werden, die Harngonadotropin-Ausscheidung zu bestimmen und einen Wangenschleimhautabstrich zur Bestimmung des Geschlechtschromatins vorzunehmen.

Eine frühzeitige chirurgische Behandlung ist dann jedoch ratsam, nachdem intraabdominelle Hoden durch die höhere Temperatur in der Bauchhöhle geschädigt werden können und später in der Spermiogenese gestört sind; ferner wird angenommen, daß auch eine verstärkte Tendenz zur malignen Entartung besteht. Gelegentlich kann Kryptorchismus mit Hypogonadismus oder einem Pseudohermaphroditismus verbunden sein.

Knochen- und Gelenkschmerzen sowie pathologische Frakturen

Bei Beginn im Kindesalter und ähnlichen Symptomen in der Familienvorgeschichte sollte man zuerst an eine Osteogenesis imperfecta (man beachte blaue Skleren) denken. Knochenverbiegungen und Pseudofrakturen lassen eine Rachitis oder Osteomalacie vermuten, verursacht durch Resorptionsstörungen oder häufiger Veränderungen an den Nierentubuli. Das Zusammentreffen von Knochenschmerzen, Knochencysten und Frakturen mit Nierensteinen ist sehr verdächtig auf einen Hyperparathyreoidismus. Sind Knochenschmerzen hauptsächlich auf die Wirbelsäule beschränkt, ist besonders im Klimakterium eine Osteoporose wahrscheinlich. Beschwerden und Schmerzen der Extremitätenknochen sind dagegen auf Rachitis oder Osteomalacie verdächtig. Selbstverständlich müssen bei älteren Patienten metastatische Tumoren, multiples Myelom und Morbus Paget in Betracht gezogen werden. Metabolische Störungen sind von nichtstoffwechselbedingten Knochenerkrankungen abzugrenzen, in Zweifelsfällen kann die Knochenbiopsie wertvoll sein.

Nierenkoliken, Nierengrieß- und -steinbildung

Bei rezidivierender Nierensteinbildung sollte besonders bei Kindern immer an eine Stoffwechselstörung gedacht werden. Bei positiver Familienvorgeschichte ist eine Cystinurie sowie eine renale tubuläre Acidose mit Nephrocalcinose auszuschließen. Bei ungefähr 5% aller Fälle mit Nierensteinen liegt ein Hypoparathyreoidismus vor, der beim Nachweis von Calciumsteinen unbedingt ausgeschlossen werden muß. An systemische Knochenerkrankungen muß besonders bei subperiostaler Resorption der Fingerknochen gedacht werden. Auf Hinweise einer Osteomalacie in Verbindung mit verstärktem Calciumverlust im Harn durch die Nieren muß geachtet werden. An eine Vitamin D-Vergiftung, Sarkoidose und übermäßige Milch- und Alkalizufuhr sollte ferner gedacht werden. Bei jedem schnellen Knochenabbau kann es zur Nierensteinbildung kommen, besonders beim Morbus Paget. Harnsäuresteine kommen bei Kranken mit Gicht vor, manchmal aber auch lediglich bei sehr saurem Harn-pH; ferner nach jeder Art intensiver Behandlung einer Leukämie oder Polycythämie. Primäre Hyperoxalurie ist eine seltene Ursache schwerer Nierenverkalkungen in Verbindung mit Ablagerung von Oxalaten in Weichteilen (Oxalosis). Gelegentlich können auch Steinbildungen für eine abnorm geformte Niere verantwortlich sein. Metabolische Ursachen von Nierensteinen müßten sobald wie möglich diagnostiziert und behandelt werden, bevor es infolge Steinverschluß und folgender Infektion zu einem Nierenschaden kommt, der möglicherweise nach Beseitigung der auslösenden Ursache nicht mehr reversibel ist. Für eine genaue Diagnose ist die chemische Analyse der Nierensteine wichtig.

Tetanie und Muskelkrämpfe

Leichtere Formen einer Tetanie mit Parästhesien und Muskelkrämpfen treten gewöhnlich nach Hyperventilation mit nachfolgender Alkalose (meistens als Folge von Angstzuständen) auf. Bei Kindern muß man jedoch einen idiopathischen Hypoparathyreoidismus oder Pseudohypoparathyreoidismus ausschließen. Zu beachten sind Linsenverkalkungen (Katarakt), schlechte Zähne und röntgenologische Zeichen von Basalganglienverkalkungen bei der Schädelaufnahme. Strumektomierte Kranke lassen an einen latenten Hypoparathyreoidismus denken. Tetanie kann ferner zu den hervortretenden Beschwerden einer Osteomalacie, einer Rachitis oder einer akuten Pankreatitis gehören. Die Tetanie neonatorum wird vermutlich durch den hohen Phosphatgehalt der Milch und einen relativen Hypoparathyreoidismus hervorgerufen. Ein ähnlicher Mechanismus ist für die Neigung zu Wadenkrämpfen während der Schwangerschaft verantwortlich gemacht worden. Selten kann eine Tetanie des Neugeborenen Folge eines mütterlichen Hyperparathyreoidismus sein. Schwere hypocalcämische Tetanie führt gelegentlich zu Krämpfen und muß von einer „idiopathischen" Epilepsie unterschieden werden. Die klassischen Zeichen einer Tetanie sind das Chvostek'sche und das Trousseau'sche Zeichen. Beim Zusammentreffen mit Hochdruck und Polyurie ist ein primärer Hyperaldosteronismus möglich. Wadenkrämpfe kommen auch bei manchen Diabetikern vor. Schließlich ist auch an einen Magnesiummangel zu denken, wenn die Tetanie auf Calciumzufuhr nicht anspricht.

Persönlichkeits- und Wesensveränderungen

Diese sind oft sehr diskret und ggf. schwer zu erkennen, können jedoch wichtige Hinweise auf die vorliegende endokrine Störung liefern. Nervosität und Reizbarkeit sind charakteristisch für Hyperthyreose, Phaäochromocytom und Hypoparathyreoidismus. Bei hypocalcämischer Tetanie oder bei Hypoglykämien (spontan oder nach Insulin) können Krämpfe mit pathologischen EEG-Veränderungen auftreten. Inselzelltumoren des Pankreas kommen ggf. ursächlich für plötzlich auftretende Bewußtseinsstörungen, Somnolenz, anhaltende Lethargie oder Koma in Frage. Eine diabetische Acidose geht allmählich in ein Coma diabeticum über. Hypercalcämien führen zu Somnolenz und Lethargie, bemerkenswert ist dabei die körperliche Schwäche. Geistesstörungen sind gelegentlich bei Hypophyseninsuffizienz, Morbus Addison oder chronischem Myxoedem zu beobachten. Verschlechterung des Geisteszustandes bzw. des Intellekts ist bei langdauerndem unbehandelten Hypoparathyreoidismus und ebenso bei Hypothyreose (Kretinismus) die Regel. Schlaflosigkeit und Psychose gehören zum Cushing-Syndrom. In jedem Fall können die frühzeitige Diagnose und Behandlung einen dauernden Hirnschaden verhüten. Intelligenzstörungen sind schließlich bei den Fällen mit vermehrter Ausscheidung von Aminosäuren im Harn (Phenylketonurie, etc.) und bei angeborenen Krankheitsbildern infolge von Chromosomenaberrationen zu beobachten.

Bartelheimer, H.: Endokrine und Stoffwechselkrankheiten vom Standpunkt des Gutachters. München: J. A. Barth 1959.

Dennig, H.: Lehrbuch der Inneren Medizin. Stuttgart: Thieme 1969.

Grosse-Brockhoff, F.: Pathophysiologie. Berlin-Heidelberg-New York: Springer 1969.

Gross, P., Jahn, D.: Lehrbuch der Inneren Medizin. Stuttgart: Schattauer 1970.

Heilmeyer, L.: Lehrbuch der inneren Medizin, 3. Aufl. herausg. von H. A. Kühn, Berlin-Heidelberg-New York: Springer 1971.

Jores, Nowakowski: Praktische Endokrinologie. Stuttgart: Thieme 1968.

Labhart, A.: Klinik der Inneren Sekretion, 2. Aufl. Berlin-Heidelberg-New York: Springer 1971.

Schwarz, K., Scriba, P. H.: Endokrinologie für die Praxis. München: J. F. Lehmanns 1970.

Siegenthaler, W.: Klinische Pathophysiologie. Stuttgart: Thieme 1970.

Tonutti, E.: Normale Anatomie der endokrinen Drüsen und endokrine Regulation, in E. Kaufmann, Lehrb. d. Spez. Pathol. Anatomie. Berlin: W. de Gruyter 1955

Erkrankungen der Hypophyse, Panhypopituitarismus

Diagnostische Merkmale

- Störung der Keimdrüsenfunktion; Schlappheit; verminderte Widerstandskraft gegenüber Belastungen, Kälte, Fasten; Verlust der Achsel- und Schambehaarung
- Niedriger Blutdruck; gelegentlich Gesichtsfeldausfälle
- Verminderung von: Proteingebundenem Serumjod, Jod^{131}-Aufnahme, Grundumsatz, Gonadotropine, 17-Ketosteroide und Corticosteroide im Harn, erniedrigter Wachstumshormonspiegel
- Veränderungen an der Sella turcica bei der Röntgenaufnahme des Schädels

Allgemeine Betrachtungen

Unterfunktion der Hypophyse ist eine relativ seltene Störung, die zu einer Insuffizienz der von ihr abhängigen peripheren endokrinen Drüsen führt. Es können alle oder auch nur einige der „tropen" Hormone beteiligt sein. Isolierte Defekte, beispielsweise der Gonadotropinsekretion, sind nicht selten. Das Ausmaß der morphologischen Veränderungen (Läsionen), angefangen von jenen, die nur zu einer Unterbrechung von Verbindungswegen führen (hypothalamische Läsionen), bis zur fast kompleten Zerstörung der Hypophyse, ist sehr variabel. Der Ätiologie dieser Veränderungen liegen entweder Störungen der Blutversorgung infolge Kollaps bei Blutungen nach Entbindung und darauf folgender Hypophysennekrose (Sheehan's-Syndrom) oder Granulome, Cysten und Tumoren (insbesondere der Rathke'schen Tasche, chromophobes Adenom), Zustand nach Hypophysektomie und funktioneller Hypopituitarismus wie bei Hunger und schwerer Anaemie zugrunde. Die sogenannte hypophysäre Kachexie (Simmonds'sche Erkrankung) ist sehr selten.

Ein Hypophysentumor kann auch Teilsymptom einer multiplen endokrinen Adenomatose sein. Isolierte oder partielle Ausfälle von Hypophysenvorderlappenhormonen kommen vor und sind nur durch eingehende spezielle Untersuchungen nachweisbar.

Klinische Befunde

Sie variieren mit dem Ausmaß der Zerstörung der Hypophyse und sind auf den Ausfall der Hormone der peripheren endokrinen Zielorgane zurückzuführen.

A. Symptome: Schwäche, verminderte Widerstandskraft gegenüber Kälte, Infektionen, Fasten; sexuelle Störungen (mangelnde Entwicklung der primären und sekundären Geschlechtsorgane bzw. Rückgang der Funktion) sind die häufigsten Allgemeinsymptome. Bei raumfordernden Prozessen der Sella führt die Beeinträchtigung der Sehnerven zu Ausfällen der temporalen Gesichtsfelder, während ein Craniopharyngiom meistens zur Erblindung führt. Fällt der Beginn der Erkrankung in die Kindheit, ist in der Regel ein Minderwuchs vorhanden.

Bei beiden Geschlechtern kommt es zu einem Rückgang der Achsel- und Schambehaarung, ferner zu einem Ausfall der seitlichen Augenbrauenpartien und des Kopfhaars, welches oft seidenweich anzufühlen ist.

Die Haut ist fast immer infolge fehlender Schweißabsonderung trocken, sie hat eine charakteristische fahle Blässe. Typisch ist ferner eine mangelnde Pigmentierung auch nach Sonnenbestrahlung. Ferner sind feine, radiärgestellte Falten um den Mund bemerkenswert, der Gesichtsausdruck ist schläfrig.

Das Herz ist klein, der Blutdruck niedrig. Orthostatische Hypotension wird häufig gesehen. Symptome einer gestörten Hirndurchblutung können beobachtet werden. Auch eine abnorme Lactation kann auftreten.

B. Laborbefunde: Der Nüchternblutzukker ist gewöhnlich erniedrigt, die Glucosetoleranzkurve flach. Die Insulinbelastung (*Merke*: Verwende nie mehr als 0,05 E/kg Körpergewicht i. v.) zeigt eine verstärkte Insulinempfindlichkeit und ist wegen ernster Reaktionen für die Patienten oft gefährlich. Der Grundumsatz ist gewöhnlich erniedrigt. Die Konzentration des proteingebundenen Serumjods liegt im unteren Normbereich. Die Aufnahme von radioaktivem Jod beim Radiojodtest ist erniedrigt, nach Stimulierung mit thyreotropem Hormon kommt es zu einem Anstieg (was beim primären Myxödem nicht eintritt). Die Ausscheidung der 17-Ketosteroide und Corticosteroide im Harn ist erniedrigt, steigt aber nach ACTH-Anwendung langsam an (beim Morbus Addison nicht der Fall). Sowohl ACTH wie auch thyreotropes Hormon (TSH) müssen einige Tage gegeben werden, um eine Reaktion zu erzielen. Ferner kann der Metopiron®-Test zum Nachweis einer verminderten ACTH-Reserve angewandt werden. Die Harngonadotropine sind sehr stark erniedrigt, gewöhnlich auf weniger als 3 MU (Mäuse-Uterus-Einheiten/24 Std) vermindert. Eine Anämie wird regelmäßig nachgewiesen. Die direkte Bestimmung des Wachstumshormons (STH) mittels radioimmunologischer Methoden weist erniedrigte Werte mit nur geringem Anstieg nach Insulinhypoglykämie oder nach Argininfusion auf (s. später).

C. Röntgenbefunde: Die Schädelaufnahme kann Läsionen innerhalb oder oberhalb der Sella zeigen. Bei Kindern findet sich gewöhnlich ein Zurückbleiben des Skeletalters auf den Knochenaufnahmen.

D. Augenuntersuchung: Gelegentlich sind Gesichtsfeldeinschränkungen nachweisbar.

Differentialdiagnose

Die größte Schwierigkeit liegt in der Unterscheidung von der Anorexia nervosa, die früher als eine Hypophyseninsuffizienz angesehen wurde. Es kann aber auch eine schwere Unterernährung zu einem funktionellen Hypopituitarismus führen. Die Kachexie ist viel häufiger bei der Anorexia nervosa zu finden, bei welcher jedoch der Verlust der Achsel- und Schambehaarung selten auftritt; eher wird bei ihr ein leichter Hirsutismus des Stammes und auch im Gesicht gesehen. Die 17-Ketosteroidwerte sind niedrig-normal, aber niemals so stark wie bei Hypophysenunterfunktion erniedrigt; sie sprechen kräftig nach ACTH-Stimulierung an, die Harngonadotropine werden gewöhnlich auf einem Niveau von 3 MU/24 Std gefunden. Kürzlich zeigten die Bestimmungen des STH erhöhte Werte bei der Anorexia nervosa, aber sehr niedrige Werte bei Hypophysenunterfunktion. Schließlich kann die Diagnose anhand des Ansprechens auf Diät und Psychotherapie endgültig gesichert werden.

Die primäre Nebennierenrindenerkrankung eines Morbus Addison wie auch das Myxödem sind manchmal nur schwer von der Hypophyseninsuffizienz abzugrenzen; in der Regel ergibt dann das Ansprechen auf ACTH und TSH die endgültige Diagnose.

Zeitweise kann sich eine Hypophysenunterfunktion auch unter dem Bild einer Nephrose oder einer perniziösen Anämie verbergen.

Die schwere Hypoglykämie nach Nahrungsentzug kann ferner zu einer Verwechslung mit Hyperinsulinismus führen.

Psychische Veränderungen bei Hypopituitarismus werden auch gelegentlich mit einer echten Psychose verwechselt.

Komplikationen

Zusätzlich zu den Störungen der primären Läsion (z. B. Tumor) können sich jederzeit Komplikationen als Folge der verminderten Belastungsfähigkeit des Patienten entwickeln. Dies kann zu hohem Fieber, Schock, Koma mit letalem Ausgang führen. Die Empfindlichkeit gegenüber Schilddrüsenhormonen mag jederzeit eine Nebennierenrindenkrise auslösen. Auch Corticosteroide selbst können eine Psychose auslösen.

Behandlung

Die eigentliche Hypophysenläsion – z. B. ein Tumor – wird chirurgisch, durch Röntgen- oder Isotopenbestrahlung oder auch beide Maßnahmen gleichzeitig behandelt. Die endokrine Substitutionsbehandlung muß vorher, während und immer anschließend an solche Prozeduren durchgeführt werden.

Mit der Ausnahme von ACTH gibt es zur Zeit noch keine verfügbare, wirksame Hypophysensubstitutionsbehandlung; die Therapie muß sich daher darauf beschränken, die insuffizienten „Endorgane“ zu substituieren. Diese Therapie muß für das ganze Leben fortgesetzt werden. Eine vollständige Substitutionsbehandlung kann mittels Corticosteroiden, Schilddrüsen- und Keimdrüsenhormonen vorgenommen werden.

A. Corticosteroide: Man gibt Hydrocortison, 20–30 mg täglich oral, event. in geteilten Dosen. Nachdem öfters bei Corticosteroidbehandlung Ödemneigung beobachtet wird, kann ein Versuch mit Prednisolon oder Dexamethason gemacht werden. Die Dosierung für Prednisolon beträgt 5–7 mg täglich oral, für Dexamethason 0,5–1 mg täglich oral. Bei Belastungen wie z. B. Infektionen, Operationsvorbereitung müssen zusätzlich schnellwirkende i. v. applizierbare Corticosteroide angewandt werden.

B. Schilddrüse: Schilddrüsenhormone (und Insulin) sollten, falls überhaupt, bei Patienten mit Panhypopituitarismus nur dann angewandt werden, wenn der Patient regelmäßig Corticosteroide nimmt. Wegen der ungenügenden Nebennierenrindenfunktion sind die Patienten außerordentlich gegenüber Schilddrüsenhormonen empfindlich. Aus diesem Grund ist es unerläßlich, die manchmal schwierige Differentialdiagnose zwischen primärem Myxödem und Hypopituitarismus voranzutreiben.

Therapeutisch beginnt man mit kleinen Dosen von $^1/_8$–$^1/_4$ Tabl. Novothyral® täglich und steigert dann allmählich auf 0,1 mg tägl. Empfehlenswert sind die neueren Mischpräparate von T_3 und T_4 (Novothyral®, Thyroxin-T_3).

C. Geschlechtshormone:

1. Testosteron oder eines der neueren anabolen Steroide können bei Männern, gelegentlich aber auch bei Frauen wegen ihres anabolen Stoffwechseleffektes angewandt werden. Bei Männern gibt man gewöhnlich Depot-Testosteronpräparate (250 mg) alle 3–4 Wochen, manchmal noch Methyltestosteron, 10 bis 20 mg oral täglich (Cave: Leberfunktion!) Bei Frauen liegt die Dosierung gewöhnlich um mehr als die Hälfte niedriger als die bei Männern. Wenn bei Frauen Zeichen einer Virilisierung nachweisbar werden, sollte die Medikation sofort abgebrochen werden; ein gewisser Rückgang der Symptome ist zu erwarten. Sie treten bei Dosierungen von weniger als 300 mg/pro Monat von Methyltestosteron gewöhlich nicht auf. Fluoxymesteron kann in Dosen bis zu 2–10 mg täglich oral gegeben werden.

2. Oestrogenanwendung ist bei Frauen wegen ihres leichten anabolen Effekts wünschenswert, ihre Wirkung neutralisiert möglicherweise die der Androgene auf die sekundären Geschlechtsmerkmale. Man gibt Diäthylstilböstrol 0,5–1 mg täglich oral, Äthinylöstradiol 0,02–0,05 mg täglich oral, oder die konjugierten Oestrogene, 0,625–1,25 mg täglich oral. Die Behandlung sollte monatlich einmal für 1 Woche unterbrochen werden.

3. Choriongonadotropin in Kombination mit menschlichem hypophysären, follikelstimulierenden Hormon oder anderen Präparaten kann zur Wiederherstellung der Fertilität versucht werden.

Merke: Geschlechtshormone, besonders Oestrogene und Androgene, sollten bei jugendlichen Kranken vorsichtig angewandt werden, um einen verfrühten Epiphysenschluß zu vermeiden.

D. Menschliches Wachstumshormon (STH): Dieses Hormon ist das bisher wirksamste Mittel um die Körpergröße zu beeinflussen, ist aber vorerst nur für eine geringe Anzahl von Patienten verfügbar. Menschliches Placenta-Lactogen wird zur Zeit als ein möglicher Ersatz für STH überprüft.

Prognose

Sie hängt von der Grunderkrankung ab. Wenn es sich um eine Postpartum-Nekrose (Sheehan's-Syndrom) handelt, kann eine partielle oder komplette Wiederherstellung eintreten. Funktioneller Hypopituitarismus auf dem Boden von Unterernährung und ähnlichen Ursachen kann ebenfalls gut beeinflußt werden.

Ist es zu einer kompletten, dauernden Störung der Hypophyse gekommen, so wird man vor die Notwendigkeit einer adäquaten Substitutionsbehandlung der peripheren endokrinen Drüsen gestellt; eine Erhaltungstherapie mit den entsprechenden hypophysären, „tropen" Hormonen ist momentan noch nicht möglich. Wenn eine prompte und adäquate Substitutionsbehandlung einsetzt, kann man trotz Belastungen wie Hunger, Infektionskrankheiten oder Traumata die Lebenserwartung deutlich bessern. Fällt der Beginn der Erkrankung in die Kindheit, so wird die endgültige Körpergröße nicht erreicht, sofern nicht menschliches Wachstumshormon angewendet wird. Chirurgische Maßnahmen, insbesondere Hypophysektomie zur Erhaltung des Augenlichts bei chromophoben Adenomen, sind seit der Anwendung der Corticosteroide zunehmend ungefährlicher geworden.

Partielle Hypophysenüberfunktion

(Hyperpituitarismus)

Eosinophiles Adenom des Hypophysenvorderlappens Riesenwuchs und Akromegalie

Diagnostische Merkmale

- Exzessives Wachstum der Hände (Zunahme der Handschuhnummer), Füße (Zunahme der Schuhnummer), Backenknochen (Vergrößerung und Hervortreten des Unterkiefers), aber auch Vergrößerung der inneren Organe; Riesenwuchs bei Kindern vor Eintreten des Epiphysenschlusses
- Amenorrhoe, Kopfschmerzen, Gesichtsfeldeinschränkung, Schwitzen, Schwäche
- Erhöhter Serumspiegel des anorganischen Phosphors, erhöhter Grundumsatz, proteingebundenes Serumjod normal, Harnzuckerausscheidung
- Erhöhter Serumspiegel des Wachstumshormons mit fehlender Supprimierbarkeit nach Glucosezufuhr
- Röntgenuntersuchungen: Vergrößerung der Sella, des Fußballens und Auflockerung der Knochenstruktur der Endphalangen

Allgemeine Betrachtungen

Eine überschießende Sekretion von Wachstumshormon, die vermutlich auf einer Überaktivität der eosinophilen Zellen des Hypophysenvorderlappens beruht, wird am häufigsten bei gutartigen Adenomen gesehen. Der Tumor kann klein sein oder sehr selten innerhalb der Sinus sphenoidales lokalisiert sein. Die Erkrankung kann mit anderweitigen Adenomen, wie z. B. in den Nebenschilddrüsen oder der Bauchspeicheldrüse einhergehen. Carcinoide Tumoren können ebenfalls mit Akromegalie verbunden sein. Wenn der Beginn der Erkrankung vor die Zeit des Epiphysenschlusses fällt, ist ein Riesenwuchs (Gigantismus) die Folge. Wenn die Epiphysen schon zu Beginn der Erkrankung geschlossen sind, kommt es nur zu einem übermäßigen Wachstum der weichen Gewebe und der Acren (Akromegalie). Die Erkrankung kann auch intermittierend („passagere Akromegalie") verlaufen.

Klinische Befunde

A. Symptome: Die Beeinträchtigung anderer, hormonproduzierender Zellen des Hypophysenvorderlappens, insbesondere der gonadotropinbildenden Zellen, führt zu Amenorrhoe und Libidoverlust. Die überschießende Produktion von Wachstumshormon verursacht Vergrößerung der Hände („schaufelförmig"), der Füße, der Kinnbacken, des Gesichts, der Zunge und der inneren Organe, Auseinanderrücken der Zähne; eine ölige, zähe, gefurchte Haut mit unter Umständen multiplen kleinen Schwellungen (Mollusca), rauhe Stimme, manchmal Acanthosis nigricans. Der Druck des Hypophysentumors verursacht Kopfschmerzen, bitemporale Hemianopsie, Lethargie und Doppeltsehen. In chronischen Fällen kommt es zu sekundären hormonalen Störungen, Diabetes mellitus, Kropf und abnormer Lactation. Sie sind als Anfangssymptome der Akromegalie seltener zu finden. Exzessives Schwitzen soll das verläßlichste Zeichen für die Aktivität der Erkrankung sein.

B. Laborbefunde: Der Serumspiegel des anorganischen Phosphors kann erhöht sein (über 4,5 mg%), wenn es sich um eine aktive Phase der Akromegalie handelt. Die Harngonadotropinausscheidung ist gewöhnlich niedrig, sie kann aber auch normal oder sogar erhöht sein. Harnzuckerausscheidung und Blutzuckeranstieg können ebenfalls nachweisbar sein und sind oft insulinresistent.

Eine vermehrte Calciumausscheidung im Harn (Sulkowitsch!) ist häufig. Der Grundumsatz ist u. U. erhöht. Die Werte für das proteingebundene Serumjod können normal sein und einen Abfall nach Anwendung von antithyroidealen Substanzen vermissen lassen. 17-Ketosteroide und 17-Hydroxycorticosteroide im Harn werden sowohl erhöht wie auch erniedrigt gefunden, abhängig von dem Stadium der Erkrankung. Die immunologische Wachstumshormonbestimmung im Blut (sofern verfügbar) zeigt erhöhte Spiegel in der aktiven Phase der Erkrankung; im Gegensatz zu dem Verhalten bei Gesunden kommt es nach Glucosezufuhr zu keinem Abfall des Serumspiegels.

C. Röntgenbefunde: Röntgenaufnahmen des Schädels zeigen eine vergrößerte Sella mit zerstörten Clinoid-Fortsätzen, aber eine normal große Sella schließt die Diagnose noch nicht aus. Die Sinus frontales können vergrößert sein. Auch eine Verdickung des Schädels und der langen Röhrenknochen mag nachweisbar sein, verbunden mit einer charakteristischen Übergröße der Wirbelkörper und Spornbildungen. Eine Kyphose ist häufig. An den Endphalangen der Finger und der Zehen wird eine Auflockerung gesehen. Die Lateralaufnahme der Füße zeigt eine verstärkte Dicke des Fersenbeins.

D. Augenuntersuchung: Gesichtsfelduntersuchungen lassen eine bitemporale Hemianopsie objektivieren.

Differentialdiagnose

An Hyperpituitarismus muß gedacht werden, wenn es zu einer Wiederaufnahme des Wachstums oder einem verstärkten Wachstum nach Abschluß der Entwicklung kommt. Verdächtig ist ebenfalls eine ungeklärte Amenorrhoe, Wechsel der Schuh- oder Ringgröße, ein insulinresistenter Diabetes mellitus, Strumen mit erhöhtem Grundumsatz, die nicht auf eine antithyroidale Behandlung ansprechen. Andererseits müssen differentialdiagnostisch der physiologische Wachstumsspurt und die Vergrößerung der Organe durch Belastung, Gewichtsanstieg oder bei bestimmten Berufen in die Betrachtungen mit einbezogen werden. Photographische Reihenaufnahmen sind nützlich, um von einem familiären, nicht endokrinen Riesenwuchs und einer Gesichtsvergröberung zu unterscheiden wie von seltenen Formen von Myxödem oder Pachydermoperiostitis.

Komplikationen

Komplikationen bestehen einmal im Druck, der von dem Tumor auf die Umgebung ausgeübt wird, Einbrechen der Geschwulst in das Gehirn oder die Sinus; weiterhin Komplikationen des Diabetes, Herzvergrößerung, Hochdruck und Herzversagen. Das Carpal-Tunnel-Syndrom, das durch Druck auf den Nervus medianus am Handgelenk zu Stande kommt, verursacht Einschränkung der Bewegung. Beeinträchtigung des Rückenmarks durch zu große Intervertebralscheiben kann ebenfalls seltenerweise gesehen werden.

Behandlung

Nach zur Zeit gültiger Auffassung sollten aktive Hypophysentumoren ohne Gesichtsfeldeinschränkung mit Bestrahlung, Implantation von radioaktiven Isotopen, mit oder ohne Anwendung von Sexualhormonen behandelt werden. Ist das Gesichtsfeld schon merklich betroffen, so kann eine Strahlenbehandlung gefährlich werden, so daß eine chirurgische Intervention notwendig wird.

Neuere Untersuchungsergebnisse, wonach die konventionelle Röntgenbestrahlung nur einen leichten Abfall des STH bewirkt, lassen eine Isotopenbehandlung oder chirurgische Maßnahmen (Hypophysektomie) zukünftig aussichtsreicher erscheinen. Die einfachere Methode der Kryophysektomie ist ebenfalls verschiedentlich versucht worden. In der „Ausbrennphase" ist selbstverständlich eine hormonelle Substitutionsbehandlung wie bei Hypopituitarismus angezeigt.

Prognose

Die Prognose hängt vom Alter, dem Beginn und insbesondere dem Zeitpunkt, zu welchem die Behandlung einsetzt, ab. Die Menses können wieder auftreten, jedoch halten schwere Kopfschmerzen noch nach der Behandlung lange an. Sekundäre Gewebs- und Skeletveränderungen sprechen nicht immer vollständig auf die Entfernung des Tumors an. Der Diabetes kann trotz Hypophysenbehandlung aktiv bleiben (insbesondere bei hereditärer Belastung). Schließlich kann der Patient den Herz-/Kreislaufkomplikationen erliegen. Nach „Ausbrennen" des Tumors können Symptome einer Hypophysenunterfunktion auftreten.

Diabetes insipidus

Diagnostische Merkmale

- Polydipsie (4–40 l/Tag); Exzessive Polyurie
- Spezifisches Gewicht des Harns niedriger als 1006
- Unvermögen der Niere, den Harn nach Flüssigkeitseinschränkung zu konzentrieren. Hyperosmolarität des Blutplasma
- Nach Vasopressin-Anwendung kommt es zu einer Verminderung der Harnausscheidung

Allgemeine Betrachtungen

Der Diabetes insipidus ist eine relativ seltene Erkrankung, die häufig bei jungen Männern auftritt und durch starken Durst mit vermehrter Flüssigkeitsaufnahme und erhöhten Harnvolumina mit niedrigem spezifischen Gewicht charakterisiert ist. Die Zusammensetzung des Harns selbst ist normal. Die Erkrankung kann akut beginnen, insbesondere ausgelöst durch ein Kopftrauma oder Operationen in der Nähe der Hypophyse; manchmal tritt sie auch primär-chronisch auf und setzt erst allmählich ein. Pathophysiologisch liegt eine Insuffizienz des Hypophysenhinterlappens zugrunde bzw. eine Beeinträchtigung des Tractus supraoptico-hypophyseos, dessen Intaktheit für die Regulation des Wasserhaushalts notwendig ist. Seltener ist die Krankheit durch eine Nichtansprechbarkeit der Niere auf das Hypophysenhinterlappenhormon Vasopressin bedingt (nephrogener Diabetes insipidus).

A. Mangel an Vasopressin: 1. Sogenannter primärer Diabetes insipidus, der auf einem echten Defekt im Drüsengewebe des Hypophysenhinterlappens selbst beruht (wenn beispielsweise keine organische Läsion nachweisbar ist). Gewöhnlich tritt die Erkrankung sporadisch auf und wird dann als „idiopathisch" bezeichnet, seltener kann sie als dominantes Erbleiden nachweisbar sein.

2. Sekundärer Diabetes insipidus infolge Störungen in der funktionellen Verbindung zwischen Hypothalamus und Hypophysenhinterlappen, verursacht durch Trauma, Infektionen (Encephalitis, Tuberkulose, Syphilis), primäre Tumoren oder metastatischen Absiedelungen von Mamma- oder Lungencarcinomen (häufig), Gefäßprozesse (selten), und ebenfalls vereinzelt durch Xanthomatose (eosinophiles Granulom oder Hand-Schüller-Christian'sche Erkrankung).

B. „Nephrogener" Diabetes insipidus
Diese Störung wird durch einen Defekt der Nierentubuli verursacht, der zu einer Störung in der Wasserrückresorption führt. Die Erkrankung ist geschlechtsgebunden recessiv vererblich. Patienten mit dieser Art der Erkrankung sind dadurch zu diagnostizieren, daß sie schon als Kinder sehr viel Harn lassen mußten.

Gelegentlich kann auch diese Erkrankung erworben sein, beispielsweise nach Pyelonephritis, Kaliummangel oder Amyloidose. Typischerweise spricht diese Erkrankung auf Vasopressinzufuhr nicht an.

Klinische Befunde

A. Symptome: Die wichtigsten Zeichen der Erkrankung sind ein ungewöhnliches Durstgefühl, oft nach eisgekühltem Wasser Polyurie. Das Harnvolumen schwankt zwischen 4–40 l/Tag entsprechend der vermehrten Flüssigkeitsaufnahme. Bei Flüssigkeitseinschränkung kommt es zu einem ausgeprägten Gewichtsverlust, Dehydratation, Kopfschmerzen, Reizbarkeit, Ermüdung, Muskelschmerzen, Hypothermie und Tachykardie.

B. Laborbefunde: Harnmengen von mehr als 6 l/Tag mit einem niedrigen spezifischen Gewicht von weniger als 1006 sind auf einen Diabetes insipidus sehr verdächtig. Der Nachweis eines spezifischen Gewichts von 1015 oder höher nach Flüssigkeitseinschränkung läßt die Erkrankung ausschließen.

Zur Unterscheidung zwischen echten Diabetes insipidus von psychogen verursachter Polyurie sind eine Reihe von Laboratoriumstesten ausgearbeitet worden (Hickey-Hare, Carter-Robbins-Test). So reagieren die psychisch bedingten Störungen nach Infusion einer hypertonischen (3%igen) Kochsalzlösung mit einer Verminderung der Harnausscheidung und einem Anstieg des spezifischen Gewichts des Urins; ein echter Diabetes insipidus zeigt keine Veränderungen. Wenn somit auch ein positives Testergebnis gegen einen echten Diabetes insipidus spricht, sollte ein negativer Ausfall eine sorgfältige Kontrolle der Harn- und Plasmaosmolarität sowie laufende Kontrollen des Körpergewichts unter klinischer Überwachung erforderlich machen. Fehlende Ansprechbarkeit auf Vasopressin (Pitressin) läßt einen nephrogenen Diabetes insipidus vermuten, sofern Serum-Calcium und Kaliumwerte normal bleiben.

Besteht aufgrund der Untersuchungsergebnisse hinlänglicher Verdacht auf einen echten Diabetes insipidus, so sind anschließend eingehende Röntgenuntersuchungen des Schädels (Schichtaufnahmen der Sella), Gesichtsfelduntersuchungen und ein EEG vorzunehmen. Ferner sollte bei Verdacht auf Xanthomatose nach entsprechenden Knochenveränderungen geforscht und gegebenenfalls die Diagnose durch Knochenbiopsie gesichert werden. Im Hinblick auf eine stattgefundene Metastasierung sollte auch an Primärtumoren in der Lunge oder in der Mamma gedacht werden. Bei nephrogenen Diabetes insipidus müssen Pyelonephritis oder Hydronephrose ausgeschlossen werden.

Differentialdiagnose

Wesentlich ist die Unterscheidung vom sogenannten „psychogenen" Diabetes insipidus in Folge von Gewöhnung an hohe Flüssigkeitsaufnahme. Polydipsie und Polyurie werden ferner beim Diabetes mellitus, bei einer chronischen Nephritis, bei einer Hypokaliämie (insbesondere beim primären Hyperaldosteronismus) und bei Hypercalcämien (Hyperparathyreoidismus!) beobachtet. Bei der chronischen Nephritis kommt es nach Anwendung von Vasopressin zu keinem Anstieg des niedrig fixierten spezifischen Gewichts. Auf der anderen Seite ergeben trotz der Unfähigkeit der Patienten mit Diabetes insipidus, Harn zu konzentrieren, alle anderen Nierenfunktionsproben im wesentlichen normale Ergebnisse (der Reststickstoff kann sogar niedriger als normal sein).

Komplikationen

Falls nicht genügend Flüssigkeit zugeführt wird, entsteht eine schwere Dehydratation, die allerdings selten zu einem Kreislaufkollaps oder Schock führt. Dagegen kommt es zu Schlaflosigkeit und Dysphagien. Unter diesen Umständen kann eventuell eine Exacerbation der ursächlich zugrunde liegenden Primärerkrankung eintreten.

Behandlung

A. Spezifische Maßnahmen: Die Standardbehandlung ist Vasopressin-Tannat (Pitressin, 0,5–1 ml in öliger Lösung, i. m.). Die Wirkung dauert 24–72 Std an. Empfehlenswert ist die Applikation des Medikaments am Abend, so daß die Hauptwirkung in der Nacht erwartet werden kann. Gewöhnlich lernen die Patienten selber den Zeitpunkt und die Dosierung des Medikaments entsprechend den Erfordernissen zu bestimmen. Der Kranke sollte darauf aufmerksam gemacht werden, vor Aufziehen die Lösung gut zu schütteln. Die Anwendung von Hypophysenhinterlappenschnupfpulver, 2–3mal täglich, ist zwar die wirtschaftlichste Form der Anwendung, kann aber zu lokalen Unverträglichkeitserscheinungen führen, ganz abgesehen von der unsicheren Resorption. Die Dosierung schwankt zwischen 30–60 mg. Wasserlösliche Vasopressininjektionen werden wegen ihrer kurzen Wirkungsdauer (1 bis 4 Std) selten für die chronische Behandlung benutzt. Gelegentlich sind auch Kranke auf extraktiv gewonnenes Vasopressin allergisch. Neuerdings gibt es ein synthetisches Präparat, (Lysin-8-Vasopressin® als Nasenspray, Sandoz). Diese Form der Behandlung ist bei Patienten mit leichten Formen der Erkrankung vorzuziehen. Sie ist frei von lokalen Nebenwirkungen. Ferner kann es nicht zu einer „Wasserintoxikation" kommen, die unter Umständen nach Vasopressin-Tannat (ölige Lösung!) eintritt.

B. Allgemeine Maßnahmen: Milde Formen (bzw. vasopressinresistente Fälle) erfordern keine Behandlung außer ausreichender Flüssigkeitszufuhr. Gelegentlich kann die Anwendung von Diuretica (Hydrochlorothiazid 50–100 mg/Tag mit KCl-Substitution) bei echtem oder nephrogenem Diabetes insipidus die Harnvolumina etwas reduzieren. Auch bei Chlorpropamid ist eine antidiuretische Wirkung festgestellt worden, so daß es bei leichten Fällen angewandt werden kann, eventuell um die Vasopressinwirkung zu potenzieren. Nach einer Anfangsdosis von 2 mal 250 mg tgl. genügen oft 125 mg tgl., Nebenwirkungen bestehen in Übelkeit, Hautallergien, Hypoglykämien und antabusähnlichem Effekt. Biguanide sind weniger wirksam. Nützlich kann ferner auch Salzrestriktion sein. Bei Patienten mit psychogener Polydipsie ist Psychotherapie angezeigt.

C. Röntgenbehandlung: Sie ist indiziert bei einigen Fällen, die durch Tumoren verursacht sind (eosinophiles Granulom).

Prognose

Ein Diabetes insipidus kann maskiert sein, insbesondere wenn gleichzeitig eine Hypophysenvorderlappeninsuffizienz besteht; vorübergehende Formen sind nach Kopftrauma beschrieben worden. Die endgültige Prognose hängt im übrigen von dem Grundleiden ab. Nachdem manche Fälle durch eine organische Gehirnerkrankung verursacht sind, ist die Heilungsaussicht oft schlecht. Chirurgische Maßnahmen können nur selten die Ursache beseitigen.

Wenn die Erkrankung durch ein eosinophiles Granulom des Schädels bedingt ist, können eine vorübergehende Besserung oder selten eine vollständige Heilung durch Röntgenbestrahlungen erzielt werden.

Die Prognose des nephrogenen Diabetes insipidus ist wechselnd, nachdem interkurrente Infektionen häufig vorkommen; meistens sind Kinder davon betroffen. Die erworbene Form mag reversibel sein, wenn eine Infektion der ableitenden Harnwege oder ein Hindernis beseitigt wird.

Inadäquate Sekretion von Antidiuretischem Hormon (ADH)

Bei diesem Syndrom handelt es sich im wesentlichen um eine Wasservergiftung, durch verstärkte ADH-Bildung, die sich in Reizbarkeit, Lethargie, Bewußtseinstrübung und Krämpfen äußert. Unerkannt kann es zu Koma und Exitus führen. Manifestationserscheinungen sind Hyponaträmie und Hypoosmolarität, verstärkte Natriumausscheidung im Harn, Bildung eines hyperosmolaren Harns und Ausdehnung des Plasmavolumens. Nebennieren und Nierenfunktion sind gewöhnlich normal. Am häufigsten wird dieses Syndrom durch ein Bronchialcarcinom („Oat-Cell") hervorgerufen, kann aber auch in seltenen Fällen bei Lungentuberkulose, Porphyrie, Myxödem und zentral nervösen Störungen auftreten. Die Behandlung beschränkt sich am besten auf Wasserrestriktion, ist jedoch nur erfolgreich, wenn die Erkrankung rechtzeitig erkannt wird. Selbstverständlich muß nach den primären Ursachen der Störung gefahndet werden. Die Prognose ist meistens jedoch schlecht, da die Störung erst in fortgeschrittenem Stadium diagnostiziert wird und meistens das ernste Grundleiden letal endet.

Bargmann, W.: Das Hypophysen-Zwischenhirnsystem. Berlin-Göttingen-Heidelberg: Springer 1954.

Kracht, J. (Hrsg.): Oestrogene, Hypophysentumoren. 15. Symp. Dtsch. Ges. Endokr. Berlin-Heidelberg-New York: Springer 1969.

Labhart, A.: Das hypothalamisch neurohypophysäre System, Die Adenohypophyse, in: Klinik der Innere Sekretion. Berlin-Heidelberg-New York: Springer 1971.

MUNDINGER, F., RIECHERT, T., REISERT, P. M.: Hypophysentumoren, Hypophysektomie. Klinik, Therapie und Ergebnisse. Stuttgart: Thieme 1967.

NOWAKOWSKI, H. (Hrsg): Gewebs- und Neurohormone. Physiologie des Melanophorenhormons. 8. Symp. Dtsch. Ges. Endokr. Berlin-Göttingen-Heidelberg: Springer 1962.

OBERDISSE, K.: Die partielle Hypophysenvorderlappeninsuffizienz, 4. Sympos. Dtsch. Ges. Endokr. Berlin-Göttingen-Heidelberg: Springer 1957.

Erkrankungen der Schilddrüse

Das Schilddrüsenhormon greift in sämtliche cellulären oxydativen Vorgänge im ganzen Organismus ein. Normalerweise wird es innerhalb der Drüsenfollikel der Schilddrüse über die Vorstufen des Monojodtyrosin und Dijodtyrosin gebildet. Dabei wird anorganisches Jod, welches in der Drüse unter dem Einfluß von hypophysärem TSH festgehalten wird, mit der Aminosäure Tyrosin gekoppelt. Durch einen weiteren Kopplungsvorgang werden Thyroxin und Trijodthyronin, die beiden wichtigsten Hormone der Schilddrüse, synthetisiert. Die „Depot-Form" des Hormons stellt das Thyreoglobulin dar, eine Kombination von Thyroxin und einem Globulin-artigen Bluteiweißkörper. In dieser kolloidalen Form wird das Hormon in den Drüsenfollikeln nachgewiesen.

Entsprechend dem jeweiligen Bedarf werden unter dem Einfluß von TSH die beiden aktiven Hormone aus der Drüse ausgeschüttet. Das zirkulierende Thyroxin wird an Plasmaeiweißkörper gebunden, vornehmlich Thyroxin-bindende Globuline und Praealbumin. In dieser Form wird es gewöhnlich als „Protein-gebundenes" Jod (PBJ) im Serum bestimmt; der normale Bereich erstreckt sich zwischen 4–8 μg/100 ml. Durch hohe Oestrogenspiegel (besonders in der Schwangerschaft oder bei Frauen, die Ovulationshemmer nehmen) wird die Konzentration des Thyroxinbindenden Globulins und somit das PBJ erhöht. Andererseits kann die Eiweißbindung durch verschiedene Substanzen, z. B. Aspirin® und Diphenylhydantoin gestört werden, was zu einem Abfall des PBJ führt. Nur das freie (nicht gebundene) Thyroxin kann auf den TSH-Rückkoppelungsmechanismus Einfluß nehmen. Kürzlich ist der hypothalamische „releasing factor" TRH, ein Tripeptid, isoliert und synthetisiert worden.

Der Jodbedarf ist gewöhnlich minimal (ungefähr 20–200μg/Tag), im Falle einer echten Mangelsituation oder bei vermehrtem Jodbedarf (z. B. während der Pubertät) kommt es zu einer insuffizienten Hormonproduktion, so daß eine Erniedrigung des Serumspiegels auftritt. Dies führt über den Rückkoppelungsmechanismus zu einem Anstieg der hypophysären TSH-Ausschüttung mit darauf folgender Hyperplasie der Schilddrüse.

Störungen der Schilddrüsenfunktion findet man mit oder auch ohne diffuse oder noduläre Vergrößerung des Drüsenkörpers (Kropf). Die Krankheitssymptome ergeben sich entweder allein aus den Verdrängungserscheinungen oder den funktionellen Störungen durch vermehrte oder verminderte Aktivität der Drüse.

Da Schilddrüsenhormon alle lebenswichtigen Vorgänge im Organismus beeinflußt, ist es für die Gewährleistung einer normalen geistigen und körperlichen Entwicklung äußerst wichtig, den Zeitpunkt einer Mangelsituation rechtzeitig zu erkennen. Irreversible Schäden werden gewöhnlich durch eine länger dauernde Drüsenunterfunktion verursacht, insbesondere wenn sie seit der Kindheit (Kretinismus) besteht. Mildere Formen einer Unterfunktion, besonders bei Erwachsenen werden u. U. nicht erkannt oder können sich unter dem Bild einer Erkrankung eines anderen Systems, z. B. Menstruationsstörungen, verbergen. In einem solchen Fall ist die richtige Diagnose weitgehend von entsprechenden Laboruntersuchungen abhängig.

Bei allen Altersklassen muß an die Möglichkeit eines Schilddrüsenneoplasmas gedacht werden, wenn knotige Veränderungen der Schilddrüse gefunden werden, die entweder mit einer Über- oder Unterfunktion einhergehen, oder eine Vergrößerung nachweisbar wird.

Schilddrüsenfunktionsteste

Grundumsatz (GU)
(Durchführung nur mit Sedierung unter standardisierten, stationären Bedingungen sinnvoll)

Normalwerte: + 30/– 10%

A. Erhöht: 1. *Stark erhöht:* Hyperthyreose, Polycythämie, Leukämie, Phäochromocytom.

2. *Mäßig erhöht:* Hyperthyreose, Anämie, Herzinsuffizienz, M. Paget, Gigantismus und Akromegalie, Malignome, Schwangerschaft, Pharmaka (z. B. Coffein).

3. *Leicht erhöht:* Fieberhafte Zustände (Angstzustände).

B. Erniedrigt: Myxödem (– 30–60%).

Erniedrigte Werte werden auch bei Panhypopituitarismus, M. Addison, Anorexia nervosa, Schwächezuständen, Hunger und auch gelegentlich bei Nephrose gefunden.

Protein-gebundenes Serumjod (PBJ, „Hormon-Jod")
Normalwerte: 4–8 µg/1000 ml Serum

A. Erhöht: Bei Hyperthyreose, Thyreoiditis und nach Anwendung von Jodpräparaten, Schilddrüsenextrakten bzw. Thyroxin. Anorganische Jodverbindungen erhöhen die Serumkonzentration bis zu 3 Wochen danach; organische Jodverbindungen (z. B. bei i. v. Nieren- und Gallenblasendarstellungen) 6 Monate oder noch länger; Öllösliche organische Jodide (z. B. Lipiodol) führen zu einer Monate bis Jahre anhaltenden Erhöhung. Schwangerschaft und Ovulationshemmer oder ähnliche Präparate erhöhen die PBJ-Werte infolge Anstiegs des Thyroxinbindenden Globulins.

B. Erniedrigt: Hypothyreose: Fälschlich erniedrigte Werte können nach Anwendung von Quecksilber-Diuretica (erniedrigt für 3–7 Tage), Eiweißverlust im Harn (z. B. Nephrose) oder nach T_3-Anwendung (Thybon®) gefunden werden.

Der BEJ (Butanol-extrahierbares Jod)-Test geht annähernd den PBJ-Werten parallel, wird allerdings nicht durch anorganische Jodverbindungen beeinflußt. Eine Erhöhung kann allerdings nach organischen Jodpräparaten beobachtet werden. Die Normalwerte: 3–7 µg/100 ml.

Größere Unterschiede in den PBJ- und BEJ-Werten sind verdächtig auf das Vorhandensein von abnormalen Jodproteinen, wie man sie bei verschiedenen Kropferkrankungen nachweisen kann.

Eine direkte Bestimmung des zirkulierenden T_4 (Thyroxin-Jod) besteht in der Messung des Thyroxin-Jods durch Säulenchromatographie. Normalbereich: 3–6,5 µg/100 ml.

Die Bestimmung des „freien" Thyroxins erfaßt die stoffwechselwirksame Fraktion des zirkulierenden T_4. Normalbereich: 1,6 bis 2,4 mU/100 ml.

Radiojod(^{131}J)-Aufnahme der Schilddrüse
Normalwerte: 10–40% in 24 Std

A. Erhöht: Thyreotoxikose, große Kröpfe mit Unterfunktion, Jodmangel, verminderter Jodpool (postoperativ, Zungengrundschilddrüse)

B. Erniedrigt: Anwendung von Jodiden (entsprechend den Substanzen, die das PBJ erhöhen), T_4, antithyreoidale Substanzen, Thyreoiditis, Myxödem, Hypothyreose.

Durch Vornahme eines Szintigramms können über der Schilddrüse die Stellen verstärkter oder abgeschwächter Aktivität dargestellt werden. Wenn die Aufnahme von ^{131}J blockiert ist, kann durch Anwendung von Technetium trotzdem noch ein Szintigramm erhalten werden. Die Suppression der Jodaufnahme nach Anwendung von 75 µg T_3 täglich oder für mehrere Tage erlaubt es, jene Stellen der Drüse festzulegen, die entweder autonom oder TSH-abhängig sind. Die Anwendung von TSH zwei oder mehrere Tage lang mit darauf folgendem Anstieg der ^{131}J-Aufnahme mindestens 20% oberhalb der Kontrollwerte weist das Vorhandensein von Schilddrüsengewebe nach und zeigt damit, daß die vorher erniedrigte Radiojodaufnahme auf einen Mangel von TSH zurückzuführen war.

Radioaktive T_3-Aufnahme von Erythrocyten oder von „Resin"-Präparaten (TBI-Test)
Normalwerte: (hängt von der jeweiligen Methodik ab)
Erythrocytenmethode: Männer 12 – 19%, Frauen 13–20%.

Resin-Methode: Männer 25–35%, Frauen 24–34%.

Dieser Test ist von exogenen, organischen oder anorganischen Jodverbindungen unabhängig. Er gibt einen indirekten Anhalt für die Höhe des Thyroxin-bindenden Proteins; wichtig für bestimmte Fälle, z. B. in der Schwangerschaft, wenn die PBJ-Werte fälschlich infolge der erhöhten Thyroxin-Bindungskraft des Serums erhöht sind, während die T_3-Aufnahme niedrig ist. Im allgemeinen geht die T_3-Aufnahme den PBJ-Werten parallel, außer bei den seltenen euthyreoten Patienten, bei denen ein Mangel an Thyroxinbindendem Protein vorliegt, wobei die PBJ-

Tabelle 19–1. *Testergebnisse bei Schilddrüsen- und anderen Erkrankungen*

Erkrankung bzw. Störung	Grundumsatz	Radiojodaufnahme	PBJ	T_3-Test	weitere Teste
Diffuser, tox. Kropf	H	H	H	H	Suppression negativ
Nod. tox. Kropf	H	H o. n	H	H	Suppression negativ
Gravidität	H	H	H	N	Suppression normal
T_4-Überdosis	H	N	H	H	
T_3-Überdosis	H	N	N	H	
TSH-Injektion	H	H	H	H	
Prim. Hypothyreose	N	N	N	N	TSH-Test negativ
Sek. Hypothyreose (hypophysär)	N	N	N	N	TSH-Test positiv
Subakute Thyreoiditis	H o. n	N	H	H o. n	TSH-Test negativ Antikörpernachweis positiv
Hashimoto	H o. N	n o. H	n o. N	H o. n	Perchlorat- u. Antikörpertest positiv
Riedels Struma (früh)	n	n	n	n	
Riedels Struma (spät)	N	N	N	N	TSH-Test negativ
Schilddrüsencarcinom	n	n	n	n	TSH- u. Suppr.-Teste normal
unkompl. Kropf	n	n o. H	n o. N	n	Suppr.-Test gewöhnlich normal
Kretinismus mit Kropf	N	H	N	N	Perchlorat-Test kann pos. sein
Tox. Adenom mit Euthyreose	n	H	n	n	Szintigramm, Suppr.-Test negativ
Antithyr. Therap.	H, N, n	N	H, N, n	H, N, n	
Reboundstadium n. obig. Behandlung	n	H	n	n	
Lebercirrhose	n	n. o. H	n, N, H	n o. H	
Urämie	n	N, n, H	n	n	
Quecksilberdiuretica	n	n	N	n	
Jodverbindungen	n	N	H	n	
Ovulationshemmer bzw. Oestrogene	n	n	H	H	

Modifiziert nach Williams, Textbook of Endocrinology. Saunders 1968
H = Hoch; n = normal; N = Niedrig

Tabelle 19–2. *Wirkung von gebräuchlichen Medikamenten auf 3 Schilddrüsenfunktionsteste*

Medikament	Dauer der Störung	Wirkung auf die Laborteste		
		PBJ	J^{131}	T_3-Test
NNR-Steroide, ACTH	Selten 3–7 Tage, nach Dosen von über 100 mg/Tag von Corticosteroid-Äquivalenten	Abfall	Abfall	kein
Anticoagulantien		kein	kein	Anstieg
Antithyreoidale Substanzen (Thioharnstoff, Thiocyanate, Perchlorate)		Abfall	Abfall	Abfall (nur Thioharnstoffe)
Tuberculostatica		kein	Abfall	kein
Diphenylhydantoin-Na	über 1 Woche	Abfall	kein	Anstieg
Kobalt		kein	Abfall	kein
Sämtl. Oestrogenverbindungen einschl. Ovulationshemmer		Anstieg	kein	Abfall
Goldsalze		Anstieg	kein	kein
Jodhaltige Präparate äußerl. Jodverbindungen wie Antiseptica, Jodoform, Salben, Jodchlorhydroxysuppositorien, Hautbräunungsmittel		Anstieg	kein	kein
Anorganische Jodide (Hustensaft, Speisesalzersatz, Asthmamittel, Amöbicide, einige Penicillinpräp., versch. Vitamintabletten	bis zu 10 Wochen nach Dosis von125–600 ug/Tag, 4 Monate nach Dosis über 3000 ug/Tag	Anstieg	Abfall	kein
Organische Jodverb. mit kurzer Verweildauer (i. v. Kontrastmittel)	3–8 Tage	Anstieg	Abfall	
Mittl. Verweildauer (meistens Gallenblasenkontrastmittel)	6–12 Wochen			
Lange Verweildauer (Lipiodol, Äthyljodophenylundecylat etc.)	Jahre			
Quecksilberdiuretica		Abfall	kein	kein
Perphenazin		Anstieg	kein	kein
Phenylbutazon		kein	Abfall	Anstieg
Resorcin		kein	Abfall	kein
Salicylate (große Dosen)		Abfall	kein	Anstieg
Testosteron		Abfall	kein	Anstieg
Schilddrüsenhormone:				
Laevothyroxin		Anstieg	Abfall	Anstieg
Thyreoglobulin		Anstieg	Abfall	Anstieg
Trijodthyronin		Abfall	Abfall	Anstieg
Thyreoidea Stim. Hormon (TSH)		kein	Anstieg	kein

Werte niedrig sind, aber die T_3-Aufnahme normal oder sogar erhöht sein kann. Deshalb kann eine Kombination dieses Testes und der PBJ-Werte von großer Bedeutung sein.

Selbstverständlich ist dieser Test technischbedingten Schwankungen unterworfen. Er sollte immer dann angewandt werden, wenn die gewöhnlichen Untersuchungen keine entscheidende Informationen zu geben scheinen. Viele Arzneimittel führen zu einer Störung dieser Testuntersuchungen.

Serumcholesterin
Normalwerte: 150–250 mg/100 ml

A. Relativ erhöht: (> 300 mg%) Myxödem, Hypothyreose.

B. Relativ erniedrigt: Thyreotoxikose (gelegentlich).

Die Bestimmung ist verhältnismäßig unspezifisch, nachdem viele Faktoren den Serumcholesterinspiegel beeinflussen können (nüchterne Blutentnahme).

Die Absolutwerte selbst sind weniger aussagekräftig als Veränderungen unter der Behandlung.

Achillessehnenreflex
Die Kontraktions- und Relaxationszeit ist häufig bei Hypothyreose verlängert, gelegentlich auch in der Schwangerschaft, beim Diabetes usw., verkürzt bei Hyperthyreose.

Auch dieser Test kann für Verlaufsbeobachtungen nützlich sein. Normalbereich: 240 bis 380 msec.

Serologische Teste
Antikörper gegen verschiedene Schilddrüsenzellen- und Organzellen können im Serum von Patienten mit verschiedenen Formen von Thyreoiditis gefunden werden (bes. HASHIMOTO!) und gelegentlich auch bei adenomatösen Kröpfen, selten bei Schilddrüsencarcinomen und M. Basedow.

Kropferkrankungen

Diagnostische Merkmale
Blande Struma

- Schilddrüsenvergrößerung bei Kranken, die meist in einem endemischen Kropfgebiet leben
- Keine andere Symptomatik außer Verdrängungserscheinungen, die durch den Kropf bedingt sind
- Grundumsatz, PBJ, Serumcholesterin sind normal; Radiojodaufnahme kann normal oder erhöht sein

Allgemeine Betrachtungen
Die blande Struma ist die Folge eines Jodmangels und kommt am häufigsten in endemischen Gebieten fernab der Meeresküste vor. Infolge der relativen Insuffizienz kommt es zu einer funktionellen Überaktivität und Hyperplasie der Drüse, die mit einem jodarmen Kolloid angefüllt ist. Wird der Mangelzustand behoben, so kann ein Rückgang der Vergrößerung eintreten, in Fällen mit langer Dauer kann sie aber auch bestehen bleiben. Ein unkomplizierter Kropf kann auch vorübergehend bei größerem Bedarf an Schilddrüsenhormonen auftreten, beispielsweise zu Beginn der Pubertät oder während der Schwangerschaft. Seltener tritt ein Kropf trotz ausreichender Jodzufuhr auf, wenn die Schilddrüsenhormonsynthese gestört ist, beispielsweise bei erhöhtem Verzehr von bestimmten „kropferzeugenden" Gemüsen (Kohl, Sojabohnen), durch Thiocyanate, vor allem aber bei angeborenen Enzymdefekten. Ein Kropfleiden wird leichter verhütet als geheilt; es ist seit der Anwendung von jodiertem Speisesalz seltener geworden.

Klinische Befunde

A. Symtome: Die Schilddrüse ist sichtbar und tastbar vergrößert. Symptome können fehlen oder nur als Folge von Verdrängungserscheinungen am Hals oder der Brust nachweisbar sein: Inspiratorischer Stridor, Schluckbeschwerden, Luftnot.

Merke: Rezidivierende Kehlkopfkompression ist selten. Gelegentlich sind angeborene Taubheit und Geschmacksstörungen vorhanden.

B. Laborbefunde: Der Grundumsatz, PBJ und Serumcholesterin sind gewöhnlich normal. Die Radiojodaufnahme der Schilddrüse kann normal oder erhöht sein. Über dem Knoten ist die Radiojodaufnahme gewöhnlich erniedrigt (im Gegensatz zum toxischen Adenom). Mit speziellen Untersuchungsmethoden können bei einer beträchtlichen Anzahl von Kropfpatienten, besonders bei familiärer Veranlagung, Enzymdefekte in der Schilddrüsenhormonsynthese bzw. abnorme zirkulierende Jodverbindungen nachgewiesen werden. Auch Schilddrüsenautoantikörper sind gelegentlich nachweisbar (in niedrigen Titern).

Differentialdiagnose

Bei Patienten mit zahlreichen vegetativ-nervösen Symptomen kann die Differentialdiagnose zwischen einfachem Kropf und toxischem, diffusen oder nodulärem Kropf schwierig sein. Bisweilen sind gründliche anamnestische Erhebungen über Herkunft aus endemischen Kropfgebieten, Familienvorgeschichte oder Auftreten nach Belastungssituationen bzw. Pubertät oder Schwangerschaft nützlich. Liegt ein nodöser Kropf vor oder ist sogar nur ein einziger Knoten nachweisbar, muß immer an ein Neoplasma gedacht werden.

Vorbeugung

Unter einem Zusatz von 100–200 μg Jod täglich in der Nahrung sollte ein einfacher Kropf zu verhüten sein. Während Belastungssituationen (Pubertät, Schwangerschaft, Lactation) ist es notwendig, den oberen Dosisbereich einzuhalten. Dieser Bedarf ist in der Zufuhr von 1–2 g von jodiertem Salz tägl. gegeben. Auch jodiertes Öl wurde kürzlich zur prophylaktischen Behandlung des Kropfes in bestimmten Gegenden eingeführt.

Behandlung

A. Spezifische Maßnahmen:

1. *Schilddrüsenpräparate:* Getrocknete Thyreoidea, 60–120 mg, oder besser Laevothyroxin, 0,2 mg oder auch mehr (besonders bei multinodösen Kröpfen) ist in etwa der Hälfte der Fälle wirksam. Ein ausgezeichneter Parameter für den Behandlungserfolg ist das PBJ. Es sollte immer im hochnormalen Bereich (6–7 μg/100 ml) gehalten werden.

Merke: Fälschlich hohe Blutjodwerte können nach Einnahme von sehr großen Mengen jodierter Salze oder von Kontrastmittelpräparaten auftreten.

2. *Jodbehandlung*: (frühzeitig) Wenn eine Schilddrüsenvergrößerung rechtzeitig entdeckt wird, sollte sie nach entsprechender Behandlung mit Jodpräparaten wieder vollständig zurückgehen. Täglich 5 Tropfen gesättigter Lösung von Kaliumjodid oder starker Jodlösung (Lugol'sche Lösung) in einem halben Glas Wasser sind ausreichend. Die Behandlung sollte zunächst bis zum Erreichen der normalen Größe der Schilddrüse fortgesetzt werden und der Patient anschließend auf jodiertes Speisesalz gesetzt werden.

3. *Novothyral®*, *Thyroxin-T_3*, ½–1 Tablette täglich, ist heutzutage die Therapie der Wahl.

4. *Jodbehandlung* (spät): Hat die Schilddrüsenvergrößerung schon längere Zeit bestanden, kann die obige Behandlung versucht werden, man sollte jedoch nicht immer eine signifikante Verkleinerung der Drüse erwarten.

Merke: Medikamentöse Schilddrüsenbehandlung ist bei allen Patienten mit unkompliziertem Kropf vorzuziehen.

B. Chirurgische Indikationen:

1. *Verdrängungserscheinungen:* Wenn lokale Druck- oder Verdrängungserscheinungen nachweisbar sind, sollte der Kropf chirurgisch behandelt werden.

2. *Potentielle Malignität:* Eine Operation sollte immer in Betracht gezogen werden, wenn in einer Schilddrüse ein einziger Knoten nachweisbar ist; in diesem Fall ist die Möglichkeit einer malignen Entartung relativ hoch. Dies gilt besonders für Jugendliche und ganz besonders in jenen Fällen, in denen nach einer Behandlungsperiode von 3–6 Monaten kein Rückgang erzielt werden konnte.

Prognose

Ein gewöhnlicher Kropf kann entweder spontan zurückgehen oder durch Größenzunahme und Einengung der Luftröhre ernstliche Komplikationen hervorrufen. Multinoduläre ältere Kröpfe, gewöhnlich bei über 50jährigen Menschen können toxisch werden; ob sie jemals maligne entarten, ist noch nicht sicher bekannt.

Hypothyreose

Die tiefgreifende Einflußnahme des Schilddrüsenhormons auf die Gewebe im gesamten Organismus macht verständlich, daß ein Mangelzustand nahezu alle Körperfunktionen beeinträchtigt. Das Ausmaß der Schwere der Veränderungen reicht von milden und unerkannten Hypothyreosen bis zum eindrucksvollen Fall eines Myxödems.

Grundsätzlich kann eine Hypothyreose auf dem Boden einer primären Erkrankung der Schilddrüse oder sekundär durch Mangel an hypophysärem TSH unterschieden werden.

Kürzlich ist auch eine echte End-Organ-Resistenz auf normale Mengen des zirkulierenden Schilddrüsenhormons postuliert worden, ist aber wohl selten zu beobachten. Schwere Formen einer Hypothyreose, z. B. Myxödem oder Kretinismus, können ohne weiteres klinisch auf den ersten Blick diagnostiziert werden; die viel häufigeren leichten Formen entgehen ohne sorgfältige Laboruntersuchungen häufig dem Nachweis.

1. Kretinismus und jugendliche Hypothyreose

Diagnostische Merkmale

- Zwergwuchs, geistige Retardierung, trokkene, gelbe, kalte Haut, „Trommel"-Bauch mit Nabelhernie
- Erniedrigtes PBJ, erhöhtes Serumcholesterin
- Verzögerte Knochenreifung; „getüpfelte" Epiphysen

Allgemeine Betrachtungen

Nach Wilkins kommen folgende Ursachen eines Kretinismus und einer jugendlichen Hypothyreose in Frage:

A. Angeboren (Kretinismus):

1. Aplasie oder nur rudimentäre Reste der Schilddrüse (embryonaler Defekt, meistens Fälle von sporadischem Kretinismus).

2. Die Schilddrüse ist zwar angelegt, es besteht aber eine Störung in der Hormonsekretion; entweder ist sie kropfig verändert oder sekundär atrophisch. Auslösend verantwortlich sind entweder ein „Extrinsic-Factor" (Hormonmangel, kropferzeugende Substanzen (?), meistens Fälle von endemischen Kretinismus); oder ursächlich sind auch mütterliche Einflüsse anzuschuldigen (einige Fälle von angeborenem Kropf). Viele Fälle treten gehäuft familiär auf.

B. Erworben (jugendliche Hypothyreose): Eine Funktionsstörung oder eine Atrophie kann infolge Thyreoiditis, operativer Entfernung einer Zungengrundstruma oder eines toxischen Kropfes, sekundär infolge einer Hypophysenunterfunktion auftreten. Manche Fälle bleiben ungeklärt.

Klinische Befunde

A. Symptome: Es können alle Schweregrade eines Zwergwuchses auftreten, mit verzögerter Skeletreifung, Apathie, somatische und geistige Trägheit, trockene Haut mit rauhem, trockenen, brüchigen Haar, Obstipation, verzögerter Zahnentwicklung, schlechtem Appetit, großer Zunge, „Trommelbauch" mit Umbilicalhernie, tiefer Stimme, kalten Extremitäten und Kälteempfindlichkeit, ferner myxödematöse Veränderungen des subcutanen Gewebes. Nicht selten wird eine gelbe karotinämische Haut beobachtet. Die Schilddrüse ist gewöhnlich nicht tastbar; falls ein Kropf auftritt, ist er entweder diffus oder nodös. Die sexuelle Entwicklung ist verzögert, nichtsdestoweniger kann es gelegentlich zu Reifungsvorgängen kommen. Amenorrhoen und Metrorrhagien treten bei älteren Frauen auf. In seltenen Fällen kann es auch zu einer Pubertas praecox und einer Galaktorrhoe mit Hypophysenvergrößerung kommen. Taubheit ist manchmal mit dem Auftreten eines Kropfes verbunden. Selten kommt es zu einer Nephrocalcinose.

B. Laborbefunde: Der Grundumsatz ist wohl der am wenigsten verläßlichste Parameter (besonders bei Säuglingen und Kindern), während das BEJ der verläßlichste Parameter der Schilddrüsenaktivität ist; die Werte liegen gewöhnlich unter 3 μg/100 ml. Das Serumcholesterin ist erhöht. Die Aufnahme von radioaktivem Jod ist sehr niedrig bei Athyreosen; bei kropftragenden Kretins kann auch eine Erhöhung gefunden werden, obwohl das Jod in der Schilddrüse nicht gebunden wird. Bei einigen Patienten können mittels Spezialuntersuchungen abnorme im Blut zirkulierende Jodverbindungen und Enzymdefekte in der Schilddrüsenhormonproduktion und -ausschüttung nachgewiesen werden. Andere Fälle weisen zirkulierende Autoantikörper gegenüber Schilddrüsengewebe auf.

C. **Röntgenbefunde:** Ein konstanter Befund ist die verzögerte Skeletreifung oft mit Nachweis „getüpfelter“ Epiphysen (besonders des Femurkopfes) mit Abflachungssymptomen; Erweiterung des Cortex der langen Röhrenknochen, fehlende Ausbildung der Nebenhöhlen und verzögerte Dentition können ebenfalls beobachtet werden.

Differentialdiagnose

Die Unterscheidung zwischen primärer Hypothyreose und einem sekundären Versagen infolge Hypophyseninsuffizienz ist deshalb von praktischem Interesse, weil im letzteren Fall die ursächlich verantwortliche Hypophysenerkrankung abgeklärt werden muß. Eine Behandlung mit Schilddrüsenhormon muß immer sehr vorsichtig begonnen werden, wenn es sich um eine sekundäre Hypothyreose infolge Hypophyseninsuffizienz handelt, da sonst ein akutes Nebennierenrindenversagen provoziert werden kann. Radiojod-Aufnahme-Untersuchungen vor und nach exogener TSH-Anwendung zeigen, ob Drüsengewebe vorliegt oder nicht. Echtes Myxödem und Hypercholesterinämie kommen bei Hypophysenunterfunktion seltener vor. Kretinismus wird oft mit Mongolismus verwechselt, obwohl bei mongoloiden Kindern eine Verzögerung der Skeletentwicklung selten ist. Eine Makroglossie kann durch einen Tumor, z. B. ein Lymphangiom, hervorgerufen werden. Auch kann die trockene Haut einer Ichthyosis congenita zu Verwechslungen Anlaß geben. In allen Fällen von Wachstumsverzögerung und Störungen der Skeletentwicklung (s. oben) sollte eine Hypothyreose in Betracht gezogen werden. In fraglichen Fällen sollte in jedem Fall der Versuch einer Schilddrüsenbehandlung unternommen werden, bevor man das Risiko der Entwicklung des Vollbilds eines Kretinismus eingeht.

Behandlung

Ähnlich wie beim Myxödem, s. später.

Prognose

Das Fortschreiten und der Ausgang der Erkrankung hängen vorwiegend von der Dauer der Schilddrüseninsuffizienz und einer entsprechend sorgfältigen Behandlung ab. Nachdem die geistige Entwicklung auf dem Spiele steht, ist rechtzeitiges Einsetzen der Behandlung von größter Bedeutung.

Wenn sich die Erkrankung im späteren Leben einstellt, ist die Prognose hinsichtlich der geistigen und körperlichen Entwicklung bedeutend besser. Angeborener Kretinismus läßt im allgemeinen eine normale geistige Entwicklung nicht zu. Dagegen kommt es häufig unter anhaltender Schilddrüsenhormonbehandlung zu einer, wenn auch verzögerten, normalen Skelet- und Geschlechtsreifung.

Insgesamt ist das Ansprechen auf die Schilddrüsenhormonbehandlung zufriedenstellend, jedoch muß die Behandlung das ganze Leben hindurch fortgesetzt werden.

2. Hypothyreose beim Erwachsenen und Myxödem

Diagnostische Merkmale

- Schwäche, Müdigkeit, Kälteintoleranz, Obstipation, Menorrhagien, Heiserkeit
- Trockene, kalte, gelbe, aufgedunsene Haut, Ausfall der Augenbrauen, Vergrößerung der Zunge, Vergrößerung des Herzens, Bradykardie, verlangsamte Reflexe
- Erniedrigt sind: PBJ, Grundumsatz, Radiojodaufnahme
- Anämie

Allgemeine Betrachtungen

Primäre Schilddrüsenfunktionsstörungen sind viel häufiger als eine sekundäre Unterfunktion infolge Hypophyseninsuffizienz. Ein primäres Myxödem entsteht nach totaler Strumektomie, Zerstörung der Schilddrüse durch radioaktives Jod, Einnahme von kropfbildenden Substanzen (z. B. Thiocyanaten, Kohlarten) oder chronischer Thyreoiditis. Die meisten Fälle werden aber durch eine Atrophie der Schilddrüse hervorgerufen, möglicherweise auf dem Boden eines Autoimmunmechanismus. Dies gilt genauso für andere endokrine Drüsen wie z. B. der Nebennieren am gleichen Patienten (Schmidt's-Syndrom mit gleichzeitiger Nebennierenrindeninsuffizienz).

Eine sekundäre Hypothyreose kann einer Zerstörung der Hypophyse nachfolgen, so z. B. beim chromophoben Adenom oder der postpartalen Nekrose (Sheehan's-Syndrom). Meistens manifestiert sie sich jedoch durch die gleichzeitigen Funktionsstörungen der Nebennieren und der Gonaden. Da das Schilddrüsenhormon für sämtliche endokrinen Funktionen notwendig ist, führt ein primäres Myxödem gewöhnlich auch zu einer sekundären Unterfunktion der Hypophyse, der Nebennieren und anderer endokriner Drüsen, was die Diagnose erschwert.

Klinische Befunde

Sie variieren vom voll ausgebildeten Myxödem bis zu leichteren Verlaufsformen einer Hypothyreose, die viel häufiger als vermutet vorkommen und sich der Diagnose entziehen können, sofern nicht der Verdacht weiter untermauert wird.

A. Symptome:

1. *Frühsymptome*: Hauptsymptome sind Schwäche, Müdigkeit, Kälteintoleranz, Lethargie, Hauttrockenheit, Kopfschmerzen und Menorrhagien. Nervosität ist ein unerwartet häufiger Befund. Somatische Befunde können selten sein oder fehlen. Auffallend sind dünne brüchige Fingernägel, dünnes rauhes Haar, Blässe, schwacher Turgor der Mucosa. Ein verzögerter Ablauf der tiefen Sehnenreflexe kann diagnostisch mittels einer Aufzeichnungsapparatur objektiviert werden.

2. *Spätsymptome*: Hervorzuheben sind verlangsamte Sprache, verminderte Schweißneigung, Gewichtszunahme, Verstopfung, periphere Ödeme, Blässe, Heiserkeit, Schmerzen und vielfältige Beschwerden, Dyspnoe, pectanginöse Anfälle, Taubheit und Amenorrhoe.

Die somatischen Untersuchungsergebnisse sind aufgedunsenes Gesicht und ödematöse Schwellungen der Lider, Wangenröte, Ausfall der äußeren Augenbrauenhälfte, Vergrößerung der Zunge, derbe Ödeme und Ergüsse in Pleura, Peritoneum und Perikard. Die Herzvergrößerung („Myxödemherz") kommt häufig durch einen Perikarderguß zustande. Die Herzfrequenz ist erniedrigt, der Blutdruck ist häufiger normal als erniedrigt, sogar Hochdruck kann gelegentlich gefunden werden, der nach Behandlung zurückgeht.

Merke: Fettsucht ist keine obligate Begleiterscheinung einer Hypothyreose.

B. Laborbefunde: Verdächtig ist ein auf weniger als 10% erniedrigter Grundumsatz, besonders bei nicht fettsüchtigen Patienten. Die PBJ-Werte liegen unter 3,5 gamma %. Die Radiojodaufnahme ist auf unter 10% in 24 Std vermindert, jedoch ist dieser Test nicht immer verläßlich, kann aber auch vermehrt sein (Jodpoolverkleinerung). Die radioaktive T_3-Aufnahme der roten Blutkörperchen ist vermindert. Das Serumcholesterin ist häufiger bei primärem, weniger bei sekundärem Hypothyreoidismus erhöht, der Abfall unter Schilddrüsenhormonbehandlung ist ein empfindlicher Parameter. Oft findet man eine makrocytäre Anämie. Ein Anstieg in der ^{131}J-Aufnahme und des PBJ nach Anwendung von 10–20 E von thyreotropem Hormon (gegebenenfalls für mehrere Tage) legt eine sekundäre Hypothyreose nahe und läßt ein primäres Myxödem ausschließen. Die 17-Ketosteroid-Ausscheidung kann stark erniedrigt sein.

Differentialdiagnose

Leichtere Verlaufsformen einer Hypothyreose müssen bei allen Formen einer Neurasthenie, Menstruationsstörungen ohne faßbare gynäkologische Störungen, bei unerklärlichem Gewichtsanstieg und bei Anämien in Betracht gezogen werden. An ein Myxödem muß man bei der Differentialdiagnose unklarer Herzschwäche, die auf Digitalis oder Diuretica nicht anspricht, bei „idiopathischen" Hyperlipämien und unklarem Ascites denken. Der Eiweißgehalt der myxödematösen Ergüsse ist hoch. Die verdickte Zunge ist gelegentlich auch bei primärer Amyloidose zu finden. Eine perniziöse Anämie kann zunächst wegen der Blässe und der makrocytären Anämie vermutet werden. Verlaufsformen von Psychosen und Gehirnarteriosklerosen oder sogar von Hirntumoren müssen von einem schweren Myxödem abgegrenzt werden.

Merke: Das Liquoreiweiß kann beim Myxödem erhöht sein.

Sollten die Laborteste nicht überzeugend ausfallen, so kann immer noch eine vorsichtige Schilddrüsenhormonbehandlung ex juvantibus die zugrundeliegende Störung aufdecken.

Komplikationen

Die Komplikationen sind hauptsächlich kardialer Natur, vornehmlich als Folge einer fortgeschrittenen Herzkranzgefäßverkalkung und einer Herzinsuffizienz, die durch eine allzu forsche Schilddrüsenhormonbehandlung provoziert werden. Ferner ist eine verminderte Resistenz gegenüber Infektionen zu erwähnen. Organische Psychosen mit paranoiden Verwirrungszuständen können auftreten (Myxödempsychose). Seltener kann auch eine akute Nebennierenrindeninsuffizienz durch eine Schilddrüsenhormonbehandlung eines hypophysär bedingten Myxödems auftreten. Hypothyreose ist eine bekannte Ursache der Kinderlosigkeit und spricht dann gut auf Schilddrüsenhormonbehandlung an.

Vorsicht: Myxödempatienten sind ungewöhnlich empfindlich auf Opiate und können schon an Durchschnittsdosen ad exitum kommen.

Gelegentlich wird auch eine behandlungsrefraktäre Hyponatriämie, vermutlich infolge Störung der Ausschüttung von antidiuretischem Hormon gesehen.

Behandlung

A. Spezifische Behandlung: Schilddrüsenextrakte oder synthetische Präparate sind zu nennen. Die letzteren sind wegen der besseren Dosierungsmöglichkeiten vorzuziehen. Die Anfangsdosis hängt von der Schwere der vorliegenden Hypothyreose ab.

1. *Vorsicht:* Bei der Behandlung von Kranken mit schwerem Myxödem oder myxödematöser Herzinsuffizienz, aber auch älteren Patienten mit Hypothyreose und Verdacht auf Coronarinsuffizienz, sollte mit kleinsten Dosen von Schilddrüsenhormon begonnen werden und die Dosis allmählich jede Woche gesteigert werden ($^1/_8$–$^1/_4$ Tbl.) tägl. Novothyral®.

Die Hormonmenge sollte so lange gesteigert werden, bis die Hypothyreosezeichen verschwunden sind oder die ersten Überdosierungserscheinungen auftreten. Die Dosis sollte dann auf entsprechenden Werten des PBJ oder der anderen Parameter gehalten werden, etwa gerade unterhalb der beginnenden toxischen Symptome. (Cave bei älteren Patienten!)

2. Kranke mit chronischer Hypothyreose erfordern die Anwendung höherer Dosen; dies ist jedoch riskant, da gerade sie Gefäßveränderungen aufweisen können; die volle Substitutionsdosis kann oft nicht erreicht werden. Gerade bei ihnen ist wegen möglicher Gefäßveränderungen größte Vorsicht am Platze.

3. Dauereinstellung: Die Dosierung muß individuell dem Patienten angepaßt werden, um einen optimalen Effekt zu erzielen. Sie kann anhand der PBJ-Werte oder weiterer Parameter abgeschätzt werden; die klinische Überwachung (Tachykardie, subjektive Symptome) ist oft die beste Beurteilungsmöglichkeit.

4. Synthetische Präparate (Novothyral®) 1 Tbl. 100 γ $T_4 + 20\gamma T_3$ ($^1/_2$–2 Tbl. als Erhaltungsdosis)/Tag, Thyroxin-T_3, Synthroid® sind exakter zu dosieren und ihre Wirkung ist deshalb besser als die von Schilddrüsenextrakten zu beurteilen. Häufig wird alleinige Gabe von T_4 bevorzugt, 100–400 µg tägl.

5. Ist eine schnelle Wirkung erwünscht, kann Natriumtrijodthyronin (T_3, Thybon®) angewandt werden. Man beginnt mit sehr niedrigen Dosen wegen der Schnelle des Wirkungseintritts (5 µg mit allmählicher Steigerung bis 40–80).

Merke: Für die Beurteilung dieser Therapie können die PBJ-Werte nicht verwendet werden.

6. Am besten sind z. Z. Mischpräparate von T_4 und T_3 in einem Verhältnis von 5 : 1 (Novothyral®, Thyroxin-T_3 etc.).

7. Myxödemkoma ist eine seltene Notfallsituation mit einer hohen Mortalität. Man gibt Trijodthyronin, 10–25µg oder mehr, durch die Magensonde oder parenteral alle 8 Std oder Synthroid-Injektionen, 200 bis 400µg i. v. als Einzelinjektion oder wiederholt in einer Dosierung von 100–200µg/24 Std zusätzlich mit Hydrocortison 100 mg alle 8 Std. Diese Behandlung kann lebensrettend sein. Der Patient darf nicht aufgewärmt werden, eine ausreichende Belüftung der Lunge muß garantiert sein.

8. Natriumdextrothyroxin (Nadrothyron®-D) kann bei herzkranken hypothyreoten Patienten angewandt werden, die andere Schilddrüsenmedikamente nicht vertragen.

B. Nutzlose Anwendung von Schilddrüsenhormonen:

1. *Fragliche Diagnose*: Wenn ein Patient eine Dosis von mehr als 200 mg Schilddrüsenextrakten verträgt, sollte die Diagnose in Frage gestellt werden, wenn auch manche hypothyreote Kranke eine so hohe oder noch größere Mengen brauchen. Normalpersonen und Adipöse sowie andere nicht hypothyreote Personen können oft Dosen bis zu 300 bis 500 mg täglich ohne Störungen im Grundumsatz oder Auftreten von toxischen Symptomen tolerieren.

2. *Unspezifische Anwendung von Schilddrüsenhormon:* Die Anwendung von Schilddrüsenhormonpräparaten nur als unspezifischer Stimulus sollte erwähnt werden, um dringend davon abzuraten. Es konnte gezeigt werden, daß die gewöhnlichen Dosen von 100–200 mg nur zu einer Suppression der Schilddrüse des Patienten führen.

„Metabolische Insuffizienz" ist ein fragwürdiges Syndrom. Die empirische Anwendung von Schilddrüsenhormonpräparaten bei Amenorrhoen und der Sterilität muß weiter überprüft werden.

Prognose

Oft erliegt der Kranke den Komplikationen seiner Erkrankung, wenn die adäquate Behandlung zu spät (Myxödemkoma) angewandt wird. Bei frühzeitiger Behandlung sind die überraschenden Veränderungen im Aussehen und dem Befinden der Patienten eindrucksvoll. Es ist möglich, daß die Patienten wieder ein völlig normales Leben führen können, aber ein Rückfall tritt sofort nach Unterbrechung der Behandlung ein. Die Schilddrüsenhormonbehandlung ist eine der dankbarsten therapeutischen Aufgaben bei Hypothyreose, weil es zur kompletten Rehabilitation kommt, wenn die Behandlung gut abgestimmt und lebenslang durchgeführt wird.

Hyperthyreose

(Thyreotoxikose)

Diagnostische Merkmale

- Schwäche, Schweißausbrüche, Gewichtsverlust, Nervosität, Wärmeintoleranz, beschleunigte Darmtätigkeit
- Tachykardie, warme, weiche, dünne, feuchte Haut; Exophthalmus, starrer Blick, Tremor
- Schilddrüsenvergrößerung, Schilddrüsengeräusch
- Grundumsatz, PBJ, T_4, Radio-T_3-Test, und Radiojodaufnahme erhöht. Keine Suppression nach T_3-Anwendung

Allgemeine Betrachtungen

Thyreotoxikose ist eine der weitverbreitetsten endokrinen Störungen. Am häufigsten sind Frauen im Alter zwischen 20 und 40 Jahren betroffen. Liegen gleichzeitig Augenzeichen und ein diffuser Kropf vor, so bezeichnet man die Erkrankung auch als Morbus Basedow (engl. Graves' disease). Häufig wird jedoch dieser Ausdruck auf alle Verlaufsformen einer Hyperthyreose angewendet.

Anstelle eines diffusen Kropfes kann auch ein nodöser, toxischer Kropf vorliegen. Andererseits kann gelegentlich trotz aller typischen Stoffwechselstörungen einer Thyreotoxikose keine Vergrößerung der Schilddrüse getastet werden. Die letztere Verlaufsform ist bei älteren Kranken häufig, wobei sogar einige typische Stoffwechselstörungen fehlen können („asymptomatischer Morbus Basedow"), während die Kreislaufsymptome in den Vordergrund treten. In letzter Zeit ist über ein noch zum Teil unklares Syndrom berichtet worden. Es geht mit ausgesprochenen Augensymptomen einher und wird als „hyperexophthalmischer Basedow, exophthalmische Ophthalmoplegie oder maligner (progressiver) Exophthalmus", im deutschen Schrifttum als „endokrine Ophthalmopathie" beschrieben.

Es kann einer Thyreotoxikose vorausgehen, sie begleiten oder erst nach ihrer Behandlung auftreten. Charakteristisch ist dabei der Befund eines erhöhten Serumspiegels des sog. „Long-Acting-Thyroid-Stimulator" – LATS –, einem 7 S-Gamma-Globulin extrahypophysärer Herkunft, das aber nicht zwangsläufig mit der Erkrankung verknüpft sein muß.

Klinische Befunde

A. Symptome: (vgl. Tabelle 19–3). Rastlosigkeit, Nervosität, Reizbarkeit; leichte Ermüdbarkeit, besonders am Nachmittag; unerklärlicher Gewichtsverlust trotz guten Appetits sind häufig Frühsymptome. Gewöhnlich besteht Neigung zu Schweißausbrüchen und Wärmeintoleranz, zu schnellen, unkoordinierten Bewegungen und Neigung zu fein- bis grobschlägigen Tremor. Weniger häufig sind als Frühsymptome Klagen des Kranken über mangelnde Adaptation beim Lesen, Druckerscheinungen seitens des Kropfes, Durchfall sowie Herzklopfen und Extrasystolien.

Auffällig ist die Fahrigkeit des Patienten bei allen Bewegungen, auch das schnelle Sprechen. Die Haut ist warm und feucht, die Hände zittern. Über einem diffusen oder nodösen Kropf kann ein Geräusch gefühlt oder auskultiert werden. Die Augen sind glänzend, der Blick manchmal starr, gelegentlich finden sich ein periorbitales Ödem, Zurückbleiben des Oberlides, mangelnde Akkomodation, Exophthalmus und sogar Doppeltsehen. Die Haut und das Haar sind dünn und von seidenweicher Oberfläche. Manchmal findet sich auch eine verstärkte Pigmentierung, andererseits kann auch eine Vitiligo vorkommen. Ferner zeigen sich Spinnen-Naevi. Die kardiovasculären Symptome reichen von Tachykardien, oft während des Schlafs, bis zu paroxysmalem Vorhofflimmern und Herzinsuffizienz.

Manchmal hört man auch ein rauhes systolisches Geräusch über der Pulmonalis. Ferner finden sich gelegentlich Lymphknotenvergrößerungen und auch eine Splenomegalie. Muskelschwund und Knochenbeteiligung (Osteoporose) sind häufig nachzuweisen, besonders bei chronischen Fällen von Thyreotoxikose. Seltener kommt es zu Übelkeit, Erbrechen, sogar Fieber und Gelbsucht (bei solchen Fällen ist die Prognose infaust). Häufig sind auch psychische Symptome, angefangen von leichter Euphorie bis zu Delirium und Erschöpfung, die in schwerer Depression enden können.

Tabelle 19–3. *Vorkommen und Häufigkeit von Symptomen bei 24 Patienten mit Thyreotoxikose*

Symptome (Beschwerden)	*Prozent*
Nervosität	99
Schweißneigung	91
Wärmeüberempfindlichkeit	89
Herzklopfen	89
Ermüdbarkeit	88
Gewichtsverlust	85
Tachykardie	82
Dyspnoe	75
Schwächegefühl	70
verstärkter Appetit	65
Augenbeschwerden	54
Beinschwellungen	35
gehäufter Stuhlgang (ohne Diarrhoen)	33
Durchfall	23
Anorexie	9
Verstopfung	4
Gewichtsanstieg	2
Symptome (Befunde)	
Tachykardie	100
Schilddrüsenvergrößerung	100
Hautveränderungen	97
Schwirren über der Schilddrüse	77
Augenzeichen	71
Vorhofflattern	10
Splenomegalie	10
Gynäkomastie	10
Palmarerythem	8

Modifiziert und reproduziert nach Williams, Textbook of Endocrinology, Saunders 1968.

In Verbindung mit schwerem bzw. malignem Exophthalmus zeigen sich oft lokalisierte bilaterale harte, nichteindrückbare symmetrische Schwellungen („praetibiales Myxödem") an der Vorderseite der Tibia und der Fußrücken (Dermopathie). Gelegentlich sind Trommelschlegelfinger (Akropachie) nachweisbar. Spontane Rückbildungserscheinungen können auftreten.

Die thyreotoxische Krise, die heutzutage

selten gesehen wird, ist eine extreme Verlaufsform einer Thyreotoxikose. Sie kann nach Schilddrüsenoperationen, nach einem jodrefraktären Behandlungsversuch auftreten und ist durch ein ausgeprägtes Delirium, hochgradige Tachykardie, Erbrechen, Durchfälle, Dehydradation und hohe Temperaturen gekennzeichnet. Die Mortalität ist hoch.

B. Laborbefunde: Der Grundumsatz ist erhöht, die PBJ-Werte sind über 8 μg% erhöht, Radiojod- und Radio-T_3-Aufnahme verstärkt. Die Radiojodaufnahme kann durch T_3-Anwendung nicht supprimiert werden. Bei toxischem nodösen Kropf kann die hohe Radiojodaufnahme zusammen mit dem erhöhten Grundumsatz und den erhöhten PBJ-Werten pathognomonisch sein. Das Serumcholesterin ist meistens erniedrigt (nicht regelmäßig). Ferner ist eine postprandiale Glykosurie zu nennen. Die Kreatininausscheidung im Harn ist erhöht. Im Blutbild findet sich eine Lymphocytose. Auch können die Calcium-Werte im Harn und im Blut erhöht sein. TSH (Thyreoidia-stimulierendes Hormon) ist erniedrigt, weniger regelmäßig sind die LATS-(Long-Acting-Thyroid-Stimulator)Konzentrationen im Blut deutlich erhöht, allerdings ist ihr Nachweis nicht überall diagnostisch verfügbar.

C. Röntgenbefunde: Ein Probeschluck mit Röntgenkontrastmittel kann Verdrängungserscheinungen oder eine retrosternal liegende Struma objektivieren. Skeletveränderungen zeigen sich in Form einer diffusen Demineralisierung oder auch von resorptiven Veränderungen (Osteitis). Besonders an den Händen (Akropachie) finden sich Veränderungen im Sinne einer hypertrophischen Osteoarthropathie mit Proliferationserscheinungen des Periost.

D. EKG-Befunde: Im EKG finden sich neben einer Tachykardie unter Umständen Vorhofflattern sowie P- und T-Wellen-Veränderungen.

Differentialdiagnose

Am schwierigsten ist die Unterscheidung einer Hyperthyreose von einer Angstneurose, besonders im Klimakterium. Eine akute oder subakute Thyreoiditis kann sich zunächst mit thyreotoxischen Symptomen äußern, jedoch ist die Schilddrüse gewöhnlich druckempfindlich und der Schilddrüsenantikörper-Titer erhöht (Grundumsatz erhöht, PBJ manchmal erhöht, aber Radiojodaufnahme regelmäßig stark erniedrigt!). In seltenen Fällen kann auch ein Chorionepitheliom das Bild einer Thyreotoxikose hervorrufen.

Schwierigkeiten können in der Diagnostik kaum durch andere hypermetabole Syndrome wie schwere Anämie, Leukämie, Polycythämie, Malignität aufgrund der typischen Symptomatik entstehen. Phäochromocytom und Akromegalie können jedoch auch mit einem erhöhten Grundumsatz, mit Vergrößerung der Schilddrüse, profusen Schweißausbrüchen verbunden sein und die Diagnose erschweren.

Behandlungsrefraktäre Herzstörungen (Vorhofflimmern, Herzversagen), die auf Digitalis, Chinidin oder Diuretica nicht ansprechen, sollten an eine zugrundeliegende Hyperthyreose denken lassen. Andere Ursachen einer Ophthalmopathie (Myasthenia gravis) und Exophthalmus (Orbitatumor) müssen in Betracht gezogen werden. An eine Thyreotoxikose muß ferner bei der Differentialdiagnose von Erkrankungen mit Muskelschwund und diffuser Knochenatrophie gedacht werden. Hypercalciurie und Demineralisierungserscheinungen können einem Hyperparathyreoidismus ähneln. Beide Erkrankungen können am gleichen Patienten vorkommen. Auch ist eine Kombination mit Diabetes mellitus und mit Morbus Addison beschrieben worden.

Komplikationen

Am unangenehmsten können die Augen- und Kreislaufkomplikationen einer länger dauernden Thyreotoxikose werden. Ernst sind auch die Unterernährung und die Kachexie zu bewerten. Kommt es zu einer Gelbsucht, so steigt die Mortalität an. Zwar ist die thyreotoxische Krise seltener geworden, ihre Prognose ist jedoch immer noch ungünstig. Maligne Entartung wird bei Schilddrüsenüberfunktion selten gesehen. Komplikationen der Behandlung sind durch Überempfindlichkeitsreaktionen gegenüber Jod und der Thiouracil-Behandlung (hämatologische Komplikationen), Hypoparathyreoidismus, Stimmbandlähmung nach chirurgischen Eingriffen und durch den fortschreitenden Exophthalmus gegeben. Dieser kann trotz adäquater Behandlung bis zur Entwicklung von Hornhautgeschwüren und Zerstörung des Augapfels fortschreiten, sofern keine orbitale Dekompression versucht wird. Als Komplikationen sind ferner Hypercalcämien und Nephrocalcinosen zu nennen.

Behandlung

Die Behandlung zielt darauf, die verstärkte Ausschüttung von Schilddrüsenhormonen zu verhindern. Dazu gibt es verschiedene Möglichkeiten, deren Indikationsstellung immer noch strittig ist und von Fall zu Fall variiert. Allgemein anerkannt ist die subtotale Resektion nach vorausgegangener entsprechender Vorbehandlung, an erster Stelle sollte jedoch unbedingt die Radiojodtherapie stehen.

A. Subtotale Schilddrüsenresektion: Sorgfältige Vorbehandlung ist von äußerster Wichtigkeit. Verwendet werden entweder Thiouracile allein oder in Kombination mit Jod-Präparaten, vor allem aber Novothyral® (In der folgenden Besprechung wird mit Grundumsatz die klin. Symptomatik gemeint.)

1. **Thiouracil, Mercaptoimidazol und ähnliche Derivate:** Verschiedene Thiouracile und ähnliche Derivate sind verfügbar: Propylthiouracil, Methimazol und ein Präparat mit Jod im Molekül, Iodothiouracil (Itrumil). Die Wirkungsweise der beiden ersten ist identisch, der anderen fraglich.

a) Propylthiouracil, Mercaptoimidazol sind bisher am häufigsten angewandt worden und scheinen am wenigsten toxisch zu sein. In entsprechender Dosierung verhindern sie in der Schilddrüse die Transformation von anorganischem Jod in die organische (Hormon) Form. Diese Wirkung tritt schnell innerhalb weniger Stunden ein und hält so lange an, als das Präparat verabreicht wird. Nachdem der Spiegel des zirkulierenden Schilddrüsenhormons abfällt, steigt die vorher supprimierte TSH-Konzentration im Blut an. Der Grundumsatz geht mehr oder weniger zurück, abhängig von der Gesamtmenge des vorher in der Schilddrüse vorliegenden Hormonjods. Durchschnittlich kehrt der Grundumsatz innerhalb von 4–8 Wochen zur Norm zurück. Wird das Medikament weiter gegeben, so fällt der Grundumsatz so lange ab, bis der Patient myxödematös wird.

Propylthiouracil dürfte wohl ein ideales Medikament darstellen, ausgenommen in zwei Fällen:

Einmal wegen der Gefahr toxischer Reaktionen (Granulocytopenie) und andererseits der Beeinträchtigung des chirurgischen Vorgehens. Toxische Reaktionen auf Propylthiouracil sind selten, können jedoch rechtzeitig entdeckt werden, wenn der Kranke regelmäßig alle Wochen oder wenigstens zweiwöchentlich anhand seines Blutbilds kontrolliert wird, jedoch ist dies nicht immer möglich. In der Praxis werden die Kranken darauf aufmerksam gemacht, daß sie sofort nach Auftreten von Fieber, Halsschmerzen, Hautsymptomen ihren Hausarzt benachrichtigen sollten, damit die notwendigen Untersuchungen – Blutbild usw. – vorgenommen werden. Beim Abfall der Leukocyten auf unter 4500 oder bei weniger als 45% Granulocyten im Differentialblutbild sollte die Behandlung abgebrochen werden. Andere seltene Nebenreaktionen sind Arzneimittelfieber, Hautausschlag und Gelbsucht.

Der andere Nachteil des Propylthiouracil (PTU) ist technisch bedingt: Da die Schilddrüse weiterhin hyperplastisch und vascularisiert bleibt und die Symptome unter Umständen sogar über den Rückkoppelungsmechanismus durch verstärkte TSH-Ausschüttung zunehmen, kann das chirurgische Vorgehen erschwert werden. Aus diesem Grunde wird die kombinierte Behandlung mit Propylthiouracil und gleichzeitigen Jodgaben empfohlen, um die Patienten zur Thyreoidektomie vorzubereiten.

Kommt es zu einer Besserung, kann die Behandlung fortgesetzt und das chirurgische Eingreifen hinausgeschoben werden. Es besteht kein Grund, das chirurgische Eingreifen zu überstürzen, auch keine Gefahr, wie bei einer Jodbehandlung, daß die Ansprechbarkeit nachläßt. In schweren Fällen können 100–200 mg PTU 4mal täglich, dosiert so häufig als möglich alle 6 Std, als angemessen betrachtet werden. Bei Kranken mit stark vergrößerten Schilddrüsen sind höhere Dosen gelegentlich notwendig. Bei leichteren Fällen reichen 3mal 100 mg täglich aus. Höhere Dosen sind jedoch nicht unbedingt schädlicher.

b) Carbimazol (Neo-Thyreostat®)
Dieses Medikament wirkt ähnlich wie Thiouracil. Die Durchschnittsdosis beträgt 10–15 mg alle 8 Std. Eine Verringerung der Dosis schützt nicht gegen toxische Reaktionen, insbesondere allergische Hautreaktionen, die im allgemeinen häufiger als bei den Thiouracilen vorkommen.

2. *Jodbehandlung:* Sollte niemals allein, sondern nur in Kombination mit thyreostatischen Mitteln gegeben werden. Alleinige Indikation: Thyreotoxische Krise, Operationsvorbereitung. Man gibt 5–10 Tropfen starker Jodlösung (Lugol'sche Lösung) oder eine gesättigte Lösung von Kaliumjodid zusammen mit einer unspezifischen Behandlung (s. unten), bis der Grundumsatz bis auf etwa 20% abgesunken, die Beschwerden und Symptome geringer geworden sind und der Patient begonnen hat, an Gewicht zuzunehmen. Nachteile der Jodbehandlung sind

a) daß einige Patienten überhaupt nicht ansprechen, besonders solche, die schon früher Jod erhalten hatten,

b) Jodallergie vorliegen kann,

c) daß man zu lange bis zum Operationstermin abwarten muß, daß die Ansprechbarkeit nachläßt und der Patient eine noch schwerere Hyperthyreose als vorher entwikkelt und

d) daß es im allgemeinen unmöglich ist, mit Jodbehandlung den Grundumsatz allein zu senken.

3. *Kombinierte Novothyral®, Thyroxin-T_3, Propylthiouracil-Behandlung:* Der Vorteil dieser Behandlung ist durch die vollständige Blockade der Schilddrüsenhormonausschüttung in Kombination mit der Involutionswirkung der Hormone gegeben.

a) Propylthiouracil-Behandlung, gefolgt von Novothyral-Behandlung:

Dies dürfte z. Z. die Methode der Wahl sein. Man beginnt die Behandlung mit Propylthiouracil, etwa 10–21 Tage vor der Operation ist ausreichend (sofern alle Schilddrüsenfunktionsteste zur Norm zurückgekehrt sind oder im unteren Normbereich liegen), folgt dann mit der Novothyral-Behandlung und fährt mit ihr anschließend nach der Operation etwa eine Woche lang fort.

b) Gleichzeitige Anwendung beider Medikamente vom Beginn in der den Einzelkomponenten entsprechenden Dosierung, also 100 bis 200 mg Propylthiouracil, 4mal täglich, und Schilddrüsenhormone. Dieses Verfahren wird weniger häufig angewandt und ist auch unzweckmäßiger als die *Sequenztherapie.*

Beginn: 1 Woche lang Thyreostatica hochdosiert. Nach Beginn des Wirkungseintritts (Pulsfrequenzrückgang, nach 6–7 Tagen) bereits Reduktion der Dosis, zusätzliche Gabe von Schilddrüsenhormonen, um eine Enthemmung von TSH zu verhindern. Das PBJ sollte nicht unter 4% abfallen.

B. Kontinuierliche Propylthiouracil-Behandlung (interne Behandlung): Von manchen Internisten wird die Behandlung einer Hyperthyreose mit Propylthiouracil allein – ohne Operation – befürwortet. Der Vorteil besteht darin, daß die Risiken und postoperativen Komplikationen eines operativen Eingriffs, Myxödem, Hypoparathyreoidismus vermieden werden. Der Nachteil ist die – allerdings entfernte Möglichkeit – toxischer Reaktionen wie auch die Notwendigkeit, den Kranken sorgfältig auf Hypothyreosezeichen zu überwachen. Seit der Einführung der Propylthiouracil-Behandlung scheint die Häufigkeit der toxischen Reaktionen zurückgegangen zu sein.

Man beginnt mit 100–200 mg alle 6–8 Std und fährt so lange fort, bis PBJ oder Grundumsatz normal geworden und alle Beschwerden und Symptome der Erkrankung verschwunden sind. Dann wird der Patient auf eine Erhaltungsdosis von 50–150 mg gesetzt, wobei jedoch der Grundumsatz oder die PBJ-Werte zur Vermeidung einer Hypothyreose regelmäßig kontrolliert werden.

Eine Alternative hierzu ist, so lange 50 bis 200 mg alle 6–8 Std zu geben, bis die Grenze der Hypothyreose erreicht ist, so daß anschließend der Grundumsatz oder die PBJ-Werte durch zusätzliches Schilddrüsenhormon normal gehalten werden können. Diese Therapie sollte bei der Behandlung einer gleichzeitigen Ophthalmopathie vorgezogen werden.

Wie lange eine derartige Therapie dauert und wie hoch die Rückfallsneigung ist, konnte bisher nicht sicher festgestellt werden. Zur Zeit scheint es, daß es bei ungefähr 50–70% der Fälle unter einer Propylthiouracil-Behandlung von 6–18 Monate (unter langsamer Reduktion der Dosis) zu keinen Rückfällen kommt. Ausdehnung der Behandlungsdauer auf über 2 Jahre scheint den „Heilungs"-Erfolg nicht zu verbessern.

C. Chronische Jodbehandlung: Früher wurde diese Methode bei ausgewählten Fällen von leichter Hyperthyreose mit mäßigem Erfolg angewandt. Wegen der Möglichkeit einer auftretenden „Nichtansprechbarkeit" und wegen der besseren Erfolge mit Propylthiouracil sollte Jod der praeoperativen Behandlung vorbehalten bleiben.

D. Radioaktive Jodbehandlung-(^{131}J): Die Anwendung von Radiojod hat sich als eine ausgezeichnete Methode zur Zerstörung von funktionell hyperaktivem Schilddrüsengewebe erwiesen. Das Prinzip der Behandlung besteht darin, daß durch die Konzentration in der Schilddrüse das Radiojod alle die Zellen zerstört, die es anreichern. Wegen der speziellen Techniken zur Messung und Aufbewahrung von Radiojod ist die Methode auf entsprechende Zentren begrenzt. Einwände ergeben sich lediglich dadurch, daß die Radiojodtherapie möglicherweise das Auftreten von Carcinomen begünstigt, andererseits daß ein sonst chirurgischerseits entferntes Mikrocarcinom unentdeckt bleibt. Aus diesen Überlegungen heraus sollte die Anwendung von Radiojod der Altersgruppe oberhalb 40 Jahren vorbehalten bleiben.

Die Anwendung in der Gravidität ist streng kontraindiziert. Nachdem in den letzten Jahren gehäuft über das nachträgliche Auftreten einer Hypothyreose berichtet wurde, sollten später regelmäßige Kontrolluntersuchungen erfolgen. Im allgemeinen wird jedoch eine höher dosierte Radiojod-Resektion mit nachfolgender entsprechender Substitutionsbehandlung mit Schilddrüsenhormonpräparaten vorgezogen, wobei die Schilddrüsenhormongabe nachträglich besonders wichtig ist. Bei ganz schweren Hyperthyreosen muß bis zum Wirkungseintritt des Radiojods (oft erst nach 2–3 Monaten und später) intermittierend thyreostatisch behandelt werden.

E. Allgemeine Maßnahmen:

1. Ein Kranker mit Hyperthyreose sollte zunächst Bettruhe einhalten, besonders bei schweren Fällen und bei einer Operationsvorbereitung. Leichtere Fälle können ambulant mit Propylthiouracil oder Radiojod behandelt werden. Immerhin scheint eine anfängliche Ruhigstellung die Heilungstendenz zu beschleunigen.

2. Die Ernährung sollte hochcalorisch sowie eiweiß- und vitaminreich sein. Hyperthyreote Kranke brauchen große Nahrungsmengen, da sie gewöhnlich eine negative Stickstoffbilanz aufweisen. Gleichzeitig ist ein Vitaminbedarf erhöht wegen des gesteigerten Stoffwechsels. Insbesondere sollte zusätzlich Vitamin B-Komplex gegeben werden.

3. Sedierung: Bei der Erstuntersuchung erscheinen die Patienten oft sehr nervös. Sedierung ist immer nützlich und größere Dosen von Barbituraten, etwa Phenobarbital, 30 mg 3–6mal täglich, können unter Umständen notwendig sein. Nachdem viele Hyperthyreosesymptome an die Wirkung der Katecholamine erinnern, sind Sympathicusblocker (Reserpin, Guanethidin, Propranolol) empfohlen worden. Die Notwendigkeit ihrer Anwendung wird allerdings bestritten, vielleicht sollten sie schwereren Fällen, insbesondere der thyreotoxischen Krise, vorbehalten bleiben.

4. Testosteronpropionat: 25–50 mg i. m. täglich 2–3mal pro Woche hat sich zur Wiederherstellung der positiven Stickstoffbilanz als nützlich erwiesen, besonders bei schwächlichen Patienten.

Methyltestosteron sollte wegen der Verstärkung der Kreatinurie nicht gegeben werden.

F. Behandlung der Komplikationen:

1. Exophthalmus: Die genaue Ursache der Entwicklung eines Exophthalmus bei Hyperthyreose ist noch nicht bekannt. Es wird angenommen, daß er aufgrund einer exzessiven Ausschüttung eines Hormons (EPF, Exophthalmus producing factor) zustande kommt, der von TSH und von LATS verschieden ist. Man fand, daß der Exophthalmus durch ein Ödem und nachfolgende celluläre Infiltration des retrobulbären Gewebes zustande kommt. Blockade der Schilddrüsenhormonausschüttung (Exstirpation oder Propylthiouracil-Gabe) oder vor allem Radiojodbehandlung führen in vielen Fällen – sofern eine Hyperthyreose vorliegt – zu einer Besserung des Exophthalmus; daher sollte wohl immer eine Behandlung der Hyperthyreose erfolgen. Werden gleichzeitig keine Schilddrüsenhormone verabreicht, kann die Behandlung sogar zu einer Verschlimmerung (maligner Exophthalmus) führen. Man nimmt an, daß der hemmende Einfluß der sezernierten Schilddrüsenhormone auf die Hypophyse durch die Entfernung der Schilddrüse oder die Blockade der Hormonausschüttung wegfällt, so daß es zu einer verstärkten Sekretion von Hypophysenhormonen kommt, die den Zustand verschlechtern. Infolgedessen liegt es nahe, den Exophthalmus durch zusätzliche Schilddrüsenhormongaben zu behandeln. Auch die Anwendung von Dextrothyronin ist empfohlen worden, jedoch liegen noch nicht genügend Erfahrungen vor.

a) Schilddrüsenhormonbehandlung: Unmittelbar nach der Operation oder nach Rückgang der PBJ- und Grundumsatzwerte nach Propylthiouracil-Behandlung in den Normbereich sollte mit der Gabe von Novothyral®, 1/2–2 Tabl. tägl., bzw. Nadrothyron®-D, Laevothyroxin (Synthroid®, 0,1-0,3 mg täglich) begonnen werden. Die Dosis wird so hoch gewählt, daß sich die PBJ-Werte zwischen 7–9 μg% halten. Auch wenn sie nicht immer erfolgreich ist, sollte diese Behandlung auf jeden Fall begonnen werden, wenn ein Exophthalmus progredient wird.

b) Dunkle Augengläser, Schutz vor Staub, Augenklappen, Tarsorrhaphie und andere Maßnahmen können zum Schutz der Augen notwendig werden. Ein Ophthalmologe sollte immer konsultiert werden.

c) Corticotropin (ACTH) oder Corticosteroide haben sich in höherer Dosierung in Form einer mehrwöchigen Stoßtherapie in manchen Fällen als nützlich erwiesen. Vermutlich wirken sie durch Dämpfung der Entzündungsreaktion im Periorbitalgewebe. Möglicherweise führen sie auch zu einem Abfall des LATS-Spiegels.

d) Auch Oestrogenbehandlung ist, besonders im Postklimakterium, empfohlen worden.

e) Chirurgische Behandlung des malignen Exophthalmus:

Jeder Kranke mit einem Exophthalmus sollte regelmäßig mit einem Exophthalmometer (Hertel) überwacht werden (man sollte sich in der Beurteilung des Zustands nicht allein auf den klinischen Blick verlassen). In schweren, progredienten Fällen mit Cornealödem, Hornhautgeschwüren, Einschränkung der Augenmuskelbewegungen und Sehverschlechterung ist eine orbitale Dekompression zur Rettung des Augenlichts notwendig.

f) Kürzlich ist über einige ermutigende Erfolge durch Hypophysenstielresektion oder Hypophysenimplantation mit radioaktiven Isotopen (Yttrium) bei schwerem malignen Exophthalmus berichtet worden; im Hinblick auf die vermutlich extrahypophysäre Herkunft von LATS ist eine wissenschaftliche Begründung dieser Maßnahmen noch fraglich. EPF wird aber wegen seiner hypophysären Herkunft wahrscheinlich beeinflußt.

Schließlich kann auch eine Bestrahlung des Retroorbitalraums nützlich sein.

2. *Kardiovasculäre Komplikationen:* Diese werden in einer Anzahl von Fällen bei Hyperthyreosen beobachtet.

a) Eine wechselnd starke Tachykardie ist bei normalem Herzrhythmus immer vorhanden. Hier dürfte die antithyreoidale Behandlung ausreichen. Manchmal sind Reserpin-Gaben nützlich. Phentolamin (Regitin®), Guanethidin (Ismelin®) oder Propranolol sind jedoch nur bei jüngeren Patienten, bei denen eine Herzinsuffizienz sicher ausgeschlossen ist, als unterstützende Maßnahmen zu erwägen.

b) Herzinsuffizienz kommt bei andauernder Thyreotoxikose vor, insbesondere bei älteren Patienten. Die Behandlung entspricht dem üblichen Vorgehen, insbesondere scheint Digitalis wirksam zu sein.

c) Vorhofflimmern ist eine weitere Komplikation der Thyreotoxikose. Man behandelt wie üblich, sollte aber nicht defibrillieren. Meistens stellt sich nach Beseitigung der Thyreotoxikose ein normaler Rhythmus wieder ein. Sollte jedoch der Zustand 2–3 Wochen nach der Operation oder bis zu 4 Wochen nach Normalisierung des Grundumsatzes oder der PBJ-Werte andauern, so ist, sofern keine Kontraindikationen vorliegen, eine Chinidin-Behandlung zu beginnen.

3. *Thyreotoxische Krise (Coma basedowicum):* Glücklicherweise ist unter der modernen Behandlung diese Komplikation sel-

ten geworden. Sie tritt meistens nur bei Kranken ein, die unzureichend mit Propylthiouracil und Jod vorbehandelt wurden, meistens unmittelbar nach subtotaler Thyreoidektomie. Ferner kann sie spontan oder nach einer plötzlichen Belastung bei einem unbehandelten Basedow-Patienten auftreten. Nicht selten wird sie nach alleinigen Jodgaben beobachtet. Charakterisch sind hohes Fieber, Tachykardie, ZNS-Störungen mit Delirium. Die Ursache ist unbekannt, möglicherweise spielt eine absolute oder relative Nebennierenrindeninsuffizienz eine Rolle. Hohe Dosen von Endojodin® und Corticosteroiden können lebensrettend sein. Natriumjodid, 1–2 g intravenös, sowie gleichzeitige hochdosierte thyreostatische Behandlung (und anschließend alle 12–24 Std) sind zu empfehlen. Ferner sind hohe Dosen von Reserpin® oder Guanethidin bzw. Propanolol intravenös empfohlen worden. Die allgemeinen Maßnahmen sind Sedierung und kalte Pakkungen sowie reichliche Flüssigkeitszufuhr.

Prognose

Thyreotoxikose ist eine cyclische Erkrankung und kann spontan ausheilen. Häufiger jedoch ist sie progredient, besonders bei wiederholten psychischen Traumen, bei Schwangerschaft und anderen Belastungen. Augen-, Herz- und psychische Komplikationen sind häufig ernster als die Grundkrankheit und können sogar nach der Behandlung irreversibel sein. Progredienter Exophthalmus ist häufiger nach chirurgischer als nach interner Behandlung, ebenso Hypoparathyreoidismus und Stimmbandlähmungen. Immerhin ist bei jeder Behandlungsart die Rezidivquote ungefähr 30%. Unter entsprechender Behandlung und langdauernder Kontrolle sind die Erfolge jedoch gut. Es ist vielleicht besser von einer induzierten Remission anstatt von Heilung zu sprechen. Oft kommt es zu nachfolgender Hypothyreose, insbesondere Jahre nach Radiojodbehandlung.

Das Auftreten von Gelbsucht und Fieber ist oft ein schlechtes Vorzeichen. Periorbitale Schwellungen und Chemosis gehen häufig einem progredienten malignen Exophthalmus voraus, der zur Erblindung führt; infolgedessen ist eine sorgfältige Überwachung notwendig.

Die Basedowkrise ist sehr selten, hat aber die schlechteste Prognose. Sie kann am besten durch sorgfältige präoperative Vorbehandlung des Patienten vermieden werden.

Schilddrüsencarcinom

Diagnostische Merkmale

- Schmerzlose Anschwellung in der Schilddrüsengegend bzw. knotige Verhärtungen eines Kropfes, die nicht auf Suppressionsbehandlung ansprechen
- Normale Schilddrüsenfunktionsteste
- In der Anamnese gegebenenfalls Bestrahlungen im Halsbereich, Kropf oder Thyreoiditis

Allgemeine Betrachtungen

Obwohl das Schilddrüsencarcinom selten mit funktionellen Störungen einhergeht, muß es doch für die Differentialdiagnose aller Schilddrüsenveränderungen in Betracht gezogen werden. Neuere Untersuchungsergebnisse legen nahe, daß es sich dabei um den Endzustand einer anhaltenden Überstimulierung der Schilddrüse durch das hypophysäre TSH handeln könnte. Dies gilt besonders für bestimmte Verlaufsformen eines Kropfes oder einer Thyreoiditis. Die Häufigkeit ist in allen Altersklassen gleich, aber auffälligerweise kommt es oft bei Kranken vor, die eine Strahlentherapie im Bereich des Halses durchgemacht haben (Thymus). Die Histologie (Malignität) bestimmt weitgehend den Rahmen der Therapie und die Überlebenschancen.

Klinische Befunde

A. Symptome: Die vornehmlichen Symptome sind beim Schilddrüsencarcinom ein schmerzloser Knoten, Verhärtungen in einer vergrößerten Schilddrüse, sogenanntes seitliches aberrierendes Schilddrüsengewebe bzw. palpable Lymphknoten zusammen mit einer Schilddrüsenvergrößerung. Drucksymptome oder Einbruch in die Halsorgane kommen bei anaplastischen oder langjährigen Schilddrüsenvergrößerungen vor. In seltenen Fällen kann sich bei einem Kranken mit einem Schilddrüsencarcinom das Bild einer hypocalcämischen Tetanie infolge Thyreocalcitoninüberproduktion entwickeln.

B. Laborbefunde: Mit einigen wenigen Ausnahmen sind sämtliche Schilddrüsenfunktionsteste unauffällig, sofern nicht die Erkrankung mit einer Thyreoiditis einhergeht. Das Szintigramm zeigt einen „kalten Knoten" (nicht bei speichernden Tumoren), der nicht ohne weiteres mit T_3 oder T_4 supprimiert werden kann. Gelegentlich kann sich bei medullären Schilddrüsencarcinomen eine Hypocalcämie entwickeln.

C. Röntgenbefunde: In Spätstadien sind ausgedehnte Knochen- und Weichteilmetastasen nachweisbar (die z. T. Radiojod aufnehmen und damit nachweisbar werden).

Differentialdiagnose

Wegen der Häufigkeit nicht bösartiger Vergrößerungen der Schilddrüse ist es manchmal schwierig, eine Diagnose zu stellen, sofern nicht eine Probeexcision vorgenommen wird (zweckmäßigerweise sollte sie durch einen Probeschnitt und nicht durch eine Nadelbiopsie erfolgen). Maligne Knoten sind viel häufiger in einzelnen als in multinodulären Veränderungen und überwiegend in funktionell nicht aktivem Gewerbe. Der T_3-Suppressionstest ist bei manchen autonomen Knoten für die differentialdiagnostische Abgrenzung benigner Veränderungen wichtig. In manchen Fällen kann die Unterscheidung von einer chronischen Thyreoiditis sehr schwierig sein, auch können beide Erkrankungen zusammen vorkommen. Jeder funktionell inaktive Knoten in der Schilddrüsengegend, der auf eine Schilddrüsenhormonbehandlung nicht anspricht oder sogar sich vergrößert, muß als ein Carcinom angesehen werden, sofern nicht das Gegenteil erwiesen ist.

Komplikationen

Die Komplikationen hängen von der Art des vorliegenden Carcinoms ab. Papilläre Tumoren neigen dazu, in die Umgebung einzuwachsen und die Lymphknoten zu befallen; folliculäre Tumoren metastasieren auf dem Blutweg; anaplastische Carcinome führen zu invasiven Veränderungen in der Nachbarschaft, nämlich zu Nervenbeeinträchtigungen und Lähmungen; sie können aber gleichviel auch eine ausgedehnte Metastasierung nach sich ziehen. Komplikationen einer ra-

Tabelle 19–4. *Einige Charakteristika von Schilddrüsenmalignomen*[a]

	Papillär	Folliculär	Solide	Anaplastische
Häufigkeit (Prozentsatz)	61	18	6	15
durchschnittliches Alter	42	50	50	57
Frauen (Prozentsatz)	70	72	56	56
Todesfälle infolge Schilddrüsen-Ca	6	24	33	98
Ausbreitungsart:				
a) iuxtanodal	+++++	+	++++++	+++
b) hämatogen	+	+++	+++	+++++
c) Fernmetastasen	+	+++	++	++++
Histol. Ähnlichkeit mit Schilddrüsengewebe	+	+++	+	±
Jod[131]-Aufnahme	+	++++	+	ø
Malignitätsgrad	+	++ bis +++	+++	++++++++

[a] Entnommen und modifiziert aus Williams, Textbook of Endocrinology, 4. Ed. Saunders 1968.

dikalen Halsoperation sind Stimmbandlähmungen, Myxödem und auch Hypoparathyreoidismus. Ein Schilddrüsencarcinom kann auch mit Phäochromocytom und Hypoparathyreoidismus verbunden sein.

Behandlung

Für die meisten Schilddrüsencarcinome ist ein radikales chirurgisches Vorgehen die Methode der Wahl. Papilläre Tumoren können auf eine Schilddrüsensuppressionsbehandlung ansprechen (die selbstverständlich auch bei allen anderen Verlaufsformen z. B. medullären Ca. hochdosiert angebracht ist, insbesondere wenn es zu einer Funktionseinschränkung infolge Radikaloperation kommt). Schilddrüsencarcinome vom folliculären Typ sind auch mit vorübergehendem Erfolg mit Radiojod behandelt worden, auch die Metastasen können nach Thyreoidektomie oder Jodverarmung radioaktives Jod aufnehmen. Externe Röntgenbestrahlung kann ebenfalls bei lokalen Tumoren wie auch Metastasen versucht werden. Postoperatives Myxödem und Hypoparathyreoidismus sind in der üblichen Weise hochdosiert zu substituieren, da TSH völlig unterdrückt werden muß.

Prognose

Allem Anschein nach hängt die Prognose direkt von der histologischen Malignität ab. Anaplastische Carcinome breiten sich oft trotz frühzeitiger Diagnose und Behandlung aus; papilläre Tumoren sind trotz wiederholter Rückfälle fast niemals tödlich. Im allgemeinen ist die Prognose bei älteren Patienten dubiöser, der Verlauf bei jüngeren Patienten wegen der größeren Malignität in der Regel kürzer.

Thyreoiditis

Diagnostische Merkmale

- Schmerzhafte Schwellungen der Schilddrüse, die bei akuten und subakuten Verlaufsformen zu Drucksymptomen, bei chronischen Formen zu schmerzloser Vergrößerung führen
- Die Schilddrüsenfunktionsteste fallen unterschiedlich aus; bemerkenswert ist die Diskrepanz zwischen PBJ-Werten und Radiojodaufnahme
- Serologische Tests (Autoantikörper sind oft positiv)

Allgemeine Betrachtungen

Nachdem in den letzten Jahren spezielle serologische Untersuchungen zum Nachweis von Schilddrüsenautoantikörpern verfügbar waren, ist die Thyreoiditis immer häufiger diagnostiziert worden. Die heterogenen Verlaufsformen können in zwei Hauptgruppen aufgeteilt werden.

Klinische Befunde

A. Symptome:

1. *Thyreoiditis auf dem Boden spezifischer Veränderungen* (eitrige Infektionen, Tuberkulose, Syphilis):

Sehr seltene Verlaufsformen mit schweren Schmerzen, Empfindlichkeit, Rötung und Fluktuieren in der Schilddrüsengegend.

2. *Unspezifische (autoimmune) Thyreoiditis:*

a) Akute oder subakute, nicht eitrige Thyreoiditis (De Quervain-Thyreoiditis, granulomatöse Thyreoiditis, Riesenzellthyreoiditis, Riesenfollikelthyreoiditis):

Akute, schmerzhafte Vergrößerung der Schilddrüse, Schluckbeschwerden. Die Schmerzen strahlen bis unterhalb der Ohren aus. Die Erscheinungen können einige Wochen lang andauern und mit schwerer Beeinträchtigung des Allgemeinbefindens und hyperthyreoten Symptomen einhergehen. Ursächlich wurden Virusinfekte (Mumps?) angeschuldigt.

b) Hashimoto-Thyreoiditis (Struma lymphomatosa, lymphadenoider Kropf, chronische lymphocytäre Thyreoiditis bzw. Immunthyreoiditis).

Dies ist die häufigste Verlaufsform einer Thyreoiditis und wird hauptsächlich bei Frauen im mittleren Alter beobachtet. Der Beginn der Schilddrüsenvergrößerung ist allmählich, es bestehen nur wenige Drucksymptome. Auch fehlen meistens Zeichen einer Schilddrüsendysfunktion, in einigen Fällen kann die Erkrankung jedoch bis zum Myxödem gehen. Die Schilddrüse zeigt nur im Anfangsstadium eine ausgesprochene Vergrößerung.

c) Riedel'sche Thyreoiditis (chronische, fibröse Thyreoiditis, Riedel-Struma, eisenharte Struma, invasive Thyreoiditis etc.):

Sie ist die seltenste Verlaufsform einer Thyreoiditis und wird nur bei Frauen zwischen 30–50 Jahren gefunden. Die Vergrößerung ist oft asymmetrisch, die Schilddrüse ist steinhart und mit den Halsorganen verwachsen, zeigt Kompressionssymptome und Zeichen invasiven Wachstums, dazu Schluckbeschwerden, Dyspnoe und Heiserkeit.

Sie heilt in der Regel (oft nach Excision) wieder völlig aus. Antikörper sind nicht nachweisbar.

B. Laborbefunde: Der Grundumsatz kann in Frühstadien einer akuten oder subakuten Thyreoiditis erhöht sein, bei den chronischen Verlaufsformen ist er später jedoch erniedrigt. Die PBJ-Werte und der T_3-Test sind in den akuten und subakuten Verlaufsformen gewöhnlich erhöht, bei den chronischen normal oder erniedrigt. Die Radiojodaufnahme ist charakteristischerweise bei den subakuten Fällen stark erniedrigt, kann aber bei chronischen Verlaufsformen mit Schilddrüsenvergrößerung erhöht, bei der Riedel-Struma erniedrigt sein. Bei den meisten Fällen von Thyreoiditis ist der TSH-Stimulationstest negativ. Hinweise für entzündliche Veränderungen ergeben sich aus der Leukocytose, der erhöhten Blutsenkungsgeschwindigkeit und dem Anstieg der Serum-Globulin-Fraktionen im Elektrophoresediagramm. Schilddrüsenautoantikörper werden am häufigsten bei der Hashimoto-Thyreoiditis nachgewiesen, können aber auch bei anderen beobachtet werden (nur in niedrigen Titern).

Komplikationen

Bei den eitrigen Verlaufsformen einer Thyreoiditis können alle Komplikationen einer Infektion auftreten; die subakuten und chronischen Verlaufsformen der Erkrankung sind durch die Verdrängungserscheinungen am Hals gekennzeichnet: Dyspnoe, Entkräftung, Recurrensparese. Bei vielen Patienten kommt es im Fortschreiten der Erkrankung zu einem permanenten Myxödem. Bei chronischer Thyreoiditis muß auch ein Carcinom in Betracht gezogen werden, insbesondere wenn schmerzlose Knoten von unregelmäßiger Oberfläche nachweisbar sind, die auf eine Behandlung nicht ansprechen. Eine chronische Thyreoiditis kann auch mit einem M. Addison (Schmidt's-Syndrom), Kollagenkrankheiten, Lebercirrhose und Gonadendysgenesie verbunden sein.

Differentialdiagnose

Eine Thyreoiditis muß bei allen Arten von Strumen in Erwägung gezogen werden, insbesondere wenn die Vergrößerung schnell erfolgt. Bei akuten oder subakuten Verlaufsformen kann sie einer Thyreotoxikose ähneln und nur eine sorgfältige Berücksichtigung sämtlicher Laborergebnisse eine endgültige Entscheidung ermöglichen. Sehr wichtig ist die Kombination der stark erniedrigten Radiojodaufnahme mit erhöhten PBJ-Werten und einer stark erhöhten Blutsenkung. Chronische Thyreoiditis ist unter Umständen schwer von einem Carcinom zu unterscheiden, insbesondere beim Vorliegen von Drucksymptomen und Beteiligung von Nachbarorganen. Auch muß berücksichtigt werden, daß beide Erkrankungen gleichzeitig vorkommen können. Subakute und eitrige Formen einer Thyreoiditis sind schwer von anderen infektiösen Veränderungen benachbarter Halsorgane abzutrennen; erschwerend kommen die erhöhte Blutsenkungsgeschwindigkeit, die Leukocytose und das schwere Krankheitsgefühl hinzu. Bei chronischen Thyreoitiden sind die Schilddrüsenautoantikörperteste sehr wertvoll (hohe Titer über 1:25000 sind beweisend), aber sie sind oft nicht spezifisch und können auch bei Kranken mit Kropfcarcinom und auch Hyperthyreose fälschlich positiv sein. Unter Umständen kann erst eine Biopsie die Diagnose sichern.

Behandlung

A. Eitrige Thyreoiditis: Antibiotica, chirurgisches Vorgehen, wenn Einschmelzungen nachweisbar sind.

B. Subakute Thyreoiditis: Das Vorgehen ist rein empirisch, die Behandlung muß für mehrere Wochen fortgesetzt werden, nachdem es häufig zu Rückfällen kommt. Bei Frühstadien sind Corticosteroide oder ACTH nützlich. Bei Schmerzen müssen Salicylate in größeren Dosen (6–8 g/Tag) gegeben werden. Zur Unterdrückung des Wachstumsanreizes durch das hypophysäre TSH müssen Schilddrüsenhormonpräparate, am besten Novothyral®, 1–2 Tabl. tägl., Thyroxin-T_3 oder Schilddrüsenextrakte, gegeben werden. Gegebenenfalls kann auch eine niedrig dosierte Röntgenbestrahlung (600–1200 r) versucht werden, wenn andere Maßnahmen nicht zum Ziele führen.

Selten ist chirurgisches Vorgehen erforderlich:

Eventuell Spaltung des Isthmus zur Druckentlastung und für bioptische Zwecke, völlige Ausheilung ist häufig.

C. Hashimoto-Thyreoiditis: Durch Anwendung von Schilddrüsenhormonpräparaten, Thyroxin und insbesondere Novothyral® kann die Schilddrüsenvergrößerung zum Verschwinden gebracht werden; eine lebenslange Behandlung ist empfehlenswert, da es häufig erst später zum Myxödem kommt. Auch durch vorübergehende Corticosteroidbehandlung kann eine Verkleinerung der Schilddrüse erreicht werden (kann diagnostisch wertvoll sein). Selten sind Röntgenbestrahlung, Propylthiouracil und partielle Thyreodektomie notwendig.

D. Die Riedel-Struma erfordert jedoch häufig eine teilweise Thyreodektomie, um die Druckerscheinungen zu mildern; die Verwachsungen können zeitweise das chirurgische Vorgehen erschweren.

Prognose

Die Verlaufsformen der einzelnen Erkrankungen sind sehr unterschiedlich. Spontane Remissionen und Exacerbationen sind bei subakuten Verlaufsformen häufig. Der Prozeß kann mehrere Wochen lang fortschwelen. Eine Thyreotoxikose kann interkurrent auftreten. Andere chronische Verlaufsformen können Teil einer Kollagenose (z. B. Lupus erythematodes, Sjögren-Syndrom) mit allen entsprechenden Komplikationen sein. Rekurrierende subakute und häufiger chronische Thyreoiditis führt schließlich zur völligen Zerstörung des Schilddrüsengewebes und damit zum Myxödem. Lebenslängliche Schilddrüsenhormonbehandlung ist erforderlich und kann insbesondere bei chronischer Thyreoiditis die Neigung zur malignen Entartung vermindern.

Bahner, F.: Krankheiten der Schilddrüse, in: H. Dennig, Lehrbuch d. Inn. Med. Stuttgart: Thieme 1969.

Bansi, H. W.: Krankheiten der Schilddrüse, in: Hdb. d. Inn. Med. Bd. 7. Berlin-Göttingen-Heidelberg: Springer 1955.

Eickhoff, W.: Die Schilddrüse. München: J. A. Barth 1965.

Freyschmidt, P.: Schilddrüsenerkrankungen. Stuttgart: Thieme 1968.

Grab, W., Oberdisse, K.: Die medikamentöse Behandlung der Schilddrüsenkrankheiten. Stuttgart: Thieme 1959.

Klein, E. (Hrsg.): Schilddrüsenhormone und Körperperipherie. 10. Symp. Dtsch. Ges. Endokrinologie. Berlin-Göttingen-Heidelberg-New York: Springer 1964.

Klein, E.: Die Schilddrüse. Berlin-Heidelberg-New York: Springer 1969.

Kracht, J. (Hrsg.): Die euthyreote Struma. 13. Symp. Dtsch. Ges. Endokr. Berlin-Heidelberg-New York: Springer 1967.

Labhart, A.: Die Schilddrüse, in: Klinik der Inneren Sekretion. Berlin-Heidelberg-New York: Springer 1971

Oberdisse, K., Klein, E.: Die Krankheiten der Schilddrüse. Stuttgart: Thieme 1967.

Nebenschilddrüsen

Hypoparathyreoidismus und Pseudohypoparathyreoidismus

Diagnostische Merkmale

- Tetanie, Carpopedalspasmen, Stridor und Luftnot, Muskel- und Bauchkrämpfe, häufiges Harnlassen, Persönlichkeitsveränderungen, intellektuelle Abstumpfung
- Katarakt; positives Chvostek'sches und Trousseau'sches Phänomen; brüchige Nägel und schlechte Zähne
- Erniedrigtes Serum-Calcium; erhöhtes Serum-Phosphat; normale alkalische Phosphatase; Calciumausscheidung im Harn (Sulkowitsch) negativ
- Schädelröntgen zeigt Verkalkungen der Basalganglien

Allgemeine Betrachtungen

Ein Mangel an Nebenschilddrüsenhormonen entsteht am häufigsten als Folge einer Strumektomie oder seltener auch nach chirurgischer Entfernung eines Nebenschilddrüsentumors. Sehr selten tritt er auch nach Röntgenbestrahlung des Halses oder nach massiver Radiojodanwendung wegen Schilddrüsencarcinom auf. Ein partieller Hypoparathyreoidismus wird neuerdings häufiger bei einer beträchtlichen Anzahl von Kranken nach Thyreoidektomie diagnostiziert.

Ein transitorischer Hypoparathyreoidismus tritt manchmal in der Neugeborenenperiode auf, wohl infolge einer relativen Unterfunktion der Nebenschilddrüsen; andererseits auch infolge vermehrter Belastung der Nebenschilddrüsen durch Verabreichung von Kuhmilch, die sehr phosphathaltig ist. Ein ähnlicher Mechanismus mag für die Schwangerschaftstetanie verantwortlich sein.

Die Neugeborenentetanie kann auch die Manifestation eines mütterlichen Hyperparathyreoidismus sein.

Der idiopathische Hypoparathyreoidismus, der oft mit Candidiasis einhergeht, kann auch familiär auftreten und mit einem M. Addison zusammentreffen.

Pseudohypoparathyreoidismus ist ein Krankheitsbild auf dem Boden einer erblichen Störung und ist mit untersetzter Statur, Rundgesicht, Fettsucht, verkürzten Metacarpalia, Hochdruck und ektopischer Knochenbildung verbunden. Die Nebenschilddrüsen sind oft hyperplastisch, es besteht eine Nichtansprechbarkeit der Nierentubuli auf das Parathormon.

Klinische Befunde

A. Symptome: Akuter Hypoparathyreoidismus führt zu Tetanie mit Muskelkrämpfen, Reizbarkeit, Carpopedalspasmen und Konvulsionen; Stridor, keuchende Atmung, Dyspnoe; Lichtscheu und Doppelsehen; Bauchkrämpfen und Pollakisurie;

als Symptome der chronischen Erkrankung sind Lethargie, Persönlichkeitsveränderungen, Angstzustände, Sehstörungen infolge von Katarakt und intellektuelle Retardierung zu nennen.

Das Chvostek'sche Zeichen ist positiv, ferner ist das Trousseau'sche Phänomen nachweisbar. Linsenkatarakte sind gelegentlich vorhanden, die Fingernägel sind dünn und brüchig, die Haut ist trocken und schuppig, oft ist Pilzbefall (Candidiasis) vorhanden, daneben Haarausfall (Augenbrauen); ferner besteht Hyperreflexie.

Beim Pseudohypoparathyreoidismus sind meistens die Finger und Zehen verkürzt, beim Faustschluß fällt das Fehlen der Knöchel des 4. und 5. Fingers auf; ektopische Weichteilverkalkungen können teilweise gesehen und gefühlt werden. Eine Einengung der Papilla nervi optici wird selten gesehen. Wenn die Erkrankung bereits in der Kindheit aufgetreten ist, findet man schadhafte Zähne.

B. Laborbefunde: Das Serum-Calcium ist erniedrigt, der Serum-Phosphatspiegel erhöht. Die Ausscheidung von Phosphat im Harn ist erniedrigt, die Harn-Calcium-Ausscheidung ist niedrig oder fehlt ganz (negativer Sulkowitsch). Die alkalische Phosphatase ist jedoch normal. Beim Vorliegen eines Pseudohypoparathyreoidismus findet man eine Erhöhung der alkalischen Phosphatase, der Reststickstoff ist normal.

C. Röntgenbefunde: Bei Schädelröntgenaufnahmen findet man manchmal Verkalkungen im Bereich der Basalganglien; die Knochenstruktur kann dichter als normal sein (beim Pseudohypoparathyreoidismus Nachweis von verkürzten Metacarpalia und gelegentlich Nachweis von ektopischen Verkalkungen; gleichzeitig können aber auch Demineralisierungserscheinungen am Knochen nachgewiesen werden).

D. Andere Untersuchungsergebnisse: Die Spaltlampenuntersuchung zeigt oft frühzeitig eine Kataraktbildung. Das EEG weist generalisierte Dysrhythmien auf (teilweise reversibel).

Im EKG finden sich verlängerte QT-Intervalle.

Komplikationen

Im akuten tetanischen Anfall mit Stridor, insbesondere mit Stimmbandkrampf, kann es zu einer respiratorischen Insuffizienz kommen, die eine Tracheotomie erfordert. Ferner kann die schwere Hypocalcämie zu Herzerweiterung und Herzversagen führen. Die Komplikationen des chronischen Hypoparathyreoidismus hängen im wesentlichen von der Dauer der Erkrankung und dem Manifestationsalter ab. Wenn die Krankheit in früher Kindheit einsetzt, findet man Wachstumsstillstand, Fehlbildungen der Zähne und Retardierung der geistigen Entwicklung. Gelegentlich wird gleichzeitig eine Sprue, eine perniziöse Anämie oder ein M. Addison beobachtet, möglicherweise auf dem Boden einer Autoimmunerkrankung. Beim Pseudohypoparathyreoidismus wird oft wegen TSH-Mangel eine Schilddrüsenunterfunktion gesehen. Bei chronischen Fällen lassen sich Kataraktbildung und Verkalkung der Basalganglien nachweisen. Ein schwerer Hirnschaden mit Konvulsionen oder Psychosen macht die Einweisung in Heilanstalten notwendig. Zusätzlich kann es durch Überbehandlung mit Calcium und Vitamin D-Gaben zu Komplikationen mit Verkalkungen und Funktionseinschränkung der Nieren kommen.

Differentialdiagnose

Die Symptome einer hypocalcämischen Tetanie werden am häufigsten mit einer metabolischen oder durch respiratorische Alkalose bedingten Tetanie verwechselt, bei der das Serum-Calcium immer normal ist. Angstzustände findet man in beiden Situationen, Ohnmachtsanfälle sind beim Hyperventilationssyndrom nicht selten. Die typischen Serum- und Harnbefunde sollten eine Differenzierung der beiden Störungen ermöglichen. Dies gilt ebenso für seltenere Ursachen einer hypocalcämischen Tetanie wie Rachitis oder Frühstadien der Osteomalacie. Dabei ist der Serum-Phosphatspiegel konstant niedrig oder niedrig-normal, selten jedoch erhöht. Verwechslungen sind auch mit der Tetanie bei chronischem Nierenversagen möglich, wo es infolge Phosphatretention zu einem Phosphatstau im Serum mit sekundärem Abfall des Serum-Calciums kommt; die Unterscheidung ist jedoch aufgrund der klinischen Befunde (Urämie etc.) gegeben.

Bei primärem Hyperaldosteronismus mit tetanischen Erscheinungen (infolge der Alkalose) findet man immer Hochdruck und Hypokaliämie mit fehlendem Konzentrationsvermögen der Nieren. Eine Hypomagnesiämie muß in Betracht gezogen werden, falls die Tetanie auf Calcium nicht anspricht.

Die somatischen Veränderungen des Pseudohypoparathyreoidismus ohne pathologische Serum-Elektrolytveränderungen findet man bei bestimmten Dysplasien („Pseudohypoparathyreoidismus").

Zur Unterscheidung zwischen echtem Hypoparathyreoidismus (der auf Parathormon anspricht) von Pseudohypoparathyreoidismus (der nicht anspricht) muß der Ellsworth-Howard-Test (Phosphaturie nach Anwendung von 2000 Einheiten von Parathormon i. v., mit Vergleichsuntersuchungen derselben Charge an gesunden Kontrollpersonen) durchgeführt werden.

Gelegentlich kann ein Pseudohypoparathyreoidismus irrtümlich als Hirntumor (infolge der Gehirnverkalkungen, Krämpfe, Stauungspapille) oder seltener als „Asthma" (wegen Stridor und Dyspnoe) diagnostiziert werden. Andere Ursachen eines Katarakts oder von Basalganglienverkalkungen sind ebenfalls in der Differentialdiagnose zu berücksichtigen.

Behandlung

A. Notfallbehandlung beim akuten tetanischen Anfall: Am häufigsten kommt er nach chirurgischen Eingriffen vor und erfordert sofortige Behandlung.

Merke: Man überzeuge sich zunächst, daß die oberen Luftwege frei sind!

1. Langsame Injektion i. v. von 5–10 ml von 10%iger Calciumchloridlösung, bis die Tetanie nachläßt, bzw. Calcium-Gluconat, 10–20 ml 10%iger Lösung i. v.; 10–50 ml der jeweiligen Lösung werden ferner einem Liter 5%iger Glucose oder physiologischer Kochsalzlösung zugefügt und langsam als Dauertropfinfusion infundiert. Die Tropfgeschwindigkeit sollte so hoch gewählt werden, daß die stündlichen Bestimmungen des Harn-Calciums mit der Sulkowitsch-Reaktion positiv sind.

Merke: Eine Tetanie sollte nicht zu aktiv behandelt werden, da es sonst zu irreversiblen Gewebsverkalkungen kommen kann.

2. Sobald als möglich sollten oral Calciumsalze gegeben werden, um eine Zufuhr von 1–2 g Calcium täglich zu garantieren: Calcium-Gluconat, 8 g 3 mal täglich, Calcium-Lactat, 4–8 g 3mal täglich, (manche Patienten ziehen die Tablettenform vor), Calcium-Chlorid, 2–4 g 3mal täglich (als 30%ige Lösung).

3. Dihydrotachysterin (A.T. 10®) oder

Colecalciferol (Vitamin D3). Sobald man mit der oralen Calciumbehandlung begonnen hat, wird Dihydrotachysterin (A. T. 10®) hinzugegeben. Man beginnt mit 4–10 ml der öligen Lösung (1,25 mg/ml) oral täglich etwa 2 bis 4 Tage lang, reduziert dann die Dosis auf 1–2 ml täglich für 1–3 Wochen und entscheidet sich dann über die Dauerbehandlung. Die Wirkung von Dihydrotachysterin (A. T. 10®) ist jedoch unverläßlich, dazu ist das Medikament sehr teuer. Reine kristalline Präparate werden bald verfügbar sein. Colecalciferol (Vigantol®) 80–160 000 E (2–4 mg) tägl. ist genauso wirksam (obwohl der Wirkungseintritt langsamer ist) und sollte bei der Mehrzahl der Patienten angewandt werden.

4. Im akuten Fall hilft die Injektion von Parathormon, 50–100 E i. m. oder subcutan 3–5mal täglich, um die Tetanie zu verhindern – man sollte jedoch das Hormon nicht länger als eine Woche verwenden. Auch sollte es nur so lange als absolut notwendig verschrieben werden. Im allgemeinen wird Parathormon selten gebraucht; seine Anwendung ist nicht sehr praktisch und gewöhnlich auch nicht notwendig.

B. Dauerbehandlung:

1. Calciumreiche, phosphatarme Diät (Milch und Käse sollten vermieden werden).
2. Die Behandlung mit Calciumsalzen wird fortgesetzt (wie oben, außer Chloriden).
3. Dihydrotachysterin (A. T. 10) 0,5 g – 1 ml täglich um den Blutcalciumspiegel im Normbereich zu halten.

(*Vorsicht:* Das übliche Präparat A. T. 10® ist nicht immer verläßlich, siehe oben.)

4. Colecalciferol, 40–20 000 E (1–5 mg) täglich. In einigen Fällen können 7–8 mg täglich notwendig werden. Sein Wirkungsmechanismus ist vermutlich dem des A. T. 10® ähnlich, und es kann sicherlich klinisch als entsprechender Ersatz betrachtet werden. Die Initialwirkung von Vitamin D scheint langsamer einzutreten. Die Kosten gegenüber dem A. T. 10 sind jedoch bedeutend niedriger und die therapeutische Breite vermutlich größer. Bei längerer Behandlung kann es im Körper akkumulieren.

Merke: Bei Vitamin D-Vergiftung sind Corticosteroide und Natriumphytat wirksame Antidote.

In den ersten Stadien der Behandlung kann zur Senkung des Serum-Phosphat-Spiegels Aluminiumhydroxid oral angewandt werden.

Diphenylhydantoin und Barbiturate sind ebenfalls empfohlen worden, um eine latente oder manifeste Tetanie ohne Einfluß auf den Serum-Calciumspiegel zu behandeln. Die Anwendung als Adjuvantien bei refraktären Fällen ist empfehlenswert.

Vorsicht: Bei Patienten mit Hypoparathyreoidismus sollten Phenothiazine nur mit Vorsicht angewandt werden, da sie dystone Reaktionen begünstigen können.

Prognose

Sofern die Diagnose prompt gestellt und die Behandlung begonnen wird, sind die Erfolgsaussichten ausreichend gut. Einige Veränderungen (EEG) sind reversibel, Kataraktbildung und Hirnverkalkungen sind endgültig. Vielleicht sind sie auch teilweise genetisch bedingt und hängen nicht direkt mit der der Hypocalcämie zusammen. Wenn auch die Behandlung des akuten Anfalls einfach und wirksam ist, so ist doch die Dauertherapie mühselig und teuer, nachdem eine Auswahl von guten Präparaten nicht verfügbar ist. Die Mitarbeit des Patienten ist notwendig, um Nebenwirkungen durch Über- oder Unterdosierung zu vermeiden. Regelmäßige laborchemische Kontrollen sind erforderlich, um plötzliche Änderungen im Blutspiegel für das Behandlungsschema entsprechend berücksichtigen zu können. (*Merke*: Die Harn-Calciumausscheidung – Sulkowitsch-Test – ist wenig brauchbar, nachdem eine Hypercalciurie auch bei Vitamin D-Dauerbehandlung unabhängig vom Blutcalciumspiegel auftreten kann. Ein plötzliches Auftreten einer Hypercalcämie kann besonders bei Kindern auf einen gleichzeitigen M. Addison hinweisen.)

Undiagnostizierte Fälle oder Spätformen findet man häufig in psychiatrischen Anstalten.

Tabelle 19–5. *Wichtige Untersuchungsergebnisse bei verschiedenen Störungen der Nebenschilddrüsenfunktion*

Syndrom	Niedriges Serumcalcium mit hohem Serumphosphor	Alkalische Serumphosphatase	Katarakte; Basalganglienverkalkungen	Mikrodaktylie; Ektopische Knochenbildung	Subperiostale Resorption (Osteitis)	Parathyreoidea Hyperplasie	Ellsworth-Howard Test (Ansprechbarkeit auf Parathormon)
Hyperparathyreoidismus	+	normal	+	∅	∅	∅	+
Pseudohypoparathyreoidismus	+	normal	+	+	∅	+	∅
Pseudo-Pseudohypoparathyreoidismus	∅	normal	∅	+	∅	∅	+
Sekundär (renaler) Hyperparathyreoidismus	+ Rest-N erhöht	erhöht	∅	∅	+	+	±
Pseudohyperparathyreoidismus mit sekundärem Hyperparathyreoidismus	+ Rest-N normal	erhöht	±	+	+	+	∅

Reproduziert mit Erlaubnis aus Kolb, F. O., Steinbach, H. L.: Pseudohypoparathyreoidismus mit sekundärem Hyperparathyreoidismus und Osteitis fibrosa, J. clin. Endocr. **22**, 68 (1962).

Hyperparathyreoidismus

Diagnostische Merkmale

- Nierensteine, Nephrocalcinose, Polyurie, Polydipsie, Hypertonie, Urämie, behandlungsrefraktäre Magengeschwüre, Verstopfung
- Knochenschmerzen, cystische Knochenveränderungen, seltener pathologische Frakturen
- Erhöhtes Serum- und Harn-Calcium; erhöhte Phosphatausscheidung im Harn bei niedrig-normalem Serum-Phosphat; normale bis erhöhte alkalische Phosphatase im Serum
- Ophthalmologisch bei Spaltlampenuntersuchung „Bandförmige Keratopathie"
- Röntgenologisch Hinweise für subperiostale Resorptionsvorgänge, Verlust der Lamina dura der Zahnalveolen, Verkalkungen im Nierenparenchym, Knochencysten

Allgemeine Betrachtungen

Der primäre Hyperparathyreoidismus ist eine relativ seltene Erkrankung; falls rechtzeitig diagnostiziert, bestehen durchaus echte Heilungschancen. Neuere Übersichten legen nahe, daß bei ungefähr 0,1% aller untersuchten Patienten eine Überfunktion der Nebenschilddrüsen, oft nur in Form einer asymptomatischen Hypercalcämie, vorliegt.

Bei allen unklaren Knochen- und Nierenerkrankungen, insbesondere bei Vorliegen von Nierensteinen sollte differentialdiagnostisch an Hyperparathyreoidismus gedacht werden. Mindestens 5% aller Nierensteine sind durch diese Erkrankung bedingt.

Ungefähr 90% aller Fälle von primärem Hyperparathyreoidismus werden durch ein einzelnes Adenom (oder in seltenen Fällen zwei Adenome) verursacht; bei 8% liegt eine primäre Hypertrophie oder Hyperplasie der vier Drüsenkörper vor; 2% werden durch ein Carcinom hervorgerufen. Oft sind multiple familiäre Adenome des Pankreas, der Hypophyse, der Schilddrüse und der Nebennieren mit einem primären Hyperparathyreoidismus auf dem Boden eines Tumors oder häufiger einer Nebenschilddrüsenhyperplasie verbunden.

Beim sekundären Hyperparathyreoidismus findet man fast immer nur zusammen eine Hyperplasie aller vier Drüsenkörper vor; in seltenen Fällen kann bei hyperplastischen Drüsenorganen („tertiärer Hyperparathyreoidismus") ein autonomer Tumor auftreten. Am häufigsten tritt der sek. H. bei chronischen Nierenerkrankungen auf; er wird aber auch bei Rachitis, Osteomalacie Malabsorption und Akromegalie gefunden.

Ein Hyperparathyreoidismus führt zur exzessiven Ausscheidung von Calcium und Phosphat durch die Nieren, als Folge davon kommt es entweder zu diffusen parenchymatösen Verkalkungen (Nephrocalcinose) oder zur Steinbildung in den ableitenden Harnwegen (gemeinsames Vorkommen ist jedoch sehr selten). Ist die Ernährung genügend kalkreich, so muß es nicht zu den charakteristischen Knochenveränderungen kommen. Bei vermindertem Calciumgehalt der Nahrung ist dies jedoch der Fall. Weiterhin können vermutlich zusätzliche Faktoren das Auftreten der begleitenden Knochenerkrankung begünstigen. Manifestationserscheinungen sind entweder diffuse Demineralisierung oder pathologische Frakturen mit und ohne cystische Knochenveränderungen („Osteitis fibrosa cystica").

Klinische Befunde

A. Symptome: Die Manifestation eines Hyperparathyreoidismus kann sich entweder 1. in einer Skeletbeteiligung, 2. Störungen im Bereich der Niere und der ableitenden Harnwege und 3. direkt in den Symptomen einer Hypercalcämie äußern. Nur ungefähr 5% aller Fälle mit einem Adenom können durch Breischluck infolge Verdrängung des Oesophagus oder durch Palpation am Hals gefunden werden, da die Adenome meistens klein und in der Tiefe lokalisiert sind. Auch kann gelegentlich gleichzeitig ein Schilddrüsenadenom oder -carcinom vorliegen.

Merke: Oft haben Kranke überraschend wenig Symptome, so daß die Tumoren erst zufällig durch Blutcalciumuntersuchungen gefunden werden.

1. *Skeletmanifestationen*: Sie können sich in uncharakteristischen Rückenschmerzen, Gliederschmerzen, Schienbeinschmerzen und ähnlichen Beschwerden äußern, sie können aber auch bis zu pathologischen Frakturen

der Rippen, der langen Röhrenknochen und der Wirbelsäule mit fortschreitender Kyphose und Rückgang der Körpergröße gehen. Manchmal findet man eine Epulis der Kieferknochen („braune Tumoren“) als das Zeichen einer Osteitis fibrosa.

2. *Manifestationserscheinungen im Harntrakt:* Polyurie und Polydipsie sind ein frühzeitiges Symptom der Erkrankung. Im Harn finden sich Nierengries oder Steinchen, die aus Calciumoxalat oder -phosphat bestehen. Später kann es zu Infektions- und Obstruktionserscheinungen der ableitenden Harnwege kommen, die eine Nephrocalcinose und eine Einschränkung der Nierenfunktion nach sich ziehen und gelegentlich im Stadium der Urämie enden.

3. *Manifestationserscheinungen der Hypercalcämie:* Durst, Übelkeit, Appetitlosigkeit und Erbrechen sind die wichtigsten Symptome. Oft findet man in der Anamnese Gastroduodenalgeschwüre mit Magenblutungen und Entleerungsstörungen. Häufig sind ferner hartnäckige Verstopfung, Asthenie, Anämie und Gewichtsverlust; auch findet man einen Hypertonus. Selbst Depressionen und Psychosen kommen gelegentlich vor. Erwähnenswert sind die Überstreckbarkeit von Gelenken und ungewöhnliche Verdickungen der Finger- und Zehennägel. Calciumniederschläge finden sich in den Augen in Form der „Band-Keratopathie“. Auch bei sekundärem (renalem) Hyperparathyreoidismus kommt es zu Calcium-Präcipitaten im Weichteilgewebe, besonders in Gelenknähe. Bei manchen Patienten tritt auch eine rezidivierende Pankreatitis auf.

B. Laborbefunde: Der Serum-Calciumspiegel ist in der Regel erhöht (Eiweiß-Faktor berücksichtigen!), das Serum-Phosphat ist erniedrigt oder auch normal. Die Calciumausscheidung im Harn ist oft erhöht, charakteristisch ist ein verstärkter Phosphatverlust im Harn bei niedrigem oder niedrig-normalem Serum-Phosphat (erniedrigte tubuläre Phosphatreabsorption(!), Rückresorption weniger als 80–90%); nur bei vorliegender Knochenbeteiligung ist die alkalische Phosphatase vermehrt (in etwa 25% der Fälle). Der Plasmachloridspiegel ist leicht erhöht (bei sekundärem Hyperparathyreoidismus ist als Folge der renalen Retention der Serumphosphatspiegel erhöht und das Calcium meistens niedrig oder normal). Zusätzliche diagnostische Hilfe verspricht der Radio-Immuno-Assay für Parathormon.

Merke: Zum Nachweis eines veränderten Phosphatstoffwechsels bei primärem Hyperparathyreoidismus sind eine große Anzahl von Labortesten entwickelt worden. Keiner von ihnen ist so verläßlich wie der Nachweis einer Hypercalcämie anhand mehrerer genauer Bestimmungen, sofern keine andere Ursache dafür in Frage kommt. Erforderlich ist jedoch eine Kontrolle der Phosphatzufuhr, nachdem eine erhöhte Aufnahme von Phosphaten Serumcalciumwerte im oberen Grenzbereich normalisieren kann.

C. Röntgenbefunde: Selten kann man bereits nach einem Breischluck den Tumor darstellen, gelegentlich kann eine Angiographie nützlich sein. Beim Vorliegen einer Knochenbeteiligung kann man eine diffuse Demineralisierung nachweisen, ferner subperiostale Resorptionsvorgänge am Knochen und häufig Verlust der Lamina dura der Zahnalveolen.

Ferner können Cysten im Bereich des gesamten Skelets, ein „Mottenfraß“-Phänomen am Schädel und pathologische Frakturen nachweisbar sein. Gewöhnlich zeigt sich auch eine Verkalkung des Gelenkknorpels. Charakteristisch sind ferner diffuse, getüpfelte Verkalkungen der Nieren (Nephrocalcinose) oder Kalkkonkremente der Harnwege. Beim Vorliegen einer renalen Osteoitis finden sich Verkalkungen rund um die Gelenke und die Blutgefäße.

D. Andere Untersuchungsbefunde: Im EKG kommt gelegentlich eine Verkürzung der QT-Zeit zur Darstellung. Die Spaltlampenuntersuchung kann am Auge Hornhautverkalkungen („bandförmige Keratopathie“) nachweisen. Die Lokalisierung von Nebenschilddrüsentumoren durch Isotopendarstellung mit Selen-Methionin, Radio-Immuno-Assay für Parathormon und „in vivo-Färbemethoden“ intra operationem sind erst im Erprobungsstadium.

Komplikationen

Wenn auch die ins Auge fallenden Komplikationen durch die Skeletbeteiligung gegeben sind (pathologische Frakturen), besitzen aber die renalen Komplikationen eine lebens-

Tabelle 19–6. *Häufigste Routine-Laborbefunde bei Hypercalcämien*

	Serum-phosphor	Alka-lische Serum-phos-phatase	Harn-stoff Stick-stoff	Plasma-proteine	Harn-calcium	Renale Phos-phat-Clea-rance	Tubu-läre Phos-phat-rückre-sorption	Ansprech-barkeit auf Corticoste-roide	weitere Befunde
Maligne Tumoren, osteo-lytische Metastasen	N	N	N	N	↑	N	N	meistens	Röntgenologischer Nachweis von lokalisierten Knochenverän-derungen
Sekretion von Parat-hormonähnl. Subst.	↓ o. N	N o. ↑	N	N	↑	N o. ↑	↓ o. N	manchmal	
Multiples Myelom	N o. ↑	↑ o. N	↑	Myelom-prot. ↑	↑	N	↓	meistens	+ Bence-Jones im Harn, typische Knochenmarksverände-rungen
Leukämie, Lymphome	N o. ↑	N	N o. ↑	N o. ↑	N o. ↑	N	↓ o. N	ja	+ Bence-Jones im Harn, typische Knochenmarksverände-rungen
Hyperparathyreoidismus	↓ o. N	N o. ↑	N	N	N o. ↑	↑	↓	selten	
Boeck'sches Sarkoid	N	N o. ↑	N	Globu-line erh.	↑	↑	↓	ja	Röntg. Veränderungen d. Lunge, Leberbeteiligung, erhöhte BSG + Lymphknotenbefunde
Vitamin D-Intoxikation	↑	N o. ↑	↑	N	↑	↑	↓	ja	entsprechende anamnestische Hinweise
Milch-Alkal. Syndrom	N	N	↑	N	N	N	↓ o. N	ja	Alkalose, schnelle Besserung n. Milch- u. Alk. Entzug, Calcinose, „Band-Keratopathie“
Hyperthyreose	N	N	N	N	↑	N	N	manchmal	erhöhtes PBJ u. Radiojodauf-nahme

	Serum-phosphor	Alkalische Serum-phosphatase	Harnstoff Stickstoff	Plasma-proteine	Harn-calcium	Renale Phosphat-Clearance	Tubuläre Phosphat-rückresorption	Ansprechbarkeit auf Corticosteroide	weitere Befunde
Akute Knochenatrophie: Paraplegien	N	N	N	N	↑	N	N	nein	
Frakturen	N	↑	N	N	↑	N	N	nein	
Knochenbeteilig. bei Morbus Paget	N	↑↑	N	N	↑	N	N	nein	
NNR-Insuffizienz	N	N	N o. ↑	N o. ↑	N	N	↓ o. N	ja	Hyperkaliämie, Hypotonie
Idiopath. kindl. Hypercalcämie	N o. ↑	N	↑	N o. ↑	N	N	↓ o. N	ja	typische Facies, Taubheit
(Auswirkung der Niereninsuffizienz)	↑	—	↑	—	↓	↓	↓	—	

Reproduziert mit Erlaubnis aus: Goldsmith, R. S.: Diff. diagn. d. Hypercalcämie, New Engl. J. Med. **274**, 676 (1966).

entscheidende Bedeutung. Infektionen im Bereich der ableitenden Harnwege infolge Steinverschluß können zu Nierenversagen und Urämie führen. Kommt es zu einem raschen Anstieg des Serum-Calciums (infolge Salzrestriktion oder Dehydratation), so kann das Bild einer akuten „Parathormonvergiftung" mit Nierenversagen, rapider Calcium-Präcipitation in den Geweben in Erscheinung treten. Ferner sind behandlungsrefraktäre Magengeschwüre und Pankreatitis zu erwähnen. Gelegentlich sind Inselzelladenome des Pankreas mit Hypoglykämie (Zollinger-Ellison-Syndrom) zu finden. Auch ein Hypertonus kann häufig beobachtet werden. Das Zusammentreffen mit Hyperthyreose oder Schilddrüsencarcinom wird gelegentlich gesehen, ferner ist auch ein gehäuftes Auftreten von Gicht und Harnsäureanstieg im Blut zu erwähnen.

Differentialdiagnose

Pathognomonisch für einen Hyperparathyreoidismus ist das Zusammentreffen von hohen Calcium- und niederen Phosphatwerten im Serum, vermehrter Harn-Phosphat- und -Calciumausscheidung und einer erhöhten alkalischen Phosphatase, sofern die Laborbestimmungen verläßlich sind. Diese Kombination findet sich nur selten bei multiplen Myelomen, metastasierenden Carcinomen (Niere, Blase, Schilddrüse) und bei Hyperthyreose. Liegt gleichzeitig eine Beeinträchtigung der Nierenfunktion vor, so kann das typische Bild verwischt werden, insbesondere muß dann der Serum-Phosphatspiegel nicht erniedrigt sein. Differentialdiagnostisch ist von Interesse, daß andere Ursachen einer Hypercalcämie (Sarkoidose, Vitamin D-Vergiftung) auf die Anwendung von Corticosteroiden (Cortison-Test) ansprechen, was beim primären Hyperparathyreoidismus gewöhnlich nicht der Fall ist. Ein Anstieg des Serum-Calciumspiegels kann ferner nach Anwendung von Chlorothiaziden auftreten. Histologisch können die Knochenveränderungen durch die typische subperiostale Resorption von anderen, nicht stoffwechselbedingten Knochenerkrankungen und von einer Osteoporose abgegrenzt werden. Die Knochenbiopsie kann letztlich die Diagnose bestätigen.

Vor kurzem sind nicht metastasierende Carcinome (der Lunge, der Nieren oder des Ovars) beschrieben worden, die mit ähnlichen blutchemischen Veränderungen wie der Hyperparathyreoidismus einhergehen können; nachdem diese Veränderungen oft nach Entfernung der Tumoren reversibel sind, muß die Sekretion eines Parathyreoidea-ähnlichen Hormons diskutiert werden.

Behandlung

A. Chirurgische Maßnahmen: Ein nachgewiesener Nebenschilddrüsentumor sollte nach Möglichkeit sofort chirurgisch entfernt werden. Der Operateur muß allerdings berücksichtigen, daß auch multiple Tumoren vorliegen können, die z. T. ektopisch (im Brustraum) lokalisiert sein können. Eine Hyperplasie erfordert die Entfernung von drei Drüsenkörpern und die subtotale Resektion des vierten.

Achtung: Kurz nach dem operativen Eingriff kann der Patient innerhalb weniger Stunden das Bild einer Tetanie (gewöhnlich vorübergehend) als Folge des schnellen Abfalls der Blutcalciumwerte entwickeln, auch wenn diese lediglich im Normalbereich oder wenig darunter liegen.

Wichtig ist, daß man sich davon überzeugt, daß die oberen Luftwege frei sind. Im übrigen entspricht die Behandlung der Therapie der Tetanie bei Hypoparathyreoidismus (s. Seite 875). Die Anwendung von hohen Dosen von Calcium und Vitamin D ist bei anhaltender Hypocalcämie notwendig, die durch die beschleunigte Recalcifizierung des calciumverarmten Skelets bedingt ist. Gegebenenfalls ist die zusätzliche Zufuhr von Magnesiumsalzen zu erwägen.

B. Flüssigkeitszufuhr: Sehr wichtig ist eine ausreichende Flüssigkeitszufuhr, so daß die Gefahr einer Konkrementbildung im Bereich der ableitenden Harnwege durch einen niedrig gestellten Harn vermieden wird.

C. Behandlung der Hypercalcämie: Forcierte Diurese, sowohl oral wie auch parenteral (NaCl-Lösung i. v. gegeben ist sehr nützlich); ferner sollte der Patient möglichst mobilisiert, die Calciumzufuhr vermindert und zur Kost sollten Extrazulagen von Phosphaten oder Na-Phytat (Phytin, „Ciba"), 3 g 3mal täglich oral, bzw. Natriumsulfat gegeben werden. Eine Corticoidbehandlung ist gewöhnlich bei dieser Art von Hypercalcämie nicht wirksam. Natriumsulfat sowie Natrium- und Kaliumphosphatlösungen als langsame i. v.-Infusionen sind erfolgreich bei Kranken mit Hypercalcämie angewandt worden, man sollte jedoch dabei Vorsicht walten lassen. Bei eingeschränkter Nierenfunktion kann die Hämodialyse zumindest vorübergehend lebensrettend sein. Das kürzlich entdeckte Hormon Calcitonin (Thyrocalcitonin), das den Serumcalciumspiegel erniedrigt, ist versuchsweise bei der Behandlung von Hypercalcämien angewandt worden, jedoch ist sein Erfolg noch unsicher.

(*Merke:* Patienten mit Hypercalcämien sind gegenüber den toxischen Digitaliswirkungen sehr empfindlich!)

Prognose

Sofern nicht durch chirurgische Maßnahmen erfolgreich angegangen, verläuft die Krankheit gewöhnlich chronisch progredient. Zeitweise gibt es unerklärliche Verschlechterungen und teilweise Besserungen. Patienten mit einer vollständig asymptomatischen Verlaufsform mit milder Hypercalcämie sollten durch regelmäßige Untersuchungen des Serumcalciumspiegels kontrolliert werden, wobei eine erhöhte Flüssigkeit- und Phosphatzufuhr die Nierensteinbildung verhindern sollte.

Spontanheilungen, wohl infolge Nekrose des Tumors sind berichtet worden, sind aber sehr selten. Die Prognose wird durch das Ausmaß der Nierenfunktionsstörung bestimmt. Knochendeformitäten und Frakturen heilen, auch wenn schwere Cystenbildungen vorliegen, nach Entfernung des Tumors vollständig aus. Sofern jedoch einmal ein merklicher Nierenschaden eingetreten ist kommt es sogar nach Entfernung des Adenoms zu einem weiteren Fortschreiten der Nierenerkrankung mit Einschränkung der Lebenserwartung. Ein sekundärer Hyperparathyreoidismus tritt nicht selten als Folge eines irreversiblen Nierenschadens ein. Bei einem Carcinom der Parathyreoidea ist die Prognose gewöhnlich infaust. Das gleichzeitige Vorliegen einer Pankreatitis erhöht die Mortalität. Bei schwerer Hypercalcämie kann der Kranke plötzlich an einem Herzstillstand ad exitum kommen oder ein akutes irreversibles Nierenversagen hinzutreten. Frühzeitige Diagnose und Behandlung der Erkrankung hat bereits bei einer zunehmenden Anzahl von Patienten zu dramatischen Besserungen und Aufhören der rezidivierenden Nierensteinbildung geführt, die ein hervorstechendes Merkmal der Erkrankung ist.

Haas, H. G.: Knochenstoffwechsel und Parathyreoidea-Erkrankungen. Stuttgart: Thieme 1966.

Kracht, J.: Nebenschilddrüse und endokrine Regulationen des Calciumstoffwechsels. 14. Symp. Dtsch .Ges. Endokr. Berlin-Heidelberg-New York: Springer 1969.

Schwarz, G.: Pseudohyperparathyreoidismus und Pseudopseudohypoparathyreoidismus. Berlin-Göttingen-Heidelberg-New York: Springer 1964.

Wernly, M.: Parathyreoidea, in: A. Labhart. Klinik der Inneren Sekretion. Berlin-Heidelberg-New York: Springer 1971.

Ziegler, R., Pfeiffer, E. F.: Thyreocalcitonin. Dtsch. med. Wschr. 613–619 (1967).

Ziegler, R., Pfeiffer, E. F.: Die Physiologie und Pathophysiologie des Thyreocalcitonins. 14. Symp. Dtsch. Ges. Endokr. Heidelberg 1968, S. 80–82, J. Kracht Herausgeber. Berlin-Heidelberg-New York: Springer 1969.

Metabolische Knochenerkrankungen

Osteomalacie und Rachitis

Diagnostische Merkmale

- Muskelschwäche, Gleichgültigkeit
- Schmerzen und Verbiegungen der Knochen
- Serumcalcium erniedrigt oder normal; Serumphosphat niedrig, alkalische Phosphatase erhöht
- Pseudofrakturen und Aufhellungen der Knochenstruktur

Allgemeine Betrachtungen

Eine Osteomalacie stellt die Erwachsenenform der Rachitis dar. Sie entsteht durch einen Calcium- und Phosphormangel des Knochens. Ursächlich ist sie entweder durch eine ungenügende Resorption durch den Darm oder durch Calciummangel allein oder infolge Vitamin D-Resistenz verantwortlich zu machen. Beim Erwachsenen wird diese Verlaufsform einer Osteomalacie gewöhnlich in Zusammenhang mit Störungen der Fettresorption (Diarrhoe, Sprue, Pankreatitis) gefunden. Eine andere häufigere Form der Osteomalacie kommt durch renale Calcium- und/oder Phosphorverluste zustande („Vitamin D-resistente Rachitis"). Es handelt sich dabei oft um eine familiär bedingte Störung. Man findet sie bei Störungen der Tubulusfunktion entweder als Folge eines „Lecks" der Phosphat- und Calciumrückresorption oder infolge exzessiver Mineralverluste bei tubulärer Acidose (Calcium wird aus dem Knochen gelöst, um Natrium oder Kalium bzw. beide einzusparen). Gleichzeitig können auch eine Glucosurie und eine Aminoacidurie (Fanconi-Syndrom) nachweisbar sein. Ferner ist eine Osteomalacie nach chronischem Phosphatmangel infolge übermäßiger Anwendung von Aluminiumhydroxid-Gel beschrieben worden. Fast alle Verlaufsformen einer Osteomalacie sind mit einem kompensatorischen, sekundären Hyperparathyreoidismus (ausgelöst durch den niedrigen Calciumspiegel) verbunden. Dies ist der Grund, daß die meisten Kranken nur leicht erniedrigte Serumcalciumspiegel zeigen (kompensierte Osteomalacie). Bei chronischen Fällen von Urämie findet man ein Mischbild von Osteomalacie und sekundärem Hyperparathyreoidismus („renale Osteodystrophie"). Weiterhin ist eine sog. Vitamin D-Resistenz infolge fehlender Umwandlung in die biologisch aktive Form, 25-Hydroxycolecalciferol, kürzlich beschrieben worden.

Eine besondere Verlaufsform einer Osteomalacie ist das sog. Milkman-Syndrom, röntgenologisch diagnostiziert anhand von multiplen, bilateral-symmetrischen Pseudofrakturen, in der Art von Schatten einer Callusbildung nahe arteriellen Blutgefäßen, die das Skelet traversieren und erodieren. Die Rachitis, das Gegenstück der Osteomalacie beim wachsenden Knochen, zeigt zusätzliche Charakteristika, insbesondere an den Epiphysen, die erweitert röntgenologisch „mottenfraß-ähnliche" Defekte zeigen. Gleichzeitig bestehen Verbiegungen der Rippen, die *Harrison*'sche Furche, O-Beine und Wachstumsstörungen. Im Gegensatz zur Osteoporose, wo es häufiger zu Frakturen kommt, sind bei der Osteomalacie eher Verbiegungen der Knochen zu beobachten.

Klinische Befunde

A. Symptome: Die Manifestationserscheinungen sind variabel, reichen von fast völliger Symptomfreiheit bei leichten Verlaufsformen bis zu ausgesprochener Muskelschwäche und Teilnahmslosigkeit bei fortgeschrittenen Fällen. Gewöhnlich bestehen leichte Knochenschmerzen, besonders der langen Röhrenknochen und der Rippen mit Verbiegungen. Im ersten Anfangsstadium und bei akuter Osteomalacie kann selten auch ein rascher Abfall des Serumcalciumspiegels mit den klinischen Zeichen einer Tetanie imponieren. Sobald die Kompensationsmaßnahmen des Organismus anlaufen, kommt es zu einem Verschwinden der tetanischen Erscheinungen. Bei Resorptionsstörungen findet man andere Zeichen der Sprue wie glatte Zunge oder Anämie. Ein Kaliummangelsyndrom mit Muskelschwäche und Paralysen kann ebenfalls bei tubulärer Insuffizienz vorkommen.

B. Laborbefunde: Der Serumcalciumspiegel ist erniedrigt oder normal, aber niemals erhöht. Niedrig ist ferner die Serumphosphatkonzentration (in Frühstadien manchmal normal). Außer zu Beginn der Erkrankung ist die alkalische Phosphatase immer erhöht. Harncalcium und Phosphatausscheidung findet man gewöhnlich erniedrigt bei Resorptionsstörungen; bei Nierenveränderungen sind sie erhöht. Die intravenöse Calcium-Belastung ergibt eine vermehrte Avidität des Knochens für Calcium (80–90% Retention) bei Osteomalacien infolge Malabsorption. Dabei findet man weitere Befunde einer primären Steatorrhoe. Bei renaler tubulärer Acidose ist das Serum-CO_2 erniedrigt und der Serumchloridspiegel erhöht; das Serumkalium ist oft stark erniedrigt, das Harn-pH auf der alkalischen Seite fixiert. Beim Fanconi-Syndrom findet man Glykosurie und Aminoacidurie.

C. Röntgenbefunde: Typisch ist eine Beteiligung des Beckens und der langen Röhrenknochen mit Demineralisierungserschei-

Tabelle 19–7. *Zusammenfassung der wichtigsten Laborbefunde bei metabolischen und nichtmetabolischen Knochenerkrankungen*

Erkrankungen	Serum-calcium (mg %)	Serumphosphor (mg %)	alkal. Phosphatase (Bodansky Einh)	Calciumaussch. i. Harn (mg/24 Std)
Normalwerte	9–11	3–4,5	2–4,5	50–175
metabolisch				
Osteoporose	normal, selten hoch	normal	normal	normal oder hoch
Osteomalacie	niedrig oder normal	niedrig	hoch	niedrig bei Resorptionsstörungen, hoch bei Tubulusschaden der Niere
Osteitis fibrosa cystica	hoch	niedrig	hoch	hoch
prim. Hypoparathyreoidismus				
Sekundärer Hypoparathyreoidismus	niedrig oder normal	hoch	hoch	niedrig, normal oder hoch
nicht-metabolisch				
Morbus Paget	normal oder hoch	normal	hoch	normal oder hoch
Multiples Myelom	normal oder hoch	normal (selten hoch oder niedrig)	normal oder hoch	normal oder hoch
Metastatische Malignome	normal oder hoch	normal (oder selten niedrig)		
Fibröse Dysplasie, Neurofibromatose, Xanthomatose	normal	normal	normal	normal

nungen und Verbiegungen; weniger häufig sind die Wirbelsäule und der Schädel betroffen. Frakturen sind selten (Ausnahme: „Pseudofrakturen“).

Differentialdiagnose

Klinisch ist es äußerst wichtig, eine Osteomalacie zu erkennen und sie in die Differentialdiagnose der Knochenerkrankungen einzubeziehen, nachdem sie therapeutisch erfolgreich angegangen werden kann. Kindliche Verlaufsformen können irrtümlich als Osteogenesis imperfecta angesprochen werden.

Die akuten Verlaufsformen müssen von anderen Ursachen einer Tetanie abgegrenzt werden. Eine derartige chronische Erkrankung muß bei allen Stoffwechsel- oder generalisierten nichtmetabolischen Knochenerkrankungen berücksichtigt werden. Pseudofrakturen sind häufig das einzige hervorstechende Symptom einer latenten Osteomalacie. Gleichzeitig kann auch eine Osteoporose bestehen und das Bild der Osteomalacie verwischen. Die Diagnose kann gelegentlich durch den Anstieg und folgenden Abfall der alkalischen Serumphosphatase nach Behandlung mit Vitamin D und Calcium gesichert werden. Eine renale tubuläre Acidose ist häufig die Ursache von Nephrocalcinose und muß auch in der Differentialdiagnose von Nierenverkalkungen bei Knochenerkrankungen (wie Hyperparathyreoidismus) einbezogen werden. Gelenkbeschwerden und Schmerzen können irrtümlich für eine Verlaufsform einer Arthritis gehalten werden. Eine Kachexie läßt an ein malignes Geschehen denken.

Die Diagnose einer latenten Osteomalacie kann schließlich durch Knochenbiopsie (z. B. der Rippen) nach Tetracyclinmarkierung oder Mikroradiographie gestellt werden.

Behandlung

A. Spezifische Maßnahmen:

1. *Rachitis:* Vitamin D-Gaben, auch in kleinen Dosen, stellen die spezifische Behandlungsmaßnahme dar; 2000–5000 E täglich sind ausreichend, sofern keine Vitamin-D-Resistenz vorliegt.

2. *Erwachsenen-Osteomalacie und Milkman-Syndrom*: Spezifische Behandlung ebenfalls mit Vitamin D, jedoch sind sehr hohe Dosen notwendig, um die Resistenz gegenüber seiner calciumabsorbierenden Wirkung zu überwinden und einem renalen Phosphatverlust vorzubeugen. Man behandelt so lange, bis eine Wirkung auf den Serumcalciumspiegel eintritt. Die Durchschnittsdosis sind 25–100 000 E täglich. Mengen bis zu 300 000 E oder mehr können täglich notwendig werden; auf jeden Fall muß beim Überschreiten der 100 000 E-Grenze vorsichtig mit regelmäßigen Bestimmungen des Serum- und Harncalciums vorgegangen werden; der Serumphosphatspiegel bleibt manchmal erniedrigt.

3. *Pankreasinsuffizienz*: Eine entsprechende Substitutionsbehandlung mit Pankreasenzymen steht an erster Stelle, hohe Calciumzufuhr und Vitamin K sind ebenfalls nützlich.

4. *Sprue-Syndrom:* Empfehlenswert sind Folsäure und Vitamin B_{12}-Gaben. Eine glutenfreie Diät ist selbstverständlich.

5. *Seltene Formen einer Nierenerkrankung:* Die Behandlung richtet sich nach der veränderten Nierenfunktion, beispielsweise Alkali-Behandlung bei renaler tubulärer Acidose, Kaliumsubstitution.

B. Allgemeine Behandlungsmaßnahmen: Calciumreiche Diät und Zufuhr von Calcium-Gluconat oder -Lactat, 4–20 g täglich. Bei verschiedenen Verlaufsformen renaler Rachitis ist eine phosphatreiche Diät oder Zusatz von Phosphatsalzen empfehlenswert.

Prognose

Bei rechtzeitiger Diagnose ist die Prognose bei den Resorptionsstörungen gewöhnlich ausgezeichnet. Dies gilt aber nicht für verschiedene, Vitamin D-resistente Verlaufsformen einer Osteomalacie, einer Rachitis oder beim Fanconi-Syndrom, die entweder nur langsam oder überhaupt nicht auf massive Vitamin D-Behandlung ansprechen. Als Komplikation kann es zu einer Hypercalcämie kommen. Bei den renalen Formen der Erkrankungen hängt die Prognose von der zugrundeliegenden Nierenfunktionsstörung ab. Eine Atemlähmung infolge Hypokaliämie kann verhängnisvoll werden.

Osteoporose

(Osteopenie)

Diagnostische Merkmale

- Leichte bis schwere Rückenschmerzen
- Spontanfrakturen und Zusammenbruch von Wirbelkörpern ohne Kompressionserscheinungen des Rückenmarks werden oft zufällig bei Röntgenaufnahmen entdeckt; Rückgang der Körpergröße
- Calcium, Phosphor und alkalische Phosphatase sind normal
- Demineralisationserscheinungen der Wirbelsäule und des Beckens

Allgemeine Betrachtungen

Die Osteoporose ist eine der häufigsten stoffwechselbedingten Knochenerkrankungen, die man zu sehen bekommt. Die klassische Erklärung der Entstehungsweise besagt, daß sie durch einen Mangel an Knochenmatrix entsteht, worauf es zu einer Rarefizierung des Skelets und einer verminderten Präcipitation von Calciumsalzen kommt. Unzureichende Calciumresorption kann eine weitere Ursache sein, so daß die Osteoporose mehr oder weniger einer Osteomalacie ähnelt. Ein weiterer zusätzlicher Faktor mag in einer ekzessiven Knochenresorption begründet sein. Der Ausdruck „Osteopenie“ ist hier vielleicht passender. Es kommt zu einem physiologischen, progressiven Verlust an Knochensubstanz, meistens bei der weißen Rasse.

Ätiologie

A. Hauptursachen:

1. Mangelnde körperliche Bewegung, z. B. Immobilisierung wie bei Paraplegien oder

bei Polyarthritis. (Um funktionsfähig zu bleiben, sind für die Osteoblasten körperliche Belastungen und Streß-Situationen notwendig.)

2. Oestrogenmangel („Postmenopausen-Osteoporose"). (Frauen geraten oft frühzeitig in einen Oestrogenmangelzustand. Ungefähr 30% aller Frauen über 60 Jahren haben klinische Symptome einer Osteoporose. Im Greisenalter sind fast immer leichtere Grade einer Osteoporose nachweisbar.)

3. Kürzlich ist auch eine chronische niedrige Calciumzufuhr als ätiologisch bedeutungsvoll herausgestellt worden. Die Beweise hierfür sind jedoch noch nicht vollkommen stichhaltig.

4. Bei älteren Kranken mit Osteoporose mag auch ein intestinaler Lactasemangel von Bedeutung sein.

B. Weniger häufigere Ursachen:

1. Entwicklungsstörungen (z. B. Osteogenisis imperfecta).

2. Ernährungsstörungen (z. B. Eiweißmangel und Vitamin C-Mangel).

3. Von einzelnen Untersuchern wird auch ein chronischer Calciummangel als Ursache einer Osteoporose angegeben.

4. Endokrine Erkrankungen: Androgenmangel (Eunuchoidismus, Greisenalter bei Männern). Hypopituitarismus (verursacht eine sekundäre Gonadeninsuffizienz), Akromegalie (Ursache unbekannt, möglicherweise infolge Hypogonadismus); Thyreotoxikose (nicht konstant, verursacht verstärkten Eiweißkatabolismus), Überschuß an exogenem oder endogenem ACTH oder Corticoiden, der zu einem Katabolismus des Knochens führt (z. B. Cushing-Syndrom) und langjähriger schlecht eingestellter Diabetes mellitus (selten).

5. Knochenmarkserkrankungen: Abnormale Zellen im Knochenmark wie z. B. beim Myelom oder bei Leukämien stören die Funktion der Osteoblasten und verursachen zusätzlich infolge Verdrängungserscheinungen mit Tumorzellen im Knochenmark eine Osteoporose.

6. Längerdauernde Anwendung von Heparin kann zu einer Osteoporose führen.

7. Idiopathische Osteoporose: Die Ursache ist unbekannt, sie kommt am häufigsten bei jungen Männern und Frauen vor, aber auch gelegentlich bei älteren; die Ansprechbarkeit auf eine Behandlung ist schlecht.

Klinische Befunde

A. Symptome: Ein erster Hinweis auf eine Osteoporose kann aufgrund einer zufälligen Röntgenaufnahme gegeben sein oder kann sich in unterschiedlich starken Rückenschmerzen äußern. Weiterhin kann eine Osteoporose erst nach einer Spontanfraktur oder einem Wirbelzusammenbruch entdeckt werden.

B. Laborbefunde: Serum-Calcium, Serum-Phosphor und alkalische Phosphatase sind normal. Bei Osteogenesis imperfecta kann die alkalische Phosphatase leicht erhöht sein, ebenso bei Osteoporosen im Gefolge einer vorausgegangenen Fraktur. Bei Frühformen ist die Calciumausscheidung im Harn erhöht, bei chronischen Formen normal.

C. Röntgenbefunde: Bei den Aufnahmen findet sich eine Kompression der Wirbelkörper. Demineralisierungserscheinungen findet man vorzugsweise an Wirbelsäule und Becken; weniger ausgeprägt sind sie am Schädel und den Extremitäten. Die Lamina dura ist immer erhalten. Bei schnell auftretenden Osteoporosen kann es zur Nierensteinbildung kommen.

Differentialdiagnose

(s. Tabelle 19–6)

Wichtig ist, daß die Osteoporose nicht mit anderen metabolischen Knochenerkrankungen, besonders Osteomalacie und Hyperparathyreoidismus, verwechselt wird, ferner müssen Myelom und metastatische Knochenerkrankungen, insbesondere bei Mamma- und Gebärmutter-Ca, abgegrenzt werden, da eine Oestrogenbehandlung zur Verschlimmerung führt. Dabei sind Knochenstanzen vorzunehmen, weil alle diese Erkrankungen bei der Frau nach dem Klimakterium häufig sind.

Seltene Fälle von Hypophosphatasie können in Form einer Osteoporose auftreten.

Behandlung

A. Spezifische Behandlungsmaßnahmen: Sie hängen von der vorliegenden Ursache ab, gewöhnlich wird eine kombinierte Hormonbehandlung verwendet, obwohl ihre Wirksamkeit nicht immer bewiesen ist.

1. Postklimakterisch (meistens bei Frauen): Oestrogene führen zu einer Stimulierung der Osteoblasten. Vor Beginn der Behandlung muß jedoch bei allen Patientinnen eine sorgfältige gynäkologische Untersuchung zum Ausschluß eines Neoplasma vorgenommen werden und die Patientin darauf aufmerksam gemacht werden, daß Menstruationsblutungen eintreten können. Man gibt die Oestrogene täglich – ausgenommen die ersten 5–7 Tage jeden Monats – und wiederholt dann den Cyclus. Folgende Präparate können verwandt werden:

a) Diäthylstilboestrol, 0,5–2 mg oral täglich, soweit tolerierbar (gelegentlich kommt es zur Übelkeit).

b) Äthinyloestradiol, 0,02–0,05 mg täglich oral werden gut vertragen.

c) Oestronsulfat und konjugierte Oestrogene (Presomen®) werden vielfach verwandt und gut vertragen. Die Dosierung liegt bei 1,25–2,5 mg täglich oral.

Injizierbare Oestrogen-Depot-Präparate sind in ihrer Wirkung verläßlicher.

Testosteron-Präparate werden wegen ihrer eiweißanabolen Wirkung und der günstigen Wirkung auf die Knochenmatrix oft mit Oestrogenen kombiniert. Methyltestosteron gibt man in Dosen von 5–10 mg täglich oral. Eine Überdosierung sollte wegen der Gefahr von Vermännlichungserscheinungen vermieden werden. Wenn die Behandlung abgebrochen wird, können einige dieser Symptome verschwinden, andere (Heiserkeit, Hirsutismus) bleiben bestehen. Ferner sollten verschiedene der neueren anabolen Präparate (Primobolan®, Dianabol®, Oranabol®) etc. versucht werden (vgl. Tabelle 19–20).

2. Altersosteoporose und idiopathische Osteoporose werden wie eine postklimakterische behandelt; sowohl Testosteron als auch Oestrogene sollten bei Männern und Frauen versucht werden. Bei sehr alten Menschen ist Vorsicht am Platz.

3. Kranke mit Ernährungsstörungen: Wesentlich ist eine richtige Ernährung. Erst dann sollte ein Versuch mit Hormonen gemacht werden.

4. Bei Cushing-Syndrom ist die ursächliche Behandlung vordringlich.

5. Kürzlich ist Natriumfluorid bei behandlungsrefraktären Osteoporosen angewandt worden. Die Behandlung steckt jedoch noch in ihren Anfängen.

6. Bei verschiedenen Formen einer Osteoporose (Frakturen, Myelom) ist eine zusätzliche Phosphatsubstitution nützlich.

7. Kürzlich sind auch intravenöse Calciuminfusionen empfohlen worden, die möglicherweise über eine Stimulierung der Calcitoninsekretion wirken.

8. Calcitoninanwendung ist noch im Stadium der Erprobung.

B. Allgemeine Maßnahmen: Calcium- und eiweißreiche Kost (möglichst Milch und Milchprodukte). Zusätzlich verstärkte Kalkzufuhr durch Verwendung von Calciumsalzen (Calciumlactat, Calciumgluconat) bis zu 1–2 g Calcium täglich. Die Kranken sollten möglichst viel Bewegung haben, bettlägerige Patienten entsprechende aktive oder passive Bewegungsübungen durchführen. Die Wirbelsäule muß gegebenenfalls durch ein Korsett unterstützt werden, jedoch sollte jede allzustrenge Immobilisierung vermieden werden.

Prognose

Bei postklimakterischer Osteoporose ist unter entsprechender und anhaltender Behandlung die Prognose gut. Die Wirbelsäulenveränderungen sind zwar röntgenologisch nicht reversibel, aber oft wird ein Fortschreiten der Erkrankung verhindert. Zusammenfassend ist die Osteoporose eher eine verkrüppelnde als eine tödliche Erkrankung. Die Prognose hängt von der vorliegenden Grundkrankheit ab (z. B. Cushing-Syndrom). Verschiedene idiopathische Verlaufsformen sind unter Umständen behandlungsrefraktär. Sorgfältige Kontrollen der Körpergröße des Patienten können für die Beurteilung des Verlaufs herangezogen werden.

Nichtmetabolische Knochenerkrankungen

(vgl. Tabelle 19–7)

Polyostotische fibröse Dysplasie

(Osteitis fibrosa disseminata)

Diagnostische Merkmale

- Schmerzlose Schwellungen des betroffenen Knochens bzw. Frakturen nach kleinsten Traumen; ferner braune Hautpigmentierung mit ausgefransten Rändern
- Knochencysten oder hyperostotische Veränderungen, gewöhnlich multipel, gelegentlich auch einzeln, in segmentaler Anordnung
- Beim weiblichen Geschlecht Auftreten einer Pubertas praecox
- Serum-Calcium und -Phosphatspiegel normal; alkalische Phosphatase manchmal erhöht

Allgemeine Betrachtungen

Die polyostotische fibröse Dysplasie ist eine seltene Erkrankung, die häufig mit der Osteitis fibrosa generalisata bei Hyperparathyreoidismus verwechselt wird, da beide Erkrankungen Knochencysten und -frakturen aufweisen. Die polyostotische fibröse Dysplasie ist keine Stoffwechselstörung des Knochens, sondern eine angeborene Dysplasie, bei der sich Knochen und Knorpelgewebe nicht richtig bilden, sondern als fibröses Gewebe bestehen bleiben.

Die Verlaufsform mit „braunen Flecken" bei ausgefrästen Rändern und einer gleichzeitig bestehenden Pubertas praecox beim weiblichen Geschlecht wird Albright-Syndrom genannt. Auch können gleichzeitig Hyperthyreose und Akromegalie bestehen.

Klinische Befunde

A. Symptome: Die Erkrankung manifestiert sich in schmerzlosen Schwellungen der betroffenen Knochen (meistens Schädel, oberes Ende des Femurs, Tibia, Metatarsalia, Metacarpalia, Phalangen, Rippen und Bekken), entweder einzeln oder multipel, mit Cysten oder hyperostotischen Veränderungen und gelegentlich auch mit brauner Pigmentierung der darüberliegenden Haut. Die Ausprägung ist segmental und kann auch nur einseitig vorkommen. Eine echte geschlechtliche Frühreife wird beim weiblichen Geschlecht mit frühzeitiger Entwicklung der sekundären Geschlechtsmerkmale und schnellem Längenwachstum beobachtet.

B. Laborbefunde: Calcium- und Phosphorspiegel sind normal, die alkalische Phosphatase im Serum kann erhöht sein.

C. Röntgenbefunde: Die Röntgenaufnahmen zeigen Rarefizierung und Vergrößerung der betroffenen Knochen bzw. Hyperostose (besonders der Schädelbasis). Frakturen und Deformitäten können ebenfalls nachweisbar sein.

Differentialdiagnose

(vgl. Tabelle 19-6)

Durch ihre Verteilung und die Hautpigmentierung kann man die Knochencysten und Frakturen von jenen bei Hyperparathyreoidismus und Neurofibromatose unterscheiden. Alle anderen Arten von Knochencysten und Tumoren sind sonst in Betracht zu ziehen. Die hyperostotischen Veränderungen des Schädels sind von jenen des Morbus Paget abzugrenzen. Eine Knochenbiopsie ist für die endgültige Diagnose wertvoll.

Komplikationen

Eine ausgeprägte Beteiligung des Knochensystems führt zu Verkürzungen der Extremitäten oder Deformitäten.

Ist die Orbita betroffen, kann es zu Protrusio bulbi oder sogar Erblindung kommen.

Behandlung

Außer einer chirurgischen Korrektur der Deformitäten und Frakturen oder sich vergrößernder Cysten ist eine kausale Behandlung nicht möglich.

Prognose

Meistens zeigen die Veränderungen eine Heilungstendenz und nur eine langsame Progredienz. Die isosexuelle Pubertas praecox kann bei den Mädchen eine vorzeitige Gravidität begünstigen. Die erreichte Endgröße nach der Pubertät ist verringert, so daß die Betroffenen untersetzt gebaut sind. In seltenen Fällen kann es zu einer sarkomatösen Transformation des Knochens kommen.

Morbus Paget
(Osteitis deformans)

Diagnostische Merkmale

- Oft asymptomatisch; Knochenschmerzen können das erste Symptom sein
- Kyphose, verbogene Schienbeine, großer Kopf, Watschelgang; die häufigen Frakturen sind von der Lokalisation des Prozesses abhängig
- Serum-Calcium und -Phosphatspiegel sind normal, die alkalische Phosphatase ist erhöht
- Verdickte, vergrößerte Knochen auf der Röntgenaufnahme

Allgemeine Betrachtungen

Der Morbus Paget ist eine nichtmetabolische Knochenerkrankung unbekannter Ätiologie, die ausgedehnte Knochenzerstörungs- und Heilungsvorgänge nach sich zieht; die daraus resultierenden Deformitäten entstehen auf dem Boden der regellosen Knochenheilung. Bis zu 3% aller Personen über 50 Jahre zeigen isolierte Veränderungen; die klinisch auffällige Erkrankung ist jedoch seltener.

Klinische Befunde

A. Symptome: Die Erkrankung verläuft oft leicht oder asymptomatisch. Die tiefen „Knochenschmerzen" sind gewöhnlich ein Frühsymptom. Die Knochen werden weich, es kommt zu Verbiegungen der Schienbeine, zu Kyphose und häufigen Frakturen nach leichten Traumen. Der Kopf wird größer, Kopfschmerzen sind ein hervorstechendes Symptom. Die verstärkte Vascularisierung über den betroffenen Knochen zeigt sich durch Wärmegefühl an.

B. Laborbefunde: Serum-Calcium und -Phosphorspiegel sind normal, die alkalische Phosphatase ist jedoch deutlich erhöht. Auch die Hydroxyprolinausscheidung im Harn kann erhöht sein.

C. Röntgenbefunde: Die betroffenen Knochen sind vergrößert und dichter als normal. Zahlreiche Bruchspalten können an den langen Röhrenknochen nachgewiesen werden. Frühveränderungen zeichnen sich durch vermehrte Strahlendurchlässigkeit aus, besonders am Schädel („Osteoporosis circumscripta").

Differentialdiagnose

Abzugrenzen sind zunächst primäre Knochenerkrankungen wie multiples Myelom, osteogenes Sarkom, ferner eine sekundäre Knochenbeteiligung bei metastatischen Carcinomen und bei Osteitis fibrosa cystica. Ist das Serum-Calcium erhöht, so kann gleichzeitig bei manchen Kranken ein Hyperparathyreoidismus vorliegen.

Komplikationen

Häufig treten nach kleinsten Traumen Frakturen auf. Werden die Kranken immobilisiert und nehmen sie gleichzeitig viel Kalksalze zu sich, so können sich Hypercalcämien und Nierensteine entwickeln. Verstärktes Knochenwachstum kann sich auf benachbarte lebenswichtige Organe auswirken, besonders Nerven, und dann zur Taubheit und Erblindung führen. Chronische Fälle bergen die Gefahr der Entwicklung eines Osteosarkoms in sich. Die verstärkte Vascularisierung des Knochens führt in Form multipler arteriovenöser Fisteln zu Herzversagen.

Behandlung

Zufuhr einer eiweißreichen Kost mit reichlichem Vitamin C-Gehalt. Eine calciumreiche Kost ist ebenfalls wünschenswert, sofern der Patient nicht bettlägerig ist, da sonst die Calciumzufuhr beschränkt werden muß. Bei einigen Patienten hilft Vitamin D, 3mal 50 000 E/Woche. Bei gleichzeitiger Oesteoporose sollten anabole Hormone (Oestradiol- bzw. Testosteron-Präparate) gegeben werden. Eine Corticosteroid-Behandlung kann zwar die Beschwerden lindern, verschlimmert aber eine gleichzeitig vorliegende Osteoporose. Kürzlich ist eine hochdosierte Salicylat-Medikation zur Behandlung der Schmerzen und zur Verminderung der Hypercalciurie empfohlen worden. Bei refraktären Fällen ist ferner auch Natriumfluorid versucht worden. In Erprobung zur Behandlung symptomatischer fortschreitender Veränderung ist das Thyreocalcitonin, ebenso das Mithramycin. Phosphatbehandlung kann nützlich sein.

Prognose

Die Prognose der leichteren Formen ist im allgemeinen gut. Sarkomatöse Veränderungen (1–3%) oder der Hypercalciurie nachfolgende renale Komplikationen (10%) trüben sonst im übrigen die Prognose. Je früher die Erkrankung beginnt, desto schlechter ist im allgemeinen die Prognose. Die Frakturheilung ist meistens unkompliziert. Bei schwereren Formen finden sich ausgesprochene Deformitäten, schwerste Schmerzzustände und Herzversagen.

Erkrankungen der Nebennierenrinde

Die völlige Zerstörung beider Nebennierenrindenorgane ist mit dem Leben des Menschen nicht vereinbar. Die Nebennierenrinde (NNR) reguliert durch die Sekretion von mehr als 30 Steroidhormonen eine Vielzahl von Stoffwechselprozessen. Der spezifische Stimulus für die Ausschüttung von Steroidhormonen aus der Nebennierenrinde scheint – mit Ausnahme des Aldosterons – nur das adrenocorticotrope Hormon (ACTH) des Hypophysenvorderlappens zu sein, das andererseits auch wieder selbst unter hypothalamischer Kontrolle steht. Der Plasmaspiegel des freien Cortisols reguliert die ACTH-Ausschüttung. Die Aldosteronsekretion wird hingegen hauptsächlich durch Volumenreceptoren, Angiotensin II und wahrscheinlich auch von der Blut-Kaliumkonzentration gesteuert. Die klinischen Syndrome der NNR-Insuffizienz oder Überfunktion können somit in einer primären Erkrankung der Nebennieren selbst oder sekundär in Hypophysenstörungen ihre Ursache haben. Die Unterscheidung ist aus diagnostischen Gründen oft sehr wichtig; die Behandlung erstreckt sich jedoch gewöhnlich auf die Behebung der NNR-Funktionsstörung, mag sie nun primärer oder sekundärer Natur sein. Von vielen aus der NNR isolierten Steroiden ist noch überhaupt keine spezifische Bedeutung bekannt, einige haben aber mehrere Wirkungen. Transcortin, ein Serumglobulin, geht mit Cortisol eine enge Bindung ein und inaktiviert es somit. Ferner erhöhen Oestrogene den Transcortinspiegel im Blut. Zwischen dem gebundenen und dem freien, ungebundenen Cortisol im Blut besteht ein Gleichgewichtszustand. Im allgemeinen werden den NNR-Hormonen 3 Hauptwirkungen zugeteilt:

1. *Anabole Wirkungen* (Androgene): Androsteron und verwandte Steroide fördern den Eiweißaufbau und haben ferner eine virilisierende und androgene Wirkung. Sie stellen die Hauptquelle von Androgenen bei der Frau dar. Ferner sind in dieser Gruppe auch die NNR-Oestrogene und progesteronähnliche Steroide enthalten; jedoch sind letztere von geringerer klinischer Bedeutung.

2. *Antianabole oder katabole Wirkungen* (Glucocorticosteroide): Cortisol, Corticosteron, Cortison und verwandte Steroide, die sog. „Streß-Hormone" der NNR, sind für das Überleben des Menschen unentbehrlich. Sie beeinflussen den Glucosestoffwechsel und begünstigen die Gluconeogenese aus dem Körpereiweiß. Ferner spielen sie bei der Ausscheidung von Kalium und Wasser eine Rolle. Vermehrte Produktion oder Anwendung größerer Dosen führt an bestimmten Stellen (Gesicht, Büffelnacken) zu einer vermehrten Fettablagerung, Blutdrucksteigerung, Eosinopenie und Lymphopenie.

3. *Elektrolytwirksame Steroide* (Mineralocorticoide): Das wichtigste Hormon dieser Gruppe ist das Aldosteron. Seine Hauptwirkung besteht in der Natriumretention und Kaliumexkretion und somit in der Regulation des Blutdrucks und der extracellulären Flüssigkeit. Auf den Kohlenhydratstoffwechsel hat es nur einen geringen Einfluß.

Die meisten klinischen Symptome der NNR-Insuffizienz wie auch der Überfunktion können aufgrund der o. g. biochemischen Wirkungen erklärt werden. Eine exakte physiologische Zuordnung ist jedoch schwierig, nachdem Mischbilder existieren, aber auch Überproduktion des einen Hormons mit einem Mangel eines anderen (z. B. beim angeborenen adrenogenitalen Syndrom) vorkommen können. Weitere Symptome wie z. B. die exzessive Pigmentierung bei NNR-Insuffizienz sind ätiologisch noch nicht völlig abgeklärt und dürften dem hypophysären MSH oder der vermehrten ACTH-Sekretion zuzuschreiben sein.

Nebennierenunterfunktion
(NNR-Insuffizienz)

1. Akute Nebennierenrinden-insuffizienz
(Addison-Krise)

Diagnostische Merkmale

- Beginn mit Müdigkeit, Bauchschmerzen, hohem Fieber, Verwirrheitszuständen, Übelkeit, Erbrechen und Durchfällen im Gefolge eines Infekts oder einer akuten Zerstörung der Nebennierenrinde bzw. nach Corticosteroidentzug
- Niedriger Blutdruck, Dehydratation und verstärkte Hautpigmentierung
- Erniedrigte Natriumkonzentration im Serum bei erhöhten Kaliumwerten; Verminderung der Harn- und Plasma-Corticosteroide
- Eosinophilie, erhöhter Reststickstoff

Allgemeine Betrachtungen

Die akute NNR-Insuffizienz ist eine echte ärztliche Notfallsituation, die durch einen plötzlichen Entzug oder eine ungenügende Zufuhr von NNR-Hormonen hervorgerufen wird. Die Krise kann sowohl die Erstmanifestation einer NNR-Insuffizienz darstellen, als auch im Laufe einer chronischen Insuffizienz bei einem bereits bekannten Addison-Patienten vorkommen, der außer Kontrolle geraten ist. Sie kann Folge einer vorübergehenden Erschöpfung sein – oder auf eine permanente Insuffizienz hinauslaufen. Die akute Krise sieht man häufiger bei echten Erkrankungen der NNR, selbst seltener bei Störungen der Hypophysenfunktion, die zu einer sekundären NNR-Unterfunktion führt.

Die NNR-Krise kann bei den folgenden Situationen eintreten: 1. Unter einem Streß, bei Trauma, Operationen, Infektionen oder nach anhaltendem Fasten bei einem Patienten mit einer latenten Insuffizienz. 2. Im Gefolge eines plötzlichen Entzugs von NNR-Hormonen nach Substitutionsbehandlung bei Patienten mit chronischer Insuffizienz oder bei Kranken mit gesunden Nebennieren, aber mit vorübergehender Nichtansprechbarkeit infolge vorausgegangener Suppression. 3. Nach beiderseitiger Adrenalektomie oder Entfernung eines funktionell aktiven NNR-Tumors, der die andere Nebenniere supprimiert hatte. 4. Nach plötzlicher Zerstörung des Hypophysenvorderlappens (Nekrose, bei Sheehan-Syndrom) oder wenn Schilddrüsenhormone oder Insulin einem Kranken mit Panhypopituitarismus gegeben werden. 5. Im Gefolge einer Verletzung bzw. Zerstörung beider Nebennieren durch Unfälle, Blutungen, Thrombosen, Infektionen oder seltener durch metastasierende Carcinome. Bei foudroyanter Sepsis (hauptsächlich bei Meningokokkenerkrankungen) können massive beiderseitige NNR-Blutungen vorkommen (Waterhouse-Friderichsen-Syndrom).

Klinische Befunde

A. Symptome: Die Kranken klagen über Kopfschmerzen, Müdigkeit, Übelkeit, Erbrechen und oft über Durchfälle. Schmerzen in der Costovertebralgegend und Überempfindlichkeit (Rogoff-Symptom), Verwirrtheitszustände und Koma können ebenfalls vorkommen. Das Fieber kann 40,6 °C oder mehr überschreiten. Der Blutdruck ist niedrig. Weitere Symptome sind Cyanose, Petechien (besonders bei Meningokokkensepsis), Dehydratation, abnorme Hautpigmentierung mit spärlicher Achselbehaarung und Lymphadenopathie.

B. Laborbefunde: Eine normale oder sogar hohe Eosinophilenzahl (200 oder mehr) bei einem schweren Streß infolge Trauma, Infektionen oder anderen Belastungen ist für ein Nebennierenrindenversagen sehr verdächtig. Der Blutzuckerspiegel und die Natriumkonzentration im Serum sind erniedrigt. Dagegen sind Serum-Kalium und Reststickstoff hoch. Bei Meningokokkensepsis kann die Blutkultur positiv ausfallen. Harn- und Blutcorticosteroide sind sehr stark erniedrigt.

C. EKG-Befunde: Das EKG zeigt eine Niedervoltage.

Differentialdiagnose

Die Addisonkrise muß sorgfältig gegenüber anderen Verwirrungszuständen und Komata, wie diabetisches Koma, cerebraler Insult und von akuten Vergiftungen und anderen mit hohem Fieber einhergehenden Zuständen abgegrenzt werden. Sehr bedeutsam ist in diesem Zusammenhang die Eosinophilie, die bei allen anderen Belastungen nie nachweisbar ist. (*Merke:* Schon bei der Verdachtsdiagnose einer Addisonkrise muß *sofort* mit Corticosteroiden behandelt werden, bevor die Laborbefunde eintreffen!)

Komplikationen
Selbstverständlich können dabei fortschreitende Komplikationen der Grunderkrankung vorkommen. Akute Probleme der Behandlung sowie solche, die im Anschluß an die Therapie auftreten, werden später besprochen.

Wenn eine zu intensive Behandlung eingesetzt hat, können bestimmte Nebenwirkungen beobachtet werden. Hyperpyrexie, Bewußtseinstrübung, generalisierte Ödeme mit Hochdruck und schlaffe Lähmungen infolge verminderten Serumkaliumspiegels sind als Folge einer exzessiven Anwendung von Infusionen und Corticosteroiden beobachtet worden. Ebenso kann es im Gefolge der Cortisonbehandlung zu psychotischen Reaktionen kommen.

Behandlung
Der Kranke muß intensiv behandelt und ständig überwacht werden, bis er außer Gefahr ist. (*Merke*: Massive Behandlung ist immer besser als ungenügende Therapie!)

A. Akute Krise:

1. *Notfallbehandlung:* Sofort mit entsprechenden Antischockmaßnahmen beginnen (s. o.), besonders unter Anwendung der Infusionen von Elektrolyten und Plasma, blutdrucksteigernder Medikamente, Sauerstoffzufuhr. Narkotica und Sedativa sind unbedingt zu vermeiden.

Bei Meningokokkensepsis sind Penicillin, Sulfonamide und andere Antibiotica neben injizierbaren Corticosteroidpräparaten, dazu 100 mg Corticosteroid-Kristallsuspension indiziert; die Behandlung sollte am 1. Tag alle 6 Std wiederholt werden. Die gleichen Mengen werden 8stdl am 2. Tag appliziert und anschließend soll die Dosis an den folgenden Tagen alle 8 Std weiter reduziert werden. Sind intravenös injizierbares Hydrocortison oder Prednisolon nicht verfügbar, so sollten 10–25 mg Cortisonacetat (Kristallsuspension) an 4 verschiedenen Stellen i. m. (bis zu 100 mg) sofort injiziert werden und anschließend Einzelinjektionen von Cortison, 25 bis 50 mg alle 6 Std, angeschlossen werden. Die Intervalle werden anschließend auf 25 mg 8stdl ausgedehnt. Sollten parenterale Cortisonpräparate nicht verfügbar sein oder sollte der Patient auf die Behandlung nicht ansprechen, schließt man Infusionen von physiologischer Kochsalz- und Traubenzuckerlösung an.

2. *Dauerbehandlung:* Sobald der Patient imstande ist, Nahrung zu sich zu nehmen, wird die Therapie mit oraler Cortisonbehandlung, 12,5–25 mg 6stdl, fortgesetzt und die Hormonmengen werden anschließend auf eine Erhaltungsdosis – je nach Bedarf 25–50 mg täglich – reduziert.

B. Mäßig ausgeprägte Krise: Sollte die körperliche Verfassung des Kranken nicht so kritisch erscheinen und nicht mit merklichen Schockzeichen einhergehen, kann das oben geschilderte Behandlungsschema unter entsprechender Reduktion der Dosis modifiziert werden. Eine Überdosierung ist immerhin bei Vorliegen einer mäßig ausgeprägten Störung ungefährlicher, als daß man während der ersten Behandlungstage eine ungenügende Behandlung riskiert.

C. Komplikationen während einer Behandlung: Wie schon erwähnt, kann eine exzessive Flüssigkeits- und Corticosteroidzufuhr zu Fieberzuständen, Bewußtseinsstörungen, generalisierten Ödemen und Hochdruck sowie schlaffen Paresen infolge Kaliumverarmung führen. Auch psychotische Reaktionen werden beobachtet.

1. Überwässerung, gewöhnlich infolge Natriumretention, kann zu Hirnödem (mit Bewußtseinsverlust und Krämpfen) oder Lungenödem führen. In diesen Fällen werden Natrium- und Flüssigkeitszufuhr vorübergehend ausgesetzt.

2. Hypokaliämie und schlaffe Paresen, mit niedrigem Serum-Kalium, treten gewöhnlich am 2. bis 4. Behandlungstag auf und werden mit Infusionen von Kaliumsalzen behandelt.

3. Unter den geschilderten Behandlungsmethoden tritt eine Hyperpyrexie selten auf.

4. Hinsichtlich anderer Komplikationen einer NNR-Hormonbehandlung, insbesondere psychotischer Reaktionen, siehe Seite 957.

Prognose

Als früher eine Substitutions- und Antibioticabehandlung noch nicht verfügbar war, endete die Addisonkrise meistens in kurzer Zeit tödlich. Sogar heute noch können nach wenigen Stunden bei ungenügender Behandlung Todesfälle beobachtet werden. Wenn jedoch einmal die Krise überwunden ist, sollte der Kranke sorgfältig weiterbeobachtet und das Ausmaß der NNR-Insuffizienz anhand von Funktionstesten objektiviert werden.

2. Chronische Nebennierenrinden-insuffizienz

(Morbus Addison)

Diagnostische Merkmale

- Schwäche, leichte Ermüdbarkeit, Anorexie; häufig Übelkeit, Erbrechen und Durchfälle
- Spärliche Axillarbehaarung, verstärkte Pigmentierung der Handlinien, von Druckstellen und der Brustwarzen
- Niedrige Blutdruckwerte, Herz verkleinert
- Natrium- und Chloridkonzentration im Serum erniedrigt, verminderte Ausscheidung der 17-Ketosteroide und der 17-Hydroxycorticosteroide. Erhöhung des Serum-Kaliums und des Reststickstoffs. Meistens Eosinophilie und Lymphocytose
- Der Plasmacortisolspiegel ist sehr stark erniedrigt

Allgemeine Betrachtungen

Nebennierenunterfunktion (Addisonismus) war früher eine seltene Erkrankung. Das Krankheitsbild wird durch einen chronischen Mangel von Corticosteroiden hervorgerufen, die den Zuckerstoffwechsel und den Elektrolythaushalt regulieren. Die Folge ist eine zunächst unerklärbare und auffällige Hautpigmentierung. Elektrolytstörungen können im Vordergrund stehen (beim adrenogenitalen Syndrom sind sie mit vermehrter Androgenbildung gekoppelt). Bei chronischer NNR-Insuffizienz infolge Hypophysenunterfunktion (Atrophie, Nekrose, Tumor) steht mehr die fehlende Glucocorticoidwirkung als die Störungen im Elektrolythaushalt im Vordergrund. Hier werden keinerlei Pigmentierungsstörungen der Haut beobachtet. Kürzlich wurde das seltene Syndrom eines isolierten Hypoaldosteronismus mit anhaltender Hyperkaliämie, periodischen Lähmungen, Salzverlust und Acidose beschrieben.

Als Ursache kommt heutzutage nur in weniger als der Hälfte der Fälle eine Tuberkulose in Frage, wobei die Mineralhaushaltsstörungen im Vordergrund stehen. Die sog. idiopathische Atrophie wird bei den übrigen Fällen gefunden, die vorwiegend durch Neigung zu Hypoglykämien gekennzeichnet sind. Gleichzeitig können eine Thyreoiditis, ein Hypoparathyreoidismus, ein Hypogonadismus oder eine Candidiasis vorliegen. Für solche und ähnliche Verlaufsformen einer idiopathischen Atrophie wurden ätiologisch Autoimmunmechanismen angeschuldigt.

Seltener sind Metastasen eines Carcinoms (besonders der Lunge oder der Mamma), Coccidiomycosis der Nebennieren, syphilitische Gummen, Sklerodermie, Amyloidose und Hämochromatose verantwortlich zu machen.

Klinische Befunde

A. Symptome: Hervorzuheben sind Schwäche und Ermüdbarkeit, Anorexie, Übelkeit und Erbrechen, Durchfälle, nervöse und psychische Reizbarkeit, Ohnmachtsneigung, besonders nach Auslassen von Mahlzeiten. Die Pigmentveränderungen sind durch eine diffuse Bräune sowohl über exponierten als auch dem Sonnenlicht nicht ausgesetzten Partien, z. T. in der Art von Sommersprossen charakterisiert. Ferner findet sich eine Verstärkung der Pigmentierung der Brustwarzen, am Damm, am Gesäß und an frischen Narben. Schwarze Flecken können auch auf den Schleimhäuten und der Zunge auftreten. 7–15% aller Patienten haben gleichzeitig eine Vitiligo.

Andere Symptome sind erniedrigter Blutdruck mit verkleinertem Herzen, Hyperplasie der Lymphorgane, Versteifung der Ohrknorpel (Thorn's Zeichen), spärliches oder fehlendes Achsel- und Schamhaar (besonders bei Frauen), Unfähigkeit zu Schwitzen, schwere Caries und zeitweise Empfindlichkeit der Costovertebralwinkel.

B. Laborbefunde: Im weißen Blutbild finden sich eine mäßige Leukopenie (etwa 5000), Lymphocytose (35–50%) und eine Gesamteosinophilenzahl über 300/mm³. Ferner besteht eine Hämokonzentration, eine erniedrigte Serum-Natrium- und Chloridkonzentration; Serum-Kalium und Reststickstoff sind erhöht. Die Harnausscheidung der 17-Ketosteroide und der 17-OHCS ist erniedrigt. Nüchternblutzucker und Grundumsatz sind ebenfalls niedrig.

Ein verminderter Blutcortisolspiegel (weniger als 8 γ/100 ml) ist sehr verdächtig.

Nebennierenrindenverkalkungen können bei Röntgenaufnahmen des Abdomens in ungefähr 10% der Fälle nachgewiesen werden.

C. Spezielle Funktionsproben:

1. Der 4-Std-ACTH-Test (Thorn-Test) wird nur noch selten angewendet und ist nur verwertbar, wenn die Eosinophilen auf weniger als 50% innerhalb von 4 Std nach 40 Einheiten ACTH i. m. abfallen.

2. Am verläßlichsten ist der 8-Std i. v.-ACTH-Test. Man gibt 50 (früher 25) I. E. ACTH in etwa einen Liter physiologischer Kochsalzlösung als i. v.-Dauertropfinfusion. Bei echtem Morbus Addison kommt es zu keinem Anstieg der 17-Ketosteroid- und 17-OHCS-Ausscheidung im Harn; noch beweisender ist der fehlende Anstieg des Plasmacortisols bei erniedrigten Ausgangswerten. Bei NNR-Insuffizienz infolge Hypophysenunterfunktion oder bei Kranken mit vorausgegangener Corticosteroidbehandlung (die zu einer Suppression geführt hat), kommt es zu einem langsamen, wenig ausgiebigen Anstieg der 17-Ketosteroide und der 17-OHCS im Harn, manchmal erst nach mehreren Tagen von ACTH-Stimulierung. (*Merke:* Bei dringendem Verdacht auf Morbus Addison kann der Patient vor ACTH-Nebenreaktionen durch gleichzeitige Anwendung von 0,5 bis 1,0 mg von Dexamethason oder Betamethason geschützt werden, ohne daß die Harnsteroidausscheidung beeinflußt wird.)

3. a) Sehr bewährt hat sich ein Schnelltest mit 25–50 I. E. ACTH intravenös. Nach $^1/_2$, 1 und 2 Std danach fluorometrische Blutcortisolbestimmung: Bei fehlendem Anstieg ist ein Morbus Addison sehr wahrscheinlich.

3. b) Ein Schnelltest für NNR-Insuffizienz (PERLMUTTER, WEISSBECKER) basiert auf der Bestimmung der Natriumkonzentration im Harn und Blut, die einen Natriumverlust anzeigt; er ist nach DOCA-Anwendung beim Addison reversibel, aber nicht bei der Salzverlust-Nephritis.

4. Die Wasserbelastung (Robinson-Kepler-Power-Test, Soffer-Modifikation) ergibt eine verzögerte Wasserausscheidung.

5. Andere Belastungsteste sind gefährlich und sollten kaum angewandt werden: Cutler-Power-Wilder-Test, längeres Fasten, Traubenzucker-Belastungen und Insulin-Toleranz-Teste.

6. Autoimmunantikörper können bei idiopathischer NNR-Atrophie gefunden werden.

D. EKG-Befunde: Das EKG zeigt eine Niedervoltage und verlängerte P-R- und Q-T-Intervalle.

E. EEG-Befunde: Verlangsamung der Alpha-Wellen (reversibel durch Cortisonanwendung, aber nicht durch DOCA).

Differentialdiagnose

Der Morbus Addison muß von der Anorexia nervosa, der Sprue und malignen Tumoren abgegrenzt werden. Bei Zeichen von Schwäche ist auch an Hyperparathyreoidismus, Myopathie, an Hyperthyreose und Myasthenia gravis zu denken. Hautpigmentierungen sind von primären Hauterkrankungen, Argyrose und Hämochromatose zu unterscheiden. Die Serumelektrolytveränderungen entsprechen häufig denen einer Salzverlustnephritis und von Hyponatriämien bei chronischen Lungenerkrankungen.

Komplikationen

Sämtliche Komplikationen der zugrunde liegenden Primärerkrankung (z. B. Tuberkulose) treten bei Morbus Addison häufiger auf, der Patient ist ferner gegenüber allen interkurrenten Infekten empfänglich, die eine Krise auslösen können. Auch können Diabetes mellitus und selten auch eine Thyreotoxikose vorkommen. Eine Hypercalcämie wird häufiger bei Kindern beobachtet, besonders wenn es zu einem raschen Rückgang der NNR-Funktion kommt.

Ferner muß auf die Gefahren einer zu intensiven Behandlung ebenso wie auf ungenügende Substitutionsbehandlung geachtet werden. Psychosen, Verdauungsstörungen, ein Hypokaliämie-Syndrom können infolge einer Corticosteroidbehandlung provoziert werden. Sie mag ferner die Widerstandskraft des Patienten gegenüber einer Tuberkulose herabsetzen und eine miliare Aussaat begünstigen. Übermäßige DOCA-Behandlung ist heutzutage seltener geworden, früher führte sie zu Hochdruck, Ödemen, Anasarka, Muskelschwäche und Sehnenkontrakturen.

Behandlung

A. Spezifische Behandlung:

1. Cortison und Hydrocortison sind als die wichtigsten Medikamente zu bezeichnen. Die meisten Addison-Patienten können ausreichend mit 12,5–37,5 mg Cortison oder 10 bis 40 mg Hydrocortison täglich in 3–4 verteilten Dosen oral substituiert werden. In dieser Höhe können die meisten Stoffwechselstörungen als korrigiert angesehen werden. Bei vielen Kranken reicht jedoch der Mineralocorticoideffekt dieser Präparate nicht aus, so daß zusätzlich DOCA oder Fluorocortisol bzw. Salzzulagen gegeben werden müssen.

2. Fludrocortison, Flourcortisol (Astonin-H®, Florinef®) haben eine sehr starke Natriumretierende Wirkung. Die Dosierung liegt bei 0,1–0,25 mg täglich oder jeden 2. Tag (oral).

3. Desoxycorticosteron-Acetat (DOCA) wirkt allein auf den Elektrolythaushalt und hat weiter keine anderen wesentlichen Stoffwechseleffekte. Es kann anfänglich intramuskulär gegeben werden, meistens ist dies jedoch selten notwendig. Die übliche Dosierung ist 1–4 mg i. m. täglich. Wenn die Ansprechbarkeit zufriedenstellend ausfällt, so gibt man buccal 1 Tabl. (2 mg), manchmal auch 2mal 1 tägl. Die Tablette läßt man langsam zwischen Zahnfleisch und Wange zergehen.

Desoxycorticosterontrimethylacetat 25 bis 75 mg i. m. kann auch einmal monatlich verwendet werden; 25 mg i. m. entsprechen etwa 1 mg DOCA täglich.

Merke: Bei der Anwendung von DOCA oder Fludrocortison sollte eine Überdosierung vermieden werden. Wichtig ist, unter dieser Behandlung eine kaliumreiche Diät zu vermeiden, da der Patient sonst leicht ein Kaliummangelsyndrom entwickelt.

4. Auch Natriumchlorid (Kochsalz) in größeren Mengen (5–20 g täglich) kann anstatt von DOCA (falls nicht verfügbar) angewandt werden, um hinsichtlich des Mineralhaushalts die Cortisolbehandlung zu ergänzen.

B. Allgemeine Maßnahmen: Man gibt eine kohlenhydratreiche, eiweißreiche Kost. Kleine, häufige Mahlzeiten werden im allgemeinen besser als drei Große vertragen. Die Patienten sollten nach Möglichkeit vermeiden, sich Infekten auszusetzen. Im Falle eines Auftretens sollten sie sofort und intensiv behandelt werden.

Wegen ihrer anabolen und unspezifisch vitalisierenden Wirkung beim marastischen Patienten ist die Anwendung von Methyltestosteron, 10–20 mg täglich oral, Testosteronpropionat in öliger Lösung, 10–25 mg i. m. 3mal wöchentlich, bzw. Testosteroncyclopentylpropionat (Depot-Testosteron), Testosteronönanthat-Präparaten (200–400 mg/Monat) empfehlenswert.

C. Behandlung von Komplikationen: Die Gefahr einer Ausbreitung einer Tuberkulose (besonders einer Nierentuberkulose) und interkurrente Effekte sollte intensiv mit entsprechenden Maßnahmen angegangen werden. Die Behandlung von Zwischenfällen infolge unzureichender oder Überdosierung besteht in Reduktion bzw. in einigen Fällen Unterbrechung der Medikation für einige Zeit.

Kriterien einer adäquaten Behandlung bzw. Überdosierung

A. Adäquate Therapie:

1. Rückgang des Blutdrucks auf Normalwerte (kann 3–4 Monate dauern).

2. Aufrechterhaltung eines normalen Nüchternblutzuckerspiegels.

3. Wiederherstellung normaler Serum-Elektrolytkonzentrationen.

4. Gewichtsanstieg (gewöhnlich infolge Wasserretention).

5. Zunahme des Appetits und der Muskelkraft.

6. Zunehmende Normalisierung der Herzgröße.

B. Überdosierung: Besonders bei Herz- und Nierenerkrankungen sollte eine übermäßige Dosierung von Cortison oder DOCA möglichst vermieden werden.

1. Symptome einer Cortison-Überdosierung werden später besprochen.

2. Auftreten von Ödemen an abhängigen Partien bzw. exzessiver Gewichtsanstieg.

3. Entwicklung eines Hochdrucks.

4. Herzvergrößerung mit übernormaler Zunahme des Herzdurchmessers.

5. Auftreten von Zeichen eines Kaliummangels (Schwächegefühl, gefolgt von Nachlassen der Muskelkraft und schließlich Lähmungen), besonders wenn sich der Kranke kaliumarm ernährt.

Prognose

Unter sorgfältiger Substitutionsbehandlung kann die Lebenserwartung von Addisonkranken merklich verlängert werden. Eine floride Tuberkulose spricht gewöhnlich auf die spezifische Chemotherapie besser an. Medikamententzug oder vermehrte Belastungen durch Trauma, operative Eingriffe oder andere Arten von Streß können die akute Addison-Krise mit plötzlichem tödlichen Ausgang provozieren. Ebenso kann die Erkrankung durch eine Schwangerschaft erheblich verschlimmert werden. Psychotische Reaktionen können die Einstellung der Kranken erschweren.

Die endgültige Prognose hängt vorwiegend von der Intelligenz der Patienten und der Intensität der ärztlichen Überwachung ab. Im ganzen sind jedoch durch die Entwicklung der verschiedenen Nebennierenrindenhormone die Lebenserwartung und die Wiedereingliederung der Patienten an ihrem Arbeitsplatz wesentlich verbessert worden.

Nebennierenrindenüberfunktion

Eine verstärkte Ausschüttung von Nebennierenrindenhormonen wird entweder durch eine bilaterale Hyperplasie oder ein Adenom, seltener durch ein Carcinom der Nebennierenrinde (NNR) hervorgerufen. Das klinische Bild hängt im wesentlichen davon ab, welche Arten von NNR-Hormonen vermehrt sezerniert werden; im allgemeinen können jedoch drei große klinische Störungen voneinander abgegrenzt werden.

1. Cushing-Syndrom, bei dem die Glucocorticoide überwiegen.

2. Adrenogenitales Syndrom, bei welchem die NNR-Androgene verstärkt sezerniert werden (feminisierende Tumoren sind selten).

3. Aldosteronismus, mit Elektrolytveränderungen einhergehend.

Das klinische Bild ist bei malignen Tumoren und bei bilateraler Hyperplasie am meisten variabel. Allgemein kann gesagt werden, daß sämtliche Überfunktionszustände der Nebenniere viel häufiger bei Frauen als bei Männern vorkommen.

1. Cushing-Syndrom

Hyperplasie oder NNR-Tumor (Nebennierenrindenüberfunktion)

Cushing'sche Erkrankung, Morbus Cushing

bds. NNR-Hyperplasie

Hypophysär-hypothalamische Form (eventuell basophiles Adenom der Hypophyse)

Diagnostische Merkmale

- Büffelnacken, Neigung zu petechialen Hautblutungen, Psychosen; Hirsutismus, Striae rubrae, Acne, häufig verbunden mit Impotenz oder Amenorrhoe
- Osteoporose, Hochdruck, Harnzuckerausscheidung
- Erhöhte 17-OHCS-Ausscheidung, niedrige Serum-Kalium und -Chloridwerte, niedrige Gesamteosinophilenzahl und Lymphopenie
- Spezialröntgenuntersuchungen der Nebenniere zeigen entweder einen Tumor oder eine Hyperplasie

Allgemeine Betrachtungen

Die Erkrankung wird durch die Stoffwechselwirkungen der exzessiv von der Nebennierenrinde sezernierten Glucocorticoide hervorgerufen. Die Nebenniere ist fast immer vergrößert, entweder durch das Carcinom, das Adenom oder die Hyperplasie; im letzteren Fall kann ein basophiles Hypophysenadenom gefunden werden.

In der Mehrzahl der Fälle wird eine Hyperplasie beider Nebennieren gefunden (80%). In einer bemerkenswerten Anzahl dieser Fälle können kleine, z. T. nicht nachweisbare Hypophysenadenome vorliegen. Ein einseitiges Adenom der Nebenniere ist die nächst häufigste Ursache (15%).Diese Form zeigt oft den charakteristischen Verlauf eines Cushing-Syndroms. Auf der anderen Seite findet sich dann eine kontralaterale Nebennierenrindenatrophie.

Ein NNR-Carcinom ist immer einseitig und metastasiert oft spät. Meistens findet sich ein Mischbild mit gleichzeitiger Virilisierung. Auch hier ist die andere Nebenniere atrophisch.

Tumoren versprengter NNR-Reste im Ovar verursachen selten ein Cushing-Syndrom, meistens sind sie mit einer Virilisierung verbunden.

Ein Carcinom des Hypophysenvorderlappens stellt eine ganz seltene Ursache einer Cushing'schen Erkrankung dar.

Anwendung von ACTH führt zu NNR-Hyperplasie; Anwendung von Corticoiden verursacht eine NNR-Atrophie. Beide Medikationen führen zu dem Bild eines Cushing-Syndroms. Diese Wirkungen sind reversibel, wenn die Hormonbehandlung unterbrochen wird.

Selten können auch bestimmte extraadrenale bösartige Tumoren (Bronchialcarcinome) das Bild eines schweren Cushing-Syndroms mit beiderseitiger NNR-Hyperplasie hervorrufen. Charakteristisch ist dabei die Hypokalämie und die Hyperpigmentation.

Klinische Befunde

A. Symptome: Die Cushing'sche Erkrankung führt zu einem Mondgesicht mit „Büffelnacken", Stammfettsucht und Muskelschwund der Extremitäten; ferner zu einem plethorischen Aussehen, Oligomenorrhoe oder Amenorrhoe (bzw. Impotenz beim Mann); Muskelschwäche, Rückenschmerzen, Kopfschmerz; Hochdruck; Acne und Neigung zu Hautinfektionen: Chloasma-ähnliche Pigmentierungen (besonders im Gesicht), Hirsutismus (meistens in der Art einer Lanugobehaarung über dem Gesicht, am Oberkörper, den Armen und Beinen), Striae rubrae (besonders um die Schenkel, an der Brust und am Bauch), Neigung zu Hautblutungen (Hämatombildung nach Venopunktur). Cushing-Patienten sind gegenüber Erkältungen oder Allergien empfindlicher als Gesunde. *Psychische Symptome:* Zeichen von Verstimmungen bis zu manifesten Psychosen.

B. Laborbefunde: Die Glucosetoleranz ist erniedrigt, oft findet sich eine Harnzuckerausscheidung. Diese Kranken sind insulinresistent. Die Harn-17-OHCS und die Plasmacorticoide sind erhöht, letztere konstant über 20 gamma %, die typischen circadianen Schwankungen sind nicht nachweisbar. Die 17-Ketosteroid-Ausscheidung im Harn ist oft erniedrigt oder normal beim Cushing-Syndrom infolge eines Adenoms; normal oder erhöht, wenn die Störung durch eine Hyperplasie hervorgerufen wird; stark erhöhte Werte sind charakteristisch für ein Carcinom. Die Gesamteosinophilenzahl im Blut ist erniedrigt (unter 50/cmm), im Differentialblutbild sind die Lymphocyten auf weniger als 20% erniedrigt, Erythrocyten und Leukocytenzahl sind erhöht. Die Serum-CO_2-Bindungskapazität ist erhöht, Serum-Kalium und -chloridspiegel in manchen Fällen erniedrigt, besonders bei malignen Tumoren. (*Merke:* Unter einer Behandlung mit Oestrogenen-Ovulationshemmern sind die Blutcortisolwerte wegen des Anstiegs des cortisolbindenden Transcortins erhöht!)

C. Röntgenbefunde: Gewöhnlich findet sich eine Oesteoporose des Schädels, der Wirbelsäule (besonders Lendenwirbelsäule) und der Rippen. Oft ist eine Nephrolithiasis nachweisbar. Beim i. v.-Pyelogramm oder bei der retroperitonealen Luftfüllung gelingt es manchmal einen Tumor der Nebennieren oder eine bds. Hyperplasie nachzuweisen. Röntgenaufnahme der Sella sind häufig ergebnislos, da die basophilen Adenome sehr klein sind, jedoch können Serienaufnahmen eine allmähliche Vergrößerung (insbesondere nach Adrenalektomie) objektivieren.

Die Gefäßdarstellung der Nebennieren kann ebenfalls auf kleine Nebennierenrindenadenome hinweisen.

D. EKG-Ergebnisse: Das EKG kann charakteristische Zeichen einer Hypokaliämie sowie eines Hochdrucks aufweisen.

E. Spezialuntersuchungen: *Merke:* Bei den Ergebnissen der folgenden Funktions-Teste sind gelegentliche Ausnahmen möglich.

1. *ACTH-Stimulierung:* Die Anwendung von ACTH führt zu einer ausgesprochenen Steigerung der 17-Ketosteroid- und 17-Hydroxycorticosteroid-Ausscheidung im Harn beim Vorliegen eines M. Cushing mit Hyperplasie; gelegentlich auch bei Adenomen, aber niemals wesentlich bei Carcinomen.

2. *Corticoid-Suppressionstest*: Nach Ga-

ben von Dexamethason, 2 mg alle 6 Std 2 bis 3 Tage lang, kommt es zu einer Supprimierung der hyperplastischen Nebennieren, aber nicht bei Adenomen oder Carcinomen. Eine kleinere Dexamethason-Dosis (0,5 mg alle 6 Std 2–3 Tage lang) führt zwar meistens zur Supprimierung normaler Nebennieren, aber nicht zu einer Supprimierung hyperplastischer NN. Ein orientierender Schnelltest bei der Cushing'schen Erkrankung ist die Gabe von 1 mg Dexamethason abends um 23 Uhr mit Bestimmung der Blut- (oder Harn-) Corticosteroide am folgenden Morgen, die dann normalerweise erniedrigt gefunden werden.

3. *Metopiron®-Test:* Ein fehlender Anstieg der 17-OHCS nach einer 4stündigen Infusion (wird selten durchgeführt) oder nach oraler Anwendung von 6mal 750 mg tgl 2 Tage lang (30 mg/kg K. G) ist verdächtiger für ein Neoplasma als für eine Hyperplasie.

4. *Direkte Bestimmung der Plasma-ACTH-Konzentration:* Methode wird bisher nur selten angewandt. ACTH ist im Plasma bei beiderseitiger NNR-Hyperplasie, aber nicht bei NNR-Tumoren nachweisbar. Erhöht ist es auch beim sogenannten ektopischen ACTH-Syndrom als Ursache eines Cushing-Syndroms.

5. *Bestimmung des freien Harncortisols:* Ist am meisten spezifisch, weniger durch Medikamente gestört.

Differentialdiagnose

Das schwierigste Problem ist die Unterscheidung eines echten Cushing-Syndroms von einer Fettsucht, insbesondere wenn sie mit Diabetes mellitus, Hirsutismus und Amenorrhoe auftritt. Die Fettverteilung, das offensichtliche Fehlen einer Virilisierung und vor allem die Laborergebnisse sind nützlich, aber nicht untrüglich. Ein Cushing-Syndrom muß ferner von einem vorliegenden adrenogenitalen Syndrom (siehe später) abgegrenzt werden, nachdem das letztere intern mit Tabl. behandelt werden kann, während ein Tumor chirurgisch behandelt werden muß. Ältere Frauen mit dem Bild einer Osteoporose, einem Diabetes mellitus und einem Hirsutismus können schwierige differentialdiagnostische Probleme aufwerfen.

In seltenen Fällen manifestiert sich ein Cushing nur durch einen Diabetes, eine Osteoporose, einen Hochdruck oder eine Psychose. Eine NNR-Dysfunktion muß bei solchen Fällen ausgeschlossen werden, insbesondere bei insulinresistentem Diabetes mellitus.

Komplikationen

Bei der Cushing'schen Erkrankung können auch einzelne ihrer Komplikationen wie Hochdruck, Herzinsuffizienz, cerebrale Durchblutungsstörungen, Coronarinsuffizienz oder Diabetes in den Vordergund treten. Die Anfälligkeit gegenüber Infektionskrankheiten, insbesondere der Haut und des Harntraktes, ist erhöht. Unangenehme Zwischenfälle ergeben sich aus Kompressionsfrakturen im Bereich der osteoporotischen Wirbelsäule. Nierenkoliken treten infolge Nephrolithiasis (erhöhte Calciumausscheidung!) auf. Behandlungsrefraktäre Magengeschwüre sind ebenfalls zu nennen. Ernst sind ferner psychotische Komplikationen zu nehmen, die bei der Erkrankung nicht selten auftreten. Nach einer Adrenalektomie können Hypercalcämie und Pankreatitis die Genesung verzögern. Schließlich ist der Nachweis eines Hypophysentumors mit Sellavergrößerung (infolge eines chromophoben Adenoms) sowie eine verstärkte Hautpigmentierung nach Adrenalektomie klinisch wichtig.

Behandlung

A. Spezifische Maßnahmen:

1. *Die chirurgische Entfernung des Tumors* oder die subtotale Adrenalektomie (beim Vorliegen einer diffusen beiderseitigen Hyperplasie) ist z. Z. neben Hypophysen-Implantationsmaßnahmen [s. unten] die Behandlungsmethode der Wahl.

Sorgfältige Diagnostik- und Operationsvorbereitung sind von größter Bedeutung. Bei dem Kranken sollten sämtliche im folgenden aufgeführten allgemeinen Behandlungsmaßnahmen einschließlich einer adäquaten hormonellen Substitution vorgenommen werden.

Wenn eine bilaterale Adrenalektomie vorgesehen ist, gibt man hohe Dosen von Cortisonen, besonders Cortisonacetat, 100 bis 300 mg i. m. oder vorzugsweise 100–300 mg Solu-Decortin®-H in verteilten Dosen i. m. oder i. v. am Tag der Operation; die Dosierung wird 1–2 Tage nach der Operation beibehalten, dann allmählich vermindert und später wie bei M. Addison auf orale Hydrocortisongaben umgesetzt. Zur Vermeidung einer Herzinsuffizienz sollte sorgfältig eine Überwässerung oder zu starke Elektrolytzufuhr vermieden werden.

Beim Vorliegen eines einseitigen Tumors wird der Kranke wie für eine beiderseitige Adrenalektomie vorbereitet. Nach beendetem Eingriff können sowohl Cortison wie auch ACTH gegeben werden, um eine gegebenenfalls atrophische kontralaterale NNR zu stimulieren. Die Behandlung muß unter Umständen für Wochen oder Monate fortgesetzt werden, da die Restitution der verbliebenen atrophischen Nebenniere u. U. nur langsam vorangeht.

2. *Röntgenbestrahlung der Hypophyse (entweder allein oder nach einseitiger Adrenalektomie)* wurde früher in verschiedenen Fällen von Hyperplasie versucht. Selektive Zerstörung der Hypophyse mit anderen Mitteln (Protonenbestrahlung, Yttrium- und Iridium-Implantation, Kryotherapie) wird neuerdings zunehmend angewandt. Ein chirurgisches Vorgehen ist u. U. bei größeren chromophoben Adenomen notwendig.

3. *Chirurgische Behandlung eines extraadrenalen, sogenannten ektopischen, bösartigen Tumors,* der zu einem Cushing-Syndrom geführt hat, ist selten möglich, kann aber zu einer temporären Besserung führen.

4. *Pharmakologische Behandlungsmaßnahmen mittels NNR-Blockern* sind bisher weitgehend erfolglos geblieben. Die am wenigsten toxische Substanz, o, p'DDD hat für die Behandlung eines inoperablen Carcinoms einen begrenzten Wert. Metopiron® und Elipten® (Aminoglutethimid) sind ebenfalls schon zur Blockade der Nebennierenrindenüberfunktion versucht worden, jedoch mit uneinheitlichen Ergebnissen.

B. Allgemeine Maßnahmen: Empfehlenswert ist eine eiweißreiche Diät, wenn auch im allgemeinen die negative Stickstoffbilanz alimentär schwer zu beeinflussen ist. Testosteron oder eines der neuen Anabolica kann zur Bekämpfung des Katabolismus nützlich sein. Kaliumchlorid-Substitution sollte einer negativen Bilanz vor und nach einer Operation vorbeugen.

Insulin hat gewöhnlich bei der Behandlung der Zuckerausscheidung und der Hyperglykämie nur eine geringe Wirkung, ist aber auch meistens nicht notwendig, da der Diabetes gutartig verläuft.

Prognose

Der M. Cushing ist im allgemeinen eine chronische Erkrankung mit progredientem Verlauf, der aber auch cyclische Exacerbationen (besonders beim Vorliegen einer Schwangerschaft) und spontane Remissionen zeigen kann; wenn nicht rechtzeitig entdeckt und behandelt, ist er als eine ernste und wegen der Komplikationen lebensgefährliche Erkrankung anzusehen. Ein foudroyanter Verlauf ist verdächtig auf einen NNR-Tumor, der möglicherweise bereits seit längerer Zeit symptomlos geblieben war.

Die beste Prognose für eine endgültige Heilung stellt sich für die Patienten mit einem benignen Adenom, die die nachfolgende Phase der vorübergehenden Unterfunktion gut überstanden haben. Eine kleine Anzahl von Kranken mit bilateraler Hyperplasie kann auch allein auf radiologische Behandlung der Hypophyse, z. T. mit subtotaler Adrenalektomie kombiniert, ansprechen. Totale, beiderseitige Adrenalektomie macht eine lebenslange Substitutionsbehandlung notwendig; bei der großen Auswahl der Präparate ist sie heutzutage ungefährlicher geworden.

Maligne, extraadrenale Tumoren sind prognostisch infaust, auch nach dem Versuch einer Radikaloperation.

2. Das angeborene adrenogenitale Syndrom

Diagnostische Merkmale

- Abnorm frühe Ausbildung der Geschlechtsorgane, die bereits kurz nach der Geburt auffällt oder in Form einer vorzeitigen Geschlechtsreife (Pseudopubertas praecox) auftritt
- Klitoris oder Penis vergrößert, Hirsutismus, untersetzte Statur, auffallende Muskelentwicklung, Acne, Seborrhoe
- Erhöhte 17-Ketosteroid-Ausscheidung, die Gonadotropine im Harn sind niedrig oder fehlen, die Pregnantriol-Ausscheidung ist erhöht

Allgemeine Betrachtungen

Die Störung wird durch einen Androgenüberschuß hervorgerufen, der entweder in einer NNR-Hyperplasie (oft familiär) oder in NNR-Tumoren seinen Ursprung hat. Sie manifestiert sich durch die Virilisierungserscheinungen, die mit der normalen Geschlechtsentwicklung des Fetus, Säuglings oder Kindes interferieren. Die angeborene Form des adrenogenitalen Syndroms beruht immer auf einer Hyperplasie; die kindliche Form, die nach einer normalen intrauterinen Entwicklung einsetzt, kann entweder auf einen Tumor oder eine Hyperplasie zurückgeführt werden. Die angeborene Form der NNR-Hyperplasie ist selten, oft kommt sie familiär vor, häufiger beim weiblichen Geschlecht, beim männlichen gelegentlich mit einem Addison-ähnlichen Krankheitsbild verbunden. Selten wird ein angeborenes adrenogenitales Syndrom durch Testosteron- oder Progesteron-Anwendung bei einer Schwangeren hervorgerufen. Bei einem feminisierenden NNR-Tumor kann eine Gynäkomastie das erste Symptom darstellen.

Klinische Befunde

A. Symptome:

1 *Angeborenes adrenogenitales Syndrom (AGS):* Beim weiblichen Geschlecht wird Pseudohermaphroditismus, Vergrößerung der Klitoris, ein Urogenital-Sinus und später ein Hirsutismus gefunden. Beim männlichen Geschlecht fällt eine Vergrößerung des Penis auf (Makrogenitosomia praecox), frühzeitige Virilisierung und (bei Kindern) ein Addison-ähnlicher Zustand, der mit den Symptomen einer Pylorusstenose mit Nausea und Brechneigung, Austrocknungserscheinungen und Elektrolytmangelzuständen einhergeht.

2. *AGS bei Kindern:* Die somatische Entwicklung ist beschleunigt, das Knochenalter acceleriert mit verfrühtem Epiphysenschluß und späterem untersetzten Körperbau. Andere Befunde sind eine ausgeprägte Muskelentwicklung („infantiler Herkules"), frühzeitige Vermännlichungserscheinungen und in einigen Fällen Acne und Seborrhoe. Bei Tumoren können einige klinische Zeichen des Cushing-Syndroms auftreten. Hochdruck kann bei 11-Hydroxylasemangel ein charakteristisches Symptom sein.

B. Laborbefunde: Bei den Röntgenuntersuchungen findet sich ein fortgeschrittenes Skeletalter, die 17-Ketosteroid-Ausscheidung ist über die Altersnorm hinaus erhöht. Das intravenöse Pyelogramm oder die retroperitoneale Luftfüllung lassen unter Umständen morphologische NNR-Veränderungen objektivieren. Die Harn-Gonadotropinausscheidung ist niedrig oder fehlt. ACTH-Stimulationsteste und Corticoid-Belastungsteste (gestufte Dexamethason-Suppression) helfen in der Unterscheidung zwischen normalen hyperplastischen oder neoplastischen Nebennieren weiter. Die Pregnantriol-Ausscheidung ist bei Nebennierenhyperplasie und bei Carcinomen erhöht.

Tabelle 19–8. *Differentialdiagnose zwischen adrenogenitalem Syndrom und Cushing-Syndrom*

	adrenogenitales Syndrom	Cushing-Syndrom
Hirsutismus	+++	+
Virilismus	++++	∅
Wachstumsrate	++	(bei Kindern verzögert)
Muskelausbildung	+++	vermindert
17-Ketosteroid-ausscheidung	+++	+
17-Hydroxycorticosteroide	normal oder vermindert	+++
Pregnantriol	++	∅

Differentialdiagnose

A. Bei beiden Geschlechtern: Abgrenzung zum Cushing-Syndrom ist notwendig.

B. Beim männlichen Geschlecht: Zunächst muß man von einer echten isosexuellen, idiopathischen Pubertas praecox unterscheiden, die entweder angeboren ist oder auf einer Hypothalamus- oder Epiphysenstörung beruht. In diesen Fällen ist eine Gonadotropinausscheidung nachweisbar, die 17-Ketosteroide sind normal oder nur leicht erhöht. Die Hoden tastet man bei diesen Fällen größer als beim AGS-Jungen, eine Spermatogenese ist unter Umständen nachweisbar. Abzugrenzen ist ferner eine andere wichtige Form der Pseudopubertas praecox, ein einseitiger oder doppelseitiger Leydigzelltumor des Hodens. Gewöhnlich ist er im Scrotum tastbar. Die 17-Ketosteroid-Ausscheidung ist beim Leydigzelltumor nicht so stark erhöht wie beim NNR-Tumor.

C. Beim weiblichen Geschlecht: Die wichtigste Abgrenzung ist hier von einer genetisch bedingten Intersexualität (echter Hermaphroditismus mit Testes, Ovotestes oder Ovarien) gegeben. Die 17-Ketosteroid-Ausscheidung ist beim Intersex normal, die Chromosomenuntersuchung (Wangenschleimhaut oder Vaginalsmear) kann die Diagnose weiter stützen. Frühzeitiges Auftreten einer Schambehaarung kann die Diagnose erschweren. Sonstige Zeichen einer Virilisierung fehlen. Die Möglichkeit von Arrhenoblastomen des Ovars braucht nicht in Betracht gezogen zu werden, da dieser Tumor vor der Geschlechtsreife nicht beobachtet wird.

Behandlung

Die Therapie wird eingehend zusammenfassend mit der Virilisierung der Erwachsenen besprochen.

Prognose

Männliche Säuglinge mit angeborenem adrenogenitalem Syndrom sterben häufig trotz intensiver Behandlung infolge der schweren Flüssigkeits- und Elektrolytverluste. Beim Vorliegen von malignen Tumoren ist die Prognose infaust, immerhin kann die frühzeitige Exstirpation einen Rückgang der Virilisierung bewirken. Die Anwendung von Corticosteroiden zur Suppressionsbehandlung der bilateralen Hyperplasie ist die wirksamste Therapie und stellt den Normalzustand (mit Brustentwicklung, Auftreten von Menses bei Mädchen und Einsetzen der Spermatogenese bei Jungen) wieder her. Die endgültige Prognose für Corticosteroid-behandelte Patienten ist noch nicht festzulegen, bei einigen Fällen sind immerhin für mehrere Jahre Remissionen sogar bei Unterbrechung der Behandlung bekannt geworden. Auch eine normale Schwangerschaft ist unter Cortisol-Langzeitbehandlung beobachtet worden.

3. Das adrenogenitale Syndrom und der adrenale Hirsutismus und Virilismus beim weiblichen Erwachsenen

Diagnostische Merkmale

- Periodenstörungen und Hirsutismus
- Rückgang oder Umkehr der primären und sekundären Geschlechtsmerkmale mit Glatzenbildung, Tiefertreten der Stimme, Acne und Vergrößerung der Klitoris
- Gelegentlich ein Tumor im kleinen Becken tastbar
- 17-Ketosteroid-Ausscheidung bei NNR-Störungen erhöht, variabel bei anderen Verlaufsformen
- Harn- und Plasmatestosteronkonzentration erhöht

Allgemeine Betrachtungen

Die Diagnose der Ursache einer Virilisierung bei der erwachsenen Frau ist besonders schwierig, nachdem außer den Nebennieren auch andere Androgenquellen in Frage kommen, hauptsächlich die Ovarien. Die Ausbildung des weiblichen Genitaltrakts oder der sekundären Geschlechtsmerkmale ist nicht gestört, jedoch finden sich eine Zurückbildung oder gewisse Veränderungen von unterschiedlichem Ausmaß. Obwohl die Diagnose beim voll ausgebildeten Virilisierungssyndrom augenscheinlich ist (besonders bei der Erwachsenen-Form des angeborenen adrenogenitalen Syndroms) können mildere Verlaufsformen mit einem Rückgang der weiblichen Merkmale oder auch nur einem exzessiven Hirsutismus durch Nebennieren-, Ovarialstörungen oder Tumoren verursacht sein. Eine plötzliche Verstärkung im Haarwachstum (anders als in der Pubertät, Schwangerschaft oder Menopause) ist bedenklich, im Gegensatz zu einem Hirsutismus, welcher sich meistens im Verlaufe des Lebens allmählich entwickelt.

Neben einer Nebennierenrindenhyperplasie oder Tumoren kann eine Virilisierung der erwachsenen Frau auch durch folgende Störungen hervorgerufen werden:

1. *Störungen der Ovarialfunktion:* Arrhenoblastom, Stein-Leventhal-Syndrom (große, polycystische Ovarien, sehr häufig), Thecosis ovaria, Hiluszelltumor oder -hyperplasie, zersprengte NNR-Resttumoren, Dysgerminome (selten).

2. *Hypothalamisch-hypophysäre Störungen:* Akromegalie (eosinophiles Adenom), Hyperostosis frontalis (Stewart-Morgagni-Morel-Syndrom).

3. *Placentaveränderungen:* Schwangerschaft, Chorionepitheliom.

4. *Verschiedene Ursachen:* Echter Hermaphroditismus, Thymustumoren, Arzneimittel (besonders Testosteron).

Klinische Befunde

A. Symptome: Die klinischen Zeichen bestehen in Oligomenorrhoe oder Amenorrhoe, Acne und Vergröberung der Haut, starker Schweißgeruch, Heiserkeit oder Tiefwerden der Stimme. Der Hirsutismus erstreckt sich über das Gesicht, den Körper, die Extremitäten mit Dünnerwerden des Kopfhaares und Glatzenbildung. Die Muskulatur nimmt zu und der typisch weibliche Konstitutionstyp geht infolge Verschwinden der Fettpolster verloren. Die Mammae und die Genitalien atrophieren, die Klitoris und der „Adamsapfel" sind vergrößert. Ein Tumor mag nur gelegentlich bei den gynäkologischen Untersuchungen tastbar sein (Arrhenoblastom, polycystische Ovarien).

B. Laborbefunde: Die 17-Ketosteroidausscheidung im Harn ist eines der wichtigsten Kriterien bei der Diagnose eines adrenogenitalen Syndroms. Dabei kann zwischen einem konstitutionellen Hirsutismus und NNR-Funktionsstörungen unterschieden werden, bei den letzteren sind die 17-Ketosteroide beträchtlich erhöht. Sehr hohe Werte sprechen für einen NNR-Tumor. Beim Arrhenoblastom oder Stein-Leventhal-Syndrom sind die 17-Ketosteroide entweder normal oder nur mäßig erhöht. Der ACTH-, HCG-Stimulationstest und der Cortisonsuppressionstest können zwischen NNR-Tumoren, NNR-Hyperplasie und Störungen der Eierstockfunktion unterscheiden helfen. Erhöhte Pregnantriol-Konzentrationen sprechen für eine NNR-Funktionsstörung.

Die Bestimmung der eigentlichen Androgene (besonders des Testosteron im Harn und im Blut) ist seit kurzem möglich, aber für die Routinediagnostik noch nicht verfügbar.

C. Röntgenbefunde: Intravenöses Pyelogramm, Renovasogramm oder eine retroperitoneale Luftfüllung können einen NNR-Tumor verifizieren. Besondere Kontrastmitteluntersuchungen können ferner vergrößerte Ovarien darstellen.

Differentialdiagnose

Nachdem ein Hirsutismus gelegentlich als das einzige Zeichen für das Vorliegen eines NNR-Tumors auftreten kann, sollten alle Störungen, die mit einer Zunahme der Behaarung einhergehen, in die Differentialdiagnose einbezogen werden. Vom praktischen Standpunkt aus sind jedoch bei der Diagnose rassische, familiäre oder idiopathische Verlaufsformen eines Hirsutismus zu berücksichtigen, wobei eine verstärkte „End-Organ-Sensitivität" gegenüber dem männlichen Hormon besteht; andererseits können auch beträchtliche Mengen von männlichen Hormonen produziert werden. Rasche Entwicklung der Symptomatik beim Vorliegen eines Hirsutismus, insbesondere Vergrößerung der Klitoris und Tieferwerden der Stimme (oder Verlust des Kopfhaars) muß an einen Tumor der Nebennieren oder des Ovars denken lassen. So sollte gerade bei fraglichen Labor- und Untersuchungsergebnissen eine Probelaparotomie vorgenommen werden. Ein Mischbild mit Teilsymptomen eines Cushing-Syndroms wird zeitweise bei bösartigen NNR-Tumoren, seltener bei Hyperplasie gefunden.

Komplikationen

Abgesehen von den malignen Tumoren als Ursache einer Virilisierung geht der adrenale Hirsutismus häufig mit einer dauernden Beeinträchtigung der „Weiblichkeit" einher und kann Sterilität zur Folge haben. Diabetes und Fettsucht können als Komplikationen hinzukommen. Der Rückgang der weiblichen Körpermerkmale ist oft von seelischen Störungen begleitet.

Behandlung
Beim Vorliegen eines Tumors ist chirurgisches Vorgehen unumgänglich. Bei einer Nebennierenrindenhyperplasie, besonders in der Kindheit, liegen gleichzeitig Begleitsymptome einer NNR-Unterfunktion (negative Elektrolyt- und Wasserbilanz sowie erniedrigter Nüchternblutzuckerspiegel) vor. Ursächlich ist dafür ein angeborener Enzymdefekt der NNR (Fehlen der Hydroxylasen) verantwortlich. Die im Überschuß produzierten „Androgene" haben bekanntlich keinerlei Glucocorticoidaktivität und sind nicht in der Lage, die endogene ACTH-Ausschüttung zu regulieren, so daß es infolge der kontinuierlichen NNR-Stimulierung zur Hyperplasie kommt. Therapeutisch hat sich die Corticosteroid-Behandlung bewährt, um die Nebenniere durch Suppression der endogenen ACTH-Ausschüttung ruhigzustellen und das ungenügende oder fehlende endogene Cortisol zu ersetzen. Beim Erwachsenen empfiehlt sich die Anwendung von Prednison oder Prednisolon, 5–25 mg täglich oral, bzw. Dexamethason oder Betamethason, 0,5 bis 1,5 mg täglich oral auf den Tag verteilt. Ex juvantibus muß die noch am niedrigsten wirksame Corticosteroiddosis gefunden werden, welche die Ausscheidung der 17-Ketosteroide und des Pregnandiols im Normbereich hält.

Die Behandlung des angeborenen adrenogenitalen Syndroms mit der Langzeitcorticosteroidbehandlung ist eine dankbare Aufgabe, nachdem es zu einem Nachlassen der Virilisierungserscheinungen und des Hirsutismus und sogar zu einer Normalisierung des Cyclus kommt. Gelegentlich sind plastische Operationen (Entfernung der Klitoris, Plastik des Urogenitalsinus) erforderlich. Dagegen ist die Behandlung der milderen Formen einer Virilisierung, insbesondere des einfachen Hirsutismus, weniger erfolgreich. Oestrogen-Behandlung (evtl. Ovulationshemmer) können unter Umständen nützlich sein.

Prognose
Die Radikaloperation eines rechtzeitig erkannten malignen Tumors ist oft aussichtsreich, nachdem eine Metastasierung erst häufig spät erfolgt. Teilresektion der polycystischen Ovarien kann die Fertilität wiederherstellen. Die Domäne der Cortisonbehandlung ist die Hyperplasie.

Die Endprognose des Virilismus hängt nicht nur von der zugrundeliegenden Störung (Tumor, Hyperplasie) sondern auch von dem Manifestationsalter und der vorausgegangenen Manifestationszeit ab. Hat die Virilisierung schon Jahre bestanden, so ist die Wiederherstellung einer normal weiblichen Morphe oder ein vollständiger Rückgang des Hirsutismus unwahrscheinlich, selbst wenn die ursächliche Störung vollständig beseitigt ist.

Merke: Am häufigsten wird der einfache Hirsutismus bei Frauen nicht durch eine endokrine Störung hervorgerufen, sondern ist durch erbliche, rassische Faktoren bestimmt und spricht auf pharmakologische wie auch chirurgische Behandlung nicht an. Epilation vornehmlich durch Elektrobehandlung, ist die Methode der Wahl.

Primärer Aldosteronismus

Diagnostische Merkmale
- Hochdruck, Polyurie, Polydipsie, Muskelschwäche, tetanische Krampfneigung
- Hypokaliämie, Hypernatriämie, Alkalose, Nierenfunktionsstörungen
- Erhöhte Harn-Aldosteronausscheidung verbunden mit niedriger Plasmareninkonzentration
- Die Tumoren sind gewöhnlich zu klein, als daß sie röntgenologisch dargestellt werden könnten

Allgemeine Betrachtungen
Der primäre Aldosteronismus stellt eine relativ seltene Erkrankung dar, die durch die Folgen vermehrter Aldosteronproduktion gekennzeichnet ist. Conn hat angenommen, daß die Erkrankung eine häufige Ursache des Hochdrucks (20%!) darstellt. Andre Autoren sind jedoch der Meinung, daß es sich um nicht

mehr als 5% handeln dürfte. Die Erkrankung wird häufiger bei Frauen gefunden. Meist wird ein kleines Nebennierenrindenadenom als Ursache nachgewiesen (gelegentlich findet sich das Syndrom bei NNR-Hyperplasie; sehr selten bei NNR-Carcinom oder bei morphologisch normalgroßen Nebennieren). Beim primären Aldosteronismus, dem Conn-Syndrom, treten Ödeme selten auf, häufig dagegen bei Erkrankungen mit Ödemneigung wie Herzdekompensation und Lebercirrhose. Nachdem Kochsalzentzug die Aldosteronsekretion stimuliert, sollten vor der Durchführung von Hormonbestimmungen und Labortesten die natriumarme Ernährung oder Diuretica abgesetzt werden.

Klinische Befunde

A. Symptome: Hochdruck (gewöhnlich gutartig), Muskelschwäche (zeitweise mit paralytischen Erscheinungen, die das Krankheitsbild der periodischen Lähmung nachahmen), Parästhesien mit gelegentlich manifesten tetanischen Symptomen, Kopfschmerzen, Polyurie (besonders nächtlich) und Polydipsie sind die wichtigsten Beschwerden. Ödeme sind wie schon gesagt selten.

B. Laborbefunde: Erniedrigte Serumkaliumkonzentration, Hypernatriämie, Alkalose sind pathognomonisch für den primären Aldosteronismus.

Merke: Zeitweise kann der Serum-Kaliumspiegel normal sein!

Die verschiedensten Grade von Nierenfunktionsstörungen ergeben sich aus der Proteinurie, Nierenverkalkungen, alkalischem Harn und erniedrigtem spezifischen Gewicht des Harns (vasopressinrefraktär). Wenn Spironolactone-Gaben (Aldactone®) 50–75 mg 4mal täglich 5–8 Tage lang den Serumkaliumspiegel auf Normwerte bringt, sollte an einen Hyperaldosteronismus gedacht werden. Die Ausscheidung von Aldosteron im Harn ist merklich erhöht, dagegen ist die Plasmareninkonzentration erniedrigt; leider sind diese Untersuchungen nicht allgemein verfügbar. Die Traubenzuckerbelastung zeigt häufig eine eingeschränkte Kohlenhydrattoleranz. Ferner besteht eine DOCA-Resistenz (20 mg/Tag, 3 Tage lang), es tritt keine Flüssigkeitsretention ein und erhöhte Aldosteronwerte werden nicht unterdrückt.

C. EKG-Befunde: Die EKG-Veränderungen sind durch die anhaltende Hypertension und die Hypokaliämie charakterisiert.

D. Röntgenbefunde: Eine Herzhypertrophie infolge des Hochdrucks ist der einzige wesentliche Röntgenbefund. Die Tumoren selbst sind gewöhnlich zu klein, um – außer durch ein Renovasogramm – einwandfrei dargestellt werden zu können.

E. Andere Befunde: Das zirkulierende Plasmavolumen ist auf 30–50% über die Norm erhöht.

Differentialdiagnose

Bei der diagnostischen Abklärung einer vorliegenden Hypertonie sollte immer die therapeutische reversible Möglichkeit eines etwa vorliegenden Aldosteroms in Betracht gezogen werden, insbesondere wenn die Kranken Muskelschwäche und tetanische Erscheinungen zeigen. Ferner sollte es bei der Differentialdiagnose periodischer Lähmungen, kalium- und natriumverlierender Nephritis, nephrogenen Diabetes insipidus sowie bei Hypercalcämie und Hypokaliämie in Betracht gezogen werden (sofern der Patient bisher keine Diuretica erhalten hatte). Erwähnenswert ist die Beobachtung, daß übermäßige Einnahme von Lakritzenpräparaten einen Aldosteronismus nachahmen kann, daneben gelegentlich auch Ovulationshemmer. Ferner müssen mit schwerem Hochdruck einhergehende einseitige Nierenerkrankungen, die mit einem sekundären Hyperaldosteronismus verbunden sein können, abgegrenzt werden. Diagnostisch wichtig ist dabei der Angiotensin-II-Infusionstest, der eine verminderte vasculäre Reaktion zeigt. Die Plasmareninkonzentration ist beim primären Aldosteronismus erniedrigt, bei vasculären Nierenerkrankungen erhöht. Exzessive Sekretion von Desoxycortisol und Compound B kann ein ähnliches klinisches Bild hervorrufen. Neuerdings wurde als sehr seltene Ursache eines sekundären Hyperaldosteronismus eine Hyperplasie der juxtaglomerulären Zellen gefunden (Bartter-Syndrom).

Erkrankungen des Nebennierenmarks

Phäochromocytom

Diagnostische Merkmale

- Anfallsartige Kopfschmerzen, Sehstörungen, Schweißausbrüche, vasomotorische Störungen bei jüngeren Patienten, Gewichtsverlust
- Hochdruck, oft anfallsartig (paroxysmal), häufig aber auch gleichmäßig erhöht (Dauerhochdruck)
- Orthostatische Hypotonie, Tachykardie; Herzvergrößerung
- Erhöhter Grundumsatz bei normalen PBJ-Werten; Glucosurie, negativer „cold pressor-test", positive Provokationsteste (Histamin- und Phentolamin-(Regitin®)-Test)
- Erhöhte Harnausscheidung von Katecholaminen und ihrer Metaboliten (Vanillinmandelsäure)

Allgemeine Betrachtungen

Die Erkrankung ist nicht ganz selten und durch Anfall- oder Dauerhochdruck infolge eines Tumors des chromaffinen Gewebes charakterisiert; am häufigsten in einer der beiden Nebennieren (90% der Fälle) oder entlang der Sympathicus-Nerven, seltener im Bereich des Thorax, der Harnblase oder auch im Gehirn gelegen. Ungefähr 10% der Fälle weisen multiple Tumoren bei familiärer Veranlagung auf. Ein kleiner Prozentsatz kann auch maligne entarten und endokrin aktive Metastasen setzen. Phäochromocytome können in 5% der Fälle (familiär) mit einer Neurofibromatose, aber auch mit medullären Schilddrüsencarcinomen, Nebenschilddrüsenadenomen und Neurinomen vorkommen. Meistens sind die Tumoren auf der rechten Körperseite gelegen, in ihrer Größe sehr variabel und selten genug palpierbar. Sie enthalten wechselnde Mengen an Adrenalin und Noradrenalin, wobei das letztere gewöhnlich überwiegt (50 bis 90%). Noradrenalin-produzierende Tumoren rufen häufiger einen Dauerhochdruck hervor; die paroxysmalen Fälle werden meistens bei Adrenalin-produzierenden beobachtet. Häufig stellt ein Trauma oder eine Schwangerschaft die auslösende Ursache dar, am häufigsten bei Frauen zwischen 20 und 40 Jahren.

Klinische Befunde

A. Symptome: Das Phäochromocytom äußert sich am häufigsten in schweren Anfällen mit Kopfschmerzen, Extrasystolen oder Tachykardien, profusem Schwitzen, vasomotorischen Störungen (Blässe oder anfallsweise Rötung im Gesicht oder den Extremitäten) präcordialen oder abdominellen Schmerzen, Nausea und Erbrechen, Sehstörungen (bis zu vorübergehender Erblindung), Aphasie und Bewußtlosigkeit (selten), zunehmender Nervosität und Reizbarkeit, vermehrtem Appetit, Dyspnoe, pectanginösen Beschwerden und Gewichtsverlust. Die Untersuchungsbefunde sind Hochdruck, entweder anfallsweise oder als Dauerhochdruck, Herzvergrößerung, Tachykardien (stark wechselnd) und orthostatische Hypotonie; außerdem leichte Erhöhung der Körpertemperatur, in seltenen Fällen (5%) tastet man einen Tumor in der Nierengegend und sehr selten vorübergehende Anschwellung der Schilddrüse. Gelegentlich kommt es auch zu Papillenödem und Netzhautblutungen.

B. Laborbefunde: Der „cold pressor-test" ist negativ (Blutdruckabfall oder nur ein leichter Anstieg von weniger als 20/50 mm Hg); der Grundumsatz ist erhöht, das PBJ jedoch normal; häufig sind Glucosurie und Hyperglykämie. Gelegentlich kann ein Hochdruckanfall durch Palpieren des Tumors ausgelöst werden.

C. Spezielle Teste:

1. *Provokationsteste (zur Anwendung während normaler Blutdruckphasen):* Der Histamintest ist positiv, wenn eine Anwendung zu einer Ausschüttung von Nebennierenmarkhormonen und damit zu einem Blutdruckanstieg führt. Vorsicht: Regitin® sollte bereit liegen, falls es zu einem exzessiven Blutdruckanstieg kommt; kürzlich sind Tyramin und Glucagon als unschädlichere Provokationsteste empfohlen worden.

2. *Blockadeteste (zur Anwendung während der hypertensiven Krisen):* Schnelle Injektion von Regitin, 5 mg i. v., führt zu einer Blockade der Nebennierenmarkhormone und damit zu einem Blutdruckabfall.

(*Merke:* Vor dem Test sollte der Kranke weder Sedativa noch antihypertensive Medikamente während der letzten 24 Std erhalten!)

3. *Bestimmung der Harnausscheidung der Katecholamine* in einer 24-Std-Harnportion, auch der einfachere Test zur Bestimmung der Ausscheidung der 3-Methoxy-4-Hydrooxymandelsäure (Vanillinmandelsäure) sind inzwischen überall durchführbar. Die Harnausscheidung ist bei allen Fällen mit Dauerhochdruck und in den meisten Fällen von Anfallshochdruck auf dem Boden eines Phäochromocytoms erhöht.

4. Am verläßlichsten ist für den Nachweis eines Phäochromocytoms mit Anfallshochdruck die direkte Bestimmung von Adrenalin und Noradrenalin im Blut und Harn während oder nach dem Anfall. Bei hohen Adrenalinkonzentrationen sitzt der Tumor häufig in den Nebennieren selbst. Wichtig ist eine genaue Sammlung der Harnportionen.

5. *Der röntgenologische Nachweis des Tumors* mit Hilfe eines intravenösen Pyelogramms, einer retroperitonealen Sauerstoffinsufflation oder eines Renovasogramms ist u. U. erfolgreich.

Differentialdiagnose

Bei allen Kranken mit einem labilen Hochdruck sollte immer an ein Phäochromocytom gedacht werden, insbesondere wenn eine Harnzuckerausscheidung oder ein erhöhter Grundumsatz nachgewiesen worden ist. Oft kommt es wegen der Tachykardie, dem Tremor, der Palpitation und den erhöhten Grundumsatzwerten zu einer Verwechslung mit einer Thyreotoxikose. Etwa 10% der Fälle werden auch irrtümlich als Diabetes mellitus mit Hochdruck verkannt. Weitere Fehldiagnosen sind: Essentielle Hypertonie, Glomerulonephritis oder andere Nierenerkrankungen, Schwangerschaftstoxikose, Eklampsie und „Psychoneurose". Seltener sind gastrointestinale Blutungen und akute Bauchsymptome. Ein ähnliches klinisches Bild kann durch serotoninproduzierende Tumoren hervorgerufen werden, die aber sehr selten sind. Andererseits haben gelegentlich das Vorliegen eines Bauchtumors ebenso wie ein Aortenaneurysma oder Nierencysten mit falsch-positivem Regitin-Test zu Fehldiagnosen geführt. Wenn auch die falsch-positiven Untersuchungsergebnisse bei den parmakologischen Belastungsproben nicht ungewöhnlich sind und dann zu überflüssigen Untersuchungen führen, kann andererseits ein falsch-negativer Test eine potentiell heilbare Erkrankung unerkannt bleiben lassen.

Durch die Hinzuziehung der Bestimmung der Harnkatecholamine ist die Stellung der Diagnose bedeutend erleichtert worden.

Komplikationen

Es kann zu allen Arten von Komplikationen eines schweren Hochdrucks kommen. Nicht selten sind hypertensive Krisen mit plötzlicher Erblindung oder cerebralen Durchblutungsstörungen. Sie können durch plötzliche Bewegungen, durch Manipulationen während oder nach der Schwangerschaft, durch emotionelle Belastungen oder Traumen, aber auch direkt während der chirurgischen Entfernung des Tumors provoziert werden.

Nach der erfolgreichen Entfernung der Geschwulst kann es zu Schockzuständen mit Blutdruckabfall kommen, die Adrenalin- und Noradrenalin gegenüber resistent sind und im Nierenversagen oder Herzinfarkt enden können. Diese Komplikationen können durch sorgfältige präoperative und operative Anwendung von Blockern und ausreichenden Volumenersatz, durch Bluttransfusionen oder Plasmaexpander verhütet werden. Auslösend kann auch eine spontane Infarzierung des Tumors sein.

In seltenen Fällen stirbt der Patient als Folge der Komplikationen diagnostischer Teste oder während der Operation.

Bei einigen Fällen kommen gleichzeitig Schilddrüsencarcinome und Hyperparathyreoidismus vor.

Behandlung

Die chirurgische Entfernung des Tumors ist dringend notwendig. Dabei müssen das Gebiet des gesamten Bauchsympathicus wie auch beide Nebennieren genauestens exploriert werden. Durch Anwendung von Regitin®, Phenoxybenzamin, mittels Plasmaersatz und intra- und postoperative Substitution mit Noradrenalin und Cortison ist der chirurgische Eingriff in den letzen Jahren zunehmend gefahrloser geworden. Propranolol-Präparate haben sich bei Arrhythmien bewährt. Nachdem gelegentlich multiple Tumoren vorliegen können, ist die postoperative Überprüfung der Harnkatecholaminausscheidung wichtig.

Eine Langzeitbehandlung mit Regitin hat sich bisher nicht bewährt. Kürzlich ist Phenoxybenzamin erfolgreich zur chronischen Behandlung bei inoperablen Carcinomen, aber auch präoperativ bei Schwerkranken angewandt worden.

Prognose

Die Erfolgsaussichten hängen im wesentlichen davon ab, wie frühzeitig die Diagnose gestellt wird. Wird der Tumor vor Eintreten irreparabler kardiovasculärer Schäden entfernt, so kommt es gewöhnlich zu einer vollständigen Wiederherstellung, gelegentlich aber auch bei einem Tumor, der schon Jahre bestanden hat. In seltenen Fällen kann der Hochdruck trotz erfolgreicher Entfernung des Tumors weiterbestehen. Nur ein kleiner Prozentsatz ist maligne.

Seit der Einführung der Blocker ist die früher hohe Mortalität des chirurgischen Eingriffs (30%!) sehr stark abgesunken.

Fällt der Blutdruck nach der Operation nicht genügend ab, so muß an multiples Vorkommen von Tumoren gedacht werden.

Es wird geschätzt, daß immer noch eine große Anzahl von Todesfällen (mehrere 100) pro Jahr auf nicht diagnostizierte Phäochromocytome zurückgeführt werden muß.

HÜBENER, H. J., STAIB, W.: Biochemie der Nebennierenrindenhormone. Stuttgart: Thieme 1965.

KAISER, H.: Cortisonderivate in Klinik und Praxis. Stuttgart: Thieme 1968.

LABHART, A.: Die Nebennierenrinde, in: Klinik der Inneren Sekretion. Berlin-Heidelberg-New York: Springer 1971.

NOWAKOWSKI, H. (Hrsg.): Aldosteron. 9. Symp. Dtsch. Ges. Endokr. Berlin-Göttingen-Heidelberg: Springer 1963.

OVERZIER, C.: Die Intersexualität. Stuttgart: Thieme 1961.

SACK, H.: Das Phäochromocytom. Stuttgart: Thieme 1951.

WEISSBECKER, L.: Klinik der Nebennierenrindeninsuffizienz und ihre Grundlagen. Bern: Huber 1953.

Erkrankungen der Inselzellen des Pankreas

Diabetes mellitus

Diagnostische Merkmale

- Nachweis einer Harnzuckerausscheidung bei Routineuntersuchungen
- Polyurie, Polydipsie, Polyphagie, Gewichtsverlust, Pruritus, Parästhesien
- Mikroaneurysmen der Netzhaut, Glaskörperblutungen, Neigung zu Hautinfektionen, frühzeitige Arteriosklerose mit pectanginösen Beschwerden und Claudicatio intermittens, diabetische periphere Neuropathie
- Hyperglykämie, verminderte Glucosetoleranz, Hypercholesterinämie

Allgemeine Betrachtungen

Der Diabetes mellitus ist wahrscheinlich die wichtigste endokrine Erkrankung. Mehr als 4% aller Frauen und 2% aller Männer sind in Amerika Diabetiker oder können auf Grund der diabetischen Anlage später eine Zuckerkrankheit bekommen. Es soll bis zu 20 Millionen Träger der diabetischen Erbanlage geben. Die Erkrankung wird in allen Altersklassen beobachtet, bei Kindern unter 15 Jahren beträgt die Häufigkeit etwa 4 auf 10 000. Die genaue Ursache des Diabetes mellitus ist immer noch unbekannt. Nur die gröberen Stoffwechseldefekte können durch die Anwendung von Insulin beseitigt werden. Fast alle Stoffwechselstörungen beim Diabetes sind auf Insulinmangel und die Unfähigkeit des Organismus zurückzuführen, Glucose zu verwerten. Um dem Körper genügend Energie zu liefern, ist eine vermehrte Beanspruchung des Eiweiß- und Fettstoffwechsels notwendig. Insulin ist nicht nur für die Verwertung der Glucose erforderlich, sondern auch für ihren aktiven Transport durch die Zellmembran und für die Speicherung als Glykogen in der Leber.

Bei Insulinmangel ist die Fähigkeit zur Glykogenspeicherung vermindert. Ferner ist Insulin für die Anlagerung des Fetts notwendig.

Es gibt inzwischen genügend Anhaltspunkte für das Vorkommen von zwei verschiedenen Arten der Zuckerkrankheit:

1. Echte Erkrankung des Inselzellorgans des Pankreas und .

2. Störungen im Gleichgewicht mit anderen, den Glucosestoffwechsel regulierenden Hormonen; ferner das Auftreten von Insulinantikörpern, wenn Insulin gespritzt wurde. Dies kann ebenfalls zu einer weiteren Erhöhung des Blutzuckers führen.

Eine sehr seltene Verlaufsform eines insulinresistenten Diabetes geht mit dem Fehlen des subcutanen Fettgewebes und Lebercirrhose einher (Lipodystrophischer Diabetes).

Bestimmte Medikamente, z. B. die Benzothiodiazide, können vermutlich über den durch sie bedingten Kaliumverlust die Entwicklung eines Diabetes begünstigen. Ein ähnlicher Mechanismus dürfte für die Verschlechterung der Glucosetoleranz bei Hyperaldosteronismus verantwortlich sein. Kürzlich ist eine ungewöhnlich seltene Form eines Diabetes beschrieben worden, der durch einen Pankreastumor mit exzessiver Glucagonsekretion verursacht war.

Die anhaltende Hyperglykämie mit verminderter Verwertung der Glucose führt beim Diabetes zu einem verstärkten Abbau von Eiweiß und Fett. Dauernde Überhöhung des Blutzuckerspiegels und Hyperlipämie kann eine frühzeitige Alterung der Gefäße mit Ausbildung einer Coronar- und peripheren Arteriosklerose zur Folge haben. Eine besondere Verlaufsform der Nierenbeteiligung, die sogenannte intercapilläre Glomerulosklerose (Kimmelstiel-Wilson) und Netzhautdegenerationen mit Mikroaneurysmen und nachfolgender Retinitis proliferans sind für die diabetische Erkrankung charakteristisch und nicht zwangsläufig von dem Schweregrad des Diabetes sowie der Qualität der Einstellung abhängig. Neuere Untersuchungen legen nahe, daß es sich um ein Leiden der kleinen Blutgefäße (Mikroangiopathie) handelt, das dem klinischen Beginn der Erkrankung vorausgehen kann und möglicherweise in einem weit verbreiteten genetischen Defekt besteht. Weitere pathologische Veränderungen sind die diabetische Neuropathie, schwere Nephrosklerose oder chronische Pyelonephritis und seltener Papillennekrosen. Gehäuft ist das Auftreten von Infekten.

Frühzeitige Erfassung und Behandlung des Diabetes kann teilweise die ernsten und lebensgefährlichen Komplikationen des Diabetes verhüten. Im allgemeinen ist jetzt die Lebenserwartung des erwachsenen, gut eingestellten Diabetikers, der keinem wiederholten Koma oder Insulinschocks ausgesetzt war, ungefähr dieselbe wie die eines gleichaltrigen Gesunden. Die Prognose des jugendlichen Diabetes ist jedoch nicht so günstig.

Die erbliche Disposition zum Diabetes ist allgemein bekannt, das häufigere Vorkommen bei Adipösen wird durch die Statistiken der Versicherungsgesellschaften belegt. Die Neugeborenenmortalität ist bei diabetischen Frauen unverhältnismäßig höher als bei vergleichbaren Gesunden. Trauma, Belastungen und emotioneller Streß können bei erblich belasteten Individuen den Diabetes zum Ausbruch bringen. Ihm kann ein vorübergehender funktioneller Hyperinsulinismus vorausgehen.

Entsprechend dem Ausmaß der Störungen des Kohlenhydratstoffwechsels sind von den Diabetes-Gesellschaften folgende Schweregrade formuliert worden (in absteigender Reihenfolge):

1. *Manifester Diabetes mellitus:* Nüchternhyperglykämie, oft mit Ketoacidose verbunden.

2. *Chemischer oder latenter Diabetes:* Gewöhnlich asymptomatisch mit postprandialer Hyperglykämie.

3. *Vermuteter Diabetes (Streß-Hyperglykämie):* Zeitweilige Hyperglykämien, nur während Streß z. B. Schwangerschaft, Adipositas, Trauma, Infekt.

4. *Prädiabetes:* Asymptomatisch, bei dringendem Verdacht einer erblichen Belastung. Besserung oder Ineinanderübergehen der einzelnen Stadien können entweder unbeachtet bleiben oder langsam über Jahre hinaus fortschreiten oder auch plötzlich eintreten.

Die Behandlung, die eingeschlagen werden soll, wird von dem Schweregrad und von der Art des vorliegenden Diabetes bestimmt.

Klinische Befunde

A. Symptome: Polyurie und ein erhöhter Durst können vor Ausbruch des Diabetes eine gewisse Zeit bestehen. Bei jugendlichen Diabetikern treten Nykturie und Enuresis auf, bei Kindern Appetitsteigerung und Gewichtsverlust, bei Erwachsenen Pruritus vulvae und ani. Ferner werden frühzeitig perialveoläre Resorptionsvorgänge mit Zahnausfall gesehen, auch Asthenie, Parästhesien, Impotenz, schmerzlose Parotitis und cyclische Ödeme. Anamnestisch sind Angaben über Riesenbabies und Hydramnion wichtig.

B. Symptomatik:

1. Augenerscheinungen: Brechungsanomalien, frühzeitiger Katarakt, Retinopathie mit Mikroaneurysmen, Glaskörper- und Netzhautblutungen, Neuritis nervi optici.

2. Hautmanifestationen: Neigung zu Pilzinfektionen (Candidiasis, Perlèche), Carotinämie (Xanthosis), Xanthelasmen, Furunkel oder Karbunkel (häufig).

3. Kardiovasculäre-renale Manifestationen: Auftreten einer Arteriosklerose und frühzeitige Coronarsklerose, schlechtheilende Beingeschwüre mit Neigung zu Gangrän, Ödemen, Herzversagen.

4. Neurologische Manifestationen: Diabetische Neuropathie mit Neuritiden, Areflexie usw., Verlust des Vibrationssinns, Blasenstörungen usw.

C. Laborbefunde: Nicht alle beschriebenen Laboruntersuchungen sind für einen Diabetes charakteristisch, sondern sie sind nur in ihrer Gesamtheit verwertbar. Die Hauptkriterien sind eingeschränkte Glucosetoleranz, Hyperglykämie, Glucosurie und erhöhter Serumcholesterinspiegel. Es werden bei der Diagnostik folgende Untersuchungen angewandt:

1. Untersuchung auf Glucosurie: Der Nachweis reduzierender Substanzen im Harn ergibt einen dringenden Verdacht auf das Vorliegen eines Diabetes. Die Stoffe können mit einem der folgenden Teste identifiziert werden:

a) Qualitative Probe nach Benedict: 8 Tropfen Harn zu 5 ml Benedict-Lösung zum Kochen bringen. Der Ausfall variiert von blau (negativ) bis zu ziegelrot (positiv).

b) Glukotest®- und Clinitest®-Streifen: Es sind imprägnierte Papiere, die Glucose im Harn mit spezifischen Farbreaktionen nachweisen. Die Ergebnisse sind zwar empfindlicher, aber auch ungleichmäßiger als die erstgenannte Reaktion. Sie sind als semiquantitative Methoden anzusehen.

2. Hyperglykämie: Man bestimmt den Nüchternblutzucker und die postprandiale Glucosekonzentration vor und 2 Std nach einer Mahlzeit mit 50 g bis 100 g Kohlehydraten.

Ein Nüchternblutzuckerwert von mehr als 200 mg% oder höher ist praktisch ein Beweis für einen Diabetes; ein Nüchternblutzuckerwert oberhalb 140 mg% mit einer erhöhten postprandialen Blutzuckerkonzentration ist sehr verdächtig auf eine Zuckerkrankheit.

Haemo-Glukotest® und Dextrostix® sind einfache Suchmethoden zum Nachweis einer Hyper- oder Hypoglykämie. Sie ersetzen jedoch nicht quantitative Methoden!

3. Glucosetoleranzteste: Da normale Nüchternblutzuckerwerte einen Diabetes nicht ausschließen können und die postprandialen Blutzuckerwerte gelegentlich bei anderen Störungen, z. B. Lebererkrankungen, erhöht sein können, sind Glucosebelastungsteste entwickelt worden. Sie sind in Grenzfällen unumgänglich, besonders wenn die Nüchternblutzuckerwerte zwischen 100 mg und 140 mg% liegen.

Merke: Aus einem einzelnen erhöhten Blutzuckerwert (z. B. 180 mg%) darf man noch nicht auf einen Diabetes schließen, weil Fehlbestimmungen möglich sind. Eine Wiederholung oder eine Belastungsuntersuchung sind dann erforderlich.

Da Kohlenhydratrestriktionen die Glucosetoleranzwerte beeinflussen, ist es notwendig, den Patienten 48–72 Std vor dem Test kohlenhydratreich zu ernähren.

a) Standardglucosetoleranztest: Beim nüchternen Patienten wird ein Ausgangsblutzucker bestimmt und die Blase entleert. Anschließend läßt man 100 g Glucose in 300 ml Wasser mit etwas Zitrone trinken (einfacher ist jedoch der Glucoseprobetrunk = Gluko-50-Probetrunk).

Nach einer $^1/_2$, 1 Std und 2 Std werden Harn- und Blutzucker bestimmt. Beim Gesunden liegen die Blutzuckerwerte nüchtern und nach 2 Std niedriger als 120 mg%, die 1/2-Stunden-Portion soll weniger als 180 mg% enthalten (Folin-Wu).

Sollte eine verschlechterte Kohlenhydrattoleranz vorliegen, sind die 1-Stunden- und 2-Stunden-Blutproben im Vergleich zu den anderen Resultaten für die Beurteilung des Schweregrades eines Diabetes oder anderer Ursachen einer Hyperglykämie wichtig. Die Harnproben werden zu gleicher Zeit mit den Blutzuckern entnommen. Hierdurch wird die Blutzuckerhöhe bestimmt, bei der Zucker im Harn ausgeschieden wird. (Blutzuckernierenschwelle s. unten.)

Die intravenöse Glucosebelastung wird meistens in Kliniken durchgeführt (Conard).

b) Insulintoleranztest: Dieser Test ist von großem Wert, um einen Insulin-empfindlichen von einem „Insulin-resistenten" Diabetes, wie z. B. bei Akromegalie und Cushing-Syndrom, zu unterscheiden. Er wird folgendermaßen durchgeführt: Man gibt 0,1 I. E. kristallinen Zinkinsulins pro kg Körpergewicht intravenös. Der Blutzucker wird sofort, nach 20, 30, 45, 90 und 120 min bestimmt. Eine normale Ansprechbarkeit auf Insulin bewirkt einen Blutzuckerabfall auf die Hälfte des Ausgangswertes oder unterhalb 50 mg% innerhalb 20–30 min, Rückkehr zu Normalwerten innerhalb 90–120 min.

c) Sulfonylharnstoff-Toleranztest: Dieser Test der „Insulinreserve" ist von Bedeutung, um die endogene Insulinproduktion abzuschätzen, wenn die Diagnose eines Diabetes fraglich ist, z. B. im frühen Diabetes-Stadium. Man gibt 1 g Tolbutamid (Artosin® bzw. Rastinon®) i. v. in 20 ml physiologischer Kochsalzlösung. Kommt es zu keinem Abfall des Nüchternblutzuckers um etwa 30% innerhalb 30 min, sind begrenzte Insulinreserven anzunehmen. Dies ist sowohl im latent diabetischen Stadium als auch beim manifesten Zuckerkranken der Fall.

d) Cortison-Test: Von einigen Untersuchern wird angenommen, daß eine verminderte Glucose-Toleranz nach kurzer Cortison-Behandlung einen Hinweis auf ein latent-diabetisches Stadium darstellt.

4. Beim Diabetes, insbesondere bei schlechter Stoffwechselkontrolle, sind die Blutfettwerte häufig erhöht.

5. Bei Bestimmungen des Insulinspiegels im Blut sind beim Erwachsenen- und Altersdiabetes die Werte normal oder erhöht (besonders nach Glucose-Belastung), beim juvenilen Typ des Diabetes ist meistens im Blut kein Insulin nachweisbar.

6. Hohe Titer von Insulinantikörpern finden sich bei Patienten mit Insulinresistenz.

D. Röntgenbefunde: Eine einfache Abdomenübersichtsaufnahme kann gegebenenfalls Verkalkungen der Beckengefäße zeigen. Dies ist ein prognostisch besonders ungünstiger Befund beim jungen Diabetiker.

E. Andere Befunde: Bei vielen Diabetikern wurde schon im prädiabetischen Stadium an Hand von Haut- oder Muskelbiopsien eine Mikroangiopathie nachgewiesen.

Differentialdiagnose

10–15% aller Untersuchten mit Glucosenachweis bei Routineharnuntersuchungen haben keinen Diabetes mellitus. Der positive Zuckernachweis wird vorgetäuscht durch Zucker anderer Herkunft, aber auch Harnbestandteile, die keine Zucker enthalten, aber trotzdem eine positive Reaktion geben. Fructosurie, Pentosurie und Galaktosurie sind gewöhnlich asymptomatisch, lassen sich aber mit speziellen Tests analysieren.

Salicylate, Alkaptone, Aminosäuren und andere Substanzen im Harn können ebenfalls bei der Benedict-Probe eine falschnegative Reaktion geben. Durch Anwendung von Teststreifen (Glukotest®, Clinistix® s. o.) kann dieser Irrtum vermieden werden. Eine benigne nichtdiabetische Glucosurie als Folge eines tubulären Defekts liegt vor, wenn die Nierenschwelle bei normalem Blutzuckerspiegel erniedrigt ist. Diese Störung kommt oft familiär vor und wird gelegentlich auch mit anderen tubulären Defekten wie z. B. bei dem De Toni-Fanconi-Syndrom beobachtet. Auch bei Schwangerschaft wird eine gewisse physiologische Glucosurie gesehen. Eine alimentäre Hyperglykämie und Glucosurie findet man bei überstürzter Resorption und mangelnder Verwertung, z. B. beim Dumping-Syndrom nach Magenresektion, bei Hunger oder bei Lebererkrankungen. Zum Ausschluß ist eine intravenöse Glucose-Belastung notwendig.

Vorübergehende emotionelle oder Streß-Glucosurien sind Adrenalin oder Nebennierenrindenhormonen zuzuschreiben. Bei etwa 10% dieser Kranken kann sich später ein Diabetes mellitus entwickeln. Ferner ist eine physiologische Abnahme der Glucosetoleranz mit fortschreitendem Alter zu erwägen. Eine Erhöhung der Blutzuckerbelastungswerte findet man auch bei älteren übergewichtigen Personen.

Differentialdiagnostisch ist noch der insulinresistente Diabetes bei Akromegalie und bei Cushing-Syndrom sowie die Glucosurie bei Thyreotoxikose und Phäochromocytom zu berücksichtigen.

Tritt ein Diabetes mellitus zusammen mit einem Hypogonadismus auf, muß an eine Hämochromatose gedacht werden. Der Morbus Addison und eine Thyreotoxikose können mit Diabetes mellitus gemeinsam auftreten.

Komplikationen

A. Akute Komplikationen:

1. Diabetische Ketose, Acidose und Koma (s. später).

2. Insulinreaktionen (Hypoglykämien, in Wirklichkeit eine Komplikation der Therapie) treten gewöhnlich auf, wenn es zu einem plötzlichen Wechsel im Insulinbedarf kommt. Die Hauptsymptome sind Schwäche, Hunger, Reizbarkeit, Tremor und Koma oder Krämpfe. Sie werden sofort durch eine intravenöse Glucose-Injektion beseitigt. Besonders bei Anwendung von Protamin-Zinkinsulin sind Verwirrungszustände und psychotische Reaktionen nicht selten. Nach Tolbutamidgaben und insbesondere nach Glibenclamid kann es zu hypoglykämischen Reaktionen kommen. Ist die Diagnose nicht sicher zu stellen, muß ex juvantibus eine Glucose-Injektion vorgenommen werden. Diabetiker sollten immer eine entsprechende Identifikationskarte bei sich tragen.

Merke: Hypoglykämien sind innerhalb von Minuten mit Haemo-Glukotest® oder Dextrostix® nachzuweisen.

3. Insulinallergie: Hauterscheinungen oder schmerzhafte Knoten an der Injektionsstelle.

B. Chronische Komplikationen: Bestimmte Folgeerscheinungen, besonders Infektionen (z. B. an den Fußnägeln) und degenerative Gefäßveränderungen kommen viel häufiger bei Diabetikern als bei der Durchschnittsbevölkerung vor. Folgende Komplikationen sind bei langdauerndem Diabetes zu erwarten:

1. Vorzeitige Arteriosklerose mit trophischen Ulcera an den Beinen und Claudicatio intermittens, Angina pectoris.

2. Diabetische Neuropathie, angefangen von Parästhesien bis zu manifester Muskelatrophie. Die Neuropathie ist auch die Ursache nächtlicher Diarrhoen und von Blasenatonie. Auch kommt es zum Rückgang der Schweißproduktion und zu orthostatischen Dysregulationen.

3. Augenbeteiligung, angefangen vom frühzeitigen Katarakt, Mikroaneurysmen, Glaskörperblutungen bis zur Retinitis proliferans und Erblindung.

4. Intracapilläre Glomerulosklerose (Kimmelstiel-Wilson) und begleitende Hypertonie, Proteinurie und Ödeme.

5. Pyelonephritis (häufig) und Papillennekrose (selten).

6. Chronische pyogene Infektionen der Haut.

7. Xanthome (nur bei langdauernden, schlecht eingestellten Fällen).

8. Eine ungewöhnliche Hauterkrankung, die Necrobiosis lipoidica diabeticorum kann auftreten, ebenso wie eine Atrophie des Fettgewebes und Hypertrophie an den Insulin-Injektionsstellen.

9. Die Häufigkeit des Auftretens einer Tuberkulose beim Diabetiker ist höher als bei der Durchschnittsbevölkerung.

10. Insulin-Resistenz: Der Insulinbedarf kann plötzlich extrem ansteigen (u. U. nur vorübergehend), häufig ist eine Antikörperbildung gegen das injizierte Insulin die Ursache.

Behandlung

Die Behandlung des Diabetes mellitus erfordert eine gründliche Kenntnis der Insulinwirkung, der verschiedenen Insulin-Typen und der zur Zeit verfügbaren oralen Antidiabetica, der Ernährungsgewohnheiten, der Einwirkung von körperlichen Belastungen, der Komplikationen der Erkrankung und aller Folgen, die nach der Behandlung auftreten können.

Während leichtere Formen lediglich eine diätetische Einstellung mit oder ohne orale Antidiabetica benötigen, sind die schwerer Erkrankten dauernd insulinpflichtig.

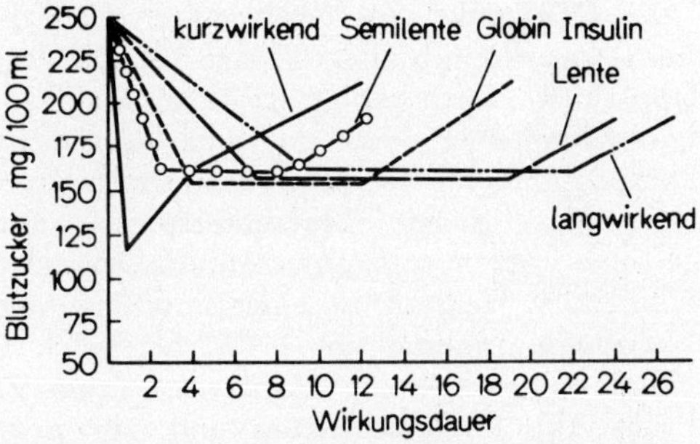

Abb. 19–1. Stärke und Wirkungsdauer verschiedener Insulintypen (beim nüchternen Diabetiker)

Aus der Abbildung ersieht man, daß die verschiedenen Insuline eine unterschiedlich lange Wirkungsdauer haben, die von ca. 6 Std bis über 30 Std anhalten kann. Je nach Indikation wird man eines der angeführten Insuline verordnen.

A. Insulin: Insulin verbessert die Kohlenhydratverwertung. Der Blutzucker fällt ab, der Harn wird zuckerfrei.

Drei Haupttypen von Insulin stehen zur Verfügung: Kurzwirkendes, langwirkendes und intermediäres Insulin (s. Abb.).

Kurzwirkendes Insulin, z. B. Altinsulin Hoechst®, Actrapid® Novo®, ist bei der Behandlung des diabetischen Koma und bei schnell wechselndem Insulinbedarf (postoperativ, bei labilem Diabetes usw.) angebracht. Langwirkende Insuline (Depot-Insuline) sind für die Einstellung leichterer Hyperglykämien geeignet. Zu ihnen gehören Long-Insulin (Hoechst®, Insulin Novo Lente® usw. Intermediär-Insuline sind in verschiedenen Formen erhältlich: Depot-Insulin® Hoechst, „Horm"®, als reines Verzögerungsinsulin, Komb-Insulin® Hoechst® sowie Insulin Novo Semilente® zur Mischung mit Altinsulin (s. unten).

Insulinmischungen: Intermediäres Insulin kann durch Mischung eines kurzwirkenden oder intermediären und eines langwirkenden Insulins (zuletzt hinzuzufügen) in der gleichen Spritze selbst hergestellt werden. Meistens werden jedoch Fertigpräparate verwandt. Dies bewirkt einen Ausgleich zwischen der sofortigen und der verlängerten Wirkung; durch jeweilige Mischungsverhältnisse kann der Insulinbedarf individuell angepaßt werden. Mischungen in der Spritze sind recht selten notwendig. Ausnahmsweise wird man auf selbstgemischte Insuline zurückgreifen, wenn mit den handelsüblichen Präparaten keine ausgeglichene Stoffwechsellage erreicht werden kann. Immer ist empfehlenswert, den Zuckerkranken auf nur eine Insulinart einzustellen. Er lernt dann auch sein Insulin in seiner Wirkung besser kennen.

Injektionsspritzen sind entweder in ml oder Einheiten eingeteilt. Um Verwechslungen vorzubeugen, ist es zweckmäßig, in der Einteilung der Skalen nur 2 ml Rekord-Spritzen zu verwenden, deren Unterteilung nicht nach Insulineinheiten, sondern nur in einer ml-Graduierung erfolgt. Besondere Spritzen sind für sehbehinderte Diabetiker verfügbar.

Insulin wird gewöhnlich subcutan, meistens am vorderen seitlichen Oberschenkel, an den Armen, an der vorderen Bauchwand oder sogar unter besonderen Umständen überall in den Körper injiziert. Wichtig ist es, die Injektionsstellen zu wechseln, so daß in eine Stelle nicht öfters als alle 2 Wochen injiziert wird. Kristallines Zink-Insulin (Altinsulin) kann man auch intravenös anwenden, wenn keine allergischen Reaktionen vorausgegangen waren. Es führt nur ganz selten zu Überempfindlichkeitserscheinungen.

Merke: Auf keinen Fall dürfen intermediär oder langwirkende Insuline intravenös gegeben werden.

B. Diät: Das Hauptproblem des Zuckerkranken ist die tägliche Calorienzahl und die Zufuhr langsam resorbierbarer Kohlenhydrate. Tabelle 3–7 gibt detaillierte Informationen.

Merke: Wenn möglich, sollten Diätangaben für Diabetiker in üblichen, dem Haushalt entsprechenden Maßen angegeben werden; das tägliche Abwiegen der Nahrungsmittel ist nicht mehr erforderlich, wenn der Zuckerkranke seine K. H. und Fette schätzen gelernt hat.

Die folgenden Faktoren müssen bei der Diät berücksichtigt werden:

1. Calorische Bedürfnisse: Der Calorienbedarf des Diabetikers wird wie für einen Nichtdiabetiker berechnet. Im allgemeinen sollte der Diabetiker auf Normalgewicht oder leichtem Untergewicht gehalten werden. Nur in seltenen Fällen sollte er an Gewicht zunehmen.

2. Eiweiß: Eine genügende Eiweißzufuhr ist notwendig. Proteinreiche Ernährungsformen sind erwünscht, da die Neubildung von Glucose (58%) aus Eiweiß langsamer erfolgt und damit der Blutzucker langsamer ansteigt. Man gibt wenigstens 1 g Eiweiß/kg Körpergewicht, 1,5–2 g/kg sind vorzuziehen.

3. Kohlenhydrate: Kohlenhydrate sind in konzentrierter Form nicht erlaubt. Vorzuziehen sind kohlenhydratarme, 3–7% Gemüse und 8–12%ige Früchte. Sie nehmen zum Teil eine längere Zeit zur Verdauung und Resorption in Anspruch, so daß der Blutzuckerspiegel weniger schwankt. Die Frage, ob man eine adäquate Diät einhalten oder eine Kohlenhydratrestriktion durchführen sollte, ist nicht endgültig entschieden. Im ganzen ist das Ziel der diätetischen Einstellung, den Blutzucker soweit wie möglich den physiologischen Werten zu nähern. Im allgemeinen werden etwa 2—3 g Kohlenhydrate/kg Körpergewicht zum Beginn der Behandlung empfohlen. Wenn die K. H.-Toleranz des Kranken mit der Behandlung zunimmt, kann die K. H.-Zufuhr auf 4 g/kg erhöht werden. Dies ist jedoch nur eine allgemeine Empfehlung, bei älteren Diabetikern kann es ratsam sein, die K. H. zu vermindern. Dadurch wird die Anwendung von Insulin u. U. überflüssig.

4. Fette: Neben dem Kohlenhydrat- und Eiweißanteil der Diät setzt man die Fettzufuhr entsprechend dem notwendigen Calorienbedarf fest. Bei Verwendung der zugeführten Fette ist das verstärkte Auftreten von Arteriosklerose sowie die häufige Erhöhung des Serumcholesterinspiegels zu berücksichtigen. Er kann durch Fette mit hohem Anteil an ungesättigten Fettsäuren gesenkt werden (s. Tabelle 3–6). Bei Patienten mit diabetischer Retinopathie wird von manchen Autoren eine fettarme Diät empfohlen.

5. Vitamine: Nach amerikanischen Untersuchungen neigen Patienten mit einem Diabetes mellitus zu Vitaminmangelzuständen vor allem vom Typ Vitamin B-Komplex. Die Gründe hierfür sind nicht immer klar.

6. Häufigkeit der Mahlzeiten: Diabetikern sind kleine, aber häufige Gerichte zu empfehlen. Durch zahlreiche kleine Mahlzeiten mit hohem Eiweiß- und niedrigem, nicht hochprozentigem Kohlenhydratgehalt kann ein ausgeglichener Blutzuckerspiegel mit geringer Harnzuckerausscheidung erreicht werden. Vorteilhaft ist eine Einteilung dei Nahrungsaufnahme in 6 Mahlzeiten, 3 Haupt- und 3 kleine Mahlzeiten (zum 2. Frühstück, am Nachmittag und vor dem Schlafengehen).

7. Medikamente: Eine Hyperglykämie kann auch nach Einnahme von Diuretica vom Typ der Thiazide auftreten; zusätzliche Kaliumgaben sind dann empfehlenswert.

C. Orale Antidiabetica: Wir unterscheiden zwei Arten:

1. Die Sulfonylharnstoffgruppe (vorwiegend bei Altersdiabetikern mit einer leichten Verlaufsform zu empfehlen) und

2. die Biguanide, welche fast bei allen Diabetikern den Blutzuckerspiegel senken können.

Beim Übergang vom Insulin auf orale Antidiabetica kann die Insulinbehandlung nur dann abrupt abgebrochen werden, wenn kein absoluter Insulinmangel besteht.

1. Sulfonylharnstoffe (S. H.): Glibenclamid (Euglucon®5), Tolbutamid (Rastinon®, Artosin®), Chlorpropamid (Diabetoral®, Diabinese®), Tolazamid (Norglycin®, Tolinase®).

Die Sulfonylharnstoffe sind Sulfonamidderivate, die keine antibakterielle Wirksamkeit mehr zeigen. Allem Anschein nach stimulieren die S. H. die Produktion und Ausschüttung von Insulin aus den Beta-Zellen des Pankreas. Sie verstärken die Insulinwirkung nicht und sind aus diesem Grund wertlos, wenn das Pankreas kein Insulin mehr bildet. Diese Substanzen sind deshalb nur von begrenztem Wert. Bei schweren Verlaufsformen der Zuckerkrankheit können sie nicht angewandt werden, desgleichen nicht bei solchen Zuckerkranken, die zur Ketonämie neigen. Das Hauptanwendungsgebiet der S. H. sind ältere Kranke mit leichten Verlaufsformen eines Diabetes, die nicht allein durch Diät einzustellen sind („relativ leichter Erwachsenendiabetes", „Altersdiabetes", „nicht ketonämischer Typ"). Tolbutamid ist in Tabletten zu 0,5 und 1,0 g verfügbar. Man gibt zunächst eine Anfangsdosis von 3 g täglich über den Tag verteilt und geht dann schnell auf die minimal-wirksame Dosis zurück.

Die durchschnittliche Erhaltungsdosis beträgt 0,5–1,5 g täglich. Toxische Reaktionen kommen kaum vor; Hauterscheinungen und gastrointestinale Beschwerden sind selten. Früher sah man kaum längere Hypoglykämiezustände. Neuerdings werden sie häufiger beobachtet, insbesondere wenn eine Leber- oder Nierenerkrankung vorliegt.

Chlorpropamid liegt in folgenden Tabletten vor: Diabetoral® zu 250 mg. Die Wirkungsdauer ist länger als die von Tolbutamid (bis zu 3–5 Tage). Man beginnt mit 0,25 g täglich. Die durchschnittliche Erhaltungsdosis ist 0,25 g als Einzeldosis zum Frühstück; selten werden 750 mg täglich benötigt (Maximaldosis). Toxische Reaktionen treten häufiger als beim Tolbutamid auf, auch intrahepatische Cholostase ist beobachtet worden.

Tolazamid ist in folgenden Tabletten erhältlich: Norglycin® 250 mg. Es ist 10mal wirksamer als Tolbutamid und hat eine längere Wirkungsdauer und -stärke; es hat aber nicht die gleiche Wirkungsdauer wie Chlorpropamid. In Kombination mit Phenformin kann seine Wirkungsdauer verlängert werden. Die übliche Dosierung beträgt 100 bis 250 mg morgens. Die Nebenwirkungen ähneln denen der anderen oralen Antidiabetica, jedoch sind hypoglykämische Erscheinungen häufiger.

Die Dosierung beim Glibenclamid (Euglucon® 5) ist wegen seiner starken Wirksamkeit anders. Während bei den bisherigen Substanzen der S. H.-Gruppe die wirksame Dosis zwischen 0,25 g und 1,5 g liegt, benötigt man beim Glibenclamid zwischen 2,5 und 15 mg täglich. Man beginnt, wenn der Diabetiker nicht rein diätetisch einzustellen ist, mit 2,5 mg (= 1/2 Tabl. täglich) und wartet die Wirkung ab. Häufig reicht diese Dosis aus, um den Stoffwechsel zu kompensieren. Auftretende Hypoglykämien zeigen an, daß man u. U. auf eine weitere Tablettenbehandlung verzichten kann und der Stoffwechsel allein mit Diät zu kompensieren ist.

Merke: Die Wirkung von Barbituraten und anderen Sedativa sowie von Schlafmitteln kann durch verschiedene Antidiabetica verstärkt werden. Phenylbutazon, Oxyphenylbutazon, Probenecid, Salicylate, die bakteriostatischen Sulfonamide, die Monoaminoxydasehemmer und möglicherweise Alkohol können umgekehrt die Wirkung der Sulfonylharnstoffe erhöhen und eine anhaltende Hypoglykämie hervorrufen.

2. *Biguanide*: Phenformin (Silubin® retard, Dipar®, DBcomb.®) sind in Tablettenform verfügbar. Die hypoglykämische Wirkung ist von Insulin unabhängig. Der Wirkungsmechanismus ist nicht bekannt, jedoch scheint Phenformin die Gluconeogenese aus Eiweiß zu hemmen, die anaerobe Glykolyse möglicherweise zu verstärken und die Resorption von K. H. zu verschlechtern. Diese Präparate werden auch gelegentlich beim juvenilen Diabetes angewandt, um den Insulinbedarf zu senken. Eine Kombination mit S. H. ist möglich. Beim adipösen Diabetiker wird das Medikament ebenfalls empfohlen. Die hauptsächlichen Nebenwirkungen sind gastrointestinale Störungen. Durch Einführung von Retard-Formen sind sie jedoch seltener geworden. Die übliche Initialdosis ist 50 bis 150 mg täglich in verteilten Dosen. 150 mg oder mehr sollten nicht überschritten werden, da sonst die Nebenwirkungen stark zunehmen.

Merke: Durch Phenformin können eine Ketonämie und vor allem eine Lactatacidose ausgelöst werden.

D. Andere Faktoren, die den Diabetes beeinflussen:

1. *Körperliche Belastung:* Anstrengungen beschleunigen die Glucoseoxydation, dadurch wird der Insulinbedarf vermindert. Aus diesem Grund sind mäßige körperliche

Belastungen von Vorteil. Jedoch sollten sich insulinbedürftige Diabetiker keine großen körperlichen Belastungen zumuten, gegebenenfalls aber zusätzlich Kohlenhydrate essen. So kann es beispielsweise nach einem Tennismatch zu einer hypoglykämischen Reaktion kommen. Beim Einstellen eines Kranken verordnet man ihm in etwa die gleiche körperliche Belastung, wie er sie später bei seiner normalen Beschäftigung einhält. Dies gilt auch für Patienten, die im Krankenhaus neu eingestellt wurden.

2. *Komplizierende Faktoren:* Zahlreiche Faktoren können den Verlauf eines Diabetes ungünstig beeinflussen. Die wichtigsten sind Infektionskrankheiten, insbesondere eitrige Infekte mit Fieber oder Blutvergiftung. Jede einzelne ist bei einem Diabetiker ernst zu nehmen, da das Stoffwechselgleichgewicht sich ändert und der Insulinbedarf ansteigt; dies ist eine der häufigsten Ursachen für das Zustandekommen einer Ketose und Acidose. Jedes Fieber muß deshalb – wenn immer möglich – vermieden oder sofort bei seinem Auftreten möglichst schnell und intensiv behandelt werden. Während schwerer Infektionen ist es allgemein empfehlenswert, Depot-Insulin-Präparate abzusetzen und die Behandlung mit 3–6 Einzeldosen Alt-Insulin täglich zunächst weiterzuführen. Auch therapeutisch angewandte Cortisone können den Stoffwechsel verschlimmern, besonders auf Grund ihrer gluconeogenetischen Wirkung, aber auch infolge der durch sie verursachten Kaliumverarmung.

3. *Allgemeine Faktoren:* Für Patienten mit einem Diabetes ist es ratsam, ihr Leben möglichst gleichmäßig zu gestalten. Wichtig sind ausreichende Ruhepausen, die Möglichkeit, das Essen zu Hause einzunehmen und eine Beschäftigung auszuüben, die eine mäßige, aber keinesfalls anstrengende körperliche Betätigung einschließt. Eine Gewichtszunahme ist unter allen Umständen zu vermeiden, häufig sogar eine Gewichtsreduktion anzustreben. Der Diabetiker muß über seine Erkrankung informiert sein. Für seine Zukunftsaussichten sind nicht nur psychologische Faktoren, sondern auch die Eingliederung in einen Beruf, der seiner Erkrankung entspricht, bedeutsam. Er sollte keine Tätigkeit ausüben, bei der er diätetischen Entgleisungen ausgesetzt ist. Die Disziplin des Kranken ist für die Prognose von entscheidender Bedeutung. Die einen halten die Diätvorschriften genau ein, während die anderen sie sträflich vernachlässigen.

Zur Betreuung des diabetischen Kranken

Eine Reihe erprobter Methoden sind für die Einstellung des Diabetes angegeben worden. Die folgenden Richtlinien basieren auf den Empfehlungen zahlreicher Kliniker und können sowohl als praktisch wie auch physiologisch angesehen werden.

A. Diagnostische Maßnahmen:

1. Vollständige Anamnese und sorgfältige Befunderhebung, um das Vorliegen zusätzlicher oder komplizierender Erkrankungen auszuschließen.

2. Harnuntersuchungen zur Zuckerbestimmung in einem morgendlichen Nüchternharn und in Harnproben, die 2–3 Std nach jeder Mahlzeit gesammelt werden. Bei positivem Glucosetest ist auf Aceton zu untersuchen. (Acetest-Tabletten, Ketostix®-Streifen).

3. Blutzuckerbestimmungen: Es wird ein Nüchternblutzucker und ein postprandialer Wert (nach der Mahlzeit) bestimmt oder – falls notwendig – eine Glucosebelastung vorgenommen. Beim älteren Patienten oder beim Vorliegen einer Nierenerkrankung ist ein Glucose-Toleranztest mit gleichzeitiger Harnzuckerbestimmung empfehlenswert, um die annähernde Nierenschwelle festzustellen. Wenn sie sehr hoch ausfällt (oberhalb 160–180 mg%), kann es notwendig sein, die Bestimmung des Blutzuckers dem Glucosenachweis im Harn bei der Einstellung vorzuziehen.

B. Berechnung und Einstellung der Diät: (vgl. Tabelle 3–7 für Diabetes-Diät-Beispiele)

1. Man errechnet den Calorienbedarf des Kranken. Dieser ist im allgemeinen der gleiche wie bei einem Nichtdiabetiker; zumeist ist aber eine Gewichtsreduktion erwünscht (vgl. Kapitel 3).

2. Man berechnet den Eiweiß-, Kohlenhydrat- und Fettgehalt der Nahrung, wie in Kapitel 3 besprochen.

3. Man teilt die Diät in 6 Mahlzeiten wie folgt ein:

a) 3 mittelgroße Mahlzeiten, die soweit

wie möglich zeitlich auseinanderliegen (z. B. ein frühes Frühstück und ein etwas späteres Abendessen). Dadurch wird die Glucoseresorption über einen möglichst langen Zeitraum während des Tages verteilt.

b) 3 kleinere Mahlzeiten sollen zwischen den Hauptmahlzeiten und vor dem Schlafengehen zusätzlich eingenommen werden. Milch und kohlenhydratarme Früchte sind vorzuziehen.

Die diätetischen Empfehlungen des Diabetikerbundes und der Diabetes-Gesellschaften zum Austauschsystem haben die Behandlung sehr vereinfacht. Zuerst nimmt man eine diätetische Überwachung mit einem gleichzeitigen Versuch einer Senkung des Körpergewichts vor. Wenn dies nicht ausreicht, um die Hyperglykämie und Glucosurie unter Kontrolle zu bekommen, verfährt man wie folgt:

C. Versuch mit Sulfonylharnstoffen: Dieser Versuch ist beim Altersdiabetes gerechtfertigt. Zusätzlich kann man beim adipösen erwachsenen Diabetiker Biguanide geben. Ist dies erfolglos, beginnt man – insbesondere bei Neigung des Patienten zur Ketose – die Insulinbehandlung.

D. Insulinbehandlung: Bestimmung des Insulinbedarfs:

1. Zunächst wird die Höhe der Glucoseausscheidung im Harn gemessen. Dann muß der Kranke seine Diabetes-Diät einen Tag einhalten, vorzugsweise ohne Änderung seiner körperlichen Aktivität. In den folgenden 24 Std sammelt er seine Harnportionen und kennzeichnet sie. (Zunächst entleert der Kranke vor dem Frühstück die Blase, dieser Harn wird verworfen.)

Harnprobe Nr. 1 enthält allen Harn vom Frühstück bis vor dem Mittagessen. Die gesammelten Harne werden gemischt und eine kleine Menge für die qualitative Zuckerbestimmung abgezweigt, der Rest wird aufgehoben.

Harnprobe Nr. 2, sämtliche Harnmengen vom Mittagessen bis kurz vor dem Abendessen werden zusammengeschüttet und wie oben aufgehoben.

Harnprobe Nr. 3, gesamter Harn vom Abendessen bis vor dem Schlafengehen.

Harnprobe Nr. 4, sämtlicher Harn vom Schlafengehen bis zum Frühstück.

Einige Tropfen jeder Fraktion werden qualitativ für die Zuckerbestimmung verwendet. Der Rest kann für die Bestimmung der Gesamttagesharnausscheidung verwandt werden.

2. Der annähernde Insulinbedarf kann grob aus der quantitativen Harnzuckerbestimmung errechnet werden, nachdem ungefähr eine Einheit Insulin etwa 2 g Glucose „abdeckt". Meistens ist dies jedoch irreführend. Häufiger beginnt man mit 12–20 E Insulin täglich und steigert allmählich entsprechend den weiteren Ergebnissen.

Der 24-Stunden-Insulinbedarf wird gewöhnlich in Einheiten nach Art des Insulins (Alt-Insulin, Intermediär oder Depot-Insulin) angegeben.

3. Nach Bestimmung der Insulinmenge hat der Patient weiter seine Harnportionen beschildert zu sammeln. Diese Portionen werden auf den Harnzuckergehalt untersucht. Die Höhe und der Zeitpunkt der stärksten Zuckerausscheidung bestimmt die Verteilung der Kohlenhydrate und die Insulinmenge und Art. Die Untersuchung mit Glucoseteststreifen erleichtert die Einstellung.

Bei der Insulinbehandlung sind folgende Gesichtspunkte wichtig:

1. Wenn alle Harnproben grün sind, sind eine Änderung der Dosis oder Zusammensetzung des Insulins nicht notwendig.

2. Kommt es zur Glucosurie (Reduktion stärker als grün) nach dem Frühstück oder nach den Mittagsmahlzeiten, sollte der Anteil des Alt-Insulins in der Mischung vergrößert werden (z. B. Komb-Insulin).

3. Wenn die Glucosurie am Nachmittag, nach der Abendmahlzeit oder vor dem Frühstück auftritt, muß man ein längerwirkendes Insulin (z. B. Depot-Insulin) injizieren.

4. Bei einer Glucosurie in allen Harnproben ist die jeweilige Insulindosis zu erhöhen.

5. Die Insulinart (Alt-Insulin, Intermediär- oder Depot-Insulin) ist von Patient zu Patient verschieden.

6. Bei zuckerfreiem Harn befragt man den Patienten nach Symptomen einer Hypoglykämie. Gegebenenfalls ist die Insulinmenge zu verringern.

4. Umstellung der Mahlzeiten: Sofern die Insulindosierung allein nicht zu einer befriedigenden Einstellung führt, kann durch eine andere Verteilung der Mahlzeiten und insbesondere der Kohlenhydrate eine Besserung der Stoffwechsellage erzielt werden.

E. Weiterbetreuung des Kranken: Ist der Patient auf Insulin eingestellt, muß er sich anschließend in regelmäßigen Abständen wieder vorstellen.

1. Hypoglykämische Reaktionen: Der Patient sollte sorgfältig nach hypoglykämischen Symptomen befragt werden. Bei deren Auftreten sind die Insulindosierung oder die Menge der eingenommenen Antidiabetica zu verringern oder auch die Mahlzeiten anders zu verteilen.

2. Harnuntersuchung: Sind sämtliche Harnproben zuckerfrei, ist der Kranke hinsichtlich seiner Einstellung zu überprüfen (sofern die Nierenschwelle normal ist). Immer sollte man nach hypoglykämischen Reaktionen fragen, da sich unter der Behandlung die Einstellung häufig bessert. Wenn die Zuckerausscheidung in einer Harnportion größer ist, müssen die Insulindosierung, die orale Behandlung oder die Diätetik geändert werden.

3. Der Patient muß jedesmal gewogen werden, um Gewichtsverlust, Gewichtsanstieg oder Gleichbleiben bei der Behandlung berücksichtigen zu können.

4. Die Höhe des Nüchternblutzuckers ist wichtig. Der 14.00-Uhr-Nachmittags-Blutzuckerwert zeigt die Reaktion des Blutzuckers auf das Mittagessen an.

5. Kriterien für eine ausreichende Kontrolle:

a) Die 24-Stunden-Harnzuckerausscheidung sollte nicht mehr als 5% der gesamten Kohlenhydratzufuhr betragen.

b) Wichtig ist, daß auch die Blutzuckerwerte nach den Mahlzeiten bestimmt werden.

c) Im Harn sollte kein Aceton nachweisbar sein.

d) Die Serumcholesterinwerte sind möglichst niedriger als 250 mg% zu halten.

Komplikationen der Insulin-Behandlung

A. Hypoglykämie: Hypoglykämische Zustände sind die häufigsten Komplikationen einer Insulin-Behandlung. Gewöhnlich treten sie dann auf, wenn der Kranke seine Mahlzeiten vernachlässigt oder sich zu stark körperlich belastet. Sie manifestieren sich durch Schwäche, Hungergefühl, Schwitzen, Reizbarkeit, Ohnmachtsneigung und Tremor sowie später in Krämpfen. Sämtliche Symptome verschwinden sofort nach Einnahme von Glucose. Wenn ein diabetischer Patient in bewußtlosem Zustand angetroffen wird bzw. wenn die Diagnose eines Koma oder einer Insulin-Hypoglykämie nicht sofort gestellt werden kann oder zweifelhaft ist, gibt man sofort 20%ige Glucoselösung intravenös. Dies führt zu einer sofortigen Besserung der Hypoglykämie, andererseits kann es beim Vorliegen einer diabetischen Acidose nicht wesentlich schaden.

Im Hinblick auf die Gefahren einer Insulin-Hypoglykämie muß der Diabetiker immer einige Zuckerstückchen oder Traubenzucker-Tabletten mit sich führen. Wenn er die ersten Anzeichen einer Hypoglykämie spürt, sollte er sofort etwas Zucker zu sich nehmen. Ferner ist es für jeden Diabetiker ratsam, eine Ampulle Glucagon in der Tasche bei sich zu tragen, damit es gegebenenfalls injiziert werden kann. Das Mitführen eines Diabetikerausweises, eines entsprechenden Armbands oder eines Kennzeichens mit Kettchen am Hals ist unerläßlich.

Behandlung: Sofern der Patient noch bei Bewußtsein ist und schlucken kann (leichtere Formen einer Hypoglykämie), gibt man Zuckerstückchen, Traubenzuckertabletten oder gesüßte Fruchtsäfte. Ist der Patient aber bewußtlos (mäßige bis schwere Hypoglykämie), kann eine der folgenden vier Methoden angewandt werden (einem bewußtlosen Patienten darf man aber *nicht* Zuckerlösung einflößen!):

1. *Intravenöse Glucose-Gaben* (Behandlung der Wahl): Man gibt 20–50 ml 20%iger Glucose langsam intravenös. Sobald das Bewußtsein wiederkehrt, nimmt der Patient sofort leicht lösliche Kohlenhydrate zu sich.

2. *Glucagon-Injektion:* 1 mg Glucagon intravenös reicht aus, um den normalen Blutzuckerspiegel wieder herzustellen, sofern die Leberglykogenreserven ausreichen. Allerdings kann es bei intravenöser Verabrei-

chung zu Gegenregulationen kommen, weshalb man es zunächst intramuskulär spritzen sollte. Die Nebenwirkungen der Adrenalinbehandlung auf das vegetative System werden vermieden. Die Glucagon-Lösung ist nicht haltbar.

3. *Adrenalin:* Beim gutgenährten Patienten und besonders, wenn er Alt-Insulin bekommen hatte und die Leber nicht glykogen-verarmt ist, reichen 0,5–1 ml von 1:1000 Lösung subcutan aus, um die Bewußtlosigkeit zu durchbrechen, so daß er anschließend Nahrung zu sich nehmen kann. Diese Behandlung wird nur noch selten durchgeführt.

4. *Rectale Zufuhr:* Wenn der Kranke bewußtlos und eine intravenöse Glucosezufuhr nicht möglich ist (und Adrenalin entweder nicht verfügbar oder wirkungslos geblieben ist), kann eine Glucosezufuhr per Rectum lebensrettend sein. Man nimmt 2 Teelöffel Sirup oder Honig auf ein Glas warmes Wasser und führt es langsam rectal zu. Wenn Patienten Depot-Insulin-Präparate bekommen hatten, müssen sie anschließend sorgfältig beobachtet werden, um eine neuerliche Hypoglykämie sofort zu erkennen.

B. Allergische Reaktionen: Glücklicherweise sind allergische Reaktionen auf eine Insulin-Behandlung recht selten und meistens nur auf die Haut beschränkt. Kranke, die derartige Symptome zeigen, sind gewöhnlich auf Schweineinsulin empfindlich (aus dem etwa 60% der Handelspräparate hergestellt werden, die übrigen 40% stammen vom Rind). Solche Patienten erhalten reines Rinderinsulin („Spezialinsulin“ = „S“), das gesondert erhältlich ist. Reicht dies nicht aus, um die Nebenwirkungen zu vermeiden, sollte eine Desensibilisierungsbehandlung begonnen werden.

C. Lipodystrophie: Sie ist eine seltene Komplikation und besteht in einer Atrophie des subcutanen Fettgewebes an den Insulin-Injektionsstellen. Man sieht sie gelegentlich nach unzureichendem Wechsel der Injektionsstellen, meistens tritt sie trotz aller Vorsichtsmaßnahmen auf.

Diese Kranken müssen bestimmte Insulinarten erhalten, möglichst oft die Injektionsstellen wechseln und nur an Körperstellen spritzen, die durch Kleidung bedeckt sind.

Prognose

Obwohl der Diabetes immer noch eine unberechenbare Krankheit ist, hält sich seit der Einführung des Insulins und der Antibiotica die Lebenserwartung des erwachsenen Zuckerkranken gleich hoch, wie die der Durchschnittsbevölkerung. Die endgültige Prognose hängt von der Dauer der Erkrankung (juvenile Diabetiker haben eine schlechtere Prognose) und der Sorgfalt der Einstellung ab. Je häufiger es zum Koma oder Insulin-Hypoglykämien kommt, desto eher treten vasculäre Komplikationen auf. Hingegen scheinen für die Progredienz der Augenhintergrundsveränderungen und des Kimmelstiel-Wilson-Syndroms andere Faktoren verantwortlich zu sein. Empfehlenswert sind ferner weitere Maßnahmen wie intensive Behandlung aller Infekte wie Harnwegs-, Bronchialinfekte u. a.

Der jugendliche Diabetiker zeigt oft eine labile Einstellung. Zusammen mit emotionellen Faktoren ist er dadurch gegenüber Komplikationen empfindlicher, insbesondere gegenüber der Retinopathie. Sie wird neuerdings durch Lichtcoagulation behandelt. Ferner ist die Hypophysektomie bzw. Implantation von radioaktiven Isotopen empfohlen worden.

Schwangerschaft und Menopause bedingen gelegentlich einen schwereren Verlauf der Zuckerkrankheit; es kommt häufiger zur Toxämie, Ödemen, Schwangerschaftsübertragung mit Hydramnion und Riesenkindern. Die kindliche Mortalität ist erhöht. Man begegnet ihr durch strenge Überwachung der Schwangerschaft und frühzeitige Geburtseinleitung.

Besondere Aufmerksamkeit ist geboten, wenn beim Diabetiker ein chirurgischer Eingriff notwendig wird.

Der Insulinbedarf kann von Zeit zu Zeit schwanken. Unerklärliche, plötzlich auftretende Perioden einer verstärkten Insulin-Resistenz, die eine Erhöhung der Insulin-Mengen notwendig macht, können die Behandlung erschweren. Bei diesen Patienten werden oft Insulinantikörper nachgewiesen. Corticosteroid-Behandlung kann in Einzelfällen nützlich sein. Eine vorübergehend verstärkte Insulinempfindlichkeit kann nächtliche Hypoglykämien auslösen und zu nervlichen und psychischen Schäden führen.

Ein symptomatischer Diabetes wie bei Akromegalie, Phäochromocytom, einer Thyreotoxikose oder einem Cushing-Syndrom kann vorliegen, wenn Zucker im Harn nachgewiesen wird. Bei diesen Fällen bildet sich nach Beseitigung der Grunderkrankung die diabetische Stoffwechsellage wieder vollständig zurück. An diese Ursache einer Glucosurie muß gedacht werden, bevor man einen echten Diabetes annimmt. Veränderungen der Hypophysen- oder Nebennierenrindenfunktion müssen ebenfalls in Betracht gezogen werden, wenn es zu einem unerwarteten Wechsel in der Insulinempfindlichkeit kommt.

Man kann sagen, daß die endgültige Prognose eines Diabetikers durch seine Intelligenz, Einsicht und Einstellung zu seiner Erkrankung und den möglichen Komplikationen bestimmt wird. Je ausgeglichener die Stoffwechsellage ist, um so weniger sind arteriosklerotische Veränderungen zu erwarten. Bedeutsam sind vor allem die Augen- und Nierenkomplikationen. Zum Teil schreiten sie jedoch unabhängig von der Sorgfalt der Behandlung weiter fort. Die Notwendigkeit einer strengen Einstellung des Diabetes ist deshalb verschiedentlich in Zweifel gezogen worden. Langjährige ärztliche Erfahrungen zeigen jedoch, daß eine gut eingehaltene Diät, Vermeidung eines Übergewichts, Nicotin-Abstinenz und frühzeitige Behandlung von Infekten das Auftreten von Spätkomplikationen wenn auch nicht verhindern, so doch auf einen späteren Zeitpunkt hinausschieben kann. Die Erfolge der Hypophysektomie oder einer Bestrahlungsbehandlung, extremer Diätformen, Oestrogen-Behandlung und ähnlicher medikamentöser Versuche in hoffnungslosen Fällen (Erblindung) sind noch strittig. In letzter Zeit wird darauf hingewiesen, daß durch Nachahmung des normalen Tagesrhythmus der Insulinausschüttung mittels wiederholter Altinsulingaben die Bereitschaft zur Mikroangiopathie verringert werden soll.

Eugenisch ist wichtig, daß Diabetiker möglichst nicht einen Diabetiker heiraten, da die Wahrscheinlichkeit für die Kinder, einen Diabetes zu bekommen, zunimmt. Im Idealfall sollte ein Partner mit einer familiären Belastung möglichst nicht einen solchen mit diabetischer Verwandtschaft heiraten.

Diabetische Ketose, Acidose und Koma

Diagnostische Merkmale

- Nausea, Erbrechen, übermäßiger Durst, „obstartiger“ Atemgeruch, Hyperpnoe, Fieber und zunehmende Somnolenz
- Der Diabetes ist aus der Vorgeschichte bekannt, ebenso die schlechte Einstellung
- Weiche Augäpfel, warme, trockene Haut, schneller, fadenförmiger Puls, niedriger Blutdruck
- Hyperglykämie und Glucosurie, Acetonnachweis im Harn und im Blut positiv, niedriges Serum-CO_2, hoher Reststickstoff, Lipämie und Cholesterinämie

Allgemeine Betrachtungen

Der Übergang von einer Ketose in ein diabetisches Koma kann fließend sein und sich damit der Aufmerksamkeit entziehen. Bestimmte Faktoren wie Infektionen, häufiges Erbrechen, Durchfälle können plötzlich ein Koma auslösen.

Es tritt häufiger beim kindlichen und jugendlichen Diabetes auf.

Klinische Befunde

A. Symptome: Zwar gibt es nur wenige für eine Ketose charakteristische Symptome. Leichte Übelkeit, unmäßiger Durst usw. können schnell in eine Acidose mit Erbrechen, Bewußtseinstrübung, verstärkter Atmung und Fieber übergehen. Eine Bauchdeckenspannung kann einen abdominellen Prozeß vortäuschen. Der typische obstartige Geruch bei der Ausatmung ist ein wichtiger Hinweis. Haut und Schleimhäute sind trokken, die Augäpfel weich, der Blutdruck erniedrigt, der Puls beschleunigt und fadenförmig, die Atmung vertieft und langsam (Kussmaul). Der Zustand verschlimmert sich schließlich bis zur Bewußtlosigkeit.

B. Laborbefunde: Vierfach positiver Aceton- und Zuckernachweis, positive Acetessigsäureprobe im Harn, erhöhter Blutzucker, niedriges Serum-CO_2; das Serum-Kalium ist gewöhnlich normal oder erhöht, Serum-Natrium und -Chlorid niedrig. Die Acetonprobe im Blut ist positiv.

Reststickstoff und Blutlipide sind erhöht.

Differentialdiagnose

Ohne Anamnese und Laborergebnisse kann die Diagnose manchmal schwierig sein. Bei den meisten Fällen mit einem bekannten Diabetes ist es klinisch möglich, den Bewußtseinsverlust durch ein Koma von einem Insulinschock zu unterscheiden.

Bis die Laborergebnisse eintreffen, ist es immer besser, versuchsweise intravenös Glucose zu geben. Gesichert wird die Diagnose des Koma durch einen Schnelltest mit einem Haemo-Clukotest®- oder Dextrostix®-Streifen zur semi-quantitativen Blutzuckerbestimmung und einem Ketostix®-Streifen oder mit Acetest-Tabletten® zum Acetonnachweis im Harn. Diese müssen stets greifbar sein.

Differentialdiagnostisch sind zwei Verlaufsformen eines nicht-ketotischen diabetischen Komas mit in Erwägung zu ziehen.

1. Lactatacidose, oft bei vorausgegangener Biguanid-Behandlung, und

2. hyperglykämisch-hyperosmolares Koma mit schwerer Dehydrierung und cerebralen Symptomen. Abdominelle Notfälle oder cerebrale Durchblutungsstörungen können gleichzeitig vorliegen und die Diagnostik erschweren. Sobald jedoch das Koma und die Acidose unter Kontrolle sind, wird die Lage sofort besser. Seltener müssen auch toxische Arzneimittelreaktionen in die Differentialdiagnose mit einbezogen werden, wenn Glucose- und Ketokörpernachweis im Harn positiv sind. Eine fehlende Reaktion auf die Behandlungsmaßnahmen kann ex juvantibus die Diagnose unterstützen. Ist durch die genannten klinischen Symptome sowie das Ergebnis der Schnellteste die Diagnose des Coma diabeticum gesichert, ist eine schnelle und konsequente Behandlung möglich (siehe unten).

Behandlung

A. Diabetische Ketose ohne Acidose: Ist die Ketose schwer, muß der Kranke zur Behandlung stationär aufgenommen werden. Eine gleichzeitig bestehende Infektion muß man intensiv bekämpfen, da sie die Stoffwechselstörung ungünstig beeinflußt. Therapeutisch ist die Anwendung von Alt-Insulin notwendig. Anschließend wird die Insulindosis entsprechend der Stoffwechsellage langsam reduziert. Bei nicht ausgeprägter Ketose ist die Behandlung und Einstellung wie beim unkomplizierten Diabetes.

Sobald die Ketonurie beseitigt ist, wird der Kranke wie ein unkomplizierter Diabetes entsprechend der Schwere der Stoffwechselstörung behandelt.

B. Diabetische Acidose und Koma: (Notfallmaßnahmen s. später)

Die Grundzüge der Behandlung sind dieselben, ob der Patient präkomatös ist oder schon im Koma liegt. In diesem Zustand ist sofortige Krankenhauseinweisung unerläßlich. Um das Koma zu beseitigen, ist es notwendig, Insulin hoch zu dosieren (Alt-Insulin 50–200 E).

Merke: Komatöse Patienten sollten niemals mit Depot- oder Verzögerungsinsulinen behandelt werden. Die Anfangsinsulindosis beträgt 100–200 E, zur Hälfte sollte sie intravenös, zur Hälfte subcutan gegeben werden. Insulin kann man ferner dem intravenösen Dauertropf zusetzen. Wegen seiner Wirkungsweise ist es nicht notwendig, es häufiger als alle 1–2 Std zu geben. Man injiziert es entweder subcutan oder intravenös, 50–75 Einheiten alle 1–2 Std, bis die Ketonurie nachläßt. Bei Kreislaufschock ist intravenöse Gabe von Insulin notwendig, da es sonst nur unzuverlässig resorbiert wird.

Immer sollte man daran denken, daß die diabetische Ketose und Acidose und nicht die Hyperglykämie und Glucosurie behandelt wird. Es ist durchaus möglich, daß ein Kranker mit Acidose zwar hohe Blutzuckerspiegel hat, die gesamten verfügbaren Kohlenhydratreserven jedoch vermindert sind. Um in solchen Fällen einen ausreichenden Nachschub an Glucose zu haben, den das Insulin zur Beseitigung der Acidose braucht, muß Glucose infundiert werden, sobald der

Blutzuckerspiegel zu sinken beginnt. Es zeigt sich dann, daß eine Ketose durch Zufuhr großer Mengen von Glucose und genügender Insulinmenge gebessert werden kann. Glucose darf man aber nicht beim hyperosmolaren Koma geben. Je früher die normalen Stoffwechselprozesse einsetzen, desto schneller hört die übermäßige Fettoxydation auf, und die Ketonämie wird beseitigt. Es ist durchaus möglich, bei einem Diabetiker mit niedrigen Kohlenhydratreserven eine Hypoglykämie zu provozieren, bevor die Ketose unter Kontrolle gebracht ist (Insulin-Ketose).

Flüssigkeitszufuhr ist unumgänglich, um den Verlust durch Diurese und Erbrechen auszugleichen. Man gibt sie am besten intravenös in Form einer Dauertropfinfusion, um genügend Wasser zuzuführen. Die Patienten sind immer hyperosmotisch. Deshalb verwendet man anfangs Infusionen mit hypotonen Lösungen (0,45%).

Ausreichende Natriumzufuhr ist von größter Bedeutung. Dadurch werden in der extracellulären Flüssigkeit fixierte Basen ersetzt und die Überwindung der Acidose erleichtert. So kann als Folge der Acidose ein Kochsalzdefizit des Organismus von fast 30 g – d. h. 50% des Gesamtnatriumbestandes – in 1–2 Tagen auftreten. In leichteren Fällen genügt der Ersatz von NaCl allein; bei stärker ausgeprägten Acidosen sind NaCl-Lösungen mit Glucose zu empfehlen.

Da die Ketokörper entweder ausgeschieden oder oxydiert werden, ersetzt das CO_2 die Ketosäuren, und die CO_2-Bindungskraft des Serums normalisiert sich. Bei Kranken mit schwerer unkomplizierter metabolischer Acidose ist es ratsam, schneller verfügbare HCO_3-Ionen und fixe Basen zu ersetzen. Dies kann durch intravenöse Gabe von Natriumbicarbonat (1,3% $NaHCO_3$), (7,5 g $NaHCO_3$/500 ml Wasser oder 5%ige Dextrose im Wasser) oder N/6-Natrium-Lactat geschehen. Bei Lactatacidose ist diese Behandlung jedoch kontraindiziert.

Während der Acidose geht Kalium aus den Körperzellen verloren. Sobald Natrium zugeführt wird (als Natriumchlorid, Natriumbicarbonat oder Natriumlactat), Glucose metabolisiert und als Glykogen gespeichert wird, kehrt das Kalium, das vorher in die Extracellulärflüssigkeit gewandert war, wieder rasch in die Zelle zurück oder wird mit dem Wasser durch die Nieren ausgeschieden. Unter diesen Umständen kann es zu einem temporären, gefährlichen extracellulären Kaliummangel kommen, der sich in Schwäche, Atemstörung und sogar Herzstillstand äußern kann. Dieser Gefahrenpunkt besteht vor allem, wenn die Insulinresistenz durch die massiven Insulindosen durchbrochen wird und der Blutzucker absinkt. Aus diesem Grund gibt man kaliumhaltige Lösungen zusammen mit Glucose als Infusion. Die Kaliumzufuhr muß vorsichtig geschehen, insbesondere bei ungenügender Nierentätigkeit. Das EKG kann bei der Beurteilung nützlich sein.

1. Notfallmaßnahmen: Die folgenden Ausführungen sollen nur als Leitfaden für die Behandlung eines Kranken im diabetischen Koma dienen, jeder Einzelfall muß jedoch individuell behandelt und die Therapie auf die Bedürfnisse des Patienten abgestimmt werden:

a) Der Patient sollte warm gehalten, aber nicht aufgeheizt werden, wenn er ins Krankenhaus kommt. Barbiturate oder Narkotica sind zu vermeiden.

b) Im Kreislaufschock wird er mit intravenösen Plasmainfusionen, -expandern oder anderen Antischockmaßnahmen behandelt, gegebenenfalls sind vasopressorische Präparate notwendig.

c) Blutentnahme für die Bestimmung der CO_2-Bindungskapazität, des Blutzuckers, der Serumelektrolyte Natrium und Kalium sowie Chlorid; das Ausmaß der Ketonämie kann man auch mit Teststäbchen im verdünnten oder unverdünnten Plasma bestimmen.

d) Man gibt sofort Insulin. Durch die gleiche Nadel, die für die Blutentnahme verwendet wurde, werden 50–100 E Alt-Insulin gegeben, die gleiche Menge auch subcutan. Dies wird nach 1–2 Std mit 50–75 E subcutan wiederholt, bis ein merklicher Abfall des Blutzuckers oder der Harnzuckerausscheidung erfolgt. Hier ein grober Anhalt für die Dosierung:

1. Anhand der Blutzuckerkonzentration: 100 E subcutan oder intravenös alle 1–2 Std für jede 100 mg% Anstieg des Blutzuckers

oberhalb 500 mg%, d. h.: liegt der Blutzucker über 500 mg%, sind ca. 300 E Insulin notwendig.

2. Anhand der Plasmaketose: Bei vierfach positiver Reaktion in nullfacher Verdünnung gibt man 25 E, bei vierfach positiver in zweifacher Verdünnung 50 E, bei vierfach positiver in 4facher Verdünnung 100 E, bei 4fach positiver in achtfacher Verdünnung 200 E.

e) Der Patient wird katheterisiert und ein Dauerkatheter eingelegt, der kontinuierlich ablaufen sollte. Alle 1/2 Std werden Harnproben auf Ketokörper und Zucker untersucht.

f) Flüssigkeits-, Elektrolyt- und Glucosezufuhr: Man beginnt mit einer intravenösen Infusion von 0,45%iger Kochsalzlösung. Ein Klysma mit Natriumlactat oder anderen passenden Lösungen kann zur selben Zeit verordnet werden. Je nach Ergebnis der Harnzuckerbefunde wird die intravenöse Flüssigkeitszufuhr auf 5%ige Glucose-Lösung in Salzlösung, mit Zusatz von 0,5 bis 1 E Altinsulin/g Glucose (25–50 E Insulin/Liter) und 20 mÄq Kalium und eventuell Phosphat eingestellt. Der Harn sollte nie zuckerfrei werden, um hypoglykämische Reaktionen zu vermeiden.

Sobald die Laborergebnisse vorliegen, gibt man den intravenösen Infusionen bei einer CO_2-Bindungsfähigkeit unterhalb von 5 mÄq/l (10 vol.%) 6molare Natriumlactatlösung oder besser Natriumbicarbonatlösung zu. (Zur intravenösen Anwendung von Natriumbicarbonat fügt man zu 1000 ml Wasser oder 5%iger Dextroselösung in Wasser 1 oder 2 50-ml-Natriumbicarbonat-Ampullen von 3,75 g [43 mÄq/1000 ml Flüssigkeit] hinzu. Davon infundiert man 1 bis 3 Liter.)

Solange der Patient bewußtlos ist, gibt man eine 5%ige Glucoselösung in physiologischer Kochsalzlösung oder anderen Salzlösungen (60 Tropfen/min). Wenn der Patient sein Bewußtsein wiedererlangt hat und schlucken kann, verabreicht man Säfte mit Honig oder Zucker, ferner Bouillon alle 3–4 Std, bis die Ketonurie verschwunden ist. Anschließend kann man die Glucose- und Flüssigkeitszufuhr absetzen.

2. *Weiterbetreuung:*

a) Kaliummangel: Nach 4–8 Std intravenöser Flüssigkeitszufuhr sollte der Patient sorgfältig auf Kaliummangelsymptome (Schwäche, Atemstörungen) und auf EKG-Veränderungen überwacht werden. Als Kaliumsubstitution werden Lösungen in Form von gepuffertem Kaliumphosphat 40 mÄq/l etwa 3–4 Std lang, soweit indiziert, gegeben. Es kann ratsam sein, die Kaliumbehandlung gleichzeitig mit der Komabehandlung zu beginnen, was aber nicht unwidersprochen blieb. Ist der Patient imstande zu schlucken, gibt man die Kaliumsalze peroral.

b) Orale Nahrungs- und Flüssigkeitszufuhr: Sobald die Ketonurie verschwunden ist oder sich schnell bessert (gewöhnlich in 24–48 Std) und der Patient sein Bewußtsein wiedererlangt hat, gibt man kleine Mahlzeiten flüssiger oder halbflüssiger Nahrung, die etwa 50–75 g Glucose und Eiweiß (als Ei oder Milch) enthalten, etwa alle 3–4 Std Tag und Nacht, und kompensiert mit 25 bis 35 E Alt-Insulin alle 4 Std. Genügende orale Flüssigkeitszufuhr und regelmäßige Harnzucker- und Acetonkontrollen in Abständen von 3–4 Std sind notwendig.

c) Reguläre Diät: Zeigt der Patient nach 24–48 Std eine laufende Besserung des Befindens, wird auf reguläre Diabeteskost umgesetzt und die Insulineinstellung begonnen (s. Seite 916).

Prognose

Die Prognose hängt weitgehend von der Dauer des Koma, dem Alter des Patienten, der Schwere der Bewußtlosigkeit und der Ursache der zugrundeliegenden Erkrankung ab (Infekte, Glomerulosklerose usw.). Trotz anfänglicher Besserung ist manchmal infolge Hirnödem ein letaler Ausgang beobachtet worden. Auch bei ausreichender Behandlung erreichte die Mortalität noch gelegentlich ca. 3%.

Der diabetische Kranke bei operativen Eingriffen

Operationen beim Diabetiker bergen ein etwas größeres Risiko in sich als bei Stoffwechselgesunden. Bei der Indikationsstellung ergeben sich beim Zuckerkranken Probleme, die mit der Schwere der Erkrankung und der Dringlichkeit der Operation zusammenhängen. Ein mit Tabletten eingestellter Diabetiker sollte bis auf wenige Ausnahmen wegen der Neigung zur Acidose auf Insulin umgestellt werden.

Notfallchirurgie

A. Bei nicht-unfallbedingten Situationen: Diabetiker, bei denen aus nichttraumatisch bedingten Gründen ein chirurgischer Eingriff dringend notwendig wird, haben gewöhnlich durch das Zusammentreffen mit der Stoffwechselstörung eine mehr oder weniger ausgeprägte Ketose, die eine sofortige Einstellung des Diabetes erfordert. Diese Kranken sollten wie Fälle mit Acidose oder Koma behandelt werden (besonders bei der Notwendigkeit der Anwendung einer Allgemeinnarkose). Das diagnostische und therapeutische Programm sieht folgendermaßen aus:

1. Dem Patienten wird eine Blutprobe zur Bestimmung der CO_2-Bindungsfähigkeit, der Blutzuckerkonzentration sowie wenn möglich für Elektrolytbestimmungen (Natrium, Kalium und Chlorid) entnommen.

2. Man beginnt mit einer langsamen intravenösen Infusion von 5%iger Glucose in physiologischer Kochsalzlösung (nicht mehr als 70 Tropfen/min) und führt die Infusionsbehandlung während des ganzen chirurgischen Eingriffs fort. Eine Einheit Alt-Insulin/2 g Glucose kann der Infusion beigefügt werden (25 Einheiten für jeden Liter 5%iger Glucose).

3. Liegt eine Ketose vor und ist der Blutzucker hoch, gibt man 50 Einheiten Alt-Insulin i. v.

4. Postoperativ wird die Behandlung wie bei einem diabetischen Koma fortgesetzt, bis auf die orale Nahrungsaufnahme übergegangen werden kann und Ketose und Hyperglykämie unter Kontrolle sind.

B. Bei dringlichen chirurgischen Eingriffen nach Unfällen und Trauma: Wenn sich auch als Folge des Traumas die KH-Toleranz ändert, liegt die Hauptgefahr in der Möglichkeit einer schweren hypoglykämischen Reaktion infolge der ungenügenden Nahrungsaufnahme. Ist der Kranke bei Bewußtsein, sollte man ihm, sofern keine Kontraindikationen bestehen, gesüßte Fruchtsäfte oder Zucker oral geben. Wenn der chirurgische Eingriff unumgänglich ist, gibt man als Infusion 5%ige Glucose mit Kochsalzlösung. Eine Einheit Alt-Insulin für je 2–3 g Glucose fügt man hinzu. Wichtiger als Insulin ist die Zufuhr von Glucose, um eine Hypoglykämie zu vermeiden. Nach der Operation wird entsprechend der Schwere der Erkrankung weiterbehandelt.

Spezielle chirurgische Eingriffe

A. Erste Maßnahmen: Der Kranke sollte bereits einige Tage vor der geplanten Operation ins Krankenhaus aufgenommen werden. Von Depot-Insulin geht man auf Alt-Insulin über, um eine ausgeglichene Stoffwechsellage zu erreichen. Eine Neigung zur Ketose darf nicht vorliegen.

B. Während und nach dem operativen Eingriff:

1. Am Morgen der Operation bleibt der Patient nüchtern, auch spritzt man kein Insulin.

2. Verhalten während der Operation:

a) Ist der vorliegende Diabetes leicht, bisher gut eingestellt und liegt keine Neigung zur Ketose vor, operiert man bei nicht zu ausgedehnten Eingriffen ohne intravenöse Glucose und Insulingabe.

b) Ist der vorliegende Diabetes schwer oder mittelschwer und ein größerer chirurgischer Eingriff notwendig, sollte die Vorbereitung mit einer Infusion von 5%iger Glucose in physiologischer Kochsalz- oder anderen Lösungen beginnen, denen eine Einheit Alt-Insulin pro 2 g Glucose zugefügt werden. Die Infusion wird während der Operation fortgesetzt. Eine Tropfenzahl von 60–70 pro min ist zulässig. Bei stärkerer Ketonämie kann eine zusätzliche subcutane Gabe von Insulin (Alt-Insulin) erforderlich sein.

3. Nach dem chirurgischen Eingriff muß der Kranke kleine häufige Mahlzeiten (50 bis 75 g Kohlenhydrate) alle 3–4 Std erhalten, die je nach der Insulinempfindlichkeit des Kranken durch 15–25 Einheiten Alt-Insulin subcutan vor der Mahlzeit abgedeckt werden. Dies wird so lange fortgesetzt, bis eine normale Ernährung möglich ist. Nach

einem Eingriff im Bereich des Magendarmkanals kann der Kranke keine Nahrung zu sich nehmen, so daß eine parenterale Ernährung notwendig ist. Man gibt gewöhnlich 1 l 5%iger Glucose mit 5%iger Aminosäurelösung langsam ca. 4 Std lang als Infusion. Mit subcutaner Gabe von 15–40 Einheiten Alt-Insulin wird die Infusion abgedeckt. Eine tägliche Zufuhr von 3 l ist in etwa erforderlich. Diese Behandlung wird so lange weitergeführt, bis die Umstellung auf orale Ernährung wieder möglich ist.

Hypoglykämische Zustände

(Vgl. Tabelle 19–9)

1. Organischer Hyperinsulinismus

Diagnostische Merkmale

- Plötzliches Auftreten von Hunger und Schwächegefühl, Schweißausbrüchen, Blässe, Parästhesien und Persönlichkeitsveränderungen
- Tremor, Lähmungserscheinungen, Krämpfe
- Erniedrigter Nüchternblutzucker während der Anfälle, sofortiges Ansprechen auf Glucose-Applikation

Allgemeine Betrachtungen

Ein organischer Hyperinsulinismus wird beim Erwachsenen am häufigsten durch ein Adenom der Langerhans'schen Inseln hervorgerufen; gelegentlich kommen sie multipel vor und sind so klein, daß sie sich dem Nachweis entziehen. Teilweise können sie auch maligne entarten und funktionell aktive Metastasen bilden. Seltener, fast nur bei Kindern, kommen eine primäre Hypertrophie und Hyperplasie sämtlicher Inselzellen vor. Adenome können familiär erscheinen und mit anderen Adenomen der Parathyreoidea und der Hypophyse vertreten sein. In seltenen Fällen rufen auch Tumoren außerhalb des Pankreas ein Krankheitsbild hervor, das von Insulinomen nicht unterschieden werden kann.

Die Beschwerden und Symptome sind durch eine akute oder chronische Hypoglykämie bedingt. Unbehandelt schreitet die Krankheit fort und verursacht einen dauernden und irreversiblen Hirnschaden. Meistens sind die Adenome im Pankreasschwanz- und -mittelteil lokalisiert, sie kommen aber auch im Kopfstück vor.

Klinische Befunde

Die sogenannte Whipple'sche Trias besteht aus

1. anamnestischen Angaben über Hunger- und Schwächeanfälle, Schweißausbrüchen und Parästhesien, die während des Fastens auftreten;
2. Nüchternblutzuckerwerten von 40 mg% oder weniger im Anfall;
3. sofortigem Verschwinden der Erscheinungen nach Glucose-Anwendung.

Anamnestisch ist ferner der vorausgehende gute Allgemeinzustand, jedoch eine Intoleranz gegenüber körperlichen Belastungen nach fehlender Nahrungszufuhr bedeutsam.

A. Symptome: Erste Anzeichen sind plötzliche Appetitsteigerung und Schlaffheit, besonders während des Fastens, Kopfschmerzen oder Ohnmachtsanfälle (meistens vasomotorisch), Schwindel, Schweißausbrüche, Parästhesien des Gesichts, der Lippen, der Zunge, Sehstörungen, Tremor und Herzklopfen. Die zentralnervösen Symptome sind Brechreiz, Doppelsehen, Ataxie, Hypalgesie, Aphasie, Spasmen und Rigor, Lähmungserscheinungen, Krämpfe, aber auch Bewußtlosigkeit. Persönlichkeitsveränderungen und psychiatrische Symptome reichen von Angst oder Euphorie bis zu schweren psychotischen Zuständen, die oft irrtümlich für einen Alkoholismus oder eine Katatonie gehalten werden. Kranke mit längerdauerndem Hyperinsulinismus sind als Folge der chronisch erhöhten Kohlenhydratzufuhr adipös.

B. Laborbefunde: Der Nüchternblutzukker ist niedrig. Am schnellsten läßt er sich durch Haemo-Glukotest®- oder Dextrostix®-Streifen feststellen. Die Glucose-Toleranzkurve liegt im unteren Bereich oder zeigt einen schnellen Abfall auf tiefe Werte innerhalb von 2–5 Std, wobei es zu keinem spontanen Rückgang auf Normalwerte kommt. Diese Befunde sind jedoch von keinem großen diagnostischen Wert, außer daß sie gegebenenfalls einen organischen Hyperinsulinismus

Tabelle 19–9. *Differentialdiagnose hypoglykämischer Zustände*

Befunde	Nüchtern-blutzucker	Glucose-Toleranztest	Tolbutamid-Test	Leucin-Toleranztest	48–72 Std Fasten	Blutzucker-anstieg nach Glucagon- oder Adrenalin-Toleranztest
Inselzelltumor	normal oder niedrig	normal oder diabetisch	anhaltende Hypoglykämie	normal oder anhalt. Hypoglykämie	Hypoglykämie	normal
Extrapankreatische Tumoren	normal oder niedrig	normal oder diabetisch	normal	normal	Hypoglykämie	normal
Lebererkrankungen	normal oder niedrig	diabetisch	normal oder diabetisch	normal	Hypoglykämie	abnormal
Unterernährung	niedrig	diabetisch	normal oder diabetisch	normal	Hypoglykämie	abnormal
Hypopituitarismus und Nebennierenrindenunterfunktion	normal oder niedrig	normal	gelegentlich starker Abfall in den ersten Stunden, Normalisierung n. 2–3 Std	normal	normal oder hypoglykämisch	normal
Reaktive (funktionelle) Hypoglykämie	normal	normal oder niedrig n. 2 Std Hypoglykämien n. $1^1/_2$ bis 4 Std	normal od gelegentl. frühzeitig starker Abfall	normal	normal	normal
Frühstadium d. Diabetes mellitus	normal	diab. wd. der ersten 2 Std hypoglyk. zwischen der 3.–5. Std	diabetisch	normal	normal	normal
Bei Kindern Frühgeborenen	niedrig	diabetisch	diabetisch	normal	Hypoglykämie	abnormal
Leucin-Überempfindlichkeit	normal oder niedrig	normal	normal	signif. Hypoglykämie	normal	normal
Glykogenspeicherkrankheit	niedrig	diabetisch	diabetisch	normal	Hypoglykämie	abnormal

von einem funktionellen unterscheiden helfen.

Die Insulintoleranz ist unterschiedlich. Gelegentlich kann der Kranke eine Insulinresistenz aufweisen; beim Vorliegen einer Nebennierenrinden- und Hypophyseninsuffizienz ist der Patient ausgesprochen insulinempfindlich. Adrenalin verursacht einen unterschiedlichen Anstieg der Blutzuckerkonzentration, der bei schweren Lebererkrankungen nicht eintritt.

C. Spezielle Teste:

1. *Fastenversuch:* Der Kranke erhält bis zu 72 Std lang keine Nahrung und nur Wasser oder schwarzen Kaffee mit Süßstoff. Während dieser Zeit darf er sich leicht körperlich belasten. Bei fast allen Patienten mit einem Inselzelladenom kommt es unter diesen Umständen zu einem Abfall des Nüchternblutzuckers bis unter 30 mg% mit Auftreten von typischen hypoglykämischen Zeichen.

2. *Sulfonylharnstoff-Toleranztest:* 1 g Tolbutamid (Artosin®, Rastinon®) wird langsam in 20 ml physiologischer Kochsalzlösung intravenös injiziert bzw. werden 3 g Substanz und 2 g Natriumbicarbonat oral gegeben. Bei Patienten mit Inselzelladenomen fällt der Blutzucker innerhalb 30 min auf 50–80% des Nüchternblutzuckerspiegels ab und verbleibt mehrere Stunden auf den niedrigen Werten. Dieser Schnelltest ist jedoch nicht völlig gefahrlos und muß unter Umständen durch intravenöse Glucosegaben unterbrochen werden, um schweren Krämpfen und Koma zu begegnen. Zwar können bei einigen Patienten mit Inselzelladenom atypische Verlaufsformen gesehen werden, ein völlig normaler Ausfall spricht jedoch mit Sicherheit gegen die Verdachtsdiagnose.

Bei nicht-organischen bzw. funktionellem Hyperinsulinismus fällt der Blutzuckerspiegel auf hypoglykämische Werte und steigt innerhalb von 1–2 Std auf Normalwerte wieder an.

3. *Leucin- und Glucagon-Test* haben keine zusätzliche größere diagnostische Bedeutung.

4. *Die radioimmunologische Insulin-Bestimmung* konnte bisher keine konstanten Erhöhungen des Seruminsulins bei Insulomen nachweisen. Dagegen ist der exzessive Anstieg nach Tolbutamid oder Glucagon von größerem diagnostischen Wert.

Differentialdiagnose

(Vgl. Tabelle 19–9)

Am wichtigsten ist die Differentialdiagnose zwischen organischem und funktionellem Hyperinsulinismus. Beim letzteren findet sich keine Tendenz zur Progression in der Schwere der Anfälle, sie treten häufiger unter psychischen Belastungen auf und werden nicht durch Fasten oder körperliche Anstrengungen provoziert. Andere Faktoren, die als seltenere Ursachen einer Hypoglykämie in Frage kommen, sind Lebererkrankungen, Unterernährung, stärkere körperliche Belastungen, renale Glucosurie, Epilepsie, Hirntumoren, akuter oder chronischer Alkoholismus, cerebrale Durchblutungsstörungen und seltene neuromuskuläre Erkrankungen. Mit einer Hypoglykämie gehen auch der Morbus Addison, Myxödem und partielle oder komplette HVL-Insuffizienz einher. Man muß sich immer vergewissern, daß der Kranke kein Insulin oder orale Antidiabetica eingenommen hat. Bei Kindern sind differentialdiagnostisch Galaktosämie, von Gierke'sche Erkrankung und Leucin-Überempfindlichkeit in Betracht zu ziehen. Beim Erwachsenen können gelegentlich retroperitoneale Sarkome und andere extrapankreatische Tumoren ein ähnliches klinisches Bild hervorrufen. Spontane Hypoglykämien können gelegentlich ein Frühsyndrom eines Diabetes mellitus sein.

Komplikationen

Die Komplikationen nehmen mit der Anzahl und der Dauer der Anfälle zu. Netzhautblutungen und Apoplexien sind die Folge. Auch eine Coronarinsuffizienz oder eine paroxysmale Tachykardie können durch Hypoglykämien hervorgerufen werden. Wiederholte Attacken führen zu fortschreitenden neurologischen Störungen und einer Myelopathie mit irreversiblen Schäden wie z. B. Muskelatrophie, Pyramidenzeichen, Peronäuslähmungen. Dauernde Persönlichkeitsveränderungen und sogar intellektuelle Defekte sind beobachtet worden. Auch nach erfolgreicher chirurgischer Behandlung können sie auftreten. Nach Insulinom-Operation kann durch Entfernen von Inselgewebe, aber auch durch funktionelle Insuffizienz des Restparenchyms ein vorübergehender oder sogar dauernder Diabetes mellitus auftreten. Durch zu radikale Pankreasentfernung ist auch eine exkretorische Pankreasinsuffizienz möglich. Fisteln sind nicht selten. Wenn es zu einem Wiederauftreten der Symptome kommt, besteht der dringende Verdacht auf multiple Adenome.

In jedem Fall eines organischen Hyperinsulinismus muß eine Koincidenz von Adenomen der Hypophyse und der Parathyreoidea sowie von Magengeschwüren erwogen werden. Dieses Syndrom tritt oft familiär auf (multiple Adenomatose).

Behandlung

A. Notfallbehandlung: Man verhält sich wie bei hypoglykämischen Reaktionen nach Insulinüberdosierung (s. S. 918).

B. Allgemeine Maßnahmen:

1. *ACTH- oder Corticosteroidanwendung:* Die Anwendung ist besonders nützlich bei pädiatrischen Fällen (wegen der hyperglykämischen Wirkung), bei Erwachsenen hat sich diese Behandlung als nicht so wirksam erwiesen. Erfolgreiche Behandlungsversuche sind kürzlich bei inoperablem Hyperinsulinismus mit Diazoxid, einer Benzothiodiazin-Verbindung mit antidiuretischen Eigenschaften berichtet worden, ferner mit Zink-Glucagon.

2. *Diät:* Diätetische Maßnahmen sind bei der Behandlung eines funktionellen Hyperinsulinismus wertvoll, versagen aber bei organischen Ursachen (Adenomen) und bei schwerem Leberschaden (hepatogene Hypoglykämie). Immerhin ist der Versuch einer diätetischen Behandlung zu erwägen. Die Ernährung ist kohlenhydratarm, um eine Stimulierung zur Insulinausschüttung zu vermeiden. Schnell verwertbare Kohlenhydrate werden durch schwerer resorbierbare (Ei, 3- und 7%ige Gemüse, 10–15%ige Früchte und Bananen) ersetzt. Eiweißkörper müssen als eine wichtige Quelle von langsam freigemachten Calorien angesehen werden, die das Pankreas weniger stimulieren. Bei einigen Patienten kann es jedoch durch Eiweißzufuhr (Leucin, Arginin) zu einer verstärkten Insulinfreisetzung und damit zu einer Verschlimmerung der Hypoglykämie kommen. Die Nahrungszufuhr wird am besten auf 6 oder mehr Mahlzeiten pro Tag aufgeteilt. Es kann auch notwendig sein, dem Patienten während 24 Std regelmäßig Nahrung zuzuführen. In solchen Fällen darf man mit der Operation nicht länger warten.

3. *Sedierung:* Barbiturate (4mal 15–30 mg tgl.) können die neuromuskuläre Erregbarkeit herabsetzen.

4. *Verminderung der körperlichen Aktivität:* Belastungen führen zu einer erhöhten Glucoseverwertung, so daß die Wirkung des zusätzlich ausgeschütteten Insulins verstärkt wird. Wenn Anstrengungen nicht zu vermeiden sind, sollten zusätzlich Kohlenhydrate gegeben werden.

5. *Ausweiskarte:* Der Kranke muß einen Ausweis oder ein ähnliches Erkennungszeichen wie ein Diabetiker mit sich führen.

6. *Zuckerzufuhr im Notfall:* Der Patient sollte immer einen kleinen Vorrat an Zuckerstückchen oder Dextrose-Tabletten mit sich führen, sie jedoch nur im Notfall einnehmen.

7. *Psychotherapie* ist nur bei den Kranken mit funktioneller Hypoglykämie angebracht. Ferner sind anticholinergische Präparate wertvoll.

C. Operation: Bei einer Hyperplasie oder Inselzelladenomen ist die Radikaloperation die Methode der Wahl. Manchmal ist eine totale Pankreatektomie unumgänglich. An ektopische Tumoren muß gedacht werden.

Prognose

Wenn ein organischer Hyperinsulinismus rechtzeitig diagnostiziert und chirurgisch erfolgreich angegangen werden kann, ist mit einer vollständigen Wiederherstellung zu rechnen. Interne Behandlung mit ACTH oder Corticosteroiden ist als Dauerbehandlung – außer bei Kindern, bei denen ein Hyperinsulinismus vorübergehend bestehen kann – nicht besonders wirksam. Wie bei Kindern kann sie bei Erwachsenen in der Operationsvorbehandlung versucht werden, sofern ein Tumor nicht genau lokalisiert werden konnte oder die Operation verweigert wird. Diazoxid ist besonders bei der Langzeitbehandlung inoperabler Inselzelltumoren wirksam, hat aber unangenehme Nebenwirkungen wie Oedeme und Hypertrichose. Cerebrale Ausfälle sind häufig trotz erfolgreicher Entfernung eines Tumors nicht mehr reversibel. Die Operation ist sogar indiziert, wenn die Geschwulst schon mehrere Jahre bestanden hat. Eine Malignität ist nicht sehr häufig, und die Metastasierung tritt erst spät auf. Schlechter ist die Prognose bei Kleinkindern, aber auch bei älteren Kranken, weil sie plötzliche Blutzuckerschwankungen schlechter vertragen.

2. Funktioneller Hyperinsulinismus

Funktioneller Hyperinsulinismus, auch „reaktiv", „spontan", „neurogen" und auch idiopathisch genannt, ist die bei weitem häufigste Ursache einer Hypoglykämie. In den meisten Fällen nimmt man an, daß er auf einer übermäßigen Ausschüttung von Insulin beruht, wenn auch die Ursache und der Mechanismus der erhöhten Insulin-Produktion noch nicht klar sind.

Beim funktionellen Hyperinsulinismus sind extreme Hypoglykämien selten. Im Gegensatz zur Progredienz einer organisch bedingten Hypoglykämie ist der Verlauf der funktionellen relativ gutartig. Diese Kranken sind häufig psychisch belastet, ängstlich und gespannt. Oft zeigen sie auch Symptome im Sinne einer sogenannten „vegetativen Dystonie", „neurozirkulatorischer Asthenie" mit vermehrter Schweißneigung. Symptome, die mit einer Hypoglykämie verwechselt werden, treten bei diesen Personen häufig auch bei erhöhten, normalen oder niedrigen Blutzuckerwerten auf. Gelegentlich können umgekehrt auch mäßig erniedrigte Blutzuckerwerte von keinerlei entsprechenden Symptomen begleitet sein. Alle diese Befunde weisen darauf hin, daß eine Störung im autonomen Nervensystem verantwortlich zu machen ist oder einen begünstigenden Faktor bei der Entwicklung einer funktionellen Hypoglykämie darstellt.

Sie wird auch als ein Frühsymptom eines sich entwickelnden Diabetes mellitus angesehen, wenn beim Glucosetoleranztest der initialen hyperglykämischen Phase eine verzögerte hypoglykämische Reaktion folgt. Einige Untersucher haben bei solchen Fällen einen hohen Prozentsatz gefunden, der später in einen echten Diabetes mellitus übergeht. Eine allgemeine Bestätigung steht allerdings noch aus.

Eine funktionelle Hypoglykämie als weitere Verlaufsform tritt auch alimentär nach beschleunigter Resorption von Kohlenhydraten aus dem Dünndarm auf. Diese Beobachtung wird häufig bei Kranken nach Magenoperationen gemacht (Dumping-Syndrom). Die alimentäre Hypoglykämie wird auf eine überstürzte Insulinausschüttung aus dem Pankreas zurückgeführt, die über die enteralen Hormone stimuliert wird (Sekretin, Pankreozymin). Zumeist treten die Symptome ein bis zwei Stunden nach dem Essen auf.

Behandlung

Das Ziel der Behandlung einer funktionellen Hypoglykämie ist die Linderung oder Kupierung der Symptomatik. Dies bedeutet

1. psychologische Führung
2. Diätumstellung und
3. Behandlung mit Pharmaka.

Oft reicht eine offene Aussprache mit dem Patienten aus, die ihn über die Zusammenhänge von Blutzuckerverhalten und Reaktion des autonomen Nervensystems aufklärt. Besonders sollte auf die Notwendigkeit der Vermeidung von psychischen und körperlichen Belastungen hingewiesen werden. Wiederaufnahme der regelmäßigen Nahrungszufuhr, des Arbeitsrhythmus, des Sports sind notwendig. Auf ausreichenden Schlaf sollte geachtet werden. Nützlich ist die Verordnung einer eiweißreichen und an schnell resorbierbaren Kohlenhydraten armen Kost; oft bestehen die Kranken jedoch darauf, Zucker, Bonbons als Mittel gegen die sich entwickelnde Symptomatik zu nehmen. Manchmal kann der Zustand der Kranken durch die Zufuhr von eiweißreicher Kost jedoch verschlechtert werden, da sie durch den Gehalt an bestimmten Aminosäuren (Leucin, Arginin) zu einer verstärkten Insulin-Ausschüttung führt. Wichtiger als die Zusammensetzung der Nahrung dürfte die Häufigkeit der eingenommenen Mahlzeiten sein.

Gelegentlich sind insbesondere bei alimentären Hypoglykämien anticholinergische Medikamente wertvoll. Auch ist ein Versuch mit leichten Sedativa oder Tranquilizern zu empfehlen, obwohl manche Patienten gelegentlich besser auf adrenergische Präparate ansprechen.

Empfohlen wurde auch die umstrittene Verordnung von oralen Antidiabetica wie Tolbutamid in kleinen Dosen vor den Mahlzeiten unter dem Gesichtspunkt, daß die Hypoglykämie als Symptom eines sich entwickelnden Diabetes zu werten ist. Dadurch soll es zu einer schnelleren Insulinausschüttung kommen, die die spätere verzögerte Hypoglykämie verringert. Diese Behandlung mag in Fällen, bei denen sich später ein Diabetes entwickelt, nützlich sein, hat aber noch keine allgemeine Bestätigung gefunden.

Prognose
Die Erfolge sind bei einer strengen, sorgfältig durchgeführten Behandlung gewöhnlich gut, wenn der Kranke die ärztlichen Ratschläge befolgt und eine Umstellung der Lebensgewohnheiten gelingt. Die besten Erfolge findet man bei der alimentären Hypoglykämie. Nach Besserung der Beschwerden kann es zu Rückfällen kommen, weil die Patienten die vom Arzt verordnete Umstellung ihrer Lebensgewohnheiten nicht mehr einhalten. Kranke mit einem verzögerten Abfall des Blutzuckers (die bei der radio-immunologischen Insulinbestimmung auch eine verzögerte Ausschüttung zeigen) müssen sorgfältig hinsichtlich der Entwicklung eines manifesten Diabetes überwacht werden.

Anleitung zur Fußpflege bei Patienten mit Diabetes mellitus oder Gefäßerkrankung

Fußhygiene:

1. Man wasche die Füße täglich mit milder Seife und lauwarmem Wasser. Man trocknet die Füße sorgfältig insbesondere in den Zwischenzehenräumen durch leichten Druck. Man sollte jedoch nicht stärker reiben, da sonst die zarte Haut leicht aufgerissen wird.

2. Sind die Füße gründlich trocken, werden sie gut mit einem pflanzlichen Öl eingerieben, um sie weich zu halten, Schuppen entfernen zu können und Austrocknung zu verhüten. Auf zunehmende Empfindlichkeit der Füße sollte geachtet werden.

3. Sind die Füße zu weich und empfindlich, müssen sie etwa einmal wöchentlich mit Alkohol abgerieben werden.

4. Beim Abreiben der Füße ist immer an den Zehenspitzen zu beginnen und nach aufwärts zu streifen. Wenn es schon zur Varicenbildung gekommen ist, sollten die Füße sehr zart massiert werden, jedoch niemals die Beine.

5. Sind die Zehennägel brüchig und trokken, sollten sie jeden Abend in lauwarmem Wasser etwa 1/2 Std lang aufgeweicht werden, wobei dem Wasser ein Teelöffel gepulvertes Natriumborat (Borax) zugesetzt ist. Anschließend wird das Nagelbett um die Zehennägel mit Pflanzenöl bestrichen. Der Zwischenraum um die Nägel ist vorsichtig mit einem Stäbchen zu reinigen. Sorgfältige Fußpflege durch geschultes Personal ist bei eingewachsenen Nägeln notwendig, um eine Entzündung oder eine Gangrän zu verhindern.

Sind die Nägel zu lang, werden sie gerade abgefeilt, jedoch nicht kürzer als das darunterliegende weiche Zehengewebe. Die Ecken der Nägel sollen nie abgeschnitten werden. Wenn der Kranke in ein Fußpflegeinstitut geht, muß er darauf aufmerksam machen, daß er Diabetiker ist.

6. Empfehlenswert sind Schuhe mit niedrigen Absätzen aus weichem Leder, welche sich der Fußform gut anpassen. Die Schuhe sollten ferner vorn weit sein, damit die Zehen nicht gedrückt werden, sich dem Fußgewölbe gut anpassen und an den Fersen gut abschließen. Warme, dicke, weiche Strümpfe sind empfehlenswert.

Behandlung von Hühneraugen und Schwielen

1. Hühneraugen und Schwielen werden durch Reibung und Druck hervorgerufen, meistens durch schlecht passende Schuhe und Strümpfe. Deshalb sollten vorher entsprechende Vorsichtsmaßnahmen getroffen werden.

2. Um übermäßige Schwielen oder Hüh-

neraugen zu entfernen, werden die Füße in lauwarmem (nicht heißem) Wasser mit einer milden Seife etwa 10 min lang eingeweicht und anschließend das überschüssige Gewebe mit einem Handtuch oder einer Feile entfernt. Man sollte es jedoch nicht abreißen. Unter keinen Umständen sollte sich die Haut entzünden.

3. Hühneraugen und Schwielen sollte man nicht schneiden. Es ist besser, in ein Fußpflegeinstitut zu gehen.

4. Schwielenbildung unter den Fußballen kann

a) durch Übung wie Wenden und Strekken der Zehen mehrmals täglich

b) durch sorgfältiges Abrollen beim Gehen und

c) durch entsprechend passende Schuhe, die keine zu hohen Absätze haben,

vermieden werden.

Hilfen bei der Behandlung von Zirkulationsstörungen (kalte Füße)

1. Rauchen ist streng verboten. Nicotin kontrahiert die Blutgefäße und vermindert so die Zirkulation.

2. Füße warm halten. Man trägt warme Strümpfe und entsprechende Kleidung, Kälte führt zur Zusammenziehung der Blutgefäße und vermindert die Durchblutung.

3. Tragen von Strumpfbändern sollte man vermeiden, da sie die Blutgefäße komprimieren und den Blutzufluß vermindern.

4. Man sollte nicht mit gekreuzten Beinen sitzen. Dies kann die Beingefäße komprimieren und den Blutzufluß zu den Füßen vermindern.

5. Wenn die Bettdecke auf die Zehen unangenehm drückt, sollte sich ein Kissen am Fußende befinden.

6. Ohne Hinzuziehung eines Arztes dürfen keinerlei Salben oder Medikamente an den Füßen angewandt werden. Einige Präparate sind für Füße mit ungenügender Blutzirkulation geradezu schädlich.

7. Heißes Wasser, heiße Bettflaschen oder Heizkissen sind ohne Zustimmung eines Arztes verboten. Auch nur leichte Hitze kann die Haut schädigen, wenn die Durchblutung ungenügend ist.

8. Liegt Neigung zu Fußschweiß und zur Fußpilzerkrankung vor, sollte ein prophylaktischer Puder (gegen Fußpilzerkrankungen) am Fuß, in den Schuhen und in den Strümpfen täglich verwendet werden. Schuhe und Strümpfe sind wenigstens einmal täglich oder noch öfters zu wechseln.

9. Alle Übungen zur Verbesserung der Durchblutung werden nur vom Arzt verordnet.

Behandlung von Hautläsionen

1. Die richtige Erstbehandlung ist auch bei anscheinend nur kleineren Verletzungen von größter Bedeutung. Bei jeder Art von Röte, Blasenbildung, Schmerzen oder Schwellungen sollte sofort der Arzt hinzugezogen werden. Jede Schrunde in der Haut kann ulcerös oder gangränös werden, wenn sie nicht richtig behandelt wird.

2. Epidermophytie, die mit Schälen und Jucken in den Zwischenzehenräumen oder in Form einer Entfärbung oder Verdickung der Zehennägel beginnt, empfiehlt sich durch einen Arzt oder in einem Fußpflegeinstitut behandeln zu lassen.

3. Starke Antiseptica wie Jodtinktur sollten vermieden werden.

4. Sobald wie möglich wird nach einer Verletzung die Stelle mit einem sterilen Verband bedeckt.

Packungen sind in jeder Drogerie oder Apotheke erhältlich.

5. Bis zur endgültigen Heilung sollte der Fuß möglichst immer hochgelagert und lange genug geschont werden.

(Merkblatt zum Mitgeben für Diabetiker)

ICH BIN EIN DIABETIKER UND BIN AUF INSULIN bzw. EUGLUCON® 5 EINGESTELLT!

Sollte ich ein befremdliches Verhalten zeigen, aber noch bei Bewußtsein und in der Lage sein, Flüssigkeiten zu mir zu nehmen, so soll man mir Zuckerwasser oder Fruchtsaft einflößen.

Werde ich bewußtlos aufgefunden, so ist möglichst schnell der nächste Arzt zu benachrichtigen, oder man muß mich sofort in ein Krankenhaus überführen: Es liegt bei mir keine Vergiftung, sondern eine schwere Stoffwechselstörung vor!

Name:
Anschrift:
Tel.-Nr.:
Name meines Hausarztes:
Anschrift:
Tel.-Nr.:

FREHNER, J.: Diabetesfibel. Stuttgart: Thieme 1969.

KLEIN, E.: (Herausgeber) Die Pathogenese des Diabetes mellitus. Die endokrine Regulation des Fettstoffwechsels. 12. Symposium Dtsch. Ges. Endokrin. Berlin-Heidelberg-New York: Springer 1967.

MEHNERT, H., FÖRSTER, H.: Stoffwechselkrankheiten. Stuttgart: Thieme 1970.

NOWAKOWSKI, H.: (Herausgeber) Die endokrine Behandlung des Mamma- und Prostata-Karzinoms. Endokrine Regulation des Kohlenhydratstoffwechsels. 7. Sympos. Dtsch. Ges. Endokr. Berlin-Göttingen-Heidelberg: Springer 1961.

PETRIDES, P., WEISS, L., LÖFFLER, G., WIELAND, O.: Diabetes mellitus. München-Berlin-Wien: Urban & Schwarzenberg 1971.

PFEIFFER, E. F.: Handbuch des Diabetes mellitus. München: J. F. Lehmann 1969.

ROBBERS, H.: Praktische Diabetologie. Werk-Verlag Dr. Edmund Banaschewski, München-Gräfelfing 1969.

ROSENKRANZ, A.: Diabetes im Kindesalter. Stuttgart: Thieme 1967.

Erkrankungen des Hoden

Keimdrüsenunterfunktion beim Mann

(Hypogonadismus)

Der männliche Hypogonadismus kann entsprechend dem Zeitpunkt des Einsetzens in einen praepuberalen, puberalen oder in einen postpuberalen eingeteilt werden. Mit Eunuchismus bezeichnet man ein komplettes Versagen der Geschlechtsentwicklung; Eunuchoidismus beinhaltet nur eine partielle Unterfunktion.

Die ätiologische Diagnose eines Hypogonadismus (primär oder sekundär) stützt sich gewöhnlich auf die Ergebnisse von Laboratoriumsuntersuchungen.

1. Praepuberaler Hypogonadismus

Bei Jugendlichen unter 17 oder 18 Jahren kann die Diagnose eines Hypogonadismus gewöhnlich nicht mit Sicherheit gestellt werden, da eine Unterscheidung von einer „physiologisch" verspäteten Pubertät nur schwer vorzunehmen ist.

Am häufigsten wird ein praepuberaler Hypogonadismus durch eine spezifische gonadotrope Unterfunktion der Hypophyse hervorgerufen. Das Syndrom ist oft familiär bedingt und mit einer eventuellen Störung des Riechvermögens verbunden. Auch kann es die Folge von destruktiven Veränderungen in der Nähe der Hypophyse (supraselläre Cyste) sein oder seltener als Folge einer Zerstörung oder Mißbildung der Testes selbst auftreten (praepuberale Kastration).

Beim Vorliegen einer kompletten Hypophysenunterfunktion ist manchmal der Patient untersetzt und zeigt Störungen im Längenwachstum und in der Reifung. Andererseits können diese Patienten aufgrund des (infolge verspäteten Epiphysenschluß) verstärkten Wachstums der langen Röhrenknochen auffallend schlank und hochgewachsen sein. Die äußeren Geschlechtsorgane sind unterentwickelt, die Stimmlage hoch, es fehlen das Bartwachstum und die Libido und Potenz, ferner ist die fehlende Neigung zur Sonnenbräune der Haut charakteristisch. Als Erwachsener fällt er durch seine Jugendlichkeit auf, oft mit Fettsucht verbunden (gürtelförmige Verteilung), dazu unverhältnismäßig lange Extremitäten (die Spannweite übertrifft die Körpergröße). Ferner ist ein kleiner Adamsapfel und der fehlende Rückgang der Schläfenhaargrenze charakteristisch. Gelegentlich wird auch eine Gynäkomastie beobachtet (eine auffallende Gynäkomastie wird jedoch häufig durch die Fettsucht vorgetäuscht). Die Haut ist fein geädert, runzlig und bleich, besonders im Gesicht. Der Penis ist klein, die Prostata ebenfalls. Scham- und Achselbehaarung sind nur dürftig ausgeprägt. Entweder fehlen die Hoden im Scrotum (Kryptorchismus) oder sind sehr klein. Eine Spermatogenese ist nicht nachweisbar.

Tabelle 19–10. *Laboratoriumsuntersuchungen bei Hypogonadismus*

Hypogonadismusform	Harngonadotropine	Harn- 17–Ketosteroide
Primäre testiculäre Unterfunktion	„hypergonadotrop“	
Komplett (z. B. Kastration)	erhöht	niedrig oder normal
Partiell (Leydig-Zellunterfunktion)	mäßig erhöht	niedrig oder normal
Tubuläre Insuffizienz (Klinefelter-Syndrom)	erhöht	normal oder niedrig
Sekundär, bei Hypophyseninsuffizienz	„hypogonadotrop“	
Komplett: Panhypopituitarismus	sehr niedrig	sehr niedrig
Partiell: Isolierter FSH-Mangel	sehr niedrig	niedrig
Sekundär, unter bestimmten Bedingungen wie Hunger, Anorexie schwere Hypothyreose u.s.w.	niedrig oder niedrig-normal	niedrig bis normal

Das Skeletalter ist retardiert. Röntgenaufnahmen des Schädels zeigen unter Umständen Veränderungen der Sella (Craniopharyngeom). Manchmal besteht eine Anämie. Bei testiculärem Versagen ist die Ausscheidung der 17-Ketosteroide niedrig oder im Normbereich; bei primärer Hypophysenunterfunktion ist sie sehr niedrig oder kaum nachweisbar. Die Gonadotropinausscheidung im Harn fehlt bei primärer Hypophysenunterfunktion, bei primären Hodenstörungen oder nach Kastration ist sie erhöht. Chromosomenanomalien können durch Bestimmung des Kerngeschlechts entdeckt werden. Obwohl zur Zeit noch nicht allgemein verfügbar, werden später Bestimmungen des Testosteron- und LH-Spiegels im Blut die Beurteilung durch die 17-KS-Ausscheidung verdrängen. Bei hypophysärer Genese kommt es nach Gonadotropininjektionen zur Geschlechtsreifung, Anstieg der 17-Ketosteroidausscheidung im Harn und gelegentlich zu einem Descensus bei Kryptorchismus. (Bei primären Hodenstörungen wird ein Ansprechen auf diese Behandlung vermißt). Die Hodenbiopsie zeigt bei Hypopituitarismus unreife Tubuli und Leydig-Zellen.

Unter entsprechender Testosteronbehandlung kann es bei solchen Patienten zu einer äußerlichen, vom Normalen nicht unterscheidbaren Maskulinisierung kommen, jedoch können diese Patienten keine Spermien produzieren. Um eine Spermatogenese zu erzielen, ist die Kombination einer FSH-Präparation (Anteron®, Pergonal-500®) mit menschlichem Choriongonadotropin notwendig. Die Behandlung ist teuer und nicht überall durchführbar. Kranke mit praepuberalem Hypogonadismus müssen bei Umstellung auf Testosteron ihr ganzes Leben lang entsprechend behandelt werden. Depot-Testosteron, 200–300 mg i. m. alle zwei bis vier Wochen, ist notwendig. Die Alternativbehandlung mit oraler Anwendung von anderen Androgenpräparaten birgt alle Schwierigkeiten einer oralen Dauertherapie in sich. Die Dosierung kann bei den einzelnen Patienten variieren, gewöhnlich sind 10–25 mg von Methyltestosteron täglich oral ausreichend, um eine Reifung und Virilisierung zu erzielen. Die buccale Anwendung hat gegenüber der oralen Gabe keine besonderen Vorteile.

2. Puberaler Hypogonadismus
(Klinefelter-Syndrom)

Ein wichtiges Beispiel aus der Gruppe dieser Erkrankungen ist das sogenannte Klinefelter-Syndrom (puberale tubuläre Insuffizienz). Ihm liegt eine genetische Störung zugrunde, die sich während oder kurz nach der Pubertät manifestiert. Sie kann auch familiär vorkommen. Ein ähnliches, erworbenes Syndrom soll es auch nach Infektionskrankheiten geben. Die sekretorische Funktion der Leydig-Zellen liegt im Bereich zwischen normal und komplettem Versagen. Bei der Untersuchung des Chromosomenmusters zeigt es sich, daß die Mehrzahl der Patienten „chromatin positiv" ist. Eine Variante dieses Syndroms wurde bei hypogonaden Männern mit Hypospadie und einem „negativen" Chromosomenmuster berichtet (Reifenstein-Syndrom).

Die wesentlichen klinischen Befunde sind Vergrößerung der Mammae (Gynäkomastie), Sterilität, verminderte Libido und Potenz (selten) und manchmal ungenügende Entwicklung der Körperbehaarung mit weiblichem Muster der Schambehaarung. Skelet- und Muskelentwicklung sind gewöhnlich normal. Häufig wird eine gleichzeitige intellektuelle Retardierung beobachtet. Die Testes sind gewöhnlich klein, aber größer als bei praepuberalem Hypogonadismus. Der Penis und die Prostata sind gewöhnlich normal. Das Ejaculat enthält gewöhnlich keine Spermatozoen, jedoch sind auch seltene Fälle mit Spermatogenese beschrieben worden, wobei ein Chromosomenmosaik vorlag. Die Harnausscheidung der 17-Ketosteroide ist gewöhnlich niedrig oder normal. Die Gonadotropinausscheidung (FSH) ist erhöht (ein charakteristischer Befund). Bei der Hodenbiopsie finden sich eine Tubulussklerose, Nester von Leydig-Zellen, aber keine Spermatozoen. Das Chromosomenmuster entspricht gewöhnlich XXY (selten XXXY oder „Mosaik") mit einem chromatin-positiven Wangenschleimhautabstrich. Gelegentlich ist das Skeletalter retardiert.

Alle möglichen Ursachen einer Gynäkomastie müssen zunächst von einem Klinefelter-Syndrom differentialdiagnostisch abgegrenzt werden, insbesondere einfache Pubertätsgynäkomastie, Lebererkrankungen, Chorionepitheliom, oestrogenproduzierende Geschwülste und schließlich puberale Fettsucht mit kleinen Genitalien. Hodenbiopsie und Harngonadotropinausscheidung sind bei der Differentialdiagnose wertvoll.

Ein ähnliches Bild wird manchmal beim Vorliegen einer dystrophischen Myotonie gefunden.

Beim Vorliegen von Potenzstörungen und im fortgeschrittenen Alter sollte unbedingt eine Testosteronbehandlung durchgeführt werden. Eine störende Gynäkomastie kann durch kosmetisch-chirurgische Behandlung beseitigt werden.

3. Postpuberaler Hypogonadismus

Jede Beeinträchtigung der Hypophysenfunktion (z. B. durch Tumoren, Infektionen, Nekrosen) führt zu einem Ausfall der Gonadotropinausschüttung; ein Frühzeichen ist das Auftreten eines Hypogonadismus. Andererseits können die Hoden durch Trauma, Röntgenbestrahlung, Infektionen oder auf andere Weise geschädigt werden. Mangelernährung, Anämie oder ähnliche Störungen bewirken eine funktionelle Einschränkung der Gonaden. Obwohl oft als eigenständiges Syndrom bestritten, mag eine Art männliches Klimakterium vorkommen; das Auftreten dürfte etwa 20 Jahre später als die weibliche Menopause anzusetzen sein.

Symptome sind wechselnde Grade von Libido und Potenzverlust, Nachlassen des Haarwachstums, besonders im Gesicht, vasomotorische Symptome („Flush", Frösteln, Schläfrigkeit), Mangel an Interesse und Aggressivität, Sterilität, Muskelschwäche und Rückenschmerzen. Atrophie oder Hypoplasie der äußeren Geschlechtsorgane sind selten, ebenso der Prostata. Die Gesichtshaut erscheint dünn, zart gefältelt und gelblich, der Bart ist spärlich. Am Antitragus des Ohres fehlen die Haare (Hamilton's-Zeichen). Gürtelförmige Adipositas und Wirbelsäulenkyphose sind zu nennen.

Die Harnausscheidung des Testosterons und der Plasmaspiegel sind erniedrigt. Die Harnausscheidung der 17-Ketosteroide ist vermindert. Die Gonadotropine können normal sein, sind aber bei Hypophysenstörungen erniedrigt und bei echter tubulärer Insuffizienz erhöht. Die Spermienzahl im Ejaculat ist niedrig, oder es sind überhaupt keine nachweisbar. Die Knochenentwicklung ist gewöhnlich normal, aber das Skelet kann Hinweise für eine „Epiphysitis", besonders der Wirbelsäule (Scheuermann'sche Erkrankung), sowie eine Osteoporose aufweisen.

Der echte Erwachsenenhypogonadismus sollte von den viel häufigeren psychogenen

Störungen der Libido und Potenz abgegrenzt werden. Diagnostische Schwierigkeiten liegen weiterhin bei Männern mit Fettsucht und dürftigem Bartwachstum mit kleinen Genitalien vor, die jedoch eine normale Spermienzahl und normale F. S. H.-Ausscheidung im Harn aufweisen („fertile Eunuchen"). Möglicherweise handelt es sich um Formen einer mangelnden Ansprechbarkeit des Endorgans oder einen isolierten L. H.-Mangel.

Orale Behandlung mit Methyltestosteron oder Fluoxymesteron sowie Anabolica (vgl. Tabelle 10–20, Proviron®, Dianabol®, Primobolan®, Oranabol®) ist sehr wirkungsvoll. Um die Symptome zum Verschwinden zu bringen und den Eiweißverlust und eine altersbedingte Schwächlichkeit zu beeinflussen, sind niedrige Dosen ausreichend. Diese Dosierung genügt sowohl für eine Kurzzeitbehandlung als auch aufgrund ihrer anabolen Wirkungen für eine Dauerbehandlung. Allerdings ist die Anwendung von Depot-Testosteron-Präparaten einer oralen Dauerbehandlung vorzuziehen. Die Behandlung eines langdauernden Hypogonadismus mit Androgenen kann Erregungs- und Angstzustände zur Folge haben, die eine gleichzeitige Psychotherapie erfordern.

Prognose des Hypogonadismus

Wenn es sich um eine hypophysär bedingte Störung handelt, so hängt sie von der entsprechenden Primärerkrankung ab. Bei Anwendung von Testosteron ist die Prognose hinsichtlich der Wiederherstellung der Virilität ausgezeichnet. Je früher man mit der Anwendung beginnt, desto weniger Zeichen eines Eunuchoidismus bleiben zurück (sofern die Behandlung nicht unterbrochen wird).

Die Prognose hinsichtlich der Fertilität ist gewöhnlich schlecht. Sie ist nur in einigen Fällen besser, wo es sich um Hodenstörungen handelt, die auf einem Mangel an Gonadotropin beruhen. Die Therapie der Wahl ist in diesen Fällen die Behandlung mit Gonadotropin-Präparaten (Primogonyl®, Anteron®, Pergonal-500®, Pregnesin®).

Leichtere Formen eines jugendlichen Hypogonadismus sind durch entsprechende Ernährungsumstellung sowie durch allgemeine Maßnahmen zu behandeln.

Sofern eine Gonadotropinbehandlung erfolglos geblieben ist, sollte ein Kryptorchismus chirurgisch angegangen werden, bei ektopischen Testes ist nach manchen Autoren das Auftreten von bösartigen Hodentumoren häufiger. Die spätere Fertilität von chronischen Fällen ist verständlicherweise herabgesetzt.

Hypergonadismus beim Mann und Hodentumoren

Beim erwachsenen Mann müssen praktisch alle Veränderungen infolge einer verstärkten Keimdrüsentätigkeit auf funktionell aktive Hodentumoren zurückgeführt werden. Sie sind häufig maligne. Bei Kindern äußert sich der Hypergonadismus in der Form einer echten Pubertas praecox, entweder auf dem Boden von hypophysären oder hypothalamischen Veränderungen oder infolge von morphologischen Veränderungen an den Hoden selbst oder der Nebennieren.

1. Praepuberaler Hypergonadismus

Die Symptomatik wird durch das vorzeitige Wachstum von Scham- und Achselbehaarung, Bart und äußeren Genitalien mit verstärkter Muskelentwicklung bestimmt. Bei echter Pubertas praecox infolge von hypophysären oder hypothalamischen Veränderungen kommt es zu gleichzeitiger Vergrößerung der Hoden mit Eintreten der Spermatogenese. Adrenal-bedingte Virilisierung oder ein Hodentumor führen hingegen zur beiderseitigen oder kontralateralen Hodenatrophie. Die Spermatogenese tritt nicht ein. Ein Tumor der interstitiellen Zellen (Leydig-Zell-Tumor) ist im Kindesalter eine der Hauptursachen einer Pubertas praecox. Auch bei Nebennierenrindenhyperplasie können beiderseitige Knötchen aus interstitiellen Zellen nachgewiesen werden. Ferner sind Fälle von Hepatom mit echter isosexueller Pubertas praecox beschrieben worden.

Ist die Ursache einer Pubertas praecox „konstitutionell", so handelt es sich gewöhnlich um eine harmlose Störung. Handelt es sich um eine Pubertas praecox auf dem Boden eines hypophysären oder hypothalamischen Tumors, so ist die Prognose schlecht,

Tabelle 19–11. *Sexuelle Frühreife mit isosexuellem Verlauf*

Arten und Ursache	typische Befunde
Neurogen	
Hirntumor Encephalitis angeborener Defekt mit hypothalamischer Beteiligung	Hoden reifen normal, Spermatogenese tritt ein, sekundäre Geschlechtsmerkmale sind normal, Geschlechtshormone werden wie beim gesunden Erwachsenen in normalen Mengen ausgeschieden.
Hypophysär	
Idiopathische „zentrale" Aktivierung (konstitutionell)	wie oben!
Gonadal	
Leydigzell-Tumor des Hodens	Tumor einer Gonade, die andere (kontralaterale) ist unreif oder atrophisch. Keine Spermatogenese. Geschlechtshormone werden in exzessiven Mengen ausgeschieden.
Adrenal	
Embryonale Hyperplasie oder Tumor	Hoden gewöhnlich klein und unreif, gelegentlich können sie aberrierendes Nebennierengewebe enthalten. Keine Spermatogenese. Bei männlichen Individuen kann es zu Symptomen der Nebennierenrindeninsuffizienz kommen.

wenn er nicht rechtzeitig entfernt werden kann. Nebennierenrinden- und Hodentumoren sind oft maligne.

Als Folge des frühzeitigen Epiphysenschlusses und der vorzeitigen Geschlechtsreife sind die meisten Kranken mit einem derartigen Syndrom im Erwachsenenalter relativ klein und untersetzt.

Behandlung
Sofern es möglich ist, den Tumor chirurgisch anzugehen, so darf die Operation nicht hinausgezögert werden. Eine beiderseitige Nebennierenrindenhyperplasie als Ursache einer Pseudo-Pubertas praecox kann erfolgreich mit Corticosteroiden behandelt werden, so daß es zu einer normalen Entwicklung und Spermatogenese kommt. Die Anwendung von Progesteron-Präparaten (z. B. Depo-Provera®) bei der Behandlung der Pubertas praecox ist noch im Stadium der Erprobung.

2. Hodenneoplasmen beim Erwachsenen

(Postpuberaler Hypergonadismus)
Fast alle Hodenneoplasmen sind funktionell aktiv (Sekretion von androgenen oder oestrogenen Hormonen) und die Mehrzahl ist maligne (vgl. Tabelle 19–12). Sie können sehr klein sein und aufgrund ihrer allgemeinen Hormonwirkungen oder nur aufgrund des Nachweises von Metastasen diagnostiziert werden. Meistens ist eine erfolgreiche chirurgische Behandlung aussichtslos, sofern schon ausgedehnte, hormonal bedingte Manifestationen aufgetreten sind. Einige Tumoren kommen beiderseitig vor, so z. B. die Leydig-Zell-Tumoren. Gelegentlich findet sich ein Mischbild der Symptome. Kürzlich sind auch gonadotropinsezernierende Bronchuscarcinome beschrieben worden.

Beim Vorliegen eines Kryptorchismus muß an die Möglichkeit einer späteren malignen Entartung gedacht werden.

Behandlung
Sofern die Diagnose rechtzeitig gestellt wird, ist nach vollständiger chirurgischer Entfernung mit einer Heilung zu rechnen; bei strahlenempfindlichen Tumoren kann eine Röntgenbestrahlung als Palliativmaßnahme versucht werden. Bei Chorionepitheliomen ist die Chemotherapie und cytostatische Behandlung (z. B. Methotrexat) die Methode der Wahl.

Tabelle 19–12. *Typische Befunde bei Hodentumoren.*

Tumor und sezerniertes Hormon	Klinische Manifestationen
Seminom: Erhöhung der Harngonadotropine	Setzt meistens im Alter von 30–50 Jahren ein. Strahlenempfindlich. Keine endokrinen Folgeerscheinungen.
Teratom: Keine Hormonbildung, außer bei Mischtumoren	Kann auch schon in der Kindheit auftreten. Keine endokrinen Folgeerscheinungen, außer bei Mischtumoren. Tumor strahlenresistent, invasives Wachstum.
Chorionepitheliom: Choriongonadotropin erhöht, Schwangerschaftsteste im Harn positiv	Seltenes Vorkommen, Tumor wächst schnell invasiv und metastasiert bald, ist strahlenresistent. Gynäkomastie. Überfunktion der Leydigzellen durch Gonadotropinstimulierung des Tumors.
Leydig-Zell-Tumor 17-Ketosteroide erhöht	Sehr selten. Kommt in jedem Alter vor und verursacht Virilisierung. Gelegentlich bilateral, oft auch multipel.
Sertoli-Zell-Tumor Tubuläres Adenom (Pick)	Gutartige Tumoren, wahrscheinlich aus embryonalem Restgewebe. Oft mit angeborenen Störungen des Genitaltrakts verbunden, selten Feminisierung.

Aus: DEAN, A. L., Behandlung von Hodentumoren. J. Urol. 76, 439–446 (1956).

KÖRNER, F.: Diagnose und Therapie der malignen Hodentumoren. Stuttgart: Enke 1970.

LABHART, A.: Testis, in: Klinik d. Inneren Sekretion. Berlin-Heidelberg-New York: Springer 1971.

NOWAKOWSKI, H.: Die endokrine Behandlung des Mamma- und Prostata-Carcinoms. Endokrine Regulation des Kohlenhydratstoffwechsels. 7. Symp. Dtsch. Ges. Endokr.

OVERZIER, C.: Die Intersexualität. Stuttgart: Thieme 1961.

NOWAKOWSKI, H.: Die Keimdrüsen des Mannes. Berlin-Göttingen-Heidelberg: Springer 1955.

SCHIRREN, C.: Fertilitätsstörungen beim Manne. Stuttgart: Enke 1961.

SCHIRREN, C.: Neue Ergebnisse der Andrologie. Berlin-Heidelberg-New York: Springer 1965

TAMM, J.: Testosteron, Proc. Workshop Conf. Stuttgart: Thieme 1967.

TONUTTI, E.: Die menschliche Keimdrüse. Stuttgart: Thieme 1960.

Erkrankungen der Ovarien

Hypogonadismus bei der Frau

(Weiblicher Hypogonadismus)

Das hervorstechendste Merkmal des weiblichen Hypogonadismus ist die Amenorrhoe (s. unten). Es gibt jedoch partielle Hormonmangelzustände, hauptsächlich Insuffizienz des Corpus luteum, die nicht immer zwangsläufig zu einer Amenorrhoe führen müssen, sondern gelegentlich Metrorrhagien oder anovulatorische Cyclen hervorrufen.

Oestrogenmangel hat besonders, wenn er frühzeitig auftritt, weitreichende Auswirkungen zur Folge (Turner-Syndrom!). Eigentliche Hypophysenstörungen sind bei der Frau viel seltener Ursache eines Hypogonadismus als primäre Eierstockserkrankungen; meistens sind sie mit anderen Symptomen einer Hypophyseninsuffizienz festzustellen.

Eine Ovarialinsuffizienz, die in früher Jugend beginnt, führt zu einem verzögerten Epiphysenschluß und retardierten Knochenalter. Dies hat oft einen Hochwuchs mit langen Extremitäten zur Folge. Andererseits liegt bei einer Agenesie der Ovarien in der Regel ein Minderwuchs vor (s. unten). Bei der Ovarialinsuffizienz der erwachsenen Frau sind die Veränderungen diskreter, es findet sich eine gewisse Rückbildung der sekundären Geschlechtsmerkmale. Bei langanhaltendem Oestrogenmangel tritt in allen Altersgruppen eine Osteoporose, besonders der Wirbelsäule auf, da die Oestrogene einen potenten Stimulus der Osteoblasten darstellen.

Eine seltene Verlaufsform einer Ovarialinsuffizienz findet man bei Zuständen von Androgenüberschuß, vornehmlich der Nebennieren, wenn die zwar vorhandenen Oestrogene durch die verstärkte Androgenwirkung unterdrückt sind (s. auch Kapitel virilisierende Erkrankungen des Ovars).

Amenorrhoe

Es ist nicht verwunderlich, daß Menstruationsstörungen eines der häufigsten Symptome bzw. Klagen einer endokrinen Störung bei Frauen darstellen, nachdem eine regelmäßige Menstruation von einer normalen Funktion der gesamten physiologischen Achse Hypothalamus-Hypophyse-Ovar-Endometrium abhängt. Eine korrekte Diagnose bedingt weitgehend eine gründliche Überprüfung jeder der einzelnen Teilfaktoren und muß gleichzeitig nichtendokrine Komponenten berücksichtigen.

Definiert man die Menstruation als eine Abstoßung des Endometriums, das vorher durch Oestrogene bzw. Oestrogene und Progestativa stimuliert wurde (mit nachfolgendem Entzug dieser Hormone), so ist es einleuchtend, daß eine Amenorrhoe sowohl bei Mangelzuständen oder Fehlen (hypohormonal oder ahormonal) auftreten kann, aber auch dann, wenn kein Entzug der in normalen Mengen vorhandenen Hormone vorliegt.

Die Definition einer *primären Amenorrhoe* beinhaltet, daß bisher niemals Menstruationen aufgetreten sind. Eine solche Diagnose wird gewöhnlich nicht vor dem 18. Lebensjahr gestellt. Sekundäre Amenorrhoe bedeutet, daß nach vorausgegangenen Menses die Periode vorübergehend oder dauernd ausgeblieben ist.

Die am häufigsten vorliegende Form einer hypohormonalen Amenorrhoe ist die Menopause oder das physiologische Versagen der Ovarialtätigkeit. Das klassische Beispiel einer fortwährenden hormonalen Amenorrhoe ist die Schwangerschaft, wenn die cyclische Entzugsblutung durch die hormonale Sekretion der Placenta verhindert wird. Entsprechende Verhältnisse finden sich bei der Gabe von Ovulationshemmern. Diese Möglichkeiten sollten immer in Betracht gezogen werden, bevor eingehende diagnostische Maßnahmen ergriffen werden.

1. Primäre Amenorrhoe

Bei diesen Verlaufsformen liegt gewöhnlich der Typ der hypohormonalen oder ahormonalen Amenorrhoe vor. Um organische Veränderungen im Bereich der Achse Hypothalamus-Hypophyse-Gonaden auszuschließen, sind genaue diagnostische Maßnahmen erforderlich. In jedem Fall sollte das chromosomale Geschlecht bestimmt werden. Eine gynäkologische Untersuchung ist zur Abrundung der Diagnose unumgänglich.

Folgende Ursachen können vorliegen:

1. *Hypothalamische Störungen*: Konstitutionelle Verzögerung im Beginn der Pubertät, Schwachsinn, ernste organische Erkrankungen.

2. *Hypophysäre Ursachen (mit niedrigen oder fehlenden Harngonadotropinen):* Supraselläre Cysten, Hypophysentumoren (eosinophiles Adenom, chromophobes Adenom, basophiles Adenom), isolierter Mangel an hypophysären Gonadotropinen.

3. *Ovarielle Veränderungen (mit erhöhten Harngonadotropinen):* Gonadendysgenesie (Turner-Syndrom), Zerstörung der Ovarien (z. B. durch Infektionen oder Autoimmunmechanismen), „prämenarchale Menopause".

4. *Gebärmutterveränderungen (meistens mit normalen Harngonadotropinen):* Mißbildungen, imperforiertes Hymen, Hermaphroditismus, fehlende Ansprechbarkeit oder atrophisches Endometrium.

5. *Verschiedene Ursachen:* Adrenaler Virilismus, Pseudohermaphroditismus (mit hoher Ausscheidung der 17-Ketosteroide und des Pregnantriols im Harn), verschiedene androgenbildende Tumoren. Testiculäre Feminisierung (mit inguinalen Gonaden und blind endender Vagina).

Behandlung

Die Behandlung entspricht der Therapie der sekundären Amenorrhoe (siehe unten). Zunächst sollte die zugrundeliegende organische Ursache möglichst beseitigt werden. Eine abnormale Keimdrüse sollte operativ entfernt werden, da es in solchen Fällen häufiger zu Neoplasmen kommen kann. Oft sind auch plastische Operationen der Vagina notwendig.

Falls aber noch keine Entwicklung der sekundären Geschlechtsmerkmale eingetreten ist, kann eine Oestrogen-Behandlung allein ausreichen.

2. Sekundäre Amenorrhoe

Zeitweiliges Aussetzen der Menstruation ist überaus häufig und macht keine eingehende endokrinen Untersuchungen erforderlich. Im gebärfähigen Alter muß bei der Frau natürlich zuerst an eine Schwangerschaft gedacht werden; jenseits davon ist zunächst das Eintreten der Menopause wahrscheinlich. Eine vorübergehende Amenorrhoe kann nach seelischen Belastungen, Anämien, Unterernährung und ähnlichen Zuständen auftreten, nach Behebung der Grundstörung tritt die Periode wieder gewöhnlich regelmäßig ein. Bei einigen Frauen kommt es nach Absetzen einer längeren periodischen Behandlung mit Ovulationshemmern für eine gewisse Zeit zum Aussetzen der Menses. Eine Amenorrhoe tritt ferner physiologischerweise während des Stillens (Lactation) ein oder als Störung längere Zeit nach einer Entbindung (Chiari-Frommel-Syndrom).

Durch Anwendung von „Schema D und C" (siehe Seite 970), d. h. Anwendung von Progesteron-Präparaten mit nachfolgendem Absetzen, können diese Amenorrhoen in zwei Verlaufsformen (negative D- und C-Form, positive D- und C-Form) eingeteilt werden. Bei der ersteren Verlaufsform (mit Ausnahme einer Schwangerschaft) findet sich ein atrophischer oder Hypooestrogen-Typ der Uterusschleimhaut; der letztere Typ zeigt ein Endometrium des proliferativen Typs, aber mit Progesteron-Mangel.

1. *Eine sekundäre Amenorrhoe mit negativem D- und C-Schema kann folgende Ursachen haben:* Gravidität (Schwangerschaftsteste positiv), Menopause (Harngonadotropine erhöht), Hypophysentumor, Hypophyseninfarkt (Sheehan's-Syndrom), virilisierende Syndrome wie beim Arrhenoblastom, Cushing-Syndrom, Morbus Addison und verschiedene weitere Ursachen wie Anorexia nervosa, schweres Myxödem, intrauterine Bestrahlungsfolgen und Hysterektomie.

2. *Eine sekundäre Amenorrhoe mit einem positiven Ergebnis der Schema D- u. C-Behandlung kann folgende Ursachen haben:* Metropathia haemorrhagica, Stein-Leventhal-Syndrom, Oestrogenbehandlung, oestrogene Tumoren wie z. B. Granulosazelltumor (selten), Hyperthyreose und auch gelegentlich Lebererkrankungen.

Ein gewisses Ausmaß an Überlappung kann bei diesen zwei Verlaufsformen gefunden werden.

Behandlung

Ziel der Behandlung ist es, nicht nur die Menstruation wieder in Gang zu bringen (wenn dies auch aus psychologischen Gründen sehr wichtig ist), sondern auch die Ätiologie (wie z. B. Hypophysentumoren) zu beseitigen und die reproduktive Funktion wiederherzustellen.

Die Behandlung hängt von der vorliegenden Grunderkrankung ab. Es ist keinesfalls notwendig, alle Fälle zu behandeln, insbesondere temporäre Amenorrhoen oder irreguläre Menstruationen bei unverheirateten Mädchen oder Frauen. Diese Fälle normalisieren sich gewöhnlich spontan nach Heirat oder der ersten Schwangerschaft.

Bei Patienten, die auf Progesteron normal ansprechen, kann die Amenorrhoe durch orale oder parenterale Anwendung von Progesteron-Präparaten während der letzten 10 bis 14 Tage des Monats korrigiert werden.

Bei Patientinnen, bei denen die Harngonadotropinausscheidung niedrig ist und die auf Progesteron nicht ansprechen, kann man durch Behandlung der Hypophysenstörung das Wiedereintreten der Menstruation hervorrufen; Gonadotropin-Behandlung scheint nützlich zu sein, wobei menschliche hypophysäre FSH-Präparate mit einigem Erfolg angewandt worden sind. Diese Therapie oder Kombination von FSH-Präparaten aus postmenopausalem Harn hat, zusammen mit APL-Präparaten, bei sekundären Amenorrhoen gute Erfolge aufzuweisen. Clomiphen ist in zahlreichen Fällen, z. T. mit Erfolg, in der Behandlung dieser Patienten angewandt worden. Im allgemeinen wird in der klinischen Praxis jedoch nur mit Oestrogenen allein oder in Kombination mit Progesteron-Präparaten gearbeitet. Sind die Harngonadotropine erhöht, so ist eine Therapie mit Gonadotropin-Präparaten nutzlos. Man behandelt in solchen Fällen mit Oestrogenen allein oder mit Kombinationspräparaten. Bei Menstruationsstörungen in Verbindung mit Virilisierungserscheinungen sind manchmal Corticosteroide nützlich. Beim Stein-Leventhal-Syndrom stellt die Keilresektion der Ovarien oft die normale Menstruation wieder her.

Allgemeinmaßnahmen schließen beispielsweise diätetische Einstellungen zur Korrektur von Über- und Untergewicht ein, ebenso Psychotherapie in Fällen von seelischen Störungen. Andererseits medikamentöse Behandlung von Anämien und anderen vorliegenden Stoffwechselerkrankungen (wie z. B. leichte Formen einer Hypothyreose).

3. Hypothalamische Amenorrhoe

Die sekundäre, hypothalamische Amenorrhoe infolge emotioneller oder psychogener Ursachen ist bei jungen Frauen viel häufiger als auf dem Boden organischer Veränderungen (ausgenommen Schwangerschaft). Sie wird vermutlich über eine hypothalamische Blokkade der hypophysären Ausschüttung von gonadotropen Hormonen, besonders LH, hervorgerufen. Hypophysäres FSH wird in solchen Fällen immer noch produziert und in normalen oder niedrigen Konzentrationen im Harn gefunden. Nachdem ein geringer Spiegel an LH für die Produktion von Oestrogenen wie auch von FSH notwendig ist, resultiert ein Zustand von Hypooestrogenismus mit evtl. atrophischem Endometrium.

Gewöhnlich findet man in der Anamnese einen Hinweis auf ein seelisches Trauma, das dem Beginn der Amenorrhoe vorausgeht. Die Harnausscheidung von FSH ist normal oder niedrig-normal, die 17-Ketosteroidausscheidung ist ebenfalls niedrig bis normal. Scheidenschleimhautabstriche und Curettage der Uterusschleimhaut zeigen einen leichten Hypooestrogenismus. Die Reaktion auf Progesteronanwendung (Schema D und C) fällt unterschiedlich aus. Das Endometrium spricht auf cyclische Anwendung von Oestrogenen an.

Oft kehren die Menses spontan oder nach einigen induzierten „Cyclen" wieder. Von größter Bedeutung ist eine adäquate Psychotherapie. Auch Clomiphen kann angewandt werden. Wenn die Amenorrhoe weiter fortdauert, kommt es zu ernsteren Zeichen eines Oestrogenmangels, der sofortige Behandlung erfordert.

Die Diagnose dieses Syndroms ist sehr wichtig, vor allem sollte eine Verwechslung mit einer organischen Ursache einer Amenorrhoe mit entsprechend anderer Prognose vermieden werden.

Turner-Syndrom

(Primäre ovarielle Agenesie, gonadale Dysgenesie)

Das Turner-Syndrom ist eine sehr seltene Störung infolge angeborenen Fehlens der Ovarien und immer mit Zwergwuchs und anderen Anomalien verbunden. In den meisten Fällen fehlt bei diesen Kranken eines der beiden X-Chromosomen (XO-Syndrom). Eine viel seltenere Variante des Syndroms kann auch Reste von männlichem Keimdrüsengewebe mit leichten Zeichen einer Virilisierung aufweisen.

Die Hauptsymptome werden durch das angeborene Fehlen des Eierstocks hervorgerufen: Genitalhypoplasie mit infantilen Uterus, Vagina und Brüsten sowie einer primären Amenorrhoe; dürftige Achsel- und Schambehaarung; untersetzte Statur, gewöhnlich zwischen 1,22–1,42 m Körpergröße; Cubitus valgus (vergrößerter Ellenbogenwinkel); Pterygium colli (sehr häufig); Augenstörungen, Schildbrust mit weit auseinanderstehenden Mamillen; Störungen im Kreislaufsystem, besonders Aorten-Isthmus-Stenose, angeborene Klappendefekte; Osteoporose und andere Skeletanomalien (verkürzte Metacarpalia, Exostosen der Tibia etc.) zunehmend mit dem Alter; vorzeitige Alterungserscheinungen mit greisenhaftem Aussehen. Naevi sind häufig. Idiopathische Ödeme, besonders auf dem Fußrücken, findet man bei Säuglingen. Über ein gehäuftes Auftreten von Autoimmunthyreoiditis und Diabetes wurde berichtet.

Die Harngonadotropinausscheidung (FSH) ist erhöht, die 17-Ketosteroide sind erniedrigt. Das Skeletalter kann retardiert sein. Meistens zeigt das Chromosomenmuster einen „negativen" Wangenschleimhautabstrich und eine XO-Chromosomenkonfiguration. Die Probelaparotomie ergibt eine Gonadenleiste („Streifenovarien“) und gelegentlich auch Reste von interstitiellem Zellengewebe.

Differentialdiagnostisch muß das Hauptsymptom des Kleinwuchses von einem hypophysären Zwergwuchs abgegrenzt werden. Bei dieser Störung sind die Harngonadotropine entweder niedrig oder fehlen, gleichzeitig bestehen weitere Hinweise auf eine Hypophysenunterfunktion. Außerdem fehlt in solchen Fällen die Achsel- und Schambehaarung, die beim Turner-Syndrom dürftig vorhanden ist; nach Oestrogenanwendung kommt es zu einer Verstärkung des Haarwuchses. Andere Verlaufsformen eines konstitutionellen Zwergwuchses, ein Laurence-Moon-Biedl-Syndrom, müssen durch die Harngonadotropin-Bestimmung und das Fehlen der Polydaktylie und den Nachweis einer Retinitis pigmentosa und durch andere Zeichen der Erkrankung abgegrenzt werden. Der untersetzte Wuchs und gelegentliche Deformitäten der Metacarpalia können an einen Pseudohypoparathyreoidismus erinnern, bei welchem jedoch reguläre Menstruationen beobachtet werden.

Nach Anwendung von Oestrogenen kommt es zu einem gewissen, aber nicht ausreichenden Längenwachstum; zusätzlich kann auch die Anwendung von Androgenen nützlich sein. Einige Fälle sprechen auf hypophysäres Wachstumshormon an.

Ohne Behandlung kommt es gewöhnlich zu einem spontanen Epiphysenschluß (obwohl verspätet). Anwendung von Oestrogenen führt zur Entwicklung der Brüste und der Gebärmutter und kann nach cyclischer Verabfolgung anovulatorische Menses hervorrufen. Selbstverständlich bleiben die Betroffenen ihr Leben lang steril.

Begleitveränderungen am Herz-Kreislaufsystem beeinträchtigen (sofern nicht chirurgisch behoben) die Lebenserwartung. Das Pterygium colli kann durch plastische Operationen beseitigt werden.

Kürzlich sind auch verwandte Syndrome mit unterschiedlichem Chromosomenmuster beschrieben worden. Die „einfache gonadale Dysgenesie“ hat eine „Gonadenleiste“ ohne begleitende Skeletanomalien. Die „Misch“- oder „atypische“ gonadale Dysgenesie, eine Art von Hermaphroditismus, hat auf einer Seite eine „Gonadenleiste“, auf der anderen Seite abnormales Keimdrüsengewebe, das leicht bösartig entartet, so daß es eine rechtzeitige chirurgische Entfernung notwendig macht.

Das klimakterische Syndrom

Diagnostische Merkmale

- Menstruationsstörungen, die mit „Wallungen“ und Persönlichkeitsveränderungen einhergehen
- Altersbereich: 45–55 Jahre (sofern nicht durch operative Entfernung der Ovarien oder Bestrahlung frühzeitig hervorgerufen)
- Hypooestrogenismus im Scheidenabstrich, Gonadotropine (FSH) erhöht, in späteren Jahren Osteoporose

Allgemeine Betrachtungen

Der Ausdruck Menopause bezieht sich auf das dauernde bzw. endgültige Aufhören der Menses entweder als normales physiologisches Ereignis oder als Folge einer chirurgischen Entfernung oder Bestrahlung der Ovarien. In einem weiteren Sinn schließt das „klimakterische Syndrom“ alle Folgen eines Aufhörens der Ovarialfunktion ein, von denen das Fehlen der Menstruation nur einen Teil darstellt.

Die Mehrzahl der Frauen machen das physiologische Klimakterium im Alter zwischen 45 und 50 Jahren durch, ein vorzeitiges Versagen des Ovars kann jedoch auch schon vor dem 30. Lebensjahr eintreten. Eine frühzeitige Menopause ist häufiger bei Frauen, die eine Infektion der inneren Geschlechtsorgane durchgemacht hatten oder operiert worden sind. Oft ist der Zeitpunkt des Auftretens des Klimakteriums familiär bedingt. Selten kann auch eine frühzeitige Einstellung der Eierstocksfunktion Teil einer generalisierten „polyendokrinen Insuffizienz“, vornehmlich auf dem Boden einer Autoimmunerkrankung, darstellen.

Eine chirurgische oder strahlenbedingte Menopause unterscheidet sich von der physiologischen durch ihren plötzlichen Beginn und die stärkeren Manifestationserscheinungen. Je früher es zu einem Nachlassen der Eierstocksfunktion kommt, desto stärker sind die Folgen, insbesondere am Skelet.

Die klinische Diagnose des Klimakteriums ist manchmal schwierig, nachdem psychische Faktoren Symptome einer hormonellen Insuffizienz überschatten können. Ferner ist von Interesse, daß viele Frauen keinerlei Beschwerden der Menopause durchmachen, während andere schwer darunter leiden und sogar Psychosen entwickeln können.

Die Behandlung muß auf die Beseitigung der unmittelbaren Symptome abzielen, kann aber zeitweise – besonders beim Vorliegen einer postmenopausalen Osteoporose – auf Jahre hin beibehalten werden.

Obwohl die generative Eierstocksfunktion aufhört, ist die sexuelle Aktivität nach dem Klimakterium nicht zwangsläufig beeinträchtigt, sofern nicht psychische Faktoren und Fehlinformationen zu einer emotionellen Störung führen.

Klinische Befunde

A. Symptome: Der Amenorrhoe geht häufig eine Oligomenorrhoe oder Menometrorrhagie voraus. Die Wallungen sind oft unerträglich, können nur wenige Minuten dauern, aber häufig wiederkehren. Die Kranke klagt über Spannungsgefühle, besonders Druck im Kopf, Gewichtsanstieg und nervöse Instabilität abwechselnd mit Depressionsneigung, Euphorie oder Nachlassen der Kräfte. Sexuelle Störungen sind Dyspareunie, Libidoverlust, in manchen Fällen erwacht aber auch verstärktes sexuelles Interesse. Die Brüste können schmerzen, Blasenstörungen sind häufig.

Im ganzen gibt es nur wenige objektive Befunde. Leichter Hochdruck, leichter Hirsutismus, Empfindlichkeit der Wirbelsäule und trockene Haut mit Rauherwerden des Haares können gelegentlich beobachtet werden.

B. Laborbefunde: Man findet im Vaginalabstrich den Typ des Oestrogenmangels, ferner erhöhte Harngonadotropine [FSH, über 80 MU (Mäuseeinheiten)]. Dies sind die einzigen charakteristischen Laborbefunde, aber sie können unterschiedlich spät nachweisbar sein.

C. Röntgenbefunde: Röntgenaufnahmen des Skelets können nach Jahren eine Osteoporose zeigen.

Differentialdiagnose

Oft ist es recht schwierig, eine exakte Diagnose zu stellen, da viele klimakterische Beschwerden mehr oder weniger subjektiv bedingt sind. Eine Oestrogen- (oder Androgen-)Behandlung kann ex juvantibus nützlich sein. Die schwierigste Abgrenzung ergibt sich gegenüber Angstzuständen mit Symptomen einer reaktiven Depression. Ferner müssen auch ein Phäochromocytom oder eine Hyperthyreose in Betracht gezogen werden. Eine große Anzahl verschiedenster Ursachen von Rückenschmerzen, angefangen von Polyarthritis und Osteoarthritis, muß bei osteoporotisch bedingten Schmerzen und klimakterischen Gliederschmerzen berücksichtigt werden. Bei Hypothyreosen sind bekanntlich Menstruationsstörungen, Wesensveränderungen, Schmerzen und Klagen ebenso häufig. Man muß sich vergewissern, daß ein Carcinom des Ovars und des Uterus keinesfalls für die Menstruationsstörungen und Rückenschmerzen eventuell als Ursache in Frage kommt.

Komplikationen

Als ernste Komplikationen des Klimakteriums sind Psychosen, bei längerer Dauer die Entwicklung einer Osteoporose zu nennen. Auch kann ein Diabetes mellitus während der Menopause manifest werden. Ferner ist die senile Kolpitis erwähnenswert. Die klimakterische Frau ist übrigens gegenüber kardiovasculären Erkrankungen (Herzinfarkt!) und Gift empfänglicher.

Behandlung

A. Physiologische Menopause:

1. *Pharmakologische Aspekte (Oestrogenbehandlung)*: Wenn die Menstruationscyclen unregelmäßig werden und die Patientin über klimakterische Symptome klagt, sollte man 5 Tage nach dem Beginn der letzten Periode mit der Oestrogen-Behandlung beginnen und die Behandlung cyclisch fortsetzen. Man gibt 0,05 mg Äthinyloestradiol, 0,5–1,0 mg Diäthylstilboestrol oder 1,25 mg Oestronsulfat täglich (bzw. entsprechende

Handelspräparate) oral mit Ausnahme der ersten 5 Tage jeden Monats. Dieses Schema können sich die Patienten leicht merken. Bei jüngeren Frauen, bei denen noch gelegentlich eine spontane Menstruation auftritt, sollte die Verordnung von Ovulationshemmern vorgezogen werden, da sie gleichzeitig einen Schutz gegen unerwünschte Schwangerschaften darstellt. Gelegentlich kann auch eine Frau gegenüber physiologischen Dosen von Oestrogenen Reaktionen zeigen wie z. B. schmerzhafte Brüste, Flüssigkeitsretention und ähnliches. Man reduziert dann die Dosis und verordnet Diuretica, Vitamin B-Komplex-Präparate und ähnliche Maßnahmen. Kommt es zu einer „Durchbruchsblutung" oder „Schmierblutungen", sollte eine cyclische Progesteron-Behandlung erwogen werden. Die Anwendung von Androgenen ist nicht immer ratsam, da unerwünschte Nebenerscheinungen (Hirsutismus, Stimmveränderungen) auftreten können.

Wenn die Frau amenorrhoisch geworden ist, besteht kein Grund, die Oestrogenbehandlung so hoch zu dosieren, daß die Menstruation wieder eintritt, sondern man sollte lediglich symptomatisch behandeln. Allerdings ist dies nicht immer möglich. Die Dauer der Behandlung ist nicht standardisierbar und muß den Einzelfällen angepaßt werden. Drei Monate bis zu einem Jahr sind ausreichend, aber in manchen Fällen muß die Therapie über ein längeres Intervall beibehalten werden.

Wegen der anabolen Oestrogenwirkung und ihrer günstigen Wirkung auf Knochenstoffwechsel und Gefäßsystem ist die Behandlung mit weiblichen Hormonen auch für Frauen jenseits der Menopause empfohlen worden. Es bleibt jedoch dahingestellt, ob diese Praxis allgemein aufgegriffen werden sollte. Ist die Patientin auf eine Langzeit-Oestrogen-Behandlung eingestellt, muß sie ihr Dosierungsschema und auftretende Blutungen genau registrieren. Ein Uterus myomatosus kann unter dieser Behandlung an Größe zunehmen, und es kann eine Hyperplasie des Endometriums eintreten. Der Verdacht auf einen sich entwickelnden Tumor sollte immer in Betracht gezogen werden, wenn unregelmäßige Blutungen auftreten.

Merke: Routinemäßig sollten gynäkologische Untersuchungen mit Vaginalcytologie sowie Untersuchungen der Brust zum Ausschluß eines Carcinoms ein- bis zweimal im Jahr durchgeführt werden.

2. *Psychologische Aspekte:* Viele klimakterische Symptome haben zweifellos psychische Ursachen.

Am häufigsten sind Angstzustände, jedoch können auch ernstere emotionelle Störungen auftreten. Die schwersten Verlaufsformen sind Involutionspsychosen mit Melancholie; Psychopharmaka (Aponal®, Adumbran®, Ritalin®, Valium®, Librium® sowie zahlreiche andere Präparate) können versuchsweise gegeben werden. Die Frauen sollten über die Harmlosigkeit ihrer Beschwerden aufgeklärt und versichert werden, daß sie ihre Lebensweise nicht zu ändern brauchen. In ernsteren Fällen muß unter Umständen der Psychiater zugezogen werden.

B. Klimakterium, durch Bestrahlung oder chirurgische Entfernung der Ovarien bedingt: Diese Fälle unterscheiden sich von der physiologischen Menopause nur im plötzlichen Einsetzen und der Schwere der Symptomatik. Diesen Patienten kann durch dauernde Substitutionstherapie geholfen werden, damit sie ein normales Leben führen können. Die Behandlung entspricht der Oestrogentherapie wie beim spontanen Klimakterium.

C. Behandlung von Komplikationen:

1. Oesteoporose (vgl. S. 886).

2. Senile Kolpitis: Man verordnet Diäthylstilboestrol oder andere Oestrogene als Tabletten zur täglichen Anwendung. Auch Vaginalzäpfchen können zusätzlich in der Höhe von 1 mg täglich ein bis zwei Wochen während der oralen Behandlung angewandt werden, desgleichen Scheidencreme.

Prognose

Im allgemeinen brauchen die meisten Frauen während des Klimakteriums keine besondere Behandlung. Vorübergehende Anwendung von Oestrogen-Präparaten kann selbstverständlich ihre Beschwerden erleichtern. Bei anderen sind unter Umständen intensive medikamentöse Maßnahmen notwendig. Das klimakterische Syndrom hält etwa 2–3 Jahre an.

Einige Frauen können schwere Depressionserscheinungen (Involutionspsychosen und Melancholien, vgl. Kapitel 18) mit Suicid-Tendenzen zeigen. Kürzlich haben auch Langzeitprogramme mit Oestrogen-Behandlung im Postklimakterium zur Verhütung von kardiovasculären Komplikationen, Osteoporose usw. Beachtung gefunden. Dabei ist jedoch zu berücksichtigen, daß wegen der Gefahr vorliegender latenter Neoplasmen der Mammae und der Gebärmutter eine sorgfältige Überwachung notwendig ist.

Weiblicher Hypergonadismus

Zu einem Überschuß an weiblichen Hormonen kann es oft während der normalen reproduktiven Phase im Leben der Frau kommen. Die häufigste Folgeerscheinung sind irreguläre und übermäßig starke Menstruationsblutungen, seltener eine Amenorrhoe. Exzessive Blutungen vor der Pubertät oder nach dem Klimakterium erfordern wegen der Möglichkeit maligner Veränderungen eine gründliche Durchuntersuchung. Am häufigsten kommt eine Überproduktion von Oestrogenen, weniger von Progesteron vor, das vorwiegend in der Schwangerschaft und bei Chorionepitheliomen vermehrt sezerniert wird. Als andere extraovarielle Oestrogenquellen kommen maligne Veränderungen der Nebennieren in Frage, die, besonders beim Vorliegen von Tumoren, abnorme Mengen von Oestrogenen sezernieren können. Allerdings sind ihre hyperoestrogenen Wirkungen nur selten klinisch zu objektivieren, da diese Tumoren gleichzeitig meistens exzessiv Androgene produzieren.

Eine seltenere Ursache eines Hyperoestrogenismus sind Einnahme oder äußerliche Anwendung von Hormonen.

Praepuberaler weiblicher Hypergonadismus

Wichtig ist die Unterscheidung zwischen organischen Veränderungen im Bereich von Hypophyse-Hypothalamus, die beim weiblichen Geschlecht eine echte Pubertas praecox verursachen, von einer Pseudopubertas praecox infolge von Granulosazelltumoren und Choriocarcinomen. Eine konstitutionelle echte verfrühte Geschlechtsreife kann partiell sein und sich nur in einer vorzeitigen Brustentwicklung und verstärkter Schambehaarung äußern, oder sie kann auch mit einer vorzeitigen Menarche einhergehen. Sie kommt oft familiär vor. Beim Albright-Syndrom ist eine echte Pubertas praecox mit fibröser Dysplasie des Knochens (Osteitis fibrosa disseminata) und Pigmentveränderungen der Haut verbunden.

Granulosazelltumoren des Ovars führen infolge ihrer Oestrogenwirkung zu verstärkten Blutungen, aber keiner Ovulation, so daß die Mädchen nicht konzipieren. Das gleiche gilt für das Choriocarcinom. Beide Tumoren sind hochgradig maligne.

Auch einfache Follikelcysten des Ovars können, z. T. leicht tastbar, zu Frühreife führen.

Eine Pseudopubertas praecox kann auch durch Einnahme von Oestrogenen hervorgerufen werden.

Die Bedeutung der Unterscheidung zwischen echter und Pseudopubertas praecox liegt darin, daß bei der ersteren echte ovulatorische Cyclen vorkommen können, so daß unerwünschte Schwangerschaften verhindert werden müssen. Für die Unterscheidung ist Bestimmung der Harngonadotropine (FSH) nützlich, das bei Mädchen vor der Pubertät, auch bei Pseudopubertas praecox nicht nachweisbar ist, während Mädchen mit echter vorzeitiger Geschlechtsreife 5–10 mU/Tag ausscheiden.

Die Unterscheidung einer echten von einer Pseudopubertas praecox ist ferner wichtig, da etwa vorliegende Tumoren möglichst schnell diagnostiziert und operiert werden müssen. Leider sind die meisten oestrogenbildenden Tumoren hochgradig maligne; Geschwülste im Bereich des dritten Ventrikels sowie andere hypothalamische Veränderungen sind chirurgisch nur schwierig anzugehen.

Vorzeitige Brustentwicklung und Menstruationsbeginn können unter Umständen seelische Störungen hervorrufen. Wegen des vorzeitigen Epiphysenschlusses haben die Patientinnen im Erwachsenenalter einen untersetzten Körperbau oder Minderwuchs. Zum Teil leiden diese Kranken sehr unter exzessiven Menstruationsblutungen, die auch eine stitis wird oft chronisch, auch sind Adenofibrome häufig. Es ist noch nicht sicher geklärt, ob andauernder Hyperoestrogenismus zu einem erhöhten Auftreten von Brust- und Genitalkrebs führt, immerhin könnte er als wesentlicher verschlimmernder Faktor angesehen werden.

Die einzig mögliche Behandlung ist eine chirurgische Entfernung der Tumoren, die oft maligne sind und frühzeitig metastasieren. Dagegen ist die Prognose für die einfache konstitutionelle Pubertas praecox nicht ungünstig, es sollten lediglich vorzeitige Schwangerschaften verhütet werden. Neuere Erfahrungen mit der Anwendung von Progesteronderivaten sind ermutigend, jedoch scheint die Ansprechbarkeit unterschiedlich zu sein.

Hypergonadimus bei der geschlechtsreifen Frau

Im Erwachsenenalter kann ein Hypergonadismus auf einem Überschuß an Oestrogenen wie auch von Oestrogenen und Progesteron beruhen. Oestrogenüberproduktion ist durch Menorrhagien, seltener durch Amenorrhoen gekennzeichnet. Der Vaginalabstrich zeigt eine verstärkte Oestrogenwirkung. Das Ausbleiben der Ovulation kann durch das Fehlen der Basaltemperaturerhöhung objektiviert werden. Infolgedessen kommt es nicht zur Konzeption. Wenn Schema „D und C" positiv ausfallen, treten nach kurzdauernder Progesteronanwendung Blutungen auf. Histologisch findet sich bei der Curettage ein Proliferationsstadium der Uterusschleimhaut. Die Harngonadotropine (FSH) sind niedrig.

Hyperoestrogenismus kann verursacht werden durch:

1. Eine ausbleibende Ovulation, wenn es zu einer „Metropathia haemorrhagica" oder dysfunktionellen Blutungen kommt,

2. Lebererkrankungen, welche mit einem gestörten Abbau der Oestrogene einhergehen,

3. pharmakologische Ursachen (Anwendung von Oestrogentabletten oder -salben),

4. Granulosazelltumoren und Thecazelltumoren (gewöhnlich liegen beide Arten vor),

Tabelle 19–13. *Hormone, die von aktiv sezernierenden Ovarialtumoren gebildet werden*

Zelltyp	Hormonsekretion
Feminisierend:	
Granulosazellen	Oestrogene +++
Thecazellen	Oestrogene ++
Luteom (?)	Oestrogene und/oder Progesteron
Virilisierend[a]:	
Arrhenoblastom	Androgene +++
Nebennierenrindenresttumoren (Lipoid-Zelltumor)	Androgene ++ und Corticosteroide
Hiluszelltumor	Androgene +++
Gemischt-Zell-Tumoren:	
Choriocarcinome	Gonadotropine +++ und Oestrogene (TSH?)
Dysgerminome	Gonadotropine + und Androgene (?)
Gynandroblastome	Androgene ++ und Oestrogene +++
Struma ovarii	Thyroxin +

[a] Frauen meistens amenorrhoisch, da Uterusschleimhaut atrophisch.

5. Stein-Leventhal-Syndrom (s. unten).

Oestrogen- und Progesteronüberproduktion führen gelegentlich zu einer Amenorrhoe ohne weitere Hypogonadismus-Symptome. Überproduktion der beiden Hormone kann verursacht werden durch:

1. Eine Schwangerschaft,

2. Chorionepitheliome bzw. Teratome,

3. Luteome,

4. maligne Nebennierenrindentumoren (selten).

Schema D und C sind negativ. Pregnandiol wird im Harn ausgeschieden. Die Ausschabung zeigt histologisch ein sekretorisches Endometrium. Die Harngonadotropinausscheidung (Choriongonadotropin!) kann erhöht und die Schwangerschaftsteste können positiv sein.

Die Art der Behandlung hängt von der vorliegenden Ursache ab. Cyclische Anwendung von Progesteron bzw. Teilresektion der Ovarien oder chirurgische Entfernung von sezernierenden Tumoren kann die normale cyclische Eierstockfunktion wiederherstellen. Die neueren Berichte über die guten Ergebnisse einer Behandlung der funktionellen

Anovulation mit menschlichen FSH-Präparaten und Clomiphen sind ermutigend.

Die Prognose hängt von der Grunderkrankung ab. Cyclische Behandlung mit Progesteron oder in Kombination mit Oestrogenen ist meistens bei den temporären Ovulationsstörungen recht wirksam. In manchen Fällen kann jedoch nach Absetzen der Behandlung das Ausbleiben der Ovulation weiter persistieren.

Virilisierende Störungen der Ovarialfunktion

(vgl. auch Nebennieren)

Stein-Leventhal-Syndrom

Das Stein-Leventhal-Syndrom kommt nur bei jungen Frauen vor. Es ist durch bilateral vergrößerte polycystische Ovarien, leichten Hirsutismus, Adipositas und Oligomenorrhoe oder Amenorrhoe charakterisiert. Die Harngonadotropine sind normal, nach Anwendung von Schema D und C kommt es zu Entzugsblutungen; Oestrogene sind im Harn nachweisbar, ebenso ist die Harn-17-Ketosteroidausscheidung normal. Es konnte gezeigt werden, daß der Hirsutismus mit einer abnormalen Produktion von Testosteron und verwandten Verbindungen durch Ovarien und möglicherweise auch der Nebennieren zusammenhängt. Auch dürften hereditäre Faktoren mitbeteiligt sein. Zum Nachweis der beiderseitigen Vergrößerung der Ovarien kann ein Pneumoperitoneum angelegt werden. Bei der Operation zeigt sich, daß die vergrößerten Ovarien an der Oberfläche mit Follikeln übersät und mit einer dicken Kapsel umgeben sind (im amerikanischen Schrifttum „Austern-Ovarien").

Teilresektion der Ovarien führt häufig zum Wiedereinsetzen der Ovulationen und der Fertilität; der Hirsutismus wird jedoch im allgemeinen durch dieses Vorgehen nicht beeinflußt, sofern nicht gleichzeitig hohe Oestrogendosen gegeben werden. Auch die Anwendung von Corticosteroiden kann gelegentlich nützen. Kürzlich ist durch Gabe von menschlichem hypophysären FSH und auch durch Clomiphen Ovulation und nachfolgend eine Schwangerschaft erzielt worden. Es besteht jedoch die Gefahr einer schnellen Vergrößerung der Ovarien durch Cystenbildung sowie einer Ruptur, sofern die Dosis nicht sorgfältig kontrolliert wird. Auch können multiple Schwangerschaften auftreten.

Diffuse Thecaluteinisierung

Diese Störung ähnelt dem Stein-Leventhal-Syndrom, es finden sich jedoch nur wenige Follikel im Ovar. Der Hirsutismus und die ausgesprochene Virilisierung gehen mit einer Amenorrhoe einher.

In solchen Fällen konnte in den chirurgisch entfernten Ovarien eine exzessive Testosteron- und Androstendion-Bildung wahrscheinlich gemacht und eine Vermehrung auch im Blut und im Harn nachgewiesen werden, die die Virilisierung erklären. Bei diesen Frauen kommt es häufiger zu Carcinomen des Endometriums, möglicherweise infolge der anhaltenden Oestrogenstimulierung.

BICKENBACH, W., DÖRING, W. K.: Die Sterilität der Frau. Stuttgart: Thieme 1967.

DICZFALUSY, E., LAURITZEN, C.: Oestrogene beim Menschen. Berlin-Göttingen-Heidelberg: Springer 1961.

HALLER, J.: Ovulationshemmung durch Hormone. Stuttgart: Thieme 1968.

NOWAKOWSKI, H. (Hrsg.): Moderne Entwicklung auf dem Gestagengebiet. 6. Symp. Dtsch. Ges. Endokr. Berlin-Göttingen-Heidelberg: Springer 1960.

SCHREINER, W.: Ovar, in: A. Labhart. Klinik der Inneren Sekretion. Berlin-Heidelberg-New York: Springer 1971.

STAEMMLER, H. J.: Fibel der gynäkologischen Endokrinologie. Stuttgart: Thieme 1969.

UFER, J.: Hormontherapie in der Frauenheilkunde. Berlin: de Gruyter 1966.

ZANDER, J., HOLZMAN, K.: Störungen des menstruellen Cyclus und ihre Behandlung, in: Käser, O.: Geburtshilfe und Frauenheilkunde. Stuttgart: Thieme 1969.

Hormone und hormonähnliche Wirkstoffe

Hypophysenvorderlappenhormone

Sämtliche Hypophysenvorderlappenhormone haben Eiweißnatur und müssen deshalb parenteral angewandt werden; sie sind unwirksam, wenn sie oral eingenommen werden, da sie durch die Verdauungsenzyme zerstört werden. Mit Ausnahme des Wachstumshormons (STH) und des lactotropen Hormons (Prolactin), deren Wirkungen nicht sekundär von untergeordneten Hormondrüsen vermittelt werden, üben die übrigen Hypophysenvorderlappenhormone eine Regulationsfunktion auf die anderen endokrinen Drüsen aus. Der Hypophysenvorderlappen selbst wird wiederum weitgehend durch eine hypothalamisch-hypophysäre Achse (Releasing-Hormone) beeinflußt, eines davon, Thyreotropin-Releasing-Hormon, ist kürzlich synthetisiert worden.

Einige dieser Hormone können schon in „reiner" (synthetischer) oder „fast reiner" Zubereitungsform angewandt werden:

Adrenocorticotropin (ACTH), Corticotropin, Wachstumshormon (STH), lactotropes (luteotropes) Hormon, follikelstimulierendes Hormon (FSH), Interstitielle Zellen stimulierendes (luteinisierendes) Hormon (ICSH) und Thyreoidea-stimulierendes Hormon (TSH).

Wahrscheinlich gibt es noch weitere Faktoren im Hypophysenvorderlappen (fettmobilisierendes Hormon etc.), die aber noch nicht vollständig identifiziert worden sind. Zur Zeit sind erst Corticotropin (ACTH in Form von verschiedenen Extraktionspräparaten) oder als synthetisches Präparat Synacthen®, Isactid® und Thyreotropin (Thyreostimulin®) im Handel.

Corticotropin (ACTH)

Bei einer Reihe von Erkrankungen mit sonst nur unzureichendem Behandlungserfolg hat sich gezeigt, daß ACTH einen bemerkenswerten Einfluß ausüben kann. Seine Wirkung wird überwiegend durch die Stimulierung der Nebennierenrinde vermittelt. Corticotropin ist ein Protein von relativ kleinem Molekulargewicht; verwandte, von ihm z. T. abgeleitete Peptide scheinen eine ähnliche und z. T. gleich ausgeprägte physiologische Wirkung zu haben.

A. Metabolische Wirkungen beim Menschen: In entsprechenden Dosen hat ACTH die folgenden Stoffwechselwirkungen, die durch die Stimulierung einer erhöhten Nebennierenrindenhormonsekretion bedingt sind:

Vermehrte Ausscheidung von Stickstoff, Kalium und Phosphor; Natriumretention und sekundär bedingte Wasserretention; Erhöhung des Nüchternblutzuckerspiegels mit Ausbildung einer diabetischen Glucose-Toleranz-Kurve; vermehrte Ausscheidung von Harnsäure, Calcium, 17-Ketosteroiden und Corticosteroiden; Abfall der zirkulierenden Eosinophilen und Lymphocyten; Anstieg der neutrophilen Leukocyten.

B. Bezüglich klinischer Wirkungen, Anwendung und Dosierung s. Seite 898.

Hypophysäres Wachstumshormon (STH)

„Reines" menschliches Wachstumshormon ist bisher mit Erfolg bei gesunden, hypophysären Zwergen und Fällen von Panhypopituitarismus angewandt worden. Nur STH menschlicher Herkunft und möglicherweise von Affenhypophysen zeigt die typischen metabolischen und wachstumsstimulierenden Eigenschaften beim Menschen, bei STH anderer tierischer Herkunft nimmt die Wirksamkeit infolge Antikörperbildung rasch ab. Da STH z. Zt. nur aus Leichenhypophysen gewonnen werden kann, ist die verfügbare Menge begrenzt und kann nur bei bestimmten Indikationen angewandt werden (hypophysäre Zwerge, Liliputaner). Die früheren, unreinen Wachstumshormonpräparate haben bisher keine verläßlichen Wirkungen gezeigt.

Lactotropes (luteotropes) Hormon, Prolactin

Dieses Hormon ist bisher beim Menschen noch nicht eingehend erforscht und angewandt worden. Es ist für die Auslösung (Milcheinschuß) und anscheinend auch für die Aufrechterhaltung der Milchdrüsensekretion notwendig, die während der Schwangerschaft durch Oestrogene und Progesteron stimuliert worden ist. Kürzlich ist über eine „wachstumshormonähnliche Wirkung" eines Schafprolactins beim Menschen berichtet worden.

Follikel-stimulierendes Hormon (FSH)
FSH hat beim Mann und bei der Frau unterschiedliche Wirkungen. Bei der Frau stimuliert FSH die Entwicklung der Eierstockfollikel. Bei amenorrhoischen Frauen ist durch Kombination von menschlichem FSH mit Choriongonadotropin der Follikelsprung (Ovulation) hervorgerufen worden. Beim Mann stimuliert es die Spermatozoenbildung im Keimdrüsenepithel des Hodens. Auf die Leydigzellen hat es anscheinend keine Wirkung und führt deshalb zu keiner Steigerung der Testosteronsekretion. Menschliches hypophysäres FSH und das aus dem Harn von klimakterischen Frauen gewonnene (Pergonal-500®) mit nachfolgender Gabe von Choriongonadotropin wird in der Gynäkologie häufig angewandt. Clomiphencitrat (Dyneric®) ist ein synthetisches Analog eines Oestrogenkörpers nicht-steroidaler Herkunft (Chlorotrianisen) und ist in der Ovulationsauslösung fast ebenso wirksam.

Interstitielle-Zellen-stimulierendes Hormon (ICSH, luteinisierendes Hormon)
Bei der Frau hat ICSH vermutlich eine zweifache Wirkung; es stimuliert das Wachstum der Thecaluteinzellen und transformiert die reifen Follikel in Corpora lutea. Beim Mann stimuliert es die Leydigzellen des Hodens zur Testosteronsekretion, aber auch in geringen Mengen zur Sekretion von Oestrogenen.

Zur Zeit gibt es noch kein verläßlich wirksames hypophysäres ICSH im Handel. Statt dessen werden Choriongonadotropin-Präparate, die eine ähnliche Wirkung haben, therapeutisch angewandt.

Thyreoidea-stimulierendes Hormon (TSH, Thyreotropin)
TSH ist ein sehr wirksamer Stimulus der Schilddrüsenhormonsekretion. Zur Zeit hat es jedoch klinisch nur begrenzte Anwendungsgebiete: Es wird hauptsächlich dazu benützt, einen sekundär durch Hypophysenausfall bedingten Hypothyreoidismus von einem primären, z. B. beim Myxödem (bei dem die Drüse nicht mehr auf TSH anspricht), zu unterscheiden bzw. eine erniedrigte Radiojodaufnahme infolge exogener Schilddrüsenhormon- oder Jodbehandlung (die auf TSH anspricht) zu objektivieren. Ferner ist es angewandt worden, um die Metastasen von Schilddrüsencarcinomen zu „stimulieren", Radiojod aufzunehmen, um somit durch die Strahlenwirkung zerstört zu werden.

Thyreotropin (Thyreostimulin®) wird in einer Dosierung von 10–30 E intramuskulär alle 12 oder 24 Std ein bis drei Tage lang angewandt. Dann wird die Radiojodaufnahme oder die PBJ-Bestimmung wiederholt. Wenn es zu einem Anstieg kommt, so kann eine primäre Hypothyreose als ausgeschlossen gelten.

Hypophysenhinterlappenhormone

Die Hypophysenhinterlappenhormone sind aus Polypeptiden von acht Aminosäuren zusammengesetzt. Ihre genaue chemische Struktur ist aufgeklärt, und kürzlich sind sie auch biochemisch synthetisiert worden. Ebenso wie die Hypophysenvorderlappenhormone sind sie nur bei parenteraler Anwendung wirksam, können aber auch über die Schleimhäute der Nase resorbiert werden (als Schnupfpulver). Sie haben drei Hauptwirkungen:

1. steigern sie den Blutdruck (pressorische Wirkung),

2. führen sie zu Wasserretention ohne gleichzeitige osmotisch äquivalente Natrium-Retention (antidiuretische Wirkung); und

3. führen sie zu Gebärmutterkontraktionen (oxytozische Wirkung).

Die antidiuretischen und pressorischen Wirkungen konnte man bisher noch nicht vollständig voneinander trennen, vielleicht sind sie auch identisch. Der Oxytocin-Fak-

Tabelle 19–14. *Hypophysenhinterlappenpräparate*

Name	Wirkung	Durchschnittsdosis
Pitressin Tannat (Vasopressin-tannat) Amp. zu 1 ml = 5 I. E.	antidiuretisch	3–5 I. E. (0,6–1 ml)
Pitressin (Vasopressin 20 I. E.) Amp. 1 ml 20 I. E.	vasopressorisch	
Pituigan® (Hypophysenhinterlappen-extrakt) 0,05 g Schnupfpulver = 30 I. E.	antidiuretisch	3–5mal 1 Prise
Syntocinon® (synthet.,) 1 ml 3 I. E. 1 ml 10 I. E.	oxytozisch	s. Prospekt
Octapressin® (synthetisch) 1 Amp. 5 I. E.	blutungsstillend	s. Prospekt

tor dürfte auch gleichzeitig einige Pressoreffekte haben.

Klinische Indikationen

A. Pressorisch-antidiuretisch: Die pressorische und antidiuretische Wirkung wird vorwiegend für die Behandlung eines Diabetes insipidus und zur Behandlung von Darmatonien benutzt. (Bezüglich Diabetes insipidus vgl. S. 849.)

B. Geburtshilfliche Anwendung: Oxytocin wird in der Geburtshilfe zur Einleitung der Wehen angewandt.

Hypophysenähnliche Hormone, die von der Placenta gebildet werden

Das wichtigste der von der Placenta gebildeten hypophysenähnlichen Hormone ist das sogenannte „Choriongonadotropin“. Seine physiologische Wirkung ist mit der von ICSH fast identisch. Es konnte gezeigt werden, daß dieses Hormon anscheinend nur in Gegenwart einer funktionsfähigen Hypophyse wirken kann. Allein ist es wenig wirksam, um eine Spermatogenese bzw. eine Ovulation auszulösen oder ein funktionierendes Corpus luteum aufrecht zu erhalten; es kann nur dann wirksam werden, wenn eine Behandlung mit hypophysären FSH vorausgegangen ist. Viele seiner behaupteten Eigenschaften sind wahrscheinlich von der Gegenwart von FSH abhängig, dessen Wirkung durch gleichzeitiges Choriongonadotropin potenziert wird. Das placentare Lactogen (Prolactin) wird z. Zt. als Ersatz für hypophysäres Wachstumshormon geprüft.

Klinische Indikationen

Beim Jungen führt die Anwendung von Choriongonadotropin bei Kryptorchismus zu einem Descensus der Hoden, allerdings nur in einigen Fällen; es ist ferner wirksam bei einigen Formen von Hypogonadismus (obwohl im allgemeinen Testosteron vorgezogen wird).

Bei der Frau kann Choriongonadotropin zusätzlich angewandt werden, um in bestimmten Fällen von Sterilität die Ovulation einzuleiten und das Corpus luteum aufrechtzuerhalten (wenn genügend FSH vorhanden ist).

Die Anwendung von Choriongonadotropin bei der Behandlung der Adipositas hat keinerlei wissenschaftliche Grundlagen.

Verfügbare Präparate

A. Choriongonadotropin, das aus dem Harn von Schwangeren gewonnen wird, ist unter verschiedenen Namen im Handel erhältlich (Pregnesin®, Primogonyl®, Prolan®).

B. Stuten-Gonadotropin, aus dem Serum trächtiger Pferde gewonnen bzw. humanes post-menopaus. Gonadotropin, sind ebenfalls im Handel. Das Präparat ist eine Mischung von FSH und ICSH. Es führt ferner nach längerem Gebrauch zur Antikörperbildung, weshalb es nur kurz angewandt werden sollte. (Anteron®, Pergonal-500®.)

Durchschnittsdosen

Die übliche Dosierung beträgt 200–1000 E i. m. täglich oder über den anderen Tag.

Schilddrüsenhormone

Die aktiven Bestandteile der von der Thyreoidea produzierten Schilddrüsenhormone sind die zwei jodhaltigen Aminosäuren Thyroxin (T_4) und Trijodthyronin (T_3). Schilddrüsenhormone wirken im Organismus über eine allgemeine Stimulierung des Zellstoffwechsels mit daraus resultierendem vermehrten Sauerstoffverbrauch (erhöhter Grundumsatz). Ihr genauer Wirkungsmechanismus ist noch nicht bekannt.

Anwendungsmethoden

Schilddrüsenhormone sind oral wirksam, ob sie nun in Form eines Thyreoglobulins (Schilddrüsentrockenpräparate), als T_4 oder als T_3 genommen werden. In der Geschwindigkeit der Stoffwechselreaktionen besteht ein deutlicher Unterschied zwischen T_3 und Schilddrüsenpräparaten bzw. T_4. Im Fall von T_4 wird nach einer Einzeldosis nach ungefähr 24 Std kaum eine Wirkung beobachtet, die Hauptwirkung tritt erst nach mehreren Tagen ein. Nach Absetzen der Behandlung kommt es zu einem langsamen Wirkungsverlust, abhängig vom anfänglichen Grundumsatz und dem Wirkungsspiegel, der unter der Schilddrüsen-Behandlung erreicht wurde. Im allgemeinen müssen 3–6 Wochen nach Absetzen der Schilddrüsenhormon-Behandlung verstreichen, bevor man sicher sein kann, daß die Wirkung verschwunden ist. Beim T_3 wird der Haupteffekt bereits nach 12–24 Std erreicht und klingt wieder nach 6–14 Tagen oder weniger ab.

Die rechtsdrehenden Isomeren von T_4 und T_3 sind kürzlich auch in die Therapie eingeführt worden. Sie haben in vergleichbarer Dosierung eine weit weniger ausgesprochene „metabolische“ Wirkung. Sie werden hauptsächlich als Cholesterinspiegel-senkende Präparate angewandt. Auch andere Verbindungen, in denen anstatt der Alaninseitenkette Propion- oder Essigsäure im Molekül oder weniger Jodatome substituiert wurden, sind klinisch versucht worden.

Klinische Indikationen

Im allgemeinen ist Schilddrüsenhormon nur bei Hypothyreosen indiziert. Als Stoffwechselstimulans ist es nicht angebracht. Es konnte gezeigt werden, daß Kranke mit Schilddrüsenhormonmangel selten mehr als 0,2 g getrocknete Schilddrüse täglich benötigen. Kranke ohne Schilddrüsenhormonmangel können ohne weiteres 0,3–0,5 g oder mehr tolerieren, dabei ist die Radiojodaufnahme supprimiert. Als Regel gilt, daß die Notwendigkeit einer Schilddrüsenhormonbehandlung sorgfältig überprüft werden sollte, wenn ein Kranker anscheinend mehr als 2–3 g Schilddrüsenextrakt benötigen sollte.

Präparate und Dosierungen

A. Getrocknete Schilddrüse: (Thyreo-Mack, Thyreoidin „Merck“) Sie wurde bisher als Schilddrüsenhormonersatz benutzt. Die Hauptschwierigkeit ist, daß sie gewöhnlich auf den Jodgehalt bezogen wird, der aber nicht zwangsläufig das aktive Schilddrüsenhormon repräsentiert, so daß die Stoffwechselwirkung schwanken kann. Verfügbar sind zahlreiche reine Schilddrüsenextrakt-Präparate.

Es gibt keinen Beweis dafür, daß die handelsüblichen Präparate, die mehr oder weniger Jod als die offiziellen Präparate haben, weniger toxisch sind. Eine Substitutions-Behandlung sollte regelmäßig mit PBJ-Bestimmungen überprüft werden. Die durchschnittliche Dosierung beträgt 25–200 mg täglich.

B. Natrium-Laevothyroxin (Glaxo T_4®, Synthroid®, L-Thyroxin „Henning“): Zur Schilddrüsen-Substitutionsbehandlung ist es sehr wirksam. Der Hauptvorteil dieses Präparats gegenüber Schilddrüsenextrakt ist die konstante Wirkung. Nachdem es aber über 600mal stärker ist, können kleine Veränderungen in der Dosierung schon zu toxischen Reaktionen führen. Regelmäßige Kontrollen der PBJ-Werte im Serum sind notwendig, da sie nach T_4-Behandlung stärker als nach Schilddrüsenextrakten ansteigen. 0,1 mg ist etwa 60 mg Schilddrüsentrockenpulver wirkungsäquivalent. Die Durchschnittsdosis beträgt 0,1–0,3 mg täglich. Zur Anwendung im Myxödemkoma können auch Synthroid-Injektionen (10 ml/500 µg lyophilisierte Substanz in 10 mg Mannitol) Verwendung finden.

C. Natrium-Trijodthyronin (T_3, Thybon®): Diese Substanz hat eine schnellere Wirkung und Abklingdauer als Schilddrüsenextrakte oder Thyroxin, ist aber auch 3- bis 4mal stärker calorigen wirksam. Der Nachteil besteht darin, daß man die PBJ-Bestimmung nicht zur Kontrolle der Behandlung heranziehen kann. Die durchschnittliche Erhaltungsdosis liegt bei 0,05–0,1 mg täglich, auf den Tag verteilt.

D. Kombinationspräparate: Novothyral®, Thyroxin-T_3 sind neuere, im Handel befindliche Präparate, die T_4 und T_3 im physiologischen Wirkungsverhältnis enthalten und für die Substitutionsbehandlung allgemein empfohlen werden können.

E. Als Cholesterinspiegel-senkendes Medikament ist rechtsdrehendes T_3 bei Kranken mit Herzinsuffizienz, aber auch zur Behandlung des Exophthalmus angewandt worden, wenn die Behandlung mit den übrigen Schilddrüsenhormonpräparaten nicht toleriert wird (Nadrothyron®-D).

Nebenschilddrüsenhormon

Parathyreoidea-Hormon ist ein Eiweißkörper, der von den Nebenschilddrüsen gebildet wird. Er ist nur parenteral gegeben wirksam. Das Hormon übt seine Hauptwirkung auf den Calcium- und Phosphorstoffwechsel und damit auf den Knochen aus. Seine Hauptwirkung besteht in vermehrter renaler Phosphatausscheidung, verbunden mit einer direkten Entkalkung des Knochens über die Stimulierung der Osteoclasten, was zu einer Mobilisierung von Calcium und Phosphor aus den Knochen führt.

Wegen seiner hohen Herstellungskosten und der Schwierigkeiten der Beschaffung wird es selten, insbesondere nur für spezielle Testuntersuchungen (Ellsworth-Howard-Test), angewandt (Parathorm®, Parathorcun „Lilly“). Für therapeutische Zwecke werden zwei andere Verbindungen verwandt, Dihydrotachysterin (A. T. 10®) und Vitamin D. Beides sind Sterinkörper, und beide sind oral wirksam. Obwohl früher häufiger A. T. 10® verwandt wurde, wird jetzt zunehmend auf Vitamin D übergegangen, welches weniger teuer, mindestens genauso effektiv und in seiner Wirkung verläßlicher ist.

Klinische Indikationen

Parathormon wird meistens nur bei akuter parathyreopriver Tetanie (nach ungewollter Entferung der Nebenschilddrüsen) und bei bestimmten Testen (s. oben) angewandt.

Präparate

A. Parathormon zur Injektion: Parathorm®, s. Packungsprospekt

B. Dihydrotachysterin (A. T. 10®): Dosierung siehe Behandlung des Hypoparathyreoidismus.

C. Cholecalciferol (Vitamin D_3): Das Präparat hat eine Wirkung von 40000 E/mg. Die Dosierung beträgt 1–5 mg täglich (1–2 Tabl. à 5 mg wöchentlich).

Nebennierenrindenhormone

Sämtliche Hormone, die von der Nebennierenrinde sezerniert werden, sind Steroide. Bisher sind über 30 verschiedene Steroide aus den Nebennieren oder aus dem Nebennierenvenenblut von Versuchstieren isoliert und identifiziert worden. Nur bei einigen wenigen waren jedoch besondere Stoffwechselwirkungen nachweisbar.

Immer wieder wurde die Frage aufgeworfen, ob alle aus den Nebennieren isolierten Steroide tatsächlich vorkommen oder ob sie lediglich Artefakte darstellen, die bei den biochemischen Aufbereitungsmethoden entstehen könnten. Es zeigte sich, daß bei der Auftrennung der Hormone, die durch Katheterisierung von Nebennierenvenenblut gewonnen wurden, ungefähr 90% aus 11-, 17-Hydroxycorticosteroiden (vornehmlich Compound F) und ungefähr 10% aus Corticosteron (Compound B) bestehen. Ganz allgemein kann gesagt werden, daß sich die Wirkungen der Nebennierenrindenhormone auch durch Gabe von ACTH ersetzen lassen (s. u.). Aus den Nebennieren ist ferner auch Aldosteron isoliert worden. Das Hormon hat im wesentlichen eine Natrium- und Wasser-retinierende Wirkung und führt zu Kaliumverlust im Harn. Es ist etwa 20fach stärker als Desoxycorticosteron.

Schließlich sind Hormone mit östrogenen und androgenen Wirkungen isoliert worden.

Klinische Wirkungen und Indikationsbereiche

A. Desoxycorticosteronacetat (DOCA): Die einzigen wesentlichen Stoffwechselwirkungen sind Natrium- und Wasserretention und vermehrte Kaliumausscheidung im Harn. In dieser Hinsicht ist es etwa 20fach wirksamer als Cortison. Auf den Kohlenhydrat- und Eiweißstoffwechsel hat es nur einen geringen Einfluß. Aldosteron, das ebenfalls in den Handel gekommen ist, hat eine entsprechende, jedoch stärkere Wirkung.

B. Cortison-Acetat: Die wichtigsten Stoffwechselwirkungen sind eine leichte Natrium- und Wasserretention; vermehrte Ausscheidung von Stickstoff, Kalium und Phosphor; Anstieg der Blutzuckerkonzentration, wodurch bei Kranken mit Nebennierenrindenunterfunktion auch während Fastenperioden der Blutzuckerspiegel wieder ansteigt; Normalisierung des EEG bei Addison-Kranken. Eine der wichtigsten Auswirkungen der Behandlung ist die Nebennierenrindenatrophie, die sich nach längerer Gabe einstellt; sie wird durch Hemmung der endogenen ACTH-Ausschüttung hervorgerufen und kann zu Störungen in der normalen Reaktion der Hypophysen-Nebennierenrindenachse auf Belastungen führen. Klinische Wirkungen und Anwendung werden später besprochen.

C. Hydrocortison (Cortisol): Die Substanz ist zur oralen, intravenösen und lokalen (intraartikulären) Anwendung verfügbar. Die Wirkungen und Stoffwechseleffekte entsprechen jenen des Cortisons. Auf das Gewicht bezogen ist die Aktivität etwas größer als die von Cortison. Für die intravenöse Anwendung sind besondere Ester entwickelt worden.

D. Cortison- und Hydrocortison-ähnliche Verbindungen: Um das Verhältnis von erwünschter therapeutischer Wirkung und Nebenwirkungen zu verbessern, sind verschiedene synthetische Steroide entwickelt worden. Wesentlich sind jene, bei denen die Natrium-retinierende und die Kalium-Ausscheidung begünstigende Wirkung vermindert wurden. Bezogen auf das Gewicht sind alle diese Präparate mehrfach wirksamer als die ursprünglichen Hormone.

E. Fludrocortisonacetat Florinef® Astonin®-H, Fluorocortisol u. a.): Diese wirksamen anti-inflammatorischen Hormone haben ihr Hauptanwendungsgebiet beim Morbus Addison, beider Hypotonie und bei dermatologischen Erkrankungen. Sie haben eine ausgeprägte Natrium-retinierende Wirkung.

F. Nebennieren-Gesamtextrakt: Er besteht aus einem wasserlöslichen Extrakt von Nebennieren. Der Gehalt an Nebennierenrindenhormonen ist wechselnd, die Wirkung nicht immer verläßlich; für die Behandlung sind im wesentlichen nur wenige Indikationen diskutabel.

Verfügbare Präparate

A. Desoxycorticosteronacetat (DOCA): Wird meistens nur für zusätzliche Therapie bei Nebennierenrindeninsuffizienz, gelegentlich auch bei Hypotonie angewandt.

1. Bei der buccalen Anwendung ist es wichtig, daß die Tabletten keinesfalls ge-

schluckt werden, da ihre Wirksamkeit sonst fraglich ist.

Dosierung: 1/2–2 Tabletten täglich zwischen Wange und Zahnfleisch zergehen lassen. Die Wirksamkeit reicht fast an die intramuskuläre Anwendung heran.

2. Lösung in Sesamöl: Dosierung 1–3 mg i. m. tägl.

3. Bei Implantation von Hormonkristallen kann die Wirkung bis zu 6–8 Monate anhalten.

4. Desoxycortisosteron-Trimethylacetat: 25–75 mg i. m. alle 3–4 Wochen.

B. Nebennierengesamtextrakt: Wird selten verwandt, versuchsweise bei Nebennierenrindeninsuffizienz, jedoch ist die Wirkung unsicher.

Anwendung weiterer Hormone vgl. Tabelle 19–15.

Aldosteron-Antagonisten: Spironolactone (Aldactone®) wird bei erhöhter Aldosteronbildung und bei Ödemneigung angewandt.

Hydrocortisoninhibitoren: Metopiron®, 250 mg Tabletten oder 10 ml Ampullen, (als Ditartrat) zur Anwendung beim Hypophysen-Nebennierenrindenfunktionstest.

Klinische Anwendung von ACTH und Corticosteroiden: Die C-11-oxygenierten Nebennierenrindensteroide (Corticosteroide) und auch ACTH (über die Stimulationswirkung auf die Nebennieren) üben auf die verschiedensten Erkrankungen wesentliche therapeutische Wirkungen aus. Sie können z. Z. noch nicht über die bekannten Stoffwechseleffekte und immunologischen Wirkungen hinaus erklärt werden.

Allem Anschein nach kann dieser Effekt nicht als „Heilwirkung“ angesprochen werden. Wahrscheinlich kommt er über eine Modifizierung des Zellstoffwechsels und der Permeabilität zustande, so daß „Toxine“ oder schädliche Stoffe nicht mehr wirksam werden. Wenn die Behandlung abgebrochen wird, kann es schnell zu einem Rückfall kommen.

Es gibt bisher keine anderen Hormone oder Kombinationen von Arzneimitteln, die die gleiche Gesamtwirkung aufweisen.

Alle diese Hormone können einander grundsätzlich ersetzen, es kann aber vorkommen, daß ein Kranker oder eine Krankheit auf ein spezifisches Steroid besser anspricht. Alle Steroide führen zu einem wechselnden Ausmaß einer Hypophysensuppression und anschließend nach längerer Anwendung zu Nebennierenrindenatrophie. Die Behandlung sollte deshalb nicht plötzlich abgebrochen werden, bei Belastungssituationen (Operationen, Trauma usw.) ist u. U. eine Erhöhung der Dosis oder die Anwendung von schnell wirkenden intravenösen Präparaten notwendig. Bei einigen Erkrankungen sind die Patienten so stark auf die Corticosteroidzufuhr angewiesen, daß ein Absetzen der Behandlung Schwierigkeiten bereiten kann.

Toxicität und Nebenwirkungen

Alle diese Hormone sind potentiell gefährlich, jedoch kann ein Teil der Nebenwirkungen durch entsprechende Vorsichtsmaßnahmen vermieden werden.

A. Hyperglykämie und Glucosurie (diabetogene Wirkung) sind beim latenten oder Prädiabetes von größter Bedeutung.

B. Verstärkte Retention von Kochsalz und Wasser, mit Neigung zu Ödembildung, Anstieg des Blutvolumens und Hochdruck; durch die Anwendung der neueren synthetischen Hormone jedoch weniger häufig zu beobachten.

C. Negative Stickstoff- und Calciumbilanz kann mit Verlust von Körpereiweiß zu einer Osteoporose führen.

D. Kaliumverlust kann die Entwicklung einer hypokaliämischen Alkalose begünstigen.

E. Hirsutismus und Acne sind besonders bei Frauen lästig, auch kann es zu einer Amenorrhoe kommen.

F. Cushing-Zeichen und Mondgesicht treten regelmäßig nach längerer Anwendung auf.

G. Magen- oder Zwölffingerdarmgeschwüre können hervorgerufen oder verschlimmert werden.

H. Die Resistenz gegenüber Infektionserregern ist vermindert.

Vorsichtsmaßnahmen zur Vermeidung oder Beseitigung von Nebenwirkungen

1. Soweit es mit den klinischen Erfordernissen vereinbar ist, sollte die Dosierung so-

Tabelle 19–15. *Wichtigste Corticosteroidpräparate*[a]

Kurzbezeichnung	Formeln und chemische Bezeichnung	In Deutschland gebräuchliche Handelspräparate (ohne Gewähr für Vollständigkeit)	„Cushing-Schwellendosis"	Durchschnittliche Erhaltungsdosis	Besondere Eigenschaften	Spezielle Indikationen
Prednison	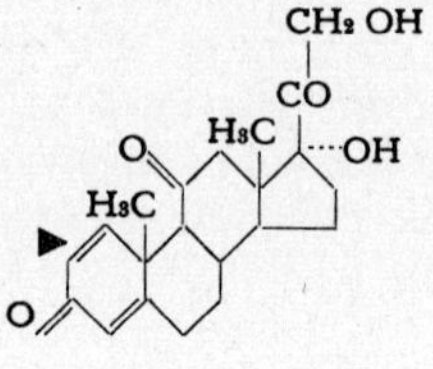 Δ_1-Dehydrocortison	*Tabletten* Cortidelt® 5 mg Decortin® 1 mg, 5 mg, 50 mg; Decortin® retard 10 mg Di-Adreson® 5 mg Hostacortin® 5 mg Ultracorten® 5 mg, 50 mg	10 mg	7,5–12,5 mg	Standardsteroide für die Praxis	Alle Indikationen der pharmakodynamischen Corticoidtherapie und – zusammen mit einem Mineralocorticoid – der Substitutionsbehandlung
Prednisolon	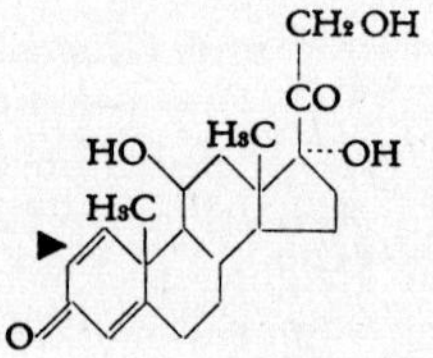 Δ_1-Dehydrocortisol	*Tabletten* Decortin®-H 1 mg, 5 mg, 50 mg Deltacortril® 5 mg Hostacortin® H 5 mg Scherisolon® 5 mg Ultracorten®-H 5 mg *Injektionsformen* Solu-Decortin®-H 10 mg, 25 mg, 50 mg Hostacortin® H solubile 10 mg, 25 mg Ultracorten®-H „wasserlöslich" 10 mg, 25 mg, 50 mg	10 mg	7,5–12,5 mg		

[a] Teilweise modifiziert unter Berücksichtigung der Tabellen aus H. Kaiser, Cortisonderivate in Klinik und Praxis. Stuttgart: Thieme 1968.

bald wie möglich reduziert werden. Alternierende Behandlung ist im Hinblick auf Nebenwirkungen sicherer und deshalb – wenn möglich – vorzuziehen.

2. Während der ersten beiden Behandlungswochen sollten Blutdruck und Gewicht sorgfältig registriert werden. Vor Beginn werden ein Blutbild und eine Blutkörperchensenkungsgeschwindigkeit gemacht und nach Bedarf wiederholt. Eine etwaige Harnzuckerausscheidung muß sofort anhand des Nüchternblutzuckerspiegels nachgeprüft werden. Serumkalium, CO_2 und Chloridkonzentration sollten gelegentlich kontrolliert werden, sofern größere Steroiddosen längere Zeit gegeben werden. Kontrollen der

Tabelle 19–15. *Fortsetzung*

Kurzbezeichnung	Formeln und chemische Bezeichnung	In Deutschland gebräuchliche Handelspräparate (ohne Gewähr für Vollständigkeit)	„Cushing-Schwellendosis"	Durchschnittliche Erhaltungsdosis	Besondere Eigenschaften	Spezielle Indikationen
6α-Methylprednisolon	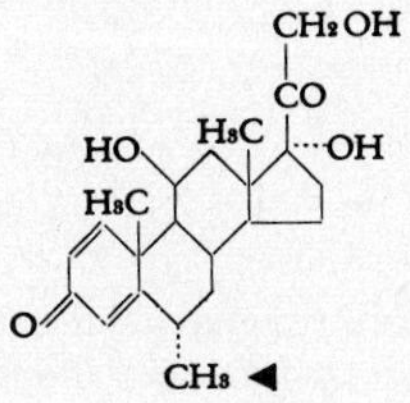	*Tabletten* Urbason® 4 mg, 40 mg Urbason® retard 4 mg, 8 mg Medrate® 4 mg *Injektionsformen* Urbason® solubile 20 mg, 40 mg	8 mg	6–10 mg	Geringe psychisch stimulierende Wirkung Gute Magenverträglichkeit	Psychosegefahr Magengefährdete Patienten
Triamcinolon	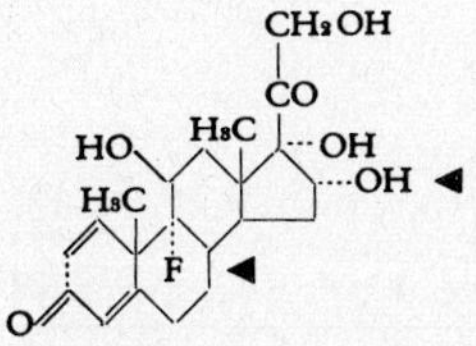 9α-Fluor-16α-hydroxyprednisolon	*Tabletten* Delphicort® 2 mg, 4 mg, 8 mg Volon® 1 mg, 4 mg, 8 mg	8 mg	6–8 mg	Geringste Na- und Wasserretention Geringe appetitanregende Wirkung Gelegentliche Myopathie Hirndruck bei Kindern	Patienten mit Ödemneigung Übergewichtige Patienten Ungeeignet bei konsumierenden und neuromuskulären Erkrankungen Weniger geeignet für Kinder

Harncorticosteroidausscheidung sind notwendig, wenn die Ansprechbarkeit auf ACTH geprüft werden soll.

3. Die Kranken sollten immer unter ausreichender Calciumzufuhr eiweißreich ernährt werden. (Mehr als 100 g Eiweiß tägl.)

4. Entwickeln sich Ödeme, wird die Kochsalzzufuhr beschränkt (200–400 mg Na tägl.). Wenn eine streng kochsalzarme Diät nicht möglich ist, können Diuretica zusätzlich verwendet werden.

5. Kaliumchlorid in dünndarmlöslichen Tabletten oder als Lösung (3–15 g tägl. in verteilten Dosen) bzw. kaliumreiche Nahrungsmittel sind indiziert, sobald eine Langzeitbehandlung oder eine hohe Dosierung notwendig sind.

6. Bei langdauernder Steroidbehandlung sind anabole Hormonpräparate empfehlenswert, um der negativen Stickstoffbilanz, dem Calcium- und Kaliumverlust zu begegnen. Die Osteoporose ist allerdings sehr schwer zu beeinflussen. Neuerdings ist auch Natriumfluorid versucht worden.

7. Eine ACTH- oder Corticosteroidbehandlung sollte niemals plötzlich abgesetzt werden, da es zu einem schweren Rückfall der Erkrankung kommen oder sogar eine maligne nekrotisierende Vasculitis auftreten kann. Ferner ist es wichtig zu wissen, daß eine Corticosteroid- oder ACTH-Behandlung zu einer Nebennierenrindenatrophie oder Funktionseinschränkung führt, die durch die Hemmung der endogenen ACTH-Ausschüttung bedingt ist; plötzlicher Entzug die-

Tabelle 19–15. *Fortsetzung*

Kurzbezeichnung	Formeln und chemische Bezeichnung	In Deutschland gebräuchliche Handelspräparate (ohne Gewähr für Vollständigkeit)	„Cushing-Schwellendosis“	Durchschnittliche Erhaltungsdosis	Besondere Eigenschaften	Spezielle Indikationen
Cortison	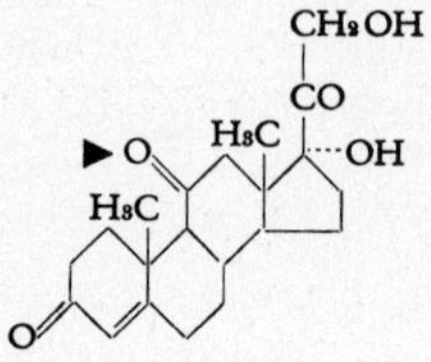	*Tabletten* Scheroson® 5 mg	50 mg		Na-retinierende und K-ausscheidende Wirkung (Gefahr der Ödembildung und des Kaliummangels)	Substitutionstherapie Exsikkationszustände Operation an Nebenniere oder von Cortisonierten
Cortisol (Hydrocortison)	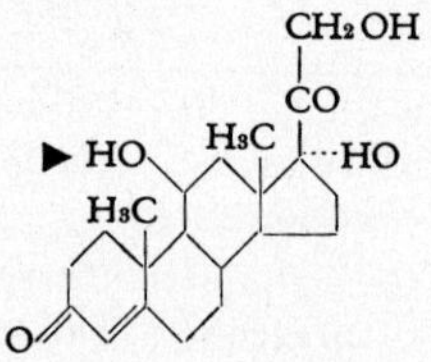	*Tabletten* Hydrocortison Hoechst 10 mg *Injektionsformen* Hydrocortison Hoechst 100 mg Actocortin® 100 mg	40 mg			

ser Hormone kann dann zu einem iatrogenen Addisonbild führen.

8. Bei der Behandlung von leichteren Störungen sollten Corticosteroide nur morgens gegeben werden, da die Suppression der endogenen ACTH-Ausschüttung dann weniger ausgeprägt ist. Beim Absetzen der Behandlung sollte die abendliche Dosis zuerst weggelassen werden, später kann man sich durch allmähliche Dosisreduktion oder intermittierende Gaben (ggf. als intravenöse morgendliche Injektionen) ausschleichen.

Kontraindikationen und besondere Vorsichtsmaßnahmen

A. Belastungen bei Patienten unter einer Corticosteroid-Dauerbehandlung: Alle Kranken unter einer Corticosteroidbehandlung, insbesondere bei oraler Zufuhr (aber auch nach ACTH), sollten sorgfältig wegen der Gefahr des Auftretens einer Unterdrückung der endogenen ACTH-Ausschüttung überwacht werden, da in solchen Fällen die Reaktion auf Belastungen (Operationen, Infektionen) vermindert ist. Die Kranken müssen auf diese Komplikation aufmerksam gemacht werden und sogar evtl. einen entsprechenden Arzneipaß mit sich führen, auf dem die Art, die Dosierung und der Grund der Steroidbehandlung aufgeführt sind. Wann immer eine entsprechende Belastungssituation auftritt, muß die Corticosteroiddosis entweder auf das Mehrfache erhöht, oder es müssen Corticosteroide intravenös zugeführt werden. Bei oraler Verabreichung sollte die Dosis möglichst 5mal am Tag gegeben werden.

B. Herzkrankheiten: Steroidhormone dürfen bei Kranken mit Herzinsuffizienz nur vorsichtig angewandt werden, da der Anstieg der Extracellulärflüssigkeit zu einer Herzbelastung führt. Man beginnt immer mit kleineren Dosen und möglichst unter salzarmer Kost.

C. Schwere Nierenerkrankungen: Mit Ausnahme der Nephrose sind Steroide häu-

Tabelle 19–15. *Fortsetzung*

Kurzbezeichnung	Formeln und chemische Bezeichnung	In Deutschland gebräuchliche Handelspräparate (ohne Gewähr für Vollständigkeit)	„Cushing-Schwellendosis“	Durchschnittliche Erhaltungsdosis	Besondere Eigenschaften	Spezielle Indikationen
Fluocortolon	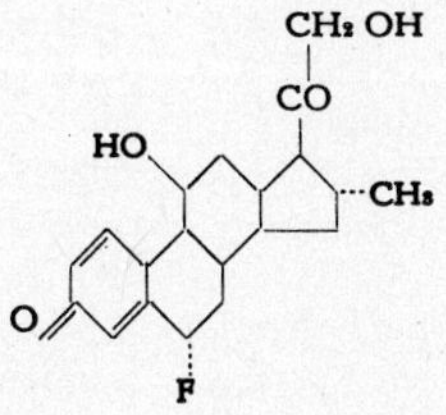	*Tabletten* Ultralan® oral 5 mg, 20 mg	10–15 mg	7,5–12,5 mg	Geringer kataboler Effekt; hohe Cushing-Schwellendosis (hat Wirkung wie Prednison, obwohl es Abkömmling von Corticosteron ist)	Noch keine genügenden Erfahrungen
9α-Fluorhydrocortison	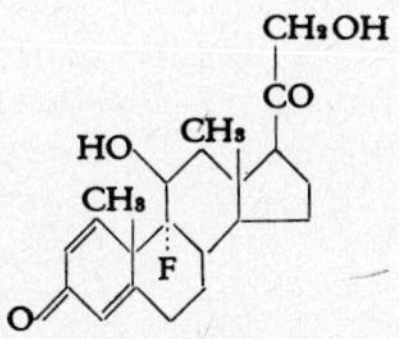	Astonin®-H *Tabletten* 0,1 mg Fludrocortison	0	0,1–0,2 mg/d	Starke Na-Retention K-Excretion	Morbus Addison primäre NNR-Insuffizienz Hypotonie

fig kontraindiziert oder sollten nur unter Vorsichtsmaßnahmen, insbesondere beim Vorliegen von Ödemen oder einer Oligurie angewandt werden.

D. Prädisposition zu Psychosen: Im allgemeinen kommt es unter Steroiden bei den meisten Kranken zur Besserung des Befindens und einer Euphorie; bei zu einer Psychose disponierten Kranken ist die Entwicklung einer akuten Psychose nicht ausgeschlossen (Schlaflosigkeit kann ein Frühzeichen sein!). In solchen Fällen sollten die Hormonbehandlung sofort abgesetzt, oder, falls notwendig, die Dosis zunächst reduziert und der Kranke sorgfältig beobachtet werden. Es sind sogar Selbstmordversuche unter Steroidbehandlung vorgekommen.

E. Wirkung auf die Schilddrüse: Bei längerer Behandlung wird gelegentlich ein Rückgang der Schilddrüsenfunktion beobachtet.

F. Magengeschwüre: Ein florides Magengeschwür ist wegen der Gefahr einer Perforation oder Blutung eine Kontraindikation einer Steroidbehandlung, da es zu einer Aktivierung des Ulcus kommen kann. Eine Anwendung ist nur in Notfallssituationen gerechtfertigt, gleichzeitig sind entsprechende Vorsichtsmaßnahmen bei Patienten mit Magengeschwüren in der Anamnese zu beachten. Auch Fälle von akuter Pankreatitis sind beschrieben worden.

G. Tuberkulose: Eine aktive oder erst kürzlich ausgeheilte Tuberkulose ist im allgemeinen ebenfalls eine Kontraindikation, sofern nicht die Möglichkeit einer intensiven tuberkulostatischen Therapie besteht. Vor

Tabelle 19–15. *Fortsetzung*

Kurzbezeichnung	Formeln und chemische Bezeichnung	In Deutschland gebräuchliche Handelspräparate (ohne Gewähr für Vollständigkeit)	„Cushing-Schwellendosis“	Durchschnittliche Erhaltungsdosis	Besondere Eigenschaften	Spezielle Indikationen
Dexamethason	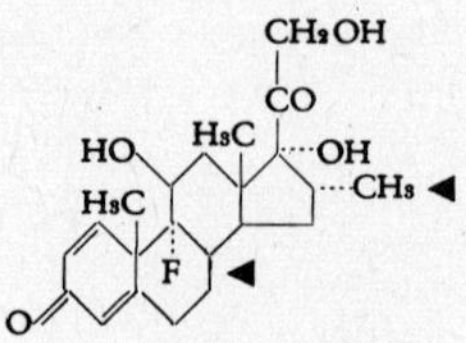 9α-Fluor-16α-methylprednisolon	*Tabletten* Decadron® 0,5 mg Dexa-Cortidelt® 0,55 mg Dexa-Scheroson® 0,5 mg, 1,5 mg Fortecortin® 0,5 mg, 1,5 mg Millicorten® 0,5 mg, 1,0 mg *Injektionsformen* Fortecortin®-Mono-Amp. 4 mg, Dexa-Scheroson® zur Inj. 6,5 (5,0) mg Decadron®-Phosphat zur Inj. 4 mg	2 mg	1,5–2,0 mg	Starke psychisch stimulierende Wirkung Starke Appetitanregung Bei hohen Dosen Ausscheidung von Ca Starke katabole Wirkung Starke Hypophysenhemmung	Zur psychischen Ankurbelung Untergewichtige Patienten Hypercalcämien Ungünstig bei Osteoporosegefahr Zur Hemmtherapie; wenig geeignet zur Dauerbehandlung
Betamethason	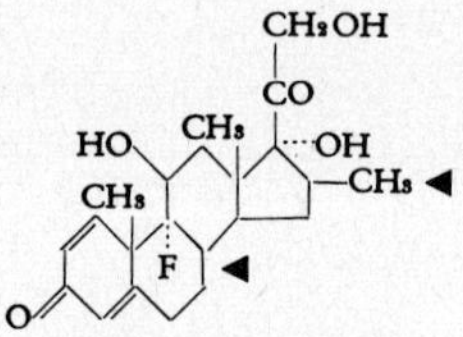 9α-Fluor-16β-methylprednisolon	*Tabletten* Celestan® 0,5 mg Betnesol® 0,5 mg *Injektionsformen* Celestan® solubile 4 mg	2 mg	1,0–1,5 mg	Gleich wie Dexamethason, aber gering wirkungsstärker; daher etwas weniger hypophysenhemmend. Günstige Relation von Cushing-Schwellendosis zu durchschnittlicher Erhaltungsdosis	Wie Dexamethason, aber eher geeignet für Dauerbehandlung

und während einer Steroidbehandlung sollten Thoraxaufnahmen angefertigt werden.

H. Infektionserkrankungen: Nachdem Steroide die Resistenz vermindern und demnach die Ausbreitung von Infektionen begünstigen können, sollten sie nur unter entsprechenden Vorsichtsmaßnahmen (Antibiotica etc.) angewandt werden.

I. Blutungsneigung: Als Nebenwirkung einer Steroidbehandlung ist eine Blutungsneigung (z. B. Ekchymosen) bei Anwendung der neueren synthetischen Hormone berichtet worden; desgleichen Thrombosen, insbesondere nach plötzlichem Absetzen oder zu schneller Reduktion der Dosis.

J. Myopathien: Bei verschiedenen synthetischen Steroiden ist eine besondere Ver-

Tabelle 19–15. *Fortsetzung*

Kurzbezeichnung	Formeln und chemische Bezeichnung	In Deutschland gebräuchliche Handelspräparate (ohne Gewähr für Vollständigkeit)	„Cushing-Schwellendosis“	Durchschnittliche Erhaltungsdosis	Besondere Eigenschaften	Spezielle Indikationen
Paramethason	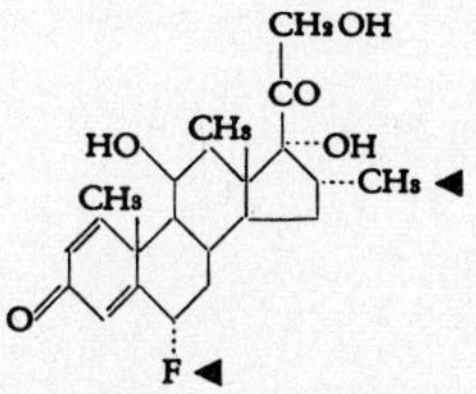 6α-Fluor-16α-methylprednisolon	*Tabletten* Haldrone® 1 mg, 2 mg Monocortin® 2 mg, 6 mg *Injektionsformen* Monocortin®-S 20 mg	4–6 mg	2–6 mg	Gut magenverträglich Günstige Relation von Cushing-Schwellendosis zu Erhaltungsdosis	Für Magenempfindliche Patienten besonders geeignet
16-Methylenprednisolon	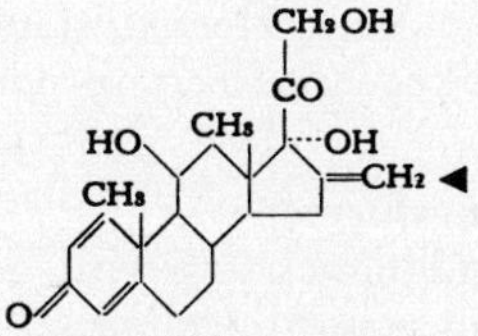 16-Methylenprednisolon	*Tabletten* Decortilen® 6 mg, 60 mg	18–24 mg	12–15 mg	Sehr günstige Relation von Cushing-Schwellendosis zu Erhaltungsdosis	Besonders geeignet für Dauertherapie
		Decortilen® retard 12 mg *Injektionsformen* Decortilen® solubile 30 mg, 60 mg			Geringe psychisch anregende Wirkung Geringe Appetitanregung; gut magenverträglich Geringe diabetogene Wirkung	Unruhige und psychosegefährdete Patienten Ungeeignet für Patienten in reduziertem AZ Diabetische Patienten

laufsform einer steroidbedingten Myopathie beschrieben worden.

K. Fettleber: Die Entwicklung einer Fettleber wird begünstigt, Fettembolien sind beschrieben worden.

L. Ophthalmologische Kontraindikationen: Allem Anschein nach begünstigt eine Steroidbehandlung die Ausbreitung des Herpes-Simplex-Virus, so daß sie für die lokale Anwendung kontraindiziert ist. Das gleiche gilt bei Pilzinfektionen. Nach langanhaltender Behandlung ist bei Rheumatikern eine Kataraktbildung beschrieben worden. Seltener kommt es zu einer Steigerung des Augeninnendrucks und einem Pseudotumor cerebri.

M. Störungen der Diagnostik: Nach Anwendung von Corticosteroiden kann es zu einer Störung in der Immunantwort kommen, beispielsweise bei diagnostischen Maßnahmen (in Hauttesten und Agglutinationstesten); ferner findet man eine Leukocytose mit Lymphopenie, die zu diagnostischen Irrtümern Anlaß geben kann. Die hochwirksamen Corticosteroide (beispielsweise Dexamethason) bewirken einen Abfall der 17-Ketosteroid- und 17-Hydroxycorticosteroidausscheidung im Harn, was entsprechend be-

Tabelle 19–16. *Verhältnis von systemischer zu topischer (lokaler) Corticosteroidaktivität (Hydrocortisonwirkung gleich 1 gesetzt)*

	systemische Aktivität	topische Aktivität
Prednisolon	4–5	1–2
Fluorprednisolon	8–10	10
Triamcinolon	5	5
Triamcinolonacetonid	5	40
Dexamethason	30	10
Betamethason	30	5–10
Betamethasonvalerat		50–150
Methylprednisolon	5	5
Fluorcinolonacetonid		40–100
Fluorandrenolonacetonid	1–2	20–50
Fluormetholon		40

achtet werden muß. Beschwerden und Symptome einer sich ausbreitenden Infektion sind häufig während einer Corticosteroidbehandlung maskiert. Normale Schmerzempfindungen (Gliederschmerzen) werden unterdrückt, so daß es zu Charcot-ähnlichen Verformungen der belasteten Gelenke kommen kann.

Nebennierenmarkhormone

Das Nebennierenmark enthält zwei engverwandte Hormone, Adrenalin (ungefähr 80%) und Noradrenalin (Norepinephrin) (ungefähr 20%). Wie später gezeigt wird, haben sie unterschiedliche Wirkungen.

Nachdem Adrenalin entweder synthetisiert oder meistens aus Natursubstanzen hergestellt wird, ist es im letzteren Fall infolgedessen häufig mit Noradrenalin verunreinigt; dies dürfte für anscheinend paradoxe physiologische Wirkungen einiger Präparate verantwortlich zu machen sein.

Adrenalin führt zu einem unmittelbaren Anstieg der Blutzuckerkonzentration durch Steigerung der Glykogenolyse in der Leber und im Muskel.

Adrenalin

A. Klinische Anwendung: Adrenalin wird bei einer großen Anzahl verschiedenster klinischer Indikationen angewandt: allergische Zustände (z. B. Bronchialasthma, Urticaria, angioneurotisches Oedem); zur Kontrolle oberflächlicher Blutungen, besonders aus Schleimhäuten; zusammen mit lokalen Anästhetica, um die Resorption zu verringern; selten bei kardiovasculären Störungen (z. B. Adam-Stokes-Syndrom, Herzstillstand), ferner um die Glykogenspeicherung der Leber zu prüfen.

B. Anwendungsformen:

1. Die Adrenalininjektion wird gewöhnlich subcutan, aber auch intramuskulär vorgenommen und kann bei Verdünnung auf 1:1 l auch intravenös injiziert werden. Die Dosierung beträgt 0,2–1 ml 1:1000-Lösung, wie angegeben.

2. Adrenalin-Inhalation, 1:100, nur für Inhalationszwecke.

3. Adrenalin in öliger Lösung, 1:500, wird nur intramuskulär angewandt. Die gewöhnliche Dosierung beträgt 0,2–1 ml.

Noradrenalin (Laevarterenol)

A. Klinische Indikationen: Noradrenalin wird fast ausschließlich wegen seiner vasoconstrictorischen Wirkungen bei Blutdruckabfall (chirurgischer und nichtchirurgischer Schock, zentrale Vasomotorenlähmung und Blutungen) angewandt (vgl. Kapitel 1), ferner bei der postoperativen Behandlung des Phäochromocytoms.

B. Verfügbare Präparate: Noradrenalinbitartrat, 0,2%ige Lösung mit 1 mg freier Base/ml (1:1000) in Ampullen.

C. Anwendungsweise: Man setzt 4–16 ml Noradrenalin (gelegentlich auch mehr) zu

Tabelle 19–17. *Wirkungen von Adrenalin und Noradrenalin*

	Blutgefäße	Herzschlag-volumen	Blutdruck	Blutzucker
Adrenalin	Vasodilatation (überall)	verstärkt	erhöht	erhöht
Noradrenalin (Laevarterenol)	Vasoconstriktion (überall), aber Dilatator der Coronararterien	keine Wirkung	erhöht	erhöht um etwa 1/8 der Adrenalinwirkung

einem Liter irgendeiner isotonischen Lösung hinzu und gibt es als intravenösen Dauertropf. Man beobachtet die Reaktion und reguliert dann die Tropfengeschwindigkeit entsprechend dem gewünschten Blutdruck (gewöhnlich 0,5–1 ml/min).

Merke: Noradrenalin ist ein sehr wirksames Medikament und muß deshalb vorsichtig angewandt werden. Es sollte nicht ins Gewebe infiltrieren, da es sonst zu Geschwürsbildung kommen kann.

D. Noradrenalinantagonisten: Man gibt Phentolamin (Phenoxybenzamin) zur Diagnostik und Behandlung des Phäochromocytoms, größere Dosen i. m. oder oral sind bei der präoperativen und operativen Behandlung des Tumors notwendig.

E. Angiotensinamid (Hypertensin): Dieses Octapeptid spielt anscheinend bei der normalen Blutdruckregulation eine Rolle. Es ist stark vasokonstriktorisch wirksam. Es kann bei einigen Fällen angewandt werden, die auf Noradrenalin refraktär sind.

Hormone und hormonähnliche Wirkstoffe, die den Blutzucker beeinflussen

1. Hypoglykämische Substanzen

Die Präparate werden im einzelnen auf S. 962–966 besprochen. Tabelle 19–18 und 19–19 fassen die bekannten Verbindungen und ihre Durchschnittsdosis zusammen.

Insulinpräparate

Alle Präparate bestehen aus Zinkverbindungen und sind zu 40 und 80 Einheiten/ml verfügbar. (Gewöhnliches Insulin wird auch zu 100 und 500 Einheiten/ml für die Behandlung von Koma und Insulinresistenz geliefert.)

Während die Standardinsulinpräparate aus einer Mischung von Rinder- und Schweineinsulin bestehen, gibt es auch reine Rinder- und reine Schweineinsulinpräparate. Die letzteren haben eine geringe Tendenz

Tabelle 19–18. *Charakteristische Eigenschaften der handelsüblichen Insuline*

Präparat	Aussehen	Wirkungseintritt	Dauer	Puffer	Eiweiß-zusatz
Kristall. „Alt“-Insulin	klar	schnell	5–7	kein	kein
Semilente	trüb	schnell	12–16	Acetat	kein
Globin	klar	mittel	18–24	kein	Globin
Lente	trüb	mittel	24–28	Acetat	kein
Protamin-Zink	trüb	verzögert	36	Phosphat	Protamin
Ultralente	trüb	verzögert	36	Acetat	kein

Tabelle 19–18. *Fortsetzung*

Handelsname	Herkunft des Insulins	Wirkung Tag Nacht 7 9 11 13 15 17 19 21 23 1 3 5 7	Wirkungsmaximum Std. n. Inj.	Wirkungsdauer Std. n. Inj.	Lösung Suspension	pH	Besonderheiten
Long-Insulin® ,Hoechst'	Schwein	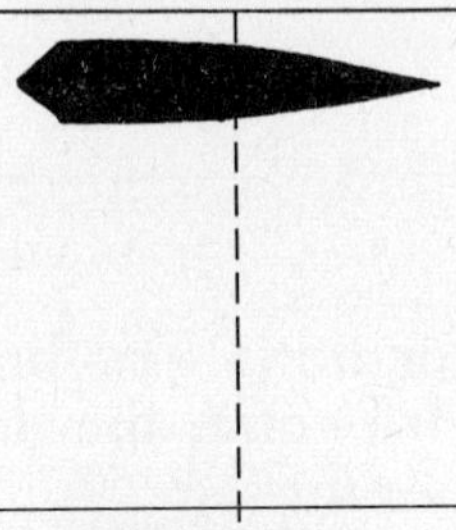	3–8	18–26	Suspension	7	Kristallisiertes und amorphes Alt-Insulin und Insulin-Surfen®-Komplex
Insulin ,Novo' Lente®	Rind u. Schwein	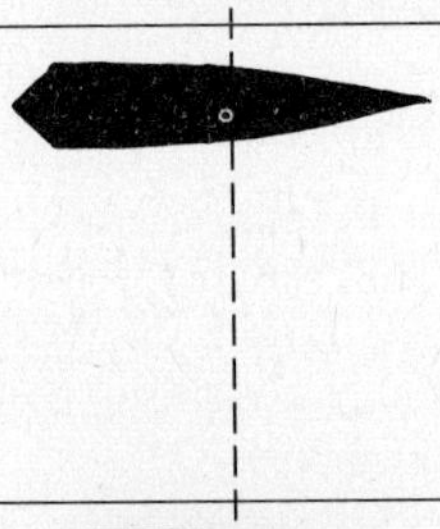	6–8	20–28	Suspension	7	30% amorphes und 70% kristallines Insulin, keine Depot-Hilfsstoffe
Zink-Protamin-Insulin Leo	Rind u. Schwein	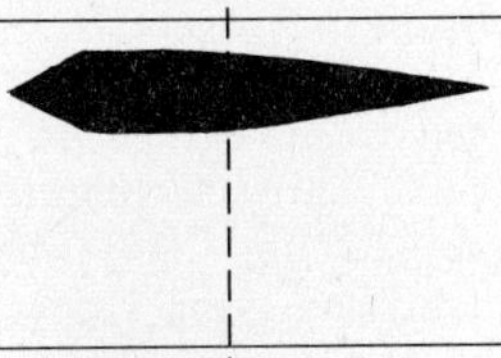	10–16	20–30	Suspension	7	Protamin-Insulin Kristalle in Phosphat-Puffer
Insulin ,Novo' Ultralente®	Rind	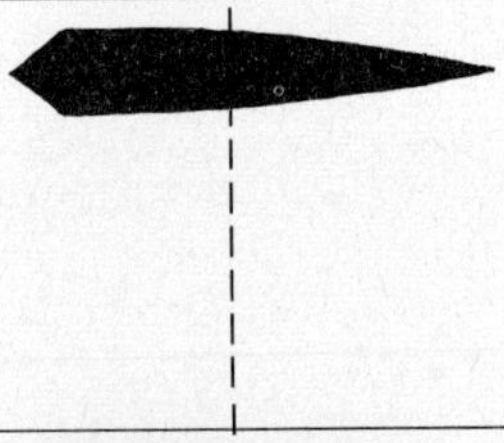	6-10	22–30	Suspension	7	Komplexe Bindung von Zink und Insulin, keine Depot-Hilfsstoffe
Zink-Protamin-Insulin ,Novo'	Rind	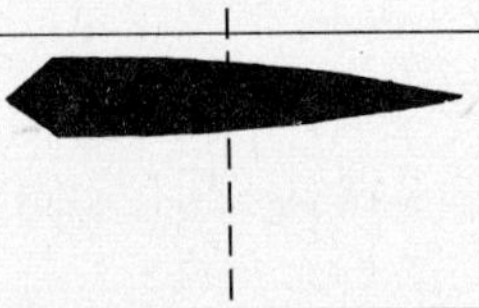	6–10	24–30	Suspension	7	Zusatz von Protamin und Zink

zur Antikörperbildung, da die Ähnlichkeit zum menschlichen Insulin groß ist. Rinderinsuline werden bei Patienten angewandt, die auf Schweineinsulin allergisch sind oder die aus religiösen Gründen Schweineinsulin ablehnen.

Orale Antidiabetica

Die oralen Antidiabetica sind in der Tabelle 19–19 besprochen.

Tolbutamid zur diagnostischen Anwendung

Als Ampullen zur intravenösen Injektion

Tabelle 19–18. *Fortsetzung*

Handelsname	Herkunft des Insulins	Wirkung Tag Nacht 7 9 11 13 15 17 19 21 23 1 3 5 7	Wirkungsmaximum Std. n. Inj.	Wirkungsdauer Std. n. Inj.	Lösung Suspension	pH	Besonderheiten
Insulin Novo Actrapid® (Alt.-Ins.)	Schwein	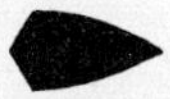	1/2–3	6–8	Lösung	7	
Insulin ‚Novo' (Alt.-Ins.)	Rind		1–4	6–8	Lösung	3	
Insulin® ‚Hoechst' (Alt.-Ins.)	Rind	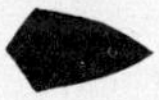	1–2	6–8	Lösung	3,5	
Insulin® S ‚Hoechst‹ (Alt.-Ins.)	Schwein	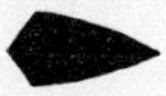	1–2	6–8	Lösung	3,5	
Insulin „Horm"® (Alt.-Ins.)	Rind	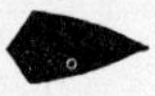	1–3	6–8	Lösung	3	
SP-Insulin „Horm" (Alt.-Ins.)	Schwein		1–3	6–8	Lösung	3	
Normal-Insulin „Brunnengräber" (Alt.-Ins.)	Rind		1–3	4–6	Lösung	7	

bei leichtem Diabetes oder zur Diagnostik eines Inselzelladenoms.

2. Hyperglykämische Stoffe

Glucagon

Glucagon zur Injektion ist ein kristallines Polypeptid, das aus dem Pankreas extrahiert wurde, aber auch schon synthetisch dargestellt wird. Es ist in Ampullen verfügbar, kann intramuskulär oder intravenös in Notfällen (Insulinhypoglykämie) angewandt werden. Zur Behandlung der chronischen Hypoglykämien ist ein Zinkglucagonpräparat in den Handel kommen.

Diazoxid

Diazoxid, eine Thiazid-Verbindung, ist erfolgreich bei chronischen hypoglykämischen Zuständen angewandt worden. Es ist immer noch in experimenteller Erprobung, da wesentliche Nebenwirkungen beobachtet wurden (Ödeme, Harnsäureanstieg im Blut, Hypertrichose).

Männliche Geschlechtshormone

(Testosteron)

Von den zahlreichen Steroidhormonen, die aus dem Hoden isoliert wurden, stellt das Testosteron das wirksamste Androgen dar. Es wird deshalb angenommen, daß Testosteron das „männliche Geschlechtshormon" darstellt; neue Untersuchungen scheinen jedoch darauf hinzuweisen, daß ein Umwandlungsprodukt im Stoffwechsel (Dihy-

Tabelle 19–18. *Fortsetzung*

Handelsname	Herkunft des Insulins	Wirkung Nacht Tag 7 9 11 13 15 17 19 21 23 1 3 5 7	Wirkungsmaximum Std. n. Inj.	Wirkungsdauer Std. n. Inj.	Lösung Suspension	pH	Besonderheiten
Komb-Insulin® ‚Hoechst‘ Komb-Insulin® S ‚Hoechst‘	Rind Schwein		$1^1/_2$–4	9–14	Lösung	3	$^1/_3$ Alt-Insulin und $^2/_3$ Insulin-Surfen®-Komplex
Insulin ‚Novo‘ Semilente®	Schwein		3–5	8–14	Suspension	7	Komplexe Bindung von Zink u. Insulin, keine Depot-Hilfsstoffe
Di-Insulin ‚Novo‘	Rind		3–5	12–16	Lösung	3	Alt-Insulin und durch Isocyanat verändertes Insulinmolekül 1 : 1
Depot-Insulin® ‚Hoechst‘ klar Depot-Insulin® S ‚Hoechst‘ klar	Rind Schwein	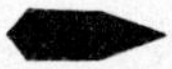	2–6	10–16	Lösung	3	Insulin-Surfen®-Komplex
HG-Insulin® ‚Hoechst‘ HG-Insulin® S ‚Hoechst‘	Rind Schwein		2–3	12–16	Lösung	3	Humanglobulin-Insulin

drotestosteron) das wirksame Agens darstellt. Testosteron ist für die Entwicklung der sekundären Geschlechtsmerkmale beim Mann notwendig (Bartwuchs, Stimmbruch, Entwicklung von Penis, Prostata und Samenblasen). Die Anwendung von Testosteron bei der Frau führt zur Ausbildung von männlichen Geschlechtsmerkmalen, durch gleichzeitige Gabe von Oestrogenen können die gegensätzlichen Androgenwirkungen nur teilweise unterdrückt werden.

Von größerer Bedeutung als die Androgenwirkung ist jedoch die sogenannte eiweißanabole (gewebsaufbauende) Wir-

Tabelle 19–18. *Fortsetzung*

Handelsname	Herkunft des Insulins	Wirkung Nacht Tag 7 9 11 13 15 17 19 21 23 1 3 5 7	Wirkungsmaximum Std. n. Inj.	Wirkungsdauer Std. n. Inj.	Lösung Suspension	pH	Besonderheiten
Insulin ‚Novo' Rapitard®	Rind u. Schwein		1½–8	14–16	Suspension	7	25% gelöstes Insulin (Actrapid) und 75% Insulinkristalle, keine Depot-Hilfsstoffe
Depot-Insulin „Horm"® SP-Depot-Insulin „Horm"®	Rind Schwein		2–8	12–18	Lösung	3	Zink-Insulin-Protaminat u. Kristallinsulin in komplexer Bindung
Deposulin® „Brunnengräber"	Rind		4–7	18–24	Suspension	2,5–3,5	Zink-Protamin-Komplex
Insulin Retard NPH Leo	Rind u. Schwein	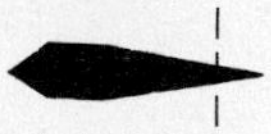	6–12	18–24	Suspension	7	Protamin-Insulin-Kristalle in Phosphat-Puffer

Entnommen aus H. Robbers, Praktische Diabetologie. Werk-Verlag Dr. Edmund Banaschewski Gräfelfing bei München 1969.

kung von Testosteron. Ferner hat es eine leichte Natrium-, Chlorid- und Wasser-retinierende Wirkung. Es sollte bei Kindern nur mit Vorsicht angewandt werden, um den frühzeitigen Epiphysenschluß zu vermeiden. Freies Testosteron und Testosteronpropionat sind oral nicht wirksam. Sie müssen deshalb parenteral, entweder durch intramuskuläre Injektion oder durch Einpflanzung von Kristallkügelchen angewandt werden. Testosteronverbindungen, die in der Natur nicht vorkommen, wie z. B. Methyltestosteron, sind jedoch oral wirksam. Methyltestosteron führt beim Menschen zu einer ausgesprochenen Kreatininurie und ist u. U. nach chronischer Anwendung für das Auftreten einer Gelbsucht verantwortlich zu machen. Seine metabolischen und androgenen Wirkungen ähneln sehr dem Testosteron und dem Testosteronpropionat. Die beiden letzteren Verbindungen werden nach Injektion teilweise (ungefähr 30–50%) als 17-Ketosteroide im Harn ausgeschieden; Methyltestosteron jedoch nicht. Nach seiner Anwendung kommt es hingegen zu einer Verminderung der 17-Ketosteroid-Ausscheidung aufgrund der unterdrückten endogenen Testosteronproduktion.

Tabelle 19–19. *Orale Antibiabetica*

Verbindung bzw. Handelsname	Mengeneinheit	Verabreichungszeit (x-täglich)	Tägl. Gesamtdosis	Wirkungsdauer
GLIBENCLAMID® „Euglucon 5®“ (früher auch „Daonil“)	5 mg 5 mg	1–2	2,5–15 mg	12–18 Std
TOLBUTAMID „Rastinon®“ „Artosin®“	500 mg	1–2	500–2000 mg	6–12 Std
CARBUTAMID „Nadisan®“ „Invenol®“	500 mg bei Umstellung Auslaßperiode von 5–7 Tagen	1–2	500–1000 mg	
CHLORPROPAMID „Diabetoral®“ „Chloronase®“	250 mg bei Umstellung Auslaßperiode von 5–7 Tagen	1	250–500 mg	bis zu 60 Std
TOLAZAMID „Norglycin®“	250 mg	1 oder 2	250–500 mg	12–24 Std
GLYKODIAZIN „Redul“, „Redul 28“®	500–1000 mg	1–2	500–1500 mg	6 Std
BIGUANIDE „Dipar®“ früher auch „Glucopostin“	50 mg	2–4	50–150 mg	4–6 Std
„DB retard®“	50 mg			
„Silubin®“	50 mg			
„Silubin retard®“ „Glucophage®“	100 mg		50–150 mg	8–12 Std

Klinische Indikationen

Testosteron, besser jedoch Anabolica können bei jeder konsumierenden Erkrankung oder bei verzögertem Wachstum und retardierter Entwicklung (bei beiden Geschlechtern) aufgrund der eiweißanabolen Wirkung angewandt werden. Sie sind ferner bei bestimmten behandlungsrefraktären Anämien wirksam. Zusätzlich gibt es bestimmte spezifische Indikationen bei beiden Geschlechtern.

A. Beim Mann: Testosteron wird als Substitutionsbehandlung bei endogenem Versagen der Testosteron-Sekretion angewandt (Eunuchoidismus, „männliches Klimakterium“). Seine Anwendung bei Impotenz, Angina pectoris, Homosexualität, Gynäkomastie und gutartiger Prostatahypertrophie ist umstritten.

B. Bei der Frau: Testosteron wird bei Frauen im Gefolge von funktionellen Blutungen, Endometriosen, Dysmenorrhoen, Praemenstrualschmerz, fortgeschrittenem Mammacarcinom, chronischer cystischer Mastitis und zur Supprimierung der Lactation angewandt. Die virilisierenden Wirkungen begrenzen die anzuwendende Gesamtmenge. Während 150 mg Testosteron/Monat gewöhnlich noch als verläßliche Dosis angesehen werden, kann es jedoch auch bei kleineren Mengen bei empfindlichen Patienten zu einer Virilisierung kommen. Dagegen ist die Anwendung von Anabolica weniger mit Nebenwirkungen behaftet.

Testosteron-Präparate und Dosierungen

A. Freies Testosteron: Wird selten als Kristall eingepflanzt.

B. Testosteronpropionat in Öl: Dosierung 10–100 mg. i. m. alle 2–3 Tage.

C. Depot-Testosteron: Die Wirkungsdauer ist 2- bis 5mal länger als die des Testosteronpropionat. Die Dosierung beträgt 100–200 mg wöchentlich bis 500 mg/Monat als Einzeldosis.

D. Testosteronönanthat in Öl: Die Wirkungsdauer entspricht dem vorigen. Durchschnittsdosis 200–400 mg i. m. alle 3–4 Wochen.

E. Testosteronphenylacetat: Diese mikrokristalline wäßrige Lösung zur intramuskulären Anwendung hat eine ähnliche Wirkung wie Depot-Testosteron. Die Dosis beträgt 50–200 mg alle 3–5 Wochen.

F. Methyltestosteron: Kommt als Tabletten von 10 und 25 mg oder als Linguetten in den Handel. Die Dosierung beträgt 5 bis 25 mg täglich. (Merke: Dieses Präparat sollte bei der Behandlung von Thyreotoxikosen, Akromegalie und Gigantismus, aber auch Leberschäden möglichst vermieden werden.)

D. Fluoxymesteron: Es handelt sich dabei um ein Fluor-Derivat des Methyltestosteron. Die Wirksamkeit ist 2,5mal stärker. Die Toxicität entspricht der des Methyltestosterons. Seine Wirkung auf den Epiphysenschluß ist vergleichsweise geringer, so daß es bei Kindern (vorsichtig) angewandt werden kann. Die Dosierung beträgt 2–10 mg täglich oral.

H. Anabole Hormone: (Präparate s. Übersichtstabelle) Seit längerem sind Präparate im Handel, deren proteinanabole Wirkungen, verglichen mit den Androgeneffekten, angeblich stärker sind. Häufig führen sie zu einer verstärkten BSP (Bromsulphalein)-Retention der Leber nach längerer Anwendung. Die Durchschnittsdosis beträgt 5 mg täglich.

I. Nandrolon-Phenylpropionat: Die Dosierung beträgt 25 mg/Woche oder 50 bis 100 mg alle 2 Wochen i. m. Gelegentlich kommt es zu Hauterscheinungen.

K. Oxymetholon: Die Dosierung beträgt 3mal täglich 2,5 mg oral.

L. Stanozolol: 1–2 mg 3mal täglich oral.

M. Äthylestrenol: 4–8 mg täglich.

N. Methylandrostendiol: Tabletten und Linguetten von 10 und 25 mg.

Auswahl der Präparate

Die zunehmende Anzahl von neuen Präparaten macht dem Arzt die Entscheidung nicht leicht. Er wird zweckmäßigerweise solche verwenden, die wirtschaftlich, aber doch wirksam genug sind. Die Anwendung von kurz wirksamen Testosteron-Präparaten (mit wiederholter Injektion) sollte nur jenen Fällen vorbehalten bleiben, bei denen der Kranke unter ständiger Beobachtung (Krankenhaus) bleibt und aus bestimmten Gründen die Dosierung sehr genau sein muß. Wünscht man ein ausgewogenes Verhältnis von androgenen und anabolen Wirkungen, so sind Methyltestosteron oral oder die Depot-Testosteron-Präparate zu empfehlen. Kommt es weniger auf die Androgenwirkung an, so sind die Anabolica, wie Dianabol®, Emdabol®, Notandron-Depot®, Primobolan® empfehlenswert. (Vgl. Tabelle 19–20).

Die genauere Wirkung der anabolen Hormone muß aber noch weiter erforscht werden.

Vorsicht: Alle männlichen Patienten sollten während einer Testosteronbehandlung genauestens kontrolliert werden, um nicht ein Prostatacarcinom zu übersehen. Ferner muß in Betracht gezogen werden, daß bestimmte virilisierende Wirkungen bei Frauen und Kindern auch nach Absetzen des Testosteron irreversibel sein können.

Oestrogene

Die Oestrogene kontrollieren die Proliferation des Endometriums, Veränderungen in den Zellen der Vaginalschleimhaut (Verhornung und Senkung des vaginalen pH unterhalb 4,0) und die Proliferation der Brustdrüsengänge. Ferner stimulieren sie die Aktivität der Osteoblasten, haben einen leich-

Tabelle 19–20. *Übersicht der wichtigsten Anabolica*

Handelsname	Hersteller	Chemische Formel	Anwendungsform
Dianabol®	Ciba/Wehr	Methandrostenolon Methadienon	5 mg Tabl. Tropfen 1 mg/ml (pro inf.)
Durabolin®	Organon	Nandrolon	Amp. 50 mg 25 mg
Deca-Durabolin®	Organon	Nandrolondecanoat	Amp. 25 mg 50 mg
Emdabol®	Merck/Darmstadt	Methylhydroxyandro- stenon	Perlen 0,5 mg (pro inf.), Drag. 5 mg
Notandron-Depot®	Boehringer Mann- heim	Methylandrostendiol	100 mg Amp. Depot z.i.m.Inj.
Oranabol®	Dt. Farmitalia	Oxymesteron	5 mg Tabl. 20 mg Tabl.
Primobolan®	Schering/Berlin	Methenolonacetat	1 mg Tabl. (pro inf.) 5 mg Tabl. Amp. 20 mg Depot Amp. 100 mg
Proviron®	Schering/Berlin	Mesterolon	10 mg Tabl. 25 mg Tabl.
Steranabol®	Dt. Farmitalia	Chlortestosteron	Amp. 40 mg
Stromba®	Winthrop/Frankfurt	Androstanazol	5 mg Tabl.
Ultandren®	Ciba/Wehr	Fluoxymesteron	1 mg Tabl. 5 mg Tabl.

ten eiweißanabolen Effekt und weiterhin eine mäßige Calcium-, Natrium- und Wasser-retinierende Wirkung. Sie können auch das Serumcholesterin senken.

Klinische Indikationen

Sowohl bei Frauen als auch bei Männern sind die Oestrogene wegen ihrer Wirkung auf die Osteoblasten bei der Behandlung der Osteoporosen therapeutisch wertvoll. Bei Frauen werden Oestrogene zur Behandlung der Ovarialinsuffizienz (Menopause) angewandt. Als Zusatztherapie sind sie beim Mann zur Behandlung des Prostatacarcinoms angewandt worden.

Präparate und Dosierungen

Viele Pharmaka zeigen eine Oestrogenaktivität, auch einige Nichtsteroide (z. B. Diäthylstilböstrol, Dienöstrol, Hexöstrol). Es werden allerdings nur einige dieser Steroide klinisch angewandt. Es gibt keinerlei Beweise dafür, daß einige Oestrogene weniger „toxisch“ als andere sind. Toxicität (z. B. Nausea und Erbrechen) ist gewöhnlich die Folge einer Überdosierung. Die meisten Oestrogene können schon in sehr geringen Dosen überaus starke psychische Wirkungen haben, meistens entsprechen sich die therapeutischen und toxischen Dosen. Es ist empfehlenswerter, daß sich der Arzt lediglich mit ein oder zwei Präparaten vertraut macht und nicht immer wieder neue ausprobiert.

Es besteht z. Z. keine Notwendigkeit, Oestrogene nicht nur oral, sondern auch parenteral einzusetzen. Anscheinend ist die gastrointestinale Resorption vollständig, und man hat keinen Grund, anzunehmen, daß Nausea und Erbrechen durch eine parenterale Anwendung vermieden werden könnten. Ferner besteht keinerlei Hinweis, daß die „natürlich vorkommenden" Oestrogene irgendwie wirksamer als die synthetischen sind, auch wenn sie gelegentlich besser vertragen werden.

Obwohl Oestrogene anscheinend bei Mammatumoren von Versuchstieren eine Rolle spielen können, gibt es keine Hinweise, daß sie beim Menschen sicher carcinogen sind. Trotzdem ist es empfehlenswert, bei Patienten mit länger dauernder Oestrogenbehandlung regelmäßig die Brust zu palpieren und einen Papanicolaou-Abstrich zu machen. Es ist immer besser, Oestrogene bei länger dauernder Gabe möglichst cyclisch zu verabfolgen.

A. Nichtsteroidale Oestrogene:

1. Diäthylstilböstrol – ein synthetisches Präparat, das sich nicht vom Steroidgerüst ableitet; es ist ein ausgezeichnetes Präparat und z. Z. das billigste. Die Dosierung beträgt 0,5–1 mg tägl. oral (Oestromon®, Cyren®).

2. Oestroral, Dienoestrol, Benzoestrol, Chlorotrianisen (Merbentul®). Gegenüber dem Diäthylstilboestrol weisen sie keine Vorteile auf und sind zudem noch teuer. Die Dosierung beträgt 0,2–0,5 mg tägl. oral.

3. Diäthylstilboestroldiphospat (Honvan®) dient zur Behandlung des Prostatacarcinoms; wird auch in hohen Dosen gut vertragen. Die Dosierung beträgt eine Tablette (120 mg) 3mal tägl. bis zu 4 od. sogar mehr Tabletten 3mal tägl., abhängig von der Verträglichkeit.

B. Oestrogene steroidaler Herkunft zur oralen Anwendung:

1. Äthinyloestradiol (Progynon® C) ist ein ausgezeichnetes synthetisches Oestrogen. Die Dosierung beträgt 0,02–0,05 mg tägl. oral.

2. Konjugierte oestrogene Substanzen (Oestronsulfat): z. B. Conjugen®, Presomen® sind ein „natürliches" Oestrogen, das sehr gut vertragen wird. Die Dosierung beträgt 0,6 bis 2,5 mg tägl. oral.

C. Oestrogene zur Injektion:

1. Oestron – wird z. Z. wenig verwendet, meistens werden die conjugierten Oestrogene (vgl. oben) vorgezogen. Die Dosierung beträgt 1 mg 2- bis 3mal wöchentlich unter 1000 Einheiten i. m. tägl.

2. Oestradiolvaleriat in Sesamöl (Primodian®), ein langwirkendes Oestrogen. Die Dosierung ist 10–20 mg i. m. alle 2–3 Wochen.

3. Oestradiolbenzoatinjektion in Öl (Progynon®, Ovocyclin® M u. a.). – Die Dosierung beträgt 0,5–1 mg jeden 2. Tag i. m.

4. Oestradioldipropionat (Ovocyclin®, Amp. u. a.) – diese Präparate haben eine gering längere Wirkungsdauer als Oestradiolbenzoat. Die Dosierung beträgt 2–5 mg i. m. 1- bis 2mal wöchentl.

5. Conjugierte oestrogene Substanzen (Oestronsulfate), 2,5 mg tägl. i. m. Presomen® i. v. (20 mg) ist eine schnell wirksame Verbindung, die zur Blutstillung bei Menorrhagien gegeben wird.

6. Diäthylstilboestrolphosphat (Honvan®) 5 ml Ampulle enthalten 0,25 g, zur intravenösen Anwendung bei Prostatacarcinom.

Progestativa

(Gestagene)

Bis vor kurzem wurden Progesteronkörper in der klinischen Medizin nur begrenzt angewandt. Kürzlich ist eine größere Anzahl neuer Verbindungen mit Progesteronaktivität in die Therapie eingeführt worden. Diese Verbindungen haben jedoch noch weitere Wirkungen, die später zusammengefaßt werden.

Progesteron bewirkt die Sekretionsphase des Endometriums. Bei Abwesenheit von Oestrogenen fehlt ein signifikanter Effekt auf die Gebärmutter, d. h. der Uterus muß demnach erst durch Oestrogene stimuliert (proliferiert) worden sein, bevor Progesteron wirken kann. Progesteron führt auch zur acinären Proliferation der Brüste.

Klinische Indikationen

A. Menstruationsstörungen: (zur Cyclusregulierung) Progesteron kann zusammen mit Oestrogenen angewandt werden, um bei Frauen, die sonst nicht menstruieren, eine verbesserte „normale" cyclische Menstruationsblutung zu erreichen (Delpregnin®, Orgaluton®).

Tabelle 19–21. *Im Handel befindliche Ovulationshemmer*[a]

Gruppe	Oestrogen- u. Gestagen-anteil	Präparatename	Oestrogenanteil	Gestagenanteil
1	wenig Oe wenig Gest.	Neogynon®	50 γ Äthinyloestradiol	0,25 mg Norgestrel
2	wenig Oe wenig Ge	Eugynon®	50 γ Äthinyloestradiol	0,5 mg Norgestrel
		Stediril®-*d*	50 γ Äthinyloestradiol	0,25 mg Norgestrel
		Orlest®	50 γ Äthinyloestradiol	1 mg Norethisteron-acetat
3	wenig Oe	Etalontin®	50 γ Äthinyloestradiol	2,5 mg Norethisteronacetat
	mittel Ge	Lyndiol®	50 γ Äthinyloestradiol	2,5 mg Äthinyl-oestrenol
		Noracyclin® 22	75 γ Mestranol	2,5 mg Äthinyl-oestrenol
4	wenig Oe	Anovlar®	50 γ Äthinyloestradiol	4 mg Norethisteron-acetat
	viel Ge	Planovin®	50 γ Äthinyloestradiol	4 mg Megestrol-acetat
5	viel Oe wenig Ge	Ovulen®	100 γ Mestranol	1 mg Ethynodiol-diacetat
6	viel Oe mittel Ge	Ortho-Novum® 2 mg	100 γ Mestranol	2 mg Norethisteron
		Co-Ervonum®	100 γ Mestranol	2 mg Megestrol-acetat
7	viel Oe	Anacyclin®	100 γ Mestranol	1 mg Äthinyl-oestrenol
	viel Ge	Delpregnin®	100 γ Mestranol	5 mg Megestrol-acetat
8	überwiegende Oestrogen-wirkung bei		Oestrogenanteil in der 1. Phase und deren Dauer	
	allen 2-Phasen-	Kombiquens	100 γ Äthinyloestradiol	16 Tage
	Präparaten,	Tri-Ervonum®	100 γ Äthinyloestradiol	16 Tage
	weil in der 1.	Ovanon®	80 γ Mestranol	7 Tage
	Phase reine Oestrogenan-wendung	Eunomin®	100 γ Mestranol	11 Tage

[a] Modifiziert nach Döring, G. K.: Differenzierter Einsatz von Ovulationshemmern. Dtsch. Ärzteblatt, **18**, 1361 (1970)

B. Medikamentöses „D- und C-Schema“: Progesteron ist angewandt worden, um die sog. „medikamentöse Dilatation und Curettage“ zu bewirken, die in der Tat eine der besten Teste zur Prüfung darstellen, ob ausreichend endogene Oestrogene gebildet werden. Kommt es zu keiner „Entzugsblutung“, kann es auch bedeuten, daß die Patientin schwanger ist. Der Test kann in 3 verschiedenen Formen vorgenommen werden.

1. Man gibt 10 mg Progesteron i. m. tägl. 5 Tage lang. Kommt es innerhalb von 2–5 Tagen nach Absetzen zu einer Menstruationsblutung, so liegt eine genügende endogene Oestrogenproduktion vor.

2. Man gibt 5 mg Orgametril®, 5 mg Pri-

molut®-Nor oder 5 mg Niagestin® oder Delpregnin® oder Medroxyprogesteron (Provera®) tägl. oral 4–5 Tage lang. Kommt es innerhalb von 2–3 Tagen zu einer Menstruationsblutung, so reicht die endogene Oestrogenproduktion aus.

3. Man gibt 250–375 mg Hydroxyprogesteroncapronat (Proluton®-Depot) i. m. einmal. Tritt die Menstruationsblutung innerhalb von 10–16 Tagen ein, so sind ausreichend endogene Oestrogene vorhanden.

C. Geburtshilfliche Anwendung: Die Progestativa werden in größeren Dosen zur Vorbeugung bei einigen Fällen von habituellen oder drohendem Abort angewandt, beispielsweise Hydroxyprogesteroncapronat (Proluton® Depot), 500 mg i. m./Woche.

D. Anwendung als Ovulationshemmer: Einige der neueren Präparate werden als wirksame Kontrazeptiva angewandt. Sie wirken durch Hemmung der Ovulation. Diese Substanzen bestehen aus Progesteronderivaten, die mit verschiedenen Oestrogenen kombiniert sind. Sie werden gewöhnlich täglich, angefangen am 5. Tag nach Beginn der Menses gegeben und dann 20 Tage lang weiter verabreicht; dann werden sie am 5. Tag des „Cyclus“ usf. wieder aufgenommen. Kommt es zu einer Durchbruchsblutung, so muß u. U. die Dosis erhöht werden. Diese Präparate sind bei Frauen mit anamnestisch thromboembolischen Erkrankungen, schon bestehendem Genital- oder Brustkrebs, Lebererkrankungen oder Hirndurchblutungsstörungen kontraindiziert.

Die wichtigsten Präparate (und üblichen Dosierungen) sind in der Tabelle 19–21 zusammengefaßt.

Die Einführung der Sequenztherapie kann bei geringeren Nebenerscheinungen kontrazeptiv wirksam sein. Die Sequenzovulationshemmer sind ebenso zur Oestrogensubstitutionsbehandlung bei Frauen nahe und nach dem Klimakterium auch dadurch nützlich, daß sie eine frühzeitige Osteoporose verhindern.

E. Bei Endometriose werden in Kombination mit Oestrogenen Progestativa kontinuierlich in größeren Dosen angewandt, um einen Zustand von Pseudoschwangerschaft hervorzurufen.

F. Pubertas praecox: Die Progestativa werden neuerdings auch bei Kindern mit sexueller Frühreife angewandt.

Präparate und Dosierungen

Echte Progestativa:

1. Progesteron, 5–10 mg tägl. i. m. oder 100–200 mg tägl. oral oder i. m., bei drohendem oder habituellem Abort.

2. Hydroxyprogesteroncapronat (Primosiston®) 125–250 mg. i. m. alle 2 Wochen.

3. Äthisteron, 60–100 mg tägl. oral.

Nebenwirkungen einer Progesteron- und kombinierten Behandlung mit Oestrogenen

Anhaltende Progesteronbehandlung kann mit Oestrogenen kombiniert zu Vergrößerung des Abdomens, Gewichtsanstieg, Nausea, Acne, Hautpigmentierung, Maskulinisierung eines weibl. Fetus und Mucosaabstoßungen („pseudomaligne Veränderungen“) des Endometriums führen. Einige dieser Nebenwirkungen können durch niedere Dosierung oder Sequenztherapie verhütet werden.

Nach Absetzen kann es zu anhaltender Amenorrhoe kommen.

Die folgenden Nebenwirkungen sind in unterschiedlicher Häufigkeit bei Verordnung von oralen Ovulationshemmern gesehen worden:

Nausea
Erbrechen
gastrointestinale Symptome
Durchbruchsblutungen
Veränderungen im Menstruationsfluß
Amenorrhoe
Oedeme
Chloasma
Brustveränderungen: Empfindlichkeit, Vergrößerung, Sekretion.
Verlust des Kopfhaares
Körpergewichtsveränderungen (Anstieg oder Abfall)
Veränderungen in der cervicalen Sekretion
Unterdrückung der Lactation, sofern unmittelbar postpartal verabreicht;
Cholostatischer Ikterus
Erythema multiforme
Erythema nodosum
hämorrhagische Eruptionen
Migräne
Allergische Hauterscheinungen

Jucken
Anstieg des Blutdrucks bei konstitutionell belasteten Patienten
Depressionsneigung

Die folgenden Komplikationen sind nach oralen Kontrazeptiva beobachtet worden, konkrete ursächliche Zusammenhänge sind jedoch nicht sicher: Thrombophlebitis, Lungenembolie, Sehnervenveränderungen, Beeinflussung des carcinogenen Potentials, Neigung zu apoplektischen Insulten.

Folgende Laborergebnisse können durch Anwendung von Ovulationshemmern beeinflußt werden: Bromsulphalein (BSP)-Retention und Resultate anderer Leberfunktionsteste; Anstieg bei Coagulationstesten: Anstieg des Prothrombinfaktors VII, VIII, IX und X.

Schilddrüsenfunktion: Anstieg des proteingebundenen Jods (PbJ) und des Butanol-extrahierbaren Jods (BEJ) und Abfall der T_3-Werte; ferner Beeinflussung des Metopiron®-Tests, der Pregnandiolbestimmungen und des Glucosetoleranz-Tests.

20. STÖRUNGEN DER ERNÄHRUNG UND DES STOFFWECHSELS

Vitamine und Vitaminstoffwechselstörungen

Bei Krankheiten können beträchtliche Unterschiede im Vitaminbedarf des Körpers auftreten, die von Alter, Aktivität, Ernährungsweise, Stoffwechsel und anderen Faktoren abhängen, die die Vitaminaufnahme, -nutzung und -ausscheidung betreffen. Vitaminmangelzustände zeigen sich fast immer in vielfacher Form, obwohl ein bestimmter Symptomenkomplex vorherrschen kann.

Frühe Zeichen von Vitaminmangelzuständen sind gewöhnlich unspezifisch, unklar und beeinträchtigen das Wohlbefinden wenig. Sie werden leicht falsch interpretiert oder völlig übersehen.

Die „Rohquellen", die mehrere Vitamine enthalten, sind häufig in der Therapie wirksamer als die reinen oder synthetischen Zubereitungen; als Regel kann gelten, daß es einzig bei ernsteren Verläufen oder in Fällen von spezifischen Mangelzuständen nötig ist, „reine Vitamine" zu verwenden. Der Gebrauch eines „reinen Vitamins" angesichts eines echten Mangels an mehreren Vitaminen könnte eher den Zustand verschlimmern als verbessern. Die Behandlung von Vitaminmangelzuständen besteht in der Gabe einer angemessenen, ausgewogenen, eiweißreichen und vitaminreichen Diät mit Vitaminzusätzen, wie im folgenden angegeben. Im allgemeinen empfiehlt es sich, die Vitamine therapeutisch so zu dosieren, daß sie das 5–10fache des Tagesbedarfes betragen.

Vitaminmangelschäden erblichen Ursprungs sind von erworbenen Vitaminmangelzuständen zu unterscheiden. Es sind nahezu ein Dutzend vitaminbedingter genetischer Erkrankungen beschrieben worden, die etwa mit 6 verschiedenen Vitaminen in Zusammenhang stehen (Thiamin, Nicotinamid, Pyridoxin, Vitamin B_{12} und Vitamin D). Diese Erkrankungen sprechen nicht auf eine physiologische Substitution, sondern nur auf sehr hohe pharmakologische Dosen des benötigten Vitamins an. Andererseits können die Patienten z. B. beim Vitamin D auf Dosen entgegengesetzt reagieren, die unter den prophylaktisch benötigten Mengen liegen.

Sehr hohe Dosen einiger Vitamine sind toxisch und können Krankheiten hervorrufen, besonders wenn sie über lange Zeiträume gegeben werden.

GRAHAM, G. G. (editor): John Hopkins conjoint clinic on vitamins. J. cron. Dis. *19*, 1067–1081 (1966).

ROSENBERG, I. E.: Vitamin-dependent genetic disease. Hospital Pract. *5*, 59–66 (1970).

Fettlösliche Vitamine

1. Vitamin A

Vitamin A ist ein Alkohol mit hohem Molekulargewicht, der in der Leber gespeichert wird. Ein großer Teil stammt aus der Umwandlung des Betacarotins der Nahrung in Vitamin A. Dieser Vorgang spielt sich hauptsächlich in der Mucosa des Dünndarms ab. Vitamin A ist nötig für die normale Funktion und den Aufbau aller Epithelzellen sowie für die Synthese des Sehpurpurs in den Stäbchen der Retina (also für das Dunkelsehen). Carotin allein kommt vor im Blattgrün, in gelben Früchten und gelbem Gemüse; Vitamin A und von Zeit zu Zeit Carotin findet man in Vollmilch, Butter, Eiern, Fisch und Leberöl. Die empfohlene Tagesmenge für Erwachsene beträgt

5000 IU; während der Schwangerschaft und der Stillzeit 6000–8000 IU.

Vitamin A-Hypovitaminose

A. Klinische Befunde: Leichte oder frühe Symptome bestehen in Hauttrockenheit, Nachtblindheit und follikulärer Hyperkeratose. Schwere oder späte Symptome sind Xerophthalmie, Atrophie und Keratinisierung der Haut sowie Keratomalacie.

B. Tests bei Mangelzuständen: Die Dunkeladaptation ist vermindert. Ein niedriger Serumspiegel von Vitamin A (unter 20 mikrogramm/100 ml) könnte bei der Diagnostik behilflich sein, ist jedoch nicht beweisend. Ein therapeutischer Test mit 25 000 bis 75 000 IU pro Tag über vier Wochen kann ebenfalls weiterhelfen.

C. Behandlung: Man gibt Vitamin A in Ölform 15–25 000 Einheiten ein- oder zweimal täglich. Besteht eine Absorptionsstörung, kann es erforderlich werden, Gallesalze mit Vitamin A zu geben oder dieselbe Dosis in Öl gelöst i. m. (50 000 Einheiten/ml in Sesamöl). Hautläsionen oder ausgeprägte Unterernährung (z. B. Kwashiorkor) können eine stärkere Behandlung erfordern.

Vitamin A-Hypervitaminose

Diese Störung kommt bei Erwachsenen selten vor. Sie kann bei Kindern als Ergebnis einer exzessiven Aufnahme von Vitamin A-reichen Zubereitungen auftreten. Die minimale toxische Dosis für den Erwachsenen liegt ungefähr bei 75–100 000 Einheiten täglich während sechs Monaten.

A. Klinische Befunde: Anorexie, Gewichtsverlust, Haarausfall, Hyperostose und periostale Abhebungen am Knochen, Hepatomegalie, Splenomegalie, Anämien, Hautausschlag und ZNS-Manifestationen.

B. Tests bei Überschuß: Der Vitamin A-Serumspiegel ist höher als 400 mikrogramm/100 ml.

C. Behandlung: Man schaltet die medizinischen Quellen aus.

PEREIRA, S. M. et al.: Vitamin A therapy in children with kwashiorkor. Amer. J. Clin. Nutr. 20, 297–304 (1967).

ROELS, O. A.: Present knowledge of Vitamin A. Nutr. Rev. **24**, 129–132 (1966).

2. Vitamin D

Die D-Vitamine sind Sterine, die durch UV-Bestrahlung pflanzlicher Sterinvorläufer entstehen. Diese Bestrahlung findet im allgemeinen in der menschlien Haut statt. Die D-Vitamine bewirken eine Steigerung der Calciumaufnahme im Darm und der Phosphorausscheidung mit dem Urin. Sie kommen in Fischleber vor; ihre Vorläufer finden sich in vielen Pflanzen. Der Tagesbedarf für den Erwachsenen ist nicht bekannt. Frauen während der Schwangerschaft und der Stillzeit und Kindern werden 400 Einheiten empfohlen.

Es besteht eine sehr verschiedene Ansprechbarkeit auf Vitamin D. So benötigen manche Patienten mehr als das 50fache der therapeutischen Dosis, um einen Mangelzustand zu beheben, während andere Patienten wieder bereits auf untertherapeutische Dosen übermäßig reagieren. Zu diesen Patienten gehören meist solche mit genetischen Schäden oder mit Erkrankungen, die von Hypercalcämien oder Hyperphosphatämien begleitet sind.

Vitamin D-Hypovitaminose

Die Vitamin D-Hypovitaminose rührt gewöhnlich von ungenügender Aufnahme mit der Nahrung, Mangel an Sonnenlicht oder von einer Absorptionsstörung her (z. B. Pankreatitis, Sprue).

A. Klinische Befunde: Vitamin D-Mangel führt bei Kindern zur Osteomalacie (Rachitis). Einige Fälle der Erwachsenenosteomalacie scheinen mit einem gesteigerten Bedarf an Vitamin D in Zusammenhang zu stehen.

B. Tests bei Mangelzuständen: Serumcalcium und -phosphat können normal oder erniedrigt sein, die alkalische Serumphosphatase ist im allgemeinen erhöht, das Calcium im Urin niedrig.

C. Behandlung: S. Osteomalacie.

Vitamin D-Hypervitaminose

Diese Störung wird im allgemeinen durch längere Aufnahme von 5000 bis 150 000 Einheiten täglich hervorgerufen.

A. Klinische Befunde: Es treten die Symptome der Hypercalcämie auf, die sich bis zu Nierenschäden und metastatischen Verkalkungen verschlimmern können.

B. Tests bei Überschuß: Erhöhung des Serumcalciumspiegels (mehr als 11,5 mg/ 100 ml) kommen vor, wenn hohe Dosen Vitamin D aufgenommen werden. (Stets sind auch andere Ursachen der Hypercalcämie in Betracht zu ziehen!)

C. Behandlung: Man schaltet die medizinischen Quellen aus. Zu einer vollständigen Erholung wird es kommen, wenn die Überdosierung rechtzeitig beendet wird. Corticosteroide oder Natriumphytat kehren eine Hypercalcurie um, die durch eine Vitamin D-Intoxikation bedingt war.

Harrison, H. G., Lipshutz, F. Blizzard, R. M.: Dihydrotachysterol and calciferol in vitamin D therapy. New Engl. J. Med. **276**, 894–900 (1967).

3. Vitamin K

Die Vitamin K-Gruppe sind chemische Verbindungen, die für die Prothrombinsynthese in der Leber notwendig sind, also für Mechanismen der Blutgerinnung. Sie kommen häufig in grünen Blättern von Pflanzen, im Eigelb und in Sojabohnen vor. Sie werden aber auch von Mikroorganismen im Darm synthetisiert. Der tägliche Bedarf ist nicht bekannt.

Vitamin K-Hypovitaminose

Die Vitamin K-Hypovitaminose kann entstehen auf Grund von Leberkrankheiten, so daß die Prothrombinsynthese gestört ist, durch ungenügende Galleproduktion mit geringer Reabsorption oder durch die Aufnahme von Medikamenten, die die Prothrombinsynthese hemmen (z. B. Cumarine und Salicylate).

A. Klinische Befunde: Blutungen

B. Tests bei Mangelzuständen: Verlängerte Prothrombinzeit

C. Behandlung: S. unter: Leberkrankheiten, Dihydroxycumarinvergiftung und Hämorrhagie beim Neugeborenen.

Vitamin K-Hypervitaminose

Hohe Dosen von wasserlöslichem Vitamin K bei Kleinkindern, besonders bei unreifen, können hämolytische Anämie, Hyperbilirubinämie, Hepatomegalie und sogar den Tod hervorrufen.

4. Vitamin E (Tokopherol)

Vitamin E ist ein natürliches Antioxydans, das in der normalen Physiologie der Tiere eine Rolle spielt, möglicherweise auch in der des Menschen, obwohl die genaue Funktion beim Menschen unbekannt ist. Es ist relativ ungiftig. Es sind Anämien, die angeblich auf einen Vitamin E-Mangel zurückzuführen waren, bei Kindern berichtet worden, besonders bei Frühgeborenen, die bestimmte kommerzielle Fertignahrung erhalten hatten. Empfohlen werden als Tagesdosen für Männer 30 IU, für Frauen 25 IU, 30 IU während Schwangerschaft und Stillzeit.

Richie, J. H. et al.: Edema and hemolytic anemia in premature infants: Vitamin E deficiency. New Engl. J. Med. **279**, 1185–1190 (1968).

Roels, O. A.: Present knowledge of vitamin E. Nutr. Rev. **25**, 33–37 (1967).

Wasserlösliche Vitamine Vitamin B-Komplex

Die Angehörigen des Vitamin B-Komplexes stehen in enger Beziehung zueinander, sowohl was ihr Vorkommen betrifft als auch ihre Funktion. Auf Grund dieser engen Beziehungen ist es zweifelhaft, ob es den Mangel eines einzelnen B-Vitamins überhaupt gibt, außer unter experimentellen Bedingungen. Der Mangel an einem Bestandteil des Vitamin B-Komplexes würde wahrscheinlich zu einem verminderten Stoffwechsel des anderen führen. Obwohl bestimmte klinische Bilder beim Fehlen eines Teiles des Komplexes vorherrschen können, folgt daraus jedoch nicht, daß der Mangel vollständig dadurch beseitigt werden kann, daß der Faktor allein gegeben wird. Daher besteht die „spezifische Therapie“ immer in angemessener diätetischer oder parenteraler Zufuhr aller Bestandteile des Vitamin B-Komplexes.

1. Vitamin B_1 (Thiaminhydrochlorid)

Vitamin B_1 ist das Coenzym für die Decarboxylierung der alpha-Ketosäuren (z. B. Brenztraubensäure und Ketoglutarsäure).

Es ist also für die normale Kohlehydratoxydation wichtig. Diätetische Quellen sind Leber, mageres Schweinefleisch, Niere und Vollkornzerealien. Werden Nahrungsmittel gedünstet oder feuchter Hitze ausgesetzt, sinkt der Thiamingehalt. Der Tagesbedarf beträgt ungefähr 0,5 mg/1000 Kalorien (im Durchschnitt 1–1,7 mg/Tag).

Vitamin B_1-Hypovitaminose (Beriberi)

Zur Vitamin B_1-Hypovitaminose kommt es durch ungenügende Aufnahme, die gewöhnlich von einer Nahrungsmittelüberempfindlichkeit oder übertriebenem Kochen und Bearbeiten der Nahrungsmittel herrührt. Der gesteigerte Bedarf an Vitamin B_1 bei Fieber, reichlicher Kohlehydrataufnahme oder Thyreotoxikose kann ebenfalls zu einem Mangel führen.

A. Klinische Befunde: Leichte oder frühe Symptome bestehen in vielen unklaren Beschwerden, die auf Neurasthenie hindeuten, und schließen Anorexie, Ameisenlaufen, Muskelkrämpfe, Wadenschwäche, Parästhesien und Hyperaktivität, gefolgt von Hypoaktivität der Knie- und Knöchelreflexe ein.

Schwere oder späte Symptome (Beriberi) sind Anorexie, Polyneuritis, seröse Ergüsse, subcutane Ödeme und Lähmungen (besonders in den Extremitäten). Hinzu kommt eine Herzinsuffizienz, die sich als Tachykardie, Dyspnoe, Ödeme, normale oder abgefallene Kreislaufzeit, erhöhten Venendruck und in unspezifischen EKG-Veränderungen äußert.

B. Behandlung: Man gibt Thiaminhydrochlorid 20–50 mg täglich oral, i. v. oder i. m. in geteilten Dosen zwei Wochen lang, später 10 mg pro Tag oral. Eine andere Möglichkeit ist die Gabe von getrockneter Hefe (Bierhefe), 30 Gramm dreimal täglich. Wenn es vertragen wird, sollte eine ausgewogene Diät mit 2500–4500 Kalorien/Tag gegeben werden.

Wuest, H. M. (editor): Unsolved problems of thiamine. Ann. N. Y. Acad. Sci. **98**, 385–613 (1962).

2. Vitamin B_2 (Riboflavin)

Riboflavin dient als Coenzym bei der Übertragung von Wasserstoffionen. Es kommt in Milch und Milchprodukten sowie in grünem Gemüse und Leber vor. Der Tagesbedarf für den Erwachsenen beträgt 1,5–1,7 mg; während Schwangerschaft und Stillzeit 1,8 bis 2 mg.

Vitamin B_2-Hypovitaminose (Ariboflavinose)

Die ätiologischen Faktoren bei Ariboflavinose sind denen des Thiaminmangels ähnlich, jedoch ist hier die ungenügende Aufnahme von Milch bedeutungsvoll. Die Mangelsymptome wechseln stark und treten gewöhnlich zusammen mit denen des Thiamin- oder Niacinmangels auf, aber vielleicht auch schon früher.

A. Klinische Befunde: Leichte oder frühe Symptome sind orale Blässe, oberflächliche Fissuren an den Mundwinkeln, Conjunctivitis, Photophobie, Kraftlosigkeit, allgemeines Krankheitsgefühl, Schwäche und Gewichtsverlust. Schwere oder späte Symptome bestehen in Cheilosis (Fissuren an den Mundecken), Fissuren an den Nasenlöchern, fuchsinrote Zunge, mäßige Ödeme, Anämie, Dysphagie, corneale Vascularisation, circumcorneale Injektion und seborrhoische Dermatitis.

B. Behandlung: Man gibt Riboflavin 40 bis 50 mg täglich oral oder i. v., bis alle Symptome verschwunden sind. Eine andere Möglichkeit ist die Gabe von getrockneter Hefe (Bierhefe), 30 Gramm dreimal täglich. Wenn es vertragen wird, sollte eine ausgewogene Diät von 2500–4500 Kalorien/Tag gegeben werden.

Horwitt, M. K.: Nutritional requirements of man, with special reference to riboflavin. Amer. J. clin. Nutr. **18**, 458–466 (1966).

3. Nicotinsäure (Niacin) und Nicotinamid (Niacinamid)

Niacin und Niacinamid haben eine Funktion in wichtigen Enzymsystemen, die bei Redoxvorgängen wirken. Sie kommen in Leber, Hefe, Fleisch, Vollkornzerealien und Erdnüssen vor. Nicotinsäure kann vom Körper aus Tryptophan synthetisiert werden. Daher sichert eigentlich schon eine eiweißreiche Diät eine ausreichende Nicotinsäurezufuhr. Sechzig Milligramm Tryptophan werden gebraucht, um ein Milligramm Nicotinsäure zu ersetzen.

Der Tagesbedarf für Erwachsene beträgt 10–18 mg; für Heranwachsendes 15–20 mg. Niacin kann auch therapeutisch verwandt werden als Gefäßdilatator bei Kopfschmerzen, Myalgien, neurologischen Störungen und bei Labyrinthödem (100 mg oder mehr über den Tag verteilt). Niacinamid besitzt diesen vasodilatierenden Effekt nicht.

Pellagra

Die ätiologischen Faktoren beim Fehlen dieser Komponenten des B-Komplexes gleichen denen des Thiaminmangels. Niacinmangel ist die hauptsächliche, aber nicht die alleinige Ernährungsstörung bei Pellagra; niedriger Tryptophangehalt mancher Nahrungsmittel spielt ebenfalls eine Rolle.

A. Klinische Befunde: Leichte oder frühe Symptome bestehen in mannigfachen unklaren Beschwerden, geröteter, rauher Haut, Rötung und Hypertrophie der Zungenpapillen. Schwere oder späte Symptome sind: auffallend rauhe Haut bei Lichtexposition sowie Reiben, Diarrhoe, aufgetriebener Leib, scharlachrote Zunge mit Atrophie der Papillen, Stomatitis, Depressionen, geistige Abstumpfung, Rigidität und merkwürdige Saugbewegungen.

B. Behandlung: Man gibt Nicotinamid (Niacinamid), 50–500 mg pro Tag i. v., i. m. oder per os, bis die Symptome verschwinden. Nicotinsäure (Niacin) wird weniger häufig verwandt wegen seines vasodilatierenden Effektes; die Dosierung ist gleich. Ebenfalls gibt man therapeutische Dosen von Thiamin, Riboflavin und Pyridoxin. Eine andere Möglichkeit ist die Gabe von getrockneter Hefe (Bierhefe) 30 g dreimal täglich.

Wenn sie vertragen wird, sollte eine Diät mit 2500–4500 Calorien pro Tag und hohem Eiweißanteil gegeben werden. Eine bestehende Demenz kann ständige Überwachung erfordern.

Nicotinsäurevergiftung

Sehr hohe orale Dosen Nicotinsäure können zu Flush und Brennen der Haut sowie zu Schwindelzuständen führen, sind jedoch im allgemeinen harmlos. Ein nach intravenöser Verabreichung auftretender Hypotonus kann schwerwiegend sein. Anaphylaxie tritt selten auf.

Prinsloo, J. G. et al.: Protein nutrition status Childhood pellagra: Evaluation of nicotinic acid status and creatinine excretion. Amer. J. clin. Nutr. **21**, 98–106 (1968).

Stokstad, E. L. R.: The biochemistry of the water soluble vitamins. Ann. Rev. Biochem. **31**, 451–490 (1962).

Vitamin C (Ascorbinsäure)

Vitamin C spielt eine Rolle bei der Bildung und Erhaltung der intercellulären Stützstrukturen (Dentin, Knorpel, Kollagen, Knochenmatrix). Seine biochemische Wirkung ist nicht bekannt. Zu den Quellen aus der Nahrung zählen: Citrusfrüchte, Tomaten, Paprika, Glockenpfeffer und alle grünen Gemüsesorten. Der Ascorbinsäuregehalt der Nahrungsmittel wird durch Kochen, Zerkleinern, Kontakt mit Luft, durch Alkalien und durch den Kontakt mit Kupfergeschirr deutlich vermindert. Der in den Vereinigten Staaten empfohlene Tagesbedarf für Erwachsene beträgt 55–60 mg pro Tag.

Ascorbinsäure wurde bei der Behandlung von bestimmten Vergiftungen in Dosen von 0,5 g oder mehr angewandt. Ein Beweis für den Wert der Behandlung fehlt jedoch. In Dosierungen bis zu 200 mg täglich per os wird es benutzt, um die Heilung von Wunden und Geschwüren zu beschleunigen oder während der Rekonvaleszenz nach langwierigen Krankheiten (z. B. Tuberkulose).

Vitamin C-Hypovitaminose (Skorbut)

Skorbut ist normalerweise auf ungenügende Aufnahme von Vitamin C zurückzuführen, kann aber auch bei gesteigerten Stoffwechselbedürfnissen auftreten.

A. Klinische Befunde: Leichte oder frühe Symptome sind: Ödem und Hämorrhagie der Gingiva, poröses Dentin und Hyperkeratose der Haarfollikel. Schwere oder späte Symptome bestehen in tiefgreifenden muskulären Veränderungen, Gelenkschwellungen, Rarefikationen des Knochengerüsts, deutlicher Blutungsneigung, Blutextravasaten in fasciale Schichten, Anämie, Lockerung oder Verlust der Zähne und in schlechter Wundheilung.

B. Tests bei Mangelzuständen: Die Capillarresistenz ist vermindert, Röntgenbilder der langen Röhrenknochen können typische Veränderungen zeigen. Epiphysenveränderungen bei Kindern sind pathognomonisch. Außerdem ist die Ascorbinsäure im Serum und in den Leukocyten verringert.

C. Behandlung: Man injiziert Natriumascorbat, 100–500 mg i. m. oder gibt Ascorbinsäure 100–500 mg pro Tag per os, solange wie der Mangelzustand anhält.

King, C. G.: Present knowledge of ascorbic acid. Nutr. Rev. **26**, 33–35 (1968).

Andere Vitamine

Viele andere Vitamine sind beschrieben worden. Einige sind wichtig bei der menschlichen Ernährung und bei Krankheit; die meisten spielen jedoch eine unbekannte Rolle.

Pyridoxinhydrochlorid

Pyridoxin könnte bei der Transaminierung und Decarboxylierung von Eiweißen von Bedeutung sein. Die empfohlene Dosis für den Erwachsenen beträgt ungefähr 2 mg pro Tag. Es kann nervöse Symptome und Schwächezustände bei Pellagrakranken mildern, wenn Niacin wirkungslos bleibt. Glossitis und Cheilosis können gebessert werden, wenn die Riboflavinbehandlung versagt. Seine Rolle – wenn es sie gibt – bei der menschlichen Arteriosklerose ist unsicher. Therapeutisch gibt man 10–50 mg täglich i. v. oder i. m. zusammen mit anderen Bestandteilen des Vitamin B-Komplexes.

Johansson, S. et al.: Studies on the metabolism of labelled pyridoxine in man. Amer. J. clin. Nutr. **18**, 185–196 (1966).

Folsäure

Die Folsäure scheint für den Stoffwechsel von Zellkernsubstanzen notwendig zu sein. Sie ist wirksam bei der Behandlung von bestimmten makrocytären Anämien. Die empfohlene Tagesdosis für den Erwachsenen beträgt 0,4 mg. Während der Schwangerschaft steigt sie auf 0,8 mg, während der Stillzeit auf 0,5 mg.

Streiff, R. R., Little, A. B.: Folic acid deficiency in pregnancy. New Engl. J. Med. **276**, 776–779 (1967).

Cyanocobalamin (Vitamin B_{12})

Vitamin B_{12} ist eine Phosphor und Kobalt enthaltende Substanz, die aus gereinigten Leberextrakten isoliert worden ist. Es ist der Wirkstoff (extrinsic factor), der bei der perniziösen Anämie fehlt. Die empfohlene Tagesdosis für den Erwachsenen beträgt 5–6 Mikrogramm.

Chanarin, I.: Pernicious anemia and other vitamin B_{12} and folic acid. Amer. J. clin. Nutr. **21**, 743–752 (1968).
Herbert, V.: Nutritional requirements for vitamin B_{12} and folic acid. Amer. J. clin. Nutr. **21**, 743–752 (1968).
Selective malabsorption of vitamin B_{12}. Editorial. New Engl. J. Med. **279**, 433–434 (1968).

Obesitas

Obesitas könnte definiert werden als Gewichtsanstieg auf über 10% des „Normalgewichts", der von einer generalisierten Fettablagerung im Körper herrührt. „Normalgewicht" ist schwer zu bestimmen; klinisch jedenfalls werden Tabellen für Standardalter, -größe und -gewicht für praktische Zwecke allgemein benutzt, obwohl sie nicht immer zuverlässig sind. Körperbau, Muskulatur, familiäre Anlagen und sogar sozialökonomische Faktoren müssen in Betracht gezogen werden.

Soziale Faktoren haben einen großen Einfluß auf die Fettsucht. Außerdem können die einzelnen Lebenssituationen die Eßgewohnheiten entscheidend verändern.

Vom stoffwechselmäßigen Standpunkt aus hat jede Fettsucht die gleiche Ursache: Aufnahme von mehr Calorien als für die Stoffwechselenergie nötig sind. Die Gründe für die unterschiedliche „Futterverwertung" bei verschiedenen Personen, die es einem Menschen ermöglicht, seine Calorien „wirksamer" auszunutzen als ein anderer, sind nicht immer bekannt.

Obwohl die meisten Fälle von Fettsucht einfach auf übertriebenes Essen aus emotionalen, familiären, stoffwechselmäßigen oder genetischen Gründen zurückzuführen sind, führen einige wenige Stoffwechsel- und Hormonstörungen zu speziellen Formen der Fettsucht (z. B. M. Cushing und hypothalamische Läsionen). Zwanghafte Völlerei ähnelt in manchen Gesichtspunkten der Hingabe an Tabak und Alkohol. Besonders schwierig ist es, die Phänomene der Flüssigkeitsretention, Fettmobilisation und der Speicherung zu erklären.

Schilddrüsenunterfunktion geht nur selten mit Fettsucht einher.

Behandlung

„Spezifische“ gewichtsreduzierende, chemische Substanzen und Hormone, allein oder in Kombination gegeben, sind entweder wirkungslos oder gefährlich und haben in der Behandlung der Fettsucht nichts zu suchen.

Besonders die in der Jugendzeit bereits einsetzende Fettleibigkeit ist sehr schwer zu therapieren. Möglicherweise hängt dies mit metabolischen Störungen zusammen. Es ist daher außerordentlich wichtig, so früh wie möglich ein therapeutisches Programm aufzustellen.

A. Diät: Diät ist der wichtigste Faktor bei der Behandlung der Fettsucht. Zahlreiche Punkte sind zu beachten:

1. Calorien: Um überflüssiges Gewicht zu verlieren, ist es erforderlich, die Nahrungsaufnahme unter die calorischen Mindestanforderungen des Menschen zu senken. Mit folgender Formel kann man einen ungefähren durchschnittlichen Gewichtsverlust pro Tag bei einer bekannten Diät berechnen:

$$\frac{\text{Ungefähren calorischen Tagesbedarf} - \text{Calorienzahl in der Diät}}{3500}$$
= Gewichtsverlust in amer. Pfund*/Tag

Die Höhe der Calorienzahl pro Tag, die man einem Patienten vorschreibt, hängt vom Alter, vom Temperament, von der Beschäftigung und von der Dringlichkeit des notwendigen Gewichtsverlustes ab. Eine tägliche Calorienaufnahme von 800–1200 Calorien genügt für eine Abmagerungsdiät.

Es gibt keinen Beweis, daß eine überwachte rapide Gewichtsabnahme für den Körper schädlich ist. Bei jeder Diät sollte man jedenfalls versuchen, ein Stickstoffgleichgewicht zu halten, obwohl das nicht immer möglich ist. Bei Diäten mit deutlich eingeschränkter Nahrungszufuhr kann eine Ketonurie auftreten; sie ist jedoch für gewöhnlich nach den ersten Tagen sehr gering, eine Acidose ist niemals beobachtet worden. Wenn zudem die Patienten erfassen, daß sie unter einer Diät stehen, werden sie bereitwilliger dabei bleiben, wenn das Gewicht schnell abfällt, als wenn sich die Erfolge nur langsam einstellen.

2. Eiweiß: Eine Eiweißaufnahme von mindestens 1 g/kg sollte aufrechterhalten bleiben. Sollte es nötig werden, Eiweiß der calorienarmen Diät zuzusetzen,kann man Proteinhydrolysate oder Casein (ohne Kohlehydrate und Fett) verwenden.

3. Kohlehydrate und Fett: Um Calorienzahl und Ketosegrad niedrig zu halten, muß der Fettanteil gesenkt werden. Nachdem der Eiweißbedarf gedeckt worden ist, können die verbleibenden Calorien zur Hälfte in Form von Kohlehydraten und zur Hälfte in Form von Fett zugeführt werden.

4. Vitamine und Mineralien: Die meisten Abmagerungsdiäten enthalten wahrscheinlich zu wenig Vitamine, aber ausreichend Mineralien. Daher sollte man während der Zeit der Gewichtsreduktion den durchschnittlichen täglichen Erhaltungsbedarf an Vitaminen zusetzen.

5. Natriumbeschränkung: Es hat sich gezeigt, daß eine Normalperson unter einer salzfreien Diät 2–3 kg verliert; diese Abnahme ist temporär, denn das Gewicht kehrt zurück, wenn Salz der Diät wieder zugesetzt wird. Dasselbe gilt für den übergewichtigen Patienten, und trotz des augenscheinlichen dramatischen Effektes, der mit salzfreien Diäten erreicht wird, ist er nicht von dauerhaftem Erfolg.

6. Hungerkur: In jüngster Zeit ist wieder einmal das vollständige Hungern als Abmagerungskur empfohlen worden. Obwohl mit diesen Mitteln ein schneller Gewichtsverlust erreicht werden kann, könnte

* 1 amerik. Pfund (lb) = 454 g

diese Methode ziemlich gefährlich sein und muß während eines Krankenhausaufenthaltes unter strenger Überwachung vorgenommen werden. Einige Todesfälle sind vorgekommen. Vollständiges Fasten führt weitgehend zu einem Abbau des Fettes, genauso kann es aber zu einem extremen Abbau des Eiweißes kommen, einer Schwäche, die auf eine Abnahme des extracellulären Flüssigkeitsvolumens auf Grund eines Natriumverlusts zurückzuführen ist, sowie zu anderen unphysiologischen Folgen. Periodisches Fasten, bis eine Ketonämie aufgetreten war, schien einen beschleunigten Gewichtsverlust bei Patienten hervorzurufen, die auf die 1000-Caloriendiät nicht besonders gut ansprachen. Dieser schnelle Gewichtsverlust ist jedoch unecht und repräsentiert lediglich einen Flüssigkeitsverlust auf Grund der Ketonurie.

Eine massive Gewichtsreduktion kann zu einer schweren Leberfunktionsstörung sogar mit sehr ernst zu nehmenden Lebernekrosen führen.

7. Shunt-Operationen: Bei ausgesuchten Patienten, bei denen die Fettsucht bedrohliche Ausmaße angenommen hatte, hat man jejuno-ileale Shunts angelegt. Wenn auch diese Maßnahme zu einer dauernden Gewichtsreduktion führt, muß man doch hervorheben, daß sie noch im Forschungsstadium ist. Auf jeden Fall muß der Patient zur Vermeidung einer Malabsorption sorgfältig beobachtet werden. Der Langzeiteffekt ist noch ungewiß.

B. Medikamentöse Behandlung:

1. Appetitzügler: Amphetaminsulfat (Benzedrin®) und Dextroamphetaminsulfat (Dexedrin®) können von Wert sein, indem man ausgesuchten Patienten, die sich einer Abmagerungskur unterziehen, dadurch hilft, daß man den Appetit dämpft und ein Gefühl des Wohlbefindens entstehen läßt. Diese Medikamente können bei kardiovasculären Erkrankungen, besonders bei Hypertonie, kontraindiziert sein und bei solchen Patienten, deren Zentralnervensystem durch diese Medikamente stimuliert wird. Wegen dieser stimulierenden Effekte ist es sinnvoll, einer Schlaflosigkeit dadurch vorzubeugen, daß man diese Medikamente nicht abends verabreicht. Bei Personen, die zur Sucht neigen, sind sie mit Vorsicht anzuwenden.

Diese Pharmaka werden normalerweise zweimal pro Tag gegeben, am Morgen und am frühen Nachmittag oder eine halbe Stunde vor dem Frühstück beziehungsweise vor dem Mittagessen. Die Dosierungen sind folgende: Amphetamin 5–10 mg zweimal täglich; Dextroamphetamin 2,5 bis 5 mg zweimal täglich.

Andere Appetitzügler sind: Phenmetrazin (Preludin® comp.) 12,5–25 mg zwei bis dreimal täglich und Chlorphentermin (Avicol®)*

2. Medikamente mit stoffwechselsteigernder Wirkung: Anmerkung: Es gibt kein zufriedenstellendes Medikament, um den Stoffwechsel zu steigern! Schilddrüsenhormone nehmen keinen oder nur einen sehr geringen Platz in der Behandlung der Obesitas ein. Die Verbindung von niedrigem Grundumsatz und Obesitas ist lediglich in der Tatsache begründet, daß der Grundumsatz ein Maßstab für den Sauerstoffverbrauch bezogen auf die Körperoberfläche ist. Die Körperoberfläche von dicken Patienten ist vergrößert, diese Vergrößerung jedoch ist eher auf einen relativ geringen Sauerstoffverbraucher (Fettgewebe) zu beziehen als auf andere aktivere Gewebe. Daher erscheint ein niedriger Grundumsatz. Tatsächlich sind die calorischen Grundbedürfnisse eines dicken Menschen höher, als wenn dieselbe Person normales Gewicht besäße. Denn Fettgewebe haben einen konstanten, aber langsamen Stoffwechsel. Es ist gezeigt worden, daß dicke Menschen mit niedrigem Grundumsatz 0,2 g Schilddrüsenhormon pro Tag oder mehr vertragen können, ohne daß sich der Grundumsatz ändert. Langdauernde Verabreichung von Schilddrüsenhormonen kann zu einer Suppression der normalen Schilddrüsensekretion des Patienten führen.

C. Bewegungsübungen: Obwohl zwar Bewegungsübungen den Energie-Output steigern, sind äußerste körperliche Anstrengungen nötig, um das Gewicht signifikant zu ändern. Beispielsweise heben 18 Löcher Golf den calorischen Gesamtbedarf nur um

* Dieses Präparat ist nicht mehr im Handel

100–150 Calorien. Dennoch ist eine allgemeine Aktivitätssteigerung ein wichtiger Faktor bei der Konstanthaltung des Gewichts auf längere Sicht.

D. Psychologische Faktoren: Übertriebenes Essen ist weitgehend eine Sache der Gewohnheit und kann mit psychologischen Problemen verknüpft sein. Was auch immer der Grund sein mag, der Patient muß in seinen Eßgewohnheiten eingeschränkt werden und verstehen lernen, daß er nach Rückkehr zum normalen Gewicht wieder leicht dick werden kann, wenn er mehr als nötig ißt.

Anmerkung: Plötzlicher Gewichtsverlust bei emotionell unausgeglichenen Menschen kann schwere psychische Folgen haben, z. B. Anorexia nervosa, psychotische Reaktionen etc.

Bloom, W. L.: To fast or exercise? Amer. J. clin. Nutr. **21**, 1475–1479 (1968).

Hollenberg, C. H. (editor): Treatment of obesitiy. Mod. Treat. **4**, 1081–1191 (1967).

Ingelfinger, F. J. et al.: Controversies in Internal Medicine. Chapter 16. Saunders 1966.

Mayer, J.: Some aspects of the problem of regulation of food intake and obesity. New Engl. J. Med. **274**, 610–616, 662–673, 722–731 (1966).

Wilson, N. L. et al.: The development and perpetuation of obesity. Journal-Lancet **87**, 13–17 (1967).

Eiweiß- und Calorienunterernährung

Eiweiß- und Calorienunterernährung kommen in einem klinischen Kontinuum vor, das sich von unzureichender Eiweißaufnahme bei ausreichenden Calorien (Kwashiorkor) bis zu unzureichender Aufnahme von Eiweiß und Calorien (Marasmus) erstreckt.

Kwashiorkor

Kwashiorkor ist ein Syndrom der Mangelernährung, das gewöhnlich bei entwöhnten Kleinkindern (meist zwei Jahre oder älter) bei der Geburt eines der Geschwister auftritt, aber auch bei Kindern jeden Alters und sogar bei Erwachsenen. In erster Linie schreibt man ihn einer ungenügenden Aufnahme von Eiweißen oder vielleicht von speziellen Aminosäuren bei ausreichender Calorienzahl zu; Mineralien- und Vitaminmangel könnten jedoch ebenfalls eine Rolle spielen. Er ist weitverbreitet in ärmeren Gebieten Afrikas, Asiens, Südeuropas, Zentral- und Südamerikas, in Gegenden also, wo der Eiweißanteil der Nahrung mangelhaft ist oder von schlechter Qualität (pflanzliches Eiweiß). Der Zustand kann sich verschlimmern durch tropische Infektionen, Diarrhoe und extreme Hitze. Diese erschwert die mangelhafte Ernährung noch durch verminderte Aufnahme, verminderte Absorption und gesteigerten Bedarf. Die Leber zeigt die ausgeprägtesten pathologischen Veränderungen: Lebervergrößerung mit Fettinfiltraten, die bis zu einem Zustand fortschreiten können, der der portalen Cirrhose ähnelt. Außerdem kommt es zur Atrophie der pankreatischen Acini mit Verlust der Granula, später zur Fibrose.

Klinisch ist der Kwashiorkor charakterisiert durch vermindertes Größenwachstum, Reizbarkeit und Apathie, Hautveränderungen (Ausschlag, Abschilferung, Hyper- oder Depigmentation, Ulceration), Cheilosis, Stomatitis, Conjunctivitis, dünnes oder mangelhaft pigmentiertes Haar, Anorexie, Erbrechen, Diarrhoe, Hepatomegalie, Muskelschwund und Ödeme. Blutveränderungen umfassen: Anämie, Hypalbuminämie, Hyperglobulinämie, erniedrigte Werte von Harnstoff, Kalium, Cholesterin, der alkalischen Phosphatase, Amylase und Lipase.

Die Verhütung der Krankheit ist ein Problem des öffentlichen Gesundheitswesens und der Sozialökonomie sowie ein psychologisches und edukatorisches Problem bei Fällen, wo auf Grund von persönlichen Eßgewohnheiten oder kulturellen Nahrungsvorschriften gegenüber der Eiweißaufnahme Voreingenommenheit besteht.

Die Behandlung besteht in Zufuhr von ausreichenden Eiweißmengen (3–4 g/kg) mit hoher biologischer Wertigkeit (z. B. Milch, Eier, Fleisch, Sojabohnen). Beharrliche und regelmäßige Verabreichung entrahmter Milch oder Vollmilch wird oft zu einer ziemlich schnellen Erholung führen, wenn der Zustand nicht zu weit fortgeschritten ist. Wenn die orale Nahrungsaufnahme problematisch ist, kann Sondenernährung erforderlich werden. Vitaminzusätze können indiziert sein. Bei schwerem Vitamin A-Mangel ist die intramuskuläre Injektion von wasserlöslichem Palmitat empfohlen worden. Durch Erbrechen oder Diarrhoe ausgetrocknete Patienten brauchen, besonders wenn sie in kritischem Zustand sind, angemessenen oralen oder parenteralen Flüssigkeits- und Elektrolytersatz. Begleitende Infektionen erfordern gleichzeitige Behandlung. Vollblut- oder Plasmatransfusionen können nötig werden.

Kwashiorkorsyndrome kommen in allen Schweregraden vor, und die Zahl der Genesungen unter richtiger Behandlung wird dementsprechend variieren. Ohne Behandlung ist die Mortalitätsrate bei fortgeschrittenen oder komplizierten Fällen sehr hoch.

Marasmus

Marasmus oder Verhungern sind charakterisiert durch verzögertes Wachstum, Gewebeatrophie ohne Ödeme und Hautveränderungen wie bei Kwashiorkor. Die Behandlung ist die gleiche wie bei Kwashiorkor.

GARROW, J. S.: Protein requirements in health and disease. Practioner **201**, 283–291 (1968).

SCRIMSHAW, N. S. BEHAR, M.: Malnutrition in underdeveloped countries. New Engl. J. Med. **272**, 137–143 (1965).

Erbliche Stoffwechselkrankheiten

Das Konzept einer genetischen Kontrolle des Stoffwechsels ist seit mehr als fünfzig Jahren anerkannt. Die Zahl der Krankheiten, die als erbliche Stoffwechselkrankheiten betrachtet werden, ist während der letzten zehn Jahre äußerst schnell angewachsen. Garrod's Originalbeschreibung der vier „inborn errors of metabolism" von 1908 wurde mit Interesse beobachtet. Diese Störungen wurden weitgehend jedoch für seltene medizinische Kuriositäten von geringer klinischer Bedeutung gehalten. Einige Hundert hereditäre Stoffwechselkrankheiten, über die wir gegenwärtig wenigstens eine geringe Kenntnis haben, schließen gewöhnliche und ungewöhnliche, gutartige und ernste Krankheiten, metabolische Störungen von fast jeder biochemischen Substanz und Krankheiten aller Organe und Gewebe des Körpers ein. Erst kürzlich erkannte Stoffwechselstörungen werden in schneller Folge berichtet (vgl. auch Kapitel 30). Diese Kenntnisse haben einen großen Beitrag zur menschlichen und tierischen Molekularbiologie geleistet.

Die Kenntnis metabolischer Anomalien ist nicht allein wichtig, um unser Verständnis von bisher unklaren, krankhaften Vorgängen zu fördern, sondern ist grundlegend für eine klare therapeutische Methode. Frühere Annahmen einer erblichen Übertragung körperlicher Anlagen einfach als dominant oder rezessiv mußten modifiziert werden, um die „asymptomatischen Träger" der Erbanlagen zu erklären. Biochemische Untersuchungen an Familienmitgliedern von Patienten mit erblichen Stoffwechselstörungen können klinisch latente Mängel aufdecken. Die Kenntnis des heterocygoten Trägers könnte äußerst wertvoll sein vom eugenischen Standpunkt (um möglicherweise Inkompatibilitäten der Partner vorzubeugen) und auch vom gesundheitlichen Standpunkt des einzelnen selbst (indem man z. B. spezielle diätetische Kontrolle oder geeignete Medikation anrät und Medikamentenidiosynkrasien verhindert).

Man ermittelt die genetischen Grundlagen von Stoffwechselstörungen durch eine sorgfältige Familienanamnese und geeignete biochemische Untersuchungen am Patienten und an verfügbaren Verwandten. Zu den biochemischen Untersuchungen gehören die Bestimmung wichtiger Blutbestandteile, abnormer Eiweißmoleküle, spezifischer Enzyme, abnormer Metabolite, Elektrolyte und renaler Transportmechanismen. Hinzu kommen Verträglichkeits- oder Auslassungstests, die mit Nahrungsmitteln oder chemischen Substanzen durchgeführt werden.

Einige der erblichen Stoffwechselstörun-

Tabelle 20–1. *Charakteristika der Immunoglobuline*

Immuno globuline	Sedimentations-konstante	Molekular-gewicht	Placenta-durchgängigkeit	passive Hautanaphylaxie	proz. Kohlenhydrat-gehalt	Beispiel	Durchschn. Serum-Konzentration (mg %)
IgG	7 S	150 000	ja	ja	2,5	Viele Antikörper gegen Bakt-Viren u. Toxine, bes. Antikörper mit Spätreaktion	1000–1500
IgM	19 S	900 000	nein	nein	5–10	Viele Antikörper mit Frühreaktion auf infekt. u. a. Antigene	60–180
IgA	7 S oder 11 S	170 000 oder 380 000	nein	nein	5–10	Isohämagglutinine; Antikörper in Sekreten: 2 Moleküle d. 7 S IgA gekoppelt mit einer sekretorischen Gruppe mit einem Molekulargewicht v. 60 000	100–400
IgD	7 S	150 000	nein	nein	?	Antikörperaktivität nicht bewiesen	3–5
IgE	8 S	200 000	nein?	nein	10	Hautsensibilisierende Antikörper bei Allergie	0,1

Reproduziert mit Erlaubnis von Jawetz, E., Melnick, J. L., Adelberg, E. A.: Review of medical microbiology, 9th ed. Lange 1970.

gen (z. B. Diabetes mellitus, Gicht), die sich auf besondere Organsysteme beziehen, werden in anderen Abschnitten dieses Buches besprochen. Einige Beispiele anderer Stoffwechselstörungen, die gut bekannt oder von ungewöhnlichem Interesse sind, werden in diesem Kapitel ebenfalls abgehandelt (vgl. auch Kapitel 30).

Mangel an Plasmaeiweißfraktionen

Agammaglobulinämie und Hypoglobulinämie

Die kongenitale Agammaglobulinämie ist eine seltene, geschlechtsgebundene, rezessiv vererbte Störung, die durch den Mangel oder das Fehlen von Gammaglobulin bedingt ist.

Sie tritt nur beim männlichen Geschlecht auf und wird klinisch bei wiederholten bakteriellen Infektionen manifest. Die Reaktionen auf virale Infektionen ist gewöhnlich normal. Immunreaktionen (z. B. bei der Blutgruppenbestimmung oder beim Immunisieren) kommen nicht vor. Die Diagnose wird gesichert durch den Nachweis eines eindeutigen Mangels oder Fehlens von Gammaglobulinen mit elektrophoretischen oder immunologischen Methoden.

Die Behandlung besteht in monatlichen intramuskulären Injektionen von 0,1 g/kg menschlichen Gammaglobulins das ganze Leben lang, Früherkennung von bakteriellen Infekten und rechtzeitiger Behandlung der Infektion mit Gammaglobulin sowie entsprechenden antiinfektiösen Medikamenten.

Die sekundäre Agammaglobulinämie (vorzugsweise als Hypoglobulinämie bezeichnet) kommt am häufigsten bei älteren Kindern oder Erwachsenen vor. Sie tritt gewöhnlich im Zusammenhang mit folgenden Erkrankungen auf: 1. Krankheiten, die mit Hypoproteinämie einhergehen (z. B. Leberkrankheiten, Nephrose, Unterernährung, kongenitale Panhypoproteinämie, vorübergehende Dysproteinämie); oder 2. neoplastischen Erkrankungen (z. B. multiples Myelom, Lymphom, lymphatische Leukämie). Im allgemeinen wird sie von selbst bei wiederholten Infekten manifest, eine Immunreaktion ist aber normalerweise vorhanden. Obwohl die Gammaglobuline erniedrigt sind, fallen sie selten auf die sehr niedrigen oder fast fehlenden Werte, die für die primäre Agammaglobulinämie charakteristisch sind.

Die Behandlung richtet sich gegen das Grundleiden, Gammaglobuline werden wie bei der primären Agammaglobulinämie gegeben. Prophylaktisch wendet man hier Antibiotica nicht an; floride Infektionen sind aber bei ihrem Auftreten mit entsprechenden Antibiotica anzugeben.

The gamma globulins. New Engl. J. Med. **275**, 480–486, 536–542, 591–596, 652–658, 709–715, 769–775, 826–831 (1966).

Anomalien der Molekülstruktur

Methämoglobinämie

Die kongenitale Methämoglobinämie wird entweder hervorgerufen durch den Mangel des spezifischen Enzyms, der erythrocytären Nucleotiddiaphorase, das für die Umwandlung des Methämoglobins in Hämoglobin erforderlich ist, oder durch das Vorhandensein eines abnormen Hämoglobins M. Klinisch stellt sie sich dar durch eine andauernde graue Cyanose, die nicht mit kardialen oder respiratorischen Veränderungen in Verbindung steht, und durch leichte Ermüdbarkeit, Dyspnoe, Tachykardie und Schwindelzustände bei Anstrengung. Das venöse Blut ist braun; die Sauerstoffkapazität des arteriellen Blutes ist vermindert; im Blut erscheinen exzessive Mengen von Methämoglobin.

In manchen Fällen mildert die kontinuierliche Gabe von Methylenblau, 240 mg täglich per os, die Symptome und besonders die Cyanose. Die Prognose quoad vitam ist gut.

Fialkow, P. J. et al.: Mental retardation in methemoglobinemia due to diaphorase deficiency. New Engl. J. Med. **273**, 840–845 (1965).

Störungen des Aminosäurestoffwechsels

Albinismus

Albinismus ist eine angeborene Störung, die auf das Fehlen der Tyrosinase in den Melanocyten zurückzuführen ist. Er äußert sich klinisch durch das Fehlen von Pigment in Haut, Haaren und Augen. Die Haut und die Haare sind weiß, die Iris ist rötlich, die Pupillen sind rot. Photophobie, Nystagmus und Sehschwäche können vorkommen.

Eine spezifische Behandlung gibt es nicht.

Ghadini, H.: Diagnosis of inborn errors of amino acid metabolism Amer. J. Dis. Child. **114**, 433–439 (1967).

Alkaptonurie

Die Alkaptonurie ist eine seltene Stoffwechselstörung, die rezessiv vererbt wird.

Sie ist bedingt durch das Fehlen eines Leberenzyms, der Homogentisinsäureoxydase, das für die Oxydation der Homogentisinsäure nötig ist. Durch das Fehlen des Enzyms wird die Homogentisinsäure unverändert im Urin ausgeschieden. Windeln oder Kleidung können Flecken von der Urin-Homogentisinsäure zeigen. Fleckung der Nasen- und Ohrknorpel (Ochronose) kann bei älteren Patienten auftreten. Die Ochronose ruft manchmal an den Gelenken Knorpeldegeneration und schwere Arthritis hervor. Der Urintest für Homogentisinsäure (mit verdünnter Eisenchloridlösung) zeigt eine vorübergehende tiefblaue Verfärbung.

Eine spezifische Behandlung steht nicht zur Verfügung.

Brown, N. R., Smuckler, E. A.: Alkaptonuria and Gilbert's syndrome. Amer. J. Med. **48**, 765–769 (1970).

Phenylketonurie (Phenylbrenztraubensäureschwachsinn, PKU)

Phenylketonurie ist eine nicht ungewöhnliche Stoffwechselstörung, die rezessiv vererbt wird. Die Ursache besteht im Fehlen eines Enzyms, der Phenylalaninhydroxylase, die Phenylalanin in Tyrosin umwandeln kann. Phenylalanin staut sich im Blut, und das Desaminierungsprodukt, die Phenylbrenztraubensäure, wird im Urin ausgeschieden. Bleibt sie unbehandelt, entstehen fast immer eine geistige Retardierung und schizoide Veränderungen oft bis zu einem bemerkenswert hohen Grad. Die Patienten sind häufig blauäugig, blond und – wegen des Pigmentdefektes – disponiert zu Photosensibilität und Ekzem. Die körperliche Entwicklung ist im allgemeinen normal. Es können Zeichen von extrapyramidalen Störungen mit Tremor, Ataxie und in $^2/_3$ der Fälle mit muskulärer Hypertonie vorhanden sein. Gewöhnlich schwitzen die Patienten außerordentlich stark. Auch Krämpfe können vorkommen. Bei Pneumencephalographie zeigt sich manchmal eine Atrophie des Frontallappens. Phenylbrenztraubensäure läßt sich im Urin nachweisen: Gibt man zu angesäuertem Urin verdünnte Ferrichloridlösung, entsteht eine dunkelgrüne Farbe. Erhöhte Phenylalaninwerte im Serum sind genauer, aber nicht jedes Neugeborene mit einer Phenylalaninämie hat eine PKU, weil eine Phenylalaninämie vorübergehend auch physiologisch auftreten kann und auch bei anderen Krankheiten ohne Beziehung zur PKU gefunden wird. Das Phenylalanin im Blut kann trotz fehlender positiver Urinbefunde erhöht sein.

Da es in jüngster Zeit eindeutige Hinweise auf eine positive Korrelation zwischen biochemischen Befunden von unbehandelter Phenylketonurie (oder von verzögerter Behandlung) und geistiger Retardierung gibt, ist eine weitere Untersuchung durch einen Spezialisten zu einem frühen Zeitpunkt nötig, um die Diagnose entweder zu bestätigen oder zu widerlegen. Erfahrene diätetische Behandlung ist nötig, um einen normalen Phenylalaninspiegel beizubehalten (3–7 mg/100 ml), ohne eine Phenylalaninverarmung oder sonst eine ernste Störung des kindlichen Ernährungszustandes hervorzurufen. Obwohl mit einer sorgfältig eingestellten Phenylalanin-armen Diät in den ersten Lebenswochen begonnen werden sollte, um einer geistigen Retardierung zuvorzukommen, kann eine solche Diät in manifesten Fällen gelegentlich die Verschlimmerung aufhalten oder den Zustand verbessern.

Berry, H. K., Wright, S.: Conference on treatment of phenylketonuria. J. Pediat. **70**, 142–147 (1967).

Efron, M. L., MacCready, R. A.: Phenylketonuric families. JAMA **191**, 391–392 (1965).

Ahornsirupkrankheit

Die Ahornsirupkrankheit ist eine rezessiv vererbte Störung, die durch das Fehlen einer Aminosäurendecarboxylase hervorgerufen wird. Sie führt zu einer Stoffwechselstörung der verzweigtkettigen essentiellen Aminosäuren. Die Symptome treten gewöhnlich in der ersten Lebenswoche auf und bestehen in Spastizität, Opisthotonus, unregelmäßiger Atmung und Fütterungsschwierigkeiten. Die Krankheit kann bis in die späte Kindheit latent bleiben und, erst durch eine Infektion oder ein Trauma bedingt, apparent werden. Eine Variante der

Ahornsirupkrankheit, die mit einer intermittierenden Ketonurie einhergeht, ist beschrieben worden. Die Beziehung zwischen den ZNS-Veränderungen und der Aminosäureanomalie ist nicht geklärt. Der Urin besitzt einen Ahornsirupgeruch und gibt eine charakteristische positive Eisenchloridreaktion wie bei der PKU. Es ist möglich, einen heterocygoten Träger mit Hilfe des Leucin-„loading"-Tests zu entdecken.

Wird die Krankheit früh entdeckt, kann eine Diät, die arm ist an verzweigten Aminosäuren (Leucin, Isoleucin und Valin) die Hirnschäden verhüten. Wird sie entdeckt, nachdem schwere Hirnschäden aufgetreten sind, sterben die Patienten innerhalb von Wochen und Monaten.

SYNDERMAN, S. E. et al.: Maple syrup urin disease, with particular reference to dietotherapy. Pediatrics **34**, 454–472 (1964).

Cystinurie

Die Cystinurie ist eine erbliche Stoffwechselstörung, die durch einen gestörten renalen Transportmechanismus für dibasische Aminosäuren bedingt ist. Auf Grund der verminderten Reabsorption von Cystin, Lysin, Arginin und Ornithin werden diese dibasigen Aminosäuren im Urin ausgeschieden. Da Cystin in neutraler oder saurer Lösung relativ unlöslich ist, entstehen häufig kleine Harnsteine aus fast reinem Cystin.

Die Behandlung zielt darauf ab, die Steinbildung dadurch zu verhüten, daß man die Flüssigkeitsaufnahme steigert und den Harn alkalisiert. Bei schwerer Cystinurie kann es nötig werden, die Harnausscheidung von Cystin unter einer Methionin-armen (und Cystin-armen) Diät zu kontrollieren. Es ist berichtet worden, daß eine längere Therapie mit D-Penicillamin (Metalcaptase®) zu einem dramatischen Absinken des Gesamtcystins mit Größenabnahme und sofortiger Auflösung der Cystinsteine führt. Erforderlich ist eine Behandlung über eine unbestimmte Zeit. Seine Anwendung sollte jedoch die konventionelle Therapie nicht ersetzen.

FARRIS, B. L., KOLB, F. O.: Factors involved in crystal formation in cystinuria. JAMA **205**, 846–848 (1968).

MACDONALD, W. B., FELLERS, F. X.: Penicillamine in the treatment of patients with cystinuria. JAMA **197**, 396–402 (1966).

Homocystinurie

Die Homocystinurie ist eine seltene, erbliche Störung des Aminosäurestoffwechsels. Man glaubt, daß ihr ein Mangel des Enzyms Cystathioninsynthetase in der Leber zugrunde liegt, was zu einem Mangel des Cysteins in der Neugeborenenperiode führt, wenn der Bedarf für Cystein groß ist. Die Störung ist klinisch charakterisiert durch häufiges Auftreten von geistiger Retardierung, Linsendislokation, dünnes blondes Haar, lange dünne Extremitäten mit Genu valgum, Neigung zu arteriellen und venösen Thrombosen und emotionellen Verwirrtheitszuständen. Die Plasmawerte für Homocystin und Methionin sind erhöht. Die Harnausscheidung von Homocystin ist erhöht, der Urin zeigt beim Nitroprussidtest eine charakteristische Fuchsinfarbe. Gewöhnlich sind auch abnorme EEG-Befunde vorhanden.

Es ist keine Behandlung bekannt. Ein Versuch mit einer Methionin-armen Diät mit Cystinzusatz könnte gerechtfertigt sein.

SCHIMKE, R. N. et al.: Homocystinuria. JAMA **193**, 711–719 (1965).

Fanconi-Syndrom

Das Fanconi-Syndrom ist eine erbliche Stoffwechselstörung, die wahrscheinlich mehrere Ursachen hat und mit vielfachen Störungen renaler Transportmechanismen in Zusammenhang steht. Es manifestiert sich klinisch durch Abmagerung, Zwergwuchs, renale Rachitis oder Osteomalacie (bei normalen Dosen Vitamin D-resistent), Dehydratation, Hypophosphatämie, Spontanfrakturen, Polyurie, Aminoacidurie, Proteinurie und Glucosurie. Diese Störung kann bis zum Erwachsenenalter verborgen bleiben, sollte aber in jedem Fall von Spontanfrakturen, Glucosurie und Aminoacidurie in Betracht gezogen werden.

Die Behandlung, gewöhnlich ohne Effekt, besteht in der Gabe von hohen Dosen Vitamin D, Alkalisierung des Urins mit Natrium- oder Kaliumbicarbonat und ausreichender Wasserzufuhr. Die Patienten sterben im allgemeinen am Nierenversagen.

EFRON, M. L.: Aminoaciduria. New Engl. J. Med. **272**, 1058–1067, 1107–1114 (1965).

Hartnup-Syndrom

Das Hartnup-Syndrom ist ein seltener, genetischer Defekt im renalen Transportmechanismus des Tryptophans. Klinische Befunde bestehen in Dermatitis, cerebellarer Ataxie, geistiger Retardierung, renaler Aminoacidurie und erhöhter Ausscheidung von Indol- und Indicankörpern.

Die Behandlung besteht in Wasserzufuhr, um einer Nierensteinbildung vorzubeugen. Eiweißrestriktion in der Diät und Behandlung mit Niacinamid sind von fraglichem Wert.

HALVORSEN, K., HALVORSEN, S.: Hartnup's disease. Pediatrics **31**, 29–38 (1963).

Leucinüberempfindlichkeit

Die Leucinüberempfindlichkeit ist eine genetische Stoffwechselstörung, charakterisiert durch eine abnorme Hypoglykämie. Sie ist auf eine Leucinüberempfindlichkeit zurückzuführen. Klinisch manifestiert sie sich als Hypoglykämie, Flush, Schwitzen und Krämpfe. Es ist wichtig, die Leucinüberempfindlichkeit bei Kindern mit Hypoglykämie in Betracht zu ziehen. Überempfindlichkeit auf die hypoglykämischen Effekte von Leucin können auch bei Insulinom und der so genannten idiopathischen Hypoglykämie vorkommen. Eine intravenöse Leucingabe kann schon beim Gesunden einen leichten Abfall des Blutzuckers hervorrufen.

Eine spezifische Behandlung steht nicht zur Verfügung.

FAJAN, S. S.: Current concepts: Leucine-induced hypoglycemia. New Engl. J. Med. **272**, 1224–1227 (1965).

Störungen des Kohlehydratstoffwechsels

Fructosurie

Die Fructosurie ist eine angeborene Stoffwechselstörung, die wahrscheinlich ihre Ursache in einem Mangel des Enzyms Fructokinase hat. Sie führt zu erhöhten Fructosewerten im Blut und zur Ausscheidung der Fructose im Urin. Es gibt keine klinische Symptomatik, eine Behandlung ist nicht erforderlich. Wenn die Nahrung jedoch große Mengen an Fructose- und Saccharose-reichen Nahrungsmitteln enthält, kann ein beträchtlicher Anteil der Nahrungskohlehydrate verloren gehen.

FROESCH, E. R. et al.: Hereditary fructose intolerance: An inborn defect of hepatic fructose-1-phosphate splitting aldolase. Amer. J. Med. **34**, 151–165 (1963).

Fructosämie

Die erbliche Fructoseintoleranz ist eine seltene Störung des Kohlehydratstoffwechsels, bedingt durch einen Mangel der Fructose-1,6-Diphosphataldolase. Fructoseaufnahme ruft Fructosämie hervor und führt klinisch zur Hypoglykämie. Die Störung ist im allgemeinen leicht, kann gelegentlich aber auch ernst sein (Fanconi-Syndrom). Die Behandlung besteht in fructosefreier Diät.

LEVIN, B. et al.: Fructosaemia. Amer. J. Med. **45**, 826–838 (1968).

Galaktosämie

Die Galaktosämie ist eine angeborene Stoffwechselstörung, bedingt durch den Mangel des Enzyms Galaktose-1-Phosphat-uridyl-transferase. Dieses Enzym ist für die Umwandlung der Galaktose in Glucose notwendig. Klinisch manifestiert sich die Krankheit bald nach der Geburt durch Schwierigkeiten beim Füttern, Erbrechen, Diarrhoe, gespannten Leib, Hepatomegalie, Gelbsucht, Ascites, Katarakte, geistige Retardierung und erhöhte Galaktosewerte in Blut und Urin. Schaltet man für die ersten drei Lebensjahre Milch und alle Nahrungsmittel, die Galaktose oder Lactose enthalten, aus der Nahrung aus, kann man die oben erwähnten Symptome verhüten, wenn man mit der Behandlung vor dem vierten Lebensmonat beginnt. Bei denjenigen Patienten, bei denen schon Symptome aufgetaucht sind, kann man noch eine Besserung erreichen.

HSIA, D. Y-Y.: Clinical variants of galactosemia. Metabolism **16**, 419–437 (1967).

Von Gierke'sche Erkrankung

Die von Gierke'sche Erkrankung ist eine seltene, angeborene Stoffwechselstörung, die durch exzessive Ablagerung von Glykogen in der Leber und in den Nieren gekennzeichnet ist. Sie ist die Folge eines Mangels des Enzyms Glucose-6-Phosphatase, das für den Abbau des Glykogens in Glucose erforderlich ist. Die Störung manifestiert sich im Kleinkindesalter oder in der frühen Kindheit durch leichte Ermüdbarkeit, Hepatomegalie (Glykogenablagerung), Hypoglykämie und Ketose (Nichtvorhandensein von Glucose), die zu Schock und Krämpfen führen. Die Serumglucose spricht nicht auf den Epinephrintest an.

Die Behandlung ist auf eine Verbesserung der Ernährung und einen Ausgleich der Hypoglykämie durch häufige Mahlzeiten gerichtet. Corticotropin und Corticosteroide können von gewissem Wert sein. Todesfälle kommen im allgemeinen im Kleinkindesalter und in der Kindheit vor; überlebt der Patient jedoch diese Periode, bessern sich die Symptome mit dem Älterwerden des Kindes.

HSIA, D. Y-Y.: The diagnosis and management of the glycogen storage disease. Amer. J. clin. Path. **50**, 44–51 (1968).

Störungen des Lipidstoffwechsels

Morbus Gaucher

Der Morbus Gaucher ist eine erbliche Störung, bei der Glucocerebroside im reticuloendothelialen System in beträchtlichem Ausmaß gespeichert werden. Er scheint auf einen enzymatischen Defekt zurückzuführen sein. Eine Proliferation dieser Zellen ruft progressive Hepatomegalie, Splenomegalie und Skeletläsionen mit Knochenfrakturen hervor. Die Krankheit kann ihren Beginn in jeder Altersstufe haben, für gewöhnlich in der Kindheit. Anämie, Ikterus, Thrombocytopenie und von Zeit zu Zeit neurologische Störungen können ebenfalls vorhanden sein. Der Verlauf der Krankheit ist unterschiedlich. Bei Kindern verläuft sie im allgemeinen schnell progredient und führt in wenigen Monaten zum Tode; bei älteren Erwachsenen ist der Verlauf so langsam, daß der Patient erst an einer interkurrenten Erkrankung verstirbt.

Die Behandlung ist symptomatisch. Eine Splenektomie ist nur bei Hypersplenismus indiziert.

GROEN, J. J.: Gaucher's disease. Arch. intern. Med. **113**, 543–549 (1964).

Lipogranulomatose

Die Lipogranulomatose ist eine kongenitale Störung des Lipidstoffwechsels, die auf eine exzessive Speicherung von Lipoglykoproteinen in subcutanen und periartikulären Geweben zurückzuführen ist. Sie wird kurz nach der Geburt manifest durch Empfindlichkeit, Extremitätenschwellungen und Weinen mit heiserer, schwacher Stimme. Schwere, generalisierte, sich steigernde Gelenkbeschwerden, verbunden mit subcutanen periartikulären Knoten, sind gleichfalls vorhanden. Fixation des Kehlkopfknorpels führt zur Dysphonie, pulmonische Infiltrate rufen Dyspnoe hervor, manchmal kommt es zu Fieber.

Es ist keine wirksame Behandlung bekannt.

Niemann-Picksche Erkrankung

(Sphingomyelinspeicherkrankheit)

Die Niemann-Picksche Erkrankung ist eine seltene, genetisch determinierte, rezessive Störung, die durch eine exzessive Speicherung von Phospholipiden, besonders Sphingomyelin, im reticuloendothelialen System charakterisiert ist. Symptome tauchen im frühen Kindesalter auf und bestehen zu Anfang in Hepatosplenomegalie und ZNS-Störungen mit geistiger Retardierung und Krämpfen. Zu den anderen Symptomen gehören diffuse pulmonische Infiltrate, Hautläsionen, der kirschrote Maculafleck, gastrointestinale Blutungen, Lymphknotenvergrößerung, Thrombocytopenie, Anämie und Schaumzellen, die man bei Leber- oder Markbiopsie sieht.

Die Behandlung ist symptomatisch. Todesfälle treten im allgemeinen während der Kindheit auf.

Familiäre essentielle Xanthomatose

Die familiäre essentielle Xanthomatose ist eine genetisch determinierte, dominant vererbte Störung, die durch exzessive Speicherung von Cholesterin und seinen Estern im reticuloendothelialen System charakterisiert ist. Cholesterin wird in der Haut (Xanthoma tuberosum et planum), in Blutgefäßen, Augenlidern (Xanthelasmen), im Endokard und in Sehnen abgelagert. Frühzeitige Arteriosklerose und Myokardinfarkte sind häufig. Das Gesamtcholesterin und die Cholesterinester im Serum sind vermehrt.

Die Behandlung besteht in der Anwendung von hochungesättigten Fettsäuren in der Diät und möglicherweise im Gebrauch von verschiedenen im Handel erhältlichen, oral anwendbaren Medikamenten, die den Cholesterinspiegel senken (Regelan®). Chirurgische Entfernung der Ablagerungen kann erforderlich werden aus funktionellen oder kosmetischen Gründen (Xanthelasmen).

THANNHAUSER, S. J.: Lipoidoses: Diseases of the intracellular lipid metabolism, 3rd ed. Grune & Stratton 1958.

Störungen des Porphyrinstoffwechsels

Porphyrine sind cyclische Verbindungen, die aus vier Pyrrolringen bestehen. Sie sind die Vorläufer des Hämoglobins und anderer wichtiger Enzyme und Pigmente. Häm ist ein Komplex aus Eisen und Porphyrin, der sich mit einem Protein, dem Globin, zum Hämoglobin vereinigt. Störungen des Porphyrinstoffwechsels, die erblich oder erworben sein können, beziehen sich auf einen gestörten Ablauf der Synthetisierungsschritte im Porphyrinstoffwechsel. In jüngster Zeit hat es bedeutende Fortschritte gegeben, die Natur der stoffwechselmäßigen Veränderungen aufzudecken. Folgende porphyrischen Syndrome sind anerkannt: 1. erbliche Porphyrien, entweder hepatisch (hepatogen) oder erythropoetisch (kongenital); und 2. erworbene Porphyrinurien.

Hepatische Porphyrien

Die hepatischen Porphyrien werden dominant vererbt und sind charakterisiert durch die exzessive Produktion von Porphyrinen und verwandter Substanzen in der Leber. Sie werden klinisch und biochemisch erst nach der Pubertät manifest. Gemischte oder untereinander kombinierte Formen können vorkommen. Die porphyrische Anlage kann in ihrer biochemischen Manifestation bei einzelnen ohne jede Symptomatik vorhanden sein.

A. Akute, intermittierende Porphyrie: Sie ist der häufigste Typ der Porphyrien. Sie ist charakterisiert durch Anfälle von gastrointestinalen Symptomen (Bauchkoliken, Erbrechen und Verstopfung), ZNS-Symptome (schlaffe Lähmungen, periphere Neuritis, psychische Verwirrtheitszustände und Krämpfe) und Sinustachykardien. Photosensibilität kommt nicht vor. Der frischgelassene Urin ist farblos, kann aber dunkel werden, wenn er steht oder ultraviolettem Licht ausgesetzt wird. Die modifizierte Ehrlichsche Probe im Urin (Watson-Schwartz-Test) ist positiv. Im Urin können erhebliche Mengen von Koproporphyrin Typ III und Uroporphyrin ausgeschieden werden. Akute Anfälle können durch Barbiturate, Alkohol und viele andere Chemikalien ebenso wie durch Menstruation, Schwangerschaft (Nachgeburtsperiode), Infektionen und psychische Traumen ausgelöst werden.

Die Behandlung ist unspezifisch. Medikamente aus der Phenothiazingruppe können, wenn sie bei Anfallsbeginn gegeben werden, die Schwere der Symptome vermindern. Alle anderen Medikamente und Toxine (besonders Barbiturate und Alkohol) müssen vermieden werden.

Die Gesamtmortalität beträgt 15–20%. Der Tod ist gewöhnlich das Resultat einer motorischen Paralyse während eines akuten Anfalls. Die meisten Patienten überleben jedoch die akuten Anfälle. Die Prognose quoad vitam ist bedeutend besser als früher angenommen.

B. Porphyria cutanea tarda: Diese Form kommt am häufigsten bei Personen mittleren Alters vor. Obwohl sie gewöhnlich erblich ist, kann sie auch als Folge anderer Leberstörungen auftreten. Verschiedentlich ist eine Photosensibilität der Haut vorhanden, die zu Ekzemen, Vesikeln und Blasen führt. Der Porphyringehalt der Leber ist stark erhöht, die Leberfunktion beeinträchtigt. Eine leichte Gelbsucht kann auftreten. Es findet sich kein Porphobilinogen im Urin, jedoch eine ungewöhnlich hohe Ausscheidung von Uroporphyrin und Koproporphyrin.

Die Behandlung besteht im Schutz der Haut vor starker Belichtung und Alkoholverbot. Es ist berichtet worden, daß der Entzug von 2500–8500 ml Blut während einer Zeit von 3–9 Monaten zu einer merklichen Senkung der Uroporphyrin-Ausscheidung mit klinischer Besserung geführt hat.

Porphyria erythropoetica

Sie ist eine seltene, rezessiv vererbte Störung. Sie ist im allgemeinen von Geburt an bekannt und rührt von einer Abnormität der Normoblastenentwicklung im Knochenmark her, die eine gesteigerte Porphyrinproduktion bewirkt. Die erythropoetische Porphyrie ist charakterisiert durch roten Urin, rosa Zähne mit Fluorescenz bei UV-Licht, Photosensibilität der Haut mit nachfolgenden Vesikeln und Blasen sowie Narben und Pigmentationen der Haut, Hepatosplenomegalie und Anämie. Porphobilinogen taucht im Urin nicht auf, dagegen jedoch beträchtliche Mengen von Koproporphyrin Typ I und Uroporphyrin in Faeces und Urin.

Die kongenitale erythropoetische Porphyrie muß von der in letzter Zeit beschriebenen erythropoetischen Protoporphyrie unterschieden werden. Bei der letzteren sind Vesikel und Blasen sowie Anämie selten, Protoporphyrin hingegen ist in Plasma und Faeces erhöht.

Die Behandlung besteht in einem Schutz vor Sonne und ultraviolettem Licht; eine Splenektomie kann bei Hämolyse manchmal von Wert sein.

Erworbene (sekundäre) Porphyrinurien

Sekundäre oder „symptomatische" Porphyrinurien (Koproporphyrinurien) können als Folge einer Vergiftung mit Blei oder anderen Schwermetallen sowie vielen anderen organischen und anorganischen Giften auftauchen. Ebenfalls können sie bei hämolytischer und perniziöser Anämie, Krankheiten des Leberparenchyms, Verschlußikterus, Kollagenkrankheiten und ZNS-Störungen vorkommen.

Epstein, J. H., Rodeker, A. G.: Porphyria cutanea tarda: A study of the effect of phlebotomie. New Engl. J. Med. **279**, 1301–1304 (1968).

Methews-Roth, M. M. et al.: Beta-carotine as a photo-protectiv agent in erythropoetic protoporphyria. New Engl. J. Med. **282**, 1231–1234 (1970).

Peterka, E. S. et al.: Erythropoetic protoporphyria. JAMA **193**, 1036–1042 (1965).

Tschudy, D. P.: Biochemical lesions in porphyria. JAMA **191**, 718–730 (1965).

Andere Stoffwechselstörungen

Cystische Fibrose (Mucoviscidose)

Die cystische Pankreasfibrose ist eine recessiv vererbte Krankheit, die eine Dysfunktion der exokrinen Drüsen des Pankreas, des respiratorischen Systems und der Schweißdrüsen hervorruft. Sie beginnt im allgemeinen im Kleinkindesalter und manifestiert sich durch Steatorrhoe, Malnutrition, wiederholte pulmonelle Infektionen, Bronchitis, viscöses Sputum und exzessiven Natrium- und Chloridverlust im Schweiß (was oft zur Erschöpfung bei Hitze und während Fieberperioden führt). Die Pankreasfermente sind im Stuhl in verringerten Mengen vorhanden.

Die Behandlung besteht in einer eiweißreichen Diät, mäßiger Fettrestriktion, hohen Vitamindosen, besonders Vitamin A, und Pankreatingaben, um die Verdauung zu unterstützen. Sowohl physikalische als auch chemische Mittel sollten verwandt werden, um die Viscosität der pulmonalen Sekretion zu senken, die Sekretbeseitigung zu fördern und für eine ausreichende Ventilation der Lungen zu sorgen. Die Kranken sollten gegen Infektionen (besonders des Respirationstrakts) geschützt werden und bei Auftreten sofort mit Antibiotica behandelt werden.

Man kann die Krankheit nicht heilen. Da

ihre Anerkennung als Krankheit noch nicht lange her ist, sind Langzeitüberlebenszahlen noch nicht verfügbar.

White, H., Rowley, W. F.: Cystic fibrosis of the pancreas. Pediat. Clin. N. Amer. **11**, 139–169 (1964).

Primäre Hyperoxalaturie (Oxalose)

Die primäre Hyperoxalaturie ist eine seltene, erbliche Stoffwechselerkrankung, charakterisiert durch eine kontinuierlich hohe Urinausscheidung von Oxalat (ohne Beziehung zur Oxalataufnahme mit der Nahrung). Wahrscheinlich besteht eine Beziehung zu einem Defekt in der Glyoxalattransaminierung. Klinisch manifestiert sie sich als progressive, bilaterale Urolithiasis mit Calciumoxalatsteinen, Nephrocalcinose und rekurrenten Infektionen des Harntrakts. Zum Tod kommt es im allgemeinen frühzeitig durch Nierenversagen oder Hypertonie.

Es gibt keine spezifische Behandlung, obwohl eine Oxalat-arme Diät und Wasserzufuhr, um die Löslichkeit zu steigern, eine gewisse Hilfe sein können. Calciumcarbamid 1 mg/kg pro Tag per os vorsichtig über einen längeren Zeitraum gegeben, hatte einen begrenzten Erfolg gezeigt und rechtfertigt weitere Untersuchungen.

Solomon, C. C., Goodman, S. L., Riley, C. M.: Calcium carbamide in the treatment of primary hyperoxaluria. New. Engl. J. Med. **276**, 207–210 (1967).

Marfan-Syndrom

Das Marfan-Syndrom ist eine dominant vererbte Erkrankung des Bindegewebes. Der zugrundeliegende metabolische Defekt ist bis heute unbekannt. Die Krankheit schließt primär das Skeletsystem, das kardiovasculäre System und die Augen ein, es gibt aber noch viele andere klinische Manifestationen. Die Kranken sind hochgewachsen und dünn. Die Extremitäten sind im Verhältnis zum Stamm ziemlich lang: Die Hände ähneln Spinnenbeinen (Arachnodaktylie) und haben dünne, spitz zulaufende Finger mit Schwimmhäuten. Pes planus, Pes cavus und Hammerzehen können auftreten. Turmschädel (langer, schmaler und zugespitzter Kopf), hoher Gaumenbogen, flügelförmige Schulterblätter sowie Hühner- oder Trichterbrust sind gängige Befunde. Linsendislokation (Ectopia lentis), Myopie, Retinaablösung und andere oculäre Abnormitäten können vorhanden sein. Die kardiovasculären Deformitäten schließen Dilatation der Aorta und der Pulmonalarterien ein, was zu Klappeninsuffizienzen, Aneurysma dissecans und gelegentlich zum Atriumseptumdefekt führt. Die Mucoproteine im Serum sind erniedrigt, die Hydroxyprolinausscheidung im Urin ist erhöht. Leichte, unvollständige (atypische) Formen der Krankheit können existieren.

Die Behandlung ist gegen kardiovasculäre Komplikationen gerichtet, sonst lediglich symptomatisch.

Die Sterblichkeit im Kleinkindesalter ist hoch. Zum Tod kommt es im allgemeinen wegen kardialer Komplikationen.

McKusick, V. A.: Heritable disorders of connective tissue. 3rd ed. Mosby 1966.

Amyloidose

Die Amyloidose ist eine bisher wenig verstandene Störung des Eiweißstoffwechsels. Sie kommt im allgemeinen als Folge einer chronischen Eiterung vor, kann jedoch auch als sogenannte primäre Form bei Patienten ohne augenscheinlich vorausgegangene Krankheit auftreten. Der Beginn ist heimtückisch. Die klinischen Symptome können weit variieren, wobei es von den Organen oder Geweben abhängt, in welchen das eigentümliche homogene, amorphe, eiweißartige Amyloid abgelagert wird. Es scheinen einige Beziehungen zu bestehen zwischen der Amyloidose und verschiedenen anderen Krankheiten, die mit abnormen Veränderungen des Serumglobulins einhergehen (z. B. dem multiplen Myelom).

Vier klinische Formen sind beschrieben worden:

1. Die primäre Systemamyloidose, eine seltene Störung, kommt bei Patienten ohne bekannte präexistierende Krankheit vor. Amyloid ist hauptsächlich in mesenchymalen Geweben abgelagert, was zu vielen Or-

ganstörungen führt. Die primäre Amyloidose ist durch Schwäche, Gewichtsverlust, Purpura, Makroglossie, Lymphadenopathie, Hepatosplenomegalie, kongestives Herzversagen, nephrotisches Syndrom und Anomalien der Serumeiweiße charakterisiert.

2. Die Amyloidose in Verbindung mit dem multiplen Myelom könnte eine Variation der primären Systemform sein; die Beziehung ist jedoch unsicher.

3. Die primär lokalisierte (tumorbildende) Amyloidose ist eine seltene Störung, die den oberen Respirationstrakt befällt (z. B. den Larynx), wieder ohne präexistierende Krankheit und ohne Anzeichen von Amyloidose in anderen Geweben.

4. Die sekundäre Amyloidose, die häufigste Form, kommt im Zusammenhang mit chronischer Schwäche und chronischen Eiterungen vor. Amyloid wird weitverbreitet in parenchymatösen Organen abgelagert (Leber, Milz, Nieren und Nebennieren sind am häufigsten betroffen). Tuberkulose ist die häufigste prädisponierende Ursache, die Amyloidose kann aber auch auf rheumatoide Arthritis, Colitis ulcerosa, Osteomyelitis chronica und andere chronische aufbrauchende und eitrige Erkrankungen folgen.

Die Diagnose basiert zuerst auf dem Verdacht, daß sie vorhanden sein könnte, da die klinischen Manifestationen unterschiedlich und atypisch sein können. Vorausgehende, langdauernde Infektionen oder schwächende Krankheiten sollten an die Möglichkeit ihres Vorhandenseins denken lassen. Zur Diagnostik gehören die mikroskopische Untersuchung Biopsiematrials oder einer Probeexcision nach geeigneter Färbung. Die intravenöse Injektion von Kongorot bei Patienten mit Systemamyloidose führt zu 90–100%igem Verschwinden der Farbe innerhalb einer Stunde (normalerweise verschwinden weniger als 40%).

Die Behandlung eines lokalisierten „Amyloidtumors“ besteht in chirurgischer Entfernung. Es gibt keine wirksame Behandlung der Systemamyloidose, gewöhnlich kommt es zum Tod innerhalb von ein bis drei Jahren. Unterschiedliche Wirksamkeit von Corticosteroiden ist berichtet worden. Die frühzeitige und ausreichende Behandlung einer pyogenen Infektion wird wahrscheinlich erheblich einer sekundären Amyloidose vorbeugen. Seit der Einführung von Antibiotica und anderer antiinfektiöser Medikamente in die Behandlung von Infektionen wird erwartet, daß das Auftreten der Amyloidose zurückgeht.

BARTH, W. F. et al.: Primary amyloidosis: Clinical, immunochemical and immunoglobulin metabolism studies in fifteen patients. Amer. J. Med. **47**, 259–272 (1969).

LÖWENSTEIN, J., GALLO, G.: Remission of the nephrotic syndrome in renal amyloidosis. New Engl. J. Med. **28**, 128–132 (1970).

MAHLORIDJI, M.: The genetic amyloidosis to hereditary neuropathic amyloidosis Type 2. Medicine **48**, 1–37 (1969).

MAXWELL, M. H., ADAMS, D. A., GOLDMAN, R.: Corticosteroid therapy of amyloid nephrotic syndrome. Ann. intern. Med. **60**, 539–555 (1964).

Reticuloendotheliosen

Die Reticuloendotheliosen umfassen einige sogenannte *distinkte* klinische Krankheiten: das esosinophile Granulom, die Hand-Schüller-Christiansche Erkrankung und den Morbus Abt-Letterer-Siwe. Man hat jedoch das Gefühl, da die pathologischen Befunde ähnlich sind und einige ineinander übergehende Fälle berichtet worden sind, daß diese klinischen Syndrome tatsächlich verschiedene Phasen oder Stadien derselben Krankheit darstellen könnten.

Die Reticuloendotheliosen treten nicht familiär auf, ihre Ätiologie ist nicht bekannt.

Eosinophiles Granulom

Das eosinophile Granulom ist eine relativ benigne Störung des reticuloendothelialen Systems, die gewöhnlich bei Kindern auftritt, aber auch in jedem anderen Alter. Die charakteristischen Skeletläsionen, die im Mark beginnen, zeigen eine Proliferation der Eosinophilen und der Histiocyten. Eventuell frißt die Läsion die Knochenrinde an, was zu einer Erweiterung der geschädigten Zone führt. Die Läsionen können solitär oder multipel sein; im allgemeinen kommen sie im Schädel, in den Knochen des Stammes und in den proximalen Extremitätenabschnitten vor. Die Granulome können ziemlich schmerzhaft sein; es kommt zu pathologischen Frakturen. Fieber, Leukocytose, Eosinophilie, Hautläsionen, Lymphadenopathie, Pleuritis oder intestinale, pulmonische Infiltrate kommen gelegentlich vor. Das Röntgenbild zeigt runde Herde von Knochenrarefikation, oft wie ausgestanzt. Die Diagnose wird durch Biopsie gesichert.

Die Behandlung, die in Curettage, Excision oder Röntgenstrahltherapie besteht, ist ziemlich erfolgreich.

Morbus Abt-Letterer-Siwe

Der Morbus Abt-Letterer-Siwe ist eine im allgemeinen schnell progressiv verlaufende Störung des reticuloendothelialen Systems mit tödlichem Ausgang. Sie tritt am häufigsten im Kleinkindesalter oder frühen Kindesalter auf, selten bei jungen Erwachsenen. Die pathologischen Läsionen bestehen in einer ausgedehnten Proliferation der Histiocyten, die den Knochen einbeziehen können, in einem viel größeren Ausmaß jedoch als das eosinophile Granulom. Ebenso greifen sie Haut, Lymphknoten und Eingeweide an. Klinische Minifestationen umfassen Fieber, Anämie, Blutungsneigung, Lymphadenopathie, Hepatosplenomegalie sowie Skelet- und verschiedene Hautläsionen. Die Diagnose wird gestellt durch Biopsie des Knochenmarks oder der Lymphknoten, die charakteristische Histiocyten ohne Lipid zeigen.

Die Behandlung ist symptomatisch. Antibiotica können für die Behandlung von Sekundärinfektionen erforderlich werden. Corticosteroide sind ohne Wert. Röntgenstrahlen können das Fortschreiten der Knochenläsionen bremsen.

Hand-Schüller-Christiansche Erkrankung (Craniale Xanthomatose)

Die Hand-Schüller-Christiansche Erkrankung ist eine chronische Störung des reticuloendothelialen Systems, charakterisiert durch eine Lipoidzellhyperplasie und eine Proliferation der Histiocyten. Der Beginn liegt in der frühen Kindheit. Zum klassischen klinischen Bild gehören einseitiger oder beidseitiger Exophthalmus, Diabetes insipidus, Erweichungszonen des Schädels und anderer platter Knochen. Otitis media ist eine häufig vorgebrachte Klage. Auf der Haut können multiple schmale Plaques der Cutis erscheinen, die oft der seborrhoischen Dermatitis ähneln. Lymphadenopathie, Hepatosplenomegalie und Anämie kommen häufig vor. Die Blutcholesterinwerte sind in vielen Fällen normal. Knochendefekte des Schädels und der platten Knochen sind auf dem Röntgenbild leicht zu erkennen.

Eine spezifische Behandlung steht nicht zur Verfügung, obwohl fettarme Diät empfohlen worden ist. Corticosteroide können gelegentlich den Ablauf der Krankheit modifizieren. Der Verlauf ist chronisch und relativ benigne, es sei denn daß eine ausgedehnte Schädigung von lebenswichtigen Organen vorhanden ist. Die Röntgenstrahltherapie kann bei der Behandlung von spezifischen lokalen Läsionen von Wert sein.

Dargeon, H. W.: Considerations in the treatment of reticuloendothelosis. Amer. J. Roentgenol. **93**, 521–536 (1965).

Allgemeine Literatur

Brady, R. O.: The sphingolipidoses. New Engl. J. Med. **275**, 312–317 (1966).

Crouch, W. H., Evanhoe, C. M.: Inborn errors of metabolism. Pediat. Clin. N. Amer. **14**, 269–282 (1967).

Davidson, Sir Stanley, Pasmore, R.: Human nutrition and dietetics. 3rd ed. Williams & Wilkins 1966.

Duncan, G. G. (ed.): Diseases of metabolism. 5th ed. Saunders 1964.

Efron, M. L.: Aminoaciduria. New Engl. J. Med. **272**, 1058–1067, 1107–1114 (1965).

Food and nutrition board, National Academy of Sciences-National Research Council: Recommended dietary allowances. 7th ed. Publication 1146. Washington DC 1968.

Garrod, A. E. (with Supplement by H. Harris): Garrod's inborn errors of metabolism. Oxford 1963.

Halpern, S. L. (ed.): Symposium on recent advances in applied nutrition. Med. Clin. N. Amer., **48**, 1111–1269 (1964).

HSIA, D. Y-Y.: Inborn errors of metabolism. Year Book 1966.

HSIA, D. Y-Y.: Lectures in medical genetics. Year Book 1966.

JOLLIFFE, N.: Clinical nutrition. 2nd ed. Hoeber 1962.

LITTLEFIELD, J. W.: The expression of genetic information. New Engl. Med. J. **268**, 873–881 (1963).

MCHENRY, E. W.: Basic nutrition, Rev. ed. Lippincott 1963.

MCKUSICK, V. A.: Heritable disorders of connective tissue. 3rd ed. Mosby 1966.

MCKUSICK, V. A.: Medical genetics 1961–1963. Pergamon 1966.

PENROSE, L. S.: Outline of human genetics. Wiley 1959.

REED, S. C.: Counseling in medical genetics. 2nd ed. Saunders 1963.

STANBURY, J. B. et al.: The metabolic basis of inherited disease. 2nd ed. Blakiston 1966.

WOLFF, O. H. et al.: Recent developments in the management and prognosis of some inborn errors of metabolism. Proc. roy. Soc. Med. **60**, 1147–1158 (1967).

21. INFEKTIONSKRANKHEITEN: VIRUS- UND RICKETTSIENINFEKTIONEN

Viruskrankheiten

Masern
(Morbilli)

Diagnostische Merkmale

- Prodromalstadium mit Fieber, Schnupfen, Husten, Conjunctivitis, Lichtscheu, Kopliksche Flecken
- Exanthem ziegelrot, unregelmäßig maculopapulös, Ausbruch 4 Tage nach Beginn der Prodrome, Ausbreitung vom Gesicht aus über den Rumpf zu den Extremitäten
- Leukopenie
- Inkubationszeit 14 Tage bis zum Ausbruch des Exanthems

Allgemeine Betrachtungen

Bei den Masern handelt es sich um eine generalisierte Viruskrankheit, die durch Tröpfcheninfektion übertragen wird. Am meisten gefährdet sind Kleinkinder. Die Erkrankung hinterläßt im allgemeinen eine lebenslängliche Immunität. Die Ansteckungsgefahr ist während der Prodromalzeit am größten, jedoch ist auch während des Exanthems eine Ansteckung möglich.

Klinische Befunde

A. Symptome: Das Fieber steigt oft bis 40–40,6° C an und bleibt während des Prodromalstadiums und des Exanthems (ungefähr 7 Tage) hoch, gelegentlich jedoch kommt es zu einem kurzdauernden Abfall des Fiebers bei Einsetzen des Exanthems. Allgemeines Krankheitsgefühl mit Schnupfen (Verstopfung der Nase, Niesen, Halsschmerzen) und anhaltendem trockenen Husten, der den Verdacht auf eine Pneumonie erwecken kann. Durch das Vorhandensein einer Conjunctivitis mit Rötung, Schwellung, Lichtscheu und Tränenfluß unterscheiden sich die Masern von anderen Infektionen der oberen Luftwege.

Koplik'sche Flecken können etwa 2 Tage vor Beginn des Exanthems und die letzten 4 Tage beobachtet werden. Sie sehen wie winzige Salzkristalle auf der dunkelroten Wangenschleimhaut aus und sind oft auch auf den inneren Falten der Conjunctiva und der Vaginalschleimhaut zu finden. Sie sind pathognomonisch für Masern. Die Schleimhäute sind erythemathös, auf den Tonsillen kann ein gelbliches Exsudat auftreten, die Zunge ist im Zentrum belegt, Spitze und Ränder sind gerötet. Eine mäßige generalisierte Drüsenschwellung ist meistens, eine Milzvergrößerung gelegentlich vorhanden.

Das Exanthem tritt 4 Tage nach Beginn des Prodromalstadiums zuerst im Gesicht und hinter den Ohren auf. Zunächst sieht man stecknadelkopfgroße Follikelschwellungen, die später zu einem ziegelroten, unregelmäßigen, fleckigen maculopapulösen Ausschlag, in schweren Fällen an manchen Stellen des Körpers sogar zu einem gleichmäßigen flächigen Erythem zusammenfließen können. Am zweiten Tag beginnt der Ausschlag zuerst im Gesicht zu confluieren, und am Stamm zeigen sich die ersten Erscheinungen, die am dritten Tag zusammenfließen, während gleichzeitig der Ausschlag an den Extremitäten beginnt. Er verblaßt zuerst im Gesicht etwa am dritten Tag und verschwindet darnach auch am übrigen Körper in der Reihenfolge seines Auftretens. Eine Hyperpigmentation kann bei hellhäutigen Patienten und in schweren Fällen zurückbleiben, eine leichte Abschuppung kann gelegentlich festgestellt werden.

Tabelle 21–1. *Diagnostische Merkmale einiger akuter Exantheme*

Krankheit	Prodromalerscheinungen	Art des Hautausschlages	Andere diagnostische Merkmale	Laboratoriumsuntersuchungen
Masern (Morbilli)	3–4 Tage Fieber, Schnupfen, Conjunctivitis und Husten	Maculopapulös, ziegelrot, beginnt am Kopf und Hals, breitet sich nach unten aus. Bräunung und Desquamation nach 5–6 Tagen	Koplikschẹ Flecken auf der Mundschleimhaut	Leukopenie, Komplementbindungsreaktion, Neutralisationstest
Röteln (Rubeola)	Geringe oder keine Prodromalerscheinungen	Maculopapulös, rötlich, beginnt am Kopf und Hals, breitet sich nach unten aus und verschwindet nach 3 Tagen. Keine Desquamation	Lymphadenopathie, postauriculär und occipital	Leukocytenzahl normal oder Leukopenie, serologische Untersuchungen zur Feststellung der Immunität
Windpocken (Varicella)	1 Tag Fieber, Übelkeit, Kopfschmerzen	Rasche Entwicklung von Flecken über Knötchen zu Blasen und Krusten. Alle Stadien sind gleichzeitig vorhanden, die Läsionen sind oberflächlich, zentripetale Ausbreitung	Läsionen an der behaarten Kopfhaut und auf den Schleimhäuten	Komplementbindungsreaktion und Neutralisationstest
Pocken (Variola)	3 Tage Fieber, schwere Kopfschmerzen, Übelkeit, Schüttelfrost	Allmähliche Entwicklung von fleckigem Ausschlag zu Papeln, Bläschen, Pusteln und Borken. Alle Läsionen befinden sich im gleichen Stadium, Ausbreitung zentrifugal		Virusisolierung, serologische Untersuchung zur Feststellung der Immunität
Scharlach	$^1/_2$–2 Tage Krankheitsgefühl, Angina, Fieber, Erbrechen	Generalisiert, punktförmig, rot vorwiegend am Hals, in der Achsel, Leistengegend, Hautfalten, Blässe um den Mund, Desquamation an Händen und Füßen beginnend	Himbeerzunge, exsudative Tonsillitis	Nachweis von hämolysierenden Streptokokken der Gruppe A im Rachenabstrich, Anstieg des Antistreptolysintiters
Dreitagefieber (Exanthema subitum)	3–4 Tage hohes Fieber	Bei krisenhaften Abfall des Fiebers tritt ein rötliches maculopapulöses Exanthem auf, das in 1–3 Tagen abklingt		Leukopenie

Ringelröteln (Erythema infectiosum)	Keine Prodrome, tritt meistens epidemisch auf	Rot, gerötete Wangen, Blässe um den Mund, maculopapulöser Ausschlag an den Extremitäten	Aussehen „wie geohrfeigt“	Weißes Blutbild normal
Meningokokkaemie	Einige Stunden Fieber, Erbrechen	Maculopapulös, Petechien	Meningeale Symptome	Kulturen aus Blut und Liquor, Leukocytose
Rocky Mt. spotted fever	3–4 Tage Fieber, Schüttelfrost, schwere Kopfschmerzen	Maculopapulös, zentrifugale Ausbreitung	Zeckenbiß in der Anamnese	Agglutination mit Proteus OX 19 und OX 2, Komplementbindungsreaktion
Fleckfieber (Typhus exanthematicus)	3–4 Tage Fieber, Schüttelfrost, schwere Kopfschmerzen	Maculopapulös, zentripetale Ausbreitung	Anwesenheit von Kleiderläusen, endemisches Vorkommen	Agglutination OX 19 Komplementbindungsreaktion
Infektiöse Mononucleose	Fieber, Drüsenschwellungen, Angina	Rötelnähnlich, maculopapulös, selten papulär-vesiculär	Milzvergrößerung	Atypische Lymphocyten im Blutbild, heterophile Agglutination mit Hammelblutkörperchen
Enterovirus-Infektionen	1–2 Tage Fieber, Übelkeit	Maculopapulös, rötelnähnlich, selten papulovesiculös oder petechial	Aseptische Meningitis	Virusisolierung aus Stuhlproben oder Liquor, Titer der Komplementbindung steigt an
Arzneimittelexanthem	gelegentlich Fieber	Rötelnähnlich, maculopapulös, selten papulo-vesiculär		Eosinophilie
Eczema herpeticum	keine	Vesiculopustulöse Läsionen im Bereich des Ekzems		Isolierung des Herpes simplex-Virus Komplementbindungsreaktion

Im Frühstadium des Exanthems kommen differentialdiagnostisch Arzneimittelexantheme oder andere exanthematische Erkrankungen in Frage.

B. Laborbefunde: Leukopenie, wenn nicht bakterielle Komplikationen auftreten, Proteinurie. Über eine Schnelldiagnose aus dem Urinsediment mit fluorescierenden Antikörpern ist neuerdings berichtet worden.

Komplikationen

Sekundäre bakterielle Infektionen sind häufig. Wenn das Fieber nach Abklingen des Exanthems anhält und eine Leukocytose auftritt, besteht der Verdacht auf eine Infektion durch Streptokokken, Staphylokokken, Pneumokokken oder andere Bakterien.

Häufig ist eine katarrhalische Otitis media; eine eitrige Mittelohrentzündung macht sich durch Fieber, Ohrenschmerzen und vorgewölbtes Trommelfell bemerkbar.

Bronchopneumonien sind die häufigste Todesursache bei Masern. Sie können durch den Masernvirus oder durch bakterielle Infektionen verursacht sein. Fieber, Tachypnoe, mittlere und feine Rasselgeräusche oder röntgenologisch nachweisbare Verdichtungsherde sind wichtige diagnostische Hinweise.

Eine Adenitis der Halslymphknoten ist gewöhnlich durch eine sekundäre bakterielle Infektion verursacht.

Eine leichte Pharyngitis, Heiserkeit, Croup und Stridor sind auf die Wirkung des Masernvirus zurückzuführen. Schwerere Symptome dieser Art gehen auf eine Sekundärinfektion zurück und können zu einer Verlegung des Kehlkopfes führen.

Masernencephalitis tritt mit unterschiedlicher Häufigkeit bei den verschiedenen Epidemien auf. Sie beginnt meistens auf der Höhe des Exanthems oder während der Rekonvaleszenz und gelegentlich auch vor dem Ausbruch des Exanthems.

Vorbeugung

Eine wirksame Vaccine aus abgeschwächten lebenden Viren steht zur Verfügung.* Sie sollte bei Kindern ohne Masernanamnese im Alter von 9 Monaten oder bald danach angewendet werden. Kindern, die einer Maserninfektion ausgesetzt waren und nicht aktiv immunisiert sind, kann unmittelbar nach der mutmaßlichen Ansteckung etwa 0,2–0,4 ml pro kg Körpergewicht Gammaglobulin gegeben und damit der Ausbruch der Krankheit verhindert werden. Mit einer geringeren Dosis (ca. 0,04 ml/kg) wird ein abgeschwächter Verlauf bewirkt. (S. Impfplan im Anhang des Buches.)

Nach Impfung mit der Lebendvaccine tritt bei 10% der Impflinge eine Reaktion mit Fieber, bei 5% ein modifiziertes Exanthem auf, wobei eine Immunität resultiert, die der natürlichen Immunität zu 99% entspricht. Wird Immunglobulin simultan gegeben, ist die Zahl der klinischen Reaktionen geringer, die Antikörperbildung wird jedoch nur wenig beeinflußt. Die Verwendung einer Vaccine aus abgetöteten Viren ist nicht empfehlenswert.

Behandlung

A. Allgemeine Maßnahmen: Isolierung des Patienten bei Einsetzen des Exanthems für eine Woche, Bettruhe bis zur Abfieberung. Gaben von Aspirin®, Sedativa und, wenn nötig, Hustensaft. Außerdem Augenspülungen mit Kochsalzlösung und vasoconstrictorisch wirkende Nasentropfen.

B. Behandlung der Komplikationen: Sekundäre bakterielle Infektionen des Mittelohres, des Rachens, der oberen Luftwege oder der Lunge werden mit den geeigneten Antibiotica behandelt. Die Masernencephalitis kann nur symptomatisch behandelt werden: Lumbalpunktion zur Erleichterung des Kopfschmerzes sowie krampflösende Mittel.

Prognose

Die Mortalität der Masern liegt in den USA bei etwa 0,2%. In unterentwickelten Gegenden kann sie jedoch bis zu 10% betragen. Todesursachen sind hauptsächlich die Encephalitis (mit einer 15%igen Mortalität) und die bakterielle Pneumonie.

---

* Die Vaccine werden aus Hühnerembryozellen hergestellt. Ein sicherer Nachweis einer Eierallergie besteht nicht. Manchmal werden auch Zellen von Hunden zur Vaccine-Herstellung verwendet.

Dreitagefieber

(Exanthema subitum)

Das Exanthema subitum ist eine übertragbare Viruskrankheit, die in erster Linie Säuglinge und Kleinkinder befällt. Beginn mit plötzlichem Fieber, das oft von einer leichten Leukocytose und suboccipitalen Drüsenschwellungen begleitet ist, 1–5 Tage (im Durchschnitt 3 Tage) dauert und kritisch abfällt. *Ein rosarotes, rötelnähnliches Exanthem* tritt hauptsächlich am Rumpf auf, nachdem das Fieber abgefallen ist. Dabei findet sich dazu eine Leukopenie mit Lymphocytose. Die Therapie ist rein symptomatisch. Aspirin® und lauwarme Abwaschungen bei hohem Fieber. Die Prognose ist gut, Fieberkrämpfe kommen vor.

Röteln

(Rubeola)

Diagnostische Merkmale

- Kein Prodromalstadium, leichte Allgemeinsymptome (Fieber, Übelkeit, Schnupfen), die mit dem Auftreten des Exanthems beginnen
- Schwellung der hinteren Halslymphknoten und der postauriculären Lymphknoten
- Feinfleckiges maculopapulöses Exanthem von 3 Tagen Dauer, Ausbreitung vom Gesicht über den Rumpf zu den Extremitäten
- Leukopenie
- Inkubationszeit 14–21 Tage

Allgemeine Betrachtungen

Die Röteln sind eine generalisierte Viruskrankheit, die durch Tröpfcheninfektion übertragen wird. Sie befällt vorwiegend ältere Kinder und Jugendliche und ist nicht so ansteckend wie Masern. Die Krankheit hinterläßt eine lebenslängliche Immunität, die Inkubationszeit beträgt 14–21 Tage (im Durchschnitt 16 Tage). Eine Ansteckung kann schon eine Woche vor Ausbruch des Exanthems erfolgen.

Röteln kommen auch ohne Exanthem nur mit Fieber und Lymphdrüsenschwellung vor. Sie ähneln dann einer Mononucleose, von der sie nur durch serologische Untersuchungen unterschieden werden können. Das Rötelnexanthem ähnelt einem Arzneimittelexanthem, am dritten Tag auch häufig einem Scharlachausschlag.

Klinische Befunde

A. Symptome: Etwas Fieber und leichtes Unwohlsein, schmerzhafte suboccipitale Lymphdrüsenschwellung, die schon eine Woche vor Ausbruch des Exanthems vorhanden sein kann. Ein geringer Schnupfen und bei 25% der Erwachsenen Gelenkschmerzen (Polyarthritis) gehören zum Krankheitsbild. Diese Symptome verschwinden bereits nach weniger als 7 Tagen.

Postcervicale und postauriculäre Lymphadenopathie ist sehr häufig. Im Gaumen und Rachen ist ein oft fleckiges Erythem zu finden. Ein feinfleckiges rosarotes maculopapulöses Exanthem erscheint in rascher Folge innerhalb von 2–3 Tagen im Gesicht, am Rumpf und an den Extremitäten und verblaßt sehr schnell. Meist ist es nur einen Tag in jedem Körperbereich zu sehen. Röteln ohne Exanthem kommen wahrscheinlich ebenso häufig vor wie die exanthematische Form der Krankheit. Die Diagnose hängt dann von den epidemiologischen Umständen innerhalb eines Gemeinwesens und dem gehäuften Vorkommen einer milden, fieberhaften und generalisierten Lymphadenopathie ab.

B. Laborbefunde: Eine Leukopenie kann schon früh vorhanden sein, ihr folgt ein Anstieg der Plasmazellen. Virusisolierungen und serologische Untersuchungen sind möglich. Neuerdings wurden ein schnell durchzuführender Haemagglutinationshemmungstest und ein Test mit fluorescierenden Antikörpern entwickelt.

Komplikationen

Fetale Mißbildungen bedeuten eine ernste Bedrohung, wenn Röteln in den ersten 3 Monaten der Schwangerschaft vorkommen. Sie können das „Rubeola-Syndrom" hervorbringen, eine chronische kongenitale Infektion, die durch eine verlängerte Virusausscheidung, Thrombocytopenie, Herzläsionen, Hepatosplenomegalie, Katarakt, mangelnde Reife und andere Anomalien gekennzeichnet ist. Zu einer Encephalitis, einer thrombocytopenischen Purpura und einer durch Streptokokken verursachten Pharyngitis und Adenitis kommt es selten.

Fetale Mißbildungen treten, soweit es sich aus den vorliegenden Berichten ergibt, bei Infektionen im 1. Schwangerschaftsmonat in 35% der Fälle auf, im 2. Monat in 25%, im 3. Monat in 10% und im 4. Monat in 4%. Vom 5. Monat an entstehen Mißbildungen außerordentlich selten.

Vorbeugung

Schwangeren Frauen, die einer Ansteckung ausgesetzt waren, sollte 5–20 ml Immunserum (Gammaglobulin) intramuskulär gegeben werden, um die Krankheit zu verhüten oder abzuschwächen. Allerdings ist es von allgemein zweifelhaftem Wert, insbesondere kann naturgemäß der Fetus nicht bei einer inapparenten Infektion der Mutter geschützt werden. Da im Serum von Frauen, die möglicherweise mit dem Rötelnvirus infiziert wurden, sich durch einen schnell durchzuführenden Laboratoriumstest das Vorhandensein von Antikörpern feststellen läßt, kann bei ihrem Fehlen die Durchführung eines therapeutischen Abortes erwogen werden.

Impfungen mit lebenden abgeschwächten Viren sind jetzt möglich und sehr erfolgreich. Geimpft werden sollten alle Mädchen vor der Menarche und vielleicht auch alle Knaben. Wenn sich eine schwangere Frau in der Familie befindet, ist die Rötelnimpfung kontraindiziert. Bevor eine erwachsene Frau geimpft wird, ist es unbedingt erforderlich, eine bestehende Schwangerschaft auszuschließen, eine Untersuchung auf Rötelnantikörper zu veranlassen und mindestens einen Monat nach der Impfung Geburtenregelung zu betreiben.

Behandlung

Aspirin®, falls eine Erleichterung der Krankheitserscheinungen notwendig ist. Encephalitis und thrombocytopenische Purpura können nur symptomatisch behandelt werden. Bei einer sekundären Streptokokkenpharyngitis soll Penicillin gegeben werden.

Prognose

Die Krankheit dauert kaum länger als 3–4 Tage. Tödlicher Ausgang ist außerordentlich selten.

Cytomegalie

Diese Krankheit wurde früher für eine seltene kongenitale Infektion gehalten, die meist letal endet. Heute ist bekannt, daß der Erreger die Ursache verschiedener Arten von Krankheiten ist, von denen die kongenitale Form nur eine und vielleicht sogar die am wenigsten häufige ist.

Das Cytomegalievirus ist leicht aus dem Urin oder aus Körpergewebe der akut Erkrankten zu isolieren. Im Urin läßt es sich noch mehrere Monate nach der akuten Krankheit oder bei kongenitalen Formen noch nach der Geburt nachweisen. Charakteristische große Einschlußkörperchen sind in den Epithelzellen des Urinsedimentes zu finden.

Klinische Befunde

A. Kongenitale Form. Nach der Geburt setzt rasch eine *Gelbsucht ein mit Hepatosplenomegalie, Purpura, Hämaturie und Zeichen einer Encephalitis.* Die Laboratoriumsbefunde zeigen eine Thrombocytopenie, eine Erythroblastose, Bilirubinämie und eine deutliche Lymphocytose. In großer Zahl finden sich atypische Lymphocyten vom Downey-Typ. Folgezustände sind intracraniale Verkalkungen, Mikrocephalie, geistige Zurückgebliebenheit, Krampfanfälle und Opticusatrophie. Die Prognose ist schlecht.

B. Akute erworbene Form: Das klinische Bild ähnelt einer infektiösen Mononucleose mit plötzlichem Fieber, Übelkeit, Gelenkschmerzen und Myalgien. Leichte Pharyngitis, Symptome von seiten der Atemwege fehlen, generalisierte Drüsenschwellungen. Die Leber ist vergrößert und leicht druckempfindlich. Blutbild wie bei einer Mononucleose. Außerdem besteht eine Bilirubinämie. Heterophile Antikörper sind nicht nachweisbar.

Behandlung

Eine ätiologische Behandlung ist nicht möglich. Fieber, Schmerzen und Krämpfe werden mit entsprechenden Medikamenten behandelt. Corticosteroide sollen eine Besserung der Symptome herbeiführen. Sie sind auch bei der kongenitalen Form, deren Prognose besonders schlecht ist, von einem gewissen Wert.

Windpocken

(Varicellen)

Diagnostische Merkmale

- Leichte Allgemeinsymptome (Fieber, Übelkeit) bereits vor oder gleichzeitig mit dem Auftreten des Ausschlages
- Ausschlag: Juckend, schubweise sich zentripetal ausbreitend, übergehend von der papulösen Form in Bläschen und Pusteln, die zu Krusten eintrocknen
- Leukopenie
- Inkubationszeit 10–20 Tage.

Allgemeine Betrachtungen

Windpocken sind eine Viruskrankheit, die durch Tröpfchen oder durch abgefallene Krusten übertragen wird. Die Erkrankten sind meist Kinder, sie erwerben eine dauernde Immunität. Das Virus ist identisch mit dem Erreger des Herpes zoster.

Klinische Befunde

A. Symptome: Die Allgemeinerscheinungen wie Fieber und Übelkeit sind im Kindesalter meist leicht, bei Erwachsenen sind sie ernster. Die Bläschen platzen bald und bilden kleine Geschwüre, die zuerst in der Mund- und Rachenschleimhaut zu sehen sind. Vom Ausschlag, am meisten befallen sind das Gesicht, der behaarte Kopf und der Rumpf, weniger die Extremitäten (zentripetale Ausbreitung). Aus den zunächst vorhandenen maculopapulösen Efflorescenzen bilden sich innerhalb weniger Stunden Bläschen, die sich rasch zu Pusteln weiterentwikkeln und zu Krusten eintrocknen. Innerhalb von 1–5 Tagen (im Durchschnitt etwa 3 Tagen) treten neue Bläschen auf, so daß im allgemeinen alle Stadien des Ausschlages festgestellt werden können. Nach 7–14 Tagen fallen die Krusten ab. Die Bläschen und Pusteln sind oberflächlich, elliptisch und haben leicht gezackte Ränder. Die Verteilung und die ständig neu auftretenden Efflorescenzen unterscheiden die Windpocken vom Herpes zoster und den Pocken.

B. Laborbefunde: Leukopenie, mehrkernige Riesenzellen können im Geschabsel aus der Basis der Bläschen gefunden werden. Eine Isolierung des Virus ist möglich.

Komplikationen

Sekundäre bakterielle Infektionen der Bläschen sind häufig. Sie hinterlassen eine deutliche Narbe. Zellgewebsentzündungen, Erysipel oder ein Wundscharlach können vorkommen.

Pneumonien können durch das Varicella-Virus oder durch sekundäre bakterielle Infektionen hervorgerufen werden.

Eine Encephalitis kann dem Eruptionsstadium folgen.

Todesfälle kommen vor bei Patienten, die eine Corticosteroidtherapie bekommen haben.

Vorbeugung

Ein zeitlich begrenzter Schutz kann, wenn auch nicht regelmäßig und mit Sicherheit, durch intramuskuläre Injektion von 20 ml Rekonvaleszentenserum erreicht werden. Das Zoster-Hyperimmunglobulin hat sich in der Prophylaxe als sehr effektiv erwiesen. Allerdings ist das Material z. Zt. nur relativ selten zu erhalten.

Behandlung

A. Allgemeine Maßnahmen: Isolierung des Patienten, bis die Krusten abgefallen sind, und Bettruhe bis zu Fieberfreiheit. Häufige Wannen- oder Duschbäder,* wenn der Patient fieberfrei ist, um die Haut sauber zu halten, pHisoHex® ist einer Seife vorzuziehen, um sekundäre bakterielle Infektionen zu vermeiden. Äußerliche Behandlung mit lindernden Mitteln und oral gegebene Antihistaminica können den Juckreiz vermindern.

---

* Anmerkung der Übers.: Dieser therapeutischen Maßnahme wird von anderen widerraten.

B. Behandlung der Komplikationen: Bakterielle Infektionen können mit Bacitracin- und Tyrothricinsalben behandelt werden, bei ausgedehnten Eiterungen wird Penicillin intramuskulär gegeben. Encephalitis und Pneumonie müssen symptomatisch behandelt werden. Gute Erfolge sollen mit Corticosteroiden erzielt werden, bakterielle Pneumonien bedürfen antibiotischer Behandlung.

Prognose

Vom Einsetzen der Symptome bis zum Abfall der Krusten vergehen im allgemeinen nicht mehr als zwei Wochen. Todesfälle sind selten.

Pocken

(Variola)

Diagnostische Merkmale

- Prodomalstadium mit starken Kopfschmerzen, Fieber, Übelkeit mit Erbrechen, allgemeiner Schwächezustand 2–4 Tage vor Beginn der Hauterscheinungen
- Zentrifugales maculöses Exanthem, das sich zu Papeln, Bläschen und Pusteln entwickelt, die schließlich eintrocknen und verschorfen. Gelegentlich tritt eine hämorrhagische Form der Efflorescenzen auf
- Zu Beginn Leukopenie, später Leukocytose
- Inkubationszeit 7–21 Tage (durchschnittlich 10–14 Tage)

Allgemeine Betrachtungen

Pocken sind eine höchst ansteckende Krankheit, die durch Tröpfcheninfektion oder durch infektiöse Borken übertragen werden (Staubinfektion). Alle Altersgruppen sind empfänglich in Abhängigkeit von dem jeweiligen Immunitätszustand bzw. vom Abstand zur letzten Impfung. Eine vorangegangene erfolgreiche Impfung schwächt die Krankheit ab (Variolois). Der Erreger der Variola major ist virulenter als der des Alastrim (Variola minor). Die Inkubationszeit beträgt 7–21 Tage, durchschnittlich 12 Tage.

Klinische Befunde

A. Symptome: 2–4 Tage vor Auftreten der Hauterscheinungen Fieber zwischen 38,9 und 40,6° C. Es geht dann leicht zurück und steigt im Stadium der Pustelbildung wieder stark an. Übelkeit und Schwäche, Kopfschmerzen, Kreuzschmerzen, Erbrechen, Schwindel und Verstopfung bilden zusammen ein schweres Krankheitsbild.

Ein flüchtiger, erythematöser, hämorrhagischer oder morbilliformer Ausschlag kann während des Prodromalstadiums auftreten. Er beginnt im Gesicht und auf der Kopfhaut, dann erscheint er im Bereich der Handgelenke, der Hände, Nacken, Rücken, Brust, Arme, Beine und Füße. In den folgenden 2–3 Tagen bilden sich rötliche Flekken, die schnell zu Knötchen werden und sich in 3 Tagen zu Bläschen entwickeln. Aus diesen entstehen etwa am 6. Tag nach Beginn des Ausschlages die Pusteln, die vom 11. oder 12. Tag an eintrocknen und verkrusten. Deutliche Ödeme und leichte Blutungen können während des Pustelstadiums vorkommen. Die Borken haften eine Woche oder länger, besonders auf den Handflächen und den Fußsohlen. Die einzelnen Läsionen sind rund und tief in die Haut eingegraben. Sie vermitteln bei der Palpation den Eindruck von Einschußstellen. Ihre Verteilung ist auch in leichten Fällen zentrifugal, am dichtesten entwickeln sie sich im Gesicht und auf den distalen Enden der Extremitäten. In leichten Fällen treten die Hauteffloreszenzen nur vereinzelt auf, in schweren Fällen können sie confluieren. In allen Hautzonen befinden sie sich etwa im gleichen Entwicklungszustand. Läsionen der Schleimhäute können den Hauterscheinungen für kurze Zeit vorangehen.

Die von Beginn an hämorrhagisch auftretende Form des Ausschlages kann von entsprechenden Erscheinungen auf den Schleimhäuten begleitet sein, der Ausgang dieses Krankheitsbildes ist ausnahmslos tödlich. Treten Blutungen später in Bläschen oder Pusteln auf, so ist die Prognose nicht ganz so ungünstig.

B. Laborbefunde: In den Frühstadien kann eine Leukopenie vorhanden sein, die im pustulösen Stadium in eine Leukocytose übergeht. Häufig Proteinurie. Der lichtmikroskopische Nachweis von Elementarkörperchen und die elektronenmikroskopische Darstellung* der Erreger in Ausstrichen vom Bläschen- oder Pustelinhalt ist möglich. Auf der Hornhaut des Kaninchens treten 36–48 Std nach Scarifizierung mit Bläschen- oder Pustelinhalt Nekrosen auf (Paulscher Versuch).

Die Anzüchtung des Pockenvirus aus Blut oder Pustelinhalt im vorgebrüteten Hühnerei ist gelungen, wenn auf der Chorioallantois des Hühnerembryos Pockenblasen nachzuweisen sind. Mit spezifischen Immunseren kann das Pockenvirus serologisch identifiziert werden. Der Antikörpernachweis im Serum des Patienten mit Hilfe der Komplementbindungsreaktion oder der Haemagglutinationshemmung ist während oder nach der zweiten Woche der Krankheit möglich. Mit fluorescierenden Antikörpern ist unter Umständen rasch das Pockenvirus im Pustelmaterial festzustellen.

Der unmittelbare Nachweis des virulenten Antigens ist durch eine Geldiffusion des Bläschenmaterials gegen spezifisches Hyperimmun-Serum möglich.

Differentialdiagnose
Das Vorstadium wird oft mit Erkrankungen der Atmungsorgane verwechselt, das Eruptionsstadium mit den Windpocken. Der Ausschlag muß unterschieden werden von dem der Rickettsienpocken, der Syphilis, der Masern, der varicelliformen Eruption (bei Herpes) nach Kaposi und von Arzneimittelexanthemen.

Komplikationen
Sekundärinfektionen der Pusteln sind die Regel, zurückbleibende Narben sind häufig. Erysipel, Wundscharlach und Gangrän können vorkommen. Septicämien, oft durch Streptokokken, sind ebenfalls möglich. Ein Verschluß der Atemwege kann eintreten, wenn Läsionen im Bereich des Kehlkopfes vorhanden sind.

Vorbeugung
Schutzimpfung (s. unten unter Vaccinia). Eine prophylaktische Behandlung mit N-Methilisatin-thiosemicarbazon (Marboran)® bei Kontaktpersonen scheint einen gewissen Schutz zu vermitteln.

Behandlung
A. Allgemeine Maßnahmen: Penicillin kann im allgemeinen eine sekundäre bakterielle Infektion der Pusteln verhindern.

B. Lokale Maßnahmen: Im Frühstadium der Krankheit gute Mundhygiene, Einführen von Vaseline-Tupfern in die Nasenlöcher. Vorsichtige Reinigung der Haut ist ratsam. Wenn die Pusteln confluieren oder vereitern, muß eine Behandlung wie bei einer Pyodermie durchgeführt werden. Juckreiz kann mit antipruritiven Lotionen bekämpft werden, eine Verabreichung von Sedativa ist oft nötig.

Behandlung der Komplikationen
Wichtig ist die Beherrschung der Sekundärinfektionen. Im übrigen ist die Behandlung symptomatisch.

Prognose
Die Borken sind meistens nach 3 Wochen abgefallen. Die Schwere der Krankheit und die Sterblichkeit hängen von der Virulenz des Virusstammes ab. Letalität von Variola minor 1%, von Variola major 20%. Ein tödlicher Ausgang der abgeschwächten Pokken (Variolois) ist selten.

Impfpocken
(Vaccinia)

Impfpocken bestehen aus einer Hautreaktion und gelegentlich auch aus Allgemeinreaktionen, die der Inoculation des Impfvirus zur Immunisierung gegen die Pocken folgen. Normalerweise ist nur eine lokale Hautläsion an der Impfstelle vorhanden, die in Abhängigkeit von der Immunitätslage des Patienten eine typische Entwicklung durchmacht.

Wenn auf eine Impfung keine Reaktion erfolgt, war entweder die Impftechnik ungenügend oder die Vaccine mangelhaft. Es kann nicht auf eine Immunität geschlossen werden.

---
* Ergänzung durch die Übers.

Formen der Impfpocken

A. Erstimpflingsreaktion: Bei nicht immunen ungeimpften Patienten erscheint am 3. oder 4. Tag nach der Impfung ein Knötchen, auf dem sich am nächsten Tag ein eingedelltes Bläschen entwickelt. Es wird im Laufe von weiteren 3–4 Tagen von einer erythematösen Zone umgeben, wenn es zur Ausbildung einer Pustel kommt. Am deutlichsten ist dies vom 8.–12. Tag. Vom 12. Tag an trocknet die Pustel ein, und es bildet sich eine Borke, die in den folgenden Wochen unter Hinterlassung der typischen Impfnarbe abfällt.

Fieber und Unwohlsein können vom 6. Tag an vorkommen und dauern im allgemeinen 1–2 Tage. Die Achsellymphdrüsen sind meistens geschwollen. Es kommt regelmäßig zu einer Viraemie. Das Virus kann aus dem Rachenspülwasser isoliert werden.

B. Beschleunigte Impfreaktion: Bei Personen mit einer partiellen Immunität ist der Verlauf der Impfpocken beschleunigt und weniger schwer. Innerhalb von 24 Std bildet sich ein Knötchen an der Impfstelle. Die Entwicklung zum Bläschen erfolgt rascher als beim Erstimpfling, ein Erythem wird seltener beobachtet. Der Höhepunkt der Reaktion, bei der es auch zur Pustelbildung kommen kann, ist zwischen dem 4. und 7. Tag erreicht. Die Allgemeinerscheinungen sind meistens leicht.

C. Allergische Reaktion: Diese Reaktion ist lediglich Zeichen einer Überempfindlichkeit gegen das Virusprotein, die von einer früheren Impfung oder Erkrankung herrühren kann. Sie kann auftreten bei immunen Personen, aber auch auf eine schlechte Impftechnik zurückzuführen sein, z. B. bei Personen, die zwar ihre Immunität verloren haben, aber noch gegen die Virusbestandteile überempfindlich sind. Sie läßt sich auch durch abgetötete Viren hervorrufen und bedeutet demnach nicht unbedingt, daß der Patient immun ist. In solchen Fällen muß die Impfung mit bekannter virulenter Vaccine und mit sorgfältiger Technik wiederholt werden. Die allergische Reaktion ist durch ein Knötchen oder eine Rötung innerhalb der ersten 24 Std nach der Impfung gekennzeichnet, der Höhepunkt der Reaktion kann bereits nach 3 Tagen überschritten sein. (S. Impfplan im Anhang.)

Komplikationen

Durch Autoinoculation entstehen im Bereich der Impfstelle manchmal mehrere Begleitpusteln. Auch an anderen Körperstellen können sich auf diese Weise zusätzliche Pusteln entwickeln, ebenso kann es zu einer Conjunctivitis kommen. Bei einer generalisierten Vaccine treten an entfernten Körperregionen manchmal erst einige Tage nach der Impfung Pusteln und Bläschen auf. Eczema vaccinatum kommt bei Personen vor, die an ausgedehnten Dermatosen leiden und geimpft wurden oder mit anderen frisch geimpften Personen Kontakt hatten. Die generalisierten Efflorescenzen entwickeln sich vor allem im Bereich der Dermatose. Hohes Fieber ist das Zeichen einer schweren Allgemeinerkrankung, die tödlich enden kann. Differentialdiagnostisch muß ein generalisierter Herpes simplex bei Ekzematikern in Erwägung gezogen werden. Wenn abgeschwächte Vaccinen benutzt werden, scheint das Eczema vaccinatum nicht so häufig zu sein. Bei Personen mit einer Agammaglobulinämie oder einem Defekt der verzögerten Reaktion vom Tuberkulintyp kann die Impfung tödlich verlaufen.

Sekundärinfektionen der Impfpusteln durch Streptokokken, Staphylokokken oder sehr selten durch Clostridium tetani kommen vor.

Gelegentlich treten postvaccinal scharlachähnliche oder rötelnähnliche Exantheme auf, ein Erythema multiforme oder eine Gangrän der Impfstelle. Die postvaccinale Encephalitis mit sensorischen Veränderungen, meningealen Reizerscheinungen und pathologischen neurologischen Befunden beginnt 10 bis 14 Tage nach der Impfung. Todesfälle kommen vor, dagegen Spätschäden im allgemeinen nicht.*

---

* Anmerkung der Übers.: Dies muß als nicht zutreffend angesehen werden. Restsymptome und Spätschäden werden vor allem in Form von spastischen Lähmungen und organischen Anfallsleiden beobachtet.

Behandlung

Bei unkompliziertem Verlauf der Impfung sind weder Behandlung noch Verband nötig. Sekundäre bakterielle Infektionen können mit heißen Kompressen, antibiotischen Salben und allgemeiner Chemotherapie behandelt werden. Bei einer generalisierten Vaccine oder einem Eczema vaccinatum können Immunglobulin 1,0 ml:kg intramuskulär gegeben werden. Für die postvaccinale Encephalitis gibt es keine spezifische Behandlung.

Methylisatin-Thiosemicarbazon scheint eine gewisse Wirkung bei sich ausbreitenden Impfpocken zu haben.

Mumps

(Parotitis epidemica)

Diagnostische Merkmale

- Schmerzhafte Schwellung der Speicheldrüsen, meist der Parotis, Orchitis, Meningoencephalitis, Pankreatitis
- Im Liquor lymphocytäre Pleocytose bei der Meningoencephalitis
- Inkubationszeit 14–21 Tage

Allgemeine Betrachtungen

Mumps ist eine Viruskrankheit, die durch Tröpfcheninfektion verbreitet wird. Sie ruft im allgemeinen eine Entzündung der Speicheldrüsen hervor, weniger häufig Orchitis, Meningoencephalitis, Pankreatitis und Oophoritis. Die meisten Patienten sind Kinder. Die Inkubationszeit beträgt 14–21 Tage (durchschnittlich 18 Tage). Eine Ansteckungsgefahr ist bereits 1 Tag vor Ausbruch der Symptome gegeben, sie besteht maximal 3 Tage und geht zurück, wenn die Schwellung abklingt.

Klinische Befunde

A. Symptome: Fieber und Krankheitsgefühl sind in unterschiedlicher Stärke vorhanden und bei kleineren Kindern oft sehr gering ausgeprägt. Hohes Fieber tritt im allgemeinen bei einer Orchitis oder einer Meningoencephalitis auf. Schmerzen und Anschwellung beider oder nur einer Parotis oder anderer Speicheldrüsen können einander im Abstand von 1–3 Tagen folgen. Gelegentlich schwillt eine Drüse vollständig ab (meist nach 7 Tagen oder früher), ehe andere befallen werden. Bei 25% der Erkrankungen erwachsener Männer tritt eine Schwellung der Hoden (Orchitis) auf. Kopfschmerz und Lethargie weisen auf eine Meningoencephalitis und Schmerzen im Oberbauch, Übelkeit und Erbrechen auf eine Pankreatitis hin. Ein leichter abdominaler Schmerz bei Frauen kann eine Oophoritis bedeuten.

Parotisschwellung ist der häufigste Befund, Schmerzhaftigkeit ist meist vorhanden, ein Ödem nur gelegentlich. Schwellung und Schmerzhaftigkeit der submaxillären und sublingualen Drüsen kommen mitunter vor. Die Öffnung des Stensenschen Ganges (Ausführungsgang der Parotis) kann gerötet und geschwollen sein. Nackensteife und andere meningeale Zeichen sind im allgemeinen bei einer Meningoencephalitis vorhanden. Schwellung und Druckempfindlichkeit der Hoden (bei 75% einseitig) sind Zeichen einer Orchitis, eine Druckempfindlichkeit im Epigastrium kann für eine Pankreatitis sprechen, leichte abdominale Druckempfindlichkeit für eine Oophoritis. Die Diagnose ist allerdings oft schwierig. Die Schwellung der Speicheldrüsen muß abgegrenzt werden von einem Befall der vorderen Halslymphdrüsen, die Mumpsmeningoencephalitis von anderen Formen der aseptischen Mengitis.

B. Laborbefunde: Eine relative Lymphocytose kann vorhanden sein, sonst bietet jedoch das Blutbild keine besondere diagnostische Hilfe. Die Serumamylase ist im allgemeinen mit und ohne Pankreatitis erhöht. Bei einer Meningoencephalitis findet sich im Liquor eine lymphocytäre Pleocytose, die aber auch ohne Symptome vorkommen kann. Komplementbindungsreaktion und die Hemmung der Agglutination von Hühnenblutkörperchen werden zwei Wochen nach Krankheitsbeginn positiv.

Komplikationen

„Komplikationen" des Mumps sind alle weniger häufigen Manifestationen der Krankheit außerhalb der Speicheldrüsen. Diese folgen im allgemeinen der Parotitis, können ihr aber auch vorausgehen und kommen auch vor, ohne daß die Speicheldrüsen befallen sind: Die Meningoencephalitis (30%), Orchitis (25% der erwachsenen Männer), Pankreatitis, Oophoritis, Thyreoiditis, Neuritis und Myokarditis.

Vorbeugung

Mumps – Hyperimmungammaglobulin ist von höchst fragwürdigem Wert und nicht zu empfehlen. Die Annahme, es würde einen Schutz bieten, ist für den Patienten irreführend.

Eine Vaccine aus lebendem Mumpsvirus ist außerordentlich wirksam und für alle empfänglichen Personen im Alter über 1 Jahr zu empfehlen. Gegenindikationen sind fieberhafte Erkrankungen, Überempfindlichkeit gegen Eiereiweiß, Leukämie oder andere generalisierte maligne Erkrankungen, verminderte Resistenz und Schwangerschaft.

Behandlung

A. Allgemeine Maßnahmen: Isolierung des Patienten, bis die Schwellung abklingt, und Bettruhe während des Fiebers. Zur Bekämpfung der Schmerzen können Aspirin® oder Codein gegeben werden sowie Mundspülungen mit alkalischen aromatischen Lösungen. Mumpsrekonvaleszentenserum 20 ml oder Mumpsgammaglobulin 2,5 ml intramuskulär können bei erwachsenen Männern das Risiko einer Orchitis vermindern.

B. Behandlung der Komplikationen:

1. *Meningoencephalitis* (gelegentlich asymptomatisch): falls nötig Analgetica und Lumbalpunktion, um die Kopfschmerzen zu vermindern. Bei schweren Symptomen kann wie bei der Orchitis Hydrocortison angewendet werden.

2. *Orchitis:* Anlegen eines Suspensoriums und Eisbeutel. In schweren Fällen kann eine Incision der Tunica nötig sein. Unter Umständen erfordern die Schmerzen Codein oder Morphingaben. Sie können auch durch eine Injektion von 10–20 ml einer 1%igen Procainlösung in den Samenstrang bekämpft werden. Die Entzündungserscheinungen lassen sich durch Gaben von Hydrocortison-Natriumsuccinat vermindern, und zwar gibt man 100 mg intravenös, anschließend oral 20 mg alle 6 Std für 2–3 Tage.

3. *Pankreatitis:* Nur symptomatische Behandlung und wenn nötig parenterale Flüssigkeitszufuhr.

4. *Oophoritis:* Nur symptomatische Behandlung.

Prognose

Die Krankheit dauert insgesamt selten länger als 2 Wochen. Todesfälle (durch Encephalitis) sind sehr selten.

Poliomyelitis

Diagnostische Merkmale

- Muskelschwäche, Kopfschmerzen, Nakkensteife, Fieber, Übelkeit, Erbrechen, Halsschmerzen
- Läsionen der peripheren motorischen Neuronen (schlaffe Lähmungen) mit abgeschwächten tiefen Sehnenreflexen und Muskelschwund
- Im Liquor erhöhte Zellzahlen, jedoch selten mehr als 500/mm³, wobei Lymphocyten überwiegen

Allgemeine Betrachtungen

Der Übertragungsmodus ist nicht sicher bekannt. Das Virus findet sich im Rachenspülwasser und im Stuhl, die Infektion erfolgt entweder durch Tröpfcheninfektion oder oral über den Verdauungstrakt. Seit Einführung wirksamer Impfungen gingen die Erkrankungszahlen stark zurück. So ist die Poliomyelitis in weniger als einem Jahrzehnt eine seltene Krankheit geworden, außer in den sogenannten unterentwickelten Gebieten. Drei hinsichtlich ihrer Antigenstruktur unterschiedliche Typen des Poliomyelitisvirus sind bekannt, wobei innerhalb der einzelnen Typen zahlreiche serologische Varianten vorkommen.

Drei hinsichtlich der Antigenität unterscheidbare Virustypen (I, II u. III) sind bekannt. Es besteht keine Kreuzimmunität zwischen ihnen.

Die Inkubationszeit beträgt 5–35 Tage (gewöhnlich 7–14 Tage). Die Infektiosität ist während der ersten Woche am größten, aber die Ausscheidung der Viren im Stuhl setzt sich über mehrere Wochen fort. Die Familie oder andere Kontaktpersonen der diagnostizierten Fälle können ohne klinische Symptome oder bei abortivem Verlauf der Krankheit als vorübergehende Überträger und Ausscheider in Frage kommen.

Klinische Befunde

A. Symptome:

1. Abortive Poliomyelitis: Die Symptome sind Fieber, Kopfschmerzen, Erbrechen, Durchfall, Verstopfung und anginöse Halsschmerzen.

2. Nichtparalytische Poliomyelitis: Kopfschmerzen, Schmerzen im Nacken, Rücken und in den Extremitäten, Fieber, Erbrechen, Bauchschmerzen, Schläfrigkeit und Reizbarkeit sind vorhanden. Muskelspasmen – spontane Verkürzung der Muskeln oder hyperaktive Streckreflexe mit Bewegungseinschränkungen durch Schmerzen und Kontraktion – sind in der Streckermuskulatur von Nacken und Rücken immer festzustellen, öfters auch in den Kniebeugern und gelegentlich in anderen Muskeln. Bei der Nakkenbeugung besteht ein Widerstand, dabei ist eine freie Beugung noch in verschiedenem Ausmaß möglich. Beim Aufsitzen nimmt der Patient die typische Dreifußstellung ein, wobei er durch rollende Bewegungen eine Beugung der Rückenmuskulatur vermeidet. Das Anheben der ausgestreckten Beine bis 90° ist nicht möglich. Spasmen können beobachtet werden, wenn der Patient in Ruhe ist, oder sie können ausgelöst werden, indem man den Muskel seinen maximalen Bewegungsbereich durchlaufen läßt. Der Muskel kann bei der Palpation druckempfindlich sein.

3. Paralytische Poliomyelitis: Lähmungen können während der ganzen Fieberperiode auftreten. Zu den Symptomen der nichtparalytischen Phase der Krankheit kommen Tremor und Muskelschwäche. Paraesthesien und Harnverhaltung werden gelegentlich festgestellt. Verstopfung und aufgetriebener Leib (Ileus) sind häufig. Die paralytische Poliomyelitis läßt sich in zwei Formen einteilen, die nebeneinander vorkommen können: 1. die spinale Form mit Muskelschwäche, die von den Rückenmarksnerven herrührt, und 2. die bulbäre Form mit Muskelschwäche, verursacht durch Beteiligung der Hirnnerven, mit variablen encephalitischen Symptomen. Bulbäre Symptome sind Doppeltsehen (selten), Kauschwäche, Facialisschwäche, Dysphagie, Dysphonie, nasale Stimme, Herausfließen von Flüssigkeiten aus der Nase, Schwäche der Sternocleido- und der Trapeziusmuskulatur, Schwierigkeiten beim Expectorieren von Speichel und Sekret. Besonders lebensbedrohlich ist die Atemlähmung durch die zentrale bulbopontine Form.

Für die Lähmung der Nackenbeuger ist das Zurückfallen des Kopfes beim Anheben des Patienten an den Schultern kennzeichnend. Die Paralyse des Schultergürtels geht oft einer Lähmung der intercostalen Muskulatur und des Zwerchfells voraus. Eine Teillähmung des M. rectus abdominis zeigt sich durch die Abweichung des Nabels bei der aktiven Nackenbeugung, die Schwäche der Intercostalmuskulatur und des Zwerchfells durch verminderte Brustausdehnung bei der Atmung, unrhythmische „Schaukelpferd"-Atmung mit paradoxen Bewegungen des Zwerchfells, den Gebrauch von Hilfsmuskeln und die Verminderung der Vitalkapazität. Später können Cyanose und Stridor infolge einer Hypoxie auftreten. Die Paralyse kann sofort ihren Höhepunkt erreichen oder erst innerhalb mehrerer Tage voll ausgebildet sein, bis die Temperatur normal wird. Die tiefen Sehnenreflexe sind vermindert oder erloschen, oft nur einseitig in dem befallenen Gebiet.

Bei der bulbären Form findet sich Strabismus (selten), einseitige Facialislähmung, Abweichen des Kinns beim Öffnen des Mundes, Verlust des Mundsperreflexes, Bewegungsverlust der Palato-pharyngeal-Muskulatur sowie Sekretansammlung im Nasenrachenraum, Abweichen der Zunge und Stimmbandlähmung. Die bulbär bedingte Atemnot ist gekennzeichnet durch ungleichmäßige Atmung (variierend im Rhythmus, der Tiefe und der Geschwindigkeit). Nach Aufforderung kann der Patient im allgemeinen tiefe Atemzüge machen. Lethargie oder Koma können sowohl von der Hypoxie als auch von der Encephalitis herrühren. Solche Bewußtseinsstörungen werden aber meistens durch Hypoventilation verursacht.

Hoher und niedriger Blutdruck sowie

Tachykardie können vorkommen, Krämpfe sind selten.

B. Laborbefunde: Das weiße Blutbild ist nicht charakteristisch, die Blutsenkung kann normal oder leicht beschleunigt sein. Der Liquordruck ist normal oder leicht erhöht, Eiweiß normal oder leicht vermehrt, Glucose nicht vermindert, Zellzahl gewöhnlich unter 500/mm³ (vorwiegend Lymphocyten, polymorphkernige können zunächst vermehrt sein). Bei 5% der Patienten sind die Liquorbefunde normal. Das Virus läßt sich aus dem Rachenspülwasser oder aus dem Stuhl isolieren. Neutralisierende und komplementbindende Antikörper sind im Serum während oder nach der zweiten Woche nachweisbar.

Differentialdiagnose

Durch eine abortiv verlaufende Poliomyelitis kann eine akute Infektion der Atmungsorgane oder eine Gastroenteritis vorgetäuscht werden. Sie ist meist ungefährlich.

Eine nichtparalytische Poliomyelitis ist schwer von anderen aseptischen Meningitiden zu unterscheiden, z. B. Mumpsencephalitis, Coxsackievirusinfektionen, Choriomeningitis, Meningismus, granulomatöse Meningitis. Eine paralytische Poliomyelitis kann besonders während des Ausbruchs der Lähmungen durch eine Hysterie nachgeahmt werden. Hysterische Lähmungen treten gelegentlich auch im Verlauf einer Virusmeningitis oder anderer Erkrankungen des Zentralnervensystems auf. Den poliomyelitischen ähnliche oder mit ihnen identische Lähmungen werden neuerdings auch bei Infektionen mit anderen neurotropen Enteroviren oder beim Guillain-Barré-Syndrom beobachtet.

Komplikationen

Harnwegsinfektionen, Atelektase, Pneumonie, Myokarditis und Lungenödem können vorkommen. Spätere Komplikationen betreffen Deformationen des Knochensystems und der Weichteile, Cor pulmonale, Osteoporose, Urolithiasis und chronische Blähung des Dickdarms.

Vorbeugung

Ein Plan für die spezifische Immunisierung wird im Anhang gegeben. Zur Schutzimpfung sind sowohl die inaktivierte Poliomyelitisvaccine nach Salk als auch die oral anzuwendende Lebendvaccine nach Sabin zugelassen. Die Wirksamkeit der inaktivierten Vaccine ließ sich aus dem stetigen Rückgang der Krankheit in den U. S. A. von etwa 14 000 Erkrankungen 1955 auf 1000 1961 erschließen. Die Dauer der Immunität nach einer natürlichen Infektion steht nicht sicher fest, doch hat die Annahme eines lebenslänglichen Schutzes die Entwicklung eines Impfstoffes aus lebenden, abgeschwächten Viren begünstigt. Dieser hat den Vorteil, daß er oral angewendet werden kann.

Über die Dosierung, Aufbewahrung, Anwendungsmethoden und Verwendung bei Massenimpfungen informieren die von der pharmazeutischen Industrie und den Gesundheitsbehörden herausgegebenen Broschüren und Merkblätter. Da die Poliomyelitis von anderen Virusinfektionen des Zentralnervensystems (siehe Coxsackie- und ECHOvirusinfektionen) nicht unterschieden werden kann, sollten beim Auftreten meningealer Reizsymptome strenge Bettruhe und eine genaue Überwachung besonders während der Fieberperiode garantiert sein.

Behandlung

A. Frühphase: Der Patient sollte Reisen, Anstrengungen und psychischen Streß vermeiden, auch müssen ihm unnötige Untersuchungen erspart werden. Pro Tag sollte bei akuten Fällen nicht mehr als eine kurze und oberflächliche Überprüfung der Muskulatur erfolgen. Diese darf keine stärkere Aktivität der Muskulatur von seiten des Patienten erfordern. Der Patient wird bequem, aber in wechselnden Lagen in einem Polio-Bett gelagert, das mit festen Matratzen, Fußbrett, Gummirollen und Kissen, Sandsäcken und leichten Schienen ausgerüstet sein muß. Gegen Schmerzen und Unrast des Patienten wird Aspirin® in Kombination mit Phenylbarbituraten und Amphetamin (Phenylisopropylamin) gegeben. Opiate und Barbiturate in sedativen Dosen dürfen nicht, Tranquilizer nur mit Vorsicht verabreicht werden.

Heiße Wollpackungen und feuchtwarme Umschläge können auf die Extremitäten oder andere betroffene Körperteile gegeben werden, um während der Fieberperiode die Schmerzen zu lindern. Ganzpackungen sollten aber nur angewendet werden, wenn der Patient fieberfrei ist. Lagewechsel, Pakkungen der Extremitäten und schmerzstillende Mittel genügen im allgemeinen, um die Muskelkrämpfe zu beherrschen. Depotpräparate des Tubocurarins sollten nur mit Vorsicht gebraucht werden.

Entwässerung und Darmträgheit führen oft zur Einklemmung der Faeces. Der Patient ist häufig darauf zu untersuchen. Durch ausreichende Flüssigkeitszufuhr sollte dies verhütet werden. Wenn nötig, müssen Einläufe und Neostigmin intramuskulär verabreicht werden. Blasenschwäche kommt oft gemeinsam mit der Lähmung bestimmter Muskelgruppen vor, meistens in Form einer Querschnittslähmung. Sollte dies eintreten, muß unter strenger Wahrung der Asepsis ein Dauerkatheter eingelegt werden, der mittels eines durchsichtigen Plastikschlauches mit einer Flasche zur laufenden Bestimmung des spezifischen Gewichts verbunden ist. Der Katheter muß alle 5 Tage gewechselt und so früh wie möglich ganz entfernt werden. Man sollte möglichst keine Chemoprophylaxe treiben, doch eine Harnwegsinfektion, die nach Entfernung des Katheters auftritt, insbesondere wenn sie mit Fieber und Schüttelfrost verbunden ist, muß nach Züchtung des Erregers und Resistenzbestimmung mit entsprechenden antibakteriellen Mitteln behandelt werden. Während der Frühphase der Krankheit und, solange der Patient bettlägerig ist, bekommt er eine neutralisierende Diät mit höchstens 0,5 g Calcium täglich (keine Milch oder Milchprodukte). Außerdem ist die Flüssigkeitszufuhr so zu regeln, daß von Erwachsenen täglich etwa 1,5 bis 2,0 l mit niedrigem spezifischen Gewicht ausgeschieden werden. Wenn Sondenernährung durch die Nase nötig ist, können flüssige Säuglingsnahrung aus Fleisch, Fruchtsäften, Soyamilch mit niedrigem Calciumgehalt, Lactose und Vitamine verabreicht werden.

B. Schwere Fälle:

1. Personelle und apparative Ausrüstung: Die Symptome einer schweren Poliomyelitis (oder Atemmuskellähmung beim Guillain-Barré-Syndrom, Atemlähmung durch Arzneimittel oder Gifte oder durch Botulismus) erfordern das Personal und die Einrichtung einer Intensivpflegestation. Dazu gehören Tankrespirator mit Einrichtung zur Überdruckventilation, Besteck zur Tracheotomie, Infusionsbesteck und Absaugungsvorrichtungen.

2. Tracheotomie, künstliche Atmung, Langzeit-Atmungshilfe: (s. Kapitel 7) Bei Patienten mit zentraler Paralyse und unregelmäßiger Atmung muß zur Erreichung eines genügenden Atemvolumens mit Hilfe des Tankrespirators endotracheale Überdruckatmung angewendet werden. In verzweifelten Fällen kann Tubocurarinchlorid, 0,2–0,4 mg/kg, zur Erschlaffung der Atemmuskulatur verabreicht werden.

Als Schlafmittel werden leichte, nicht zu stark dämpfende Medikamente, wie z. B. Antihistaminica, jedoch niemals Barbiturate verwendet.

Zur Behandlung und zu der selten notwendigen Chemoprophylaxe von Infektionen der Atemwege werden vorzugsweise Penicillin und eventuell auch Erythromycin gegeben. Vermieden werden sollte ein längerer Gebrauch von Breitspektrumantibiotica, um die Entstehung von resistenten Keimen bei Infektionen der Harnwege und der Respirationsorgane abzuwenden.

Ein ausreichendes Atemvolumen muß dem Patienten erhalten werden, wobei die Entstehung einer Alkalose durch Kontrolle des Atemvolumens und Überwachung des Gasaustausches zwischen Alveolen und arteriellem Blut, besonders aber des alveolären und arteriellen P_{CO_2} verhindert werden muß.

C. Rekonvaleszenz und Rehabilitation: Als Grundprinzip gilt, daß Deformitäten verhütet werden müssen. Übungen während der Fieberperiode sind daher zu vermeiden, doch soll frühzeitig bewegt, der vorhandene Bewegungsspielraum geübt und die Lage des Patienten während der Fieberperiode häufig gewechselt werden. Auch sollen so bald wie möglich aktive Übungen unter geschulter Leitung veranlaßt werden. Frühzeitige Anwendung von Stützen und Schienen für therapeutische Zwecke sind erforderlich, um das Therapieprogramm zu aktivieren. Zu beachten ist, daß alle Möglichkeiten physikalischer Therapie, der Arbeitstherapie und individueller und Gruppenpsychotherapie genutzt werden. Außerdem sind soziale Einrichtungen und alle medizinischen Fachrichtungen in den Rehabilitationsprozeß einzuschalten.

D. Behandlung der Komplikationen:

1. *Magenblähung:* Erleichterung durch Intubation und Aspiration. Der Verlust an Elektrolyten muß durch intravenöse Gaben ausgeglichen werden.

2. *Magenblutung* (selten, kann aber tödlich sein). Vollbluttransfusion, wenn es zur Blutung kommt oder eine Ulcusperforation anzunehmen ist. Wenn in solchen Fällen ein chirurgischer Eingriff notwendig wird, muß er unter einer Überdruckbeatmung vorgenommen werden.

3. *Blasenatonie und Infektion: s. oben*

4. *Ileus und Einklemmung: s.* oben

5. *Atelektase:* Verhütung durch Aerolisierung der Einatmungsluft, wobei eine Sättigung mit Wasserdampf bei Körpertemperatur oder eine Übersättigung durch Vernebelung mit Ultraschall zweckmäßig ist. Periodisches tiefes Atmen durch Steigerung des Druckes im Tankrespirator für kurze Zeit oder durch einen speziellen Vakuumanschluß. Ständiger Lagewechsel und Verhütung von Infektionen der Luftwege sowie gute Pflege der Trachea und der Bronchien. Wenn es zu Atelektasen kommt, Behandlung mit Druckatmung, Aerosoltherapie, bronchialerweiternden und sekretfördernden Mitteln. Eine Bronchoskopie ist gewöhnlich wirkungslos, wenn nicht ein zähflüssiges Sekret vorhanden ist.

6. *Psychische Veränderungen:* Meist kurzdauernde Psychosen mit Konfusion, Desorientierung, Halluzinationen und Wahnvorstellungen kommen in einem geringen Prozentsatz der Fälle vor. Frühe psychische Störungen sind meistens ein Zeichen für eine Hypoxämie. In schweren Fällen ist eine sich an das akute Stadium anschließende Depression häufig. Mit einer unterstützenden psychologischen Führung kann sie in 6–8 Wochen abklingen. Verhüten läßt sie sich dadurch, daß psychische Traumen von dem Patienten sorgfältig ferngehalten werden.

7. *Schwangerschaft:* Nicht immune schwangere Frauen sind empfänglich und entwickeln oft ein schweres Krankheitsbild. Eine vorausschauende Fürsorge bis zum Geburtstermin ist erforderlich. Bei Beginn der Wehen setze man die Patientinnen, die Schwäche der Atemmuskeln aufweisen, unter einen Tankrespirator und entbinde unter offener Druckbeatmung durch Kaiserschnitt oder in lokaler Anaesthesie. Die Sterblichkeit ist bei einem gut koordinierten Beatmungs- und geburtshilflichen Programm unbedeutend. In der Frühschwangerschaft können Spontanaborte auftreten oder die Einleitung eines Abortes erforderlich sein. Man sollte allerdings die Durchführung eines chirurgischen Abortes während der Fieberperiode zu vermeiden suchen.

Prognose

Während der Fieberperiode (3–10 Tage) können fortschreitende Lähmungen auftreten. Eine diffuse leichte Muskelschwäche ist für die funktionelle Wiederherstellung günstiger als eine schwere Kraftlosigkeit weniger wichtiger Muskeln. Am schwersten ist eine Bulbärparalyse (10–20%) zu beurteilen. Die Gesamtsterblichkeit liegt bei 5–10%.

Encephalitis

Diagnostische Merkmale

- Fieber, Unwohlsein, Nackensteife, Angina und Übelkeit mit Erbrechen leiten zu Stupor, Koma und Krämpfen über
- Zeichen einer Läsion übergeordneter motorischer Neuronen (gesteigerte tiefe Sehnenreflexe, fehlende oberflächliche Reflexe, pathologische Reflexe und spastische Lähmungen)
- Im Liquor sind Eiweißgehalt und Druck oft erhöht, gleichzeitig lymphocytäre Pleocytose

Allgemeine Betrachtungen

Encephalitis ist eine pathologisch-anatomische Bezeichnung für eine Vielzahl von klinischen Einheiten, deren Ätiologie zum Teil unbekannt ist. Die durch Arthropoden übertragbare Encephalitis (St.-Louis-Encephalitis, östliche und westliche equine Encephalitis) ist durch Viren bedingt. Die epidemische Encephalitis (Von Economo) ist von unbekannter Ätiologie. Sie wurde beobachtet zur Zeit der Influenzaepidemie 1918. Die Ursachen parainfektiöser Encephalitiden (Masern, Windpocken, Pocken und Pockenimpfung) sind ebenfalls unbekannt, sie können durch die Virusinfektion oder durch eine Überempfindlichkeit auf diese Viren oder Bestandteile von ihnen ausgelöst werden. Die Mumpsencephalitis ist durch das Mumpsvirus bedingt, nicht ganz selten ist eine Encephalitis durch Herpes simplex. Sporadische Encephalitiden unbekannter Genese mit unterschiedlichen klinischen Manifestationen werden außerdem beobachtet.

Klinische Befunde

A. Symptome: Fieber, Unwohlsein, Angina, Übelkeit mit Erbrechen, Lethargie, Stupor, Koma und Krämpfe, außerdem Nakkensteife als Zeichen einer meningealen Reizung, Tremor, Krämpfe, Lähmungen der Hirnnerven, Lähmungen der Extremitäten, gesteigerte Tiefenreflexe und Fehlen der oberflächlichen Reflexe sowie pathologische Reflexe.

B. Laborbefunde: Die Leukocytenzahlen sind verschieden. Druck und Eiweißgehalt des Liquors sind oft erhöht, Glucose normal, lymphocytäre Pleocytose kann vorhanden sein (polymorphkernige Leukocyten herrschen bei einigen Formen zu Beginn der Krankheit vor. Bei Mäusen kann mitunter

Tabelle 21–2. *Die infektiöse Encephalitis in den USA*

Durch Arthropoden übertragen
- westl. Pferdeencephalitis
- St. Louis-Encephalitis
- östliche Pferdeencephalitis

Enterovirus
- ECHO
- Coxackie
- Polio

Myxovirus
- Mumps

Verschiedene Virusarten
- Herpes simplex
- lymphocytäre Choriomeningitis
- Tollwut

Andere Erreger
- Torulose (Cryptokokkose)
- Toxoplasmose
- Mycoplasma pneumoniae?

durch Injektion von Patientenblut eine Encephalitis hervorgerufen werden. Eine Diagnose durch serologische Untersuchungen ist bei einigen spezifischen Formen der Encephalitis möglich.

Differentialdiagnose

Leichte Encephalitiden müssen von aseptischer Meningitis, von der lymphocytären Choriomeningitis und der nichtparalytischen Poliomyelitis unterschieden werden, schwere Fälle von cerebrovasculären Zuständen, Hirntumoren und Hirnabscessen.

Tabelle 21–3. *Die parainfektiöse Encephalitis*

Antigen-Antikörpertyp
- begleitend oder nachfolgend
- Masern
- Varicellen
- Röteln
- infektiöse Mononucleose
- Herpes Zoster (?)
- infantile Roseolen (?)

Nachfolgend:
- postvaccinale Enc. (Pockenimpfung)
- Keuchhustenvaccine
- Tollwutvaccine
- Gelbfiebervaccine

Toxischer Typ
- Influenza
- Shigellose
- Salmonellose
- Scharlach

Komplikationen

Bronchopneumonie, Harnverhaltung mit Infektion, Decubitus mit Geschwüren. Spätfolgen sind geistige Defekte, Parkinson und Epilepsie.

Behandlung

Obwohl eine spezifische Therapie für die meisten Encephalitisformen nicht existiert, ist eine Vielzahl von Maßnahmen notwendig. Durch Mannit oder einen Harnstoff-Invertzucker muß für eine Reduzierung des intracranialen Druckes gesorgt werden; Bekämpfung der Krampfneigung, Freihalten der Atemwege, Sauerstoffzufuhr, und zur geeigneten Ernährung kann im allgemeinen eine Magensonde gelegt und mit der intestinalen Ernährung begonnen werden. Vorbeugung und frühzeitige Behandlung von Decubitus, Pneumonie und Infektionen der Harnwege sind wichtig. Falls nötig, Gaben von Anticonvulsiva.

Prognose

Sie sollte vorsichtig gestellt werden, vor allem bei kleinen Kindern. Folgen treten oft erst spät in der Rekonvaleszenz auf, auch in Fällen, die geheilt erscheinen.

Lymphocytäre Choriomeningitis

Diagnostische Merkmale

- Influenza-ähnliche Prodromalerscheinungen mit Fieber, Schüttelfrost, Unwohlsein und Husten, gefolgt von einer Meningitis mit Nackensteife
- Kernigsches Zeichen, Kopfschmerzen, Übelkeit mit Erbrechen, Lethargie
- Liquor: Leichte Erhöhung des Eiweißes und lymphocytäre Pleocytose (500–1000 Zellen/mm^3)
- Komplementbindende Antikörper innerhalb von 2 Wochen

Allgemeine Betrachtungen

Die lymphocytäre Choriomeningitis ist eine Virusinfektion des Zentralnervensystems. Das Erregerreservoir ist die infizierte Hausmaus, obwohl auch natürlich infizierte Meerschweinchen, Affen, Hunde und Schweine gefunden wurden. Das Virus wird vom infizierten Tier durch Speichel und Nasensekret meistens über verschmutzte Nahrungsmittel und Staub auf den Menschen übertragen. Die Inkubationszeit ist nicht sicher bekannt, wahrscheinlich aber 8–13 Tage bis zum Auftreten von Allgemeinerscheinungen und 15 bis 21 Tage bis zum Beginn der meningealen Symptome. Die Krankheit ist nicht von Mensch zu Mensch übertragbar, Komplikationen sind selten. In den U. S. A. kommt die Krankheit nicht westlich der Rocky Mountains vor. Sie ist beschränkt auf die Ostküste und auf die nordöstlichen Staaten.*

* Anmerkung der Übers.: In Deutschland ist sie hauptsächlich in den nördlichen und westlichen Teilen des Landes beobachtet worden.

Klinische Befunde

A. Symptome: Das Prodromalstadium ist gekennzeichnet durch Fieber, Schüttelfrost, Kopfweh, Myalgien, Husten und Erbrechen, die meningeale Phase durch Kopfschmerz, Übelkeit mit Erbrechen und Lethargie. Während des Prodromalstadiums sind gelegentlich auch Zeichen einer Pneumonie vorhanden. In der meningealen Phase finden sich Nacken- und Rückensteife und ein positives Kernigsches Zeichen (meningeale Reizung). Bei einer schweren Meningoencephalitis können die tiefen Sehnenreflexe gestört sein und Paralysen und anaesthetische Zonen der Haut auftreten. Bereits nach den Prodromalerscheinungen können die Patienten voll genesen oder, nach einer kurzen Remission von wenigen Tagen, meningeale Erscheinungen bekommen.

B. Laborbefunde: Eine Leukocytose ist möglich. Im Liquor lymphocytäre Pleocytose mit Zellzahlen von 500–1000 Zellen/mm^3 und geringe Eiweißvermehrung. Komplementbindende Antikörper sind während oder nach der 2. Woche nachweisbar. Das Virus kann aus Blut und Liquor im Mäuseversuch nachgewiesen werden.

Differentialdiagnose

Die influenzaähnlichen Prodrome und die Latenzperiode vor der Entwicklung der meningealen Zeichen unterscheiden die lymphocytäre Choriomeningitis von anderen aseptischen Meningitiden, Meningismus, bakterieller und eitriger Meningitis. Ein wichtiger diagnostischer Hinweis in der Anamnese ist Kontakt mit Mäusen.

Behandlung

Wie bei der Encephalitis.

Prognose

Todesfälle sind selten. Die Krankheit dauert im allgemeinen 1–2 Wochen, jedoch kann die Rekonvaleszenz verlängert sein.

Denguefieber

Diagnostische Merkmale

- Plötzlicher Beginn mit hohem Fieber, Schüttelfrost mit schweren Gelenk- und

Muskelschmerzen, Kopfschmerzen, Halsschmerzen, Erschöpfungszustand, Depression
- Biphasische Fieberkurve: Initialphase 3 bis 4 Tage, Remission wenige Stunden bis 2 Tage, Sekundärphase 1–2 Tage
- Exanthem: Maculopapulös, scarlatiniform, morbilliform oder petechial. Es erscheint während der Remission oder der Sekundärphase und breitet sich von den Extremitäten zum Rumpf aus
- Leukopenie

Allgemeine Betrachtungen
Dengue ist eine Viruskrankheit, die durch blutsaugende Aedesmücken übertragen wird. Es ist eine klinische Einheit, die durch verschiedene Viren hervorgerufen werden kann, dem EG-Virus, Dengue 1 und 2 oder dem West-Nil-Fieber-Virus. Es kommt ausschließlich während der Flugzeit der Mücken bei warmem Wetter vor. Die Inkubationszeit beträgt 3–15 Tage (gewöhnlich 5–8 Tage).

Klinische Befunde
A. Symptome: Die Krankheit beginnt mit plötzlich auftretendem hohem Fieber, Schüttelfrost und schweren Schmerzen in Kopf, Rücken und Extremitäten, die von Halsschmerzen, Erschöpfungszuständen und Depression begleitet sind. Außerdem finden sich gerötete Conjunctiva und fleckig gerötete Haut. Die initiale Fieberphase dauert 3–4 Tage, in typischen Fällen, aber nicht immer, folgt ihr eine Remission von wenigen Stunden bis zu 2 Tagen. Bei 80% der Fälle treten die Hauterscheinungen während der Remission oder der sekundären Fieberphase auf. Diese dauert 1–2 Tage und ist von ähnlichen, aber meist milderen Symptomen begleitet als die erste Phase. Das Exanthem kann scarlatiniform, morbilliform oder petechial sein. Es entwickelt sich zuerst auf den Hand- und Fußrücken und breitet sich über die Arme, Beine, Rumpf und Nacken aus, nur selten befällt es auch das Gesicht. Es hält 2 Std bis einige Tage an und kann schließlich zu einer Desquamation führen. Petechiale Exantheme und sogar innere Blutungen können im Bereich von Taiwan bis Malaysia häufiger vorkommen (durch Stechmücken übertragbares hämorrhagisches Fieber). Bevor das Exanthem erscheint, ist es schwierig, Denguefieber von Malaria, Gelbfieber oder Influenza zu unterscheiden. Mit dem Auftreten des rötelnähnlichen Ausschlages ist die Diagnose gewöhnlich geklärt.

B. Laborbefunde: Charakteristisch ist eine Leukopenie.

Komplikationen
Depression, Pneumonie, Iritis, Orchitis, Oophoritis sind seltene Komplikationen.

Vorbeugung
Zur wirksamen Verhütung müssen die Mücken vom Menschen ferngehalten und mit DDT bekämpft werden. Eine brauchbare Vaccine ist zwar entwickelt worden, bis jetzt aber noch nicht im Handel.

Behandlung
Gegen Schmerzen können Salicylate gegeben werden. Während der verzögerten Rekonvaleszenz kann eine allmählich zunehmende Aktivität erlaubt sein.

Prognose
Todesfälle sind selten, jedoch zögernde Rekonvaleszenz.

Colorado-Zeckenfieber

Diagnostische Merkmale
- Fieber, Schüttelfrost, Myalgie, Kopfschmerzen, Erschöpfungszustand
- Leukopenie
- Nach einer Remission von 2–3 Tagen folgt ein zweiter Fieberschub
- Beginn 3–6 Tage nach dem Zeckenbiß

Klinische Befunde
A. Symptome: Plötzlicher Fieberanstieg bis 39,5–40,5° C, manchmal Schüttelfrost. Schwere Myalgien, Kopfschmerzen, Lichtscheu, Appetitlosigkeit, Übelkeit, Erbrechen und allgemeiner Schwächezustand sind die wichtigsten Symptome. Keine von der Norm abweichenden körperlichen Befunde. Das Fieber hält zunächst 3 Tage an, dann kommt es für 2–3 Tage zu einer Remission und anschließend zu einem erneuten Fieber-

anstieg, der 3–4 Tage dauert. Gelegentlich sind 1–3 Fieberanfälle zu beobachten.

Die Krankheit muß unterschieden werden von Influenza, Rocky-Mountain-Fieber und anderen mit Leukopenie einhergehenden fieberhaften Erkrankungen.

B. Laborbefunde: Leukopenie (2000 bis 3000/mm³) mit Linksverschiebung. Eine Virämie läßt sich durch Übertragung des Patientenblutes auf Hamster oder Babymäuse nachweisen. Komplementbindende Antikörper sind während der dritten Woche feststellbar.

Komplikationen

Aseptische Meningitis oder Encephalitis sind selten. Eine Asthenie kann der Krankheit folgen.

Behandlung

Eine spezifische Behandlung existiert nicht, bei Schmerzen kann Aspirin® und Codein gegeben werden.

Prognose

Die Krankheit heilt von selber aus und verläuft fast immer gutartig.

Tollwut

(Rabies)

Diagnostische Merkmale

- Paraesthesien, Hydrophobie, Aerophobie, Erregungszustände wechseln mit Ruhezuständen ab
- Krämpfe, Lähmungen, Bildung von dikkem zähflüssigem Speichel
- In der Anamnese Tierbiß

Allgemeine Betrachtungen

Die Tollwut ist eine Viruskrankheit der Tiere und des Menschen, die durch infizierten Speichel übertragen wird, der durch einen Biß oder eine offene Wunde in den Körper gelangt. In den USA geht die menschliche Tollwut meist auf einen Biß eines infizierten Hundes zurück, obgleich auch Katzen, Wölfe, Skunks und Fledermäuse* die Infektionsquelle sein können. Das Vorkommen der Tollwut wird nicht durch Klima, Geographie oder Rasse beeinflußt. Die Inkubationszeit kann 10 Tage bis zu zwei Jahre betragen, in den meisten Fällen aber 3–7 Wochen. Das Virus wandert entlang den Nervenbahnen ins Gehirn, wo es sich vermehrt und entlang der efferenten Nerven zur Speicheldrüse gelangt.

* Anmerkung der Übers.: In Deutschland ist der wichtigste Träger des Tollwutvirus der Fuchs (silvatische Tollwut).

Klinische Befunde

A. Symptome: Gewöhnlich wird in der Vorgeschichte über den Biß eines Tieres berichtet. Schmerzen treten an der Bißstelle auf, meist gefolgt von einem Brennen. Die Haut ist überempfindlich auf Temperaturwechsel und Luftzug. Perioden der Erregung wechseln mit Intervallen der Ruhe ab. Trinkversuche führen zu äußerst schmerzhaften Laryngealspasmen, so daß der Patient schließlich das Trinken völlig ablehnt (Hydrophobie). Der Patient ist ruhelos und verhält sich vielfach abwegig. Muskelspasmen, Laryngospasmen und äußerste Erregbarkeit gehören zum Bild der Tollwut. Es kommt zu Krämpfen, die sich bereits durch ein leichtes Blasen auf die Rückseite des Halses des Patienten auslösen lassen. Große Mengen von dickflüssigem, zähem Speichel werden abgesondert.

B. Laborbefunde: Beißende Tiere, auch wenn sie scheinbar gesund sind, müssen eingesperrt und unter Beobachtung gehalten, kranke oder tote Tiere auf Tollwut untersucht werden. Die Tollwut kann aus dem Gehirn eines verdächtigen Tieres mit Hilfe fluorescierender Antikörper rasch diagnostiziert werden. Es lassen sich die charakteristischen Negri-Körperchen nachweisen.

Differentialdiagnose

Furcht vor der Krankheit kann in einen hysterischen Zustand ausarten, der genau die Tollwut nachahmt. Muskelspasmen können zu einer Verwechslung mit Tetanus führen.

Behandlung

Absolute Ruhe und Vermeidung jedes Reizes. Um Krämpfe zu verhüten, müssen wie beim Tetanus Sedativa gegeben werden. Spezifische Maßnahmen gibt es nicht.

Vorbeugung
Wenn möglich, sollte das fragliche Tier isoliert und 7 Tage beobachtet werden. Wenn das Tier gesund bleibt, kann angenommen werden, daß die gebissene Person nicht mit Tollwut infiziert wurde. Die Wunde sollte gründlich mit grüner Seife ausgewaschen werden.

Nach einer positiven Tollwutdiagnose beim Tier oder nach einem Biß durch ein verdächtiges Tier, das nicht beobachtet werden kann, oder nach einem Biß im Bereich des Kopfes muß Tollwutvaccine gegeben werden. In den ersten 7 Tagen werden täglich Dosen der Vaccine nach Semple gegeben, die aus Nervengewebe hergestellt wird. Eine Vaccine aus Entenembryos wird für die folgenden täglichen Dosen und für zwei Auffrischungsimpfungen 10 und 20 Tage nach der letzten Gabe der ersten Immunsierungsreihe verwendet. Ein Tollwuthyperimmunserum sollte zusätzlich dann verabreicht werden, wenn aus der tierärztlichen Untersuchung das Bestehen einer Tollwut wahrscheinlich oder sicher hervorgeht.

Prognose
Sind die Symptome einmal aufgetreten, tritt der Tod unabwendbar nach 2–3 Tagen durch Versagen des Herzens und der Atmung oder durch eine allgemeine Lähmung ein.

Gelbfieber

Diagnostische Merkmale

- Plötzlicher Beginn mit schweren Kopfschmerzen, Schmerzen in den Beinen und Tachykardie. Später Bradykardie, niedriger Blutdruck, Gelbsucht, Neigung zu Hämorrhagien (Kaffeesatz-Erbrechen)
- Proteinurie, Leukopenie, Bilirubinämie, Bilirubinurie
- Nur in Gebieten mit endemischem Vorkommen

Allgemeine Betrachtungen
Gelbfieber ist eine Viruskrankheit, die durch Aedesarten und im Busch vorkommende Stechmücken (Buschgelbfieber) übertragen wird. Es ist in den tropischen und subtropischen Gebieten Südamerikas und Afrikas endemisch, doch breitete es sich in der warmen Jahreszeit schon weit in die gemäßigten Zonen aus. Die Stechmücke überträgt die Infektion, indem sie zunächst beim Blutsaugen an einem Kranken den Erreger aufnimmt. Das Virus bedarf einer Reifungszeit in der Mücke und wird dann von ihr wieder durch einen Stich auf ein empfängliches Individuum übertragen. Die Inkubationszeit beträgt 3–6 Tage.

Klinische Befunde

A. Symptome:

1. *Milde Form:* Allgemeines Krankheitsgefühl, Kopfschmerzen, Fieber, retro-orbitale Schmerzen, Übelkeit mit Erbrechen und Lichtscheu, gelegentlich Bradykardie.

2. *Schwere Form:* Die Symptome sind denen der milden Form ähnlich mit plötzlichem Beginn, starken Schmerzen im ganzen Körper, extremem Schwächezustand, Blutungen in die Haut und Schleimhäute („Kaffeesatz-Erbrechen"), Oligurie und Gelbsucht. Dabei finden sich eine Tachykardie, ein erythematöses Gesicht und während dieser hyperämischen Phase eine Rötung der Conjunctiva. Um den 3. Tag kommt es dann zu einer gewissen Beruhigung mit normalen Temperaturen und Bradykardie, Blutdruckabfall, Gelbsucht und Blutungsneigung (Blutungen im Gastrointestinaltrakt, in der Blase, Nasenblutungen, Blutungen in der Mundhöhle und subcutane Blutungen) und später deliranten Zuständen. Das kurze Intervall und der verhältnismäßig geringgradige Ikterus unterscheiden das Gelbfieber von einer Leptospirose. Die leichte Form ist schwer von einer infektiösen Hepatitis zu unterscheiden.

B. Laborbefunde: Leukopenie, die jedoch nicht bei Krankheitsbeginn vorhanden sein muß. Proteinurie gelegentlich bis zu 5–6 g/l. Sie verschwindet vollständig mit der Genesung des Patienten. Mit der Gelbsucht ist eine Bilirubinämie und Bilirubinurie verbunden. Das Virus kann in den ersten 3 Tagen aus dem Blut durch intracerebrale Infektion von Mäusen isoliert werden. Antikörper sind während und nach der 2. Woche nachweisbar.

Differentialdiagnose

Es kann schwierig sein, Gelbfieber von einer Leptospirose und anderen Gelbsuchtsformen durch klinische Untersuchungen allein zu unterscheiden. Jedoch läßt sich das kurze Intervall und die nicht allzu starke Ausbildung der Gelbsucht zur Differentialdiagnose heranziehen.

Vorbeugung

Die Übertragung kann durch die Bekämpfung der Stechmückenplage verhindert werden. Ein Individualschutz läßt sich durch eine Impfung erreichen. (Siehe Impfpläne im Anhang.)

Behandlung

Flüssige Diät mit hohem Kohlenhydrat- und Eiweißgehalt, soweit es vertragen wird. Intravenös Glucose und Kochsalz soweit erforderlich, Analgetica und Sedativa. Einläufe mit salzhaltiger Flüssigkeit gegen Verstopfung.

Prognose

Bei der schweren Form ist die Sterblichkeit hoch, wobei der Tod meistens zwischen dem 6. und 9. Tag eintritt. Bei den Überlebenden wird die Temperatur am 7. oder 8. Tag wieder normal. Die Prognose sollte im Einzelfall zu Beginn der Krankheit vorsichtig gestellt werden, denn ein plötzlicher Wandel zum Schlechten ist nicht ungewöhnlich. Schluckauf, übermäßiges schwarzes Erbrechen, Melaena und Anurie sind schlechte Zeichen.

Influenza

(Grippe)

Diagnostische Merkmale

- Plötzlicher Beginn mit Fieber, Schüttelfrost, Unwohlsein, Husten, Schnupfen und Muskelschmerzen
- Zu starke Allgemeinsymptome wie Schmerzen, Fieber und Schwächegefühl im Verhältnis zu den katarrhalischen Erscheinungen
- Leukopenie

Allgemeine Betrachtungen

Influenza wird über die Atemwege verbreitet. Während sporadische Fälle immer vorkommen, treten Epidemien und Pandemien in unterschiedlichen Intervallen auf, vorwiegend gegen Ende des Winters. Die drei Serotypen (A, B und C) rufen klinisch gleichartige Krankheitsbilder hervor. Die Inkubationszeit beträgt 1–4 Tage.

Es ist schwierig, eine Influenza außerhalb einer Epidemie zu diagnostizieren. Sie ähnelt zahlreichen anderen leichten, fieberhaften Erkrankungen, doch ist immer Husten dabei. Der plötzliche Beginn, oft innerhalb von Minuten, ist außerdem charakteristisch.

Klinische Befunde

A. Symptome: Die Krankheit beginnt plötzlich mit Fieber, Schüttelfrost, Unwohlsein, Muskelschmerzen, substernaler Empfindlichkeit, Kopfschmerzen, verstopfter Nase und gelegentlich Übelkeit. Bei schweren Infektionen kann der Patient stark geschwächt sein. Das Fieber dauert 1–7 Tage (meistens 3–5 Tage). Schnupfen, trockener Husten und Angina mit einer leichten Rachenrötung, aufgedunsenem Gesicht und Rötung der Conjunctiva gehören zur Symptomatik der Influenza.

B. Laborbefunde: Meistens Leukopenie, durch das Fieber bedingte Proteinurie. Aus dem Rachenspülwasser läßt sich das Virus durch Beimpfung von Hühnerembryonen isolieren. Die Komplementbindungsreaktion sowie die Hemmung der Agglutination von Hühnerblutkörperchen (Hirst-Test) werden während oder nach der zweiten Woche positiv.

Komplikationen

Die Influenza verursacht Nekrosen des respiratorischen Epithels, wodurch der Weg für eine bakterielle Superinfektion gebahnt wird. Die häufigsten Komplikationen sind akute Sinusitis, Otitis media, eitrige Bronchitis, Bronchiolitis und Pneumonie. Diese kann durch Sekundärinfektion mit Bakterien (oft Staphylokokken) oder durch das Influenzavirus selbst verursacht werden. Das Kreislaufsystem ist nicht unbedingt in Mitleidenschaft gezogen, doch kommen Perikarditis, Myokarditis und Thrombophlebitis hin und wieder vor.

Die Pneumonie ist meist die Folge einer bakteriellen Infektion mit Pneumokokken oder Staphylokokken und selten durch das Influenzavirus selbst bedingt.

Vorbeugung
Eine polyvalente Influenzavaccine, 1 ml subcutan oder 0,1–0,2 ml intracutan zweimal im Abstand von 1–2 Wochen, verleiht einen gewissen zeitweiligen Schutz. Die Immunität hält wenige Monate bis zu einem Jahr vor. Mit Amantadin-Hydrochlorid, 200 mg täglich oral, kann der Ausbruch einer Influenza A2 (asiatische Grippe) verhindert werden, wenn sofort begonnen und die Mediation 10 Tage fortgesetzt wird. Zur Verhütung anderer Viruskrankheiten erwies sich dieses Mittel jedoch als ungeeignet.

Behandlung
Bettruhe zur Vermeidung von Komplikationen ist am wichtigsten. Analgetische und sedative Hustensäfte können gegeben werden. Antibiotica sollen für die Behandlung der bakteriellen Komplikationen reserviert bleiben.

Prognose
Ohne Komplikationen dauert die Krankheit 1–7 Tage, wobei die Prognose sehr gut ist. Eitrige Bronchiolitis und Bronchiektasen können in eine chronische Lungenkrankheit und eine Fibrose übergehen und ein Leben lang bestehen bleiben. Die meisten Todesfälle gehen auf sekundäre bakterielle Pneumonien zurück. In den letzten Epidemien war die Sterblichkeit gering, ausgenommen bei geschwächten Personen, besonders solchen mit schweren Herzkrankheiten.

Wenn das Fieber länger als 4 Tage anhält und der Husten mit Auswurf einhergeht oder die Leukocytenzahl über 12 000/mm³ ansteigt, sollte eine bakterielle Infektion ausgeschlossen oder erkannt und behandelt werden.

Katzenkratzkrankheit

Diagnostische Merkmale
- Ein primäres Ulcus oder eine papulo-pustulöse Efflorescenz an der Stelle der Inoculation (in 50% der Fälle)
- Regional geschwollene Lymphdrüsen, die oft vereitern
- Hinweis auf Katze, die an der betroffenen Stelle gekratzt hat
- Positiver Intracutantest

Allgemeine Betrachtungen
Die Katzenkratzkrankheit ist eine akute Infektionskrankheit unbekannter Ätiologie. Früher wurde angenommen, daß es sich um eine Viruskrankheit handele, sie könnte aber auch durch den Erreger der Psittakose oder des Lymphogranuloma inguinale (venereum) hervorgerufen sein. Sie wird durch gesunde Katzen übertragen, hauptsächlich durch Kratzen, es sind aber auch Fälle bekannt, wo sie durch einen Stich in die Haut durch einen Splitter oder Dorn ausgelöst wurde. Die Krankheit ist weltweit verbreitet und scheint ziemlich häufig zu sein. Kinder werden öfter befallen als Erwachsene.

Klinische Befunde
A. Symptome: Bei etwa der Hälfte der Fälle entwickelt sich wenige Tage nach dem Kratzen eine primäre Läsion an der betroffenen Stelle. Sie erscheint als ein infiziertes verkrustetes Ulcus oder eine Papel mit zentraler Blase oder Pustel. 1–3 Wochen später treten die Symptome einer generalisierten Infektion auf (Unpäßlichkeit, Fieber, Kopfschmerzen), und die regionalen Lymphknoten vergrößern sich, ohne daß eine Lymphangitis vorhanden ist. Die Knoten können druckempfindlich und nicht verschiebbar sein bei gleichzeitigen oberflächlichen Entzündungserscheinungen. In manchen Fällen sind sie jedoch unempfindlich und stehen vereinzelt ohne Zeichen einer Entzündung in der Umgebung. Wenn sie vereitern, wird ein steriler Eiter entleert.

Die Lymphknotenvergrößerung muß unterschieden werden von einem Lymphom, einer Tuberkulose, dem Lymphogranuloma inguinale (venereum) und einer akuten bakteriellen Infektion.

B. Laborbefunde: Beschleunigte Senkung, Leukocytenzahl im allgemeinen normal, der Eiter ist steril. Der Intracutantest mit einem von Lymphknoten präparierten Antigen ist in den meisten Fällen positiv (Reaktion vom Tuberkulintyp).

Komplikationen

Encephalitis ist selten, ein maculöses und papulöses Exanthem ist gelegentlich beschrieben worden.

Behandlung

Eine spezifische Behandlung gibt es nicht. Die gegenwärtig zur Verfügung stehenden antimikrobiellen Medikamente sind wirkungslos. Die chirurgische Ausräumung großer Knoten oder die Aspiration des verflüssigten eitrigen Inhalts bessern Symptome und Fieber.

Prognose

Die Krankheit ist gutartig und heilt von selber aus. Die Symptome können 5 Tage bis zu 2 Wochen anhalten.

Infektiöse Mononucleose

(Pfeiffer'sches Drüsenfieber)

Diagnostische Merkmale

- Fieber, Angina, Unwohlsein, Lymphadenopathie
- Oft Splenomegalie, gelegentlich ein maculopapulöses Exanthem
- Positive Agglutination von Schafblutkörperchen (über 1:100), Lymphocytose mit anormalen Lymphocyten
- Häufig Hepatitis und gelegentlich Myokarditis, Neuritis und Encephalitis

Allgemeine Betrachtungen

Es handelt sich um eine akute Infektionskrankheit, die wahrscheinlich durch ein Virus verursacht wird, das möglicherweise mit dem Epstein-Barr-Virus nahe verwandt oder sogar identisch ist. Dieses wurde erstmalig aus Fällen mit Lymphom in Westafrika isoliert. Die Krankheit ist weltweit verbreitet und kann in jedem Alter vorkommen, aber meistens befällt sie Patienten zwischen 10 und 35 Jahren. Sie tritt epidemisch oder in Einzelfällen auf. Auf welche Weise sie übertragen wird, ist unbekannt, doch vermutlich erfolgt die Ansteckung durch die Luft. Die Inkubationszeit beträgt wahrscheinlich 5–15 Tage.

Klinische Befunde

A. Symptome: Die Symptomatologie ist wechselnd, doch der typische Fall ist gekennzeichnet durch Fieber, eine nicht eitrige und leicht schmerzhafte und mäßige Schwellung der Lymphdrüsen, die einzeln tastbar sind und wobei besonders die hinteren Cervicaldrüsen betroffen sind. Außerdem ist ungefähr in der Hälfte der Fälle eine Milzvergrößerung festzustellen. Eine Angina ist oft vorhanden, toxische Symptome (Übelkeit, Appetitlosigkeit und Myalgien) finden sich häufig zu Beginn der Krankheit. Ein maculöses, papulöses oder gelegentlich auch petechiales Exanthem tritt in weniger als 50% der Fälle auf, exsudative Pharyngitis, Tonsillitis oder Gingivitis können ebenfalls vorkommen. Häufig ist eine Hepatitis mit Lebervergrößerung, Übelkeit, Appetitlosigkeit und Gelbsucht. Ein Befall des Zentralnervensystems macht sich durch Kopfschmerz, Nackensteife, Lichtscheu, neuritische Schmerzen und ein gelegentliches Guillain-Barré-Syndrom bemerkbar. Eine Beteiligung der Lunge zeigt sich mit Brustschmerzen, Dyspnoe und Husten, des Myokards mit Tachykardie und Arrhythmie.

Die Symptome der infektiösen Mononucleose sind sehr variabel, wobei Angina, Hepatitis, das Exanthem und die Lymphadenopathie schwierige differentialdiagnostische Probleme aufwerfen.

B. Laborbefunde: Anfänglich findet sich eine Granulocytopenie, die innerhalb einer Woche von einer lymphocytären Leukocytose abgelöst wird. Viele dieser Zellen sind größer als normale reife Lymphocyten. Sie zeigen oft Vacuolen im Cytoplasma und im Kern.

Die heterophile Agglutination von Hammelerythrocyten ist im allgemeinen positiv, aber manchmal bleibt sie bis zur 4. Woche negativ oder ist nur vorübergehend positiv. Ein Titer über 1:100 ist signifikant. Falsch positive Luesreaktionen werden bei 10% der Patienten festgestellt. Im Liquor finden sich bei Befall des Zentralnervensystems ein erhöhter Druck, Anstieg des Eiweißgehaltes und abnormale Lymphocyten. Die Beteiligung des Myokards ergibt im EKG eine abnormale T-Zacke und eine verlängerte P-R-Zeit.

Komplikationen
Diese bestehen meistens aus sekundären Halsinfektionen durch Streptokokken, selten einer Milzruptur oder Hypersplenismus.

Behandlung
A. Allgemeine Maßnahmen: Bettruhe bis zur Fieberfreiheit und symptomatische Behandlung mit Aspirin® Codein, Halsspülungen mit heißer Salzlösung oder 30%iger Glucoselösung, 3- bis 4mal täglich. Bei schwerkranken Patienten kann die symptomatische Behandlung durch eine kurzfristige Gabe von Corticosteroiden unterstützt werden. Die Diagnose muß dann allerdings ganz sicher sein.

B. Behandlung der Komplikationen: Hepatitis, Myokarditis oder Encephalitis werden symptomatisch behandelt. Milzrupturen erfordern eine rasche Splenektomie. Häufige kräftige Milzpalpationen sind nicht angebracht.

Prognose
Bei unkomplizierten Fällen verschwindet das Fieber nach 10 Tagen, die Lymphadenopathie und die Milzvergrößerung in 4 Wochen. In manchen Fällen kann die Krankheit 2–3 Monate anhalten.

Tödlicher Ausgang ist sehr selten. Wenn ein Todesfall eintritt, so ist er meistens durch eine Milzruptur oder durch einen Hypersplenismus mit schwerer hämolytischer Anämie, thrombocytopenischer Purpura oder Encephalitis bedingt. Folgeerscheinungen gibt es im allgemeinen nicht.

Epidemische Neuromyasthenie
(Encephalitis myalgica benigna)

Es handelt sich um einen variablen, längerdauernden Symptomenkomplex, der aus Kopfschmerzen, Übelkeit und Erbrechen, Durchfall, Myalgie, Depressionen, Gemütsstörungen, flüchtiger Muskelschwäche und leichter Nackensteifigkeit besteht, ohne daß andere physikalische Befunde erhoben werden können und ohne Liquorveränderungen. Das Vorkommen kann epidemisch sein, die Behandlung ist symptomatisch.

Coxsackie-Virusinfektionen

Die Coxsackieviren können verschiedenartige klinische Syndrome verursachen. Wie bei anderen Enteroviren sind solche Infektionen im Sommer am häufigsten. Nach ihrem Verhalten in Babymäusen unterscheidet man 2 Gruppen, A und B. Außerdem sind 31 Serotypen bekannt, aber von diesen konnten viele bisher noch nicht als Ursache einer Erkrankung nachgewiesen werden.

Klinische Befunde
A. Symptome: 6 klinische Syndrome, die mit dem Coxsackievirus in Zusammenhang gebracht werden, können kurz folgendermaßen beschrieben werden:

1. Sommergrippe (Coxsackie A und B): Fieberhafte Erkrankung, hauptsächlich bei Kindern, die 1–4 Tage dauert. Andere, jedoch unbedeutende Symptome und Infektionen des Respirationstraktes sind oft vorhanden.

2. Herpangina (Coxsackie A 2, 4, 5, 6, 7, 10): Plötzlicher Fieberbeginn, der bis 40,6° C ansteigen kann, manchmal mit Fieberkrämpfen, Kopfschmerzen, Myalgien, Erbrechen und Angina sowie frühzeitig ein petechialer Ausschlag oder Papeln, die in drei Tagen zu flachen Geschwüren werden und dann ausheilen.

3. Epidemische Pleurodynie (Coxsackie B 1, 2, 3, 4, 5): Plötzliches Einsetzen rekurrierender Schmerzen im Bereich der Ansatzstellen des Zwerchfells (unterer Brustabschnitt oder Oberbauch). Während der Schmerzattacken bestehen oft Fieber, Kopfschmerz, Angina, Unwohlsein, Übelkeit, Schmerzempfindlichkeit bei Berührung, Hyperaesthesie und Muskelschwellungen der betroffenen Zone. Orchitis, Pleuritis und aseptische Meningitis können vorkommen, Rückfälle in der Rekonvaleszenz sind nicht selten.

4. Aseptische Meningitis (Coxsackie A 2, 4, 7, 9, 10, 16 und B-Viren): Fieber, Kopfschmerzen, Übelkeit, Erbrechen, Nackensteife, Dösigkeit. Im Liquor Lymphocytose ohne chemische Veränderungen. Selten Muskellähmungen. Siehe auch Virusmeningitis.

5. *Akute nichtspezifische Perikarditis* (Coxsackie B 5): Plötzlicher Beginn mit Brustschmerzen, die sich bei der Inspiration und in der Rückenlage oft verschlimmern. Fieber, Myalgie, Kopfschmerzen, perikardiale Reibegeräusche sind frühzeitig zu hören. Außerdem kann ein perikardialer Erguß mit paradoxem Puls, erhöhtem Venendruck und Herzvergrößerung auftreten. Die Perikarditis kann oft auch aus dem EKG- und Röntgenbefund diagnostiziert werden. Ein oder mehrere Rückfälle sind möglich.

6. *Myokarditis neonatorum* (Coxsackie B 3, 4): Herzversagen bei Neugeborenen ist mitunter die Folge eines angeborenen Herzfehlers, der durch eine Infektion der Mutter während der Schwangerschaft entstanden ist. Herzerkrankungen Erwachsener können von der Coxsackie-Virusgruppe B verursacht werden.

B. Laborbefunde: Die üblichen Routineuntersuchungen im Laboratorium zeigen keine charakteristischen Ergebnisse. Neutralisierende Antikörper erscheinen während der Rekonvaleszenz. Aus Rachenspülwasser und Stuhlproben kann das Virus isoliert werden, wenn das Material auf Babymäuse verimpft wird.

Behandlung und Prognose

Die Behandlung ist symptomatisch. Mit Ausnahme der Myokarditis sind alle durch Coxsackieviren verursachten Syndrome gutartig und heilen von selbst aus.

ECHO-Virusinfektionen

ECHO-Viren gehören zu den Enteroviren, die verschiedene klinische Syndrome verursachen können, besonders bei Kindern. Am häufigsten ist die Infektion im Sommer.

20 Serotypen sind bekannt. Typ 4, 6 und 9 verursachen Meningitis, die von einem rötelnähnlichen Exanthem begleitet sein kann. Durch Typ 9 und 16 entsteht eine exanthematische Krankheit (Boston Exanthem), die durch einen plötzlichen Beginn mit Fieber, Übelkeit und Halsschmerzen und ein rötelnähnliches Exanthem über Gesicht und Rumpf von einer Dauer von 1–10 Tagen gekennzeichnet ist. Dabei kann eine Orchitis vorkommen. Typ 18 ruft einen epidemischen Durchfall mit plötzlichem Fieberanstieg und Durchfall bei Kindern hervor. Typ 18 und 20 verursachen eine Erkrankung der Atemwege (siehe Kapitel 6). Keine pathologischen Laboratoriumsbefunde. Die Behandlung ist symptomatisch, die Prognose ist ausgezeichnet. Bei der aseptischen Meningitis durch ECHO-Viren kommen sehr selten Lähmungen vor.

Adenovirusinfektionen

Von den Adenoviren sind mindestens 18 serologisch unterscheidbare Typen bekannt. Sie erzeugen eine Vielzahl von klinischen Erscheinungen, die meist von selbst ausheilen. Sie finden sich häufig bei Rekruten, obwohl auch sporadische Fälle bei der Zivilbevölkerung vorkommen.

Die Inkubationszeit beträgt 4–9 Tage.

Es gibt 4 klinische Typen der Adenovirusinfektion:

1. *Die Erkältung:* Viele Infektionen erzeugen Rhinitis, Pharyngitis und leichtes Unwohlsein ohne Fieber, nicht unterscheidbar von Infektionen, die mit anderen Viren die gleichen Symptome verursachen.

2. *Akute indifferente Erkrankung des Respirationstraktes, exsudative, nicht durch Streptokokken bedingte Pharyngitis:* Das Fieber dauert 2–12 Tage (meistens 5 Tage), begleitet von Unwohlsein und Myalgien. Außerdem findet sich eine Angina mit diffuser Rötung der Schleimhaut, einem fetzigen Belag und einer Schwellung der Halslymphknoten. Der Husten ist manchmal von Rasselgeräuschen begleitet und einer röntgenologisch nachweisbaren Pneumonie (primäre atypische Pneumonie). Eine Conjunctivitis ist oft vorhanden.

3. *Pharyngoconjunctivales Fieber:* Fieber und Unwohlsein, oft einseitige Conjunctivitis und leichte Pharyngitis.

4. *Epidemische Keratoconjunctivitis (Schiffswerftauge):* Einseitige conjunctivale Rötung, leichte Schmerzen und Tränenfluß.

Schwellung der präauriculären Lymphknoten. Bedingt durch den Adeno-Virustyp 8.

5. Akute hämorrhagische Cystitis bei Kindern.

Eine polyvalente Vaccine ist vorhanden, ihre Anwendung ist jedoch für den zivilen Bereich nicht zu empfehlen. Experimentell hat man auch eine Vaccine hergestellt, die den Typ 4 lebend enthält.

Die Behandlung ist symptomatisch.

Verschiedene Virusinfektionen der oberen Luftwege

Neuere Methoden der Gewebskulturen haben dazu geführt, daß mehrere Viren mit dem Erkältungssyndrom in Zusammenhang gebracht werden können. Die Häufigkeit von Infektionen mit Rhinoviren, Parainfluenzaviren, Reoviren und RS-Viren (respiratory syncytial virus) ist nicht geklärt, aber es ist erwiesen, daß sie das klassische Syndrom erzeugen, das eine ganze Familie mit Verstopfung der Nase und Nasenlaufen, Niesen, Hals- und Schluckschmerzen und verschiedenen Graden der Heiserkeit, Husten und Unwohlsein befällt. Außer im Kindesalter fehlt Fieber meistens. Eine Immunität ist kurzlebig. Besonders bei Kindern kommen sekundäre bakterielle Infektionen vor wie Otitis media oder Sinusitis.

Behandlung

1. Aspirin® 0,6 g alle 4 Std.
2. Phenylephrin,* 0,25%ige Lösung als Nasentropfen 4mal täglich. Erwachsene können Dextroamphetamin (1 Phenyl-2-aminopropan) inhalieren.
3. Falls nötig, hustendämpfende Mittel.
4. Antibiotica haben keinen Platz bei der Behandlung der Erkältungskrankheit, es sei denn, daß sekundäre bakterielle Infektionen eindeutig vorhanden sind. Antihistaminica sind nur bei der allergischen oder vasomotorischen Rhinitis von Nutzen.

---

* z. B. Adrianol®.

Erkrankungen durch Rickettsien (Rickettsiosen)

Bei den Rickettsiosen handelt es sich um eine Gruppe von fieberhaften Erkrankungen, die durch Mikroorganismen hervorgerufen werden, die man neuerdings für echte Bakterien hält. Sie sind klein und obligate Parasiten, sie sollen jedoch, wie allgemein üblich, im Rahmen der Viruskrankheiten besprochen werden. Auf den Menschen werden sie entweder durch den Biß eines Überträgers (Milben oder Zecken) oder durch die Inoculation von Faeces von Insekten übertragen. Das natürliche Reservoir der Rickettsien sind Arthropoden, die offenbar nicht krank werden. Im menschlichen Organismus vermehren sie sich schnell und verursachen eine fokale perivasculäre Infiltration mit oder ohne Schädigung der Gefäßwand.

Manche Rickettsiosen sind nur in bestimmten geographischen Bereichen verbreitet, obgleich 2 oder mehrere Formen in derselben Region nebeneinander vorkommen können. Der Fieberverlauf ist von unterschiedlicher Schwere, er ist meist schon früh von einem Exanthem begleitet. Eine primäre Läsion an der Stelle des Bisses von Überträgern findet sich bei den Rickettsienpocken, bei Tsutsugamushi-Fieber und den Zeckenbißfleckfiebern der alten Welt. Nichtspezifische Proteusagglutinine (Weil-Felix-Reaktion) pflegen in der 2. oder 3. Woche der Krankheit zu erscheinen. Sie können differentialdiagnostische Hinweise geben. Durch die Komplementbindungsreaktion ist eine Differenzierung der verschiedenen Fleckfieberarten möglich. Die Züchtung des Erregers aus dem Blut, Urin oder anderen Körperflüssigkeiten ist aufwendig und klinisch meist nicht durchführbar.

Vorbeugung

1. Fleckfiebervaccine (vom Cox-Typ), 2 Injektionen von 0,5 ml subcutan oder intramuskulär im Abstand von mindestens 4 Wochen.
2. Rocky Mountain spotted Fever-Vaccine, 1,0 ml subcutan 3mal in Intervallen von 5–7 Tagen.

Diese beiden Impfstoffe schützen nicht vor anderen Formen des Fleckfiebers. (Siehe Impfplan im Anhang des Buches.)

Behandlung

Da alle Formen der Rickettsiosen auf Tetracycline und Chloramphenicol ansprechen, kann ihre Therapie gemeinsam besprochen werden.

A. Spezifische Maßnahmen: Entweder (1) Tetracyclin 0,5–1,0 g oral alle 6 Std für 2–7 Tage oder 0,5 g intravenös alle 12 Std oder (2) Chloramphenicol 0,5 g alle 6 Std oral 2–7 Tage.

B. Allgemeine Maßnahmen: Parenterale Flüssigkeitszufuhr, Sauerstoff, Sedativa und, wenn nötig, andere unterstützende therapeutische Maßnahmen. Beim Läusefleckfieber muß eine Entlausung veranlaßt werden.

Fleckfieber

(Läusetyphus, Typhus exanthematicus)

Diagnostische Merkmale

- Unspezifische, grippeähnliche Prodromalerscheinungen, auf die unmittelbar Schüttelfröste, Fieber und ein allgemeiner Schwächezustand folgen
- Schwere Kopfschmerzen
- Exanthem vom 4. bis 8. Tag. Maculopapulös, allmählich hämorrhagisch werdend, vom Rumpf zu den Extremitäten
- Gesicht, Kopfhaut, Handfläche und Sohlen bleiben frei
- Milzvergrößerung (in etwa $^1/_3$ der Fälle)
- Bestätigung der Diagnose durch den Tierversuch, die Komplementbindungsreaktion oder die Weil-Felix-Reaktion

Allgemeine Betrachtungen

Fleckfieber wird durch die Rickettsia prowazekii hervorgerufen, die durch die Faeces von Kleiderläusen übertragen wird. Es tritt vor allem in kühleren Klimazonen und in der kalten Jahreszeit als schwere Krankheit auf, aber in endemischen Zonen kommen bei Kindern oft unerkannte Fälle vor. Die Brill'sche Krankheit stellt eine Exacerbation dar, die sehr lange nach der Infektion erfolgen kann. Die Inkubationszeit beträgt 5–15 Tage (meist 8–12 Tage).

Klinische Befunde

A. Symptome: Prodromalerscheinungen wie Unwohlsein, Husten, Übelkeit, Schnupfen, Brust- und Kopfschmerzen sind oft schon vor dem eigentlichen Beginn der Krankheit vorhanden. Dieser ist plötzlich, mit Schüttelfrösten, Fieber und schweren Erschöpfungszuständen, Übelkeit und Erbrechen, Verstopfung oder Durchfall, Husten, Brustschmerzen (meist ohne Pleuritis), Stupor, Delirium und Muskelschmerzen.

Das Gesicht ist fleckig, und die Conjunctiven sind gerötet. Basale Rasselgeräusche sind oft zu hören, der Blutdruck kann abfallen. Milzvergrößerung findet sich etwa bei $^1/_3$ der Fälle. Das Exanthem zeigt charakteristische Merkmale und tritt vom 3. bis zum 8. Tag auf (gewöhnlich am 5. Tag). Es ist rosa, maculopapulös und wird oft hämorrhagisch, es beginnt am Rumpf und breitet sich über die Extremitäten aus. Das Gesicht, die Kopfhaut, Handflächen und Sohlen sind nicht befallen.

B. Laborbefunde: Die Leukocytenzahl ist inkonstant, in der 1. Woche meist Leukopenie, in der 2. Woche Leukocytose. Proteinurie und gelegentlich Hämaturie. Rickettsien können aus dem Blut durch Übertragung auf Meerschweinchen oder Beimpfung von Hühnerembryonen isoliert werden. Agglutinine gegen Proteus OX 19 und manchmal auch gegen Proteus OX 2 lassen sich am Ende der 1. oder während der 2. Woche nachweisen. Komplementbindende Antikörper sind nach der 2. Woche nachweisbar.

Differentialdiagnose

Es ist unmöglich, eine klinische Diagnose zu stellen, bevor das Exanthem ausgebrochen ist, da die Prodrome des Fleckfiebers uncharakteristisch sind. Das Exanthem klärt die Diagnose, jedoch fehlt es etwa bei 10% der Fälle. Bei Dunkelhäutigen ist es schwer zu erkennen.

Komplikationen
Pneumonie, Gangrän der Extremitäten, peripherer Kreislaufkollaps, Myokarditis und Parotitis kommen vor.

Vorbeugung und Behandlung
s. oben

Prognose
Das Fieber hält meist zwei Wochen an. Die Letalität des Fleckfiebers liegt zwischen 10% und 60% bei verschiedenen Epidemien und steigt mit zunehmendem Alter an. Sie wurde durch die spezifische Chemotherapie erheblich reduziert.

Die Fleckfieberform, die bei Personen vorkommt, die die endemischen Bezirke verlassen haben (Brill-Zinsser'sche Krankheit), soll unter dem murinen Fleckfieber besprochen werden, mit dem sie leicht verwechselt wird.

Murines Fleckfieber
(Floh-Fleckfieber)

Das murine Fleckfieber ist weiter verbreitet als das Läusefleckfieber. Die Krankheit kommt in warmen Klimazonen und während der warmen Jahreszeit vor. Das tierische Erregerreservoir sind Nagetiere, besonders Hausratten. Kleiderläuse können gelegentlich den Erreger, Rickettsia mooseri, von Patienten mit murinem Fleckfieber aufnehmen und auf andere Menschen übertragen, aber solche Ausbrüche sind von Infektionen im selben Haushalt durch infizierte Flöhe kaum zu unterscheiden. Das murine Fleckfieber ähnelt der Brill-Zinsser'schen Krankheit mehr als dem schweren Läusefleckfieber. Es beginnt oft allmählich, die Dauer ist kürzer (9–14 Tage), das Exanthem und die Symptome sind weniger deutlich. Komplikationen sind selten und fast nie tödlich. Das zentripetale und relativ wenig entwickelte Exanthem, das Gesicht, Handflächen und Fußsohlen freiläßt, gestattet, das murine Fleckfieber von den Zeckenbißfleckfiebern zu unterscheiden (mit zentrifugalem Exanthem), die in denselben geographischen Bereichen vorkommen.

Die OX-19-Agglutination ist positiv, komplementbindende Antikörper sind nachweisbar. Prophylaxe und Behandlung siehe oben. 10% der unbehandelten Fälle enden tödlich.

Wolhynisches Fieber

Das Wolhynische Fieber kann zu den fleckfieberartigen Rickettsiosen gezählt werden, obwohl der Fiebertyp und die Merkmale der Infektion mit Rickettsia quintana (R. pediculi) völlig andere sind. Die Inkubationszeit beträgt 14 bis 30 Tage, allerdings gibt es Ausbrüche nach langer Zeit wie bei der Brill-Zinsser'schen Krankheit. Epidemische Zonen finden sich wahrscheinlich hauptsächlich in Polen, Jugoslawien, in der Ukraine und neuerdings auch in Mexiko. Der Überträger ist die Kleiderlaus, das Erregerreservoir stellt der Mensch dar. Es kommt zu einer ersten plötzlichen Fieberattacke, die ungefähr 5 Tage dauert. In ungefähr der Hälfte der Fälle treten regelmäßig oder unregelmäßig Fieberschübe auf (etwa alle 3–5 Tage). Die Schmerzen hinter den Augen, im Rücken und in den Schienbeinen können an Denguefieber oder Influenza denken lassen. Milzvergrößerung, die bei dem Denguefieber selten ist, und eine Lymphadenopathie kommen häufig vor. Andere Befunde sind Kopfschmerzen und Nystagmus. Das Exanthem besteht aus relativ schwach ausgebildeten vorübergehenden erythematösen Flecken oder maculopapulösen Efflorescenzen. Sie verschwinden auf Druck und erscheinen frühzeitig, aber unregelmäßig besonders im Bereich der Brust, am Rücken und am Bauch während des ersten Fieberschubes oder eines Rückfalles. Es ist bekannt, daß latente Infektionen mit dem Erreger im Blut vorkommen. Die Weil-Felix-Reaktion ist negativ. Über das Vorkommen spezifischer, komplementbindender Antikörper wurde berichtet. Proteinurie und Polyurie sind vorhanden.

Vorbeugung und Behandlung
s. oben

Prognose

Die Prognose ist gut, aber die Rekonvaleszenz dieses verhältnismäßig leicht verlaufenden Fiebers ist oft verlängert. Dabei sind funktionelle Störungen vorhanden, die denen gleichen, die die postfebrile Depression bei Dengue und Influenza begleiten.

Zeckenbißfleckfieber

(Rocky-Mountain-Fever, Fièvre boutonneuse, Nord-Queensland-Zeckenbißfieber usw.)

Die durch Zecken übertragenen Rickettsiosen oder Fleckfieber sind sich im wesentlichen ähnlich, aber sie kommen in geographischen und oekologischen Bereichen vor, in denen sie besondere Namen bekommen haben. Es handelt sich um Krankheiten ländlicher Gebiete, in denen die Rickettsien durch ganz bestimmte wenige örtlich vorkommende Zeckenarten, meistens aus den Gattungen Dermacentor, Haemaphysalis, Amblyomma und Rhipicephalus, von Nagetieren, Kaninchen oder Hunden auf den Menschen übertragen werden. Die Erreger müssen als Subspecies von Rickettsia rickettsii angesehen werden.

Es gibt drei Hauptformen des Zeckenbißfiebers, 1. der amerikanische Typ (Subspecies R. rickettsii), der durch die Abwesenheit einer primären Läsion gekennzeichnet ist und durch das „Rocky Mountain spotted fever“ repräsentiert wird. Es kommt von Canada bis Brasilien vor, zu seinem Ausbreitungsgebiet nach Westen gehören die östlichen Teile der UdSSR, wo es mit Erkrankungen durch R. sibirica verwechselt werden kann, Indien und wahrscheinlich auch China. 2. Der afrikanische Typ (Subspecies oder Species R. conorii), repräsentiert durch das Fièvre boutonneuse, das in Afrika, dem Mittelmeergebiet, der UdSSR und Indien vorkommt. Es ist gekennzeichnet durch die häufig vorhandene Primärläsion (tâche noir des Mittelmeergebietes). Im Mittelmeergebiet und wahrscheinlich auch in Teilen Indiens wird es durch Rhipicephalus sanguineus übertragen und findet sich vorwiegend in der Umgebung städtischer Siedlungen (z. B. im östlichen Teil der USA). Anderswo kommen die Infektionen auch in ländlichen Gebieten vor. 3. Der australische Typ (Subspecies oder Species R. australis), repräsentiert durch das Nord-Queensland-Zeckenbißfieber, ist eine milde Infektion, die wahrscheinlich durch die Zecke, vielleicht Ixodes, übertragen wird. Es ähnelt dem afrikanischen Zeckenbißfieber insofern, als primäre Läsionen vorhanden sind, jedoch unterscheidet sich der Erreger durch seine Antigenstruktur.

1. Rocky Mountain spotted fever

Diagnostische Merkmale

- Unspezifische grippeähnliche Prodromalerscheinungen, denen Schüttelfröste mit Fieber, Unwohlsein, schweren Kopfschmerzen, Muskel- und Gelenkschmerzen, Rückenschmerzen, Ruhelosigkeit und Reizbarkeit folgen
- Milzvergrößerung (50%), gelegentlich Lebervergrößerung und Gelbsucht
- Exanthem: rot, maculös, wobei die Flekken größer werden und petechial sich verändern. Es breitet sich von den Handgelenken, Fußgelenken und dem Rücken zum Rumpf aus
- Serologische Untersuchungen und Übertragungsversuche auf ein Versuchstier bestätigen die Diagnose

Allgemeine Betrachtungen

Erreger ist R. rickettsii, die durch verschiedene Arten der Ixodes-Zecken übertragen wird. Es kommt überall in den USA vor, besonders aber in den Rocky Mountains und in den südöstlichen Gebieten. Die Mehrzahl der Fälle findet sich im Frühjahr oder Frühsommer. Die Inkubationszeit ist gewöhnlich 3–7 Tage.

Klinische Befunde

A. Symptome: Prodromalerscheinungen wie Unwohlsein und Appetitlosigkeit bestehen schon 1–3 Tage vor dem eigentlichen Beginn der Krankheit mit Schüttelfrösten und ähnlichen Zuständen, Schwitzen, Fieber, retroorbitalen Schmerzen, Lichtscheu, Nasenbluten, Gelenk- und Muskelschmerzen, Übelsein mit Erbrechen, Hals- und Schluckbeschwerden und Bauchschmerzen. Ruhelosigkeit, Reizbarkeit, delirante Zustände, Lethargie, Stupor oder Koma können vorhanden sein. Das Gesicht zeigt manchmal dunkle Flecken, conjunctivale Rötung, Cyanose. Die Milz ist bei 50% der Kranken vergrößert, die Leber gelegentlich mit Gelbsucht. Ein Exanthem, das vom 2.–11. Tag (meist vom 3.–5. Tag) auftritt, breitet sich von den Hand- und Fußgelenken über die Extremitäten und den Rumpf aus, gelegentlich auch auf das Gesicht. Der Ausschlag ist zunächst kleinfleckig, rot und wird später größer und petechial.

B. Laborbefunde: Proteinurie, Bilirubinurie und Hämaturie. Die Rickettsien können isoliert werden, indem Vollblut oder Citratblut männlichen Meerschweinchen intraperitoneal injiziert wird. Der Agglutinationstiter in der Weil-Felix-Reaktion (OX 2 und OX 19) steigt zwischen dem 10. und 15. Tag an. Nach Möglichkeit sollte der Titeranstieg durch Vergleich mit einer zu Beginn der Krankheit entnommenen Blutprobe bewiesen werden. In der zweiten Woche sind auch komplementbindende Antikörper zu finden.

Differentialdiagnose

Die Anfangssymptome gleichen denen vieler Infektionskrankheiten, aber durch das Exanthem kann die Krankheit von Masern, Läusefleckfieber und Typhus abdominalis unterschieden werden. Am ehesten ist noch das Exanthem bei einer Meningokokkenmeningitis ähnlich, doch in solchen Fällen sind Lumbalpunktion und Blutkulturen notwendig.

Komplikationen

Myokarditis, Bronchopneumonie, Hautnekrosen oder cerebrale Infarkte können vorkommen.

Vorbeugung und Behandlung

s. oben.

Prognose

Das Fieber dauert im allgemeinen 2–3 Wochen, die Rekonvaleszenz ist vergrößert. Vor Einführung der antibiotischen Therapie mit Tetracyclinen und Chloramphenicol lag die Sterblichkeit zwischen 25 und 75%.

2. Andere Formen der Zeckenbißfleckfieber

Das afrikanische Zeckenbißfleckfieber verläuft im allgemeinen leicht und hört gewöhnlich mit einem schnellen Abfall des Fiebers auf. Plötzlicher Beginn mit schweren Kopfschmerzen, Schlaflosigkeit und Lichtscheu, Muskel- und Gelenkschmerzen. Verstopfung und Verwirrungszustände sind nicht ausgeprägt. In manchen Fällen ist bereits bei Beginn der Krankheit eine Primärläsion mit schmerzhafter Schwellung der regionalen Lymphdrüsen vorhanden. Diese Primärläsion kann an der Stelle des Zeckenbisses überall am Körper auftreten, meistens jedoch im Bereich der bedeckten Körperabschnitte. Das Exanthem ist dem amerikanischen Typ ähnlich, jedoch ist es weniger oft petechial und kann flüchtig sein, gelegentlich sogar ganz fehlen, insbesondere außerhalb des Mittelmeergebietes. Die leichtesten Fälle mit Fieber und Kopfschmerzen und mit oder ohne Primärläsion mit Lymphdrüsenschwellung dauern nur wenige Tage. Das Nord-Queensland-Zeckenbißfleckfieber wurde nur wenig untersucht. Das Fieber dauert weniger als eine Woche an und kann intermittierend sein. Das meist flüchtige Exanthem hat einen unterschiedlichen Charakter.

Rickettsienpocken

Sie werden hervorgerufen durch R. akari, die durch Milben von Mäusen übertragen wird. Die Inkubationszeit beträgt 1–2 Wochen. Plötzlicher Beginn mit Schüttelfrost, Fieber, Muskelschmerzen, Kopfschmerzen und Lichtscheu. Die Primärläsion ist eine harte rote Papel, die sich zu einer Blase entwickelt und schließlich eine schwarze Borke bildet. 2—4 Tage nach Beginn erscheint ein papulöser Ausschlag, der vesiculär-pustulös wird. Die Blasen trocknen in ungefähr 2 Tagen ein, die Borken fallen nach weiteren 1—2 Wochen ab. Leukopenie ist häufig, komplementbindende Antikörper erscheinen während oder nach der 2. Woche. Die Weil-Felix-Reaktion ist negativ. Die Rickettsienpocken müssen unterschieden werden von Varicellen, Pocken, Flohbißfieber, Rocky-

Mountain-Fieber und Milbenfleckfieber (s. unten). Die Behandlung siehe oben.

Milbenfleckfieber

(Tsutsugamushi-Fieber)

Diagnostische Merkmale

- Nicht spezifische, grippeähnliche Prodrome mit schweren Kopfschmerzen und schnupfenartiger, conjunctivaler Injektion
- Schwarze, verschorfte oder ulcerierte Primärläsion an der Stelle der Infektion
- Im Abflußgebiet der Primärläsion Lymphdrüsenschwellung
- Bei $^1/_3$ der Fälle vorwiegend am Rumpf fleckiger Ausschlag
- Serologische Untersuchungen und Tierversuche bestätigen die Diagnose

Allgemeine Betrachtungen

Die Krankheit wird verursacht durch Rikkettsia tsutsugamushi, die durch Milben übertragen wird. Sie kommt in Japan, Südasien, Indonesien und auf den Inseln des südöstlichen Pazifiks vor. Die Inkubationszeit beträgt 6–18 Tage (gewöhnlich 10–12 Tage).

Klinische Befunde

A. Symptome: Während der Prodromalzeit (1–5 Tage) bestehen Unwohlsein, Schüttelfrost, Kopfschmerzen, Rückenschmerzen, retroorbitale Schmerzen, Übelkeit und niedriges Fieber. Darauf kommt es entweder zu einem plötzlichen oder allmählichen Anstieg des Fiebers. Bei Fieberbeginn entwickelt sich an der Bißstelle eine schwarze Primärläsion mit einem nekrotischen Zentrum, die von einem Erythem umgeben ist. Frühzeitig sind auch die regionalen Lymphdrüsen im Abflußgebiet der Primärläsion vergrößert. Im Höhepunkt der Krankheit findet sich eine generalisierte Lymphdrüsenschwellung. Bei $^1/_3$ der Patienten erscheint vom 3. bis 8. Tag ein fleckiger Ausschlag, der am stärksten am Rumpf und etwas weniger an den Extremitäten ausgebildet ist. Das Gesicht ist nur gelegentlich befallen. Das Exanthem bleibt 1–8 Tage bestehen. Husten ist häufig. Oft stehen encephalitische Symptome im Vordergrund (Verwirrtheit, Desorientiertheit).

B. Laborbefunde: Ein ansteigender Titer der Weil-Felix-Reaktion (Proteus OXK) ist während oder nach der zweiten Woche festzustellen, ebenso komplementbindende Antikörper. Durch intraperitoneale Injektion von Vollblut bei weißen Mäusen können die Rickettsien nachgewiesen werden.

Differentialdiagnose

Eine klinische Unterscheidung des Tsutsugamushi-Fiebers von anderen Rickettsiosen, Malaria, Typhus abdominalis, infektiöser Hepatitis und Fieber unbekannter Herkunft ist in der ersten Woche der Krankheit schwierig oder unmöglich. Das Exanthem, die Primärläsion und die epidemiologischen Umstände können die Diagnose unterstützen. Die Lymphadenopathie muß von anderen Ursachen einer Lymphdrüsenvergrößerung unterschieden werden.

Komplikationen

Myokarditis, Neuritis, Pneumonie und peripherer Kreislaufkollaps.

Vorbeugung und Behandlung

s. oben

Prognose

Das Fieber dauert gewöhnlich 2 Wochen. Bevor eine ätiologische Behandlung möglich war, betrug die Sterblichkeit 10–20%.

Q-Fieber

Diagnostische Merkmale

- Plötzlicher Beginn mit Unwohlsein, Schüttelfrösten, Fieber und gerötetem Gesicht
- Schwerer Stirnkopfschmerz oder retroorbitale Schmerzen
- Hartnäckiger Husten mit wenig Befunden bei der körperlichen Untersuchung
- In subakuten und chronischen Fällen niedriges Fieber, langdauernd oder mit Rückfällen, Schweißausbrüchen, Kopfschmerzen und Erschöpfung

- Im Röntgenbild der Lunge charakteristische Infiltration mit relativ leichten Symptomen von seiten der Atmungsorgane.

Allgemeine Betrachtungen

Der Erreger des Q-Fiebers ist Coxiella burneti, eine sehr infektiöse und lebensfähige Rickettsie, die auf den Menschen durch Inhalation von Aerosolen, infiziertem Staub oder durch Genuß roher, infizierter Milch übertragen wird. Der Erreger befindet sich in Faekalien, Urin und, besonders wichtig, in Placenta oder Amnionflüssigkeit von Kühen, Schafen und Ziegen, wobei es gelegentlich auch durch eingetrocknete Faeces auf den Häuten und auf anderen Wegen zur Infektion kommen kann. Es sind auch Ausbrüche beobachtet worden, bei denen eine Staubinfektion durch altes Stroh oder Verpackungsmaterial erfolgte. Die Diagnose wird während eines Ausbruches erleichtert, wenn die Lunge befallen ist. Die Inkubationszeit beträgt ungefähr 14 Tage, kann aber zwischen 8 und 28 Tagen schwanken.

Klinische Befunde

A. Symptome: Die Infektion kann subklinisch bleiben, jedoch kommen alle Übergänge bis zu einem schweren Krankheitsbild vor, wobei eine große Zahl von Infektionskrankheiten vorgetäuscht werden kann. Plötzlicher Beginn mit Schüttelfrösten, Krankheitsgefühl, Stirnkopfschmerzen und Retroorbitalschmerz, der bald allgemeiner wird. Das Fieber dauert 10 Tage oder länger und ist meist begleitet von einem allgemeinen Erschöpfungszustand. Der Husten ist zunächst trocken, später entleert sich ein oft blutiges Sputum. Die physikalischen Befunde sind gering, ein abgeschwächtes Atemgeräusch, wenige knisternde Rasselgeräusche und ein Dämpfungsbereich sind festzustellen. An einer solchen Stelle kann eine Pleurareizung mit Erguß vorhanden sein. Diese Zeichen sind nicht so deutlich, wie man bei dem Zustand des Patienten eigentlich erwarten würde. Weniger typische Fälle ähneln einer Influenza, sie dauern jedoch wesentlich länger, und das Röntgenbild zeigt eine charakteristische Infiltration der Lunge. Auch eine Bronchopneumonie oder eine akute Septicämie können ein ähnliches Bild vortäuschen. Die Temperatur kann über eine Periode von mehreren Monaten leicht erhöht sein. Solche Fälle ähneln einer Brucellose, andere gehen mit nervösen Erscheinungen einher. Milzvergrößerung, Hepatitis und myokardiale Erscheinungen können vorhanden sein, Endokarditis ist selten. In den epidemisch und endemisch verseuchten Gebieten verläuft die Krankheit meist mild und zeigt außer Fieber von 3–5 Tagen keine anderen Symptome. Die Differentialdiagnose ist nur durch serologische Untersuchungen zu klären.

Subakute und chronische Formen können mit einer Brucellose und einer Tuberkulose verwechselt werden.

B. Laborbefunde: Die Weil-Felix-Reaktion ist negativ. Komplementbindende und agglutinierende Antikörper beginnen vom 7. Tag an anzusteigen. Die serologische Untersuchung bei Verdacht auf Q-Fieber sollte immer Psittakose und Brucellose mit einschließen (Komplementbindungsreaktion und Agglutination) sowie Reaktionen zum Ausschluß einer Streptokokkeninfektion (MG-Agglutination und Kälteagglutination)*.

Die Milch kann auf ähnliche Weise untersucht werden. Der Erreger läßt sich durch Übertragung von Blut oder anderem infizierten Material auf Meerschweinchen, Mäuse oder Hamster nachweisen.

C. Röntgenbefunde: Wiederholte Röntgenuntersuchungen der Lunge sind angezeigt. Verstreute Infiltrationsherde ergeben ein charakteristisches Bild. Sie werden oft bei völliger Abwesenheit irgendwelcher physikalischen oder sonstigen Lungensymptome gefunden.

Vorbeugung

Q-Fieber ist eine Berufskrankheit bei Landwirten und Schlachthausarbeitern. Besondere Vorsicht ist beim Kalben und Lammen geboten. Milch wird durch Kochen, nicht aber durch Pasteurisierung** desinfiziert.

---

* Anmerkung der Übers.: Diese Reaktionen dienen dem Nachweis einer Mycoplasmenpneumonie

** Anmerkung der Übers.: Sichere Abtötung bei 72 °C 15 sec bzw. 85 °C 7 sec in natürlich infizierter Milch.

Eine Vaccine ist zwar entwickelt worden, sie hat jedoch den Nachteil, daß sie schwere lokale Reaktionen verursacht. Obwohl der Erreger sehr infektiös ist, scheint die Gefahr einer Übertragung von Mensch zu Mensch gering zu sein. Dennoch werden von manchen Behörden verschiedene Grade der Isolierung empfohlen.

Behandlung

s. oben.

Prognose

Bei geringer Sterblichkeit können die allgemeinen Erschöpfungszustände verlängert und die Rekonvaleszenz verzögert sein.

22. INFEKTIONSKRANKHEITEN: BAKTERIELLE INFEKTIONS-KRANKHEITEN

Streptokokkeninfektion der oberen Luftwege; Streptokokkenpharyngitis; Scharlach

Diagnostische Merkmale

- Plötzliches Einsetzen von Fieber, Krankheitsgefühl, Hals- und Schluckschmerzen, Erbrechen
- Geröteter Rachen, ödematös mit fleckigem oder follikulärem Exsudat
- Feinfleckiges papulöses und erythematöses Exanthem, das zuerst besonders im Bereich der Achselhöhle und in der Leistengegend erscheint
- Die Diagnose wird durch einen Rachenabstrich bestätigt

Allgemeine Betrachtungen

Streptokokkeninfektionen der oberen Luftwege werden durch beta-hämolytische Streptokokken der serologischen Gruppe A (Lancefield) verursacht. Sie werden entweder von einem Kranken oder einem gesunden Keimträger in erster Linie durch Tröpfcheninfektion verbreitet. Zu einem Scharlach kommt es, wenn der Streptokokkenstamm ein erythrogenes Toxin bildet und der Patient hierfür empfänglich ist. So unterscheidet sich der Scharlach von einer einfachen Streptokokkenpharyngitis durch das Exanthem, die Himbeerzunge und andere Manifestationen. Die Inkubationszeit von Streptokokkeninfektionen beträgt 1–7 Tage.

Klinische Befunde

A. Symptome: Gewöhnlich plötzliches Einsetzen von Fieber mit Schüttelfrösten oder im Kindesalter mit Krämpfen. Unwohlsein, Gelenkschmerzen, Übelkeit mit Erbrechen und Bauchschmerzen können erheblich sein. Der Rachen ist meistens extrem schmerzhaft, obwohl die Angina manchmal gering ist und weniger deutlich als die anderen Symptome.

Der Rachenbefund ist bei der Streptokokkenpharyngitis und beim Scharlach derselbe, nämlich ein Erythem und leichtes Ödem im Rachenraum mit Vergrößerung der Mandeln, falls sie noch vorhanden sind. Auf den Tonsillen, an der hinteren Rachenwand und am Gaumenbogen findet sich außerdem ein fleckiges oder follikuläres Exsudat, das sich leicht wegwischen läßt. Die vorderen Halslymhknoten sind druckempfindlich und vergrößert, und gewöhnlich besteht eine geringgradige generalisierte Lymphadenopathie.

Als Folge der toxischen Erscheinungen (Scharlach) ist die Haut diffus gerötet und zeigt ein punktförmiges Exanthem, das auf vergrößerte Hautpapillen zurückzuführen ist. Dieses weist ein tieferes Rot auf als die umgebende Haut. Besonders stark ausgebildet ist das Exanthem im Bereich der Achselhöhle und in der Leistengegend, am seitlichen Rumpf, auf der Beugerseite des Armes und auf dem Fußrücken. Unter Druck verblaßt es. Die Streckerseite der Arme ist meist ausgespart. Die Hautfalten sind überpigmentiert und werden auf Druck nicht heller. Gelegentlich treten kleine petechiale Blutungen auf. Nach 2–5 Tagen beginnt das Exanthem zurückzugehen, die Haut schuppt ab, was mit einer Abschilferung über den Hautpapillen beginnt. Das Gesicht ist meist fleckig rot mit einer Blässe um den Mund („Milchbart"), jedoch nicht vom Exanthem befallen. Ein Exanthem – ebenfalls als Folge der Toxinwirkung – erscheint analog dem Hautexanthem auf dem weichen Gaumen, der feingesprenkelt mit Stippchen übersät ist. Die „Himbeerzunge" entwickelt sich am ersten Tag des Ausschlages. Sie ist stark belegt, die hervorstehenden Papillen sind sichtbar. Am 2. Tag verschwindet der Belag an der Zungenspitze und den seitlichen Rändern. Am 3. Tag ist er zur Hälfte oder zu zwei Dritteln verschwunden, und am 4. Tag ist die Zunge glatt und leuchtend rot mit vergrößerten Papillen.

B. Laborbefunde: Frühzeitig ist eine Leukocytose festzustellen, während der Rekonvaleszenz besteht eine Eosinophilie. Im Urin Eiweiß, Cylinder und Haematurie. Die Senkung ist beschleunigt und wird bei unkomplizierten Fällen in der zweiten Woche wieder normal. Der Antistreptolysin-O-Titer steigt während der Rekonvaleszenz an. Im Rachenabstrich finden sich beta-hämolysierende Streptokokken.

Komplikationen

Bakterielle Komplikationen sind: Rhinitis, Sinusitis, Otitis, Mastoiditis, Vereiterung der Halslymphdrüsen, Pneumonie und Empyem (selten), eitrige Arthritis und Meningitis. Ein rheumatisches Fieber kann nach der 2. Woche auftreten, zu einer Glomerulonephritis (mit nephritogenen Streptokokkenstämmen) kann es 1–4 Wochen später kommen.

Differentialdiagnose

Die Streptokokkenpharyngitis muß unterschieden werden 1. von einer Viruspharyngitis, besonders der Herpangina und der exsudativen nicht bakteriellen Pharyngitis; 2. von der Diphtherie, bei der der Rachen weniger rot, die Pseudomembranen confluierend und die Allgemeinsymptome weniger deutlich sind; 3. von der Plaut-Vincent-Angina mit flachen Geschwüren meist im Bereich der Mundhöhle; 4. von der infektiösen Mononucleose mit deutlicherer Lymphadenopathie, Milzvergrößerung, abnormen Lymphocyten und einem positiven heterophilen Agglutinationstest (s. S. 1018) und 5. von einer Pharyngomykose, meist mit käsig-weißem, fleckigem Exsudat und geringem Erythem.

Das Scharlachexanthem muß unterschieden werden: 1. von Masern durch die Koplikschen Flecken und die Leukopenie; 2. von Röteln, bei denen der Ausschlag zwar ähnlich ist, doch fehlt beim Scharlach der Befall des Gesichts; 3. von ECHO-Virusinfektionen; 4. von anderen Erythemen (Sonne, Arzneimittel, Fieber), meist durch die Anamnese zu klären; 5. von prodromalen Exanthemen bei Windpocken oder seltener Pocken.

Vorbeugung

Sulfonamide 0,5 g zweimal täglich, Penicillin G 100 000 Einheiten 2mal täglich oral oder Benzathin-Penicillin 1,2 Mill. Einheiten einmal im Monat vermindern die Häufigkeit einer Streptokokkeninfektion. Diese Maßnahmen sind jedoch solchen Patienten vorzubehalten, die bereits rheumatische Symptome aufweisen und bei denen ein Rückfall eines rheumatischen Fiebers verhindert werden soll.

Behandlung

A. Spezifische Maßnahmen: Procain-Penicillin G 300 000 Einheiten täglich intramuskulär. Dies muß 10 Tage lang fortgesetzt werden, andernfalls kommt es zu Rückfällen. Bei oralem Penicillin werden etwa 200 000 Einheiten oder Phenethicillin 250 mg alle 6 Std gegeben. Auch Benzathin-Penicillin G (1,2 Mill. Einheiten intramuskulär) kann verwendet werden. Eine lokale Penicillinbehandlung durch Lutschtabletten ist wertlos.

2. Erythromycin 0,2–0,5 g alle 6 Std oder Tetracycline 0,25–0,5 g alle 5 Std sind oft sehr wirksam, aber es kommt öfter zu klinischen oder bakteriologischen Rückfällen.

3. Cephalotin 1,5 g alle 6 Std kann bei Schwerkranken und für Patienten, die gegen Penicillin überempfindlich sind, in Frage kommen.

B. Allgemeine Maßnahmen: Bettruhe, bis der Patient fieberfrei und die Blutsenkung normal ist. Die Art der Ernährung richtet sich nach den Angina. Gurgeln oder Spülen mit heißen Salzlösungen oder 30%iger Glucoselösung bringen oft eine Erleichterung. Zur Besserung der subjektiven Beschwerden können Aspirin® und Codein gegeben werden.

C. Behandlung der Komplikationen: Bakterielle Komplikationen lassen sich gewöhnlich mit Penicillin wirkungsvoll behandeln. Auch das rheumatische Fieber kann durch frühzeitige Penicillinbehandlung verhütet werden. Die akute Glomerulonephritis wird in Kapitel 16 besprochen.

D. Behandlung der Keimträger: 300 000 Einheiten Procain-Penicillin täglich 10 Tage lang oder Benzathin-Penicillin G 1,2 Mill.

Einheiten beseitigen die Keime und machen damit eine weitere Streuung unmöglich.

Prognose

Bei unbehandelten und unkomplizierten Fällen hält das Fieber 3–7 Tage an, das Exanthem beginnt nach 3–5 Tagen zu verblassen. Der Verlauf ist bei frühzeitiger Penicillinbehandlung abgekürzt und die Komplikationsrate stark vermindert. Die Sterblichkeit ist gering.

Diphtherie

Diagnostische Merkmale

- *Graue, homogene, zähe Pseudomembran an der Eintrittspforte*
- Halsschmerzen, starke Nasensekretion, Heiserkeit, Krankheitsgefühl und Fieber
- Myokarditis, Neuritis
- Die Kultur bestätigt die Diagnose

Allgemeine Betrachtungen

Die Diphtherie ist eine akute ansteckende Krankheit, die durch Corynebacterium diphtheriae hervorgerufen wird. Sie befällt vorwiegend die oberen Luftwege, es können aber auch andere Schleimhäute oder Hautwunden betroffen sein. Die Erreger gelangen durch den Respirationstrakt in den Organismus und verbreiten sich in der Außenwelt hauptsächlich durch Sekret aus den Atemwegen von Patienten oder gesunden Keimträgern. Die Inkubationszeit beträgt 2–7 Tage. Typisch für die Diphtherie sind außerdem Myokarditis und Neuritis durch das Exotoxin des Erregers.

Klinische Befunde

A. Symptome: Charakteristisch ist eine homogene, graue und zähe Membran, die sich von den Mandeln aus schnell über die Gaumenbögen zur Rachenwand hin ausbreitet. Sie ist von einer schmalen, erythematösen und einer ausgedehnten ödematösen Zone umgeben. Im frühen Stadium ist die Pharyngitis verhältnismäßig schmerzlos. Die ersten Anzeichen sind geringe Halsschmerzen, Fieber und Krankheitsgefühl, denen aber sehr rasch die Merkmale einer Toxämie und eines allgemeinen Schwächezustandes folgen. Die Membran kann in den Larynx und in die Trachea hineinwachsen und die oberen Luftwege verstopfen; das gleichzeitig entstehende Ödem verstärkt außerdem noch die Atembehinderung.

Wenn sich eine Myokarditis entwickelt, so sind zunächst ein schneller, schwacher Puls, unklare Herztöne und kardiale Arrhythmie festzustellen. Schließlich kommt es zu einer kardialen Dekompensation mit fallendem Blutdruck und Leberstauung, die von Übelkeit und Erbrechen begleitet wird. Von der toxischen Neuritis werden zunächst die Hirnnerven befallen, was sich anzeigt durch nasale Sprache, Herausfließen der Nahrung aus der Nase, Doppeltsehen, Strabismus, Störung des Schluckaktes, die sich durch Aufstauung des Speichels und Sekrets aus den Atemwegen bemerkbar macht. Die Neuritis kann fortschreitend auch auf die Intercostalmuskulatur und die Extremitäten übergreifen. Sensibilitätsstörungen sind weniger ausgeprägt als die Schwäche der motorischen Nerven.

B. Laborbefunde: Infolge der toxischen Nephritis findet sich im Urin meist Eiweiß, außerdem ist eine Leukocytose, bedingt durch Vermehrung der polymorphkernigen Leukocyten, vorhanden. Durch Anlegen von Bakterienkulturen kann die Diagnose bestätigt werden, direkte mikroskopische Präparate von Rachenabstrichen sind unzuverlässig. Im Liquor findet sich bei der postdiphtherischen Neuritis eine Eiweißvermehrung ohne Zunahme der Zellen.

C. EKG-Befunde: Bei der Myokarditis zeigt das EKG eine Arrhythmie, Verlängerung der P-R-Zeit, Herzblock und Inversion der T-Zacke.

Differentialdiagnose

Die Diphtherie muß von der Streptokokkenpharyngitis mit ihrer extremen Rötung, erheblichen Schmerzhaftigkeit und starken Ödemen unterschieden werden, ebenso von der infektiösen Mononucleose mit ihren weißen, leicht zu entfernenden Membranen. Die Diphtheriediagnose ist klinisch zu stellen; Laboratoriumsbefunde dürfen nicht abgewartet werden, da die Einleitung einer sofortigen Therapie dringend notwendig ist.

Komplikationen

Akute Otitis media oder Bronchopneumonien können vorkommen.

Vorbeugung

A. Kinder: Es werden 3 Injektionen intramuskulär von je 0,5 ml eines Diphtherietoxoids (Aluminium-Adsorbatimpfstoff oder Aluminiumphosphat-Präcipitatimpfstoff) im Alter von 2, 3 und 4 Monaten verabreicht, wobei diese Schutzimpfung mit der aktiven Immunisierung gegen Tetanus und Pertussis kombiniert werden kann. Als Auffrischung sollte im Alter von 1 Jahr eine weitere Injektion von 0,5 ml intramuskulär gegeben werden. 3 und 7 Jahre nach der Grundimmunisierung werden weitere Auffrischungsimpfungen gegeben und später weiterhin alle 4 Jahre.*

B. Erwachsene: Sie neigen zu schweren Reaktionen auf die üblichen für Kinder verwendeten Impfstoffe. Daher ist die Methode der Wahl, einen kombinierten Tetanus-Diphtherieadsorbatimpfstoff zu verwenden, der für Erwachsene hergestellt wird. Dieser wird intramuskulär in 2 Dosen im Abstand von 4–8 Wochen und etwa 12 Monate nach der letzten Injektion als Auffrischungsimpfung verabreicht. (S. Impfplan im Anhang des Buches.)

Tabelle 22–1. *Dosierungsplan für Diphtherieantitoxin*

Lokalisation	Kinder	Erwachsene
Vordere Nase	5 000 Einheiten	10 000 Einheiten
Leichte Rachensymptome	10 000 Einheiten	20 000 Einheiten
Mäßige Rachensymptome	20 000 Einheiten	40 000 Einheiten
Schwere Rachen- oder Nasen-Rachensymptome	40 000 Einheiten	80 000 Einheiten
Kehlkopfdiphtherie	10 000 Einheiten	20 000 Einheiten
Mehrere Lokalisationen und Spätfälle	40 000 Einheiten	80 000 Einheiten

Behandlung

A. Spezifische Maßnahmen:

1. Wenn durch einfache klinische Untersuchung eine Diphtherie nicht ausgeschlossen werden kann, muß Diphtherie-Antitoxin gegeben werden. Dabei ist die intravenöse Gabe vorzuziehen, es sei denn, es handelt sich um eine sehr leichte Erkrankung oder der Patient ist gegen Pferdeserum überempfindlich. In jedem Fall müssen vor der Serumgabe ein Conjunctival- und ein Hauttest ausgeführt und muß nötigenfalls desensibilisiert werden. Die Dosis wird variiert je nach Dauer der Krankheit, ihrer Lokalisation und der Größe und dem Gewicht des Patienten. Eine einmalige Gabe sollte ausreichen.

2. 300 000 Einheiten Procain-Penicillin täglich intramuskulär beschleunigen das Verschwinden der Erreger aus dem Rachen etwas und sind gegen sekundäre Streptokokkeninfektionen wirksam. Der Krankheitsverlauf selbst wird nicht beeinflußt.

B. Allgemeine Maßnahmen: Absolute Bettruhe für mindestens 3 Wochen oder bis das EKG normal ist. Flüssig-breiige Kost, soweit sie vertragen wird, sowie Rachenspülungen mit heißer Salzlösung oder 30%iger Glucoselösung 3–4mal täglich. Zur Schmerzbekämpfung Aspirin® und Codein.

C. Spezielle Behandlungsprobleme:

1. *Myokarditis:* Es gibt keine allgemein gültige Behandlungsweise. Sauerstoffzufuhr unter dem Zelt oder durch die Maske kann erforderlich werden. Die Verabreichung von 100 ml einer 20%igen hypertonischen Traubenzuckerlösung kann von Wert sein. Digitalis und Chinidin sollten für Arrhythmien reserviert bleiben. Im Schock können vasopressorisch wirkende Mittel notwendig werden (s. Kapitel 1).

2. *Neuritis:* Nahrungszufuhr durch die Nase muß versucht werden, wenn eine Schlucklähmung besteht. Tracheotomie und mechanische Beatmung können erforderlich sein. Als wertvoll erweisen sich oft eine korrigierende Schienung und physikalische Therapie.

* Anmerkung der Übers.: Nach dem 12.–14. Lebensjahr sollte keine Diphtherieimpfung mehr ausgeführt werden. Bei der derzeitigen epidemiologischen Situation sind auch Di-Schutzimpfungen von Erwachsenen nicht erforderlich.

3. *Verlegung der Atemwege:* Croup-Husten, Stridor und Dyspnoe erwecken den Verdacht auf eine Verlegung des Larynx. Die Absaugung von Membranen und Sekret unter direkter laryngoskopischer Kontrolle können Hilfe bringen. Intubation oder Tracheotomie sind auszuführen, wenn die Atemnot zunimmt und bevor eine Cyanose eintritt.

4. *Auf chronische Hautulcerationen* durch C. diphtheriae, vor allem in Ländern mit feuchtwarmem Klima, können Myokarditis und Neuritis folgen. Es ist dieselbe Behandlung notwendig wie für die Rachendiphtherie.

D. Behandlung der Komplikationen: Die akute Otitis media und die Bronchopneumonie werden in Kapitel 6 und 7 besprochen.

E. Behandlung der Keimträger: Penicillin hat eine begrenzte Wirkung.

Prognose

Die Letalität schwankt zwischen 10 und 30%. Sie liegt höher bei älteren Leuten oder wenn die Therapie verspätet begonnen wird. Eine früh auftretende Myokarditis endet häufig tödlich. Störungen im Reizleitungssystem und Arrhythmie verschlechtern die Prognose. Eine Neuritis ist selten tödlich, wenn nicht eine Lähmung der Atemmuskulatur eintritt. Myokarditis und Neuritis gehen zwar nur langsam zurück, heilen aber vollständig aus, wenn der Patient überlebt.

Keuchhusten

(Pertussis)

Diagnostische Merkmale

- Hustenanfälle, die mit einem klingenden inspiratorischen Keuchen (Ziehen) enden
- Katarrhalisches Prodromalstadium von 2 Wochen mit Unwohlsein, Husten, Schnupfen und Appetitlosigkeit
- Vorwiegend bei Kindern unter 2 Jahren
- Absolute Lymphocytose
- Die Kultur bestätigt die Diagnose

Allgemeine Betrachtungen

Keuchhusten (Pertussis) ist eine außerordentlich ansteckende Krankheit der Atemwege, deren Erreger Bordetella (Haemophilus) pertussis ist. Sie wird von infizierten Personen durch Tröpfcheninfektion weiterverbreitet. Die Inkubationszeit beträgt 7–14 Tage. Die Infektiosität ist zu Beginn der Krankheit am größten, sie nimmt ab, bis der Erreger aus dem Nasenrachenraum verschwunden ist (ungefähr nach einem Monat). Kinder erkranken am häufigsten, etwa die Hälfte der Kranken ist weniger als 2 Jahre alt.

Klinische Befunde

A. Symptome: Physikalische Befunde sind minimal oder fehlen ganz. Die Temperatur ist, wenn überhaupt, nur wenig erhöht. Obwohl atypische Verlaufsformen von nur einigen Tagen bis zu einer Woche beschrieben wurden, dauern die Symptome des klassischen Keuchhustens etwa 6 Wochen und lassen sich in drei aufeinanderfolgende Stadien einteilen:

1. *Katarrhalisches Stadium:* Der Beginn ist schleichend mit Tränenfluß, Niesen, Unwohlsein, Schnupfen, Appetitlosigkeit und nächtlichen trockenen Hustenstößen, die zunehmend auch tagsüber auftreten.

2. *Anfallsstadium:* Dieses folgt dem Beginn des katarrhalischen Stadiums etwa nach 10–14 Tagen. Es ist gekennzeichnet durch eine schnelle Folge von Hustenstößen, an die sich eine tiefe schnelle Inspiration (Keuchen) anschließt. Solche Anfälle können aus 5–15 Hustenstößen bestehen, bevor wieder ein Atemzug gemacht wird, und sich bis zu 50mal innerhalb von 24 Std. wiederholen. Psychische Faktoren wie Freude oder Angst, Schreien, Niesen, Einatmen von reizenden Substanzen und eine Überdehnung des Magens können Anfälle auslösen. Beim Husten entleert sich eine reichliche Menge dicken Schleims. Erbrechen ist während des Anfalls häufig.

3. *Stadium der Rekonvaleszenz:* Ungefähr 4 Wochen nach Beginn der Krankheit vermindern sich Häufigkeit und Schwere der Hustenanfälle.

B. Laborbefunde: Die Leukocytenzahl ist gewöhnlich auf 15 000 bis 20 000/mm³ (selten bis zu 50 000/mm³) erhöht, davon sind 60–80% Lymphocyten. Bei 70% der Fälle gelingt es, den Erreger mit Hustenplatten oder aus Nasenabstrichen nachzuweisen.

Differentialdiagnose

Keuchhusten muß von einer Fremdkörperaspiration beim Kind, von einer Viruspneumonie, Influenza oder akuten Bronchitis bei einem älteren Patienten unterschieden werden.

Die Lymphocytose kann den Verdacht einer akuten Leukämie erwecken.

Komplikationen

Asphyxie, die häufigste Komplikation, kommt meistens bei Kindern vor. Sie kann zu Krämpfen und Gehirnschädigungen führen. Der erhöhte intracraniale Druck während des Anfalls kann außerdem intracerebrale Blutungen verursachen und dadurch das Gehirn schädigen. Pneumonie, Atelektase, interstitielles oder subcutanes Emphysem sowie Pneumothorax können die Folge von Verletzungen der Schleimhaut der Atemwege, des verdickten Schleimes und des erhöhten intrathorakalen Druckes sein.

Vorbeugung

Eine passive Prophylaxe bei exponierten Personen kann durch Injektion von 20 ml Hyperimmunserum oder 2,5 ml Hyperimmungammaglobulin intramuskulär erreicht werden.

Durch eine Pertussisvaccine, entweder allein oder in Kombination mit Diphtherie- und Tetanustoxoid (DPT), kann eine aktive Immunität erzielt werden. Die letztere Methode sollte bevorzugt werden.*

Behandlung

A. Spezifische Maßnahmen:

1. *Antibiotica:* Eines der folgenden kann gegeben werden: 1. Ampicillin 50–200 mg/kg täglich. 2. Streptomycin 1,0 g/Tag intramuskulär in aufgeteilten Dosen 1 Woche lang. 3. Chloramphenicol 50 mg/kg pro Tag oral. 4. Erythromycin 30 mg/kg pro Tag oral.

2. *Hyperimmunserum oder Hyperimmungammaglobulin* scheinen die Genesung zu beschleunigen, Komplikationen zu verhüten und die Sterblichkeit zu reduzieren. Es werden 80 ml Hyperimmunserum oder 10 ml Hyperimmungammaglobulin intramuskulär gegeben.

B. Allgemeine Maßnahmen:

1. *Ernährung:* Häufige kleine Mahlzeiten können nötig sein. Bei Erbrechen kurz nach einer Mahlzeit Nachfütterung. Bei Kindern, die das Essen verweigern, müssen eine hochcalorische Nahrung durch die Magensonde verabreicht und in schweren Fällen zur Sicherung einer ausreichenden Flüssigkeitsaufnahme parenteral Flüssigkeit zugeführt werden.

2. *Husten:* Sedativ und expektorierend wirkende Hustensäfte bessern die Symptome etwas. Eine Atropinisierung mit steigenden Dosen von Tinctura belladonnae alle 4 Std beginnend mit 1 Tropfen bis zum Eintritt einer Rötung im Gesicht ist gelegentlich hilfreich. In schweren Fällen kann Äther in Öl per rectum gegeben werden.

C. Behandlung der Komplikationen: Eine Pneumonie, häufig verursacht durch eine Sekundärinfektion sollte mit Penicillin, Ampicillin, Cephalotin oder Cephaloridin entsprechend der bakteriologischen Diagnose behandelt werden. Sauerstoffzufuhr ist oft erforderlich.

Krämpfe benötigen eine Behandlung mit Sedativa, Inhalation von 100% Sauerstoff und Lumbalpunktion.

Prognose

Bei Kindern unter 1 Jahr lag die Sterblichkeit früher über 20%. Mit der antibakteriellen Therapie konnte sie auf 1–2% gesenkt werden. Bronchiektasen sind eine ziemlich häufige Folge des Keuchhustens.

Infektionen des Zentralnervensystems

Infektionen des Zentralnervensystems (ZNS) können praktisch durch die meisten Mikroorganismen entstehen, gewöhnlich werden sie jedoch von den Eiter erregenden Bakterien, Mycobakterien, Pilzen, Spirochäten oder Viren hervorgerufen. Gewisse Symptome und klinische Zeichen sind mehr oder weniger bei allen Infektionen des ZNS vorhanden: Kopfschmerzen, Fieber, Verwirrungszustände, Starre des Nackens und des Rük-

* Anmerkung der Übers.: Nach dem 3. Lebensjahr sollte keine Schutzimpfung gegen Pertussis mehr vorgenommen werden.

kens, positives Kernigsches und Brudzinskisches Zeichen sowie Liquorveränderungen. Bei Patienten mit einem solchen Krankheitsbild muß das Vorliegen einer Infektion des ZNS erwogen werden und, wenn möglich, muß durch eine sorgfältige erhobene Anamnese und körperliche Untersuchung und durch Untersuchung des Liquors und andere geeigneten Laboratoriumsmethoden die Ursache ermittelt werden.

Infektionen des ZNS dürfen nicht verwechselt werden mit Meningismus, der ein Zeichen meningealer Reizung ohne Entzündung darstellt und bei manchen fieberhaften Erkrankungen wie der Streptokokkenpharyngitis, der Pneumonie und der bakteriellen Enteritis von Kindern vorkommt.

Ätiologische Klassifizierung

Infektionen des ZNS können im wesentlichen in 3 Hauptkategorien eingeteilt werden, die gewöhnlich leicht durch eine Untersuchung des Liquors als erstem Schritt zu einer ätiologischen Diagnose unterschieden werden können. (Tabelle 22–2.)

Tabelle 22–2. *Typische Liquorbefunde bei verschiedenen Krankheiten des Zentralnervensystems*

Typ der Infektion	Zellzahl pro mm^3	Art der Zellen[a]	Druck	Protein mg/100 ml	Glucose mg/100 ml
Eitrige Meningitis	> 1000	PMN	++++	> 100	< 40
Granulomatöse Meningitis	< 1000	L[b]	+++	> 100	< 40
Virus-Infektionen	< 1000	L[b]	normal bis +	< 100	> 40
Nachbarschaftsreaktionen[c]	variabel	variabel	variabel	variabel	> 40

[a] PMN = polymorphkernige neutrophile Leukocyten, L = Lymphocyten
[b] Polymorphkernige Leukocyten können zunächst überwiegen
[c] Solche Reaktionen kommen vor bei Mastoiditis, Sinusitis, Hirnabsceß, Hirntumor und epiduralen Abscessen

A. Eitrige Meningitis: 40% der Fälle sind Infektionen mit Meningokokken, außerdem kommen Pneumokokken, Streptokokken, Haemophilus influenzae, Staphylokokken und andere Eitererreger als Ursache in Frage.

B. Granulomatöse Meningitis: In erster Linie durch Mycobacterium tuberculosis, außerdem durch Coccidien, Cryptococcus, Histoplasma und andere Pilze oder Treponema pallidum (meningovasculäre Syphilis).

C. Virusmeningitis: Durch Viren folgender Krankheiten: Poliomyelitis, durch Arthopoden übertragbare Encephalitis, „postinfektiöse" Encephalitis, lymphocytäre Choriomeningitis, Mumps, Tollwut und infektiöse Mononucleose. Außerdem Coxsackie- und ECHO-Virusinfektionen.

Das Syndrom der aseptischen Meningitis ist von unterschiedlicher Ätiologie und weist die klinischen und Liquorbefunde einer Virusmeningitis auf – ohne die spezifischen klinischen Symptome, die einen diagnostischen Hinweis auf einen speziellen Erreger geben, z. B. Paralyse der unteren motorischen Neuronen bei Poliomyelitis, Befall der Speicheldrüsen bei Mumps oder ausgeprägte Verwirrungszustände bei der Encephalitis. Zu den wichtigsten Ursachen des Syndroms der aseptischen Meningitis gehören die nichtparalytische Poliomyelitis, Mumps, Leptospirose und Coxsackie- und ECHO-Virusinfektionen.

Labordiagnose

Die Klinik der verschiedenen Formen von Infektionen des ZNS wird an anderer Stelle des Buches beschrieben. Obwohl in der Vorgeschichte die mögliche Ansteckung durch Kranke oder Überträger und das Vorhandensein von Symptomen außerhalb des ZNS, Exantheme, pathologische neurologische Befunde, Blutkultur, Hautteste, serologische Teste und anderes für die Differentialdiagnose wichtig sind, ist die Untersuchung des Liquor die einzige wirklich nützliche Methode für die Diagnose von Infektionen des ZNS.

1. Meningokokkenmeningitis

Diagnostische Merkmale

- Fieber, Kopfschmerzen, Erbrechen, Verwirrtheit, Delirium und Krämpfe
- Petechiales Exanthem auf der Haut und den Schleimhäuten
- Genick- und Rückenstarre mit positivem Kernigschen und Brudzinskischen Zeichen
- Eitriger Liquor mit gramnegativen extra- und intracellulär gelegenen Mikroorganismen
- Kulturen aus Liquor, Blut oder Aspirationsflüssigkeit aus den Petechien bestätigen die Diagnose

Allgemeine Betrachtungen

Die Meningokokkenmeningitis wird durch Neisseria meningitidis hervorgerufen und ist die Folge einer Bakteriaemie, die von einem Herd im Nasen-Rachenraum ausgeht und sich in den Meningen lokalisiert. Die Infektion wird durch Tröpfchen aus den Atemwegen verbreitet und zwar durch die Kranken; durch solche, die nur eine leichte Meningokokkeninfektion der oberen Luftwege haben, und durch gesunde Keimträger (bei Epidemien wurden etwa 10–30% gesunde Keimträger gefunden). Die Bakteriaemie (Meningokokkaemie) braucht klinisch keine Erscheinungen zu machen, sie kann aber auch fulminant und schnell tödlich ohne Zeichen einer Meningitis verlaufen. Sie kann mit Hämorrhagien in der Nebenniere einhergehen (Waterhouse-Friderichsen-Syndrom). Die Inkubationszeit beträgt 3–7 Tage, die Infektiosität des Patienten geht dem Auftreten der Meningitis mehrere Tage voraus.

Klinische Befunde

A. Symptome: Hohes Fieber, Schüttelfröste und Kopfschmerzen. Schmerzen in Rücken, Bauch und Extremitäten, Übelkeit und Erbrechen. In schweren Fällen entwikkeln sich rasch Verwirrung, delirante Zustände und Koma. Krampfartige Zuckungen und allgemeine Krämpfe können vorkommen. Rigidität der Nacken- und Rückenmuskulatur mit positivem Kernigschen und Brudzinskischen Zeichen ist vorhanden. Ein petechiales Exanthem ist in den meisten Fällen zu sehen. Dies kann von Petechien in Stecknadelkopfgröße bis zu ausgedehnten Ekchymosen und sogar Hautgangrän variieren, was bei Überlebenden später zu einer Ablösung der Haut führt. Die Petechien können in jedem Hautbezirk auftreten, auch auf den Schleimhäuten oder den Conjunctiven, aber niemals in den Nagelbetten. Sie verschwinden meistens nach 3–4 Tagen. Durch den erhöhten intracranialen Druck kann die vordere Fontanelle, wenn sie noch nicht geschlossen ist, vorgewölbt und außerdem eine Cheyne-Stoke'sche oder Biot'sche Atmung bewirkt werden.

B. Laborbefunde: Ausgeprägte Leukocytose, die schon frühzeitig vorhanden ist. Im Urin können Eiweiß, Cylinder und Erythrocyten gefunden werden. Durch die Lumbalpunktion wird ein trüber bis eitriger Liquor gewonnen mit erhöhtem Druck, vermehrtem Eiweiß und vermindertem Glucose- und Chloridgehalt. Die Zellzahl beträgt meistens mehr als 1000 mm^3, wobei die polymorphkernigen Zellen überwiegen. Sie enthalten intracellulär gramnegative Kokken. Die Abwesenheit von Bakterien in einem Grampräparat des Liquors schließt eine Meningokokkenmeningitis nicht aus, vielmehr ist sie bei einer eitrigen Meningitis eher ein Hinweis auf Meningokokken als Erreger. Der Erreger kann im allgemeinen mikroskopisch im Ausstrich oder durch die Kultur im Liquor nachgewiesen werden, vielfach auch im oberen Rachenraum, im Blut oder einem Punktat aus Petechien.

Differentialdiagnose

Die Meningokokkenmeningitis muß unterschieden werden von anderen Meningitisformen. Bei kleinen Kindern können die klinischen Manifestationen einer meningealen (Meningokokken?)Infektion irrtümlicherweise für eine Infektion der oberen Luftwege oder für andere akute Infektionen gehalten werden.

Komplikationen

Arthritis, Schädigungen der Hirnnerven (besonders des 8. Hirnnerven mit nachfolgender

Taubheit), innerer Hydrocephalus und Iritis. Bei schweren Fällen kann es zur Myokarditis, Nephritis und zur intravasculären Gerinnung kommen.

Vorbeugung

Die Häufigkeit von Keimträgern variiert von 20% bis zu 100% in Epidemiezeiten. Nur eine merkbare Verminderung der Zahl der Keimträger kann auch die Zahl der Krankheitsfälle reduzieren. Dies würde jedoch nur gelingen, wenn der Epidemiestamm gegen Sulfonamide und Penicillin empfindlich ist und praktisch 100% der Bevölkerung, die einem Infektionsrisiko ausgesetzt sind, ausreichend behandelt werden, und zwar mit Sulfonamiden, entweder Sulfadiazin oder Sulfisoxazol 2–4 g in 2–4 Einzeldosen am selben Tag oder mit Penicillin oral 300 000 Einheiten 3mal täglich für 5 Tage. Prophylaktische Behandlung von exponierten Personen innerhalb einer Familie oder in einem Krankenhaus vermindert die Wahrscheinlichkeit des Auftretens weiterer Fälle, wobei Sulfonamide oder Penicillin oder beides wie oben angegeben verabreicht werden können.

Behandlung

A. Spezifische Maßnahmen:

1. *Sulfonamide:* Grundsätzlich sollten Sulfonamide und Penicillin verwendet werden. In schweren Fällen gibt man Natrium-Sulfadiazin, Natrium-Sulfamerazin oder eine Mischung zu gleichen Teilen oder Sulfisoxazol 5,0 g in 1000,0 ml einer Elektrolytlösung, vorzugsweise Ringers Lactatlösung, intravenös oder subcutan sofort als Infusion. In leichten Fällen gibt man Sulfadiazin, Sulfamerazin, Sulfamethiazin oder eine Mischung dieser Präparate zu gleichen Teilen oder Sulfisoxazol, 3,0 g oral mit ausreichender Flüssigkeitszufuhr, um Kristallbildungen zu verhindern. Anschließend werden 3,0 g intravenös oder subcutan alle 8–12 Std oder 1,0 g oral alle 4–6 Std wie bei den schweren Fällen gegeben. Sulfonamidresistente Stämme sind nicht selten, und ihre Häufigkeit schwankt von einer Saison zur anderen und von Epidemie zu Epidemie. Aus diesem Grund ist es empfehlenswert, in jedem Fall die Empfindlichkeit des Erregers zu prüfen.

2. *Penicillin:* Zusätzlich zu den Sulfonamiden muß wasserlösliches Penicillin 10 Mill. Einheiten unmittelbar intravenös gegeben werden. Anschließend wird Procain-Penicillin G 600 000 Einheiten zweimal täglich intramuskulär oder 4,0 g Ampicillin täglich verabreicht.

Chloramphenicol (2–4 g tgl. i. v. über 7 Tage) kann in Fällen von Penicillin-Überempfindlichkeit gegeben werden.

Die antibakterielle Therapie muß im allgemeinen nicht länger als eine Woche durchgeführt werden.

B. Allgemeine Maßnahmen: Paraldehyd, Natriumamobarbital intravenös oder Morphinsulfat bei Ruhelosigkeit, wobei in extremen Fällen gewisse Zwangsmaßnahmen notwendig werden können. Die Flüssigkeitszufuhr sollte mindestens 3 l täglich betragen, so daß durch den Urin mindestens 1000 bis 1500 ml ausgeschieden werden. Ein Flüssigkeitsverlust durch Erbrechen ist zu ersetzen, falls nötig parenteral. Wenn der Patient mehr als drei Tage komatös ist, müssen Nahrung und Medikamente durch die Magensonde zugeführt werden, Die Lumbalpunktion muß wiederholt werden, wenn die Zeichen der intracranialen Drucksteigerung bestehen bleiben oder um den Therapieerfolg anhand des Glucosespiegels im Liquor zu kontrollieren. Über die Behandlung des septischen Schocks s. Kapitel 1.

Prognose

Die Sterblichkeit der Meningokokkenmeningitis beträgt insgesamt 10%. Junge gesunde Personen und solche, die nicht bewußtlos werden, überleben zumeist.

2. Meningitis durch Pneumokokken, Streptokokken und Staphylokokken

Die Symptome sind denen der Meningokokkenmeningitis ähnlich, jedoch geht meistens eine Infektion außerhalb des ZNS voraus, und Herde in der Lunge (Pneumokokken), dem Mittelohr oder in den Nebenhöhlen sind nachweisbar. Um den Erreger festzustellen, müssen der Liquor untersucht und eine Kultur angelegt werden.

Pneumokokken- und Streptokokkenmeningitis werden mit wasserlöslichem Penicillin, 1 Mill. Einheiten alle 2 Std intramuskulär, oder einer intravenösen Dauertropfinfusion behandelt. In schweren Fällen kann es notwendig sein, 20 000 Einheiten Penicillin in 10 ml physiologischer Salzlösung täglich intralumbal zu verabreichen, bis die Liquorglucose normal ist. Bei der Staphylokokkenmeningitis wird Oxacillin 6–12 g tägl. intramuskulär, Methicillin 10–12 g täglich intramuskulär oder intravenös, Nafcillin oder Cloxacillin verwendet. Wenn der Staphylokokkenstamm gegen Penicillin G empfindlich ist, wird wie bei einer Pneumokokken- oder Streptokokkenmeningitis behandelt. Die Therapie sollte 2–4 Wochen fortgesetzt werden.

Mit den entsprechenden und zeitweise hochdosierten Antibiotica gelang es, die Sterblichkeitsrate erheblich zu reduzieren. Die schlechteste Prognose hat die Staphylokokkenmeningitis.

3. Tuberkulöse Meningitis

Diagnostische Merkmale

- Allmählicher Beginn mit Teilnahmslosigkeit, Reizbarkeit und Appetitlosigkeit
- Kopfschmerzen, Erbrechen, Koma, Krämpfe, Nacken- und Rückenstarre
- Im Organismus findet sich ein tuberkulöser Herd
- Gewöhnlich bei Kindern unter 5 Jahren
- Im Liquor Spinnwebgerinnsel und Häutchenbildung. Der Erreger ist mikroskopisch oder durch die Kultur nachweisbar

Allgemeine Betrachtungen

Die tuberkulöse Meningitis entsteht durch eine Ausbreitung der Tuberkelbakterien auf die Meningen, ausgehend von einem makroskopischen oder mikroskopischen tuberkulösen Herd in den Lungen, den peritrachealen, peribronchialen oder mesenterialen Lymphknoten oder auch als Folge einer miliaren Aussaat. Am häufigsten kommt sie bei Kindern im Alter zwischen 1 und 5 Jahren vor.

Klinische Befunde

A. Symptome: Die Krankheit beginnt im allgemeinen allmählich mit Teilnahmslosigkeit, Reizbarkeit, Appetitlosigkeit und Fieber, gefolgt von Kopfschmerzen, Erbrechen, nächtlichem Aufschreien, Krämpfen und Koma. Bei älteren Patienten sind Kopfschmerzen und ein abwegiges Benehmen hervorstechende Symptome. Rigide Nackenmuskulatur, Opisthotonus und Lähmungen treten auf, wenn die Meningitis fortschreitet. Häufig ist eine Lähmung der äußeren Augenmuskeln. Die Untersuchung des Augenhintergrundes kann zur Feststellung von Tuberkeln in der Chorioidea führen. Die allgemeine körperliche Untersuchung deckt häufig eine Tuberkulose in anderen Organen auf. Bei der Miliartuberkulose kann der Tuberkulintest negativ sein.

B. Laborbefunde: Der Liquor ist häufig xanthochrom mit erhöhtem Druck und Zellzahlen von 50–500/mm^3 (zunächst polymorphkernige neutrophile Leukocyten, später Lymphocyten), daneben vermindertem Glucose- und Chloridgehalt. Beim Stehen bilden sich im Liquor ein Spinnwebgerinnsel und Häutchen, in denen der Erreger mikroskopisch durch die Kultur oder den Meerschweinchenversuch nachgewiesen werden kann. Eine mäßige Leukocytose ist oft vorhanden; durch eine Röntgenuntersuchung der Lunge wird häufig ein tuberkulöser Herd entdeckt.

Differentialdiagnose

Die tuberkulöse Meningitis kann mit jeder anderen Meningitis verwechselt werden, aber der allmähliche Beginn und der Nachweis einer Tuberkulose helfen gewöhnlich, die Diagnose zu klären.

Komplikationen

Nach der Genesung können Gehirnschädigungen in Form von motorischen Lähmungen, Krampfanfällen, Beeinträchtigung der geistigen Entwicklung und abnormalem Verhalten zurückbleiben. Diese Komplikationen sind um so häufiger, je später die Therapie begonnen wird. Ataxie und Taubheit sind oft auf die Streptomycintherapie zurückzuführen.

Behandlung

A. Spezifische Maßnahmen: 5 Monate lang 30 mg/kg Streptomycin täglich intramuskulär, aufgeteilt in Dosen, die alle 6–12 Std gegeben werden. Außer Streptomycin 1 Jahr lang Isoniazid 10 mg/kg in 2–4 Dosen täglich, p-Aminosalicylsäure (PAS) 3–5 g alle 6 Std oral (oder Natriumparaaminosalicylat 15 bis 30 g täglich intravenös) für 1 Jahr. In den ersten Wochen sollten außerdem Corticosteroide in vollen therapeutischen Dosen gegeben werden.

B. Allgemeine Maßnahmen: Symptomatische Behandlung soweit erforderlich, gute Ernährung und ausreichende Flüssigkeitszufuhr. Eine Senkung des Natriumspiegels im Blut kann aufgrund einer unangemessenen ADH-Produktion vorhanden sein.

Prognose

Der natürliche Verlauf der Krankheit endet mit dem Tod nach 6–8 Wochen. Wird sie jedoch richtig diagnostiziert und frühzeitig behandelt, ist die Aussicht auf Genesung 90%. Wenn allerdings die Behandlung erst in einem späten Stadium einsetzt, werden nur 25%–30% der Patienten wieder gesund.

Meningitis durch Haemophilus influenzae

Eine Meningitis durch Haemophilus influenzae kommt am häufigsten bei Kindern unter 10 Jahren vor.

Nichts bezüglich des Beginns, der Symptome oder sonstiger Zeichen unterscheidet diese Krankheit von anderen eitrigen Meningitiden. Zunächst kann für mehrere Tage eine Erkrankung der Atmungsorgane vorhanden sein, jedoch Kopfschmerzen, Reizbarkeit, Fieber, Unwohlsein, Erbrechen, eine unklare Leukocytose und eine gewisse Nacken- und Rückensteifigkeit lassen das Vorliegen einer Meningitis vermuten. Im eitrigen Liquor können dann entweder mikroskopisch oder durch die Kultur die gramnegativen pleomorphen Stäbchen gefunden werden. Mit diesen kann ein serologischer Quellungstest durchgeführt werden, falls Antiseren gegen die Kapselantigene verfügbar sind.

Differentialdiagnose

Es ist unmöglich, die Haemophilus influenzae-Meningitis aufgrund klinischer Symptome von anderen eitrigen Meningitiden zu unterscheiden. Der Nachweis des Erregers im Liquor ermöglicht jedoch eine exakte Diagnose.

Behandlung

A. Spezifische Maßnahmen: Das Mittel der Wahl ist Ampicillin-Natrium (Erwachsene 10–20 g täglich, Kinder 100–200 mg/kg täglich). Man gibt es intravenös in 4–6 Einzeldosen, am besten mit einer sofort angelegten Dauertropfinfusion. Alternativmaßnahmen sind Gaben von Streptomycin (Erwachsene 1,0 g, Kinder 250 mg) intramuskulär alle 6 Std für 1 Woche und 25 mg Streptomycin in 10 ml physiologischer Salzlösung intralumbal, bis die Liquorglucose normal ist. Es kann auch Sulfadiazin 150 mg/kg täglich mit ausreichender Flüssigkeit zur Verhütung von Auskristallisationen gegeben werden. Auch Tetracycline, 0,5 g alle 6 Std, sind von Wert.

Eine andere Möglichkeit stellt die Chloramphenicol-Therapie dar: 50 mg/kg und Tag bei Kindern oder 5 g/Tag bei Erwachsenen.

B. Allgemeine Maßnahmen: Symptomatische Behandlung soweit erforderlich, gute Ernährung und ausreichende Flüssigkeitszufuhr.

Prognose

Frühzeitige Behandlung ist notwendig, um den Eintritt des Todes oder bleibende Hirnschäden zu verhüten. Vor der antibiotischen Ära war die Sterblichkeit annähernd 100%.

Salmonellosen

Unter Salmonellosen versteht man Infektionen durch irgendeinen der etwa 900 Serotypen der Salmonellen. Drei klinische Verlaufsformen der Salmonellosen sind bekannt: 1. Typhus abdominalis, der im allgemeinen durch Salmonella typhi hervorgerufen wird; 2. akute Gastroenteritis durch S. typhimurium und viele andere Typen und 3. die „Septicopyämie", die durch eine Bakteriämie und herdförmige Läsionen in den verschiedenen Organen gekennzeichnet ist und am häufigsten durch S. choleraesuis verursacht wird. Jedoch kann jeder beliebige Serotyp irgendeine dieser klinischen Formen der Salmonellose hervorrufen. Alle werden durch Aufnahme des Erregers mit infizierten Nahrungsmitteln oder Getränken übertragen.

1. Typhus abdominalis

Diagnostische Merkmale

- Allmählicher Beginn mit Unwohlsein, Kopfschmerzen, Halsschmerzen, Husten und schließlich „Erbensuppenstühle" oder Verstopfung
- Langsamer und stufenweiser Anstieg des Fiebers bis zu einem Maximum und dann ebenso langsamer Abfall zu normalen Temperaturen
- Roseolen, relative Bradykardie, Milzvergrößerung, aufgetriebenes und druckempfindliches Abdomen
- Leukopenie, positive Blut-, Stuhl- und Urinkultur
- Erhöhter oder ansteigender Agglutinationstiter (Widalreaktion)

Allgemeine Betrachtungen

Typhus abdominalis wird durch das gramnegative Stäbchen S. typhi verursacht, das der Patient über den Verdauungstrakt aufnimmt und das durch die Darmwand in die Mesenteriallymphknoten gelangt und dort und in der Milz eine Entzündung bewirkt. Sobald der Abwehrmechanismus des Patienten überwunden ist, kommt es zur Bakteriaemie, und die Infektion lokalisiert sich hauptsächlich im lymphatischen Gewebe des Dünndarms, besonders in einem Bereich von etwa 60–70 cm oberhalb der Ileocoecalklappe. Die Peyerschen Haufen entzünden sich und ulcerieren schließlich. Die Ulceration und Ablösung der Schleimhaut erreichen ihren Höhepunkt während der dritten Krankheitswoche. Gelegentlich findet sich der Erreger auch in der Lunge, der Gallenblase, der Niere oder im ZNS, wobei es dort zu Entzündungen kommen kann. Die Infektion wird durch Genuß infizierter Speisen oder Getränke erworben. Die meisten Infektionen stammen von Dauerausscheidern mit einem persistierenden Herd in der Gallenblase oder der Niere. Die Inkubationszeit beträgt 5–14 Tage.

Klinische Befunde

A. Symptome: In den meisten Fällen ist der Beginn schleichend; weniger häufig, aber besonders bei Kindern kann die Krankheit auch plötzlich beginnen mit Schüttelfrösten und einem raschen Anstieg der Temperatur. Der Verlauf des klassischen unbehandelten Typhus läßt sich in drei Stadien einteilen:

1. Das Prodromalstadium: Während der Invasionsperiode beginnt der Patient sich unwohl zu fühlen. Zunehmendes Krankheitsgefühl, Kopfschmerzen, Husten, allgemeine Schmerzen im ganzen Körper, Halsschmerzen und Nasenbluten sind die üblichen Symptome. Häufig, aber nicht regelmäßig wird über Beschwerden von seiten des Verdauungstraktes geklagt wie Bauchschmerzen, Verstopfung oder Durchfall und Erbrechen. Dabei steigt das Fieber stufenförmig an, wobei an jedem Tag das Fieber höher ansteigt als am vorangegangenen Tag. Am Abend ist die Temperatur allgemein höher als am Morgen.

2. Höhepunkt der Krankheit: Nach 7–10 Tagen stabilisiert sich das Fieber und schwankt kaum mehr als 1° C an einem Tage. Der Patient ist schwerkrank, Symptome von seiten des Darmes (Erbsensuppenstühle, schwere Verstopfung, Auftreibung des Leibes) sind häufig. Schwere Fälle geraten in den eigentlichen „typhösen"* Status, in dem der Patient bewegungslos und unansprechbar im Bett liegt, die Augen halbgeschlossen, verfallen und erschöpft. Gewöhnlich kann er dazu gebracht werden, einfachen Aufforderungen Folge zu leisten.

3. Stadium der Abfieberung: Wenn der Patient die schwere Toxämie des zweiten Stadiums überlebt hat und auch nicht an einer Komplikation gestorben ist, bessert sich sein Befinden allmählich. Das Fieber sinkt ab, indem es eine zum Anstieg spiegelbildlich verlaufende Kurve bildet und erreicht nach etwa 7–10 Tagen normale Werte. Der Patient wird zunehmend munterer, und seine abdominalen Beschwerden verschwinden. In diesem Stadium kann es zu Rückfällen kommen und zwar nach 1–2 Wochen, nachdem die Temperatur sich wieder normalisiert hat. Ein solcher Rückfall verläuft im allgemeinen leichter, jedoch sind gelegentlich

---

* Anmerkung der Übers.: Typhöse Krankheiten werden in Deutschland auch häufig durch S. paratyphi B, in warmen Ländern auch durch S. paratyphi A hervorgerufen.

alle schweren Zeichen des 2. Stadiums erneut vorhanden. Während des frühen Prodromalstadiums sind die körperlichen Untersuchungsbefunde gering oder fehlen ganz. Später kommt es zur Milzvergrößerung, aufgetriebenem und druckempfindlichem Leib, relativer Bradykardie, dikrotem Puls und gelegentlich Meningismus, einem systolischen Geräusch und Galopprhythmus. Das Exanthem erscheint im allgemeinen in der zweiten Woche, und die Roseolen können weiterhin gruppenförmig auftreten bis zur Rekonvaleszenz. Die einzelne Roseole ist eine rötliche Papel von 2–3 mm Durchmesser, die auf Druck verschwindet. Man findet sie hauptsächlich am Rumpf, und es sind selten mehr als 12 vorhanden. Jede einzelne Efflorescenz verschwindet nach 3–4 Tagen wieder.

B. Laborbefunde: Blutkulturen sind bereits während der ersten Woche positiv und anschließend innerhalb einer Periode verschiedener Länge, auf jeden Fall aber, solange die Roseolen vorhanden sind. Nach der ersten Woche werden auch die Stuhlkulturen positiv. Die Urinkulturen können jederzeit nach der ersten Woche positiv werden, doch wird der Erreger im Urin weniger regelmäßig gefunden als im Stuhl.

Während der zweiten Woche erscheinen im Blut Antikörper, deren Titer bis zum Ende der dritten Woche ständig ansteigt (Widal-Reaktion).

Um eine anamnestische Reaktion durch andere Infektionskrankheiten oder durch eine Typhusschutzimpfung auszuschließen, müssen die Antikörper gegen das somatische O-Antigen einen Titer von 1:60 aufweisen. Ein ansteigender Titer, der durch 2 Blutentnahmen im Abstand von einer Woche nachgewiesen werden kann, bestätigt die Diagnose. Im Höhepunkt der Krankheit wird im allgemeinen eine mäßige Anämie beobachtet. Leukopenie ist die Regel, Proteinurie üblich.

Differentialdiagnose

Typhus abdominalis muß von anderen länger dauernden Fiebern unterschieden werden, die mit normalen oder verminderten Leukocytenzahlen einhergehen, z. B. Tuberkulose, Viruspneumonien, Psittakose, bakterielle Endokarditis, Brucellose und Q-Fieber.

Komplikationen

In 30% der unbehandelten Fälle kommt es zu Komplikationen. Diese sind für 3/4 aller Todesfälle verantwortlich. Darmblutungen sind am wahrscheinlichsten während der dritten Woche. Sie zeigen sich durch einen schnellen Puls und einen plötzlichen Abfall der Temperatur an, wobei dann die Zeichen des Schocks folgen und dunkles oder frisches Blut im Stuhl erscheint. Auch eine Darmperforation mit plötzlichem Rigor, Temperaturabfall, Pulsbeschleunigung, begleitet von abdominalen Schmerzen und Druckempfindlichkeit tritt meistens in der dritten Krankheitswoche auf. Weniger häufige Komplikationen sind Harnverhaltungen, Pneumonie, Thrombophlebitis, Myokarditis, Psychose, Cholecystitis, Nephritis, Spondylitis und Meningitis.

Vorbeugung

Die Typhusvaccine wird in 2 Injektionen von je 0,5 ml subcutan in mindestens 4 Wochen Abstand verabreicht. Normalerweise sollte man nur zweimal revaccinieren und zwar durch eine Injektion von 0,1 ml intracutan oder 0,5 ml subcutan in einem Abstand von 4 Jahren. (S. Impfplan im Anhang.) Umwelthygiene und Sanierung müssen angestrebt werden mit besonderer Berücksichtigung der Nahrungsmittel-, Wasser- und Abwasserhygiene. Spezielle Maßnahmen sind bei einer Epidemie erforderlich.

Dauerausscheider müssen streng überwacht werden. Sie dürfen nicht in Lebensmittelbetrieben aller Art beschäftigt werden.

Behandlung

A. Spezifische Maßnahmen: Chloramphenicol alle 6 Std 1 g oral, bis das Fieber abgesunken ist. Dann werden 0,5 g alle 6 Std gegeben. (Bei Kindern 50 mg/kg täglich, nach Abfieberung 25 mg/kg täglich). Die Behandlung muß drei Wochen fortgesetzt werden. Hydrocortison 100 mg intravenös alle 8 Std kann bei schwer toxisch geschädigten Patienten angewendet werden. Alle 5 Tage ist ein Blutbild notwendig, um toxische Nebenwirkungen des Chloramphenicols erkennen zu können. Obwohl Ampicillin von Wert sein kann, ist seine Wirkung nicht sicher genug.

B. Allgemeine Maßnahmen: Durch sorgfältige Pflege mit Baden, Hautmassage und Benutzung von Gummikissen und Ringen in druckgefährdeten Bereichen muß ein Decubitus unbedingt verhindert werden. Eine sorgfältige Mundhygiene ist wichtig.

Der Patient braucht eine hochcalorische (etwa 3600 bis 4800 Cal. täglich) Nahrung mit geringer Verweildauer. Für eine umfassende Vitaminzufuhr muß gesorgt werden. Die Coleman-Diät (ungefähr 1500 Calorien/Liter) besteht aus 400 g Lactose, 800 ml Sahne und 2800 ml Milch. Die Casein-Hydrolysat-Formel besteht aus 125 g Caseinhydrolysat und 1 l Milch (etwa 1050 Cal l).

Traubenzuckerlösung parenteral kann zur Ergänzung der Flüssigkeitszufuhr und zur Erhaltung der Ausscheidung notwendig werden. Der aufgetriebene Bauch läßt sich durch milde Darmspülungen und warme Umschläge bessern. Vasopressin und Neostigmin dürfen wegen der Perforationsgefahr nur mit äußerster Vorsicht gebraucht werden.

Der Durchfall kann durch Wismutsubcarbonat und durch eine Opium-Kampfertinktur beherrscht werden.

Der Patient muß streng isoliert* und seine Ausscheidungen müssen desinfiziert werden, bis die Stuhlkulturen negativ geworden sind.

C. Behandlung der Komplikationen: Sekundäre Pneumonien werden mit Antibiotica oder Sulfonamiden je nach Art des Erregers behandelt. Bei Hämorrhagien müssen unter Umständen Transfusionen durchgeführt werden. Bei Perforationen ist sofortiges chirurgisches Eingreifen nötig. Verhütung und Behandlung des Schocks (s. Kapitel 1), bevor er manifest wird.

D. Behandlung der Dauerausscheider: Mit Chemotherapie gelingt es zwar im allgemeinen nicht, Dauerausscheider zu sanieren, doch ist Ampicillin gelegentlich wirksam.

* Anmerkung der Übers.: In der Bundesrepublik ist eine Isolierung von Typhuspatienten durch das Bundesseuchengesetz zwingend vorgeschrieben.

Prognose

Die Sterblichkeit behandelter Fälle beträgt 2%. Ältere und geschwächte Personen sind stärker gefährdet. Bei Kindern ist der Verlauf milder.

Komplikationen verschlechtern die Prognose. Rückfälle kommen bei 15% der Patienten vor. Trotz Chemotherapie bleibt ein nicht geringer Teil der Patienten Dauerausscheider.

2. Salmonellengastroenteritis

Die übrigen Salmonellen wurden früher als paratyphöse Erreger bezeichnet. Sie gehören den serologischen Gruppen A, B und C an, während S. typhi zur Gruppe D gehört.

Bei weitem die häufigste Form der menschlichen Salmonellose ist die akute Gastroenteritis. Die wichtigsten Erreger sind S. typhimurium, S. Derby, S. Heidelberg, S. infantis, S. Newport, S. enteritidis und zahlreiche andere Salmonellen mit wechselnder Häufigkeit (Anmerkung der Übers.). Die Inkubationszeit beträgt 8 bis 48 Std nach Aufnahme des infizierten Nahrungsmittels oder Getränks.

Die klinischen Symptome bestehen aus Fieber (oft mit Schüttelfrost), Übelkeit mit Erbrechen, krampfhaften Bauchschmerzen und Durchfall, gelegentlich blutig. Dauer ungefähr 3–5 Tage. Die Krankheit muß unterschieden werden von einer Virusgastroenteritis, Nahrungsmittelvergiftung, Shigellose (bakterielle Ruhr), Amoebenruhr, akuter ulceröser Colitis und anderen chirurgisch-akuten Baucherkrankungen. Gewöhnlich findet sich keine Leukocytose, der Erreger kann aus dem Stuhl und gelegentlich auch aus dem Blut gezüchtet werden. Teilweiser oder vollständiger Nahrungsentzug kann notwendig sein. Ein Ausgleich des Flüssigkeits- und Elektrolytverlustes durch parenterale Flüssigkeitszufuhr ist gewöhnlich erforderlich. Die Darmmotilität dämpfende oder antispasmodische Mittel können verwendet werden. Die Bedeutung einer Chloramphenicol- oder Ampicillin-Therapie ist unklar. Chemotherapie ist nur bei schwerkranken Patienten angezeigt.

3. Septicopyämische Salmonellose

Selten, die Salmonellainfektion kann sich durch verlängertes und rekurrierendes Fieber bemerkbar machen, wobei Bakteriaemie und Absceßbildung in verschiedenen Körperbereichen auftreten, z. B. in Knochen, Gelenken, Pleura, Perikard, Meningen und Lunge. Die Behandlung ist dieselbe wie bei Typhus abdominalis, wobei noch eine Drainage der zugänglichen Herde hinzukommt.

Brucellose

Diagnostische Merkmale

- Unbestimmte Klagen über leichte Ermüdbarkeit, Kopfschmerzen, Gelenkschmerzen, Appetitlosigkeit, Schweißausbrüche und Reizbarkeit, schleichend beginnend. Intermittierendes Fieber, besonders nachts, das chronisch und undulierend wird
- Schwellung der Hals- und Achsellymphdrüsen, Milzvergrößerung
- Lymphocytose, positive Blutkultur, erhöhte Titer in der Agglutinationsreaktion und der Komplementbindungsreaktion

Allgemeine Betrachtungen

Die Infektion wird durch eine der drei Species der Brucellen verursacht: Brucella abortus (Rind), Brucella suis (Schwein) und Brucella melitensis (Ziege und Schaf). Die Erreger werden entweder durch direkten Kontakt mit den Ausscheidungen der infizierten Tiere durch kleinste Hautverletzungen oder durch Genuß von roher infizierter Milch oder Milchprodukten aufgenommen. Übertragungen von Mensch zu Mensch sind selten. Es handelt sich in den meisten Fällen um eine Berufskrankheit von Personen, die in der Fleischverarbeitung oder im Fleischhandel tätig sind, von Landwirten und Tierärzten. Kinder sind gegen die Infektion resistenter als Erwachsene. Die Inkubationszeit schwankt zwischen 5 und 20 Tagen, doch kann sich die Zeit zwischen der Exposition und dem Beginn der Krankheit auch auf mehrere Monate ausdehnen. Diese kann chronisch werden und jahrelang bestehen bleiben.

Klinische Befunde

A. Symptome: Der Beginn kann akut sein mit Fieber, Schüttelfrost und Schweißausbrüchen, wie man sie bei jeder akuten fieberhaften Erkrankung sieht, aber in den meisten Fällen beginnt die Krankheit so schleichend, daß Wochen vergehen können, bis der Patient zum Arzt kommt, oft mit vagen Beschwerden wie Schwäche und Erschöpfung schon nach der geringsten Anstrengung. Außerdem sind Kopfschmerzen, Bauchschmerzen mit Appetitlosigkeit und Verstopfung, Gelenkschmerzen, gelegentlich mit einer periartikulären Schwellung, aber ohne Erhöhung der Hauttemperatur in diesem Bereich vorhanden. Das Fieber kann septisch sein, jedoch auch undulierend und sich in erträglichen Graden halten. Meistens ist es jedoch intermittierend, wobei ihm ein Frösteln vorausgeht. Es steigt in den Abendstunden an und fällt unter Schweißausbrüchen (Nachtschweiß) in den frühen Morgenstunden wieder ab. Bei der chronischen Form kann eine undulierende Fieberkurve entstehen mit einer relativen Fieberfreiheit zwischen den einzelnen Attacken. Zu diesen Symptomen kommen bei der chronischen Form noch eine psychische Labilität, Reizbarkeit und ein Gewichtsverlust, was über viele Jahre bestehen bleiben kann – entweder in einer ständig fortschreitenden oder in einer intermittierenden Form.

Die körperlichen Befunde sind minimal. Etwa die Hälfte der Fälle hat eine Vergrößerung der peripheren Lymphdrüsen und eine Milzvergrößerung. Lebervergrößerungen sind nicht so häufig.

B. Laborbefunde: Die Leukocytenzahl ist gewöhnlich normal oder etwas erniedrigt, wobei eine relative oder absolute Lymphocytose besteht. Der Erreger kann aus dem Blut, dem Liquor, dem Urin oder aus Gewebsproben (excidierte Lymphknoten, Sternalmark) gezüchtet werden. Dies ist allerdings oft schwierig, daher wird im allgemeinen ein Agglutinationstiter von 1:100 bzw. ein ansteigender Titer als Bestätigung der Diagnose durch das Laboratorium angesehen. Der intracutane Hauttest ist für die Diagnose einer aktiven Brucellose wertlos, er beeinflußt außerdem die Ergebnisse der Agglutination.

Differentialdiagnose

Brucellose muß von anderen akuten fieberhaften Erkrankungen, besonders der Tularämie, dem Q-Fieber und dem Typhus abdominalis unterschieden werden. Die chronische Form ähnelt einer Hodgkin'schen Erkrankung, einer Tuberkulose oder einer Malaria. Auch wird sie oft mit einer Psychoneurose verwechselt.

Komplikationen

Die häufigsten Komplikationen sind der Befall von Knochen oder Gelenken, wie Spondylitis oder eitrige Arthritis, meist nur in einem Gelenk, die subakute bakterielle Endokarditis, Encephalitis und Meningitis. Seltener kommen Pneumonie mit Pleuraerguß, Hepatitis und Cholecystitis vor. Aborte beim Menschen sind nicht häufiger als bei jeder anderen akuten bakteriellen Erkrankung in der Schwangerschaft.

Vorbeugung

Vorbeugungsmaßnahmen betreffen die Ausrottung infizierter landwirtschaftlicher Nutztiere, Schutzimpfung gefährdeter Tiere und die Pasteurisierung der Milch und aller Milchprodukte.

Behandlung

A. Spezifische Behandlung: 1. Die Therapie der Wahl ist täglich 1,0 g Streptomycin intramuskulär und Tetracyclin 2,0 g täglich oral. 2. bei den Tetracyclinen beginnt man am ersten Tag mit einmal 50 mg, am zweiten Tag zweimal 50 mg, am dritten Tag dreimal 50 mg und schließlich 0,5 g alle 6 Std in den folgenden 14 bis 21 Tagen. Mit den niedrigen Anfangsdosen läßt sich eine Herxheimersche Reaktion vermeiden. 3. Chloramphenicol 60 mg/Rg täglich oral zu Beginn und dann 0,25 g alle 3 Std, bis der Patient 7 Tage lang fieberfrei ist.

B. Allgemeine Maßnahmen: Während des Fiebers Bettruhe. Für eine hohe Vitaminzufuhr muß gesorgt werden.

Prognose

In wenigen Fällen kann die Brucellose viele Jahre aktiv bleiben als eine intermittierende Krankheit, doch ungefähr 75% der Patienten genesen vollständig innerhalb von 3–6 Monaten, und weniger als 20% haben noch Restsymptome nach einem Jahr. Die Behandlung verkürzt den natürlichen Ablauf der Krankheit erheblich.

Die Brucellose endet nur selten tödlich, weder bei der akuten noch bei der chronischen Form. Eine Psychoneurose als Restsymptom ist bei genesenen Patienten nicht selten.

Gasgangrän

(Gasbrand)

Diagnostische Merkmale

- Plötzliche Schmerzen und Ödembildung im Bereich der verunreinigten Wunde
- Braun bis blutig gefärbtes wäßriges Exsudat mit Hautverfärbung in der Umgebung
- Nachweis von Gas im Gewebe durch Palpation oder Röntgenuntersuchung
- Erregernachweis in der Kultur oder in mikroskopischen Präparaten vom Exsudat

Allgemeine Betrachtungen

Gasbrand ist eine Infektion durch einen von mehreren anaeroben grampositiven Bacillen*, die durch Verschmutzung einer Wunde mit Erde oder Fäkalien in das Gewebe gelangen, vor allem dort, wo Gewebe zerstört ist. Auch puerperale Infektionen können vorkommen. Der Erreger vermehrt sich nur unter anaeroben Bedingungen, wobei er Toxine produziert, die in das Gewebe diffundieren und es zerstören. Auf diese Weise entstehen immer mehr Gewebsbezirke mit verminderter Sauerstoffspannung, in die der Erreger vordringen kann. Dabei bildet sich Gas. Es ist wahrscheinlich, daß es sich ausschließlich um eine lokale Reaktion handelt, obwohl die Möglichkeit, daß die Toxine in die Blutbahn gelangen und entfernt liegende wichtige vitale Zentren schädigen, diskutiert wird. Die Inkubationszeit ist 6 Std bis 3 Tage nach der Verletzung.

Klinische Befunde

A. Symptome: Der Beginn ist gewöhnlich plötzlich mit schnell zunehmendem

---

* Anmerkung der Übers.: Clostridium perfringens u. a.

Schmerz in dem betroffenen Gebiet, begleitet von einem Absinken des Blutdruckes und von einer Tachykardie. Die Temperatur kann erhöht sein, jedoch nicht im Verhältnis zum Schweregrad der Entzündung. In den späteren Stadien der Krankheit kommt es zu einem schweren Erschöpfungszustand, Stupor, Delirium und Koma.

Das Wundgebiet schwillt an, die umgebende Haut ist blaß als Folge einer Flüssigkeitsansammlung. Darauf wird eine braun bis blutig gefärbte, seröse und faulig riechende Flüssigkeit von der Wunde abgesondert. Wenn die Krankheit fortschreitet, wechselt die Farbe der Umgebung von einer blassen zu einer dunklen Farbe und entwickelt sich schließlich zu einer tiefen confluierenden Röte. Es bilden sich mit Flüssigkeit angefüllte Bläschen, Gas kann im Gewebe palpabel sein. Bei der Septicämie durch Clostridien kommt es zur Hämolyse und Gelbsucht, oft begleitet von einem Nierenversagen.

B. Laborbefunde: Gasbrand ist mehr eine klinische als eine bakteriologische Diagnose, obwohl Kulturen vom Exsudat die Diagnose bestätigen und mikroskopische Präparate die typischen grampositiven Stäbchen zeigen, was ein wertvoller Hinweis für die Diagnose ist.

C. Röntgenbefunde: Durch Röntgenaufnahmen kann Gas in den Weichteilen, das sich entlang den Fascien ausbreitet, dargestellt werden.

Differentialdiagnose

Andere Infektionen können ebenfalls zur Gasbildung im Gewebe führen, z. B. Aerobacter- oder Escherichia-Infektionen. Diese Keime produzieren sogar mehr Gas als die Clostridien. Die letzteren können außerdem schwere Puerperalinfektionen verursachen.

Behandlung

A. Spezifische Maßnahmen: Penicillin 1 Mill. Einheiten intramuskulär alle 3 Std Polyvalentes Gasbrandantitoxin 20 000 Einheiten intravenös alle 6–8 Std. Der Wert dieser Maßnahme ist allerdings zweifelhaft.

B. Chirurgische Maßnahmen: Sorgfältige chirurgische Wundtoilette und Ausräumung der befallenen Gewebe. Sauerstoffüberdrucktherapie, wenn möglich, kann günstig wirken, wenn sie mit anderen Maßnahmen kombiniert wird.

Prognose

Ohne Therapie ist die Krankheit unter allen Umständen tödlich.

Milzbrand

(Anthrax)

Milzbrand ist eine Krankheit von Schafen, Rindern, Pferden, Ziegen und Mauleseln, die durch Bacillus anthracis, einem grampositiven Sporenbildner hervorgerufen wird. Sie ist auf den Menschen übertragbar, der Erreger gelangt durch die verletzte Haut oder durch die Schleimhäute oder weniger häufig durch Inhalation in den Organismus. Menschliche Infektionen sind selten, am häufigsten finden sie sich noch bei Landwirten, Tierärzten und bei Arbeitern in Gerbereien und Wolle verarbeitenden Betrieben. Mehrere klinische Formen wurden beobachtet.

Klinische Befunde

A. Symptome:

1. *Hautmilzbrand (Pustula maligna):* Zunächst erscheint ein erythematöser Fleck an der exponierten Hautstelle, der dann papulös und vesiculös wird mit einem festen purpurroten bis schwarzen Zentrum. Die Umgebung ist geschwollen und ödematös, wobei sich ein dichter Ring herausragender Bläschen entwickelt. Das Zentrum der Läsion bildet schließlich ein nekrotischer Schorf, der abschilfert. Die regionalen Lymphdrüsen sind geschwollen; Fieber in unterschiedlicher Höhe, Unwohlsein, Kopfschmerzen und Übelkeit mit Erbrechen verschiedenen Ausmaßes sind vorhanden. Eine septicämische Ausbreitung kann nach der Ablösung des Schorfs eintreten, wobei diese durch Schocksymptome, Cyanose, Schweißausbrüche und Kollaps angezeigt wird. Dabei können cerebrale Blutungen vorkommen.

2. *Malignes Oedem (Milzbrandödem):* Diese Form der Krankheit ist durch Fieber, Unwohlsein und rasche Ausbreitung über die Haut und die Schleimhäute charakterisiert. Dabei kann es zu einer Ablösung der Haut und einer Gangrän kommen.

3. Lungenmilzbrand (Hadernkrankheit): Charakterisiert durch Fieber, starkes Krankheitsgefühl, Kopfschmerzen, Dyspnoe und Husten. Hyperämie in Nase, Rachen und Larynx. Auskultatorisch und röntgenologisch Zeichen einer Pneumonie.*

B. Laborbefunde: Die Zahl der Leukocyten ist erhöht oder erniedrigt. In Sputum- oder Blutkulturen kann der Erreger nachgewiesen werden. Mikroskopische Präparate von den Hautläsionen zeigen grampositive Stäbchen.

Behandlung

Procain-Penicillin G 10 Mill. Einheiten intravenös täglich oder ein Tetracyclin 0,5 g alle 6 Std.

Prognose

Bei der cutanen Form ist die Prognose recht gut, wenn die Behandlung frühzeitig eingeleitet wird. Das maligne Ödem oder der Lungenmilzbrand haben eine schlechte Prognose. Auch eine Bakteriaemie ist ein ungünstiges Zeichen.

Tetanus

(Wundstarrkrampf)

Diagnostische Merkmale

- Kiefersperre gefolgt von einem Spasmus der Kiefermuskulatur (Trismus)
- Steifheit des Nackens und anderer Muskeln, Dysphagie, Reizbarkeit, Hyperreflexie
- Im Endstadium schmerzhafte Krämpfe, die durch minimale Reize ausgelöst werden können
- In der Vorgeschichte möglicherweise verunreinigte Wunde

Allgemeine Betrachtungen

Tetanus ist eine akute Intoxikation des ZNS, die durch Fixierung eines Toxins entsteht, das durch einen schlanken, sporenbildenden grampositiven anaeroben Bacillus, Clostridium tetani, gebildet wird. Der Erreger wird hauptsächlich im Boden und in den Faeces von Mensch und Tier gefunden. In den Körper gelangt er durch Verunreinigung einer Wunde. Obwohl Stichwunden und eitrige nekrotische Läsionen meistens infiziert sind, werden auch Bagatellverletzungen und relativ saubere Wunden infiziert, da der Erreger ubiquitär verbreitet ist.

Das Exotoxin wirkt auf die Endplatten der motorischen Nerven, auf die Vorderhornzellen des Rückenmarks und auf den Hirnstamm. Wenn es einmal im Gewebe fixiert ist, kann es wahrscheinlich nicht mehr neutralisiert werden. Die Frage, auf welchem Weg das Toxin in das ZNS gelangt, über die Blutbahn oder entlang den motorischen Nerven, ist ungeklärt. Die Inkubationszeit beträgt 5 Tage bis 15 Wochen.

Klinische Befunde

A. Symptome: Gelegentlich sind die ersten Symptome Schmerzen und Kribbeln an der Infektionsstelle, denen Spasmen der benachbarten Muskulatur folgen. Dies kann die ganze Krankheit sein, besonders bei solchen Personen, die eine nicht ganz ausreichende prophylaktische Dosis Antitoxin bekommen haben. Häufiger jedoch sind die Anfangssymptome eine Sperre des Kiefers, Nackensteife, Dysphagie und Reizbarkeit. Die Hyperreflexie entwickelt sich später, mit Spasmen der Kiefermuskeln (Trismus) oder der Gesichtsmuskeln, Rigidität und Spasmen der Bauchmuskulatur, des Nackens und des Rückens. Schmerzhafte tonische Krämpfe, die durch die geringsten Reize ausgelöst werden können, sind häufig. Obwohl der Patient wach und ansprechbar während des ganzen Verlaufes der Krankheit ist, gelangen die Muskulatur der Glottis und die Atemmuskeln während der Krämpfe in einen Spasmus, so daß der Patient nicht atmen kann, und es zur Cyanose und Asphyxie kommt. Die Temperatur ist nur wenig erhöht.

B. Laborbefunde: Die Diagnose des Tetanus wird klinisch gestellt. Man findet im allgemeinen eine Leukocytose, bedingt durch eine Vermehrung der polymorphkernigen Leukocyten.

* Anmerkung der Übers.: Außerdem kann noch der Milzbrand des Magen-Darmtraktes vorkommen, wenn die Erreger oral aufgenommen werden.

Differentialdiagnose

Tetanus muß von anderen Formen akuter Affektionen des ZNS unterschieden werden. Der Trismus ist zu unterscheiden von den gelegentlich durch Gaben von Atarax® oder Thorazin® verursachten Spasmen.

Komplikationen

Zeichen der Mangelernährung können als Folge der Dysphagie auftreten. Harnverhaltung und Verstopfung sind die Folge von Sphincterspasmen. Atemstillstand und Herzversagen können vorkommen.

Vorbeugung

Zur aktiven Immunisierung mit Tetanustoxoid muß geraten werden. Sie wird durchgeführt, indem 2 Injektionen von 0,5 ml intramuskulär im Abstand von 4–8 Wochen und eine dritte nach ungefähr weiteren 12 Monaten verabreicht werden. Im Falle einer Verletzung sollte eine Auffrischungsdosis gegeben werden. Neuerdings liegen Beweise dafür vor, daß ein ausreichender Anstieg der Antitoxine durch eine Auffrischung noch 18 Jahre nach der letzten Toxoidgabe erzielt werden kann. Um jedoch einen sicheren Schutz gegen Tetanus auch bei unbemerkten und trivialen Verletzungen zu erreichen, sollte alle 4–6 Jahre eine Auffrischungsimpfung vorgenommen werden (s. Impfplan im Anhang).

Bei mit Erde verunreinigten Wunden nicht immunisierter Personen – besonders Stichwunden, offenen Frakturen, Brandwunden und bei Patienten, die gegen Pferdeserum überempfindlich sind – ist humanes Tetanus-Immunglobulin 250 Einheiten intramuskulär zu geben, falls es erhältlich ist. Andernfalls muß Tetanusantitoxin 6000 Einheiten intramuskulär injiziert werden. Keinesfalls dürfen nicht ausreichende Dosen gegeben werden. Eine aktive Immunisierung sollte man sofort anschließen.

Ausreichende chirurgische Wundtoilette ist eine der wichtigsten Vorbeugungsmaßnahmen. In verdächtigen Fällen kann auch eine Prophylaxe mit Benzathin-Penicillin 1,2 Mill. Einheiten intramuskulär versucht werden.

Behandlung

A. Spezifische Maßnahmen: Falls erhältlich, soll humanes Tetanus-Immunglobulin 5000 Einheiten intramuskulär gegeben werden. Dieses Antitoxin verursacht keine Überempfindlichkeitsreaktionen. Andernfalls müssen 100 000 Einheiten Tetanusantitoxin intravenös verabreicht werden, jedoch erst nach Prüfung der Überempfindlichkeit gegen Pferdeeiweiß. Der Wert der Antitoxintherapie wird jedoch neuerdings in Frage gestellt.

B. Allgemeine Maßnahmen: Absolute Bettruhe und Vermeidung aller Reize. Eine sedative und gegen die Krämpfe gerichtete Therapie ist wesentlich. Nach Erfahrungen aus Indien und anderen Gebieten mit hohen Erkrankungszahlen scheinen sich die meisten Krämpfe durch Chlorpromazin (50–100 mg 4mal täglich) kombiniert mit Sedativa (Phenolbarbiturate, Amobarbiturate oder Meprobamat) verhindern zu lassen. Diazepam (Valium®) soll zur Lösung von Muskelspasmen von Wert sein, besonders in Kombination mit anderen sedativen und krampflösenden Mitteln. Leichte Fälle können durch das eine oder das andere Mittel beherrscht werden. Nur selten ist eine allgemeine Ruhigstellung durch Curare notwendig. Andere gegen Krämpfe wirksame Mittel, die empfohlen wurden, sind folgende: 1. Tribromoethanol 15–25 mg/kg rectal alle 1–4 Std je nach Bedarf. 2. Natrium-Amobarbiturat 5 mg/kg intramuskulär nach Bedarf. 3. Paraldehyd 4–8 ml intravenös (2–5%ige Lösung) kann mit Barbituraten kombiniert werden. Penicillin ist wertvoll, doch sollte es nicht anstatt des Antitoxins verwendet werden.

Intravenöse Flüssigkeitszufuhr soweit erforderlich. Bei Laryngealspasmen kann eine Tracheotomie notwendig werden. Bei der Anwendung von Curare wird eine künstliche Atemhilfe benötigt. Eine Überdruckbehandlung mit Sauerstoff ist von zweifelhaftem Wert.

Prognose

Die Sterblichkeit ist bei sehr jungen und sehr alten Leuten hoch, bei kurzer Inkubationszeit, bei kurzem Intervall zwischen den ersten Symptomen und den ersten Krämpfen und bei einer Verzögerung des Therapiebeginns. Wenn der Trismus sehr früh erscheint, ist die Prognose schlecht. Die Sterblichkeit insgesamt liegt ungefähr bei

40%. Verschmutzte Wunden am Kopf und im Gesicht sind gefährlicher als Wunden an anderen Körperteilen.

Wenn der Patient überlebt, kommt es zu einer vollständigen Ausheilung.

Botulismus

Diagnostische Merkmale

- Plötzliche Lähmung der Hirnnerven, die sich mit einem Befall der Augenmuskeln ankündigt (besonders Doppeltsehen)
- In der Vorgeschichte Verzehr von selbsteingemachten Nahrungsmitteln oder Auffinden des Toxins in den verdächtigen Nahrungsmitteln

Allgemeine Betrachtungen

Botulismus ist eine Nahrungsmittelvergiftung durch das Toxin von Clostridium botulinum, das bereits im Nahrungsmittel gebildet wird. Sie ist durch einen Befall des ZNS, besonders der bulbären Region charakterisiert. Das Toxin interferiert mit der Bildung des Acetylcholins durch das Nervengewebe. In den USA (aber auch anderswo) sind die meisten Fälle eine Folge des Verzehrs von Nahrungsmittel, die ungenügenden häuslichen Konservierungsverfahren unterzogen wurden, besonders Gemüse und Fleisch. Das Toxin ist hitzelabil und wird durch ausreichendes Kochen zerstört.

Klinische Befunde

A. Symptome: Die Symptome erscheinen abrupt etwa 18–36 Std nach Aufnahme des Toxins. Sie werden meistens durch Sehstörungen (Doppeltsehen, Akkomodationsstörungen und verminderte Sehschärfe) eingeleitet. In der Folge sind die bulbären Hirnnerven betroffen, was mit Dysphagie, Dysphonie und Herausfließen der Nahrung aus der Nase verbunden ist. Die Muskeln der Extremitäten sind geschwächt und Schwindel ist häufig. Keine Sensibilitätsstörungen, keine Störungen des Bewußtseins. Die Temperatur ist normal, wenn nicht interkurrente Infektionen auftreten.

B. Laborbefunde: Blut, Urin und Liquor zeigen normale Befunde. Alle verdächtigen Nahrungsmittel sollten gesammelt und im Mäuseversuch auf die Anwesenheit des Toxins untersucht werden. Das Toxin ist im Blut nachweisbar.

Differentialdiagnose

Botulismus muß von einer bulbären Poliomyelitis, einer Myasthenia gravis und einer infektiösen Neuronitis unterschieden werden.

Komplikationen

Schluckbeschwerden können eine Aspirationspneumonie hervorrufen. Atemlähmung kann zum Tode führen.

Vorbeugung

Alle Nahrungsmittel in Konservendosen müssen sterilisiert werden. Nahrungsmittel aus hausgemachten Konservendosen müssen vor dem Essen 5–10 min gekocht werden. Dosen mit ausgebeultem Deckel oder Einmachgläser mit undichtem Verschluß sind zu vernichten.

Behandlung

A. Spezifische Maßnahmen: So schnell wie möglich Botulinus-Antitoxin (bivalent Typ A und B) 10 000 bis 50 000 Einheiten intramuskulär.

B. Allgemeine Maßnahmen:

1. Absolute Ruhe, Lagerung im Bett mit erhöhtem Fußende, um den Abfluß aus dem Respirationstrakt zu fördern.
2. Häufige Absaugung der Atemwege. Tracheotomie kann erforderlich werden.
3. Sauerstoffzufuhr durch Maske oder Katheter, falls es angezeigt ist.
4. Beatmungsgerät bei einer Atemlähmung.
5. Intravenöse Flüssigkeitszufuhr, falls erforderlich.
6. Wenn es zu einer Pneumonie kommt, Behandlung mit Antibiotica.

Prognose

Die Sterblichkeit bei Botulismus beträgt 60%. Der Tod kann innerhalb von 20 Std bis zu 10 Tagen eintreten. Im allgemeinen bleiben keine Folgen zurück, doch kann eine Muskelschwäche noch monatelang vorhanden sein.

Tularaemie

Diagnostische Merkmale

- Plötzliches Fieber, Schüttelfrost, Übelkeit, Erbrechen und allgemeine Erschöpfung
- An der Infektionsstelle Papel, die sich zu einer Pustel und schließlich zu einem glatten Geschwür entwickelt
- Vergrößerung und Vereiterung der regionalen Lymphknoten
- In der Anamnese Kontakt mit infizierten wilden Tieren, besonders Kaninchen
- Die Diagnose wird durch eine Kultur vom Primärgeschwür, Lymphknoten oder Blut bestätigt

Allgemeine Betrachtungen

Die Tularaemie wird durch einen gramnegativen Mikroorganismus, Pasteurella tularensis, hervorgerufen. Der Mensch erwirbt die Infektion durch infiziertes Fleisch, durch die Haut (sogar durch die unverletzte Haut) oder durch Stiche oder Bisse von Insekten, die vorher ein infiziertes Tier gestochen haben. 90% der Fälle sind auf infizierte wilde Kaninchen zurückzuführen. Die Läsionen bestehen aus Bezirken herdförmiger Nekrosen, die über den ganzen Körper verstreut sind. Die Inkubationszeit beträgt 1–10 Tage (im Durchschnitt 2–4 Tage).

Klinische Befunde

A. Symptome: Die Krankheit beginnt plötzlich mit Fieber, Schüttelfrösten, Kopfschmerzen, Übelkeit und Erbrechen, Schweißausbrüchen und Schwäche. Dem folgt innerhalb von 1–2 Tagen die Bildung einer oder mehrerer Primärpapeln an der Infektionsstelle (ulceroglanduläre Form). Aus der Papel wird bald eine Pustel, die schließlich ulceriert und einen sauberen und glatten Krater bildet. Die regionalen Lymphdrüsen vergrößern sich, schmelzen ein und sondern ein eitriges Sekret ab. Eine atypische Pneumonie mit Pleuritis (pneumopleuritische Form) oder ein typhusähnliches Krankheitsbild (typhoide Form) oder eine Kombination beider Krankheitstypen entwickeln sich häufig in 4–5 Tagen. Ein nicht spezifisches, roseolenförmiges Exanthem kann zu jeder Zeit auftreten. Die Milz ist meistens vergrößert, und eine Perisplenitis entwickelt sich. Wenn die Infektionsstelle das Auge ist, entsteht eine Conjunctivitis unter Beteiligung der praeauriculären Lymphdrüsen.

B. Laborbefunde: Eine relative oder absolute polymorphkernige Leukocytose ist vorhanden. Nach dem 3. Tag wird der Intradermaltest positiv und nach dem 10. Tag die Agglutination. Der Erreger kann aus dem Blut, dem Sekret von Lymphdrüsen oder aus einem Geschwür gezüchtet werden.

Differentialdiagnose

Die Tularämie muß von anderen akuten Infektionskrankheiten wie Viruspneumonie, Psittakose, Typhus abdominalis, infektiöse Mononucleose und Katzenkratzkrankheit unterschieden werden. Das langdauernde Fieber ähnelt dem der Brucellose.

Komplikationen

Lungenabsceß und Meningitis durch die Tularämiebakterien sind als seltene Vorkommnisse beschrieben worden. Pneumonie, Meningitis und Peritonitis sind für die meisten Todesfälle an Tularämie verantwortlich.

Behandlung

Außer symptomatischen und unterstützenden Maßnahmen nach Bedarf wird therapeutisch folgendermaßen vorgegangen: 1. Tetracycline 0,5 g alle 6 Std oral für 5–10 Tage; 2. Streptomycin, 2,0 g intramuskulär täglich aufgeteilt in Dosen, die alle 6 Std verabreicht werden, oder 3. Chloramphenicol, 0,5 g oral alle 6 Std 5–10 Tage.

Prognose

Die Gesamtsterblichkeit liegt bei 6%, aber die Letalität der unbehandelten Lungentularämie liegt bei 63%. Der Tod kann innerhalb von 4 Tagen bis zu 9 Monaten nach dem Krankheitsbeginn eintreten. In unbehandelten Fällen ist die Dauer des Fiebers 3–4 Wochen, der Adenopathie 3–4 Monate und der Krankheit selber 5–6 Monate. Die Chemotherapie hat die Heilungsaussichten wesentlich verbessert.

Pest

Diagnostische Merkmale

- Plötzlicher Beginn mit Schüttelfrösten, Fieber, Krankheitsgefühl, Muskelschmerzen und allgemeinem Schwächezustand
- *Regionale Lymphangitis und Adenitis, die schließlich zur Vereiterung führt*
- Septicämie und Pneumonie können vorkommen
- In der Anamnese Kontakt mit infizierten Tieren oder menschlichen Kranken mit Lungenpest
- Bestätigung der Diagnose durch Kultur oder Tierversuch

Allgemeine Betrachtungen

Pest ist eine akute epidemisch auftretende Infektionskrankheit, die durch ein gramnegatives Bacterium, Pasteurella pestis, hervorgerufen wird. Sie wird gewöhnlich auf den Menschen durch Flöhe von Nagetieren übertragen, wenn die Flöhe das sterbende Tier verlassen und den Menschen als neuen Wirt aufsuchen. Die Infektion kommt durch das Absetzen der Faeces auf die durch Kratzeffekte verletzte Haut oder durch Erbrechen kontaminierten Blutes bei dem Saugvorgang zustande. Die pneumonische Form der Krankheit jedoch kann von Mensch zu Mensch durch Inhalation von Tröpfchen aus dem Respirationstrakt übertragen werden. Sporadische Fälle treten nach Kontakt mit wilden infizierten Nagern auf. Die Infektion breitet sich über die Lymphbahnen zu den regionalen Lymphknoten aus, generalisiert schließlich und befällt Gehirn, Leber, Lunge und Milz, wo sich herdförmige Vereiterungen und Nekrosen bilden. Träger einer Rachenpest wurden zum ersten Mal in Vietnam entdeckt. Die Inkubationszeit beträgt 2–10 Tage.

Klinische Befunde

A. Symptome: Der Beginn ist gewöhnlich akut, mit hohem intermittierendem Fieber, Schüttelfrost, Kopfschmerzen, Erbrechen, allgemeinen Muskelschmerzen und Verwirrung, von geistiger Stumpfheit bis zur akuten Manie. Der Patient zeigt deutliche Angst und Furcht. Bei der pneumonischen Form finden sich Tachypnoe, ein produktiver Husten und schließlich Cyanose und blutiges Sputum. Nasenbluten und Blutungen im Verdauungstrakt können vorkommen.

Eine Pustel an der Infektionsstelle findet man gewöhnlich nicht, doch ist eine sich ausbreitende Lymphangitis deutlich festzustellen. Rote, druckempfindliche und schließlich vereiterte Lymphknoten (Bubones) erscheinen ungefähr am zweiten Tag. Bei der schweren Form der Krankheit mit Septicämie bilden sich die charakteristischen purpurfarbenen Flecken (schwarze Pest) am dritten Tag. Die Milz ist oft tastbar.

B. Laborbefunde: Der Erreger kann mikroskopisch durch die Methylenblau- oder die Gramfärbung identifiziert werden und zwar in Präparaten von den Bubonen, dem blutigen Sputum oder seltener in einem Blutausstrich. Die Diagnose kann durch die Kultur oder den Tierversuch bestätigt werden. Die Röntgenuntersuchung zeigt bei der pneumonischen Form Lungeninfiltrationen. Die Leukocytenzahlen sind meistens stark erhöht.

Differentialdiagnose

Die Lymphadenitis der Pest muß unterschieden werden von der Lymphadenitis bei Streptokokken- und Staphylokokkeninfektionen, infektiöser Mononucleose, Syphilis, Lymphogranuloma inguinale (venereum), Tularämie und Katzenkratzkrankheit. Die septicämische Form kann mit anderen Formen der Sepsis, Tularämie, Typhus abdominalis, Fleckfieber und Malaria verwechselt werden. Die pneumonische Form muß von Viruspneumonien, Psittakose und bakteriellen Bronchopneumonien unterschieden werden.

Komplikationen

Die Lungenpest kann als Komplikation der Bubonenpest angesehen werden. Sie kommt aber auch als primäre Form durch Tröpfcheninfektion vom Menschen her vor. Die meisten Komplikationen sind sekundäre bakterielle Infektionen der vereiterten Bubonen oder der Lunge.

Vorbeugung

Bekämpfung der Nagetierplage und der Flöhe sowie strikte Isolierung der Patienten ist von allergrößter Wichtigkeit. Eine Chemoprophylaxe kann angezeigt sein. Dazu werden Breitspektrumantibiotica oder Sulfonamide für solche Personen verwendet, die einem tatsächlichen und wiederholten Risiko der Ansteckung ausgesetzt waren.

Eine Pestvaccine dient zur Grundimmunisierung, indem 3 subcutane oder intramuskuläre Injektionen verabreicht werden, bei der ersten 0,5 ml, der zweiten 4–6 Wochen später 1,0 ml und der dritten 4–6 Monate nach der zweiten Injektion 0,5 ml. Auffrischungsimpfungen von 0,5 ml sollten in Intervallen von 4–6 Monaten verabreicht werden, wenn die Gelegenheit zur Infektion fortdauert.

Behandlung

So früh wie möglich Streptomycin 2–6 g täglich intramuskulär in aufgeteilten Dosen. Außerdem Tetracycline 0,5 g alle 6 Std Symptomatische und unterstützende Therapie nach Bedarf.

Prognose

Die Krankheit nimmt ihren Lauf in 3–6 Tagen. Die Prognose ist sehr variabel wegen der bemerkenswerten unterschiedlichen Schwere des Verlaufs. Bei unbehandelten Fällen jedoch schwankt die Sterblichkeit zwischen 25% und 75%. Die septicämische und die pneumonische Form sind unbehandelt immer tödlich. Die Chemotherapie hat die Aussicht des Überlebens wesentlich gebessert.

Cholera

Diagnostische Merkmale

- Plötzliches Einsetzen schwerer, voluminöser und häufiger Durchfälle
- Erbrechen ohne vorhergehende Übelkeit
- Stuhl und Erbrochenes sind grau, trüb und wässrig (Reiswasserstühle) mit wenig oder keinem Blut oder Eiter
- Deutliche Austrocknung und Störung des Elektrolythaushaltes. Urämie und Schock sind oft vorhanden
- Positive Stuhlkulturen werden durch die Agglutination in spezifischen Seren bestätigt

Allgemeine Betrachtungen

Die Cholera ist eine akute dysenterische Krankheit, die durch Vibrio cholerae verursacht wird. Seit den späten 50iger Jahren breitet sich eine neue pandemische Welle in Asien aus, die mehr durch den Biotyp El Tor und nicht so sehr durch das klassische Vibrio cholerae hervorgerufen wird. Die Infektion entsteht durch die Aufnahme von Speisen oder Getränken, die durch Faeces von akut Erkrankten oder eben Genesenen verunreinigt sind. Der Erreger kann sich im Wasser für 3 bis 20 Tage halten und vermehren. Da warmes Wetter für das Überleben der Keime im Wasser oder in den Fäkalien notwendig ist, findet man die Cholera vorwiegend in den warmen Ländern. Der Erreger setzt sich primär im Ileum fest. Die Krankheit wird durch ein sehr aktives Endotoxin ausgelöst, das durch den Zerfall des Erregers freigesetzt wird, und durch einen cholerigenen Faktor, der wahrscheinlich ein Exotoxin ist. Die Inkubationszeit beträgt 1–5 Tage. Echte Keimträger sind bei der klassischen Cholera nicht bekannt, jedoch kann das El Tor Vibrio sich in der Gallenblase festsetzen. Ausscheidung bis zu 4–5 Monaten bei Rekonvaleszenten und sogar bis zu drei Jahren wurde beschrieben.

Klinische Befunde

A. Symptome: Obgleich leichte Fälle vorkommen, beginnt die typische Krankheit mit plötzlich einsetzendem Durchfall mit voluminösen, häufigen und wässrigen Stühlen, die allmählich ihren fäkalen Charakter ganz verlieren. Sie werden grau und trüb (Reiswasser) und enthalten degeneriertes Epithel und Schleim, aber wenig oder kein Blut oder Eiter. Das Erbrechen ohne vorhergehende Übelkeit wird immer schwerer, und bald ist der Patient nicht mehr in der Lage, Nahrung oder Getränke bei sich zu behalten. Er wird stark entwässert, zeigt trockene Haut, Cyanose, extremen Durst, eingesunkene Augen und subnormale Temperatur. Schwere Muskelkrämpfe können auftreten, Abdominalkrämpfe sind die Regel. Das Urinvolumen vermindert sich, und in schweren Fällen kommt es zur Urämie.

B. Laborbefunde: Die routinemäßig durchgeführten Blutuntersuchungen zeigen das Bild einer ausgeprägten Dehydratation. Sehr hohe Hämoglobinwerte (bis zu 20 g/100 ml) und Leukocytenzahlen bis zu 25 000/mm³ werden gefunden. Aus der CO_2 bindenden Fähigkeit ergibt sich eine Acidose, der nicht eiweißgebundene Stickstoff ist erhöht. Die Diagnose wird durch die Isolierung des Erregers aus dem Stuhl und seine Identifizierung durch spezifische Seren bestätigt.

Differentialdiagnose

Cholera muß unterschieden werden von anderen Ursachen akuter Durchfälle, der Entwässerung und des Schocks. Leichte Fälle werden wahrscheinlich oft als einfache Durchfälle oder Nahrungsmittelvergiftungen verkannt. Fehldiagnosen werden in nicht endemischen Gebieten dadurch erleichtert, daß Verwechslungen bei der Identifizierung des Erregers vorkommen, wenn die üblichen Routinenährböden und Methoden der Stuhluntersuchung verwendet werden. Antisera, die diagnostisch brauchbar sind, werden selten zur Verfügung stehen.

Vorbeugung

Cholera-Vaccine wird in 2 Injektionen von 0,5 und 1,0 ml subcutan oder intramuskulär mindestens im Abstand von 4 Wochen verabreicht. Alle 4–6 Monate sollte eine Reinjektion erfolgen, wenn eine Choleragefährdung besteht. Die Vaccine sollte auch El Tor Vibrio enthalten. (Siehe Impfplan im Anhang.) Strenge Isolierung aller Kranken und sorgfältige Desinfektion der Ausscheidungen sind wichtig. In endemischen Gebieten müssen Wasser, Milch, Gemüse und alle möglicherweise infizierten Küchengeräte gekocht und andere Nahrung muß vermieden werden. Ein Fliegenschutz muß gewährleistet sein.

Behandlung

Der Wasser- und Elektroytverlust durch die Entleerungen muß so schnell wie möglich ersetzt und die Acidose korrigiert werden. 1 l isotonische Salzlösung und isotonische Lösung von Natriumlactat (oder Bicarbonat) in einem Verhältnis von 2:1 sollte in 10 bis 15 min zugeführt werden. In den nächsten 30 bis 45 min sollte ein zweiter Liter gegeben werden. Der weitere Flüssigkeitsersatz läßt sich nach dem Flüssigkeitsverlust abschätzen und zwar nach dem spezifischen Gewicht des Plasmas oder klinischer Beobachtung, besonders des radialen Pulsvolumens, der Pulsgeschwindigkeit, des Blutdrucks und der Urinausscheidung. Wenn die Acidose ausgeglichen ist, kann mit physiologischer Salzlösung und 5%iger Traubenzuckerlösung der Flüssigkeitsverlust ersetzt werden. Die meisten Patienten bedürfen 5–10 l in den ersten 25 Std, manche jedoch bis zu 20 l. Bei schweren Fällen ist auch ein Ersatz des Kaliums nötig, damit sollte jedoch erst begonnen werden, wenn der Wasserverlust des Patienten ausgeglichen ist und eine ausreichende Urinausscheidung erzielt wurde. Orale Gaben sind vorzuziehen (etwa bis zu 10 g Kaliumchlorid in 24 Std). Auch eine orale Flüssigkeitszufuhr, die Traubenzucker enthält, muß so früh wie möglich begonnen werden. Von Tetracyclin (500 mg alle 6 Std für 48 Std) kann man zwar nicht allzu viel erwarten, doch kürzt es den Krankheitsverlauf manchmal etwas ab.

Prognose

Die unbehandelte Krankheit dauert 3–5 Tage. Die Prognose hängt weitgehend von dem vorhergehenden Allgemeinzustand des Patienten und von einer richtigen Behandlung ab. Die Sterblichkeit unbehandelter Fälle beträgt im Durchschnitt etwa 50% (15% bis 90%). Sie kann durch einen frühzeitigen Beginn der Therapie auf 5% reduziert werden.

Lepra

Diagnostische Merkmale

- Blässe, anaesthetische, fleckige und knotige erythematöse Hautläsionen
- Oberflächliche Verdickung der Nerven mit Veränderungen der Sensibilität
- Aufenthalt in einem Gebiet mit endemischem Vorkommen
- Säurefeste Bakterien in den Hautläsionen oder Nasenabstrichen oder charakteristische histologische Nervenveränderungen

Allgemeine Betrachtungen

Lepra ist eine nur gering kontagiöse chronische Infektionskrankheit, die durch das säurefeste Stäbchen Mycobacterium leprae hervorgerufen wird. Der Übertragungsweg ist unbekannt und Versuche, menschliche Freiwillige zu infizieren, waren erfolglos. Die Empfänglichkeit für Lepra scheint durch einen erblichen Faktor beeinflußt zu werden.

Klinische Befunde

Der Beginn der Lepra ist schleichend. Die Läsionen entwickeln sich in den der Abkühlung ausgesetzten Teilen des Körpers wie der Haut, den oberflächlichen Nerven, in der Nase, im Rachen, Kehlkopf, in den Augen und Hoden. Die Hautveränderungen können blaß, anaesthetisch und fleckig sein mit einem Durchmesser von 1–10 cm. Diffuse oder gegeneinander abgegrenzte erythematöse infiltrierte Knoten von 1–5 cm Durchmesser oder diffuse Hautinfiltrationen treten auf. Neurologische Störungen werden bei Infiltration und Verdickung der Nerven manifest, wobei es zu Anaesthesie, Neuritis, Paraesthesie, trophischen Geschwüren, Knochenschwund und Verkürzung der Finger kommt. Die Entstellung durch die Hautinfiltrationen und den Befall der Nerven kann in unbehandelten Fällen extrem sein.

Die Krankheit läßt sich klinisch und durch Laboratoriumsuntersuchungen in zwei deutlich unterscheidbare Typen einteilen: die lepromatöse und die tuberculoide Form. Bei der lepromatösen Form ist der Verlauf progressiv und maligne mit knotenförmigen Hautläsionen, allmählichem meist symmetrischem Befall der Nerven, massenhaft säurefesten Bakterien in den Hautläsionen und einem negativen Lepromin-Hauttest. Bei der tuberkuloiden Form ist der Verlauf benigne und nicht fortschreitend, mit fleckigen Hautveränderungen, ernsterem asymmetrisch auftretenden Nervenbefall, der plötzlich beginnt, jedoch ohne Bakterien in den Läsionen und mit einem positiven Lepromin-Hauttest. Beim lepromatösen Typ können akut fieberhafte Perioden mit vorübergehenden Hauterscheinungen vorkommen, die einige Wochen dauern. Befall des Auges (Keratitis und Iridocyclitis), Nasengeschwüre und Nasenbluten sind bei beiden Typen möglich, häufiger aber bei dem lepromatösen Typ.

Allgemeinerscheinungen wie Anaemie und Lymphadenopathie können ebenfalls festgestellt werden.

Die histologischen Nervenveränderungen sind gewöhnlich charakteristisch.

Differentialdiagnose

Die Hautläsionen der Lepra müssen oft von denen des Lupus erythematosus, der Sarkoidose, der Syphilis, des Erythema nodosum, des Erythema multiforme und der Vitiligo unterschieden werden. Der Befall der Nerven, Sensibilitätsstörungen und die entstehenden Deformitäten bedürfen einer Abtrennung gegen die Syringomyelie und dem Skleroderma.

Komplikationen

Eine interkurrente Tuberkulose ist bei lepromatösem Typ häufig. Bei langdauernder Krankheit kann es zu einer Amyloidose kommen.

Behandlung

Eine medikamentöse Therapie darf während der Perioden der Exacerbation überhaupt nicht und sonst nur äußerst vorsichtig mit langsam ansteigenden Dosen eingeleitet werden. Sie muß sofort abgesetzt werden, wenn sich irgendwelche Zeichen einer Exacerbation mit leprösem Fieber, fortschreitender Anämie mit oder ohne Leukopenie, schweren gastrointestinalen Symptomen, allergischer Dermatitis, Hepatitis, geistiger Verwirrung oder Erythema nodosum zeigen. Daher ist es wichtig, Temperatur und Blutbild und jede Veränderung der Läsionen durch mikroskopische Untersuchung in regelmäßigen Abständen zu kontrollieren. Die Dauer der Behandlung richtet sich vorzugsweise nach dem Fortschritt der mikroskopischen Befunde. Sie muß oft mehrere Jahre, unter Umständen dauernd fortgesetzt werden, da Rückfälle nach Beendigung der Behandlung vorkommen können.

A. Dapson (Avlosulfon®, DDS) wird oral bis zu einem Maximum von 600 mg wöchentlich für Erwachsene in aufgeteilten Dosen gegeben. Man beginnt mit 50 mg zweimal wöchentlich und steigert alle zwei Wochen um 50 mg bis zu Maximum von 600 mg, die in tägliche oder andere Portionen aufgeteilt werden. Kinder vertragen alle Sulfone in ihrem Alter angemessenen Dosen (z. B. 300 mg/Woche bei einem 12 Jahre alten Kind) gut. Wenn eine lepröse Reaktion auftritt, muß die Medikation abgesetzt werden, bis die Reaktion vollständig abgeklungen ist. Man muß dann wieder wie am Anfang der Therapie beginnen oder auf ein anderes Sulfon übergehen. (Obwohl alle Sulfone im Körper in der gleichen Weise wirken wie DDS, kommt es doch bei einigen zu weniger Reaktionen.)

B. Solapson (Sulphetron®) ein Abkömmling von DDS wird zu Anfang in Dosen von 0,5 g 3mal tägl. peroral gegeben. Die Dosis kann allmählich bis auf eine tägl. Gesamtdosis von 6–10 g gesteigert werden.

C. Diphenylthioharnstoff (DPT) wird oral in aufgeteilten Dosen gegeben und zwar wird mit 250 mg täglich begonnen und gesteigert bis auf 2 g täglich. DPT ist angezeigt, wenn die oben angegebenen Substanzen nicht vertragen werden. Die Behandlung kann 3 Jahre fortgesetzt werden, bis sich eine Resistenz entwickelt.

D. Sulfoxon-Natrium wird oral gegeben und zwar jeweils Montag bis Freitag 300 mg täglich für 1 Woche und dann jeweils montags bis freitags 600 mg täglich.

E. Thalidomid, 100 mg 4mal tägl. peroral stellt in Verbindung mit antileprösen Medikamenten eine Hilfe dar in der Behandlung des Erythema nodosum der lepromatösen Lepra. Corticoide sind weniger wirksam und haben das größere Risiko von Komplikationen.

F. Rifampicin ist als ein antilepröses Medikament in Verbindung mit einem Sulfon beschrieben worden.

G. Chirurgische Versorgung der Extremitäten (Hände und Füße) bedürfen einer besonderen Beachtung.

H. BCG-Vaccination scheint ein Mittel zur Immunisierung von Kindern zu sein. Dapson und BCG wurden auf ihren prophylaktischen Wert bei Familienangehörigen von Patienten mit lepromatöser Lepra untersucht.

Prognose

Unbehandelte lepromatöse Lepra ist progressiv und endet nach 10 bis 20 Jahren tödlich. Bei der tuberculoiden Form kommen spontane Rückbildungen nach 1–2 Jahren vor, sie kann jedoch Verkrüppelungen und Deformitäten verursachen.

Unter der Behandlung geht der lepromatöse Typ langsam (3–8 Jahre) zurück, die Heilung des tuberculoiden Typs ist schneller. Rückfälle sind immer möglich, und es ist besser anzunehmen, daß die Erreger niemals eliminiert werden können. Jedoch auch nach einer kompletten Heilung bleiben die Deformitäten bestehen, die Form und Funktion wesentlich beeinträchtigen.

Weicher Schanker

(Ulcus molle)

Der weiche Schanker ist eine akute, lokalisierte, jedoch sich durch Autoinoculation oft ausbreitende Geschlechtskrankheit, die durch dünne, kurze gramnegative Bakterien mit abgerundeten Enden, Haemophilus ducreyi, verursacht wird. Infektionen kommen durch Kontakt mit infizierten Personen, besonders beim Geschlechtsverkehr, vor, obwohl auch nichtvenerische Infektionen bei medizinischem Personal durch Ansteckung an Patienten, die an der Krankheit leiden, bekanntgeworden sind. Die Inkubationszeit beträgt 3–5 Tage.

Die initiale Läsion an der Infektionsstelle ist eine maculöse oder vesicopustulöse Efflorescenz, die bald aufbricht und ein scharf umschriebenes und druckempfindliches Geschwür mit nekrotischer Basis, umgebendem Erythem und unterminierten Rändern bildet. Weitere Läsionen können durch Autoinoculation entstehen. Bei mehr als der Hälfte der Fälle entwickelt sich eine Entzündung der Inguinaldrüsen 10 bis 20 Tage nach Verschwinden der Primärläsion. Die Adenitis ist gewöhnlich einseitig und besteht aus druckempfindlichen und verschmolzenen Knoten von mäßigem Ausmaß mit einem sich darüberbildenden Erythem. Die knotenförmige Masse erweicht sich, wird fluktuierend und kann spontan aufbrechen. Mit dem Befall der Lymphknoten können Fieber, Schüttelfröste und Unwohlsein einhergehen.

Der Erreger kann aus der Basis des Geschwürs durch Kultur oder durch Anfärbung des infektiösen Materials nachgewiesen werden. Der spezifische Hauttest (von begrenzter Bedeutung) wird gewöhnlich 8–25 Tage nach Erscheinen der Primärläsion positiv und bleibt dies lebenslang. Da 12–15% der Primärläsionen eine Mischinfektion mit Syphilis darstellen, sollte bei allen Verdachtsfällen auch eine Dunkelfelduntersuchung vorgenommen werden.

Balanitis, Phimose und Paraphimose sind häufige Komplikationen. Eine Infektion des Geschwürs mit fusiformen Bakterien und Spirochäten ist nicht ungewöhnlich. Eine serpiginöse Form, die sich zu den Leisten und bis zu den Schenkeln ausbreitet, kann ebenfalls vorkommen.

Sulfonamide und Tetracycline sind in gleicher Weise wirksam. Man gibt Sulfadiazin oder Sulfisoxazol 1 g viermal täglich für 1 Woche oder ein Tetracyclin 0,5 g alle 6 Std 5–7 Tage lang. Eine sorgfältige Reinigung des Geschwürs mit Wasser und Seife zweimal täglich (wenn die Diagnose feststeht) ist die einzige lokale Therapie, die notwendig ist. Wenn die Läsionen nicht spontan abheilen, werden Umschläge oder Kompressen aufgelegt, die mit einer Kaliumpermanganatlösung 1:10 000 getränkt sind. Fluktuierende Bubonen können mit großen Nadeln (Nr. 16) punktiert und die Flüssigkeit kann abgesaugt werden. Warme Kompressen oder eine Wärmflasche sind zu empfehlen, um die Einschmelzung oder die Rückbildung der Bubonen zu beschleunigen.

Der weiche Schanker reagiert im allgemeinen gut auf die Behandlung. Sogar ohne Therapie neigt er zur spontanen Ausheilung, allerdings kann die serpiginöse Form jahrelang bestehen bleiben.

Gonorrhoe

Diagnostische Merkmale

- Eitriger Ausfluß aus der Harnröhre mit Reizung der Öffnung und Brennen etwa 4–10 Tage nach der Ansteckung
- Andere Urogenitalorgane werden häufig später befallen (Prostata, Bartholin'sche und Skene'sche Drüsen, Vagina, Cervix, Uterus und Tuben). Peritonitis im kleinen Becken kommt gelegentlich bei Frauen vor
- Eine Generalisation ist möglich (Arthritis, Pleuritis, Myositis, Meningitis, Endokarditis)
- Gramnegative intracellulär gelegene Diplokokken können in mikroskopischen Präparaten vom Eiter oder durch die Kultur nachgewiesen werden

Allgemeine Betrachtungen

Die Gonorrhoe ist eine Infektionskrankheit, die von gramnegativen intracellulär gelegenen Diplokokken, Neisseria gonorrhoeae, hervorgerufen wird. Die Infektion betrifft in erster Linie die Schleimhäute des Urogenitalsystems und wird am häufigsten von Erwachsenen beim Geschlechtsverkehr erworben. Infektionen können auch durch Kontakt mit infiziertem Material wie Instrumente, Waschlappen oder Badewasser zustandekommen, besonders bei kleinen Mädchen oder Kindern in der Präpubertät. Der Erreger geht bei Austrocknung und bei Temperaturen über 41° C schnell zugrunde. Er kann aber in einer schmutzigen Umgebung und besonders wenn er eingefroren wird, tagelang lebensfähig bleiben. Die Inkubationszeit beträgt 4–10 Tage.

Klinische Befunde

A. Symptome:

1. Männer: Eine akute Entzündung der vorderen Harnröhre ist gewöhnlich das erste Zeichen. Sie macht sich durch einen geringen, serösen bis milchigen Ausfluß mit einem entzündeten Orificium und Brennen besonders beim Wasserlassen bemerkbar. Anschließend kommt es zu einer Entzündung der gesamten Urethra, der Ausfluß wird dicker, gelblich und reichlicher und ist gelegentlich leicht blutig gefärbt (siehe Komplikationen).

2. Frauen: Die Infektion ist zunächst oft asymptomatisch, aber gewöhnlich findet sich ein eitriger Ausfluß aus der Harnröhre, in vielen Fällen aber nur nach Ausstreichen der Harnröhre. Häufiges und schmerzhaftes Wasserlassen, Harndrang und nächtliches Wasserlassen kommen vor allem bei erstmaligen Infektionen vor. Der Ausgang der Harnröhre kann gerötet und angeschwollen sein. Vaginitis, Cervicitis und Entzündung der Bartholin'schen und Skene'schen Drüsen sind häufig.

3. Säuglinge und Kinder vor der Pubertät: Bei Kindern kommt es zu denselben Symptomen, doch ist der Beginn akuter, der Verlauf rascher und sind die Auswirkungen der Krankheit schwerer.

B. Laborbefunde: Typische gramnegative intracellulär gelegene Diplokokken werden in einem dünnen Ausstrichpräparat vom Harnröhrenausfluß oder von Material aus der Cervix oder den Bartholin'schen oder Skene'schen Drüsen gefunden. Bei der Zwei-Gläser-Probe mit dem Urin wird im Gegensatz zu anderen Krankheiten festgestellt, daß der Urin im ersten Glas trüb und im zweiten Glas klar ist. Das spinnwebförmige Sediment im ersten Glas kann zum Nachweis des Erregers verwendet werden, wenn der Ausfluß gering oder gar nicht vorhanden ist. Er läßt sich auf Schokoladenagar bei verminderter Sauerstoffspannung züchten und identifizieren. Die Komplimentbindungsreaktion wird im allgemeinen mehrere Wochen nach dem Infektionstermin positiv, aber sie ist nicht zuverlässig und wird daher wenig benutzt. Eine Untersuchung mit fluorescierenden Antikörpern kann direkt mit dem Eiter oder mit Kulturausstrichen durchgeführt werden.

Differentialdiagnose

Eine Abtrennung von einer unspezifischen Urethritis und Prostatitis, Trichomonaden- oder Candida-Infektion, anderen Formen der Peritonitis und anderen spezifischen Ursachen einer Urethritis, einer akuten Cystitis, Arthritis, Meningitis, Endokarditis und Pleuritis ist erforderlich.

Komplikationen

Bei Männern kann eine direkte Ausbreitung der Infektion in die hintere Urethra, in die Prostata und in den Nebenhoden bei vernachlässigten Erkrankungen und unzureichender Behandlung erfolgen. Eine Entzündung des Trigonum kann eintreten, eine Cystitis ist jedoch selten. Harnröhrenstrikturen sind bei einer Gonorrhoe möglich. Eine refraktäre Urethritis und Prostatitis bleiben manchmal auch nach bakteriologischer Heilung bestehen.

Bei Frauen kommen Abscesse der Bartholin'schen und chronische Infektionen der Skene'schen Drüsen vor. Außerdem kann sich die Infektion auf die Endocervix, den Uterus, die Tuben und das umgebende Bekkengewebe ausbreiten. Dabei treten Fieber, Schüttelfröste und Schmerzen im Unterbauch auf sowie Symptome, die denen einer akuten Appendicitis ähneln. Sterilität durch Verlegung der Tuben kann die Folge sein. Komplikationen bei beiden Geschlechtern einer hämatogenen Aussaat sind Arthritis, Myositis, Pleuritis, Meningitis und Endokarditis. Allerdings sind diese Komplikationen außer der Arthritis ungewöhnlich. Diese befällt zunächst mehrere Gelenke, beschränkt sich schließlich aber auf ein oder zwei Gelenke und geht oft mit Iritis oder einer Iridocyclitis einher. Eine gonorrhoische Proktitis kann bei beiden Geschlechtern vorkommen.

Behandlung

Penicillin, Streptomycin, Tetracycline und die Sulfonamide sind wirksam, doch ist gewöhnlich Penicillin das Mittel der Wahl.

A. Akute und chronische unkomplizierte Urethritis (männlich und weiblich). Beachte: Lokale Behandlung (Spülungen, Instillationen und sonstige Manipulationen) ist kontraindiziert.

1. Penicillintherapie: Mehrere wirkungsvolle Methoden stehen zur Verfügung. In jedem Fall sollte vorher mit Seroreaktionen und klinisch auf Syphilis untersucht werden. Es ist zu geben: Procain-Penicillin G 2,4 Mill. E. i. m. an 2 aufeinanderfolgenden Tagen bei Frauen (Kurerfolg 86–96%) und 2,4 Mill. E in einer Dosis bei Männern (Kurerfolg 98%).

2. Alternativtherapie: Wenn Verdacht auf eine gleichzeitige Ansteckung mit Syphilis besteht, wird Benzathin-Penicillin G 600 000 Einheiten intramuskulär täglich 10 Tage lang gegeben. Ist der Patient gegen Penicillin allergisch, kann Tetracyclin, Erythromycin oder Oleandomycin gegeben werden und zwar 1,0 g sofort und anschließend alle 6 Std 0,5 g in 4–6 Dosen.

3. Nachuntersuchungen: Der Patient muß mindestens drei Wochen lang einmal in der Woche auf Ausfluß aus der Harnröhre, syphilitischen Primäraffekt oder Exanthem untersucht werden. Außerdem muß einmal in der Woche ein mikroskopisches Präparat und, wenn möglich, eine Kultur von jedem entzündlichen Exsudat angelegt werden. Prostatamassagen, Urethralabstriche und instrumentale Eingriffe, um Material zur Untersuchung zu gewinnen, sollten bei akuten Fällen vermieden werden. Nach drei Wochen muß eine Blutprobe zur Anstellung der Seroreaktionen auf Syphilis entnommen und gleichzeitig klinisch auf syphilitische Symptome untersucht werden. Die Seroreaktionen müssen nach 3, 6, 12 und 24 Monaten wiederholt werden.

4. Behandlung von Penicillinversagern (Verdacht auf andere Ätiologie): Werden bei einer der wöchentlichen Untersuchungen noch Gonokokken bakteriologisch nachgewiesen, muß die Therapie wie oben angegeben wiederholt werden. Wenn urologische Komplikationen mit Sicherheit auszuschließen sind, ist die Penicillindosis zu erhöhen. Oder: Streptomycinsulfat 0,3–0,5 g intramuskulär als Einzeldosis, Tetracycline 1,0 g oral sofort und dann 0,5 g alle 6 Std in 4–6 Dosen oder 1 g oral sofort und dann 1 g nach 6 Std. Unter Umständen können neuere Präparate wie Ampicillin notwendig werden.

5. Persistierende Therapieversager: „Therapieversager" sind in Wirklichkeit oft Reinfektionen. Dies kommt daher, daß die allgemeine Ansicht herrscht, Penicillin beseitige die Ansteckungsgefahr. Patienten mit bekannter Promiskuität müssen vor diesem Irrtum gewarnt werden.

B. Akute und chronische Prostatitis: Behandlung wie oben. Heiße Sitzbäder und Alkalisierung des Urins können eine Milderung der Symptome bewirken.

C. Akute Epididymitis: Behandlung wie oben, außerdem Bettruhe, kalte Kompressen auf die Scrotalregion, Analgetica nach Bedarf sowie Suspensorium in der Rekonvaleszenz, wenn der Patient wieder aufsteht.

D. Beckenentzündung (Akute gonorrhoische Salpingitis):

1. Akutes Stadium: Absolute Bettruhe, Vaginalspülungen und andere unnötige Manipulationen sollen vermieden werden. Es muß sorgfältig nach klinischen Zeichen einer Syphilis gesucht sowie Blut für die Luesreaktionen entnommen werden. Täglich 600 000 Einheiten Procain-Penicillin G intramuskulär für 5–10 Tage. Wenn das Fieber und die anderen Symptome verschwunden sind, muß die Patientin noch solange im Bett gehalten werden, bis das weiße Blutbild und die Blutsenkung wieder normal sind. (Dies kann einen Monat oder länger dauern.) Die Patientin muß während und nach der nächsten Periode auf Schmerzen und Änderungen des Untersuchungsbefundes im Becken beobachtet werden. Fühlt sie sich weiterhin wohl, kann sie nach Hause entlassen werden, wobei sie die unten beschriebenen Regeln in der Rekonvaleszenz einhalten muß.

Wenn die Symptome, Fieber, Leukocytose und beschleunigte Senkung bestehen oder die Vaginalabstriche positiv bleiben oder die Symptome während der Menstruation erneut auftreten, muß eine zweite Penicillinkur durchgeführt werden.

Wenn die Patientin auch auf 2 Kuren nicht reagiert, müssen Tetracycline gegeben werden und zwar 1 g sofort und dann 0,5 g alle 6 Std in 4—6 Dosen. Nachdem die Patientin vom Krankenhaus entlassen ist, sollte sie möglichst eine sitzende Lebensweise einhalten und keinen Geschlechtsverkehr haben, bis die Symptome vollkommen verschwunden sind (etwa 6–8 Wochen). Verlängerte Spülungen mit 5–10 l warmem Leitungswasser sind vorzuschreiben und vorsichtig und langsam, am besten in einer Badewanne, 1–2mal täglich auszuführen.

2. Subakute Form (oder akute Exacerbation der chronischen Form): Absolute Bettruhe, bis die Symptome abgeklungen sind und verlängerte Spülungen wie oben. Penicillin (siehe oben) ist in diesem Stadium der Krankheit weniger wirksam, aber ein Versuch kann verantwortet werden.

3. Chronische Form der gonorrhoischen Salpingitis: Bettruhe während akuter Exacerbationen. Penicillin und andere Antibiotica sind zwar gewöhnlich wirkungslos, sollten aber versucht werden. Eine Diathermiekur des Beckens kann von Wert sein. Chirurgische Eingriffe nach Konsultation eines Gynäkologen können indiziert sein, sie haben allerdings nicht immer einen befriedigenden Erfolg.

Prognose

Die Gonorrhoe spricht gut auf Chemotherapie an, aber die Späterscheinungen (Salpingitis, Epididymitis, Urethralstrikturen und Abscesse der Bartholin'schen Drüsen) können Schäden verursachen (Sterilität, Dilatation der oberen Harnwege und persistierende sterile Abscesse), die einer eigenen Behandlung und Korrektur bedürfen. Nachuntersuchungen mit serologischen Tests sind bei allen Fällen von Gonorrhoe angezeigt, da etwa 2% der Patienten bei der gleichen Gelegenheit auch eine Syphilis akquirieren.

Granuloma inguinale

Granuloma inguinale ist eine chronische, zu Rückfällen neigende granulomatöse anogenitale Infektionskrankheit, die durch Donovania granulomatis hervorgerufen wird. Eine Autoinoculation ist möglich, die Krankheit ist aber nur mäßig kontagiös. In den USA kommt sie hauptsächlich bei Negern vor. D. granulomatis ist ein pleomorphes Stäbchen von 1–2μ Länge, kommt intracellulär, einzeln oder in Haufen, vor und ist oft schwer nachzuweisen. Die pathognomonischen Zellen, die sich in Gewebspartikeln oder Schnitten finden, sind groß (25–70μ) und enthalten intracytoplasmatische Cysten, die mit Körperchen angefüllt sind (Donovan-Körperchen), die mit Wrights Farbstoff stark angefärbt werden. Die Inkubationszeit ist 8–12 Wochen.

Der Beginn ist schleichend. Die Läsionen finden sich vereinzelt auf der Haut und den Schleimhäuten im Bereich der Genitalien und der Perianalgegend. Es sind verhältnismäßig schmerzlose infiltrierte Knoten, die bald abschilfern. Es bildet sich ein scharf demarkiertes flaches Ulcus mit einem fleischroten und bröckeligen Grund aus Granulationsgewebe. Die Läsionen breiten sich kontinuierlich aus. Die vordere Grenze hat einen charakteristisch eingerollten Rand aus Granulationsgewebe. Große Ulcerationen, die bis in den Bereich des Unterbauches und der Schenkel fortschreiten, sind nichts Ungewöhnliches. Schorfbildung und Abheilung kann an der einen Grenze beginnen, während es an der anderen fortschreitet. Der Prozeß kann schmerzlos verlangsamt und schließlich stationär werden.

Die charakteristischen Donovan-Körperchen werden in Gewebspartikeln aus dem Grund der Geschwüre und in histologischen Schnitten gefunden. Auf Spezialmedien kann der Erreger auch gezüchtet werden. Eine Komplementbindungsreaktion ist zwar entwickelt worden, steht aber meist nicht für den klinischen Gebrauch zur Verfügung.

Superinfektion mit Spirochäten und fusiformen Stäbchen ist häufig. Das Geschwür wird dann eitrig, schmerzhaft, übelriechend und ist extrem schwer zu behandeln. Andere Geschlechtskrankheiten können gleichzeitig vorhanden sein. Seltene Komplikationen sind eine aufgelagerte Malignität oder eine sekundäre elephantoide Schwellung der Genitalien. Tetracycline und Chloramphenicol (Vorsicht!) sind in Dosen von 1 g täglich 1–2 Wochen wirksam. Streptomycin ist ebenfalls wirksam, aber toxischer. Es wird 1 g täglich intramuskulär gegeben, bis die Läsionen abgeheilt sind (10 oder mehr Tage). Nach neueren Erfahrungen soll jetzt Triacetyloleandomycin das Mittel der Wahl sein. Vorsicht vor Leberschäden bei längerem Gebrauch.

Mit der antimikrobiellen Therapie werden die meisten Fälle geheilt. Bei resistenten und unbehandelten Fällen können die Läsionen sich so massiv ausdehnen, daß Anaemie, Kachexie und schließlich der Tod eintreten.

Bartonellosis

(Oroya-Fieber, Carrión'sche Krankheit)

Bartonellosis ist eine akute oder chronische Infektionskrankheit, die in den Hochtälern der Anden von Columbia, Ecuador und Peru auftritt. Sie wird hervorgerufen durch einen gramnegativen, sehr pleomorphen Mikroorganismus (Bartonella bacilliformis), der auf den Menschen durch den Biß von Phlebotomen übertragen wird. Er ist beim Menschen ein Zellparasit in den roten Blutkörperchen und den Zellen des reticuloendothelialen Systems. Das initiale Fieberstadium (Oroya-Fieber), das nicht immer typisch ist, wird charakterisiert durch intermittierendes und remittierendes Fieber, Unwohlsein, Kopfschmerzen, Knochen- und Gelenkschmerzen. Die Art der Krankheit wird durch das schnelle Fortschreiten einer schweren megaloblastischen Anämie, hämorrhagische Lymphknoten und Hepatosplenomegalie deutlich. Massenhaft Bartonellen finden sich im Cytoplasma der Endothelzellen der Gefäße, was zu Verstopfungen und Thrombose führt. In günstig verlaufenden Fällen dauert das Oroya-Fieber 2–6 Wochen und verschwindet dann. Bei den Patienten, die dies überleben, beginnt das eruptive Stadium der Krankheit (Verruga peruana) 2–8 Wochen später. Verruga peruana kann aber auch ohne vorangegangenes Fieber entstehen, möglicherweise mit einem leichten subklinischen ersten Stadium. Multiple miliare und noduläre Haemangiome treten in Gruppen vorwiegend im Gesicht und an den Gliedmaßen auf. Die Läsionen bluten leicht, manchmal ulcerieren sie und bleiben im allgemeinen 1–12 Monate bestehen. Schließlich heilen sie ohne Schorfbildung aus, die Allgemeinreaktionen sind gering. Während des Beginns des Oroya-Fiebers kann der Erreger am besten durch die Blutkultur nachgewiesen werden. Später erscheinen die Bartonellen in großer Zahl in den roten Blutkörperchen. Die schwere makrocytäre und gewöhnlich hypochrome Anaemie (Hämoglobin 3–5 g) geht mit leichter Gelbsucht, deutlicher Reticulocytose und zahlreichen Megaloblasten und Normoblasten einher. In den verrugösen Läsionen kann der Erreger in den Endothelzellen nachgewiesen werden. Chloramphenicol, Penicillin, Streptomycin oder Tetracycline in großen Dosen helfen den Patienten, die Infektion zu überwinden und die Sterblichkeit zu senken. Transfusionen können bei schwerer Anämie notwendig werden.

Bedsonia-(Chlamydia)-Infektionen

Lymphogranuloma venereum

(Lymphogranuloma inguinale)

Diagnostische Merkmale

- *Vorübergehender herpesartiger oder ulcerierender* Primäraffekt im Genitalbereich
- Lymphdrüsenvergrößerung, Einschmelzung und Vereiterung mit absondernden Fisteln
- Proktitis und Rectalstrikturen bei Frauen
- Allgemeinerscheinungen von seiten der Gelenke, Augen und vom ZNS können vorkommen
- Positiver Hauttest nach Frei und positive Komplementbindungsreaktion. Erhöhtes Serumglobulin

Allgemeine Betrachtungen

Das Lymphogranuloma venereum ist eine akute oder chronische ansteckende Geschlechtskrankheit, die durch einen verhältnismäßig großen Mikroorganismus der Psittacosis-LGV-Trachoma-(Bedsonia)-Gruppe verursacht wird. Nachdem die Genitalläsion verschwunden ist, breitet sich die Infektion durch die Lymphbahnen zu den Lymphknoten der genitalen und rectalen Zone aus. Die Krankheit wird durch den Geschlechtsverkehr oder durch Kontakt mit infektiösem Exsudat aus den Läsionen erworben. Die Inkubationszeit beträgt 5–21 Tage. Inapparente Infektionen und latente Infektionen sind bei Personen mit erheblicher Promiskuität nicht ungewöhnlich (wie durch den Hauttest gezeigt werden kann).

Klinische Befunde

A. Befunde: Bei Männern tritt die initiale herpetiforme oder ulcerierende Läsion vorübergehend an den äußeren Genitalien auf und bleibt oft unbemerkt. Bubonen in der Leistengegend erscheinen 1–4 Wochen nach der Ansteckung oft auf beiden Seiten. Sie haben die Tendenz zu verbacken, einzuschmelzen und durchzubrechen, wobei multiple absondernde Fisteln mit ausgedehnter

Narbenbildung entstehen. Rectoskopische Untersuchungen sind für die Diagnose und für die Bewertung des Therapieerfolges wichtig. Bei Frauen führt der Lymphabfluß zu den analen und perirectalen Lymphknoten. Eine frühe anorectale Manifestation sind Proktitis mit Tenesmen und blut-eitrigen Ausscheidungen. Späte Manifestationen sind chronische, narbenbildende Entzündungen des rectalen und des perirectalen Gewebes. Diese Veränderungen führen zur Verstopfung und rectalen Strikturen und gelegentlich zu rectovaginalen und perianalen Fisteln.

Eine Generalisierung kann vorkommen, sie verursacht Fieber, Gelenkschmerzen, Arthritis, Hautausschlag, Conjunctivitis und Iritis. Ein Befall des Nervensystems zeigt sich durch Kopfschmerzen und meningeale Reizung.

B. Laborbefunde: Der intracutane Test nach FREI und die Komplementbindung sind positiv, aber Kreuzreaktionen mit dem Erreger der Psittakose kommen vor. Da beide Teste durch das ganze Leben positiv bleiben, kann eine positive Reaktion auch auf eine frühere abgeheilte Krankheit zurückgehen. Hohe Titer der Komplementbindungsreaktion jedoch deuten auf eine frische Infektion hin.

Das Serumglobulin ist oft erheblich vermehrt mit einer Inversion der Albumin-Globulinverhältnisse. Ein niedriger falschpositiver Titer in den Luesreaktionen kann vorhanden sein.

Differentialdiagnose

Der Primäraffekt des Lymphogranuloma venereum muß gegen syphilitische Hauterscheinungen, Herpes progenitalis und Ulcus molle abgegrenzt werden. Der Befall der Lymphknoten muß unterschieden werden von Lymphomen, Tularämie, Tuberkulose, Pest und Neoplasmen. Rectalstrikturen dürfen nicht mit solchen durch Neoplasmen und ulcerative Colitis verwechselt werden.

Komplikationen

Der Befall der Lymphdrüsen und die Verlegung der Lymphstränge kann zu bemerkenswerten Anschwellungen der äußeren Genitalien (Elephantiasis) sowie zu einer extensiven Narbenbildung führen. Rectalstrikturen widerstehen der Therapie und erfordern unter Umständen eine Colostomie.

Behandlung

A. Spezifische Therapie: Tetracycline und Chloramphenicol 0,25–1 g oral 4mal täglich für 5–14 Tage. Sulfadiazin, 1 g 3–4mal täglich hat zwar keine Wirkung auf den Erreger, verhütet aber sekundäre Infektionen.

B. Lokale und allgemeine Maßnahmen: Bettruhe, warme Kompressen auf die Bubonen, Analgetica nach Bedarf. Fluktuierende Knoten werden unter aseptische Kautelen durch Aspiration entleert (s. unten). Incision und Drainage sollten vermieden werden, um Verlegungen der Lymphbahnen zu verhüten. Ausgedehnte plastische Operationen können bei der chronischen anorectalen Form der Krankheit nötig sein. Rectalstrikturen sollten durch vorsichtige und langdauernde Dilatationsbehandlung erweitert werden, obwohl dies in extremen Fällen unmöglich sein kann, und eine operative Verlagerung des Dickdarms erforderlich wird.

Prognose

Sofortige und frühe Therapie heilt die Krankheit und verhütet spätere Komplikationen. Je länger die Behandlung verzögert wird, um so schwerer gelingt es, die Infektion auszumerzen und die pathologischen Veränderungen zu Rückbildung zu bringen. Außerdem scheint bei Personen mit anorectalen Lymphogranuloma venereum das Rectumcarcinom häufiger vorzukommen als bei der Durchschnittsbevölkerung.

Psittakose

(Ornithose)

Diagnostische Merkmale

- Fieber, Schüttelfrost, Krankheitsgefühl, Schwächezustand, Husten, Nasenbluten, gelegentlich rote Flecken und Milzvergrößerung
- Leicht verzögertes Auftreten der Zeichen einer Pneumonie. Isolierung von Bedsonia oder ansteigende Titer der komplementbindenden Antikörper

- Kontakt mit infizierten Vögeln (Papageien, Tauben und viele andere) 7–15 Tage vor Krankheitsbeginn

Allgemeine Betrachtungen
Psittacosis wird durch einen verhältnismäßig großen Mikroorganismus der Psittacosis-LGV-Trachoma-(Bedsonia)-Gruppe hervorgerufen, der durch Kontakt mit Vögeln (Papageien, Wellensittiche, Tauben, Hühner, Enten und viele andere) erworben wird. Eine Übertragung von Mensch zu Mensch ist selten. Die Inkubationszeit beträgt 7–15 Tage.

Klinische Befunde
A. Symptome: Der Beginn ist gewöhnlich rasch mit Fieber, Schüttelfrösten, Kopfschmerzen, Rückenschmerzen, Unwohlsein, Myalgie, Nasenbluten, trockenem Husten und allgemeinem Schwächezustand. Außerdem finden sich die Zeichen einer Pneumonie, Veränderung der Perkussionsbefunde und des Atemgeräusches, sowie Rasselgeräusche. Zunächst können Lungenbefunde fehlen. Rote Flecken, Milzvergrößerung und Meningismus werden gelegentlich festgestellt. Delirium, Verstopfung oder Durchfall sowie Leibschmerzen können vorkommen; Dyspnoe und Cyanose treten später auf.

B. Laborbefunde: Die Leukocytenzahl ist normal oder vermindert, oft mit einer Linksverschiebung. Proteinurie ist häufig vorhanden. Der Erreger kann aus dem Blut oder aus dem Sputum durch den Mäuseversuch isoliert werden. Komplementbindende Antikörper erscheinen während oder nach der zweiten Woche. Der Titeranstieg kann durch frühzeitige Chemotherapie vermindert oder verzögert werden.

C. Röntgenbefunde: Die Röntgenbefunde bei der Psittakose sind die einer zentralen Pneumonie, die sich später ausbreitet und wandert. Sie kann röntgenologisch nicht von anderen Viruspneumonien unterschieden werden.

Differentialdiagnose
Von akuten Viruspneumonien kann die Krankheit nur durch die Vorgeschichte (Kontakt mit mutmaßlich infizierten Vögeln) unterschieden werden. Die rötlichen Flecken und die Leukopenie lassen an Typhus abdominalis denken.

Komplikationen
Myokarditis, sekundäre bakterielle Pneumonie.

Behandlung
Tetracycline oder Chloramphenicol 0,5 g alle 6 Std oral oder 0,5 g intravenös alle 12 Std für 10 bis 14 Tage.
Falls erforderlich Sauerstoff und Sedativa.

Prognose
Der Verlauf einer Psittakose kann von einer leichten Infektion des Respirationstraktes (besonders bei Kindern) bis zu einer schweren, langwierigen Krankheit variieren, wenn sie nicht behandelt wird. Mit Behandlung ist die Sterblichkeit sehr niedrig.

Allgemeine Literatur

DUBOS, R. J. HIRSCH, J. G.: Bacterial and mycotic infections of man, 4th edition. Philadelphia: J. B. Lippincott 1965.

GRUMBACH, A., KIKUTH, W., neu herausgegeben von GRUMBACH, A., BONIN, O.: Die Infektionskrankheiten des Menschen und ihre Erreger. Stuttgart: Thieme 1969.

GSELL, O., MOHR, W.: Infektionskrankheiten, Bd. II. Krankheiten durch Bakterien. Berlin-Heidelberg-New York: Springer 1968.

REPLOH, H., OTTE, H. J.: Lehrbuch der Medizinischen Mikrobiologie, 3. Auflage. Stuttgart: Fischer 1968.

WALTER, A. M., HEILMEYER, L.: Antibiotika-Fibel. Stuttgart: Thieme 1969.

WILSON, G. S., MILES, A. A.: Principles of Bacteriology and Immunity. 5th edition. London: Arnold Publishers 1964.

23. INFEKTIONSKRANKHEITEN: KRANKHEITEN DURCH SPIROCHÄTEN

Syphilis

Die Syphilis ist eine akute oder chronische, kontagiöse, venerische, granulomatöse Infektionskrankheit, deren Erreger Treponema pallidum, eine Spirochäte, jedes Körpergewebe oder Organ befallen kann. Da fast alle Krankheiten von der Syphilis in einem ihrer drei klinischen Stadien (primäre, sekundäre und tertiäre Syphilis) nachgeahmt werden können, muß sie als der große Imitator bezeichnet werden. Obwohl die Infektion gewöhnlich beim Geschlechtsakt übertragen wird (die Eintrittspforte in den Körper ist eine kleine Verletzung der Haut oder der Schleimhaut der Genitalien), ist die Übertragung des Erregers auch durch infiziertes Blut oder Plasma oder von der Mutter auf den Fetus durch die Placenta (kongenitale Syphilis) möglich. Extragenitale Ansteckungen (Zunge, Brust, Finger) können auch vorkommen. Der Erreger überlebt außerhalb des Körpers nicht, daher ist ein anderer Infektionsweg als durch direkten persönlichen Kontakt oder durch Blut und seine Bestandteile außerordentlich selten.

Die Penicillintherapie hat die Syphilis zwar stark zurückgedrängt, aber die Krankheit stellt nach wie vor ein großes Problem für das öffentliche Gesundheitswesen dar, besonders in Gebieten mit niedrigem Lebensstandard. Im Augenblick nimmt sie wieder zu, hauptsächlich unter Jugendlichen und Homosexuellen.

Die Syphilis ist als infektiöse granulomatöse Krankheit anzusehen. Die Erstinfektion verläuft nur selten mit groben, sichtbaren Läsionen, sondern meist mit geringer oder ohne Gewebsreaktion, Gewebsschädigung oder Störung des Allgemeinbefindens. Später ist die Syphilis mit Vasculitis, Nekrosen, Gewebszerstörungen, Narbenbildung sowie dauernden gesundheitlichen Schäden und Beeinträchtigungen verbunden.

Der natürliche Ablauf der Syphilis kann in zwei Abschnitte eingeteilt werden: Das Frühstadium, bestehend aus der primären und sekundären Syphilis einschließlich der Rezidive, und das Spätstadium mit Erkrankung des ZNS, des kardiovasculären Systems, Erscheinungen von seiten der Augen, und gutartige Haut-, Organ- und Knochenmanifestationen. Eine symptomfreie Zeit, in der die Krankheit aber unaufhaltsam destruierend fortschreitet, kann zwischen beiden Stadien liegen. Die kongenitale Syphilis wird gesondert behandelt. Die Erscheinungsformen der verschiedenen Stadien der Syphilis werden auf S. 1065ff. besprochen.

Laboratoriumsdiagnose

A. Serologische Syphilisreaktionen: Mit Antigenen, die nicht von Treponemen stammen, wird im Serum des Syphilispatienten der Antikörperkomplex (Reagine) gegen Treponema pallidum nachgewiesen. Es gibt zwei Arten von Reaktionen: 1. die Flockungsreaktionen (*Meinicke, Kahn* usw.) und 2. die Komplementbindungsreaktionen (*Kolmer, Wassermann*). Eine quantitative Auswertung der Serumreaktionen wird durch Ansatz einer geometrisch progressiven Verdünnungsreihe des Serums ermöglicht. Sie kann für die Diagnose und die Beurteilung des Behandlungserfolges sehr wertvoll sein. Die Seroreaktionen werden meist 4–6 Wochen nach der Infektion oder 1–3 Wochen nach dem Auftreten des Primäraffektes positiv. Der Titer ist bei der Sekundärsyphilis meist hoch und wird in der späteren Phase der Krankheit niedriger oder sogar negativ. Dies wechselt allerdings sehr stark. Zum Beispiel kann die Reaktion bei 25% bis 50% der Tabespatienten negativ sein, wogegen bei einer Spätsyphilis anderer Organe sehr hohe Titer gefunden werden. Ein fallender Titer bei einer früh behandelten Syphilis oder ein fallender oder gleichbleibender Titer bei latenter oder tertiärer Syphilis zeigen einen befriedigenden therapeutischen Erfolg an. Serologische Teste sind nicht vollständig spezifisch und müssen in enger Korrelation von Anamnese, klinischen Befunden und anderen Laboratoriumsuntersuchungen bewertet werden. Biologisch „falsch positive" Seroreaktionen finden sich bei einer Vielfalt von Störungen, wie bei den Kollagenkrankheiten, der infektösen Mononucleose, der Malaria und vielen anderen fieberhaften Erkrankungen, der Lepra und den nicht syphilitischen Spirochätenkrankheiten. Manche Personen haben auch aus unerfindlichen Gründen eine positive Seroreaktion. Falsch positive Reaktionen haben meist niedrige und flüchtige Titer, aber dabei gibt es beträchtliche Unterschiede.

B. Dunkelfelduntersuchungen: Im Frühstadium der Syphilis kann Tr. pallidum im Dunkelfeld nachgewiesen werden, als Untersuchungsmaterial dient Reizserum aus dem Primäraffekt oder Punktat aus den regionalen Lymphknoten. Die Untersuchung im Dunkelfeld erfordert bei der sauberen Gewinnung des Materials und beim Erkennen der Spirochäten Erfahrung und Sorgfalt. Wiederholte Untersuchungen sind nötig. Bei Spätsyphilitischen Läsionen werden die Spirochäten mit dieser Technik meist nicht mehr gefunden.

C. Liquoruntersuchungen: Im Liquor steigt bei der Neurosyphilis meistens das Gesamteiweiß ($>$ 40 mg/100 ml) und die Zellzahl an. Außerdem sind die Seroreaktionen positiv. Biologisch falsch positive Ergebnisse kommen im Liquor selten vor. Eine Besserung der Liquorbefunde ist von großer prognostischer Bedeutung. Bei positiven Liquorbefunden ohne Symptome von seiten des ZNS (asymptomatische Neurosyphilis) besteht die Notwendigkeit einer aktiven Penicillinbehandlung. Nur in wenigen Fällen von Syphilis des ZNS ist der Liquorbefund negativ.

D. Treponemen-Antigenreaktionen: Diese spezifischen Syphilisteste sind kompliziert und ziemlich teuer, stehen nicht überall zur Verfügung und sind keineswegs unfehlbar. Blut oder Liquor müssen in Spezialgefäßen den entsprechenden Laboratorien oder Untersuchungsämtern übersandt werden. Der Treponemen-Immobilisationstest (TIT) und andere neuere Teste, bei denen das Treponemenantigen benutzt wird, sollten für die folgenden Fälle vorbehalten bleiben: 1. Diagnostische Probleme bei Patienten, die weder anamnestisch noch klinisch Hinweise auf eine Syphilis bieten, bei denen aber die wiederholte Durchführung der klassischen Seroreaktionen in monatlichen Abständen mindestens drei Monate lang ein positives, widersprüchliches oder zweideutiges Resultat ergeben. 2. Schwangere Frauen mit positiven Seroreaktionen, aber ohne anamnestische oder klinische Anzeichen einer Syphilis, die augenblicklich nicht unter einer Penicillinbehandlung stehen. 3. Patienten mit klinischen Symptomen, die für eine Spätsyphilis sprechen, aber negative oder unklare Seroreaktionen aufweisen. Die Treponemen-Antigenteste sind im Frühstadium oder zur Beurteilung des Behandlungseffektes nutzlos. Wenn die Seren eine antikomplementäre Wirkung („Eigenhemmung") haben, sind die Ergebnisse ebenfalls nicht verwertbar.

E. Nachweis von Treponemenantikörpern durch den Fluorescenz-Absorptionstest (FTA). Dieser kürzlich eingeführte serologische Test bei Syphilis ist ebenso spezifisch und viel empfindlicher als der Treponemen-Immobilisations-Test. Die Entscheidung, ob positive klassische Seroreaktionen „falsch positiv" oder ein Hinweis auf eine Syphilis sind, ist von größter Wichtigkeit. Wesentlich ist aber auch, daß bei klinisch einwandfreier Diagnose die klassischen Seroreaktionen negativ sein können. Der FTA-Test bekommt erhöhte Bedeutung, wenn er von einem gut eingearbeiteten Laboratorium durchgeführt wird.

Vorbeugung

Ratschläge bezüglich vorbeugende Maßnahmen sollten gegeben werden, aber Enthaltsamkeit von unerlaubten sexuellen Kontakten ist die sicherste aller prophylaktischen Methoden.

A. Mechanische Vorbeugung: Der übliche Gummicondom ist wirksam, aber schützt nur die bedeckten Stellen. Die unbedeckten Hautpartien sollten baldmöglichst nach dem Kontakt mit Wasser und Seife gewaschen werden. Dies gilt für beide Geschlechter.

B. Antibiotische Vorbeugung: Wenn ein Kontakt mit Syphiliskranken erfolgt ist, kann eine abortive Penicillintherapie durchgeführt werden. Man gibt in einer Dosis 2–4 Mill. Einheiten Depotpenicillin intramuskulär. Für eine Behandlung aller Kontaktpersonen mit der vollen Dosierung aus epidemiologischen Gründen wird eingetreten, wobei allerdings zwischen dem bekannten Risiko einer Penicillinreaktion in 0,9–10% der Fälle und dem Nutzen für die Allgemeinheit abgewogen werden muß.

Behandlung

A. Spezifische Maßnahmen: Sorgfältige Beurteilung der körperlichen Verfassung des Patienten vor Beginn der spezifischen Behandlung ist notwendig.

1. Penicillin als Benzathin-Penicillin G oder Procain-Penicillin G mit 2% Aluminiummonostearat (PAM) ist das Mittel der Wahl für alle Formen der Syphilis oder andere Spirochätenerkrankungen. Es ist in den frühen Stadien besonders wirkungsvoll, in den Spätstadien der Syphilis wird es mit wechselndem Erfolg verwendet. Empfehlenswerte Behandlungspläne werden bei den verschiedenen Syphilisformen besprochen.

2. Behandlung mit anderen Antibiotica: Orale Gaben von Tetracyclin und Erythromycin sind zwar wirksam, aber nur zu empfehlen, wenn der Patient auf Penicillin überempfindlich ist oder Rückfälle im Anschluß an eine oder mehrere Penicillinkuren auftreten. Tetracyclin 30–40 g oder Erythromycin 20–30 g werden innerhalb von 10 bis 15 Tagen gegeben. Da die praktischen Erfahrungen mit diesen Antibiotica bei der Syphilisbehandlung begrenzt sind, ist eine sorgfältige Nachkontrolle nötig.

B. Lokale Maßnahmen (Haut- und Schleimhautläsionen): Lokale Behandlung ist meist nicht nötig. Kein lokales Antisepticum oder andere chemische Substanzen sollten auf den Primäraffekt oder andere verdächtige Efflorescenzen gebracht werden, bevor nicht bei einer fraglichen Syphilis eine wiederholte Dunkelfelduntersuchung vorgenommen wurde. Wenn es zu einer Sekundärinfektion des Primäraffektes kommt, nachdem die Diagnose geklärt ist, wird sie wie eine eitrige Entzündung behandelt, selbstverständlich zusätzlich zu einer antisyphilitischen Behandlung.

C. Maßnahmen des öffentlichen Gesundheitsdienstes: Asoziale und solche Patienten, die zur sexuellen Promiskuität neigen, sollten isoliert oder in Quarantäne gehalten werden, bis sie nicht mehr ansteckend sind. Meldepflicht an die Behörden des öffentlichen Gesundheitswesens* ist erforderlich.

Komplikationen der spezifischen Therapie

Die Jarisch–Herxheimer'sche Reaktion wird einem massiven Zerfall der Spirochäten durch die Behandlung zugeschrieben. Sie zeigt sich mit Fieber und Verschlechterung des klinischen Zustandes und der syphilitischen Hautläsionen selbst. Am augenscheinlichsten ist dies in den frühen Stadien der Syphilis. Die Behandlung sollte jedoch nicht unterbrochen werden, es sei denn, daß die Symptome ernster werden und vielleicht sogar die Gefahr eines tödlichen Ausganges besteht. Es kann auch zu einer syphilitischen Laryngitis, einer Neuritis des Gehörnerven und einer Labyrinthitis kommen. Die Reaktionen können irreversible Schäden setzen. Die Herxheimer'sche Reaktion kann durch Corticosterongaben verhütet oder abgeschwächt werden. Meistens beginnt sie innerhalb von 24 Std und geht in den nächsten 24 Std ohne jegliche Behandlung spontan zurück.

Verlauf und Prognose

Primäre und sekundäre Syphilis neigen zur spontanen Abheilung und hinterlassen im allgemeinen nur geringe Restzustände. Spät-

* Anmerkung der Übers.: In der Bundesrepublik besteht eine generelle namentliche Meldepflicht nicht. Nur Personen, die sich der Behandlung entziehen, müssen gemeldet werden. Außerdem muß jeder Erkrankungsfall, jedoch ohne Namensnennung, dem Gesundheitsamt gemeldet werden.

syphilitische Formen können jedoch höchst destruierend verlaufen und dauernde Schäden setzen, die zum Tode führen. Mit der Behandlung werden in den frühen primären und sekundären Stadien die Seroreaktionen meist negativ. Im späteren oder latenten Stadium bleiben sie jedoch trotz Behandlung oft positiv. Im allgemeinen kann gesagt werden: Wird nicht behandelt, kommt es bei einem Drittel der Syphilispatienten zu einer Spontanheilung, bei einem weiteren Drittel bleibt die Krankheit latent, und bei einem Drittel entwickeln sich spätsyphilitische Schäden.

Stadien und Formen der Syphilis

1. Primäre Syphilis

Die primäre Invasion des Erregers kann unbemerkt vorübergehen. Meist wird über eine Infektionsmöglichkeit 1–8 Wochen vor dem Auftreten des Primäraffektes berichtet. Dieser entwickelt sich an typischen Stellen wie am Penis, an den Labien, der Cervix oder der Analregion. Er beginnt als kleine Erosion 10 bis 90 Tage (durchschnittlich 3–4 Wochen) nach der Ansteckung und wird schnell zu einem schmerzlosen oberflächlichen Geschwür. Es kommt zur Vergrößerung der regionalen Lymphdrüsen, die gummiartig, gegeneinander abgrenzbar und nicht druckempfindlich sind. Sekundärinfektionen der Ulcerationen sind nichts Ungewöhnliches und können Schmerzen verursachen. Heilung ohne Behandlung kommt vor, aber eine Narbe kann besonders bei Sekundärinfektionen zurückbleiben. Der typische Primäraffekt ist eine verhärtete und erodierte Stelle von 1–3 cm Durchmesser.

Die Seroreaktionen werden meist 1–2 Wochen nach der Entwicklung des Primäraffektes positiv. Man findet ansteigende Titer; positive Seroreaktionen mit gleichbleibenden Titern können auch auf eine frühere Infektion zurückgehen. Bei über 95% der Fälle läßt sich der Erreger in Primäraffekten durch wiederholte Dunkelfelduntersuchungen nachweisen. Die Liquorbefunde sind in diesem Stadium normal.

Der syphilitische Primäraffekt kann mit Ulcus molle, Tularämie und einem Neoplasma verwechselt werden. Andererseits muß bei jeder Läsion in der Genitalgegend das Vorliegen einer primären Syphilis erwogen werden.

Behandlung

Gaben von Procain-Penicillin mit Aluminiummonostearat in Öl (PAM). Erste Applikation: 2,4 Mill. Einheiten intramuskulär, dann 1,2 Mill. Einheiten jeden zweiten Tag, bis insgesamt 4,8 Mill. Einheiten erreicht sind. Eine andere Behandlungsmöglichkeit ist die Verabreichung von Benzathin-Penicillin G 1,2 Mill. Einheiten in jede Gesäßhälfte, zusammen also 2,4 Mill. Einheiten, oder Procain-Penicillin G 600 000 Einheiten intramuskulär an 8 aufeinanderfolgenden Tagen.

2. Sekundäre Syphilis

Das Sekundärstadium der Syphilis ist die Periode der Generalisation, die 7–10 Wochen nach der Ansteckung und 2–3 Wochen nach dem Auftreten des Primäraffektes beginnt und mit Fieber und Lymphadenopathie einhergeht. Jedes Körpergewebe kann zeitweise befallen sein, aber die häufigsten Erscheinungen finden sich auf der Haut und den Schleimhäuten. Die Hauteffloreszenzen jucken nicht, sind maculös, papulös, pustulös oder follikulär oder Kombinationen einzelner Typen, obgleich ein maculopapulöses Exanthem am häufigsten ist. Eine Generalisation der Hautläsionen und der Befall von Handteller und Fußsohlen sind besonders typisch, zumal diese Gebiete bei anderen Exanthemen weniger betroffen sind. Analläsionen, die einen Herpes tonsurans imitieren, werden bei Negern beobachtet. Schleimhautläsionen treten als Ulcerationen und Papeln der Lippen, des Mundes, der Rachenschleimhaut, der Genitalien und des Anus (muköse Flecken) auf, wobei es zu einer tiefen Rötung des Pharynx kommen kann. Haut- und Schleimhautläsionen sind in diesem Stadium höchst infektiös. Die spezifischen *Condylomata lata* sind zusammengeflossene Papeln auf den befeuchteten Zonen der Haut und den Schleimhäuten.

Befall der Meningen, der Leber, der Niere, der Knochen und Gelenke mit daraus sich ergebenden Lähmungen der Gehirnnerven, Gelbsucht, nephrotischem Syndrom und Periostitis können vorkommen, desgleichen Alopecie, Iritis und Iridocyclitis. Eine flüchtige Myokarditis, die sich auch zeitweise im EKG nachweisen läßt, kann ebenfalls festgestellt werden. Die Seroreaktionen sind in den meisten Fällen positiv. In den befallenen Haut- und Schleimhautstellen lassen sich die Erreger durch die Dunkelfelduntersuchung darstellen. Es gibt auch flüchtige Liquorveränderungen mit Zellvermehrung und erhöhtem Eiweißgehalt, obgleich nur bei 5% der Fälle im Liquor positive Seroreaktionen gefunden werden. Eine flüchtige Proteinurie mit Wachscylindern ist Zeichen einer leichten Nierenbeteiligung. Im Blut und Urin können bei Leberbeteiligung die Gallenfarbstoffe vermehrt sein. Eine subperiostale Osteoporose kann durch röntgenologische Untersuchung bei Knochenbefall (selten) festgestellt werden. Die Hautläsionen sind mit infektiösen Exanthemen, Pityriasis rosea und Arzneimittelexanthemen zu verwechseln. Die Beteiligung der inneren Organe erweckt den Verdacht auf Nephritis oder Hepatitis anderer Ätiologie. Die diffuse Röte der Rachenschleimhaut kann anderen Formen der Pharyngitis gleichen.

Die Behandlung ist die einer primären, voll entwickelten Syphilis.

3. Rückfälle der Syphilis

Nach unzweckmäßiger und unzulänglicher Therapie kann die sekundäre Syphilis rezidivieren (oft zwischen dem 3. und 9. Monat nach der Behandlung). Diese Rückfälle sind gelegentlich nur serologisch festzustellen ohne klinische Manifestationen, aber auch die oben unter „Sekundärer Syphilis" beschriebenen klinischen Symptome können wiederkehren oder zum erstenmal auftreten. Befall der Haut und Schleimhäute, Knochenbeteiligung, neurologische Befunde, Augenbeteiligung und Beteiligung der inneren Organe (obwohl Leberbeteiligung nach Penicillintherapie nicht bekannt wurde) sind möglich. Besonders neurologische Rückfälle können fulminant und tödlich verlaufen, ganz unähnlich des gewöhnlich asymptomatischen Befall des ZNS bei der sekundären Syphilis. Es ist jedoch äußerst wichtig, serologische Rückfälle von erstmals positiv werdenden Seroreaktionen zu unterscheiden. Die zunächst negativen Seroreaktionen können ungeachtet einer Penicillintherapie positiv werden, wenn z. B. die Bildung der Reagine verzögert ist. Beachtet werden müssen auch biologisch „falsch positive" Reaktionen durch interkurrente Infekte. Die Behandlung ist die einer primären voll entwickelten Syphilis.

4. Latente Syphilis

Die latente Syphilis ist die klinisch ruhende Phase im Intervall zwischen dem Verschwinden der sekundären Läsionen und dem Auftreten der tertiären Symptome. Es gibt keine klinischen Erscheinungen, lediglich die Seroreaktionen sind positiv. Für die Diagnose der latenten Syphilis müssen die Liquorreaktionen gänzlich negativ sein, die röntgenologische und die körperliche Untersuchung ergeben keinen Anhalt für eine kardiovasculäre Erkrankung. Falsch positive Seroreaktionen müssen ausgeschlossen werden. Die latente Phase kann Monate oder das ganze Leben lang dauern. Da die latente Syphilis nur während der ersten 2–4 Jahre potentiell infektiös ist, wird diese Periode in die infektiöse frühe Latenzperiode und die nicht infektiöse späte Latenzperiode nach 4 Jahren eingeteilt.

Es ist wichtig, latente Syphilis von falsch positiven Seroreaktionen zu unterscheiden, die die Folge von Schreibfehlern und Irrtümern, akuten Fiebern, Frambösie, infektiöser Mononucleose, Malaria, Lepra, Leishmaniose, Pockenimpfung, Lymphogranuloma venereum, Lupus erythematodes und anderen Kollagenkrankheiten sind.

Insgesamt werden 6–9 Mill. Einheiten Procain-Penicillin G mit Aluminiumstearatsuspension (in Dosen von 1,2 Mill. Einheiten mit 3 Tagen Intervall) gegeben oder Benzathin-Penicillin G insgesamt 6–9 Mill. Einheiten in Einzeldosen von 3 Mill. Einheiten mit 7 Tagen Intervall, oder Procain-Penicillin G 6–9 Millionen Einheiten in Dosen von 600 000 Einheiten täglich. Nur ein kleiner Prozentsatz positiver Seroreaktionen wird unter Penicillinbehandlung verändert. Ziel der Behandlung in diesem Stadium ist die Verhütung von Spätschäden.

5. Spät-(Tertiär-)Syphilis

Dieses Stadium kann jederzeit nach der sekundären Syphilis auftreten, sogar nach Jahren der Latenz. Die Späterscheinungen bedeuten wahrscheinlich eine allergische Reaktion des Gewebes auf den Erreger und lassen sich gewöhnlich in zwei Typen einteilen. 1. Eine gummöse Reaktion, die meist plötzlich einsetzt, und 2. diffuse Entzündungen mit mehr schleichendem Beginn und charakteristischem Befall des ZNS und der großen Arterien. Knotige oder knotig-ulceröse oder gummöse Hautveränderungen können auftreten. Gummen werden praktisch in allen Körperteilen und Organen gefunden. Die tertiäre Syphilis kann als Aortenaneurysma, Aorteninsuffizienz oder Aortitis manifest werden oder mehr diffus das ZNS befallen.

Spätformen der Syphilis müssen von Neoplasmen der Haut, Leber, Lunge, des Magens oder des Gehirns und von den verschiedenen Formen der Meningitis und anderen primären neurologischen Erkrankungen unterschieden werden. Die Behandlung ist dieselbe wie bei der latenten Syphilis. Die positiven Seroreaktionen verändern sich jedoch meistens nicht. Falls nötig, muß eine zweite Penicillinkur durchgeführt werden. Obgleich fast alle Gewebe und Organe von der Spätsyphilis befallen werden können, sind folgende die häufigsten Manifestationen (Spirochäten können im Auge, im Liquor oder sonstwo auch bei einer angeblich ausreichend behandelten Syphilis gefunden werden):

Haut

Zwei Arten der syphilitischen Hauterscheinungen kommen vor.

A. Knotige und knotig-ulcerative Form: Multiple, flache, umschriebene, indurierte blutfarbige Läsionen von wechselndem Durchmesser (0,5–3 cm) und mit Schorf bedeckt (Syphiloderm). Sie können manchmal ulcerieren (nodulo-ulcerativ) oder sich auflösen und werden schließlich zu atrophischen pigmentierten Narben.

B. Solitärgummen: Diese beginnen mit schmerzlosen, frei beweglichen subcutanen Knoten, die sich vergrößern, in die darüberliegende Haut eindringen, eventuell ulcerieren. Diese Geschwüre zeigen eine gummös ulcerierte Basis. Sie heilen durch Vernarbung aus, dadurch bilden sich Entstellungen und Verziehungen des Gesichts, der Kopfhaut, der Stirn und der Extremitäten.

Schleimhäute

Tertiäre Schleimhautschädigungen sind knotige Gummen oder Leukoplakien. Sie wirken im befallenen Gewebe äußerst destruierend.

Knochensystem

Der Befall der Knochen ist destruktiv und verursacht Periostitis, Ostitis und Arthritis mit wenig oder keiner Rötung oder Schwellung, aber oft mit ausgeprägter Myalgie und Myositis der benachbarten Muskeln. Der Schmerz ist besonders nachts sehr stark.

Augen

Tertiäre Augenschäden sind die gummöse Iritis, Chorioretinitis sowie Opticusatrophie und Hirnnervenlähmungen im Zusammenhang mit den syphilitischen Schäden des ZNS.

Atmungsorgane

Der Befall der Atmungsorgane im tertiären Stadium der Syphilis zeigt sich durch gummöse Infiltrationen im Larynx, in der Trachea und im Parenchym der Lunge, wobei einzelne Lungeninfiltrate entstehen. Es kann zu Heiserkeit und quälenden Atembeschwerden durch die gummösen Schädigungen oder Vernarbungen nach der Abheilung kommen.

Magendarmsystem

Gummöse Veränderungen der Leber machen meist ein gutartiges, asymptomatisches Hepar lobatum. Infiltrationen in der Magenwand verursachen einen „Lederflaschen-

Magen" und epigastrische Beschwerden mit der Unfähigkeit, große Mahlzeiten zu essen, mit Aufstoßen und Erbrechen sowie Gewichtsverlust. Gelegentlich wird das Bild der Laennec'schen Lebercirrhose hervorgerufen.

Von größter Wichtigkeit sind jedoch die spätsyphilitischen Erscheinungen des kardiovasculären Systems und des Zentralnervensystems, die oft fortschreiten, allgemein schwächend sind und schließlich lebensbedrohlich werden. Sie machen 10% bis 20% aller spätsyphilitischen Erkrankungen aus und kommen nicht selten gemeinsam vor.

Spätsyphilis des kardiovasculären Systems

Kardiovasculäre Schäden bilden etwa 10% der spätsyphilitischen Erscheinungen und stellen eine oft fortschreitende und lebensbedrohende Krankheit dar. Eine Erkrankung des ZNS ist oft gleichzeitig vorhanden. Die kardiovasculäre Syphilis beginnt meist als Arteriitis im suprakardialen Teil der Aorta, und mit dem Fortschreiten des Prozesses treten folgende Veränderungen und Symptome ein: 1. Verengung der Coronarabgänge mit der daraus resultierenden Verschlechterung des Coronarkreislaufes, Angina pectoris, kardialen Insuffizienz und einem akuten Myokardinfarkt. 2. Durch Vernarbung der Aortenklappen kommt es zur Aorteninsuffizienz mit hüpfendem Pulsus celer, zu diastolischem und häufig auch systolischem Geräusch über der Aorta, Herzhypertrophie und schließlich Herzinsuffizienz. 3. Schwäche der Aortenwand mit Aneurysmabildung, die von Drucksymptomen wie Dysphagie, Heiserkeit, blechernem Husten und Rückenschmerzen (vertebrale Erosion) begleitet ist und auch nicht allzu selten zu einem Aneurysmariß in die Bronchien oder auch nach außerhalb führt. Wiederholte Infektionen der Luftwege sind häufig das Ergebnis des Druckes auf Luftröhre und Bronchien.

Neurosyphilis

Neurosyphilis (20% der Spätschäden) gehen oft mit kardiovasculären Schäden Hand in Hand und sind, wie diese, qualvolle und lebensbedrohliche Komplikationen. Es gibt 4 klinische Formen:

1. Asymptomatische Neurosyphilis: Diese Form ist durch Veränderungen im Liquor gekennzeichnet (positive Luesreaktionen in Liquor und Blut, erhöhte Zellzahlen und gelegentlich erhöhter Eiweißgehalt) ohne weitere neurologischen Symptome.

2. Meningovasculäre Syphilis: Diese Form ist durch Veränderungen an den Meningen und den Gehirngefäßen (oder an beiden) bedingt. Sie schafft die Symptome einer milden Meningitis (Kopfschmerzen, Reizbarkeit), Gehirnnervenlähmungen (Basilarmeningitis), ungleiche Reflexe, ungleiche und schwache Pupillenreaktionen auf Licht und Konvergenz. Wenn große Gefäße betroffen sind, drohen akute cerebrovasculäre Zwischenfälle (Apoplektische Symptome). Das Bild einer akuten Meningitis ist im Spätstadium der Syphilis selten.

3. Tabes dorsalis: Diese Form der Neurosyphilis ist ein chronischer Prozeß, der zur fortschreitenden Degeneration des Parenchyms der Hinterstränge des Spinalmarks und der hinteren sensorischen Ganglien und Nervenwurzeln führt. Die Symptome sind Schwächung des Muskelsinnes (Tiefensensibilität) und Ataxie, die Pupillen reagieren schwach auf Licht und gut auf Convergenz (Argyll-Robertson-Phänomen), Muskelhypotonie und Hyporeflexe. Die Schädigung der Tiefensensibilität zeigt sich in einem breitbeinigen Gang und die Unfähigkeit, im Dunkeln zu gehen. Paraesthesien und Analgesien sind gleichzeitig vorhanden, z. B. keine Schmerzempfindung beim Quetschen der Testikel, aber scharfe, wiederkehrende Schmerzen in den Beinmuskeln, die als einschießend von der Haut zum Knochen beschrieben werden (schießende oder blitzartige Schmerzen). Krisen bei der Tabes sind häufig: Gastrische Krisen mit starkem Abdominalschmerz, Übelkeit und Erbrechen (sie ahmen ein akutes Abdomen nach), laryngeale Krisen mit krampfartigem Husten und Dyspnoe, Urethralkrisen mit schmerzhaften Blasenspasmen, Rectal- und Analkrisen. Die Krisen können ganz plötzlich beginnen, dauern 4 Std bis zu einem Tag und hören abrupt auf. Neurogene Blasensymptome mit einer Überlaufinkontinenz werden auch beobachtet. Trophische, schmerzlose Geschwüre können an Druckstellen der Füße auftreten. Gelenkschäden resultieren aus mangelhafter Tiefensensibilität (Charcot'sches Gelenk).

4. Progressive Paralyse: Sie ist die Folge eines allgemeinen Befalls der Hirnrinde. Die klinischen Zeichen beginnen schleichend. Es zeigt sich meistens eine zunehmende Konzentrationsschwäche, Gedächtnisschwund, Artikulationsstörungen, Tremor der Finger und Lippen, Reizbarkeit und leichte Kopfschmerzen. Am auffallendsten ist die Persönlichkeitsveränderung. Die Patienten werden nachlässig, teilnahmslos, verwirrt und psychotisch. Kombinationen der einzelnen Formen der Neurosyphilis (besonders Tabes und Paralyse) sind nicht ungewöhnlich.

Besonderheiten der Behandlung der Neurosyphilis: Am wichtigsten ist es, die Neurosyphilis durch frühzeitige Diagnose, entsprechende Behandlung und Nachkontrolle der frühen Syphilisformen zu verhindern. Kontrolle aller Syphilispatienten auf Befall des Nervensystems muß ein fester Bestandteil jeder Nachuntersuchung sein. Bevor die Behandlung beginnt, sollten die klinischen und Laboratoriumsbefunde genau ausgewertet werden, was eine detaillierte neurologische, augenärztliche und psychiatrische Untersuchung einschließt. Die hohe Zahl von Patienten mit gleichzeitiger kardiovasculärer und Neurosyphilis ist beachtenswert.

Gaben von Depotpenicillin 600 000 Einheiten täglich intramuskulär bis zu einer Gesamtmenge von 12 Mill. Einheiten.

Bei allen Patienten muß 3 Monate nach Beendigung der Therapie eine Liquoruntersuchung durchgeführt werden. Eine sichere Aussage ist jedoch zu diesem Zeitpunkt wegen der noch kurzen Beobachtungsperiode schwierig, aber die Situation kann nach der klinischen Besserung und der objektiven und anhaltenden Besserung der Liquorbefunde beurteilt werden. Wenn nötig, muß eine zweite Penicillinkur angeschlossen werden.

6. Prenatale Syphilis

Werdende Mütter, die eine Syphilis haben, müssen von der Dringlichkeit der Therapie überzeugt werden. Es gehört zu den verantwortlichen Aufgaben des Arztes, daß die richtige Behandlung auch wirklich unverzüglich durchgeführt wird. Die oben angegebenen Penicillindosen bei primärer und sekundärer Syphilis sind ausreichend. Wenn mit der Therapie erst nach dem 7. Schwangerschaftsmonat begonnen wird, sind höhere Dosen zu empfehlen.

Über 90% der Fälle werden mit Penicillin ausgeheilt, auch wenn die Syphilis erst im letzten Drittel der Schwangerschaft entdeckt wird. Die Nachkontrolle bis zur Entbindung und einen Monat danach muß aus einer monatlichen Untersuchung und Ausführung quantitativer Seroreaktionen bestehen. Kommt es zu irgendwelchen Anzeichen eines Rezidivs oder der Titer der Seroreaktionen fällt nicht ab oder sie steigen sogar an, sollte die Behandlung wiederholt werden. Die Seroreaktionen brauchen bei Schwangeren mit latenter Spätsyphilis nicht immer negativ zu werden. Im Falle einer vorangegangenen unbehandelten oder unsachgemäß behandelten latenten Syphilis oder, wenn die Seroreaktionen innerhalb von drei Monaten nicht eindeutig zurückgehen, ist eine Wiederbehandlung angezeigt.

Das Kind sollte bei der Geburt auf Syphilissymptome untersucht und in Intervallen von 2–3 Wochen in den ersten 4–6 Lebensmonaten weiter kontrolliert werden. Wenn das mütterliche Blut positiv ist, hat ein positives Nabelschnurblut keine diagnostische Bedeutung. Wenn jedoch im kindlichen Blut bei der zweiwöchentlichen Untersuchung in den ersten 4 Monaten der Titer gleichbleibt oder gar ansteigt, weist dies auf eine kongenitale Syphilis hin, und sie muß behandelt werden. Der YM-Fluorescenz-Treponema-Antikörper-Test im Blut ist beim Neugeborenen hoch spezifisch.

Kongenitale Syphilis

Die klinischen Manifestationen der kongenitalen Syphilis gleichen denen der erworbenen Form, außer hinsichtlich des unklaren klinischen Verlaufs und des Fehlens eines Primäraffektes. Bereits die Familienanamnese kann für die Syphilis sprechen. Haut- und Schleimhauterscheinungen sind schon bei der Geburt oder in der frühen Kindheit vorhanden. Charakteristische spätere Kennzeichen sind interstitielle Keratitis, Hutchinson'sche Zähne, Acusticusatrophie (Hutchinson'sche Trias), Sattelnase, Rhagaden, Säbelbeine und andere Knochenveränderungen sowie geistige Zurückgebliebenheit. Die Seroreaktionen sind bei der Geburt meist stark positiv und werden allmählich nach Jahren negativ. Etliche der tertiären Schädigungen der Lues des Erwachsenen (ZNS, viscerale und kardiovasculäre Veränderungen) können vorkommen.

Eine früh erkannte kongenitale Syphilis (unter 2 Jahren) wird mit Benzathin-Penicillin 50 000 Einheiten/kg als einmalige intramuskuläre Injektion behandelt oder mit insgesamt 100 000 Einheiten PAM intramuskulär, die mit einem Intervall von 2–3 Tagen aufgeteilt verabreicht werden. Die Behandlung der späten kongenitalen Syphilis ist die gleiche wie bei der späten latenten Syphilis. Eine Neurosyphilis kongenitalen Ursprungs sollte wie die erworbene Form der Neurosyphilis behandelt werden.

Andere Treponematosen

Endemische Syphilis

(Bejel, Skerljevo usw.)

Die endemische Syphilis ist eine akute oder chronische Infektionskrankheit, die von Erregern hervorgerufen wird, die sich morphologisch nicht von Treponema pallidum unterscheiden lassen. Von der sporadisch auftretenden Syphilis unterscheidet sich diese Krankheit dadurch, daß sie bei Kindern aus überfüllten Behausungen und ärmlichen Verhältnissen in verschiedenen Gebieten der Erde vorkommt. Dabei fehlen Primäraffekte offensichtlich. Sowohl sekundäre Läsionen der Mundschleimhaut und des Nasenrachenraumes (als Plaques) als auch der Fußsohlen (Plantarhyperkeratose) sind festzustellen. Gegen die Frambösie läßt sie sich dadurch abgrenzen, daß sie in Gegenden auftritt, in der die Frambösie nicht endemisch ist, durch die Abwesenheit eines Primäraffektes und das Vorhandensein der buccalen Läsionen. Sie kann auch mit einer angulären Stomatitis auf Grund von Vitaminmangel verwechselt werden. Über diese Krankheit wird aus verschiedenen Ländern berichtet, z. B. aus Lateinamerika, oft hat sie auch lokale Bezeichnungen wie z. B. Bejel in Syrien und im Irak, Skerljevo in Bosnien, Dichuwa, Njovera und Siti in Afrika. Jede Form hat auch einen typischen lokalen Charakter.

Sekundäre orale Läsionen sind am häufigsten. Typisch für Bejel sind auch eine generalisierte Lymphadenopathie und sekundäre und tertiäre Knochenschäden. Sekundärläsionen heilen meist in etwa einem Jahr aus.

Laboratoriumsbefunde und Behandlung sind dieselben wie bei der primären Syphilis.

Pinta

Pinta ist eine nichtvenerische Spirochätenkrankheit, die von Treponema carateum verursacht wird. Sie kommt endemisch in ländlichen Gegenden von Lateinamerika vor, besonders in Mexiko, Columbien und Kuba, außerdem auf den Philippinen und einigen anderen Teilen des Pazifiks. Eine nicht ulcerierende Primärpapel geht langsam in einen papulosquamösen Plaque über und zeigt wechselnde Verfärbungen (schiefergrau, lila und schwarz). Sekundärläsionen ähneln der primären und erscheinen etwa ein Jahr später. Diese bilden sich allmählich, und neben neugebildeten bestehen gleichzeitig ältere Läsionen. Sie sind an den Extremitäten am häufigsten, aber sie können auch den größten Teil des Körpers bedekken. Meist ist auch eine leichte Lymphadenopathie dabei. Später kommt es zu Atrophie und Depigmentation. In einigen Fällen zeigen sich ein Pigmentwechsel und atropische Flecken auf den Fußsohlen oder den Handtellern mit oder ohne Hyperkeratose, die nicht von einer „Filzlausframbösie" zu unterscheiden ist. Laboratoriumsbefunde und Behandlung sind die gleichen wie bei einer primären Syphilis.

Frambösie
(Yaws)

Die Frambösie ist eine kontagiöse Krankheit, deren Vorkommen weitgehend auf die warmen Länder beschränkt ist. Sie wird durch Treponema pertenue hervorgerufen und ist durch granulomatöse Läsionen der Haut, der Schleimhäute und der Knochen charakterisiert. Die Frambösie ist selten tödlich, obgleich sie, wenn sie unbehandelt bleibt, zu körperlichen Behinderungen und Einschränkungen sowie zu Entstellung führen kann. Sie wird von Mensch zu Mensch durch Kontakt übertragen und nicht unbedingt beim Geschlechtsakt. Meist wird sie in der Kindheit erworben, obgleich sie in jedem Alter vorkommen kann. Nach einer Inkubationszeit von 3–4 Wochen entwickelt sich eine schmerzlose Papel („mother yaw"), die später ulceriert. Sie wird gewöhnlich von einer örtlichen Lymphadenopathie begleitet. Etwa 6–12 Wochen später treten sekundäre Schübe mit ähnlichen Läsionen auf, die Monate und Jahre bestehen bleiben können. Spätere gummöse Veränderungen mit ausgedehnten Zerstörungen der Haut und des Unterhautgewebes können folgen. Die Spätfolgen der Frambösie wirken sich auf die Knochen aus, indem es zu Verkürzungen und Kontraktionen der Finger und Zehen kommt, und die damit ähnliche Erscheinungen hervorrufen wie die Lepra. Das ZNS, Herz und andere inneren Organe werden selten befallen. Die Wassermann'sche Reaktion und die Flockungsteste sind positiv, die Spirochäten lassen sich durch Dunkelfeldmikroskopie nachweisen.

Bei der Behandlung ist die Reinigung der Läsionen äußerst wichtig. Folgendermaßen kann spezifisch behandelt werden: 1. Penicillin-Procain 300 000 Einheiten intramuskulär täglich 7–10 Tage lang oder 2. Tetracyclin 0,5 g alle 6 Std 10 Tage oder 3. Dichlorophenarsin 40 mg i. v., wöchentlich über 3–6 Wochen.*

* Anmerkung der Übers.: Die Verwendung von Arsenpräparaten gilt heute im allgemeinen als überholt.

Verschiedene Spirochäten-Krankheiten

Rückfallfieber

Rückfallfieber ist der Name einer Gruppe klinisch ähnlich verlaufender akuter Infektionskrankheiten, die durch mehrere Arten von Spirochäten der Gattung Borrelia verursacht werden. Die Krankheit wird auf den Menschen durch Arthropoden übertragen (Kopf- oder Kleiderläuse, Zecken). Der Überträger wird durch Nahrungsaufnahme (Blutsaugen) an einem erkrankten Menschen (Läuse) oder an einem tierischen Erregerreservoir (Zecken) infektiös und überträgt die Erreger auf andere Menschen, wenn der Insektenkot oder zerdrückte Tiere in die Bißwunde, in Kratzeffekte der Haut oder in die Augen eingerieben werden. Die Krankheit kommt in verschiedenen Teilen der Welt endemisch vor, einschließlich der westlichen Gebiete der USA. Die Inkubationszeit beträgt 7–15 Tage, durchschnittlich etwa 7 Tage.

Klinische Befunde

A. Symptome: Die Krankheit ist durch immer wieder auftretende rezidivierende Fieberanfälle mit Intervallen von 1–2 Wochen charakterisiert, die eine symptomlose Periode darstellen. Bei den einzelnen Rückfällen verkürzen sich im Laufe der Krankheit die fieberhaften Anfälle, und die Intervalle verlängern sich. Die Genesung tritt nach 2–10 Rückfällen ein.

Der einzelne Fieberanfall beginnt mit plötzlichem Temperaturanstieg, Schüttelfrost, Tachykardie, Übelkeit und Erbrechen, Myalgie, Arthralgie und Bronchitis mit trockenem Husten. Später kommt es zu einer Leber- und Milzvergrößerung mit Gelbsucht. Ein erythematöses Exanthem tritt bei Krankheitsbeginn auf, es entwickelt sich später zu rosafarbigen Flecken, die sich über Rumpf und Extremitäten ausbreiten. In schweren Fällen kann es zu neurologischen und psychischen Veränderungen kommen. Nach 3–10 Tagen fällt das Fieber kritisch ab. Gelbsucht, Iritis, Conjunctivitis, Schädigung der Gehirnnerven und uterine Blutungen sind bei Rückfällen häufiger.

B. Laborbefunde: Während des akuten Stadiums finden sich im Urin Eiweiß, Harncylinder und manchmal Erythrocyten. Das Blutbild zeigt eine deutliche Leukocytose, die durch eine Vermehrung der polymorphkernigen Leukocyten bedingt ist. 25% der Fälle weisen außerdem „falsch positive" Luesreaktionen auf. Der Borreliennachweis glückt mikroskopisch im peripheren Blut mit Hilfe des Dunkelfeldverfahrens oder der Wright'schen- bzw. der Giemsafärbung. Wird Patientenblut auf Ratten übertragen, tauchen die Borrelien 3–5 Tage später im Blut der Schwanzvene auf. Die Weil–Felix-Reaktion kann positiv sein und einen Titer von 1:80 und höher aufweisen.

Differentialdiagnose

Die späteren klinischen Erscheinungen eines Rückfallfiebers können mit Malaria, Leptospirosen, Dengue- und Gelbfieber sowie Fleckfieber verwechselt werden.

Behandlung

Entweder mit 1. Tetracyclin 0,5 g alle 6 Std oral über 7 Tage oder 2. mit wasserlöslichem Penicillin 50 000 Einheiten intramuskulär alle 3 Std oder Procain-Penicillin G 600 000 Einheiten intramuskulär täglich 10 Tage lang. Wertvoll ist oft auch Chloramphenicol.

Prognose

Die Gesamtsterblichkeit beträgt 5%. Todesfälle sind bei alten geschwächten oder sehr jungen Patienten am häufigsten. Mit der Behandlung wird das Initialfieber abgekürzt, und die Rückfälle werden weitgehend verhindert.

Rattenbißfieber

(Sodoku)

Das Rattenbißfieber ist eine akute Infektionskrankheit, deren Erreger, Spirillum minus, durch Rattenbiß auf den Menschen übertragen wird. Er gelangt bei der Ratte von einer primären Augeninfektion in den Nasenrachenraum. Die Inkubationszeit beträgt 5–28 Tage.

Klinische Befunde

A. Symptome: Der eigentliche Rattenbiß heilt prompt aus, obwohl er infektiös ist. Es entwickelt sich jedoch nach der Inkubationszeit an der Bißstelle eine Schwellung und eine Induration mit Schmerzen, die sich dunkelrot verfärbt und schließlich ulceriert. Regionale Lymphangitis, Lymphadenitis, Fieber, Schüttelfrost, Übelkeit, Myalgie, Arthralgie und Kopfschmerzen sind vorhanden. Milzvergrößerungen können vorkommen. Ein dunkelrotes, spärliches, maculopapulöses Exanthem überzieht Rumpf und Extremitäten. Nach einigen Tagen verschwinden die allgemeinen und lokalen Symptome, um nach wenigen Tagen erneut aufzutreten. Diese wiederkehrenden Fieberanfälle von 24 bis 48 Std wechseln mit gleichlangen fieberfreien Perioden ab und können sich über Wochen hinziehen. Die lokalen und allgemeinen Befunde (einschließlich des Exanthems) zeigen sich gewöhnlich nur bei den ersten Rückfällen.

B. Laborbefunde: Oft ist eine Leukocytose vorhanden, die Luesreaktionen im Blut können „falsch positiv" sein. Der Erreger läßt sich im Geschwürenexsudat oder Material aus Lymphknoten im Dunkelfeld nachweisen. Außerdem kann er auch durch den Tierversuch aus Exsudat oder Blut isoliert werden. Es gelingt nicht, ihn auf künstlichen Medien anzuzüchten.

Differentialdiagnose

Rattenbißfieber muß von Fieberattacken, Lymphadenitis und Exanthem, die ebenfalls durch einen Rattenbiß ausgelöst und von Streptobacillen verursacht werden, unterschieden werden. Im weiteren Verlauf läßt sich diese letztere Krankheit durch das Vorhandensein einer septischen nichtwandernden Polyarthritis, einem spezifischen Agglutinationstiter und der Isolierung der entsprechenden Erreger vom Rattenbißfieber unterscheiden. Dies muß auch von Tularaemie und Rückfallfieber durch Erregernachweis abgegrenzt werden.

Behandlung

Penicillin 100 000 Einheiten alle drei Stunden intramuskulär, Procain-Penicillin G 300 000 Einheiten intramuskulär alle 12

Std oder Tetracyclin 0,5 g alle 6 Std über 7 Tage. Außerdem, falls nötig, allgemein stützende und symptomatische Therapie.

Prognose

Die Letalität beträgt etwa 10%, aber diese sollte durch eine schnelle Diagnose und entsprechende Behandlung erheblich gesenkt werden können.

Leptospirosen

(einschließlich Weil'scher Krankheit)

Diagnostische Merkmale

- Plötzlicher Fieberbeginn, Schüttelfröste, Kopfschmerz, Schmerzen und Druckempfindlichkeit der Muskeln, Lichtscheu und Rötung der Conjunctiven
- Hepatitis, Nephritis, Meningitis, Pneumonie. Iridocyclitis und Hautausschläge können vorkommen
- Proteinurie, Leukocytose
- Nachweis des Erregers mikroskopisch, durch Tierversuch, Kultur und ansteigende Agglutinationstiter

Allgemeine Betrachtungen

Die Leptospirosen sind akute Infektionskrankheiten, die von einer der zahlreichen Leptospirenarten hervorgerufen werden. Die häufigsten Leptospirosen und ihr Erregerreservoir sind die folgenden: Leptospira ictero-haemorrhagiae der Ratten, Leptospira canicola der Hunde und Leptospira pomona der Rinder und Schweine. Verschiedene andere Arten, die bis jetzt serologisch nicht identifiziert sind, können die Krankheit auch erzeugen, jedoch werden die meisten schweren Erkrankungen durch L. icterohaemorrhagiae verursacht. Die Krankheit ist weltweit verbreitet und weit häufiger, als allgemein angenommen wird. Der Erreger, der für seinen tierischen Wirt nichtpathogen ist, wird auf den Menschen durch verschmutzte Nahrungsmittel und Trinkwasser übertragen, die durch den Urin der Tiere infiziert wurden. Er kann aber auch durch kleine Hautverletzungen und wahrscheinlich auch durch die Conjunctiva eindringen. Viele Infektionen erfolgen beim Baden in verseuchten Seen oder Flüssen. Die Krankheit ist eine Berufskrankheit der Kanalarbeiter, von Arbeitern auf dem Reisfeld und Landwirten. Die Inkubationszeit beträgt 5–13 Tage.

Klinische Befunde

A. Symptome: Plötzlicher Fieberbeginn von 38,9 bis 40° C, Schüttelfrost, Leibschmerzen, Erbrechen und Muskelschmerzen, besonders der Wadenmuskeln. Gewöhnlich wird über extrem schwere Kopfschmerzen geklagt. Die Conjunctiven sind stark gerötet. Die Leber kann palpabel sein, und bei 50% der Patienten (gewöhnlich bei Infektionen durch L. ictero-haemorrhagiae) ist eine Gelbsucht etwa vom 5. Tag an vorhanden zugleich mit einer Nephritis. Milzvergrößerung ist ungewöhnlich, außer bei dem praetibialen Fieber. Capillare Blutungen und purpura-artige Hautläsionen können ebenfalls erscheinen. Meningeale Reizzustände und die dazugehörigen Befunde sind gelegentlich festzustellen. Bei dem praetibialen Fieber kommt ein fleckiges Erythem an der Haut der Unterschenkel vor, das sich über den ganzen Körper ausbreiten kann. Eine Leptospirose mit Gelbsucht muß von einer Hepatitis, vom Gelbfieber und von Rückfallfieber unterschieden werden.

B. Laborbefunde: Die Leukocytenzahl ist normal oder steigt bis zu 50 000/mm³ an, wobei die Neutrophilen überwiegen. Der Urin kann Gallenfarbstoff, Eiweiß, Cylinder und rote Blutkörperchen enthalten. Oligurie ist nicht selten, und in schweren Fällen kann es sogar zur Urämie kommen. Bei Mitbeteiligung der Meningen lassen sich die Erreger im Liquor nachweisen. Durch die Dunkelfelduntersuchung sind die Leptospiren im Patientenblut zu sehen (in den ersten zehn Tagen), oder sie können durch den Meerschweinchenversuch oder durch die Kultur isoliert werden. Vom 10. Tag bis zur 6. Woche sind sie im Urin nachweisbar. Der spezifische Agglutinationstiter ist vom 7. Tag an festzustellen, hohe Titer können viele Jahre bestehenbleiben.

Komplikationen

Myokarditis, Nierenversagen und massive Haemorrhagien sind zwar nicht häufig, aber die übliche Todesursache. Außerdem kann eine Iridocyclitis vorkommen.

Behandlung

Die Krankheit muß so früh wie möglich behandelt werden, und zwar mit Tetracyclinen, 0,5 g alle 6 Std, oder Penicillin 600 000 Einheiten intramuskulär alle 3 Std für einen Tag und dann alle 6 Std. Laufende Beobachtung der Nierenfunktion und, falls erforderlich, bei Nierenversagen entsprechende Behandlung. Der Wert der antimikrobiellen Therapie ist umstritten.

Prognose

Ohne Gelbsucht endet die Krankheit niemals tödlich. Mit Gelbsucht liegt die Letalität bei etwa 15%. Der Tod kann durch eine extreme Toxämie oder durch eine der oben erwähnten Komplikationen eintreten.

Literatur

s. Kapitel 21 und 22.

JADASSOHN, J.: Handbuch der Haut- und Geschlechtskrankheiten; Ergänzungswerk, herausgegeben von A. Marchionini u. a.
Bd. VI, 1. Teil: Geschlechtskrankheiten. Herausg. H. Schuermann u. A. Leihbrock.
2. Teil: Syphilis und Ulcus molle. Herausg. A. Wiedemann. Berlin–Heidelberg–New York: Springer 1964.

24. INFEKTIONSKRANKHEITEN: KRANKHEITEN DURCH PROTOZOEN

Amoebiasis
(Amoebenruhr)

Diagnostische Merkmale

- Wiederkehrende Anfälle von Durchfall, die mit Verstopfung abwechseln
- Halbfeste Stühle, die keinen Eiter, aber blutige Schleimfetzen enthalten
- In bedrohlichen Fällen kommt es zur Entleerung blutigen Exsudats und einer starken Reduzierung des Allgemeinzustandes
- Die Leber ist häufig druckempfindlich und vergrößert
- Leberabscesse oft ohne offensichtlichen Zusammenhang mit der Dysenterie
- Amöben lassen sich im Stuhl oder im Absceßpunktat nachweisen, Nachweis von Cysten im Stuhl bei symptomloser Infektion, die Feststellung von Erythrocyten phagocytierender Formen ist ausschlaggebend für die Diagnose

Allgemeine Betrachtungen

Die Amoebenruhr ist eine Krankheit mit vielgestaltigen klinischen Manifestationen. Sie kommt in einem großen Teil der Welt vor und wird von Entamoeba histolytica hervorgerufen. Diagnose und Behandlung werden durch folgende Tatsachen besonders erschwert: Variationen der Invasionsfähigkeit und der Virulenz der potentiell pathogenen Stämme von Entamoeba histolytica, offensichtlich synergistische Effekte verschiedener gleichzeitig vorhandener Darminfektionen durch Bakterien oder Viren oder eines Wurmbefalls, zeitlich begrenzte Veränderlichkeit der Resistenz und der Empfänglichkeit des Patienten, fortgesetzte Behandlung wechselnder chronischer (oft iatrogener) Beschwerden, die fälschlich als Amoebenruhr angesehen werden, mit amoebiciden Mitteln, Fehldiagnosen im Laboratorium, wobei bestimmte apathogene, sehr ähnliche Amoeben mit Entamoeba histolytica verwechselt werden, und schließlich durch falsche Auslegung von Laboratoriumsbefunden, in denen nicht zuverlässig zwischen der invasiven und der nicht invasiven Form unterschieden werden kann, sondern lediglich die Bezeichnung der gefundenen Amoebe mitgeteilt wird.

Vermutlich können an sich apathogene Amoeben wie Dientamoeba fragilis gelegentlich Symptome verursachen, die nicht übersehen werden dürfen. Die pathogenen Amoeben können in verschiedenen Formen beim Menschen vorkommen:

1. Sie leben als harmlose Kommensalen im Dickdarm (asymptomatische Amoebiasis oder Status des Amoebenträgers, jedoch sind manche Autoren fest davon überzeugt, daß durch sie immer minimale Läsionen verursacht werden). 2. Sie können unter besonderen Voraussetzungen in die Wand des Dickdarmes eindringen und die eigentliche Amoebenruhr hervorrufen sowie andere Organe (metastatische Infektionen), meistens die Leber, befallen (Leberabsceß). Mit anderen Worten, die Amoebiasis kann asymptomatisch, intestinal oder extraintestinal verlaufen. Die asymptomatische Amoebiasis erzeugt oft eine unnötige Aufregung, die intestinale Amoebiasis wird oft nicht richtig diagnostiziert, auch beim Leberabsceß sind Fehldiagnosen häufig, bis er sehr weit fortgeschritten ist.

Die Amoebenruhr kann epidemisch auftreten. Sie stellt ein gesundheitliches Risiko für Neuankömmlinge in Gebieten dar, in denen die sanitären Einrichtungen mangelhaft sind. Oft ist sie ein spezielles Problem mancher Institutionen wie Waisenhäuser

u. ä. Am häufigsten kommt sie vom 2. bis 4. Lebensjahrzehnt vor.

Eine Bakterien phagocytierende kleine Form, die Entamoeba hartmanni sein könnte*, wird allgemein als harmlos angesehen im Gegensatz zu der großen Form (Magna-Form), die rote Blutkörperchen phagocytiert und pathogen ist.

Der Lebenscyclus der Amoeben besteht aus zwei vollständig verschiedenen Stadien (mit einer gewissen Intermediärphase): 1. Das Cystenstadium, in dem die Amoebe in der Außenwelt überlebt und vom Menschen aufgenommen wird. Die Cyste kommt im Darmlumen und im Stuhl vor. 2. Die bewegliche Amoebe, die als Kommensale normalerweise im Dickdarm lebt (Minuta-Form) und aus der die invasive Form (Magna-Form) hervorgeht, die Läsionen der Darmwand hervorruft, zum Beispiel bei einer gleichzeitigen synergistisch wirkenden bakteriellen oder anderen Infektion des Darmes, Diätfehler, Änderungen des Allgemeinzustandes des menschlichen Wirtes oder Kombinationen dieser Faktoren. Ein besonders virulenter Amoebenstamm kann, aber braucht nicht die Ursache der Aktivierung zur invasiven Form zu sein, d. h. die Virulenz der Stämme schwankt erheblich. Die kleinen Amoebenstämme sind verhältnismäßig unschädlich und werden daher leicht mit der apathogenen kleinen Species Entamoeba hartmanni verwechselt. Allgemein wird angenommen, daß die aktive virulente Form mit Phagocytose von Erythrocyten die große Form (Magna-Form) darstellt. Diese pflegen nicht in das Cystenstadium überzugehen und sich aus mittelgroßen amoeboiden Formen oder aus großen Cysten zu entwickeln. Cysten gelangen durch faekal verunreinigte Nahrungsmittel oder Getränke in den menschlichen Körper. Die bewegliche Amoebenform entsteht aus der Cyste, wahrscheinlich in der Gegend der Ileocoecalklappen. Sie kann sich vermehren und lebt als Kommensale. Dabei bilden sich erneut Cysten, die in unregelmäßigen Intervallen ausgeschieden werden. Die größte Anhäufung der Amoeben erfolgt überall da, wo die Fäkalien stagnieren, im Coecum, im Colon descendens, im Sigmoid und im Rectum. Während der invasiven Phase dringen die Amoeben in die Schleimhaut ein und produzieren flaschenartige Mikroabscesse, welche sich vergrößern, konfluieren und flache unterminierte Geschwüre mit zottigen Rändern und einem lockeren gelben Exsudat bilden. In bedrohlichen Fällen dehnen sich die Geschwüre stark aus, und die Darmwand wird brüchig. Die Entzündung ist gering, daher ist die Fibrose nach der Heilung nicht sehr ausgeprägt. Während der akuten oder chronischen Dysenterie und manchmal sogar bei nur leichten Darmstörungen ist die Leber häufig druckempfindlich und vergrößert. Dies kann zwar unspezifisch sein, doch ist anzunehmen, daß es entweder die Folge von multiplen portalen Amoebenembolien oder von abortiven Abscessen ist. Die Amoeben können, wenn sie in größerer Anzahl lebensfähig bleiben, einen nekrotisierenden, nicht entzündlichen Absceß verursachen. Dieser kann auf eine subklinische Intestinalinfektion folgen. Ob ein Leberabsceß entsteht, hängt somit nicht von der Schwere der vorangehenden Amoebenruhr ab, über die nur etwa von einem Drittel der Patienten in der Vorgeschichte Angaben gemacht werden.

Ein Amoebengranulom ist eine Geschwulst im Colon, meist im Coecum oder Sigmoid, das auf eine lokale Anhäufung von Granulationsgewebe, Bindegewebe oder manchmal auf Abscesse zurückzuführen ist. Dieser pathologische Prozeß kann Strikturen erzeugen, die vor allem im Rectum in Erscheinung treten. Ebenso wie der Leberabsceß sind auch Granulome und Strikturen nicht unbedingt mit einer klinisch typischen Amoebenruhr in Zusammenhang zu bringen.

Gesunde Cystenträger sind ziemlich häufig. 5–10% der Einwohner der USA (meist im Süden) und 50% oder mehr aller Bewohner von endemischen Zonen mit mangelhaften hygienischen Einrichtungen können solche Überträger sein. Es handelt sich entweder um Rekonvaleszenten oder um

* Anmerkung der Übers.: Im deutschen Schrifttum wird Entamoeba hartmanni als selbständige Amoebenspecies angesehen, die von der kleinen Form der Entamoeba histolytica (Minuta-Form) deutlich unterscheidbar ist.

Personen ohne jede klinische Anamnese. Viele der Cystenausscheider sind Überträger des kleinen Amoebentyps, der nur wenig virulent ist. Eine Verwechslung mit Cysten der nicht pathogenen Species oder Subspecies E. hartmanni ist häufig.

Klinische Befunde

A. Symptome: Der Beginn ist selten plötzlich. Wenn dies der Fall ist, spricht es für eine gleichzeitige Shigelleninfektion oder einen Diätfehler. Eine zunehmende schwere Diarrhoe oder eine mäßige Dysenterie entwickelt sich über einen Zeitraum von mehreren Tagen und werden von Unterbauchschmerzen und Tenesmen begleitet. Der Patient kann auf sein und zeigt in typischen Fällen keine Appetitlosigkeit oder eine Toxikose. Die Stühle (5–10 am Tag, in sehr akut verlaufenden Fällen auch bis zu 50 Entleerungen täglich) sind braun und breiig. Sie haben einen charakteristischen fauligen Geruch und enthalten blutig-gefleckte Schleimfetzen und in schweren Fällen Blut und reichlich Schleim. Gleichzeitig besteht ein unregelmäßiges und leichtes Fieber.

Die akuten Attacken lassen meist spontan nach, Remissionen und Rückfälle wechseln sich in der Folgezeit ab, wobei während der Remission die verschiedensten Abdominalsymptome vorkommen können. Dies führt unter Umständen schließlich zu einem schweren Schwäche- und Erschöpfungszustand, wobei die Patienten erheblich an Gewicht verlieren. Das Wiederaufflackern der Krankheit wird durch einen emotionalen Streß, Alkoholexzesse oder Ermüdung begünstigt. Für die Dysenterie sind die Magnaformen typisch, während der Remissionen werden die Cysten schubweise ausgeschieden. Darmgeschwüre können auch ohne Durchfälle und schwere dysenterische Zustände, auch ohne nachweisbare Amoeben vorkommen.

B. Laborbefunde: Bei Diarrhoen und Dysenterie lassen sich Amoeben der Magnaform in frischen Stühlen oder in Gewebepartikeln nachweisen, die bei der Endoskopie vom Rand eines Geschwürs gewonnen werden. Sie können nur in frischen oder sofort konservierten Stühlen gefunden und identifiziert werden, nicht jedoch in geformten Stühlen. Wenn möglich, sollte aus frischen Stuhlproben sofort im Laboratorium darin enthaltenes Exsudat sorgfältig entnommen werden, in Polyvinylalkohol konserviert, fixiert und, falls möglich, auch in Merthiolat-Jodformalin. In einem warmen frischen Stuhl zeigen die Amoeben eine fließende Beweglichkeit. Einige von ihnen können phagocytierte Erythrocyten enthalten, die in der Amoebe eine kugelige Form annehmen und daher einen geringeren Durchmesser haben als freie Erythrocyten. Dieser Befund ist für die Krankheit pathognomonisch, jedoch muß darauf geachtet werden, daß die Amoeben nicht mit gelegentlich vorhandenen Makrophagen verwechselt werden, die hin und wieder auch rote Blutkörperchen enthalten können. Cysten in geformten Stühlen und vegetative Formen müssen von den eng verwandten Entamoeba coli, Entamoeba hartmanni und gelegentlich Entamoeba polecki, Jodamoeba bütschlii, Dientamoeba fragilis (die gelegentlich intestinale Störungen verursacht) und Endolimax nana unterschieden werden. Eine positive Diagnose erfordert große Sachkenntnis und Erfahrung. Im Stuhl sind Leukocyten und Makrophagen relativ selten (im Gegensatz zur bakteriellen Ruhr), wenn nicht gleichzeitig eine bakterielle Infektion besteht, wie sie in wechselnder Häufigkeit in den verschiedenen Endemie-Gebieten vorkommen. Charcot-Leydensche Kristalle können auch vorhanden sein. Die Zahl der Leukocyten ist während der akuten Attacke und oft bei einem Leberabsceß erhöht, aber es besteht keine Eosinophilie.

Material aus einem Leberabsceß wird durch Punktion gewonnen. Die nekrotischen Massen aus dem Zentrum des Abscesses sind gewöhnlich frei von Erregern. Es ist von typischer Beschaffenheit und wird oft mit Sardellenpaste verglichen. Das gewonnene Material wird in der Reihenfolge seiner Gewinnung in 20 bis 30 Einzelportionen aufgeteilt und nur die letzte Probe untersucht. Man sollte von der Einsendung nur einer größeren Portion aus dem gesamten Punktat an das Laboratorium absehen. Die Komplementbindungsreaktion ist bei Fällen mit Leberbeteiligung oft positiv.

Bei der Endoskopie sieht man die geschwürigen Veränderungen mit dazwischenliegender intakter Schleimhaut. Sie ist in erfahrenen Händen sehr wertvoll und sollte dann routinemäßig durchgeführt werden.

Differentialdiagnose

Unter günstigen hygienischen Verhältnissen in den gemäßigten Zonen muß man die Amoebenruhr von einer Colitis ulcerosa oder einer akuten nichtspezifischen Colitis (durch Endoskopie und Stuhluntersuchung) unterscheiden, in tropischen Gebieten bei ungünstigen hygienischen Verhältnissen muß sie gegen eine bakterielle Dysenterie abgegrenzt werden. Diese beginnt mit wäßrigen Stühlen, die eitrig und blutig werden. Hin und wieder müssen auch Appendicitis, Schistosomiasis, Balantidiasis, Cholecystitis, regionale Enteritis und tuberkulöse Enterocolitis differentialdiagnostisch erwogen werden. Diese müssen durch Sigmoidoskopie und Kontrasteinlauf zur Röntgenuntersuchung und durch den Nachweis des Erregers erkannt werden.

Komplikationen

Der Leberabsceß ist die häufigste Komplikation der intestinalen Infektion. Selten gelangen Amoeben vom Darm in die Lunge, das Gehirn oder in die Haut. Eine diffuse Hepatitis, die nach einer Behandlung mit Emetin oder Chloroquin verschwindet, ist nicht selten. Darmperforationen kommen ebenfalls gelegentlich vor; ein unbehandelter Leberabsceß kann in den benachbarten Pleuraraum durchbrechen und einen Erguß und Pneumonie verursachen. Die Darmwand ist sehr brüchig, chirurgische Eingriffe sind daher kontraindiziert. Amoebengranulome verschwinden gewöhnlich vollständig und pflegen nur eine geringe Vernarbung zu hinterlassen.

Behandlung

Bettruhe ist für alle Patienten mit klinischen Erscheinungen zu empfehlen, sie ist bei einer Emetinbehandlung unbedingt erforderlich (s. unten). Sobald wie möglich mit Einleitung der Therapie sollte hochcalorische, eiweißreiche, jedoch kohlenhydratarme Kost verabreicht werden. Bei einer Anämie muß Eisen (s. Kapitel 10) gegeben werden.

A. Intestinale Amoebiasis: Akute oder chronische Amoebenruhr:

1. Spezifische Mittel und kombinierte Therapie: Es gibt drei Typen von Medikamenten, die zur Behandlung der Amoebenruhr verwendet werden, nämlich solche, die auf die intestinalen Amoeben wirken, solche, die daneben auf die pathogenen Darmbakterien wirken, und schließlich solche, die auf die metastatischen Gewebsamoeben wirken. Die meisten intestinal wirkenden amoebiciden Mittel können eine akute Dysenterie nicht zuverlässig heilen, so daß Rückfälle zu befürchten sind, wenn sie allein verwendet werden. Deshalb kombiniert man sie heutzutage mit Sulfonamiden und Antibiotica, um auch die gleichzeitige bakterielle Infektion zu bekämpfen. (Akute Anfälle verschwinden sogar manchmal auf Antibiotica allein, aber es kommt dann zu Rückfällen.)

Die empfehlenswerten, intestinal wirkenden amoebiciden Mittel sind unten aufgeführt. Emetin (s. unten unter hepatische Amoebiasis) bedarf der intramuskulären Injektion und erfordert strenge Bettruhe, aber das synthetische Dehydroemetin (DHE), das ebenfalls intramuskulär gegeben wird, ist weniger toxisch und ein vielversprechendes Ersatzmittel. Weitere vergleichende Untersuchungen sind noch notwendig. Emetin und Dehydroemetin sind hauptsächlich Gewebsamoebicide wie Chloroquin (Chlordiaethylaminomethylbutylamino-chinolindiphosphat) und deshalb beim Leberabsceß indiziert. Sie heilen aber eine akute Dysenterie allein nicht zuverlässig aus. Nichtsdestoweniger sollten zu Beginn der Behandlung einer akuten schweren Dysenterie zur Besserung der ernsten Symptome vor den intestinalen Amoebiciden Emetin oder DHE kurz gegeben werden, weil anzunehmen ist, daß sich die Amoeben im Gewebe der Darmwand befinden.

Metronidazol in der dreifachen Normaldosis, d. h. 800 mg oral dreimal täglich für 10 Tage, scheint vielversprechend sowohl bei der intestinalen als auch bei der Gewebsamoebiasis. Weitere Versuche sind jedoch erforderlich.

Kombinationen, die gegen die Dysenterie

empfohlen werden, sind Jodochlorhydroxychinolin oder Dijodohydroxychinolin und Chloroquin mit anschließender Gabe eines Arsenpräparates. Wenn eine zweite Kur nötig ist, wird Oxytetracyclin hinzugegeben. Bei schweren Fällen beginnt man mit Emetin oder DHE für eine sehr kurze Zeit, um die schwersten Symptome zu vermindern. Der Patient muß auf toxische Reaktionen sorgfältig beobachtet werden, besonders wenn Carbarson, Glykobiarsol, Emetin oder DHE gegeben werden.

a) Jodochlorhydroxychinolin 0,25 g 3mal täglich oral für 14 Tage. Es ist bei Nieren- und Leberkrankheiten kontraindiziert, jedoch sind toxische Wirkungen (Verdauungsstörungen, Durchfall) selten.

Ein weiteres, ähnliches Medikament ist Dijodohydroxychinolin 650 mg 3mal tägl. für 21 Tage.

b) Carbarson, 0,25 g dreimal täglich oral für 7–10 Tage oder Glykobiarsol 0,5 g 3mal täglich für 7 Tage. Die Arsenpräparate sind bei Lebererkrankungen kontraindiziert. Der Patient muß täglich auf toxische Symptome untersucht werden (Fieber, abdominale Beschwerden oder Schmerzen, Übelkeit und Erbrechen, Durchfall, Dermatitis) und die Behandlung sofort abgesetzt werden, wenn Verdacht auf toxische Erscheinungen besteht. Schweren Zuständen kann mit Dimercaprol entgegengewirkt werden.

c) Antibiotica werden bei der akuten Amoebenruhr benutzt, kombiniert mit einem direkt wirkenden Amoebicid. Man nimmt Oxytetracyclin 0,25 g dreimal täglich oral für 4–7 Tage. Fumagillin 30–60 mg oral täglich für 10 Tage wird als ein direktes amoebicidwirkendes Mittel angesehen, ebenso Paromomycin.

d) Emetin-Wismutjodid in einer darmlöslichen Präparation 0,2 g täglich am besten in drei Dosen, wobei zur Verminderung des Übelkeitsgefühls in den ersten Tagen Sedativa dazugegeben werden sollten. Dieses Mittel beherrscht auch die extraintestinale Amoebiasis in beachtlichem Maße.

e) Diloxanid-furoate 20 mg/kg täglich für 10 Tage, besonders bei chronischer intestinaler Amoebiasis und für Massentherapie.

f) Metronidazol. Es wird in hohen Dosen von 750 mg per oral 3mal tägl. für 5 Tage verabreicht und ist sehr wirksam bei der akuten Dysenterie. Der Nutzeffekt dieses Medikaments bei leichteren Intestinalinfektionen bedarf noch weiterer klinischer Untersuchungen. Obwohl die Substanz in der Behandlung der Trichomoniasis in den USA eingesetzt wird, ist sie von der FDA noch nicht gegen E. histolytica freigegeben.

2. Bewertung des Therapieerfolges: Bei jedem Patienten müssen zwei Wochen nach der Behandlung 6 Stuhlproben an 6 aufeinanderfolgenden Tagen oder besser noch in Intervallen von wenigen Tagen untersucht werden. Wenn die Stühle positiv sind, müssen die Patienten vollständig durchuntersucht und eine mögliche Reinfektion zu Hause oder am Arbeitsplatz ausgeschlossen werden. Außerdem muß mit spezifischen Amoebiciden und Erythromycin kombiniert behandelt werden. Wenn die Stühle negativ sind, wird die Schleimhaut mit dem Rectoskop nochmals kontrolliert und nicht weiter behandelt. Nach 3 Monaten wird die tägliche Stuhlkontrolle an 3–6 aufeinanderfolgenden Tagen und ebenso nach 6 Monaten oder, wenn neue Symptome auftreten, wiederholt. Es ist ratsam, auch die Rectoskopie zu wiederholen.

B. Hepatische Amoebiasis:

1. Hepatitisbehandlung:

a) Chloroquinphosphat ist bei hepatischer Amoebiasis das Mittel der Wahl. Gaben von 0,5 g (0,3 g der Base) zweimal täglich oral, dann 0,5 g täglich 4 Wochen lang.

b) Emetin-Hydrochlorid als Injektionen 65 mg täglich intramuskulär oder subcutan 10 Tage lang. Diese Behandlung ist kontraindiziert bei Myokarderkrankungen. Sie muß für exakt diagnostizierte extraintestinale Amoebiasis reserviert bleiben, die nicht auf Chloroquin ansprechen. Der Patient muß dabei strenge Bettruhe einhalten, der Puls stündlich und der Blutdruck täglich zweimal kontrolliert werden. Außerdem soll vor und nach der Behandlung eine EKG-Untersuchung durchgeführt werden. Bei Anzeichen einer beginnenden Toxicität, die sich mit Übelkeit, Erbrechen, Muskelschwäche, Neuritis, Myokarditis und Erschöpfung ankündigt, muß Emetin abgesetzt werden. Es kann durch Dehydroemetin (DHE)-dihydrochlorid 1,5 mg auf 1 kg

Körpergewicht intramuskulär oder subcutan über 10 Tage verteilt (höchste Gesamtdosis 1 g) ersetzt werden.

c) *Emetin-Wismutjodid* kann in Betracht gezogen werden, Dosierung siehe oben.

d) Allgemein unterstützende Maßnahmen wie bei einer infektiösen Hepatitis sollten zusätzlich angeordnet werden. Vor Wiederholung einer Kur mit Chloroquin oder Emetin mit oder ohne Erythromycin muß eine zweiwöchige Pause eingehalten werden.

e) Bei allen Patienten sind ebenso wie bei der intestinalen Amoebiasis in den Intervallen der Allgemeinzustand, Appetit, Gewicht und Leberfunktionen zu überwachen.

2. *Behandlung des Leberabscesses:*

a) Behandlung mit Emetin und Chloroquin und Dijodohydroxychinolin oder Metronidazol. Die Emetin-Dosis beträgt 1 mg/kg Kg. (maximal 65 mg) i. m. oder subcutan über 10 Tage. Die Chloroquin-Dosis beträgt 500 mg peroral 2mal tägl. für 2 Tage und dann 250 mg 2mal tägl. für 26 Tage. Die Metronidazol-Dosis beträgt 750 mg 3mal tägl. peroral für 5 Tage. Metronidazol ist von der FDA für diese Indikation in den USA nicht freigegeben.

b) Der Absceß muß so genau wie irgend möglich lokalisiert werden (Röntgenuntersuchung). Unter streng aseptischen Bedingungen wird er punktiert und entleert, was nötigenfalls wiederholt werden muß. Eine Drainage des Abscesses nach außen muß vermieden werden, es sei denn, der Absceß ist sekundär infiziert. In diesem Fall wird wie unten beschrieben vorgegangen. Die medikamentöse Behandlung muß wiederholt werden.

c) Sekundär infizierte Abscesse. Das gewonnene Absceßmaterial enthält Eiter und Bakterien. Nach Züchtung und Identifizierung des Erregers wird die Antibioticaempfindlichkeit festgestellt und mit einer vollständigen Chloroquinkur behandelt, kombiniert mit Tetracyclin oder einem anderen entsprechenden Antibioticum. Die Drainage nach außen muß gut überwacht werden. Spülung mit antibiotischen Lösungen. Nach 1–2 Wochen wird die Kur wiederholt. Besondere Beachtung muß der Beteiligung der rechten Brustseite und einem eventuellen Durchbruch durch das Zwerchfell geschenkt werden.

C. Amoebiasis der Haut und anderer Organe: Bei der Amoebiasis aller inneren Organe behandelt man mit Emetin wie bei der hepatischen Amoebiasis. Chloroquin wirkt bei Befall anderer Organe und Gewebe als der Leber nicht so gut. In einigen Ländern (z. B. Mexiko) ist die cutane Amoebiasis viel häufiger, als allgemein angenommen wird. Viele Fälle werden deshalb nicht richtig diagnostiziert. Eine Amoebiasis sollte bei allen erodierenden Ulcerationen der perinealen, analen und Genitalregion (besonders bei Kindern mit Durchfällen und Wundsein) sowie bei etwaigen Fisteln der Abdominalwand vermutet werden. Die Diagnose kann mit Hilfe mikroskopischer Untersuchung von Gewebe aus dem Geschwürsrand erhärtet werden. Behandlung mit Emetin, aber nicht mit Chloroquin, das in der Haut keine wirksamen Konzentrationen erreicht.

D. Asymptomatische Amoebiasis (Gesunde Überträger):

1. Vermeidung jeder Überbehandlung, wiederholte Stuhluntersuchungen wie bei der Amoebenruhr und Ausschaltung möglicher Reinfektionsquellen.

2. Jodochlorhydroxychinolin 0,25 g oral 3mal täglich über 14 Tage oder Carbarson 0,25 g oral dreimal täglich über 7–10 Tage oder Glykobiarsol oder Diloxanidfuorat 0,5 g dreimal täglich über 7 Tage.

3. Die epidemiologische Bedeutung des Cystenausscheiders muß ganz im Zusammenhang mit seiner Umgebung, der Ähnlichkeit und Verschiedenheit seiner Lebensweise in bezug auf die Gesamtbevölkerung und in bezug auf das endemische Vorkommen der Amoebenruhr betrachtet werden. So kann er manchmal einer fortgesetzten Überwachung und Behandlung bedürfen, oder die Cystenausscheidung kann zeitweise völlig ignoriert werden wie z. B. in den meisten Teilen der USA. Es ist sehr wichtig, zu vermeiden, daß der gesunde Cystenträger den Eindruck gewinnt, eine potentielle Gefahr oder ein Kranker zu sein.

4. Einige Kliniker empfehlen eine Kur mit Chloroquin oder Emetin (wie bei der hepatischen Amoebiasis) als Vorbeugung gegen eine mögliche frühe Extraintestinal-

infektion. Andere bevorzugen es, dem Patienten eine solche Therapie zu ersparen, bis die klinische Indikation eindeutig dafür vorhanden ist. Eine solche spätere Kur scheint rationeller zu sein. Die Ausscheidung von kleinen Cysten (von Entamoeba hartmanni) bedarf keiner Therapie.

E. **Nachuntersuchungen und Kontrolle:** Eine komplette Nachuntersuchung besteht aus einer Rectoskopie und Kontrolluntersuchungen von Stuhlproben, und zwar je eine an 6 aufeinanderfolgenden Tagen oder besser 6 Untersuchungen mit Intervallen von wenigen Tagen, wobei eine Stuhlprobe nach Gabe eines salinen Abführmittels entnommen werden sollte. Die Untersuchungen sind möglichst innerhalb eines Jahres zu wiederholen. Spezifisch behandelt wird nur beim Nachweis von Amoeben. Man sollte die Möglichkeit von Sekundärinfektionen, Reizerscheinungen des Darmes durch Chemotherapie oder eine Übertherapie und eine Psychoneurose bei allen Patienten in Erwägung ziehen, bei denen die Symptome bestehen bleiben oder wiederauftreten, ohne daß Amoeben nachzuweisen sind. Die Art, wie die Nachbehandlung durchgeführt wird, sollte bei dem Patienten nicht das Gefühl aufkommen lassen, er sei nicht zu heilen.

Prognose

Die Sterblichkeit bei unbehandelten Fällen von Amoebenruhr kann 20–40% erreichen. Sie ist am höchsten bei geschwächten Patienten mit chronischem Verlauf und häufigen Rückfällen. Durch die Behandlung kann die Letalität auf 1–5% gesenkt werden. Bei Patienten mit Leberbefall variiert die Letalität stark, sie hängt vom Ausmaß des Befalls, der Zahl der Abscesse, ihrer Zugänglichkeit für die Punktion und von dem Vorhandensein von Sekundärinfektionen ab.

Amoebenmeningoencephalitis
(Naegleria-Infektion)

Eine freilebende Amoebe, die kürzlich als Naegleria gruberi identifiziert wurde, ist in den letzten Jahren als Erreger von mehr als 30 Fällen einer eitrigen Meningoencephalitis in Australien, USA und der Tschechoslowakei beschrieben worden. Viele Patienten geben an, in Tümpeln oder Seen gebadet zu haben. Die Krankheit endet durchweg tödlich, eine wirksame Chemotherapie steht bis heute nicht zur Verfügung.

Malaria

Diagnostische Merkmale

- Oft periodische Anfälle von Schüttelfrost, Fieber und Schweißausbrüchen
- Splenomegalie, Anaemie, Leukopenie
- Delirium, Koma, Krämpfe, gastrointestinale Störungen und Gelbsucht
- Charakteristische Parasiten in den Erythrocyten, die sich im dicken Tropfen oder im Blutausstrich nachweisen lassen

Allgemeine Betrachtungen

4 Arten der Protozoengattung Plasmodium sind für die menschliche Malaria verantwortlich. Heutzutage ist die Krankheit im allgemeinen auf die Tropen und Subtropen beschränkt, aber in den USA kamen 1967 über 3000 eingeschleppte Fälle vor. Die Malaria der gemäßigten Zonen ist wegen ihres unstabilen epidemiologischen Verhaltens leichter zu beherrschen und auszurotten, die tropische Malaria dagegen ist stabiler. In den Tropen verschwindet die Malaria in Höhen über 1800 m. Die häufigsten Erreger, Pl. vivax und falciparum (Malaria tertiana und Malaria tropica), sind in allen Malariagebieten zu finden. P. malariae (Malaria quartana) ist zwar auch weitverbreitet, aber im ganzen seltener. Der vierte Malariaerreger, Pl. ovale, ist selten, aber in Westafrika scheint er allmählich die Stelle von Pl. vivax einzunehmen. Wenn auch künstliche Übertragungen bei Bluttransfusionen zunehmend wichtig werden (ehemalige Vietnamsoldaten und alle sonstigen Heimkehrer aus den Tropen sollten für 2 oder mehr Jahre als Blutspender ausgeschlossen werden), geschieht doch die natürliche Übertragung durch den Biß infizierter weiblicher Mücken der Gat-

tung Anopheles. Während der sexuellen Phase des Lebenscyclus des Erregers ist die Mücke der Wirt, der Mensch ist der Zwischenwirt für die Stadien der ungeschlechtlichen Vermehrung. Nach der Infektion durch den Mückenstich entwickeln sich die Erreger zunächst in der Leber. Von der Leber gelangen sie $5^1/_2$ bis 11 Tage später in die Blutbahn. Sie dringen in die Erythrocyten ein, in denen sie sich durch Teilung vermehren. Nach 48 Std (oder 72 Std bei Pl. malariae) platzt der Erythrocyt und entläßt eine Menge neuer Merozoiten in das Plasma. Dieser Cyclus mit Eindringen, Vermehrung und Platzen der roten Blutkörperchen kann sich öfters wiederholen. Symptome treten erst auf, nachdem mehrere solche Cyclen abgelaufen sind. Die Inkubationszeit variiert beträchtlich, sie hängt von der Art und dem Stamm der Parasiten, von der Intensität der Infektion und der Abwehrlage des Wirtes ab. Für Pl. vivax und Pl. falciparum beträgt sie gewöhnlich 10–15 Tage, aber sie kann viel länger sein (in einigen Fällen sogar Monate). Bei Infektionen mit Pl. malariae ist sie im Durchschnitt 28 Tage. Die Vermehrung von Pl. falciparum ist nach dem ersten Cyclus in den Leberzellen (das praeerythrocytäre Stadium) auf die roten Blutkörperchen beschränkt. Deshalb wird jede Behandlung, die die Parasiten aus dem Blut eliminiert, die Krankheit heilen. Ohne Behandlung kann die Infektion in weniger als 2–3 Jahren spontan ausheilen (meistens nach 6–8 Monaten). Die anderen 3 Plasmodienarten setzen ihre Vermehrung in den Leberzellen noch lange nach der initialen Invasion in das Blut fort. Dieser exoerythrocytäre Cyclus geht mit dem erythrocytären Cyclus Hand in Hand und kann bestehen bleiben, auch wenn die Parasiten offensichtlich aus dem Blut verschwunden sind. Eine erfolgreiche Behandlung von Patienten, die mit Pl. vivax, malariae oder ovale infiziert sind, muß daher nicht nur auf die Blutparasiten, sondern auch auf exoerythrocytäre Formen in der Leber abzielen. Infektionen mit Pl. vivax oder Pl. ovale können ohne Behandlung oft länger als 5 Jahre dauern, Infektionen mit Pl. malariae, die noch nach 40 Jahren bestanden, sind beschrieben worden.

Klinische Befunde

A. Symptome: Die Malariaanfälle sind eng an die Geschehnisse im Blut gebunden. Der Schüttelfrost, der 15 min bis zu einer Stunde dauern kann, beginnt mit einer neuen Generation der Parasiten, die die roten Blutkörperchen zum Platzen gebracht hat und in die freie Blutflüssigkeit ausgeschwemmt wurde. Übelkeit, Erbrechen und Kopfschmerzen sind zu diesem Zeitpunkt die üblichen Symptome, das darauffolgende Stadium der Hitze dauert einige Stunden und ist von einer Fieberzacke bis 40° C oder höher begleitet. Während dieser Phase befallen die Parasiten vermutlich neue Zellen. Die dritte oder auch als Stadium des Schweißausbruches bezeichnete Phase beschließt den Anfall. Das Fieber sinkt ab, der Patient schläft und fühlt sich beim Erwachen relativ wohl. Bei der Infektion mit Pl. vivax (benigne Malaria tertiana), ovale und falciparum (maligne Malaria tertiana oder Malaria tropica) werden alle 48 Std die roten Blutkörperchen gesprengt, und die Anfälle treten auf. Bei Infektionen mit Pl. malariae (Malaria quartana) erfolgt dies alle 72 Std. In den frühen Stadien der Infektion sind die Cyclen häufig asynchron, und die Fieberkurve ist unregelmäßig. Im weiteren Krankheitsverlauf tritt eine Milzvergrößerung und etwas weniger häufig auch eine Lebervergrößerung auf. Die Infektion mit Pl. falciparum ist ernster als die anderen, weil die Zahl der schweren oder tödlichen Komplikationen bedeutend höher ist.

B. Laborbefunde: Die Malariadiagnose stützt sich auf den dicken Tropfen oder den Blutausstrich, die nach Giemsa oder Romanowsky gefärbt werden. Ausstriche sind für die Bestimmung der Plasmodienart geeignet, nachdem die Diagnose mit Hilfe des dicken Tropfens gesichert ist. Bei allen Formen der Malaria außer der durch Pl. falciparum beträgt die Zahl der infizierten roten Blutkörperchen selten mehr als 2%. Bei der Falciparuminfektion liegen die Zahlen jedoch zwischen 20 und 30% oder höher. Deshalb ist die Anämie bei dieser Form der Malaria besonders schwer. Sie ist normocytär mit Poikilocytose und Anisocytose. Während des Anfalls kann vorübergehend eine Leukocytose vorhanden sein, anschließend entwickelt sich eine Leukopenie mit einer relativen Vermehrung der großen, mononucleären Zellen. Im Anfall werden auch die Leberfunktionsproben häufig pathologisch, aber mit der Behandlung oder spontanen Ausheilung normalisieren sie sich wieder. Bei schweren Fällen kann sich eine hämolytische Gelbsucht entwickeln. Spezifische blutchemische Befunde gibt es nicht. Bei Infektionen mit Pl. malariae kommt es bei Kindern manchmal zu einer besonderen Form der Nephrose mit Eiweiß und Cylindern im Urin. Schwere Infektionen mit Pl. falciparum können dauernde Nierenschäden hinterlassen.

Differentialdiagnose

Unkomplizierte Malariafälle, besonders solche, die durch eine partielle Immunität abgewandelt sind, müssen von einer Vielzahl anderer Krankheiten, die mit Fieber, Anaemie und Vergrößerung von Leber und Milz einhergehen, unterschieden werden. Einige Krankheiten, die bei der Diagnose der Malaria in den Tropen in Betracht gezogen werden müssen, sind Infektionen des Urogenitaltraktes, Typhus abdominalis, infektiöse Hepatitis, Denguefieber, Kala-Azar, Influenza, Leberabscesse durch Amoeben, Leptospirosen und Rückfallfieber. Um atypische Malaria von diesen Krankheiten zu unterscheiden, ist die Untersuchung des Blutausstriches wesentlich.

Komplikationen

Schwere Komplikationen treten vornehmlich bei der Infektion mit Pl. falciparum auf, besonders bei Patienten, die schon wiederholte Attacken mit ungenügender Behandlung hinter sich haben. Solche Komplikationen, die unter der Bezeichnung perniziöse Malaria zusammengefaßt werden, sind folgende: cerebrale Malaria mit Kopfschmerzen, Krämpfen, Delirium und Koma, Hyperpyrexie, sehr ähnlich der Hitzehyperpyrexie, gastrointestinale Störungen ähnlich der Cholera oder der akuten bakteriellen Ruhr, die „kalte" Malaria, die in gewisser Hinsicht einer akuten Nebenniereninsuffizienz ähnelt. Das Schwarzwasserfieber muß getrennt von anderen Komplikationen der Falciparuminfektion betrachtet werden. Diese akute intravasculäre Hämolyse entwickelt sich bei Patienten mit schon länger bestehender Malaria durch Pl. falciparum, die unregelmäßig Chinin bekommen haben. Die wichtigsten Befunde sind schwere Anämie, Gelbsucht, Fieber und Hämoglobinurie. Die Letalität kann über 30% liegen, in erster Linie infolge der Anurie und Uraemie.

Behandlung

A. Spezifische Maßnahmen:

1. *Chloroquin* ist ein wirksames Mittel gegen alle Formen der Malaria, soweit die Erreger nicht resistent sind. Es ist das Mittel der Wahl vor allem während der akuten Anfälle. Es kann Falciparuminfektionen ausheilen und beugt Rückfällen bei Infektionen mit Pl. vivax vor, wenn es zusammen mit Primaquin verabreicht wird. Obwohl es auf die Augen toxisch wirken kann, wenn es in großen Dosen lange Zeit gegeben wird, verursacht es doch bei der unten angegebenen Dosierung wenig toxische Symptome. Leichte Kopfschmerzen, Pruritus, Appetitlosigkeit, Sehstörungen (verschwommenes Bild), Unwohlsein und Urticaria können vorkommen. Bei schweren Symptomen muß das Mittel abgesetzt und Ammoniumchlorid, zunächst 4 g und dann 1 g alle 4 Std gegeben werden. Ansäuerung beschleunigt die Ausscheidung des Mittels.

a) Therapieplan: Man gibt Chloroquinphosphat 1 g als Anfangsdosis, nach 6 Std 0,5 g, in den nächsten zwei Tagen 0,5 g täglich. In dringenden Fällen wird Chloroquinhydrochlorid 0,2 bis 0,3 g als Base intramuskulär injiziert, dies falls nötig nach 6 Std wiederholt und so bald wie möglich eine orale Therapie angeschlossen. Es ist nicht notwendig, das Mittel intravenös zu geben, weil auch intramuskulär ein wirksamer Blutspiegel schnell erreicht wird.

b) Prophylaktische Behandlung: Chloroquinphosphat 0,5 g wöchentlich, das immer am selben Tag der Woche genommen werden muß. Dies wird noch 8–12 Wochen nach Verlassen des Malariagebietes fortgesetzt.

2. *Amodiaquin-dihydrochlorid* ist mit Chloroquin chemisch verwandt.

a) Therapieplan: Alle 6 Std 0,2 g 3mal, dann täglich 0,2 g 2mal täglich 2 Tage.

b) Prophylaktische Dosis: 0,4 bis 0,6 g einmal wöchentlich.

3. *Chinin*: Wenn keines der neueren weniger toxischen Mittel verfügbar ist, stellt Chinin nach wie vor ein brauchbares Mittel dar, um akute Attacken aller Malariatypen zum Stehen zu bringen. In den folgenden Dosen kann Chinin allerdings die Ursache einer Chininvergiftung bei manchen Patienten werden, die mit Ohrensausen, Schwindelanfällen, Taubheit, Kopfschmerzen mit Sehstörungen einhergeht. Auch die Gefahr eines Schwarzwasserfiebers, das während der Therapie oder anschließend auftreten kann, ist bei mit Chinin behandelten Patienten größer.

a) Therapieplan: Chininsulfat 0,65 g oral 3mal täglich über 7–10 Tage oder Chinindihydrochlorid 0,65 g in physiologischer Kochsalzlösung, Glucosesalzlösung oder Plasma. Dabei muß unbedingt beachtet werden, daß nicht mehr als 50 mg pro Minute tropfenweise intravenös injiziert werden. Dies muß, falls nötig, nach 6 Std wiederholt werden. Mehr als 3 Injektionen dürfen in 24 Std nicht gegeben werden. Chininhydrochlorid kann auch als intravenöse Dauertropfinfusion in einer Menge von 2,0 g in 24 Std gegeben werden.

b) Prophylaktische Anwendung: In endemischen Gebieten Chininsulfat 0,3 bis 0,65 g täglich oral.

4. *Proguanilhydrochlorid* ist zur Chemoprophylaxe bei allen Formen der Malaria geeignet. Man gibt 0,1 g oral täglich oder bei Personen mit einer partiellen Immunität 0,3 g wöchentlich.

5. *Pyrimethamin*, das zwar nicht für die Behandlung der akuten Form der Malaria empfohlen wird, ist als Chemoprophylakticum gut wirksam. Eine solche Behandlung ist bei Infektionen mit Pl. falciparum, manchmal auch bei Plasmodium vivax angezeigt. Bei der richtigen Dosierung ist die Toxicität außerordentlich gering. Es werden 25 mg wöchentlich immer am selben Tag der Woche gegeben. Kinder bekommen 12,5 mg wöchentlich, eventuell aufgelöst in Syrup.

6. *Primaquinphosphat:* Dieses Mittel hat sich als außerordentlich wirksam gegen die Gewebsformen von Pl. vivax, Pl. malariae und Pl. ovale erwiesen. Es wird mehr dazu verwendet, diese Gewebsformen zu eliminieren, als die akute klinische Attacke zu behandeln. In den meisten Fällen kann es Rückfälle verhindern. Dabei muß der Patient sorgfältig beobachtet werden, denn es kommen bei manchen Patienten schwere hämolytische Reaktionen vor, besonders bei Negern, deren rote Blutkörperchen einen Mangel an G6PD aufweisen. Hämoglobinwerte und die Zahl der Erythrocyten müssen ständig kontrolliert werden.

Um Rückfällen vorzubeugen, werden 26 mg täglich in einer einzigen oder in aufgeteilten Dosen 14 Tage lang gegeben. Wird es während der akuten Phase der Malaria angewendet, muß diese Behandlung durch die Standardtherapie mit Chloroquinphosphat oder Amodiaquin ergänzt werden.

Manche Experten empfehlen in endemischen Gebieten Primaquin auch zur Chemoprophylaxe, kombiniert mit Chloroquin. 45 mg können wöchentlich genommen werden, was noch 8–12 Wochen nach Verlassen eines endemischen Gebietes fortgesetzt werden sollte. Vor Einleitung einer Primaquinbehandlung sollte auf G6PD-Mangel untersucht werden.

Zur Beachtung: Stämme von Pl. falciparum, die gegen Chloroquin und viele andere Malariamittel resistent sind, werden in Südostasien und in Lateinamerika festgestellt. Es muß daher unbedingt verhütet werden, daß diese Stämme sich noch weiter ausbreiten. Mehrere tausend Malariafälle durch Pl. falciparum unter den Soldaten und der Zivilbevölkerung in Südvietnam benötigen eine Chinintherapie, und manche waren sogar gegen Chinin refraktär. In chloroquinresistenten Fällen wird Pyrimethamin und entweder Sulfadiazon oder Dapson mit Chinin kombiniert. Todesfälle können jedoch trotz intensiver Chemotherapie auftreten. Bei allen Personen mit akuten fieberhaften Erkrankungen, die in Südostasien waren, muß an Malaria gedacht werden.

B. Allgemeine Maßnahmen: Diese unterscheiden sich nicht von den auch bei anderen akuten fieberhaften Erkrankungen notwendigen Maßnahmen.

Prognose

Die unkomplizierte und unbehandelte erste Fieberperiode bei Infektionen mit Pl. vivax, ovale oder falciparum dauert gewöhnlich 2–4 Wochen, bei Pl. malariae dauert sie im Durchschnitt etwa doppelt so lang (4–8 Wochen). Jede Malariaform kann später zu einem oder mehreren Rückfällen führen, ehe die Infektion spontan ausheilt. Die Malaria tropica durch Pl. falciparum hat unbehandelt oder bei ungenügender Behandlung eine ungünstigere Prognose als Infektionen mit anderen Plasmodiumarten, da die Malaria tropica zu schweren Komplikationen neigt. Wenn sich Komplikationen wie die cerebrale Form der Malaria oder das Schwarzwasserfieber entwickeln, ist die Prognose trotz Behandlung mit den modernen Malariamitteln ungünstig. Jedoch ist im allgemeinen durch diese Chemotherapeutica die Prognose auch bei Auftreten von Komplikationen günstig.

Affenmalaria beim Menschen

Durch neuere Arbeiten konnte nachgewiesen werden, daß Plasmodium knowlesi, das bei malayischen Makaken vorkommt, unter natürlichen Umständen auf den Menschen übertragen werden kann. Diese 5. Plasmodienart wurde damit den bekannten 4 Malariaerregern zugeordnet. Plasmodium brasilianum, das bei süd- und zentralamerikanischen Affen vorkommt, ist morphologisch Pl. malariae ähnlich und experimentell auf den Menschen übertragbar. Pl. cynomolgi der südostasiatischen Makaken ist im Laboratorium ebenfalls leicht auf den Menschen zu übertragen. Eine auf natürlichem Wege erworbene Infektion mit Pl. cynomolgi könnte mit einer Infektion durch Pl. vivax verwechselt werden.

Burkitt-Tumor

(Burkitt-Lymphom)

Das Burkitt-Lymphom wird hier besprochen, weil neuere Untersuchungen gezeigt haben, daß es zwar teilweise durch gewisse Viren verursacht wird (Herpesvirus, Reovirus, vielleicht ist es auch der Erreger der infektiösen Mononucleose), aber auf ein abnormales lymphatisch-reticulo-endotheliales System aufgepfropft wird, in erster Linie bei der Krankheit der „großen Milz“, die durch die endemische Malaria in einer voll durchseuchten Bevölkerung verursacht wird. Das Burkitt-Lymphom ist im tropischen Afrika und Neu-Guinea ziemlich häufig, doch kann es überall vorkommen. Normalerweise ist das Virus äußerst selten onkogen. Am häufigsten ist der Tumor bei Kindern. Besonders bei sehr jungen Kindern entstehen leicht frambösieartige Läsionen, sonst bildet sich der Tumor retroperitoneal und verursacht schlaffe Lähmungen, oder er entwikkelt sich in den inneren Organen oder den Ovarien. Es gibt auch einen massiven Befall beider Brustseiten bei Jugendlichen und jungen Frauen, außerdem können die Meningen das Gehirn und die Gehirnnerven betroffen sein. Es ist eine Eigenart des Tumors, daß er sich multipel, bilateral und sehr schnell entwickelt. Die Diagnose wird durch eine histologische Untersuchung bestätigt. Der Tumor spricht im allgemeinen auf eine Behandlung mit Methotrexat, Cyclophosphamid, Vincristin und andere Antimetaboliten gut an, mit Ausnahme derjenigen Läsionen allerdings, die durch die Blut-Hirnschranke geschützt sind. In diesen Fällen ist die Prognose immer schlecht. Auch über spontane Remissionen wurde berichtet.

Afrikanische Trypanosomiasis

(Schlafkrankheit)

Diagnostische Merkmale

- Unauffällige lokale entzündliche Reaktion (Trypanosomen-Schanker)
- Unregelmäßiges Fieber, Tachykardie, Lymphadenitis, Milzvergrößerung, flüchtige Exantheme
- Protrahierter Verlauf (Trypanosoma gambiense) mit Persönlichkeitsveränderungen, Kopfschmerzen, Apathie, Somnolenz, Tremor, Sprech- und Haltungs-

störungen, Appetitlosigkeit, Unterernährung, Koma

- Schneller Verlauf (Trypanosoma rhodesiense); Befunde wie oben, aber die Lymphknoten sind weniger oft vergrößert. Der Tod kann eintreten, bevor Symptome von seiten des ZNS vorhanden sind
- Trypanosomen können im Blut mit der Technik des „Dicken Tropfen" oder im Lymphdrüsenpunktat (Frühstadium) nachgewiesen werden
- Trypanosomen im Liquor, erhöhte Zellzahl und Eiweißwerte (Spätstadium)

Allgemeine Betrachtungen

Die Trypanosomiasis wird von zwei morphologisch ähnlichen parasitären Protozoen hervorgerufen, von Trypanosoma rhodesiense und Trypanosoma gambiense. Sie werden nur als reife Trypanosomenformen in der Blutbahn, in den Lymphknoten, im Myokard, im Liquor und im Gehirn gefunden. Die Krankheit kommt in einzelnen Herden auch außerhalb des tropischen Afrika vor. Beide Trypanosomenarten werden durch den Biß der Tse-Tse-Fliege (Glossina sp.) übertragen.

Klinische Befunde

A. Symptome: Der Trypanosomen-Schanker, eine lokale entzündliche Reaktion, die etwa 48 Std nach dem Biß der Tse-Tse-Fliege erscheint, ist das erste Zeichen der Infektion. Bei vielen Patienten ist in der Vorgeschichte jedoch keine solche Primärreaktion festzustellen. Bei anderen ist dagegen die Läsion schmerzhaft und juckend und kann bis zu drei Wochen bestehen bleiben. Das zweite Stadium, die Invasion der Erreger in die Blutbahn und das reticuloendotheliale System, beginnt mehrere Wochen später. Klinische Symptome können sofort auftreten, besonders bei Infektionen mit Tr. rhodesiense, oder erst nach mehreren Jahren. Charakteristisch sind eine unregelmäßige Fieberkurve und eine ständige Tachykardie. Es kommt zu flüchtigen Exanthemen, die oft kreisförmig angeordnet sind, sowie verstreuten, festen ödematösen Schwellungen. Dabei kann eine verzögerte Schmerzempfindung mit tiefen Hyperaesthesien vorkommen. Die Milz ist gewöhnlich vergrößert. Gummiartig weiche, vergrößerte und schmerzlose Lymphknoten, besonders die hinteren Cervicaldrüsen (Winterbottom-Zeichen), werden im allgemeinen bei der Gambiense-Infektion gefunden. Bei der Infektion durch Tr. rhodesiense finden sich frühzeitig Zeichen einer Myokardbeteiligung. Bei dieser beginnt auch das finale Stadium mit Befall des ZNS bereits wenige Wochen oder Monate nach der Infektion. Die Schlafkrankheit durch Tr. gambiense unterscheidet sich dadurch, daß die Symptome von seiten des ZNS mehr schleichend beginnen, oft erst 6 Monate oder mehrere Jahre nach der Infektion. Persönlichkeitsveränderungen, Apathie und Kopfschmerzen pflegen die ersten Befunde zu sein. Tremor, Sprach- und Gangstörungen, psychotische Störungen, Somnolenz und Appetitlosigkeit treten später auf. Der Patient wird schwer kachektisch und im Endstadium komatös. Der Tod ist oft eine Folge von Sekundärinfektionen.

B. Laborbefunde: Punktion der Lymphknoten und die Untersuchung des frischen und des gefärbten Punktates ist die Methode der Wahl, um Trypanosoma gambiense vor Befall des ZNS zu finden. Bei noch frischen Fällen einer Infektion mit Tr. rhodesiense können gewöhnlich wenige Trypanosomen in Blutausstrichen gefunden werden. In fortgeschrittenen Fällen ist die Lumbalpunktion für die Diagnose notwendig. Der Liquor, der klar und farblos ist und einen normalen Druck aufweist, zeigt erhöhte Eiweißwerte und Zellzahlen. Im Zentrifugat können Trypanosomen nachgewiesen werden. Serologische Reaktionen sind für die Diagnose von geringem Wert.

Andere Laboratoriumsbefunde sind eine mikrocytäre Anaemie, erhöhte Blutsenkung, vermehrtes Globulin und vermindertes Gesamteiweiß im Serum.

Differentialdiagnose

Die Trypanosomiasis kann mit einer ganzen Reihe von anderen Krankheiten verwechselt werden, wie Malaria, Kala-Azar, cerebrale Tumoren, Encephalitis und cerebrale Syphilis. Die Syphilisreaktionen können bei Trypanosomiasen falsch positiv sein. Malaria, die wegen des Fiebers und der Splenomegalie angenommen werden könnte, läßt sich durch Blutuntersuchungen ausschließen. Kala-Azar, an den wegen des unregelmäßigen Fiebers, der Anämie, der Splenomegalie und der Lymphadenitis gedacht wird, kann gewöhnlich klinisch ausgeschlossen werden, ohne daß man sich zu einer Milz- oder Sternalpunktion entschließen muß. Andere Krankheiten des ZNS sind durch neurologische Untersuchung und Liquorbefunde von der Schlafkrankheit zu unterscheiden.

Vorbeugung

Die Ausscheidung von Pentamidin-Isethionat und Suramin-Natrium (s. unten) ist langsam. Jedes der beiden Mittel verhütet daher nach einer einmaligen Injektion die Infektion eine beachtlich lange Zeit. 0,3 bis 0,7 g Suramin intramuskulär oder intravenös schützt für 6–12 Wochen. Eine intramuskuläre Injektion von Pentamidin (3 mg/kg) schützt gegen Infektionen mit Tr. rhodesiense 2 Monate und gegen Trypanosoma gambiense 3–6 Monate.

Behandlung

A. Spezifische Maßnahmen:

1. *Suramin-Natrium* ist das Mittel der Wahl in den Frühstadien der Trypanosomiasis, bevor das ZNS befallen ist. Diese organische Harnstoffverbindung wird intravenös in einer frisch hergestellten 10%igen Lösung in destilliertem Wasser verwendet. Man beginnt die Behandlung mit einer Testdosis von 100 mg. Bei Erwachsenen wird dann jeweils 1 g in Abständen von 5–7 Tagen gegeben, bis eine Gesamtmenge von 10 g erreicht ist. Wegen der gelegentlichen Nierentoxicität sind häufige Urinuntersuchungen während der Behandlung unerläßlich. Über Dermatitis und gastrointestinale Störungen ist ebenfalls berichtet worden. Bei Nierenerkrankungen ist das Mittel kontraindiziert.

2. *Pentamidin-Isethionat* ist ein etwas weniger wirksames Alternativpräparat zu Suramin für die Behandlung des Frühstadiums. Es wird als 2%ige Lösung intramuskulär verwendet. Wenn es intravenös gegeben wird, kann es einen plötzlichen Abfall des Blutdruckes und eine Hypoglykämie bewirken. Es ist bei Nierenerkrankungen kontraindiziert. Man gibt es in Dosen von 4 mg/kg täglich oder jeden zweiten Tag, insgesamt 10–15 Injektionen.

3. *Tryparsamid,* eine fünfwertige Arsenverbindung, wurde lange zur Behandlung der Infektionen des ZNS mit Tr. gambiense benutzt. Es ist gegen die Meningoencephalitis durch Tr. rhodesiense viel weniger wirkungsvoll und kann außerdem eine Dermatitis oder eine Opticusatrophie verursachen. Die Behandlung muß unterbrochen werden, wenn sich Augenschmerzen, exzessiver Tränenfluß oder Lichtscheu einstellen. Es wird in einer 20%igen wäßrigen Lösung intravenös verabreicht. Die Dosierung beträgt 20 bis 40 mg/kg, die in wöchentlichen Intervallen bis zu einer Gesamtdosis von 10 bis 20 g gegeben werden. Die übliche Anfangsdosis für Erwachsene ist 1–1,5 g, die folgenden Dosen betragen 2–3 g. Wenn nötig, kann die Kur wiederholt werden, jedoch erst nach einer Pause von mindestens einem Monat. Durch eine gleichzeitige Kur mit Suramin oder Pentamidin sollten die Parasiten auch aus dem Blut und den Lymphknoten eliminiert werden.

4. *Melarsoprol* ist bei der Infektion des ZNS mit Tr. gambiense und rhodesiense wirksam, jedoch sind unerwünschte Nebenwirkungen nicht selten. Bei Rückfällen kann eine zweite Kur durchgeführt werden, doch entwickelt sich rasch eine Resistenz. Melarsoprol wird intravenös in einer 5%igen Lösung in Propylenglykol gegeben. Ein neuerdings eingeführtes Derivat, Mel W® (Trimelarsan), ist wasserlöslich und kann intramuskulär oder subcutan verabreicht werden. Es ist notwendig, entweder Suramin-Natrium oder Pentamidin-Isethionat in Verbindung mit dem Melarsoprol zu geben, um die Parasiten auch aus der Blutbahn und den Lymphknoten zu eliminieren. Als Therapieplan kann empfohlen werden, 3,6 mg/kg täglich an 4 aufeinanderfolgenden Tagen zu geben, eine Pause von 7 Tagen einzulegen und dann eine zweite Serie von 4 Injektionen an 4 Tagen anzuschließen.

B. Allgemeine Maßnahmen: Gute Ernährung, Behandlung der Anaemie und der Begleitinfektionen und Korrektur einer Fehlernährung sind für die Behandlung von Patienten mit einer fortgeschrittenen afrikanischen Trypanosomiasis wesentlich.

Prognose

Ohne Behandlung verlaufen 25–50% der Infektionen mit Tr. gambiense und 50% der Infektionen mit Tr. rhodesiense tödlich. Mit Behandlung enden 5–15% bzw. bis zu 50% tödlich. Die Prognose ist wesentlich günstiger, wenn mit der Behandlung begonnen wird, bevor das ZNS beteiligt ist.

Amerikanische Trypanosomiasis

(Chagas-Krankheit)

Diagnostische Merkmale

- Einseitiges palpebrales Ödem und Gesichtsödem sowie Conjunctivitis (Romaña's Zeichen)
- Feste, ödematöse rote und schmerzhafte Hautknoten (Chagom)
- Intermittierendes Fieber, Lymphadenitis, Hepatomegalie, Symptome einer akuten oder chronischen Myokarditis oder Meningoencephalitis
- Nachweis der Trypanosomen im Blutausstrich, in der Kultur oder durch Tierversuch oder serologisch durch eine Komplementbindungsreaktion

Allgemeine Betrachtungen

Die Chagas-Krankheit wird durch Trypanosoma cruzi verursacht, ein Blut- und Gewebsparasit des Menschen und vieler anderer Vertebraten. Diese Protozoen finden sich vom südlichen Südamerika bis zum nördlichen Mexiko, Texas und den südwestlichen USA bei wilden Tieren. Menschliche Infektionen sind nicht so weit verbreitet. Manche Species von Raubwanzen (Triatomidenwanzen u. a.) übertragen die Infektion, die durch Einreiben der während des Blutsaugens abgesetzten Wanzenfaeces in die Bißwunde entsteht. Beim Vertebraten vermehren sich die Trypanosomen in der Nähe der Eintrittspforte, wobei sie als ein Stadium ihrer Entwicklung die Leishmaniaform annehmen. Sie gelangen dann als Trypanosomen über die Blutbahn in Herz, Gehirn und andere Organe. Die weitere Vermehrung verursacht eine Destruktion der Zelle, Entzündung und Fibrose. Dabei nimmt der Parasit in diesen Geweben wieder als Bestandteil des Entwicklungscyclus die Leishmaniaform an.

Klinische Befunde

A. Symptome: Die ersten Befunde bei der akuten Erkrankung sind entweder das Chagom oder Romaña's Zeichen. In stark verseuchten Gebieten erfolgt die Erstinfektion meistens im Kindesalter. Die akute Form kann tödlich verlaufen, vor allem bei Säuglingen und Kleinkindern. Außer dem intermittierenden Fieber, der lokalen Lymphadenitis und der Hepatomegalie kommen Splenomegalie, psychische Veränderungen, neurologische Herdsymptome, Krämpfe, Tachykardie, Herzvergrößerungen, Arrhytmie und Herzversagen vor. Myokardschäden dominieren bei der chronischen Form der Krankheit. Patienten mit allen Stadien und Typen von Herzkrankheiten können beobachtet werden. Symptome eines chronischen Befalls des ZNS sind selten, ebenso ungewöhnlich sind Megacolon und Megaoesophagus, die durch Schäden an dem Nervenplexus der Darm- oder der Oesophaguswand verursacht werden.

B. Laborbefunde: Im Blut werden die Trypanosomen gewöhnlich nicht in großer Zahl gefunden, außer in den frühen Stadien der akuten Erkrankung. Trypanosoma rangeli, ein nicht pathogener Organismus, der im Blut von Menschen im nördlichen Süd- und in Zentralamerika vorkommt, darf nicht mit Tr. cruzi verwechselt werden. Im akuten Stadium werden die Trypanosomen auch in Lymphdrüsenpunktaten gefunden. Blut oder Material aus Lymphknoten, Knochenmark oder Milz können auf das NNN-Medium* gebracht oder Mäusen oder Ratten eingeimpft werden. Bei chronischen Fällen wird die Diagnose oft dadurch gesichert, daß man nicht infizierte Raubwanzen an den Patienten Blut saugen läßt und sie dann auf das Vorhandensein von Trypanosomen untersucht. Die Komplementbindungsreaktion nach Machado ist bei positivem Ausfall von einem gewissen Wert

* Anmerkung der Übers.: Kaninchenblutwasseragar nach Novy, MacNeal und Nicolle.

für eine Vermutungsdiagnose. Sie sollte in Verbindung mit anderen diagnostischen Methoden benutzt werden.

Differentialdiagnose
Die frische akute Infektion mit Romaña's Zeichen kann mit einer Trichinose verwechselt werden, aber das Ödem der Augenlider und des Gesichts ist einseitig, nicht doppelseitig, und außerdem besteht keine Eosinophilie. Das Chagom kann mit fast jeder tropischen Hautläsion verwechselt werden. Kala-Azar ähnelt der Chagas-Krankheit in vieler Hinsicht (intermittierendes Fieber, Hepatomegalie, Splenomegalie), jedoch ist bei der ersteren die Milz viel größer, Symptome des ZNS fehlen, und die Herzerscheinungen treten gewöhnlich erst bei einer schweren Anaemie auf. Die chronische Erkrankung von Erwachsenen, die meist als Myokarderkrankung verläuft, ist klinisch uncharakteristisch. Die Möglichkeit einer Differenzierung von anderen chronischen Herzkrankheiten hängt von einem positiven Tierversuch, einer positiven Komplementbindungsreaktion und anderen Laboratoriumsuntersuchungen ab.

Behandlung
Kein wirksames Mittel ist bekannt. Es ist nur eine rein symptomatische und allgemein unterstützende Therapie möglich.

Prognose
Akute Erkrankungen von Säuglingen und Kleinkindern enden oft tödlich, besonders wenn das ZNS befallen ist. Erwachsene mit chronischen Herzerscheinungen können schließlich der Krankheit erliegen. Eine Letalitätsrate ist nicht bekannt, da Infektionen oft unerkannt und asymptomatisch verlaufen. Andere Infektionskrankheiten, besonders die Malaria, stellen eine ernste Komplikation der Krankheit dar.

Leishmaniasis

Die drei Typen der Leishmaniase werden durch drei Species von Protozoen hervorgerufen, die mit den Trypanosomen verwandt sind und durch Sandfliegen (Phlebotomus sp.) übertragen werden, in denen sie einen Entwicklungscyclus durchmachen. Die Fliegen infizieren sich an Tieren wie Hunden und Nagetieren. Der Erreger der visceralen Leishmaniase (Kala-Azar) ist Leishmania donovani, der Erreger der Hautleishmaniase (Orientbeule) ist L. tropica und der Haut- und Schleimhaut-Leishmaniase (Espundia) Leishmania brasiliensis.

1. Viscerale Leishmaniase
(Kala-Azar)

Diagnostische Merkmale
- Schleichendes, chronisches und unregelmäßiges Fieber, der Beginn kann auch akut sein
- Fortschreitende und ausgeprägte Splenomegalie und Hepatomegalie
- Fortschreitende Auszehrung, Anaemie und Leukopenie
- Fortschreitende Dunkelverfärbung der Haut, besonders an der Stirn und den Händen
- Leishman-Donovan-Körperchen in Ausstrichen von Milz- und Sternalpunktaten nachweisbar
- Eine unspezifische Komplementbindungsreaktion ist früh und häufig positiv

Allgemeine Betrachtungen
Kala-Azar ist überall dort weitverbreitet, wo Sandfliegen als Überträger vorkommen. In jedem Gebiet hat die Krankheit ihren eigenen und besonderen klinischen und epidemiologischen Charakter. Sie kommt vor in den Küstengebieten des Mittelmeers, in Äquatorialafrika, Äthiopien, Ostindien, Zentralasien, China und in Südamerika. Obwohl der Mensch das Hauptreservoir darstellt, sind auch tierische Infektionsquellen wie z. B. der Hund wichtig. Die Inkubationszeit schwankt zwischen Wochen und Monaten. Die Parasiten treten im Körper nur als ovale Leishman-Donovan-Körperchen auf, die in den reticuloendothelialen Zellen parasitieren und zu einer Proliferation derselben führen. Sie können in der Milz, der Leber und im Knochenmark gefunden und gelegentlich auch im Blut nachgewiesen werden.

Klinische Befunde

A. Symptome: Das Fieber ist im allgemeinen gering und nicht regelmäßig mit stärkerem Krankheitsgefühl verbunden. Die typische doppelte Remission kann der Entdekkung entgehen. Die Milz vergrößert sich im allgemeinen viel stärker als die Leber und wird im 2. Monat palpabel. Dabei ist die ständig zunehmende Vergrößerung schmerzlos, sie erfolgt schnell und gewöhnlich in Wellen mit Anfällen von Fieber. Die Milz, die zunächst weich ist, wird schließlich groß und hart. Ein allgemeiner Verfall ohne Anorexie tritt ein.

1–2 Jahre nach einer offensichtlichen Heilung der Kala-Azar kann eine Leishmaniase der Haut auftreten, besonders in Indien, im Sudan und in China. Diese kann eine Lepra vortäuschen mit multiplen hypopigmentierten Flecken oder Knoten, die sich auf praeexistenten Läsionen entwickeln und sogar in einem gewissen Ausmaß die Form einer Leontiasis annehmen können. Dabei bilden sich erythematöse Flecken, vor allem im Gesicht.

B. Laborbefunde: Gewöhnlich ist eine progressive starke Leukopenie (selten über 3000/mm³ nach den ersten 1–2 Monaten) mit relativer oder (üblicherweise) absoluter Monocytose vorhanden. Nichtsdestoweniger kann eine vorübergehende Leukocytose durch eine konkurrierende Sepsis zu Verwirrung führen. Die Diagnose muß durch den Nachweis der Leishman-Donovan-Körper im Blut, Sternalmark, Leber oder Milz bestätigt werden. Blutkulturen können sehr erfolgreich sein, außerdem wurde eine allerdings nicht spezifische Komplementbindungsreaktion angegeben, die oft in den ersten Monaten der Krankheit positiv ist. Ihr Ergebnis ist jedoch bei Bestehen einer chronischen Lungentuberkulose bedeutungslos. Die Diagnose kann auch noch durch den Formol-Gel-Test gestützt werden, bei dem ein Tropfen des handelsüblichen Formalins in 1,0 ml Serum nach 2 Std eine Trübung erzeugt.

Differentialdiagnose

Kala-Azar mit einem subakuten oder akuten Beginn ist mit typhösen Erkrankungen zu verwechseln, jedoch fehlt die Toxämie, und die Widal'sche Reaktion ist negativ. Außerdem ähnelt sie der Malaria, wobei die Reaktion auf eine Malariatherapie die Diagnose unterstützt, da gleichzeitig Malariaparasiten im Blute des Patienten sein können. Viele Patienten mit vergrößertem Abdomen zeigen einen allgemeinen Schwächezustand und Kachexie, sie haben unregelmäßiges Fieber, Leber und Milz sind vergrößert und palpabel, wodurch sich Kala-Azar von einer Brucellose unterscheidet. Charakteristische doppelte und manchmal sogar dreifache Fieberremissionen täglich abends und morgens kommen schon frühzeitig vor. Chronische Fälle können auch mit einer infektiösen Mononucleose, Leukämie, Anaemien aus anderen Ursachen und Tuberkulose verwechselt werden. Die nach einer Kala-Azar auftretende Dermatitis kann einer Lepra ähneln.

Behandlung

Im Rahmen der Allgemeinbehandlung muß eine eiweiß- und vitaminreiche Kost gegeben werden. Die spezifische Behandlung wird in erster Linie mit 5wertigen Antimonpräparaten durchgeführt, auf die die Fälle in Indien am besten ansprechen, während die im Sudan die resistentesten sind. Kinder vertragen Antimonpräparate gut. Bei unzureichenden Dosen kann sich in jedem Fall eine Resistenz entwickeln. Zusätzlich zu den Antimonpräparaten sind die aromatischen Diamidine (s. unten) wirksame Verbindungen. Vor ihrer Anwendung sollte Epinephrin oder ein Antihistaminicum injiziert werden, damit die Reaktionen vermindert werden können. Sie sind weniger wirksam bei den auf eine Kala-Azar folgenden Hauterscheinungen. Nur frische Lösungen dürfen verabreicht werden, und die Ampullen müssen kühl aufbewahrt werden. Die intravenöse Injektion muß sehr langsam erfolgen.

1. Antimon-Natrium-Gluconat 0,2 g und anschließend 0,3 g täglich in einer 5%igen Lösung intravenös bei Patienten, die mehr als 30 kg wiegen. Die Behandlung muß 6 bis 15 Tage fortgesetzt werden.

2. Stilbamidin-Isethionat wird nur bei antimonresistenten Fällen benutzt und muß mit Vorsicht gegeben werden, weil es unstabil ist und eine unmittelbare Reaktion oder

eine verzögerte Trigeminushyperaesthesie verursachen kann. Die initiale Dosis für Erwachsene ist 25 mg täglich intravenös, wobei jeden Tag um 10 bis 20 mg gesteigert wird, bis eine Tagesdosis von 2 mg/kg erreicht ist. Die größte Gesamtmenge, die gegeben werden kann, beträgt 15 mg/kg in etwa 10 Injektionen.

3. Äthylstibamin zunächst 0,2 g intravenös, dann 0,3 g intravenös täglich oder alle 2 Tage; ingesamt 16 Injektionen.

4. Stibamin-Harnstoff intravenös in 10 ml Wasser in ansteigenden Dosen von 0,05, 0,1, 0,15 und dann 0,2 g für ungefähr 15 Tage.

5. Pentamidin-Isethionat, 2–4 mg/kg intravenös oder besser intramuskulär, täglich oder einen Tag um den anderen bis zu 15 Injektionen.

Prognose

Die Therapie ist wirkungsvoll, aber es kann zu Rückfällen kommen. Der Patient muß mindestens 6 Monate überwacht werden. Die Milz, das Blutbild und das Körpergewicht sollten wieder zu ihrem normalen Zustand zurückkehren. In refraktären Fällen kann vor der Wiederholung einer Kur die Splenektomie ratsam sein.

2. Hautleishmaniase

(Orientbeule)

Auf den Biß der Sandfliege, die mit Leishmania tropica infiziert ist, folgt nach einem Intervall von Wochen oder sogar Jahren eine Schwellung der betroffenen Hautpartie. Die Orientbeule ist weitverbreitet einschließlich Südamerika. Die geschwollenen Hautpartien können ulcerieren und Eiter absondern, sie können aber auch trocken bleiben. Die trockene und die feuchte Form werden von zwei lokal unterschiedlichen Leishmanien verursacht.

Die Läsionen neigen zur spontanen Ausheilung, aber durch Sekundärinfektionen kann es zu einer erheblichen Ausdehnung kommen. Feuchte, ulcerierte Läsionen sind mit Krusten bedeckt und sondern eitriges Material als Zeichen einer Sekundärinfektion ab.

In eitrigem Material lassen sich die Leishmanien nicht feststellen, dagegen in abgeschabten Gewebspartikeln aus dem gereinigten Geschwürsrand. Mit der Nadelbiopsie gewonnenes Material kann zur Anzüchtung der Leishmanien auf NNN-Medium gebracht werden. Ein einzelne Läsion kann gereinigt, ausgekratzt und mit einem Verband abgedeckt werden. Sie wird bis zur Heilung sich selbst überlassen. Bei Sekundärinfektionen werden Antibiotica erforderlich. Äthylstibamin ist ebenso wirksam wie bei der visceralen Leishmaniase.

3. Schleimhautleishmaniase

(Naso-Oralleishmaniase, Espundia)

Espundia ist eine chronische Infektion, die durch Leishmania brasiliensis hervorgerufen wird. Sie tritt hauptsächlich in Brasilien, Paraguay und Peru auf. Sie ist dadurch charakterisiert, daß die Haut und die Nasen- und Mundschleimhaut befallen sind. Die Hautveränderungen beginnen oft an den Ohren und sind vielfältiger als die der Orientbeule. Die Erscheinungen an der Nasen- und Mundschleimhaut folgen der Abheilung der Hautläsionen, oft erst nach einem beachtlichen Intervall, oder sie entwickeln sich gleichzeitig. Im allgemeinen ist der vordere Teil des knorpeligen Septums befallen, es können dort große Erosionen bis auf die Knochen auftreten. Dabei ist eine regionale Lymphadenitis üblicherweise vorhanden. In der durch Punktion gewonnenen Gewebsflüssigkeit können Leishman-Donovan-Körperchen gefunden werden. Die Leishmanien lassen sich auch züchten. Wenn durch die Injektion von abgetöteten begeißelten Leishmanien innerhalb von 2 Tagen eine voll entwickelte Papel erzeugt werden kann, die nach einer Woche wieder verschwindet, ist die Diagnose ziemlich sicher (positiver Montenegrotest). Ein negativer Montenegrotest ist bedeutungslos. Die spezifische Behandlung kann, falls nötig, mit lokaler oder allgemeiner Antibiotica- oder Sulfonamidbehandlung kombiniert werden. Man gibt Antimon-Natriumgluconat 600 mg intramuskulär oder intravenös täglich 6–10 Tage lang oder Amphotericin B 0,25–1 mg/kg durch eine langsame Infusion täglich oder alle 2 Tage bis zu 8 Wochen. Eine Einzeldosis von

350 mg Cycloguanilpamoat als Base ergibt nicht immer ein gutes Resultat. Aethylstibamin kann in der gleichen Weise wie bei der visceralen Leishmaniase gegeben werden. Pyrimethamin scheint ein vielversprechendes Alternativpräparat bei der Espundia zu sein.

Lambliasis

(Giardiasis)

Giardia lamblia ist ein weltweitverbreiteter Flagellat, der normalerweise im Duodenum oder Jejunum lebt und nur gering oder gar nicht pathogen ist. Cysten lassen sich oft in großer Zahl in den Stuhlproben gesunder Personen finden. Bei manchen scheint jedoch eine massive Lamblieninfektion zu Reizzuständen des oberen Dünndarmes mit akuter und chronischer Diarrhoe (die oft mit Verstopfung abwechselt), leichten Krämpfen, Flatulenz, aufgeblähtem Leib und Druckempfindlichkeit zu führen. Auch die Gallengänge und die Gallenblase können befallen sein, wobei es zu einer leichten Cholecystitis kommen kann. An eine gleichzeitig bestehende Lambliasis sollte bei einer langwierigen Dyspepsie, beim Ulcus pepticum und bei Pylorospasmus gedacht werden. Die typischen Cysten lassen sich in geformten Stühlen und Cysten und vegetative Flagellatenformen in weichen Stühlen nachweisen. Bei der Behandlung hat sich Chinacrin-Hydrochlorid 0,1 g oral dreimal täglich für 5 Tage bewährt bei einer Heilungsquote von 90%. Die Behandlung muß, falls erforderlich, wiederholt werden, oder man gibt Metronidazol 0,25 g 3mal täglich für 10 Tage.

Balantidiasis

(Balantidienruhr)

Balantidium coli ist ein großes Darmprotozoon, das zu den Ciliaten gehört und sich überall in der Welt, besonders aber in den Tropen findet. Die Infektion erfolgt durch die Aufnahme lebender Cysten aus geformten Stühlen von Menschen oder Schweinen, die beide das Erregerreservoir darstellen können. Im neuen Wirt löst sich die Cystenwand auf, und die Parasiten wandern in die Mucosa und die Submucosa des Dickdarms und des unteren Abschnitts des Ileums ein, wo sie Abscesse und unregelmäßig runde Ulcerationen verursachen. Viele Fälle verlaufen asymptomatisch. Chronische rezidivierende Durchfälle, die mit Verstopfung abwechseln, sind die häufigsten klinischen Manifestationen, jedoch können auch intermittierend schwere Anfälle von Dysenterie mit blutig-schleimigen Stühlen, Tenesmen und Koliken auftreten. Die Diagnose läßt sich durch den Nachweis der vegetativen Formen in den flüssigen Stühlen und der Cysten in geformten Stühlen stellen. Behandelt wird mit Oxytetracyclin oder einem verwandten Antibioticum, 1 g täglich in 4 Dosen 4–5 Tage lang. Carbarson, Dijodohydroxychinolin, Jodochlorhydroxychinolin und Acetarson wurden bei einigen wenigen Patienten ebenfalls mit Erfolg angewendet. Asymptomatische Infektionen können spontan aufhören. Bei einer sorgfältigen Behandlung haben Fälle mit leichten oder mäßigen Symptomen eine gute Prognose, schwere Fälle verlaufen trotz Behandlung manchmal tödlich.

Toxoplasmose

Toxoplasma gondii, ein parasitäres Protozoon, wird überall in der Welt beim Menschen und vielen Tierarten gefunden. Die Art der Übertragung ist nicht bekannt. Es lebt intra- und extracellulär im reticuloendothelialen System, in den Parenchymzellen und in Exsudaten. Infektionen mit klinischen Symptomen sind bei Erwachsenen selten. Aktive Erkrankungen finden sich am häufigsten bei Neugeborenen, die bereits intrauterin infiziert wurden. Säuglinge und Kleinkinder können einen Hydrocephalus, Mikrocephalie, psychomotorische Störungen, cerebrale Verkalkungen und Chorioretinitis haben. Bei Infektionen, die im Erwachsenenalter erworben wurden, kann es zu Fieber, Unwohlsein, Gelenkschmerzen, maculopapulösem Exanthem, Lymphadenopathie, Conjunctivitis und Myokarditis kommen. Die Toxoplasmen können direkt in Blutausstrichen, im Knochenmark, im Liquor oder im Exsudat nachgewiesen werden. Um die Diagnose zu stellen, ist es oft erforderlich, Versuchstiere zu infizieren oder serologische Teste anzustellen wie den Sabin-Feldman-Farbtest (Titer ab 1:512 gelten als signifikant), den Test mit indirekten fluorescierenden Antikörpern, die Komplementbindungsreaktion und den Neutralisationstest. Der Hauttest dient hauptsächlich zu Reihenuntersuchungen und hat wenig diagnostischen Wert. Akute Infektionen können mit Pyrimethamin, 25–50 mg täglich, kombiniert mit Trisulfapyrimidinen 1 g 4mal täglich über einen Monat behandelt werden. Während der Behandlung sollte der Verlauf der Krankheit mit Hilfe des Sabin-Feldman-Testes oder der Komplementbindungsreaktion laufend kontrolliert werden.

Die kongenital erworbene Krankheit verläuft oft tödlich. Wenn ein Säugling das akute Stadium überlebt, bleiben schwere Schäden im ZNS oder Augenläsionen zurück. Auch beim Erwachsenen können akut ablaufende Toxoplasmosen tödlich enden, aber weitaus die meisten Infektionen verlaufen asymptomatisch.

Coccidiosis

(Isosporose)

Zwei über die ganze Welt verbreitete Arten von intestinalen Coccidien Isospora belli und Isospora hominis werden beim Menschen gefunden. Die Infektion tritt meist sporadisch in den Tropen oder Subtropen auf, obwohl über sie auch in den USA berichtet wurde.* Der Mensch infiziert sich durch die Aufnahme lebender Cysten, und es ist wahrscheinlich, daß sich die Protozoen in der Darmmucosa vermehren. Etwa eine Woche nach der Infektion treten leichtes Fieber, Erschöpfung und Unwohlsein auf, darauf folgen leichte Durchfälle und allgemeine abdominale Beschwerden. Die Krankheit hört von selbst auf, die Symptome verschwinden innerhalb von 1–2 Wochen. Bei der Untersuchung von Stuhlproben muß eine Technik zur Konzentration angewendet werden, um die unreifen Oocysten von I. belli oder die reifen Sporocysten von I. hominis zu finden. Als einzige Therapie sind Bettruhe und eine leichte Diät erforderlich.

* Anmerkung der Übers.: Etwa die Hälfte der menschlichen Fälle, die beschrieben wurden, fanden sich an der östlichen und zentralen Mittelmeerküste.

Pneumocystis – Pneumonie

An eine Pneumocystis-Infektion muß bei interstitiellen Pneumonien von Säuglingen und Patienten mit verminderter Resistenz gedacht werden. Pneumocystis carinii ist ein Protozoon, das bisher nicht eingeordnet werden konnte. Es infiziert normalerweise verschiedene Tiere. Die Infektionen der Lunge bleiben meist latent, aber gelegentlich kommt es zu einer interstitiellen Plasmazellenpneumonie beim Menschen und zumindest auch bei Nagetieren, die in der Hausgemeinschaft leben. Die Inkubationszeit beträgt 3–8 Wochen. Am anfälligsten für diese Art der Pneumonie sind Frühgeborene, unterernährte Säuglinge sowie Kinder und Erwachsene, die Corticosteroide, cytotoxische Mittel oder Antibiotica über eine lange Zeit bekommen, oder Patienten mit einer Agamaglobulinämie oder einer Leukämie. In Kinder- und Säuglingsheimen kann die Krankheit gehäuft auftreten. Die Pneumonie dauert 1–4 Wochen. Wegen der hohen Letalität (bis zu 50%) muß die Prognose vorsichtig gestellt werden. Bei der physikalischen Untersuchung sind kaum irgendwelche Befunde festzustellen. Das Röntgenbild zeigt eine interstitielle Pneumonie. Cysten mit 8 Kernen werden in großer Zahl im schaumigen Inhalt der Alveolen und Bronchiolen und unter den die Infiltrate bildenden eosinophilen Zellen und Plasmazellen gefunden, jedoch nur selten im Sputum oder in Abstrichen aus der Luftröhre.

Die bioptische Untersuchung von Lungenpunktaten wurde als erfolgreich beschrieben. Man behandelt mit Pentamidin-Isethionat 4 mg/kg intramuskulär täglich über 12 bis 14 Tage. Auf alles, was die Resistenz des Patienten mindern könnte, muß geachtet werden, z. B. Corticosteroide werden abgesetzt, dagegen werden Transfusionen gegeben.

Allgemeine Literatur

s. auch Kapitel 21 und 22.

FISCHER L., REICHENOW, E.: Protozoenkrankheiten in: Handbuch der Inneren Medizin: Infektionskrankheiten, Zweiter Teil S. 421. Berlin–Göttingen–Heidelberg: Springer 1952.

JIROVEC, O.: Parasitologie für Ärzte. Jena: VEB Gustav Fischer 1960.

NAUCK, E. G.: Lehrbuch der Tropenkrankheiten. 2. Aufl. Stuttgart: Thieme 1962.

PIEKARSKI, G.: Lehrbuch der Parasitologie. Berlin–Göttingen–Heidelberg: Springer 1954.

25. INFEKTIONSKRANKHEITEN: KRANKHEITEN DURCH METAZOEN

Infektionen durch Trematoden
(Plattwürmer)

Schistosomiasis
(Bilharziose)

Diagnostische Merkmale

- Flüchtige, juckende Petechien an den Hautstellen, die eben vorher frischem Wasser ausgesetzt waren
- Fieber, Unwohlsein, Übelkeit, Urticaria und Eosinophilie
- Entweder 1. Durchfälle, Dysenterie, Leibschmerzen, Appetitlosigkeit, Gewichtsverlust, Spenomegalie und Ascites oder 2. Hämaturie aus den unteren Harnwegen, häufiges Wasserlassen, Schmerzen in Urethra und Blase

Allgemeine Betrachtungen

Drei Arten von im Blut vorkommenden Plattwürmern oder Trematoden sind für diesen weltweit verbreiteten Komplex von Krankheiten verantwortlich. Schistosoma mansoni, die die intestinale Schistosomiasis hervorruft, ist weitverbreitet in Ägypten, in bestimmten Bereichen des tropischen Afrikas, im östlichen Südamerika und in Mittelamerika einschließlich Puerto Rico. Die Schistosomiasis der Blase und der Harnwege wird durch S. haematobium verursacht. Sie ist in Ägypten, in Afrika und in manchen Teilen Vorderasiens ziemlich häufig. Die asiatische intestinale Schistosomiasis durch S. japonicum ist in China, Japan und auf den Philippinen von Bedeutung. Verschiedene Arten von Wasserschnecken bilden die Zwischenwirte. Sie werden durch Larven infiziert, die aus den mit Faeces oder mit Urin ins Wasser gelangten Eiern ausschlüpfen. In der Schnecke entwickelt sich die infektiöse Larve (Cercarie), die die Schnecke verläßt. Sie durchdringt die menschliche Haut oder Schleimhaut, die mit dem Wasser in Berührung kommt. Die noch unreife S. mansoni wandert über die unteren Äste der Mesenterialvenen in die Wand des Dickdarmes. Hier reifen sie zu erwachsenen Formen heran, paaren sich und legen zahlreiche Eier ab. Von diesen gelangt ein Teil in das Darmlumen und geht mit den Faeces ab, andere verbleiben in der Darmwand, rufen dort eine Entzündung hervor, wodurch es zur Fibrose, Ulcerationen, Granulomen, Papillomen oder zur Bildung von Polypen kommt. Die Eier können auch zur Leber transportiert werden, wo ähnliche pathologische Veränderungen entstehen, die zu einer periportalen Cirrhose führen. Eine diffuse Lebercirrhose in fortgeschrittenen Fällen ist wahrscheinlich durch die gleichzeitig vorhandene Mangelernährung bedingt. Die portale Hypertension führt zu Milzschwellung und Ascites. Die Eier können sich auch außerhalb des Pfortaderkreislaufes einnisten, z. B. in den Lungen, im Rückenmark oder in anderen Organen.

Die reifen Formen von S. japonicum setzen sich in den Ästen der oberen und unteren Mesenterialvenen im Bereich der Wand des Dünndarms und des Dickdarmes fest. Die Eier werden mit dem Stuhl ausgeschieden oder sie bleiben in der Darmwand und erzeugen ähnliche Veränderungen, wie sie oben beschrieben wurden. Da von S. japonicum größere Mengen von Eiern produziert werden, ist die daraus entstehende Krankheit viel ausgedehnter und schwerer. Die Eier werden häufig in die Leber und gelegentlich auch in das ZNS verschleppt.

Cirrhose und portale Hypertension sind häufig, da die unreifen Würmer durch die Blutgefäße der verschiedensten Organe wandern. Die reife Form von S. haematobium entsteht in dem Venenplexus der Blase, der Prostata und des Uterus. Die Eier werden mit dem Urin ausgeschieden oder im Gewebe zurückgehalten, besonders in der Blasenwand und den weiblichen Genitalorganen. Zur Bildung von Fibrosen, Ulcerationen, Granulomen und Papillomen kommt oft eine Verkalkung der Blasenwand, chronische Cystitis, Pyelitis oder Pyelonephritis. Blasencarcinome sind bei fortgeschrittenen Fällen in Ägypten häufig.

Klinische Befunde

A. Symptome: Das erste Zeichen einer Infektion, ein petechialer Rash an der Eintrittsstelle der Cercarien, dauert nicht länger als 2–3 Tage. 4–5 Wochen später tritt ein zweites klinisches Stadium auf, wenn die unreifen Würmer durch die Blutgefäße der verschiedensten Organe wandern. In dieser Zeit stehen die allergischen Symptome im Vordergrund, die hinsichtlich ihrer Schwere außerordentlich variieren. Zum Fieber, der Urticaria, dem allgemeinen Unwohlsein und den Symptomen von seiten der Atemwege kommt zeitweise noch eine Leber- und Milzvergrößerung. Dann wird der Patient für 2–8 Wochen symptomfrei. Das klinische Endstadium beginnt 6 Monate bis zu mehreren Jahren nach der Infektion, wenn die Gewebsschädigungen um die eingebetteten Eier entstehen. Der Verlauf und die Schwere der Krankheit hängen von der Zahl der ausgewachsenen Würmer, der Menge der produzierten Eier und dem Ort der Gewebsschädigungen ab. Diarrhoe, Dysenterie und Leibschmerzen sind im frühen Stadium der intestinalen Phase häufig. Im weiteren Verlauf kommt es zur Anorexie, Gewichtsverlust, polypenartigen Tumoren und zu Zeichen der portalen Hypertension und zu Leberinsuffizienz. Zu Todesfällen kommt es meistens durch interkurrente Infektionen. Die Symptome der Erkrankung der Harnwege, besonders Hämaturie aus den unteren Harnwegen, häufiges Wasserlassen und Schmerzen, hängen von der Ausdehnung der oben beschriebenen pathologischen Veränderungen ab. Blasen- und Nierenschädigungen können zu einer tödlichen Urämie führen, oder der Patient stirbt am Blasencarcinom viele Jahre nach der Erstinfektion. Eine fortschreitende Schistosomiasis entwickelt sich gewöhnlich nur nach mehrfachen Reinfektionen.

B. Laborbefunde: Während der Wanderung der unreifen Würmer besteht üblicherweise eine Eosinophilie, jedoch wird die Zahl der Eosinophilen später wieder normal. Die Diagnose hängt davon ab, ob Eier im Urin oder den Faeces gefunden werden, von dem Ergebnis bioptischer Untersuchungen und vom Ausfall serologischer oder Hautteste. Im Urin lassen sich die Eier am leichtesten durch die Untersuchung des letzten Tropfens nachweisen, besonders wenn der Patient es geübt hat, oder aber im Sediment eines Sammelurins aus 24 Std. Eosinophile im Urin sollten nicht mit Eiterzellen verwechselt werden. Im Stuhl lassen sich die Eier durch direkte mikroskopische Untersuchung nachweisen, jedoch sind oft die Anwendung von Konzentrierungsmethoden und wiederholte Stuhluntersuchungen notwendig, um die Eier auch bei leichten Fällen zu finden. Infektionen mit S. mansoni werden oft durch die Rectoskopie diagnostiziert, die Infektion der Harnwege kann durch eine cystoskopische Untersuchung festgestellt werden. Die Komplementbindungsreaktion wird wenige Wochen nach der Infektion positiv und bleibt es für mehrere Jahre. Bei einigen wenigen Patienten bleibt sie negativ. Der Hauttest ist für klinische Zwecke weniger bedeutungsvoll.

Differentialdiagnose

Die Schistosomiasis mansoni sollte bei allen uncharakteristischen und nicht eindeutigen gastrointenstinalen Beschwerden von Personen, die in Endemiegebieten waren, in Betracht gezogen werden. Im Frühstadium wird die intestinale Schistosomiasis leicht mit einer Amoebenruhr, einer bakteriellen Dysenterie oder mit Durchfällen anderer Genese verwechselt. In den späteren Stadien müssen auch andere Ursachen der portalen Hypertension, von Darmpapillomen oder Polypen erwogen werden. Die Schistosomiasis der Blase muß von anderen Ursachen der Hämaturie, Erkrankungen der Prostata, von malignen Erkrankungen des Harntraktes und bakteriellen Infektionen abgegrenzt werden.

Komplikationen
Unter den vielen Komplikationen dieser Krankheit sollen folgende angeführt werden: Transversale Myelitis (Eier von S. mansoni im Rückenmark), Schlaganfälle, Opticusneuritis, Lähmungen, geistige Störungen (Eier von S. japonicum im Gehirn), Leberinsuffizienz (S. mansoni, S. japonicum), Rupturen der Oesophagusvaricen durch die portale Hypertension, Urämie und Blasencarcinom (S. haematobium) und chronische Lungenerkrankungen (Periarthritis und Endarteriitis in erster Linie durch Eier von S. mansoni).

Behandlung
A. Allgemeine Maßnahmen: Für Patienten mit langdauernder Schistosomiasis und nicht reversiblen Schädigungen sind allgemein unterstützende Maßnahmen, Diätverordnungen und korrigierende chirurgische Eingriffe wichtiger als eine spezifische Chemotherapie. Diese kann sogar bei Patienten mit einer Leberinsuffizienz äußerst gefährlich sein. Am besten ist es, wenn diese Mittel ein Fortschreiten der Krankheit und das Auftreten von Komplikationen verhüten. Die chirurgischen Maßnahmen umfassen die Entfernung von Papillomen, Polypen und Carcinomen in den Frühstadien. Außerdem können eine Entfernung der Milz, eine portale Shuntoperation, eine Kraniotomie und andere neurochirurgische Eingriffe notwendig werden.

B. Spezifische Maßnahmen: In weniger fortgeschrittenen Krankheitsfällen bringt die medikamentöse Behandlung oft eine klinische und parasitologische Heilung, d. h. Befreiung von den Symptomen und Schrumpfung oder Elimination der Blasen- und Darmgeschwüre und Granulome. Periodische Nachuntersuchungen im Laboratorium sind für mindestens 6 Monate unerläßlich.

1. *Antimon-Kalium-(oder Natrium-)-Tartrat* ist ein billiges und wirksames, aber hochtoxisches Mittel. Der Patient muß während der Behandlung im Bett bleiben. Beginn mit 30 mg in einer 1–2%igen Lösung in 5%iger Traubenzucker- oder normalen Salzlösung. Es muß langsam und mit größter Sorgfalt intravenös verabreicht werden, wobei paravenöse Injektionen auch nur von kleinen Mengen zur Verhütung von Gewebsschäden vermieden werden müssen. Am 2. Tag wird die Dosis auf 60 mg erhöht, am 3. Tag auf 90 mg und am 4. Tag auf 120 mg.

Eine Gesamtmenge von 1,8 g ist gewöhnlich zur Behandlung einer Infektion mit S. haematobium ausreichend, für die beiden Formen der intestinalen Schistosomiasis wird eine Gesamtdosis von 2,4 g benötigt. Gegen Infektionen von S. haematobium ist eine kurze intensive Kur zwar oft wirksam aber toxischer. Man gibt 12 mg auf 1 kg Körpergewicht, aufgeteilt in 6 Dosen intravenös über 3–6 Tage.

Eine Langzeitbehandlung mit diesem Mittel oder mit Stibophen ist besonders bei schweren Infektionen im Frühstadium eher zu empfehlen, wobei eine volle Dosis des Antimonpräparats jede Woche 12 bis 16 Wochen lang gegeben wird.

Häufige Nebenerscheinungen sind Übelkeit und Erbrechen, Durchfall, Leibschmerzen, Ohnmacht, Dyspnoe, Tachykardie, Hustenanfälle und erythematöses Exanthem. Ernstere toxische Erscheinungen sind eine exfoliative Dermatitis, toxische Lebernekrose und toxische Myokarditis. Erkrankungen des Herzens, der Lunge, der Niere und der Leber, des ZNS sowie fiebrige Erkrankungen stellen Gegenindikationen für die Behandlung dar. Allerdings kann sie bei einer bestehenden Schistosomenhepatitis durchgeführt werden, wenn gleichzeitig Prednison gegeben wird.

2. *Stibophen* ist zwar weniger wirksam, aber auch viel weniger toxisch als Antimonkaliumtartrat. Nur Lungen- und Nierenkrankheiten sind Gegenindikationen. Es kann intramuskulär gegeben werden, was für die Behandlung von Kindern oder stark geschwächten Patienten vorteilhaft ist. Es steht in Ampullen zur Verfügung, die 5 ml einer 6,3%igen Lösung enthalten. Man gibt zunächst 1,5 ml als Testdosis, dann 4 ml intramuskulär an 5 Werktagen bis zu einer

Gesamtdosis von maximal 80–100 ml. Diese Kur kann, falls erforderlich, wiederholt werden. Stibophen ist meistens gegen Infektionen mit S. mansoni und die Schistosomiasis der Harnwege wirksam, gelegentlich auch gegen Infektionen mit S. japonicum.

3. Natriumantimondimercaptosuccinat ist eine Präparation zur intramuskulären Anwendung, die innerhalb von 2½ Wochen in 5 Injektionen gegeben wird. Die durchschnittliche Gesamtdosis für Erwachsene war nach neueren Versuchen 40 mg/kg Körpergewicht. Das Mittel ist offensichtlich genauso wirksam wie Stibophen gegen S. mansoni und S. haematobium. Zahlreiche Nebenwirkungen wie Übelkeit, Erbrechen, Kopfschmerzen, Pruritus und Exantheme werden beobachtet. Bei der kurzen und bequemen Anwendungsweise ist es trotz dieser Nebeneffekte sehr gut für ambulante Patienten geeignet.

4. Lucanthonhydrochlorid wird oral verabfolgt und ist deshalb für eine Massenbehandlung geeignet, aber nur für Kinder unter 16 Jahren. Die zahlreichen Nebenwirkungen schließen Appetitlosigkeit, Übelkeit, Erbrechen, Benommenheit, Schwindel, Tremor, Schlaflosigkeit und Muskelschwäche ein. Herz- und Nierenerkrankungen sind Kontraindikationen. Die Tagesdosis beträgt 15 mg/kg Körpergewicht. Sie wird in drei Einzeldosen eingeteilt und 7 Tage lang gegeben. Das Mittel vermindert die Symptome bei Infektionen mit S. haematobium und S. mansoni und bringt oft Heilung. Es ist von nur geringem Wert bei S. japonicum.

5. Niridazol, ein Nitrothiazolderivat gilt als wirksam gegen S. mansoni und S. haematobium. Die Wirkung gegen S. japonicum wurde als nicht ausreichend angesehen (s. auch in Kapitel 24 über Amoebiasis). Reife Schistosomaformen werden durch das Präparat abgetötet, es wird relativ gut vertragen und ist vielleicht für eine Massentherapie geeignet. Hohe Ausheilungsraten wurden durch orale Gaben von täglich 25 mg/kg über 5–7 Tage erreicht. Nebeneffekte wie Übelkeit mit Erbrechen, Appetitlosigkeit, Kopfschmerz, im EKG eine Senkung der T-Zacke und eine zeitweilige Depression der Spermatogenese sind gelegentlich möglich. Die tiefbraune Verfärbung des Urins verschwindet nach der Behandlung. Auswirkungen der Zerstörung der Würmer und der Freisetzung von Fremdeiweiß können nach 3–4 Tagen Behandlung auftreten: Ermüdungserscheinungen, Reizbarkeit des ZNS (selten), Krämpfe (sehr selten). Die Hersteller geben an, daß Niridazol nicht zusammen mit Isoniazid gegeben werden sollte.

6. Eine chirurgische Filtration von reifen Formen von S. mansoni aus dem Portalsystem sollte immer dann in Betracht gezogen werden, wenn eine Splenektomie erwogen wird. Eine einzige Dosis von Brechweinstein bewirkt, daß die meisten Würmer in das portale Venensystem gespült werden, aus dem sie durch Punktion der Vena portae über die Milzvenen herausfiltriert werden, während das gereinigte Blut wieder der Vena saphena zugeführt wird. Tausende von Würmern können auf diese Weise aus einem einzigen Patienten entfernt werden.

Prognose

Bei frühzeitiger Behandlung und bei leichten Fällen ist die Prognose gut, wenn Reinfektionen vermieden werden können. Bei fortgeschrittener Krankheit mit ausgedehntem Befall vom Darm, der Blase und anderer Organe sind die Aussichten auch mit Behandlung nicht günstig.

Fasciolopsiasis

Der große Darmegel, Fasciolopsis buski ist ein häufig vorkommender Parasit des Menschen und des Schweines in China, Formosa, Indochina, Assam und Bengalen. Wenn die im Stuhl vorhandenen Eier ins Wasser gelangen, reifen sie dort heran zu freischwimmenden Larven, die in das Fleisch von Wasserschnecken eindringen und sich dort weiter entwickeln. Aus den Wasserschnecken schlüpfen die Cercarien, die sich in verschiedenen Wasserpflanzen als Cysten einkapseln. Der Mensch infiziert sich beim Genuß dieser Wasserpflanzen, gewöhnlich sind es ungekochte Wasserkastanien und Sterndisteln. Die erwachsenen Würmer, die in etwa

3 Monaten herangereift sind, leben in enger Berührung mit der Dünndarmschleimhaut oder verkriechen sich in schleimigen Sekreten.

Nach einer Inkubationszeit von mehreren Monaten treten außer bei leichten Infektionen uncharakteristische gastrointestinale Reizerscheinungen auf. Die Symptome in schweren Fällen umfassen Magenkrämpfe und hypogastrische Schmerzen, Durchfälle, die mit Verstopfung abwechseln, Appetitlosigkeit und Übelkeit. Ascites und Ödeme, besonders im Gesicht, können später auftreten, offensichtlich als Resultat der Resorption von toxischen Stoffwechselprodukten der Würmer. Der Tod kann durch Kachexie oder durch interkurrente Infektionen eintreten.

Leukocytose mit mäßiger Eosinophilie ist häufig. Die Diagnose stützt sich auf den Nachweis der Eier oder den gelegentlichen Abgang eines Egels mit dem Stuhl.

Kristallines Hexylresorcinol ist das wirksamste Mittel. Erwachsenen gibt man 1 g oral in Kapseln, die 0,1 bis 0,2 g enthalten, auf nüchternen Magen am Morgen. Kindern werden 0,1 g pro Lebensjahr bis zum 10. Lebensjahr gegeben. Ein leichtes Abendessen am Abend vorher und Abführen mit Natriumsulfat ist zweckmäßig. Zwei Stunden nach der Behandlung wird nochmals mit Natriumsulfat abgeführt. Nach 3–4 Tagen wird diese Behandlung wiederholt. 2 Kuren reichen meist aus, gelegentlich sind allerdings 3 oder mehr nötig. Um eine bessere Wirkung zu erzielen, wird das Mittel transduodenal verabreicht und zwar 1 g in 20 ml Wasser.

Wenn Hexylresorcin nicht wirkt oder nicht zur Verfügung steht, kann Tetrachloraetylen verwendet werden. Es wird wie bei der Hakenwurmkrankheit verabreicht. Als Alternative kann Stilbaziumjodid wie bei der Strongyloidiasis gegeben werden.

Schwere Infektionen mit Toxämie können tödlich ausgehen, besonders bei Kindern trotz Behandlung zur Beseitigung der Würmer. In anderen Fällen ist mit Behandlung die Prognose gut.

Fascioliasis

Die Infektion mit Fasciola hepatica, dem Leberegel der Schafe, rührt vom Genuß der Wasserkresse oder anderer Wasserpflanzen, an denen die Metacercarie haftet, her. Sie ist in Ländern mit ausgedehnter Schafhaltung weit verbreitet, besonders in Lateinamerika und den Mittelmeerländern. Leichte Infektionen verlaufen ohne Symptome, schwere Infektionen können Gallenkoliken und Hepatitis verursachen. Der reife Egel kann in der Leber erhebliche Zerstörungen anrichten.

Die Diagnose wird durch den Nachweis der Eier (die denen von Fasciolopsis ähneln) im Stuhl gestellt.

Die Fascioliasis kann mit Emetinhydrochlorid behandelt werden, wobei 1 mg/kg Körpergewicht intramuskulär gegeben wird, bis zu einem Maximum von 65 mg täglich 7 Tage lang. Die vollständige Genesung erfolgt langsam, auch wenn alle Würmer abgetötet sind.

Clonorchiasis

Die Infektion mit Clonorchis sinensis, dem chinesischen Leberegel ist in Teilen von Japan, Korea, China, Formosa und Indochina endemisch. Eingeschleppte Fälle wurden auch in den USA gesehen. Die Eier gelangen mit den Faekalien von Menschen oder Tieren ins Wasser und infizieren verschiedene Schnecken über die Verdauungswege. Die Larven verlassen die Schnecken und dringen in das Fleisch verschiedener Süßwasserfische ein, wo sie sich einkapseln. Menschliche Infektionen kommen durch den Genuß solcher Fische zustande, die entweder roh oder nur wenig erhitzt gegessen werden. Im Mensch werden die Parasiten im Duodenum aus den Cysten frei und dringen in die Gallengänge ein, wo sie heranreifen. Die erwachsenen Würmer bleiben ihr ganzes Leben in der Leber und geben ihre Eier in die Galle ab. Um den Wurm entwickeln sich eine epitheliale Hyperplasie der Gallenwege und eine Fibrose. Bei schweren Fällen können die Eier im Leberparenchym granulomatöse Reaktionen erzeugen. Die meisten Patienten beherbergen nur wenige Würmer und bleiben trotz der Infektion symptomfrei. Manchmal rufen die unreifen Würmer bei schweren Infektionen in den Gallencapillaren Unwohlsein, Fieber, Druckempfindlichkeit der Leber und Gelbsucht hervor. Dies ist meist nur vorübergehend, doch können diese Symptome von neuem auftreten. Fortschreitende Lebervergrößerung, Druckempfindlichkeit und Schmerzen im rechten Oberbauch sind die üblichen Befunde. Vage Abdominalsymptome, Durchfälle, Schwäche, Gewichtsverlust, Gelbsucht, Tachykardie und eine Vielzahl anderer Befunde können bei der fortschreitenden Clonorchiasis festgestellt werden.

Während des Stadiums der Invasion der unreifen Würmer besteht oft eine Eosinophilie von 10–40%. Später fällt die Zahl zu normalen Werten ab. Bei der fortgeschrittenen Krankheit zeigen die Leberfunktionsteste einen Parenchymschaden an. Zunächst wird im Urin Urobilinogen nachweisbar. Die Eier können im Stuhl oder im Duodenalsaft gefunden werden und die Diagnose bestätigen.

Obwohl es kein zufriedenstellendes spezifisches Mittel gibt und die Therapie hauptsächlich symptomatisch und stützend ist, sollte doch eine verlängerte Anwendung von Chloroquinphosphat versucht werden. Es tötet offensichtlich die Würmer nicht ab, reduziert und beendet aber oft die Ausscheidung der Eier. Erwachsenen werden 250 mg als Base oral dreimal täglich gegeben, möglichst 6 Wochen oder so lange, wie es vertragen wird. Nebenreaktionen wie Übelkeit, Appetitlosigkeit, Kopfschmerzen, Juckreiz und Benommenheit sind in den ersten zwei Wochen der Behandlung häufig, weshalb die Dosis zeitweise reduziert werden muß. Später verschwinden diese Symptome im allgemeinen wieder.

Auch Emetin wurde empfohlen, eine Kur wie bei der Amoebiasis kann mit Chloroquin kombiniert werden.

Hexachloroparaxylol ist eine neue und vielversprechende Behandlungsmöglichkeit für die Clonorchiasis.

Die Clonorchiasis ist als Krankheit selten tödlich, aber ein Patient in einem fortgeschrittenen Stadium mit eingeschränkter Leberfunktion kann leichter anderen Krankheiten erliegen. Bei leichten oder mäßigen Infektionen ist die Prognose gut.

Paragonimiasis

Paragonimus westermanii, der Lungenegel, infiziert den Menschen im Fernen Osten, in manchen Gegenden Westafrikas und im nördlichen Südamerika. Für die erwachsenen Egel können auch andere Säugetiere als Wirte dienen. Die Eier gelangen ins Wasser entweder mit dem Sputum oder den Faeces. In 3–6 Wochen schlüpfen die Miracidien, die in Schnecken eindringen und sich dort entwickeln. Die aus den Schnecken kommenden Cercarien kapseln sich in den Geweben von Krabben und Krebsen ein. Wenn die Crustaceen roh gegessen werden – oder häufiger – wenn die Krabben zur Extraktion des Fleisches geknackt werden und die hölzernen Sammelgefäße oder die Finger von Kindern mit Metacercarien verunreinigt sind, die von da aus später in den Verdauungstrakt gelangen, schlüpfen die unreifen Würmer im Dünndarm aus und dringen in die Peritonealhöhle ein. Die meisten wandern durch das Zwerchfell und gelangen in das periphere Lungenparenchym. Einige können sich im Peritoneum, in der Darmwand, in der Leber und in anderen Organen festsetzen, jedoch reifen sie meistens nicht aus. Selten wandern sie in das Gehirn oder in das Rückenmark. Um den Parasit bildet sich eine Kapsel aus fibrösem und entzündlichem Gewebe. Später schwillt diese Kapsel an, reißt und entleert sich in eine Bronchiole. Es wird eine Flüssigkeit frei, die Eier, Blut und entzündliche Zellen enthält und mit dem Sputum entleert wird.

Die Infektion ist asymptomatisch, bis die Egel reif sind und Eier produzieren. Der schleichende Beginn ist durch geringe Temperaturerhöhung, Husten und Haemoptyse gekennzeichnet. Der Husten ist zunächst trocken, später wird ein zähes Sputum mit rostfarbenen blutigen Flecken produziert. Pleuritische Brustschmerzen sind häufig. Der Verlauf ist chronisch und langsam fortschreitend. Dyspnoe, Zeichen von Bronchitis und Bronchiektasen, Schwäche, Übelkeit und Gewichtsverlust sprechen für eine schwere Infektion. Patienten mit einer leichten Infektion erscheinen nicht ernsthaft krank. Gelangen die Parasiten in den Peritonealraum oder in die Darmwand, verursachen sie Leibschmerzen, Diarrhoe und Dysenterie. Parasiten im ZNS rufen in Abhängigkeit von ihrer Lokalisation Anfälle, Lähmungen oder eine Meningoencephalitis hervor. Eine leichte Leukocytose mit Eosinophilie ist häufig. Das Sputum kann außer eosinophilen Zellen und Charcot-Leydensche Kristallen noch Blut und Eier enthalten. Die Eier sind noch leichter nachzuweisen, wenn Ausstriche vom Sediment eines mit Natronlauge vorbehandelten Sputums untersucht werden. Auch in Stuhlproben, vor allem nach Anreicherungsverfahren können die Eier festgestellt werden. In manchen fernöstlichen Ländern werden Hautteste und Komplementbindungsreaktionen zur Diagnose herangezogen.

Bithionol 40 mg/kg Körpergewicht sollte jeden zweiten Tag in 10—15 Dosen (20—30 Tagen) gegeben werden. In der Vergangenheit wurden vielfach intramuskuläre Kuren mit Emetin, gefolgt von Chloroquin, empfohlen, aber Bithionol ist heutzutage das Mittel der Wahl. Die Nebenwirkungen von Bithionol, die gewöhnlich nur leicht sind, sind gastrointestinale Störungen (Diarrhoe, Nausea). Im übrigen ist die Behandlung mehr symptomatisch und stützend. Um Sekundärinfektionen zu beherrschen, kann der Einsatz von Antibiotica notwendig werden.

Abgesehen von der Möglichkeit einer Reinfektion verschwinden leichte bis mäßig starke Infektionen innerhalb von 6–7 Jahren von selbst und erfordern kaum eine Behandlung. Dagegen können sich schwere Infektionen über Jahre hinziehen, auch ohne daß eine Reinfektion stattgefunden hat. Sie können sogar tödlich ausgehen, besonders wenn interkurrent noch eine Tuberkulose hinzukommt. Die Prognose der weniger häufigen Infektionen des ZNS ist ungünstig.

Infektionen durch Cestoden

Infektionen durch Bandwürmer

(s. auch Echinococcose)

Diagnostische Merkmale

- Auftreten von Bandwurmgliedern in der Kleidung oder im Bett
- Die meisten Infektionen verlaufen asymptomatisch, gelegentlich kommt es zu Durchfällen und unklaren Leibschmerzen
- Charakteristische Eier oder Bandwurmglieder im Stuhl
- Selten (bei Cysticercose) kommen cerebral bedingte Anfälle, geistiger Verfall sowie die Zeichen und Symptome eines Hydrocephalus vor

Allgemeine Betrachtungen

Zahlreiche Species aus der Gruppe der Bandwürmer sind als Parasiten des Menschen angesehen worden, aber nur 6 davon befallen den Menschen häufiger. Taenia saginata, der Rinderbandwurm, und Taenia solium, der Schweinebandwurm, sind weltweit verbreitet. Der Fischbandwurm Diphyllobothrium latum findet sich am häufigsten in Nordeuropa, Japan und USA, und zwar in der Gegend der großen Seen. Der Zwergbandwurm, Hymenolepis nana und H. diminuta, ist in tropischen und subtropischen Gebieten weitverbreitet. Der Hundebandwurm, Dipylidium caninum,* wurde gelegentlich bei Kindern in Europa und Nordamerika gefunden.

Der erwachsene Bandwurm besteht aus einem Kopf (Scolex), der als einfaches Befestigungsorgan dient, einem Nacken und einer Kette von einzelnen Gliedern (Proglottiden). Während H. nana selten länger als 2,5 bis 5 cm wird, erreichen Rinder-, Schweine- und Fischbandwürmer oft 3 bis 10 m Länge. Befruchtete Glieder lösen sich selbst von der Kette und wandern intakt aus dem Darm des Wirtes aus. Wenn sie jedoch aufreißen, finden sich auch Eier im

* Anmerkung der Übers.: Nicht zu verwechseln mit dem auch beim Hund vorkommenden Echinococcus granulosus.

Stuhl. Bei Taenia saginata, dem häufigsten Bandwurm des Menschen in USA ebenso wie in Deutschland, lösen sich die Eier aus den Gliedern, wenn sie den Wirt verlassen haben. Die Eier setzen sich in der Darmschleimhaut der Rinder fest, aus ihnen schlüpfen die Embryonen, die sich in den Muskeln als Cysticerci (Finnen) einkapseln. Der Mensch infiziert sich durch den Genuß kurzgebratenen oder rohen Rindfleisches, das lebende Finnen enthält. Im menschlichen Darm entwickelt sich aus ihnen ein erwachsener Wurm.

Der Entwicklungscyclus des Schweinebandwurmes ist ähnlich, nur daß das Schwein der normale Zwischenwirt für das Finnenstadium ist. Jedoch kann auch der Mensch zum Zwischenwirt werden, wenn er zufällig Eier von Taenia solium aufnimmt. Ebenso wie im Schwein finden die Larven auch im Menschen ihren Weg in viele Teile des Körpers und kapseln sich als Cysticerci ein. Nur die, die sich im Gehirn ansiedeln, machen klinische Symptome (cerebrale Cysticercose).

Zwischenwirte des Fischbandwurmes sind verschiedene Arten von Süßwassercrustaceen und Fischen. Die Eier, die mit dem menschlichen Kot ausgeschieden werden, nehmen die Crustaceen auf, die von Fischen gefressen werden. Die menschlichen Infektionen kommen durch den Genuß roher oder wenig gekochter Fische zustande.

Der Lebenscyclus von H. nana ist insofern ungewöhnlich, daß im menschlichen Darm sowohl das Larvenstadium als auch die erwachsenen Formen des Wurmes gefunden werden. Die erwachsenen Würmer geben ihre Eier in das Darmlumen ab. Die Larven schlüpfen aus dem Ei und befallen die Schleimhaut. Dort entwickeln sie sich, wozu sie eine gewisse Zeit brauchen, bevor sie in das Darmlumen zurückkehren und dort zu erwachsenen Würmern heranreifen. Ein ähnlicher Zwergbandwurm, H. diminuta ist ein häufiger Parasit von Nagetieren. Viele Arthropoden, wie z. B. der Rattenfloh, Käfer und Küchenschaben dienen als Zwischenwirt. Der Mensch infiziert sich, wenn er zufällig ein infiziertes Insekt verschluckt, meist mit pflanzlichen Nahrungsmitteln oder gelagerten Produkten. Multiple Zwergbandwurminfektionen sind die Regel, obwohl der Mensch selten mehr als zwei der größeren reifen Würmer beherbergt.

Dipylidium caninum tritt vor allem bei kleinen Kindern auf, die in enger Gemeinschaft mit infizierten Hunden oder Katzen leben. Die Übertragung erfolgt durch Verschlucken der Zwischenwirte, Flöhe oder Läuse. Spargana, ein Larvenstadium gewisser Bandwürmer von Fröschen, Reptilien, Vögeln und manchen Säugetieren, kann eine Vielzahl von klinischen Erscheinungen (Sparganosis) mit lokal begrenzten schmerzempfindlichen Schwellungen (z. B. am Auge) bis zu einer Form der subcutanen Larvenwanderung hervorrufen. Eine Form zeigt eine Proliferation und bildet Verzweigungen, die sich abschnüren. Sie befallen alle Weichteile. Die Infektion kann durch Umschläge aus Frosch- oder anderem Fleisch erworben werden, wie sie im Orient bei Augenerkrankungen üblich sind, oder indem rohes Fleisch kleiner Tiere oder infizierter Süßwasserkrebse gegessen wird. Die Diagnose wird meistens nach der chirurgischen Ausräumung gestellt. Die Ärzte mit örtlicher Erfahrung stellen die Diagnose schon früher. Tierische Infektionen sind weitverbreitet, menschliche Infektionen sind mehr lokal begrenzt und hängen von den individuellen Lebensgewohnheiten ab.

Klinische Befunde

A. Symptome: Erwachsene Bandwürmer im menschlichen Darm machen normalerweise keine Symptome. Gelegentlicher Gewichtsverlust oder unbestimmte Leibschmerzen können Hinweise auf schwere Infektionen oder sehr große Würmer sein. Schwere Infektionen mit H. nana können jedoch Durchfälle, Leibschmerzen, Appetitlosigkeit, Gewichtsverlust und nervöse Störungen, besonders bei Kindern verursachen. Bei 1–2% der Patienten mit einem Fischbandwurm findet sich eine unter Umständen schwere makrocytäre Anämie. Diese Anämie kann mit Glossitis, Lethargie und Zeichen von Nervenschädigungen einhergehen. Bei der Cysticercose siedeln sich die Bandwurmlarven vorwiegend in der Muskulatur oder im umgebenden Gewebe an, wo sie keine Beschwerden machen und eventuell verkalken, im Gehirn können sie jedoch zur Ursache einer Vielzahl von Erscheinungen werden. Epileptische Anfälle, geistiger Verfall, Persönlichkeitsstörungen und ein interner Hydrocephalus mit Kopfschmerzen, Schwindel, Papillenoedem und Nervenlähmungen sind die häufigsten Symptome eines Gehirncysticercus.

B. Laborbefunde: Der Befall mit einem Rinderbandwurm wird oft von dem Patienten selber entdeckt, wenn sich eine oder mehrere Proglottiden in seiner Leibwäsche oder im Bettzeug finden. Um festzustellen, welche Wurmart vorliegt, muß die Proglottide zwischen zwei Objektträgern leicht gepreßt und mikroskopiert werden. Die meisten Bandwurminfektionen werden durch mikroskopische Untersuchungen des Stuhls auf Eier und Proglottiden entdeckt. Bei der Cysticercose werden die verkalkten Cysticercen in der Muskulatur durch die Röntgenuntersuchung nachgewiesen, jedoch verkalken die im ZNS befindlichen Cysticercen nur selten und können daher röntgenologisch nicht dargestellt werden. Wenn sich die Cysticercen im 4. Ventrikel ansiedeln, steigt der Druck im Liquor, in dem vermehrt mononucleäre Zellen und Scolices gefunden werden. Weitere diagnostische Hilfsmittel sind der Hauttest und die Komplementbindungsreaktion.

Wenn eine makrocytäre Anämie bei einem Befall mit Fischbandwurm festgestellt wird, ist das Knochenmark megaloblastisch und im Magen im allgemeinen Salzsäure vorhanden. Diese Art der Anämie wird der Affinität des Wurmes für die Aufnahme von Vitamin B_{12} zugeschrieben.

Differentialdiagnose

Da die meisten Bandwurminfektionen symptomlos verlaufen, werden nur selten differentialdiagnostische Erwägungen notwendig. Wenn unklare Leibschmerzen und Gewichtsverlust eintreten, sind Stuhluntersuchungen unerläßlich, um andere Darmparasiten oder primäre gastrointestinale Störungen auszuschließen. Die Anämie beim Fischbandwurm kann eine perniziöse Anämie vortäuschen, aber das Vorhandensein der Magensäure und die Stuhluntersuchung können die Diagnose klären.

Komplikationen

Schweinebandwurm-Infektionen können durch eine Cysticercose kompliziert werden, wenn der Patient sich unwissentlich die Hände mit Eiern beschmutzt und diese dann in den Mund bringt. Für solche Patienten ist auch Erbrechen ein Risiko, indem die Eier aus dem Dünndarm in den Magen geschleudert werden, wo sie dann reifen. Die makrocytäre Anämie, die mit der Infektion mit D. latum verbunden ist, muß als schwere Komplikation angesehen werden.

Behandlung

A. Spezifische Maßnahmen:

1. *Niclosamid* ist das Mittel der Wahl bei allen Bandwürmern mit Ausnahme von T. solium. Man gibt 4 Tabletten (2 g), die täglich 5–7 Tage lang vollständig zerkaut als Einzeldosis genommen werden müssen. Es hat nur selten Nebenwirkungen und kann auch ambulanten Patienten ohne vorangehendes oder nachträgliches Abführen gegeben werden.

2. *Chinacrinhydrochlorid* ist das Mittel der Wahl bei T. solium. Es ist auch bei anderen Bandwurmarten wirksam, aber man muß darauf achten, Erbrechen zu vermeiden, da sonst die Gefahr einer Cysticercose besteht. An dem Tag, bevor die Behandlung begonnen wird, sollte der Patient nur Flüssigkeiten zu sich nehmen, Wasser, Tee ohne Milch oder Kaffee. Am Abend wird ein salines Abführmittel oder ein Einlauf mit Seifenlauge gegeben. Am Morgen des Behandlungsbeginns bekommt der Patient kein Frühstück und muß im Bett bleiben. Es wird ein Sedativum wie z. B. Chlorpromazin oder Phenobarbital gegeben, um Erbrechen zu verhüten. Eine Stunde später wird Chinacrin gegeben, und zwar 0,5 g für Kinder, die etwa 20 bis 35 kg wiegen. Erwachsene oder Kinder, die mehr als 50 kg wiegen, bekommen 1 g. Um das Risiko des Erbrechens zu vermindern, kann die Dosis aufgeteilt innerhalb von 30 Minuten verabreicht werden. Patienten, die das Mittel immer wieder erbrechen, kann es mit

der Duodenalsonde gegeben werden. 2 Std später oder 2 Std nach der letzten Gabe bei aufgeteilten Dosen wird nochmals mit einem salinen Abführmittel abgeführt. Nahrungsaufnahme wird nicht gestattet, bis der Darm gründlich entleert ist.

Die Heilung hängt vom Abgang oder dem Tod des Kopfes (Scolex) ab. Die Ausscheidungen müssen in einem Becken mit warmem Wasser gesammelt werden. Außerdem ist Toilettenpapier bereitzuhalten, damit getrennt nach Kopf und Proglottiden gesucht werden kann. Chinacrin, das vom Kopf absorbiert ist, fluoresciert unter Ultraviolettstrahlen (Wood'sche Lampe, wie sie auch bei der Ringwurmkrankheit benutzt wird). Wenn kein Kopf gefunden wird, müssen die Stuhluntersuchungen nach Eiern und Proglottiden fortgesetzt werden, und zwar mindestens einmal im Monat über 6 Monate. Die Behandlung muß wiederholt werden, wenn der Stuhl positiv ist.

3. *Hexylresorcin.* Man gibt 1 g in 20 ml Wasser mit der Duodenalsonde. Nach zwei Stunden Abführen mit Natrium- oder Magnesiumsulfat. Dann muß der Stuhl nach dem Kopf abgesucht werden. Anthelminthica in Kapseln, wie sie bei der Ascariasis verwendet werden, sind die Mittel der Wahl bei leichten Infektionen mit H. nana, dem Zwergbandwurm. Bei schweren Infektionen kann Chinacrinhydrochlorid wie bei der Behandlung von Taenia saginata verwendet werden.

4. *Dichlorophen* 6 g als Einzeldosis wird verwendet, wenn die Chinacrine versagen.

5. *Bithionol,* 50–70 mg/kg Körpergewicht kann gegeben werden, wenn andere Mittel versagen. (S. oben bei Paragonimiasis.)

6. *Aspidium oleoresin.* Die Verwendung dieses Präparats, das toxisch und daher häufig kontraindiziert ist, läßt sich bei der Behandlung der Wurmkrankheiten nicht länger rechtfertigen, da diese relativ wenig Beschwerden machen und neuere Mittel besser anwendbar sind.

B. Allgemeine Maßnahmen: Oft ist die Aufnahme ins Krankenhaus für eine Bandwurmkur nötig. Der Erfolg der Behandlung hängt weitgehend von der Zusammenarbeit von Patient, Arzt und Laboratoriumspersonal ab. Eine gute Vorbehandlung und sorgfältige Untersuchung des Stuhls nach dem Abführen, um den Kopf zu finden, sind unbedingt erforderlich. Nach 6 Monaten sollte der Stuhl wieder untersucht werden.

Prognose

Bei der oft schlechten Prognose der cerebralen Cysticercose ist die Abtreibung von Taenia solium von größter Wichtigkeit, mehr als die der anderen Bandwürmer, die gewöhnlich gutartig sind. Mit einer sorgfältig durchgeführten Behandlung und minimaler Belästigung des Patienten können erwachsene Bandwürmer sicher beseitigt werden.

Echinococcose

(Hydatidenkrankheit)

Diagnostische Merkmale

- Cystischer Tumor in der Leber, der Lunge oder selten im Gehirn, Knochen oder anderen Organen
- Allergische Reaktionen wie Urticaria, Asthma, Pruritus. Eosinophilie (5–50%)
- In der Vorgeschichte enger Kontakt mit Hunden in einem endemischen Gebiet
- Positive Komplementbindungsreaktion und Hautteste
- Häufig werden typische Röntgenbefunde erhoben

Allgemeine Betrachtungen

Die menschliche Echinococcose entsteht durch die Larven des kleinen Bandwurmes Echinococcus granulosus. Dieser Bandwurm kommt in der ganzen Welt bei verschiedenen Wirten vor, aber am schwersten sind die Gebiete verseucht, in denen Schafzucht betrieben wird wie z. B. in Argentinien, Uruguay, Griechenland und anderen Mittelmeerländern. In USA findet sich die Echinococcose nur noch sporadisch (auch in Deutschland), jedoch ist sie in Alaska und Nordwest-Kanada noch ein Problem, wo Indianer und Eskimos gelegentlich infiziert sind. Der Endwirt der erwachsenen Würmer ist meistens der Haushund, andere Caninen wie Wölfe, Füchse und Schakale sind lokal wichtige Wirte. Das Schaf ist meist der Zwischenwirt für das Larvenstadium, doch können auch das Rind, Schweine, und im Nordwesten Nordamerikas, auch das Caribou und Elche infiziert sein. Der Mensch erwirbt die Infektion, indem er die mit Eiern verschmutzte Hand zum Mund bringt. Diese stammen meist vom Fell eines infektiösen Hundes. Wenn die Eier verschluckt sind, werden die Embryonen frei, die mit dem Blutstrom durch die Darmwand wandern und so in die Leber gelangen. Die meisten Larven werden in der Leber festgehalten und kapseln sich dort ein (als Hydatidencyste) einige erreichen die Lunge, wo sie sich zu Lungenhydatiden entwickeln. Nur selten erreichen die Larven das Gehirn, die Knochen, die Skeletmuskulatur, die Nieren oder die Milz. Hydatidencysten sind meistens einkammrig. Mehrkammrige oder alveoläre Cysten kommen bei der Infektion mit E. multilocularis vor, meist in Europa, aber auch in Lateinamerika und Australien, möglicherweise auch in Alaska. Der Mensch wird dort durch Erde oder Beeren infiziert, die mit Eiern aus dem Kot von Füchsen verunreinigt sind. Das langsame Wachstum der Cyste in der Leber verursacht eine intrahepatische portale Hypertension mit Hepatomegalie, jedoch kein Fieber. Die Diagnose wird meist bei der Autopsie gestellt.

Klinische Befunde

A. Symptome: Eine Lebercyste bleibt oft 5–10 Jahre symptomlos, bis sie groß genug ist, um tastbar und als abdominale Auftreibung sichtbar zu werden. Solche Cysten erzeugen nur selten Drucksymptome und auch keine anderen Symptome, bis sie undicht werden oder einreißen. Wenn mit der Flüssigkeit auch der „Hydatidensand“ aus der Cyste entweicht, können Pruritus, Urticaria, Asthma und andere allergische Erscheinungen auftreten. Dabei steigt die Zahl der Eosinophilen an.

Gelbsucht mit Gallenkoliken und Urticaria sind eine charakteristische Symptomentrias. Wenn die Cysten plötzlich einreißen, kann es zur Anaphylaxie und sogar zu einem plötzlichen Tod kommen. Auch Metastasen können sich bilden. Lungencysten machen keine Symptome (außer wenn sie undicht werden), bis sie so groß sind, daß sie Bronchien verlegen, segmentale Kollapse verursachen, in einen Bronchus einbrechen und ihn zerstören. Cysten im Gehirn, die viel früher Symptome verursachen, können Anfälle oder die Zeichen eines gesteigerten intracranialen Druckes hervorrufen.

B. Laborbefunde: Wenn die klinischen Befunde, das Röntgenbild und die Anamnese für eine Echinococcuscyste sprechen, kann die Diagnose durch den Casoni-Hauttest, der bei 86% der Fälle positiv ist, und durch die Komplementbindungsreaktion, die bei 90% positiv ist, bestätigt werden. Bei asymptomatischen Fällen liegt die Zahl der Eosinophilen zwischen 5% und 20%, sie kann jedoch auf 50% ansteigen, wenn es zu allergischen Symptomen kommt. Gelegentlich kann die Diagnose auch aus ausgehustetem „Hydatidensand“ (Scolices und Teile der Cuticula) gestellt werden, der aus einer eingerissenen Lungencyste stammt. Wegen der Gefahr der Ruptur sollte eine Probepunktion suspekter Cysten unterlassen werden. Die endgültige Diagnose kann oft erst nach chirurgischer Entfernung durch Untersuchung des Cysteninhaltes gestellt werden.

Differentialdiagnose

Hydatidencysten können überall, wo sie im Körper vorkommen, mit bösartigen oder gutartigen Tumoren verwechselt oder für bakterielle oder Amoebenabscesse gehalten werden. In der Lunge kann eine Cyste auch mit einer fortgeschrittenen Tuberkulose verwechselt werden. Auch eine Syphilis kann fälschlicherweise angenommen werden. Die allergischen Erscheinungen bei vielen anderen Krankheiten unterscheiden sich nicht von denen, die durch das Undichtwerden einer Cyste hervorgerufen werden.

Komplikationen

Die plötzliche Cystenruptur, die zum anaphylaktischen Schock und manchmal auch zum Tode führt, ist die häufigste Komplikation. Wenn der Patient die Ruptur überlebt, besteht die Gefahr einer multiplen Aussaat von Sekundärcysten. Kollapse von Lungensegmenten, Sekundärinfektionen der Cysten, die Folgen einer intracranialen Druckerhöhung und schwere Nierenschäden durch Cysten in der Niere sind weitere mögliche Komplikationen.

Behandlung

Die einzige Behandlung, die zu einer definitiven Heilung führen kann, ist die chirurgische Entfernung der intakten Cyste, die am besten dadurch vorbereitet wird, daß in die Cyste Wasserstoffsuperoxyd, Lugol'sche Lösung, Glycerin oder Formalin gegeben wird. Oft wird das Vorhandensein einer Cyste erst bemerkt, wenn sie anfängt, undicht zu werden oder einzureißen. Ein solches Ereignis erfordert eine energische Behandlung der allergischen Symptome bzw. eine Sofortbehandlung des anaphylaktischen Schocks. Für alveoläre Cysten in der Leber gibt es keine Behandlung.

Die Anwendung von Bunamidinderivaten* wurde als wirksam beschrieben. Weitere Versuche sollten damit vorgenommen werden.

Prognose

Viele Patienten leben jahrelang mit einer verhältnismäßig großen Cyste, bevor ihr Zustand erkannt wird. Leber- und Lungencysten können oft ohne große Schwierigkeiten chirurgisch entfernt werden. Bei Cysten, die für chirurgische Eingriffe nicht so gut zugänglich sind, ist die Prognose weniger günstig. Bei sekundären Echinococcencysten oder alveolären Cysten ist die Prognose immer ungünstig. Etwa 15% der Patienten mit einer Echinococcose können an der Krankheit selbst oder an einer ihrer Komplikationen sterben.

* s. Nature **206**, 408–409 (1965).

Infektionen durch Nematoden

(Rundwürmer)

Trichinose

Diagnostische Merkmale

- Muskelschmerzen und Druckempfindlichkeit der Muskeln, Fieber, periorbitales Ödem und Neigung zu Blutungen
- Übelkeit, Erbrechen, Krämpfe und Durchfälle
- In der Vorgeschichte Genuß von rohem oder ungenügend gekochtem Schweinefleisch
- Eosinophilie (bis zu 75%)
- Positiver Hauttest, bioptische Muskeluntersuchung, serologische Untersuchungen

Allgemeine Betrachtungen

Die Trichinose ist eine akute Infektion, die durch den Rundwurm Trichinella spiralis hervorgerufen wird. Obwohl dieser Wurm in der ganzen Welt vorkommt, ist er aus Gründen der Ernährungsgewohnheiten in den gemäßigten Zonen ein größeres Problem als in den Tropen. Er ist der häufigste Parasit bei Schweinen, die mit Küchenabfällen gefüttert werden. Untersuchungen von Leichen in den USA haben ergeben, daß etwa 10 bis 20% der Bevölkerung sich mit Trichinen infiziert haben. Der Mensch erwirbt die Infektion, wenn er die eingekapselte Muskeltrichine mit rohem oder ungenügend gekochtem Schweinefleisch, Bärenfleisch oder Fleisch vom Walroß zu sich nimmt. Im Magen oder im Duodenum schlüpfen dann die Larven aus und wachsen rasch zu geschlechtsreifen Formen heran. Es kommt zur Befruchtung, und die weiblichen Würmer bohren sich in die Schleimhaut des Dünndarmes ein, wodurch mehr oder weniger schwere gastrointestinale Symptome in Abhängigkeit von der Zahl der Parasiten hervorgerufen werden. Das Weibchen setzt lebende Junge ab, die in die Blutbahn einwandern und in viele Teile des Körpers gelangen. Sie erreichen die quergestreifte Muskulatur, in der sie sich einkapseln und mehrere Jahre lebensfähig bleiben. Innerhalb eines Jahres pflegt die Verkalkung der Kapseln zu beginnen. Diejenigen Trichinenlarven, die die Muskeln nicht erreichen, werden unter Umständen zerstört. Erwachsene Würmer und Larven werden nur selten im Stuhl gefunden.

Klinische Befunde

A. Symptome: Das klinische Bild variiert beträchtlich. Die Schwere des Krankheitsbildes hängt von der Zahl der abgesetzten Larven, vom Gewebe, das befallen wird, und vom Allgemeinzustand des Patienten ab. So kann die akute Erkrankung leicht oder tödlich verlaufen. Falls gastrointestinale Erscheinungen vorkommen, so treten sie 2–3 Tage nach Genuß des infizierten Schweinefleisches auf. Diesen Reizsymptomen folgen einige Tage später als eine Manifestation der wandernden Trichinenlarven und der Muskelinvasion Fieber, Schüttelfröste, Muskelschmerzen und Druckempfindlichkeit, Beschwerden beim Schlucken und Sprechen, Blutungsneigung mit splitterartigen Hämorrhagien und periorbitales Ödem, Ödeme der abhängigen Partien, Urticaria, conjunctivale Blutungen und Blutungen in der Retina und Lichtscheu. Noch später treten entzündliche Reaktionen durch diejenigen Larven auf, die die quergestreifte Muskulatur nicht erreichen konnten. Dadurch können Meningitis, Encephalitis, Myokarditis, Pneumonie und Störungen der peripheren und der Gehirnnerven entstehen. Wenn der Patient überlebt, fällt das Fieber gewöhnlich in der 4. Woche ab, und die Genesung beginnt. Unklare Muskelschmerzen und allgemeines Unwohlsein können noch mehrere Monate bestehen bleiben.

B. Laborbefunde: In der 2. Woche nach Beginn der Symptome tritt eine Eosinophilie auf, die zu einem Maximum von 20 bis 75% in der dritten oder vierten Woche ansteigen kann. Sie fällt dann langsam wieder zu normalen Werten ab. Auf die intradermale Injektion von Trichinellaantigen kommt es zu Beginn der Krankheit (4. bis 7. Tag) zu einer Reaktion vom verzögerten Typ, die nach 12–24 Std abgelesen wird. Eine Sofortreaktion, die nach 5 min abgelesen wird, findet sich gewöhnlich von der dritten Krankheitswoche an. Der Hauttest kann bis zu 7 Jahre nach der Genesung positiv bleiben. Präcipitationsreaktion und Komplementbindungsreaktion werden in der 2. oder 3. Woche positiv. Der Präcipitationstest kann bis zu zwei Jahren, die Komplementbindungsreaktion bis zu neun Monaten positiv bleiben. Bei Stuhluntersuchungen werden nur selten erwachsene Würmer oder Larven gefunden, aber die Muskeltrichinen lassen sich durch Biopsie (Deltoides, Biceps, Gastrocnemius) in der 3. bis 4. Woche nachweisen. Während des akuten Zustandes kann das Röntgenbild des Thorax disseminierte oder lokalisierte Infiltrate zeigen.

Differentialdiagnose

Leichte Fälle und solche mit atypischen Symptomen sind oft schwer zu diagnostizieren. Wegen ihrer vielfältig wandelbaren Symptomatik ähnelt die Trichinose vielen anderen Krankheiten. (Eine Liste von 50 Krankheiten wurde zusammengetragen.) Mäßige bis schwere Infektionen mit einigen oder den meisten der typischen Symptome können jedoch im allgemeinen leicht diagnostiziert werden. Oft finden sich zur selben Zeit zahlreiche Patienten mit ähnlichen Krankheitszeichen, was schließlich der entscheidende Hinweis für die Diagnose sein kann. Ein Latex-Flockungstest ist für eine gelegentliche Anwendung im Laboratorium geeignet.

Komplikationen

Unter den wichtigeren Komplikationen sind sekundäre bakterielle Pneumonien, cerebrale Erscheinungen, Lungenembolie und Herzversagen zu nennen.

Behandlung

Die Behandlung ist lediglich symptomatisch. Schwere Fälle bedürfen der Krankenhausaufnahme und sorgfältiger Pflege. Corticotropin (ACTH) und die Corticosteroide können eine deutliche Erleichterung der akuten Symptome bewirken. Eine Herabsetzung der Zahl der eosinophilen Zellen, der Abfall des Fiebers und das Verschwinden der splitterartigen Hämorrhagien sowie eine allgemeine Besserung des Allgemeinzustandes des Patienten sind Hinweise auf eine Wirksamkeit der Therapie. Im akuten Stadium muß in den ersten 24 bis 48 Std mit relativ großen Dosen von jedem Medikament behandelt werden. Im subakuten Stadium soll die Therapie über mehrere Tage oder Wochen fortgesetzt werden, um Rückfällen vorzubeugen. Dabei sollten die Präparate in reduzierten Dosen gegeben werden, die gerade ausreichen, um die Symptome unter Kontrolle zu halten. Thiabendazol wurde bereits mit Erfolg angewendet, um bei der akuten Trichinose das schwere Krankheitsbild zu bessern. Weitere Versuche mit diesem Mittel sind empfehlenswert. 2–4 Tage lang müssen 25 mg/kg Körpergewicht zweimal täglich per os gegeben werden. Nebenwirkungen können vorkommen (siehe unten bei Strongyloidiasis). Über eine erfolgreiche kombinierte Behandlung mit Thiabendazol und Pyrviniumpamoat ist ebenfalls berichtet worden.

Prognose

Die Sterblichkeit der klinisch manifesten Trichinose beträgt in den USA etwa 5%. Der Tod kann bei einer massiven Infektion in 2–3 Wochen eintreten, meistens sterben die Patienten jedoch nach 4–8 Wochen an schweren Komplikationen wie Pneumonie oder Herzversagen.

Trichuriasis

(Trichocephaliasis)

Diagnostische Merkmale

- Die meisten Infektionen sind symptomlos. Schwere Infektionen können Leibschmerzen, aufgetriebenen Leib, Flatulenz und Durchfall verursachen
- Charakteristische faßförmige Eier im Stuhl

Allgemeine Betrachtungen

Trichuris trichiura ist ein auf der ganzen Welt verbreiteter Darmparasit, der besonders in tropischen und subtropischen Gebieten vorkommt. Die kleinen schlanken Würmer, die oft auch Peitschenwürmer genannt werden, heften sich an die Schleimhaut des Dickdarms, besonders des Coecums an. Symptome verursachen sie nur, wenn sie in sehr großer Anzahl vorhanden sind. Die Eier werden mit den Faecalien ausgeschieden und brauchen nach Erreichen des Bodens etwa 2–4 Wochen zur Entwicklung der Larven, d. h. bis zur Infektiosität. Die Infektion wird durch direkte Aufnahme der ausgereiften Eier in den Verdauungstrakt erworben.

Klinische Befunde

A. **Symptome:** Leichte und mäßige Infektionen rufen nur selten irgendwelche klinischen Symptome hervor. Schwere bis massive Infektionen können von einer Reihe klinischer Erscheinungen begleitet sein, die durch die Reizung der Darmschleimhaut bedingt sind. Die häufigsten sind Leibschmerzen, Tenesmen, Durchfall, aufgetriebener Leib, Flatulenz, Übelkeit, Erbrechen und Gewichtsverlust. Schwere Infektionen finden sich besonders oft bei unterernährten Kleinkindern. Eine Perforation der Darmwand mit Peritonitis und Rectalprolaps können vorkommen.

B. **Laborbefunde:** Wesentlich für die Diagnose ist der Nachweis der typischen Peitschenwurmeier im Stuhl. Eosinophilie (5 bis 20%) ist außer bei sehr leichtem Befall häufig. Eine hypochrome Anämie kann entstehen, wenn es bei schweren Infektionen zu Schleimhauterosionen und Ablösung der Darmschleimhaut kommt.

Behandlung

Asymptomatischer leichter oder mäßiger Befall kann unbehandelt bleiben. Bei schwereren Infektionen gibt man 50 ml 0,1%iges Hexylresorcin als Einlauf, der eine Stunde gehalten werden muß. Daran anschließend kann Thiabendazol 25 mg/kg Körpergewicht (maximal 1,5 g) oral zweimal täglich 2 Tage lang gegeben werden. Dithiazinjodid war zwar auch wirksam, aber zu toxisch und wurde deshalb in den USA aus dem Handel gezogen.

Ascariasis

Diagnostische Merkmale

- Pneumonie mit Fieber, Husten, blutigem Auswurf, Urticaria und Eosinophilie

- Unklare abdominale Beschwerden und Koliken
- Entzündliche Reaktionen in Organen und Geweben durch eingewanderte reife Würmer
- Charakteristische Eier im Stuhl, Larven im Sputum

Allgemeine Betrachtungen

Ascaris lumbricoides, ein großer Rundwurm, ist der häufigste der intestinalen Würmer des Menschen. Er ist weltweit verbreitet, obwohl er besser in warmen, feuchten Klimazonen gedeiht. In den gemäßigten Zonen kommt er im allgemeinen dort vor, wo der Stand der persönlichen Hygiene niedrig ist. Der reife Wurm lebt im Dünndarm. Nach der Befruchtung produzieren die Weibchen enorme Mengen von charakteristischen Eiern, die durch Fäkaldüngung auf den Boden gelangen. Unter geeigneten Bedingungen werden die Eier in 2–3 Wochen infektiös, sie enthalten dann eine lebensfähige Larve. Der Mensch infiziert sich, indem er die ausgereiften Eier mit fäkal verunreinigten Nahrungsmitteln und Getränken zu sich nimmt. Aus den Eiern schlüpfen im Dünndarm bewegliche Larven, die die Darmwand durchwandern und über die Mesenterialvenen und die Lymphbahnen in das rechte Herz gelangen. Vom Herz aus erreichen sie die Lunge, wo sie die Alveolarwände durchbrechen und entlang dem Bronchialbaum aufwärts bis in den Rachenraum aufsteigen. Über den Oesophagus wandern sie schließlich wieder zurück in den Dünndarm. Die Larven reifen heran, und die Eiproduktion durch die Weibchen beginnt etwa 60–75 Tage nach der Aufnahme der infektiösen Eier. Der große erwachsene Wurm, der etwa 20 bis 40 cm lang werden kann, lebt unter Umständen ein Jahr oder länger.

Klinische Befunde

A. Symptome: Durch die Wanderung der Larven nach dem Schlüpfen entstehen zunächst keine Symptome. Erst wenn sie die Lunge erreichen, schädigen sie die Capillar- und Alveolarwände, durch die sie ihren Weg erzwingen. Beachtliche Hämorrhagien können durch diese traumatische Schädigung entstehen. Eine Anhäufung von Leukocyten und serösem Exsudat in den Alveolen kann zu einer Infiltration führen. Gelegentlich entwickelt sich bei schweren Infektionen eine Pneumonie. Dabei kommt es zu Fieber, Husten, Haemoptyse, Rasselgeräuschen und anderen Zeichen einer lobulären Pneumonie. In diesem Stadium findet man gewöhnlich eine Eosinophilie, auch eine Urticaria ist nichts ungewöhnliches. Es ist anzunehmen, daß die Larven, nachdem sie die Lunge passiert haben, von ihrem normalen Wege abirren und sich im Gehirn, der Niere, im Auge, im Rückenmark oder in der Haut festsetzen können. Viele bizarre Symptome können durch einen solchen Organbefall entstehen.

Eine kleine Zahl erwachsener Würmer im Dünndarm verursacht keine Symptome. Bei schwerem Befall treten unklare abdominale Beschwerden und Koliken auf, besonders bei Kindern. Gelegentlich werden intakte Würmer ausgeschieden. Leichte allergische Erscheinungen wie Urticaria und Eosinophilie können während der intestinalen Phase des Wurmbefalls bestehen bleiben. Bei schweren Infektionen, und besonders wenn die Würmer durch Diätfehler oder bestimmte orale Medikation erregt werden, kann es zur Wanderung kommen. So werden z. B. erwachsene Würmer ausgehustet, erbrochen oder kriechen aus der Nase. Sie können außerdem in den Gallengang, in den Ductus pancreaticus, in den Appendix, in Divertikel oder anderswohin eindringen. Eine mechanische Verlegung der Gänge und Entzündungen sind die Folge. Große Massen von Würmern können als besonders schwere Schädigung einen Ileus oder sogar eine Darmwandperforation hervorrufen, z. B. bei gleichzeitigem Typhus abdominalis. Es ist wichtig, daß die Wurminfektion vor chirurgischen Eingriffen ausgeheilt ist, da die Würmer postoperativ Darmnähte durchbrechen können.

B. Laborbefunde: Die Diagnose hängt vom Nachweis der charakteristischen Eier in Stuhlproben ab. Gelegentlich wird sie auch durch einen spontan abgegangenen Wurm bei einer vorher nicht vermuteten Infektion gestellt. Während der intestinalen

Phase finden sich keine charakteristischen Veränderungen des Blutbildes. Hautteste sind für die Diagnose bedeutungslos. Während der Lungenwanderung kann eine Eosinophilie vorhanden sein, und mitunter werden Larven im Sputum gefunden.

Differentialdiagnose

Ascariasis muß von allergischen Erkrankungen unterschieden werden, wie z. B. Urticaria, Löffler'sches Syndrom und Asthma. Die bei der Ascariasis vorkommende Pneumonie ist anderen Pneumonieformen sehr ähnlich, besonders den Pneumonien bei der Hakenwurm- und der Strongyloidesinfektion. Durch Ascariden verursachte Pankreatitis, Appendicitis, Diverticulitis usw. dürfen nicht mit Entzündungen anderer Genese verwechselt werden.

Komplikationen und Folgeerscheinungen

Eine bakterielle Pneumonie kann sich auf die durch die Larvenwanderung hervorgerufene Lungenentzündung aufpfropfen. Während der Wanderung der Larven können die allergischen Symptome sehr schwer werden.

Behandlung

Manche Autoren vermuten, daß Sauerstoff im Magen oder rectal die Hypermotilität der Würmer reduziert.

Ascaris- und Hakenwurminfektionen sind oft gleichzeitig vorhanden. Man behandelt zuerst den Ascaridenbefall und anschließend die Hakenwürmer mit Bephenium gegen Ancylostoma und Tetrachloräthylen gegen Necator (s. unten).

A. Piperazin: Piperazin ist das Mittel der Wahl. Viele Sorten von Sirup oder Tabletten von Piperazincitrat oder -phosphat sind erhältlich. Gelegentlich verursacht es Kopfschmerzen, Schwindel und Sehstörungen. Gewöhnlich enthält 1,0 ml eines Sirups das Äquivalent von 100 mg Piperazinhexahydrat. Tabletten enthalten gewöhnlich 250 oder 500 mg. Die folgenden Tagesdosen können zu jeder Zeit ohne besondere Diät und ohne Abführen gegeben werden. Falls nötig, kann man die Kur nach einer Woche wiederholen:

Bis zu einem Körpergewicht		
von 15 kg	1,0 g	
15 – 25 kg	2,0 g	einmal täglich an zwei
25 – 50 kg	3,0 g	aufeinanderfolgenden
über 50 kg	3,5 g	Tagen

B. Thiabendazol: Dieses Mittel ist ebenso wirksam wie Piperazin, aber Nebenerscheinungen sind wahrscheinlich häufiger. Man gibt 25 mg/kg Körpergewicht oral zweimal täglich 2 Tage lang. Siehe unten bei Strongyloidiasis.

C. Hexylresorcin: Besonders bei schwerem Befall wird die Nahrung am Tage zuvor reduziert, am Abend kann ein leichtes Essen verabreicht werden. Dann darf keine Nahrung mehr aufgenommen werden, bis mindestens 5 Std nach der Gabe des Hexylresorcins vergangen sind. Vor und während der Behandlung besteht striktes Alkoholverbot. Hexylresorcin in Form von 5 Gelatinekapseln zu je 0,2 g (zusammen 1,0 g) wird am Morgen auf nüchternen Magen gegeben. Diese müssen als Ganzes geschluckt und dürfen keinesfalls gekaut werden. Dosierung für Kinder: Unter 6 Jahren 0,4 g, 6–8 Jahre 0,6 g, 8–12 Jahre 0,8 g. Zwei Stunden später gibt man 30 g Natriumsulfat in Wasser, um die Würmer aus dem Darm zu entfernen. Nach zwei weiteren Stunden kann, falls erforderlich, die Abführung wiederholt werden. Eine Woche später müssen an drei aufeinanderfolgenden Tagen Stuhlproben untersucht werden, um den Erfolg der Therapie festzustellen. Nach drei Tagen kann die Behandlung, wenn nötig, wiederholt werden.

D. Diäthylcarbamazincitrat: Man gibt 3–6 mg/kg Körpergewicht oral dreimal täglich für 7–11 Tage. In Form von Sirup, der 30 mg/ml des Wirkstoffes enthält, ist es für Kleinkinder empfehlenswert. Man gibt zunächst 12 mg/kg Körpergewicht einmal täglich für 4 Tage oder 6–10 mg/kg dreimal täglich für 7–10 Tage. Wenn das Präparat zur Eliminierung von Ascariden verwendet wird, ist Fasten vor der Behandlung und Abführen nach der Behandlung nicht notwendig.

Prognose

Auch eine schwere Infektion ist gewöhnlich nicht gefährlich, solange die Würmer an ihrem Standort verbleiben. Die vielfältigen Komplikationen rühren von den aufwandernden erwachsenen Würmern her. Hinzu kommt die Möglichkeit des Darmverschlusses. Daher soll Ascaridenbefall so früh wie möglich behandelt werden.

Strongyloidiasis

Diagnostische Merkmale

- Juckende Dermatitis an den Stellen des Durchbruches der Larven
- Krankheitsgefühl, Husten, Urticaria
- Kolikartige Leibschmerzen, Flatulenz, Durchfall wechselnd mit Verstopfung
- Eosinophilie, charakteristische Larven in frisch abgesetzten Stuhlproben

Allgemeine Betrachtungen

Die Strongyloidiasis wird durch den Rundwurm Strongyloides stercoralis hervorgerufen. Er ist in den tropischen und subtropischen Gebieten der Erde weit verbreitet. In den USA kommt er hauptsächlich in den südöstlichen Staaten vor. Der erwachsene weibliche Wurm bohrt sich in die Schleimhaut der Darmzotten ein und legt die Eier in das Gewebe ab. Am schwersten sind im allgemeinen das Duodenum und das Jejunum befallen. Aus den Eiern entwickeln sich die rhabditiformen Larven, die mit dem Stuhl ausgeschieden werden. Aus diesen entwickelt sich im Freien die infektiöse filariforme Larve. Diese Larven durchdringen die Haut des nächsten Opfers, gelangen in die Blutbahn und werden in die Lunge verschleppt, wo sie aus den Capillaren frei werden und von den Alveolen den Bronchialbaum bis zur Glottis aufsteigen. Sie werden dann verschluckt und in den Dünndarm transportiert, wo sie zu erwachsenen Würmern heranreifen. Die Zeit von der Penetration der Haut bis zur Eiablage durch die reifen Würmer beträgt ungefähr 4 Wochen. Die Lebensdauer eines erwachsenen Wurmes kann mehr als 5 Jahre betragen.

Eine Autoinfektion ist möglich, wenn die rhabditiformen Larven im verstopften Darm zurückgehalten werden oder eine fäkale Verunreinigung der perianalen Region vorhanden ist. Solche Infektionen kommen auch bei Durchfall vor. Die Autoinfektion ist für die Persistenz der Strongyloidiasis bei Personen verantwortlich, die die endemischen Gebiete längst verlassen haben.

Klinische Befunde

A. Symptome: Das klinische Bild ist nicht besonders kennzeichnend. Die Diagnose ist vom Nachweis der Larven im Stuhl abhängig. An den Stellen, an denen die Larven in die Haut eingedrungen sind, kann ein Erythem und eine feine papulöse, intensiv juckende Eruption vorhanden sein. Die Papeln können sich zu Bläschen entwickeln, die konfluieren und eine seröse Flüssigkeit absondern. Sie können auch hämorrhagisch werden. In schweren Fällen kann es gleichzeitig mit der Dermatitis zu einem allgemeinen Unwohlsein und Fieber kommen. Unklare Zeichen und Symptome während der Wanderung sind Unwohlsein, Appetitlosigkeit, Fieber und Husten. Urticaria ist nicht ungewöhnlich. Eine sekundäre bakterielle Pneumonie kann ausgelöst werden, wenn zahlreiche Larven durch die Lunge wandern. Den gastrointestinalen Symptomen geht eine symptomfreie Periode von wenigen Wochen voraus. Die häufigsten Beschwerden von seiten des Verdauungstraktes sind kolikartige Leibschmerzen sowie Durchfall, oft mit Verstopfung oder mit einer normalen Darmtätigkeit abwechselnd. Bei schweren Infektionen kann der Durchfall bestehen bleiben, oft begleitet von einer ständigen Müdigkeit, Übelkeit, Erbrechen, Flatulenz, Gewichtsverlust und Schwächung des Allgemeinzustandes.

B. Laborbefunde: Während der Larvenwanderung findet sich eine Eosinophilie von 10 bis 50% sowie eine Leukocytose bis zu 20 000/mm^3. Während des intestinalen Stadiums kann die Eosinophilie von normalen Werten bis zu 10% schwanken, jedoch ist die Zahl der weißen Blutkörperchen normal außer bei schweren akuten Fällen. In diesem Stadium kann eine leichte Anämie vorhanden sein. Die Diagnose basiert auf dem Nachweis der charakteristischen rhabditiformen Larven in frischen Stuhlproben. Eier werden im Stuhl nur selten gefunden, auch nicht bei schweren Durchfällen. Wenn keine

Larven in den Stuhlproben zu finden sind, kann die Anwendung der Duodenalsonde erforderlich werden, um die Diagnose zu bestätigen. Der Inhalt des Duodenums kann entweder direkt oder nach Konzentration mikroskopiert werden. Gelegentlich werden die Larven auch im Sputum oder im Urin gefunden. Eine Kultivierung der Stuhlproben kann nach 48 Std zur Entwicklung von Larven oder freilebenden erwachsenen Würmern führen. Serologische Teste oder Hautreaktionen sind ohne diagnostische Bedeutung.

Differentialdiagnose

Wegen der sehr variablen Symptome während der verschiedenen Stadien der Infektion kann die Diagnose schwierig sein. Während des Stadiums der Hautinvasion sind es vor allem das Hautjucken durch den Hakenwurm und die Hauterscheinungen durch Ancylostoma brasiliense, die den durch Strongyloides verursachten Hautsymptomen am meisten ähneln, insbesondere auch wegen der Lokalisation am Fußknöchel. Während der späteren Stadien müssen viele Ursachen einer flüchtigen Pneumonie, einer Urticaria und von gastrointestinalen Symptomen berücksichtigt werden. Sputum- und Stuhluntersuchungen können dazu verhelfen, andere Wurminfektionen auszuschließen, auf die wegen der Eosinophilie Verdacht besteht.

Komplikationen

Die Wanderung der Larven durch die Lungen kann eine bakterielle Pneumonie in Gang setzen. Hepatitis, Cholecystitis, Myokarditis, paralytischer Ileus und Meningitis können bei massiven Infektionen vorkommen. Eine gleichzeitige Hakenwurm- und Ascarisinfektion ist nicht selten.

Behandlung

Falls gleichzeitig ein Hakenwurm- und Ascarisbefall besteht, muß dieser zuerst behandelt werden, angeschlossen wird dann eine Kur gegen die Strongyloidiasis.

A. Thiabendazol: Dies ist das Mittel der Wahl. Man gibt 25 mg/kg Körpergewicht oral zweimal täglich für 2 Tage. Nebenwirkungen wie Kopfschmerzen, Schwächegefühl, Übelkeit, Erbrechen, Schwindel und herabgesetzte geistige Beweglichkeit sind sehr häufig und können ernst sein. Über Kristallbildung im Urin und Leukopenie ist schon berichtet worden.

B. Dithiazaninjodid ist ein toxisches Präparat, das in den USA aus dem Handel gezogen wurde. Es sollte ausschließlich bei sehr schweren und klinisch schwer verlaufenden Infektionen verwendet werden, und wenn überhaupt, muß der Patient nachträglich sorgfältig überwacht werden.

C. Stilbaziumjodid ist vielversprechend und kann in einer Dosierung von 4,0 g in aufgeteilten Gaben in 3–4 Tagen gegeben werden. Es färbt den Stuhl rot.

Prognose

Die Prognose ist günstig, außer bei massiven Infektionen, die gewöhnlich durch Autoinfektionen verursacht werden. Diese können zu einem therapierefraktären Durchfall, Schwächung des Allgemeinzustandes und den oben beschriebenen Komplikationen führen.

Enterobiasis

(Madenwurminfektion, Oxyuriasis)

Diagnostische Merkmale

- Perianaler Pruritus, meistens in der Nacht, verbunden mit Schlaflosigkeit und Ruhelosigkeit
- Unbestimmte gastrointestinale Symptome
- Erwachsene Würmer im Stuhl, Eier auf der Haut der Perianalgegend

Allgemeine Betrachtungen

Enterobius vermicularis, ein kurzer spindelförmiger Rundwurm, der oft auch Madenwurm genannt wird, ist weltweit verbreitet und in den USA ebenso wie in Mitteleuropa die häufigste Ursache einer Wurminfektion des Menschen. Dieser ist für den Parasit der einzige Wirt. Kinder sind viel häufiger befallen als Erwachsene. Die erwachsenen Würmer bewohnen das Coecum und die benachbarten Darmabschnitte, wobei sie mit dem Kopf leicht an die Darmschleimhaut angeheftet sind. Wenn das befruchtete

Weibchen gravid wird, wandert es abwärts in das Colon und nach außen, wo es im Bereich der perianalen Haut zahlreiche Eier ablegt. Die Weibchen sterben nach der Eiablage. In wenigen Stunden werden die Eier infektiös. Sie können dann übertragen werden, indem sie durch Inhalation, oder häufiger durch die verunreinigte Hand, verunreinigte Nahrung oder Getränke in den Mund gelangen. Die Eier sind gegen die im Haushalt verwendeten Desinfektionsmittel und Austrocknung resistent und können im Staub eine beachtliche Zeit infektiös bleiben. Eine Retroinfektion kann gelegentlich dadurch entstehen, daß die Larven bereits auf der perianalen Haut aus den Eiern schlüpfen und durch den Anus wieder in den Dickdarm einwandern. Wenn die infektiösen Eier geschluckt werden, schlüpfen die Larven im Duodenum und wandern zum Coecum hinab, wobei sie sich unterwegs zweimal häuten. Die Entwicklung vom verschluckten Ei bis zum reifen, Eier ablegenden Weibchen dauert ungefähr zwei Monate.

Klinische Befunde

A. Symptome: Das häufigste und wichtigste Symptom ist der perianale Pruritus, der besonders nachts auftritt. Dieser muß von einem ähnlichen Pruritus durch Pilzinfektionen, allergischen oder psychischen Störungen unterschieden werden. Schlaf- und Ruhelosigkeit, Enuresis und Reizbarkeit sind häufige Symptome besonders bei Kindern. Viele leichte gastrointestinale Symptome wie Leibschmerzen, Übelkeit, Erbrechen, Durchfall und Appetitlosigkeit wurden ebenfalls der Enterobiasis zugeschrieben, obwohl der Zusammenhang schwer zu beweisen ist. Es wurde behauptet, daß diese Symptome das Ergebnis der Schleimhautreizung durch die erwachsenen Würmer im Bereich des Coecums und der angrenzenden Darmabschnitte seien.

B. Laborbefunde: Außer einer mäßigen Eosinophilie (4–12%) ist das Blutbild normal. Die Diagnose ist abhängig vom Nachweis erwachsener Würmer im Stuhl oder Eier auf der perianalen Haut. Eier werden bei der Stuhluntersuchung nur selten gefunden. Die zuverlässigste diagnostische Technik ist folgende: Man drückt einen kurzen Cellophanklebestreifen auf die Haut des perianalen Bereiches und breitet ihn dann zur Untersuchung auf einem Objektträger aus. Durch drei solche Präparate, die an drei aufeinanderfolgenden Morgen vor dem Baden und vor der Defäkation angefertigt werden, kann die Diagnose bei 90% der Fälle bestätigt werden. 5 bis 7 solcher Untersuchungen sind nötig, um die Diagnose mit Sicherheit auszuschließen.

Komplikationen

Es ist schon behauptet worden, daß die Anwesenheit einer großen Zahl von Würmern im Coecum zur Appendicitis prädisponiere, jedoch ist dies bisher nicht schlüssig bewiesen worden. Weibliche Würmer wandern gelegentlich in die Vagina ein und können in den Uterus und die Tuben gelangen, wo sie sich einkapseln.

Behandlung

A. Allgemeine Maßnahmen: Es müssen alle infizierten Familienmitglieder und sonstige Personen, die mit der Familie engen Kontakt haben, gleichzeitig behandelt werden, da Reinfektionen durch Kontakt mit nicht behandelten Personen häufig sind. Von besonderer Wichtigkeit ist die Belehrung über ein entsprechendes hygienisches Verhalten wie z. B. sorgfältiges Händewaschen mit Wasser und Seife nach der Defaekation und vor den Mahlzeiten. Die Fingernägel müssen kurz und sauber gehalten werden. Der Patient darf an den befallenen Körperstellen nicht kratzen und seine Finger nicht in den Mund bringen. Nach der Defaekation sollte die Analgegend mit Carbol-Petroleum abgerieben werden. Sie muß morgens mit Wasser und Seife gewaschen werden. Die Toilettensitze müssen täglich mit Wasser und Seife abgeschrubbt werden. Bettwäsche wird zweimal wöchentlich abgezogen und gekocht. Pyjamas und Schlafanzüge sind so zu tragen, daß in der Nacht während des Schlafes die Analregion mit den Händen nicht berührt werden kann. Die Temperatur des Schlafzimmers sollte jeden Tag für eine Stunde so hoch wie möglich gebracht werden. Anschließend muß eine gründliche Durchlüftung erfolgen.

B. Spezifische Maßnahmen: (In der Reihenfolge ihrer Wirksamkeit):

1. *Piperazincitrat,* erhältlich als Sirup, der 100 mg/ml enthält oder als Tabletten von 250 oder 500 mg. Die Dosierung für eine Kur von 8 Tagen ist folgende:
Bis zu 7 kg Körpergewicht
250 mg täglich
7–15 kg Körpergewicht
250 mg zweimal täglich
15–30 kg Körpergewicht
500 mg zweimal täglich
über 30 kg Körpergewicht
1,0 g zweimal täglich

2. *Pyrvinium-pamoat* in Sirup als Einzeldosis von 5 mg/kg Körpergewicht (Maximaldosis 0,25 g), was nach 2 Wochen wiederholt werden kann. Es kann Übelkeit und Erbrechen verursachen und färbt den Stuhl rot.

3. *Thiabendazol:* Man gibt 25 mg/kg Körpergewicht zweimal täglich einen Tag und wiederholt dies nach einer Woche (s. oben bei Strongyloidiasis).

4. *Stilbaziumjodid:* als Base in einer Einzeldosis von 10–15 mg/kg Körpergewitcht in Kapseln, die erst im Darm aufgelöst werden. Die Stühle werden rot gefärbt.

5. *Methylrosanilinchlorid* (als Tabletten, die sich nach 4 Std im Darm auflösen) 2 mg/kg Körpergewicht in drei aufgeteilten Dosen vor dem Essen. Dies gibt man 8–10 Tage und wiederholt die Kur nach einer Pause von einer Woche.

Prognose

Obwohl der Madenwurmbefall lästig ist, verläuft er doch gutartig. Eine Kur mit einem der zahlreichen wirksamen Mittel ist leicht durchführbar, aber die Reinfektion ist in vielen Haushalten das Hauptproblem. Daher sind die oben erwähnten allgemeinen Maßnahmen äußerst wichtig.

Hakenwurmkrankheit

Diagnostische Merkmale

- Mattigkeit, Müdigkeit, Blässe, Herzklopfen, Dyspnoe begleitet von einer hypochromen mikrocytären Anämie
- Durchfall, Flatulenz, abdominale Beschwerden, Gewichtsverlust
- Flüchtige Hustenanfälle mit Halsschmerzen und blutigem Sputum
- Juckende erythematöse, maculopapulöse oder vesiculöse Dermatitis
- Typische Eier im Stuhl, positive Guajacprobe im Stuhl

Allgemeine Betrachtungen

Die Hakenwurmkrankheit, die in den Tropen und den Subtropen weit verbreitet ist, wird durch Ancylostoma duodenale und Necator americanus hervorgerufen. In der westlichen Hemisphäre ist Necator die vorherrschende Art. Die erwachsenen Würmer, die ungefähr 1 cm lang sind, heften sich selbst an die Schleimhaut des Dünndarmes an, wo sie Blut und Schleimsubstanzen saugen. Die Symptomatologie und Pathologie entsprechen der Zahl der Würmer, mit denen der Patient befallen ist. Mindestens 100 Würmer sind notwendig, um eine Anämie und andere Symptome bei Erwachsenen zu verursachen. Die von den Weibchen abgelegten Eier werden mit dem Stuhl ausgeschieden, die in feuchtwarmen Boden gelangen müssen, damit sich die Larven entwickeln können. Die infektiösen Larven bleiben im Boden, bis sie mit der menschlichen Haut in Berührung kommen. Nachdem sie durch die Haut in den Körper eingedrungen sind, wandern die Larven durch die Lungen und erreichen eventuell den Dünndarm, wo die endgültige Entwicklung zum erwachsenen Wurm stattfindet.

Klinische Befunde

A. Symptome: Hautjucken ist die erste Manifestation der Hakenwurminfektion. Dabei handelt es sich um eine erythematöse Dermatitis, die entweder maculopapulös oder vesiculös ist und durch die Invasion infektiöser Larven bedingt ist. In diesem Stadium müssen eine Infektion mit Strongyloides oder Hauterscheinungen („creeping eruption") durch nichthumane Hakenwurmlarven differentialdiagnostisch in Erwägung gezogen werden (s. S. 1111). Das Ausmaß der Dermatitis hängt von der Zahl der eingedrungenen Larven sowie der Empfindlichkeit des Wirtes ab. Die pulmonale Phase der Krankheit stellt eine flüchtige Reaktion auf die Wanderung der Larven durch die

Lunge dar. Blutiges Sputum und Husten sind Ausdruck eines Schadens, der durch den Einbruch der Larven in die Alveolen verursacht wird. Zwei oder mehr Wochen nach der Hautinvasion und in Abhängigkeit von der Zahl der Würmer kommt es zu abdominalen Beschwerden, Flatulenz, Durchfall und anderen Symptomen von seiten des Verdauungstraktes, da zu dieser Zeit die Würmer sich an die Schleimhaut anheften. Eine Anämie hängt von der Zahl der Würmer ab, mehr als 500 Würmer sind notwendig, um eine schwere Anämie zu erzeugen. Der Allgemeinzustand und Ernährungszustand des Patienten wird auch von der Schwere der Anämie beeinflußt.

B. Laborbefunde: Die Diagnose hängt letztlich vom Nachweis der charakteristischen Eier im Stuhl ab. Dieser ist oft durch die direkte mikroskopische Untersuchung des Stuhles möglich, doch ist es eine bessere Technik, den Stuhl auf Streifen von Filterpapier dick auszustreichen und dieses auf den Boden eines Reagenzglases zu bringen. Dann wird Wasser zugegeben, so daß eine Schicht klaren Wassers von etwa 1 cm übersteht. Bei Zimmertemperatur schlüpfen die Larven und wandern in das Wasser, wo sie identifiziert werden können. Gelegentlich werden die Larven auch im Stuhl oder im Sputum entdeckt. Der Stuhl enthält occultes Blut. Die Schwere der hypochromen und mikrocytären Anämie hängt von der Zahl der Würmer ab, die durch die Methode der Zählung der Eier geschätzt werden kann. Eine Eosinophilie ist besonders in den ersten Monaten der Infektion vorhanden.

Komplikationen

Die Hautläsionen können sekundär infiziert werden. Die allergischen Reaktionen sehr empfindlicher Patienten bei der Invasion und der Wanderung der Larven sind manchmal so schwer, daß eine Behandlung erforderlich wird. Bei schweren Anämien kann es zu einer kardialen Dekompensation kommen mit Ödem und Ascites sowie zu geistiger Zurückgebliebenheit, verzögertem Wachstum und gestörter Nierenfunktion.

Behandlung

A. Allgemeine Maßnahmen: Ob eine Behandlung notwendig ist, muß nach der Zahl der im Stuhl ausgeschiedenen Eier beurteilt werden. Ein leichter Befall erfordert keine Behandlung, besonders wenn er noch nach der Behandlung einer schweren Infektion vorhanden ist. Es ist oft unmöglich, die Würmer vollständig auszumerzen.

Für eine hochwertige eiweißreiche Kost sollte gesorgt werden, die von einer Eisenmedikation unterstützt wird. Eine gleichzeitige Ascariasis muß ausgeschlossen werden. Wenn eine Ascariasis besteht oder wenn die diagnostischen Möglichkeiten beschränkt sind, wird Piperazin oder Hexylresorcin in der Weise gegeben, wie dies bereits bei der Ascariasis beschrieben wurde (s. S. 1108). Tetrachloraethylen stimuliert die Aktivität der Ascariden, so daß dadurch ein Darmverschluß entstehen kann. Wenn nach einer Behandlung mit Hexylresorcin noch eine große Zahl von Hakenwürmern vorhanden ist, kann eine Woche nach der letzten Gabe Tetrachloraethylen gegeben werden.

B. Spezifische Maßnahmen:

1. *Tetrachloraethylen* ist das Mittel der Wahl bei Necator (aber siehe unten bei Bephenium). Zu beachten ist, daß die Unterernährung und die Anämie beseitigt sein müssen, bevor das Mittel gegeben wird. Tetrachloraethylen ist bei Alkoholismus, chronischen gastrointestinalen Beschwerden, schwerer Verstopfung, Lebererkrankungen und solchen Patienten, die einer Schwermetallbehandlung unterzogen werden, kontraindiziert.

Man gibt am Abend vor der Behandlung 30 g Magnesiumsulfat in Wasser oder 240 ml Magnesiumcitratlösung. Alkohol und fette Speisen nüssen 48 Std vor der Behandlung vermieden werden. Der Patient kann ein leichtes Abendessen zu sich nehmen. Dann sollte bis nach der Behandlung und dem anschließenden Abführen nichts mehr gegessen werden. Von Tetrachloraethylen werden 0,12 ml/kg Körpergewicht, im ganzen jedoch nicht mehr als 5,0 ml in Gelatinekapseln, die 1,0 ml enthalten, morgens auf nüchternen Magen gegeben. Anschließend saline Abführmittel zu verabreichen, kann nicht mehr empfohlen werden. Der Stuhl wird eine Woche später an drei aufeinanderfolgenden Tagen untersucht, um den Erfolg der Therapie zu kontrollieren. Wenn der Stuhl noch positiv ist, kann die Behandlung nach 2 Wochen wiederholt werden. Eisensulfat 0,2 bis 0,3 g dreimal täglich nach den Mahlzeiten ist zur Behandlung der Anämie angezeigt.

2. *Bepheniumhydroxynaphthoat* ist verhältnismäßig wenig toxisch, das Mittel der Wahl bei Ancylostoma und geeignet für eine Massentherapie von Kindern. Es sollte bevorzugt bei schwer geschwächten Kindern angewendet werden, allerdings kann es Übelkeit und Erbrechen hervorrufen. Die bitteren Granula sollten mit einem Geschmackskorrigens überzogen werden. Bei Ancylostoma werden 5 g oral zweimal täglich an einem Tag gegeben. Dies kann nach wenigen Tagen, falls nötig, wiederholt werden. Kindern, die weniger als 22 kg wiegen, gibt man die halbe Dosis. Bei Necator kann dieselbe Menge drei Tage lang gegeben werden, wodurch sich die Menge der Würmer auf ein akzeptables Maß reduzieren läßt. Nach der Behandlung *nicht* abführen.

3. *Hexylresorcin* kann verwendet werden, wenn Tetrachloraethylen kontraindiziert, unwirksam oder nicht erhältlich ist. Es sollte an drei aufeinanderfolgenden Morgen gegeben werden (siehe oben bei Ascariasis).

Prognose

Wenn die Krankheit erkannt wird, bevor ernstere sekundäre Komplikationen auftreten, ist die Prognose günstig. Mit Eisentherapie, verbesserter Ernährung und Verabfolgung eines Anthelminthicums ist eine vollständige Ausheilung die Regel. Wenn nur noch wenige Eier im Stuhl vorhanden bleiben und sonst keine Symptome und keine Anämie mehr festzustellen sind, ist eine Wiederholung der Behandlung nicht notwendig.

Viscerale Larva migrans

Es handelt sich um eine Infektion mit den Larven der Hunde- oder Katzenascariden, Toxocara canis und T. cati, vor allem bei Kindern nach Aufnahme verschmutzter Nahrung. Die Larve, die in dem abnormalen Wirt nicht reifen kann, wandert durch den Körper und läßt sich in den verschiedensten Organen nieder, besonders in der Lunge, der Leber oder im Gehirn. Da die Krankheit nur schwer zu diagnostizieren ist, kennt man ihre Verbreitung nicht, vermutlich ist sie aber weltweit verbreitet.

Fieber, Husten, Lebervergrößerung und Symptome von seiten des Nervensystems sind die häufigsten klinischen Befunde. Zahlreiche andere Symptome können jedoch dann verursacht werden, wenn Herz, Augen oder Nieren befallen sind. Viele Infektionen sind asymptomatisch. Eosinophilenzahlen von 30–80% und eine Leukocytose sind häufig vorhanden. Wenn die Leber stark befallen ist, kommt es zur Hyperglobulinämie.

Es gibt keine spezifische Behandlung, aber Thiabendazol kann versucht werden. Cortison, Antibiotica, Antihistaminica und Analgetica sind mitunter erforderlich, um für eine Linderung der Symptome zu sorgen. Die Erscheinungen können monatelang bestehen bleiben, die endgültige Prognose ist jedoch im allgemeinen gut.

Intestinale Capillariasis

Über einige tödlich verlaufende Fälle menschlicher Infektion mit dem Leberparasit Capillaria hepatica ist schon in der Vergangenheit berichtet worden, aber das Syndrom der intestinalen Capillariasis, das neuerdings aus den nördlichen Philippinen bekannt geworden ist, stellt ein neues klinisches Krankheitsbild dar. Der Parasit, C. filippinensis wird in der Schleimhaut des Dünndarmes, besonders des Jejunums gefunden. Die Infektion verursacht einen unbehandelbaren Durchfall und viele Fälle enden tödlich. Insgesamt wurden seit 1965 mindestens 127 Fälle, von denen 77 tödlich ausgingen, beobachtet. Stoffwechselstörungen sind Merkmale der Krankheit. Erwachsene Nematoden und Eier können im Stuhl nachgewiesen werden. Thiabendazol und Dithiazanin werden zur Zeit auf ihre Eignung zur Therapie geprüft.

Filariasis

Diagnostische Merkmale

- Wiederkehrende Anfälle in unregelmäßigen Abständen von Lymphangitis, Lymphadenitis, Fieber, Orchitis
- Hydrocele, Chylurie, Elephantiasis der Beine, Arme, der Genitalien oder der Brüste
- Charakteristische Mikrofilarien im Blut
- Eosinophilie, positiver Hauttest oder Komplementbindungsreaktion

Allgemeine Betrachtungen

Die Filariasis wird durch einen der zwei Nematoden Wuchereria bancrofti und Brugia malayi verursacht. Die infektiösen Larven von B. malayi werden in Südindien, Ceylon, Südchina und Südostasien auf den Menschen durch bestimmte Stechmücken aus den Gattungen Mansonia und Anopheles übertragen. W. bancrofti, die in den tropischen und subtropischen Gebieten beider Hemisphären weit verbreitet ist, wird durch bestimmte Aedes- und Culexarten auf den Menschen übertragen. Während einer Periode von mehreren Monaten reifen die Parasiten in den oder in der Nähe der oberflächlichen oder tiefen Lymphbahnen oder Lymphknoten zu erwachsenen Würmern heran. Diese produzieren eine große Zahl beweglicher Larven (Mikrofilarien), die im peripheren Blut erscheinen. Die Mikrofilarien von W. bancrofti werden hauptsächlich nachts im Blut gefunden (nächtliche Periodizität) außer bei einer Varietät mit nicht periodischem Cyclus, die im Südpazifik vorkommt. Die Mikrofilarien von B. malayi zeigen ebenfalls gewöhnlich einen nächtlichen Cyclus, doch oft nur einen halbperiodischen, d. h. die Mikrofilarien sind den ganzen Tag im Blut zu finden, jedoch mit einem geringen nächtlichen Anstieg. Während der Mensch der einzige Wirt für W. bancrofti ist, können Katzen, Affen und andere Tiere B. malayi beherbergen. Zahlreiche andere Species der Filarien können den Menschen infizieren, ohne daß irgendwelche besonderen Symptome auftreten. Die Mikrofilarien von zwei dieser Arten, Tetrapetalonema perstans (afrikanische und südamerikanische Tropen) und Mansonella ozzardi (Westindien und Südamerika) kommen im Blut vor und müssen von den pathogenen Species unterschieden werden. Außerdem liegen einige Berichte über zufällige Infektionen des Menschen mit Filarien der Gattung Dirofilaria vor, die jedoch meistens ohne weitere Folgen blieben.

Klinische Befunde

A. Symptome: Die ersten klinischen Erscheinungen sind durch die Entzündung bedingt, die späteren Symptome beruhen auf dem Verschluß der Lymphbahnen. Fieberzustände mit oder ohne Entzündung der Lymphbahnen und Lymphknoten kommen mit unregelmäßigen Abständen in typischen Frühfällen vor. Bei der Infektion mit B. malayi ist eine persistierende Lymphknotenvergrößerung häufig, doch findet sie sich auch in manchen Gegenden mit endemischer Verbreitung von W. bancrofti. Funiculitis und Orchitis sind häufig, und im Bereich der lymphatischen Entzündungen können sich Abscesse bilden. Mit solchen intermittierenden Episoden kann sich die Krankheit über Monate oder Jahre hinziehen, bevor die ersten Zeichen von Abflußstörungen erscheinen. Die Zahl und die Schwere dieser Anfälle sowie die Ausdehnung der späteren Veränderungen hängen in erster Linie von der Stärke der Infektion ab, die ihrerseits zur Länge des Aufenthaltes in einem endemisch verseuchten Gebiet in Beziehung steht. Verschlußsymptome als Folge einer Behinderung des normalen Lymphstromes sind Hydrocele, Lymphödem des Scrotums, lymphatische Varicen und Elephantiasis. Durch eine Ruptur überdehnter Lymphgefäße in den Harntrakt kann es zur Chylurie kommen. In den frühen Stadien der Elephantiasis ist das betroffene Gewebe ödematös und weich, später wird es durch die Hypertrophie der Haut und durch die Proliferation des Bindegewebes hart. Wenn die Schwellung zunimmt, oft bis zu einer enormen Größe, wird die Haut faltig und schrundig. Die Elephantiasis durch W. bancrofti befällt meistens die Beine und die Genitalien, weniger häufig die Arme und die Brüste. Bei Infektionen durch B. malayi sind meistens die Beine unterhalb des Knies und seltener die Genitalien von der Elephantiasis betroffen. Hydrocele und elephantoide Gewebsveränderungen bei Personen, die in Endemiegebieten leben, sind meist auf Filarien zurückzuführen. Eine Elephantiasis bei Personen, die sich nur kurze Zeit in einem Endemiegebiet aufgehalten haben, ist jedoch nur selten durch Filarien bedingt. Viele Infektionen verlaufen asymptomatisch und werden lediglich durch eine Blutuntersuchung entdeckt.

B. Laborbefunde: Eosinophilie (10–30%, höherer Wert bei B. malayi) findet sich meistens in den frühen Stadien. Wenn sich die Elephantiasis entwickelt, fällt die Zahl der Eosinophilen manchmal wieder zu normalen Werten ab. Die Mikrofilarien sind in den ersten 2–3 Jahren nach der Infektion selten im Blut zu finden, reichlich dagegen, wenn die Krankheit fortschreitet und wieder seltener, wenn sich die Obstruktionssymptome entwickelt haben. Die Laboratoriumsdiagnose erfordert gewöhnlich den Nachweis der Mikrofilarien, die von den nichtpathogenen Arten differenziert werden müssen. Sowohl bei Tag als auch bei Nacht müssen Blutproben untersucht werden. Die Diagnose kann auch auf den bioptischen Nachweis der erwachsenen Würmer gestützt werden, doch sollten die Proben zu dieser Untersuchung nur von den Lymphgefäßen an den Extremitäten entnommen werden. Die Entfernung von Lymphknoten kann den Abfluß aus dem befallenen Gebiet schädigen. Falls Mikrofilarien nicht gefunden werden können, sind Hauttest und Komplementbindungsreaktion einigermaßen ausreichend für die Diagnose, wobei die Hautteste zuverlässiger sind (nur 10% falsch positiv).

Differentialdiagnose

Die Diagnose der frühen Fieberperioden und Entzündungserscheinungen kann schwer sein, besonders wenn der Patient sich nicht mehr im Endemiegebiet befindet. Die Attacken von Lymphangitis, Adenitis und Fieber sind vorübergehend und die Mikrofilarien im Blut nur selten zu finden. Die Entzündung des Samenstranges durch die Filarien, die Orchitis und die Epididymitis läßt an eine Gonokkokeninfektion denken, es besteht aber in unkomplizierten Fällen keinerlei Ausfluß aus der Urethra. Die späteren Manifestationen, insbesondere die Elephantiasis kann mit einer Hernie, einer Milroy'schen Krankheit, mit der multiplen Lipomatosis, einem schweren Herzfehler mit Stauungserscheinungen, venöser Thrombose und anderen obstruierenden Prozessen der Lymphbahnen, die eine Elephantiasis der Extremitäten erzeugen, verwechselt werden. Die drei letztgenannten Krankheiten können leicht von einer Filariasis unterschieden werden. Multiple Lipome bilden massive, weiche und klumpige Geschwülste an den proximalen Teilen der Glieder. Dagegen beginnen die durch Filarien bedingten Schwellungen an den distalen Enden und werden hart, wenn sie sich vergrößern. Die Milroy'sche kongenitale Elephantiasis befällt gewöhnlich beide Beine unterhalb des Knies. Die Haut ist weich, es ist keine Eosinophilie vorhanden. Diese Patienten haben in den meisten Fällen niemals die Tropen besucht.

Behandlung

A. Allgemeine Maßnahmen: Während der fieberhaften und mit lokalen Entzündungsprozessen einhergehenden Perioden muß Bettruhe angeordnet werden. Zur Bekämpfung von Sekundärinfektionen, besonders von Abscessen über den entzündeten Lymphknoten sollten Antibiotica gegeben werden. Die Verpassung eines Suspensoriums ist eine wertvolle, die Beschwerden lindernde Maßnahme bei der Orchitis, Epididymitis und dem scrotalen Lymphödem. Leichte Ödeme einer Extremität können mit Ruhigstellung und Hochlagerung behandelt werden, wobei eine feste Bandage angelegt wird. Chylurie bedarf im allgemeinen keiner Behandlung außer Bettruhe.

B. Chirurgische Maßnahmen: Die chirurgische Entfernung eines elephantoiden Scrotums, einer Vulva oder von Brüsten ist relativ leicht, und die Ergebnisse sind im allgemeinen zufriedenstellend. Die chirurgische Behandlung der Elephantiasis der Gliedmaßen ist dagegen schwierig, und die Resultate sind oft enttäuschend. Eine Operation sollte nur versucht werden, wenn das geschwollene Glied den Patienten ernsthaft daran hindert, seinen Lebensunterhalt zu verdienen.

C. Spezifische Maßnahmen: Diaethylcarbamazin ist das Mittel der Wahl. Die übliche Dosierung beträgt 2–3 mg des Citrats auf 1 kg Körpergewicht oral dreimal täglich 14 (manchmal 21) Tage lang. Am ersten Tag sollte nur eine einzige Dosis gegeben werden, die weitere Medikation muß so eingestellt werden, daß allergische Reaktionen möglichst auf ein Minimum beschränkt bleiben, die oft am Anfang der Behandlung durch die abgetöteten Filarien verursacht werden. Das Mittel selber ist in den üblichen Dosen nicht toxisch. Die Mikrofilarien werden rasch zerstört, aber das Präparat hat auf erwachsene Würmer nur eine begrenzte Wirkung. Da Rückfälle durch Mikrofilarien oft noch 3–12 Monate nach der Behandlung auftreten, sind oft mehrere Kuren innerhalb von 1–2 Jahren notwendig, um die Infektion zu beherrschen. Der Hauptwert der Behandlung ist darin zu sehen, daß der Patient als Infektionsquelle ausgeschaltet wird. Eine medikamentöse Behandlung beeinflußt die fortgeschrittene Filariasis nicht signifikant.

Prognose

In leichten Fällen des Frühstadiums ist die Prognose günstig, wenn der Patient das Endemiegebiet verläßt oder in diesem Gebiet die Übertragungsmöglichkeit durch Bekämpfungsmaßnahmen (Mückenbekämpfung und Chemotherapie der menschlichen Träger) eingeschränkt wird. Die chirurgische Behandlung der genitalen Elephantiasis hat oft befriedigende Ergebnisse. Bei der schweren Elephantiasis der Gliedmaßen ist die Prognose weniger günstig.

Loiasis

Loiasis ist eine häufige und deutlich abgrenzbare Krankheit des tropischen Afrikas, die durch die Filaria Loa loa verursacht wird. Der Zwischenwirt aus der Gattung Chrysops (eine Bremsengattung), eine stechende Fliege, überträgt die Infektion vom Menschen oder Affen wieder auf den Menschen. Die infektiösen Larven, die durch den Biß der Fliege in die Blutbahn gebracht werden, entwickeln sich in ungefähr 12 Monaten zu erwachsenen Würmern. Die Wanderungen der erwachsenen Würmer durch das subcutane Gewebe verursachen die Krankheitserscheinungen der Loiasis, nicht die Mikrofilarien in der Blutbahn.

Viele infizierte Menschen bleiben symptomfrei, andere entwickeln schwere allergische Reaktionen gegen den Parasit und manchmal sogar sind geistige Verwirrungszustände vorhanden. Das erste sichere Zeichen der Krankheit ist das Auftreten der sogenannten Calabarschwellung (Kamerunbeule) oder die Wanderung des Wurmes im Bereich des Auges. Die Schwellungen sind flüchtig, gewöhnlich schmerzlos und stellen subcutane ödematöse Reaktionen dar, die oft einen Durchmesser von 5–10 cm erreichen. Die darüberliegende und die umgebende Haut ist oft gerötet, gereizt und juckt. Die Schwellung kann einige Zentimeter wandern, bevor sie wieder verschwindet, öfters bleibt sie jedoch mehrere Tage an derselben Stelle bestehen und geht dann wieder zurück. Diese Reaktion findet sich am häufigsten an den Händen, den Unterarmen und rund um das Auge, sie kann aber überall auftreten. Einige Patienten bemerken die Calabarschwellung in unregelmäßigen Abständen, andere zweimal die Woche. Die Wanderung des Wurmes um das Auge erzeugt ein Fremdkörpergefühl, oft mit beachtlichen Reizerscheinungen. Die wandernden Würmer sind manchmal irgendwo am Körper im subcutanen Gewebe zu sehen. Über generalisierte Urticaria, Ödem eines ganzen Gliedes, ausgedehnte Erytheme und allgemeinen Juckreiz bei manchen Patienten ist ebenfalls berichtet worden. Der erwachsene Wurm kann im Auge oder seltener unter der Haut entdeckt werden. Mikrofilarien werden in Blutausstrichen, die bei Tag angefertigt werden, gefunden (20–30% der Patienten). Komplementbindungsreaktionen und Hautteste sind oft nützliche diagnostische Hilfsmittel. Die Zahl der Eosinophilen ist erhöht, wobei sie zwischen 10% und 40% und mehr schwanken kann. Die chirurgische Entfernung des erwachsenen Wurmes ist manchmal möglich, aber die beste Behandlung ist die Chemotherapie mit Diaethylcarbamazin, einem verhältnismäßig wenig toxischen Mittel. Die optimale Dosierung beträgt 2 bis 3 mg/kg Körpergewicht dreimal täglich oral nach den Mahlzeiten 14 Tage lang. Da allergische Reaktionen (Fieber, Urticaria, Exantheme und Pruritus) zu Beginn der Behandlung häufig sind (wahrscheinlich als Folge der raschen Abtötung der Mikrofilarien), soll am ersten Tag nur eine Einzelgabe gegeben werden und die weitere Dosierung nach der Reaktion des Patienten geregelt werden. Eine Antihistamintherapie ist am Anfang der Kur oft nützlich. Mit Behandlung ist die Prognose gut. Ohne Behandlung ist die Loiasis beschwerlich und lästig, aber nur selten lebensbedrohend. Selten kommt eine tödlich ausgehende Encephalitis vor.

Onchocerciasis

Der Mensch und die Kriebelmücken der Gattung Simulium sind die natürlichen Wirte von Onchocerca volvulus, einer Filarie, die in vielen Teilen des tropischen Afrikas und in begrenzten Gebieten von Mittelamerika und des nördlichen Südamerikas einschließlich Südmexiko, dem Hochland von Guatemala und dem östlichen Venezuela gefunden wird. Die Mücke führt beim Biß die infektiöse Larve in den Körper ein, die sich langsam im cutanen und subcutanen Gewebe des Menschen entwickelt. Die Mücken werden dadurch infiziert, daß sie beim Blutsaugen die Mikrofilarien aufnehmen. Erwachsene Würmer können jahrelang leben, häufig in fibrösen Knoten, die sich um einen oder mehrere Parasiten entwickeln. Die beweglichen und wandernden Mikrofilarien können in der Haut, den subcutanen Geweben, den lymphatischen Organen, den Konjunktiven und anderen Teilen des Auges gefunden werden.

Klinische Befunde

A. Symptome: Die Intensität der Infektion bestimmt die Ausdehnung und Schwere des klinischen Krankheitsbildes. Nach einer Inkubationszeit von mehreren Monaten bis zu einem Jahr erscheinen bei etwa 40% der Patienten die Hautmanifestationen. Ein lokaler oder allgemeiner Juckreiz ist häufig, wodurch häufig Kratzeffekte zu sehen sind. Später können Pigmentveränderungen, Hautverdickungen und eine Lichenifikation auftreten. Manchmal sind erysipeloidartige und papulovesiculöse Ausschläge zu sehen. Die subcutanen Knoten entwickeln sich um die erwachsenen Würmer, folglich erscheinen sie erst in einem späteren Stadium der Infektion. Diese sind meist schmerzlos und bestehen aus fibrösem Gewebe. Sie umgeben einen oder mehrere lebende oder tote Würmer. Übliche Stellen sind Knochenvorsprünge im Bereich des Rumpfes, die Schenkel, Schultern, Arme und Kopf. Wenige Patienten haben mehr als 3–6 Knoten. Das häufigste Frühsymptom am Auge ist die superficiale punktierte Keratitis. Gefäßpannus, Iritis und Cyclitis sind schwerwiegende spätere Manifestationen. Zwar werden gewisse Veränderungen der Retina, atrophische Choroiditis und Opticusatrophie bei Patienten mit Onchocerciasis beobachtet, einige Autoren zweifeln jedoch daran, ob diese Schädigungen wirklich durch die Infektion hervorgerufen werden.

B. Laborbefunde: Eine Eosinophilie von 15–50% ist im allgemeinen vorhanden. Durch Punktion der Knoten können Eier und Mikrofilarien, durch Excision von Knoten können erwachsene Würmer nachgewiesen werden. Die Mikrofilarien werden nicht im Blut gefunden, doch können sie in Hautstückchen oder Stückchen aus den Conjunctiven oder abgeschabter Haut festgestellt werden. Das Hautstückchen kann dadurch gewonnen werden, daß die Haut mit einer Nadel etwas angehoben und dann unterhalb der Nadelspitze abgeschnitten wird. Blutfrei abgeschabte Haut erhält man, indem eine Hautfalte mit Daumen und Zeigefinger fest gepreßt und dann mit dem Rasiermesser von der Spitze der Hautfalte die Haut flach abgeschnitten wird. Die Diagnose aus einem Conjunctivalstückchen wird durch Vorbehandlung mit Cocain eher erleichtert als erschwert. Das Hautstückchen oder das abgeschabte Material wird in einem Tropfen physiologischer Kochsalzlösung unter einem Deckglas auf einem Objektträger untersucht. Solche Proben sollten an mehreren Stellen entnommen werden, insbesondere über allen Knochenvorsprüngen im Bereich der Schulterblätter, der Hüften und der Schenkel.

C. Spezialuntersuchungen: Bei der Onchocerciasis der Augen lassen sich durch die Spaltlampenuntersuchung viele Mikrofilarien in der vorderen Augenkammer feststellen. Die Komplementbindungsreaktion und Hautteste sind wegen der zahlreichen falsch positiven Reaktionen von zweifelhaftem Wert.

Komplikationen

Glaukom und Katarakte durch die Iritis und Cyclitis können Blindheit verursachen. Schädigungen des inneren Auges, wie sie auch bei Patienten mit Onchocerciasis beobachtet werden, können ebenfalls zur Blindheit führen.

Behandlung

A. Spezifische Maßnahmen

1. *Diaethylcarbamazin* ist meistens nicht toxisch und ziemlich wirksam. Man gibt 2–3 mg/kg Körpergewicht oral dreimal täglich für 14 bis 21 Tage. Um schwere allergische Reaktionen zu verhüten, die durch das schnelle Absterben der Mikrofilarien entstehen, wird die Behandlung zunächst mit kleinen Dosen begonnen, die innerhalb von 3–4 Tagen gesteigert werden. Wenn die Augen befallen sind, ist besondere Vorsicht geboten. Man beginnt dann mit einer täglichen Einzeldosis von 0,25 mg/kg Körpergewicht. Mit Antihistaminica lassen sich die allergischen Symptome beherrschen.

Eine Kur mit Diaethylcarbamazin kann bei etwa 40% der Patienten die Würmer ausrotten und die Progression in Grenzen halten. In den allermeisten Fällen sind jedoch 2–3 Kuren nötig.

2. *Suraminnatrium* ist wirksamer als Diaethylcarbamazin, wenn die Infektion mit einer Kur ausgemerzt werden soll, aber es hat den Nachteil, daß es unter Umständen nierentoxisch wirkt (Proteinurie, Cylinder, Erythrocyten). Nierenkrankheiten sind daher eine Kontraindikation. Erwachsenen wird 1,0 g in einer 10%igen Lösung in destilliertem Wasser intravenös alle 4 bis 7 Tage bis zu einer Gesamtmenge von 5 bis 10 g gegeben. Die Behandlung muß mit einer Testdosis von 0,2 g begonnen werden.

3. *Chirurgische Maßnahmen:* Die chirurgische Entfernung der Knoten heilt zwar die Krankheit nicht aus, aber sie kann viele erwachsene Würmer entfernen und ist besonders berechtigt, wenn die Knoten in unmittelbarer Nähe der Augen lokalisiert sind. Eine Entfernung der Knoten kann auch aus kosmetischen Gründen indiziert sein.

Prognose

Mit der Chemotherapie können alle Formen der Krankheit am Fortschreiten verhindert werden. Die Prognose ist nur für die Patienten ungünstig, die mit einer bereits fortgeschrittenen Onchocerciasis der Augen zum ersten Male zum Arzt kommen.

Dracunculose

(Medinawurm, Guineawurm, Dracontiasis)

Dracunculus medinensis ist ein parasitärer Nematode des Menschen, der in Nord- und Mittelafrika, in Südasien und im nordöstlichen Südamerika gefunden wird. Er kommt auch im Bereich der Karibischen See vor, wird aber in den USA nur bei importierten Fällen gesehen. Der Mensch infiziert sich durch Verschlucken von Wasser, das den infizierten Zwischenwirt, Krebse aus der Gattung Cyclops, enthält, die in den Tropen in Brunnen und Tümpeln häufig vorkommen. Die Larven werden im menschlichen Wirt aus den Krebsen frei und reifen im Bindegewebe heran. Nach der Befruchtung stirbt der männliche Wurm und der gravide weibliche Wurm, der über 1 m lang werden kann, bewegt sich zur Körperoberfläche hin. Der Kopf des Wurmes erreicht die Hautoberfläche, es entsteht eine Hautblase, die einreißt, und aus dem Uterus wird eine große Zahl von Larven entleert, und zwar jedesmal, wenn das Geschwür mit Wasser in Kontakt kommt. Der Ausstoß von Larven setzt sich intermittierend etwa drei Wochen fort, bis der Uterus leer ist. Der weibliche Wurm stirbt dann ab und wird entweder ausgestoßen oder resorbiert. Falls keine Sekundärinfektion eintritt, heilt die Ulceration nach 4 bis 6 Wochen aus.

Klinische Befunde

A. Symptome: Klinische Erscheinungen werden nur durch den weiblichen Wurm erzeugt. Multiple Infektionen kommen zwar vor, meistens handelt es sich jedoch um eine Infektion mit einem einzigen Wurm. Mehrere Stunden, bevor der Kopf an der Hautoberfläche erscheint, entwickelt sich an der Stelle, an der er auftauchen wird, ein lokales Erythem und Druckempfindlichkeit.

Allgemeinsymptome bei manchen Patienten können zu dieser Zeit auftreten, einschließlich Urticaria, allgemeiner Juckreiz, Übelkeit, Erbrechen und Dyspnoe. Wenn sich die Blase bildet und einreißt, verschwinden diese Symptome wieder. Das Gewebe um die Ulceration, die nach der Ruptur der Blase zurückbleibt, ist häufig induriert, gerötet und druckempfindlich. Da 90% der Läsionen an den Beinen oder Füßen erscheinen, muß der Patient seine Arbeit aufgeben und kann nicht mehr gehen. Nicht infizierte Geschwüre heilen in 4–6 Wochen aus, aber Sekundärinfektionen sind so häufig, daß der Verlauf oft verlängert ist.

Verkalkte Medinawürmer werden bei Personen in endemischen Gebieten bei Röntgenaufnahmen oft als Zufallsbefunde festgestellt.

B. Laborbefunde: Wenn der Wurm im Geschwür nicht sichtbar ist, kann die Diagnose unter Umständen durch die Entdekkung von Larven in der Flüssigkeit gestellt werden, die aus dem befeuchteten Ulcus ausgepreßt wird. Ein Hauttest steht zur Verfügung, doch ist seine diagnostische Bedeutung bisher nicht bestätigt worden. Eine Eosinophilie von ungefähr 10% findet sich oft während der Allgemeinsymptome bis zur Blasenbildung.

Komplikationen

Sekundärinfektionen sind die Regel. Sie können die Ursache eines Abscesses sein, der eventuell bis in die tieferen Gewebsschichten reicht. Infektionen der Knöchel- und Kniegelenke sind in manchen Gegenden eine häufige Komplikation, die zu Deformierungen führen kann. Wenn der Wurm bei der Entfernung abreißt, kommt es fast immer zu langwierigen Entzündungen, die zu Cellulitis, Absceßbildung oder Septicaemie führen.

Behandlung

A. Allgemeine Maßnahmen: Der Patient sollte Bettruhe einhalten, wobei die betroffenen Körperteile hochgelagert werden. Die Läsion muß sauber gehalten und die Sekundärinfektionen mit Antibiotica beherrscht werden. Mit feuchten Kompressen läßt sich die Ausstoßung der Larven aus dem Uterus beschleunigen, was 1–2 Tage dauern kann.

B. Spezifische Maßnahmen: Man gibt per os Niridazol 25 mg/kg täglich 7 Tage lang.

C. Chirurgische Entfernung: Es werden unter Lokalanaesthesie multiple Incisionen entlang dem Verlauf des Wurmes gemacht und der ganze Wurm sorgfältig und vorsichtig entfernt. Diese Methode hat den Vorteil, daß es schnell geht, jedoch den Nachteil, daß zur Lokalisierung des Wurmes eine Röntgendarstellung notwendig ist, wobei ein Kontrastmedium verwendet werden muß. Praeoperativ müssen Antihistaminica gegeben werden, um die allergischen Symptome zu beherrschen, die durch die Manipulation oder durch eine Ruptur des Wurmes entstehen können. Vor der Operation kann der Wurm durch Injektion von Quecksilberchlorid (Sublimat), Acriflavin oder Chloroform getötet werden, wahrscheinlich ist dies aber nicht nötig.

D. Entfernung durch Extraktion: Mit viel Geduld ist diese seit langer Zeit bewährte Methode sicher und wirkungsvoll, aber sie hat den Nachteil, daß sie viel Zeit in Anspruch nimmt. Wenn der Kopf des Wurmes erkannt ist, wird er mit einem Faden an einem Stab fixiert. Der Wurm wird dann langsam und behutsam um den Stab gewikkelt, immer nur ein wenig bei jedem Mal. Die Extraktion kann eine Woche oder länger dauern. Injektionen von Phenothiazin in Olivenöl in den Parasit sollen eine teilweise Ausstoßung des Wurmes bewirken und die Extraktion beschleunigen.

Larva migrans cutanea
(Hautmaulwurf, Creeping Eruption)

Der Hautmaulwurf oder der kriechende Ausschlag, der vorwiegend in den Tropen und den Subtropen vorkommt, wird durch die Larven des Hakenwurmes der Hunde und Katzen, Ancylostoma caninum und A. brasiliense, verursacht. Es ist eine häufige Infektion des Menschen im Südosten der USA, besonders dort, wo die Menschen mit einem feuchten, sandigen Boden (Strand, Sandhaufen für Kinder) Kontakt haben, der durch Faeces von Hunden oder Katzen verunreinigt ist. Die Larven können in jede Hautstelle eindringen, am häufigsten sind jedoch die Hände und Füße befallen. Die Larven bleiben in der Haut mehrere Wochen oder Monate aktiv, wobei sie sich langsam fortbewegen, allerdings nur selten mehr als 5 bis 10 cm von der Infektionsstelle. Unter Umständen sterben die Larven, auch wenn sie nicht durch die Behandlung abgetötet werden, und werden resorbiert.

Bald nach der Hautinvasion entstehen an der Eintrittsstelle kleine juckende erythemöse Papeln. Zwei oder drei Tage später , sobald die Larvenwanderung beginnt, bilden sich charakteristische serpiginöse Efflorescenzen. Diese intensiv juckenden Läsionen können mehrere Monate bestehen bleiben, und zwar solange die Larven ihre Wanderung fortsetzen. Der Parasit liegt üblicherweise ein wenig vor dem vorderen Ende des Hautausschlages. Bläschenbildung und Verschorfung kommen im allgemeinen in den späteren Stadien vor. Etwa 30% der Patienten zeigen eine flüchtige Infiltration der Lungen und Eosinophilie, was möglicherweise ein Zeichen der Larvenwanderung durch die Lunge ist. Im übrigen gibt es in den meisten Fällen keine sicheren Laboratoriumsbefunde.

Die frühen Stadien dürfen nicht mit der Hautaffektion durch den Hakenwurm, der Schistosoma-Dermatitis, der Hautreaktion auf die Larven von Strongyloides und Reaktionen auf einen Befall mit verschiedenen Fliegenlarven verwechselt werden. Wenn sich aber die serpiginösen Läsionen entwickeln, sollte die Diagnose nicht mehr schwierig sein. Einfache flüchtige Fälle bedürfen im allgemeinen keiner Behandlung. Um in schweren und hartnäckigen Fällen die Symptome zu bessern, müssen die Larven abgetötet werden. Eine Vereisung mit Chloraethyl an der Spitze der Hauteruption ist oft wirksam. Thiabendazol in einer Dosierung wie bei der Strongyloidiasis oder in einer Einzeldosis ist ein wirksames Präparat. Das Fortschreiten der Hautläsionen und der Juckreiz werden in 48 Std beendet. Andere Methoden sind lokale Injektionen von Chloroquin oder Chinacrin oder die Anwendung von Aethylacetat-Collodium auf einem weiten Hautbezirk um und vor der Larve. Eine Allgemeinbehandlung mit Diaethylcarbamazin in Dosen von 2 bis 4 mg/kg Körpergewicht bringt zwar Erleichterung, aber heilt die Infektion nicht aus. Antihistaminica sind zur Beherrschung des Juckreizes hilfreich, und Antibioticasalben können zur Behandlung von Sekundärinfektionen notwendig werden.

Wenn die Behandlung erfolglos ist, können die Symptome mehrere Monate bestehen bleiben. Abgesehen von Reinfektionen heilen sie schließlich doch sicher aus.

Das Larvenstadium (Spargana) mancher Bandwürmer kann Juckreiz, Druckempfindlichkeit und wandernde subcutane Knoten verursachen.

Gnathostomiasis

Gnathostomiasis ist eine Infektion durch den Nematoden Gnathostoma spinigerum, die nur in Ost- und Südasien gefunden wird. Hunde und Katzen sind die normalen Wirte, Krebse aus der Gattung Cyclops und Fische dienen als Zwischenwirte. Der Mensch wird gelegentlich durch den Genuß roher Fische infiziert. Im Menschen wandert der unreife Wurm kontinuierlich, bis er abstirbt oder entfernt wird.

Eine einzige wandernde subcutane Schwellung ist die häufigste klinische Manifestation. Die gewöhnlich schmerzlose Schwellung, die durch den wandernden Wurm verursacht wird, ist fest, sie juckt und variiert in ihrem Umfang. Sie kann irgendwo an der Körperoberfläche auftreten, bleibt an dieser Stelle Tage oder Wochen bestehen oder wandert kontinuierlich. Die inneren Organe, das Auge oder die Cervix können ebenfalls befallen sein. Gelegentlich ist der Wurm unter der Haut sichtbar.

Spontanpneumothorax, Fluor (Leukorrhoe), Hämaturie, Hämoptyse, Hustenanfälle und Pharynxoedem mit Dyspnoe sind als Komplikationen beschrieben worden.

Eine Eosinophilie begleitet die Infektion. Spezifische Hautteste können für die Diagnose eine Hilfe sein, bestätigt wird sie schließlich nur durch die Identifizierung des Wurmes. Die chirurgische Entfernung des Wurmes, wenn er direkt unter der Hautoberfläche erscheint, ist die einzige erfolgreiche Behandlung. Die Chemotherapie hat sich nicht als wirksam erwiesen, obwohl eine Besserung der Symptome ebenso wie bei der Filariasis durch Diaethylcarbamazin erzielt werden kann.

Die Prognose ist gewöhnlich gut. Jedoch können Komplikationen wie Pneumothorax oder das Pharynxoedem bei fehlender ärztlicher Versorgung gefährlich werden.

Angiostrongyliasis

Ein Nematode der Nagetiere, Angiostrongylus cantonensis wurde neuerdings als Ursache einer Meningoencephalitis erkannt, die in Hawaii und anderen pazifischen Inseln beschrieben wurde. Die Parasiten kommen auf dem Festland Südostasiens und auf vielen Inseln bei Ratten vor. Menschliche Infektionen entstehen durch Verschlucken roher Schnecken oder Süßwasserkrebse oder anderer wirbellosen Tiere, die die Larven beherbergen. Die Larve dringt im allgemeinen in das ZNS ein, wodurch die Zeichen und Symptome einer Meningoencephalitis entstehen wie Kopfschmerzen, Fieber, Paraesthesien sowie Nacken- und Rückensteife. Ein charakteristisches Merkmal ist die Pleocytose im Liquor, wobei sich reichlich eosinophile Zellen finden. Ein Fall einer Augeninfektion durch einen erwachsenen Angiostrongylus wurde aus Bangkok beschrieben.

Für einen intradermalen Test wurde aus Angiostrongylus ein Antigen gewonnen, eine negative Reaktion scheint einigermaßen zuverlässig den Parasiten als Ursache einer Meningitis auszuschließen.

Die Behandlung ist weitgehend symptomatisch, über Todesfälle wurde berichtet.

Infektionen durch Arthropoden

Myiasis

Myiasis bedeutet ein Befall mit den Larven verschiedener Species von Fliegen. Spezifische Myiasen, bei denen die Fliegenlarven parasitieren und sich nur im lebenden Fleisch entwickeln (Dasselfliege, Schmeißfliege) verursachen die schwersten Läsionen. Sie sind weitverbreitet (z. B. als Dasselfliege der Pferde, Rinder und Schafe), aber nur wenige Species sind in verschiedenen geographischen Gebieten besonders wichtig, z. B. die Fleischfliege Wohlfahrtia vigil im Norden der USA und dem angrenzenden Canada, in Europa W. magnifica (Anmerkung der Übers.). In Mexico und im tropischen Südamerika spielt die menschliche Dasselfliege (Dermatobia hominis) eine Rolle, welche wie die Tumbufliege in Afrika (Cordylobia anthropophaga) große beulenartige Schwellungen verursacht. Die wichtigsten Fliegenlarven des tropischen und subtropischen Amerika sind die von Callitroga hominivorax und Cochliomyia americana, welche das Gewebe mit erstaunlicher Schnelligkeit befallen. Bei den sogenannten halbspezifischen Myiasen entwickeln sich die Larven normalerweise in verdorbenem Fleisch, sie können aber Wunden und Hohlräume befallen. Bei der intestinalen oder accidentellen Myiasis werden die Eier oder die Larven verschluckt, oder die Eier werden an den Körperöffnungen abgelegt.

Nasale, orale sowie Augen- und Ohrenmyiasis entstehen durch das Eindringen der Larven von C. hominivorax, die in den warmen Teilen der westlichen Hemisphäre vorkommt, von Schmeißfliegen der alten Welt im Orient und in Äthiopien (Chrysomyia), der Schafdasselfliege (der weltweit verbreiteten Oestrus ovis) oder der Fleischfliege Wohlfahrtia magnifica, die von den mediterranen Gebieten bis in die UdSSR vorkommt. Andere Fliegenlarven können sekundär eindringen. Dabei kann es zu ausgedehnten Gewebszerstörungen kommen.

Die intestinale Myiasis ist weltweit verbreitet und wird durch verschiedene Species verursacht. Die meisten Fälle wurden in Indien beobachtet. Eine urogenitale Myiasis durch Einwanderung der Larven vieler Species in die Blase oder die Vagina ist selten.

Die klinischen Erscheinungen sind unspezifisch und müssen den fortschreitenden Entzündungsprozessen zugeschrieben werden, die oft mit erheblichen Reizerscheinungen der benachbarten Hohlorgane verbunden sind. Die gastrointestinalen Störungen können mit Erbrechen und Melaena einhergehen, wobei die Larven meistens mit den Faeces spontan ausgeschieden werden. Im Conjunctivalsack oder dem Tränengang, in der Nasenhöhle oder den Nebenhöhlen lassen sich die Larven durch geeignete Verfahren nachweisen. Die Larven können durch Spülungen besonders erfolgreich entfernt werden, wenn 5–10% Chloroform in Milch oder einem leichten pflanzlichen Öl für 30 min instilliert wird, am besten nach einer vorhergehenden Spülung. Diese Behandlung muß fortgesetzt werden, um eine Heilung in Gang zu bringen. Bei der intestinalen Myiasis beherbergen die Opfer oft auch noch eine oder mehrere Species von Würmern. Abführen und die Durchführung von Wurmkuren sollten den Befall mit Parasiten vermindern.

Myiasis der Augen

Ein Befall der Conjunctiven mit Fliegenlarven kommt in den Tropen häufig vor, ist aber in den USA (ebenso wie in Mitteleuropa) selten. Zahlreiche Fliegenspecies wurden schon als Ursache angeschuldigt. Die Larven dringen in den Conjunctivalsack ein und verursachen eine unsepzifische Entzündung. Wenn sie sich im Bereich des Auges und der Orbita ausbreiten, kann die Entzündung und die daraus entstehende Nekrose schwerwiegende Folgen haben. Der Inhalt der Orbita und die knöcherne Wand kann zerstört werden und eine Invasion in die Meningen erfolgen.

Starkes Jucken und Reizerscheinungen sind die Kardinalsymptome. Die Conjunctiva ist gerötet und wund. Zahlreiche lange weiße Larven sind besonders in den Fornices zu sehen.

Die Behandlung besteht aus einer mechanischen Entfernung der Larven nach Instillierung von Cocain, das auf sie lähmend wirkt. Wenn die Larven in geringer Zahl vorhanden sind und entfernt werden können, ist die Krankheit beendet. Wenn jedoch eine weitere Ausbreitung möglich ist, wird die Prognose sehr ungünstig, da die Larven Gewebe befallen, in dem jede Behandlungsmöglichkeit außer dem Versuch eines chirurgischen Eingriffes hinfällig ist. In solchen Fällen kommt es häufig zu einer Zerstörung der knöchernen Orbitalwand und ihres Inhalts.

Allgemeine Literatur

s. Kapitel 23 und 24

Schubert, R., Fischer, H.: Klinik parasitärer Erkrankungen. Darmstadt: Steinkopff 1959.

Vogel, H., Minning, W.: Wurmkrankheiten in: Handbuch der Inneren Medizin, 4. Aufl. Bd. I/2. Berlin–Göttingen–Heidelberg: Springer 1952.

Watson, J. M.: Medical Helminthology Baillière, London: Tindall and Cox 1960.

26. INFEKTIONSKRANKHEITEN: MYKOSEN*

Coccidioidomykose

Diagnostische Merkmale

- Grippeähnliche Erkrankung mit Abgeschlagenheit, Fieber, Rückenschmerzen, Kopfschmerzen und Husten
- Pleuraschmerz
- Gelenkschmerz und periartikuläre Schwellung der Knie und Fußknöchel
- Erythema nodosum oder Erythema multiforme
- Streuung (selten) kann zu Meningitis oder granulomatösen Veränderungen in einzelnen oder auch allen Organen führen
- Die Röntgenbefunde variieren stark. Vom Bild einer Pneumonie bis zu Kavernenbildungen kann alles vorkommen
- Ein positiver Hauttest und serologische Tests sind aufschlußreich
- Im Sputum oder in den Geweben sind Endosporen enthaltende Kugelgebilde nachweisbar

Allgemeine Betrachtungen

An die Coccidioidomykose sollte bei der Diagnostik jeder unklaren Erkrankung bei einem Patienten gedacht werden, der in einem endemischen Gebiet gelebt oder es besucht hat.

Zur Infektion kommt es durch Inhalation von Arthrosporen oder Mycelfragmenten von Coccidioides immitis, einem Pilz, der im Erdboden wasserarmer Regionen der südwestlichen USA, Mexikos und bestimmter Gebiete Zentral- und Südamerikas wächst.

Etwa 60% aller Infektionen verlaufen ohne klinische Erscheinungen und werden nicht erkannt, es sei denn durch die spätere Entdeckung eines positiven Coccidioidin-Hauttests. Bei den restlichen 40% können die Symptome sehr ausgeprägt sein und ärztliche Behandlung erfordern. Weniger als 1% zeigen Streuung, jedoch ist unter diesen Patienten die Mortalitätsrate hoch.

Klinische Befunde

A. Symptome: Die Symptome einer primären Coccidioidomykose treten bei etwa 40% aller Infizierten auf. Sie variieren von milden bis zu schweren, ja prostratierenden Formen und ähneln denen von Virus-, bakteriellen oder anderen Pilzinfektionen. Die Erkrankung beginnt (nach einer Inkubationszeit von 10–30 Tagen) gewöhnlich wie ein Infekt der Atemwege mit Fieber und gelegentlich mit Schüttelfrost. Ein Pleuraschmerz ist häufig und in der Regel sehr ausgeprägt. Muskelschmerzen, Rückenschmerzen und Kopfschmerzen können erheblich sein. Der Nasopharyngitis kann eine Bronchitis folgen, einhergehend mit trockenem oder leicht produktivem Husten. Schwäche und Appetitlosigkeit können sich zunehmend bemerkbar machen und zur Bettlägerigkeit führen. 1–2 Tage nach dem Auftreten der ersten Symptome kann ein morbilliformes Exanthem erscheinen.

Gelenkschmerz mit gleichzeitiger periartikulärer Anschwellung besonders der Knie- und Fußgelenke ist häufig. Ein Erythema nodosum kann 2–20 Tage nach Ausbruch der Krankheit auftauchen, ein Erythema multiforme tritt eventuell an den oberen Extremitäten, dem Kopf oder Thorax auf. Das Atemgeräusch kann besonders bei schwerkranken Patienten bronchialen Charakter annehmen. Bleibende pulmonale Schäden, von Kavernen und Abscessen bis zu knötchenartigen parenchymatösen Verdichtungen oder Bronchiektasen, treten in etwa 5% der diagnostizierten Fälle auf.

---

* Oberfl. Mykosen sind in Kapitel 4 abgehandelt worden.

Bei etwa 0,1% der weißen und 1% der farbigen Patienten gelingt es nicht, die Infektion durch C. immitis lokal zu halten oder einzudämmen. Die Symptomatik bei progressiver Coccidioidomykose hängt vom Ausgangspunkt der Streuung ab. Einige oder auch alle Organe können befallen sein. Die Lungenbefunde sind meistens stärker ausgeprägt mit Mediastinal- und Hiluslymphknotenschwellungen, Husten und zunehmendem Auswurf. Lungenabscesse können in den Pleuraraum durchbrechen und ein Empyem verursachen. Eine Ausweitung der Erkrankung auf Knochen und äußere Haut kann eintreten, auch eine Beteiligung von Myokard und Perikard ist nicht ungewöhnlich.

Knochenläsionen findet man oft an den Knochenvorsprüngen und an den Enden langer Knochen. Fuß-, Hand- und Ellenbogengelenke sind häufig befallen. In etwa 25% der Fälle mit Dissemination tritt eine Meningitis auf. Subcutane Abscesse und warzige Hautveränderungen sind vor allem bei fulminanten Fällen häufig. Lymphadenitis kann vorkommen und bis zu Vereiterung fortschreiten. Auch mediastinale und retroperitoneale Abscesse sind beobachtet worden.

B. Laborbefunde: Bei primärer Coccidioidomykose kann eine mäßige Leukocytose und Eosinophilie bestehen. Die Senkung ist erhöht und normalisiert sich in dem Maße, wie die Infektion abklingt. Wenn die Senkung gleichbleibt oder noch ansteigt, besteht die Gefahr eines weiteren Fortschreitens der Erkrankung.

Der Coccidioidin-Hauttest wird innerhalb von 1–2 Wochen nach dem Auftreten der ersten Symptome positiv. Präcipitationsantikörper treten bei den meisten symptomatischen Fällen auf, verschwinden aber nach 1–2 Monaten wieder. Komplementbindende Antikörper erscheinen später, halten sich aber länger. Eine anfängliche Eosinophilie von 15% und mehr, zusammen mit einem laufend ansteigenden Komplementbindungstiter, sind ein prognostisch schlechtes Zeichen. Ein ansteigender Komplementbindungstiter kann eine Streuung ankündigen, und zwar Wochen bevor sie sonst sichtbar wird. Im Liquor nachweisbare Antikörper sind pathognomonisch für eine coccidioidale Meningitis. Der Liquorbefund zeigt außerdem wachsende Zellzahlen mit Lymphocytose und Zuckerverminderung. In klinisch gewonnenem Untersuchungsmaterial können Sphärulen gefunden werden, die mit Endosporen gefüllt sind. Diese sollten wegen der Gefahr einer Laborinfektion nur von geschultem Fachpersonal unter Beachtung aller Sicherheitsvorkehrungen angezüchtet werden.

C. Röntgenbefunde: Die Röntgenbefunde variieren, jedoch sind unregelmäßige und noduläre Infiltrationen am häufigsten. Unter Umständen sind hiläre Lymphadenopathien sichtbar. Möglich sind auch primäre Pleuraergüsse, ferner dünnwandige Kavernen.

Komplikationen

Lungeninfiltrationen, die 6 oder mehr Wochen bestehen, sind verdächtig auf einen progressiven Krankheitsverlauf, besonders, wenn der Umfang der Herde zunimmt, Mediastinal- und Hiluslymphknoten sowie Kavernen sich vergrößern und Hämoptoe auftritt. Ein progressiver Verlauf kommt häufiger bei Negern, Filipinos und Mexikanern vor. Schwangere Frauen aller Rassen sind ebenfalls anfälliger für eine Streuung.

Behandlung

Bettruhe ist die wichtigste Maßnahme bei der primären Infektion. Sie sollte eingehalten werden bis zum vollständigen Rückgang des Fiebers, der Normalisierung der Senkung, dem Verschwinden oder der Stabilisierung des Röntgenbefundes und einem Absinken des Komplementbindungstiters. Diese Vorkehrungen sind ganz besonders wichtig für Patientengruppen, bei denen die Streuungsrate hoch ist. Die symptomatische Behandlung erfolgt je nach Bedarf.

Für Patienten mit Dissemination gibt es keine spezifische Therapie. Amphotericin B hat sich bei einigen Patienten als wirksam erwiesen und sollte versucht werden. Das Präparat wird als Suspension in 500 ml 5%iger wäßriger (nicht salzhaltiger) Dextroselösung intravenös in einem Zeitraum von 6 Std gegeben. Die Erwachsenendosis beträgt 0,5–1 mg/kg. Da das Präparat jedoch toxische Eigenschaften hat, einschließlich nierentoxischer Wirkung, sollte die Therapie mit 1 mg/Tag beginnen und um 5 mg gesteigert werden, bis eine Dosis von 20 mg/Tag erreicht ist. Diese Dosis halte man aufrecht; sie sollte bei schlechter Verträglichkeit herabgesetzt, bei zu geringer Besserung der klinischen Symptome noch gesteigert werden.

Da die intravenöse Amphotericin B-Behandlung technische Schwierigkeiten bereitet, schone man möglichst die Venen durch Anwendung feiner Nadeln, Auswahl peripherer Venen (Hände, Unterarme) und Zugabe von 10–20 mg Heparin/500 ml, um die Gefahr einer Phlebitis zu mindern. Eine Praemedikation mit Aspirin®, Diphenylhydramin, Chlorpromazin und Hydrocortisonsuccinat intravenös reduziert bei manchen Patienten die Nebenwirkungen des Präparates. Die Therapie sollte über 1–2 Monate fortgesetzt werden; bei Auftreten toxischer Reaktionen wird eine Verabreichung an jedem zweiten Tag im allgemeinen gut vertragen.

Die beste Kontrolle über die Nierenfunktion hat man mit dem Kreatininclearancetest. Er wird vor Beginn und einmal wöchentlich während der Behandlung durchgeführt. Man bestimme den Rest-N in regelmäßigen Abständen. Thoraxchirurgisches Vorgehen ist bei sehr großen, infizierten oder rupturierten Kavernen indiziert. Eine chirurgische Entleerung ist bei subcutanen Abscessen von Nutzen. Zur Beseitigung eines Focus oder des Ausgangsortes einer Sphärulenvermehrung ist die chirurgische Excision indiziert. 3–4 Wochen vor und nach dem chirurgischen Eingriff sollte Amphotericin B verabreicht werden.

Prognose

Die Prognose ist gut, aber zurückbleibende Lungenkavernen können Komplikationen bringen. Knötchen- und Höhlenbildung sowie Fibrosierung können in seltenen Fällen nach einer langen Periode der Stabilität oder Rückbildung weiter fortschreiten. Bevor Amphotericin B zur Verfügung stand, war die Prognose der disseminierten Coccidioidomykose schlecht, die Mortalität lag bei nahezu 50%.

Histoplasmose

Diagnostische Merkmale

- Von Symptomlosigkeit bis zu ausgeprägten Symptomen am Respirationstrakt mit Krankheitsgefühl, Fieber, Husten und Brustschmerzen
- Ulcerationen des Naso- und Oropharynx
- Hepatomegalie, Splenomegalie und Lymphadenopathie
- Anaemie und Leukopenie
- Durchfall bei Kindern
- Positiver Hauttest; positive serologische Befunde; kleine Sproßpilzzellen, die man in reticuloendothelialen Zellen findet; die Kultur sichert die Diagnose

Allgemeine Betrachtungen

Die Histoplasmose wird durch Histoplasma capsulatum hervorgerufen, einen Pilz, der in den endemischen Gebieten (zentrale und östliche USA, Ostcanada, Mexiko, Zentralamerika, Südamerika, Afrika und Ostasien) aus dem Erdboden isoliert wurde. Sehr wahrscheinlich kommt es zur Infektion durch das Einatmen von Sporen oder Mycelfragmenten. Diese verwandeln sich in kleine Sproßzellen, die in der Lunge von phagocytierenden Zellen aufgenommen werden. Die Mikroorganismen vermehren sich und können mit dem Blut in andere Teile des Körpers getragen werden.

Klinische Befunde

A. Symptome: Die meisten Fälle von Histoplasmose sind symptomfrei oder harmlos und werden deshalb nicht erkannt. Eine frühere Infektion läßt sich an der Ausbildung eines positiven Histoplasmin-Hauttests und gelegentlich an Lungen- und Milzverkalkungen feststellen. Symptomatische Infektionen können leichte grippeähnliche Bilder zeigen, die 1–4 Tage andauern. Anzeichen und Merkmale eines Lungenbefalls fehlen meistens, sogar bei Patienten, die später im Röntgenbild Verkalkungszonen aufweisen. Mittelschwere Infektionen werden häufig als atypische Pneumonien diagnostiziert. Diese Patienten haben 5–15 Tage Fieber, Husten und geringe Brustschmerzen. Die physikalische Untersuchung gibt gewöhnlich keine Hinweise. Röntgenbefunde sind unterschiedlich und unspezifisch.

Die schweren Infektionen hat man in drei Gruppen unterteilt:

1. Die akute Histoplasmose tritt häufig epidemisch auf. Sie ist eine ernste Erkrankung mit erheblicher Entkräftung, Fieber und gelegentlich Thoraxschmerzen, aber ohne spezielle Lungensymptome, sogar dann, wenn das Röntgenbild eine schwere disseminierte Pneumonie zeigt. Die Krankheit kann von einer Woche bis zu 6 Monaten dauern, es kommt fast nie zu einem tödlichen Ausgang.

2. Die akute progressive Histoplasmose verläuft in der Regel innerhalb von 6 Wochen, oder auch weniger, tödlich. Die Symptome bestehen in Fieber, Dyspnoe, Husten, Gewichtsabnahme und Entkräftung. Bei Kindern kommt meist Durchfall als weiteres Symptom hinzu. Gewöhnlich treten Ulcerationen der Rachenschleimhaut auf. Leber und Milz sind so gut wie immer vergrößert, sämtliche Organe des Körpers sind befallen.

3. Die chronische progressive Histoplasmose kann jahrelang andauern. Sie wird gewöhnlich bei älteren Patienten beobachtet, bei denen sie gelegentlich mit Tuberkulose verwechselt wurde. Die Lungen zeigen chronisch-progressive Veränderungen, oft mit Kavernenbildung. Die Erkrankung ähnelt sehr der chronischen Tuberkulose, und gelegentlich haben Patienten beide Krankheiten. Die chronische Histoplasmose scheint anfangs auf die Lungen beschränkt zu sein, jedoch sind im Endstadium der Erkrankung alle Organe des Körpers beteiligt.

B. Laborbefunde: Bei mäßig- bis schwerkranken Patienten ist die Senkung erhöht. Es besteht eine Leukopenie mit normalem Differentialblutbild oder einer Neutropenie. Die meisten Patienten mit progressiver Erkrankungsform weisen eine zunehmende hypochrome Anaemie auf. Komplementbindende Antikörper können nachgewiesen werden, eine Änderung des Titers ist für die Prognose von Bedeutung.

Behandlung

Es gibt keine spezifische Therapie. Bettruhe und sorgsame Pflege sind bei der primären Form indiziert. Die normale Tätigkeit sollte nicht vor Abklingen des Fiebers wieder aufgenommen werden. Eine Resektion von kavernenhaltigem Lungengewebe hat sich als nützlich erwiesen.

Amphotericin B (wie bei Coccidioidomykose) hat sich bei einigen Patienten mit progressiver Histoplasmose bewährt. Manche Kinder und Erwachsene mit leichteren Formen der akuten primären oder der frühen chronischen pulmonalen Erkrankung reagieren auf eine Sulfadiazintherapie.

Prognose

Die Prognose ist ausgezeichnet für die primäre pulmonale Histoplasmose, einigermaßen gut bei lokalisierter Infektion, schlecht bei unbehandelter generalisierter Erkrankung.

Cryptokokkose

Die Cryptokokkose, eine chronisch verlaufende, disseminierende Infektion, die häufig das ZNS befällt, wird hervorgerufen durch Cryptococcus neoformans. Dies ist ein eingekapselter, hefeähnlicher Sproßpilz, der im Erdboden und in Taubennestern gefunden wurde. Infektionen des Menschen sind weltweit verbreitet.

Man nimmt an, daß eine Infektion meist durch Inhalation zustande kommt. In der Lunge kann sie entweder lokalisiert bleiben, ausheilen oder streuen. Nach einer Dissemination kann es zu Veränderungen an jedem Organ kommen, jedoch ist der Befall des ZNS die Regel und im allgemeinen auch die Todesursache. Die generalisierte Meningoencephalitis tritt häufiger auf als das lokalisierte Granulom im Gehirn oder Rückenmark. Einzelne umschriebene Veränderungen können sich in der Haut und in seltenen Fällen in den Knochen und anderen Organen ausbilden.

Die Cryptokokkose wurde einmal für eine absolut tödlich verlaufende Erkrankung gehalten, es sind jedoch einige Fälle von spontaner Rückbildung (besonders bei Lungenbefall) beschrieben worden. Die Zahl tödlich verlaufender Fälle nimmt andererseits zu als Folge der zunehmenden Anzahl infizierter Personen, die in einem schlechten Allgemeinzustand sind.

Bei der pulmonalen Cryptokokkose gibt es keine spezifischen subjektiven oder objektiven Symptome, viele Patienten sind so gut wie symptomlos. Der Patient kann einen subakuten Atemwegsinfekt mit leichtem Fieber, Pleuraschmerz und Husten zeigen. Auswurf ist möglich. Die physikalische Untersuchung ergibt gewöhnlich Zeichen einer Bronchitis oder pulmonalen Verdichtung. Das Röntgenbild zeigt in der Regel eine solitäre, mäßig dichte Infiltration in der unteren Lungenhälfte mit wenig oder keiner Hilusvergrößerung. Eine mehr diffuse pneumonische Infiltration ebenfalls in den unteren Partien, eine ausgedehnte peribronchiale Infiltration oder miliare Veränderungen können ebenfalls vorkommen.

Bei ZNS-Befall bietet die jüngste Anamnese gewöhnlich einen Infekt der oberen Luftwege oder der Lunge. Immer stärker werdende Kopfschmerzen sind in der Regel erstes und auffallendstes Symptom. Schwindel, Übelkeit, Appetitlosigkeit, Augenstörungen und Minderung der geistigen Leistungsfähigkeit kommen hinzu. Nackensteifigkeit stellt sich ein, das Kernig'sche und Brudzinski'sche Zeichen sind positiv. Die Patellar- und Achillessehnenreflexe sind oft abgeschwächt oder fehlen.

Die Hautveränderungen wechseln in ihren Erscheinungsformen. Acneiforme Schäden werden am häufigsten gesehen. Diese wachsen langsam, ulcerieren, verschmelzen untereinander und bedecken dann ein großes Areal. Knochenbefall ist schmerzhaft, das betroffene Gebiet ist oft aufgetrieben. Ein Befall des Auges kann durch direkte Ausbreitung über den Subarachnoidalraum in den Nervus opticus zustande kommen.

Eine leichte Anaemie, Leukocytose und Senkungsbeschleunigung werden registriert. Die Liquorbefunde zeigen erhöhten Druck, viele weiße Zellen (im allgemeinen Lymphocyten), eingekapselte Sproßzellen, erhöhte Eiweiß- sowie verminderte Zucker- und Chloridwerte. Die Pilzelemente sind in einem mit Indisch Blau gefärbten Präparat leicht nachweisbar.

Es gibt für die Cryptokokkose keine spezifische Therapie. Amphotericin B (wie bei Coccidioidomykose) hat in Einzelfällen Erfolge gebracht, wenn die Behandlung vor einem stärkeren Befall des ZNS eingeleitet wurde. Amphotericin B wurde auch zur Bildung eines Cysternen- oder ventriculären Reservoirs angewendet. Die chirurgische Resektion von Lungengranulomen hat Erfolge gezeigt.

Nordamerikanische Blastomykose

Blastomyces dermatitidis ist der Erreger dieser chronisch verlaufenden, den ganzen Organismus befallenden Pilzinfektion. Die Erkrankung tritt häufiger bei Männern und in geographisch begrenzten Gebieten der zentralen und östlichen USA und Canadas auf. Vereinzelte Fälle wurden in Mexiko, Südamerika und Afrika beobachtet.

Leichte oder symptomlose Fälle wurden nie gesehen. Nach erfolgter Aussaat werden Schädigungen am häufigsten in der Haut, den Knochen und dem ZNS gefunden, obwohl jedes oder auch alle Organe des Körpers gleichzeitig befallen werden können.

Über die mildeste, pulmonale Form dieser Erkrankung ist nur wenig bekannt. Husten, mäßiges Fieber, Dyspnoe und Thoraxschmerzen fallen als Symptome bei den Patienten auf. Die Symptome können entweder wieder verschwinden oder sich zu ausgeprägten Erscheinungen steigern wie blutigem und eitrigem Auswurf, Rippenfellentzündung, Fieber, Schüttelfrost, Gewichtsverlust und Entkräftung.

Röntgenologische Untersuchungen zeigen meist massive Verdichtungen, die unregelmäßig aus den erheblich vergrößerten Mediastinallymphknoten vorspringen. Erhabene verruköse Hautveränderungen mit scharf begrenztem und steil abfallendem Rand sind gewöhnlich bei disseminierter Blastomykose vorhanden. Die Oberfläche ist mit miliaren Pusteln übersät. Der Rand rückt langsam vor und läßt ein atrophisches Narbengewebe zurück. Bei einigen Patienten finden sich lediglich Hautschäden. Diese können – unbehandelt – über lange Zeit bestehen, wobei sich gleichzeitig der Gesundheitszustand des Patienten schrittweise verschlechtert. Knochen, insbesondere Rippen und Rückenwirbel, werden häufig befallen. Diese Schädigungen erscheinen im Röntgenbild sowohl als destruktive als auch proliferative Veränderungen. Symptome, die auf einen Befall des ZNS zurückzuführen sind, treten bei etwa 1/3 der Fälle auf. Die visceralen Organe können mit betroffen sein, aber nur selten der Gastrointestinaltrakt.

Die Laborbefunde zeigen gewöhnlich eine Leukocytose, eine hypochrome Anaemie und eine erhöhte Senkung. Die Pilzelemente werden als 5–20 μ große Zellen, die einen einzigen Sproß haben können, in klinisch entnommenem Untersuchungsmaterial gefunden. In Kulturen wachsen sie ohne Schwierigkeiten. Der Titer an komplementbindenden Antikörpern ist variabel, aber für die Prognose von Bedeutung.

Für die Blastomykose gibt es keine spezifische Therapie. Amphotericin B (wie auch bei Coccidioidomykose) scheint das beste aller verfügbaren Mittel zu sein.

Chirurgisches Vorgehen kann zur Entfernung geschädigter Hautpartien, bleibender Kavernen und anderer lokalisierter Lungenschäden von Nutzen sein.

Sorgfältige Nachuntersuchungen, um einen Rückfall rechtzeitig zu entdecken, sollten über mehrere Jahre durchgeführt werden, damit die Amphotericin B-Behandlung wiederaufgenommen oder in jenen Fällen, die anfangs mit dem weniger toxischen 2-Hydroxystilbamidin behandelt wurden, eingeleitet werden kann. Patienten, bei denen die Erkrankung auf lokalisierte Hautveränderungen begrenzt bleibt, haben die günstigste Prognose, denn sie zeigen die beste immunologische Reaktion auf ihre Infektion.

Südamerikanische Blastomykose

Infektionen mit Paracoccidioides brasiliensis werden nur bei Patienten gefunden, die in Süd- oder Zentralamerika und Mexiko ansässig waren.

Eine Ulceration im Naso- und Oropharynx ist im allgemeinen erstes Symptom. Papeln ulcerieren und breiten sich sowohl an der Oberfläche als auch tiefer in das subcutane Gewebe aus. Ausgedehnte verschmelzende Ulcerationen können unter Umständen zu einer Zerstörung der Epiglottis, der Stimmbänder und der Uvula führen. Ausbreitung über die Lippen und das Gesicht kann vorkommen. Essen und Trinken sind außerordentlich schmerzhaft. Die Hautschäden sind variabel in ihren Erscheinungsformen, sie zeigen u. a. zentral einen nekrotischen Krater mit hartem hyperkeratotischem Rand. Den Schleimhautläsionen folgen immer Lymphknotenschwellungen, eventuell mit Ulcerationen und Bildung von Fistelhöhlen. Lymphknotenvergrößerung kann das zunächst ins Auge fallende Symptom sein, später folgen Vereiterung und Durchbruch durch die Haut. Bei einigen Patienten werden als erstes gastrointestinale Störungen bemerkt. Obgleich Leber und Milz vergrößert sind, fehlen spezifische gastrointestinale Symptome. Husten, manchmal mit Auswurf, zeigt eine Lungenbeteiligung an, aber oft sind die Beschwerden und Symptome gering, auch wenn im Röntgenbild schwere parenchymatöse Veränderungen der Lunge auffallen. Die ausgedehnte Ulceration des ganzen Intestinaltrakts verhindert eine ausreichende Nahrungsaufnahme und Resorption. Die meisten Menschen werden früh kachektisch; der Tod tritt in der Regel durch Mangelernährung ein.

Die Laborbefunde zeigen eine erhöhte Blutsenkung, Leukocytose mit Neutrophilie und Linksverschiebung, manchmal Eosinophilie und Monocytose. Die serologischen Ergebnisse sind unterschiedlich. Ein hoher Titer (der komplementbindenden Antikörper) zeigt im allgemeinen ein Fortschreiten der Krankheit an; ein Titerabfall ist ein günstiges Zeichen. Man kann den Pilz in klinischen Materialproben als kugelige Zelle erkennen, von der viele Sprosse ausgehen können. Die Morphologie der Kolonie und der Zelle sind in Kulturen typisch.

Die Prognose bei der Südamerikanischen Blastomykose war bisher schlecht. Amphotericin B (wie bei Coccidioidomykose) ist kürzlich mit beachtlichem Erfolg eingesetzt worden. Sulfadiazin und Tripelsulfonamide in täglichen Dosen von 2–4 g sind zur Eindämmung der Infektion gegeben worden; gelegentliche Fälle von Ausheilung nach monate- oder jahrelanger Therapie wurden beschrieben. Rückfälle sind häufig, wenn das Präparat abgesetzt wird. Nach langer Verabreichung hoher Dosen des Präparates ist mit toxischen Erscheinungen zu rechnen. Ruhe und gute Pflege wirken sich vorteilhaft für die Entwicklung einer günstigen immunologischen Reaktion aus.

Candidiasis

Kulturen von Candida albicans können bei etwa 65% der Bevölkerung aus Rachen- und Vaginalabstrich oder Stuhl gezüchtet werden. Die Candidiasis kommt jedoch ausgesprochen bei geschwächten Personen vor. Mundfäule, Vaginitis, Hautschäden (oft in intertriginösen Bereichen), Nagelbettentzündungen und Paronychien durch diesen Pilz sind häufig. Das ist in diesem Buch an anderer Stelle behandelt worden. Eine generalisierte Infektion wird gewöhnlich bei Patienten gefunden, die Lungenerkrankungen durchgemacht haben, an einem Diabetes mellitus leiden, allgemein geschwächt sind oder aber eine lange antibiotische Therapie hinter sich haben. Candida albicans ist häufiger Erreger einer sekundären Infektion bei schon bestehenden andersartigen Infektionen.

Bei der Allgemeininfektion gibt es zwei Typen: Die Endokarditis, die fast nur schon vorgeschädigte Herzklappen befällt, tritt gewöhnlich nach einer Herzoperation oder durch Inoculation mit verunreinigten Nadeln oder Kathetern ein. Splenomegalie und Petechien sind die Regel, Embolien sind häufig. Bei dem anderen Typ der Allgemeininfektion sind die Niere, das Myokard und das Gehirn der übliche Sitz der Infektion. Diese Form folgt häufig auf eine Antibiotica- oder Glucocorticoidtherapie wegen schwerer und kräftezehrender Erkrankungen. Die Candidiasis des oberen Intestinaltrakts stellt oft den Ausgangspunkt dar. Splenomegalie und Petechien sind hier selten. Bei Befall der Nieren kommt es gewöhnlich zur Fungiurie; andererseits findet man gerade bei älteren Personen Candidaorganismen als Saprophyten in der Blase oder Urethra.

Es ist umstritten, ob es eine primäre bronchiale oder pulmonale Infektion gibt. Eine Infektion in diesen Gebieten ist so gut wie immer auf eine andere schwere Grundkrankheit aufgepfropft.

Candida albicans stellt sich als eine grampositive Sproßzelle (2,5–6,0 μ) und als Pseudomycel dar. Sie ist auf Kulturmedien gut züchtbar. Candida *albicans* ist der häufigste Erreger der Allgemeinerkrankung, aber auch Candida *tropicalis* ist nicht selten. Endokarditis kann durch viele Stämme hervorgerufen werden.

Intravenöse Verabreichung von Amphotericin B (wie bei Coccidioidomykose) ist bei schwerer generalisierter Infektion notwendig. Gleichzeitige orale, gastrointestinale und Hautschädigungen sollten mit Amphotericin B oder Nystatin in Form von Mundspülungen, Tabletten (500 000 Einheiten 3mal täglich) und Lösungen behandelt werden. Gentianaviolett, 1%ig in 10–20%igem Alkohol, ist ebenfalls wirksam bei Mund-, Haut- und Vaginalbefall. Antibioticabehandlungen sollten wenn möglich abgebrochen werden. Gelegentlich genügt es, die Grundkrankheit zu beseitigen, um eine Candidiasis auch ohne spezifische Therapie unter Kontrolle zu bekommen. Alle Patienten mit einer Candidiasis sollten sorgfältig auf Diabetes mellitus untersucht werden.

Die Endokarditis spricht auf Amphotericin B meist schlecht an. Bei anderen Allgemeininfektionen ist die Prognose generell gut, wenn die zugrunde liegenden praedisponierenden Faktoren ausgeschaltet werden.

Nocardiose

Nocardia asteroides ist der Erreger der pulmonalen und generalisierten Nocardiose. Andere Nocardiastämme werden in dem Kapitel über das Mycetom noch abgehandelt. Die Mehrzahl der Nocardiosepatienten hat schwere Grundleiden, besonders Lymphosarkome, Leukaemien und andere neoplastische Erkrankungen.

Ein Lungenbefall äußert sich zu Beginn gewöhnlich in Krankheitsgefühl, Gewichtsverlust, Fieber und Nachtschweiß. Husten und eitriger Auswurf machen die Hauptbeschwerden aus. Das Röntgenbild zeigt massive Verdichtungsgebiete, in der Regel in den Unterfeldern beider Lungen. Kleine Verflüssigungszonen, die durch Absceßbildung innerhalb der verdichteten Massen entstehen, können zu multiplen Kavernen führen. Es kann zur Penetration durch die Brustwand bis nach außen kommen unter Mitbefall der Rippen. Pleuraadhäsionen kommen oft vor.

Die Dissemination, die gerade bei Patienten in schlechtem Allgemeinzustand nicht selten ist, kann jedes Organ erfassen. Schädigungen des Gehirns und der Meningen stehen an erster Stelle. Sie können im Anschluß an nur geringfügige pulmonale Symptome als Folge einer derartigen Streuung auftreten.

Eine erhöhte Senkung und Leukocytose mit Vermehrung der Neutrophilen werden bei der generalisierten Nocardiose gefunden. N. asteroides stellt sich gewöhnlich als feine, verzweigte, grampositive, teilweise säurefeste Filamente dar. Der eindeutige Nachweis erfolgt durch Züchtung.

Die Nocardiose spricht im allgemeinen auf Sulfadiazin in einer Dosierung von 0,5 bis 2,0 g alle 6 Std oral an, womit ein Serumspiegel von ungefähr 10 mg/100 ml erreicht wird. Zur Bestimmung eines geeigneten Antibioticums, das gleichzeitig in hoher Dosierung verabreicht wird, sollten Resistenzprüfungen vorgenommen werden. Die Erkrankung reagiert nur langsam auf die Behandlung, deshalb sollte letztere auch nach Verschwinden aller klinischen Symptome noch über mehrere Monate fortgesetzt werden. Chirurgisches Eingreifen wie Drainage und Resektion kann unerläßlich sein.

Die Prognose der generalisierten Nocardiose ist ohne rechtzeitige Diagnose und Therapie schlecht.

Aktinomykose

Actinomyces israelii kommt in der normalen Flora des Mundes und der Tonsillarkrypten vor. Es handelt sich um einen anaeroben, grampositiven, verzweigtfädigen Mikroorganismus, der den Bakterien insofern ähnelt, als seine Filamente (1 μ im Durchmesser) leicht in bakterienartige Stücke zerfallen. Im erkrankten Gewebe sind diese Filamente als kompakte Masse, Drusen genannt, sichtbar. Wenn A. israelii zusammen mit Bakterien in Gewebe gelangt, wird er zum pathogenen Erreger. Derbe, indurierte, granulomatöse und eitrige Veränderungen entwickeln sich, die zur Ausbildung von Fistelgängen führen. Der häufigste Sitz der Infektion ist der cervico-faciale Bereich (etwa 60% der Fälle). Sie tritt typischerweise nach einer Zahnextraktion oder einem anderen Trauma auf. Es kann zum Befall des Verdauungstraktes oder der Lungen kommen infolge Verschluckens oder Inhalation des Pilzes von seinem endogenen Ursprungsort im Mund her.

Die cervico-faciale Aktinomykose schreitet langsam voran. Das Gebiet wird auffallend induriert, die darüberliegende Haut rötet sich oder wird cyanotisch. Die Oberfläche ist unregelmäßig. Innen entstehende und nach außen durchbrechende Abscesse halten sich hartnäckig über lange Zeit. Im Eiter lassen sich Drusen finden. Im allgemeinen ist der Schmerz gering, es sei denn, es besteht eine ausgeprägte Sekundärinfektion. Trismus zeigt an, daß die Kaumuskulatur mitbetroffen ist. Das Röntgenbild verrät eine eventuelle Knochenbeteiligung sowohl mit Schwund als auch Proliferation des darunterliegenden Knochens.

Die abdominale Form der Aktinomykose verursacht in der Regel Schmerzen in der Ileocoecalregion, Fieberzacken und Schüttelfröste, Darmkoliken, Erbrechen und Gewichtsverlust. Unregelmäßige Gewebsmassen werden in der Ileocoecalregion oder auch in anderen Bereichen des Abdomens palpabel. Fisteln nach außen können sich ausbilden. Das Röntgenbild zeigt unter Umständen Verdichtungen oder eine Vergrößerung der Bauchorgane. Wirbel oder Beckenknochen können miteinbezogen sein.

Die thorakale Form der Aktinomykose beginnt mit Fieber, Husten und Auswurf. Der Patient wird kraftlos, verliert an Gewicht und klagt unter Umständen über Nachtschweiß und Dyspnoe. Pleuraschmerz kann auftreten. Dysphagie kann ihre Ursache in einem Befall des Mediastinums haben. Multiple Fisteln können durch die Brustwand, zum Herzen oder in die Bauchhöhle durchbrechen. Rippen sind möglicherweise mitbefallen. Das Röntgenbild zeigt massive Verdichtungszonen, häufig in den Lungenunterfeldern.

Die Blutsenkung kann bei Patienten mit progressivem Krankheitsverlauf erhöht sein. In der Regel bestehen Anaemie und Leukocytose. Der anaerobe grampositive Mikroorganismus kann als Granulum oder als aufgelockertes, verzweigtes grampositives Filament im Eiter erscheinen. Um A. israelii von Nocardiastämmen zu unterscheiden, ist eine anaerobe Kultur notwendig. Diese gezielte Diagnostik mit Hilfe der Kultur zur Vermeidung einer Verwechslung mit der Nocardiose ist unerläßlich, weil die spezifische Therapie grundsätzlich anders ist.

Penicillin G ist das Mittel der Wahl. 10 bis 20 Millionen Einheiten werden 4–6 Wochen lang auf parenteralem Wege gegeben. Dann wird die Behandlung mit Penicillin V oral fortgesetzt. Massive Therapie über lange Zeit ist nötig, um wirksame Mengen des Präparates in die Abscesse, die den Erreger beherbergen, zu tragen. Sulfonamide oder auch Streptomycin können noch zusätzlich gegeben werden, um gleichzeitig vorhandene gramnegative Mikroorganismen unter Kontrolle zu bekommen. Breitbandantibiotica sollten nur hinzugezogen werden, wenn Empfindlichkeitstests ergaben, daß der Erreger penicillinresistent ist. Ein sofortiger Rückgang der Symptome oder prompte Besserung kann bei dem chronischen Charakter der Erkrankung nicht erwartet werden. Die Therapie sollte nach Verschwinden aller klinischen Erscheinungen noch über Wochen und Monate fortgesetzt werden, um die Ausheilung zu sichern. Chirurgisches Vorgehen wie Drainage und Resektion sind von großem Nutzen.

Sofern mit Penicillin behandelt und chirurgisch eingegriffen wird, ist die Prognose gut. Wegen der Schwierigkeiten bei der Diagnose kann es jedoch zu ausgedehnten Gewebszerstörungen kommen, bevor noch die Therapie eingeleitet wird.

Sporotrichose

Die Sporotrichose ist eine durch das Sporotrichum schenkii verursachte chronische Pilzinfektion. Sie ist weltweit verbreitet. Die meisten Patienten sind Leute, die beruflich Kontakt mit dem Erdboden, mit Pflanzen oder mit moderigem Holz haben. Es kommt zu einer Infektion, wenn der Erreger durch ein Trauma – häufig an Hand, Arm oder Fuß – in die Haut gelangt.

Die verbreitetste Form der Sporotrichose beginnt mit einem derben, nicht druckempfindlichen subcutanen Knoten. Dieser verbackt später mit der Oberhaut, ulceriert (schankerartig) und kann sich in dieser Form über lange Zeit halten. Innerhalb weniger Tage bis Wochen entstehen in der Regel im Verlauf der Lymphbahnen dieses Gebietes ähnliche Knoten, die ebenfalls ulcerieren können. Die Lymphgefäße werden derb und sind leicht zu tasten. Die Ausbreitung der Infektion sistiert gewöhnlich, noch bevor die regionalen Lymphknoten befallen sind. Haematogene Streuung ist selten. Das Allgemeinbefinden des Patienten ist in der Regel nicht beeinträchtigt, nur wenige Patienten klagen über erhebliche Schmerzen. Es kann vorkommen, daß die Hautinfektion sich nicht entlang der Lymphbahnen ausbreitet, sondern nur als warzige oder papulöse schuppige Läsion imponiert, die pustulös werden kann.

Die pulmonale Sporotrichose bietet keine charakteristischen Befunde. Die Patienten können symptomlos sein, andererseits sind aber Pleuraergüsse, Hiluslymphknotenschwellungen, Fibrosierung, Bildung verkäsender Knötchen und Cavernenbildungen beschrieben worden.

Die disseminierte Sporotrichose bietet ein Bild multipler, derber subcutaner Knoten, die über den ganzen Körper verteilt sind. Diese schmelzen ein, brechen aber nur selten spontan durch. Es kann zu Veränderungen auch in den Knochen, Gelenken, Muskeln und inneren Organen kommen.

Typische Laborbefunde gibt es nicht. Zur Sicherung der Diagnose ist die Kultur unerläßlich. Der Hauttest mit hitzegetöteten Erregern oder Sporotrichin fällt positiv aus.

Kaliumjodid, das in zunehmender Menge oral verabreicht wird, fördert eine schnelle Ausheilung, obwohl es keine fungiciden Eigenschaften hat. Man gibt es in Form einer gesättigten Lösung, 5 Tropfen 3mal am Tag nach den Mahlzeiten, steigert dann um einen Tropfen pro Gabe bis zu täglich 3mal 40 Tropfen. Das gibt man 2 Wochen lang oder bis die Symptome der floriden Erkrankung verschwunden sind. Die Dosis wird dann um einen Tropfen pro Gabe vermindert bis zu 5 Tropfen pro Einnahme und wird dann abgesetzt. Vorsicht ist bei der Herabsetzung der Dosis geboten, sobald Symptome einer Jodvergiftung auftauchen. Amphotericin B (wie bei Coccidioidomykose) – intravenös – hat sich bei der generalisierten Form als wirksam erwiesen. Chirurgisches Vorgehen ist im allgemeinen kontraindiziert, abgesehen von der einfachen Punktion sekundärer Knötchen.

Die Prognose ist für alle Formen der Sporotrichose gut mit Ausnahme der disseminierten, wo wahrscheinlich eine Abnahme der natürlichen Resistenz eine Rolle spielt.

Chromoblastomykose

Die Chromoblastomykose ist eine chronische, prinzipiell tropische Pilzinfektion, die durch mehrere Spezies eng verwandter Pilze mit dunklem Mycel (Cladosporium [Hormodendrum] spp und Phialophora sp) hervorgerufen wird. In der Natur wachsen diese Pilze als filamentöse Saprophyten im Erdboden und auf verwesenden Pflanzen.

Erst lange Zeit nach der Infektion kommt es zur Ausbildung charakteristischer klinischer Symptome.

Schädigungen treten am häufigsten an einer unteren Extremität auf, sie können aber auch an Händen, Armen oder anderen Stellen vorkommen. Zu Beginn erscheint eine Papel oder ein Ulcus. Innerhalb von Monaten bis Jahren breiten sich diese aus und werden zu wuchernden, papillomatösen, verrukösen, erhabenen Knoten von blumenkohlähnlichem Aussehen oder zu ausgedehnten trockenen verrukösen Plaques. Letztere breiten sich mit erhabenem verrukösem Rand peripher aus unter Zurücklassen einer atrophischen Narbe im Zentrum. Die Oberfläche des Randes zeigt winzige Abscesse. Ähnliche Abscesse können auch im Verlauf der Lymphwege auftreten. Es kann zu ausgeprägter sekundärer bakterieller Besiedlung mit widerlichem Geruch kommen. Einzelne Patienten klagen über Juckreiz. Ausgeprägte Fibrose und Lymphstauung in einer Gliedmasse führen unter Umständen zu Elephantiasis.

Der Pilz läßt sich im Eiter als braune, dickwandige, kugelige und manchmal septierte Zellen erkennen. Der in der Kultur gefundene Typus der Sporenanordnung bestimmt die Species.

Chirurgische Excisionen und Hauttransplantationen waren früher unerläßlich, jedoch hat inzwischen Amphotericin B, das in einer Menge von 1 mg in 1 ml 5%iger Dextrose mehrmals wöchentlich direkt lokal an dem Ort der Schädigung injiziert wird, sich als heilsam erwiesen. Bei Frühfällen, wenn erst wenig Fibrosierung besteht, sind mit Kaliumjodid (wie bei Sporotrichose) und Calciferol (50 000 Einheiten 2mal in der Woche) gute Ergebnisse erzielt worden.

Die Prognose ist günstig, wenn die Erkrankung im Frühstadium erkannt und behandelt wird.

Mycetoma

(Maduromykose und Aktinomykotisches Mycetoma)

Maduromykose ist die Bezeichnung für die Form des Mycetomas, die durch den echten Pilz hervorgerufen wird. Das aktinomykotische Mycetoma wird durch Nocardia und Streptomyces sp. verursacht. Die zahlreichen Species der erwähnten Pilze kommen im Erdboden vor. Durch Verletzungen bei barfuß laufenden Menschen gelangen sie ins Gewebe. Das Mycetoma kann auch an den Händen und anderen Körperteilen auftreten. Allmählich kommt es im Bereich der subcutanen Veränderungen zur Ausbildung von Fistelhöhlen, die sich sowohl zur Hautoberfläche hin öffnen als auch tief in Muskeln und Knochen vordringen. Der Pilz ist in Granula zusammengeballt, die mit dem Eiter abfließen. Die Erkrankung beginnt mit einer Papel, einem Knoten oder Absceß, der über Monate oder sogar Jahre langsam fortschreitet und weitere multiple Abscesse sowie tief im Gewebe sich verästelnde Gänge bildet. Das ganze betroffene Gebiet wird induriert, die Haut verfärbt sich. Offene Gewebshöhlen oder atrophische Narben sind über die Oberfläche verteilt. In ausgedehnten Ulcerationen kann es zu bakteriellen Superinfektionen kommen. Röntgenologisch lassen sich destruktive Veränderungen im darunterliegenden Knochen erkennen. Ausgedehnte Fibrosierung des Gewebes führt zu Elephantiasis. Über starke Schmerzen wird erst im weit fortgeschrittenen Stadium der Erkrankung geklagt.

Der Pilz kommt als weißes, gelbes, rotes oder schwarzes Granulum im Gewebe oder Eiter vor. Die mikroskopische Untersuchung hilft bei der Diagnose weiter. Die Granula von Nocardia und Streptomyces bestehen aus feinen, grampositiven, verzweigten Filamenten von 1 μ Durchmesser. Die durch den echten Pilz hervorgerufene Maduromykose zeigt dagegen Granula, die aus 5 μ starken Hyphen bestehen, durchsetzt mit großen, dickwandigen Chlamydosporen.

Bei Patienten mit aktinomykotischem Mycetoma ist die Prognose günstig, da sie im allgemeinen gut auf Sulfonamide und Sulfone ansprechen, besonders bei früh einsetzender Therapie. Man gebe Sulfadiazin oder Tripelsulfonamide in einer Menge von 4–5 g/Tag und steigere bis auf 10–12 g/Tag, falls der Patient diese Dosis verträgt. Diaminodiphenylsulfon, 100 mg zweimal täglich nach den Mahlzeiten gegeben, oder aber andere Sulfone sollen sich als wirkungsvoll erwiesen haben. Alle diese Mittel müssen über lange Zeit verabreicht werden, selbst nach der klinischen Ausheilung noch einige weitere Monate, um einem Rückfall vorzubeugen. Chirurgische Maßnahmen wie etwa Drainage tragen bedeutend zur Heilung bei.

Für die Maduromykose gibt es keine spezifische Therapie; zur Zeit ist die Prognose noch schlecht. In Einzelfällen sollen Sulfone geholfen haben. Die chirurgische Excision der ersten Gewebsveränderungen kann eine Ausbreitung verhindern. In weit fortgeschrittenen Fällen ist eine Amputation notwendig.

Infektionen mit bedingt pathogenen Pilzen (sog. Opportunisten)

Kräftezehrende Krankheiten und häufig auch die zu ihrer Behandlung verwendeten Medikamente (Corticosteroide, Antibiotica, Antimetaboliten), ferner Schwangerschaft und andere Veränderungen des physiologischen Status können bei Patienten eine Empfindlichkeit gegenüber Pilzen, die in der Regel nicht krankmachend sind, hervorrufen. Derartige Faktoren können aber auch eine Infektion durch pathogene Pilze verschlimmern. Der Begriff *Phykomykosen* (Mucormykosen) wird angewendet für Infektionen mit Vertretern der Genera Mucor, Absidia, Rhizopus, Mortierella und Basidiobolus. Diese treten im Gewebe als breite, verzweigte, unseptierte Hyphen in Erscheinung, die eine spezielle Affinität zu den Blutgefäßen haben können. Die Infektionen der Nasennebenhöhlen, der Orbita, des Gehirns und des Verdauungstraktes sind oft mit einer diabetischen Acidose gekoppelt. Unerläßlich ist daher die Kontrolle der diabetischen Stoffwechsellage sowie eine fungistatische Therapie, die möglichst frühzeitig einsetzen muß. Amphotericin B (s. unter Coccidioidomykose) und Kaliumjodid (s. unter Sporotrichose), ferner Nystatin und chirurgische Maßnahmen haben mitunter Erfolge gebracht, aber generell ist die Prognose schlecht.

Die *Aspergillose* kann durch verschiedene Spezies von Aspergillus hervorgerufen werden. Die Besiedelung eines erweiterten Bronchus, die dann zu einer kompakten Pilzmasse („Pilzball") führt, geht in der Regel mit einer gewissen Immunität einher; der Pilz haftet selten an einer Bronchuswand oder penetriert sie. Aspergillus fumigatus ruft schwerere Infektionen hervor. Er befällt nekrotisches Gewebe oder Lungenkavernen andersartiger Ursache, manchmal mit späterer radialer Ausbreitung in das umgebende Gewebe und gelegentlich mit haematogener Aussaat. Die Prognose ist schlecht, wenn auch Amphotericin B in einigen Fällen erfolgreich angewandt wurde.

Aspergillus läßt sich im Gewebe oder Sputum als gabelig verzweigte, septierte

Hyphen erkennen. In Lungenkavernen können Sporen gebildet werden. Eine mykotische Keratitis kann durch viele Species im Normalfall saprophytisch wachsender Pilze verursacht werden. Ein Trauma der Cornea mit anschließender Steroid- oder Antibioticabehandlung ist in den meisten Fällen der praedisponierende Faktor. Sofortiges Absetzen der Corticosteroide, Entfernung des infizierten nekrotischen Gewebes und die Applikation eines fungiciden Agens sind nötig, um damit fertig zu werden.

Antimykotische Medikamente*

Amphotericin B

Amphotericin stammt von Streptomyces nodosus, ist wirksam gegen eine Vielzahl von Pilzen, die den gesamten Organismus befallen, und ist bei schweren generalisierten Mykosen indiziert.

Amphotericin wird bei oraler Einnahme schlecht resorbiert und sollte daher intravenös verabreicht werden. Erwachsene erhalten täglich 0,5–1 mg/kg, die Behandlung sollte jedoch mit 1 mg/Tag begonnen und dann um 5 mg täglich gesteigert werden, bis eine Dosis von 20 mg/Tag erreicht ist. Diese verabreicht man 1–2 Monate lang. Der Einfluß auf das klinische Bild der Erkrankung bzw. die Verträglichkeit entscheiden über eine eventuelle Änderung der Dosierung.

Man löse das Mittel in 500 ml wäßriger Dextroselösung (nicht Salzlösung) und gebe es als langsame intravenöse Tropfinfusion. Man schone die Venen durch Benutzung feiner Nadeln und wähle peripher liegende Venen (Hände, Vorderarme). Zugabe von 10–20 mg Heparin/500 ml hemmt die Ausbildung einer Phlebitis. Eine Praemedikation mit Aspirin®, Diphenylhydramin, Chlorpromazin und intravenösem Hydrocortisonsuccinat reduziert die Nebenwirkungen des Präparates bei manchen Patienten. Untersuchungen über das Ausmaß der Empfindlichkeit des Pilzes gegenüber dem Präparat sowie Serumanalysen ermöglichen eine Individualisierung der Therapie mit eventuell niedrigerer Dosierung und damit geringerer Nebenwirkung.

Die toxischen Erscheinungen umfassen Schüttelfröste, Fieber, Abgeschlagenheit, Schädigungen von Niere und Knochenmark sowie Thrombophlebitis. Man überwache die Behandlung mit Hilfe der Kreatininclearance, und zwar sowohl vor dem Einsetzen als auch während der Therapie wöchentlich oder 14tägig. Außerdem bestimme man den Reststickstoff.

Nystatin

Nystatin wird aus Streptomyces noursei gewonnen. Es ist gegen eine Vielzahl von Sproß- und Hefepilzen wirksam, wird aber sehr schlecht vom Verdauungstrakt resorbiert, so daß seine Aktivität in der Hauptsache auf das Darmlumen oder auf den Bereich einer sonstigen lokalen Applikation beschränkt bleibt. Eine Superinfektion mit Candida als Folge einer Tetracyclintherapie kann durch die orale Verabreichung von Nystatin eingeschränkt werden. Bei Candidainfektionen des Mundes, des Genitale oder der Haut kann es auch lokal angewendet werden. Die Dosis beträgt 500 000 Einheiten 3mal täglich oral bzw. 100 000 Einheiten ein- oder zweimal täglich als Vaginalsuppositorien. Salbe enthält 10 000 Einheiten/g.

Parenterale Applikation ist wegen starker toxischer Allgemeinreaktionen nicht möglich. (Ergänzung des Übers.)

Allgemeine Literatur

Gsell, O., Mohr, H.: Infektionskrankheiten, Band III: Mykosen, Aktinomykosen und Nokardiosen, Pneumokokken- und Klebsiellenerkrankungen. Berlin–Heidelberg–New York: Springer 1969.

Walter, A., Heilmeyer, L.: Antibiotika-Fibel. Stuttgart: Thieme 1969.

---

* Griseofulvin s. S. 1164, Kap. 27

27. ANTIBIOTICA UND CHEMOTHERAPEUTICA

Einige Regeln für die antimikrobielle Behandlung

Antimikrobielle Mittel werden sehr vielseitig eingesetzt, bei richtiger Anwendung erzielt man beachtliche therapeutische Ergebnisse. Andererseits können sie Anlaß zu ernsten Komplikationen geben und sollten daher nur bei eindeutiger Indikation herangezogen werden.

Die Mittel der Wahl und weitere in Frage kommende Präparate sind in Tabelle 27-3 aufgeführt.

A. Aetiologie und Befund: Stellen Sie eine Diagnose, die auf klinischer Beobachtung beruht! Mikrobielle Infektionen lassen sich am besten im frühen Stadium behandeln. Der Arzt muß daher versuchen, auf Grund der Anamnese und des klinischen Befundes zu entscheiden, ob der Patient eine mikrobielle Infektion hat, ob diese vermutlich durch antimikrobielle Präparate beeinflußbar ist, und welcher Mikroorganismus für diese Art von Infektion am ehesten in Frage kommt.

B. Vorläufige Behandlung: Wählen Sie ein Präparat, von dem bekannt ist, daß es spezifisch wirksam gegen den Erreger ist, den Sie vermuten.

C. Laboruntersuchungen: Bevor Sie mit der Behandlung beginnen, sollten Sie sich Proben für die Austestung im Labor sichern, um den Erreger und eventuell seine Empfindlichkeit gegenüber antimikrobiellen Mitteln zu bestimmen.

D. Ergebnis der vorläufigen Behandlung: Berücksichtigen Sie bei der Auswertung der Laborergebnisse vor allem die Reaktion des Patienten auf die vorläufige Behandlung. Überlegen Sie, ob der Therapieplan geändert werden muß. Laborbefunde sollten nicht automatisch die klinische Beurteilung überstimmen. Es ist wertvoll, wenn der isolierte Mikroorganismus den ersten klinischen Verdacht bestätigt. Umgekehrt können sich unerwartete Laborbefunde ergeben und den Arzt veranlassen, seine Vermutungsdiagnose nochmals zu überdenken. Wenn das Untersuchungsmaterial aus einem Bereich des Körpers stammt, der normalerweise keine Bakterienflora beherbergt und der keine Verbindung zur Außenwelt hat (z. B. Blut, Cerebrospinalflüssigkeit, Pleuraflüssigkeit, Gelenkflüssigkeit), dann ist die Entdeckung eines Mikroorganismus von großer Bedeutung, auch, wenn dieser sich von dem zunächst vermuteten Erreger unterscheidet, und kann zu einer Änderung in der antimikrobiellen Behandlung zwingen. Andererseits muß man die Isolierung von unerwarteten Mikroorganismen aus dem Respirationstrakt, dem Darmtrakt oder aus Oberflächenläsionen (Gebieten, die eine komplexe Flora haben) kritisch bewerten, bevor man das anfänglich gewählte Präparat kurzerhand absetzt.

E. Empfindlichkeitsteste: Einige Mikroorganismen reagieren nahezu gleichmäßig empfindlich auf bestimmte Mittel; hier ist die Testung nicht erforderlich. Zum Beispiel sprechen Pneumokokken, hämolytische Streptokokken der Gruppe A und Clostridien in voraussagbarer Weise auf Penicillin an. Andererseits reagieren einige Arten von Mikroorganismen (z. B. coliforme gramnegative Stäbchen), sooft sie aus einem typischen Untersuchungsmaterial gezüchtet werden, bei der Prüfung ihrer Empfindlichkeit sehr unterschiedlich.

Prüfungen der Empfindlichkeit auf antimikrobielle Mittel (gewöhnlich „Plättchen-" oder „Sterntest" genannt) ergeben i. allg. brauchbare Resultate. Gelegentlich besteht ein auffallender Unterschied zwischen den Testergebnissen und der Reaktion des Pa-

Tabelle 27–1. *Unverträglichkeit zwischen antimikrobiellen Mitteln und anderen Medikamenten*

Antimikrobielles Mittel	Anderes Medikament	Ergebnis
In-vitro-Unverträglichkeit bei Mischung zwecks i. v. Verabreichung:[a]		
Amphotericin B	Benzylpenicillin Tetracycline	Präcipitat
Cephalosporine	Calciumgluconat oder Calciumchlorid, Polymyxin B, Erythromycin, Tetracycline	Präcipitat
Chloramphenicol	Polymyxin B, Tetracycline, Vancomycin, Hydrocortison, B-Komplex-Vitamine	Präcipitat
Methicillin	Säurehaltige Lösungen jeder Art, Tetracycline	Inaktivierung in 6 Std.
Nafcillin	Säurehaltige Lösungen jeder Art, B-Komplex-Vitamine	Inaktivierung in 12 Std.
Oxacillin	Säurehaltige Lösungen jeder Art, B-Komplex-Vitamine	Inaktivierung in 12 Std.
Penicillin G	Säurehaltige Lösungen jeder Art, B-Komplex-Vitamine, Amphotericin B, Chloramphenicol, Tetracycline, Vancomycin, Metaraminol, Phenylephrin	Inaktivierung in 12 Std. Präcipitat
Polymyxin B	Cephalotin, Tetracycline	Präcipitat
Tetracycline	Calciumhaltige Lösungen, Amphotericin B, Cephalosporine, Heparin, Hydrocortison, Polymyxin B, Chloramphenicol, alle zweiwertigen Kationen	Chelatbildung, Inaktivierung, Präcipitat
Vancomycin	Heparin, Penicilline, Hydrocortison, Chloramphenicol	Präcipitat
In-vivo-Reaktionen zwischen Medikamenten:		
Griseofulvin	Anticoagulantien	Verminderter Anticoagulantien-Effekt
Kanamycin, Streptomycin, Neomycin, Gentamycin, Polymyxine	Curare	Gesteigerte Curare-Wirkung
Sulfonamide, Chloramphenicol, Tetracycline	Anticoagulantien	Gesteigerter Anticoagulantien-Effekt (vermutlich bedingt durch die Hemmung der Darmflora, die Vitamin K bildet)
Sulfonamide	Sulfonylurea	Hypoglykämie

[a] Viele andere Unverträglichkeiten können vorkommen.

tienten. Die folgenden Erklärungen sind – neben anderen – bei derartigen Diskrepanzen in Betracht zu ziehen:

1. Die Ableitung einer Eiteransammlung bzw. die Entfernung eines Fremdkörpers ist mißlungen.

2. Das schlecht diffundierende Medikament ist nicht in der Lage, das Infektionsgebiet zu erreichen (z. B. Gelenkhöhle, Pleuraraum) oder zu den phagocytierten, intracellulär liegenden Bakterien vorzudringen.

3. Es handelt sich um Superinfektion im Laufe einer verlängerten Chemotherapie. Nach Unterdrückung der ursprünglichen Infektion bzw. der normalen Flora kann sich ein anderer Typ von Mikroorganismus ansiedeln, gegen den das anfänglich gewählte Medikament unwirksam ist.

4. Medikamentenresistente Mutanten aus einer umfangreichen Bakterienpopulation haben die Überhand gewonnen.

5. Es sind zwei oder mehr Mikroorganismen am Infektionsprozeß beteiligt, von denen ursprünglich nur einer entdeckt wurde und für die Auswahl des Medikaments bestimmend war.

F. Richtige Dosierung: Um festzustellen, ob ein geeignetes Medikament auch richtig dosiert wurde, kann man einen Serum-Versuch durchführen: Zwei oder drei Tage nach Einleitung der Therapie wird dem Patienten Serum entnommen. Verdünnungen dieses Serums werden mit den Mikroorganismen, die ursprünglich im Infektionsherd nachgewiesen wurden, zusammengebracht und die antibakterielle Aktivität geschätzt. Wenn eine ausreichende Menge des richtigen Medikaments gegeben wurde, sollte das Serum in vitro deutlich baktericid wirken. Bei Infekten, die auf das Harnwegsystem beschränkt sind, kann man die antibakterielle Wirkung des Urins schätzen.

G. Orale Antibiotica: Die Resorption von oralen Penicillinen, Tetracyclinen, Lincomycin u. a. wird durch die Nahrung gehemmt. Diese oral zu verabreichenden Mittel müssen daher zwischen den Mahlzeiten gegeben werden.

H. Nebenwirkungen: Die Behandlung mit antimikrobiellen Medikamenten ist häufig mit Nebenerscheinungen verbunden. Diese lassen sich in verschiedene Gruppen unterteilen.

1. Überempfindlichkeit: Die verbreitetsten Überempfindlichkeitsreaktionen sind Fieber und Hautausschlag. Haematologische und hepatische Störungen sowie Schock sind selten.

2. Direkte Giftwirkung: Am meisten anzutreffen sind Schwindel, Erbrechen und Durchfall. Toxische Reaktionen ernsterer Natur sind Funktionsbeeinträchtigungen der Niere, der Leber oder der Hämatopoese sowie Schädigung des 8. Hirnnerven.

3. Unterdrückung der normalen mikrobiellen Flora und „Superinfektion“ mit medikamentenresistenten Mikroorganismen oder fortdauernde Infektion mit dem ursprünglich nachgewiesenen pathogenen Erreger durch Auftauchen resistenter Mutanten.

Auf jeden Fall muß der Arzt abwägen, ob es besser ist, den bisherigen Therapieplan beizubehalten, oder ob er es riskieren kann, ihn zu unterbrechen. Er muß den Ernst und die Prognose einer Nebenwirkung abschätzen und zwischen der weiteren Verabreichung eines für den Patienten vielleicht unangenehmen Präparates und der Unterbrechung der Behandlung mit dem Risiko einer unkontrollierten Infektion wählen. Bei gleichzeitiger Verabreichung von Corticosteroiden kann man mitunter ein wirksames antimikrobielles Medikament, das Überempfindlichkeitsreaktionen hervorruft, beibehalten. Bei geschädigter Nierenfunktion ist die Anhäufung des Medikaments im Organismus bis zu toxischen Mengen wahrscheinlich. Eine Einschränkung der Dosis oder der Häufigkeit der Verabreichung ist daher bei mangelhafter Nierentätigkeit oft notwendig. (Tabelle 27-2)

I. Absetzen der Behandlung: Reagiert der Patient günstig auf die Gabe antimikrobieller Mittel, wie aus dem klinischen Befund und den Laborergebnissen geschlossen werden kann, so sollte die Behandlung so bald wie möglich beendet werden, um störende Nebenwirkungen auf einem Minimum zu halten.

Tabelle 27–2. *Antibiotica-Dosierung bei Nierenschäden*

Präparat	Hauptweg der Ausscheidung oder Entgiftung	Ungefähre Halbwertzeit im Serum		Vorgeschlagenes Schema bei Nierenschäden[b]	
		Normal	Nierenschaden[a]	Anfangsdosis und Verabreichungsform[a]	Man gibt die Hälfte der Anfangsdosis in Abständen von
Penicillin G	Tubuläre Sekretion	0,5 Std	10 Std	6 g intravenös	8–12 Std
Ampicillin	Tubuläre Sekretion	0,5 Std	10 Std	6 g intravenös	8–12 Std
Methicillin	Tubuläre Sekretion	0,5 Std	10 Std	6 g intravenös	6–8 Std
Cephalothin	Tubuläre Sekretion	0,8 Std	15 Std	8 g intravenös	12 Std
Streptomycin	Glomeruläre Filtration	2,5 Std	3–4 Tage	1 g intramuskul.	3–4 Tage
Kanamycin	Glomeruläre Filtration	3 Std	3–4 Tage	1 g intramuskul.	3–4 Tage
Gentamycin	Glomeruläre Filtration	2,5 Std	3–4 Tage	2 mg/kg intramuskul.	3–4 Tage
Vancomycin	Glomeruläre Filtration	6 Std	8–9 Tage	0,5 g intravenös	8–10 Tage
Polymyxin B	Glomeruläre Filtration	5 Std	2–3 Tage	2,5 mg/kg intravenös	2–4 Tage
Colistimethat	Glomeruläre Filtration	3 Std	2–3 Tage	3,5 mg/kg intramuskul.	2–4 Tage
Tetracycline	Glomeruläre Filtration u. Leber	8 Std	3 Tage	1 g oral oder 0,5 g intravenös	3 Tage
Chloramphenicol	Leber u. glomeruläre Filtration	3 Std	4 Std	1 g oral oder intravenös	8 Std
Erythromycin	Leber u. glomeruläre Filtration	1,5 Std	5 Std	1 g oral oder intravenös	8 Std
Lincomycin	Glomeruläre Filtration u. Leber	4,5 Std	10 Std	1 g oral oder intravenös	12 Std

[a] Bezogen auf Patienten mit einer Kreatininclearance von 10 ml/min oder weniger.
[b] Gültig für Erwachsene mit einem Körpergewicht von 60 kg bei schweren Allgemeininfektionen.
Bei den „Anfangsdosen" wird verabreicht: intravenös in Form einer Infusion über 1–8 Std,
intramuskulär in Form zweier Injektionen innerhalb von 8 Std,
oral in Form von 2–3 Gaben innerhalb von 8 Std.

Penicilline

Die Penicilline umfassen eine große Gruppe antimikrobieller Substanzen, von denen einige natürliche Produkte von Pilzen sind, andere dagegen halbsynthetische Verbindungen. Ihnen gemeinsam ist die zentrale Struktur (6-Aminopenicillansäure) und die Art der antibakteriellen Wirkung – die Hemmung der Zellwandmucopeptid(Peptidoglycan)-Synthese. Die Penicilline sind z. Zt. – im Jahr 1971 – die wichtigsten und bezüglich der Anwendungsmöglichkeiten vielseitigsten antibakteriellen Medikamente. Sie können nach mehreren Hauptmerkmalen geordnet werden:

1. Empfindlichkeit gegenüber der zerstörenden Wirkung von Penicillinase (d. h. Hydrolyse durch die β-Lactamase der Bakterien)
2. Empfindlichkeit gegenüber sauren ph-Werten (d. h. die relative Stabilität gegenüber Magensäure)
3. Relative Wirksamkeit gegenüber grampositiven wie gramnegativen Keimen.

Antimikrobielle Wirksamkeit
Alle Penicilline haben den gleichen Mechanismus der antibakteriellen Wirkung. Sie hemmen spezifisch die Synthese der Bakterienzellwand, die ein kompliziert aufgebautes Mucopeptid (sog. Peptidoglykan) enthält. Wahrscheinlich beruht ihr Effekt auf der Hemmung der endständigen Über-Kreuz-Bindungen linear liegender Glucopeptide, sie verhindern somit die Bildung einer festen Zellwand. Dieses führt in einem isotonischen Milieu zur Lysis der Zelle, in hypertonischem Milieu zu Formen mit mangelhaft ausgereiften Zellwänden (L-Formen, Protoplasten). Die meisten Penicilline haben eine weitaus bessere Wirksamkeit gegenüber grampositiven als gegenüber gramnegativen Bakterien, was vermutlich auf Unterschiede im chemischen Aufbau der Zellwandstruktur beruht. Penicilline sind unwirksam gegenüber Bakterien, die sich nicht vermehren und die somit keine neuen Zellwände aufbauen (sog. „persisters").

Eine Million Einheiten Penicillin G entsprechen 0,6 g. Andere Penicilline werden in Gramm verordnet. Ein Serumspiegel von 0,01–1 μg/ml Penicillin G oder Ampicillin wirkt bei der Mehrheit der empfindlichen Mikroorganismen tödlich. Methicillin und Isoxazolylpenicillin haben $^1/_5$ bis $^1/_{50}$ der Wirksamkeit.

Resistenz
Man unterscheidet vier verschiedene Kategorien der Resistenz gegenüber Penicillinen:

1. Bestimmte Bakterien (z. B. einige Staphylokokken und gramnegative Bakterien) bilden Enzyme (Penicillinasen, β-Lactamasen), die Penicillin G, Ampicillin und andere Penicilline zerstören. Die genetische Überwachung dieses Enzyms ist bei Staphylokokken in einem „Plasmid" lokalisiert, das via Bakteriophagen auf andere Zellen der gleichen Species übertragen werden kann. Die Penicillinresistenz in der Klinik gehört hauptsächlich dieser Kategorie an.
2. Einige Bakterien (z. B. coliforme Keime) bilden ein Enzym (Amidase), das die Seitenkette des Penicillinkerns abspaltet und so die biologische Aktivität zerstört.
3. Bestimmte Bakterien sind gegenüber einigen Penicillinen resistent, obwohl sie kein Enzym produzieren, das das Medikament unwirksam macht. Die Methicillin-Resistenz der Klinik gehört dieser Gruppe an, vermutlich ist eine Zellwandveränderung dafür verantwortlich.
4. Stoffwechselinaktive Organismen, die kein neues Zellwandmucopeptid aufbauen können, sind zeitweilig gegenüber Penicillin resistent. Sie können als „persisters" die Infektion während und nach Penicillingabe aufrechterhalten. Die L-Formen kann man dieser Kategorie zuordnen.

Resorption, Verteilung und Ausscheidung
Nach parenteraler Gabe erfolgt die Resorption der meisten Penicilline vollständig und schnell. Wegen der Irritation und der sich daraus ergebenden lokalen Schmerzen, die bei intramuskulärer Injektion großer Dosen entstehen, wird die intravenöse Applikation (Dauerinfusion oder intermittierende Gabe in einen Dauertropf) oft vorgezogen. Nach peroraler Gabe wird nur ein Teil resorbiert, u. zw. von einem Drittel bis zu einem Zwanzigstel – was abhängig ist von der Säure-

stabilität, der Bindung an Speisen und der Anwesenheit von Puffern. Um die Bindung an Nahrungsmittel möglichst niedrig zu halten, sollten orale Penicilline mindestens eine Stunde vor oder nach einer Mahlzeit verabreicht werden.

Nach der Resorption werden die Penicilline weitgehend in Körperflüssigkeiten und Gewebe verteilt. In einem gewissen Ausmaß variiert diese Verteilung mit dem Grad der Proteinbindung, wie er den verschiedenen Penicillinen eigen ist. Penicillin, Methicillin und Ampicillin werden in mäßigem Umfang an Eiweiß gebunden (ca. 30–60% in Abhängigkeit von der Meßmethode), während die Isoxazolylpenicilline eine hochgradige Proteinbindungsfähigkeit besitzen (85 bis 95 %). Obwohl die Bedeutung der Serumeiweißbindung keineswegs klar ist, so ist es doch wahrscheinlich, daß intensive Proteinbindung die Menge des Medikaments, die zu antibakterieller Funktion verfügbar ist, herabsetzt und damit einen Therapieerfolg verzögert. Mit parenteralen Dosen von 3–6 g (5–10 Mill. E.) Penicillin G, die man als fortlaufende Infusion oder in mehreren intramuskulären Injektionen verabreicht, erzielt man Serumspiegel von 1–10 Einheiten (0,6–6 μg) / ml. Die ungefähre Beziehung zwischen den pro die parenteral gegebenen 6 g und den dabei erreichten Serumspiegeln von 1–6 μg/ml hat auch Gültigkeit für andere Penicilline. Natürlich bewirken die Isoxazolylpenicilline mit hoher Serumeiweißbindung im Durchschnitt niedrigere Spiegel des freien Medikaments als die weniger stark gebundenen Penicilline.

Zur verzögerten Resorption entwickelte man spezielle Verabreichungsformen von Penicillinen. Man erreicht mit ihnen niedrige Blut- und Gewebsspiegel über längere Zeiträume. Das bekannteste Beispiel ist Benzathin-Penicillin. Bei einer einzigen intramuskulären Injektion von 1,5 g (2,4 Mill. E.) hält man Serumspiegel über 10 Tage auf über 0,03 E./ml und im Zeitraum von 3 Wochen über 0,005 E./ml. Letztere sind ausreichend als Schutz gegen eine Infektion mit β-hämolysierenden Streptokokken, erstere reichen aus, um eine bereits bestehende Infektion mit diesen Erregern zu behandeln. Procain-Penicillin zeigt ebenfalls eine verzögerte Resorption, die Serumspiegel über einen Zeitraum von 24 Std ermöglicht.

In vielen Geweben sind die Penicillinkonzentrationen denen im Serum gleich. Wesentlich geringere Anteile findet man in den Gelenkhöhlen, den Augen und dem ZNS. Jedoch gehen bei einer täglichen parenteralen Dosis von 12 g die Penicillinspiegel der Cerebrospinalflüssigkeit bis über eine Höhe von 0,2 μg/ml hinaus, sobald eine akute Entzündung der Hirnhäute wie z. B. eine bakterielle Meningitis besteht. Pneumokokken- und Meningokokken-Meningitiden können also auf parenteralem Wege mit Penicillin behandelt werden, intrathecale Injektionen sind nicht erforderlich.

Den größten Teil des resorbierten Penicillins geben die Nieren innerhalb kurzer Zeit in den Urin ab. Kleinere Anteile werden auf anderem Wege ausgeschieden. Ungefähr 10% der renalen Exkretion erfolgt durch glomeruläre Filtration, 90% durch tubuläre Sekretion, u. zw. beim erwachsenen Menschen bis zu einer Höchstmenge von 2 g pro Stunde. Die tubuläre Ausscheidung kann teilweise durch Probenecid blockiert werden, um höhere Blut- und Gewebsspiegel zu erreichen. Die renale Clearance ist beim Neugeborenen weniger ergiebig, so daß kleinere Dosen höhere Blut- und Gewebsspiegel bewirken, die länger bestehen bleiben als beim Erwachsenen. Patienten mit beeinträchtigter Nierenfunktion tendieren ebenfalls zu höheren Penicillinspiegeln, die vergleichsweise langsamer abklingen.

Die renale Ausscheidung von Penicillin hat sehr hohe Konzentrationen des Medikaments im Urin zur Folge. So bewirken die täglich verabreichten üblichen Mengen von 6 g Penicillin Urinspiegel von 500–3000 μg/ml. Diese Menge reicht aus, um nicht nur grampositive, sondern auch viele gramnegative Bakterien im Urin zu verdrängen (vorausgesetzt, daß sie nicht β-Lactamase oder Amidase bilden).

Penicillin wird auch in das Sputum und in die Muttermilch, u. zw. in einer Menge von 3–15% des jeweils bestehenden Serumspiegels, abgegeben. Dies ist nicht nur beim Menschen der Fall, sondern auch beim Rind. Der Penicillingehalt der Milch von Kühen, die wegen einer Mastitis behandelt wurden, stellt auf dem Gebiet der Medikamentenallergie ein Problem dar.

Indikationen, Dosierung und Wege der Verabreichung

Die Penicilline sind bei weitem die wirksamsten und am vielseitigsten anwendbaren antimikrobiellen Mittel. Der eine oder andere Vertreter dieser Gruppe stellt bei einer Vielzahl von Infektionen das Mittel der Wahl dar.

A. Penicillin G: Es ist das Mittel der Wahl bei Infektionen, die durch Gonokokken, Pneumokokken, Streptokokken, Meningokokken und nicht β-Lactamase bildende Staphylokokken verursacht werden, ferner bei Infektionen durch Treponema pallidum und andere Spirochäten, Bacillus anthracis und andere grampositive Stäbchen, Clostridien, Listerien und Bacteroides.

1. Intramuskuläre oder intravenöse Gabe: Die meisten der o. gen. Infektionen sprechen auf wasserlösliches Penicillin G in täglichen Dosen von 0,6–5 Mill. E. (0,36–3 g), die i. m. periodisch alle 4–6 Std verabreicht werden, gut an. Bei ernsten oder komplizierten Infektionen durch die o. gen. Mikroorganismen können wesentlich größere Mengen (6–120 g täglich) als Dauertropfinfusion gegeben werden. Die Injektionsstellen derartiger Infusionen sind für Thrombophlebitiden und Superinfektionen anfällig und müssen daher alle 2 Tage turnusmäßig gewechselt sowie gewissenhaft aseptisch gehalten werden. Bei der Enterokokken-Endokarditis werden Kanamycin oder Streptomycin gleichzeitig mit großen Dosen Penicillin verabreicht.

2. Orale Gabe: Gepuffertes Penicillin G (oder Penicillin V) ist nur bei leichteren Infektionen (z. B. des Respirationstraktes oder der mit ihm in Verbindung stehenden Bereiche) in täglichen Mengen von 1–4 g (1,6–6,4 Mill. E.) indiziert. Ungefähr ein Fünftel der oral verabreichten Menge wird resorbiert. Die orale Medikation ist aber so vielen Schwankungen unterworfen, daß man sich bei ernstlich erkrankten Patienten nicht auf sie verlassen sollte.

3. Intrathecale Gabe: Bei hohen Serumspiegeln von Penicillin gelangen für die Behandlung einer Meningitis ausreichende Mengen in das ZNS und den Liquor. Aus diesem Grunde und wegen der Krampfgefahr bei subduraler Applikation von mehr als 10^4 E. Penicillin G hat man eigentlich von der intrathecalen Gabe Abstand genommen.

4. Lokale Anwendung
Man hat Penicilline mit Kompressen, Salben und Aerosolen auf die Haut, auf Schleimhäute und auf Wunden aufgetragen. Diese Formen der Applikation sensibilisieren in hohem Maße und sind selten vertretbar (eine Ausnahme macht die Anwendung von Penicillinsalbe am Auge des Neugeborenen, um eine Gonokokken-Ophthalmie zu verhindern). Gelegentlich werden Penicillinlösungen (z. B. 10^5 E./ml) in Gelenke oder den Pleuraraum instilliert, die mit penicillinempfindlichen Erregern infiziert sind.

B. Benzathin-Penicillin G: Dieses Penicillin ist ein Salz mit sehr geringer Wasserlöslichkeit. Es wird i. m. injiziert, um ein Depot zu setzen, das niedrige aber prolongierte Blut- und Gewebsspiegel bewirkt. Eine einzige i. m. Injektion von 2,4 Mill. E. genügt für die Behandlung einer Pharyngitis durch β-hämolysierende Streptokokken und eventuell als ausreichende Gabe bei einer beginnenden Syphilis. Intramuskuläre Injektionen von 1,3–2,4 Mill. E. in Abständen von 3–4 Wochen sorgen bei Rheumatikern für eine ausreichende Prophylaxe gegenüber Reinfektionen mit Streptokokken der Gruppe A. Eine Indikation für die orale Verabreichung dieses Medikaments gibt es nicht.

Procain-Penicillin G ist eine andere Depotform, mit der man Penicillinspiegel bis zu 24 Std aufrechterhält. Bei sehr gut ansprechenden Infektionen gibt man gewöhnlich 300–600 Tausend E. einmal täglich.

C. Ampicillin, Carbenicillin: Diese Mittel unterscheiden sich von Penicillin G durch ihre hohe Wirksamkeit gegenüber gramnegativen Keimen. Sie werden aber – wie Penicillin G – durch Penicillinase zerstört.

Ampicillin ist das übliche Mittel der Wahl bei der bakteriellen Meningitis der Kleinkinder, insbesondere bei Meningitis durch *Haemophilus influenzae*. Es werden 150 mg/kg/die i. v. injiziert. Um Infektionen der Harnwege mit coliformen Bakterien, Enterokokken oder *Proteus mirabilis* zu behandeln, kann man Ampicillin über den Tag verteilt in einer Gesamtmenge von 3–6 g pro Tag oral verabreichen. Gegenüber Enterobacter und Pseudomonas ist es unwirksam. Bei Salmonelleninfektionen kann Ampicillin in einer Tagesmenge von 6–12 g peroral die klinischen Erscheinungen weitgehend zum Verschwinden bringen (bei akutem Typhus und Paratyphus ist es das zweite Mittel der Wahl nach Chloramphenicol). Ferner vermag es bei einzelnen Dauerausscheidern die Salmonellen zu eliminieren. Ampicillin ist gegenüber Enterokokken etwas wirksamer als Penicillin G und kann bei derartigen Infektionen in Kombination mit Kanamycin oder Streptomycin verwendet werden. Carbenicillin zeigt bei Pseudomonas eine bessere Wirkung, jedoch nimmt die Resistenzbildung rasch zu. Aus diesem Grunde empfiehlt sich bei Pseudomonas-Sepsis eine Kombinationsbehandlung mit Gentamycin.

D. Penicillinase-resistente Penicilline: Methicillin, Oxacillin, Cloxacillin, Dicloxacillin, Nafcillin und andere sind verhältnismäßig widerstandsfähig gegenüber β-Lactamase. Die einzige Indikation für diese Präparate sind Infektionen durch Staphylokokken, die dieses Enzym bilden.

1. Orale Gabe: Oxacillin, Cloxacillin, Dicloxacillin (die Isoxazolylpenicilline) oder Nafcillin können in Dosen von 0,25–0,5 g alle 4–6 Std bei leichten oder umschriebenen Staphylokokkeninfektionen gegeben werden (50–100 mg/kg/die bei Kindern). Speisen dürfen nicht zur gleichen Zeit gereicht werden, da sie die Resorption merklich stören.

2. Intravenöse Gabe: Bei ernsten generalisierten Staphylokokkeninfektionen werden 8–16 g Methicillin oder 6–12 g Nafcillin i. v. verabreicht; im allgemeinen gibt man alle 2 Std 1–2 g 20–30 min lang zu einer Dauerinfusion von 5%iger wäßriger Dextroselösung oder physiologischer Kochsalzlösung. Bei Kindern beträgt die Dosis für Methicillin 100–300 mg/kg/die, für Nafcillin 50–100 mg/kg/die.

Nebenwirkungen der Penicilline

Zweifellos haben die Penicilline weniger toxische Eigenschaften als alle anderen Antibiotica. Die meisten der ernsten Nebenwirkungen sind auf eine Überempfindlichkeit zurückzuführen.

A. Allergie: Alle Penicilline zeigen Kreuzsensibilisierung und Kreuzreaktion. Jedes beliebige Produkt, das Penicillin enthält, inclusive Nahrungsmittel und Kosmetica, kann die Sensibilisierung einleiten. Im allgemeinen ist der Grad der Sensibilisierung direkt abhängig von der Verabreichungsdauer und der Gesamtmenge des in der Vergangenheit aufgenommenen Penicillins. Die für die Antigenwirkung entscheidenden Determinanten scheinen Abbauprodukte des Penicillins zu sein, insbesondere Penicillinsäure und Produkte der alkalischen Hydrolyse, die an das Eiweiß des Wirtsorganismus gebunden sind. Hauttests mit Penicilloylpolylysin, mit Produkten der alkalischen Hydrolyse und mit nicht abgebautem Penicillin können sensibilisierte Patienten kenntlich machen. Unter denen, die auf Hauttests positiv reagieren, finden sich viele mit nachfolgenden allergischen Reaktionen auf Penicillin. Obwohl viele Personen gegen die antigenen Determinanten des Medikaments Antikörper bilden, ist die Anwesenheit solcher Antikörper nicht mit der allergischen Reaktivität gekoppelt (mit Ausnahme der seltenen hämolytischen Anämie), serologische Tests haben wenig prognostischen Wert. Angaben in der Anamnese über eine allergische Reaktion in der Vergangenheit sind nicht immer glaubwürdig. Wenn die Möglichkeit einer Reaktion nicht ausgeschlossen werden kann, sollte das Medikament mit Vorsicht gehandhabt werden.

Allergische Reaktionen können als typischer anaphylaktischer Schock, ferner mit den typischen Zeichen der Serumkrankheit (Urticaria, Fieber, Gelenkschwellung, angioneurotisches Oedem, intensiver Juckreiz und Atemnot, die 7–12 Tage nach der Exposition mit Penicillin auftreten) sowie einer bunten Vielfalt von Hautausschlägen, Mundschleimhautläsionen, Fieber, Nierenfunktionsstörungen, Eosinophilie, hämolytischer Anämie, anderen hämatologischen Störungen und Gefäßentzündungen in Erscheinung treten. Manchmal werden LE-Zellen gefunden. Die Häufigkeit der Penicillinüberempfindlichkeit wird in den USA auf 5–10%

der Erwachsenen geschätzt, ist jedoch bei Kleinkindern unerheblich. Zum Glück sind akute, lebensbedrohliche anaphylaktische Reaktionen sehr selten. Ampicillin ruft drei- bis fünfmal häufiger (mononucleoseartige) Hautausschläge als andere Penicilline hervor.

Personen, bei denen eine Penicillinüberempfindlichkeit bekannt ist, können manchmal das Medikament unter gleichzeitiger Gabe von Corticosteroiden vertragen. „Desensibilisierung" mit schrittweise erhöhten Penicillindosen wurde gelegentlich versucht, ist aber nicht ungefährlich.

B. Toxicität: Da die Penicilline nur auf eine bestimmte Struktur der Bakterienzelle einwirken, die Zellwand, sind sie ohne Einfluß auf die tierische Zelle. Die toxischen Wirkungen des Penicillins G sind der direkten Reizung durch intramuskuläre oder intravenöse Injektion von außergewöhnlich hohen Konzentrationen (z. B. 1 g/ml) zuzuschreiben. Derartige Konzentrationen können lokalen Schmerz, Verhärtung, Thrombophlebitis oder Degeneration eines versehentlich bei der Applikation verletzten Nerven verursachen. Alle Penicilline reizen das ZNS. Zur Zeit gibt es kaum eine Indikation für eine intrathecale Verabreichung. In seltenen Fällen zeigten Patienten, die mehr als 50 mg Penicillin G täglich parenteral erhielten, cerebrocorticale Irritationen, vermutlich als Folge des Übertritts von ungewöhnlich großen Mengen Penicillin in das ZNS. Bei so großen Dosen kann auch direkte Kationen-Toxicität (Na^+, Ka^+) bestehen. Kalium-Penicillin G enthält 1,7 mÄqu. Kalium auf 1 Mill. E. (2,8 mÄqu./g). Bei Nierenfunktionsstörung kann es zur Kumulierung von Kalium kommen.

Carbenicillin enthält 4,7 mÄqu. Na^+ pro Gramm – was bei Herzinsuffizienz ein Risiko darstellt.

Große Penicillinmengen, die peroral verabreicht wurden, können zu Magen- und Darmstörungen, vor allem Erbrechen und Durchfall, führen. Die perorale Behandlung kann auch von sehr starker Zunahme von Staphylokokken, Pseudomonas, Proteus und Hefepilzen begleitet sein, die gelegentlich Enteritis verursachen. Superinfektionen in anderen Organsystemen können – wie bei jeder anderen Antibiotica-Behandlung – auch bei Penicillinen auftreten. Methicillin und Isoxazolylpenicilline bewirken gelegentlich eine Granulocytopenie, vor allem bei Kindern. Carbenicillin kann erhöhte Transaminase-Werte im Serum hervorrufen.

Cephalosporine

Cephalosporine sind eine Gruppe von Verbindungen, die in enger Beziehung zu den Penicillinen stehen. An Stelle der 6-Aminopenicillansäure haben die Cephalosporine einen Kern von 7-Aminocephalosporansäure. Der Wirkungsmechanismus ist der gleiche wie der der Penicilline. Es gibt eine gewisse (aber begrenzte) gekreuzte Allergie, sie werden von β-Lactamase nicht abgebaut.

Antimikrobielle Wirkungsweise

Cephalosporine hemmen die Synthese der Mucopeptide der Bakterienzellwand auf die gleiche Art wie die Penicilline. Sie sind widerstandsfähig gegen Abbau durch β-Lactamase. Allerdings können sie durch eine Cephalosporinase hydrolysiert werden, die von einigen Mikroorganismen gebildet wird. Die Cephalosporine sind in vitro in Konzentrationen von 1–20 μg/ml bactericid gegenüber den meisten grampositiven Erregern außer *Staphylococcus faecalis,* und in Konzentrationen von 5–30 μg/ml gegenüber vielen gramnegativen Bakterien mit Ausnahme von Pseudomonas, Herellea, Proteus und Enterobacter.

Es gibt eine zumindest partielle Kreuzresistenz zwischen Cephalosporinen und β-Lactamase-resistenten Penicillinen. Infolgedessen sind Methicillin-resistente Staphylokokken auch gegen Cephalosporine resistent.

Resorption, Verteilung und Ausscheidung

Cephalothin und Cephaloridin werden im Darm in nur unerheblichem Maße resorbiert. Nach parenteraler Injektion werden sie weit verteilt. 50–70% des Präparates im Blut werden an Protein gebunden. Die Konzentrationen in Gelenkflüssigkeit, ZNS und Cerebrospinalflüssigkeit sind nach parenteraler Injektion gering. Deshalb ist bei Meningitis Cephalothin nicht das Mittel der Wahl.

Die Ausscheidung der Cephalosporine geschieht hauptsächlich durch tubuläre Sekretion in den Harn. Der Urinspiegel kann 200 bis 1000 µg/ml erreichen. Bei bestehender Einschränkung der Nierenfunktion können sehr hohe Cephalosporinspiegel durch Kumulierung in Blut und Gewebe entstehen und toxische Wirkung ausüben.

Cephaloglycin und Cephalexin werden im Darm um einiges besser resorbiert, nach peroralen Dosen werden therapeutisch verwertbare Harnspiegel erreicht.

Indikationen, Dosierung und Verabreichung

A. Orale Gabe: Cephaloglycin oder Cephalexin, von denen 0,5 g viermal täglich oral verabreicht werden, ermöglichen Urinkonzentrationen von 50–500 µg/ml. Das sind ausreichende Mengen für die Behandlung von Harnwegsinfektionen mit coliformen Erregern.

B. Intravenöse Gabe: Cephalothin 8–16 g täglich (bei Kindern 50–100 mg/kg/die) in Form einer Dauertropfinfusion gegeben, bewirken Serumkonzentrationen von 5–20 µg/ml. Diese Menge genügt zur Behandlung einer gramnegativen Bakteriämie, einer Staphylokokken-Sepsis oder auch als Ersatz für Penicillin bei Personen mit Penicillinallergie (obwohl eine gewisse gekreuzte Sensibilisierung vorkommt). Cephaloridin, von dem täglich 4 g (bei Kindern bis 100 mg/kg/die) intravenös gegeben werden, erreicht mit dieser Dosierung Serumspiegel von 10–25 µg/ml. Es hat denselben Indikationsbereich.

C. Intramuskuläre Gabe: Cephaloridin (0,5–1 g i. m. alle 6 Std) wird weniger ernstlich erkrankten Patienten bei denselben Indikationen wie oben verabreicht. Cephalothin ist bei intramuskulärer Injektion zu schmerzhaft.

Nebenwirkungen

A. Allergie: Cephalosporine wirken sensibilisierend, es kommen die verschiedensten Überempfindlichkeitsreaktionen vor, einschließlich Anaphylaxie, Fieber, Hautausschlägen, Granulocytopenie und hämolytischer Anämie. Kreuzallergie besteht mit Penicillinen, sie kann zu den gleichen Überempfindlichkeitserscheinungen führen. Etwa 10–30% aller penicillinempfindlichen Menschen reagieren auch auf Cephalosporine allergisch.

B. Toxizität: Lokaler Schmerz nach intramuskulärer Injektion, Thrombophlebitis nach intravenöser Injektion.

Nierenschäden mit tubulärer Nekrose und Urämie sind als Nebenwirkung von Cephaloridin, jedoch nicht von Cephalothin, beschrieben worden.

Erythromycin-Gruppe

Die Erythromycine sind eine Gruppe sehr eng verwandter Verbindungen, die durch einen makrocyclischen Lactonring charakterisiert sind, an den Zucker gekettet sind.

Die Erythromycine hemmen die Proteinsynthese und wirken gegenüber grampositiven Keimen – insbesondere Pneumokokken, Streptokokken, Staphylokokken und Corynebakterien – bakteriostatisch oder baktericid, und zwar in Konzentrationen von 0,02 bis 0,2 µg/ml. Neisserien und Mycoplasmen werden ebenfalls erfaßt. In alkalischem Milieu erhöht sich die Wirksamkeit. Bei den meisten Bakterienpopulationen finden sich resistente Mutanten, incl. Pneumokokken und Mycoplasmen, die im Laufe einer längeren Behandlung hervorzutreten pflegen. Es besteht komplette Kreuzresistenz zwischen allen Vertretern der Erythromycingruppe. Die Resorption dieser Mittel ist außerordentlich verschieden. Der Propionylester des Erythromycins und der Triacetylester des Oleandomycins zählen zu den Präparaten, die bei peroraler Gabe am besten resorbiert werden. Peroral gegebene Mengen von 2 g/die bewirken Blutspiegel bis zu 2 µg/ml, es erfolgt eine ausgedehnte Verteilung des Medikaments in alle Gewebe mit Ausnahme des ZNS. Erythromycine werden in hohem Maße mit der Galle ausgeschieden, nur 5% der verabreichten Dosis gehen mit dem Urin ab. Ein alkalisches Milieu steigert die Wirkung. Die Erythromycine sind das Mittel der Wahl bei Infektionen durch Corynebakterien (diphterische Sepsis, Erythrasma) und bei Mycoplasmenpneumonien. Sie sind bei Patienten mit Streptokokken- oder Pneumokokkeninfektionen, die Penicilline nicht vertragen, ein wertvoller Substituent.

Dosierung

A. Oral: Erythromycinestolat bzw. Erythromycinbase, -stearat, -succinat oder Triacetyloleandomycin: 0,5 g alle 6 Std (bei Kindern 40 mg/kg/die).

B. Intravenöse Gabe: Erythromycinlactobionat oder -glucoheptonat: 0,5 g alle 12 Std.

Nebenwirkungen

Schwindel, Erbrechen und Durchfall können bei oraler Einnahme vorkommen. Erythromycinestolat und Triacetyloleandomycin verursachen unter Umständen cholestatische Hepatitiden (Fieber, Gelbsucht, Leberfunktionsstörungen). Die meisten Patienten erholen sich vollständig. Bei erneuter Anwendung tritt die Hepatitis sofort wieder auf. Wahrscheinlich handelt es sich um eine Überempfindlichkeitsreaktion.

Tetracyclin-Gruppe

Die Tetracycline bilden eine große Gruppe von Medikamenten mit gemeinsamer chemischer Grundstruktur, antimikrobieller Wirkungsweise und gleichen pharmakologischen Eigenschaften. Mikroorganismen, die gegen eines dieser Präparate resistent sind, sind es auch gegenüber allen anderen.

Antimikrobielle Wirkungsweise

Tetracycline sind Hemmer der Proteinsynthese, sie wirken bei vielen grampositiven und gramnegativen Bakterien einschließlich der Anaerobier bakteriostatisch. Ferner sind sie starke Wachstumshemmer für Mycoplasmen, Rickettsien, Chlamydien (Psittakose-, LGV-, Trachomerreger) und einige Protozoen (z. B. Amöben). Gleiche Konzentrationen aller Tetracycline in Blut oder Gewebe haben eine annähernd gleiche antimikrobielle Wirksamkeit. Unterschiede von der Art, wie sie von einzelnen Tetracyclinpräparaten behauptet werden, sind praktisch unbedeutend. Dagegen gibt es erhebliche Unterschiede in der Empfindlichkeit der einzelnen Stämme einer gegebenen Mikrobenart. Labortests sind daher wichtig. Die Tetracycline haben wegen des Auftretens resistenter Stämme etwas von ihrer früheren Brauchbarkeit verloren. Proteus und Pseudomonas sind regelmäßig resistent. Unter coliformen Bakterien, Pneumokokken und Streptokokken sind resistente Stämme zunehmend verbreitet.

Resorption, Verteilung und Ausscheidung

Die verschiedenen Tetracycline werden im Darm ziemlich unterschiedlich stark resorbiert. Die Aufnahme in die Blutbahn wird durch die geringe Löslichkeit der Präparate und die Bindung an zweiwertige Kationen, z. B. Ca^{++}, eingeschränkt. Ein großer Teil des oral verabreichten Tetracyclins bleibt im Darmlumen zurück, verändert die Darmflora und wird mit dem Stuhl ausgeschieden. Von dem resorbierten Anteil werden im Blut 20–50% an Protein gebunden. Mit der parenteralen Höchstdosis (2 g/die) erreicht der Wirkspiegel im Serum 2–10 µg/ml. Die Präparate werden in Geweben und Körperflüssigkeiten weit verteilt. Die Konzentrationen im ZNS, der Cerebrospinalflüssigkeit und der Gelenkflüssigkeit betragen nur 3 bis 10% der des Serums. Tetracycline werden besonders in wachsenden Knochen und Zähnen abgelagert.

Von den resorbierten Tetracyclinen geht der größte Teil mit der Galle und dem Harn ab. Bis zu 20% der peroral verabreichten Menge können nach glomerulärer Filtration im Harn erscheinen. Der Wirkspiegel im Urin beträgt u. U. 5–50 µg/ml und mehr. Bei Nierenschaden müssen die Tetracyclindosen reduziert oder Intervalle zwischen die einzelnen Applikationen eingeschoben werden. Wie oben schon erwähnt, gehen bei oraler Verabfolgung erhebliche Anteile mit dem Stuhl wieder ab, u. zw. bis zu 80%.

Demethylchlortetracyclin, Methacyclin und Doxycyclin werden vom Darm gut resorbiert, allerdings sehr viel langsamer ausgeschieden, was zur Kumulierung und länger bestehenden Blutspiegeln führt. Spezialbehandelte gepufferte Tetracyclinlösungen können parenteral injiziert werden.

Indikationen, Dosierung und Verabreichung

Zur Zeit sind die Tetracycline das Mittel der Wahl bei Cholera, Mycoplasmen-Pneumonien, Infektionen mit Chlamydien (Psittakose, LGV, Trachom) und einigen Rickettsien-Infektionen. Ferner können zahlreiche verschiedene bakterielle Infektionen mit ihnen behandelt werden, vorausgesetzt, daß der Erreger tetracyclinempfindlich ist. Eine weitere Indikation sind Amöbenerkrankungen.

A. Orale Gabe: Von Tetracyclinhydrochlorid, Oxytetracyclin und Chlortetracyclin gibt man 0,25–0,5 g oral alle 6 Std (bei Kindern 20–40 mg/kg/die). In der Dermatologie verordnet man bei Acne vulgaris 0,25 g ein- oder zweimal täglich über viele Monate. Demethylchlortetracyclin und Methacyclin sind langwirkende Tetracycline. Sie sind erhältlich in Kapseln von 150 mg oder 300 mg. Man gebe 0,15–0,3 g oral alle 6 Std (bei Kindern 12–20 mg/kg/Tag).

Doxycyclin ist in Kapseln von 100 mg erhältlich. Man gebe 100 mg alle 12 Std am ersten Tag, als Erhaltungsdosis dann 100 mg/Tag in 1 oder 2 Dosen.

B. Intramuskuläre und intravenöse Gabe: Einige Tetracycline sind für die intramuskuläre oder intravenöse Injektion bestimmt. Man gibt 0,1–0,5 g alle 6–12 Std. Diese Formen der Applikation sind vor allem für Patienten bestimmt, die nicht in der Lage sind, Medikamente peroral aufzunehmen. Die Dosis für Kinder beträgt 10–15 mg/kg/Tag.

C. Äußerliche Anwendung: Tetracycline kann man als 1%ige Salbe bei conjunctivalen Entzündungen verwenden.

Nebenwirkungen

A. Allergie: Überempfindlichkeitsreaktionen mit Fieber und Hautausschlägen sind ungewöhnlich.

B. Gastrointestinale Nebenwirkungen: Hier sind vor allem Durchfall, Übelkeit und Appetitlosigkeit häufig. Durch Reduktion der Dosis oder indem man das Medikament zusammen mit Nahrung oder Carboxymethylcellulose verabreicht, können diese Begleiterscheinungen eingeschränkt werden. Manchmal muß das Mittel abgesetzt werden.

Nach wenigen Tagen peroraler Applikation ist die Darmflora soweit verändert, daß tetracyclinresistente Bakterien und Hefepilze die Oberhand gewinnen. Das kann Verdauungsstörungen, Analpruritus, gelegentlich sogar Enterocolitis mit Schock und Exitus zur Folge haben.

C. Knochen und Zähne: Tetracyclin wird an das Calcium der wachsenden Knochen und Zähne gebunden, was Fluorescenz, Verfärbung, Schmelzschäden, Deformität oder Wachstumshemmung hervorruft. Tetracycline sollten deshalb schwangeren Frauen und kleinen Kindern nicht verabreicht werden.

D. Leberschäden: Tetracyclin kann die Leberfunktion beeinträchtigen oder sogar eine Leberatrophie bewirken, vor allem in der Schwangerschaft und bei präexistentem Leberschaden sowie bei Dosen von über 3 g i. v.

E. Nierenschäden: Veraltete Tetracyclinpräparate waren mit schuld an der renalen tubulären Acidose und anderen Formen von Nierenschäden.

F. Andere Schäden: Tetracycline, hauptsächlich Demethylchlortetracyclin, können, vor allem bei Blonden, zu ausgesprochener Lichtempfindlichkeit führen. Intravenöse Injektionen haben u. U. Thrombophlebitis zur Folge; intramuskuläre Applikation verursacht mitunter schmerzhafte lokale Entzündungen.

Chloramphenicol

Chloramphenicol ist ein synthetisches Präparat. Es ist ein starker Hemmer der bakteriellen Proteinsynthese und verhindert in Konzentrationen von 0,5–1,0 μg/ml das Wachstum vieler Bakterien, Rickettsien und Chlamydien. Bei den meisten empfindlichen Bakterienstämmen treten allerdings resistente Mutanten auf. Es gibt keine Kreuzresistenz mit anderen antimikrobiellen Mitteln.

Nach oraler Verabreichung wird Chloramphenicol schnell und vollständig resorbiert. Dosen von 2 g/die oral führen bei Erwachsenen zu Blutkonzentrationen von 20 μg/ml. Bei Kindern gibt man 50 mg/kg/die Chloramphenicolpalmitat oral, das im Darm zu freiem Chloramphenicol hydrolysiert wird und Blutspiegel von 10 μg/ml bewirkt. 25–50 mg/kg/die Chloramphenicolsuccinat, intramuskulär oder intravenös gegeben, werden durch Hydrolyse zu freiem Chloramphenicol umgewandelt und ergeben Blutspiegel, die denen bei oraler Verabreichung vergleichbar sind. Nach der Resorption wird Chloramphenicol in alle Gewebe einschließlich ZNS und Cerebrospinalflüssigkeit verteilt. Es durchdringt ohne weiteres Zellwände. Im Serum sind etwa 50% des Präparats an Protein gebunden. Chloramphenicol wird entweder durch Koppelung an Glucuronsäure in der Leber oder durch Reduktion zu unwirksamen Arylaminen inaktiviert. Bei Leberinsuffizienz kann das Medikament sich bis zu toxischer Menge anreichern.

Nur 10% des vollwirksamen Medikaments werden durch glomeruläre Filtration in den Harn abgegeben.

Wegen seiner potentiellen Toxicität ist Chloramphenicol z. Zt. nur in folgenden Fällen das Mittel der Wahl:

1. Charakteristische Salmonelleninfektionen, z. B. akuter Typhus.
2. Meningitis, Laryngotracheitis oder Pneumonie durch *Haemophilus influenzae*, die auf Ampicillin nicht ansprechen.
3. Gelegentlich auftretende Bakteriaemien gramnegativer Keime.
4. Ernste Rickettsieninfektionen, z. B. Rocky-Mountain-Fleckfieber.

In der Ophthalmologie wird es hin und wieder äußerlich angewandt.

Bei ernsten generalisierten Infektionen beträgt die Dosis 0,5 g oral alle 4–6 Std, die man 7–21 Tage lang verabreicht. Kinder erhalten 30–50 mg/kg/die. Vergleichbare Mengen können auch intravenös gegeben werden.

Nebenwirkungen

Übelkeit, Erbrechen und Durchfälle kommen gelegentlich vor. Die bedenklichsten Nebenwirkungen betreffen das blutbildende System. Erwachsene, die mehr als 50 mg/kg/die regelmäßig nehmen, zeigen nach 1–2 Wochen bei Blutspiegeln über 25 µg/ml Störungen der Erythrocytenreifung. Es kommt zur Anämie, Ansteigen des Serumeisens und zur Reticulocytopenie. Im Knochenmark treten vacuolisierte Proerythroblasten auf. Diese Veränderungen gehen zurück, wenn das Mittel abgesetzt wird. Sie haben nichts mit der seltenen aplastischen Anämie zu tun.

Die schwere aplastische Anämie tritt hin und wieder als Nebenerscheinung bei der Chloramphenicolbehandlung auf. Sie stellt einen spezifischen, wahrscheinlich genetisch verankerten individuellen Defekt dar. Obwohl keine Beziehung zur Dosis oder Zeit der Einnahme besteht, wird sie doch häufiger bei verlängerter oder wiederholter Verabreichung beobachtet. Sie neigt dazu, irreversibel zu sein und einen tödlichen Verlauf zu nehmen. Man schätzt, daß die letal endende aplastische Anämie 13mal häufiger nach dem Gebrauch von Chloramphenicol auftritt als spontan. Hypoplastische Anämien können Leukämien nach sich ziehen.

Chloramphenicol hemmt den Abbau bestimmter Medikamente. So kann es die Wirkung von Tolbutamid oder Diphenylhydantoin prolongieren und die Blutspiegel dieser Präparate anheben.

Chloramphenicol ist ausgesprochen toxisch für Neugeborene. Da ihrer Leber der Mechanismus für die Entgiftung dieses Medikaments fehlt, kann das Mittel kumulieren und das lebensbedrohliche „gray syndrome" mit Erbrechen, Schwäche, Hypothermie und Kollaps hervorrufen. Chloramphenicol sollte nur in Ausnahmefällen bei Kindern eingesetzt werden, die Dosis muß bei ausgereiften Neugeborenen unter 50 mg/kg/die und bei Frühgeborenen unter 30 mg/kg/die bleiben.

Aminoglycoside

Die Aminoglykoside stellen eine Gruppe von Medikamenten dar, die durch Ähnlichkeit ihrer chemischen Struktur, ihrer antimikrobiellen Wirkungsweise, ihrer pharmakologischen sowie ototoxischen und nephrotoxischen Eigenschaften charakterisiert sind. Die wichtigsten Vertreter dieser Gruppe sind Streptomycin, Neomycin, Kanamycin und Gentamycin. Alle Aminoglykoside hemmen die mikrobielle Proteinsynthese, indem sie sich an die 3-OS-Einheit der Ribosomen im Mikroorganismus heften und somit eine Verfälschung des genetischen Codes bewirken.

1. Streptomycin

Streptomycin ist ein Produkt von Streptomyces griseus. Dihydrostreptomycin wurde durch Reduktion aus Streptomycin gewonnen, es wird aber wegen seiner ausgeprägten Ototoxizität nicht mehr verwendet. Streptomycin kann bei grampositiven und gramnegativen Bakterien sowie bei *Mycobacterium tuberculosis* bakterizid wirken. Seine antituberkulöse Wirkung wird weiter unten beschrieben.

Bei allen Bakterienstämmen gibt es Mutanten, deren Resistenz gegenüber Streptomycin zehn- bis tausendmal stärker ist als die der übrigen Population. Diese werden in Anwesenheit von Streptomycin sehr schnell selektiert. Eine 4- bis 5tägige Behandlung mit Streptomycin führt deshalb entweder zur Ausrottung des Infektionserregers oder zu einer durch Streptomycin nicht mehr zu beeinflussenden Infektion. Aus diesem Grunde wird Streptomycin gewöhnlich in Kombination mit einem anderen antimikrobiellen Präparat eingesetzt. Streptomycin kann die baktericide Wirkung der Penicilline steigern, besonders im Falle von *Streptococcus faecalis.*

Streptomycin wird vom Darm in nur unbedeutendem Maße resorbiert. Nach intramuskulärer Injektion wird es schnell und weit in Körperflüssigkeiten und Gewebe mit Ausnahme des ZNS und der Cerebrospinalflüssigkeit verteilt. Streptomycin dringt nicht gut in die lebende Zelle ein. Deshalb ist es nur wenig wirksam gegen intracellulär phagocytierte Bakterien und versagt bei jenen chronischen Infektionen, bei denen die meisten Erreger sich in den Zellen befinden. Mit täglichen Gaben von 20 g intramuskulär erreicht der Serumspiegel 20 µg/ml.

Streptomycin wird hauptsächlich durch glomeruläre Filtration in den Harn ausgeschieden, wo die Konzentration 5- bis 50mal höher liegen kann als im Serum. Bei Nierenschaden ist die Streptomycinausscheidung vermindert. Wenn die Dosis nicht bedeutend eingeschränkt wird und die Intervalle zwischen den einzelnen Injektionen verlängert werden, kann Kumulation des Medikaments bis zu toxischen Mengen eintreten.

Indikationen und Dosierung

Die Hauptindikationen für Streptomycin sind z. Zt.

1. Schwere aktive Tuberkulose.
2. Pest, Tularämie und Sepsis durch gramnegative Keime.
3. Klebsiellen-Pneumonie und akute Brucellose (hier in Verbindung mit Tetracyclin).
4. Bakterielle Endokarditis durch *Streptococcus faecalis oder Streptococcus viridans* (in Verbindung mit Penicillin).
5. Akute Harnwegsinfektionen mit Streptomycin-empfindlichen Erregern.

Die Dosis bei nichttuberkulösen Erkrankungen beträgt 0,5–1,0 g intramuskulär alle 8–12 Std (bei Kindern 20–40 mg/kg/die), je nach Schwere des Krankheitsbildes.

Nebenwirkungen

Allergische Reaktionen mit Hautausschlägen und Fieber können nach langem Kontakt mit Streptomycin auftreten, beispielsweise bei Personal, das die Lösungen zubereitet. Die wichtigsten Nebenwirkungen sind die toxischen Veränderungen an Niere und Hörorgan. Nierenschäden mit Stickstoffretention treten hauptsächlich bei über längere Zeit verabreichten hohen Dosen auf oder bei Patienten mit schon vorher eingeschränkter Nierenfunktion. Schäden des 8. Hirnnerven zeigen sich hauptsächlich als Ohrensausen, Schwindel, Ataxie und Gleichgewichtsstörungen und gelegentlich Taubheit. Am häufigsten sind nach längerer Anwendung von Streptomycin die vestibulären Dysfunktionen. Bei der Behandlung der Menière'schen Erkrankung hat man Streptomycin zwecks Ausschaltung der Bogengang-Funktion in Dosen von 2–3 g/die über 4 Wochen hin eingesetzt.

Streptomycin sollte nicht gleichzeitig mit anderen Aminoglycosiden verabreicht werden; große Vorsicht ist bei Patienten mit gestörter Nierenfunktion geboten.

2. Kanamycin

Kanamycin ist das bekannteste Aminoglykosid für die Behandlung der Sepsis durch gramnegative Keime. Kanamycin wirkt bei vielen grampositiven (ausgenommen Enterokokken) und gramnegativen Bakterien in Konzentrationen von 1–10 µg/ml baktericid. Die Wirksamkeit wird in alkalischem Milieu noch erhöht. Von Proteus sind einige Stämme empfindlich, Pseudomonas und Serratia sind oft resistent. Unter den empfindlichen Bakterienpopulationen sind resistente Mutanten selten. Kanamycin zeigt vollständige Kreuzresistenz mit Neomycin, nicht aber mit Gentamycin.

Kanamycin wird im Darm in nur unerheblichem Maße resorbiert. Nach intramuskulärer Injektion (0,5 g alle 6 Std) kann der Serumspiegel 5–10 μg/ml erreichen. Das Präparat wird in alle Gewebe gut verteilt, erreicht aber in der Cerebrospinalflüssigkeit, den Gelenken und der Pleura nur bei lokaler Injektion wirksame Konzentrationen. Die Ausscheidung erfolgt hauptsächlich durch glomeruläre Filtration in den Harn, wo Konzentrationen von 10–50 μg/ml erreicht werden; ein weiterer großer Anteil geht mit der Galle ab. Bei Niereninsuffizienz kann das Mittel schnell bis zu toxischer Menge kumulieren.

Indikationen und Dosierung

Die Hauptindikationen für die Allgemeinbehandlung mit Kanamycin sind die Bakteriämie durch gramnegative Darmkeime und gelegentlich schwere Harnwegsinfektionen mit Enterobacter, Proteus und anderen Problemkeimen. Die i. m. Dosis beträgt 0,5 g alle 6–12 Std (15 mg/kg/die). Bei Nierenschaden muß die Dosis niedriger liegen, z. B. gibt man bei einem Serumkreatinin-Wert von 6 mg/100 ml als Anfangsdosis 7 mg/kg Kanamycin i. m. und führt die Behandlung mit 3,5 mg/kg i. m. alle 18 Std fort.

Nebenwirkungen

Wie alle Aminoglykoside wirkt Kanamycin nephro- und ototoxisch. Zur Zeit hält man Kanamycin für weniger giftig als Neomycin. Proteinurie und Stickstoffretention treten häufig während der Behandlung auf. Dies muß kontrolliert werden, Dosis und Injektionshäufigkeit sind der Nierenleistung anzupassen. Im allgemeinen bilden sich die renalen Veränderungen nach Absetzen des Medikaments zurück. Der Gehöranteil des 8. Hirnnerven kann durch Kanamycin selektiv irreversibel geschädigt werden. Die Wahrscheinlichkeit des Auftretens einer Schwerhörigkeit ist proportional der Behandlungsdauer und der Menge des Präparates, aber sie kann auch unvermutet nach kurzer Behandlungsdauer in Erscheinung treten. Der Verlust der Hörfähigkeit für hohe Frequenzen sollte ein Warnzeichen sein. Ototoxicität ist vor allem bei Patienten mit Nierenfunktionsstörungen eine Gefahr. Die plötzliche Aufnahme großer Mengen von Kanamycin (oder irgendwelcher anderer Aminoglycoside) kann zu Atemstillstand führen. Man hat dieses Phänomen nach der Instillation von 3–5 g Kanamycin (oder Neomycin) in die Bauchhöhle im Anschluß an Darmoperationen beobachtet. Neostigmin ist das spezifische Antidot.

3. Neomycin

Neomycin entspricht in allen pharmakologischen und antibakteriellen Eigenschaften dem Kanamycin. Man ist jedoch z. Zt. der Meinung, daß es bei parenteraler Applikation noch etwas toxischer wirkt als letzteres, und verwendet es daher hauptsächlich äußerlich bzw. verabreicht es peroral.

Indikationen, Dosierung und Wege der Verabreichung

Nach oraler Aufnahme wird nur ein geringer Anteil Neomycin resorbiert. Der größte Teil des Präparates bleibt im Darmlumen zurück und verändert dort die Keimflora. Zur präoperativen Reduzierung der Darmflora gebe man 2–3 Tage lang vor dem chirurgischen Eingriff 1 g oral alle 4–6 Std. Bei einem hepatischen Koma kann man die Ammoniakintoxikation herabsetzen, indem man mit Neomycin die coliforme Darmflora einschränkt. Man gibt dazu 1 g oral alle 6–8 Std und hält die Proteinzufuhr niedrig. Peroral verabreichtes Neomycin, u. zw. 50 bis 100 mg/kg/die, ist wirksam gegen die Enteritis erzeugenden Serotypen von *E. coli*. Zur Eindämmung oberflächlicher Hautinfektionen (Pyodermien) kann man Salben, die 1–5 mg Neomycin pro g enthalten, mehrmals täglich auftragen. Lösungen, die 10 mg/ml des Medikaments enthalten, können in infizierte Gelenkhöhlen, den Pleuraraum oder in Gewebshöhlen instilliert werden, u. zw. bis zu einer Gesamtmenge von 0,5 g/die.

Paromomycin, ein naher Verwandter des Neomycins, wird in einer Dosierung von 1 g alle 6 Std bei der Behandlung der Amöbenruhr peroral verabreicht.

Nebenwirkungen

Alle äußerlich anzuwendenden Formen des Neomycins können eine Sensibilisierung bewirken. Überempfindlichkeitsreaktionen kommen nach wiederholtem Gebrauch von Neomycinsalben am Auge und auf der Haut vor. Äußerlich oder oral eingesetztes Neomycin wirkt auf den Gesamtorganismus nur selten toxisch. Bei oraler Aufnahme verändert es jedoch die Darmflora und leistet so einer Superinfektion Vorschub. Bei der präoperativen „Darmsterilisierung" mit Neomycin kann es u. U. zu einer Staphylokokken-Enterocolitis kommen, die gelegentlich tödlich verläuft.

4. Gentamycin

Gentamycin ist ein Aminoglykosid-Antibioticum, das viele Eigenschaften mit Kanamycin gemeinsam hat, sich jedoch in seiner antimikrobiellen Wirkung von ihm unterscheidet. In Konzentrationen von 0,5–5,0 μg/ml wirkt Gentamycin nicht nur bei Staphylokokken und coliformen Bakterien, sondern auch bei vielen Stämmen von Pseudomonas, Proteus und Serratia baktericid. Bei empfindlichen Bakterienpopulationen sind Gentamycin-resistente Keime selten.

Die Resorption des Medikaments nach oraler Aufnahme ist unbedeutend. Nach intramuskulärer Injektion wird Gentamycin schnell resorbiert und – mit Ausnahme des ZNS – weit im Körper verteilt. 30% werden im Serum an Eiweiß gebunden. Mit der vollen Dosis von 3 mg/kg/die erreicht man Serumspiegel von 3–5 μg/ml. Die Halbwertzeit im Serum beträgt 2 Std.

Bei Bestehen eines Nierenschadens wird eine Kumulation des Medikaments bis zu toxischen Serumspiegeln beobachtet. Gentamycin wird durch glomeruläre Filtration in den Harn abgegeben, die Konzentrationen liegen dort 10- bis 1000mal höher als im Serum. Die Gentamycinwirkung wird durch ein alkalisches Milieu ganz erheblich verbessert.

Indikationen, Dosierung und Wege der Verabreichung

Man verwendet Gentamycin bei schweren Infektionen durch gramnegative Bakterien, die offensichtlich gegen andere weniger toxische Präparate resistent sind. Dazu gehören Sepsis, infizierte Verbrennungen, Pneumonien und andere ernste Infektionen durch coliforme Keime, Klebsiella, Proteus, Pseudomonas und Serratia. Gegeben werden 2–3 mg/kg/die intramuskulär in 3 gleichen Dosen über 7–10 Tage. In lebensbedrohlichen Fällen kann man bis zu 5 mg/kg/die injizieren.

Bei Infektionen der Harnwege durch o. gen. Erreger werden 0,8–1,2 mg/kg/die 10 Tage oder auch länger intramuskulär verabreicht. Dabei müssen Nierenfunktion, Gehör und Gleichgewichtsorgan kontrolliert werden, bei Abnahme der Nierenleistung sind die Pausen zwischen den einzelnen Gaben zu verlängern.

Bei infizierten Verbrennungen oder Hautläsionen werden Cremes mit 0,1% Gentamycin verwendet. Bei Meningitiden durch gramnegative Erreger injiziert man täglich 0,1–1,0 mg Gentamycin intrathecal. 10 mg können subconjunctival bei Endophthalmitis injiziert werden.

Wenn auch die Nierentoxicität bei üblicher Dosierung und ohne präexistenten Nierenschaden angeblich gering ist, so sollte dennoch die renale Leistung durch wiederholte Kreatininclearance-Messungen überwacht werden. Etwa 2–3% der Patienten zeigen Gleichgewichtsstörungen, vermutlich wegen Schädigung der Haarzellen. Gelegentliche Fälle von Hörverlust sind beschrieben worden.

Polymyxine

Unter diesem Namen ist eine Gruppe basischer Polypeptide zusammengefaßt, die bei den meisten gramnegativen Bakterien außer Proteus bactericid wirken und besonders gut gegen Pseudomonas eingesetzt werden können. Nur zwei Präparate sind im Gebrauch: Polymyxin B-Sulfat und Colistin-(Polymyxin E)-Methansulfonat.

Polymyxine werden im Darm nicht resorbiert. Nach parenteraler Injektion werden sie in verschiedene Gewebe verteilt, erreichen aber das ZNS, den Liquor, die Gelenke und das Auge nur bei entsprechender lokaler Applikation. Der Blutspiegel übersteigt i. allg. nicht 1–2 μg/ml.

Die Polymyxine werden in den Harn ausgeschieden (Colistin schneller als Polymyxin B), wo Konzentrationen von 25–300 μg/ml erreicht werden. Die Ausscheidung ist bei Niereninsuffizienz vermindert, so daß Kumulationen bis zu toxischen Spiegeln eintreten können, vorausgesetzt, daß die Dosis nicht erheblich eingeschränkt und die Intervalle zwischen den Verabreichungen ausgedehnt werden (s. Tabelle 27–2).

Indikationen, Dosierung und Verabreichung

Polymyxine sind indiziert bei ernsten Infektionen durch Pseudomonas und andere gramnegative Erreger, die gegen weitere antimikrobielle Mittel resistent sind.

A. Intramuskuläre Gabe: Die Injektion von Polymyxin B ist schmerzhaft. Deshalb wird z. B. bei Harnwegsinfektionen Colistimethat gegeben. Es enthält ein Lokalanästheticum und wird überdies schneller in den Harn ausgeschieden. Man gibt i. m. 2,5 bis 5 mg/kg/die.

B. Intravenöse Gabe: Bei Pseudomonassepsis wird Polymyxin B-Sulfat in einer Dosis von 2,5 mg/kg/die im Dauertropf verabreicht.

C. Intrathecale Gabe: Bei Pseudomonasmeningitis gebe man täglich einmal 2–10 mg Polymyxin B-Sulfat über 2–3 Tage, dann über 2–3 weitere Wochen nur noch jeden 2. Tag die genannte Dosis. Colistimethat darf nicht intrathecal verabreicht werden.

D. Äußerliche Anwendung: Polymyxin-B-Sulfatlösungen von 1 mg/ml können auf infizierte Oberflächen aufgetragen, in Gelenke injiziert, intrapleural oder subconjunctival gegeben oder als Aerosol zur Inhalation verabreicht werden. Salben mit einem Gehalt von 0,5 mg/g Polymyxin B-Sulfat in Verbindung mit Neomycin oder Bacitracin werden oft auf infizierte Hautläsionen gegeben.

Lösungen mit 20 mg/l Polymyxin B und 40 mg/l Neomycin können zur Dauerspülung der Blase bei eingelegtem Katheter und geschlossenem Spülsystem genommen werden.

Nebenwirkungen

Die toxischen Erscheinungen sind bei Polymyxin B und Colistimethat ähnlich. Bei den üblichen Blutkonzentrationen treten vor allem Parästhesien, Schwindelgefühle, Hitzewallungen und Verwirrtheit auf, die nach Ausscheidung des Präparates verschwinden. Bei ungewöhnlich hohen Konzentrationen kann es zu Atemstillstand und Paralysis kommen. Je nach Dosierung wirken alle Polymyxine nephrotoxisch, u. zw. durch Tubulusschädigung. Proteinurie, Hämaturie und Ausscheidung von Cylindern bilden sich im allgemeinen zurück. Eine Stickstoffretention oder schwere Elektrolytstörungen können allerdings Reduzierung der Dosis oder sogar Absetzen des Präparates erforderlich machen. Bei Patienten mit präexistenter Niereninsuffizienz muß die Nierenfunktion (am besten durch Kreatininclearance) überwacht werden. Die Dosis ist entsprechend niedrig zu halten bzw. die Pausen zwischen den einzelnen Injektionen sind zu verlängern.

Antituberkulotica

Besondere Probleme ergeben sich bei der Behandlung der Tuberkulose und anderer Infektionen, die durch Mycobakterien hervorgerufen werden. Diese Erkrankungen neigen dazu, ausgesprochen chronisch zu verlaufen, können aber der Anlaß für hochakute, tödlich verlaufende Komplikationen sein. Die Erreger liegen häufig intracellulär, haben lange Perioden der Stoffwechselinaktivität und tendieren zur Resistenzbildung gegenüber jedem Präparat. Um letztere möglichst zu verzögern, wird häufig eine kombinierte Behandlung vorgenommen. Präparate, die in erster Linie in Frage kommen und die bei tuberkulöser Meningitis, miliarer Streuung oder schwerem Lungenbefall auch gleichzeitig eingesetzt werden, sind Streptomycin, Isoniazid und p-Aminosalicylsäure. Eine Reihe weiterer Präparate von sekundärer Bedeutung wird hier nur kurz berührt.

1. Streptomycin

Die allgemeinen pharmakologischen und toxischen Eigenschaften sind weiter oben beschrieben worden. 1–10 μg/ml Streptomycin wirken hemmend und baktericid bei den meisten Tuberkelbakterien, wogegen die meisten „atypischen" Mycobakterien resistent sind. Alle größeren Populationen von Tuberkelbakterien enthalten einige streptomycinresistente Mutanten, die bei Behandlung mit diesem Präparat allein leicht an Boden gewinnen und innerhalb von 2–4 Monaten eine Streptomycin-Therapie völlig unwirksam machen. Das ist der Hauptgrund, weswegen Streptomycin gewöhnlich in Kombination mit einem anderen Tuberculostaticum eingesetzt wird.

Streptomycin dringt in nur geringem Maße in die Zellen ein; es übt seine Wirkung hauptsächlich auf die extracellulären Erreger aus. Da jederzeit 90% der Tuberkelbakterien intracellulär liegen und so vom Streptomycin nicht erreicht werden, ist eine Behandlung über viele Monate erforderlich.

Innerhalb der Kombinationstherapie bei tuberkulöser Meningitis, miliarer Aussaat und schwerer Organtuberkulose wird 1 g Streptomycin pro Tag i. m. (30 mg/kg/die bei Kindern) über Wochen oder Monate verabreicht. Anschließend gibt man dann 2- bis 3mal pro Woche 1 g i. m. monate- oder jahrelang. Bei tuberkulöser Meningitis werden manchmal intrathecale Injektionen (1–2 mg/kg/die) noch zusätzlich gegeben. Die vestibuläre Funktionsstörung als Folge zu langer Streptomycinbehandlung führt zu Gleichgewichtsstörungen. Jedoch wird dieser Zustand i. allg. in einem gewissen Grade kompensiert, so daß die Patienten sich recht gut orientieren können.

2. Isoniazid

Isoniazid ist das Hydrazid der Isonicotinsäure (INH) und ist das wirksamste Antituberkulosemittel. In einer Konzentration von 0,2 μg/ml oder weniger hemmt es die meisten Tuberkelbakterien. Dagegen sind die meisten „atypischen" Mycobakterien resistent. In großen Bakterienpopulationen des empfindlichen *M. tuberculosis* kommen allerdings INH-resistente Mutanten vor. Ihre Ausbreitung wird jedoch bei Anwesenheit eines zweiten Präparates aufgehalten. Es gibt keine Kreuzresistenz zwischen INH, Streptomycin, PAS und Ethambutol.

INH wird vom Darm gut resorbiert und diffundiert leicht in alle Gewebe, auch in das ZNS und in lebende Zellen. Eine Dosis von 8 mg/kg/die führt zu Blutkonzentrationen von 2 μg/ml und mehr. Die Inaktivierung des INH – hauptsächlich die Acetylierung – steht unter genetischer Kontrolle. Bei „Schnell-Inaktivierern" beträgt der Plasmaspiegel 6 Std nach der Einnahme von 4 mg/kg INH noch 0,2 μg/ml oder weniger, während bei „Langsam-Inaktivierern" der Plasmaspiegel zu dieser Zeit noch 0,8 μg/ml oder mehr beträgt. INH und seine Verwandten werden hauptsächlich in den Harn ausgeschieden.

Indikation, Dosierung und Verabreichung

INH ist das Präparat, das bei Tuberkulose am meisten gebraucht wird. Bei offener Tuberkulose sollte INH nicht als einziges Mittel gegeben werden. Dieses würde eine Resistenzbildung begünstigen (in manchen Ländern bis zu 20% der Fälle).

Bei aktiver, klinisch manifester Erkrankung wird es zusammen mit Streptomycin und PAS oder Ethambutol verabreicht.

Die Anfangsdosis beträgt 8–10 mg/kg/die oral (bei Kleinkindern bis zu 20 mg/kg/die), später wird die Dosis auf 5–7 mg/kg/die reduziert.

Kindern oder jungen Erwachsenen, die vom Tuberkulin-negativen zum Tuberkulin-positiven Hauttest übergegangen sind (d. h. die Reaktion innerhalb des letzten Jahres positiv geworden ist, d. Übers.), kann man als Prophylaxe gegen eine Meningitis oder eine miliare Streuung, die in 5 bis 15% der Fälle auftreten, 1 Jahr lang 10 mg/kg/die verabreichen. Bei dieser präventiven Behandlung wird INH allein gegeben.

Toxische Erscheinungen bei INH umfassen Schlaflosigkeit, Unruhe, Dysurie, Hepatitis, Hyperreflexie, sogar Krämpfe und psychotische Zustände. Einige dieser Reaktionen sind einem relativen Mangel an Pyridoxin zuzuschreiben sowie einer peripheren Neuritis. Man kann sie verhindern, indem man 100 mg Pyridoxin pro Tag verabreicht. INH schränkt u. U. den Abbau von Diphenylhydantoin ein und führt somit zu einer Erhöhung der Blutspiegel und zur Steigerung der Toxicität.

3. p-Aminosalicylsäure (PAS)

p-Aminosalicylsäure, eng verwandt mit p-Aminobenzoesäure, hemmt in Konzentrationen von 1–5 μg/ml die meisten Tuberkelbakterien, hat aber auf andere Bakterien keinen Einfluß. Resistente von *Mycobacterium tuberculosis* treten sehr schnell auf, wenn nicht ein zweites antituberkulöses Mittel anwesend ist.

PAS wird vom Darm schnell resorbiert. Dosen von 8–12 g/die oral ergeben Blutkonzentrationen von 10 μg/ml. Das Präparat wird in alle Gewebe außer dem ZNS verteilt und rasch in den Harn ausgeschieden. Um ein Auskristallisieren zu vermeiden, sollte der Harn alkalisch gehalten werden.

Die häufigsten Nebenwirkungen sind Appetitlosigkeit, Übelkeit, Durchfall und Schmerzen im Epigastrium. Bei Einnahme der PAS zusammen mit Speisen und Antacida können diese Begleiterscheinungen vermieden werden. Allerdings können auch peptische Ulcerationen auftreten.

Natriumgebundene PAS kann man parenteral geben.

Überempfindlichkeitsreaktionen drücken sich in Form von Fieber, Hautausschlägen, Granulocytopenie, Lymphadenopathien und Arthralgien aus.

4. Rifampicin

Rifampicin ist ein halbsynthetisches Präparat, das sich von dem Antibioticum Rifamycin B ableitet. Rifampicin ist in vitro in einer Konzentration von 1 μg/ml oder weniger gegen viele grampositive Kokken, Meningokokken und Tuberkelbakterien wirksam. Gramnegative Erreger sind oft resistent. Relativ oft kommen in empfindlichen Bakterienpopulationen hochresistente Mutanten vor. Rifampicin wirkt außerdem gegen Chlamydien und Pockenviren.

Das Präparat geht eine feste Verbindung mit der RNS-Polymerase des Bakteriums ein und hemmt dadurch die RNS-Synthese in Bakterien und Chlamydien. Beim Pokkenvirus blockiert es eine späte Formungsstufe.

Oral verabreichtes Rifampicin wird gut resorbiert und weit in alle Gewebe verteilt. Die Ausscheidung erfolgt hauptsächlich durch die Leber, erst in zweiter Linie durch den Harn.Mit einer oralen Gabe von 600 mg wird für 4–6 Std ein Serumspiegel von mindestens 5 μg/ml erreicht; der Harnspiegel kann 10- bis 100mal höher liegen.

Es gibt ermutigende Berichte von Rifampicinbehandlungen bei Isoniazid-resistenter Tuberkulose. In diesem Fall wird täglich eine einzige orale Dosis von 600 mg verabreicht (0,45–0,9 g/Tag). Da rasch resistente Stämme auftauchen, wird bei der Tuberkulosebehandlung eine Kombinationstherapie mit Ethambutol oder einem anderen Tuberkulosemittel gefordert werden müssen. Rifampicin zeigte außerdem bei der Sanierung klinisch gesunder Meningokokkenträger gute Erfolge und berechtigt zu Hoffnungen bei der Behandlung der Lepra.

Bei Harnwegsinfekten und chronischen Bronchitiden zeigten sich keine befriedigenden Ergebnisse.

Als Nebenwirkungen des Rifampicins kommt es zu Schweißausbrüchen und einer Orangefärbung des Harns, gelegentlich auch zu Hautausschlägen, Thrombocytopenien und einer vorübergehenden Erhöhung der SGOT, der alkalischen Phosphatase und des Serum-Bilirubins.

5. Weitere Medikamente zur Tuberkulosebehandlung

Die hier in alphabetischer Reihenfolge aufgeführten Medikamente werden gewöhnlich nur in Fällen herangezogen, wo eine Resistenz gegen die drei wichtigsten antituberculösen Mittel – sei sie nun klinisch oder aufgrund von Resistenzprüfung ermittelt worden – besteht. Bei ihrer Anwendung ist ein geschultes Fachpersonal unerläßlich, damit die toxischen Nebenwirkungen beherrscht werden.

Capreomycin, 0,5–1,5 g/die i. m., kann u. U. bei kombinierter Therapie an die Stelle des Streptomycins gesetzt werden. Es hat nephrotoxische und ototoxische Eigenschaften.

Cycloserin, 0,5–1,0 g/die oral, wurde allein oder zusammen mit INH gegeben. Es kann eine Reihe von zentralnervösen Dysfunktionen und psychotische Reaktionen hervorrufen. In kleineren Dosen (15–20 mg/kg/die) wurde es bei Harnwegsinfektionen eingesetzt.

Ethambutol gilt gelegentlich als Mittel erster Wahl, wenn in der Kombinationstherapie PAS substituiert werden soll. Es ist wirksam in Dosen von 15–25 mg/kg/die oral und wird besser vertragen als PAS. Die schwerwiegendsten toxischen Effekte sind die retrobulbäre Neuritis und der teilweise Verlust des Sehvermögens.

Ethionamid, 0,5 g/die, wurde gelegentlich im Rahmen einer kombinierten Behandlung eingesetzt, verursacht jedoch eine erhebliche Reizung der Magenschleimhaut.

Pyrazinamid, 2–3 g/die oral, wurde ebenfalls gelegentlich bei kombinierter Therapie verwendet, kann allerdings schwere Leberschäden bewirken.

Viomycin, alle 3 Tage 2 g intramuskulär, kann gelegentlich im Rahmen einer kombinierten Behandlung Streptomycin ersetzen. Es ist nephro- und ototoxisch.

Sulfonamide und Sulfone

Nachdem im Jahr 1935 die überraschende antibakterielle Wirkung des Sulfanilamids demonstriert worden war, ist das Molekül auf mannigfache Weise und in erheblichem Maße abgewandelt worden. Mehrmals wurden über 150 verschiedene Sulfonamide zu gleicher Zeit auf dem Markt angeboten, wobei man die Abwandlungen hauptsächlich deswegen entwickelte, um größere antibakterielle Aktivität, ein breiteres antibakterielles Spektrum, bessere Löslichkeit oder Depotwirkung zu erzielen.

Wegen des günstigen Preises und des verhältnismäßig guten Effektes bei einigen bakteriellen Infektionen ist die Anwendung von Sulfonamiden in vielen Teilen der Welt noch weit verbreitet.

Jedoch haben die zunehmende Sulfonamidresistenz (z. B. unter Streptokokken, Meningokokken und Shigellen) sowie die höhere Wirksamkeit von anderen antibiotischen Mitteln die Anzahl der typischen Indikationen für Sulfonamide als Mittel der Wahl einschneidend verringert. Die zur Zeit gültigen Indikationen können wie folgt zusammengefaßt werden:

1. *Die erstmalige (vorher nicht behandelte) Infektion der Harnwege:* Viele coliforme Erreger, die ja die häufigste Ursache von Harnwegsinfektionen sind, reagieren noch immer empfindlich auf Sulfonamide.

2. *Chlamydien-Infektionen (Trachom und Einschlußconjunctivitis, LGV):* Sulfonamide sind häufig ebenso wirksam wie Tetracycline bei der Unterdrückung der klinisch sichtbaren Veränderungen, ferner können sie akute Fälle zur Ausheilung bringen. Bei chronischen Fällen gelingt die Ausheilung mit Sulfonamiden aber häufig nicht.

3. *Parasiten- und Pilzerkrankungen:* In Kombination mit Pyrimethamin werden Sulfonamide bei der Toxoplasmose angewendet. Im Verband mit Trimethoprim sind Sulfonamide manchmal bei Malaria falciparum wirksam. Auf Nocardia-Infektionen können sie – allein oder in Kombination mit Cycloserin verabreicht – günstig einwirken.

4. *Bakterielle Infektionen:* In Entwicklungsländern können Sulfonamide, da sie eher zur Verfügung stehen und billig sind, bei der Behandlung von Pneumokokken- oder Staphylokokkeninfektionen nützlich sein, ferner auch bei bakterieller Sinusitis, Bronchitis, Otitis media, Shigellen-Ruhr und Meningokokken-Infektionen. In den hoch entwickelten Ländern sind Sulfonamide jedoch für keinen dieser Fälle das Mittel der Wahl, die Sulfonamid-Resistenz der entsprechenden Erreger ist zu weit verbreitet.

5. *Lepra:* Bestimmte Sulfone sind das Mittel der Wahl bei Lepra.

Antimikrobielle Wirksamkeit

Die Wirkungsweise der Sulfonamide ist bakteriostatisch, sie ist reversibel bei Absetzen des Medikamentes oder bei Bestehen eines Überschusses an p-Aminobenzoesäure (PABS). Sulfonamid-empfindliche Mikroorganismen benötigen extracelluläre PABS, um Folsäure zu synthetisieren, die eine wichtige Stufe bei der Bildung der Purine darstellt. Sulfonamide entsprechen strukturell der PABS, sie können als kompetitive Antagonisten zu diesem Wachstumsfaktor in die Reaktion eingreifen und unwirksame Analoge der Folsäure bilden. Das weitere Wachstum der Mikroorganismen wird somit gehemmt. Tierische Zellen und einige sulfonamidresistente Mikroorganismen sind nicht in der Lage, aus PABS Folsäure zu synthetisieren, und sind von der exogenen Anwesenheit der vorgeformten Folsäure abhängig. Andere Mikroorganismen sind sulfonamidresistent, weil sie einen großen Überschuß an PABS bilden.

Trimethoprim kann den Schritt zur bakteriellen Purinsynthese (Dehydrofolsäurereduktase), der auf den durch die Sulfonamide blockierten Schritt folgt, hemmen. Trimethoprim und Sulfonamide können somit hintereinander Blocks der Purin-Synthese erzeugen, z. B. bei gramnegativen Keimen oder Plasmodien der Malaria.

Pharmakologische Eigenschaften

Die löslichen Sulfonamide werden sofort im Darm resorbiert, in Gewebe und Körperflüssigkeiten verteilt und hauptsächlich durch glomeruläre Filtration in den Harn abgegeben. Ein wechselnd hoher Anteil des Sulfonamids wird in der Leber acetyliert oder an Plasmaprotein gebunden. Im Urin erscheint es teilweise in acetylierter Form, aber es bleiben genügend aktive Anteile des Medikamentes übrig, um eine wirkungsvolle Behandlung von Harnwegsinfekten zu ermöglichen; (gewöhnlich sind die Konzentrationen im Urin etwa 10- bis 20mal so hoch wie die im Blut). Eine erfolgreiche Behandlung mit Sulfonamiden ist nur bei einer Blutkonzentration von 8–12 mg/ml gewährleistet. Das wird mit der unten angegebenen Dosierung erreicht.

„Langzeit"-Sulfonamide (z. B. Sulfamethoxypyridazin, Sulfadimethoxin, Sulfamethin) werden nach oraler Einnahme rasch resorbiert. Die Ausscheidung in den Harn aber erfolgt ausgesprochen langsam, wodurch der Blutspiegel nur langsam abfällt. „Mittelzeit"-Sulfonamide (z. B. Sulfamethoxazol) werden ebenfalls relativ langsam ausgeschieden. Alle diese Verbindungen mögen Vorteile bieten, andererseits sind aber auch toxische Erscheinungen häufiger.

„Schwerlösliche" Sulfonamide (z. B. Succinylsulfathiazol) werden nach oraler Verabreichung nur in geringem Maße resorbiert und größtenteils mit dem Stuhl ausgeschieden. Ihr Wirkungsbereich erstreckt sich vor allem auf die Darmflora.

Zur parenteralen (gewöhnlich intravenösen) Verabreichung werden wegen ihrer besseren Löslichkeit die Natriumsalze verschiedener Sulfonamide genommen. Verteilung und Ausscheidung erfolgen wie bei den oral verabreichten, aus dem Darmlumen resorbierten Sulfonamiden.

Dosierung und Verabreichungsformen

A. Äußerlich: Die Applikation von Sulfonamiden auf Haut, Wunden oder Schleimhäute ist wegen der großen Gefahr der Sensibilisierung oder allergischen Reaktion bei nur geringer antimikrobieller Wirksamkeit nicht zu empfehlen. Eine Ausnahme stellt der Gebrauch von Na-Sulfacetamid-Lösung (30%ig) oder Salbe (10%ig) an den Conjunctiven dar.

B. Oral: Bei allgemeinen Infektionen gibt man lösliche Sulfonamide, die schnell ausgeschieden werden, in einer Initialdosis von 2 bis 4 g (40 mg/kg) und geht dann über auf eine Erhaltungsdosis von 0,5–1 g (20 mg/kg), die alle 4–6 Std verabreicht wird. (Beispiele: Sulfadiazin, Sulfisoxazol.)

Bei Harnwegsinfektionen (erste Attacke, nicht vorbehandelt) wird Trisulfapyrimidin, Sulfisoxazol oder ein anderes Sulfonamid gleich hoher Harnlöslichkeit in derselben (oder etwas niedrigeren) Dosis wie oben gegeben. Bei einseitiger Sulfonamidbehandlung gewinnen allerdings im allgemeinen resistente Keime bald die Oberhand. Die gleichzeitige Gabe von Sulfadiazin, 2 g/Tag, und Trimethoprim, 400 mg/Tag, oral kann bei Harninfektion und bei Infektionen des Respirationstraktes wirksamer sein als eine Verabreichung von Sulfonamid allein.

Zur „darmchirurgischen Prophylaxe" gibt man die letzten 7–5 Tage vor der Darmoperation 8–15 g/Tag eines unlöslichen Sulfonamids (z. B. Succinylsulfathiazol, Phthalylsulfathiazol). Bei Colitis ulcerosa hat man Salicylazosulfapyridin in einer Menge von 6 g/Tag gegeben, aber der Erfolg ist umstritten.

„Langzeit"- und „Mittelzeit"-Sulfonamide (z. B. Sulfamethoxypyridazin, Sulfadimethoxin, Sulfamethoxazol) können in Mengen von 0,5–1 g/Tag (10 mg/kg) als Dauertherapie (z. B. beim Trachom) oder zur Behandlung leichterer Infektionen eingesetzt werden. Diese Präparate sind deutlich toxischer als die „Kurzzeit"-Sulfonamide.

C. Intravenös: Natrium-Sulfadiazin und andere Natriumsalze können in einer Konzentration von 0,5% in 5%iger wäßriger Dextrose-, physiologischer Kochsalzlösung oder einer anderen Lösungsflüssigkeit in einer Gesamtdosis von 6–8 g/Tag (120 mg/kg/Tag) intravenös injiziert werden. Diese Verabreichungsform sollte aber komatösen Patienten oder solchen, die orale Medikamente nicht nehmen können, vorbehalten bleiben.

Nebenwirkungen

Sulfonamide zeigen vielfältige Nebenwirkungen, zurückzuführen teils auf Überempfindlichkeit, teils auf direkte Toxicität. Dies muß bedacht werden, wann immer unklare Symptome oder Beschwerden bei einem Patienten auftreten, der diese Präparate erhalten haben könnte. Nur sehr harmlose Reaktionen können unbehandelt bleiben; sonst sollte eine vermehrte Flüssigkeitszufuhr die erste Maßnahme sein. Wenn die Erscheinungen sich verstärken, muß das Präparat abgesetzt werden. Um Komplikationen zu vermeiden, sind die unten aufgeführten Vorsichtsmaßnahmen zu beachten.

A. Nebenwirkungen allgemeiner Art: Fieber, Hautausschläge, Urticaria; Stomatitis, Conjunctivitis, Arthritis, Dermatitis exfoliativa; haematopoetische Störungen mit Thrombocytopenie, haemolytischer (durch G6PD-Mangel) oder aplastischer Anaemie, Granulocytopenie, leukaemieartigen Reaktionen; Hepatitis, Polyarthritis nodosa, Vasculitis, Stevens-Johnson-Syndrom; Psychosen und vieles andere.

B. Störungen im Harntrakt: Sulfonamide können besonders bei neutralem oder saurem ph im Urin ausgefällt werden und dadurch Haematurie, Kristallurie oder sogar Abflußstörungen durch Verlegung bewirken. Man hat sie auch schon mit verschiedenen Formen der Nephritis und Nephrose in Zusammenhang gebracht.

Vorsichtsmaßnahmen bei der Anwendung von Sulfonamiden

1. Es besteht Kreuzallergie zwischen allen Sulfonamiden. Man fahnde in der Anamnese nach Einnahme oder Nebenwirkungen von Medikamenten. Man beobachte auf mögliches allergisches Verhalten hin.
2. Man halte durch reichliche Flüssigkeitszufuhr die Harnmenge über 1500 ml pro Tag. Man messe den Urin-pH, er sollte bei 7,5 oder höher liegen. Man gebe Alkali oral (Na-Bicarbonat oder entsprechendes, 5–15 g /Tag) und untersuche alle 2–4 Tage frischgelassenen Urin auf Kristalle und rote Blutkörperchen hin.
3. Man messe das Haemoglobin, zähle die weißen Blutzellen und mache alle 3–5 Tage ein Differentialblutbild, um eventuelle Störungen früh aufzudecken.

Sulfone in der Leprabehandlung

Einige mit den Sulfonamiden eng verwandte Präparate hat man in der Langzeitbehandlung der Lepra mit gutem Erfolg eingesetzt. Durch jahrelange Behandlung können oft die klinischen Manifestationen beider Formen, der nodulären und der maculoanästhetischen Lepra, jahrelang unterdrückt werden.

Resorption, Stoffwechsel und Ausscheidung

Alle Sulfone werden vom Intestinaltrakt gut resorbiert, in alle Gewebe verteilt und vorwiegend in Haut, Muskeln, Leber und Niere abgelagert. Von Lepra befallene Haut enthält das 10fache der Menge des Präparates, die man in gesunder Haut findet. Sulfone werden in die Galle ausgeschieden und vom Darm rückresorbiert. Folgedessen wird der Blutspiegel lange aufrechterhalten. Die Ausscheidung in den Harn ist unterschiedlich, meist erfolgt sie in einer an Glucuronsäure gekoppelten Form.

Nebenwirkungen

Die Sulfone können dieselben Nebenwirkungen haben wie die Sulfonamide. Häufig sind Appetitlosigkeit, Übelkeit und Erbrechen, es können auch Haemolyse, Methaemoglobinaemie oder Agranulocytose vorkommen.

Dosierung und Verabreichungsformen

A. Diaminodiphenylsulfon (DDS) ist das am meisten gebrauchte und billigste Präparat. Es wird oral verabreicht. Man beginnt mit einer Dosis von 25 mg zweimal wöchentlich und steigert stufenweise bis zu 100 g 3- bis 4mal wöchentlich, eventuell bis zu 300 mg zweimal wöchentlich.

B. Natrium-Sulfoxon wird in entsprechender Dosierung oral gegeben.

C. Solapson, ein kompliziert substituiertes Derivat von DDS, wird anfangs in einer Dosierung von 0,5 g oral 3mal täglich gegeben. Die Dosis wird dann allmählich gesteigert, bis eine Tagesgesamtdosis von 6–10 g erreicht ist.

D. Andere Präparategruppen werden nur in Ausnahmefällen angewandt. Ein *Aethylmercaptan* kann auf die Haut aufgetragen werden. *Thiosemicarbazone* führen bei alleiniger Anwendung sehr schnell zur Resistenz. Deshalb werden sie, wenn überhaupt, mit einem Sulfon zusammen gegeben.

Spezielle Präparate gegen grampositive Keime

1. Bacitracin

Dieses Polypeptid-Antibioticum ist in Konzentrationen von 0,1–20 Einheiten/ml selektiv wirksam gegen grampositive Bakterien einschließlich der Penicillinase-bildenden Staphylokokken. Bacitracin wird im Darm, auf der Haut, in Wunden und auf Schleimhäuten nur in geringem Maße resorbiert. Bei lokaler Anwendung bleibt die Wirkung örtlich begrenzt, wesentliche toxische Erscheinungen bleiben aus. Bei Oberflächenläsionen mit gemischter Bakterienflora wird Bacitracin-Salbe (500 Einheiten/g) oft mit Polymyxin oder Neomycin kombiniert angewendet. Die parenterale Verabreichung von Bacitracin hat man wegen seiner erheblichen Nierentoxicität aufgegeben.

2. Lincomycin

Dieses Präparat ähnelt dem Erythromycin (wenn auch die chemische Struktur anders ist) und ist in Konzentrationen von 0,5–5 µg/ml gegen grampositive Keime (außer Enterokokken) wirksam. Lincomycin ergibt bei oraler Gabe von 0,5 g alle 6 Std (für Kinder 30–60 mg/kg/Tag) Serumkonzentrationen von 2–5 µg/ml. Das Präparat wird weit in alle Gewebe verteilt. Die Ausscheidung erfolgt über Galle und Harn. Lincomycin kann in einer Menge von 0,6 g auch alle 8–12 Std i. m. oder i. v. injiziert werden. Bei Penicillinunverträglichkeit ist das Präparat als Alternative zu Erythromycin von Bedeutung. In der Literatur wird von Erfolgen bei Knocheninfekten durch Staphylokokken berichtet.

Allgemeine Nebenwirkungen sind Durchfall und Übelkeit; man hat auch schon Leberfunktionsstörungen und Neutropenie beobachtet. Wenn 3–4 g schnell intravenös gegeben werden, kann es zum Herz- und Atemstillstand kommen.

Clindamycin ist ein neues, dem Lincomycin sehr ähnliches Präparat; es enthält Chlor. Die Häufigkeit gastrointestinaler Nebenwirkungen dürfte geringer sein.

3. Novobiocin

Viele grampositive Kokken werden durch 1–5 µg/ml Novobiocin gehemmt, allerdings gewinnen unter der Behandlung resistente Varianten leicht die Oberhand. 0,5 g alle 6 Std oral gegeben erzielen Serumkonzentrationen von 2–5 µg/ml. Es wird in alle Gewebe verteilt und über Urin und Stuhl ausgeschieden. Es kann auch intramuskulär oder intravenös verabreicht werden. Früher hat man es bei Infektionen durch Penicillinase-bildende Staphylokokken gegeben; heute aber stehen viele bessere Präparate zur Verfügung, so daß es einen festen Indikationsbereich für Novobiocin nicht mehr gibt. Die üblichen Nebenwirkungen sind Hautausschläge, Fieber und Granulocytopenie; es sind aber noch viele andere gelegentlich beobachtet worden.

4. Vancomycin

Dieses Präparat wirkt in einer Konzentration von 0,5-5 µg/ml bei den meisten grampositiven Keime baktericid, besonders auf Staphylokokken und Enterokokken. Resistente Mutanten sind selten, und es gibt keine Kreuz-Resistenz mit anderen antimikrobiellen Mitteln. Vancomycin wird im Darm nicht resorbiert.

Peroral (3–4 g/Tag) wird es bei Staphylokokken-Enterocolitis gegeben. Um allgemein wirksam zu werden, muß es intravenös verabreicht werden. Wenn man 0,5 g innerhalb von 20 min langsam i. v. injiziert, beträgt der Blutspiegel 10 µg/ml und hält sich 1–2 Std lang auf dieser Höhe. Die Ausscheidung erfolgt hauptsächlich in den Harn. Bei gleichzeitiger Niereninsuffizienz besteht die Gefahr erheblicher Kumulation mit toxischen Folgeerscheinungen.

Die einzigen Indikationen für Vancomycin sind schwere Staphylokokkeninfektionen und Enterokokken-Endokarditiden, die mit Penicillin nicht behandelt werden können. Hier werden 0,5 g alle 6–8 Std über 20 min langsam i. v. injiziert (für Kinder 20–40 mg /kg/Tag). Man kann es auch als Dauertropfinfusion geben.

Vancomycin reizt die Gewebe hochgradig. Eine intramuskuläre oder versehentlich paravenöse Injektion ist sehr schmerzhaft. Einer intravenösen Verabreichung folgen häufig Schüttelfrost, Fieber und Thrombophlebitis. Das Präparat ist sowohl nephroals auch ototoxisch; die Nierenfunktion muß überwacht werden.

Harnantiseptica

Diese Präparate entfalten im Urin antimikrobielle Wirksamkeit, haben aber nur geringen oder gar keinen Effekt auf den Gesamtorganismus. Ihre Gebrauchsfähigkeit ist beschränkt auf Harnwegsinfektionen.

1. Nitrofurantoin

Nitrofurantoin wirkt in einer Konzentration von 10–500 µg/ml bakteriostatisch und baktericid sowohl auf grampositive als auch auf gramnegative Erreger. Seine Aktivität ist bei einem ph von 6,5 oder darunter am stärksten. Es wird im Darm schnell resorbiert und so vollständig an Serumprotein gebunden, daß es im Blut zu keinerlei antibakteriellem Effekt kommt; es hat somit keine allgemeine antibakterielle Wirksamkeit. In den Nierentubuli wird es von seinen Trägerproteinen abgetrennt und in den Harn ausgeschieden, wo es Konzentrationen von 200–400 µg/ml erreichen kann.

Die mittlere Dosis bei Harnwegsinfekten beträgt 100 mg 4mal täglich oral (für Kinder 5–10 mg/kg/Tag), einzunehmen mit den Mahlzeiten. Wenn perorale Einnahme nicht möglich ist, können auch 180–360 mg/Tag als Dauertropfinfusion gegeben werden.

Peroral verabreichtes Nitrofurantoin ruft oft Übelkeit und Erbrechen hervor. Bei G6PD-Mangel kann es zu haemolytischen Anaemien kommen. Eine Überempfindlichkeit kann Hautausschläge und Lungeninfiltration verursachen.

2. Nalidixinsäure

Dieses synthetische Harnantisepticum hemmt in Konzentrationen von 1–50 µg/ml viele gramnegative Erreger, hat aber keine Wirkung auf Pseudomonas. In empfindlichen Bakterienpopulationen bilden sich ziemlich rasch resistente Mutanten aus.

Nalidixinsäure wird vom Darm ohne weiteres resorbiert. Im Blut wird es so gut wie vollständig fest an Protein gebunden; deshalb hat es keine allgemeine antibakterielle Wirkung. Ungefähr 20% des resorbierten Präparates werden in aktiver Form in den Harn ausgeschieden und erreichen dort Spiegel von 10–150 µg/ml, die falsch positive Ergebnisse bei der Bestimmung der Glucose im Urin verursachen können.

Die Dosis beträgt bei Harnwegsinfektionen 4mal täglich 1 g peroral (für Kinder 55 mg/kg/Tag).

Nebenwirkungen sind Übelkeit, Erbrechen, Hautausschläge, Schläfrigkeit, Sehstörungen und in seltenen Fällen eine Steigerung des intracranialen Druckes, der Krämpfe verursacht.

3. Methenamin-Mandelat

Dies ist ein Salz des Methenamins mit der Mandelsäure. Seine Wirksamkeit ist durch

Tabelle 27–3. *Medikamenten-Auswahl, 1970–71*

In Verdacht stehender oder nachgewiesener Erreger	Mittel der Wahl	Weitere(s) Mittel
Gramnegative Kokken		
Gonococcus Meningococcus Andere Neisserien	Penicillin[a]	Erythromycin[b], Cephalosporin[c], Tetracyclin[d]
Grampositive Kokken		
Pneumococcus, nicht-Penicillinase-bildender Staphylococcus, Streptococcus viridans hämolytischer Streptococcus	Penicillin	Cephalosporin, Erythromycin, Lincomycin
Penicillinase-bildender Staphylococcus	Penicillinase-resistentes Penicillin[e]	Cephalosporin, Vancomycin, Erythromycin, Lincomycin
Streptococcus faecalis (Enterococcus)	Ampicillin + Streptomycin	Penicillin + Kanamycin oder Streptomycin; Vancomycin
Gramnegative Stäbchen		
Aerobacter (Enterobacter)	Kanamycin	Gentamycin, Chloramphenicol
Bacteroides	Tetracyclin	Penicillin
Brucella	Tetracyclin + Streptomycin	Streptomycin + Sulfonamid[f]
Escherichia		
E. coli bei Sepsis	Kanamycin	Cephalotin, Ampicillin
E. coli bei Harnwegsinfektionen (erste Infektion)	Sulfonamid[g]	Ampicillin
Haemophilus (Meningitis, Infektion des Respirationstraktes)	Ampicillin	Chloramphenicol
Klebsiella	Cephalosporin oder Ampicillin	Tetracyclin + Streptomycin
Mima-Herellea	Kanamycin	Tetracyclin, Gentamycin
Pasteurella (Pest, Tularämie)	Streptomycin + Tetracyclin	Sulfonamid[f]
Proteus		
P. mirabilis	Penicillin, Ampicillin	Kanamycin, Gentamycin
P. vulgaris u. andere Arten	Kanamycin	Chloramphenicol, Gentamycin
Pseudomonas		
Ps. aeruginosa	Polymyxin	Gentamycin
Ps. pseudomallei (Melioidosis)	Chloramphenicol	
Ps. mallei (Rotz)	Streptomycin + Tetracyclin	
Salmonella	Chloramphenicol, Ampicillin	Cephalosporine
Serratia	Gentamycin	Kanamycin
Shigella	Ampicillin	Tetracyclin
Vibrio (Cholera)	Tetracyclin	Chloramphenicol
Grampositive Stäbchen		
Actinomyces	Penicillin[a]	Tetracyclin, Sulfonamid
Bacillus (z. B. Anthrax)	Penicillin[a]	Erythromycin
Clostridium (Gasbrand, Tetanus)	Penicillin[a]	Tetracyclin, Erythromycin

In Verdacht stehender oder nachgewiesener Erreger	Mittel der Wahl	Weitere(s) Mittel
Corynebacterium	Penicillin[a]	Erythromycin, Cephalosporin
Nocardia	Sulfonamid[f]	Tetracyclin, Cycloserin
Säurefeste Stäbchen		
Actinomyces	Penicillin[a]	Tetracyclin, Sulfonamid
Mycobacterium tuberculosis	INH + PAS + Streptomycin	andere Antituberculotica
Mycobacterium leprae	Dapson oder Solapson	Rifampicin (?) + Sulfone (?)
Nocardia	Sulfonamid[f]	Tetracyclin, Cycloserin
Spirochäten		
Borrelia (Rückfallfieber)	Tetracyclin	Penicillin
Leptospira	Penicillin	Tetracyclin
Treponema (Syphilis, Frambösie)	Penicillin	Erythromycin, Tetracyclin
Mycoplasma	Tetracyclin	Erythromycin
Psittakose-, *Lymphogranuloma-*, *Trachom*-Erreger	Tetracyclin, Sulfonamid	Erythromycin
Rickettsien	Tetracyclin	Chloramphenicol

Anmerkungen zu Tabelle 27–3

[a] *Penicillin G* wird bei parenteraler Verabreichung bevorzugt; gepuffertes Penicillin G oder Penicillin V bei oraler Verabreichung. Nur hochempfindliche Mikroorganismen sollten mit oralem Penicillin behandelt werden.

[b] *Erythromycinestolat* und *Triacetyloleandomycin* sind die am besten resorbierbaren oralen Formen, aber sie können cholestatische Hepatitiden hervorrufen.

[c] Cephalotin und Cephaloridin sind die am besten verträglichen *Cephalosporine*.

[d] Alle *Tetracycline* haben den gleichen Wirkungsmechanismus gegenüber Mikroorganismen und eine vergleichbare therapeutische Aktivität sowie Toxicität. Die Dosierung der verschiedenen Präparate wird bestimmt durch die jeweils resorbierte Menge und die Ausscheidung.

[e] *Methicillin* und *Nafcillin* parenteral; *Dicloxacillin* oder andere Isoxazolylpenicilline oral.

[f] *Trisulfapyrimidine* haben bei der oralen Verabreichung gegenüber *Sulfadiazin* den Vorteil besserer Löslichkeit im Harn. *Natrium-Sulfadiazin* ist zur intravenösen Injektion bei schwerkranken Patienten geeignet.

[g] Bei vorher unbehandelten Harnwegsinfektionen ist ein sehr gut lösliches Sulfonamid wie *Sulfisoxazol* oder *Trisulfapyrimidin* das Mittel der Wahl.

das Freiwerden von Formaldehyd und Säure im Harn bedingt. Der Urin-pH muß unter 5,5 liegen; es darf nicht gleichzeitig Sulfamethizol gegeben werden. Das Präparat hemmt eine Vielzahl verschiedener Mikroorganismen außer solchen (z. B. Proteus), die Ammoniak aus Harnstoff freisetzen und dadurch einen stark alkalischen Urin schaffen. Die Dosis beträgt 3–6 g/Tag peroral. Methenamin-Hippurat wirkt ähnlich.

4. Ansäuernde Präparate

Urin mit einem pH unter 5,5 hat gewisse antibakterielle Eigenschaften. Viele Substanzen können den Harn ansäuern und dadurch eine Asepsis begünstigen. Ammoniumchlorid, Ascorbinsäure, Methionin und Mandelsäure werden zu diesem Zweck eingesetzt. Die Dosis muß durch häufige Messung des Urin-pH mit Teststreifen für jeden Patienten einzeln festgesetzt werden.

Allgemein wirksame antimikrobielle Mittel bei Harnwegsinfektionen

Viele antimikrobielle Präparate werden in sehr hohen Konzentrationen in den Harn ausgeschieden. Deshalb können geringe und relativ untoxische Mengen von Aminoglykosiden, Polymyxinen und Cycloserin (siehe oben bei Antituberculotica) zu wirksamen Urinspiegeln führen. Auch Penicilline und Cephalosporine können im Harn sehr hohe Spiegel erreichen und dadurch bei Harnwegsinfektionen wirksam werden.

Antimykotica

Die meisten antibakteriellen Substanzen haben keine Wirkung auf pathogene Pilze. Nur von wenigen Präparaten weiß man, daß sie bei Pilzinfektionen therapeutisch wertvoll sind.

Penicilline und Sulfonamide werden zur Behandlung der Aktinomykose herangezogen; Sulfonamide und Cycloserin verwendet man bei der Behandlung der Nocardiose.

1. Amphotericin B

0,1 µg/ml Amphotericin B hemmt in vitro verschiedene Mikroorganismen wie Histoplasma, Cryptococcus, Coccidioides, Candida, Blastomyces, Sporotrichum und andere, die beim Menschen generalisierte Mykosen hervorrufen. 100 mg Amphotericin B intravenös verabreicht ergeben einen durchschnittlichen Blut- und Gewebsspiegel von 1–2 µg/ml und können deshalb zur Behandlung dieser Mykosen eingesetzt werden. Bei Meningitis ist eine intrathecale Verabreichung notwendig.

Lösungen von 0,1 mg/ml Amphotericin B in 5%iger wäßriger Dextrose werden *langsam* i. v. infundiert. Die Anfangsdosis beträgt 1–5 mg/Tag und steigert sich um täglich 5 mg bis zu einer Enddosis von 1–1,5 mg/kg/Tag. Diese wird dann in der Regel viele Wochen lang gegeben. Bei Pilzmeningitiden werden 0,5 mg 3mal wöchentlich intrathecal injiziert.

Die intravenöse Verabreichung von Amphotericin B bringt gewöhnlich Schüttelfrost, Fieber, Erbrechen und Kopfschmerz mit sich. Die Verträglichkeit kann durch vorübergehende Herabsetzung der Dosis oder auch durch Corticosteroidgaben verbessert werden. Therapeutisch wirksame Mengen von Amphotericin B beeinträchtigen unter Umständen die Nieren- und Leberfunktion und verursachen Anaemien. Elektrolytverschiebungen, Schock und eine Vielzahl neurologischer Symptome kommen ebenfalls vor.

2. Griseofulvin

Griseofulvin ist ein Antibioticum, das wohl das Wachstum einiger Dermatophyten hemmen, nicht aber Bakterien und solche Pilze beeinflussen kann, die tiefe Mykosen hervorrufen. Die Darmresorption von feinpulverisiertem Griseofulvin in einer Menge von 1 g/Tag führt zu Blutspiegeln von 0,5–1,5 µg/ml. Das resorbierte Präparat hat eine Affinität zur Haut und wird an Keratin gebunden in ihr abgelagert. Dadurch macht es das Keratin gegen Pilzwachstum widerstandsfähig. Die nachwachsenden Anteile der Haare und Nägel sind als erste infektfrei. Sobald die oberen Keratinschichten abgestoßen werden, werden sie durch andere nicht infizierte ersetzt. Der Hauptteil des eingenommenen Griseofulvins wird mit dem Stuhl ausgeschieden. Äußerliche Anwendung zeigt nur geringe Wirkung.

Perorale Dosen von 0,5–1 g/Tag (bei Kindern 15 mg/kg/Tag) müssen 6 Wochen lang gegeben werden, wenn nur die Haut, 3–6 Monate oder länger, wenn Haare und Nägel mitbefallen sind. Griseofulvin zeigt die besten Erfolge bei schweren Dermatophytosen, besonders bei Trichophytie und Mikrosporie.

Die Nebenwirkungen bestehen in Kopfschmerzen, Durchfall, Lichtempfindlichkeit, Fieber, Hautausschlägen und Störungen des nervösen und haematopoetischen Systems.

3. Nystatin

Nystatin hemmt Candida-Arten nur bei direkter Einwirkung am Ort des Befalls. Das Präparat wird vom Darm und anderen Schleimhäuten nicht resorbiert. Um lokale Candidainfektionen zu unterdrücken, kann man es in Form von Salbe, Suspensionen oder ähnlichem auf Mund- oder Vaginalschleimhaut auftragen. Nach oraler Einnahme von Nystatin wird das Candidawachstum im Darm unterdrückt und das Präparat unverändert im Stuhl ausgeschieden. Andererseits kommt es beim Erwachsenen bei Candidabefall des Darmes nur selten zu

Krankheitserscheinungen, so daß dies als Indikation für Nystatin nicht angesehen werden kann. Anmerk. d. Übers.: Eine parenterale Applikation von Nystatin kommt auch bei generalisierter Candidiasis wegen starker toxischer Wirkungen nicht in Frage.

Chemotherapie bei Viruserkrankungen

Heute stehen mehrere Präparate zur Verfügung, die die Virusvermehrung und den Ablauf von Viruserkrankungen zu beeinflussen vermögen.

Amantadinhydrochlorid: 200 mg des Präparates, die 2–3 Tage vor und 6–7 Tage nach einer Infektion mit Influenza A täglich peroral genommen werden, reduzieren Umfang und Schwere der Symptome. Die hervorstechendsten schädlichen Nebenwirkungen sind Schlaflosigkeit, Schwindelanfälle und Ataxie.

Idoxuridin: Eine 0,1%ige Lösung oder 0,5%ige Salbe können bei akuter dendritischer Herpes-Keratitis alle 2 Std aufgetragen werden, um die Heilung zu begünstigen. Es wird auch gleichzeitig mit Corticosteroiden bei disciformen Gewebsläsionen der Cornea zur eventuellen Verhinderung eines akuten epithelialen Herpes herangezogen. Da es toxische Wirkungen auf die Cornea haben kann, sollte es möglichst nicht länger als 2–3 Wochen verabreicht werden. Intravenöse Injektionen von Idoxuridin (50–100 mg/kg/Tag über 5–7 Tage) sind zur Behandlung der Herpes-Encephalitis empfohlen worden.

Methisazon kann das Wachstum des Pokkenvirus beim Menschen hemmen, wenn es exponierten Personen innerhalb von 1–2 Tagen nach dem Kontakt verabreicht wird. In einer Menge von 2–4 g täglich oral (bei Kindern 100 mg/kg/Tag) verleiht es einen beachtlichen Schutz gegen die volle klinische Ausbildung der Pocken und sorgt für eine asymptomatische, aber immunisierende Infektion. Es vermag auch das Wachstum des Vaccinevirus zu hemmen und findet deshalb zur Behandlung von Komplikationen bei der Pockenimpfung (z. B. progressive Vaccinia) Verwendung. Die ausgeprägteste toxische Wirkung besteht in starkem Erbrechen.

Allgemeine Literatur

Greuer, W.: Antibakterielle Therapie für die Praxis. München: Urban & Schwarzenberg 1967.

Heilmeyer, L., Walter, A.: Antibiotika-Fibel. Stuttgart: Thieme 1969.

Moeschlin, S.: Therapie-Fibel. Stuttgart: Thieme 1965.

28. DURCH PHYSIKALISCHE EINFLÜSSE BEDINGTE ERKRANKUNGEN

Erkrankungen durch Kälteeinwirkungen

Auf sehr niedrige Temperaturen können sowohl quantitative als auch qualitative Reaktionen auftreten. Es gibt Menschen mit familiärer oder erworbener Kälteallergie. Bei manchen Personen ist die Überempfindlichkeit gegenüber Kälte eine autosomale, dominante Erkrankung. Die familiäre Kälteurticaria scheint keine richtige urticarielle Erkrankung zu sein; sie äußert sich als Hautbrennen und tritt ungefähr 1/2 Std nach Kälteexposition auf. Kältehämoglobinurie (Tabelle 10-1) kann als Komplikation der Syphilis auftreten. Die Kälteurticaria kann auch erstes Symptom einer anderen Grunderkrankung sein, wie z. B. von Kollagenosen, Lymphadenosen und Myelom.

Im Normalfalle erzeugt Kälteeinwirkung unmittelbar eine lokalisierte Vasoconstriction, gefolgt von generalisierter Vasoconstriction. Fällt die Hauttemperatur auf 25° C (77° F), so ist der Gewebsstoffwechsel verlangsamt, während der Sauerstoffbedarf größer ist als das Angebot infolge der verlangsamten Zirkulation – das betroffene Gebiet wird cyanotisch. Bei 15° C (59° F) ist der Gewebsstoffwechsel merklich eingeschränkt, und die Dissoziation von Oxyhämoglobin ist vermindert. Dadurch erscheint die Haut hellrot und ausreichend mit Sauerstoff versorgt. Bei dieser Temperatur sind die Überlebensaussichten gering. Gewebstod kann eintreten infolge Ischämie und Thrombose in den kleineren Gefäßen oder durch tatsächliches Erfrieren. Erfrierungen treten erst bei Hauttemperaturen zwischen – 4 und – 10° C (25–14° F) oder tiefer auf. Sie hängen ab von Faktoren wie Wind, Bewegung, venöser Stase, Unterernährung und arterieller Verschlußerkrankung.

Verhütung von Kälteschäden

Man sollte sich warm und trocken anziehen, möglichst mehrere Kleidungsstücke übereinander, wobei das äußere für den Wind undurchlässig sein sollte. Nasse Kleidung, wie Socken und Schuhe sollten sobald wie möglich durch trockene ersetzt werden. Hält man sich in kalten oder eisigen Gebieten auf, so sollte man Socken, Überhandschuhe und Einlegesohlen zum Auswechseln bei sich haben. Unbequeme Haltung, enge Kleidung und zu langes Gehen oder Stehen sollten vermieden werden. Zur Aufrechterhaltung des Blutkreislaufes ist es nötig, Arme, Beine, Finger und Zehen zu bewegen. Es ist weiterhin wichtig, nassen und schlammigen Boden zu meiden und sich vor Wind geschützt zu halten. Gute Ernährung und Hautpflege sind notwendig. Besteht Erfrierungsgefahr, so sollten Tabak und Alkohol gemieden werden.

Tindall, J. P., Beeker, S. K., Rosse, W. F.: Familial cold urticaria. Arch. intern. Med. 124, 129–134 (1969).

Frostbeulen

(Perniones)

Unter Frostbeulen werden rote, juckende Läsionen der Haut verstanden, die normalerweise an den Extremitäten lokalisiert sind und durch Kälteexposition ohne wirkliche Erfrierung des Gewebes entstehen. Sie können mit Ödem oder Blasenbildung einhergehen und verschlimmern sich in der Wärme. Hält die Kälteexposition an, so können Ulcera oder hämorrhagische Läsionen auftreten und in Narben, Fibrosen und Atrophien übergehen. Die Behandlung besteht in leichter Hochlagerung des befallenen Körperteiles unter gleichzeitiger, schrittweiser Anpassung an Zimmertemperatur. Das geschädigte Gewebe sollte weder gerieben noch massiert werden, noch sollten Eis oder Hitze bei der Behandlung angewandt werden. Auch sollten Traumata und Sekundärinfektionen verhütet werden.

Erfrierungen

Erfrierungen sind Verletzungen des Oberflächengewebes durch Kälteeinwirkung. Man kann sie in 3 Schweregrade einteilen: 1. Grad I: Erfrierungen ohne Blasenbildungen oder Schälen der Haut. 2. Grad II: Erfrierungen mit Blasenbildung oder Schälen der Haut. 3. Grad III: Erfrierungen mit Absterben der Haut und evtl. auch der tieferen Gewebe.

In leichten Fällen bestehen die Symptome in Taubheitsgefühl, Prickeln und Juckreiz. Mit zunehmender Schwere können sie Parästhesien und Steifheit machen. Auftauen der Haut bringt Rückkehr des Gefühles und gleichzeitig brennende Schmerzen. Die Haut ist weiß oder gelb, verliert ihre Elastizität und wird starr. Ödeme, Blasen, Nekrosen und Gangrän können auftreten.

Behandlung

A. Sofortige Behandlung:

1. Erwärmen: Die Wirksamkeit des Erwärmens ist nicht überzeugend bewiesen, da Patienten mit bereits erfrorenem Gewebe selten beobachtet werden. Oberflächliche Erfrierungen der Extremitäten können an Ort und Stelle wie folgt behandelt werden: Sind die Finger betroffen, so sollte ein ständiger, fester Druck ausgeübt werden, indem man dieselben in die Achselhöhlen preßt; sind Zehen oder Fersen betroffen, so sollte das Schuhwerk ausgezogen werden, die Füße getrocknet und erwärmt werden und anschließend trockene Strümpfe und Schuhwerk angezogen werden. Schnelles Auftauen bei Temperaturen etwas oberhalb der Körpertemperatur senkt signifikant das Auftreten von Gewebsnekrosen. Man glaubt, daß man das Erwärmen am besten verbindet mit Eintauchen des erfrorenen Körperteils in 44° C (112° F) warmem Wasser (nicht wärmer) für die Dauer von wenigen Minuten. Ist der betroffene Körperteil aufgetaut und zu normaler Temperatur zurückgekehrt, so sollte die Wärmezuführung von außen abgebrochen werden. Keineswegs sollte man dem Patienten erlauben, auf aufgetauten Füßen oder Zehen gleich zu laufen, da dies ernste Zerstörungen des Gewebes nach sich ziehen könnte. Niemals sollte zugelassen werden, das Auftauen durch Bewegung oder Einreiben mit Schnee oder Eiswasser zu erreichen.

2. Sofortige Schutzmaßnahmen: Vermeidung von Trauma, Druck oder Reibung. Im frühen Stadium ist physikalische Therapie kontraindiziert. Der Patient sollte Bettruhe einhalten, wobei die betroffenen Körperpartien hochgelagert und bei Zimmertemperatur unbedeckt bleiben sollten. Die Anwendung von Güssen, Verbänden oder Bandagen sollte unterbleiben.

3. Infektprophylaxe: Nach dem Erwärmen spielt die Verhütung von Infektionen eine große Rolle. Lokale Infektionen können mit feuchten Verbänden behandelt werden. Prophylaktische Penicillininjektionen sind ratsam. Sind Ulcera aufgetreten, so sollten Tetanol®-Injektionen verabfolgt werden.

4. Anticoagulantien: Soweit Anticoagulantien hier überhaupt von therapeutischem Wert sind, sollten sie innerhalb der ersten 24 Std gegeben werden. Die Verlängerung der Gerinnungszeit durch Gabe von Heparin über mindestens eine Woche kann sekundäre Thrombosen in den benachbarten Gebieten verhindern.

B. Die Nachbehandlung: Langsam aufbauende physikalische Therapie zur Anregung der Blutzirkulation gewinnt an Bedeutung, sobald der Heilungsprozeß beginnt. Hierunter fällt auch aktive Fußgymnastik, wie sie bei der Behandlung arterieller Durchblutungsstörungen durchgeführt wird.

C. Chirurgische Behandlung: Es ist berichtet worden über sofortige regionale Sympathektomie zur Verhütung früher und später Folgen von Erfrierungen. Im allgemeinen sollten andere chirurgische Eingriffe vermieden werden. Amputationen sollten erst in Betracht gezogen werden, wenn das Gewebe tatsächlich abgestorben ist. Gewebsnekrosen – auch solche mit schwarzem Schorf – können ganz oberflächlich sein, und die darunterliegende Haut heilt meist spontan.

KNIZE, D. M. et al.: Prognostic factors in the management of frostbite. J. Trauma 9, 749 bis 759 (1969).
MARINEZ, A. et al.: The specific arterial lesions in mild and severe frostbite: Effect of sympathectomy. J. Cardiovas. Surg. 7, 495–503 (1966).

Immersionssyndrom
(„Immersion Foot")

Dieses Syndrom wird an Füßen und Händen beobachtet und hervorgerufen durch längeres Verweilen in kühlem oder kaltem Wasser oder Schlamm. Zunächst sind die betroffenen Körperteile kalt und gefühllos; später werden sie in der Hyperämiephase heiß, unter brennenden Sensationen und einschießenden Schmerzen. Die daran anschließende Vasoconstriction zeigt blasse, cyanotische Verfärbung der Haut als Zeichen der verminderten Durchblutung. Später folgen Blasenbildung, Hautschwellung, Hitze, Rötung, Ekchymosen, Hämorrhagien oder Gangrän und sekundäre Komplikationen wie Lymphangitis, Cellulitis und Thrombophlebitis.

Die Behandlung hat die besten Erfolgsaussichten im Stadium der reaktiven Hyperämie. Die Sofortmaßnahmen sehen einen Schutz der Extremitäten vor Trauma und Sekundärinfektionen vor und eine schrittweise Erwärmung an der kühlen Luft (nicht eisig oder heiß). Die erkrankte Haut sollte weder massiert noch befeuchtet oder in Wasser eingetaucht werden. Bettruhe sollte eingehalten werden, bis alle Ulcera abgeheilt sind. Der betroffene Körperteil wird hochgelagert, um den Abfluß der Ödeme zu unterstützen. Die besonders druckbelasteten Körperteile werden mit Kissen unterlegt. Tritt eine Infektion auf, sollte sofort Penicillin gegeben werden.

Die spätere Behandlung gleicht den Maßnahmen bei Morbus Buerger.

KEATINGE, W. R.: Survival in Cold Water. The Physiology and Treatment of Immersion Hypothermia and of Drowning. Danis 1969.

Erkrankungen durch Hitzeeinwirkungen

Übermäßige Hitzeexposition führt zu sofortiger peripherer Vasodilatation, Zunahme des Herzvolumens und Schwitzen. Die sich daraus ergebende Kreislauflabilität kann leicht zu Synkopen führen, wenn der Patient in aufrechter Haltung und ohne Bewegung bleibt, während Bewegung gewöhnlich das Auftreten von Synkopen verhindert.

Unter schwerer Arbeit und hohen Temperaturen kann der Flüssigkeitsverlust durch Schwitzen auf 3–4 l/Std ansteigen. Mit steigenden Außentemperaturen steigt der Salzgehalt des Schweißes auf 0,2–0,5%.

Unter ständiger Hitzeexposition erfolgt die Akklimatisierung nach 8–10 Tagen. Jedoch kann man auch nach völliger Akklimatisierung unter diesen Symptomen leiden, wenn zusätzlich komplizierende Faktoren auftreten: Übermüdung, schwere Infektionen, Alkoholintoxikation, Einnahme belladonnahaltiger Präparate oder Unterversorgung des Organismus mit Flüssigkeit, Salz und Calorien. Alte oder fettleibige Personen, sowie Patienten mit allgemein schwächenden, chronischen Erkrankungen sind besonders anfällig gegenüber diesen durch anhaltende Hitze bedingten Erkrankungen. Der körperliche Zusammenbruch kann Folge einer Kreislaufstörung oder eines Versagens der Wärmeregulation über die Schweißproduktion sein. Das Versagen der Schweißproduktion kann den drohenden Schlaganfall oder Kreislaufkollaps anzeigen.

Verhütung von Hitzeschäden
Einerseits sollte unnötige Hitzeexposition unterbleiben, andererseits eine ausreichende

Flüssigkeits- und Salzzufuhr gewährleistet sein, wobei zum Trinken entweder 0,1%ige Kochsalzlösung oder Salztabletten und Wasser zu empfehlen sind. Körperliche Anstrengungen sollte man bis zur völligen Akklimatisierung langsam steigern. Es empfiehlt sich, vorzugsweise weiße, nicht eng anliegende Kleidung zu tragen, die für Feuchtigkeit durchlässig ist. Übermäßiger Alkoholgenuß, starke Müdigkeit und Infektionen sollten vermieden werden. Wichtig ist eine gesunde Ernährung.

LEITHEAD, C. S., LIND, A. R.: Heat stress and heat disorders. Davis 1964.

Hitzekollaps

Dieses Krankheitsbild wird hervorgerufen durch Insuffizienz oder gar Kollaps der peripheren Kreislaufzirkulation als sekundäre Reaktion auf Salzmangel und Wasserverlust. Diese Bedingungen erfüllen meist Patienten mit kardialen, cerebralen oder Systemerkrankungen. Symptome sind Schwäche, Schwindel, Stupor und Kopfweh mit oder ohne Muskelkrämpfen. Die Haut ist kühl und blaß; es bestehen übermäßige Schweißbildung, Oligurie, Tachykardie und Hypotension. Es können geistige Verwirrung und unkoordinierte Bewegungen auftreten. Die Laboruntersuchungen zeigen Hämokonzentration und Salzmangel an.

Man soll den Patienten an einen kühlen Ort bringen, seine Beine hochlagern und massieren. Falls der Patient nicht an einem Herzfehler leidet, soll er 0,1%ige Kochsalzlösung oral oder 1000–2000 ml physiologische NaCl-Lösung i. v. erhalten. Im Falle eines Schockes sollte wie in Kap. 1 beschrieben vorgegangen werden. Zu schnelle erneute Hitzeexposition sollte vermieden werden.

ANSARI, A., BURCH, G. E.: Influence of hot environments on the cardiovascular system. Arch. intern. Med. **123**, 371–378 (1969).

Hitzschlag
(Sonnenstich)

Hitzschlag ist selten, aber ein medizinischer Notfall. Er äußert sich in plötzlichem Bewußtseinsverlust und Aussetzen der Wärmeregulierung, wobei letzteres unter den Symptomen hohes Fieber und Aufhören der Schweißproduktion abläuft. Besonders ältere oder Patienten mit schwächenden Erkrankungen sind anfällig. Als Prodrome treten Kopfschmerzen, Schwindel, Nausea, Krampfneigung und Sehstörungen auf. Die Haut ist heiß, gerötet und trocken, der Puls schnell, unregelmäßig und schwach und der Blutdruck niedrig. Die rectale Temperatur kann 42–44° C (108–112° F) erreichen. Wasser- und Salzhaushalt sind normal.

Zuerst muß die erhöhte Temperatur gesenkt werden. Der Patient muß ohne Kleider kühl und im Schatten liegen. Dann soll er mit Wasser besprengt und befächelt werden. Baldmöglichst sollte er dann kalte Bäder nehmen oder Eispackungen oder gar Einläufe mit kaltem Wasser erhalten. Die Körpertemperatur sollte nicht zu schnell unter 39° C (102° F) gesenkt werden. Die Extremitäten sollen zur Aufrechterhaltung des Kreislaufes massiert werden. Den deliranten Zustand kann man durch mehrmalige Gabe kleiner Dosen Chlorpromazin i. v. unter Kontrolle behalten. Die Gewebshypoxie wird durch Sauerstoffgabe behoben, und die Mikrozirkulation bessert sich unter Heparinisierung. Da Sedativa zusätzlich den Wärmeregulierungsmechanismus stören, sind sie kontraindiziert, es sei denn, es liegen Krämpfe vor. Man gibt physiologische NaCl-Lösung (1000 ml ganz langsam i. v.). Das Auftreten von Infektionen sollte rechtzeitig erkannt und entsprechend behandelt werden. Im Falle eines Schocks bietet sich die Behandlung mit Isoproterenol an (Kapitel 1).

Patienten mit Hitzschlag sollten es vermeiden, sich sofort wieder der Hitze auszusetzen. Für längere Zeit kann eine Überempfindlichkeit auf hohe Temperaturen zurückbleiben. Um einen erneuten Hitzschlag zu vermeiden, ist es ratsam, ein milderes Klima aufzusuchen.

Eichler, A. C., Mc Fee, A. S., Root, H. D.: Heat stroke. Amer. J. Surg. **118**, 855–863 (1969).

Levine, J. A.: Heat stroke in the aged. Amer. J. Med. **47**, 251–258 (1969).

Sohar, E.: Heatstroke caused by dehydration and physical effort. Arch. intern. Med. **122**, 159–161 (1969).

Hitzekrämpfe

Hitzekrämpfe sind schmerzvolle Spasmen der autonomen Muskulatur des Abdomen und der Extremitäten. Sie werden direkt durch Salzverlust hervorgerufen. Die Haut ist feucht und kühl, und man kann fibrilläre Muskelzuckungen beobachten. Die Körpertemperatur ist normal oder nur leicht erhöht. Die Laborbefunde zeigen eine Hämokonzentration und niedriges Natrium im Serum an.

Die Anfälle sprechen oft sofort auf orale oder intravenöse Gabe von physiologischer Kochsalzlösung an, oder, falls diese nicht greifbar ist, auf 1 g NaCl alle 1/2–1 Std, in großen Mengen Wasser gelöst. Der Patient ist kühl zu lagern, und die schmerzhaften Muskeln sollen leicht massiert werden. Für 1–3 Tage sollte je nach Schweregrad der Krämpfe Bettruhe eingehalten werden.

Verbrennungen

Für Verbrennungen kommen viele Ursachen in Betracht: Feuer, heißes Wasser, Dampf, Chemikalien, elektrischer Strom oder Strahlungen sind am häufigsten. Bei der Vielfalt von Ursachen gelten überall die gleichen Richtlinien für die Behandlung. Es gibt erhebliche Meinungsverschiedenheiten über die Art einer optimalen Behandlung bei Verbrennungen.

Klinische Befunde

A. Allgemeinzustand des Patienten: Behandlung und Prognose hängen von mehreren Faktoren ab. Eine Rolle spielen der Schweregrad der Verbrennungen, das Zeitintervall zwischen Verbrennung und ihrer gezielten Behandlung, Alter des Patienten (hierbei sind die Aussichten für ältere Patienten weniger günstig) und die Frage, inwieweit der Patient durch andere Grundkrankheiten vorbelastet ist (Diabetes, kardiovasculäre und renale Erkrankungen). Rauch- und Dampfinhalation können ernste Einengung der Atemwege oder Lungenödem verursachen. Der Patient kann schon früh in den Schock kommen, und falls die Behandlung nicht rechtzeitig einsetzt, führt er schnell über Stupor und Koma zum Tod. Bei allen Verbrennungen mit mehr als 15 bis 20% der Körperoberfläche besteht latente Schockgefahr.

B. Grad der Verbrennung:

1. *Grad 1:* Erythem ohne Blasenbildung.
2. *Grad 2:* Erythem mit Blasenbildung.
3. *Grad 3:* Zerstörung der Haut in allen ihren Schichten und oft auch des tieferen Gewebes.

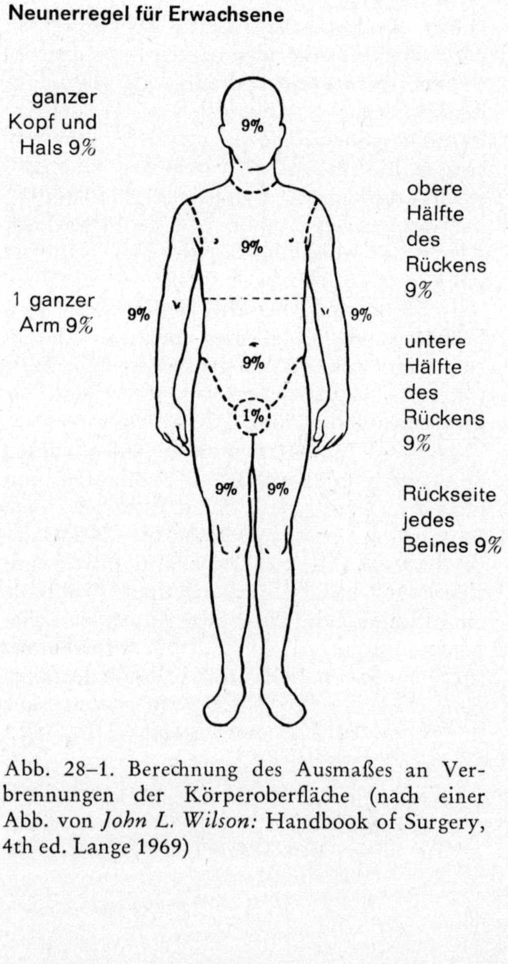

Abb. 28–1. Berechnung des Ausmaßes an Verbrennungen der Körperoberfläche (nach einer Abb. von *John L. Wilson:* Handbook of Surgery, 4th ed. Lange 1969)

C. Berechnung des Ausmaßes der Verbrennung: Der Flüssigkeitsverlust hängt von der Ausdehnung der verbrannten Körperoberfläche und der Tiefe der Verbrennungen ab. Mit Hilfe der Neunerregel kann man auf einfache Weise berechnen, wieviel Prozent der Gesamtkörperoberfläche von Verbrennungen 2. oder 3. Grades betroffen sind (Abb. 28-1). Gewöhnlich wird das Ausmaß der Verbrennung überschätzt. Überschreiten Verbrennungen 2. und 3. Grades 15–20% der gesamten Körperoberfläche (10% bei Kindern und Älteren), so rufen sie gewöhnlich einen deutlichen Flüssigkeitsverlust hervor, der zum Verbrennungsschock führt. Die Mortalitätsquote bei Verbrennungen hängt von Tiefe und Ausmaß der Verbrennungen sowie vom Alter der Patienten ab. Verbrennungen über 50% der Körperoberfläche verlaufen meist tödlich, besonders bei Kindern und älteren Jahrgängen.

D. Klinische Überwachung: Puls, Temperatur, Atemfrequenz und Blutdruck sollten während der ersten 24 Std stündlich und danach in angemessenen Zeitabständen gemessen werden. Der klinische Befund des Patienten sollte häufig und sorgfältig kontrolliert werden. Besonders zu achten ist auf Frühsymptome von Schock, Infektionen und Störungen seitens des Respirationstraktes. Flüssigkeitszufuhr und -ausscheidung müssen sorgfältig aufgezeichnet werden.

E. Spezielle Laboruntersuchungen: Bei schweren Verbrennungen ist es ratsam, den Hämatokrit zu bestimmen, da er Hinweise für die Flüssigkeitstherapie gibt. Blutgruppenbestimmung und Kreuzprobe sollten vorsorglich gemacht werden, falls später Bluttransfusionen nötig sind.

Symptome von Flüssigkeitsverlusten bei Verbrennungen

Besonders während der ersten 24 Std nach der Verbrennung muß den klinischen Symptomen größte Aufmerksamkeit gewidmet werden. Stärkster Durst, Erbrechen, Ruhelosigkeit, Desorientierung und delirantes Verhalten in Verbindung mit Pulsanstieg, Blutdruckabfall, kollabierten Venen und Oligurie zeigen an, daß der Flüssigkeitsverlust die bisherige Flüssigkeitszufuhr überstiegen hat. In diesem kritischen Frühstadium richtet sich die Behandlung am besten nach der Urinausscheidung; sie sollte im Normalfalle 30–50 ml/Std betragen. Liegt die Urinausscheidung unter dieser Menge, muß eine akute Niereninsuffizienz als Ursache der Oligurie ausgeschlossen werden, ehe man die Flüssigkeitszufuhr steigert.

Liegt die Urinausscheidung über 100 ml/Std, so wurde zu viel Flüssigkeit zugeführt. Nach 48 Std kann jedoch die Urinausscheidung als Richtlinie für die Therapie nicht mehr so zuverlässig verwertet werden. Dies hängt mit der Ausschwemmung stickstoffhaltiger Abbauprodukte aus dem verbrannten Gewebe zusammen, welche wie Diuretica wirken. Zusätzlich können Elektrolytverluste zu einer kompensatorischen Wasserausschwemmung führen, wie dies in der Entwicklung eines Salzmangelsyndroms beobachtet wird. Wenn man dies bedenkt, so hat sich die Therapie mehr nach klinischen Gesichtspunkten und Symptomen zu richten, wobei besonders darauf zu achten ist, daß die nicht verbrannte Haut einen normalen Turgor besitzt, eine ausreichende Venenfüllung vorliegt und die Mundschleimhaut feucht ist. Die hierfür erforderlichen Flüssigkeitsmengen sind erstaunlich hoch. Andererseits ist darauf zu achten, daß keine Überwässerung eintritt, die zu Ödembildung der unverbrannten Haut und zu Wasserintoxikation führt, wobei letztere Koma und Tod zur Folge haben können.

Die Flüssigkeit kann dem frisch Verbrannten intravenös oder oral zugeführt werden. Da schwer Verbrannte bei oraler Zufuhr größerer Flüssigkeitsmengen erbrechen, ist hier die intravenöse Therapie angebracht. Trotzdem sollte der orale Weg bevorzugt bleiben und, sobald es vertretbar ist, den intravenösen ablösen.

Intravenöse Flüssigkeitssubstitution

Bei akuten Verbrennungen soll die Flüssigkeitstherapie die notwendige Perfusion des Gewebes aufrechterhalten. Blutdruck, Puls, Urinausscheidung, Säure-Basen-Haushalt und klinischer Status der Bewußtseinslage und des Wasserhaushaltes dienen hierbei zur Orientierung. Die Berechnung des erforderlichen Flüssigkeitsvolumens kann auf verschiedene Arten erfolgen; sie setzt voraus, daß die Flüssigkeitssubstitution dem klinischen Bild des Patienten gerecht wird. Unter Berücksichtigung des Gesagten kann die folgende Formel zur vorläufigen Abschätzung des Flüssigkeitsbedarfes verwendet werden:

Während der ersten 24 Std nach einer schweren Verbrennung sollen 1 ml Plasma und 1 ml physiologischer Elektrolytlösung (z. B. Ringerlösung) pro 1% verbrannter Körperoberfläche und Kilogramm Körpergewicht zugeführt werden. Zusätzlich müssen für Erwachsene 1000–2000 ml physiologischer Elektrolytlösung zum Ausgleich der Perspiratio insensibilis berechnet werden.

Beispiel: 70 kg schwerer Patient mit 40% Verbrennung.

1. Plasma: $1 \times 70 \times 40$ = 2800 ml
2. Elektrolytlösung: $1 \times 70 \times 40$ = 2800 ml
3. Perspiratio insensibilis (Elektr. Lsg.) = 1400 ml

Gesamtflüssigkeitsmenge in den ersten 24 Std: 7000 ml. Während der nächsten 24 Std $^1/_2$ dieser Menge.

Sind mehr als 50% der Körperoberfläche verbrannt, so gelten 50% als oberster Wert für die Berechnung der Flüssigkeitssubstitution. Keineswegs sollten mehr als 10 000 ml Flüssigkeit in den ersten 24 Std gegeben werden. Tatsächlich reichen 100 ml/kg Körpergewicht als Maximum. Zu hohe Flüssigkeitszufuhr in der frühen Phase nach der Verbrennung unterstützt die Ödembildung und hat kaum einen Einfluß auf das Blutvolumen. Aus diesem Grunde darf der Hämatokrit am ersten Tag erhöht bleiben, und die Flüssigkeitszufuhr sollte im Hinblick auf eine zu schnelle Normalisierung des Hämatokrit nicht zu hoch sein.

Aus Erfahrung weiß man, daß Elektrolytlösungen, wie Ringer-Lactat-Lösung, bei Verbrennungen unter 35–40% in der obigen Formel anstelle von Plasma eingesetzt werden können.

Meist besteht eine Acidose, die ausgeglichen werden kann durch Gabe von 0,5 mÄ $NaHCO_3$/kg Körpergewicht auf 1 mÄ/l Abfall an Plasmabicarbonat. Zur Behandlung der Acidose kann isotone $NaHCO_3$-Lösung, die die berechneten mÄ $NaHCO_3$ enthält, gleichwertig für ein entsprechendes Volumen an physiologischer Elektrolytlösung in obiger Formel eingesetzt werden. Nach wenigen Tagen macht sich Kaliummangel bemerkbar, der durch intravenöse oder orale Gabe von täglich 100 mÄ Kalium ausgeglichen werden kann. Tiefe Verbrennungen führen zur Zerstörung von Erythrocyten; jedoch ist Blutersatz in der frühen Phase nach der Verbrennung selten nötig. 3–5 Tage nach Verbrennung können Transfusionen von Vollblut oder Erythrocytensuspensionen den Mangel an roten Blutkörperchen beheben.

Orale Therapie

Häufig kann man die orale Flüssigkeits- und Elektrolytzufuhr anwenden, wobei man diesen Weg alleine oder als Ergänzung zur intravenösen Gabe beschreiten kann. Für die orale Zufuhr kommen NaCL-Lösungen mit 5,5 g/l (93 mÄ Na^+/93 mÄ Cl^-) und Bicarbonatlösungen mit 4 g/l (47 mÄ Na^+/47 mÄ HCO_3^-) in Frage. Diese Mischung enthält 140 mÄ/l Natrium und ist gewöhnlich gut verträglich, wenn sie langsam und in kleinen Schlucken gegeben wird.

Richtlinien für die Flüssigkeitstherapie

Patienten mit Verbrennungen über 25% benötigen zumindest anfangs wegen ihrer Neigung zum Erbrechen eine intravenöse Therapie. Bei diesen Patienten sollte für die Infusionen ein intravenöser und zur Kontrolle der Flüssigkeitsausscheidung ein Dauerkatheter gelegt werden. Ältere und Patienten mit ausgedehnten Verbrennungen sollten einen Jugulariskatheter bzw. Subclaviakatheter zur Bestimmung des zentralvenösen Druckes gelegt bekommen. Es ist günstig, vor der Wundversorgung des Verbrannten die Flüssigkeitstherapie einzuleiten und den Dauerkatheter zu legen.

Die Flüssigkeitstherapie zielt auf zufriedenstellende Werte von Plasmavolumen, Urinausscheidung und Blutdruck hin. Während der ersten 2 Std läßt man Ringer-Lactat-Lösung schnell einlaufen, bis eine Urinausscheidung von 30–50 ml/Std erreicht ist. Anschließend wird Plasma zur Elektrolytlösung hinzugegeben, wobei sich die Menge nach dem Flüssigkeitsvolumen richtet, das zur Aufrechterhaltung der Urinausscheidung nötig ist. Der zentralvenöse Druck soll registriert werden, um eine Überlastung des Kreislaufs zu vermeiden; dies ist besonders bei älteren Patienten oder bei kardiovasculären Erkrankungen nötig.

Liegt die Urinausscheidung unterhalb des Optimums von 30–50 ml/Std, kann man die Menge an Elektrolytlösung verdoppeln und muß die weitere Urinausscheidung besonders im Auge behalten. Niedriger Blutdruck als Ursache der Oligurie muß ausgeschlossen werden. Liegt eine Hypotonie vor oder wird sie vermutet, ist schnelle Plasmazufuhr angezeigt. Bleibt die Urinausscheidung weiterhin trotz befriedigender venöser und arterieller Blutdruckverhältnisse und ausreichender Flüssigkeitszufuhr niedrig, so kann die intravenöse Gabe von 40 g einer 4%igen Harnstofflösung in 30 min aufgrund ihrer diuretischen Eigenschaft von Nutzen sein. Bei Kindern gibt man entsprechend bis zu 10 g Harnstoff. Normalerweise folgt der Harnstoffinjektion eine über mehrere Stunden gehende Zunahme der Urinausscheidung. Falls nötig, sollte dieser Schritt nach 4 Std wiederholt werden. In der frühen Phase nach der Verbrennung sollte Harnstoff erst gegeben werden, wenn eine ausreichende Menge Elektrolytlösung zur Vergrößerung des zirkulierenden Blutvolumens verabfolgt worden ist.

Der Hämatokrit steigt bei schweren Verbrennungen an und kann 60–65% erreichen. Durch angemessene Flüssigkeitstherapie kann der Hämatokrit wieder unter Kontrolle gebracht werden, jedoch ist es unnötig, wenn nicht gar unklug, Flüssigkeit während der ersten 24–48 Std in den Organismus hineinzupumpen, nur um den Hämatokrit zu senken. Er wird spontan sinken, wenn die Ödemflüssigkeit aus dem Verbrennungsgebiet in den Blutkreislauf zurückströmt. In der Folgezeit sind Urinausscheidung, zentralvenöser Druck, arterieller Blutdruck und klinisches Bild des Patienten die wichtigsten Parameter für eine gute Überwachung. Elektrolyt- und pH-Bestimmungen aus Blut und Urin erleichtern eine ausgeglichene Zusammensetzung der intravenösen Flüssigkeitssubstitution. Bei Verbrennungen innerhalb des Respirationstraktes kann eine frühe Erkennung und entsprechende Behandlung einer Ateminsuffizienz durch Bestimmung des arteriellen pH, P_{CO_2} und P_{O_2} erleichtert werden.

Frühversorgung von Brandwunden

Erste Hilfe

Kleinere Verbrennungen sollten sofort für etwa $^1/_2$ Std in kaltes Wasser eingetaucht werden, um die Schmerzen zu lindern und die Zellschädigung zu verringern.

A. **Verbrennungen 1. Grades** erfordern keine Behandlung.

B. **Kleinere Verbrennungen 2. Grades** können mit milder Seife und Wasser abgewaschen werden. Große Blasen sollten aseptisch punktiert, jedoch nicht entfernt werden. Die Wunde bedeckt man dann mit steriler Gaze und einem Druckverband. Der Verband ist alle 5–8 Tage zu wechseln, und nach 2 Wochen ist die Wunde meist abgeheilt.

C. **Schwere Verbrennungen** sollten weder gewaschen, noch mit irgendwelchen Medikamenten eingesalbt, gepudert oder bestrichen werden. Man wickelt den verbrannten Bezirk in saubere Tücher und leitet den Patienten sofort zu einem Krankenhaus weiter.

Chirurgische Maßnahmen bei schweren Verbrennungen

A. **Die meist erheblichen Schmerzen** bringt man am besten mit Morphinpräparaten (10 bis 15 mg i. v. oder i. m.) oder anderen Narkotica unter Kontrolle. Für das erste Reinigen und Verbinden schwerer Verbrennungen ist eine Anästhesie unnötig, wenn man ein Narkoticum gegeben hat und die Versorgung schonend durchführt.

B. **Behandlung der Brandwunden:** Aseptisches Vorgehen ist unbedingt erforderlich. Beim Verbinden der Verbrennungen müssen Kopfbedeckungen, Masken, sterile Kleidung und Handschuhe getragen werden. Weiterhin sind sterile Tücher, Instrumente und Verbandsmaterial erforderlich. Wunden und Randbezirke werden mit milden oder hexachloroformhaltigen Seifen und sterilem, warmen Wasser gereinigt. Man wäscht vorsichtig mit Tupfern. Fett und Öl werden mit Äther oder Benzin entfernt. Bei der Wundtoilette darf nur loses und nekrotisches Gewebe entfernt werden. Blasen sind aseptisch zu punktieren, jedoch sonst an Ort und Stelle als Wundschutz zu belassen.

1. *Geschlossene Behandlung:* Über den ganzen Verbrennungsbezirk wird eine Schicht Petrolatum gelegt; darüber wird ein Druckverband gemacht, der aus saugfähigen Mulltupfern und einer festen elastischen Binde besteht. Eine Variante dieser Art von Behandlung besteht darin, daß man die verbrannten Hautpartien mit Gazerollen abdeckt, die mit 0,5%iger Silbernitratlösung getränkt sind. Die Verbände sind täglich zu wechseln. Diese Methode ist nicht so weit verbreitet und birgt die Gefahr einer Intoxikation und des Natriumverlustes.

2. *Offene Behandlung:* Nach Reinigung und Wundtoilette werden hier weder Verbände noch Medikamente zur Wundbehandlung verwandt. An der Luft bildet sich aus dem Serum ein Coagel, welches die Wunde abdichtet. Diese Methode wird bevorzugt bei der Behandlung von Verbrennungen an Kopf, Nacken, Genitale und Damm. Sie eignet sich ebenso für begrenzte Verbrennungen auf einer Seite des Stammes oder der Extremitäten. Bei Massenverbrennungen kann man nur auf diese Weise vorgehen. Der Patient soll auf sauberen Tüchern liegen. Wenn die Verbrennungen den Körper ganz umfassen, muß der Patient häufig umgelagert werden, um Macerationen vorzubeugen. Treten neben dem Coagel Infektionen auf, so muß dieses abgetragen werden; danach bedeckt man das Gebiet mit warmen, kochsalzdurchtränkten Kompressen.

C. Verhütung von Infektionen: Die aseptischen Bedingungen bei der Wundreinigung und anschließenden Verbandanlegung müssen voll gewährleistet sein. Prophylaktische Antibioticagaben sind selten notwendig. Treten Zeichen einer Infektion auf, so gewinnt man die Kulturen aus dem Exsudat. Die folgende, gezielte Antibioticatherapie ergibt sich aus der Resistenzbestimmung. Gründliches aber schonendes, tägliches Baden des Patienten und anschließende mehrmalige, lokale Behandlung mit sulfonamidhaltigen Präparaten wird empfohlen, um die Oberflächeninfektion unter Kontrolle zu bekommen. Dies gilt für die Form der offenen Wundbehandlung. Bei allen größeren Verbrennungen ist die Immunisierung gegen Tetanus während der ersten 24 Std angezeigt.

Verbrennungen von besonderer topographischer Bedeutung

1. Bei ausgedehnten Verbrennungen von Kopf und Hals und bei Brand in geschlossenen Räumen muß man auch mit Befall der Atemwege rechnen. Das Einatmen von Flammen und heißen Gasen erzeugt schwere Tracheobronchitis und Pneumonie. Schnell kann sich ein obstruktives Kehlkopfödem entwickeln, dem Stridor, überreichliche Schleimsekretion, Dyspnoe und Cyanose vorangehen. Ohne Verzögerung sollte die Tracheotomie durchgeführt werden, wenn eine Einengung vorliegt und das Sekret nicht mehr abgehustet werden kann. Sodann müssen Sauerstoff und Nebennierenrindenhormone eingesetzt werden und bei Lungenödem zusätzlich Diuretica und notfalls Überdruckbeatmung angewendet werden. Bei Verbrennungen des Respirationstraktes gibt man prophylaktisch Penicillin, bis aufgrund der Sputumkulturen spezifische Antibiotica eingesetzt werden können.

2. Kopf- und Halsverbrennungen werden offen behandelt (siehe oben). Sie sind oft weniger tief, als anfangs vermutet, und ihre Heilung wird durch die gute Gefäßversorgung dieses Gebietes begünstigt. Frühe Transplantationen bei Verbrennungen der Augenlider sind nötig, um wegen der offenen Behandlungsweise Ektropion und Cornealulcera zu vermeiden.

3. Verbrennungen der Hände müssen sorgfältig gesäubert und die Finger einzeln mit Gaze verbunden werden. Ringe sind zu entfernen. Die ganze Hand ist in Funktionsstellung auf einer Schiene und mit einem Druckverband ruhig zu stellen. Bald nach dem ersten Verbandswechsel, der nach 5–8 Tagen erfolgt, werden Gebiete mit Verbrennungen 3. Grades in Blutleere excidiert (unter Verwendung einer Blutdruckmanschette). Danach führt man eine Hauttransplantation durch, um die Funktionstüchtig-

keit so früh wie möglich wiederherzustellen.

4. Gelenke sollen in richtiger Stellung gelagert werden, und Verbrennungen 3. Grades sind frühzeitig mit Transplantaten zu versorgen, um Kontrakturen zu verhindern.

5. Verbrennungen von Damm und Genitalien sind offen zu behandeln und werden bei Verschmutzung durch Urin und Kot mit Seife und Wasser gereinigt. Bei Genitalverbrennungen ist es ratsam, zur Sicherung des Urinabflusses einen Dauerkatheter zu legen.

Weiterversorgung von Brandwunden

Verbandswechsel und Kontrolle des Heilungsprozesses

Bei jedem Verbandswechsel muß streng aseptisch vorgegangen werden. Der erste Verband wird einschließlich der Gaze nach 5–8 Tagen entfernt. Zu diesem Zeitpunkt können Tiefe und Ausmaß der Verbrennung genau bestimmt werden. Verbrennungen 2. Grades brauchen nur mit einem neuen Druckverband versehen zu werden und sollten innerhalb von 2 Wochen ganz abgeheilt sein. Verbrennungen 3. Grades benötigen eine spezielle Weiterbehandlung.

Behandlung von Verbrennungen 3. Grades

A. Entfernung von Schorf: Die nekrotische Oberfläche bei Verbrennungen 3. Grades bleibt gewöhnlich für mehrere Wochen haften. Aus diesem Grunde sollten 10–14 Tage nach der Verbrennung Schorf und Nekrosen im Operationsraum unter Allgemeinanästhesie entfernt werden, falls dies der Zustand des Patienten schon zuläßt. Verbrennungen im Gesicht erlauben ein mehr konservatives Vorgehen, da sich hier der Schorf meist schnell löst.

B. Hauttransplantation: Um chronische Sepsis, Unterversorgung des Gewebes und Narbenkontrakturen zu vermeiden, sollten frühzeitig Hauttransplantationen erfolgen – möglichst innerhalb der ersten Wochen nach Verbrennung. Nach der Schorfentfernung kann man recht bald mit Hauttransplantationen beginnen. Das freigelegte Granulationsgewebe sollte fest und leuchtend rot sein und wenig Exsudat aufweisen. Mehrmals täglich erneuerte Verbände mit warmer Kochsalzlösung bereiten die Wunde für die spätere Hauttransplantation vor. Ehe eine Autotransplantation vorgenommen wird, können vorübergehend Homo- oder Heterotransplantate die Wunde abdecken und so den Flüssigkeitsverlust und die Infektionsgefahr verringern.

C. Behandlung von Infektionen: Infektionen werden angezeigt durch Temperaturanstieg, Tachykardie, allgemein toxische Zeichen, lokale Schmerzen und Überempfindlichkeit sowie zunehmende Wundsekretion. Man muß nach Eitertaschen neben Schorfbildungen suchen, sie eröffnen und ausräumen. Man legt auf die infizierten Gebiete Verbände mit warmer Kochsalzlösung und wechselt sie mehrmals täglich. Kulturen werden abgenommen und Antibiotica nach Resistenzbestimmung verabfolgt. Eine längere Antibioticatherapie ist unnötig, wenn Drainagen und Verbände richtig angelegt sind. Hauttransplantate überleben nicht, wenn virulente und sich ausbreitende Infektionen bestehen. Sobald die Infektion aber beherrscht wird, sollte die Transplantation durchgeführt werden. Ein tägliches, warmes Wannenbad mit hexachlorophenhaltiger Seife unterstützt die Reinigung einer chronisch infizierten Brandwunde. Milde Salbenverbände können relativ schmerzlos während des Bades abgelöst werden und anschließend wieder angelegt werden. Tränkt man über längere Zeit immer wieder die Verbände zwischen den Bädern mit 0,5%iger Silbernitratlösung, so hat man eine verhältnismäßig sichere Handhabe, Oberflächeninfektionen unter Kontrolle zu behalten.

Allgemeine Behandlungshinweise

Chronische Infektion, Eiweißverlust durch Exsudate, katabole Störungen infolge von Streß, sowie durch Schmerz und Toxämie hervorgerufene Appetitlosigkeit und Depression können schnell zu einer Unterernährung des schwer Verbrannten führen. Die oft vorhandene Anämie ist Folge der Hämolyse während der Verbrennung mit sich daran anschließender Hemmung der Erythropoese durch Infektionen. Unter diesem Gesichtspunkt ist eine hochcalorische, hochproteinhaltige und mit Vitaminen angereicherte Ernährung angezeigt. Mit Bluttransfusionen soll das Hämoglobin über 12 g% gehalten werden.

Der Kaliumverlust ist in der akuten Phase der Verbrennungen und oft auch noch in den folgenden Wochen hoch. Zusätzlich verhindert die in dieser Zeit geringe Nahrungsaufnahme einen ausreichenden Ersatz des Kaliumbestandes. Vom 3. oder 4. Behandlungstag an gibt man deswegen täglich 3–4 g Kaliumchlorid oral (nicht in Tablettenform) und verabfolgt es 3mal täglich in Fruchtsaft oder Brühe, bis eine normale Ernährung erfolgen kann.

Bocanegra, M. et al.: A long-term study of early fluid therapy in severely burned adults. JAMA **195**, 268–274 (1966).

Boswick, J. A. (editor): Symposium: Sixth National Burn Seminar. J. Trauma **7**, 67–158 (1967).

Boswick, J. A., Jr., Stone, N. H.: Methods and materials in managing the severely burned patient. Surg. Clin. N. Amer. **48**, 177–190 (1968).

Conway, H., Hugo, N. E.: Local care of the burned wound. Surg. Clin. N. Amer. **47**, 1049 bis 1058 (1967).

Fox, C. L., Jr.: Treatment of burns. Mod. Treat. **4**, 1195–1313 (1967).

Herrin, J. T. et al.: Care of the critically ill child. Major burns. Pediatrics **45**, 449–455 (1970).

Monafo, W. W.: The treatment of burns with compresses wet with 0,5 percent silver nitrate solution. Surg. Clin. N. Amer. **47**, 1029–1038 (1967).

Polk, H. C., Monafo, W. W., Moyer, C. A.: Human burn survival. Study of the efficacy of 0,5% aqueous siver nitrate. Arch. Surg. **98**, 262–265 (1969).

Immersionssyndrom bei warmem Wasser

Kann man die Füße mehrere Tage nicht richtig abtrocknen, wie dies in den Tropen der Fall sein kann, so hat man den gleichen Effekt, wie wenn die Füße längere Zeit in warmes Wasser eingetaucht wären. Ihre Haut wird runzlig und weiß, und ein Weitermarschieren wird durch Schmerzen erschwert. Das klinische Bild kann durch Infektionen kompliziert werden. Man darf dieses Krankheitsbild nicht mit den Schäden verwechseln, die beobachtet werden nach Exposition in feuchter Kälte.

Unter günstigen Bedingungen und bei der nötigen Zeit zur Pflege der Füße entwickelt sich dieses Krankheitsbild nicht weiter. Jedoch gibt es Situationen, z. B. Krieg, in denen dies nicht so leicht durchführbar ist. Nach Möglichkeit sollten die Füße 3mal täglich abgetrocknet werden und nachts ganz trocken bleiben. Behandelt man die Fußsohlen täglich mit einer silikonhaltigen Creme, so kann man die Entwicklung dieses Syndroms bis zu 5 Tagen aufhalten.

Buckels, L. J., Gill, K. A., Jr., Anderson, G. T.: Prophylaxis of warmwater-Immersion foot. JAMA **200**, 681–683 (1967).

Ertrinken

Bei den unfallbedingten Todesursachen liegt das Ertrinken in den USA an 4. Stelle. Die Zahl der Todesfälle durch Ertrinken könnte zweifellos wesentlich verringert werden, wenn genügend Schulungskurse über vorbeugende Maßnahmen und Unterricht in Erster Hilfe abgehalten würden. So früh wie möglich sollte jeder schwimmen lernen. Private Schwimmbäder sollten nach den üblichen Richtlinien erbaut sein, öffentliche Schwimmbäder sollten mit Rettungsschwimmern besetzt sein, und gefährliche Gewässer sollten ausreichend bewacht werden. Es ist wichtig, daß möglichst viele die richtige Technik der künstlichen Beatmung erlernen. Es ist angeregt worden, für Schulkinder den Unterricht in künstlicher Beatmung zur Pflicht zu machen. Schwimmer, die hyperventilieren, um anschließend länger unter Wasser schwimmen zu können, sollten davor gewarnt werden, da Hyperventilation Bewußtlosigkeit zur Folge haben kann.

Frisch Ertrunkene erholen sich meist spontan. Wenn das Opfer nicht mehr atmet, muß mit dem Finger notfalls der Pharynx gesäubert werden und dann sofort mit der künstlichen Beatmung begonnen werden, indem man den Hals überstreckt und intermittierend durch Mund oder Nase Luft bläst (siehe Anhang). Versuche, aus dem Ertrunkenen Wasser auszupumpen, sind von zweifelhaftem Wert und kosten nur wertvolle Zeit. Zum besseren Abfluß des Wassers aus der Lunge sind die Stellungen des Körpers in Beugung und Überstreckung gleich gut geeignet. Wenn eine intermittierende Druckbeatmung erforderlich ist, ist die gleichzeitige Verwendung von 100%igem Sauerstoff wertvoll. Die Mund-zu-Mund-Beatmung sollte niemals herausgezögert oder unterbrochen werden; dies gilt für den Transport des Patienten oder beim Versuch des Einsatzes von Sauerstoffgeräten, Beatmungsgeräten, Defibrillatoren oder anderen Geräten. Die künstliche Beatmung sollte, so lange das Herz schlägt und unabhängig von der Stärke des Pulsschlages, fortgesetzt werden. Bei Aussetzen des Carotispulses werden künstliche Beatmung und externe Herzmassage weitergeführt. (S. Anhang.) Bis zum Transport ins nächste Krankenhaus müssen die Maßnahmen der Reanimation ununterbrochen fortgesetzt werden.

Da Süßwasser hypoton und Salzwasser hyperton sind, unterscheidet sich die Pathophysiologie dieser beiden Formen des Ertrinkens ebenso wie ihre Behandlung.

Bei Ertrinken in Süßwasser können folgende Komplikationen auftreten: Asphyxie, metabol. Acidose, Kammerflimmern, reflektorischer Hypertonus im Pulmonalsystem, Verdünnung des Blutes, Hypervolämie, Hämolyse und Hyponatriämie. Die Behandlung schließt künstliche Beatmung und Wiederbelebung ein; außerdem müssen Kreislaufstörungen, Hämolyse und Elektrolytstörungen behoben werden.

Bei Ertrinken in Salzwasser gehören zu den pathologischen Befunden Asphyxie, metabol. Acidose, Lungenödem, Hämokonzentration, Hypovolämie, Hypoproteinämie und Hypernatriämie. Das Lungenödem wird mit Überdruckbeatmung (100%iger Sauerstoff) behandelt, und die Veränderungen im Plasma müssen behoben werden.

Bei Ertrinken in gechlortem Süßwasser liegen die Gefahren der metabol. Acidose im Auftreten von Lungenödem und einer daraus resultierenden Hypoxie. Hämolyse tritt ebenfalls auf, sie verläuft aber leichter und entwickelt sich langsamer als bei Inspiration von reinem Süßwasser. Hier müssen in erster Linie Lungenödem, Aspirationspneumonie und Hypoxie behandelt werden. Sobald wie möglich sollte mit einer 100%igen Sauerstoffüberdruckbeatmung begonnen werden. Die prophylaktische Gabe von Antibiotica empfiehlt sich zur Verhütung einer Aspirationspneumonie.

Modell, J. H.: The Pathophysiology and Treatment of Drowning. Acta anaesth. scand. **29**, 263–271 (1968).

Der elektrische Schlag

Gleichstrom ist nicht so gefährlich wie Wechselstrom. Wechselstrom ist wiederum bei hohen Frequenzen oder hoher Spannung weniger gefährlich als bei niedriger Frequenz und niedriger Spannung. Wechselstrom mit Frequenzen zwischen 25 und 300 und niedriger Spannung (unter 220 V) kann eher Kammerflimmern hervorrufen, während bei hoher Spannung (über 1000 V) häufiger Atemlähmung beobachtet wird; dazwischenliegende Spannungen (220–1000 V) können beides hervorrufen. Die Strommarken sind gewöhnlich scharf begrenzte, runde oder ovale, schmerzlose graue Bezirke mit entzündlicher Reaktion. Zunächst laufen an der Strommarke wenig Veränderungen ab, nach einigen Wochen löst sich die Haut über einem verhältnismäßig großen Gebiet ab. Der elektrische Schlag kann kurze oder längere Bewußtlosigkeit auslösen. Kehrt das Bewußtsein wieder, so klagt der Betroffene über Muskelschmerzen, Müdigkeit, Kopfweh und allgemeine Übererregbarkeit des Nervensystems. Der physikalische Befund ist je nach Auswirkung des elektrischen Schlages verschieden. Beim Kammerflimmern sind die Herztöne nicht hörbar, der Puls ist nicht tastbar, und der Patient ist bewußtlos. Für wenige Minuten wird die Atemtätigkeit fortgesetzt, wird dann als Zeichen der beginnenden Asphyxie stärker und hört schließlich bei Eintritt des Todes auf. Bei Atemlähmung fehlt die Atemtätigkeit gleich, und der Patient ist bewußtlos; der Puls kann tastbar sein, jedoch fällt der Blutdruck merklich ab, und die Haut ist kühl und cyanotisch. Der elektrische Schlag kann bei der Bedienung medizinischer Geräte ausgelöst werden, die normalerweise als harmlos angesehen werden (z. B. EKG-Geräte, Absaugeapparate, elektrisch bediente Operationstische, Röntgeneinrichtungen). Diese Unfälle können durch richtige Inbetriebnahme, fachmännische Bedienung und regelmäßige Wartung der Geräte verhindert werden.

Behandlung

A. Sofortmaßnahmen: Das Opfer muß sofort von der Stromquelle befreit werden. Dies kann auf viele Arten erfolgen, jedoch muß der Hilfeleistende sich selbst in acht nehmen. Man kann entweder den Strom abstellen; man kann den elektrischen Draht mit einer Axt durchtrennen, um deren Griff man ein trockenes Baumwollhandtuch gewickelt hat; man kann den Strom erden, oder man kann das Opfer vorsichtig mit einem trockenen Kleidungsstück oder einem Ledergürtel wegziehen.

Ist die Atemtätigkeit schwach oder fehlt sie ganz, muß sofort mit der künstlichen Atmung begonnen werden und diese solange fortgesetzt werden, bis die Spontanatmung zurückkehrt oder die Totenstarre eintritt (siehe Anhang).

Externe Herzmassage ist bei Kammerflimmern oder Herzstillstand angezeigt (siehe Anhang). Künstliche Beatmung und andere Maßnahmen können das Herz nicht mehr zu normaler Aktion anregen. Als letzten Versuch kann man den Thorax eröffnen und direkte Herzmassage durchführen. Falls möglich, kann die elektrische Defibrillation durchgeführt werden.

Schock sollte sofort behandelt werden!

Falls durchführbar, sollte eine Überdruckbeatmung mit einem Gemisch von Sauerstoff und CO_2 erfolgen, oder man unterstützt die künstliche Beatmung durch zusätzliche Gabe eines Gemisches von Sauerstoff und CO_2 durch eine Maske.

B. Krankenhausbehandlung: Wenn die Wiederbelebung mit Erfolg durchgeführt worden ist, soll der Patient in einem Krankenhaus weiter überwacht werden, um rechtzeitig eine plötzliche Herzdilatation oder eine sekundäre Blutung zu erkennen.

Werden Zeichen eines erhöhten intrakraniellen Druckes beobachtet, sollte lumbal punktiert werden.

Man behandelt die Verbrennungen konservativ. Lage und Ausmaß der Gewebsschädigung können über Wochen unerkennbar bleiben. Zumindest anfangs spielen Infektionen keine Rolle. Bei der Behandlung sind Geduld und Ausdauer angebracht. Bevor chirurgische Maßnahmen ergriffen werden, sollte man die Ausbildung eines richtigen Granulationsgewebes abwarten. Blutungen können noch spät auftreten und sind dann oft schwer.

Franco, S. C.: Electric shock and cardiopulmonary resuscitation. Arch. Envir. Health **19**, 261 bis 264 (1969).

Whalen, R. E., Starmer, C. F.: Electric shock hazards in clinical cardiology. Mod. Concepts Cardiovas. Dis. **36**, 7–12 (1967).

Strahlenreaktionen

Die Folgen einer Strahleneinwirkung können sich während oder nach einer Röntgen- oder Radiumbehandlung sowie nach jeder Behandlung mit ionisierenden Strahlen bemerkbar machen (Röntgenstrahlen, Neutronen, alpha-, beta- oder gamma-Strahlen). Der Grad der Strahleneinwirkung, der sowohl von der Menge als auch von der Art der Strahlen abhängt, welche auf den Körper einwirken, sowie die Dauer der Bestrahlung bestimmen die Reaktionen des Körpergewebes. Eine Röntgen- oder gamma-Strahlen-Applikation von einmalig 300 bis 500 r (400–600 rad) auf den ganzen Körper kann sich schon verhängnisvoll auswirken. (Vergleichsweise liegt die Strahlenbelastung einer Routineaufnahme des Thorax bei 0,3 r.) Die Strahlenverträglichkeit ist im voraus schwer zu bestimmen, und es gibt keine Faustregel, um die Reaktionen für die einzelnen Typen und Stufen einer Strahlenbehandlung zu berechnen. Für Berufsgruppen, die einer täglichen Strahlenbelastung ausgesetzt sind, hat das Federal Radiation Council (Mai, 1960) als zulässige tägliche Belastung für den ganzen Körper 5 rem/Jahr festgelegt (multipliziert mit der Zahl der Jahre bei Altersklassen über 18 Jahren).

Behrens, C. F., King, E. R., (editors): Anatomic medicine, 5th ed. Williams and Wilkins 1969.

Sofortreaktion des normalen Gewebes auf Bestrahlungen

Klinische Befunde

A. Schäden von Haut und Schleimhäuten: Strahlungen können dosisabhängig Erythem, Enthaarung, Zerstörung der Fingernägel oder Epidermolysis hervorrufen.

B. Schädigungen tiefer liegender Gewebe:

1. *Hämatopoetisches System:* Schädigungen des Knochenmarkes rufen eine Hemmung der Neubildung aller cellulären Elemente des Blutes hervor. Am empfindlichsten reagieren Lymphocyten, dann folgen polymorphkernige Leukocyten und schließlich Erythrocyten. Die Schäden schwanken von einer vorübergehenden Hemmung eines oder mehrerer blutbildender Organe bis zu ihrer völligen Zerstörung.

2. *Blutgefäße:* Kleinere Gefäße, wie Capillaren und Arteriolen, können eher geschädigt werden als größere. Bei geringer Schädigung können sie sich erholen.

3. *Gonaden:* Beim Mann rufen kleinere Strahlendosen eine Aspermie (200–300 r) und größere (600–800 r) Sterilität hervor. Bei der Frau bewirkt eine Einzeldosis von 200 r einen vorübergehenden Ausfall der Periode und 500–800 r dauernde Kastration. Mittlere bis starke Bestrahlung des Embryo im Uterus führt zu Schäden des Fetus oder zum Tod des Embryo und Abort.

4. *Lungen:* Hohe oder wiederholte mäßige Strahlendosen können zur Pneumonie führen.

5. *Die Funktion der Speicheldrüsen* kann durch Bestrahlung gebremst werden; man benötigt dazu jedoch verhältnismäßig hohe Dosen.

6. *Magen:* Die Magensaftsekretion kann durch mittelhohe Strahlendosen vorübergehend – gelegentlich auch dauernd – eingeschränkt sein.

7. *Darm:* Mittelhohe Strahlendosen führen hier zu Entzündungen und Ulcera.

8. *Endokrine Drüsen und weitere innere Organe:* Schilddrüse, Hypophyse, Leber, Pankreas, Nebennieren und Blase sind bei normaler Funktion verhältnismäßig strahlenresistent.

9. *Gehirn und Rückenmark* können erst durch hohe Strahlendosen aufgrund unzureichender Blutversorgung geschädigt werden.

10. *Peripheres und autonomes Nervensystem* sind sehr strahlenresistent.

C. Allgemeinreaktionen (Strahlenkrankheit – Strahlenkater): Die Pathogenese dieser Erkrankung ist nicht bekannt. Anorexie, Nausea, Erbrechen, Schwäche, Erschöpfung, Müdigkeit und in manchen Fällen völlige Entkräftung können einzeln oder zusammen auftreten. Eine Strahlenkrankheit in Verbindung mit einer Röntgenstrahlentherapie tritt meist bei großflächiger Gabe hoher Dosen über dem Abdomen auf, schon seltener treten diese Reaktionen bei Behandlung des Thorax und noch seltener bei Bestrahlung der Extremitäten auf. Bei protrahierter Therapie werden diese Komplikationen seltener beobachtet. Die Einstellung des Patienten zu seiner Krankheit und zur Behandlung spielen eine große Rolle; die geschilderten Symptome können überbewertet oder als geringe Belastung empfunden werden.

Vorbeugende Maßnahmen

Personen, die auf Grund ihrer Tätigkeit strahlengefährdet sind, können die Strahlenbelastung schon auf ein Minimum beschränken, wenn sie sich der Bedeutung von Dauer, Abstand und Schutzmaßnahmen bei Strahleneinwirkungen bewußt werden. Räumlichkeiten, in denen Röntgenapparate aufgestellt sind und radioaktives Material, müssen die allgemeinen Schutzmaßnahmen erfüllen. Schlecht oder nicht ausgebildetes Personal darf nicht mit Röntgenapparaten und radioaktivem Material arbeiten. Jede unnötige Strahlenexposition muß bei Diagnostik und Therapie vermieden werden. Röntgeneinrichtungen sollten in regelmäßigen Zeitabständen auf ihre Betriebssicherheit überprüft werden; es müssen sichere Filter angebracht sein. Falls durchführbar, sollten besonders bei jungen Leuten die Gonaden geschützt werden. Durchleuchtungen sollten zeitlich von kürzester Dauer sein, wobei Strahlenstreuung und -filterung optimal abzustimmen sind. Der Abstand zwischen Tubus und Röntgentisch sollte mindestens 45–50 cm (18 inches) betragen; das für die Untersuchung nötige Strahlenausmaß muß auf ein Minimum beschränkt bleiben. Zum Schutze gegen radioaktive Verseuchung empfiehlt es sich, eine besondere Schutzkleidung zu tragen. Im Falle einer unfallbedingten Strahlenverseuchung hat der Betroffene alle Kleider zu entfernen und sich gründlich zu baden mit Wasser und Seife. Danach soll mit einem Geigerzähler sorgfältig nach Strahlungsquellen gesucht werden.

Eine intensive Forschung zur Entwicklung von Pharmaka gegen die Schädigung radioaktiver Strahlen hat begonnen (Glykokollhaltige Präparate, Alloxan und Polyäthylenverbindungen). Aber bis jetzt stehen noch keine zuverlässigen und wirksamen Medikamente zur Verfügung.

Behandlung

Es gibt keine spezifische Behandlung für die Strahlenschäden. Der Behandlungserfolg lokaler Strahlenschäden hängt von Ausmaß, Grad und Lage der Gewebsschädigung ab. Die Behandlung ist rein symptomatisch.

Die Strahlenkrankheit als Folge der Strahlentherapie ist zu vermeiden. Tritt sie dennoch auf, so ist sie ebenfalls symptomatisch zu behandeln. Erfolgreich gegen Nausea hat sich die Gabe von Dimenhydrinat (Dramamine = Vomex A®) oder Perphenazin (Trilafon = Decentan®), 4–8 mg, bewährt: Je 100 mg 1 Std vor, sowie 1 und 4 Std nach Strahlentherapie. Tritt Anämie auf, werden Bluttransfusionen erforderlich. Erst kürzlich hat man Knochenmarkszellen übertragen. Störungen des Flüssigkeits- und Elektrolythaushaltes erfordern eine entsprechende Substitution. Bei Sekundärinfektionen gibt man Antibiotica.

Chu, F. C. H. et al.: A controlled clinical study of metopimazine and perphenazine in treatment of radiation nausea and vomiting. Clin. Pharmacol. Therap. 10, 800–809 (1969).

Langzeitschäden nach Strahlenbehandlung mit übermäßig hohen Dosen

Klinische Befunde

A. Somatische Veränderungen: Als Spätfolgen können unter anderem Vernarbungen und Atrophie der Haut, Teleangiektasien, Thrombangitis obliterans, Lungenfibrose und Darmstenosen auftreten. Durch Strahlenschäden der Linse können sich Katarakte ausbilden. Noch viele Jahre nach Bestrahlung können Leukämien – vielleicht nur bei dazu prädestinierten Personen – auftreten. Bei der normalen Strahlentherapie ist diese Komplikation selten. Das Inerscheinungtreten von Katarakten ist bei strahlengefährdetem Personal genauso häufig wie bei der übrigen Bevölkerung.

Die Häufigkeit neoplastischer Erkrankungen ist bei Personen, die unter der Einwirkung sehr hoher Strahlendosen gestanden haben, gesteigert; dies gilt besonders für Gewebszonen, die von vorneherein stark geschädigt sind.

Feten, die während der ersten 4 Monate der Schwangerschaft, aber auch noch später, in utero unter Strahleneinwirkung standen, können mit Mikrocephalie und anderen kongenitalen Mißbildungen geboren werden.

B. Genetische Störungen: Verschiebungen des Geschlechtsquotienten bei der Geburt lassen auf genetische Schäden schließen: Es kommen weniger männliche als weibliche Kinder zur Welt. Das Auftreten kongenitaler Mißbildungen, Totgeburten und Todesfällen von Neugeborenen ist bei Empfängnis nach Abschluß einer Strahlentherapie offensichtlich nicht häufiger.

Behandlung

S. unter Behandlung von Sofortreaktionen nach Bestrahlung.

Ackay, M. M. et al.: A new quantitative external monitoring technique. Int. L. Appl. Rad. **17**, 261–268 (1966).
Barber, D. E.: Measurement of the performance of film badge services. Amer. industr. Hyg. Ass. J. **27**, 243–251 (1966).
Behrens, C. F., King, E. R., (editors): Atomic Medicine, 5th ed. Williams & Wilkins 1969.
Doolittle, D. P. et al.: Protection from radiation lethalityby alloxan. Int. J. Radiat. Biol. **11**, 389–391 (1966).

Caissonkrankheit
(Taucherkrankheit)

Schon lange ist die Taucherkrankheit bei Berufstauchern, die zur Tiefseeforschung, als Bergungsmannschaften oder zum Bau unter Wasser eingesetzt werden, als Berufsrisiko bekannt. Berufstaucher und ihr Hilfsteam über Wasser sind vertraut mit Vorsorge, Erkennung und Behandlung dieser Krankheit. In jüngster Zeit ist das Sporttauchen mit Sauerstoffgeräten sehr populär geworden. Infolge Unkenntnis ist dadurch eine große Zahl von Personen den Risiken der Taucherkrankheit ausgesetzt.

Bei großen Tiefen preßt der stark erhöhte Druck (z. B. ist bei 25 m Tiefe der Druck 4mal so groß wie an der Wasseroberfläche) die Atemgase in das Blut und andere Gewebe. Während des Auftauchens aus Tiefen über 8 m sind die Atemgase in Blut und anderem Gewebe nicht mehr gelöst und entweichen mit Abnahme des äußeren Druckes. Das Auftreten von Symptomen hängt von Tiefe und Dauer des Tauchens, vom Ausmaß körperlicher Bewegung, von Alter, Gewicht und körperlicher Konstitution des Tauchers und der Schnelligkeit des Auftauchens ab. Größe und Zahl der im Gewebe freigesetzten Gasblasen (besonders Stickstoff) hängen von der Druckdifferenz zwischen atmosphärischem und Partialdruck des im Gewebe nicht mehr gelösten Gases ab. Dieses Freisetzen von Gasblasen ruft bestimmte Symptome hervor; letztere sind von der Lokalisierung der Gasfreisetzung abhängig.

Diese Erkrankung kann auch beim Aufstieg vom Meeresspiegel in große Höhen bei unzureichendem Druckausgleich auftreten. Die zu schildernden Symptome treten in der Hälfte der Fälle innerhalb von 30 min auf und ändern sich meist innerhalb der ersten 6 Std nicht. Folgende stark schwankende Symptome können beobachtet werden: Schmerzen (besonders in den Gelenken), juckender Hautausschlag, Sehstörungen, Schwäche oder Paralyse, alle Formen von Schwindel, Kopfschmerzen, Dyspnoe, Parästhesien, Aphasie und Koma.

Frühes Erkennen und sofortige Behandlung sind äußerst wichtig. Als Erste Hilfe ist die Gabe von Sauerstoff, unabhängig vom Vorhandensein einer Cyanose, angezeigt. Gegen Schmerzen kann man Aspirin® geben. Mit der Gabe von Narkotica sollte man sehr vorsichtig sein, da diese die Bewußtseinslage des Patienten verschleiert, wenn er wieder unter Druck gesetzt wird. Anschließend muß mit dem Patienten an geeigneter Stelle eine Überdruckbehandlung durchgeführt werden, damit die Symptome schwinden und keine Schäden zurückbleiben. Der Arzt sollte wissen, wo in näherer Umgebung eine Überdruckbehandlung durchgeführt werden kann. Örtliche Gesundheitsämter oder das nächste Hafenamt sollten diese Informationen verschaffen können. Die Notwendigkeit, ein vorhandenes Plasmadefizit auszugleichen, ist erst kürzlich hervorgehoben worden. Die Hypothermie kann als Behandlungsmethode auch in Erwägung gezogen werden.

Cockett, A. T. K., Nakamura, R. M., Kado, R. T.: Physiological factors in decompression sickness. Arch. Envir. Health **11**, 760–764 (1965).
Lambertson, C. J. et al.: Symposium on undersea-aerospace medicine Modern aspects of treatment of decompression sickness. Aerospace Med. **39**, 1055–1093 (1968).

Höhenkrankheit
(Höhenrausch, Bergkrankheit)

Die modernen, schnellen Transportmittel haben dazu geführt, daß heute mehr Personen als früher den Einflüssen großer Höhen ausgesetzt sind, ohne genügend Zeit zu haben, sich daran zu gewöhnen. Verantwortlich für die in diesem Zusammenhang auftretenden akuten und chronischen Störungen, die zurückzuführen sind auf Hypoxie in Höhen über 1750 m, sind in erster Linie zu geringe Zeit zur Akklimatisierung, vermehrte körperliche Tätigkeit und unterschiedlicher Gesundheitszustand. Die Hypoxie wird von Fall zu Fall verschieden gut toleriert.

Akute Höhenkrankheit (Bergkrankheit)

Als erste Symptome zeigen sich Schwindelgefühl, Kopfweh, Schwäche, Schläfrigkeit, Frösteln, Nausea, Erbrechen, Blässe des Gesichts, Dyspnoe und Cyanose. Später folgen Rötung des Gesichts, Reizbarkeit, Konzentrationsschwäche, Drehschwindel, Ohrensausen, Seh- und Hörstörungen, Appetit- und Schlaflosigkeit, Zunahme der Dyspnoe und Schwäche bei Belastung, vermehrte Kopfschmerzen, Zittern, Tachykardie, Cheyne-Stoke'sche Atmung und Gewichtsverlust. Die genannten Beschwerden können durch bewußtes, periodisches Hyperventilieren gemildert werden. Meist klingen die Symptome innerhalb von 24–48 Std ab; manchmal kann jedoch der Zustand anhalten oder sich verschlechtern, so daß die Umkehr in niedrigere Höhen erforderlich wird. Im Notfall kann die Gabe von Sauerstoff die akuten Symptome sofort lindern. Bei manchen Erwachsenen mit Reizbarkeit und Schlaflosigkeit können Sedativa in richtiger Dosierung wirksam sein. Zu den vorbeugenden Maßnahmen zählen genügend Ruhe und Schlaf am Vortage der Reise, Einschränkung beim Essen, Meidung von Alkohol und Tabak sowie unnötiger, körperlicher Belastung während der Reise.

Akutes Lungenödem bei Höhenkrankheit

Erst bei Höhen über 2500 m tritt diese ernste Komplikation auf. Zu den Frühsymptomen eines Lungenödems, welches innerhalb von 6–36 Std nach Erreichen dieser extremen Höhen auftreten kann, gehören trockener, anhaltender Husten, Ruhedyspnoe und substernaler Druck. Später können feuchte Rasselgeräusche, Orthopnoe und Hämoptoe hinzukommen. An physikalischen Befunden lassen sich Tachykardie, leichtes Fieber, Tachypnoe, Cyanose und feuchte, feinblasige Rasselgeräusche erheben. Der Patient kann verwirrt und schließlich komatös werden; das klinische Bild gleicht dem einer schweren Pneumonie. Oft besteht eine leichte Leukocytose, während die Blutsenkung gewöhnlich normal ist. Röntgenologisch zeigen sich bei der Durchleuchtung der Lunge Befunde, die von unregelmäßigem, flockigem Exsudat in einer Lunge bis zu bilateralen, knötchenförmigen Verschattungen oder vorübergehender vermehrter Zeichnung der Lungenarterien reichen. Im EKG lassen sich vorübergehende, unspezifische Veränderungen, wie vermehrte Rechtsbelastung nachweisen. Der Blutdruck in der A. pulmonalis ist erhöht, während der Druck in „wedge-Position“ normal ist. Der Patient muß Bettruhe einhalten und sollte möglichst sitzen. Eine Dauerzufuhr von Sauerstoff im Sauerstoffzelt oder über die Maske (6–8 l/Std) ist zunächst angezeigt. Die subjektiven Beschwerden schwinden meist innerhalb von 30 min – 2 Std, und innerhalb von 2–3 Tagen kann sich der Patient wieder vollkommen erholt haben. Bei unzureichenden örtlichen Behandlungsmöglichkeiten und guten Transportmöglichkeiten sollte der Patient so schnell wie möglich in niedrigere Höhenlagen gebracht werden. Für den Fall, daß die Sauerstoffbehandlung allein nicht zum Ziel führt oder gar Sauerstoff nicht verfügbar ist, kann man eine schnelle, intravenöse Digitalisierung durchführen. Eine bakterielle Pneumonie verlangt eine gezielte Therapie mit Antibiotica.

Vorbeugende Maßnahmen für die Höhenkrankheit: Bergführer sollten so geschult sein, daß sie ein sich anbahnendes Lungenödem rechtzeitig erkennen. Voraussetzung für eine entsprechende Reise ist ein optimaler körperlicher Zustand. Die Anpassung an den Höhenunterschied erfolgt durch einen etappenweisen Anstieg. Hat man extreme Höhen erreicht, sollte man eine 1–2tägige Ruhepause einschalten. Treten die erwähnten Symptome seitens des Respirationstraktes auf, muß sofort ärztliche Betreuung einsetzen; ist außerdem aus der Anamnese bekannt, daß im Rahmen einer Höhenkrankheit schon einmal ein Lungenödem aufgetreten ist, so ist es erforderlich, daß der Betreffende in einem Krankenhaus weiter beobachtet wird. Werden Bergtouren in Höhen über 2500 m und mehr durchgeführt und ist ein Krankenhaus nicht mehr schnell erreichbar, so sollte die Gruppe mit einem Sauerstoffvorrat für mehrere Tage versorgt sein. Personen mit Herz- und Lungenerkrankungen sollten diese Höhen von vorneherein meiden.

Subakute Höhenkrankheit
Diese Erkrankung tritt meist bei nicht akklimatisierten Personen in Höhen über 4000 m auf. Die hierbei auftretenden Symptome können wohl in erster Linie auf eine Anoxie des ZNS zurückgeführt werden; die beobachtete Hyperventilation ist nicht pulmonal bedingt; die Symptome ähneln denen der akuten Höhenkrankheit, sind jedoch schwerer und halten länger an. Als zusätzliche Komplikationen treten Dehydratation, Trockenheit der Haut und Pruritus auf. Der Hämatokrit kann erhöht sein. EKG und Röntgenaufnahme des Thorax deuten eine Rechtshypertrophie an. Die Behandlung besteht in Ruhe, Sauerstoffverabfolgung und Rücktransport des Patienten in niedrigere Höhen.

Chronische Höhenkrankheit
Dieses seltene Krankheitsbild beobachtet man bei Menschen, die ständig in großen Höhen leben. Es ist klinisch schwer gegen eine chronische Lungenerkrankung abzugrenzen. Die folgenden Symptome sind für diese Krankheit typisch: Somnolenz, Antriebsarmut, Cyanose, Trommelschlegelfinger, Polycythämie (Hämatokrit oft über 75%), Zeichen einer Belastung des rechten Ventrikels, im EKG Abweichung der Herzachse nach rechts mit Hypertrophie des rechten Vorhofes und rechten Ventrikels, im Röntgenbild Dilatation des rechten Herzens und verstärkte zentrale Zeichnung der Lungengefäße. Im Röntgenbild werden keine strukturellen Veränderungen des Lungengewebes sichtbar. Die Lungenfunktionsprüfung zeigt zwar eine alveoläre Hypoventilation und eine erhöhte CO_2-Spannung an, kann jedoch nicht einen verminderten Sauerstofftransport nachweisen. Das Atemzentrum hat einen erhöhten Schwellenwert für den CO_2-Gehalt im Blut. Die genannten Symptome können sich eventuell zurückbilden, wenn der Patient auf Höhe des Meeresspiegels zurückkehrt.

Colcolough, H. L.: Pulmonary edema of high altitude: A review of clinical and pathological considerations. Mil. Med. **131**, 1504–1509 (1966).
Singh, I. et al.: Acute mountain sickness. New Engl. J. Med. **280**, 175–184 (1969).

Folgen der Luftfahrt aus medizinischer Sicht und Auswahl von Patienten für Luftreisen

Will ein Patient eine Luftreise antreten, so hängt die Entscheidung darüber nicht nur von Art und Schweregrad seiner Erkrankung ab. Flugdauer, Flughöhe, Vorhandensein von Druckkabinen, die Möglichkeit zusätzlicher Sauerstoffgaben und die Gegenwart geschulten Flugpersonals sowie andere Gesichtspunkte sind hier zu berücksichtigen. Der moderne Luftverkehr sieht medizinische Zwischenfälle äußerst selten. Wenn nicht gerade Kontraindikationen vorliegen, ist der Luftweg das beste Transportmittel für Entfernungen, die über 300 km hinausgehen. Die Air Transport Association of America definiert einen untauglichen Passagier folgendermaßen: „Fluguntauglich ist jeder, der an einer körperlichen oder geistigen Störung leidet und aufgrund dieser Störung oder der Einwirkungen des Fluges auf diese Störung unfähig ist, sich selbst zu helfen. Diese Störung würde seine Gesundheit und Sicherheit oder die anderer Passagiere oder des Flugpersonals in Gefahr bringen. Weiterhin könnte sie eine Belästigung für die anderen Passagiere sein."

Kardiovasculäre Erkrankungen
A. Kardiale Dekompensation: Patienten mit dekompensierten Herzerkrankungen sollte eine Flugreise solange untersagt bleiben, bis aufgrund geeigneter Behandlung eine Kompensation wieder eingetreten ist. Ausnahmen bilden Transportmöglichkeiten in Druckkabinen mit gleichzeitiger Gabe von 100%igem Sauerstoff während des ganzen Fluges.

B. Kompensierte Herzklappen- und andere Erkrankungen des Herzens: Diese Patienten sollten nur dann in Höhen über 2000 m fliegen, wenn Druckluftkabinen vorhanden sind und jederzeit Sauerstoff gegeben werden kann.

C. Akuter Myokardinfarkt, Rekonvaleszente und abgeheilte Myokardinfarkte: Man empfiehlt dem beschwerdefreien Infarktpatienten, falls er einen Flug plant, mindestens 6–8 Wochen nach dem frischen Ereignis zu warten. Ambulant behandelbare und kompensierte Patienten vertragen Flugreisen gewöhnlich gut. Sauerstoff sollte erreichbar sein.

D. Angina pectoris: Tritt bereits bei geringster körperlicher Belastung ein Angina-pectoris-Anfall auf, so ist eine Flugreise nicht ratsam. In leichten und mittelschweren Fällen kann zum Flug geraten werden, besonders beim Flug in Druckkabinen; auch hier sollte Sauerstoff verfügbar sein.

E. Hypertonie: Gewöhnlich besteht für Hypertoniker keine Kontraindikation zu fliegen. Liegen Symptome eines drohenden cerebrovasculären Insultes vor, so sollte der Flug unterbleiben. Den meisten Hypertonikern kann man empfehlen, während des Fluges leichte Sedativa einzunehmen.

Lungenerkrankungen

A. Asthma bronchiale: Patienten mit geringen asthmatischen Beschwerden können Luftreisen unternehmen. Dagegen sollten Patienten im Status asthmaticus auf keinen Fall fliegen.

B. Pneumonie: Wenn die Pneumonie die Lungenfunktion nicht stark beeinträchtigt, können Patienten mit Pneumonie fliegen, wenn Sauerstoff vorhanden ist.

C. Tuberkulose: Patienten mit aktiver, offener Tuberkulose oder Pneumothorax dürfen nicht zur Luft reisen.

D. Andere Lungenerkrankungen: Bei nicht stärkerer Einschränkung der Lungenfunktion dürfen Patienten mit Bronchiektasen, Lungenabsceß oder Lungencarcinom unter Beachtung entsprechender Vorsichtsmaßnahmen fliegen.

Anämie

Liegt das Hämoglobin unter 8–9 g%, ist Sauerstoffzufuhr erforderlich. Patienten mit schwerer Anämie sollen erst reisen, wenn das Hämoglobin vertretbare Werte erreicht hat. Patienten mit Sichelzellenanämie scheinen besonders gefährdet zu sein.

Diabetes mellitus

Diabetiker, die nicht Insulin-bedürftig sind, oder die sich während des Fluges das Insulin selbst injizieren können, dürfen ohne besondere Bedenken fliegen. Labile Diabetiker, die zu Hypoglykämien neigen, sollten vor dem Fluge optimal eingestellt sein und während des Fluges für den Fall einer hypoglykämischen Reaktion Zucker bei sich haben.

Infektionskrankheiten

Patienten mit Infektionskrankheiten dürfen nicht im normalen Linienverkehr reisen.

Frischoperierte

Patienten nach Thorax- oder Bauchoperationen sollten erst 10 Tage nach der Operation fliegen, vorausgesetzt, ihre Wunde ist verheilt und sie tragen keine Drainage mehr.

Colostomie

Patienten mit Anus praeter naturalis dürfen Flugreisen antreten, wenn sie keinen Geruch verbreiten und die Stuhlbeutel vor dem Flug geleert haben.

Hernien

Patienten mit großen Hernien und ohne zusätzliche Schutzmaßnahmen wie Bruchbänder oder Binden sollten nicht in Flugzeugen ohne Druckkabinen fliegen, wegen der erhöhten Gefahr einer Incarceration oder Strangulation.

Postoperative oder posttraumatische Fälle in der Ophthalmologie

Druckkabinen und Sauerstoffverabfolgung sind angezeigt, um hypoxiebedingte Schädigungen der Retina zu vermeiden.

Psychosen

Auch in Begleitung von medizinisch geschultem Personal dürfen agitierte oder verwirrte Patienten sowie Personen mit schweren Formen von Psychosen keine Flugreisen unternehmen.

Neurosen
Sehr unruhige und furchtsame Patienten dürfen fliegen, wenn sie vor und während des Fluges entsprechende Sedativa und Tranquilizer erhalten.

Bewegungskrankheiten (Kinetosen)
Patienten, die zu diesen Erkrankungen neigen, sollten mehrmals täglich vor und während des Fluges Sedativa oder Antihistaminica bekommen. Kleine, leicht verdauliche Mahlzeiten in dem fraglichen Zeitraum verringern Brechreiz und Neigung zu Erbrechen.

Schwangerschaft
Schwangere, die nicht zu habituellem Abort oder Frühgeburt neigen, dürfen während der ersten 8 Schwangerschaftsmonate fliegen. Im 9. Schwangerschaftsmonat kann nur dann geflogen werden, wenn die geplante Reise nicht in die letzten 72 Std vor dem errechneten Termin fällt.

Neugeborene
Neugeborene sollten erst eine Woche nach ihrer Geburt in größeren Höhen oder über längere Strecken geflogen werden.

Commitee of Medical Criteria of the Aerospace Medical Association: Medical criteria for passenger flying. Schedulded commercial airlines. Arch. Envir. Health. **2**, 124–138 (1961).

29. GIFTE

Diagnose von Vergiftungen

Die Diagnose „Vergiftung" hängt, falls sie nicht von vorneherein auf der Hand liegt, weitgehend davon ab, ob überhaupt eine Vergiftung hat stattfinden können. Wenn der Arzt in seine Differentialdiagnose eine Vergiftung als Möglichkeit einbezieht, wird es ihm leichter fallen, die notwendigen Schritte zum Ausschluß oder zur Bestätigung der Diagnose „Vergiftung" zu unternehmen.

Im allgemeinen führen folgende Schritte zur Diagnose „Vergiftung":

1. Die sorgfältige Befragung des Patienten selbst, seiner Verwandten oder seiner Mitarbeiter, ob in seiner Reichweite Gifte vorhanden waren.
2. Die sorgfältige Krankengeschichte und die vollständige ärztliche Untersuchung.
3. Die Proben für Laboratoriumsuntersuchungen, ob Organschäden vorliegen, um das Vorhandensein eines bestimmten Giftes auszuschließen oder zu beweisen.

Vergiftungen kann man im allgemeinen in drei Gruppen einteilen:

1. Die die Vergiftung bewirkende Substanz ist bekannt.
2. Die Substanz ist nicht bekannt.
3. Es liegt eine Krankheit unbekannter Ätiologie vor, bei deren Differentialdiagnose eine Vergiftung einbezogen werden muß.

Vergiftungen durch bekannte Substanzen

Bei den meisten Vergiftungen ist das verantwortliche Agens bekannt, und die Aufgabe des Arztes besteht nur darin, festzustellen, ob der Grad der Intoxikation mehr erfordert als Notfalls- und Erste-Hilfe-Maßnahmen. Zwar wird die genaue Menge des vom Patienten aufgenommenen Giftes nicht bekannt sein, jedoch kann der Arzt durch Untersuchen des Giftbehälters, aus dem die Substanz entnommen wurde, und durch Vergleichen der entnommenen Menge mit der bekannten tödlichen Dosis die größtmögliche Menge, die der Patient aufgenommen haben könnte, abschätzen. Die kleinste tödliche Dosis, die für die meisten Gifte nachzuschlagen ist, ist ein nützlicher Indikator für die relative Gefährlichkeit der giftigen Substanzen, jedoch kann die tödliche Dosis sehr stark schwanken. Wenn das Gift als ein schweres und tödliche Vergiftungen bewirkendes bekannt ist, muß die Behandlung bei jeder Menge sehr energisch erfolgen.

Einnahme von möglicherweise giftigen Substanzen

Wenn ein Patient einer Substanz von unbekannter Zusammensetzung ausgesetzt war, muß der Arzt unverzüglich deren Beschaffenheit aufklären. Die unten genannten Stellen können u. a. helfen, die chemischen Substanzen herauszufinden, die sich hinter Substanzen, deren Handelsname bekannt ist, verbergen.

Im Zweifelsfall rufen Sie eine Vergiftungszentrale an!

Liste der Informations- und Therapiezentren für Vergiftungsfälle (Stand 3. 12. 1970)

1. **Berlin** Städtische Kinderklinik Charlottenburg, 1 Berlin 19, Platanenallee 23–25, Tel: (03 11) 3 04 03 11, 3 04 03 12, / 13, 3 04 87 97
2. **Freiburg** Universitätskinderklinik, 78 Freiburg, Mathildenstr. 1, Tel: während der Dienstzeit Durchwahl: (07 61) 201/43 61, Pforte: 201/43 01, Klinikzentrale 20 11
3. **Bonn** Universitätskinderklinik, 53 Bonn, Adenauerallee 119, Tel: (0 22 21) 22 01 08, 22 42 41
4. **Berlin** I. Med. Klinik der Freien Univ. im Städtischen

Krankenhaus Westend, 1 Berlin 19, Spandauerdamm 130, Reanimationszentrum, Tel: (03 11) 3 03 35 – 466, 436, 215

5. **München** II. Med. Klinik und Poliklinik rechts der Isar der Technischen Hochschule, Toxikologische Abteilung, 8 München 8, Ismaninger Straße 22, Tel: Durchwahl (08 11) 4 14 02 11, Zentrale: 4 14 01, Fernschreiber: 0 52 44 04 Klirede
6. **Mainz** II. Med. Universitätsklinik, 65 Mainz, Langenbeckstr. 1, Tel: Durchwahl (0 61 31) 19 24 18 u. 19 27 41
7. **Hamburg** II. Med. Abteilung des Krankenhauses Barmbek, Giftinformationszentrale, 2 Hamburg 33, Rübenkamp 140, Tel: (04 11) Durchwahl 6 38 53 45/346
8. **Nürnberg** II. Med. Klinik der Städtischen Krankenanstalten, 85 Nürnberg 5, Flurstr. 17, Toxikologische Abteilung, Abholfach, Tel: Zentrale (09 11) 3 99 31, App. 24 51 u. 24 52
9. **Ludwigshafen** Städtische Krankenanstalten, Entgiftungszentrale, 67 Ludwigshafen, Bergmannstr. 1, Tel: (06 21) 50 31, Durchwahl 50 34 31
10. **Kiel** Zentralstelle zur Beratung bei Vergiftungsfällen bei der I. Med. Universitätsklinik, 23 Kiel, Schittenhelmstr., Tel: (0431) Durchwahl 5 97 32 68 oder Vermittlung durch Pförtner 59 72 44 u. 59 72 45, 59 71
11. **Koblenz** Städtische Krankenanstalten Kemperhof, Med. Abteilung, 54 Koblenz, Moselring 3, Tel: (02 61) 4 40 81, App. 018/025
12. **Homburg** Universitätskinderklinik im Landeskrankenhaus, 665 Homburg (Saar), Tel: (0 68 41) Durchwahl: 16 22 57, 16 28 46, Zentrale: 161

Medizinische Kliniken und andere Abteilungen:

13. **Braunschweig** Medizinische Klinik des Städt. Krankenhauses, 33 Braunschweig, Salzdahlumer Str. 90, Tel: (05 31) Durchwahl: 6 22 90 oder 6 10 71 (Zentrale)
14. **Bremen** Zentralkrankenhaus, Allgemeine Anaesthesie-Abteilung, 28 Bremen, St.-Jürgen-Str., Tel: Durchwahl (04 21) 44 92 34 12 (Informations- und Behandlungszentrum) oder Durchwahl 44 92 54 46 (diensthabender Arzt)
15. **Göttingen** Universitäts-Kinderklinik und Poliklinik, 34 Göttingen, Humboldtallee 38, Tel: (05 51) 5 26 22 10/11 (Vermittlung durch Pforte mit dem diensthabenden Arzt)
16. **Münster** Medizinische Universitätsklinik Münster, 44 Münster, Westring 3, Tel: Durchwahl (02 51) 4 98 22 01/22 02 oder 49 81 und Vermittlung an den diensthabenden Arzt

Zentren mit noch nicht durchgehendem 24-Stundendienst:

17. **Papenburg** Marienhospital-Kinderklinik, 4490 Papenburg, Tel: Zentrale (0 49 61) 20 44, Vermittlung an den diensthabenden Arzt der Kinderabteilung
18. Auch die Schweiz verfügt über ein gut ausgebautes und gut dokumentiertes toxikologisches Informationszentrum in **Zürich**:
    8000 Zürich, Buchenweg, Tel: 01/55 11 11
    Diese Zentrale ist dauernd mit Ärzten besetzt, die an die Spitäler Auskünfte über Vergiftungen und ihre Behandlung geben können. In der Schweiz existieren natürlich in vielen Spitälern Möglichkeiten, Vergiftungen zu behandeln, wobei aber das toxikologische Informationszentrum als Referenz sehr oft benötigt wird.

Aus: Der Anaesthesist, Bd. 20/H. 11 (Nov. 1971)

Vergewissern Sie sich, daß dort ein 24-Std-Dienst eingerichtet ist. Vergiftungszentralen sind in der Regel in der Lage, die Bestandteile von Handelsnamen-Substanzen anzugeben, ihre Giftigkeit abzuschätzen und die notwendige Behandlung vorzuschlagen.

Zu empfehlende Bücher

1. DEICHMANN, W. B., GERARDE, H. W.: Toxycology of drugs and chemicals. New York: Acad. Press 1969.
2. Gehes Codex, Wissenschaftl. Verlagsgesellschaft mbH., mit Ergänzungsbänden. Stuttgart: 1964, 1969.
3. GEISSNER, O.: Die Gift- und Arzneimittelpflanzen von Mitteleuropa. Heidelberg: Carl Winter 1953.
4. HEINTZ, R.: Erkrankungen durch Arzneimittel. Stuttgart: Thieme 1966.
5. HELWIG, B.: Moderne Arzneimittel, Wissensch. Verlagsges. Stuttgart, 3. Aufl., 1967, Nachtrag 1967–69.
6. IPPEN, H.: Index pharmacorum. 1. Aufl., Stuttgart: Thieme 1968.
7. KLIMMER, O. R.: Pflanzenschutz- und Schädlingsbekämpfungsmittel (Toxikologie und Therapie). Hattlingen: Hundt 1964.
8. MARLER, E. E. J.: Pharmacological and chemical synonyms, 4. Aufl. Amsterdam: Excerpta Medica Foundation 1967.
9. MEYLER, L., HERXHEIMER, A.: Side effects of drugs, Vol. 1–6. Amsterdam: Excerpta Medica Foundation 1965–1967.
10. MÖSCHLIN, S.: Klinik und Therapie der Vergiftungen, 4. Aufl. Stuttgart: Thieme 1968.
11. NEGWER, M.: Organisch-chemische Arzneimittel und ihre Synonyma, 3. Aufl. Berlin: Akad. Verlag 1966.
12. Rote Liste Verzeichnis pharmazeutischer Spezialpräparate. Herausgeber: Bundesverband der Pharmazeutischen Industrie e. V. Frankfurt.
13. SPAIN, D. M.: The complications of modern med. practices. New York: Grune & Stratton 1963.
14. WIRTH, W., HECHT, G., GLOXHUBER, Chr.: Toxikologiefibel. Stuttgart: Thieme 1967.

Der Hersteller oder seine örtliche Vertretung

Ein weiterer Weg, die Zusammensetzung eines Präparates herauszufinden, ist, den Hersteller oder seine örtliche Vertretung zu fragen. Dort wird man Informationen über die Art der toxischen Wirkung, die bei der fraglichen Substanz auftreten kann, und Ratschläge für die Therapie bekommen.

Differentialdiagnose von Krankheitszuständen, die möglicherweise durch eine Vergiftung hervorgerufen sein könnten

In jedem Krankheitsfall mit fragwürdiger Ätiologie muß eine Vergiftung in die Differentialdiagnose einbezogen werden. Zum Beispiel hat das zahlreiche Aufdecken von Bleivergiftungen in einer Reihe amerikanischer Krankenhäuser in den letzten Jahren gezeigt, wie viele derartige Vergiftungen bisher unentdeckt blieben. Einige dieser Patienten zeigten schon über mehr als ein Jahr Symptome der Vergiftung und waren von mehreren Ärzten untersucht worden, bevor die richtige Diagnose gestellt wurde. Zugegebenermaßen ist die Diagnose einer Bleivergiftung recht schwierig, aber bevor man die notwendigen Schritte unternimmt, um eine Diagnose zu erhärten, sollte man die Möglichkeit einer solchen Krankheit in Betracht ziehen. Der sicherste Anhalt zum Absichern der Diagnose „Vergiftung" ist das Auffinden der Giftquelle und das Aufdecken des Vergiftungshergangs. Bei der Differentialdiagnose einer Krankheit, die auch die Folge einer Intoxikation sein könnte, kann man die Anzahl der Gifte, die im Einzelfall beachtet werden müssen, durch eine Einteilung, die die Möglichkeiten einer Vergiftung zu Gruppen zusammenfaßt, einschränken. Etwa folgendermaßen:

1. Haushalt
2. Medizinischer Bereich
3. Industrieller Bereich
4. Landwirtschaftlicher Bereich
5. Bereich der Natur

Ätiologische Befragung und Körperuntersuchung

Befragung hinsichtlich folgender Punkte:

A. Allgemeiner Gesundheitszustand:

1. *Gewichtsverlust*: jede chronische Vergiftung, jedoch im speziellen Bleisalze, Arsensalze, Dinitrophenol, Schilddrüsenhormone, Quecksilberverbindungen, chlorierte Kohlenwasserstoffe.

2. *Asthenie:* Bleiverbindungen, Arsensalze, Quecksilberverbindungen, chlorierte organische Verbindungen.

3. *Appetitlosigkeit*: Trinitrotoluol (TNT).

B Kopf und ZNS:

1. *Delirium, Halluzinationen:* Äthylalkohol, Antihistaminica, Atropin und ähnliche Substanzen, Kampheröl, Bleisalze, Cannabis (Marihuana), Cocain, Amphetamine, Bromid, Chinacrin, Mutterkornalkaloide, Santonin, Rauwolfiaalkoloide, Salicylat, Phenylbutazon, Brommethyl, Chlorphenotan (DDT), Chlordan.

2. *Depression, Schläfrigkeit, Koma:* Barbiturate oder andere Hypnotica, Äthylalkohol, organische Lösungsmittel (Benzin, Benzol, Xylol, Phenol, Chloroform, Tetrachlorkohlenstoff, Dichloräthan, Trichloräthan), Antihistaminica, Insecticide und Rattengifte, Atropin und ähnliches, kationische Detergentien, Bleisalze, Opium und Opiumalkaloide, Paraldehyd, Cyanide, Kohlenmonoxyd, Alkohole, Phenol, Chenopodium (Wurmsamen), Santonin, Aspidium (Farnkrautrhizom), Salicylat, Chlorpromazin, Akee (Baghia);

3. *Muskelzuckungen und Krämpfe:* Insecticide, Strychnin, Brucin, Kampher, Atropin, Aspidium, Cyanide, Santonin, Äthylenglykol, Nicotin, Biß der Spinne „Schwarze Witwe" (Latrodectus mactans);

4. *Kopfschmerzen:* Nitroglycerin, Nitrite, Nitrate, Hydralazin, Trinitrotoluol.

C. Augen:

1. *Verschwommene Wahrnehmung:* Atropin, Physostigmin (Eserin), Phosphorsäureester, Cocain, organische Lösungsmittel, Dinitrophenol, Nicotin, Aspidium, Methylalkohol,

2. *Farbsehstörungen:* Santonin, Aspidium, Digitalis,

3. *Doppelbilder:* Alkohol, Barbiturate, Nicotin, Phosphorsäureester,

D. Ohren:

1. *Ohrenklingen:* Chinin, Salicylate, Chinidin.

2. *Taubheit und Gleichgewichtsstörungen:* Streptomycin, Dihydrostreptomycin, Chinin,

E. Nase:

1. *Aufhebung des Geruchsvermögens:* Phenolhaltige Nasentropfen, Chromsalze

2. *Foetor nasalis:* Chromsalze

F. Mund:

1. *Zahnverlust:* Quecksilberverbindungen, Bleisalze, Phosphorverbindungen,

2. *Zahnschmerzen:* Phosphorsalze, Quecksilbersalze, Wismutsalze,

3. *Trockener Mund:* Atropin und ähnliche Substanzen

4. *Speichelfluß:* Bleisalze, Quecksilbersalze, Wismutsalze, Thalliumsalze, Phosphorsäureester, andere Schwermetallsalze.

G. Herz und Lungen:

1. *Atembeschwerden:* Brustschmerzen und Dyspnoe bei Anstrengung: Phosphorsäureester, Salicylate, Botulismus, Nickeltetracarbonyl, Biß der Spinne „Schwarze Witwe", Skorpionstich, Schalentiere, Fische, Physostigmin, Silikose, andere Pneumokoniosen, Cyanide, Kohlenmonoxyd, Atropin, Strychnin.

2. *Herzklopfen:* Nitrite, Nitroglycerin, organische Nitrate, Sympathomimetica, Isoproterenol.

3. *Husten:* Rauch, Staub, Siliciumdioxydstaub, Beryllium.

H. Magen, Darm:

1. *Erbrechen, Durchfall, „Bauchschmerzen":* durch fast alle Gifte verursacht, im besonderen durch ätzende Säuren und Alkalien, Metallsalze, Phenole, medikamentöse Reizmittel, organische Lösungsmittel, Frostschutzmittel und bei Lebensmittelvergiftungen.

2. *„Gelbsucht":* Chlorierte Verbindungen, Arsensalze, andere Schwermetallsalze, Chromverbindungen, Cinchophen, Neocinchophen, Pilzgifte, Phenothiazine, Sulfonamide, Chlorpromazin, Äthylenchlorhydrin, Trinitrotoluol, Anilin.

3. *Blutstuhl:* Warfarin, Cumarinderivate.

I. Urogenitalsystem:

1. *Anurie:* Quecksilberverbindungen, Wismutsalze, Sulfonamide, Äthylenchlorhydrin, Trinitrotoluol, Tetrachlorkohlenstoff, Formaldehyd, Phosphorsalze, Terpentin, Oxalsäure, Chlordan, Rizinussamen.

2. *Polyurie:* Bleisalze

3. *Menstruelle Unregelmäßigkeiten:* Oestrogene, Bleisalze, Quecksilberverbindungen, andere Schwermetallsalze.

4. *Gefärbter Urin:* Cumarinderivate (rot), Vicia fava (rot), Hepatotoxine (orange)

J. Neuromuskuläres System:

1. *Muskelschwäche* oder *Lähmung:* Bleisalze, Arsenverbindungen, Botulismus, Schierling, organische Quecksilberverbindungen, Thallium, Tri-orthocresylphosphat, Chlorphenothan (DDT), Chlordan, Schalentiere,

2. *Muskelfibrillieren:* Phosphorsäureester, Nicotin, Biß der Spinne „Schwarze Witwe", Skorpionstich,

K. Endokrines System:

1. *Abnahme der Libido:* Bleisalze, Quecksilberverbindungen, andere Schwermetallverbindungen, Sedativa und Hypnotica,

2. *Mammavergrößerung:* Oestrogene

L. Anämie: Benzol, Chloramphenicol.

Körperliche Untersuchung

A. Allgemeinzustand:

1. *Blutdruckabfall:* Nitrate, Nitrite, Nitroglycerin, Veratrumalkaloide, Frostschutzmittel, Acetanilid, Chlorpromazin, Chinin, Chenopodium (Wurmsamen), flüchtige Öle, Aconit, Disulfiram, Eisensalze, Methylbromide, Arsenwasserstoffe, Phosphorwasserstoffe, Nickeltetracarbonyl, Stibine (Antimonwasserstoffe),

2. *Blutdruckanstieg:* Adrenalin oder Ersatzstoffe, Veratrumalkaloide, Mutterkornalkaloide, Cortison, Vanadium, Bleisalze, Nicotin;

3. *Tachykardie:* Kaliumbromat

4. *Bradykardie:* Veratrumalkaloide, Zygadenusalkaloide

5. *Fieber:* Dinitrophenol oder andere Nitrophenole, Stechapfel (Atropin), Borsäure,

6. *Hypothermie:* Akee

B. Haut:

1. *Cyanose ohne Atemdepression oder Schockzustand:* Methämoglobinämie durch Anilin, Nitrobenzol, Acetanilid, Phenacetin, Nitrate aus Quellwasser oder Nahrungsmitteln, Bismuthium subnitricum, Chloramin-T,

2. *Trockene Haut:* Atropin und ähnliche Substanzen

3. *Vermehrtes Schwitzen:* Äthylalkohol, Aspirin®, Arsensalze, Fluorwasserstoffe, Insulin, Quecksilberchlorid, Muscarin, organische Phosphate, Pilocarpin.

4. Ätzungen und Gewebszerstörungen: Säuren oder Laugen, Permanganat,

5. Gelbe Hautfarbe durch Lebererkrankungen: Chlorierte Kohlenwasserstoffe, Arsensalze, chromsaures Salz, Cinchophen, Neocinchophen, Pilztoxine, Phenothiazin, Sulfonamide,

6. Gelbfärbung der Haut durch Hämolyse: Anilin, Nitrobenzol, Pamachin, Pentachin, Primaquin, Benzol, Rizinussamen, Jequiritisame (abrus precatorius), Phosphorwasserstoffe, Arsenwasserstoffe, Nickeltetracarbonyl,

7. Rotfärbung: Kohlenmonoxyd, Cyanide

8. Fleckige Hautverfärbung: Jodwasserstoffe (schwarz), Salpetersäure (gelb), Silbernitrat (blau-schwarz).

9. Hautrötung: Bromsalze, Sulfonamide, Antibiotica, Giftsumach (Rhus toxicodendron), Haarmittel, photographische Entwickler, Salicylate, Trinitrotoluol, Chromsalze, Phenothiazin, Goldsalze, chlorierte Kohlenwasserstoffe

10. Haarausfall: Thalliumsalze, Arsensalze, Sufide, Strahlung.

C. Augen:

1. Erweiterte Pupillen: Atropin und verwandte Substanzen, Cocain, Nicotin, organische Lösungsmittel, Sedativa, Amphetamine, Halluzinogene, Sedativ-Hypnotica und Tranquilantien

2. Verengte Pupillen: Morphin und verwandte Drogen, Physostigmin und ähnliches, Phosphorsäureester

3. Pigmentierte Sklera: Chinacrin (Quinacrin), Santonin, von einer Hämolyse oder Leberschädigung ausgehende Gelbsucht

4. Blässe der Pupille: Chinin, Nicotin, Schwefelkohlenstoff,

D. Perforiertes Nasenseptum: Chromsalze

E. Mund:

1. Schwarze Linie auf dem Zahnfleisch: Bleisalze, Quecksilbersalze, Arsensalze, Wismutsalze,

2. Zahnfleischentzündung: Blei-, Quecksilber-, Wismut- und andere Schwermetallsalze,

3. Speichelfluß: Phosphorsäureester, Quecksilbersalze, Pilztoxine,

4. Geruch des Atems: als zu einer bestimmten Substanz gehörig erkennbar (Alkohol, Äther, Paraldehyd, Phenole und Kresole, Sulfide), galliger Geruch (Arsensalze, Parathion, Phosphor), Bittermandelgeruch (Cyanide)

F. Lungen:

1. Schnaufen: Phosphorsäureester, Physostigmin, Neostigmin, Pilzgifte (Amanita muscaria),

2. Verminderte Vitalkapazität: kieselsäurehaltiger Staub, Berylliumstaub, anderer Staub,

3. Hochfrequente Atmung: Cyanide, Atropin, Cocain, Kohlenmonoxyd, Kohlendioxyd,

4. Verlangsamte Atmung: Cyanid, Kohlenmonoxyd, Barbiturate, Morphin, Botulismus, Aconit, Magnesiumsalze,

5. Lungenödem: Metalldämpfe, Schwefelwasserstoff, Methylbromid, Methylchlorid

G. ZNS:

1. Krämpfe: Insecticide, Strychnin, Kampher, Atropin,

2. Depression, Schläfrigkeit, Koma: Barbiturate oder andere Hypnotica, Äthylalkohol, organische Lösungsmittel, Antihistaminica, Insecticide oder Rattengifte, Atropin oder verwandte Substanzen, Bleisalze, Opium und Opiumalkaloide, Paraldehyd, Cyanide, Kohlenmonoxyd, Phenol,

3. Taubheit oder Gleichgewichtsstörungen: Streptomycin, Dihydrostreptomycin, Neomycin, Chinin,

4. Abnahme der geistigen Leistungsfähigkeit: Alkohole, Thalliumsalze, Bleisalze, Quecksilbersalze,

H. Muskeln:

1. Muskelschwäche oder Lähmung (auch auf einen Muskel oder eine Muskelgruppe beschränkt): Blei-, Arsensalze, Botulismus, Schierling, organische Quecksilberverbindungen, Triorthocresylphosphat, Schwefelkohlenstoff, Insecticide,

2. Muskelzuckungen: Insecticide, Nicotin, Mangansalze, Schalentiere, DDT.

Laboruntersuchungen

Einfache Labortests

A. Salicylate im Urin: zu 5 ml angesäuertem Urin wird tropfenweise 10prozentige Eisenchloridlösung gegeben, bis kein Niederschlag mehr ausfällt. Purpurfärbung bedeutet positives Ergebnis. (Kochen des Urins entfernt Essigsäureanhydrid, welches ebenfalls einen positiven Test ergeben würde.)

B. Bromid und Jodid im Urin: zu 10 ml Urin werden einige Tropfen rauchender Salpetersäure und 5 ml Chloroform gegeben. Leicht schütteln und 3 min stehen lassen. Das Chloroform setzt sich am Boden ab und nimmt in Anwesenheit von Jodid eine rosa, in Anwesenheit von Bromid eine violette Farbe an. Ein positiver Test ist nicht zwangsläufig ein Zeichen für eine Vergiftung, sondern nur für die Anwesenheit von Bromid. Nur ein Blutbromidtest kann die Schwere der Vergiftung zeigen.

C. Phenothiazin-Tranquilizer im Urin: zu 1 ml Urin wird 1 ml Testlösung, die aus fünf Teilen 5prozentiger Eisenchloridlösung, 45 Teilen 20prozentiger Perchlorsäure, und 50 Teilen 50prozentiger Salpetersäure besteht, gegeben. Es entwickelt sich sofort eine rosa oder purpurrote Färbung, die der täglich aufgenommenen Substanzmenge proportional ist. Alle Farben, die nach 10 sec. auftreten, sollten nicht beachtet werden.

D. Eisen im Mageninhalt: Der Mageninhalt oder das Erbrochene muß mit genügenden Mengen Wasser verdünnt werden, um eine flüssige Probe zu gewinnen. Dann muß filtriert und das Filtrat mit 1 ml 10prozentigem Kaliumferricyanid behandelt werden. Eisensalze werden durch intensive Blaufärbung angezeigt. Wiederholen sie den Test mit 10prozentiger Kaliumferricyanidlösung. Das Ergebnis ist das gleiche.

Untersuchung auf spezielle Chemikalien

Chemische Untersuchungen auf Blei oder andere Schwermetalle, Insecticide, Cholinesterase, Barbiturate, Alkaloide etc. können für die Differentialdiagnose notwendig werden. Zur Durchführung solcher Analysen sind die unten angeführten Laboratorien geeignet. Es ist zu empfehlen, schon vorher mit den Laboratorien Kontakt aufzunehmen, um sicherzugehen, daß sie Proben für die Analyse annehmen.

Die umfassendsten Untersuchungen machen in der BRD die gerichtsmedizinischen Institute der Medizinischen Fakultäten (Organische Arzneistoffe und Inhaltsstoffe und deren Abbauprodukte, Insecticide, Barbiturate, Alkaloide, Schmerzmittel, Alkohole, Schwermetalle, Lösungsmittel, gewerbliche Gifte).

Weitere Laboratorien sind bei den Landesuntersuchungsämtern, bei den Landeskriminalämtern und beim Bundeskriminalamt in Wiesbaden.

Größere Krankenhauslaboratorien nehmen auch Proben zur Analyse (Barbiturat-Schnelltests, Alkaloide, Blutalkohol). Schikken Sie abgewogene und gefrorene oder mit der gleichen Menge 95prozentigen Alkohols haltbar gemachte Proben. Die Adressen der gerichtsmedizinischen Institute entnehmen Sie der folgenden Tabelle:

Liste der gerichtsmedizinischen Institute der BRD und DDR

BRD

1. Berlin-Dahlem, Hittorfstr. 17, Tel: 76 90 33 49, 76 73 14
2. Bonn, Stiftsplatz 12, Tel: 60 31
3. Düsseldorf, Moorenstr. 5, Tel: 33 44 44/595 u. 596
4. Erlangen, Universitätsstr. 22, Tel: 851
5. Frankfurt/Main, Kennedyallee 104, Tel: 61 50 51
6. Freiburg, Albertstr. 9, Tel: 4 74 33
7. Gießen, Frankfurterstr. 58, Tel: 70 21 App. 875
8. Göttingen, Geiststr. 7, Tel: 4 10 27
9. Hamburg-Lokstedt, Butenfeld 34–42, Tel: 47 11 44 31
10. Heidelberg, Voßstr. 2, Tel: 53 22 88
11. Homburg/Saar, Universitätsklin. Bau 18, Tel: 16 23 04
12. Kiel, Hospitalstr. 42, Tel: 59 71
13. Köln, Zülpicherstr. 47, Tel: 44 31 22
14. Marburg, Emil-Mannkopf-Str. 2, Tel: 73 40 61
15. Mainz, Universitätsklin. Bau 18, Tel. 19 23 87
16. Münster, v. Esmarchstr. 96, Tel:49 81
17. München, Frauenlobstr. 7, Tel: 26 70 31
18. Tübingen, Nägelestr. 5, Tel: 71 20 31
19. Würzburg, Versbacher Landstr., Tel: 5 13 80

DDR

1. Berlin N 4, Humboldtuniversität, Hannoverschestr. 6, Tel: 5 13 80
2. Dresden, Fetscherstr. 74, Tel: 6 61 21/6 62 01
3. Leipzig C 1, Johannisallee 28, Tel: 6 58 47
4. Greifswald, Schützenstr. 14, Tel: 21 65/66
5. Jena, Goetheallee 23, Postschließfach 32, Tel: 20 00
6. Rostock, Friedrich-Engels-Str. 207, Tel: 3 70 01/06

Erste Hilfe bei Vergiftungen

Die folgende Zusammenfassung ist für den Arzt bestimmt und gibt Hinweise für die Erste-Hilfe-Behandlung bei Notfällen. Alle diese Maßnahmen mit Ausnahme der unter der Rubrik „Oral aufgenommenes Gift" aufgeführten können von Laien ausgeführt werden.

A. Oral aufgenommenes Gift

Wenn der Patient krampft oder bewußtlos ist, sollte ein Laie keine Behandlung versuchen. Wenn der Patient ätzende Substanzen oder Petroleumprodukte (Petroleum, Benzin, Farbenverdünner, Feuerzeugbenzin) eingenommen hat, dürfen die unter Absatz 3 beschriebenen Maßnahmen nicht ergriffen werden.

1. Veranlassen Sie den Patienten zum Verlangsamen der Giftresorption und zur Verdünnung folgendes zu trinken: Milch, geschlagene rohe Eier, eine Suspension von Mehl, Stärke oder Kartoffelbrei in Wasser, oder Wasser allein.
2. Geben Sie Aktivkohle, wenn erreichbar.
3. Induzieren Sie Erbrechen, indem Sie mit einem Finger oder einem Löffelgriff den Pharynx bestreichen. Wenn auf diesem Wege kein Erbrechen zustandekommt, geben Sie einen Teelöffel Senf in einem Glas Wasser oder 15 ml Ipecacuanhasirup in einem halben Glas Wasser.
4. Geben Sie ein Abführmittel: einen gehäuften Teelöffel Natriumsulfat (Glaubersalz), in einem halben Glas Wasser gelöst, oral.
5. Halten Sie den Körper mit Decken warm. Vermeiden Sie Hitzezufuhr von außen.

B. Eingeatmete Gifte

1. Bringen Sie den Patienten sofort an die frische Luft und öffnen Sie enge Kleidung.
2. Wenden Sie künstliche Atmung (Mund zu Mund-Beatmung) an, wenn nötig. Entfernen Sie jeden Gegenstand vom Munde des Patienten, halten Sie sein Kinn hoch, beugen Sie seinen Kopf soweit wie möglich rückwärts wärts und blasen Sie in seinen Mund oder Nase, bis sich die Brust hebt. Dies etwa zwanzigmal in der Minute. Lassen Sie sich, um die Sauerstoffversorgung zu erleichtern, von Polizei, Feuerwehr oder medizinischen Stellen ein Wiederbelebungsgerät geben.

C. Giftwirkung über die Haut

1. Spülen Sie die Haut in einer Wanne oder unter der Dusche mit Wasser.
2. Richten Sie einen Wasserstrahl auf die Haut des Patienten, während Sie ihn entkleiden.
3. Benutzen Sie keine chemischen Antidots.

D. Gifteinwirkung über die Augen

1. Waschen Sie das Auge bei offengehaltenem Lidspalt unter fließendem Wasser mit einem nicht zu scharfen Wasserstrahl aus Schlauch, Hahn oder Augenspüler.
2. Gebrauchen Sie keine chemischen Antidots.

E. Schlangen-, Insekten-, oder Spinnenbisse

1. Immobilisieren Sie den Patienten unverzüglich.
2. Geben Sie sobald wie möglich das spezifische Antiserum.
3. Tragen Sie den Patienten, wenn er transportiert werden muß, so sanft wie möglich auf einer Bahre.
4. Incision und Aussaugen kann in der ersten halben Stunde bis zu 10 Prozent des eingedrungenen Schlangengiftes entfernen.

F. Gifte per injectionem (Überdosierung von Medikamenten)

1. Bringen Sie den Patienten in Ruhelage.
2. Legen Sie eine Gummibinde (2,5 x 100 cm) proximal der Injektionsstelle an. Der Puls sollte weder in den distal der Binde gelegenen Gefäßen verschwinden, noch sollte der Patient ein Klopfen empfinden. Alle 15 min lösen Sie für eine Minute die Binde.

Identifizierung unbekannter Toxine

Die folgende Einteilung kann beim Versuch, eine toxische Substanz zu identifizieren, nützlich sein. Wenn Sie ein Giftinformationszentrum anrufen, sollten Sie Ihre Informationen nach diesem Schema bereithalten:

1. Aggregatzustand (fest, flüssig oder gasförmig)
2. Geruch
3. Handelsname
4. Verwendung
5. Vorhandensein eines „Gift“-Etiketts
6. Vorhandensein der Warnung „feuergefährlich“

Behandlungsregeln bei Vergiftungen

(vergl. Erste-Hilfe-Maßnahmen S. 1191)

Bei der Notfallbehandlung einer oralen Vergiftung sollte man folgendermaßen vorgehen:

1. Entfernen des Giftes durch Erbrechen, Spülungen und Gaben von Abführmitteln, sowie schnellstmöglicher Steigerung der Diurese.

2. Inaktivieren des Giftes durch ein spezifisches oder allgemeines Gegengift. Es sollte eine Magenspülung folgen.

3. Bekämpfen von Schock, Kollaps oder anderen giftspezifischen Symptomen von Anfang an.

4. Schützen der Schleimhäute mit Demulzentien.

Entfernung des Giftes

Cave! Verwenden Sie keine Magenkatheter sowie keine Brechmittel bei durch Säuren, Alkalien oder andere ätzende Substanzen verursachten Vergiftungen. Magenperforation!

A. Adsorption: Aktivkohle ist zur Adsorption fast jeden Giftes geeignet. Je Gramm Gift sollten 10 bis 15 g Kohle gegeben werden (Kohle-Compretten®, MBK; Carbo-Guanicil®). Stellen Sie vorsorglich einige 500 ml-Polyäthylenflaschen bereit, von denen jede 50 g Aktivkohle enthält. Vor der Verwendung füllen Sie 400 ml destilliertes Wasser dazu und schütteln das Gemisch. Dies wird dann oral gegeben oder als Spülflüssigkeit benutzt.

B. Erbrechen: Der schnellste Weg, um den Mageninhalt zu entfernen.

1. Indikation: Zum Entfernen nicht resorbierten Giftes beim bewußten und zur Mitarbeit fähigen Patienten oder als bessere Alternative, wenn ein Magenkatheter nicht anwendbar ist, oder dem Patienten ein solcher nicht zuzumuten ist.

2. Kontraindikation: a) Schläfriger oder bewußtloser Patient (Gefahr der Aspiration von Mageninhalt), b) bei ätzenden Giften, Petroleumprodukten, krampferzeugenden Mitteln.

3. Technik: Lösen Sie den Brechreflex aus, indem Sie den Finger in den Rachen legen, oder geben Sie erst ein Brechmittel und dann reichlich warmes Wasser. Das nützlichste Mittel ist der Sirup (keine dünnflüssige Lösung) von Radix Ipecacuanhae. Als erste Dosis 15 bis 20 ml und nötigenfalls dasselbe nach 20 min nochmals. 0,08 mg/kg Apomorphin i.m. wird den Patienten in den meisten Fällen beruhigen und für gewöhnlich auch das Erbrechen einleiten. Apomorphin ist ein dem Morphin ähnliches Beruhigungsmittel. Wenn das Erbrechen in Gang gekommen ist, geben Sie 0,025 mg/kg Laevallorphan i.m. als Apomorphin-Antagonist. 1–3 Teelöffel Senf in einem Glas lauwarmen Wasser ist ein unsicheres und unerfreuliches Brechmittel, aber es hat den Vorteil, im allgemeinen überall erreichbar zu sein. Ein Teelöffel Natriumchlorid in einem Glas lauwarmen Wasser ist nicht besonders wirksam, aber sofort zu bekommen. Wenn nichts anderes erreichbar sein sollte, kann auch 250–500 ml starke Seifenlauge verwendet werden.

Das Erbrechen sollte solange fortgeführt werden, bis das Erbrochene klar ist.

C. Magenaushebung und -spülung:

1. Indikationen: Zum Entfernen von a) nicht resorbierten, nicht ätzenden Giften, die späterhin vom Intestinaltrakt resorbiert werden könnten, b) ZNS-Depressoren, wenn kein Brechen auszulösen ist (Brechzentrum gelähmt), c) zum Sammeln und Prüfen des Mageninhaltes, um das Gift zu identifizieren, d) um wirkungsvoller Antidots geben zu können.

2. Kontraindikationen: a) bei weitgehender Verätzung des Gewebes, b) bei Patienten mit Krämpfen, Delirium, Stupor oder bei solchen im Koma. Gefahr der Aspirationspneumonie.

3. Technik: Schieben Sie einen schlüpfrig gemachten, weichen, aber nicht kollabierenden Katheter durch Mund oder Nase in den Magen. Manchmal ist es angebrachter, mit kleinen Flüssigkeitsmengen, dafür aber häufiger, zu spülen. Entfernen Sie immer den Überschuß an Spülflüssigkeit.

Wenn es angezeigt ist, sammeln und sichern Sie das Herausgewaschene in sauberen Behältern für die toxikologische Untersuchung. In forensischen Fällen versiegeln Sie die Behälter und stellen Sie sie in einen abschließbaren Kühlschrank. Geben Sie die Flaschen persönlich in der Toxikologie ab und lassen Sie sich eine Quittung geben. Wenn kein Kühlschrank vorhanden ist, erhalten Sie die Probe mit einer gleichen Menge 95prozentigen Alkohols. Benutzen Sie kein Formalin, weil dies ungünstig für die toxikologische Untersuchung ist.

4. Flüssigkeiten zur Magenspülung: a) Warmes Leitungswasser oder 1prozentige Salzlösung, b) Aktivkohle: 50g in 400 ml Wasser umrühren, bis alles suspendiert ist. Die Suspension sollte eine leicht eingedickte Konsistenz von hoher Viscosität besitzen. c) Stärke in dünnflüssiger Lösung, d) 1prozentige Natriumbicarbonatlösung, e) Kaliumpermanganat-Lösung (1 : 2000; 1 g auf 2 l Wasser), f) 1prozentiges Natriumthiosulfat, g) 1 oder 2prozentiges Wasserstoffsuperoxyd.

D. Abführen: 30 g Natriumsulfat auf 200 ml Wasser kann die Resorption wirksam verzögern.

Inaktivierung durch Demulzentien

Demulzentien fällen Metallsalze aus und helfen auf diese Weise, die Resorption vieler Gifte zu begrenzen. Diese milden Substanzen wirken auch lindernd auf entzündete Schleimhäute. Benutzen Sie das Weiße von 3 oder 4 Eiern in 500 ml Milch, Wasser, Magermilch oder dünnflüssiger Mehl- oder Stärkelösung geschlagen (und wenn möglich gekocht). Darauf lassen Sie eine Magenspülung folgen.

Unterstützende Maßnahmen und Maßnahmen zur Symptombekämpfung

Das Opfer einer akuten Vergiftung muß unter strenger Überwachung gehalten werden, um sofort auftretenden und verzögerten Komplikationen entgegenzutreten.

Suicidpatienten brauchen besondere Überwachung und sollten der Obhut eines Psychiaters unterstellt werden.

A. Kreislaufversagen:

1. Schock (vgl. S. 3): die Hauptmaßnahmen sind: angenehme Lagerung, Temperaturerhaltung, Erhalten von Druck und Menge des Blutes und der parenteralen Flüssigkeiten. Um den effektiven Blutdruck aufrecht zu erhalten, sind mitunter vasopressive Substanzen vonnöten.

2. Herzversagen: Ruhigstellung des Patienten, Sauerstoffzufuhr und Digitalisierung.

3. Lungenödem: Geben Sie 100prozentigen Sauerstoff mit der Maske. Wenn das Lungenödem durch Gase erzeugt wurde, geben Sie, um die Verkrampfung der Bronchien zu lösen, 0,5 g Aminophyllin i.v. Wenn das Lungenödem sich von einem Herzversagen herleitet, ist Morphin, Sauerstoff, und Digitalis das Angezeigte. Schaum in den Lungen kann bekämpft werden, indem das Atemgas mit 20 Prozent Äthylalkohol versetzt wird. Der Sauerstoff sollte mittels Maske mit verstellbarem Ausgangsventil gegeben werden (mit langsam ansteigendem Druck).

B. Atemanomalien:

1. Obstruktion der Atemwege: Helfen Sie mit einem Mund-Pharynx-Katheter, intratrachealer Intubation oder einer Tracheotomie.

2. Atemdepression: Entfernen Sie den Patienten aus der giftigen Atmosphäre. Wenden Sie nötigenfalls künstliche Atmung an. Ein Wiederbelebungsgerät oder andere Mittel zur automatischen Ventilierung können benutzt werden, benötigen aber dauernde Überwachung. Stimulantien (Analeptica) sind besonders bei Vergiftungen mit ZNS-Depressoren von fraglichem Wert. Die unten Angeführten werden benutzt, um den Blutdruck aufrecht zu erhalten. Überschreiten Sie nicht die unten angegebenen, auf 24 Std berechneten Maximaldosierungen.

a) Ephedrin 50–120 mg oral oder subcutan

b) Amphetamin 5–40 mg oral oder i.v.

3. Hypostatische Pneumonie: Die Grundmaßnahmen sind: Gaben von Antibiotica, und nötigenfalls intratracheale Aspiration.

C. Beteiligung des ZNS:

1. Anregung des ZNS: Verordnen Sie Hypnotica und anticonvulsiv wirkende Drogen:

a) Amobarbital-Natrium (250–500 mg als frische 10prozentige Lösung i.m. oder i.v.)

b) Paraldehyd (5–15 ml oral in Eiswürfeln mit Milch, Fruchtsaft oder Whisky. Oder aber 5–30 ml rectal in einer gleichgroßen Menge Pflanzenöl oder mineralischem Fett).

2. Dämpfung des ZNS: Verwenden Sie stimulierende Substanzen wie bei der Atemdepression.

D. Agranulocytose: Bei Fieber, wundem Rachen oder anderen Zeichen einer Infektion geben sie täglich 1 Million Einheiten Penicillin oder ein Breitbandantibioticum in Maximaldosierung, bis die Infektion unter Kontrolle ist. Nehmen Sie wiederholte Frischbluttransfusionen vor.

E. Methämoglobinämie: 100prozentiger Sauerstoff mit der Maske und 5–25 ml 1prozentige Methylenblaulösung langsam i.v.

Vermehrung der Giftausscheidung

A. Diuretica: Substanzen, die eine osmotisch Diurese herbeiführen wie z. B. Mannitol und eine hypertone Glucoselösung oder saluretisch wirkende Mittel wie die Etacrynsäure können in schweren Vergiftungsfällen mit harnpflichtigen Giften wie z. B. den Salicylaten oder den Langzeitbarbituraten die Ausscheidung fördern. Die Phenobarbitalclearence kann durch Mannitol bedeutend erhöht werden. Die osmotische Diurese kann außerdem lindernd auf ein eventuell vorhandenes Hirnödem (Bleivergiftung) wirken.

Bei einer Diuresesteigerung muß gleichzeitig parenteral Flüssigkeit gegeben werden, um das osmotische Gleichgewicht und die Flüssigkeitsmenge zu erhalten. Manchmal ist es gut, den Urin-pH auf einen Wert einzustellen, wo die Gifte optimal ausgeschieden werden. Basische Substanzen wie Amphetamin und Strychnin werden besser in saurem Milieu ausgeschieden, schwach saure Substanzen wie die Salicylate und die Langzeitbarbiturate besser in alkalischem.

Kontraindiziert trotz genügender Flüssigkeitszufuhr ist die osmotische Diurese bei Niereninsuffizienz, Lungenödem, Herzinsuffizienz und schwerer Hypotonie.

B. Dialyse: Der anfängliche Enthusiasmus für die Behandlung akuter Vergiftungen mit der Peritoneal- und Hämodialyse wurde durch 2 Jahrzehnte klinischer Erfahrung gedämpft.

Im folgenden sind die Indikationen aufgezählt, die heute noch ein Grund zur Dialyse sind, vorausgesetzt, daß Apparate und geübtes Personal zur Verfügung steht:

1. Eine dialysierbare Substanz liegt in lethaler Menge vor (Tabelle 29–1.)

2. Bei Vergiftungen, die mit tiefem Koma, Apnoe, schwerer Hypotonie, Störungen des Flüssigkeits-, Elektrolyt- und Basen-Säure-Haushalts sowie mit nicht konventionell kor-

Tabelle 29–1. *Vergiftungen, bei denen eine Dialyse angezeigt erscheint*

Sedativ-Hypnotica	*Andere Metalle*
Alkohole	Calcium
Chloralhydrat	Lithium
Äthanol	Magnesium
Ethchlorvynol	Kalium
Äthylenglykol	*Halogenwasserstoffe*
Methanol	Bromid
Barbiturate	Fluorid
Carbamat	Jodid
Ethinamat (Valmin®)	*Alkaloide*
Meprobamat (Meprocompren®)	Chinin
Paraldehyde	Chinidin
Nichtnarkotische Analgetica	Strychnin
Aspirin®	*Verschiedenes*
Salicylsäure	Antibiotica
Phenacetin	Borat
Amphetamine	Tetrachlorkohlenstoff
Schwermetalle (in löslichen Verbindungen oder nach Chelat-Therapie)	Chlorat
Arsen	Diphenylhydantoin (Zentronal®)
Eisen	Ergotamin
Blei	Isoniazid
Quecksilber	Amanita phalloides (Knollenblätterpilz)
	Nichthalogenierte aromatische Kohlenwasserstoffe
	Thiocyanat

rigierbaren extremen Schwankungen der Körpertemperatur einhergehen.

3. Bei Patienten mit schweren Erkrankungen der Nieren, des Herzens, der Lunge oder der Leber oder bei Schwangeren.

Vor, während und nach der Dialyse ist eine sorgfältige Beobachtung des Patienten nötig. Dauernde Kontrolle der vitalen Funktionen, des zentralen Venendrucks und häufige Laboruntersuchungen der Körperflüssigkeiten, der Elektrolytkonzentration und der Blutgase ist nötig.

Die Peritonealdialyse gilt weiterhin als die Hauptdialysemethode bei Vergiftungen, bei denen nicht die schnellstmögliche Dialyse durchgeführt werden muß.

Die Dialyse sollte nicht an Stelle der anderen, gut eingeführten Notfallmaßnahmen angewandt werden, sondern als weitere Maßnahme zu diesen dazutreten.

CASHMAN, T. M., SHIRKEY, H. C.: Emergency management of poisoning Pediatr. Clin. North Amer. **17**, 525–534 (1970).

KAYE, S.: Bedside toxicology Pediatr. Clin. N. Amer. **17**, 515–24 (1970).

REID, R. W. et al. Analysis of blood and other body fluids by gas chromatography: simplified, rapid separation and quantification of toxicologic substances. Amer. J. Clin. Path. **53**, 462–7 (1970).

weitere Literatur s. Literaturverzeichnis am Ende des Kapitels.

Behandlung von häufig vorkommenden, spezifischen Vergiftungen in alphabetischer Reihenfolge

Äthylalkohol

Alkoholhaltige Getränke wurden in der Vergangenheit in weitem Maße ge- und mißbraucht. Obwohl die akuten und chronischen Wirkungen des Äthylalkohols hauptsächlich das Nervensystem und den Gastrointestinaltrakt betreffen, ist aus Tabelle 29–2 ersichtlich, daß auch viele andere Körperteile von der möglicherweise nicht harmlosen Wirkung dieser Droge erreicht werden.

Die ersten und hauptsächlichen Anzeichen einer Alkoholvergiftung sind ZNS-Dämpfung, Magenreizung, Schwindelgefühl und Erbrechen. Andere Zeichen sind Hypoglykämie, Krämpfe, Fieber bis zu 40–42° C und Hirnödem mit schwerem Kopfweh. Nicht verwechseln mit einer Barbiturat- oder Paraldehydvergiftung, einer Kopfverletzung, geistigen Störungen oder insulinbedingter Hypoglykämie! Die minimale letale Dosis (MLD) beträgt 300 ml.

Behandlung der akuten Alkoholvergiftung

A. Notfallmaßnahmen: Entfernen Sie noch unresorbierten Alkohol durch Magenspülung mit Leitungswasser. Geben Sie 4 g Natriumbicarbonat.

B. Allgemeine Maßnahmen: (ähnlich denen bei Barbituratvergiftungen)

1. Halten Sie die Luftwege gängig und den Patienten warm.

2. Geben Sie 5–15 mg Amphetamin oral, starken Kaffee oral oder rectal, Coffein oder 0,5 g Natriumbenzoat i.m. in Abständen von mindestens 3–4 Stunden und höchstens drei oder viermal.

3. Wenn der Patient komatös ist und Areflexie vorliegt, behandeln Sie wie bei der Barbituratvergiftung.

4. Bei unstillbarem, würgendem Brechreiz oder akuter Alkoholexzitation geben Sie Phenothiazin-Tranquilizer, z. B. 25–50 mg Chlorpromazin i.m. oder oral Valium®, ein Sedativ-Hypnoticum, z. B. 15 ml Paraldehyd oral oder rectal alle 3–6 Std, bis sich die Symptome gelegt haben. 2 ml können tief i.m. gegeben werden, wobei man Nervenstränge vermeiden sollte. In seltenen Fällen Schorfbildung.

Anticoagulantien

Dicumarol, Äthyl-bis-cumacetat, Phenindion und Warfarin werden in der Medizin verwandt, um den Gerinnungsvorgang durch Verhinderung der Prothrombinbildung in

Tabelle 29–2. *Giftwirkung des Äthylalkohols*

Psychoneurologisches Syndrom	Erythrocytenveränderungen
Akuter Alkoholismus	Hämolytische Anämie
Alkoholintoxikation	Thrombocytopenie
Alkoholhypoglykämie	fehlerhafte Granulocytenmobilisierung
Alkoholisches Koma	*Neuromuskuläres Syndrom*
Entziehungssyndrom	Periphere Polyneuropathie
Alkoholhalluzinationen	Akute und chronische Alkoholmyopathie
Alkoholkrämpfe	*Kreislaufsyndrom*
Delirium tremens	Trinkerherz (Cor bovinum)
Stoffwechselsyndrom	*Metabolisches Syndrom*
Wernicke-Korsakoff	Milchsäureacidose
Pellagra	Hypoglykämie
Gastrointestinales Syndrom	Hypomagnesämie
Akute und chronische Gastritis	*Krankheiten, die durch den Alkohol verschlimmert werden*
Malabsorptionssyndrom	Traumatische Encephalitis
Alkoholische Fettleber	Epilepsie
Alkoholische Leberzirrhose	Morbus Hodgkin
Zieve-Syndrom (Ikterus, hämolytische Anämie und Hyperlipoidämie)	Porphyrie
Akute und chronische Pankreatitis	Peptische Ulcera
Hämatologisches Syndrom	*Drogen, neben denen Alkohol kontraindiziert ist*
Anämie als Folge von akutem und chronischem Blutverlust	Disulfiram
Cytoplasmavacuolisierung der Zellen der Erythropoese	Sedativa
Megaloblastenmarkveränderungen mit Anämie (Hemmung des Folatstoffwechsels)	Hypnotica
Anormalitäten des Sideroblastenmarks	Tranquilantien
	Phenformin

der Leber zu unterbinden. Ungewöhnliche Blutungen treten nur nach Langzeit-Anwendung dieser Mittel auf. Die MLD beträgt für Dicumarol und Warfarin 0,1 g, für Phenindion 0,2 g und für Äthyl-bis-cumacetat 0,6 g. Der pathologische Befund besteht aus zahlreichen großen und mikroskopisch kleinen Blutergüssen.

Klinische Befunde

A. Symptome: Die Hauptanzeichen einer Vergiftung mit Anticoagulantien sind Blutungen: Hämoptysis, Hämaturie, Blutstuhl, Blutungen innerhalb der Organe, weitverbreitete Hämatome mit Blutungen in benachbartes Gebiet. Phenindion kann ebenso Ikterus, Hepatomegalie, Hautausschlag und Agranulocytose bewirken.

B. Laborbefunde: Nach der Gabe von Cumarin- und Chlorindionanticoagulantien ist die Prothrombinkonzentration herabgesetzt. Augenfällige oder mit dem Mikroskop feststellbare Hämaturie kann hierbei ebenfalls auftreten. Die Erytrocytenzahl kann vermindert sein. Leukocyten können nach Phenindion vermehrt auftreten.

Behandlung

A. Notfallmaßnahmen: Setzen Sie die Substanz beim ersten Anzeichen von Blutungen ab. Wenn Sie die Einnahme von mehr als 10 täglichen therapeutischen Dosen innerhalb zweier Stunden entdecken, entfernen Sie diese mit einer Magenspülung und der Gabe von Abführmitteln.

B. Allgemeine Maßnahmen: Geben Sie ein- bis dreimal täglich 75 mg Menandiolum solubile i.m. Wenn Sie eine schnellere Wirkung wünschen, geben Sie 10 bis 50 mg Phytonadion i.v. als verdünnte Emulsion. Geben Sie bei ernsthaften Blutungen Transfusionen von frischem Blut oder Plasma. Absolute Bettruhe muß verordnet werden, um weitere Blutungen zu vermeiden.

AXELROD, J. A. et al.: Proc. Soc. exp. Biol. **70**, 693 (1949).
FISCHER, R. et al.: Schweiz. med. Wschr. **83**, 501 (1953).
KAUFMANN, G. et al.: Helv. med. Acta **25**, 4, 470 (1958).

Arsen

Arsen befindet sich in Schädlingsbekämpfungsmitteln und Industriechemikalien. Die Vergiftungssymptome tauchen für gewöhnlich eine Stunde nach der Einnahme auf, können aber auch bis zu 12 Std verzögert sein. Es sind: Leibschmerzen, Schluckbeschwerden, anhaltendes Erbrechen, Diarrhoe, Harnverhalten und Krämpfe der Skeletmuskulatur. Weitere Befunde sind starker Durst und Schock. Die MLD ist 0,1 g.

Behandlung

A. Notfallmaßnahmen: Induzieren Sie Vomitus. Dann lassen Sie 500 ml Milch trinken. Spülen Sie mit 2–4 l warmen Leitungswassers in 200 ml Portionen. Behandeln Sie den Schock.

B. Gegengift: Geben Sie eine 10prozentige Lösung von Dimercaprol (BAL) in Öl per injectionem. Die Nebenwirkungen sind: Schwindel, Erbrechen, Kopfweh, generalisierte Schmerzen und brennende Gefühle in Kopf und Gesicht. Diese lassen nach 30 Minuten nach. Man kann die Nebenwirkungen durch 25 mg oral gegebenes Ephedrin oder ein Antihistaminicum wie Diphenhydramin (Benadryl®), 25–50 mg oral, beides 30 min vor dem Dimercaprol gegeben, reduzieren.

1. Schwere Vergiftungen: Geben Sie bei jeder Injektion 3 mg/kg i.m. (1,8 ml/60 kg). Erster und zweiter Tag: Tag und Nacht alle 4 Std eine Injektion; dritter Tag: alle 6 Std eine Injektion; 4.–14. Tag: zweimal täglich eine Injektion, bis die Genesung vollständig ist.

2. Leichte Vergiftungen: 2,5 mg/kg/Dosis (1,5 ml/60 kg). Erster und zweiter Tag: vier Dosen täglich, alle 4 Std eine Injektion; dritter Tag: eine Injektion zweimal am Tag; 4. und folgende Tage: ein- oder zweimalige Injektion am Tag über 10 Tage oder bis zur vollständigen Gesundung.

C. Allgemeine Maßnahmen: Schmerzlinderung und Behandlung der Diarrhoe.

SCHLAPP, R.: Dtsch. med. Wschr. **1949**, 2507.
WIEGAND, R.: Dtsch. Z. ges. gerichtl. Med. **20**, 208; Münch. med. Welt **1940**, 832; Dtsch. Z. ges. gerichtl. Med. **1934**, 75.
WEHRLI, S.: Helv. chim. Acta. **29**, 1690 (1946).

Barbiturate and andere zentral depressiv wirkenden Substanzen

(Sedativ-Hypnotica und Tranquilantien)

Die Barbiturate zählen mit zu den Drogen, auf deren Rechnung die meisten akzidentellen und Suicidalvergiftungen gehen. Andere Sedativ-Hypnotica und Alkohol (manchmal auch mehrere Substanzen gleichzeitig) können für diese Zwecke mißbraucht worden sein.

Versuchen Sie, Informationen über die Art der Droge, über Dosis und Zeitpunkt der Aufnahme vom Patienten selbst, seinen Verwandten, Freunden oder dem begleitenden Arzt zu bekommen. Die Symptome einer leichten Vergiftung sind Schläfrigkeit, geistige Verwirrung und Kopfweh. Euphorie oder Reizbarkeit kann beobachtet werden. Mäßige oder schwere Vergiftung bewirkt Delirium, Stupor, seichte und langsame Atmung, Kreislaufkollaps, feuchtkalte Haut, Lungenödem, erweiterte und nicht reagierende Pupillen, Hyporeflexie, Koma und Tod. Die MDL beträgt 0,5–2 g. Der lethal wirkende Serumspiegel kurzzeitig wirkender Barbiturate ist bei unbehandelten Patienten ungefähr 3,5 mg⁰/₀, bei langzeitwirkenden 8 mg⁰/₀.

Behandlung

Merke: Die Schwierigkeit bei der Barbituratvergiftung ist die notwendige ständige Überwachung des Patienten durch Ärzte und Pfleger, um, bis die Ateminsuffizienz und die Kreislaufdepression vorüber sind, einen physiologischen Funktionsablauf zu erhalten.

A. Leichte Vergiftung: Veranlassen Sie Erbrechen und pflegen Sie den Patienten symptomatisch und allgemeinunterstützend. Behalten Sie den Patienten unter Beobachtung, bis er außer Gefahr ist. Suicidpatienten sollten in psychatrische Betreuung.

B. Mäßige und ausgeprägte Vergiftung: Die meisten Patienten überleben auch nach Tagen der Bewußtlosigkeit, wenn man den Luftweg freihält (üblicherweise mit einer Tracheotomie) und wenn man künstlich beatmet mit einem Atembeutel (einphasische Überdruckbeatmung, IPB) oder anderen mechanischen Ventilationsapparaten. Der Patient sollte hospitalisiert werden und eine Antischockbehandlung eingeleitet werden. Untersuchen Sie den Patienten und notieren Sie die folgenden Werte in Intervallen von ein bis vier Stunden oder, wenn die Situation des Patienten kritischer ist, öfter: Temperatur, Puls, Atmung, Blutdruck, den geistigen Zustand, den Bewußtseinszustand, Hautfarbe (Cyanose oder Blässe), Lungengrenzen (Lungenödem), Reflexe (Corneal-, Pupillar-, Brech- und Patellarsehnenreflex) und die Sensibilität (Schmerzreaktion).

1. Luftweg: Saugen Sie Schleim ab, ziehen Sie die Zunge nach vorne und bringen Sie eine Mund-Pharynx-Tubus an. Intratrachealintubation oder Tracheotomie und mechanische Hilfe kann zur Aufrechterhaltung der Luftversorgung notwendig werden. Reihenbestimmungen der Blutgase ist von großem Wert.

2. Spülen Sie mit zwei bis vier Litern warmen Leitungswassers, wenn möglich mit Aktivkohle versetzt. Dies ist jedoch von zweifelhaftem Wert, und kann, wenn es geschieht, nachdem der Patient schläfrig oder komatös geworden ist, gefährlich werden. Cave: Die Gefahr einer Aspirationspneumonie ist groß bei Patienten in Stupor oder Koma.

3. Die Exkretion kann durch Alkalisieren des Urins oder Gaben von Mannitol gesteigert werden. Wenn die Niere normal funktioniert, geben Sie Natriumlactat oder Natriumbicarbonat oral oder i.v. 6 ml/min einer 0,3 molaren Lösung von THAM (Trometamol) erhöhen die Exkretion beträchtlich.

4. Legen Sie einen Dauerkatheter an und sammeln Sie über 24 Std allen Urin für die toxikologische Untersuchung.

5. Parenterale Flüssigkeiten: Beobachten Sie den zentralvenösen Druck. Wenn keine Herzinsuffizienz vorliegt und die Niere normal arbeitet, geben Sie täglich einen Liter 0,45prozentiger Natriumchloridlösung in ein bis zwei Litern 5prozentiger Dextroselösung i.v., um einen Urinfluß von 1 bis 1,5 l zu erhalten. Ungeachtet eines eventuell vorliegenden starken Flüssigkeitsverlustes geben Sie während der ersten 24 Std nur 2–3 l Flüssigkeit, um die Gefahr eines Lungenödems zu verringern. Wenn es zu einem Schock kommen sollte, geben Sie Plasma oder andere Flüssigkeiten i.v., um einen zufriedenstellenden Blutdruck aufrecht zu erhalten.

6. ZNS-Stimulantien (Analeptica oder krampferzeugende Substanzen) wie Picrotoxin, Cardiazol®, Amphetamin, Ephedrin, Metamphetamin, Strychnin und Bemegrid sind auch verwendet worden, aber sie sind keine wirksamen Antidots. Sie verkürzen nicht die Wirkung des Giftes und, wenn es zu Krämpfen kommt, wird die postkonvulsive Depression noch zu der schweren Barbituratdepression hinzutreten. Nicht ungefährlich sind ebenfalls Hyperthermie und Herzarrhythmie.

7. Hämodialyse oder Peritonealdialyse sind in schweren Fällen angezeigt, wenn die notwendige Ausrüstung zur Verfügung steht und ausgebildetes Personal vorhanden ist, jedoch auch nur bei Patienten mit Leber- oder Nierenschäden. Bei der Glutäthimid-Vergiftung ist die Dialyse von fraglichem Wert.

Baden, M. M.: Bullous lesions in barbiturate overdosage and carbon monoxide poisoning. JAMA **213,** 2271 (1970).
Baur, H. et al.: Ärztl. Fortb. Nr. 10 (1957).
Bernay, S.: Schweiz. med. Wschr. **87,** 985 (1957).
Burley, D. M.: Lancet **1962 I,** 271.
Gottsbein, U. et al.: Dtsch. med. Wschr. **86,** 2170 (1961).
Gröschel, D. et al.: Skin lesions as a diagnostic aid in barbiturate poisoning. New Engl. J. Med. **283,** 409–410 (1970).
Greve, W. et al.: Dtsch. med. Wschr. **86,** 1606 (1961).

Belladonnaalkaloide

(Atropin und Scopolamin)

Die Belladonnaalkaloide wirken depressiv auf den Parasympathicus. Die Wirkung auf das ZNS ist variabel. Der Patient beklagt sich über trockenen Mund, Durst, Schluckbeschwerden und verschwommenes optisches Bild. Körperliche Anzeichen sind dilatierte Pupillen, gerötete Haut, Tachykardie, Fieber, Delirium, Lähmung, Stupor und Ausschlag auf Gesicht, Nacken und den oberen Teilen des Rumpfes. Die MLD von Atropin beträgt 2–10 mg.

Behandlung

A. Notfallmaßnahmen: Induzieren Sie Erbrechen und spülen Sie mit 2–4 l Wasser, wenn möglich mit Aktivkohle. Lassen Sie eine Spülung mit 30 g Natriumsulfat in 200 ml Wasser folgen.

B. Allgemeine Maßnahmen: Kurzwirkende Barbiturate wie Secobarbital, 0,1 g oral, können benutzt werden, wenn sich der Patient im Exzitationsstadium befindet. Treten Sie den Atemschwierigkeiten wie bei der Barbituratvergiftung entgegen. Alkohol- oder Kaltwasserschwammbäder sind angezeigt, um die erhöhte Temperatur zu kontrollieren. Halten Sie den Blutdruck aufrecht.

Grahmann, H.: Arch. Toxikol. **16**, 81 (1956).
Popp, A. K. et al.: Dtsch. med. Wschr. **79**, 1221 (1954).

Blei

Bleivergiftungen kommen sowohl durch orale Aufnahme als auch durch Inhalation von Bleistaub vor. Die Vergiftung macht sich durch einen metallischen Geschmack, Anorexie, Diarrhoe, Irritabilität, Apathie, Darmkolik, Erbrechen und Obstipation, Kopfweh, Beinkrämpfe, schwarzen Stuhl (Bleisulfid), Oligurie, Stupor, Krämpfe, Lähmungen und Koma bemerkbar. Bei chronischer Bleivergiftung wird das ZNS, die blutbildenden Organe und der Gastrointestinaltrakt verschiedenartig involviert.

Diagnostische Laboratoriumsuntersuchungen: Blutbleispiegel (> 80 µg/100 ml), Urin – Koproporphyrin (> 500 µg/l), Urin δ-Aminolävulinsäure (> 13 mg/l). Röntgenaufnahmen des Abdomen (Kontrastmittelbilder) und Röntgenaufnahmen der langen Röhrenknochen (Bleilinien). Die MDL für absorbiertes Blei beträgt 0,5 g.

Behandlung

A. Akute Vergiftung:

1. Stellen Sie einen adäquaten Urinfluß her (0,5–1 ml/min). Geben Sie über 1–2 Std Dextrose in 10prozentiger Wasserlösung (10–20 ml/kg Körpergewicht) oder 1 ml/min 20prozentiger Mannitollösung bis 10 ml/kg erreicht sind.

2. Bringen Sie Krämpfe mit Paraldehyd und Phenobarbital unter Kontrolle. Bei Kindern mit diesen Symptomen und denen der Bleiencephalopathie geben Sie BAL (Dimercaprol) und EDTA (Acidum Edeticum): Beginnen Sie mit 4 m/kg BAL i.m. und wiederholen Sie dies 5 Tage lang alle 4 Std (30 Dosen). 4 Std nach der ersten BAL-Injektion geben Sie i.m. eine 20prozentige EDTA-Lösung, 12,5 mg/kg, zusammen mit 0,5prozentigem Procain, und zwar diese beiden an einer anderen Injektionsstelle als die BAL-Injektion. Wiederholen Sie diese Injektion alle 4 Std 5 Tage lang (30 Dosen).

Wenn sich die Symptome bis zum 4. Tag nicht gebessert haben, dehnen Sie die Behandlung auf 7 Tage aus (42 Dosen für BAL und EDTA). Wenn der Blutbleispiegel 14 Tage später noch über 80 µg/100 ml beträgt, wiederholen Sie mit beiden Drogen die 5-Tage-Kur.

3. Für Kinder ohne Symptome geben Sie eine 5-Tage-Kur mit BAL und EDTA wie oben, wenn der Blutbleispiegel über 100 µg/100 ml liegt. Wenn der Blutbleispiegel unter diesem Wert liegt, geben Sie allein EDTA 5 Tage lang alle 6 Std i.m. (20 Inj.).

4. Bei Erwachsenen mit Encephalopathie, schmerzender Neuropathie oder abdominellen Symptomen geben Sie BAL und EDTA wie oben i.m. oder, wenn der Patient BAL-intolerant ist, 50 mg/kg EDTA als 0,5prozentige Lösung über mindestens 8 Std.

5. Die darauffolgende Therapie für alle Krankheitsfälle: Geben Sie täglich zweimal ½ Std vor einer Mahlzeit Penicillamin oral. Für Kinder ist die Dosierung 25 mg/kg, für Erwachsene 500–750 mg.

Die Therapie sollte für Erwachsene über 1 bis 2 Monate, für Kinder 3 bis 6 Monate ausgedehnt werden. Machen Sie keine orale Therapie, wenn das Blei möglicherweise oral aufgenommen wurde. Der Bleiblutspiegel sollte am Ende der Therapie unter 60 µg/100 ml liegen.

B. Chronische Vergiftung: Entfernen Sie den Patienten dauerhaft aus der Gefahrenzone und verordnen Sie eine angepaßte Diät mit Vitaminergänzungen. Kuren mit oral gegebenem Penicillamin wie bei einer akuten Vergiftung können durchgeführt werden, besonders wenn schon hämatologische Komplikationen vorliegen.

FATZER, R.: Schweiz. med. Wschr. **83**, 631 (1953).
JECKLIN, L.: Schweiz. med. Wschr. **85**, 686 (1954).
MARMED, E. et al.: Schweiz. med. Wschr. **87**, 1171 (1957).
MOESCHLIN, S.: Schweiz. med. Wschr. **87**, 1091 (1957).
ABELIN, I. et al.: Schweiz. med. Wschr. 1186 (1952).
DIEFENBACH, O.: Samml. Vergiftungsf. **6**, AS 16, S. 516 (1935).

Bromide

Bromide sind ZNS-Dämpfer, die in Hypnotica und Krampfmitteln zu finden sind. Akute Vergiftungen sind selten. Vergiftungsanzeichen sind Anorexie, Obstipation, Schläfrigkeit, Apathie und Halluzination. Die Körperuntersuchung fördert Dermatitis, Conjunctivitis, übelriechenden Atem, pelzige Zunge, schmutzig eitrigen Mundbelag, ungleichgroße Pupillen, Ataxie, abnorme, oft überschießende Reflexe, induzierte Psychose, Delirium und Koma zutage. Die MLD beträgt 10 g oder mehr.

Behandlung

A. Notfallmaßnahmen: Spülen Sie reichlich mit Salzlösung, um unresorbiertes Bromid und das, was in den Magen ausgeschieden wurde, zu entfernen. Darauf geben Sie 30 g Natriumsulfat in 200 ml Wasser als Abführmittel.

B. Allgemeine Maßnahmen: Geben Sie über die normale, mit der Kost aufgenommene Natriumchloridmenge hinaus a) 1000 ml physiologische Kochsalzlösung i.v. oder rectal ein- bis zweimal täglich, oder b) 1 bis 2 g in Form von Salztabletten alle 4 Std oral. Dies solange, bis der Blutbromidspiegel unter 50 mg/100 ml liegt. Erhöhen Sie die Flüssigkeitszufuhr auf 4 l täglich. Diuretica können beim Ausscheiden der Bromide behilflich sein.

Digitalis

Da Digitalis, Digitoxin und verwandte Drogen eine verzögerte Wirkung haben, wird eine Vergiftung meist dann auftreten, wenn Patienten, die schon vorher Digitalismittel bekommen hatten, weitere große Mengen gegeben werden. Digitalisierende Dosen sollten deshalb nur Patienten gegeben werden, die seit mindestens einer Woche kein Digitalis genommen haben.

Klinische Befunde

Die Hauptmerkmale einer Digitalisvergiftung sind Erbrechen und unregelmäßiger Puls. Andere Zeichen sind: Anorexie, Schwindelanfälle, Diarrhoe, Gelbfärbung des Gesichtsfeldes, Delirium, langsamer Puls, Blutdruckabfall und Kammerflimmern. Das EKG kann eine verlängerte P–R Zeit aufweisen, Herzblock, Kammerextrasystolen, Tachykardie und eine gesenkte S–T Strecke. Die MLD für Digitalis beträgt 3 g und für Digitoxin 3 mg.

Behandlung

A. Notfallmaßnahmen: Verzögern Sie die Absorption mit Gaben von Leitungswasser, Milch oder Aktivkohle, die Sie dann wieder mit Magenspülung oder Erbrechen entfernen. Danach geben Sie Abführmittel. Applizieren Sie kein Adrenalin oder andere Stimulantien. Dies könnte Kammerflimmern verursachen.

B. Allgemeine Maßnahmen: Geben Sie alle Stunde 2 g Kaliumchlorid oral in Wasser gelöst. Oder 0,3prozentiges Kaliumchlorid in 5prozentiger Dextrose langsam i.v., während Sie das EKG beobachten, bis es eine Verbesserung oder Beweismaterial für eine Kaliumvergiftung zeigt. Wenn die Nierenfunktion geschwächt ist, muß der Kaliumspiegel im Serum vor einer Kaliumchloridgabe erst festgestellt werden.

BERGER, H.: J. Amer. med. Ass. **148**, 282 (1952).
DZIUBA, K.: Dtsch. med. Wschr. **95**, 172 (1953).

Eisen

Eisensalze sind als antianämische Mittel weit verbreitet, teilweise als Rezepturen und teilweise als rezeptfreie „Blutstärkungsmittel". Auf sie gehen viele Fälle von leichten und schweren akuten Vergiftungen sowie auch manche chronische zurück.

Die akute Vergiftung ist gekennzeichnet durch Lethargie, Schwindelgefühl, Erbrechen, Stuhlverhalten, schnellen schwachen Puls, Hypotonie und Koma etwa $^1/_2$–1 Std nach der Einnahme. Wenn diese Phase nicht lethal endet, klären sich die Symptome innerhalb einiger Stunden für 12 bis 24 Std. Der Patient ist während dieser Zeit symptomfrei. Darauf kehren die Vergiftungszeichen (Cyanose, Lungenödem, Schock und Tod im Koma innerhalb 24–48 Std) zurück.

Die MDL beträgt 5–10 g.

Die chronische Vergiftung kann die Folge von langzeitig gegebenen exzessiven Dosen parenteral zugeführten Eisens sein. Die Folge ist eine exogene Hämosiderose mit Schäden der Leber und des Pankreas.

Behandlung

Die Absorption des oral aufgenommenen Eisens kann durch Gaben von Wasser, Milch oder Aktivkohle verzögert werden. Dann versuchen Sie den Magen durch Ipecacuanhasirup oder Apomorphin zu entleeren. Wenn nicht gleich erbrochen wird, wenden Sie die Magenspülung an. Als nächstes führen Sie ab. Darauf geben Sie alle Stunde abwechselnd eine Tasse Milch und Wismutuntercarbonat, um der Reizung des Intestinium entgegenzuwirken. Saugen Sie Schleim und Sekrete ab und sorgen Sie für einen offenen Luftweg. Geben Sie Sauerstoff. Kommen Sie dem drohenden Schock zuvor oder behandeln Sie ihn, wenn er schon eingetreten ist. (s. S.) Der Eisenkomplexbildner Deferoxamin ist, obwohl er als Antidot gilt, kein Ersatz für die oben genannten Maßnahmen, sondern dient nur der Unterstützung dieser Therapie.

Wenn kein Schock vorliegt, geben Sie als erste Dosis 1 g Deferoxamin i.m. Dann in Abständen von 4 Std noch zweimal 0,5 g i.m. Bei vorliegendem Schock geben Sie als langsame i.v. Infusion 1 g in Standardsalzlösung oder in lactatversetzter Ringerlösung (nicht mehr als 15 mg/kg/Std). Darauf können Sie in Abständen von 4 Std 2mal je 0,5 g i.v. geben. Je nach Ansprechen auf die Behandlung geben Sie alle 4–12 Std über die gesamte Behandlungszeit von ungefähr 3 Tagen 0,5 g.

Kontraindikationen für die Deferoxamintherapie sind schwere Nierenschäden und Anurie.

Bachmann, D. S.: Acute iron poisoning. J. Pediatr. **78**, 367–368 (1971).
James, J. A.: Acute iron poisoning. J. Pediatr. 77, 117–119 (1971).

Wasserlösliche Fluoride

(Insektenpulver)

Anzeichen einer Vergiftung sind Erbrechen, Diarrhoe, Speichelfluß, seichte und erschwerte Atmung, Krämpfe, schneller Puls, Koma und Cyanose. Interferenz mit dem Kaliummetabolismus bewirkt schwere Schäden an Atem- und Kreislaufzentrum und kann den Tod durch Ateminsuffizienz bewirken. Die MLD beträgt 1 g.

Behandlung

A. Notfallmaßnahmen: Spülung mit Kalkwasser, einprozentigem Calciumchlorid, Calciumlactat oder Calciumgluconat. Oder große Mengen Milch, um unlösliches Calciumfluorid zu bilden. Geben Sie gegen Krämpfe 10–20 ml 10prozentiges Calciumgluconat oder 10–20 ml 5prozentiges Calciumchlorid. Geben Sie als Abführmittel 30 g Natriumsulfat in 200 ml Wasser und als Demulzens das Weiße von Eiern in Milch geschlagen.

B. Allgemeine Maßnahmen: Behandeln Sie den Schock und geben Sie allgemein unterstützende Pflege.

Eagers, R. V.: Toxic properties of inorganic fluoride compounds. Elsevier 1969.
Spira, L.: Dtsch. med. Wschr. **76**, 1558 (1951).
Wild, H.: Praxis 1385 (1961).

Chlorhaltige Insecticide

(DDT, Parathion, Rotenon, Toxaphen, Chlordan, Aldrin, Endrin, HCH)

DDT und andere chlorierte Insecticide sind ZNS-Stimulatoren und können durch orale Zufuhr, Inhalation, und direkten Hautkontakt Vergiftungen hervorrufen. Die MLD ist für DDT ungefähr 20 g, 3 g für HCH, 2 g für Toxaphen, 1 g für Chlordan und weniger als 1 g für Endrin und Aldrin. Die Vergiftungen mit DDT-Lösungen stammen für gewöhnlich von dem organischen Lösungsmittel, während die Unglücksfälle mit den anderen chlorierten Insecticiden von diesen allein bewirkt werden. Anzeichen sind müde und schmerzende Gliedmaßen, nervöse Reizbarkeit, geistige Trägheit, Muskelzuckungen, Krämpfe und Koma.

Behandlung

A. Notfallmaßnahmen: (Vermeiden Sie Adrenalin wegen der Gefahr des Kammerflimmerns). Geben Sie, wenn erreichbar, sofort Aktivkohle; spülen Sie mit großen Mengen warmen Leitungswassers und geben Sie als Abführmittel 30 g Natriumsulfat in 200 ml Wasser.

B. Allgemeine Maßnahmen: 0,1 g Pentobarbitalnatrium oral kann genügen, um den Patienten zu beruhigen. Bei Krämpfen geben Sie 0,25–0,5 g frischer 10prozentiger Amobarbitallösung langsam i.v. oder i.m. Oder 10 ml 10prozentiges Calciumgluconat i.v. Halten Sie den Luftweg frei und geben Sie Sauerstoff. Vermeiden Sie Stimulantien.

Hukuhara, T.: Arch. exp. Path. Pharmak. **242**, 522 (1962).
Ockne, R. et al.: Nature **189**, 499 (1961).
Wegmann, T. et al.: Schweiz. med. Wschr. **84**, 1364 (1954).

Jodwasserstoff

Das klinische Bild einer Jodwasserstoffvergiftung ist: charakteristischer Mundbelag und Atemgeruch, gelbes oder bläuliches Erbrochenes, Schmerz und Brennen in Pharynx und Oesophagus, starker Durst, Diarrhoe (möglicherweise Blutstuhl), Schwäche, Schwindelgefühl, plötzlicher Herzstillstand und Krämpfe. Die MLD ist 2 g.

Behandlung

A. Notfallmaßnahmen: Geben Sie 15 g Stärke oder Mehl in 500 ml Wasser oder, wenn erreichbar 250 ml einprozentige Natriumthiosulfatlösung in Wasser. Darauf geben Sie ein Brechmittel oder entfernen Sie den Mageninhalt mit einer Spülung von einprozentiger Natriumthiosulfatlösung und wiederholen Sie dies solange, bis kein Jod mehr im Mageninhalt nachzuweisen ist. Dann geben Sie Linderungsmittel wie Milch.

B. Allgemeine Maßnahmen: Halten Sie Blutdruck und Atmung aufrecht.

Sallmann, V. L.: Zeitschr. Augenheilk. **80**, 342 (1933).
Schuhmacher, J.: Dtsch. med. Wschr. **41**, 196 (1915).

Kohlenmonoxyd

Die Kohlenmonoxydvergiftung, die auf das Benutzen nicht ausreichend mit Sauerstoff versorgter Gas- oder Kohleöfen zurückzuführen sind, ist eine wichtige Ursache der Unglückstodesfälle. Auch in suicidaler Absicht wird Kohlenmonoxyd häufig freiwillig eingeatmet. Das Gas entwickelt seine Giftwirkung, indem es mit dem Hämoglobin eine relativ stabile Verbindung eingeht (CO-Hämoglobin), welche dann sekundär eine Gewebeanoxie bewirkt. Vergiftungsanzeichen sind Kopfschmerzen, Mattheit, Schwindel, Ohrenklingen, Erbrechen und kirschrote Haut, Vertigo, Gedächtnisverlust, Erschlaffung, Kollaps, Lähmung und Bewußtlosigkeit.

Bei Personen, die dichtem Straßenverkehr ausgesetzt waren, wurden subklinische Intoxikationen festgestellt.

Behandlung

Entfernen Sie den Patienten aus der Reichweite des Giftgases. Lockern Sie seine Kleidung und halten Sie ihn warm und in Ruhe. Wenden Sie mindestens eine Stunde lang künstliche Atmung mit 100prozentigem Sauerstoff an. Geben Sie nötigenfalls 50 ml 50-prozentige Glucoselösung i.v. zur Verhinderung von Hirnödemen. Halten Sie Körpertemperatur und Blutdruck aufrecht.

DOUGLAS, A. et al.: Lancet **1962 I,** 68.
LAWSON, D. et al.: Lancet **1961 I,** 800.
LONGHRIDGE, L. W. et al.: Lancet **1958 II,** 349.
PETRY, H.: Arbeitsmed. **29,** 38, 47, 90 (1953).
STELTER, R.: Die Medizinische **11** (1953).

Laugen

Starke Basen sind gewöhnlich in den im Haushalt benutzten Reinigungsmitteln enthalten, und man kann sie an ihrer „laugigen" Beschaffenheit erkennen. Sie haben eine lokal ätzende Wirkung auf Schleimhäute und können Kreislaufstörungen verursachen. Symptome bei Ingestion sind: Brennender Schmerz im oberen Gastrointestinaltrakt, Schwindelgefühl, Erbrechen, sowie Schluck- und Atembeschwerden. Nähere Untersuchungen fördern Zerstörungen und Ödeme an den verletzten Hautpartien und den Schleimhäuten, blutiges Erbrechen und Blutstuhl zutage. Die MLD beträgt 1 g.

Behandlung

A. Ingestion: Verdünnen Sie umgehend mit 500 ml verdünntem Essig (1 Teil Essig auf 1 Teil Wasser) oder Zitronensaft, Milch oder Wasser. Wenn der Patient erbricht, wiederholen Sie die Behandlung. Führen Sie sehr vorsichtig einen Nasen-Magen-Katheter ein (Levin-Tubus), und spülen Sie mit 2 bis 4 l verdünntem Weinessig oder Zitronensaft in 200 ml Portionen. Versuchen Sie jedesmal, soviel Flüssigkeit als irgend möglich wieder zu entfernen. Lassen Sie den Nasen-Magen-Katheter liegen. Lindern Sie den Schmerz und behandeln Sie einen eventuell auftretenden Schock. Corticosteroide helfen Oesophagusstrikturen und Stenosen zuvorzukommen. Für Kinder von 1 bis 4 Jahren ist Prednisolon das Mittel der Wahl. Über ca. 2 Wochen geben Sie täglich 4 mal 10–15 mg.

B. Hautkontakt: Waschen Sie unter fließendem Wasser, bis sich die Haut nicht mehr glitschig anfühlt. Lindern Sie den Schmerz und bekämpfen Sie den Schock.

C. Kontakt mit den Augen: Waschen Sie mit aufgehaltenem Augenlid 15 min lang mit Wasser. Lindern Sie den Schmerz.

MARTI, P.: Zur Prophylaxe der Alkalischädigung der Haut. Diss. Univ. Zürich (1950).

Methylalkohol

Methylalkohol ist ein ZNS-Dämpfer, der im besonderen die Retinazellen schädigt. Seine Stoffwechselendprodukte bewirken eine metabolische Acidose. Die MLD beträgt 30 bis 60 ml.

Symptome sind Kopfweh, Leibschmerzen, Dyspnoe, Schwindel, Erbrechen, Erblindung. Durch weitere Untersuchung können Sie Rötung der Haut oder Cyanose, Exzitation oder ZNS-Depression, Delirium, Koma oder Krämpfe feststellen.

Behandlung

Spülen Sie sorgfältig mit 1–2prozentiger Natriumbicarbonatlösung. Halten Sie den Patienten in einem dunklen Raum. Prüfen Sie den Bicarbonatpuffer im Blut. Geben Sie i.v. Mittel, um eine metabolische Acidose zu bekämpfen. Dazu oral 5–15 g Natriumbicarbonat alle 2–3 Std. Geben Sie 0,5 ml/kg 50prozentigen, reinen Äthylalkohol alle 2 Std oral über 3 oder 4 Tage, um den Metabolismus des Methylalkohols zu blockieren, bis er ausgeschieden ist. Eine Dialyse kann nützlich sein.

BUCHER, R.: Schweiz. med. Wschr. 522 (1950).
KEESER, E. et al.: Klin. Wschr. 212 (1948).
MOESCHLIN, S. et al.: Schweiz. med. Wschr. **85,** 61 (1955).

Morphin und andere narkotisierende Analgetica

Morphin wirkt hauptsächlich auf das ZNS und bewirkt dort Dämpfung und Narkose. Vergiftungserscheinungen durch Morphin oder seiner Substitute Heroin, Pethidin, Dextropropoxyphen und Methadon sind Kopfschmerz, Schwindel, Exzitation, Krämpfe, ZNS-Depression, stecknadelkopfgroße Pupillen, langsame Atmung, Apnoe, schneller schwacher Puls, Schock und Koma.

Bei empfindlichen Personen beträgt die MLD 65 mg.

Behandlung

Als Antidot bei Überdosierung geben Sie 5–10 mg Nalorphin i.v. oder 1 mg Laevallorphan i.v. Wenn mit der ersten Dosierung keine wirkungsvolle Steigerung der Atmung zu erreichen ist, kann die Dosis alle 15 Min wiederholt werden, bis die Atmung zur Norm zurückkehrt und der Patient auf die Stimuli reagiert. Halten Sie eine adäquate Atmung mit künstlicher Beatmung aufrecht. Wenn nötig mit Sauerstoff. Spülen Sie den Magen gut mit einer 1 : 2000 Kaliumpermanganatlösung in kurzen Intervallen, aber achten Sie auf Aspiration. Morphin wird in den Magen ausgeschieden. Als Abführmittel geben Sie 30 g Natriumsulfat in 200 ml Wasser.

Hekimian, L. J. et al.: Characteristics of drug abusers admitted to a psychiatric hospital. JAMA **205**, 125–130 (1968).

Hesse, E.: Rausch- und Genußgifte, S. 36, 2. Aufl. Stuttgart: F. Enke 1953.

Karliner, J. S.: Propoxyphene hydrochloride poisoning. JAMA **199**, 1006–1009 (1967).

McCurley, W. S.: Methadone toxicity in a child. Pediatr. **43**, 90–92 (1969).

Spengler, G. A.: Helv. med. Acta **25**, 430 (1958).

Oxalsäure

Oxalsäure ist ein Bestandteil von manchen Bleichmitteln und ätzend. Sie fällt mit ionischem Calcium aus. Eine Vergiftung wird angezeigt durch Brennen in Mund und Rachen, starke Leibschmerzen, blutiges Erbrechen, Dyspnoe, Tremor, Oligurie und Kreislaufkollaps. Die MLD ist 4 g.

Behandlung

A. Notfallmaßnahmen: Geben Sie unverzüglich eine der folgenden Substanzen, um das unlösliche Calciumoxalat auszufällen: 30 g Calciumlactat oder ein anderes Calciumsalz in 200 ml Wasser, oder große Mengen Milch. Geben Sie als Demulzens das Weiße von Eiern, in Milch geschlagen.

B. Allgemeine Maßnahmen: Geben Sie 10 ml einer 10prozentigen Calciumgluconat- oder Calciumlactatlösung i.v. und 1–2 g Calcium oral viermal täglich. Richten Sie sich auf eventuell notwendig werdende, allgemeinunterstützende Maßnahmen ein.

Zollinger, Schweiz. med. Wschr. **82**, 12–61 (1952).

Petroleum und ähnliche Verbindungen

(Petroläther, Farbverdünner, Benzin, Rohöl, Heizöl)

Petroleumvergiftung kommt nur oral vor. Benzin oder andere flüchtige Kohlenwasserstoffe können eine Vergiftung auch über die Atmung bewirken. Orale Aufnahme ist besonders gefährlich, da Aspiration zu Lungenreizung führt. Akute Kennzeichen sind: Erbrechen, Lungenödem, Bronchialpneumonie, Vertigo, unkoordinierte Muskelbewegungen, schwacher und unregelmäßiger Puls, Zuckungen und Krämpfe. Chronische Vergiftung bewirkt Kopfweh, Müdigkeit, getrübte Wahrnehmung, kalte und starre Hände, Schwäche, Gedächtnisverlust, Gewichtsverlust, Tachykardie, geistige Stumpfheit und Verwirrung, wunde Stellen im Mund, Dermatosen und Anämie. Die MLD ist 10–15 ml.

Behandlung

Bringen Sie den Patienten an die frische Luft. Da eine Aspiration während des Erbrechens sehr gefährlich ist, ist der Gebrauch von Ipecacuanhasirup als Brechmittel oder zur Spülung nicht zu empfehlen. Das Entfernen von geschluckten Kohlenwasserstoffen ist nur bei Mengen von über 100 ml angezeigt. Wenn eine Spülung vorgenommen wird, achten Sie sehr aufmerksam auf Aspiration. Benutzen Sie warme Kochsalzlösung und lassen Sie 60 ml Salatöl im Magen liegen. Dann geben Sie 30 g Natriumsulfat in 200 ml Wasser. Achten Sie 3 oder 4 Tage besonders auf irgendwelche Symptome am Respirationstrakt. Behandeln Sie ein Lungenödem mit leicht erhöhtem Sauerstoffdruck. Bei Fieber geben Sie Antibiotica.

Cope, C. L.: Lancet **242**, 469 (1942).

Schwarz, H. G.: Dtsch. med. Wschr. 449 (1932).

Phenol und Derivate

Phenole gibt es in **Carbolsäure, Lysol, Kresol** und **Kreosotöl.** Sie sind lokal ätzend und haben eine ausgeprägte Systemwirkung auf das Nervensystem und den Kreislauf. Anzeichen sind Brennen im oberen Teil des Verdauungstraktes, Durst, Schwindel und Erbrechen, Zerstörung der Schleimhäute, dunkelgefärbtes Erbrochenes, Oligurie, Muskelspasmen, Kreislaufkollaps und Ateminsuffizienz. Die MLD beträgt 2 g.

Behandlung

A. Oral aufgenommenes Gift: Verzögern Sie die Absorption durch Gaben von Leitungswasser, Milch oder Aktivkohle, und entleeren Sie dann den Magen durch wiederholte Spülungen mit Leitungswasser oder durch induziertes Erbrechen. Dann geben Sie Rizinusöl und lassen Sie 30 g Natriumsulfat in 200 ml Wasser gelöst folgen. Benutzen Sie kein mineralisches Öl und keinen Alkohol zur Spülung. Geben Sie Allgemeinunterstützung wie auf Seite 1287 erläutert.

B. Äußerliche Verbrennungen: Waschen Sie mit Reinigungsalkohol und dann mit Wasser und Seife. Entfernen Sie verseuchte Kleidungsstücke.

Glees, P.: Dtsch. med. Wschr. **86**, 1175 (1961).
Vogel, P.: Dtsch. med. Wschr. 500 (1947).

Phenothiazin-Tranquilizer

(Chlorpromazin, Valium®, Promazin, Largactil, Megaphen®)
Chlorpromazin und ähnliche Substanzen sind synthetische Chemikalien, die in den meisten Fällen vom Phenothiazin abgeleitet sind. Sie werden als Antiemetica und psychische Hemmer, sowie als Verstärker für Analgetica und Hypnotica verwendet. Die MLD kommt für diese Verbindungen bei etwa 50 mg/kg zu liegen. Es wurde von tödlichen Vergiftungen durch oral aufgenommene 75 mg/kg berichtet.

Klinische Befunde

A. Symptome: Minimale Dosierung bewirkt Schläfrigkeit und geringe Hypotonie bei etwa 50 Prozent der Fälle. Größere Dosen verursachen Schläfrigkeit, schwere lagebedingte Hypotonie, Tachykardie, trockenen Mund, Schwindel, Anorexie, Hyperämie der Nase, Fieber, Obstipation, Tremor, verschwommenes Gesichtsfeld, Muskelsteifheit und Koma. I.v. Injektionen von Lösungen mit mehr als 25 mg/ml dieser Drogen verursachen Thrombophlebitis und Cellulitis bei einer geringen Anzahl von Patienten. Zu lange Anwendung kann Leukopenie und Agranulocytose, Ikterus und generalisierte maculopapulare Eruptionen verursachen. Überdosierung zieht ein Syndrom nach sich, welches dem der Paralysis agitans ähnelt, mit spastischen Kontraktionen der Gesichts- und Nackenmuskeln, Streckstelfe der Rückenmuskulatur, carpopedale Spasmen, motorische Unruhe, Speichelfluß und Konvulsionen.

B. Laborbefunde: Leberfunktionstest zeigt das Vorhandensein eines Stauungsikterus. Urin: Phenothiazinverbindungen können im angesäuerten Urin mit verdünnter Salpetersäure durch das Hinzufügen einiger Tropfen Eisenchloridtinktur entdeckt werden.

Behandlung

Entfernen Sie nichtresorbiertes Gift durch Magenspülung oder Erbrechen. Bei starkem Hypotonus wird Schockbehandlung nötig sein. Bringen Sie die Krämpfe mit Pentobarbital unter Kontrolle. Vermeiden Sie andere kreislaufdepressiv wirkende Drogen. Verordnen Sie Mittel gegen Parkinsonismus. Bei Fieber, wundem Rachen, Blutandrang in der Lunge oder anderen Zeichen einer Infektion geben Sie täglich 1 Million Einheiten Penicillin oder ein Breitbandantibioticum in Maximaldosierung, bis die Infektion unter Kontrolle ist. Gegen den Ikterus sind keine anderen Maßnahmen erfoigreich gewesen als Absetzen der Droge.

Haase, K. F.: Dtsch. med. Wschr. **80**, 280 (1955).
Köttgen, H. U.: Dtsch. med. Wschr. **79**, 241 (1954).
Maier, D. et al.: Schweiz. med. Wschr. **85**, 445 (1945).

Phosphat, anorganisch

(Rattenpaste, Feuerwerkskörper, Streichhölzer)

Phosphor kann durch Hautkontakt, Ingestion oder Inhalation seine Giftwirkung entfalten. Phosphor ist ein lokales Reizmittel und Organgift für Leber, Niere, Muskeln, Knochen und Kardiovascularsystem. Die Giftwirkung stellt sich schnell heraus durch Knoblauchgeschmack, Schmerzen im oberen Intestinaltrakt, Erbrechen und Diarrhoe. Andere Symptome sind Kopfweh, Pleuritis, extreme Schwäche, Ikterus, Oligurie, Petechien, Prostration und Kreislaufkollaps. Die MLD beträgt 50 mg.

Behandlung

A. Notfallmaßnahmen: Spülung mit einer der folgenden Substanzen: 1) 1 : 1000 Kupfersulfatlösung (1 g auf 1 l Wasser), dies drei bis vier mal in der Stunde, bis 5–10 l Lösung verbraucht sind. 2) 1 : 2000 Kaliumpermanganatlösung, 3 bis 4 mal wiederholen. Wenn kein Kupfersulfat oder Kaliumpermanganat zu erreichen ist, benutzen Sie Leitungswasser oder induzieren Sie Erbrechen. Geben Sie 30 g Natriumsulfat in 200 ml Wasser und 120 ml flüssige Vaseline. Auch andere Öle können benutzt werden. Als Demulzens benutzen Sie das Weiße von Eiern in Milch geschlagen.

B. Allgemeine Maßnahmen: Mehrere Tage dauernde sorgfältige Beobachtung und wenn Zeichen von Ikterus oder sonstiger Leberbeteiligung auftauchen, Behandlung wie bei akuter Hepatitis.

Buess, H. et al.: Z. Präv.-Med. **2,** 59 (1956).
Moeschlin, S. et al.: Schweiz. med. Wschr. **101** (1948).

Phosphate, organisch

(Kontaktinsecticide: Parathion, TEPP, Malathion, Thimet EPN, PAM, Phenkapton, Diacinon, Dipterex)

Inhalation, Absorption durch die Haut oder Ingestion von Alkylphosphaten bewirken eine beträchtliche Senkung des Cholinesterasespiegels. Dies ist ein Resultat der langandauernden und exzessiven Stimulierung des Parasympathicus. Anzeichen einer akuten Vergiftung erscheinen Stunden nach der Aufnahme, und es sind Kopfweh, Schwitzen, Speichel- und Tränenfluß, Erbrechen und Diarrhoe, Muskelzuckungen, Krämpfe, Dyspnoe, und verschwommene Gesichtswahrnehmungen. Puls und Blutdruck können extrem schwanken. Zusammengezogene Pupillen mit den obengenannten Zeichen und eine lückenlose Ätiologie der letzten 24 Std garantieren eine richtige Therapie. Die MLD beträgt 0,02–1 g.

Behandlung

A. Notfallmaßnahmen: Wenn die Substanz oral aufgenommen wurde, entfernen Sie das Gift durch induziertes Erbrechen oder Magenspülung mit Leitungswasser. Entfernen Sie das Gift von der Haut und besonders aus den Haaren und unter den Fingernägeln durch reichliches Waschen. Bekämpfen Sie die Stimulierung des Parasympathicus mit 2 mg Atropinsulfat i. m. alle 30 Min, bis sich die Symptome legen oder die einer Atropinvergiftung auftauchen (dilatierte Pupille, trokkener Mund). Wiederholen Sie die Behandlung nötigenfalls, um totale Atropinisierung zu erreichen. Es sind schon 12 mg Atropin in den ersten zwei Stunden gegeben worden. Geben Sie 1 g Pralidoxim in wässriger Lösung i.v. und 30 g Natriumsulfat in 200 ml Wasser oral.

B. Allgemeine Maßnahmen: Geben Sie mit erhöhtem Druck Sauerstoff, wenn ein Lungenödem oder Atemschwierigkeiten auftauchen. Langdauernde künstliche Beatmung kann nötig sein. Entnehmen Sie eine Blutprobe, um den Cholinesterasespiegel der Erythrocyten festzustellen. (Dies ist kein praktischer Wert der Sofortdiagnose und Therapie einer akuten Episode, aber es hilft bei der Sicherung der Diagnose.)

Mallach, H. J.: Med. Wschr. 647 (1956).
Perkow, W.: Die Insektizide. Heidelberg: A. Hüthig 1956.
Steim, H. et al.: Med. Klin. **49,** 1288 (1954).
Taschen, et al.: Dtsch. med. Wschr. 372 (1952).

Pilze

In Deutschland werden die meisten Pilzvergiftungen auf die Art Amanita zurückzuführen sein. Die Vergiftung durch Amanita muscaria (Fliegenpilz) ist gekennzeichnet durch schnellen Krankheitsausbruch, und sie reagiert sofort auf eine rechtzeitige Atropinbehandlung, während Amanita phalloides (Knollenblätterpilz) einen verzögerten Ausbruch der Symptome aufweist und nicht auf Atropin anspricht (Vergl. Tabelle 29–3).

Adler, A.: Dtsch. med. Wschr. **86,** 1121 (1960).
Brauch, F.: Dtsch. med. Wschr. **152** (1950).
Habersaat, Schweiz. Pilzbuch. Bern: Hallweg; Schweiz. Z. Pilzk. Nr. 2, 6 (1935).

Psychotomimetische Substanzen

Einteilung

1. LSD (Lysergsäuredimethylamid): halbsynthetisch, von Mutterkorn
2. DMT (Dimethyltryptamin): synthetisch sowie aus einer südamerikanischen Pflanze (Piptadenia peregrina)
3. DÄT (Diäthyltryptamin): synthetisch
4. „STP", DOM (2,5-Dimethoxy-4-methylamphetamin): synthetisch
5. Marihuana: ein aktives Prinzip ist Tetrahydrocannabinol von der indischen Hanfpflanze (Cannabis sativa)
6. Mescalin (3, 4, 5,-Trimethoxyphenäthylamin): synthetisch, ebenso von dem Kaktus Peyote (Lophophora Williamsii)
7. Psilocybin und Psilocin: Derivate von 4-Hydroxytryptamin, synthetisch, ebenso von einem Pilz (Psilocybe mexicana)

Tabelle 29–3. *Pilzvergiftungen*

	Amanita muscaria (Fliegenpilz)	Amanita phalloides (Knollenblätterpilz) A. brunnescens, A. verna
Pharmakologische Wirkung	muscarin- oder atropinähnliche Wirkung	Direkte toxische Wirkung auf fast alle Zellen, besonders Leber, Herz und Niere
Krankheitsausbruch	Sofort (1–2 Std)	Verzögert (12–24 Std)
Symptome	Verwirrung, Exzitation, Durst, Schwindel und Erbrechen, Diarrhoe, Schnaufen, Speichelfluß, langsamer Puls, enge Pupillen (Muscarin), erweiterte Pupillen (Atropin), Tremor, Schwächeanfälle, Kollaps und Tod	Verwirrung, Depression des Kreislaufs, Kopfweh, Krämpfe, Koma, Schwindel, Erbrechen, Blut im Erbrochenen und im Stuhl, schmerzhafte Vergrößerung der Leber, Ikterus, Oligurie, Lungenödem.
Behandlung	1. Entfernen Sie den Mageninhalt durch Erbrechen und Spülung mit nachfolgender Gabe eines Abführmittels	
	2. Antidot: 1–2 mg subcut. Atropinsulfat. Wiederholen wenn Zeichen einer Muscarinvergiftung auftauchen.	2. Behandeln Sie die unspezifischen Reaktionen des Parasympathicus mit Atropinsulfat. Sofort 1–2 mg subcutan. Nötigenfalls in Abständen von 30 min wiederholen.
	3. Geben Sie Barbiturate gegen die Exzitation	3. Nötigenfalls lindern Sie den Schmerz mit Hypnotica.
	4. Geben Sie in verstärktem Maße Flüssigkeiten (oral und parenteral)	4. Halten Sie den Blutzucker aufrecht (alle 24 Std bei normal funktionierender Niere 4–5 Liter 5%ige Dextroselösung)
	5. Behandeln Sie den Schock!	5. Behandeln Sie den Schock.
		6. Führen Sie sofort eine Hämodialyse durch.

8. Bufotenin (Dimethylserotonin): synthetisch, ebenso von Piptadenia peregrina, Amanita muscaria und der Haut einer Kröte (Bufo marinus)

9. Ibogain: von der Pflanze Tabernante iboga

10. Harmin und Harmalin: aus Pflanzen (Peganum harmala und Banisteria caapi)

11. Ditran und Phencyclidin: synthetisch

12. Amephetamin und ähnliche Drogen: (s. Amphetamin)

Klinische Befunde

Vergiftungszeichen, die eine medizinische Intervention verlangen, sind Übererregbarkeit, Verlust der Kontrolle, Ataxie, Hyper- oder Hypotonus, Koma und länger anhaltende psychotische Zustände.

Behandlung

Geben Sie 0,5 bis 2 mg/kg Chlorpromazin i.m., um die akute Phase zu kontrollieren (bei einer STP-Vergiftung soll diese Kombination gefährlich sein). Behandeln Sie das Koma wie bei einer Barbituratvergiftung.

CANNABIS, Report by the Advisory Committee on Drug Dependence. London 1968.
HOFFER, A., OSMOND: The hallucinogens. Acad. Press 1967.
WEIL, A. et al.: Marihuana. Science **162**, 1234–1242 (1968).

Quecksilber

Eine akute Vergiftung, oral oder durch Inhalation, wird angezeigt durch metallischen Geschmack, Speichelfluß, Durst, Brennen im Rachen, Entfärbung und ödematöse Veränderung der Mundschleimhaut, Leibschmerzen, Erbrechen, blutige Diarrhoe, Anurie und Schock. Chronische Vergiftung bewirkt Schwäche, Ataxie, Intentionstremor, Irritabilität, Depressionen und Muskelkrämpfe. Chronische Vergiftungen bei Kindern können Ursache für Acrodynie sein. Die MLD beträgt ungefähr 70 mg bei Quecksilberdichlorid.

Behandlung

A. Akute Vergiftung: Als Ausfällmittel geben Sie Eiweiß in Wasser oder Magermilch geschlagen, gleichzeitig BAL wie bei der Arsenvergiftung. Als Abführmittel 30 g Natriumsulfat in 200 ml Wasser. Erhalten Sie die Flüssigkeitssekretion mit 1000 ml i.v. gegebener physiologischer Kochsalzlösung. Wiederholen Sie dies nötigenfalls. Behandeln Sie die eventuell auftretende Oligurie und Anurie.

B. Chronische Vergiftungen: Halten Sie den Patienten aus der Gefahrenzone.

BAUMANN, Th.: Schweiz. med. Wschr. 375 (1952).
BURGENER, P.: Schweiz. med. Wschr. 204 (1952).
LEDERGERBER, E.: Schweiz. med. Wschr. 263 (1949).
LEDERGERBER, E.: Schweiz. med. Wschr. 51–56 (1950).
STRUPLER, W.: Schweiz. med. Wschr. 1194 (1952).

Salicylate

Salicylatvergiftungen werden meist durch Einnahme von Aspirin® verursacht. Die Wirkungen bestehen in Störungen des Säure-Basen-Gleichgewichts, Hypoprothrombinämie, Gastroenteritis. Die Störungen des Säure-Basen-Haushaltes sind am gefährlichsten. Als erstes entsteht eine respiratorische Alkalose, die durch eine metabolische Acidose abgelöst wird. Salicylate stimulieren das Atemzentrum, produzieren Hyperpnoe, Verlust an CO_2, einen fallenden Serum-CO_2-Spiegel bei normalem oder hohem Blut-pH im arteriellen System. Diese Kombination stellt eine respiratorische Alkalose dar. Die Niere scheidet im kompensatorischen Bemühen wachsende Mengen Bicarbonat, Kalium und Natrium aus, aber hält Chlorid zurück. Während dieses Zustandes ist die Hauptgefahr Hypokaliämie und Dehydratation. Die Salicylate interferieren auch mit dem Kohlenhydratstoffwechsel, der mit der Bildung fester Säuren, wahrscheinlich Ketonsäuren, endet.

Wenn Sie den Patienten das erste Mal zu Gesicht bekommen, kann er sich entweder in der Alkalose oder Acidose befinden. Diagnose und Behandlung hängen ab von der Bestimmung des CO_2-, des Kalium-, und Chloridspiegels im Serum und dem arteriellen pH. Der Urin ist ein unzuverlässiger Indikator für Alkalose oder Acidose. Salicylate sind starke Stimulantien des Stoffwechsels, und als Folge dessen kann Hyperthermie eintreten.

Das klinische Bild zeigt Hyperpnoe, gerötetes Gesicht, Hyperthermie, Tinnitus, Leibschmerzen, Erbrechen, Dehydratation, spontane Blutungen, Zuckungen, Krämpfe, Lungenödem, Urämie und Koma. Salicylate können im Test eine falsch-positive Ketonurie und Glucosurie anzeigen, wenn keine echte Ketonurie oder Glucosurie vorliegt. Die MLD liegt bei 5–10 g.

Behandlung

A. Notfallmaßnahmen: Saugen Sie den Mageninhalt ab, ohne vorher eine Spülflüssigkeit zu benutzen. Dann spülen Sie mit 2–4 l Aktivkohlesuspension in warmem Leitungswasser.

B. Allgemeine Maßnahmen: Behandeln Sie die Dehydratation und die Alkalose mit physiologischer Kochsalzlösung und fügen Sie, wenn nötig, Kalium hinzu.

Behandeln Sie die Acidose mit 20 ml/kg 6-molarer Natriumlactatlösung i.v. 2 Std lang oder mit 3–5 m-äquivalent/kg Natriumbicarbonat oral oder i.v. über 2–4 Std. Wenn Sie den Urin alkalisch halten, können Sie die Ausscheidung von Salicylat sehr beschleunigen.

Beim Kind geben Sie mit großer Vorsicht i.v. alkalisierende Substanzen. Die Abstimmung der Natrium- und Kaliummengen in den zu gebenden Flüssigkeiten hängt von den Serumspiegeln der beiden Substanzen ab. Reihen-EKG kann nützlich sein, um eine eventuelle Hypokaliämie zu kontrollieren.

Eine symptomatische Behandlung der durch die Vergiftung bedingten Alkalose ist kaum nötig.

Bei Hypoprothrombinämie wurde früher 50 mg Vitamin K_1 i.v. gegeben. Bei Thrombocytopenie wird Totalblut- oder Thrombocytentransfusion empfohlen. Peritonealdialyse oder künstliche Niere können bei kritisch Kranken mit hoher Serumsalicylatkonzentration im Blut oder bei Niereninsuffizienz lebensrettend sein. Behandeln Sie das Fieber mit Kaltwasser-Schwammbädern.

Lichtenstein, M. et al.: JAMA **152**, 606 (1953).
MacGibbon et al.: Lancet **1960 I**, 10.
Moeschlin, S. et al.: Helv. med. Acta. **18**, 441 (1951).
Moeschlin, S. et al.: Dtsch. med. Wschr. **77**, 542 (1952).
Morandi, L.: Schweiz. med. Wschr. **81**, 1301 (1951).
Prowse, K. et al.: The treatment salicylate poisoning using mannitol and forced alkaline diuresis. Clin. Sci. **38**, 327–37 (1970).

Säuren, ätzende

Die starken mineralischen Säuren bewirken als Primärsymptom eine örtliche Ätzung der Haut oder der Schleimhäute. Bei schweren Verbrennungen kann Kreislaufkollaps folgen. Die Symptome bei oraler Aufnahme sind starke Schmerzen im Hals und dem oberen Verdauungskanal, stark ausgeprägter Durst und blutiges Erbrechen, Schluckbeschwerden, Schwierigkeiten beim Atmen und Sprechen, Entfärbung und Zerstörung der Haut und der Schleimhäute in und um den Mund, Schock. Die MLD ist 1 ml konzentrierte Säure.

Inhalation von flüchtigen und rauchförmigen Säuren und Gasen wie Chlor-, Fluor-, Brom- und Jodwasserstoffen bewirkt schwere entzündliche Reizungen des Rachenraumes und des Atemtraktes mit anfallartigem Husten und Hinderung der Atmung. Meist folgt ein Lungenödem.

Behandlung

A. Oral aufgenommen: Stellen Sie sofort eine Verdünnung her, indem Sie große Mengen Magnesiamilch, Aluminiumhydroxydgel, Milch oder Wasser zu trinken geben. Geben Sie mindestens 12 gequirlte rohe Eier als Linderungsmittel. Versuchen Sie sehr vorsichtig, einen Nasen-Magen-Katheter anzulegen, und waschen Sie dann mit 2–4 l Magnesiamilch in 100 ml-Portionen. Lassen Sie den Tubus so liegen, bis das Ausmaß der Verletzung bekannt ist. Geben Sie keine Bicarbonate oder Carbonate. Lindern Sie den Schmerz und tun Sie etwas gegen den Schock. Geben Sie Corticosteroide.

B. Säuren auf der Haut: Spülen Sie 15 min mit Wasser. Benutzen Sie keine chemischen Antidots: die Reaktionswärme könnte weitere Verletzungen verursachen. Lindern Sie den Schmerz und bekämpfen Sie den Schock.

C. Kontakt mit den Augen: Spülen Sie 5 min lang mit aufgehaltenem Lid unter fließendem Wasser. Lindern Sie den Schmerz mit Lokalanästhetica.

D. Einatmen von Säuren: Entfernen Sie den Patienten aus der Gefahrenzone. Behandeln Sie das Lungenödem.

GUSIĆ, B.: Bul. schweiz. Acad. med. Wiss. **10**, 58 (1954).

Schlangenbisse und Bisse von Giftechsen

Schlangen- und Echsengifte sind entweder überwiegend neurotoxisch oder überwiegend hämotoxisch (cytolytisch). Neurotoxine bewirken Atemlähmung, Hämatoxine dagegen Hämorrhagie, welche bedingt ist durch die Hämolyse sowie die Zerstörung von Endothelzellen der Gefäße. Vergiftungszeichen sind lokale Schmerzen, Durst, überreichliche Schweißausbrüche, Schwindel, Erbrechen, Stimulierung des ZNS, von Dämpfung gefolgt, lokale Rötungen, Schwellungen, Austreten von Blut aus den Gefäßen und Kollaps.

Behandlung

A. Notfallmaßnahmen: Verhindern Sie sofort weitere Bewegung des Patienten und besonders der Bißstelle. Vermeiden Sie Manipulationen an der Bißstelle. Anwendung von Tourniquets, Incision oder Aussaugen entfernt höchstens, wenn die Maßnahmen in den ersten 30 min erfolgen, 10 Prozent des Giftes. Eine Incision sollte 3–6 mm tief und im Gebiet des Bisses 6 mm lang sein. Erlauben Sie dem Patienten nicht, zu gehen oder zu laufen, alkoholische Getränke oder Stimulantien zu sich zu nehmen. Geben Sie das spezifische Antiserum subcutan, nicht ohne vorher die Serumsensibilität mit 0,02 ml einer 1 : 100-Lösung des Antiserums in 0,9prozentiger Kochsalzlösung getestet zu haben (richten Sie sich nach der jeweiligen Gebrauchsanweisung). Tragen Sie den Patienten zu einem Auto und bringen Sie ihn in ein Krankenhaus oder eine andere medizinische Niederlassung, um ihn der weiteren Behandlung zuzuführen. Halten Sie den Blutdruck mit Bluttransfusionen aufrecht. Cortison oder ähnliches kann zeitweilig die Symptome unterdrücken, aber es verringert nicht die Sterberate. Wenn an einer Extremität bemerkenswerte Schwellungen mit Zeichen einer Nervenkompression auftreten, dann lindern Sie den Druck in den Fascienräumen durch Einschnitt.

B. Allgemeine Maßnahmen: Geben Sie reichliche Mengen warmer Flüssigkeit. Benutzen Sie nötigenfalls Barbiturate zur Beruhigung.

FRANCKE, E.: Samml. Vergiftungsfälle **8**, C 36, S. 1 (1937) (hier ausführliche Literatur).
GRESSER, A.: Dtsch. med. Wschr. **103**, 2042 (1962).

Spinnenbisse und Skorpionstiche

Die Toxine der weniger giftigen Spinnen und Skorpione verursachen nur örtliche Schmerzen, Rötung und Schwellung. Das der giftigen verursacht, wie das der „schwarzen Witwe" (Latrodectus mactans), generalisierte Muskelschmerzen, Krämpfe, Schwindel und Erbrechen, verschiedenartige Beteiligung des ZNS und Schock.

Behandlung

A. Notfallmaßnahmen: Wie bei Schlangenbissen (siehe dort) ist auch hier Incision oder Aussaugen höchstwahrscheinlich nutzlos. Wenn die Absorption schon eingesetzt hat, geben Sie 10 ml 10prozentiges Calciumgluconat i .m. oder i.v. oder 10–30 ml zweiprozentiges Mephenesin i.v. und wiederholen Sie dies, wenn nötig. Patienten unter 14 sollten das spezifische Antiserum erhalten.

Bei schweren Fällen können Corticotropin und die Corticosteroide helfen.

B. Allgemeine Maßnahmen: Zur Schmerzlinderung sind heiße Bäder wertvoll. Bei lokalem Schmerz oder Beteiligung von Organen geben Sie kalte Kompressen. Veranlassen Sie angemessene sedierende Maßnahmen und wenn nötig, richten Sie sich auf unterstützende Maßnahmen ein.

ADLER, S. et al.: Dtsch. med. Wschr. **81**, 358 (1956).
HASSAN, M. H.: Lancet **243**, 364 (1942).
Sandoz AG: Bisse und Stiche einiger Gifttiere. Basel 1951.

Stimulantien: Strychnin

Strychninvergiftungen kommen sowohl oral als auch per injectionem vor. Kennzeichnend sind Krämpfe, Opisthotonus, Dyspnoe, Schaum am Mund und Asphyxie.

Behandlung

A. Notfallmaßnahmen: Halten Sie den Patienten ruhig in einem verdunkelten Raum. Geben Sie Amobarbital oder ein äquivalentes Barbituratsedativum, 0,5 g auf einmal in 10–20 ml Wasser gelöst langsam i.v. Wenn Amobarbital für die Injektion nicht erreichbar ist, dann geben Sie die Droge oral, mindestens das 5fache der Einschlafdosis. Wiederholen Sie dieses, wenn nötig, in 30 min. Bringen Sie die Krämpfe mit Succinylcholin (Suxamethonium) unter Kontrolle und geben Sie künstliche Beatmung und Sauerstoff. Wenn möglich, spülen Sie, bevor die Symptome auftreten, mit Kaliumpermanganatlösung. Nachdem Zuckungen und Krämpfe aufgetreten sind, spülen Sie nicht ohne Gaben von Succinylcholin.

B. Allgemeine Maßnahmen: Inhalation von Äther oder Chloroform kann verwendet werden, um den Patienten zu beruhigen. Geben Sie Aktivkohle, Gerbsäure in Wasser oder starken Tee.

MOESER, H.: Dtsch. med. Wschr. 121 (1949).
SALM, H.: Dtsch. Gesundh.-Wesen **7**, 50 (1952).
SCHRÖDER, G.: Samml. Vergiftungsf. **8**, C 39 S. 39 (1937). (Hier ausführliche Literatur).

Tetrachlorkohlenstoff

Tetrachlorkohlenstoff ist ein lokales Reizmittel und ein Zellgift, was, oral aufgenommen oder inhaliert, schwere Schädigungen an Herz, Leber und Niere verursachen kann. Die Wirkung wird gesteigert durch gleichzeitige Aufnahme von Alkohol. Vergiftungszeichen sind Kopfweh, Schluckauf, Schwindel, Erbrechen, Diarrhoe, Leibschmerzen, Schläfrigkeit, visuelle Störungen, Neuritis und Rauschzustand. Frühe Zeichen sind gelbe Hautfarbe, weiche Leberkonsistenz, Oligurie und Urämie, Nephrose und Cirrhose können später auftreten. Die MLD ist 3 ml.

Behandlung

A. Notfallmaßnahmen: Bringen Sie den Patienten aus der Gefahrenzone und lagern Sie ihn in bequemer Ruhestellung und halten Sie ihn warm. Bei oraler Vergiftung spülen Sie reichlich mit Leitungswasser und geben 30 g Natriumsulfat in 200 ml Wasser.
Keine Stimulantien.

B. Allgemeinmaßnahmen: Wenn die Atmung depressiv ist, geben Sie mit der Inhalationsmaske eine Stunde lang 100prozentigen Sauerstoff und künstliche Beatmung. Behandeln Sie Herz-, Leber-, und Nierenkomplikationen symptomatisch. Keine alkoholischen Getränke oder Stimulantien.

MOESCHLIN, S. et al.: Schweiz. med. Wschr. 101 (1948).
SPECKMANN, K.: Ärztl. Wschr. **8**, 1051 (1953).
STEWARD, R. D. et al.: JAMA **183**, 994 (1963).

Wespen-, Bienen-, Hummel- und Hornissenstiche

Stiche dieser häufigen Insekten bewirken, obwohl lokal schmerzhaft, nur milde Symptome von kurzer Dauer. Lokale kalte Kompressen, Anwendung von Natriumbicarbonat und orale Salicylate oder Antihistaminica genügen als Behandlung. Mehrere Stiche können eine schockähnliche Situation mit Hämoglobinurie hervorrufen. Sensible Personen können eine akute Allergie oder sogar einen tödlich endenden anaphylaktischen Schock nach einem einzigen Stich zeigen.

Behandlung

A. Notfallmaßnahmen: Geben Sie 0,2 bis 0,5 ml 1 : 1000 Adrenalinhydrochloridlösung subcutan oder i.m. Darauf 5–20 mg Diphenhydramin langsam i.v. Tun Sie etwas gegen den Schock.

B. Allgemeine Maßnahmen: Corticotropes Hormon (ACTH) oder Corticosteroide i.m. können notwendig werden, um die Schocktherapie zu unterstützen.

ACKERMANN, A.: Schweiz. med. Wschr. **64,** 1137 (1934).
BERGMANN, R. M.: Münch. med. Wschr. 1172 (1936).
ECKSTEIN: Ther. d. Gegenw. Nr. 7 (1936).

Cyanide

(Blausäure, Rattengifte, Cyclon)

Blausäure und die Cyanide verursachen den Tod, indem sie die Atmungsfermente inaktivieren und somit die Verwertung des Sauerstoffs durch das Gewebe verhindern. Die klinische Kombination von Cyanose, Asphyxie und dem Geruch von bitteren Mandeln im Atem ist von diagnostischem Wert. Die Atmung ist im Anfangsstadium stimuliert, später unterdrückt. Ein ausgeprägter Blutdruckabfall kann vorkommen. Die MLD ist 0,05 g.

Behandlung

A. Notfallmaßnahmen: Handeln Sie schnell! Benutzen Sie Nitrite, damit sich Methämoglobin bildet, welches sich mit Cyanid verbindet und das nichtgiftige Cyanmethhämoglobin bildet. Dann geben Sie Thiosulfat, um das durch Dissoziation des Cyanmethämoglobins freiwerdende Cyanid in Thiocyanid umzuwandeln.

a) Vergiftung oral: Veranlassen Sie unverzüglich Erbrechen, indem Sie Ihren Finger in den Rachen des Patienten legen. Warten Sie nicht, bis ein Spültubus herangebracht ist: der Tod kann innerhalb weniger Minuten eintreten.

b) Vergiftung auf dem Atemwege: Legen Sie den Patienten in bequemer Ruhelage an die frische Luft. Entfernen Sie verseuchte Kleidung. Beatmen Sie künstlich.

c) Geben Sie alle 2 min eine 15–30 sec dauernde Amylnitritinhalation.

B. Gegengifte: Geben Sie die beiden folgenden Substanzen auf einmal. Wiederholen Sie dies, wenn die Symptome wiederkehren: 1. 10–15 ml dreiprozentiges Natriumnitrit i.v. oder 50 ml einprozentiges i.v. Lassen Sie sich 2–4 min Zeit für die Injektion, während Sie gleichzeitig den Blutdruck beobachten. 2. 50 ml 25prozentiges Natriumthiosulfat i.v. Wiederholen Sie mit der halben Dosis, wenn die Symptome wieder auftauchen. Auch Cobaltäthylendiamin wurde verwendet.

C. Allgemeine Maßnahmen: Schockbekämpfung mit 100prozentigem Sauerstoff mit verstärkter Atmung.

JENNINGS, G. H. et al.: Lancet **1963 I,** 406.
JORDI, A.: Schweiz. med. Wschr. 805 (1947).

Behandlung weniger häufiger Vergiftungen spezifischer Art in alphabetischer Ordnung

Acetaldehyd (Industrie)
Inhalation von Acetaldehyddämpfen verursacht schwere Irritation der Schleimhäute mit Husten, Lungenödem und folgender Bewußtlosigkeit. Orale Aufnahme hat Bewußtlosigkeit und Ateminsuffizienz zur Folge. Die MLD beim Erwachsenen beträgt ungefähr 5 g.

Entfernen Sie den Patienten aus der Gefahrenzone. Das Gift entfernen Sie durch Magenspülung, Erbrechen und folgende Gabe von Abführmitteln. Bei Atemschwierigkeiten Sauerstoff. Behandeln Sie das Lungenödem.

Acetylentetrachlorid (Lösungsmittel)
Anzeichen einer Vergiftung sind Irritationen der Augen und der Nase, Kopfweh, Schwindel, Leibschmerzen, Ikterus und Anurie. Schädigung der Leberzellen kann durch geeignete Tests herausgefunden werden. Der Urin kann Proteine, Erythrocyten, Cylindersediment enthalten. Die MLD ist 1 g.

Behandeln Sie wie bei der Tetrachlorkohlenstoffvergiftung.

Aconit (Liniment)
Vergiftungsanzeichen sind Gefühllosigkeit und Kitzelgefühl in Mund, Rachen und an

den Händen, verschwommene Wahrnehmung, schwacher Puls, Blutdruckabfall, seichte Atmung, Krämpfe und Atem- oder Herzinsuffizienz. Die MLD für Aconit beträgt 1 g, für Aconitin 2 mg.

Entfernen Sie oral aufgenommenes Gift durch Magenspülung, Erbrechen und folgende Gabe von Abführmitteln. Beatmen Sie, wenn nötig, künstlich und geben Sie Sauerstoff. Digitalis, um eine Herzinsuffizienz zu bekämpfen. Tun Sie etwas gegen die Krämpfe. Geben Sie 1 mg Atropin, um eine vagale Verlangsamung des Herzrhythmus zu verhindern.

Äthylenglykol (Frostschutzmittel)
Die Anfangssymptome bei hoher Dosierung (über 100 ml in einer einzigen Dosis) sind die einer Alkoholvergiftung. Diese Symptome weiten sich dann aus zu Stupor, Anurie und Bewußtlosigkeit mit Krämpfen. Kleinere Mengen (10–30 ml) bewirken eine 24 bis 72 Std nach der Giftaufnahme beginnende Anurie. Der Urin kann Calciumoxalatkristalle, Proteine, Erythrocyten und Cylindersediment enthalten.

Entfernen Sie oral aufgenommenes Glykol durch Magenspülung, Erbrechen und darauffolgende Gabe von Abführmitteln. Geben Sie 10 ml einer 10prozentigen Calciumgluconatlösung i.v., um das Oxalat auszufällen. Bei Atemdepression künstliche Beatmung mit Sauerstoff. Bei normaler Nierenfunktion vermehren Sie die täglich aufgenommene Flüssigkeitsmenge auf 4 l und mehr, um die Exkretion des Glykols anzukurbeln. Geben Sie, wie bei der Methylalkoholvergiftung, Äthanol. Behandeln Sie die Urämie wie bei der Tetrachlorkohlenstoffvergiftung.

Akee (Baum)
Vergiftungsanzeichen sind abdominelles Unwohlsein, Erbrechen, Krämpfe, Koma, Hypothermie und Blutdruckabfall. In der Erholungsphase kann ein Ikterus auftreten. Entfernen Sie oral aufgenommenes Akeematerial durch Magenspülung, Erbrechen und nachfolgende Gabe von Abführmitteln. Bringen Sie die Krämpfe unter Kontrolle. Geben Sie Kohlenhydrate in Form von 5prozentiger Glucoselösung i.v. oder oral Zucker in Fruchtsaft gelöst. Dies zum Schutz vor Leberschädigung.

Aminonaphthalin (Industrie)
s. Naphthylamin

Aminopyrin, Antipyrin, Phenylbutazon (Analgetica)
Vergiftungszeichen sind Schwindelgefühle, Cyanose, Koma und Krämpfe, langdauernde Anwendung dieser Mittel verursacht Schmerzen im Oberbauch, Urticaria, Leucopenie, Leberschädigung, exfoliative Dermatitis, Magen- und Duodenalerosion und Adrenalinnekrose. Die MLD beträgt 5–30 g.

Behandeln Sie eine akute Vergiftung wie die Salitylatvergiftung. Bei chronischer Vergiftung Absetzen der Droge.

Amphetamin, Metamphetamin, Dexamphetamin und Ephedrin (Sympathicomimetica)
Anzeichen sind Tachykardie, erweiterte Pupillen, verschwommene Wahrnehmung, Spasmen, Krämpfe, keuchender Atem, Herzarrhythmie, Psychosen und Ateminsuffizienz. Anfänglich ist der Blutdruck erhöht, später aber unter dem Normalwert. Die MLD beträgt 120 mg.

Entfernen Sie oral aufgenommene Substanz durch eine Magenspülung, Erbrechen und nachfolgende Gabe von Abführmitteln. Bei Cyanose künstliche Atmung. Bei Kreislaufkollaps halten Sie den Blutdruck durch Flüssigkeitszufuhr aufrecht. Geben Sie 1 mg/kg Chlorpromazin i.m. (oder halb so viel, wenn diese Drogen mit Sedativ-Hypnotica zusammen genommen wurden).

Anästhetica, flüchtige: Äther, Chloroform, Halothan, Divinyläther, Cyclopropan, Chloräthyl, Äthylen und Stickstoffoxide.
Vergiftungszeichen sind Exzitation, Bewußtlosigkeit, Depression und Lähmung der Atmung. Bei Cyclopropan, Chloroform und Halothan treten Unregelmäßigkeiten in der Herzarbeit auf. Schwerer Blutdrucksturz oder Herzstillstand kommen ebenso vor. Die MLD beträgt 1–30 ml.

Entfernen Sie das flüchtige Anästheticum mit künstlicher Atmung. Halten Sie durch i.v. Injektion von Kochsalzlösung den Blutdruck aufrecht. Auch Blut- und Levarterenolinfusionen. Verhindern Sie durch Sauerstoffzufuhr eine Hypoxie.

Anilin (Industrie, Kleidertinte)
Vergiftungserscheinungen sind Cyanose, flache Atmung, Blutdruckabfall und Krämpfe sowie Koma. Das mit dem Photometer gemessene Methämoglobin kann 60 Prozent oder mehr des totalen Hämoglobins erreichen. Die MLD beträgt 1 g.

Entfernen Sie Anilin von der Haut, indem Sie diese sehr gründlich mit Seife und Wasser waschen. Wenn oral aufgenommen: Magenspülung, Erbrechen und Gabe von Abführmitteln. Geben Sie Flüssigkeiten und Sauerstoff, wenn die Atmung flach ist oder wenn Zeichen für Lufthunger vorliegen. Als Antidot für Methämoglobin geben Sie 10 bis 50 ml einer einprozentigen Methylenblaulösung i.v.

Antimon (Farben)
Anzeichen sind schwere Diarrhoe mit Schleim und nachfolgendem Blut, hämorrhagische Nephritis und Hepatitis. Die MLD ist 100 mg.

Entfernen Sie oral aufgenommenes Gift durch Magenspülung, Erbrechen und nachfolgender Gabe von Abführmitteln. Behandlung wie bei Arsenvergiftung.

Arsenwasserstoff (Industrie) (vergl. Arsenvergiftung S. 1198).
Vergiftungszeichen sind Pyrexie, Husten, Leibschmerzen, hämolytische Anämie, Hämoglobinurie, Anurie, Methämoglobinämie und Diarrhoe. Alkalisieren Sie den Urin wie bei der Favabohnenvergiftung geschildert. Bei schwerer Anämie geben Sie Bluttransfusionen. Behandeln Sie die Anurie.

Aspidium (Wurmmittel)
Anzeichen sind progressives Erbrechen, farbige oder verschwommene Wahrnehmung, Zittern, Krämpfe und Ateminsuffizienz. Der Urin kann Proteine, Erythrocyten und Cylindersediment enthalten. Ikterus und Erblindung können als Komplikationen einer nicht tödlichen Vergiftung eintreten. Die MLD beträgt 4 g.

Behandeln Sie genauso wie bei Chenopodiumvergiftung.

Barium (Rattengift)
Vergiftungszeichen sind Straffheit der Muskeln des Gesichtes und des Halses, Muskelfibrillieren, Schwäche, Atemschwierigkeiten, Unregelmäßigkeiten in der Herzarbeit, Krämpfe und Herz- sowie Ateminsuffizienz. Die MLD beträgt 1 g.

Geben Sie 10 ml einer 10prozentigen Natriumsulfatlösung langsam i.v. und wiederholen Sie dies alle 15 min, bis die Symptome verschwinden. Geben Sie ebenso 30 g Natriumsulfat in 200 ml Wasser oral oder durch einen Magenkatheter und wiederholen Sie dies eine Stunde später.

Benzol (Lösungsmittel)
Vergiftungszeichen sind verschwommene Wahrnehmung, Tremor, seichte und schnelle Atmung, Kammerarrhythmien, Bewußtlosigkeit und Krämpfe. Wiederholte Einnahme bewirkt aplastische Anämie und abnorme Blutungen. Die MAC (Maximum allowable Concentration) beträgt 35 ppm.

Entfernen Sie den Patienten aus der verseuchten Atmosphäre und beatmen Sie künstlich mit Sauerstoff. Behandlung bei oraler Aufnahme wie bei Benzinvergiftung.

Beryllium (Industrie)
Vergiftungsanzeichen sind akute Pneumonie, Brustschmerzen, Bronchialspasmen, Fieber, Dyspnoe, Husten und Cyanose. Insuffizienz des rechten Herzens kann vorkommen. Pulmonargranulomatose mit Gewichtsverlust und beachtlicher Dyspnoe können Jahre nach der ersten Aufnahme auftreten. Röntgenologische Untersuchung zeigt diffuse Verschleierung der Lungenfelder mit Infiltrationen, vor allem peribronchial.

Verordnen Sie strikte Bettruhe und geben Sie 60 Prozent Sauerstoff mit der Maske gegen die Cyanose. EDTA wurde empfohlen. Die Anwendung von Corticosteroiden oder ähnlichen Substanzen bewirkt ein Nachlassen der Symptome, aber hat keine heilende Wirkung.

Bleichlösung (Haushalt)
Die im Handel erhältlichen Bleichmittel bewirken Irritationen und Ätzungen der Schleimhäute mit Ödemen des Pharynx und Larynx. Perforationen des Oesophagus und Magens sind selten. Die MLD beträgt 15 ml.

Entfernen Sie oral aufgenommene Lösung durch Magenspülung oder Erbrechen, indem Sie dafür eine Lösung von Magnesiamilch oder noch besser Natriumthiosulfat benutzen. 30–50 g/l oder aber Milch. Nach der Spülung oder dem Erbrechen geben Sie ein Abführmittel bestehend aus 30 g Natriumsulfat und 10 g Natriumthiosulfat in 250 ml Milch oder Wasser. *Cave!* Verwenden Sie keine Säureantidots. Behandeln Sie fernerhin wie bei einer Natriumhydroxydvergiftung.

Borsäure (Antisepticum)
Vergiftungsanzeichen einer Aufnahme durch den Mund oder über die Haut sind Fieber, Anurie, Rötung gefolgt von Abschuppung der Haut, Lethargie und Krämpfe. Die MLD beträgt 5–15 g.

Entfernen Sie die oral aufgenommene Borsäure durch Erbrechen oder Magenspülung und folgender Gabe von Abführmitteln. Erhalten Sie den Urinfluß, indem Sie oral Flüssigkeit zuführen oder bei Erbrechen i.v. fünfprozentige Dextroselösung geben. Bringen Sie die Krämpfe durch vorsichtige Anwendung von Äther unter Kontrolle. Entfernen Sie im Blut befindliche Borsäure durch Peritonealdialyse oder mit der künstlichen Niere. Behandeln Sie die Anurie wie bei der Quecksilbervergiftung.

Bromate (Frostschutzmittel)
Vergiftungsanzeichen sind Erbrechen, Leibschmerzen, Oligurie, Koma, Krämpfe, Blutdruckabfall, Hämaturie und Proteinurie. Die MLD beträgt 4 g.

Entfernen Sie das Gift durch Magenspülung, durch Erbrechen, und Abführmittel und geben Sie 1–5 g 10prozentige Natriumthiosulfatlösung i.v. Behandeln Sie den Schock durch wiederholte kleine Bluttransfusionen.

Cadmium
s. Kadmium

Campfer
s. Kampfer

Cantharidin (Irritans)
Vergiftungszeichen sind schweres Erbrechen, Diarrhoe, Blutdruckabfall, Hämaturie und Tod durch Ateminsuffizienz oder Urämie. Die MLD ist 10 mg.

Entfernen Sie oral aufgenommenes Gift durch Magenspülung oder Erbrechen und lassen Sie Abführmittel folgen. Behandeln Sie Kreislaufkollaps durch Bluttransfusionen und i.v.-Gaben von Kochsalzlösung. Tun Sie etwas gegen die Anurie.

Chenopodiumöl (Wurmmittel)
Anzeichen einer Vergiftung sind schwere gastrointestinale Irritationen, Schluckschwierigkeiten, Kollaps und Koma. Der Urin kann Erythrocyten und Proteine enthalten. Die MLD ist 3 g.

Entfernen Sie durch Magenspülung oder Erbrechen und nachfolgende Abführmittel das Gift. Behandeln Sie die Anurie und Krämpfe.

Chinidin
Vergiftungsanzeichen sind Tinnitus, Diarrhoe, Schwindel, schwerer Blutdruckabfall mit Verschwinden des Pulses, Ateminsuffizienz, thrombocytopenische Purpura nach längerem Gebrauch, Urticaria und anaphylactoide Reaktionen. Das EKG kann eine Ausweitung des QRS-Komplexes, ein verlängertes QT-Intervall, vorschnelle Ventrikelkontraktion und ein verlängertes PR-Intervall zeigen. Die MLD ist 1 g.

Entfernen Sie oral aufgenommenes Gift durch Erbrechen, Magenspülung und nachfolgende Gabe von Abführmitteln. Erhöhen Sie den Blutdruck durch i.v. Kochsalzlösung-, Levarterenol- oder Blutinfusion. Die Anwendung von 6molarer Natriumlactatlösung i.v. soll die kardiotoxische Wirkung des Chinidins reduzieren.

Chinin, Quinacrin [Chinacrin], Chloroquin (Malariamittel)
Anzeichen einer Vergiftung sind Tinnitus, verschwommene Wahrnehmung, Schwäche, Blutdruckabfall, Anurie und Herzunregelmäßigkeit. Wiederholte orale Gaben von Chinin bewirken Sehverlust zusammen mit Blässe der Pupille, Annäherung der Retinagefäße und Papillenödem. Quinacrin bewirkt Hepatitis, aplastische Anämie, Psychosen und Ikterus. Chloroquin bewirkt Schwindel und verschwommenes Gesichtsfeld. Der

Urin kann Erythrocyten und Proteine sowie Cylindersediment enthalten. Die MLD ist 1 g.

Entfernen Sie oral aufgenommene Substanz durch Magenspülung oder Erbrechen und folgende Gabe von Abführmitteln. Behandeln Sie den Schock. Geben Sie täglich 2–4 l Flüssigkeit, um die Nierenausscheidung voranzutreiben. Behandeln Sie die Anurie.

Chlorate (Desinfektionsmittel)
Vergiftungsanzeichen sind Cyanose, Hämolyse, Anurie und Konvulsionen. Die MLD ist 15 g. Laboratoriumsbefunde sind Methämoglobinämie, Anämie vom hämolytischen Typ, Erhöhung des Kaliumserumspiegels.

Entfernen Sie oral aufgenommenes Gift durch Magenspülung oder Erbrechen und geben Sie darauf Abführmittel. Behandeln Sie die Methämoglobinämie mit Methylenblau. Erhöhen Sie bei normal funktionierender Niere die tägliche Flüssigkeitszufuhr auf 2 bis 4 l, um das Chlorat zu entfernen.

Chlorierte Kohlenwasserstoffe
Bei Vergiftungen mit flüchtigen chlorierten Kohlenwasserstoffen richten Sie sich nach den Bemerkungen unter Tetrachlorkohlenstoff. Bei Nichtflüchtigen unter DDT (Insectizide).

Chloriertes Naphthalin (Isolator)
Das Hauptanzeichen ist ein pusteliger acneartiger Hautausschlag, der sich zu einem größeren eitrigen Geschwür weiterentwickelt. Ikterus, Lebervergrößerung und allgemeine Schwäche treten ebenso auf. Leberfunktionsschwächung zeigt sich durch geeignete Tests.

Behandeln Sie die Leberschädigung wie bei Tetrachlorkohlenstoff.

Chrom und Chromate (Rostschutz)
Orale Aufnahme verursacht Leibschmerzen, Erbrechen, Schock, Oligurie oder Anurie. Hautkontakt führt zu einer Sensibilisierung der Haut und Kontaktekzem. Auch Ulceration tritt auf. Ulceration und Perforation des Nasenseptums kommt ebenso vor. Akute Hepatitis wurde beobachtet. Die Urinuntersuchung fördert Proteinurie oder Hämaturie ans Licht. Die MLD beträgt für lösliches Chromat 5 g. Entfernen Sie oral aufgenommenes Chromat durch Magenspülung, Erbrechen und Abführen. Behandeln Sie die Oligurie und den Leberschaden.

Cinchophen und Neocinchophen
(Analgetica)
Eine akute Vergiftung mit diesen Substanzen ähnelt sehr einer Salicylatvergiftung. Länger dauernde Aufnahme führt zu Ikterus, Anorexie, Übelkeitsgefühl in der Bauchregion und schmerzhafte Vergrößerung der Leber. Entwicklung zu einer Leberinsuffizienz ist häufig. Magenperforation ist ebenso vorgekommen. Die MLD beträgt 5–30 g.

Behandlung wie bei Salicylatvergiftung. Behandeln Sie die Leberinsuffizienz wie bei der Tetrachlorkohlenstoffvergiftung.

Cocain
s. Kokain

Coffein
s. Koffein

Colchicin (Gichtheilmittel)
Vergiftungszeichen sind Brennen im Rachen, wäßriger oder blutiger Durchfall, Kreislaufkollaps und Oligurie. Die MLD beträgt 6 mg. Entfernen Sie oral aufgenommenes Gift durch Erbrechen und Magenspülung, danach Abführmittel. Bei Atemschwierigkeiten Sauerstoff. Behandeln Sie die Oligurie.

Detergentien (Seifen, Detergentien und Desinfektionsmittel)

A. Kationische Detergentien: Hierher gehören Desinfektionsmittel vom Typ des vierwertigen Ammonium wie z.B. das Zephirol. Die Vergiftungszeichen sind schweres Erbrechen, Schock, Krämpfe und Tod innerhalb von 1–4 Std. Die MLD beträgt 1–3 g.

Entfernen Sie noch nicht resorbiertes Gift durch induziertes Erbrechen oder Magenspülung. Gewöhnliche Waschseife ist ein wirksames Antidot für die unresorbierten kationischen Detergentien, jedoch hat sie keinerlei Einfluß auf die Giftwirkung im Organismus.

Behandeln Sie die Atembehinderung und den Schock mit angemessenen Unterstützungsmaßnahmen. Kurzzeitbarbiturate können gegen die Krämpfe eingesetzt werden.

B. Anionische oder nichtionische Detergentien: Diese in den gewöhnlichen Waschmitteln für Textilien und Fußböden etc. vorhandenen Stoffe sind weniger giftig als die kationischen Detergentien. Manche Waschmittel enthalten jedoch Alkali und bei der Ingestion dieser Stoffe ist sofortige Behandlung der Ätzvergiftung nötig. Die Vergiftung mit Waschmitteln, die Phosphatzusätze haben, sollte mit parenteral gegebenem Calcium behandelt werden.

Diaminobenzol (Haarfärbemittel)
Wiederholte Anwendung kann Sensibilisierung der Haut mit Juckreiz verursachen. Vermeiden Sie weitere Verwendung.

Dinitrophenol (Insecticid)
Vergiftungszeichen sind Fieber, Entkräftung, Durst, excessive Schweißausbrüche, Atemschwierigkeiten, Muskeltremor und Koma. Nach wiederholten Einnahmen tritt Katarakt auf. Die MLD beträgt 100 mg.

Entfernen Sie oral aufgenommenes Gift durch Erbrechen, Magenspülung und Abführmittel. Bei erhöhter Körpertemperatur bringen Sie den Körper durch Eintauchen in kaltes Wasser oder durch kalte Umschläge auf Normaltemperatur.

Dioxan (= Diäthylendioxid)
(Lösungsmittel)
Aufnahme über längere Zeit kann zu Nieren- und Leberschäden und zu Lungenödem führen. Entfernen Sie den Patienten aus der Gefahrenzone und behandeln Sie die Symptome.

Disulfiram und Alkohol
(Alkoholsensibilisator)
Vergiftungszeichen sind Erröten, Schwitzen, Tachykardie, Blutdruckabfall, Herzarrhythmie, Lufthunger und Herzschmerzen.

Geben Sie künstliche Beatmung mit Sauerstoff und 25 mg Ephedrin subcutan, um den normalen Blutdruck aufrecht zu erhalten.

Ergotamin (Migränemittel)
Vergiftungsanzeichen sind Erhöhung oder Senkung des Blutdrucks, schwacher Puls, Konvulsionen und Bewußtseinsverlust. Vergiftung über längere Zeit bewirkt Starre und Kälte der Extremitäten, Prickelgefühl, Brustschmerzen, Gangrän der Finger und der Zehen, Kontraktion der Gesichtsmuskulatur und Krämpfe. Die maximale noch nicht giftige Dosis ist pro Tag 6 mg.

Entfernen Sie oral aufgenommenes Gift durch Erbrechen, Magenspülung und Abführmittel. Behandeln Sie die Krämpfe wie bei Strychninvergiftung.

Favabohne (Pflanze)
Vergiftungszeichen sind Fieber, Ikterus, dunkler Urin, Oligurie und Blässe. Im Urin wird Hämoglobin nachzuweisen sein.

Geben Sie Bluttransfusionen, bis die Anämie korrigiert ist. Alkalisieren Sie den Urin, indem Sie alle 4 Std 5–15 g Natriumbicarbonat geben, um ein Ausfällen von Hämoglobin in der Niere zu verhindern. Bei normaler Nierenfunktion erhalten Sie den gewöhnlichen Urinfluß durch Gaben von täglich 2–4 Liter Flüssigkeit oral oder i.v. Täglich 25 bis 100 mg Cortison. Behandeln Sie die Anurie.

Fischvergiftungen
Vergiftungszeichen sind Erbrechen und Muskelschwäche bis zur Lähmung, Leibschmerzen und Krämpfe.

Entfernen Sie den Fisch durch Magenspülung, Erbrechen und Abführmittel. Halten Sie einen ausreichenden Luftweg frei oder beatmen Sie künstlich. Behandeln Sie die Krämpfe.

Fluoracetat (Rattengift)
Die Symptome zeichnen sich innerhalb Minuten bis Stunden nach der Einnahme ab als Erbrechen, Irritabilität, Krämpfe, Herzarrhythmie und Atemdepression. Die letale Dosis wird auf 50–100 mg geschätzt.

Entfernen Sie oral aufgenommenes Gift durch Erbrechen, Magenspülung und Abführmittel. Bringen Sie die Krämpfe wie bei der Strychninvergiftung unter Kontrolle. Glycerinmonoacetat (im Handel als 60prozentiges Glykerolmonoacetat) wurde als Antidot vorgeschlagen. Die Dosierung ist 0,1 bis 0,5 mg/kg in 5 Teilen Salzlösung i.v.

Formaldehyd (Desinfizienz)
Vergiftungszeichen sind schwere Leibschmerzen, gefolgt von Kreislaufkollaps, Bewußtseinsverlust, Anurie und Kreislaufinsuffizienz. Die MLD beträgt 60 ml. Entfernen

Sie oral aufgenommenes Gift durch Magenspülung, Erbrechen und Abführmittel, vorzugsweise 1prozentige Ammoniumcarbonatlösung.

Behandeln Sie den Schock durch Flüssigkeitsgaben.

Giftefeu, Giftsumach (Pflanzen)
Lokale Wirkungen setzten nach Verzögerung von Stunden bis Tagen ein und sind Jucken, Schwellungen, Blasenbildung. Andere Anzeichen sind generalisiertes Ödem, Proteinurie und nur mit dem Mikroskop erkennbare Hämaturie.

Verringern Sie die Hautverseuchung durch Waschen mit Wasser und starker Seife. Entfernen Sie oral aufgenommenes Pflanzenmaterial durch Magenspülung, Erbrechen und Gabe von Salzabführmitteln. Behandeln Sie die Exsudation, indem Sie den Patienten an die Luft bringen oder seine Kleider mit einprozentiger Aluminiumacetatlösung tränken.

Generalisierte Reaktionen können mit Cortison oder verwandten Steroiden in allerdings nur symptomatischer Behandlung behoben werden.

Glykol (Frostschutzmittel)
S. unter Äthylenglykol

Glykolchlorhydrin (Entwesungsfulmigans)
Vergiftungsanzeichen sind Leibschmerzen, Irritabilität, Delirium, Atemverlangsamung, Blutdruckabfall, Muskelzuckungen, Cyanose und Koma mit Atem- und Kreislaufinsuffizienz. Die MLD beträgt 5 g.

Verhindern Sie die weitere Giftaufnahme und entfernen Sie oral aufgenommenes Gift durch Erbrechen, Magenspülung und Abführmittel. Behandlung wie bei der Methylbromidvergiftung.

Goldsalze (Antirheumatica)
Vergiftungsanzeichen sind Hautausschlag, Jucken, Geschwüre, metallischer Geschmack, Hepatitis, Granulocytopenie und aplastische Anämie. Geben Sie BAL.

Hydralazin (Blutdrucksenkendes Mittel)
Vergiftungsanzeichen sind Fieber, diffuse erythematöse Gesichtsdermatitis, Lymphknotenvergrößerung, Splenomegalie, Arthralgie und scheinbarer weitverbreiteter Lupus erythematosus.

Setzen Sie das Mittel beim ersten Anzeichen von Nebenwirkungen, besonders Ausschlag, unverzüglich ab. Geben Sie täglich 1 bis 3 g Aspirin® oder täglich 50–100 mg Cortison, bis die Symptome zurückgehen.

Hydrochinon (Fotoentwickler)
Wiederholte Giftwirkung führt zu Überempfindlichkeit der Haut. Eine oral aufgenommene Menge von 10 g wird Symptome bewirken, die denen der Phenolvergiftung ähneln. Behandlung wie bei der Phenolvergiftung.

Ipecacuanha (Brechwurz), Emetin (Brechmittel)
Anzeichen sind Ermüdung, Dyspnoe, Tachykardie, niedriger Blutdruck, Bewußtlosigkeit und Tod durch Herzinsuffizienz. Das EKG zeigt abgeflachte T-Welle und Arrhythmien. Die MLD beträgt für Emetin 1 g.

Entfernen Sie oral aufgenommenes Gift durch Magenspülung, Erbrechen und Abführmittel. Bei Myokardschwäche kann vorsichtige Digitalisierung nützlich sein.

Iproniazid, Isocarboxazid, Pheniprazin, Nialamid, Phenelzin (Stimulantien)
Überdosierung bewirkt Ataxie, Stupor, Blutdruckabfall, Tachykardie und Krämpfe. Wiederholter Mißbrauch kann Schwäche, Halluzinationen, Sucht, Urinretention, Leberschädigung, Schwindelgefühl und Erbrechen zur Folge haben. Die MLD beträgt 5 g.

Entfernen Sie oral aufgenommenes Gift durch Magenspülung, Erbrechen und Abführmittel. Bei Atemdepression beatmen Sie künstlich. Halten Sie den Blutdruck aufrecht. Geben Sie keine Stimulantien. Setzen Sie die Drogen beim ersten Anzeichen von Ikterus ab. Behandeln Sie Leberschädigung wie bei der Tetrachlorkohlenstoffvergiftung.

Kadmium (Metallplattierungen)
Oral aufgenommen bewirkt es Diarrhoe, Erbrechen, Muskelschmerzen, Speichelfluß und Leibschmerzen. Inhalation verursacht Kurzatmigkeit, Brustschmerzen, schaumiges und blutiges Sputum und Muskelschmerzen.

Chronische Giftwirkung bewirkt weiterhin Anämie und röntgenologisch sind Verdichtungen der Lungenfelder nachzuweisen. Im Urin ist ein mit Sulfosalicylsäure anfärbbares Protein zu finden. Die MLD beträgt etwa 10 mg.

Behandeln Sie das Lungenödem und geben Sie Natrium-Calcium-Edatat. Entfernen Sie oral aufgenommenes Gift durch Erbrechen, Magenspülung und Abführmittel.

Kampfer (Stimulans)
Vergiftungserscheinungen sind Spannungsgefühl, Schwindelgefühl, irrationales Verhalten, Steifigkeit, Tachykardie, Zuckungen der Gesichtsmuskulatur und generalisierte Krämpfe. Die MLD beträgt 1 g.

Entfernen Sie oral aufgenommenes Gift durch Magenspülung, Erbrechen und Abführmittel. Kontrollieren Sie die Krämpfe.

Koffein (Coffein), Aminophyllin (Stimulantien)
Vergiftungserscheinungen sind schnell eintretender Kollaps und Herzstillstand innerhalb 1–2 min nach i.v. oder rectaler Gabe und Krämpfe. Die MLD beträgt 1 g.

Geben Sie mit künstlicher Beatmung Sauerstoff, halten Sie den Blutdruck aufrecht, entfernen Sie rectal gegebenes Aminophyllin mit Klistieren und kontrollieren Sie die Krämpfe wie bei einer Strychninvergiftung.

Kokain, Cocain (Lokalanästheticum)
Krankheitsanzeichen sind Ruhelosigkeit, Irritabilität, Halluzinationen, Atemunregelmäßigkeiten, Konvulsionen und Kreislaufinsuffizienz. Die MLD beträgt 30 mg.

Entfernen Sie das Gift von der Haut oder den Schleimhäuten durch Waschen mit Leitungswasser oder gewöhnlicher Salzlösung. Entfernen Sie oral aufgenommenes Kokain durch Magenspülung, Erbrechen und nachfolgende Gabe von Abführmitteln.

Begrenzen Sie die Absorption einer Kokaininjektion mit Aderpresse oder Eispakkung. Bringen Sie die Krämpfe mit Thiopental unter Kontrolle. Kommen Sie einer Hypoxie zuvor, indem Sie Sauerstoff geben.

Krotonöl
S. Oleum crotonis

Lebensmittelvergiftung, bakteriell
Vergiftungsanzeichen sind Schwindel, Erbrechen und 12–24 Std zunehmende Schwäche. Leibschmerzen können sehr stark sein. Fieber, Schock und Dehydratation sind selten. Entfernen Sie das Gift aus dem Darmtrakt durch Magenspülung oder Erbrechen. Wenn keine Diarrhoe vorliegt, geben Sie ein Salzabführmittel. Geben Sie nichts durch den Mund, bis das Erbrechen abflaut. Dann 12 bis 24 Std Flüssigkeiten oral, wie sie vertragen werden, bevor Sie mit einer regelmäßigen Diät beginnen. Wenn Erbrechen und Durchfall schwerwiegend ist, erhalten Sie das Flüssigkeitsgleichgewicht, indem Sie 5prozentige Dextroselösung in Salzlösung i.v. geben. Geben Sie 30 mg Codein oral oder subcutan oder 4–12 ml Sedativa, z. B. Tinctura opii camphorata, nach jeder Darmbewegung. Geben Sie 1 mg Atropinsulfat subcutan, wenn die gastrointestinale Hyperaktivität andauert. Geben Sie bei jeder Darmbewegung 1 g Wismuthydrogencarbonat.

Lebensmittelvergiftung, Nitrite
Vergiftungsanzeichen sind Rötung der Haut, Erbrechen, Schwindel, bedeutender Blutdruckabfall, Cyanose und Atemlähmung. Die MLD beträgt 2 g.

Entfernen Sie oral aufgenommenes Gift durch Magenspülung, Erbrechen und lassen Sie Abführmittel folgen. Erhalten Sie den Blutdruck durch s.c. Injektionen von 1 ml einer 1 : 1000 Adrenalin- oder Levarterenollösung. Behandeln Sie die Methämoglobinurie durch langsame i.v.-Injektion von 5–25 ml einer einprozentigen Methylenblaulösung.

Magnesiumsalze (Abführmittel)
Vergiftungsanzeichen sind wässriger Durchfall, gastrointestinale Irritationen, Erbrechen, Tenesmen, Kollaps, schlaffe Lähmung und bei geschädigter Nierenfunktion ein ernsthafter Blutdruckabfall. Die MLD beträgt 30–60 g.

Verdünnen Sie oral oder rectal gegebenes Magnesiumsulfat mit Leitungswasser. Beatmen Sie nötigenfalls künstlich. Geben Sie 10 ml einer 10prozentigen Calciumgluconatlösung als spezifisches Antidot langsam i.v.

Mangan (Industrie)
Orale Aufnahme bewirkt Lethargie, Ödeme und Symptome wie bei Verletzungen des extrapyramidalen Systems. Inhalation bewirkt Bronchitis, Pneumonie und Lebervergrößerung. Zeichen von Parkinsonismus tauchen ebenfalls auf. Der Leberzellfunktionstest kann verschlechtert sein. Die MAC ist 6 mg/mm³.

Schützen Sie vor weiterer Giftwirkung. Geben Sie EDTA.

Meprobamat (Sedativum)
Anzeichen einer Vergiftung sind Schläfrigkeit und Diskoordination, die zum Koma führt, Cyanose und Atemdepression. Die MLD beträgt 12 g.

Entfernen Sie oral aufgenommenes Gift durch Erbrechen, Magenspülung und Abführmittel. Bei Atemdepression wenden Sie Wiederbelebungsmaßnahmen an wie bei der Barbituratvergiftung.

Metaldehyd (Schneckengerichte)
Vergiftungsanzeichen sind schweres Erbrechen, Leibschmerzen, Temperaturerhöhung, Muskelstarre, Krämpfe und Tod spätestens nach 48 Std durch Ateminsuffizienz. Die MLD beträgt 5 g bei Erwachsenen.

Behandeln Sie wie bei der Acetaldehydvergiftung, aber beachten Sie, daß Schneckengerichte meist auch Arsen enthalten.

Metalldämpfe (Industrie)
Inhalation von Zinkoxyd oder anderen Metalldämpfen bewirkt Fieber, Frösteln, Muskelschmerzen, Schwäche. Lungenödem kann folgen. Behandeln Sie es. Bettruhe und Analgetica werden für gewöhnlich die Symptome lindern.

Methenamin (Urinantisepticum)
Vergiftungsanzeichen sind Hautausschlag, Nieren- und Blasenreizung, Hämaturie und Erbrechen. Setzen Sie das Mittel ab.

Methylbromid und Methylchlorid (Räucherdesinfiziens)
Vergiftungsanzeichen sind Schwindel, Schläfrigkeit, Blutdruckabfall, Koma und Lungenödem nach einer Latenzzeit von 1–4 Std.

Behandeln Sie die Krämpfe wie bei der Strychninvergiftung. Bei Lungenödem 60prozentigen Sauerstoff mit Maske. Setzen Sie dem Einatmungsgas 20prozentigen Äthylalkohol zu.

Methylsulfat (Industrie)
Orale Aufnahme oder Hautkontakt bewirken Ätzungen wie mit Schwefelsäure. Giftdampf bewirkt Reizung und Erythem der Augen, Lungenödem, Proteinurie und Hämaturie. Die MLD beträgt für Erwachsene etwa 1 g.

Behandeln Sie wie bei einer ätzenden Säure.

Methysergid (Migränemittel)
Das bei der Verhütung von Migräneanfällen sehr wirkungsvolle Methysergid kann gefährliche fibrotische Komplikationen zuerst im retroperitonealen Gebiet (Fibrosis retroperitonealis) bewirken, aber auch die Möglichkeit zur Fibrosebildung in der Aorta, an den Herzklappen und in der Lunge ist gegeben. Vergiftungszeichen sind weiterhin Brustschmerzen, Dyspnoe, Fieber, Pleuraergüsse, Rückenschmerzen und Schmerzen in Bauch und Becken, Hydronephrose, Niereninsuffizienz, Angina cruris und Ödeme der unteren Extremität.

Absetzen der Methysergidtherapie bewirkt ein teilweises oder totales Aufhören der Komplikationen. Chirurgische Eingriffe zum Entfernen der Adhäsion können nötig werden.

Metol (Satropol, Fotoentwickler)
Wiederholte Einnahme kann eine Sensibilisierung der Haut, die durch feuchte und verkrustete Haut charakterisiert ist, bewirken. Orale Aufnahme kann Methämoglobinämie mit Cyanose, ähnlich wie bei der Antipyrinvergiftung, verursachen.

Entfernen Sie den Patienten aus der Gefahrenzone. Bei oraler Einnahme Behandlung wie bei Antipyrinvergiftung.

Naphthalin (Mottenkugeln)
Vergiftungszeichen sind Diarrhoe, Oligurie, Anämie, Ikterus, Miktionsschmerz und Anurie. Die MLD beträgt für Erwachsene ca. 2 g.

Entfernen Sie oral aufgenommenes Naphthalin durch Magenspülung oder Erbrechen und nachfolgende Gabe von Abführmitteln. Alkalisieren Sie den Urin mit 5 g Natriumbicarbonat alle 4 Std oral oder, wenn nötig, häufiger, um alkalischen Urin zu erhalten. Geben Sie wiederholt kleine Blutinfusionen, bis das Hämoglobin 60–80 Prozent des Normalwertes erreicht hat.

β-Naphthol (Industrie)
Die akute Vergiftung ist die gleiche wie die Phenolvergiftung. Längere Giftwirkung kann Blasentumoren, hämolytische Anämie und Katarakt verursachen. Zugabe von Eisenchlorid, um den Urin zu säuern, gibt eine violette oder blaue Farbe im Urin, die die Anwesenheit von phenolischen Verbindungen anzeigt. Die MLD ist 2 g. Behandlung wie Phenolvergiftung.

Naphthylamin (Aminonaphthalin, Industrie)
Wiederholter Kontakt kann Sensibilisierung der Haut mit Feuchtwerden und Verkrusten, und große Mengen können Methämoglobinurie mit Cyanose bewirken. Verhindern Sie weitere Giftwirkung. Behandeln Sie die Cyanose wie bei Anilinvergiftung.

Nickeltetracarbonyl (Industrie)
Sofort auftretende Symptome sind Husten, Schwindel, Schwäche. Verzögerte Reaktionen sind Dyspnoe, Cyanose, schneller Puls und Atemstörungen. Die MAC ist 1 ppm.

Die Cyanose und Dyspnoe behandeln Sie mit 100prozentigem Sauerstoff durch die Maske. Behandeln Sie das Lungenödem. Geben Sie 50–100 mg/kg Natriumdiäthyldithiocarbamat oral oder i.m.

Nicotin (Tabak)
Vergiftungszeichen sind respiratorische Stimulation, Schwindel, Diarrhoe, Tachykardie, Erhöhung des Blutdrucks, Speichelfluß und bei großen Mengen schnelles Fortschreiten zu Prostration, Krämpfen und Atemverlangsamung, Herzarrhythmie und Koma. Die lethale Dosis bei reinem Nicotin ist etwa 1 mg/kg. Die MLD von Tabak beträgt 5 g.

Entfernen Sie Nicotin von der Haut durch Scheuern, oder wenn oral aufgenommen, entfernen Sie es durch gründliche Magenspülung. Injizieren Sie 25–50 mg Hexamethonium subcutan. Wiederholen Sie dies alle Stunde, bis der Blutdruck zur Norm zurückkehrt. Behandlung der Krämpfe wie bei der Strychninvergiftung.

Oleum crotonis (Drasticum)
Vergiftungserscheinungen sind brennender Schmerz in Mund und Magen, Tenesmen, wässriger oder blutiger Durchfall, Blutdruckabfall und Koma. Die MLD beträgt 1 g.

Entfernen Sie Crotonöl durch Magenspülung, Erbrechen und Salzabführmittel. Behandeln Sie den Schock. Verhindern Sie eine Dehydratation durch orale oder i.v. Flüssigkeitsgaben. Lindern Sie den Schmerz mit 10 mg Morphinsulfat.

Öle, Flüchtige: Terpentin, Menthol, Absinth, Sadebaum, Polei, Eucalyptus, Kiefernöl.
Vergiftungsanzeichen sind Erbrechen, Diarrhoe, Bewußtlosigkeit, seichte Atmung, Hämaturie und Krämpfe. Die MLD ist 15 g.

Geben Sie 60–120 ml Rizinusöl, und entfernen Sie die Öle dann durch Magenspülung, wobei Sie Aspiration vermeiden sollten. Lassen Sie ein Salzabführmittel folgen. Wenn nötig, beatmen Sie künstlich. Bei normaler Nierenfunktion geben Sie, wenn die Gefahr eines Lungenödems gebannt ist, täglich 2–4 l Flüssigkeit.

Oestrogene (weibl. Sexualhormone)
Vergiftungszeichen sind exzessive Vaginalblutungen und Brustvergrößerung. Brechen Sie die Behandlung ab.

Pamaquin (Wurmmittel)
Bei schwarzen Patienten kommt gewöhnlich hämolytische Anämie und Methämoglobinurie vor. Magenschmerzen und Schwäche folgen bei großen Dosen.

Reduzieren Sie die Dosis oder setzen Sie das Präparat ab. Behandeln Sie die Anämie mit Natriumbicarbonat, um den Urin zu alkalisieren und so eine Ausfällung von Säurehämatin zu verhindern. Bei schwerer Anämie Bluttransfusionen.

Paraldehyd (Hypnoticum)
Anzeichen einer Vergiftung sind tiefer Schlaf bei gewöhnlichen Dosen und bei größeren (über 10 ml) manchmal Dämpfung der Herz-

arbeit. Behandlung wie bei Acetaldehyd- oder Barbituratvergiftung.

Pentetrazol (Stimulans)
Permanganat (Antisepticum)
Vergiftungszeichen sind gesteigerte Atmung, Zuckungen und Krämpfe, Ateminsuffizienz innerhalb weniger Minuten nach der Einnahme. Die MLD beträgt 1 g bei i.v.-Aufnahme. Behandlung wie bei Strychninvergiftung. Orale Aufnahme von festem Permanganat oder von konzentrierten Lösungen verursacht Larynxödem, Nekrose der Mundmukosa, langsamen Puls und Kreislaufkollaps. Anurie kann auftreten. Die MLD beträgt 10 g.

Entfernen Sie oral aufgenommenes Gift durch Erbrechen, Magenspülung und Abführmittel. Behandeln Sie den Schock und die Anurie.

Phenacetin, Acetanilid (Analgetica)
Akute Vergiftung ist ähnlich der Salicylatvergiftung. Längere Anwendung führt zu Nierenschädigung, Cyanose, hämolytischer Anämie und Hautausschlag. Die MLD beträgt 5–20 g.

Behandeln Sie wie bei der Salicylatvergiftung. Behandeln Sie die Methämoglobinurie mit langsamer i.v. Gabe von 5–25 ml 1prozentiger Methylenblaulösung.

Phenolphthalein (Laxans)
Vergiftungszeichen sind erythematöse juckende Hautausschläge, Durchfall, Kollaps und Blutdruckabfall. Verhindern Sie den weiteren Gebrauch dieser Drogen. Behandeln Sie den Blutdruckabfall mit Flüssigkeitsgaben.

Physostigmin, Neostigmin und verwandte Stoffe (Parasympathicomimetica)
Vergiftungszeichen sind Tremor, beachtliche Peristaltik, unwillkürliche Defäkation und Miktion, stecknadelgroße Pupillen, Atembeschwerden und Krämpfe. Die MLD beträgt 6 mg.

Geben Sie 2 mg Atropinsulfat i.v. oder i.m. alle 2–4 Std wie es nötig ist, um die Atembeschwerden und die anderen Symptome zu verbessern.

Picrotoxin (Stimulans)
Vergiftungszeichen sind gesteigerte Atmung, Zuckungen, Krämpfe und eine 20 min bis 1 Std nach der Einnahme auftretende Ateminsuffizienz, die mindestens 24 Std anhält.

Die MLD ist 20 mg.

Entfernen Sie oral aufgenommenes Gift durch Magenspülung, Erbrechen und Abführmittel, wenn keine Krämpfe vorliegen. Krampfbehandlung wie bei der Strychninvergiftung.

Procain (Lokalanästheticum)
Vergiftungszeichen sind Schwindel, Schwäche, Blutdruckabfall, Tremor und Kreislaufkollaps. Die MLD beträgt 1 g.

Behandeln Sie wie bei der Cocainvergiftung.

Propylthiouracil (Antithyroid)
Vergiftungsanzeichen sind Hautausschlag, Urticaria, Gelenkschmerzen, Fieber und Leukopenie. Behandeln Sie die Agranulocytose mit großen Dosen Penicillin oder einem Breitbandantibioticums, um hinzutretende Infekte abzuwehren.

Rauwolfiaalkaloide (Antihypertonica)
Vergiftungszeichen sind Diarrhoe, geschlossene Nase, Herzschmerzen, Extrasystolen, mangelnde Blutversorgung und emotionelle Depression. Setzen Sie das Mittel ab.

Rhodanid
s. Thiocyanat

Rizinussamen (Pflanze)
Vergiftungserscheinungen sind schweres Erbrechen, Durchfall, starke Leibschmerzen, Cyanose, Kreislaufkollaps und Oligurie. Im Urin können Proteine, Cylindersediment, Erythrocyten und Hämoglobin gefunden werden. Die MLD beträgt eine Bohne.

Entfernen Sie oral aufgenommenes Gift durch Magenspülung, Erbrechen und folgender Gabe von Abführmitteln. Halten Sie den Blutdruck mit Bluttransfusionen aufrecht. Alkalisieren Sie den Urin mit 5–15 g Natriumbicarbonat täglich, um eine Fällung von Hämoglobin oder Hämoglobinprodukten in der Niere zu verhindern. Behandeln Sie die Anurie.

Rittersporn (Liniment)
Vergiftungszeichen sind prickelndes und brennendes Gefühl im Mund und auf der Haut, Erbrechen, Diarrhoe, Blutdruckabfall, schwacher Puls und Krämpfe.

Oral aufgenommenes Gift entfernen durch Magenspülung, Erbrechen und Salzabführmittel. Geben Sie 2 mg Atropin subcutan. Künstliche Beatmung. Halten Sie den Blutdruck aufrecht.

Santonin (Wurmmittel)
Vergiftungszeichen sind gelb gefärbtes optisches Bild, Erbrechen, Verwirrung, Halluzinationen, Krämpfe und Atem- oder Kreislaufinsuffizienz. Es liegt Hämaturie vor, Cylindersediment und Proteine sind im Harn zu finden. Die MLD beträgt 0,1 g.

Entfernen Sie oral aufgenommenes Gift durch Magenspülung, Erbrechen und Gaben von Abführmitteln. Bringen Sie die Krämpfe unter Kontrolle und halten Sie den Blutdruck aufrecht.

Schalentiere
Vergiftungszeichen sind Erstarrung und Prickeln in den Lippen, Zunge, Gesicht und Extremitäten, Schwäche der Atmung und sogar Lähmung und Krämpfe. Entfernen Sie gegessene Schalentiere durch Magenspülung, Erbrechen und Abführmittel. Geben Sie künstliche Sauerstoffbeatmung und halten Sie den Blutdruck aufrecht.

Schilddrüsenhormone (medizinisch)
Vergiftungsanzeichen sind Fieber, Tachykardie, Hypotonie und Kreislaufkollaps bei Dosen von 0,3 g/kg.

Halten Sie die normale Körpertemperatur aufrecht und geben Sie verstärkt Flüssigkeiten. Bei Herzschwäche Digitalis.

Schwefelwasserstoff, Schwefelkohlenstoff (Räucherdesinfizienz)
Vergiftungsanzeichen sind schmerzhafte Conjunctivitis, Erscheinen von Lichthöfen im optischen Bild, Anosmie, Lungenödem, Ruhelosigkeit, verschwommenes optisches Bild, Bewußtlosigkeit und Atemlähmung. Langdauernde Giftwirkung hat permanente Hypotonie, gestörten Gang und Gleichgewicht, Gedächtnisverlust, seelische Depression und parkinsonähnlichen Tremor zur Folge. Die MAC ist 20 ppm.

Schierling (Pflanze)
Vergiftungsanzeichen sind allmählich ansteigende Muskelschwäche mit nachfolgender Paralyse und Ateminsuffizienz; Proteinurie kommt ebenso vor.

Behandeln Sie die Ateminsuffizienz durch künstliche Sauerstoffbeatmung. Entfernen Sie oral aufgenommenes Gift durch Magenspülung, Erbrechen und Abführmittel.

Silbernitrat (Antisepticum)
Silbernitrat fällt Proteine aus. Eine Vergiftung wird angezeigt durch Schwindel, Diarrhoe, Erbrechen, blutigen Stuhl, Blauverfärbung um den Mund und Schock. Spülen Sie den Magen mit Kochsalzlösung, um das Silberchlorid auszufällen. Geben Sie das Weiße von Eiern in Milch geschlagen als Demulzens. 30 g Natriumsulfat in 200 ml Wasser als Abführmittel. Nehmen Sie kreislaufstabilisierende Maßnahmen in Angriff. BAL hat sich als nicht wirksam erwiesen.

Stibine (Industrie)
Vergiftungsanzeichen sind Schwäche, Ikterus, Anämie und schwacher Puls. Die MAC ist 0,1 ppm.

Behandeln Sie mit Bluttransfusionen und alkalisieren Sie den Urin.

Streptomycin (Tuberkulosemittel)
Vergiftungsanzeichen sind Schädigungen des 8. Hirnnerven mit Tinnitus, Taubheit, Verlust des Gleichgewichtssinnes und Vertigo. Setzen Sie das Mittel ab beim ersten Zeichen einer Statoacusticusschädigung.

Sulfonamide (antibakterielle Mittel)
Vergiftungsanzeichen sind Hautausschlag, Fieber, Hämaturie, Oligurie oder Anurie mit Azotämie. Im Urin sind Kristalle, Erythrocyten und Proteine zu finden.

Bei normaler Nierenfunktion steigern Sie die tägliche Flüssigkeitszufuhr auf 4 l, um die Sulfonamidexkretion zu steigern. Behandeln Sie die Anurie.

Talkum (Puderstaub)
Längere Inhalation bewirkt feine Fibrosierung in der Lunge und Calcifikation des Pe-

rikards. Verhindern Sie weitere Vergiftungsmöglichkeiten. Behandeln Sie wie bei einer Silikose.

Thallium (Rattengift)
Thalliumvergiftungen sind gekennzeichnet durch ein langsames Einsetzen von Ataxie, Schmerzen und Parästhesien der Extremitäten, durch beidseitige Ptosis, Haarverlust, Fieber und Leibschmerzen. Weitere Vergiftungsstadien zeigen Lethargie, Sprachverwirrung, Tremor, Krämpfe und Cyanose, Lungenödem und Atemschwierigkeiten. Die MLD beträgt 1 g.

Entfernen Sie oral aufgenommenes Gift durch Erbrechen, Magenspülung und Abführmittel. Die Anwendung von 20 mg/kg/Tag BAL oder Dithizon oral über 5 Tage wurde vorgeschlagen. Wenn keine Niereninsuffizienz auftaucht, halten Sie die Urinausscheidung bei 1 l oder mehr täglich. Bei Niereninsuffizienz nur so viel Flüssigkeit geben, um die Verluste zu ersetzen.

Thiocyanat [= Rhodanid] (Insecticid)
Vergiftungsanzeichen sind Desorientierung und Schwäche, niedriger Blutdruck, psychotisches Verhalten und Krämpfe. Der tödliche Serumsspiegel für Cyanat ist 20 mg/100 ml.

Entfernen Sie oral aufgenommenes Gift durch Magenspülung, Erbrechen und Abführmitteln. Geben Sie täglich 2–4 l Flüssigkeit oral oder i.v., um einen angemessenen Urinoutput zu erhalten. Peritonealdialyse und Hämodialyse nötigenfalls.

Thioglykolsaures Salz (Frostschutzmittel)
Wiederholte Anwendung auf der Haut kann Sensibilisierung der Haut mit Ödemen, Kontaktekzemen, Jucken, Brennen und Ausschlag bewirken. Verhindern Sie weiteren Mißbrauch des Mittels.

Tosylchloramid [= Chloramin-T] (Desinfektionsmittel)
Vergiftungszeichen sind Cyanose, Schaum auf dem Mund und Ateminsuffizienz innerhalb einiger weniger Minuten bis zu einer Stunde nach oraler Aufnahme. Die MLD beträgt 0,5 g.

Entfernen Sie oral aufgenommenes Gift durch Magenspülung, Erbrechen und Abführmittel. Geben Sie Antidots wie bei der Cyanidvergiftung.

Trichloräthylen (Lösungsmittel)
Vergiftungsanzeichen sind Schwindel, Kopfweh, Exzitation, Bewußtseinsverlust. Manchmal unregelmäßiger Puls. Die MLD ist 5 ml. Bringen Sie den Patient an die frische Luft und beatmen Sie ihn künstlich. Geben Sie kein Adrenalin oder andere Stimulantien.

Trinitrotoluol (explosiv)
Vergiftungszeichen sind Ikterus, Dermatitis, Cyanose, Blässe, Appetitlosigkeit, Oligurie oder Anurie. Die Leber kann vergrößert oder atrophisch sein. Leberzellschädigung kann durch geeignete Tests herausgefunden werden. Die MLD ist 1 g.

Entfernen Sie das Gift von der Haut durch reichliche Waschungen mit Wasser und Seife. Verschlucktes Gift entfernen Sie durch Magenspülung, Erbrechen und Abführmittel. Die Leber schützen Sie mit 10 ml einer zehnprozentigen Calciumgluconatlösung i.v. dreimal täglich und einer Diät mit vielen Kohlehydraten und mit viel Calcium, einschließlich mindestens einem Liter Magermilch täglich. Geben Sie täglich hohe Dosen Viamin D.

Triorthocresylphosphat (Plastikweichmacher)
Nach einer Latenzzeit von 1–30 Tagen entwickelt sich eine Schwäche der distalen Extremitätenmuskulatur mit Erschlaffung des Fußes und des Handgelenkes und mit Fehlen des Patellarsehnenreflexes. Tod kann durch Atemlähmung eintreten. Die MLD ist bei Erwachsenen etwa 5 g.

Entfernen Sie das Gift durch Magenspülung, Erbrechen und Abführmitteln. Halten Sie die Atmung nötigenfalls mit einem Ventilationsapparat aufrecht.

Vanadium (Industrie)
Vergiftungszeichen sind Rhinorrhoe, Niesen, wunde Brust, Dyspnoe, Bronchitis und Pneumonie.

Geben Sie täglich 1 g Ascorbinsäure.

Veratrum, Zygadenus (Pflanzen)
Vergiftungszeichen sind Schwindel, schweres Erbrechen, Muskelschwäche, langsamer Puls

und niedriger Blutdruck. Exzessive Mengen können einen beachtlichen Blutdruckanstieg bewirken. Entfernen Sie oral aufgenommenes Gift durch Magenspülung, Erbrechen und Abführmittel. 2 mg subcutanes Atropin wird den reflexiven Blutdruckabfall blockieren, sowie die Bradykardie. Erhöhung des Blutdrucks wird mit 25 mg Phentolamin subcutan alle 4 Std behandelt.

Wismutverbindungen (medizinisch)
Vergiftungsanzeichen sind Hautausschlag, Leberschäden, Anurie, Kreislaufkollaps, Proteinurie, Hämaturie, Schwächung der Leberfunktion. Die MLD beträgt 0,5 g.

Geben Sie 1 mg BAL und Atropin subcutan, um die gastrointestinalen Beschwerden zu erleichtern. Wenn die Niere normal funktioniert, geben Sie täglich 2–4 l Flüssigkeit. Behandeln Sie die Anurie.

Wasserschierling (Pflanze)
Vergiftungsanzeichen sind Leibschmerzen, Erbrechen, Diarrhoe, Krämpfe, Cyanose und Ateminsuffizienz. Behandlung wie bei Schierlingvergiftung.

Zinkstearat (Puderstaub)
Inhalation bewirkt Fieber, Dyspnoe, Cyanose und Bronchialpneumonie.

Geben Sie 1 Mill Einheiten Penicillin i.m. täglich oder ein Breitbandantibioticum, um eine Bronchialpneumonie zu verhindern.

Zinksulfat (Adstringens)
Vergiftungsanzeichen sind brennender Schmerz in Mund und Rachen, Erbrechen, Diarrhoe, Anurie und Kreislaufkollaps. Die MLD beträgt 30 g.

Geben Sie Milch oder Stärkelösung, um das Gift zu verdünnen. Darauf Magenspülung. Ersetzen Sie den Flüssigkeitsverlust mit 5 Prozent Dextrose in Kochsalzlösung. Lindern Sie den Schmerz mit 10 mg Morphinsulfat.

Luftverschmutzung

Es liegen beachtliche Beweise vor, daß die in vielen größeren städtischen Gebieten in der Atmosphäre befindlichen Stoffe eine Konzentration erreicht haben, die die Gesundheit signifikant verschlechtert und Unbehagen auslöst. Die Luftverschmutzung nimmt weiter zu und es liegt nahe anzunehmen, daß auch die damit verbundenen gesundheitlichen Schäden zunehmen werden. Toxologische und epidemiologische Studien haben wahrscheinlich gemacht, daß die toxische Natur der Atmosphäre für gewöhnlich von einer komplexen Mischung von Schmutzstoffen und meteorologischen Faktoren abhängt. Es bereitet Schwierigkeiten, das Reiz- und Giftpotential eines einzelnen Stoffes in einer städtischen Atmosphäre abzuschätzen. Die große Zahl von organischen und anorganischen Verbindungen in der Stadtluft ist je nach der Art, der Quelle und der Menge der Stoffe sehr verschieden (z. B. industrielle Abfälle, Autoabgase, Heizungsanlagen der Wohnhäuser und sonstige Verbrennungsprodukte).

Zum anderen spielen klimatische Bedingungen eine Rolle (z. B. Temperatur, Sonneneinstrahlung, Luftfeuchtigkeit, Luftdruck und Winde).

Die Schmutzstoffe in der Luft werden für gewöhnlich in zwei Klassen eingeteilt:

1. Verbindungen von größerer Teilchengröße (Qualm, Staub, Asche, Nebel, sowie Rauch in fester oder flüssiger Form)
2. Gase (Kohlenmonoxyd, Schwefeloxyde, Schwefelwasserstoff, Stickstoffoxyde sowie Kohlenstoffverbindungen – darunter besonders diejenigen, die sich in der Atmosphäre in photochemischen Smog umwandeln)

Die Luftverschmutzung wird nicht für Krankheiten, die tödlich enden können, verantwortlich gemacht. Sie kann vielmehr schon vorhandene Atem- und Herzbeschwerden verstärken. Die Reizwirkung der Schmutzstoffe auf die Augen und die oberen Atemwege ist bekannt. Das Einatmen von Reizstoffen kann die Lungenfunktion beeinträchtigen, eine chronische Bronchitis schwerwiegender verlaufen lassen, chronische konstriktive Atemwegserkrankungen, Lungenemphysem und Bronchialsthma in ihrem Verlauf erschweren. Kohlenmonoxyd (dieser Stoff wird vielleicht zum größten Problem werden) kann mit der Sauerstoffversorgung des Herzens und des Gehirns in Konkurrenz treten. Dies ist dann vielleicht ein kritischer

Faktor bei Patienten mit Coronarerkrankungen sowie bei Polizisten und anderen Verkehrsteilnehmern, deren geistige Leistungsfähigkeit durch die Cerebralhypoxie gemindert ist.

Die krankmachenden Wirkungen der luftverschmutzenden Stoffe werden besonders in akuten Zuständen ungewöhnlich hoher Verschmutzung deutlich. Eine signifikante Vermehrung der Krankheits- und Todesfälle verursacht durch Herz- und Lungenschäden werden aus dem Meuse-Tal in Belgien (1930), aus Donora, Pennsylvania (1948) und aus London (1952, 1962) gemeldet.

Über die heimtückischen Langzeitgiftwirkungen von einzelnen Stoffen oder von Kombinationen ist nichts Näheres bekannt.

Allgemeine Literatur

Arena, J. M.: The clinical diagnosis of poisoning. Pediat. Clin. N. Amer. **17**, 477–94 (1970).

Barkow, D. et al.: Exogene Vergiftung. Internist **10**, 189–95 (1969).

Bougsch-Klimmer: Vergiftungen im Kindesalter. Stuttgart: Enke 1966.

Done, A. K.: Poisoning from common household products. Pediat. Clin. N. Amer. **17**, 569–81 (1970).

De Gross, J.: Emergency treatment of drug abuse and poison ingestion. Med. Times **99**, 53–64 (1971).

Haggerty, R. J.: Childhood poisoning, an overview. Pediat. Clin. N. Amer. **17**, 473–5 (1970).

Kunst, H. et al.: Tödliche Komplikationen bei Selbstmordversuchen. Med. Welt **48**, 2619–25 (1969).

Lehnert, G. et al.: Schwermetalle als ökologische Gifte. Hippokrates **41**, 494–503 (1970).

Mantel, U. et al.: Vergiftungen im ersten Lebensjahr. Mschr. Kinderheilk. **117**, 193–5 (1969).

Neumann, S. et al.: Wie aktiv sollte der Arzt bei Vergiftungen im Kindesalter werden? Dtsche Gesundheitwesen **24**, 595–604 (1969).

Pelz, L.: Medikamentenvergiftungen bei Kindern Dtsch. Gesundh.-Wesen **24**, 2233–2237 (1969).

Rohmann, H. et al.: Aktive Therapie bei schweren Vergiftungen. Dtsch. Gesundh.-Wesen **24**, 2175–2178 (1969).

Schlettwein-Gsell, D.: Selbstvergiftung bei älteren Patienten. Hippokrates **41**, 297–298 (1970).

Vieweg, C. et al.: Akute Intoxikationen. Dtsch. Gesundh.-Wesen **25**, 2480 (1970).

Ayres, S. M., Buehler, M. E.: The effects of urban air pollution on health. Clin. Pharmacol. Therap. **11**, 337–371 (1970).

Goldsmith, J. R.: Air pollution and disease. Hosp. Practice **5**, 63–71 (1970).

Reichel, G. et al.: Der Einfluß der Jahreszeitlichen Schwankungen der Luftverschmutzung und der Wetterfaktoren auf das Auftreten chronischer, nicht spezifischer Atemwegserkrankungen. Int. Arch. Arbeitsmed. **27**, 130–54 (1970).

WHO Expert Committee: Urban air pollution with particular reference to motor vehicles. Technical Report Series No. 410, pp 1–53, WHO 1969.

30. HUMANGENETIK

Für jeden Arzt ist ein gewisses Basiswissen auf dem Gebiet der Humangenetik für diagnostische Zwecke unerläßlich. Viele Fälle geistiger Retardation, Infertilität, Zwergwuchs, habitueller Abort und viele kongenitale Anomalien hängen mit Chromosomendefekten zusammen. Auch in Zellen verschiedener Tumoren findet man abnormale Chromosomenkomplemente, in vereinzelten Fällen sogar ganz bestimmte Veränderungen. Viele Stoffwechselstörungen sind erblich. Vereinzelt sind auch Arzneimittelschäden nicht durch die Droge, sondern durch den Patienten bedingt, der über einen ererbten Enzymdefekt nicht in der Lage ist, ein Medikament entsprechend zu detoxieren. Genetische Untersuchungen sollen unser Verständnis für Gründe und Mechanismen individueller Reaktionen auf Krankheiten wecken.

Allgemeine Betrachtungen

Angeborene Eigenschaften werden von Generation zu Generation durch die Chromosomen weitergegeben. Es handelt sich dabei um eine komplexe Proteinstruktur des Zellkerns. Der Mensch hat normalerweise 46 Chromosomen, die in 23 Paare angeordnet werden können. Eines dieser Paare bestimmt das Geschlecht des Individuums. Das sind die Geschlechtschromosomen, die als XX (weiblich) und XY (männlich) bezeichnet werden. Man heißt diese Kernschleifen Heterosomen. Die verbleibenden 22 Paare nennt man Autosomen (nicht geschlechtsbestimmend). Die Paare der Autosomen sind homolog, d. h. jedes Chromosom eines Paares trägt dieselbe genetische Information und hat dieselbe Struktur wie sein Partner. Auf der anderen Seite sind die Geschlechtschromosomen heterolog, d. h. das X-Chromosom unterscheidet sich in Größe und Struktur vom Y-Chromosom. Das X-Chromosom ist ca. 5mal größer als das Y-Chromosom und trägt neben seinen geschlechtsbestimmenden Genen auch andere genetische Informationen (erbliche Eigenschaften).

Gene

Chromosomen sind aus tausenden von Genen zusammengesetzt, die die Grundlage der Vererbung bilden. Ein Gen ist die Informationsstelle für die Vermittlung angeborener Eigenschaften. Es ist linear am Chromosom angeordnet. Die genaue Lokalisation am Chromosom nennt man seinen locus. Jedes Chromosom hat tausende von loci, die in ganz bestimmter Art angeordnet sind. Die Anzahl und die Anordnung der Gene auf homologen Chromosomen sind identisch. Gene mit besetzten homologen loci sind Allele oder Partnergene. Jeder Mensch hat also zwei Gene jeder Art, eines auf jedem Chromosomenpaar. Aus diesem Grunde sind Gene von Generation zu Generation stabil. Es sind jedoch auch Änderungen (Mutationen) möglich, die zu neuen oder geänderten Eigenschaften eines Individuums führen. Diese Veränderung wiederum wird auf die nachfolgenden Generationen weiter vererbt. Mutationen können spontan entstehen oder werden durch verschiedene Umweltfaktoren, wie Strahlen, Medikamente oder Virusinfektionen induziert.

Die biochemische Grundlage der Vererbung
(Der genetische Code)

Chromosomen sind aus vielen Desoxyribonucleinsäuremolekülen (DNS) zusammengesetzt. Jedes Molekül ist ein Gen. Die DNS hat zwei Aufgaben. Zum ersten ist es ihr möglich, sich selbst so genau zu verdoppeln, daß die Integrität der Vererbung für die nachfolgende Generation gesichert ist. Als zweites funktioniert die Basensequenz der DNS (Cytosin, Guanin, Adenin und Thymin) als genetischer Code. Dieser Code bestimmt die Entwicklung und den Stoffwechsel der Zelle. Die DNS ist verantwortlich für die Ribonucleinsäuresynthese (RNS). Die RNS (messenger-RNS und transfer-RNS) ihrerseits wiederum bestimmt durch ihre Basensequenz die Zusammensetzung der Proteine, und die wiederum die Funktion der Eiweiße. Die Form dieser Proteine (einschl. Enzyme) bestimmt die Funktion der Zelle.

Arten der Vererbung

Zum Studium verschiedener Arten der Vererbung kann ein einzelnes Merkmal herangezogen werden, das durch Umweltfaktoren nicht beeinflußt wird.

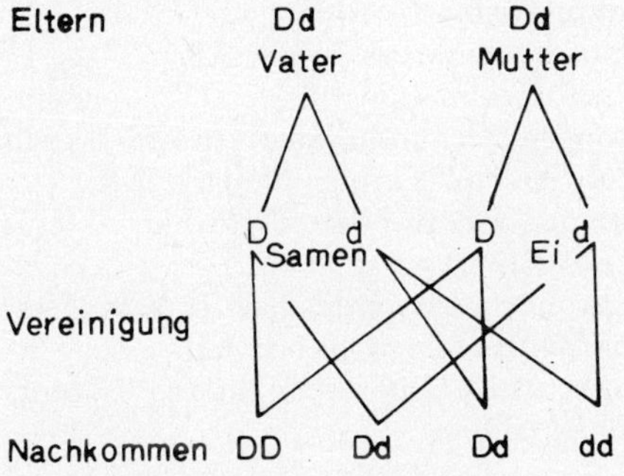

Abb. 30–1a. Erbgang der Farbenblindheit ohne gleichzeitige Augenveränderungen

In Abb. 30–1a ist ein klinisches Beispiel wiedergegeben: Eine Familie mit Farbenblindheit ohne gleichzeitig bestehende Augenveränderungen. Das Gen für die Farbenblindheit ist mit D bezeichnet, das für Normalsichtigkeit mit d.

Jedes Elter wird durch 2 Gene repräsentiert, das es seinerseits von Vater und Mutter ererbt hat. Die genetische Konstitution wurde willkürlich mit Dd bezeichnet. Der männliche Elter ist in der Lage, Spermien mit D oder d gleichzeitig zu produzieren, ebenso ist der weibliche Elter in der Lage, Ovula D oder d zu erzeugen. Die Nachkommen können also die Konstitution DD, Dd oder dd haben.

Bei der klinischen Untersuchung auf Farbenblindheit zeigt sich, daß beide Eltern Dd, Dd und 3 von den 4 Kindern krank sind: und DD, Dd, Dd. Man sagt zu Menschen, die dasselbe Merkmal tragen (in unserem Fall Farbenblindheit), sie haben denselben Phänotypus.

Ihre genetische Konstitution kann dabei jedoch verschieden sein: DD oder Dd (= Genotypus). Das heißt also, der Genotypus kann, aber muß nicht derselbe wie der Phänotypus sein. Die Farbenblindheit hängt vom Gen D ab, d. h., der Patient ist farbenblind, ob er den Genotypus DD oder Dd hat. In diesem Fall spricht man von einer *dominanten* Vererbung. Die Normalsichtigkeit hängt vom Gen d ab, tritt jedoch erst dann in Erscheinung, wenn der Genotypus dd vorliegt. In diesem Fall spricht man von einer *recessiven* Vererbung. Hat ein Mensch bezüglich der Farbtüchtigkeit gleiche Gene (DD, dd), ist er *homozygot,* hat er verschiedene Gene (Dd), ist er *heterozygot.*

Auch die Verbindung dominanter und rezessiver Vererbung ist möglich, man spricht von intermediärer Vererbung. Die Hämoglobin-S-Krankheit ist ein Beispiel dafür. Der S-Homozygote ist manifest an der Sichelzellanämie erkrankt, der S-Heterozygote trägt Sichelzellmerkmale, der Patient ohne S ist gesund.

Je nach Lokalisation der Gene auf Autosomen oder Heterosomen spricht man von autosomaler oder heterosomaler Vererbung. Klinisch wird diese Konstellation bei heterosomal-rezessivem Erbgang, wie er zum Beispiel bei der Hämophilie vorliegt, wichtig. Eine Frau hat als Heterosomen die XX-Chromosomen. Die Hämophilie ist ein recessives Merkmal, es muß auf beiden X-

Chromosomen lokalisiert sein, damit die Krankheit manifest wird. Außerdem ist dieses Gen sehr selten in der Population. Die Chance, daß 2 defekte X-Chromosomen zusammenkommen, ist sehr gering. Das heißt, die Hämophilie kommt bei Frauen zwar vor, ist jedoch extrem selten. Bei Männern ist die Lage wieder anders. Seine Heterosomenzusammensetzung ist XY. Trägt sein X-Chromosom das für die Hämophilie verantwortliche Gen, wird die Krankheit manifest, weil das Y-Chromosom nicht in der Lage ist, den Defekt zu neutralisieren, d. h. es trägt kein dafür zuständiges Gen. Aus diesem Grunde ist die Hämophilie bei Männern weit häufiger als bei Frauen (Abb. 30–1b).

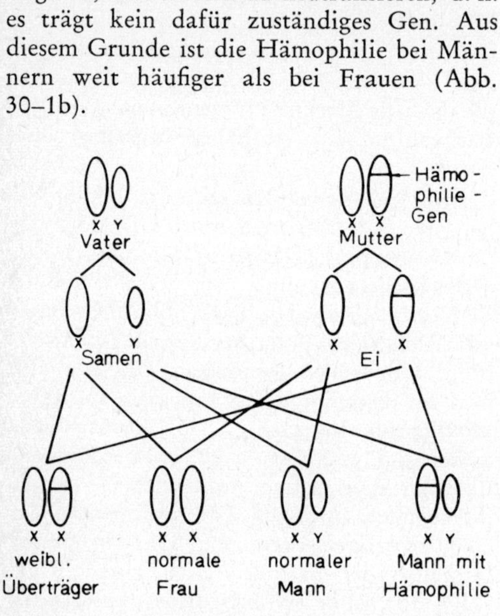

Abb. 30–1b. Die Vererbung einer Hämophilie von einer selbst nicht manifest erkrankten Gen-Überträgerin, es illustriert die „Mutter-Sohn"-Vererbung einer heterosomal-recessiv gebundenen Erkrankung

Die Funktion der Gene richtet sich nicht nach dem Alles-oder-nichts-Gesetz. Eine bestimmte Anzahl von Nachkommen zeigen keinerlei Auswirkungen eines Gen, sei es recessiv oder dominant. Unter Penetranz versteht man das statistische Konzept, auf das die Häufigkeit zurückzuführen ist, mit der ein Gen oder Genotyp morphologisch bei den Nachkommen manifest wird. Ein ähnlicher Begriff, die Expressivität, beschreibt den Grad des phänotypischen Erscheinens eines Merkmals (z. B. forme fruste, volle Ausbildung). Diese Variablen machen die genetischen Analysen so schwierig. Genetisch bedingte Erkrankungen, die durch ein einziges Gen hervorgerufen werden, sind heute durchschnittlich erforscht. Häufig handelt es sich um einen charakteristischen somatischen oder biochemischen Defekt, der durch viele Generationen hindurch verfolgt werden kann. Insgesamt gesehen aber sind diese genetischen Veränderungen selten. Viel schwieriger erkennt man die Art der Vererbung bei häufigen Erkrankungen mit genetischem Hintergrund (z. B. Arteriosklerose). Diese Erkrankungen sind nicht nur durch die genetische Konstitution, sondern auch von Umweltfaktoren geprägt (z. B. Diät).

Erkrankungen mit bekanntem Erbgang

AD = autosomal dominant
AR = autosomal recessiv
SD = geschlechtsgebunden dominant
SR = geschlechtsgebunden recessiv

Zentralnervensystem

A. diffuse Cerebralsklerose (Typ Pelizaeus-Merzbacher): SD?, SR?
B. diffuse Cerebralsklerose (Typ Sholz): SD? SR?
C. Lowes oculo-cerebral-renal-Syndrom: SR
D. Retinoblastom: AD

Verdauungstrakt

A. Cystische Pankreasfibrose: AR
B. Hyperbilirubinämien:
1. kongenitaler nichthämolytischer Ikterus mit Kernikterus (Crigler-Najjar): AR
2. familiärer nichthämolytischer Ikterus (Gilbert): AD
3. chronisch idiopathischer Ikterus (Dubin-Johnson): wahrscheinlich AD
4. chronisch familiärer Ikterus (Rotorsyndrom): AD

Urogenitaltrakt

A. Cystinose: AR
B. Cystinurie: AR
C. Fanconi-Syndrom (Kinder und Erwachsene): AR
D. Hartnup-Syndrom: AR
E. nephrogener Diabetes insipidus: SR

F. renale Glykosurie: AD
G. Vitamin D-resistente Rachitis: SD

Haut
A. Albinismus: AR
B. anhydrotische ektodermale Dysplasie: AR?
C. Xeroderma pigmentosa: AR

Blut
A. Zellveränderungen:
1. nichtsphärische Anämie (Pyruvat-Kinase-Mangel): AR
2. Sichelzellanämie (homozygotes Hämoglobin S): AD
3. Sichelzellmerkmal (Heterologes Hämoglobin S): AD
4. Sphärocytose: AD
5. Thalassämia major (homozygot): AD
6. Thalassämia minor (heterozygot): AD
B. Plasmaveränderungen:
1. kongenitale Agammaglobulinämie: SR
2. kongenitale Afibrinogenämie: AR
3. Hämophylie A (AHG-Mangel): SR
4. Hämophylie B (PTC-Mangel): SR
5. Hämophylie C (PTA-Mangel): AD
6. Hagemann-Faktor Mangelsyndrom (Faktor XII): AR
7. Mangel des labilen Faktors (Faktor V) (Plasma-Accelerator-Globulin, Plasma-AC-Globulin): AR
8. Mangel des stabilen Faktors (Faktor VII, Serum Prothrombin Conversions Accelerator SPCA): AR
9. Stuart-Prower-Faktor-Mangelsyndrom (Faktor X): AR
10. von-Willebrand-Syndrom (Faktor-VIII-Mangel): AD

Muskel- und Skeletsystem
A. schwere generalisierte familiäre muskuläre Dystrophie (Duchenne): SR
B. muskuläre Dystrophie (Landouzy-Dejevine): AD
C. ophthalmoplegische progressive Dystrophie: AD
D. atrophische Myotonie: AD
E. progressive muskuläre Dystrophie (Bekker): SR
F. Charcot-Marie-Tooth-Syndrom (Peronealmuskelatrophie): AD, AR
G. Pseudohypoparathyreoidismus: SR
H. periodische Lähmungen:
1. Hyperkaliämie: AD
2. Hypokaliämie: AD
3. Normokaliämie: AD

Endokrinum
A. Hypophyse:
hypophysärer Diabetes insipidus: AD
B. Schilddrüse:
1. familiärer Kretinismus mit Struma:
a) Jod-trapping Defekt: AR
b) Jod-Organifikationsdefekt: AR? AD?
c) Jod-Thyrosin-Koppel-Defekt: AR?
d) Dejodinase-Defekt: AR
e) abnormales Serum-Jod-Protein: AR
C. Nebenniere:
kongenitale virilisierende NN-Hyperplasie: AR

Stoffwechselveränderungen
A. Kohlenhydrate:
1. idiopathische spontane Hypoglykämie: AR
2. Diabetes mellitus: AR
3. Galaktosämie: AR
4. Glykogenspeichererkrankungen: Typ 1, 2, 3, 4, 5, 6 (von-Gierke-Syndrom): AR
5. Gargoylismus (Lipochondrodystrophie = Hurler-Syndrom): SR
6. Hyperoxalurie: AR
7. erbliche Fructoseintoleranz und essentielle Fructosurie: AR
8. erbliche Lactoseintoleranz: AR
9. erbliche Disaccharidintoleranz: AR
10. Monosaccharidintoleranz: AR
11. Mucopolysaccharidosen:
a) Typ 1: Hurler-Syndrom: AR
b) Typ 2: Hurler-Syndrom: SR
c) Typ 3: Sanfilippo-Syndrom (Heparitinurie): AR
d) Typ 4: Morquio-Syndrom: AR
e) Typ 5: Scheie-Syndrom: AR
B. Fett
1. idiopathische Hyperlipämie (Buerger-Grutz-Syndrom): AR
2. familiäre Lipoproteinkrankheit (Tangier-Syndrom): AR
3. A-β-Lipoproteinämie (Acanthosis): AR
4. primäre Hypercholesterinämie: AD
5. M. Gaucher (Cerebrosid-Lipidose): AR, AD

6. M. Niemann-Pick (Sphingomyelinlipidose): AR
7. M. Tay-Sachs (infantile amaurotische Idiotie): AR
8. M. Vogt-Spielmeyer (juvenile amaurotische Idiotie): AR
9. Metachromatische Leukodystrophie (Sulfatidlipidose): AR
10. M. Fabry (Glykolipoid-Lipidose): SR

C. Eiweiß:
1. Aminosäuren:
a) Arginosuccinyl-Acidurie: AR
b) β-Aminoisobutyl-Acidurie: AR
c) Citrullinämie: AR
d) Cystathioninämie: AR
e) Glucoglykinämie: AD
f) Glykinurie: AR
g) Histidinämie: AR
h) Homocystinurie: AR
i) Hydroxykynureninurie: AR
j) Hydroxyprolinämie: AR
k) Hyperlysinämie: AR
l) Hyperprolinämie: AR
m) Hypervalinämie: AR
n) Isovalerinacidämie: AR
o) Ahornsirupkrankheit: AR
p) Phenylketonurie: AR
q) Tryptophanurie: AD?
r) Thyrosinose: AR
2. Porphyrin:
a) kongenitale erythropoetische Porphyrinurie: AR
b) erythropoetische Porphyrie: AR
c) akute intermittierende Porphyrinurie: AD
d) Porphyria cutanea tarda hereditaria: AD
3. Andere:
a) Hypophosphatämie: AR
b) Pseudocholesterinasemangel: AR
c) Glucose-6-Phosphat-Dehydrogenase-Mangel: SD
d) Akatalasämie: AR
e) Alkaptonurie: AR
f) angeborene Methämoglobinämie: AR
g) Hyperurikämie: AD
h) angeborene Orotacidurie: AD

D. Minerale:
1. Hepatolentikuläre Degeneration (M. Wilson): AR
2. Hämochromatose: AD, AR.

McKusick, V. A.: Mendelian inheritance in man: Catalogs of autosomal dominant, autosomal recessive and X-linked phenotypes, 2nd ed. Johns Hopkins Univ. Press 1968.

Cytogenetik

Darunter versteht man die Forschung über die chromosomale Zellstruktur. Wegen der Konstanz der Anzahl als auch der Morphologie der Chromosomen ist eine Klassifikation möglich. Als grundsätzliche Merkmale gelten: Länge, Lage des Centromers, Armlänge, Satelliten. Die zwei Hälften der Chromosomen nennt man Chromatiden. Das Centromer teilt ein Chromosom in zwei Armlängen. Die Chromosomen werden nach der Lage ihres Centromers beschrieben: Centromer in der Mitte: metazentrisches Chromosom, Centromer nahe der Mitte: submetazentrisches Chromosom, Centromer am Ende der Chromatiden: acrozentrisches Chromosom.

Gelegentlich finden sich in Chromosomen auch sekundäre Constrictionen. Das Chromosomenmaterial distal von einer derartigen Einschnürung nennt man Satellit. Die Denver Nomenklatur ordnet die Chromosomen in 7 Gruppen: diese sind abhängig von der Gesamtlänge und der Lage des Centromers: Gruppe A (Chromosomenpaare 1–3), Gruppe B (Paar 4 und 5), Gruppe C (Paar 6–12), Gruppe D (Paar 13–15), Gruppe E (Paar 16–18), Gruppe F (Paar 19–20) und Gruppe G (Paar 21 und 22). Das X-Chromosom ist in der Gruppe C und das Y-Chromosom in der Gruppe G zu finden. Allen Untersuchern ist es möglich, die Chro-

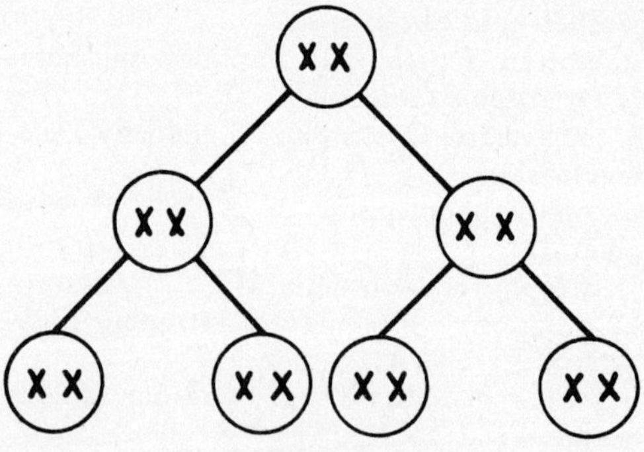

Abb. 30–2. Normale Mitose (weiblich)

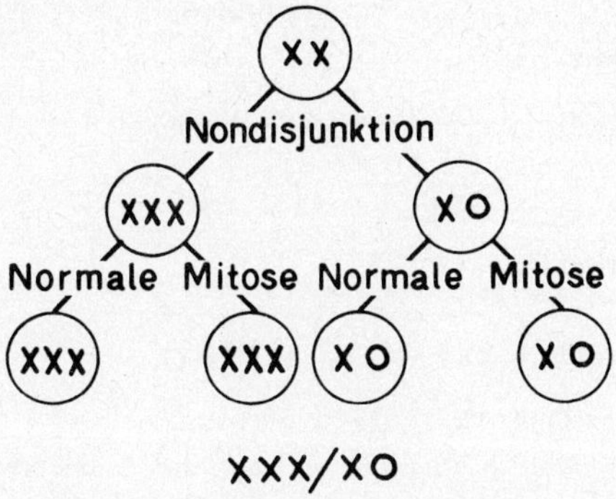

Abb. 30–3. Mosaik mit 2 Stammzellen

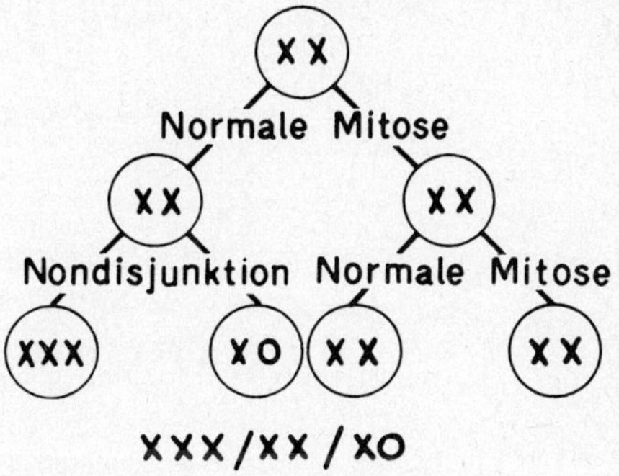

Abb. 30–4. Mosaik mit 3 Stammzellen

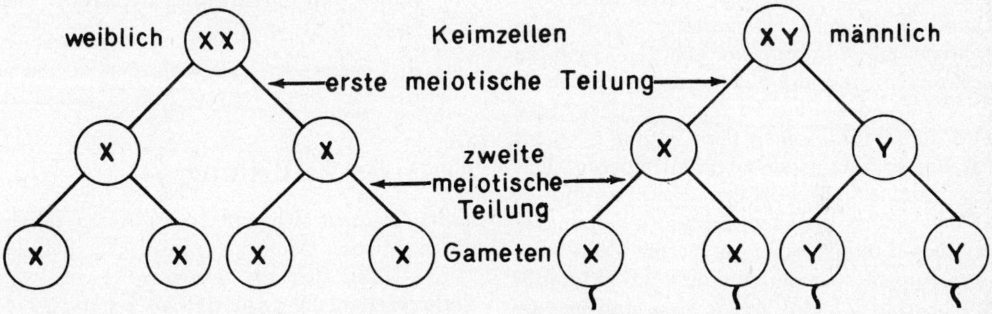

Abb. 30–5. normale Meiose

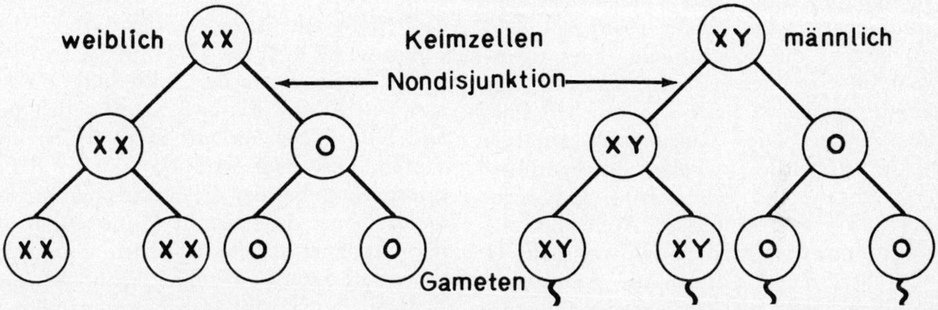

Abb. 30–6. Entstehung abnormaler Gameten durch eine Non-disjunction bei der 1. meiotischen Teilung

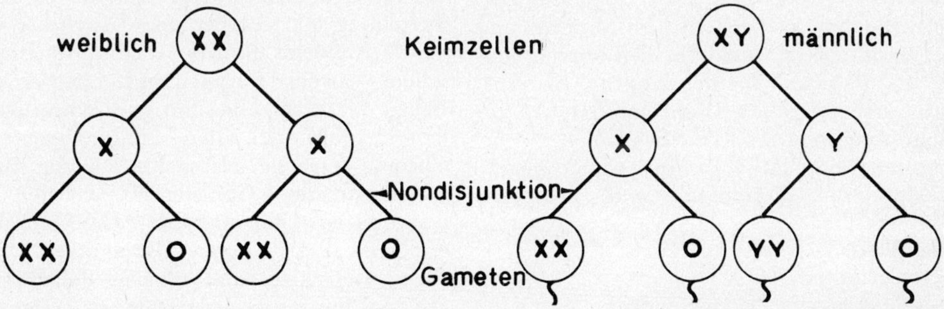

Abb. 30–7. Entstehung abnormaler Gameten durch eine Non-disjunction bei der 2. meiotischen Teilung

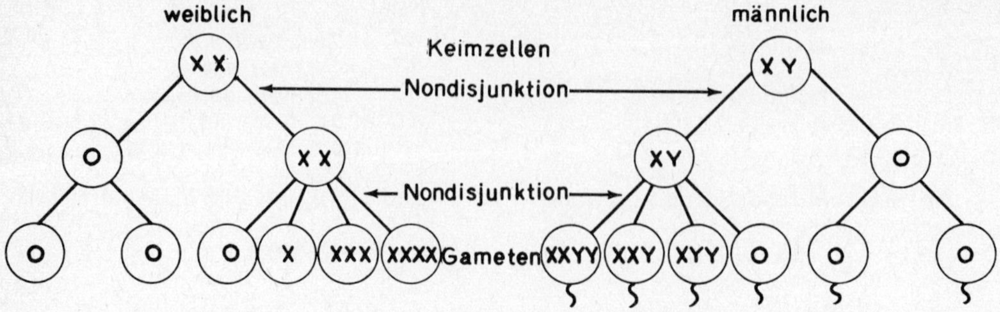

Abb. 30–8. Entstehung abnormaler Gameten durch eine Non-disjunction bei der 1. und 2. meiotischen Teilung

mosomen nach Gruppen einzuordnen, es kann jedoch nicht festgestellt werden, zu welchen ein Chromosom gehört. Leicht zu bestimmen sind die Chromosomenpaare 1, 2, 3, 16 und häufig Y. Im Gegensatz dazu sind die Chromosomen der Gruppe C (6 bis 12) am schwierigsten zu identifizieren. Das X-Chromosom gehört zu Paar 6 und 7, häufig jedoch bestehen Schwierigkeiten der genauen Lokalisation. In letzter Zeit wurden Autoradiographien mit ^{3}H-Thymidin durchgeführt. Dabei zeigte sich, daß es eine genau definierte Sequenz gibt, mit der die DNS-Reduplikation jedes einzelnen Chromosoms beginnt und endet (S-Phase). Dadurch besteht die Möglichkeit, jedes Chromosom im einzelnen zu identifizieren. Die Methode ist jedoch nach wie vor ein Forschungsobjekt. Die Chromosomenanalyse wird in einheitlicher Form durchgeführt: Zuerst Angabe der Gesamtzahl, Heterosomen (X, Y), und schließlich Abnormitäten. Die Autosomen werden nach ihrer Zahl (1 bis 22) bezeichnet. Können die Autosomen nicht identifiziert werden, werden nur die Chromosomengruppen (A–G) angegeben. Ein Plus (+) oder Minus (–) zeigt die Zu- oder Abnahme von genetischem Material an. Der Buchstabe „p“ steht für den kurzen und der Buchstabe „q“ für den langen Arm. Andere Symbole: „i“ = Isochromosom, „r“ = Ringchromosom, „s“ = Satellit, „t“ = Translokation, „inv“ = Inversion, „mar“ = Markierungschromosom, „end“ = Endoreduplikation.

Beispiel:

normaler Mann: 46, XY

ein Mädchen mit Down-Syndrom: 47, XX, G (+)

ein Junge mit cri-du-chat-Syndrom: 46, XY, 5p (–)

Chicago Conference: Standardization in human cytogenetics. Birth Defects **2,** 2–21 (1966).

Arten der Zellteilung

Zellen können sich auf 2 (3?) Arten teilen: durch Mitose, Meiose (amitotisch). Bei der Mitose teilt sich die Mutterzelle in zwei Tochterzellen. Dabei entstehen genau so viele Chromosomen mit identischer Zusammensetzung wie bei der Mutter. Dieser Typ der Zellteilung entspricht einer einfachen Multiplikation (2, 4, 8, 16, 32, ...).

Die zweite Form der Zellteilung, die Meiose, betrifft die Ei- und Samenzellen in Ei und Hoden. Sie verläuft in zwei getrennten Stufen. Das erste Stadium ist eine Reduktionsteilung, bei der die Keimzellen mit normaler Chromosomenzahl (2n = 46) in Zellen mit einer haploiden Chromosomenzahl (n = 23) geteilt werden. Während dieser Teilung wird das Chromosomenmaterial zwischen gleichen Kernschleifen ausgetauscht. Dadurch erklärt sich die zufällige Verteilung mütterlicher und väterlicher Gene. Der zweite Schritt ist die Äquationsteilung (zweite Reifeteilung). Hierbei entstehen 4 Tochterzellen mit haploidem Chromosomensatz aus der Längsteilung der Chromosomen der ersten Reifeteilung. Beim Mann sind die 4 Gameten Samenzellen, bei der Frau ist γ nur eine der 4 Gameten groß und reift zum Ei heran. Die anderen 3 Gameten sind klein und werden Polarkörper genannt. Sie fallen der spontanen Degeneration anheim.

Tabelle 30–1. *Heterosomenveränderungen*[a]

Phänotyp	Drumsticks	Sexchromatin	Heterosomen	Chromosomenzahl	klinisches Erscheinungsbild
weiblich	ja	positiv	XX	46	normale Frau
weiblich	nein	einige (7%) kleinere als normale Barr-K-	XX (tlw. Deletion)	46	dw. Gonaden, charakteristische sek. Geschlechtsmerkmale, Amenorrhoe
weiblich	nein	negativ	XO	45	Turner-Syndrom
weiblich	ja	positiv mit 2 Barrkörp.	XXX	47	meist normale weibliche Erscheinungsform, geistige Retardation. Selten Menstruationsveränderungen, Fehlen der sek. Geschl.merkm.
weiblich	ja	positiv mit 3 Barrkörp.	XXXX	48	normale Frau mit geistiger Retardation
weiblich	ja	positiv mit 4 Barrkörp.	XXXXX	49	geistig retardiert, mongoloides Gesicht und Affenhand
Hermaphrodite	ja	positiv	XX	46	unterschiedlicher Phänotyp, in den Gonaden sowohl Ovarial- und Testisgewebe
männlich	nein	negativ	XY	46	normaler Mann
männlich	ja	positiv mit 1 Barrkörp.	XXY	47	Klinefelter-Syndrom
männlich	nein	negativ	XYY	47	mangelnder Hodendescensus, ± geistige Retard. Zahnanomalien, groß, kriminelles Verhalten
männlich	nein	negativ	XYYY	48	leichte psychomotorische Retardation, Inguinalhernien, mangelnder Descensus testis, Pulmonalstenose, Affenhand, Zahnanomalien
männlich	ja	positiv mit 1 Barrkörp.	XXYY	48	Klinefelter-Syndrom
männlich	ja	positiv mit 2 Barrkörp.	XXXY	48	Klinefelter-Syndrom mit stärkeren Intelligenzdefekten und Hodenatrophie
männlich	ja	positiv mit 3 Barrkörp.	XXXXY	49	Intelligenzdefekt, unterentwickelte äußere Genitalien, Knochendefekte. Das Gesicht erinnert an das Down-Syndrom

[a] Zum Vergleich ist auch das normale männliche und weibliche Chromosomenkomplement angeführt

Chromosomenveränderungen

Dabei kann die Anzahl, die Struktur oder beides gleichzeitig betroffen sein. Ebenso können sowohl die Autosomen als auch die Heterosomen einbezogen werden. Am häufigsten findet man sie bei alten Müttern, Strahlenexposition, bei bestimmten Virusinfekten und Familien mit verschiedenen genetischen Defekten. Einmal entstanden, pflanzen sie sich von Generation zu Generation fort.

Morphologische Veränderungen

A. **Non-disjunction:** (Abb. 30–2 bis 30–8) Darunter versteht man den Mangel der Seperation homologer oder heterologer Chromosomenpaare der sich teilenden Zelle. Kommt es in der ersten oder zweiten Reifeteilung dazu, entstehen Gameten mit einem abnormalen Chromosomansatz. Bei Auftreten bei der Mitose kommt es zu einem Mosaik, d. h. ein Teil der Zellen des Organismus hat dieses und ein anderer Teil jenes Chromosomenmuster. In der medizinischen Praxis zeigen Patienten mit einem Mosaik ein inkomplettes und variables klinisches Bild. Es finden sich Grundzüge von jedem Syndrom, aus dem das Mosaik besteht.

B. **Translokation:** (Abb. 30–9) Bei der Translokation kommt es zum Austausch von Chromosomenmaterial zwischen zwei nicht homologen Chromosomen.

C. **Deletion:** Darunter versteht man den Verlust von Chromosomenmaterial während der Zellteilung.

D. **Duplikation:** Entsteht ein Chromatidenbruch während der Zellteilung, kann es vorkommen, daß auf einem Chromosom viele loci dupliziert sind und am anderen dazugehörigen Chromosom völlig fehlen.

E. **Auftreten von Isochromosomen:** Das Isochromosom ist ein Chromosom, bei dem die Arme zu beiden Seiten des Centromers dasselbe genetische Material in derselben Anordnung wie auf der anderen Seite trägt.

F. **Inversion:** Zu einer Inversion kommt es, wenn sich ein Frakturstück am selben Chromatid in umgekehrter Richtung wieder anlegt. Das genetische Material ist also gleich geblieben, die Anordnung hat sich jedoch geändert.

Strukturelle Veränderungen

A. **Monosomie** (Chromosomenzahl 45): Dabei fehlt ein Chromosom irgendeines Paares.

Beispiel: Stillborn, Monosomie 21–22.

B. **Trisomie** (Chromosomenzahl 47): Ursache ist eine Non-disjunction eines Chromosomenpaares während der Reduktionsteilung in der Meiose.

Beispiel: Trisomie 13–15, 17–18, 21.

C. **Polysomie** (48 oder mehr Chromosomen): Dazu kommt es, wenn ein Chromosom 4mal oder öfter vorhanden ist.

Beispiel: XXXXY.

D. **Komplexe Aneuploidie:** Man spricht von einer komplexen Aneuploidie, wenn 2 oder mehr Chromosomen öfter vorkommen. Die Struktur ist normal.

Beispiel: Trisomie 21 und XXX beim selben Patienten.

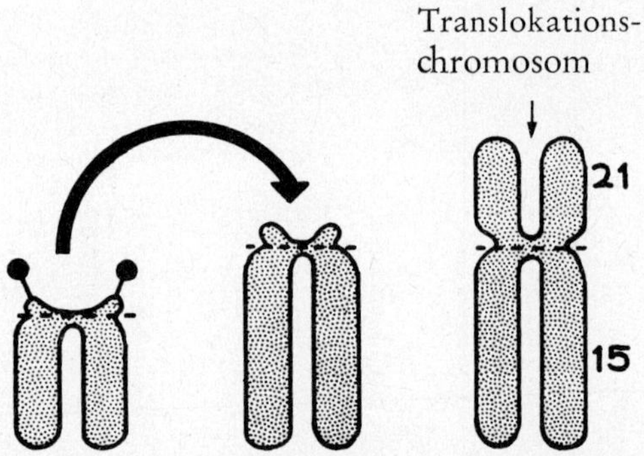

Abb. 30–9. Schematische Darstellung der Chromosomen 21 und 15: Möglichkeiten zur Bildung eines Translokationschromosoms. Links ein normales Chromosom 21. Der Teil über der gestrichelten Linie ist abgebrochen und ging verloren. In der Mitte ein normales Chromosom 15: auch hier brach der Teil über der gestrichelten Linie ab und ging ebenfalls verloren. Das abnormale Translokationschromosom entstand aus der Vereinigung der übrig gebliebenen Teile der Chromosomen 21 und 15. (Wiedergabe mit Erlaubnis des Autors: Moore, K. L.: Human Chromosoms. Review article. Canad med. Ass. J. **88**, 1071–1079 (1963)

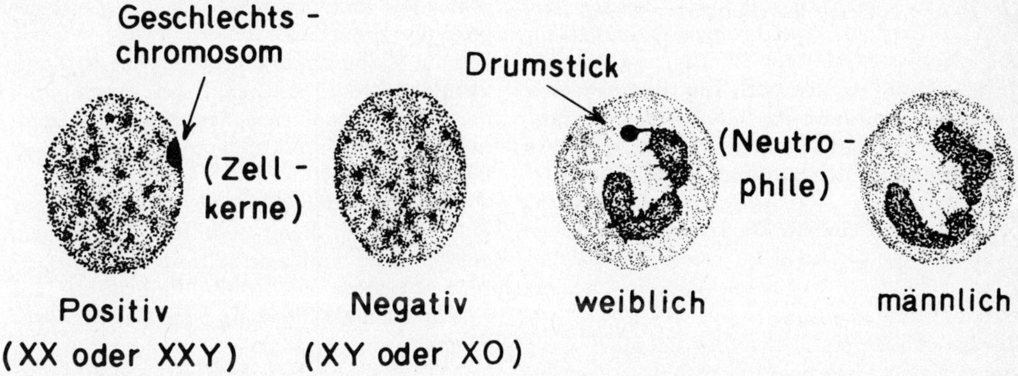

Abb. 30–10. Normales Chromatin und Drumsticks. Wiedergabe mit mit Erlaubnis des Autors: EGGEN, R. R.: Cytogenetics. Review of newest advances in a new field of clinical pathology. Amer. J. Clin. Path. **39**, 3–37 (1963)

Methoden zum Studium der Chromosomen

Es gibt drei wichtige Untersuchungsmöglichkeiten für Patienten, bei denen eine Aberration vermutet wird:

1. Analyse segmentkerniger Leukocyten zur Feststellung von Kernanhängen, sogen. Drumsticks.
2. Untersuchung von Zellen auf Chromatinkörperchen (Barr-Körperchen) in den Zellkernen.
3. Chromosomenanalysen.

Die Methoden 1 und 2 sind einfach und billig und werden oft als Suchteste verwendet. Die Chromosomenanalyse (3) ist eine teure und schwierige Methode, die zur Zeit nur von einer kleinen Anzahl besonders ausgebildeter Spezialisten in großen medizinischen Zentren durchgeführt werden kann. Man soll daher mit der Anforderung von Chromosomenanalysen zurückhaltend sein.

Drumsticks im peripheren Blutausstrich (Abb. 30–10)

Neutrophile segmentkernige Leukocyten zeigen im Ausstrich des peripheren Blutes Kernanhänge, die man Drumsticks nennt. Es handelt sich um solide kugelförmige Gebilde, die durch eine diskrete Chromatinbrücke an einem Segment des neutrophilen Kernes hängen. Der Durchmesser beträgt 1,5 μ. Man sieht sie am besten bei Vergrößerungen mit der Ölimmersion (90mal oder 100mal Objektiv) im Lichtmikroskop. Es handelt sich um das Geschlechtschromatin. Normale Frauen haben Drumsticks in 1–3%, Männer haben keine (Tabelle 30–1). Es müssen mindestens 200 segmentkernige Granulocyten ausgezählt werden.

Geschlechtschromatinanalyse (Abb. 30–10)

Das Sex-Chromatin (Barr-Körperchen) ist eine solide, gut abgrenzbare plankonvexe Verdichtung von ca. 1 μ Durchmesser, die nahe oder direkt der inneren Oberfläche der Kernmembran anliegt. Sie ist im Lichtmikroskop sichtbar und mit besonderer Färbung in praktisch jedem Körpergewebe nachweisbar. Meist verwendet man desquammierte Zellen: Wangenschleim, Vagina, Amnionflüssigkeit. Beim Sex-Chromatin handelt es sich um das heterochromatische X-Chromosom. Die Anzahl der Barrkörperchen entspricht einem X-Chromosom weniger, als in der Zelle vorhanden ist. Man erwartet bei Frauen 40–60% Sexchromatinkörper, d. h. Frauen sind Chromatin-positiv (Barr-positiv). Männer haben kein Sexchromatin, man nennt sie daher Chromatin-negativ (Barr-negativ). Aus bislang unbekannten Gründen sind Chromatinkörperchen in den ersten Lebenstagen sowie während einer Behandlung mit ACTH, Corticosteroiden, Testosteron oder Progesteron vermindert. Auf der anderen Seite verursacht Diäthylstilböstrol einen signifikanten Anstieg der Barrkörperchen. Sexchromatin kann im Trophoblasten ab dem 12. Tag und im Embryo selbst ab dem 16. Tag nachgewiesen werden. Man kann das Geschlecht eines ungeborenen Kindes mit Hilfe der Analyse von Amnionzellen bestimmen.

Moore, K. L. (edition): The sex chromatin. Saunders 1966.

Chromosomenanalyse

Diese müssen an Zellen durchgeführt werden, die in Gewebekultur gehalten werden können (Haut, Knochenmark, Testes oder peripheres Blut). Die Mitosen werden in der Metaphase durch Zellgifte (Colchicin) arretiert, wobei es zu einer Anreicherung von Metaphaseplatten kommt. Man muß eine statistisch signifikante Anzahl von Mitosen analysieren. Die Ergebnisse werden als Histogramm und Karyogramm wiedergegeben. Ein Karyogramm (30–12) ist meist ein fotografisches Bild (Zeichnung) der Chromosomen einer Zelle, die mit der Schere ausgeschnitten werden und nach der Denver Nomenklatur angeordnet wurden.

som eines Paares gezeigt. Das Histogramm gibt die numerischen Verhältnisse wieder: Die am häufigsten in einem Gewebe vorkommende Chromosomenzahl bei Auszählung der Metaphaseplatten nennt man Stammlinie. Eine Zelle mit diesem häufigsten Chromosomensatz nennt man Stammzelle.

Zur Zeit gelten folgende Indikationen zur Durchführung dieser technisch schwierigen, aufwendigen und zeitraubenden Arbeit:

1. Patienten mit Mißbildungen, die auf eine autosomale Trisomie oder Deletionssyndrome verdächtig sind.

2. Eltern von Patienten mit einem Trisomiesyndrom, wenn die Eltern weniger als 30 Jahre alt sind oder wenn andere ebenfalls betroffene Kinder vorhanden sind.

3. Eltern von Kindern, die ein Down-Syndrom vom Translokations- oder Mosaiktyp zeigen.

4. Patienten mit abnormen Drumstick- oder Sexchromatinanalysen.

5. Kinder, die physisch oder psychisch stark retardiert sind, insbesondere wenn auch noch andere Abnormitäten bestehen.

6. Alle Fälle von Intersex.

7. Frauen mit Verdacht auf Turner-Syn-

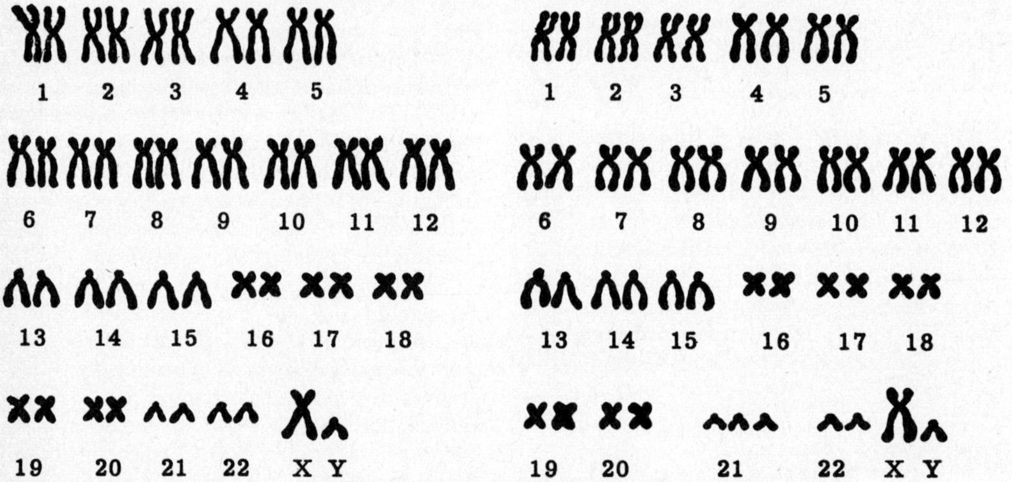

Abb. 30–11. Karyotypen: Links: normaler Mann. Rechts: Down-Syndrom (Mongolismus), beachte die Trisomie 21. Wiedergabe mit Erlaubnis der Autoren: Krupp, M. A. et al.: Physicians Handbook. 16th ed. Lange 1970

Ein Idiogramm ist die diagrammatische Anordnung von Chromosomen einer oder mehrerer Zellen von einem oder mehreren Autoren. Gewöhnlich wird nur ein Chromo-

drom, gleichgültig, ob sie Barr-positiv oder -negativ sind.

8. Alle Männer mit Klinefelter-Syndrom ohne Rücksicht darauf, ob sie Barr-positiv

oder -negativ sind. Frauen, die größer als 180 cm groß sind und ein ungewöhnliches Benehmen an den Tag legen.

Untersuchung von Amnionzellen auf Erbschäden

Die in der Amnionflüssigkeit enthaltenen Zellen (abgeschilfert von Amnion und Frucht) können kultiviert und untersucht werden. Durch solche Chromosomenanalysen ist es bereits vor der Geburt möglich, z. B. eine Trisomie 21 zu erkennen. Enzymanalysen können Stoffwechseldefekte des ungeborenen Kindes aufdecken (Abb. 30–2). Solche Untersuchungen werden vorerst nur an einzelnen Zentren durchgeführt und sind teilweise noch im Versuchsstadium.

Nadler, H. L.: Prenatal detection of genetic defects. J. Pediat. 74, 132–143 (1969).

Durch Chromosomenveränderungen bedingte Erkrankungen

Häufigkeit

Chromosomenveränderungen finden sich überraschend häufig. Bei Spontanaborten fand man in 10–20% Chromosomenabnormitäten. Am häufigsten sind Triploididen, Trisomie E und X0 anzutreffen. Bei Lebendgeburten ist die Trisomie der Heterosomen am häufigsten. Der Genotyp XXX findet sich einmal bei 1000 weiblichen Geburten, der XXY-Typ zweimal auf 1000 männliche Geburten. Das Down-Syndrom (Mongolismus) ist die am häufigsten auftretende autosomale Anomalie. Die Frequenz

Tabelle 30–2. *Erbliche Stoffwechselerkrankungen, die auch in der Gewebekultur nachweisbar sind*[a]

Krankheit	Fehlendes Enzym oder Mutante des Phänotypus
Akatalasämie	Katalase
Ahornsirup-Krankheit	Seitenketten/α-ketoisocaproat Decarboxylase
Chediak-Higashi-Syndrom	cytoplasmatische Einflüsse
Citrullinämie	Argininsuccinatsynthetase
Cystathioninurie	Cystathionase[b]
cystische Fibrose	metachromatische Granula
Cystinose	vermehrtes freies Cystin
Galaktosämie	Galaktose-1-Phosphaturidyltransferase[c]
Morbus Gaucher	Glucocerebrosidase
Glucose-6-Phosphat-Dehydrogenase-Mangelkrankheit	Glucose-6-Phosphat-Dehydrogenase
Glycogen-Speicherkrankheit Typ II (M. Pompe)	α_1-4-Glucosidase[b]
Homocystinurie	Cystathioninsynthase[b]
Marfan-Syndrom	metachromatische Granula
Mucopolysaccharidose	metachromatische Granula[c]
Orotacidurie	Orotsäurepyrophosphorylase und Orotsäuredecarboxylase
Refsum'sche Krankheit	Phytansäure-α-Hydroxylase[b]
Morbus Niemann-Pick	Sphingomyelinase und/oder Sphingomyelin und Cholesterinvermehrung
X-gebundene Hyperurikämie	Hypoxanthin-Guanin-Phosphoribosyl-Transferase[cb]

[a] genehmigte Wiedergabe nach: Nadler, H. L.: Prenatal detection of genetic defects. J. Pediat. 74, 132–143 (1969)
[b] Enzyme in kultivierten Amnionzellen
[c] Veränderungen, die in kultivierten Amnionzellen entdeckt wurden

liegt bei 1:2000 bei 25jährigen Müttern und bei 1:100 bei Müttern über 40 Jahre. Die Trisomie E findet sich bei 0,5 von 1000 Geburten und die Trisomie E bei 0,1 von 1000 Lebendgeburten.

Dhadial, D. E. L., Machin, A. M., Tait, S. M.: Chromosomal anomalies in spontaneously aborted fetuses. Lancet **1970 I,** 20–21.

Erkrankungen durch Veränderungen des X- und Y-Chromosoms

Die meisten Veränderungen der geschlechtsbestimmenden Chromosomen sind mit dem Leben vereinbar und rufen keine besonderen Abnormitäten des Phänotypus hervor. Sie gehen mit Ausnahme des Turner-Syndroms (X0) mit einer Vermehrung der Heterosomen einher. Sowohl eine Vermehrung der X- als auch der Y-Chromosomen bedingen verschiedene klinische Erscheinungsbilder. Es finden sich (einzeln oder kombiniert) geistige Retardation, Sterilität, abnorme Geschlechtsmerkmale und Skeletmißbildungen. In jüngster Zeit wurde festgestellt, daß auch eine abnorme Körpergröße durch Heterosomenveränderungen hervorgerufen wird. Patienten mit einem Turner-Syndrom sind kleiner als 1,50 m, Patienten mit mehreren Y-Chromosomen sind größer als 1,80 m. 1966 wurde in psychiatrischen Krankenhäusern Schottlands eine Untersuchung durchgeführt. Dabei fand sich eine ungewöhnlich hohe Anzahl von Trägern vieler Y-Chromosomen. Es wurde daher der Verdacht geäußert, daß kriminelles Verhalten mit spezifischen Chromosomendefekten kombiniert sei. Bei weiteren Untersuchungen zeigte sich aber, daß es sich nur um eine Häufung in der Intialstudie handelte. Es besteht die Möglichkeit von Verhaltensstörungen bei multiplen Y-Chromosomen. Diese müssen aber nicht notgedrungen zu kriminellem Verhalten führen. Derzeit sind jedoch weit mehr Personen mit multiplen X-Chromosomen als mit multiplen Y-Chromosomen bekannt. Möglicherweise beruht diese Kenntnis auf unseren Suchmethoden für X-Chromosomen (Drumsticks, Sexchromatin), welche für das Y-Chromosom fehlen. Die Lyon'sche Hypothese besagt, daß bei Patientinnen mit multiplen X-Chromosomen nur ein X-Chromosom genetisch aktiv sei und die genetische Information weitergibt. Die anderen X-Chromosomen würden durch einen unbekannten Mechanismus in der frühen Embryonalphase inaktiv. Dasselbe erwartet man für das Vorkommen von multiplen Y-Chromosomen. Dafür aber fehlen noch die Beweise.

Marinello, M. J. et al.: A study of the XYY syndrome in tall men and juvenile delinquents. JAMA **208,** 321–325 (1969).

Veränderungen der Autosomen

Die Autosomen werden viel seltener als die Heterosomen von Veränderungen betroffen. Das hängt jedoch möglicherweise mit dem Mangel geeigneter Suchmethoden für autosomale Aberrationen zusammen, so daß nur schwere Defekte entdeckt werden.

Numerische autosomale Anomalien

A. Trisomie (Chromosomenzahl 47): Die Trisomie 13–15 und Trisomie 17–18 sind seltene Syndrome, die meist mit vielen Veränderungen einhergehen. Meist sind es Kinder älterer Mütter (Durchsnitt 30 Jahre). Gleichzeitig bestehen geistige Retardation sowie multiple Mißbildungen, die schon bei der Geburt erkannt werden können. Kinder mit einer Trisomie 13–15 sind meist behaftet mit schweren Mißbildungen der Augen, Ohren, Mund, Pharynx, Finger, Herz und Nieren. Patienten mit einer Trisomie 17–18 haben Defekte an Händen, Füßen, Ohren, Rachen und Herz. Die durchschnittliche Überlebensdauer beträgt 3 Jahre.

Trisomie 21: Diese Form findet sich bei 95% aller mongoloiden Patienten (Down-Syndrom). Auch sie werden von älteren Müttern geboren. Die Erkrankung kommt ganz sporadisch vor. Die verbleibenden 5% der Fälle zeigen eine Translokation eines Teiles des Chromosoms 21 zum Chromosom 13–15 (Abb. 30–9). Dieser Defekt ist für den vererbbaren Mongolismus, den familiären Mongolismus und für das Auftreten eines Mongolismus bei Kindern junger Mütter verantwortlich. Trisomie G: bei dieser Aberration finden sich Kinder mit verschiedenen klinischen Syndromen ohne charakteristischen Phänotypus. Man entdeckt diese Chromosomenanomalie bei Kindern mit einem eigenartigen Gesichtsausdruck und geistiger Retardation bzw. multiplen Mißbildungen.

B. Monosomie (2n = 45): Der erste gut dokumentierte Fall einer Monosomie 21–22 betraf ein geistig zurückgebliebenes, aber trainierbares Mädchen von 3½ Jahren mit nur leichten phänotypischen Veränderungen in Form von abwärtsgerichteten und auswärts verlagerten Augen (antimongoloid), angedeutetem Epikanthus, erweiterten Nasenlöchern, kleinem Mund, kleinen, tiefsitzenden Ohren und kleinen, schaufelförmigen Händen.

Al-Aish, M. S. et al.: Autosomal monosomy in man. New Engl. J. Med. **277**, 777–784 (1967).

Lozzio, C. B.: Nonmongoloid trisomy G. Birth Defects **5**, 64–66 (1969).

Polani, P. E.: Autosomal imbalance and its syndromes, excluding Down's. Brit. med. Bull. **25**, 81–91 (1969).

Warkany, J., Passarge, E., Smith, L. B.: Congenital malformations in autosomal trisomy syndromes. Amer. J. Dis. Child. **112**, 502–517 (1966).

Wolstenholme, G. E. W., Porter, R.: Mongolism. Ciba Foundation Study Group No. 25. Little, Brown 1967.

Strukturelle autosomale Anomalien

A. Deletionen (partielle Monosomie) (2n = 46): Bei Patienten mit schwerer geistiger Retardierung und einem eigentümlichen Gesichtsausdruck finden sich gelegentlich Deletionen der Chromosomen 4, 5, 13 und 18. Bei keinem dieser Syndrome sind jedoch irgendwelche charakteristischen Gesichtsdefekte nachweisbar. Die Ohren können lang, kurz, weich oder abartig geformt sein, die Nase kann breit oder flach sein, bei der Untersuchung der Augen findet man Mikrophthalmie, Schielen, Epikanthus, weiterhin bestehen Gaumenspalten, Mikrognathie und ein Mikrocephalus. Das hochtönende Schreien der Kinder erinnert an Katzengeschrei (cri-du-chat-Syndrom) und ist mit einer Deletion des kurzen Armes des Chromosoms 5 (5p–) verbunden.

Die übrigen Deletionen zeigen kein charakteristisches Syndrom. Die Defekte sind meist mit dem Leben vereinbar.

B. Chromosom 21 mit Deletion des langen Armes nennt man Philadelphia-Chromosom. Man findet es bei der chronisch-myeloischen Leukämie (s. unten).

Allerdice, P. W. et al.: The 13q deletion syndrome. Amer. J. Human Genet. **21**, 499–512 (1969).

De Grouchy, J.: The 18p-18q-18r syndromes. Birth Defects **5**, 74–87 (1969).

Miller, D. J., Warburton, D., Breg, W. R.: Deletions of group B chromosomes. Birth Defects **5**, 100–105 (1969).

Chromosomen und Malignität

A. Syndrome bei Chromosomenbrüchen: Drei seltene autosomal-rezessive Erkrankungen – Blooms-Syndrom, Fanconi-Anämie und das Mme-Louis-Bar-Syndrom (Ataxiateleangiektasie) – neigen zu Chromosomenbrüchen und Reunionen in vitro. Bei allen drei Krankheiten kommt es gehäuft zu Krebsen, primären Leukämien und Lymphomen. Vorläufig jedoch sind noch alle Erklärungen über Chromosomenbrüche als Krebsursache spekulativer Natur.

B. Leukämie: Bei cytogenetischen Studien der Leukämien fand man zahlreiche Abnormitäten. Lediglich bei der chronisch myeloischen Leukämie besteht eine konstante und signifikant nachweisbare Aberration (s. unten). Bei akuten Leukämien fand man in ca. der Hälfte der Fälle Chromosomenveränderungen. Meist handelt es sich um Aneuploidien, wobei jedoch nie ein bestimmtes Chromosom oder eine bestimmte Chromosomengruppe im Vordergrund steht. Ein Fall wurde beschrieben, bei dem der Chromosomendefekt während der Remission verschwand und bei Verschlechterung wieder nachweisbar war. Bei der chronisch lymphytischen Leukämie wiederum fand man noch keine Aberrationen. Das Christchurch-(Ch)-Chromosom wurde als familiär auftretendes Markierungschromosom identifiziert. Andere myeloproliferative Erkrankungen zeigten keine Chromosomenveränderungen.

Chronisch myeloische Leukämie (CML)
Bei vielen Patienten mit einer CML läßt sich im peripheren Blut und im Knochenmark vor und nach Behandlung ein abnormales Chromosom (Ph = Philadelphia-Chromosom) nachweisen. Dieses Chromosom ähnelt der Kernschleife 21, dessen langer Arm verkürzt ist. Aufgrund dieses Chromosomendefektes kann man Patienten mit einer CML in zwei Gruppen einteilen: Ph-positive und Ph-negative.

Ph-positive Patienten sind klinisch und hämatologisch typisch in der Erscheinungsform, sie sprechen sofort auf die Chemotherapie an, sind chemotherapeutisch leicht kontrollierbar, das Durchschnittsalter zur Zeit der Diagnose beträgt 52 Jahre, sie leben länger als Ph-negative Patienten. Das Ph-negative Patientenkollektiv (Durchschnittsalter 65 Jahre) ist klinisch und hämatologisch heterogen. Die meisten Kranken sprechen kaum auf die Behandlung an und sterben im ersten Jahr nach der Diagnosestellung. Es scheint also, daß Patienten mit einem Ph-Chromosom prognostisch günstiger als Ph-negative beurteilt werden können. Eine exakte Signifikanz steht jedoch noch aus.

C. Lymphome: Lymphome und andere solide Tumoren haben keinen charakteristischen Karyotyp. Meist findet sich eine Hyperploidie. Spies fand in jüngster Zeit Deletionen des kurzen und langen Armes der Chromosomen E 17–18 in einigen Fällen von M. Hodgkin, Brill-Symmers und Reticulum-Zell-Sarkom. Man nannte diese Aberration das Melbourne-Chromosom. Man nimmt einen Zusammenhang mit den genannten Erkrankungen an.

D. Solide Tumoren: Einige Untersucher führten Karyotypuntersuchungen bei soliden Tumoren durch, da man pathologische Mitosen und vergrößerte Zellkerne findet. Bislang konnte man jedoch noch kein Charakteristikum für einen bestimmten Tumortyp finden.

1. Veränderungen von Chromosomenzahl und -struktur: Häufig findet man echte oder Pseudohyperploidien. Meist besteht eine Vermehrung von Chromosomen der bekannten Gruppen, nur gelegentlich tritt ein Markerchromosom auf. Weiterhin kommen Brüche und Reunionen vor.

2. Große Streubreite der Chromosomenzahlen: Im Gegensatz zu normalem Gewebe findet sich bei Tumoren fast immer ein breitbasiges Histogramm. Die Stammlinie ist nicht charakteristisch für irgendeinen Tumor.

3. In jedem Tumor findet sich eine von 2 Stammlinien. Stammzellen sind Mitosen mit gleicher Kernschleifenzahl und Struktur, die statistisch am häufigsten in einer Zellpopulation vorkommen. Diese Stammzellen sind meist für einen bestimmten Tumor charakteristisch und werden durch die Behandlung nicht verändert. Struktur und Zahl der Chromosomen eines malignen Ergusses oder von Metastasen unterscheiden sich meist nicht vom Ausgangstumor. Interessanterweise haben Tumoren mit denselben histologischen Kriterien nicht die gleichen Chromosomenveränderungen.

Bloom, G. E. et al.: Chromosome abnormalities in constitutional aplastic anemia. New Engl. J. Med. **274**, 8–14 (1966).

Conen, P. E.: Chromosome studies in leukemia. Canad. med. Ass. J. **96**, 1599–1604 (1967).

Ertl, H., Schlegel, D., Wieser, O.: Zytogenetische Untersuchungen an autochthonen, menschlichen Tumoren der Mundhöhle. Dtsch. zahnärztl. Z. **25**, 407–409 (1970).

German, J.: Bloom's syndrome. I. Genetical and clinical observations in the first 27 patients. Amer. J. Human Genet. **21**, 196–227 (1969).

Hecht, F. et al.: Leukemia and lymphocytes in ataxiatelangiectasia. Lancet **1966**, 1193.

Sandberg, A. A.: Chromosomes and the causation of human cancer and leukemia. Cancer **19**, 1869–1890 (1966).

Sandberg, A. A., Hossfield, D. K.: Chromosomal abnormalities in human neoplasia. Ann. Rev. Med. **21**, 379–408 (1970).

Sandberg, A. A. et al.: Chromosomes and the causation of human cancer and leukemia. V. Karyotypic aspects of acute leukemia. Cancer **22**, 1268–1282 (1968).

Spiers, A., Baikie, A. G.: Cytogenetic studies in malignant lymphomas and related neoplasms: Results in 27 cases. Cancer **22**, 193–217 (1968).

Chromosomen und ionisierende Strahlen

Die Hauptgefahr der ionisierenden Strahlen besteht nicht bei den letalen Dosen, sondern durch die niedrigen Dosen. Durch sie werden Änderungen des genetischen Materials hervorgerufen, die sich weiter vererben. Chromosomenaberrationen fanden sich nach diagnostischen und therapeutischen Anwendungen von Röntgenstrahlen als auch von β- und γ-Strahlen (z. B. ^{131}J, ^{32}P). Diese Strahlen wirken je nach Einstrahldauer und Halbwertszeit des Isotops. Bei In-vitro-Studien konnte eine direkte Korrelation zwischen Strahlendosis und Anzahl der Chromosomenabnormitäten gefunden werden.

CANTOLINO, S. J. et al.: Persistent chromosomal aberrations following radioiodine therapy for thyrotoxicosis. New Engl. J. Med. **275**, 739–745 (1966).

UCHIDA, I., HOLUNGA, R., LAWLER, C.: Maternal radiation and chromosomal aberrations. Lancet **1968 II**, 1045–1048.

Viren, Chemikalien und Chromosomen

Daß Viren und Chemikalien Chromosomenaberrationen bei Pflanzen und Tieren induzieren, ist seit mehr als einem halben Jahrhundert bekannt. Aus methodischen Gründen wurden jedoch erst im letzten Jahrzehnt Prüfungen an menschlichen Chromosomen durchgeführt. Nach Masern und Windpokkenerkrankungen finden sich noch viele Monate nach der klinischen Genesung Chromosomenveränderungen in den Leukocyten. Weiterhin führen Ozon, analoge und intermediäre Metaboliten von Nucleinsäuren sowie alkylierende Substanzen zu Chromosomenschäden. Arbeiten aus jüngster Zeit bewiesen Chromosomenveränderungen bei Arbeitern, die mit leukämogenem Benzen zu tun hatten. Es ist zu hoffen, daß neuere Untersuchungen für unser Verständnis für „spontane" Chromosomenschäden ebenso wie für die chemische Carcinogenese beitragen.

Genetische Beratung

Die Grundvoraussetzung für eine genetische Beratung ist die Stellung einer einwandfreien Diagnose. Dies ist insbesondere deshalb wichtig, seitdem bekannt ist, daß verschiedene Stoffwechseldefekte, besonders biochemische Veränderungen, stark unterschiedliche Erbgänge und Prognosen haben. Zur Aufklärung der Vererbungsform muß eine subtile Anamnese von vielen Familienmitgliedern erhoben werden. Es müssen sowohl gesunde als auch suspekte Verwandte mit einbezogen werden. Ist die Diagnose der Erbkrankheit einwandfrei geklärt, obliegt es dem Arzt, die Familie über die erbliche Natur der Erkrankung, die Chance von Wiederholungen und die Skala der Defektmöglichkeiten nahezubringen. Der Arzt muß sich jedoch vor allem bei der Information und den Empfehlungen gegenüber der Familie von seinem Hausverstand leiten lassen. Die Aufklärung soll den Eltern die Entscheidung erleichtern, ob sie sich noch weitere Kinder wünschen sollen. Humangenetische Institute mit Beratungsstellen stehen dem Arzt zur Erleichterung dieser Aufgabe zur Seite.

Allgemeine Literatur

BENIRSCHKE, K.: Comparative mammalian cytogenetics. Berlin-Heidelberg-New York: Springer 1969.

CARTER, C. O.: An ABC of medical genetics. Lancet **1969 I**, 1014–1016, 1041–1044, 1087–1090, 1139–1141, 1203–1206, 1252–1256, 1303–1305.

GRUNDMANN, E.: Allgemeine Cytologie. Stuttgart: Thieme 1964.

KALMUS, H.: Genetik. Stuttgart: Thieme 1966.

SWANSON, C. P.: Cytologie und Cytogenetik. Stuttgart: Fischer 1960.

VOGEL, F.: Lehrbuch der allgemeinen Humangenetik. Berlin-Göttingen-Heidelberg: Springer 1961.

YUNIS, J.: Human chromosome methodology. New York-London: Academic Press 1965.

31. BÖSARTIGE ERKRANKUNGEN

Die neoplastischen Erkrankungen wurden in diesem Buch bei den Organsystemen ihrer Herkunft diskutiert. Jedoch verlangt die Malignität als Allgemeinerkrankung und ihre Bedeutung für die Art der neoplasmatischen Bildung eine besondere Behandlung. Die allgemeinen Merkmale der Malignität sind:

1. unerwartete Symptome und Symptomgruppen, die das Auftreten von Neoplasmen begleiten und diagnostische wie therapeutische Wichtigkeit besitzen
2. das Auftreten von Notfallsituationen, die eine schnelle Diagnose und eine energische Therapie verlangen
3. das Ansprechen auf die Krebschemotherapie

Das paraneoplastische Syndrom

Als klinische Manifestationen der Bösartigkeit einer Erkrankung werden für gewöhnlich genannt:

Die Druckwirkungen von lokalem Tumorwachstum, die Infiltration oder metastatische Verpflanzung von Tumorzellen in verschiedene andere Organe oder aber eine „Allgemeinsymptomatik“.

Abgesehen von aktiv sezernierenden Tumoren wie z. B. denen der endokrinen Drüsen ist diese „Allgemeinsymptomatik“ der Bösartigkeit bei allen anderen Tumoren für gewöhnlich nicht spezifisch. Sie besteht einfach aus Schwächegefühl, Anorexie und Gewichtsverlust.

Beim paraneoplastischen Syndrom jedoch treten unerwartete Symptome auf, die klinische Befunde zur Folge haben, wie man sie sonst bei endokrinen, metabolischen, hämatologischen oder neuromuskulären Erkrankungen findet.

Zum gegenwärtigen Zeitpunkt werden die für diese Wirkungen verantwortlichen Mechanismen in 3 Gruppen gefaßt:

1. Tumorprodukte rufen die Wirkungen hervor (z. B. Carcinoidsyndrom)
2. Durch den Tumor zerstörtes ursprüngliches Gewebe (z. B. Hypercalcämie bei osteolytischen Knochenmetastasen) als wirksame Substanz
3. Wirkungen unbekannter Mechanismen (z. B. Osteoarthropathie beim Bronchus-CA)

In einigen Fällen von paraneoplasmatischem Syndrom mit ektopischer Hormonproduktion wurde im Tumorgewebe selbst das Hormon, welches das Syndrom hervorruft, gebildet und ausgeschieden.

Das paraneoplastische Syndrom ist aus folgenden Gründen klinisch sehr bedeutsam:

1. Es tritt mitunter schon bei recht geringfügigem neoplastischem Wachstum auf und kann dem Kliniker ein früher Fingerzeig für bestimmte Tumorarten sein. In manchen Fällen kann diese frühe Diagnose die Prognose günstig beeinflussen.
2. Die pathologisch metabolischen und toxischen Wirkungen, die das Syndrom einschließt, können für das Leben des Patienten eine größere Gefahr darstellen als das zugrunde liegende bösartige Neoplasma (z. B. Hypercalcämie, Hyponaträmie). Auch können sie auf eine Behandlung ansprechen, selbst wenn das Neoplasma therapeutisch nicht angegangen werden kann.
3. Die Effektivität der Krebsbehandlung kann abgelesen werden an der Zurückdrängung des paraneoplastischen Syndroms, und ein Wiederauftauchen dieser Komplikation

Tabelle 31–1. *Das Auftreten paraneoplastischer Syndrome und einiger Störungen der inneren Sekretion bei verschiedenen Tumoren*

	Bronchus-CA	Mamma-CA	Hyper-nephrom	Neben-nieren Carcinom	Hepatom	Multiples Myelom	Lym-phom	Thymom	Prostata Carcinom	Pankreas-Carcinom	Chorion-epi-theliom
Hypercalcämie	++	++++	++	++	+	++++	+	+	++	+	+
Cushing	+++		+	+++				++	+	++	
übermäßige ADH-Sekretion	+++									+	
Hypoglykämie				+	++		+				
Gonadotropinüberproduktion	+				+						++++
Thyreotropinüberproduktion											++++
Polycythämie			+++		++						
Erythrocytenaplasie								++			
Fieber			+++		++		+++			+	
Neuromyopathie	++	+							+	+	
Dermatomyositis	++	+								+	+
Coagulopathie	+	++			+	+			+++	+++	
Thrombophlebitis			+						+	+++	
Immunologische Insuffizienz						+++	+++	+++			

bedeutet dann immer, daß der Tumor noch nicht ausgeheilt ist.

Nicht jede endokrine und metabolische Symptomatik ist in Verbindung mit einem Krebsgeschwulst paraneoplasmatisch. In vielen Fällen sind normale Zellfunktionen nur dadurch ungeheuer in ihrer Größenordnung verändert, daß die Zahl der funktionierenden Zellen stark erhöht ist. Beispiele für eine solche maligne Vermehrung normal funktionierender Zellen sind das Nebennierenrinden-CA, das Inselzell-CA und das Carcinoidsyndrom.

Symptomenkomplexe wie die Hypercalcämie werden, obwohl man nicht viel über Einzelheiten weiß, durch sehr verschiedene Mechanismen ausgelöst.

Die Hypercalcämie z. B. kann einmal die Folge einer Parathormonüberproduktion durch Wucherung der Nebenschilddrüsenzellen sein oder aber die Folge eines direkten Eindringens von osteoklastischen Tumormetastasen in den Knochen. In wieder anderen Fällen, z. B. bei Brustkrebs, sind die osteolytischen Sterole, die durch den Tumor produziert werden, an der Entwicklung der Osteolyse und der Hypercalcämie beteiligt. In jedem dieser Fälle ist eine wirksame Behandlung des malignen Geschwulst für gewöhnlich mit der Normalisierung des Serumcalciums verbunden. Jedoch kann das Syndrom auch symptomatisch behandelt werden.

Die Tabelle 31-1 faßt die mit bestimmten malignen Prozessen einhergehenden, häufig auftretenden paraneoplastischen Syndrome und Steigerungen der inneren Sekretion zusammen. Diese Tabelle ist nicht vollständig, aber sie gibt einen Eindruck von der Menge der Syndrome und unerwarteten Symptomenkomplexen, die in der Literatur beschrieben wurden. Die pathophysiologische Erklärung vieler dieser Erscheinungen steht noch aus: dennoch kann diese Zusammenschau sicher nützlich sein.

Boudin, A.: Les syndromes paraneoplastices. Ann. med. intern. **121**, 49–50 (1970).

Bower, B. et al.: Endocrine effects of non-endocrin tumors. Ann. Rev. Med. **16**, 83 (1965).

Brain, W. R. B. et al.: The remote effects of cancer on the nervous system. Grune & Stratton 1965.

Hall, T. H. et al.: The paraneoplastic syndromes. CA. **18**, 322–329 (1968).

Uehlinger, E.: Paraneoplastische Syndrome. In: Almanach für die ärztliche Fortbildung. München: Lehmann 1966.

Diagnose und Therapie von durch bösartige Erkrankungen hervorgerufenen Notfallsituationen und Komplikationen

Zwar sind bösartige Erkrankungen meist chronischer Natur, aber sie können auch akute Notfallsituationen verursachen. Solche Komplikationen können sein:

a) durch lokales Wachstum des Tumors bedingt, wie z. B. die Kompression des Rückenmarks, die obere Einflußstauung durch Kompression großer Venen und verschiedene maligne Ergüsse.

b) den ganzen Organismus involvierende Allgemeinsymptome wie z. B. bei der Hypercalcämie, der disseminierten intravasculären Coagulation, bei der Hyperuricämie und dem Carcinoidsyndrom.

Einige dieser Komplikationen treten auch in der Folge nicht bösartiger Erkrankungen auf, jedoch unterscheiden sie sich oft im Schweregrad und dann auch in der Behandlung.

Wie sicher einleuchtet, müssen die akuten Komplikationen neoplastischer Erkrankungen auch dann behandelt werden, wenn das zugrunde liegende bösartige Geschwulst unheilbar ist. Und in der Tat ist der wichtigste Teil der Behandlung von Patienten in fortgeschrittenen Krebsstadien die rechtzeitige Erkennung und wirksame Behandlung dieser Notfälle. Verhältnismäßig wenige Komplikationen haben wirklichen Notfallcharakter. Sehr häufig ist es unwesentlich, innerhalb von Minuten neoplastische Therapie einzuleiten. Es sollten aber doch wenigstens diese nicht häufigen Fälle rechtzeitig erkannt und behandelt werden. Die Komplikationen, die wirklich unter die Notfälle einzureihen sind, sind die Hypercalcämie, schwere Formen der Hyperuricämie und das Carcinoidsyndrom sowie schnellverlaufende Ergüsse in den Perikard- und Pleuraraum.

Die Rückenmarkskompression

Die tumorbedingte Kompression des Rükkenmarks macht sich bemerkbar durch progressive Muskelschwäche und Veränderungen in der Sensorik der unteren Extremität, durch Rückenschmerzen und Blockierung des Kontrastmittelflusses bei der Myelographie. Bei folgenden Tumoren bildet sie nicht selten Komplikationen: bei Lymphomen oder multiplen Myelomen, bei Carcinomen der Lunge, der Prostata, der Mamma und des Colon sowie bei einigen anderen Neoplasmen.

In 80% der Fälle treten in der Höhe der Erkrankung Rückenschmerzen auf.

Da das Geschwulst für gewöhnlich extradural liegt, wird oft eine Mischsymptomatik gefunden, die auf Irritation sowohl der Nervenwurzeln als auch des Rückenmarks selbst zurückgeht. Die ersten Zeichen einer solchen Kompression können sehr schwer zu finden sein. Jedoch sollte die Möglichkeit dieser Komplikation bei allen Krebspatienten, die über Schwäche in der unteren Extremität und Schmerzen im Rücken klagen, in Betracht gezogen werden. Die Diagnose muß unverzüglich gestellt werden, sonst sind Paraplegien, Tetraplegien und andere irreversible Schädigungen des Rückenmarks die Folge. So ist zum Beispiel eine auf diese Weise entstandene Paralyse bleibend. Auf der anderen Seite können bei Patienten, die rechtzeitig und richtig behandelt werden, alle Funktionen erhalten bleiben. Zudem können die Neoplasmen im weiteren Verlauf günstig auf die Krebstherapie ansprechen. Nicht selten verlangt die Rückenmarkskompression das schnelle Eingreifen eines Spezialistenteams. Der überweisende Arzt oder der Onkologe sollte mit Hilfe eines Radiologen, eines Strahlentherapeuten oder eines Neurochirurgen das diagnostische und therapeutische Programm koordinieren. Wenn die Symptome und Untersuchungsergebnisse auf eine Rückenmarkskompression hindeuten, sollte ein Notfallmyelogramm gemacht werden. Dies führt am besten der Neurochirurg durch, der dann nötigenfalls anschließend gleich eine druckmildernde Laminektomie unternehmen kann. Wenn das Myelogramm einen Block zeigt, wird das Kontrastmittel gern im Wirbelkanal gelassen, damit die durch die Behandlung erzielte Durchlässigkeit in einem späteren Röntgenbild nachgewiesen werden kann.

Die Notfallbehandlung besteht in:

1. 0,4 mg/kg frisch angesetztes Chlormethin (Stickstofflost)
2. über 5–7 Tage 60 mg/die Prednison oral mit ausschleichender Dosierung
3. Bestrahlung der betroffenen Region innerhalb 24 Std nach der Diagnose und in relativ kurzer Zeit bis zur Toleranzdosis

Wenn diese Behandlung unverzüglich ins Werk gesetzt wird, braucht man selten die Laminektomie durchzuführen, außer bei Patienten mit extrem rascher Symptomentwicklung. Die Patienten müssen sorgfältig überwacht werden, da gelegentlich chirurgische Eingriffe notwendig werden.

Wenn der Block, der die Symptome gemacht hat, aufgehoben ist, sollte die Kontrastmittelverteilung im restlichen Teil des Wirbelkanals abgeschätzt werden, da die durch Tumoren und besonders das Lymphom bedingten Blocks oft multipel sind. Wenn die Kompression aufgehoben ist, sollte mit der Krebschemotherapie fortgefahren werden.

GIARD, P. et al: Myeloma with compression of the terminal conus medullaris J. Sci. med. Lille **85**, 587–592 (1967).

THOMALSKE, G. et al.: Kompression des Rückenmarks bei Morbus Paget. Neurochirurgia **13**, 188–193 (1970).

Obere Einflußstauung

Die obere Einflußstauung ist eine mitunter tödliche Komplikation vor allem des Bronchus-CA, gelegentlich auch des Lymphoms und anderer Neoplasmen, die in das Mediastinum metastasieren. Sie ist charakterisiert durch sulziges Ödem und flushartige Rötung an Kopf und Nacken sowie durch erweiterte Kopf- und Halsvenen. Die Erkrankung verläuft akut oder subakut. Der Venendruck ist erhöht, und die beidseitige Darstellung der Armvenen zeigt sowohl einen Block im Fluß des Kontrastmittels in das rechte Herz als auch das reiche Vorhandensein von Kollateralvenen. Oft ist geringes Herzminutenvolumen festzustellen, und es droht der Tod durch Kreislaufversagen.

Auch wenn das zugrundeliegende Carcinom zu dem Zeitpunkt des Auftretens dieser Symptomatik unheilbar ist, kann doch die Notfalltherapie eine bis zu 6 Monaten wirksame Palliativmaßnahme sein. Das Auftreten dieser Komplikation ist also keineswegs gleichzusetzen mit dem Lebensende. Da sie aber leicht fatal enden kann, sollte die Behandlung innerhalb einiger weniger Stunden eingeleitet werden. Auch wenn die Diagnose „Krebs" nicht histologisch gesichert ist, sollte man wie folgt verfahren, da die Wahrscheinlichkeit, daß ein Neoplasma der auslösende Faktor ist, sehr hoch ist und andererseits eine Thorakotomie mit hoher Wahrscheinlichkeit zum Tode führen würde. In solchen unbewiesenen Krebsfällen sollte versucht werden, den Venenblock unzweideutig angiographisch darzustellen. Dabei sollte man auch gleich auf andere Tumorzeichen im Brustkorb achten.

Die Notfallmaßnahmen sehen so aus:

1. 0,4 mg/kg frisch angesetztes Chlormethin i. v., um den Tumorschwund einzuleiten.

2. Intravenöse Injektion eines starken parenteralen Diureticums (z. B. Etacryn-Säure), um der ödematösen Komponente das Wasser abzugraben.

3. Eine innerhalb von 24 Std einsetzende Bestrahlung: um ein schnelles Verschwinden des Tumors zu gewährleisten, täglich sehr hohe Dosen, dafür aber nur eine kurze Gesamtbehandlungsdauer.

Bei intensiver Kombinationstherapie werden die Symptome in etwa 90% der Fälle zurückgedrängt.

Die weitere Prognose hängt von der Art des primären Neoplasmas ab. Selbst beim Bronchus-CA sind Fälle berichtet worden, bei denen über einen weiten Zeitraum keine weiteren Symptome auftraten.

SALSALI, M. et al.: Superior Vena caval obstruction with lung cancer. Ann. Thorac. Surg. **6**, 437–442 (1968).

Bösartige Ergüsse

Bei Patienten mit fortgeschrittenen neoplastischen Erkrankungen bereitet die Entwicklung von Ergüssen in geschlossenen Kompartimenten wie dem Pleuraspalt, dem Herzbeutel und den Peritonealräumen ernstere diagnostische und therapeutische Schwierigkeiten. Die meisten bösartigen Ergüsse sind keine akuten Notfälle, aber sie können zu solchen werden, wenn sie sich ungewöhnlich rasch entwickeln oder im Herzbeutel auftreten. Obwohl die direkte tumoröse Beteiligung der serösen Häute (tumoröse Verdikkung) der häufigste ergußauslösende Faktor zu sein scheint, müssen nicht alle Ergüsse bei Krebspatienten eine solche maligne Genese haben. Gutartige Prozesse wie die Lungenembolie, Verletzungen oder Infektionen (z. B. die Tuberkulose) sowie auch die angeborene Herzinsuffizienz können eine ähnliche Symptomatik hervorrufen. Blutige Ergüsse jedoch sind meist ein Malignitätszeichen. Gelegentlich aber sind sie auch bedingt durch einen Embolus mit Infarkt oder Trauma.

Histologische Untersuchungen der zelligen Bestandteile der durch Biopsie (Hakennadelbiopsie) gewonnenen Ergußflüssigkeit sollten beweisen, daß der Erguß wirklich neoplastischer Genese ist, bevor lokale Therapie angewandt wird. Bei perikardialen Ergüssen sollte ein Dauer-EKG abgeleitet werden (V-Ableitung, Perikardiocentesisnadel), damit Veränderungen am Epikard unverzüglich festgestellt werden können.

Die Therapie maligner Ergüsse sollte der Schwere der Komplikation angepaßt sein. Ergüsse, die von Carcinomen der Lunge, der Ovarien oder der Mamma stammen, verlangen mehr als eine einfache Drainage. Bei anderen Neoplasmen genügt manchmal diese Behandlung, besonders wenn gleichzeitig eine wirksame Chemotherapie eingeleitet wird. Die Drainage eines großen Pleuraergusses kann schnell und relativ sicher mit dem geschlossenen System, das für gewöhnlich für Aderlässe verwendet wird, ausgeführt werden. Nachdem die Nadel durch die Haut des Thorax gestoßen wurde, wird sie mit einer Vakuumflasche verbunden. Eine in dieser Weise ausgeführte Thoraxpunktion verlangt nur sehr geringe Manipulation des Patienten und verringert die Gefahr eines unbeabsichtigten Pneumothorax, wie sie beim Absaugen mit einer Stempelspritze entsteht. Nach dem Absaugen sind Röntgenaufnahmen durchzuführen, um die Ergebnisse abzuschätzen und einen Pneumothorax auszuschließen.

Wiederauftretende Ergüsse, die auf wiederholtes Punktieren nicht ansprechen, können oft durch Instillation von Chlormethin oder Mepacrin unter Kontrolle gebracht werden. Die Chlormethininjektion unterdrückt oder eliminiert bei etwa 60% der Patienten den tumorbedingten Erguß. Bei einem Ascites hat sich das alkylierende Mittel Thiotepa mehr bewährt, da es weniger örtliche Beschwerden und Schmerzen im Peritonealraum verursacht als die anderen Mittel.

Bei solchen Installationen geht man folgendermaßen vor:

Die Hauptmenge der Ergußflüssigkeit wird abgesaugt. Während noch Flüssigkeit herausfließt, wird Chlormethin in den Hohlraum instilliert. Die anzuwendende Dosis beträgt 0,4 mg/kg oder beim Durchschnittspatienten eine Gesamtmenge von etwa 20–30 mg. Das Mittel sollte vor der Verwendung frisch zubereitet sein, um Hydrolyse vor der Gabe zu vermeiden. Nach der Injektion und dem Herausziehen der Nadel muß der Patient abwechselnd in verschiedene Lagen gebracht werden, um die Substanz im ganzen Hohlraum zu verteilen. Am folgenden Tag wird dann die Restflüssigkeit entfernt. In dem Maße, wie eine Resorption des Stickstofflosts und des Thiotepa von Organen, die dem Hohlraum anliegen, möglich ist, ist von einer Behandlung mit diesen Mitteln bei Patienten, die schon unter einer chemotherapeutisch bedingten erheblichen Pancytopenie oder einer verminderten Funktion des Knochenmarks leiden, abzuraten. In diesen Fällen wird statt der alkylierenden Substanzen das weniger hemmend auf das Knochenmark wirkende Mepacrin verwendet. Für gewöhnlich 5 Tage lang in Dosen von 200 mg/die in den Hohlraum. Außerdem wird täglich die Residualflüssigkeit abgesaugt.

Erbrechen und Schwindel sind oft Folgen der Chlormethininstallation. Diese Nebenwirkungen können jedoch durch prophylaktische Gabe von Antemetica vor der Prozedur und noch eine Zeitlang nachher unter Kontrolle gebracht werden. Auch können Schmerzen in der Pleura und Fieber nach der Gabe von alkylierenden Mitteln oder von Mepacrin auftreten. Bei letzterem sind die Pleuraschmerzen aber häufiger zu beobachten. Während der akuten Phase sind starke Schmerzmittel indiziert, jedoch sind sie nach einigen Tagen nicht mehr nötig. Wenn der Pleuraraum oder die anderen Körperhöhlen auf diese Weise wirkungsvoll versiegelt wurden, gibt es für gewöhnlich keine Probleme mehr mit weiteren Rezidiven.

Hypercalcämie

Die tumorbedingte Hypercalcämie ist eine ziemlich häufig auftretende medizinische Notfallsituation. Gehäuft tritt sie beim Mamma-CA und beim multiplen Myelom auf, jedoch wird sie auch bei anderen Krebsen beobachtet. Alle diese Tumoren müssen nicht erst in die Knochen metastasieren, um das Syndrom auszulösen. Die typischen Symptome sind Anorexie, Erbrechen, Schwindelgefühl, Verstopfung und Hyporeflexie. Weiterhin Verwirrungszustände, Psychosen, Tremor und Lethargie, sowie nicht zuletzt ein erhöhter Serumcalciumspiegel. Das EKG zeigt oft eine Verkürzung der QT-Strecke. Wenn der Calciumspiegel im Serum über 12 mg% ansteigt, kann plötzlicher Tod durch Herzarrhythmie oder Asystolie auftreten. Die tragischen medizinischen und sozialen Folgen sollten erhöhte Wachsamkeit bei den obengenannten Symptomen rechtfertigen.

Da der zugrundeliegende Krebs oft noch Jahre nach einer Episode der Hypercalcämie palliativ behandelt werden kann, muß diese Komplikation durchaus nicht eine schlechte

Prognose bedeuten und sollte als medizinischer Notfall energisch behandelt werden. Wenn Zeichen und Symptome einer Hypercalcämie fehlen, sollte bei leicht erhöhtem Serumcalcium die Messung wiederholt werden, um Laborfehler auszuschließen.

Die Behandlung der auf bösartige Tumoren zurückzuführenden Hypercalcämie sollte sein:

1. intravenöse Flüssigkeitsgabe, täglich 3 bis 4 Liter
2. leichte Calciumdiät
3. 60–80 mg/die orales Prednison, 4–5 Tage lang, langsam ausschleichend
4. bei schwerer Hypercalcämie (mehr als 15 mg%) alle 1–2 Tage 8–10 Std dauernde intravenöse Infusionen einer isotonischen Natriumsulfatlösung. Diese Maßnahme wird den Calciumspiegel rapide senken.

Die Patienten, die mit Natriumsulfat behandelt werden, werden dadurch extrem hohe Natriumwerte bekommen, weil eine isotonische Infusionslösung 38,9 g Natriumsalz pro Liter enthält und bis zu 3 l gegeben werden. Diese sehr wirksame Behandlung kann also eine Hypernatriämie zur Folge haben. Deshalb muß der Patient in einem Zustand sein, der einen erhöhten Natriumspiegel zuläßt. Patienten mit Urämie vertragen diese Behandlung schlechter, und der Serumnatriumspiegel kann bis zu 160 mäq/l ansteigen. Patienten mit einem latenten Herzschaden können eine offene Herzinsuffizienz davontragen.

Es gibt keine Standarddosierung, und die Patienten müssen sorgfältig ausgewählt und gut beobachtet werden.

Natriumphosphatinfusionen sind nicht angebracht, da bei ihnen die große Gefahr besteht, zu dem hypernaträmischen Effekt noch metastatische Calcifizierung zu bewirken.

In Fällen, die auf diese Therapie refraktär ansprechen, gibt es folgende Alternativtherapie: Mithramycin kann als langsame i. v. Injektion über einen Zeitraum von 3–4 Tagen in Dosierungen von 25 μg/kg/die gegeben werden. Obwohl die Mithramycintherapie oft bei der Bekämpfung der Hypercalcämie wirksam ist und weniger häufig zur Behandlung chronischer Prozesse verwandt wird, hat die Substanz doch deutlich toxische Wirkungen wie etwa eine möglicherweise auftretende hämorrhagische Diathese. Zum gegenwärtigen Zeitpunkt ist die Verwendung von Mithramycin als noch in der Erprobung befindlich anzusehen und auf sehr schwere oder auf andere Therapie nicht ansprechende Fälle von Hypercalcämie beschränkt. Wenn dann erst die akute hypercalcämische Phase beherrscht ist, soll eine allgemeine Krebschemotherapie eingeleitet werden. Denn z. B. beim Mamma-CA kann die Hypercalcämie nach der Einleitung der Oestrogentherapie in Schüben auftreten. Meist ist es in diesem Fall ratsam, die Oestrogentherapie aufzugeben und zu einer anderen Form der Chemotherapie überzugehen. Wenn eine auch nur geringgradige chronische Hypercalcämie zurückbleibt, sollte der Patient mit kleinen Dosen Prednison oder aber mit oralen Natriumphosphatgaben (täglich 1–2 g) behandelt werden. Man sollte ihn ermuntern, viel Flüssigkeit zu sich zu nehmen, in der Hoffnung, einer Nierenschädigung vorzubeugen.

In den meisten Fällen, wo die zugrundeliegende bösartige Erkrankung auf die Therapie anspricht, läßt auch die Hypercalcämie nach.

Ashkar, F. S. et al.: Effect of corticosteroids on hypercalcaemia of malignant disease. Lancet **1970 I**, 41.

Muggia, F. M. et al.: Hypercalcaemia associated with neoplastic disease. Ann. intern. Med. **73**, 281–90 (1970).

O'Neill, R. T. et al.: Reversible hypercalcaemia in squamous cell carcinoma of the vagina. Obstet. Gynec. **36**, 458–461 (1970).

Hyperurikämie und akute Harnsäurenephropathie

Ein erhöhter Harnsäureblutspiegel wird oft bei Patienten mit Neoplasmen beobachtet, die sich einer Krebschemotherapie unterzogen haben. Deswegen sollte die Hyperurikämie eher als vermeidbare Komplikation der medikamentösen Therapie denn als tumorbedingter Notfall betrachtet werden. Man sollte also die Harnsäurebildung vorsorglich vermeiden.

Zum gegenwärtigen Zeitpunkt tritt am häufigsten das Problem der Hyperurikämie nach der Therapie von hämatologischen Neoplasmen wie bei der Leukämie, dem Lymphom und dem Myelom auf. Jedoch kann dieses Krankheitsbild auch als Folge jeder Form von bösartigen Tumoren auftreten, bei denen eine schnelle Zellzerstörung das Freisetzen von Nucleinsäurebestandteilen bewirkt. In manchen Fällen wurde es auch ganz einfach versäumt, prophylaktische Maßnahmen zu treffen. Weniger häufig sind bestimmte schnellproliferierende Neoplasmen, die einen hohen Nucleinsäure-turnover (z. B. die akute Leukämie) aufweisen, mit einer Hyperurikämie verbunden, auch wenn nicht chemotherapiert wurde. Wenn der Patient darüber hinaus noch ein Thiadiazin-Diureticum erhält, kann das Problem durch eine verminderte Uratausscheidung kompliziert werden.

Aus diesen Gründen sollten die Routinenachuntersuchungen von chemotherapierten Patienten Messungen des Harnsäurespiegels und Kreatininspiegels ebenso wie ein vollständiges Differentialblutbild einschließen. Eine schnelle Erhöhung des Harnsäurespiegels bewirkt für gewöhnlich bei diesen Patienten keine gichtige Arthritis, jedoch bringt sie die Gefahr einer akuten Uratnephropathie mit sich. Bei dieser Form des akuten Nierenversagens setzen sich die Harnsäurekristalle im distalen Tubulus, in den Sammelrohren und im Nierenparenchym fest. Die Gefahr der Uratnephropathie tritt bei Serumkonzentrationen von über 15 mg% auf und kann manchmal 80 mg% erreichen. Die prophylaktische Therapie besteht in 3 täglichen Gaben von 200 mg Allopurinol. Ein Tag vor Beginn der Chemotherapie soll die Behandlung mit dieser Substanz eingeleitet werden.

Allopurinol hemmt die Xanthinoxydase und verhindert die Umwandlung von gut löslichem Hypoxanthin und Xanthin in die relativ schlecht lösliche Harnsäure. Patienten, die als Krebstherapie Mercaptopurin erhalten, sollten eine um 25–35% niedrigere Dosis bekommen, wenn sie gleichzeitig mit Allopurinol behandelt werden, da diese Substanz die Wirkung wie auch die Toxicität von Mercaptopurin verstärkt.

Die Notfallbehandlung bei schwerer Hyperurikämie besteht aus:

1. Steigerung der Diurese durch tägliche Flüssigkeitsgaben (3–4 Liter)
2. Alkalinisierung des Urins mit 6–8 g Natriumbicarbonat täglich, um die Uratlöslichkeit zu erhöhen
3. 200 mg Allopurinol, 4mal täglich oral
4. in schweren Fällen bei einem Serumuratspiegel von über 25–30 mg% eine Hämodialyse oder Peritonealdialyse.

Cave: Wenn eine Niereninsuffizienz durch Urämie erst einmal vorliegt, sind die in Punkt 1 bis 3 aufgeführten Maßnahmen ziemlich gefährlich, ehe nicht eine Möglichkeit zur Ausscheidung der überflüssigen Flüssigkeit gegeben ist.

Da Patienten, die unter der Hyperurikämie leiden, oft am Anfang eines Prozesses stehen, der die Remission des Neoplasmas einleitet, ist die Prognose gut, wenn man der Nierenschädigung zuvorkommen kann.

Carcinoidsyndrom

Die Tumoren der silberaffinen Zellen sind selten und wachsen für gewöhnlich langsam. Sie haben jedoch die unangenehme Eigenschaft, eine Anzahl kreislaufaktiver Substanzen zu produzieren und zu sezernieren wie das Serotonin, Histamin, Katecholamine und vasoaktive Peptide. Diese Substanzen können schwere akute Kreislaufstörungen herbeiführen, die manchmal tödlich enden.

Carcinoidtumoren entstehen am liebsten im Ileum, Magen oder in den Bronchien. Sie metastasieren relativ früh, obwohl ihr Wachstum recht langsam ist.

Die Symptome des Carcinoidsyndroms sind flushartige Rötung des Gesichts, Ödeme an Kopf und Hals (besonders schwere Fälle beim Bronchialcarcinoid), abdominelle Krämpfe und Durchfall, asthmatische Symptomatik, Herzerkrankungen (Pulmonal- und Tricuspidalstenose oder Insuffizienz), Teleangiektasien und erhöhte Ausscheidung von 5-Hydroxyindolacetessigsäure (5-HIAA). Akute und teilweise schwere Symptome treten bei Patienten mit Bronchialcarcinoid auf. Es beginnt gewöhnlich mit einer Phase der Desorientiertheit und mit Tremor, es folgen Fieber und ein Flushzustand, der 3–4 Tage anhalten kann. Auch Hypotonie und Lungenödem wurden beobachtet. Selbst ein auf dem Röntgenbild nur markstückgroßer Herd in der Lunge besitzt die Fähigkeit, das ganze Syndrom hervorzurufen. Der Herd wird oft erst gefunden, wenn die Diagnose „carcinoid" biochemisch gestellt wurde.

Deshalb sollten bei allen Patienten mit solcher Symptomatik biochemische Untersuchungen angestellt werden, auch wenn kein verantwortlicher Tumor zu finden ist. Ein quantitativer Urintest auf 5-HIAA ist in den meisten Fällen positiv und bedeutet, daß der Patient täglich etwa 25–30 mg 5-HIAA sezerniert.

Der Test kann fälschlicherweise negativ ausfallen, wenn die Patienten Phenothiazine erhielten. Eine falschpositive Reaktion kann nach serotoninreicher Nahrung wie Bananen und Walnüssen beobachtet werden. Dasselbe kann bei Patienten auftreten, die guaiaphesinhaltigen Hustensirup erhielten.

Deshalb sollte der Patient einige Tage vor der Urinentnahme keine Drogen zu sich genommen haben.

Ein Provokationstest zum Herbeiführen eines Flush bietet die Injektion von 5 μg Noradrenalin (0,5 ml einer 1‰ Lösung 100fach verdünnt) i. v. Wenn der Arterenol®-Test positiv ausfällt, erscheinen die Gesichtsröte und eine geringgradige Dyspnoe innerhalb weniger Minuten.

Eine Notfalltherapie ist angezeigt bei Patienten mit Bronchialcarcinoid und mit verlängerten Flushperioden. Sie besteht aus einer täglichen oralen Gabe von 15–30 mg Prednison. Diese Behandlung hat eine dramatische Wirkung. Sie wird gewöhnlich über längere Zeit beibehalten.

Der Flush kann eher noch als auf das Serotonin auf die Anwesenheit von Kininen zurückgeführt werden. Corticosteroide beeinflussen die Wirkung anderer flushvermittelnder Substanzen oft nicht.

Die anderen Manifestationen des Syndroms verlangen gesonderte Behandlung. Die abdominellen Krämpfe und die Diarrhoe können normalerweise mit Tinctura Opii oder mit Diphenoxylat unter Kontrolle gebracht werden. Diese Substanzen werden alleine oder zusammen mit einem Serotoninantagonisten wie etwa dem Methysergid gegeben. Phenothiazine können auch in gewisser Weise das Flush zurückdrängen.

Patienten mit intestinalen Carcinoiden können noch 10–15 Jahre allein mit ein wenig unterstützender Therapie leben. In diesen Fällen ist eine Krebschemotherapie nicht immer angezeigt.

Wegen der aggressiveren Symptomatik des Bronchialcarcinoids muß eine Chemotherapie mit alkylierenden Substanzen ins Auge gefaßt werden, wenn eine chirurgische Entfernung nicht möglich ist oder Metastasen vorliegen.

DIRSCHMID, K.: Myocardiale Metastasen eines Carcinoids. Wien. klin. Wschr. **81**, 940–941 (1969).

HEDINGER, C. H.: Die Pathologie des Carcinoidsyndroms und seine Grenzgebiete. In: Gewebs- und Neurohormone, hsg. von Nowakowski. Berlin-Göttingen-Heidelberg: Springer 1962.

KÄHLER, H. J.: Das Carcinoid. Berlin-Heidelberg-New York: Springer 1967.

MARTIN, R. G.: Management of carcinoid tumor. Cancer **26**, 547–551 (1970).

Krebschemotherapie

Die Anwendung von cytotoxischen Substanzen und Hormonen ist eine Spezialwissenschaft geworden. Hier liegen wachsende Behandlungsmöglichkeiten bei Patienten mit vielen Arten von bösartigen und weit fortgeschrittenen Tumoren. Die Behandlung ist im besten Fall von einem auf Onkologie spezialisierten Mediziner oder einem Krebschemotherapeuten zu leiten, der entweder selbst die Behandlung ganz übernimmt oder dem Hausarzt beratend zur Seite steht.

Das Ziel dieses Kapitels ist, den Nichtspezialisten mit einigen nützlichen Informationen über die Arten des fortgeschrittenen Krebses bekannt zu machen, die höchstwahrscheinlich auf die zur Zeit gängigen Chemotherapeutica ansprechen. Außerdem soll auf die Pharmakologie und Toxikologie dieser Mittel hingewiesen und bei der Bewertung der Behandlungsergebnisse geholfen werden. Eine echte Heilwirkung hat die Chemotherapie im Regelfall nur bei dem Chorioncarcinom und beim Burkitt-Lymphom. Gelegentlich sind auch bei manchen Hodentumoren, in seltenen Fällen der akuten Leukämie, bei Insulomen und einigen anderen Tumoren Heilerfolge erzielt worden. Beim Wilms-Tumor steigert die Chemotherapie zusammen mit chirurgischen Maßnahmen und Bestrahlungen die Heilungsrate. Bei einigen weiteren Neoplasmen bringt die Chemotherapie eine deutliche Besserung der Symptome und eine Verlängerung der Lebenszeit wie z. B. bei der chronischen Leukämie der Kinder, bei Erwachsenen beim Morbus Hodgkin, beim multiplen Myelom, der Makroglobulinämie Waldenström, dem Mamma-CA, den Carcinomen des Endometriums und der Prostata. Auch bei Patienten mit einem Carcinom des Colon, der Ovarien, des Larynx und bei der chronischen Leukämie kann mit dieser Behandlung eine Erleichterung der Symptome erzielt werden. Eine Verlängerung der Lebenszeit ist hier aber noch unbewiesen.

Erfolglos ist die gegenwärtige Therapie in den meisten Fällen von Lungen- und Nierenkrebsen, bei manchen anderen Carcinomen sowie bei Sarkomen wie dem osteogenen Sarkom.

Eine Zusammenstellung der Erkrankungen, die auf eine Chemotherapie ansprechen, bietet die Tabelle 31-2. Die Tabelle 31-3 zeigt die im allgemeinen verwendeten Dosierungen sowie die Toxicität der benutzten Mittel. Die Dosierungsangaben gelten nur für eine mit nur einem Mittel durchgeführte Therapie. Die Kombinationstherapie, wie sie heutzutage beim fortgeschrittenen Marbus Hodgkin, beim Hodentumor und einigen anderen Neoplasmen angewandt wird, verlangt eine Verminderung der Dosis. Andernfalls nimmt die Toxicität unverantwortliche Maße an. Diese Kombinationstherapie sollte nur vom Spezialisten angewendet werden, der dann in Notfallsituationen die geeigneten Maßnahmen (z. B. Thrombocytentransfusionen) durchführen kann.

Toxikologie und Dosisfragen der Chemotherapeutica

Manche Krebschemotherapeutica haben auch auf schnellproliferierende Zellen im Knochenmark, in der Darmmucosa und in der Haut cytotoxische Wirkungen. Andere Substanzen wie die Vinca-Alkaloide verursachen Neuropathien, und Hormone haben oft psychische Wirkungen.

Die akute und chronische Toxicität der verschiedenen Substanzen wird in Tabelle 31–3 zusammengefaßt.

Frühzeitiges Erkennen von deutlich toxischen Wirkungen ist wesentlich, um sicher zu gehen, daß das Verhältnis des therapeutischen Nutzens zum toxischen Effekt günstig bleibt. Durch Dosismodifikationen kann man die Nebenwirkungen für gewöhnlich verringern, so daß die Therapie mit relativer Sicherheit durchgeführt werden kann.

Toxische Wirkungen auf das Knochenmark

Die Funktionsbeeinträchtigung des Knochenmarks ist im Regelfall der Faktor, der die Chemotherapie am meisten limitiert. Die für gewöhnlich benutzten Kurzzeittherapeutica mit Wirkung auf das Knochenmark sind die oral gegebenen alkylierenden Substanzen Cyclophosphamid, Melphalan, Chlorambucil, Mercaptopurin, Methotrexat, Vinblastin und Fluorouracil. Die wirksamen Dosierungen haben oft eine Funktionsminderung des Knochenmarks zur Folge.

In diesen Fällen kann sich, sofern die Substanz nicht abgesetzt oder die Dosis verringert wird, eine schwere Knochenmarksaplasie mit Pancytopenie, Blutungen und Infektionsneigung entwickeln. Folgende einfache Richtlinien können für gewöhnlich schwere Knochenmarksschädigungen verhindern:

Das vollständige Blutbild (mit weißem Blutbild, Differentialblutbild, Hämatokrit und Hämoglobinbestimmung, Thrombocytenbestimmung) sollte häufig kontrolliert werden. Bei langzeitiger Therapie sollten die Blutuntersuchungen anfangs wöchentlich durchgeführt werden, und die Zwischenräume zwischen den Untersuchungen sollten

Tabelle 31–2. *Bösartige Tumoren, die auf Chemotherapie ansprechen*

Diagnose	Alkylantien	Antimetabolite	Steroidhormone	Verschiedene
Akute lymphatische Leukämie	Cyclophosphamid (Endoxan®)	6-Mercaptopurin (Purinethol®) Amethopterin (Methotrexat)	Prednison (Decortin®)	Vincristin (Vincristin, Lilly) Rubidomycin (Daunoblastin®)
Akute myeloische Leukämie		6-Mercaptopurin (Purinethol®)	Prednison (Decortin®)	Vincristin (Vincristin, Lilly) Allopurinol (Zyloric®)[a]
Chronische myeloische Leukämie	Busulfan (Myleran®) Melphalan (Alkeran®)	6-Mercaptopurin (Purinethol®)	Prednison (Decortin®)	Vincristin (Vincristin, Lilly) Allopurinol (Zyloric®)[a]
Chronische lymphatische Leukämie	Chlorambucil (Leukeran®) Cyclophosphamid (Endoxan®) Thiotepa (Thio-Tepa)	Amethopterin (Methotrexat)	Prednison (Decortin®)	
Morbus Hodgkin	Chlorambucil (Leukeran®) Chlormethin (Dichloren®) Cyclophosphamid (Endoxan®) Thiotepa (Thio-Tepa)		Prednison (Decortin®)	Vinblastin (Velbe®) Vincristin (Vincristin, Lilly)
Lymphosarkom und Reticulumzellsarkom	Chlorambucil (Leukeran®) Cyclophosphamid (Endoxan®) Chlormethin (Dichloren®)		Prednison (Decortin®)	Vincristin (Vincristin, Lilly)
Multiples Myelom	Melphalan (Alkeran®) Cyclophosphamid (Endoxan®)		Prednison (Decortin®) Androgene (Triolandren®) (Ultandren®)	
Makroglobulinämie	Chlorambucil (Leukeran®)			
Polycythämia vera	Busulfan (Myleran®) Chlorambucil (Leukeran®)			Allopurinol (Zyloric®)[a]
Lungen-CA	Cyclophosphamid (Endoxan®) Chlormethin (Dichloren®)	Amethopterin (Methotrexat)	Prednison (Decortin®)	Mepacrin (Atebrin®)
Larynx-CA und andere Tumoren der Hals- und Kopfregion		Amethopterin (Methotrexat) 5-Fluor-uracil (Fluoro-uracil „Roche“®)		

Carcinom des Endometrium			Progesteron (Gesinol®) (Proluton®-Depot)	
Ovarial-CA	Thiotepa (Thio-Tepa) Cyclophosphamid (Endoxan®) Chlorambucil (Leukeran®)	5-Fluor-uracil (Fluoro-uracil „Roche“®)		
Mammacarcinom	Cyclophosphamid (Endoxan®) Chlorambucil (Leukeran®) Chlormethin (Dichloren®)	5-Fluor-uracil (Fluoro-uracil „Roche“®) Amethopterin (Methotrexat)		Vincristin (Vincristin, Lilly)
Chorionepitheliom	Chlorambucil (Leukeran®)	Amethopterin (Methotrexat) 6-Mercaptopurin (Purinethol®)		Actinomycin D (Lyovac-Cosmegen) Vinblastin (Velbe®) Vincristin (Vincristin, Lilly)
Hoden-CA	Cyclophosphamid (Endoxan®) Chlorambucil (Leukeran®)	Amethopterin (Methotrexat)		Actinomycin D (Lyovac-Cosmegen) Vincristin (Vincristin, Lilly) Mithramycin (Mithracin®)[b]
Prostata-CA			Oestrogene (Honvan®) (Cyren®-A) (Progynon® C oder M)	
Wilms-Tumor	Chlormethin (Dichloren®) Cyclophosphamid (Endoxan®)		Prednison (Decortin®)	Actinomycin D (Lyovac-Cosmegen) Vincristin (Vincristin, Lilly)
Neuroblastom	Cyclophosphamid (Endoxan®)			Vincristin (Vincristin, Lilly)
Colon-CA		5-Fluor-uracil (Fluoro-uracil „Roche“®)		
Carcinoid	Cyclophosphamid (Endoxan®)			Actinomycin D (Lyovac-Cosmegen)
Verschiedene Sarkome u. Carcinome	Chlormethin (Dichloren®) Cyclophosphamid (Endoxan®) Chlorambucil (Leukeran®)	5-Fluor-uracil (Fluoro-uracil „Roche“®) Amethopterin (Methotrexat)	Prednison (Decortin®)	Actinomycin D (Lyovac-Cosmegen) Vincristin (Vincristin, Lilly)

[a] Kein Onkolyticum sondern Hilfstherapeuticum
[b] In Deutschland vorläufig noch nicht im Handel

Tabelle 31–3. *Dosierung und Toxicität der Krebschemotherapeutica*

Medikament: Chemischer Name	Medikament: Handelsname	Normaldosis bei Erwachsenen	Akute Nebenwirkungen	Toxicität
Alkylantien				
(Tri-) Chlormethin	Sinolost Dichloren	0,4 mg/kg i. v. in einer Dosis oder aufgeteilt	Schwindel und Erbrechen	Mäßige Verringerung der peripheren Blutkörperchenzahl
Chlorambucil	Leukeran	0,1–0,2 mg/kg/die oral oder 6–12 mg/die	keine	Sehr hohe Dosen erzeugen eingeschränkte Funktion des Knochenmarks, Leukopenie, Thrombocytopenie und Blutungen
Cyclophosphamid	Endoxan	10 Tage 3,5–5 mg/kg/Tag; 40 mg/kg i. v. als Einzeldosis	Schwindel und Erbrechen	Haarausfall und hämorrhargische Cystitis sind spezielle toxische Wirkungen von Cyclophosphamid
Melphalan	Alkeran	7 Tage 0,1 mg/kg/die 2–4 mg/die als Erhaltungsdosis	keine	
Thiotepa	Thio-Tepa	5 Tage 0,2 mg/kg i. v.	keine	
Busulfan	Myleran	2–8 mg/die oral; 150–200 mg/Kur	keine	
Antimetabolite				
Amethopterin	Methotrexat	2,5–5 mg/die oral; 5 mg in den Liquorraum 1–2 mal wöchentlich; 15 mg i. m. 2 mal wöchentlich wird gut vertragen und kann günstiger sein	keine	Ulcerationen des Mundes und im Gastrointestinaltrakt; Funktionseinschränkung des Knochenmarks, Leukopenie, Thrombocytopenie
6-Mercaptopurin	Puri-nethol	2,5 mg/kg/die oral	keine	Normalerweise gut verträglich, höhere Dosen wirken funktionseinschränkend auf das Knochenmark
5-Fluor-uracil	Fluoro-uracil	3–5 Tage 15 mg/kg/die i. v. oder 15 mg/kg wöchentlich für mindestens 6 Wochen	keine	Übelkeit, Ulcerationen des Gastrointestinaltrakts, Einschränkung der Knochenmarkfunktionen
Hormone				
Androgene:				
Testosteronpropionat	Triolandren	100 mg i. m. 3 mal wöchentlich	keine	Flüssigkeitsretention, Virilisierung
Fluoxymesteron	Ultandren	10–20 mg/die oral	keine	
Oestrogene:				
Diäthylstilböstrol	Cyren-A	1–5 mg 3 mal täglich oral	Gelegentlich Schwindel und Erbrechen	Flüssigkeitsretention, Femininisierung Uterusblutungen
Äthinylöstradiol	Progynon C od. M	3 mg/die oral	keine	

Progesteron:				
17–Hydroxyprogesteron-capronat	Proluton Depot	200–500 mg i. m. pro Woche	keine	gelegentlich Flüssigkeitsretention
Medroxy-progesteron-acetat	Gesinol	100–200 mg/Tag oral, 200–600 mg oral 2x in der Woche	keine	gelegentlich Flüssigkeitsretention
Adrenocorticoide:				
Prednison	Decortin Hostacortin	20–100 mg/die oral oder, wenn wirksam, alle 2 Tage 50–100 mg als Einzeldosis	keine	Flüssigkeitsretention, Hypertonie, Diabetes, erhöhte Infektanfälligkeit, Osteoporose, »Vollmondgesicht«
Sonstiges				
Vinblastin	Velbe	0,1–0,2 mg/kg i. v. wöchentlich	Schwindel und Erbrechen	Haarausfall, weitgehender Reflexverlust, Knochenmarksfunktionseinschränkung, Depression
Vincristin	Vincristin, Lilly	0,015–0,05 mg/kg i. v. pro Woche	keine	Areflexie, Muskelschwäche, periphere Neuritis, paralytischer Ileus, schwache Beeinträchtigung der Knochenmarksfunktion, Alopecie, Obstipation
Actinomycin D	Lyovac-Cosmegen	0,01 mg/kg/die i. v. 5 Tage oder 0,04 mg/kg i. v. pro Woche	Schwindel und Erbrechen	Stomatitis, Beschwerden am Magen-Darm-Trakt, Haarausfall, Knochenmarksdepression
Mithramycin	Mithracin	0,5 mg/kg i. v. alle 2 Tage in 4 Gaben	Schwindel, Erbrechen, Durchfall	Knochenmarksdepression, hämorrhagische Diathese, Hypocalcämie
Ibenzmethycin	Natulan	50–150 mg oral täglich als Dauertherapie 250 mg oral Einzeldosis bis zu 5–10 g	Übelkeit und Erbrechen	Knochenmarksdepression, psychovegetative Störungen, Alkoholintoleranz, Heinzkörperbildung, MAO-Hemmung
o.p'DDD		6–12 g/die oral	Übelkeit und Erbrechen	Dermatitis, Durchfall, psychische Depression, Muskelzittern
unterstützende Medikamente				
Allopurinol	Zyloric	300–800 mg/die oral zur Abwendung oder zur Bekämpfung der Hypercalcämie	keine	gewöhnlich keine. In Kombination mit Mercaptopurin verstärkt es dessen Wirkung und Toxicität
Mepacrin-Quinacrin (Chinacrin)	Atebrin	100–200 mg/die in Körperhöhlen 5 Tage lang	lokale Schmerzen und Fieber	keine

nur dann verringert werden, wenn die toxischen Wirkungen des Präparates sich über längere Zeit (3–4 Monate) voraussehen lassen und kumulierende toxische Effekte ausgeschlossen werden können.

Bei Patienten mit einem normalen Blutbild sollten die Substanzen von Anfang an mit der vollen Dosierung gegeben werden, und diese sollte dann soweit nötig vermindert werden, statt daß mit einer geringen Dosis angefangen wird und bis zu einer an der hämatologischen Toleranzgrenze liegenden Menge aufgestiegen wird. Wenn man nämlich die Dosis steigert, kann die toxische Wirkung oft nicht in genügendem Maße vorausgesehen werden, besonders beim Auftreten kumulativer Effekte. Außerdem ist die Markschädigung auf diese Weise oft schwerer.

Die Dosierung der Substanz kann auf einen festen Wert eingestellt werden gemäß den Untersuchungsergebnissen des weißen Blutbildes und des Thrombocytenbildes. Auf diese Weise kann eine sehr feine Dosiskontrolle für die oral gegebenen alkylierenden Substanzen und für die Antimetabolite ausgeübt werden. Eine Anleitung für die Dosismodifizierung gibt die Tabelle 31–4. Jedoch können Drogen mit erst spät auftretenden hämatologisch toxischen Wirkungen nicht immer nach einem solchen einfachen Schema gegeben werden. Im allgemeinen sollten sie nur von Spezialisten verwendet werden, die mit der spezifischen Toxicität dieser Substanzen vertraut sind.

Medikamente, die größere Aufmerksamkeit für die toxische Wirkung verlangen, sind Busulfan, Cytosin-Arabinosid, Mithramycin*, BCNU (1,3- bis [2-chloroäthyl]-1-nitrosocarbamid)* und Mitomycin C.

Toxische Wirkungen auf den Gastrointestinaltrakt und die Haut

Da die Antimetabolite wie Methotrexat und Fluorouracil ihre Wirkung nur auf schnell proliferierende Zellen entfalten, schädigen sie die Zellen der Schleimhäute des Gastrointestinaltraktes. Methotrexat hat ähnliche Wirkungen auch auf die Haut. Diese Toxicität ist mitunter deutlicher ausgeprägt als die auf das Knochenmark. Deshalb sollte man routinemäßig bei der Therapie mit solchen Mitteln nach derartigen Veränderungen Ausschau halten. Ein Erythem der Mundschleimhaut ist ein frühes Zeichen der toxischen Wirkung auf die Schleimhäute ganz allgemein. Wenn die Therapie danach noch weitergeführt wird, werden sich Ulcerationen im Mundraum entwickeln. Im allgemeinen ist es sinnvoll, die Mittel beim Auftreten oraler Ulcerationen abzusetzen. Diese Befunde weisen nämlich darauf hin, daß in anderen Teilen des unteren Gastrointestinaltraktes sich auch mitunter recht schwerwiegende Ulcerationen entwickeln. Die Therapie kann jedoch für gewöhnlich wieder aufgenommen werden, wenn das orale Ulcus abgeheilt ist (in einer Woche bis zu 10 Tagen). Die Dosis sollte von diesem Punkt an verringert werden, bis eine Menge erreicht ist, deren Wirkung auf die Mucosa annehmbar ist.

Verschiedene, substanzspezifische toxische Wirkungen

Die Toxicität von verschiedenen Einzelsubstanzen wurde in Tabelle 31–3 zusammengefaßt.

Jedoch sind einige dieser Wirkungen zu vernachlässigen, da sie von therapeutisch sehr wichtigen Substanzen erzeugt werden.

Tabelle 31–4. *Schema für die Dosisvarianten bei der Krebschemotherapie*

Leukocytenzahl in mm^3	Thrombocyten in mm^3	Dosis in % der vollen Dosis
$>$ 5000	$>$100 000	100%
4000–5000		75%
3000–4000	75 000–100 000	50%
2000–3000	50 000– 75 000	25%
$<$ 2000	$<$ 50 000	0%

* Noch in Erprobung befindliche Mittel.

A. Durch Cyclophosphamid hervorgerufene hämorrhagische Cystitis: Stoffwechselprodukte des Cyclophosphamid, die auch cytotoxische Wirkungen entfalten, werden im Urin ausgeschieden. Manche Menschen scheinen nun etwas mehr von diesen aktiven Ausscheidungsprodukten herzustellen, als dies normalerweise der Fall ist. Wenn ihr Harn konzentriert wird, können schwere Blasenstörungen auftreten. Deshalb ist es im allgemeinen angebracht, den Cyclophosphamidpatienten anzuraten, große Flüssigkeitsmengen zu sich zu nehmen.

Die ersten Symptome einer toxischen Schädigung sind Dysurie und Pollakisurie mit fehlender Bakteriurie. Bei etwa 20% der Patienten, die diese Substanz erhalten, treten solche Symptome auf. Sollte sich eine mikroskopische Hämaturie entwickeln, ist es angebracht, für eine gewisse Zeit die Droge abzusetzen oder auf ein anderes alkylierendes Mittel überzugehen, die aufgenommene Flüssigkeitsmenge zu erhöhen und ein auf die Harnwege wirkendes Analgeticum wie z. B. Phenazopyridin zu geben. Bei schwerer Cystitis können große Teile der Blasenmucosa abblättern, und man kann über längere Zeit eine sichtbare Hämaturie feststellen. Solche Patienten sollten auf Zeichen von Harnwegsverlegungen untersucht werden. Cystoskopie kann zum Entfernen verstopfender Blutklumpen erforderlich sein.

Patienten, deren Tumor auf Cyclophosphamid anspricht, aber eine schwere Cystitis auf dieses Mittel entwickeln, sollten überhaupt keine anderen Substanzen erhalten, bis das Krankheitsbild sich geklärt hat. Dann sollten sie andere alkylierende Substanzen (Chlorambucil, Melphalan, Chlormethin) erhalten, wenn sie eine gleichstarke Wirkung auf den Tumor entfalten, aber nicht diese toxischen Wirkungen aufweisen.

B. Vincristin-Neuropathien: Die Neuropathie ist eine toxische Eigenart der Vinca-Alkaloide, die besonders bei Vincristin relevant wird. Die periphere Neuropathie kann motorische, sensorische, autonome Funktionen betreffen oder eine Kombination dieser. Die mildeste Form sind Parästhesien an Fingern und Fußzehen. Bei fortgesetzter Gabe breiten sich diese Erscheinungen auf die proximalen interphalangealen Gelenke aus. In der unteren Extremität kann eine Hyporeflexie beobachtet werden. In der Quadricepsgruppe entwickelt sich manchmal eine deutliche Muskelschwäche. An diesem Punkt ist es ratsam, die Vincristintherapie abzusetzen, bis die Neuropathie nachläßt. Ein nützliches Mittel, um herauszufinden, ob die periphere Motoneuropathie ausgeprägt genug ist, um die Behandlung zu unterbrechen, sind tiefe Kniebeugen oder der Versuch des Patienten, aus einem Stuhl ohne Zuhilfenehmen der Arme aufzustehen.

Verstopfung ist das erste und häufigste Zeichen der Neuropathie von autonomen Funktionen. Dieses Symptom sollte in jedem Falle schon prophylaktisch angegangen werden, indem der Vincristinpatient gleichzeitig stuhlerweichende Mittel und milde Abführmittel erhält. Wenn man diese Komplikation nicht weiter beachtet, kann eine schwere Verstopfung mit atonischen Eingeweiden resultieren. Ernsthaftere Einbeziehung des autonomen Nervensystems kann zu akuten intestinalen Verstopfungen führen mit dem Erscheinungsbild eines akuten Abdomens. Die Blasenneuropathie ist selten, wenn sie aber auftritt, kann sie sehr schwerwiegend sein.

Die beiden letztgenannten Komplikationen bedeuten eine absolute Kontraindikation für das Weiterführen der Vincristintherapie.

C. Busulfan-Toxicität: Das alkylierende Mittel Busulfan, das häufig bei der Behandlung der chronischen myeloischen Leukämie verwendet wird, hat folgende seltsam verzögert auftretende toxische Wirkungen:

1. starke Hautpigmentierung
2. ein weites Syndrom, welches an eine Nebennierenrindeninsuffizienz erinnert
3. fortschreitende Lungenfibrose

Patienten, bei denen eine der beiden letztgenannten Komplikationen auftritt, sollten Busulfan absetzen und wenn nötig zu einer anderen Substanz, z. B. Melphalan, übergehen. Die Hautpigmentierung ist harmlos. Sie wird für gewöhnlich beim Absetzen der Therapie verschwinden. Wenn dies die einzige Komplikation ist, bleibt der Wechsel auf ein anderes Mittel freigestellt.

Reaktion des Tumors auf die medikamentöse Behandlung

Da die Krebschemotherapie sowohl klinische Besserung bringen als auch deutlich toxische Wirkungen entfalten kann, ist es ziemlich wichtig, die positiven Seiten der Behandlung zu erkennen, damit festzustellen ist, ob die Gesamtwirkung mehr Heil oder mehr Unheil bringt.

Folgende Zeichen sind es, an denen man am besten eine erfolgreiche Therapie erkennen kann:

A. Größe des Tumors: Feststellen einer deutlichen Schrumpfung des Geschwulst mit Hilfe der physikalischen Untersuchung, von Röntgenaufnahmen oder anderen spezielleren Untersuchungsmethoden

B. Anzeigesubstanzen: Deutlicher Tumorschwund produziert eine Anzeigesubstanz, die ein Maß für die Menge des im Körper befindlichen Tumorgewebes ist. Beispiele für solche Anzeigesubstanzen sind beim multiplen Myelom oder der Makroglobulinämie die Paraproteine in Serum und Urin, beim Chorioncarcinom das Choriongonadotropin, beim Nebennierenrinden-CA und dem paraneoplasmatisch bedingten Cushing die Steroide im Urin und beim Carcinoid die 5-HIAA. Ausgeschiedene Tumorantigene werden seit der Entdeckung von α-Fetoprotein beim Hepatom und dem Carcinoembryonischen Antigen beim Colon-CA immer bedeutender. Jedoch sind noch nicht überall die Apparate vorhanden, um diese beiden fetalen Proteine nachzuweisen.

C. Organfunktionen: Die Normalisierung von vorher durch den Tumor verschlechterten Organfunktionen ist ein nützlicher Indikator für die Wirksamkeit der Droge. Ein Beispiel für eine solche Verbesserung ist die (gut nachprüfbare) Normalisierung der Leberfunktion (Ansteigen des Serumalbumins) bei Patienten, die unter Lebermetastasen litten.

Das gleiche gilt für die Verbesserung der neurologischen Befunde bei Patienten mit Hirnmetastasen. Das Verschwinden des paraneoplastischen Syndroms fällt auch in diese Kategorie und kann als Zeichen für das Ansprechen des Tumors auf die Therapie gewertet werden.

D. Allgemeines Wohlbefinden und Allgemeinzustand: Ein wertvolles Zeichen klinischer Besserung ist das Wohlbefinden des Patienten. Obwohl dies eine Kombination von subjektiven und objektiven Faktoren ist und auch von Placebo hervorgerufen werden kann, ist es trotzdem ein klares und nützliches Zeichen klinischer Besserung und kann der Anstoß zu einigen oben genannten objektiven Untersuchungen werden. Faktoren, die das allgemeine Wohlbefinden bilden, sind verbesserter Appetit, wieder ansteigendes Gewicht und steigendes subjektives Wohlbefinden (z. B. Aufstehen nach langer Bettruhe). Die Bewertung solcher Faktoren, wie etwa die allgemeine Aktivität, hat den Vorzug, die Wirkung und die Nebenwirkungen der Chemotherapie zusammenzufassen und den Arzt in die Lage zu versetzen, die Gesamtwirkung der Chemotherapie beurteilen zu können.

Allgemeine Literatur

Alexander, P.: The role of tumor-specific antigens in the genesis, developement and control of malignant disease. In: Biology of cancer, hsg. von Ambrose, E. J. et al. London: Van Nostrand 1966.

Bartelsheimer, H. et al.: Erwünschte und unerwünschte Wirkungen der zytostatischen Therapie. Med. Klinik **62**, 1653 (1967).

Bock, H. E. (Hrsg.): Krebsforschung und Krebsbekämpfung, Band VI. München: Urban & Schwarzenberg 1967.

Brodsky, I. et al.: Cancer chemotherapy. Grune & Stratton 1967.

Brunner, K. W.: Grundsätze der chemotherapeutischen Behandlung der Krebskrankheiten. Schweiz. med. Wschr. **95**, 789 (1965).

Cline, M. J.: Cancer Chemotherapy. Saunders 1971.

Cutler, S. J.: Trends in the management of cancer. CA **18**, 189–204 (1968).

Gold, P. et al.: Demonstration of tumor specific antigens in human colonic carcinomata by immunological tolerance and absorption techniques, J. exp. Med. **121**, 439–462 (1965).

Martz, G.: Die humorale Therapie maligner Tumoren. Berlin-Heidelberg-New York: Springer 1968.

Meythaler, F.: Therapie maligner Tumoren. Pathologie und Chemotherapie. Stuttgart: Enke 1966.

Nagel, G. A.: New concepts in the treatment of generalised neoplasm. Münch. med. Wschr. **112,** 2339–2349 (1970).

O'Connor, G. T. et al.: α-Fetoproteine. Cancer **25,** 1091 (1970).

Oehme, J.: Cytostatic treatment of tumors in children and adolescents. Dtsch. med. Wschr. **95,** 1180–1182 (1970).

Witte, S.: Die Chemotherapie bei malignen Tumoren. Internist **9,** 368 (1968).

Zuppinger, A.: Allgemeine Strahlentherapie maligner Tumoren. Berlin-Heidelberg-New York: Springer 1967.

ANHANG

Ratschläge für Reisen ins Ausland

Ärztliche Ratschläge hängen vom Ziel, der Länge und Art der Reise, der Gesundheit des Patienten und der ärztlichen Versorgung im besuchten Gebiet ab. Besonders im Hinblick auf die benötigten Impfungen sollte man spätestens 2 Monate vor Reiseantritt mit den Vorbereitungen beginnen.

In jeder Hinsicht ist eine gründliche ärztliche Durchuntersuchung vor Reiseantritt empfehlenswert.

Aktive Immunisierung gegen Infektionskrankheiten
Jeder Reisende sollte in ausreichendem Maß gegen Infektionskrankheiten immunisiert sein. Vor Durchführung einer Schutzimpfung sollte man sich über den Impfmodus ausreichend informieren, da letzterer starken Schwankungen unterworfen ist.

Das Schema zur aktiven Immunisation der Kinder ist vom 16. Report des Commitee on Control of Infectious Diseases, American Academy of Pediatrics, 1970 entnommen (Tabelle 1).

Regelmäßig einzunehmende Medikamente
Der Reisende sollte eine ausreichende Menge der andauernd benötigten Medikamente mit sich führen. Diese Vorsichtsmaßnahmen sind notwendig, da die gewohnten Medikamente in fremden Ländern oft unter anderem Namen und in wechselnder Qualität angeboten werden.

Chronisch Kranke wie Diabetiker oder Herzkranke sollten einen Status sowie einen Therapievorschlag mit sich führen, um ihn einem zuzuziehenden Arzt zeigen zu können.

Diabetiker-, Marcumar®- und Schrittmacher-Ausweise sollten mitgeführt werden. Diabetiker sollten darüber informiert sein, daß Insulin kühl aufbewahrt werden muß. Reiseagenturen und Konsulate geben Auskunft über Ärzte und Krankenhäuser der zu besuchenden Gegend.

Reiseapotheke

A. Allgemeine anti-infektiöse Medikamente: Bei Reisen in infektiös verseuchte Gebiete sollte man sich mit den dafür notwendigen Medikamenten versorgen.

B. Lokale Schutzmaßnahmen: Hierzu gehören Antibioticasalben, Heftpflaster, Fußpuder, Sonnenöl.

C. Antemetica: Die üblichen Antemetica nimmt man am besten eine halbe Stunde vor Abreise.

D. Antacida: Nur bei geringen Magenbeschwerden und ungewohntem Essen zu empfehlen.

E. Durchfallsprophylaxe:

1. Vorsichtsmaßnahmen: Geringe gastrointestinale Beschwerden hängen oft mit der veränderten Essenszubereitung zusammen. Verunreinigtes Wasser kann mit Halogenen, wie weiter unten beschrieben, gereinigt werden.

2. Therapeutische Maßnahmen: Mexaform® plus, 3 x 2 Kapseln oder Intestopan®, 3 x 2 Tabletten; notfalls kann man auch Kohle-Compretten® oder Tinctura optii zusätzlich anwenden.

F. Sedativa: Diese Medikamente erfüllen voll ihren Zweck bei Angst vor Flugreisen oder Schlaflosigkeit.

G. Analgetica: Aspirin®, Codein und Anaestesin®-Salbe sollten immer greifbar sein.

H. Brillenträger sollten eine Ersatzbrille oder ein Rezept mit sich tragen.

I. Prothesenträger: Auch diese sollten einen Ersatz bei sich haben.

J. Insektenschutzmittel: Diese sollen nicht nur die Belästigung durch Insekten ausschalten, sondern auch mögliche Übertragung von Infektionskrankheiten ausschließen.

Wasser- und Lebensmittelhygiene

A. Wasserreinigung: Wasser kann mit einigen Tropfen Natriumhypochlorid trinkbar gemacht werden. Schon 1 Tropfen kann 1 Glas Wasser sterilisieren, wenn man es 5 min stehen läßt. Trübes Wasser sollte gefiltert werden oder zuerst abstehen, bevor man es mit 2 Tropfen Natriumhypochlorid versetzt.

Dieselben Halogenverbindungen stehen auch in Tablettenform zur Verfügung. Ein dabei auftretender brauner Niederschlag kann vernachlässigt werden. Besondere Vorsichtsmaßnahmen: Zweifelhaftes Wasser oder Eis sollte nicht verwendet werden. Dagegen kann maschinell abgefülltes Wasser zum Trinken und Zähneputzen benutzt werden.

B. Nahrungsmittelhygiene: Rohe Früchte und Gemüse sollten im allgemeinen nicht gegessen werden. Jedoch kann man sie unbedenklich in gut durchgekochter Form zu sich nehmen. Eintopfgerichte und rohes Hackfleisch sind fragwürdig. Werden Fleisch, Milch und andere Eiweißprodukte nicht gekühlt aufbewahrt, so können sie gefährlich werden.

C. Badewasser: Nur nach Rücksprache mit den zuständigen Gesundheitsbehörden sollte man in den örtlichen Gewässern baden.

Impfplan für Erwachsene

Alle Erwachsenen sollten gegen Tetanus geimpft sein. Um Impfreaktionen zu vermeiden, sollte das Toxoid gereinigt sein. Es empfiehlt sich weiterhin, gegen Polio, Diphtherie und Pocken zu impfen. Jeder Reisende muß die Impfbestimmungen des zu besuchenden Landes beachten.

Es folgt ein allgemein gültiger Impfplan.

Tetanus

Bei ausreichender Grundimmunisation kann man alle 7–10 Jahre mit 0,5 ml Tetanus Toxoid auffrischen.

Pockenimpfung

Die WHO fordert eine Re-Vaccination alle 3 Jahre. Auf jeden Fall sollte sich der Arzt über den Impferfolg informieren.

Typhus

Immunisierung mit einer Suspension von abgetöteten Salmonella-Typhi-Keimen, in Abständen von 4–6 Wochen zweimalig in je 0,5 ml subcutan. Zur Erhaltung des Impfschutzes ist alle 3 Jahre eine Auffrischimpfung nötig. In Deutschland kann auch eine perorale Immunisierung mit Typhoral durchgeführt werden.

Paratyphusvaccine kann z. Z. nicht empfohlen werden, da ihre Wirksamkeit nicht ausreichend gesichert ist.

Gelbfieber

Abgeschwächter Lebendimpfstoff, 0,5 ml subcutan. Die WHO-Bestimmungen erfordern eine Registratur der Chargennummer. Etwa alle 10 Jahre muß die Impfung wiederholt werden.

Cholera

Suspension mit abgetöteten Choleravibrionen, Erstinjektion von 0,5 ml und im Abstand von 4–6 Wochen noch einmal 1 ml i.m. Bei anhaltender Exposition ist alle 6 Monate eine Auffrischimpfung mit 0,5 ml notwendig. Ein sicherer Schutz ist nur bei regelmäßiger Auffrischimpfung gegeben.

Pest

Die Impfung erfolgt mit abgetöteten Pestbacillen durch 2 Injektionen von je 0,5 ml und im Abstand von 4–6 Wochen und einer 3. Injektion 6 Monate später.

Fleckfieber

Die Immunisierung erfolgt mit inaktivierten Rickettsien durch 2malige Injektion von jeweils 0,5 ml im Abstand von 4–6 Wochen intramuskulär. Alle 6 Monate ist eine Auffrischimpfung mit 0,5 ml notwendig.

Hepatitis epidemica

Eine aktive Immunisierung ist nicht bekannt; eine vorübergehende Verbesserung der Abwehrlage kann eventuell durch intramuskuläre Injektion von humanem Gammaglobulin erfolgen.

Commitee on Control of Infectious Diseases: Report 15th Edition American Academy of Pediatrics 1970.

Immunisation Information for International Travel USTHS, Division of Foreign Quarantine, 7915 Eastern Avenue, Silver Spring, Maryland.

Peebles, T. C. et al.: Tetanus Toxoid, Emergency Boosters, Reappraisal. New Engl. J. Med. *280*, 575–581 (1969).

Tahernia, A. C.: Diphteria, still letal. Clin. pediat. *8*, 508–511 (1969).

Woodson, R. D. et al.: Hepatitis prophylaxis abroad. *209*, 1 053–1 055 (1969).

Tabelle 1. *Empfohlener Impfplan für Kinder unter Berücksichtigung von Haut-Testen*

Alter	Impfung	Haut-Test
2–3 Monate	DPT[a] Orale Poliovaccine[b], trivalent oder Typ 1	Tuberkulin Test
3–4 Monate	DPT Orale Poliovaccine, trivalent oder Typ 3	Nach einer Woche
4–5 Monate	DPT Orale Poliovaccine, trivalent odre Typ 2	Nachschau der Pockenimpfung
10–12 Monate	Masern-Impfstoff[c]	Tuberkulin Test[e]
12 Monate	DPT Orale Poliovaccine, trivalent	Tuberkulin Test[e]
15–19 Monate	Pocken-Impfstoff[d]	Tuberkulin Test[e]
3–4 Jahre	DPT Röteln-Impfstoff[f]	Tuberkulin Test[e]
6 Jahre	TD[g] Pocken-Impfstoff	
8–10 Jahre	Orale Poliovaccine, trivalent	
12–14 Jahre	Mumps-Impfstoff[h] TD Pocken-Impfstoff	

[a] *DPT:* Man verwendet zur Immunisierung Alaunpräcipitat oder ein aluminiumhydroxidadsorbiertes Diphtherie- und Tetanus-Toxoid in Verbindung mit bakteriellem Pertussis-Antigen, die besonders für Kleinkinder geeignet sind. Gabe: Drei Einzeldosen von je 0,5 ml i. m. in Intervallen von 4–8 Wochen, die 4. Injektion folgt im Abstand von einem Jahr später.

[b] *Schluckimpfung mit Poliomyelitis-Lebend-Vaccine:* Entweder die Typen 1, 2 und 3 kombiniert oder jeder einzeln. Die Dreierkombination wird zu drei verschiedenen Zeitpunkten in Intervallen von 6–8 Wochen verabfolgt und anschließend als Booster ein weiteres Jahr später. Bei der Einzel-Immunisierung wird zunächst Typ 1, dann Typ 3 und zum Schluß Typ 2 gegeben in Intervallen von je 6 Wochen und anschließend die Dreierkombination als Booster ein Jahr später. Die inaktive Immunisierung (SALK) mit der Dreierkombination ist zwar möglich, wird aber nicht empfohlen.

[c] *Masern-Lebendimpfstoff:* 0,5 ml i.m. Bei Gabe des abgeschwächten Stammes (EDMONSTON) sollte gleichzeitig 0,01 ml pro Pfund Körpergewicht menschliches Gammaglobulin in den anderen Arm gegeben werden, um die Impfreaktion abzuschwächen. Bei dem weiter abgeschwächten Stamm (SCHWARZ) ist ein derartiges Vorgehen nicht angezeigt. Inaktivierter Masernimpfstoff sollte nicht verwendet werden.

[d] *Lebender Pockenimpfstoff,* der üblicherweise als Kalbslymphe geliefert wird, muß vor dem Verfallsdatum frisch verbraucht werden und bei niedrigen Temperaturen gelagert werden. Die Impfung wird in der üblichen Form durchgeführt. Nach 7 Tagen muß die Impfstelle auf Anzeichen einer Primärreaktion, bzw. nach 3–4 Tagen nach Anzeichen einer beschleunigten Impfreaktion kontrolliert werden. Nur das Auftreten von Bläschen zeigt eine erfolgreiche Immunisierung an. Papeln ohne Bläschenbildung können nicht als Impfreaktion gedeutet werden. Eine immunologische Abwehrschwäche, bzw. eine Ekzemerkrankung des Impflings oder der Geschwister machen eine Impfung möglich. Bei größeren Reisen fordert die WHO eine Wiederimpfung alle 3 Jahre.

[e] Die Häufigkeit des *Tuberkulintestes* sollte vom Expositionsrisiko abhängig gemacht werden.

[f] Die Impfung mit *Röteln-Vaccine* kann zwischen erstem Lebensjahr und Pubertät erfolgen, vorzugsweise jedoch vor Eintritt in den Kindergarten. Die Impfung erfolgt subcutan. Schwangere sollten nicht geimpft werden. Nach erfolgter Impfung sollte eine Karenz bis zur nächsten Schwangerschaft von etwa 3 Monaten eingehalten werden. Innerhalb 4 Wochen nach der Impfung besteht eine 40%ige Chance für Frauen zur Entwicklung von Arthralgien, bzw. Arthritis.

[g] Eine Auffrischimpfung mit gereinigtem und für Erwachsene geeignetem *Tetanus- und Diphtherietoxoid* sollte alle 10 Jahre erfolgen.

[h] Lebender, abgeschwächter *Mumpsimpfstoff* 0,5 ml i.m.

Allergietests und Desensibilisierung

Allergietests

Vor Injektion eines Antitoxins oder ähnlicher Stoffe tierischer Herkunft empfiehlt es sich, die folgenden Überempfindlichkeitstests durchzuführen. Die Desensibilisierung entfällt, wenn die Tests negativ ausfallen. Dann kann eine volle Dosis des Antitoxins verabreicht werden. Fällt einer der geschilderten Tests positiv aus, so ist eine Desensibilisierung notwendig.

A. Intracutan-Test: Injektion von 0,1 ml einer 1:10 verdünnten Antitoxinlösung intracutan auf der Beugeseite des Unterarmes. Der Test fällt positiv aus, wenn innerhalb von 5–20 min eine große Quaddel mit umgebendem Hof erscheint.

B. Conjunctival-Test: Man bringt in das eine Auge einen Tropfen einer 1:10 verdünnten Antitoxinlösung und in das andere einen Tropfen physiologischer Kochsalzlösung zur Kontrolle. Bei positivem Ausfall treten innerhalb 5–20 min Rötung, Juckreiz und Tränenfluß auf.

Desensibilisierung

A. Vorsichtsmaßnahmen:

1. Ein Antihystaminicum sollte vor Beginn der Desensibilisierung gegeben werden, um eine eventuell auftretende Reaktion abzublocken.

2. Noradrenalin, 0,5–1 ml einer auf 1:1000 verdünnten Lösung sollte injektionsbereit vorhanden sein.

B. Desensibilisierungsmethode:

Man kann nach folgendem Schema vorgehen, wobei man die Dosen des Antitoxins in Abständen von 30 min intramuskulär verabfolgt und die Reaktionen genau beobachtet.

1. Dosis: 0,1 ml (1:10 verdünnt)
2. Dosis: 0,2 ml (1:10 verdünnt)
3. Dosis: 0,5 ml (1:10 verdünnt)
4. Dosis: 0,1 ml (unverdünnt)
5. Dosis: 0,2 ml (unverdünnt)
6. Dosis: 0,5 ml (unverdünnt)
7. Dosis: 1 ml (unverdünnt)
8. und alle weiteren Dosen: 1 ml unverdünnte Antitoxinlösung werden in Abständen von je 30 min gegeben, bis die gesamte Menge der Testdosis gespritzt ist.

Behandlung der Reaktionen

A. Leichte Reaktionen: Bei Eintritt einer leichten Reaktion Rückgang auf die nächstniedere Dosis und Fortführung der Desensibilisierung. Bei Eintritt einer schweren Reaktion sollte mit Noradrenalin behandelt und die Antitoxingabe eingeschränkt werden. Ist die Desensibilisierung dringend notwendig, so sollte mit unterschwelliger Dosiserhöhung des Antitoxins weiterbehandelt werden.

B. Schwere Reaktionen: Treten schwere Reaktionen auf, so müssen sofort 0,5–1 ml einer 1:1000 Noradrenalinlösung subcutan gegeben werden. Zu den dabei auftretenden Symptomen gehören Urticaria, Ödeme, Dyspnoe, Husten, Keuchen und eventuell auch eine Schocksymptomatik. Der Patient muß streng überwacht werden und notfalls mit weiteren Noradrenalindosen und Hydrocortison behandelt werden.

Chemische Zusammensetzung von Blut und Körperflüssigkeiten

Bewertung der Laboruntersuchungen: Normalwerte sind Werte, die innerhalb der zweifachen Standardabweichung der Mittelwerte der Bevölkerung liegen. 95% der Untersuchungen liegen innerhalb dieses Normbereichs, der von zahlreichen Einzelfaktoren bestimmt und auch verändert werden kann. Unter den gleichen Bedingungen ergeben verschiedene Faktoren Werte, die unter den vorherrschenden Umständen als normal zu bezeichnen sind, aber unter anderen Gegebenheiten außerhalb der 95% Grenze liegen. Zu diesen Änderungsfaktoren zählen Alter, Rasse, Geschlecht, Umwelt, Tag- und Nachtrhythmus und andere cyclische Schwankungen.

Normalwerte variieren je nach angewandter Untersuchungsmethode, Labor, Entnahmebedingungen und Konservierungsart.

Mit zunehmender Kenntnis geeigneter Laborkontrollen bezüglich Zeitpunkt und Methode nehmen die Schwankungen der Normalwerte ab. Die von den einzelnen Laboratorien benutzten Normalwerte sollten klar zum Ausdruck gebracht werden, um eine exakte Beurteilung zu ermöglichen.

Die Interpretation der Laborwerte sollte immer in unmittelbarer Verbindung mit den einzelnen Patienten erfolgen. Ein zu niedriges Ergebnis kann aus einem Mangel oder einem Verdünnungseffekt der zu bestimmenden Substanz resultieren, z. B. bei einem verminderten Natriumspiegel im Blut. Normabweichungen sind entweder verursacht durch eine bestimmte Erkrankung oder durch eingenommene Medikamente. Z. B. Gicht, oder Behandlung mit Chlorothiaziden oder mit Cytostatica gehen mit einem erhöhten Harnsäuregehalt im Blut einher.

Weitere Ursachen für fehlerhafte Ergebnisse sind in der unsachgemäßen Gewinnung des Untersuchungsmaterials zu suchen. Hier lassen sich unvollständiges Sammeln des 24-Std-Urins, Hämolyse bei Blutproben, eine unangebrachte Anticoagulantienzugabe, Verunreinigung von Glasmaterial oder der Apparaturen anführen.

Merke: Sobald ein Ergebnis ungewöhnlich erscheint, sollten vor Einleitung einer diesbezüglichen Therapie alle in Frage kommenden Fehlerquellen ausgeschlossen werden. Bei unklaren Ergebnissen sollte ein Laborarzt zu Rate gezogen werden.

Albumin im Serum
s. Serum-Eiweiß

Aldolase im Serum
Normalwerte 3–8 E/ml (Bruns). Männer < 33 E, Frauen < 19 E (Warburg und Christian).

A. Vorsichtsmaßregeln: Das Serum sollte möglichst bald abgetrennt werden. Falls die Bestimmung nicht sofort durchgeführt werden kann, empfiehlt es sich, das Serum einzufrieren.

B. Physiologische Grundlagen: Aldolase spaltet Fructose 1,6-Di-Phosphorsäure und Di-Oxyacetonphosphat. Sie liegt in den Gewebezellen in höherer Konzentration als im Serum vor. Bei Gewebszerstörungen kommt es zum Anstieg des Serumspiegels.

C. Interpretation: Erhöhte Serumspiegel finden sich bei Herzinfarkt, Muskeldystrophien, hämolytischen Anämien, metastasierenden Prostatacarcinomen, Leukämien, akuter Pankreatitis und akuter Hepatitis. Bei Verschlußikterus oder Lebercirrhose finden sich normale o. leicht erhöhte Serumdolasewerte.

Ammoniak im Blut
Normwerte (Conway): 40–70 μg/100 ml Vollblut.

A. Vorsichtsmaßregeln: Keine Benutzung von ammoniakhaltigen Anticoagulantien. Die geeigneten Anticoagulantien enthalten Kaliumoxalat, EDTA sowie ammoniakfreies Heparin. Die Untersuchung ist sofort nach Blutentnahme durchzuführen. Bei Aufbewahrung des Blutes in Eiswasser kann die Untersuchung noch bis zu 1 Std. nach Entnahme durchgeführt werden.

B. Physiologische Grundlagen: Hauptsächlich zwei Ursprungsquellen kommen für die Ammoniakbildung in Frage: (1) Im Dickdarm setzen Fäulnisbakterien Ammoniak frei. (2) Im Eiweißstoffwechsel fällt Ammoniak an. In der Leber wird Ammoniak bei der Harnstoff-Synthese verwertet. Leberinsuffizienz geht mit einem Anstieg des Blutammoniaks einher, in ausgeprägtem Maße bei erhöhtem Eiweißverbrauch oder intestinaler Blutung.

C. Interpretation: Der Blutammoniakspiegel ist erhöht bei Leberinsuffizienz oder beim portocavalen Shunt, besonders bei erhöhter Eiweißzufuhr oder bei intestinaler Blutung.

D. Medikamenteneinfluß auf Laborwerte: Erhöhung durch Penicillin, Chlorthalidon, Spironolactone. Verminderung durch Monoaminooxydasehemmer, orale Antibiotica.

Viele Medikamente und deren Metabolite reagieren mit Eisenchlorid und beeinflussen die Nachweise für Ketonkörper, Brenztraubensäure, Homogentisinsäure und Melanogen. Farbstoffe wie Methylenblau, Phenazopyridin, BSP, Phenolsulphathalein, Indigocarmin, Indocyanin und Azur A färben Plasma und Urin. Die meisten colorimetrischen Nachweismethoden werden durch diese Stoffe affiziert. Einige Medikamente wirken als Indikator (z. B. Phenolpthalein und pflanzliche Laxantien) und beeinflussen Nachweismethoden, die bei einem bestimmten pH-Wert ausgeführt werden.

Tabelle 2. *Verfälschungen von klinisch-chemischen Tests durch Medikamente [Wiedergabe einer Aufstellung von* Lubran, M.: *The effects of drugs on laboratory values. Med. Clin. N. Amer.* **53,** *211–222 (1969)].*

Test	Medikament	Wirkung*	Grund
Bilirubin	Coffein, Theophyllin	+	Unterdrückung der Farbreaktion
BSP	Farbstoffe wie Phenazopyridin	+	Interferenz der Farbreaktion
Calcium	EDTA	—	Verhinderung der Farbstoffbindung
Chlorid	Bromid	+	Reaktion wie Chlorid
Cholesterin	Bromid Dianabol®		Farbverstärkung bei Benutzung des Eisenreagenz
Glucose	Dextran	+	Kupferkomplex in Kupferreduktionsmethoden
Eisen	Eisendextran i.v.	+	Vermehrung des Gesamteisens
Eisenbindungskapazität	Eisendextran i.v.	+	Absättigung des Transferrins
Protein	Dextran	—	Blutverdünnung
Chinidin	Triamteren	+	Fluoreszenzinterferenz
Harnsäure	Ascorbinsäure Theophyllin	+	Phosphorwolframsäurereduktion.
Urinuntersuchungen			
Katecholamine	Erythromycin	+	Fluorescenzinterferenz
	Methyldopa, Tetracycline, Chinin, Chinidin, Salicylate, Hydralacine, Vit. B in hohen Dosen	+	Fluorescenzinterferenz
Chlorid	Bromid	+	Reaktion wie Chlorid
Kreatinin	Nitrofuranderivate	+	Reaktion mit dem Farbreagenz
Glucose	Vaginal-Puder	+	Enthalten Glucose
(Benedicts Reagens)	Salicylate	+	Ausscheidung als Salicylharnsäure
	Glucoroniert ausgeschiedene Medikamente	+	Reduktion des Reagenz
	Ascorbinsäure in hohen Dosen	+	Reduktion des Reagenz
	Choralhydrat	+	Metaboliten reduzieren
	Nitrofuranderivate	+	Metaboliten reduzieren
	Cephalotin	+	schwarz-braune Farbe
5-Hydroxy-indolessigsäure	Phenothiazin	—	verhindert Farbreaktion
	Mephenesin und Carbamol	+	gleiche Farbreaktion
17-OH-Steroide	Meprobamat, Phenothiazin	+	
17-Ketosteroide	Spironolactone, Penicillin G		
17-ketogene Steroide	Cortison		hauptsächlich 17-OH und 17-ketogene Steroide
Pregnandiol	Mandelamin	+	Unbekannt
Protein	Tolbutamid	+	Metabolit wird durch Essig- und Salicylsulfonsäure niedergeschlagen
Phenolsulphthalein	Farbstoffe u. BSP	+	Farbinterferenz
Harnsäure	Theophyllin, Vit. C	+	Gleiche Farbe

* Falsch negativ oder verminderte Wirkung = —

* Falsch positiv oder verstärkte Wirkung = +

Tabelle 3. *Medikamenteneinfluß auf den Quick-Wert bei Patienten, die unter einer Anticoagulantien-Therapie mit Cumarin- oder Phenindion-Derivaten stehen.*

Quickwert erhöht:	Quickverminderung durch:
Heparin	Vitamin K (in Polyvitaminpräparaten und durch Diät)
Salicylate (mehr als 1 g/Tag)	
Phenylbutazon, Oxyphenbutazon	Corticosteroide
orale Sulfonamide	Mineralöle
Breitband-Antibiotica (z. B. Tetracycline)	Barbiturate
Clofibrat	Antihistaminica
Diphenylhydantoin	Chloralhydrat
D-Thyroxin	Diuretica
Schilddrüsenhormone	Digitalis
Anabolica	Griseofulvin
Metandienom	Gluthetimid
Cholestyramin	Orale Antikonzeptiva
Indometacin	Xanthine
Quinin, Quinidin	
Methylthiouracil	
Phenyramidol	
Amidopyrin	
Benziodaron	
ACTH	
Alkohol (große Mengen)	
Para-Aminosalicylsäure	
Mefenaminsäure	

Mit Erlaubnis von LUBRAN, M.: The effects of drugs on laboratory values. Med. Clin. N. Amer. **53**, 211–222 (1969).

Amylase im Serum

Normwerte 16–128 WE (Wohlgemuth-Einheiten) oder 80–180 Somogyi-Einheiten pro 100 ml Serum.

A. Vorsichtsmaßregeln: Bei Verzögerung der Bestimmung um mehr als eine Stunde besteht die Notwendigkeit, das Blut bis zur Bestimmung einzufrieren.

B. Physiologische Grundlagen: Normalerweise sind im Blut nur geringe Mengen Amylase (Diastase), die aus Pankreas und den Speicheldrüsen stammen, vorhanden. Entzündliche Erkrankungen dieser Drüsen oder Verschlüsse ihrer Ausführungsgänge bewirken einen Enzymanstieg im Blut.

C. Interpretation:

1. Erhöhung bei akuter Pankreatitis, Verschluß der Pankreasausführungsgänge (Carcinom, Stein, Striktur, Sphincterspasmus nach Morphingaben), Mumps, gelegentlich bei Niereninsuffizienz, diabetischem Koma und Pankreasparenchymbeteiligung bei perforierenden Magengeschwüren.

2. Verminderung bei akuter und chronischer Hepatitis, Pankreasinsuffizienz oder gelegentlich bei Schwangerschaftsgestosen.

D. Medikamenteneinfluß auf die Laborergebnisse: Erhöht bei Morphin, Codein, Meperidin, Metacholin, Pankreozymin, Cyproheptadin, Pentazocin, thiazidhaltigen Diuretica. Pankreatitis kann unter dem Einfluß von Indometacin, Furosemid, Chlorthalidon, Etacrynsäure, Corticosteroiden, Histamin, Salicylate und Tetracycline ausgelöst werden. Verminderung bei Barbituratvergiftung.

Amylase im Urin

Normalwerte: 40–250 Somogyi-Einheiten/Std.

A. Vorsichtsmaßnahmen: Bei Aufbewahrung der Probe über eine Stunde muß der Urin eingefroren werden.

B. Physiologische Grundlagen: Vergleiche Serumamylase. Bei normaler Nierenfunktion erscheint die Amylase frühzeitig im Urin. Der Urin soll in festgelegten Zeitabständen gesammelt werden, um die Urinausscheidung bestimmen zu können.

C. Interpretation: Eine Erhöhung der Urinamylase findet sich bei den gleichen Erkrankungen wie bei der Serumamylase. Bei einem pankreatitischen Schub bleibt die Urindiastase nach Abklingen der erhöhten Serumwerte noch ca. 7 Tage lang erhöht. Daher ist es zweckmäßiger, nach einer etwas länger zurückliegenden Pankreasaffektion die Urindiastase zu bestimmen. Eine gleichzeitig existierende Niereninsuffizienz läßt oft nur isoliert die Serumwerte ansteigen.

Bicarbonat im Serum oder Plasma

Normwerte: 24–28 mVal/l oder 55 bis 65 Vol%.

A. Vorsichtsmaßnahmen: Plasma oder Serum muß nach Entnahme unter Luftabschluß gehalten werden.

B. Physiologische Grundlagen: Das Bicarbonat-Kohlensäure-System hat als einer der wichtigsten Puffer die Aufgabe, in den Körperflüssigkeiten einen normalen pH-Wert aufrecht zu erhalten. Bicarbonat- und pH-Bestimmungen geben Aufschluß über den Säure-Basen-Haushalt.

C. Interpretation:

1. Erhöhung bei:

a) metabolischer Alkalose (erhöhter pH-Wert im arteriellen Blut).

b) erhöhter Gabe von Natriumbicarbonat, bei großem Verlust von Magensäure durch Erbrechen und bei Natriumdefizit.

c) respiratorischer Acidose (Verminderung des arteriellen Blut-pH). Als Ursache kommen Lungenemphysem oder verminderte Ventilation bei zu stark erhöhter Sedierung, Narkotica und mangelhafter künstlicher Beatmung in Frage.

2. Verminderung bei:

a) metabolischer Acidose (erniedrigter arterieller Blut-pH). Vorkommen: Diabetisches Koma, Hungerzustände, anhaltende Diarrhoen, Niereninsuffizienz, Einnahme von großen Mengen säurebildenden Salzen und Salicylatintoxikation.

b) respiratorischer Alkalose (erhöhter arterieller Blut-pH). Vorkommen: Bei Hyperventilation.

Bilirubin im Serum

Normalwerte: Direktes Bilirubin 0,1–0,4 mg/100 ml. Indirektes 0,2–0,7 mg/100 ml.

A. Vorsichtsmaßnahmen: Die Abnahme sollte im nüchternen Zustand erfolgen zur Vermeidung von Trübungen des Serums. Bei späteren Bestimmungen sollte das Serum eingefroren und unter Lichtabschluß aufbewahrt werden.

B. Physiologische Grundlagen: Beim Abbau von Hämoglobin entsteht Bilirubin, das in der Leber mit Diglucuroniden verbunden wird, seine Ausscheidung erfolgt in die Gallenflüssigkeit. Ein Anstieg des Serum-Bilirubins findet man bei Leberinsuffizienz, Gallengangsverschlüssen und gesteigerter Hämolyse. Bei den seltenen Störungen des Enzymmusters für den Bilirubinabbau in der Leber (z. B. Fehlen der Glucuronyltransferase) kommt es zu erhöhten Bilirubinkonzentrationen.

C. Interpretation:

1. Erhöhung des direkten und indirekten Bilirubins: Akute oder chronische Hepatitis, Gallengangsverschlüsse, Medikamenteneinfluß, Chemikalien, Toxine, Dubin-Johnson- und Rotor-Syndrom.

2. Erhöhung des indirekten Serumbilirubins: Gesteigerte Hämolyse, Fehlen oder Verminderung der Glucuronyltransferase, wie beim Crigler-Najjar-Syndrom.

D. Medikamenteneinfluß auf die Laborergebnisse: Erhöhte Werte durch Acetaminophen, Chlordiazepoxid, Novobiocin, Acetohexamid. Viele Medikamente haben eine Beeinträchtigung der Leberfunktion zur Folge.

Calcium im Serum

Normalwerte: 9–11 mg/100 ml oder 4,5 bis 5,5 mVal/l.

A. Vorsichtsmaßnahmen: Das Glasmaterial sollte calciumfrei sein, der Patient nüchtern, das Serum bald von den zelligen Bestandteilen des Blutes getrennt werden.

B. Physiologische Grundlagen: Normalerweise wird die Calciumkonzentration im Plasma und anderen Körperflüssigkeiten durch endokrine, renale, gastrointestinale und Ernährungseinflüsse reguliert. Da ein Teil des Calciums an Plasmaeiweiße, insbesondere Albumin gebunden ist, sind veränderte Calciumspiegel nur im Zusammenhang mit dem Albuminspiegel zu bewerten.

C. Interpretation:

1. Erhöhte Werte: Hyperparathyreoidismus, bösartige Tumoren, die parathormonähnliche Stoffe produzieren, überhöhte Vitamin D-Gabe, Milch-Alkali-Syndrom, Plasmocytom und bösartige Tumoren mit osteolytischen Metastasen, M. Paget, M. Boeck und Immobilisation.

2. Verminderung: Hypoparathyreoidismus, Vitamin D-Mangel (Rachitis, Osteomalacie), Niereninsuffizienz, Hypoproteinämie, Malabsorption-Syndrom (Sprue, Ruhr, Enteritis, Pankreasinsuffizienz), schwere Pankreatitis mit Pankreasnekrose.

Calcium im Urin, tägliche Ausscheidung

Je nach Einfuhr 50–150 mg/24 Std.

A. Durchführung: 3 Tage vor Untersuchung milch-eiweißfreie Diät. Für eine exakte quantitative Aussage sollte eine schlackenfreie Nahrung mit ca. 150 mg Calcium pro Tag 3 Tage lang gegeben werden. Für die Untersuchung ist sorgfältig gesammelter 24-Std.-Urin notwendig. Als orientierende Suchmethode empfiehlt sich der Test mit dem Sulkowitsch-Reagenz.

B. Interpretation: Bei Einhaltung der vorgeschriebenen Diät scheiden Normalpersonen 125 ±50 mg Calcium in 24 Std aus. Normalerweise erscheint bei der Sulkowitsch-Probe eine leichte Trübung bei milch- und käsefreier Diät. Hyperparathyreoidismus läßt Calciumwerte von über 200 mg pro 24 Std erreichen. Erhöhte Serum-Calciumwerte gehen im allgemeinen mit einem Anstieg der Calcium-Ausscheidung einher.

CO_2-Bindungskapazität im Serum oder Plasma

Normalwerte: 24–29 mVal/l oder 55 bis 75 vol/100 ml.

Die Plasma- oder Serum-CO_2-Bindungskapazität ist unter den gleichen Umständen verändert, wie das Plasma- oder Serum-Bicarbonat. Abnahme unter Luftabschluß ist nicht notwendig. Die Untersuchungsmethode ist mit der des Plasmabicarbonats identisch. Es wird lediglich mit einem Partialdruck von 40 mm Hg CO_2 gesättigt.

Interpretation: Siehe Bicarbonat.

Coeruloplasmin und Kupfer im Serum

Normalwerte: Coeruloplasmin 27–37 mg/100 ml, Kupfer 70–165 μg/100 ml.

A. Vorsichtsmaßnahmen: Keine.

B. Physiologische Grundlagen: ca. 5 % des Serum-Kupfers gehen eine lockere Verbindung mit Albumin ein, 95 % sind an Coeruloplasmin gebunden, eine zu den Alpha-2-Globulinen gehörige Oxydase. Beim M. Wilson findet man verminderte Kupfer- und Coeruloplasminwerte im Serum, erhöhte Kupferwerte im Urin.

C. Interpretation:

1. Erhöhung: Schwangerschaft, Hyperthyreoidismus, Infektionen, Anämie, akute Leukämie und Lebercirrhose.

2. Verminderung: M. Wilson.

Chlorid im Serum oder Plasma

Normalwerte: 100–106 mVal/l oder 350 bis 375 mg/100 ml.

A. Vorsichtsmaßregeln: Untersuchung im Vollblut ergibt niedrigere Werte als im Serum oder Plasma. Die Bestimmung sollte im Serum oder Plasma durchgeführt werden.

B. Physiologische Grundlagen: Chlorid gehört zu den wichtigen anorganischen Ionen der Extracellularflüssigkeiten. Es spielt eine wichtige Rolle im Säure-Basen-Haushalt, obwohl es keine Pufferfunktion hat. Verluste von Chlorid als HCl oder NH_4Cl bedingen eine Alkalose, Chloridanstieg verursacht eine Acidose. Chlorid (in Verbindung mit Natrium) spielt eine wichtige Rolle bei der Osmolaritätsregulation.

C. Interpretation:

1. Erhöhung: Bei Niereninsuffizienz (wenn Einfuhr größer als Ausfuhr), Nephrosen (gelegentlich), renale Acidose, Ureterocolische Anastomose (Reabsorption von Chlorid im Dickdarm). Wasserdefizit (Hypoosmolarität und übermäßige Zufuhr von Salzlösung).

2. Verminderung: Bei Erkrankungen des Gastrointestinal-Traktes. (Erbrechen von Magensäure, Diarrhoe, Absaugen von gastrointestinalen Flüssigkeiten), Niereninsuffizienz (mit Salzverlust), Diuretica, chronische respiratorische Acidose (Emphysem), Coma diabeticum, starkes Schwitzen, Nebennierenin-suffizienz (NaCl-Verlust), Hypercorticismus (chronischer Kaliumverlust), metabolische Alkalose (übermäßige $NaHCO_3$-Zufuhr, Kaliumverlust).

Chlorid im Urin

Die Chloridkonzentration im Urin wird von der Zufuhr, vom Säure-Basen-Haushalt, endokrinen Gleichgewicht, vom Elektrolythaushalt und der Wasserbilanz beeinflußt.

Cholesterin im Plasma oder Serum

Normalwerte: 150–280 mg/100 ml.

A. Vorsichtsmaßnahmen: Abnahme im nüchternen Zustand.

B. Physiologische Grundlagen: Familiäre Veranlagung, Nahrungszufuhr, endokrine Organe, Leber- und Nierenfunktion beeinflussen den Cholesterinspiegel. Der Cholesterin-Metabolismus ist eng verknüpft mit dem der Lipide.

C. Interpretation:

1. Vermehrung: Familiäre Hypercholesterinämie, Hypothyreoidismus, Diabetes mellitus, nephrotisches Syndrom, chronische Hepatitis, Lebercirrhose, Verschlußikterus, Hypoproteinämie (idiopathische, bei Nephrose oder chronischer Hepatitis) und Hyperlipidämie (idiopathisch, familiär).

2. *Verminderung:* Akute Hepatitis, M. Gaucher, Hyperthyreose, akute Infektionskrankheiten, Anämie, Unterernährung.

D. Medikamenteneinfluß auf die Laborwerte: Erhöhung durch Bromide, Anabolica, Trimetadion, orale Antikonzeptiva. Verminderung durch Haloperidol, Nicotinsäure, Salicylate, Schilddrüsenhormone, Oestrogene, Clofibrate, Chlorpropamid, Phenformin, Kanamycin, Neomycin, Phenyramidol.

Cholesterinester im Plasma oder Serum

Normalwerte: 65–75 % des Gesamtserum- oder Plasmacholesterins.

A. Vorsichtsmaßnahmen: Keine.

B. Physiologische Grundlagen: Cholesterin wird in der Mucosa des Dünndarms und in der Leber verestert. Es kommt im Serum oder Plasma in der freien Form (25–33 %) und als Ester (67–75 %) vor. Infolge einer akuten Leberinsuffizienz (z. B. akuter Hepatitis) ist die Konzentration der Ester vermindert.

C. Interpretation:

1. *Erhöhung:* Zusammen mit Cholesterin ohne gleichzeitige Hyperbilirubinämie. Das Verhältnis von Cholesterinester zu Totalcholesterin ist unter diesen Umständen normal. Die absoluten Werte können in Verbindung mit einer Hyperbilirubinämie erhöht sein, jedoch nicht im gleichen Ausmaß wie das Gesamtcholesterin, so daß der Quotient Ester-Total-Cholesterin weniger als 65 % beträgt.

2. *Verminderung:* Akute Hepatitis, die Cholesterinester können ebenso bei der chronischen Hepatitis und chronischen Gallengangsverschlüssen vermindert sein. Hierbei übersteigt der Abfall des Cholesterinesters den des Gesamtcholesterins, woraus ein Verhältnis von Ester zu Gesamtcholesterin von weniger als 65 % resultiert.

Eisen im Serum

Normalwerte: 50–175 μg/100 ml.

A. Vorsichtsmaßnahmen: Spritzen und Kanülen sollten eisenfrei sein, Hämolyse vermieden werden, das Serum frei von Hämoglobin sein.

B. Physiologische Grundlagen: Serum-Eisen-Spiegel wird von mehreren Faktoren beeinflußt: Intestinale Resorption, Speichervermögen des Darmes, Leber, Milz, Knochenmark, Abfall oder Verlust von Hämoglobin und von Hämoglobinsynthese.

C. Interpretation:

1. *Erhöhung:* Hämochromatose, Hämosiderose (zahlreiche Transfusionen, exzessive Eisenzufuhr), hämolytische Erkrankungen, perniziöse Anämie, hypoplastische Anämien, Hepatitis.

2. *Verminderung:* Eisenmangel bei Infektionen, Nephrose, chronische Niereninsuffizienz, gesteigerte Blutneubildung, Malabsorption-Syndrom, nach Magenresektion, maligne Tumoren.

Eisenbindungskapazität im Serum

Normalwerte: Gesamteisenbindungskapazität 300–360 μg/100 ml. Ungesättigte 150 bis 300 μg/100 ml.

A. Vorsichtsmaßnahmen: Keine.

B. Physiologische Grundlage: Eisen wird an einem im Blut zirkulierenden Eiweißkörper als Transferrin oder Siderophilin gebunden. Dieses ist normalerweise nur zu einem Drittel mit Eisen abgesättigt. Der restliche Teil (ungesättigte Eisenbindungskapazität) beträgt zwei Drittel der Gesamtkapazität.

C. Interpretation der ungesättigten Eisenbindungskapazität:

1. *Erhöhung:* Bei niedrigem Eisenspiegel oder Eisenmangelanämie, akutem oder chronischem Blutverlust, Schwangerschaft, akuter Hepatitis.

2. *Verminderung:* Bei hohem Eisenspiegel, Hämochromatose, Hämosiderose, hämolytischer Erkrankungen, perniziösen Anämie, chronischen und akuten Infektionskrankheiten. Lebercirrhose, Urämie, malignen Tumoren.

Globulin im Serum

s. Proteine

Glucose im Vollblut, im Plasma, im Serum

Normalwerte: Nüchternblutzucker (HAGEDORN-JENSEN) 80–120 mg/100 ml. Glucose-Oxydase-Methode („wahre Glucose") 60 bis 100 mg/100 ml. Plasma- und Serum-Spiegel sind gegenüber dem Vollblut leicht erhöht.

A. Vorsichtsmaßnahmen: Leicht erhöhte Werte können auf Nichteinhaltung der vorgeschriebenen Nahrungskarenz beruhen. Die

Bestimmung kann im Vollblut, Plasma oder Serum durchgeführt werden.

B. Physiologische Grundlagen: Die normale Glucosekonzentration in den extracellulären Flüssigkeiten ist nur geringen Konzentrationsschwankungen unterworfen, dadurch wird erreicht, daß den Geweben eine ständige Energiequelle zur Verfügung steht, und keine Glucose im Urin ausgeschieden wird. Hyper- und hypoglykämische Zustände sind unspezifische Zeichen von Störungen im Glucose-Stoffwechsel.

C. Interpretation:

1. Erhöhung: Diabetes mellitus, Hyperthyreoidismus, Nebennierenrindenüberfunktion, Hyperpituitarismus und gelegentlich Lebererkrankungen.

2. Verminderung: Hyperinsulinismus, akute und chronische Nebennierenrindeninsuffizienz, Hypopituitarismus, Leberinsuffizienz, funktionelle Hypoglykämie, Überdosierung von Antidiabetica.

D. Medikamenteneinfluß auf Laborwerte: Erhöhung durch Corticosteroide, Chlorthalidon, thiazidhaltige Diuretica, Furosemid, Etacrynsäure, Triamteren, Indometacin, orale Antikonzeptiva, Isoniazid, Nicotinsäure (in hohen Dosen), Phenothiazine, Paraldehyd. Verminderung bei Acetaminophen, Phenacetin, Cyproheptadin und Propranolol.

Harnstoff und Harnstoff-N im Blutplasma oder Serum

Normalwerte: BUN, 8–20 mg/100 ml.

A. Vorsichtsmaßnahmen: Ammoniumoxalat sollte als Anticoagulans nicht benutzt werden, da das Ammoniak als Harnstoff gemessen wird (siehe Methode). Zuviel Oxalat hemmt die Ureaseaktivität.

B. Physiologische Grundlagen: Harnstoff, ein Endprodukt des Eiweißstoffwechsels, wird über die Niere ausgeschieden. Im Glomerulumfiltrat liegt die gleiche Harnstoffkonzentration wie im Plasma vor. Die tubuläre Rückresorption des Harnstoffs ist abhängig von dem Filtrationsvolumen der Glomerula. Aus diesem Grunde ist der Harnstoff ein ungenaueres Maß der Glomerulafiltration als das nicht rückresorbierte Kreatinin. BUN schwankt mit der Eiweißaufnahme und der Harnstoffausscheidung.

C. Interpretation:

1. Erhöhung bei:

a) Niereninsuffizienz (akute und chronische Nephritis, akute Tubulusnekrose, Harnwegsobstruktionen).

b) vermehrtem Stickstoffmetabolismus, der mit einer verminderten renalen Durchblutung oder gestörten Nierenfunktion einhergeht. Dehydratation, gastrointestinale Blutungen.

c) Blutungsschock, Nebennierenrindeninsuffizienz, gelegentlich bei angeborenen Herzfehlern.

2. Verminderung: Leberversagen, Nephrose, Kachexie.

D. Medikamenteneinfluß auf Laborwerte: Erhöhung nach Antibiotica, die die Nierenfunktion beeinflussen, Guanethidin, Methyldopa, Indometacin, Isoniazid, Propranolol und zahlreiche Diuretica (durch Abnahme des Blutvolumens und der Nierendurchblutung).

Harnsäure im Serum oder Plasma

Normalwerte: 3–7,5 mg/100 ml.

A. Vorsichtsmaßnahmen: Bei Plasmaverwendung sollte Lithumoxalat als Anticoagulans benützt werden. Natriumoxalat kann den Bestimmungsvorgang stören.

B. Physiologische Grundlagen: Harnsäure, ein Endprodukt des Nucleoproteinstoffwechsels, wird über die Niere ausgeschieden. Die Gicht weist eine vermehrte Plasma- oder Serum-Harnsäurekonzentration auf, einen Anstieg der gesamten Harnsäuremenge im Körper und eine Harnsäureablagerung im Gewebe. Ein erhöhter Plasma- und Serum-Spiegel findet sich bei einem vermehrten Nucleoproteinkatabolismus, bei einer Dyskrasie des Blutes, Therapie mit antileukämischen Substanzen oder thiazidhaltigen Diuretica oder bei verminderter Nierenausscheidung.

C. Interpretation:

1. Erhöhung: Gicht, Schwangerschaftsgestosen (Eklampsie, Leukämie, Polycythämie, Therapie mit antileukämischen Substanzen und Niereninsuffizienz.

2. Verminderung: Akute Hepatitis (gelegentlich), bei Behandlungen mit Allopurinol und Probenecid.

D. Medikamenteneinfluß auf die Laborergebnisse: Vermehrung durch thiazidhaltige Diuretica, Etacrynsäure, Spironolactone,

Furosemid, Triamteren. Verminderung: Salicylate (geringe Dosen), Methyldopa, Ascorbinsäure, Clofibrat, Phenylbutazon, Sulfinpyrazon und Phenothiazine.

Jod, proteingebundenes Jod, PbJ, Butanolextrahiertes Jod (BEJ) im Organ, im Serum

Normalwerte PbJ 4–8 μg/100 ml, BEJ 3 bis 65 μg/100 ml. Thyroxin (T4) 2,9–6,4 μg/100 ml.

A. Vorsichtsmaßnahmen: Man vermeide Jodverunreinigungen des Glasmaterials und die Benutzung von Jod zur Desinfektion vor der Venenpunktion. Der Patient muß nicht nüchtern sein.

B. Physiologische Grundlagen: Jodhaltige Hormone sind normalerweise die einzigen organischen Jodverbindungen, die in nachweisbaren Konzentrationen im Blut vorhanden sind. Daher ist das eiweißgebundene Jod ein Maß für das zirkulierende Thyroxin.

C. Interpretation:

1. *Erhöhung:* Hyperthyreoidismus, Thyroiditis (aktive Phase), Schwangerschaft. Plötzlich erhöhte Werte kommen bei Gabe von hohen Dosen Schilddrüsenhormon, Einnahme von anorganischen und organischen Jodid, Anwendung von organischem Jodid bei der Röntgendiagnostik (Cholecystographie, Urographie, Myelographie, Bronchographie, Uterusalpingographie) vor. Diese diagnostischen Maßnahmen können über ein Jahr anhaltende Joderhöhungen verursachen.

2. *Verminderung:* Hypothyreoidismus, nach Gebrauch von Quecksilberdiuretica (Effekt nur für einige Tage), während Reserpingabe oder während der Behandlung mit Trijodthyronin (Bremsung der Thyroxinproduktion).

D. Medikamentöse Beeinflussung der Laborwerte: Erhöhung: Sulfopromophthalein, orale Antikonzeptiva, Oestrogene, Pyrozinamid. Verminderung durch Salicylate, Anabolica, Gestagene, Cumarine, Diphenylhydantoin, Para-Aminobenzoesäure, Tolbutamid, Tolacamid, Thiocyanat.

Kalium im Serum oder Plasma

Normalwerte: 3,5–5 mVal/l, 14–20 mg/100 ml.

A. Vorsichtsmaßnahmen: Man vermeide Hämolyse, da das Erythrocytenkalium fälschlich hohe Werte entstehen lassen kann. Das Serum sollte umgehend von zelligen Bestandteilen getrennt werden, um eine Freisetzung des Kaliums aus den Erythrocyten zu verhindern.

B. Physiologische Grundlagen: Kaliumkonzentration im Serum bestimmt die neuromuskuläre und muskuläre Erregbarkeit. Erhöhte oder erniedrigte Konzentrationen beeinflussen die Muskelkontraktilität.

C. Interpretation:

1. *Erhöhung:* Niereninsuffizienz (insbesondere bei gleichzeitigem Anstieg des Eiweißes oder Gewebssubstanzen), Nebennierenrindeninsuffizienz, zu schnelle intravenöse Kaliumzufuhr, Spironolactone-Medikation.

2. *Verminderung:*

a) Verminderte Zufuhr (Hungerzustände)

b) Verminderte Resorption oder große Verluste über den Darm (Erbrechen, Diarrhoe oder Malabsorption-Syndrom).

c) Renale Verluste, sekundär bei Hyperadrenocortizismus (insbesondere Hyperaldosteronismus), bei Therapie mit Nebennierenrinden-Hormonen, metabolische Alkalose, Diuretica-Therapie mit Chlorothiazinen und ihren Abkömmlingen, sowie Quecksilber-Diuretica, renale Tubulus-Schädigungen wie De Toni-Fanconi-Syndrom, renale tubuläre Acidose.

d) Verteilungsstörungen zwischen den extra- und intracellulären Räumen, z. B. Testosteron-Therapie.

D. Medikamenteneinfluß auf die Laborwerte: Erhöhung: Triamteren, Phenformin, Verminderung: Tetracycline, Phenothiazine.

Kreatin-Phosphokinase (CPK)

Normalwerte: Je nach Methode.

A. Vorsichtsmaßnahmen: Das Serum soll umgehend von den zelligen Bestandteilen getrennt werden. Bei nicht sofortiger Durchführung der Untersuchung empfiehlt es sich, das Serum einzufrieren.

B. Physiologische Grundlagen: CPK spaltet Kreatin-Phosphat in Anwesenheit von ADP zu Kreatin plus ATP. Skelet und Herzmuskel sowie Gehirn weisen einen hohen CPK-Gehalt auf.

C. Interpretation: Die Normalwerte schwanken je nach Methode.

1. Erhöhung: Muskeluntergang bei Myo-

kardinfarkt, Muskeltrauma, Muskeldystrophien, Polymyositis, stärkere muskuläre Belastungen. Nach Herzinfarkt steigt die CPK-Aktivität im Serum rasch an (innerhalb 3 bis 5 Std) und bleibt für ca. 2–3 Tage erhöht (kürzer als die SGOT oder die LDH).

2. Bei Lungeninfarkt oder parachymatösen Lebererkrankungen bleiben die Werte normal.

Kreatinin im 24-Std-Urin
Normalwerte siehe Tabelle 4.

A. Vorsichtsmaßnahmen: Die Sammlung des 24-Std-Urins sollte korrekt erfolgen, das Untersuchungsmaterial muß entweder eingefroren werden oder mit 5 %igem Thymol in Chloroform versetzt werden.

B. Physiologische Grundlagen: Kreatinin ist ein wichtiger Bestandteil von Muskel sowie Gehirn und Blut. Als Kreatininphosphat stellt es eine Quelle für energiereiche Phosphatverbindungen dar. Normalerweise werden nur geringe Mengen Kreatinin im Urin ausgeschieden, aber bei kataboler Stoffwechsellage und Muskeldystrophien finden sich erhöhte Werte.

C. Interpretation:

1. *Erhöhung:* Muskeldystrophien wie progressive Muskeldystrophie, Myotonia atrophicans und Myasthenia gravis, Muskelzerstörung infolge akuter Poliomyelitis, amyotrophe Lateralsklerose, Myositis, Kachexien, Hungerzustände, Hyperthyreoidismus, hochfieberhafte Erkrankungen.

2. *Verminderung:* Hypothyreoidismus, Niereninsuffizienz.

Kreatinin im Plasma oder Serum
Normalwerte 0,7–1,5 mg/100 ml.

A. Vorsichtsmaßnahmen: Einflüsse von anderen Stoffen können fälschlich hohe Werte ergeben.

B. Physiologische Grundlagen: Das von Kreatin abstammende Kreatinin wird durch glomeruläre Filtration von der Niere ausgeschieden, während das endogene Kreatinin wahrscheinlich nicht tubulär sezerniert wird. Eine Kreatininretention ist somit ein Hinweis auf Niereninsuffizienz. Die Kreatinin-Clearance ist nahezu mit der Inulin-Clearance identisch und ist ein gutes Maß für die Filtrationsrate der Niere.

C. Interpretation: Kreatinin-Erhöhungen kommen bei akuten oder chronischen Niereninsuffizienzen, Harnwegsobstruktionen und medikamentös bedingten, passageren Nierenfunktionsstörungen vor. Werte unter 0,8 mg pro 100 ml sind wahrscheinlich ohne Bedeutung.

D. Medikamenteneinfluß auf die Laborwerte: Erhöhungen durch Ascorbinsäure, Barbiturate, Sulfobromophthalein, Methyldopa und Phenolsulfonphthalein.

Kreatinin im Urin
Normalwerte siehe Tabelle 4.

Tabelle 4. *Normalwerte von Kreatin und Kreatinin im 24-Std-Urin.*

	Kreatin	Kreatinin
Neugeborene	4,5 mg/kg	10 mg/kg
1–7 Monate	8,1 mg/kg	12,8 mg/kg
2–3 Jahre	7,9 mg/kg	12,1 mg/kg
4–4½ Jahre	4,5 mg/kg	14,6 mg/kg
9–9½ Jahre	2,5 mg/kg	18,1 mg/kg
11–14 Jahre	2,7 mg/kg	20,1 mg/kg
Erwachsene Männer	0–50 mg	25 mg/kg
Erwachsene Frauen	0–100 mg	21 mg/kg

Lactatdehydrogenase im Serum, serösen Flüssigkeiten, Liquor, Urin
Normalwerte: Serum 200–450 Einheiten oder 90–195 mU/ml; in serösen Flüssigkeiten geringer als im Serum, im Liquor 15–75 Einheiten, im Urin bis 8300 Einheiten in 24 Std.

A. Vorsichtsmaßnahmen: Geringste Hämolyse muß vermieden werden, da die Erythrocytenkonzentration von LDH 100mal größer ist als im Serum. Heparin und Oxalate können die Enzymaktivität hemmen.

B. Physiologische Grundlagen: LDH katalysiert die Umsetzung von Milchsäure in Brenztraubensäure. Sie findet sich in allen Körperzellen und Flüssigkeiten.

C. Interpretation: Erhöhung findet sich bei allen Formen von Zelluntergängen, insbesondere von Herz, Erythrocyten, Niere, Skeletmuskel, Leber, Lunge und Haut. Die höchsten Aktivitäten findet man bei hämolytischen Anämien, Perniciosa, Folsäuremangel, Policythämia rubra vera. Nach Herzinfarkt folgt ein Konzentrationsanstieg über 3 bis 4 Tage, dem sich ein langsamer Abfall über 5–7 Tage anschließt, hierbei müssen differentialdiagnostisch Lungeninfarkt, maligne

Tumoren und Megaloplastenanämie bedacht werden. Während bei der akuten Phase der Serumhepatitis die Enzymaktivität ansteigt, bleiben die Werte bei chronischen Lebererkrankungen meist normal.

Lactatdehydrogenase-Isoenzyme

Die Normalwerte teilen sich folgendermaßen auf: Isoenzym 1,28 (15–30) Relativprozent, Isoenzym 2,36 (22–50) Relativprozent, Isoenzym 3,23 (15–50) Relativprozent, Isoenzym 4,6 (0–15) Relativprozent, Isoenzym 5,6 (0–15) Relativprozent.

A. Vorsichtsmaßnahmen: Unter LDH.

B. Physiologische Grundlagen: LDH besteht aus 5 untereinander abgrenzbaren Eiweißkörpern, die 5 Isoenzyme können elektrophoretisch, chromatographisch und immunologisch unterschieden werden. Bei der elektrophoretischen Auftrennung entspricht die Wanderungsgeschwindigkeit der Isoenzyme der der Alpha 1-, Alpha 2-, Beta-, Gamma 1-, und Gamma 2-Serumproteine. Je nach ihrer Wanderungsgeschwindigkeit werden sie von 1–5 numeriert. In hoher Konzentration ist das Isoenzym 1 im Herzmuskel, in den Erythrocyten und in der Nierenrinde vorhanden. Isoenzym 5 findet sich besonders in dem Skeletmuskel und in der Leber.

C. Interpretation: Nach Herzinfarkt sind die Alpha-Isoenzyme erhöht, insbesondere LDH 1, Quotient LDH 1:2 größer als 1,0. Ähnliche Alpha-Isoenzym-Erhöhungen beobachtet man nach Nierenrindeninfarkt und hämolytischen Anämien. LDH 5 und 4 sind relativ erhöht bei akuter Hepatitis, akutem Muskeltrauma, Dermatomyesitis und Muskeldystrophie.

D. Medikamenteneinfluß auf die Laborresultate: Verminderung bei Clofibrat.

Lipase im Serum

Normalwerte 0,2–1,5 Einheiten/ml in 1/50 NaOH.

A. Vorsichtsmaßnahmen: Keine. Das Untersuchungsmaterial kann bis zur Untersuchung 24 Std. lang eingefroren werden.

B. Physiologische Grundlagen: Im zirkulierenden Blut finden sich nur geringe Lipasekonzentrationen. Die bei der Pankreatitis freigesetzte Pankreaslipase bleibt in der Regel länger erhöht als die Amylase.

C. Interpretation: Serumlipasewerte sind erhöht: bei akuter Pankreatitis oder bei Obliteration der Pankreasgänge durch Stein oder Neoplasma.

Magnesium im Serum

Normalwerte: 1,5–2,5 mVal/l.

A. Vorsichtsmaßnahmen: Keine.

B. Physiologische Grundlagen: Magnesium ist in erster Linie ein intracelluläres Elektrolyt. Hier beeinflußt es die neuromuskuläre Erregbarkeit und die Reizbeantwortung. Ein intracellulärer Magnesiummangel kann ohne Verminderung der Serumwerte bestehen. Erniedrigte Magnesiumspiegel können Tetanie, Schwäche, Desorientiertheit und Somnolenz zur Folge haben.

C. Interpretation:

1. *Erhöhung:* Bei Niereninsuffizienz, bei intravenöser oder intramuskulärer Überdosierung von Magnesiumsalzen.

2. *Verminderung:* Bei chronischen Diarrhoen, bei akutem Verlust von enteralen Flüssigkeiten, Hungerzuständen, chronischem Alkoholismus, chronischer Hepatitis und Leberinsuffizienz. Es kann vermindert sein und zur persistierenden Hypocalcämie beitragen bei Hypoparathyreoidismus (insbesondere nach operativen Eingriffen an der Nebenschilddrüse).

Natrium im Serum oder Plasma

Normalwerte: 136–145 mVal/l.

A. Vorsichtsmaßnahmen: Das Glasmaterial sollte sorgfältig gereinigt sein.

B. Physiologische Grundlagen: Natrium liegt als Kation mit dem bei weiten größten Anteil im extracellulären Raum vor. Mit den assoziierten Anionen ist es bestimmend für den osmotischen Druck und für das Ausmaß der Zellhydratation. Ein Natrium-Einstrom in die Zellen oder ein Verlust im Extracellulärraum hat eine Abnahme des Körperflüssigkeitsvolumens zur Folge.

C. Interpretation:

1. *Anstieg:* Bei Dehydratation (Wasserverlust), Trauma oder Erkrankungen des ZNS, M. Cushing, Cohn'sches Syndrom, vermehrte Steroidgaben.

2. *Abfall:* Nebenniereninsuffizienz, Nie-

reninsuffizienz (besonders bei vermehrter Natriumzufuhr), renale, tubuläre Acidose, nach Traumen oder Verbrennungen (Natriumeinstrom in die Zellen), Durchfälle, Erbrechen, massives Schwitzen. Bei durch Nieren- oder Herzinsuffizienz bedingten Ödemen kann das Natrium im Serum niedrig liegen, obwohl das Gesamtkörpernatrium erhöht ist. Wasserretention und eine ungewöhnliche Natriumverteilung auf den intra- und extracellulären Raum sind für dieses paradoxe Verhalten verantwortlich. Hyperglykämien verursachen gelegentlich einen intracellulären Wasseraustritt und somit eine relative Hyponatriämie.

Phosphatase (alkalische) im Serum

Normalwerte: 2–5 Einheiten nach BODANSKY, 5–13 Einheiten nach KING-ARMSTRONG, 0,8 bis 2,3 Einheiten nach BESSEY-LOWRY.

A. Vorsichtsmaßnahmen: Das Serum kann 24–48 Std eingefroren aufbewahrt werden, wobei die Aktivität um 10 % zunehmen kann, während nichteingefrorene Sera an Wert abnehmen.

B. Physiologische Grundlagen: Alkalische Phosphatase findet sich in hoher Konzentration im wachsenden Knochen und im Gallesekret. Die Blutkonzentration spiegelt die Phosphataseaktivität des wachsenden oder in Reparation befindlichen Knochens wider. Bei Leber-Gallengangs-Verschlüssen steigt die Blutkonzentration an.

C. Interpretation:

1. Erhöhung:

a) Kinder (Knochenwachstum)

b) Osteoplastische Knochenprozesse, Hyperparathyreoidismus, Rachitis, Osteomalacie, Knochentumoren (Osteosarkom, Knochenmetastasen, Myelom), M. Paget (Ostitis deformans), Sarkoidose.

c) Von Stein, Striktur oder Neoplasma verursachte Leber- und Gallengangs-Verschlüsse.

d) Medikamentös bedingte Lebererkrankungen, z. B. nach Chlorpromazin, Methyltestosteron.

2. Verminderung: Paratheroidismus, verlangsamtes Wachstum bei Kindern.

D. Medikamenteneinfluß auf die Laborwerte: Erhöhung: Acetohexamid, Tolazamid, Tolbutamid, Chlorpropamid, Allopurinol, Sulfobromophthalein, Carbamazepin, Cephaloridin, Furosemid, Methyldopa, Phenothiazine, orale Antikonzeptiva.

Phosphatase (saure) im Serum

Normalwerte: 0,5–2 Einheiten nach BODANSKY, 1–5 Einheiten nach KING-ARMSTRONG, 0,1–0,63 Einheiten nach BESSEY-LOWRY.

A. Vorsichtsmaßnahmen: Man vermeide Hämolyse des Blutes, die durch Freisetzung von Erythrocytenphosphatase zu fälschlich hohen Werten führt. Das Serum kann für 24–48 Std bis zur Bestimmung eingefroren werden.

B. Physiologische Grundlagen: Bei einem pH-Wert von 4,9 aktive Phosphatase findet sich in hoher Konzentration in der Prostata und in den Erythrocyten. Erhöhte Serumwerte kommen beim Prostatacarcinom vor, das die Kapsel durchwachsen hat oder metastasiert ist.

C. Interpretation: Anstieg: bei über die Kapsel hinausgehendem Prostatacarcinom und davon ausgehenden Metastasen, gelegentlich bei akuter myeloischer Leukämie.

Phosphor (anorganisch) im Serum

Normalwerte: Kinder 4–7 mg/100 ml, Erwachsene 3–4,5 mg/100 ml oder 0,9–1,5 mVal/l.

A. Vorsichtsmaßnahmen: Man vermeide phosphathaltige Reinigungsmittel. Die Blutabnahme soll im nüchternen Zustand erfolgen, um den postprandialen Einfluß des Glucosetransports und Metabolismus zu vermeiden.

B. Physiologische Grundlagen: Die Plasmakonzentration der organischen Phosphate ist abhängig von der Drüsenfunktion, der intestinalen Resorption, der Nierenfunktion, vom Knochenstoffwechsel und der Ernährung.

C. Interpretation:

1. Erhöhung: bei Niereninsuffizienz, Hypoparathyreoidismus, D-Hypervitaminose.

2. Verminderung: Hyperparathyreoidismus, D-Hypovitaminose (Rachitis, Osteomalacie), Malabsorption-Syndrom (Steatorrhoe), einige Formen der tubulären Niereninsuffizienz, postprandial Hyperinsulinismus.

Proteine, im Serum oder Plasma (inklusiv Fibrinogen)

Normalwerte s. Interpretation.

A. Vorsichtsmaßnahmen: Serum oder Plasma sollte hämolysefrei sein. Da Fibrinogen durch die Blutgerinnung verbraucht wird, kann es im Serum nicht nachgewiesen werden.

B. Physiologische Grundlagen: Die Eiweißkonzentration bestimmt den kolloidosmotischen Druck des Plasmas. Der Protein-Spiegel wird beeinflußt durch die Nahrungsaufnahme, Leber- und Nierenfunktion, Krankheiten wie Plasmocytom, metabolische Entgleisungen. Veränderungen in den einzelnen Eiweißfraktionen geben Hinweise auf bestimmte Erkrankungen.

C. Interpretation:

1. Gesamteiweiß im Serum: Normalwerte 6–8 g/100 ml.

2. Albumin im Serum oder Plasma: Normalwerte 3,5–5,5 g/100 ml.

a) Erhöhung: Dehydratation, Schock, Hämokonzentration, intravenöse Gabe von großen Albuminmengen.

b) Verminderung: Bei Fehlernährung, Malabsorptions-Syndrom, akuter oder chronischer Glomerulonephritis, Nephrosen, akuter oder chronischer Leberinsuffizienz, Neoplasma, Leukämie.

3. Globulin im Serum oder Plasma: Normalwerte 1,5–3 g/100 ml.

a) Erhöhung: Lebererkrankungen, infektiöse Hepatitis, Lebercirrhosen, biliäre Cirrhose, Hämochromatose, Lupus erythematodes disseminatus, akute oder chronische Infektionskrankheiten, Typhus, Leishmaniose, Bilharziose, Malaria, Plasmocytom, M. Boeck.

b) Verminderung: Fehlernährung, kongenitale Agammaglobulinämie, erworbene Hypogammaglobulinämie.

4. Fibrinogen im Plasma: Normalwerte 0,2–0,6 g/100 ml.

a) Erhöhung: Glomerulonephritis, Nephrosen (gelegentlich), Infektionskrankheiten.

b) Verminderung: Geburtszwischenfälle (vorzeitige Placentalösung, Fruchtwasserembolie), akute und chronische Leberinsuffizienz, kongenitale Afibrinogenämie,, gelegentlich bei Prostatacarcinom.

Tabelle 5. *Elektrophoretisch aufgetrennte Eiweißfraktionen.*

	Anteil an Gesamteiweiß
Albumin	52–68 Relativ%
Alpha-1-Globulin	2,4–4,4 Relativ%
Alpha-2-Globulin	6,1–10,1 Relativ%
Betaglobulin	8,5–14,5 Relativ%
Gamma-Globulin	10–21 Relativ%

Reststickstoff (RN, NPN) im Blut, Plasma oder Serum

Normalwerte 15–35 mg/100 ml.

A. Vorsichtsmaßnahmen: S. Harnstoff.

B. Physiologische Grundlagen und *Interpretation:* S. Harnstoff und Kreatinin.

Transaminasen im Serum oder serösen Flüssigkeiten

Normalwerte Glutaminoxalacetat-Transaminase (SGOT) 5–40 Einheiten, 2–19 mu/ml. Glutaminpyrvat-Transaminase (SGPT) 5 bis 35 Einheiten, 3–17 mU/ml.

A. Vorsichtsmaßnahmen: Keine

B. Physiologische Grundlagen: Glutaminoxalacetat-Transaminase, Glutaminpyruvat-Transaminase und die Lactat-Dehydrogynase sind intracelluläre Enzyme, die in hohen Konzentrationen im Muskel, in der Leber und im Gehirn vorkommen. Erhöhte Serumkonzentrationen sind ein Hinweis für Nekrosen oder Krankheiten dieser Organe.

C. Interpretation: Erhöhung: Myokardinfarkt, akute Infektionskrankheiten, Hepatitis epidemica, Lebercirrhose, Lebertumoren, Lungeninfarkt und neoplasma-bedingte Transsudate in serösen Körperhölen. SGOT-Erhöhungen bei Muskeldystrophie, Dermatomyositis und paroxysmaler Myoglobiurie.

D. Medikamentöse Beeinflussung der Laborwerte: Erhöhung: Überschießende Steroidgaben, Androgen, Clofibrat, Erythromycin und andere Antibiotica, Isoniazid, Methotrexat, Methyldopa, Phenothiazine, orale Antikonzeptiva, Salicylate, Acetaminophen, Phenacetin, Indometacin, Acetohexamid, Allopurinol, Cumarine, Carbamazepin, Chlordiazepoxid, Desimipramin, Codein, Morphin, Tholazamid, Propranolol und Guanethidin.

Allgemeine Literatur

CARAWAY, W. T.: Sources of Error in Clinical Chemistry. Pp 19–30 in: Standardmethods of clinical chemistry, vol. 5. Academic 1965.

CASTLEMAN, M., MCNEELY, B. U.: Normal laboratory values. New Engl. J. Med. **276**, 167–174 (1967).

ELKING, M. P., KABAT, H. F.: Drug induced modification of laboratory test values. Amer. J. Hosp. Pharm. **25**, 485–519 (1968).

HENRY, R. J.: Clinical chemistry: Principles and technics. Hoeber 1964.

LUBRAN, M.: The effects of drugs on laboratory values. Med. Clin. N. Amer. **53**, 211–222 (1969).

MEYERS, F. H., JAWETZ, E., GOLDFIEN, A.: Review of medical pharmacology, 2nd ed. Lange 1970. (S. Appendix.)

WINSTON, S.: Collection and Preservation of Specimens. Pp 1–17 in: Standardmethods of clinical chemistry, vol 5. Academic 1965.

WIRTH, W. A., THOMPSON, R. L.: The effects of various conditions and substances on the results of laboratory procedures. Amer. J. clin. Path. **43**, 579–590 (1965).

Normalwerte

Hämatologie

Blutsenkungsgeschwindigkeit (BSG): Nach

Westergren	1 Std-Wert	2 Std-Wert
Männer	3– 8 mm	5–18 mm
Frauen	6–11 mm	6–20 mm

Blutungszeit: 1–7 min (IVY); 3–5 min (DUKE)

Erythrocytenzahl:

Männer	4,5–6,0 Mill./mm³
Frauen	4,1–5,4 Mill./mm³
Kinder	4,5–5,5 Mill./mm³
Neugeborene	6,0 Mill./mm³

Gerinnungszeit: 2–3 min; nach LEE-WHITE 5–7 min bei 37° C, 10–18 min bei Raumtemperatur.

Hämoglobin (B):

Männer	14–18 g%
Frauen	12–16 g%
Kinder	13–16 g%
Neugeborene	16–24 g%

(Serumhämoglobin 2–3 mg/100 ml)

Hämatokrit:

Männer	40–54 %
Frauen	37–47 %

Leukocyten und Differenzierung: 5–10 000 mm³

Myelocyten	0 %
Metamyelocyten	0– 1 %
Stabkernige	2– 5 %
Segmentkernige	50–70 %
Eosinophile	1– 3 %
Basophile	0– 1 %
Lymphocyten	22–25 %
Monocyten	4– 8 %

Osmotische Erythrocytenresistenz: Beginnend bei 0,45–0,38 % NaCl, vollständig bei 0,36–0,3 % NaCl.

Prothrombin (P): 75–100 %

Reticulocyten: 7–15 % = 35 000–75 000/mm³

Retraktilität: Beginnend in 1–3 Std, vollständig in 24 Std

Thrombocyten: 200 000 bis 400 000/mm³

Werte des Einzelerythrocyten:

Durchmesser: 7,3 μ

(5,5–8,8 μ)

Mittleres Erythrocyten-Zellvolumen (MCV): 82–92 cμ

Mittleres Zellhämoglobin (MCH): 28 bis 32 $\gamma\gamma$.

Mittlere Hämoglobinkonzentration im Einzelerythrocyten (MCHC): 32–37 %

Färbeindex: 1 (0,9–1,1)

Chemische Blut(B)-, Plasma(P)- oder Serum(S)-Bestandteile

Hier sind alle gebräuchlichen Proben angeführt, die für die entsprechende Probe notwendige Blut (B)-, Plasma (P)-, oder Serum (S)-Menge, der Nüchternwert und die Normalwerte. Die Werte schwanken je nach verwendeter Methode.

Acetonkörper: (P, 2 ml) 0,3–2 mg/100 ml.

Adrenalin: (P) < 0,1 μg/l.

Aldolase: (S, 4 ml) 3–8 E/ml (BRUNS).

Männer: < 33 E;

Frauen: < 19 E (WARBURG und CHRISTIAN)

Aldosteron: (P) 0,003–0,01 μg/100 ml.

Aminosäure-Stickstoff: (P, 2 ml nüchtern) 3 bis 5,5 mg/100 ml.

Ammoniak: (P, 2 ml) 40–70 μg/100 ml. Als Anticoagulans kein Ammoniumoxalat verwenden.
Amylase: (S, 2 ml) 80–180 E/100 ml (Somogyi).
Ascorbinsäure: (P, 7 ml) 0,4–1,5 mg/100 ml.
Bilirubin: (S, 3 ml). Direkt 0,1–0,4 mg/100 ml, indirekt 0,2–0,7 mg/100 ml.
Calcium: (S, 2 ml nüchtern) 9–11 mg/100 ml; 4,5–5,5 mÄq/l (variiert mit der Eiweißkonzentration).
CO_2-Bindungskapazität: (S oder P, 1 ml) 55 bis 75 Vol%.
CO_2-Gehalt (S oder P, 1 ml) 24–29 mÄq/l, 55–65 Vol%.
Carotinoide: (S, 2 ml nüchtern) 50–300 μg/100 ml.
Coeruloplasmine: (S, 2 ml) 27–37 mg/100 ml.
Chlorid: (S, 1 ml) 97,3–107,4 mVal/l, 355 bis 381 mg/100 ml.
Cholesterin: (S, 1 ml) 150–280 mg/100 ml.
Cholesterinester: (S, 1 ml) 50–65 % des Gesamtcholesterins.
Cortisol: (P) 4–18 μg/100 ml.
Creatin-Phosphokinase (CPK): (S, 3 ml) 0–1,5 E = bis 1 mU/ml.
Folsäure: (S, 4 ml) > 5–24 μg/ml.
Gesamtbasen: (S, 2 ml) 145–160 mÄq/l.
Glucose: (B, 0,1–1 ml nüchtern) 60–100 mg/100 ml.
Glucose-Toleranz: s. S. 609.
Harnsäure: (S, 1 ml) 3–7,5 mg/100 ml.
Harnstoff: (S oder B, 1 ml) 20–45 mg/100 ml.
Jod, Butanol – extrahierbar (BEI): (S, 10 ml) 4–8 μg/100 ml.
Jod, Thyroxin: (S, 5 ml) 2,9–6,4 μg/100 ml. 3–6,5 μg/100 ml.
Jod, proteingebunden (PBI): (S, 5 ml)
Eisen: (S, 2 ml)
Männer: 100–120 gamma/100 ml
Frauen: 80–100 gamma/100 ml.
Eisenbindungskapazität: (S, 2 ml) 250 bis 410 μg/100 ml.
Kalium: (S, 1 ml) 3,1–5,5 mVal/l, 16,8 bis 21,5 mg/100 ml.
Kreatinin: (B oder S, 1 ml) 0,62–1,5 mg/100 ml.
Kupfer: (S, 5 ml) 85–140 μg/100 ml.
Lactat-Dehydrogynase (SLDH): (S, 2 ml) 200–500 E = bis 195 mU/ml.
Lipase: (S, 2 ml) 0,2–1,5 E.
Lipide, gesamt: (S) 500–600 mg/100 ml.
Magnesium: (S, 2 ml) 1,5–2,5 mÄq/l.
Milchsäure: (B, 2 ml) 0,44–1,8 mM/l; 4 bis 16 mg/100 ml.
Natrium: (S, 1 ml) 135–155 mVal/l = 310 bis 356 mg/100 ml.
Noradrenalin: (P) < 0,5 μg/l.
Osmolarität: (S, 5 ml) 285–295 mOsm/kg Wasser.
$^{P}CO_2$: (Arterielles Blut, 5 ml) 35–45 mm Hg.
pH: (P [arteriell], 1 ml) 7,35–7,45.
Phosphatase, alkalische: (S, 2 ml) 5–13 E (King-Armstrong), 2–5 E (Bodansky), 3 bis 10 E (Gutman), 2,2–8,6 E (Shinowara). Erwachsene: 0,8–2,3 E; Kinder: 2,8–6,7 E (Bessey-Lowry).
Phosphatase, sauer: (S, 2 ml) 1–5 E (King-Armstrong), 0,5–2 E (Bodansky), 0,5–2 E (Gutman), 0–1,1 E (Shinowara), 0,1 bis 0,63 E (Bessey-Lowry).
Phosphor, anorganisch: (S, 1 ml nüchtern) 2,5–4,5 mg/100 ml (Kinder: 4–7 mg/100 ml); 0,9–1,5 mM/l.
Phospholipide: (S, 2 ml) 145–200 mg/100 ml.
Protein:
Gesamt: (S, 1 ml) 6–8,3 g/100 ml
Albumin: (S, 1 ml) 3,5–5,5 g/100 ml
Globulin: (S) 1,5–3 g/100 ml
Fibrinogen: (P, 1 ml) 0,2–0,6 g/100 ml.
Elektrophoretische Auftrennung: s. Tabelle 5.
Sauerstoff:
Kapazität: (B, 5 ml) 16–24 Vol% (variiert mit der Hämoglobinkonzentration)
Arterieller Gehalt: (B, 5 ml) 15–23 Vol% (variiert mit der Hämoglobinkonzentration)
Arterielle Sättigung: 94–100 % der Kapazität.
Serotonin: (B) 0,05–0,20 μg/ml.
Spezifisches Gewicht: (B, 0,1 ml) 1,056 (variiert mit der Hämoglobin- und Protein-Konzentration). (S, 0,1 ml) 1,0254–1,0288 (variiert mit der Eiweißkonzentration).
Stickstoff; nicht proteingebunden (NPN): (S oder B, 1 ml) 15–35 mg/100 ml.
Sulfat: (P oder S, 2 ml) 0,5–1,5 mÄq/l.
Transaminasen: (S, 2 ml)
Glutamat-Oxalacetat T. (SGOT) 8 bis 40 mU/ml
Glutamat-Pyruvat T. (SGPT) 5–35 mU/ml.

Triglyceride: (S, 1 ml) $<$ 165 mg/100 ml.

Trijodthyronintest (T 3, Hamolsky-Test): (S, 3 ml)
Männer: 10,7–15,4 %
Frauen: 10,1–14,9 %.

Vitamin B_{12}: (S, 2 ml) $>$ 100 $\mu\mu$g/ml.

Volumen, Blut (Evans-Blau-Methode): Erwachsene: 2990–6980 ml; Frauen: 46,3 bis 85,5 ml/kg, Männer: 66,2–97,7 ml/kg.

Leberfunktionstest

Bromsulphalein: Gabe von 5 mg/kg Körpergewicht i. v. 45 min nach der Injektion sollte die Bromthaleinretention unter 5 % liegen. Bei einer Bromthaleingabe von 2 mg/kg Körpergewicht i. v. sollte 30 min nach Injektion die Retention ebenfalls unter 5 % liegen.

Cephalintest: (S) bis zu ++ in 48 Std.

Galaktosetoleranz: 0,5 g Galaktose/kg Körpergewicht wird i. v. verabreicht; nach 75 min sollen weniger als 5 mg/100 ml im Blut enthalten sein. Orale Verabreichung von 40 g: Im 75-min-Urin sollen weniger als 3 g ausgeschieden werden.

Hippursäure: 1,77 g Natriumbenzoat i. v.: Im 1-Std-Urin sollen mehr als 0,7 g ausgeschieden werden.

Thymoltrübungstest: Maximal bis 3 MacLagan-Einheiten.

Zinksulfatreaktion (Gamma-Globulin): (S) maximal 12 E.

Normale Liquorwerte

Aussehen: Klar und farblos.

Chloride (als NaCl): 700–750 mg/100 ml; 116–132 mVal/l.

Globulin: 0–6 mg/100 ml.

Glucose: 50–85 mg/100 ml.

Goldsol: 0000110000

Hirndruck (in Ruhe):
Neugeborene: 30– 80 mm H_2O
Kinder: 50–100 mm H_2O
Erwachsene: 70–200 mm H_2O.

Protein, gesamt: 20–45 mg/100 ml im Lumballiquor.

Spezifisches Gewicht: 1003–1009.

Zellgehalt:
Erwachsene: 0– 5 Mononucleäre/mm³
Kinder: 0–20 Mononucleäre/mm³.

Nierenfunktionstest

p-Aminohippursäureclearance (PAH) (RPF):
Männer: 500–800 ml/min,
Frauen: 500–750 ml/min.

Filtrationsrate: (= glomeruläre Filtrationsrate [GFR] dividiert durch den Nierenplasmafluß ([RPF]). Männer: 17–21 %; Frauen 17–23 %.

Harnsäureclearance: Normal 40–65 ml/min, maximal 60–100 ml/min.

Inulinclearance (GFR): Männer 100–150 ml/min, Frauen 100–130 ml/min (bezogen auf 1,73 m²-Körperoberfläche).

Kreatininclearance, endogen (GFR): 90–170 ml/min.

Maximale Glucosekapazität:
Männer: 300–450 mg/min,
Frauen: 250–350 mg/min.

Maximale PAH-Sekretionskapazität: 80–90 mg/min.

Phenolsulfonphthaleintest (PSP): 1 ml wird i. v. verabreicht; in den ersten 15 min sollen 25 oder mehr % ausgeschieden sein, in 30 min 40 % oder mehr, in 2 Std 55 % oder mehr.

Spezifisches Gewicht des Urins: 1003–1030.

Verschiedene Normalwerte

Aldosteron im Urin: 2–26 μg/24 Std (schwankt leicht mit der Aufnahme von Natrium und Kalium).

Fett im Stuhl: Weniger als 30 % des Trockengewichtes, normalerweise 3–5 g Fett in 24 Std.

Follikelstimulierendes Hormon (FSH) im Urin: Bis zur Pubertät $>$ 5 Mäuse-Einheiten in 24 Std, nach der Pubertät 5–50 Mäuse-Einheiten in 24 Std, nach der Menopause bis zu 150 Mäuse-Einheiten in 24 Std.

11,17-Hydroxycorticoide im Harn: Männer 4–12 mg/24 Std, Frauen 4–8 mg/24 Std (verschieden je nach Methode).

Insulinbelastungsprobe: (B) Nach einer halben Einheit Altinsulin pro kg Körpergewicht i. v. fällt der Glucosespiegel auf die Hälfte des Nüchternwertes innerhalb von 20–30 min ab und erreicht nach 90 bis 120 min wieder den Nüchternwert.

Katecholamine im Harn: < 10 μg Adrenalin; < 100 μg Noradrenalin (schwankt mit der Methode).

17-Ketosteroide im Urin: Bis zum 8. Lebensjahr 0–2 mg/24 Std, im Heranwachsenenalter 2–20 mg/24 Std. Männer 10–20 mg/24 Std; Frauen 5–15 mg/24 Std. (Unterschiede entsprechend der Methode).

Kongorotprobe (BENNHOLD): (S) Nach einer Stunde mehr als 60% Retention im Serum.

Quantitative Untersuchung des Urinsedimentes nach Addis:
Maximalwerte in 24 Std sind:
1 Mill. Erythrocyten
2 Mill. Leukocyten und Epithelien
100 000 Cylinder
30 mg Protein.

Urobilinogen im Stuhl: 40–280 mg/24 Std.

Urobilinogen im Urin: 0–4 mg/24 Std.

Vanillin-Mandelsäure im Harn: Bis zu 9 mg in 24 Std.

Temperatur in Fahrenheit und entsprechend in Celsius

F°	C°	F°	C°	F°	C°	F°	C°
90 =	32,3	95 =	35,0	100 =	37,8	105 =	40,6
91 =	32,8	96 =	35,6	101 =	38,3	106 =	41,1
92 =	33,3	97 =	36,1	102 =	38,9	107 =	41,7
93 =	33,9	98 =	36,7	103 =	39,4	108 =	42,2
94 =	34,4	99 =	37,2	104 =	40,0	109 =	42,8

Milliäquivalent Umrechnungsfaktoren

mÄqu/l von:	Teile mg/100 ml oder Vol% durch
Calcium	2,0
Chloride (from Cl)	3,5
(from NaCl)	5,85
CO_2 combining power	2,222
Magnesium	1,2
Phosphorus	3,1 (mM)
Potassium	3,9
Sodium	2,3

Kleine Maßeinheiten

deci	deci	10^{-1}
centi	centi (c)	10^{-2}
milli	milli (m)	10^{-3}
micro	micro (μ)	10^{-6}
millimicro	nano (mμ)	10^{-9}
micromicro	pico (μμ)	10^{-12}

Idealgewicht von Männern und Frauen (kg)

Größe	Männer Konstitutionstyp		
cm	asthen.	mittel	athlet.
155	50–54	53–58	57–63
160	52–55	55–60	58–65
163	53–57	56–61	60–66
165	55–58	57–62	61–68
168	56–60	59–64	62–70
170	58–62	60–66	64–72
173	60–63	62–68	66–75
175	61–65	64–70	68–76
178	63–67	66–72	70–79
180	65–69	67–74	72–81
182	66–71	69–76	74–83
185	68–73	71–79	76–85
187	70–75	73–81	78–87
190	72–77	75–83	80–89
192	74–79	77–85	82–91

Größe	Frauen Konstitutionstyp		
cm	asthen.	mittel	athlet.
147	41–44	43–48	47–53
150	42–46	44–50	48–55
152	43–47	46–50	49–57
155	44–48	47–52	50–58
157	46–50	48–53	52–59
160	47–51	50–55	53–60
163	49–52	51–57	55–62
165	50–53	52–59	57–64
168	51–55	54–61	58–66
170	53–57	56–62	60–67
173	55–59	58–64	62–69
175	57–61	60–66	64–71
178	59–63	61–68	65–73
180	60–65	63–70	67–76
182	62–66	65–72	69–78

Umrechnungstabelle von Gramm in Ounces bzw. Grain (30 g = 1 oz, 1 g = 15 gr)

30	g	1	oz	75	mg	1 1/4	gr
6	g	90	gr	60	mg	1	gr
5	g	75	gr	50	mg	3/4	gr
4	g	60	gr	40	mg	2/3	gr
3	g	45	gr	30	mg	1/2	gr
2	g	30	gr	25	mg	3/8	gr

1,5	g	22	gr
1	g	15	gr
0,75	g	12	gr
0,6	g	10	gr
0,5	g	$7^{1}/_{2}$	gr
0,4	g	6	gr
0,3	g	5	gr
0,25	g	4	gr
0,2	g	3	gr
0,15	d	$2^{1}/_{2}$	gr
0,12	g	2	gr
0,1	g	$1^{1}/_{2}$	gr

20	mg	1/3	gr
15	mg	1/4	gr
12	mg	1/5	gr
10	mg	1/6	gr
8	mg	1/8	gr
6	mg	1/10	gr
5	mg	1/12	gr
4	mg	1/15	gr
3	mg	1/20	gr
2	mg	1/30	gr
1,5	mg	1/40	gr
1,2	mg	1/50	gr
1	mg	1/60	gr
0,8	mg	1/80	gr
0,6	mg	1/100	gr
0,5	mg	1/120	gr
0,4	mg	1/150	gr
0,3	mg	1/200	gr
0,25	mg	1/250	gr
0,2	mg	1/300	gr
0,15	mg	1/400	gr
0,12	mg	1/500	gr
0,1	mg	1/600	gr

Wiederbelebungsmaßnahmen

(Modifiziert nach SAFAR)

1. Phase: Erste Maßnahmen zur ausreichenden Sauerstoffversorgung des Gehirns

Müssen innerhalb von 3–4 min eingeleitet sein, um eine optimale Wirkung zu erzielen und um das Risiko eines dauernden Hirnschadens auf ein Minimum herabzusetzen.

1. Schritt: Patient wird in Rückenlage auf eine feste Unterlage gelegt (Bett ungeeignet). (Sperrholzplatten von 120 cm auf 180 cm, die unter den Patienten gelegt werden können, sollten überall zur Verfügung stehen, wo man sich mit Wiederbelebungsmaßnahmen beschäftigt.)

2. Schritt: Kopf des Patienten wird weit nach hinten abgebogen und bleibt in dieser

Umrechnung von „pound" in Kilogramm
(1 kg = 2,2 lb; 1 lb = 0,45 kg)

lb	kg	lb	kg	lb	kg	lb	kg	lb	kg
5	2,3	50	22,7	95	43,1	140	63,5	185	83,9
10	4,5	55	25,0	100	45,4	145	65,8	190	86,2
15	6,8	60	27,2	105	47,6	150	68,0	195	88,5
20	9,1	65	29,5	110	49,9	155	70,3	200	90,7
25	11,3	70	31,7	115	52,2	160	72,6	205	93,0
30	13,6	75	34,0	120	54,4	165	74,8	210	95,3
35	15,9	80	36,3	125	56,7	170	77,1	215	97,5
40	18,1	85	38,6	130	58,9	175	79,4	220	99,8
45	20,4	90	40,8	135	61,2	180	81,6		

Umrechnung von „feet" und „inches" in cm
(1 cm = 0,39 in; 1 in = 2,54 cm)

ft	in	cm	ft	in	cm	ft	in	cm	ft	in	cm	ft	in	cm
0	6	15,2	2	4	71,1	3	4	101,6	4	4	132,0	5	4	162,6
1	0	30,5	2	5	73,6	3	5	104,1	4	5	134,6	5	5	165,1
1	6	45,7	2	6	76,1	3	6	106,6	4	6	137,1	5	6	167,6
1	7	48,3	2	7	78,7	3	7	109,2	4	7	139,6	5	7	170,2
1	8	50,8	2	8	81,2	3	8	111,7	4	8	142,2	5	8	172,7
1	9	53,3	2	9	83,8	3	9	114,2	4	9	144,7	5	9	175,3
1	10	55,9	2	10	86,3	3	10	116,8	4	10	147,3	5	10	177,8
1	11	58,4	2	11	88,8	3	11	119,3	4	11	149,8	5	11	180,3
2	0	61,0	3	0	91,4	4	0	121,9	5	0	152,4	6	0	182,9
2	1	63,5	3	1	93,9	4	1	124,4	5	1	154,9	6	1	185,4
2	2	66,0	3	2	96,4	4	2	127,0	5	2	157,5	6	2	188,0
2	3	68,6	3	3	99,0	4	3	129,5	5	3	160,0	6	3	190,5

überstreckten Stellung. Unterkiefer muß durch starken Zug an den Kieferwinkeln nach vorn gebracht werden.

Wenn der Patient nicht atmet

3. Schritt: Mund und Rachen müssen von Schleim, Blut, Erbrochenem oder Fremdkörpern gereinigt werden.

4. Schritt: Mund muß soweit geöffnet werden, daß Atmung durch den Mund möglich ist.

5. Schritt: Wenn die Schritte 2, 3 und 4 die Luftwege nicht ausreichend eröffnen, muß Luft mit Druck durch den Mund (bei geschlossener Nase) oder durch die Nase (bei geschlossenem Mund) eingeblasen und die Lunge so 3–4mal belüftet werden. Es ist dabei auf Thoraxbewegungen zu achten. Falls diese Maßnahmen nicht sofort die Atemwege eröffnen und Rachen- oder Trachealtubi vorhanden sind, diese sofort anwenden! Unter Umständen ist eine Tracheotomie vorzunehmen.

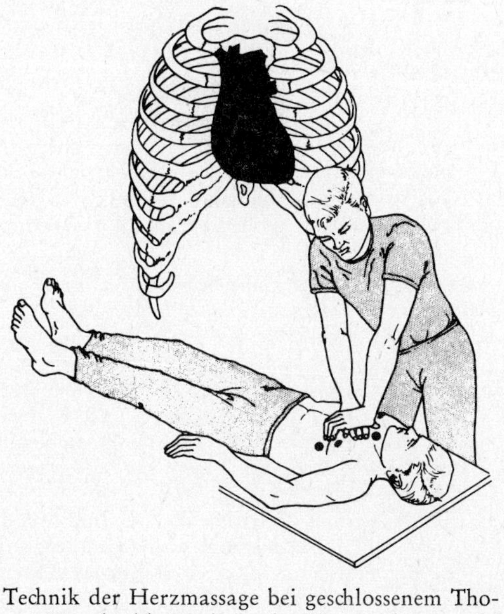

Technik der Herzmassage bei geschlossenem Thorax. Der dunkle Punkt in der Herzzeichnung gibt die Stelle an, wo Druck ausgeübt werden soll. Die Kreise auf der in Rückenlage dargestellten Person geben die Punkte an, wo die Elektroden für eine Defibrillation angebracht werden sollen.

6. Schritt: Es ist zu überprüfen, ob Pulsationen der Carotiden vorhanden sind:

a) Falls Pulsationen der Carotiden vorhanden sind: Die Lunge muß durch Mund-zu-Mund-Beatmung (bei geschlossener Nase des Patienten) oder Mund-zu-Nase-Beatmung (bei geschlossenem Mund des Patienten) 12–15 mal pro min belüftet werden, bis Spontanatmung auftritt, wobei die Inspiration 2 sec, die Exspiration 3 sec dauern sollte. Es ist fortzufahren, so lange die Pulse fühlbar und die vorher dilatierten Pupillen verengt bleiben. Eine Beatmung der Lunge mit Atemmaske und Beatmungsbeutel sollte Erfahrenen vorbehalten bleiben. Falls die Pulsschläge verschwunden sind, ist zu verfahren, wie in 6b erläutert wird.

b) Falls Pulsationen der Carotiden fehlen: Abwechselnd Herzmassage (externe Herzmassage) und Belüftung der Lunge wie in 6a beschrieben. Der Ballen einer Hand wird auf das Sternum genau oberhalb des Proc. xiphoides aufgesetzt. Mit dem Ballen der anderen Hand darauf wird ein Druck in vertikaler Richtung ausgeübt, ausreichend, um das Sternum 5 cm weit (bei Kindern weniger) in Richtung Wirbelsäule zu pressen, und zwar 1mal pro sec. Bei Kindern ist die Massage nur mit einer Hand auszuführen; bei Säuglingen sind nur 2 Finger einer Hand zu benutzen, wobei 80 bis 100mal pro min Druck ausgeübt wird. Nach 15 Massagestößen auf das Herz ist die Lunge 3–5mal zu belüften. Dieses alternierende Vorgehen muß so lange weitergeführt werden, bis zusätzliche Hilfe zur Verfügung steht. Wenn zwei Personen zur Reanimation zur Verfügung stehen, macht die eine nach jeweils 5 Massagestößen auf das Herz eine Pause, während derer der Partner Mund-zu-Mund-Beatmung durchführt. Nach einer min ist der Carotispuls zu kontrollieren, danach in Abständen von je 5 min. Wiederbelebungsmaßnahmen müssen auf dem Transport in die Klinik kontinuierlich weitergeführt werden.

2. Phase: Wiederherstellung einer Eigenzirkulation

Es dürfen Beatmung und Herzmassage nicht unterbrochen werden, während die Schritte 7–13 (s. unten) durchgeführt werden und bis Spontanatmung und eigener Kreislauf wiederhergestellt sind. Hier sind drei grundlegende Fragen zu klären:

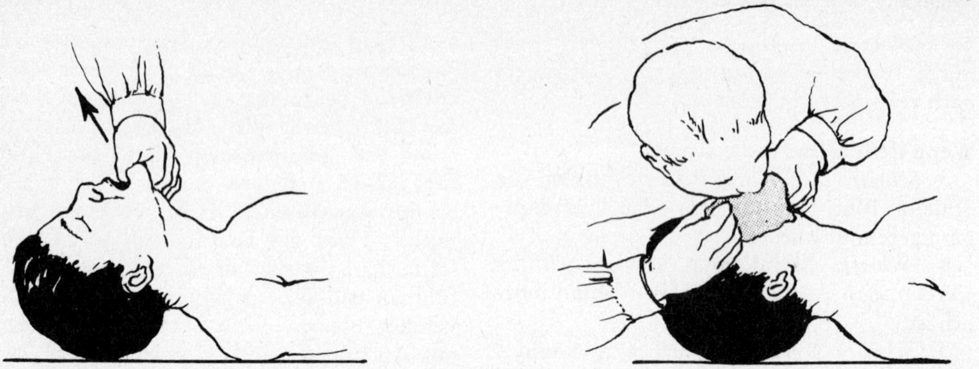

Methode A: Mund und Rachen sind zu säubern. Der Patient ist in Rückenlage zu bringen. Der linke Daumen ist zwischen die Zähne des Patienten einzuführen, dann soll der Unterkiefer fest in der Mitte ergriffen und so nach vorne (nach oben) gezogen werden, daß die Zähne des Unterkiefers die des Oberkiefers überragen. Die Nase des Patienten muß mit der rechten Hand verschlossen werden. Ein Gazetuch (wie gezeigt) oder ein Mundtubus können bennutzt werden, sind aber nicht notwendig.

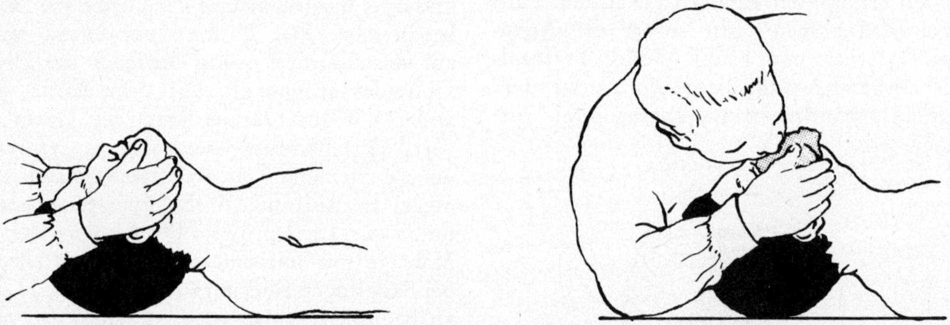

Methode B: Mund und Rachen sind zu reinigen. Der Patient ist in Rückenlage zu bringen. Es muß fest am Kieferwinkel nach vorne gezogen werden. Die Nase des Patienten muß durch die Wange des Helfers verschlossen werden. Ein Gazetuch (wie gezeigt) oder ein Mundtubus können benutzt werden, sind aber nicht notwendig.

Anweisung für den Gebrauch eines manuell zu bedienenden Beatmungsgeräts.

1. Mit einer Hand ist der Hals des Patienten anzuheben.
2. Der Kopf ist nach hinten zu beugen, bis er maximal überstreckt ist. Mund und Rachen sind zu reinigen und Zunge und Unterkiefer soweit nach vorne zu ziehen, daß die Atemwege frei sind.
3. Die Maske muß dicht sitzend Nase und Mund umgreifen, wobei das Kinn nach vorn gezogen und der Hals in gestreckter Stellung gehalten wird, wie die Zeichnung zeigt.
4. Auf den Beutel wird mit der Hand Druck ausgeübt, wobei eine Belüftung der Lunge durch das Heben des Thorax angezeigt wird.
5. Der Beutel wird losgelassen und dehnt sich spontan wieder aus. Der Patient exspiriert und der Thorax senkt sich wieder.
6. Die Schritte Nummer 4 und 5 müssen ungefähr 12mal pro min wiederholt werden.

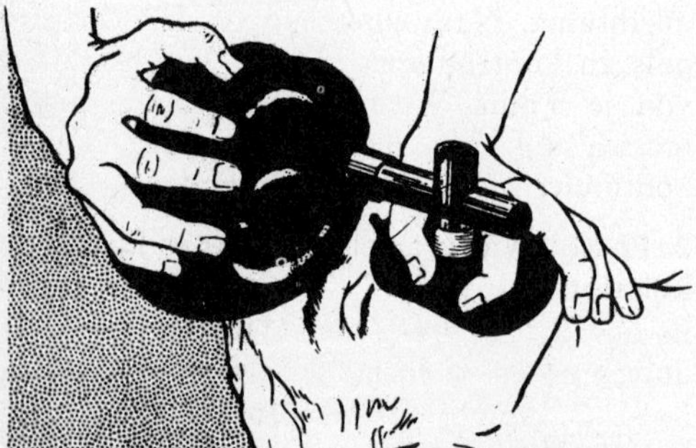

1. Was ist die Ursache für das Versagen von Atmung und Kreislauf und kann diese beseitigt werden?

2. Welcher Art ist der Herzstillstand?

3. Welche weiteren Maßnahmen sind nötig? Der Arzt muß hierbei auf die Hilfe von ausgebildetem Krankenhauspersonal, auf ein EKG-Gerät, einen Defibrillator und Medikamente für den Notfall zurückgreifen. In der Klinik wird ein Arzt, der intubieren kann, schnell den Larynx darstellen, absaugen, einen großen aufblasbaren Trachealtubus einführen und an ein Beatmungsgerät anschließen. Fortlaufende arterielle Blutgas-Analysen, pH- und Bicarbonatbestimmungen sind von großer Bedeutung.

7. Schritt: Falls nach 1–2 min Herzmassage noch keine spontanen Herzschläge aufgetreten sind, ist Noradrenalin (Adrenalin) in einer Dosis von 0,5–1 mg (0,5–1 ml einer wäßrigen 1:1000 Lösung) intravenös oder intrakardial alle 3–5 min zu verabreichen. Noradrenalin kann im Notfall auch intratracheal appliziert werden.

8. Schritt: Um den venösen Rückstrom zu verstärken und den Schock zu bekämpfen, sind die Füße des Patienten hochzulegen oder ist der Patient nach TRENDELENBURG zu lagern. Vorhandene intravenöse Infusionen sind, soweit dies notwendig ist, zu geben. Das Anlegen von Staubinden an den Extremitäten kann von Nutzen sein.

9. Schritt: Falls bei dem Patienten länger als 5 min keine Pulsschläge vorhanden waren, muß Natriumbicarbonatlösung, 3–4 g pro 50 ml (1,5–2 g pro 50 ml bei Kindern) intravenös gegeben werden, um die drohende metabolische Acidosis zu bekämpfen. Das ist je nach Bedarf alle 5–10 min zu wiederholen.

10. Schritt: Falls die Pulsschläge noch immer nicht von selbst wiederkehren, muß die Art des Herzstillstandes durch das EKG geklärt werden:

1. Asystolie,
2. kardialer Schock (elektrische Entladungen, die nicht zu einer ausreichenden mechanischen Kontraktion führen), oder
3. Kammerflimmern.

Im Fall der Asystolie oder des kardialen Schocks muß künstliche Beatmung und externe Herzmassage sowie die Gabe von Noradrenalin und Natriumbicarbonat weitergeführt werden. Je nach Lage kann auch Calciumchlorid 5–10 ml (0,5–1 g) einer 10%igen Lösung intravenös alle 5–10 min gegeben werden.

11. Schritt: Falls sich im EKG ein Kammerflimmern zeigt, ist künstliche Beatmung und äußere Herzmassage bis kurz vor Anwendung der äußerlichen Defibrillation aufrecht zu erhalten. Es ist ratsam, sich mit den Angaben der Hersteller für jeden einzelnen Typ der Defibrillatoren vertraut zu machen. Ein Defibrillationsschock von 200–400 Watt-Sekunden wird durch das Herz geschickt, wobei z. B. eine Elektrode fest an der Brust über der Herzspitze fixiert ist und die andere über dem Jugulum. Das Ergebnis ist an Hand des EKG zu überwachen. Falls normale Herztätigkeit nicht wiederkehrt, muß die externe Herzmassage wieder aufgenommen und die Defibrillation drei- oder mehrmals in Abständen von 1–3 min wiederholt werden. Falls die Herzaktion wiederkehrt, aber schwach bleibt, ist Calciumchlorid zu geben, wie oben beschrieben. Wenn das Flimmern weiter besteht oder wieder auftritt, ist Lidocainhydrochlorid (Xylocain®) in einer Dosis von 50–100 mg intravenös zu geben, wobei dieses je nach Bedarf wiederholt werden kann. Es kann notwendig sein, in solchen Fällen auch einen Schrittmacher anzuwenden, um den anormalen Rhythmus einzufangen oder zu überspielen. In einigen Fällen von Herzstillstand mit Bradykardie ist Atropinsulfat in einer Dosis von 0,4–0,6 mg intravenös von Nutzen.

12. Schritt: Das Öffnen des Thorax und offene Herzmassage kommen in Betracht (aber nur in der Klinik), falls die Herzaktion nach Anwendung aller vorher erwähnten Maßnahmen nicht wiederkehrt.

13. Schritt: Wenn die Funktion des Herzens, der Lunge, des zentralen Nervensystems wieder hergestellt sind, muß bei dem Patienten sorgfältig auf Schock und Verbrauchscoagulopathie geachtet werden.

3. Phase: Nachfolgende Maßnahmen

Wenn Herz- und Lungenfunktion wiederhergestellt und ausreichend stabilisiert sind, muß besonders auf die Funktion des zentralen Nervensystems geachtet werden. Die Entscheidung über die Art und die Dauer nachfolgender Maßnahmen muß von Fall zu Fall getroffen werden. Der Arzt muß entscheiden, ob er „Leben verlängert" oder nur „Sterben verlängert". Eine vollkommene Wiederherstellung der Funktionen des Zentralnervensystems ist bei einigen wenigen Patienten beschrieben worden, die noch bis zu einer Woche nach entsprechender Behandlung bewußtlos waren.

14. Schritt: Wenn Atmung und Kreislauf wiederhergestellt sind, aber das Zentralnervensystem innerhalb von 30 min keine Zeichen einer Erholung zeigt, kann eine Unterkühlung bei 30° C über 2 bis 3 Tage das Ausmaß der Hirnschäden verringern.

15. Schritt: Atmung und Kreislauf müssen unterstützt werden. Jede andere mögliche Komplikation ist zu bekämpfen. Die Möglichkeit von Komplikationen aufgrund von externer Herzmassage (z. B. gebrochene Rippen, Rupturierung innerer Organe) darf nicht übersehen werden.

16. Schritt: Eine sehr gründliche Überwachung nach der Wiederbelebung ist erforderlich, besonders in den ersten 48 Std. Sehr sorgfältig ist auf verschiedene Rhythmusstörungen zu achten, besonders auf wiederkehrendes Flimmern oder Flattern oder Herzstillstand.

17. Schritt: In ausgewählten Fällen ist auch die Anwendung eines assistierten Kreislaufs in Betracht zu ziehen. Einige wenige Patienten, bei denen die konventionellen Reanimations-Maßnahmen nicht zum Ziel führen, können vielleicht durch die zusätzliche Anwendung eines teilweisen kardiopulmonalen Bypasses gerettet werden.

Grossman, J. I., Rubin, I. L.: Cardiopulmonary resuscitation. Amer. Heart J. **78**, 569–572, 709–714 (1969).

Jude, J. R., Bolooki, H., Nagel, E. L.: Cardiac resuscitation in the operating room: Current status. Ann. Surg. **171**, 948–955 (1970).

Jude, J. R., Nagel, E. L.: Cardiopulmonary resuscitation 1970. Mod. Concepts Cardiovas. Dis. **39**, 133–139 (1970).

Kennedy, J. H.: Assisted circulation: An extended concept of cardiopulmonary resuscitation. J. thorac. Cardiovas. Surg. **57**, 5 (1969).

Lund, I., Lind, B. (editors): Aspects of resuscitation. Proceedings of the Second International Symposium on Emergency Resuscitation. Acta anaesth. scand., Suppl. **29** (1968).

Präparate-Verzeichnis

Erläuterungen

Das Original von „Diagnosis and Treatment" zitiert selbstverständlich nur in den USA gebräuchliche Präparate. Die Auswahl der Handelsnamen (Markennamen „®") war dabei der Erfahrung und dem Ermessen der Verfasser des jeweiligen Kapitels überlassen.

Die Herausgeber der deutschen Ausgabe haben die Übersetzer gebeten, soweit es sich im Originaltext um auch in der BRD und im deutschsprachigen Raum eingeführte und gebräuchliche Substanzen handelt, den deutschen Handelsnamen bzw. das deutsche Warenzeichen einzusetzen, darüber hinaus aber unbedingt auch vertraute deutsche Präparate zu nennen. Auswahl und Umfang dieser Zitationen mußten jedoch der Erfahrung des übersetzenden Fachkollegen überlassen bleiben.

Die Nennung von Freizeichen und Handelsnamen bzw. Warenzeichen stellt somit eine durchaus subjektive Auswahl dar, kann keinerlei Anspruch auf Vollständigkeit erheben und bedeutet – ähnlich wie auch in anderen auf dem Markt befindlichen Therapiebüchern – selbstverständlich keine negative Bewertung von im Text nicht genannten Präparaten bzw. pharmazeutischen Firmen.

Im Präparate-Verzeichnis wurde versucht, die im Text genannten chemischen Kurzbezeichnungen („Freizeichen") durch die Handelsnamen bzw. Warenzeichen entsprechender Präparate zu ergänzen und darüber hinaus eine bessere Verwendbarkeit des Buches durch das anschließende Register der Präparatenamen zu erreichen. Auch dieses Verzeichnis stellt somit eine willkürliche und keine wertende Auswahl dar.

Die Tabelle gibt ferner teilweise Dosierungsrichtlinien und Hinweise auf eventuelle Nebenwirkungen und/oder Kontraindikationen. Es wurde in Verbindung mit dem Text eine größtmögliche Vollständigkeit angestrebt, jedoch mußten, um den Umfang des Verzeichnisses nicht zu sprengen, häufig Kürzungen, Hinweise auf den Herstellerprospekt o. ä. erfolgen. Auf die in den Text eingefügten zahlreichen und sehr detaillierten Spezialtabellen zu bestimmten Pharmaka-Gruppen sei auch an dieser Stelle ausdrücklich hingewiesen.

Der Benutzer wird daher um Verständnis und Beachtung gebeten, daß das Präparate-Verzeichnis zwar als eine helfende Ergänzung des Textes gedacht ist, daß es jedoch notwendigerweise inkomplett bleiben muß und daß in Zweifelsfragen entsprechende pharmakologische Bücher, Spezialverzeichnisse oder Auskünfte vom Hersteller herangezogen werden müssen.

Im Interesse von notwendigen Verbesserungen bei einer künftigen Neuauflage wären Verlag und Herausgeber dem Leser und Benutzer dieses Handbuches für Korrekturen oder Hinweise besonders dankbar.

Chemische Kurzbezeichnung	Handelsname Warenzeichen®	Dosierung	Nebenwirkungen (N), Kontraindikationen (K), Texthinweise (T), besondere Hinweise (Cave)
Acetazolamid	Diamox®	1–2 Tbl. à 250 mg/Tag, 1 Amp. à 500 mg langsam i. v. infundieren	N: hohe Tagesdosen führen zur metabolischen Acidose K: Morbus Addison, idiopathische renale Acidose mit Hyperchlorämie
Acetyldigitoxin	Acylanid®	Tbl. 0,2 mg Amp. 0,2 mg/2 ml	Cave: parenterale Calciumgaben
α-Acetyldigoxin	Dioxanin®	Tbl. 0,2 mg	N: Magen-Darm-Störungen, evtl. Herzrhythmusstörungen K: Digitalis-Intoxikation Cave: Kaliummangel und parenterale Calciumtherapie
	Lanadigin®	Tbl. 0,2 mg	N: Übelkeit, Bradykardie, Extrasystolen K: Digitalis-Intoxikation Cave: Kaliumverarmung und parenterale Calciumtherapie
α- und β-Acetyldigoxin	Sandolanid®	Tbl. 0,2 mg	Cave: parenterale Calciumtherapie
β-Acetyldigoxin	Novodigal®	Tbl. 0,2 mg	Cave: parenterale Calciumtherapie
Acetylsalicylsäure	Aspirin®	0,25–1,0 g 2–3× tgl.	K: Salicylat-Überempfindlichkeit, hämorrhagische Diathese Cave: Kombination mit Anticoagulantien
Acidum diaethylbarbituricum (Barbital)	Medinal®	0,25–0,5 g 1× per os	Cave: Kumulationsgefahr
Acidum phenylaethylbarbituricum (Phenobarbital)	Luminal®	0,1–0,3 g 1× per os	N: Reaktionsvermögen kann vorübergehend herabgesetzt, Alkoholwirkung kann potenziert werden Cave: Kumulationsgefahr
Actinomycin D (Dactinomycin)	Lyovac-Cosmegen	0,01 mg/kg/die i. v. 5 Tage od. pro Woche 0,04 mg/kg	N: Schwindel, Erbrechen, Stomatitis, Beschwerden im Magen-Darm-Trakt, Alopecie, Knochenmarksdepression K: Schwangerschaft
Adrenalinbitartrat	Adrenalin Medihaler®		Cave: Hypertonie, Glaukom, Thyreotoxikose, Coronar- und Herzmuskelerkrankungen, paroxysmale Tachykardie, maligne Nephrosklerose, Prostatahypertrophie, Cor pulmonale, dekompensierte diabetische Stoffwechsellage
Adrenocorticotropes Hormon (ACTH)	Acethropan®	80–180 I. E. i. m./Tag, verteilt auf Einzelgaben im Abstand von 4–6 Std, i. v. als Dauertropfinfusion in 2–3 fach höherer Dosierung	T: s. insbesondere Kapitel 19, „Endokrine Erkrankungen“

Um Beachtung der „Erläuterungen“ zu Beginn des Verzeichnisses wird gebeten!

Chemische Kurzbezeichnung	Handelsname Warenzeichen®	Dosierung	Nebenwirkungen (N), Kontraindikationen (K), Texthinweise (T), besondere Hinweise (Cave)
	Acortan (simplex und prolongatum)	s. Prospekt	N: zu Beginn der Behandlung häufig Ödeme. Selten Morbus-Cushing-Symptome und psych. Veränderungen K: Morbus Cushing Cave: Diabetes, Ulcus pepticum, Herzinsuffizienz, Tuberkulose, Schwangerschaft
	Actid (1–28, 1–28 Prolongatum, 1–39)	s. Prospekt	s. unter Acethropan® und Acortan
	ACTH „Schering"	s. Prospekt	N: Kaliumverarmung, Ödemneigung, Gastritis oder Ulcusbildung K: Morbus Addison, Magen- und Duodenalgeschwüre, Osteoporose, akute Psychosen, Diabetes, Hypertonie Cave: Schwangerschaft
	ACTH-Uvocal®	Individuell! 3–4 i. m. Injektionen (75–100 mg ACTH)	s. unter Acethropan® und Acortan
	Cortrophin-S® Depot	Erw.: 1ml, Kinder von 6–12 J.: 0,5 ml, bis zu 6 J.: 0,25 mg tgl. i. m.	s. unter Acethropan® und Acortan
	Synacthen®	s. Prospekt	s. unter Acethropan® und Acortan
Äthinylöstradiol	Progynon®C Progynon®M	Tbl. 0,02 mg Tbl. 0,2 mg	N: Nausea N: Nausea, Flüssigkeitsretention, Feminisierung, Uterusblutungen
Ajmalin (s. auch Tabelle Antihypertonica)	Gilurytmal®	3× 1–2 Drg. à 50 mg tgl. 1 Amp. à 50 mg unter EKG-Kontrolle langsam i. v.	
Aktivkohle	Kohle-Compretten® „MBK"	1 Comp. 0,25 g	
Aldosteron	Aldocorten®	s. Prospekt	K: schwere Hypertonie, hochgradige Ödeme, Ascites
Allopurinol	Zyloric®	200–400 mg tgl. in 2–4 Einzeldosen	N: zu Beginn der Therapie können akute Gichtanfälle auftreten. In Verbindung mit Mercaptopurin verstärkt es dessen Toxicität. Selten Durchfall, intermittierende Unterleibsschmerzen, Exanthem und leichtes Fieber
Aluminiumhydroxidgel (Alumina hydrata)	Aludrox®	Tbl. 440 mg, Susp. 5,8% 1–2 Tbl. od. 1–2 Teel. 4–6× tgl.	
Aluminiumhydroxidgel + Magnesiumtrisilikat	Gelusil® „Gödecke"	Tbl. 550 mg, mehrmals tägl.	

Um Beachtung der „Erläuterungen" zu Beginn des Verzeichnisses wird gebeten!

Chemische Kurzbezeichnung	Handelsname Warenzeichen®	Dosierung	Nebenwirkungen (N), Kontraindikationen (K), Texthinweise (T), besondere Hinweise (Cave)
Aluminiumphosphat	Phosphalugel®	vor den Mahlzeiten u. bei Schmerzen 2–4 Teel. in $^1/_2$ Glas Flüssigkeit, gut verrührt, einnehmen	
Amantadinhydrochlorid	Virofral®	s. Prospekt	K: organische Hirnschädigung, Anfallsleiden, psychische Erkrankungen, eingeschränkte Nierenleistung
Aminoglykoside	s. Gentamycin Kanamycin Neomycin Streptomycin Dihydrostreptomycin		
Aminophenazon	Pyramidon®	2–3× tgl. 0,3 g, bei akuter rheum. Arthritis bis zu 3 g tgl.	N: selten Überempfindlichkeitserscheinungen
Amitriptylin	Laroxyl®	s. Prospekt	N: allergische Dermatosen und Photosensibilisierung; Nausea, Tachykardie, Mundtrokkenheit und Obstipation sind möglich, gelegentlich auch Akkommodationsstörungen
	Saroten®	s. Prospekt	s. Laroxyl®
	Tryptizol®	s. Prospekt	s. Laroxyl®
Amphotericin B	Amphotericin B zur Infusion	1 Amp. à 50 mg, Einzelheiten s. Prospekt	N: Fieberreaktionen, Schüttelfröste, Phlebitiden Cave: Leber, Nieren und Knochenmark überwachen
	Ampho-Moronal®	s. Prospekt	s. Amphotericin B zur Infusion, gelegentlich können auch gastrointestinale Störungen bzw. Hautjucken und -brennen auftreten
Amphotericin B + Tetracyclin	Mysteclin®	s. Prospekt	s. Amphotericin B zur Infus. und Ampho-Moronal® Cave: Tetracyclin im letzten Trimenon der Schwangerschaft, in der Neugeborenenperiode und im frühen Kindesalter im allgemeinen kontraindiziert
Ampicillin	Amblosin®	s. Prospekt	N: selten allergische Reaktionen und gastrointestinale Störungen K: bekannte Penicillinüberempfindlichkeit
	Binotal®	s. Prospekt	s. unter Amblosin®
	Pen-Bristol®	Erw. parenteral od. oral 2–6 g/Tag, aufgeteilt in 4 gleiche Einzelgaben alle 6 Std., Kinder bis zu 2 J. $^1/_4$, Kinder bis zu 10 J. $^1/_2$ der Erwachsenendosis	s. unter Amblosin®
	Penbrock®	s. Prospekt	N: gelegentlich Übelkeit, gastrointestinale Störungen, Nausea, allergische Hautausschläge K: Penicillin-Allergie

Um Beachtung der „Erläuterungen" zu Beginn des Verzeichnisses wird gebeten!

Chemische Kurzbezeichnung	Handelsname Warenzeichen®	Dosierung	Nebenwirkungen (N), Kontraindikationen (K), Texthinweise (T), besondere Hinweise (Cave)
Angiotensinamid	Hypertensin-CIBA	2–5 mg in 500–1000 ml Verdünnungslösung	s. Noradrenalin (weniger Gefahr der Gewebsschädigung) Cave: Patienten mit Herzerkrankungen und schwerer Arteriosklerose
Antihämophiles Globulin	Antihämophiles Globulin „Behringwerke“	i. v. 3,5 g AHG in 40 ml Aqua dest., nach Bedarf weitere Dosen im Abstand von 1–2 Std.	
Antiserotonin (Histamin-Serotonin -Antagonist)	Periactinol®	3–4 Tbl. à 4 mg Cyproheptadin-hydrochlorid tgl.	N: gelegentliche Ermüdungserscheinungen K: Glaukom, imminente Harnverhaltung
	Tavegil®	2 Tbl. à 1 mg Meclastin tgl.	N: gelegentliche Müdigkeitserscheinungen
Apomorphin	Apomorphin. hydrochloricum „Woelm“	1 Amp. 0,01 g s. c.	K: Herz- und Kreislaufinsuffizienz
Aquocobalamin (Hydroxocobalamin)	Aquo-Cytobion®	1 Amp. 500 µg; Dosierung jeweils nach Indikation	Cave: Kontrolle des Blutbildes
Aurothioglucose	Aureotan®	individuell, s. Prospekt	K: Patienten in terminalem Zustand mit Kachexie. Leberleiden, parenchymatöse Nierenerkrankungen, schwere Herz- und Kreislaufinsuffizienz, Schäden des haematopoetischen Systems
Aurothiopolypeptid	Auro-Detoxin®	individuell, s. Prospekt	K: schwere Leber- und Nierenschäden, Leuko- und Thrombopenien, hämorrhagische Diathese; Diabetes, schwere Kreislaufschäden, Tuberkulose
Azathioprin	Imurek®	2–3 mg/kg/Tag mehrere Monate	N: passagere Leukopenien, gastritische Erscheinungen K: Leukopenie unterhalb 2000 Leukocyten pro qmm, schwere bakterielle Komplikationen, bestimmte Stadien der Niereninsuffizienz, Praecancerosen
Azidamfenicol	Leukomycin®-N-Augentropfen	s. Prospekt	N: s. unter Chloramphenicol K: Chloramphenicol-Überempfindlichkeit, Blutbildungsstörungen
Bacitracin	Nebacetin®	s. Prospekt	N: seltene Überempfindlichkeitsreaktionen
Barbital	s. Acidum diaethylbarbituricum		
Belladonna mit Phenobarbital	Belladenal®	2–3× tgl. 1/2–1 Tbl.	K: akute Alkohol-, Schlafmittel-, Analgetica- und Psychopharmaka-Intoxikationen, Porphyrie, schwere Nieren-, Leber- und Myokardschäden, Glaukom, Prostatahypertrophie, Tachykardie, akute Myokarditis, Megacolon, schwere Cerebralsklerose, Stenosen im Magen-Darm-Bereich

Um Beachtung der „Erläuterungen“ zu Beginn des Verzeichnisses wird gebeten!

Chemische Kurzbezeichnung	Handelsname Warenzeichen®	Dosierung	Nebenwirkungen (N), Kontraindikationen (K), Texthinweise (T), besondere Hinweise (Cave)
Bemegrid	Eukraton®	1 Amp. 50 mg langsam i. v. od. in den Infusionsschlauch injizieren. Dosierung nach Wirkung	
Benzathin-Penicillin-G	Tardocillin®	s. Prospekt	N: Überempfindlichkeitsreaktionen allergischer Art, Nausea, Schwindel, schneller Puls, leichte Darmstörungen K: Penicillin-Überempfindlichkeit
Benzocain (Aethoform)	Anaesthesin®	s. Prospekt	Cave: Patienten mit Paragruppenallergie
Benzthiazid	s. Tabelle Antihypertonica		
Benzylpenicillin (Penicillin G)	Penicillin-Heyl®	nach Art und Schwere der Erkrankung	K: Penicillin-Allergie
Bephenium-hydroxynaphthoat	Alcopar	1×5 g (1 Beutel) 1 Std. vor der Mahlzeit	
Betamethason	Celestan® Celestan® solubile	s. Prospekt	N: Corticoidübliche Nebenwirkungen K: lokale Injektion in infiziertes Gewebe ist zu vermeiden. Nicht subcutan injizieren
Bifidum-Milch	Eugalan „Töpfer"®	s. Gebrauchsanweisung	
Bisacodyl	Dulcolax®	abends 2 Drg. à 5 mg	K: Ileus
Botulismusantitoxin (Typ A + B)	Botulismus-Serum „Behringwerke"	50–100 ml i. m. (evtl. i. v.)	Cave: Allergielage des Patienten gegenüber Pferdeserum
Busulfan	Myleran®	Tbl. 0,5 mg u. 2 mg; 0,06 mg/kg Körpergewicht tgl. in einmaliger Gabe	T: s. unter Leukämie im Kapitel 10, „Blut"
Calciumdinatrium-aethylendiamintetra-acetat	Calciumedetat-Heyl®	Ampullen zu 2 und 5 ml mit jeweils 400 bzw. 1000 mg Calciumedetat; i. v. Injektion tgl. bis zu 1200 mg	N: Beeinträchtigung der Nierenfunktion Cave: Eiweißreaktion
Calcium gluconicum (Calciumgluconat)	s. „Rote Liste" unter Calcium (zahlreiche Firmenpräparate)		
Capreomycin	Ogostal®	1 Stech-Amp. 1,25 g Capreomycinsulfat (= 1 g Capreomycinbase). Anwendung meist in Kombination mit anderen Tuberkulostatica; Verabfolgung nur i. m.; Erw. gewöhnlich 90–120 Tage lang tgl. 1 g i. m., anschließend 2–3× wöchentlich 1 g i. m.	N: entsprechen Streptomycin-Typ, betreffen Nieren und Hirnnerven. Fieber, Hautausschläge, Eosinophilien, Ohrenklingen, Kopfschmerzen und Übelkeit können auftreten K: eingeschränkte Nierenfunktion, bereits bestehende Hirnnervenschäden, Gravidität

Um Beachtung der „Erläuterungen" zu Beginn des Verzeichnisses wird gebeten!

Chemische Kurzbezeichnung	Handelsname Warenzeichen®	Dosierung	Nebenwirkungen (N), Kontraindikationen (K), Texthinweise (T), besondere Hinweise (Cave)
Carbaminoylcholin-chlorid (Carbachol)	s. Tabelle Antihypertonica		
Carbenicillin	Anabactyl®	3×10 g tgl. in Form einer Kurzinfusion (60–90 Minuten). Kinder: 500 mg pro kg Körpergewicht in 3 aufgeteilten Tagesdosen	N: i. m.-Injektion kann schmerzhaft sein K: Penicillinempfindliche Patienten
Carbochromen	Intensain®	3× 1–2 Kapseln à 75 mg tgl. während oder nach dem Essen; Amp. s. Prospekt	N: bei zu schneller Infusion Schweißausbrüche, Schwindelgefühl, Druckgefühl in der Herzgegend
Cephalexin	Oracef®	Erwachs.: 1–4 g tgl. auf mehrere Tagesdosen verteilt. Kinder: 25–100 mg/kg tgl. auf 4 Einzeldosen verteilt	N: gelegentliche allergische Reaktionen K: erwiesene Überempfindlichkeit gegen Cephalosporine Cave: vorsichtige Dosierung bei Penicillin-Überempfindlichkeit mit stark eingeschränkter Nierenfunktion
Cephaloridin	Kefspor®	Trockenamp. à 500 u. 1000 mg; 2–4× tgl. 0,25–1 g i. m. oder i. v., Kinder 30–50 mg/kg tgl. verteilt auf mehrere Einzelgaben	N: Exantheme, Jucken ohne erkennbare Hautveränderungen, Übelkeit, Erbrechen K: Überempfindlichkeit gegen Cephaloridin Cave: Nierenfunktion bei Tagesdosen über 2 g
Cephalotin	Cephalotin „Lilly"	2–12 g tgl. in Teildosen alle 4–6 Std. i. m. oder i. v. bzw. als intermittierende oder Dauertropfinfusion	N: Neuropenie, gelegentlich allergische Reaktionen, Erhöhung der Körpertemperatur. Nach subcutaner Injektion in einzelnen Fällen sterile Abscesse K: Überempfindlichkeit, Schwangerschaft
Chinidin	Chinidinum (purum) „MBK"® Compretten	Compretten à 0,2 g; 2–3× tgl. 0,2–0,4 g	K: manifeste Herzinsuffizienz, Bradykardie, AV-Block, bakterielle Endokarditis, Digitalisüberdosierung
	Chinidinum sulfuricum „Buchler"	Tbl. zu 0,1 und 0,2 g; zunächst Probedos. von 0,2 g, dann 2–3× tgl. 0,2–0,4 g	K: manifeste Herzinsuffizienz, Bradykardie, AV-Block, bakterielle Endokarditis, Digitalisüberdosierung
Chinidinbisulfat	Chinidin-Duriles®	Tbl. à 250 mg; individuell, s. Prospekt	N: Ohrensausen, Gleichgewichts- und Sehstörungen, Tremor, gastro-intestinale Störungen, Allergien, gelegentlich Arrhythmien. K: s. Chinidin
Chinidin-polygalacturonat	Cardioquine® Galactoquin	individuell, s. Prospekt	K: s. Chinidin
Chinin	Chininum hydrochloricum „Buchler"	Drg. zu 0,1 g oder Tbl. zu 0,1 und 0,2 g; 2–4× tgl. 0,2–0,3 g	

Um Beachtung der „Erläuterungen" zu Beginn des Verzeichnisses wird gebeten!

Chemische Kurzbezeichnung	Handelsname Warenzeichen®	Dosierung	Nebenwirkungen (N), Kontraindikationen (K), Texthinweise (T), besondere Hinweise (Cave)
	Chininum sulfuricum „Buchler“	Tbl. zu 0,1 und 0,2 g 2–4 × tgl. 0,2–0,3 g	
	Chininum hydrochloricum „MBK“® Compretten	Compretten zu 0,25 und 0,5 g; 3–4 × tgl. 0,25 g	K: Gravidität
Chloralhydrat	Chloraldurat® (rote und blaue Kapseln à 0,25 g)	0,5–1,0 g oral	K: schwere Leber-, Nieren-, Herz- und Kreislaufkrankheiten; Hyperinsulinismus, Antikörpermangelsyndrom Cave: gleichzeitige alkoholische Getränke
Chlorambucil	Leukeran®	Tbl. à 2 und 5 mg; 0,1–0,2 mg/kg/Körpergewicht/tgl. oral	N: nach der 3. Behandlungswoche langsam fortschreitende Leukopenie. Bei hoher Dosierung Gefahr irreversibler Knochenmarkschädigung K: Schwangerschaft Cave: Chlorambucil darf nicht eher als 4 Wochen nach Bestrahlungstherapie oder Behandlung mit anderen Chemotherapeutica gegeben werden, da in diesen Fällen das Knochenmark besonders empfindlich ist
Chloramphenicol	Chloramsaar® (Drg. und Kap. enthalten neben Chloramphenicol auch andere Substanzen)	s. Prospekt	s. u. a. Paraxin®
	Chloromycetin®	s. Prospekt	N: Überdosierung bei Früh- und Neugeborenen führt zu Gray-Syndrom. Störungen der Hämatopoese. Gastrointestinale Störungen. Überempfindlichkeitsreaktionen selten K: bekannte Überempfindlichkeit gegen Chloramphenicol. Manifeste Blutbildungsschäden s. auch Paraxin®
	Cobedoz® (enthält neben Chloramphenicol auch andere Substanzen)	s. Prospekt	N: Blutdyskrasien K: schwere Lebererkrankungen, Blutbildungsstörungen. Überempfindlichkeit gegen Chloramphenicol, Panmyelopathien, hämolytischer Ikterus. Wiederholte Anwendung von Chloramphenicol ist zu vermeiden Cave: laufende Blutbildkontrolle ist erforderlich. Kinder unter 5 J. sollen das Präparat nicht erhalten
	Gliscal® (enthält neben Chloramphenicol auch andere Substanzen)	s. Prospekt	K: Hämatopathien, schwere Lebererkrankungen, Niereninsuffizienz. Schwangerschaft s. auch Paraxin®
	Oleomycetin® (Augentropfen)	3–4 × tgl. einige Tropfen	s. u. a. Paraxin®

Um Beachtung der „Erläuterungen“ zu Beginn des Verzeichnisses wird gebeten!

Chemische Kurzbezeichnung	Handelsname Warenzeichen®	Dosierung	Nebenwirkungen (N), Kontraindikationen (K), Texthinweise (T), besondere Hinweise (Cave)
	Leukomycin® (Tbl., Kps., Drg. enthalten neben Chloramphenicol auch andere Substanzen)	s. Prospekt	K: Chloramphenicol-Überempfindlichkeit; Blutbildungsstörungen, schwere Leber- und Nierenschäden. Schwangerschaft (erstes Trimenon) Cave: keine Medikamente gleichzeitig geben, die das Blutbild verändern s. auch Paraxin®
	Paraxin® (Drg., Kps., Trockensaft enthalten neben Chloramphenicol auch Vitaminzusätze)	s. Prospekt	N: Störungen des Verdauungstraktes, allergische Erscheinungen. Überdosierung bei Früh- und Neugeborenen kann zum Gray-Syndrom führen. Störungen der Hämatopoese selten K: Bluterkrankungen, insbesondere Panmyelopathie, hämolytischer Ikterus
Chlordiazepoxid	Librium®	Drg. 5 und 25 mg, Kps. 10 mg, Tbl. 25 mg; 10–50 mg tgl. (oral 10–25 mg /Dosis), in schweren Fällen 60–100 mg tgl.	N: Schläfrigkeit, Ataxie K: Myasthenia gravis
Chloroquindiphosphat	Resochin®	1 Amp. bzw. Tbl. 0,25 g; Dosierung je nach Indikation, s. Prospekt	N: Dermatitiden, gastrointestinale Störungen, selten Kopfschmerzen, Schwindel, Schlafstörungen und eine Beeinträchtigung der Akkommodation K: Leberkrankheiten, gastrointestinale Erkrankungen, Krankheiten der blutbildenden Gewebe und des ZNS
Chlorothiazid	Chlotride®	1–2 Tbl. à 500 mg 1–2× tgl.	N: gelegentlich Störungen im Wasser- und Elektrolytgleichgewicht K: Sulfonamid-Überempfindlichkeit, therapieresistente Hypokaliämie; ausgeprägte Niereninsuffizienz
Chlorpromazin	Megaphen®	s. Prospekt	K: akute Alkohol- und Barbituratvergiftungen
Chlorpropamid	Chloronase®	1 Tbl. à 250 mg tgl., s. Prospekt	N: ausgeprägte hypoglykämische Reaktionen, Arzneimittel-Ikterus, gastrointestinale Nebenerscheinungen, allergische Hautreaktionen, neurologische Komplikationen, hämatologische Reaktionen K: schwerer oder instabiler Diabetes mellitus Jugendlicher, Acidose oder Ketose, Präcoma und Coma diabeticum. Funktionsstörungen der Niere, Leber und Schilddrüse. Addison-Erkrankung. Schwangerschaft
	Diabetoral®	1 Tbl. à 250 mg tgl. s. auch Prospekt	N: vereinzelt Beschwerden seitens des Magen-Darm-Traktes, Paraesthesien, unbestimmte neurologische Symptome, Muskelschwäche. Leukopenie, Thrombocytopenie K: jugendlicher Diabetes, Acidoseneigung, Praekoma, Koma, Schwangerschaft, akute Hepatitis, akute Nephritis, Leber- und Niereninsuffizienz, Störungen der Schilddrüsenfunktion, Gangrän, M. Raynaud, fieberhafte Infekte und Operationen

Um Beachtung der „Erläuterungen“ zu Beginn des Verzeichnisses wird gebeten!

Chemische Kurzbezeichnung	Handelsname Warenzeichen®	Dosierung	Nebenwirkungen (N), Kontraindikationen (K), Texthinweise (T), besondere Hinweise (Cave)
Chlorprothixen	Taractan®	s. Prospekt	N: gelegentlich Schläfrigkeit, Mundtrockenheit, Hypotension, orthostatische Regulationsstörungen sowie kurzdauernde Tachykardien K: Kreislaufkollaps, akute Intoxikationen u. a. mit Narkotica, Hypnotica, Sedativa, Alkohol
	Truxal®	s. Prospekt	N: selten Allergien, Tachykardien K: Opiat- und Alkoholvergiftungen im akuten Stadium, schwere Schlafmittelvergiftungen
Chlortestosteron	Steranabol®	2× wöchentl. 1 Amp. à 40 mg tief i. m.	K: Schwangerschaft, Prostata-Carcinom
Chlortetracyclin	Aureomycin®	s. Prospekt	N: Zahnfärbung bei Kindern, gastrointestinale Störungen, Wachstumsstörungen K: Tetracyclinüberempfindlichkeit, Schwangerschaft ab 4. Monat, Kleinkindesalter, schwere Leber- und Nierenschäden
Chlorthalidon	Hygroton®	anfangs 1/2–1 (notfalls 2) Tbl. à 100 mg tgl.; als Erhaltungsdosis 3× 1/2–1 Tbl. pro Woche	N: Möglichkeit vermehrter Kalium-Ausscheidung Cave: Lebercirrhose, schweres Nierenleiden, Glykosidbehandlung
Cholecalciferol	Vigantol® Vigorsan® D3	s. Prospekt s. Prospekt	K: Hypercalcämie, Hypercalcurie s. unter Vigantol®
Choriongonadotropin	Pregnesin® Predalon® Primogonyl® Choragon®	s. Prospekt	K: Hypergonadotrope Ovarialinsuffizienz, nicht anovulatorisch bed. Sterilität, Mißbildungen der Geschlechtsorgane, endokrin sekundär bedingte Anovulation, polycystische Ovarien, Schwangerschaft; Tumoren der Hypophyse oder des Hypothalamus
Clemizol-Penicillin G	Megacillin®	nur i. m. Anwendung, Dosierung s. Prospekt	N: allergische Erscheinungen K: Penicillinüberempfindlichkeit
	Neopenyl®	s. Prospekt, nur i. m. Anwendung	N: vergl. unter Megacillin® K: vergl. unter Megacillin® Cave: nicht intravasal, intrathecal (intralumbal, suboccipital, intraventriculär) oder oral applizieren
Clomethiazol	Distraneurin®	s. Prospekt	N: vorübergehende Blutdrucksenkung ist möglich K: endogene Depressionen. T: vgl. auch Kapitel 18, „Psychiatrische Erkrankungen“.
Clomiphen-dihydrogencitrat	Dyneric®	1 Tbl. à 50 mg tgl. für die Dauer von 5 Tagen	N: gelegentliche Sehstörungen K: Schwangerschaft, Lebererkrankungen, Blutungsanomalien

Um Beachtung der „Erläuterungen“ zu Beginn des Verzeichnisses wird gebeten!

Chemische Kurzbezeichnung	Handelsname Warenzeichen®	Dosierung	Nebenwirkungen (N), Kontraindikationen (K), Texthinweise (T), besondere Hinweise (Cave)
Clomipramin	Anafranil®	s. Prospekt	N: Mundtrockenheit, Schwitzen, Schwindel, Sehstörungen, Tremor, Obstipation, Dysurie; gelegentliche Hypotonie und allergische Hautreaktionen. Glaukom K: Herz- und Kreislaufinsuffizienz, Prostatahypertrophie; Schwangerschaft (erste 3 Monate)
Clonidin	Catapresan®	s. Prospekt	N: dosisabhängige Sedierung, leichte Mundtrockenheit Cave: bei schweren cerebralen Gefäßveränderungen einschleichende Dosierung. Bei renaler Ausscheidungsinsuffizienz laufende Kontrolle der harnpflichtigen Substanzen
Clopamid	Brinaldix® s. auch Tabelle Antihypertonica (Präparat Briserin®)	1/2–2 Tbl. à 20 mg tgl.; Langzeitbehandlung: 1/2–1 Tbl. jeden 2. Tg., eventl. tgl.	K: akute Glomerulonephritis, schwere Niereninsuffizienz, Sulfonamid-Überempfindlichkeit, therapieresistente Hypokaliämie Cave: bei Dauerbehandlung Überwachung des Serum-Kalium-Spiegels
Cloxacillin	Gelstaph®	4× 2–3 Kps. à 250 mg tgl.	N: vereinzelt Moniliasis der Mundschleimhaut und des Intestinaltraktes sowie Diarrhoe K: Penicillinallergie, ophthalmologische Indikationen
	Staphobristol®	4× tgl. 1–2 Kps. à 250 mg	N: allergische Reaktionen
Codeinphosphat	Codeinum phosphoricum „Woelm"	mehrmals tgl. 1 Tbl. (Tbl. 15 mg, 30 mg, 50 mg)	K: Atemdepression, chronische Obstipation, Lungenemphysem, Asthma bronchiale, Gravidität
	Codeinum phosphoricum „MBK"® Compretten	mehrmals tgl. 1 Comprette (Compr. 15 mg, 30 mg, 50 mg)	
Colchicinum	Colchicum-Dispert®	Drgs. à 0,5 mg; 4× 0,5–1 mg tgl. (s. auch Prospekt)	N: leichte Durchfälle
Convallaria-Glykoside	Cardiopon®	3× tgl. 1 Drg.	
	Convacard®	3× tgl. 1–2 Drg. bzw. 10–20 Tr. mit bzw. in etwas Flüssigkeit vor den Mahlzeiten	
Cortison-acetat	Scheroson® Depot	250 – max. 500 mg i. m.	N: Na-Retention, Blutdrucksteigerung, erhöhte Ca- und K-Ausscheidung möglich, Fettansatz, psychische Störungen, Eosinopenie K: Ulcuspatienten, Hochdruck, Osteoporose, bakt. Infekte, psychiatrische Anamnese, Morbus Cushing, Diabetes mellitus, Schwangerschaft, Thromboseneigung
Cumarin-Reihe/ Warfarin	Coumadin®	s. Prospekt	N, K: vgl. Sintrom® T: s. auch unter Anticoagulantientherapie

Um Beachtung der „Erläuterungen" zu Beginn des Verzeichnisses wird gebeten!

Chemische Kurzbezeichnung	Handelsname Warenzeichen®	Dosierung	Nebenwirkungen (N), Kontraindikationen (K), Texthinweise (T), besondere Hinweise (Cave)
Cumarin-Reihe/ Acenocumarol	Sintrom®	Anpassung an den individuellen Fall und an die Resultate der Blutgerinnungskontrollen	N: Blutungszwischenfälle K: Apoplexie, hämorrhagische Diathese, erhöhte Blutungsneigung; Magen-Darm-Ulcus; schwere Nieren-, Leber-, Nervenerkrankungen, Hypertonie, Endocarditis lenta, schwere Leber- und Nierenparenchymschäden, Encephalorrhagie, Gravidität Cave: Herz- und Kreislaufinsuffizienz. Keine subcutanen und intramuskulären Injektionen
Cyanocobalamin, Vit. B 12	Cytobion®	s. Prospekt	
Cyclazenin	Leron® Präparat seit 22. 11. 1971 außer Handel	einschleichend 1–2× tgl. 1/2 Tbl. à 30 mg, ggfl. langsame Steigerung um 1/2 Tbl. alle 7 Tg., max. Tagesdosis 3 Tbl., verteilt auf 3 Einzeldosen nach dem Essen	N: orthostatische Beschwerden, Müdigkeit, Kopfschmerzen und Übelkeit, Magen- und Darmstörungen K: schwere Niereninsuffizienz, frischer Herzinfarkt, apoplektischer Insult, Phäochromocytom
Cyclopenthiazid	Navidrex®	1/2–2 Tbl. à 0,5 mg tgl.	K: hepatisches Praekoma bzw. Koma Cave: gleichzeitige Niereninsuffizienz
Cyclophosphamid	Endoxan®	individuell dosieren, s. Prospekt	N: Alopecie, hämorrhagische Cystitis, Kopfschmerzen, Nausea; Absinken der Leukocyten, gelegentlich starke Leukopenien K: Gravidität; schwere Knochenmarkdepression Cave: das Blutbild regelmäßig kontrollieren
D-Cycloserin	D-Cycloserin „Roche“®	s. Prospekt	N: Müdigkeit, Temperaturanstieg, Hustenreiz, Sputumvermehrung, Leukocytose, Beschleunigung der Blutsenkungsgeschwindigkeit K: Patienten, deren Anamnese Psychosen oder Krampfanfälle aufweist Cave: Ausscheidungsstörungen der Nieren; Tagesdosen über 1 g
Dehydrocholsäure	Decholin®	s. Prospekt	K: akute und subakute Hepatitis, Coma hepaticum, Steinverschluß und Gallenblasenempyem
Demethylchlortetracyclin	Ledermycin®	oral 600 mg/Tag in 2 oder 4 Einzeldosen; Einzelheiten s. Prospekt	N: vereinzelt Störungen im Bereich des Magen-Darm-Traktes; Photosensibilität K: schwere Leber- und Nierenfunktionsstörungen Cave: Applikation im letzten Trimenon der Schwangerschaft und bei Säuglingen und Kindern bis zu sechs Jahren (irreversible gelbliche Zahnverfärbung bei Kleinkindern möglich)
	Ledermycin® 300	oral tgl. morgens und abends 1 Tbl. à 300 mg	s. oben

Um Beachtung der „Erläuterungen“ zu Beginn des Verzeichnisses wird gebeten!

Chemische Kurzbezeichnung	Handelsname Warenzeichen®	Dosierung	Nebenwirkungen (N), Kontraindikationen (K), Texthinweise (T), besondere Hinweise (Cave)
Desferrioxamin B (Deferoxamine)	Desferal®	s. Prospekt	N: vereinzelt nach i. m. Injektion lokale Schmerzen, vorübergehende Verminderung der Diurese
Desipramin	Pertofran®	s. Prospekt, im allg. 25–150 mg tgl.	N: gelegentlich Mundtrockenheit, Schwitzen, Obstipation und Akkommodationsstörungen K: erhöhte Krampfbereitschaft, Herz- oder Kreislaufinsuffizienz, Affektionen des Urogenitaltrakts bei älteren Pat., Glaukom; Schwangerschaft (erste 3 Monate) Cave: Alkohol während der Therapie und Kombination mit MAO-Hemmern
Desoxycorticosteron-acetat	Cortiron®	s. Prospekt	K: Hypertonie, Ödeme, fortgeschrittene Cerebralsklerose
	Percorten®	s. Prospekt	s. unter Cortiron®
Dexamethason	Fortecortin®	s. Prospekt	T: s. Kapitel 19, „Endokrine Erkrankungen" (Spezialtabelle)
Dextran 40 (mittl. Mol.Gew. 40 000)	Rheomacrodex® 10%	Initial 0,5–1 ltr. i. v. je nach Schwere der Indikation, anschl. falls erforderlich Dauertropf; weitere Einzelheiten s. Prospekt	K: schwere kardiale Dekompensation, anhaltende Anurie, Lungenödem
Dextran 60 (mittl. Mol.Gew. 60 000)	Macrodex® 6%	0,5–1 ltr. i. v. zur Schockprophylaxe, bei schwerem Schock 0,5–2,5 ltr. i. v., weitere Einzelheiten s. Prospekt	K: s. unter Rheomacrodex®
Dextrothyroxin-Natrium	Nadrothyron®-D	2× 1 Tbl. à 2 mg tgl. vor dem Essen morgens und mittags	K: akuter Myokardinfarkt
Diäthylcarbamazin	Hetrazan®	je nach Wurmart	K: manifeste oder latente Epilepsie Cave: Nieren- oder Lebererkrankungen
Diäthylstilböstrol	Cyren®-A	je nach Indikation, s. Prospekt	N: nur gelegentlich Schwindel, Erbrechen K: Oestrogen-abhängige maligne Tumoren, Myom, Endometriose, Mastopathie
	Oestromon®	1–3× tgl. 5–10 Tr.	s. oben
Diäthylstilböstrol-diphosphat	Honvan®	s. Prospekt	N: nach i. v.-Injektion oft vorübergehendes Jucken und Brennen im Ano-Genitalbereich; selten Feminisierungserscheinungen
Diazepam	Valium® Roche	Individuell dosieren, je nach Schweregrad des Einzelfalls	N: Müdigkeit, Schläfrigkeit K: Myasthenia gravis Cave: Diazepam kann Effekt anderer zentralsedierender Pharmaka verstärken

Um Beachtung der „Erläuterungen" zu Beginn des Verzeichnisses wird gebeten!

Chemische Kurzbezeichnung	Handelsname Warenzeichen®	Dosierung	Nebenwirkungen (N), Kontraindikationen (K), Texthinweise (T), besondere Hinweise (Cave)
Dibenzepin	Noveril®	s. Prospekt	N: gelegentlich Müdigkeit, Schlafstörungen, Schwindel, vegetative Störungen und allergische Reaktionen K: Kombination mit MAO-Hemmern; akute Vergiftungen mit Alkohol, Schlafmitteln, Analgetica, Psychopharmaka; akute Delirien Cave: Leber- und Nierenschäden, Herz- und Kreislauferkrankungen, Diabetes mellitus, Schizophrenie, Glaukom, Epilepsie
5,7-Dichlor-8-hydroxy-chinaldin	Sterosan®	s. Prospekt	
Dicloxacillin	Constaphyl® 125, 250	4× tgl. 1 Kps. à 125 mg; bei schweren Infektionen: 4× tgl. 1 Kps. à 250 mg	N: allergische Erscheinungen; gastrointestinale Störungen vereinzelt bei hohen Dosen K: Penicillin-Überempfindlichkeit
	Dichlor-Stapenor®	s. Prospekt	N: Überempfindlichkeitsreaktionen, gastrointestinale Störungen K: Penicillin-Überempfindlichkeit
Digitoxin	Digilong®	individuell (s. Prospekt) Tbl. 0,1 mg	K: Kaliummangelzustände, AV-Block Cave: gleichzeitige i. v. Calciumtherapie potenziert die Digitaliswirkung. Bradykardie; gleichzeitige hochdosierte Salureticatherapie T: s. auch Kapitel 8, „Herz und große Gefäße“
	Digimerck®	individuell unter Überwachung des Patienten; Tbl. 0,1 mg, Amp. 0,25 mg/ml, Drg. 0,1 mg (dünndarmlöslich), 30 Tr. 0,1 mg	s. unter Digilong®
	Digitoxin „Didier“®	individuelle Dosierung; Tbl. 0,1 mg; Supp. 0,25 mg, Amp. 0,25 mg/ml	s. unter Digilong®
	Digitoxin-Hameln	nach individueller Verordnung; Tbl. 0,1 mg, Drg. 0,1 mg; Drg. 0,05 mg	s. unter Digilong®
	Digitoxin-Sandoz®	s. Prospekt; Tbl. (teilbar) 0,1 mg	K: intravenöse Calcium-Gaben bei vordigitalisierten Patienten, s. auch unter Digilong®
	Lanatoxin®	individuell dosieren; Drg. 0,1 mg (magensaftresistent)	s. unter Digilong®
Digoxin	Digacin®	individuell (s. Prospekt); Drg. 0,25 mg (magensaftresistent)	T: s. Kapitel 8, „Herz und große Gefäße“
	Lanicor®	Dosierung immer individuell; Tbl. 0,25 mg; 30 Tr. 0,5 mg; Amp. 0,25 mg/ml; Supp. 0,5 mg	s. unter Digacin®
Dihydralazin	s. neben Nepresol® auch Tabelle Antihypertonica		

Um Beachtung der „Erläuterungen“ zu Beginn des Verzeichnisses wird gebeten!

Chemische Kurzbezeichnung	Handelsname Warenzeichen®	Dosierung	Nebenwirkungen (N), Kontraindikationen (K), Texthinweise (T), besondere Hinweise (Cave)
Dihydralazin-sulfat (1,4-Dihydrazinophthalazin-sulfat)	Nepresol®	Tbl. à 25 mg; zunächst 3× 1/2 Tbl., dann 1–2 Tbl. tgl.	K: Coronarsklerose, Myokardschaden, Nephrosklerose
1,4-Dihydrazinophthalazin-sulfat	s. Nepresol® und Tabelle Antihypertonica		
Dihydrocodein-bitartrat	Paracodin®	1–3 Tbl. à 10 mg 3× tgl.	K: Atemdepression, chronische Obstipation
Dihydroergocristin	s. u. a. Tabelle Antihypertonica		
Dihydromorphinon-hydrochlorid	Dilaudid®	1/2–1 Tbl. à 2,5 mg bzw. 1/2–1 Amp. à 2 mg oder 1 Supp. à 2,5 mg, gegebf. Wiederholung der Gabe	K: Anwendung beim Säugling; Status asthmaticus; akute, intermittierende Porphyrie Cave: Kranke mit gefährdetem Atemzentrum
Dihydrotachysterin	A. T. 10®	s. Prospekt	T: s. Kapitel 19, „Endokrine Erkrankungen"
Dimercaprol	Sulfactin Homburg®	Zulässige Einzeldosis 2,5 mg/kg Körpergewicht, akute Zustände: 4–6 Amp. (je 2 ml) intraglutäal pro die	K: Blei-, Eisen-, Selen-, Tellur- sowie orale Cadmiumintoxikation; insulinbedürftiger Diabetes mellitus, schwere Niereninsuffizienz Cave: nässende exfoliative Dermatitis
Dimetacrin	Istonil®	s. Prospekt	K: s. Dibenzepin
N^1-Dimethylacroyl-sulfanilamid (15%)	Irgamid-Augensalbe®	mehrfach tgl. in den Bindehautsack einstreichen	
2,6-Dimethyl-4-sulfanilamido-1,3-diazin (Sulfisomidin)	Aristamid®-Augentropfen	mehrmals tgl. 1–3 Tr. in den Bindehautsack träufeln	
Dimethpyrinden (Dimetinden)	Fenistil-Retard®	2× 1 Tbl. à 2,5 mg tgl.	T: s. Kapitel 1, „Allgemeinsymptome" (Allergie)
Diphenhydramin-hydrochlorid	Benadryl®	3–4× tgl. 1 Kps. à 50 mg tgl.	N: Müdigkeit
Diphenoxylathydrochlorid und Atropinsulfat	Reasec®	3× 1–2 Tbl. tgl. vor dem Essen	K: Subileus
Diphenylhydantoin	Zentropil®	1–3× tgl. 1 Tbl. à 100 mg od. 1–3× 1 Zäpfchen à 200 mg, Kinder nach Vorschrift	N: Hautreaktionen; Schlaflosigkeit, Schwindelgefühl, Nervosität sind Zeichen einer Überdosierung; Gingivahyperplasie oft bei Kindern und Jugendlichen; selten Veränderungen des Blutbildes K: ausgeprägte Leukopenie, schwere Leber- und Milzerkrankungen
Diphenylhydantoin-Natrium	Epanutin®	bis 3× 1 Kps. à 0,1 g tgl.	s. unter Zentropil®

Um Beachtung der „Erläuterungen" zu Beginn des Verzeichnisses wird gebeten!

Chemische Kurzbezeichnung	Handelsname Warenzeichen®	Dosierung	Nebenwirkungen (N), Kontraindikationen (K), Texthinweise (T), besondere Hinweise (Cave)
Dipyridamol	Persantin® Persantin® forte	3× tgl. 2 Drg. à 25 mg 3× tgl. 1 Drg. à 75 mg spätestens 1 Std. vor den Mahlzeiten	
Doxycyclin	Vibramycin®	s. Prospekt	N: allergische Reaktionen, Nausea, Erbrechen, Diarrhoe und Obstipation K: Überempfindlichkeit gegenüber Tetracyclinen, schwere Leberfunktionsstörungen
Eisen-III-Dextran	Myofer®	tgl. od. jeden 2. Tag 1 Amp. langsam tief intraglutäal	N: Überschreitung der Höchstdosen kann zu Haemosiderose führen. Allergische Reaktionen K: alle Anaemien, die nicht auf Eisenmangel beruhen. Depression des Knochenmarks jeder Genese, Hämochromatosen, Eisenverwertungsstörungen
Eisen-II-fumarat	Ferrokapsul®	2–3× tgl. 1 Kps. (magensaftresistent) à 350 mg	K: Eisenüberladung wie Hämochromatose, chronische Hämolyse oder Eisenverwertungsstörungen wie sideroachrestische Anämien, Bleianämien, Thalassämie
Eisen-Sorbitol-Citratkomplex	Jectofer®	s. Prospekt	N: Nausea K: Eisenkumulation, Eisenverwertungsstörungen, Pyelonephritis, schwere Lebererkrankungen
Eisen-II-sulfat (+ Folsäure, med. Hefe und Vitamin B_1-nitrat)	Plastulen®	3× 1 Kps. à 324 mg tgl. nach den Hauptmahlzeiten	N: leichte Magenschleimhautreizungen bei Einnahme außerhalb der Mahlzeiten möglich K: Eisenkumulation, Eisenverwertungsstörungen
Eisen-II-sulfat (+ Bernsteinsäure)	Resoferix®	3× tgl. 1–2 Drg. à 125 mg	K: Eisenüberladung z. B. Hämochromatose, chronische Hämolyse oder Eisenverwertungsstörungen z. B. sideroachrestische Anämien, Thalassämie, Bleianämie
l-Ephedrin. hydrochloricum	Ephedrin „Knoll"®	Tabletten à 50 mg; 25–50 mg 2–3× tgl.	K: Hypertonie, Thyreotoxikose, schwere organische Herzerkrankungen, Tachykardie, nephrogene Ausscheidungsstörungen, sklerotische Gefäßveränderungen. Prostatahypertrophie, Glaukom, dekompensierte diabetische Stoffwechsellage
Erythromycin-Aethylsuccinat (bzw. -Stearat)	Erythrocin®	s. Prospekt	N: Diarrhoe, Übelkeit, Erbrechen
Erythromycin-Propionyl-laurylsulfat	Neo-Erycinum®	s. Prospekt	N: Nausea, Erbrechen, passagere Leberunverträglichkeitserscheinungen, Ikterus K: Leberschäden
	Neo-Ilotycin®	1 Kps. à 250 mg alle 6 Std. (Einzelheiten s. Prospekt)	N: reversible Gelbsucht, gastrointestinale Störungen, Überempfindlichkeitsreaktionen der Haut K: Überempfindlichkeit gegenüber Erythromycin Cave: verminderte Leberfunktion

Um Beachtung der „Erläuterungen" zu Beginn des Verzeichnisses wird gebeten!

Chemische Kurzbezeichnung	Handelsname Warenzeichen®	Dosierung	Nebenwirkungen (N), Kontraindikationen (K), Texthinweise (T), besondere Hinweise (Cave)
Erythromycin (auch E.-aethylcarbonat bzw. E.-glucoheptonat)	Erycinum®	s. Prospekt	N: Darmstörungen, Diarrhoen nach oraler Gabe, Nausea, Erbrechen, allergische Reaktionen
Etacrynsäure	Hydromedin®	1–2 Tbl. à 50 mg tgl.	N: wäßrige Diarrhoe, Exantheme, Kopfschmerzen, Akkommodationsstörungen, Müdigkeit, Angstgefühl oder Desorientiertheit K: Anurie; Schwangerschaft; Coma hepaticum
Ethambutol-dihydrochlorid	Myambutol®	s. Prospekt	N: bei herabgesetzter Nierenfunktion kann Kumulation auftreten K: Schwangerschaft; Vorschädigung des Nervus opticus
Ethionamid (Aethionamid) (+ Vitaminzusätze)	Fatoliamid	s. Prospekt	K: schwere Leberschäden, Psychosen, Gravidität
	Iridocin®	s. Prospekt	N: intestinale Erscheinungen, Kopfschmerz, Schwindel, depressive Verstimmungszustände K: manifeste Leberleiden; Gravidität; Trunksucht, Epilepsie und Psychosen Cave: der Genuß von Alkohol oder stark säuernden Speisen und Getränken ist während der Therapie zu meiden
Faktor IX-Komplex (Faktor V + VII-Gemisch)	ACC 76® Behringwerke	s. Prospekt	K: Angina pectoris, nach Herzinfarkt, akute Thrombosegefahr
Ferri (III) hydroxyd	Ferrophor®	2–5 ml (40–100 mg) tgl. langsam i. v. bzw. tgl. 3–6 Drg. à 60 mg	K: Eisenkumulation, Eisenverwertungsstörungen
Fibrinschaum (+ Thiomersal)	Fibrospum®	s. Prospekt	K: Anwendung im Peritoneum, bei Kropfoperationen, eröffneten Sehnenscheiden, infizierten Wunden
Fludrocortison-21-acetat	Fludrocortison Squibb	1 Tbl. à 0,1 mg tgl.	K: Hypertonie, Ödeme, fortgeschrittene Cerebralsklerose, Psychosen, Herpes simplex am Auge, Magen-Darm-Ulcera, Organmykosen, Pocken, Windpocken Cave: empfohlene Dosierung einhalten; bei Langzeittherapie Überwachung der Serum-Elektrolytwerte
Fluocinolonacetonid	Jellin® (-Gel, -Lotio, -Salbe etc.)	s. Prospekt	K: Varicellen; spez. Hautprozesse, u. a. Hauttuberkulose, Vaccinationsreaktionen; Mykosen
Fluocortolon (-capronat u. -trimethylacetat)	Ultralan® (oral, Salbe, Creme etc.)	s. Prospekt	K: s. unter Glucocorticoide und vgl. Jellin®
9α-Fluor-hydrocortison	Astonin®-H	1–3× tgl. 1 Tbl. à 0,1 mg	N: leichte Ödeme, Gewichtszunahme in der ersten Behandlungswoche möglich K: Hypertonie, Ödeme, fortgeschrittene Cerebralsklerose

Um Beachtung der „Erläuterungen" zu Beginn des Verzeichnisses wird gebeten!

Chemische Kurzbezeichnung	Handelsname Warenzeichen®	Dosierung	Nebenwirkungen (N), Kontraindikationen (K), Texthinweise (T), besondere Hinweise (Cave)
5-Fluor-uracil	Fluoro-uracil „Roche"®	3–5 Tg. 15 mg/kg/die i. v. od. 15 mg/kg pro Woche über mind. 6 Wochen; Einzelheiten s. Prospekt	N: Ulcerationen des Gastrointestinaltraktes, Einschränkung der Knochenmarksfunktionen; Nausea, Erbrechen, Diarrhoe, Stomatitis, Hyperpigmentation, Alopecie, Leukopenie, Thrombocytopenie K: schlechter Ernährungszustand, Knochenmarkschädigungen, Blutbildveränderungen, größere Operationen innerhalb der letzten 30 Tage. Vorangegangene Beckenbestrahlungen mit hohen Röntgendosen oder Medikation mit alkylierenden Substanzen. Schwere Leberschädigungen, Ikterus, Schwangerschaft
Fluoxymesteron	Ultandren®	Tbl. zu 1 und 5 mg; 10–20 mg/die oral (vgl. auch Prospekt)	N: Flüssigkeitsretention, Virilisierung, Hypercalcämie K: Prostatacarcinom, Schwangerschaft
Fluphenazin-dihydrochlorid	Lyogen®	s. Prospekt	N: hyperkinetisch-paroxysmale Syndrome sowie Einflüsse auf das hämatopoetische System, das Endokrinum und das Hautorgan sind möglich K: akute Alkohol-, Schlafmittel-, Analgetica- und Psychopharmaka-Intoxikationen; komatöse Zustände, Schwangerschaft (erste drei Monate) Cave: Alkoholwirkung wird potenziert
	Omca®	1 Drg. à 1 mg tgl. (morgens)	N: nur bei Überdosierung extrapyramidale Symptome möglich; selten allergische Reaktionen K: akute Alkohol-, Schlafmittel-, Analgetica- und Psychopharmaka-Intoxikationen. Komatöse Zustände nach Barbituraten, Opiaten, Alkohol, Hypnotica Cave: während Medikation Alkoholgenuß meiden
Folsäure	Cytofol®	3–6 Tbl. à 5 mg tgl. bis zur Normalisierung des Blutbildes	
Formo-Sulfathiazol	Formo-Cibazol®	3–4 × tgl. 2 Tbl. à 0,5 g	
Furosemid (vgl. auch Tab. Antihypertonica)	Lasix®	1/2–3 Tbl. à 40 mg tgl.; 1–2 Amp. à 20 mg tgl. i. v., evtl. auch mehr (Einzelheiten s. Prospekt)	N: selten gastrointestinale Nebenerscheinungen, selten allergische Erscheinungen K: Niereninsuffizienz, Schwangerschaft, Miktionsstörungen, Coma hepaticum Cave: regelmäßige Kontrollen der Plasmaelektrolyte. Vorübergehende Beeinträchtigung des Hörvermögens, wenn die empfohlene Infusionsgeschwindigkeit überschritten wird. Kontrolle der Urinausscheidung, des Blutdruckverhaltens
Gammahexachlorcyclohexan	Jacutin® (-Emulsion, -Gel)	s. Prospekt	

Um Beachtung der „Erläuterungen" zu Beginn des Verzeichnisses wird gebeten!

Chemische Kurzbezeichnung	Handelsname Warenzeichen®	Dosierung	Nebenwirkungen (N), Kontraindikationen (K), Texthinweise (T), besondere Hinweise (Cave)
Gasbrandantitoxin (polyvalentes Fermo-Serum vom Pferd)	Gasödem-Serum Behringwerke	nur i. v., s. Prospekt	K: Allergie gegenüber Pferde-Serum
Gentamycinsulfat	Refobacin® (Ampullen, Creme, Puder)	s. Prospekt	N: im Falle schwerer Niereninsuffizienz sind durch i. v.- und i. m.-Anwendungen von Gentamycin Vestibularis-Schädigungen möglich K: schwere kardiogene oder nephrogene Ausscheidungsstörungen, Gravidität, N. statoacusticus-Vorschädigung
	Sulmycin® (Ampullen, Creme)	s. Prospekt	N: bei parenteraler Verabreichung Störungen der Vestibularfunktion möglich K: schwere kardiogene oder nephrogene Ausscheidungsstörungen; Gravidität; Vorschädigung des 8. Hirnnervs (N. statoacusticus); Hauttuberkulose (bei Sulmycin-Creme)
Gesamtalkaloide der Rauwolfia serpentina	s. Tabelle Antihypertonica		
Glucagonhydrochlorid	Glukagon „Lilly“ Glucagon Novo	s. Prospekt	
Glutethimid	Doriden®	Tbl. 0,25 g, forte 0,4 g; im allg. 1 Tbl. à 0,25 g; bei schweren Schlafstörungen 1 Tbl. à 0,4 g	Cave: D. forte nur für Erwachsene
Glycerintrinitrat (Nitroglycerin)	Angiolingual®	1 Tbl. à 0,6 mg mehrmals tgl. sublingual	K: Glaukom, orthostatische Regulationsstörungen, Schock- und Kollapszustände; akuter Herzinfarkt, extreme Hypotonie
	Compretten Nitroglycerinum „MBK“®	mehrmals tgl. 1/2–1–2 Compretten à 0,5 mg perlingual	s. unter Angiolingual®
	Nitrangin®	1 Kps. à 0,8 mg zerbeißen	s. unter Angiolingual®
	Nitrolingual®	1–3 Kps. à 0,8 mg perlingual	N: Blutdruckabfall mit Kopfdruck und reflektorischer Pulsbeschleunigung K: Glaukom, akuter hypotoner Zustand; vgl. auch unter Angiolingual®
	Nitro Mack® Retard	je 1 Kps. à 2,5 mg morgens und abends unzerkaut mit Flüssigkeit	N: Kopfschmerz, Schwindel, Blutdruckabfall K: Coronarthrombose, frischer Myokardinfarkt, Glaukom
	Nitromed®	1–4 Tbl. à 0,25 mg (+ Zuckerzusätze) langsam auf der Zunge zergehen lassen	s. unter Angiolingual®
	Nitrorectal®	2–3 × 1 Supp.-Kps. à 0,8 mg tgl.	s. unter Angiolingual®

Um Beachtung der „Erläuterungen“ zu Beginn des Verzeichnisses wird gebeten!

Chemische Kurzbezeichnung	Handelsname Warenzeichen®	Dosierung	Nebenwirkungen (N), Kontraindikationen (K), Texthinweise (T), besondere Hinweise (Cave)
	Sustac®-Retard mite	2× 1 Tbl. à 2,6 mg Depotform tgl., nur unzerkaut mit Mahlzeiten oder Flüssigkeit einnehmen	N: Kopfschmerzen K: akuter Infarkt, Schock, Kollaps, Kammerwinkelglaukom
	Sustac®-Retard forte	1× tgl. 1 Tbl. à 6,5 mg Depotform nur unzerkaut mit den Mahlzeiten oder mit Flüssigkeit einnehmen	N: Kopfschmerzen K: akuter Infarkt, Schock, Kollaps, Kammerwinkelglaukom
Glycobiarsol + Chloroquin	Neoviasept®	1 Drg. = 0,25 g Glycobiarsol + 0,075 g Chloroquin; 8 Tg. lang tgl. 3× 2 Drg.	N: selten Arsen-Dermatitis K: genetisch bedingter Mangel an Glucose-6-Phosphat-Dehydrogenase
Griseofulvin	Fulcin® Fulcin®S (G. mikrofein)	Erw. tgl. 4 Tbl. à 250 mg bzw. 125 mg (F. S.); Kinder tgl. 1–2 Tbl.	N: vereinzelt Urticaria, Erythem, Kopfschmerz, Magenbeschwerden K: Porphyrinstoffwechselstörungen, schwere Leberschäden, Kinderwunsch, Frühschwangerschaft
	Likuden® M (G. mikrofein)	allg. tgl. 500 mg, bei schwach empfindl. Keimen 750–1000 mg, auf 4 Einzeldosen verteilt, Kdr. je nach Alter 125–375 mg tgl.	s. unter Fulcin®
Guanethidin-sulfat	Ismelin®	Beginn 10 mg/Tag; langsame wöchentliche Steigerung um 10 mg möglich, schließlich bis 60 mg/Tag (Einzelheiten s. Prospekt)	N: Schwellung der Nasenschleimhaut, Müdigkeit und Schwäche am Morgen, Steigerung der Wasserretention, orthostatische Reaktionen K: Phäochromocytom; renale, cerebrale und coronare Gefäßinsuffizienz, Gabe von MAO-Hemmern Cave: bei digitalisierten Patienten soll das Präparat nicht angewendet werden
Guanoxan	Envacar®	im allg. 1 Tbl. à 10 mg tgl.; gegebf. individuell höher dosieren. Weitere Einzelheiten s. Prospekt	N: Schwindelgefühl, Nausea, Schwellung der Nasenschleimhaut, allgemeine Mattigkeit, Diarrhoen, Gewichtsanstieg, Flüssigkeitsretention K: Phäochromocytom, Herzinfarkt, apoplektischer Insult, Lebererkrankungen Cave: der antihypertensive Effekt kann durch gleichzeitige Gaben von Salidiuretica verstärkt werden
Haloperidol	Haloperidol®-Janssen	s. Prospekt	N: Nebenwirkungen sind im wesentlichen extrapyramidaler Natur K: Parkinson-Syndrom, akute entzündliche Erkrankungen des Stammhirns, Intoxikationen Cave: Barbiturate und Opiate. Bei Epileptikern: die antiepileptische Therapie darf nicht unterbrochen werden

Um Beachtung der „Erläuterungen" zu Beginn des Verzeichnisses wird gebeten!

Chemische Kurzbezeichnung	Handelsname Warenzeichen®	Dosierung	Nebenwirkungen (N), Kontraindikationen (K), Texthinweise (T), besondere Hinweise (Cave)
Halothan	Fluothane®	s. Prospekt	N: bei etwa 5% der Patienten Übelkeit und Erbrechen in der Einleitungsperiode oder beim Wiedererwachen
	Halothan Hoechst	s. Prospekt	K: ungeklärter Temp.-Anstieg und Gelbsucht im Anschluß an vorangegangene H.-Narkose, Schwangerschaft (1. Trimenon)
Heparin	Heparin Novo	s. Prospekt	K: Operation am Zentralnervensystem; Apoplexie; hämorrhagische Diathese; erhöhte Blutungsneigung; offene Wunden; Magen- u. Darm-Ulcera, Abortus imminens; schwere Leber-, Nerven-, Pankreas-Erkrankungen, manifeste Hypertonie; Endocarditis lenta
	Liquemin®	s. Prospekt	N: Blutungen, z. B. Haematurie, Haematome K: haemorrhagische Diathese; Gefahr von intracraniellen Blutungen, bei Magen-Darm-Geschwüren, bei subakuter bakterieller Endokarditis, maligner Hypertension, nach Eingriffen an Gehirn und Rückenmark, bei Abortus imminens, Purpura. Cave: Gravidität, nach Eingriffen an Prostata, Leber und Gallenwegen
Hetacillin	Penplenum®	Kps. à 250 mg; 4× tgl. 250 mg	N: allergische Reaktionen, gastrointestinale Störungen K: Penicillinallergie
Hexamethonium-bromid	s. Tabelle Antihypertonica		
Hexobarbital	Evipan®	1–2 Tbl. abends à 0,25 g in warmer Flüssigkeit	K: akute Alkohol-, Schlafmittel-, Analgetica-, Psychopharmaka-Intoxikationen; Porphyrie; schwere Nieren-, Leber-, Myokardschäden
Hexobendin-dihydrochlorid	Reoxyl®	Anfangs 3× tgl. 1–2 Tbl. à 60 mg, Erhaltungsdosis 2× tgl. 1 Tbl.; in schweren Fällen tgl. 1–2 Amp. à 5 mg i. v. oder i. m.	N: bei höherer Dosierung gelegentlich Kopfschmerzen K: Schwangerschaft (1. Trimenon) Cave: parenterale Anwendung bei frischem Myokardinfarkt und gesteigertem Liquordruck; bei orthostatischer Vasolabilität niedrig dosieren
Humanes Menopausen-Gonadotropin (HMG)	Pergonal-500®	streng individuell; s. Prospekt	N: gelegentlich geringe Beschwerden im Unterleib und Kreuzschmerz durch leichte Vergrößerung der Ovarien K: s. Choriongonadotropin
Humanes Tetanus-Immunglobulin	Tetanus-Hyperimmunglobulin Asid	Prophylaxe: Erw. 250 I. E., Kinder 5–10 J. 125 I. E., Kleinkdr. 75 I. E. i. m. – Therapie s. Prospekt	
Hydrochinonmonobenzyläther	Depigman® Depigman® forte	s. Prospekt	K: Melanom und Melanom-Verdacht Cave: Lichtschutz beachten!

Um Beachtung der „Erläuterungen“ zu Beginn des Verzeichnisses wird gebeten!

Chemische Kurzbezeichnung	Handelsname Warenzeichen®	Dosierung	Nebenwirkungen (N), Kontraindikationen (K), Texthinweise (T), besondere Hinweise (Cave)
Hydrochlorothiazid (s. auch Tabelle Antihypertonica)	Di-Chlotride®	1–3 Tbl. à 25 mg 1–2× tgl.; s. auch Prospekt	N: Beeinflussung der Elektrolytausscheidung; Hyperglykämie, Glucosurie, Rest-N-Erhöhung K: Anurie, therapieresistente Hypokaliämie, Sulfonamid-Überempfindlichkeit
	Esidrix®	1–3 Tbl. à 25 mg tgl.	N: Manifestation eines latenten Diabetes mellitus. Erhöhung des Rest-N möglich, Hypokaliämie K: Anurie, schwere Leberinsuffizienz
Hydrocodon (-bitartrat bzw. -hydrochlorid) (Dihydrocodeinon)	Dicodid®	s. Prospekt	Cave: Abhängigkeitsentwicklung, Ampullen für Kinder nicht geeignet
Hydrocortison (Cortisol)-acetat	Hydrocortison Hoechst	s. Prospekt	N: s. Cortison K: s. Cortison
Hydromorphinon	s. Dihydromorphinon		
Hydroxychlorochinsulfat	Quensyl	s. Prospekt	N: Magen- und Darmstörungen, Dermatitis, vorübergehender Schwindel, Kopfschmerzen, Mattigkeit, Nervosität K: Lebererkrankungen; Fortsetzung der Therapie bei Hautreaktionen
17α-Hydroxyprogesteron-capronat	Proluton® Depot	s. Prospekt	
Hydroxyprogesteroncapronat + Oestradiolbenzoat (Amp.); 17α-Äthinyl-19-nortestosteronacetat + Äthinylöstradiol (Tbl.)	Primosiston®	s. Prospekt	
Hypertensin (II)	s. Angiotensinamid (Angiotensin)		
Ibenzmethylzin (Procarbazin) als Monohydrochlorid	Natulan®	50–150 mg oral tgl. als Dauertherapie, als Einzeldosis höchstens 250 mg oral tgl.; Beginn mit 50 mg, dann tägliche schrittweise Steigerung um 50 mg. Einzelheiten s. Prospekt	N: Appetitlosigkeit, Übelkeit, Erbrechen. Abfallen der Leuko- und Thrombocytenwerte, gelegentlich Hautreaktionen. Knochenmarksdepression, psychovegetative Störungen. Alkoholintoleranz, Heinzkörperbildung, MAO-Hemmung, gelegentlich Flüssigkeitsretention K: Leuko- und Thrombopenie, schwere Leber- und Nierenschäden, Schwangerschaft

Um Beachtung der „Erläuterungen" zu Beginn des Verzeichnisses wird gebeten!

Chemische Kurzbezeichnung	Handelsname Warenzeichen®	Dosierung	Nebenwirkungen (N), Kontraindikationen (K), Texthinweise (T), besondere Hinweise (Cave)
Imipramin-hydrochlorid	Tofranil®	individuell, s. Prospekt	N: Parkinsonoide Symptome, Obstipation; vereinzelt Harnretention; Trockenheit der Schleimhäute und Tachykardie (zu Anfang der Therapie); selten Schwindel und Blutdruckschwankungen K: erhöhte Krampfbereitschaft, manifeste Herz- und Kreislaufinsuffizienz, Reizleitungsstörungen; Prostatahypertrophie, Miktionsstörungen; Glaukom, gleichzeitige Gabe von MAO-Hemmern, Schwangerschaft (absolute Kontraindikation: 1. Trimenon; außerhalb der ersten 3 Monate Gabe nur nach strenger Indikationsstellung) Cave: Alkoholgenuß während der Behandlung meiden (Beeinträchtigung des Reaktionsvermögens
Indometacin	Amuno®	Kps. à 25 und 50 mg; anfangs 2–3× tgl. 1 Kps. à 25 mg; bei Bedarf Erhöhung bis zu 6 Kps. à 25 mg tgl., später 3× 1 Kps. à 25 oder 50 mg tgl.	N: Kopfschmerzen und Schwindel, selten zentralnervöse Begleiterscheinungen, Magen-Darm-Störungen K: aktives Ulcus ventriculi et duodeni, Schwangerschaft, Allergie gegen Indometacin und Acetylsalicylsäure
Insulin			T: vgl. Tabelle im Text, Kapitel 19, „Endokrine Erkrankungen“, Abschnitt Diabetes mellitus, Insulinpräparate
Isoniazid	Neoteben®	Erw.: 5–7 mg/kg, Kdr. 7–10 mg/kg Körpergewicht; einschleichend, über den Tag verteilt	N: s. unter Rimifon® K: Psychosen, Krampfanfälle (Epilepsie), Hämaturie, Neuritis, Hepatitis, manifeste Leberparenchymschäden
	Rimifon®	5–10 mg/kg Körpergewicht tgl., verteilt in 3–5 Einzelgaben nach den Mahlzeiten	N: Schwindelgefühl, Kopfschmerzen, Obstipation, Paraesthesien, periphere Neuropathien, selten Leukopenie u. Abnahme des Hämoglobingehaltes, gelegentlich Verlängerung der Blutungszeit K: Psychosen, Krampfanfälle (Epilepsie), Hämaturie, Neuritis, Ausscheidungsstörungen von INH Cave: Alkoholgenuß während der Behandlung vermeiden (Beeinträchtigung des Reaktionsvermögens)
Isoproterenol (Isoprenalin) als Sulfat	Aludrin®	In akuten Fällen: 10–20 mg sublingual 1–3 ständlich, sonst 3× tgl. 5–10 mg; vgl. auch Prospekt	K: Thyreotoxikose; idiopathische hypertrophe subvalvuläre Aortenstenose
Isosorbiddinitrat	Isoket®	Tbl. à 5 mg, bei Anfall 1 Tbl. buccal, zur Anfallsprophylaxe 3× 1–2 Tbl. tgl. peroral, evtl. einschleichend 3× 1/2 Tbl. tgl.	K: Glaukom
	Isoket® retard	Tbl. à 20 mg (Depotform); 2× 1 Tbl. tgl. morgens und abends unzerkaut; im Anfall 1/2 bis 1 Tbl zerkauen	K: Glaukom

Um Beachtung der „Erläuterungen“ zu Beginn des Verzeichnisses wird gebeten!

Chemische Kurzbezeichnung	Handelsname Warenzeichen®	Dosierung	Nebenwirkungen (N), Kontraindikationen (K), Texthinweise (T), besondere Hinweise (Cave)
Isothipendyl-hydrochlorid	Andantol®	Erw. 3–4× tgl. 1–2 Drg. à 4 mg; Kinder 2–3× tgl. 1 Drg. à 4 mg	N: Ermüdungserscheinungen K: Schwangerschaft
Isoxazolylpenicillin	s. Oxacillin Cloxacillin Dicloxacillin		
7-Jod-5-chlor-8-hydroxychinolin (Clioquinol)	Vioform®	In dünner Schicht aufstreuen	
	Entero-Vioform®	Erw. 3× 1–2 Tbl. à 0,25 g tgl., Schulkinder 3× 1 Tbl. à 0,25 g tgl.	K: Hyperthyreose; Jodallergie
5-Jod-2'-desoxyuridin (Idoxuridin)	Synmiol®-Augensalbe	s. Prospekt	K: Schwangerschaft; tiefe Hornhautdefekte
Kallikrein-Trypsin-Inhibitor (Kallikrein-Inaktivator-Einheiten)	Trasylol®	s. Prospekt	N: allergische Reaktionen möglich, nach wiederholten Infusionen an der Punktionsstelle auch thrombophlebitische Reaktionen
Kanamycinsulfat	Kanabristol® 500 und 1000	Erw. 2× 0,5 tgl. i. m.; Kinder 10–15 mg/kg/Tag aufgeteilt in 2 Einzelgaben alle 12 Stunden	N: Schädigung der Niere und des Nervus acusticus möglich K: Gravidität, Nierenschäden, Störungen des 8. Hirnnerven Cave: reichliche Flüssigkeitszufuhr während der Therapie wünschenswert
	Kanamycin „Grünenthal"	Erw. tgl. 1 g, Kinder 15 mg/kg Körpergewicht; s. auch Prospekt	N + K: s. Kanabristol®
	Kanamytrex®	Erw. 2× tgl. 0,5 g i. m.; Kinder 15–30 mg/kg/Tag i. m., verteilt auf 2–4 Einzeldosen	N + K: s. Kanabristol®
	Resistomycin® Präparat seit 15. 10. 1971 außer Handel	Erw. 2× tgl. 0,5 g i. m., bis zu 8 Tagen; Kinder tgl. 15 mg/kg Körpergewicht	N + K: Kanabristol®
Kurzzeit-Sulfonamide	s. Sulfaaethidol, Sulfacarbamid, Sulfacetamid, Sulfathiourea, Sulfisomidin, Sulfisoxazol		
Laevallorphan Amp. à 1 mg/ml	Lorfan®	Amp. à 1 mg/ml; 0,5–2 mg i. v. je nach Indikation (s. Prospekt)	
Lanatosid A, B, C	Pandigal®	1 ml (25 Tropfen) 0,4 mg; Dosierung individuell	K: i. v. Calcium-Gaben

Um Beachtung der „Erläuterungen" zu Beginn des Verzeichnisses wird gebeten!

Chemische Kurzbezeichnung	Handelsname Warenzeichen®	Dosierung	Nebenwirkungen (N), Kontraindikationen (K), Texthinweise (T), besondere Hinweise (Cave)
Lanatosid C	Cedilanid®	Drg. 0,25 mg, 30 Tr. 1 mg, Amp. 0,4 mg/2 ml (Desacetyllanatosid C), Supp. 1 mg; Dosierung individuell	K: i. v. Calcium-Gaben
	Celadigal®	Drg. 0,25 mg, 30 Tr. 1 mg; Dosierung individuell	s. oben
	Ceto-sanol®	Drg. 0,25 mg, 30 Tr. 1 mg; Dosierung individuell	s. oben
	Lanatosid-Hameln	Tbl. 0,25 mg, 30 Tr. 1 mg; Dosierung individuell	s. oben
	Lanimerck®	Drg. 0,25 mg, 30 Tr. 1 mg; Dosierung individuell	s. oben
Langzeit-Sulfonamide	s. Sulfadimethoxin, Sulfamethoxydiazin, Sulfamethoxypyridazin		
Levarterenol	s. Noradrenalinhydrochlorid		
Levomepromazin-maleinat (Tbl.) bzw. -hydrochlorid (Tr. und Amp.)	Neurocil®	erst Tropfen, später Tbl.: Erw. amb. tgl. 15–30 mg bis zu 75–150 mg, stat. doppelte Dosis und mehr, bis 600 mg pro die, Kdr. tgl. 1 mg/kg Körpergewicht	N: anfangs verstärktes Schlafbedürfnis, gelegentlich Blutdruckabfall und leichte Steigerung der Pulsfrequenz und extrapyramidale Symptome K: akute Alkohol-, Schlafmittel-, Analgetica-, Psychopharmaka-Intoxikationen
Levorphanol-tartrat	Dromoran® Roche	Tbl. à 1,5 mg, Amp. à 2 mg/ml, Supp. à 2 mg; 1–2 Tbl. oder 1–2 Supp. oder 1–2 Amp. tgl., weitere Einzelheiten s. Prospekt	N: Übelkeit, Schwindel, Schläfrigkeit, Benommenheit, Sensationen im Magen-Darm-Kanal Cave: evtl. Potenzierung von zentral-sedierenden Pharmaka
Lidocain-hydrochlorid	Xylocain®	individuelle Dosierung, s. Prospekt	N: Reizung oder Depression von Hirnrinde und/oder Medulla durch Überdosierung, Überempfindlichkeit oder fehlerhafte Injektionstechnik
Lidoflazin	Clinium®	3× 1 Tbl. à 60 mg tgl.	N: Kopfschmerzen, Schwindel, Ohrensausen bei höherer Dosis K: Schwangerschaft, kardiale Reizbildungs- und Reizleitungsstörungen, akute Phase des Myokardinfarktes
Lincomycin-hydrochloridmonohydrat	Albiotic® (Lincomycin „Upjohn“)	s. Prospekt	N: vereinzelt Diarrhoe K: Neugeborenenalter, Schwangerschaft, stark eingeschränkte Nierenfunktion, Lincomycinallergie
	Cillimycin®	Kps. à 500 mg, Manolette à 600 mg; oral Erw. 3–4× tgl. 500 mg, i.m. + i.v. Injektion: 1–2× tgl. 600 mg; weitere Einzelheiten s. Prospekt	N: selten allergische Reaktionen, gelegentlich Diarrhoen K: Schwangerschaft, Neugeborenenalter, Monilien-Infektion

Um Beachtung der „Erläuterungen“ zu Beginn des Verzeichnisses wird gebeten!

Chemische Kurzbezeichnung	Handelsname Warenzeichen®	Dosierung	Nebenwirkungen (N), Kontraindikationen (K), Texthinweise (T), besondere Hinweise (Cave)
Lynestrenol	Orgametril®	tgl. 1 Tbl. vom 5. Tag nach Beginn der Menstruation ununterbrochen über mind. 6 Mon.	K: Schwangerschaft muß vor Langzeitbehandlung ausgeschlossen sein
Lynestrenol + Mestranol	Orgaluton®	s. Prospekt	N: gelegentlich zu Beginn Brechreiz, Übelkeit, Mastodynie in leichter Form K: idiopathischer Schwangerschaftsikterus, schwerer Schwangerschaftspruritus, Dubin-Johnson-Syndrom, Rotor-Syndrom, bestehende oder behandelte Mammacarcinome, thromboembolische Prozesse, Sichelzellanämie, schwere Lebererkrankungen, allg. oestrogenabhängige Tumoren
Mannitol	Mannitol-Lösung Hameln 10% und 20%	bis 1500 ml 10%-, bis 500 ml 20%-Lösung in 24 Std.; Einzelheiten s. Prospekt	K: vollentwickelter organ. Nierenschaden
Mannitolhexanitrat (Nitromannit)	Moloid®	Tbl. à 0,33 mg; Beginn mit 1 Tbl. tgl. 5 Tage lang nach dem Mittagessen, dann 2×1 Tbl. tgl. nach Frühstück und Mittagessen	
Mebhydrolin	Omeril®	individuell; Erw. und Kdr. über 10 Jahre tgl. 2–6 Drg. à 76 mg über den Tag verteilt	
Megestrolacetat + Mestranol	Delpregnin®	s. Prospekt	N: vereinzelt Übelkeit, Brustspannen K: s. Lynestrenol + Mestranol
Melitracen-hydrochlorid (Drg.) bzw. -methansulfonat (Amp.)	Trausabun®	s. Prospekt	N: Mundtrockenheit, Kopfschmerzen, Schwindel, gastrointestinale Beschwerden; möglicher Blutdruckabfall, Tachykardie, Müdigkeit K: Kombination mit MAO-Hemmern, akute Alkohol-, Schlafmittel-, Analgetica- und Psychopharmaka-Intoxikationen; akute Delirien, Suicidtendenz, Glaukom, erschwerte Harnentleerung, Schwangerschaft (1. Trimenon)
Melphalan	Alkeran®	Tbl. à 2 und 5 mg; tgl. 10 mg 7 Tage lang	T: s. Kapitel 31, „bösartige Erkrankungen“
Mepazin-acetatmonohydrat (Amp.) bzw. -hydrochloridmonohydrat (Tbl., Drg.)	Pacatal®	s. Prospekt; individuelle Dosierung	N: Parkinsonoide Wirkung, Akkommodationsstörungen bei extremer bzw. hoher Dosierung K: akute Alkohol-, Analgetica-, Psychopharmaka- und Schlafmittelintoxikationen
Meperidin (Pethidin) als Hydrochlorid	Dolantin®	je nach Lage des Falles 25–50–100 mg 1–3× tgl.	K: akute, intermittierende Porphyrie; Anwendung beim Säugling Cave: Dämpfung des Atemzentrums; Kombination mit anderen Starkanalgetica vermeiden, bei Kindern nur in Ausnahmen anwenden

Um Beachtung der „Erläuterungen“ zu Beginn des Verzeichnisses wird gebeten!

Chemische Kurzbezeichnung	Handelsname Warenzeichen®	Dosierung	Nebenwirkungen (N), Kontraindikationen (K), Texthinweise (T), besondere Hinweise (Cave)
Mephenytoin	Mesantoin®	Tbl. à 0,1 g; Erw.: 2–6, Kdr. 1–4 Tbl. tgl.; dabei einschleichende Behandlung mit kleinen Dosen (1/2 Tbl. tgl.), tgl. Dosis pro Woche um 1/2–1 Tbl. erhöhen. (s. auch Prospekt)	N: allergisches Arzneimittelexanthem, Fieber, Lymphadenopathie, Störungen des Allgemeinbefindens, auffallende Blässe, Menstruationsstörungen Cave: periodische Kontrolle des Blutbildes
Meprobamat	Miltaun®	Drg. à 400 mg; 1–3 × tgl. 1–2 Drg.	N: selten allergische Erscheinungen
6-Mercaptopurin	Puri-nethol®	Tbl. à 50 mg; 2,5 mg/kg/Körpergewicht/die oral	N: höhere Dosen wirken depressiv auf das Knochenmark: Verminderung der Thrombocyten und Leucocyten; Übelkeit, Erbrechen, Appetitlosigkeit und Durchfall, Läsionen der Mundschleimhaut Cave: bei gestörter Nierenfunktion Dosierung niedrig halten
Mesterolon	Proviron®	Tbl. à 10 und 25 mg; anfangs 3×2 Tbl. tgl. zu 10 mg od. 3×1 Tbl. zu 25 mg, später 3–1 Tbl. zu 10 mg od. 2–1/2 Tbl. zu 25 mg	K: Prostatacarcinom
Metaraminol-bitartrat	Araminum®	Amp. zu 10 mg/ml; 2–10 mg i.m. oder s.c., bei schwerem Schock 0,5–5 mg vorsichtig i. v.	Cave: Hypovolämie, Störungen der Herzfunktion und Schilddrüsenfunktion, Hypertonie; Diabetes mellitus
Metenolonacetat	Primobolan®	s. Prospekt	N: Virilisierungserscheinungen bei weiblichen Patienten mit asthenischem Habitus möglich K: Gravidität, Prostatacarcinom
Methacyclin	Rondomycin®	Kps. à 300 mg; Erw. 2× 300 mg tgl., Kinder bis 14 Jahre 7,5 mg/kg Körpergewicht tgl. aufgeteilt auf 2 Einzeldosen	N: selten allergische Reaktionen, gelegentlich Irritationen des Gastrointestinaltraktes (Nausea, Erbrechen, Diarrhoe und Obstipation)
Methadon-hydrochlorid	L-Polamidon® Hoechst	Tbl. à 2,5 mg; mehrmals tgl. 2,5–5 mg je nach Lage des Falles; Einzelheiten s. Prospekt	N: Schwindel, Übelkeit, selten Erbrechen; Dämpfung des Atemzentrums K: Rectalnarkose, Schockzustände, Hypothyreoidismus, Säuglingsalter, Porphyrie (akute, intermittierende) Cave: Patienten sollten nach Gabe von L-Polamidon am selben Tag nicht selbständig am Straßenverkehr teilnehmen; Anwendung des Starkanalgeticums bei Kindern nur ausnahmsweise
Methadon-hydrochlorid + 2,2-Diphenyl-H-piperidino-butyramid-hydrochlorid	L-Polamidon ®C Hoechst	wie L-Polamidon®	N: Dämpfung des Atemzentrums K: s. unter L-Polamidon® sowie Glaukom, Prostatahypertrophie; mechanische Stenosen im Magen-Darm-Bereich, Tachykardie, Megacolon Cave: vgl. unter L-Polamidon®

Um Beachtung der „Erläuterungen" zu Beginn des Verzeichnisses wird gebeten!

Chemische Kurzbezeichnung	Handelsname Warenzeichen®	Dosierung	Nebenwirkungen (N), Kontraindikationen (K), Texthinweise (T), besondere Hinweise (Cave)
Methamphetamin-hydrochlorid	Pervitin®	Tbl. à 3 mg; 2–4 Tbl. tgl.	K: genuine Hypertonie; Hyperthyreoidismus, Parkinsonsyndrom, Glaukom
Methandrostenolon	Dianabol®	Tbl. à 5 mg; Anfangsdosis 10–20 mg tgl., zur Dauerbehandlung 5–10 mg tgl.	K: Schwangerschaft, Stillperiode, Prostatacarcinom, schwere Leberinsuffizienz
Methanthelinium-bromid	Vagantin®	3–4× 1–2 Drg. à 50 mg tgl.	K: Glaukom, Prostatahypertrophie mit Neigung zur Restharnbildung, mechanische Stenosen im Magen-Darm-Kanal, Tachykardie, Megacolon
Methenamin-Mandelat	Mandelamine®	Drg. à 0,5 und 0,25 g; Erw. 3× 2 Drg. zu 0,5 g tgl., Kinder über 5 Jahre 3×2 Drg. zu 0,25 g tgl., kleinere Kinder 3×1 Drg. zu 0,25 g tgl.	K: renale Insuffizienz, Lebererkrankungen, gleichzeitige Sulfonamid-Gabe
Methicillin-Natrium-salzmonohydrat	Cinopenil®	Erw.: 4–6 stdl. 1 g intraglutäal, Sgl. bis 5 kg Körpergewicht: 6 stdl. 125 mg, Kinder bis 12 Jahre: 100 mg/kg/tgl. in 4 gleich großen Einzelgaben	N: allergische Reaktionen Cave: Mischung mit anderen Antibiotica. Die Injektionslösung soll frisch verbraucht werden
Methimazol (Thiamazol)	Favistan®	Tbl. à 20 mg, Amp. à 40 mg/ml.; Beginn 4–5 Tbl. tgl., Erhaltungsdosis 1/4–4/4 Tbl. tgl.; Amp. 3–4 ml tgl. i. v.	N: allergische Hautreaktionen, gastrointestinale Störungen, Granulocytopenie mit eventl. Übergang in Agranulocytose äußerst selten K: Stillzeit
Methiomeprazin	s. Tabelle Antihypertonica		
Methotrexat	Methotrexat („Lederle“)	s. Prospekt	N: Ulcerationen im Mund- und Gastrointestinaltrakt, Funktionseinschränkung des Knochenmarks, Leukopenie, Alopecie, Thrombocytopenie K: Schwangerschaft, Leber-, Nieren-, Knochenmarksschädigung, Ulcus und gastrointestinale Blutungen
8-Methoxypsoralen (Ammoidin)	Meladinine® Meladinine® compositum	nur nach genauem Behandlungsplan, s. Prospekt	N: vereinzelt Erbrechen, Schlaflosigkeit K: (f. M. comp.) Leber-, Herz-, Nierenstörungen
Methylandrostendiol-dioenanthoylacetat	Notandron-Depot®	Amp. à 100 mg; im allg. 1 Amp. über 2–4 Wochen, bei Mamma-Ca s. Prospekt	K: Gravidität, Prostatacarcinom
Methyldopa (s. auch Tabelle Antihypertonica)	Presinol®	Tbl. à 250 mg; einschleich. beg.: 1–2× tgl. 1 Tbl., dann steigern, durchschn. Tagesdosis 2–3 Tbl. auf 2–3 Einzeldosen verteilt	N: Sedation; leichte Mundtrockenheit und gastrointestinale Störungen; Wasserretentionen K: schwere Niereninsuffizienz; Lebererkrankungen
	Sembrina®	Drg. 250 mg; Beginn einschl. 1–2 Drg. tgl., als Erhaltungsdosis 2–4×1 Drg. tgl.	s. unter Presinol®

Um Beachtung der „Erläuterungen“ zu Beginn des Verzeichnisses wird gebeten!

Chemische Kurzbezeichnung	Handelsname Warenzeichen®	Dosierung	Nebenwirkungen (N), Kontraindikationen (K), Texthinweise (T), besondere Hinweise (Cave)
16-Methylen-prednisolon	Decortilen®	Tbl. à 6 und 60 mg; allg. 36–48–60 mg, Erh.-Dosis 6–12 mg tgl.; s. auch Prospekt	K: Magen- und Darmulcera, schwere Osteoporose, psychiatrische Anamnese, Herpes simplex, Herpes zoster; Varicellen, vor und nach Schutzimpfungen, Amoebeninfektion, Systemmykosen; Poliomyelitis mit Ausnahme der bulbärencephalitischen Form Cave: während der Schwangerschaft mit Corticoidanwendung in pharmakodynamischer Dosierung zurückhaltend sein
Methylhydroxyandrostenon (Tiomesteron)	Emdabol®	Drg. à 5 mg, Perlen pro inf. à 0,5 mg; Erw. 2–3 Drg. tgl., Kdr. 1 Perle pro infantibus je 10 kg Körpergewicht tgl.	K: Gravidität, Prostatacarcinom Cave: Präparat Kindern nicht länger als 4 Wochen hintereinander verabreichen (Beeinflussung der Knochenreifung)
N-Methylphenylaethyl-barbitursäure	s. Tabelle Antihypertonica		
6-Methylprednisolon	Urbason®	Tbl. à 4 und 40 mg; anfangs zw. 16 u. 40 mg und mehr. Erh.-Dosis meist zw. 4 und 16 mg/die, s. auch Prospekt	N: Na-Retention, Blutdrucksteigerung, Ca- und K-Ausscheidung, Fettansatz, psychische Störungen, Eosinopenie K: Ulcuspatienten, Hochdruck, Osteoporose, bakt. Infekte, psychiatrische Anamnese, Morbus Cushing, Diabetes mellitus, Schwangerschaft, Thromboseneigung; weitere K. s. unter Decortilen®
Methyltestosteron	Perandren®	Tbl. à 5 mg; s. Prospekt	N: Virilisierung, Cyclusstörungen, Menstruations- und Lactationshemmung, Hypercalcämie K: Gravidität, Prostatacarcinom
Methylthiouracil	Thyreostat®	Tbl. à 0,1 und 0,025 g; anfangs 8–12× tgl. 1/2 Tbl. zu 0,1 g, Erh. Dosis 4–6× 1/2 Tbl. zu 0,1 g, Dauermedikation: 1–4× tgl. 1/2 Tbl. zu 0,025 g	K: substernale Struma; Lactation
Methyprylon	Noludar®	1 (gegebf. auch 2) Tbl. à 200 mg 15–20 Min. vor dem Schlafengehen	N: selten Beschwerden im Verdauungstrakt, zentralnervöse Neben- und Nachwirkungen Cave: Präparat kann Effekt zentral-sed. Pharmaka verstärken
Metronidazol	Clont®	Erw.: 6 Tg. lang 2× 1 Tbl. à 0,25 g tgl.; bei Frauen zusätzlich jd. Abend 1 Vaginaltbl. à 0,1 g	N: selten bitteres Aufstoßen, Durchfall, Erbrechen, Zungenbelag und Magendrücken Cave: während der Behandlung ist der Geschlechtsverkehr zu vermeiden. Ferner ist Alkoholabstinenz geboten. Bei längerer, höherdosierter oder wiederholter Anwendung ist Kontrolle des Blutbildes anzuraten
	Flagyl	s. Prospekt	s. unter Clont®
Metyrapon	Metopiron®	Kps. à 0,25 g; s. Prospekt	T: s. Kapitel 19, „Endokrine Erkrankungen“
Mittelzeit-Sulfonamide	s. Sulfamoxol, Sulfaphenazol		

Um Beachtung der „Erläuterungen“ zu Beginn des Verzeichnisses wird gebeten!

Chemische Kurzbezeichnung	Handelsname Warenzeichen®	Dosierung	Nebenwirkungen (N), Kontraindikationen (K), Texthinweise (T), besondere Hinweise (Cave)
Morphinum hydrochloricum	M. h. Amphiolen (MBK)	Amphiolen à 10 und 20 mg; 10–30 mg pro dosi s. c.	K: Säuglingsalter; Krankheitszustände, bei denen eine Dämpfung des Atemzentrums vermieden werden muß; akute, intermittierende Porphyrie
	Morphin. hydrochloric. Thilo®	Amp. à 20 mg/ml; 10–20 mg s. c.	s. unter M. h. Amphiolen (MKB)
Nalidixinsäure	Nogram®	Susp. 60 mg/ml, Tbl. 500 mg; Erw.: Susp. 4× tgl. 3 Meßlöffel mind. 7 Tg. lang oder 4× 2–1 Tbl. tgl., Kdr. Susp. 60 mg/kg/Körpergewicht tgl. in mehreren Einzeldosen	N: gastrointestinale Störungen, Kopfschmerzen, Schläfrigkeit und Reaktionen der Haut. Fotosensibilisierung, subjektive Sehstörungen K: Schwangerschaft (1. Trimenon), Säuglinge unter einem Monat Cave: Patienten mit klinisch manifester Depression des Atemzentrums
Nandrolon-phenylpropionat	Durabolin®	Amp. à 25 mg/ml; allg. 25 mg, schwere Fälle 50 mg i. m. alle 7–10 Tage	N: bei empfindlichen Frauen Virilisierung möglich K: Gravidität, Prostatacarcinom
Natriumdioctylsulfosuccinat (+Diphesatin)	Agaroletten®	Erw. abends 1 Drg. unzerkaut mit Flüssigkeit	K: Ileus
Natriumdioctylsulfosuccinat (+Diphesatin und Benzylin)	Laxans Heyden®	Initialdosis 2 Drg., gegebf. Verdoppelung der Dosis, Erhaltungsdosis 1 Drg.	K: Ileus
Neomycinsulfat	Bykomycin®	s. Prospekt	N: selten allergische Reaktionen K: i. v. Applikation; *bei parenteraler Gabe:* schwere kardiogene oder nephrogene Ausscheidungsstörungen; Gravidität. Vorschädigung des N. statoacusticus; *bei Bykomycin F Augensalbe:* Ulcus corneae serpens, Hypopyon-Keratitis, frische Augenverletzungen, Verbrennungen und Verätzungen
	Myacyne®	s. Prospekt	K: Niereninsuffizienz, s. auch unter Bykomycin®
Neostigmin-bromid bzw. methylsulfat	Prostigmin®	s. Prospekt	
Nialamid	Niamid® Präparat seit Oktober 1970 außer Handel	s. Prospekt	
Niclosamid	Yomesan®	Erw. und Kdr. ab 6 J. 4 Tbl. à 0,5 g, Kdr. v. 2–6 J. 2 Tbl., unter 2 J. 1 Tbl. nach dem Frühstück	
Nicotinamid	Nicobion®	1–3× tgl. 1/2–1 Tbl. à 200 mg oder tgl. 1–2 Amp. à 100 mg/ml s. c., i. m. oder langsam i. v.	

Um Beachtung der „Erläuterungen" zu Beginn des Verzeichnisses wird gebeten!

Chemische Kurzbezeichnung	Handelsname Warenzeichen®	Dosierung	Nebenwirkungen (N), Kontraindikationen (K), Texthinweise (T), besondere Hinweise (Cave)
Nitrofurantoin	Furadantin® -50, -100, -DTI, -pro instill., -retard	Tbl. à 50 und 100 mg, Saft, Tropfen, Perlen, Amp., Amp. Fl., Kps.; s. Prospekt	N: Appetitlosigkeit, Nausea, Kopfschmerz, Erbrechen, Anorexie, Allergien, periphere Polyneuropathien, Anämien K: Niereninsuffizienz mit Rest-N über 70 mg%, Serum-Kreatinin über 3,5 mg% und Kreatinin-Clearance unter 40 ml/Min., Oligurie, Anurie, Polyneuropathien und allergische Erscheinungen nach Nitrofurantoin, Säuglingsalter Cave: bei mäßig eingeschränkter Nierenleistung Dosis reduzieren, bei Parästhesien und pulmonalen Reaktionen Präparat absetzen
Nitroglycerin	s. Glycerintrinitrat		
Noradrenalinhydrochlorid	Arterenol®	s. Prospekt	N: bei Dauerinfusion lok. Gefäßschäden (Kunststoffkatheter) möglich; fortlaufende Blutdruckkontrolle erforderlich K: vgl. Adrenalin Cave: Arteriosklerose und Hypertonie; in der Anästhesie Vorsicht bei gleichzeitiger Anwendung von Atropin, Halothan, Cyclopropan
Nortriptylin-hydrochlorid	Acetexa®	Kps. à 10 und 25 mg; individuelle, einschleichende Dosierung: Erw. 20–100 mg, Kdr. 10–75 mg tgl.; s. auch Prospekt	N: gelegentlich Mundtrockenheit, Müdigkeit, Obstipation, Schwindel, Ruhelosigkeit K: Kombination mit MAO-Hemmern, akute Alkohol-, Schlafmittel-, Analgetica- und Psychopharmaka-Intoxikationen; akute Delirien Cave: Glaukom, Harnretention, schwere Herz- und Kreislaufschäden
	Nortrilen®	Drg. à 10 und 25 mg; Dosierung individuell, stat. allg. 75–150 mg/die, amb. beg. 3–4× 10 mg/die; s. auch Prospekt	s. unter Acetexa®
Novobiocin	Inamycin®	oral über 4–6 Tg. je 1 g; i. m. od. i. v. 2× 500 mg tgl.	N: Gelbfärbung der Skleren, Thrombocytopenie, Leukopenie, Agranulocytose, allergische Hautreaktionen K: Lebererkrankungen Cave: bei Neu- und Frühgeborenen nur bei vitaler Indikation anwenden
Noxiptilin-hydrochlorid	Agedal®	individuell und einschleichend oral 2–3× tgl. 25–50 mg; parenteral 1/2–1 Amp. intraglutäal tgl.; s. auch Prospekt	N: selten Mundtrockenheit, Akkommodationsstörungen, Anorexie, Allergie, Miktionsstörungen, Stimmungsumschlag möglich K: Kombination mit MAO-Hemmern, akute Alkohol-, Schlafmittel-, Analgetica- und Psychopharmaka-Intoxikationen, akute Delirien, Manien Cave: Frühschwangerschaft und Glaukom; bei Behandlungsbeginn kann Reaktionsfähigkeit beeinträchtigt werden. Alkoholeinwirkung wird verstärkt

Um Beachtung der „Erläuterungen" zu Beginn des Verzeichnisses wird gebeten!

Chemische Kurzbezeichnung	Handelsname Warenzeichen®	Dosierung	Nebenwirkungen (N), Kontraindikationen (K), Texthinweise (T), besondere Hinweise (Cave)
Nystatin	Moronal® Candio-Hermal	s. Prospekt s. Prospekt	
Östradiolbenzoat	Ovocyclin® M	s. Prospekt	K: östrogenabhängige maligne Tumoren, schwere Leberschäden, Uterus myomatosus, Mastopathia cystica, Endometriose
Östradiol-17-n-valerianat (+Testosteronönanthat)	Primodian®-Depot	1 Amp. i. m. alle 3-6 Wochen	K: bestehendes bzw. behandeltes Mamma- od. Corpus-Carcinom, Prostatacarcinom
Oestrogene, natürlich. konj.	Conjugen®	tgl. 1 Drg. à 0,8 mg Natrium-Oestronsulfat +0,2 mg Natrium-Equilinsulfat (in Kombination) unzerkaut schlucken	N: bei Überdosierung Blutungen der Uterusschleimhaut möglich K: schwere Leberschäden, Endometriose, Mastopathia chronica cystica, östrogenabhängige Tumoren; Uterus myomatosus; Dubin-Johnson-Syndrom; Rotor-Syndrom, idiopathischer Schwangerschaftsikterus und schwerer Schwangerschaftspruritus in der Anamnese
	Presomen®-Dragees	Drg. à 1,25 und 0,3 mg; s. Prospekt	s. unter Conjugen®
Oleandomycin-triacetat	Oleandocyn®	Kps. à 250 mg, Tropfen 1 g/10 ml; oral 1–2 g/Tag verteilt auf 4 Einzelgaben, Kdr. 30 mg/kg tgl., verteilt auf 4 Einzelgaben	N: sehr selten Nausea, Erbrechen, Durchfälle oder Allergien K: schwere Leberschäden
Oleandomycin (+Tetracyclin)	Sigmamycin®	s. Prospekt	N: gelegentlich geringfügige gastrointestinale Erscheinungen, selten allergische Reaktionen K: schwere Leberschäden, schwere Nierenfunktionsstörungen
Opipramol-dihydrochlorid	Insidon®	3× tgl. 1 Drg. à 50 mg	N: gelegentlich leichte Müdigkeit, Mundtrokkenheit, Tachykardie und Schwindel K: Kombination mit MAO-Hemmern; Schwangerschaft (erste 3 Monate)
Orale Antidiabetica			T: vgl. Spezialtabelle im Kapitel 19, „Endokrine Erkrankungen“
Orale Penicilline	s. Penicillin V, Phenethicillin, Propicillin		
Orciprenalinsulfat	Alupent®	individuell, s. Prospekt	N: vorübergehende sympathicomimetische Erregungserscheinungen, (bei A.-Asthma-Pulver) Pyrazolonallergie K: IHSS-Syndrom (idiopathische hypertrophe subvalvuläre Aortenstenose), Thyreotoxikose, (bei A.-Asthma-Pulver) spezielle Pyrazolonempfindlichkeit
Oxacillin	Penstaphocid®	s. Prospekt	K: bekannte Penicillin-Allergie

Um Beachtung der „Erläuterungen“ zu Beginn des Verzeichnisses wird gebeten!

Chemische Kurzbezeichnung	Handelsname Warenzeichen®	Dosierung	Nebenwirkungen (N), Kontraindikationen (K), Texthinweise (T), besondere Hinweise (Cave)
Oxacillin-natrium-monohydrat	Cryptocillin®	s. Prospekt	s. Penicillin
	Stapenor®	Kps. à 0,275 g, Inj.-Fl. à 0,55 g; Erw. + Schulkdr. tgl. 4× 3 Kps. oder 4× 1 Inj.-Flasche i. v. od. i. m., Kdr. von 2–6 J. 4× tgl. 2 Kps. oder 4× tgl. 1/2–1 Inj.-Flasche, Kdr. von 1–2 J. 4× tgl. 1 Kps. od. 4× tgl. 1/2 Inj.-Flasche	N: Überempfindlichkeitsreaktionen, gelegentlich gastrointestinale Störungen K: Penicillin-Überempfindlichkeit Cave: bei Vorliegen von gleichzeitigen Mykosen Präparat vorsichtig anwenden (allergische Reaktionen)
Oxycodon-hydrochlorid	Eukodal®	Tbl. à 5 mg, Amp. à 10 und 20 mg/ml; per os 1/2–1 Tbl., s. c. und i. m. 0,01–0,02 g	K: Anwendung beim Säugling; Krankheitszustände, bei denen eine Dämpfung des Atemzentrums vermieden werden muß; akute, intermittierende Porphyrie
Oxyfedrin-hydrochlorid	Ildamen®	Tbl. à 8 mg, Amp. à 4 mg/2 ml, Tr. 10 mg/ml, Zerbeißkaps. à 16 mg; 3× tgl. 1–2 Tbl. vor oder nach dem Essen; 3× tgl. 15–20 Tropfen (30 Tr. = 10 mg) perlingual, 1–3× tgl. 1 Amp. in 1/2–1 Min. i. v., bei akuten Angina-pectoris-Anfällen 1–2 Zerbeißkps.	N: bei perlingualer Einnahme (Tropfen) kurzdauernde Hypästhesie von Zunge und Mundschleimhaut möglich; bei Zerbeißkps. gelegentliche Geschmacksirritation und Brennen im Mund K: Aorteninsuffizienz mit ausgeprägten hämodynamischen Veränderungen, subvalvuläre Aortenstenose
Oxymesteron	Oranabol®	Tbl. à 5 und 20 mg; Erw.: mittl. Tagesdosis 20 mg, Kdr.: 0,1–0,2 mg/kg/Körpergewicht/Tag	K: Cholestasen; Prostatacarcinom, Schwangerschaft, idiopathischer Schwangerschaftsikterus und schwerer Schwangerschaftspruritus in der Anamnese, Dubin-Johnson-Syndrom, Rotor-Syndrom, bestehende oder behandelte Mammacarcinome; thromboembolische Prozesse; Sichelzellanämie, schwere Lebererkrankungen
Oxyphenbutazon-monohydrat (vgl. auch Phenylbutazon)	Tanderil®	Drg. à 100 mg; Supp. à 250 mg, f. Kdr. à 100 mg; Erw.: Beginn 4–6 Drg. bzw. 2–3 Suppos./tgl., Erh.-Dosis 2–3 Drg. bzw. 1–2 Suppos./tgl.; Kdr.: s. Prospekt	K: Magen- und Darmgeschwüre, Herz-, Nieren-, Leberinsuffizienz, Leukopenie, haemorrhagische Diathese, Arzneimittelüberempfindlichkeit
Oxyphenoniumbromid	Antrenyl®	Tbl. à 5 mg; 1 Tbl., evtl. mehrmals tgl.	K: Glaukom, Miktionsstörungen z. B. bei Prostataleiden
Oxytetracyclin-hydrochlorid	Macocyn® 250, -500	Kps. à 270 bzw. 540 mg; Erw.: 1–2 g tgl., in 2–4 Einzeldosen in 12–6 stdg. Intervallen. Kdr.: 20–40 mg/kg/Körpergewicht/Tag	N: Beeinträchtigung der Darmflora, gastrointestinale Reizerscheinungen; selten Allergien, Photosensibilisierung; irreversible, gelbe bis braune Zahnverfärbung bei Heranwachsenden K: Tetracyclinüberempfindlichkeit, schwere Leber- und Nierenfunktionsstörungen, Schwangerschaft, Kleinkindesalter
	Terramycin®	s. Prospekt	s. unter Macocyn®

Um Beachtung der „Erläuterungen" zu Beginn des Verzeichnisses wird gebeten!

Chemische Kurzbezeichnung	Handelsname Warenzeichen®	Dosierung	Nebenwirkungen (N), Kontraindikationen (K), Texthinweise (T), besondere Hinweise (Cave)
Oxytetracyclin-magnesiumoxy-aethylamin	Terravenös®	Amp. à 280 mg/5 ml.; Erw.: 1(–2) Amp. tgl. in mehreren Einzeldosen; Kdr.: 10–20 mg/kg Körpergewicht tgl. als einmalige Injektion	s. unter Macocyn®
Paraldehyd (+1% Procain zur Injektion)	Paraldehyd Thilo®	Amp. à 5 und 10 ml; 5–10 ml tief intraglutäal	K: gleichzeitige Morphinzufuhr, Bronchopneumonie; Herzdekompensation; AV-Block; Bradykardie
Paramethason-acetat	Monocortin® 2 mg, 6 mg; -Depot 20, 40	s. Prospekt	N: bei längerer Medikation übliche Corticoid-Nebenwirkungen K: Magen- und Darmulcera, schwere Osteoporose, psychiatrische Anamnese, Herpes simplex, Herpes zoster, Varicellen; vor und nach Schutzimpfungen, Amoebeninfektion, Systemmykosen; Poliomyelitis mit Ausnahme der bulbärencephalitischen Form, Hochdruck; *relative K:* Herzinsuffizienz, Thrombophlebitis, Diabetes mellitus, Virusinfektionen allg., Tuberkulose; Schwangerschaft, Kindesalter (bis 6 Jahren bei Depot-Corticoiden)
Parathormon (Glandulae parathyreoideae-Hormon)	Parathorm®	Amp. à 1 ml; 1–2 ml s. c., i. m., i. v.	
Paromomycinsulfat	Humatin®	s. Prospekt	N: weiche Stühle, mittelschwere Diarrhoe
Paromomycinsulfat (+Chloramphenicol und Hydrocortison-acetat)	Humatin®-S (Salbe)	Tube mit 5 oder 20 g Salbe; mehrmals tgl. auf erkrankte Hautbezirke auftragen	K: Varicellen, spez. Hautprozesse, ausgedehnte Verbrennungen, Epitheldefekte, Vaccinationsreaktion, Mykosen
PAS (p-Aminosalicylsäure)	Aminox®	Erw.: allg. 12 g, Kdr. über 6 J. ca. 9 g, Kdr. unter 6 J. ca. 4,5 g tgl., in 4 Einzelgaben verteilt; s. auch Prospekt	N: Unverträglichkeitserscheinungen von seiten des Magen-Darm-Traktes K: PAS-Resistenz, PAS-Allergie; schwere kardiogene oder nephrogene Ausscheidungsstörungen Cave: während der Therapie sind einige Urinuntersuchungsmethoden gestört. Brauchbar sind: Die Essigsäure-Kochprobe auf Eiweiß Die Fehlingsche Probe auf Zucker Die Schlesingersche Probe auf Urobilin
Pectin-Kaolin-Verbindung (+ Neomycinsulfat)	Kaopectate® N	Erw.: tgl. 4× 2–4 Eßl. Saft, Kdr. über 2 J. tgl. 4× 2–4 Teel., Kdr. unter 2 J. 4× tgl. 1–2 Teel.	N: Neomycin-Überempfindlichkeit, ulcerative Schädigung des Darmes, Nierenschäden

Um Beachtung der „Erläuterungen" zu Beginn des Verzeichnisses wird gebeten!

Chemische Kurzbezeichnung	Handelsname Warenzeichen®	Dosierung	Nebenwirkungen (N), Kontraindikationen (K), Texthinweise (T), besondere Hinweise (Cave)
D-Penicillamin	Metalcaptase®	Kps. à 150 mg, Tbl. à 300 mg; 3–8× 2 Kps., 1–4× 2 Tbl. tgl., Einzelheiten s. Prospekt	N: Hautreaktionen, Fieberschübe, Leukopenie, Thrombocytopenie, Agranulocytose, Neuritis N. optici, Encephalitis, nephrotoxische Symptome, gastritisähnliche Magenbeschwerden, Brechreiz und Änderung des Geschmackempfindens K: schwere Nierenschäden, schwere Störungen des hämatopoetischen Systems
Penicillin	s. Benzathin-Penicillin-G Clemizol-Penicillin G Procain-Penicillin Procain-Penicillin + Penicillin-G-Natrium bzw. -Kalium		
Penicillin-G-Natrium	Penicillin-Augensalbe „Dr. Winzer"®	Tube à 5 g (1 g = 1000 I. E.); 2–3× tgl. reichlich einstreichen	
Penicillin-V-Kalium	Arcasin®-Tbl.	Tbl. à 200 000 I. E.; Erw. 3–4× tgl 1 Tbl., Kdr. 3–4× tgl 1/2 Tbl., Kleinkinder und Sgl. 3–4× tgl. 1/4 Tbl.	N: gastrointestinale Störungen, Allergien und Sensibilisierungserscheinungen möglich K: alle Formen der Penicillin-Allergie, Erkrankungen, die mit häufigen Erbrechen und Durchfällen einhergehen
	Beromycin®	Tbl. à 200 000 I. E.; Susp. à 50 000 I. E./ml; Erw. und ältere Kinder 3× tgl. 2–1 Meßl. bzw. Tbl., Kleinkinder und Sgl. 3× tgl. 1–1/2 Meßl.	s. unter Arcasin®
	Fenoxypen®	Drg. à 500 000 bzw. 1 000 000 I. E., Briefchen Granulat à 250 000 I. E.; Erw. und Schulkinder tgl. 3× 1 Drg., Kleinkdr. 3× 1 Briefchen Granulat tgl.	s. unter Arcasin®
	Immunocillin® (Phenoxymethylpenicillin-Kalium + Ascorbinsäure bzw. Natriumascorbat)	s. Prospekt	s. unter Arcasin®
	Isocillin®	Tbl. à 600 000 bzw. 1 200 000 (Is. 1,2 Mega) I. E., Saft à 60 000 I. E./ml; 1 Std. vor den Mahlzeiten: Erw. und Schulkdr. 3× tgl. 1 Tbl. an den ersten beiden Tagen, vom 3. Tag an 2× tgl. 1 Tbl., Sgl. 2–3× tgl. 1/2 Meßl. (2–3× 150 000 I. E.), Kleinkdr. 3× tgl. 1/2–1 Meßl. (3× 150 000–300 000 I. E.)	s. unter Arcasin®
	Oratren ®200	Tbl. à 200 000 I. E.; Erw. und Schulkdr. 3× tgl. 1 Tbl.; Kleinkdr. 3× tgl. 1/2 Tbl.; Sgl. 3× tgl. 1/4 Tbl.	s. unter Arcasin®

Um Beachtung der „Erläuterungen" zu Beginn des Verzeichnisses wird gebeten!

Chemische Kurzbezeichnung	Handelsname Warenzeichen®	Dosierung	Nebenwirkungen (N), Kontraindikationen (K), Texthinweise (T), besondere Hinweise (Cave)
	Pencompren®	Compr. à 200000 I. E. bzw. 1000000 I. E. (P.-Mio); Erw. und Kdr. ab 6 J. 3–4× tgl. 1 Compr., Kdr. unter 6 J. 3–4× tgl. 1/2 Compr. unzerkaut mit Flüssigkeit; bei P.-Mio: (nur für Erw.) 3× tgl. 1/2–1–2 Compr. mit etwas Flüssigkeit	s. unter Arcasin®
Penicillinase-resistente Penicilline	s. Isoxazolylpenicillin Methicillin Penicillin-Streptomycin		
Penicillin-Streptomycin	Fortecillin-S-Citole® (Procain-Penicillin-G + Streptomycinsulfat) Supracillin® (Clemizol-Penicillin + Streptomycinpantothenat u. -sulfat)	Einzelheiten s. Prospekt	K: erwiesene Penicillin- und Streptomycin-Überempfindlichkeit, Niereninsuffizienz, Überempfindlichkeit gegen Procain, Nierenfunktionsstörungen, Vorschäden am N. statoacusticus, Schwangerschaft Cave: Supracillin darf nicht intravasal, intralumbal, suboxipital, intraventriculär oder oral appliziert werden
Pentaerythrityl-tetranitrat (PETN)	Dilcoran® 80	Snap-Tbl. à 80 mg; 2× 1/2–1 Tbl. tgl., Langzeitwirkung; Einnahme unzerkaut morgens nüchtern und abends vor der Mahlzeit mit etwas Flüssigkeit	N: Nausea, Appetitlosigkeit, Blutandrang zum Kopf sowie Kopfschmerzen K: Schockzustand, bes. bei Myokardinfarkt Cave: Glaukom
	Pentrit®	Tbl. à 10 und 30 mg (P. forte); 2–6× tgl. 1 Tbl. sublingual	s. unter Dilcoran® 80
Pentobarbital	Nembutal®	Kps. à 30, 50 und 100 mg i. v. und i. m., Injektionslösung 50 mg/ml; als Schlafmittel: Erw. 1 Kps. à 50 mg 1/2 Std. vor dem Schlafengehen, Kdr. 1 Kps. à 30 mg; als Beruhigungsmittel: Erw.: 1 Kps. à 30 oder 50 mg, Kdr. à 30 mg 1× tgl.; weitere Einzelheiten (auch für Injektionslösung) s. Prospekt	K: Depression des Atemzentrums, Porphyrie, schwere Myokardschäden, akute Alkohol-, Schlafmittel-, Analgetica- und Psychopharmaka-Intoxikationen Cave: Schock, Urämie, schwere Leberparenchymschäden
	Neodorm®	Tbl. à 100 mg; Erw. als Schlafmittel 1/2–1–2 Tbl. vor dem Schlafengehen unzerkaut mit etwas Flüssigkeit, zur Tagesberuhigung 1/4–1/2 Tbl., eventl. 2–3× tgl.; Kdr. je nach Alter 1/4–1/2 Tbl. als Einzelgabe; s. auch Prospekt	s. unter Nembutal®

Um Beachtung der „Erläuterungen" zu Beginn des Verzeichnisses wird gebeten!

Chemische Kurzbezeichnung	Handelsname Warenzeichen®	Dosierung	Nebenwirkungen (N), Kontraindikationen (K), Texthinweise (T), besondere Hinweise (Cave)
	Repocal®	Tbl. à 100 mg; Erw. 1 Tbl. 1/4 Std. vor dem Schlafengehen, Kdr. je nach Alter 1/4–3/4 Tbl.; weitere Einzelheiten s. Prospekt	s. unter Nembutal®
Perphenazin	Decentan®	Amp. (1 ml) à 5 mg, Drg. à 4 mg, Tbl. à 8 mg, Tropfen 15 ml (1 ml = 4 mg); Einzelheiten der Dosierung s. Prospekt	N: Einschlafstörungen, parkinsonoide Symptome, Muskelspasmen, Dyskinesen, allergische und vegetative Nebenerscheinungen K: depressive Zustände suicidgefährdeter Patienten, Leukopenie, Knochenmarksschädigung, akute Alkohol-, Schlafmittel-, Analgetica- und Psychopharmaka-Intoxikationen Cave: Barbiturate, Alkohol, Narkotica, epileptiforme Anfälle, nach Gehirnoperationen; nicht mit Reserpin kombinieren
Peruvosid	Encordin®	1 Amp./2 ml, 1 Drg., 1 ml Tropfen à 0,3 mg; Dosierung individuell s. Prospekt	N: Appetitlosigkeit, Übelkeit, Erbrechen, Durchfall K: Kaliummangelzustände Cave: gleichz. i.v. Calciumtherapie potenziert Glykosidwirkung
Phenacetin (+ Propyphenazon und Coffein)	Saridon®	Einzeldosis 1–2 Tbl., Einzelheiten s. Prospekt	Cave: Alkohol, Beeinflussung der Fahrtüchtigkeit
Phenazopyridin-hydrochlorid	Pyridium®	Drg. à 0,1 g; Erw. 3× tgl. 1–2 Drg. 1/2 Std. nach den Mahlzeiten; Kdr. 2–3× tgl. 1 Drg.	K: Leber- und Nierenschäden, Glomerulonephritis
Phenethicillin	Oralopen® Präparat seit 1. 3. 1972 außer Handel	Tbl. à 125 mg = 200000 E.; Erw. und Schulkdr. 3× tgl. 1 Tbl., Kleinkdr. 3× tgl. 1/2 Tbl., Säugl. 3× tgl. 1/4 Tbl.; weitere Einzelheiten s. Prospekt	N: Penicillin-Überempfindlichkeitserscheinungen Cave: Behandlung von Allergikern
	PEN-200	Tbl. à 125 mg = 200000 E.; Dos. s. Prospekt	K: Überempfindlichkeit gegen Penicillin, starkes Erbrechen, heftige Durchfälle
Phenindion	Thrombasal®	Tbl. à 50 mg; Dosierung s. Prospekt	N: bei Überdosierung Blutungsneigung K: Nierenerkrankungen, extreme Hypertonie, Leber- und Capillarschäden, Leukämie, Endocarditis lenta, Ulcera ventriculi et duodeni, Tumoren des Magen-Darmkanals und des Knochenmarks, Gravidität, Operationen am Zentralnervensystem
Phenmetrazin-hydrochlorid (+Diphesatin)	Preludin® compositum	Dos. s. Prospekt; im allg. 2× tgl. 1 Tbl. 1/2 Std. vor Frühstück und Mittagessen	N: vereinzelt Hitzegefühl, Unruhe, Herzklopfen K: Schwangerschaft Cave: reichlicher Kaffegenuß
Phenobarbital (s. auch Acidum phenylaethylbarbituricum)	Phenaemal®	Tbl. à 0,1 u. 0,3 g; Dosierung s. Prospekt	K: akute Alkohol-, Schlafmittel-, Analgetica- und Psychopharmaka-Intoxikationen; Porphyrie, schwere Leber- und Myokardschäden
	Phenobarbyl	Tbl. à 0,015 g, 0,1 g u. 0,3 g; Dosierung s. Prospekt (individuell)	K: s. unter Phenaemal®

Um Beachtung der „Erläuterungen" zu Beginn des Verzeichnisses wird gebeten!

Chemische Kurzbezeichnung	Handelsname Warenzeichen®	Dosierung	Nebenwirkungen (N), Kontraindikationen (K), Texthinweise (T), besondere Hinweise (Cave)
Phenprocumon (Phenprocumarol)	Marcumar®	Amp. à 10 mg (+Lösungsamp. à 1 ml) Tbl. à 3 mg; Dosierung s. Prospekt	N: gleichzeitige i.m. Injektionen anderer Medikamente können Hämatome verursachen; selten vorübergehender Haarausfall K: hämorrhagische Diathesen, Leberparenchymschäden, Niereninsuffizienz, Hypertonie, Apoplexie, Ulcera an Magen Darm, Endocarditis lenta, Gravidität, Lactation, nach neuchirurgischen und urologischen Eingriffen; gleichzeitige Angiographien Cave: Einfluß von Salicylsäure und deren Derivaten
Phentolamin-methansulfonat	Regitin®	Amp. à 10 mg/ml; s. Prospekt	Cave: Herzmuskelschäden (Möglichkeit der Tachykardie)
Phenylaethylbarbitursäure	s. Acidum phenylaethylbarbituricum Phenobarbital Tabelle Antihypertonica		
Phenylbutazon	Butazolidin®	Amp. (3 ml) à 600 mg (+Cinchocain), Drg. à 200 mg, Supp. à 250 mg; individuelle Dosierung s. Prospekt	N: Wasserretention mit verminderter Natriurese. Darmblutungen, Haut- und Schleimhautallergien, verzögerte Ausscheidung anderer Arzneistoffe K: Magen-Darm-Ulcera, Herz- und Niereninsuffizienz, Leberparenchymschäden, Leukopenie, hämorrhagische Diathese Cave: Blutbild, ältere Patienten
Phytomenadion	s. Vitamin K 1		
Pipamperon	Dipiperon®	3× 1 bis 3× 3 Tbl. à 40 mg tgl.	N: extrapyramidale Symptome, Hypotension K: akute Alkohol-, Schlafmittel-, Analgetica- und Psychopharmaka-Intoxikationen; Hypotonie Cave: Potenzierung von Barbituraten und Opiaten
Piperazin (-Derivate)	Eraverm®	s. Prospekt	N: bei Überdosierung Übelkeit, Benommenheit und Beeinträchtigung der Akkommodation K: Krampfbereitschaft, Epilepsie, nephrogene Ausscheidungsstörungen Cave: Dosierung bei Leber- und Nierenerkrankungen
	Paravermin® (enthält auch Mannit und Weinsäure)	Dosierung s. Prospekt	s. unter Eraverm®
	Tasnon®	Elixier (1 ml) à 160 mg, Tbl. à 250 mg; Dosierung s. Prospekt	s. unter Eraverm®
	Uvilon®	Saft: (5 ml) à 1000 mg; Tbl. à 347 mg; Dosierung s. Prospekt	N: bei Überdosierung Störungen der exakten Muskelkoordination, Akkommodation; Erbrechen, Benommenheit K: Krampfbereitschaft, Epilepsie, nephrogene Ausscheidungsstörungen Cave: auf strenge Einhaltung der Dosierung ist zu achten; Alkoholgenuß meiden

Um Beachtung der „Erläuterungen" zu Beginn des Verzeichnisses wird gebeten!

Chemische Kurzbezeichnung	Handelsname Warenzeichen®	Dosierung	Nebenwirkungen (N), Kontraindikationen (K), Texthinweise (T), besondere Hinweise (Cave)
	Vermicompren®	Comp. à 300 mg; Saft (5 ml) à 1000 mg; Dosierung s. Prospekt (Kurschema)	N: bei Überdosierung Kopf- und Leibschmerzen, Mattigkeit, Erbrechen, Hauterscheinungen, Tremor, Gleichgewichtsstörungen, Muskelschwäche und Störungen der Bewußtseinslage K: Krampfbereitschaft, Epilepsie, allg. Erkrankungen des ZNS, nephrogene Ausscheidungsstörungen
Polymyxin-B-sulfat-Bacitracin-Neomycin-sulfat	Polyspectran®-Augensalbe	s. Prospekt	
Polymyxin-B-sulfat	Polymyxin-B Novo, „Pfizer"	Dosierung s. Prospekt	N: bei parenteraler Applikation neurotoxische und nephrotoxische Nebenwirkungen, Paraesthesien, Reizbarkeit, Lethargie, Appetitlosigkeit, Fieber, Allergien, Urticaria K: i. v. Injektion ist zu vermeiden; schwere kardiogene oder nephrogene Ausscheidungsstörungen Cave: parenterale Applikationen bei allg. Nierenfunktionsstörungen
Polymyxin E (Colistin-sulfat)	Colistin-Tbl. „Grünenthal"	s. Prospekt	N: Schwindel, Seh- und Sprachstörungen, ataktische Symptome, Anstieg des Rest-N, evtl. allergische Reaktionen K: Überempfindlichkeit gegen Colistin, schwere kardiogene oder nephrogene Ausscheidungsstörungen Cave: Nierenschäden jeglicher Art, Schwangerschaft, gleichzeitige Gabe von Kurznarkotica
Polythiazid	Drenusil®	Tbl. à 2 mg; Dosierung s. Prospekt	N: Hypokaliämie K: Coma hepaticum, Salzmangelzustände, Sulfonamid-Überempfindlichkeit, ausgeprägte Niereninsuffizienz Cave: gleichzeitige Digitalis-Behandlung, Gichtpatienten; bei Dauerbehandlung Blutbildkontrollen erforderlich
Prednisolon	Decortin®-H	Tbl. à 5 mg und 50 mg; Perlen à 1 mg; Dosierung s. Prospekt	K: Magen- und Darmulcera, schwere Osteoporose, psychiatrische Anamnese; Herpes simplex, Herpes zoster; Varicellen, Schutzimpfungen, Amoebeninfektion, Systemmykosen, Poliomyelitis mit Ausnahme der bulbärencephalitischen Form Cave: Diabetes mellitus
	Deltacortril®	Tbl. à 1 mg und 5 mg; Injektionsflaschen (1 ml) à 10 mg und 20 mg; Dosierung s. Prospekt	N: leichte Schlaflosigkeit, Magenbeschwerden K: s. unter Decortin®-H, außerdem Lungentuberkulose, Schwangerschaft und Cushing-Syndrom Cave: Diabetes mellitus, Nebenwirkungen bei Dauertherapie, Behandlung ausschleichend absetzen

Um Beachtung der „Erläuterungen" zu Beginn des Verzeichnisses wird gebeten!

Chemische Kurzbezeichnung	Handelsname Warenzeichen®	Dosierung	Nebenwirkungen (N), Kontraindikationen (K), Texthinweise (T), besondere Hinweise (Cave)
	Hostacortin® H	Tbl. à 5 mg; Dosierung s. Prospekt	s. unter Decortin®-H und Deltacortril®
	Scherisolon®	Tbl. à 5 mg; s. Prospekt	s. unter Decortin®-H und Deltacortril®
	Ultracorten®-H	Tbl. à 5 mg; s. Prospekt	s. unter Decortin®-H und Deltacortril®
Prednisolon-21-hemisuccinat-Natrium	Solu-Decortin®-H	Ein- bis mehrmals tgl. 50–250 mg i. v., Einzeldosis bei Kdr. 10–25 mg; Näheres s. Prospekt; Trockenamp. à 25, 50 bzw. 250 mg, Trockenamp. pro infantibus à 10 mg	N und K: s. unter Decortin®-H und Deltacortril® Cave: Diabetes mellitus; keine Injektionen bei Infektionen im Anwendungsbereich
Prenylamid(n)-lactat	Segontin® 60 mg	Drg. à 60 mg; Dosierung s. Prospekt	N: flüchtiges Wärmegefühl bei i. v. Injektion, Müdigkeitserscheinungen K: atrioventriculäre und intraventriculäre Reizleitungsstörungen des Herzens Cave: keine gleichzeitige Kombination mit MAO-Hemmern
Primidon	Mylepsinum®	Tbl. à 250 mg, Saft (5 ml) à 125 mg; Dosierung s. Prospekt	N: zu Beginn Rausch- und Schwindelgefühl
Probenecid	Benemid®	Tbl. à 500 mg; Dosierung s. Prospekt	K: Uratsteine, Anwendung bei Kindern unter 2 Jahren
Procainhydrochlorid (isoton. Lösung)	Novocain®	s. Prospekt	K: Herzdekompensation, AV-Block, Bradykardie Cave: im Kopf-, Hals- und Genitalbereich 200 mg innerhalb 2 Std. nicht überschreiten; i. v. Gabe bei Lebererkrankungen, Schilddrüsenunterfunktion, Arteriosklerose, Myasthenia gravis sowie nach Injektion von Opiaten gefährlich
Procain-Penicillin-G (+Omnadin-Konzentrat)	Omnacillin®	s. Prospekt	N und K: s. Penicillin Cave: nur i. m. Gabe
Procain-Penicillin-G + Penicillin-G-Kalium	Aquacillin® comp.	s. Prospekt	N: s. Penicillin K: Penicillin- und Procain-Überempfindlichkeit
Procain-Penicillin-G + Penicillin-G-Natrium	Hydracillin®	Erw. tgl. 1 000 000 I. E. i. m., Kdr. tgl. je kg Körpergewicht 20 000 I. E. i. m.	N: s. Penicillin K: bekannte Procain- und Penicillin-Allergie
	N-Pc aqu	s. Prospekt	N und K: s. Penicillin und vgl. obengenannte Präparate Cave: nur i. m. Gabe
Promazin-hydrochlorid	Protactyl®	Dosierung je nach Indikation; Einzelheiten s. Prospekt	N: leichte Benommenheit, Schläfrigkeit, leichte Hypotonie K: akute Alkohol-, Schlafmittel-, Analgetica- und Psychopharmaka-Intoxikationen; Leukopenie, starke Hypotension Cave: Kombination mit Adrenalin vermeiden

Um Beachtung der „Erläuterungen“ zu Beginn des Verzeichnisses wird gebeten!

Chemische Kurzbezeichnung	Handelsname Warenzeichen®	Dosierung	Nebenwirkungen (N), Kontraindikationen (K), Texthinweise (T), besondere Hinweise (Cave)
Promazin-phosphat	Verophen®	Drg. à 25 mg, Tropfen 40 mg/ml, Amp. à 20 mg/2 ml (jeweils reine Base) Erw.: tgl. 75–150 mg, einschleichend als Tropfen, später als Dragees. Kdr. tgl. 1–2 mg/kg Körpergewicht	N und K: s. unter Protactyl® Cave: bei Langzeitbehandlung Blutbildkontrollen erforderlich; Alkohol
Promethazin-hydrochlorid	Atosil®	Sirup (125 ml) à 125 mg, Supp. à 50 mg, Amp. (2 ml) à 50 mg, Drg. à 25 mg, Tropfen 20 mg/ml; Dosierung individuell, s. Prospekt	N: zu Behandlungsbeginn leichte Sedierung. Bei zu hohen (parenteralen) Gaben Schwindel und Benommenheit K: akute Alkohol-, Schlafmittel-, Analgetica- und Psychopharmaka-Intoxikationen
Propicillin-Kalium	Baycillin®	Tbl. pro infantibus à 200 000 E, Tbl. à 400 000 E, Saft (7 ml) = 100 000 E/70 mg, Oblongtabl. Mega à 1 Mill. E.	N: s. Penicillin K: Penicillin-Überempfindlichkeit Cave: gleichzeitige Pilzerkrankungen
	Oricillin® 200, 400, 600, Mega, plus, -Saft	s. Prospekt	N: selten gastrointestinale Störungen oder allergische Erscheinungen K: Überempfindlichkeit gegen Penicilline Cave: Schwangerschaft
Propylthiouracil	Propycil®	Dosierung individuell, s. Prospekt	K: substernale Struma, Lactation
	Thyreostat II®	Dosierung individuell, s. Prospekt	K: s. unter Propycil®
Proscillaridin A	Sandoscill®	Drg. à 0,25 und 0,5 mg; Amp. 0,2 mg/2 ml; Dosierung s. Prospekt	K: i. v. Calciumgaben
	Talusin® (Dragees)	Drg. à 0,25 bzw. 0,5 mg; Einzelheiten s. Prospekt	N: vereinzelt Durchfälle K: i. v. Calciumgaben
Protionamid	Ektebin®	3–4 Tbl. à 250 mg tgl. (einschleichend und über den Tag verteilt)	N: Unverträglichkeitserscheinungen, meist seitens des Intestinaltraktes, Akne, selten Pellagroide (bei gleichzeitiger hochdosierter Therapie mit INH). K: Schwangerschaft, manifeste Leberparenchymschäden, Potatorium, Epilepsie, Psychosen Cave: Kombination des Präparates mit Thiosemicarbazonen ist wegen Kreuzresistenz nicht angezeigt
Protriptylin-hydrochlorid	Maximed® 5,10	Tbl. à 5 und 10 mg; Einzelheiten zur individuellen Dosierung s. Prospekt	N: Unruhe, Nervosität, Schlaflosigkeit, Schwindel, anticholinergische Wirkungen und gastrointestinale Störungen; gelegentlich allergische Erscheinungen K: Glaukom, Harnretention, Pylorusstenose, Schwangerschaft, Kindesalter (–12 Jahre), Kombination mit MAO-Hemmern; akute Alkohol-, Schlafmittel-, Analgetica- und Psychopharmaka-Intoxikationen; akute Delirien Cave: gleichzeitige Gabe von Guanethidin

Um Beachtung der „Erläuterungen" zu Beginn des Verzeichnisses wird gebeten!

Chemische Kurzbezeichnung	Handelsname Warenzeichen®	Dosierung	Nebenwirkungen (N), Kontraindikationen (K), Texthinweise (T), besondere Hinweise (Cave)
Pyrazinamid	Pyrazinamid Krugmann	Tbl. à 0,50 g; 3–6 Tbl. tgl., nähere Dosierung s. Prospekt	K: schwere kardiogene oder nephrogene Ausscheidungsstörungen; schwere Leberschäden
Pyrimethamin	Daraprim®	Tbl. à 25 mg; Dosierung s. Prospekt	N: bei hoher Dosierung Übelkeit. Bei längerer Behandlung mit hohen Dosen Depression des Knochenmarks K: erste Hälfte der Schwangerschaft, schwere Blutbildschäden Cave: bei fortlaufender hoher Dosierung Blutbildkontrollen
	Pyrimethamin-Heyl®	Tbl. à 25 mg; Erw. 5–10 Tg. lang tgl. 1–3 Tbl., Kdr. entsprechend weniger, je nach Alter und Körpergewicht	K: 1. Trimenon der Gravidität, schwere Blutbildschäden
Pyrvinium-pamoat	Molevac®	Susp. 1 ml à 10 mg, Drg. à 50 mg (jeweils reine Base); Dosierung s. Prospekt	N: Nausea und Erbrechen
Quinethazon (Chinaethazon)	Aquamox®	Tbl. à 50 mg; einleitend 1–2 Tbl. tgl., später 2–3 Tbl. wöchentlich; Einzelheiten der Dosierung s. Prospekt	N: gelegentlich allergische Reaktionen K: Sulfonamid-Überempfindlichkeit, therapieresistente Hypokaliämie, ausgeprägte Niereninsuffizienz (Anurie)
Radix Rauwolfiae serpentinae (Rauwolfia serpentina)	s. Tabelle Antihypertonica		
Raubasin	s. Tabelle Antihypertonica		
Raupin	s. Tabelle Antihypertonica		
Rauwolfia-Gesamtalkaloide (einschl. Reserpin; vgl. auch Tabelle Antihypertonica)	Raupina®	Drg. à 2 mg; individuelle Dosierung (einschleichend), s. Prospekt	K: manifestes Ulcus ventriculi et duodeni
	Raupinetten®	Drg. à 1 mg; Einzelheiten s. Prospekt	K: manifestes Ulcus ventriculi et duodeni
	Rauserpol®	Drg. à 2 mg, Tropfen à 2 mg/ml + Acid. acet. und Sorbit; Einzelheiten s. Prospekt	K: manifestes Ulcuc ventriculi et duodeni
	Rautonin®, -forte	Tbl. à 1 bzw. 2 mg; individuelle Dosierung, s. Prospekt	N: Depressionszustände Cave: Blutdruck und Allgemeinbefinden des Patienten sollen überwacht werden
Reinglykosid-Komplex aus Scilla maritima	Scillaren®	Drg. à 0,8 mg, 20 Tropfen = 0,8 mg, Amp. à 0,5 mg/ml; Dosierung s. Prospekt	Cave: intravenöse Calcium-Gaben

Um Beachtung der „Erläuterungen“ zu Beginn des Verzeichnisses wird gebeten!

Chemische Kurzbezeichnung	Handelsname Warenzeichen®	Dosierung	Nebenwirkungen (N), Kontraindikationen (K), Texthinweise (T), besondere Hinweise (Cave)
Rescinnamin	s. Tabelle Antihypertonica		
Reserpin (s. auch Tabelle Antihypertonica)	Reserpin-Hameln	Tbl. à 0,25 mg, Amp. à 2,5 mg/ml; Dosierung individuell, s. Prospekt	K: bei höheren Dosierungen: bekannte oder manifeste Depressionen; gleichzeitige Elektroschocktherapie; Asthma bronchiale; akute Alkohol- oder Barbiturat-Vergiftung; Magen- u. Darmulcera, Colitis und Gastroenteritis; nephrogene Ausscheidungsstörungen; Lebererkrankungen, Neigung zu Venenthrombosen
	Reserpin Saar	Tbl. à 0,1 und 0,25 mg; individuell, s. Prospekt	K: s. unter Reserpin-Hameln
	Sedaraupin®	Tbl. à 0,2 und 1 mg, Amp. à 0,25 mg bzw. 1 mg/ml; individuelle Dosierung je nach psychischem Schweregrad, Einzelheiten s. Prospekt	N: selten Müdigkeit, parkinsonoide Zustandsbilder, gesteigerte Magen-Darm-Motilität, Ödeme und Rhinitis vasomotorica K: Asthma bronchiale, Ulcus ventriculi et duodeni, Barbituratvergiftungen, Elektroschockbehandlung, Schwangerschaft Cave: MAO-Hemmer, Morphin, Appetitzügler, Alkohol, Barbiturate
	Serpasil®	Tbl. à 0,25 und 1 mg, Amp. à 1,0 bzw. 2,5 mg/	K: s. unter Reserpin-Hameln Cave: laufende ärztliche Kontrollen sind erforderlich
Rifampicin	Rifa® 150, -300	Kps. à 150 bzw. 300 mg; Dosierung s. Prospekt	N: Übelkeit, Inappetenz, selten Allergien K: Schwangerschaft (1. Trimenon), Leberfunktionsstörungen Cave: Blutbildkontrollen und Leberfunktionsprüfungen; Kontrolle des Gerinnungsstatus bei Anticoagulantienbehandlung
	Rimactan®, -300	Kps. à 150 bzw. 300 mg, Dosierung s. Prospekt	N: Durchfälle, Magenbeschwerden, allergische Erscheinungen K: Ikterus mit verzögerter Bilirubinausscheidung, erste 3 Monate der Schwangerschaft Cave: Blutbildkontrollen, Transaminasebestimmungen
Rolitetracyclin	Reverin®	Einzelheiten s. Prospekt	N: bei rascher i. v. Gabe: Geschmackssensationen, Schwindel, Hitzegefühl, in Ausnahmefällen Kollapszustände K: Schwangerschaft, reduzierte Nieren- und Leberfunktion, Myasthenia gravis Cave: bei Herzglykosid-Patienten langsam injizieren
Salicylazosulfapyridin (Salazosulfapyridin)	Azulfidine®	Drg. à 500 mg, Tbl. à 500 mg, Supp. à 500 mg; Dosierung s. Prospekt	N: Übelkeit, Appetitlosigkeit. Gelegentlich 7–12 Tage nach Beginn der Medikation hohes Fieber, von toxischem Exanthem begleitet
Schilddrüsenextrakte (stand.)	Thyreoidin „Merck“	Individuelle Dosierung, Einzelheiten s. Prospekt	K: Myokardinfarkt, Angina pectoris; Myokarditis; tachykarde Herzinsuffizienz
	Thyreo-Mack	Tbl. à 0,2 g; individuell, s. Prospekt	K: s. unter Thyreoidin „Merck“

Um Beachtung der „Erläuterungen“ zu Beginn des Verzeichnisses wird gebeten!

Chemische Kurzbezeichnung	Handelsname Warenzeichen®	Dosierung	Nebenwirkungen (N), Kontraindikationen (K), Texthinweise (T), besondere Hinweise (Cave)
Selendisulfid	Selsun®	Fl. à 60 und 120 ml; 2–3 Wochen lang 2× wöchentlich Kopfwäsche, später 1× wöchentlich	Cave: Augen schützen
Serumgonadotropin	Anteron®	s. Prospekt	T: s. Kapitel 19, „Endokrine Erkrankungen“
Spironolactone	Aldactone® 25, -50	Drg. à 25 mg und 50 mg; Dosierung s. Prospekt	N: gastrointestinale Störungen selten K: fortgeschrittene Niereninsuffizienz, erhöhter Serum-Kalium-Spiegel Cave: Überwachung der Plasmaelektrolyte, des Serum-Kalium-Spiegels
Streptokinase	Streptase®	s. Prospekt (auch wegen Behandlungsdauer und -wiederholung)	N: Blutungen möglich, ebenfalls allergisch-anaphylaktische Reaktionen und Temperaturerhöhung K: Blutungen, haemorrhagische Diathesen, fixierter Hochdruck, Sepsis und Endocarditis lenta, schwere Lebererkrankungen relative K: Vorbehandlung mit Anticoagulantien Cave: kavernöse Prozesse, Lungentuberkulose
Streptomycinsulfat	Streptomycin (sulfat) Bayer, „Bastian“ Heyl®, Hoechst, „Horm“®, Novo (u. a.)	Einzelheiten der Dosierung s. jeweiligen Prospekt	N: Schwindel, Gleichgewichtsstörungen, Ohrenklingen, selten Gehörschädigungen; allergische Reaktionen K: schwere Niereninsuffizienz, Gravidität, Vorschädigung des N. statoacusticus Cave: Nierenschädigungen; bei Dauerbehandlung Kontrolle der Hörfunktion
Streptomycinsulfat + Streptomycinpantothenat	Streptothenat® Streptothenat® S	Einzelheiten s. Prospekt	N: Schwindel, Gleichgewichtsstörungen, Ohrenklingen, selten Gehörschädigungen; allergische Reaktionen K: schwere Niereninsuffizienz, Gravidität, Vorschädigung des N. statoacusticus
g-Strophanthin	Purostrophan®	Amp. 1 ml à 1/4 mg bzw. 1/2 mg, Drg. à 1 mg bzw. 2 mg, Tropfen (auch forte) 20 ml; Dosierung s. Prospekt	
g-Strophanthin (+ stand. Bienenhonig)	Melostrophan® Melostrophan® forte	Amp. (10 ml) à 1/10 bzw. 1/5 mg; Dosierung s. Prospekt	
g-Strophanthin (in 20%iger Invertzuckerlösung)	Strophantose®	Amp. à 1/8, 1/4 od. 1/2 mg/10 ml; Dosierung s. Prospekt	
k-Strophanthin	Kombetin®	Amp. (1 ml) à 1/8 und 1/4 mg, Supp. à 0,5 mg; Dosierung individuell, den jeweiligen Erfordernissen angepaßt; Einzelheiten s. Prospekt	K: vasomotorische Angina pectoris, Perikarderguß, Perikardobliteration und Herzgeschwülste Cave: gleichzeitige parenterale Calcium-Gaben. Vorherige Digitalisierung, gleichzeitige langdauernde Behandlung mit kaliuretisch wirkenden Diuretica

Um Beachtung der „Erläuterungen“ zu Beginn des Verzeichnisses wird gebeten!

Chemische Kurzbezeichnung	Handelsname Warenzeichen®	Dosierung	Nebenwirkungen (N), Kontraindikationen (K), Texthinweise (T), besondere Hinweise (Cave)
	k-Strophanthin-Hameln	Amp. (1 ml) à 1/8, 1/4 und 1/2 mg; individuelle Dosierung	s. unter Kombetin®
k-Strophanthin (+ Etofyllin)	Cordalin®-Strophanthin	Amp. (2 ml) à 1/8 und 1/4 mg, Supp. à 1/2 mg; Dosierung individuell, s. Prospekt	s. unter Kombetin®
k-Strophanthin (+ Laevulose)	Laevokombin®	Amp. (10 ml) à 1/8 und 1/4 mg; Dosierung tgl. 1–2 Amp. i. v.	K: Methylalkoholvergiftung, Fructoseintoleranz, vgl. auch Kombetin®
k-Strophanthin (+ Dihydroxypropyltheophyllin)	Theokombetin®	Amp. (2 ml) à 1/8 bzw. 1/4 mg; Dosierung individuell; im allg. tgl. 1–2× 1/8 bis 1/4 mg i. v.	K: akuter Herzinfarkt, Epilepsie; vgl. auch Kombetin®
Strychnin	Strychninum nitricum „Buchler“	Amp. à 0,001–0,003 g/ml; 0,001–0,003 g subcutan injizieren	K: Säuglingsalter; schwere Lebererkrankungen
Sulfaaethidol	Sulfa-Perlongit®	5 ml Suspension = 0,65 g; Erw. anfangs 2 Eßl., Erh.-Dosis 12-std. 1 Eßl.; Kdr. 6–12 J. anfangs 1 Eßl.; Erh-Dosis 12-std. 2 Dosierl., Kdr. bis 6 J. anfangs 100 mg/kg Körpergewicht, Erh.-Dosis 12-std. 50 mg/kg Körpergewicht; Einzelheiten s. Prospekt	N: Unverträglichkeitserscheinungen des Magen-Darm-Traktes möglich K: Sulfonamid-Allergie, Leberschäden, schwere Blutbildveränderungen, gleichz. Gabe von Hexamethylentetramin, Auftreten eines Erythema multiforme exsudativum Cave: Nierenschäden
Sulfacarbamid	Euvernil®	Drg. à 0,5 g, Saft 0,1 g/ml, Amp. 2 g/10 ml; Erw. 10 Tage lang 3× 2 Drg. tgl. (Infusion, Saft und weitere Einzelheiten s. Prospekt)	K: Nephritis, Anurie, Urämie, Leberparenchymschäden, allg. eingeschränkte Nierentätigkeit, herabgesetzte Kreatininclearence; formaldehyd- und hexamethylentetraminhaltige Präparate; vgl. auch Sulfa-Perlongit®
Sulfacetamid	Sulfacetamid POS® Augentropfen 10%	3× tgl. 1–2 Tropfen i. d. erkrankte Auge einträufeln	
Sulfacetamid-natrium	Albucid®-Augentropfen	Tropfen à 0,2 g/ml; Dosierung s. Prospekt	K: Sulfonamid-Allergie
Sulfadiazin	Debenal® (Präparat nicht mehr im Handel; nur nach Anforderung ab Werk)		
	Sulfadiazin-Heyl®	Tbl. à 500 mg; Erw.: 1. Tag: 8 Tbl. innerhalb 2 Std., ab 2. Tag: 2 Tbl. alle 4 Std., insg. 6 Tbl. tgl. in reichlich Flüssigkeit Kdr.: 0,15 g/kg Körpergewicht	K: s. unter Sulfa-Perlongit®

Um Beachtung der „Erläuterungen“ zu Beginn des Verzeichnisses wird gebeten!

Chemische Kurzbezeichnung	Handelsname Warenzeichen®	Dosierung	Nebenwirkungen (N), Kontraindikationen (K), Texthinweise (T), besondere Hinweise (Cave)
Sulfadimethoxin	Madribon®	Tbl. à 500 mg, Tropfen à 200 mg/ml, Sirup à 250 mg/5 ml; Dosierung und Einzelheiten s. Prospekt	K: Leber- und Nierenparenchymschäden, Sulfonamidüberempfindlichkeit, Gravidität (9. Monat)
Sulfamerazin (+ Sulfatholamid)	Solu-Supronal®	Amp. 2 g/10 ml; Dosierung und Einzelheiten s. Prospekt	K: gleichzeitige Gabe von Hexamethylentetramin; schwere Leber- und Nierenschäden; schwere Blutbildveränderungen; Auftreten eines Erythema multiforme exsudativum
Sulfamethoxydiazin (Sulfameter)	Durenat®	1 Amp. (5 ml) à 0,5 g, Tbl. à 0,5 g, Saft à 0,5 g/ml, Tropfen à 2,0 g/10 ml; Dosierung s. Prospekt	N: selten urticarielles Exanthem K: gleichzeitige Niereninsuffizienz, Injektionen in Liquorräume; s. auch unter Solu-Supronal® Cave: Säuglinge in den ersten 3 Lebensmonaten
Sulfamethoxypyridazin	Lederkyn®	Tbl. à 0,5 g, Tropfen à 125 mg/ml, Sirup à 250 mg/5 ml; Dosierung s. Prospekt	K: s. unter Solu-Supronal® Cave: bei Dauerbehandlung Blutbildkontrollen erforderlich
	Davosin®	Tbl. à 0,5 g; Susp. à 5 g/100 ml; Dosierung s. Prospekt	K: Frühgeborenen- und Neugeborenenalter (–4 Wochen); weitere K s. unter Solu-Supronal® Cave: während Medikation auf reichliche Flüssigkeitszufuhr und ggf. Blutbildkontrollen achten
Sulfamoxol (Sulfadimethyloxazol)	Sulfuno®	Tbl. à 0,5 g, Saft à 0,5 g/5 ml, Amp. à 2 g/10 ml; Dosierung s. Prospekt	K: schwere Nierenschädigungen, allg. Sulfonamidunverträglichkeit, weitere K s. unter Solu-Supronal®
	Tardamide®	Tbl. à 0,5 g; Saft à 0,5 g/Meßl.; Einzelheiten s. Prospekt	N: selten subjektive Beschwerden von seiten des Magen-Darm-Traktes, Hautveränderungen K: Parenchymschäden von Nieren und Leber, Sulfonamid-Überempfindlichkeit, vgl. auch Solu-Supronal®
Sulfaphenazol	Orisul®	Tbl. à 0,5 g, Sirup, Augensalbe; Dosierung und Einzelheiten s. Prospekt	K: Nephritis, schwere Leber- und Nierenschäden, Periarteriitis nodosa, akute Porphyrie, Neugeborenenalter Cave: gleichzeitige Gabe von Hexamethylentetramin
Sulfathiazol (Sulfanilamidothiazol)	Cibazol®	s. Prospekt	N: vereinzelt Überempfindlichkeitsreaktionen allergischer Art
Sulfathiourea (Sulfanilthiocarbamidum)	Badional-Gel®	In dünner Schicht auftragen und eintrocknen lassen	K: Sulfonamid-Überempfindlichkeit
Sulfinpyrazon	Anturano®	Tbl. à 0,1 g; 3–4 Tbl. tgl. in 2–4 Einzeldosen über den Tag verteilt; Einzelheiten s. Prospekt	K: Magen-Darm-Ulcera, Pyrazolüberempfindlichkeit, Leber- und Nierenparenchymschäden Cave: gleichzeitige Verordnung von Salicylaten

Um Beachtung der „Erläuterungen“ zu Beginn des Verzeichnisses wird gebeten!

Chemische Kurzbezeichnung	Handelsname Warenzeichen®	Dosierung	Nebenwirkungen (N), Kontraindikationen (K), Texthinweise (T), besondere Hinweise (Cave)
Sulfisomidin	Aristamid®	Tbl. à 0,5 g, Amp. à 1 g/3 ml bzw. 3 g/10 ml, Saft à 0,5 g/5 ml, Supp.; Dosierung und einzelne Applikationen s. Prospekt	K: s. unter Solu-Supronal®
	Elkosin®	Tbl. à 0,5 g, Sirup; tgl. 6–8 g, verteilt auf 3–4 Einzeldosen; Einzelheiten s. Prospekt	K: Nephritis, Leber- und Nierenschäden, Periarteriitis nodosa, akute Porphyrie, gleichzeitige Gabe von Hexamethylentetramin, bei Neugeborenen in den ersten Lebenswochen
Sulfisoxazol (Sulfafurazol)	Gantrisin®	Tbl. à 500 mg, Sirup à 500 mg/5 ml, Amp. à 2 g/5 ml, Augentropfen à 40 mg/ml; Einzelheiten und Dosierung s. Prospekt	K: schwere Leber- und Niereninsuffizienz, bei Früh- und Neugeborenen, Sulfonamidüberempfindlichkeit
Sulfonamide	s. unter Kurzzeit-Sulfonamide, Mittelzeit-Sulfonamide, Langzeit-Sulfonamide		
Testosteronönanthat (+ Testosteronpropionat)	Testoviron® Depot	Einzelheiten s. Prospekt	K: Gravidität, Prostatacarcinom
Tetanusantitoxin	Tetanus-Serum Asid	Zur Prophylaxe mind. 3000 I. E. i. m.	
	Tetanus-Serum Behringwerke	Zur Prophylaxe 1500–3000 I. E.; Therapie s. Prospekt	
Tetracyclin (-hydrochlorid)	Achro® Achro® 500	Kps. à 250 mg, Tbl. à 500 mg, Tropfen à 100 mg/ml; Einzelheiten und Dosierung s. Prospekt	N: Übelkeit, Erbrechen, leichte Diarrhoen K: reduzierte Nierenleistung, Leberschäden Cave: Schwangerschaft (Verabreichung nur bei strenger Indikationsstellung)
	Achromycin®, -forte	Einzelheiten und Dosierung s. Prospekt	N: bei Verabreichung in der Schwangerschaft gelbliche Verfärbung der Zähne des Kindes möglich K: reduzierte Nierenleistung, Leberschäden; bei Augensalbe: Herpes simplex, Tuberkulose sowie Pilzerkrankungen des Auges Cave: Schwangerschaft (Gabe nur bei strenger Indikationsstellung), gleichzeitige Gabe von Achromycin i. m. und Digitalis-Präparaten
	Supramycin® N, – N 500	Kps. à 0,25 g, Drg. à 0,5 g; Erw. und Jugendl. morgens und abends je 1 Drg. oder 2 Kps.; Einzelheiten s. Prospekt	N: bei erheblicher Überdosierung oder Niereninsuffizienz Kumulation und Leberschäden möglich. Allergische Reaktionen sind selten. Pränatal und in den ersten Lebensjahren Veränderungen der Zähne möglich. Nebenwirkungen auf Magen-Darm-Trakt selten. K: Überempfindlichkeit gegen Tetracyclin. Schwere Leber- und Nierenfunktionsstörungen, Schwangerschaft Cave: Kontrolle der Serumspiegel, eventl. Leber- und Nierenfunktionsproben, s. auch Achro® und Achromycin®

Um Beachtung der „Erläuterungen" zu Beginn des Verzeichnisses wird gebeten!

Chemische Kurzbezeichnung	Handelsname Warenzeichen®	Dosierung	Nebenwirkungen (N), Kontraindikationen (K), Texthinweise (T), besondere Hinweise (Cave)
	Tetracyn® SF (Tetracyclin mit Multivitaminzusatz)	Kps. à 0,25 g (+ Vitaminzusatz); Dosierung s. Prospekt	s. unter Achro® und Achromycin®
	Tetracompren® 250 u. 500	Kps. à 0,25 g und à 0,5 g; Dosierung s. Prospekt	N: selten allergische Reaktionen. Gelegentlich Schädigung der physiologischen Darmflora K: Schwangerschaft, reduzierte Nierenleistung, Leberstörungen, Säuglings- und Kleinkindalter s. auch unter Achro® und Achromycin®
Tetracycline	s. Demethylchlortetracyclin, Doxycyclin, Methacyclin, Oxytetracyclin-hydrochlorid, Rolitetracyclin, Tetracyclin (-hydrochlorid)		
L-3, 5, 3', 5'-Tetrajodthyronin-Natrium (L-Thyroxin-Natrium) + Liothyronin	Thyroxin-T_3 „Henning"	Dosierung individuell; durchschnittl. 1 Tbl. tgl.	N: bei hoher Dosierung Unruhe, Schlaflosigkeit, Herzklopfen, Durchfälle K: akuter Myokardinfarkt, Angina pectoris, Myokarditis, tachykarde Herzinsuffizienz
Theophyllin	Solosin®	Amp. à 208 mg/5 ml, Tr. à 104 mg/ml; Einzelheiten der Dosierung s. Prospekt	
Theophyllin-Magnesiumacetat	s. Tabelle Antihypertonica		
Theophyllin-Monohydrat + Äthylendiamin	Euphyllin®	Amp. à 0,12 g/ml und 0,24 g/10 ml i. v. (auch Spez.-Amp. zur i. m. Injektion); Tbl. à 0,1 g, Supp. à 0,36 g, Tr. à 0,24 g/ml; Dosierung s. Prospekt	
Thiabutazid (Butiazid; vgl. auch Tab. Antihypertonica)	Saltucin®	Tbl. à 5 mg; tgl. 2–3 Tbl., zur Dauerbehandlung 1 Tbl.; Einzelheiten s. Prospekt	K: Sulfonamid-Überempfindlichkeit; therapieresistente Hypokaliämie; ausgeprägte Niereninsuffizienz Cave: bei höherer Dosierung und Dauertherapie empfiehlt sich kaliumreiche Kost bzw. Zugabe von Kaliumpräparaten
Thioacetazon	Conteben®	Tbl. à 0,05 g; Einzelheiten und Dosierung s. Prospekt	K: manifeste Leberparenchymschäden, Hirnödem (Frühsymptom Kopfschmerz!)
Thiopental (als Na-Salz)	Pentothal®	s. Prospekt	N: paravenöse und intraarterielle Injektionen führen zu Gewebsnekrosen; Atemdepression, Kreislaufinsuffizienz, parasympathicomimetische Effekte K: akute Alkohol-, Schlafmittel-, Analgetica- und Psychopharmaka-Intoxikationen, Porphyrie, schwere Nieren- und Leber- sowie Myokardschäden; Schock; vagotone Zustände wie „Status asthmaticus", Herzirregularitäten, maligne Hypertonie, schwere Dyspnoe, schwere Hypotonie, schweres Emphysem Cave: entzündliche Prozesse der oberen Luftwege
	Thiopental „Lentia"	s. Prospekt	s. unter Pentothal®
	Trapanal®	s. Prospekt	s. unter Pentothal®

Chemische Kurzbezeichnung	Handelsname Warenzeichen®	Dosierung	Nebenwirkungen (N), Kontraindikationen (K), Texthinweise (T), besondere Hinweise (Cave)
Thioridazin	Melleril®-Sandoz, -retard 30 und 200	Drg. à 0,025 g und 0,1 g, Ret. Tbl. à 0,03 und 0,2 g; Dosierung s. Prospekt	N: die Verkehrstüchtigkeit kann beeinträchtigt werden; Trockenheit der Mundschleimhaut und Gefühl von verstopfter Nase; Verstärkung der Wirkung von Alkohol, Analgetica, Hypnotica und Narkotica K: akute Alkohol-, Schlafmittel-, Analgetica- und Psychopharmaka-Intoxikationen Cave: periodische Blutbildkontrolle; Alkohol
Thiotepa (Triaethylenthiophosphoramid)	Thiotepa	1 Amp. à 15 mg; Einzelheiten und Dosierung s. Prospekt	N: Erbrechen, Übelkeit, Kopfschmerzen, Appetitlosigkeit, fieberhafte und allergische Reaktionen. Mitunter Amenorrhoe, Temperatursteigerungen und Wundsekretion. Die Einschmelzung eines Darmtumors führt gelegentlich zu einer Perforation. Alopecie, Reflexverlust, schwere Knochenmarksdepression K: Schwangerschaft, schwere Herzinsuffizienz Cave: bei Leukopenie und Infektionen, Niereninsuffizienz
L-Thyroxin-Natrium	L-Thyroxin „Henning"	Tbl. à 0,05 mg; individuell, einschleichend, im allg. 1–4 Tbl. tgl.	K: Myokardinfarkt, Angina pectoris, Mykarditis, tachykarde Herzinsuffizienz
Tiotixen	Orbinamon®	Tbl. à 10 mg, Amp. à 4 mg (2 mg/ml); Einzelheiten s. Prospekt, im allgem. anfangs 10 mg/die, dann allmähliche Steigerung zur optimalen Tagesdosis	N: extrapyramidale Symptome möglich, ebenso Tachykardie und Hypotension, selten Schläfrigkeit K: akute Alkohol-, Schlafmittel- und Analgetica- sowie Psychopharmaka-Vergiftungen; komatöse Zustände, Blutkrankheiten
Tolazamid-Präparate			T: s. Tabelle 19–19, „Orale Antidiabetica", S. 966
Tolbutamid-Präparate			T: s. Tabelle 19–19, „Orale Antidiabetica", S. 966
Tolnaftat	Tonoftal® Creme/ Lösung/Puder	Einzelheiten s. Prospekt	
Tranylcypromin-sulfat	Parnate®	Lacktbl. à 6,87 mg; 2× tgl. 2 Tbl., Erh.-Dosis 2× tgl. 1 Tbl.	N: bei Einhaltung der Therapierichtlinien selten cerebrovasculäre und schwere kardiovasculäre Erkrankungen; maligne Hypertonie, Blutdruckkrisen, Phäochromocytom, akute Alkohol-, Schlafmittel-, Analgetica- und Psychopharmaka-Intoxikationen, Kombination mit anderen Antidepressiva, Sympathicomimetica und Antihypertonica Cave: stark fermentierten Käse während der Behandlung meiden
Tranylcypromin-sulfat + Trifluoperazin-dihydrochlorid	Jatrosom®	Im allg. 2× tgl. 1 Drg.; Einzelheiten s. Prospekt	s. unter Parnate®
Triäthylenmelamin (Tretamin)	TEM „Lederle"	Tbl. à 5 mg; Einzelheiten und Dosierung s. Prospekt	K: Gravidität, schwere Knochenmarksdepression, manifeste Leber- und Nierenschäden Cave: sorgfältige Kontrolle des Blutbildes

Um Beachtung der „Erläuterungen" zu Beginn des Verzeichnisses wird gebeten!

Chemische Kurzbezeichnung	Handelsname Warenzeichen®	Dosierung	Nebenwirkungen (N), Kontraindikationen (K), Texthinweise (T), besondere Hinweise (Cave)
Triamcinolon	Delphicort®	Tbl. à 2, 4 und 8 mg; s. Prospekt	s. unter Prednisolon
	Volon®	Tbl. à 1, 4 und 8 mg; Dosierung individuell, Einzelheiten s. Prospekt	s. unter Prednisolon
Triamcinolon-acetonid	Volon® A Haftsalbe	Haftsalbe (1 mg/g) à 5 mg/5 g und 20 mg/20 g; vor dem Schlafengehen, evtl. auch tagsüber, Salbe dünn auftragen, nicht einmassieren	K: Varicellen, spez. Hautprozesse, Mykosen, Vaccinationsreaktionen, Hauttuberkulose
Triamteren	Jatropur®	1 Kps. à 50 mg; 2× tgl. 1–2 Kps.; Einzelheiten s. Prospekt	N: Erbrechen, Übelkeit, gastrointestinale Störungen, Durchfall, Kopfschmerzen, Schwindelgefühl, Anstieg des Blutharnstoffes, Nervosität; gelegentlich Herzklopfen, Durst, trockener Mund
Trichlormethiazid	Esmarin®	Tbl. à 4 mg; Dosierung s. Prospekt	K: Sulfonamidüberempfindlichkeit, schwere Lebercirrhose, Ascites, Präkoma, Niereninsuffizienz mit An- oder Oligurie, Erhöhung des Rest-N, Salzmangelsyndrom Cave: Kombinationstherapie mit Hypotensiva, Kaliummangel, Digitalis-Dauertherapie
Trifluoperazin-dihydrochlorid	Jatroneural® -5, -10, -L 15, retard	Einzelheiten und Dosierung s. Prospekt	N: bei hoher Dosierung Störungen des pyramidalen Systems möglich. Vereinzelt Schwindel, Mundtrockenheit, Schlaflosigkeit, Müdigkeit, leichte Hautreaktionen K: komatöse Zustände, akute Intoxikationen Cave: Ileus, Hirntumor
Triflupromazin-hydrochlorid	Psyquil®	Amp. à 10 und 20 mg/ml, Supp. à 77,3 mg; Drg. à 10, 25 und 50 mg, Emuls. à 10 mg/ml; individuell, s. Prospekt	N: gelegentlich Mundtrockenheit, Müdigkeit, leichter Schwindel, Miktions- und Akkommodationsstörungen K: komatöse Zustände. Akute Lebererkrankungen, schwere Leberschäden. Lungenödem, Kollapszustände, akuter Herzinfarkt, Intoxikationen Cave: Blutbildkontrollen. Aktive Teilnahme am Straßenverkehr erst nach Abklingen der Wirkung möglich
L-3, 5, 3'-Trijodthyronin (T_3, als Na-Salz) + L-Thyroxin (T_4, als Na-Salz)	Novothyral®	stets individuell, Einzelheiten s. Prospekt	N: Nervosität, Tremor, Tachykardie, Wärmeintoleranz, Durchfälle; gelegentliche Gewichtsabnahme K: s. Schilddrüsenextrakte
L-3, 5, 3'-Trijodthyronin-hydrochlorid	Thybon®, -forte	s. Prospekt (individuelle Dosierung je nach Indikation und Alter)	K: s. Schilddrüsenextrakte
Trimipramin- (Trimeprimin-) -maleat bzw. -methansulfonat	Stangyl®	individuell, s. Prospekt	K: Kombination mit MAO-Hemmern, akute Schlafmittel-, Alkohol-, Analgetica- und Psychopharmaka-Intoxikationen; akute Delirien

Um Beachtung der „Erläuterungen" zu Beginn des Verzeichnisses wird gebeten!

Chemische Kurzbezeichnung	Handelsname Warenzeichen®	Dosierung	Nebenwirkungen (N), Kontraindikationen (K), Texthinweise (T), besondere Hinweise (Cave)
Trioxypsoralen	s. 8-Methoxypsoralen		
Tripelennamin-hydrochlorid	Pyribenzamin®	Tbl. à 0,05 g; 4× tgl. 1 Tbl.; Einzelheiten s. Prospekt	N: Schläfrigkeit (Vorsicht Autofahrer!, allergische Reaktionen
Undecylensäure (mit Zusätzen)	Benzoderm® (Lösung, Salbe, Puder, Creme, Hautschutzseife)	s. Prospekt	
	Fungichthol® (Lösung, Puder, Seife), -B (Salbe)	s. Prospekt	
Verapamil-(Iproveratril-) hydrochlorid	Isoptin®	Drg. à 40 und 80 mg; Amp. (2,2 ml) à 5 mg; Dosierung s. Prospekt	K für i. v. Injektion: kardialer Schock
Vinblastinsulfat	Velbe®	Amp. à 10 mg; Einzelheiten der Dosierung s. Prospekt	N: Leukopenie, vereinzelt Thrombopenie, Nausea, Übelkeit, Erbrechen, Haarausfall, Paraesthesien, Phlebitis K: bakterielle Infektionen, Kachexie, Gravidität, Leukocytenwerte unter 4000/mm³, schwere Knochenmarksdepression Cave: Leukocytenwerte unter 2000 mm³, Injektion darf nur i. v. erfolgen, Dosierung unbedingt einhalten!
Vincristinsulfat (+Milchzucker)	Vincristin, Lilly	Inj.-Fl. à 1 mg/10 mg Milchzucker; Dosierung s. Prospekt	N: Alopecie, neuromuskuläre Störungen. Leukopenische Reaktionen K: Gravidität
Viomycin	Viocin® (als Sulfat) Vionactan® (als Pantothenat-sulfat) Viothenat® (als Pantothenat + Sulfat)	Einzelheiten der Dosierung s. Prospekt des jeweiligen Präparates	N: allergische Reaktionen, Störungen der Nierenfunktion, Schädigung des N. statoacusticus, Störung des Vestibularapparates und des Hörvermögens, Veränderung der Serumelektrolyte K: primäre Lungentuberkulose, fibrotische Prozesse, bestehende Nierenschädigung, vorhandene Schädigung des N. statoacusticus sowie Gravidität und Allergiebereitschaft
Vitamin B 1 (Thiamin und Derivate [TTFD])	Betaxin®	Amp. à 100 mg, Tbl. à 50 und 300 mg; Dosierung je nach Indikation s. Prospekt	
	Judolor® -Dragees, -compositum, -Salbe	Manteltbl. (J. comp.) à 20 mg; Drg. à 50 mg, Salbe; Dosierung s. Prospekt	für Judolor comp.: K: Agranulocytose und Leukopenie, akute, intermittierende Porphyrie Cave: bei Dauergebrauch Kontrollen des weißen Blutbildes

Um Beachtung der „Erläuterungen“ zu Beginn des Verzeichnisses wird gebeten!

Chemische Kurzbezeichnung	Handelsname Warenzeichen®	Dosierung	Nebenwirkungen (N), Kontraindikationen (K), Texthinweise (T), besondere Hinweise (Cave)
Vitamin B 6 (Pyridoxin)	Benadon® Roche	Drg. à 40 und 300 mg, Amp. (2 ml) à 100 und 300 mg, Supp. à 100 mg; Dosierung s. Prospekt	
Vitamin C (Ascorbinsäure)	Cebion®	Einzelheiten und Dosierung s. Prospekt	
	Cedoxon®	Einzelheiten und Dosierung s. Prospekt	
Vitamin K 1 (Phytomenadion)	Konakion®	Amp. à 1 mg/0,5 ml, Amp. à 10 mg/1 ml, Kaudrg. à 10 mg, Tropfen; Einzelheiten und Dosierung s. Prospekt	Cave: Überdosierung, i.v. Injektion nur bei lebensbedrohlichen Blutungen und dann sehr langsam anwenden
Yohimboasäuremethylester	s. Tabelle Antihypertonica		

Um Beachtung der „Erläuterungen" zu Beginn des Verzeichnisses wird gebeten!

Tabelle der Antihypertonica-Kombinationspräparate

Handelsname	Zusammensetzung	Dosierung
Adelphan®	0,1 mg Reserpin 10 mg Dihydralazin-sulfat	Beginn 2–3× tgl. 1 Tbl., Steigerung bis 3× 2–3 Tbl. tgl., Reduzierung auf Erhaltungsdosis
Adelphan-Esidrix®	Adelphan + 10 mg Hydrochlorothiazid	3× 1 Tbl. tgl., Reduktion auf Erhaltungsdosis
Bendigon®	0,15 mg Reserpin 15 mg Mefrusid 150 mg Inositolnicotinad	1 Kapsel tgl.
Briserin®	0,58 mg Dihydroergocristin-methan-sulfonat 0,1 mg Reserpin 5,0 mg Clopamid	Beginn mit 1 Drg. tgl.; später 2–3 Drg. tgl. möglich, meist genügt jedoch 1 Drg. jeden 2. Tag
Combipresan®	0,075 mg Clonidin 15 mg Chlorthalidon	Zu Beginn 2× 1 Drg. tgl., notfalls 3× 1 Drg. tgl.; Erhaltungsdosis 1 Drg. tgl.
Darebon®	0,25 mg Reserpin 50 mg Chlorthalidon	1/2–1 Tbl. tgl., in schweren Fällen 3 Tbl. tgl.; Übergang auf Erhaltungsdosis 3× 1/2–1 Tbl. wöchentlich
Diuraupur®-Stufen-dragées	5 mg Benzyl-Hydrochlorothiazid 0,1 mg Reserpin 0,25 mg Rescinnamin 0,01 mg Raupin 0,19 mg Ajmalin 0,6 mg Yohimboasäuremethylester 550 mg Kaliumchlorid	3× 1 Drg. tgl. nach den Mahlzeiten, unter genauer Überwachung vorübergehend 3× 2 Drg. tgl.; Erhaltungsdosis 1 Drg. tgl.
Drenusil-R®	0,25 mg Reserpin 1 mg Polythiazid	Zu Beginn 1–2 Tbl. tgl., evtl. bei schwereren Fällen bis 4 Tbl. tgl. steigern; Erhaltungsdosis 1/2–1 Tbl. tgl. oder 1–2 Tbl. jeden 2. Tag
Durotan® 100	0,1 mg Reserpin 4 mg Xipamid	Individuelle Dosierung, normalerweise 1/2–2 Tbl. tgl. während oder nach dem Essen
Elfanex®	0,1 mg Reserpin 10 mg Dihydralazin 10 mg Hydrochlorothiazid 300 mg Kaliumchlorid	3× 1 Drg. tgl. nach den Mahlzeiten, vorübergehend 3× 2 Drg. tgl.; Erhaltungsdosis 1–2 Drg. tgl.
Ipharon®	30 mg Clofenamid 25 mg 1,4-Dihydralazin-theophyllinat 2,44 mg Extr. Rauwolf. serpent.	Beginn 2–3× 1 Drg. tgl., dann Reduzierung auf 1–2× 1 Drg. tgl.

Handelsname	Zusammensetzung	Dosierung
Modenol®	3,3 mg Thiabutazid 0,07 mg Reserpin 0,07 mg Rescinnamin 0,7 mg Raubasin 300 mg Kaliumchlorid	2–3× 1 Drg. tgl.; Erhaltungsdosis 1–2 Drg. tgl.
Nortensin®	0,4 mg Reserpin 60 mg Fur(o)semid	Zu Beginn 1 Drg. tgl. nach dem Essen; nach Normalisierung des Blutdrucks 1 Drg. jeden 2. Tag
Pacepir®	50 mg Radix Rauwolfiae serpent. 50 mg Hydroflumethiazid 625 mg Kaliumchlorid	Leichte Fälle: 1 Drg. tgl.; schwere Fälle: langsame Steigerung auf 2–3 Drg. tgl.; Erhaltungsdosis 1 Drg. tgl. oder jeden 2. Tag
Raupentin®	1 Tagesdragée: 0,75 mg Rauwolfia-Gesamtalkaloide 100 mg Hexamethoniumbromid 25 mg N-Methylphenylaethylbarbitursäure 1 Nachtdragée: 1 mg Carbaminoylcholinchlorid 20 mg Phenylaethylbarbitursäure	Morgens und mittags 1 Tagesdrg., abends 1 Nachtdrg.
Rauwopur®-Dragées	0,1 mg Reserpin-hydrochlorid 0,25 mg Rescinnamin 0,01 mg Raupin 0,19 mg Ajmalin 0,6 mg Yohimboasäuremethylester	Therapieeinleitung meist mit Diuraupur®, dann alternierende Behandlung, meist tgl. 2–3× 1 Drg. nach dem Essen
Rauwo-sanol®	0,15 mg Reserpin 150 mg Theophyllin-Magnesiumacetat	Zu Beginn 3× 2 Drg. tgl. nach den Mahlzeiten; Erhaltungsdosis 2× 1 Drg. tgl.
Repicin®	2 mg Bendroflumethiazid 0,1 mg Reserpin 200 mg Kaliumchlorid	Beginn mit 2 Tbl. oder Drg. tgl., bei Erfolglosigkeit nach 1 Woche auf 4 Tbl. oder Drg. steigern; Erhaltungsdosis 1–2 Tbl. bzw. Drg. tgl.
Resaltex®	0,125 mg Reserpin 50 mg Triamteren 25 mg Hydrochlorothiazid	Zu Beginn 1 Tbl. tgl. nach dem Essen; weitere Dosierung individuell nach Blutdruckverhalten
Sali-Presinol®	250 mg L-α-Methyldopa 10 mg Mefrusid	1–2 Tbl. tgl. (einschleichend); später evtl. Steigerung bis auf 2–3 Tbl. tgl., verteilt auf 2–3 Einzelgaben
Seda-Repicin®	Repicin (ohne Kaliumchlorid) + 3 mg Methiomeprazin	Individuell, ambulante Höchstdosis: 2 Drg. tgl.
Sembrina®-Saltucin®	250 mg L-α-Methyldopa 1 mg Thiabutazid	Zu Beginn 1–2 Drg. tgl., ggf. Steigerung auf tgl. 3–4 Drg.; Erhaltungsdosis 1–2 Drg. tgl.
Tadip® außer Handel seit 22. 11. 1971	125 mg L-α-Methyldopa 10 mg Cyclazenin	1 Tbl. tgl., langsame Steigerung auf 2–3× 1 Tbl. tgl., Dauertherapie bei 1–2 Tbl. tgl.
Terbolan®	0,1 mg Reserpin 15 mg Fur(o)semid	Beginn: 3× 1 Tbl. tgl.; schwere Fälle: Steigerung bis auf 4× 1 Tbl. bzw. 2× 2 Tbl. tgl. möglich; Dauerbehandlung: 2× 1 Tbl. tgl. oder weniger

Tabelle der Handelsnamen (Warenzeichen®) und Generic names („Freizeichen")

Handelsname (Warenzeichen®)	s. Tabelle S. 1290 ff. generic name („Freizeichen")
ACC 76® Behringwerke	Faktor V + VII – Gemisch
Acetexa®	Nortriptylin
Acethropan®	Adrenocorticotropes Hormon
Achro®	Tetracyclinhydrochlorid
Achromycin®	Tetracyclin
Acortan	Adrenocorticotropes Hormon
ACTH „Schering"	Adrenocorticotropes Hormon
ACTH – Uvocal®	Adrenocorticotropes Hormon
Actid	Adrenocorticotropes Hormon
Actrapid® (Insulin Novo)	s. Tabelle 19–18 „Insulin-präparate", S. 961–965
Acylanid®	Acetyldigitoxin
Adelphan®	s. Tabelle Antihypertonica
Adelphan – Esidrix®	s. Tabelle Antihypertonica
Adigal®	Lanatosid A
Adrenalin Medihaler®	Adrenalin-bitartrat
Adumbran®	Oxazepam
Agaroletten®	Natrium-dioctylsulfosuccinat
Agedal®	Noxiptylin
AHG Behringwerke	Antihämophiles Globulin
Albiotic®	Lincomycin
Albucid®	Sulfacetamid-natrium
Alcopar	Bephenium-hydroxynaphthoat
Aldactone®	Spironolactone
Aldocorten®	d-Aldosteron
Alkeran®	Melphalan
Aludrin®	Isoproterenol (Isoprenalin)
Aludrox®	Aluminiumhydroxidgel (Alumina hydrata)
Alupent®	Orciprenalinsulfat
Ambilhar	Niridazol
Amblosin®	Ampicillin
Aminox®	PAS (p-Aminosalicylsäure)
Ampho-Moronal®	Amphotericin B
Amphotericin B zur Infusion	Amphotericin B – Natrium-desoxycholat
Amuno®	Indometacin
Anabactyl®	Carbenicillin
Anaesthesin®	Benzocain (Aethoform)
Anafranil®	Clomipramin
Andantol®	Isothipendyl
Angiolingual®	Nitroglycerin
Anteron®	Serumgonadotropin
Antidiabetica, orale	s. Tabelle 19–19 S. 966
Antrenyl®	Oxyphenoniumbromid
Anturano®	Sulfinpyrazon
Apomorphin. hydrochloricum „Woelm"	Apomorphinhydrochlorid
Aquacillin® comp.	Procain-Penicillin-G und Pencillin-G-Kalium
Aquamox®	Quinethazon
Aquo-Cytobion®	Aquocobalaminacetat (Hydroxocobalamin, Vitamin B 12 b)
Araminum®	Metaraminolbitartrat
Arcasin®	Penicillin-V-Kalium
Aristamid®	Sulfisomidin
Arterenol®	Noradrenalinhydrochlorid
Artosin®	s. Tabelle 19–19 „orale Antidiabetica" S. 966
Aspirin®	Acetylsalicylsäure
Astonin®-H	9 α-Fluor-hydrocortison
A. T. 10®	Dihydrotachysterin
Atosil®	Promethazin
Aureomycin®	Chlortetracyclin
Aureotan®	Aurothioglucose
Auro-Detoxin®	Aurothiopolypeptid
Azulfidine®	Salazosulfapyridin (Salicylazosulfapyridin)
Badional®	Sulfanilthiocarbamid
Baycillin®	Propicillin
Belladenal®	Gesamtalkaloide der Folia Belladonnae mit Phenobarbital

Handelsname (Warenzeichen®)	s. Tabelle S. 1290 ff. generic name („Freizeichen")
Benadon® Roche	Vitamin B_6-hydrochlorid
Benadryl®	Diphenhydraminhydrochlorid
Benemid®	Probenecid
Benzacyl®	Calciumbenzamidosalicylat
Benzoderm®	Undecylensäure
Beromycin®	Penicillin-V-Kalium
Betnesol®	Betamethason
Betaxin®	Vitamin B_1
Binotal®	Ampicillin
Bisolvomycin®	Oxytetracyclin-HCl + Bromhexin
Bisolvon®	Bromhexin
Bisolvonamid®	Bromhexin + Sulfadiazin
Botulismus-Serum Behringwerke	Fermo-Serum vom Pferd, Botulismusantitoxin (Typ A und B)
Brechweinstein	Tartarus stibiatus (Kaliumantimonyltartrat, Natriumantimonyltartrat)
Brinaldix®	Clopamid
Briserin®	s. Tabelle Antihypertonica
„Brunnengräber"-Insuline	s. Tabelle 19–18 „Insulinpräparate", S. 961–965
Butazolidin®	Phenylbutazon
Bykomycin®	Neomycinsulfat
Calcium	s. „Rote Liste", zahlreiche Firmenpräparate
Calciumedetat-Heyl®	Calciumdinatriumaethylendiamintetraacetat
Candio-Hermal	Nystatin
Cardiopon®	Convallaria-Glykoside + Bupheninhydrochlorid + Etofyllin
Cardioquine®	s. Galactoquin
Catapresan®	Clonidin
Cebion®	Vitamin C (Ascorbinsäure)
Cedilanid®	Lanatosid C
Cedoxon®	Vitamin C (Ascorbinsäure)
Celadigal®	Lanatosid C
Celestan®	Betamethason
Celestan® solubile	Betamethasondinatriumphosphat
Cephalotin, Lilly	Cefalotin (Cephalosporin)
Ceto-sanol®	Lanatosid C
Chinidin-Duriles®	Chinidinbisulfat
Chinidinum (purum) „MBK"® Compretten	Chinidin
Chinidinum sulfuricum „Buchler"	Chinidin

Handelsname (Warenzeichen®)	s. Tabelle S. 1290 ff. generic name („Freizeichen")
Chininum hydrochloricum „Buchler"	Chinin
Chininum hydrochloricum „MBK"® Compretten	Chinin
Chininum sulfuricum „Buchler"	Chinin
Chloraldurat®	Chloralhydrat
Chloralhydrat-Rectiole®	Chloralhydrat
Chloramsaar®	Chloramphenicol
Chloromycetin®	Chloramphenicol
Chloronase®	s. Tabelle 19–19 „orale Antidiabetica" S. 966
Chlotride®	Chlorothiazid
Choragon®	Chorionganadotropin
Cibazol®	Sulfathiazol (Sulfanilamidothiazol)
Cillimycin®	Lincomycin
Cinopenil®	Methicillin
Clinium®	Lidoflazin
Clont®	Metronidazol
Cobedoz®	Chloramphenicol (u. a.)
Codeinum phosphoricum „MBK"® (Compretten) „Woelm"	Codeinphosphat
Colchicum-Dispert®	Colchicin
Colistin-Tabletten „Grünenthal"	Polymyxin E (Colistinsulfat)
Compretten Chininum hydrochloricum „MBK"®	Chinin
Compretten Codeinum phosphoricum „MBK®	Codeinphosphat
Compretten Nitroglycerinum „MBK"®	Nitroglycerin
Conjugen®	konjugierte Oestrogene
Constaphyl®	Dicloxacillin
Conteben®	Thioacetazon
Convacard®	Convallaria-Glykoside
Cordalin®-Strophanthin	k-Strophanthin + Theophyllin
Cortiron®	Desoxycorticosteronacetat (DOCA)
Cortisol	Hydrocortison

Handelsname (Warenzeichen®)	s. Tabelle S. 1290 ff. generic name („Freizeichen")
Cortison	Compound E
Cortrophin-S® Depot	Adrenocorticotropes Hormon (ACTH)
Coumadin®	Warfarin
Cryptocillin®	Oxacillin
D-Cycloserin „Roche"®	D-Cycloserin
Cyren®-A	Diäthylstilböstrol
Cytobion®	Cyanocobalamin, Vit. B_{12}
Cytofol®	Folsäure
Daonil®	s. Tabelle 19–19 „orale Antidiabetica" S. 966
Daraprim®	Pyrimethamin
Darebon®	s. Tabelle Antihypertonica
Davosin®	Sulfamethoxypyridazin
Debenal®*	Sulfadiazin
Decadron®	Dexamethason
Deca-Durabolin®	Nandrolondecanoat
Decentan®	Perphenazin
Decholin®	Dehydrocholsäure
Decortilen®	16-Methylenprednisolon
Decortin®	Prednison
Decortin®-H	Prednisolon
Delphicort®	Triamcinolon
Delpregnin®	Megestrolacetat + Mestranol
Deltacortril®	Prednisolon
Depigman®, – forte	Hydrochinonmonobenzyläther
Deposulin®	s. Tabelle 19–18 „Insulinpräparate", S. 961–965
Depot-Insuline	s. Tabelle 19–18 „Insulinpräparate", S. 961–965
Desferal®	Desferrioxamin B
Dexa-Scheroson®	Dexamethason
Diabetoral®	Chlorpropamid
Diamox®	Acetazolamid
Dianabol®	Methandrostenolon
Dichlor-Stapenor®	Dicloxacillin
Di-Chlotride®	Hydrochlorothiazid
Dicodid®	Hydrocodonbitartrat (Dihydrocodeinonbitartrat)
Didrothenat®, – S	Dihydrostreptomycinpantothenat + Dihydrostreptomycinsulfat
Digacin®	Digoxin
Digilong®	Digitoxin
Digimerck®	Digitoxin
Digitoxin „Didier"®	Digitoxin
Digitoxin-Hameln	Digitoxin

Handelsname (Warenzeichen®)	s. Tabelle S. 1290 ff. generic name („Freizeichen")
Digitoxin-Sandoz®	Digitoxin
Di-Insulin – Novo	s. Tabelle 19–18 „Insulinpräparate", S. 961–965
Dilaudid®	Dihydromorphinon
Dilcoran®	Pentaerythrityltetranitrat (PETN) + Phenobarbital
Dioxanin®	α-Acetyldigoxin
Dipar®	s. Tabelle 19–19 „orale Antidiabetica" S. 966
Dipiperon®	Pipamperon
Distraneurin®	Clomethiazoledisylat
Diuraupur® (Stufen-Dragées)	s. Tabelle Antihypertonica
Dolantin®	Meperidin (Pethidin)
Doriden®	Glutethimid
Drenusil®	Polythiazid
Dromoran® Roche	Levorphanol
Dulcolax®	Bisacodyl
Durabolin®	Nandrolon
Durenat®	Sulfamethoxydiazin
Dyneric®	Clomifendihydrogencitrat
Ektebin®	Protionamid
Elfanex®	s. Tabelle Antihypertonica
Elkosin®	Sulfisomidin
Emdabol®	Tiomesteron
Encordin®	Peruvosid
Endoxan®	Cyclophosphamid
Entero-Vioform®	Clioquinol
Envacar®	Guanoxan
Epanutin®	Diphenylhydantoin-Natrium
Ephedrin „Knoll"®	l-Ephedrin. hydrochloricum
Eraverm®	Piperazin
Erycinum®	Erythromycin
Erythrocin®	Erythromycin
Esidrix®	Hydrochlorothiazid
Esmarin®	Trichlormethiazid
Eugalan „Töpfer"®	Bifidum-Milch
Euglucon® 5	s. Tabelle 19–19 „orale Antidiabetica", S. 966
Eukodal®	Oxycodon
Eukraton®	Bemegrid
Euphyllin®	Theophyllin + Äthylendiamin
Euvernil®	Sulfacarbamid
Evipan®	Hexobarbital
Fatoliamid	Aethionamid
Favistan®	Thiamazol
Fenistil®, -Retard®	Dimethpyrinden (Dimetinden)
Fenoxypen®	Penicillin-V-Kalium

* nicht mehr im Handel

Handelsname (Warenzeichen®)	s. Tabelle S. 1290 ff. generic name („Freizeichen")
Ferrokapsul®	Eisen (II)-fumarat
Ferrophor®	Eisen (III) hydroxid
Fibrospum®	Fibrinschaum + Thiomersal
Flagyl	Metronidazol
Fludrocortison Squibb	Fludrocortison
Fluoro-uracil „Roche"®	5-Fluor-uracil
Fluothane®	Halothan
Formo-Cibazol®	Formo-Sulfathiazol
Fortecillin-S-Citole®	Procain-Penicillin-G + Streptomycinsulfat
Fortecortin®	Dexamethason
Fulcin®, -S	Griseofulvin
Fungichthol®	Undecylensäure
Furadantin®, -DTI, -pro instillatione	Nitrofurantoin
Gabbromycin®	Aminosidinsulfat
Galactoquin	Chinidin-polygalacturonat
Gantrisin®	Sulfisoxazol (Sulfafurazol)
Gasödem-Serum Behringwerke	Gasbrandantitoxin (polyvalentes Fermo-Serum vom Pferd)
Gelstaph®	Cloxacillin
Gelusil® „Gödecke"	Magnesium-Aluminium-silicathydrat
Gilurytmal®	Ajmalin
Gliscal®	Chloramphenicol
Glucagon Novo	Glucagonhydrochlorid
Glucophage	s. Tabelle 19–19 „orale Antidiabetica" S. 966
Glukagon „Lilly"	Glukagonhydrochlorid
Haloperidol®-Janssen	Haloperidol
Halothan Hoechst	Halothan
Heparin Novo	Heparin
Hetrazan®	Diäthylcarbamazin
Hoechst Insulin-Präparate	s. Tabelle 19–18 „Insulinpräparate", S. 961–965
Honvan®	Diäthylstilböstroldiphosphat (Fosfestrol)
Hormon-Chemie Insulin-Präparate	s. Tabelle 19–18 „Insulinpräparate", S. 961–965
Hostacortin®	Prednison
Hostacortin® H	Prednisolon
Hostacyclin®	Tetracyclin · HCl und -Calc.
Humatin®, -S	Paromomycinsulfat
Hydracillin®	Procain-Penicillin-G + Penicillin-G-Natrium
Hydrocortison CIBA*	Hydrocortison (Cortisol)

* nicht mehr im Handel

Handelsname (Warenzeichen®)	s. Tabelle S. 1290 ff. generic name („Freizeichen")
Hydrocortison Hoechst	Hydrocortison (Cortisol)
Hydromedin®	Etacrynsäure
Hygroton®	Chlorthalidon
Hypertensin-CIBA	Angiotensinamid
Ildamen®	Oxyfedrin
Immunocillin®	Penicillin-V-Kalium + Ascorbinsäure
Imurek®	Azathioprin
Inamycin®	Novobiocin
Insidon®	Opipramol
Insulin-Präparate	s. Tabelle 19–18, S. 961–965
Intensain®	Carbochromen
Invenol®	s. Tabelle 19–19 „orale Antidiabetica", S. 966
Ipharon®	s. Tabelle Antihypertonica
Irgamid®-Augensalbe	Sulfadicramid
Iridocin®	Aethionamid
Ismelin®	Guanethidin-sulfat
Isocillin®	Penicillin-V-Kalium
Isoket®, -retard	Isosorbiddinitrat
Isoptin®	Verapamil (-Hydrochlorid)
Istonil®	Dimetacrin
Ituran®	Nitrofurantoin
Jacutin®	Gammahexachlorcyclohexan
Jatroneural®	Trifluoperazin
Jatropur®	Triamteren
Jatrosom®	Tranylcyprominsulfat + Trifluoperazindihydrochlorid
Jectofer®	Ferri-Sorbitol-Citratkomplex
Jellin®	Fluocinolon-acetonid
Judolor®	Thiamintetrahydrofurfuryldisulfid (TTFD)
Kanabristol®	Kanamycinsulfat
Kanamycin „Grünenthal"	Kanamycinsulfat
Kanamytrex®	Kanamycinsulfat
Kaopectate®	Pektin-Kaolin-Verbindung
Kefspor®	Cephaloridin
Keteocort®	Prednison
Kohle-Compretten® „MBK"	Aktivkohle
Kombetin®	k-Strophanthin
Komb-Insuline	s. Tabelle 19–18 „Insulinpräparate", S. 961–965
Konakion®	Vitamin K_1 (Phytomenadion)
Laevokombin®	k-Strophanthin + Laevulose

Handelsname (Warenzeichen®)	s. Tabelle S. 1290 ff. generic name („Freizeichen")
Lanadigin®	α-Acetyldigoxin
Lanatosid-Hameln	Lanatosid C
Lanatoxin®	Digitoxin
Lanicor®	Digoxin
Lanimerck®	Lanatosid C
Laroxyl®	Amytriptylin
Lasix®	Furosemid
Laxans Heyden®	Natriumdioctylsulfosuccinat + Diphesatin + Mandelsäurebenzylester
Lederkyn®	Sulfamethoxypyridazin
Ledermycin®, -300	Demethylchlortetracyclin
„Leo"-Insuline	s. Tabelle 19–18 „Insulinpräparate", S. 961–965
Leron®*	Cyclazenin
Leukeran®	Chlorambucil
Leukomycin®	Chloramphenicol (+Polyvitaminzusatz)
Leukomycin®-N-Augentropfen	Azidamfenicol
Librium®	Chlordiazepoxid
Likuden® M	Griseofulvin
Liquemin®	Heparin
Lorfan®	Laevallorphan
Luminal®	Acidum phenylaethylbarbituricum (Phenobarbital)
Lyogen®	Fluphenazin
Lyovac-Cosmegen	Actinomycin-D + Mannit
Macocyn®	Oxytetracyclin-hydrochlorid
Macrodex®	Dextran 60 (mittl. Molekulargewicht von 60 000)
Madribon®	Sulfadimethoxin
Mandelamine®	Methenamin-Mandelat
Mannitol-Lösung Hameln 10% und 20%	Mannitol
Marcumar®	Phenprocumon
Maximed® 5, 10	Protriptylin-hydrochlorid
Medinal®	Acidum diaethylbarbituricum (Barbital)
Medomin®	Acidum 5-(1-Cyclohepteny)-5-aethylbarbituricum
Megacillin®	Clemizol-Penicillin-G
Megaphen®	Chlorpromazin
Meladinine®	8-Methoxypsoralen (Ammoidin)
Meladinine® compositum	8-Methoxypsoralen (Ammoidin) + Kupferglycin-Komplex

* außer Handel seit 22. 11. 1971

Handelsname (Warenzeichen®)	s. Tabelle S. 1290 ff. generic name („Freizeichen")
Melleretten®	Thioridazin
Melleril®	Thioridazin
Melostrophan®, -forte	g-Strophanthin + stand. Bienenhonig
Mesantoin®	Mephenytoin
Metalcaptase®	D-Penicillamin
Methotrexat „Lederle"	Methotrexat
Metopiron®	Metyrapon
Millicorten®	Dexamethason
Miltaun®	Meprobamat
Modenol®	s. Tabelle Antihypertonica
Molevac®	Pyrvinium-pamoat
Moloid®	Mannitolhexanitrat (Nitromannit)
Monocortin®	Paramethason-Acetat
Moronal®	Nystatin
Morphinum hydrochloricum Amphiolen (MBK)	Morphinum hydrochloricum
Morphinum hydrochloricum Thilo®	Morphinum hydrochloricum
Myacyne®	Neomycinsulfat
Myambutol®	Ethambutol-dihydrochlorid
Mylepsinum®	Primidon
Myleran®	Busulfan
Myofer®	Eisen-III-Dextran (Eisen-Dextran-Komplexverbindung)
Mysteclin®	Amphotericin B + Tetracyclin · HCl
Nadisan®	s. Tabelle 19–19 „orale Antidiabetica", S. 966
Nadrothyron®-D	Dextrothyroxin-Natrium
Natulan®	Ibenzmethylzin (Procarbazin)
Navidrex®	Cyclopenthiazid
Nebacetin®	Bacitracin + Neomycin
Nembutal®	Pentobarbital
Neodorm®	Pentobarbital
Neo-Erycinum®	Propionyl-Erythromycinlaurylsulfat
Neo-Ilotycin®	Propionyl-Erythromycinester-laurylsulfat
Neopenyl®	Clemizol-Penicillin-G + Penicillin-G-Natrium
Neoteben®	Isoniazid
Neoviasept®	Glycobiarsol + Chloroquin
Nepresol®	Dihydralazin-sulfat
Neurocil®	Laevomepromazin
Niamid®*	Nialamid

* nicht mehr im Handel

Handelsname (Warenzeichen®)	s. Tabelle S. 1290 ff. generic name („Freizeichen“)
Nicobion®	Nicotinamid
Nitrangin®	Nitroglycerinum (Glycerin-trinitrat)
Nitrolingual®	Nitroglycerin (Glycerin-trinitrat)
Nitro Mack® Retard	Nitroglycerin (Glycerin-trinitrat)
Nitromed®	Nitroglycerinum (Glycerin-trinitrat) + Saccharum, Saccharum Lactis und Amylum Maidis
Nitrorectal®	Nitroglycerin (Glycerin-trinitrat)
Nogram®	Nalidixinsäure
Noludar®	Methyprylon
Noracyclin® 22	Lynestrenol + Mestranol
Norglycin®	s. Tabelle 19–19 „orale Antidiabetica“, S. 966
Normalinsuline	s. Tabelle 19–18 „Insulin-präparate“, S. 961–965
Nortrilen®	Nortriptylin
Notandron-Depot®	Methylandrostendiol-(Methandriol-) Dioenanthoylacetat
Noveril®	Dibenzepin
Novocain®	Procainhydrochlorid
Novodigal®	β-Acetyldigoxin
Novo Insulin-Präparate	s. Tabelle 19–18 „Insulin-präparate“, S. 961–965
Novothyral®	Liothyronin-Natrium (T3) + Levothyroxin-Natrium (T4)
N-Pc aqu	Procain-Penicillin G + Penicillin-G-Natrium
Oestromon®	Diäthylstilböstrol
Ogostal®	Capreomycinsulfat
Oleandocyn®	Oleandomycin
Oleomycetin®	Chloramphenicol
Omca®	Fluphenazin
Omeril®	Mebhydrolin
Omnacillin®	Procain-Penicillin G + Omnadin-Konzentrat
Oracef®	Cephalexin
Orale Antidiabetica	s. Tabelle 19–19 S. 966
Oralopen®*	Phenethicillin-Kalium
Oranabol®	Oxymesteron
Oratren® 200	Penicillin V
Orbinamon®	Tiotixen
Orgaluton®	Lynestrenol + Mestranol
Orgametril®	Lynestrenol
Oricillin®	Propicillin-Kalium

* außer Handel seit 1. 3. 1972

Handelsname (Warenzeichen®)	s. Tabelle S. 1290 ff. generic name („Freizeichen“)
Orisul®	Sulfaphenazol
Ovocyclin® M	Östradiolbenzoat
Pacatal®	Mepazin
Pacepir®	s. Tabelle Antihypertonica
Pandigal®	Lanatosid A, B, C
Paracodin®	Dihydrocodein-Bitartrat bzw. -Hydrorhodanid
Paraldehyd Thilo®	Paraldehyd (+ Procain)
Parathorm®	Parathormon
Paravermin®	Piperazinhexahydrat + Mannit und Weinsäure
Paraxin®	Chloramphenicol
Parnate®	Tranylcypromin
Pasalon®	p-Aminosalicylsaures Natrium (PAS)
PEN-200	Phenethicillin-Kalium
Pen-Bristol®	Ampicillin
Penbrock®	Ampicillin (-Natrium)
Pencompren®	Penicillin-V-Kalium
Penicillin-Augensalbe „Dr. Winzer“®	Penicillin-G-Natrium
Penicillin-Heyl®	Penicillin-G-Natrium (+ Procain-Penicillin-G) bzw. Procain-Penicillin-G
Penplenum®	Hetacillin
Penstaphocid®	Oxacillin
Pentothal®	Thiopental (als Na-Salz)
Pentrit®	Pentaerythrityltetranitrat (PETN)
Perandren®	Methyltestosteron bzw. Testosteronpropionat
Percorten®	Desoxycorticosteronacetat (DOCA)
Pergonal-500®	Humanes Menopausen-Gonadotropin (HMG)
Periactinol®	Cyproheptadin-hydrochlorid
Persantin®, -forte	Dipyridamol
Pertofran®	Desipramin
Pervitin®	Methamphetamin-hydrochlorid
Phenaemal®	Phenobarbital
Phenobarbyl	Phenobarbital
Phenoxybenzamin „Röhm & Haas Pharma“	Phenoxybenzaminhydrochlorid
Phosphalugel®	colloid. Aluminiumphosphat
Plastulen®	Eisen (II)-sulfat + Folsäure, med. Hefe und Vit.-B_1-nitrat

Handelsname (Warenzeichen®)	s. Tabelle S. 1290 ff. generic name („Freizeichen")	Handelsname (Warenzeichen®)	s. Tabelle S. 1290 ff. generic name („Freizeichen")
L-Polamidon® Hoechst	Methadon-Hydrochlorid	Rautonin®, -forte	Rauwolfia serpentina-Gesamtalkaloide
L-Polamidon® C Hoechst	Methadon + 2,2-Diphenyl-4-piperidino-butyramid-hydrochlorid	Rauwopur®-Dragées	s. Tabelle Antihypertonica
		Rauwo-sanol®	s. Tabelle Antihypertonica
Polymyxin-B Novo, „Pfizer"	Polymyxin-B-Sulfat	Reasec®	Diphenoxylathydrochlorid + Atropinsulfat
Polyspectran®-Augensalbe	Polymyxin-B-sulfat + Bacitracin + Neomycinsulfat	Redul®	s. Tabelle 19–19 „orale Antidiabetica", S. 966
Predalon®	Humanes Chorion-Gonadotropin (HCG)	Refobacin®	Gentamycinsulfat
		Regitin®	Phentolamin
Pregnesin®	Humanes Chorion-Gonadatropin (HCG)	Reoxyl®	Hexobendin-dihydrochlorid
		Repicin®	s. Tabelle Antihypertonica
Preludin® compositum	Phenmetrazin-hydrochlorid + Diphesatin	Repocal®	Pentobarbital
		Reserpin-Hameln	Reserpin
Presinol®	L-α-Methyldopa	Reserpin Saar	Reserpin
Presomen®	konjugierte Oestrogene	Resistomycin®	Kanamycinsulfat
Primobolan®	Metenolonacetat	Resochin®	Chloroquindiphosphat
Primodian®	Äthinylöstradiol + Methyltestosteron	Resoferix®	Eisen (II)-sulfat + Bernsteinsäure
Primogonyl®	Choriongonadotropin	Reverin®	Rolitetracyclin
Primosiston®	Hydroxyprogesteron-capronat + Östradiol-benzoat bzw. Noraethisteronacetat + Äthinylöstradiol	Rheomacrodex®	Dextran 40 (mittleres Mol. Gew. 40 000)
		Rifa® 150, 300	Rifampicin
		Rimactan®, – 300	Rifampicin
		Rimifon®	Isoniazid (INH)
Progynon® C	Äthinylöstradiol	Rondomycin®	Methacyclin
Proluton® Depot	Hydroxyprogesteron-capronat	Sali-Presinol®	s. Tabelle Antihypertonica
		Saltucin®	Thiabutazid
Propycil®	Propylthiouracil	Sandolanid®	α- und β-Acetyldigoxin
Prostigmin®	Neostigmin-bromid bzw. Synstigmin-methyl-sulfat	Sandoscill®	Proscillaridin A
		Saridon®	Propyphenazon + Phenacetin, Coffein
Protactyl®	Promazinhydrochlorid	Saroten®	Amitriptylin-hydrochlorid
Proviron®	Mesterolon	Scherisolon®	Prednisolon
Psyquil®	Triflupromazin	Scheroson® Depot	Cortisonönanthat + Cortisonundecylat
Puri-nethol®	6-Mercaptopurin		
Purostrophan®	g-Strophanthin	Scillaren®	Reinglykosid-Komplex aus Scilla maritima
Pyramidon®	Aminophenazon		
Pyrazinamid Krugmann	Pyrazinamid	Sedaraupin®	Reserpin
		Seda-Repicin®	s. Tabelle Antihypertonica
Pyribenzamin®	Tripelennamin-hydrochlorid	Segontin® 60 mg	Prenylamid
Pyridium®	Phenazopyridinhydrochlorid	Selsun®	Selendisulfid
		Sembrina®	L-α-Methyldopa
Pyrimethamin-Heyl®	Pyrimethamin	Serpasil®	Reserpin
		Sigmamycin®	Oleandomycin + Tetracyclin
Quensyl	Hydroxychlorochinsulfat	Silomat®	Clobutinol · HCl
Rastinon® Hoechst	s. Tabelle 19–19 „orale Antidiabetica", S. 966	Silubin® retard	s. Tabelle 19–19 „Orale Antidiabetica", S. 966
Raupentin®	s. Tabelle Antihypertonica	Sintrom®	Acenocumarol
Raupina®	Rauwolfia-Gesamt-alkaloide + Reserpin	Solosin®	Theophyllin
		Solu-Decortin®-H	Prednisolon-Natrium-succinat
Raupinetten®	Rauwolfia-Gesamt-alkaloide + Reserpin	Solu-Supronal®	Sulfamerazin + Sulfatholamid
Rauserpol®	Rauwolfia serpentina		

Handelsname (Warenzeichen®)	s. Tabelle S. 1290 ff. generic name („Freizeichen“)
SP-Insulin „Horm“	s. Tabelle 19–18 „Insulinpräparate“, S. 961–965
Stangyl®	Trimipramin
Stapenor®	Oxacillin-Natrium-Monohydrat
Staphobristol®	Cloxacillin
Steranabol®	4-Chlor-testosteron-acetat
Sterosan®	Chlorquinaldol
Streptase®	Streptokinase
Streptomycin Bayer, -Heyl®, -Novo u. a.	Streptomycinsulfat
Streptothenat®, -S	Streptomycinpantothenat und Streptomycinsulfat
k-Strophanthin-Hameln	k-Strophanthin
Strophantose®	g-Strophanthin (in 20%iger Invertzuckerlösung)
Strychninum nitricum „Buchler“	Strychninnitrat
Sulfacetamid POS® Augentropfen 10%	Sulfacetamid-Natrium
Sulfactin Homburg ®	Dimercaprol (BAL)
Sulfadiazin-Heyl®	Sulfadiazin (Sulfapyrimidin)
Sulfa-Perlongit®	Sulfaaethidol
Sulfuno®	Sulfamoxol
Sulmycin®	Gentamycinsulfat
Supracillin®	Clemizol-Penicillin + Streptomycin
Supramycin®	Tetracyclin · HCl
Suprarenin®	Adrenalin
Sustac®-Retard (mite + forte)	Nitroglycerin
Symmetrel®	Amantadinhydrochlorid
Synacthen®	Tetracosactid (synth. Corticotropin)
Synmiol®	Idoxuridin
Tadip®*	s. Tabelle Antihypertonica
Talusin®	Proscillaridin A
Tanderil®	Oxyphenbutazon
Taractan®	Chlorprothixen
Tardamide®	Sulfamoxol
Tardocillin®	Benzathin-Penicillin-G
Tasnon®	Piperazin (-hexahydrat bzw. -phosphat)
Tavegil®	Meclastin-hydrogenfumarat
TEM „Lederle“	Triäthylenmelamin
Terbolan®	s. Tabelle Antihypertonica

* außer Handel seit 22. 11. 1971

Handelsname (Warenzeichen®)	s. Tabelle S. 1290 ff. generic name („Freizeichen“)
Terramycin®	Oxytetracyclin
Terravenös®	Magnesiumoxyaethylamin-Oxytetracyclin
Testoviron®	Testosteronpropionat
Testoviron® Depot	Testosteronönanthat + Testosteronpropionat
Tetanus-Hyperimmunglobulin Asid	Humanes Tetanus-Immunglobulin
Tetanus-Serum Asid	Tetanus-Antitoxin (vom Rind oder Pferd)
Tetanus-Serum Behringwerke	Tetanus-Antitoxin
Tetracompren®	Tetracyclinhydrochlorid
Tetracyn® SF	Tetracyclin + Multivitamin-Zusatz
Theokombetin®	k-Strophanthin + Dihydroxypropyltheophyllin
Thianeuron®	Diacetylthiamin (fettlösliches Vitamin B_1)
Thiopental „Lentia“	Thiopental-Natrium
Thiotepa	Triaethylenthiophosphoramid
Thrombasal®	Phenindion
Thybon®	L-3, 5, 3'-Trijodthyronin-hydrochlorid (Liothyronin-hydrochlorid)
Thyreoidin „Merck“	stand. Schilddrüsen-Präparat
Thyreo-Mack	stand. Schilddrüsenextrakt
Thyreostat®	Methylthiouracil
Thyreostat II®	Propylthiouracil
L-Thyroxin „Henning“	L-Thyroxin-Natrium
Thyroxin-T_3 „Henning“	L-3,5,3'-Trijodthyronin-hydrochlorid (Liothyronin-hydrochlorid) + L-Thyroxin-Natrium
Tofranil®	Imipramin-hydrochlorid
Tonoftal®	Tolnaftat
Trapanal®	Thiopental-Natrium
Trasylol®	Kallikrein®-Inaktivator-Einheiten
Trausabun®	Melitracen-hydrochlorid
Truxal®	Chlorprothixen (-acetat bzw. -hydrochlorid)
Truxaletten®	Chlorprothixen-hydrochlorid
Tryptizol®	Amitriptylin-hydrochlorid
Ultandren®	Fluoxymesteron
Ultracorten®	Prednison
Ultracorten®-H	Prednisolon

Handelsname (Warenzeichen®)	s. Tabelle S. 1290 ff. generic name („Freizeichen“)
Ultralan®	Fluocortolon (-acetat bzw. -capronat)
Urbason®	6-Methylprednisolon
Ustimon®*	Hexobendin-dihydrochlorid
Uvilon®	Piperazin (-hydrat bzw. -phosphat)
Vagantin®	Methanthelin-methylbromid
Valium® Roche	Diazepam
Velbe®	Vinblastinsulfat
Vermicompren®	Piperazin (-adipat + Zusätze bzw. -hexahydrat)
Verophen®	Promazin-phosphat
Vibramycin®	Doxycyclin-hydrochlorid
Vigantol®	Cholecalciferol (Vitamin D_3)
Vigorsan® D_3	Cholecalciferol (Vitamin D_3)
Vincristin, Lilly	Vincristinsulfat (+ Milchzucker)
Viocin®	Viomycinsulfat
Vioform®	Clioquinol
Vionactan®	Viomycin-pantothenat-sulfat
Viothenat®	Viomycinpantothenat + Viomycinsulfat
Virofral®	Amantadinhydrochlorid
Volon®	Triamcinolon
Volon® A Haftsalbe	Triamcinolon-acetonid
Xylocain®	Lidocain (-hydrochlorid)
Yomesan®	Niclosamid
Zentropil®	Diphenylhydantoin
Zink-Protamin-Insulin Novo	s. Tabelle 19–18 „Insulinpräparate“, S. 961–965
Zyloric®	Allopurinol

* nicht mehr im Handel; s. Reoxyl®

SACHVERZEICHNIS

Die kursiven Seitenzahlen beziehen sich auf Haupttextstellen.

A. Wåhlin, L. Westermark, A. van der Vliet:
Intensivtherapie

Deutsche Ausgabe übersetzt von H. Goerke. Bearbeitet und herausgegeben von G. A. Neuhaus.
69 Abbildungen. Etwa 250 Seiten.
Erscheint 1972. DM 48,–

Einführung in die Praxis der Intensivpflege für Funktionsschwestern, Ärzte und Studenten. Darstellung eines in Skandinavien bewährten Modells.

H. Huber, D. Pastner und F. Gabl:
Laboratoriumsdiagnose hämatologischer und immunologischer Erkrankungen

Unter Mitarbeit von H. Asamer, W. R. Mayr und F. Schmalzl. Mit einem Vorwort von H. Braunsteiner
36 Abbildungen. XXIV, 381 Seiten. 1972. Gebunden DM 68,–

Beschreibung und Diskussion immunologischer und hämatologischer Labormethoden, die differentialdiagnostisch wichtig sind und sich erfahrungsgemäß bewährt haben.

H. Begemann und J. Rastetter:
Atlas der klinischen Hämatologie

Begründet von L. Heilmeyer und H. Begemann 2., völlig neubearbeitete Auflage 191 farb. und 17 schwarz-weiße Abbildungen.
XV, 324 Seiten. 1972. Gebunden DM 248,–

Diese systematische Darstellung der gesamten physiologischen und pathologischen Blutmorphologie stellt gemalte Abbildungen und Mikrofotos einander gegenüber. Kurze einprägsame Texte mit differentialdiagnostischen Hinweisen begleiten die Bilder. Diese Anordnung erleichtert die Einarbeitung und ist sehr übersichtlich.

Distribution rights for Japan: Maruzen Co. Ltd., Tokyo

N. H. Sloane, und J. L. York:
Biochemisches Arbeitsbuch

Übersetzt und bearbeitet von U. C. Knopf und E. Rosenbaum
56 Abbildungen. VIII, 278 Seiten. 1972 DM 19,80

Knapp und klar beschrieben enthält dieses Buch grundlegendes Wissen über chemische Vorgänge, Stoffwechsel und Regelmechanismen in der Säugetierzelle.

Diagnostik-Informationssystem

Integrierte elektronische Datenverarbeitung für die ärztliche Diagnostik
Beschreibung des Systems der Medizinischen Universitätsklinik in Tübingen mit einem Erfahrungsbericht
Herausgegeben von H. E. Bock und M. Eggstein
98 Abbildungen. XIV, 217 Seiten (13 Seiten in Englisch) 1970 DM 18.–

Durch direkte Verbindung der Analysegeräte in den Laboratorien mit einem Prozeßrechensystem werden 80 % der anfallenden Untersuchungen ausgeführt, ausgewertet und übersichtlich eingeordnet. Damit wird medizinisch-technisches Pflege- und Hilfspersonal erheblich entlastet und dem Arzt die Diagnostik erleichtert.

Preisänderungen vorbehalten

Kurzlehrbücher

W. F. Ganong: Medizinische Physiologie

Kurzgefaßtes Lehrbuch der Physiologie des Menschen für Studierende der Medizin und Ärzte. Übersetzt, bearbeitet und ergänzt von W. Auerswald in Zusammenarbeit mit B. Binder, A. Haidenthaler, J. Mlczoch
503 Abbildungen. 157 Tab., 1 Anhang.
XVI, 826 Seiten. 1971 DM 38.–

Knappe, umfassende Übersicht über die normale Physiologie des Menschen unter Berücksichtigung der Ansatzpunkte für pathologische Abweichung der körperlichen Funktionen.

Kinderheilkunde

Herausgegeben von G.-A. von Harnack
2., neubearbeitete Auflage. 201 Abbildungen. XV,
453 Seiten. 1971 DM 36.–

Das Lehrbuch ist knapp und dennoch in der ganzen Breite des Faches wohlfundiert; es vermittelt auf begrenztem Raum nichts als das bewußt engbegrenzte Basiswissen. Es ist in seiner 2. Auflage u. a. auf dem Gebiet der Rötelnschutzimpfung, der Leukämiebehandlung und des nephrotischen Syndroms neubearbeitet und um ein Kaptiel über bösartige Tumoren erweitert worden.

K. Knörr, F. K. Beller und C. Lauritzen: Lehrbuch der Gynäkologie

Unter Mitarbeit von F. W. Ahnefeld, H. Breinl, H. Knörr-Gärtner, H. Roemer und R. Schuhmann
240 Abbildungen, XV, 431 Seiten. 1972. DM 38.–

Kurzgefaßtes Lehrbuch der Gynäkologie mit folgenden Schwerpunkten: Prävention (Carcinom- Früherfassung), gynäkologische Endokrinologie, Konzeptionsverhütung und Familienplanung, Physiologie der Sexualität, Beziehungen zwischen sozioökonomischem Status und gynäkologischen Erkrankungen, Grundzüge der Psychosomatik.

Allgemeine und spezielle Chirurgie

Herausgegeben von M. Allgöwer
344 Abbildungen. XXII, 620 Seiten. 1971 DM 48.–

Chirurgische Pathophysiologie und chirurgische Indikation stehen im Vordergrund dieses Buches. Daneben werden die Grundprinzipien der operativen sowie der allgemeinen prae- und postoperativen Behandlung dargestellt.

K. Poeck: Neurologie

Lehrbuch für Studierende und Ärzte
2., neubearbeitete Auflage. 81 Abbildungen
Etwa 576 Seiten. Erscheint Mai 1972. DM 48,–

Didaktisch gut aufgebautes Lehrbuch für Studenten und Ärzte, ausführliche Darstellung der allgemeinen Neurologie auf der Grundlage der modernen Physiologie und Neuropsychologie. Klare Scheidung des Wichtigen vom Unwichtigen oder sehr Seltenen, anschauliche Schilderung der Klinik der Nervenkrankheiten, ausführliche Differentialdiagnose. Konservative und operative Therapie auf den neuesten Stand gebracht.

Preisänderungen vorbehalten

Das Vorbild dieses Werkes „Current Diagnosis and Treat
erscheint seit vielen Jahren mit wachsendem Erfolg in A
Dieser Erfolg beruht auf der konzentrierten, an der Praxi
orientierten Form, in der ein ungewöhnlich reichhaltiges Material für den in Klinik und Praxis tätigen Arzt angeboten wird.
Die deutsche Ausgabe ist von Spezialisten der verschiedenen Fachgebiete den besonderen deutschen und europäischen Verhältnissen angepaßt. Der deutsche Leser findet alle wichtigen hier üblichen Diagnose- und Therapieformen und erhält gleichzeitig einen Einblick in die modernen Verfahren der angloamerikanischen Medizin. Mit besonderer Sorgfalt sind die Medikamente-Tabellen zusammengestellt, die in übersichtlicher Form Auskunft über Zusammensetzung, Indikation, Gegenindikation, Nebenwirkung und Dosierung geben und – wohl erstmals in diesem Rahmen – eine Gegenüberstellung der Handelsnamen und chemischen Bezeichnungen bringen.

ISBN 3-540-05567-3
ISBN 0-387-05567-3